中华人民共和国药典

临床用药须知

化学药和生物制品卷

2015年版

国家药典委员会 编

中国医药科技出版社

内容提要

《中华人民共和国药典临床用药须知》（以下简称《临床用药须知》）是《中华人民共和国药典》（以下简称《中国药典》）配套丛书之一。

2015年版《临床用药须知·化学药和生物制品卷》是由第十届药典委员会医学专业委员会组织全国范围内各学科具有丰富专业知识、工作严谨的医药学权威专家，根据临床用药经验并结合国内外公认的资料编写而成。本版是在前五版的基础上，结合我国临床用药的实际情况进行了充实、修订和完善。全书共收载药品1750余种（按原料药计），比2010年版增加了约21%，除《中国药典》（二部）2015年版所收载品种外，尚包括部分《中国药典》未收载、但国家已正式批准生产且临床应用广泛的品种，并根据需要新增了部分临床广泛应用的进口药品的相关信息。

本书收集药品品种众多，信息广博，内容科学、翔实，论述严谨、有序，具有较强的实用性和较高的权威性，是一部密切结合临床实际、反映目前我国用药水平的优秀著作，也是广大临床医务工作者案头必备的工具书。

图书在版编目（CIP）数据

中华人民共和国药典临床用药须知：2015年版．化学药和生物制品卷/国家药典委员会编．—北京：中国医药科技出版社，2017.9

ISBN 978-7-5067-9513-5

Ⅰ.①中… Ⅱ.①国… Ⅲ.①临床药学—基本知识 ②化学合成—药物—基本知识 ③生物制品—药物—基本知识 Ⅳ.①R97

中国版本图书馆CIP数据核字（2017）第199358号

美术编辑 陈君杞

出版 中国医药科技出版社

地址 北京市海淀区文慧园北路甲22号

邮编 100082

电话 发行：010-62227427 邮购：010-62236938

网址 www.cmstp.com

规格 880×1230mm 1/16

印张 96¼

字数 2924千字

版次 2017年9月第1版

印次 2017年9月第1次印刷

印刷 北京九天众诚印刷有限公司

经销 全国各地新华书店

书号 ISBN 978-7-5067-9513-5

定价 598.00元

防伪攻略

第十届药典委员会委员名单

名誉主任委员　桑国卫

主　任　委　员　陈　竺

常务副主任委员　邵明立

副 主 任 委 员　陈新年　于文明　吴　浈

执　行　委　员　（按姓氏笔画排序）

丁　健	于文明	于德泉	王　平	王　居（女）
王立丰	王宁生	王永炎	庄　辉	刘昌孝
孙　燕	杜晓曦（女）	李大鹏	李云龙	李连达
李国庆	杨　哲	杨宝峰	肖培根	吴　浈
吴以岭	邱贵兴	沈倍奋（女）	张　伟	张伯礼
陈　竺	陈可冀	陈志南	陈凯先	陈新年
陈赛娟（女）	邵明立	周福成	赵　铠	侯惠民
俞永新	姚　宏	姚守拙	姚新生	顾健人
钱忠直	高润霖	桑国卫	曹洪欣	曹雪涛
彭东平	甄永苏			

委　　　　员　（按姓氏笔画排序）

丁丽霞（女）	马　辰（女）	马　融	马双成	马玉楠（女）
王　玉	王　阶	王　杰	王　彦（女）	王　勇
王　浩	王　璇（女）	王　薇（女）	王大猷	王白露
王庆全	王庆国	王宇明	王字玲（女）	王军志
王如伟	王志斌	王佑春	王国治	王承德
王春龙	王荣福	王峥涛	王晓良	王铁杰（女）
王跃生	王喜军	王智民	王箐舟（女）	尤启冬
尹红章	巴信国（女）	邓开英（女）	孔令义	石建功
申昆玲（女）	叶久之（女）	叶文才	叶祖光	田瑞华
田嘉禾	史大卓	白政忠	仝小林	印春华
冯　芳（女）	冯　丽（女）	冯　怡（女）	尼玛顿珠	匡安仁
匡海学	朴晋华（女）	毕开顺	吕　扬（女）	吕佩源
吕爱平	朱　俊	朱　毅	朱立国	朱晓新
仲　平	仲伯华	多　杰	刘　平	刘　浩
刘又宁	刘大为	刘玉玲（女）	刘红宁	刘建勋
刘保奎	刘海青	刘海静（女）	刘菊妍（女）	刘铜华
米亚娴（女）	江　云	江英桥	那生桑	阮　力
孙文基	孙宁玲（女）	孙苓苓（女）	孙建宁（女）	孙晓波
孙飘扬	芮　菁（女）	花宝金	苏来曼·哈力克	杜冠华
杜增辉	李　宁	李　军（女）	李　波	李　高

李　萍（女）　李大魁　李云霞（女）　李文莉（女）　李玉华（女）
李玉珍（女）　李会林（女）　李泳雪（女）　李玲玲（女）　李素芝
李振国　李琦涵　李敬云（女）　杨　明　杨　梁
杨大坚　杨化新（女）　杨世林　杨汇川　杨永健
杨秀伟　杨建红（女）　杨晓明　肖　伟　肖小河
肖新月（女）　吴　松　吴玉章　吴传斌　邱模炎
何仲贵　何彦林　余　立（女）　余伯阳　邹全明
沈　琦（女）　沈心亮　沈平孃（女）　张　玫（女）　张　强
张小茜（女）　张卫东　张玉英（女）　张立群　张亚杰（女）
张志荣　张丽蓉（女）　张伯礼　张启明　张奉春
张秋生　张保献　张爱华（女）　张培培（女）　张庶民
张清波　张尊建　张满来　陆敏仪　阿吉艾克拜尔·艾萨
陈　钢　陈　楠（女）　陈　薇（女）　陈士林　陈万生
陈生弟　陈代杰　陈凯先　陈桂良　陈惠鹏
陈道峰　范　颖（女）　范慧红（女）　茅向军　林　娜（女）
林　梅（女）　林文翰　林瑞超　果德安　明全忠
罗　萍（女）　罗志福　罗卓雅（女）　罗国安　罗建辉
罗跃华　季　申（女）　金　方（女）　金于兰（女）　金少鸿
金征宇　周　旭（女）　周　凯　周立春（女）　周建平
郑　台　郑晓丽（女）　定天明　练鸿振　赵　明
赵　明（女）　赵　铠　赵中振　赵建邦　赵维良
赵瑞华（女）　胡　欣　胡昌勤　南　楠（女）　钟大放
钟国跃　钟瑞建　钟赣生　段金廒　俞　辉
饶春明　施亚琴（女）　闻京伟　姜　红（女）　姜良铎
姜雄平　洪利娅（女）　祝　明（女）　姚乃礼　贺浪冲
袁　军（女）　都广礼　聂小春　格桑巴珠　格桑索朗
贾天柱　贾立群　顾政一　钱家鸣（女）　钱维清（女）
倪　健　倪维芳（女）　徐　飞　徐安龙　徐志凯
徐丽华（女）　徐兵河　徐愚聪　殷　军（女）　高　申
高　华（女）　高　春（女）　高立勤（女）　高其品　郭　青（女）
郭洪祝　郭殿武　唐旭东　唐启盛　唐锁勤
涂家生　陶巧凤（女）　黄　民　黄　瑛（女）　黄尧洲
黄璐琦　梅之南　曹　晖　曹晓云（女）　戚中田
常俊标　庾石山　康双龙　梁争论　梁茂新
屠鹏飞　绳金房　彭　成　斯拉甫·艾白　董关木
董顺玲　蒋　琳（女）　嵇　扬（女）　程作用　程鹏飞（女）
程翼宇　奥乌力吉　鲁　静（女）　鲁卫星　鲁秋红（女）
曾　苏　曾　明　曾令冰　谢　宁　谢志洁
谢贵林　蒲旭峰　鲍家科　蔡少青　蔡宝昌
蔡姗英（女）　蔡美明（女）　裴雪涛　谭仁祥　潘卫三
潘　阳　潘锡强　戴　红（女）　戴　忠　魏立新
魏嘉陵（女）

中华人民共和国药典

临床用药须知

化学药和生物制品卷

2015 年版

工作委员会

主任委员　刘又宁　张　伟
副主任委员　兰　奋　周福成　王　平
委　员　（按姓氏笔画排序）

于妮娜　王　平　王　仲　王　薇　王大猷　王宇明　王荣福
卞美璐　申昆玲　白晓菊　兰　奋　吕佩源　朱　俊　朱同玉
朱学俊　刘又宁　刘大为　刘兴昌　孙宁玲　杜冠华　李　宁
李大魁　李玉珍　邹　洋　汪　复　张　伟　张志芬　张奉春
陈　楠　陈生弟　林志彬　罗爱伦　金有豫　金征宇　周道彬
周福成　赵　明　赵志刚　胡　欣　顾牛范　钱家鸣　徐兵河
高　申　高润霖　郭向阳　唐锁勤　黄　民　梅　丹　梁晓峰
蒋朱明　曾正陪

编审委员会

名誉主任委员　金有豫
主任委员　高润霖　刘又宁
副主任委员　李大魁　朱　俊　陈生弟　王大猷　刘兴昌
秘　书　张志芬　赵　明
委　员　（按姓氏笔画排序）

于生元　于妮娜　马　飞　王　平　王　仲　王　卓　王　燕
王　薇　王大猷　王化虹　王宇明　王明贵　王荣福　王箐舟
王慧玲　支玉香　卞美璐　尹　佳　邓候富　卢云兰　申昆玲
史丽敏　白晓菊　冯　艺　冯颖青　吕佩源　朱　俊　朱同玉
朱明炜　朱学俊　任晓蕾　华　红　刘又宁　刘大为　刘玉兰
刘正印　刘兴昌　闫　平　汤致强　许静涌　孙宁玲　孙路路
杜冠华　李　方　李　明　李　宁　李大魁　李太生　李玉珍
李光辉　李华芳　李若瑜　李恒英　李冠军　杨　帆　杨　红
杨　林　杨　莉　杨　蓓　杨文英　杨宝学　杨建良　杨艳敏
肖和平　吴菊芳　吴新民　何建国　谷庆隆　邹　洋　汪　芳

前　言

《中华人民共和国药典临床用药须知》（以下简称《临床用药须知》）是《中华人民共和国药典》（以下简称《中国药典》）配套丛书之一。

2015年版《临床用药须知》由第十届药典委员会医学专业委员会、中医专业委员会组织全国范围内各学科具有丰富专业知识、工作严谨的医药学权威专家，根据临床用药经验并结合国内外公认的相关资料编写而成。本版在前几版基础上做了大胆的探索和创新，明确《临床用药须知》为《中国药典》服务，防范《中国药典》收载品种的盲目性和随意性，做到覆盖《国家基本药物目录》《国家基本医疗保险和工伤保险药品目录》及临床常用药品，达到信息广博、内容丰富、与时俱进、科学合理、经典实用、准确权威的总目标。本书内容科学、翔实，论述严谨、有序，紧密结合临床实际，具有较高的实用性和权威性。

为了指导临床应用和适应近年来药品迅速发展的形势，2015年版《临床用药须知》分为三卷。

《临床用药须知·化学药和生物制品卷》是在前五版的基础上，结合我国临床用药的实际情况进行了充实、修订和完善，使其更具科学性、实用性。全书共收载药品1750余种（按原料药计），比2010年版增加了约21%，除《中国药典》2015年版（二部）所收载品种外，尚包括部分药典未收载，但国家已正式批准生产且临床应用广泛的品种，并根据需要新增了部分临床广泛应用的进口药品的相关信息。部分药品虽然临床长年应用或已收载于药典，但由于临床研究和药理研究的资料、数据欠缺，未能收入本版中。

《临床用药须知·中药成方制剂卷》是在2010年版《临床用药须知·中药成方制剂卷》的基础上进行修订编写而成，本卷在总论中首先回顾了从先秦、两汉、两晋南北朝、唐宋、明清、民国不同历史时期中成药的发展历史，重点介绍了中华人民共和国成立以来中成药事业蓬勃发展的光辉历程；在总论中还介绍了中成药的命名分类组成、常用剂型、用法用量、使用注意、不良反应等内容，并重点从辨证合理用药、配伍合理用药、安全合理用药、依法合理用药四个方面，为指导临床安全、有效、科学地使用中成介绍了理论和方法。各论部分按科系、病证分类，共分为11个科系，合计2620个品种。在每类中成药的前面增加概述部分，以高度概括、简洁明快的语言说明本类药物的定义、功能与主治、分类特点、临床应用及使用注意。每类项下的具体品种针对方解、临床应用、药理毒理、不良反应、注意事项、用法与用量、参考文献等方面逐项进行了系统介绍。

《临床用药须知·中药饮片卷》包括总论和各论两部分。总论系统介绍了中药的发展历史、遣药组方规律以及中药化学、中药药理毒理与遣药组方的关系；各论按药物功能分类，共介绍了666种药物，其中包括正品550种，附药116种。每类药物设有概说，包括该类药物的基本概念、作用特点、适用范围、药物分类、配伍规律、使用注意、药理毒理等内容，每类药物内容的最后总结性介绍病证用药。正品药物按中文名称、汉语拼音名、药材来源、炮制、性味与归经、功能与主治、效用分析、配伍应用、鉴别应用、方剂举隅、成药例证、用法与用量、不良反应、使用注意、本草摘要、化学成分、药理毒理、参考文献等项分别撰写。本卷编写过程中以指导临床安全合理使用中药为中心，系统地阐述中医辨证论治、遣药组方的规律，从临床实践出发，多角度多环节阐述安全合理用药的经验与方法，做到了基础理论与临床实践密切结合。本书在详尽地论述传统用药规律的同时，又吸取了国内外中药饮片的临床应用、化学成分及药理毒理的研究成果，为安全合理使用中药提供了现代的科技支撑，较好地解决了继承与发扬、传统与现代的关系，既发皇古义，又汲取新知，做到了继承不离古，发扬不离宗。本书在编写过程中注意正本清源，去伪存真，搞清药物的基原，并介绍了新版药典最新研究制定的饮片质量标准，较好地实现了权威性与科学性的统一。本卷涉猎广博，内容丰富，信息量大，定位准确，取舍有度，博而不杂。

2015年版《临床用药须知》是在认真贯彻党和国家的医疗改革方针政策，大力推广基本药物制度的背景下编纂的。其收集品种众多，内容宏丰，资料翔实，文字简洁，是一部密切结合临床实践，反映当代用药水平的优秀书目，是广大中西医临床工作者的案头必备工具书，也是从事中医药教学、科研、药品生产工作者的重要参考书目。

《临床用药须知》各卷的编写仍可能存在一些不当之处，希望广大读者提出意见和建议，以便不断提高本书的质量，更好地为医药卫生工作人员和我国药品监督管理工作服务。

国家药典委员会
2017年8月

编 写 说 明

一、本书为《中华人民共和国药典》（以下简称《中国药典》）配套丛书之一，主要提供《中国药典》收载的药品以及卫生部颁布的药品标准（简称部标）和国家食品药品监督管理局颁布的药品标准（简称局标）收载的药品的临床应用所需资料，以供读者正确掌握和合理使用参考。

二、药品名称右上角标注的[ ]字样，其内容系指该药品在《中国药典》或国家的有关药品目录收载的情况：[药典(二)]系指2015年版《中国药典》二部；[药典(三)]系指2015年版《中国药典》三部；[基(基)]系指2009年版《国家基本药物目录》（基层部分）；[医保(甲)]系指2009年版《国家基本医疗保险、工伤保险和生育保险药品目录》的甲类；[医保(乙)]系指《国家基本医疗保险、工伤保险和生育保险药品目录》的乙类。这些信息供读者选用药物时参考。

三、本书按药品的临床应用和作用分为29章，每章按具体情况分为若干节。于章前（或节前）叙述有关本章（或节）药物的临床应用概况、类别和（或）其共性等方面内容。其后对本章（或节）收载的药品，一般情况下按【适应证】【药理】【不良反应】【禁忌证】【注意事项】【药物相互作用】【给药说明】【用法与用量】【制剂与规格】等项目进行叙述；个别药品可因其具体情况调整叙述方式。对于临床多科应用的药品，于其所在主要应用章节（或类别）内系统详述，而于其他相关章节（或类别）内则重点叙述，并注明应参阅的相应章节。

四、本书中药品的中文名称、英文名称均为《中国药典》收载的名称或国家药典委员会编纂的《中国药品通用名称》收载的药品名称。为便于读者了解和掌握，将一些曾用名称列于其后的括号中。

五、为了加强对妇女及儿童用药安全性的重视，本版将涉及孕妇使用的药品品种，标注了有关权威机构对孕妇用药的安全性级别（详细内容参见“附录美国FDA妊娠期药物安全性分级”）。关于儿科用药剂量，经儿科学专家严谨编审后，在文中特增设了【儿科用法与用量】和【儿科注意事项】。

六、本书使用国家法定计量单位，一般用国际符号表示。例如：kg（千克，公斤）；g（克）；mg（毫克）；μg（微克）；ng（纳克）；L（升）；ml（毫升）；μl（微升）；m（米）；mm（毫米）；Bq（贝可）；Gy（戈瑞）等。有的计量单位与习惯使用者不同，则采用对照列出。

七、本书中的药动学参数以中文或英文缩写形式表示。例如：生物利用度（F）、半衰期（$t_{1/2}$）、分布相（第一相）半衰期（$t_{1/2\alpha}$）、消除相（第二相）半衰期（$t_{1/2\beta}$）、血药浓度峰值（C_{max}）、血药浓度达峰时间（t_{max}）、血药浓度-时间曲线下面积（AUC）、稳态血药浓度（C_{ss}）、表观分布容积（V_d）等。

八、本书末附有中文药品名称索引（按汉语拼音排序）和英汉药品名称索引（按英文字母排序），以方便读者检索使用。为了便于对不含盐类的药品名称进行检索，特将药品名称及其盐类名称均纳入中文药品名称索引，如阿托品及硫酸阿托品均可在索引中检索到页码。

目　录

第一章　神经系统用药

第一节　镇静催眠药

镇静催眠药是一类对中枢神经系统具有抑制作用的药物，小剂量时引起安静或嗜睡状态，表现为镇静作用；较大剂量时可诱导入睡、延长睡眠时间，即催眠作用。某些药物还具有抗惊厥作用和麻醉作用。

睡眠是一种生理情况。睡眠需要的时间随年龄和个体差异而异，一般说儿童通常需要8～10小时，部分老年人5～6小时即可满足。睡眠过程是人类的重要生理过程，根据脑电图描记和眼球运动可分为以慢波活动为主的慢波睡眠相和快速眼动相睡眠(REMS)。慢波睡眠相又称为非快速眼动相睡眠(NREMS)，该相中，睡眠由浅入深，依次分为：浅睡期(Ⅰ)、中度睡眠期(Ⅱ)和熟睡(或称深睡)期(Ⅲ)，该时相睡眠一般持续60～90分钟，然后即进入快速眼动相睡眠，即快波睡眠。此期眼球快速运动，但各种感觉功能进一步减退，以致难以唤醒，骨骼肌几乎完全松弛，肌张力降低，腱反射降低，此时睡眠程度最深。一般说REMS时间约持续25分钟，然后又进入NREMS，如此形成正常的睡眠周期。一般正常人，每晚约有4～6个睡眠周期。正常的睡眠周期对于躯体疲劳，特别是对于体力劳动后的恢复十分必要。重体力劳动后，慢波睡眠(第Ⅲ期)可以延长。与人体成长有关的生长激素，在机体觉醒时分泌减少，NREMS期分泌增多，REMS期又减少，这或许是小孩睡眠时长身体说法的依据之一。

催眠药是用以帮助睡眠的药物，这类药物的理想要求应当是：①缩短入睡时间，即缩短睡眠诱导期；②延长睡眠时间，并加深睡眠深度；③不改变REMS和NREMS的比例。如果某一种药物，它虽然延长了睡眠时间，但抑制了REMS，在停药后会引起REMS的延长或反跳，患者会因此而多梦，所以这种催眠药就不够理想。

机体对镇静催眠药易发生耐受性和依赖性，因此应避免长期服用或选择几种有效药物交替使用。许多具有长效作用的镇静催眠药有宿醉效应，即在服用催眠药后的次晨，醒后感到头晕、疲劳等症状。过量使用镇静催眠药可引起急性中毒，出现不同程度的呼吸抑制，严重者甚至死亡。

按照化学结构，镇静催眠药主要分为下列三类：①苯二氮䓬类：包括地西泮、氟西泮、硝西泮等。②巴比妥类：包括超短效、短效、中效及长效的巴比妥类药物。③其他：包括环吡咯酮类的佐匹克隆、右佐匹克隆，咪唑吡啶类的唑吡坦和扎来普隆等新一代的催眠药；氨基甲酸类，如甲丙氨酯；醛类，如水合氯醛；氯美扎酮、格鲁米特。

一、苯二氮䓬类镇静催眠药

苯二氮䓬类药物除了镇静催眠作用外，同时还具有抗焦虑、中枢性肌肉松弛、抗惊厥、抗癫痫、抗震颤等作用。

苯二氮䓬类药物有几十种之多，这些药物的药理作用大同小异，仅是程度上的差异，而临床应用则各有不同。

(1)抗焦虑　阿普唑仑、溴西泮(bromazepam)、氯氮䓬、氯䓬酸钾(dipotassium clorazepate)、哈拉西泮(halazepam)、地西泮、劳拉西泮、奥沙西泮、普拉西泮(prazepam)、凯他唑仑(ketazolam)等。

(2)镇静、催眠　氯氮䓬、氯䓬酸钾、地西泮、氟西泮、劳拉西泮、溴西泮、艾司唑仑、替马西泮、硝西泮、普拉西泮、夸西泮、咪达唑仑等。

(3)抗惊厥与抗癫痫　地西泮静脉注射为治疗癫痫持续状态的首选药之一,氯硝西泮、硝西泮、氯䓬酸钾、劳拉西泮等也有此作用。

(4)松弛骨骼肌　地西泮、劳拉西泮。

(5)抗惊恐　阿普唑仑、氯硝西泮、地西泮、劳拉西泮。

(6)抗震颤　阿普唑仑、氯氮䓬、地西泮、劳拉西泮均为口服。

(7)基础麻醉或麻醉前给药　地西泮、劳拉西泮。

临床药理学研究表明,此类药物在镇静、催眠方面与巴比妥类及其他类镇静催眠药都有显著不同,而且药物过量一般不致引起生命危险,与香豆素类抗凝药也无药物相互作用。因此苯二氮䓬类在目前已取代其他药物而成为镇静、催眠、抗焦虑的首选药物。应用较早且广泛的有地西泮,用于催眠的有氯氮䓬、硝西泮、氟西泮、艾司唑仑、咪达唑仑等,其中以氟西泮和咪达唑仑应用最为广泛。氟西泮较少改变睡眠周期中的慢波相和快速眼动相的比例,因此比较合乎生理睡眠过程。半衰期较长的药物有去甲西泮(nordazepam),这种药物应用后次晨有明显宿醉现象。半衰期短的药物有奥沙西泮(oxazepam)、劳拉西泮(lorazepam)、替马西泮(temazepam)、咪达唑仑(midazolam)、三唑仑(triazolam)等,其中,后两者的半衰期最短,在5小时以内,代谢产物无活性,宿醉现象较少。短期应用时可能有较好的催眠作用。

【适应证】(1)抗焦虑　治疗焦虑或用于短期缓解焦虑症状。阿普唑仑、劳拉西泮(口服)和奥沙西泮也可作为焦虑伴有抑郁的联合治疗用药;但对日常生活中紧张应激状态引起的紧张兼焦虑无益。4个月以上的长期用药应慎重。

(2)镇静催眠　氯西泮、替马西泮、三唑仑和咪达唑仑用于难以入睡、夜间多醒或早醒的患者,劳拉西泮适用于焦虑或暂时性、环境性应激状态的失眠。长期每晚给药,氟西泮的有效性可维持到28日,替马西泮可维持至35日。每夜服用三唑仑,连续两周,常有觉醒时间延长而入睡时间缩短。

(3)麻醉前给药　麻醉前口服地西泮可减轻焦虑和紧张。成人静脉注射劳拉西泮可出现镇静、减轻紧张和导致顺行性遗忘,适用于某些内窥镜检查或心律失常电转复。

(4)抗惊厥　常用的有氟西泮、硝西泮、地西泮。口服地西泮短期(7～14日)作为辅助用药,不能用来单独治疗惊厥性疾患。氯硝西泮可单独或联合应用于治疗伦-加(Lennox-Gastaut)综合征、运动不能(akinetic)和肌阵挛性等发作,并可用于乙琥胺、丙戊酸治疗无效的失神发作及某些难治的如单纯或复杂部分性发作。氯硝西泮可能对全面强直阵挛性发作也有效,但若用于有多种发作的患者,则可能增加甚至导致强直阵挛性发作,在此情况下需加用其他抗癫痫药和(或)加大用药量。氯硝西泮对子痫、婴儿痉挛、反射性癫痫(阅读刺激)和肌阵挛发作也有效。氯䓬酸钾可作为单纯部分性发作的辅助用药。地西泮静脉注射为治疗癫痫持续状态的首选用药之一。劳拉西泮、氯硝西泮静脉注射也可用于治疗癫痫持续状态。

(5)骨骼肌痉挛　地西泮可用于缓解由于局部病变(如肌肉和关节的炎症或继发于外伤的炎症)引起的骨骼肌反应性痉挛,上运动神经元疾患如脑性瘫痪、截瘫引起的肌肉痉挛、手足徐动症以及僵人综合征,也能缓解颞颌关节疾病引起的咬肌痉挛。

(6)震颤　口服氯氮䓬和地西泮也可用于治疗特发性震颤。

(7)紧张性头痛　氯氮䓬、地西泮、劳拉西泮、其他苯二氮䓬类也可用于治疗紧张性头痛。

(8)恐惧性疾病　氯氮䓬注射、阿普唑仑和氯硝西泮口服,用于治疗恐惧性疾病。

【药理】(1)药效学　苯二氮䓬类药物为中枢神经抑制药,可引起中枢神经系统不同部位的抑制,表现为抗焦虑、镇静催眠、抗惊厥、抗癫痫和骨骼肌松弛作用。本类药物的作用机制尚未完全阐明,认为可以加强或易化γ-氨基丁酸(GABA)抑制性神经递质的作用,GABA在苯二氮䓬类受体相互作用下,主要在中枢神经各个部位,起突触前和突触后的抑制作用。

本类药物为苯二氮䓬受体的激动药,苯二氮䓬受体为功能性超分子的功能单位,又称为苯二氮䓬-GABA受体-亲氯离子复合物的组成部分。受体复合物位于神经细胞膜,调节细胞的放电,主要起氯离子通道的阈阀(gating)功能。GABA受体激活导致氯通道开放,使氯离子通过神经细胞膜内流,细胞膜超极化,抑制神经元的放电,神经细胞兴奋性降低。苯二氮䓬类药物可增加氯离子通道开放的频率,可能通过增强GABA与其受体的结合或易化GABA受体与氯离子通道的联系来实现。苯二氮䓬类还作用在GABA依赖性受体。

①抗焦虑作用。能选择性地抑制边缘系统中的海马和杏仁核神经元电活动的发放和传播，产生抗焦虑作用。

②镇静催眠作用。通过刺激上行性网状激活系统内的GABA受体，提高GABA在中枢神经系统的抑制。分子药理学研究提示，如减少或拮抗GABA的合成，本类药物的镇静催眠作用降低；如增加其浓度则能加强苯二氮䓬类药的催眠作用。苯二氮䓬类药物的镇静催眠作用强于巴比妥类，但其宿醉的不良反应低于巴比妥类。能够明显缩短入睡潜伏期，延长睡眠时间，减少觉醒次数。主要是延长慢波睡眠第Ⅱ期、缩短第Ⅲ期，对于快速眼动睡眠时间的影响不明显。

③抗惊厥与抗癫痫作用。可能由于增强突触前抑制，抑制皮质-丘脑和边缘系统的致痫灶引起的异常放电的扩散，但不能消除原发病灶的异常放电。

④骨骼肌松弛作用。主要抑制脊髓多突触传出通路和单突触传出通路。地西泮由于具有抑制性神经递质或阻断兴奋性突触传递而抑制多突触和单突触反射。苯二氮䓬类也可能直接抑制运动神经和肌肉功能。

⑤其他作用。苯二氮䓬类药物可能引起暂时性记忆缺失。地西泮、劳拉西泮、三唑仑、咪达唑仑等在大剂量时可以干扰记忆通路的建立或记忆信息的保存，表现为顺行性遗忘或逆行性遗忘，从而影响到用药后对于部分经历事件的记忆或对于用药前经历事件的部分遗忘。

(2)药动学　口服后1～2小时内从胃肠道吸收。地西泮与氯䓬酸盐吸收最快，普拉西泮、奥沙西泮、替马西泮吸收最慢。半衰期长的苯二氮䓬类药物如氯氮䓬、氯䓬酸盐、地西泮、氟西泮、哈拉西泮及普拉西泮，长时期多次用药，常有原形药物和(或)其代谢产物在体内蓄积，直至达到稳态血药浓度，该时间一般需5～14日。药效消失很慢，在治疗结束后，因为有活性的代谢产物可以在血液内持续数日甚至数周，在此期间可能仍保持着药效。半衰期中等或短的苯二氮䓬类药物如氯硝西泮、劳拉西泮、奥沙西泮、替马西泮、阿普唑仑及三唑仑等连续应用时，一般无活性代谢产物，药物后继作用的程度很轻，常在数日内即可达到稳态；在治疗停止后24小时即失效，约4日左右血药浓度即难以测得。起效时间，单剂量应用后取决于吸收的快慢；多剂量应用时部分取决于药物积蓄的速度和程度，以及与消除半衰期和清除有关。本类药的蛋白结合率均高或很高。经肾脏排泄。

【不良反应】 (1)较少见的不良反应有：精神错乱、情绪抑郁、头痛、恶心、呕吐、排尿障碍等。详见各药项下。老年、体弱、幼儿、肝病和低蛋白血症患者，对本类药的中枢抑制作用较敏感。注射给药时容易引起呼吸抑制、低血压、肌无力、心动过缓或心跳停止。高龄衰老、危重、肺功能不全以及心血管功能不稳定等情况的患者，静脉注射速度过快或与中枢抑制药合用时，发生率更高，情况也更严重。逾量表现有：持续的精神紊乱，嗜睡深沉，震颤，持续的说话不清，站立不稳，心动过缓，呼吸短促或困难，严重的肌无力。

(2)突然停药后可能发生撤药症状。一般半衰期短或中等的本类药，停药后2～3日出现，半衰期长者则在停药后10～20日发生。撤药症状中，较多见的为睡眠困难，异常的激惹状态和神经质；较少见的或罕见的有腹部或胃痉挛、精神错乱、惊厥、肌肉痉挛、恶心或呕吐、颤抖、异常的多汗。严重的撤药症状多见于长期服用过量的患者；也有曾在连续服用，血药浓度一直保持在安全有效范围内，几个月后突然停药而发生。失眠反跳现象、神经质、激惹，多数见于长时期单次夜间服药，撤药后发生。半衰期短的药物停药后发生快而严重的撤药反应。至于地西泮、氯氮䓬等的活性代谢产物即奥沙西泮等，在血液内可持续数日至数周，所以停药后如果发生失眠反跳现象，要在10～20日之后才出现。

【禁忌证】 重症肌无力(尤其是伴呼吸困难的)患者，急性或隐性闭角型青光眼发作者，及严重慢性阻塞性肺部病变患者，禁用苯二氮䓬类药物。

【注意事项】 (1)对苯二氮䓬类某一药物过敏者，对同类的其他药物也可能过敏。

(2)本类药大都可以通过胎盘。在妊娠初期3个月内，氯氮䓬和地西泮有增加胎儿致畸的危险，其他苯二氮䓬类也有此可能，除用作抗癫痫外，在此期间尽量勿用。妊娠期妇女长期使用可引起依赖，使新生儿呈现撤药症状。在妊娠最后数周用于催眠，可使新生儿中枢神经活动有所抑制，在分娩前或分娩时使用本类药，可导致新生儿肌张力软弱。

(3)氯氮䓬、地西泮及其代谢产物可分泌入乳汁，氯硝西泮、氟西泮、奥沙西泮及其代谢产物也有此可能，由于新生儿代谢本类药较成人慢，哺乳期妇女服用可使婴儿体内该药及其代谢产物积聚，使婴儿嗜睡，甚至喂养困难，体重减轻。

(4)苯二氮䓬类药物对小儿特别是幼儿的中枢神经异常敏感，新生儿不易将本类药代谢为无活性的产物，因此中枢神经可持久的抑制。

(5)老年人的中枢神经对本类药也较敏感，静脉注射亦可出现呼吸暂停、低血压、心动过缓甚至心跳停止。

(6)下列情况应慎用:①中枢神经系统处于抑制状态的急性乙醇中毒;②昏迷或休克时注射地西泮可延长消除半衰期;③有药物滥用或成瘾史;④癫痫患者突然停药可导致发作;⑤肝功能损害时可延长本类药物的消除半衰期;⑥在运动过多症患者,可发生药效反常;⑦在低蛋白血症患者可导致嗜睡,尤其是氯氮䓬和地西泮;⑧对严重的精神抑郁可使病情加重,甚至产生自杀倾向,应采取预防措施,但阿普唑仑例外;⑨肾功能损害可延长本类药物的消除半衰期。

【药物相互作用】 (1)与易成瘾的和其他可能成瘾药合用时,成瘾的危险性增加。

(2)饮酒及与全麻药、可乐定、其他镇静催眠药、镇痛药、单胺氧化酶A(MAO-A)抑制药和三环抗抑郁药合用时,可彼此相互增效。阿片类镇痛药的用量至少应减至1/3,而后按需逐渐增加。

(3)与抗酸药合用时可延迟氯氮䓬和地西泮的吸收。

(4)与抗高血压药或利尿降压药合用时,可使本类药的降压增效。

(5)与钙拮抗药合用时,可能使低血压加重。

(6)与西咪替丁合用时,可以抑制苯二氮䓬类药物在肝脏的氧化代谢,如抑制氯氮䓬和地西泮代谢,血药浓度升高。但对劳拉西泮可无影响。

(7)普萘洛尔与苯二氮䓬类药物合用时可导致癫痫发作的类型和(或)频率改变,应及时调整剂量,包括普萘洛尔在内的血药浓度可能明显降低。

(8)卡马西平与苯二氮䓬类药物,特别是氯硝西泮合用时,由于肝微粒体酶的诱导使卡马西平和(或)本类药物的血药浓度下降,消除半衰期缩短。

(9)与扑米酮合用,由于药物代谢的改变,可能引起癫痫发作类型改变,需调整扑米酮的用量。

(10)与左旋多巴合用时,可降低后者的疗效。

【给药说明】 (1)对本类药耐受量小的患者初始剂量宜小。尤其是半衰期长的清除可能减慢,过度镇静、眩晕或共济失调等中枢神经体征发生机会多。出现呼吸抑制和低血压,常提示已超量或静脉注射速度过快。

(2)避免长期大量使用和成瘾;长期使用本药,停药前应逐渐减量,不要骤停。

(3)本类药物静脉注射后,应卧床观察3小时以上,应用劳拉西泮时则应观察8小时以上。

(4)本类药品误注入动脉,可引起动脉痉挛,导致坏疽。

(5)本类药超量或中毒时,应该立即静脉使用特效拮抗剂氟马西尼,并应及早进行对症处理,包括催吐或洗胃等,以及呼吸和循环方面支持疗法;如有兴奋异常,不能用巴比妥类药,以免中枢性兴奋加剧或延长中枢神经系统的抑制。

地西泮[药典(二);基;医保(甲)]

Diazepam

【适应证】 ①焦虑症;②镇静催眠;③抗癫痫和抗惊厥:静脉注射为治疗癫痫持续状态的首选药物,但同时需用其他抗癫痫药巩固与维持;对破伤风轻度阵发性惊厥也有效;④口服可用作麻醉前给药以减少焦虑和紧张,也可起基础麻醉的效能,静脉注射可用于全麻的诱导;⑤可缓解局部肌肉或关节的炎症所引起的反射性肌肉痉挛,上运动神经元的病变,手足徐动症和僵人综合征的肌肉痉挛,颞颌关节病变引起的咬肌痉挛;⑥恐惧症;⑦紧张性头痛;⑧特发性震颤。

【药理】 (1)药效学 参阅"苯二氮䓬类镇静催眠药"。

(2)药动学 口服吸收快而完全,达峰时间(t_{max})为1~2小时,肌内注射吸收慢且不规则,峰浓度(C_{max})低于同剂量口服。蛋白结合率为98%;脂溶性高,易通过血-脑屏障,静脉注射可快速起效,但药物很快再分布入其他组织,疗效快速消失;可通过胎盘,并进入乳汁。在肝脏经CYP2C19代谢,活性代谢产物包括去甲西泮、替马西泮和奥沙西泮。地西泮及其代谢产物主要经尿排出,终末消除半衰期($t_{1/2\beta}$)约1~2日;代谢产物的半衰期更长(2~5日)。

【不良反应】 (1)常见的不良反应 嗜睡、头晕、乏力、皮疹、低血压等;大剂量时可有共济失调、震颤。

(2)个别患者发生兴奋、多语、欣快感、睡眠障碍甚至幻觉。停用后上述症状很快消退。可见腹泻、肌无力、疲劳、呼吸抑制等。

(3)严重的不良反应 中性粒细胞减少。

(4)其他 参阅"苯二氮䓬类镇静催眠药"。

【禁忌证】 (1)对地西泮过敏者。

(2)严重肝功能、呼吸功能不全。

(3)睡眠呼吸暂停综合征。

(4)重症肌无力。

(5)急性闭角型青光眼。

(6)美国FDA妊娠期药物安全性分级为口服给药、肠道外给药、直肠给药D。

【注意事项】 (1)在分娩前15小时内应用本品30 mg以上,尤其是肌内或静脉注射,可使新生儿发生致命性的心律失常，以及窒息、肌张力减退、低体温、吸吮不能、食欲缺乏和对冷刺激反应微弱以及抑制代谢。

(2)哺乳期妇女使用本品可能对乳儿产生危害。

(3)静脉注射易发生静脉血栓或静脉炎。

(4)不推荐用于精神病患者。

(5)慢性肺功能不全患者使用本品有出现呼吸抑制的风险，应调整剂量。

(6)儿童和老年患者使用苯二氮䓬类药物，有出现精神反应和异常反应的报道，一旦出现，应停药。

(7)老年或体质虚弱的患者使用本品，应调整剂量，防止出现共济失调或过度镇静。

(8)静脉注射宜慢，否则可引起心脏停搏和呼吸抑制。

(9)静脉注射用于经口腔作内窥镜检查时，若有咳嗽、呼吸抑制、喉头痉挛等反射活动，应同时应用局部麻醉药。

(10)其他　参阅"苯二氮䓬类镇静催眠药"。

【药物相互作用】　(1)抗酸药可延迟但不减少地西泮吸收。

(2)本品与苯妥英钠合用时可改变后者的代谢速度和血药浓度。

(3)与利福平合用时，可增加本品的代谢，血药浓度随之降低。

(4)与乙醇及其他中枢神经抑制药(如巴比妥类、吩噻嗪类、三环类抗抑郁药等)合用，中枢抑制作用增强。

(5)其他　参阅"苯二氮䓬类镇静催眠药"。

【给药说明】　(1)静脉注射速度过快可导致呼吸暂停、低血压、心动过缓或心跳停止。

(2)本品治疗癫痫时，可能增加全面强直阵挛性发作的频度和严重度，需要增加其他抗癫痫药的用量，本品突然停用也可使癫痫发作的频度和严重度增加。

(3)本品属于长效苯二氮䓬类药物，原则上不应作连续静脉滴注，但在癫痫持续状态时例外。此外，本品有可能沉淀在静脉输液器壁上，或吸附在塑料输液袋的容器和导管上。

(4)分次注射时，总量应从初量算起。

(5)其他　参阅"苯二氮䓬类镇静催眠药"。

【用法与用量】　(1)口服　成人　①抗焦虑，一次2.5～10 mg，一日2～4次。②镇静、催眠、急性乙醇戒断，第一日，一次10 mg，一日3～4次，以后按需要减少到一次5 mg，一日3～4次。老年或体弱患者应减量。

(2)肌内或静脉注射　成人　①基础麻醉或静脉全麻，10～30 mg。②镇静、催眠或急性乙醇戒断，开始10 mg，以后按需每隔3～4小时加5～10 mg。24小时总量以40～50 mg为限。③癫痫持续状态和严重复发性癫痫，开始静脉注射10 mg，每间隔10～15分钟可按需增加甚至达最大限用量。破伤风时可能需要较大药量。老年和体弱患者，肌内注射或静脉注射的用量减半。静脉注射宜缓慢，每分钟2～5 mg。

【儿科用法与用量】　(1)口服　<1岁，一日1～2.5 mg；幼儿一日不超过5 mg；5～10岁小儿一日不超过10 mg。

(2)静脉注射　一次0.25～0.5 mg/kg，但一次不能超过20 mg，缓慢注射。

【儿科注意事项】　(1)6个月以内的婴儿慎用。

(2)久服可产生耐受性和依赖性。

【制剂与规格】　地西泮片：(1)2.5 mg；(2)5 mg。

地西泮注射液：2 ml：10 mg。

氯氮䓬[药典(二)]

Chlordiazepoxide

【适应证】　主要用于焦虑症和一般性失眠；偶尔作为麻醉前用药以减少焦虑和紧张；也用于特发性震颤。

【药理】　(1)药效学　为长效苯二氮䓬类药物。参阅"苯二氮䓬类镇静催眠药"。

(2)药动学　口服易吸收，达峰时间(t_{max})为0.5～2小时；肌内注射吸收慢，且不规则。血浆蛋白结合率96%。可通过胎盘，并经乳汁分泌。在肝脏代谢，一般先去甲基然后脱氨基氧化，生成去甲氯氮䓬和去甲西泮两种活性代谢产物。半衰期($t_{1/2}$)为5～30小时。口服后15～45分钟作用开始，恒量多次给药，5～14日血药浓度达稳态。原形药物和代谢产物(结合型)从尿排泄，长期用药在体内有一定量的蓄积，代谢产物可滞留在血液中数日甚至数周，消除缓慢。

【不良反应】　参阅"苯二氮䓬类镇静催眠药"。

(1)常见的不良反应　恶心、便秘、水肿、嗜睡、精神错乱、共济失调、月经不规则和月经量少。

(2)严重罕见的不良反应　粒细胞缺乏、造血系统疾患和肝功能下降。

【禁忌证】　(1)对氯氮䓬过敏者。

(2)美国FDA妊娠期药物安全性分级为口服给药、肠道外给药D。

【注意事项】　参阅"苯二氮䓬类镇静催眠药"。

(1)哺乳期妇女使用本品可能对乳儿有风险。

(2)老人，疲劳患者，肝、肾功能损害者，严重抑郁或有自杀倾向者慎用。

(3)卟啉病患者慎用。

(4)可损害执行危险或重要任务者的精神和体力。

(5)可引起精神病患者的双相反应,可使儿童活动亢进。

(6)用量达 2 g 以上可致急性中毒,出现动作失调、言语含糊不清、嗜睡、易惊醒、重者昏迷和呼吸抑制。应该立即静脉使用特效拮抗药氟马西尼,并给予对症和一般治疗。

【药物相互作用】【给药说明】 参阅“苯二氮䓬类镇静催眠药”。

【用法与用量】 口服 ①抗焦虑,一次 5～25 mg,一日 3～4 次;老年人或体弱患者,一次 5 mg,一日 2～4 次,用量按需要逐渐递增到能耐受;②镇静,一次 5～10 mg,一日 15～40 mg;③失眠,一次 10～20 mg,睡前服;④抗癫痫,一次 10～20 mg,一日 30～60 mg。

【儿科用法与用量】 口服 一日 0.5 mg/kg,分 3～4次服;常用于 5 岁以上患儿,一次 5 mg。

【儿科注意事项】 (1)嗜睡、便秘等;大剂量可发生共济失调。

(2)长期大量服用可产生耐受性并成瘾,久服骤停可引起惊厥。

【制剂与规格】 氯氮䓬片:(1)5 mg;(2)10 mg。

硝西泮[药典(二);医保(乙)]

Nitrazepam

【适应证】 失眠以及抗惊厥、婴儿痉挛、肌阵挛性癫痫。

【药理】 (1)药效学 为中效苯二氮䓬类药物。口服后30～60 分钟内入睡,持续 6～8 小时,在一般常用量和稍微超量时,中毒反应相对少见,与其他药物的相互作用也轻微。其余参阅“苯二氮䓬类镇静催眠药”。

(2)药动学 口服经胃肠道快速吸收,达峰时间(t_{max})为 2 小时。血浆蛋白结合率 87%,可通过胎盘,进入胎儿血循环。在肝脏代谢,先硝基还原,然后乙酰化,代谢产物没有药理活性。大部分以代谢产物随尿排出,20%随粪便排出。半衰期($t_{1/2}$)为 24～30 小时。恒量多次给药,2～3 日血药浓度可达稳态。

【不良反应】 (1)嗜睡、梦魇、宿醉、头晕眼花,驾驶能力损害、行走无力、呼吸抑制。

(2)老年人可有精神错乱。

(3)流涎、吞咽困难、食欲缺乏;儿童大量服用可有黏液和唾液分泌增多。

(4)长期使用可出现生理依赖性、震颤性谵妄。

(5)服用一段时间后突然停药,可出现反跳性失眠、焦虑、不随意运动、感觉异常、知觉改变、精神错乱、持续性耳鸣等撤药症状。

【禁忌证】 对硝西泮过敏者禁用。

【注意事项】 (1)妊娠期妇女使用该药对胎儿不致畸,但可引起或可怀疑会引起危害作用。这些作用可能是可逆转的。

(2)其他 参阅“苯二氮䓬类镇静催眠药”。

【药物相互作用】【给药说明】 参阅“苯二氮䓬类镇静催眠药”。服用本品时不应驾驶车辆或操作机床,以免困倦而发生意外。

【用法与用量】 口服 ①失眠,一次 5～10 mg,睡前服;②癫痫,一次 5 mg,一日 3 次(或渐增加至可以耐受的有效量)。老年或体弱患者减半。

【儿科用法与用量】 体重 30 kg 以下者每日按体重 0.3～1 mg/kg,分 3 次口服。

【制剂与规格】 硝西泮片:(1)5 mg;(2)10 mg。

盐酸氟西泮[药典(二)]

Flurazepam Hydrochloride

【适应证】 各种失眠,如入睡困难、夜间多醒和早醒。

【药理】 (1)药效学 为长效苯二氮䓬类药物。参阅“苯二氮䓬类镇静催眠药”。

(2)药动学 口服后由胃肠道充分吸收。在肝脏代谢,主要活性代谢产物为 *N*-去烷基氟西泮,其半衰期($t_{1/2}$)为 30～100 小时。口服后 15～45 分钟作用开始,0.5～1 小时血药浓度达峰值。恒量多次给药,7～10 日血药浓度达稳态。结合型代谢产物从尿排泄,代谢产物可滞留在血液中数日。

【不良反应】 (1)常见的不良反应 味觉障碍、嗜睡、宿醉、眩晕、共济失调、视物模糊、呼吸暂停、药物依赖性、撤药症状或体征。

(2)严重、罕见的不良反应 中性粒细胞生成障碍和白细胞减少。

(3)其他 参阅“苯二氮䓬类镇静催眠药”。

【禁忌证】 (1)对氟西泮药品或苯二氮䓬类药物过敏者。

(2)美国 FDA 妊娠期药物安全性分级为口服给药 X。

(3)睡眠呼吸暂停综合征患者。

【注意事项】 (1)哺乳期妇女使用本品可能对乳儿有危害。

(2)15 岁以下儿童使用本品的有效性和安全性尚未确定。

(3)其他　参阅“苯二氮䓬类镇静催眠药”。

【药物相互作用】【给药说明】 (1)氟西泮的疗效在连续用药第 2 或第 3 日增加，在停药后第 1 至 2 日仍维持药效。入睡潜伏期和总的觉醒时间仍缩短。

(2)其他　参阅“苯二氮䓬类镇静催眠药”。

【用法与用量】 口服　成人　15～30 mg，睡前服用。老年或体弱患者，从小量 7.5 mg 开始，以后按需调整。

【制剂与规格】 盐酸氟西泮胶囊：15 mg。

单盐酸氟西泮胶囊：(1)15 mg；(2)30 mg。

奥沙西泮[药典(二)；医保(乙)]

Oxazepam

【适应证】 主要用于焦虑、紧张、激动；也可用于催眠、焦虑伴有精神抑郁的辅助用药；并能缓解急性乙醇戒断症状。

【药理】 (1)药效学　为短效苯二氮䓬类药物。参阅“苯二氮䓬类镇静催眠药”。

(2)药动学　口服吸收慢，口服 45～90 分钟生效，达峰时间(t_{max})为 2～4 小时。血浆蛋白结合率为 86%～97%，本品可以通过胎盘，也可进入乳汁中。代谢生成无活性的葡糖醛酸结合物，从尿排泄。半衰期($t_{1/2}$)为 5～12 小时。

【不良反应】 (1)常见的不良反应　嗜睡、眩晕、头痛、药物依赖、撤药症状或体征。严重的不良反应：晕厥。

(2)其他　参阅“苯二氮䓬类镇静催眠药”。

【禁忌证】 (1)对苯二氮䓬类药物过敏者。

(2)精神病和急性闭角型青光眼。

(3)美国 FDA 妊娠期药物安全性分级为口服给药 D。

【注意事项】 (1)哺乳期妇女使用本品，可能对乳儿有危害。

(2)6 岁以下儿童使用本品的安全性和有效性尚未建立。6～12 岁患者使用本品的剂量尚未确定。

(3)老年患者使用本品较易引起低血压、兴奋。

(4)使用本品后血压下降的患者可导致心脏并发症。

(5)其他　参阅“苯二氮䓬类镇静催眠药”。

【药物相互作用】【给药说明】 参阅“苯二氮䓬类镇静催眠药”。

【用法与用量】 口服　成人　①抗焦虑，一次 15～30 mg，一日 3～4 次。②镇静催眠、急性酒精戒断症状，一次 15～30 mg，一日 3～4 次。③一般性失眠，15 mg，睡前服。④老年或体弱患者抗焦虑时开始用小量，一次 7.5 mg，一日 3 次，按需增至一次 15 mg，一日 3～4 次。

【制剂与规格】 奥沙西泮片：15 mg。

溴西泮

Bromazepam

【适应证】 主要用于抗焦虑；亦可用于镇静催眠。

【药理】 (1)药效学　为短至中效苯二氮䓬类药物，作用和作用机制参阅“苯二氮䓬类镇静催眠药”。

(2)药动学　口服吸收较快，达峰时间(t_{max})1～4 小时。半衰期($t_{1/2}$)为 8～20 小时。重复用药蓄积甚少。经肾脏排泄，停药后消除快。

【不良反应】 参阅“苯二氮䓬类镇静催眠药”。

【禁忌证】 (1)对溴西泮过敏者。

(2)闭角型青光眼患者。

【注意事项】 参阅“苯二氮䓬类镇静催眠药”。

(1)妊娠期妇女使用该药对胎儿或新生儿不致畸，但可能引起其他危害。这些作用可能是可逆转的。

(2)哺乳期妇女使用本品可能对乳儿发生危害。

(3)儿童使用的安全性和有效性尚未建立。

(4)为避免过度镇静，老年患者剂量一般应减半，并根据患者具体反应作相应调整。

【药物相互作用】 参阅“苯二氮䓬类镇静催眠药”。

参阅“劳拉西泮”的**【药物相互作用】**(1)、(2)。

【给药说明】 参阅“苯二氮䓬类镇静催眠药”。

【用法与用量】 口服　成人　一日 3～18 mg，分次服，按反应和病情调整剂量。老年体弱者由一日 3 mg 开始，按需调整剂量。

【制剂与规格】 溴西泮片：(1)1.5 mg；(2)3 mg。

艾司唑仑[药典(二)；基；医保(甲)]

Estazolam

【适应证】 主要用于失眠；也可用于焦虑、紧张、恐惧；还可用于抗癫痫和抗惊厥。

【药理】 (1)药效学　为短效苯二氮䓬类药物，具有高效的镇静、催眠、抗焦虑作用，其他参阅“苯二氮䓬类镇静催眠药”。

(2)药动学　口服易吸收，达峰时间(t_{max})为 1～2 小时。分布广泛，血浆蛋白结合率 93%。体内代谢，主要生成两种失活代谢产物。主要以代谢产物的形式从尿排出。消除半衰期($t_{1/2}$)约 10～24 小时。

【不良反应】 乏力、眩晕、口干、嗜睡、活动减少。持续服用后亦可出现依赖，但程度较轻。

【禁忌证】 (1)对本品和苯二氮䓬类药物过敏者。

(2)美国 FDA 妊娠期药物安全性分级为口服给药 X。

(3)服用酮康唑和伊曲康唑的患者。

【注意事项】 (1)哺乳期妇女使用本品对乳儿的危害不能排除。

(2)18 岁以下儿童使用本品的安全性和有效性尚未建立。

(3)其他 参阅“苯二氮䓬类镇静催眠药”。

【药物相互作用】 (1)CYP3A4 的强抑制药如红霉素、酮康唑和伊曲康唑能升高艾司唑仑的血药浓度，CYP3A4 的诱导药如卡马西平、苯妥英、利福平和巴比妥类能降低艾司唑仑的血浓度。

(2)其他 参阅“苯二氮䓬类镇静催眠药”。

【给药说明】 参阅“苯二氮䓬类镇静催眠药”。

【用法与用量】 (1)口服 成人 ①镇静，一次 1～2 mg，一日 3 次。②失眠，1～2 mg，睡前服。③抗癫痫、抗惊厥，一次 2～4 mg，一日 3 次。

(2)肌内注射 成人 一次 2～4 mg。抗焦虑，参阅第三章第三节。

【制剂与规格】 艾司唑仑片：(1)1 mg；(2)2 mg。

艾司唑仑注射液：(1)1 ml∶2 mg；(2)1 ml∶1 mg。

阿普唑仑[药典(二)；医保(甲)]

Alprazolam

【适应证】 主要用于抗焦虑；在用苯二氮䓬类药治疗焦虑伴抑郁时，本品可作为辅助用药，也可作为抗恐惧药；并能作催眠用。

【药理】 (1)药效学 为短至中效苯二氮䓬类药物。作用及作用机制参阅“苯二氮䓬类镇静催眠药”。

(2)药动学 口服易吸收，达峰时间(t_{max})为 1～2 小时。血浆蛋白结合率 80%。本品可以通过血-脑屏障和胎盘，还可进入乳汁中。在肝脏经 CYP3A4 代谢，生成的 α-羟基阿普唑仑，活性约为母药的一半。原形药和代谢产物从尿排出，消除半衰期($t_{1/2}$)约 11～15 小时。

【不良反应】 参阅“苯二氮䓬类镇静催眠药”。

【禁忌证】 (1)对苯二氮䓬类药物过敏者。

(2)闭角型青光眼。

(3)禁止与酮康唑或依曲康唑同用。

(4)美国 FDA 妊娠期药物安全性分级为口服给药 D。

【注意事项】 (1)哺乳期妇女使用本品可对乳儿产生危害。

(2)有报道，精神抑郁者用本品时可出现躁狂或轻度躁狂。停药和减药需逐渐进行。在治疗恐惧症过程中发生晨起焦虑症状，表示有耐药性或两次间隔期的血药浓度不够，可考虑增加服药次数。

(3)长期应用本药有明显的成瘾或依赖现象，应予特别注意。

(4)18 岁以下儿童用量尚未确定。

(5)其他 参阅“苯二氮䓬类镇静催眠药”。

【药物相互作用】【给药说明】 参阅“苯二氮䓬类镇静催眠药”。

【用法与用量】 口服 成人 ①抗焦虑，开始一次 0.4～1.2 mg，一日 2 次，用量按需递增。最大限量一日可达4 mg。②镇静催眠，0.4～0.8 mg，睡前服。老年和体弱患者开始用小量，一次 0.2 mg，一日 3 次，逐渐递增至最大耐受量。③抗恐惧，一次 0.4 mg，一日 3 次，需要时逐渐增加剂量，一日最大量可达 10 mg。

【制剂与规格】 阿普唑仑片：0.4 mg。

阿普唑仑胶囊：0.3 mg。

三唑仑[药典(二)]

Triazolam

【适应证】 镇静、催眠。

【药理】 (1)药效学 为短效苯二氮䓬类药物，口服后 15～30 分钟起效。作用及作用机制参阅“苯二氮䓬类镇静催眠药”。

(2)药动学 口服吸收快而几乎完全，2 小时内血药浓度达峰值。血浆蛋白结合率 89%，经肝脏代谢，大部分以代谢产物经肾排出，仅少量以原形排出，半衰期($t_{1/2}$)为 1.5～5.5 小时。多次服用很少蓄积，治疗中断后很快排除。

【不良反应】 头晕、头痛、紧张、焦虑、眩晕、嗜睡、疲劳、恶心、呕吐、头晕眼花、语言模糊、健忘、动作失调、共济失调、欣快感较多见。少数还可发生晕倒、幻觉，逆行性遗忘较其他苯二氮䓬类更易发生。

严重的不良反应：肝毒性、血管性水肿(罕见)、抑郁加重、行为怪癖、严重过敏反应(罕见)。

【禁忌证】 (1)对三唑仑或其他苯二氮䓬类药物过敏者。

(2)美国 FDA 妊娠期药物安全性分级为口服给

药X。

(3)禁与酮康唑、依曲康唑或奈法唑酮等合用。(参阅下文**【药物相互作用】**)

【注意事项】 (1)哺乳期妇女使用,对乳儿可能产生危害。

(2)儿童使用的安全性和有效性尚未建立。

(3)有报道,若连续应用本品10日后出现白昼焦虑症状,应换药。

(4)可加重失眠。

(5)其他 参阅"苯二氮䓬类镇静催眠药"。

【药物相互作用】 (1)与酮康唑、依曲康唑、氨普那韦、阿扎那韦、达芦那韦、地拉韦啶、依发韦仑、呋山那韦、洛匹那韦、奈法唑酮、奈非那韦、利托那韦、沙奎那韦、替拉那韦等药物合用,它们可抑制CYP3A4对三唑仑的代谢,三唑仑血药浓度升高,可出现严重的甚至是威胁生命的过度镇静的作用,为禁忌。

(2)与西咪替丁和红霉素合用,可抑制本品在肝脏的代谢,引起血药浓度升高,必要时减少药量。

(3)异烟肼可抑制本品消除过程,引起血药浓度升高。

(4)其他 参阅"苯二氮䓬类镇静催眠药"。

【给药说明】 参阅"苯二氮䓬类镇静催眠药"。

【用法与用量】 口服 成人 0.25～0.5 mg,睡前服。老年人及体弱患者,初始剂量0.125 mg,按需增加剂量。

【制剂与规格】 三唑仑片:(1)0.125 mg;(2)0.25 mg。

咪达唑仑[药典(二);医保(甲、乙)]

Midazolam

【适应证】 镇静、催眠、全身或局部麻醉时辅助用药。

【药理】 (1)药效学 咪达唑仑是一种作用时间相对较短的苯二氮䓬类,它对受体的亲和力较高,约为地西泮的二倍。有资料表明,咪达唑仑分别具有苯二氮䓬类GABA受体与离子通道(氯离子)结合和产生膜超极化与神经元抑制的两方面作用。所以认为咪达唑仑在诱导麻醉中的作用与通过神经突触部GABA沉积有关。

肌内注射后15分钟内起效,静脉注射后1.5～5分钟起效。有效作用时间一般为2小时,个别可达6小时。

(2)药动学 不同途径给药后很快吸收,达峰时间(t_{max})为15～60分钟,口服后有明显首关消除,生物利用度低;肌内注射后,生物利用度超过90%。吸收后分布于全身各部位,包括脑脊液和脑,可通过胎盘,从乳汁分泌。表观分布容积为1～2 L/kg(0.96～6.6 L/kg)。但应注意,在充血性心力衰竭和肥胖者表观分布容积增加。血浆蛋白结合率很高,健康人中高达97%,肾功能衰竭的患者亦达93.5%。在肝脏代谢,主要代谢产物1-羟甲基咪达唑仑和4-羟咪达唑仑有部分药理作用,代谢产物多数以糖苷结合形式经尿排泄。健康人半衰期($t_{1/2}$)平均2.5小时(1～5小时),偶有长达12.3小时。新生儿、老年人和充血性心力衰竭者半衰期($t_{1/2}$)延长。肾功能不全者没有改变。两个代谢产物的半衰期($t_{1/2}$)与原形药物相似。

【不良反应】 (1)麻醉或外科手术时最大的不良反应为降低呼吸容量和呼吸频率,发生率约为10.8%～23.3%;静脉注射后,有15%患者可发生呼吸抑制。严重的呼吸抑制易见于老年人和长期用药的老年人,可表现为呼吸暂停,窒息,心跳暂停,甚至死亡。

(2)咪达唑仑静脉注射,特别当与阿片类镇痛药合用时,可发生呼吸抑制、停止,有些患者可因缺氧性脑病而死亡。

(3)长期服用,患者可发生精神运动障碍。亦可出现肌肉颤动,躯体不能控制的运动或跳动,罕见有兴奋,不能安静等。出现这些症状时应当处理。

(4)常见的不良反应 ①低血压,静脉注射的发生率约为1%;②急性谵妄、朦胧、失定向、幻觉、焦虑、神经质或不安宁等。此外还有心跳增快、不规则、静脉炎、皮肤红肿、皮疹、过度换气、呼吸急促等;③肌内注射后局部硬块、疼痛;静脉注射后静脉触痛等;④恶心、呕吐、头痛、嗜睡、咳嗽、打嗝。

(5)较少见的不良反应 视物模糊、轻度头痛、头晕、咳嗽、飘飘然;肌肉和静脉发硬及疼痛;手脚无力、麻痛或针刺样感等。

【禁忌证】 (1)对咪达唑仑或苯二氮䓬类过敏者。

(2)急性闭角型青光眼患者和未经治疗的开角型青光眼患者。

(3)美国FDA妊娠期药物安全性分级为口服给药、肠道外给药D。

【注意事项】 (1)使用本品可引起呼吸抑制和呼吸暂停,尤其是在用于镇静的情况下。因此仅在能提供持续心肺功能监测的条件下使用。

(2)急性乙醇中毒时,与之合用将危及生命。①患者可出现昏迷或休克,低血压的作用将延长;②血性心力衰竭可使半衰期($t_{1/2}$)延长,表观分布容积增加2～3倍;③出现肝功能损害。

(3)对重症肌无力和其他神经肌肉接头病、肌营养不良症、肌强直等患者可加重症状。

(4)对慢性阻塞性肺疾病患者,可由于呼吸抑制而出现严重的肺功能不足,慎用。

(5)在慢性肾功能衰竭者,咪达唑仑的峰浓度可比正常人增高,诱导麻醉发生更快,而且恢复延长。

(6)肝功能损害、休克、昏迷、充血性心衰以及严重的水、电解质失衡患者慎用。

(7)静脉注射时避免渗出,不能动脉注射。

(8)开角型青光眼患者仅在接受了适当的青光眼治疗后才可使用本品。

(9)严重疾病的患者、新生儿使用本品可出现低血压,尤其是在同时使用芬太尼或快速使用本品时。

(10)老年人危险性的手术和斜视、白内障切除的手术中,可推荐应用咪达唑仑,但可能会有意识朦胧或失定向的感觉。

(11)哺乳期妇女使用本品,对乳儿的危害不能排除。

【药物相互作用】 (1)参阅“三唑仑”的**【药物相互作用】**。

(2)与乙醇或其他中枢神经系统抑制药同时应用时,可增强中枢神经系统的抑制作用,表现为心搏停止(罕见)、呼吸停止(罕见)、血压降低、麻醉复苏延长等。合用时应当减少剂量。

(3)与阿片类或其他镇痛药联合使用时,呼吸抑制、气道阻塞或肺换气不足的风险增加。

(4)与西咪替丁或雷尼替丁合并应用时,由于肝代谢降低,使咪达唑仑的血药浓度增高,半衰期($t_{1/2}$)延长。

(5)与降压药物同时应用时,可增强降压作用,因此当两药合用时,应当注意控制血压。

【给药说明】 (1)咪达唑仑剂量必须个体化。老年人应当从小剂量开始,逐步调节剂量。仅用于失眠,不用作麻醉诱导。

(2)静脉注射仅在医院或急救站由有经验的医师操作,在具有呼吸机等辅助设备处进行。静脉注射速度必须缓慢。一般为每分钟 1 mg/ml。

【用法与用量】 (1)口服　用于失眠症者,一次 15 mg,每晚 1 次。连续应用后作用减效,应间断服用。老年人从 7.5 mg 开始。每晚 1 次。

(2)肌内注射　术前准备,术前 20～30 分钟注射,成人 10～15 mg,儿童剂量每 1 kg 体重 0.15～0.2 mg。

(3)静脉注射　术前准备,术前 5～10 分钟注射 2.5～5 mg;用于诱导麻醉时,成人为 10～15 mg,儿童剂量可稍高,每 1 kg 体重 0.2 mg;用于维持麻醉时,小剂量静脉注射,剂量及注射间隔视患者个体差异而定。

【制剂与规格】 马来酸咪达唑仑片:(1)7.5 mg;(2)15 mg。

咪达唑仑注射液:(1)1 ml∶5 mg;(2)2 ml∶10 mg;(3)3 ml∶15 mg;(4)2 ml∶2 mg;(5)5 ml∶5 mg。

替马西泮

Temazepam

【适应证】 睡眠习惯突然改变时预防或治疗失眠。

【药理】 (1)药效学　为短至中效苯二氮䓬类药物,作用及作用机制参阅“苯二氮䓬类镇静催眠药”。

(2)药动学　口服易吸收,达峰时间(t_{max})为 1～2 小时。血浆蛋白结合率为 96%。主要以结合型代谢产物从尿排泄,半衰期($t_{1/2}$)为 8～15 小时。重复应用蓄积很少,停药后消除快。

【不良反应】 (1)常见的不良反应　低血压、嗜睡、视物模糊。

(2)严重的不良反应　梦游、行为怪癖、药物依赖、血管性水肿(罕见)。

(3)其他　参阅“苯二氮䓬类镇静催眠药”。

【禁忌证】 (1)对替马西泮或苯二氮䓬类药物过敏者及妊娠期妇女。

(2)美国 FDA 妊娠期药物安全性分级为口服给药 X。

【注意事项】 (1)哺乳期妇女使用本品可能产生对乳儿的危害。

(2)18 岁以下儿童使用的安全性和有效性尚未建立。

(3)慢性肺功能不全者、严重抑郁或有自杀倾向者、老人和体质虚弱者、饮酒或合用其他中枢神经系统抑制药者以及有成瘾倾向者慎用。

(4)肝功能损害时消除半衰期轻微延长。

【药物相互作用】 (1)参阅“咪达唑仑”的**【药物相互作用】** (2)、(3)。

(2)西咪替丁、口服避孕药、双硫仑和红霉素等抑制苯二氮䓬类药物的氧化代谢,但这些药物对本品代谢影响很少,因为本品与葡糖醛酸结合代谢。

(3)丙磺舒可影响本品与葡糖醛酸结合,使本品疗效增强,以致过度睡眠。

【用法与用量】 口服　成人　睡前口服 7.5～30 mg。一过性失眠,口服 7.5 mg 即可缩短入睡潜伏期。老年体弱患者用 7.5 mg,以后按需调整剂量。

【制剂与规格】 替马西泮片:(1)7.5 mg;(2)15 mg;(3)22.5 mg;(4)30 mg。

劳拉西泮[药典(二);医保(甲)]

Lorazepam

【适应证】 ①抗焦虑，包括伴有精神抑郁的焦虑；②镇静催眠；③抗惊厥及癫痫持续状态；④癌症化疗时止吐（限注射剂）；⑤治疗紧张性头痛；⑥麻醉前及内窥镜检查前的辅助用药。

【药理】 (1)药效学　为短至中效苯二氮䓬类药物，作用及作用机制参阅“苯二氮䓬类镇静催眠药”。

(2)药动学　口服易吸收，达峰时间(t_{max})为2小时，生物利用度(F)约90%，肌内注射后吸收情况类似口服。血浆蛋白结合率85%。本品可以通过血-脑屏障和胎盘，还可进入乳汁中。在肝脏代谢为无活性的葡糖醛酸盐，然后从尿排出。半衰期($t_{1/2}$)为10～20小时。恒量、恒定间隔时间多次服药，2～3日达稳态血浓度。

【不良反应】 (1)静脉注射可发生静脉炎或静脉血栓形成。

(2)常见的不良反应　抑郁、虚弱、头晕、步履不稳。

(3)严重的不良反应　酸中毒。

【禁忌证】 (1)对苯二氮䓬类药物或对丙二醇、苯甲醇、聚乙二醇以及本品中的任何成分过敏者。

(2)急性闭角型青光眼患者。

(3)严重呼吸功能不全者(在无复苏设备的情况下)。

(4)睡眠呼吸暂停综合征患者。

(5)动脉用药者。

(6)美国FDA妊娠期药物安全性分级为口服给药、肠道外给药D。

【注意事项】 (1)哺乳期妇女使用本品可能对乳儿发生危害。

(2)18岁以下儿科患者使用本品注射剂或12岁以下儿科患者使用本品片剂的安全性和有效性尚未建立。

(3)50岁以上或虚弱患者使用的剂量大于每日2 mg时，可出现通气不足、低氧性心脏停搏或过度镇静的风险上升。

(4)突然停药，可导致撤药症状或加重症状。

(5)原发性抑郁症患者，口服本品后自杀或加重症状的风险增加。

(6)有成瘾可能。

(7)大剂量或长期口服，有药物或乙醇滥用(成瘾)史者或人格障碍患者口服本品，出现药物依赖性风险增加。

(8)肾功能损害者使用本品，出现毒性的风险增加。

(9)肝功能损害偶可引起本品消除半衰期的延长。其他参阅“苯二氮䓬类镇静催眠药”。

(10)严重肝功能损害或脑病患者口服本品，有加重症状的风险。

(11)呼吸功能不全(如睡眠呼吸暂停综合征和慢性阻塞性肺疾病)患者口服本品，出现呼吸抑制的风险增加。

(12)精神病患者口服本品，精神症状加重的风险增加。

(13)癫痫患者口服本品，如突然停用，癫痫发作的风险增加。

(14)癫痫持续状态患者单用本品注射治疗，呼吸抑制和神经持续损害的风险增加。

(15)静脉注射速度不超过每分钟2 mg；深部肌内注射用于经口做内窥镜检查时，需同时用局部麻醉以减少咳嗽、喉头痉挛等反射性活动。

【药物相互作用】 (1)同时使用中枢神经系统抑制药或乙醇，本品(片剂)的耐受性下降，出现潜在的致死性呼吸抑制的风险增加。服药期间不能饮酒或同时使用其他中枢神经抑制药。

(2)注射剂与阿片类或其他镇痛药联合使用时，出现深度镇静或气道阻塞的风险增加。

(3)注射剂与东莨菪碱合用，出现镇静、幻觉和行为怪癖的可能增加。

(4)与降低癫痫发作阈值的药物(如抗抑郁药)合用，如果本品突然停用，癫痫发作的风险增加。

(5)西咪替丁、口服避孕药、双硫仑、红霉素等抑制苯二氮䓬类氧化代谢，但这些药物对本品的影响不大，因为本品通过与葡糖醛酸结合代谢。

(6)丙磺舒可影响本品与葡糖醛酸结合作用，引起血药浓度升高和过度睡眠。

(7)本品麻醉前给药可减少芬太尼衍生物作麻醉诱导时的剂量，并在诱导剂量时缩短达到意识丧失的时间。

【用法与用量】 (1)口服　成人　抗焦虑，一次0.5～1 mg，一日2～3次。镇静催眠，睡前服2～4 mg。年老体弱者应减量。12岁以下小儿安全性与剂量尚未确定。

(2)肌内注射　抗焦虑、镇静催眠，一次按体重0.05 mg/kg，总量不超过4 mg。

(3)静脉注射　用于癌症化疗止吐，在化疗前30分钟注射2～4 mg，与奋乃静合用效果更佳，必要时重复使用给药；癫痫持续状态，按体重0.05 mg/kg，一次不超过4 mg，如10～15分钟后发作仍继续或再发，可重复注射0.05 mg/kg，如再经10～15分钟仍无效，需采用其他措施，12 小时内用量一般不超过 8 mg。

【制剂与规格】 劳拉西泮片：(1)0.5 mg；(2)1 mg；(3)2 mg。

劳拉西泮注射液：(1)1 ml∶2 mg；(2)1 ml∶4 mg。

夸西泮

Quazepam

【适应证】 镇静、催眠。

【药理】 (1)药效学　为长效苯二氮䓬类药物，作用和作用机制参阅"苯二氮䓬类镇静催眠药"。

(2)药动学　口服易吸收，达峰时间(t_{max})为 2 小时。在肝脏代谢，主要生成 2-氧夸西泮和去烷基氟西泮两个活性代谢产物。以结合型代谢物从尿排泄。半衰期($t_{1/2}$)为 39.3 小时，活性代谢产物 2-氧夸西泮和去烷基氟西泮的半衰期($t_{1/2}$)分别为 39 小时和 73 小时。恒量多次给药 7～13 日达稳态血药浓度，重复给药可有活性代谢物的蓄积，由于代谢物蓄积，停药后消除缓慢。

【不良反应】 (1)常见的不良反应　口干、消化不良、头痛、眩晕、宿醉、疲乏等。

(2)其他　参阅"苯二氮䓬类镇静催眠药"。

【禁忌证】 (1)对夸西泮或苯二氮䓬类药物过敏者。

(2)美国 FDA 妊娠期药物安全性分级为 X 级，禁用于计划妊娠的妇女。

(3)睡眠呼吸暂停综合征患者。

【注意事项】 (1)哺乳期妇女使用本品可能对乳儿产生危害。

(2)儿童使用的安全性和有效性尚未建立。

(3)其他　参阅"苯二氮䓬类镇静催眠药"。

【药物相互作用】 参阅"苯二氮䓬类镇静催眠药"。参阅"劳拉西泮"的【药物相互作用】 (1)，(2)。

【给药说明】 参阅"苯二氮䓬类镇静催眠药"。

【用法与用量】 口服　成人　一次 7.5～15 mg，睡前服。老年体弱者一次 7.5 mg，可按需调整剂量。

【制剂与规格】 夸西泮片：(1)7.5 mg；(2)15 mg。

氯䓬酸钾

Dipotassium Clorazepate

【适应证】 ①抗焦虑；②镇静催眠；③抗惊厥；④缓解急性乙醇戒断综合征。

【药理】 (1)药效学　参阅"苯二氮䓬类镇静催眠药"。

(2)药动学　为口服吸收最快的苯二氮䓬类药之一，达峰时间(t_{max})约 0.5～2 小时。半衰期长，其代谢产物去甲西泮半衰期($t_{1/2}$)为 30～100 小时。恒量多次给药后，5～14 日达稳态血浓度。经肾脏排泄，由于活性代谢物蓄积，消除缓慢。

【不良反应】 参阅"苯二氮䓬类镇静催眠药"。

【禁忌证】 (1)对本品过敏者。

(2)急性闭角型青光眼患者。

(3)重症肌无力患者。

(4)美国 FDA 妊娠期药物安全性分级为口服给药 D。

【注意事项】 参阅"苯二氮䓬类镇静催眠药"。

(1)哺乳期妇女使用本品可能对乳儿发生危害。

(2)不推荐本品用于 9 岁以下儿童。

(3)老年或体质虚弱患者开始剂量宜小，逐渐增量，防止过度镇静或共济失调。

(4)可干扰精神运动能力，对操作机械、驾驶交通工具等带来不安全因素。

(5)使用本品增加自杀的风险，尤其是抑郁患者。宜处方最小适宜剂量，并作监测。

(6)长期使用宜作监测。

【药物相互作用】 参阅"苯二氮䓬类镇静催眠药"。

(1)参阅"劳拉西泮"的【药物相互作用】 (1)、(2)。

(2)抗酸药能减缓其代谢，但不影响吸收速度。

【用法与用量】 口服　成人　①抗焦虑，一次 7.5～15 mg，一日 2～4 次，或每晚睡前顿服 15 mg。②用于乙醇戒断综合征，首次口服 30 mg，然后一次 15 mg，一日 2～4次，以后逐步减量。③抗惊厥，初量 7.5 mg，一日 3 次，需要时每周增加 7.5 mg，一日剂量最大不超过 90 mg。年老体弱者减量。

【儿科用法与用量】 抗惊厥，9～12 岁，首次 7.5 mg，一日 2 次，以后每周增加 7.5 mg，一日总量不超过 60 mg。12 岁以上同成人。

【制剂与规格】 氯䓬酸钾片：(1)3.75 mg；(2)7.5 mg；(3)11.25 mg；(4)15 mg。

氯䓬酸钾胶囊：(1)3.75 mg；(2)7.5 mg；(3)15 mg。

二、巴比妥类镇静催眠药

巴比妥类药物曾经是常用的催眠药，种类很多，其中临床中最常用的有苯巴比妥、异戊巴比妥、戊巴比妥、司可巴比妥等。按药物作用时间，依次分为长效类(苯巴比妥)、中效类(异戊巴比妥)、短效类(戊巴比妥、司可巴比妥)和超短效类(如硫喷妥钠)。

【适应证】　①镇静、催眠：目前已少用。因为人体对此类药物易产生耐受性和依赖性，加上此类药物能干扰其他药物代谢及不良反应多见；②预防癫痫发作和癫痫持续状态的治疗；③缺血性脑卒中，脑外伤后神经元保护；④静脉麻醉和全麻诱导：用硫喷妥钠。

【药理】　(1)药效学　巴比妥类药物起中枢神经系统非特异性抑制作用，作用于中枢的不同水平，使之从兴奋转向抑制，出现镇静、催眠、抗惊厥抗癫痫、麻醉等作用，中毒剂量时出现昏迷，甚至死亡。巴比妥类的镇静、催眠和抗惊厥作用可能与其激活 $GABA_A$ 受体有关，在无 GABA 时，巴比妥类能模拟 GABA 的作用，增加 Cl^- 的通透性（主要通过延长氯离子通道开放的时间），使细胞膜超极化。此外，巴比妥类中枢抑制作用还可能与其减弱谷氨酸的兴奋性有关。

①镇静、催眠。巴比妥类药物对脑干网状激活系统有抑制作用，下丘脑、延髓等部位的神经元也受到巴比妥类药物的影响。巴比妥类对睡眠结构产生影响，可引起快速眼动睡眠（REMS）总量减少，故在用药一段时间后突然停用，可以产生噩梦、梦魇等 REMS 的反跳现象，甚至失眠。

缺血性卒中和脑外伤时选用巴比妥类药物是利用其对神经元的保护作用，机制尚未完全清楚，可能与降低神经元的代谢有关。

②抗惊厥。抑制中枢神经单突触和多突触传递，提高大脑运动皮质电刺激的阈值。

③抗高胆红素血症。可能通过诱导葡糖醛酸转移酶，增强葡糖醛酸结合胆红素的能力，从而降低了血清胆红素的浓度。

(2)药动学　口服后容易从胃肠道吸收；其钠盐的水溶液经肌内注射也易吸收。吸收后分布至全身组织，其中脑和肝脏内浓度较高。药物进入脑组织的快慢主要取决于药物的脂溶性。脂溶性低的巴比妥类如苯巴比妥，从血液进入脑组织的速度慢，静脉注射也需 15 分钟以上才能出现中枢抑制作用。而异戊巴比妥、司可巴比妥的脂溶性则较高。本类药物与血浆蛋白的结合不一致，脂溶性高的血浆蛋白结合率高，反之则较低，如苯巴比妥为 20%～45%，司可巴比妥为 40%～70%。血浆半衰期（$t_{1/2}$），司可巴比妥为 20～28 小时，苯巴比妥为 72～144 小时。脂溶性高的巴比妥类药物在体内主要是经肝脏代谢；脂溶性低的巴比妥类药物部分在肝脏代谢，部分以原形由肾脏排出。药物在肝内经肝微粒体酶的作用，使其侧链氧化，氧化后的产物与葡糖醛酸结合，然后由尿液排出。

【不良反应】　(1)对巴比妥类药物过敏的患者可出现皮疹，严重者发生剥脱性皮炎和 Stevens-Johnson 综合征，这种患者可能致死。一旦出现皮疹等皮肤反应，应当停用。

(2)静脉注射巴比妥类药物，特别是快速给药时，可出现严重呼吸抑制、呼吸暂停、喉痉挛和支气管痉挛或伴发高血压。

(3)常见的不良反应　恶心、呕吐、便秘等胃肠道反应；笨拙或行走不稳、眩晕或头晕、头痛、失眠、嗜睡或醉态等神经系统反应；焦虑、紧张不安、易怒等精神症状。

(4)长期大剂量应用巴比妥类药可发生药物依赖，表现为强烈要求继续应用或要增加剂量，或出现心因性依赖、戒断综合征等。

(5)较少见的不良反应　①过敏而出现意识障碍，抑郁或逆向反应（兴奋），这种反应以老年、儿童和糖尿病患者为多见；②皮疹、环形红斑、湿疹，眼睑、口唇和面部水肿等；③幻觉、低血压；④血栓性静脉炎，中性粒细胞减少，血小板减少、巨幼红细胞性贫血；⑤肝功能损害，黄疸；⑥骨骼疼痛、骨量减少、软骨病、肌肉无力等。

(6)在停药后发生惊厥或癫痫发作、晕厥、幻觉、多梦、梦魇、震颤、不安、入睡困难、异常乏力等，则提示可能为撤药综合征。

【注意事项】　(1)对一种巴比妥过敏的患者，对其他巴比妥类药物也可能过敏。

(2)巴比妥类药物能通过胎盘，在妊娠晚期或分娩期应用，由于胎儿肝功能尚未成熟而引起新生儿（尤其是早产儿）的呼吸抑制，在妊娠期间长期应用本品，可引起依赖性及导致新生儿的撤药综合征。妊娠时应用可能由于维生素 K 含量减少而引起新生儿出血。苯巴比妥用于抗癫痫时胎儿可能致畸。

(3)巴比妥类急性过量时表现中枢神经和呼吸系统抑制，甚至进展到潮式呼吸的程度，反射消失、瞳孔缩小、流涎、心律失常、体温降低、昏迷等。亦可发生典型的休克征群。极度巴比妥过量时，大脑的一切电活动消失，脑电图变为一条平线，若不并发缺氧性损害，这种情况完全是可逆的，而不代表为临床死亡。

(4)巴比妥过量常可并发肺炎、肺水肿、心律不齐、充血性心力衰竭及肾功能衰竭等。

(5)因本类药物能分泌至乳汁，因此哺乳期妇女应用可引起乳儿的中枢神经系统抑制，对乳儿的危害不能排除。

(6)某些儿童应用本药可能引起反常的兴奋。

(7)老年患者对本类药的常用量可引起兴奋、精神错乱或抑郁，因此用量应减小。

(8)对诊断的干扰：因酶的诱导促使胆红素结合的葡糖醛酸转化，抑制血清胆红素，使之浓度有所降低。

(9)下列情况应慎用：抑郁、老年、严重贫血、哮喘史、心脏病、糖尿病、药物滥用或依赖史、肝功能损害、多动症、高血压、甲状腺功能亢进症、肾上腺功能减退已处于临界状态、不能控制的疼痛、卟啉病、肾功能损害、呼吸困难，尤其是哮喘持续状态。

(10)当作为抗惊厥应用时，应定期测定血药浓度，以达最大的疗效，并根据情况做其他有关检查。

(11)长期使用的患者，应避免突然停药。

【药物相互作用】 (1)与雷诺嗪、伏立康唑等主要由CYP3A4调节代谢的药物合用，由于巴比妥类药物为CYP3A4的诱导药，导致这两个药物的血药浓度显著下降，合用为禁忌。

(2)乙酰氨基酚类药物，如对乙酰氨基酚，在长期应用巴比妥类药物治疗的患者中，由于肝微粒体酶的诱导，使乙酰氨基酚类代谢增加，疗效降低，不良反应增加。在乙醇成瘾或长期应用巴比妥类药物治疗的患者中，给予一次中毒剂量或长期高剂量乙酰氨基酚类治疗会增加肝中毒的危险性。

(3)与他克莫司、西罗莫司、厄洛替尼、伊马替尼、舒尼替尼、拉帕替尼、尼洛替尼、索拉非尼、喹硫平、伊沙匹隆、依曲韦林、洛匹那韦、奈非那韦、马拉韦罗、依立替康、屈奈达隆等主要由CYP3A4代谢的药物合用时，由于巴比妥类药物为CYP3A4诱导药，这些药物的清除增加，血药浓度降低。应适当调整剂量。

肾上腺皮质激素、环孢素、洋地黄苷类、奎宁等与巴比妥类药，特别是苯巴比妥联合应用时，这些药物的药效将降低。

(4)乙醇或其他中枢抑制药物可增强巴比妥药物对中枢神经系统的抑制效应，合用时，呼吸抑制作用叠加，应加强监测，两种药物的剂量均应减少。

(5)麻醉药　在应用氟烷、恩氟烷、甲氧氟烷等制剂麻醉之前有长期服用巴比妥类药物者，可增加麻醉药的代谢产物，增加肝脏毒性的危险。在应用甲氧氟烷之前服用巴比妥类药物，可增加肾代谢产物的产生，以致肾脏中毒的危险性增加。巴比妥类与氯胺酮同时应用时，特别是大剂量静脉给药，有血压降低、呼吸抑制的危险。

(6)抗凝药与巴比妥类药物合并应用时，由于增加肝脏微粒体酶的活性，使抗凝药代谢加快、作用减弱。而在巴比妥类药停用后又可引起出血倾向。因此在调整抗凝剂量时需定期检测凝血酶原时间。

(7)抗癫痫药物　①与苯妥英钠等乙内酰脲类药物合用时，对其血浓度的影响不定，因此必须密切控制血药浓度；②与乙琥胺和卡马西平合用时，由于巴比妥能引起代谢加快，引起这两种药物的血浓度降低，半衰期($t_{1/2}$)缩短。因此，当卡马西平、乙琥胺等药物与苯巴比妥合用时，须密切控制血药浓度，然后调节药物剂量，特别是加药或撤药时应当更加注意；③与丙戊酸钠合用时，巴比妥类药物的代谢减慢，使血药浓度增高，增强中枢神经抑制；而丙戊酸钠的代谢加快、血浓度降低、半衰期($t_{1/2}$)缩短，所以丙戊酸钠剂量必须调整。此外，苯巴比妥可以增加丙戊酸钠的肝脏毒性。

(8)与钙通道阻滞药合用，可引起血压下降。

(9)与口服避孕药、雌激素等合用时，可以降低避孕药物的可靠性。这一作用与加快药物代谢作用有关。

(10)与环磷酰胺合用，可增加环磷酰胺烷基化代谢产物，但实际作用尚不清楚。

(11)与灰黄霉素合用，可引起后者吸收不良，降低疗效，应调整灰黄霉素使用剂量。

(12)与奎尼丁合用，由于增加奎尼丁的代谢产物而降低疗效，需调整剂量。

(13)与氟哌啶醇联合应用治疗癫痫时，可引起癫痫发作形式发生改变，抗惊厥药的血浓度需要调整。

(14)与吩噻嗪类和四环类抗抑郁药合用时可降低抽搐阈值，例如氯丙嗪与苯巴比妥合用时，由于对药酶的诱导作用，使氯丙嗪和苯巴比妥的血药浓度都降低；与马普替林合用时，降低抽搐阈值，增加中枢神经的抑制作用。

(15)与布洛芬类药合用，可以缩短消除半衰期，降低作用强度。

(16)与碳酸酐酶抑制药同时应用，将增强苯巴比妥的药效。

【给药说明】 (1)药物起效时间及药效持续时间取决于用量、剂型和给药途径。

(2)肝功能不全患者，用药时应从小剂量开始。

(3)长期服用本类药都可产生耐药性，尤其是常用量的长效类药或大量的短效类药。

(4)长期不间断的用药，尤其是短效类药，可能引起精神或躯体的药物依赖性，停药时须逐渐减量，以免引起撤药症状。

(5)静脉注射应选择较粗的静脉，减少局部刺激，否则有可能引起血栓形成，切勿选择曲张的静脉。

(6)肌内注射应选择大肌肉，如臀大肌或股外侧肌的深部注射；不论药液浓度大小，每次注射量不应大于

5 ml。

(7)静脉注射应避免药物外渗或注入动脉内，外渗可引起组织化学性创伤；注入动脉内则可引起局部动脉痉挛，顿时剧痛，甚至发生肢端坏死。

【制剂与规格】 片剂：(1)7.5 mg；(2)15 mg。

注射剂：(1)2 ml∶2 mg；(2)5 ml∶5 mg；(3)1 ml∶5 mg；(4)2 ml∶10 mg；(5)10 ml∶50 mg；(6)3 ml∶15 mg。

苯巴比妥[药典(二)；基；医保(甲)]

Phenobarbital

【适应证】 主要用于治疗焦虑、失眠、癫痫及运动障碍；也可用作抗高胆红素血症药。

【药理】 (1)药效学 长效巴比妥类的典型代表。中枢抑制的程度，随用量而异。表现为镇静、催眠、抗惊厥等不同的作用。作用机制参阅"巴比妥类镇静催眠药"。服后 0.5～1 小时起效，作用持续时间平均为 10～12 小时。

(2)药动学 口服易由消化道吸收，达峰时间(t_{max}) 2～18 小时。吸收后分布于体内各组织内，脑组织内浓度最高，骨骼肌内药量最大，并能透过胎盘，从乳汁分泌。血浆蛋白结合率约为 20%～45%。约 65%被吸收的苯巴比妥在肝内代谢，转化为羟基苯巴比妥，大部分与葡糖醛酸或与硫酸盐结合，而后经肾随尿排出；有 25%以原形从尿中排出。半衰期($t_{1/2}$)成人为 72～144 小时，小儿为 40～70 小时，肝、肾功能不全时 $t_{1/2}$ 延长。有效血药浓度为 10～40 μg/ml，超过 40 μg/ml 即可出现毒性反应。

【不良反应】 参阅"巴比妥类镇静催眠药"。

【禁忌证】 (1)对苯巴比妥药品过敏者。

(2)肝功能严重损害者。

(3)呼吸系统疾患(呼吸困难或呼吸阻塞、支气管哮喘、呼吸抑制)患者。

(4)卟啉病患者。

(5)美国 FDA 妊娠期药物安全性分级为肠道外给药 D。

【注意事项】 参阅"巴比妥类镇静催眠药"。

(1)用苯巴比妥治疗癫痫时，可能需要 10～30 日才能达到最大效果。按体重计算药量。在儿童需要较大剂量才能达到有效血药浓度。

(2)长期服用苯巴比妥可产生耐药性，并且容易形成依赖性，此时突然停药可出现撤药综合征。如作为抗癫痫药治疗，则突然停药可促发癫痫持续状态。长期服用本品者不可突然停药。

(3)过敏体质者，服用本品后可出现荨麻疹、血管神经性水肿、皮疹以及哮喘等，甚至可发生剥脱性皮炎。

(4)肾功能损害、抑郁、药物滥用史、肺功能不足、老年患者慎用。

(5)静脉注射速度不应超过每分钟 60 mg，过快可引起呼吸抑制。

【药物相互作用】【给药说明】 均参阅"巴比妥类镇静催眠药"。

【用法与用量】 (1)口服 催眠，30～100 mg，晚上一次顿服；镇静，一次 15～30 mg，一日 2～3 次；抗惊厥，一日 90～180 mg，可在晚上一次顿服，或 30～60 mg，一日 3 次。极量一次 250 mg，一日 500 mg。老年人或虚弱患者应减量，常用量即可产生兴奋、精神错乱或抑郁。抗高胆红素血症，一次 30～60 mg，一日 3 次。

(2)肌内注射 催眠，一次 100 mg；麻醉前用药，一次 100～200 mg；术后应用，一次 100～200 mg，必要时重复，24 小时内总量可达 400 mg。极量一次 250 mg，一日 500 mg。

抗癫痫的用法与用量参阅本章第二节。

【儿科用法与用量】 (1)口服 镇静、催眠：一次 2～3 mg/kg，一日 2～3 次。

(2)肌内注射 抗惊厥：一次 6～10 mg/kg，必要时 4 小时后可重复，一次极量不超过 0.2 g。

【儿科注意事项】 不良反应：嗜睡、眩晕、头痛、乏力、精神不振等延续效应。

【制剂与规格】 苯巴比妥片：(1)15 mg；(2)30 mg；(3)50 mg；(4)100 mg。

注射用苯巴比妥钠：(1)50 mg；(2)100 mg；(3)200 mg。

苯巴比妥钠注射液：(1)1 ml∶0.1 g；(2)2 ml∶0.2 g。

异戊巴比妥[药典(二)；医保(乙)]

Amobarbital

【适应证】 催眠、镇静、抗惊厥(小儿高热惊厥、破伤风惊厥、子痫、癫痫持续状态)以及麻醉前给药。

【药理】 (1)药效学 为中效巴比妥类药物，对中枢神经系统有抑制作用，因剂量不同而表现为镇静、催眠、抗惊厥等不同作用。作用机制参阅"巴比妥类镇静催眠药"。口服后 15～30 分钟起效，作用持续 3～6 小时，

(2)药动学 口服易由胃肠道吸收，达峰时间个体差异很大。吸收后分布于全身各组织内，因本品的脂溶性稍高，易通过血-脑屏障，故作用出现较快，能透过胎

盘。血浆蛋白结合率61%。本品在肝内代谢，约有50%以3′-羟基异戊巴比妥、30%以N-羟基异戊巴比妥从尿排出，极少量(<1%)以原形随尿排出。半衰期($t_{1/2}$)为14～40小时。

【不良反应】 参阅“巴比妥类镇静催眠药”。

(1)常见的不良反应：精神错乱、头晕、头痛、嗜睡。

(2)严重的不良反应：Stevens-Johnson综合征(罕见)，中性粒细胞减少(罕见)，巨幼红细胞性贫血(罕见，长期使用后)，肝脏损害(罕见，长期使用后)，呼吸暂停，肺换气不足。

【禁忌证】 (1)对异戊巴比妥药品过敏者。

(2)有严重肝功能损害者。

(3)有卟啉病史者。

(4)严重呼吸疾病，明显呼吸困难或呼吸阻塞者。

(5)美国FDA妊娠期药物安全性分级为口服给药D。

【注意事项】 (1)本品不宜作为催眠药长期使用，如连续使用14日，则可出现快速耐药性，并出现常用量使用不再见效。长期使用可出现精神依赖性和生理依赖性。

(2)慎与乙醇或其他中枢神经系统抑制药物合用。

(3)慎与抗凝药、肾上腺皮质激素、灰黄霉素、多西环素、苯妥英、丙戊酸钠、丙戊酸、单胺氧化酶抑制药、甾体激素合用。

(4)抑郁、有自杀倾向、有药物滥用史、老人或虚弱患者慎用。

【药物相互作用】 参阅“巴比妥类镇静催眠药”。

【给药说明】 (1)用量过大或静脉注射速度过快易出现呼吸抑制、呼吸暂停、喉痉挛及血压下降，成人静脉注射速度每分钟应不超过100 mg，儿童静脉注射速度每分钟应不超过60 mg/m²。

(2)不宜在肌内浅表部位或皮下注射，因可引起疼痛，并可产生无菌性坏死或脓肿。静脉应用避免渗出血管。

(3)本品的注射液不稳定，应在临用前用灭菌注射用水或氯化钠注射液溶解成5%溶液后使用。如5分钟内溶液仍不澄清或有沉淀物，不宜应用。

【用法与用量】 (1)口服　成人　①催眠，100～200 mg，晚上一次顿服；②镇静，一次30～50 mg，一日2～3次。成人极量一次0.2 g，一日0.6 g。老年人或虚弱患者，即使是常用量也可产生兴奋、精神错乱或抑郁，须减量。

(2)肌内或静脉注射　成人　①催眠，一次100～200 mg；镇静，一次30～50 mg，一日2～3次；②抗惊厥(常用于治疗癫痫持续状态)，缓慢静脉注射300～500 mg。成人极量一次0.25 g，一日0.5 g。

【儿科用法与用量】 肌内注射或静脉缓慢推注抗惊厥：一次5 mg/kg。

【儿科注意事项】 (1)大剂量时可产生眼球震颤、共济失调和严重呼吸抑制。

(2)不用于新生儿高胆红素血症。

【制剂与规格】 异戊巴比妥片：0.1 g。

注射用异戊巴比妥钠：(1)0.1 g；(2)0.25 g。

司可巴比妥[药典(二)；医保(乙)]

Secobarbital

【适应证】 ①不易入睡的失眠患者；②抗惊厥(如破伤风)。

【药理】 (1)药效学　本品为短效巴比妥类药，服后15分钟起效，作用持续时间约3小时。作用机制参阅“巴比妥类镇静催眠药”。

(2)药动学　口服易由胃肠道吸收。脂溶性较高，易透过血-脑屏障进入脑组织。血浆蛋白结合率40%～70%。在肝内代谢，与葡糖醛酸结合后从尿排出，仅少量(约5%)为未结合的原形药物。半衰期($t_{1/2}$)为20～28小时。

【禁忌证】【不良反应】【注意事项】【药物相互作用】【给药说明】 均参阅“巴比妥类镇静催眠药”。

【用法与用量】 (1)口服　成人　①催眠，50～200 mg，临睡前一次顿服；②镇静，一次30～50 mg，一日3～4次；③麻醉前用药200～300 mg，术前1～2小时服。成人极量一次0.3 g。老年或虚弱者常用量即可产生兴奋、精神错乱或抑郁，应减量。

(2)肌内或静脉注射　成人　①催眠，肌内注射一次100～200 mg，或静脉注射一次50～250 mg；②镇静，每次按体重1.1～2.2 mg/kg；抗惊厥(用于破伤风)，每次按体重5.5 mg/kg，需要时可每隔3～4小时重复给药。静脉注射速度每15秒不能超过50 mg。

【儿科用法与用量】 (1)肌内或静脉注射　①催眠，每次按体重3～5 mg/kg或按体表面积125 mg/m²；②镇静，每次按体重1.1～2.2 mg/kg。

(2)口服　①镇静　每次按体重2 mg/kg或按体表面积60 mg/m²，一日3次；②麻醉前给药，50～100 mg，术前1～2小时给药。

【制剂与规格】 司可巴比妥钠胶囊：0.1 g。

注射用司可巴比妥钠：0.1 g。

三、其他类镇静催眠药

酒石酸唑吡坦[医保(乙)]

Zolpidem Tartrate

【适应证】 镇静、催眠,短期失眠患者。

【药理】 (1)药效学　本品是强有力的 $GABA_A$受体 A-1 亚型氯离子复合体的激活药。A_1GABA_A受体 A-1 亚型主要分布于小脑、感觉运动皮质、黑质、小脑绒球、嗅球、丘脑腹侧部、脑桥和苍白球等部位。受体复合物结合在神经细胞膜上,起氯通道的阀门功能。$GABA_A$受体的激活引起氯通道的开放,允许氯离子经细胞膜进入神经元内,如此引起超极化,并抑制神经元的放电。

与苯二氮草类非选择性结合的 $GABA_A$受体的三种亚型受体各不相同,唑吡坦选择性作用于 A_1GABA_A的 A-1 亚型受体。由于这一特性,使其仅有镇静、催眠作用,而无抗惊厥、肌松及抗焦虑作用。

动物实验中,应用成人剂量的 26～876 倍实验证明,未发现有致畸性和致癌性。

(2)药动学　口服后迅速吸收,达峰时间(t_{max})0.5～2 小时,食物可以延缓吸收。口服 5 mg 和 10 mg 后,峰浓度(C_{max})分别为 29～113 μg/ml(平均 59 μg/ml)和 58～272 μg/ml(平均 121 μg/ml),有首关消除,口服生物利用度约 70%。血浆蛋白结合率 92%。健康志愿者静脉注射 8 mg 后,表观分布容积为 0.54 L/kg。口服 20 mg 后 3 小时,乳汁中浓度可达 0.04%～0.019%。主要在肝脏代谢,生成三个主要的和七个次要的失活代谢产物。半衰期($t_{1/2}$)为 1.4～4.5 小时,平均 2.6 小时。老年人和肝肾功能损害者可以延长。一次口服量的 48%～67% 由尿排出,29%～42% 由粪便排出,主要为失活代谢产物,也可有微量的原形药物。

【不良反应】 (1)常见不良反应　共济失调或手足笨拙,精神紊乱,尤以老年人多见;精神抑郁。

(2)较少见不良反应　过敏反应,皮疹;心跳增快,面部水肿,呼吸困难等;晕倒,以老年人多见;低血压(表现为头晕、眼花、晕倒);发作性反应,包括激惹,如不明的兴奋或神经紧张;易激动、幻觉(视、听等)或失眠等。

(3)过量症状　严重的共济失调;心血管方面的心动过缓;复视;严重头晕、严重嗜睡、恶心、呕吐、呼吸困难(吸气困难);严重者昏迷等。

(4)下列症状在用药过程中出现,但可继续用药。较多见的是:多梦、包括噩梦、逆行性遗忘,麻醉状态、白天嗜睡,头痛、头晕、眼胀或眩晕;口干、胃肠道反应,如腹痛或胃痛、腹泻、恶心、呕吐以及肌肉酸痛等。

(5)出现下列症状需要停药:严重过敏反应、血管性水肿、行为改变(幻觉、怪癖、兴奋、人格解体)、抑郁加重、自杀意念;激惹、神经症;肝性脑病、肌肉痉挛、胸痛、心动过速、抽搐、出汗、震颤、难以控制的哭喊、不明原因的疲劳和无力等。

【禁忌证】 对唑吡坦或本制剂中的任何成分过敏者。

【注意事项】 (1)美国 FDA 妊娠期药物安全性分级为口服给药 B。

(2)哺乳期妇女使用可能产生对乳儿的危害。

(3)儿童使用的安全性和有效性尚未建立。

(4)老年或体质虚弱的患者使用本品,运动和认知能力降低的风险增加,宜减小剂量。

(5)超过推荐量使用,出现睡眠相关的行为和其他不良事件的风险增加。

(6)酗酒的患者不宜应用唑吡坦。急性乙醇中毒,加上中枢神经抑制,可以发生致命性体征。

(7)乙醇成瘾或有药物滥用、药物依赖史的患者,可能产生依赖性。

(8)肝、肾功能损害者,唑吡坦清除时间可以延长,宜减小剂量。

(9)唑吡坦可使抑郁症加重。有强烈自杀意念的患者不宜应用。

(10)严重慢性阻塞性肺疾病,或睡眠呼吸暂停综合征者,可以加重疾病的症状。

(11)重症肌无力患者使用本品,可以抑制呼吸功能。

(12)使用后失眠症状加重(如使用本品 7～10 日后症状未缓解),可能是另有其他精神和身体疾患。

(13)突然撤药或快速减小用量可引起严重的撤药症状。

【药物相互作用】 (1)与乙醇和其他中枢神经抑制药物合用时,增加该药的镇静作用,应谨慎或避免之。

(2)与磷丙泊酚(fospropofol)合用,因两药对心、肺的作用叠加,宜加强监测,并按需要作剂量调整。

(3)与他喷他多(tapentadol)合用,中枢神经系统和呼吸系统抑制的作用增强,应减小剂量。

(4)与氯丙嗪合用可延长氯丙嗪的半衰期($t_{1/2}$)。

(5)与丙米嗪联合应用可以增加嗜睡反应和逆行遗忘的发生,并降低丙米嗪的峰浓度。

【给药说明】 (1)由于共济失调等不良反应,在治疗中(特别是老年人)出现步态不稳、手足笨拙时,应当核对剂量。

(2)肝、肾功能损害者应当减少剂量。

(3)唑吡坦剂量的个体差异很大,短期固定剂量开始后,应当逐步进行调整。

(4)本品作用快,应当在睡前服用,若要使之快速起效,必须空腹服用。

(5)长期应用后,应当逐步停药,避免出现戒断反应。

【用法与用量】 口服　成人　睡前口服10 mg。肝、肾功能损害者,每晚睡前5 mg开始。成人限量为20 mg/d。老年人开始剂量为5 mg,睡前口服,限量每晚10 mg。

【制剂与规格】 酒石酸唑吡坦片(胶囊):(1)5 mg;(2)10 mg。

酒石酸唑吡坦分散片:10 mg。

酒石酸唑吡坦口腔崩解片:(1)5 mg;(2)10 mg。

佐匹克隆[医保(乙)]

Zopiclone

【适应证】 失眠。

【药理】 (1)药效学　属于环吡咯酮类化合物,但药理作用与苯二氮䓬类药物相似,它们作用于$GABA_A$受体/氯离子通道复合物中苯二氮䓬位点的不同结合位点(A-1亚型受体)。动物实验和临床应用均显示有镇静、催眠、抗焦虑、肌松和抗惊厥等作用。口服7.5 mg后慢波睡眠的比例增加,快速眼动相睡眠并不减少。

(2)药动学　口服后吸收迅速,达峰时间(t_{max})1.5～2小时。生物利用度约80%。药物迅速分布全身,健康人的表观分布容积为100 L。血浆蛋白结合率约为45%～80%。在肝脏代谢,2个主要代谢产物大部分从尿排泄。半衰期($t_{1/2}$)约5小时。重复给药无蓄积作用。

【不良反应】 (1)常见的有皮疹、味苦口干、宿醉、恶心、呕吐、消化不良、噩梦、嗜睡、焦虑、抑郁、紧张、幻觉、头晕、头痛、偏头痛、精神错乱、男性乳房发育、痛经、性欲减退等。

(2)严重不良反应有:胸痛、外周水肿、严重过敏反应。

【禁忌证】 (1)对本品过敏者。

(2)美国FDA妊娠期药物安全性分级为口服给药C。

【注意事项】 (1)哺乳期妇女使用可能对乳儿有危害。

(2)儿童使用本品的安全性和有效性尚未建立。

(3)老年或体质虚弱者使用本品,可损害运动和认知能力,宜减量使用。

(4)严重肝功能损害者,宜减量使用。

(5)呼吸功能不全者使用本品,呼吸抑制的风险增加。

(6)用药后如未立即就寝,可出现眩晕、幻觉、头晕、短期记忆丧失等中枢神经系统的作用。

(7)有药物或乙醇滥用史者或精神疾病史者使用本品、滥用本品可出现依赖性的风险增加。

(8)严重抑郁症或有严重抑郁症史患者使用本品,可导致抑郁加重,出现自杀的意念或行为。

(9)使用后失眠症状加重(如使用本品7～10日后症状未缓解),可能是另有其他精神和身体疾患。

(10)突然停药或快速减小剂量可出现撤药症状。

(11)应在临睡前口服。

(12)肝硬化患者因去甲基作用减慢,血浆清除能力明显降低,应调整剂量。

(13)动物实验表明对本品的依赖性小于地西泮,但仍不宜长期应用。

【药物相互作用】 (1)参阅"唑吡坦"的**【药物相互作用】** (1)(2)(3)。

(2)与肌松药或其他中枢神经抑制药同用会增强镇静作用。

(3)与苯二氮䓬类抗焦虑药或催眠药同用,可增加戒断症状出现的风险。

【用法与用量】 口服　成人临睡前服7.5 mg,老年和体弱或肝功能不全患者3.75 mg。

【制剂与规格】 佐匹克隆片(胶囊):(1)3.75 mg (2)7.5 mg。

艾司佐匹克隆(右佐匹克隆)

Eszopiclone

【适应证】 失眠。

【药理】 (1)药效学　属于环吡咯酮类化合物,但本品是佐匹克隆右旋单一异构体,艾司佐匹克隆对中枢苯二氮䓬受体的亲和力比佐匹克隆强50倍。选择性作用于苯二氮䓬受体偶联的GABA受体的A-1亚型、A-2亚型,对A-1亚型受体选择性更强。动物实验和临床应用均显示有镇静、催眠、抗焦虑、肌松和抗惊厥等作用。

(2)药动学　口服吸收迅速,约1小时后血药浓度达峰值。血浆蛋白结合率52%～59%。口服半衰期平均为6小时,约75%经尿液排出,主要为代谢产物,10%为母体药物。口服后经氧化和脱甲基作用被广泛代谢,主要血浆代谢产物为艾司-佐匹克隆-*N*-氧化物和右旋-

N-去甲基佐匹克隆，后者与GABA受体结合能力弱于右佐匹克隆，前者不与该受体结合。肝微粒体酶CYP3A4和cYP2E1参与本品代谢，本品对肝微粒体酶CYPlA2、CYP2A6、CYP2C9、CYP2C19、CYP2D6、CYP2E1、CYP3A4无抑制作用。高脂肪食物对本品的药时曲线下面积（AUC）及半衰期（$t_{1/2}$）无影响，但使达峰时间延迟约1小时，峰浓度（C_{max}）降低约21%。

【不良反应】 主要不良反应为口苦和头晕，其他如瞌睡、乏力、恶心和呕吐等轻度消化系统和中枢神经系统的不良反应。一般持续时间短，症状轻微，不会影响受试者的生活和功能，可自行缓解，停药后症状即可消失。

【禁忌证】 （1）对本品及其成分过敏、失代偿的呼吸功能不全、重症肌无力、重症睡眠呼吸暂停综合征患者。

（2）美国FDA妊娠期药物安全性分级为口服给药C。

【注意事项】 （1）本品应在临睡前服用。

（2）服用镇静催眠药物有可能产生短期记忆损伤、幻觉、协调障碍、眩晕和头晕眼花。服药后及第二天患者应该小心从事危险性工作（如驾驶或操作设备）。

（3）老年和/或虚弱患者使用：老年患者和/或虚弱患者使用镇静催眠药物应考虑到重复使用或对药物敏感引起的运动损伤和/或认知能力损伤。对于此类患者推荐起始剂量为1 mg。

（4）哺乳期妇女用药：本品由于具有适当的亲脂性，容易进入大脑，本品及其代谢产物可部分通过胎盘屏障，同时本品在乳汁中浓度可能较高，因此妊娠期妇女及哺乳期妇女慎用此药。

（5）儿童用药：有关18岁以下儿童用药的安全性、有效性尚未确立，不推荐服用此药。

（6）剂量快速减量或者突然停药时，有可能出现戒断症状。

（7）伴有呼吸障碍或其他疾病、抑郁的患者慎用。

【药物相互作用】 与其他精神科药物、抗癫痫药物、抗组胺药物、酒精和其他中枢神经系统抑制剂合用，可能产生额外的中枢神经系统抑制作用。

【用法与用量】 口服　①成年人推荐起始剂量为入睡前2 mg，可根据临床需要增加到3 mg。②主诉入睡困难的老年患者推荐起始剂量为睡前1 mg，必要时可增加到2 mg。睡眠维持障碍的老年患者推荐剂量为入睡前2 mg。③特殊人群：严重肝损患者应慎重使用本品，初始剂量为1 mg。④合用CYP抑制剂：与CYP3A4强抑制药合用时，初始剂量不应大于1 mg。

【制剂与规格】 艾司佐匹克隆片：（1）1 mg；（2）2 mg；（3）3 mg。

扎来普隆[药典(二);医保(乙)]

Zaleplon

【适应证】 成人入睡困难的短期治疗。

【药理】 （1）药效学　本品属非苯二氮䓬类催眠药，具有镇静、催眠、肌肉松弛、抗焦虑和抗惊厥作用。通过作用于γ氨基丁酸受体-苯二氮䓬（GABA-BZ）复合物而产生中枢抑制作用，对$GABA_A$的A-1亚型受体选择性强，同时亦能与A-2亚型受体结合，但不与其他神经递质结合。

（2）药动学　本品属脂溶性化合物，口服后吸收迅速且完全，达峰时间（t_{max}）为0.9～1.5小时，高脂肪和饱餐可延缓其吸收，峰浓度（C_{max}）降低。有明显的首关消除，生物利用度约30%。单次服用10 mg后，C_{max}为29 μg/L，浓度-时间曲线下面积（$AUC_{0-\infty}$）为59（μg·h）/L。表观分布容积（V_d）为1.4 L/kg，表明药物在组织分布比较多。血浆蛋白结合率为60%。在肝脏通过CYP3A4代谢，形成去乙基扎来普隆及5-氧-去乙基扎来普隆，代谢产物无药理活性，经葡糖醛酸化后经过尿液排出。半衰期（$t_{1/2}$）为0.9～1.1小时，血浆清除率为0.94 L/(h·kg)。肝功能受损者，药物清除率为正常人的70%～80%。耐受性与唑吡坦相似，优于苯二氮䓬类药物。

【不良反应】 （1）与所用的剂量有关。主要为头痛、嗜睡、眩晕、口干、出汗及食欲缺乏、腹痛、恶心呕吐、乏力、记忆困难、多梦、情绪低落、震颤、站立不稳、复视和精神错乱等。40 mg大剂量单次用药时，可导致语言功能下降、记忆力减退；20 mg剂量可使语言学习、记忆能力略微降低；但反复用药（每日10 mg或20 mg，连用12日）时，20 mg剂量组稍有反应迟钝。与其他中枢神经抑制药合用，可导致抑制作用相加。

（2）严重的不良反应　撤药后癫痫发作（罕见）、严重过敏样反应（罕见）、行为异常、怪癖、梦游、抑郁、自杀意念或行为、血管性水肿（罕见）等。

【禁忌证】 （1）对本品及其成分过敏者。

（2）严重肝功能损害的患者。

（3）抑郁症患者使用本品可加重抑郁，出现自杀意念和行为的风险增加。

（4）美国FDA妊娠期药物安全性分级为口服给药C。

【注意事项】 （1）哺乳期妇女使用对乳儿的危

害小。

(2)儿童使用的安全性和有效性尚未建立。

(3)老年或体质虚弱患者,出现不良反应的风险增加,宜减量使用。应尽可能用最小有效剂量,特别是老年人。

(4)超出推荐剂量使用,出现与睡眠相关的复杂行为的风险增加。

(5)本品起效快,服用后应即就寝,或在上床后难以入睡时服用。服用后不应从事需要精神集中或协调运动的工作。

(6)轻中度的肝功能损害者减量使用。肾功能损害者慎用。

【药物相互作用】 (1)参阅“唑吡坦”的**【药物相互作用】**(1)、(2)、(3)。

(2)同时饮食高脂食物,本品的吸收时间延长,疗效下降。不要在用完高脂肪的饮食后立即服用本品。

【用法与用量】 口服 成人剂量为10 mg,老年或虚弱的患者可减至5 mg,正在使用西咪替丁治疗或轻中度肝损害的患者也应减至5 mg。睡前或夜间觉醒后难眠时服用。治疗时间为7～10日。

【制剂与规格】 扎来普隆片(胶囊):(1)5 mg;(2)10 mg。

格鲁米特

Glutethimide

【适应证】 ①失眠症的短期治疗;②麻醉前给药;③防止晕动病(小剂量,125 mg)。

【药理】 (1)药效学 具有催眠、镇静、抗惊厥等中枢抑制作用。格鲁米特尚有抗胆碱作用。口服后30分钟内起效,作用持续时间约4～8小时。作用机制尚不明确,类似巴比妥类药。

(2)药动学 口服吸收不规则。血浆蛋白结合率约50%,可通过血-脑屏障和胎盘。几乎全部在肝内代谢,代谢产物和少量原形药物(<2%)从尿排泄,另有20%随粪便排泄。半衰期($t_{1/2}$)约为10～12小时。

【不良反应】 (1)常见的不良反应 白天嗜睡。

(2)罕见的不良反应 皮疹、咽喉疼痛、发热、异常出血、瘀斑、异常的疲乏无力、反常的兴奋反应、视物模糊、动作笨拙不稳、精神错乱、头晕、头痛等。

(3)急性中毒体征 皮肤呈蓝色、发热、低体温、肌痉挛或抽搐,癫痫发作,呼吸短促、异常缓慢或困难,反射迟钝或消失,心率异常缓慢,严重乏力。

(4)慢性中毒体征 持久的精神错乱,记忆障碍,言语含糊不清,行走不稳、震颤,注意力不集中。

(5)撤药综合征 一般表现为精神错乱、幻觉、多梦、肌肉痉挛、恶心、呕吐、梦魇、胃痛、震颤、睡眠困难、心率异常增快。

【禁忌证】 (1)对格鲁米特过敏者。

(2)妊娠期妇女 对人类胎儿能引起或怀疑可引起,或预期能引起致畸率的上升,或是不可逆转的伤害。可能还有不良的药理作用。中长期应用本品,可引起新生儿出现撤药征象。

(3)能分泌入乳汁,哺乳期妇女使用本品可能对乳儿产生危害。

【注意事项】 (1)诊断的干扰 ①酚妥拉明试验出现假阳性,试验前至少24小时,最好48～72小时停药;②尿类固醇测定:用改良的Glenn-Nelson法,本品可能干扰17-羟皮质类固醇的吸收。

(2)下列情况应慎用 ①膀胱颈梗阻、心律失常、青光眼、消化性溃疡、前列腺肥大、幽门十二指肠梗阻等,可使症状加重;②有药物滥用史或依赖史者;③不能控制的疼痛;④血卟啉症;⑤严重的肾功能损害。

(3)儿童 12岁以下小儿常用量未定,须慎用。

【药物相互作用】 (1)饮酒,阿片类镇痛药,中枢作用的肌松药,中枢性降压药(如可乐定、硫酸镁),单胺氧化酶抑制药,三环类抗抑郁药以及其他具有呼吸和中枢抑制的药物与本品合用时均可增效,格鲁米特的中枢性抑制作用也更明显,应减少用量。

(2)与抗凝药同用时,抗凝效应减弱,因本品能诱导肝微粒体酶,加快抗凝药的代谢。应及时调整后者的用量。

【给药说明】 (1)遵医嘱服用,勿超过常用量服用,并定期随访。长期大量服用可产生药物依赖性或成瘾,撤药时且可出现撤药综合征,应逐渐撤药,可分阶段的减少用量,如撤药综合征已经发生,可再用本品或改用戊巴比妥过渡,逐渐停药。

(2)过量中毒时的抢救和治疗 包括通气道的维持,监测生命体征及意识水平;连续心电图监护;补充血容量;对于昏迷患者应给予洗胃,可用1∶1混合的蓖麻油与水灌洗,给予25%～40%的山梨醇或甘露醇溶液100～200 ml肠道灌洗,以去除小肠内尚未吸收的部分。维持血气接近正常,必要时可作气管切开。遇有重症又伴有肝、肾功能损害者,可进行血液透析。对于昏迷持久者,还应防治肺部感染等并发症。

【用法与用量】 口服 成人 催眠,0.25～0.5 g,睡前服,必要时可重复一次,但不要在起床前4小时服用。老年或虚弱者对本品常更为敏感，初量宜小。

【制剂与规格】 格鲁米特片：0.25 g。

甲丙氨酯

Meprobamate

【适应证】 一般的焦虑、紧张和失眠。

【药理】 (1)药效学　有一定镇静、催眠、抗焦虑作用和弱的中枢性肌肉松弛作用，可缩短REMS，停药引起REMS的反跳性延长。本品的作用机制不明，动物实验提示作用中枢神经多个部位，包括丘脑和边缘系统。

(2)药动学　口服易吸收，达峰时间(t_{max})为1～3小时。在体内分布较均匀，肝、肺、肾中较多，大脑、小脑、中脑都有。在肝内代谢，主要以失活代谢产物从尿排泄，约8%～19%为原形药物。半衰期($t_{1/2}$)约10小时。

【不良反应】 (1)常见不良反应　①头晕、眩晕、感觉异常、欣快感、言语不清、嗜睡、脑电图快波增多、共济失调；②老年人常伴有血压下降；③荨麻疹、斑丘疹、红斑或其他皮疹，重者出现紫癜、药热、水肿及支气管痉挛；④恶心、呕吐、腹泻；⑤心电图短暂异常、心悸、快速型心律失常。

(2)严重不良反应　心律失常、晕厥；大疱性皮肤病(罕见)、Stevens-Johnson综合征(罕见)；严重过敏反应(罕见)。

(3)偶见严重骨髓造血功能障碍，引起粒细胞缺乏、白细胞减少、血小板减少性紫癜、再生障碍性贫血。

(4)长期用药有成瘾性，停药后可产生撤药综合征，表现为失眠、呕吐、震颤、肌肉抽搐、焦虑、动作失调等，甚至出现幻觉、惊厥。

(5)急性中毒　中枢神经活动处于深度抑制，意识丧失、低血压、休克、呼吸抑制，重则可致死。致死量的范围差异很大，有吞服12 g即死的，也有40 g仍无恙的。

【禁忌证】 (1)对本品或相关化合物过敏者。

(2)急性间歇性卟啉病患者。

(3)美国FDA妊娠期药物安全性分级为口服给药D。

(4)能分泌入乳汁，浓度可达血浆浓度的2～4倍。哺乳期妇女使用可能发生对乳儿的危害。

(5)禁用于6岁以下儿童患者。

【注意事项】 (1)交叉过敏反应　对其他氨基甲酸酯衍生物有过敏反应的患者，对本品也过敏。

(2)老人、肝病患者或肾损害者宜使用最小有效剂量。

(3)长期或大剂量使用的患者避免突然停药。

(4)可损害执行危险任务者的认知能力和动作协调性，驾驶车辆、高空作业、操纵机器人员应慎用。

(5)可引起依赖性，有药物滥用和成瘾史者慎用。

(6)对诊断的干扰　本品可影响尿液中类固醇测定结果，可提高17-酮类固醇、17-羟皮质类固醇等测定值。酚妥拉明试验可出现假阳性。

【药物相互作用】 参阅“唑吡坦”的【药物相互作用】(1)、(2)、(3)。

【给药说明】 (1)长期应用后，如欲停药必须逐渐减量，以避免产生撤药综合征。

(2)服药期间慎用酒类或其他中枢性抑制药，出现头晕、眼花、嗜睡等症状时应停药或减量。

【用法与用量】 口服　成人　一次0.4 g，睡前服；或一次0.2 g，一日1～3次。成人极量一日2.4 g。年老体弱者适当减量。

【儿科用法与用量】 6岁以下小儿不用。6～12岁，一次0.1～0.2 g，睡前服；或一次0.1 g，一日2～3次。

【制剂与规格】 甲丙氨酯片：(1)0.2 g；(2)0.4 g。

氯美扎酮

Chlormezanone

【适应证】 用于中度焦虑和紧张状态，慢性疲劳以及由焦虑激动和某些疾病引起的烦躁、失眠等。亦可与消炎镇痛药合用治疗颈硬、四肢疼痛、风湿性关节痛等。

【药理】 具有弱的安定及肌肉松弛作用，能改善没有意识障碍的中度焦虑的情绪状态。在服药后15～20分钟可显著缓解症状，持续6小时以上。

【不良反应】 (1)常见的有疲倦、药疹、眩晕、潮红、恶心、口干、水肿、排尿困难、无力、抑郁、兴奋、嗜睡、头晕、震颤、意识错乱和头痛。

(2)罕见的不良反应有多形红斑、Stevens-Johnson综合征(重型大疱性多形红斑)、中毒性表皮坏死、低血压、急性间歇性卟啉病。偶有黄疸、肝炎的报道，但系可逆性。

【禁忌证】 对本品过敏者。

【注意事项】 (1)可能对胎儿和乳儿有危害；妊娠、哺乳或生育期妇女应慎用。

(2)如有困倦发生，应减少剂量。需集中精力的工作，如驾车、操纵机器等患者，应当避免应用。

(3)服药期间避免饮酒。

(4)服药过量，有引起昏迷、低血压、反射消失等报告，应予洗胃及对症处理。

(5)不宜与吩噻嗪类药物同用。

【药物相互作用】 可加强其他中枢神经系统药物的作用，饮酒亦可加强本品的中枢抑制作用。

【用法与用量】 口服 一日0.2～0.8g，分2～3次服用。

【制剂与规格】 氯美扎酮片：0.2g。

水合氯醛[药典(二)]

Chloral Hydrate

【适应证】 ①不易入睡的失眠；②解除焦虑，用于麻醉和手术前及睡眠脑电图检查前；③癫痫持续状态。

【药理】 (1)药效学 类似于巴比妥类药物，具有镇静、催眠作用，较大剂量有抗惊厥作用。口服后30分钟内即能入睡，作用持续时间为4～8小时。本品不缩短REMS期。水合氯醛的中枢性镇静作用被认为是由于它的代谢产物三氯乙醇所致，但其作用机制尚不清楚，可能与巴比妥类相似。

(2)药动学 口服或直肠给药均能迅速吸收，吸收后在肝脏和其他组织内经乙醇脱氢酶作用，生成具有活性的三氯乙醇而起效。三氯乙醇的血浆蛋白结合率为35%～40%，可通过血-脑屏障和胎盘，也可从乳汁分泌。三氯乙醇进一步与葡糖醛酸结合而失活，并经肾脏排出，无滞后作用和蓄积性。三氯乙醇的半衰期($t_{1/2}$)为7～10小时。

【不良反应】 (1)常见不良反应 头晕、腹痛、腹泻、恶心、呕吐、头晕、笨拙、宿醉、嗜睡、步履不稳。

(2)严重不良反应 心律失常、尖端扭转型室性心动过速、过敏性皮疹或荨麻疹(罕见)，精神错乱、幻觉、异常兴奋(罕见)。

(3)过量的体征 持续的精神错乱、吞咽困难、嗜睡、体温低、顽固性恶心、呕吐、胃痛、癫痫发作、呼吸短促或困难、心率过慢、严重乏力，并有可能损害肝肾功能，在恢复时可产生短暂的黄疸或(和)蛋白尿。

(4)撤药综合征 精神错乱、幻觉、恶心、呕吐、神经质、烦躁、发抖、异常兴奋。

【禁忌证】 (1)对本品过敏者。

(2)严重或明显的肝、肾功能损害患者。

(3)美国FDA妊娠期药物安全性分级为口服给药、直肠给药C。

(4)本品能分泌入乳汁，可能对乳儿有危害。

【注意事项】 (1)对诊断的干扰 ①尿儿茶酚胺荧光测定，试验前48小时内，不得服用水合氯醛；②酚妥拉明试验，试验前至少24小时，最好48～72小时，应停用本品，否则会引起假阳性；③当应用Reddy、Jenkins及Thorn法测定尿17-羟皮质类固醇时，服用本品可导致数据不可靠；④用班氏液测定尿葡萄糖时，可产生假阳性。

(2)下列情况应慎用 ①严重心脏病；②有药物滥用或依赖史；③胃炎、食管炎和溃疡病(仅指口服时)；④严重肝功能损害；⑤间歇性血卟啉病(本品可使急性发作)；⑥直肠炎或结肠炎时不可直肠给药；⑦严重的肾功能损害。⑧精神抑郁患者或有自杀倾向者。

【药物相互作用】 (1)与苄普地尔、西沙必利、硫利达嗪、美索达嗪、匹莫齐特、齐拉西酮、左醋美沙朵(levacetylmethadol)等已知可延长Q-T间期的药物合用，Q-T间期延长的作用叠加，出现Q-T间期延长、尖端扭转型室性心动过速、心脏停搏等心脏毒性的风险增加。禁忌合用。

(2)与ⅠA类和Ⅲ类抗心律失常药、三环类抗抑郁药、抗精神病药、氟喹诺酮类以及其他证实具有Q-T间期延长作用的药物(如特非那定、三氧化二砷、甲氧苄啶、复方磺胺甲噁唑、克拉霉素、红霉素、螺旋霉素、泰利霉素、氟康唑、氟西汀、三氟拉嗪、氟烷、异氟烷、甲氟喹、奥曲肽、喷他脒、后叶加压素等)合用，Q-T间期延长的作用叠加，出现Q-T间期延长、尖端扭转型室性心动过速、心脏停搏等心脏毒性的风险增加。不作推荐。

(3)与阿片类镇痛药、巴比妥类、苯二氮䓬类、中枢作用的肌松药等具有呼吸和中枢神经系统抑制作用的药物合用，呼吸抑制的风险增加。

(4)与磷丙泊酚(fospropofol)合用，因两药对心肺的作用相加，宜加强监测，并按需要作剂量调整。

(5)与抗凝药同用，抗凝效应减弱，应定期测定凝血酶原时间，以决定抗凝药用量。

(6)与乙醇同用，镇静作用增强，患者可出现心悸、活动能力下降等。

(7)服用水合氯醛后静脉注射呋塞米注射液，可导致出汗、烘热、血压升高。

【给药说明】 (1)按规定用药，不得随便超量，长期服用大于常用量时，可产生精神或躯体依赖性，可成瘾；一般连续用药两周，即可出现耐药性，停药时又可出现撤药综合征；不得漏服，也不要一次服双倍量。

(2)长期应用本品作为镇静或解除焦虑，应定期就医随访，不要随便增减用量，撤药时宜递减。

(3)口服逾量的处理 应考虑洗胃，支持呼吸与循环的功能，维持体温正常；并按需给氧或做人工呼吸，心电图监测，保持水电解质平衡。清除血液中三氯乙醇，可考虑血液透析。

【用法与用量】 口服 成人 ①催眠，一次0.5～

1 g，睡前15～30分钟服用。②镇静，一次0.25 g，一日3次，饭后服用。③基础麻醉，一次0.5～1 g，术前30分钟服用。成人一最大限量为2 g。

【儿科用法与用量】 口服或灌肠　①镇静、催眠：一次30～40 mg/kg。②抗惊厥，口服或灌肠，一次40～60 mg/kg。

【儿科注意事项】 (1)儿童一次极量不超过1 g。

(2)刺激性强。

(3)应用时须稀释，有成瘾性。

【制剂与规格】 水合氯醛溶液：10%。

第二节　抗癫痫药与抗惊厥药

癫痫是常见的神经系统疾病，世界卫生组织(WHO)与国际抗癫痫联盟(ILAE)提出的癫痫的定义为：癫痫系不同病因引起的一种慢性脑疾病，其特点是大脑神经元反复地过度放电所致的发作性短暂的脑功能障碍。2014年ILAE提出了癫痫新的实用性定义，根据新的定义，癫痫是由以下标准定义的脑部疾病。

(1)间隔超过24小时发生的、至少2次的非诱发性(或反射性)痫性发作。

(2)未来10年内，与2次非诱发性痫性发作总体再发风险(至少60%)有近似再发可能性的、单次非诱发性(或反射性)痫性发作。

(3)诊断为癫痫综合征。

据估计患病率为5‰，全球约有5000万癫痫患者，我国约有600万患者。有两个发病高峰：儿童及老年人。我国年发病率为35/10万，每年新发患者约30万。

惊厥是临床症状，可以由多种原因引起，其中包括癫痫。人口中3.5%曾有至少一次惊厥发作的历史，惊厥发作的表现与癫痫全面强直阵挛性发作相似。

一、癫痫的分类

1. 国际分类　目前国际通用的癫痫分类是ILAE于1981年根据癫痫发作临床症状及脑电图变化进行的分类，此外，1989年ILAE提出癫痫及癫痫综合征的分类；2001年ILAE又根据近年癫痫临床研究和基础研究的成果提出一个新的分类草案。大致可分类如下。

(1)部分性发作　起始的临床症状和脑电图变化表明神经元的过度放电位于一侧半球的局限部位。①单纯部分性发作：发作当时无意识障碍，包括：运动症状，躯体感觉及特殊感觉症状，自主神经症状及精神症状。②复杂部分性发作：发作当时有不同程度的意识障碍。临床症状与单纯部分性发作相似，但以精神运动性发作多见。③部分性发作继发全面性发作。

(2)全面性发作　起始的临床症状和脑电图变化表明开始即侵犯两半球。①失神发作；②不典型失神发作；③肌阵挛发作；④阵挛发作；⑤强直发作；⑥强直阵挛发作；⑦失张力发作。

(3)不能分类的癫痫发作　包括因资料不全而不能分类的发作，以及迄今所描写的类型不能包括者，如某些新生儿发作。

此外，1989年ILAE提出癫痫及癫痫综合征的分类；2001年ILAE又根据近年癫痫临床研究和基础研究的成果提出一个新的分类草案。

2. 病因分类　根据病因可将癫痫分类如下。

(1)原发性癫痫，与遗传相关的癫痫。

(2)隐源性癫痫，从临床角度判断应该是有病因的，但目前的检查手段未能发现病因。

(3)症状性癫痫，可以发现明确病因的癫痫。

二、抗癫痫药的分类

1. 按照化学结构的分类　目前应用的AEDs有下列类型：①乙内酰脲类，如苯妥英钠，美芬妥英(mephenytoin)、乙苯妥英钠(ethotoin)；②亚芪胺类，如卡马西平；③巴比妥类，如苯巴比妥、扑米酮，异戊巴比妥钠等；④琥珀酰亚胺类(succinimides)，如乙琥胺、甲琥胺、苯琥胺等；⑤双酮类，如三甲双酮、对甲双酮；⑥侧链脂肪酸，如丙戊酸钠；⑦乙酰脲类，如苯乙酰脲(pheneacemide)、苯丁酰脲(ethylphenacemide)；⑧苯二氮䓬类，如地西泮、氯硝西泮、硝西泮；⑨磺胺类，如乙酰唑胺、舒噻美(sultiame)；⑩激素类，如促肾上腺皮质激素(ACTH)、地塞米松、泼尼松；⑪其他，如副醛、水合氯醛、利多卡因、咖啡因、溴化物、米帕林。新一代AEDs的化学结构各不相同。

2. 按作用机制的分类　随着癫痫发生机制研究的深入，了解到抗癫痫的药物作用机制亦不相同(表1-1)。

(1)钠通道调节药　苯妥英钠、卡马西平、拉莫三嗪、唑尼沙胺、雷利托林(ralitoline)、瑞马司胺(remacemide)、氟桂利嗪(flunarizine)、利鲁唑(riluzole)、丙戊酸钠、托吡酯(topiramate)、奥卡西平(oxcarbazepine)、登齐醇(denzimol)、奈咪酮(nafimidone)等。这组药物均选择性作用于Na^+通道，阻滞Na^+依赖性动作电位的快速发放，调节电压依赖性Na^+通道，然而它不影响超极化膜电压。此外，这些药物还可以阻滞Ca^{2+}通道，调节Na^+，K^+—

ATP 酶活性，从而达到抗惊厥作用。

(2)γ-氨基丁酸调节药　γ-氨基丁酸(GABA)为中枢神经系统的抑制性递质，可以促使 Cl^- 内流，使细胞膜超极化，产生膜稳定作用。凡能增加 GABA 含量或延长作用、增加敏感性者均有抗癫痫作用。因此，抗癫痫药物可通过：①增加 GABA 合成，如丙戊酸钠可增强 GABA 合成酶谷氨酸脱羧酶活性；②GABA 受体的激动药或前体，如苯二氮䓬类药物均为 $GABA_A$ 受体的激动药；③抑制 GABA 降解代谢，如氨己烯酸(vigabatrin，VGB)；④抑制 GABA 再摄取，如噻加宾(tiagabine，TGB)；⑤$GABA_A$ 受体增强药，如托吡酯等。

(3)兴奋性氨基酸受体拮抗药和兴奋性氨基酸释放调节药　如拉莫三嗪(lamotrigine)通过调节钠通道，阻断谷氨酸的释放；AMPA(α-氨基-5-羟基-3-甲基-4-噁唑异丙酸)受体拮抗药，如托吡酯可限制 AMPA 受体的激活。

(4)与乙琥胺有关的抗失神发作的药物　如三甲双酮，为选择性 T 型钙通道阻滞药。

此外，还有非尔氨酯(felbamate，FBM)、加巴喷丁(gabapentin，GBP)和左乙拉西坦(levotiracetam，keppra)等作用机制仍未明了。

表 1-1　常用抗癫痫药的作用机制

抗癫痫药	阻滞钠通道	阻滞 T 型钙通道	阻滞 L、N、P、Q 型钙通道	增强 GABA 活性	降低谷氨酸活性	抑制碳酸酐酶
苯妥英钠	+++		+	+		
卡马西平	+++			+		
苯巴比妥	++		+	++	++	
扑米酮	++		+			
丙戊酸	++	+			+	
乙琥胺		+++				
地西泮	+		+	+++		
拉莫三嗪	+++		+			
氨己烯酸				+++		
噻加宾				+++		
加巴喷丁	+			++		
奥卡西平	+++	+		+		
非尔氨酯	+		+	+	++	
托吡酯	+++			+++	+++	+
瑞马司胺	++				++	
乙酰唑胺						++

+++主要机制，++可能有临床意义，+仅在实验性或仅见于超过治疗浓度时。

三、癫痫的药物治疗及其基本原则

目前对癫痫的治疗以药物控制发作为主，症状性癫痫虽然可以找到病因，但大多病因本身是不能治愈的，仍以药物控制发作为主。即使是可以治疗的病因，同时也应用抗癫痫药(AEDs)控制发作。AEDs 治疗的目标有三个：①完全控制发作；②不良反应最少而轻；③达到最理想的生活质量。但这三个目标迄今均未能达到。

(1)抗癫痫药物的选择可依据癫痫的发作类型、副作用大小、药物来源、价格、患者年龄、性别等多种因素来决定。其中最主要的是要根据发作类型选用 AEDs。一般情况下可参照表 1-2、表 1-3 选药，选药不当，不仅无效，而且可能加重癫痫作用(表 1-4)。

表 1-2　根据发作类型选用 AEDs(传统抗癫痫药)

发作类型	首选单药治疗	其他对此型发作有效的药物
部分性发作和部分继发全面性发作	CBZ	PHT，PB，VPA
全面强直阵挛发作	VPA	CBZ，PRM
强制性发作	CBZ	VPA，PHT，PB
阵挛性发作	VPA	CBZ
典型失神、肌阵挛发作	VPA	ESM，CZP
非典型失神发作	VPA，ESM	CZP

药品名称缩写，按字母顺序排列。CBZ：卡马西平；CZP：氯硝西泮；ESM：乙琥胺；PB：苯巴比妥；PHT：苯妥英钠；VPA：丙戊酸；PRM：扑米酮。

表 1-3 根据发作类型选用 AEDs

（在中国上市的新型抗癫痫药）

发作类型	可选择药物
部分性发作和部分继发全面性发作	TPM，LEV，OXC，LTG
全面强直阵挛发作	TPM，LTG，OXC，GBP
强制性发作	TPM，LTG，LEV
阵挛性发作	TPM，LEV，OXC
失神	LTG
肌阵挛发作	TPM，LEV

药品名称缩写，按字母顺序排列。GBP：加巴喷丁；LEV：左乙拉西坦；LTG：拉莫三嗪；OXC：奥卡西平；TPM：托吡酯。

表 1-4 已报道能增加痫性发作的抗癫痫类药物

AEDs	增加痫性发作类型
CBZ，PB，PHT，GBP，VGB	失神发作
CBZ，GBP，LTG，VGB	肌阵挛发作
CBZ	强直-失张力性发作
VGB	自动症

药品名称缩写，按字母顺序排列。CBZ：卡马西平；GBP：加巴喷丁；LTG：拉莫三嗪；PB：苯巴比妥；PHT：苯妥英钠；VGB：氨己烯酸；VPA：丙戊酸。

(2)长期规则用药　服药后 5 个半衰期的时间才能达到稳态有效血浓度，发挥最高疗效。长期规则服药才能保证药物血浓度波动范围小。

(3)单药治疗　这是目前公认的治疗原则。其优点是：①无药物间的相互作用；②不良反应少；③费用少；④依从性好。单药治疗可使 65%的发作得到控制。

(4)合理的多药治疗　单药治疗证明无效时可以考虑多药治疗，但需特别注意它们之间有无相互作用，并以不超过 2～3 种为宜。①应选用不同机制的 AEDs；②相互间可以减少不良反应；③药动学及药效学有优势互补。

(5)AEDs 的换用　一种 AEDs 证实其无效(治疗观察期应长达使用本药物前癫痫平均发作间隔 5 倍以上的时间)，在换用另一种 AED 时应遵守先加后减的原则，即先加新药证明有效以后，再缓慢减原用 AED。

(6)AEDs 的停用　发作控制后再按原剂量服用3～5 年，证实可以停用时，应逐渐停用，停药过程需 0.5～1 年。

(7)注意 AEDs 的不良反应　①剂量相关的不良反应。②特异性不良反应。③慢性不良反应。④致畸作用。⑤矛盾反应。所谓矛盾反应指的是应用适当的 AED 和剂量，药物血浓度在有效浓度范围内，发作频率增加，停用后发作频率又恢复至原有水平。现已证明一线抗癫痫药都可能出现矛盾反应，最明显的是卡马西平和苯妥英钠可使肌阵挛及失神发作加重，乙琥胺可使强直阵挛发作加重。其机制尚不完全了解。⑥特别要提出的是美国 FDA 在分析了 11 种(卡马西平、非尔氨酯、加巴喷丁、拉莫三嗪、左乙拉西坦、奥卡西平、普瑞巴林、噻加宾、托吡酯、丙戊酸盐、唑尼沙胺)抗癫痫药与安慰剂对照的自杀相关事件的报告，报告显示服用这些药物的患者，自杀想法和自杀行为的风险(0.43%)约为服用安慰剂患者(0.22%)的 2 倍。

苯妥英钠[药典(二)；基；医保(甲)]

Phenytoin Sodium

【适应证】 ①癫痫全面强直阵挛性发作、单纯及复杂部分性发作、继发性全面性发作和癫痫持续状态；②三叉神经痛；③发作性舞蹈手足徐动症；④发作性控制障碍(包括发怒、焦虑和失眠的兴奋过度等的行为障碍疾患)；⑤肌强直症；⑥三环类抗抑郁药过量时心脏传导障碍，心律失常，参阅第四章第四节。

【药理】 (1)药效学　①抗癫痫作用。乙内酰脲类药物通过减少钠离子内流而使神经细胞膜稳定，限制 Na^+ 通道介导的发作性放电的扩散。在神经元水平，当产生神经冲动时，苯妥英钠可延长通道失活时间而减少钠和钙离子内流，它阻滞强直后增强电位(PTP)的形成，抑制神经元持续性高频发放，阻止异常放电向周围的正常脑组织扩散，从而防止发作性电活动的扩散和传播。因此苯妥英钠对局限性发作和全面强直阵挛性发作有效，对失神发作、失张力发作、肌阵挛发作疗效较差。苯妥英钠产生抗癫痫作用时，不引起中枢神经系统的全面抑制。乙内酰脲类药物对小脑有兴奋作用，激活小脑至大脑皮质的抑制通路，并使小脑浦肯野细胞(Purkinje cell)放电增加而使皮质发作性活动减少。在动物实验中尚有增强 GABA 的抑制作用及阻滞钙通道，但这些机制在治疗浓度范围内并不出现。抗神经痛的机制亦未阐明。可能作用于中枢神经系统降低突触传递或降低引起神经元放电的短暂刺激(抗点燃效应)的综合作用。苯妥英钠可升高面部的痛觉阈和由于降低兴奋性以及反复放电的持续性而缩短疼痛发作的时间。乙内酰脲类药能诱导肝脏微粒体酶，因而加速了与这些酶有关的药物代谢。②抗心律失常作用参阅第四章第四节。

(2)药动学　口服吸收较缓慢，达峰时间(t_{max})为 4～12 小时，85%～90%由小肠吸收；肌内注射吸收不完全且不规则，肌内注射后峰浓度(C_{max})仅为口服的1/3。口服片剂的生物利用度(F)为95%，吸收后分布于细胞内、外液，细胞内可能多于细胞外，可通过胎盘，进入胎儿血液循环，少量药物分布在乳汁中。血浆蛋白结合率为85%～95%，主要与白蛋白结合，在脑组织内蛋白结合可能略高。表观分布容积(V_d)为0.5～0.8 L/kg。在肝内代谢，主要生成失活对羟基衍生物(约占50%～70%)，经肾排泄，碱性尿排泄较快。半衰期($t_{1/2}$)为22小时，但变异范围很大(7～42小时)。长期服药者$t_{1/2}$可延长至15～95小时，甚至更长。每日口服300 mg，7～10日可达稳态浓度(C_{ss})。有效血浓度为10～20 μg/ml(40～80 μmol/L)。在应用一定剂量药物后，肝脏羟化代谢能力达饱和，此时即使增加很小剂量就可造成血药浓度不成比例地升高，出现不良反应，为零级消除动力学的典型药物，所以在有效血药浓度低值时，每次增加剂量以每日50 mg为宜，当血药浓度达15 μg/ml时，增加剂量以每日25 mg为妥。增加剂量后应观察2～3周，以达到新的稳态浓度(C_{ss})，因为此时的半衰期($t_{1/2}$)变长，所以达到稳态浓度的时间也延长，且可避免假稳态现象。

【不良反应】 (1)较常见不良反应　有行为改变、笨拙或步态不稳、思维混乱、持续性眼球震颤、共济失调、动作不协调、舞蹈手足徐动症、小脑前庭症状，发作次数增多，感觉异常、精神改变，肌力减弱、发音不清、头痛、头晕、失眠、手抖或长期应用引起的中枢神经系统或小脑中毒所致的不正常兴奋、紧张、神经质或烦躁易怒、精神错乱，恶心、呕吐、便秘、齿龈增生、出血，多毛、瘙痒、皮疹、肝脏毒性。

(2)较少见不良反应　有颈部或腋部淋巴结肿大(IgA减少)，发热，5%～10%发生皮疹。

(3)罕见不良反应　有尿色发暗、大便色淡、食欲缺乏、严重的胃痛、黄疸、维生素D和钙代谢紊乱，骨折、骨质异常或生长缓慢，骨软化症。

(4)严重不良反应　有大疱性皮肤病、紫癜、湿疹、Stevens-Johnson综合征、中毒性表皮坏死，白细胞减少、粒细胞缺乏、血小板减少、粒细胞生成障碍、各类血细胞减少，肝脏损害、中毒性肝炎，红斑狼疮，肾毒性。

(5)过量的症状　有视物模糊或复视，笨拙或行走不稳和步态蹒跚、精神错乱，严重的眩晕或嗜睡，幻觉、恶心、语言不清。

(6)不良反应与血药浓度密切相关　血药浓度超过20 μg/ml时出现眼球震颤；超过30 μg/ml时出现共济失调；如超过40 μg/ml会出现严重不良反应，如嗜睡、昏迷。血药浓度持续超过治疗范围可出现谵妄、脑病、精神病等意识模糊状态。

【禁忌证】 (1)对苯妥英或其他乙内酰脲类药过敏者。

(2)美国FDA妊娠期药物安全性分级为口服给药、肠道外给药D。

【注意事项】 (1)对乙内酰脲类中的一种药过敏者，对其他同族药如甲芬妥英、乙苯妥英钠也可能过敏。

(2)有致癌的报道，包括在妊娠时服用，分娩后小儿患有神经母细胞瘤。

(3)本品可通过胎盘。虽然绝大多数患有癫痫妇女服用本品可分娩正常婴儿，但也有报道认为在孕期服用本品，妊娠期妇女癫痫发作的频率和新生儿致畸和致恶性肿瘤的风险增加。婴儿先天性异常包括兔唇、腭裂、心脏异常和“胎儿本品综合征”(产前生长缺陷、小头、颅面异常，指甲发育不良和精神发育迟滞)等发生率较高。小量叶酸可减少畸胎的发生。临床上凡是用本品能够控制发作的患者，在怀孕期间可继续使用，并保持有效血药浓度。由于妊娠时本品的吸收和代谢会有改变，应经常监测血药浓度，遇有发作次数增多，应增加用量，分娩后再重新调整。

(4)服用本品的妊娠期妇女所分娩的新生儿发生危及生命的出血的危险性增高(通常在出生后24小时内)，本品还可使母体维生素K减少，增加分娩时出血的危险，预防性地在分娩前1个月及分娩时给母体以水溶性维生素K，在产后立即给予新生儿注射维生素K可以减少出血的危险性。

(5)本品可经乳腺分泌进入乳汁，虽然对乳儿的危害很小，为安全起见，一般主张服用本品的母亲，不要母乳喂养。

(6)老年人慢性低蛋白血症的发生率往往较高，治疗上合并用药又较多，药物之间相互作用复杂，所以老年人应用本品时须慎重，用量应偏低，并经常监测血药浓度。静脉注射时速度需减慢，2～3分钟内不超过50 mg。老年人较易嗜睡，最好在睡前服用。

(7)小儿由于表观分布容积(V_d)与半衰期($t_{1/2}$)随年龄而变化，因此儿科患者应经常作血药浓度测定。早产儿的V_d平均为1.2 L/kg，足月平产儿为0.8 L/kg，保持恒定直到96周。初生儿在3个月内本品的蛋白结合率降低，游离本品可高达40%，所以总的血药浓度维持在6～14 μg/ml的较低水平。不足月婴儿的本品$t_{1/2}$显著延长，反映肝脏的不成熟性，因而本品代谢率下降。在子宫内受过本品影响的婴儿的代谢速度较快，可能是肝脏代谢酶受到诱导的结果。由于新生儿和婴儿期间本品的这种药代动力学的特殊性，临床上对中毒症状评定有困难，一般不首先考虑选用本品。

学龄前儿童需要有系统地测定血药浓度以决定每日用量和给药次数，有的儿童需每日 15 mg/kg 以维持治疗浓度，由于幼年期间肝脏代谢能力强而且快，半衰期较短。峰值期可能出现中毒症状，谷值时又因血药浓度偏低而发作，应多次测定血药浓度，了解波动的详情。

(8)HLA-B*1502 等位基因阳性者，使用本品出现 Stevens-Johnson 综合征和中毒性表皮坏死的风险大，应避免。亚洲人包括南亚印度人该基因阳性者极为普遍。

(9)本品较常见的并发症为齿龈增生，一般在治疗开始后 6 个月内出现。15 岁以下儿童的发生率高于成人。前部齿龈的增生比后部严重。如果在治疗开始 10 日内加强口腔清洁卫生和加用夹板，可以减低齿龈增生的速度和程度。

(10)卟啉病患者使用本品可加重症状。

(11)避免突然停药，以免引起癫痫持续状态。

(12)有报道使用本品自杀的风险增加，注意监护。

(13)对其他临床试验的干扰　①由于酶诱导使代谢加快，使地塞米松试验不准确，故做抑制试验时需加大地塞米松剂量；②可使蛋白结合碘血清浓度降低，而出现甲状腺功能低下的症状，此现象在应用本品 1 周以上才出现，停药后可持续 7～10 日；③本品治疗可以使血循环中游离甲状腺素浓度减低，使甲状腺功能试验不准确，但基础代谢不受影响；④可使血清碱性磷酸酶、谷氨酰转肽酶(GGT)和血糖浓度升高。

(14)下列情况应慎用　①嗜酒，可使本品的血药浓度降低　②贫血，严重感染的危险性增加；③心血管病，尤其是老年人，药物静脉注射时可引起室颤或心搏出量减少；④糖尿病，血糖可能升高；⑤肝功能损害，可使本品代谢率下降；⑥肾功能损害可影响本品的排泄；⑦甲状腺功能异常可能由于分解代谢加速而使血清 T_4 浓度降低。

(15)用药期间需注意检查：血象及血小板计数、肝功能、淋巴结、皮肤、血钙、口腔、脑电图、血药浓度和甲状腺功能等。须定期测定血药浓度，在妊娠期，每月测定一次以确定是否需要增加用量，产后每周一次以决定是否需要减量。

【药物相互作用】　本品的药物相互作用主要是由于竞争血浆蛋白结合部位和诱导/抑制肝药酶而产生。

(1)长期应用对乙酰氨基酚患者应用本品可增加肝脏毒性，而且前者的代谢加速，疗效降低。

(2)与肾上腺皮质激素、含雌激素的口服避孕药、促肾上腺皮质激素、环孢素、洋地黄类、雌激素、左旋多巴或奎尼丁合用时，这些药物的疗效降低，因为本品可诱导肝药酶，加快上述药物的代谢。

(3)本品与雷诺嗪、厄洛替尼、伊马替尼、拉帕替尼、达沙替尼、舒尼替尼、尼罗替尼、依曲韦林、洛匹那韦、地拉韦啶、马拉韦罗、依立替康、伊沙匹隆、托伐普坦、屈奈达隆、坦罗莫司等 CYP3A4 的底物合用，这些药物的血药浓度降低，应避免。如必须合用，应增加这些药物的剂量并严密监测出现毒性反应的可能。

(4)与伏立康唑或泊沙康唑合用，CYP3A4 调节的这些药物或其活性代谢物的代谢被诱导，血药浓度降低，而 CYP3A4 调节的本品的代谢被抑制，本品的血药浓度上升，出现毒性的风险增加。

(5)与利多卡因合用，由于肝酶代谢被诱导，利多卡因的血药浓度降低。另一方面，两药均为ⅠB 类抗心律失常药，对心脏抑制的作用叠加。

(6)与甲氨蝶呤合用，本品的胃肠道吸收减少，消除增加，本品的有效性下降。甲氨蝶呤与血浆蛋白的结合被苯妥英取代，甲氨蝶呤中毒的风险增加。

(7)与阿扎丙宗合用，本品的代谢被抑制，苯妥英血浆蛋白结合的位点被取代，苯妥英中毒的风险增加。

(8)与贝克拉胺合用，可出现白细胞减少。

(9)长期饮酒可减低本品的血浓度和疗效，但服苯妥英钠的同时大量饮酒可增加血药浓度。

(10)与香豆素类抗凝药(特别是双香豆素)、氯霉素、异烟肼、保泰松、磺胺等药物合用，由于它们可降低本品的代谢，使血药浓度增高，从而增强疗效或引起不良反应；与香豆素类抗凝药合用时，开始可增加抗凝效应，但持续应用时则降低。

(11)与含镁、铝或碳酸钙的抗酸药合用可降低本品的生物利用度，两药应相隔 2～3 小时服用。

(12)与磺酰脲类等口服降糖药或胰岛素合用，需调整后两者的剂量。

(13)有报道本品与多巴胺同时静脉滴注可引起低血压和心脏停搏。故两药不宜同时静脉滴注。

(14)虽然本品消耗体内的叶酸，但增加叶酸反而可降低本品的血药浓度而削弱对发作的控制。

(15)苯巴比妥或扑米酮对本品的影响很大，应定期监测血药浓度；与丙戊酸钠合用时，有血浆蛋白结合部位的竞争作用，故也需经常监测血药浓度，并根据临床情况调整本品的剂量。

(16)本品与卡马西平合用，可通过诱导肝药酶而降低卡马西平的血药浓度;据估计每日 1 mg/kg 的苯妥英钠可以降低卡马西平血浓度 0.5 μg/ml。如与大量的抗精神病药或三环类抗抑郁药合用可能会诱发癫痫发作,同时中枢抑制更明显,需调整本品剂量。

【给药说明】 (1)为了减轻胃肠道反应,应在饭后立即服用或与牛奶同服。须按时服用,如果漏服,应在下次服药前 4 小时立即补服,不要把两次用量一次服下。

(2)糖尿病患者测定尿糖和血糖,以及需进行手术治疗时,均应说明病史和用药情况。驾车、操纵机器或需要非常警觉的工作时要谨慎。注意口腔卫生,清洁牙齿,以防止齿龈出血和肿胀。

(3)本品用量需个体化。少数患者用至 150 mg 即可出现中毒症状,不少患者一日口服 300 mg 出现中毒症状,适当减量后既可达到治疗目的,又可使中毒症状消失,故中国人每日常用量在 250～300 mg 之间,个别患者则可适量增加。老年或病重患者或肝功能受损者本品的代谢缓慢,因此达到中毒浓度的可能性增加。白蛋白减少或蛋白结合率下降的患者在血药浓度较低时就可能出现中毒症状,用量须减少。如果需要静脉注射,注射速度宜减慢,以每 2～3 分钟不超过 50 mg 为宜。决定停药时需逐渐减量,以免癫痫发作更加频繁,甚至出现持续状态。

(4)一般在开始治疗后观察 9～14 日,当患者不能耐受或有过敏反应时,须立即停药。如果皮疹为片状,紫癜性、大疱性或红斑狼疮样或疑有重型多型红斑(Stevens-Johnson 综合征)不能再次应用。如有淋巴结增大,需进行有关淋巴结增大的鉴别诊断。

(5)出现中枢神经或小脑中毒症状时,减量或停药可以改善或消失。中枢神经的影响,常在长期应用而且血药浓度超过 30 μg/ml 后发生,偶见于低浓度时。维生素 D 和钙代谢紊乱,可先给予大量维生素 D,每日 4000 U 持续 4 个月,以后每日维持量 1000 U,但预防性给药没有必要。

(6)逾量的治疗　无解毒药,仅是对症性和支持疗法。催吐或洗胃,针对中枢神经、呼吸或心血管抑制给予氧气、升压药和辅助呼吸,血液透析有效。恢复后应注意造血功能。

【用法与用量】 (1)口服　成人　一日 250～300 mg,开始时一次 100 mg,一日 2 次,在 1～3 周内加至一日 250～300 mg,分 3 次服用,或 5 mg/(kg·d),但由于个体差异及饱和动力学的特点,用药需个体化。在分次应用发作控制和血药浓度达到稳态后,可考虑改用长效(控释)制剂一次顿服。如果发作频繁,需要很快达到治疗有效血药浓度,可按体重 12～15 mg/kg 药量分成 2～3 次服用,每 6 小时 1 次,第二日开始给予 100 mg(或按体重 1.5～2 mg/kg),一日 3 次,直到调整至最佳剂量为止。用作胶原酶合成抑制剂时,开始一日按体重 2～3 mg/kg 分 2 次服用,在 2～3 周内增加到患者能够耐受的用量,血药浓度至少达到 8 μg/ml。一般一日 100～300 mg。

(2)静脉注射　成人　癫痫持续状态,150～250 mg,每分钟不超过 50 mg,需要时 30 分钟后可再次静脉注射 100～150 mg,一日总量不超过 500 mg。老年、重病和肝功能受损患者,静脉注射量要减少,注射速度也减慢到每 2～3 分钟 50 mg,以免发生不良或中毒反应。

【儿科用法与用量】 (1)口服　一日 3～8 mg/kg,分2～3 次服。

(2)肌内注射　一次 3～5 mg/kg。

癫痫持续状态:一次 5～10 mg/kg。

【儿科注意事项】 (1)齿龈增生,眩晕、头痛,眼球震颤、共济失调、语言不清和意识模糊。

(2)小儿不作首选。

(3)需做血药浓度测定。

【制剂与规格】 苯妥英钠片:(1)50 mg;(2)100 mg。

注射用苯妥英钠:(1)0.1 g;(2)0.25 g。

卡马西平[药典(二);基;医保(甲、乙)]

Carbamazepine

【适应证】 (1)单纯或复杂部分性发作、继发性全面强直阵挛性发作或其他部分性或全面性发作,亦有用于全面性发作中的强直阵挛性发作者;对典型或不典型失神发作、肌阵挛或失张力发作无效。

(2)三叉神经痛和舌咽神经痛发作,亦用作三叉神经痛缓解后的长期预防性用药。也可用于脊髓结核和多发性硬化、糖尿病性周围性神经痛、幻肢痛和外伤后神经痛,以及疱疹后神经痛。

(3)预防或治疗躁狂-抑郁症　对锂、抗精神病药或抗抑郁药无效的或不能耐受的躁狂-抑郁症,可单用或与锂和其他抗抑郁药合用。

(4)中枢性部分性尿崩症,可以单用或与氯磺丙脲或氯贝丁酯等合用。

(5)对某些精神疾病包括精神分裂症性情感性疾病,顽固性精神分裂症及与边缘系统功能障碍有关的失控综合征。

(6)不宁腿综合征(Ekbom 综合征),偏侧面肌痉挛。

(7)乙醇成瘾的戒断综合征。

【药理】 (1)药效学　化学结构和三环类抗抑郁药相似,有抗胆碱作用、抗抑郁、抑制神经肌肉接头的传递。药理作用类似于苯妥英钠,对单纯或复杂部分性发作、全面强直阵挛性发作疗效好;对失神发作、肌阵挛或失张力发作无效。由于诱导自身代谢的差异,抗癫痫作用起效时间相差很大。成人的有效治疗血药浓度为4～12 μg/ml(20～50 μmol/L)。对外周神经痛的疗效优于苯妥英钠,用药8～72小时即可缓解三叉神经痛。其作用机制为:①抗癫痫机制为阻滞电压依赖性钠通道,抑制突触后神经元高频动作电位的发放,以及通过阻断突触前 Na^+ 通道和动作电位发放,阻断神经递质的释放,从而调节神经兴奋性,达到抗惊厥作用;②抗神经痛的作用机制不太清楚,可能是通过 $GABA_B$ 受体,与 Ca^{2+} 通道调节有关;③用于精神疾病,则与抗惊厥机制有关。抗精神病和躁狂症的作用可能抑制了边缘系统和顶叶的点燃作用。

(2)药动学　口服吸收慢而不规则,因人而异,达峰时间(t_{max})为4～8小时。口服400 mg后峰浓度(C_{max})为8～12 μg/ml,但个体差异很大,可在0.5～25 μg/ml之间。生物利用度(*F*)为75%～85%。血浆蛋白结合率75%～80%,而其活性代谢产物10,11-环氧化卡马西平的血浆蛋白结合率为48%～53%。体内分布广,表观分布容积(V_d)为0.8～2.2 L/kg。在肝脏代谢,主要代谢产物为10,11-环氧化卡马西平,72%从尿排泄,28%随粪便排出。单次给药半衰期($t_{1/2}$)为25～65小时,长期服用由于对药酶的诱导,加快自身代谢,$t_{1/2}$ 缩短为8～29小时,平均12～17小时,10,11-环氧化卡马西平的 $t_{1/2}$ 为5～24小时。恒量多次给药,达稳态血药浓度的时间为40小时(8～55小时)。

【不良反应】 (1)本品可刺激抗利尿激素分泌,引起水的潴留和容量扩大以及稀释性低钠血症。患者出现失水、无力、恶心、呕吐和精神紊乱,神经系统异常,昏睡以及痫性发作增多。虽然这些症状亦可能与其他不良反应有关,但低钠血症仍被认为是主要的可能性。值得注意的是,有1例合并无菌性脑膜炎的肌阵挛性癫痫患者,接受本品治疗后引起脑膜炎的复发。

(2)最常见的是中枢神经系统反应,表现为视物模糊、复视、眼球震颤。常见的不良反应有恶心、呕吐、高血压、低血压、头晕、嗜睡、笨拙、精神错乱。

(3)较少见不良反应　①变态反应;②Stevens-Johnson综合征或中毒性表皮坏死溶解症(toxic epidermal necrolysis),皮疹,荨麻疹、瘙痒;③儿童行为障碍;④严重腹泻;⑤稀释性低钠血症或水中毒,表现为精神紊乱,激怒或敌对行为,特别是老年人中为多,持续性头痛,癫痫发作频率增加;严重恶心、呕吐和偶有失水、无力等;⑥红斑狼疮样综合征,表现为皮疹、荨麻疹、瘙痒、发热、骨关节痛及少见的疲劳或无力等。

(4)罕见不良反应　①腺体瘤或淋巴腺瘤;②血液恶变质包括再生不良性贫血;③急性间歇性卟啉病,粒细胞减少,白细胞增多或减少,全细胞减少和血小板减少,骨髓抑制;④心血管影响,包括心律失常、房室传导阻滞、心动过缓、充血性心力衰竭、水肿、晕厥等;⑤中枢神经毒性反应,表现为说话困难、口齿不清,精神抑郁、心神不定、强直以及幻听,不能控制的躯体运动,视幻觉等;⑥肝炎,表现为黄尿,大便变白,皮肤眼睛发黄;⑦低钙血症;⑧肾中毒、急性肾功能衰竭或水中毒;⑨感觉异常或周围神经病;⑩血管性水肿;⑪过敏性肺炎等。

(5)药物过量产生的症状有:无尿、少尿或尿潴留;心血管影响(包括传导阻滞、心律失常);高血压、低血压;休克;恶心、呕吐;共济失调,手足徐动或偏侧投掷运动;抽搐,以儿童多见;反射亢进;运动减少、瞳孔散大;震颤、呼吸抑制。上述过量症状可在过量服药后1～3小时内出现。

此外,由于本品的化学结构与三环类抗抑郁药相似,可能会激发潜在精神病以及老年人的精神紊乱或激动不安。中枢神经系统的不良反应发生率随着血药浓度增高(大于8.5～10 μg/ml)而增多。

【禁忌证】 (1)对本品或三环类化合物过敏者。

(2)有骨髓抑制史者。

(3)禁与单胺氧化酶抑制药合用,禁在单胺氧化酶停药不足2周内使用者。

(4)美国FDA妊娠期药物安全性分级为口服给药D。

【注意事项】 (1)HLA-B*1502等位基因阳性者,使用本品出现Stevens-Johnson综合征、中毒性表皮坏死等致死性的皮肤反应的风险大。亚洲人包括南亚印度人该基因阳性者极为普遍。使用本品前如条件许可,应测试该基因,阳性者不能使用本品。

(2)有引起再生障碍性贫血和粒细胞减少的报道,用药前应做血液学检查供对照。用药过程中如出现白细胞和血小板计数降低或减少,应严密监测。如出现明显的骨髓抑制的证据,应考虑停药。

(3)本品能通过胎盘,妊娠期妇女用药的胎儿致畸作用低于苯妥英钠及扑米酮,脊柱裂的发生率为0.5%。

(4)本品能随乳汁分泌,约为血药浓度的60%,哺乳期妇女服用可能对乳儿有危害。

(5)老年患者对本品敏感者多,可引起精神错乱或激动不安、焦虑、房室传导阻滞或心动过缓。

(6)不典型失神发作史的患者,全身痉挛发作的频率可能增加。

(7)心电图异常或心脏传导障碍史的患者,出现房室传导阻滞的风险增加。

(8)有药物过敏反应史的患者,有出现交叉过敏的风险。

(9)眼内压升高患者,由于本品的抗胆碱作用,病情可加重。

(10)精神病史患者,有激活潜在精神病的风险。

(11)有报道,使用本品,自杀的风险增加。

(12)对临床试验的干扰:可使血尿素氮、ALT、AST、碱性磷酸酶、血清胆红素、尿糖、尿蛋白含量测试值升高;甲状腺功能试验值降低;血钙浓度降低。

(13)下列情况应慎用:①乙醇中毒;②心脏损害,包括器质性心脏病和充血性心脏病;③冠状动脉病;④糖尿病;⑤青光眼;⑥对其他药物有血液方面不良反应史的患者(易产生卡马西平诱发骨髓抑制的危险)⑦肝损害,抗利尿激素分泌异常,其他内分泌异常及紊乱,可能使垂体功能低下、甲状腺功能低下或肾上腺皮质功能减退所引起的低钠血症加剧;⑧有本品治疗中断史;⑨肾损害;⑩肝卟啉病,有报道可引起急性发作,应避免使用本品。

(14)用药期间注意随访检查:①全血细胞计数,包括血小板和网织红细胞以及血清铁检查。在给药前检查一次,治疗开始后经常复查达 2～3 年;②尿常规;③血尿素氮;④肝功能试验;⑤卡马西平血浓度测定。

【药物相互作用】 (1)丙戊酸钠及新型抗癫痫药萘咪酮(nafimidone)、登齐醇(denzimol)、司替戊醇(stiripentol)等可抑制本品的代谢;苯巴比妥、苯妥英钠、扑米酮可诱导本品的代谢;此外,本品有诱导丙戊酸的肝毒性代谢产物增加的趋势,可缩短乙琥胺和氯硝西泮的半衰期。本品对苯妥英钠的作用不恒定,两药合用时须监测血药浓度。

(2)雷诺嗪,主要由 CYP3A4 代谢。本品与之合用,雷诺嗪的血药浓度大幅下降,两者合用为禁忌。

(3)与奈法唑酮、伏立康唑或奈非那韦合用,CYP3A4 调节的这些药物或其活性代谢物的代谢被诱导,血药浓度降低,而 CYP3A4 调节的本品的代谢被抑制,血药浓度上升,出现毒性的风险增加。与奈法唑酮或伏立康唑合用为禁忌。

(4)与腺苷合用,对心脏传导的作用相加,传导阻滞的风险加大。

(5)与曲马多、厄洛替尼、伊马替尼、拉帕替尼、达沙替尼、舒尼替尼、尼罗替尼、依曲韦林、洛匹那韦、地拉韦啶、马拉韦罗、依立替康、伊沙匹隆、托伐普坦、屈奈达隆、他克莫司、西罗莫司、坦罗莫司、多西环素等 CYP3A4 的底物合用,这些药物或其活性代谢物的代谢被本品诱导,因而血药浓度降低,应避免。如必须合用,应增加这些药物的剂量并严密监测出现毒性反应的可能。

(6)与氯氮平合用,CYP3A4 调节的氯氮平的代谢被诱导,而两药骨髓抑制和神经毒性的作用叠加。

(7)与对乙酰氨基酚合用使肝脏毒性增加,并可加速后者的代谢,疗效降低。

(8)与香豆素类抗凝药合用,由于本品对肝药酶的诱导作用,抗凝药的血浓度降低,半衰期缩短,抗凝作用减弱,应监测凝血酶原时间,调整药量。

(9)与碳酸酐酶抑制药合用可引起骨质疏松的危险性增加,出现早期症状时碳酸酐酶抑制药即应停用,必要时给予相应的治疗。

(10)与氯磺丙脲、氯贝丁酯、去氨加压素、赖氨加压素(lypressin)、垂体后叶素、加压素等合用,可加强抗利尿作用,合用的各药都需减量。

(11)与含雌激素的避孕药、环孢素、洋地黄类(可能地高辛除外)、雌激素、左甲状腺素或奎尼丁合用时,由于本品对肝药酶的诱导,可加快上述药物的代谢,降低疗效,用量应作调整。

(12)氨己烯酸、达芦那韦、右丙氧芬以及红霉素、醋竹桃霉素可抑制本品的代谢,使其血药浓度升高,引起不良反应。

(13)氟哌啶醇、洛沙平、噻吨类、马普替林或三环类抗抑郁药可使本品及其活性代谢产物的血浓度升高,可引起不良反应。此外,上述药物可降低惊厥阈,从而降低本品的抗癫痫疗效,需调整上述药物的用量以控制癫痫发作。

(14)与锂盐合用可引起严重的神经毒性。锂盐还可以降低本品的抗利尿作用。

(15)可以降低诺米芬辛(nomifensine)的吸收并加快其清除。

【给药说明】 (1)轻微的、一般性疼痛不要用本品。

(2)饭后立即服药,可减少胃肠道反应。漏服时应尽快补服,不得一次补服双倍量,可在 1 日内分次补足用量。如已漏服 1 日以上,注意有可能复发。

(3)癫痫患者突然停药可引起惊厥或癫痫持续状

态。如发生嗜睡、眩晕、头晕、软弱或肢体乏力，共济失调，须注意可能为中毒症状。服药过程中可能有口干，糖尿病患者可能引起尿糖增加，急诊或需进行手术时务必申明。

(4)开始时应用小量，然后逐渐增加，到获得良好疗效为止，每日用量分 3 次饭后口服。加用或已用其他抗癫痫药治疗的患者，用量也应逐渐递增。在开始治疗后 4 周左右可能需要增加剂量，以避免由于自身诱导所致的血药浓度降低。

(5)遇有下列情况应停药　①肝脏中毒症状或活动性肝病，有骨髓抑制的明显证据，如红细胞＜35×10^9/L，血细胞比容＜32%，血红蛋白＜110 g/L，白细胞＜4×10^6/L，血小板＜1×10^5/mm^3，网织红细胞＜2×10^4，血清铁＞150 μg 时应立即停药。其中以白细胞下降为最常见，但如癫痫只有应用本品才能控制，其他药物无效时可考虑减量，密切随访白细胞计数，可能会停止下降，逐渐回升，那时再加大剂量，以达到控制癫痫发作的剂量。②有心血管方面不良反应或皮疹出现，治疗应即停止。③用作特异性疼痛综合征的止痛时，如果疼痛完全缓解，应每月试行减量或停药。

(6)过量时的治疗　过量时需催吐或洗胃，给予药用炭或轻泻药阻止吸收，采取加速排泄的措施，如利尿。仅在严重中毒并有肾功能衰竭时才有指征做血液透析。小儿严重中毒时可能需换血，须持续观察呼吸、心功能、血压、体温、瞳孔反应、肾和膀胱功能数日。如有呼吸抑制，须作气管插管，给氧进行人工呼吸。血压降低和休克时，抬高双下肢、应用血容量扩张剂及升压药。惊厥时需要用地西泮或巴比妥类药，但这两类药可能增加呼吸抑制、低血压和昏迷，患者如在过去 1 周内用过单胺氧化酶抑制剂时不宜用本品。血液异常，如有骨髓抑制的证据，则应停用本品。每天做全血、血小板与网织红细胞计数，做骨髓穿刺以观察恢复情况，如有再生不良性贫血发生，则应采取相应的措施。

【用法与用量】　口服　成人　①抗惊厥　开始一次 0.1 g，一日 2～3 次；第 2 日后每日增加 0.1 g，直到出现疗效为止，要注意个体化，最大量一日不超过 1.6 g；②镇痛　开始一次 0.1 g，一日 2 次；第 2 日后每隔一日增加 0.1～0.2 g，直至疼痛缓解；维持量一日 0.4～0.8 g，分次服用；最高量一日不超过 1.2 g；③抗躁狂或抗精神病，开始一日 0.2～0.4 g，以后每周逐渐增加至最大量一日 1.6 g，分 3～4 次服用。成人的限量为 1.2 g；12～15 岁一日不超过 1 g。少数有用至 1.6 g 者，作止痛用时一日不超过 1.2 g。

【儿科用法与用量】　口服　抗癫痫　一日 5～10 mg/kg 起量，每 3～5 日增加 5～10 mg/kg，至维持量 10～30 mg/kg，分 2～3 次。

【儿科注意事项】　检测血药浓度。

【制剂与规格】　卡马西平片：(1)0.1 g；(2)0.2 g。

卡马西平缓释片：0.2 g。

卡马西平胶囊：0.2 g。

卡马西平缓释胶囊：0.1 g。

扑米酮[药典(二)；医保(乙)]

Primidone

【适应证】　①作为部分性发作及继发性全面发作的加用治疗(在已经使用其他抗癫痫药物疗效不佳时增加此药)；②Lennox-Gastaut 综合征。

【药理】　(1)药效学　为广谱抗癫痫药。扑米酮及其两个活性代谢产物均有抗癫痫作用。扑米酮抗癫痫作用的有效血药浓度为 3～8 μg/ml(代谢产物苯巴比妥为 15～40 μg/ml)。扑米酮可以增强 $GABA_A$受体活性，抑制谷氨酸的兴奋性及作用于钠、钾和钙通道。

(2)药动学　口服易吸收，达峰时间(t_{max})2.7～5.2 小时(成人)，4～6 小时(儿童)。生物利用度(F)高达 92%。体内分布广，可通过胎盘，在乳汁中分泌。表观分布容积(V_d)0.64～0.72 L/kg，血浆蛋白结合率较低(0～20%)。半衰期($t_{1/2}$)约为 10 小时。在肝脏代谢，主要代谢产物为苯乙基丙二酰胺(PEMA)和苯巴比妥，二者都有抗癫痫作用，前者的 $t_{1/2}$ 为 24～48 小时，后者的 $t_{1/2}$在成人为 50～144 小时，在儿童为 40～70 小时。成人 15%～25%被吸收的扑米酮代谢转化成为苯巴比妥，长期服用时 PEMA 与苯巴比妥逐渐积蓄。服药后5～7 日内，苯巴比妥的浓度往往不易检出，而 PEMA 在服用后 2 小时就可测出，7～8 小时达峰值。单独用扑米酮时，代谢产物苯巴比妥与扑米酮的比例约为 1∶1。与苯妥英钠合用时，这个比例明显加大，提示扑米酮的代谢在加快。原形药物(40%)、PEMA(30%)和苯巴比妥(25%)从尿排泄。

【不良反应】　(1)患者不能耐受或过量的症状有视力改变、精神错乱、呼吸急促或呼吸障碍。

(2)较少见的不良反应　在儿童和老年人中容易发生异常的兴奋或不安等反常反应(paradoxical reaction)。

(3)偶见的不良反应　呼吸困难、荨麻疹、眼睑肿胀、喘鸣或胸部紧迫感、异常疲乏感或软弱，以及血小板减少(罕见)、巨幼细胞贫血(罕见)。

(4)持续出现而需注意的不良反应　手脚不灵活或

行走不稳、共济失调、眩晕、嗜睡。发生较少的有：性功能减退、头痛、食欲缺乏、恶心或呕吐，但继续服用后往往会减轻或消失。

【禁忌证】 (1)对本品或苯巴比妥过敏者。

(2)卟啉症患者。

(3)美国 FDA 妊娠期药物安全性分级为口服给药 D。

【注意事项】 (1)对巴比妥类过敏者，对本品也可能过敏。

(2)本品能通过胎盘，可能致畸，但因往往与其他抗癫痫药合并应用而难以肯定，有胎儿发生畸形(生长迟缓、颅面部及心脏异常、指甲及指节的发育不良)的报道。因此癫痫患者怀孕后应尽量减少合并用药，否则胎儿致畸的可能性增大。通过对胎儿肝药酶诱导，本品可导致维生素 K 缺乏，在妊娠最后一个月应补充维生素 K，防止新生儿出血。

(3)本品可从乳汁分泌，哺乳期妇女用药可能对乳儿有危害，可致乳儿中枢神经受到抑制或嗜睡。

(4)少数老年患者及小儿可出现反应异常，如烦躁不安和兴奋。

(5)对其他临床试验的干扰　血清胆红素可能降低。酚妥拉明试验可出现假阳性，如果需做此试验时需停药至少 24 小时，最好 48～72 小时。

(6)下列情况应慎用　①肝、肾功能损害；②可引起多动症的病情加重；③哮喘、肺气肿或其他可能加重呼吸困难或气道不畅等呼吸系统疾患。

(7)用药期间应注意检查全血细胞计数，定期测定本品及其代谢产物苯巴比妥的血药浓度。

(8)有增加自杀风险的报道，宜加强监护。

【药物相互作用】 (1)乙醇、麻醉药、主要作用于中枢部位的抗高血压药、其他中枢抑制药、注射用硫酸镁与扑米酮合用时，中枢抑制作用增强，可出现呼吸抑制，需调整剂量。

(2)与抗凝药、肾上腺皮质激素、地高辛、多西环素或三环类抗抑郁药合用时，由于苯巴比妥对肝药酶的诱导，使这些药物代谢增快，而疗效降低。

(3)与单胺氧化酶抑制药合用时，本品的血浓度升高，可引起不良反应。

(4)与灰黄霉素合用，后者的吸收发生障碍，疗效降低。

(5)本品可增加维生素 C 由肾排出，可减少维生素 B_{12} 自胃肠道的吸收。由于对肝药酶的诱导作用，可使维生素 D 的代谢加快。

(6)与垂体后叶素合用，可引起心律失常或冠状动脉供血不足。

(7)与卡马西平合用，由于本品的代谢产物苯巴比妥对肝药酶的诱导作用，使卡马西平的疗效降低，反之亦然。因此合用时应监测两药的血浓度。

(8)与其他抗癫痫药合用，由于代谢的变化而引起癫痫发作的形式改变，需及时调整剂量。

(9)与丙戊酸钠合用，扑米酮的代谢物苯巴比妥清除减慢，可产生严重的中枢抑制作用。

(10)与喹硫平合用，CYP 调节的喹硫平的代谢被诱导，喹硫平的血药浓度下降，需调整剂量以维持精神病的控制。

【给药说明】 (1)口服一次量血药浓度可在 0.5～9 小时内达到峰值，一般约 4 小时，由于个体间血药浓度差异很大，给药需个体化。

(2)应自小剂量开始服用，若一开始即服 250 mg，一日 3 次，有些患者会产生剧烈眩晕、呕吐，以致拒绝服药。

(3)本品的主要代谢产物之一苯巴比妥会影响扑米酮的血药浓度、不良反应、相互作用和疗效。

(4)停药时本品的用量应递减，防止复发。

(5)当用本品代替其他抗癫痫药时，用量应逐渐增加，而原用抗癫痫药渐减，以求维持对发作的控制。

(6)继续长期服用时，许多常见的不良反应如恶心、眩晕和嗜睡的频度和强度会逐渐减弱，终至消失。

(7)治疗期间须按时服药，发现漏服应尽快补服，距下次给药前 1 小时内则不必补服，勿一次补服双倍量。

【用法与用量】 口服　成人　自 50 mg 开始，睡前服用，3 日后改为一日 2 次，一周后改为一日 3 次，第 10 日开始改为 250 mg，一日 3 次，总量不超过一日 1.5 g；维持量一般为 250 mg，一日 3 次。

【儿科用法与用量】 口服　一日 10～25 mg/kg，分 2～3 次服(从小量开始渐增量，直至发作控制)。

【儿科注意事项】 (1)可引起呕吐。

(2)宜从小剂量开始，逐渐增量。

【制剂与规格】 扑米酮片：(1)50 mg；(2)100 mg；(3)250 mg。

苯巴比妥[药典(二)；基；医保(甲)]

Phenobarbital

【适应证】 ①部分性发作及全面性发作(包括失神及肌阵挛)、热性惊厥及新生儿癫痫；②伦-加(Lennox-Gastaut)综合征；③镇静、催眠参阅本章第一节。

【药理】 (1)药效学　抗癫痫的作用机制在于通过增强 $GABA_A$受体活性，抑制谷氨酸兴奋性，抑制中枢神经系统单突触和多突触传递，增加运动皮质的电刺激阈值，从而提高癫痫发作的阈值；并抑制病灶异常放电向周围正常脑组织扩散。也有调节钠、钾及钙通道的作用。本药对癫痫点燃灶的抑制作用比其他抗癫痫药物更有效，但不阻断神经元的自发性电活动。其他作用参阅本章第一节。

(2)药动学　参阅本章第一节。

【不良反应】【禁忌证】【注意事项】【药物相互作用】 参阅本章第一节。

【给药说明】 (1)需数周后才能达到最大抗癫痫效果。

(2)停药阶段应逐渐减量以免导致发作或癫痫持续状态。

(3)当用其他抗癫痫药替代苯巴比妥时，苯巴比妥的用量应逐渐减少，同时逐渐增加替代药的剂量，以求控制癫痫发作。

(4)控制发作的有效血浓度为 20～40 μg/ml(80～200 μmol/L)，超过 40 μg/ml 可出现中毒症状。

(5)静脉注射苯巴比妥钠时每分钟不应超过 60 mg，注射速度过快可导致严重呼吸抑制。

(6)静脉注射后需 30 分钟左右才能达到最大效果。

(7)老年或体弱患者对一般常用量即可产生兴奋、精神错乱或抑郁，应减量。

(8)有些小儿在服用苯巴比妥后可产生兴奋。

(9)肌内注射或缓慢静脉注射多用于癫痫持续状态，临用前加灭菌注射用水适量溶解。

【用法与用量】 (1)口服　成人　抗癫痫一般一次 0.03 g，一日 3 次；或 0.09 g 睡前顿服。极量一次 0.25 g，一日 0.5 g。

(2)肌内或缓慢静脉注射　成人　肌内注射 0.1 g，可每 6 小时 1 次，24 小时内不超过 0.5 g。重症患者，缓慢静脉注射按 3～5 mg/kg 或按体表面积 125 mg/m^2。

其他适应证的用法与用量参阅本章第一节。

【儿科用法与用量】 (1)口服　镇静、催眠　一次 2～3 mg/kg，一日 2～3 次。

(2)肌内注射　抗惊厥　一次 6～10 mg/kg，必要时 4 小时后可重复，一次极量不超过 0.2 g。

【儿科注意事项】 不良反应：嗜睡、眩晕、头痛、乏力、精神不振等延续效应。

【制剂与规格】 苯巴比妥片：(1)15 mg；(2)30 mg；(3)50 mg；(4)100 mg。

注射用苯巴比妥钠：(1)50 mg；(2)100 mg；(3)200 mg。

苯巴比妥钠注射液：(1)1 ml∶0.1 g；(2)2 ml∶0.2 g。

异戊巴比妥钠[药典(二)]

Amobarbital Sodium

【适应证】 癫痫持续状态。一般在应用地西泮、苯妥英钠等静脉注射不能控制时。其他适应证参阅本章第一节。

【不良反应】【禁忌证】【注意事项】【药物相互作用】【给药说明】 参阅本章第一节。

【用法与用量】 用灭菌注射用水或氯化钠注射液溶解成 5%溶液，肌内注射或缓慢静脉注射　成人　一次 0.1～0.25 g。

【儿科用法与用量】 肌内注射或静脉缓慢推注　抗惊厥，一次 5 mg/kg。

【儿科注意事项】 (1)大剂量时可产生眼球震颤、共济失调和严重呼吸抑制。

(2)不用于新生儿高胆红素血症。

【制剂与规格】 注射用异戊巴比妥钠：(1)0.1 g；(2)0.25 g。

异戊巴比妥片：0.1 g。

乙琥胺[药典(二)；医保(乙)]

Ethosuximide

【适应证】 典型失神发作。

【药理】 (1)药效学　仅对失神发作有效，对其他类型的发作无效。通过提高癫痫发作阈值，抑制皮质每秒 3 次的棘慢复合波发放。有效阻断 T 型 Ca^{2+} 通道，调节细胞膜兴奋功能，抑制运动皮质的神经传递。

(2)药动学　口服易吸收，达峰时间(t_{max})为 2～4 小时(成年人)，3～7 小时(儿童)，生物利用度(F)近 100%。血浆蛋白结合率低(＜10%)，广泛分布到除脂肪以外的全身各组织，可通过血-脑屏障。成年人表观分布容积(V_d)为 0.65 L/kg。有效治疗血浓度为40～100 μg/ml(350～700 μmol/L)。在肝内代谢，生成失活代谢产物，主要以代谢产物从尿排泄，尿中原形药物为 20%。半衰期($t_{1/2}$)在成人为 50～60 小时，在儿童为 30～36 小时。

【不良反应】 (1)较少见的不良反应　行为或精神状态改变、皮疹、咽喉疼痛、发热、粒细胞减少、淋巴结肿大、血小板减少和瘀斑。

(2)持续出现而需要注意的不良反应　较常见的有食欲缺乏、呃逆、恶心、呕吐和胃部不适；较少见的有头晕、头痛、眩晕、嗜睡、共济失调、激惹或疲乏。

(3)其他严重的不良反应　Stevens-Johnson 综合征、再生障碍性贫血、嗜酸粒细胞增多、白细胞减少、系统性红斑狼疮、癫痫发作。

【禁忌证】 (1)对本品及其他琥珀酰亚胺类药物过敏者。

(2)美国 FDA 妊娠期药物安全性分级为口服给药 C。

【注意事项】 (1)哺乳期妇女用药可能对乳儿有危害。

(2)贫血、肝功能损害和肾功能不全者,用药应慎重。

(3)服药期间应定期随访全血细胞和肝、肾功能。

(4)如为混合型癫痫,单用本品强直阵挛性发作的次数可能更多。

(5)有报道可增加自杀的风险,宜加强监护。

【药物相互作用】 (1)与氟哌啶醇合用时可改变癫痫发作形式和频率,同时氟哌啶醇血浓度降低。

(2)与三环类抗抑郁药及吩噻嗪类抗精神病药合用时,抗癫痫作用减弱。

(3)与其他抗癫痫药合用时,药物相互作用不明显。偶有使苯妥英钠血浓度增高的报告。与卡马西平合用时,两者代谢均可增快而使血药浓度降低。

【给药说明】 (1)为减少胃部刺激,可与食物或牛奶同服。

(2)停药时须逐步减量,以免出现失神发作持续状态。

(3)当用于代替其他抗癫痫药时应逐步增量。合并用药时亦应逐步增加药量,以便达到所需的血药浓度。当与静脉注射地西泮合用时,初次剂量可以较大,以求迅速达到有效血药浓度 40～100 μg/ml。

(4)当成人剂量一日超过 1.5 g,6 岁以下儿童剂量一日超过 1.0 g 时,应密切注意毒性反应。

【用法与用量】 口服　成人　开始一次 0.25 g,一日 2 次,4～7 日后增加 0.25 g,直至控制发作。最大剂量不超过一日 1.5 g。

【儿科用法与用量】 口服　一日 5～10 mg/kg,分 3 次服(从小量开始渐增量,直至发作控制)。

【儿科注意事项】 (1)与丙戊酸钠合用可使乙琥胺的血药浓度升高。

(2)与卡马西平合用可使其血药浓度降低。

【制剂与规格】 乙琥胺胶囊:0.25 g。

乙琥胺糖浆:100 ml∶5 g。

丙戊酸钠[药典(二);基;医保(甲、乙)]

Sodium Valproate

【适应证】 ①全面性发作的首选药;②部分性发作,Lennox-Gastaut 综合征及热性惊厥;③偏头痛及双相情感障碍。

【药理】 (1)药效学　抗癫痫作用机制尚未阐明,可能与脑内抑制性神经递质 γ-氨基丁酸(GABA)的浓度升高有关。另外丙戊酸钠作用于突触后加强 GABA 的抑制作用,对神经细胞膜的作用则尚未完全阐明,可能直接作用于钾通道。余参阅第三章第四节。

(2)药动学　口服吸收快而完全,胶囊剂与普通片的达峰时间(t_{max})为 1～4 小时,肠溶片则为 3～4 小时,饭后服用延缓吸收。缓释片在胃内可有少量释放,在肠道亦缓慢吸收,因此达峰时间较长,峰浓度较低,可以避免一日内血药浓度的波动过大,其生物利用度与肠溶片相同。各种剂型的生物利用度(F)近 100%。与血浆蛋白结合的程度与血浓度有关,血浓度为 50 μg/ml 时,血浆蛋白结合率为 90%～95%;血浓度为 100 μg/ml 时,血浆蛋白结合率为 80%～85%。随着血药浓度的增高,游离型药物逐渐增多,从而进人脑组织量增多。尿毒症和肝硬化时血浓度降低。可通过血-脑屏障,可通过胎盘进入胎儿血液循环,也可从乳汁分泌,表观分布容积(V_d)0.1～0.4 L/kg。在肝中代谢,包括葡糖醛酸化和某些氧化过程。主要以代谢产物从尿排泄,少量随粪便排出。半衰期($t_{1/2}$)在成人为 12～15 小时;在老年人为 14～17 小时;在新生儿为 30～40 小时。有效血浓度为 50～100 μg/ml(350～700 μmol/L)。

【不良反应】 (1)少见的不良反应有:①过敏性皮疹;②血小板减少症或血小板聚集抑制以致异常出血或瘀斑;③肝脏中毒出现球结膜和皮肤黄染;④致死性肝功能障碍,在 2 岁以下儿童多药治疗时发生率为 1/500,成人单药治疗为 1/45000;⑤胰腺炎;⑥月经不规则及多囊卵巢;⑦体重增加。

(2)下列反应如果持续出现时应予注意:①常见的有:食欲缺乏、体重减轻、腹泻、消化不良、恶心或呕吐、胃肠道痉挛、腹痛、发热、支气管炎、月经周期改变、视物模糊、弱视、复视、混乱、情绪反复无常;②少见或罕见的有:食欲增加、便秘、嗜睡、一般轻而短暂的脱发、眩晕、疲乏、健忘、头痛、背痛、共济失调、眼球震颤、震颤、异常兴奋、不安和烦躁。

【禁忌证】 (1)对丙戊酸或丙戊酸盐过敏者。

(2)肝病或明显肝功能损害者。

(3)尿素循环障碍、高氨性脑病患者。

(4)美国 FDA 妊娠期药物安全性分级为口服给药、肠道外给药 D。

【注意事项】 (1)本药能透过胎盘屏障,妊娠最初 3 个月服用丙戊酸,胎儿脊柱裂发生率为 1%～2%,亦可见与其他抗癫痫药相似的畸形。

(2)丙戊酸可经乳腺分泌入乳汁,浓度为母体血药浓度的 1%～10%,哺乳期妇女服用可能对乳儿有危害。

(3)10 岁以下儿科患者使用的安全性和有效性尚未建立。

(4)老年患者使用本品不良反应的发生率升高,有时与营养摄入减少和体重下降有关。

(5)不推荐用于急性头部外伤引起的癫痫发作的预防用药。

(6)使用丙戊酸及其衍生物的患者可引起肝衰竭致死。2 岁以下儿童出现致死性肝毒性的风险显著升高。在治疗前及治疗过程中应严密监测患者的肝功能,尤其是开始用药的 6 个月内。

(7)肝病史、先天性代谢障碍、器质性脑病、严重癫痫伴智力迟钝或同时使用多种抗惊厥药,出现肝毒性的风险增加。

(8)超剂量用药,血小板减少和肝酶升高的风险增加。

(9)有报道在使用丙戊酸钠的成人和儿童中,引起致命的胰腺炎,如患者诊断为胰腺炎,一般应停药。

(10)高血氨患者仍可能肝功能正常,高血氨有可能是尿素循环障碍引起,禁忌使用本品。

(11)低血尿素氮或蛋白、血谷氨酰胺升高、与蛋白负荷相关的脑病、与妊娠相关的或产后脑病、共济失调、偏激、突然发作、易怒、不可解释的智力迟钝或呕吐嗜睡交替等均有可能是尿素循环障碍引起,禁忌使用本品。

(12)有不可解释的脑病或昏迷史,有尿素循环障碍家族史均为尿素循环障碍的易患因素,禁忌使用本品。

(13)有报道在开始治疗后的 40 日内可引起多器官性的过敏反应,有生命威胁。

(14)有报道可增加自杀的风险,宜加强监护。

(15)对其他临床试验的干扰:尿酮试验可以由于酮性代谢产物随尿排出,出现假阳性。甲状腺功能试验可能受影响。乳酸脱氢酶、ALT、AST 可能轻度升高,提示无症状性肝脏中毒。血清胆红素可能升高提示潜在的严重肝脏中毒。

(16)用药前和用药期间应作全血细胞包括血小板计数,肝、肾功能检查。肝功能在最初半年内最好每 1～2 月复查一次,半年后复查间隔酌情延长。

【药物相互作用】 (1)乙醇可加重本品的中枢抑制作用。

(2)麻醉药或其他中枢抑制药与本品合用,中枢抑制作用增强。

(3)与亚胺培南、美罗培南、厄他培南、多立培南合用,本品的血药浓度降低,癫痫失控的风险增加。

(4)与拉莫三嗪合用,拉莫三嗪的代谢下降,消除半衰期延长,导致出现毒性以及增加严重皮肤反应的风险。

(5)与华法林或肝素等抗凝药及溶血栓药合用,可引起出血。

(6)与阿司匹林或双嘧达莫合用,可由于抑制血小板聚集而使出血时间延长。

(7)与苯巴比妥合用使后者的代谢减慢,血浓度升高,出现中枢神经系统严重抑制的风险增加。

(8)与扑米酮合用,扑米酮活性代谢物苯巴比妥的清除受到影响,出现中枢神经系统严重抑制的风险增加。

(9)与氯硝西泮合用治疗失神发作时,曾有报道少数病例反而诱发失神持续状态。

(10)与苯妥英钠合用时,因在血浆蛋白结合部位的竞争可使两者的血浓度发生改变,因此需定期监测血药浓度,并视临床情况调整剂量。

(11)与卡马西平合用,由于后者对肝药酶的诱导而使二者的血浓度降低,须监测血浓度调整剂量。

(12)与具有肝脏毒性的药物合用时,可增强肝毒性,应避免合用。有肝病史者应用本品须经常检查肝功能。

(13)与氟哌啶醇、洛沙平、马普替林、单胺氧化酶抑制药、吩噻嗪类、噻吨类和三环类抗抑郁药合用,中枢抑制作用增强,另外,这些药物可降低惊厥阈,减弱丙戊酸钠的作用,须及时调整上述药物的剂量。

(14)与伏林司他(vorinostat)合用,可出现严重的血小板减少和胃肠道出血。

【给药说明】 (1)于进餐后立即服用,以减少药物对胃部的刺激。

(2)用药期间避免饮酒。

(3)如拟停药,应逐渐减量,以防复发;当取代其他抗惊厥药物时,丙戊酸钠用量应逐渐增加,而被取代的药物应逐渐减少,以维持对发作的控制。

(4)外科手术或其他急症治疗时应考虑可能遇到出血时间延长或中枢神经抑制药作用的增强。

【用法与用量】 (1)癫痫　口服　成人　每日按体重 15 mg/kg;或一日 600～1200 mg,分次服。开始时按体重 5～10 mg/kg，一周后递增，至发作得以控制为止。当一日用量超过 250 mg 时，应分次服用，以减少胃肠道刺激。最大量一日按体重不超过 30 mg/kg，或一日不超过 1.8 g。癫痫持续状态时静脉注射 400 mg，一日 2 次。

（2）双相情感障碍　用法与用量参阅第三章第四节。

【儿科用法与用量】　口服　一日 20～30 mg/kg，分 2～3 次；或一日 15 mg/kg，按需每隔一周增加 5～10 mg/kg，至有效或不能耐受为止。一日极量 40 mg/kg。

【儿科注意事项】　（1）在儿童可蓄积于发育的骨骼中。

（2）与苯巴比妥合用可降低血药浓度。

（3）需定期复查肝功能、血常规及血药浓度（血药浓度 50～100 μg/ml）。

【制剂与规格】　丙戊酸钠片：（1）100 mg；（2）200 mg。

丙戊酸钠缓释片：（1）200 mg；（2）500 mg。（均以丙戊酸钠计）

丙戊酸钠糖浆：100 ml∶5 g。

丙戊酸钠口服溶液剂：300 ml∶12 g。

注射用丙戊酸钠：400 mg。

氯硝西泮[药典（二）；医保（甲、乙）]

Clonazepam

【适应证】　①控制各型癫痫发作，对失神发作、婴儿痉挛症、肌阵挛及运动不能性发作疗效较好；②Lennox-Gastaut 综合征；③静脉给药用于癫痫持续状态；④其余适应证参阅第三章第三节。

【药理】　（1）药效学　作用与地西泮相似，其抗惊厥作用比地西泮强 5 倍，作用机制复杂，主要为 $GABA_A$ 受体激动药，也作用于钠通道。可以加强突触前抑制，抑制皮质、丘脑和边缘系统的病灶异常放电向周围脑组织的扩散，起抗惊厥作用。但不能消除病灶的异常放电。口服 30～60 分钟发生作用，作用持续 6～8 小时。

（2）药动学　口服吸收良好，达峰时间（t_{max}）为 1～4 小时，静脉注射和口服 1.5 mg 后，血浓度分别为 5.78 ng/ml 和 3.75～5.9 ng/ml。生物利用度（F）＞80％。由于脂溶性高，分布快速。表观分布容积（V_d）为 1.5～4.4 L/kg。血浆蛋白结合率为 86％。可通过胎盘进入胎儿血液循环，并分泌到乳汁。在肝内代谢，主要以代谢产物从尿排泄，在 24 小时内仅有小于 0.5％以原形随尿排出。半衰期（$t_{1/2}$）为 20～40 小时。有效血浓度范围 20～90 ng/ml。

【不良反应】　（1）常见的不良反应　异常兴奋、神经过敏易激惹、肌力减退；较少发生的有：行为障碍、思维不能集中、易暴怒（儿童多见）、紧张、精神错乱、幻觉、精神抑郁；罕见的有：皮疹或瘙痒（过敏反应）、咽痛、发热或出血异常、瘀斑或极度地疲乏及骨髓抑制。

（2）持续出现须注意的不良反应　较多见的有不灵活、行走不稳、共济失调、嗜睡、认知能力下降，与用量有关，在治疗开始时最严重，继续服用会逐渐消失；少见的有视物模糊、便秘、腹泻、眩晕或头晕、头痛、气管分泌增多或流涎、恶心、呕吐、排尿障碍、语言不清、口干、呼吸抑制、癫痫加重。

（3）持续性精神错乱、严重嗜睡、抖动、持续的语言不清、步态蹒跚、心跳异常减慢、呼吸短促或困难，以及严重乏力，均可能为药物过量的症状，须引起注意。

【禁忌证】　（1）对苯二氮䓬类过敏者。

（2）严重肝病患者。

（3）急性闭角型青光眼患者。

（4）美国 FDA 妊娠期药物安全性分级为口服给药、肠道外给药 D。

【注意事项】　（1）对苯二氮䓬类药过敏者，对氯硝西泮也过敏。

（2）能随分泌进入乳汁，新生儿代谢这类药较成人慢，可使氯硝西泮在体内蓄积，引起乳儿嗜睡、吮乳困难和体重下降等。

（3）儿童，尤其是幼儿，中枢神经系统对苯二氮䓬类更为敏感。由于不能将这类药降解成为无活性的代谢物，新生儿可产生持续性中枢神经系统抑制，长期应用有可能对躯体和神经发育有影响。

（4）老年人中枢神经系统对氯硝西泮也较为敏感，注射用药时更易产生呼吸困难、低血压、心动过缓甚至心跳停止。

（5）可影响认知和动作协调能力，机械操作、交通工具驾驶人员慎用。

（6）长期使用，应监测全血细胞计数和肝功能。

（7）停药后可出现撤药症状。

（8）有报道使用本品增加自杀的风险，宜加强监护。

（9）下列情况应慎用：①有生命体征受抑制的急性乙醇中毒，可加重中枢神经抑制作用；②有药物滥用或成瘾者，易产生依赖性；③肝功能损害，可延长清除期；④多动症者可有反常反应；⑤低蛋白血症，易产生嗜睡；⑥重度重症肌无力，病情可能加重；⑦慢性呼吸系统疾病，可导致流涎增加和呼吸抑制；⑧严重慢性阻塞性肺部疾病，可加重呼吸衰竭；⑨肾功能损害，可延长清除期；⑩外科或长期卧床患者，咳嗽反射可受到抑制。

【药物相互作用】　（1）与阿片类镇痛药、镇静催眠药、中枢作用的肌松药、单胺氧化酶抑制药、主要作用于中枢部位的抗高血压药等中枢抑制药或乙醇合用时，呼吸抑制作用增强。用药期间不能饮酒或同时使用其他中枢抑制药。

(2)与三环类抗抑郁药合用时，除了可增强中枢抑制作用外，还可降低惊厥发作阈值、降低本品的抗癫痫作用。

(3)与他喷他多(tapentadol)合用，作用叠加，中枢神经系统和呼吸抑制作用均增强，可出现低血压、过度镇静或昏迷。

(4)与左旋多巴合用可降低后者的作用。

(5)与卡马西平合用，使两药的代谢均加快，血浓度降低。

(6)与丙戊酸钠合用，在少数病例可发生失神持续状态。

(7)与扑米酮合用，可能由于药物代谢的改变，导致癫痫发作形式改变，需调整扑米酮的剂量。

【给药说明】 (1)老年、体弱、肝肾功能损害、低蛋白血症或呼吸功能障碍者，开始用小量，因为这些患者的排泄可能降低，中枢神经不良反应多，甚至出现呼吸抑制。

(2)药物用量因人而异，开始时均用小量，根据临床情况逐渐调整用量。

(3)当用于代替其他抗惊厥药时，氯硝西泮用量应逐渐递增，而其他的药逐渐减量，反之亦然，不能骤然停药以免使发作增多或导致持续状态。

(4)氯硝西泮在应用约3个月之后疗效降低，需调整药量。

(5)氯硝西泮过量时，应该立即静脉使用特效拮抗药氟马西尼，并应给予对症处理，患者清醒时可用催吐剂，意识不清则可洗胃。监测呼吸、脉搏、血压，必要时可用升压药如多巴胺、去甲肾上腺素等。

【用法与用量】 (1)癫痫　口服　成人　起始剂量为一次0.5 mg，一日3次，每3日增加0.5～1 mg，直到发作被控制或出现不良反应为止。用量应根据患者具体情况而个体化，成人最大量一日不超过20 mg。

(2)癫痫持续状态　①静脉注射：成人为1～4 mg，速度为1 mg/30s，必要时20分钟后可重复使用(10分钟即可达峰浓度)，最大剂量一日不超过20 mg。因有明显的呼吸抑制或心血管抑制作用，故必须监护心肺功能。②直肠灌注：按体重0.1 mg/kg，15分钟即可达峰浓度。

(3)其余各适应证的用法与用量参阅第三章第三节。

【儿科用法与用量】 口服　一日0.03～0.05 mg/kg，分2～3次(从小量开始，渐增至发作控制)。维持量：一日0.1～0.2 mg/kg。

【儿科注意事项】 (1)嗜睡、共济失调及行为紊乱。

(2)突然停药可引起癫痫持续状态。

【制剂与规格】 氯硝西泮片：(1)0.25 mg；(2)0.5 mg；(3)2 mg。

氯硝西泮注射液：(1)1 ml∶1 mg；(2)2 ml∶2 mg。

水合氯醛[药典(二)]

Chloral Hydrate

【适应证】 癫痫持续状态。

【药理】【不良反应】【注意事项】【药物相互作用】【给药说明】 参阅本章第一节。

【用法与用量】 成人　3 g保留灌肠，用于癫痫持续状态。常用10%溶液30 ml，稀释1～2倍后一次灌入，方可见效。

【儿科用法与用量】 (1)镇静、催眠　口服或灌肠　一次30～40 mg/kg。

(2)抗惊厥　口服或灌肠　一次40～60 mg/kg。

【儿科注意事项】 (1)儿童一次极量不超过1 g。

(2)刺激性强。

(3)应用时须稀释，有成瘾性。

【制剂与规格】 水合氯醛溶液：10%。

加巴喷丁[医保(乙)]

Gabapentin

【适应证】 12岁以上，伴或不伴继发性全面发作的部分性发作癫痫患者。常与其他抗癫痫药物合用。

【药理】 (1)药效学　加巴喷丁为人工合成的γ-氨基丁酸(GABA)类似物，抗癫痫作用机制尚不清楚。它对GABA受体无激动作用，也不抑制GABA的再摄取与降解，它能与L型钙通道蛋白结合，但不影响钙内流。有报道本品可能促进GABA的释放。

(2)药动学　口服吸收快，达峰时间(t_{max})为2～3小时。吸收过程可饱和，口服300 mg时，生物利用度(F)约65%；口服600 mg时约42%；口服1600 mg时约35%。在体内分布广，可通过血-脑屏障，脑脊液中药物浓度约为血浓度的20%，脑组织内药物浓度可达血浓度的80%；可从乳汁分泌。血浆蛋白结合率很低(<5%)，正常肾功能状态下，表观分布容积(V_d)为0.9 L/kg。在体内不被代谢，以原形药物从尿中排出，其排泄率与肌酐清除率成正比。半衰期($t_{1/2}$)为5～7小时；肾功能异常者$t_{1/2}$延长达

13 小时，但在透析中可在 3.8 小时清除。有效治疗浓度不肯定，一般有效浓度>2 μg/ml(11.7 μmol/L)。在口服苯妥英钠同时口服 400 mg 每日 3 次后浓度为2～4.8 μg/ml(11.7～28 μmol/L)。

【不良反应】 (1)较常见的有共济失调，站立不稳；头晕、嗜睡、眼球震颤；外周性水肿。较少见的不良反应有遗忘、疲劳、抑郁、易激动、心境不稳、敌对行为及其他情绪和精神方面改变。罕见粒细胞减少症，一般没有症状。偶有发热、咳嗽、下背痛及排尿困难等。

(2)过量的症状为严重腹泻、复视、严重的头昏、嗜睡和严重构音障碍，口齿不清，最严重者致死。

(3)严重的反应有 Stevens-Johnson 综合征(罕见)、癫痫发作、昏迷。

【禁忌证】 (1)对本品过敏者。

(2)美国 FDA 妊娠期药物安全性分级为口服给药 C。

【注意事项】 (1)用药之前应当注意对本品是否过敏。

(2)哺乳期妇女用药对乳儿的危害不能排除。

(3)肾功能减退和老年患者应注意减少药物剂量，减量标准应与肌酐清除率成比例。

(4)抗酸药能减少本品的吸收 20%以上，因此必须在服制酸剂 2 小时后服用。

(5)本品口服后可出现假性蛋白尿和白细胞减少。

(6)使用本品，自杀的风险增加。

【药物相互作用】 (1)饮酒或与中枢抑制药合用使中枢抑制作用增强。

(2)与含铝、镁的抗酸药合用可减少吸收。

【给药说明】 (1)本品的用药剂量由临床效果决定，不由血药浓度决定。

(2)不能突然停用，若换其他药物，至少要有一周的减量期。

(3)老年人和肾功能不全者应当减少药物用量。

(4)首次给药应当睡前服用，以减少不良反应。

(5)当每日服用 3 次时，每次给药间距不得大于 12 小时。

(6)血液透析患者，若从未应用加巴喷丁者，首剂口服 300～400 mg。然后，每透析 4 小时给予 200～300 mg。

【用法与用量】 口服 (1)成人 第 1 日 300 mg，第 2 日 600 mg，分 2 次服；第 3 日 900 mg，分 3 次服。以后根据临床情况可继续增加至维持量，维持量 900～1800 mg。但剂量增至一日 2400～3600 mg 亦能耐受。

(2)老年人使用剂量由肾功能肌酐清除率决定。调节方案为：①肌酐清除率>60 ml/min 者，一日最大剂量<1200 mg(一次 400 mg，一日 3 次)；②30～60 ml/min 者，一日最大剂量<600 mg(一次 300 mg，一日 2 次)；③15～30 ml/min 者，一日最大剂量<300 mg(一次 300 mg，一日 1 次)；④<15 ml/min 者，一日最大剂量<150 mg(一次 300 mg，隔日 1 次)。

【儿科用法与用量】 12 岁以下的剂量未定。12～18 岁的剂量与成人同。

【制剂与规格】 加巴喷丁胶囊：(1)100 mg；(2)300 mg；(3)400 mg。

加巴喷丁片：300 mg。

奥卡西平[医保(乙)]

Oxcarbazepine

【适应证】 单纯及复杂部分性发作，继发性强直阵挛发作的单药治疗以及难治性癫痫的加用治疗。

【药理】 (1)药效学 奥卡西平及其代谢产物单羟基衍生物(MHO)阻滞电压敏感性钠通道。体外实验中，当达到治疗浓度时，两者均能阻滞大鼠神经元钠依赖性动作电位的发放，阻止癫痫灶异常放电活动的扩散。此外，亦作用于钾、钙离子通道而起作用。

(2)药动学 口服吸收良好，达峰时间(t_{max})为 4～6 小时。生物利用度(F)>95%，与食物同服 F 增加。单次口服 400 mg 和 800 mg，峰浓度(C_{max})分别为 17.7 mmol/L 和 18.8 mmol/L。体内分布广，表观分布容积(V_d)为0.3～0.8 L/kg，10-羟基衍生物的血浆蛋白结合率为 40%。奥卡西平和 10-羟基衍生物均可通过胎盘进入胎儿血液循环；也可通过乳汁分泌。在体内几乎立即转化为具有生物活性的 10-羟基衍生物，然后与葡糖醛酸结合而失活。主要以代谢产物(原形药物不到 1%)从尿排出(94%～97.7%)，仅少量(1.9%～4.3%)由粪便排泄。奥卡西平的半衰期($t_{1/2}$)为 1～2 小时，10-羟基衍生物的 $t_{1/2}$ 为8～10小时。有效血浓度尚未确定，推荐值为 10～35 μg/ml(50～130 μmol/L)。

【不良反应】 与卡马西平相似。

(1)最常见的为头晕、疲劳、眩晕、头痛、复视、眼球震颤、步态异常、震颤。过量后可出现共济失调。

(2)较少见的有视物模糊、恶心、嗜睡、鼻炎、感冒样综合征、消化不良、皮疹和协调障碍等。低钠血症的出现率高于卡马西平。由于不良反应需要停药者仅占 1%～9.5%。

(3)严重的有 Stevens-Johnson 综合征、中毒性表皮坏死、血管性水肿、严重多器官的过敏反应。

【禁忌证】 (1)对奥卡西平或奥卡西平药品中的任

一成分过敏者。

(2)美国 FDA 妊娠期药物安全性分级为口服给药 C。

【注意事项】 (1)哺乳期妇女用药可能对乳儿有危害。

(2)对卡马西平过敏的患者中有 25%～35%对奥卡西平也过敏。

(3)低钠血症在开始治疗的头 3 个月更易出现,治疗 1 年以上仍可出现。

(4)肾功能损害(肌酐清除率小于 30 ml/min)者,奥卡西平活性代谢物清除慢,血药浓度升高。

(5)Stevens-Johnson 综合征、中毒性表皮坏死的平均潜伏期约为 19 日。多器官过敏反应的平均潜伏期约为 13 日。

(6)使用本品可降低 T_4,但不降 T_3或 TSH。

(7)迅速撤药,可引起癫痫更频繁发作。

(8)使用本品,自杀的风险增加。

【药物相互作用】 (1)与司来吉兰合用,司来吉兰的血药浓度显著上升,属禁忌。司来吉兰停药与奥卡西平启用应有 2 周以上的间隔。

(2)与乙醇合用,可引起额外的镇静作用。

(3)与其他可降低血钠水平的药物合用,出现低血钠的风险增加。

(4)本品可诱导 CYP3A 的活性,与托伐普坦合用时,托伐普坦的代谢加快,血药浓度下降,应避免合用。如必须合用,则托伐普坦的剂量应作调整。

(5)与其他抗癫痫药物合并应用时,通过肝药酶诱导作用,使苯妥英钠的半衰期缩短至 14 小时以下;相反,与丙戊酸钠合用时,抑制丙戊酸钠的代谢,可使半衰期延长至 59～60 小时。因此,与丙戊酸钠合用时,剂量应减为半量。

(6)本品对肝药酶的诱导作用比卡马西平弱,故对苯妥英钠、丙戊酸钠血浓度的影响也较后者小。

(7)本品通过诱导 CYP3A 的活性,增加甾体类避孕药的代谢,从而降低甾体类避孕药的血浓度,降低其有效性。如必须合用,宜加用避孕措施。

【用法与用量】 口服　奥卡西平 300 mg 相当于卡马西平 200 mg。成人开始剂量为一日 300 mg,以后可每日增加 300 mg,单药治疗维持剂量为一日 600～1200 mg;加用治疗为一日量 900～3000 mg,分 2 次服。

【儿科用法与用量】 口服　抗癫痫：一日 10 mg/kg 起量,必要时可增至 40 mg/kg(混悬液可达 60 mg/kg),分 2 次。

【儿科注意事项】 低钠血症和皮肤过敏。

【制剂与规格】 奥卡西平片:(1)150 mg;(2)300 mg;(3)600 mg。

拉莫三嗪[医保(乙)]

Lamotrigine

【适应证】 单纯及复杂部分性发作及继发性全面强直-阵挛性发作患者单药治疗,以及难治性癫痫的加用治疗。其余适应证参阅第三章第四节。

【药理】 (1)药效学　拉莫三嗪为电压依赖性钠通道阻滞药,通过减少钠内流而稳定神经细胞膜。在体外培养神经元中,可以抑制谷氨酸诱发的爆发性放电;阻滞病灶的异常高频放电和神经细胞膜去极化,但不影响正常神经细胞的兴奋传导。动物实验发现本品可对抗超强电刺激引起的强直性惊厥,此作用比苯妥英钠强。

(2)药动学　口服吸收良好,生物利用度(F)可达 98%。健康人和癫痫患者单剂量服用后,达峰时间(t_{max})为 0.5～5.0 小时,平均 1.0～3.0 小时,儿童为1～6 小时。体内分布广,可从乳汁中分泌,表观分布容积(V_d)为 0.9～1.3 L/kg。血浆蛋白结合率为 55%。在肝内进行结合代谢,生成失活代谢产物。94%通过肾脏排泄,其中 10%为原形药物,2%通过粪便排泄。半衰期($t_{1/2}$)为 6.4～30.4 小时,平均 12.6 小时,若在服用丙戊酸钠基础上加服本品者,$t_{1/2}$可延长至 11.2～51.6 小时(平均 27 小时)。有效血浓度范围 1～1.5 μg/ml。

【不良反应】 (1)最常见的不良反应　头痛、头晕、嗜睡、失眠、眩晕、视物模糊、复视、震颤、共济失调、恶心、呕吐、腹痛、腹泻、消化不良、虚弱、焦虑、抑郁、痛经、鼻炎和皮疹(出现率 5%～10%)其中以头痛(29%)、头晕(19%)最为多见。

(2)较少见的不良反应　变态反应、面部皮肤水肿、肢体坏死、腹胀、光敏性皮炎等。此外,还有胃食欲缺乏、体重减轻等。

(3)严重的不良反应　多形红斑(罕见)、Stevens-Johnson 综合征(儿童出现率 1%,成人为 1‰)、中毒性表皮坏死、贫血、弥散性血管内凝血、嗜酸粒细胞计数上升、白细胞减少、血小板减少、再生障碍性贫血、单纯红细胞再生障碍、肝衰竭、血管性水肿(罕见)、多器官衰竭、癫痫持续状态。

(4)与剂量相关的不良反应　共济失调、视物模糊、复视、头晕、恶心、呕吐等。

(5)剂量过大时,出现严重嗜睡、头痛,甚至昏迷。

【禁忌证】（1）对拉莫三嗪或拉莫三嗪药品中的任一成分过敏者。

（2）美国 FDA 妊娠期药物安全性分级为口服给药 C。

【注意事项】（1）可引起严重的、致命的皮肤反应。与丙戊酸类合用，出现皮肤反应的风险增加。拉莫三嗪相关的致命的皮肤反应在用药开始后的 2～8 周内发生。一般在皮肤反应最初的体征出现，又未能发现其他的病因时即应停药。

（2）哺乳期妇女使用本品可能对乳儿有危害。

（3）2 岁至 16 岁的儿科患者使用本品，严重皮疹的发生率较高。

（4）对其他抗惊厥药过敏的患者使用本品，出现非严重的皮疹的风险增加。

（5）使用本品，自杀的风险增加。

（6）避免突然停药，防止癫痫发作增加的可能。

（7）肝、肾功能损害者，给药剂量应当减少，因为 $t_{1/2}$ 将明显延长。血液透析者 $t_{1/2}$ 亦可延长至 58 小时。

（8）年老、体弱者剂量减半开始。

（9）能与眼睛及全身其他色素组织结合，使眼睛和皮肤组织中毒。

【药物相互作用】（1）在服用丙戊酸钠患者中加服拉莫三嗪后，两药对肝脏代谢的竞争，引起丙戊酸钠浓度降低，而拉莫三嗪的代谢减慢，半衰期大幅延长，出现不良反应的风险增加。

（2）与苯妥英钠、卡马西平、苯巴比妥和扑米酮合用，拉莫三嗪的代谢加快，血浓度降低。

【用法与用量】口服　成人　①在服用丙戊酸钠的患者，第 1、2 周一次 25 mg，隔日 1 次；第 3、4 周开始一次 25 mg，一日 1 次；此后每 1～2 周增加 25～50 mg，直至达到维持量一日 100～150 mg，分次服。②不与丙戊酸钠合用者，从一日 50 mg 开始；2 周后改为一日 100 mg，分次服，逐步加到维持量一日 300～500 mg，分次服。国内经验以 100～200 mg 维持为妥。

【儿科用法与用量】口服　单药治疗：2～12 岁，第 1～2 周一日 300 μg/kg，分 1～2 次，第 3～4 周剂量增至一日 600 μg/kg，分 1～2 次，第 5 周后每 1～2 周增加剂量（每日最大增加 600 μg/kg），至最佳疗效或最大耐受剂量，一般维持量一日 1～10 mg/kg，分 1～2 次，最大剂量可至一日 15 mg/kg；12～18 岁，第 1～2 周一次 25 mg，一日 1 次，每 1～2 周增加剂量，渐增至最佳疗效或最大耐受剂量。一般维持量一日 100～200 mg，一日 1 次或分 2 次服用，最大剂量一日 500 mg。

【儿科注意事项】（1）可见过敏反应，严重者如 Stevens-Johnson 综合征、中毒性表皮坏死溶解。

（2）和丙戊酸钠合用，剂量应调整，一般应减半服用。

【制剂与规格】拉莫三嗪片：（1）25 mg；（2）50 mg；（3）100 mg。

拉莫三嗪分散片：（1）25 mg；（2）50 mg。

托　吡　酯[医保(乙)]

Topiramate

【适应证】①单纯部分性、复杂部分性发作和全面强直-阵挛性发作以及婴儿痉挛症的患者，尤其是对 Lennox-Gastaut 综合征的临床疗效较好；②偏头痛的预防性治疗。

【药理】（1）药效学　可阻滞电压依赖性钠通道（主要影响失活态通道），从而减少 Na^+ 内流；也可在 $GABA_A$ 受体处增加 GABA 的抑制作用；并可限制 AMPA 受体的激活；此外，本品还是一种弱的碳酸酐酶抑制药。可使大脑皮质癫痫样放电持续时间和动作电位数量减少。动物实验中，亦可抑制各类癫痫模型（大鼠的强直、失神发作，小鼠听觉强直发作，大鼠杏仁核点燃发作和外伤癫痫以及其他动物由戊四氮诱导）的抽搐发作等。

（2）药动学　口服易吸收，不受食物影响，生物利用度（F）近 100%。达峰时间（t_{max}）为 2 小时。单次口服 100 mg、200 mg 和 400 mg 时，峰浓度（C_{max}）分别为（4.68±0.85）μg/ml、（8.18±1.23）μg/ml 和（16.41±1.74）μg/ml，血药浓度高低与剂量呈线性相关。血浆蛋白结合率仅为 9%～17%。约有一半药物在肝脏代谢，主要以原形药物和代谢产物由肾脏排出，原形药物约占 80%。正常肾功能者表观分布容积（V_d）为 0.6～1.0 L/kg，半衰期（$t_{1/2}$）为 19～25 小时。恒量多次服药，4～8 日达稳态浓度（C_{ss}）。肝、肾功能不良者，清除减慢，肾功能损伤者，恒量多次服药，10～15 日后，仍未达到 C_{ss}。儿童的 $t_{1/2}$ 较成年人短。有效血浓度为 9～12 mg/L。

【不良反应】不良反应发生率约 20%，其中以中轻度较多，常常在迅速加药过程中出现，但持续时间一般不超过 4 个月。按照症状的频度，依次为头晕、疲乏、体重下降、复视、眼球震颤、嗜睡、精神异常、思维紊乱、找词困难、共济失调、食欲缺乏、注意力不集中等。国内报告约 10%的儿童出现少汗或无汗。头痛亦相当常见。其他常见的不良反应有：味觉改变、恶心、腹泻、头痛、紧张、认知与操作能力削弱、记忆损害、感觉异常、嗜睡、视力异常。

严重的不良反应有多形红斑、Stevens-Johnson 综合征、中毒性表皮坏死；体温升高、高氨血症、代谢性酸中毒、肝衰竭、肾结石、近视、青光眼、抑郁、心境不稳、自杀意念。

【禁忌证】 (1)对托吡酯及本制剂中的任一成分过敏者。

(2)美国 FDA 妊娠期药物安全性分级为口服给药 C。

【注意事项】 (1)哺乳期妇女使用本品可能对乳儿有危害。

(2)本品在 2 岁以下的儿科患者中治疗癫痫的有效性尚未建立。

(3)肝功能损害，托吡酯的清除下降，慎用。

(4)中度或重度肾损害，出现药物中毒的风险增加，可能需要调整剂量。

(5)有酸中毒易患因素(如肾病、严重呼吸疾患、癫痫持续状态、腹泻、手术等)者，使用本品引起代谢性酸中毒的风险增加。

(6)与丙戊酸合用时，先天性代谢异常患者出现高氨血症的风险增加。

(7)使用本品可引起急性近视和继发性青光眼，一旦出现，应停药。

(8)可引起高热少汗，在儿科患者中风险增加。

(9)可增加自杀的风险。

(10)为避免癫痫发作，不宜突然停药。

【药物相互作用】 (1)避免与乙酰唑胺等其他碳酸酐酶抑制药合用。

(2)与丙戊酸合用，出现高氨血症的风险增加。

(3)苯妥英钠和卡马西平可降低本品的血浓度 50%。本品可降低雌激素的血浓度，可影响含雌激素口服避孕药的避孕效果。

【用法与用量】 口服　(1)抗癫痫　成人从一日 25 mg开始，每周加药 1 次，每次增加 25 mg，直至症状控制为止。维持量一日 100～200 mg。

(2)偏头痛的预防性治疗　宜从小剂量开始，一日 15～25 mg，睡前服，以后酌情逐增剂量，可达一日 100～200 mg，分次服用。

【儿科用法与用量】 口服　每日 0.5～1 mg/kg 开始，每周增加一日 0.5～1 mg/kg，持续量为一日 4～8 mg/kg，分 2 次服用。

【儿科注意事项】 可引起共济失调、注意力受损、意识模糊、头晕、疲劳、感觉异常、嗜睡和思维异常。

【制剂与规格】 托吡酯片：(1)25 mg；(2)100 mg。

托吡酯胶囊：(1)15 mg；(2)25 mg。

氨己烯酸

Vigabatrin

【适应证】 ①部分性发作及继发性全面发作的加用治疗；②婴儿痉挛及 Lennox-Gastaut 综合征。

【药理】 (1)药效学　氨己烯酸不可逆地抑制 GABA 氨基转移酶，减少 GABA 降解，使脑内 GABA 浓度增加 30%。停药后 4～6 日 GABA 氨基转移酶活性才能恢复到用药前水平。

(2)药动学　口服吸收良好，不受食物影响。达峰时间(t_{max})为 0.5～2 小时。不与血浆蛋白结合，在体内代谢，给药量的 60%～80%以原形药物从肾脏排出。表观分布容积(V_d)为 0.8 L/kg。半衰期($t_{1/2}$)为 4～7 小时。GABA 氨基转移酶抑制半效期 4～5 日，故其疗效长于 $t_{1/2}$。

【不良反应】 皮疹、脸红、乏力、困倦、头晕、头痛、口干、牙龈增生、恶心、呕吐、上腹痛、胃肠道不适、便秘、肝毒性、肝衰竭、精神错乱、共济失调、精神运动性阻滞、运动功能障碍、体重增加、抑郁、神经过敏、幻觉、妄想、失眠、注意力集中困难、兴奋、易激惹、焦虑、复视、视网膜色素沉着、撤药症状等。近年发现 10%的患者出现周围性视野缺损伴色视觉缺损。动物实验发现脑内神经髓鞘内有空泡形成，但在人的病理检查及脑部 MRI 均未发现。

【禁忌证】 (1)对本品过敏者。

(2)妊娠期妇女禁用。药物可引起或预期可引起人类胎儿致畸率的上升或不可逆转的损害。药物还可能有不良的药理作用。

【注意事项】 (1)哺乳期妇女使用可能对乳儿有危害。

(2)肾功能损害者宜减量使用。

(3)2%～4%出现抑郁，长期应用出现周边性视野缩小，应每 6 个月检查视野 1 次，如出现视野缩小应停用。可使失神及肌阵挛发作加重。

【药物相互作用】 (1)与卡马西平合用，卡马西平的代谢减慢，血药浓度升高，出现不良反应的风险更大。

(2)本品分别与苯妥英钠、扑米酮或苯巴比妥合用时可使后三者的血浓度降低，如可使苯妥英钠血浓度逐渐降低 20%～30%。

【用法与用量】 口服　(1)成人　开始剂量为一次 500 mg，每日 1 次，以后每周增加一日 500 mg，维持量为一日 1000～1500 mg,分 2 次服。

【儿科用法与用量】 开始剂量为一日 40 mg/kg,维持量为一日 80～100 mg/kg,用于治疗婴儿痉挛可达一日 150 mg/kg。

【制剂与规格】 氨己烯酸片:500 mg。

非尔氨酯

Felbamate

【适应证】 ①治疗难治性部分性及继发性全面发作;②Lennox-Gastaut 综合征。

【药理】 (1)药效学 可拮抗谷氨酸 NMDA 受体(甘氨酸识别部位)的活性,易化 GABA 的传递以及阻滞钠通道。对多种癫痫模型均有保护作用。对缺氧缺血动物模型大脑有保护作用。

(2)药动学 口服吸收良好,食物对吸收无影响,生物利用度(F)为 90%。达峰时间(t_{max})为 1～4 小时。血浆蛋白结合率为 22%～25%。部分药物在肝脏进行羟化和结合反应,生成失活代谢产物,原形药物(40%～50%)和代谢产物从尿排出。表观分布容积(V_d)为 0.75 L/kg,半衰期($t_{1/2}$)为 20 小时(13～30 小时)。有效血浓度范围 30～100 μg/ml。

【不良反应】 常见的不良反应有恶心、呕吐、食欲缺乏、味觉改变、消化不良、便秘、腹痛、体重下降、紫癜、发热、头晕、头痛、失眠、步态异常,以及视物模糊、共济失调、嗜睡。

严重的不良反应有 Stevens-Johnson 综合征、癫痫发作、特异性反应(4%)、粒细胞缺乏、白细胞减少、血小板减少、全血细胞减少、嗜酸粒细胞增多、再生障碍性贫血、骨髓抑制以及急性肝功能衰竭。

【禁忌证】 (1)对本品过敏者。

(2)有肝病或肝病史以及血液病史患者。

(3)美国 FDA 妊娠期药物安全性分级为口服给药 C。

【注意事项】 (1)仅用于治疗的受益超过潜在的再生障碍性贫血的风险的、严重的、难治性的癫痫。在全面考虑用药对血液学的影响之前,不应用药。

(2)非尔氨酯的使用与再生障碍性贫血发生率的明显升高相关,甚至有死亡的病例。任何骨髓抑制的证据一旦出现,即应停药。

(3)在本品的治疗过程中应监测肝酶,一旦出现任何肝脏损害的体征即应停药。

(4)哺乳期妇女使用本品可能对乳儿有危害。

(5)使用本品,自杀的风险增加。

(6)肾功能不全慎用。

(7)勿突然停药。

【药物相互作用】 (1)苯妥英钠、苯巴比妥和卡马西平等药酶诱导药可加快本品的代谢;但加巴喷丁可延长本品的半衰期。本品可使卡马西平的代谢加快,血浓度降低,需调整剂量;但又可使苯巴比妥、苯妥英钠和丙戊酸钠的代谢减慢,血浓度升高,也需调整剂量。

(2)与黄体酮或雌激素合用,可增加其代谢,浓度-时间曲线下面积显著降低,故可降低避孕药的有效性,并可引起经期出血。

【用法与用量】 口服 成人 起始剂量为一日 400 mg,分 3 次服用,每 1～2 周增加一日 600～1200 mg,一日最高可达 3600 mg。

【儿科用法与用量】 起始剂量为一日 15 mg/kg,可逐渐增加剂量达一日 45 mg/kg。

【制剂与规格】 非尔氨酯片:(1)400 mg;(2)600 mg。

非尔氨酯糖浆:5 ml∶600 mg。

噻加宾

Tiagabine

【适应证】 部分性发作及继发性全面发作。

【药理】 (1)药效学 阻滞神经细胞及胶质细胞对 GABA 的再摄取,从而增加受体部位 GABA 的含量,增强 GABA 能神经的抑制作用。

(2)药动学 口服易吸收,生物利用度(F)96%。与食物同服可以延缓吸收,但不影响吸收率。达峰时间(t_{max})为 0.5～1.5 小时。血浆蛋白结合率为 96%。在肝脏代谢为失活代谢产物,主要以代谢产物从粪便排出,少量从尿排出。表观分布容积(V_d)为 1.0 L/kg。半衰期($t_{1/2}$)为 7～9 小时,与药酶诱导药合用则缩短至2～3 小时。

【不良反应】 常见的不良反应有头痛、头晕、乏力、神经质、震颤、腹泻、腹痛、恶心、呕吐、感冒样症状、共济失调、抑郁、紧张、失眠、嗜睡、感觉异常、不能集中注意力、精神错乱、言语紊乱、瘙痒、食欲增加、咽炎。

严重的不良反应 Stevens-Johnson 综合征、癫痫发作(原无癫痫的患者,罕见)、癫痫持续状态(无癫痫发作史的患者)、癫痫发作时猝死(罕见)。

【禁忌证】 (1)对本品过敏者。

(2)美国 FDA 妊娠期药物安全性分级为口服给药 C。

【注意事项】 (1)哺乳期妇女使用本品可能对乳儿有危害。

(2)12 岁以下儿童使用本品的安全性和有效性尚未确定。

(3)脑电图有棘波和放电波的患者使用本品，脑电图异常加剧。

(4)使用本品出现中等至严重程度的全身乏力者，宜减量使用或停药。

(5)肝病患者可能需要减小剂量。

(6)未使用酶诱导药(如卡马西平或苯妥英等)宜小剂量。

(7)在掌握噻加宾的疗效之前，驾驶或操作复杂的机械须谨慎。

(8)有报道可增加自杀的风险。

(9)逐渐撤药，尽量减少增加癫痫发作的机会。

【药物相互作用】　卡马西平、苯巴比妥、苯妥英钠和扑米酮等药酶诱导药可加速本品的代谢，使血浓度降低至原来的 1/3。

【用法与用量】　口服　成人　起始剂量为一次5 mg，一日 3 次，维持量一次 10～15 mg，一日 3 次(与肝酶诱导药合用)或一次 5～10 mg，一日 3 次(不与肝酶诱导药合用)。

【制剂与规格】　噻加宾片：(1)5 mg；(2)10 mg；(3)15 mg。

唑尼沙胺

Zonisamide

【适应证】　①部分性发作及全面性发作；②婴儿痉挛症。

【药理】　(1)药效学　抗癫痫机制与其阻滞钠通道及 T 型钙通道有关。

(2)药动学　口服吸收良好，达峰时间(t_{max})2～6 小时；生物利用度高，食物不影响吸收量，但达峰时间延迟。体内分布广，可通过胎盘，经乳汁分泌，血浆蛋白结合率低(40%～50%)。在肝脏代谢，主要以代谢产物从尿排出，原形药物为 15%～30%。半衰期($t_{1/2}$)27～51 小时。有效血浓度 10～70 μg/ml。

【不良反应】　(1)常见不良反应　腹痛、腹泻、消化不良、食欲缺乏、味觉改变、恶心；嗜睡、失眠、眩晕、精神错乱、感觉异常、不能集中注意力、镇静、记忆力减退、木僵、眼球震颤、复视、兴奋、抑郁、言语紊乱、疲劳。

(2)严重不良反应　Stevens-Johnson 综合征(罕见)、中毒性表皮坏死(罕见)；粒细胞缺乏(罕见)、再生障碍性贫血(罕见)；精神分裂样精神障碍。

【禁忌证】　(1)对唑尼沙胺或磺胺类药物过敏者。

(2)美国 FDA 妊娠期药物安全性分级为口服给药 C。

【注意事项】　(1)哺乳期妇女使用本品可能对乳儿有危害。

(2)肾功能衰竭(肾小球滤过率小于 50 ml/min)患者避免使用本品。

(3)有酸中毒易患因素(如肾病、严重呼吸疾患、癫痫持续状态、腹泻、手术等)者，使用本品引起代谢性酸中毒的风险增加。应作监测并考虑减小剂量或停药。

(4)有报道使用本品可升高肌酸磷酸激酶(CPK)，宜监测。如出现血浆 CPK 升高，可考虑减量或停药。

(5)有报道使用本品可引起血肌酐和尿素氮(BUN)升高，如出现急性肾衰或肌酐/BUN 浓度持续升高的状况，应监测肾功能并停药。

(6)有报道可引起胰腺炎，建议作监测并且在出现胰腺炎体征时考虑减量或停药。

(7)有报道，使用本品自杀的风险增加。

(8)突然停药可引起癫痫持续状态或增加癫痫发作次数，应避免。

【药物相互作用】　卡马西平、苯妥英钠或苯巴比妥可加速本品的代谢，使半衰期缩短。

【用法与用量】　口服　成人　起始量为一日 100～200 mg，分 2～3 次服用，每 1～2 周加量一次，维持量为一日 200～400 mg。

【儿科用法与用量】　起始量为一日 2～4 mg/kg，分 1～3 次服，在 1～2 周内增至每日 4～8 mg/kg，分 1～3 次服。一日最大剂量为 12 mg/kg。

【制剂与规格】　唑尼沙胺片：100 mg。

司替戊醇

Stiripentol

【适应证】　用于治疗各型癫痫发作。

【药理】　药动学　经口吸收不完全，并经过肝脏的首过效应，因为其经口后的生物利用度只有约 20%。血浆蛋白结合率高达 99%以上。几乎完全以代谢产物从尿中排泄。

【不良反应】　主要为失眠、偶发性的精神反应以及胃肠道障碍等，当与丙戊酸钠联合应用时可产生恶心和呕吐症状。

【药物相互作用】　司替戊醇可抑制细胞色素 P_{450} 同工酶，与其他抗癫痫药物具有相互作用，结果使有些药物的作用增强，有些药物的作用减弱。对苯巴比妥、去氧苯巴比妥、苯妥英、卡马西平的血液浓度显示可以将剂量减少到原来的一半。

【用法与用量】 初始计量为每日 50 mg/kg，也可能增加到 100 mg/kg，最高不能超过 4 g，分 2～3 次服用。与其他抗癫痫药同时使用时减少用量。

【制剂与规格】 司替戊醇胶囊：(1)250 mg；(2)500 mg。

司替戊醇散：(1) 250 mg；(2) 500 mg(用时制成混悬剂)。

左乙拉西坦[医保(乙)]

Levetiracetam

【适应证】 部分性发作及继发性全面发作的加用治疗。

【药理】 (1)药效学　作用机制尚不了解。对很多动物模型有抗惊厥作用，如毛果芸香碱及红藻氨酸的模型以及杏仁核点燃模型；但对超强电刺激引起的强直性惊厥及戊四氮引起的阵挛性惊厥无效。

(2)药动学　口服吸收快而完全(＞90％)，饮食对吸收无影响。生物利用度(F)近 100％。达峰时间(t_{max})为 0.3～1.6 小时。在肝脏仅有少量代谢，66％以原形药物从尿排出。表观分布容积(V_d)0.5～0.7 L/kg。半衰期($t_{1/2}$)在成人为 6～8 小时，在儿童为＜6 小时。不与血浆蛋白结合。

【不良反应】 (1)常见的不良反应　呕吐、食欲缺乏，感染，虚弱，困倦、嗜睡、头痛、头晕，行为异常、抑郁、紧张、情感障碍、心境不稳、敌意行为，咽炎、鼻炎、咳嗽，疲劳、疼痛。

(2)严重的不良反应　各类血细胞减少、肝衰竭、自杀意图、自杀。

【禁忌证】 (1)对本品过敏者。

(2)美国 FDA 妊娠期药物安全性分级为口服给药 C。

【注意事项】 (1)哺乳期妇女使用本品可能对乳儿有危害。

(2)本品在 4 岁以下儿童中使用的安全性和有效性尚未建立。

(3)肾功能损害，本品在体内的清除下降，宜调整剂量。

(4)血透患者使用本品需要调整剂量。

(5)使用本品，自杀的风险增加。

(6)突然停药有可能增加癫痫发作的次数。

【药物相互作用】 左乙拉西坦及其主要代谢物，既不是人体肝脏细胞色素 P_{450}、环氧化水解酶或尿苷二磷酸-葡萄苷酶的抑制药，也不是它们具有高亲和力的底物。因此，不易出现药代动力学相互作用。另外，其血浆蛋白结合率低(＜10％)，不易产生因与其他药物竞争蛋白结合位点所致临床显著性相互作用。与卡马西平合用，出现卡马西平毒性的风险增加，宜严密监测，为消除毒性有必要减小卡马西平的剂量。

【用法与用量】 口服　成人　起始剂量为一日 1 g，分 2 次服用，以后每 2 周增加一日 1 g。维持量为一日1～4 g。

【儿科用法与用量】 口服　10 mg/kg 开始，每周增加一日 10 mg/kg，维持量为一日 40～60 mg/kg。

【儿科注意事项】 出现消化道症状，兴奋不安，行为异常，肾功能不全者慎用。

【制剂与规格】 左乙拉西坦片：(1)0.25 g；(2)0.5 g；(3)1 g。

硫 酸 镁[药典(二)；医保(甲)]

Magnesium Sulfate

【适应证】 可作为抗惊厥药。常用于妊娠高血压。降低血压，治疗先兆子痫和子痫，也用于治疗早产。

【药理】 (1)药效学　镁离子可抑制中枢神经的活动，抑制运动神经-肌肉接头乙酰胆碱的释放，阻断神经肌肉联接处的传导，降低或解除肌肉收缩作用。

(2)药动学　肌内注射后 20 分钟起效，静脉注射几乎立即起作用。作用持续 30 分钟，治疗先兆子痫和子痫且有效血镁浓度为 2～3.5 mmol/L，治疗早产的有效血镁浓 2.1～2.9 mmol/L，个体差异较大。肌注和静脉注射，药物均由肾脏排出，排出的速度与血镁浓度和肾小球滤过率相关。

【不良反应】 (1)静脉注射硫酸镁常引起潮热、出汗、口干等症状，快速静脉注射时可引起恶心、呕吐、心慌、头晕，个别出现眼球震颤，减慢注射速度症状可消失。

(2)肾功能不全，用药剂量大，可发生血镁积聚，血镁浓度达 5 mmol/L 时，可出现肌肉兴奋性受抑制，感觉反应迟钝，膝腱反射消失，呼吸开始受抑制，血镁浓度达 6 mmol/L 时可发生呼吸停止和心律失常，心脏传导阻滞，浓度进一步升高，可使心跳停止。

(3)连续注射使用硫酸镁可引起便秘，部分患者可出现麻痹性肠梗阻，停药后好转。

(4)极少数血钙降低，再现低钙血症。

(5)镁离子可自由透过胎盘，造成新生儿高血镁症，表现为肌张力低，吸吮力差，不活跃，哭声不响亮等，少数有呼吸抑制现象。

(6)少数妊娠期妇女出现肺水肿。

【禁忌证】 哺乳期妇女禁用。

【注意事项】（1）应用硫酸镁注射液前须查肾功能，如肾功能不全应慎用，用药量应减少。

（2）有心肌损害、心脏传导阻滞时应慎用或不用。

（3）每次用药前和用药过程中，定时做膝腱反射检查，测定呼吸次数，观察排尿量，抽血查血镁浓度。出现膝腱反射明显减弱或消失，或呼吸次数每分钟少于14～16次，每小时尿量少于25～30 ml或24小时少于600 ml，应及时停药。

（4）用药过程中突然出现胸闷、胸痛、呼吸急促，应及时听诊，必要时胸部X线摄片，以便及早发现肺水肿。

（5）如出现急性镁中毒现象，可用钙剂静脉注射解救，常用的为10%葡萄糖酸钙注射液10 ml缓慢注射。

（6）保胎治疗时，不宜与肾上腺素β受体激动药，如利托君（ritodrine）同时使用，否则容易引起心血管的不良反应。

【用法与用量】（1）中重度妊娠高血压征、先兆子痫和子痫　首次剂量为2.5～4 g，用25%葡萄糖注射液20 ml稀释后，5分钟内缓慢静脉注射，以后每小时1～2 g静脉滴注维持。24小时总量为30 g，根据膝腱反射、呼吸次数和尿量监测。

（2）早产与治疗妊娠高血压　用药剂量和方法相似，首次负荷量为4 g；用25%葡萄糖注射液20 ml稀释后5分钟内缓慢静脉注射，以后用25%硫酸镁注射液60 ml，加于5%葡萄糖注射液1000 ml中静脉滴注，速度为每小时2 g，直到宫缩停止后2小时，以后口服β肾上腺素受体激动药维持。

【儿科用法与用量】　小儿惊厥　肌内注射或静脉注射：每次0.1～0.15 g/kg，以5%～10%葡萄糖注射液将本品稀释成1%溶液，静脉滴注或稀释成5%溶液缓慢静脉注射。25%溶液可作深层肌内注射。一般儿科仅用肌内注射或静脉注射。

【制剂与规格】　硫酸镁注射液（1）10 ml：1 g；（2）10 ml：2.5 g。

第三节　抗帕金森病药及治疗其他运动障碍性疾病药

一、概论

运动障碍性疾病（movement disorders）过去称为锥体外系疾病（extrapyramidal diseases），它是神经系统疾病中的一大类常见疾患。根据临床表现，运动障碍性疾病可分为少动性疾病（hypokinetic disorders）和多动性疾病（hyperkinetic disorders）两类。前者以帕金森病（Parkinson disease，PD）为代表性疾病，主要表现为震颤、运动迟缓、肌强直及姿势平衡障碍，后者以亨廷顿病（Huntington disease，HD）为代表性疾病，主要表现为各种异常不自主运动，如舞蹈症、投掷症、肌张力障碍等。

基底节是产生运动障碍性疾病的主要部位，是大脑皮质下一组灰质核团，主要包括尾状核、壳核、苍白球、丘脑底核和黑质。壳核与苍白球合称为豆状核，苍白球属于旧纹状体，尾状核与壳核属于新纹状体，旧纹状体与新纹状体总称为纹状体。基底节中有三个重要的神经环路：①皮质-皮质环路：大脑皮质-尾壳核-内侧苍白球-丘脑-大脑皮质；②黑质-纹状体环路：黑质与尾状核、壳核之间的往返联系纤维；③纹状体-苍白球环路：尾状核、壳核-外侧苍白球-丘脑底核-内侧苍白球。在皮质-皮质环路中，有直接通路（纹状体-内侧苍白球/黑质网状部）和间接通路（纹状体-外侧苍白球-丘脑底核-内侧苍白球/黑质网状部），这一环路是基底节实现其运动调节功能的主要结构基础，而这两条通路的活动平衡对正常运动的实现至关重要，黑质纹状体多巴胺（DA）能投射对这两条通路的活动起着重要调节作用。由于黑质纹状体多巴胺通路变性导致基底节输出过多，丘脑-皮质反馈活动受到过度抑制，对皮质运动功能的易化作用受到削弱，产生少动性疾病；由于纹状体神经元变性导致基底节输出减少，丘脑-皮质反馈对皮质运动功能的易化作用过强，则产生多动性疾病。

运动障碍性疾病中的不同疾病，其主要生化变化特征各不相同。如帕金森病的主要改变是纹状体中多巴胺递质浓度显著降低和酪氨酸羟化酶（TH）活性减弱，而乙酰胆碱（ACh）的功能相对占优势。亨廷顿病主要是乙酰胆碱和γ-氨基丁酸（GABA）含量减少，胆碱乙酰转移酶（ChAT）活性下降。肝豆状核变性（hepatolenticular degeneration，HLD）主要是由于铜代谢障碍使过多铜在肝、脑、角膜、骨骼等处异常沉积，血清中铜蓝蛋白浓度和铜氧化酶活性降低。进行性核上性麻痹（progressive supranuclear palsy，PSP）主要是黑质和黑质纹状体通路中多巴胺递质降低，TH、ChAT活性下降，以及皮质、苍白球、纹状体区谷氨酸含量增加。

因此，基底节递质生化异常和环路活动紊乱是发生各种运动障碍症状的主要病理基础；对运动障碍性疾病的治疗是基于纠正递质异常和环路活动紊乱。

运动障碍性疾病的治疗原则主要包括对因治疗、对症治疗和其他治疗。运动障碍性疾病是一大类神经变性疾病，可以原发，也可继发。原发者若病因明确，以对因治疗为主，如HLD以驱铜治疗；若病因未明，对因治疗困难，则以对症治疗为主。运动障碍性疾病若继发于感染、外伤、中毒、肿瘤、药源性、脑血管病变、免疫性疾病、代谢性疾病等，以治疗原发病为主，如小舞蹈病以控制风湿为主。对肌张力增高-运动减少者可采用增强多巴胺能神经功能或(和)削弱胆碱能神经功能的治疗，如左旋多巴制剂、多巴胺受体激动药、单胺氧化酶B抑制药、儿茶酚-氧位-甲基转移酶抑制药、金刚烷胺、抗胆碱药等。肌张力降低-运动过多者如对舞蹈症、投掷症主要采用多巴胺受体拮抗药、多巴递质耗竭剂等。对扭转痉挛等肌张力障碍主要采用抗胆碱能药、DA受体阻滞药、肌松药巴氯芬。局部注射A型肉毒毒素效果较佳。对抽动症可选用多巴胺受体拮抗药。对震颤治疗的药物较多，应根据不同类别的震颤而选用不同药物，如帕金森病性震颤可选用抗胆碱能药、左旋多巴制剂、多巴胺受体激动药，原发性震颤可选用β受体拮抗药普萘洛尔、阿罗洛尔等。其他治疗包括心理治疗(伴精神心理异常者)、体疗和康复治疗等。

二、抗帕金森病药

帕金森病通常所指的是原发性帕金森病，病因尚未明了。在帕金森综合征中，若有明确病因，如感染、药物、中毒、卒中或外伤等所致的称为继发性帕金森综合征；某些具有帕金森综合征的遗传性疾病称为遗传变性帕金森综合征，以及多系统变性的帕金森叠加(Parkinson-plus)综合征。抗帕金森病药对原发性帕金森病疗效颇佳，但对继发性帕金森综合征和帕金森叠加综合征的疗效不佳或完全无效。抗帕金森病药有以下几大类：左旋多巴及复方左旋多巴、多巴胺受体激动药、单胺氧化酶B(MAO-B)抑制药、儿茶酚-氧位-甲基转移酶(COMT)抑制药、抗胆碱能药、促多巴释放药、腺苷A_2A受体拮抗药等。

左旋多巴[药典(二)；医保(甲、乙)]

Levodopa

【适应证】 ①帕金森病和帕金森综合征。②急性肝功能衰竭引起的肝昏迷。

【药理】 (1)药效学　左旋多巴是体内合成多巴胺的前体，可通过血-脑屏障。在脑内，左旋多巴被纹状体部位的多巴胺能神经元摄取，在多巴脱羧酶作用下脱羧生成多巴胺，储存于囊泡中，当发生神经冲动时，囊泡中的多巴胺可释放到突触间隙，从而激动了突触后膜上的多巴胺受体，产生抗帕金森病作用。左旋多巴治疗肝昏迷的机制不十分清楚。有人认为肝昏迷与中枢神经系统中的去甲肾上腺素(NA)能神经传递功能障碍有关；左旋多巴进入脑内后被NA能神经元摄取，先脱羧成为多巴胺，然后β-羟化生成NA，使NA能神经传递功能恢复，患者神志由昏迷暂时转为清醒。由于多巴脱羧酶在体内分布很广，服用左旋多巴后，大部分在外周脱羧变成多巴胺，与其不良反应有关。多巴胺激动心肌细胞膜上的β肾上腺素受体引起心律失常；作用于延髓化学感受器引起恶心、呕吐；并能促进垂体释放生长激素。

(2)药动学　口服后在小肠经芳香族氨基酸主动转运系统迅速吸收，30%～50%的左旋多巴到达全身循环。胃液的酸度高、胃排空延迟以及消化高蛋白饮食后出现某些氨基酸与本品竞争载体(主动转运系统)时，左旋多巴的吸收量减少。吸收后广泛分布于体内各种组织，可通过血-脑屏障(经芳香族氨基酸主动转运系统)，单用时进入中枢神经系统的量不足1%，绝大部分均在外周经脱羧酶作用脱羧成为多巴胺(为了使它能够更多地进入中枢神经系统，可以将它与脱羧酶抑制药苄丝肼合用，详见下文)。它也可通过胎盘进入胎儿血液循环，也可从乳汁分泌。$t_{1/2}$为1～3小时。空腹服药达峰时间(t_{max})为1～3小时，但进食时服药达峰时间延迟，峰浓度降低，作用时间可持续5小时。口服量的80%于24小时内以代谢产物(高香草酸及二羟苯乙酸)由肾脏排泄，代谢产物可使尿色变红。

【不良反应】 (1)消化系统　80%的患者会出现胃肠道反应，常见有恶心、呕吐、食欲缺乏等，主要是由于在左旋多巴治疗初期增量过快或过大所致，餐后1.5小时口服或缓慢增量，或加用多潘立酮可避免胃肠道反应。

(2)心血管系统　30%患者在治疗初期可出现轻度直立性低血压，随着剂量逐渐缓慢递增和药物耐受性逐渐增加，直立性低血压可逐渐减轻或消失。极少数患者有心悸、心律失常，一般不需抗心律失常治疗，很少需停用左旋多巴，必要时可加用β受体拮抗药。

(3)神经系统　随着帕金森病进展和长期服用左旋多巴后，50%患者在5年后可出现症状波动与异动症，主要表现为：①剂末现象(wearing-off)：左旋多巴的作用时间逐渐缩短，血浆多巴浓度降低，症状呈节律性波动。对于一日3～4次左旋多巴治疗的患者，可缩短用药间隔时间，增加用药次数，也可改用左旋多巴控释片，或加用多巴胺受体激动药、MAO-B抑制药、COMT抑制药；②开关现象(on-off)：症状在突然缓解(“开期”)与加重

(“关期”)之间波动,“开期”常伴异动症,多见于疾病后期,与服药时间、血药浓度无关,处理困难,可加用多巴胺受体激动药或 COMT 抑制药;③异动症:表现为左旋多巴剂峰期躯干和肢体的舞蹈样动作(剂峰异动症)。约 30%患者表现为肌张力障碍,常在左旋多巴作用消退时出现,以腿、足痉挛多见(关期肌张力障碍)。也有患者的不随意运动与左旋多巴的疗效出现和消退相关联(双相异动症)。对于剂峰异动症可减少左旋多巴剂量;关期肌张力障碍可加用多巴胺受体激动药、MAO-B 抑制药或 COMT 抑制药;双相异动症的治疗较困难,可用弥散型美多芭,不用控释剂,或增加服药次数,或加用多巴胺受体激动药,或加用 COMT 抑制药。

(4)精神行为改变　以精神障碍常见,表现为失眠、焦虑、噩梦、躁狂、幻觉、妄想、抑郁、梦境逼真等,多见于合用其他抗帕金森病药(如抗胆碱药、金刚烷胺、多巴胺受体激动药等),一般不需停用左旋多巴,减少剂量即可缓解症状。有些抑郁、焦虑、痴呆等是帕金森病本身的一种伴随表现,药物使用不当可使其加重,部分患者的精神症状常随运动症状的波动而波动,在“关”期表现为抑郁、焦虑,在“开”期伴有欣快、轻躁狂。控制运动症状后即可缓解伴随的精神症状。五羟色胺再摄取抑制药可治疗抑郁、焦虑,小剂量氯氮平或喹硫平等能较好地治疗精神症状。

【禁忌证】　(1)对本品过敏者。

(2)闭角型青光眼患者。

(3)美国 FDA 妊娠期药物安全性分级为口服给药 C。

(4)有黑色素瘤病史或未明确诊断的皮肤溃疡史患者。

(5)与非选择性单胺氧化酶抑制药合用,或间隔不足 2 周者。

【注意事项】　(1)左旋多巴会影响乳汁分泌,哺乳期妇女使用可能对乳儿有危害,哺乳期妇女慎用。

(2)老年患者:①对左旋多巴作用的耐受力减低,需注意剂量,不宜过大;②伴骨质疏松症用本品治疗有效者,应缓慢地恢复正常的活动,因为增加活动会增加骨折的危险性;③同时接受其他抗帕金森病药,特别是抗胆碱能药治疗时更易发生精神系统不良反应;④特别是已有冠状动脉病变者对左旋多巴的心脏作用特别敏感。若左旋多巴与卡比多巴或苄丝肼合用时,对心脏的不良作用可减轻或消除。

(3)用药期间如出现异动症,可能需减小剂量。

(4)应逐渐减量。突然停药或减量,出现神经阻滞剂恶性综合征样反应的风险增加,尤其是对同时使用精神抑制药(psychoplegic)的患者。

(5)对诊断的干扰　①抗人球蛋白测定(Coombs 试验),长期用左旋多巴治疗后,偶可呈阳性;②戈那瑞林(gonadorelin)试验,此剂与左旋多巴同用时可增高血清促性腺激素的含量;③甲状腺功能测定,长期应用左旋多巴可抑制促甲状腺激素(TSH)对促甲状腺激素释放激素的反应(TSHR);④可使血尿素氮、ALT、碱性磷酸酶、AST、胆红素、乳酸脱氢酶及蛋白结合碘含量增高。

(6)下列情况应慎用　支气管哮喘、肺气肿、严重的心血管疾病、肝肾功能障碍、慢性开角型青光眼、有潜在精神异常者、有惊厥病史或黑色素瘤病史者。糖尿病及其他内分泌疾病,影响下丘脑或垂体功能者。胃肠道溃疡者可增加上消化道出血的危险性。

(7)用药期间需注意检查　①血常规及血红蛋白测定;②检测有无心律失常或直立性低血压,一般在开始调整用量中进行;③肝肾功能;④对开角型青光眼患者应做眼科检查,并监测眼内压。

【药物相互作用】　(1)外周多巴脱羧酶抑制药(苄丝肼或卡比多巴)在脑外(外周)抑制左旋多巴脱羧成多巴胺,使血中有更多的左旋多巴进入脑内脱羧成多巴胺,因而左旋多巴用量可减少 75%。

(2)吩噻嗪类、丁酰苯类、硫杂蒽类等抗精神病药,利血平、萝芙木生物碱类、苯妥英钠、罂粟碱和甲氧氯普胺等药物可减弱、对抗左旋多巴作用。抗酸药、多巴胺受体激动药、金刚烷胺、MAO-B 抑制药和 COMT 抑制药可增强左旋多巴的作用,需适当减小左旋多巴的用量。

(3)与甲基多巴合用可改变左旋多巴的抗帕金森病作用,并产生中枢神经系统的不良反应,包括精神症状。与其他抗高血压药如胍乙啶合用时可产生累积性致低血压作用;中枢抗胆碱能药如苯海索可增强左旋多巴的治疗作用;但也能延迟胃排空,影响左旋多巴的吸收。

(4)吸入全麻药特别是氟烷与本品合用,由于增加内源性多巴胺含量,可引起心律失常;应先停用左旋多巴 6~8 小时后才能用吸入全麻药。

(5)食物特别是高蛋白食物与左旋多巴同用,或先进食后服本品,可减少左旋多巴的吸收。此外,食物中的蛋白质降解为氨基酸后可与左旋多巴竞争转运入脑,使左旋多巴的疗效减弱或不稳定。

(6)禁与单胺氧化酶 A(MAO-A)抑制药如呋喃唑酮及丙卡巴肼(procarbazine)以及非选择性 MAO 抑制药如苯乙肼等合用,以免引起高血压危象,在用左旋多巴前应先停用 MAO-A 抑制药 2~4 周。

(7)禁与维生素 B_6 同用,因维生素 B_6 为多巴脱羧酶的辅酶,能加强多巴脱羧酶的活性,促进左旋多巴在脑外脱羧为多巴胺,从而减少进入中枢神经系统左旋多巴的量,疗效降低,外周不良反应增加。但使用苄丝肼左旋多巴或卡比多巴左旋多巴时可合用维生素 B_6,因维生素 B_6 可通过血-脑屏障,促进脑内左旋多巴脱羧为多巴胺,以增加脑内多巴胺的含量,从而提高其疗效。

(8)肾上腺素受体激动药与左旋多巴合用可能增加心律失常的发生,前者的用量应减少;与苄丝肼、卡比多巴等外周多巴脱羧酶抑制药合用时可减少心律失常的发生。

(9)与异烟肼合用,由于异烟肼对外周和中枢多巴脱羧酶的直接抑制作用,可降低左旋多巴的治疗作用,导致疾病症状加重。

【给药说明】 (1)须注意调整用量,使患者既能获得治疗所需的血药浓度,同时不良反应又极轻微,这对老年患者和同用其他药物的患者尤为重要。

(2)脑炎后及老年患者,往往比其他帕金森病患者耐受性差,用量宜小。

(3)不良反应的处理 ①有时应用下列方法可立即缓解恶心与呕吐:减少每日剂量、减少每次剂量但增加服药次数、小剂量左旋多巴与苄丝肼或卡比多巴同用,或先服多潘立酮后服左旋多巴,或进食 1.5 小时后服左旋多巴。由于恶心主要由左旋多巴对中枢神经系统的作用所引起,故应用非吩噻嗪类止吐药有时可有效,吩噻嗪类止吐药疗效更好,但因可消除左旋多巴的疗效,故不宜应用;②出现舞蹈样动作及其他不自主运动时,须减少左旋多巴剂量;③严重的精神障碍须减少左旋多巴用量,甚或停药。如果患者同时使用多种抗帕金森病药物,又不明确是何种药物所致,一般按下列次序减量或停药:抗胆碱药、丙炔苯丙胺、金刚烷胺、多巴胺受体激动药;④直立性低血压可用弹力袜,或多食钠盐,或米多君而得到控制,但若将左旋多巴与苄丝肼或卡比多巴同用时,就可减少发生率。

(4)逾量中毒的处理 应立即洗胃并用一般支持疗法。必要时需用抗心律失常药。维生素 B_6 并不能逆转左旋多巴急性过量的作用。

【用法与用量】 口服 开始 250 mg,一日 2～4 次,以后视患者的耐受情况,每隔 3～7 日增加每日量 125～750 mg,直至疗效满意为止。维持量为一日 1.5～4 g,分 4～6 次服。老年患者对本品更敏感,应酌减剂量。目前应推荐使用复方左旋多巴药。

【制剂与规格】 左旋多巴片:(1)50 mg;(2)125 mg;(3)250 mg。

左旋多巴胶囊:0.25 g。

多巴丝肼片(胶囊)

Levadopa and Benserazide Hydrochloride Tablets (Capsules)

本品含左旋多巴与苄丝肼,其配比为 4∶1。由于苄丝肼能抑制左旋多巴在脑外的脱羧,可使血中有更多的左旋多巴进入脑内脱羧变成多巴胺,因而可减少左旋多巴的用量,并减少其外周作用的恶心、呕吐、头晕、心律失常等不良反应,但对中枢神经系统的副作用如运动波动、异动症及精神症状也可更易发生,故长期应用本品,最后几乎所有患者都会发生运动波动或异动症。本品的控释片可使左旋多巴在胃内缓慢释放,维持恒定的血药浓度,以达到减轻或消除运动波动或异动症的不良反应。本品的分散片是一种水溶剂型,具有吸收快、起效快之特点。

【用法与用量】 口服 初始用量一次 62.5～125 mg,一日 2～3 次,根据病情而渐增剂量至疗效满意和不出现不良反应为止,餐前 1 小时或餐后 1.5 小时服药。一般日剂量最大不超过 1 g,分 3～4 次或 4 次以上服用。

改换成控释片时,前一、二日应保持与换药前多巴丝肼片相同剂量与相同次数。因控释片的吸收量只约普通片的 70%,故换药后的剂量需增加 30%,以保证左旋多巴的总量不变。又因控释片的释放缓慢,服药后需 1.5 小时方起作用,故有时需并用普通片或弥散片,才可较快达到有效的血药浓度,早晨第一次服药时尤其需要。对夜间运动不能的患者,于夜间酌加控释片,可获改善。

剂量因人而异。为维持控释特性应将控释片整剂吞服。

【制剂与规格】 多巴丝肼(片):苄丝肼 50 mg(相当于盐酸苄丝肼 57 mg)和左旋多巴 200 mg。

复方卡比多巴片

Compound Carbidopa Tablets

本品含脱羧酶抑制药卡比多巴与左旋多巴,其配比为1∶10(另有控释片,其配比为 1∶4)。卡比多巴的作用与苄丝肼相同,能抑制左旋多巴在脑外的脱羧。

【用法与用量】 (1)未用过左旋多巴的患者,开始时 110 mg,一日 3 次,以后视需要及耐受情况,每隔 1～2 日逐渐增加每日量。如已用过左旋多巴治疗的患者,改用本品时,须先停用左旋多巴至少 8 小时。①过去每日用左旋多巴少于 1.5 g 的患者,开始时 110 mg,一日3～4 次;②过去每日用左旋多巴大于1.5 g 的患者,开始 275 mg,

一日3～4次;均视需要及耐受情况,每隔1～2日逐渐增加每日量。成人最大日剂量可达1375 mg。

(2)当用卡比多巴∶左旋多巴(1∶10)片剂疗效不理想时,可改用1∶4的片剂,每日总量酌情减少。卡比多巴左旋多巴控释片是1份卡比多巴与4份左旋多巴混合而成,有卡比多巴左旋多巴控释片50/200(250 mg)与卡比多巴左旋多巴控释片25/100(125 mg)两种。250 mg片剂可整片或半片服用,125 mg只可整片服用;两种片剂均不可咀嚼或捣碎。①从未用过左旋多巴的轻症患者,开始时125 mg,一日2次,需要较大量左旋多巴的中、重度患者,初次量也可用250 mg,一日2次,但间隔时间至少需6小时;②对正在应用卡比多巴左旋多巴普通片(1∶10)治疗的患者,换服控释片50/200(250 mg)的剂量应调节至每日能供给比原先剂量约多10%以上的左旋多巴,视治疗反应每日最多可加至比原先剂量多30%的左旋多巴。白天控释片的两剂间隔时间应为4～8小时;③对正在单用左旋多巴的患者,在开始给卡比多巴左旋多巴控释片50/200(250 mg)前,须先停用左旋多巴至少8小时,且控释片应提供比原先约多25%的左旋多巴量。轻、中度患者初始量用250 mg,一日2次。

(3)控释片维持量　治疗开始后,可根据治疗效果增加或减少剂量和给药间隔。大多数患者每日只需控释片50/200(250 mg)　2～4片(国人应偏少),分数次服用;给药间隔为白天4～8小时。当控释片50/200(250 mg)的给药间隔少于4小时,或每次剂量不等时,应将较少剂量于当天最后一次给予,早晨第一剂控释片的起效时间会比普通片推迟1小时,故个别严重患者有时需要另加半片或1片的普通片110 mg或普通片125 mg(或加苄丝肼左旋多巴弥散片125 mg/片)。至少应间隔3日调整剂量一次。维持量应达到疗效满意而不良反应最小的剂量。

【制剂与规格】 卡比多巴左旋多巴片:(1)110 mg(卡比多巴10 mg和左旋多巴100 mg);(2)275 mg(卡比多巴25 mg和左旋多巴250 mg);(3)125 mg(卡比多巴25 mg和左旋多巴100 mg)。

卡左双多巴控释片:(1)125 mg(卡比多巴25 mg和左旋多巴100 mg);(2)250 mg(卡比多巴50 mg和左旋多巴200 mg)。

盐酸金刚烷胺[药典(二);基;医保(甲)]

Amantadine Hydrochloride

【适应证】 帕金森病和帕金森综合征(包括脑炎后、药物性、一氧化碳中毒后及血管性)。

【药理】 (1)药效学　治疗帕金森病的作用机制可能是促进黑质-纹状体多巴胺能神经元释放多巴胺,并抑制突触前膜对多巴胺的摄取,从而增强多巴胺的效应,此外尚有中枢抗胆碱作用。与左旋多巴合用治疗帕金森病可提高疗效,改善少动、强直等症状,对缓解震颤作用较弱。金刚烷胺亦是一种谷氨酸拮抗药,可抑制谷氨酸诱发的神经毒作用,因而可能是一种神经保护剂。另有抗流感病毒作用。

(2)药动学　口服易吸收,达峰时间(t_{max})为2～4小时。吸收后分布于唾液、鼻腔分泌液中。在动物组织尤其是肺内的含量高于血清的含量。血浆蛋白结合率67%。本品可通过血-脑屏障,也可通过胎盘进入胎儿血液循环,并可进入乳汁。肾功能正常者半衰期($t_{1/2}$)为11～15小时,肾功能衰竭者为24小时。长期透析的患者可达7～10日。每日服药者在2～3日内可达稳态浓度,稳态血药浓度(C_{ss})为0.2～0.9 μg/ml。主要由肾脏排泄,90%以上以原形药物经肾小球滤过和肾小管分泌随尿排出,部分可被动再吸收;在酸性尿中排泄率可迅速增加;行血液透析的患者,只有少量(约4%)可自血中清除。

【不良反应】 (1)较常见的不良反应　兴奋、焦虑、抑郁、紧张、幻觉、精神错乱,特别是老年患者,可能由于抗胆碱能作用所致;情绪或其他精神改变,一般由于中枢神经系统受刺激或中毒。其他尚有:嗜睡、共济失调,以及腹泻。

(2)较少见的不良反应　排尿困难,由于抗胆碱作用所致,以老年人为多;晕厥,常继发于直立性低血压。

(3)极少见的不良反应　构音不清,或不能控制的眼球滚动,一般是中枢神经系统兴奋过度或中毒的表现;咽喉炎及发热,可能因白细胞减少和(或)中性白细胞减少所致。

(4)持续存在或比较顽固难以消失的有:注意力不能集中,头晕、目眩,易激动;食欲消失,恶心,神经质,皮肤出现紫红色网状斑点或网状青斑,睡眠障碍或噩梦(中枢神经系统受刺激或中毒)等为常见;视物模糊,便秘,口、鼻及喉干,头痛,皮疹,经常疲劳或无力,呕吐等为少见或极少见。

(5)长期治疗中,常见的有:足部或下肢肿胀,不能解释的呼吸短促,体重增加,后者有可能因充血性心力衰竭所致。

(6)严重的不良反应　充血性心力衰竭、心律失常(罕见)、低血压(罕见)、心动过速(罕见)、心脏停搏(罕见)、恶性黑色素瘤、粒细胞减少(罕见)、白细胞减少、中性粒细胞减少、严重过敏反应、神经阻滞药恶性综合征、急性呼吸衰竭(罕见)、肺水肿(罕见)、自杀意念。

(7)逾量中毒的表现　惊厥,见于用4倍于常用量时;严重的情绪或其他精神改变,严重的睡眠障碍或噩梦;心(心动过速、心律失常、低血压)、肺、肾的毒性。

【禁忌证】 (1)对盐酸金刚烷胺或盐酸金刚烷胺药品中任一成分过敏。

(2)美国FDA妊娠期药物安全性分级为口服给药C。

【注意事项】 (1)哺乳期妇女使用可能对乳儿有危害。

(2)肾功能损害者,宜减量使用。

(3)65岁以上老年患者,如有肾功能减退,宜减量。

(4)闭角型青光眼未治疗的患者使用本品,瞳孔散大的风险增加。

(5)出现直立性低血压者,宜调整剂量。

(6)有充血性心力衰竭史或有末梢性水肿史的患者使用本品,出现心力衰竭的风险增加,宜调整剂量。

(7)有惊厥或其他癫痫发作史的患者使用本品,癫痫发作的风险增加。

(8)有精神病疾患或有成瘾史者使用本品,可加重精神症状。

(9)有湿疹样皮疹史的患者使用本品,可引起症状复发。

(10)对情感冲动控制障碍者,可考虑减量使用,一旦出现症状,宜撤药。

(11)帕金森病患者使用本品,出现黑色素瘤的风险增加,宜加强监测。

(12)减量或撤药可引起神经阻滞药恶性综合征,尤其对于同时使用精神抑制药(psychoplegic)的患者。

(13)帕金森病患者突然停药,有临床症状显著加重的风险。

【药物相互作用】 (1)与固体剂型的氯化钾合用,由于本品的抗胆碱作用,固体剂型的氯化钾在胃肠道通过的速度减慢,出现胃肠道溃疡的风险增加,属禁忌。

(2)本品不宜与乙醇合用,后者会加强中枢神经系统的不良作用,如头晕、晕厥、精神错乱及循环障碍。

(3)抗胆碱药或其他抗帕金森病药、抗组胺药、吩噻嗪类抗精神病药或三环类抗抑郁药与本品合用,抗胆碱作用增强,需调整这些药物或本品的剂量。

(4)中枢兴奋药与本品合用时,可加强中枢兴奋作用,甚至可引起惊厥或心律失常等不良反应。

(5)使尿液碱化的药物可使本品的排泄率降低。

【给药说明】 (1)血药浓度不得超过1.5～2.0 μg/ml。对一日用量超过200 mg者,应严密观察不良反应或中毒的发生,注意监测其血压、脉搏、呼吸及体温,特别在增加剂量后数日内。一般认为一日服药1次或2次时,可消除或减轻头晕、目眩、失眠及恶心等不良反应。

(2)对有肾功能障碍、充血性心力衰竭、末梢性水肿、直立性低血压或老年人有肾清除率减低者,应酌情减少或停用本品;因本品在体内降解代谢的量极微,主要以原形随尿排出,有肾功能障碍者易致蓄积中毒,应监测其血药浓度,给予单次用量,血药浓度便有可能持续达7～10日之久。

(3)用于治疗帕金森病(或综合征)时应注意以下事项:①治疗数月后疗效可逐渐减弱;一日用量增至300 mg,或暂停数周后再用药,可使疗效恢复;②对合并有严重疾病或正在应用大剂量其他抗帕金森病药物的患者,开始治疗时金刚烷胺50 mg,一日2～3次,若必要,经一至数周后可增至100 mg,一日2～3次;③如最初金刚烷胺已与左旋多巴同用,则金刚烷胺的剂量应维持在50 mg,一日2～3次,必要时可增至100 mg,一日2～3次;④本品与抗胆碱能药或左旋多巴合用时,可有增效作用,如能减少单次左旋多巴用量,使所出现的不良反应有所改善或疗效不呈波动性;当疗效丧失时,若加用金刚烷胺,则疗效又可恢复;⑤对药物诱发锥体外系反应的患者,开始时金刚烷胺可用100 mg,一日2次,若仍未达到最佳的效应,可将一日剂量增至300 mg,分次服用;⑥停药时,金刚烷胺的用量应逐渐减少,以防帕金森病症状突然加重。

(4)逾量的处理　因金刚烷胺过量尚无特殊的解毒药,故过量时只能作对症与支持疗法。支持疗法包括立即洗胃、催吐,大量补液利尿,酸化尿液以增加本品的排泄率,同时监测血压、脉搏、呼吸、体温、电解质、尿pH与排出量,必要时可导尿;并观察有无动作过多、惊厥、心律失常及低血压等情况,按需分别给镇静剂、抗惊厥药、抗心律失常药,必要时可再加用其他药物。控制中枢神经系统中毒的症状,可缓慢静脉注射毒扁豆碱,成人每间隔1～2小时给1～2 mg;儿童每间隔5～10分钟给0.5 mg,最大用量每小时甚至可达2 mg。

【用法与用量】 口服　一次50～100 mg,一日2～3次,一般不超过一日300 mg,最大量为400 mg。肾功能障碍者应减量。儿童不用。

【制剂与规格】 盐酸金刚烷胺片(胶囊):100 mg。

盐酸金刚烷胺颗粒:(1)6 g∶60 mg;(2)12 g∶0.14 g。

盐酸金刚烷胺糖浆:(1)10 ml∶5 mg;(2)60 ml∶30 mg;(3)100 ml∶50 mg;(4)120 ml∶60 mg;(5)500 ml∶250 mg。

盐酸苯海索[药典(二);基;医保(甲)]

Trihexyphenidyl Hydrochloride

【适应证】 ①帕金森病和帕金森综合征;②药物引起的锥体外系疾患,但迟发性运动障碍除外。

【药理】 (1)药效学　本品可部分阻断中枢(纹状体)胆碱受体,使黑质纹状体胆碱能神经与多巴胺能神经的功能获得平衡。用药后帕金森病症状及药物诱发的锥体外系症状可缓解,流涎可减少,但抗精神病药引起的迟发性运动障碍不会减轻,用抗胆碱能药后反而会加重。此外苯海索对平滑肌有松弛作用,小剂量时有抑制中枢神经系统作用,大剂量时则引起中枢神经系统兴奋。

(2)药动学　口服后胃肠道吸收快且完全,可通过血-脑屏障进入中枢神经系统,口服1小时起效,作用持续6～12小时。口服量的56%随尿排出。

【不良反应】 (1)常见有头晕、视物模糊、便秘、出汗减少、排尿困难、嗜睡、口鼻或喉干燥、畏光、恶心、呕吐等。长期用药可有紧张、失眠、精神错乱、幻觉、记忆认知障碍等。

(2)严重的有眼内压升高、闭角型青光眼、定向障碍。

【禁忌证】 (1)对苯海索或苯海索药品中的任一成分过敏者。

(2)迟发性运动障碍患者。

(3)闭角型青光眼患者。

(4)4岁以下儿童患者。

(5)美国FDA妊娠期药物安全性分级为口服给药C。

【注意事项】 (1)证据显示本品可改变乳汁的分泌或组成。如不能改用其他药品,应监测乳儿的不良反应以及授乳是否足够。

(2)老年患者长期应用容易促发青光眼。治疗期间应定期测定眼内压,特别对有闭角型青光眼的患者。前列腺肥大老年患者慎用。

(3)如发生神经阻滞药恶性综合征,宜减量或停药。

(4)下列情况应慎用:①心血管功能不全有发生心律失常的危险;②迟发性运动障碍可能加剧;③锥体外系反应如由吩噻嗪类及利血平引起者,以及有精神病的患者,可加重精神症状及促发中毒性精神病;④已有或倾向于有闭角型青光眼者,因散瞳可引起眼内压增高,并可促使急性发作;⑤肝功能障碍;⑥完全性或部分性肠梗阻或有此病史者可使肠道运动减弱及张力减低,加重或促发肠梗阻;⑦重症肌无力可因乙酰胆碱的作用受抑制而病情加重;⑧中度或重度前列腺肥大或尿潴留可促使排尿困难;⑨肾功能障碍时排泄减少,有增加不良反应的危险;⑩低血压。

【药物相互作用】 (1)与固体剂型的氯化钾合用,由于本品的抗胆碱能作用,固体剂型的氯化钾在胃肠道通过的速度减慢,出现胃肠道溃疡的风险增加,属禁忌。

(2)与乙醇、中枢抑制药合用使中枢抑制作用加强。

(3)与金刚烷胺、抗胆碱药或其他有抗胆碱作用的药物、单胺氧化酶抑制药包括呋喃唑酮、帕吉林及丙卡巴肼合用时,可加强抗帕金森病药的抗胆碱作用,并可发生麻痹性肠梗阻。

(4)与抗酸药或吸附性止泻药合用时,可减弱其抗帕金森病疗效,必须应用时两者至少要间隔1～2小时。

(5)与左旋多巴或其复方制剂合用,可加强左旋多巴的疗效,有精神病史的患者不宜合用。

(6)与氯丙嗪合用时,由于本品可减慢胃肠道蠕动,使氯丙嗪的吸收减少,血浓度降低。

【给药说明】 (1)有蓄积作用,治疗开始剂量宜低,在治疗中用量应缓慢调整,用药需个体化,以能理想地控制患者的症状为度。

(2)对抗胆碱能药敏感的老年人,以及同时接受其他药物的患者,应格外谨慎。

(3)进食时或进食后服药均可减轻对胃黏膜的刺激。

(4)脑炎后帕金森综合征及青年型帕金森病,往往比血管性帕金森综合征或帕金森病的老年患者的用量要大,耐受性也更明显。

(5)大剂量会引起欣快感与幻觉等精神症状。

(6)停用时剂量应逐渐递减。超量或中毒量的处理:①除了患者处于昏迷前期、惊厥或精神病状态外,应予催吐或洗胃;②心血管与中枢神经系统的毒性,可肌内注射或缓慢静脉滴注水杨酸毒扁豆碱1～2 mg,按需每隔2小时可重复,最大量可达2 mg;③控制兴奋或激动可用小量的短效巴比妥类药,瞳孔扩大可用0.5%硝酸毛果芸香碱滴眼,必要时应即进行辅助呼吸和对症支持治疗。

【用法与用量】 口服　成人　第一日1～2 mg,每日2次,逐渐增加至疗效满意而不出现明显不良反应为止,一般有效治疗量为2 mg,每日3次,最大每日不超过10 mg,分3～4次。老年患者对本品更敏感,应酌情减量。

【儿科用法与用量】 口服　>5岁,一次1～2 mg,一日3次。

【儿科注意事项】 (1)常见口干、视物模糊等。

(2)4岁以下儿童不用或慎用。

【制剂与规格】 盐酸苯海索片:2 mg。

甲磺酸苯扎托品

Benzatropine Mesylate

【适应证】 帕金森病和药物引起的锥体外系反应。

【药理】 具有抗胆碱及抗组胺作用,并有轻度局部麻醉作用。口服后吸收快而完全,口服 1 小时起效,肌内或静脉注射数分钟内起效,作用持续 24 小时。其他参阅盐酸苯海索。

【不良反应】【禁忌证】【药物相互作用】 参阅“盐酸苯海索”。

【用法与用量】 (1)口服 成人 帕金森病,一次 1～2 mg,一日 2 次,以后视需要及耐受情况逐渐增量,一般一日最大量不超过 6 mg,分 3 次服。有些患者只需睡前服 0.5～1 mg。药物诱发的锥体外系反应,一次 1～4 mg,一日 1～2 次。老年患者对本品较敏感,应酌情减量。儿童 3 岁以下不用本品,3 岁或以上者用量由医生酌情使用。

(2)肌内或静脉注射 成人 帕金森病,一次 1～2 mg,一日 1～2 次。药物诱发的锥体外系反应,一次 1～4 mg,一日 1～2 次。

【制剂与规格】 甲磺酸苯扎托品片:(1)0.5 mg;(2)1 mg;(3)2 mg。

甲磺酸苯扎托品注射液:2 ml:2 mg。

盐酸丙环定

Procyclidine Hydrochloride

【适应证】 帕金森病和药物引起的锥体外系反应。

【药理】 具有中枢性抗胆碱作用,也能松弛平滑肌。对强直的疗效好于震颤。口服可吸收,口服生物利用度为 75%,作用可持续 4 小时,半衰期($t_{1/2}$)约 12 小时。

【不良反应】 口干、便秘、恶心、呕吐、皮疹、肌无力、眩晕、精神错乱、定向障碍、兴奋、幻觉、精神病样症状、瞳孔放大、视物模糊等。

【禁忌证】 (1)对本品过敏者。

(2)闭角型青光眼患者。

【注意事项】 (1)本品在妊娠期间使用的安全性问题尚无足够的临床经验。不鼓励在妊娠期间使用本品。

(2)哺乳期妇女使用对乳儿的危害不能排除。

(3)可引发精神病患者精神病发作。

(4)高血压、前列腺肥大或老年患者慎用。

【药物相互作用】 参阅“盐酸苯海索”。

【用法与用量】 口服 成人 一次 2.5 mg,一日 3 次,餐后口服,必要时睡前加 5 mg。用量视患者的耐受情况一般可调整至一日 15～30 mg,分 3～4 次服。老年患者用量酌减。

【制剂与规格】 盐酸丙环定片:5 mg。

盐酸普罗吩胺

Profenamine Hydrochloride

【适应证】 ①帕金森病、药物诱发的锥体外系反应;②肝豆状核变性及手足徐动症的对症治疗。

【药理】 具有中枢性抗胆碱作用,并有轻度抗组胺及局部麻醉作用。口服作用可持续 4 小时。

【不良反应】 常见的有:口干、便秘、恶心、呕吐、上腹痛、尿潴留、皮肤色素沉着、肌肉萎缩、嗜睡、疲乏、遗忘、头痛、精神错乱、感觉异常、共济失调、幻觉、人格改变、复视、视物模糊、视幻觉等。

严重的有:低血压、心动过速、心电图变化、白细胞减少、各类血细胞减少、紫癜、癫痫发作等。

【禁忌证】 (1)对本品过敏者。

(2)青光眼患者。

(3)前列腺肥大患者。

【注意事项】 (1)本品在妊娠期间使用的安全性问题尚无足够的临床经验。不鼓励在妊娠期间使用本品。

(2)哺乳期妇女使用可能对乳儿有危害。

(3)精神病患者慎用。

(4)长期使用可引起持续性的锥体外系症状。

【药物相互作用】 参阅“盐酸苯海索”。

(1)与格帕沙星、司帕沙星、加替沙星、莫西沙星、喷他脒、奥曲肽、伊布利特或伊拉地平合用,Q-T 间期延长的作用相加,心脏毒性(Q-T 间期延长、尖端扭转型室性心动过速、心脏停搏)的风险增加。

(2)与单胺氧化酶抑制药合用,可出现中枢抑制作用。

(3)与锂合用,可出现虚弱、运动障碍、锥体外系症状加重和脑损害。

(4)与曲马多合用,癫痫发作、中枢神经系统和呼吸抑制的风险增加。

(5)与甲泛葡胺合用,癫痫发作的阈值下降,癫痫发作的风险增加。

【用法与用量】 口服 一次 50 mg,一日 1～2 次。剂量视需要及耐受情况逐渐增加至一日 600 mg 为止,分 3～4 次服。老年患者用量酌减。

【制剂与规格】 盐酸普罗吩胺片：(1)10 mg；(2)50 mg。

甲磺酸溴隐亭[医保(乙)]

Bromocriptine Mesylate

【适应证】 ①原发性帕金森病或帕金森综合征，以及不宁腿综合征；②垂体泌乳素瘤、高泌乳素血症、肢端肥大症等。

【药理】 (1)药效学 为麦角类物质，具有强多巴胺 D_2受体激动作用和弱 D_1受体拮抗作用，对治疗帕金森病有较好疗效；单次口服后疗效达峰时间为 2 小时。其余参阅第九章内本药的资料。

(2)药动学 口服后吸收量约 30%，有首关代谢，生物利用度(F)仅为 6%，达峰时间(t_{max})为 1.5～3 小时。血浆蛋白结合率为 90%～96%。在肝中代谢，代谢产物约 95%从粪便排泄，2.5%～5.5%从尿排泄。排泄呈双相，第一相和第二相的半衰期($t_{1/2}$)分别为 4～4.5 小时和 15 小时。

【不良反应】 最常发生于开始治疗时。大多数的不良反应都发生在连续治疗中，且与剂量有关。主要有：直立性低血压、食欲缺乏、胃痛、恶心、呕吐、消化不良、便秘或腹泻、头痛、头晕、幻觉、精神错乱、异动症、心律失常、嗜睡、虚弱和疲倦、口干或鼻塞、鼻炎、夜间小腿痉挛、雷诺现象、消化性溃疡、腹膜后纤维化、弱视。

严重的不良反应有：产后冠状动脉血栓症、产后心肌梗死(罕见)、心包积液；胃肠道溃疡；脑血管意外(罕见)、癫痫发作(罕见)；幻觉、妄想、精神病症状；胸膜积液、肺纤维化、胸膜增厚。

【禁忌证】 (1)对溴隐亭或溴隐亭制剂中的任一成分过敏者。

(2)对麦角生物碱或麦角相关的药品过敏者。

(3)哺乳期妇女。

(4)有冠状动脉病或严重的心血管病史的产后期女性(出现高血压、癫痫发作、卒中，以及心肌梗死的风险增加)。

(5)未能控制的高血压(出现高血压、癫痫发作、卒中，以及心肌梗死的风险增加)。

(6)晕厥性偏头痛患者(出现低血压的风险增加)。

【注意事项】 (1)美国 FDA 妊娠期药物安全性分级为口服给药 B。

(2)证据显示本品可改变乳汁的分泌或组成。如不能停药或改用其他药品，应监测乳儿的不良反应以及授乳是否足够。

(3)8 岁以下患者用于儿科垂体瘤促乳激素分泌的安全性和有效性尚未建立；儿科患者用于其他各种适应证的安全性和有效性尚未建立。

(4)如出现进行性或持续性的严重头痛时，不论有无视力障碍均应停药，并对患者迅速作评价。

(5)出现高血压，宜停药。

(6)使用本品如出现不能解释的胸膜肺疾患，应考虑停用。

(7)可引起腹膜后纤维化，症状为背痛、下肢水肿、肾功能损害等。如诊断或怀疑腹膜后腔纤维变性，应停药。

(8)可加重阿尔茨海默病症状。

(9)可出现低血压，包括直立性低血压，尤其在开始用药或增大剂量时。

(10)在肢端肥大症患者中，有因消化性溃疡引起胃肠道出血的报道。

(11)下列情况应慎用 ①肝功能障碍；②精神病(可加重，严重者禁用)；③有室律失常的心肌梗死史者。

(12)不推荐与多巴胺受体激动剂或拮抗药[包括精神抑制药(psychoplegic)]合用。

(13)本品可引起嗜睡或眩晕，故在用药期间，不宜从事驾驶或有危险性工作。

【药物相互作用】 (1)与苯丙醇胺或异美汀合用，可增加溴隐亭的毒性(头痛、高血压、心动过速)。

(2)服用溴隐亭者饮酒可出现双硫仑(Disulfiram)样反应，包括胸痛、精神错乱、心悸或心律紊乱、面红、出汗、恶心、呕吐、搏动性头痛、视物模糊及严重无力。

(3)用溴隐亭的高血压患者合用其他麦角生物碱时，偶可使高血压加重。

(4)氟哌啶醇、洛沙平、吩噻嗪类、硫杂蒽类抗精神病药，吗茚酮、单胺氧化酶(MAO)抑制药(包括：呋喃唑酮、丙卡巴肼及司来吉兰)、利血平、甲基多巴、甲氧氯普胺、多潘立酮等药物都可增高血清泌乳素的浓度并减弱溴隐亭的作用，故需调整溴隐亭的剂量。

(5)本品与其他能引起低血压的药物合用时，可使血压更加降低，故需调整抗高血压药的剂量。

(6)左旋多巴与溴隐亭两药有协同作用，合用时可酌量减少左旋多巴的剂量。

(7)与奥曲肽合用使溴隐亭的生物利用度增高。与红霉素合用使溴隐亭的生物利用度增加，清除减少，峰浓度升高。

【给药说明】 开始治疗时用小剂量，逐渐增量至最小有效量。在进食时服用可减轻对胃的刺激。

【用法与用量】 口服 (1)帕金森病 开始一日0.625 mg,一周后每周一日增加0.625～1.25 mg,分次服,一日治疗量为7.5～15 mg,一日不超过25 mg。

(2)不宁腿综合征 1.25～2.5 mg,睡前2小时口服。

(3)其他适应证的用法与用量参阅第九章第一节。

【制剂与规格】 甲磺酸溴隐亭片:2.5 mg。

吡贝地尔[医保(乙)]

Piribedil

【适应证】 帕金森病和帕金森综合征。对震颤作用强,对强直和少动的作用较弱。

【药理】 本品是非麦角类多巴胺受体激动药,对黑质纹状体多巴胺的D_1和D_2受体有激动作用,对中脑-皮质和边缘叶通路的D_3受体也有激动作用。另具有降低谷氨酰胺和自由基含量的作用。约68%以代谢产物经肾排出。

【不良反应】 消化不良、恶心、呕吐、便秘、食欲缺乏、胃不适、眩晕、精神紊乱、嗜睡、激动、焦虑、头痛、抑郁、体温下降、异动症、妄想、视幻觉、心动过速、低动脉压等,偶有胆汁郁积、肝功能损害。

【禁忌证】 (1)对本品过敏者。

(2)循环性虚脱、急性心肌梗死患者。

【注意事项】 (1)肝功能损害者需减量使用。

(2)可加重使用左旋多巴或其他抗帕金森病药的帕金森病患者的异动症。

(3)大剂量使用可引起躁狂。

(4)有报道本品对甲状腺功能有影响。

【药物相互作用】【给药说明】 避免与中枢多巴胺受体拮抗药合用。本品应整药粒吞服,不可嚼碎,否则失去缓释作用。

【用法与用量】 口服 一次50 mg,第1周一日1次,第2周一日2次,第3周一日3次,餐后服用。维持剂量为一日150 mg,最大剂量不超过一日250 mg。

【制剂与规格】 吡贝地尔缓释片:50 mg。

甲磺酸α-二氢麦角隐亭

Dihydro-α-Ergocryptine Mesylate

【适应证】 与溴隐亭相同。

【药理】 属于麦角类多巴胺受体激动药,主要激动D_2受体,部分激动D_1受体。口服后吸收快,半衰期($t_{1/2}$)为12小时。

【不良反应】【禁忌证】【注意事项】【药物相互作用】【给药说明】 参阅“甲磺酸溴隐亭”。

【用法与用量】 口服 由小剂量一日2.5 mg开始,逐渐增至理想的最低有效剂量。一般用量为一日30～50 mg,分3次口服。

【制剂与规格】 甲磺酸α-二氢麦角隐亭片:20 mg。

甲磺酸α-二氢麦角隐亭胶囊:5 mg。

盐酸普拉克索[医保(乙)]

Pramipexole Hydrochloride

【适应证】 帕金森病或帕金森综合征,以及不宁腿综合征。

【药理】 (1)药效学 是一种非麦角类多巴胺受体激动药。普拉克索选择性激动D_2样受体,其中特别是D_2和D_3受体,对治疗帕金森病有较好疗效,其中对震颤有较好效果。此外它具有较强的抗抑郁作用。

(2)药动学 口服吸收迅速完全,口服生物利用度高于90%,达峰时间(t_{max})为1～3小时,半衰期($t_{1/2}$)为8～12小时,血浆蛋白结合率很低(小于20%),与食物同服不影响吸收程度,但降低其吸收速率。呈线性动力学特点,患者间血浆水平差异很小。总清除率约为500 ml/min,肾脏清除率约为400 ml/min,约90%的普拉克索以原形从肾脏(通过肾小管分泌)排泄。

【不良反应】 常见的有:头晕、恶心、便秘、嗜睡(偶发白天突然睡眠发作)或失眠、健忘、乏力、幻觉、精神错乱、外周水肿等;不常见的有:性欲异常等。其中日剂量高于1.5 mg时嗜睡的发生率增加,治疗初期增量过快时可能发生直立性低血压,与左旋多巴合用时最常见的不良反应是异动症。

【禁忌证】 (1)对普拉克索或制剂中任何其他成分过敏者。

(2)美国FDA妊娠期药物安全性分级为口服给药C。

【注意事项】 (1)证据显示本品可改变乳汁的分泌或组成。如不能停药或改用其他药品,应监测乳儿的不良反应以及授乳是否足够。

(2)儿科患者使用的安全性和有效性尚未建立。

(3)突然撤药、减量或改变治疗可导致高热或精神错乱。

(4)可引发冲动控制障碍,一旦出现,宜减量或停药。

(5)帕金森病患者使用本品,引发黑色素瘤的风险增加,宜加强监测。

(6)可导致直立性低血压，尤其是在增大剂量时。宜加强监测。

(7)在伴随严重心血管疾病的患者中应用本品需监测血压，尤其在治疗初期。

(8)本品为肾脏排泄，肾功能损害的患者服用本品时需减少剂量。

(9)联合应用左旋多巴出现异动症时应减少左旋多巴用量。

(10)有睡眠障碍的患者使用本品，白天活动时突然入睡的风险增加。

(11)应用本品治疗的过程中需谨慎驾驶车辆或操作机器。已经发生过嗜睡和(或)突然睡眠发作的患者，必须避免驾驶或操作机器，而且应该考虑降低剂量或终止治疗。

(12)由于可能的累加效应，当患者在服用普拉克索时应慎用其他镇静类药物。应避免与抗精神病药物同时应用。

(13)有报道可能会引起纤维变性(腹膜后纤维化、肺浸润、胸膜积液、胸膜增厚)。

(14)使用本品出现幻觉的可能性随年龄增加。

【药物相互作用】 可抑制肾小管主动分泌的药物或通过肾小管主动分泌而清除的药物(例如西咪替丁和金刚烷胺)可能与普拉克索发生药物相互作用，导致其中一种或两种药物的清除率降低。当同时应用时，应降低普拉克索的剂量。

【给药说明】 开始治疗时用小剂量，逐渐增量至最小有效量。在进食时服用可减轻对胃的刺激。

【用法与用量】 口服　(1)帕金森病　起始剂量为一次 0.125 mg，一日 3 次；第 2 周为一次 0.25 mg，一日 3 次；第 3 周为一次 0.5 mg，一日 3 次。如需进一步增量，可每周加量一次，每次日剂量增加 0.75 mg，以达到满意疗效，一日最大剂量为 4.5 mg。

(2)不宁腿综合征　0.125～0.25 mg，睡前 2 小时口服。

【制剂与规格】 盐酸普拉克索片：(1)0.125 mg；(2)0.25 mg；(3)1.0 mg。

盐酸普拉克索缓释片：(1)0.375 mg；(2)0.75 mg；(3)1.5 mg；(4)3.0 mg；(5)4.5 mg。

盐酸罗匹尼罗[医保(乙)]

Ropinirole Hydrochloride

【适应证】 帕金森病和帕金森综合征。

【药理】 (1)药效学　罗匹尼罗是一种非麦角类多巴胺受体激动药，对 D_2 和 D_3 多巴胺受体亚型具有完全内在活性，与 D_3 受体亚型结合的亲和力高于 D_2 或 D_4 受体亚型。目前尚不清楚治疗帕金森病的确切作用机制，被认为是对纹状体突触后多巴胺 D_2 受体的激动作用。

(2)药动学　罗匹尼罗的绝对生物利用度是 36%～57%，大约有 50% 发生首关效应。中位达峰时间(t_{max})为 6～10 小时，与高脂肪餐同服，t_{max} 延长 3 小时。血浆蛋白结合率为 10%～40%。大部分经肝脏代谢，参与代谢的主要细胞色素 P_{450} 同工酶是 CYP1A2。口服清除率是 47 L/h，消除半衰期($t_{1/2}$)大约是 6 小时。主要代谢产物经尿液排泄。

【不良反应】 常见的有：幻觉，意识模糊；异动症，嗜睡，头晕；低血压，体位性低血压；恶心，烧心，便秘；外周水肿；不常见的有：精神病性反应，冲动控制障碍等。

【禁忌证】 (1)对罗匹尼罗或任何辅料过敏者。

(2)美国 FDA 妊娠期药物安全性分级为口服给药 C。

【注意事项】 (1)日常活动期间入睡：开始治疗前，应告知患者可能发生困倦，尤其需询问患者是否存在可能增加相关风险的因素，如合并使用镇静药等。如果决定继续使用，应建议患者不要驾驶车辆，并避免其他有潜在危险的活动。

(2)晕厥：本品治疗帕金森病患者期间观察到晕厥反应，有时与心动过缓相关。严重心血管疾病患者应慎用本品。

(3)血压和心率变化：本品可导致体位性低血压，应告知患者，尤其在剂量递增期间。治疗合并心血管疾病的患者时，应考虑服用本品的患者可能会发生血压升高和/或心率变化。

(4)异动症：本品会导致使用左旋多巴治疗的患者发生异动症和/或加重已有的异动症。减少多巴胺药物剂量可减轻该不良反应。

(5)幻觉和重症精神障碍：本品与恩他卡朋和左旋多巴同时服用会增加幻觉风险。有恶化精神病的风险，故患有重症精神障碍的患者通常不使用。

(6)多巴胺能治疗报告的事件：在本品治疗结束时应逐步减少剂量，以预防撤药引起的高热和意识模糊。已收到可能为纤维化并发症的少数报告，包括胸腔积液、胸膜纤维化、间质性肺炎和心脏瓣膜病变，但目前证据不足以确立本品与纤维化并发症之间的因果关系。

(7)本品中含有乳糖。患有罕见遗传性半乳糖不耐受、Lapp 乳糖缺乏或葡萄糖-半乳糖吸收不良的患者不得使用。

(8)4 mg片中含有偶氮着色剂日落黄(E110),可能造成过敏反应。

(9)哺乳期妇女用药:服药期间不应同时哺乳。

(10)儿童用药:尚未确立儿童患者用药的安全性和有效性。

【药物相互作用】 (1)CYP1A2是本品代谢的主要酶。因此对于已接受本品的患者,当使用或停用已知能抑制CYP1A2的药品(环丙沙星、依诺沙星、西咪替丁或氟伏沙明等)时,可能需要调整本品的剂量。

(2)多巴胺受体拮抗药如精神安定药或甲氧氯普胺可降低本品的疗效。

【给药说明】 本品应于每日相近时间服用1次,必须整片吞服,不得嚼碎、碾碎或掰开。可以与食物或不与食物同服。

【用法与用量】 口服 本品的起始剂量第1周2 mg,一日1次;从第2周开始将剂量上调至4 mg,一日1次。如果在4 mg/d的剂量下不能有效改善症状,则可以逐增剂量,每次增加日剂量2 mg,每次增加剂量的时间间隔为1周或更长,直至达到8 mg/d。

如果在8 mg/d的剂量下不能有效改善症状,可以继续增加剂量,每次增加日剂量2～4 mg,每次增加剂量的时间间隔为2周或更长。每日最大剂量为24 mg。

【制剂与规格】 盐酸罗匹尼罗缓释片:(1)2 mg;(2)4 mg;(3)8 mg。

罗替高汀

Rotigotine

【适应证】 帕金森病、帕金森综合征和不宁腿综合征。

【药理】 (1)药效学 是一种非麦角类多巴胺受体激动药,能通过激动活纹状体D_3、D_2和D_1受体而对帕金森病产生治疗作用。

(2)药动学 经皮肤给药后可被吸收,持续释放,1～2天后达到稳态浓度;每日用药一次,并在皮肤上保留24小时,可维持血药浓度于稳定水平。在1～24 mg/24 h剂量范围内,罗替高汀的血药浓度与剂量成正比。本贴片内约45%的活性成分在24小时内释放至皮肤。经皮给药后的绝对生物利用度约为37%。罗替高汀与血浆蛋白的体外结合率约为92%。在人体内的表观分布容积约为84l/kg。罗替高汀经N-脱烷基化作用以及直接和间接结合被广泛代谢。大约71%的罗替高汀剂量从尿液排泄,少部分(约23%)从粪便排泄。经皮给药后罗替高汀的清除率约为10l/min,总体消除半衰期为5～7小时。药代动力学特性显示双相消除,最初半衰期约为2～3小时。本贴片采用经皮给药方式,因此,食物和胃肠系统状况预计不会产生影响。

【不良反应】 常见的有:恶心、呕吐、给药部位反应、嗜睡、头晕和头痛、幻觉、失眠、眩晕、口干、便秘等。不常见的有:睡眠发作,性欲亢进等。

【禁忌证】 对活性成分或者其他任何成分过敏的患者。

【注意事项】 (1)磁共振成像或心脏复律:本品的背衬层含铝。如果患者需进行磁共振成像或心脏复律,应去除贴片,以免灼伤皮肤。

(2)直立性低血压和晕厥:罗替高汀临床试验中观察到直立性低血压和晕厥,但发生率与安慰剂治疗组的发生率相似。

(3)嗜睡和突发睡眠:罗替高汀能引起嗜睡和突发睡眠。

(4)冲动控制障碍:可引起此类症状。一旦出现应考虑减少剂量/逐渐终止治疗。

(5)神经阻滞剂恶性综合征:突然中断多巴胺能治疗可出现恶性综合征,建议逐渐降低治疗剂量。

【用法与用量】 贴患处 本品每日使用一次,在每天大致同一时间使用。本品应在皮肤上保留24小时,然后在另一个部位更换一张新的贴片。

【制剂与规格】 罗替高汀贴片:(1)2 mg/24 h;(2)4 mg/24 h;(3)6 mg/24 h;(4)8 mg/24 h。

盐酸司来吉兰[医保(乙)]

Selegiline Hydrochloride

【适应证】 ①原发性帕金森病和(或)帕金森综合征;②痴呆,包括阿尔茨海默病和(或)血管性痴呆;③抑郁症。

【药理】 (1)药效学 司来吉兰是一种不可逆性单胺氧化酶B(MAO-B)抑制药,小剂量时选择性抑制MAO-B,大剂量时对A型和B型MAO都有抑制作用。每日口服10 mg司来吉兰对肠道MAO-A无作用,不抑制外周儿茶酚胺的降解,故不会诱发血压升高、心动过速、头痛、呕吐等不良反应;可完全抑制血小板MAO-B活性,但不能完全抑制脑内MAO-B。MAO-B在脑内多巴胺降解中起重要作用,司来吉兰通过选择性抑制MAO-B,减少脑内多巴胺的降解,增强多巴胺的作用。本品单用时治疗作用弱,与复方左旋多巴制剂合用有协同作用,可减少后者的用量约25%。

(2)药动学 口服易吸收,达峰时间(t_{max})为1小时,有首关代谢，生物利用度约10%。能通过血-脑屏障，半衰期($t_{1/2}$)平均为40小时。口服后经代谢转化为N-去甲司来吉兰、L-甲基苯丙胺及L-苯丙胺，代谢产物主要从尿排出，15%从粪便排泄。一次口服5 mg或10 mg后，24小时尿中排出的甲基苯丙胺平均为63.3%。

【不良反应】 (1)与复方左旋多巴制剂合用作用过强时可产生多巴胺能不良反应：恶心、幻觉、异动症等，减少复方左旋多巴用量后可避免或减轻不良反应。

(2)本品不良反应少，但其在脑内可被转化为甲基苯丙胺和少量苯丙胺，对少数患者有精神兴奋作用，同时可引起失眠，因此服药时间应在早晨、中午，午后勿用此药。少见的不良反应有头晕、腹痛或胃痛、直立性低血压、心律失常、肝酶升高、记忆障碍(多见于每日量超过10 mg者)、肌肉痉挛或指(趾)麻木、口周或喉部烧灼感、皮肤与眼睛对日光过敏、疲乏、出汗过多，有胃溃疡者慎用。严重的不良反应有心房颤动。过量后可能发生高血压危象。

【禁忌证】 (1)对司来吉兰或制剂中的任一成分过敏者。

(2)与哌替啶、曲马多、美沙酮、右丙氧芬或右美沙芬合用。

(3)与其他单胺氧化酶抑制药(MAOI)合用。

(4)与使用其他司来吉兰药品或哌替啶间隔时间不足2周者。

(5)美国FDA妊娠期药物安全性分级为口服给药C。

【注意事项】 (1)哺乳期妇女使用可能对乳儿有危害。

(2)儿童使用的安全性和有效性尚未建立。12岁以下儿童不应使用。

(3)65岁以上老年患者，出现头晕和直立性低血压的风险增加。

(4)超出推荐剂量服用，对B型单胺氧化酶抑制的选择性减小，出现高血压危象的风险增加。

(5)遇到下列情况时应衡量利弊慎用本品：①严重痴呆；②严重精神病；③迟发性运动障碍；④过多的震颤(可能加重)；⑤有消化性溃疡病史者。

【药物相互作用】 (1)与三环类抗抑郁药、选择性5-羟色胺再摄取抑制药(SSRIs)或5-羟色胺及去甲肾上腺素双重再摄取抑制药(SNRIs)合用，由于本品抑制了5-羟色胺的代谢或是抑制了5-羟色胺的再摄取，有可能引起5-羟色胺综合征，或其他不良反应，如自主神经功能紊乱，严重焦虑或谵妄，意识障碍，高热，癫痫发作，肌强直或震颤等。故避免合用；停用本品后至少14日才可开始用三环类抗抑郁药或SSRIs。停用氟西汀后至少5周才可开始用本品。

(2)与其他单胺氧化酶抑制药合用，作用叠加，可出现高血压危象或癫痫发作，属禁忌。

(3)与拟交感神经药合用，可出现高血压危象，属禁忌。

(4)由于肾上腺素β受体激动药类药物对血管的作用，本品与之合用，出现兴奋、心动过速、轻度躁狂的风险增加。

(5)与催眠镇静药、麻醉药等有中枢抑制作用的药物合用，可出现低血压和中枢神经系统抑制或呼吸抑制的作用。

(6)与左旋多巴合用，多巴胺和去甲肾上腺素的水平上升，对心血管造成过度兴奋，可导致高血压或增加死亡率，左旋多巴宜减量。

(7)与哌替啶、曲马多、美沙酮或右丙氧芬合用可引起兴奋、出汗过多、肌强直及严重高血压；个别患者可发生呼吸抑制、昏迷、惊厥、高热、血管性虚脱甚至死亡；因此应用MAO抑制药后2周内应避免使用这些药物。

(8)与苯丙胺或间羟胺合用，去甲肾上腺素的利用增加，可出现高血压危象和5-羟色胺综合征。

(9)与安非他酮合用，可出现5-羟色胺综合征，属禁忌。

(10)与卡马西平或奥卡西平合用，司来吉兰血药浓度上升，可导致高热、癫痫发作等，属禁忌。

(11)本品可能延长及增强赛庚啶的抗胆碱作用，禁忌二者合用。

(12)与氟哌利多合用，对心脏的作用叠加，出现心脏毒性(Q-T间期延长、尖端扭转型室性心动过速、心脏停搏)的风险增加。

(13)与左醋美沙多合用，左醋美沙多的肝脏代谢被诱导，导致其活性代谢物的浓度上升，激发Q-T间期延长。

(14)与胍乙啶合用时，司来吉兰使儿茶酚胺降解减少，拮抗了胍乙啶的抗高血压作用，可引起中等或严重的高血压危象。

(15)与马普替林合用，儿茶酚胺的再摄取和代谢改变，可出现神经毒性和癫痫发作，属禁忌。

(16)与米那普仑合用，5-羟色胺能作用相加，可出现中枢神经系统毒性或5-羟色胺综合征。

(17)与色氨酸合用，中枢神经系统的兴奋作用增加，可出现妄想和5-羟色胺综合征。

(18)与酪氨酸、甲基多巴或哌甲酯合用,可出现高血压危象(头痛、心悸、颈强直),属禁忌。

(19)本品剂量在 20 mg/d 以上者,如同时服用含有酪胺的食物或饮料如干酪、酵母、蛋白提取物、熏肉或盐腌肉、家禽或鱼、发酵的香肠或其他发酵的肉类、酸泡菜、香蕉、鳄梨、苦橙、太熟的水果、啤酒、红白酒等,酪胺的代谢被抑制,可引起突然及严重的高血压反应。

【给药说明】 (1)治疗帕金森病时一日剂量不应超过 10 mg,超量会发生非选择性抑制 MAO 的危险,若 MAO-A 被抑制则可能发生高血压危象。曾有报道一日服单剂 20 mg 时发生酪胺介导的高血压反应。此外,一日量大于 10 mg 者并不显示对帕金森病有更好的疗效。

(2)应在早、午餐时服用以避免产生恶心及失眠,不应在下午或傍晚服药。与复方左旋多巴合用时应按临床反应需酌情减少左旋多巴的剂量,以免引起如异动症或幻觉等不良反应。

(3)一日量在 20 mg 以上,与含有酪胺的食物或饮料同用时,可能引起突然及严重的高血压反应,反应通常只限于数小时,且易被作用迅速的降压药如拉贝洛尔、硝苯地平所纠正。反应的严重程度视摄入的酪胺量、胃排空的速率以及服用 MAO 抑制药和摄入酪胺之间的间隔时间长短而定。停用 MAO 抑制药后,饮食限制需继续至少 2 周;其他含酪胺的食物如酸乳酪、酸奶油、奶油干酪、酸奶制成的干酪、巧克力及酱油,如果摄入新鲜而且适度,一般不引起严重不良反应。

(4)逾量的治疗　服药后近 12 小时内过量的症状可全无或极轻微,此后发展缓慢,在 24～48 小时后达到高峰。在此时期内患者立即住院并密切监护是最重要的。治疗包括:①在过量早期应催吐、洗胃并保持呼吸道通畅,必要时可用机械呼吸及补充氧气;②缓慢静脉滴注地西泮以治疗中枢神经系统受刺激的症状和体征,避免应用吩噻嗪类药物;③对低血压及血管性虚脱可用静脉补液,必要时也可用低剂量升压药治疗,肾上腺素能药物可产生明显的升压反应;④密切监测体温,用退热药及降温毯治疗高热;维持水和电解质平衡亦甚重要。

【用法与用量】 口服　一次 2.5～5 mg,一日 2 次,于早餐和午餐时服用。

【制剂与规格】 盐酸司来吉兰片(胶囊):5 mg。

甲磺酸雷沙吉兰

Rasagiline Mesylate

【适应证】 原发性帕金森病,作为初始单药治疗或左旋多巴的辅助治疗。

【药理】 (1)药效学　是一种新型第二代不可逆、选择性的单胺氧化酶 B(MAO-B)抑制药,属于炔丙胺类药物,能强有力且选择性地抑制 MAO-B,强于司来吉兰 5～10 倍。在青年健康男性志愿者中口服单剂本品 1～20 mg,均能很好地耐受,血小板 MAO-B 活性快速被抑制。口服后 1 小时内,1 mg、2 mg、5 mg 和 10 mg 雷沙吉兰对血小板 MAO-B 活性抑制的程度分别为 35%、55%、79%和 99%。

(2)药动学　口服快速吸收,容易通过血-脑屏障,达峰时间(t_{max})为 0.5～0.7 小时,血浆蛋白结合率为 60%～70%,口服生物利用度约为 36%。本品在 0.5 至 10 mg 剂量范围时的 C_{max} 和 AUC 呈现剂量一致的线性和均衡性。口服后本品主要在肝脏代谢,经 CYP1A2 介导的脱烷作用,生成 1-R-氨基茚满,而不是可引起神经毒性的左旋甲基苯丙胺或左旋苯丙胺。代谢产物主要从尿排出,尿中原形药物不足 1%。半衰期($t_{1/2}$)为 1.34 小时。

【不良反应】 流感综合征、头痛、关节痛、抑郁、消化道症状(呕吐、食欲缺乏、便秘、腹痛)、幻觉,其次有:关节炎、皮疹、尿急、直立性低血压、体重减轻、口干、噩梦。与左旋多巴合用时可引起异动症。

【禁忌证】 (1)对本品及其中任一种成分过敏者。

(2)嗜铬细胞瘤患者。

(3)美国 FDA 妊娠期药物安全性分级为口服给药 C。

【注意事项】 (1)尽管本品为选择性的 MAO-B 抑制药,但随着剂量增加,该选择性通常减小并最终消失。服用本品的同时仍应避免富含酪胺的饮食,否则任何剂量的本品均可引起致命的高血压危象。应告知使用本品的患者哪些为必须避免的含酪胺的食物和饮料,哪些为必须避免使用的含拟交感胺(如麻黄碱、伪麻黄碱等)的非处方药。

(2)由于本品对单胺氧化酶(MAO)的抑制不能逆转,而新的 MAO 的生成需要时间,在停用本品后至少 2 周内仍应限制酪胺饮食,并避免使用胺类药品。

(3)哺乳期妇女使用可能对乳儿有危害。

(4)儿童使用的安全性和有效性尚未建立。

(5)肝功能不全的患者使用本品,本品的血药浓度显著升高。轻度肝损害者应减量,而中重度损害不应使用本品。

(6)有流行病学研究显示,使用本品的患者出现黑色素瘤的风险更高。使用本品宜作常规黑色素瘤监测。

(7)应告知使用本品的患者关于血压升高的体征和症状。

(8)直立性低血压大多在本品使用的头 2 个月内出现，随着时间的推移呈下降趋势。

(9)使用本品不能进行需要全身麻醉的手术，也不能使用含拟交感神经药类血管收缩药的局部麻醉药。若必须手术，则停止本品应至少 14 天才能手术，或必须立即手术，则应谨慎改用苯二氮䓬类、芬太尼、吗啡、米库氯铵、雷库溴铵等。

【药物相互作用】 (1)参阅“盐酸司来吉兰”的**【药物相互作用】** 之(1)、(2)、(3)和(7)。

(2)与三环类/四环类抗抑郁药、选择性 5-羟色胺再摄取抑制药(SSRIs)或 5-羟色胺及去甲肾上腺素双重再摄取抑制药(SNRIs)合用，可出现严重的中枢神经系统毒性作用及恶性高热。

(3)由于肝 CYP1A2 为雷沙吉兰的主要代谢酶，与环丙沙星(CYP1A2 抑制药)合用后前者的 AUC 可增加 83%，雷沙吉兰的血浓度升高。

(4)与右美沙芬合用，可引起精神病短暂发作或出现行为怪异。也不能与米氮平或环苯扎林等合用。

(5)与左旋多巴合用，可引发多巴胺能不良反应并加重异动症，宜减小左旋多巴的剂量。

【给药说明】 本品除可与左旋多巴合用外，可以与多巴胺受体激动药、COMT 抑制药合用。与左旋多巴合用时应按临床反应需酌情减少左旋多巴的剂量，以免引起异动症或幻觉等副作用。

【用法与用量】 口服　一次 1 mg，一日 1 次，可单用或与左旋多巴合用。

【制剂与规格】 甲磺酸雷沙吉兰片：(1)1 mg；(2)2 mg。

恩 他 卡 朋

Entacapone

【适应证】 原发性帕金森病和帕金森综合征，作为苄丝肼左旋多巴或卡比多巴左旋多巴的佐剂。

【药理】 (1)药效学　本品是一种高效、选择性、可逆的外周儿茶酚-氧位-甲基转移酶(COMT)抑制药，不易通过血-脑屏障。在外周可抑制左旋多巴转化为 3-氧甲基多巴。单用无效，与左旋多巴合用可提高左旋多巴的生物利用度，剂量依赖性地提高左旋多巴的生物利用度和延长其半衰期，不影响峰浓度(C_{max})及达峰时间(t_{max})，使血浆 3-氧甲基多巴的 AUC 值下降 46%。

(2)药动学　口服易吸收，健康人达峰时间(t_{max})为 0.4～0.9 小时，吸收不受食物的影响。有首关代谢，生物利用度(F)约为 35%。恩托卡朋具有与左旋多巴相似的药动学特性，两者可同时服用。本品的血浆蛋白结合率约 98%，主要经肝脏与葡糖醛酸结合，主要以代谢产物从粪便排泄，10%～20%从尿中排泄。半衰期($t_{1/2}$)约 2 小时。

【不良反应】 耐受性好，不良反应短暂而轻微。最常见为多巴胺能异动症，其次为恶心、呕吐、眩晕、头痛、疲乏、食欲缺乏、上腹部不适、便秘等，可通过减少同用的左旋多巴剂量而得到控制，胃肠道反应可加用多潘立酮(吗丁啉)治疗。非多巴胺能不良反应中最常见的是腹泻。此外，部分患者尿液变成深黄色或橙色，这与恩托卡朋及其代谢产物本身黄色有关。严重的有：异动症、幻觉。

【禁忌证】 (1)对本品及其中任何成分过敏者。

(2)美国 FDA 妊娠期药物安全性分级为口服给药 C。

【注意事项】 (1)哺乳期妇女使用对乳儿的危害不能排除。

(2)儿科患者使用的安全性和有效性尚未建立。

(3)可引起或加重异动症或横纹肌溶解症。

(4)应避免突然停药，以免产生不良反应。

(5)肝功能障碍者，应调整药物剂量。胆道阻塞者慎用。

【药物相互作用】 (1)与肾上腺素、异丙肾上腺素、去甲肾上腺素、多巴胺、多巴酚丁胺、α-甲基多巴、阿扑吗啡、异他林或比托特罗等已知由 COMT 代谢的药物合用可引起高血压、心动过速和心律失常，应慎用。需要合用时，后者应减量。

(2)与地昔帕明、文拉法辛合用，对去甲肾上腺素代谢和清除的抑制作用增加，出现高血压、心动过速或心律失常的风险增加。

(3)与丙米嗪合用可引起疲乏、口干、恶心。

(4)与利奈唑胺、帕吉林、异卡波肼、苯乙肼、环苯丙胺等药品合用，COMT 和 MAO 被抑制，儿茶酚胺代谢减少，应避免。

(5)本品与可干扰胆汁分泌、葡萄苷酸化或肠道 β 葡糖苷酸酶的药物(如丙磺舒、考来烯胺以及红霉素、氯霉素、氨苄西林、利福平等)合用，出现不良作用的风险增加。

(6)本品在胃内与铁剂形成络合物，两者服用至少需间隔 2～3 小时。

【给药说明】 本品单用无效，须与复方左旋多巴合用。本品能显著增加左旋多巴的生物利用度，延长左旋多巴的作用时程，合用的复方左旋多巴的每日用量需减少。

【用法与用量】 口服　有效剂量为一次 100～200 mg，每日次数依服用复方左旋多巴制剂的次数而定。

【制剂与规格】 恩他卡朋片：200 mg。

托卡朋
Tolcapone

【适应证】 参阅"恩他卡朋"。

【药理】 (1)药效学　参阅"恩他卡朋"，可降低 3-氧甲基多巴的 AUC 值 70%。

(2)药动学　托卡朋在 50～400 mg 剂量时呈线性关系，不依赖于左旋多巴联合给药。口服吸收迅速，达峰时间(t_{max})为 2 小时，食物可延迟和减少吸收。半衰期($t_{1/2}$)约 2～3 小时，且无明显药物蓄积。在 100 或 200 mg一日 3 次的剂量时，峰浓度(C_{max})分别约为 3 μg/ml和 6 μg/ml。口服生物利用度约为 65%。本品的血浆蛋白结合率高(>99.9%)。几乎完全在肝脏代谢，与葡糖醛酸结合，主要以代谢产物从粪便排泄，极少量(约 0.5%)以原形从尿中排泄。有肝损的患者使用剂量应减半。

【不良反应】 (1)多巴胺能过度兴奋导致的异动症，以及睡眠障碍、多梦、意识模糊、幻觉等精神症状。

(2)恶心、呕吐、口干、食欲缺乏、便秘、直立性低血压、头晕，非多巴胺能不良反应中最常见的是腹泻。此外，部分患者尿液变成深黄色或橙色，这与托卡朋及其代谢产物本身黄色有关。

(3)严重的有：高热、暴发性肝衰竭(罕见)、横纹肌溶解、异动症、精神错乱等。

【禁忌证】 (1)肝脏疾病以及目前 ALT 或 AST 超过正常值上限者。

(2)严重肾功能损害的患者。

(3)对本品中任何成分过敏者。

(4)有非创伤性横纹肌溶解病史者。

(5)美国 FDA 妊娠期药物安全性分级为口服给药 C。

【注意事项】 (1)托卡朋在国外上市后的临床应用中发现有导致患者严重的、致命的急性暴发性肝衰竭，因此，在应用本品时须极为慎重。在开始用药前，需检查患者的血清 ALT 和 AST，然后在治疗的第一年应每两周检查一次 ALT 和 AST，以后的 6 个月内每 4 周检查一次，此后每 8 周检查一次。一旦超过正常上限或出现肝功能损伤应立即停药。用药开始后的 3 周内临床未见实质性的受益，也应停用。

(2)由于本品可导致致命的肝损害的风险，不考虑为帕金森病的一线用药。

(3)有本品撤药史的患者重新使用本品，有肝脏损害的风险。

(4)哺乳期妇女使用可能对乳儿有危害。

(5)儿科患者使用的安全性和有效性尚未建立。

【药物相互作用】 (1)参阅"恩托卡朋"的**【药物相互作用】**之(1)和(4)。

(2)慎与某些影响脑单胺类的药物(如单胺氧化酶抑制药、三环类抗抑郁药和选择性 5-羟色胺再摄取抑制药)和有抗胆碱作用的药物合用。在减小剂量或突然撤用本品时，有出现高热和精神错乱的风险。

(3)服用本品时，不应同时加用 MAO-A 抑制药和 MAO-B 抑制药。

【给药说明】 本品能显著增加左旋多巴的生物利用度，延长左旋多巴的作用时程，合用复方左旋多巴制剂每日用量需减少。

【用法与用量】 口服　有效剂量为一次 100～200 mg，一日 3 次。白天的第一剂应与复方左旋多巴制剂白天的第一剂同时服用。

【制剂与规格】 托卡朋片：100 mg。

三、治疗其他运动障碍性疾病药

其他常见的运动障碍性疾病有：亨廷顿病、小舞蹈病、肝豆状核变性、原发性震颤、抽动秽语综合征、肌张力障碍等。这些疾病除肝豆状核变性外，均属于多动性疾病，主要表现为各种异常不自主运动。治疗亨廷顿病、小舞蹈病、抽动秽语综合征、肌张力障碍一般都采用多巴胺受体拮抗药、多巴耗竭药等；治疗肝豆状核变性采用 *D*-青霉胺、二巯丁二酸、曲恩汀、硫酸锌等；治疗肌张力障碍采用多巴胺受体拮抗药、多巴耗竭药、巴氯芬及 A 型肉毒毒素等。多巴胺受体拮抗药中的氟哌啶醇、盐酸氯丙嗪、奋乃静等的介绍参阅第三章。

盐酸硫必利(盐酸泰必利)[医保(乙)]
Tiapride Hydrochloride

【适应证】 舞蹈症、投掷症、抽动秽语综合征、肌张力障碍、迟发性运动障碍。

【药理】 (1)药效学　硫必利对多巴胺受体，尤其是 D_2受体具有选择性拮抗作用，其作用较氯丙嗪弱，对交感神经有轻度抑制作用，并有镇吐和镇痛作用。

(2)药动学　口服吸收迅速,达峰时间(t_{max})为 1 小时,半衰期($t_{1/2}$)为 3～4 小时(肌内注射为 3 小时)。本品主要以原形经肾排出。

【不良反应】　参阅“盐酸氯丙嗪”。较常见为嗜睡、溢乳、闭经、消化道反应、头晕、乏力、直立性低血压、Q-T 间期延长、锥体外系反应等,个别患者可出现兴奋,一般减量或停药后可以消失。

【禁忌证】　(1)对本品过敏者。

(2)催乳素依赖性肿瘤。

【注意事项】　参阅“盐酸氯丙嗪”。对肝肾功能不全、癫痫、严重心血管疾病、造血功能不全或粒细胞减少、嗜铬细胞瘤等患者慎用,妊娠期妇女、婴儿慎用。

【药物相互作用】　参阅“盐酸氯丙嗪”。

(1)与氟哌利多合用,对心脏的作用叠加,心脏毒性(Q-T 间期延长、尖端扭转型室性心动过速、心脏停搏)的风险增加,为禁忌。

(2)与左醋美沙多合用,心脏毒性(Q-T 间期延长、尖端扭转型室性心动过速、心脏停搏)的风险增加,为禁忌。

(3)与锂合用,可出现虚弱、脑损害和锥体外系症状增加,宜加强监测。

(4)可与镇静催眠药、抗抑郁药、抗癫痫药合用,但开始时应减少合并用药的剂量。

【用法与用量】　(1)口服　成人　一日 100～600 mg,分次服,最大日剂量不超过 800 mg。根据年龄和症状,剂量应适当增减。

(2)静脉注射或肌内注射　每 24 小时 200～400 mg,宜从小剂量开始,逐渐增量。

【儿科用法与用量】　口服　儿科主要用于抽动秽语综合征。①7～12 岁儿童:低剂量起始,逐渐加量,平均一次 50 mg,一日 1～3 次。如病情需要,可在家长知情同意下,酌情增加剂量,但不超过一日 300 mg,分 3 次服用。②12～18 岁儿童少年:低剂量起始,逐渐加量,渐增至一日 300～600 mg,分 3 次服用。待症状控制后2～3 个月,酌减剂量,维持量一日 150～300 mg。

【儿科注意事项】　能增强中枢抑制药的作用。

【制剂与规格】　盐酸硫必利片:(1)50 mg;(2)100 mg。

盐酸硫必利注射液:2 ml∶100 mg。

注射用盐酸硫必利:0.1 g。

匹莫齐特

Pimozide

【适应证】　①急、慢性精神分裂症,对精神分裂症的阴性症状疗效较好;②偏执状态、亨廷顿病、抽动秽语综合征、躁狂症、神经性食欲缺乏、青少年行为障碍等。

【药理】　(1)药效学　为特异性中枢多巴胺受体拮抗药,对情感淡漠、退缩、思维障碍、接触不良等精神分裂症的阴性症状具有振奋激越作用,但镇静作用较弱。

(2)药动学　口服后,达峰时间(t_{max})为 4～12 小时,血浓度峰值初期下降较快,后期下降极慢,有明显首关代谢,生物利用度(F)为 50%。在肝脏代谢,以原形药物和代谢产物从尿和粪中排出。半衰期($t_{1/2}$)平均 55 小时。

【不良反应】　(1)与氟哌啶醇相似,但不良反应少而轻微,常见有口干、便秘、少汗、光过敏、头晕、静坐不能、迟发性运动障碍、无力、失眠、嗜睡、轻度锥体外系反应、低血压、直立性低血压、尿潴留、视物模糊、色素性视网膜炎、上皮细胞性角膜病、鼻充血等。

(2)严重的有:Q-T 间期延长、尖端扭转型室性心动过速。

(3)罕见的、严重的有:顽固性便秘、麻痹性肠梗阻、粒细胞缺乏、白细胞减少、血小板减少、胆汁郁积性黄疸综合征、系统性红斑狼疮、体温调节障碍、中暑或体温过低、癫痫发作、神经阻滞药恶性综合征、阴茎异常勃起。

【禁忌证】　(1)对匹莫齐特过敏者。

(2)需使用镇静剂的攻击性精神病患者。

(3)先天性或药源性 Q-T 间期延长综合征患者。

(4)有心律失常史者。

(5)帕金森病患者。

(6)低钾血症或低镁血症患者。

(7)中枢神经系统严重抑制患者。

(8)单纯抽搐或与抽搐症无关的抽搐患者。

(9)美国 FDA 妊娠期药物安全性分级为口服给药 C。

【注意事项】　(1)哺乳期妇女使用可能对乳儿有危害。

(2)12 岁以下儿童使用的安全性和有效性尚不明确。

(3)老年患者敏感性增加。

(4)癫痫患者使用可加剧发作。

(5)有神经阻滞药恶性综合征史、迟发性运动障碍史的患者慎用。

(6)肝、肾功能损害慎用。

(7)可引起 Q-T 间期延长,避免与可引起电解质紊乱的药物合用,避免引起低钾血症和低镁血症。

【药物相互作用】　(1)与奎尼丁、二氢奎尼丁、普鲁卡因胺、阿普林定、吡二丙胺、普罗帕酮、劳卡尼、恩卡尼、氟卡尼、阿义马林等Ⅰa类抗心律失常药，或胺碘酮、溴苄胺、乙酰卡尼、索他洛尔、多非利特、阿齐利特、伊布利特、司美利特等Ⅲ类抗心律失常药合用，Q-T间期延长的作用相加，出现心脏毒性(Q-T间期延长、尖端扭转型室性心动过速、心脏停搏)的风险增加，为禁忌。

(2)与阿米替林、去甲替林、丙米嗪、地昔帕明、曲米帕明、多塞平、阿莫沙平等三环类抗抑郁药(TCAs)，氯丙嗪、硫利达嗪、美索达嗪、三氟拉嗪、利培酮、氟哌啶醇和氟哌利多等抗精神病药，或西酞普兰、艾司西酞普兰、氟西汀、帕罗西汀、舍曲林等选择性5-HT再摄取抑制药合用，Q-T间期延长的作用相加，出现心脏毒性(Q-T间期延长、尖端扭转型室性心动过速、心脏停搏)的风险增加，为禁忌。

(3)与司帕沙星、加替沙星、吉米沙星、莫西沙星、甲氟喹、喷他脒、普罗布考、三氧化二砷、阿司咪唑、西沙必利、特非那定、美沙酮、左醋美沙多、他克莫司、加压素、佐米曲坦、佐替平、舍吲哚、丁苯那嗪、舒托必利、螺旋霉素、替利霉素、磺胺甲唑、甲氧苄啶、氯喹、水合氯醛、恩氟烷、异氟烷、氟康唑、雷诺嗪、苄普地尔、伊拉地平、奥曲肽、昂丹司琼、多拉司琼、舒尼替尼、决奈达隆等其他已证实其药效学有延长Q-T间期的药物合用，Q-T间期延长的作用相加，可出现Q-T间期延长或尖端扭转型室性心动过速，为禁忌。

(4)与CYP3A4抑制药(包括红霉素、阿奇霉素、克拉霉素、罗红霉素等大环内酯类抗生素，酮康唑、咪康唑、依曲康唑、伏立康唑、泊沙康唑等抗真菌药，阿扎那韦、奈非那韦、利托那韦、氨普那韦、替拉那韦、沙奎那韦、呋山那韦、茚地那韦、达芦那韦、地拉韦啶、依发韦仑等HIV-蛋白酶抑制药以及奈法唑酮等)合用，匹莫齐特代谢减少，血药浓度升高，从而增加心律失常的风险，为禁忌。

(5)葡萄柚汁也可抑制本品的代谢，应避免合用。

(6)与锂合用，可引起虚弱、脑病和锥体外系症状加重。

(7)与曲马多合用，癫痫发作的风险增加。

(8)慎与匹莫林、哌甲酯或苯丙胺等可引起运动抽动和发声抽动的药物合用。

【用法与用量】 口服　一次2～8 mg，每日1次，最大日剂量20 mg。

【制剂与规格】 匹莫齐特片：(1)2 mg；(2)4 mg；(3)10 mg。

丁苯那嗪

Tetrabenazine

【适应证】 舞蹈症等运动障碍性疾病。

【药理】 丁苯那嗪为儿茶酚胺和5-羟色胺神经递质的耗竭药。半衰期($t_{1/2}$)约为6.5小时。

【不良反应】 (1)以嗜睡、失眠多见，其次为直立性低血压、锥体外系反应、静坐不能、虚荣、恶心、吞咽困难、上呼吸道感染等。

(2)严重的不良反应有Q-T间期延长、抑郁和神经阻滞药恶性综合征。

【禁忌证】 (1)对丁苯那嗪药品过敏者。

(2)有自杀企图者。

(3)未治疗或未充分治疗的抑郁症患者。

(4)有肝功能损害者。

(5)与利血平(或利血平停药不足20天)或与单胺氧化酶抑制药合用的患者。

(6)美国FDA妊娠期药物安全性分级为口服给药C。

【注意事项】 (1)丁苯那嗪能增加抑郁、自杀意念和自杀行为的风险。有自杀意念史或自杀企图史的患者使用本品，出现自杀行为的风险增加。处方时应作权衡，用药患者应受到严密监测。应充分告知患者的家属或护理人员。对于有抑郁史或是以往有自杀企图或意念的患者尤其需要严密监护，需慎用。

(2)使用本品如引发或加重抑郁，宜减量或给予抗抑郁治疗。

(3)心动过缓的患者，或低钾血症、低镁血症患者使用本品，出现尖端扭转型室性心动过速和(或)猝死的风险增加。

(4)先天性长Q-T间期综合征患者或有心律失常史的患者使用本品，出现Q-T间期延长的风险增加。

(5)日剂量大于50 mg的患者，用药前须做CYP2D6的基因测试。

(6)CYP2D6慢代谢者，使用本品应减小剂量。

(7)可出现不可逆转的迟发性运动障碍或神经阻滞药恶性综合征，一旦出现，应立即停药。

(8)哺乳期妇女使用可能对乳儿有危害。

(9)儿童使用的安全性和有效性尚不明确。

【药物相互作用】 (1)与单胺氧化酶抑制药(MAOI)合用，单胺的代谢受抑，体内儿茶酚胺的水平上升，为禁忌。

(2)参阅“匹莫齐特”的**【药物相互作用】**之(1)和(3)。

(3)与氯丙嗪、奥氮平、利培酮、氟哌啶醇等药物合用，体内多巴胺水平上升，Q-T间期延长的作用叠加，出现Q-T间期延长、神经阻滞药恶性综合征或锥体外系障碍的风险增加。

(4)与氟西汀、帕罗西汀、奎尼丁等CYP2D6强抑制药合用，宜调整剂量。

【用法与用量】 口服　一日 75 mg，分 3 次服。

【制剂与规格】 丁苯那嗪片：25 mg。

巴氯芬[药典(二)；医保(乙)]

Baclofen

【适应证】 肌张力障碍。

【药理】 (1)药效学　是 γ-氨基丁酸 B($GABA_B$)受体激动药及 P 物质拮抗药。提高初级传入神经元的兴奋阈值，并减少突触前部位兴奋性氨基酸的释放。本品可抑制单突触和多突触传递，对缓解肌张力增高、减少伸肌和屈肌痉挛程度与频度有效。

(2)药动学　口服吸收快而完全，达峰时间(t_{max})为 0.5～1.5 小时。血浆蛋白结合率约 30%，可通过血-脑屏障，也可通过胎盘，进入胎儿血液循环，可从乳汁分泌。约 15%在肝代谢，大部分以原形药物由肾排出，半衰期($t_{1/2}$)为 3～4 小时。摄入量的 75%在 72 小时内排出。

【不良反应】 本品可引起头痛、嗜睡、乏力、眩晕、恶心、呕吐、肌张力减弱，少见的不良反应有呼吸抑制、心功能下降、共济失调及精神错乱，偶有尿潴留。严重的反应有癫痫发作。

【禁忌证】 (1)对本品过敏者。

(2)美国 FDA 妊娠期药物安全性分级为口服给药、肠道外给药 C。

【注意事项】 (1)哺乳期妇女使用可能对乳儿有危害。

(2)12 岁以下儿童口服的安全性和有效性尚未建立。

(3)自主反射障碍史、癫痫、脑卒中、严重精神障碍、肺或肾功能不全者慎用。

(4)有镇静作用，用药后驾车需注意。

(5)停药前应逐渐减量。

【药物相互作用】 (1)与其他中枢抑制药或乙醇合用时，可增加镇静作用。

(2)与三环类抗抑郁药合用可加强本品作用，引起明显的肌张力过低。

(3)与降压药合用使降压作用加强，因此降压药的剂量应适当调整。

(4)帕金森病患者同时接受本品和卡比多巴左旋多巴治疗，有报道可引起精神错乱、幻想和激动不安。

【用法与用量】 口服　小剂量开始，一日量 5～10 mg，分 1～2 次服。可逐增剂量，最大日剂量为 80 mg，分 3～4 次服。

【制剂与规格】 巴氯芬片：10 mg。

青霉胺[药典(二)；医保(甲)]

Penicillamine

【适应证】 ①肝豆状核变性(Wilson 病)的首选药物之一；②铅、汞等重金属中毒(参阅第二十章第二节)。

【药理】 (1)药效学　青霉胺是带有巯基的强效金属螯合剂，可螯合铜自尿中排出，体外研究显示两分子的青霉胺结合一个铜离子。肝豆状核变性是一种常见染色体隐性遗传性疾病，主要有大量铜沉积于肝和脑组织，引起豆状核变性和肝硬化。本品与铜结合成可溶性复合物由尿排出。

(2)药动学　口服吸收率为 40%～70%，血浆蛋白结合率为 80%，半衰期($t_{1/2}$)为 1.7～3.2 小时，达峰时间(t_{max})为 2 小时。仅有小部分在肝脏代谢，30%～60%以原形药物从尿排出。

【不良反应】 大约 10%～30%患者因各种不良反应而不能耐受。多出现在使用大剂量时，改用维持量后不良反应可消失。也有 25%患者在服药第 1、2 周内出现；少数对本品产生过敏反应，多在用药 5～10 日出现，这两种情况均应短期停药后，待消失后再从小剂量开始。常见的是恶心、食欲缺乏、发热、皮疹、粒细胞减少、血小板降低等，其他如血液系统、泌尿系统和神经系统损害及自身免疫性疾病均较少出现。而最严重的是皮疹，可进展为剥脱性皮炎，应紧急处理。

【禁忌证】 (1)对青霉胺药品过敏者。

(2)青霉胺相关的再生障碍性贫血、粒细胞缺乏患者。

(3)有肾功能不全证据或肾功能不全史的风湿性关节炎患者。

(4)哺乳期妇女。

(5)美国 FDA 妊娠期药物安全性分级为口服给药 D。

【注意事项】 (1)医务人员在计划使用本品前，应完全熟悉其性能，包括毒性、剂量、治疗的受益等。应告知患者，一旦出现了任何毒性症状，应立即报告。

(2)与青霉素有交叉过敏反应的可能。

(3)肾功能不全者慎用。

(4)正在使用抗疟药、细胞毒性药、保泰松或羟基保泰松的患者不宜使用本品。

(5)由于青霉胺很容易与其他物质结合而影响其吸收，故应空腹服用，最好是餐前 1 小时或餐后 2 小时服用，同时注意不能与其他药物如锌剂等混服。

(6)预防青霉胺的不良反应主要是观察患者用药后

的反应，在患者开始用药后的3～6个月内，应每隔2周检测尿常规、白细胞计数和分类、血小板和肝功能。3～6个月后，改为1个月复查一次。

(7)需每日口服维生素B_6 30～50 mg，预防视神经炎和多发性神经病的发生。

(8)治疗青少年类风湿关节炎的有效性尚未建立。

(9)中断用药后重新开始治疗可引起过敏反应。

【药物相互作用】 (1)与金硫葡糖、金硫丁二钠、金诺芬等金制剂合用，出现骨髓抑制和皮疹的风险增加。与金硫葡糖合用为禁忌。

(2)铁、其他金属离子和抗酸药，可减少本品的吸收，至少间隔2小时服用。

(3)与对肾和血液系统有不良反应的药物合用，它们的毒性作用相加。

【给药说明】 为防止过敏反应的发生，使用青霉胺应先行青霉素皮试，阴性才可服用。

【用法与用量】 口服 (1)肝豆状核变性 成人开始一日用量为250 mg，逐渐增量；轻症一日1000 mg，分2～4次口服；重症一日2000～2500 mg，分4次。维持量，成人一日750～1000 mg。可根据24小时尿铜指标对青霉胺用量进行调整。可行间歇疗法。青霉胺排铜的方案有两种：①持续疗法：适用于病程较长、症状较重的患者，持续给予青霉胺治疗0.5～1年，根据临床表现的变化和实验室检查各项指标分析，决定是否改为间歇疗法或逐渐减量。②间歇疗法：用于稳定期或症状前期的治疗，以及部分症状较轻的患者。方法有服用2周停2周、服用10天停10天、服用1周停1周等方法。成人多采用服用2周停2周法。

(2)铅、汞中毒 参阅第二十章第二节。

【制剂与规格】 青霉胺片：0.125 g。

二巯丁二酸[药典(二)；医保(甲)]

Dimercaptosuccinic Acid
(DMSA，Succimer)

【适应证】 肝豆状核变性，铅、汞、砷、锑中毒，对铜有促排作用(参阅第二十章第二节)。

【药理】 (1)药效学 本品为含双巯基的金属螯合剂，可以螯合铜离子形成解离度及毒性均低的硫醇化合物，从尿中排出。

(2)药动学 口服吸收快但不完全，吸收量为口服量的60%，达峰时间(t_{max})为3小时，服药后24小时由尿中排出95%。静脉注射二巯丁二钠(sodium dimercaptosuccinate，Na-DMS)后由血液消失快，4小时排出80%。表观分布容积小，主要分布于细胞外液。血浆蛋白结合率95%。Na-DMS以巯基与血浆中游离半胱氨酸结合成二硫化物，主要由尿中排出。

【不良反应】 不明显，可有口臭、头痛、恶心、呕吐、腹泻、腹胀、食欲缺乏、乏力、四肢酸痛、齿龈及皮下出血，少数有发热、皮疹、血清ALT升高等。严重的不良反应为中性粒细胞减少。

【禁忌证】 (1)对本品过敏者。

(2)美国FDA妊娠期药物安全性分级为口服给药、肠道外给药C。

【注意事项】 (1)本品不能有效地减少对铅的暴露。

(2)肝脏疾病者慎用。

(3)肾功能损害者慎用。

(4)哺乳期妇女使用对乳儿的危害不能排除。

(5)12个月以下儿科患者使用的安全性和有效性尚未建立。

(6)Na-DMS粉剂溶解后立即使用，水溶性不稳定，不宜静脉滴注。正常溶液为无色或微红色，如呈土黄色或浑浊，则不可用。

【用法与用量】 (1)口服 成人 ①一次0.5 g，一日3次，连用3日停4日为1个疗程。②一日4.0 g。4周为1个疗程。

(2)静脉注射 1 g溶于10%葡萄糖注射液40 ml中缓慢静脉注射，一日1～2次，5～7日为1个疗程，可间断使用数个疗程。

【制剂与规格】 二巯丁二酸胶囊：(1)50 mg；(2)0.1 g；(3)0.25 g。

注射用二巯丁二酸钠：(1)0.5 g；(2)1.0 g。

A型肉毒毒素

Botulinum Toxin Type A(BTX-A)

参阅第十八章第一节。

第四节 抗偏头痛药

偏头痛(migraine)是一种由神经-血管功能障碍所致的反复发作的一侧搏动性头痛，是临床常见的原发性头痛。本病好发于20～50岁的两性患者，但以女性最为多见，男：女＝1：2～1：3。

有关偏头痛的病因和发病机制尚不明了，无论血管源性学说、皮质扩散抑制学或神经源性炎性学说都不能很好解释偏头痛发作的全过程。近年认为三叉神经—血管神经源性炎症反应在偏头痛的发生发展中具有更为重要的作用。当病理性传入冲动到达皮质、下丘脑，再反射至脑干三叉神经核，先经交感神经纤维传出引起大脑皮质血管收缩，为偏头痛的先兆期；后经5-羟色胺(5-HT)传出的冲动导致脑膜中动脉、脑膜大动脉舒张，产生发作期症状，为偏头痛的发作期。5-HT的代谢在偏头痛的发生中具有重要作用。当中脑内的神经元受到刺激时，可出现脑血流量的增加，利血平是中枢神经系统的5-HT耗竭药，可诱发偏头痛。睡眠可减少5-HT神经元的点燃，终止偏头痛的发作。偏头痛的发作期血浆中5-HT水平降低，许多$5\text{-}HT_2$拮抗药具有预防偏头痛的作用。脑内5-HT受体有多种亚型，包括$5\text{-}HT_{1A}$、$5\text{-}HT_{1B}$、$5\text{-}HT_{1C}$、$5\text{-}HT_{1D}$、$5\text{-}HT_2$、$5\text{-}HT_3$等，其中$5\text{-}HT_{1D}$和$5\text{-}HT_2$受体与偏头痛的发生关系最密切。$5\text{-}HT_{1D}$受体在脑内分布最广，其受体激动药舒马曲坦的应用，对偏头痛的治疗获得了较为满意的疗效。$5\text{-}HT_1$受体激动药麦角胺类药物的应用，对偏头痛的发作也具有缓解作用。许多$5\text{-}HT_2$受体拮抗药具有预防偏头痛的作用。此外，降钙素基因相关肽(CGRP)的代谢在偏头痛的发病机制中也起重要作用，近年来CGRP的受体拮抗剂及单克隆抗体正在临床试验阶段，有望将来成为抗偏头痛的新药。

由于偏头痛具有反复发作的特点，每次发作头痛的程度多较严重，持续时间均较长，往往影响患者的生活和工作。偏头痛的药物治疗可分为头痛发作期的治疗和发作间期的预防性治疗两个阶段。

(1)偏头痛发作期的治疗　其目的是终止头痛的发作或减轻头痛发作时的头痛程度，缓解头痛期的伴发症状。常用的药物包括：①解热镇痛药及其复方制剂：如阿司匹林、对乙酰氨基酚等；②非甾体类抗炎药：如羧酸类、丙酸类等；③阿片类镇痛药：如吗啡、可待因、美沙酮和哌替啶等；④麦角衍生物：如酒石酸麦角胺、双氢麦角胺等；⑤曲普坦类药物：如舒马曲坦(sumatriptan)、佐米曲坦(zolmitriptan)、那拉曲坦(naratriptan)、阿莫曲坦(almotriptan)、夫罗曲坦(frovatriptan)、利扎曲坦(rizatriptan)、依来曲坦(eletriptan)、多尼曲坦(donitriptan)等；⑥肾上腺皮质激素：如泼尼松、地塞米松、氢化可的松、甲泼尼龙等；⑦其他：止吐药如甲氧氯普胺、多潘立酮、昂丹司琼(ondansetron)；地西泮、氯硝西泮；抗精神病药物如氟哌啶醇、氯丙嗪等。

轻至中度的偏头痛多用非甾体类抗炎药、镇静剂及其复方制剂，例如麦角胺咖啡因等药物治疗。中至重度及难治性偏头痛多采用曲普坦类药物、双氢麦角胺(dihydroer gotamine，DHE)及复方镇痛药，如双氢麦角胺、阿片类制剂及舒马曲坦等治疗。麦角衍生物虽有治疗偏头痛急性发作的作用，但由于不良反应明显，目前临床上已很少使用。对特别严重的偏头痛患者宜给予DHE皮下注射或静脉注射，也可给予盐酸哌替啶(pethidine)，肌内注射，常与盐酸异丙嗪(promethazine)联合应用。对主要抗偏头痛药物有禁忌证者可试用小剂量氯丙嗪(0.1 mg/kg)静脉注射，对难治性偏头痛的镇痛作用优于哌替啶(0.4 mg)。对DHE、氯丙嗪无效者可试用麻醉镇痛药(布托啡诺、纳布啡)治疗。由于麻醉镇痛药可引起或加重偏头痛发作时的恶心、呕吐，有药物成瘾和依赖的危险，应严格选择适应证。

(2)偏头痛的药物预防性治疗　常用的药物包括：①β受体拮抗药，如普萘洛尔、美托洛尔、纳多洛尔、噻吗洛尔、阿替洛尔和比索洛尔等；②钙离子拮抗药，如氟桂利嗪、维拉帕米、洛美利嗪(lomerizine)等；③三环类抗抑郁药，如阿米替林、去甲替林等；④新型抗抑郁药，如氟西汀、舍曲林、文拉法辛等；⑤麦角衍生物，如美西麦角；⑥抗癫痫药，如丙戊酸盐、加巴喷丁、托吡酯(参阅本章第二节)等，加巴喷丁对偏头痛先兆发作者有特殊治疗效果；⑦非甾体类抗炎药，如萘普生、托芬那酸等；⑧其他，如碳酸锂(lithium carbonate)、坎地沙坦(candesartan)、赖诺普利(lisinopril)、双氢麦角胺(dihyderoer gotamine)、可乐定(clonidine)、唑尼沙胺(zonisamide)等。

苯噻啶[药典(二)]

Pizotifen

【适应证】　①预防偏头痛发作，对偏头痛急性发作无即刻缓解作用；②红斑肢痛症、血管神经性水肿、慢性荨麻疹、皮肤划痕症等。

【药理】　(1)药效学　本品有较强的抗5-羟色胺和抗组胺作用以及较弱的抗胆碱作用，并有镇静、抗抑郁作用，也可抑制缓激肽对神经末梢的致痛作用和钙通道阻滞作用。

(2)药动学　口服易吸收，单次口服后达峰时间(t_{max})为5小时。血浆蛋白结合率高(>90%)。在肝内代谢，生成葡糖醛酸结合物，主要以代谢产物从尿和粪便排泄，此代谢产物的半衰期($t_{1/2}$)为23小时。

【不良反应】　用药后多有嗜睡、口干、恶心、便秘、腹泻、食欲亢进和体重增加，偶有肌痛、体液潴留、头痛、眩晕、抑郁、皮疹、失眠、困倦、胆汁郁积性黄疸、视物模糊和白细胞减少等。

严重不良反应有心动过速、心源性猝死。

【禁忌证】 (1)对本品过敏者。

(2)青光眼、尿潴留、前列腺肥大患者及妊娠期妇女禁用。

【注意事项】 (1)因用后常有嗜睡、眩晕,故驾驶员、高空作业者慎用。

(2)长期应用有增加体重的作用,并注意监测血象变化。

(3)对三环类抗抑郁药、吩噻嗪类药物、赛庚啶过敏或有其他不耐受史慎用。不宜与单胺氧化酶抑制药合用。

(4)心血管疾病患者慎用。

(5)肝肾功能不全者,可能需减量使用。

【用法与用量】 口服　成人　一次 0.5 mg,一日 3 次,可渐加量,最大量一日不超过 5 mg。一般用药 2 周后起效,服药 6 个月后宜停药 3～4 周再用。为减轻嗜睡不良反应,可在第 1～3 日,每晚 0.5 mg,第 4～6 日,每日中午及晚上各 0.5 mg。如病情基本控制,可酌情递减,每周递减 0.5 mg 到适当剂量维持。一般维持用药半年后可暂停半月到 1 个月观察,避免药物在体内蓄积。如病情复发可继续应用。对有室性和房性早搏患者,宜一次 0.5 mg,一日 3 次。

【制剂与规格】 苯噻啶片:0.5 mg。

马来酸美西麦角

Methysergide Maleate

【适应证】 预防严重的或反复发作的偏头痛。

【药理】 (1)药效学　本品为强大的 5-HT_2受体拮抗药,但其作用较短暂。此外,还有微弱的血管收缩作用和子宫收缩作用。

(2)药动学　口服吸收,达峰时间(t_{max})为 1 小时,有明显首关代谢。血浆蛋白结合率为 66%。在肝脏代谢,生成甲麦角新碱,代谢产物和原形药物从尿排泄。消除呈双相,第一和第二相的半衰期($t_{1/2}$)分别为 2.7 小时和 10 小时。

【不良反应】 本品长期、不间断地应用可出现腹膜后、胸膜或心瓣膜纤维化。常见的不良反应有恶心、呕吐、腹泻、腹痛等胃肠道反应和嗜睡、眩晕、失眠、共济失调、欣快、幻觉等神经系统反应,还可引起脸部潮红、体重增加、肢体感觉异常、肌肉痉挛性疼痛等。

严重不良反应有:动脉痉挛、心瓣膜病症、纤维变性增厚、心肌梗死、冠脉收缩、外周性缺血,肺纤维化,麦角中毒。

【禁忌证】 (1)对美西麦角或其药品中的成分,或其他麦角类药物过敏者。

(2)美国 FDA 妊娠期药物安全性分级为 X 级,该药禁忌用于妊娠期妇女或可能妊娠的妇女。

(3)肝、肾或肺损害。

(4)严重动脉硬化或严重高血压。

(5)冠心病或心脏瓣膜疾病。

(6)静脉炎或下肢蜂窝织炎。

(7)外周血管性疾病。

(8)结缔组织病或纤维变性。

(9)严重感染。

【注意事项】 (1)哺乳期妇女使用可能对乳儿有危害。

(2)儿科患者使用的安全性和有效性未建立。

(3)间歇服药可减少纤维化的危险性,避免长期、不间断(6 个月以上)地服药。

(4)卟啉症患者和消化性溃疡患者慎用。

(5)停药时需在 2～3 周内逐渐减量,但出现纤维化或动脉痉挛症状时应立即停药。

【药物相互作用】 (1)与阿莫曲坦、佐米曲坦、舒马曲坦、夫罗曲坦、那拉曲坦、利扎曲坦等曲普坦类药物在 24 小时内合用,血管收缩作用相加,可延长血管痉挛的反应,属于禁忌。

(2)与大环内酯类抗生素、咪唑类抗真菌药(酮康唑、依曲康唑、氟康唑、伏立康唑、泊沙康唑)、氟西汀、依发韦仑、利托那韦、阿扎那韦合用,本品由 CYP3A4 调节的代谢被抑制,急性麦角中毒(恶心、呕吐、血管痉挛缺血)的风险增加,属于禁忌。

【给药说明】 美西麦角的不良反应较重,多在其他预防药物无效时使用。

【用法与用量】 口服　起始剂量为一次 1～2 mg,一日 2 次;以后每 3～4 周增加 1～2 mg;一日 4～8 mg 常有满意的效果。其预防作用常于服药后 1～2 日出现,停药后仍能维持 1～2 日。长期用药不宜超过 6 个月。应间断用药,每半年停药 3 周或更长时间。

【制剂与规格】 马来酸美西麦角片:1 mg。

盐酸阿米替林[药典(二);基;医保(甲)]

Amitriptyline Hydrochloride

【适应证】 ①偏头痛的预防和偏头痛相关的头痛;②发作性、慢性紧张性头痛,慢性每日头痛和转化的偏头痛；③其他疼痛，如创伤后头痛、面部疼痛综合征等；④抑郁症、各种病因所致的抑郁状态和精神分裂症伴抑郁症状者。

【药理】【不良反应】【禁忌证】【注意事项】【药物相互作用】 参阅第三章第二节。

【给药说明】 (1)使用本品时，用量必须注意个体化。

(2)老年患者因为代谢与排泄均下降，对本类药物的敏感性增强，用量一定要减小。使用中应格外注意防止直立性低血压以致摔倒。

(3)服用本品宜在饭后，以减少胃部刺激。开始服药时常先出现镇静，抗抑郁的疗效需在1～4周之间才明显。维持治疗时，可每晚1次顿服。但老年人、少年与心脏病患者仍宜分服。对易发生头晕、萎靡等不良反应者，可在晚间1次顿服，以免影响白天工作。

(4)治疗期应定期随访检查：血细胞计数，血压，心脏功能监测，肝功能测定。

【用法与用量】 口服　(1)偏头痛的预防　开始一日12.5～25 mg，分1～3次服，随后逐渐加量。有效日剂量为150～250 mg，但最大日剂量不超过300 mg，维持剂量为一日50～100 mg。

(2)抗抑郁　参阅第三章第二节。

【制剂与规格】 盐酸阿米替林片：25 mg。

盐酸普萘洛尔[药典(二)；基(基)；医保(甲、乙)]

Propranolol Hydrochloride

【适应证】 ①偏头痛：主要用于偏头痛的预防性治疗；②慢性每日头痛；③非丛集性头痛的其他类型头痛；④其他：包括高血压、心绞痛、心律失常、肥厚性心肌病、嗜铬细胞瘤、震颤等(参阅第四章)。

【药理】【禁忌证】【注意事项】【药物相互作用】 参阅第四章第三节。

【用法与用量】 口服　偏头痛和慢性头痛的治疗：常用剂量为一日30～100 mg，宜从小剂量开始，逐渐增加，达到有效治疗剂量。

其他适应证的用法与用量参阅第四章第三节。

【制剂与规格】 盐酸普萘洛尔片：10 mg。

盐酸普萘洛尔缓释片：(1)40 mg；(2)80 mg。

盐酸普萘洛尔缓释胶囊：40 mg。

盐酸普萘洛尔注射液：5 ml∶5 mg。

酒石酸美托洛尔[药典(二)；基；医保(甲、乙)]

Metoprolol Tartrate

【适应证】 (1)偏头痛　主要用于偏头痛的预防性治疗。

(2)慢性每日头痛和非丛集性头痛的治疗。

(3)其他　包括高血压、心绞痛、肥厚型心肌病心肌梗死等(参阅“美托洛尔”)。

【药理】【不良反应】【禁忌证】【注意事项】 参阅“美托洛尔”。

【用法与用量】 口服　偏头痛和慢性每日头痛的治疗：一日50～200 mg，宜从小剂量开始，逐渐增加，达到有效治疗量。

其他适应证的用法与用量参阅“美托洛尔”。

【制剂与规格】 酒石酸美托洛尔片：(1)25 mg；(2)50 mg；(3)100 mg。

酒石酸美托洛尔胶囊：(1)25 mg；(2)50 mg。

酒石酸美托洛尔缓释片：(1)25 mg；(2)50 mg；(3)100 mg；(4)150 mg。

酒石酸美托洛尔控释片：(1)25 mg；(2)50 mg；(3)100 mg。

琥珀酸美托洛尔缓释片：(1)47.5 mg；(2)95 mg。

盐酸氟桂利嗪[药典(二)；医保(甲)]

Flunarizine Hydrochloride

【适应证】 ①偏头痛和(或)丛集性头痛的预防及治疗；②慢性每日头痛的治疗和预防。其他适应证参阅本章第六节。

【药理】【不良反应】【禁忌证】【注意事项】【药物相互作用】 参阅本章第六节。

【用法与用量】 口服　偏头痛的预防性治疗：5～10 mg，一日1次，睡前服用。

其他适应证的用法与用量参阅本章第六节。

【制剂与规格】 盐酸氟桂利嗪片(按氟桂利嗪计)：(1)5 mg；(2)6 mg。

盐酸氟桂利嗪分散片：5 mg(按氟桂利嗪计)。

盐酸氟桂利嗪胶囊(按氟桂利嗪计)：(1)5 mg；(2)10 mg。

对乙酰氨基酚[药典(二)；基；医保(甲、乙)]

Paracetamol

【适应证】 ①轻到中度的偏头痛的发作期治疗和难治性偏头痛；②奋力性和月经性头痛；③慢性发作性偏侧头痛；④紧张性头痛；⑤良性器质性头痛；⑥其他适应证：参阅第十三章第一节。

**【药理】【不良反应】【注意事项】【药物相互作

用】 参阅第十三章第一节。

【用法与用量】 口服 偏头痛的发作期治疗：成人，一次 0.5～1 g，一日 3～4 次，一日最大剂量不超过 4 g。

【制剂与规格】 对乙酰氨基酚片：(1)0.1 g；(2)0.3 g；(3)0.5 g。

对乙酰氨基酚缓释片：0.65 g。

对乙酰氨基酚胶囊：0.3 g。

对乙酰氨基酚咀嚼片：(1)80 mg；(2)160 mg。

对乙酰氨基酚泡腾片：(1)0.1 g；(2)0.3 g；(3)0.5 g。

对乙酰氨基酚颗粒：(1)0.1 g；(2)0.16 g；(3)0.25 g；(4)0.5 g。

对乙酰氨基酚滴剂：(1)10 ml∶1 g；(2)15 ml∶1.5 g；(3)16 ml∶1.6 g；(4)0.8 ml∶80 mg。

对乙酰氨基酚凝胶：5 g∶0.12 g。

对乙酰氨基酚注射液：(1)1 ml∶0.075 g；(2)1 ml∶0.15 g；(3)2 ml∶0.15 g；(4)2 ml∶0.25 g。

对乙酰氨基酚栓：(1)0.125 g；(2)0.15 g；(3)0.3 g；(4)0.6 g。

酚咖片：(1)对乙酰氨基酚 250 mg；咖啡因 32.5 mg；(2)对乙酰氨基酚 500 mg；咖啡因 65 mg。

磷酸可待因[药典(二)；医保(甲、乙)]

Codeine Phosphate

【适应证】 ①发作频繁的偏头痛(＞2 次/周)，难治性偏头痛或用以增强抗偏头痛药物治疗的效果；②也用于感冒，喉、支气管受到刺激引起的咳嗽。其他适应证参阅第五章第一节。

【药理】【不良反应】【禁忌证】【药物相互作用】 参阅第五章第一节。

【用法与用量】 口服 成人 偏头痛的发作期治疗：一次 15～30 mg；一日 30～90 mg；一日最大剂量不超过 250 mg。

【制剂与规格】 磷酸可待因片：(1)15 mg；(2)30 mg。

磷酸可待因缓释片：45 mg。

磷酸可待因糖浆：(1)10 ml∶50 mg；(2)100 ml∶500 mg。

磷酸可待因注射液：(1)1 ml∶15 mg；(2)2 ml∶30 mg。

复方磷酸可待因溶液：每 1 ml 含马来酸溴苯那敏 0.4 mg，磷酸可待因 0.9 mg，盐酸麻黄碱 1.0 mg，愈创本酚甘油醚 20 mg。

复方磷酸可待因口服溶液：每 1 ml 含磷酸可待因 1 mg，盐酸麻黄碱 0.8 mg，马来酸氯苯那敏 0.2 mg，氯化铵 22 mg。

盐酸哌替啶[药典(二)；基；医保(甲)]

Pethidine Hydrochloride

【适应证】 重症偏头痛和难治性偏头痛，其他适应证参阅第二章第六节。

【药理】【不良反应】【禁忌证】【注意事项】【药物相互作用】【给药说明】 参阅第二章第六节。

美国 FDA 妊娠期药物安全性分级为口服给药 B、D，肠道外给药 B、D。

【用法与用量】 (1)口服 成人 镇痛：一次 50～150 mg。一次极量 150 mg，一日极量 600 mg。

(2)肌内注射 一次 25～75 mg。一日 100～400 mg。一次极量 100 mg，一日极量 600 mg。

【制剂与规格】 盐酸哌替啶片：(1)25 mg；(2)50 mg。

盐酸哌替啶注射液：(1)1 ml∶50 mg；(2)2 ml∶100 mg。

阿司匹林[药典(二)；基；医保(甲、乙)]

Aspirin

【适应证】 ①轻至中度的偏头痛发作期的治疗；②其他适应证参阅第十三章第一节。

【药理】【不良反应】【注意事项】【药物相互作用】【给药说明】 参阅第十三章第一节。

【用法与用量】 口服 成人 镇痛：一次 0.3～0.6 g，一日 3 次；必要时每 4 小时 1 次。

【制剂与规格】 阿司匹林片：(1)50 mg；(2)0.1 g；(3)0.3 g；(4)0.5 g。

阿司匹林肠溶片：(1)10 mg；(2)25 mg；(3)40 mg；(4)50 mg；(5)75 mg；(6)100 mg；(7)300 mg。

阿司匹林泡腾片：(1)0.1 g；(2)0.3 g；(3)0.5 g。

阿司匹林栓：(1)0.1 g；(2)0.15 g；(3)0.3 g；(4)0.45 g；(5)0.5 g。

注射用精氨酸阿司匹林：(1)0.5 g；(2)1.0 g。

布洛芬(异丁苯丙酸)[药典(二)；基；医保(甲、乙)]

Ibuprofen

【适应证】 ①轻到中度的偏头痛发作期的治疗，偏头痛的预防性治疗；②慢性发作性偏侧头痛的治疗；③月经性头痛的治疗；④其他适应证参阅第十三章第一节。

【药理】【不良反应】【禁忌证】【注意事项】【药物相互作用】【给药说明】 参阅第十三章第一节。

【用法与用量】　口服　成人　镇痛：一次 100～200 mg，一日 4 次；或每 4 小时口服 1 次。缓释制剂：一次 200～300 mg，一日 2 次。

【制剂与规格】　布洛芬片：(1)100 mg；(2)200 mg；(3)300 mg；(4)400 mg。

布洛芬胶囊：200 mg。

布洛芬缓释胶囊：300 mg。

布洛芬口服溶液：10 ml∶0.1 g。

布洛芬混悬滴剂：(1)15 ml∶0.6 g；(2)20 ml∶0.8 g。

布洛芬糖浆：(1)10 ml∶0.2 g；(2)20 ml∶0.4 g；(3)60 ml∶1.2 g；(4)90 ml∶1.8 g。

小儿布洛芬栓：(1)50 mg；(2)100 mg。

双氯芬酸钠[药典(二)；医保(乙)]

Diclofenac Sodium

【适应证】　①轻到中度的偏头痛发作期的治疗和难治性偏头痛的治疗；②慢性发作性偏侧头痛的治疗；③其他适应证参阅第十三章第一节。

【药理】【不良反应】【禁忌证】【注意事项】【药物相互作用】【给药说明】　参阅第十三章第一节。

【用法与用量】　(1)口服　镇痛：①双氯芬酸钠肠溶片：一次 25～50 mg，一日 3～4 次；②双氯芬酸钠缓释制剂：一次 100 mg，一日 1 次；③双氯芬酸钾：一次 50 mg，主要用于急性疼痛，一日 3～4 次，疗程不超过 1 周。

(2)肌内注射　一次 75 mg，一日 1 次；情况严重可一日 2 次。主要用于急性严重疼痛。

【制剂与规格】　双氯芬酸钠肠溶片：(1)25 mg；(2)50 mg。

双氯芬酸钠肠溶胶囊：50 mg。

双氯芬酸钠缓释片：(1)75 mg；(2)100 mg。

双氯芬酸钠缓释胶囊：50 mg。

双氯芬酸钠栓：(1)12.5 mg；(2)50 mg。

双氯芬酸钠搽剂：(1)0.1%；(2)1%；(3)20 ml∶0.2 g；(4)45 ml∶0.45 g。

双氯芬酸钠凝胶剂：1%。

双氯芬酸钠乳膏：25 g∶0.75 g。

萘普生[药典(二)；医保(乙)]

Naproxen

【适应证】　①轻到中度偏头痛发作期的治疗和偏头痛的预防性治疗；②慢性发作性偏侧头痛的治疗；③难治性偏头痛的治疗；④良性器质性头痛的治疗；⑤其他：包括类风湿关节炎、强直性脊柱炎、骨关节炎等关节和肌肉病变。

【药理】【不良反应】【注意事项】【药物相互作用】　参见第十三章第一节。

【用法与用量】　(1)口服　镇痛　开始用 500 mg，必要时重复；以后一次 0.25 g，每 6～8 小时 1 次，一日剂量不得超过 1250 mg。

(2)肌内注射　一次 0.1～0.2 g，一日 1 次。

【制剂与规格】　萘普生片：(1)100 mg；(2)125 mg；(3)250 mg。

萘普生胶囊：(1)100 mg；(2)125 mg；(3)200 mg；(4)250 mg。

萘普生钠片：(1)100 mg(相当于萘普生 91 mg)；(2)275 mg(相当于萘普生 250 mg)。

萘普生缓释片：(1)0.25 g；(2)0.5 g。

萘普生缓释胶囊：0.25 g。

萘普生钠缓释胶囊：412.5 mg(相当于萘普生 375 mg)。

萘普生颗粒：10 g∶0.25 g。

萘普生栓：(1)0.25 g；(2)0.3 g；(3)0.4 g。

酒石酸麦角胺[药典(二)；基；医保(甲)]

Ergotamine Tartrate

【适应证】　①中到重度偏头痛发作期的治疗及月经期偏头痛的治疗；②丛集性头痛和难治性偏头痛，包括偏头痛状态的治疗；③慢性每日头痛的治疗；④其他神经性头痛。

【药理】　(1)药效学　本品属麦角衍生物。对多种 5-HT_1 和 5-HT_2 受体有较高亲和力，对 α 肾上腺素受体和 D_2 受体也有亲和力。经 5-HT 受体途径对动脉有收缩作用，在交感神经末梢对去甲肾上腺素的再摄取有抑制作用，从而抑制血管-神经源性炎性过程，对静脉也有收缩作用。

(2)药动学　口服吸收少(约为 60%)而不规则，吸入剂则吸收快而好；与咖啡因合用可提高麦角胺的吸收并增强对血管的收缩作用，口服一般在 1～2 小时而起效，0.5～3 小时血药浓度达峰值，$t_{1/2}$ 约为 2 小时。在肝内代谢，90% 呈代谢物经胆汁排出，少量原形物随尿及粪便排泄。

【不良反应】　主要有恶心、呕吐、瘙痒、肌无力、感觉异常、手指及面部疼痛、麻木或下肢肿胀、视力障碍。偶有过敏反应，0.5～1 小时后自动消失。

严重的不良反应有：心绞痛、心肌梗死、心律失常

(偶见或罕见)、腹膜后纤维化、麦角中毒、血管收缩痉挛、发绀、四肢麻木甚至坏疽。

【禁忌证】 (1)对麦角衍生物或其药品中的成分过敏者。

(2)冠心病患者。

(3)脑卒中患者。

(4)未控制的高血压患者。

(5)肝、肾疾病患者。

(6)周围性血管疾病患者。

(7)脓毒病患者。

(8)美国 FDA 妊娠期药物安全性分级为口含、口服给药、直肠给药 X。

(9)青光眼患者。

【注意事项】 (1)哺乳期妇女使用对乳儿的危害不能排除。老年人慎用。

(2)儿科患者使用的安全性和有效性未建立。

(3)基底动脉型偏头痛、偏瘫型偏头痛患者慎用。

(4)过量可致精神错乱、共济失调甚至昏迷。

(5)长期应用有成瘾性。

(6)静脉注射对心血管不良反应多,尽量不采用。

【药物相互作用】 (1)与阿莫曲坦、佐米曲坦、舒马曲坦、夫罗曲坦、那拉曲坦、利扎曲坦等曲普坦类药物在24 小时内合用,血管收缩作用相加,可延长血管痉挛的反应,属于禁忌。

(2)与大环内酯类抗生素、蛋白酶抑制药(氨普那韦、达芦那韦、地拉韦啶、呋山那韦、茚地那韦、洛匹那韦、奈非那韦、沙奎那韦、替拉那韦、阿扎那韦、依发韦仑、利托那韦等)、咪唑类抗真菌药(克霉唑、酮康唑、依曲康唑、氟康唑、伏立康唑、泊沙康唑等)、氟西汀、氟伏沙明、甲硝唑和奈法唑酮等药物合用,由于 CYP3A4 的抑制,使本品的血药浓度升高,出现麦角中毒(恶心、呕吐、血管痉挛缺血)的风险增加,属于禁忌。

(3)与多巴胺合用,可加剧引发外周血管收缩,甚至可引起肢端坏疽,属于禁忌。

(4)与葡萄柚汁合用,本品由 CYP3A4 调节的代谢被抑制,出现麦角中毒(恶心、呕吐、血管痉挛缺血)的风险增加,属于禁忌。

【给药说明】 头痛早期给药效果好,头痛发作时用药效果差。

【用法与用量】 (1)口服　一次 1～2 mg,间隔 0.5～1 小时可再服 1 mg。一日不超过 6 mg,一周不多于10 mg。口服效果不及皮下注射。

(2)皮下注射　一次 0.25～0.5 mg,24 小时内不超过 1 mg。

【制剂与规格】 麦角胺咖啡因片:每片含酒石酸麦角胺 1 mg 和咖啡因 100 mg。

甲磺酸双氢麦角胺

Dihydroergotamine Mesylate

【适应证】 与麦角胺的适应证相似,主要用于中到重度偏头痛发作期的治疗,难治性偏头痛和丛集性头痛的治疗。

【药理】 本品的药理作用与酒石酸麦角胺相似,作用较弱。参阅本章第七节。

【禁忌证】 (1)对麦角碱类药品过敏者。

(2)偏瘫型、基底动脉型偏头痛患者。

(3)缺血性心脏病、心绞痛或心肌梗死患者。

(4)未控制的高血压、低血压、休克患者。

(5)血管病手术后患者。

(6)周围血管疾病患者。

(7)与其他升压或血管收缩药合用患者。

(8)24 小时内使用过麦角或 5-羟色胺衍生物患者。

(9)哺乳期妇女。

(10)严重肝、肾损害患者。

(11)脓毒病患者。

(12)美国 FDA 妊娠期药物安全性分级为口服给药 X。

【不良反应】 常见的不良反应有:恶心、呕吐、味觉改变、喷嚏、腹泻、水肿、头晕、感觉异常等。

严重的不良反应有:周围血管缺血(罕见)、脑血管病、麦角中毒(罕见)。

【注意事项】 参阅本章第七节。

(1)有心脑血管病风险者慎用。

(2)口服吸收不佳,治疗偏头痛多采用注射给药,但冠心病患者限于口服给药。

(3)儿科患者使用的安全性和有效性未建立。

【药物相互作用】 (1)与阿莫曲坦、佐米曲坦、舒马曲坦、夫罗曲坦、那拉曲坦、利扎曲坦等曲普坦类药物在24 小时内合用,血管收缩作用相加,可延长血管痉挛的反应,属于禁忌。

(2)与大环内酯类抗生素、蛋白酶抑制药(氨普那韦、达芦那韦、地拉韦啶、呋山那韦、茚地那韦、洛匹那韦、奈非那韦、沙奎那韦、替拉那韦、阿扎那韦、依发韦仑、利托那韦等)、咪唑类抗真菌药(克霉唑、酮康唑、依曲康唑、氟康唑、伏立康唑、泊沙康唑等)、氟西汀、氟伏沙明、甲硝唑和奈法唑酮等药物合用,由于 CYP3A4 的抑制，使本品的血药浓度升高，出现麦角中毒(恶心、呕吐、血管痉挛缺血)的风险增加，属于禁忌。

(3)与肾上腺素、去甲肾上腺素、麻黄碱、伪麻黄碱、苯丙醇胺、利多卡因、可卡因、米多君等药物合用，可使血压急剧升高，属于禁忌。

(4)与西布曲明合用，药理作用相加，出现5-羟色胺综合征的风险增加。

(5)与葡萄柚汁合用，本品由CYP3A4调节的代谢被抑制，出现麦角中毒(恶心、呕吐、血管痉挛缺血)的风险增加，属于禁忌。

【用法与用量】 (1)口服　一次2～3 mg，必要时30～60 min后重复用药，一日量不超过10 mg。

(2)肌内注射、皮下注射或静脉注射　每次1～2 mg。

【制剂与规格】 甲磺酸双氢麦角胺片：1 mg。

甲磺酸双氢麦角胺胶囊：2.5 mg。

甲磺酸双氢麦角胺注射液：0.9 mg。

琥珀酸舒马曲坦(舒马普坦)[医保(乙)]

Sumatriptan Succinate

【适应证】 成人有先兆或无先兆中、重度的偏头痛的急性发作和丛集性头痛。

【药理】 (1)药效学　对血管$5\text{-}HT_{1D}$受体有选择性激动，对$5\text{-}HT_{1D/1B}$受体有激动作用，为$5\text{-}HT_{1A}$、$5\text{-}HT_{1F}$受体也有轻度激活作用，作用于人基底动脉和脑脊硬膜血管系统，引起血管收缩，对三叉神经-颈复合体、二级神经元传导有抑制作用，其与偏头痛缓解作用有关。

(2)药动学　口服后能迅速吸收，但吸收不完全，因首关代谢绝对生物利用度约为15%。口服25 mg、100 mg的平均最大血药浓度分别为18 ng/ml(7～47 ng/ml)和51 ng/ml(28～100 ng/ml)。偏头痛发作期和间歇期C_{max}无明显差异，发作期$t_{1/2}$为2.5小时，间歇期$t_{1/2}$为2.0小时。单剂量口服25～100 mg，其吸收程度(AUC)呈剂量依赖性，但是在大于100 mg剂量后，AUC比预计值(以25 mg剂量为基础)约少25%。食物对其生物利用度无明显影响，但可稍延长达峰时间约0.5小时。

血浆蛋白结合率较低(14%～21%)。表观分布容积为2.4 L/kg。

消除半衰期($t_{1/2}$)大约为2.5小时。口服^{14}C标记物后测得，大部分(约60%)是以代谢物形式通过肾排泄，40%在粪中发现。尿中排出的标记物大多数是舒马普坦的主要代谢产物——非活性的吲哚乙酸(IAA)或IAA的葡糖醛酸酯，而原形药只有约3%。

主要由单胺氧化酶-A(MAO-A)代谢，因此，该酶的抑制药可改变舒马普坦的药动学，降低吸收率。未见MAO-B抑制剂对本品药代动力学的影响。

【不良反应】 (1)主要不良反应　①心脏：急性心肌梗死，致命性心律失常(如：心动过速，室颤，心跳骤停)。②脑血管：有增加脑出血、蛛网膜下隙出血、脑梗死和其他脑血管病事件发生的风险。③血压升高。④过敏反应。⑤其他血管痉挛反应，此外有些患者可发生伴有腹痛和血便的外周血管缺血和结肠缺血。

(2)其他不良反应　发生率可达2%以上，见表1-5。其他发生率超过1%或者至少与安慰剂发生率相当的不良反应包括恶心和(或)呕吐，偏头痛，头痛，唾液分泌减少，头晕，嗜睡(表1-5)。

表1-5　琥珀酸舒马曲坦的不良反应

不良反应的类型	发生率			
	安慰剂 (n=309)	25 mg舒马普坦片 (n=417)	50 mg舒马普坦片 (n=771)	100 mg舒马普坦片 (n=437)
非典型感觉	4%	5%	6%	6%
感觉异常(各种类型)	2%	3%	5%	3%
发热或发冷	2%	3%	2%	3%
疼痛和压迫感	4%	6%	6%	8%
胸痛、紧缩感、压迫感、困重感	1%	1%	2%	2%
颈、喉、颌部的疼痛、紧缩感、压迫感	<1%	<1%	2%	3%
各种局部疼痛	1%	2%	1%	1%
其他压迫感、紧缩感、困重感	2%	1%	1%	2%

【禁忌证】 (1)不得用于存在缺血性心脏病、缺血性脑血管病和缺血性外周血管病等疾病病史、症状和体征的患者。另外，其他症状明显的心血管疾病亦不应接受本品治疗。缺血性心脏病包括(但不仅限于)：各种类

型的心绞痛(如稳定型心绞痛中的 Prinzmental 病),所有类型的心肌梗死,静息性心肌缺血。脑血管病包括(但不仅限于):脑卒中和一过性的脑缺血发作。外周血管疾病包括(但不仅限于):肠道缺血性疾病。

(2)正在使用或两周内使用过单胺氧化酶抑制药的患者禁用。

(3)不得用于偏瘫型偏头痛和椎基底动脉型偏头痛。

(4)24 小时内用过任何麦角胺类药物或包含麦角胺药物(如双氢麦角胺或二氢麦角新碱)的患者禁用。本品亦不得与其他 5-HT_1激动药并用。

(5)严重肝功能损害的患者禁用。

(6)对舒马曲坦过敏者禁用。

(7)未经控制的高血压患者禁用。

(8)美国 FDA 妊娠期药物安全性分级为鼻腔给药、口服给药、肠道外给药 C。

【注意事项】 (1)对于存在冠心病风险因素的患者,首次使用须在医生的监护之下进行,并应同时进行心电图的监测及心血管功能的评价。

(2)可能导致胸部不适、颌及颈部紧缩感和心绞痛的症状,对出现此症状的患者应排除冠心病和 Prinzmental 型心绞痛后方可再次给药。

(3)服药后如果出现其他症状或体征提示动脉血流量下降,如肠缺血综合征或雷诺综合征,应排除动脉硬化和血管痉挛。

(4)对于尚未确诊为偏头痛或者偏头痛症状不典型者,用药前须排除潜在的严重神经系统病变。对有偏头痛发作的患者,如果舒马普坦首剂使用无效,再次用药前应重新考虑偏头痛的诊断。

(5)对于血压已得到有效控制的高血压患者亦应注意。

(6)存在影响该药吸收、代谢的病变如肝功能和肾功能有损害的患者;有癫痫病史或脑组织损害者应慎用。

(7)长期使用有使人类角膜上皮细胞产生浑浊和瑕疵等影响视力的可能性。

(8)由于本品在动物试验中发现可在乳汁中分泌,人类尚缺乏相关资料,故不推荐哺乳期妇女使用。

(9)由于老年患者更可能发生肝功能损害,并为冠心病的危险因素,且高血压发生率较高,因此,舒马普坦不推荐用于老年患者。

【药物相互作用】 (1)含麦角胺的药物可能加剧血管痉挛反应。如果 24 小时内同时使用含麦角胺的药物或麦角胺类药(如双氢麦角胺或二氢麦角新碱)会延长这种反应,故应该避免。对于服用单胺氧化酶抑制药的患者,同时服用推荐剂量,其血药浓度可达到单独服用同等剂量舒马普坦的 7 倍。因此,两者禁止配伍使用。

(2)与选择性 5-羟色胺摄取抑制剂(SSRIS)(如氟西汀、氟伏沙明、帕罗西汀、舍曲林)合用时偶尔会出现虚弱,反射亢进和共济失调,出现 5-HT 综合的危险。

【用法与用量】 口服 一次 50 mg,用水送服,若服用 1 次后无效,不必再加服。

如果在首次服药后有效,但症状仍持续发作者可于 2 小时后再加服一次。若服用后症状消失,但之后又复发者,应待前次给药 24 小时后方可再次用药。一次口服最大剂量 100 mg。24 小时内的总剂量不得超过 200 mg。

【制剂与规格】 琥珀酸舒马曲(普)坦片:(1)25 mg;(2)100 mg。

琥珀酸舒马曲(普)坦胶囊:50 mg。

托吡酯[医保(乙)]

Topiramate

【适应证】 ①偏头痛:主要用于偏头痛的预防性治疗;②单纯部分性、复杂部分性发作和全面强直-阵挛性发作以及婴儿痉挛症的患者,尤其是对 Lennox-Gastaut 综合征的临床疗效较好(参阅本章第二节)。

【药理】【不良反应】【禁忌证】【注意事项】【药物相互作用】 参阅本章第二节。

【用法与用量】 口服 偏头痛的预防性治疗:宜从小剂量开始,一日 15～25 mg,睡前服用,以后酌情逐增剂量,可达一日 100～200 mg,分次服用。

其他适应证的用法与用量参阅本章第二节。

【儿科用法与用量】 口服 每日 0.5～1 mg/kg 开始,每周增加一日 0.5～1 mg/kg,维持量为一日 4～8 mg/kg,分 2 次服用。

【儿科注意事项】 可引起共济失调、注意力受损、意识模糊、头晕、疲劳、感觉异常、嗜睡和思维异常。

【制剂与规格】 托吡酯片:(1)25 mg;(2)50 mg;(3)100 mg。

托吡酯胶囊:(1)15 mg;(2)25 mg。

第五节 中枢神经兴奋药

中枢神经兴奋药历史悠久,种类繁多。在抢救重危与濒死患者治疗上曾一度认为中枢神经兴奋药是不可缺少的,现在情况已改变。因为当遇有呼吸衰竭,保持气道通畅,用人工或机械呼吸,显然是最有效的;循环衰竭时则应调整血容量，支持心肌收缩和外周血管张力，保证脑及脏器血流量，显然中枢兴奋药无能为力；对重症患者使用中枢兴奋药，只能消耗体内有限的能源，加重组织缺氧，弊多利少；遇有药物过量中毒，治疗原则除支持疗法外，应及时洗胃或导泻，给予针对性拮抗药，甚至按需进行腹膜或血液透析，中枢神经兴奋药并非必要。因此，中枢兴奋药的治疗用途已逐步减少，其中部分药品有被淘汰的趋势。

中枢兴奋药是指能提高中枢神经系统功能活动的药物。各种中枢兴奋药对整个中枢神经系统均能兴奋，仅对中枢不同部位有一定程度的选择性，但随着药物剂量的提高，不仅作用强度增加，而且对中枢的作用范围也将扩大。中毒剂量下，这些药物均能引起中枢神经系统广泛和强烈兴奋，甚至发生惊厥，严重时随即转入抑制，这种抑制状态不能再用中枢兴奋药来对抗，患者可因中枢抑制而死亡。因此，使用本类药物时，必须注意掌握适应证及剂量。

中枢兴奋药按治疗的需要分为四类，即：①清醒药，如咖啡因；②精神兴奋药，如右苯丙胺（dexamphetamine）、哌甲酯（methylphenidate）、甲氯芬酯（meclofenoxate）和莫达非尼等；③呼吸兴奋药，如尼可刹米、多沙普仑（doxapram）、贝美格（bemegvide）、二甲弗林（dimebline）、戊四氮（pentetrazole）、洛贝林（lobeline）等；④作用于脊髓运动神经元的药，如士的宁。

精神兴奋药中右苯丙胺和哌甲酯参阅第三章第五节。

咖啡因[药典(二);医保(乙)]

Caffeine

【适应证】 ①中枢性呼吸及循环功能不全。使患者保持清醒；②小儿多动症注意力不集中的综合治疗药物；③兴奋呼吸，防治未成熟初生儿呼吸暂停或阵发性呼吸困难；④与麦角胺合用治疗偏头痛；⑤与阿司匹林、对乙酰氨基酚制成复方制剂用于一般性头痛等。

【药理】 (1)药效学　小剂量作用于大脑皮质高位的中枢，促使精神兴奋，解除疲劳。加大剂量则有兴奋延脑呼吸中枢及血管运动中枢作用。还可增加肾小球的血流量，减少肾小管的重吸收，有利尿作用，但远不及其他利尿药显著。作用机制：可能与提高细胞内环磷腺苷（cAMP）含量有关。

(2)药动学　口服吸收快但不规则，肌内注射后吸收较口服慢。体内分布广泛，进入中枢神经快，可通过胎盘，同时也出现于唾液和乳汁中，体内无蓄积。在肝脏代谢，生成1-甲基尿酸或1-甲基嘌呤而后随尿排出，尿液中仅有1%～2%为原形药物。$t_{1/2\alpha}$为3.5小时，$t_{1/2\beta}$为6小时。新生儿肝脏代谢能力大大降低，$t_{1/2\beta}$可超过100小时。

【不良反应】 (1)常见的不良反应　胃肠道刺激、失眠、紧张、激动、坐立不安。

(2)严重的不良反应　心悸、心律失常、快速型心律失常、中枢神经系统过度兴奋。

(3)成人致死量一般为10 g，其时血药浓度为60～160 μg/ml，尿内出现管型或红细胞，有死于肝昏迷的报道。

(4)逾量的征象　烦躁不安、惊扰、耳鸣、眼花并出现盲点或闪烁光、肌肉震颤、心率增快并有早搏。

【禁忌证】 对咖啡因过敏者。

【注意事项】 (1)哺乳期妇女使用本品对胎儿的危害很小。

(2)精神病患者慎用。

(3)本品能促进血浆内肾素的活性，儿茶酚胺的释放也增多，但破坏亦快，不一定出现血压升高。

(4)本品对前列腺素受体是弱激动、强拮抗药。

(5)本品能使血糖微升。

(6)长期服用大量本品有耐受性，也可有习惯性。

(7)美国FDA妊娠期药物安全性分级为口服给药B。

【药物相互作用】 (1)异烟肼和甲丙氨酯能促使咖啡因增效，提高后者脑组织内浓度55%，肝和肾内浓度则有所下降。

(2)口服避孕药有可能降低咖啡因的清除率，延长其$t_{1/2\beta}$。

【用法与用量】 (1)口服　常用量：一次0.1～0.3 g，一日0.3～1.0 g；极量　一次0.4 g，一日1.5 g。

(2)皮下或肌内注射　中枢性呼吸及循环功能不全：安钠咖注射液，一次1～2 ml，一日2～4 ml；极量，一次3 ml，一日12 ml。

【制剂与规格】 安钠咖注射液：本品为咖啡因与苯甲酸钠等量混合物的灭菌水溶液。(1)1 ml：无水咖啡因0.12 g与苯甲酸钠0.13 g；(2)2 ml：无水咖啡因0.24 g与苯甲酸钠0.26 g。

尼可刹米[药典(二);基;医保(甲)]

Nikethamide

【适应证】 中枢性呼吸功能不全、各种继发性的呼吸抑制、慢性阻塞性肺疾患伴有高碳酸血症。对肺心病引起的呼吸衰竭及阿片类药物中毒的解救有效，对巴比妥类中毒者效果较差。轻症或可显示疗效，重症常无效。

【药理】 (1)药效学　能直接兴奋延髓呼吸中枢，使呼吸加深加快，也可通过刺激颈动脉窦和主动脉体化学感受器，反射性地兴奋呼吸中枢，并提高呼吸中枢对二氧化碳的敏感性。对大脑皮质、血管运动中枢及脊髓也有较弱的兴奋作用，对其他器官无直接兴奋作用，剂量过大可引起惊厥。作用时间短暂，一次静脉注射只能维持作用5～10分钟。

(2)药动学　口服及注射均易吸收，进入机体后迅速分布至全身各部位。在体内代谢为烟酰胺，然后再被甲基化成为*N*-甲基烟酰胺，经尿排出。

【不良反应】 较大剂量可出现多汗、恶心、喷嚏、呛咳、面部潮红及全身瘙痒；血压升高、脉搏快，甚至心律失常；用量过大可出现惊厥发作。

【给药说明】 大剂量出现血压升高、震颤及肌僵直时，应及时停药以防惊厥。如出现惊厥，应及时静脉注射苯二氮䓬类药物或小剂量硫喷妥钠控制。

【用法与用量】 皮下、肌内或静脉注射　常用量，成人一次0.25～0.5 g；极量，一次1.25 g。

【儿科用法与用量】 皮下注射、肌内注射、静脉注射　一次10～15 mg/kg，必要时每30分钟可重复一次。

【儿科注意事项】 大剂量时可出现血压升高、心悸、出汗、面部潮红、呕吐、震颤、心律失常、惊厥甚至昏迷。

【制剂与规格】 尼可刹米注射液：(1)1.5 ml∶0.375 g；(2)2 ml∶0.5 g。

盐酸多沙普仑[药典(二)；医保(乙)]

Doxapram Hydrochloride

【适应证】 ①全身麻醉药所引起的呼吸抑制或暂停，其中肌松药的因素已除外，或自发呼吸虽存在但每分钟通气量不足；②药物逾量时所引起的轻度或中等度中枢神经抑制；③作为给氧后动脉血氧分压低的应急措施，应于2小时内解除诱因，不得迟延。

【药理】 (1)药效学　呼吸兴奋药，作用比尼可刹米强。小量时通过刺激颈动脉窦化学感受器，反射地兴奋呼吸中枢而生效；大量时才直接兴奋延脑呼吸中枢，使潮气量加大，呼吸频率增快有限。大剂量兴奋脊髓及脑干，但对大脑皮质似无影响，在阻塞性肺疾病患者发生急性通气不全时，应用此药后，潮气量、血二氧化碳分压、氧饱和度均有改善。静脉注射后20～40秒钟起效，1～2分钟效应最显著，作用仅持续5～12分钟。

(2)药动学　静脉注射后迅速分布到组织，在肝脏代谢，代谢产物及少量原形药物主要由随胆汁经粪便排泄，也可从尿排泄。

【不良反应】 (1)常见的不良反应　瘙痒、脸红、恶心、呕吐、腹泻。

(2)严重的不良反应　胸痛、心律失常、溶血、呼吸困难、喘鸣、血栓性静脉炎。

(3)下列情况持续存在时应加注意：①精神错乱；②呛咳；③腹泻；④眩晕、畏光；⑤感觉奇热；⑥头痛；⑦恶心、呕吐等。

(4)逾量时征象　①惊厥；②震颤；③反射亢进。

【禁忌证】 (1)对本品过敏者。

(2)严重高血压患者。

(3)颅脑损伤或脑血管意外患者。

(4)癫痫或惊厥性疾患者。

(5)心血管疾患者。

(6)机械通气障碍，如由于气道堵塞、胸廓塌陷、呼吸肌轻瘫、气胸等引起的呼吸功能不全患者。

【注意事项】 (1)下列情况慎用　①有急性支气管哮喘发作或发作史、肺栓塞、神经肌肉功能失常的呼吸衰竭、矽肺或肺纤维化呼吸受限等所致肺病变；②使用拟交感神经药或单胺氧化酶抑制药；③心动过速；④心律失常；⑤脑水肿；⑥甲状腺功能亢进或嗜铬细胞瘤等代谢亢进状态。

(2)用药期间应注意　①常规测血压、腱反射和脉搏，以防止用药逾量；②于给药前和给药后半小时测定动脉血气，及早发现气道堵塞以及高碳酸血症的患者，是否有二氧化碳蓄积或呼吸性酸中毒；③通气过度可降低PCO_2，导致脑血管收缩，降低脑血管循环。④如突然出现低血压或呼吸困难，应即停药。

(3)哺乳期妇女使用本品对乳儿可能有危害。

(4)与卟啉病急性发作有相关性，因此认为用于卟啉病患者不安全。

(5)美国FDA妊娠期药物安全性分级为肠道外给药B。

【药物相互作用】 (1)本药能促使儿茶酚胺的释放增多，在吸入全麻情况下，心肌对儿茶酚胺异常敏感；与全麻药如氟烷、异氟烷、恩氟烷等同时应用，可能发生心律失常，因此这些全麻药至少停用10分钟后，才能使用本品。

(2)咖啡因、哌甲酯、匹莫林、肾上腺素受体激动药等都有或大或小的中枢兴奋作用，使用时应仔细观察紧张、激动、失眠甚至惊厥或(和)心律失常。

(3)单胺氧化酶抑制药(如丙卡巴肼)或拟交感药与本药并用,它们的升压作用相加,血压比任何一药独用时升得更高。

(4)术后肌松药的残余效应,可暂时使本药的中枢兴奋作用隐而不显。

【给药说明】 (1)静脉滴注速度太快,有引起溶血的危险。

(2)一次量注药漏到静脉外,或静脉滴注或静脉注射时间太长,均能导致血栓性静脉炎或刺激局部皮肤,应避免。

【用法与用量】 静脉注射　成人　(1)术后催醒 0.5～1 mg/kg,如需要,至少相隔 5 分钟后才能重复一次,总量不得超过 2 mg/kg。如需静脉滴注,用 5%葡萄糖注射液或氯化钠注射液稀释至 1 mg/ml,静脉滴注开始 5 mg/min,获效后减至 1～3 mg/min,总用量最多 4 mg/k g。

(2)中枢抑制催醒　1～2 mg/kg,隔 5 分钟后按需可重复一次。维持量每 1～2 小时 1～2 mg/kg,直至获得效应,一日总量以 3 g 为限。

【制剂与规格】 盐酸多沙普仑注射液:5 ml∶100 mg。

细胞色素 C[药典(二)]

Cytochrome C

【适应证】 缺氧症,如窒息、一氧化碳中毒、中枢抑制药中毒、严重休克、麻醉和肺部疾病引起的呼吸困难、高山反应、脑病、心脏疾病等引起的缺氧的治疗或辅助治疗。

【药理】 本品在生物氧化过程中起电子传递体的作用,与辅酶作用近似。当组织缺氧时,细胞膜通透性增高,本品能进入细胞内,对组织细胞中氧化还原反应起酶促作用,纠正细胞呼吸和促进物质的代谢。

【禁忌证】 对本品过敏者禁用。

【注意事项】 对缺氧症的治疗应采取综合措施,单一应用本品有时效果不确切。

【给药说明】 使用本品前,须做皮内试验。治疗结束后再需用本品,必须重新皮试,阳性反应者禁用。皮内试验法:将本品注射液以 0.9%氯化钠注射液稀释成 0.03 mg/ml 浓度,注入皮内 0.03～0.05 ml,20 分钟后仍显阴性者方可用药;划痕法:取本药注射液 1 滴滴于前臂内侧,用针尖划痕,观察 20 分钟;点眼法:取本品药液(5 mg/ml)滴于眼结膜囊内,观察 20 分钟。

【用法与用量】 静脉注射或静脉滴注　成人　一次 15～30 mg,一日 30～60 mg。静脉注射前将一次用量用葡萄糖注射液稀释至约 20 ml,缓慢推注。静脉滴注则用 5%～10%葡萄糖注射液或 0.9%氯化钠注射液稀释。

【制剂与规格】 细胞色素 C 注射液:2 ml∶15 mg。

注射用细胞色素 C:15 mg。

戊四氮

Pentetrazole

【适应证】 急性循环衰竭、各种原因所致的呼吸抑制及巴比妥类药物中毒。

【药理】 (1)药效学　本品对脑及脊髓均有兴奋作用,主要兴奋脑干,对呼吸中枢的作用较为明显,其作用迅速,强大而短暂。对延髓血管运动中枢仅在其功能低下时才表现出来,可使血压回升。

(2)药动学　口服或注射易吸收,口服 100 mg,2 小时后血药浓度约为 2 μg/ml,很快在肝内代谢,随尿排出。

【禁忌证】 急性心内膜炎及主动脉瘤患者禁用。

【注意事项】 本品过量可兴奋大脑和脊髓,表现为强烈的阵挛性惊厥,其后继续发展到强直性惊厥。

【用法与用量】 皮下、肌内或静脉注射　常用量:一次 0.05～0.1 g;极量:一日 0.3 g。

【制剂与规格】 戊四氮注射液:(1)1 ml∶0.1 g;(2)3 ml∶0.3 g。

盐酸洛贝林(盐酸山梗菜碱)[药典(二);基;医保(甲)]

Lobeline Hydrochloride

【适应证】 各种原因引起的呼吸抑制,常用于新生儿窒息,一氧化碳、阿片中毒。

【药理】 可刺激颈动脉窦和主动脉体化学感受器(均为 N_1受体),反射性地兴奋呼吸中枢而使呼吸加快,但对呼吸中枢并无直接兴奋作用。对迷走神经中枢和血管运动中枢也同时有反射性的兴奋作用;对自主神经节先兴奋后阻断。

【不良反应】 ①恶心、呕吐、呛咳、头痛、头晕、心悸、震颤等;②剂量较大时能引起大量出汗、低体温、低血压、局部麻痹、心动过速、传导阻滞、呼吸抑制甚至昏迷、惊厥。

【用法与用量】 (1)静脉注射　成人　常用量,一次 3 mg;极量,一次 6 mg,一日 20 mg。

(2)皮下或肌内注射　成人　常用量,一次10 mg;极量,一次20 mg,一日50 mg。

【儿科用法与用量】 (1)静脉注射　一次0.3～3 mg,必要时每隔30分钟可重复使用。新生儿窒息可注入脐静脉3 mg。

(2)皮下或肌内注射　一次1～3 mg。

【儿科注意事项】 青春期儿童不能超过成人用量。

【制剂与规格】 盐酸洛贝林注射液:(1)1 ml∶3 mg;(2)1 ml∶10 mg。

贝美格[医保(甲)]

Bemegride

【适应证】 ①镇静催眠药物中毒抢救时的辅助治疗药物,或作为静脉麻醉药物的催醒剂;②脑电图检查时的诱发试验,以明确癫痫的诊断。

【药理】 主要兴奋脑干,中枢兴奋作用迅速、明显,对于巴比妥类及其他催眠药有对抗作用。作用维持时间短暂,静脉注射后仅能够维持10～20分钟。

【不良反应】 恶心、呕吐、情绪不安、肌肉颤搐、精神异常等。

【注意事项】 用量过大或注射过快可导致惊厥发作。用于卟啉病患者不安全。

【用法与用量】 静脉注射　每次25～50 mg溶于5%葡萄糖注射液中于3～5分钟之内缓慢静脉注射,或50 mg溶于5%葡萄糖注射液静脉滴注直至角膜反射恢复。

【制剂与规格】 贝美格注射液:(1)10 ml∶50 mg;(2)20 ml∶50 mg。

莫达非尼

Modafinil

【适应证】 睡眠增多和发作性睡病。

【药理】 (1)药效学　为中枢α_1和β肾上腺素受体激动药。主要作用于下丘脑后部参与唤醒机制的儿茶酚胺能神经元。能够使动物保持觉醒状态,阻止其睡眠,但不引起过度兴奋或反跳性睡眠过度,故不干扰夜间睡眠,也不产生耐受性。

(2)药动学　口服易吸收,达峰时间(t_{max})2～4小时,单次口服200 mg,峰浓度(C_{max})为4.1 mg/L,$AUC_{0\sim\infty}$为56.9 mg·h/L。血浆蛋白结合率为60%。在肝脏代谢,生成失活代谢产物,代谢产物和少量原形药物(<10%)从尿排泄。$t_{1/2}$为12.2小时。莫达非尼是药物代谢酶CYP2C19的可逆抑制剂,所以当与苯二氮䓬类药物、苯妥英和普萘洛尔共同给药时,会增加其血药浓度。此外,对于具有CYP2D6缺陷的个体,当与三环类抗抑郁药、选择性5-羟色胺再摄取抑制剂合用时,将会使这些药物的代谢减慢,血药浓度升高。莫达非尼长期给药也会中度诱导代谢酶CYP3A4,从而加速通过此酶代谢药物的消除,如甾体激素类避孕药、环孢素和茶碱。

【不良反应】 (1)常见的不良反应　皮疹,大剂量时可能出现头痛、恶心、鼻炎、腹泻、背痛、紧张、焦虑、失眠、头晕和呼吸困难。

(2)严重的不良反应　高血压、Stevens-Johnson综合征、中毒性表皮坏死、血管性水肿、多器官过敏反应、药物过敏综合征、躁狂等。

【禁忌证】 (1)对阿莫非尼或莫达非尼,或药品中的任何成分过敏者。

(2)美国FDA妊娠期药物安全性分级为口服给药C。

【注意事项】 (1)哺乳期妇女使用本品可能对乳儿有危害。

(2)16岁以下儿童使用的安全性和有效性尚未建立。

(3)老年患者,本品的清除可能下降。

(4)严重肝功能损害患者,本品的清除可能下降,应减少剂量。

(5)左心室肥大史的患者或二尖瓣脱垂患者使用本品,出现心脏不良事件的风险增加。

(6)有抑郁、躁狂、精神病或自杀意念史的患者,出现精神不良作用的风险增加。

(7)用药宜从小剂量(每日50～100 mg)开始,每4～5天增加50 mg,直至最适剂量(每日100～400 mg)。

(8)药物过量可致失眠、中枢神经系统症状,如坐立不安、定向障碍、意识错乱、兴奋、幻觉,消化系统可出现恶心、腹泻,心血管系统可出现心动过速、心动过缓、高血压、胸痛。本品无特效解毒剂,发生药物过量应采取支持治疗。

(9)使用本品期间避免服用酒精类饮品。

【药物相互作用】 (1)同时或停药后1个月之内使用甾体类避孕药,避孕效果降低,宜改换避孕方法。

(2)本品可诱导CYP3A4调节的托伐(普)坦的代谢,导致后者的血药浓度下降,应避免合用。如必须合用,则宜增加后者的剂量。

【用法与用量】 口服　100～200 mg,早晨服用。

【制剂与规格】 莫达非尼胶囊:(1)20 mg;(2)100 mg;(3)200 mg。

第六节　脑血管病治疗药

急性脑血管病是神经系统疾病中最常见的疾病，据流行病学调查资料估算，目前全国每年脑卒中新发约200万人，死亡约有150万人，存活的人中，约3/4遗留不同程度的残疾，包括不同程度的认知功能障碍或血管性痴呆。因此，研发有效的治疗和预防脑血管病的药物非常重要。

脑的血液供应十分复杂。大脑每分钟接受约1000 ml的血流，其中80%来自于颈内动脉系统，20%来自于椎基底动脉系统。正常情况下，血液在颅内的流动是单向流动，即颈动脉系统的血液不流向椎基底动脉系统，反之亦然。但在病理情况下或某种特殊情况下，左侧的血液可以流向右侧，颈动脉的血液可以流向椎动脉系统。这种血液的代偿性分流是由颅底Willis动脉环完成的。药物对脑循环的影响，作用于脑血管的神经支配、受体、平滑肌离子通道等途径影响脑的血液供应。众所周知，颅内血管接受交感神经和副交感神经的支配，凡影响这些神经末梢或平滑肌收缩的药物均影响脑血流。

到目前为止，治疗急性脑血管病所用药物，除t-PA、尿激酶等溶栓治疗而恢复梗死区的血液再供应之外，尚无公认的肯定或特效的治疗方法。许多被介绍为治疗脑血管病的药物，实则为治疗外周血管病的。目前被临床用于改善脑循环的药物大致上可归纳为血管扩张药；溶栓、降纤、抗凝、抗血小板药、扩容等。参阅第八章。

一、溶栓、降纤、抗凝药

阿替普酶（重组组织型纤溶酶原激活药）[医保(乙)]

Alteplase (Recombinant Human Tissue Plasminogen Activator, rt-PA)

【适应证】 急性缺血性脑血管病，必须预先经过恰当的影像学检查排除颅内出血之后，在急性缺血性脑血管病症状发作后的3小时内进行治疗。其他适应证参阅第十八章。

【药理】【不良反应】 参阅第十八章第五节。

【禁忌证】 (1)对本品过敏者。

(2)内出血患者。

(3)血小板计数小于100000/mm³者。

(4)发病之前48小时内使用过肝素，活化部分凝血活酶时间已升高者。

(5)有颅内出血史或证据者。

(6)疑有蛛网膜下隙出血者。

(7)近期(3个月之内)颅内或脊柱内损伤或进行过手术者。

(8)颅内肿瘤、动静脉畸形或动脉瘤患者。

(9)未能控制的严重高血压患者。

(10)急性缺血性脑卒中发作时出现惊厥患者。

(11)有其他出血易患因素者。

(12)美国FDA妊娠期药物安全性分级为肠道外给药C。

【注意事项】 (1)使用本品期间，尽量减少动静脉穿刺。

(2)有下列情况时慎用：①近期有创伤的患者；②近期做过冠状动脉旁路移植术、剖宫产、器官活检等手术的患者；③近期胃肠道或泌尿生殖道出血的患者；④糖尿病性出血性视网膜病及其他出血性眼病的患者；⑤凝血缺陷或口服抗凝药的患者；⑥高血压或脑血管病患者；⑦CT显示有早期梗死征象者；⑧二尖瓣狭窄伴心房颤动等左心血栓高度可能的患者；⑨亚急性细菌性心内膜炎或急性心包炎患者；⑩严重的肝或肾功能损害的患者，高龄患者。

(3)哺乳期妇女使用本品对乳儿可能有危害。

【用法与用量】 静脉滴注　0.9 mg/kg(最大剂量为90 mg)，总剂量的10%先从静脉推入，剩余剂量在随后60分钟内持续静脉滴注。治疗应在症状发作后的3小时内开始。

【制剂与规格】 注射用阿替普酶：(1)20 mg；(2)50 mg。

尿激酶[药典(二)；医保(甲)]

Urokinase

【适应证】 急性心肌梗死、急性脑血栓形成和脑血管栓塞、急性广泛性肺栓塞、肢体周围动静脉血栓、中央视网膜动静脉血栓及其他新鲜血栓闭塞性疾病。其他适应证参阅第十八章第五节。

【药理】【不良反应】【禁忌证】【注意事项】【药物相互作用】【给药说明】 参阅第十八章第五节。

【用法与用量】 静脉滴注　急性脑血栓和脑栓塞：一日2万～4万U，溶于5%葡萄糖氯化钠注射液或右旋糖酐-40注射液500 ml中，分1～2次给药。疗程7～10日，可根据病情增减剂量。

【制剂与规格】 注射用尿激酶：(1)5000 U；(2)1万U；

(3)5万U;(4)10万U;(5)20万U;(6)25万U;(7)50万U;(8)100万U;(9)150万U。

降纤酶[医保(乙)]

Defibrase

【适应证】 脑部、外周和冠状动脉血液循环障碍，如:脑血管病(短暂性脑缺血发作、脑栓塞、脑血栓形成)。其他适应证参阅第八章第三节。

【药理】【不良反应】【禁忌证】【注意事项】【药物相互作用】【给药说明】 参阅第八章第三节。

【用法与用量】 静脉滴注 ①急性发作期:一次10 U，一日1次,连用3～4日。②非急性发作期:首剂量10 U,维持剂量5～10 U,一日或隔日1次,2周为1个疗程。

【制剂与规格】 注射用降纤酶:(1)5 U;(2)10 U;(3)100 U。

降纤酶注射液:1 ml:5 U。

巴曲酶[医保(乙)]

Batroxobin

【适应证】 ①急性缺血性脑血管病(包括短暂性脑缺血发作);②慢性动脉闭塞症(如闭塞性血栓脉管炎、闭塞性动脉硬化症)伴缺血症状;③突发性耳聋;④振动病患者的末梢循环障碍。

【药理】【不良反应】【禁忌证】【注意事项】【给药说明】 参阅第八章第三节。

【用法与用量】 静脉滴注 首次剂量为10 BU,以后维持剂量可减为5BU,隔日1次,先用0.9%氯化钠注射液100～250 ml稀释后,静脉滴注1～1.5小时。一般治疗急性脑血管病,隔日一次,3次为1个疗程。其他适应证的疗程参阅第八章第三节。

【制剂与规格】 巴曲酶注射液:(1)1 ml:10 BU;(2)0.5 ml:5 BU。

蚓激酶[医保(乙)]

Lumbrokinase

【适应证】 缺血性脑血管病。可使过高的凝血因子和血小板凝聚率降低、改善症状并防止病情发展。

【药理】 本品可降低凝血因子Ⅰ含量、缩短优球蛋白溶解时间、降低全血黏度、增加组织型纤溶酶原激活物(t-PA)活性、降低纤溶酶原激活物抑制药活性、增加纤维蛋白降解产物等。

【不良反应】 个别患者出现头痛、头晕、皮疹、皮肤瘙痒、嗜酸粒细胞增多、消化道反应(如恶心、呕吐、胃部不适、稀便次数增多等)。

【禁忌证】 对本药过敏者。

【注意事项】 有出血倾向者、妊娠期妇女、儿童及哺乳期妇女慎用。

【用法与用量】 口服 一次30万U,一日3次,连用3～4周为1个疗程。可连服2～3个疗程,也可连续服用至症状好转。

【制剂与规格】 蚓激酶肠溶片:30万U。

蚓激酶肠溶胶囊:(1)20万U;(2)30万U;(3)60万U。

蚓激酶肠溶片:30万U。

低分子量肝素钠

Low Molecular Weight Heparin Sodiun

【适应证】 预防及治疗血栓栓塞性疾病。

【不良反应】【禁忌证】【注意事项】【药物相互作用】【给药说明】 参阅第八章第三节。

【制剂与规格】 低分子量肝素钠注射液:(1)0.5 ml:5000 IU;(2)0.2 ml:2500 IU;(3)0.4 ml:5000 IU;(4)0.6 ml:6400 IU;(5)0.4 ml:4250 IU;(6)0.3 ml:3200 IU;(7)1 ml:2500 IU;(8)2 ml:5000 IU;(9)1 ml:10000 IU;(10)1 ml:5000 IU。

注射用低分子量肝素钠:(1)2500 IU;(2)5000 IU。

低分子量肝素钠凝胶:10 g:3500 IU。

低分子量肝素钙

Low Molecular Weight Heparin Calcium

【适应证】 预防及治疗血栓栓塞性疾病。

【不良反应】【禁忌证】【注意事项】【药物相互作用】【给药说明】 参阅第八章第三节。

【制剂与规格】 低分子量肝素钙注射液:(1)0.2 ml:2050 IU;(2)0.3 ml:3000 IU;(3)0.4 ml:4100 IU;(4)0.5 ml:2500 IU;(5)0.5 ml:5000 IU;(6)0.6 ml:6000 IU;(7)0.6 ml:6150 IU;(8)1 ml:5000 IU。

注射用低分子量肝素钙:(1)2500 IU;(2)5000 IU。

那屈肝素钙[医保(乙)]

Nadroparin Calcium

【适应证】 ①预防及治疗血栓栓塞性疾病,特别是预防普通外科手术或骨科手术的血栓栓塞性疾病;②血液透析中预防体外循环中的血凝块形成;③不稳定型心绞痛。

【药理】【注意事项】【不良反应】【禁忌证】　参阅第八章第三节。

美国 FDA 妊娠期药物安全性分级为肠道外给药 B。

【用法与用量】　治疗深静脉血栓：一次 0.01 ml/kg，一日 2 次（间隔 12 小时），疗程为 10 日。若非有禁忌，应尽早口服抗凝血药物，继续给本药物至达到 INR 比值。

其余适应证的用法与用量参阅第八章第三节。

【制剂与规格】　那屈肝素钙注射液：0.3 ml∶3075 IU。

达肝素钠[医保(乙)]

Dalteparin Sodium

【适应证】　①血液透析的预防凝血；②深静脉血栓的治疗；③不稳定型冠状动脉疾病；④预防与手术有关的血栓形成。

【药理】【不良反应】【禁忌证】【注意事项】　参阅第八章第三节。

【用法与用量】　(1)治疗深静脉血栓　皮下注射一次 200 IU/kg，一日 1 次。对于高凝患者或伴有出血风险患者，一次 100 IU/kg，一日 2 次。也有联合华法林的用法（本药一次 120 IU/kg，一日 2 次，至少连用 5 日）。

(2)治疗急性血栓栓塞（如肺静脉栓塞）　先静脉注射 2500 IU，随后 24 小时持续静脉滴注给予 15000 IU。与口服抗凝药合用，该治疗至少坚持 5 日，或达到凝血效应。

(3)预防手术后深静脉血栓　皮下注射一次 2500 IU，术前 2 小时及术后当晚各给药一次，随后一次 5000 IU，一日 1 次。

其他适应证的用法与用量参阅第八章第三节。

【制剂与规格】　达肝素钠注射液：(1)0.2 ml∶2500 IU；(2)0.2 ml∶5000 IU；(3)0.3 ml∶7500 IU。

依诺肝素钠[医保(乙)]

Enoxaparin Sodium

参阅第八章第三节。

华法林钠[药典(二)；医保(甲)]

Warfarin Sodium

【适应证】　防治血栓栓塞性疾病，防止血栓形成与发展。

【药理】【不良反应】【禁忌证】【药物相互作用】【给药说明】　参阅第八章第三节。

【用法与用量】　口服　(1)一般用法　第 1～3 日，一日 3～4 mg（老年或糖尿病患者半量），3 日后可给予维持剂量，一日 2.5～5 mg，调整剂量使国际标准比值(INR)达 2～3。因本药起效缓慢，治病初 3 日内，由于血浆抗凝蛋白细胞被抑制可以存在短暂高凝状态，如需立即产生抗凝作用，可在开始时应用肝素，待本药充分发挥抗凝效果后再停用肝素。

(2)深静脉血栓或肺栓塞　开始两日，一日 3～4.5 mg，第 3 日根据 PT 调整剂量或使用维持剂量。维持量一日 2～8 mg，每月测定 PT 1～2 次，INR 要求达 2～3，深静脉血栓或肺栓塞复发者要求 INR 达 3～4。

(3)缺血性脑卒中或短暂性脑缺血发作(TIA)　应用本药抗凝减少 TIA 发作，使 INR 达 2～3，但不降低与 TIA 相关的死亡率，故这类患者不宜采用本药作为长期治疗。对进展性缺血性脑卒中患者采用抗凝治疗必须个体化。

(4)左房室瓣病或心房颤动伴栓塞　采用小剂量本药抗凝，使 INR 为 1.5～3。

【制剂与规格】　华法林钠片：(1)1 mg；(2)2.5 mg；(3)3 mg；(4)5 mg。

二、脑血管舒张药

尼莫地平[药典(二)；基；医保(甲、乙)]

Nimodipine

【适应证】　预防和治疗各种原因的蛛网膜下隙出血后的脑血管痉挛和急性脑血管病恢复期的血液循环改善。

【药理】　(1)药效学　为钙通道阻滞药，能有效地阻止 Ca^{2+} 进入血管平滑肌细胞，松弛血管平滑肌，从而解除血管痉挛。动物实验证明，尼莫地平对脑动脉的松弛作用远较其他部位动脉的作用强，由于它脂溶性高，易透过血-脑屏障。用于蛛网膜下隙出血时，脑脊液中药物浓度可达 12.5 ng/ml。

(2)药动学　口服吸收快，达峰时间(t_{max})为 1 小时，有明显首关代谢，生物利用度(F)仅为 13%。当每日口服 4 次，连续 7 日后血中没有明显蓄积。血浆蛋白结合率超过 95%，结合浓度分别在 10 ng/ml～10 μg/ml 之间。口服后大部分以代谢产物的形式从尿中排出，不到 1%为原形药物。终末消除半衰期($t_{1/2\beta}$)为 9 小时，但最初血浓度下降很快，半衰期($t_{1/2}$)约 1～2 小时。缓释制剂口服后达峰时间(t_{max})为 3～4 小时，半衰期约 3～5 小时。慢性肝功能损害患者中尼莫地平的生物利用度增加，其峰浓度(C_{max})可达正常人的 2 倍。

【不良反应】　蛛网膜下隙出血者应用尼莫地平治疗时约有 11.2%的患者出现不良反应。

(1)最常见不良反应　①血压下降，血压下降的程度与药物剂量有关；②肝炎；③皮肤刺痛；④腹泻、胃绞痛、胃肠道出血；⑤血小板减少；⑥恶心、呕吐；⑦个别患者可发生 ALP、LDH、AKP、血糖升高，以及血小板数升高。

(2)严重的不良反应　心力衰竭、心律失常(罕见)。

【禁忌证】 美国 FDA 妊娠期药物安全性分级为口服给药、肠道外给药 C。

【注意事项】 (1)静脉注射或口服均可引起血压降低。蛛网膜下隙出血患者使用本品，可增加低血压的风险。在高血压合并蛛网膜下隙出血或脑梗死患者中，应注意减少或暂时停用降血压药物，或减少尼莫地平的用药剂量。

(2)静脉滴注或口服均可产生假性肠梗阻，表现为腹胀、肠鸣音减弱。当出现上述症状时应当减少用药剂量和保持观察。

(3)肝功能损害者尼莫地平的代谢下降，应当慎用。

(4)哺乳期妇女使用对乳儿的危害不能排除。

(5)儿科患者使用的安全性和有效性未建立。

【药物相互作用】 (1)高血压患者应用尼莫地平可起到降压作用，可增强其他药物(如抗高血压药、抗精神病药等)的降压作用。

(2)与其他钙通道阻滞药联合用时可增加钙离子阻滞作用。

(3)当尼莫地平 90 mg/d 与西咪替丁 1000 mg/d 合用 1 周以上者，尼莫地平血浓度可增加 50%，与西咪替丁抑制肝药酶有关。

(4)与胺碘酮合用，由于两者的代谢均通过 CYP3A4 进行，钙通道阻滞药的活性因代谢被抑制而增加，出现心动过缓和房室传导阻滞的风险增加。

(5)与芬太尼合用，可出现严重的低血压。

【给药说明】 (1)尼莫地平静脉滴注应用缓慢输液泵与普通输液一起，以二路形式缓慢输入，滴速须慢，滴入太快会出现头痛，并且脸色潮红。

(2)蛛网膜下隙出血者静脉滴注尼莫地平时，5%发生血压下降，其中有 1%可能由此而不能应用此药。

(3)静脉滴注时应避光。

【用法与用量】 (1)蛛网膜下隙出血，预防性给药应在发病后 96 小时内开始，在血管痉挛最大危险期连续给药(持续到出血后 10～14 日)。①静脉滴注　体重低于 70 kg(或血压不稳定)者，开始 2 小时可按每小时 7.5 μg/kg 给药；如耐受性好，2 小时后剂量可增至每小时 15 μg/kg。体重大于 70 kg 者，开始 2 小时宜按每小时 15 μg/kg 给药；如耐受性好，2 小时后剂量可增至每小时 30 μg/kg。②口服　一次 60 mg，每 4 小时 1 次，一日 6 次。缓释制剂：一次 60～120 mg，一日 2 次。服药后可有皮肤痒、胃食欲缺乏、血压低等不良反应，若患者发生不良反应，应减少剂量或停止给药。

(2)急性脑血管病恢复期　口服　一次 30～60 mg，一日 3 次。缺血性脑卒中患者原则上不采纳静脉滴注尼莫地平。

【制剂与规格】 尼莫地平片(胶囊)：(1)20 mg；(2)30 mg。

尼莫地平缓释片(胶囊)：60 mg。

尼莫地平软胶囊：20 mg。

尼莫地产分散片：20 mg。

尼莫地平注射液：(1)10 ml∶2 mg；(2)20 ml∶4 mg；(3)40 ml∶8 mg；(4)50 ml∶10 mg；(5)100 ml∶20 mg。

盐酸氟桂利嗪[药典(二)；医保(甲)]

Flunarizine Hydrochloride

【适应证】 ①偏头痛和(或)丛集性头痛的预防及治疗；②慢性每日头痛的治疗和预防；③脑血供不足，脑卒中恢复期，脑动脉硬化症，蛛网膜下隙出血后血管痉挛，前庭性眩晕，耳鸣和间歇性跛行等周围性血管病；④癫痫辅助治疗。

【药理】 (1)药效学　本品为哌嗪类钙离子拮抗药，阻滞 T 型钙通道。可抑制 P 物质释放，抑制神经源性炎性反应。本品可阻止过量钙离子进入血管平滑肌细胞，引起血管扩张，对脑血管的扩张作用较好，而对冠状血管扩张作用较差。此外，还有抗组胺作用和镇静作用。

(2)药动学　口服易吸收，达峰浓度(t_{max})为 2～4 小时，连续服药 5～6 周血浓度达稳态。血浆蛋白结合率高(>90%)，体内分布广泛，组织中药物浓度大于血药浓度，组织中药物可缓慢释放入血。可通过血-脑屏障。主要在肝脏中代谢，大部分代谢产物经胆汁排泄。半衰期($t_{1/2}$)约 18～19 日。

【不良反应】 (1)中枢不良反应　①嗜睡和疲惫感为最常见。②长期服用者可出现抑郁症，以女性患者较常见。③锥体外系反应，表现为运动徐缓、震颤、强直，静坐不能，下颌不自主运动等。多数在用药 3 周后出现，停药后消失。老年人中容易发生。④少数患者可出现头痛、失眠、焦虑、虚弱等症状。

(2)消化道不良反应　口干、恶心、胃部烧灼感，胃纳亢进，进食量增加，体重增加等。

(3)其他　少数患者可出现皮疹、多形性红斑、卟啉病、溢乳、肌肉酸痛、复视、视物模糊等。这些症状多数为短暂性。

【禁忌证】 (1)对氟桂利嗪、桂利嗪或其制剂中的成分过敏者。

(2)有抑郁症病史者。

(3)有锥体外系症状者。

(4)妊娠期妇女禁用。

【注意事项】 (1)服药后疲惫症状逐步加重者应当减量或停药。

(2)严格控制药物应用剂量，当维持剂量达不到治疗效果或长期应用出现锥体外系反应时，应当减量或停药。

(3)哺乳期妇女，由于本品随乳汁分泌，哺乳期妇女使用对乳儿可能有危害不能排除。

(4)驾驶员和机器操作者慎用，以免发生意外。

(5)肝功能不全者慎用。

【药物相互作用】 (1)与乙醇、镇静催眠药合用时，镇静作用增加。

(2)与苯妥英钠、卡马西平、丙戊酸钠等药酶诱导药合用时，可以加快氟桂利嗪的代谢，使其血浓度降低，可能需要增加使用剂量。

(3)肿瘤患者进行放射治疗时应用氟桂利嗪，对肿瘤细胞的杀伤力可提高10～20倍。

(4)在应用抗癫痫药物治疗的基础上加用氟桂利嗪可以提高抗癫痫疗效。

【用法与用量】 口服　(1)脑动脉硬化，脑梗死恢复期，一日5～10 mg。

(2)中枢性和外周性眩晕者，椎动脉供血不足者，剂量为一日10～20 mg，分2次服用，2～8周为1个疗程。

(3)特发性耳鸣者，一次10 mg，每晚服用1次，10日为1个疗程。

(4)间歇性跛行，一日10～20 mg，分2次服用。

(5)偏头痛预防，5～10 mg，一日1次，睡前服用。

【制剂与规格】 盐酸氟桂利嗪胶囊(按氟桂利嗪计)：5 mg。

盐酸氟桂利嗪片(按氟桂利嗪计)：(1)5 mg；(2)6 mg。

盐酸氟桂利嗪分散片(按氟桂利嗪计)：5 mg。

己酮可可碱[药典(二)；医保(乙)]

Pentoxifylline

【适应证】 ①伴有间歇性跛行的慢性闭塞性脉管炎；②缺血性脑卒中后脑循环改善。

【药理】 (1)药效学　本品及其活性代谢产物可改善红细胞的变形能力、抑制血小板黏附和聚集，从而降低血黏度、改善微循环。用于治疗脑血管疾病和外周血管疾病，可增加缺血区的血供，改善组织的供氧。

(2)药动学　口服吸收快，达峰时间(t_{max})<1小时。饱餐后可影响药物的吸收速度，但不影响吸收率。有首关代谢，在肝脏迅速代谢生成多种代谢产物，其中有些代谢产物具有生物活性。几乎完全以代谢产物从尿中排出，极少量原形药物从尿中排出，可通过乳汁分泌。半衰期($t_{1/2}$)约0.4～0.8小时；代谢产物的$t_{1/2}$约1～1.6小时。临床试验表明多次给药后未见蓄积作用。老年人及肝脏疾病者，本品的消除减慢。口服控释片后，t_{max}为2～4小时。

【不良反应】 (1)常见的不良反应　恶心、头晕、头痛、畏食、消化不良、腹胀、呕吐等，其发生率均在5%以上，最多达30%左右。

(2)较少见的不良反应　水肿、低血压，焦虑、抑郁、精神错乱、抽搐，食欲缺乏、便秘、口干、口渴，味觉减退、唾液增多，皮疹，视物模糊、结膜炎、中央盲点扩大，白细胞减少，肌肉酸痛，颈部淋巴结炎和体重改变等。

(3)偶见的不良反应　心绞痛或胸痛，心律不齐，黄疸，肝炎，肝功能异常，血液纤维蛋白原降低，白细胞减少、血小板减少、再生障碍性贫血和白血病等。

(4)过量反应　常在服药后4～5小时出现，主要表现为潮红、血压降低、抽搐、嗜睡，甚至昏迷。过量反应时应注意维持血压和补充液体，所有过量患者均可完全恢复。

【禁忌证】 (1)对本品或甲基黄嘌呤过敏者。

(2)近期脑出血或视网膜出血患者。

(3)美国FDA妊娠期药物安全性分级为口服给药C。

【注意事项】 (1)使用本品有增加出血的风险。

(2)凝血缺陷者慎用。

(3)近期有手术者慎用。

(4)哺乳期妇女使用可能对乳儿有危害。

(5)儿科患者使用的安全性和有效性尚未建立。

【药物相互作用】 (1)与抗血小板药或抗凝药合用时，凝血时间延长，出血危险性增加，故与华法林合用时应减少华法林的剂量。

(2)与茶碱类药物合用时有协同作用，将增加茶碱的作用及不良反应，因此必须调整二者的剂量。

(3)与β受体拮抗药、强心苷、利尿药及抗心律失常药合用时未见明显的药物相互作用，但可轻度加重血压下降，应予注意。

(4)糖尿病患者大剂量注射本品可增加口服降糖药、胰岛素的作用。

【注意事项】 (1)有出血倾向或新近有过出血史者不宜应用此药,以免诱发出血。

(2)己酮可可碱及其代谢产物可由乳汁分泌,因此,哺乳期妇女最好暂停服药,因为该药的代谢产物有较高的致癌性。

【用法与用量】 (1)口服 一次 100～400 mg,一日3次。缓释片,一次 400 mg,一日1次。

(2)静脉滴注 一次 400 mg,加入静脉滴注液体中缓慢滴注,一日 1～2 次。

【制剂与规格】 己酮可可碱肠溶片:0.1 g。

己酮可可碱缓释片:0.4 g。

己酮可可碱葡萄糖注射液:(1)100 ml∶己酮可可碱 0.1 g 与葡萄糖 5.0 g;(2)200 ml∶己酮可可碱 0.1 g 与葡萄糖 10 g。(3)250 ml∶己酮可可碱 0.1 g 与葡萄糖 12.5 g;(4)250 ml∶己酮可可碱 0.1 g 与葡萄糖 13.75 g;(5)250 ml∶0.2 g 与葡萄糖 13.75 g。

己酮可可碱氯化钠注射液:(1)100 ml∶己酮可可碱 0.1 g 与氯化钠 0.9 g;(2)250 ml∶己酮可可碱 0.1 g 与氯化钠 2.25 g;(3)250 ml∶己酮可可碱 0.2 g 与氯化钠 2.25 g;(4)200 ml∶己酮可可碱 0.1 g 与氯化钠 1.8 g。

丁苯酞[医保(乙)]

Butylphthalide

【适应证】 轻、中度急性缺血性脑卒中。

【药理】 (1)药效学 本品为人工合成的消旋体,可阻断缺血性脑卒中所致脑损伤的多个病理环节,具有较强的抗脑缺血作用,明显缩小大鼠局部脑缺血的梗死面积,减轻脑水肿,改善脑能量代谢和缺血脑区的微循环和血流量,抑制神经细胞凋亡,并具有抗脑血栓形成和抗血小板聚集作用。本品可能通过降低花生四烯酸含量,提高脑血管内皮一氧化氮(NO)和前列环素(PGI_2)的水平,抑制谷氨酸释放,降低细胞内钙浓度,抑制自由基和提高抗氧化酶活性等机制而产生上述药效作用。

(2)药动学 口服吸收快,达峰时间(t_{max})为 0.88～1.25 小时;健康男性单次口服 100 mg、200 mg 和 400 mg 后,峰浓度(C_{max})分别为(78.7±115.8)ng/nl、(204.7±149.0)ng/ml 和(726.6±578.7)ng/ml;药物浓度-时间曲线下面积(AUC)分别(93.2±114.0)ng・h/ml,(323.8±201.0)ng・h/ml 和(1314.2±965.7)ng・h/ml。食物影响本品的吸收,餐后给予本品使 t_{max} 延迟、C_{max} 降低、AUC 减小,均有显著统计学差异($P<0.05$)。半衰期($t_{1/2}$)为 7～12小时。

【不良反应】 (1)少数可见氨基转移酶轻度升高,偶见恶心、腹部不适、精神症状(轻度幻觉),停药后可恢复正常。在Ⅱ、Ⅲ期临床试验中,与药物相关的不良反应有:ALT 升高(11.7%)、AST 升高(7.98%)、轻度幻觉(0.26%)、消化道不适(1.1%)。

(2)本药用于妊娠或哺乳期妇女的安全性尚不明确。

【禁忌证】 (1)对本药过敏者及对芹菜过敏者(芹菜中含有的左旋芹菜甲素与本药的化学结构相同)。

(2)有严重的出血倾向者。

(3)肝、肾功能不全及有幻觉的精神症状者慎用。

【用法与用量】 口服 一次 0.2 g,一日 3～4 次,10～12 日为1个疗程。

【制剂与规格】 丁苯酞软胶囊:0.1 g。

苯酞氯化钠注射液:100 ml∶丁苯酞 25 mg 与氯化 0.9 g。

长春西汀[医保(乙)]

Vinpocetine

【适应证】 ①用于脑梗死后遗症、脑出血后遗症、脑动脉硬化症等,加速神经功能恢复;②用于突发性耳聋、视盘炎、视网膜挫伤等,降低血液黏稠度、改善耳部和眼底血液循环;③用于改善骨折或外伤后组织水肿等。

【药理】 (1)药效学 长春西汀可以非竞争性抑制 Ca^{2+}/钙调蛋白依赖的 cGMP-PDE1,选择性扩张脑血管,增加心排血量的脑部供应百分比,降低脑血管阻力而不影响体循环的参数(如血压、心排血量、脉搏、外周血管总阻力),因此长春西汀具有独特的"反向窃血作用",即在给药过程中,它能促进受损(还没有坏死)的低灌注局部缺血区域的血液供应;长春西汀能缓解兴奋性氨基酸谷氨酸诱发的细胞毒作用,抑制电压依赖的钠离子通道和钙离子通道、谷氨酸受体 NMDA 和 AMPA 受体,并具有抗氧化、阻止自由基形成和脂质过氧化、增强腺苷的神经保护作用;长春西汀可抑制血小板和红细胞聚集并增加红细胞变形能力,降低血浆和全血黏度;长春西汀能增加大脑组织对葡萄糖和氧气的摄入与代谢,通过降低红细胞的氧亲和力,改善大脑的缺氧耐受力,加强葡萄糖透过血-脑屏障的运输,从而将葡萄糖的代谢转换到更有利的有氧代谢途径。长春西汀可以增加脑中 cGMP 和 cAMP 水平,提高

ATP的浓度和ATP/AMP比率，促进大脑中去甲肾上腺素和5-羟色胺更新。

(2)药动学　静脉滴注后，长春西汀2分钟左右快速通过血-脑屏障，分布于丘脑、脑干、纹状体和皮质。长春西汀的人体蛋白结合率为66%，口服绝对生物利用度为7%，分布容积为(246.7±88.5)L，这表明药物与组织的结合力非常强。长春西汀的主要代谢产物是阿扑长春胺酸(AVA)，在人体中占25%～30%。长春西汀的消除半衰期在人体内为(4.83±1.29)小时，标记底物的研究表明，该药物排泄到尿液和粪便中的比例为60%～40%。在大鼠和狗中，有可观数量的药物被排泄到胆汁中，但未观察到肝-肠循环。阿扑长春胺酸经肾小球过滤被排泄，其消除半衰期依赖于长春西汀的给药剂量和方式。长春西汀的总血浆清除率为(66.7±17.9)L/h，由于尿液中未发现长春西汀药物原形，所以药物的肾清除可以忽略。由于长春西汀不会在体内蓄积的代谢特点，它能以常规剂量给予肝、肾功能不全的患者。特殊情况下药代特性的变化(如年龄，伴随其他疾病)：因为长春西汀的长期治疗主要针对老年人，众所周知，药物通常在老年人中的药代动力学会发生改变(吸收减少，不同的分布和代谢，排泄减少)，所以进行了长春西汀对老年人的动力学研究，尤其是长期服药的研究。研究结果显示，长春西汀在老年人中的动力学和青年人没有差异，而且不会在体内蓄积。肝、肾功能异常时也可服用常规剂量，因为即使在这些患者中长春西汀也不会蓄积，故可以长期治疗。

【不良反应】 (1)过敏　有时可出现皮疹、荨麻疹、瘙痒等过敏症状，若出现此症状应停药。

(2)精神神经系统　可能会出现睡眠障碍(失眠，嗜睡)、头痛、眩晕、乏力和出汗，偶尔出现四肢的麻木感。

(3)消化道　有时恶心、呕吐、胃灼热和口干，偶尔出现腹痛、腹泻、食欲缺乏等症状。

(4)循环系统　主要是血压下降，潮红，静脉炎。有时可出现头晕等症状。偶尔出现ST段压低，Q-T间期延长、心动过速和期前收缩，与本品治疗的关系仍未确证。

(5)血液　有时出现白细胞减少。

(6)肝脏　有时可出现氨基转移酶升高，偶尔可出现碱性磷酸酶升高等。

(7)肾脏　偶尔可出现血尿素氮升高。

【禁忌证】 (1)对本品中任何成分过敏者；颅内出血急性期；严重心脏缺血性疾病，严重心律失常者。

(2)儿童、妊娠期妇女及哺乳期妇女禁用。

【注意事项】 (1)本品不可以肌内注射，未经稀释不可静脉使用。

(2)不可用含氨基酸的输液稀释。

(3)该注射剂与肝素不相容，故建议两者不要在同一注射器中混合，但可以同时进行抗凝治疗。

(4)如与抗心律失常药联用，或有颅内压升高，心律失常和Q-T间期延长综合征，应全面权衡应用本品的利益风险。

对于Q-T间期延长综合征或伴随药物治疗引起的Q-T间期延长的患者，建议进行心电图监控。

(5)由于本注射剂中含有山梨醇(80 mg/ml)，糖尿病患者在治疗过程中应控制血糖水平，对果糖不耐受或1,6-二磷酸果糖酶缺乏的患者应避免使用。

(6)适应证人群主要为老年人。

(7)按一日1 mg/kg给药是安全的。尚无高于此剂量的给药经验，故应予以避免。

【药物相互作用】 (1)临床试验中当长春西汀与β受体拮抗药(如氯拉洛尔、吲哚洛尔)、氯帕胺、格列本脲、地高辛、醋硝香豆素或氢氯噻嗪联合用药时，未观察到与这些药物之间的相互作用。

(2)长春西汀与甲基多巴联合用，偶见其降压作用轻微增强，所以合用时应检测血压。

(3)虽然临床研究中未发现长春西汀与作用于神经系统药物、抗心律失常药物、抗凝血药物相互作用，但仍建议联合用药时应注意观察。

【用法与用量】 静脉滴注　20～30 mg加入0.9%氯化钠注射液250～500 ml或5%葡糖注射液250～500 ml内，缓慢滴注(滴注速度不能超过80滴/分钟)，最大剂量每日1 mg/kg。配好的输液须在3小时内使用。静滴治疗后，推荐口服长春西汀片继续治疗。肝、肾疾病患者不必进行剂量调整。

【制剂与规格】 长春西汀片(1)5 mg；(2)10 mg。

长春西汀注射液：(1)2 ml：10 mg；(2)2 ml：20 mg (3)5 mg：30 mg。

注射用长春西汀：(1)5 mg；(2)10 mg；(3)20 mg；(4)30 mg。

罂粟碱[药典(二)；医保(乙)]

Papaverine

【适应证】 ①脑血管痉挛及脑血栓形成；②肺栓塞、肢端血管痉挛症、动脉栓塞性头痛等。

【药理】 (1)药效学　本品是经典的非特异性血管扩张药。对磷酸二酯酶有强大的抑制作用，增加组织内环磷腺苷(cAMP)含量,使平滑肌松弛;抑制腺苷摄取,对平滑肌细胞膜的钙离子内流也有轻度抑制作用。对脑血管、冠状血管和外周血管都有扩张作用,降低外周阻力及脑血管阻力。对支气管、胃肠道、胆管等平滑肌均有松弛作用。

(2)药动学　口服可吸收,生物利用度(F)约54%,血浆蛋白结合率为90%。生物半衰期为1～2小时,但个体差异大。在肝内主要代谢为4-羟基罂粟碱葡糖醛酸结合物,以代谢产物从尿中排出。

【不良反应】 (1)可有瘙痒、皮疹、恶心、呕吐、食欲缺乏、腹部不适、食欲缺乏、便秘或腹泻、头痛、头晕、眩晕、嗜睡、高血压、快速型心律失常等。

(2)静脉注射过量或速度过快可导致房室传导阻滞、心室颤动,甚至死亡。应注意充分稀释后缓缓推入。

(3)严重的不良反应　酸中毒、肝毒性、颅内压升高、阴茎异常勃起等。

【禁忌证】 (1)对罂粟碱过敏者。

(2)完全性房室传导阻滞患者。

(3)美国FDA妊娠期药物安全性分级为口服给药C。

【注意事项】 (1)哺乳期妇女使用可能对乳儿有危害。

(2)未批准用于儿科患者。

(3)肝功能不全、帕金森病、近期心肌梗死、肝病、青光眼或镰状细胞贫血的患者慎用。

【药物相互作用】 烟碱可使本品作用降低;因罂粟碱能阻断多巴胺受体,可使左旋多巴疗效降低,应避免合用。

【用法与用量】 (1)口服　一日90～180 mg,分3次服用,必要时剂量可增加至一次120 mg。

(2)皮下注射、肌内注射或静脉滴注　一次30～60 mg,一日剂量不宜超过300 mg。

【制剂与规格】 罂粟碱片:30 mg。

盐酸罂粟碱注射液:1 ml:30 mg。

川芎嗪[药典(二);医保(乙)]

Ligustrazine

【适应证】 缺血性脑血管病(如脑供血不全脑血栓形成、脑栓塞等)以及其他缺血性血管疾病,如冠心病、脉管炎等。

【药理】 本品有抗血小板聚集、扩张小动脉、改善微循环的作用。

【注意事项】 盐酸川芎嗪注射液酸性较强,不适宜肌内大量注射,不宜与碱性药液配伍。

【禁忌证】 脑出血及有出血倾向的患者禁用。

【用法与用量】 (1)口服　磷酸盐,一次50～100 mg,一日3次,1个月为1个疗程。

(2)肌内注射　盐酸盐,一次40～80 mg(或磷酸盐一次50～100 mg),一日1～2次,15日为一疗程。

(3)静脉滴注　缺血性脑血管病急性期及其他缺血性血管疾病,盐酸盐一次40～80 mg(或磷酸盐一次50～100 mg),稀释于5%葡萄糖注射液或氯化钠注射液250～500 ml中缓慢滴注,一日1次。

【制剂与规格】 盐酸川芎嗪注射液:(1)2 ml:40 mg;(2)10 mg:40 mg。

磷酸川芎嗪片(胶囊):50 mg。

磷酸川芎嗪注射液:(1)2 ml:50 mg;(2)5 ml:100 mg。

银杏叶提取物

Ginkgo Biloba Extract

【适应证】 脑部、外周和冠状动脉血液循环障碍。①急慢性脑功能不全及其后遗症(脑卒中、认知功能障碍、血管性痴呆);②缺血性心脏病(冠状动脉供血不足、心绞痛、心肌梗死);③末梢循环障碍(各种动脉闭塞、间歇性跛行症、手脚麻木冰冷、四肢酸痛、阳痿);④眼部、耳部血循环障碍性疾病。

【药理】 本品为银杏叶提取物,其作用有:①促进脑血液循环,改善脑细胞代谢;②防止血栓形成和抗血小板聚集;③改善红细胞变形能力,降低血液黏度;④扩张冠脉血管;⑤清除氧自由基生成,抑制细胞脂质过氧化;⑥降低过氧化脂质产生,提高红细胞SOD活性。

【不良反应】 本品耐受性良好,罕有胃肠道不适、头痛、血压下降、过敏反应。增加术后出血,降低癫痫发作的阈值,心悸,史-约(Stevens-Johnson)综合征,包括脑血管出血在内的出血等。

【禁忌证】 (1)对银杏或其药品中任何成分过敏者。

(2)与抗血小板药物或抗凝药合用者。

【注意事项】 (1)长期静脉用药时,应改变注射部位以防静脉炎发生。

(2)高乳酸血症、甲醇中毒者、果糖山梨醇耐受性不佳者及1,6-二磷酸果糖酶缺乏者,每次给药不超过25 ml。

(3)有癫痫史或使用降低癫痫发作阈值药物的患者慎用。

(4)手术前应考虑停用本品,避免引起术后出血的风险。

(5)尚无本品在妊娠期使用的安全性的科学证据，妊娠期妇女不宜使用。

(6)哺乳期妇女使用可能对乳儿有风险。

【药物相互作用】 与抗凝药、抗血小板药合用，血小板活化因子(PAF)诱导的血小板聚集作用被银杏苷B抑制，出血的风险增加。

【用法与用量】 (1)口服　一次80 mg，一日3次。一个月为1疗程，2～3个疗程效果较佳。

(2)静脉滴注　一次35～70 mg，一日1～2次，病情改善后可改为片剂口服给药。静脉滴注时可用0.9%氯化钠注射液、葡萄糖或右旋糖酐-40注射液稀释。

【制剂与规格】 银杏叶片(化学药)：(1)40 mg(含黄酮醇苷9.6 mg与萜类内酯2.4 mg)；(2)80 mg(含黄酮醇苷19.2 mg与萜类内酯4.8 mg)。

银杏叶口服溶液(化学药)：30 ml(每1 ml含黄酮苷9.6 mg与萜类内酯2.4 mg)。

银杏叶提取物片(化学药)：40 mg(含黄酮醇苷9.6 mg与萜类内酯2.4 mg)。

银杏叶提取物片滴剂(化学药)：30 ml(每1 ml含黄酮醇苷9.6 mg与萜类内酯2.4 mg)。

银杏叶提取物注射液(化学药)：5 ml：17.5 mg(含黄酮醇苷4.2 mg)。

第七节　脑功能改善药(促智药)与抗记忆障碍药

“促智药”(nootropics)，系指对脑的高级整合活动有促进作用，能促进学习和记忆，故也称“记忆增强剂”。

当前，社会老龄化，老年人常伴随脑功能减退，严重者出现痴呆，由此而造成的学习、记忆障碍也较常见，而老年神经系统疾病中除帕金森病之外，阿尔茨海默病和卒中后认知障碍、血管性痴呆已成为社会各阶层中重要的负担性疾病。

痴呆的主要临床表现为认知障碍、记忆障碍和行为障碍，因此控制记忆障碍性疾病和改善学习记忆的药物，已倍受广泛重视。记忆障碍的主要解剖基础为海马组织结构的萎缩，功能基础为胆碱能神经兴奋传递障碍和中枢神经系统内乙酰胆碱受体变性，神经元数目减少等。

盐酸吡硫醇[药典(二)；医保(乙)]

Pyritinol Hydrochloride

【适应证】 ①脑震荡综合征、脑外伤后遗症、脑炎脑膜炎后遗症等；②改善头胀、头晕、失眠、记忆力减退、注意力不集中、情绪变化等症状；③对脑动脉硬化、阿尔茨海默病性精神障碍有一定疗效。

【药理】 本品为维生素B_6的衍生物，具有促进脑内葡萄糖摄取、氨基酸代谢的作用，改善全身同化作用；用药后可使颈动脉血流量增加，改善脑血流。

【不良反应】 不良反应少，偶见皮疹、恶心、头晕或眩晕、头痛等，停药后即可恢复。

【禁忌证】 妊娠期妇女禁用。

【用法与用量】 口服　成人　一日0.3～0.6 g，分3次服用。

【制剂与规格】 盐酸吡硫醇片：0.1 g。

盐酸吡硫醇胶囊：0.1 g。

盐酸吡硫醇注射液：(1)2 ml：0.1 g；(2)2 ml：0.2 g；(3)5 ml：0.2 g；(4)5 ml：0.1 g。

注射用盐酸吡硫醇：(1)0.1 g；(2)0.2 g；(3)0.4 g。

胞磷胆碱[药典(二)；基；医保(甲、乙)]

Citicoline

【适应证】 ①大面积脑梗死所致的昏迷和意识障碍，有助于脑卒中后遗偏瘫患者肢体功能的恢复，可与促进脑代谢及脑循环的药物同用；②急性颅脑外伤和脑手术后的意识障碍。

【药理】 本品为胞嘧啶核苷酸的衍生物，接近于脑组织中固有的成分。主要作用是作为辅酶参与卵磷脂的生物合成，增加脑部血流和氧的消耗，对改善脑组织代谢、促进大脑功能恢复、促进苏醒有一定作用。

【禁忌证】 对本药过敏者。

【不良反应】 神经系统偶见失眠，罕见头痛、眩晕、兴奋、烦躁不安、痉挛、乏力及震颤、一过性复视。消化系统偶见恶心、干呕、胃痛、食欲缺乏、腹泻等。严重的反应有：低血压、心动过缓、心动过速。

【注意事项】 (1)有癫痫病史、肝肾功能不全者慎用。

(2)未获得妊娠期妇女及哺乳期妇女使用的安全性的科学证据，宜慎用。

【用法与用量】 静脉滴注　(1)脑梗死急性期，一日1000 mg，连用2周。

(2)脑外伤及脑手术后的意识障碍　一日250～500 mg，用5%或10%葡萄糖注射液稀释后缓慢滴注，5～10日为1个疗程。

【制剂与规格】 胞磷胆碱钠片：(1)0.1 g；(2)0.2 g。

胞磷胆碱钠胶囊：0.1 g。

注射用胞磷胆碱钠：(1)0.25 g；(2)0.5 g。

胞磷胆碱钠葡萄糖注射液：(1)100 ml：胞磷胆碱钠0.25 g与葡萄糖5.0 g；(2)200 ml：胞磷胆碱钠0.5 g与葡萄糖10 g；(3)250 ml：胞磷胆碱钠0.5 g与葡萄糖10 g；(4)500 ml：胞磷胆碱钠0.25 g与葡萄糖25 g；(5)50 ml：胞磷胆碱钠0.25 g与葡萄糖2.5 g；(6)100 ml：胞磷胆碱钠0.5 g与葡萄糖5.0 g。

磷胆碱钠氯化钠注射液：(1)500 ml：胞磷胆碱钠0.5 g与氯化钠0.45 g；(2)100 ml：胞磷胆碱钠0.25 g与氯化钠0.9 g；(3)100 ml：胞磷胆碱钠0.5 g与氯化钠0.9 g；(4)250 ml：胞磷胆碱钠0.25 g与氯化钠2.25 g；(5)200 ml：胞磷胆碱钠0.5 g与氯化钠1.8 g。

盐酸甲氯芬酯[药典(二)；医保(乙)]

Meclofenoxate Hydrochloride

【适应证】 外伤性昏迷、新生儿缺氧症、儿童遗尿症、意识障碍、老年性精神病、乙醇中毒及某些中枢和周围神经症状。

【药理】 本品能促进脑细胞的氧化还原代谢，增加对糖类的利用，并能调节细胞代谢。对中枢抑制的患者有兴奋作用。

【不良反应】 注射时偶有血管痛，血压变动和失眠。

【禁忌证】 精神兴奋过度、高血压及有明显炎症者禁用。

【注意事项】 本品水溶液易水解，宜临用前配制。

【用法与用量】 (1)口服　成人　一次0.1～0.3 g，一日0.3～0.9 g。

(2)肌内注射或静脉滴注　成人　一次0.25 g，一日1～3次。溶于5%葡萄糖注射液50～500 ml中静脉滴注。

【儿科用法与用量】 (1)口服　一次100 mg，一日3次。

(2)肌内注射或静脉滴注　一次60～100 mg，一日2次。新生儿可注入脐静脉。

【制剂与规格】 盐酸甲氯芬酯胶囊：(1)0.1 g；(2)0.2 g。

注射用盐酸甲氯芬酯：(1)0.1 g；(2)0.2 g；(3)0.25 g；(4)0.06 g。

吡拉西坦[药典(二)；医保(乙)]

Piracetam

【适应证】 ①急性脑血管病及脑外伤后记忆和轻中度脑功能障碍；②儿童发育迟缓；③乙醇中毒性脑病，肌阵挛性癫痫，镰状红细胞贫血神经并发症的辅助治疗。

【药理】 (1)药效学　吡拉西坦属于γ-氨基丁酸的环化衍生物，可对抗理化因素所致的脑功能损害，提高学习、记忆能力。可以改善由缺氧所造成的逆行性遗忘。作用机制可能是促使脑内ADP转化为ATP，使脑内代谢能量供应状况改善；影响胆碱能神经元兴奋传递，促进乙酰胆碱合成；增加多巴胺的释放。

(2)药动学　口服吸收快，达峰时间(t_{max})30～45分钟，可透过血-脑屏障，大脑皮质和嗅球的浓度较脑干中浓度更高。半衰期($t_{1/2}$)5～6小时。表观分布容积(V_d)为0.6 L/kg。在体内不代谢，以原形药物从尿和粪便(1%～2%)中排泄。肾脏清除速度为86 ml/min。

【不良反应】 (1)中枢神经系统的不良反应包括神经质、易兴奋、头晕、头痛、睡眠障碍、精神错乱和嗜睡。这些症状均不严重，且与服用剂量大小无关。

(2)消化道症状有恶心、胃部不适、胃食欲缺乏、腹胀、腹痛，为常见的不良反应。症状的轻重与服药剂量直接相关。

(3)轻度肝功能损害罕见，表现为轻度氨基转移酶升高。但与药物剂量无关。

【禁忌证】 (1)对吡拉西坦过敏者。

(2)亨廷顿病患者。

【注意事项】 (1)肾功能不全可能需调整剂量。

(2)在接受抗凝治疗的患者中，同时应用吡拉西坦时应特别注意出凝血时间，防止出血危险。并调整抗凝药剂量和用法。

【药物相互作用】 用华法林抗凝治疗，产生稳定的抗凝作用后，如再加用本品，可使凝血酶原时间延长。

【用法与用量】 (1)口服　一次1.0～2.0 g，一日3次。但由于消化道反应明显，国内常用一次0.8～1.2 g，一日3次，4～8周为1个疗程。

(2)静脉注射　一次4.0～6.0 g，一日2次，7～14日为1个疗程。

【制剂与规格】 吡拉西坦片：(1)0.2 g；(2)0.4 g。

吡拉西坦胶囊：(1)0.2 g；(2)0.4 g。

吡拉西坦口服液：(1)10 ml：0.8 g；(2)10 ml：0.4 g。

吡拉西坦注射液：(1)5 ml：1 g；(2)20 ml：4 g；(3)20 ml：8 g；(4)20 ml：0.5 g。

注射用吡拉西坦：(1)1.0 g；(2)2.0 g；(3)4.0 g；(4)6.0 g，(5)8.0 g。

吡拉西坦氯化钠注射液：(1)250 ml：吡拉西坦8 g与

氯化钠 2.25 g；(2)125 ml∶吡拉西坦 4 g 与氯化钠 1.125 g；(3)50 ml∶吡拉西坦 10 g 与氯化钠 0.45 g；(4)100 ml∶吡拉西坦 20 g 与氯化钠 0.9 g。

阿尼西坦(茴拉西坦)[医保(乙)]

Aniracetam

【适应证】 ①轻中度学习、记忆和认知功能障碍的血管性痴呆和阿尔茨海默病；②脑卒中后不同程度的轻中度认知和行为障碍；③中老年良性记忆障碍；④儿童脑功能发育迟缓者。

【药理】 (1)药效学　本品是 γ-氨基丁酸(GABA)的环化衍生物。具有皮质抗缺氧能力，改善由各种化学物质，包括高碳酸血症、东莨菪碱或电休克等所引起的学习、记忆缺失，但其无镇静或兴奋作用，亦无扩血管作用。动物实验还证明，它部分地通过改善胆碱能神经功能而起作用，它可以保护大脑由东莨菪碱所引起的乙酰胆碱降低和记忆减退，亦可促进突触前膜对胆碱的再摄取，加速乙酰胆碱的合成。人体研究证明，阿尼西坦保护由缺氧所引起的脑电图改变和智能减退，能改善心理测试的参数。阿尔茨海默病的多中心双盲试验证明，口服阿尼西坦 1000 mg/d，连续 3 个月后，记忆和认知能力有显著改善，行为障碍亦较基线提高 20%～30%。老年患者试验中，它可以减少脑电图中 θ 波和 δ 波，增加 α 节律和慢 β 波活动。

(2)药动学　口服吸收快，达峰时间(t_{max})为 20～40 分钟。吸收后迅速分布于肝、肾，可通过血脑屏障。主要经肝脏代谢，代谢产物 *N*-茴香酰-GABA 约占 70%，具有促智作用。其余的 30% 为茴香酸(anisic acid)和 2-吡咯烷酮(2-pyrrolidone)。口服 1500 mg，45 分钟后血浆中代谢产物 *N*-茴香酰-GABA 浓度可达 11 μg/ml，360 分钟后仅为 450 ng/ml。服药后 24 小时，77%～85%以代谢产物形式从尿中排出，4%从粪便排泄。

【不良反应】 (1)长期服用者，有轻度白细胞、血小板计数和血红蛋白的改变，但无显著性意义。

(2)少数患者服药后主诉头晕，偶有兴奋、躁动、精神错乱，但以嗜睡者较为多见，程度不重。

(3)消化道症状稍多，主要表现为口干、食欲缺乏、便秘，但这些症状均可在停药后消失。

(4)可有轻度肝、肾功能损害，表现为血肌酐升高。

(5)偶有全身皮疹的报道。

【禁忌证】 对本品过敏者。

【注意事项】 (1)有明显肝功能异常者应适当调整给药剂量。

(2)肾功能不全者慎用。

(3)以往对普拉西坦、吡拉西坦、奥拉西坦、替尼司坦等其他吡咯烷基衍生物过敏或不耐受的患者慎用。

(4)亨廷顿病患者慎用(可能加重症状)。

【用法与用量】 口服　70 岁以上老人，一次 100 mg，一日 3 次。70 岁以下者，一次 200 mg，一日 3 次。儿童剂量酌定。

【制剂与规格】 阿尼西坦(茴拉西坦)片：(1)50 mg；(2)100 mg。

阿尼西坦(茴拉西坦)胶囊：(1)100 mg；(2)200 mg。

阿尼西坦分散片：0.1 g。

阿尼西坦颗粒：(1)1 g∶0.1 g；(2)3 g∶0.1 g。

甲磺酸二氢麦角碱(甲磺酸双氢麦角碱)[医保(乙)]

Dihydroergotoxine Mesylate
(Ergoloid Mesylate)

【适应证】 ①慢性脑血管病者后期的脑功能减退；②轻中度血管性痴呆；③老年人精神退缩者；④血管性头痛。

【药理】 (1)药效学　本品具有一定的 α 受体拮抗作用，但无缩血管作用。可降低高香草酸的含量，但不降低 5-羟吲哚乙酸(5-HIAA)的含量。本品可缩短脑循环时间，改善脑电活动和受损脑组织的代谢。

(2)药动学　口服吸收不完全，达峰时间(t_{max})为 30～90 分钟，有首关代谢，生物利用度(*F*)仅 5%～12%，表观分布容积(V_d)为 16 L/kg。血浆蛋白结合率 81%。本品主要随胆汁经粪便排出，约 2%以原形或代谢产物从尿中排出，其中原形药物不到 1%。总清除率约为 1800 ml/min。消除呈双相，第一相和第二相半衰期($t_{1/2}$)分别为 1.5～2.5 小时和 13～15 小时。老年患者血浓度较青年人稍高。肾功能障碍患者不必减量。

【不良反应】【禁忌证】【注意事项】【药物相互作用】 参阅本章第四节。

【给药说明】 (1)用于治疗阿尔茨海默病时，1 mg，一日 3 次，12 周为 1 个疗程。双盲试验提示未见症状改善。当应用餐后 1.5～12 mg 治疗时，可见患者生活方式、日常生活能力有所改善。轻度阿尔茨海默病者，服用 12 周后，认知功能、情感和头晕症状等均有明显好转。

(2)脑供血不足患者，在脑动脉硬化患者中，治疗 12 周后，神经体征、社会及心理活动能力均有显著改善。

头痛、头晕、睡眠及抑郁情况均有明显改善。但对脑卒中患者体征、智能、心理等方面无效。

(3)痴呆，特别是血管性痴呆患者有许多报告，意见尚不统一。有报告疗效良好，有报告改善不明显者。

(4)可应用于降血压及雷诺病的治疗。

【用法与用量】 (1)口服　成人　一次1～2 mg，一日3次，12周为1个疗程。

(2)静脉滴注　一日2～4 mg，可引起轻度血压降低。

【制剂与规格】 甲磺酸二氢麦角碱片：1 mg。

甲磺酸二氢麦角碱缓释片：2.5 mg。

甲磺酸二氢麦角碱缓释胶囊：2.5 mg。

甲磺酸二氢麦角碱注射液：1 ml∶0.3 mg。

尼麦角林[医保(乙)]

Nicergoline

【适应证】 ①急性或慢性脑血管障碍或脑代谢功能不良；②慢性脑部功能不全引起的行动不便、语言障碍、耳鸣、头晕目眩、视力障碍、感觉迟钝、头痛、失眠、记忆力减退、注意力不集中、精神抑郁、不安、激动及老年期痴呆。

【药理】 本品为二氢麦角碱的半合成衍生物。具有α受体拮抗作用和舒张血管作用。可增加脑血流量，增强脑对葡萄糖和氧的利用率，改善脑细胞的能量代谢，通过调节一系列的神经元代谢过程改善神经传递功能。

【不良反应】 胃肠道不适、恶心、腹泻、食欲增加，出汗、潮红，嗜睡，失眠、兴奋、烦躁、头晕，低血压、晕厥、心动过缓，红斑、荨麻疹、苔藓样药疹，急性间质性肾炎，射精不能，注射部位疼痛，过敏反应等。

【禁忌证】 (1)对本品过敏者。

(2)急性出血者。

(3)近期心肌梗死患者。

(4)严重心动过缓患者。

(5)低血压患者。

(6)妊娠或哺乳期妇女。

(7)禁与α或β受体激动药合用。

【注意事项】 (1)卟啉症患者慎用。

(2)饮酒可增加出现中枢神经系统不良作用的风险。

(3)慎与抗凝药、抗血小板药或抗高血压药合用。

【药物相互作用】 可加强抗高血压药的作用。与β受体结抗药合用，对心脏抑制的作用增强。

【用法与用量】 (1)口服　一次10～20 mg，一日3次。

(2)肌内注射或静脉滴注　一次2～4 mg，一日1～2次。

【制剂与规格】 尼麦角林片：(1)5 mg；(2)10 mg；(3)30 mg。

尼麦角林胶囊：(1)15 mg；(2)30 mg。

尼麦角林注射液：(1)1 ml∶2 mg；(2)1 ml∶4 mg；(3)2 ml∶4 mg；(4)5 ml∶8 mg。

注射用尼麦角林：(1)2 mg；(2)4 mg；(3)8 mg。

石杉碱甲[药典(二)；医保(甲)]

Huperzine A

【适应证】 ①良性记忆障碍；②对阿尔茨海默病、血管性痴呆和脑器质性病变引起的记忆障碍。

【药理】 本品是一种可逆性胆碱酯酶抑制药。易通过血-脑屏障，对脑内胆碱酯酶有较强的抑制作用，明显提高脑内乙酰胆碱水平。口服吸收快而完全，生物利用度(F)为96.9%，原形药物和代谢产物从尿排泄。

【不良反应】 恶心、呕吐、腹泻、食欲缺乏、头晕、出汗、失眠、视物模糊等，均可自行消失。

【禁忌证】 对本品过敏者。

【注意事项】 (1)有严重心动过缓、低血压、心绞痛、哮喘以及肠梗阻患者不宜使用。

(2)尚无妊娠期或授乳期使用的安全性的科学证据，宜慎用。

【用法与用量】 口服　一日0.1～0.2 mg，分2次服用，对良性记忆障碍的疗程1～2个月，而阿尔茨海默病、血管性痴呆的疗程需更长，或遵医嘱。一日量不得超过0.45 mg。

【制剂与规格】 石杉碱甲片(胶囊)：0.05 mg。

石杉碱注射液：1 ml∶0.2 mg。

盐酸多奈哌齐[药典(二)；医保(乙)]

Donepezil Hydrochloride

【适应证】 ①轻至中度认知障碍的阿尔茨海默病；②血管性痴呆。

【药理】 (1)药效学　本品通过抑制胆碱酯酶活性，提高脑内乙酰胆碱的含量，改善阿尔茨海默病患者的记忆障碍和认知功能。

(2)药动学　口服吸收良好，达峰时间(t_{max})为3～4

小时。每日口服 1～10 mg，血浓度与剂量呈线性相关。食物和服药时间均不影响药物的吸收。半衰期($t_{1/2}$)约 70 小时，多次服药 3 周后达稳态浓度(C_{ss})。表观分布容积(V_d)为 12 L/kg。血浆蛋白结合率 96%，其中 75% 与白蛋白结合，21% 与 α-酸性糖蛋白结合。部分药物在肝脏经 CYP3A4 和 CYP2D6 代谢，生成 4 种主要代谢产物，口服量的 11% 生成 6-*O*-去甲多奈哌齐，其生物活性与母体相似。服药 10 日后，57% 以原形药物和代谢产物从尿中排出，15% 从粪便排出，但有 28% 未见排出，提示体内有蓄积。此后可发现约 17% 以原形药物从尿中排出。

【不良反应】 (1)主要不良反应　恶心、呕吐、食欲缺乏、胃部不适、腹胀、腹泻、眩晕、高血压或低血压等；谵妄、震颤、易激惹、共济失调、情感不稳、神经痛、肌肉痉挛、肌张力过低、动作减少、抽搐、妄想、失眠等；胸痛、鼻塞、流涕、尿频、尿急、血尿；肌酸磷酸激酶、乳酸脱氢酶和血糖升高，体重增加；眼部刺痛、眼干、耳鸣、听力减退、疲劳等。

(2)严重不良反应　房室传导阻滞、心房颤动、尖端扭转型室性心动过速、心绞痛、充血性心力衰竭等。

【禁忌证】 (1)对多奈哌齐或六氢吡啶类衍生物过敏者。

(2)美国 FDA 妊娠期药物安全性分级为口服给药 C。

【注意事项】 (1)下列患者慎用　①哮喘或阻塞性肺病；②心脏传导异常；③胃肠道疾病或有溃疡性疾病史；④有癫痫史。

(2)慢性肝硬化患者本品清除时间减慢 20%，但年龄与种族不影响药物代谢。

(3)哺乳期妇女使用可能对乳儿有危害。

(4)儿童使用的安全性和有效性未建立。

【药物相互作用】 (1)与琥珀酰胆碱合用，由于协同效应，神经肌肉阻断的作用延长。

(2)与氨甲酰胆碱合用，胆碱能作用叠加，出现胆碱能不良反应(心动过缓、支气管痉挛、多汗、腹泻、呕吐)的风险增加。

(3)与酮康唑、伊曲康唑、红霉素等可抑制 CYP3A4 的药物，或与氟西汀、奎尼丁等可抑制 CYP2D6 的药物合用，本品的血浓度增加。

(4)与利福平、苯妥英钠、卡马西平等药酶诱导药合用，本品的血浓度降低。

(5)与洋地黄、华法林合用时要注意剂量。

【用法与用量】 口服　一次 5～10 mg，一日 1 次。

【制剂与规格】 盐酸多奈哌齐片：(1)5 mg；(2)10 mg。

盐酸多奈哌齐胶囊：5 mg。

盐酸多奈哌剂口腔崩解片：5 mg。

重酒石酸利斯的明(卡巴拉汀)[医保(乙)]

Rivastigmine Hydrogen Tartrate

【适应证】 ①轻至中度认知障碍的阿尔茨海默病；②血管性痴呆。

【药理】 (1)药效学　本品是一种可逆性胆碱酯酶抑制药，对胆碱酯酶的抑制时间较长，可在相当长的时间(约 10 小时)内阻止乙酰胆碱的水解，从而缓解因胆碱能神经功能缺陷所致的认知功能障碍。本品对中枢胆碱酯酶的亲和力是对外周者的 10 倍，对中枢胆碱酯酶的抑制作用明显强于外周。动物实验表明本品对脑皮质和海马的胆碱酯酶抑制作用较强。

(2)药动学　口服迅速吸收，达峰时间(t_{max})为 (0.83±0.26)小时，食物可使 t_{max} 延长 96 分钟，并使峰浓度(C_{max})降低。血浆蛋白结合率为 40%，易通过血-脑屏障。本品主要通过胆碱酯酶水解代谢，24 小时内用药量的 90% 以上从尿排泄，1% 从粪便排泄。半衰期($t_{1/2}$)为(0.85±0.12)小时。

【不良反应】 (1)轻至中度的不良反应，通常不予处理即可自行消失。发生的频率与程度常随服药剂量的递增而增多或加重。

(2)常见的不良反应有恶心、呕吐、腹泻、腹痛、食欲缺乏、头晕、头痛。女性患者对恶心、呕吐、食欲缺乏和体重下降更为敏感。

【禁忌证】 对利斯的明、氨基甲酸衍生物或其药品中的其他成分过敏者。

【注意事项】 (1)病态窦房结综合征、严重心律失常、消化性溃疡活动期、呼吸系统疾病、尿道梗阻、癫痫患者慎用。

(2)麻醉期间使用，可加重琥珀酰胆碱的肌肉松弛作用。

(3)本品可加重或诱导锥体外系症状，包括发生率上升和震颤程度增加。

(4)本品可损害动作执行的能力，对驾驶或操作机械设备的正确性造成影响。

(5)低体重者，出现不良反应的风险增加。

(6)抽烟者口服本品，清除率增加 23%。

(7)美国 FDA 妊娠期药物安全性分级为口服给药 B，妊娠期妇女慎用。

(8)哺乳期妇女使用可能对乳儿有风险。

(9)儿童使用的安全性和有效性未建立。

【药物相互作用】 不应与其他拟胆碱药合用。

【用法与用量】 口服　起始剂量为1.5 mg，一日2次，4周后剂量增至3 mg，一日2次；服用4周后对此剂量耐受良好，可逐渐增加剂量至4.5 mg，一日2次。倘若治疗中出现不良反应或体重下降，应将每日剂量减至患者能够耐受为止。维持剂量：1.5～4.5 mg，一日2次。

【制剂与规格】 重酒石酸利斯的明胶囊(卡巴拉汀)：(1)1.5 mg；(2)3 mg；(3)6 mg。

重酒石酸卡巴拉汀
Exelon

【适应证】 适用于治疗轻、中度阿尔茨海默型痴呆，即可疑阿尔茨海默病或阿尔茨海默病。

【药理】 本品是一种氨基甲酸类选择性作用于脑内的乙酰和丁酰胆碱酯酶抑制剂，通过延缓功能完整的胆碱能神经元所释放的乙酰胆碱的降解而促进胆碱能神经传导。动物实验证明卡巴拉汀能增加脑皮质和海马区域可利用的乙酰胆碱。有证据显示乙酰胆碱酯酶抑制剂能够减缓β-淀粉样前体蛋白(APP)片段沉积所致淀粉样蛋白的形成。卡巴拉汀通过与靶酶结合成共价复合物而使后者暂时失活。阿尔茨海默病患者脑脊液中卡巴拉汀对乙酰胆碱酯酶的抑制作用呈剂量依赖性，对丁酰胆碱酯酶活性的抑制与对乙酰胆碱酯酶活性的抑制相似。在给药1年后，卡巴拉汀可以持续性抑制脑脊液中的乙酰胆碱酯酶和丁酰胆碱酯酶的活性。卡巴拉汀对脑脊液中乙酰胆碱酯酶和丁酰胆碱酯酶活性的抑制作用与阿尔茨海默病患者认知能力测评的改善之间呈显著的相关性。但是，在速度-注意力-和与记忆相关的亚测评中发现，只有抑制脑脊液中的丁酰胆碱酯酶的活性才与上述测评指标的改善之间呈持续显著性相关。

【不良反应】 本品可以出现轻至中度的副作用，通常不予处理即可自行消失。副作用发生的频率及程度常随服药剂量的递增而增多或加重。国外多国进行的Ⅱ期和Ⅲ期临床试验显示副作用发生率约为5%或略高，神经和精神副作用主要有眩晕、头痛、困倦、激动、失眠、精神错乱、抑郁；胃肠道副作用包括恶心、呕吐、腹泻、食欲缺乏和消化不良；以及出汗增多、全身不适、体重下降、震颤。本品不引起任何实验室检查项目的改变，包括肝功能或心电图，因此不需进行特殊监护。

【注意事项】 与其他拟胆碱能药相同，当给予病态窦房结综合征(SSS)或其他心脏传导阻滞(窦房性传导阻滞，房室传导阻滞)的患者服用本品时，必需格外谨慎。胆碱能神经兴奋可以引起胃酸分泌增多，也可能会加重尿路梗阻和癫痫发作，当治疗有此种情况的患者时，需慎重。有哮喘病史或其他阻塞性肺部疾病的患者也需慎用。与其他拟胆碱药一样，卡巴拉汀可能会使锥体外系症状主要是震颤加剧。

妊娠时服用本品的安全性迄今未明。本品能否从人体乳汁中分泌目前尚不清楚，服用本品的患者应停止哺乳。儿童不推荐使用。老年患者应在医生指导下使用。

【药物相互作用】 本品不应与其他拟胆碱能药物联合应用；它还可能干扰抗胆碱能药物的活性。作为一种胆碱酯酶抑制剂，在麻醉期间，本品可以增强琥珀酰胆碱型肌松剂的作用。

【给药说明】 开始治疗时，应服用1.5 mg，每日2次，逐渐递增至维持剂量。递增剂量：与其他拟胆碱药一样，在增加剂量后的短期内可能出现不良反应。降低剂量后可以改善。少数患者需要停用本品。

【用法与用量】 口服　每日2次，与早、晚餐同服。起始剂量：1.5 mg，每日2次。递增剂量：服用4周以后对此剂量耐受良好，可将剂量增至3 mg，每日2次；当患者继续服用至少4周以后对此剂量耐受良好，可逐渐增加剂量至4.5 mg，以至6 mg，每日2次。倘若治疗中出现副作用(如恶心、呕吐、腹痛或食欲缺乏等)或体重下降，应将每日剂量减至患者能够耐受的剂量为止。维持剂量：一次3～6 mg，每日2次。肾或肝功能减退患者一般不必调整剂量。

【制剂与规格】 重酒石酸卡巴拉汀胶囊：(1)1.5 mg；(2)3 mg；(3)4.5 mg；(4)6 mg。

氢溴酸加兰他敏[药典(二)；医保(乙)]
Galantamine Hydrobromide

【适应证】 ①阿尔茨海默病和血管性痴呆；②重症肌无力、进行性肌营养不良症、脊髓灰质炎后遗症及儿童脑型瘫痪、外伤性感觉运动障碍、多发性周围神经病。

【药理】 (1)药效学　本品为可逆性胆碱酯酶抑制药，作用与新斯的明相似，可改善神经-肌肉接头的传递。能透过血-脑屏障，故对中枢胆碱酯酶的抑制作用比较强。其毒蕈碱样作用微弱短暂，患者较易耐受。

(2)药动学　口服易吸收，达峰时间(t_{max})为1小时，生物利用度(F)为90%，食物可延缓吸收，但不影响吸收量。血浆蛋白结合率为18%。在肝脏经CYP2D6和

CYP3A4 代谢，生成活性代谢产物。绝大部分用药量以原形药物和代谢产物从尿排泄，少量(6%)从粪便排泄。半衰期($t_{1/2}$)为 7～8 小时。

【不良反应】 (1)常见的不良反应　恶心、呕吐、食欲缺乏、腹泻、体重减轻、头晕、头痛、眩晕、流涎。

(2)严重的不良反应　心动过缓、心力衰竭、食管穿孔(罕见)、胃肠道出血、血小板减少。

【禁忌证】 对加兰他敏或其制剂中的任何成分过敏者。

【注意事项】 (1)应用时应由小剂量逐渐增大，以避免不良反应。

(2)由于本品的拟胆碱作用，可引起膀胱流出梗阻。

(3)癫痫、运动功能亢进、机械性肠梗阻、心绞痛、心脏传导障碍、心动过缓、支气管哮喘和梗阻性肺病等患者慎用。

(4)有溃疡史或有易患因素者，出现活动性溃疡或隐匿性胃肠道出血的风险增加。

(5)中度肝或肾功能损害者宜减量慎用，严重肝或肾功能损害者不推荐使用。

(6)有报道可增加认知损害患者的死亡率。

(7)美国 FDA 妊娠期药物安全性分级为口服给药 B。

(8)哺乳期妇女使用可能对乳儿有风险。

(9)儿童使用的安全性和有效性未建立。

【药物相互作用】 (1)与奎尼丁、氟西汀、帕罗西汀等可抑制 CYP2D6 的药物或与酮康唑等可抑制 CYP3A4 的药物合用，本品的血浓度增加。合用时，加兰他敏的剂量要降低。

(2)与 β 受体拮抗药等可显著降低心率的药物合用，出现心动过缓和房室传导阻滞的风险增加。

(3)与非甾体抗炎药合用，出现活动性溃疡或隐匿性胃肠道出血的风险增加。

【用法与用量】 (1)阿尔茨海默病和(或)血管性痴呆　口服　第 1 周一次 4 mg，一日 2 次；第 2 周一次 8 mg，一日 2 次；第 3 周一次 12 mg，一日 2 次。以后维持该剂量。

(2)重症肌无力、肌营养不良症、多发性周围神经病等治疗　①口服　成人　一次 10 mg，一日 3 次。②皮下或肌内注射　成人　一日 2.5～10 mg，一日 1 次。脊髓灰质炎后遗症可连续服药 40～50 日，一般 20～40 日为 1 个疗程，隔 30～45 日后开始第二疗程。经 1～2 个疗程后病情仍未改善者，应停止用药。有效者可连用 3 个疗程。应用剂量应由小逐渐增大，以减轻不良反应。

【儿科用法与用量】 重症肌无力、肌营养不良症、多发性周围神经病　①口服　一日 0.5～1 mg/kg，分 3 次服。②皮下或肌内注射　一日 0.05～0.1 mg/kg，一日 1 次。

【制剂与规格】 氢溴酸加兰他敏片：(1)4 mg；(2)5 mg；(3)8 mg。

氢溴酸加兰他敏注射液：(1)1 ml：1 mg；(2)1 ml：2.5 mg；(3)1 ml：5 mg。

盐酸美金刚[医保(乙)]

Memantine Hydrochloride

【适应证】 ①阿尔茨海默病；②帕金森病、多发性硬化及痉挛状态。

【药理】 本品为低亲和力、非竞争性 *N*-甲基-*d*-天门冬氨酸(NMDA)受体拮抗药。在受体水平，本药显示出快速结合动力学特征和显著的电压依赖性，具有谷氨酸能神经传递系统调节功能。在谷氨酸释放减少的情况下，本药能拮抗 NMDA 受体，抑制谷氨酸的兴奋性毒性作用，防止神经元发生钙离子内流过度。

【不良反应】 (1)心血管系统　高血压(4%)、心动过速。

(2)精神、神经系统　常见抑郁、失眠、运动活动增强或减弱、静坐不能或激动、头晕、嗜睡、头痛、坐立不安和兴奋过度、幻觉、错觉或谵妄。

(3)代谢与内分泌系统　体重增加、体重降低和出汗。

(4)胃肠道　恶心、呕吐、腹泻、便秘、唾液增多、食欲缺乏和口干。

(5)泌尿、生殖系统　尿失禁和尿路感染。

(6)呼吸系统　咳嗽(4%)、呼吸困难(2%)、支气管炎和上呼吸道感染。

(7)肌肉骨骼系统　背痛(3%)、步态异常和关节痛。

(8)眼　视物模糊。

【禁忌证】 (1)对本药或金刚烷胺过敏者。

(2)哺乳期妇女。

【注意事项】 (1)有严重精神错乱者、有癫痫病史者、肾功能不全者慎用。

(2)美国 FDA 妊娠期药物安全性分级为口服给药 B。

【用法与用量】 口服　(1)中至重度阿尔茨海默病　首次起始一次 5 mg，一日 1 次，之后以 5 mg 的幅度递增，剂量递增最短间隔时间为 1 周，靶剂量为一日 20 mg。

(2)帕金森病、多发性硬化症及痉挛状态　第1周一日5 mg,第2周一日10 mg,第3周一日15～20 mg。

(3)用于治疗获得性振动性眼球震颤时,平均剂量一日40 mg。

(4)神经性膀胱功能障碍时,剂量为一日50 mg。

【制剂与规格】 盐酸美金刚片:10 mg。

盐酸美金刚口服溶液120 ml:240 mg。

第八节　抗重症肌无力药

重症肌无力是由于神经肌肉接头传递障碍所致的以随意肌易疲劳无力为主要临床特征的自身免疫性疾病。该病最易受累的肌肉是眼外肌,常表现为眼睑下垂、复视等;其次受累为四肢肌和咽喉肌,常表现为四肢无力、说话鼻音、声音嘶哑、喝水打呛、吞咽困难等;部分患者可累及呼吸肌导致呼吸困难。根据临床上的易疲劳性、晨轻暮重的每日波动性和抗胆碱酯酶剂试验阳性不难做出诊断。现认为重症肌无力的发病机制是随意肌的自身免疫性突触后膜乙酰胆碱受体(AchR)病。血中的抗乙酰胆碱受体抗体对受体结合封闭使它不能与乙酰胆碱有效结合,抗体与受体结合的复合物在补体参与下可以溶解受体,使受体的数目减少,突触后膜的形态改变。重症肌无力的药物治疗包括仅能缓解症状的抗胆碱酯酶药及针对病因治疗的肾上腺皮质激素、免疫抑制药等,本章主要介绍几种抗胆碱酯酶药。抗胆碱酯酶药能抑制胆碱酯酶对乙酰胆碱的降解,使乙酰胆碱增多,暂时增强与抗乙酰胆碱受体抗体竞争乙酰胆碱受体的能力,使肌力获一过性改善。该类药物只能治标而不能治本,长期使用会促进乙酰胆碱受体的破坏,特别是在抗乙酰胆碱受体抗体存在的情况下,这种破坏作用更大,故长期应用弊多利少,晚期重症患者由于乙酰胆碱受体严重破坏,常可出现耐药性。

甲硫酸新斯的明[药典(二);基;医保(甲)]

Neostigmine Methylsulfate

【适应证】 ①重症肌无力;②外伤及炎症后引起的运动障碍。其他适应证参阅第二章第五节。

【药理】【不良反应】【禁忌证】【注意事项】【药物相互作用】 参阅第二章第五节。

【用法与用量】 (1)皮下注射、肌内注射　一次0.25～1.0 mg;一日1～3次,极量:一次1 mg,一日5 mg。

(2)滴眼　以0.05%眼药水用于青少年假性近视,一次1～2滴,一日2次,3个月为1个疗程。

(3)肌内注射　用于确诊重症肌无力　成人肌内注射适量(一般为1.5 mg)后几分钟肌力即应改善并持续1小时,同时配合体征和肌电图等,明确诊断。

(4)其他　治疗重症肌无力　成人肌内或皮下注射按体重0.01～0.04 mg/kg,静脉注射用量减半。

【制剂与规格】 甲硫酸新斯的明注射液:(1)1 ml:0.5 mg;(2)2 ml:1 mg。

溴新斯的明[药典(二)]

Neostigmine Bromide

【适应证】 参阅"甲硫酸新斯的明"。

【用法与用量】 口服　一次15 mg,一日45 mg;极量:一次30 mg,一日100 mg。

【制剂与规格】 溴新斯的明片:15 mg。

其他参阅"甲硫酸新斯的明"。

溴吡斯的明[药典(二);医保(甲、乙)]

Pyridostigmine Bromide

【适应证】 重症肌无力或手术后腹胀气或尿潴留。

【药理】 (1)药效学　本品为可逆性胆碱酯酶抑制药,作用与新斯的明相似但较弱,兴奋胃肠道平滑肌作用仅为新斯的明的1/4。

(2)药动学　口服吸收差而慢。口服后30～45分钟起效,作用持续时间4～6小时。本品不易通过血-脑屏障,可通过胎盘。可被血浆胆碱酯酶水解,也可在肝脏代谢。主要以原形药物和代谢产物从尿排出。

【不良反应】 (1)常见的不良反应　出汗、恶心、呕吐、胃痉挛、肠蠕动增加、腹泻、流涎、肌肉自发性收缩或痉挛、虚弱、瞳孔缩小、支气管分泌过多。

(2)严重的不良反应　缓慢型心律失常,胆碱能危象。

【禁忌证】 (1)对溴吡斯的明或其药品中的任何成分过敏或对溴化物过敏。

(2)机械性肠梗阻、尿路梗阻。

(3)美国FDA妊娠期药物安全性分级为口服给药、肠道外给药C。

【注意事项】 (1)支气管哮喘者、心律失常或胆碱能危象的患者慎用。

(2)根据其药理作用,本品对胎儿或新生儿可引起或可能被怀疑引起危害,但不致畸。

(3)哺乳期妇女使用对乳儿的危害不能排除。

【用法与用量】 (1)重症肌无力　口服　60 mg,一日3次;皮下或肌内注射:一日1～5 mg,或根据病情而定。

(2)术后腹胀气或尿潴留　肌内注射　1～2 mg。

(3)对抗非去极化型肌松药的肌松作用　静脉注射　2～5 mg。

【制剂与规格】 溴吡斯的明片:60 mg。

溴吡斯的明注射液:(1)1 ml∶1 mg;(2)1 ml∶5 mg。

依酚氯铵[医保(乙)]

Edrophonium Chloride

【适应证】 重症肌无力的诊断和胆碱能危象的区别。

【药理】【不良反应】【禁忌证】【注意事项】 参阅第二章第五节。

【用法与用量】 静脉注射　成人　2 mg,如在30秒内未见肌力增加,再静脉注射8 mg。重症肌无力患者此时应出现肌力改善,均可维持5分钟。

【儿科用法与用量】 ①肌内注射　婴儿　0.5～1 mg,或静脉注射0.5 mg;②体重34 kg以下小儿,肌内注射2 mg,或先静脉注射1 mg,如30～45秒钟无效,再重复静脉注射1 mg,直到总量达5 mg;③体重34 kg以上儿童,肌内注射5 mg,或先静脉注射2 mg,若30～45秒钟无效,再重复静脉注射1 mg,直到总量10 mg。

【制剂与规格】 依酚氯铵注射液:(1)1 ml∶10 mg;(2)2 ml∶20 mg。

第九节　抗脑水肿及降颅压药

脑水肿是指脑组织对各种致病因素引起脑实质液体过度聚集,导致脑体积和重量增加。脑水肿是脑对各种有害刺激因素的一种非特异性反应,属一种病理状态,并非独立疾病。脑水肿从发病机制和病理方面分为血管源性和细胞毒性两大类,血管源性水肿主要由于血-脑屏障受损,脑毛细血管通透性增加。细胞毒性水肿主要由于脑缺血、缺氧,泵的能源ATP很快耗损,泵功能衰竭,细胞内钙、钠、氧化物与水潴留导致细胞肿胀。脑水肿若伴发高颅压,需及时纠正,否则脑水肿进一步加重可能导致脑疝,危及生命。

控制脑水肿及高颅压最有效的是脱水药,如甘露醇、甘油等。脱水药是一类在体内不被代谢或代谢较慢,能迅速提高血浆渗透压引起组织脱水的药物,这类药在相同百分浓度时,分子量愈大,所产生的渗透压愈高,脱水能力愈强。此类药物容易从肾小球滤过,在肾小管内不被重吸收或不完全重吸收,可引起肾小管内渗透压增高,产生利尿作用,故又称渗透性利尿药。

此外,常用的尚有呋塞米、地塞米松、七叶皂苷钠、人血白蛋白等。

甘露醇[药典(二);基;医保(甲、乙)]

Mannitol

【适应证】 脑水肿,降低颅内压。其他适应证参阅第七章第一节。

【药理】【不良反应】【禁忌证】【注意事项】【药物相互作用】 参阅第七章第一节。

【用法与用量】 静脉滴注　成人用20%的溶液250～500 ml(50～100 g),按一次1～4.5 g/kg计算,滴速每分钟10 ml。根据需要可以每4～6小时重复1次。

【儿科用法与用量】 参阅第七章第一节。

【制剂与规格】 甘露醇注射液:(1)250 ml∶50 g;(2)100 ml∶20 g;(3)250 ml∶50 g;(4)500 ml∶100 g;(5)20 ml∶4 g。

甘露醇冲洗液:(1)2000 ml∶100 g;(2)3000 ml∶150 g。

甘　油[药典(二);基;医保(甲、乙)]

Glycerol

【适应证】 脑水肿、颅内压升高。如脑出血、脑梗死、脑外伤、脑膜炎、脑肿瘤引起的高颅压,

【药理】 本品可提高血浆渗透压而产生脱水作用,并在体内产生热量,较等量葡萄糖稍高,口服后30～60分钟开始发生作用,维持时间达3小时。在其代谢过程中不需要胰岛素,可用于糖尿病患者,且不引起电解质紊乱,故可长期应用。

【不良反应】 口服甘油,偶有头痛、头晕或眩晕。空腹服用对胃肠道有轻度刺激,可引起口渴、恶心、呕吐、腹部不适及腹泻等。静脉滴注速度过快可出现血红蛋白血尿;停药后可消失。

【用法与用量】 (1)口服　50%甘油溶液,一次1～2 ml/kg,首次用量宜大,以后每6～8小时1次,一日用量可在5 ml/kg以上。

(2)静脉滴注　多应用其复方制剂。成人一次250～

500 ml,一日 1～2 次,每 500 ml 2～3 小时滴完,疗程1～2周。剂量可视年龄和症状调整。

甘油果糖氯化钠注射液:静脉滴注,一次 500 ml,一日 1～2 次,滴速以每分钟 2 ml 为宜。

【制剂与规格】 甘油栓:(1)2.0 g;(2)1.5 g。

开塞露(含甘油):(1)10 ml;(2)20 ml。

甘油灌肠剂:(1)46.8%(g/ml);(2)42.7%(g/g);(3)40.0%～46.0%(g/g)。

甘油果糖注射液:250 ml:甘油 25 g,果糖 12.5 g 与氯化钠 2.25 g。

甘油果糖氯化钠注射液:(1)250 ml:甘油 25 g,果糖 12.5 g 与氯化钠 2.25 g;(2)500 ml:甘油50 g,果糖 25 g与氯化钠 4.5 g。

甘油氯化钠注射液:(1)250 ml:甘油 25 g 与氯化钠 2.25 g;(2)500 ml:甘油 50 g 与氯化钠 4.5 g。

复方甘油注射液[医保(乙)]

Glycerin Compound Injection

【适应证】 用于降颅内压及治疗脑水肿。本品为高渗性脱水药,用于脑出血、脑梗死、蛛网膜下隙出血、脑外伤、脑膜炎、脑肿瘤、脑囊虫引起的颅内压增高,特别适用于心肾功能不全的颅内压增高患者,因作用温和持久而解决了慢性颅内压增高患者不能长期应用脱水剂的问题。

【药理】 本品为高渗性脱水剂,药理作用与甘露醇相似,但没有甘露 醇的不良反应(如反跳)、电解质紊乱、肾损害等,本品能选择性脱去脑组织中的水分,但渗透性利尿作用不明显。

甘油在体内可参与代谢,在释放能量的同时生成水和二氧化碳,主要通过呼吸道排出体外,本品还可使缺氧脑增加脑血流量并改善其代谢功能。

【不良反应】 本品滴注过快可出现血红蛋白尿,故应严格控制滴注速度。临床上约有 1%左右发生血尿或血红蛋白尿,一旦发生应立即停药,此不良反应很快即可消失,恢复后可以继续使用。

【用法与用量】 静脉滴注 成人 一次用 10%复方甘油 500 ml,每日 1～2 次,滴速以每分钟 2 ml 为宜。

【制剂与规格】 复方甘油注射液:500 ml。

七叶皂苷钠[医保(乙)]

Sodium Aescinate

【适应证】 各种原因引起的脑水肿、颅内血肿伴发的脑功能障碍,创伤或手术后引起的肿胀、烧伤、烫伤及静脉回流障碍性疾病。

【药理】 有显著抗炎、清除自由基、改善微循环等作用,能改善多种病因引起的渗出和微循环障碍。血浆蛋白结合率高,极少发生溶血。

【不良反应】 偶见皮疹。

【禁忌证】 肾功能损害和 Rh 血型不合的妊娠期妇女患者禁用。

【注意事项】 宜选用较粗静脉注射,注射时勿使药液漏至血管外。若已发生,可用普鲁卡因或质酸酶局部封闭。

【药物相互作用】 使用本品时,其他也能与血浆蛋白结合的药物宜少用或慎用;不宜与肾毒性较大的药物合用。

【用法与用量】 静脉滴注 成人 0.1～0.4 mg/kg,溶于 10%葡萄糖注射液 250～500 ml 中静脉滴注,每日 2 次,连用 7～10 日。也可将 5 mg 溶于 10%葡萄糖注射液 5～10 ml中静脉推注,重症患者可多次给药,但一日总量不宜超过 30 mg。

【制剂与规格】 注射用七叶皂苷钠:(1)5 mg;(2)10 mg;(3)15 mg。

七叶皂苷钠片:每片含七叶皂苷钠 30 mg。

地塞米松[药典(二);基;医保(甲、乙)]

Dexamethasone

【适应证】 预防和治疗脑水肿,特别是血管源性水肿。其他适应证参阅第九章第七节。

【药理】【不良反应】【禁忌证】【注意事项】 参阅第九章第七节。

【用法与用量】 静脉注射或静脉滴注 一日 10～40 mg,分为 2～3 次,用药后 12～36 小时见效,疗程依病情而定。

【制剂与规格】 地塞米松片:0.75 mg。

地塞米松磷酸钠注射液:(1)1 ml:1 mg;(2)1 ml:2 mg;(3)1 ml:5 mg。

醋酸地塞米松片:0.75 mg。

注射用地塞米松磷酸钠:(1)2 mg;(2)5 mg;(3)10 mg;(4)20 mg。

地塞米松棕榈酸酯注射液:1 ml:4 mg。

醋酸地塞米松注射液:(1)0.5 ml:2.5 mg;(2)1 ml:5 mg;(3)5 ml:25 mg。

人血白蛋白[药典(二);医保(乙)]

Human Albumin

【适应证】 脑水肿及大脑损伤所致的颅压增高。

其他适应证参阅第十八章第三节。

【药理】【不良反应】【禁忌证】【注意事项】【给药说明】 参阅第十八章第三节。

【用法与用量】 静脉注射或静脉滴注　用量依病情而定。

【制剂与规格】 人血白蛋白注射液：(1)20 ml：2 g；(2)25 ml：5 g；(3)40 ml：2 g；(4)50 ml：5 g；(5)50 ml：10 g；(6)50 ml：12.5 g；(7)100 ml：5 g；(8)100 ml：10 g；(9)100 ml：20 g；(10)200 ml：10 g；(11)500 ml：25 g。

人血白蛋白注射液：20%，50 ml/瓶。

冻干人血白蛋白：(1)每瓶含蛋白质 5 g，蛋白质浓度为 20%；(2)每瓶含蛋白质 10 g，蛋白质浓度为 20%。

呋塞米[药典(二)；基；医保(甲)]

Furosemide

【适应证】 脑水肿。其他适应证参阅第七章第一节。

【药理】【不良反应】【禁忌证】【注意事项】【药物相互作用】【给药说明】 参阅第七章第一节。

【用法与用量】 (1)肌内注射或静脉注射　一次 20～40 mg，隔日 1 次，必要时可一日 1～2 次。1 日量视需要可增至 120 mg。静脉注射必须缓慢，不宜与其他的药物混合注射。

(2)口服　开始时一日 20～40 mg，以后根据需要可增至一日 60～120 mg。当一日剂量超过 40 mg 时，可以分 3～4 次服。长期(7～10 日)用药后利尿作用消失，故需长期应用者，宜采取间歇疗法：给药 2～3 日，停药 2～4 日。

【儿科用法与用量】 (1)肌内注射或静脉注射　儿童剂量较成人酌减。

(2)口服　1～2 mg/kg，视病情酌增。

【制剂与规格】 呋塞米片：20 mg。

复方呋塞米片：呋塞米 20 mg，盐酸阿米洛利 2.5 mg。

呋塞米注射液：2 ml：20 mg。

第二章　麻醉药与麻醉辅助用药

第一节　吸入性全身麻醉药

吸入性全身麻醉药(简称吸入全麻药)是指经气道吸入后,通过肺泡毛细血管膜弥散入血而产生全身麻醉的药物,通常可分为挥发性麻醉药和气体麻醉药。临床曾用过或仍应用的挥发性麻醉药包括乙醚、三氯甲烷(氯仿)、氯乙烷、乙烯醚、三氯乙烯、氟烷、恩氟烷、异氟烷、七氟烷和地氟烷等。气体麻醉药有氧化亚氮、环丙烷和乙烯。吸入全麻药的发展大致可归纳为3个阶段,第一阶段以氧化亚氮和乙醚为代表药物,此期从乙醚蒸气施行吸入麻醉开始,到20世纪50年代乙醚在临床麻醉中基本不用为止,持续了一个世纪。第二阶段,从20世纪20年代开始,以乙烯醚和环丙烷为代表药物,由于这些药物与第一代吸入全麻药相比并无更多的优点,且同样存在燃烧爆炸的危险,至20世纪40年代也逐渐被临床淘汰。第三阶段从20世纪50年代中期应用氟烷开始,揭开了氟化吸入全麻药的新篇章,相继又发明了恩氟烷和异氟烷,20世纪90年代临床开始使用七氟烷(sevoflurane)和地氟烷(desflurane),从而使吸入全麻药逐步接近理想的吸入全麻药的要求。

各种吸入全麻药的麻醉强度有所不同,临床上以最低肺泡有效浓度(minimum alveolar concentration,MAC)的百分比值来代表该药物的效能强度。MAC值是指在一个大气压下,使50%的患者或动物对伤害性刺激不再产生体动反应(逃避反射)时呼气末(相当于肺泡气)内吸入麻醉药的浓度。上述描述的MAC值概念代表了伤害性刺激下抑制体动所需的浓度($MAC_{immobility}$)。近年来,为了更好地与麻醉的临床终点目标结合,产生了一些MAC值的变体,例如苏醒时的MAC值(MAC_{awake}),抑制自主神经反射的MAC值(MAC_{BAR})等。临床上许多因素可以影响MAC值。降低MAC值的因素包括:老年、低体温、急性酒精中毒、合并使用阿片类药物、镇静剂、静脉麻醉药、α_2受体激动剂以及局麻药、妊娠及中枢神经系统(CNS)低渗(脑内钠离子浓度降低)等;增加MAC值的因素包括:儿童或青少年、体温升高、CNS高渗(脑内钠离子浓度增加)、慢性嗜酒、合用CNS兴奋药等。因此,吸入全麻药的使用应强调个体化,根据患者的情况适度调整。

影响吸入全麻药摄取的主要因素是药物在血中的溶解度,即血气分配系数,其他还包括肺泡血流量和肺泡-静脉药物分压差。吸入全麻药的诱导与苏醒快慢主要取决于药物的血气分配系数,该系数愈小,说明吸入全麻药易向气相方向弥散,使肺泡内麻醉药浓度与吸入气内麻醉药浓度容易达到平衡,亦即经由呼吸道进入与排出均快,诱导、苏醒迅速。氧化亚氮的血气分配系数仅为0.47,即使长时间吸入,若未加用其他静脉复合药物,通常停止吸入后3分钟即可苏醒。

吸入全麻药大部分以原形经肺呼出而被清除,其在体内的代谢与其药理作用无关。吸入麻醉药的毒性与其体内代谢的比例和化学稳定性有关。已知氧化亚氮在体内代谢最少,甲氧氟烷在体内代谢比例最高。氟化吸入全麻药体内代谢产生的无机氟离子具有浓度依赖的肾毒性。甲氧氟烷的组织溶解度高,代谢缓慢并且肾脏代谢比例高,长时间吸入可导致无机氟离子在肾脏聚集导致肾损伤。七氟烷体内代谢虽可导致血中无机氟离子浓度增加，但是并无临床证据支持与七氟烷使用相关的肾损伤。几种吸入全麻药的药动学参数见表2-1。

挥发性麻醉药可被二氧化碳吸收剂中的强碱成分降解，地氟烷、恩氟烷和异氟烷降解后生成一氧化碳，七氟烷降解后生成三氟甲基乙烯醚（compound A）。一氧化碳可与血红蛋白结合，增加碳氧血红蛋白含量；compound A在啮齿类动物可造成肾毒性，人类无临床证据支持。保持二氧化碳吸收剂湿润，降低吸收剂的温度以及采用低流量麻醉可减少一氧化碳的产生；而使用七氟烷时除前两项措施外，应避免长时间低流量麻醉以减少compound A的生成。

根据美国FDA妊娠期药物安全性分类方法，恩氟烷、地氟烷和七氟烷为B级（动物生殖研究未显示对胎儿的危害，缺少针对妊娠期妇女的对照研究证据）；氟烷和异氟烷为C级（动物生殖研究已显示对胎儿的危害，缺少针对妊娠期妇女的对照研究证据，妊娠期妇女使用时应权衡潜在的风险和受益）。根据美国儿科学会（American Academy of Pediatrics，AAP）的建议，氟烷可用于哺乳期妇女，而其他吸入麻醉药尚缺乏相关的指南和证据，使用时应权衡风险和收益。多数专家建议，对于健康足月新生儿，母亲在接受吸入全麻药后，术后完全清醒即可进行哺乳。

表2-1　几种吸入全麻药的药动学参数

参数	氧化亚氮	乙醚	氟烷	甲氧氟烷	恩氟烷	异氟烷	七氟烷	地氟烷
最低肺泡气有效浓度（MAC）								
吸纯氧/%	>100	2.1	0.78	0.16	1.68	1.15	1.5～2.2	6.0～9.0
吸70%N_2O/%		1.0	0.29	0.07	0.57	0.5	0.66	3.25～3.75
分布系数（37℃）								
血-气	0.47	12.1	2.3	10～14	1.9	1.43	0.63	0.42
油-气	1.4	65	224	835～970	98.5	97.8	53.9	19
脑-血	1.1	1.14	1.9	2.0	1.3	1.6	1.7	1.3
肝内代谢								
占总用量/%	0.004	≥30	≤20	50	2.4	0.17	3.0	0.02
氟离子游离	0	0	几乎无	量大	微量	甚微	甚微	几乎无
麻醉起效时间（诱导）	中等	慢	快	慢	快	快	快	快
苏醒	快	慢	快	迟缓	快	快	快	快
排泄								
原形随呼气排出/%	100	≤60	60～80	35	80	95	大部分	>95
转化降解后经肾排出	−	+	+	+	+	−	+	−

说明：MAC在老年、怀孕、低体温、低血压以及同时用其他中枢神经系统抑制药者会降低。氟离子游离峰值出现时间，恩氟烷为术后4～12小时；甲氧氟烷为2～4天，且可代谢产生其他肾毒性物质。起效时间<7分钟为快，<20分钟为中等，20～30分钟为慢。乙醚、恩氟烷、异氟烷和地氟烷有刺激性臭味，可诱发屏气、呛咳甚至喉痉挛。苏醒快慢与吸入全麻的全程长短、吸入浓度以及是否加用了其他中枢神经系统抑制药有关。

氧化亚氮[药典(二)；医保(乙)]

Nitrous Oxide

【适应证】 ①镇静、镇痛作用，主要用于辅助挥发性麻醉药或静脉麻醉药进行复合全身麻醉；②单独使用（必须同时供氧）只适用于拔牙等小手术或内镜操作；③分娩镇痛。

【药理】 (1)药效学　①作用起效快，2～5分钟起效，10～15分钟肺泡气内和动脉血内的浓度达平衡。②和氧气同时吸入，MAC值为104%。具有镇静作用，镇痛作用强，遗忘作用不可靠。③苏醒快，停用后须给以纯氧吸入3～5分钟。④全麻的效能低，常与其他全麻药同时并用，使用时吸气内的氧浓度不得长时间<30%，一般以25%为极限。

(2)药动学　经肺泡吸收，进入血液循环，再分布至各器官和组织。吸入后绝大部分以原形迅速由肺排出，小量经皮肤排出，微量经肾由尿排出或由肠道气体排出。

【不良反应】 (1)能渗入体内任何闭合的空腔,增加空腔的体积和压力。

(2)术后恶心呕吐。

(3)氧化亚氮(N_2O)高浓度吸入(>80%)可导致缺氧。

(4)长时间、反复吸入对骨髓有不同程度抑制作用,引起造血功能障碍,维生素 B_{12} 缺乏或酒精成瘾者更为敏感。

【禁忌证】 (1)禁用于对本品过敏者。

(2)禁用于体内存在着闭合气腔如肠梗阻、气胸、气脑等患者。

(3)禁用于玻璃体视网膜手术。

(4)早期、中期妊娠期妇女易发生维生素 B_{12} 缺乏,建议谨慎使用。

【注意事项】 本品必须与氧气同时使用,必须备有准确可靠的氧化亚氮和氧的流量表,否则不能使用,并随时注意潜在缺氧的危险。停吸本品时必须给氧 5 分钟左右以防"弥散性缺氧"。

【药物相互作用】 (1)常温下化学性质稳定,与钠石灰、金属和橡胶等均不发生反应,易溶于乙醇、油和醚中。氧化亚氮与氧气或可燃性麻醉药物混合有助燃性。

(2)可增加α受体阻滞药和其他抗高血压的降血压作用。

(3)与强效阿片类药合用可降低心率和心输出量。

【给药说明】 本品必须由专职麻醉医师使用,不得把药品交给患者或一般医师应用。

【用法与用量】 吸入 操作镇静可使用 25%~50%浓度。复合全麻中维持浓度为 50%~70%。

【儿科用法与用量】 麻醉诱导,吸入浓度可达 70%,当吸入浓度与肺泡浓度达平衡后,再减低流量,维持在 50%~70%。应严防供氧不足。

【儿科注意事项】 浓度高时,有缺氧的危险。

【制剂与规格】 氧化亚氮:本品在 50 个大气压下呈液态贮存在耐压钢瓶内。

氟 烷[药典(二)]

Halothane(Fluothane)

【适应证】 用于全身麻醉诱导及维持,气道刺激轻,适用于麻醉诱导。

【药理】 (1)药效学 ①全麻效能强,起效迅速,约 1.5~3 分钟。②剂量依赖的心肌抑制作用以及抑制压力感受器介导的心率增快反射,使血压下降,心率减慢。③增加儿茶酚胺类药物的致心律失常作用。④减少肝血流。

(2)药动学 约 15%~20%经肝内代谢,其余经肺直接排出。

【不良反应】 (1)由于肝内代谢比例高,代谢产物三氟乙酰蛋白可导致免疫性肝损伤,成人氟烷相关爆发性肝坏死发生率约为 1/10000。

(2)剂量依赖性的呼吸和循环功能抑制,镇痛效能差,骨骼肌松弛效能也差。

(3)能增强儿茶酚胺的致心律失常作用。

【禁忌证】 对氟烷及制剂中成分过敏者禁用;可疑或明确恶性高热病史者禁用;既往发生与麻醉药相关的肝炎病史者禁用。

【注意事项】 (1)有损害肝功能的潜在危险,不得反复吸入,前后 2 次用药,相隔应在 3 个月以上,肝炎患者应尽量避免应用。

(2)遇有休克、心功能不全,心肌损害等情况时慎用。

(3)使用氟烷的同时皮下、表面浸润或注射肾上腺素可能增加心律失常的发生率。

(4)麻醉效能较强,易引起麻醉过深而出现呼吸抑制、心率缓慢、心律失常等。如保留自主呼吸时,低浓度氟烷即可引起呼吸运动趋弱和肺通气量减少,应立即给氧和人工呼吸,并迅速减浅麻醉。

【药物相互作用】 (1)可延长 Q-T 间期,与其他延长 Q-T 间期的药物合用应严密监测。

(2)能提高患者对氯丙嗪、利血平、六甲溴胺的敏感性,故当患者正在应用这些药物时,本品需慎用。

(3)增加心肌对儿茶酚胺类药物的敏感性,合用可增加心律失常的发生率。

(4)增强非去极化肌松药的作用。

【给药说明】 应采用氟烷专用的有准确刻度的挥发罐。本品必须由麻醉医师在使用必要的监测设备的条件下使用,不得把药品交给患者或一般医师应用。

【用法与用量】 吸入 全麻的诱导,成人吸入气内氟烷蒸气浓度可逐渐增至 3%,以此为限,维持中常用浓度为 0.5%~2.0%,浓度应结合病情及其他药物的应用随时按需调整。老年人 MAC 值降低。

【制剂与规格】 氟烷:(1)120 ml;(2)250 ml。

恩氟烷(安氟醚,恩氟醚)[药典(二);医保(甲)]

Enflurane

【适应证】 全身麻醉的诱导和维持。也可辅助其他药物用于剖宫产手术,但没有足够数据支持本品在其他产科手术中的应用。

【药理】（1）药效学　①起效时间7～10分钟。②对呼吸道黏膜无刺激性，不会促使分泌增多。③有一定的肌肉松弛效能。

（2）药动学　肝内代谢比例2%～5%。

【不良反应】（1）心肌抑制作用，导致心排血量减少、血压下降、心率减慢。

（2）有损害肝功能的潜在危险，但影响轻微，一般停止吸入后就能较快地恢复，近期内反复使用，对肝功能的影响小于氟烷。

（3）增加心肌对肾上腺素的敏感性。

（4）用于颅脑外伤、颅内占位患者可增加颅内压。

（5）吸入高浓度恩氟烷，脑电图可出现癫痫样波，降低浓度即消失。

【禁忌证】（1）癫痫病史、颅脑外伤及颅内占位患者相对禁忌使用。

（2）禁用于对氟化吸和麻醉药高敏、或在使用氟化吸入麻醉药或化学结构类似的物质后产生不明原因的发热症状者以及已知或怀疑为恶性高热的遗传性易感者。

【注意事项】（1）吸入全麻期间避免过度通气，以免在苏醒过程中出现中枢性兴奋或惊厥。

（2）高浓度恩氟烷尤其是同时存在过度通气时易出现中枢神经兴奋，脑电图偶见有癫痫样波。

（3）严重的心肺功能不全、肝肾功能损害的患者慎用。

（4）用本品后24小时内不要驾驶车辆或操作机械设备。

（5）美国FDA妊娠期药物安全性分级为吸入给药B。

【药物相互作用】（1）可增强非去极化肌松药的肌松作用。

（2）避免与三环类抗抑郁药合用，尤其是患者有惊厥史，需要过度通气或需要使用大剂量麻醉剂时。

【给药说明】　须使用有准确刻度的恩氟烷专用蒸发器。本品必须由麻醉医师在使用必要的监测设备的条件下使用，不得把药品交给患者或一般医师应用。

【用法与用量】　吸入　全麻的诱导中吸入气内浓度，一般成人要逐渐增至3.0%，以4.5%为极限；静吸复合全麻的维持浓度约为0.5%～3%，以不超过3%为限。

【制剂与规格】　恩氟烷：250 ml。

异氟烷（异氟醚）[药典(二);基;医保(甲)]

Isoflurane

【适应证】　①全身麻醉诱导和维持；②低浓度异氟烷联合其他麻醉药可用于剖宫产手术的麻醉，但是并无充分临床证据支持异氟烷在产科麻醉中的应用。③机械通气患者哮喘持续状态的辅助治疗。

【药理】（1）药效学　①诱导、苏醒快；②对循环系统影响较小；③具有良好的肌肉松弛作用，临床麻醉浓度的异氟烷可满足腹腔手术的肌松要求。

（2）药动学　本品约95%以原形从肺呼出，尿中代谢产物仅为本品吸入量的0.17%。本品在肝脏进行生物转化，也为肝微粒体酶所催化，其代谢产物无活性作用。见表2-1。

【不良反应】（1）有轻度气道刺激性，不辅助其他药物情况下可使患者出现咳嗽、屏气或支气管痉挛。

（2）成人异氟烷麻醉后2～3天认知功能可轻度下降。

（3）深麻醉下可引起低血压、呼吸抑制。

（4）有恶性高热病例报道。

（5）高浓度时能促使子宫肌松弛，并使缩宫药减效，增加产后出血。

（6）吸入高浓度时扩张冠状血管有可能产生冠状动脉窃血综合征。

【禁忌证】　禁用于对氟化吸入麻醉药高敏、或在使用氟化吸入麻醉药或化学结构类似的物质后产生不明原因的发热症状者以及已知或怀疑为恶性高热的遗传性易感者。

【注意事项】（1）对老年人心血管抑制明显，要慎用。

（2）用本品后24小时内不要驾驶车辆或操作机械设备。

【药物相互作用】（1）可增强各种肌松药尤其是非去极化肌肉松弛药的作用。

（2）与琥珀胆碱合用增加恶性高热的风险，反复使用则增加心动过缓的发生率。

（3）卷曲霉素、克林霉素以及大量输入枸橼酸抗凝库存血液时可增强异氟烷的肌肉松弛作用。

【给药说明】　须使用有异氟烷专用有准确刻度的蒸发器。本品必须由麻醉医师在使用必要的监测设备的条件下使用，不得把药品交给患者或一般医师应用。

【用法与用量】　吸入　全身麻醉维持在合用氧化亚氮情况下浓度为1%～2.5%，不使用氧化亚氮时浓度为1.5%～3.5%。

【儿科用法与用量】　诱导建议起始浓度0.5%，逐渐增加至1.5%～3%的浓度下7～10分钟达到手术麻醉要求。维持1%～2.5%。

【儿科注意事项】 (1)苏醒期谵妄发生率较高。

(2)高浓度可使正常冠脉扩张,引起“心肌窃血”。

(3)深麻醉下可出现低血压和呼吸抑制,术后可出现寒战、恶心、呕吐。

【制剂与规格】 异氟烷:(1)100 ml;(2)150 ml;(3)250 ml。

七氟烷(七氟醚)[药典(二);医保(乙)]

Sevoflurane

【适应证】 全身麻醉的诱导和维持。对呼吸道无刺激,适合于全身麻醉诱导。诱导苏醒迅速,适用于门诊手术的麻醉。

【药理】 (1)药效学 ①对呼吸道无刺激性,尤适合小儿全麻诱导与维持;②合用肾上腺素不诱发心律失常;③肌松作用大于恩氟烷、异氟烷;④对循环影响小;⑤对脑血流量、颅内压的影响与异氟烷相似;⑥麻醉时间<2小时苏醒迅速,麻醉时间>2小时苏醒时间延长。

(2)药动学 血/气分配系数较低,起效迅速。大部分迅速以药物原形由肺排出。体内代谢率为5%,生成六氟异丙醇,释放无机氟离子和二氧化碳。与其他氟化吸入麻醉药不同,七氟烷的代谢产物不具有诱发免疫性肝损伤的半抗原特性。

【不良反应】 (1)可引起血压下降、心律失常、恶心及呕吐。

(2)化学性质不稳定,与钠石灰作用后可产生5种分解产物,其中化合物A(三氟甲基乙烯醚)有一定的肾毒性。七氟烷在动物模型中产生肾毒性,但临床麻醉中七氟烷的降解产物浓度尚无引起肝肾功能损害的报道。

【禁忌证】 (1)既往使用卤素麻醉剂后发生不明原因发热的患者禁用。

(2)对本品的成分有过敏病史的患者禁用。

【注意事项】 (1)定期更换二氧化碳吸收剂,保持湿润

(2)肝胆疾患及肾功能低下者慎用。

(3)本品可引起子宫肌松弛,产科麻醉时慎用。

(4)避免新鲜气体流量<1 L/min。

(5)肌营养不良患者慎用,有导致横纹肌溶解的可能。

【药物相互作用】 本品可增强肌松药的作用,合用时宜减少后者的用量。

【给药说明】 须使用七氟烷专用带刻度的蒸发器。本品必须由麻醉医师在使用必要的监测设备的条件下使用,不得把药品交给患者或一般医师应用。

【用法与用量】 吸入 全麻诱导如采用肺活量法可设定浓度为8%,意识消失后注射瑞芬太尼1~1.5 μg/kg,诱导时间3.5~5.5分钟,麻醉维持浓度为1.5%~2.5%。

【儿科用法与用量】 单纯使用七氟烷诱导,吸入浓度7%~8%,氧流量6 L/min,维持七氟烷2%~3%,氧流量2 L/min。

【儿科注意事项】 (1)血压下降、心律失常。

(2)苏醒期易谵妄。

(3)偶可发生恶性高热。

【制剂与规格】 七氟烷:120 ml。

地氟烷(地氟醚)[医保(乙)]

Desflurane

【适应证】 ①因对气道有刺激性,临床上很少单独加氧用于麻醉诱导,一般静脉麻醉诱导后,单独吸入地氟烷或加用60%氧化亚氮进行麻醉维持;②因对心、肝、肾功能影响小,适宜于心脏手术及严重肝肾功能障碍患者;③适用于门诊及一些特殊类型,要求术后快速苏醒的手术;④对婴儿和儿童只可作维持麻醉,不可用于麻醉诱导。

【药理】 (1)药效学 ①地氟烷的血/气分配系数为0.45,是现有挥发性吸入麻醉药中最小的,组织溶解度低,麻醉诱导、苏醒迅速,苏醒后恢复质量高,定向力恢复迅速;②体内代谢率极低(0.02%~0.11%),几乎不产生无机氟离子;③对循环功能影响小,更适用心血管手术麻醉;④有显著肌松作用,神经-肌肉阻滞作用较其他的氟化醚类吸入麻醉药强。

(2)药动学 停药后,药物几乎完全从肺迅速排泄,为目前在体内生物转化最少的吸入麻醉药。约0.02%经肝脏代谢为氟化物随尿排泄。

【不良反应】 (1)对呼吸道有刺激性,诱导中可能会引起分泌物增多、咳嗽或屏气。

(2)与其他麻醉药合用时可能暂时性升高血糖和白细胞数。

(3)对颅内占位患者地氟烷可产生剂量依赖的颅内压增高作用。

【禁忌证】 (1)对已知恶性高热易感者禁用。

(2)对婴幼儿或儿童不宜通过面罩作麻醉诱导,因呼吸道不良反应发生率较高。

【注意事项】 (1)沸点低(23.5℃)而蒸汽压较高,不能用标准蒸发器,需用电子温控的蒸发器,使蒸发器温度保持39℃恒温,蒸发室内的地氟烷蒸气压保持200kPa。

(2)本品浓度大于1MAC时可能增加心率,不能以

心率作为麻醉深度的判断标准。冠状动脉疾病患者应维持正常的血流动力学，以避免心肌缺血。冠状动脉疾病患者，心率加快或血压升高者不应单用本品诱导麻醉，应与其他药物如阿片类和催眠药静脉注射合用。

【药物相互作用】（1）与常用的麻醉前药物或麻醉中的药物，静脉和局部麻醉药没有临床明显的不良相互作用。

（2）苯二氮䓬类和阿片类镇痛药可减少本品的MAC。

【给药说明】（1）使用地氟烷专用蒸发器。

（2）本品必须由麻醉医师在使用必要的监测设备的条件下使用，不得把药品交给患者或一般医师应用。

【用法与用量】 须用专用蒸发罐，单用12%～15%地氟烷可引起下颌松弛，完成气管插管，维持6%～9%。平衡麻醉时，地氟烷吸入浓度可维持3%左右。因为地氟烷可以升高颅内占位性病变患者的颅内压，对此类患者使用时建议维持呼气末浓度<0.8MAC。

【制剂与规格】 地氟烷：240 ml。

麻醉乙醚[药典(二)]

Anesthetic Ether

【适应证】 各种大、小手术的全麻，既可单独使用，也可与其他药物合用，组成复合麻醉。由于乙醚的优点少而缺点严重，又能引起燃烧爆炸以及空气污染等缺点，使用的范围逐年减少，临床上已经被更好的吸入麻醉药所取代。目前临床上已基本不使用。

【药理】（1）药效学　①镇痛作用强，又可促使骨骼肌松弛；②全麻作用起效慢，诱导期不仅太长，且可有兴奋阶段，临床上需另用全麻诱导药。

（2）药动学　见表2-1。

【不良反应】（1）气味不佳，刺激性强，能促使口鼻腔和气管支气管黏膜、黏液腺分泌增多，气道难以保证通畅，吸入全麻诱导中，屏气、呛咳、喉或支气管痉挛时常发生，术后肺部并发症多。

（2）苏醒期间胃肠道紊乱常见，恶心、呕吐发生率可高达50%以上。

（3）乙醚麻醉时，胆汁分泌减少，肝糖原耗竭，血糖升高，这些改变对正常人可无重要意义，但对糖尿病患者或肝脏病变者则未必然。

【禁忌证】（1）遇有急性或慢性呼吸系统疾病、水与电解质失调、代谢性酸血症、糖尿病、颅内压已偏高、肝肾功能欠佳、黄疸明显等患者，均禁用。

（2）乙醚全麻时禁用电灼止血。

【注意事项】（1）乙醚为挥发性液体，装入内壁镀铜的金属罐或有色玻璃瓶中，密封，不得有漏气。

（2）一般每瓶（或罐）为60 ml或120 ml，不要超过200 ml。用经12～24小时即报废。

【药物相互作用】 本品与乙醇、三氯甲烷、苯、石油醚、脂肪油或挥发油均能任意混合，在水中溶解。

【用法与用量】 吸入　成人　诱导期间吸气内乙醚蒸气浓度可逐渐按需增至10%～15%，维持期间以2%～4%为最常用。吸入全麻过程中，应依据患者情况和手术要求，随时调整吸气内乙醚浓度，并设法避免体内有较多的乙醚蓄积于脂肪和肌肉。

【儿科用法与用量】 吸入　小儿诱导用4%～6%不等，年龄愈小浓度应愈低，维持用3%～4%。

【制剂与规格】 麻醉乙醚：（1）50 ml；（2）100 ml；（3）250 ml。

第二节　静脉全身麻醉药及其辅助用药

静脉全身麻醉药（简称静脉全麻药）是直接将麻醉药输入血液循环内产生全身麻醉作用，血液内麻醉药浓度的高低与麻醉的深浅相关；可单次静脉注射产生全麻，也可经静脉滴注或泵注维持全麻。20世纪40年代巴比妥类药环己巴比妥钠和硫喷妥钠在临床的广泛使用标志着现代静脉麻醉的开始。多年来，人们一直在寻找所谓的理想的静脉麻醉药物：兼具镇静、催眠、镇痛、遗忘和肌松作用，可控性好，起效迅速，反复注射无蓄积，可迅速苏醒，无循环和呼吸抑制等不良反应等等。但经过多年来对各种药物的研究和临床比较，目前尚无如此理想药物。而且，自20世纪60年代以来，临床采取复合用药和采用麻醉性镇痛药以及肌松药等合并机械通气等措施，使一些不能独自产生完善麻醉作用的药物也能在静脉麻醉中产生主要的作用。因此，从临床应用的角度出发，也将这些药泛指为静脉麻醉药。临床实践表明，联合应用多种药物满足平衡麻醉的多元需求（镇静、镇痛和肌松等），可以为手术提供更好的条件，患者的安全性更高。

20世纪50年代以来除硫喷妥钠，还有多种药物如丁香酚类衍生物丙泮尼地（propanidid）以及羟丁酸钠、苯二氮䓬类如地西泮（diazepam）和咪达唑仑（midazolam）、氯胺酮、依托咪酯等用于静脉全麻。由于这些药物大多无明显的镇痛作用，一般仅适用于时间短、镇痛要求不高的小手术，临床上常用于吸入全麻的诱导，以及在复合全麻中使患者意识丧失、应激反应迟钝、事后全无知晓和记忆。20世纪80年代中后期丙泊酚(异丙酚)开始用于临床,虽然丙泊酚对心血管和呼吸有明显抑制作用,但由于起效迅速,长时间输注苏醒迅速平稳舒适,明显优于其他静脉麻醉药物,已广泛用于麻醉诱导和维持。

目前临床上常用的静脉全麻药主要有硫喷妥钠、氯胺酮、依托咪酯和丙泊酚。羟丁酸钠仅有催眠作用,通常并不能产生完善的全身麻醉作用,因此只能认为是全身麻醉的辅助药。地西泮和咪达唑仑从药理上归于镇静安定药,即小剂量产生镇静、解除焦虑,中等剂量有催眠作用,大剂量则可产生全身麻醉作用,此两药不仅作为麻醉前用药和麻醉辅助用药在临床上广泛采用,有时亦可作为全麻诱导药和静脉复合麻醉的组成部分。近年来用于临床的高选择性 α_2-受体激动药右美托咪定,由于具有较强的辅助镇静、镇痛作用,复合麻醉及手术镇静时可以大大减少其他麻醉药物和麻醉性镇痛药的用量,因此也归在本节叙述。

常用的静脉全麻药的药动学参数、对心血管系统作用及对中枢神经系统的影响,分别见表 2-2、表 2-3 和表 2-4。

表 2-2 常用静脉全麻药的药动学参数

药品名称	稳态分布容积(L/kg)	清除 ml/(kg・min)	清除半衰期(h)	肝排泄率(%)	蛋白结合率(%)
硫喷妥钠	2.3	3.4	11.4	0.15	85
地西泮	1.1	0.4	46.6	0.03	98
咪达唑仑	1.1	7.5	2.7	0.51	94
依托咪酯	2.5	17.9	2.9	0.90	77
氯胺酮	3.1	19.1	3.1	0.90	12
丙泊酚	2.8	59.4	0.9	0.90	98
右美托咪定	2.0～3.0	10～30	2～3	>0.9	94

表 2-3 常用静脉全麻药对心血管系统的作用

药品名称	平均动脉压	心率	心排血量	外周血管阻力	静脉扩张
硫喷妥钠	−	+	−	0/+	+
地西泮	0/−	−/+	0	−/+	+
咪达唑仑	0/−	−/+	0/−	0/−	+
依托咪酯	0	0	0	0	0
氯胺酮	++	++	+	+	0
丙泊酚	−	+	0	−	+
右美托咪定	+/−	−−	0	+/−	0

注:+增加;0 不变;−下降。

表 2-4 常用静脉全麻药对中枢神经系统的影响

药品名称	脑血流	脑需氧代谢	颅内压
硫喷妥钠	−−	−−	−−
地西泮	−	−	−
咪达唑仑	−	−	−
依托咪酯	−−	−−	−−
氯胺酮	++	+	+
丙泊酚	−−	−−	−−
右美托咪定	−	−	0

注:+增加;0 不变;−下降。

硫喷妥钠[药典(二);医保(甲)]

Thiopental Sodium

【适应证】 ①全麻诱导,作用时效短,但起效快。由于镇痛效能不显著,因此极少单独应用,用于复合全麻,仅可反复静脉注射小量;②控制惊厥,静脉注射起效快,但不持久,仅可应急,对症治疗还得借助于苯二氮䓬类药或苯妥英钠;③纠正全麻药导致的颅内压升高,一般均有效，但对病理性的颅内高压，如颅内占位性病变、脑水肿、急性脑损伤效果不明，无益；④小儿基础麻醉可经肌内注射给药，现已少用。

【药理】 (1)药效学 超短作用的巴比妥类药，静脉注射能在1分钟内促使中枢神经的活动立即处于程度不等的抑制状态，嗜睡或全麻；用量小对疼痛的耐受反而降低。其作用机制至今尚未完全清楚，可能是对神经细胞膜或神经递质的影响。γ-氨基丁酸（γ-aminobutyric acid，GABA）是抑制性神经递质，它可激动突触后GABA受体。硫喷妥钠主要通过以下两种方式发挥作用：其一是通过突触前效应，减少兴奋性神经递质乙酰胆碱的释放；其二是通过突触后效应，减少抑制性神经递质GABA从神经元膜受体解离的速率，从而增强GABA的作用，促使氯离子通过离子通道，引起突触后神经元超极化而发挥抑制作用。

(2)药动学 硫喷妥钠的脂溶性高，静脉注射可通过血-脑屏障进入脑内，随后再分布到全身脂肪中。静脉注射(6.7±0.7) mg/kg，分布容积为2.3 L/kg，妊娠足月者为4.1 L/kg，肥胖者为7.9 L/kg、蛋白结合率为85%(72%～86%)。静脉注射(成人350 mg)后血药及组织中浓度达峰时间分别为：血浆最快，脑组织30秒内，肌内15～30分钟，脂肪在数小时内；血药及组织中浓度的峰值：动脉血的血浆内以及血供丰富的脑、心、肝和肾组织内为175 μg/ml，颈静脉血为75 μg/ml；作用持续时间约10～30分钟，其时效取决于一定时间内的用量以及代谢快慢等因素。$t_{1/2\alpha}$为(8.5±6.1)分钟(一次量，快)或(62.7±30.4)分钟(蓄积后，慢)；$t_{1/2\beta}$一般为(11.4±6.0)小时，可随年龄增加而增加，妊娠足月者为26.1小时，肥胖者为27.85小时，主要经肝代谢，几乎全部经生物转化成氧化物而排出，仅极微量以原形随尿排出。

【不良反应】 (1)血容量不足或脑外伤时容易出现低血压和呼吸抑制，甚至心搏骤停。硫喷妥钠引起心输出量降低的主要机制为：①降低静脉回流；②直接对心肌的抑制；③中枢性交感传出作用抑制。

(2)全麻诱导过程中，麻醉偏浅而外来刺激过强时，如喉镜置入、气管内插管等刺激，会出现顽固的喉痉挛。

(3)即使已进入中等深度的全麻，遇有痛刺激，仍可能出现不自主活动、呛咳或呃逆。

(4)静脉注射过快或反复多次给药，以致总用量偏大，可导致血压下降和呼吸抑制。

(5)有少数病例(0.3%～5.0%)会出现不寻常的反应，如神志持久不清，兴奋躁动、幻觉、颜面和口唇或眼睑肿胀、皮肤红晕、瘙痒或皮疹、腹痛、全身发抖或局部肌肉震颤、呼吸不规则或困难，甚至出现心律失常和死亡。是否由药物过敏所致尚存争论，应立即做有效的对症治疗。

(6)行为心理方面的失调常需24小时后才能恢复正常。

(7)静脉注射时血压开始微降，呼吸显示减慢或微弱，即用量偏大的先兆。

(8)苏醒中寒战、发抖属常见，均可自行消失。长时间嗜睡、头痛以及恶心、呕吐时，则应重视，加强监护，免生意外。

【禁忌证】 (1)怀疑有潜在性卟啉病的患者为绝对禁忌。

(2)心肝疾患、糖尿病、低血压、严重贫血、严重酸中毒、有脑缺氧情况者、休克或有休克先兆、重症肌无力以及呼吸困难、气道堵塞和哮喘患者禁用。

(3)结肠和直肠出血、溃疡或肿瘤侵犯时禁止经直肠给药。

(4)美国FDA妊娠期药物安全性分级为肠道外给药C。

【注意事项】 (1)巴比妥类药存在着交叉过敏，对超短作用静脉全麻药也无例外。

(2)本品能通过胎盘，静脉注射2～3分钟后，脐静脉血中即可检得，胎儿的中枢神经活动也处于抑制状态，分娩或剖宫产时用药宜慎重。

(3)对诊断的干扰，最显著的是硫喷妥钠减少^{123}I或^{131}I的吸收。

(4)慎用于肾上腺皮质、甲状腺或肝脏功能不全，即使仅用小量，作用时间亦可明显延长。

(5)用药时需注意监测呼吸和循环功能，如呼吸深度和频率、血氧饱和度、血压、脉搏、心律、心电图等。

【药物相互作用】 (1)与降压药并用时，不论是利尿降压药(如噻嗪类药)、中枢性降压药(如可乐定、甲基多巴、帕吉林等)，作用于肾上腺素能神经末梢的萝芙木类药如利血平等，交感神经节阻滞药如曲咪芬，均应减至最小维持量，但不要随便停药。静脉注射巴比妥类药用量理应酌减并减慢注射速度，以免出现血压剧降、心血管性虚脱或休克。

(2)事先使用钙通道阻滞药的患者也应同样处理，以免血压下降严重。

(3)麻醉前、全麻诱导或全麻辅助用药时，已用过其他中枢性抑制药，静脉注射本品须减量，否则不仅中枢性抑制过甚，同时还可伴有呼吸微弱或暂停、血压下降和苏醒延迟。

(4)与大量的氯胺酮同时并用,常出现低血压、呼吸慢而浅,两者均应减量。

(5)与静脉注射硫酸镁并用,中枢性抑制加深。

(6)与吩噻嗪类药尤其是异丙嗪并用时,血压下降过程中,中枢神经也可先出现兴奋状态,而后才进入抑制。

【给药说明】 (1)给药前后24小时内,勿饮酒,勿服用大量的中枢性抑制药,否则苏醒期行为心理紊乱持久。

(2)静脉注射前务必准备好急救给氧、气管插管和抢救用药。

(3)耐受性的个体差异大,用药需个体化。

(4)对静脉注射的耐受量青壮年远比老年人佳,学龄后儿童也有一定的耐受量,幼儿则稍稍逾量,呼吸就会遭抑制。

(5)用量大,肌肉和脂肪内的蓄积量增多,须经12～24小时或更长时间才能完全排清,同一天内第二次给药更要慎重。对静脉注射本品在体内的"重新分布"应重视,即脑组织内浓度已下降,倘若组织内蓄积量大,可再次经血流循环进入脑内,导致延迟性呼吸和循环功能抑制。

(6)静脉注射时切忌外漏,小量浸入静脉外周围组织可引起红、肿和疼痛,大量可导致局部组织坏死,应立即用氯化钠注射液作外漏部位浸润,使组织内浓度有所下降,同时做理疗,保证局部血流供应,促使吸收加速。万一误注入动脉,患者主诉远端肢体(指或趾端)剧痛,应迅速停止注射,并用局麻药液浸润止痛和解除血管痉挛,保持动脉及远端小动脉扩张,必要时可用酚妥拉明5～10 mg溶于10～20 ml氯化钠注射液中作浸润,阻断局部动脉的α受体,每隔20分钟可重复一次,亦可用局麻药作浸润。只有解除了动脉痉挛,保证动脉血流通畅,肢端才可避免坏死,已有因此而做截肢的文献报道。

(7)逾量静脉注射本品没有特效的拮抗药,使用一般中枢性兴奋药常无效,而应尽快进行对症治疗,防止脑缺氧。首先保持气道通畅,有效地进行人工呼吸;其次用恰当的升压药和补液纠正低血压;心功能抑制时给予强心药;经肠道给药时即应作清洗灌肠,当药物尚残留在体内时要尽快使其转化降解代谢而后排泄。

【用法与用量】 (1)静脉注射　一般用于全麻诱导,其次用于促使颅内压下降或控制惊厥。全麻诱导常用量按体重一次3～5 mg/kg,至多不超过6～8 mg/kg。静脉注射时应先用小量(0.5～1.0 mg/kg),证明患者的耐药性无特殊,才注入足量,耐药性大则用量可酌增。

每一全麻过程中给药总量按体重不得超过20 mg/kg,即成人不超过1.0 g。作为全麻维持,每小时量至多按体重10 mg/kg,即成人0.5 g。麻醉深度不足可加用其他全麻药,吸入气内氧化亚氮的浓度为67%时,硫喷妥钠用量可减少2/3。总用量过大,不仅苏醒延迟、烦躁,而且不平顺。

(2)静脉滴注　一般用5%葡萄糖注射液稀释至0.2%～0.4%的溶液,滴速以每分钟1～2 ml为度。

【儿科用法与用量】 (1)静脉注射　一次4～8 mg/kg。

(2)深部肌内注射　一次15～20 mg/kg。

【儿科注意事项】 (1)可引起呼吸抑制及喉痉挛。

(2)药液不可漏管外或皮下注射。

【制剂与规格】 注射用硫喷妥钠:(1)0.5 g;(2)1 g。

盐酸氯胺酮[药典(二);基;医保(甲)]

Ketamine Hydrochloride

【适应证】 ①无需肌松的短小诊断检查或手术;②小儿基础麻醉;③复合全麻的诱导,或作为局麻的辅助用药。

【药理】 (1)药效学　①生理功能和电生理(包括脑电图)已指出,氯胺酮区别于其他静脉麻醉药,并不是对所有中枢神经系统产生抑制,与之相反,氯胺酮对新皮质系统——皮层下结构(丘脑)有抑制作用,而对边缘系统(如海马)有兴奋作用。其产生麻醉作用主要是抑制兴奋性神经递质(乙酰胆碱、L-谷氨酸)及*N*-甲基-D-天门冬氨酸(NMDA)受体相互作用的结果。②镇痛机制主要是阻滞脊髓网状结构束对痛觉的传入信号,而对脊髓丘脑传导无影响,故镇痛效应主要与阻滞痛觉的情绪成分有关,对内脏痛的改善有限,另外,其与阿片受体结合也是产生镇痛的机制之一。③近期研究表明氯胺酮以2 mg/kg静脉注射对听觉诱发电位无影响。

(2)药动学　静脉注射后首先进入脑组织,肝、肺和脂肪内的浓度也高,、重新分布"明显。按体重静脉注射1～2 mg/kg,15秒后出现知觉分离,30秒后进入全麻状态,作用持续5～10分钟。按体重肌内注射5～10 mg/kg,3～4分钟呈全麻状态,作用持续12～25分钟。$t_{1/2\alpha}$为2～11分钟,$t_{1/2\beta}$为2～3小时。本品主要经肝代谢,降解转化的产物可能是全麻后不良反应的诱因。本品的降解产物90%经肾随尿排泄,其中4%为原形,5%随粪便排出。

【不良反应】 (1)以血压升高和脉搏增快为最常见,异常的低血压、心动过缓、呼吸减慢、呼吸困难以及呕吐等为少见，不能自控的肌肉收缩罕见，这些反应一般均能自行消失，但所需要的时间，个体间差异大。

(2)苏醒中可出现浮想、噩梦、幻觉、错视、嗜睡等，这被认为是分离麻醉所致，年幼和年长者较青壮年为少。

(3)行为心理的恢复需要一定的时间，用药后 24 小时不能胜任精细工作，包括驾车。

【注意事项】 (1)苏醒期间可有幻梦或幻觉，青壮年(15～45 岁)更多，应合理地监护。

(2)慎用于嗜酒急性中毒或慢性成瘾、心功能代偿欠佳、眼外伤眼球破裂、眼内压高、脑脊液压升高、精神失常(包括错乱和精神分裂)以及甲状腺功能异常升高等。

(3)失代偿的休克患者或心功能不全患者可引起血压剧降，甚至心搏骤停。

(4)用药监测，主要是心功能，尤其是伴有高血压或心衰史的患者。

【禁忌证】 (1)颅内压增高、脑出血及青光眼患者禁用。

(2)禁用于顽固且难治的高血压，严重的心血管病，近期内心肌梗死。

【药物相互作用】 (1)与氟烷等含卤全麻药同用时，氯胺酮的半衰期延长，苏醒延迟。

(2)与抗高血压药或中枢神经抑制药同用时，尤其当氯胺酮的用量偏大，静脉注射又快时，可导致血压剧降或(和)呼吸抑制。

(3)服用甲状腺素的患者，氯胺酮有可能引起血压过高和心动过速。

【给药说明】 (1)给药前后 24 小时禁忌饮酒。

(2)用量应作个别调整。

(3)给药过程中万一发生呕吐，易导致误吸，建议空腹时应用。

(4)为了减少气管内黏液的分泌，注药前须用阿托品或东莨菪碱，但后者能使苏醒时出现幻觉几率增加。

(5)肌内注射一般限用于小儿，起效比静脉注射慢，常难调节全麻的深度。

(6)静脉注射切忌过快，短于 60 秒者易致呼吸暂停。

(7)反复多次给药，易出现快速耐受性，需要量逐渐加大，幻觉增多，轻微的幻觉可自行消失，噩梦和错觉可用苯二氮䓬类药如地西泮(兼有预防作用)，烦躁不能自制时当即静脉注射小量巴比妥类静脉全麻药。

【用法与用量】 (1)全麻诱导　成人按体重静脉注射 1～2 mg/kg。全麻维持，成人可采用连续静脉滴注，每分钟不超过 1～2 mg，即按体重每分钟 15～30 μg/kg，遇有肌肉强直或阵挛，用量不必加大，轻微者均自行消失，重症应考虑加用苯二氮䓬类药。

(2)镇痛　成人先按体重静脉注射 0.2～0.75 mg/kg，2～3分钟注完，而后每分钟按体重 5～20 μg/kg 连续静脉滴注，也可按体重先肌内注射 2～4 mg/kg，而后静脉滴注。

【儿科用法与用量】 (1)静脉注射　一次 1～2 mg/kg，缓慢。

(2)肌内注射　一次 4～8 mg/kg，个体间差异大。

【儿科注意事项】 过量可产生呼吸抑制，有颅内高压、癫痫、精神运动障碍的患儿禁用。

【制剂与规格】 盐酸氯胺酮注射液：(1)2 ml：0.1 g；(2)10 ml：0.1 g；(3)20 ml：0.2 g。

羟丁酸钠[药典(二)；医保(乙)]

Sodium Hydroxybutyrate

【适应证】 复合全麻的诱导和维持。

【药理】 (1)药效学　可产生催眠作用，羟丁酸钠系 γ-氨基丁酸(GABA)的中间代谢产物，主要阻抑乙酰胆碱对受体的作用，干扰突触部位冲动的传递。羟丁酸钠转化为 γ-丁酸内酯才产生明显的催眠作用，故静脉注射后产生作用稍慢。

(2)药动学　静脉注射后体内分布广泛，通过血-脑屏障需要一定时间，而且浓度仅为血浆的 50%，因而起效慢。分解代谢过程中一般先形成内酯，部分转化为酮体，尔后均经三羧酸循环降解，最终用量的 97%成为水和二氧化碳，后者随呼气排出体外，只有≤2%以原形经肾出现于尿中。血药浓度下降的量-时曲线呈双峰，指示本品在体内有明显的“重新分布”。苏醒较慢，苏醒期部分患者可出现锥体外系症状。

【不良反应】 (1)血压升高。

(2)呼吸道分泌物增多，易致呼吸道并发症。

(3)低钾血症。

(4)睡眠时间长，术后不利于护理及观察。

(5)可有锥体外系不良反应。

【禁忌证】 酸血症、严重高血压、严重心律失常及癫痫患者禁用。

【注意事项】 由于本品既不镇痛、全麻又浅，术中遇到强刺激，可能导致谵妄，甚至有锥体外系阵挛样动作。苏醒尤其是完全清醒，需要时间长，而且可能有短暂的谵妄、乱动、轻度的精神错乱。因此临床上很少单独应用本品作为静脉全麻药。

【药物相互作用】 本品与麻醉性镇痛药或苯二氮䓬类药合用时，易发生呼吸抑制。

【给药说明】 (1)毒性小，成人24小时内给予30 g无害，5～15倍于常量时才处于昏睡。临床上常用来作为基础麻醉或局麻的辅助用药，加用氧化亚氮或其他的全麻药才能进行手术。

(2)常用量时，患者能安静地入睡，类似自然睡眠，健忘显著，嗜睡60～90分钟(最长100分钟)开始清醒。咽喉和气管反射常处于抑制状态，静脉注射45分钟肌张力减弱，甚至可进行气管插管，无呛咳或呼吸干扰。常用量缓慢静脉注射对呼吸和循环功能无明显影响，肝肾功能无损害，不干扰电解质平衡，氧耗量无增减。

(3)全麻效能低，仅有催眠作用，临床上最强效应时间较血药浓度的峰值常滞后约15分钟，因此致使全麻诱导时间过长，静脉注射后10～15分钟才出现作用，45分钟中枢性抑制才最明显。

(4)使用失当，主要由于静脉注射太快，可引起心率缓慢，阿托品能拮抗；可出现呼吸频率慢，周期样呼吸并非少见，同时又伴有心排血量轻度至中等减少，血压可因镇痛不全、外周血管收缩而微升。

(5)羟丁酸钠对肝、肾无毒性作用，即使黄疸患者也可选用。此药在代谢过程中使血浆钾离子转入细胞内，可产生一过性血清钾降低，故低血钾患者应用本品有诱发心律失常的可能。

【用法与用量】 静脉注射 (1)常用量 辅助全麻诱导，静脉注射，按体重一次60～80 mg/kg，注射速度每分钟约1 g。

(2)全麻维持量 静脉注射，按体重一次12～80 mg/kg。

(3)极量 一次总量按体重300 mg/kg。

【儿科用法与用量】 静脉注射 首次剂量80～100 mg/kg，需要时可隔1～1.5小时再用1/4～1/2首次量。

【儿科注意事项】 (1)注射过快可出现运动性兴奋等。

(2)癫痫或心脏病患儿禁用。

【制剂与规格】 羟丁酸钠注射液：10 ml：2.5 g。

依托咪酯[药典(二)；医保(甲)]

Etomidate

【适应证】 静脉全麻诱导药或麻醉辅助药。适用于对其他静脉麻醉药过敏或心功能受损的患者。

【药理】 (1)药效学 依托咪酯为短效催眠药，具有类似GABA样作用，与巴比妥类药不同，此药在催眠作用开始时导致新皮层睡眠，降低皮质下抑制。动物研究证明依托咪酯的作用有部分可通过对脑干网状系统的抑制和激活作用。此药对心血管和呼吸系统影响小，单次静脉注射量大可引起短期呼吸暂停，无组胺释放，可降低颅内压和眼内压。诱导量静脉注射按体重0.3 mg/kg，依托咪酯可降低血浆皮质激素浓度，且可持续6～8小时，使肾上腺皮质对促肾上腺皮质激素(ACTH)失去正常反应。

(2)药动学 静脉注射后作用迅速，通常在1分钟以内。保持催眠最低血浆药物浓度一般应在0.23 μg/ml以上，单次给药，血药浓度在30分钟内迅速降低。蛋白结合率高(76%)，$t_{1/2\beta}$约3小时，在24小时内约有75%由肾排出，一般无明显积蓄作用。

【不良反应】 (1)应用依托咪酯术后恶心、呕吐常见，给药后不自主的肌肉活动发生率可达32%(22.7%～63%)；注射部位疼痛可达20%(1.2%～42%)，但若在肘部较大静脉内注射或用乳剂则发生率较低。

(2)诱导时，可有肌阵挛，严重者类似抽搐，有时肌张力显著增强。

【禁忌证】 (1)有报道依托咪酯具有潜在性卟啉生成作用，故不能用于卟啉病患者。

(2)不明原因的癫痫、子痫者禁用。

(3)禁用于重症监护病房的患者镇静。

(4)10岁以下儿童禁用。

(5)美国FDA妊娠期药物安全性分级为肠道外给药C。

【注意事项】 (1)依托咪酯可阻碍肾上腺皮质产生可的松和其他皮质激素，引起暂时的肾上腺皮质功能不全，不宜长时间使用，仅用于麻醉诱导。

(2)免疫抑制、器官移植、脓毒血症等已有肾上腺皮质功能减退或有减退危险的患者应禁用。

(3)老年患者使用本品易发生心脏抑制，应慎用，需要时应减量。肝硬化患者亦应减量。

【药物相互作用】 (1)如将本品作为氟烷的诱导麻醉药，宜将氟烷的用量减少。

(2)本品合用芬太尼可增加恶心、呕吐的发生率。

【给药说明】 (1)作用时效短，对呼吸和心血管系统影响小，可用于休克或创伤患者的全麻诱导。

(2)容易发生恶心、呕吐的患者尽量不用本药。

(3)本品仅作静脉内给药，剂量应个体化。注射前静脉给利多卡因可减轻注射疼痛。

(4)在麻醉诱导前先给予小剂量的依托咪酯可以减

轻肌阵挛，或先应用苯二氮䓬类或阿片类药物也可减轻肌阵挛。

【用法与用量】 静脉内注射　剂量必须个体化。用作静脉全麻诱导，成人按体重静脉注射 0.3 mg/kg(范围 0.2～0.6 mg)，于 30～60 秒内注完。术前给以镇静药，或在全麻诱导前 1～2 分钟静脉注射芬太尼 0.1 mg，依托咪酯需要量可酌减。

【儿科用法与用量】 10 岁以上小儿用量可参照成人。

【制剂与规格】 依托咪酯注射液或依托咪酯脂肪乳注射液：10 ml∶20 mg。

丙泊酚(异丙酚)[药典(二)；基；医保(甲、乙)]

Propofol

【适应证】 ①静脉全麻诱导和维持用药；②诊断操作和手术过程的镇静；③用于 ICU 进行机械通气患者的镇静。

【药理】 (1)药效学　丙泊酚对中枢神经系统的作用机制系通过激活 GABA 受体-氯离子复合物发挥镇静催眠作用。临床剂量时，丙泊酚增加氯离子传导，大剂量时使 GABA 受体脱敏感，从而抑制中枢神经系统。丙泊酚的麻醉效价为硫喷妥钠的 1.8 倍。起效快，维持时间短，以 2.5 mg/kg 静脉注射时，起效时间为 30～60 秒，维持时间约 10 分钟左右，苏醒较硫喷妥钠快，醒后无头晕、嗜睡感。丙泊酚作全麻诱导时，可引起血压下降，心率增快。其降低血压机制系使外周血管阻力下降、心肌抑制、心输出量减少以及抑制压力感受器对低血压的反应，心率轻度增快系对低血压的代偿反应，其对心脏的直接作用使心率减慢。丙泊酚降低血压程度在有些患者可超过 40%，用于年老体弱、心功能不全患者血压下降尤其明显，故剂量应酌减，静脉注射速率应减慢。丙泊酚对呼吸也有明显的抑制作用，可抑制对二氧化碳的通气反应，表现为潮气量减少，清醒状态时可使呼吸频率增加，静脉注射丙泊酚常见呼吸暂停发生，对支气管平滑肌及喉痉挛无明显影响。丙泊酚降低脑血流量、脑代谢率和颅内压，术后恶心呕吐少见。应用丙泊酚可使血浆皮质激素浓度下降，但肾上腺皮质对外源性皮质激素反应正常。

(2)药动学　人体研究表明，静脉注射丙泊酚(2.5 mg/kg)后，98%与血浆蛋白结合，2 分钟后血药浓度达峰值。$t_{1/2\alpha}$为 2.5 分钟。本品代谢迅速，静脉注射放射性标记的丙泊酚，2 分钟血药浓度为峰值的 94%，10 分钟后降至 39%，1 小时为 14%，8 小时仅剩 5%。由于此药消除快、分布广、受第三室缓慢平衡的影响，因此只有连续静脉滴注才能达到预计的稳态血药浓度，通过调节滴注速度达到不同的血药浓度，从而取得不同程度的镇静、睡眠效果。丙泊酚主要在肝脏代谢，88%以羟化或螯合物的形式从尿中排出。

【不良反应】 (1)全麻诱导时，呈剂量依赖性呼吸和循环功能抑制，并与注射速度呈正相关，动脉压和外周阻力下降较硫喷妥钠更明显。遇有年老、体弱、心功能不全以及心脏传导阻滞患者应减量、缓慢注射。

(2)偶见诱导过程中出现肌阵挛，发生率 1%左右。

(3)苏醒过程偶有角弓反张出现，可用少量硫喷妥钠或咪达唑仑使之缓解。

(4)长期持续静脉滴注可能产生横纹肌溶解症。

【禁忌证】 (1)对本品及赋形剂过敏，对花生和大豆过敏的患者禁用。

(2)低血压与休克者慎用。

【注意事项】 (1)本品使用前需摇晃，使药物均匀，安瓿打开后不宜贮存再用。此药只能用 5%葡萄糖注射液稀释，比例不能超过 1∶5，稀释后 6 小时应用完。

(2)妊娠及哺乳期妇女应慎用丙泊酚。

(3)脂肪代谢紊乱，心脏、呼吸系统、肝肾疾病患者慎用。

(4)癫痫及癫痫发作者慎用。

【药物相互作用】 与中枢神经系统抑制剂包括术前药合用时，丙泊酚的镇静、麻醉及心脏呼吸抑制作用加强。丙泊酚与吸入麻醉药、咪达唑仑、右美托咪定及阿片类药物合用时应减少用量。丙泊酚对神经肌肉阻滞药的作用没有影响。

【给药说明】 (1)注射部位疼痛，可先用 1%利多卡因 2 ml 注射后再注入丙泊酚，基本上可消除疼痛。

(2)本品不作肌内注射。

(3)静脉注射应选用较粗的静脉，按每 10 秒钟 40 mg 慢速注射，随时注意患者的呼吸和血压的变化。年老、体弱、心功能不全患者应减量、慢注，减速为每 10 秒钟 20 mg。

【用法与用量】 全麻诱导剂量为 1.5～2.5 mg/kg，30～45 秒内注射完，维持量为每小时 4～12 mg/kg，静脉滴注或根据需要间断静脉注射 25～50 mg。辅助椎管内麻醉或重症监护病房患者镇静、催眠用量为每小时 0.5～2 mg/kg，连续滴注。老年人及体弱患者(ASA Ⅲ～Ⅳ)用量酌减且注药速度要减慢。

使用靶控输注系统给药时，对于 55 岁以下成年麻醉患者，一般诱导靶浓度为 4～8 μg/ml，维持靶浓度为 3～6 μg/ml，预计苏醒浓度一般为 1.0～2.0 μg/ml，但可受麻醉性镇痛药剂量的影响。对于55岁以上及ASA Ⅲ～Ⅳ级以上患者应降低初始靶浓度并缓慢滴注。16岁以下儿童不适用靶控输注给药。

【儿科用法与用量】 (1)诱导麻醉　2～2.5 mg/kg。

(2)维持麻醉　0.1～0.2 mg/(kg·min)。

【儿科注意事项】 儿童诱导后会导致呼吸变浅，氧饱和度下降和心率减慢，3岁以下儿童不宜使用。

【制剂与规格】 丙泊酚注射液：(1)10 ml：0.2 g；(2)50 ml：1 g。

丙泊酚乳状注射液：(1)10 ml：0.1 g；(2)10 ml：0.2 g；(3)20 ml：0.2 g；(4)20 ml：0.4 g；(5)50 ml：0.5 g；(6)50 ml：1 g。

丙泊酚中/长链脂肪乳注射液：(1)10 ml：0.1 g；(2)20 ml：0.2 g；(3)50 ml：0.5 g；(4)100 ml：1 g。

咪达唑仑[药典(二)；医保(甲)]

Midazolam

【适应证】 ①麻醉前用药；②椎管内麻醉及局部麻醉时辅助用药；③诊疗性操作(如心血管造影、心律转复等)时患者镇静；④重症监护病房患者镇静；⑤全麻诱导及维持。

【药理】 (1)药效学　咪达唑仑为短效的苯二氮䓬类镇静催眠药。其作用与劳拉西泮相似，具有与其他苯二氮䓬类相似的药理作用(抗焦虑、催眠、抗惊厥、肌肉松弛和近事遗忘等)，催眠作用尤其显著。可能机制为刺激上行网状激活系统的抑制性递质γ-氨基丁酸(GABA)的受体，从而增强了皮质和边缘系统觉醒的抑制和阻断。

(2)药动学　咪达唑仑为亲脂性物质，马来酸盐为其稳定的水溶性盐。在生理性pH条件下，其亲脂性碱基释出，迅速起效。口服后吸收迅速，0.5～1小时血药浓度达峰值，吸收后分布于全身各部位，可透过血-脑屏障及胎盘屏障。因通过肝脏的首过效应大，生物利用度为50%，蛋白结合率高达96%。分布半衰期为5～10分钟，分布容积为1～2 L/kg。主要在肝脏代谢，活性代谢产物有1-羟甲基咪达唑仑、4-羟咪达唑仑等。代谢产物多数以葡萄糖醛酸结合物形式经肾由尿排泄，也可泌入乳汁。消除半衰期短，约2～3小时，充血性心力衰竭者，半衰期延长约为2～3倍，肾功能不全者没有改变。清除率为每分钟6～11 ml/kg。静脉滴注咪达唑仑的药代动力学与单次静脉注射基本相似。肌内注射后吸收迅速而完全，注药后30分钟血药浓度达峰值，生物利用度为91%，消除情况与静脉注射后相似。

【不良反应】 (1)用于全麻诱导可引起外周血管阻力和平均动脉压下降，左室充盈压减少，对心肌收缩力无影响，其血压下降机制主要与降低交感张力，减少儿茶酚胺释放有关，其对血流动力学的影响随剂量增加，但到一定程度不再增加，具有封顶效应。

(2)对呼吸有抑制作用，其程度与剂量相关。静脉注射诱导时，其导致的呼吸暂停现象常见。

(3)对肝、肾功能无明显影响。

(4)咪达唑仑可降低脑血流量，降低颅内压，而对脑代谢无明显影响。

【禁忌证】 (1)重症肌无力患者、严重抑郁状态患者、对苯二氮䓬类药物过敏者禁用。

(2)美国FDA妊娠期药物安全性分级为口服给药、肠道外给药D。

【注意事项】 (1)用作全麻诱导术后常有较长时间再睡眠现象，应注意保持患者气道通畅。

(2)老年人高危手术和斜视、白内障切除的手术中，应用咪达唑仑，可能会有意识朦胧或丧失定向力的感觉。

【药物相互作用】 (1)该药本身无镇痛作用，但可增强其他麻醉药的镇痛作用。

(2)可增强中枢抑制药的作用，与酒精合用也可增强咪达唑仑的药效，故用本品后12小时内不得饮用含乙醇的饮料。

【给药说明】 (1)咪达唑仑具有苯二氮䓬类所共有的抗焦虑、催眠、抗惊厥、肌松和顺行性遗忘作用。其强度为地西泮的2～3倍。

(2)肝肾功能不全者及老年人可能发生苏醒延迟(60～80分钟)。

(3)长时间用药相应减少剂量。

【用法与用量】 (1)用于麻醉前用药剂量，术前2小时口服7.5～15 mg或0.05～0.075 mg/kg肌内注射，老年患者剂量酌减。

(2)用于全麻诱导剂量，0.1～0.25 mg/kg静脉注射。

(3)局部麻醉或椎管内麻醉辅助用药，分次静脉注射0.03～0.04 mg/kg。

(4)重症监护病房患者镇静，先静脉注射2～3 mg，继之以每小时0.05 mg/kg静脉滴注维持。

【制剂与规格】 咪达唑仑注射液：(1)1 ml：5 mg；(2)2 ml：2 mg；(3)2 ml：10 mg；(4)3 ml：15 mg；(5)5 ml：5 mg；(6)10 ml：50 mg。

咪达唑仑片：(1)7.5 mg；(2)15 mg。

其余内容参阅第一章第一节。

氟马西尼[药典(二);医保(乙)]

Flumazenil

【适应证】 ①围手术期应用，以拮抗苯二氮䓬类药残余的镇静和遗忘作用；②苯二氮䓬类药中毒的诊治。

【药理】 (1)药效学　为选择性的中枢苯二氮䓬受体拮抗剂，通过对苯二氮䓬受体的竞争，拮抗苯二氮䓬药的中枢抑制效应。

(2)药动学　氟马西尼静脉注射后1～4分钟即起效。在肝内广泛代谢成无活性的游离羧酸并与葡萄糖醛酸结合后，90%～95%随尿排出，5%～10%见于粪便中。生物利用度约为20%。$t_{1/2}$约为54分钟。氟马西尼消除快，作用维持时间短。

【禁忌证】 (1)有癫痫病史者应避免使用氟马西尼。

(2)美国FDA妊娠期药物安全性分级为肠道外给药C。

【用法与用量】 采取小量分次方法，首次剂量0.1～0.2 mg静脉注射，拮抗程度不仅与氟马西尼剂量有关，而且还与苯二氮䓬类药所用的剂量有关，如未达到清醒程度，可重复注射，直至患者清醒或总量已达1 mg。如又出现嗜睡，可静脉滴注0.1～0.4 mg/h。

【制剂与规格】 氟马西尼注射液：(1)10 ml∶1 mg；(2)5 ml∶0.5 mg。

其余内容参阅第二十章第二节。

右美托咪定[医保(乙)]

Dexmedetomidine

【适应证】 ①ICU和全身麻醉手术患者气管插管和机械通气时的镇静；②非气管插管患者手术和其他操作过程中的镇静。

【药理】 (1)药效学　右美托咪定是高选择性的α_2-肾上腺素受体激动药，对α_2受体的选择性较α_1受体高1600倍。通过作用于蓝斑核的α_2受体产生镇静、催眠和抗焦虑作用。其镇静作用与其他作用于GABA系统的镇静药不同，通过内源性促睡眠通路发挥催眠作用，引发并维持自然非动眼睡眠。静脉缓慢注射负荷剂量1 μg/kg，10分钟注射完毕，起效时间10～15分钟，达峰时间25～30分钟。右美托咪定通过作用于蓝斑核、脊髓以及外周器官的α_2受体产生镇痛作用，以脊髓为主。纳洛酮不能阻断右美托咪定的镇痛作用，与阿片类药物合用时产生协同镇痛作用。右美托咪定具有较强的抗焦虑作用，可强效抑制患者心理恐慌，还可产生剂量依赖性的遗忘作用。右美托咪定在镇静的同时对呼吸的影响轻微，通气变化与正常睡眠非常相似，表现为潮气量减少，而呼吸频率变化不大。右美托咪定对心血管的主要影响是减慢心率，降低全身血管阻力，间接降低心肌收缩力、心排血量和血压。但应注意，负荷剂量注射后，先出现一过性血压升高和心率减慢，且注射速度越快，血压升高越明显。故临床建议负荷剂量应在10～15分钟内给予。另外，可抑制唾液分泌，有止吐作用，并可减弱胃肠蠕动。

(2)药动学　右美托咪定注射后分布迅速，其分布半衰期$t_{1/2\alpha}$为6分钟，蛋白结合率为94%，消除半衰期$t_{1/2\beta}$为2～3小时，清除率为每分10～30 ml/kg，稳态分布容积为2～3 L/kg。在治疗剂量范围内其药动学符合三室模型。右美托咪定几乎完全经肝脏代谢，包括直接葡萄苷酸化和细胞色素P_{450}介导的代谢，代谢产物经尿液和粪便排出。肝损害患者右美托咪定的蛋白结合能力和清除能力均下降，应减少剂量。

【不良反应】 (1)最常见的不良反应为低血压、心动过缓及口干。

(2)暂时性高血压及窦性停搏，多与注射速度过快有关。

(3)其他报道的不良反应包括恶心、呕吐、心动过速、发热、缺氧和贫血。

【禁忌证】 (1)重度心脏传导阻滞和重度心室功能不全患者禁用。

(2)对本品及其成分过敏者禁用。

(3)美国FDA妊娠期药物安全性分级为肠道外给药C。

【注意事项】 (1)右美托咪定不能单独用于全身麻醉诱导和维持，且使用本药物治疗的患者必须接受连续监测。

(2)迷走神经张力高、糖尿病、高血压、高龄、肝功能或肾功能损害的患者更易发生心动过缓，甚至窦性停搏，应慎用。

(3)出现低血压或心动过缓应减量或停止注射右美托咪定，加快输液，抬高下肢，静脉注射阿托品或麻黄碱。

(4)右美托咪定治疗过程中慎用其他血管扩张药和负性频率作用的药物，防止药效叠加，加剧低血压和心动过缓。

(5)暂时性高血压与负荷量滴注期间外周血管收缩相关，通常不需治疗，必要时应减慢注射速度。

(6)随着滴注时间的延长，其持续输滴时量相关半衰期显著增加。麻醉维持中如长时间滴注会显著影响术后苏醒，应及时停药。

(7)停药症状：连续用药超过 24 小时并突然停药可能出现与可乐定相似的停药症状，表现为紧张、激动和头痛，伴随血压迅速升高和血浆儿茶酚胺浓度升高。

(8)肝功能损害患者清除率和蛋白结合率都下降，应减少剂量。

【药物相互作用】 (1)右美托咪定可以增强其他中枢神经系统抑制药物的作用，包括吸入麻醉药、镇静药、催眠药和阿片类药物。复合使用时可能需要减少各自的剂量。

(2)右美托咪定还可增强血管扩张药或强心甙等具有负性变时效应的药物的作用。

(3)右美托咪定与神经肌肉拮抗药没有明显相关作用。

【给药说明】 (1)右美托咪定以盐酸盐的形式给药，但是剂量是以碱基的形式表达。118 μg 盐酸右美托咪定与 100 μg 右美托咪定等效。

(2)本品仅限于静脉滴注，负荷剂量应在 10～15 分钟内给予，避免过快滴注。

(3)与其他麻醉剂、阿片类镇痛药物合用，应相应减少各自剂量。如麻醉诱导前给予右美托咪定负荷剂量，其他诱导药物应减量。

(4)重症监护病房(ICU)患者长时间(超过 24 小时)滴注本药停药前应逐渐减量，避免突然停药诱发停药反应。

(5)哺乳期妇女，以及 18 岁以下儿童患者的安全性和有效性研究尚不充分，故不推荐使用本品。

【用法与用量】 使用前用 0.9%氯化钠注射液将药物浓度稀释至 4 μg/ml，然后经静脉滴注的方式给药。通常负荷剂量 1 μg/kg，10～15 分钟注射完毕。老年、体弱患者或创伤性较小的操作可减半甚至不予负荷剂量。麻醉维持剂量为每小时 0.2～1 μg/kg，ICU 镇静维持剂量为每小时 0.2～0.7 μg/kg。

【制剂与规格】 盐酸右美托咪定注射液：(1)1 ml：100 μg；(2)2 ml：200 μg。

第三节　局部麻醉药

局部麻醉药(简称局麻药)是一种能暂时、完全和可逆地阻滞神经传导功能的药物。局部麻醉是使用局麻药在身体的一定区域，通过可逆性地阻滞神经传导，产生感觉丧失和阻止肌肉活动。然而局部麻醉药的作用并不只限于局部，局麻药被吸收进入血液循环或直接注入血液循环时，可影响中枢神经系统、心血管系统及其他器官的功能，其影响的程度和性质取决于单位时间内进入血液循环的局麻药的剂量。局麻药按照它们是属于对氨苯甲酸还是苯胺的衍生物而分为酯类和酰胺类。属于酯类局麻药的有：普鲁卡因、氯普鲁卡因、丁卡因、可卡因等，目前临床上常用的是普鲁卡因和丁卡因；属于酰胺类的局麻药有：利多卡因、布比卡因、甲哌卡因、罗哌卡因等，目前临床上常用的有利多卡因、布比卡因和罗哌卡因。注射用局麻药临床使用概况见表 2-5。其有关药理学参数见表 2-6。

表 2-5　注射用局麻药临床使用概况

	局麻药	给药途径						
		硬脊膜外阻滞	蛛网膜下腔阻滞	浸润局麻	区域阻滞	静脉注射区域阻滞②	外周神经丛阻滞	眼球后阻滞
酯类	普鲁卡因	①	√	√	√		√	
	氯普鲁卡因	√		√		√	√	
	丁卡因	√	√		√		√	
酰胺类	利多卡因	√	√	√	√	√	√	√
	甲哌卡因	√		√	√	√	√	
	布比卡因	√	√	√	√		√	√
	依替卡因	√		√	√		√	
	罗哌卡因	√	√	√	√		√	
	丙胺卡因	√		√		√		

注：①超高浓度的药液才生效；②静脉注射区域阻滞指在双重止血带的下方静脉注射局麻药液，解开止血带时要防止骤然有大量的局麻药进入血流循环而致中毒。

表 2-6　常用局麻药的有关药理参数

局麻药		理化性质				相对药理特性[②]			半衰期 $t_{1/2}$(h)	致惊厥量(mg/kg)	相对毒性[②]	一次最大用量(mg)
		分子量	pK_a[①](25 ℃)	脂溶性(pH=7.4)	蛋白结合率(%)	强度	起效	时效				
酯类	普鲁卡因	236	8.9	0.6	5.8	1	1	1	0.1	19.2	1	1000
	氯普鲁因	271	9.0	0.14	—	4	0.8	0.75	0.1	22.8	1	1000
	丁卡因	264	8.5	80	70～76	16	2	8		2.5	10	100
酰胺类	利多卡因	234	7.9	2.9	58～75	4	0.8	1.5	1.6	6.4	2	400
	甲哌卡因	246	7.6	1.0	68～84	2	1	1.5	1.9	9.8	2	400
	布比卡因	288	8.1	28	88～96	8	0.6	8	2.7	1.6	5	200
	依替卡因	276	7.7	141	94	8	0.4	8	2.6	7	3.5	300
	丙胺卡因	220	7.7	0.8	55	3	1	1.5	1.6	6	—	600
	罗哌卡因	274	8.1	147	94	—	—	—	2.0	3.5	—	200

注：①pK_a为药液（水溶液）在离子与非离子各占一半时的 pH；②强度、起效、时效与相对毒性均以普鲁卡因为 1 时进行比较的结果。

盐酸普鲁卡因[药典(二);基;医保(甲)]

Procaine Hydrochloride

【适应证】 ①用于浸润麻醉、阻滞麻醉、腰椎麻醉、硬膜外麻醉及封闭疗法等。②静脉复合麻醉。

【药理】 (1)药效学　①局麻作用，本品为酯类局部麻药，能暂时阻断神经纤维的传导而具有麻醉作用。它对皮肤、黏膜穿透力弱，弥散性和通透性差，不适于表面麻醉；其盐酸盐在组织中被解离后释放出游离的普鲁卡因而发挥局部麻醉作用。②对中枢神经系统常规量呈抑制作用，过量则表现为兴奋。首先引起镇静、头晕、痛阈提高，继而引起眩晕、定向障碍、共济失调，中枢抑制继续加深，出现感觉迟钝、意识模糊，进而进入昏迷状态。剂量继续加大，可出现肌肉震颤、烦躁不安和惊厥等中枢兴奋的中毒症状。③小剂量有兴奋交感神经的作用，使心率加快、血压上升，剂量加大，由于心肌抑制，外周血管扩张、神经节轻度阻断而血压下降，心率增快。④本品抑制突触前膜乙酰胆碱释放，产生一定的神经肌肉阻断，可增强非去极化肌松药的作用，并直接抑制平滑肌，可解除平滑肌痉挛。

(2)药动学　本品进入体内吸收迅速，很快分布，维持药效约 30～60 分钟。大部分与血浆蛋白结合，并蓄积在骨骼肌、红细胞等组织内，当血浆浓度降低时再分布到全身。在血循环中大部分迅速被血浆中假性胆碱酯酶水解，生成对氨基苯甲酸和二乙氨基乙醇，前者 80%以原形和结合型排出，后者仅有 30%经肾脏排出，其余经肝酯酶水解，进一步降解后随尿排出。本品易透过血-脑屏障和胎盘。

【不良反应】 (1)神经毒性　分为兴奋型和抑制型。①兴奋型表现为精神紧张、好语多动、心率增快；较重时有呼吸急促、烦躁不安、血压升高、发绀，甚至肌肉震颤直至惊厥，最终导致呼吸、心跳停止。②抑制型表现为淡漠、嗜睡、意识消失；较重时有呼吸浅慢、间歇呼吸、脉搏徐缓、血压下降，最终导致心跳停止。

(2)本品可有高敏反应和过敏反应，个别患者可出现高铁血红蛋白症；剂量过大，吸收速度过快或误入血管可致中毒反应。

【禁忌证】 ①对本品过敏者禁用。②恶性高热、心肾功能不全、重症肌无力等患者禁用。

【注意事项】 (1)给药前必须作皮内过敏试验。

(2)一般不必加肾上腺素，如确要加入，应在临用时加用，且高血压患者应慎用。

(3)本品的毒性与给药途径、注射速度、药液浓度、注射部位、是否加入肾上腺素等有关。营养不良、饥饿状态更易出现毒性反应，应予减量。

(4)注射器械不可用碱性物质如肥皂、煤酚皂溶液等洗涤消毒，注射部位应避免接触碘，否则会引起普鲁卡因沉淀。

(5)本品忌与下列药品配伍：碳酸氢钠、巴比妥类、氨茶碱、硫酸镁、肝素钠、硝普钠、甘露醇、甲硫酸新斯的明、氢化可的松、地塞米松等。

【药物相互作用】 (1)可加强肌松药的作用。

(2)与其他局部麻醉药合用时应减量。

(3)本品可削弱磺胺类药物的药效，不宜同时应用磺胺类药物。本品可增强洋地黄类药物的作用，合用可导致其毒性反应。新斯的明等抗胆碱酯酶药物可干扰本品代谢，使本品毒性增强，忌联合应用。本品可加深麻醉性镇痛药对呼吸的抑制及致低血压的作用。

【给药说明】 (1)用药应个体化。

(2)用药前应询问过敏史。对过敏性体质患者应作皮肤试验。

(3)常用剂量也可发生毒性反应,所以应使用最低有效剂量。

(4)不能渗入皮肤黏膜,外用无效。

(5)药液用量应根据浓度调整。

【用法与用量】 (1)浸润局麻　用0.25%～0.5%溶液,一次量0.5～1.0g。

(2)外周神经(丛)阻滞　1.0%～2.0%溶液,总用量以1.0g为限。

(3)蛛网膜下隙阻滞　①限于会阴区时常用量为50～75mg(5%～7.5%溶液);②下肢,100mg(5%～7.5%溶液);③脊神经阻滞达肋缘,150～200mg(3%～5%溶液)。

(4)成人一次用量不得超过1.0g。过量中毒的症状如头昏、目眩、继之寒战、震颤、恐慌、多言,最后可致惊厥和昏迷。

【儿科用法与用量】 (1)浸润局麻　0.25%～0.5%溶液一次量0.5～1.0g。

(2)神经阻滞麻醉　1%～2%。

(3)硬膜外麻醉　2%～4%。

(4)腰麻　2.5%～5%。

【儿科注意事项】 可出现高敏反应和过敏反应。

【制剂与规格】 盐酸普鲁卡因注射液:(1)2ml:40mg;(2)10ml:100mg;(3)20ml:50mg;(4)20ml:100mg。

注射用盐酸普鲁卡因:(1)150mg;(2)1g。

盐酸氯普鲁卡因[医保(乙)]

Chloroprocaine Hydrochloride

【适应证】 局部浸润麻醉、周围神经阻滞麻醉、骶管和硬膜外麻醉。严格禁用于蛛网膜下隙阻滞麻醉。

【药理】 (1)药效学　酯类局麻药,与普鲁卡因相似。在血中被胆碱酯酶水解速度比普鲁卡因快4倍,故毒性低,起效快,只需6～12分钟,时效30～60分钟。

(2)药动学　肝或肾的疾病、加入肾上腺素、影响尿pH的因素、肾血流量、给药途径和患者的年龄,都能显著改变药代动力学参数。

【不良反应】 (1)单位时间内用药过量或意外血管内给药,可产生毒性反应。毒性反应主要影响神经系统、心血管系统及呼吸系统。可分为兴奋型与抑制型两种。兴奋型可出现精神紧张、多语好动、心率加快;较重时出现呼吸急促、烦躁不安、血压升高、发绀、肌肉震颤;严重者惊厥。可因呼吸肌痉挛而致呼吸停止。抑制型表现为神志淡漠、嗜睡;较重时呼吸慢、脉缓、血压下降;严重者心跳停止。特别注意此型易被误诊。

(2)本品可能有过敏反应。

(3)氯普鲁卡因注入蛛网膜下隙可能引起神经并发症,这与氯普鲁卡因药物本身无关,而与其溶液的保存剂及pH低有关。

【禁忌证】 对酯类局部麻醉药过敏者禁用。严格禁用于蛛网膜下隙阻滞麻醉。

【注意事项】 本品不适合于表面麻醉。

【药物相互作用】 参阅“盐酸普鲁卡因”。

【给药说明】 用药前应询问过敏史。

【用法与用量】 个体化用药。浸润麻醉:0.5%～1%溶液;硬膜外麻醉:2%溶液;臂丛神经阻滞麻醉:2%溶液。

【制剂与规格】 盐酸氯普鲁卡因注射液:(1)2ml:20mg;(2)2ml:40mg;(3)10ml:100mg;(4)10ml:200mg;(5)10ml:300mg;(6)20ml:400mg;(7)20ml:600mg。

注射用盐酸氯普鲁卡因:(1)0.1g;(2)0.5g。

盐酸丁卡因(盐酸地卡因)[药典(二)]

Tetracaine Hydrochloride

(Amethocaine Hydrochloride)

【适应证】 黏膜表面麻醉、神经阻滞麻醉、硬膜外麻醉和蛛网膜下隙麻醉。

【药理】 (1)药效学　长效的酯类局麻药。本品的脂溶性比普鲁卡因高,渗透力比普鲁卡因强,局麻作用及毒性较普鲁卡因大10倍。本品用于硬膜外麻醉,开始作用缓慢,大约10～15分钟发挥作用,维持2～3小时。用于蛛网膜下隙麻醉时,起效时间为1.5～2分钟。黏膜表面麻醉时作用迅速,1～3分钟起效,维持20～40分钟。

(2)药动学　本品进入血液后,大部分和血浆蛋白结合,蓄积于组织中,骨骼肌内蓄积量最大,当血浆内的浓度下降时又释放出来。本品大部分由血浆胆碱酯酶水解转化,经肝代谢为对氨基苯甲酸与二甲氨基乙醇,然后再降解或结合随尿排出。

【不良反应】 (1)毒性反应:本品药效强度为普鲁卡因的10倍,毒性也比普鲁卡因高10倍。对中枢神经可产生先兴奋后抑制的作用。表面麻醉有致意识淡漠、神志不清等中毒反应。

(2)滴眼麻醉可致过敏性休克。

(3)大剂量可致心脏传导系统抑制。

(4)喷喉可致口腔黏膜疱疹。

【禁忌证】 (1)对丁卡因过敏者禁用。

(2)禁用于浸润局麻、静脉注射和静脉滴注。

【注意事项】 (1)本品为酯类局麻药,与普鲁卡因可能有交叉过敏反应。

(2)对小儿、年老体弱、营养不良、饥饿状态易出现毒性反应,应减量。

(3)肝功能不全、血浆胆碱酯酶活动减弱时应减量。

(4)皮肤或黏膜表面损伤、感染严重的部位需慎用。

(5)注射部位不能遇碘,以防引起本品沉淀。本药为酸性,不得与碱性药物混合。

【药物相互作用】 (1)与其他局麻药合用时,有增强作用,本品应减量。

(2)本品加入肾上腺素可延长作用时间,但不适用于心脏病、高血压、甲亢、外周血管病等患者。

(3)本品可减弱磺胺类药物的作用不宜同时服用磺胺类药物。

【给药说明】 (1)本药一般不用于局部浸润麻醉。

(2)单独用 0.2%溶液,可用于颈丛神经阻滞,0.3%溶液可用于单次硬膜外阻滞,但起效慢,10~15 分钟后才能达峰值,目前单独临床应用不广。

(3)盐酸丁卡因溶液呈酸性,在 pH<5.2 时较稳定,与脑脊液接触,可出现浑浊,提示非离子状态的丁卡因增多,仅极轻度的乳化,无沉淀或晶体析出,为时短暂,未满 1 分钟,局麻效能不致有所减逊。

(4)盐酸丁卡因分子含有酯键结构,水溶液遇高温和碱液不稳定,为不稳定制剂,注射用盐酸丁卡因储存时间延长。

【用法与用量】 盐酸丁卡因粉针剂需加氯化钠注射液或灭菌注射用水溶解使用。药液浓度及用量按用途分别如下。

(1)硬膜外阻滞:常用浓度为 0.15%~0.3%溶液,与盐酸利多卡因合用,最高浓度为 0.3%,一次常用量为 40~50 mg,极量为 80 mg。

(2)蛛网膜下隙阻滞:常用其混合液(1%盐酸丁卡因 1 ml与 10%葡萄糖注射液 1 ml、3%盐酸麻黄素 1 ml 混合使用),一次常用量为 10 mg,15 mg为限量,20 mg 为极量。

(3)神经传导阻滞:常用浓度 0.1%~0.2%,一次常用量为 40~50 mg,极量为 100 mg。

(4)黏膜表面麻醉:常用浓度 1%,眼科用 1%等渗溶液,耳鼻喉科用 1%~2%溶液,一次限量为 40 mg。

【儿科用法与用量】 (1)眼科用　0.5%~1%溶液。

(2)耳鼻喉科用　1%~2%溶液。

(3)硬膜外麻醉用　0.25%溶液。

【儿科注意事项】 (1)毒性大,不宜注入体内。

(2)大剂量时可抑制心脏传导系统及中枢神经系统。

【制剂与规格】 盐酸丁卡因片:10 mg。

盐酸丁卡因注射液:(1)3 ml∶30 mg;(2)5 ml∶50 mg;(3)10 ml∶30 mg。

注射用盐酸丁卡因:(1)10 mg;(2)15 mg;(3)20 mg;(4)25 mg;(5)50 mg。

盐酸丁卡因外用溶液:0.5%~2.0%,成人可用棉花或纱布浸润后涂敷于咽喉、气管或食管等处,或作喷雾,以便于进行各项检查操作。每 1 ml 外用液中可加入肾上腺素 0.1 μg,使吸收减慢,以防逾量。

盐酸丁卡因眼膏:0.5%,涂于眼结膜。

盐酸丁卡因滴眼液:0.5%,等渗,滴入结膜囊。

盐酸丁卡因软膏剂:0.5%,外用,成人痔疮可涂敷于患处;皮肤病可涂擦于患处。成人 24 小时处方软膏以 38 mg 为限;小儿以 7.0 mg 为限。

盐酸丁卡因乳膏剂:1%,成人可用于痔疮或皮肤病。

盐酸丁卡因胶浆:1%,胃镜检查前,将本品 2 g 左右滴于患者舌根部,令患者做吞咽动作,立即起麻醉作用。

盐酸丁卡因凝胶:1.5 g∶70 mg。

盐酸可卡因[药典(二)]

Cocaine Hydrochloride

【适应证】 表面麻醉药。由于成瘾性强,现眼科偶用。

【药理】 为最早用于临床的酯类局麻药。黏膜穿透力最强,有局部血管收缩作用。

【禁忌证】 青光眼患者禁用。

【不良反应】 可引起急性横纹肌溶解、急性肾衰。用于眼科可致角膜上皮剥脱、浑浊和溃疡。

【用法与用量】 黏膜表面局麻,1%~10%溶液喷雾、涂抹或填塞,一次量以 30 mg 为限。

【制剂与规格】 原料药(1%~10%溶液喷雾、涂抹或填塞)。

盐酸利多卡因[药典(二);基;医保(甲、乙)]

Lidocaine Hydrochloride

【适应证】 ①主要用于浸润麻醉、硬膜外麻醉、表面麻醉(包括在胸腔镜检查或腹腔手术时的黏膜麻醉)

及神经传导阻滞。②室性心律失常。

【药理】 (1)药效学　中效酰胺类局麻药和Ⅰb类抗心律失常药。作为局麻药,麻醉强度大、起效快、弥散力强。局部麻醉作用较普鲁卡因强,维持时间比它长1倍,毒性也相应加大。此外,具有抗心律失常作用。

(2)药动学　注射给药组织分布快而广,能透过血-脑屏障和胎盘. 药物从局部消除约需2小时,加肾上腺素可延长其作用时间。大部分先经肝微粒酶降解为仍有局麻作用的脱乙基中间代谢物单乙基甘氨酰胺二甲苯,毒性增高,再经酰胺酶水解,经尿排出。约10%以原形排出,少量出现在胆汁中。

【不良反应】 (1)本品可作用于中枢神经系统,引起嗜睡、感觉异常、肌肉震颤、惊厥昏迷及呼吸抑制等不良反应。

(2)可引起低血压及心动过缓。血药浓度过高,可引起心房传导速度减慢、房室传导阻滞以及抑制心肌收缩力和心输出量下降。

【注意事项】 (1)防止误入血管,注意局麻药中毒症状的诊治。

(2)肝肾功能障碍、肝血流量减低、充血性心力衰竭、严重心肌受损、低血容量及休克等患者慎用。

(3)本品严格掌握浓度和用药总量,超量可引起惊厥及心跳骤停。

(4)其体内代谢较普鲁卡因慢,有蓄积作用,可引起中毒而发生惊厥。

【药物相互作用】 (1)常与长效局麻药合用,从而达到起效快、时效长的目的。

(2)可使神经-肌肉松弛药的作用增强。

(3)氨基糖苷类抗生素可增强本药的神经阻滞作用。

(4)巴比妥类药物可促进利多卡因代谢,两药合用可引起心动过缓,窦性停搏。

(5)与普鲁卡因胺合用,可产生一过性谵妄及幻觉,但不影响本品血药浓度。

(6)异丙基肾上腺素因增加肝血流量,可使本品的总清除率升高;去甲肾上腺素因减少肝血流量,可使本品总清除率下降。

(7)与下列药品有配伍禁忌:苯巴比妥,硫喷妥钠,硝普钠,甘露醇,两性霉素B,氨苄西林,美索比妥,磺胺嘧啶钠。

【给药说明】 (1)用量大,注射液中应加肾上腺素,使吸收减慢。

(2)由于个体间耐受差异大,应先以小量开始,无特殊情况才能给予常用量或足量。

(3)超量可引起惊厥及心脏骤停。

(4)药液中若加对羟基苯甲酸酯作为防腐剂者,不得用于神经阻滞或椎管内注射。

【用法与用量】 (1)麻醉用　成人常用量　①表面麻醉:2%~4%溶液一次不超过100 mg。②骶管阻滞:用1%溶液,以200 mg为限。③硬膜外阻滞:胸腰段用1.5%~2%溶液,250~300 mg。④浸润麻醉或静脉注射区域阻滞:用0.25%~0.5%溶液,50~300 mg。⑤外周神经阻滞:臂丛(单侧)用1.5%溶液,250~300 mg;牙科用2%溶液,20~100 mg;肋间神经(每支)用1%溶液30 mg,300 mg为限;宫颈旁浸润用0.5%~1%溶液,左右侧各100 mg;椎旁脊神经阻滞(每支)用1.0%溶液30~50 mg,300 mg为限;阴部神经用0.5%~1%溶液,左右侧各100 mg。⑥交感神经节阻滞:颈星状神经节用1.0%溶液50 mg;⑦一次限量:不加肾上腺一般不要超过200 mg(4 mg/kg),加肾上腺素为300~350 mg(6 mg/kg),静脉注射区域阻滞极量4 mg/kg。

(2)检查时外用　①常用2%盐酸利多卡因胶浆5~7 ml涂抹于食管、咽喉、气管或尿道等导管的外壁;尿道扩张术或膀胱镜检查时用量200~400 mg。②胃镜检查开始前口服,一般用量为2%溶液10~30 ml或4%溶液5~15 ml。③气雾剂或喷雾剂　2%~4%盐酸利多卡因气雾剂或喷雾剂供作内镜检查用,每次2%10~30 ml;4%5~15 ml。

【儿科用法与用量】 表面麻醉、神经阻滞麻醉及硬膜外麻醉　小儿常用量随个体而异,一次给药总量不得超过4.0~4.5 mg/kg,常用0.25%~0.5%溶液,特殊情况才用1.0%溶液。治疗心律失常:一次1~3 mg/kg。

【儿科注意事项】 (1)新生儿应用可引起中毒。

(2)早产儿较正常儿半衰期长(3.16小时:1.8小时),故应慎用。

【制剂与规格】 盐酸利多卡因注射液:(1)2 ml:4 mg;(2)2 ml:40 mg;(3)5 ml:50 mg;(4)5 ml:0.1 g;(5)10 ml:0.2 g;(6)20 ml:0.4 g。

盐酸利多卡因胶浆:(1)10 g:0.2 g;(2)20 g:0.4 g。

盐酸利多卡因气雾剂或喷雾剂:2%~4%。

碳酸利多卡因注射液[药典(二);基;医保(甲、乙)]

Lidocaine Carbonate Injection

本品为盐酸利多卡因与碳酸氢钠在CO_2饱和条件下制定的碳酸利多卡因灭菌水溶液,其中含碳酸利多卡因。

【适应证】 浸润麻醉、神经阻滞麻醉及硬膜外麻醉。

【药理】 (1)药效学　本品与盐酸利多卡因相比，起效较快，肌肉松弛较好，浸润麻醉和椎管麻醉作用为盐酸利多卡因的2倍，神经传导麻醉作用强度为盐酸利多卡因的6倍；毒性与盐酸利多卡因无显著性差异。

(2)药动学　药动学参数与盐酸利多卡因无显著性差异。本品为CO_2饱和条件下制成的注射液，在pH 7.2～7.7时，非离子成分较盐酸利多卡因者高，使在组织分布更快且广，致神经组织效应增强，本品注射后，15分钟血液内的药物浓度较盐酸利多卡因稍高，药物从局部消除约需2小时，加肾上腺素约可延长至4小时。大部分先经肝微粒酶降解为仍有局麻作用的脱乙基中间代谢物单乙基甘氨酰胺二甲苯，毒性增高，再经酰胺酶水解，经尿排出，少量出现在胆汁中。能透过血-脑屏障和胎盘屏障。

【不良反应】 本品可作用于中枢神经系统，引起嗜睡、感觉异常、肌肉震颤、惊厥昏迷及呼吸抑制等不良反应。用量过大或注射部位血管丰富，药物吸收过快或误入血管可引起中毒反应。血药浓度大于5 μg/ml时，早期表现为催眠、嗜睡、晕眩、寒战；超过7 μg/ml可引起肌颤和惊厥；超过10 μg/ml时心肌收缩显著抑制，可导致心动过缓、房室传导阻滞或心搏骤停。

【禁忌证】 对利多卡因及其他局部麻醉药过敏、预激综合征、严重的心脏传导阻滞(包括窦房、房室及心室内传导阻滞)、卟啉症、未经控制的癫痫患者、肝功能严重不全及休克患者禁用。

【注意事项】 (1)由于个体间耐受差异大，应先给小量，无特殊情况才给常用量或足量。

(2)本品扩散力强，一般不用于蛛网膜下隙阻滞。慎用于浸润麻醉。

(3)本品透过胎盘，且与胎儿蛋白结合高于成人，母亲用药后可导致胎儿心动过缓或过速，亦可导致新生儿高铁血红蛋白血症。妊娠期妇女及哺乳期妇女不宜使用。

【药物相互作用】【给药说明】 参阅“盐酸利多卡因”。

【用法与用量】 溶液应澄明，药液宜现用现抽，抽吸时尽量减少空气吸入，药液抽入注射器后直接使用。剩余溶液应弃去。①硬膜外阻滞：根据需要阻滞的节段数和患者情况调节用量。成人常用量为10～15 ml，极量20 ml。肝、心功能不全者用量酌减。②神经干(丛)阻滞：每次15 ml。

【儿科用法与用量】【儿科注意事项】 参阅“盐酸利多卡因”。

【制剂与规格】 碳酸利多卡因注射液(均按利多卡因计算)：(1)5 ml：86.5 mg；(2)10 ml：173 mg。

盐酸布比卡因(盐酸丁哌卡因)[药典(二)；基；医保(甲)]

Bupivacaine Hydrochloride

【适应证】 局部浸润麻醉、外周神经阻滞和椎管内阻滞。

【药理】 (1)药效学　①布比卡因属酰胺类局麻药，化学结构与利多卡因相似，局麻作用较利多卡因强4～5倍，作用持续时间长，可达5～10小时。弥散度与盐酸利多卡因相仿。②对β受体有明显的拮抗作用。无明显的快速耐受性。③对循环和呼吸的影响较小，对组织无刺激性，不产生高铁血红蛋白，常用量对心血管功能无影响，用量大时可致血压下降，心率减慢。④临床上常用的是左旋(S型)和右旋(R型)镜像体50：50组成的消旋混合物，而从消旋混合物中单独提取而制成的新型局麻药左旋布比卡因，对感觉与运动阻滞顺序不同，与消旋混合体相比，感觉阻滞的选择性及治疗指数明显提高，临床安全范围增大。

(2)药动学　给药5～10分钟作用开始，15～20分钟达高峰，维持3～6小时或更长时间。本品血浆蛋白结合率约95%。大部分经肝脏代谢后经肾脏排泄，仅约5%以原形随尿排出。妊娠期妇女体内的药物浓度为胎儿的4倍。

【不良反应】 (1)少数患者可出现头痛、恶心、呕吐、尿潴留及心率减慢等。

(2)过量或误入血管可产生严重的毒性反应，一旦发生心肌毒性几无复苏希望。巴比妥类及苯二氮䓬类药可降低毒性反应发生。

(3)眼科手术麻醉可致暂时性光感消失。

【禁忌证】 (1)对本品过敏者禁用。肝肾功能不全者禁用。

(2)美国FDA妊娠期药物安全性分级为肠道外给药C。

【注意事项】 (1)本品毒性较利多卡因大3～4倍，心脏毒性尤应注意，其引起循环衰竭和惊厥比值较小(CC/CNS=3.74±0.5)，心脏毒性症状出现较早，往往循环衰竭与惊厥同时发生，一旦心脏停搏，复苏甚为困难。

(2)12岁以下小儿慎用或禁用。

【药物相互作用】 (1)与碱性药物配伍会产生沉淀失去作用。

(2)与普萘洛尔合用时，本药清除率降低，引起毒性的危险性增加。

(3)与抗心律失常药合用时，心脏抑制的危险性增加。

【给药说明】 (1)起效较慢，持续时间长，毒性较利多卡因大3～4倍，无外用给药的制剂。

(2)用于外周神经阻滞、硬脊膜外阻滞和蛛网膜下隙阻滞，其他给药的方法或途径均应慎重，静脉注射区域阻滞禁用。

(3)药液入血流循环，尤其是由奇静脉而到达心脏，有心搏骤停致死的危险。

(4)硬膜外阻滞，采用0.25%～0.375%溶液，运动神经传导阻滞常不够完全，可用于镇痛或肌松要求不高的手术；0.5%溶液，可阻滞感觉和运动神经的冲动传递；0.75%溶液，运动神经的阻滞完全，肌松作用满意。采用硬脊膜外阻滞进行剖宫产，药液浓度不得高于0.5%。

【用法与用量】 成人 ①臂丛神经阻滞，0.375%溶液，20 ml。②骶管阻滞，0.25%溶液，15～30 ml，或0.5%溶液，15～20 ml。③硬脊膜外阻滞时，0.25%～0.375%溶液，10～20 ml可用于镇痛；0.5%溶液，10～20 ml，可用于一般的下腹部手术；0.75%溶液，10～20 ml用于中上腹部手术。每隔3小时可酌情重复给药，用量为上述初量的一半。④局部浸润，总用量以175～200 mg(0.25%)为限，24小时内分次给药，一日极量为400 mg。⑤交感神经节阻滞的总用量50～125 mg(0.25%)。⑥蛛网膜下隙阻滞，常用量5～15 mg，可加10%葡萄糖制成重比重液或用脑脊液稀释成近似等比重液。

【制剂与规格】 盐酸布比卡因注射液：(1)5 ml：25 mg；(2)5 ml：37.5 mg。

盐酸左布比卡因[医保(乙)]

Levobupivacaine Hydrochloride

【适应证】 浸润麻醉，外周神经阻滞和硬膜外腔阻滞麻醉。

【药理】 (1)药效学 酰胺类局麻药，对感觉与运动阻滞顺序不同，与消旋混合体相比，感觉阻滞的选择性及治疗指数明显提高，临床安全范围增大。

(2)药动学 硬膜外给药后约30分钟血药浓度达峰值，在血药浓度为0.1～1 μg/ml时，约有97%与血浆蛋白结合。在血药浓度为0.1～0.1 μg/ml与人的血细胞结合为0～2%，10 μg、ml时与血细胞结合增加32%。左布比卡因在肝脏代谢降解，在尿、便中难以查到原形药物。血浆清除率为39 L/h，$t_{1/2\beta}$1.3小时。

【不良反应】 低血压、恶心、术后疼痛、发热、呕吐、贫血、瘙痒、疼痛、头痛、便秘、眩晕、胎儿窘迫等，可见哮喘、水肿、少动症，不随意肌收缩，痉挛，震颤、晕厥、心律失常、期前收缩、房颤、心搏停止、肠梗阻、胆红素升高、意识模糊、窒息、支气管痉挛、呼吸困难、肺水肿、呼吸功能不全、多汗、皮肤变色等。

【禁忌证】 (1)肝、肾功能严重不全、低蛋白血症、对本品过敏者或对酰胺类局麻药过敏者禁用。

(2)若本品与盐酸肾上腺素混合使用时，禁用于毒性甲状腺肿，严重心脏病或服用三环抗抑郁药等患者。

(3)不用于蛛网膜下隙阻滞。

(4)不用于12岁以下小儿。

(5)不用于产科子宫旁组织的阻滞麻醉。

【注意事项】 (1)使用时不得过量，过量可导致低血压、抽搐、心搏骤停、呼吸抑制或惊厥。

(2)如果出现严重低血压或心动缓，可静脉注射麻黄碱或阿托品。

(3)如果出现肌肉震颤、痉挛可给予巴比妥类药物。

(4)给予局部麻醉注射液后须密切观察心血管、呼吸的变化和患者的意识状态，患者出现下列症状可能是中毒迹象：躁动不安、焦虑、语无伦次、口唇麻木与麻刺感，金属异味、耳鸣、头晕、视物模糊、肌肉震颤、抑郁或嗜睡。

(5)给予这类药物特别是多剂量给药时，对有肝疾病的患者须慎重。

(6)本品不宜静脉内注射用药，所以在注射给药中，回抽吸血液以确认不是血管内注射是必须的。

【用法与用量】 成人 用于神经阻滞或浸润麻醉，一次最大剂量是150 mg。外科硬膜外腔阻滞麻醉，0.5%～0.75%溶液，10～20 ml。

【制剂与规格】 盐酸左布比卡因注射液：5 ml：37.5 mg。

盐酸甲哌卡因

Mepivacaine Hydrochloride

【适应证】 用于腹部手术、四肢及会阴部手术的麻醉。

【药理】 酰胺类局麻药，局部麻醉效能强，作用较迅速、持久，毒性及不良反应较小，且不扩张血管，使用时可不加肾上腺素。在肝内代谢，用量的1%～6%以原形随尿排出。

【不良反应】 参阅“盐酸利多卡因”。

【禁忌证】 对本药或酰胺类麻醉药过敏者禁用，妊娠期妇女禁用。

【注意事项】 与利多卡因比，其血内浓度要高

50%,故不适用于产科麻醉。

【药物相互作用】【给药说明】 参阅"盐酸利多卡因"。

【用法与用量】 用于局部浸润麻醉浓度为0.25%～0.5%,用于神经阻滞麻醉浓度为1%～2%,用于硬膜外腔阻滞麻醉浓度为1.5%～2%。

【制剂与规格】 盐酸甲哌卡因注射液:20 ml∶400 mg。

盐酸甲哌卡因/肾上腺素注射液:1.8 ml。

盐酸丙胺卡因

Prilocaine Hydrochloride

【适应证】 硬膜外麻醉、阻滞麻醉和浸润麻醉等。

【药理】 酰胺类局麻药,作用与利多卡因相仿,但持续时间较长,无血管扩张作用,毒性较小,蓄积性也较小。有相当一部分在肺内代谢或分离,在体内被肝脏快速降解代谢,毒性低于利多卡因。

【不良反应】 当剂量超过600 mg时,代谢产生的邻甲苯胺,可将血红蛋白还原为高铁血红蛋白,且血中高铁血红蛋白超过1.5 g/100 ml时,临床上可出现青紫、血红蛋白尿等并发症。一旦发生,予以1 mg/kg亚甲蓝可有效治疗高铁血红蛋白血症。

【禁忌证】 贫血、先天性或自发性变性血红蛋白病患者禁用。

【注意事项】 (1)目前临床上已不常用,主要局限用于局部浸润麻醉及局部静脉麻醉。

(2)妊娠期妇女慎用。

【药物相互作用】 对正在接受能引起高铁血红蛋白血症的其他药物治疗(如磺胺类药)的患者,本药可加重高铁血红蛋白的形成。参阅"盐酸利多卡因"。

【给药说明】 一次最大量为600 mg。

【用法与用量】 浸润麻醉用1%溶液;各种神经阻滞或硬膜外麻醉用2%或3%溶液。

【制剂与规格】 盐酸丙胺卡因注射液:20 ml∶400 mg。

盐酸依替卡因

Etidocaine Hydrochloride

【适应证】 浸润麻醉,神经阻滞及硬膜外阻滞。

【药理】 (1)药效学　胺类局麻药,起效迅速,给药后2～4分钟起效,持续时间较布比卡因稍长,其局麻作用与布比卡因相似。作用强度为利多卡因的4倍,毒性与利多卡因相似。对运动神经阻滞作用强,且作用先于感觉神经。与肾上腺素伍用,其局部麻醉作用既可加强又可延长。

(2)药动学　本品为利多卡因的衍生物,即在利多卡因的结构上加一个甲基和乙基,因此使其蛋白结合率增加50%,脂溶性也增加50%。

【不良反应】【禁忌证】【注意事项】【药物相互作用】【给药说明】 参阅"盐酸利多卡因"。

【用法与用量】 用于神经阻滞浓度为0.5%,用于硬膜外阻滞浓度为0.5%～1.0%,一次用量可达300 mg。

【制剂与规格】 盐酸依替卡因注射液:30 ml∶300 mg。

盐酸罗哌卡因[药典(二);医保(乙)]

Ropivacaine Hydrochloride

【适应证】 ①外科手术麻醉:硬膜外麻醉,蛛网膜下隙麻醉,区域神经阻滞。②急性疼痛控制:持续硬膜外滴注或间歇性单次用药(如术后或分娩疼痛),也可行外周神经阻滞进行镇痛。

【药理】 罗哌卡因是第一个纯左旋体长效酰胺类局麻药,有麻醉和镇痛双重效应,大剂量可产生外科麻醉,小剂量时则产生感觉阻滞(镇痛)仅伴有局限的非进行性运动神经阻滞。加用肾上腺素不改变罗哌卡因的阻滞强度和持续时间。罗哌卡因通过阻断钠离子流入神经纤维细胞膜内,对沿神经纤维的冲动传导产生可逆性的阻滞。

【不良反应】 参阅"盐酸利多卡因"。

【禁忌证】 对本品过敏者禁用,肝肾功能不全者禁用。

【注意事项】 (1)对于有二度或三度房室传导阻滞的患者要谨慎。对于老年患者和伴有严重肝病、严重肾功能损害或全身状况不佳的患者,要特别注意。

(2)盐酸罗哌卡因注射液可能具有生卟啉作用,仅当无更安全的替代药物时,才应用于急性卟啉症患者。

(3)对子宫胎盘血流无影响。

【药物相互作用】 参阅"盐酸利多卡因"。

【给药说明】 (1)对运动神经阻滞程度与持续时间均不及布比卡因。

(2)产生运动神经阻滞和感觉神经阻滞分离的程度大于布比卡因。

(3)有血管收缩作用,药液中无需加肾上腺素。

【用法与用量】 (1)用于硬膜外阻滞麻醉,包括骨科、妇科、泌尿科等下腹部及下肢手术,常用浓度为

0.5%～1%。剖宫产手术硬膜外麻醉罗哌卡因浓度不应高于0.75%。

(2)用于手术后镇痛及分娩镇痛，常用浓度为0.125%～0.2%。

(3)用于外周神经阻滞麻醉，浓度越高，剂量越大，起效越快，常用浓度为0.4%～0.5%。

【制剂与规格】 盐酸罗哌卡因注射液：(1)10 ml∶20 mg；(2)10 ml∶50 mg；(3)10 ml∶75 mg；(4)10 ml∶100 mg。

苯佐卡因[药典(二)]

Benzocaine

【适应证】 用于创面、溃疡面及痔疮的镇痛。

【药理】 苯佐卡因局部使用作用于皮肤、黏膜的神经组织，阻断神经冲动的传导，使各种感觉暂时丧失，麻痹感觉神经末梢而产生止痛、止痒作用。本品局部麻醉作用较普鲁卡因弱，外用可缓慢吸收，作用持久，有止痛、止痒作用。本品毒性仅为可卡因的1/20～1/160。

【不良反应】 偶见皮肤刺激如烧灼感，或过敏反应如皮疹、瘙痒等。

【禁忌证】 6个月以下婴儿禁用。

【注意事项】 (1)本品仅限于皮肤表面使用，不宜大面积使用。避免接触眼睛和其他黏膜(如口、鼻等)。

(2)本品与普鲁卡因、丁卡因等内用及外用制剂有交叉过敏反应，对此类药物过敏者慎用。

(3)连续使用不超过7日。

(4)本品可引起高铁血红蛋白血症。如果出现高铁血红蛋白血症的体征和症状，如皮肤、口唇黏膜、甲床青紫，呼吸急促、心率加快、乏力、意识错乱、头痛、头晕等，请及时就医。

(5)含苯佐卡因的所有局部外用药不应用于2岁及2岁以下儿童患者，特殊情况经充分权衡利弊后在专业医师建议和指导下才可使用。

【给药说明】 (1)水溶性差，作用于局部敷药处，吸收极微。

(2)小儿慎用大剂量，有导致正铁血红蛋白血症的危险。

【用法与用量】 (1)含服　一片6 mg，一次1片，一日4次。

(2)耳部用20%混悬液：成人一次可用4～5滴，滴入外耳道，按需1～2小时可重复给药，小儿不用。

(3)5%、20%软膏剂：成人用于痔疮，涂敷患处，早、晚和便后各1次，小儿不用。

(4)20%气雾液：用于皮肤或黏膜部位，可按需反复给药，小儿不用。

(5)20%凝胶：主要用于口腔内牙龈患处，小儿用的凝胶为5%。

(6)10%～20%喷雾液：喷于患处，按需重复，小儿慎用。

【制剂与规格】 苯佐卡因含片：6 mg。

苯佐卡因混悬液：20%。

苯佐卡因软膏剂：(1)5%；(2)20%。

苯佐卡因气雾液：20%。

苯佐卡因凝胶：(1)5%；(2)20%。

苯佐卡因喷雾液：10%～20%。

氯己定苯佐卡因含片：盐酸氯己定5 mg，苯佐卡因0.5 mg。

水杨酸苯佐卡因软膏：水杨酸5%，苯佐卡因5%。

盐酸达克罗宁[医保(乙)]

Dyclonine Hydrochloride

【适应证】 喉镜、气管镜、膀胱镜检查前的准备以及烧伤、擦伤、痒疹、虫咬伤、痔瘘、溃疡、压疮等止痛止痒。

【药理】 ①能阻断各种神经冲动或刺激的传导，抑制触觉、压觉和痛觉，对皮肤有止痛、止痒及杀菌作用，作用迅速而持久，作用强度和维持时间与普鲁卡因近似，毒性小，滴入结膜不引起瞳孔缩小或扩大。②既非酯类，又非酰胺类局麻药，能溶于水，穿透力强，可作表面麻醉，可通过皮肤及黏膜吸收。

【不良反应】 可能有轻度刺激或刺痛，敏感者罕见，低毒，变态反应亦少见，可见有荨麻疹，肿胀和水肿等不良反应。

【禁忌证】 对本品有药物过敏史者禁用。

【注意事项】 (1)皮下注射有局部刺激性，故不宜作浸润麻醉。

(2)超剂量的达克罗宁或迅速吸收可能带来全身毒性反应包括中枢神经系统的不良反应。中枢神经系统的不良反应可包括兴奋和抑制，神经质，头晕，视物模糊，昏睡，震颤等，甚至心跳、脉搏停止。

(3)本品对妊娠期妇女及胎儿的安全性未明。

【用法与用量】 外用　用于胃镜检查时将本品振摇，8～10 ml含于咽喉部，片刻后慢慢吞下，约10～15分钟后可行胃镜检查。

【制剂与规格】 盐酸达克罗宁胶囊：10 ml∶0.1 g。

第四节　骨骼肌松弛药

骨骼肌松弛药（简称肌松药），通过竞争或替代乙酰胆碱，作用于骨骼肌运动终板乙酰胆碱受体，阻断了运动神经与骨骼肌的正常传导，使骨骼肌暂时松弛失去收缩力。

根据肌松药对神经肌肉结合部神经冲动传导干扰方式的不同，将肌松药分为去极化肌松药和非去极化肌松药。去极化肌松药分子结构与乙酰胆碱相似，它能够与运动终板乙酰胆碱受体结合，引起运动终板短暂去极化，使运动终板暂时丧失对乙酰胆碱的正常反应，肌肉处于松弛状态。随着药物分子逐渐与受体解离，运动终板恢复正常的极化状态，神经肌肉的传导功能恢复正常。属于此类药有琥珀胆碱。

非去极化肌松药与运动终板乙酰胆碱受体结合后，不改变运动终板的膜电位，而是妨碍乙酰胆碱与其受体的结合，使肌肉松弛。非去极化肌松药与乙酰胆碱竞争受体，遵循质量作用定律，给予胆碱酯酶抑制剂后，乙酰胆碱的分解减慢，有更多的乙酰胆碱分子与非去极化肌松药分子竞争受体，从而能够拮抗非去极化肌松药的阻滞作用，恢复正常的神经肌肉传导。属于此类的药物有维库溴铵、阿曲库铵、顺阿曲库铵、罗库溴铵、米库氯铵和哌库溴铵等。

根据化学结构肌松药可分为苄异喹啉类及甾类。阿曲库铵、顺阿曲库铵和米库氯铵属苄异喹啉类；维库溴铵、罗库溴铵和哌库溴铵属甾类。

临床上常用的几种肌松药见表 2-7 和表 2-8。

常用骨骼肌松弛药的不良反应见表 2-9 所示。

表 2-7　常用骨骼肌松弛药的药动学比较

肌松药（未注明的均为静脉注射）		蛋白结合	代谢	半衰期(h)	血药浓度峰值出现时间(min)	作用持续时间(min)（自减效至失效）	排泄
去极化	氯化琥珀胆碱	不明	血浆胆碱酯酶（快）	不明	1.0	4～10	肾 10%
非去极化	阿曲库铵	大量	无需酶①	20 分钟	2～2.5	20～70	肾与胆汁<10%
	泮库溴铵	29%		2	4.5	60	
	维库溴铵	大量、中等	肝	1.2	3～5	25～65	胆汁 80%
	哌库溴铵	2%		2.0	3	64	肾，近 100%
	罗库溴铵		肝		1～1.5	45	肾，近 100%
	米库氯铵		酯酶水解	2 分钟	2.5～2.8	20～25	
	顺阿曲库铵		无需酶①		2.3	45～75	肾脏与胆汁<10%

注：①阿曲库铵进入体内后，在正常体液的 pH 下，无需酯酶即自行降解，化学上称此为 Hofmann 反应。

表 2-8　骨骼肌松弛药临床药理学比较①

肌松药	ED_{95}②（静脉注射，mg/kg）	插管量③（静脉注射，mg/kg）	起效时间(min)	效能比	25%恢复时间(min)
氯化琥珀胆碱	0.5	1～2	1		5～10
泮库溴铵	0.07	0.08～0.1	3～5	1	80～100
维库溴铵	0.06	0.1～0.12	2～3	1.2	25～30
阿曲库铵	0.25	0.5～0.6	2～3	0.28	25～30
顺阿曲库铵	0.05	0.1	2.25～2.5	1.4	45
哌库溴铵	0.05	0.1	3～5	1.4	95
罗库溴铵	0.3	0.6	1～1.25	0.23	33
米库氯铵	0.08	0.16	2.5～2.8	0.88	16

注：①所有剂量是在 N_2O 镇痛麻醉时用量；②肌松满足外科需要；③吸入全麻药可使肌松药增效，通常氟烷可使肌松药用量降低 40%，恩氟烷、异氟烷可使肌松药用量降低 50%～60%。

表 2-9　常用骨骼肌松弛药的不良反应

药物	组胺释放①	神经节作用	解除迷走神经作用	交感刺激作用
氯化琥珀胆碱	+	刺激	—	—
泮库溴铵	—	—	+	+
维库溴铵	—	—	—	—
阿曲库铵	+②	—	—	—
顺阿曲库铵	—	—	—	—
哌库溴铵	—	—	—	—
罗库溴铵	—	—	—	—
米库氯铵	+	—	—	—

注:一代表无作用;+代表有作用。①组胺释放与用药量和速度有关,减慢注速可减少释放;②用量>0.5 mg/kg 时。

氯化筒箭毒碱[药典(二)]

Tubocurarine Chloride

【适应证】 ①主要用作麻醉辅助剂,与麻醉剂并用,使浅麻醉即可获得外科手术所要求的肌内松弛程度;②亦常用于减轻和抑制各种痉挛,如破伤风、士的宁及精神病休克疗法时的痉挛等。

【药理】 (1)药效学　氯化筒毒碱是从箭毒中提出的生物碱,为非极化类肌肉松弛药。能与运动终板膜的胆膜所起的去极化作用,从而使骨骼肌松弛。此外还有阻断神经节的组胺释放作用,产生暂时性血压下降,心率减慢和支气管痉挛等。

(2)药动学　口服难吸收,需静脉给药。人体一次给药后几小时内,药物 1/3 原形随尿排出,胆汁中也出现少量。给一次量后,由于缓慢的重新分布,血浆中的浓度下降,即使是肾衰的患者也是如此。对肾功能不全的患者多次给药,可能发生蓄积作用。通过胎盘进入胎儿体内甚微。

【不良反应】 (1)主要不良反应是呼吸抑制和导致缺氧,可给氧气并做人工呼吸,或同时注射新斯的明或依酚氯铵对抗之。

(2)大剂量可引导起血压下降和虚脱。

(3)10 岁以下儿童对本品的耐受性个体差异大、高敏反应多、剂量不易调节。

【禁忌证】 重症肌无力者慎用或禁用。

【注意事项】 (1)有哮喘病史和严重休克者慎用。

(2)肾功能不全者,作用时间延长,用量也需酌减。

(3)其神经-肌肉阻断可为抗胆碱酯药如新斯的明等所拮抗。

(4)虽对心脏无直接作用,但由于广泛的肌肉松弛,导致静脉回流被抑制,小动脉平滑肌因抑制而松弛,还可以促进组胺释放,这些因素均可导致末梢循环障碍或引起低血压。

(5)呼吸系统功能障碍和肌肉萎缩的患者使用氯化筒箭毒碱时要慎重。

(6)脱水、电解质紊乱时,可使其作用增加。

(7)分娩时或分娩临近时反复大量使用可诱发新生儿肌无力或呼吸微弱,应慎用。

【药物相互作用】 不能与溴化六季铵或樟脑磺酸替奥芬同时使用;乙醚、氟烷等能增加氯化筒箭毒碱的肌松效能,如合用时用量要减半或更多。

【给药说明】 (1)常用于维持较长时间(>30 分钟)的肌松。

(2)能解除肌肉成束收缩、强直、阵挛或惊厥,也便于机械呼吸的顺利进行。

(3)静脉注射宜缓慢,注入太快则组胺释放多,可导致低血压或(和)通气不足,甚至支气管痉挛。

(4)肌内注射后吸收缓慢而且不规则,非不得已勿用。

(5)肌松时应进行机械通气,因已有新一代肌松药,目前已不用。

【用法与用量】 成人　①手术中维持肌松:先静脉注射 10～15 mg(0.2～0.3 mg/kg),如肌松不佳,3～5 分钟后再追加 5 mg(0.08 mg/kg),以后每隔 60～90 分钟追加一次,每次以 5 mg 为宜。②电休克:按体重 0.15 mg/kg,30～90 秒内静脉注射,即可控制肌强直,一般先用3 mg作试探。③用于重症肌无力的确诊:静脉注射,按体重4～33 μg/kg,阳性反应时常在 2～3 分钟即需静脉注射新斯的明拮抗,新斯的明的成人常用量为 1.5 mg。

【儿科用法与用量】 小儿按千克体重剂量比成人大,新生儿和满 4 周后初量静脉注射,按体重 0.25～0.5 mg/kg,维持量为初量的 1/5～1/6。幼儿和儿童的剂量为 0.5 mg/kg,小儿自主呼吸的恢复也比成人快。

【制剂与规格】 氯化筒箭毒碱注射液:(1)1 ml∶10 mg;(2)1.5 ml∶15 mg;(3)1 ml∶15 mg。

注:过去用药曾以国际单位计算,100 IU 等于 15 mg。

氯化琥珀胆碱[药典(二);基;医保(甲)]

Suxamethonium Chloride

【适应证】 用于需快速气管内插管及困难插管的全麻诱导,为速效肌松药。

【药理】 (1)药效学　与突触后膜烟碱样受体结合后,使运动终板产生短暂持续的去极化,对乙酰胆碱失去反应,引起骨骼肌松弛。进入体内能迅速被血中假性胆碱酯酶水解,其中间代谢物琥珀酰单胆碱的肌松作用很弱。静脉注射后先引起短暂的肌束震颤,从眉际和上眼睑等小肌肉开始,经肩胛和胸大肌,至上、下肢,肌松作用 60～90 秒起效,维持 10 分钟左右。重复静脉注射或持续滴注可使作用延长。大剂量或重复注射可致心率减慢,也可出现如房室交界区性心律和期前收缩等心律失常,组胺释放出现支气管痉挛或过敏性休克。剂量超过 1 g,易发生脱敏感阻滞,使肌力恢复延迟。

(2)药动学　静脉注射后,即被血液和肝中的丁酰胆碱酯酶(假性胆碱酯酶)水解,先分解成琥珀酰单胆碱,再缓慢分解为琥珀酸和胆碱,成为无肌松作用的代谢物,只有 10%～15%的药量到达作用部位。约 2%以原形,其余以代谢物的形式从尿液中排泄。半衰期为 2～4分钟。

【不良反应】 (1)高钾血症　本品引起肌纤维去极化时使细胞内 K^+ 迅速流至细胞外。正常人血钾上升 0.2～0.5 mmol/L;严重烧伤、大面积软组织损伤、截瘫及偏瘫等,在本品作用下可引起异常的大量 K^+ 外流致高钾血症,产生严重室性心律失常甚至心搏停止。

(2)心脏作用　本品的拟乙酰胆碱作用可引起心动过缓、心律失常和心搏骤停,尤其是重复大剂量给药最易发生。

(3)眼内压升高　本品引起眼外肌痉挛性收缩以致眼压升高。

(4)胃内压升高　最高可达 40cmH_2O,但由于其起效迅速,在由助手配合压迫环状软骨的情况下,仍是饱胃患者快速顺序诱导的首选肌松药。

(5)恶性高热　多见于与氟烷合用的患者,也多发生于小儿。

(6)术后肌痛　给药后卧床休息者肌痛轻而少,1～2 天内即起床活动者肌痛重而多。

(7)肌强直给药后可能导致肌张力增强,以胸大肌最为明显,其次是腹肌,严重时波及肱二头肌和股四头肌等。这时不仅机体总的氧耗量加大,而且足以引起胃内压甚至颅内压显著升高。

【禁忌证】 (1)脑出血、青光眼、视网膜剥离、白内障摘除术、低血浆假性胆碱酯酶、严重创伤和大面积烧伤、上运动神经元损伤及高钾血症患者禁用。

(2)禁忌在患者清醒状态下给药。

(3)已知或怀疑为恶性高热的遗传性易感者禁用。

(4)美国 FDA 妊娠期药物安全性分级为肠道外给药 C。

【注意事项】 (1)不具备控制或辅助呼吸条件时,严禁使用。

(2)使用抗胆碱酯酶药者慎用。

(3)严重肝功能不全、营养不良、晚期癌症、严重贫血、年老体弱、严重电解质紊乱等患者慎用。

(4)接触有机磷农药患者,已证明无血浆胆碱酯酶减少或抑制者,方能使用至足量。

(5)出现长时间呼吸停止,必须辅助呼吸,亦可输新鲜血浆,注射冻干血浆,但不可用新斯的明。

【药物相互作用】 (1)本品在碱性溶液中分解,故不宜与硫喷妥钠混合注射。

(2)下列药物可降低假性胆碱酯酶活性,而增强本品的作用:①抗胆碱酯酶药;②环磷酰胺、氮芥、塞替派等抗肿瘤药;③普鲁卡因等局麻药;④单胺氧化酶抑制药、雌激素等。

(3)与下列药物合用也须谨慎:如吩噻嗪类、普鲁卡因胺、奎尼丁、卡那霉素、多黏菌素 B、新霉素等有去极化型肌松作用,能增强本品作用。

【给药说明】 (1)属去极化肌松药,血浆胆碱酯酶能使之迅速水解而失效,没有特殊拮抗药。

(2)用于快速气管插管和困难插管,小量可解除电休克时肌强直。

(3)静脉注射最常用,深部肌内注射可用于小儿。

(4)给药前先用小剂量的非去极化肌松药,能消除本品的肌肉成束收缩,又可使小儿的肌球蛋白血症或(和)肌球蛋白尿的发生率降低。

(5)麻醉前用药,适量的阿托品或东莨菪碱可避免本品促使唾液分泌过多。小儿反复给药后可通过迷走神经作用引起心脏暂时的窦性停搏(P 波消失),事先用阿托品即可防止。

(6)反复给药,总用量超过 500～600 mg,即可呈现快速耐药性。

(7)本品诱发恶性高热的危险在小儿远比成人高。

【用法与用量】 静脉注射　成人　①气管插管,按体重静脉注射 1～1.5 mg/kg,最大 2 mg/kg;②电休克时肌强直，静脉注射 10～30 mg 即能防治，但应有人工通气装备。

【儿科用法与用量】 静脉注射 一次 1～2 mg/kg，维持量浓度 0.1%～0.2%，一分钟 2.5 mg。

【儿科注意事项】 (1)静脉注射最常用，深部肌内注射可用于小儿。

(2)本品诱发恶性高热的危险在小儿远比成人高。

(3)可引起高钾血症、心动过缓、胃内压升高等。

【制剂与规格】 氯化琥珀胆碱注射液：(1)1 ml ∶ 50 mg；(2)2 ml ∶ 100 mg。

泮库溴铵(潘库溴铵)[医保(乙)]

Pancuronium Bromide

【适应证】 用于全身麻醉气管插管和术中肌松的维持以及机械通气治疗时的控制呼吸，亦可用于破伤风等惊厥性疾病制止肌肉痉挛。

【药理】 (1)药效学 为长效非去极化型肌松药。静脉注射后起效快，1 分钟出现肌松，2～3 分钟达高峰，持续约 40～60 分钟。

(2)药动学 在体内 20%经肝代谢，40%由肾排出，40%由胆汁排泄。

【不良反应】 有轻度迷走神经阻滞作用及交感兴奋作用，可引起剂量相关的心率增快、血压升高。

【禁忌证】 (1)对溴离子过敏者禁用。

(2)美国 FDA 妊娠期药物安全性分级为肠道外给药 C。

【注意事项】 重症肌无力者，肝、肾功能障碍者及妊娠期妇女分娩时慎用。对儿童应小心使用。肾、肝功能不全患者，其消除时间延迟。

【药物相互作用】 与挥发性麻醉药合用时应酌减剂量。

【给药说明】 (1)属非去极化肌松药，其肌松作用可被胆碱酯酶抑制剂拮抗。

(2)中长时效肌松药，肌松作用较强。

(3)临床剂量无神经节阻断作用，也不释放组胺，不引起低血压。

【用法与用量】 静脉注射 成人 ①气管插管，0.08～0.10 mg/kg，3～5 分钟内达插管条件；②琥珀胆碱插管后及手术之初剂量 0.04～0.06 mg/kg；③肌松维持剂量 0.01～0.02 mg/kg。

【儿科用法与用量】 (1)静脉注射 一次 0.06～0.1 mg/kg。

(2)新生儿 静脉注射 一次 0.02～0.05 mg/kg。

(3)维持量 一分钟 0.5～1.5 μg/kg。

【儿科注意事项】 对新生儿、未成熟儿作用时间长达 60～120 分钟，使用时警惕过量。

【制剂与规格】 泮库溴铵注射液：(1)2 ml ∶ 4 mg；(2)5 ml ∶ 10 mg；(3)10 ml ∶ 10 mg。

阿曲库铵[药典(二)；医保(甲)]

Atracurium

【适应证】 全身麻醉提供肌松以利于完成气管内插管和维持术中肌松，以便于手术操作和机械通气。最适用于肝肾功能不全、黄疸患者和门诊手术。

【药理】 (1)药效学 是一合成双季铵酯型的苄异喹啉化合物，为中时效非去极化型肌松药。静脉注射后 1～2 分钟显效，3～5 分钟肌松作用达高峰，作用时间可维持 25 分钟。常用剂量不影响心、肝、肾功能，亦无明显的神经节阻断作用，不产生心动过缓等迷走神经兴奋的症状，组胺释放的作用较小。

(2)药动学 其消除途径是通过 Hofmann 降解(约占 45%，Hofmann 降解是在生理 pH 及温度下季铵类自发水解而消除)和被血浆中丁酰胆碱酯酶(假性胆碱酯酶)水解，代谢物无活性。与血浆蛋白结合率约为 80%。主要代谢物从尿液及胆汁中排泄，半衰期约 20 分钟。消除的两种途径皆不依赖于肝肾功能，故适用于肝肾功能不全者。

【不良反应】 快速静脉注射大剂量(>0.5 mg/kg)因组胺释放可引起低血压和心动过速，还可能引起支气管痉挛。

【禁忌证】 (1)对阿曲库铵过敏患者禁用。

(2)美国 FDA 妊娠期药物安全性分级为肠道外给药 C。

【注意事项】 (1)只能静脉注射。肌内注射可引起肌肉组织坏死。

(2)阿曲库铵在体内经 Hofmann 消除可产生致癫痫样代谢产物洛丹诺新，动物研究表明其引起抽搐的剂量远大于临床常用的剂量，即使长期应用阿曲库铵于多脏器功能衰竭患者，也未有神经毒性并发症报道。

(3)治疗剂量时不影响心、肝、肾功能。无蓄积性。

(4)用于危重患者抢救，保持轻度肌松，配合呼吸机治疗，但持续时间不宜超过 1 周。

(5)患神经肌肉疾病、严重电解质紊乱慎用。

(6)本品须冷藏，以免发生 Hofmann 降解。

(7)妊娠期妇女慎用。

【药物相互作用】 (1)不宜与硫喷妥钠等碱性药物混合应用。

(2)阿曲库铵的肌松效应，可被胆碱酯酶抑制药新斯的明拮抗。

(3)与吸入麻醉药、氨基糖苷类及多肽类抗生素合用，可增强其肌松作用。

【用法与用量】 静脉注射　(1)成人　①气管插管剂量 0.4～0.5 mg/kg，术中维持肌松 0.07～0.1 mg/kg；②吸入麻醉药对其增强作用较小，肌松维持剂量基本不变。

(2)老年　和成人一样，不应持续用药而要降低药量或延长注药间隔时间。

【制剂与规格】 苯磺酸阿曲库铵注射液：(1)2.5 ml∶25 mg；(2)5 ml∶50 mg。

注射用苯磺酸阿曲库铵：25 mg。

苯磺顺阿曲库铵[药典(二)]

Cisatracurium Besilate

【适应证】【禁忌证】 参阅“阿曲库铵”。

【药理】 (1)药效学　①是中时效的苄异喹啉类非去极化肌松药其效能为阿曲库铵的 4～5 倍；②恢复指数不受给药总量及给药方式的影响；③作用时间 55～75 分钟；④无组胺释放作用，无心血管不良反应。

(2)药动学为阿曲库铵的右旋(R-cis)异构体；清除率约为 5 ml/kg，消除半衰期约为 24 分钟，作用时间 55～75分钟，主要经 Hofmann 降解消除。

【用法与用量】 静脉滴注　成人　本品 ED_{95} 药量为 0.05 mg/kg，常用气管插管剂量为 0.15～0.20 mg/kg，静脉滴注 3 分钟左右。

【制剂与规格】 注射用苯磺顺阿曲库铵：(1)5 mg；(2)10 mg；(3)20 mg。

罗库溴铵[药典(二)；医保(乙)]

Rocuronium Bromide

【适应证】 适用于全麻诱导插管和术中维持肌松，目前主要用作全麻诱导气管内插管。

【药理】 (1)药效学　①为中时效甾类非去极化肌松药，分子结构与维库溴铵相似；②是目前临床上起效最快的非去极化肌松药，其作用强度为维库溴铵的 1/6～1/8，时效为维库溴铵的 2/3；ED_{95} 为 0.3 mg/kg，插管剂量 0.6～1.0 mg/kg，起效时间 50～90 秒钟，临床作用时间 45～60 分钟，维持剂量 0.1～0.15 mg/kg。

(2)药动学　稳态分布容积 235～320 ml/kg，清除率每分 2.4～3.0 ml/kg，消除半衰期 100～170 分钟。25%罗库溴铵与白蛋白结合。罗库溴铵主要经肝脏代谢(主要代谢产物是 17-羟罗库溴铵)，胆道排除。部分药物原形经胆道排除，仅 9%罗库溴铵药物原形经肾脏排除。临床剂量的罗库溴铵不引起组胺释放，对心率和血压无明显影响。罗库溴铵虽然起效时间短，但作用时间仍嫌过长，难以替代琥珀胆碱用于困难插管。严重肝、肾功能不全时其时效可能会延长。

【不良反应】 有轻微的组胺释放作用，但临床剂量无心率及血压变化。大剂量时有解迷走神经作用，可能会引起心率增快。

【禁忌证】 (1)对此药过敏患者禁用。

(2)美国 FDA 妊娠期药物安全性分级为肠道外给药 C。

【注意事项】 (1)合并低钾血症、高镁血症、低钙血症、低血红蛋白、脱水、酸血症、高碳酸血症及恶病质均可增加罗库溴铵的作用，用药时应适当减量。

(2)严重肝肾功能不全者慎用。

【用法与用量】 (1)成人　①气管插管：静脉注射 0.60 mg/kg，90 秒后可达良好插管状态，维持肌松时间 30～45分钟；快速气管插管静脉注射用量增至 0.9 mg/kg，60 秒达良好插管状态，肌松维持时间可达 75 分钟左右。②维持肌肉松弛，间断静脉注射 0.15 mg/kg，长时间应用吸入麻醉剂静脉注射用量降至 0.075～0.1 mg/kg。持续静脉滴注，在静脉全麻时剂量为 5～10 μg/kg，吸入全麻时剂量为每分钟 5～6 μg/kg。

(2)老年及肝、肾功能障碍患者　插管剂量为静脉注射 0.6 mg/kg，维持肌松可间断静脉注射 0.1 mg/kg，或以每分钟 5～6 μg/kg 静脉输注。

【儿科用法与用量】 (1)气管剂量　0.6 mg/kg。

(2)维持剂量　0.15 mg/kg。

(3)连续推注　0.6 mg/kg。

【儿科注意事项】 婴儿(1 个月～12 个月)及儿童(1 岁～14 岁)起效比成人快，作用持续时间比成人短。

【制剂与规格】 罗库溴铵注射液：(1)2.5 ml∶25 mg；(2)5 ml∶50 mg。

维库溴铵[药典(二)；基；医保(甲)]

Vecuronium Bromide

【适应证】 用于全麻时的气管插管及手术中的肌肉松弛。

【药理】 (1)药效学　为中作用时效的单季铵甾类非去极化肌松药；结构与泮库溴铵相似，保留的季铵基上经去甲基变成叔铵基，从而使起效增快，其起效时间仅比阿曲库铵略长，比泮库溴铵短；无组胺释放及解迷走神经作用，适用于心肌缺血及心脏患者。

(2)药动学　主要经肝脏代谢和排泄，15%～30%经肾排泄。肾衰竭时可通过肝脏消除来代偿。静脉注射后的药动学符合二室开放模型、分布相半衰期约4分钟，消除相半衰期为31分钟。恢复速度快，稳态血药浓度为0.118～0.176 μg/ml。

【不良反应】 不良反应较轻微，常用剂量时没有使心率增加的迷走神经阻断作用或拟交感作用。

【禁忌证】 (1)对维库溴铵或溴离子有过敏史者禁用。

(2)美国FDA妊娠期药物安全性分级为肠道外给药C。

【注意事项】 (1)肝硬化、胆汁淤积或严重肾功能不全者可延长肌松持续时间和恢复时间，应慎用。

(2)研究证明在剖宫产手术中使用临床剂量的本品，对胎儿并未显示不良反应。

(3)因妊娠毒血症使用硫酸镁的患者，能增加维库溴铵神经肌肉阻断效应，应减少维库溴铵用量，并应根据颤搐反应慎重决定给予剂量和给药时间。

(4)维库溴铵能否进入乳汁中尚不清楚。

(5)老年患者可延长起效时间。

【药物相互作用】 (1)下列药物可增强本品效应：①吸入麻醉药如恩氟烷、异氟烷和七氟烷等；②大剂量硫喷妥钠、氯胺酮、芬太尼、γ-羟基丁酸、依托咪酯、异丙酚；③其他非去极化类肌肉松弛剂；④抗生素如氨基苷类、多肽类、酰氨青霉素类以及大剂量甲硝唑；⑤其他如利尿剂、β肾上腺素受体拮抗药、硫胺、单胺氧化酶抑制剂、奎尼丁、鱼精蛋白、α肾上腺素受体拮抗药、镁盐等。

(2)下列药物可使本品作用减弱：①新斯的明、依酚氯铵、吡啶斯的明、氨基吡啶衍生物；②长期使用皮质甾类药物或酰胺唑嗪；③去甲肾上腺素、硫唑嘌呤(仅有短暂、有限的作用)、茶碱、氯化钙。

(3)下列药物可使本品作用变异：使用维库溴铵后，再给以去极化肌肉松弛药，如琥珀酰胆碱，可能加强或减弱其神经肌肉阻断作用。

(4)应用兴奋迷走神经的药物、β受体拮抗药或钙通道阻滞药时容易产生心动过缓，严重者可发生心脏停搏。

【用法与用量】 成人　①气管插管时用量0.08～0.12 mg/kg，3分钟内达插管状态；②维持肌松在神经安定镇痛麻醉时为0.05 mg/kg，吸入麻醉为0.03 mg/kg。

【儿科用法与用量】 (1)插管剂量　0.1～0.15 mg/kg。

(2)静脉注射　首剂量0.08～0.1 mg/kg，追加量0.025～0.05 mg/kg。

【儿科注意事项】 婴儿对本品较敏感，应先试用小量，恢复时间较成人长。

【制剂与规格】 注射用维库溴铵：2 mg。

哌库溴铵[药典(二);医保(乙)]

Pipecuronium Bromide

【适应证】 全麻气管内插管和术中维持肌松，也可以用于重症患者的机械通气，特别适用于心肌缺血及长时间手术患者的全麻。

【药理】 为长时效甾类非去极化肌松药。系泮库溴铵类似物，强度为泮库溴铵的1～1.5倍；和泮库溴铵比，无解迷走神经作用及儿茶酚胺释放作用，无组胺释放；66%经肾脏排泄，只有少量经肝脏代谢。

【禁忌证】 对哌库溴铵过敏患者禁用。

【注意事项】 肾功能衰竭者慎用。

【给药说明】 重复给药时每次给首剂的1/4，最高勿超过1/2。术后需拔管的患者应常规给予胆碱酯酶抑制剂拮抗哌库溴铵的残留肌松作用。

【用法与用量】 成人　①气管插管时，静脉注射，0.04～0.05 mg/kg，3分钟后达气管插管状态；②维持肌松，神经安定镇痛麻醉为0.05 mg/kg，在吸入麻醉为0.04 mg/kg。肾功能不全患者，剂量一般推荐不超过0.04 mg/kg。重复给药时，剂量为最初剂量的1/4～1/3。

【制剂与规格】 哌库溴铵注射液：1 ml∶4 mg。

注射用哌库溴铵：4 mg。

米库氯铵[医保(乙)]

Mivacurium Chloride

【适应证】 为短效神经肌肉拮抗药，适用于短小手术气管内插管和维持术中肌松。

【药理】 (1)药效学　是短时效的苄异喹啉类非去极化肌松药；其ED_{95}是0.08～0.1 mg/kg，应用2倍ED_{95}量静脉注射，起效时间是1.6～1.9分钟，与阿曲库铵、维库溴铵起效时间(2分钟)相似，但比琥珀胆碱起效时间慢。作用时间14分钟，是阿曲库铵的1/3，维库溴铵的1/2。米库氯铵作用时间短，恢复迅速，无蓄积作用，对自主神经及心血管系统无不良反应，

(2)药动学　消除半衰期2～3分钟，消除不直接依赖肝和肾功能，仅少量经肾和肝消除，主要由血浆胆碱酯酶水解，其水解速度相当于琥珀胆碱的88%。

【不良反应】 心血管不良反应与阿曲库铵相似，给

予剂量过大和注射过快时可引起一过性低血压及面部红斑。

【禁忌证】 对本品过敏者禁用。

【注意事项】 患有肾衰及肝损伤的患者，使用此药后，将导致血浆胆碱酯酶数量和活性降低而使阻滞作用增强并显著延长。

【药物相互作用】 合并用某些抗生素，特别是氨基糖苷类，将增强其作用。其肌松作用可为乙酰胆碱酯酶抑制剂（如新斯的明）所拮抗。

【给药说明】 老年患者、慢性肝肾疾病患者和乙酰胆碱酯酶基因纯合子患者，插管用推荐剂量不必减少，但持续滴注速度宜适当减慢。

【用法与用量】 成人 ①常用气管插管量为0.15～0.25 mg/kg，静脉注射后90秒钟左右达到插管条件。临床肌松维持时间10～20分钟；②持续静脉滴注速度为每分5～10 μg/kg。

【制剂与规格】 米库氯铵注射液：(1)5 ml：10 mg；(2)10 ml：20 mg。

第五节　胆碱酯酶抑制药

本类药物又称抗胆碱酯酶药，是通过抑制胆碱酯酶活性而发挥作用。胆碱酯酶是体内乙酰胆碱迅速水解消除所必需的酶，它与抗胆碱酯酶药物结合后便失去活性，使得胆碱能神经末梢释放的乙酰胆碱不能被水解而大量堆积，激动突触后膜和效应器上的M、N胆碱受体，产生M样及N样作用。分为两类：易逆性抗胆碱酯酶药和难逆性抗胆碱酯酶药。其药动学参数见表2-10。

甲硫酸新斯的明[药典(二)；基；医保(甲)]

Neostigmine Methylsulfate

【适应证】 ①手术结束时拮抗非去极化肌肉松弛药的残留肌松作用；②重症肌无力；③手术后功能性肠胀气及尿潴留等；④阵发性室上性心动过速；⑤阿托品过量中毒；⑥青光眼。

【药理】 (1)药效学　本品通过抑制胆碱酯酶活性而发挥完全拟胆碱作用，此外尚直接激动骨骼肌运动终板上烟碱样受体（N_2受体）。其作用特点为对腺体、眼、心血管及支气管平滑肌作用较弱，对胃肠道平滑肌能促进胃收缩和增加胃酸分泌，并促进小肠、大肠，尤其是结肠的蠕动，从而防止肠道弛缓、促进肠内容物向下推进。本品对骨骼肌兴奋作用较强，但对中枢作用较弱。

(2)药动学　本品注射后消除迅速，肌内注射给药后平均半衰期0.89～1.2小时。在婴儿和儿童中消除半衰期明显较成人为短，但其治疗作用持续时间未必明显缩短。肾功能衰竭患者其半衰期明显延长。本品既可被血浆中胆碱酯酶水解，亦可在肝脏中代谢。用药量的80%可在24小时内经尿排出。其中原形药物占给药量50%，15%以3-羟基苯-3-甲基铵的代谢物排出体外。本品血清蛋白结合率为15%～25%，但进入中枢神经系统的药量很少。胆碱酯酶抑制药的药动学参数见表2-10。

表2-10　胆碱酯酶抑制药的药动学参数

药品名称	半衰期($t_{1/2}$，min)	起效(min)	达峰时间(h)	作用持续时间(h)	随尿排出(%)
新斯的明					
口服	42～60	45～75	1～2	2～4	<40
肌内注射	51～90	10～30	0.5	2～4	<40
静脉注射	47～60	4～8	0.1	2～4	<40
吡斯的明					
口服(糖浆)		30～45	1～2	3～6	2～16
口服(缓释片)		30～60	1～2	6～12	2～16
肌内注射		<45	0.25	2～6	2～16
静脉注射		2～5	0.25	2～6	2～16
依酚氯铵					
肌内注射	$t_{1/2\alpha}$0.5～2	2～10		0.1～0.5	
静脉注射	$t_{1/2\beta}$24～45	0.5～1		0.1～0.2	0
毒扁豆碱					
滴眼					0
静脉注射		<5			

【不良反应】 本品可致药物疹,大剂量时可引起恶心、呕吐、腹泻、流泪、流涎等,严重时可出现共济失调、惊厥、昏迷、语言不清、焦虑不安、恐惧甚至心脏停搏。

【禁忌证】 (1)对本品过敏者禁用。

(2)癫痫、心绞痛、室性心动过速、机械性肠梗阻、腹膜炎或泌尿道梗阻及哮喘患者禁用。

(3)心律失常、窦性心动过缓、血压下降、迷走神经张力升高者禁用。

(4)美国FDA妊娠期药物安全性分级为口服给药、肠道外给药C。

【注意事项】 (1)药物过量时,常规给予阿托品对抗。过量时可导致胆碱能危象,甚至心脏停搏。

(2)甲状腺功能亢进症和帕金森症等患者慎用。

(3)哺乳期妇女用药尚不明确。

【药物相互作用】 (1)本品不宜与去极化型肌松药合用。

(2)某些能干扰肌肉传递的药物如奎尼丁,能使本品作用减弱,不宜合用。

(3)在并用阿托品对抗M样副作用时,后者可掩盖本品过量出现的一些中毒症状,应密切观察。

【用法与用量】 (1)用于非去极化肌松药的拮抗 用量依据肌松程度,一般按电刺激尺神经测定小鱼际肌的收缩强度而定。成人首次静脉注射0.5～2 mg,以5 mg为极限,以后维持量每次0.5 mg,应与适量阿托品(一般为0.5～1 mg)同用。

(2)治疗手术后逼尿肌无力引起的尿潴留 肌内或皮下注射,成人一次0.25 mg,每4～6小时1次,持续2～3日。

(3)治疗手术后腹胀 成人一次量可增至0.5 mg,并定时重复给药,随时准备阿托品0.5～1 mg静脉或肌内注射,防治心动过缓,阿托品可先用或同用。

【儿科用法与用量】 小儿初量按体重为0.04 mg/kg,静脉注射或肌内注射,同时给予阿托品0.02 mg/kg。

【制剂与规格】 甲硫酸新斯的明注射液:(1)1 ml:0.5 mg;(2)2 ml:1 mg。

溴新斯的明[药典(二);基;医保(甲)]

Neostigmine Bromide

【药理】 本品口服吸收差,用量大时吸收不规则,吸收量大则出现毒性现象,临床多用于重症肌无力以及手术后功能性肠胀气及尿潴留。

【用法与用量】 口服。①常用量:一次15 mg,一日45 mg,重症肌无力患者视病情而定;②极量:一次30 mg,一日100 mg。

【制剂与规格】 溴新斯的明片:15 mg。

其余内容参阅“甲硫酸新斯的明”。

溴吡斯的明[药典(二);医保(甲)]

Pyridostigmine Bromide

【药理】 (1)药效学 溴吡斯的明为抗胆碱酯酶药物,作用类似新斯的明。作用开始较迟,而持续时间较长。

(2)药动学 溴吡斯的明为季铵化合物,难从胃肠道吸收。可被胆碱酯酶水解,也在肝内代谢,以原药和代谢物随尿排出。溴吡斯的明极少进入脑脊液,但可透过胎盘,少量进入乳汁。

【给药说明】 ①注射给药限用于非去极化肌松药的拮抗;②起效比新斯的明快,持续时间则比后者长;③心动过缓、唾液多和胃肠道不良反应比新斯的明轻;④口服用的糖浆或缓释片通常仅供重症肌无力治疗用。

【用法与用量】 口服 治疗重症肌无力:成人初量60～120 mg,每3～4小时1次,用量按需调整,维持量一般每日60 mg。

【儿科用法与用量】 口服 根据年龄一次10～30 mg起,每天3次,根据病情逐渐加剂量。

【儿科注意事项】 癫痫、室性心动过速、机械性肠梗阻及哮喘患儿忌用。

【制剂与规格】 溴吡斯的明片:60 mg。

其余内容参阅“甲硫酸新斯的明”。

氢溴酸加兰他敏[药典(二);医保(乙)]

Galantamine Hydrobromide

【适应证】 主要用于重症肌无力及小儿麻痹后遗症。

【药理】 本药为可逆性抗胆碱酯酶药,作用较弱,体外抗胆碱酯酶效价约为毒扁豆碱的1/10。对运动终板上的N_2受体有直接兴奋作用。较易透过血-脑屏障,故有较强的中枢拟胆碱作用。本品是从石蒜科植物中提得的一种生物碱。

【禁忌证】 禁用于癫痫、哮喘、心绞痛、心动过缓者。

【给药说明】 可用于替代甲硫酸新斯的明拮抗氯化筒箭毒碱,但效能弱,用量比甲硫酸新斯的明大10倍。静脉注射氢溴酸加兰他敏0.5 mg/kg,可迅速逆转注射氢溴酸东莨菪碱所致的中枢抗胆碱作用。

【用法与用量】(1)口服　一次 4 mg(按加兰他敏计,下同),一日 4 次;三日后服用一次 8 mg,一日 4 次。

(2)肌内注射或皮下注射　用于重症肌无力,成人一次 2.5～10 mg。

【儿科用法与用量】(1)口服　一日 0.5～1 mg/kg,分 3 次服。

(2)皮下注射、肌内注射　一次 0.05～0.1 mg/kg,一日 1 次,一疗程为 2～6 周。

【儿科注意事项】癫痫、机械性肠梗阻、支气管哮喘、心动过缓者禁用。

【制剂与规格】氢溴酸加兰他敏注射液:(1)1 ml∶1 mg;(2)1 ml∶2.5 mg;(3)1 ml∶5 mg。

氢溴酸加兰他敏片:(1)4 mg;(2)8 mg。均按 3 计加兰地敏。

其余内容参阅第一章第七节。

依酚氯铵[医保(乙)]

Edrophonium Chloride

【适应证】①对非去极化肌松药的拮抗;②诊断重症肌无力,但不作为治疗用药;③纠正阵发性室上性或房性心动过速。

【药理】①作用短而且快的胆碱酯酶抑制药,也有直接激动骨骼肌 N_2 受体的作用,对神经-肌肉接头的选择性较高,而不良反应较少。②临床上主要用于诊断重症肌无力,鉴别重症肌无力患者新斯的明或吡斯的明等治疗用量不足、恰当或逾量。可用于对非去极化肌松药的拮抗,能使自发呼吸尽快恢复。可用于鉴别去极化肌松药的作用是停留在Ⅰ相,还是已进入Ⅱ相。Ⅰ相时为增效,Ⅱ相时为拮抗。最大特点是作用迅速而短暂(5～15 分钟)。③有类似兴奋迷走神经作用,能延长心房肌的有效不应期,阻抑房室结传导,纠正阵发性室上性或房性心动过速。

【不良反应】(1)常见的有:流涎、恶心、呕吐、吞咽困难、胃液分泌异常、腹泻、低血压、缓慢心律失常、出汗、癫痫发作、多泪、尿频。

(2)严重的有:支气管痉挛、呼吸道麻痹、心脏停搏。

【禁忌证】(1)支气管哮喘、机械性肠梗阻和尿路梗阻以及心脏病患者禁用。

(2)美国 FDA 妊娠期药物安全性分级为肠道外给药 C。

【注意事项】参阅“甲硫酸新斯的明”。

【药物相互作用】凡是应用洋地黄类药的患者,本品的迷走神经样作用格外明显,慎用或禁用。

【给药说明】(1)不一定要与阿托品合用,因为即使出现心动过缓,数分钟即可消失,但老年人和衰弱者除外。

(2)缺点　①本品作用持续时间短,而一般肌松药持续时间长,拮抗有效后务必继续观察 30～60 分钟,以免肌松再度出现;②不良反应出现快,应及早做好对症处理准备;③不宜用于手术后腹胀或尿潴留的治疗。

【用法与用量】静脉注射　成人　拮抗非去极化肌松药,10 mg,如 30～45 秒钟无效可重复。

【制剂与规格】依酚氯胺注射液:(1)1 ml∶10 mg;(2)2 ml∶20 mg。

水杨酸毒扁豆碱

Physostigmine Salicylate

【适应证】①用于青光眼治疗、调节眼肌麻痹等,药效比毛果芸香碱强;②解救阿托品等抗胆碱药中毒;③它对中枢神经系统的作用是小剂量时兴奋,大剂量时抑制,故已较少作全身给药,只限眼科局部应用。

【药理】(1)药效学　①本品为叔胺类化合物,有抗胆碱酯酶的作用,使胆碱能神经末梢所释放的乙酰胆碱不致被灭活而积聚,作用于 M 胆碱受体呈现与其他拟胆碱药类似的作用,即瞳孔缩小、流涎、胃肠蠕动增强、心率减慢等;②本品能与中枢的胆碱酯酶结合而使之失活,于是中枢的毒蕈碱样胆碱受体可与更多的乙酰胆碱接触,故可作为东莨菪碱等过量中毒时特效的拮抗药;③本品又能作为三环类抗抑郁药和苯二氮䓬类药过量的解救药,机制尚不明,很可能通过非特异性胆碱能效应,使多巴胺受体的活动恢复正常而醒觉。

(2)药动学　本品易从胃肠道、皮下组织及黏膜吸收,滴眼易透过角膜,吸收后易透过血-脑屏障,在体内大部分药物经血浆酯酶水解而失活。

【不良反应】局部滴眼后常引起睫状肌痉挛,可有头痛、眼痛和视物模糊等不良反应。全身应用时的不良反应较新斯的明更严重。过量可致恶心、呕吐、腹痛、流涎等症状。

【禁忌证】(1)患虹膜炎、睫状肌炎者,禁用本品滴眼。

(2)美国 FDA 妊娠期药物安全性分级为眼部给药、肠道外给药 C。

【注意事项】(1)滴眼时要压迫内眦,以免吸收中毒。

(2)注意用药时应注意掌握剂量,因本品吸收作用的选择性差,不良反应多。

(3)本品能加重支气管哮喘、心血管病、糖尿病、坏疽、肠道或尿路梗阻以及帕金森病的症状。

【给药说明】 (1)本品系脂溶性叔胺,与新斯的明和吡斯的明的水溶性季铵不同,本品能渗透过血-脑屏障,而后两者不能。

(2)注射给药过量时,不良反应的发生率和严重性比本类药中其他品种为高且严重,遇有多汗、恶心、呕吐或(和)腹泻应即停药,青光眼患者局部用药,可出现视觉模糊、眼或眉痛、眼睑抽搐、泪多、局部灼热或刺激性红肿等,遇先兆反应即应停用。

(3)静脉注射太快容易出现心动过速、唾液多、呼吸窘迫或(和)惊厥。

【用法与用量】 成人 ①用于催醒,肌内注射或静脉注射 0.5～2 mg;拮抗东莨菪碱中毒,静脉注射 3～4 mg,如 15 分钟后效果不够满意,可重复注射 1.5～2 mg,但当出现下列任何一个症状时,即脉搏＜60 次/分钟、心律失常或面部肌肉抽搐,应作对症处理,不再追加。②用于青光眼,滴眼每日 2～3 次,眼膏于睡前涂入结膜囊 1 次。

【制剂与规格】 水杨酸毒扁豆碱注射液:(1)1 ml:1 mg;(2)2 ml:2 mg。

第六节 镇 痛 药

镇痛药可减轻或消除疼痛及疼痛引起的生理功能紊乱,原则上所有作用于疼痛传导通路抑制疼痛向中枢传导及影响疼痛感知药物都可以影响疼痛的感知。目前,临床使用的镇痛药常分为阿片类镇痛药(也称为麻醉性镇痛药,narcotic analgetic)和非麻醉性镇痛药。

【分类】 阿片类药物分为两大类。一为阿片类物质(opiate),指来源于罂粟的天然阿片生物碱,如吗啡、可待因等。另一类为阿片样物质(opioid),指能与阿片受体相互作用并激活阿片受体的化学物质,有半合成衍生物和合成的阿片类镇痛药。

(1)阿片生物碱:吗啡为代表。此外还有可待因(codeine)和化学结构和性能不同于吗啡的罂粟碱(paparverine)。

(2)半合成的阿片样镇痛药:如双氢可待因、纳布啡(nalbuphine)、丁丙诺啡(buprenorphine)、氢吗啡酮(hydromorphone)和羟吗啡酮(oxymorphone)。

(3)合成的阿片类镇痛药:依据化学结构不同又可分成四类:①苯哌啶类,如哌替啶(pethidine)、芬太尼(fentanyl)、舒芬太尼(sufentanil)和阿芬太尼(alfentanil)等。②二苯甲烷类,如美沙酮(methadone)、右丙氧芬(dextropoxyphene)。③吗啡烷类,如左啡诺(levorphanol)、布托啡诺(butorphanol)。④苯并吗啡烷类,如喷他佐辛(pentazocine)、非那佐辛(phenazocine)。

1976 年 Martin 根据阿片类不同药理作用,提出阿片类受体主要存在三种亚型 μ、κ 和 δ,此后又发现了孤啡肽受体,并均已被成功克隆和阐明了分子结构。μ 受体又分为 μ_1,μ_2 亚型,κ 受体又分为 κ_1,κ_2,κ_3,δ 受体分为 δ_1 和 δ_2 两种亚型,但亚型的内源性配体均未发现。从作用性质分阿片类药物又常被分为激动药(吗啡、哌替啶、芬太尼等),激动-拮抗药(布托啡诺、纳布啡、喷他佐辛等),部分激动药(丁丙诺啡)和拮抗药(纳洛酮等)。激动-拮抗药主要激动 κ 受体,对 δ 受体也有一定激动作用,而对 μ 受体则有不同程度的拮抗作用。由于对受体作用不同,这类药表现为:镇痛和呼吸抑制是通过 κ 受体,有天花板效应,很少产生依赖性;通过 δ 受体产生精神作用和幻觉。根据激动和拮抗程度不同,此类药中纳布啡和布托啡诺主要用作镇痛药,而烯丙吗啡主要用作拮抗药。部分激动药丁丙诺啡与 μ 受体亲和力远高于其他强阿片药,进入体内后很容易与 μ 受体结合,使其他药物不能作用于受体,发挥“拮抗”作用。地佐辛也有部分激动 μ 受体和对 κ 受体的作用。

根据阿片类药物的作用强度,临床上可分为弱阿片药和强阿片药。弱阿片药如可待因、双氢可待因;强阿片药包括吗啡、哌替啶、芬太尼、舒芬太尼、阿芬太尼、瑞芬太尼和氢吗啡酮(hydromorphine)。弱阿片药主要用于轻至中度疼痛和癌痛的治疗,强阿片药作用于全身麻醉的诱导和维持,术后镇痛及癌痛和慢性疼痛的治疗。在中到重度疼痛,为减轻阿片药物的副作用并增强镇痛作用,常与其他类药物联合使用达到多模式镇痛作用。

阿片药必须从血液透过生物膜进入中枢神经受体才能发挥止痛作用。故止痛效应除与药物剂量、强度相关外,还取决于药物分子量、离子化程度、脂溶性和蛋白结合力。

脂溶性高、分子量小的药物有较高的生物膜渗透性。非离子化药物的脂溶性比离子化药物大 1000～10000倍,故非离子化药物的比率愈高,可被弥散入中枢神经系统的药物愈多,起效加快。血浆蛋白结合力影响药物的再分布是因为只有未被结合的药物可弥散透过生物膜。血浆蛋白结合率高,可用作补偿血浓度降低的“储备量”也较多。

【药理】（1）药效学　阿片类药通过作用于外周和中枢神经组织内的立体结构特异的、可饱和的阿片受体而起效。

阿片受体按其激动后产生的不同效应分型，各型受体激动后产生的效应见表 2-11。

表 2-11　阿片受体分型、效应及药物作用的比较

受体分型		激动药	效应
μ	μ_1	吗啡、哌替啶、芬太尼等	镇痛（脊髓以上）、欣快感、依赖性
	μ_2	吗啡、哌替啶、芬太尼等	呼吸抑制、心动过速、胃肠道运动抑制、恶心、呕吐
κ		吗啡、哌替啶、纳布啡	镇痛（脊髓水平）、镇静
δ		喷他佐辛、丁丙诺啡	轻度呼吸抑制
		喷他佐辛、烯丙吗啡、环唑辛	镇痛、血压下降、欣快、调控 μ 受体活性、缩瞳

其中 μ 受体与镇痛关系最密切，并与呼吸抑制、欣快成瘾有关。μ 受体广泛分布于中枢神经，尤其是边缘系统（如大脑皮质的额和颞部、杏仁核、海马等）、纹状体、下丘脑、中脑导水管周围灰质区等。κ 受体主要存在于脊髓和大脑皮质。阿片类药的止泻是通过局部与中枢作用，改变肠道蠕动功能。镇咳是阿片类药物直接抑制了延髓和脑桥的咳嗽反射中枢。

至于阿片类药对不同受体兴奋后又如何抑制痛觉冲动的传递仍不完全清楚。已有实验证明给阿片类药后可使神经末梢释放的乙酰胆碱、去甲肾上腺素、多巴胺及 P 物质等神经递质减少。此外，阿片类药可抑制腺苷酸环化酶，使神经细胞内的 cAMP 浓度减少，提示阿片类药的作用与 cAMP 有一定的关系。阿片类药抑制疼痛传导还涉及到钠、钙、钾、氯离子通道。

（2）药动学　本类药有关这方面的参数差别较大，主要是随着用量大小、给药途径不同、注射的快慢、肝肾功能是否健全和个体差异而改变。本类中的高效药都能较快地与蛋白结合，而后再缓慢游离释放出来，分布时间较长，依此在药效上可有明显的滞后现象（hysteresis）。再者本类药物的降解代谢产物，有些在药理上虽仍有活性，但对治疗益处不大，而不良反应加剧，药物相互作用也因而更加复杂，应予以重视。表 2-12 为常用的本类药在药动学方面的参数，均在正常人测试所得，遇有病理生理异常存在时变异会更大，仅供参考。

表 2-12　常用麻醉性镇痛药静脉注射的药动学参数

镇痛药	相对效价	排泄半衰期（h）	分布容量（L/kg）	清除率 [ml/(kg · min)]	蛋白结合率（%）	辛醇/水（pH7.4）	pK_a	作用时间（h）
吗啡	1	1.7～3.0	3.2～3.4	15～23	26～36	1.4	7.9	3～4
哌替啶	1/10	3.2～4.1	2.8～4.2	10～17	64～82	40	8.5	2～3
芬太尼	100	3.1～4.4	3.5～5.9	11～21	79～87	814	8.4	0.5～1
舒芬太尼	800～1000	2.7～4.6	1.9	13	93	1778	8.0	0.5～1
阿芬太尼	10～15	1.2～1.7	0.5～1.0	5.0～7.9	89～92	130	6.5	0.2～0.3
瑞芬太尼	100	0.17～0.33	0.2～0.3	30～40	80	17.9	7.3	0.1～0.2

【不良反应】（1）阿片类药的不良反应多种多样：①瞳孔缩小是动眼神经核激动所致，小到针尖大小时，可出现视觉模糊或复视；②便秘，有局部胃肠道因素，也有中枢性因素；③尿潴留，可能是因为内脏括约肌张力增高而逼尿肌反射抑制而导致。有输尿管痉挛时，可出现少尿、尿频、尿急、排尿困难；④除哌替啶降低心肌收缩力和有弱阿托品样心率增快作用外，一般对心肌收缩力影响小但可致心率减缓和外周阻力减低，体位改变可致血压下降；⑤剂量依赖式镇静、镇痛效应，大剂量可致意识丧失和遗忘；⑥恶心呕吐，与胃肠道阿片受体激动及中枢呕吐化学感应带兴奋有关；⑦组胺的释放可引起面颊潮红、多汗；⑧肠道刺激和胆管痉挛可致腹痛。

（2）上述不良反应可分为短期（1～2 周）可以耐受、中期耐受（数月以上）和长期不耐受三种情况，头晕、嗜睡、恶心、呕吐、呼吸抑制、尿潴留等为短期耐受，在不显著增加剂量时副作用自行消失；瞳孔缩小为中期耐受；便秘是一旦发生将终生不发生耐受。

（3）少见但有危险的不良反应有：①呼吸频率减慢、潮气量小，提示呼吸抑制严重。有些阿片类药又可引起骨骼肌主要是胸壁呼吸肌僵直，尤其是量大、快速静脉注射时容易出现。②中枢神经毒性表现，以惊厥、幻觉、耳鸣、震颤、动作不能自制等最为突出。③中枢性抑制过度，神志模糊、迟钝、嗜睡和意识丧失等，小儿还可出现阵发性兴奋。④组胺释放过多，见于吗啡和哌替啶，可诱发荨麻疹、皮肤瘙痒、支气管痉挛、喉痉挛、喉水肿等。

(4)本类药逾量时的征象早兆，随药物的不同而异。共同的而且较常见的有：①呼吸频率慢、每分钟通气量不足，提示已发生呼吸抑制，应立即停止阿片类药物的使用，应给予强刺激，吸氧，机械通气，静脉注射纳洛酮一次 0.1～0.2 mg，直至呼吸频率＞8 次/分及血氧饱和度≥90%。②神志丧失，不能唤醒，提示药物剂量过大。③皮肤湿冷、血压低、心动过缓，提示循环虚脱。

(5)长期使用阿片类镇痛药可致身体依赖，突然停药，出现戒断症状，后者随本类药的品种不同，因戒断过程的长短而异。双相类药如布托啡诺、喷他佐辛、地佐辛等症状较轻微；可待因和右丙氧芬等则较少成瘾；强阿片类包括哌替啶、芬太尼等成瘾和戒断症状则较易出现，即使从硬膜外注入吗啡也应慎重。轻度的戒断症状，常见的有呵欠、打喷嚏、流涕、出汗、食欲缺乏；中度为神经过敏、难以入眠、恶心呕吐、腹泻、全身疼痛、不明原因低热；严重时呈现激动、不安宁、发抖、震颤、胃痉挛作痛、心动过速、极度疲乏，终致虚脱。处理原则是逐渐停药，用量递减，或作特殊的戒毒治疗。

(6)蛛网膜下隙或硬膜外阻滞使用吗啡，前者直接进入，后者逐渐渗入脑脊液，除了作用于脊髓部位的阿片受体产生镇痛外，还能向头端上行入脑池而至脑组织，出现延迟性呼吸抑制，尤以脂溶性低的吗啡多见，严重者处理不及时足以致死。蛛网膜下隙阻滞时首次给药吗啡用量一次不得超过 0.4～0.5 mg，硬膜外阻滞一次 3 mg 为限。此外，采用上述途径给药时，并发尿潴留，男性可高达 60%～90%，女性略低，其中多数患者须作导尿。此外全身瘙痒、恶心、呕吐也很常见。至于运动神经以及交感神经节前纤维的功能，一般无影响。

(7)精神依赖，即俗称成瘾，是反复使用阿片类物质后出现的一种强迫性觅药和追求幻觉的犯法行为。

【禁忌证】 (1)中毒性腹泻，毒物聚积于肠腔未能排出。

(2)呼吸抑制，通气不足。

(3)遇有血液病或血管损伤出现凝血异常时，以及穿刺的局部存在炎症时，不得经硬膜外或蛛网膜下隙给药，戒断时由此给药也并不能使症状改善或减轻。

【注意事项】 (1)交叉过敏　仅存在于化学结构相似的一些药物，如在哌替啶类、芬太尼类或美沙酮类，其他比较少见。

(2)妊娠　①阿片类镇痛药均能通过胎盘屏障，成瘾产妇的新生儿可立即出现戒断症状，甚至发生惊厥、震颤、反射过度、暴躁、哭闹、发热、呕吐、腹泻、打喷嚏、呵欠等，应立即进行相应的戒断治疗。②是否为死胎和畸胎的诱因临床上尚难肯定，但美沙酮可引起胎儿发育不佳、体重过低、产程延长、子宫收缩乏力、新生儿有长时间的昏睡或呼吸抑制通气不足，忌滥用。

(3)小儿与衰老患者　由于清除率缓慢，半衰期长，尤其容易引起呼吸抑制，用量应低于常用量。

(4)对诊断的干扰　①可能促使脑脊液压升高；②吗啡能促使胆道括约肌收缩，使胆管系统的内压上升，可使血浆淀粉酶和脂肪酶均升高；③停药至少 24 小时后才能作血清碱性磷酸酶、ALT、AST、胆红素、乳酸脱氢酶等测定，以免假阳性出现。

(5)下列情况应慎用：①慢性阻塞性或限制性肺疾病。②哮喘急性发作。③心律失常、心动过缓；④惊厥或有惊厥史的患者；⑤精神失常有自杀意图时；⑥脑外伤。

【药物相互作用】 (1)全麻药、镇静药、吩噻嗪中枢抑制药以及三环类抗抑郁药等与本类药合用，呼吸抑制、低血压或高血压可更明显，便秘也增加，用量应彼此配合互减。

(2)高血压治疗用药，不论是作用于神经节的药物如胍乙啶或美加明，还是利尿药如氢氯噻嗪等，或其他药物如金刚烷胺、溴隐亭、左旋多巴、利多卡因、亚硝酸盐、普鲁卡因酰胺、奎尼丁等，与本类药合用时，有发生体位性低血压的危险，给药后应密切监测。

(3)与 M 抗胆碱药尤其是阿托品合用时，不仅便秘严重，而且可有麻痹性肠梗阻和尿潴留的危险。

(4)使用广谱抗生素头孢菌素、青霉素或克林霉素诱发的伪膜性肠炎，出现严重的水泻，这时不得随便使用阿片类药止泻，否则毒物自肠腔排出缓慢，痊愈延迟。

(5)静脉注射硫酸镁后的中枢抑制，尤其是呼吸抑制和低血压，会因同时使用阿片类药物而加剧。

(6)阿片类镇痛药引起胃肠道蠕动减缓，括约肌痉挛，可使甲氧氯普胺的效应减低。

(7)有些阿片药使用前应先停用单胺氧化酶抑制药(如呋喃唑酮、丙卡巴肼等)，待作用消失后，才可应用本类药，尤其是哌替啶、吗啡等。而且应先试用小量(1/4常用量)，以免发生难以预料的、严重的、足以致死的循环紊乱，后者的先驱症状一般为：激动(狂躁)、多汗、僵直、血压很高或很低、呼吸抑制严重、昏迷、惊厥或(和)高热。

【给药说明】 (1)使用成瘾性镇痛药时，须按患者年龄、性别、精神状态、体重、身高、健康情况以及所存在的病理生理情况调整用药量。皮下或肌内注射常用量，患者均应卧床休息一段时间，以免出现头痛、恶心、呕吐、晕眩甚至体位性低血压。休克患者血压偏低，外周毛细血管血流欠畅，不宜作皮下注射。恶病质患者原则上不用，但癌症晚期例外。

(2)这类药的使用必须严格遵医嘱，按时按量给药。硬膜外与蛛网膜下隙给药不得使用含防腐剂的药液，注药后加强随访，遇有呼吸抑制或血压偏低早兆，即应予以纠正。

(3)门诊患者的镇痛，按需以选用本类药与对乙酰氨基酚等非甾体镇痛药的复方为宜，既能止痛，又减少本类药的用量，提高安全性。

(4)静脉注射常用于复合全麻，应由麻醉专业人员使用。快速静脉注射可突然出现过敏反应、胸腹壁僵硬、严重呼吸抑制等，应警惕。

(5)给药过程中如发生危象的征兆，应先作对症处理，待好转后才给予足量。如：①心动过缓，肌内注射或静脉注射阿托品。②呼吸抑制，给氧进行加压人工呼吸或辅助呼吸，未见好转，随即气管插管，作人工或机械呼吸。③血压下降，按需给以恰当的升压药和补液。④肌肉僵直，主要继芬太尼类药静脉注射以后，偶见于哌替啶类药。前者可顿时严重，后者属轻微发作。严重时呼吸运动的骨骼肌均处于高张力状态，进行加压给氧人工呼吸常无济于事，应立即静脉注射适量的肌松药，进行人工呼吸。以芬太尼类药为主的全麻，一般都在全麻诱导、肌松药插管时，才给予足量，理由即在于此。⑤颅内压高或颅内病变的患者，本类药可使呼吸抑制和颅内压升高更严重，给药后瞳孔缩小，对光反射不明，可因而延误确诊。

(6)静吸复合全麻或静脉全麻，已公认本类药是不可缺少的组成部分。从药理上讲，本类药并非全麻药，即使给予极量，交感神经或(和)副交感神经的功能仍存，体内各项激素以及活性多肽的增减仍有，遇有外科刺激时，应激反应较正常生理时仍有过之无不及。关键在于用适量的多种多性能的中枢神经抑制药相互配合，切不可省却或偏废，而且务必在全麻诱导中给予，而后按需酌量追加。

(7)给药过程中应监测呼吸和循环等有关指标，其中以呼吸最为重要，硬膜外或蛛网膜下隙给药后，尤其是吗啡，呼吸的随访监测至少12小时左右，以便及时发现延迟性呼吸抑制。

(8)成瘾性镇痛药逾量的处理：①距口服给药时间4～6小时内应立即作洗胃；②注射给药后出现危象，可静脉注射纳洛酮0.005～0.01 mg/kg，成人0.1～0.2 mg予以拮抗，必要时重复给药；③对症治疗维持呼吸通气量，给予升压药提高血压，β肾上腺素受体阻滞药减慢心率，均应合理使用；④布托啡诺、喷他佐辛等逾量时，常要用大量的纳洛酮才能拮抗，由于后者作用时效短，常需按时多次给药；⑤烯丙吗啡作为拮抗药，应用早于纳洛酮，实际前者仍具有一定的激动性能，可使呼吸抑制加剧；⑥还应指出成瘾性镇痛药的戒断症状，可因拮抗药的使用而提早并加剧；⑦拮抗药若完全拮抗了阿片类的镇痛作用，可能导致疼痛复发和强烈的应激反应，故使用纳洛酮时应滴定剂量。

(9)世界卫生组织早已提出“使癌症患者不痛”的目标，并建议实施癌痛治疗的三阶梯方法。所谓三阶梯方法就是在对癌痛的性质和原因作出正确的评估后，根据患者疼痛的程度和原因适当地选择相应的镇痛剂，即对于轻度疼痛的患者应主要选用解热镇痛剂类，若为中、重度疼痛应选用阿片类药物。

药物治疗的主要原则是：①口服或无创给药，尽可能避免创伤性给药途径，以达到最佳生活质量。②按时给药，止痛药应当有规律地“按时”给药，而不是只在疼痛时“按需”给药，以达到最低的血药浓度、峰值与谷值比。③按阶梯给药，根据疼痛强度选用相匹配的药物。镇痛剂由弱到强逐渐增加，弱阿片类药不良反应较少。④个体化给药，应注意患者的实际疗效。剂量应由小到大加以探索，合适的剂量是指既能充分止痛，又不引起严重不良反应的剂量。这有助于提高躯体和生理机能，改善生活质量。

(10)阿片类镇痛药的给药途径　为避免或减少外周阿片受体激动导致的副作用，集中发挥中枢镇痛作用，新的给药途径正在扩大应用。包括：

①经口腔黏膜、鼻腔黏膜、眼结膜给药：经口腔透黏膜吸收芬太尼(oral transmucosal fentanyl)是将枸橼酸芬太尼做成糖块，患者含服时，芬太尼经口腔和食管黏膜吸收直接进入血液循环，生物利用度高，仅小部分随下咽唾液进入胃肠，使与胃肠道阿片受体结合的药物明显减少，也减低了恶心、呕吐和便秘的发生率。此种给药方式已成功用于癌痛的爆发痛治疗、小儿术前用药和小儿诊断性操作。

经鼻黏膜和经眼结膜给药同样有避免肝脏首关代

谢应和减低阿片受体与胃肠道阿片受体结合的优点，目前主要用芬太尼（滴鼻）和舒芬太尼。

②经皮给药：芬太尼脂溶性高，分子量低，止痛作用强，无局部刺激。芬太尼经皮给药系统（TTS）贴于皮肤后12～24小时，血药浓度渐升至稳态并维持72小时，已广泛用于癌痛（提供基础止痛）和慢性疼痛治疗。

③患者自控镇痛（patient controlled analgesia，PCA）：PCA是患者感觉疼痛时按压PCA启动键，向体内自动注射设定剂量的药物。其特点是在医师设置负荷剂量（尽快达到治疗窗浓度）、持续给药量（维持基础镇痛）、冲击量和锁定时间（避免冲击量尚未发挥作用，患者反复按压启动键导致药物蓄积）的基础上，患者按镇痛所需调控止痛药的注射时机和剂量，是适合于不同患者、不同疼痛时间和强度的个体化给药方法，也是国际上通用的术后中、重度痛镇痛的主要方法。

PCA分为静脉PCA（PCIA）、硬膜外PCA（PCEA）、皮下PCA（PCSA）和外周神经阻滞PCA（PCNA）。

PCIA采用的主要镇痛药为阿片类药（吗啡、芬太尼、舒芬太尼、阿芬太尼、）或曲马多，为防止阿片类药恶心、呕吐副作用，常加用甲氧氯普胺、地塞米松、5-HT_3受体拮抗药或小剂量氟哌啶（5 mg/d以下），也可复合非甾体抗炎药，行多模式镇痛。

PCEA则常采用罗哌卡因、布比卡因或利多卡因等局麻药复合芬太尼、舒芬太尼、吗啡等药物。可加用小剂量可乐定，与局麻药和阿片类药物均有协同作用。

临床常用的非阿片类镇痛药主要有下列诸类。

（1）对乙酰氨基酚和非甾体抗炎药（NSAIDs），参阅解热镇痛抗炎药章。

（2）曲马多镇痛作用强，呼吸抑制作用轻微，无平滑肌副作用，无成瘾性，是急慢性疼痛常用的药物。盐酸布桂嗪、罗通定、延胡索乙素等止痛作用较弱，主要用于轻至中度头痛。

（3）抗抑郁药中三环类抗抑郁药阿米替林、去甲替林可能通过抑制去甲肾上腺素和5-HT再摄取，增加脑和脊髓的突触水平的单胺类物质发挥止痛或协同阿片类药物的止痛作用。抗抑郁药中选择性5-羟色胺摄取抑制药（SSRI）止痛作用尚未证实。混合型作用于5-羟色胺和去甲肾上腺素双重抑制药（NaSSA或SSARI）如米氮平和文拉法辛、度罗西汀有一定止痛效果。抗抑郁药似乎对神经病理性疼痛更为有效。

（4）抗惊厥药包括抗癫痫药如加巴喷丁（gabapentin）、卡马西平、奥卡西平、普瑞巴林（pregabalin）、拉莫三嗪等，抗焦虑药氯硝西泮等，抗心律失常药利多卡因、美西律等，对带状疱疹后遗痛、糖尿病神经痛和神经病理性疼痛有效。

（5）氯胺酮属苯环乙哌啶类静脉麻醉药，镇痛作用强，呼吸、循环抑制作用轻，而且阈下剂量（亚麻醉剂量）镇痛作用仍显著。右旋氯胺酮的副作用远低于消旋体氯胺酮。其镇痛机制尚不完全清楚，对外周感受器、轴突、中枢神经元以及疼痛相关的受体和神经递质均有作用，也是*N*-甲基-D谷氨酸（NMDA）受体拮抗剂，对神经病理性疼痛治疗作用好。也可能作用于阿片受体、乙酰胆碱受体及电压门控钠离子和钙离子通道。作用于NMDA受体的药物还有美沙酮、右丙氧酚等。

（6）肾上腺素α_2受体激动药可乐定和右美托咪定（dexmedetomidine）。可乐定是低选择性长效肾上腺素α_2受体激动药，右美托咪啶是高选择性α_2肾上腺素α_2受体激动药，主要具有镇痛、镇静、抗焦虑、抗呕吐作用，无成瘾性。可乐定与局麻药或阿片类合用，可延长外周神经阻滞、鞘内、硬膜外的止痛时间并增强止痛效果。可乐定多采用鞘内或硬膜外给药，口服应注意血压的下降。常用于术后止痛，顽固性疼痛和神经病理性疼痛的治疗。右美托咪定通常静脉滴注，用于全麻或局麻的辅助用药及手术后镇静。

（7）局部用药有复方利多卡因乳膏，为利多卡因和丙胺卡因以1∶1互混于油相里的油/水乳化胶，每克含丙胺卡因和利多卡因各25 mg，主要用于无损的皮肤表面或带状疱疹的皮损处，通过局麻药释放到皮下和真皮层，阻断神经冲动产生和传导达到镇痛效果。无损皮肤的有效麻醉时间需1～2小时。由于丙胺卡因过量可导致高铁血红蛋白形成，不用于开放伤口、黏膜、角膜和婴儿。

阿　片[药典（二）]

Opium

【适应证】 适用于各种急性剧痛，偶用于腹泻、镇咳。

【不良反应】 最常见的不良反应为便秘，老年人还可有排尿困难，除吗啡因素外，因内含罂粟碱和那可丁，促使胃肠道平滑肌松弛而加剧不良反应。

【禁忌证】 肠炎或巨结肠急性炎症。

【注意事项】 （1）阿片由于含生物碱量差异很大，所以制成阿片粉或阿片酊后才能供药用。

（2）口服吸收比吗啡（纯品）慢，长期口服有明显耐受性，依赖性强，戒断症状显著，用量宜逐渐递减。

（3）滥用阿片的产妇，新生儿出生30分钟左右即可出现戒断症状。

【用法与用量】 （1）阿片粉　口服　①常用量，一次0.03～0.1 g，一日0.1～0.4 g；②极量，一次0.2 g，一日0.6 g。

(2)阿片酊　口服　①常用量，一次0.3～1 ml，一日1～4 ml；②极量，一次2 ml，一日6 ml。

(3)阿片全碱　皮下注射　①常用量，一次6～12 mg；②极量，一次30 mg。

【制剂与规格】 阿片片：每片含阿片粉50 mg(含无水吗啡5 mg)。

阿片酊：含无水吗啡1.0%±0.05%。

阿桔片：每片含阿片粉30 mg，桔梗粉90 mg，硫酸钾180 mg。

吗　啡[药典(二)；基；医保(甲、乙)]

Morphine

【适应证】 ①适用于急性痛，尤其中、重度痛，如严重创伤、战伤、烧伤等疼痛。可缓解心肌梗死和左心室衰竭以及心源性肺水肿。②用于麻醉和手术前可保持患者适当的镇静。③口服制剂用于癌痛和慢性重度疼痛。

【药理】 (1)药效学　吗啡作用于中枢神经系统与含平滑肌的器官，产生镇痛、嗜睡、欣快、剂量相关的呼吸抑制等。使动脉、静脉舒张，周围血管阻力下降。抑制咳嗽中枢，可以镇咳。可激活中枢极后区引起恶心、呕吐，影响消化道运动引起便秘。释放组胺引起皮肤瘙痒与支气管痉挛。

(2)药动学　吗啡起效时间因给药途径而不同：静脉注射即刻，肌内注射1～5分钟，口服60分钟，椎管内给药15～60分钟。峰作用时间：静脉注射5～20分钟，肌内注射30～60分钟，皮下注射50～90分钟，口服60分钟，硬膜外隙单次注射30分钟。作用维持时间：静脉注射、肌内注射、皮下注射为2～7小时，椎管内给药6～24小时。临床上有盐酸吗啡与硫酸吗啡两种制剂，但药效学与药动学几无差别，用法相同。

【不良反应】 (1)心血管系统　心动过缓，低血压，心律失常，高血压。

(2)呼吸系统　支气管痉挛，喉痉挛。

(3)消化系统　恶心呕吐，胆道痉挛，便秘。

(4)中枢神经系统　视物模糊，晕厥，欣快，烦躁。

(5)泌尿生殖系统　尿潴留，抗利尿作用，子宫痉挛。

(6)过敏反应　瘙痒，荨麻疹。

(7)其他　胸壁僵硬。

【禁忌证】 (1)未成熟新生儿、呼吸抑制、脑外伤颅内高压、支气管哮喘、肺源性心脏病失代偿、甲状腺功能减退、皮质功能不全、前列腺肥大、排尿困难等患者。

(2)美国FDA妊娠期药物安全性分级为口服给药C；如在临近分娩时长期、大量使用D级。

【注意事项】 (1)连用3～5天可能产生耐药性，长期应用可成瘾。

(2)慎用于婴幼儿和老年人。

(3)应用大量吗啡进行静脉全麻时，常和神经安定药(neuroleptics)并用，诱导中可发生低血压，手术开始遇到外科刺激时血压又会骤升，应及早对症处理。

(4)吗啡注入硬膜外隙或蛛网膜下隙后，应监测呼吸及循环功能，前者24小时，后者12小时。

(5)慎用于肾绞痛、胆绞痛，可使疼痛加剧，必要时和阿托品合用。

(6)药液不得与氨茶碱、巴比妥类钠盐等碱性液、溴或碘化物、碳酸氢钠、氧化剂(如高锰酸钾)、植物收敛剂、氢氯噻嗪、肝素钠、苯妥英钠、呋喃妥因、新生霉素、甲氧西林、氯丙嗪、异丙嗪、哌替啶、磺胺嘧啶、磺胺甲基异噁唑以及铁、铝、镁、银、锌化合物等接触，以免发生浑浊沉淀。

【用法与用量】 (1)口服　成人　①常用量，一次5～15 mg，一日15～60 mg；②极量，一次30 mg，一日100 mg。服用控释片宜从每12小时服用10～20 mg开始，视镇痛效果调整剂量；服用时必须整片吞服，不可掰开或嚼碎。少数耐受者用量可达每日1～2 g。

(2)皮下注射　成人　①常用量，一次5～15 mg，一日15～40 mg；②极量，一次20 mg，一日60 mg。

(3)静脉注射　盐酸吗啡成人镇痛时常用量5～10 mg；用作静脉全麻不要超过1 mg/kg，不足时加用作用时效短的本类镇痛药，以免苏醒延迟，术后发生血压下降和长时间呼吸抑制。

(4)手术后镇痛　注入硬膜外间隙，成人自腰脊部位注入，一次极限5 mg，胸脊部位应减为2～3 mg，按一定的间隔可重复给药多次。注入蛛网膜下隙，一次0.1～0.3 mg，原则上不再重复给药。

【儿科用法与用量】 皮下注射　一次0.1～0.2 mg/kg。

【儿科注意事项】 1岁以内不用，可成瘾、眩晕、呕吐及便秘等。

【制剂与规格】 盐酸吗啡或硫酸吗啡片：(1)5 mg；(2)10 mg。

盐酸吗啡或硫酸吗啡注射液：(1)0.5 ml∶5 mg；(2)1 ml∶10 mg。

盐酸吗啡或硫酸吗啡缓释片：(1)10 mg；(2)30 mg；(3)60 mg。

盐酸美沙酮[药典(二);医保(乙)]

Methadone Hydrochloride

【适应证】 本品起效慢、作用时效长，适用于慢性疼痛。对急性创伤痛常缓不济急，故少用。亦用于阿片、吗啡及海洛因成瘾者的脱毒(detoxification)。

美沙酮目前在国际上作为海洛因成瘾者脱毒药的最常用药物，中国亦正式推荐作为脱毒药。国外除用于脱毒之外，还用于"美沙酮维持"(methadonemaintenance)，即当海洛因成瘾者用美沙酮脱毒后对美沙酮产生依赖性而又撤不下美沙酮时，即采取美沙酮维持法。

【药理】 (1)药效学　本品为人工合成阿片类镇痛药，它与 μ 受体结合而产生强大的镇痛作用。

(2)药动学　起效慢，作用时效长。血浆半衰期为7.6小时，血浆蛋白结合率为87.3%。

【不良反应】 性功能减退，男性用药后精液少，且可出现女性乳房。女性与避孕药同用，可终日迷倦无力，逾量可逐渐进入昏迷，并出现束支传导阻滞，心动过速或(和)低血压。

【禁忌证】 美国FDA妊娠期药物安全性分级为口服给药、肠道外给药C；如用在临近分娩时长期、大量应用D。

【给药说明】 (1)本品仅供口服、皮下或肌内注射，不作静脉注射，由于能释放组胺，忌作麻醉前和麻醉中用药。

(2)与碱性液、氧化剂、糖精钠以及苋菜红等接触，药液显浑浊。

(3)苯妥英钠和利福平等能促进肝细胞微粒体酶的活动增强，因而本品在体内的降解代谢加快，用量应相应增加。

(4)美沙酮的戒断症状虽较轻，但脱瘾较难。

【用法与用量】 (1)口服　成人　①常用量，一次5～10 mg，一日10～15 mg；②极量，一次10 mg，一日20 mg。

(2)皮下或肌内注射　成人　①常用量，一次2.5～5 mg，一日10～15 mg；②极量，一次10 mg，一日20 mg。

【制剂与规格】 盐酸美沙酮片：(1)2.5 mg；(2)5 mg；(3)10 mg。

盐酸美沙酮注射液：1 ml∶5 mg。

盐酸美沙酮口服溶液：(1)10 ml∶1 mg；(2)10 ml∶2 mg；(3)10 ml∶5 mg；(4)10 ml∶10 mg。

盐酸哌替啶[药典(二);基;医保(甲)]

Pethidine Hydrochloride

【适应证】 适用于急性痛，麻醉前用药，或局麻与静吸复合麻醉辅助用药。

【药理】 (1)药效学　哌替啶是人工合成的阿片受体激动药。镇痛效能是吗啡的1/10。起效快，作用时间短。有轻度抗迷走神经作用与解痉作用，有导致兴奋和惊厥的危险。成瘾性较吗啡小。

(2)药动学　口服，生物利用度(F)仅为注射用药的1/2。血浆蛋白结合率为60%。能迅速分布至各器官和肌肉组织，可通过血-脑屏障，也可通过胎盘。主要在肝代谢，活性代谢物可产生兴奋作用，少量以原形从尿排出。$t_{1/2}$为2～4小时。

【禁忌证】 (1)室上性心动过速、颅脑损伤、慢性阻塞性肺疾病、严重肺功能不全。

(2)美国FDA妊娠期药物安全性分级为口服给药、肠道外给药C；如在临近分娩时长期、大量使用D。

【注意事项】 (1)有轻微的阿托品样作用，给药后可致心搏增快，室上性心动过速者勿用。

(2)肌内注射后便秘和尿潴留发生率比吗啡低，程度也较轻。静脉注射后可出现外周血管扩张，血压下降，尤其当与吩噻嗪类药(如氯丙嗪等)以及中枢性抑制药并用时。

(3)口服吸收快，大部分暂时与血浆蛋白结合，血药浓度可出现两个峰值，经肝代谢一部分转化成哌替啶酸或去甲哌替啶，后者容易随尿排出，当尿呈酸性时更快。肝功能不全时，清除半衰期可自正常的3～4小时增至7小时以上。

(4)血内本药及其代谢产物浓度过高时，血液透析能促使排除解毒。

(5)能通过胎盘屏障及分泌入乳汁，产妇分娩镇痛时以及哺乳期间用量酌减。

(6)不可把药液注射到外周神经干附近，可产生局麻或神经阻滞。

(7)务必在单胺氧化酶抑制药停用，作用消失后才给药，否则会发生难以预料的并发症，临床表现为多汗、肌肉僵直、血压先升后剧降、呼吸抑制、发绀、昏迷、惊厥、高热，终致虚脱而死亡。

(8)主要代谢产物去甲哌替啶具有较强的中枢刺激作用，而止痛作用较弱，半衰期较长，故本药不主张用于慢性疼痛或癌痛的治疗。

(9)本品有成瘾性。

(10)应用于胆、肾绞痛时须和阿托品合用。

(11)大剂量哌替啶可产生中枢兴奋和惊厥。

【药物相互作用】 (1)注射液不得接触氨茶碱、巴比妥类药钠盐、肝素钠、碘化物、碳酸氢钠、苯妥英钠、磺胺嘧啶、磺胺甲噁唑、甲氧西林,否则可致浑浊。

(2)能促使双香豆素、茚满二酮等抗凝药增效,后者用量应按凝血酶原时间而酌减。

【用法与用量】 (1)镇痛　①口服　成人常用量:一次 50～100 mg,一日 200～400 mg。②肌内注射　成人常用量:一次 25～75 mg,一日 100～400 mg。③静脉注射,成人一次按体重以 0.3 mg/kg 为限。

(2)麻醉前给药　肌内注射,术前 30～60 分钟按体重 1.0 mg/kg

(3)麻醉维持　静脉滴注,按 1.2～2.0 mg/kg 计算总用量,配成稀释液,成人一般每分钟静脉滴注 1 mg,小儿滴速相应减慢。

(4)手术后镇痛　患者自控镇痛:静脉注射/硬膜外单次 5～30 mg。连续滴注每小时为 5～10 mg,锁定时间 5～15 分钟。

【儿科用法与用量】 口服、皮下注射、肌内注射、静脉注射　一次 0.5～1 mg/kg。

【儿科注意事项】 婴儿忌用,因可成瘾。

【制剂与规格】 盐酸哌替啶片:(1)25 mg;(2)50 mg。

盐酸哌替啶注射液:(1)1 ml∶50 mg;(2)2 ml∶100 mg。

盐酸丁丙诺啡[药典(二);医保(乙)]

Buprenorphine Hydrochloride

【适应证】 ①术后镇痛,可经肌内注射或静脉注射;②慢性非癌性疼痛镇痛。

【药理】 (1)药效学　丁丙诺啡为部分 μ 受体激动药,但与受体结合很牢固,自受体解离很慢,产生脊髓以上的持久镇痛。镇痛效能为吗啡的 30 倍,芬太尼的 1/2 倍,作用时间 6～8 小时。呼吸抑制作用产生较慢,高峰抑制出现于静脉注射后 30 分钟,肌内注射后3 小时。主要使呼吸频率减少,抑制程度较吗啡轻,也与剂量相关,持续时间较吗啡长。

(2)药动学　该药分子量 467.6,亲脂性高,进入体内后迅速分布到脑和其他组织,以脑和肝内浓度最高。静脉注射后 $t_{1/2\alpha}$为 2 分钟,$t_{1/2\beta}$约为 3 小时,其中 68%由粪便排出,大部分为原药,少部分为经 *N*-脱烷基作用和葡萄糖醛酸结合的代谢产物,27%以代谢产物经肾排泄。

【不良反应】 眩晕、呕吐。

【禁忌证】 (1)对本品过敏者。

(2)重症肝损伤,脑损伤,意识模糊,颅高压。

(3)6 岁以下儿童。

(4)美国 FDA 妊娠期药物安全性分级为肠道外给药 C。

【注意事项】 (1)肝功能不全时,药物作用延长。

(2)过量引起呼吸抑制,需大量纳洛酮才能拮抗,多沙普仑可能有效。

【药物相互作用】 与单胺氧化酶抑制药有协同作用。

【用法与用量】 (1)肌内注射或缓慢静脉注射　一次0.3～0.6 mg,一日 3～4 次,单次剂量可持续作用 6～8 小时。

(2)含服　每 6～8 小时舌下含 0.4～0.8 mg。

(3)贴剂　丁丙诺啡由于分子量小,脂溶性高,镇痛作用强而不良反应尤其是呼吸抑制和成瘾性等严重不良反应发生率极低,可制成贴剂使用。有 5 mg、10 mg、20 mg三种剂型,贴后 72 小时达血浆稳态浓度,一贴作用 7 天,释放速度分别为 5 μg/h、10 μg/h 和 20 μg/h。

【制剂与规格】 盐酸丁丙诺啡舌下片:(1)0.2 mg;(2)0.4 mg。

盐酸丁丙诺啡注射液:(1)1 ml∶0.15 mg;(2)1 ml∶0.3 mg。

丁丙诺啡透皮贴剂:(1)5 mg;(2)10 mg;(3)20 mg。

枸橼酸芬太尼[药典(二);基;医保(甲、乙)]

Fentanyl Citrate

【适应证】 用于麻醉前、中、后的镇静与镇痛,是目前复合全麻中常用的药物。芬太尼贴片适用于须持续应用阿片类镇痛药的癌痛或慢性疼痛患者,通常这些患者的疼痛用解热镇痛剂与弱阿片类合剂不能有效控制。

【药理】 (1)药效学　芬太尼是强效阿片受体激动剂。镇痛作用是吗啡的 75～125 倍。起效快、作用时间短,呈剂量依赖性抑制呼吸,具有稳定的心血管效应。芬太尼可以制成经黏膜给药或经皮肤给药(芬太尼贴片)的剂型,由于药物不经过胃肠道吸收,便秘的不良反应得以减轻。

(2)药动学　芬太尼贴片的生物利用度为 92%,首次使用后在大约 6～12 小时后血清中可测到芬太尼的有效浓度,12～24 小时达到相对稳态,一旦达峰值即可维持 72 小时。但皮肤温度升至 40 ℃时,血清芬太尼浓度可能提高 1/3。

【禁忌证】 (1)对本品过敏者。

(2)呼吸抑制者。

(3)美国FDA妊娠期药物安全性分级为口含、肠道外给药及经皮给药C;如在临近分娩时长期大量使用D。

【注意事项】 (1)慎用于重症肌无力患者。

(2)本品有成瘾性。

(3)芬太尼贴片用药后注意事项 ①应用后严禁驾驶及操作机器;②虽发生率低于1%,通气不足仍是最危险的并发症;③慢性肺疾患患者用量应减少;④脑肿瘤及头部外伤患者慎用;⑤慎用于肝、肾功能不全患者;⑥发热增加芬太尼释放及皮肤通透性,故发热患者剂量减少1/3;⑦首次应用贴片患者,镇静剂用量应减少1/3～1/2;⑧不推荐用于急性或术后疼痛患者;⑨每小时释放50 μg,特别是75 μg、100 μg的芬太尼贴片仅用于已耐受阿片类药治疗的患者。1贴片/3天,贴在去除体毛洁净皮肤处,并按反应调整剂量。

【药物相互作用】 本品与其他麻醉辅助药并用作用可增强,需注意:

(1)地西泮能减少本品的用量(总量),因为前者能加深后者的中枢性抑制,提早出现并延长呼吸抑制,地西泮用量偏大也可使外周血管总阻力减少,血压也有所下降。

(2)肌松药的用量可因本品的使用而相应减少,肌松药又能解除本品的肌肉僵直,遇有呼吸暂停,持续时间较长,应识别这是芬太尼导致的中枢性的呼吸抑制,还是由于肌松药作用于神经肌肉接头处N_2受体而导致的外周性的呼吸抑制。

(3)与80%氧化亚氮合用,可诱发心率减慢、心肌收缩减弱、心排血量减少,左室功能欠佳者尤其明显。

(4)与吩噻嗪类药合用,血压常有大幅度波动,遇有外科强刺激即上升。

(5)芬太尼并非静脉全麻药,虽然大量快速静脉注射能使神志消失,但毕竟应激反应依然存在,可能会术中知晓。

(6)纳洛酮等能拮抗本品的呼吸抑制和镇痛作用。

【给药说明】 硬膜外单独注入本品镇痛,4～10分钟起效,20分钟脑脊液的药浓度达峰值,同时可有全身瘙痒,作用时效3.3～6.7小时,而且有呼吸频率减慢和潮气量减小的可能,应及时处理。

【用法与用量】 (1)复合麻醉 成人 静脉注射 ①全麻时初量:小手术,1～2 μg/kg,大手术2～4 μg/kg,体外循环心脏手术20～30 μg/kg。②局麻镇痛不全,作为辅助用药时1.5～2 μg/kg。

平衡麻醉或全凭静脉麻醉芬太尼用量及血药浓度见表2-13。

表2-13 平衡麻醉或全凭静脉麻醉时常用苯哌啶类药用量

镇痛药	负荷剂量(μg/kg)	维持输注速率	间断推注量
芬太尼	2～10	2～10 μg/(kg·h)	25～100 μg
舒芬太尼	0.2～2.0	0.25～1.5 μg/(kg·h)	2.5～10 μg
阿芬太尼	25～100	1～3 μg/(kg·min)	5～10 μg/kg
瑞芬太尼		0.25～2 μg/(kg·min)	0.25～1.0 μg/kg

(2)麻醉前用药或手术后镇痛 成人 肌内或静脉注射 按体重0.7～1.5 μg/kg。

(3)患者自控止痛(PCA):静脉PCA背景输注量20～50 μg/h,按需追加量10～25 μg,锁定时间15分钟。硬膜外PCA常以芬太尼2～3 μg/ml与罗哌卡因(0.0625%～0.2%)或布比卡因(0.1%～0.15%)组成合剂使用,背景输注量4～8 ml/h,单次追加量5 ml,锁定时间20～30分钟。

【儿科用法与用量】 镇痛、麻醉诱导:1～2 μg/kg静脉注射。

【儿科注意事项】 (1)有弱成瘾性,不宜与单胺氧化酶抑制药合用。

(2)静脉注射时可能引起胸壁肌肉强直。

【制剂与规格】 枸橼酸芬太尼注射液:(1)2 ml:0.1 mg;(2)10 ml:0.5 mg。

芬太尼透皮贴剂(每小时可释放芬太尼量):(1)2.1 mg(12 μg/h);(2)4.2 mg(25 μg/h);(3)8.4 mg(75 μg/h);(4)12.6 mg(100 μg/h)。

盐酸阿芬太尼

Alfentanil Hydrochloride

【适应证】 麻醉前、中、后的镇静与镇痛,可作为复合全麻用药。

【药理】 (1)药效学 阿芬太尼是芬太尼的衍生物,是合成的快速、超短时间的阿片受体激动药,起效迅速,静脉注射在一个臂-脑循环时间内起效,1分钟内达血浆浓度峰值。阿芬太尼的镇痛程度较芬太尼小,为其1/4,作用持续时间为其1/3。阿芬太尼对呼吸抑制的不良反应与等效剂量的芬太尼相似，但持续时间较短。此药对心血管系统的影响轻微，也没有释放组胺的作用。此药引起恶心、呕吐和胸壁僵硬等作用也与芬太尼相似。

(2)药动学阿芬太尼的亲脂性较芬太尼低，与血浆蛋白结合率却较高，分布容积不及芬太尼的1/4，消除半衰期为芬太尼的1/3～1/2。体内生理pH 7.4条件下，85%阿芬太尼呈非解离状态(芬太尼仅为9%)，因而透过血-脑屏障的比例也大，起效更迅速。阿芬太尼在肝内迅速转化为无药理活性的代谢物，主要为去甲阿芬太尼；不到1%以原形从尿中排出。

【不良反应】 对呼吸有抑制作用，其程度与等效剂量的芬太尼相似，但持续时间较短。引起恶心。呕吐和胸壁肌肉僵直等作用也与芬太尼相似。

【禁忌证】 (1)禁用于支气管哮喘、呼吸抑制和重症肌无力及高敏感性患者。

(2)美国FDA妊娠期药物安全性分级为肠道外给药C，如在临近分娩时长期大量使用为D级。

【注意事项】 (1)不宜与单胺氧化酶抑制剂合用，务必在单胺氧化酶抑制药(如呋喃唑酮、丙卡巴肼)停用14天以上方可给药，而且应先试用小剂量(1/4常用量)，否则会发生严重的并发症，临床表现为多汗、肌肉僵直、血压先升高后剧降、呼吸抑制、发绀、昏迷、高热、惊厥，终致循环衰竭而死亡。

(2)心律失常患者慎用。

【给药说明】 (1)对心血管系统抑制大于芬太尼，尤其对老年及ASAⅢ～Ⅳ级患者。

(2)在体内无蓄积，和吗啡相比，即长时间用于肾衰患者也很少有蓄积。

【用法与用量】 (1)镇痛、镇静　静脉注射10～30 μg/kg，继以每分钟0.25～0.75 μg/kg静脉滴注可维持满意镇痛状态。

(2)麻醉诱导　静脉注射80～200 μg/kg，继以每分钟1～3 μg/kg静脉滴注维持麻醉，停药后很快清醒；或间断静脉注射5～10 μg/kg维持。

(3)全凭静脉麻醉　先以150 μg/kg负荷剂量静脉注射，继以每分钟1～3 μg/kg静脉滴注可达到手术镇痛需要。

【制剂与规格】 盐酸阿芬太尼注射液：(1)2 ml∶1 mg；(2)10 ml∶5 mg。

枸橼酸舒芬太尼[药典(二)；医保(乙)]

Sufentanil Citrate

【适应证】 用于麻醉前、中、后的镇痛与镇静，可作为复合全麻用药。

【药理】 (1)药效学　舒芬太尼是芬太尼的衍生物，其镇痛性能约为芬太尼的5～10倍，作用持续时间约为其两倍。舒芬太尼的镇痛作用最强，心血管状态更稳定，更适用于心血管手术麻醉。

(2)药动学　脂溶性高，起效比芬太尼快。蛋白结合率高，$t_{1/2a}$为13.6分钟。舒芬太尼的亲脂性约为芬太尼的2倍，更易透过血-脑屏障。与血浆蛋白结合率较分太尼高，而分布容积则较芬太尼小。虽然其消除半衰期较芬太尼短，但由于与阿片受体的亲和力较芬太尼强，故不仅镇痛强度更大，而且作用持续时间也更长。舒芬太尼在肝内经受广泛的生物出。其代谢物去甲舒芬太尼有药理活性，效价约为舒芬太尼的1/10，亦即与芬太尼相当，这也是舒芬太尼作用持续时间长的原因之一。

【不良反应】 典型的阿片样症状，如呼吸抑制、呼吸暂停、骨骼强直(胸肌强直)、肌阵挛、低血压、心动过缓、恶心呕吐和眩晕、缩瞳和尿潴留、在注射部位偶有瘙痒和疼痛。其他较少见的不良反应有咽部痉挛，偶尔可出现术后恢复期的呼吸再抑制。

【禁忌证】 (1)对舒芬太尼或其他阿片类药物过敏者禁用。

(2)禁用于新生儿、妊娠期和哺乳期的妇女。如果哺乳期妇女必须使用舒芬太尼，则应在用药后24小时方能再次哺乳婴儿。

(3)禁与单胺氧化酶抑制剂同时使用。在使用舒芬太尼前14天内用过单胺氧化酶抑制剂者，禁用本品。

(4)急性肝卟啉症禁用。

(5)因用其他药物而存在呼吸抑制者禁用。

(6)患有呼吸抑制疾病的患者禁用。

(7)低血容量症，代血压患者禁用。

(8)美国FDA妊娠期药物安全性分级为肠道外给药C，如在临近分娩时长期大量使用D。

【注意事项】 (1)舒芬太尼可以导致肌肉僵直，包括胸壁肌肉的僵直，可以通过缓慢地静脉注射本品加以预防(通常在使用低剂量时可以奏效)，或同时使用苯二氮䓬类药物及肌松药。

(2)如果术前所用的抗胆碱药物剂量不足，或本品与非迷走神经抑制的肌肉松弛药合并使用时，可能导致心动过缓甚至心搏停止，心动过缓可用阿托品治疗。

(3)对甲状腺功能低下、肺病疾患、肝和(或)肾功能不全、老年人、肥胖，酒精中毒和使用过其他已知对中枢神经系统有抑制作用的患者，在使用本品时均需要特别注意。建议对这些患者做较长时间的术后观察。

【药物相互作用】 (1)同时使用巴比妥类制剂、阿片类制剂、镇静剂、神经安定类制剂、酒精及其他麻醉剂或其他对中枢神经系统有抑制作用的药物,可能导致本品对呼吸和中枢神经系统抑制作用的加强。

(2)同时给予高剂量的本品和高浓度的笑气时可导致血压、心率降低以及心输出更是的减少。

【给药说明】 对心血管系统的作用与芬太尼相似,也能引起心动过缓。

【用法与用量】 (1)镇静与镇痛　静脉注射 0.1～0.3 μg/kg,继之以每分钟 0.0015～0.01 μg/kg 静脉滴注维持镇静、镇痛。

(2)全麻诱导　静脉注射 0.20～2 μg/kg,合并应用66%氧化亚氮时,舒芬太尼的维持量为每小时 0.55 μg/kg 静脉滴注。

(3)平衡麻醉时维持剂量　静脉注射负荷剂量 0.2～10 μg/kg 或以每小时 0.3～1.0 μg/kg 静脉滴注。

(4)全凭静脉麻醉　静脉注射负荷剂量 0.2～2.0 μg/kg,追加剂量为按需分次静脉注射 0.1～0.5 μg/kg。

【制剂与规格】 枸橼酸舒芬太尼注射液:(1)1 ml:50 μg;(2)2 ml:100 μg;(3)5 ml:250 μg。

瑞芬太尼[医保(乙)]

Remifentanil

【适应证】 由于其独特的药代动力学特点,瑞芬太尼更适用于平衡麻醉或全凭静脉麻醉时静脉输注镇痛。

【药理】 (1)药效学　瑞芬太尼为芬太尼族中的最新成员,是纯粹的 μ 受体激动药。临床上其效价与芬太尼相似,为阿芬太尼的 15～30 倍。注射后起效迅速,药效消失快,是真正的短效阿片类药。可增强异氟烷的麻醉效能,降低其 MAC,其程度与年龄相关。

(2)药动学　稳态分布容积 0.39 L/kg,清除率 41.2 ml/(kg·min),终末半衰期 9.5 分钟。其作用消失快主要是由于代谢清除快,而与再分布无关。即使输注 4 小时,也无蓄积作用,其终末半衰期仍为 3.7 分钟。瑞芬太尼在体内的代谢途径是被组织和血浆中非特异性酯酶迅速水解。其酯链裂解后大部分(>98%)成为酸性代谢物(GR90291),极小部分(1.1%)成为去羟基代谢物(GR94219)。其代谢物 GR90291 的效价仅为瑞芬太尼的 0.1%～0.3%。代谢物经肾排出,清除率不受体重、性别或年龄的影响,也不依赖于肝肾功能。即使在严重肝硬化患者,其药代动力学与健康人相比无显著差别,只是对通气抑制效应更敏感,可能与血浆蛋白含量低、游离部分增加有关。

【不良反应】 本品具有 μ 阿片受体类药物的典型不良反应,典型的不良反应有恶心、呕吐、呼吸抑制、心动过缓、低血压和肌肉强直,上述不良反应在停药或降低输注速度后几分钟内即可消失。其他不良反应见本节总论。

【禁忌证】 (1)本品不能单独用于全麻诱导,即使大剂量使用也不能保证使意识消失。

(2)本品处方中含有甘氨酸,因而不能于硬膜外和鞘内给药。

(3)已知对本品中各种成分或其他芬太尼类药物过敏者禁用。

(4)重症肌无力与易致呼吸抑制药合用。

(5)禁与单胺氧化酶抑制药合用。

(6)禁与血、血清、血浆等血制品经同一路径给药。

(7)支气管哮喘患者禁用。

【注意事项】 (1)本品能引起肌肉强直。肌肉强直的发生与给药剂量和给药速率有关,因此,单剂量注射时应缓慢给药,给药时间应不低于 60 秒;提前使用肌肉松弛药可防止肌肉强直的发生。出现危及生命的肌肉强直时,应给予迅速起效的神经肌肉阻断剂,立即中断输注。

(2)本品能引起剂量依赖性低血压和心动过缓,可以预先给予适量的抗胆碱能药(如阿托品)抑制这些反应。

(3)肝肾功能受损的患者不需要调整剂量。肝肾功能严重受损的患者对瑞芬太尼呼吸抑制的敏感性增加,使用时应监测。

【药物相互作用】 瑞芬太尼与其他麻醉药有协同作用,硫喷妥、异氟烷、丙泊酚及咪哒唑仑与本品同时给药时,剂量减至 75%。中枢神经系统抑制药物与本品也有协同作用。

【给药说明】 (1)用于心血管手术患者,其清除率在心肺转流后无改变。其缺点是手术结束停止滴注后镇痛效应消失,需提前给予其他镇痛药物。

(2)瑞芬太尼对呼吸有抑制作用,其程度与阿芬太尼相似,但停药后恢复更快,停止滴注后 3～5 分钟恢复自主呼吸。可使动脉压和心率下降 20%以上,下降幅度与剂量不相关。不引起组胺释放。也可引起恶心、呕吐和肌僵硬,但发生率较低。

【用法与用量】 瑞芬太尼 1 mg 加入 50 ml 氯化钠注射液(20 μg/ml)。用于静脉全麻时,瑞芬太尼的诱导剂量为每分 0.25～2.0 μg/kg。维持可采用间断静脉注射 0.25～1.0 μg/kg,或采用靶浓度给药。

【制剂与规格】 注射用瑞芬太尼:(1)1 mg;(2)2 mg;(3)5 mg。

盐酸二氢埃托啡[药典(二)]

Dihydroetorphine Hydrochloride

本品为纯阿片受体激动剂，镇痛相对效价约是吗啡的1.2万倍。作用开始快，但作用持续时间短于吗啡。舌下给药可产生与注射用药相似的镇痛作用。曾用于各种急慢性疼痛的镇痛，因依赖性强，目前临床上已不作为镇痛药使用。

盐酸羟考酮[医保(乙)]

Oxycodone Hydrochloride

【适应证】 用于急、慢性疼痛，注射针剂主要用于手术后疼痛的治疗，口服控缓释制剂主要用于癌痛的治疗。

【药理】 羟考酮是μ受体和κ受体纯激动药。该药口服后生物利用度60%～80%，稳态分布容积2～4 ml/kg，消除半衰期3～5小时，清除率10～15 ml/min，血浆蛋白结合率40%～45%，主要与白蛋白结合，脂溶性(辛醇/水)为0.7。脂溶性低但起效快(静脉注射后2～3分钟起效)，提示进入脑脊液发挥中枢镇痛作用有主动运输机制。

口服经胃肠道吸收并有肝脏首关代谢。羟考酮在体内主要通过两种细胞色素(CYP)450酶代谢。一是经CYP2D6代谢为有活性的氢吗啡酮，另一途径是经CYP3A4，N去甲基化代谢为无活性的去甲羟考酮，经肾排出。约9%原药以游离形式经肾排出。

【不良反应】 较吗啡等纯μ受体激动药，羟考酮有相同或较轻的副作用。常见为恶心呕吐、头晕、瘙痒、排尿困难等。该药长期使用也可能发生躯体依赖和精神依赖。剂量过大，尤其是与镇静药、呼吸抑制药合用，或在有肺部疾病的患者易导致呼吸抑制。

【注意事项】 由于小部分原形药和少量有活性代谢产物需经肾排出，在肾功能不全的患者应减低给药剂量，不推荐用于肌酐清除率低于10%的患者。

在肝功能障碍者，羟考酮在肝脏的代谢率下降，血浆清除率甚至可减少50%，半衰期甚至延长3～14小时，故应减量并延长给药间隔时间。女性患者清除率较男性减低25%。65～80岁老年人较年轻人减低35%，相同剂量给药后70～90岁老年人血药浓度比年轻人高50%～80%，故老年人应减量并注意个体化给药，最好滴定剂量。

【药物相互作用】 经CYP3A4代谢的酶诱导剂(如卡马西平、利福平等)可使该药血药浓度降低50%～85%，镇痛效应减低，相反使用CYP3A4的抑制药如伏立康唑、利托那韦的患者血药浓度可增加200%～300%。

与其他镇静药或强阿片受体激动药合用，镇痛和呼吸抑制作用均增强。

【给药说明】 该药静脉注射起效快(2～3分钟)，故疼痛患者常采用0.02～0.03 mg/kg的小剂量分次滴定方式给药，待疼痛降至VAS评分4分以下(轻度疼痛)，根据滴定剂量可采用持续给药或间断给药方式，每4小时重复首次剂量。肌内注射一次给药止痛时间3.5～6小时。

【用法与用量】 注射剂型可静脉注射，静滴或以患者自控方式给药。

口服　①片剂，每次5～20 mg。②缓释剂型，首剂5～10 mg，每12小时一次。在以往使用过阿片药物的患者，应参照以往给药剂量或镇痛效果调整剂量。若以往给药镇痛效应不够，则应在原基础上增加25%～50%剂量。

【制剂与规格】 盐酸羟考酮片：5 mg。

盐酸羟考酮缓释片：(1)5 mg；(2)10 mg；(3)15 mg；(4)20 mg；(5)30 mg；(6)40 mg；(7)60 mg；(8)80 mg；(9)120 mg。

盐酸羟考酮注射液：(1)1 ml∶10 mg；(2)2 ml∶20 mg。

地佐辛

Dezocine

【适应证】 手术和创伤后镇痛。

【药理】 (1)药效学　地佐辛是阿片受体激动-拮抗药，经典理论认为它对μ受体有激动和拮抗双重作用，对κ受体有激动作用；但也有认为其对μ受体有部分激动作用，对κ受体有拮抗作用，还有下行性α_2肾上腺素受体机制的镇痛作用。其镇痛强度和持续时间与吗啡相当。静脉注射后起效较慢，为11～60分钟，肌内注射者为10分钟，达峰时间10分钟～90分钟。本品镇痛有天花板效应，4小时用量超过25 mg，止痛作用增强不显著。

(2)药动学　5分钟内静脉注射10 mg，平均终末半衰期2.4(1.2～7.4)小时，分布容积10.1(4.7～11.7)L/kg，清除率为每分钟55(28～111) ml/kg。一次注射剂量不超过10 mg，呈线性代谢，主要在肝脏以葡萄糖醛酸共轭物形式由尿排泄，1%以原形排泄。剂量超过10 mg，血清浓度药时曲线(AUC)面积大于21%，全身清除率降低11%。

【不良反应】 与强阿片药相似，主要不良反应为恶心呕吐、过度镇静。其次是头晕、注射部位疼痛，少见的为出汗、寒战、瘙痒、尿潴留、低血压、便秘。罕见但严重的不良反应是呼吸抑制。

【禁忌证】 (1)对麻醉药品有依赖的患者不推荐使用,颅内压增高的颅脑损伤和脑肿瘤患者禁用,支气管哮喘、呼吸道不通畅和呼吸抑制的患者禁用。

(2)18岁以下患者、妊娠期妇女和哺乳期妇女的安全性和有效性尚未确定。

【注意事项】 (1)地佐辛含焦亚硫酸钠,在易感者可引起严重过敏反应。

(2)本品经肝脏代谢和肾排泄,肝、肾功能障碍者应酌情减低剂量。

(3)老年人和肥胖者也应减少以体重为基础计算的最初剂量,以后应剂量个体化,酌情减低剂量或延长用药间隔时间。

(4)本品虽呼吸抑制轻于吗啡,在合并其他镇静药,呼吸抑制药或原有呼吸系统疾病时,呼吸抑制作用会增强。

【用法与用量】 本品可静脉滴注,静脉缓慢注射或肌内注射。未使用过阿片药物的患者,首次剂量可静脉注射2.5 mg,10～15分钟后依疼痛程度的改变,酌情追加0.5～3.75 mg,此后每4～6小时重复首剂剂量或将首次剂量在随后的每4～6小时内均匀滴注。静脉患者自控镇痛配方为地佐辛50 mg/100 ml,背景剂量1 ml/h,患者自控量每次2～4 ml,锁定时间15分钟。

常与NSAIDs或其他类型止痛药合用,组成多模式镇痛配方,发挥镇痛的相加或协同作用,而不增加单药不良反应。

【制剂与规格】 地佐辛注射液:1 ml∶5 mg。

喷他佐辛

Pentazocine

【适应证】 各种急慢性疼痛。

【药理】 (1)药效学 对μ受体有弱的激动效应和弱的拮抗效应(约为纳洛酮的1/30),对κ受体有激动作用,等剂量的镇痛作用约为吗啡的1/6。呼吸抑制、成瘾和胃肠道平滑肌效应都弱于强阿片受体激动药,镇痛有"天花板效应",大剂量可以引起血中儿茶酚胺浓度升高,表现为心率加快,血压升高。

(2)药动学 血浆蛋白结合率约60%,肌内注射后15分钟～1小时,口服后1～3小时镇痛作用最明显,血浆半衰期4～5小时。主要在肝脏代谢,60%～70%代谢产物和少量原形药物经肾排出。

【不良反应】 常见不良反应为镇静、嗜睡、恶心、呕吐、出汗、轻度血压升高、心率增快。因可增加心脏负荷,不用于重度心功能不全患者。

【禁忌证】 参阅"布托啡诺"。

【用法与用量】 肌内注射 成人一次30～60 mg,必要时每3～4小时重复1次,一日最大量360 mg。

【制剂与规格】 喷他佐辛注射液:1 ml∶30 mg。

酒石酸布托啡诺[药典(二);医保(乙)]

Butorphanol Tartrate

【适应证】 创伤和术后镇痛。鼻喷剂用于治疗各种癌性疼痛、手术后疼痛。

【药理】 (1)药效学 为阿片受体激动拮抗药,对μ受体有激动和拮抗双重作用,对κ受体有激动作用。镇痛强度是吗啡的5倍,其起效时间、达峰时间和镇痛维持时间与吗啡相仿,但大剂量的镇痛作用有"天花板效应"。在同时使用其他阿片类药物的患者,并不明显改变阿片类药物的镇痛作用,但可减轻芬太尼类药的呼吸抑制作用。

(2)药动学 静脉注射后分布容积为5 L/kg,清除率为50(40～65) ml/kg。经鼻喷雾给药1～2 mg后15分钟起效,30～60分钟达峰值血浆深度,48小时内达到稳态。生物利用度为48%～70%,$t_{1/2}$为4.7～5.8小时,但老年人或肾功能损害者显著延长至8.6～10.5小时。

【不良反应】 有心肌抑制、增高外周阻力和增高肺动脉压的作用,但主要表现在原有心肌功能障碍的患者和合并使用其他心脏负性肌力药物的患者,故不用于心肌梗死患者镇痛。成瘾性弱于吗啡,但长期应用也会导致生理性依赖。

主要不良反应为眩晕、嗜睡、恶心、呕吐和大汗。虽比等效剂量吗啡和芬太尼的作用轻,但仍可引起胆道痉挛。

【禁忌证】 (1)不推荐用于对麻醉药品有依赖的患者。因可能导致或加重胆道痉挛,不用于胆绞痛患者。不适于心肌梗死患者,由于可引起阿片类药物急性撤药反应,也不建议用于阿片药物镇痛的癌痛患者。

(2)美国FDA妊娠期药物安全性分级为鼻腔给药、肠道外给药C,如在临近分娩时长期大量使用D。

【注意事项】 过度镇静和呼吸抑制是主要的副作用,其危险因素包括原有肺部疾病或肥胖,有睡眠呼吸暂停的,使用镇静剂或其他呼吸抑制剂的患者,在昏迷或深昏迷状态,呼吸抑制更易发生。药物过量时呼吸对低氧血症和高碳酸血症的反应减低更加明显。

【用法与用量】 (1)镇痛剂量为肌内注射或静脉注射1～3 mg。常以0.005～0.01 mg/kg作为首次静脉注射滴定剂量,非阿片耐受者最大滴定剂量不超过0.04 mg/kg。此后根据疼痛减轻程度重复首剂剂量至达到满意镇痛作用为止。该药达峰时间约为15～30分钟故首剂后增补剂量除应考虑疼痛严重程度以及患者年龄，体重，用药史，是否有合并用药外，应考虑药物发挥作用的时间过程。

(2)鼻喷剂每次1～2喷，每日3～4次。一般情况下，初始剂量为1 mg(一喷的喷量)。如果60～90分钟没有较好的镇痛作用，可再喷1 mg。如果需要，初始剂量3～4小时后可再次给药。

【制剂与规格】 酒石酸布托啡诺注射液：(1)1 ml∶1 mg；(2)2 ml∶4 mg。

酒石酸布托啡诺鼻喷剂：2.5 ml∶25 mg(每喷含酒石酸布托啡诺1 mg)。

盐酸纳布啡[医保(乙)]

Nalbuphine Hydrochloride

【适应证】 ①中至重度疼痛，如创伤、术后癌痛等。②心肌梗死和心绞痛患者的止痛。

【药理】 (1)药效学　κ受体激动剂和μ受体拮抗剂。镇痛效价与吗啡相似，拮抗作用较弱，抗活性约为纳洛酮1/4。

(2)药动学　肌内注射吸收迅速，30分钟达血药浓度峰值，血浆蛋白结合率为60%～70%。主要进行肝脏代谢，代谢产物经尿和胆汁排出，少量以原形排出。可透过胎盘，但呼吸抑制作用弱且有“天花板效应”，故用于静脉分娩镇痛，对新生儿的呼吸抑制作用弱于吗啡等强阿片类药物。对心血管影响轻微，适用于心血管疾病或心血管手术后的镇痛。

【不良反应】 与阿片药物的常见不良反应一致，可参阅“吗啡”。

【禁忌证】 (1)对纳布啡过敏者和哺乳者禁用。

(2)美国FDA妊娠期药物安全性分级为如在临近分娩时长期大量使用D。

【注意事项】 (1)过量中毒时可用纳洛酮治疗。

(2)不宜长期用药，因为可致成瘾。

(3)仅用注射给药。

(4)美国FDA妊娠期药物安全性分级为鼻腔给药B。

【用法与用量】 皮下注射、肌内注射或静脉注射　每次10 mg，必要时3～6小时重复。最大剂量每次20 mg，每天160 mg。

【制剂与规格】 盐酸纳布啡注射液：2 ml∶20 mg。

烯丙吗啡[医保(甲)]

Nalorphine

【适应证】 ①吗啡、哌替啶等镇痛药逾量中毒。②复合全麻结束时拮抗阿片受体激动药的残余作用。③激发戒断症状，用于麻醉性镇痛药成瘾的诊断。

【药理】 (1)药效学　镇痛强度与吗啡相似，不产生欣快感，且对δ受体有强的激动效应，反可引起烦躁不安等症状，故不用于镇痛。烯丙吗啡有拮抗阿片受体激动药的作用，包括镇痛、欣快感、呼吸抑制、缩瞳等作用，但对镇痛作用拮抗不完全，拮抗效价大致是烯丙吗啡1 mg可拮抗吗啡3～4 mg。对于麻醉性镇痛药成瘾者，烯丙吗啡激发戒断症状，可用于麻醉性镇痛药成瘾的诊断。对于喷他佐辛和其他阿片受体激动-拮抗药引起的呼吸抑制，烯丙吗啡不仅无拮抗作用，反可使之加重。

(2)药动学　口服吸收很差，皮下或静脉注射很快进入脑组织，1～3分钟即起效，皮下注射90分钟脑内浓度为相同剂量吗啡的3～4倍。$t_{1/2}$为2～3小时，随着用量加大而延长。肝内代谢，经肾排泄，用量的2%～6%在尿中呈原形排出。可通过胎盘屏障进入胎儿体内。

【不良反应】 常见不良反应恶心、呕吐、便秘、眩晕、头痛、瘙痒、出汗、呼吸抑制等皆为阿片μ受体兴奋所致。长期使用本品患者除便秘外，与药物相关的不良反应可明显减轻或消失(耐受)。

【禁忌证】 (1)羟考酮过敏、支气管哮喘、呼吸功能抑制、麻痹性肠梗阻患者禁用。

(2)美国FDA妊娠期药物安全性分级为肠道外给药D。

【给药说明】 (1)昏迷、急性酒精中毒、肾上腺皮质功能不全、甲状腺功能低下、前列腺肥大或尿道狭窄患者慎用或不用。

(2)肝功能损害患者起始剂量应为常用量的1/3～1/2。肾功能损害者起始量和维持量也应酌减并加强监测。

(3)药物可致过度镇静和呼吸抑制，特别是用药过量或同时服用中枢抑制药，以及原有中枢神经疾病或呼吸功能障碍者。遇有不能唤醒的过度镇静或呼吸变浅、呼吸率减慢者，应停用阿片药，并按中毒处理。

(4)虽产生身体依赖和滥用性的可能性小于吗啡，但长期、频繁或大量使用本品也可产生身体依赖或成瘾。

【用法与用量】 皮下注射或静脉注射　成人常用量一次5～10 mg。极量一日40 mg。

【制剂与规格】 氢溴酸烯丙吗啡注射液：1 ml∶10 mg。

延胡索乙素(四氢帕马丁)

Tetrahydropalmatine

【适应证】 偶用于胃肠及肝胆系统内科疾病所引

起的钝痛、一般性头痛以及脑震荡后头痛等；也可用于月经痛及分娩止痛。

【药理】 具有镇痛、镇静、催眠及安定作用。镇痛作用不及哌替啶，强于一般解热镇痛药。服后10～30分钟出现镇痛作用，持续2～5小时。对胃肠、肝胆系统疾病的钝痛效果好，对外伤、手术后疼痛或晚期癌症的止痛效果较差。治疗量无成瘾性。

【不良反应】 (1)偶有眩晕、恶心等。

(2)对呼吸中枢有一定抑制作用，有时可引起锥体外系症状。

【注意事项】 (1)妊娠期妇女慎用。

(2)用药前后及用药期间应监测肝、肾功能及全血细胞计数。

【用法与用量】 口服　一次50～100 mg，一日3～4次。

【制剂与规格】 硫酸延胡索乙素片：50 mg。

盐酸曲马多[药典(二)；医保(乙)]

Tramadol Hydrochloride

【适应证】 急、慢性疼痛，中到重度癌症疼痛，骨折或各种术后疼痛、牙痛。

【药理】 (1)药效学　本品为非吗啡类中枢性强效镇痛药。虽可与阿片受体结合，但亲和力很弱，对μ受体的亲和力为吗啡的1/6000，对κ和δ受体的亲和力仅为μ受体的1/25。曲马多为消旋体，其光右旋对映体作用于阿片受体，而光左旋对映体则抑制神经元触突对去甲肾上腺素的再摄取，并增加神经元外5-羟色胺的浓度，从而影响痛觉的传递，产生镇痛作用。本品等剂量作用强度为吗啡的1/8～1/10，镇痛强度相当于中到强效阿片类镇痛药。本品镇咳作用为可待因的1/2，不影响组胺释放。无致平滑肌痉挛的作用，对免疫干扰小。

(2)药动学　口服吸收完全，几乎与肌内注射等效，血药浓度差异不大。本品起效迅速，口服后10～20分钟起效，25～35分钟达峰值，镇痛效应可维持约4～8小时。组织亲和力较高，分布容积大，在肺、脾、肝和肾中较高，可透过胎盘。血浆蛋白结合率约4%。口服胶囊生物利用度64%，栓剂为70%。主要在肝脏代谢，M_1代谢产物有强大的镇痛效应，半衰期约6小时。24小时内以代谢物和原形由尿中排出。乳汁排出约0.1%。

【不良反应】 (1)多汗、嗜睡、头晕、恶心、呕吐、食欲缺乏和排尿困难等。

(2)少数可有皮疹、低血压、胸闷等。

(3)静脉注射速度较快可有面部潮红、多汗和一过性心动过速。

(4)大量资料表明，本品长期应用可有一定耐受性和精神依赖性，但发生率较低。

(5)国外报道极少患者在首次应用时可有惊厥发作或过敏。

【禁忌证】 (1)对本品过敏者，酒精、安眠药、镇痛药、中枢神经系统急性中毒的患者和1岁以下儿童禁用。

(2)美国FDA妊娠期药物安全性分级为口服、肠道外给药C。

【注意事项】 (1)本品与阿片类药物可能存在交叉过敏反应。

(2)肝肾功能不全，心脏病患者，急性腹痛，有癫痫病史、甲状腺或肾上腺皮质功能减退、慢性呼吸功能紊乱、有阿片类药物滥用史和老年患者均应慎用。驾驶机动车的患者因可能影响反应能力也须注意。

(3)哺乳和妊娠期妇女需权衡利弊再用。

(4)纳洛酮可对抗本品的镇痛作用，在本品中毒时可作为抢救药物应用。

(5)严重过量时表现为呼吸抑制和惊厥发作。

(6)用药过量的处理：注意保持呼吸道通畅，静脉滴注拮抗药纳洛酮0.005～0.01 mg/kg或每次给药0.4 mg，必要时每2～3分钟重复1次。纳洛酮可以对抗本品的呼吸抑制作用，但不能解除本品引起的惊厥发作，甚至有增加发作的风险。可用地西泮等药物止惊。

【药物相互作用】 (1)本品和安定类镇静药物合用可以增强镇痛作用，延长巴比妥类药物的作用时间。

(2)奎尼丁、利托那韦由于能降低本品的代谢，合用时可以增加本品的血药浓度和不良反应。

(3)本品可以增加地高辛的不良反应如恶心、呕吐和心律失常等。

(4)本品与苯海拉明合用可以增加中枢抑制作用。

(5)本品影响肝素类药物代谢，合用时可能增加出血的危险。

(6)本品与吩噻嗪、丁酰苯类抗精神病、抗抑郁药合用，可以增加癫痫的危险。

(7)卡马西平可以降低本品的血药浓度，合用时会减低本品的镇痛作用。

(8)本品与单胺氧化酶抑制剂(如呋喃唑酮、丙卡巴肼)合用，可引起狂躁、昏迷、惊厥和严重的呼吸抑制，甚至死亡。所以一般应当禁忌同时应用。

【给药说明】 (1)本品具有一定程度的耐受性和依赖性，故慎用于轻度疼痛。

(2)本品不能作为阿片依赖患者的替代药物。

【用法与用量】 可口服、皮下注射、肌内注射、静脉注射及肛门内给药。一次 50～100 mg,一日 2～3 次。一日不超过 400 mg,老年患者一日不超过 300 mg。重度疼痛可一次 100 mg 开始。肛门给药栓剂一次100 mg,一日 1～2 次。

【制剂与规格】 盐酸曲马多片:(1)50 mg;(2)100 mg。

盐酸曲马多分散片:50 mg。

盐酸曲马多胶囊:50 mg。

盐酸曲马多缓释片(胶囊):100 mg。

盐酸曲马多注射液:(1)2 ml:50 mg;(2)2 ml:100 mg。

盐酸曲马多滴剂:1 ml:100 mg。

盐酸曲马多栓 100 mg。

盐酸布桂嗪[药典(二);基;医保(甲,乙)]

Bucinnazine Hydrochloride

【适应证】 偏头痛、神经性疼痛、炎症性疼痛、关节痛、外伤性疼痛、痛经、癌痛和术后疼痛。

【药理】 为合成的麻醉性镇痛药。镇痛作用约为吗啡的 1/3。对皮肤、黏膜和运动器官的疼痛效果差。皮下注射 10 分钟起效,镇痛效果维持 3～6 小时。

【不良反应】 (1)恶心、眩晕、头痛、困倦等。偶可出现精神症状,停药后即消失。

(2)连续使用本品可致耐受和成瘾,不可滥用。

【用法与用量】 (1)口服 ①成人 一次 30～60 mg,一日 3～4 次;②小儿,一次 1 mg/kg;疼痛剧烈时用量可酌增。

(2)皮下或肌内注射 成人 一次 50～100 mg。

【制剂与规格】 盐酸布桂嗪片:30 mg。

盐酸布桂嗪注射液:(1)1 ml:50 mg;(2)2 ml:50 mg;(3)2 ml:100 mg。

高乌甲素(拉巴乌头碱)

Lappaconitine

【适应证】 用于中度疼痛或与阿片类合用。

【药理】 从中药乌头提取的非麻醉性镇痛药。本品还具有局部麻醉、降温、解热和抗炎作用。

【不良反应】 个别患者出现荨麻疹、心慌、胸闷、头晕等。本品中毒的早期表现是心电图的改变。

【用法与用量】 (1)口服 一次 5～10 mg,一日 1～3次。

(2)肌内注射 一次 4 mg,一日 1～2 次,日剂量不超过 8～12 mg。

【制剂与规格】 氢溴酸高乌甲素片:(1)5 mg;(2)10 mg。

氢溴酸高乌甲素注射液:(1)2 ml:4 mg;(2)2 ml:8 mg。

注射用氢溴酸高乌甲素:(1)4 mg;(2)8 mg。

第七节 复方镇痛药

【适应证】 轻到中度疼痛。口服制剂适用于消化功能良好,无恶心、呕吐或肠梗阻的患者。

【药理】 对乙酰氨基酚、非甾类抗炎药与阿片类药物有镇痛的相加或协同作用,尤其是对乙酰氨基酚血浆蛋白结合率低,其主要副作用是剂量过大时产生肝毒性,此副作用与阿片类药物、曲马多和非甾类抗炎药均不重叠,制成复方制剂后单药剂量减少,可达到镇痛作用加强、副作用减少的目的。但对乙酰氨基酚有肝脏毒性,作为合剂使用每天药量不宜大于 1.5 g。对乙酰氨基酚的镇痛作用似乎低于非甾体消炎药。各药物药理作用参阅复方制剂组成成分的药理。

【用法与用量】 口服 成人 一次 1～2 片,一日 2～3次。

【制剂与规格】 我国常用的复方镇痛药有如下规格。

可待因/双氯芬酸钠复方片(复方氯酚待因片):可待因 15 mg,双氯芬酸钠 25 mg。

双氢可待因/对乙酰氨基酚复方片(复方双氢可待因片):双氢可待因 10 mg,对乙酰氨基酚 500 mg。

右丙氧芬/对乙酰氨基酚复方片(复方右丙氧芬片):右丙氧芬 50 mg,对乙酰氨基酚 500 mg。

可待因/对乙酰氨基酚复方片Ⅰ号(氨酚待因Ⅰ号):可待因 8.4 mg,对乙酰氨基酚 300 mg。

可待因/对乙酰氨基酚复方片Ⅱ号(氨酚待因Ⅱ号):可待因 15 mg,对乙酰氨基酚 300 mg。

对乙酰氨基酚/羟考酮复方片(复方羟考酮片):对乙酰氨基酚 375 mg 或 500 mg,羟考酮 5 mg。

萘普生/可待因复方片(萘普可待因片):萘普生 150 mg,可待因 15 mg。

曲马多/对乙酰氨基酚片(氨酚曲马多片):曲马多 37.5 mg 或 50 mg,对乙酰氨基酚 375 mg。

第三章 精神药物

精神药物又名神经精神药，一般包括传统的抗精神病药(主治精神分裂症等各类精神疾病)、抗抑郁药(主治各种抑郁状态)、心境稳定药(主治躁狂状态及双相障碍)、抗焦虑药(主治紧张、焦虑不安和惊恐)、脑功能改善药(参阅第一章)和精神兴奋药等。

精神障碍因其特殊性和复杂性，使用精神药物治疗应掌握以下几项基本原则。

(1)明确诊断，严格掌握适应证和禁忌证。

(2)个体化用药，根据患者主要症状、疾病类型、躯体状况和药物药理特点选择药物。

(3)向患者和患者家属说明用药的有关问题，解除其不必要的顾虑，提高服药的依从性。

(4)一般情况下，剂量需递增、足剂量、足疗程、可递减，不宜骤停。

(5)尽可能单一用药。

(6)对具有高复发风险的患者，应采用全程维持治疗。

(7)密切观察病情变化和可能的不良反应，并及时处理。

(8)心病还需治“心”，心理治疗的作用不容忽视。

第一节 抗精神病药

精神障碍(精神疾病)有精神病性与非精神病性两种。抗精神病药主要是用以治疗精神分裂症等精神病性障碍的药物，可分为以下两大类。

1. 第一代抗精神病药 第一代抗精神病药(典型抗精神病药) 包括：①吩噻嗪类(如氯丙嗪、奋乃静、氟奋乃静、硫利达嗪、三氟拉嗪及长效制剂癸氟奋乃静、棕榈哌泊噻嗪等)；②丁酰苯类(如氟哌啶醇及长效制剂五氟利多等)；③硫杂蒽类(如氯普噻吨)；④苯甲酰胺类(如舒必利)等。这些药物对精神分裂症患者的阳性症状相当有效，但易出现一些不良反应(例如锥体外系反应、泌乳素升高、抗胆碱作用、直立性低血压、嗜睡等)。

第一代抗精神病药主要为多巴胺 D_2受体拮抗药，尚可拮抗 α_1和 α_2受体、M_1受体、H_1受体等。主要适应证有精神分裂症和分裂情感性精神病、分裂样精神病、躁狂发作、躯体疾病或精神活性物质所致的精神病性症状、妄想性障碍等。其局限性为：①不能改善患者的认知功能；②对精神分裂症阴性症状一般疗效不佳，甚至可引起阴性症状；③部分患者的阳性症状不能有效缓解；④引起锥体外系反应和迟发性运动障碍等不良反应较多；⑤患者依从性较差。

2. 第二代抗精神病药 第二代抗精神病药(非典型抗精神病药)：除了拮抗多巴胺受体外，还具有较强的5-羟色胺$_2$(5-HT_2)受体拮抗作用，因此也称为5-羟色胺-多巴胺受体拮抗药，它们对中脑边缘系统的作用比对纹状体系统作用更具有选择性，常用的药物有氯氮平、利培酮、奥氮平、喹硫平、齐拉西酮和阿立哌唑等。这类药物对第一代抗精神病药的适应证也可应用，避免了第一代抗精神病药的某些缺点，对精神分裂症患者的阳性症状和阴性症状均有一定疗效，较少影响认知功能，有利于患者回归社会，因此其应用日益广泛。但也有缺点，主要是：①某些第二代抗精神病药(尤其是氯氮平)的不良反应较多而严重，如体重增加和糖、脂代谢异常等；

②部分患者疗效仍不理想。

抗精神病药的使用原则主要有以下几点。

(1)以单一药物治疗为主，包括各种精神病性障碍的急性发作、复发和病情恶化的病例。如疗效不满意且无严重不良反应，则在治疗剂量范围内适当增加剂量。已达治疗剂量及足够疗程治疗后而仍无效者，可考虑换用另一类化学结构的抗精神病药。

(2)经上述治疗，若疗效仍不满意，考虑两种药物合用，以化学结构不同，药理作用有所区别的药物合用较好。达到预期疗效后仍以单一用药为原则。

(3)药物种类、剂量和用法均应注意治疗个体化，因人而异。

(4)治疗中应密切观察，正确评价疗效，注意药物不良反应，及时适当处理并调整剂量。

(5)对精神分裂症等病程冗长的疾病，给药时一般由小剂量开始，逐步增加至有效治疗量。药物滴定速度和幅度，应根据患者情况和药物性质而定。疗程应充足，急性期治疗至病情缓解后，应有相当时间的巩固治疗，然后再可适当减少剂量作较长时间维持治疗，一般不少于2～5年，以预防疾病复发。

盐酸氯丙嗪[药典(二);基;医保(甲)]

Chlorpromazine Hydrochloride

本品为二甲胺族吩噻嗪类药物，是最早用于临床的抗精神病药，为抗精神病药的经典药物。

【适应证】 ①精神分裂症、躁狂症及其他精神病性障碍；②各种原因的呕吐及治疗顽固性呃逆。

【药理】 (1)药效学　氯丙嗪可拮抗脑内多巴胺受体，此外尚可拮抗α受体和M受体。该药阻断中脑-边缘系统和中脑-皮质神经通路的多巴胺受体与其抗精神病作用有关；阻断延髓化学催吐感受器的多巴胺受体与其止吐作用有关；拮抗结节-漏斗通路的多巴胺受体与其影响内分泌功能有关；阻断黑质-纹状体通路的多巴胺受体与其锥体外系反应有关。又由于可抑制脑干网状结构的上行激活系统而产生镇静作用，拮抗外周α受体和M受体与其直立性低血压、口干、便秘等不良反应有关。

(2)药动学　口服或肌内注射后均易吸收，与食物和碱性药同服时吸收明显减少。肌内注射可避免肝脏首关代谢，生物利用度比口服时约高3～10倍。单次口服达峰时间(t_{max})为2～4小时。血浆蛋白结合率约96%。亲脂性高，易通过血-脑屏障及胎盘，可进入乳汁。分布广，以脑、肝等器官浓度较高，脑中药物浓度是血药浓度的数倍。主要在肝脏由细胞色素氧化酶(CYP酶)催化进行氧化或结合代谢，代谢产物有160种以上，其中7-羟氯丙嗪等有生物活性。代谢产物主要从尿排泄，少量从粪便排泄。单次服药半衰期($t_{1/2}$)约17小时；恒量、恒定间隔时间多次服药，5～10日血药浓度达稳态水平(C_{ss})，此时半衰期($t_{1/2}$)约30小时。有效血浓度为500～700 ng/ml。

【不良反应】 (1)神经系统　锥体外系反应，如急性肌张力障碍、帕金森综合征(震颤、齿轮样强直、动作迟缓)、静坐不能、迟发性运动障碍等。并可引起过度镇静、乏力、头晕等。个别患者可诱发癫痫。

(2)心血管系统　直立性低血压、心动过速、心动过缓、心电图改变(可逆性非特异性ST-T波改变、T波平坦或倒置、Q-T间期延长)。偶见阿-斯综合征、猝死。

(3)消化系统　黄疸、肝功能异常，如一过性ALT和AST升高。

(4)内分泌系统　泌乳素水平升高、溢乳、月经紊乱或闭经、性功能改变。

(5)血液系统　白细胞减少及中性粒细胞减少至缺乏。

(6)抗胆碱作用　外周抗胆碱作用表现有口干、视物模糊、眼压升高、便秘和尿潴留等，偶可发生肠梗阻。中枢抗胆碱作用表现为谵妄、意识障碍，出汗、震颤和认知功能障碍等。

(7)神经阻滞药恶性综合征(Neuroleptic Malignant Syndrome)　表现为肌紧张、高热、意识障碍、自主神经系统症状(大汗、心动过速、血压不稳等)。白细胞升高、尿蛋白阳性、肌红蛋白尿、磷酸激酶活性升高、肝氨基转移酶升高和血铁、镁、钙降低等。

(8)其他　少数患者可发生皮疹、光敏反应、畸胎等，乳儿可发生过度镇静。长期使用可引起皮肤、角膜及晶体色素沉着。

【禁忌证】 (1)严重心脏、肝脏、肾脏疾病以及昏迷患者禁用。

(2)对吩噻嗪类过敏者禁用。

(3)美国FDA妊娠期药物安全性分级为口服给药C。

【注意事项】 (1)患有心血管疾病(心力衰竭、心肌梗死以及传导异常)患者慎用。

(2)出现迟发性运动障碍患者应停用药物。

(3)药物过敏或出现恶性综合征时应停用药物。

(4)用药后出现体位性低血压应卧床，血药过低时可使用去甲肾上腺素，禁用肾上腺素。

(5)肝肾功能不全者应减量。

(6)下列情况应慎用:①骨髓功能抑制;②肝、肾功能损伤;③脑血管疾病;④青光眼;⑤前列腺肥大;⑥严重呼吸系统疾病;⑦帕金森综合征;⑧癫痫。

(7)用药期间应注意检查:①白细胞计数及分类;②肝功能;③心电图;④长期使用时眼科检查。

(8)用药期间不宜驾驶车辆、操控机械或高空作业。

【药物相互作用】 (1)与乙醇或其他中枢神经抑制药(如全麻药、催眠药、抗焦虑药和镇痛药等)并用时,中枢抑制作用可彼此增强,用量应减小。

(2)与右苯丙胺并用时,由于本品具有α受体拮抗作用,前者的效应可减弱。

(3)与抗酸药或止泻药并用,可抑制口服本品的吸收。

(4)与抗惊厥药并用,本品并不能使抗惊厥药增效。临床研究表明本品可降低惊厥发作的阈值。

(5)与抗胆碱药或其他有抗胆碱作用的药物(如三环类抗抑郁药等)并用时,抗胆碱作用相互加强。

(6)与肾上腺素并用时,由于本品拮抗α受体,仅显示肾上腺素激动β受体的效应,从而导致明显的低血压和心动过速。

(7)与胍乙啶并用时,本品可抵消其的降压效应。

(8)与左旋多巴并用时,本品可对抗其抗帕金森病作用。

(9)与可延长Q-T间期的药物(如抗心律失常药、某些非镇静类抗组胺药和西沙必利等)并用时,增加心律失常的危险。

【给药说明】 (1)用量需从小剂量开始,按照个体化给药的原则,调整增加用量。

(2)经长期治疗需停药时,应在几周之内逐渐减小用量。骤停用药可促发迟发性运动障碍,后者在老年患者中发生最多,而且不容易消退。骤停用药有时也可产生一时性的头晕、胃部不适或恶心、呕吐等反应。

(3)本品溶液与皮肤接触,可产生接触性皮炎,应注意防止。

(4)少数患者口服药物时,产生胃部刺激症状,可与食物共服,亦可多饮水或牛奶。

(5)注射给药只限于急性兴奋躁动患者,需密切观察与监视,防止发生低血压。

(6)肌内注射时应缓慢深部注射,注射后至少应卧床半小时。

(7)老年人或小儿注射给药时,更应密切观察可能发生的血压降低与锥体外系反应。

【用法与用量】 (1)精神分裂症 ①口服 成人治疗剂量,一日200~600 mg,分次服用。依治疗所需和耐受情况逐渐递增给药。对年老或体弱患者应从小剂量开始,以后根据耐受情况缓慢增加药量。②肌内注射 成人 一次25~50 mg。控制严重兴奋躁动时,可根据需要和耐受情况隔数小时重复用药一次。③静脉注射 成人一次25~50 mg,用氯化钠注射液稀释至1 mg/ml,然后以每分钟不超过1 mg的速度缓慢注入。一般采用静脉滴注而避免静脉注射,以防意外。对年老或体弱患者均应注意从小剂量开始,注射时尤应注意耐受情况,缓慢给药。

(2)呕吐 口服 成人 一次12.5~25 mg,一日2~3次。如不能控制,可肌内注射,一次25 mg。

【制剂与规格】 盐酸氯丙嗪片:(1)12.5 mg;(2)25 mg;(3)50 mg。

盐酸氯丙嗪注射液:(1)1 ml:10 mg;(2)1 ml:25 mg;(3)2 ml:50 mg。

盐酸奋乃静[药典(二);基;医保(甲)]

Perphenazine Hydrochloride

本品属哌嗪族吩噻嗪类药。

【适应证】 ①用于精神分裂症及其他精神病性障碍;②器质性精神病、老年精神障碍以及儿童攻击行为障碍;③各种原因的呕吐及治疗顽固性呃逆。

【药理】 (1)药效学 药理作用类似氯丙嗪,镇静作用较弱。

(2)药动学 口服易吸收,有首关代谢,生物利用度(F)约60%~80%,达峰时间(t_{max})为1~3小时;分布广,易通过胎盘屏障;在肝脏广泛代谢,主要以代谢产物从尿排泄,半衰期($t_{1/2}$)约9~12小时。

【不良反应】 参阅"盐酸氯丙嗪"。主要为锥体外系反应,长期大量使用可引起迟发性运动障碍。可引起泌乳素升高。可出现口干、视物模糊、乏力、头晕、心动过速、便秘、出汗等。直立性低血压和白细胞减少也有可能出现。

【禁忌证】 (1)基底神经节病变、帕金森病、帕金森综合征、青光眼、昏迷及对本品和对吩噻嗪类过敏者禁用。

(2)美国FDA妊娠期药物安全性分级为口服给药C。

【注意事项】 (1)患有心血管疾病(心力衰竭、心肌梗死以及传导异常)患者慎用。

(2)出现迟发性运动障碍患者应停用药物。

(3)药物过敏或出现恶性综合征时应停用药物并相

应处理。

(4)肝肾功能不全者应减量。

(5)癫痫患者慎用。

(6)用药期间应注意检查肝功能和白细胞计数。

(7)用药期间不易驾驶车辆、操控机械或高空作业。

(8)12 岁以下儿童用量尚未确定，缺少相关用药资料。

【用法与用量】 (1)精神分裂症　①口服　成人　住院患者治疗量，一日 20～50 mg，分 2～4 次服，或根据需要和耐受情况调整用量。门诊患者开始时可缓慢加药，逐步增至治疗量。②肌内注射　成人　一次 5～10 mg，隔 6 小时 1 次或根据需要和耐受情况逐步调整。③静脉注射　成人　一次 5 mg，用氯化钠注射液稀释至 0.5 mg/ml，注射速度每分钟不得超过 1 mg。

(2)呕吐或焦虑　口服　成人，一次 2～4 mg，一日 2～3 次。

【制剂与规格】 盐酸奋乃静片：(1)2 mg；(2)4 mg。

盐酸奋乃静注射液：1 ml：5 mg。

盐酸氟奋乃静[药典(二)；医保(乙)]

Fluphenazine Hydrochloride

本品属哌嗪族吩噻嗪类药。

【适应证】 精神分裂症。适用于单纯型、紧张型以及慢性精神分裂症的治疗。

【药理】 (1)药效学　药理作用类似于盐酸氯丙嗪，镇静作用较弱，止吐作用较弱。

(2)药动学　口服吸收，半衰期($t_{1/2}$)约 14.7 小时。

【不良反应】 参阅“盐酸氯丙嗪”。锥体外系反应多见，长期大量使用可发生迟发性运动障碍，可发生心悸、失眠、乏力、口干、视物模糊、排尿困难、便秘、月经失调等。

【禁忌证】 参阅“盐酸奋乃静”。

【注意事项】 老年或体弱患者，应从最小量开始，然后每日用量递增在 1～2 mg 之间。患心血管疾病者应慎用；肝肾功能不全者应减量；癫痫患者慎用；定期检查肝功能和白细胞计数。

【给药说明】 药物有振奋和激活作用，能缓解情感淡漠以及退缩症状。

【用法与用量】 (1)口服　成人　一次 2 mg，一日 1～2次。逐渐递增，一日服药总量可达 20 mg。

(2)肌内注射　一次 2～5 mg，一日 1～2 次。

【制剂与规格】 盐酸氟奋乃静片：2 mg。

盐酸氟奋乃静脉注射液：2 ml：10 mg。

癸氟奋乃静[药典(二)；基；医保(乙)]

Fluphenazine Decanoate

本品属哌嗪族吩噻嗪类药，为氟奋乃静经酯化而得的长效抗精神病药，作用持续时间久。

【适应证】 精神分裂症。

【药理】 (1)药效学　基本药理作用类似盐酸氯丙嗪。

(2)药动学　本品在水中几乎不溶，配成油剂供注射使用。肌内注射后缓慢吸收，经酯解酶水解释放出氟奋乃静，然后分布至全身而产生药理作用，半衰期($t_{1/2}$)为 6～9 日。肌内注射后，第 2～4 日才开始出现治疗作用，至第 7～10 日疗效可达最高峰，一次给药作用可维持 2～4 周。

【不良反应】 参阅“盐酸氟奋乃静”。

【禁忌证】 (1)儿童和老年人禁用。

(2)美国 FDA 妊娠期药物安全性分级为口服给药 C。

(3)体弱、对口服抗精神病药物耐受差患者应视为使用长效注射药物禁忌。其余参阅“盐酸氟奋乃静”。

【注意事项】 参阅“盐酸氟奋乃静”。

【给药说明】 (1)可能对单纯型精神分裂症患者的情感淡漠及行为退缩症状有振奋作用，也适用于拒绝服药或需长期用药维持治疗的患者；

(2)常在注射后第 2～4 日出现锥体外系反应，以后逐渐减轻。故对从未经口服抗精神病药物治疗者，第一次注射应从 12.5 mg 开始，然后视耐受情况逐增。

(3)一次剂量已超过 50 mg 时若再增加剂量，一次试增 12.5 mg 为宜。

【用法与用量】 深部肌内注射　一次 12.5～25 mg。以后根据病情需要与耐受情况每 2～4 周重复 1 次。巩固治疗时，可根据病情需要与耐受情况，每 3～4 周肌内注射 50 mg。

【制剂与规格】 癸氟奋乃静注射液：1 ml：25 mg。

哌泊噻嗪棕榈酸酯[医保(乙)]

Pipotiazine Palmitale

本品属于哌嗪族吩噻嗪类药物，为长效抗精神病药。

【适应证】 用于短效抗精神病药物治疗后病情稳定者的维持治疗。

【药理】 (1)药效学　基本药理作用类似于氯丙

嗪。镇吐作用弱，锥体外系反应强，抗胆碱作用、降压作用和镇静作用弱。

(2)药动学　肌内注射后缓慢吸收，逐渐释放出哌泊噻嗪分布至全身。

【不良反应】　参阅“盐酸氯丙嗪”。常见的不良反应为锥体外系反应：静坐不能、急性肌张力障碍(痉挛性斜颈、面肌痉挛、眼动危象、角弓反张)、帕金森综合征等。

【禁忌证】　循环衰弱及意识障碍者；严重心、肝、肾功能不全者；青光眼及对吩噻嗪类过敏者禁用。

【注意事项】　参阅“盐酸氯丙嗪”。老年患者应从更小剂量开始(例如 25 mg)；定期检查肝功能和白细胞计数。

【给药说明】　(1)应从小剂量开始，然后根据耐受情况与控制症状的效果调整用量和注射的间隔时间。

(2)使用本品不宜再合用其他口服短效抗精神病药物，以防不良反应。

(3)注射时应使用干燥针管，因易出现药品浑浊。

【用法与用量】　深部肌内注射　治疗精神分裂症，一般从 50～100 mg 开始，然后根据治疗效果与耐受情况每 2～3 周增加 25 mg，维持量为 50～100 mg，每 4 周 1 次。

【制剂与规格】　哌泊噻嗪棕榈酸酯注射液：2 ml：50 mg。

盐酸三氟拉嗪[药典(二)；医保(甲)]

Trifluoperazine Hydrochloride

本品属哌嗪族吩噻嗪类药。

【适应证】　精神分裂症。适用于紧张型、单纯型或慢性精神分裂症的情感淡漠及行为退缩症状等。

【药理】　(1)药效学　药理作用类似于氯丙嗪，镇静作用较弱。

(2)药动学　口服易吸收，达峰时间(t_{max})为 1.5～6 小时；与血浆蛋白高度结合；可进入乳汁。终末半衰期($t_{1/2}$)约 22 小时。

【不良反应】　参阅“盐酸氯丙嗪”。锥体外系反应多见，长期大量使用可发生迟发性运动障碍。可发生心悸、失眠、乏力、口干、视物模糊、排尿困难、便秘、月经失调等。也可引起直立性低血压、白细胞减少等不良反应。

【禁忌证】　美国 FDA 妊娠期药物安全性分级为口服给药 C。

【注意事项】　参阅“盐酸氯丙嗪”。老年或体弱者宜谨慎选用本品，开始宜用小量，然后递增。根据患者的耐受情况调整用药剂量。患有心血管疾病、癫痫与脑器质性疾病者应慎用。出现迟发性运动障碍者应停用。肝肾功能不全者应减量。定期检查肝功能与白细胞计数。

【用法与用量】　口服　成人　开始时一次 2～5 mg，一日 1～2 次，然后根据需要和耐受情况调整至一日 15～40 mg。

【制剂与规格】　盐酸三氟拉嗪片：(1)1 mg；(2)5 mg。

盐酸硫利达嗪[药典(二)；医保(乙)]

Thioridazine Hydrochloride

本品为哌啶族吩噻嗪类抗精神病药。

【适应证】　精神分裂症。

【药理】　(1)药效学　药理作用类似于盐酸氯丙嗪。止吐作用弱，镇静作用较强，并有中度的降压作用和抗胆碱作用，锥体外系反应较少。

(2)药动学　在肝脏经 CYP2D6 催化代谢，主要的活性代谢产物为美索达嗪；血浆蛋白结合率大于 95%；可通过胎盘，也可进入乳汁；半衰期($t_{1/2}$)为 4～10 小时。

【不良反应】　参阅“盐酸氯丙嗪”。可见困倦、口干、视力调节障碍、眩晕、直立性低血压、鼻塞、过敏性皮炎、尿失禁、射精障碍、溢乳等症状。锥体外系反应很少。较易出现心电图改变，如 Q-T 间期延长，偶见阿-斯综合征甚至猝死。

【禁忌证】　(1)严重心血管疾病如心力衰竭、心肌梗死、传导阻滞等患者禁用。

(2)昏迷、白细胞减少者禁用。

(3)对吩噻嗪类及本品过敏者禁用。

(4)美国 FDA 妊娠期药物安全性分级为口服给药 C。

【给药说明】　用药应常规监测心电图，特别注意 Q-T间期，如有延长应及时调整用药。

【用法与用量】　口服　成人　开始时，一次 25～100 mg，一日 3 次。然后根据耐受情况和病情所需逐渐增至充分治疗剂量一次 100～200 mg，一日 3 次。老年、体弱患者，从小剂量开始逐渐增加，每日总量小于青壮年患者。

【制剂与规格】　盐酸硫利达嗪片：(1)25 mg；(2)50 mg。

氟哌啶醇[药典(二)；基；医保(甲)]

Haloperidol

本品为丁酰苯类抗精神病药。

【适应证】 急、慢性精神分裂症，躁狂症及其他具有兴奋、躁动、幻觉、妄想等症状的精神病。还可用于治疗儿童抽动秽语综合征（Tourette 综合征）。

【药理】（1）药效学 本品的药理作用及机制类似盐酸氯丙嗪。锥体外系反应强，而镇静作用、α 受体和 M 受体拮抗作用较弱。

（2）药动学 口服可有 70%被吸收，由于肝脏首关代谢，口服时血药浓度比肌内注射时低，达峰时间（t_{max}）为 3～6 小时（口服）或 10～20 分钟（肌内注射）。血浆蛋白结合率高（92%）。体内分布广，易通过血-脑屏障，可进入乳汁。在肝内代谢，单次口服后约 40%在5 日内随尿排出，其中 1%为原形药物，少量通过胆汁从粪便排泄。半衰期（$t_{1/2}$）约为 21 小时（13～35 小时）。

【不良反应】 参阅“盐酸氯丙嗪”。（1）以锥体外系反应为最常见，随着用量的增加，出现的概率增多，可见：①颈部与四肢肌肉僵直；②双手或手指震颤或发抖；③头面部、口部或颈部抽动；④静坐不能，即不停地踱步等。

（2）比较少见的不良反应包括排尿困难、直立性低血压、头晕、晕眩、有轻飘或晕倒感、迟发性运动障碍（早期表现为舌在口中转动）以及皮疹等。

（3）罕见的不良反应有粒细胞减少、咽部疼痛、发热和黄疸。

（4）少数患者可引起情绪低落，为药源性抑郁。

【禁忌证】（1）帕金森病、帕金森综合征和任何病因引起中枢神经抑制状态者。

（2）哺乳妇女。本品可自乳汁中排出，造成乳儿镇静和运动功能失调。

（3）对本品过敏者。

（4）美国 FDA 妊娠期药物安全性分级为口服给药 C。

【注意事项】（1）老年患者在开始时宜用小量，然后缓慢加药，调整用量，以免出现锥体外系反应及持久的迟发性运动障碍。

（2）有下列情况时应慎用：①心脏病尤其是心绞痛；②药物引起的急性中枢神经抑制；③癫痫；④青光眼；⑤肝功能损害；⑥甲亢或中毒性甲状腺肿大；⑦肝功能不全；⑧肾功能不全以及尿潴留。

（3）治疗期间应注意随访检查：①白细胞计数；②大量或长期服用，需定期检查肝功能；③密切注意迟发性运动障碍的早期症状。

（4）用药过量以及中毒先兆的表现有：呼吸困难，严重的精神萎靡或疲乏无力，肌肉颤抖或粗大的震颤以及肌肉无力或僵直等。

（5）逾量中毒时无特殊拮抗药。应作洗胃、支持疗法与对症治疗，血压降低时可用去甲肾上腺素，但不得使用肾上腺素。

【药物相互作用】（1）饮酒过多，可促使乙醇中毒，易产生严重的低血压和深度昏迷。

（2）与巴比妥在内的抗惊厥药并用时：①可改变癫痫的发作形式；②并不能使抗惊厥药增效，但可改变或提高发作阈值，不应减少抗惊厥药的用量；③可使氟哌啶醇的血药浓度降低。

（3）与抗高血压药物并用时，可使血压过度降低。

（4）与抗胆碱药物并用时，可减少锥体外系反应。但可能使眼压增高，或降低氟哌啶醇的血药浓度。

（5）可加强其他中枢神经抑制药的中枢抑制效应。

（6）饮茶或咖啡，可影响氟哌啶醇的吸收，降低疗效。氟哌啶醇的溶液加入咖啡时易产生沉淀。

（7）与肾上腺素合用，由于本品拮抗 α 受体，显示出肾上腺素激动 β 受体的效应，导致血压降低。

（8）与锂盐合用时，有发生脑病综合征的报道，需注意观察有否神经毒性。

（9）与甲基多巴并用，可产生意识障碍、思维迟缓与定向障碍。

【给药说明】（1）使用本品时必须注意药物用量的个体化，宜从小剂量开始，一般需经过 3 周左右显示较好的疗效。经服用有效量巩固治疗后，可逐渐减小至最低的有效量，根据临床需要进行维持治疗。

（2）锥体外系反应为氟哌啶醇治疗初期最常见的不良反应，有不少病例与用量有关，调整用量后可使这些不良反应减轻。有时，在治疗中配合中枢抗胆碱药如苯海索可使锥体外系反应好转。但若长期配合使用，会增加迟发性运动障碍的发生。

（3）长期使用本品或用量较大时，应注意观察迟发性运动障碍的早期症状。尤其是老年女性患者。迟发性运动障碍的症状常持续存在，不易控制，主要表现为口舌、颜面与下颌出现节律性的不自主运动。舌头在口内蠕动或颤抖，口部不断呷咀，下颌呈咀嚼状。其中，舌部蠕动为识别这种症状的先兆。

（4）恶心为氟哌啶醇毒性先兆之一，有时会被同用的止吐药掩盖而不易识别，需加以注意。

（5）接触本品的水溶液时，可能发生接触性皮炎。

（6）本品可控制双相情感障碍的躁狂发作，突然停药，有时会促发抑郁发作。

（7）长期用药者需停药时，应在几周之内逐减药量，骤然停药易出现迟发性运动障碍。

【用法与用量】 (1)口服 ①成人 开始时，一次2 mg，一日1～2次，然后根据治疗的需要和耐受状况调整用量。常用量为一日6～20 mg，严重或难治性患者最大可加至一日40 mg。②老年、体弱患者 开始时，一次1～2 mg，一日1～2次，然后根据耐受情况再调整用量。

(2)肌内注射 成人 对急性精神病，开始时一次5 mg，根据需要和耐受情况，可每隔8～12小时重复一次，使症状得到控制。

【制剂与规格】 氟哌啶醇片：(1)2 mg；(2)4 mg。

氟哌啶醇注射液：1 ml：5 mg。

癸酸氟哌啶醇

Haloperidol Decanoate

本品为氟哌啶醇经酯化而得的长效抗精神病药。

【适应证】 适用于精神分裂症。

【药理】 (1)药效学 深部肌内注射后缓慢吸收，经酯解酶水解释放出氟哌啶醇。

(2)药动学 达峰时间(t_{max})为4～11天，半衰期($t_{1/2}$)约3周，给药2～3个月后，血药浓度达稳态。

【不良反应】 参阅“氟哌啶醇”。

【禁忌证】 参阅“氟哌啶醇”。年老体弱、对口服抗精神病药物耐受差者应视为使用长效注射药物禁忌。

【给药说明】 适用于拒绝服药或需长期用药维持治疗的慢性患者。根据耐受情况每4周调整剂量一次。

【用法与用量】 深部肌内注射 一次50 mg，以后根据病情需要与耐受情况每4周重复1次。常用剂量为一次50～200 mg，每4周1次。

【制剂与规格】 癸酸氟哌啶醇注射液：1 ml：50 mg。

五氟利多[药典(二)；基；医保(乙)]

Penfluridol

本品属二苯丁哌啶类化合物，化学结构近似氟哌啶醇，为长效口服抗精神病药。

【适应证】 精神分裂症，更适用于病情缓解者的维持治疗。

【药理】 (1)药效学 药理作用类似氟哌啶醇，抗精神病作用起效慢、持续时间久，一次服药作用达1周之久。动物实验表明本品可抑制由阿扑吗啡产生的呕吐。

(2)药动学 本品脂溶性高，可贮存于脂肪组织并从中缓慢释放，逐渐进入脑组织和从其中排除，故起效慢、作用久。t_{max}为24～72小时，停服药7日后仍可自血中检出。

【不良反应】 参阅“盐酸氯丙嗪”，主要为锥体外系反应。一次服药过多或耐受差者，可在服药次日出现急性肌张力障碍，如斜颈、眼动危象或扭转痉挛。出现较重锥体外系反应时，常产生焦虑反应与睡眠障碍。

【禁忌证】 基底神经节病变、帕金森病、帕金森综合征、骨髓抑制患者以及对本品过敏者禁用。

【注意事项】 不适用于年老、体弱或并发躯体病症者。

【药物相互作用】 本品与各种短效抗精神病药物有协同和互相强化作用，故使用本品时不宜再并用其他短效抗精神病药物，以防止严重锥体外系反应的发生。

【给药说明】 适用于口服短效抗精神病药物病情缓解后的维持治疗。若用于从未经系统口服短效抗精神病药物治疗者，应从小剂量开始。然后根据耐受情况每周调整剂量一次。

【用法与用量】 口服 一次10～40 mg，一周1次。以后根据病情递增至一次20～120 mg，一周1次。

【制剂与规格】 五氟利多片：(1)10 mg；(2)20 mg。

氯普噻吨[药典(二)；医保(乙)]

Chlorprothixene

本品为硫杂蒽类抗精神病药。

【适应证】 精神分裂症及躁狂症，以及伴有兴奋或情感症状的其他精神障碍。

【药理】 (1)药效学 药理作用和机制类似氯丙嗪，抗精神病作用较氯丙嗪弱，镇静作用较强。其止吐和镇静作用在硫杂蒽类药物中较显著。

(2)药动学 口服后吸收快，达峰时间为1～3小时。主要在肝内代谢，大部分经尿排泄。半衰期为8～12小时。肌内注射后作用持续时间可达12小时以上。

【不良反应】 (1)大量或增加药量时容易出现的不良反应有：①低血压甚至晕倒；②肌肉僵直，颈背部尤为明显；③不停踱步；④双手或手指震颤或抖动；⑤头面、口部或颈部的肌肉抽搐等。

(2)比较少见的不良反应有：①迟发性运动障碍；②皮疹或接触性皮炎。

(3)罕见的不良反应有：①粒细胞减少症；②眼部细微沉积物；③黄疸等。

【禁忌证】 (1)基底神经节病变、帕金森病、帕金森综合征、骨髓抑制、青光眼、尿潴留、昏迷及对本品过敏者禁用。

(2)美国 FDA 妊娠期药物安全性分级为口服给药 C。

【注意事项】 (1)交叉过敏 凡对吩噻嗪类、硫杂蒽类或其他药物过敏者,有可能对本品呈交叉过敏。

(2)妊娠及哺乳期内使用本品,对胎儿及婴儿的确切影响尚未肯定,在使用中应慎重。

(3)严重心血管或呼吸系统疾病患者慎用。

(4)对诊断的干扰 可产生心电图改变如 Q 波与 T 波的变化,免疫妊娠试验可得假阳性反应,尿胆红素也呈假阳性。

(5)用药期间应定期随访检查:①使用大量或持续治疗时,应定期检查白细胞计数;②肝功能检查;③有可疑黄疸时应检查尿胆红素;④长期用药者要定期做眼部检查,了解角膜与晶体有否沉积物。

【药物相互作用】 (1)氯普噻吨能加强中枢抑制药例如吸入全麻药或巴比妥类等静脉全麻药的药效,合用时应将中枢抑制药的用量减少到常用量的 1/4～1/2。

(2)同时并用抗酸药或泻药时,可减少氯普噻吨的吸收。

(3)氯普噻吨可降低惊厥阈值,因而使抗惊厥药作用减弱,不宜用于癫痫患者。

(4)与有抗胆碱作用的药物并用时,抗胆碱作用可加强。

(5)与肾上腺素并用,由于本品拮抗 α 受体,显示出肾上腺素激动 β 受体的效应,导致血压降低。

(6)与胍乙啶并用,可减低胍乙啶的抗高血压作用。

(7)与左旋多巴并用时,可抑制后者的抗帕金森病作用。

(8)三环类或单胺氧化酶抑制药与氯普噻吨并用,镇静及抗胆碱作用可更显著。

(9)氯普噻吨可掩盖某些抗生素的耳毒性。

【给药说明】 (1)必须注意剂量个体化,不宜使用大剂量。治疗应从小量开始,经数日至数月达到临床疗效时,应再巩固治疗数月,然后逐渐减量到较小的维持治疗有效量。

(2)长期接受治疗者须停药时,应注意在几周内徐缓减量。骤然停药,有时会产生迟发性运动障碍、恶心、呕吐、震颤或头晕。

(3)大剂量用药或长期用药时,尤其对老年女性患者,常可引起迟发性运动障碍,应注意防止。

(4)避免皮肤与药接触,以防止接触性皮炎。

【用法与用量】 (1)口服 ①成人 治疗精神分裂症:开始一次 25～50 mg,一日 2～3 次。然后根据临床需要与耐受程度增至一日 400～600 mg。②老年、体弱患者 从小剂量开始,缓慢增至可耐受的较小的治疗用量。

(2)肌内注射 一次 30 mg,一日 2～3 次。

【儿科用法与用量】 口服 治疗精神分裂症 6～12 岁,一次 10～25 mg,一日 3～4 次。

【儿科注意事项】 此药抗精神病作用不如氯丙嗪,其镇静作用强。

【制剂与规格】 氯普噻吨片:(1)12.5 mg;(2)15 mg;(3)25 mg;(4)50 mg。

氯普噻吨注射液:(1)2 ml∶26.9 mg;(2)2 ml∶30 mg。

舒必利[药典(二);基;医保(甲)]

Sulpiride

本品为苯甲酰胺类抗精神病药。

【适应证】 ①精神分裂症等精神病性障碍的系统治疗;②顽固性恶心、呕吐的对症治疗。

【药理】 (1)药效学 本品选择性拮抗中枢多巴胺 D_2 受体,对其他受体亲和力小。具有与氯丙嗪相似的抗精神病效应,对精神分裂症的阴性症状有一定疗效,同时能止吐并抑制胃液分泌。

(2)药动学 口服吸收慢,达峰时间 3～6 小时,生物利用度低。血浆蛋白结合率约 40%,迅速分布到组织,可从乳汁分泌,但不易透过血-脑屏障。主要以原形药物从尿中排出,一部分从粪中排出。半衰期($t_{1/2}$)为 6～9 小时。

【不良反应】 参阅“盐酸氯丙嗪”。

(1)本品的镇静与锥体外系反应较氯丙嗪为轻,但治疗精神分裂症常需较大剂量,催乳素水平升高及相关不良反应多见。

(2)可致迟发性运动障碍。

(3)少数患者可产生兴奋、激动与睡眠障碍或血压增高。

【禁忌证】 嗜铬细胞瘤患者、哺乳妇女、对本品过敏者禁用。

【注意事项】 心血管疾病、高血压、癫痫、甲状腺功能亢进等患者慎用。

【用法与用量】 (1)精神分裂症 ①口服:开始剂量为一次 100 mg,一日 2～3 次,然后缓慢增加治疗用量至通常一日 400～800 mg,分次服用。②肌内注射:一次 100 mg,一日 2 次。③静脉滴注:对木僵、违拗患者可用本品 100 mg 稀释于 250～500 ml 葡萄糖氯化钠注射液中缓慢静脉滴注,一日1次,滴注时间不少于4小时。

(2)呕吐 口服 一次50~100 mg,一日2~3次。

【制剂与规格】 舒必利片:(1)10 mg;(2)50 mg;(3)100 mg。

舒必利注射液:(1)2 ml:50 mg;(2)2 ml:100 mg。

氯氮平[药典(二);基;医保(甲)]

Clozapine

本品为二苯二氮䓬类抗精神病药,系第二代抗精神病药的代表药物。

【适应证】 精神分裂症等精神病性障碍,尤其是其他抗精神病药治疗无效的难治性精神分裂症。

【药理】 (1)药效学 本品对多种受体如多巴胺D_1、D_2、D_4、5-HT_2、M、α、H等有较高亲和力。有报道氯氮平对多巴胺D_4受体的亲和力高于5-HT_2、多巴胺D_2和D_1受体,与其抗精神病作用强而锥体外系反应少有关。由于氯氮平不与结节漏斗多巴胺系统结合,故甚少或不影响血清催乳素的含量。故本品的抗精神病作用和镇静作用相对最强,几乎没有锥体外系反应和催乳素水平升高,但可出现血液和心脏毒性。可诱发抽搐、影响糖和脂代谢以及致体重增加。

(2)药动学 口服吸收迅速、完全,有首关代谢,达峰时间为2.5(1~6)小时,生物利用度(F)为50%。血浆蛋白结合率高达95%,可进入乳汁。几乎完全在肝脏代谢,主要经CYP1A2催化,生成*N*-去甲基、羟化及*N*-氧化代谢产物。代谢产物及极微量原形药物由尿及粪便排出体外。血浆浓度的个体差异大。血药浓度达稳态时,半衰期($t_{1/2}$)平均为12小时。

【不良反应】 (1)常见不良反应 头痛、头晕、精神萎靡、多汗、流涎、恶心或呕吐、便秘、体重增加、血糖升高和血脂升高。

(2)少见不良反应 ①不安与易激惹;②精神错乱;③视物模糊;④血压升高;⑤严重连续的头痛;⑥强迫症状。

(3)罕见不良反应 ①粒细胞减少症或缺乏症,两者伴随出现畏寒、高热、咽部疼痛与溃疡;发生时有的病情凶险,甚至可以致死。此外,也有白细胞减少和血小板减少的报道。②癫痫发作,大剂量应用时可发生。

(4)对心血管影响 心动过速、低血压或直立性低血压性晕厥。

(5)体温升高 以治疗的前3周多见,有自行调节倾向,可并发白细胞升高或降低,如同时产生肌强直和自主神经并发症时,须排除神经阻滞药恶性综合征。

【禁忌证】 (1)中枢神经处于明显抑制状态者禁用。

(2)曾有骨髓抑制或血细胞异常疾病史者禁用。

(3)心肌炎或心肌病患者禁用。

(4)哺乳妇女禁用。

(5)对本品过敏者禁用。

【注意事项】 (1)美国FDA妊娠期药物安全性分级为口服给药B。妊娠期妇女慎用。

(2)下列情况应慎用:①闭角型青光眼;②前列腺增生;③痉挛性疾病或病史者;④心血管疾病。

(3)使用过量时易发生心律失常、谵妄或呼吸抑制,可引起癫痫发作。

【药物相互作用】 (1)与乙醇或其他中枢神经抑制药合用,可显著加重中枢抑制作用。

(2)可增强其他具有抗胆碱作用药物的抗胆碱作用。

(3)与苯妥英钠、卡马西平、氯霉素、青霉胺和抗肿瘤药等合用,可增加骨髓抑制的风险。

(4)与碳酸锂合用,可增加产生惊厥、神经阻滞药恶性综合征、精神错乱及肌张力障碍的危险。

(5)苯妥英、奥美拉唑等CYP1A2诱导药可加快氯氮平的代谢,降低其血药浓度;氟伏沙明、环丙沙星和酮康唑等CYP1A2抑制药可减慢氯氮平的代谢,升高其血药浓度。

(6)吸烟可诱导CYP1A2活性,突然戒烟者氯氮平的血药浓度可升高,可增加出现不良反应的风险。

【给药说明】 (1)氯氮平使用剂量必须高度个体化,由小剂量逐渐调整用量,每日用量应采取分次服用的原则。

(2)营养不良者,伴有心血管疾病或肝、肾疾病者,应从小剂量开始,然后缓慢增加剂量。

(3)用药之前白细胞和血细胞分类计数必须正常。开始用药后的18周内应每周进行白细胞计数与分类检查,之后可改为2周1次,1年后改为1个月1次。如白细胞总数低于$3.0\times10^9/L$或中性粒细胞低于$1.5\times10^9/L$时应终止治疗,每周至少测查白细胞2次,然后根据白细胞与中性粒细胞的变化而决定是否恢复治疗。

(4)心血管疾病患者慎用,用药前2个月出现持续心动过速时,需注意检测心肌炎或心肌病的有关指标。用药中出现可疑的心肌炎或心肌病,应立即停药。

【用法与用量】 口服 成人 开始一次25 mg,一日1~2次,然后每日增加25~50 mg。如耐受良好,在开始治疗的2周末将一日总量增至300~450 mg。

【制剂与规格】 氯氮平片：(1)25 mg；(2)50 mg。

奥氮平[药典(二)；医保(乙)]

Olanzapine

本品为噻蒽并二苯二氮䓬类第二代抗精神病药。

【适应证】 ①精神分裂症；②可用于急性期控制症状，恢复期巩固疗效以及长期维持治疗以预防复发；③治疗中重度躁狂发作；④对治疗有效的躁狂患者，预防双相情感障碍的复发。

【药理】 (1)药效学　本品与多种受体具有亲和力，包括 $5\text{-HT}_{2A/C}$、5-HT_3、5-HT_6、多巴胺 $D_{1\sim5}$、$M_{1\sim5}$、α_1 及 H_1 受体，对 5-HT_2 受体的亲和力比多巴胺 D_2 受体高。本品可拮抗 5-HT、多巴胺和 M 受体，选择性地抑制间脑边缘系统多巴胺能神经功能，而对纹状体的多巴胺能神经功能影响很小。在低于产生僵住反应(运动系统不良反应指标)的剂量时，能减少条件性回避反应(测试抗精神病作用的指标)。

(2)药动学　口服吸收良好，不受进食影响，有首关代谢，达峰时间为 5～8 小时(口服)或 15～45 分钟(肌内注射)。血浆蛋白结合率为 93%，可进入乳汁。本品在肝脏经肝药酶 CYP1A2 和 CYP2D6 代谢，形成无活性的 10-*N*-葡糖醛酸和 4'-*N*-去甲基奥氮平。约 57%奥氮平主要以代谢物的形式从尿中排出，30%从粪便排出。半衰期为 30～38 小时，女性长于男性，正常老年人(65 岁及以上)半衰期延长。

【不良反应】 (1)常见的不良反应(>10%)为嗜睡和体重增加，用药前体重指数(BMI)较低者体重增加明显。

(2)少见的不良反应(1%～10%)　头晕、食欲增强、外周性水肿、直立性低血压，锥体外系反应包括迟发性运动障碍。抗胆碱作用包括口干和便秘。另外还有 ALT 和 AST 的一过性升高，尤其是在用药初期。血浆催乳素浓度偶见一过性轻度升高，但与安慰剂无差异，且罕见相关临床表现(如男性乳房增大、泌乳)，绝大多数患者无需停药即可恢复正常。与其他抗精神病药物合用时，偶见无症状性的血液学改变如嗜酸粒细胞增多。

(3)罕见不良反应(<1%)　光敏反应、肌酸磷酸激酶升高。

(4)有些患者服药后可引起血糖升高，原有高血糖和有糖尿病史者偶可发生酮症酸中毒或昏迷，甚至危及生命。部分患者出现脂代谢异常。

(5)个别患者可引起皮疹、肝炎和阴茎异常勃起，极少数患者出现抽搐，其中多有抽搐既往史和抽搐高危因素。

【禁忌证】 (1)对本品过敏者禁用。

(2)闭角型青光眼患者禁用。

(3)美国 FDA 妊娠期药物安全性分级为口服给药 C。

【注意事项】 (1)哺乳妇女慎用。

(2)老年患者起始剂量为 5 mg。

(3)需慎用的情况：①有低血压倾向的心血管和脑血管疾病患者。②肝功能损害、前列腺肥大、麻痹性肠梗阻和癫痫患者。③操作危险性机器包括机动车患者应慎用。④任何原因所致的白细胞和中性粒细胞降低的患者，药物所致骨髓抑制/毒性反应史，伴发躯体疾病、放疗或化疗所致的骨髓抑制患者。但许多由氯氮平所致粒细胞减少症或粒细胞缺乏症病史的患者使用奥氮平后未见复发。

(4)糖尿病和存在糖尿病高危因素的患者用药时应定期进行血糖监测。

(5)逾量时的不良反应　用药 300 mg(常规剂量的 30 倍)时可见嗜睡、发音含糊，另外可能有视物模糊、呼吸抑制、低血压等。用药过量处理：本品无特殊解毒药，中毒时应给予支持疗法和对症处理。洗胃(如患者意识不清，应先插管)和给予活性炭，可减少奥氮平的吸收。应妥善处理低血压和循环衰竭，如静脉补液和给予肾上腺素受体激动药(如去甲肾上腺素，但不可使用肾上腺素，因为本品拮抗 α 受体，显示出肾上腺素激动 β 受体的效应，导致血压进一步降低)。应给予心血管系统监护以防心律失常。患者意识恢复前应予密切观察。

(6)老年人用药后易产生直立性低血压，用药时应常规定时测血压。

(7)增加痴呆相关精神病(痴呆精神行为症状)患者的死亡风险。增加痴呆患者心脑血管病风险。

【药物相互作用】 (1)本品的代谢可受 CYP1A2 抑制药或诱导药的影响，氟伏沙明、环丙沙星和酮康唑等 CYP1A2 抑制药可显著地抑制本品代谢；吸烟和卡马西平能诱导 CYP1A2 的活性，加快本品代谢，合用时注意药物相互作用。

(2)服用本品的同时服用乙醇可出现镇静作用增强；与其他作用于中枢神经系统的药物合用时应谨慎。

(3)本品可拮抗多巴胺受体激动药的作用。

(4)可引起 Q-T 间期延长的药物也应避免与本品合用。

【给药说明】 (1)神经阻滞药恶性综合征　临床上未见奥氮平所致恶性综合征的报道。患者如出现此征的临床表现，或仅有高热而无此征典型的临床表现，均应停药。

(2)迟发性运动障碍　应用本品时较少发生，但长期用药可增加发生的风险，一旦出现，应减量或停药。

(3)对于既往或现时有肝功能损害或 ALT 和 AST 升高的患者，用药期间应密切观察或酌情减量。

【用法与用量】 口服　(1)成人　治疗剂量为一日 10～20 mg，维持量一般为一日 10 mg，根据病情和耐受情况调整剂量。

(2)老年、女性、非吸烟、有低血压倾向、严重肾功能损害或中度肝功能损害患者　起始剂量为一日 5 mg，递增剂量应慎重，每次 5 mg，至少间隔一周。

【制剂与规格】 奥氮平片：(1)2.5 mg；(2)5 mg；(3)10 mg。

奥氮平口崩片：(1)5 mg；(2)10 mg；(3)15 mg；(4)20 mg。

富马酸喹硫平[药典(二)；基；医保(甲)]

Quetiapine Fumarate

本品为二苯硫氮䓬类第二代抗精神病药。

【适应证】 ①精神分裂症；②双相情感障碍的躁狂发作。

FDA 批准的其他适应证：青少年期(13～17 岁)精神分裂症；儿童青少年(10～17 岁)的双相障碍；双相抑郁发作以及维持期治疗。

【药理】 (1)药效学　本品对 5-HT 受体有高度亲和力，大于多巴胺 D_1 和 D_2 受体。对 H_1 受体和 α_1 受体亦有较高的亲和力，而对 α_2 受体亲和力低，但对 M 受体和苯二氮䓬受体基本没有作用。

(2)药动学　口服后吸收良好，达峰时间为 1.5 小时。血浆蛋白结合率为 83%，体内分布广，可进入乳汁。在肝脏经 CYP3A4 进行氧化代谢，生成失活代谢产物。主要以代谢产物排泄，73% 随尿排出；20% 随粪便排出。半衰期为 6～7 小时。

【不良反应】 (1)常见的不良反应　嗜睡和头晕，较常见的有焦虑、便秘、口干、消化不良、体重增加等。

(2)较少见的不良反应　直立性低血压、心动过速等，某些患者会发生晕厥。

(3)锥体外系反应　较少发生，长期应用可发生迟发性运动障碍。

(4)出现血清氨基转移酶(ALT，AST)或 γ-GT 水平增高，通常在使用本药的过程中恢复。

(5)罕见高血糖以及糖尿病加重的报道。

(6)可伴有轻微的、与剂量相关的甲状腺素水平下降，尤其是总 T4 和游离 T4，停药后可以恢复。

(7)罕见不良反应　Q-T 间期延长、癫痫等。

【禁忌证】 (1)对本品有过敏反应者禁用。

(2)哺乳妇女禁用。

(3)美国 FDA 妊娠期药物安全性分级为口服给药 C。

【注意事项】 (1)老年人较易发生直立性低血压，剂量宜小。与可延长 Q-T 间期的药物合用时应慎重。

(2)慎用于有心、脑血管疾病或有低血压倾向的患者。

(3)有肝肾功能损害、甲状腺疾病或抽搐史者使用时亦应慎重。

(4)若有神经阻滞药恶性综合征或迟发性运动障碍的症状出现，应减量或停药。

(5)长期用药者应注意有无白内障的发生。

(6)用药时不宜从事驾驶或操作机器等工作。

(7)用于儿童和青少年的安全性和有效性尚未进行评价。

(8)增加痴呆相关精神病(痴呆精神行为症状)患者的死亡风险。增加痴呆患者心脑血管病风险。

【药物相互作用】 (1)卡马西平和苯妥英钠等 CYP3A4 诱导药可加快本品代谢，合用时要增加剂量；红霉素、氟康唑和伊曲康唑等 CYP3A4 抑制药可减慢本品代谢，合用时应降低剂量。

(2)与其他作用于中枢神经系统的药物合用时应该谨慎。因本品能加强乙醇对认知和运动的损害作用，故应避免与含乙醇饮料合用。

(3)本品有诱发直立性低血压的潜在危险，可能增加某些抗高血压药的作用。

(4)本品能对抗左旋多巴和多巴胺受体激动药的作用。

(5)与可延长 Q-T 间期的药物合用，Q-T 间期延长作用相加。

(6)与硫利达嗪合用时，本品清除率可增加 60%，需调整剂量。

【给药说明】 开始用药时剂量宜小，逐步加量并密切观察，待出现疗效或有不可耐受不良反应时为度。

【用法与用量】 口服　(1)成人　第 1 日 50 mg，第 2 日 100 mg，第 3 日 200 mg，第 4 日 300 mg，以后逐渐增加剂量到有效剂量范围。可根据患者的疗效和耐受情况调整剂量，一般一日为 300～750 mg，分 2 次给药。

(2)儿童青少年　起始剂量一次 25 mg，一日 2 次；

根据病情和耐受情况逐渐加量，一次增加 25～50 mg，至有效剂量或最大耐受剂量。最大剂量一日 750 mg。

(3)老年　用药应慎重，第 1 日为 25 mg，以后每日增加 25～50 mg，直到产生疗效。

缓释片用法：应整片服下，一日 1 次，晚间服用。对精神分裂患者的推荐的起始剂量为一日 300 mg，滴定至一日 400 mg～800 mg 的范围。

【制剂与规格】 富马酸喹硫平片：(1)25 mg；(2)50 mg；(3)100 mg；(4)200 mg；(5)300 mg。

富马酸喹硫平缓释片：(1) 50 mg；(2) 200 mg；(3)300 mg；(4)400 mg。

利培酮[药典(二)；基；医保(乙)]

Risperidone

本品为苯异噁唑类第二代抗精神病药。

【适应证】 ①精神分裂症；②双相情感障碍的躁狂发作。

FDA 批准的其他适应证：抽动障碍患者的激惹；双相Ⅰ型障碍急性躁狂或混合发作(联用丙戊酸或锂盐)。

【药理】 (1)药效学　本品对 5-HT_2受体的亲和力高，对多巴胺 D_2受体的亲和力较低，其抗精神病效应与上述两种受体拮抗作用有关，其中，对皮层 5-HT 受体拮抗作用与边缘系统多巴胺受体拮抗作用尤为重要。此外，它对 α_1、α_2肾上腺素受体以及 H_1组胺受体具有中度亲和力；对 5-HT_{1A}、5-HT_{1C}和 5-HT_{1D}受体也有一定的亲和力；而对多巴胺 D_1 受体的亲和力则较低。

本品具有 α 肾上腺素受体拮抗作用，可引起心血管反应，如低血压、反射性心动过速或 Q-T 间期延长，也可能产生心律失常。可促进慢波睡眠并改变睡眠节律，可能与其拮抗 5-HT 受体有关。可引起催乳素升高(停药后可逆转)，与多巴胺受体拮抗作用有关。此外，大剂量本品对黑质-纹状体多巴胺受体有较强的拮抗作用，因而可能引起锥体外系反应。

(2)药动学　口服易吸收，不受进食影响。达峰时间为 1～2 小时，口服 1 mg 时，峰浓度为 9～16 ng/ml(包括利培酮与代谢产物 9-羟利培酮)。血浆蛋白结合率为 90%(9-羟利培酮为 77%)。分布广，利培酮与 9-羟利培酮均可进入乳汁，表观分布容积(V_d)为 1.1 L/kg。在肝脏经 CYP2D6 代谢，主要代谢产物为 9-羟利培酮，具有生物活性。原形药物及代谢产物主要随尿排泄，少量随粪便排出。中度或重度肾功能损害时，利培酮及活性代谢产物排出减少 60%～80%。半衰期为 24 小时。恒量、恒定间隔时间多次服药，5～6 日血药浓度达稳态，血药浓度个体差异很大。

利培酮长效针剂单次肌内注射后，药物的主要释放始于 3 周后，持续至第 4～6 周，第 7 周消失。在 25～50 mg的剂量范围内，若每两周注射 1 次，则利培酮的药代动力学呈线性。

【不良反应】 (1)常见不良反应　失眠、焦虑、激越、头痛、头晕、口干。

(2)少见不良反应　困倦、疲劳、注意力下降、便秘、性功能障碍、消化不良、恶心、呕吐、腹痛、视物模糊、尿失禁、鼻炎、皮疹以及其他过敏反应。

(3)可能引起的锥体外系反应　如肌紧张、震颤、僵直、流涎、运动迟缓、静坐不能、急性肌张力障碍。通过降低剂量或给予中枢抗胆碱药如苯海索可消除。

(4)偶尔会出现直立性低血压、心动过速或高血压等症状。

(5)可引起体重增加。

(6)偶会烦渴或抗利尿激素分泌失调。

(7)可引起血浆中催乳素浓度的增加，其相关症状为：溢乳、男性乳房增大、月经失调、闭经。

(8)偶见迟发性运动障碍、神经阻滞药恶性综合征、体温失调以及癫痫发作。

(9)有轻度中性粒细胞和血小板计数下降的个例报道。

(10)偶可引起肝功能异常。

【禁忌证】 (1)对本品过敏者、哺乳期妇女禁用。

(2)美国 FDA 妊娠期药物安全性分级为口服给药 C。

【注意事项】 (1)心血管疾病(如心力衰竭、心肌梗死、传导异常)、脱水、失血及脑血管病变的患者慎用，应从小剂量开始，加量宜慢。

(2)由于本品具有 α 肾上腺素受体拮抗作用，在用药初期和加药速度过快时可能发生直立性低血压，此时应考虑减量。

(3)同其他具有多巴胺受体拮抗性质的药物相似，可引起迟发性运动障碍，其特征为有节律的不随意运动，主要见于舌及面部。如果出现迟发性运动障碍，应停止服用。

(4)已有报道本品可引起神经阻滞药恶性综合征，其特征为高热、肌肉僵直、颤抖、意识改变和肌酸磷酸激酶水平升高。此时应停用。

(5)患有帕金森综合征的患者应慎用。

(6)会降低癫痫的发作阈值，故癫痫患者慎用。

(7)服用本品的患者应避免进食过多，以免发胖。

(8)在与其他作用于中枢的药物同时服用时应慎重。

(9)服药期间不应驾驶汽车或操作机器。

(10)增加痴呆相关精神病(痴呆精神行为症状)患者的死亡风险。增加痴呆患者心脑血管病风险。

(11)对于15岁以下儿童目前尚缺乏足够的临床经验。

(12)给药时注意:①应采用附带的注射用针头,通过臀部深层肌内注射的方法给药,左右两侧半臀交替注射。不得静脉给药;②对于从未使用过利培酮的患者,建议在给予本品治疗之前先确定对口服利培酮的耐受性;③在首次注射后的3周内,应当保证充分的口服抗精神病药物治疗;④剂量上调的频率不得超过每4周1次,在首次采用调整后的较高剂量注射后的3周内,无法预测剂量调节的效果。

【药物相互作用】 (1)与乙醇或其他具有中枢抑制作用的药物合用,中枢抑制作用可互相增强。

(2)与抗高血压药合用可增强其降压作用。

(3)利培酮可拮抗左旋多巴与多巴胺能药物对多巴胺受体的激动作用。

(4)与卡马西平等CYP2D6诱导药合用,可增加利培酮的代谢,降低其血药浓度。与氟西汀、帕罗西汀、三环类抗抑郁药等CYP2D6抑制药合用,可减慢利培酮的代谢,升高其血药浓度。

(5)长期与氯氮平合用可减少利培酮自体内清除。

【给药说明】 (1)应从小剂量开始给药,遵循个体化用药的原则。

(2)常用剂量为一日2~6 mg,剂量较高时,不良反应出现的概率增加。

【用法与用量】 (1)口服 ①成人 一般开始剂量:一次1 mg,一日1次。以后每隔3~5日,一日酌情增加1 mg。常用治疗剂量:一日2~6 mg,一日1次或分2次服用。②老年患者 开始常用量:一次0.5 mg或更小,一日1次,以后根据耐受情况酌情每次增加0.5 mg。一般治疗量:一日1~4 mg,分2次服。高龄患者一日剂量通常为1~2 mg。

(2)肌内注射 ①成人 剂量为一次25 mg,2周1次。某些患者可能需要更大的剂量,例如37.5 mg或50 mg;②老年患者 剂量为一次25 mg,2周1次;③尚未在小于18岁的儿童中开展过本品的研究。

【制剂与规格】 利培酮片:(1)1 mg;(2)2 mg;(3)3 mg。

利培酮口崩片:(1)0.5 mg;(2)1 mg;(3)2 mg。

利培酮胶囊:1 mg。

利培酮口服溶液:30 ml:30 mg。

注射用利培酮微球(利培酮的长效注射剂):(1)25 mg;(2)37.5 mg;(3)50 mg。

阿立哌唑[药典(二);基;医保(乙)]

Aripiprazole

本品为喹诺酮类第二代抗精神病药。

【适应证】 精神分裂症。

FDA批准的其他适应证:双相Ⅰ型情感障碍的躁狂发作或混合发作急性期或维持期的治疗;抽动障碍患者的激惹。

【药理】 (1)药效学 本品与多巴胺D_2和D_3受体、5-HT_{1A}及5-HT_{2A}受体有很高的亲和力,与多巴胺D_4受体、5-HT_{2C}、5-HT_7受体、α_1受体、H_1受体及5-HT再摄取位点具有中度亲和力。通过对多巴胺D_2受体和5-HT_{1A}受体的部分激动作用及对5-HT_{2A}受体的拮抗作用产生抗精神病作用。

(2)药动学 口服吸收良好,达峰时间为3~5小时,生物利用度(F)约87%。血浆蛋白结合率99%,分布广泛,静脉注射的稳态表观分布容积(V_{dss})为4.9 L/kg。在肝脏经CYP3A4、CYP2D6进行氧化代谢,主要的代谢产物为脱氢阿立哌唑,具有生物活性。主要以代谢产物经粪便(55%)或尿(25%)排出。阿立哌唑和脱氢阿立哌唑的半衰期分别为75小时和95小时。

【不良反应】 (1)常见不良反应 胃肠道功能紊乱,如便秘、消化不良、恶心、呕吐。还有头痛、乏力、焦虑、失眠、困倦、视物模糊、直立性低血压。

(2)少见不良反应 锥体外系反应,呈剂量依赖性,如静坐不能、震颤、四肢强直等;催乳素水平升高和体重增加;心动过速和癫痫。

(3)罕见不良反应 流涎、胰腺炎、胸痛、激越、言语障碍、自杀意念、横纹肌溶解、阴茎异常勃起、体温调节受损、迟发性运动障碍、神经阻滞药恶性综合征、Q-T间期延长等。

【禁忌证】 (1)对本品过敏者。

(2)哺乳期妇女。

(3)美国FDA妊娠期药物安全性分级为口服给药C。

【注意事项】 (1)儿童使用本品的安全性与疗效尚未确立。

(2)使用本品治疗阿尔茨海默病需慎重,增加痴呆相关精神病(痴呆精神行为症状)患者的死亡风险。增加痴呆患者心脑血管病风险。

(3)有癫痫病史或存在癫痫阈值降低的情况时慎用。

(4)心血管疾病患者直立性低血压风险增大。

(5)服用过量后可出现呕吐、嗜睡及震颤。无特异性解救方法。一旦服药过量，应严密监护，可给予支持及对症治疗，早期可用活性炭。

【药物相互作用】 (1)本品主要作用于中枢神经系统，与其他作用于中枢的药物或乙醇合用时应十分谨慎。

(2)本品可拮抗 d_1 肾上腺素受体，因此可能诱发低血压，会增强某些抗高血压药物的疗效。

(3)当本品与 CYP3A4 或 CYP2D6 的抑制药合用时，应减至常量的一半。

(4)当本品与 CYP3A4 的诱导药合用时，应剂量加倍。

【给药说明】 本品不需根据年龄、性别、种族、吸烟状况、肝功能或肾功能调整剂量。

【用法与用量】 口服　起始剂量：一次 10 mg 或一次 15 mg，一日 1 次，用药 2 周内不应增加剂量，2 周后根据个体的疗效和耐受情况增加剂量，速度不宜过快。有效剂量范围为一日 10～30 mg。

【制剂与规格】 阿立哌唑片：(1)5 mg；(2)10 mg；(3)15 mg。

阿立哌唑口崩片：(1)5 mg；(2)10 mg；(3)20 mg。

阿立哌唑胶囊：5 mg。

盐酸齐拉西酮[药典(二)；医保(乙)]

Ziprasidone Hydrochloride

本品为苯异硫唑类第二代抗精神病药。

【适应证】 精神分裂症及其急性激越症状。

FDA 批准的其他适应证：双相Ⅰ型情碍的躁狂发作或混合发作急性期或维持期的治疗。

【药理】 (1)药效学　体外研究显示，本品对多巴胺 D_2 和 D_3 受体、5-HT_{2A}、5-HT_{2C}、5-HT_{1A}、5-HT_{1D} 受体、α_1 受体具有较高亲和力，对 H_1 受体具有中等亲和力。本品拮抗多巴胺 D_2 受体、5-HT_{2A}、5-HT_{1D} 受体，对 5-HT_{1A} 受体具有激动作用，并能抑制突触前膜对 5-HT 和 NE 的再摄取。本品的抗精神病作用可能与其拮抗多巴胺 D_2 受体、5-HT_2 受体有关。对 H_1 受体和 α_1 受体的拮抗可能与困倦和直立性低血压有关。

(2)药动学　口服经胃肠道吸收，食物可使本品的吸收增加约 2 倍，达峰时间为 6～8 小时(口服)或 1 小时(肌内注射)。血浆蛋白结合率为 99%，广泛分布，表观分布容积(V_d)为 1.5 L/kg。在肝脏经 CYP3A4 代谢。主要以代谢产物经粪便(66%)或尿(20%)排出；仅有少量原形药经尿液(<1%)和粪便(<4%)排泄。半衰期约为 7 小时(口服)。单纯肾损伤对本品的药代动力学无影响。肌内注射齐拉西酮的生物利用度为 100%。单次肌内注射给药后，血浆峰值浓度出现在 60 分钟左右或更早，平均半衰期约为 2～5 小时(肌内注射)，肌内注射治疗 3 天几乎没有蓄积。

【不良反应】 (1)常见不良反应　失眠或困倦、无力、头痛、恶心、呕吐、便秘或腹泻、口干或流涎、流感样症状或呼吸困难、心动过速、血压升高或直立性低血压、头晕、激越、皮疹等。

(2)罕见不良反应　性功能障碍、胆汁淤积性黄疸、肝炎、抽搐、白细胞或血小板减少或增多、低血钾、低血糖、甲状腺功能减退等。

(3)长期用药可出现锥体外系反应和迟发性运动障碍。催乳素水平升高和体重增加较少发生。

【禁忌证】 (1)有 Q-T 间期延长病史，包括先天性长 Q-T 间期综合征患者禁用。

(2)心律失常病史者；近期出现急性心肌梗死者及失代偿性心力衰竭者禁用。

(3)对本品过敏者禁用。

(4)哺乳妇女禁用。

(5)美国 FDA 妊娠期药物安全性分级为口服给药 C。

【注意事项】 (1)有心脏病、低血压倾向、脑血管疾病、严重肝功能损伤、癫痫病史或癫痫阈值降低者慎用。

(2)低血钾和低血镁能增加 Q-T 间期延长和心律失常的风险，低血钾/镁的患者应在治疗前补充电解质。

(3)定期监测心电图。

(4)对于伴有糖尿病或有糖尿病危险因素的患者应检测血糖。

(5)儿童使用齐拉西酮安全性与疗效尚未评估。

(6)本品可能增加痴呆相关精神病(痴呆精神行为症状)患者的死亡风险。增加痴呆患者心脑血管病风险。

(7)服用过量可能出现锥体外系反应、嗜睡、震颤、焦虑、Q-Tc 间期延长、一过性高血压。一旦过量应给予支持疗法，给氧，洗胃，静脉输液及对症处理，密切观察及监测心电图。

【药物相互作用】 (1)可引起剂量依赖性的 Q-T 间期延长、尖端扭转型室性心动过速，不应与其他可延长 Q-T 间期的药物合用。

(2)可能诱发低血压,因此可能会增强某些抗高血压药物的疗效。

(3)可能存在拮抗左旋多巴胺和多巴胺受体激动药的作用。

(4)可增强其他作用于中枢药物的作用。

(5)CYP3A4 诱导药可使本品血药浓度降低;CYP3A4 抑制药可使本品血药浓度增加。

【给药说明】 不同性别、种族人群及轻度肝功能损伤、肾功能损伤的患者,一般无需调整剂量。

【用法与用量】 (1)一般情况 口服 成人 开始剂量:一次 20 mg,一日 2 次。可视病情和耐受情况逐渐加到一次 80 mg,一日 2 次。剂量调整间隔一般不应少于 2 日。有效剂量范围为一日 80～160 mg,分 2 次给药。

(2)急性激越症状 肌内注射 推荐每日 10～20 mg,根据需要最高剂量可达 40 mg。每隔 2 小时可注射 10 mg;每隔 4 小时可注射 20 mg。注射一般不超过 3 天,如需长期治疗尽快改为口服齐拉西酮。

老年人应从小剂量起始,缓慢调整剂量,并密切监测。

【制剂与规格】 盐酸齐拉西酮片:20 mg。

盐酸齐拉西酮胶囊:(1)20 mg;(2)40 mg;(3)60 mg;(4)80 mg。

注射用甲磺酸齐拉西酮(附 1.2 ml 无菌注射用水):(1)20 mg;(2)30 mg。

帕利哌酮[医保(乙)]

Paliperidone

【适应证】 精神分裂症急性期和维持期的治疗。

FDA 批准单药使用或者联用情感稳定药和(或)抗抑郁药,用于分裂情感障碍的治疗。

【药理】 (1)药效学 帕利哌酮是利培酮的主要活性代谢产物。对多巴胺 D_2 受体、5-HT_2 受体的拮抗作用与其抗精神病作用有关。对 H_1 受体、α_1 受体、α_2 受体的拮抗可能与困倦、直立性低血压有关。帕利哌酮对 M 受体、β_1 和 β_2 受体无明显亲和力。

(2)药动学 其缓释片口服经胃肠道吸收,绝对生物利用度为 28%,单次给药血药浓度逐渐上升,达峰时间为 24 小时。血浆蛋白结合率为 74%,表观分布容积(V_d)为 487 L。少量经肝脏代谢,血药浓度几乎不受 CYP2D6 代谢活性的影响,主要经尿液和粪便(约 90%)排泄,其中 59%为原形药,32%为代谢产物,终末消除半衰期($t_{1/2\beta}$)为 23 小时。

【不良反应】 参阅“利培酮”。

(1)常见的不良反应 失眠、焦虑、激越、头痛、头晕、口干。

(2)少见的不良反应 困倦、疲劳、注意力下降、便秘、性功能障碍、消化不良、恶心、呕吐、腹痛、视物模糊、尿失禁、鼻炎、皮疹以及其他过敏反应。偶见直立性低血压和晕厥、心动过速或高血压等症状。

(3)可能引起锥体外系反应和迟发性运动障碍、神经阻滞药恶性综合征、Q-T(Q-Tc)间期延长、体重增加和血浆中催乳素浓度的增加(表现为溢乳、男性乳房增大、月经失调、闭经)。

【禁忌证】 (1)对帕利哌酮和利培酮或制剂中任何成分过敏者禁用。

(2)美国 FDA 妊娠期药物安全性分级为口服给药 C。

(3)禁用于有先天性 Q-T 间期延长和心律失常的患者。

【注意事项】 (1)增加与阿尔茨海默病相关精神疾病老年患者的死亡率和心脑血管病风险。

(2)有严重心脏疾病、低血压、脑血管疾病、严重肝功能损害和肾功能损害、癫痫病史的患者应慎用。

(3)有轻度延长 Q-T(Q-Tc)间期的作用,用药期间定期监测心电图。

(4)可能导致神经阻滞药恶性综合征。

(5)有引起高血糖或糖尿病的可能,应定期监测血糖水平。

(6)儿童使用帕利哌酮安全性与疗效尚未得到评估。

(7)服用帕利哌酮的哺乳妇女应停止哺乳。

(8)服药期间应戒酒。

【药物相互作用】 (1)本品可能诱发直立性低血压,因此可能会增强某些抗高血压药物的疗效。

(2)本品可轻度延长 Q-T(Q-Tc)间期,应避免与其他能延长 Q-T(Q-Tc)间期的药物合用。

(3)本品可能拮抗左旋多巴和多巴胺受体激动药的作用。

(4)本品主要作用于中枢神经系统,与其他作用于中枢的药物或乙醇合用时应慎重。

【给药说明】 (1)不同性别、种族和吸烟人群及轻度肝功能损害患者一般无需调整剂量。

(2)帕利哌酮用于中、重度肾功能损伤的患者,应根据内生肌酐清除率水平减少剂量。

(3)老年患者应适当减少剂量。

【用法与用量】 (1)口服　推荐成人剂量为一次6 mg，一日1次。部分患者可能需用至一日12 mg，也有患者使用一日3 mg即有效。药物必须整片随水吞服，不能咀嚼、拆分或压碎。帕利哌酮用于中、重度肾功能损伤患者的最大剂量为一日3 mg。

(2)肌内注射　建议注射用药前先通过口服帕利哌酮缓释片或口服利培酮确定患者对帕利哌酮的耐受性。起始治疗首日注射150 mg，一周后再次注射100 mg，注射部位均为三角肌。维持剂量每月75 mg，根据患者的耐受性和/或疗效，可在25～150 mg范围内调整每月的注射剂量。第2剂药物之后，每月1次的注射部位可以是三角肌或者臀肌。

【制剂与规格】 (1)帕利哌酮缓释片：(1)3 mg；(2)6 mg；(3)9 mg。

(2)棕榈酸帕利哌酮注射液：(1)0.25 ml∶25 mg；(2)0.5 ml∶50 mg；(3)0.75 ml∶75 mg；(4)1 ml∶100 mg；(5)1.5 ml∶150 mg。

氨磺必利[医保(乙)]

Amisulpride

【适应证】 精神分裂症(目前FDA并未推准用于治疗精神分裂症)。治疗以阳性症状(例如：谵妄，幻觉，认知障碍)和(或)阴性症状(例如：反应迟缓，情感淡漠及社会能力退缩)的急性或慢性精神分裂症，也包括以阴性症状为主的精神分裂症。

【药理】 (1)药效学　选择性与边缘系统的D_2、D_3多巴胺受体结合。本品不与5-羟色胺能受体、组胺受体、胆碱能受体、肾上腺能受体结合。与纹状体相比，高剂量的氨磺必利主要阻断边缘系统中的多巴胺神经元。低剂量的药物主要阻断突触前的D_2/D_3受体，可能与阴性症状的改善有关。

(2)药动学　在人体中，药物有两个吸收峰，第一个吸收峰达峰时间约为1小时，第二个吸收峰在服药后3～4小时到达。服药50 mg后，相对应两个吸收峰的浓度分别为(39±3)和(54±4)ng/ml。分布容积为5.8 L/kg。血浆蛋白结合率低(16%)。绝对生物利用度为48%。氨磺必利代谢较少，仅可以检测出两种无活性的代谢产物。重复给药，在体内不蓄积。口服清除半衰期为12小时。药物多以药物原形从尿中排泄。静脉给药，约50%的药物以药物原形从尿中排泄。肝功能不全患者不需调整药物剂量。肾功能不全患者，氨磺必利的AUC会增高。

【不良反应】 (1)非常常见的不良反应：锥体外系反应(震颤、肌张力增高、静坐不能等)。

(2)常见的不良反应：急性肌张力障碍(痉挛性斜颈、动眼危象以及牙关紧闭等症状)、失眠、焦虑、激动以及嗜睡；便秘、呕吐、口干；血清催乳素增高；低血压以及体重增加等。

(3)少见的不良反应：如癫痫发作、迟发型运动障碍、高血糖、肝脏氨基转移酶增高以及过敏反应等。

【禁忌证】 (1)禁用于对药品中乳糖或药物本身过敏者。

(2)禁用于已知患有或怀疑患有嗜铬细胞瘤的患者。

(3)哺乳期妇女：哺乳期禁用本药。

(4)有或怀疑患有催乳素依赖性癌症的患者，例如：催乳素分泌性垂体腺瘤和乳腺癌。

(5)禁止与以下药物联用：多巴胺能激动剂，除了用于治疗帕金森病患者。可能引起尖端扭转性室性心动过速的药物。

【注意事项】 (1)恶性综合征：可能发生恶性综合征(潜在致命性并发症)，表现为高热、肌强直、植物神经功能紊乱、意识障碍等表现。高热时，尤其是服用较高剂量的患者，建议停用包括本药在内的所有抗精神病药。

(2)帕金森综合征：对帕金森病患者应慎用本药物，可能会引起症状的恶化。

(3)延长Q-T间期：与剂量相关。可能增加严重心律失常的风险，例如尖端扭转性室速。若有心动过缓、低钾血症、先天性或获得性Q-T间期延长发生严重室性心律失常的风险增加。应常规监测心电图。避免合用有延长Q-T间期风险的药物。

(4)卒中：患痴呆的老年患者使用非典型抗精神药物时脑血管事件的风险增加，与安慰剂相比约高3倍。有卒中风险的患者应慎用氨磺必利。

(5)静脉血栓：有静脉血栓风险的患者应慎用本品。

(6)高血糖：诊断糖尿病或者具有糖尿病风险的患者如果使用氨磺必利，应监测血糖。

(7)老年患者用药：老年人对药物的不良反应(如镇静或体位性低血压)更为敏感，应慎用。

(8)妊娠期妇女以及哺乳期用药：妊娠期妇女使用药物的资料有限，除非益处超过潜在风险，不建议使用。妊娠末三个月服用氨磺必利，新生儿有发生不良反应的风险。

(9)儿童和青少年期用药：由于没有相关的临床数据，18岁以下的儿童不建议服用本药。

(10)肾功能不全：由于药物主要通过肾脏排泄，所以对于患有肾功能不全的患者,应减少服药剂量。对于患有严重肾功能不全的患者,没有相关的临床数据。精神抑制类药物可降低癫痫发作的阈值。所以对于有惊厥史的患者,服用氨磺必利时应仔细监控。

【药物相互作用】 (1)配伍禁忌,不能与有可能引起尖端扭转性室速的药物联用,如Ⅰa类(奎尼丁,氢化奎尼丁,丙吡胺)抗心律失常药物以及Ⅲ类(胺碘酮,索他洛尔,多非利特,伊布利特)抗心律失常药;某些精神药物如硫利达嗪、氯丙嗪舒必利以及氟哌啶醇等。

(2)左旋多巴等多巴胺激活药物与氨磺必利这类药物有相互拮抗的作用。

(3)需慎用的其他药物:如中枢神经系统抑制剂以及抗高血压药物等。

【用法与用量】 口服 (1)通常情况下,若一日剂量小于或等于400 mg,每日1次;若一日剂量超过400 mg,应分为2次服用。

(2)急性期 推荐剂量为400～800 mg/d,最大剂量不应超过1200 mg。然后可根据患者的反应情况维持或调整剂量。

(3)维持治疗,任何情况下,均应根据患者的情况将维持剂量调整到最小有效剂量。

(4)阳性及阴性症状混合阶段 治疗初期,应主要控制阳性症状,剂量可为一日400～800 mg。然后根据患者的反应调整剂量至最小有效剂量。

(5)阴性症状占优势阶段 推荐剂量为一日50～300 mg/d。剂量应根据个人情况进行调整。最佳剂量约为一日100 mg/d。

(6)肾功能不全:由于氨磺必利通过肾脏排泄,故对于肾功能不全,肌酐清除率为30～60 ml/min的患者,应将剂量减半,对于肌酐清除率为10～30 ml/min的患者,应将剂量减至1/3。由于缺乏充足的资料,故氨磺必利不推荐用于患有严重肾功能不全的患者(肌酐清除率<10 ml/min)。

(7)肝功能不全:由于氨磺必利代谢较少,对于患有肝功能不全的患者不需调整剂量。

【制剂与规格】 氨磺必利片:(1)50 mg;(2)200 mg。

第二节 抗抑郁药

抑郁症常以持续的心境恶劣与情绪低落、兴趣缺失、精力不足等为主要临床特征,常伴随认知、或精神运动障碍、或躯体症状等。根据抑郁发作的严重程度分为轻度、中度及重度三级。

抗抑郁药(antidepressant)是一类具有抗抑郁作用的药物。它不仅能治疗各类抑郁症,而且对焦虑、强迫、慢性疼痛、疑病及恐怖等都有一定疗效。

抗抑郁药根据化学结构及作用机制的不同分为以下几类:①三环类抗抑郁药(tricyclic antidepressants,TCAs),如阿米替林、丙米嗪、氯米帕明、多塞平等;②四环类抗抑郁药(tetracyclic antidepressant),如马普替林;③选择性5-羟色胺(5-HT)再摄取抑制药(selective serotonin reuptake inhibitors,SSRIs),如氟西汀、帕罗西汀、舍曲林、马来酸氟伏沙明、西酞普兰、艾司西酞普兰;④5-HT及去甲肾上腺素再摄取抑制药(serotonin and norepinephrine reuptake inhibitor,SNRI),如文拉法辛、度洛西汀;⑤去甲肾上腺素能及特异性5-HT能抗抑郁药(noradrenergic and specific serotonergic antidepressant,NaSSA),如米氮平;⑥单胺氧化酶抑制药(monoamine oxidase inhibitor,MAOI),如吗氯贝胺;⑦5-HT受体拮抗药/再摄取抑制药(serotonin antagonist/reuptake inhibitor,SARIs),如曲唑酮;⑧选择性去甲肾上腺素再摄取抑制药(noradrenaline reuptake inhibitor,NRI),如瑞波西汀;⑨其他,如噻萘普汀钠、圣·约翰草提取物等。

各种抗抑郁药对抑郁症均有较好的疗效,传统的三环类抗抑郁药疗效明确,因其作用位点多,故易产生多种不良反应,例如自主神经系统、中枢神经系统、心血管系统等不良反应。现较广泛使用的四环类抗抑郁药有马普替林,其疗效与三环类药物相当,但不良反应较轻。近十年来,新型抗抑郁药异军突起,并很快在临床得到广泛应用,主要因为这些药物较传统的抗抑郁药更为安全和有效。尽管如此,在应用新抗抑郁药仍需注意药物的不良反应、相互作用及在不同人群中的药动学特点,做到合理用药。

盐酸阿米替林[药典(二);基;医保(甲)]

Amitriptyline Hydrochloride

【适应证】 ①各种抑郁症;②儿童遗尿症;③焦虑症和神经性疼痛。

【药理】 (1)药效学 阿米替林为三环类抗抑郁药的代表药物。该药主要通过抑制突触前膜对5-HT及去甲肾上腺素的再摄取,增强中枢5-HT能神经及去甲肾上腺素能神经的功能,从而发挥抗抑郁作用。可使抑郁患者情绪明显改善,有效率约为70%。同时可拮抗组胺H_1受体和M胆碱受体,具有抗焦虑、镇静及抗胆碱作用。

(2)药动学 口服吸收完全,有首关代谢,达峰时间为6～12小时。血浆蛋白结合率为90%,吸收后分布广,可通过胎盘,也可进入乳汁。在肝脏经CYP3A4、CYP2C9和CYP2D6代谢,主要活性代谢产物为去甲替林,此外,阿米替林的*N*-氧化物和羟基衍生物可能也有活性。其代谢产物主要从尿液排出体外。血药浓度个体差异大。半衰期为9～25小时。

【不良反应】 (1)常见不良反应 恶心、呕吐、心动过速、震颤、多汗、视物模糊、口干、便秘、排尿困难、直立性低血压、心电图异常、嗜睡、头痛、体重增加、性功能障碍等。

(2)少见的不良反应 激越、失眠、精神症状加剧、青光眼加剧、麻痹性肠梗阻、尿潴留、抽搐、迟发性运动障碍、男性乳房增大、闭经、肝功能异常、胆汁淤积性黄疸、过敏反应。偶可引起谵妄、心脏传导阻滞、心律失常、中性粒细胞缺乏、猝死。

【禁忌证】 (1)对本品或三环类抗抑郁药过敏、严重心脏病、高血压、肝肾功能不全、青光眼、排尿困难、尿潴留以及同时服用单胺氧化酶抑制药等的患者禁用。

(2)美国FDA妊娠期药物安全性分级为口服给药C。

【注意事项】 (1)下列情况需慎用:癫痫患者或有癫痫发作倾向者;前列腺炎、膀胱炎患者;5岁以下儿童;支气管哮喘患者。

(2)老年人 老年人对药物的代谢及排泄功能下降,对本品敏感性增强,用药时应减小剂量,同时需格外注意防止直立性低血压的发生。

(3)哺乳期妇女 阿米替林可经乳汁排泄,对哺乳期婴儿有潜在不良影响,故用药需权衡利弊。

(4)用药前后及用药时检查及监测 白细胞计数、肝功能及心电图等。

【药物相互作用】 (1)西咪替丁、哌甲酯、抗精神病药、钙通道阻滞药等CYP抑制药可降低本品代谢,导致血药浓度增高,易引起或加重不良反应,甚至产生中毒症状。

(2)巴比妥类、苯妥英、卡马西平、利福平等CYP诱导药可加速本品的代谢,降低血药浓度,减弱抗抑郁作用。

(3)与单胺氧化酶抑制药合用或接着用药,可引起5-HT综合征。如两药需换用时,间隔应超过2周。

(4)硫糖铝可明显影响本品吸收,使阿米替林AUC减少约50%。

(5)本品可降低癫痫发作阈值,降低抗癫痫药作用,合用时需调整抗癫痫药剂量。

(6)与可延长Q-T间期的药物合用时,会增加室性心律失常的风险。

(7)与甲状腺激素同时服用,易导致心律失常。

(8)吸烟可使阿米替林血药浓度降低。

(9)阿米替林可提高机体对乙醇的反应性,如过量饮酒易致乙醇中毒。

【给药说明】 (1)使用阿米替林时,剂量需个体化。

(2)宜在饭后服用,以减少胃部刺激。

(3)开始服用时多先出现镇静作用,抗抑郁作用在1～4周后出现。

(4)维持治疗时,可每晚一次用药,但老年、少年与心脏病患者仍宜分次服用。

(5)停药后,本品的作用至少可持续7日,所以停药期间仍应继续观察其临床反应。

(6)不可突然停药,否则可引起撤药反应,临床表现有睡眠障碍、易醒、噩梦;情绪不稳、易激惹、焦虑和轻躁狂;胃肠道不适、腹泻;运动障碍等。宜在1～2个月内逐渐减少剂量。

(7)本品可引起光敏感性增加,所以患者应避免长时间暴露于阳光,或穿保护性衣服。

(8)已用单胺氧化酶抑制药者,至少停药2周后才能用本品。

(9)用药同时进行电休克治疗可能增加危险性,因此,除非很有必要,一般不联用电休克治疗,或停药几日再给予电休克治疗。

(10)过量时可引起兴奋、口干、瞳孔散大、心动过速、尿潴留、肠梗阻等抗胆碱作用的症状。严重时可致意识障碍、惊厥、肌阵挛、反射亢进、低血压、代谢性酸中毒、呼吸心跳抑制等。即使恢复后还可能发生致命的心律失常以及谵妄、意识障碍、激惹和幻觉等。

【用法与用量】 口服 成人 开始一次25 mg,一日2～3次,然后根据病情和耐受情况逐渐增至一日150～250 mg。老年人等患者适当减小剂量。症状控制后可改用维持量一日50～100 mg。

【制剂与规格】 盐酸阿米替林片:25 mg。

盐酸丙米嗪[药典(二);医保(甲)]

Imipramine Hydrochloride

【适应证】 ①各种抑郁症;②儿童遗尿症。

【药理】 (1)药效学 本品为三环类抗抑郁药,主要通过抑制突触前膜对去甲肾上腺素和5-HT的再摄取,使突触间隙的去甲肾上腺素和5-HT浓度升高,促进突触传递功能而发挥抗抑郁作用。有中等度的抗胆碱和较弱的镇静作用。此外，丙米嗪具有抗利尿激素的作用，通过增加肾小管对钠、钾的重吸收，降低了钠、钾的排泄；长期使用时还可提高功能性膀胱容量，用于治疗小儿遗尿症。

(2)药动学　口服吸收良好，有首关代谢，达峰时间为2～8小时。血浆蛋白结合率为60%～96%(活性代谢产物地昔帕米为73%～92%)，体内分布广，可以通过血-脑屏障和胎盘，可进入乳汁。在肝内代谢，主要产物为具有生物活性的地昔帕米，其他还有羟化衍生物和*N*-氧化衍生物。代谢产物主要由尿液排出，少量从粪便排出。血浆浓度个体差异大。半衰期($t_{1/2}$)为6～20小时。

【不良反应】 (1)常见不良反应　恶心、便秘、腹泻、口干、食欲缺乏、心动过速、直立性低血压、视物模糊、眩晕、排尿困难、心电图异常、嗜睡、头痛、体重增加、性功能障碍等。

(2)少见不良反应　多汗、激越、失眠、精神症状加剧、青光眼加剧、麻痹性肠梗阻、尿潴留、谵妄、心脏传导阻滞、心律失常、抽搐、意识障碍、迟发性运动障碍、男性乳房增大、闭经、皮疹、肝功能异常、白细胞减少、过敏反应。

【禁忌证】 (1)心脏病、高血压、肝肾功能不全、青光眼、同时服用单胺氧化酶抑制药以及对本品过敏的患者禁用。

(2)美国FDA妊娠期药物安全性分级为口服给药、肠道外给药C。

【注意事项】 (1)以下情况者慎用：有癫痫发作倾向、前列腺炎、膀胱炎、严重抑郁症、支气管哮喘、甲状腺功能亢进、精神分裂症、5岁以下儿童、哺乳期妇女。

(2)少儿对丙米嗪敏感，治疗时需减量。

(3)老年人对药物的代谢及排泄能力均下降，对本品敏感性增强，更易产生药物不良反应，故老年人用量要减少，需格外注意防止直立性低血压。

(4)用药前后及用药期间需检查或监测血细胞计数、心电图、肝肾功能等。

(5)过量时可产生惊厥、嗜睡、呼吸困难、呕吐、瞳孔散大及发热等症状。

【药物相互作用】 (1)与CYP抑制药合用可增加丙米嗪的血药浓度及不良反应，故需监测血药浓度，并且适当调节剂量。

(2)与CYP诱导药合用可降低丙米嗪血药浓度，影响临床疗效。

(3)与华法林、双香豆素、茚茚二酮等合用时，抗凝药的代谢减少、吸收增加，增加出血风险，应密切监测凝血酶原时间。

(4)与单胺氧化酶抑制药合用可引起5-HT综合征(高血压、高热、肌阵挛、意识障碍等)。

(5)与抗组胺药或抗胆碱药合用，抗胆碱作用增强。

(6)与乙醇或其他中枢神经系统抑制药合用可增强中枢抑制作用，用药期间应避免饮酒。

(7)与可延长Q-T间期的药物合用时，会增加室性心律失常的风险。

(8)可降低癫痫发作阈值，与抗癫痫药合用时，可降低其疗效。

(9)吸烟可降低血药浓度。

【给药说明】 (1)用药个体化。

(2)宜饭后服用，以减少胃部刺激。

(3)开始服药时，常先出现镇静作用，一般在用药2～3周后才产生抗抑郁作用。

(4)维持治疗时，可每晚服用1次，但老年、儿童及心血管疾病患者仍宜分次服用。

(5)突然停药可产生头痛、恶心与不适，故宜在1～2个月内逐渐减量。

(6)不能与单胺氧化酶抑制药、升压药、雌激素制剂、肾上腺素受体激动药及甲状腺制剂合用。

(7)在单胺氧化酶抑制药停药2周后，才能使用丙米嗪。

【用法与用量】 口服　(1)成人　开始一次25～50 mg，一日2～3次，以后逐渐增至一日100～250 mg。

(2)老年患者　一日总量为25～50 mg，分次服用，需根据耐受情况调整用药剂量。

【儿科用法与用量】 治疗6岁以上儿童的遗尿症，一日1次，睡前1小时服25 mg。如在1周内未获满意效果，12岁以下者一日剂量可增至50 mg；12岁以上者一日可增至75 mg。一日量超过75 mg并不能提高治疗遗尿症的效果，产生疗效后逐渐减量，以减少复发。

【制剂与规格】 盐酸丙米嗪片：(1)12.5 mg；(2)25 mg。

盐酸氯米帕明[药典(二)；基；医保(甲、乙)]

Clomipramine Hydrochloride

【适应证】 ①各种抑郁症；②强迫症；③恐惧症。

【药理】 (1)药效学　本品为三环类抗抑郁药，作用和机制类似阿米替林。与其他三环类药物比较，其抑制5-HT的再摄取作用较强。有一定的抗胆碱、抗焦虑作用和明显的镇静作用。

（2）药动学　口服吸收快而完全，有首关代谢。蛋白结合率高达96%～97%，体内分布广，可通过胎盘，也可进入乳汁。在肝内代谢，主要产物为具有活性的去甲氯米帕明，其他还有羟化和*N*-氧化衍生物，代谢产物主要由尿液排出。半衰期为21小时（去甲氯米帕明为36小时）。

【不良反应】（1）常见不良反应　便秘、口干、体重变化、性功能障碍。

（2）少见不良反应　白细胞减少、粒细胞缺乏、血小板减少、贫血、心跳骤停、直立性低血压、躁狂、冲动、震颤、谵妄、癫痫发作、5-HT综合征、溢乳、抗利尿激素分泌、尿潴留、色素沉着、过敏反应。

【禁忌证】（1）对本品或其他三环类抗抑郁药过敏、严重心脏病、急性心肌梗死、传导阻滞、低血压、青光眼、排尿困难、白细胞过低和正在服用单胺氧化酶抑制药的患者禁用。

（2）美国FDA妊娠期药物安全性分级为口服给药C。

【注意事项】（1）癫痫患者、妊娠期妇女、哺乳期妇女，有自杀倾向、卟啉代谢障碍患者慎用。

（2）老年人和少儿宜从小剂量开始，逐渐加大至最适剂量。

（3）用药前后及用药期间应监测血象、血压、心电图等。

【药物相互作用】（1）CYP抑制药可抑制本品的代谢，使血药浓度增加，引起不良反应。

（2）CYP诱导药可增强本品的代谢，使血药浓度降低，可影响药物疗效。

（3）与抗组胺药或抗胆碱药合用，抗胆碱作用增强。

（4）与甲状腺制剂合用，可导致心律失常。

（5）本品可降低抗凝药（例如双香豆素、华法林）的代谢，增加出血的危险。

（6）本品可抑制苯妥英钠的代谢，使后者的血药浓度升高，从而增加苯妥英钠的不良反应（共济失调、反射亢进、眼球震颤等）。

（7）与胍乙啶或可乐定合用，使抗高血压作用降低。

（8）与雌激素或含雌激素的避孕药合用，可降低本品的抗抑郁作用，并增加不良反应。

（9）与单胺氧化酶抑制药合用，可引起高血压危象。

（10）与肾上腺素受体激动药合用，可引起严重高血压和高热。

（11）可降低癫痫发作阈值，与抗癫痫药合用时，可降低其疗效。

（12）与5-HT受体激动药合用，可产生5-HT综合征。

（13）与可延长Q-T间期的药物合用时，可增加Q-T间期延长，增加室性心律失常的风险。

（14）与乙醇或其他中枢神经系统抑制药合用，可增加中枢抑制作用。

【给药说明】（1）用药时剂量宜个体化。

（2）宜在饭后服用，以减少对胃部刺激作用。

（3）开始服药时常先出现镇静作用，一般在用药2周以上才产生抗抑郁作用。

（4）维持治疗时，可每晚一次顿服，但老年、儿童及心脏病患者宜分次服用。

（5）不宜突然停药，宜在1～2个月内逐渐减量。

（6）服用单胺氧化酶抑制药的患者停药2周后，才能使用本品。

【用法与用量】（1）口服　①成人　治疗抑郁症，开始一次25 mg，一日2～3次，以后逐渐增加剂量，门诊患者一日不超过250 mg，住院患者一日不超过300 mg。治疗强迫症，开始一日25 mg，前2周逐渐增加至一日100 mg，数周后可继续增加，一日不超过250 mg。②老年患者　开始一日12.5～25 mg，需根据耐受情况而调整用药剂量，以一日不超过75 mg为宜。

（2）肌内注射　抑郁症、强迫症：开始一日25～50 mg，以后增至一日100～150 mg，症状好转后，改口服维持量。

（3）静脉滴注　抑郁症、强迫症：开始一日25～50 mg，溶于250～500 ml0.9%氯化钠注射液或5%葡萄糖注射液中，一日1次，在1.5～3小时输完。一般在第1周见效，以后继续滴注3～5日，然后改用口服维持量。

【儿科用法与用量】口服　开始一日10 mg，10日后，6～7岁者一日增至20 mg，8～14岁一日增至20～25 mg，14岁一日增至50 mg，分次服用。

【制剂与规格】盐酸氯米帕明片：(1)10 mg；(2)25 mg。

盐酸氯米帕明注射液：2 ml：25 mg。

盐酸多塞平[药典(二)；基；医保(甲、乙)]

Doxepin Hydrochloride

【适应证】①抑郁症；②焦虑症。

【药理】（1）药效学　为三环类抗抑郁药，作用和机制类似阿米替林。有显著的抗抑郁、抗焦虑和镇静作用。此外还有肌松及中等抗胆碱作用。其抗焦虑作用一般在几日内出现，抗抑郁作用一般在2周后产生。

(2)药动学　口服吸收迅速，有首关代谢，达峰时间为2～4小时。血浆蛋白结合率约76%，体内分布广，可透过血-脑屏障和胎盘屏障，可进入乳汁。在肝内代谢，主要产物为具有活性的去甲多虑平，其他还有羟化和*N*-氧化衍生物。主要以代谢产物由尿排出。半衰期为8～25小时。

【不良反应】(1)常见不良反应　视物模糊、便秘、腹泻、头晕、嗜睡、呕吐、口干、疲劳、消化不良、失眠、食欲下降、口腔异味、烦躁、多汗、乏力、体重增加等。

(2)少见不良反应　兴奋、焦虑、意识障碍、排尿困难、乳房肿胀、耳鸣、痉挛、脱发、心悸、手足麻木、癫痫发作、紫癜、咽痛、震颤、巩膜或皮肤黄染、光敏感等。

【禁忌证】(1)对本品过敏、急性心肌梗死、支气管哮喘、甲状腺功能亢进、前列腺肥大、尿潴留等患者禁用。

(2)美国FDA妊娠期药物安全性分级为口服给药C。

【注意事项】(1)心血管疾病、癫痫、青光眼、肝功能损害患者慎用。

(2)儿童对多虑平较敏感，需减量。

(3)老年人对本品的代谢及排泄降低，需减量。

(4)本品可由乳汁分泌，故哺乳妇女慎用。

(5)用药前后及用药期间应监测血细胞计数、血压、心功能和肝功能等。

【药物相互作用】参阅“盐酸氯米帕明”。

【给药说明】(1)剂量个体化。

(2)宜在饭后服用，以减少胃部刺激作用。

(3)开始服药时常先出现镇静作用，一般在用药2～3周才产生抗抑郁作用。

(4)维持治疗时，可每晚一次顿服，但老年、儿童及心血管疾病患者宜分次服用。

(5)突然停药可产生头痛、恶心与不适，宜在1～2个月内逐渐减量。

(6)服用单胺氧化酶抑制药的患者停药2周后，才能使用本品。

(7)不能与乙醇、抗惊厥药、雌激素类避孕药、单胺氧化酶抑制药、肾上腺素受体激动药及甲状腺素制剂合用。

(8)服药期间应避免从事精细或动作协调性工作。

【用法与用量】口服　成人　开始一次25 mg，一日2～3次，以后逐渐增加剂量至一日150～300 mg。

【制剂与规格】盐酸多塞平片：25 mg。

盐酸马普替林[药典(二);医保(乙)]

Maprotiline Hydrochloride

【适应证】各种抑郁症。

【药理】(1)药效学　本品为四环类抗抑郁药，能抑制突触前膜对去甲肾上腺素的再摄取。长期用药，突触后β受体的敏感性降低，这可能与药物的抗抑郁作用有关。此外，抗抑郁作用也可能产生突触前膜α受体的敏感性下降，由此使去甲肾上腺素能神经功能得以平衡，矫正了抑郁症患者神经递质传递功能的失调。起效时间一般为2～3周，少数人可在7日内起效。抗胆碱作用较三环类抗抑郁药弱。

(2)药动学　口服吸收缓慢而完全，达峰时间为8小时。血浆蛋白结合率约88%，体内分布广，可进入乳汁。在肝脏代谢，主要生成具有活性的去甲马普替林，其他还有*N*-氧化和羟化衍生物。代谢产物主要从尿液排出，部分从粪便排出。半衰期为27～58小时(活性代谢产物为60～90小时)。恒量、恒定间隔时间多次服药10～14日达稳态血药浓度。

【不良反应】(1)常见不良反应　皮疹、口干、便秘、眩晕、视物模糊、眼压升高、嗜睡、体重改变、恶心等。

(2)少见不良反应　直立性低血压、心动过速、癫痫发作、震颤、焦虑、躁狂、肝氨基转移酶升高、尿潴留、过敏反应、中性粒细胞减少等。

【禁忌证】对本品过敏、急性心肌梗死、癫痫或有惊厥史患者禁用。

【注意事项】(1)心功能不全、肝肾功能不全、青光眼、前列腺增生、高血压服用肾上腺素阻滞药、甲状腺功能亢进、有自杀倾向以及有心肌梗死病史患者慎用。

(2)哺乳期妇女慎用；老年人用量宜小。

(3)心血管疾病患者用药前后及用药期间应注意心功能监测，定期检查心功能。

(4)过量时可引起惊厥、昏迷、严重嗜睡、眩晕、心率加快或不规则、发热、严重的肌强直或肌无力、躁动、呕吐和呼吸困难。

(5)美国FDA妊娠期药物安全性分级为口服给药B。

【药物相互作用】(1)与抗组胺药和抗胆碱药合用，可增强抗胆碱作用，合用时宜调整两者的剂量。

(2)CYP抑制药可增加马普替林血药浓度，与西咪替丁合用时，应调整剂量。

(3)CYP诱导药可降低马普替林血药浓度，影响临床疗效。

(4)与可乐定、胍乙啶合用时可降低它们的抗高血压作用。

(5)与单胺氧化酶抑制药合用易引起5-HT综合征。

(6)与甲状腺激素合用可增加心律失常的危险性,应调整剂量。

(7)马普替林可增加癫痫发作的危险性,使抗癫痫药的疗效降低。

(8)与麻醉药、肌松药、巴比妥类和苯二氮䓬类等镇静催眠药、吩噻嗪类、三环类抗抑郁药、镇痛药等合用可导致过度嗜睡。

【给药说明】 (1)应遵循个体化用药原则,由小剂量开始,然后根据症状和耐受情况调整剂量。

(2)马普替林治疗双相情感障碍处于抑郁的患者时,可促发其躁狂发作,治疗时应注意观察。

(3)停用单胺氧化酶抑制药14日后才可用本品。

【用法与用量】 口服 成人 开始一日25～75 mg,分2～3次,2周以后根据需要每日增加25 mg。有效治疗量一般为一日150 mg,重症可增至一日200 mg,需注意不良反应的发生。门诊治疗时一日不超过150 mg,住院治疗时一日不超过225 mg。老年患者剂量可从一日25 mg开始,然后逐渐增至一日50～75 mg维持。上述维持量可在晚间睡前顿服,但老年人或伴心血管疾病患者仍以分次服药为宜。

【制剂与规格】 盐酸马普替林片:25 mg。

盐酸氟西汀[药典(二);医保(乙)]

Fluoxetine Hydrochloride

【适应证】 ①抑郁症;②强迫症;③贪食症。

FDA批准的其他适应证:①8～18岁儿童青少年抑郁症;②7～17岁的儿童青少年强迫症;③伴/不伴广场恐怖的成人惊恐障碍。

【药理】 (1)药效学 本品为选择性5-羟色胺再摄取抑制药。通过选择性抑制5-HT的再摄取,增加突触间隙5-HT浓度,从而增强中枢5-HT能神经功能,发挥抗抑郁作用。长期使用,使$5\text{-}HT_2$受体功能下调。本品与胆碱受体、组胺受体、肾上腺素受体几无亲和力。

(2)药动学 口服吸收良好,有首关代谢,食物不影响生物利用度,达峰时间为6～8小时。蛋白结合率可高达95%,体内分布广,可进入乳汁。在肝脏经CYP2D6代谢,主要生成具有活性的去甲氟西汀。半衰期为1～3日,长期给药后半衰期为4～6日;去甲氟西汀的半衰期为4～16日。药物主要从尿中排出,少量随粪便排出。

【不良反应】 (1)常见不良反应 畏食、焦虑、腹泻、倦怠、头痛、失眠、恶心等。

(2)少见不良反应 Q-T间期延长、咳嗽、胸痛、味觉改变、呕吐、胃痉挛、食欲缺乏或体重下降、便秘、视力改变、多梦、注意力涣散、头晕、口干、心率加快、乏力、震颤、尿频、痛经、性功能障碍及皮肤潮红等。

(3)罕见不良反应 诱发躁狂和癫痫发作、皮肤过敏反应、低血糖等。

【禁忌证】 (1)对氟西汀过敏者,哺乳期妇女及同时服用单胺氧化酶抑制药或匹莫齐特的患者禁用。

(2)美国FDA妊娠期药物安全性分级为口服给药C。

【注意事项】 (1)引起临床症状恶化和自杀的风险。

(2)慎用于双相情感障碍患者。

(3)慎用于正在服用非甾体类抗炎药(NSAID)、阿司匹林或其他抗凝药的患者,可能引起出血。

(4)肝、肾功能不全者及儿童慎用。

(5)老年人剂量宜小,增加剂量宜慢。

(6)服用本品时,避免进行有潜在危险的活动。

(7)一般在用药2周后起效,在此期间仍需密切监护患者。

(8)注意儿童青少年患者用药的风险(参照FDA对新型抗抑郁药的黑框提醒。国内上市的部分已标注,下文其他药物也有类似警示),抗抑郁药会增加自杀意念和自杀行为(自杀)的风险。如果考虑给儿童和青少年使用氟西汀,必须权衡这种风险与临床的实际需要,目前FDA仅批准用于儿童和青少年抑郁症和强迫症的治疗。

【药物相互作用】 (1)与单胺氧化酶抑制药合用可引起5-HT综合征(表现为不安、肌阵挛、腱反射亢进、多汗、震颤、腹泻、高热、抽搐和精神错乱),严重者可致死。

(2)氟西汀是CYP2D6和CYP2C19的抑制药,故可升高经此酶代谢的药物(如三环类、利培酮、氟哌啶醇和吩噻嗪类等)的血药浓度。

(3)与CYP2D6抑制药合用可增加本品的血药浓度。

(4)与CYP2D6诱导药合用可降低本品的血药浓度。

(5)与乙醇或其他中枢抑制药合用可使中枢抑制作用增强。

(6)与增强5-HT能神经功能的药物合用可引起5-HT综合征。

(7)与延长Q-T间期的药物合用,可增加室性心律失常的风险。

【给药说明】 (1)避免饮酒,不得随意使用任何中枢抑制药。

(2)出现皮疹时必须停药并就诊。

(3)驾驶车辆、高空作业、操作机械人员应慎用。

(4)不可与单胺氧化酶抑制药合用,对服用单胺氧化酶抑制药的患者必须停药2周后方可服用本品;反之,服用氟西汀的患者至少停药5周后才可服用单胺氧化酶抑制药。

(5)氟西汀及其代谢产物半衰期较长,偶尔漏服药物不影响治疗。

(6)突然停药可出现严重撤药症状。

【用法与用量】 口服 (1)抑郁症 成人 每日早晨服20 mg,一日最大量不超过80 mg。

(2)强迫症 一日20~60 mg。

(3)神经性贪食症 成人 一日60 mg。老年人减量或减少给药次数。

【制剂与规格】 盐酸氟西汀片:10 mg。

盐酸氟西汀胶囊:(1)10 mg;(2)20 mg。

盐酸帕罗西汀[药典(二);基;医保(甲)]

Paroxetine Hydrochloride

【适应证】 ①抑郁症;②强迫症;③惊恐障碍;④社交恐惧症/社交焦虑症。

FDA批准的其他适应证:广泛焦虑障碍;创伤后应激障碍(PTSD)

【药理】 (1)药效学 为选择性5-羟色胺再摄取抑制药。通过选择性抑制5-HT的再摄取,增加突触间隙5-HT浓度,从而增强中枢5-HT能神经功能,发挥抗抑郁作用。对去甲肾上腺素及多巴胺的再摄取抑制作用很弱。本品与胆碱受体、组胺受体、肾上腺素受体几无亲和力。

(2)药动学 口服吸收完全,有首关代谢,达峰时间约5小时。血浆蛋白结合率可高达95%。体内分布广,可进入乳汁。在肝脏经去甲基、氧化和结合反应,生成无活性的代谢产物。64%经尿排出;36%随粪便排出。半衰期为24小时。

【不良反应】 (1)常见不良反应 乏力、便秘、腹泻、头晕、口干、头痛、多汗、失眠、性功能减退、震颤、尿频、呕吐等。

(2)少见不良反应 焦虑、食欲改变、心悸、感觉异常、味觉改变、体重变化、肌痛、肌无力、直立性低血压等。

(3)罕见不良反应 锥体外系反应、瞳孔散大、诱发躁狂等。

【禁忌证】 (1)对本品过敏及正在服用单胺氧化酶抑制药或匹莫齐特的患者禁用。

(2)美国FDA妊娠期药物安全性分级为口服给药D。

【注意事项】 (1)癫痫、双相情感障碍、严重心肝肾疾病及有自杀倾向的患者慎用。

(2)驾驶车辆、高空作业、操作机械人员应慎用。

(3)妊娠期妇女不宜使用,哺乳期妇女慎用。

(4)老年人剂量宜小,增加剂量宜慢。

(5)在儿童和青少年抑郁症和其他精神障碍中的短期研究发现,抗抑郁药会增加自杀意念和自杀行为(自杀)的风险。如果考虑给儿童和青少年使用帕罗西汀或任何其他的抗抑郁药物,必须权衡这种风险与临床的实际需要。对于已经用药的患者,应密切观察可能的临床症状恶化、自杀和异常的行为改变。

【药物相互作用】 (1)与单胺氧化酶抑制药合用可引起5-HT综合征,表现为不安、肌阵挛、腱反射亢进、多汗、震颤、腹泻、高热、抽搐和精神错乱,严重者可致死。服用本品前后2周内,不能合用单胺氧化酶抑制药。

(2)与CYP抑制药合用可增加本品的血药浓度。

(3)与CYP诱导药合用可降低本品的血药浓度。

(4)本品可抑制CYP2D6,故可影响经该酶代谢药物的血药浓度。

(5)与增强5-HT能神经功能的药物合用可引起5-HT综合征。

(6)能增强口服抗凝药(如华法林)和强心苷(如地高辛)的药效。

【给药说明】 (1)停药时应逐渐减量,防止撤药综合征。停药后,帕罗西汀的作用还可持续5周,故停药后仍需继续观察所有临床作用。

(2)避免饮酒,不得随意使用任何中枢抑制药。

(3)出现皮疹时必须停药。

(4)与食物同服可避免胃部刺激。

(5)停药2周后,才可换用单胺氧化酶抑制药。反之亦然。

(6)患者由抑郁转为躁狂时应停药,并给予相应治疗。

(7)对癫痫患者或有癫痫史者应进行临床及脑电图监测。

【用法与用量】 口服 抑郁症 成人每日早上服20 mg,一日最大量不超过50 mg。老年人或肝肾功能不全者,一日可从10 mg开始,一日最大量不超过40 mg。

【制剂与规格】 盐酸帕罗西汀片:20 mg。

盐酸帕罗西汀肠溶缓释片:(1)12.5 mg;(2)25 mg。

盐酸舍曲林[药典(二);医保(乙)]

Sertraline Hydrochloride

【适应证】 ①抑郁症;②强迫症。

FDA 批准的其他适应证：创伤后应激障碍(PTSD)；经前期紧张症(PMDD)；社交焦虑障碍。

【药理】 (1)药效学　为选择性5-羟色胺再摄取抑制药。通过选择性抑制5-HT的再摄取，增加突触间隙5-HT浓度，从而增强中枢5-HT能神经功能，发挥抗抑郁作用。舍曲林还抑制缝际区5-HT能神经放电，由此增强蓝斑区的活动，导致突触后膜β受体与突触前膜α_2受体的低敏感化。本品与毒蕈碱、肾上腺素、γ-氨基丁酸、苯二氮䓬类受体无亲和力。动物实验未发现本品具有兴奋、镇静、抗胆碱作用和心脏毒性。

(2)药动学　口服吸收缓慢，达峰时间为4.5～8.4小时，有首关代谢。蛋白结合率高达98%。体内分布广，可进入乳汁。在肝脏代谢，生成失活的*N*-去甲基舍曲林，进一步与葡糖醛酸结合。代谢产物从尿和粪便等量排出。半衰期为22～36小时。每日服药1次，1周后达稳态浓度。

【不良反应】 (1)常见不良反应　恶心、腹泻、便秘、畏食、消化不良、心悸、震颤、头晕、失眠、嗜睡、多汗、口干、性功能障碍等。

(2)少见不良反应　血清氨基转移酶升高、低钠血症、高血压、低血压、心动过速、心电图异常、体重改变、静坐不能、痛经、闭经等。

(3)偶见不良反应　凝血障碍、水肿、轻度躁狂、精神运动性兴奋、癫痫发作、溢乳、男性乳房增大、呼吸困难、阴茎异常勃起、皮疹、脱发、光过敏反应、自杀意念等。

【禁忌证】 (1)对本品过敏、严重肝肾功能不全和使用单胺氧化酶抑制药的患者禁用。

(2)美国FDA妊娠期药物安全性分级为口服给药C。

【注意事项】 (1)有癫痫史、双相情感障碍、近期发生心肌梗死、心脏疾病、肝肾功能不全、血小板聚集功能受损、血容量不足或使用利尿药者慎用。

(2)老年人血浆清除率下降，应减量。

(3)哺乳期妇女不宜使用。

(4)虽然研究显示舍曲林对精神运动性活动没有影响，但从事驾驶及操作机械等具有潜在危险性工作的患者仍应慎用。

(5)不应与单胺氧化酶抑制药合用，否则可出现严重的甚至致命的不良反应。

(6)慎用于正在服用非甾体类抗炎药(NSAID)、阿司匹林或其他抗凝药的患者，可能引起出血。

(7)在儿童和青少年抑郁症和其他精神障碍中的短期研究发现，抗抑郁药会增加自杀意念和自杀行为(自杀)的风险。如果考虑给儿童和青少年使用该药物，必须权衡这种风险与临床的实际需要。对于已经用药的患者，应密切观察可能的临床症状恶化、自杀和异常的行为改变。

【药物相互作用】 (1)与单胺氧化酶抑制药合用可出现5-HT综合征。停用单胺氧化酶抑制药14天后才可用本品，同样，停用本品14天以上才可用单胺氧化酶抑制药。

(2)本品能抑制细胞色素氧化酶2D6(CYP2D6)，与经CYP2D6代谢的药物合用时，可产生药物相互作用，导致不良反应。

(3)与锂盐合用时可能产生药效学的相互作用，出现震颤，应谨慎。

(4)与其他能增强5-HT能神经功能的药物(如氯米帕明、阿米替林、丙米嗪、苯丙胺、芬氟拉明等)合用时，可导致5-HT综合征。

(5)与茶碱合用时，使后者的血药浓度升高，增加茶碱不良反应的发生。

(6)本品能抑制苯妥英钠的代谢而增加后者的毒性。

(7)利福平等CYP诱导药可加速本品代谢，使血药浓度和疗效降低。西咪替丁等CYP抑制药可减慢本品代谢，升高血药浓度，产生不良反应。

(8)与乙醇合用，可使精神和运动技能损害的危险性增加。

(9)与血浆蛋白结合率高的药物合用时，可能存在潜在的药物相互作用。

(10)与华法林合用时可延长凝血酶原时间，需注意。

【给药说明】 (1)治疗期间不宜饮酒。

(2)治疗期内可发生乏力、警觉性下降，驾驶车辆、操作机械应谨慎。

【用法与用量】 口服　一日有效剂量为50 mg。疗效不佳者可增加剂量，最大为一日200 mg。长期用药应维持在最小有效治疗剂量。肝肾功能不全者应适当减小剂量。

【制剂与规格】 盐酸舍曲林片：(1)25 mg；(2)50 mg。

盐酸舍曲林胶囊：50 mg。

马来酸氟伏沙明[医保(乙)]

Fluvoxamine Maleate

【适应证】 ①抑郁症；②强迫症。

FDA 批准的其他适应证：儿童、青少年（8～17 岁）强迫障碍。

【药理】（1）药效学　为选择性 5-羟色胺再摄取抑制药，抗抑郁作用和机制与氟西汀相似。本品与毒蕈碱、组胺、肾上腺素、γ-氨基丁酸、苯二氮䓬类受体几无亲和力。不影响单胺氧化酶的活性。无明显兴奋或镇静作用。

（2）药动学　口服吸收快而完全，达峰时间为 3～8 小时，绝对生物利用度约为 53%，进食对生物利用度无明显影响。蛋白结合率约为 80%。体内分布广，可进入乳汁。在肝脏进行氧化代谢，生成无活性的代谢产物，主要从尿中排泄。半衰期为 15～22 小时。

【不良反应】（1）常见不良反应　恶心、呕吐、口干、腹泻、便秘、消化不良、头痛、嗜睡、震颤、失眠、眩晕、焦虑等。

（2）少见不良反应　直立性低血压、心电图改变、血清氨基转移酶升高、性功能障碍等。

（3）罕见不良反应　凝血功能障碍、锥体外系反应、抗利尿激素分泌异常、溢乳、闭经、脱发、肌无力、5-HT 综合征、自杀意念等。

【禁忌证】（1）对本品过敏及的患者禁用。

（2）美国 FDA 妊娠期药物安全性分级为口服给药 C。

【注意事项】（1）癫痫、有自杀倾向、双相情感性障碍、肝肾功能不全者，哺乳期妇女等慎用。

（2）驾驶及机械操作者应慎用。

（3）老年人应减量，增加剂量应缓慢进行。

（4）儿童慎用。

【药物相互作用】（1）禁与单胺氧化酶抑制药合用。因为两者合用可引起严重不良反应。

（2）本品可抑制 CYP（如 CYP1A2、CYP2C19）的活性，因此可影响经此酶代谢的药物的代谢，合用时需注意药物相互作用引起的不良反应。

（3）与能增强 5-HT 能神经功能的药物（如选择性 5-HT 再摄取抑制药、阿米替林、丙米嗪、银杏叶制剂、芬氟拉明、氯吉兰、锂盐、吗氯贝胺、曲马多、托洛沙酮等）合用，可引起 5-HT 综合征。

（4）与苯二氮䓬类药物合用可升高本品的血浓度。

（5）与乙醇合用可加强中枢抑制作用。

（6）与奎尼丁合用能增强心脏毒性，引起室性心律失常、低血压和心力衰竭等。

（7）吸烟可增加本品代谢，需适当增加剂量。

【给药说明】（1）禁止与单胺氧化酶抑制药合用，停用 2 周后，才可用本品；反之亦然。

（2）突然停药可能引起头痛、头晕、恶心、焦虑等。

（3）过量时可出现昏迷、惊厥、腹泻性低钾血症、低血压、反射增强、恶心、呼吸困难、嗜睡、震颤、呕吐、心动过速、心动过缓、心脏骤停及心电图异常等。

【用法与用量】口服　成人　一日 50～100 mg，分 1～2次服用。疗效不佳者可增加剂量，一日最大量 300 mg。长期用药应维持在最小有效治疗量。老年人、儿童、肝肾功能不全者适当减量。

【制剂与规格】马来酸氟伏沙明片：50 mg。

氢溴酸西酞普兰[药典(二)；医保(乙)]

Citalopram Hydrobromide

【适应证】抑郁症。

【药理】（1）药效学　是一种选择性 5-羟色胺再摄取抑制药，作用和机制类似于氟西汀，但作用更强。本品对 α 受体、M 受体及 H_1 受体无拮抗作用。

（2）药动学　口服易吸收，达峰时间为 2～4 小时。血浆蛋白结合率低于 80%，体内分布广，进入乳汁的量极少。在肝内经 CYP3A4、CYP2C19 和 CYP2D6 进行氧化代谢，生成具有生物活性的去甲西酞普兰、去二甲西酞普兰和西酞普兰-*N*-氧化物。主要经肝脏消除（85%），剩余量经肾脏排泄，口服量的 12% 以原形从尿中排泄。半衰期为 36 小时。

【不良反应】（1）常见不良反应　恶心、多汗、口干、头痛、失眠等。

（2）少见不良反应　癫痫发作。

【禁忌证】（1）对本品过敏及正在服用单胺氧化酶抑制药或匹莫齐特的患者禁用。

（2）美国 FDA 妊娠期药物安全性分级为口服给药 C。

（3）哺乳期妇女不应使用。

【注意事项】（1）老年人及大剂量用药有 Q-T 间期延长以及尖端扭转型室性心律失常的风险。

（2）有癫痫史、躁狂、近期发生心肌梗死、心脏疾患、明显肝肾功能不全患者慎用。

（3）老年人血浆清除率下降，应减量。

（4）对驾驶及操作机械能力的影响　西酞普兰对精神运动性活动影响甚少或无影响。

（5）不应与单胺氧化酶抑制药合用，否则可出现严重的甚至致命的不良反应。

（6）慎用于正在服用非甾体抗炎药（NSAID）、阿司匹林或其他抗凝药的患者，可能引起出血。

（7）在儿童和青少年抑郁症和其他精神障碍中的短

期研究发现，抗抑郁药会增加自杀意念和自杀行为（自杀）的风险。如果考虑给儿童和青少年使用该药物，必须权衡这种风险与临床的实际需要。对于已经用药的患者，应密切观察可能的临床症状恶化、自杀和异常的行为改变。

【药物相互作用】（1）与单胺氧化酶抑制药合用可出现 5-HT 综合征。停用单胺氧化酶抑制药 14 天后才可用本品；反之亦然。

（2）本品对 CYP 的影响很小，由此产生的药物相互作用少见。

（3）与其他可增强 5-HT 能神经功能的药物（如氯米帕明、阿米替林、丙米嗪、苯丙胺、芬氟拉明、5-羟色氨酸等）合用时，可能导致 5-HT 综合征。

（4）利福平等 CYP 诱导药能加速本品的代谢，使疗效降低。

（5）与乙醇合用可能增加精神和运动技能损害的危险性。

【给药说明】（1）治疗期间不宜饮酒。

（2）在单胺氧化酶抑制药停用 14 天后，才可用本品。

【用法与用量】口服　起始量为一日 20 mg。通常有效量为一日 20～40 mg。长期用药应维持在最小有效治疗量。老年人、肝肾功能不全者应适当减量。

【制剂与规格】氢溴酸西酞普兰片：20 mg。

氢溴酸西酞普兰胶囊：20 mg。

氢溴酸西酞普兰口服溶液：10 ml：20 mg。

艾司西酞普兰[医保(乙)]

Escitalopram

【适应证】①抑郁症；②伴或不伴广场恐怖的惊恐障碍。

FDA 批准的其他适应证：12～17 岁的儿童、青少年抑郁症；成人广泛性焦虑障碍。

【药理】（1）药效学　艾司西酞普兰是西酞普兰的 S-异构体，是一种高选择性 5-HT 再摄取抑制药，作用和机制类似于氟西汀。艾司西酞普兰对去甲肾上腺素、多巴胺的再摄取影响较小。对 α 受体、β 受体、M 受体和 H 受体几乎无亲和力。

（2）药动学　口服吸收完全，不受食物的影响，多次给药后达峰时间平均 4 小时，生物利用度约 80%。艾司西酞普兰及其代谢产物的血浆蛋白结合率约为 80%。主要经肝脏 CYP2C19 代谢，代谢产物具有药理活性。主要以代谢产物的形式从尿排出。多次给药后半衰期约为 30 小时，代谢产物的半衰期更长。

【不良反应】（1）常见不良反应　恶心、口干、食欲缺乏、多汗、头痛、失眠和性功能障碍等。

（2）少见不良反应　癫痫发作、低钠血症等。

【禁忌证】（1）对艾司西酞普兰或本品中任一种药物辅料过敏者禁用。

（2）禁与单胺氧化酶抑制药合用。

（3）美国 FDA 妊娠期药物安全性分级为口服给药 C。

【注意事项】（1）不适用于儿童以及 18 岁以下的青少年。

（2）惊恐障碍患者用药初期会加重焦虑症状，降低起始剂量有益。

（3）应密切观察使用抗抑郁药治疗患者，特别是治疗初期，以防止症状恶化和（或）发生自杀（自杀观念和行为）。

（4）具有出血倾向的患者慎用。

（5）慎用于有躁狂发作史的患者，对转为躁狂发作的患者应停药。

（6）与 5-HT 能药物（舒马曲坦或其他曲坦类，曲马多和色氨酸）合用应谨慎，有出现 5-HT 综合征的可能。

（7）应在 1～2 周的时间内逐渐停药，避免产生撤药症状。

（8）哺乳期妇女，如有临床需要，必须权衡利弊后方可使用。

（9）老年患者应由常规起始剂量的半量起始，最大剂量也应相应降低。有 Q-T 间期延长的风险。

（10）在儿童和青少年抑郁症和其他精神障碍中的短期研究发现，抗抑郁药会增加自杀意念和自杀行为（自杀）的风险。如果考虑给儿童和青少年使用该药物，必须权衡这种风险与临床的实际需要。对于已经用药多患者，应密切观察可能的临床症状恶化、自杀和异常的行为改变。

【药物相互作用】（1）与单胺氧化酶抑制药合用可出现 5-HT 综合征。禁止合用，或停用单胺氧化酶抑制药 14 天后才可用本品，反之亦然。

（2）禁与匹莫齐特（pimozide）合用（导致 Q-Tc 间期延长的可能）。

（3）本品为 CYP2D6 抑制药，与主要经此酶代谢且治疗指数较小的药物合用应谨慎，如氟卡尼、普罗帕酮和美托洛尔（治疗心力衰竭时）。与地昔帕明、氯米帕明和去甲替林、利培酮和氟哌啶醇等主要由 CYP2D6 代谢的精神药物合用时应减少剂量。

（4）本品主要由 CYP2C19 代谢，合并使用奥美拉唑

(CYP2C19抑制药)导致血药浓度升高(约50%)。与西咪替丁合用会中度增加艾司西酞普兰的血药浓度(约70%)。当本品使用高剂量时,应谨慎合用CYP2C19抑制药(如奥美拉唑、氟西汀、氟伏沙明、兰索拉唑和噻氯匹定)和西咪替丁。

(5)苯巴比妥、利福平等CYP2C19诱导药能加速本品的代谢,使疗效降低。

(6)与其他可增强5-HT能神经功能的药物(如氯米帕明、阿米替林、丙米嗪、苯丙胺、芬氟拉明、5-羟色氨酸等)合用时,可能导致5-HT综合征。

(7)与乙醇合用可能增加精神和运动技能损害的危险性。

【给药说明】 (1)治疗期间不宜饮酒。

(2)过量时需对症及支持治疗。

【用法与用量】 口服(可以与食物同服) (1)抑郁障碍 一日1次,常用剂量:一日10 mg,最大剂量可用至一日20 mg。通常用药2～4周起效。

(2)惊恐障碍 一日1次,建议5 mg起始,一周后可加至一日10 mg,最大可用至一日20 mg。老年患者、肝肾功能不全患者应由一日5 mg起始,视个体情况可加至一日10 mg。

【制剂与规格】 艾司西酞普兰片:(1)5 mg;(2)10 mg;(3)20 mg。

盐酸文拉法辛[药典(二);医保(乙)]

Venlafaxine Hydrochloride

【适应证】 ①抑郁症;②广泛性焦虑症。

FDA批准的其他适应证:社交焦虑;惊恐障碍。

【药理】 (1)药效学 为5-HT及去甲肾上腺素再摄取抑制药,通过抑制5-HT及去甲肾上腺素的再摄取,增强中枢5-HT能及去甲肾上腺素能神经功能而发挥抗抑郁作用。对多巴胺的再摄取的抑制作用较弱。本品起效较快。

(2)药动学 口服后易吸收,有首关代谢,达峰时间为2小时[活性代谢产物*O*-去甲基文拉法辛(ODV)为4小时],生物利用度为45%。血浆蛋白结合率27%(ODV为30%)。在肝内经CYP2D6和CYP3A4代谢,主要生成具有活性的ODV。绝大部分以代谢产物经尿排出;2%经粪便排出。文拉法辛和ODV的半衰期分别为5小时和11小时。肝肾功能受损者,本品及其代谢产物的半衰期延长。服用缓释胶囊150 mg后,文拉法辛和ODV的达峰时间分别为5.5小时和9小时,血药峰浓度分别为150 ng/ml和260 ng/ml。

【不良反应】 (1)常见不良反应 恶心、呕吐、口干、畏食、腹泻、便秘、消化不良等胃肠道症状,嗜睡、失眠、头痛、头晕、紧张、焦虑等中枢神经系统症状,此外有出汗、打哈欠、性功能障碍等。

(2)少见不良反应 乏力、震颤、激越、腹胀、鼻炎、心悸、高血压、诱发躁狂、惊厥、体重下降、血清氨基转移酶升高、视物模糊等。

(3)罕见不良反应 粒细胞缺乏、紫癜、抗利尿激素分泌异常、皮疹和瘙痒等。

【禁忌证】 (1)对本品过敏及正在服用单胺氧化酶抑制药的患者禁用。

(2)美国FDA妊娠期药物安全性分级为口服给药C。

【注意事项】 (1)近期心肌梗死、不稳定型心绞痛、肝肾功能损害、血液病、癫痫、躁狂、青光眼、有出血倾向等患者慎用。

(2)司机和机械操作者慎用。

(3)可能诱发双相情感障碍患者混合发作或躁狂发作,应慎用。

(4)哺乳期妇女尚缺乏相应资料,应慎用。

(5)用药前后及用药期间应定期测量血压。

(6)在儿童和青少年抑郁症和其他精神障碍中的短期研究发现,抗抑郁药会增加自杀意念和自杀行为(自杀)的风险。如果考虑给儿童和青少年使用该药物,必须权衡这种风险与临床的实际需要。对于已经用药的患者,应密切观察可能的临床症状恶化、自杀和异常的行为改变。

【药物相互作用】 (1)与单胺氧化酶抑制药合用可产生严重不良反应。

(2)伊曲康唑、酮康唑等CYP抑制药能升高本品的血药浓度;CYP诱导药能降低本品的血药浓度。

(3)本品对CYP2D6有较弱的抑制作用,与经CYP2D6代谢的药物合用时,应注意药物相互作用。

(4)与三环类抗抑郁药、氟哌啶醇、氟西汀等合用,两者的毒性均增加。

(5)与氯氮平、氟哌啶醇等药物合用,可增加药物不良反应。

(6)与作用于5-HT能神经的药物(如色氨酸、选择性5-HT再摄取抑制药、5-HT去甲肾上腺素再摄取抑制药等)合用,可导致中枢神经系统毒性或5-HT综合征。

(7)与乙醇合用可加强中枢抑制作用。

(8)与华法林合用凝血酶原时间延长。

【给药说明】 (1)如发生高血压,可减量或停药。

(2)为防止撤药反应,不能突然停药。应逐渐减量,时间不少于2周。

(3)单胺氧化酶抑制药停药2周后才可用本品;反之亦然。

(4)过量时给予对症及支持治疗。

【用法与用量】 口服 起始量为一日75 mg,分2~3次服用(缓释制剂,一日1次),需要时可增加至一日225 mg。肝肾功能不全者应减量。老年人按个体化给药。

【制剂与规格】 盐酸文拉法辛片:(1)25 mg;(2)50 mg。

盐酸文拉法辛缓释片:(1)37.5 mg;(2)75 mg。

盐酸文拉法辛胶囊:(1)12.5 mg;(2)25 mg;(3)50 mg。

盐酸文拉法辛缓释胶囊:(1)75 mg;(2)150 mg。

度洛西汀[医保(乙)]

Duloxetine

【适应证】 ①抑郁症;②广泛性焦虑障碍。

FDA批准的其他适应证:糖尿病外周神经性疼痛(DPND);纤维肌痛(FM);慢性骨骼肌疼痛。

【药理】 (1)药效学 度洛西汀是5-羟色胺和去甲肾上腺素再摄取抑制药(SNRI),抗抑郁和中枢镇痛作用与其增强中枢神经系统5-羟色胺能和去甲肾上腺素能神经功能有关。对多巴胺再摄取的抑制作用较弱。对多巴胺受体、肾上腺素受体、胆碱受体、组胺受体、谷氨酸受体和GABA受体无明显亲和力。

(2)药动学 其肠溶制剂口服吸收完全,达峰时间约为6小时,进食不影响峰浓度,但达峰时间延长至6~10小时。表观分布容积(V_d)为1640 L,血浆蛋白结合率约96%。在肝脏经CYP1A2和CYP2D6代谢,生成失活代谢产物。大部分(约70%)以代谢产物由尿排出,约20%由粪便排出。半衰期约为12小时(8~17小时)。

【不良反应】 (1)常见不良反应 口干、恶心、呕吐、疲劳、头痛、头晕、失眠或困倦和性功能障碍等。

(2)少见不良反应 肝功能损害、皮疹、抗利尿激素分泌过多综合征、5-HT综合征、神经阻滞药恶性综合征、低钠血症、高血糖(尤其是糖尿病患者)等。

(3)常见的停药症状 头晕、恶心、呕吐、腹泻、头痛、感觉异常、失眠和多汗等。

【禁忌证】 (1)对度洛西汀或产品中任何成分过敏者禁用。

(2)禁止与单胺氧化酶抑制药(MAOIs)合用。

(3)病情未控制的闭角型青光眼患者禁用。

(4)美国FDA妊娠期药物安全性分级为口服给药C。

【注意事项】 (1)对肝脏生化指标的影响。

(2)可能引起血压升高,应定期监测。

(3)有癫痫史、躁狂、近期发生心肌梗死、心脏疾患、明显肝肾功能不全患者慎用。

(4)慎用于已稳定的闭角型青光眼患者。

(5)停用度洛西汀应逐渐减量,避免突然停药出现撤药症状。

(6)注意治疗过程中症状恶化和自杀的风险,尤其是在抗抑郁药治疗的早期。

(7)哺乳期妇女和儿童患者,如必须使用应权衡利弊。

(8)在儿童和青少年抑郁症和其他精神障碍中的短期研究发现,抗抑郁药会增加自杀意念和自杀行为(自杀)的风险。如果考虑给儿童和青少年使用该药物,必须权衡这种风险与临床的实际需要。对于已经用药的患者,应密切观察可能的临床症状恶化、自杀和异常的行为改变。

【药物相互作用】 (1)度洛西汀主要由CYP1-A2和CYP2D6代谢。与氟伏沙明(强CYP1A2抑制药)合用使度洛西汀的AUC增加超过5倍,半衰期增加约3倍。其他的CYP1A2抑制药包括:西咪替丁、喹诺酮类(如环丙沙星和依诺沙星)。

(2)合并使用氟西汀、帕罗西汀等CYP2D6抑制药会增加度洛西汀的血药浓度。

(3)虽然度洛西汀是CYP1A2的抑制药,但对经此酶代谢的药物不产生具有临床意义的相互作用。

(4)度洛西汀是CYP2D6中度抑制药,能够增加经此酶代谢药物(如氟卡尼、普罗帕酮等Ⅰc类抗心律失常药;去甲替林、丙米嗪、氟西汀、氟哌啶醇等精神药物)的AUC和C_{max},出现不良反应的风险增加,故联合用药时应谨慎。

(5)度洛西汀与具有高血浆蛋白结合的药物合用时,可能会增加这些药物的游离血药浓度。

(6)度洛西汀与其他中枢神经系统药物,如曲马朵、5-羟色胺能药物(5-HT及去甲肾上腺素再摄取抑制药、选择性5-羟色胺再摄取抑制药、三环类抗抑郁药等)合用,可能引起5-HT综合征。

(7)与吗氯贝胺、司来吉兰等单胺氧化酶抑制药合用,可引起中枢神经系统毒性和5-HT综合征,属禁忌。在单胺氧化酶抑制药停用14天后,才可用本品。

【给药说明】 (1)应将度洛西汀肠溶胶囊(片)整体吞服,不能嚼碎或压碎。

(2)操作危险机械包括驾驶机动车的患者服用度洛西汀应注意安全。

(3)由于药物之间潜在的相互作用,建议患者正在服用或计划服用其他药物时告知医生。

【用法与用量】 口服 一次30～60 mg,一日1次;或一次30 mg,一日2次。

【制剂与规格】 度洛西汀肠溶胶囊:(1)20 mg;(2)30 mg;(3)60 mg。

噻奈普汀钠[医保(乙)]

Tianeptine Sodium

【适应证】 抑郁症。

【药理】 (1)药效学 作用于5-HT系统而发挥抗抑郁作用。动物实验显示,本品可增加海马锥体细胞的自发性活动,加速功能抑制后的恢复,增加大脑皮质和海马区神经元对5-HT的再摄取。另据研究,本品能调节海马、杏仁核和前额叶神经细胞的可塑性,从而调整兴奋性氨基酸谷氨酸的功能,改善抑郁症状和记忆功能。

(2)药动学 口服吸收快而完全,达峰时间为0.79～1.8小时,口服12.5 mg后,峰浓度为246 ng/ml。蛋白结合率高达94%,体内分布迅速。在肝脏经β-氧化和*N*-去甲基而代谢。代谢产物及少量原形药物(8%)从尿中排出。半衰期为2.5小时。老年人、肾功能不全者的半衰期延长。

【不良反应】 (1)常见不良反应 嗜睡、眩晕、头痛、失眠、梦魇、体重增加、口干、便秘等。

(2)少见不良反应 室性心律失常、直立性低血压、心悸、心率减慢、震颤、焦虑、易激惹、潮热、面红、口苦、胃肠胀气、腹部疼痛、血清氨基转移酶升高、皮疹等。

【禁忌证】 (1)对本品过敏、正在服用单胺氧化酶抑制药者,妊娠期妇女、哺乳期妇女及15岁以下儿童等禁用。

(2)美国FDA妊娠期药物安全性分级为口服给药D。

【注意事项】 (1)心血管疾病、胃肠道疾病及严重肝肾功能不全等患者慎用。

(2)老年人应减量服用。

(3)本品可引起警觉性下降、嗜睡等,司机或机械操作者慎用。

【药物相互作用】 (1)与单胺氧化酶抑制药合用可导致5-HT综合征。

(2)水杨酸盐可降低本品的血浆蛋白结合率,合用时应减量。

【给药说明】 (1)停用单胺氧化酶抑制药2周后才可用本品;反之亦然。

(2)停药时应逐渐减量。

【用法与用量】 口服 推荐剂量 一次12.5 mg,一日3次。老年人及肾功能不全者,一日最大剂量为25 mg。

【制剂与规格】 噻奈普汀钠片:12.5 mg。

米氮平[医保(乙)]

Mirtazapine

【适应证】 抑郁症。

【药理】 (1)药效学 该药为去甲肾上腺素能和特异性5-HT能抗抑郁药。它对中枢去甲肾上腺素能和5-HT能神经末梢突触前α_2受体有拮抗作用,增加去甲肾上腺素和5-HT(间接)的释放,增强中枢去甲肾上腺素能及5-HT能神经的功能;并阻断5-HT_2、5-HT_3受体以调节5-HT功能。米氮平拮抗H_1受体作用较强,故具有镇静作用。同时该药与毒蕈碱受体的亲和力较小,故几无抗胆碱作用。

(2)药动学 口服吸收快而完全,达峰时间为2小时。血浆蛋白结合率约为85%。动物实验表明可通过胎盘,并可进入乳汁。在肝脏经CYP2D6、CYP1A2、CYP3A4进行去甲基和氧化代谢,生成具有活性的*N*-去甲基代谢物,然后与葡糖醛酸结合。代谢产物经尿液(75%)和粪便(15%)排出体外。半衰期为20～40小时。老年人、肾功能不全者的半衰期延长。

【不良反应】 (1)常见不良反应 食欲和体重增加、嗜睡、镇静、头晕等。

(2)少见不良反应 直立性低血压、震颤、肌痉挛、血清氨基转移酶升高、皮疹等。

(3)罕见不良反应 急性骨髓抑制(粒细胞缺乏、再生障碍性贫血)。

【禁忌证】 (1)对本品过敏及正在服用单胺氧化酶抑制药的患者禁用。

(2)哺乳期妇女及18岁以下儿童和青少年不宜使用。

(3)美国FDA妊娠期药物安全性分级为口服给药C。

【注意事项】 (1)心血管疾病、癫痫、器质性脑病综合征、糖尿病、黄疸、严重肝肾功能不全、排尿困难、青光眼等患者慎用。

(2)老年人用药资料有限,增加剂量应在医师的密切观察下进行。

(3)本品可引起警觉性下降、嗜睡等,司机或机械操作者慎用。

【药物相互作用】 (1)与单胺氧化酶抑制药合用,可导致5-HT综合征。

(2)可加重乙醇对中枢的抑制作用,治疗期间禁止饮酒。

(3)可加重苯二氮䓬类药物的镇静作用。

(4)与氟西汀、奥氮平、氟伏沙明等合用,发生5-HT综合征的风险增大。

【给药说明】 (1)停用单胺氧化酶抑制药2周后才可用本品;反之亦然。

(2)突然停药可发生严重的撤药症状,停药时应逐渐减量。

【用法与用量】 口服 推荐剂量:一次15~45 mg,一日1次(可睡前顿服)。肝肾功能不全者应减量。

【制剂与规格】 米氮平片:(1)15 mg;(2)30 mg。

米氮平口崩片:(1)15 mg;(2)30 mg。

盐酸曲唑酮[医保(乙)]

Trazodone Hydrochloride

【适应证】 抑郁症。

【药理】 (1)药效学 本品属5-HT受体拮抗药和再摄取抑制药,能抑制突触前膜对5-HT的再摄取,并拮抗$5\text{-}HT_1$受体,也能拮抗中枢α_1受体,但不影响中枢多巴胺的再摄取。与其他抗抑郁药不同,它不抑制外周去甲肾上腺素的再摄取,而通过拮抗突触前膜α_2受体增加去甲肾上腺素的释放。此外,还能拮抗突触后$5\text{-}HT_{2A}$受体,其代谢产物具有激动$5\text{-}HT_{1A}$、$5\text{-}HT_{1B}$、$5\text{-}HT_{1C}$及$5\text{-}HT_{1D}$等受体的作用。本品有明显的镇静作用,但抗胆碱作用不显著。

(2)药动学 口服易吸收,食物可影响吸收,空腹时达峰时间为1小时(进食后为2小时)。蛋白结合率89%~95%,少量可进入乳汁。在肝脏经CYP3A4代谢,代谢途径为羟基化和*N*-氧化,生成具有活性的m-氯苯哌嗪。几乎全部以代谢物的形式从尿(主要)和粪便排出体外。消除呈双相,终末消除半衰期($t_{1/2\beta}$)为5~9小时(活性代谢产物为4~14小时)。

【不良反应】 (1)常见不良反应 嗜睡、疲乏、眩晕、头痛、失眠、紧张、震颤、激动、视物模糊、口干、便秘等。

(2)少见不良反应 直立性低血压、心动过速、恶心、呕吐、腹部不适等。

(3)罕见不良反应 肌肉疼痛、多梦、血清氨基转移酶升高、皮疹等。

【禁忌证】 (1)对本品过敏及严重的心脏病患者禁用。

(2)美国FDA妊娠期药物安全性分级为口服给药C。

(3)哺乳期妇女不宜使用。

【注意事项】 (1)严重肝肾功能不全者慎用。

(2)老年人应减量。

(3)本品可引起警觉性下降、嗜睡等,司机或机械操作者慎用。

【药物相互作用】 (1)与单胺氧化酶抑制药合用可能会导致严重不良反应。

(2)可增强乙醇和中枢抑制药的中枢抑制作用。

(3)与可增强5-HT能神经功能的药物合用时可引起5-HT综合征。

(4)与酮康唑、伊曲康唑等CYP3A4抑制药合用,曲唑酮血药浓度升高;与卡马西平等CYP3A4诱导药合用,曲唑酮血药浓度降低。

(5)与吩噻嗪类抗精神病药合用,降压作用叠加。

【给药说明】 (1)停用单胺氧化酶抑制药2周后才可用本品;反之亦然。

(2)停药时应逐渐减量。

【用法与用量】 口服 起始量:一日50~100 mg。常用量:一日100~150 mg,最高不超过一日400 mg,分2次服用。老年人及肝肾功能不全者应减量。待疗效显著后,可逐步降至最小有效量,维持数月。失眠者可睡前顿服50~100 mg。

【制剂与规格】 盐酸曲唑酮片:(1)25 mg;(2)50 mg;(3)100 mg。

吗氯贝胺[药典(二);医保(乙)]

Moclobemide

【适应证】 抑郁症。

【药理】 (1)药效学 为选择性、可逆性单胺氧化酶A抑制药,通过抑制A型单胺氧化酶,减少去甲肾上腺素、5-HT和多巴胺的降解,增强去甲肾上腺素、5-HT和多巴胺能神经功能,而发挥抗抑郁作用。

(2)药动学 口服本品吸收完全,达峰时间为1~2小时。血浆蛋白结合率约50%,分布于全身,可进入乳汁。主要在肝脏代谢,从尿排出。半衰期为2~3小时。

【不良反应】（1）常见不良反应　头晕、头痛、恶心、多汗、口干、失眠、嗜睡、心悸等。

（2）少见不良反应　震颤、可逆性意识模糊、血清ALT升高等。

【禁忌证】对本品过敏者、意识障碍患者、嗜铬细胞瘤患者、儿童患者以及正在服用某些药物（如选择性5-HT再摄取抑制药、三环类抗抑郁药等可影响体内单胺类浓度）的患者禁用。

【注意事项】（1）癫痫、高血压及明显肝肾功能不全的患者慎用。

（2）老年人应减量。

（3）妊娠期妇女及哺乳期妇女慎用。

（4）服药期间不宜进食含酪胺的饮食。

（5）司机或机械操作者慎用。

（6）服用其他抗抑郁药者需停用2周以上才能用本品（氟西汀要停用5周）；反之亦然。

【药物相互作用】（1）与能加强单胺类神经功能药物（如选择性5-HT再摄取抑制药、三环类抗抑郁药、肾上腺素受体激动药、舒马曲坦、哌甲酯等）合用，可出现高血压危象或5-HT综合征等严重不良反应。

（2）与哌替啶、芬太尼等麻醉性镇痛药合用可产生严重不良反应。

（3）与西咪替丁合用可减慢其代谢，增高血药浓度，产生不良反应。

（4）与乙醇合用能使精神和运动技能损害的危险性增加。

【给药说明】（1）治疗期间不宜饮酒。

（2）在停用其他类型抗抑郁药2周后（氟西汀要停用5周），方可服用本品。

（3）过量时需对症及支持治疗。

【用法与用量】口服　起始量：一日100～300 mg，分2～3次服用。常用量：一日300～450 mg。疗效不佳者可增加剂量，一日最大不超过600 mg。老年人、肝肾功能不全者应减量。

【制剂与规格】吗氯贝胺片：（1）75 mg；（2）100 mg；（3）150 mg。

吗氯贝胺胶囊：100 mg。

盐酸安非他酮[药典(二)]
Bupropion Hydrochloride

【适应证】抑郁症。

【药理】（1）药效学　与三环类抗抑郁药比较，对去甲肾上腺素和5-HT再摄取的抑制作用较弱，也抑制多巴胺的再摄取。本药的抗抑郁作用机制尚不明确。

（2）药动学　口服吸收良好，有明显的首关代谢，达峰时间为2小时。血浆蛋白结合率为84%，安非他酮和代谢产物均可通过胎盘，也可进入乳汁。主要在肝脏经CYP2B6代谢，部分代谢产物具有活性，动物试验羟化安非他酮的活性为原形药物的1/2。代谢产物主要从尿排出。终末消除半衰期为21小时。

【不良反应】（1）常见不良反应　激越、口干、失眠、头痛、偏头痛、恶心、呕吐、便秘和震颤等。

（2）少见不良反应　胸痛、心电图异常、非特异性皮疹、肝损伤、黄疸、共济失调、癫痫、肌阵挛、幻觉、躁狂、轻躁狂等。

【禁忌证】（1）有癫痫病史者禁用。

（2）正在使用其他含有安非他酮成分药物的患者禁用。

（3）贪食症或食欲缺乏症患者禁用。

（4）对安非他酮或药物所含任何成分过敏者禁用。

（5）突然戒酒或停用镇静药的患者禁用。

（6）美国FDA妊娠期药物安全性分级为口服给药C。

【注意事项】（1）使用较高剂量（450～600 mg/d）、突然给药或加量均会增加癫痫的发生率。

（2）部分患者会出现烦躁、易激惹、焦虑和失眠，尤其是在治疗初期，有时需要加用镇静催眠药物。

（3）肝功能损害和肾功能不全的患者慎用，需减量或减少用药次数。

（4）安非他酮有引发如幻觉、错觉、注意力不集中、偏执症状和紊乱等精神症状的可能，应减量或停药。

（5）临床病情恶化和自杀风险：在治疗之初或调整剂量时，家属应密切关注患者可能的焦虑、激越、失眠、静坐不能、轻躁狂、躁狂等病情变化以及可能的自杀风险。

（6）哺乳期妇女不宜使用；老年患者应慎用；未批准用于儿童。

【药物相互作用】（1）安非他酮主要由CYP2B6同工酶代谢，与苯巴比妥、苯妥英等CYP2B6诱导药合用，安非他酮血药浓度降低；与氯吡格雷等CYP2B6抑制药合用，安非他酮血药浓度升高。

（2）安非他酮的代谢产物羟安非他酮是CYP2D6的抑制药，可增加由CYP2D6代谢药物的血药浓度及不良反应。

（3）与降低癫痫发作阈值的药物（抗精神病药、抗抑郁药和茶碱等）合用应极其小心。

【给药说明】（1）禁止与单胺氧化酶抑制药合用，

或停用单胺氧化酶抑制药 2 周后才可用本品；反之亦然。

(2)应缓慢减药。

【用法与用量】 口服　(1)起始量：一次 75 mg，一日 2 次；至少 3 天后，逐渐增加至一日 300 mg 的治疗剂量。如 4 周后无效，可考虑逐渐增加至一日最大剂量 450 mg。

(2)缓释制剂　起始量：一次 150 mg，一日 1 次；3 天后增加至一次 300 mg，一日 1 次。

【制剂与规格】 盐酸安非他酮片：(1)75 mg；(2)100 mg。

盐酸安非他酮缓释片：150 mg。

甲磺酸瑞波西汀[医保(乙)]

Reboxetine Mesylate

【适应证】 抑郁症。

【药理】 (1)药效学　本品为选择性去甲肾上腺素(NE)再摄取抑制药，选择性抑制突触前膜对去甲肾上腺素的再摄取，增强中枢去甲肾上腺素能神经的功能，从而发挥抗抑郁作用。对 5-羟色胺的再摄取抑制作用微弱，对毒蕈碱、组胺或肾上腺素受体几无亲和力。

(2)药动学　口服吸收良好，达峰时间为 2 小时，绝对生物利用度为 94%；若同时进食，会使达峰时间延迟 2～3 小时，但生物利用度不受影响。血浆蛋白结合率约 97%；动物实验证实其能通过胎盘，可进入乳汁。体外试验表明其经 CYP3A4 代谢，先氧化然后结合反应。口服后大部分(76%)随尿液排出，半衰期约 13 小时，肾功能不全患者的血浆清除率会下降，并随肾损伤程度而加剧。然而酒精性肝病时的肝损伤似乎对本品的动力学没有影响。

【不良反应】 口干、便秘、多汗、失眠、阴茎勃起困难、排尿困难、尿潴留、心率加快、静坐不能、眩晕或直立性低血压。

【禁忌证】 (1)妊娠期妇女及哺乳妇女禁用。

(2)对本品过敏或对其成分过敏者禁用。

(3)肝、肾功能不全患者禁用。

(4)有惊厥史者，如癫痫患者禁用。

(5)闭角型青光眼患者、前列腺增生引起的排尿困难者禁用。

(6)血压过低(低血压)患者；心脏病患者，如近期发生心血管意外事件的患者禁用。

【注意事项】 (1)服用本品后不会立即减轻症状，通常症状的改善会在服药后几周内出现，因此，即使服药后没有立即出现病情好转也不应停药，直到服药几个月后医生建议停药为止。

(2)坚持每天服药是十分必要的，但如果错过一次服药，可在下一个用药时间继续服用下一个剂量即可。

(3)儿童不宜使用。

(4)老年患者对该药有较大的个体差异，剂量不易掌握，不推荐在老年患者中使用。

【药物相互作用】 (1)本品不应与单胺氧化酶抑制药合用；停用单胺氧化酶抑制药未超过 2 周者，亦不宜使用本品。

(2)本品主要经 CYP3A4 代谢，同时服用能抑制 CYP3A4 活性的药物(包括大环内酯类抗生素如红霉素、咪唑类和三唑类抗真菌药如酮康唑、氟康唑等)，可能增加本品的血药浓度。

(3)本品与下列药物有协同作用：选择性 5-羟色胺再摄取抑制药、三环类抗抑郁药、抗心律失常药等药物。

(4)本品与其他可降低血压的药物并用，可能引起直立性低血压。

(5)本品与麦角类衍生物并用可能引起血压升高。

(6)本品与排钾利尿药并用，可能引起高钾血症。

【用法与用量】 口服　一次 4 mg，一日 2 次。2～3 周逐渐起效。用药 3～4 周后视需要可增至一日 12 mg，分 3 次服用。一日最大剂量不得超过 12 mg。

【制剂与规格】 甲磺酸瑞波西汀片(胶囊)：4 mg。

阿戈美拉汀[医保(乙)]

Agomelatine

【适应证】 治疗成人抑郁症。

【药理】 (1)药效学　阿戈美拉汀是褪黑素受体激动剂(MT_1 和 MT_2 受体)和 $5\text{-}HT_{2C}$ 受体拮抗剂。动物实验的结果显示阿戈美拉汀能校正昼夜节律紊乱动物模型的昼夜节律，在多种的抑郁动物模型中显示出抗抑郁作用。阿戈美拉汀能特异性增加前额叶皮质的 NE 和 DA 的释放，对细胞外 5-HT 水平无影响。对单胺类再摄取无明显影响，对肾上腺素受体、组胺受体、胆碱受体、多巴胺受体以及苯二氮䓬类受体均无明显亲和力。

(2)药动学　阿戈美拉汀口服吸收良好(≥80%)。绝对生物利用度低，口服治疗剂量<5%，个体差异较大。与男性相比，女性的生物利用度较高。口服避孕药会增加药物的生物利用度，吸烟会降低。服药后 1～2 小时达到血浆峰浓度。进食(标准饮食或高脂饮食)不影响阿戈美拉汀的生物利用度或吸收。稳态的分布容积约为 35 L，血浆蛋白结合率为 95%，与药物血浆浓度

无关,不受年龄或者肾脏功能的影响。肝功能损害的患者的游离药物浓度会增加一倍。口服后主要经 CYP1A2 代谢,主要代谢产物羟化阿戈美拉汀和去甲基阿戈美拉汀均无活性,并经尿液排出。消除速率快,平均血浆消除半衰期为 1～2 小时,清除率较高(约为 1100 ml/min)。肾脏损害患者阿戈美拉汀的药动学参数未发生改变(临床资料有限)。肝功能损害的患者阿戈美拉汀的血药浓度明显升高。

【不良反应】 (1)常见不良反应　肝功能异常(ALT 和 AST 升高,超过正常上限值的 3 倍),每天 25 mg 用药肝功能异常约为 1.4%,每天 50 mg 剂量用药约为 2.5%。

(2)其他常见的不良反应　焦虑、头痛、头晕、嗜睡、疲劳、失眠、偏头痛;恶心、腹泻、便秘、上腹部疼痛;多汗、背痛等。

(3)不常见或罕见的不良反应　感觉异常、视物模糊、湿疹、红斑疹、肝炎等。

【禁忌证】 (1)对活性成分或任何赋形剂过敏的患者禁用。

(2)乙肝病毒携带者/患者、丙肝病毒携带者/患者、肝功能损害患者(即肝硬化或活动性肝病患者)禁用。

(3)禁止与强效的 CYP1A2 抑制剂(如氟伏沙明、环丙沙星)合用。

【注意事项】 (1)肝功能监测　所有患者在治疗前应进行肝功能检查,并在治疗的 3 周、6 周(急性期治疗结束时)、12 周和 24 周(维持治疗期结束时)进行定期复查。增加剂量时应按照与起始治疗相同的频率检查肝功能。

(2)不推荐阿戈美拉汀用于 18 岁以下儿童和青少年患者的治疗。

(3)不应用于痴呆患者抑郁症状的治疗。老年抑郁症患者应慎用。

(4)应慎用于双相障碍的患者,如果患者出现躁狂症状应停用。

(5)注意抗抑郁药的自杀相关事件,尤其在用药初期,特别是儿童和青少年患者自杀意念以及风险会更高。

(6)应注意阿戈美拉汀驾驶或者操作机械的影响。

(7)妊娠期妇女慎用。

【药物相互作用】 (1)阿戈美拉汀主要经细胞色素 P_{450}1A2(CYP1A2)(90%)、CYP2C9/19(10%)代谢。与这些酶有相互作用的药物会减低或升高阿戈美拉汀的血药浓度。

(2)氟伏沙明是强效的 CYP1A2 和中度 CYP2C9 抑制剂,可明显抑制阿戈美拉汀的代谢,使药物浓度增高 60 倍。

(3)本药与雌激素,一种中度的 CYP1A2 抑制剂合用时,阿戈美拉汀的药物浓度会增加数倍,尽管 800 名同时使用雌激素的患者均未显示出特殊的安全性问题,在获得进一步的临床资料前,同时处方阿戈美拉汀和中度 CYP1A2 抑制剂(如:普萘洛尔、格帕沙星、依诺沙星)时应谨慎。

(4)阿戈美拉汀对 CYP_{450} 没有诱导作用,对 CYP1A2(体内)和其他 CYP_{450}(体外)无抑制作用。

(5)对高血浆蛋白结合率的药物的游离血药浓度没有影响,反之亦然。

(6)在Ⅰ期临床试验中,未发现阿戈美拉汀与苯二氮䓬类、锂盐、帕罗西汀、氟康唑和茶碱等药物有相互作用的证据。

【用法与用量】 口服　推荐剂量为一次 25 mg,一日 1 次,睡前服用。如果治疗 2 周后症状没有改善,可增加剂量至 50 mg,一日 1 次,睡前服用。

【制剂与规格】 阿戈美拉汀片:25 mg。

第三节　抗焦虑药

抗焦虑药是主要用于减轻焦虑、紧张、恐惧、稳定情绪兼有镇静催眠作用的药物。

1955 年成功研制了新药氯氮䓬,1960 年第一个苯二氮䓬类(BDZ)抗焦虑药问世,在抗焦虑药发展史上具有划时代意义,迅速取代巴比妥类,成为当代抗焦虑首选药。1963 年后出现了地西泮系列产品。

BDZ 的药理作用:参阅第一章第一节。

脑中有 2 种 BDZ 受体,BDZ(omega-1)和 BDZ(omega-2)。地西泮是它们的激动药,具有抗焦虑、抗惊厥作用,杏仁核 BDZ 受体密度很高,提示可能是抗焦虑药重要作用部位。

目前 BDZ 仍是抗焦虑的首选药。一类新的非 BDZ 抗焦虑药(如丁螺环酮、坦度螺酮)于近年问世,其优点是镇静作用较轻,无滥用风险,但起效较慢。常见抗焦虑药及其临床应用的特点见表 3-1。

表 3-1 几种常见抗焦虑药及其临床应用的特点

药名	起效时间*	作用维持时间*	适应证	不良反应
镇静抗焦虑药(BDZ 类)				
阿普唑仑	快	短	焦虑、惊恐	中枢神经系统抑制、低血压、轻度呼吸抑制、心律失常,长期应用引起药物依赖
地西泮	快,很快(静脉注射)	长	同"阿普唑仑"	同"阿普唑仑"
艾司唑仑	快	短	催眠	同"阿普唑仑"
氯硝西泮	快	中	焦虑、惊恐、癫痫	同"阿普唑仑"
劳拉西泮	快,很快(静脉注射)	短	焦虑、抽搐障碍	同"阿普唑仑"
三唑仑	快	短	失眠	同"阿普唑仑",遗忘、意识模糊
奥沙西泮	快	短	焦虑	同"阿普唑仑"
非镇静抗焦虑药				
丁螺环酮	很慢	长	焦虑、慢性焦虑	头晕,头痛不安
坦度螺酮	慢	长	焦虑、慢性焦虑	头晕、头痛、嗜睡和口干等

*起效时间:很快,<15 分钟;快,15～59 分钟;慢,1～4 小时;很慢,3～4 周。

作用维持时间:短,1～6 小时;中,7～12 小时;长,>12 小时。

阿普唑仑[药典(二);基;医保(甲)]

Alprazolam

【适应证】 ①广泛性焦虑;②惊恐障碍;③失眠。

【药理】【不良反应】【禁忌证】【注意事项】【药物相互作用】【给药说明】 参阅第一章第一节。

【用法与用量】 口服 成人 常用量为一次 0.4～1.2 mg,一日 2～3 次,根据个体情况调整剂量,部分患者需用至一日 4 mg 以上;老年体弱患者应减量。

其余参阅第一章第一节。

【制剂与规格】 阿普唑仑片:0.4 mg。

阿普唑仑胶囊:0.3 mg。

艾司唑仑[药典(二);基;医保(甲)]

Estazolam

【适应证】 失眠和焦虑。

【药理】【不良反应】【禁忌证】【注意事项】【药物相互作用】【给药说明】 参阅第一章第一节。

【用法与用量】 (1)口服 成人 睡前一次 1 mg,部分患者需要 2 mg。老年患者可以由 0.5 mg 睡前 1 次起始,视情况缓慢加量。

(2)肌内注射 一次 2～4 mg。

其余参阅第一章第一节。

【制剂与规格】 艾司唑仑片:(1)1 mg;(2)2 mg。

艾司唑仑注射液:(1)1 ml∶1 mg;(2)1 ml∶2 mg。

地西泮[药典(二);基;医保(甲)]

Diazepam

【适应证】 ①焦虑障碍;②酒精戒断症状;③癫痫。

其余适应证参阅第一章第一节。

【药理】【不良反应】【禁忌证】【注意事项】【药物相互作用】【给药说明】 参阅第一章第一节。

【用法与用量】 用药剂量需个体化。成人焦虑障碍:口服,根据症状的严重程度,一次 2.5～10 mg,一日 2～4次。

其余适应证的用法与用量参阅第一章第一节。

【制剂与规格】 地西泮片:(1)2.5 mg;(2)5 mg。

地西泮注射液:2 ml∶10 mg。

氯硝西泮[药典(二);基;医保(乙)]

Clonazepam

【适应证】 ①惊恐障碍;②失眠;③癫痫。

【药理】 氯硝西泮为中效苯二氮䓬类药物,其抗惊恐和抗惊厥作用可能与提高抑制性递质 GABA 活性有关。具有镇静催眠、抗焦虑、抗惊厥作用,并有较强的肌肉松弛作用。其抗惊厥作用比地西泮强 5 倍,而镇静催眠作用相对较弱。

【不良反应】 (1)常见不良反应 嗜睡、共济失调,行为紊乱如激越、兴奋和不安等,嗜睡可以在用药过程中逐渐消失。

(2)少见不良反应 头痛、恶心、流涎、支气管分泌过多,偶见皮疹、复视和胃肠道反应。长期用药可以有体重增加。

(3)静脉注射对心脏和呼吸的抑制作用强于地西泮。

【禁忌证】【注意事项】【药物相互作用】【给药说明】 参阅“硝西泮”。

【用法与用量】 (1)惊恐障碍　成人　①口服　起始剂量:一次0.25 mg,一日2次。推荐治疗剂量为:一日1 mg。停药时应逐渐减量至一次0.125 mg,一日2次维持3日后停药。②肌内注射　一次1～2 mg,一日2～4 mg。③静脉注射　一次1～4 mg。

(2)失眠　一次2 mg,睡前服用。

【制剂与规格】 氯硝西泮片:(1)0.25 mg;(2)0.5 mg;(3)2 mg。

氯硝西泮注射液:(1)1 ml∶1 mg;(2)2 ml∶2 mg。

劳拉西泮[药典(二);基;医保(乙)]

Lorazepam

【适应证】 ①广泛性焦虑和惊恐障碍,以缓解焦虑紧张和不安;②对躯体病伴发的焦虑症状也有效;③失眠;④兴奋躁动或冲动行为的辅助用药。

其他适应证参阅第一章第一节。

【药理】【不良反应】【禁忌证】【注意事项】【药物相互作用】【给药说明】 参阅第一章第一节。

【用法与用量】 口服　成人　一次0.5～1 mg,一日2～3次;老年体弱患者应减量。

其他适应证的用法与用量参阅第一章第一节。

【制剂与规格】 劳拉西泮片:(1)0.5 mg;(2)1 mg;(3)2 mg。

奥沙西泮[药典(二);医保(乙)]

Oxazepam

【适应证】 ①焦虑障碍;②失眠;③急性酒精戒断症状。

【药理】【不良反应】【禁忌证】【注意事项】【药物相互作用】 参阅第一章第一节。

【用法与用量】 口服　成人　常用量:抗焦虑,一次15～30 mg,一日3～4次。

【制剂与规格】 奥沙西泮片:15 mg。

盐酸丁螺环酮[药典(二);医保(甲)]

Buspirone Hydrochloride

【适应证】 广泛性焦虑障碍,尤其是慢性焦虑症,伴恐惧、抑郁症状,不能耐受苯二氮䓬类(BDZ)或对BDZ特别敏感和曾有物质滥用史的焦虑患者。

【药理】 (1)药效学　为非BDZ类抗焦虑药。本品不与γ-氨基丁酸-苯二氮䓬(GABA-BDZ)受体复合物结合,对$5HT_{1A}$受体亲和力高,是该受体的激动药或部分激动药,其抗焦虑作用可能与之有关。对$5\text{-}HT_{2A}$和多巴胺D_2受体也有亲和力,其意义尚不清楚,长期用药可下调$5\text{-}HT_{2A}$受体。和BDZ类不同,本品无镇静、催眠、中枢肌松和抗惊厥作用,无滥用潜力,无戒断现象,也不引起记忆障碍。本品与选择性5-羟色胺再摄取抑制药的抗焦虑作用相似,治疗数周才起效。由于本品对呼吸、心血管和自主神经系统作用轻微,故老年患者用药较安全。

(2)药动学　口服吸收快,有明显的首关代谢,生物利用度低,与食物同服,可延缓吸收,而增加其生物利用度,达峰时间为40～90分钟。血浆蛋白结合率高达95%。在肝脏经CYP3A4代谢,羟化产生几种无活性的代谢产物;也可经氧化脱烷基作用生成活性较低(为母体药物的1/4)的代谢产物。主要以代谢产物从尿排泄,也可从粪便排泄。半衰期为2～4小时,也有报道长达11小时。

【不良反应】 (1)常见不良反应　头痛、头晕、恶心、乏力、烦躁不安等。

(2)少见不良反应　失眠、兴奋、震颤、共济失调、麻木、疲乏、感觉异常、胃肠不适等。

(3)有报道显示,大剂量时能升高催乳素、生长激素浓度。

(4)可能诱发轻躁狂或躁狂。

(5)有轻度抗抑郁作用,大剂量可出现心境恶劣。

【禁忌证】 对丁螺环酮过敏者禁用。

【注意事项】 (1)和BDZ无交叉耐受性,换用本品时不能减轻BDZ戒断症状。

(2)因无抗惊厥作用,抽搐患者应小心。

(3)老人、肝肾功能不全患者剂量应减小。

(4)显效较慢,约需2～4周,不应自行加量或停药。

(5)丁螺环酮及其代谢物,可从母乳排出,哺乳妇女慎用。

(6)动物研究虽无致畸作用,但妊娠期妇女安全性尚未确定。

(7)美国FDA妊娠期药物安全性分级为口服给药B。

【药物相互作用】 (1)与乙醇和其他中枢抑制药合用,可使中枢抑制作用增强。

(2)与氟哌啶醇合用可使后者血药浓度升高，引起锥体外系反应。

(3)与氟西汀、氟伏沙明、西酞普兰和大剂量曲唑酮合用，可能引起5-HT综合征。

(4)与单胺氧化酶抑制药合用可使血压升高。

(5)与地高辛合用可升高后者血浓度。

(6)与环孢素合用可升高后者血浓度，引起肾脏不良反应。

(7)服用红霉素、咪唑类抗真菌药等CYP3A4抑制药后，再用本品可使其峰浓度升高，AUC增大。

(8)与利福平等CYP3A4诱导药合用，丁螺环酮的代谢加快，使其抗焦虑作用降低。

【给药说明】 (1)起效较慢，对急性患者治疗可能不理想。

(2)对未用过BDZ的焦虑患者，疗效和BDZ相当，既往用过BDZ者效果差。

【用法与用量】 口服　开始一次5 mg，一日2～3次。以后根据病情和耐受情况调整剂量，每隔2～3日增加5 mg至一日15～30 mg，一日最大剂量不应超过60 mg。

【制剂与规格】 盐酸丁螺环酮片：5 mg。

枸橼酸坦度螺酮[医保(乙)]

Tandospirone Citrate

【适应证】 ①各种神经症所致的焦虑状态，如广泛性焦虑障碍；②原发性高血压、消化性溃疡等躯体疾病伴发的焦虑状态。

【药理】 (1)药效学　①对$5\text{-}HT_{1A}$受体有高亲和力，海马及杏仁核等边缘系统被视为情感中枢，这些部位有$5\text{-}HT_{1A}$高密度结合位点，本品对海马锥体细胞突触后$5\text{-}HT_{1A}$受体和中缝核突触前$5\text{-}HT_{1A}$受体具有激动作用，从而产生抗焦虑效应。和BDZ相比，本品作用的靶点相对集中，抗焦虑作用的选择性更高，因而免除了BDZ的肌松、镇静、催眠作用和对认知、运动功能的损害，也无滥用之忧。②对多巴胺能神经的兴奋作用也有较强抑制作用。③长期应用本品，可使$5\text{-}HT_{1A}$受体下调，这可能与其抗抑郁作用有关。

(2)药动学　口服吸收快，达峰时间为0.8小时。在肝脏代谢，大部分(70%)从尿排出，约20%从粪便排出。半衰期为1.2小时。

【不良反应】 不良反应少而轻，较常见的有头痛、头晕、嗜睡、心动过速、口干、出汗、乏力和食欲缺乏。

【禁忌证】 对坦度螺酮过敏者禁用。

【注意事项】 (1)对病程较长(3年以上)，病情严重或其他药物(如BDZ)无效的难治性焦虑患者，本品可能也难以产生疗效。当一日用药剂量达60 mg仍未见明显疗效时，应停用本品。

(2)本品可引起嗜睡、眩晕等，故服用本品过程中不得从事伴有危险的机械性作业。

(3)本品与BDZ无交叉依赖性，若立即将BDZ换为本品时，可能出现BDZ的戒断现象，加重精神症状，故在需要停用BDZ时，需缓慢减量，充分观察。

(4)可能增强催乳素、促性腺激素或睾酮的作用。

(5)器质性脑功能障碍的患者慎用(有可能增强本品的作用)。

(6)中度或严重呼吸功能衰竭患者慎用(有可能使症状恶化)。

(7)心功能障碍的患者慎用(有可能使症状恶化)。

(8)肝功能、肾功能障碍的患者慎用(有可能影响药代动力学)。

(9)妊娠期妇女及哺乳期妇女慎用；老年患者从小剂量开始。

【药物相互作用】 (1)与氟哌啶醇合用可增强锥体外系症状。

(2)与钙拮抗药(如硝苯吡啶、氨氯地平等)合用时可增强降压作用。

【给药说明】 一般不作为焦虑的首选药。

【用法与用量】 口服　一次10～20 mg，一日3次。根据病情适当增减剂量，一日最大剂量为60 mg。

【制剂与规格】 坦度螺酮片(胶囊)：(1)5 mg；(2)10 mg。

氟哌噻吨美利曲辛片

Flupentixol and Melitracen Tablets

【适应证】 轻中度抑郁和焦虑。

【药理】 (1)药效学　本药是由两种药物组成的复方制剂。氟哌噻吨是噻吨类抗精神病药，小剂量具有抗焦虑和抗抑郁作用。美利曲辛是一种抗抑郁剂，与阿米替林具有相似的药理作用，镇静作用更弱。两种药物的复方制剂具有抗抑郁、抗焦虑和兴奋特性。

(2)药动学　氟哌噻吨和美利曲辛的合用不影响各自的药动学特性。氟哌噻吨的达峰时间为4～5小时。口服用药的生物利用度约为40%，表观分布容积约为14.1 L/kg，血浆蛋白结合率约为99%。氟哌噻吨的代谢经过磺化、氧化以及与葡萄糖醛酸结合，代谢产物无药理活性，清除半衰期约为35小时，主要通过粪便排泄，少量通过尿排泄。

美利曲辛的达峰时间为约 4 小时，口服用药的生物利用度、表观分布容积未知，血浆蛋白结合率约为 89%。主要通过去甲基化和羟基化两个过程，主要活性代谢产物是仲胺利曲辛。清除半衰期约为 19 小时，主要通过粪便排泄。

【不良反应】 不良反应少且轻微。失眠（约 6%）为做常见的不良反应。常见的不良反应如下：失眠、不安、躁动、头晕和震颤；口干、便秘等胃肠道反应以及视物模糊。曾有胆汁淤滞性型肝炎的个例报道。

【禁忌证】 （1）对氟哌噻吨和美利曲辛或本品中任何一种非活性成分过敏的患者禁用。

（2）禁用于循环衰竭以及任何原因引起的中枢神经系统抑制（如急性酒精、巴比妥以及阿片类中毒）、昏迷状态、肾上腺嗜铬细胞瘤、恶病质、未经治疗的闭角型青光眼。

（3）不推荐用于心肌梗死早期、各种程度的心脏传导阻滞、心律失常或冠状动脉缺血的患者。

（4）禁止与单胺氧化酶抑制剂合用，联用可能导致 5-HT 综合征。

【注意事项】 （1）氟哌噻吨和美利曲辛未被批准用于儿童和青少年患者。儿童和青少年抑郁症和其他精神障碍中的短期研究发现，抗抑郁药会增加自杀意念和自杀行为（自杀）的风险。如果考虑给儿童和青少年使用氟哌噻吨和美利曲辛或任何其他的抗抑郁药物，必须权衡这种风险与临床的实际需要。

（2）以下患者应慎用：器质性脑损伤、惊厥抽搐、尿潴留、甲状腺功能亢进、帕金森病/帕金森综合征、重症肌无力、严重肝脏疾病以及其他心血管疾病。

（3）不推荐用于激动或过于活跃的患者。

（4）不应该给有自杀倾向的患者处方大量药物。

（5）糖尿病患者使用本药可能需要调整降糖药的剂量。

（6）与麻醉药物同时使用有可能增加心律失常的风险，如可能在外科手术前几天应停止使用，并告知麻醉医生药物使用史。

（7）妊娠和哺乳期最好不要服用本药。

【药物相互作用】 （1）禁止与单胺氧化酶抑制剂（包括单胺氧化酶 A/B 抑制剂）合用。与吗氯贝胺以及司来吉兰合用有导致 5-HT 综合征的风险。

（2）拟交感神经药，包括：肾上腺素、麻黄碱、异丙基肾上腺素等，美利曲辛可能增强上述药物对心血管系统的影响。

（3）肾上腺素能拮抗药：可能减低胍乙啶、利血平、可乐定的降压作用。

（4）加剧抗胆碱能药物对眼、中枢神经系统、肠道、膀胱的作用，可能会增加麻痹性肠梗阻以及高热的风险。

（5）会增加酒精、巴比妥以及其他中枢神经抑制药的抑制作用。

（6）锂盐合用会增加神经毒性的风险。

【用法与用量】 口服 成人 通常每日 2 片，早上和中午各服用 1 片。严重病例早上可以增加到 2 片，每天最大剂量 4 片。老年患者：早上服 1 片即可。维持量：通常每日 1 片，早晨服用。

【制剂与规格】 氟哌噻吨美利曲辛片：每片含氟哌噻吨 0.5 mg 和美利曲辛 10 mg。

第四节 心境稳定药

心境稳定药既往称为抗躁狂药，主要用于双相情感障碍躁狂状态，因对躁狂和抑郁具有双向调节、稳定病情、预防复发的作用，故名心境稳定药。属于这类的药主要有碳酸锂和抗癫痫药丙戊酸钠、卡马西平以及拉莫三嗪等（但部分药物并未批准作为心境稳定药使用）。第二代抗精神病药利培酮、奥氮平、喹硫平、阿立哌唑、齐拉西酮等，也作为候选的心境稳定药（参阅第一节）。

碳酸锂[药典(二)；基；医保(甲、乙)]

Lithium Carbonate

【适应证】 ①双相情感障碍躁狂状态；②双相情感障碍抑郁状态，通常需加用抗抑郁药；③双相情感障碍缓解期维持治疗及预防复发；④与丙戊酸盐或卡马西平联用于难治性双相情感障碍；⑤难治性抑郁辅助治疗，以增强抗抑郁药疗效；⑥与抗精神病药联用治疗分裂情感障碍躁狂型。

【药理】 （1）药效学 本品可稳定情绪。机制尚未完全阐明，可能与 K^+、Na^+、Ca^{2+}、Mg^{2+} 等电解质有关，与 5-HT、去甲肾上腺素、多巴胺、乙酰胆碱、γ-氨基丁酸等神经递质有关，还与环磷腺苷（cAMP）和磷酸肌醇（PI）等有关。锂盐抑制腺苷酸环化酶，减少 cAMP 生成，从而改变胺类神经递质和激素的释放；还抑制肌醇单磷酸酶，减慢 PI 循环，干扰 PI 系统介导的神经传递。这些可解释它对躁狂抑郁症的治疗作用和预防复发作用。

(2)药动学　口服易吸收，且吸收较完全，达峰时间为0.5～3小时(缓释剂型为3～12小时)。不与血浆蛋白结合，在体内分布广，其中骨、甲状腺、脑中浓度高于血清，可通过胎盘，也可进入乳汁。体内不代谢，绝大多数原形药物从尿排出，极少量从粪便、唾液腺和汗腺排出。半衰期为20～24小时；老年人可达36小时；肾功能损害者可长达40～50小时。肾小球滤出的锂可在肾小管重吸收，故缺 Na^+ 和肾小球滤过减少，可导致体内锂潴留。血药浓度个体差异大。

【不良反应】 不良反应发生率70%，多数较轻，减量可减轻。

(1)常见不良反应　恶心、呕吐、食欲缺乏、腹胀、口干、手细颤、多尿、烦渴、记忆减退，中性粒细胞升高等。

(2)少见不良反应　皮疹，T波平坦或倒置，常无临床症状，停药可恢复。

(3)长期治疗可能出现低钾、甲状腺肿，肾小管重吸收功能受损，多尿，少数出现肾性尿崩症。

【禁忌证】 (1)严重肾病患者禁用。

(2)脱水、缺钠、低盐饮食患者禁用。

(3)急性心肌梗死、室性早搏等严重心血管疾病患者禁用。

(4)重症肌无力、帕金森病和癫痫患者禁用。

(5)妊娠期妇女及哺乳期妇女禁用。

【注意事项】 (1)治疗期间应密切临床观察，谨慎调节剂量。急性躁狂患者可耐受较大剂量，一旦症状缓解应减量。

(2)老年体弱患者慎用，剂量应小于青壮年患者。

(3)低钠可增加中毒的风险，用药期间注意正常饮食和盐的摄入，多饮水，至少2 L/d。

(4)定期监测血锂浓度，可疑中毒时应立即查血锂并及时处理。

(5)本品治疗窗窄，常用治疗量与中毒量接近。血锂浓度＞1.4 mmol/L时可出现中毒症状，早期表现为粗大震颤、恶心、呕吐、腹泻。血锂浓度＞2.5 mmol/L时，可出现抽搐、昏迷、心律失常等。血锂浓度达3.5 mmol/L时可致死。

【药物相互作用】 (1)与利尿药合用可产生矛盾性抗利尿作用，使锂的排泄减少，血锂浓度升高，易致中毒。

(2)与吩噻嗪类、氯氮平、氟哌啶醇等抗精神病药合用，出现锥体外系反应和神经毒性的风险增加。

(3)与甲基多巴、卡马西平、苯妥英、地尔硫䓬、维拉帕米等合用，出现神经毒性的风险增加。

(4)与单胺氧化酶抑制药、选择性5-羟色胺再摄取抑制药等抗抑郁药合用可导致5-HT综合征。

(5)与非甾体抗炎药(如布洛芬、吲哚美辛等)、血管紧张素转换酶抑制药(如卡托普利等)、血管紧张素Ⅱ受体拮抗药和甲硝唑等合用，可使锂排泄减少，血锂浓度升高。

(6)与茶碱等合用，可使锂排泄增加，血锂浓度降低。

(7)与碘化钾合用易引起甲状腺功能降低。

(8)钠盐可促进锂的排泄。

【给药说明】 (1)急性治疗最佳血锂浓度为0.8～1.2 mmol/L，维持治疗浓度为0.4～0.8 mmol/L，1.4 mmol/L为有效血药浓度上限。

(2)血锂浓度及对锂耐受性个体差异大，少数患者在治疗血锂浓度范围内可能出现中毒。

(3)锂盐起效较慢，治疗早期可用抗精神病药和苯二氮䓬类药，以加速控制急性躁狂症状，病情缓解后应停用后两种药。

【用法与用量】 口服　(1)普通片　急性躁狂的治疗量，一日1000～2000 mg，分2～3次服。剂量应逐渐增加，以减少不良反应。一旦症状缓解应酌情减至维持剂量。维持剂量为一日500～1000 mg。餐后服药可以减轻胃肠道刺激反应。

(2)缓释片　一日900～1500 mg，分1～2次服。维持治疗，一日600～900 mg。

【制剂与规格】 碳酸锂片：(1)100 mg；(2)250 mg。

碳酸锂缓释片：300 mg。

丙戊酸钠[药典(二)；基；医保(甲、乙)]

Sodium Valproate

【适应证】 治疗和预防双相情感障碍的急性躁狂发作。

其他适应证参阅第一章第二节。

【药理】 情绪稳定作用机制不清，可能与加强中枢抑制性GABA能神经的传导，阻滞电压门控性 Na^+、Ca^{2+} 通道和抗点燃效应有关。

其余参阅第一章第二节。

【不良反应】 (1)头晕、头痛、无力、嗜睡、震颤和共济失调，偶有失眠、兴奋和异常运动等。

(2)用药早期可见恶心、呕吐、腹痛、腹泻、肝功能损害和食欲增加或下降。

(3)凝血功能障碍、血小板减少和出血时间延长等。

【禁忌证】【注意事项】【药物相互作用】【给药说明】 参阅第一章第二节。

【用法与用量】 口服。精神科用量大于抗癫痫用量,开始一日 200～400 mg,缓增至一日 800～1200 mg,分 2～3 次饭后服。症状缓解后一日 400～600 mg 维持,推荐治疗血药浓度为 50～120 μg/ml。

其他适应证的用法与用量参阅第一章第二节。

【制剂与规格】 丙戊酸钠片:(1)100 mg;(2)200 mg。

丙戊酸钠缓释片:500 mg。

丙戊酸钠口服溶液:300 ml∶12 g。

丙戊酸钠糖浆:100 ml∶5 g。

注射用丙戊酸钠:400 mg。

丙戊酸镁[药典(二);医保(乙)]

Magnesium Valproate

本品基本上与丙戊酸钠相同。其制剂有普通片(100 mg;200 mg)和缓释片(250 mg)。

其余内容参阅第一章第二节。

卡马西平(酰胺咪嗪)[药典(二);基;医保(甲、乙)]

Carbamazepine

【适应证】 (1)治疗或预防双相障碍(躁狂-抑郁症);(2)对抗精神病药、锂盐无效或不能耐受的双相障碍。

其他适应证参阅第一章第二节。

【药理】 情绪稳定作用机制不清,可能通过阻滞电压门控性 Na^+、L 型 Ca^{2+} 通道,增强 γ-氨基丁酸(GABA)、5-HT 能神经传导以及拮抗谷氨酸等而发挥情绪稳定作用。

其余参阅第一章第二节。

【不良反应】【禁忌证】【注意事项】【药物相互作用】【给药说明】 参阅第一章第二节。

【用法与用量】 口服 成人 常用量:一次 100 mg,一日 2～3 次,可逐渐增加至一日 1000 mg,一日最大量为 1600 mg。治疗躁狂的血药浓度和癫痫相似,为 4～12 μg/ml。预防用药剂量:一日 200～600 mg,血药浓度约 6 μg/ml。

其他适应证的用法与用量参阅第一章第二节。

【制剂与规格】 卡马西平片:(1)0.1 g;(2)0.2 g。

卡马西平缓释片:0.2 g。

卡马西平胶囊:0.2 g。

卡马西平缓释胶囊:100 mg。

拉莫三嗪[医保(乙)]

Lamotrigine

【适应证】 国内尚未批准双相障碍的适应证。FDA 批准用于 18 岁以上的双相障碍,用于已接受急性期治疗的双相Ⅰ型患者的维持期治疗,可能延缓症状的复发。

其他适应证参阅第一章第二节。

【药理】 本品的治疗情感障碍的作用机制不明,可能与其抑制功能依赖性和电压敏感性的 Na^+ 通道、Ca^{2+} 通道和 K^+ 通道以及抗点燃效应有关。此外,本品对 5-HT_3 受体有弱的阻断作用,对 *N*-甲基-D-天冬氨酸(NDMA)受体有拮抗作用。

其余参阅第一章第二节。

【不良反应】【注意事项】【药物相互作用】 参阅第一章第二节。

【用法与用量】 口服 成人 治疗双相情感障碍应该从小剂量开始,逐渐加量。单药治疗的目标剂量为一日 200 mg,与丙戊酸钠合用时的目标剂量为一日 100 mg,与酶诱导药(除丙戊酸钠之外)合用时的目标剂量为一日 400 mg。

其他适应证的用法与用量参阅第一章第二节。

【制剂与规格】 拉莫三嗪片:(1)25 mg;(2)50 mg;(3)100 mg。

拉莫三嗪分散片:(1)25 mg;(2)50 mg。

利培酮[药典(二);基;医保(乙)]

Risperidone

【适应证】 双相情感障碍的躁狂发作。

FDA 批准的其他适应证:双相Ⅰ型障碍急性躁狂或混合发作(联用丙戊酸或锂盐)。

其他适应证参阅本章第一节。

【药理】【不良反应】【禁忌证】【注意事项】【药物相互作用】【给药说明】 参阅本章第一节。

【用法与用量】 口服 成人 急性躁狂发作或混合发作:治疗起始剂量为一日 2～3 mg,一日 1 次或分 2 次服用。根据患者的疗效和耐受情况可加至一日 4～6 mg。如与碳酸锂或丙戊酸钠等联合应用,一般在躁狂获得控制后逐渐停用;伴有精神病性症状的躁狂可持续联合应用。

其他适应证的用法与用量参阅本章第一节。

【制剂与规格】 利培酮片:(1)1 mg;(2)2 mg;

(3)3 mg。

利培酮口崩片：(1)0.5 mg；(2)1 mg；(3)2 mg。

利培酮胶囊：1 mg。

利培酮口服溶液：30 ml：30 mg。

注射用利培酮微球（为利培酮的长效注射剂）：(1)25 mg；(2)37.5 mg；(3)50 mg。

奥氮平[药典(二)；医保(乙)]

Olanzapine

【适应证】 ①治疗中重度躁狂发作；②对治疗有效的躁狂患者，预防双相情感障碍的复发。

FDA 批准的其他适应证：双相Ⅰ型障碍（躁狂或混合发作）；儿童期的精神分裂症和双相Ⅰ型障碍；奥氮平针剂用于精神分裂症或躁狂发作的激越症状。

其他适应证参阅本章第一节。

【药理】【不良反应】【禁忌证】【注意事项】【药物相互作用】【给药说明】 参阅本章第一节。

【用法与用量】 口服　(1)躁狂发作或混合发作　成人　起始剂量为一日 10～15 mg，一日 1 次或分 2 次服用。根据患者的疗效和耐受情况可加至一日 20 mg。可单药用于躁狂的治疗。如与碳酸锂或丙戊酸钠等联合应用，一般在躁狂获得控制后逐渐停用；伴有精神病性症状的躁狂可持续联合应用。

(2)难治性双相情感障碍抑郁发作　与抗抑郁药联合可以增强对难治性双相情感障碍抑郁发作的疗效。本品联合抗抑郁药的剂量范围为一日 2.5～10 mg。

(3)双相情感障碍的维持治疗　单用或与心境稳定药联合应用。一般维持剂量为一日 5～15 mg。

其他适应证的用法与用量参阅本章第一节。

【制剂与规格】 奥氮平片：(1)2.5 mg；(2)5 mg；(3)10 mg。

奥氮平口崩片：(1)5 mg；(2)10 mg；(3)15 mg；(4)20 mg。

富马酸喹硫平[药典(二)；基；医保(甲)]

Quetiapine Fumarate

【适应证】 双相情感障碍的躁狂发作。

FDA 批准的其他适应证：①儿童青少年（10～17 岁）的双相障碍；双相抑郁发作以及维持期治疗。②双相情感障碍抑郁发作。③双相情感障碍的维持治疗。通常可与碳酸锂或丙戊酸钠等心境稳定药联合用于双相情感障碍的维持治疗。

其他适应证参阅本章第一节。

【药理】【不良反应】【禁忌证】【注意事项】【药物相互作用】【给药说明】 参阅本章第一节。

【用法与用量】 口服　(1)躁狂发作或混合发作　成人　起始剂量为一日 100～300 mg，分 2～3 次服用，根据患者的疗效和耐受情况调整剂量至一日 300～750 mg。剂量增加幅度不应大于一日 200 mg。

(2)双相情感障碍抑郁发作　成人　起始剂量为一日 50～150 mg，分 2～3 次服用，根据患者的疗效和耐受情况调整剂量至一日 300 mg。剂量增加幅度一日 50～100 mg。

(3)双相情感障碍的维持治疗　单用或与心境稳定药联合应用。维持剂量一日 100～400 mg。

其他适应证的用法与用量参阅本章第一节。

【制剂与规格】 富马酸喹硫平片：(1)25 mg；(2)50 mg；(3)100 mg；(4)200 mg；(5)300 mg。

阿立哌唑[药典(二)；基；医保(甲)]

Aripiprazole

【适应证】 国内尚未批准双相障碍的适应证。

FDA 批准的其他适应证：双相Ⅰ型情碍的躁狂发作或混合发作急性期或维持期的治疗。

其余适应证参阅本章第一节。

【药理】【不良反应】【禁忌证】【注意事项】【药物相互作用】【给药说明】 参阅本章第一节。

【用法与用量】 口服　(1)躁狂发作或混合发作　成人　治疗躁狂的剂量为一日 15～30 mg，一日 1 次或分 2 次服用，可根据患者的耐受情况直接选择适宜剂量。

(2)双相情感障碍的维持治疗　单用或与心境稳定药联合应用。维持剂量一日 5～20 mg。

其余适应证的用法与用量参阅本章第一节。

【制剂与规格】 阿立哌唑片：(1)5 mg；(2)10 mg；(3)15 mg。

阿立哌唑口崩片：(1)5 mg；(2)10 mg；(3)20 mg。

阿立哌唑胶囊：5 mg。

盐酸齐拉西酮[药典(二)；医保(乙)]

Ziprasidone Hydrochloride

【适应证】 国内尚未批准双相障碍的适应证。

FDA 批准的其他适应证：双相Ⅰ型情碍的躁狂发作或混合发作急性期或维持期的治疗。

其他适应证参阅本章第一节。

【药理适应证】【不良反应】【禁忌证】【注意事项】【药物相互作用】【给药说明】 参阅本章第一节。

【用法与用量】 口服 成人 急性躁狂发作或混合发作的治疗剂量，参照精神分裂症的治疗剂量，即常用有效剂量为一日 80～160 mg，分 2 次给药。如与碳酸锂或丙戊酸盐等联合应用，一般在躁狂获得控制后逐渐停用；伴有精神病性症状的躁狂可持续联合应用。

其他适应证的用法与用量参阅本章第一节。

【制剂与规格】 盐酸齐拉西酮片：20 mg。

盐酸齐拉西酮胶囊：(1)20 mg；(2)40 mg；(3)60 mg；(4)80 mg。

第五节 精神兴奋药

精神兴奋药系指能提高中枢神经系统技能活动的药物。各种精神兴奋药对整个中枢神经系统均能兴奋，但对不同部位有一定程度的选择性。随着药物剂量的增加，不仅药物的作用强度增加，而且对中枢的作用范围也将扩大，可能引起广泛的兴奋甚至导致惊厥，也可能转入抑制状态。本节列举的右苯丙胺、哌甲酯、匹莫林、托莫西汀等药物主要兴奋大脑皮质，可以改善注意力，主要用于儿童注意缺陷多动障碍的治疗。

硫酸右苯丙胺

Dexamfetamine Sulfate

【适应证】 ①儿童注意缺陷多动障碍；②发作性睡病。

【药理】 (1)药效学 本品有明显的中枢兴奋作用，特别对大脑皮质。通过促进中枢和外周神经末梢释放去甲肾上腺素和多巴胺，以及抑制它们的再摄取，使突触间隙中的去甲肾上腺素和多巴胺水平升高，从而激动突触后受体而产生中枢兴奋作用。

(2)药动学 口服易吸收，达峰时间为 1～4 小时。分布于体内大多数组织，易通过血-脑屏障，脑、脑脊液中浓度高；也可进入乳汁。部分在肝脏代谢。大部分以原形由尿排出，排泄量与尿液的 pH 有关，在酸性尿中排出量增加。连续用药有蓄积作用。半衰期为 6～8 小时。

【不良反应】 (1)常见的不良反应 紧张不安、激动、失眠、食欲缺乏、体重下降、口干、心悸、兴奋之后可出现疲乏、困倦、郁闷。

(2)长期服用或用量过大易产生药物依赖和中毒性精神病。

【禁忌证】 (1)心血管疾病、高血压、甲状腺功能亢进、神经衰弱、青光眼患者禁用。

(2)美国 FDA 妊娠期药物安全性分级为口服给药 C。

【注意事项】 (1)对本品过敏者，12 岁以上青少年和 6 岁以下儿童勿用。

(2)大剂量有致畸潜力，增加早产和低体重婴儿风险。

(3)哺乳期妇女用药已证实对乳儿有危害。

(4)因降低惊厥阈、癫痫患者慎用。

(5)禁止和单胺氧化酶抑制药合用，至少需停药 2 周后才能用本品。

(6)慢性用药可产生耐受性和依赖性，儿童虽罕见，但青少年应谨慎。

(7)注意观察心律和血压，定期检查血象，因有贫血和白细胞减少的报道(罕见)。

【药物相互作用】 (1)与枸橼酸钾、碳酸氢钠等碱性药物合用可减少本品从尿液排泄。

(2)与酸性药物如氯化铵、果汁、维生素 C 等合用，吸收减少；尿中排泄增加，血药浓度降低。

(3)与抗抑郁药单胺氧化酶抑制药合用，可引起高血压危象。

(4)与抗精神病药如氟哌啶醇、氯丙嗪合用，可拮抗右苯丙胺的兴奋和毒性作用。

(5)与胍乙啶等降压药合用，可降低后者的降压作用。

(6)与咖啡因、哌甲酯等中枢兴奋药或金刚烷胺、左旋多巴等抗帕金森病药合用，有协同作用，可出现激越、易怒、失眠、甚至惊厥。

(7)与地高辛合用，可导致心律失常。

【给药说明】 (1)注意耐受性和依赖性，遵医嘱服药，定期复诊。上课学习期间用药，周末和假期停药。约 15%产生耐药性，剂量应适当调整。用药时间不宜过长，症状缓解后可试行减药，如症状稳定，宜及时停药。

(2)宜早晨或午间服药避免失眠。

(3)最好紧接餐前给药，以减少畏食的不良反应。

(4)不应突然停药，因可导致心境恶劣、失眠和注意缺陷多动障碍症状反跳。

(5)长期大量用药可能抑制儿童生长发育，停药可使体重回升。

【用法与用量】 口服 一般平均用量约一日 20 mg，可早晨 1 次给药，或分早晨、中午 2 次给药。极量:一次 20 mg,一日 30 mg。

【儿科用法与用量】 8 岁以下儿童起始剂量为一日 2.5 mg,8 岁以上一日 5 mg,视病情逐渐增加。

【制剂与规格】 硫酸右苯丙胺片:(1)2.5 mg;(2)5 mg。

盐酸哌甲酯[药典(二);医保(乙)]

Methylphenidate Hydrochloride

【适应证】 ①注意缺陷多动障碍;②发作性睡病;③巴比妥类、水合氯醛等中枢抑制药过量引起的昏迷。

【药理】 (1)药效学　化学结构、药理作用和机制类似右苯丙胺,能振奋精神,解除疲劳。用于治疗注意缺陷障碍时,能增强注意力,改进动作协调性和运动功能,可以提高智商的操作分和言语分。

(2)药动学　口服易吸收,有首关代谢,达峰时间为 2 小时,食物增加吸收速率,但不增加吸收量。血浆蛋白结合率低。在肝脏代谢,主要通过去酯化作用生成 α-苯基哌啶乙酸,代谢产物几乎无药理活性。主要以代谢产物从尿排出,少量从粪便排出。半衰期为 2 小时。口服后 1～2 小时起效,作用持续 3～5 小时。用药后 1～2 小时血药浓度平稳升高,达峰时间为6～8小时,半衰期为 3.5 小时,成人每日服用一次本品,血药浓度的峰值和谷值之间的波动降到最小,药物无明显的蓄积。一次给药作用可持续 12 小时。

【不良反应】 (1)主要不良反应　食欲缺乏、腹部不适、体重减轻、精神焦虑或抑郁、失眠、心悸、头疼、口干、视物模糊、脱发、荨麻疹、贫血、白细胞减少。

(2)大剂量可引起血压升高、心率加快、震颤、共济失调、惊厥。长期用药可引起药物依赖。

【禁忌证】 (1)明显焦虑、紧张和激越症状的患者禁用。

(2)对哌甲酯或本品中的其他成分过敏的患者禁用。

(3)青光眼患者禁用。

(4)抽动秽语综合征或有家族史的患者禁用。

(5)美国 FDA 妊娠期药物安全性分级为口服给药 C。

【注意事项】 (1)年龄大于 12 岁或小于 6 岁的儿童不宜应用。

(2)有高血压、抽搐病史或家族史者应慎用。

(3)注意检测血压和心率,开始用药 4～6 周,应检查红细胞、白细胞、血小板计数,以后可每半年检查 1 次,并记录身高和体重。

(4)长期应用应注意发生药物依赖性。

【药物相互作用】 (1)与其他中枢兴奋药如咖啡因合用,可使中枢兴奋作用增强。

(2)本品能抑制香豆素类抗凝药、抗癫痫药(如苯巴比妥、苯妥英钠)和抗抑郁药(三环类抗抑郁药和选择性 5-羟色胺再摄取抑制药)的代谢,如合并用药,应减少上述药物的剂量。

(3)与抗高血压药胍乙啶合用使降压作用减弱。有与可乐定合用发生严重不良事件的报道。

(4)与抗抑郁药单胺氧化酶抑制药合用,可引起高血压危象。不应用于正在使用或在 2 周内使用过单胺氧化酶抑制药的患者。

(5)与升压药可能有协同作用。

【给药说明】 (1)应遵照医嘱服药,不能自行增减剂量。

(2)最好紧接餐前给药,以减少畏食的不良反应。

(3)一日剂量可分在早餐和午餐前 2 次给药,多数注意缺陷多动障碍儿童一日 1 次服药即可控制症状,约 15%儿童需午间加服 1 次,才能在午后保持良好注意力。

(4)上课学习期间用药,周末和假期停药,以减少耐药性和对生长发育的影响。

(5)如服药后胃部不适可用牛奶送服。

【用法与用量】 (1)口服　①普通剂型:中等体型 8 岁以下儿童,早餐前服 5 mg,8 岁以上服 10 mg,通常一日 20～30 mg 就足以控制症状。根据疗效,剂量可每周递增 5～10 mg,一日总剂量不应超 60 mg,治疗期间如出现激动、活动更多或其他严重不良反应,则剂量可逐渐减少,直至不良反应消失。②缓释剂型:每日早晨 1 次,起始剂量为一次 18 mg,每周调整剂量一次,可增加 18 mg,一日最大剂量为 54 mg(一日 1 次,晨服)。

(2)皮下、肌内注射或缓慢静脉注射　一次 10～20 mg。

【制剂与规格】 盐酸哌甲酯片:10 mg。

盐酸哌甲酯缓释片:(1)18 mg;(2)36 mg。

注射用盐酸哌甲酯:20 mg。

匹莫林

Pemoline

【适应证】 儿童注意缺陷多动障碍。

【药理】 (1)药效学　为弱中枢兴奋药,药理作用和右苯丙胺相似,但无拟交感作用,对睡眠周期亦无影响。动物实验发现本品可加速大鼠脑内多巴胺合成,提示可能通过多巴胺能机制发挥其作用。

(2)药动学　口服易吸收,达峰时间为2～4小时。血浆蛋白结合率为50%。部分在肝脏代谢,原形药物和代谢产物从尿排出,24小时可排出口服量的75%。儿童的半衰期为7.2小时,恒量、恒定间隔时间多次服药2～3日达稳态血浓度。药物作用时间12小时。

【不良反应】 (1)常见不良反应　恶心、食欲缺乏、体重减轻、失眠。

(2)少见不良反应　头晕、头痛、萎靡、嗜睡、心跳加快,皮疹,易激惹,一过性发育延缓。

(3)罕见肝毒性反应,长期用药约1%～2%患儿出现ALT和AST轻度升高和出现黄疸,临床常无明显症状,停药可恢复正常。曾有引起急性肝功能衰竭的报道。

【禁忌证】 (1)对本品过敏者禁用。

(2)肝病患者禁用。

(3)抽动秽语综合征和精神疾病患者禁用。

【注意事项】 儿童长期使用本品,可减慢生长速度,注意监测身高和体重。6岁以下儿童不宜用。

【药物相互作用】 (1)和其他中枢兴奋药合用,使中枢兴奋作用增强,可引起易激惹、失眠、心律失常、惊厥发作。

(2)本品可降低惊厥发作的阈值,与抗癫痫药合用时,需调整抗癫痫药的剂量。

【给药说明】 (1)至少在睡前4小时服用。

(2)因晚发的肝毒性作用,一般不推荐为治疗注意缺陷多动障碍一线用药,用药过程中注意监测肝功能。

(3)起效缓慢,通常在治疗后3～4周才开始有效。

(4)其他参阅“硫酸右苯丙胺”或“盐酸哌甲酯”。

【用法与用量】 口服　每天早晨一次给药即可。初次一日用量20 mg,以后根据病情,每周增加20 mg,一般平均剂量为一日40～80 mg,一日剂量不宜超过120 mg。周末和寒暑假宜停药。

【制剂与规格】 匹莫林片:20 mg。

盐酸托莫西汀[医保(乙)]

Atomoxetine Hydrochloride

【适应证】 儿童和青少年的注意缺陷多动障碍。

【药理】 (1)药效学　本品是一种选择性去甲肾上腺素再摄取抑制药,其确切机制尚不明,可能与其选择性抑制突触前膜去甲肾上腺素转运体有关。

(2)药动学　口服吸收完全,受食物影响较小,达峰时间为1～2小时。蛋白结合率为98%。在肝脏经CYP2D6代谢,主要代谢产物为具有活性的4-羟托莫西汀。主要以代谢产物从尿排泄,小部分经粪便排除。半衰期约为5小时。在少数慢代谢人群(CYP2D6活性低)中,半衰期约为21.6小时,曲线下面积较正常代谢人群高10倍,血药浓度峰值约高5倍。

【不良反应】 (1)常见不良反应　消化不良、恶心、呕吐、疲劳、食欲缺乏、眩晕、失眠和情绪波动等。

(2)罕见不良反应　Q-Tc间期延长、晕厥、肝功能损害等。

【禁忌证】 (1)对托莫西汀或对该产品的其他成分过敏的患者禁用。

(2)禁止与单胺氧化酶抑制药合用;停止单胺氧化酶抑制药治疗2周内禁止使用托莫西汀。

(3)闭角型青光眼的患者禁用。

【药物相互作用】 (1)托莫西汀主要由CYP2D6代谢,当联合使用CYP2D6抑制药如氟西汀、帕罗西汀时,有必要减少托莫西汀的剂量。

(2)托莫西汀不产生具有临床意义的CYP酶的抑制。

(3)体外研究中发现托莫西汀不影响华法林、乙酰水杨酸、苯妥英钠和地西泮(安定)与血浆蛋白的结合,同样这些药物也不影响托莫西汀与血浆蛋白的结合。

(4)托莫西汀与哌甲酯合用不增加药物对心血管系统的影响。

(5)与升高胃pH的药物(如氢氧化镁/氢氧化铝、奥美拉唑)合用不影响托莫西汀的生物利用度。

【注意事项】 (1)对血压和心率的影响　托莫西汀可使血压升高和心率加快,治疗前以及治疗过程中应监测血压和心率。

(2)对生长发育的影响　在接受托莫西汀治疗的约1年内,患者的身高和体重指标低于预期值,因此在治疗过程中必须对患者的生长发育进行监测。

(3)攻击行为和敌意　应注意监察患者接受托莫西汀治疗后其攻击行为和敌意是否恶化。

(4)自杀的风险和症状恶化　应注意药物治疗的初期以及剂量调整阶段,患者出现的焦虑、激越、失眠、攻击、冲动行为、静坐不能、轻躁狂/躁狂、自杀意念以及其他行为异常,特别是这些症状突然发生或严重时应给予干预。

(5)在患有注意缺陷多动障碍的儿童或青少年中进行的短期研究发现,托莫西汀有增加自杀意念的风险,尤其在治疗的早期。因此应该对所有使用托莫西汀的儿童患者的自杀风险、症状的恶化以及异常的行为进行密切监控,尤其是治疗的初期或剂量改变阶段。

(6)托莫西汀治疗后可出现焦虑、激越、惊恐发作、失眠、易激惹、敌意、攻击行为、静坐不能(精神运动性不安)、轻躁狂和躁狂等症状,尽管这和自杀意念之间无因果关系,但这些症状也可能是自杀的先兆,应严密观察。

(7)上市后发现极罕见的肝脏明显损伤的病例,停药后正常,再次给药发生类似情况,在托莫西汀治疗的几个月内出现,应注意监测肝功能。

【给药说明】 (1)如果患者漏服药物,应尽快补服。

(2)服药后应小心驾车或操作其他危险机械。

(3)如果患者正在服用或计划服用其他药物,应向医生咨询。

【用法与用量】 口服　体重低于 70 kg 的患者,托莫西汀的起始剂量为按体重一日 0.5 mg/kg,3 天后逐渐增加至一日总目标剂量 1.2 mg/kg,可每日早晨顿服或早晨、傍晚分 2 次服药。体重超过 70 kg 的患者,托莫西汀的起始剂量为一日 40 mg,3 天后逐渐加至目标剂量一日 80 mg,可每日早晨顿服或早晨傍晚分 2 次服药,如连续使用 2～4 周后疗效不佳,最大剂量可增加到一日 100 mg。

【制剂与规格】 盐酸托莫西汀胶囊:(1)10 mg;(2)18 mg;(3)25 mg;(4)40 mg;(5)60 mg。

第四章 心血管系统用药

自20世纪起，心血管疾病一直是世界各发达国家居首位的致死疾病。近年来，随着我国人民生活方式的变化，疾病种类也相应改变，心血管疾病的发病率增高，也已成为威胁我国人民健康的首要疾病。心血管疾病的重要性促使世界各国积极开发以对心血管的作用为主要作用的药物，即通常所称的心血管药物。

心血管药物包括针对心血管疾病发病机制的药物（例如动脉粥样硬化时纠正血脂异常、血小板功能异常、血液凝结异常等的药物）和针对心血管疾病临床症候的药物（例如针对高血压的降压药、针对心力衰竭的抗心力衰竭药、针对心律失常的抗心律失常药等）。随着科学的发展，新的心血管药物品种不断增加。20世纪60年代β受体拮抗药问世，70年代钙通道阻滞药开始发展，80年代有了血管紧张素转换酶抑制药，90年代开始有了他汀类调脂药、血管紧张素受体拮抗药，以及新的抗血小板药和溶栓药。这些进展丰富了心血管药物的种类，使心血管疾病的药物治疗有了巨大的进步，减轻了疾病的危害，改善了患者的预后。上述各类药物的作用常不只针对一个心血管病理生理环节，其临床应用也不限于一种适应证，一类或一种药物可用于多种心血管病；反之，临床上一种心血管病又具有多个病理机制参与，需要采用多类或多种心血管药物。因此心血管药物的分类有两种方法：一种方法是按主要药理作用分类，如β受体拮抗药、钙通道阻滞药、血管紧张素转换酶抑制药、血管紧张素受体拮抗药，这些药物在治疗高血压、心力衰竭、冠心病均有其用途；另一种方法是，按临床用途分类，则针对一种临床病症的治疗常包括多个类别的药物，例如“抗心力衰竭药”包括正性肌力药、利尿药、血管扩张药、血管紧张素转换酶抑制药、β受体拮抗药。此外，一个药理类别的药物有其共同的治疗性药理作用，具有相似的治疗适应证，但该类中不同品种药物又具有其个性，这些个性使不同品种在临床上的具体应用有差别。许多大型国际多中心临床试验在考察每类每种心血管药物对一定病症的疗效和安全性的同时，也进行比较不同类别药物治疗效果的差异，并进一步研究不同组合药物的临床治疗结果，其目的是寻找安全有效的药物治疗方法，因而也使原有的适应证范围有所扩大。

由于对心血管疾病危险因素的认识提高，控制危险因素而预防心血管疾病的意识不断增强。目前用于心血管系统的药物，除了可以有效缓解疾病的症状以外，很多已经进入了心血管病疾病的二级预防和一级预防的行列，在改善预后，减少心血管事件方面发挥着重要作用。由于临床试验取得的循证医学证据，很多药物的适应证描述也发生了变化，出现了如用于“高危心血管病”“减少因心力衰竭而导致的住院治疗”等适应证的描述方法。

高血压和动脉粥样硬化是最重要的两种心血管疾病。对高血压，当前已构成以利尿药、β受体拮抗药、血管紧张素转换酶抑制药、钙通道阻滞药、血管紧张素受体拮抗药、α受体拮抗药为主体的降压药物治疗，其合理选用使绝大多数高血压患者的血压和病程可得到有效的控制。在我国的临床实践中，传统的降压药如利血平（用于复方制药）、盐酸肼屈嗪、盐酸可乐定、硝普钠等，也还发挥着作用。由于指南对联合用药的推荐，高血压复方制剂出现了突飞猛进的进展，不但有不同机制的降压药的联合，还出现了治疗不同危险因素的“多效”制剂（如钙通道阻滞药与他汀类药物的联合）。

动脉粥样硬化和冠心病的防治药物也有很大进展。

对脂质异常作为动脉粥样硬化的重要发病环节的认识促进了调脂药物的发展。调脂药以羟甲戊二酰辅酶 A (Hmg-CoA)还原酶抑制药(他汀类)、胆固醇吸收抑制药、贝特类、烟酸类、降脂树脂类为主体。近四十年来,以他汀类为主的降低血低密度脂蛋白胆固醇的治疗在动脉粥样硬化的一级预防和二级预防方面都取得了重要研究成果,是 20 世纪的重要医学成就。他汀类不仅调脂,还具有抗炎症、抗氧化、稳定斑块、抑制血小板聚集及抗血栓等作用,因而可以防治动脉粥样硬化,临床研究证实可使发病减少,粥样硬化斑块稳定或消退,对急性冠状动脉综合征也可改善预后。胆固醇吸收抑制药的问世有助于同他汀类一起深化调脂,最近还取得了在急性冠脉综合征患者中降低终点事件的证据。提高血液的高密度脂蛋白胆固醇水平是多年来一直努力的方向,贝特类和烟酸有此作用,但包括大力研究的新药在内,目前还没有看到这一途径有改善远期预后的前景。新的调脂靶点前蛋白转化酶枯草杆菌蛋白酶 9 型(PCSK9)引起了极大的重视,现在已有多个药物(均为单克隆抗体)在研发之中。

急性心肌梗死是冠心病最严重的发病过程,近年来对其发病机制中斑块破裂、血栓形成有了进一步了解,已形成了药物、介入、手术相结合的一套治疗方案,其中的药物包括:①溶栓药(纤维蛋白溶解药),包括链激酶、尿激酶、组织型纤维蛋白溶酶原激活药及其同类物;②抗凝血酶药,包括肝素和低分子量肝素以及凝血酶直接抑制药与其同类物。凝血因子Ⅹa 抑制药(如磺达肝癸钠、利伐沙班、阿哌沙班和依度沙班等)和直接凝血酶抑制药(如比伐卢定、达比加群酯等)在近年来取得了很大的进展,已经取得了不少循证医学的证据,不但具有显著的疗效,而且有更好的安全性;③抗血小板药,包括应用多年的环氧酶抑制药阿司匹林,ADP 受体拮抗药噻氯吡啶、氯吡格雷,血小板膜糖蛋白Ⅱb/Ⅲa 受体拮抗药(阿昔单抗、依替非巴肽、替罗非班等)。近几年来出现的新型作用于 P2Y12 靶点的药物(如替格瑞洛,普拉格雷)使疗效进一步提高。有关溶栓、抗凝血酶、抗血小板药均在血液系统用药章中描述。

多年来用于治疗心绞痛的硝酸醋类、β 受体拮抗药、钙通道阻滞药仍保持其地位。对于心力衰竭领域的新药研究十分活跃。传统的洋地黄类强心苷仍在应用,新的正性肌力药物中较为成功的,是钙增敏药左西孟旦。精氨酸血管加压素拮抗药托伐普坦解决了长期困扰心衰治疗中的低血钠问题。在慢性心力衰竭的治疗中,血管紧张素转换酶抑制药是大多数心力衰竭患者的基本治疗。血管紧张素受体拮抗药也取得了一些证据。β 受体拮抗药在慢性心力衰竭中已经成为标准治疗,其中一些品种不但使心衰患者的预后改善,甚至可以逆转心室结构的重塑。醛固酮拮抗药(如小剂量螺内酯)可以在严重心衰患者在使用转换酶抑制药的基础上进一步改善预后。抑制窦性心律的药 I_f 阻滞药依伐布定(ivabradine)除了治疗心绞痛外,还取得了慢性心衰长期治疗的效果。血管紧张素Ⅱ受体与脑啡肽酶双重抑制药物的临床试验也取得了令人鼓舞的证据。

对于心律失常,相对而言,进展较慢,新的抗心律失常药的开发比较少,进展主要是已有品种的合理应用。经过心律失常抑制试验(CAST),对心律失常的治疗理念有了明显的变化。治疗不再完全针对心律失常本身,而更重视基础疾病和诱发因素的治疗。疗效判断的标准也由心律失常的减少变为诸如死亡、卒中、心肌梗死等终点事件的减少。多数原有的抗心律失常药物,特别是Ⅰ类药物的使用因此而大大减少。Ⅲ类药物胺碘酮目前应用最为广泛,其静脉制剂仍是某些心律失常紧急救治的重要药物。新的Ⅲ类药物决奈达隆(dronedarone)虽然取得了改善高危房颤患者预后的证据,但上市后出现严重肝功能损害,在永久房颤中增加不良事件的发生率,因此使用受到了限制。新的 I_{kur} 受体拮抗药维纳卡兰对终止房颤有效。心房颤动治疗还包括了对血栓栓塞的预防,华法林是经过证实的有效药物,但其使用复杂,需要监测。直接凝血酶抑制药达比加群酯和凝血因子Ⅹa 抑制药利伐沙班,阿哌沙班和依度沙班都取得了预防非瓣膜病房颤卒中和血栓栓塞证据。

在心血管系统药物中,治疗肺动脉高压的药物持续发展。磷酸二酯酶抑制药西地那非可以用于肺动脉高压。另外有两类药物也已用于临床,一类是伊洛前列素及其类似物,如伊前列醇、贝前列素、曲前列尼尔。另一类是内皮素受体拮抗药,包括波生坦(bosentan)、安立生坦(ambrisentan)、西他生坦(scitaxentan)。吸入一氧化氮也可有效地降低肺动脉压。

第一节 强心药

心力衰竭简称心衰,是各种原因造成心脏结构和功能的异常改变,使心室收缩射血和(或)舒张充盈功能发生障碍,从而引起的一组复杂临床综合征,主要表现是活动耐量的下降(呼吸困难、疲乏)和液体潴留(肺淤血、体循环淤血及外周水肿)。心衰是一种进行性疾病,即使病情控制稳定也需要终身药物治疗。在药物治疗上急性心衰和慢性心衰有所区别。

慢性心衰的药物治疗自20世纪90年代以来发生了非常重要的理念上的转变:其治疗目标不仅仅是改善症状、提高生活质量,更重要的是要防止和延缓心肌重构的发展,降低心衰的死亡率和住院率。强调阻断神经内分泌的过度激活,阻断心肌重构和恶性循环是其关键。从短期血流动力学(药理学)措施转变为长期的修复性策略,目的是改变衰竭心脏的生物学性质。10年来各国的心衰指南都确立了以神经内分泌抑制药为基础的治疗原则。其中血管紧张素转换酶抑制药(ACEI)、β受体拮抗药和醛固酮受体拮抗剂是慢性心衰治疗的三大基石。其常规治疗包括联合使用三大类药物,即利尿药、ACEI或血管紧张素受体拮抗药(ARB)和β受体拮抗药;也可应用地高辛改善症状、控制心率。

利尿药是唯一能充分控制心衰患者液体潴留的药物,是标准治疗中必不可少的基础和关键药物。

ACEI是证实能降低心衰患者死亡率的第一类药物,也是循证医学证据积累最多的药物。循证医学显示ACEI使总死亡率降低24%;被公认是治疗心衰的基石和首选药物。随着ARB应用于心衰治疗的循证医学证据的积累,当患者不能耐受ACEI时,可选用ARB类药物。

β受体拮抗药是一种很强的负性肌力药,以往一直被禁用于心衰患者。后来的临床试验表明,其长期治疗能降低心室肌重量和容量、改善心室形状,提示心肌重构延缓或逆转;能明显改善左心功能,增加左室射血分数(LVEF);降低死亡率和住院率。其独特之处还在于能显著降低猝死率41%～44%。这种短期药理作用和长期治疗结果截然不同的效应被认为是β受体拮抗药具有改善内源性心肌功能的"生物学效应"。β受体拮抗药之所以能从心衰的禁忌药转而成为心衰常规治疗的一部分,是因为走出了"短期""药理学"治疗的误区,发挥了长期治疗的"生物学"效应,这是一种药物可产生生物学治疗效果的典型范例。

醛固酮对心肌重构,特别是对心肌细胞外基质促进纤维增生的不良影响独立和叠加于AngⅡ的作用。衰竭心脏心室醛固酮生成及活化增加,且与心衰严重程度成正比。长期应用ACEI或ARB时,起初醛固酮降低,随后即出现"逃逸现象"。醛固酮受体拮抗剂适用于:LVEF≤35%、纽约心脏病协会(NYHA)心功能分级Ⅱ～Ⅳ级的心衰患者;已使用ACEI(或ARB)和β受体拮抗药治疗,仍持续有症状的患者(Ⅰ类,A级);AMI后、LVEF≤40%,有心衰症状或既往有糖尿病史者(Ⅰ类,B级)。

地高辛治疗心力衰竭地位的评价:洋地黄类应用已有200多年历史,然而对其临床评价并未一致。20世纪70年代以来屡有报道称地高辛与安慰药相比并无更优疗效。80年代后已有双盲、大规模临床研究证实地高辛能缓解及消除症状,改善血流动力学变化,加强运动耐力,改善左室功能,提高生活质量,但不能降低远期随访的死亡率。对窦性心律中的轻、中度充血性心力衰竭患者,现也肯定地高辛能增加射血分数,改善左室功能,防止病情恶化。

关于非洋地黄类正性肌力药物的静脉应用:这类药物系指环磷酸腺苷(cAMP)依赖性正性肌力药,包括β肾上腺素能激动药如多巴胺、多巴酚丁胺以及磷酸二酯酶抑制药如米力农,氨力农等。由于缺乏有效的证据并考虑到药物的毒性,对慢性心衰患者即使在进行性加重阶段,所有指南均不主张长期间歇静脉滴注。对重度难治性心衰患者,只可用作为姑息疗法应用。对心脏移植前终末期心衰、心脏手术后心肌抑制所致的急性心衰,可短期应用3～5天。

急性心衰(包括慢性心衰失代偿)的药物治疗主要为镇静、正性肌力、利尿及扩血管(如硝普钠、硝酸甘油、α受体拮抗药及奈西立肽等)药物。本章节主要介绍正性肌力药物。

地高辛[药典(二);基;医保(甲、乙)]

Digoxin

【适应证】 ①用于高血压、心脏瓣膜病、先天性心脏病等急性和慢性心功能不全。尤其适用于伴有快速心室率的心房颤动的心功能不全;对于肺源性心脏病、心肌严重缺血、活动性心肌炎及心外因素如严重贫血、甲状腺功能低下及维生素B_1缺乏症的心功能不全疗效差;②用于控制伴快速心室率的心房颤动、心房扑动患者的心室率及室上性心动过速。

【药理】 (1)药效学 治疗量时有两方面作用:①增加心肌收缩力和速度,由于本品抑制细胞膜上的Na^+,K^+-ATP酶,减少钠钾交换,细胞内钠离子增加,从而使肌膜上钠钙离子交换反向转运激活,外排Na^+的同时转入Ca^{2+},细胞内钙离子增多,作用于心肌收缩蛋白,增加心肌收缩力和速度。②对心肌电生理特性的影响,通过直接对心肌细胞和间接通过迷走神经的作用,降低窦房结自律性,提高浦肯野纤维自律性;减慢房室结传导速度;缩短心房有效不应期,缩短浦肯野纤维有效不应期。大剂量时增加交感神经活性,这可能与地高辛的心脏毒性有关。③负性频率作用:由于其正性肌力作用,使衰竭心脏心排血量增加,血流动力学状态改善,消除交感神经张力的反射性增高,并增强迷走神经张力,延缓房室传导,因而减慢心率。此外,小剂量时提高窦房结对迷走神经冲动的敏感性,可增强其减慢心率作用。大剂量(通常接近中毒量)则可直接抑制窦房结、房室结和希氏束而呈现窦性心动过缓和不同程度的房室传导阻滞。

(2)药动学　口服吸收约75%,生物利用度片剂为60%~80%,酏剂为70%~85%,胶囊剂为90%以上。吸收后广泛分布到各组织,部分经胆道吸收入血,形成肝-肠循环。表观分布容积为6~10L/kg。蛋白结合率低,为20%~25%。口服0.5~2小时起效,2~6小时作用达高峰;毒性消失需1~2天,作用完全消失需3~6天。静脉注射5~30分钟起效,1~4小时作用达高峰,持续作用6小时。治疗血药浓度0.5~2.0 ng/ml。消除半衰期为32~48小时。在体内转化代谢很少,主要以原形由肾排泄,尿中排出量为用量的50%~70%。

【不良反应】(1)常见　出现新的心律失常、食欲缺乏或恶心、呕吐(刺激延髓中枢)、下腹痛、异常的无力软弱(电解质失调)。

(2)少见　视物模糊或"黄视"、腹泻(电解质平衡失调)、中枢神经系统反应如精神抑郁或错乱。

(3)罕见　嗜睡、头痛、皮疹、荨麻疹(过敏反应)。

(4)洋地黄中毒表现中心律失常最重要,最常见者为室性早搏,约占心脏反应的33%。其次为房室传导阻滞,阵发性或非阵发性交界性心动过速,阵发性房性心动过速伴房室传导阻滞,室性心动过速,窦性停搏、心室颤动等。儿童心律失常比其他反应多见,但室性心律失常比成人少见。新生儿可有P-R间期延长。

【禁忌证】(1)对本品所含任何成分过敏者。

(2)任何强心苷制剂中毒者。

(3)室性心动过速、心室颤动患者。

(4)梗阻性肥厚型心肌病患者(若伴收缩功能不全或心房颤动仍可考虑)。

(5)预激综合征伴心房颤动或扑动患者。

【注意事项】(1)急性心肌梗死后的左心衰竭应少用或慎用。地高辛的主要缺点是缺乏正性心肌松弛作用,不利于舒张功能改善。

(2)本品可通过胎盘,故妊娠后期母体用量可能增加,分娩后6周剂量需渐减。

(3)本品可排入乳汁,哺乳期妇女应用需权衡利弊。

(4)新生儿对本品的耐受性不定,其肾清除减少。早产儿与未成熟儿对本品敏感,剂量需减少,按其不成熟程度而适当减小剂量。按体重或体表面积计算,1月以上婴儿比成人需用量略大。

(5)肝肾功能不全,表观分布容积减小或电解质平衡失调者,对本品耐受性低,须用较小剂量。

(6)下列情况应慎用:①低钾血症;②不完全性房室传导阻滞;③高钙血症;④甲状腺功能低下;⑤缺血性心脏病;⑥急性心肌梗死早期;⑦心肌炎活动期;⑧肾功能损害。

(7)用药期间应注意随访检查:①心电图;②血压;③心率及心律;④心功能监测;⑤血电解质尤其是钾、钙和镁;⑥肾功能;⑦疑有洋地黄中毒时应做地高辛血药浓度测定。

(8)有严重或完全性房室传导阻滞且伴正常血钾者的洋地黄化患者不应同时应用钾盐,但如同时应用噻嗪类利尿药时常须给予钾盐,以防止低钾血症。

(9)本品逾量及毒性反应的处理:轻度中毒者停用本品及利尿治疗。如有低钾血症而肾功能尚好,可以给钾盐。

(10)洋地黄化患者常对电复律极为敏感,应高度警惕。

【药物相互作用】(1)与两性霉素B、皮质激素或失钾利尿药如布美他尼、依他尼酸等同用时,可引起低血钾而致洋地黄中毒。

(2)与制酸药(尤其三硅酸镁)或止泻吸附药如白陶土与果胶、考来烯胺和其他阴离子交换树脂、柳氮磺吡啶或新霉素同用时,可抑制洋地黄强心苷吸收而导致强心苷作用减弱。

(3)与抗心律失常药、钙盐注射药、可卡因、泮库溴铵、萝芙木碱、琥珀胆碱或拟肾上腺素类药同用时,可因作用相加而导致心律失常。

(4)β受体拮抗药与本品同用可导致房室传导阻滞而发生严重心动过缓,但并不排除用于单用洋地黄不能控制心室率的室上性快速心律。

(5)与奎尼丁同用,可使本品血药浓度提高一倍,甚至达到中毒浓度,提高程度与奎尼丁用量相关,合用后即使停用地高辛,其血药浓度仍继续上升,这是奎尼丁从组织结合处置换出地高辛,减少其分布容积之故,一般两药合用时应酌减地高辛用量。

(6)与维拉帕米、地尔硫䓬或胺碘酮同用,由于降低肾及全身对地高辛的清除率而提高其血药浓度,可引起严重心动过缓。

(7)依酚氯铵与本品同用可致明显心动过缓。

(8)血管紧张素转换酶抑制剂及其受体拮抗剂、螺内酯均可使本品血药浓度增高。

(9)吲哚美辛可减少本品的肾清除,使本品半衰期延长,有洋地黄中毒危险,需监测血药浓度及心电图。

(10)与肝素同用时,由于本品可能部分抵消肝素的抗凝作用,需调整肝素用量。

(11)洋地黄化时静脉用硫酸镁应极其谨慎,尤其是也静脉注射钙盐时,可发生心脏传导变化和阻滞。

(12)红霉素由于改变胃肠道菌群,可增加本品在胃肠道吸收。

(13)甲氧氯普胺因促进肠运动而减少地高辛的生物利用度约25%。普鲁本辛因抑制肠蠕动而提高地高辛生物利用度约25%。

【给药说明】 (1)地高辛中毒浓度为>2.0 ng/ml。

(2)给予负荷量之前,需了解患者在2~3周之前是否服用任何洋地黄制药,如有洋地黄残余作用需减少地高辛所用剂量,以免中毒。

(3)强心苷剂量计算应按标准体重,因脂肪组织不摄取强心苷。

(4)推荐剂量只是平均剂量,必须按患者需要调整每次剂量。

(5)肝功能不全者应选用不经肝脏代谢的地高辛。

(6)肾功能不全者选用洋地黄毒苷,因为尿中排泄的代谢产物大多是无活性的,并不影响本品的半衰期。

(7)心律失常需用电复律前应调整本品剂量,洋地黄化患者常对电复律更为敏感。

(8)透析不能迅速从体内去除本品。

(9)在本品引起严重或完全性房室传导阻滞时,不宜补钾。

(10)传统的治疗心力衰竭是在数日(1~3日)内给本品较大剂量(负荷量)以达到洋地黄化。然后逐日给予维持量来弥补消除量。目前认为半衰期较长的本品(半衰期平均为36小时),每日口服0.25 mg,经5个半衰期(约6~8日)亦可达最终血药浓度(洋地黄化)的96%,即达到治疗效果,又可避免洋地黄中毒。如不能达到治疗效果,可适当增加剂量。但如病情较急,为较快达到有效浓度,仍需先给负荷量,但剂量需个体化。

(11)当患者由强心苷注射液改为本品时,为补偿药物间药动学差别,需要调整剂量。

(12)注射给药时最好选用静脉给药,因为肌内注射有明显局部反应,且作用慢、生物利用度差。

(13)出现心律失常者可用 ①氯化钾,静脉滴注,对消除异位心律往往有效。②苯妥英钠,该药能与强心苷竞争性争夺膜 Na^+,K^+-ATP 酶,因而有解毒效应。成人用100~200 mg加注射用水20 ml缓慢静脉注射,如情况不紧急亦可口服给药,每次100 mg,一日3~4次。③利多卡因,对消除室性心律失常有效,成人用50~100 mg加入葡萄糖注射液中静脉注射,必要时可重复。④阿托品,成人用0.5~2 mg,皮下或静脉注射,对缓慢性心律失常者可用。⑤异丙肾上腺素,可以加快心率,用于如心动过缓或完全性房室传导阻滞有发生阿-斯综合征可能时,必要时可安置临时起搏器。⑥活性炭,用以吸附洋地黄苷。⑦依地酸钠以其与钙螯合的作用,也可用于治疗洋地黄所致的心律失常。⑧对可能有生命危险的洋地黄中毒可经膜滤器静脉给予地高辛免疫Fab片段,每40 mg地高辛免疫Fab片段,大约结合0.6 mg地高辛或洋地黄毒苷。

【用法与用量】 (1)口服 快速负荷法,每6~8小时给0.25 mg,总量0.75~1.25 mg;缓慢用药法,0.125~0.5 mg,每日1次,共7日;以后维持量,每日1次0.125~0.5 mg。

(2)静脉注射 负荷,0.25~0.5 mg,用5%葡萄糖注射液稀释后缓慢注射,以后可用0.25 mg,每隔4~6小时按需注射,但每日总量不超过1 mg;不能口服需静脉注射者,其维持量为0.125~0.25 mg,每日1次。

【儿科用法与用量】 (1)口服 饱和量,<2岁,0.06~0.08 mg/kg;>2岁,0.04~0.06 mg/kg,口服分3~6次完成,1~2日用完,以后用上述量的1/4为一日维持量。

(2)静脉注射 饱和量,<2岁,0.04~0.06 mg/kg;>2岁,0.02~0.04 mg/kg。

【儿科注意事项】 (1)早产儿、新生儿宜用1/3或1/2量,常见的不良反应为心律失常、恶心、呕吐、下腹痛、软弱、无力等。

(2)不能与钙注射剂合用。

【制剂与规格】 地高辛片:0.25 mg。

地高辛注射液:2 ml:0.5 mg。

地高辛口服溶液:(1)10 ml:0.5 mg;(2)30 ml:1.5 mg;(3)50 ml:2.5 mg;(4)100 ml:5 mg(主要用于儿童)。

去乙酰毛花苷(去乙酰毛花苷丙)[药典(二);基;医保(甲)]

Deslanoside

【适应证】 ①心力衰竭。由于其作用较快,适用于急性心功能不全或慢性心功能不全急性加重的患者。②控制伴快速心室率的心房颤动、心房扑动患者的心室率。③终止室上性心动过速起效慢，已少用。

【药理】（1）药效学　本药为毛花苷C的脱乙酰基衍生物，为常用的注射用速效洋地黄类药物。药理作用参阅“地高辛”。

（2）药动学　口服很少吸收，故静脉注射给药。蛋白结合率低，为25%，可迅速分布到各组织。静脉注射后10～30分钟起效，1～3小时作用达高峰，作用持续时间2～5小时。消除半衰期为33～36小时。3～6日作用完全消失。本药在体内转化为地高辛，经肾脏排泄。由于排泄较快，蓄积较少。

【不良反应】【注意事项】【药物相互作用】【给药说明】　参阅“地高辛”。

【用法与用量】　静脉注射　成人　用5%葡萄糖注射液稀释后缓慢静脉注射，负荷首日总量不超过1.6 mg。首剂0.4～0.6 mg，以后每2～4小时可再给0.2～0.4 mg。2周内用过洋地黄制剂者，剂量酌减。

【儿科用法与用量】　静脉注射、肌内注射　饱和量，<2岁，0.03～0.04 mg/kg；>2岁，0.02～0.03 mg/kg，分数次注射；维持量为饱和量的1/3～1/4，亦可改为口服洋地黄制剂。

【儿科注意事项】　静脉注射困难可肌内注射，但作用较慢。

【制剂与规格】　去乙酰毛花苷注射液　2 ml∶0.4 mg。

毛花苷丙[医保(甲)]

Lanatoside C

【适应证】　①心力衰竭；②控制伴快速心室率的心房颤动、心房扑动的心室率。终止室上性心动过速起效慢，已少用。

【药理】（1）药效学　本品属于洋地黄类强心药，是由毛花洋地黄中提出的一种速效强心苷。本品作用较洋地黄、地高辛快，但比毒毛花苷K稍慢，排泄较快，蓄积性小。

（2）药动学　本品口服后2小时见效，作用维持3～6天；在肠胃道不像洋地黄毒苷那样吸收完全，只能不规则吸收剂量的10%。本品和去乙酰毛花苷相似，一般用于静脉注射，5～30分钟起效，作用维持2～4天。本品的代谢物为地高辛和异羟洋地黄毒苷元的衍生物。大鼠静脉注射后，绝大部分在胆汁中排泄，约70%以原形排出，只有少量在最初24小时内出现在尿中。其治疗量和中毒量差距要比其他洋地黄苷类大得多，致死量可能是其维持量的20～50倍。

【不良反应】【禁忌证】【药物相互作用】　参阅“地高辛”。

【注意事项】　本品过量时可有恶心、食欲缺乏、头痛、心动过缓、黄视等。参阅“地高辛”。

【用法与用量】　静脉注射　成人　负荷首次0.4～0.8 mg，用葡萄糖注射液稀释后缓慢注射，需要时，可间隔2～4小时后再给0.2 mg；维持量为每日0.2～0.4 mg，用葡萄糖注射液稀释后缓慢注射，一日1次，或分2次，间隔12小时。

【制剂与规格】　毛花苷丙注射液：2 ml∶0.4 mg。

洋地黄毒苷

Digitoxin

【适应证】　心力衰竭，由于其作用慢而持久，适用于慢性心功能不全患者长期服用。尤其适用于伴有肾功能损害的充血性心力衰竭患者。

【药理】（1）药效学　参阅“地高辛”。

（2）药动学　口服吸收比较完全（96%以上），吸收后部分进入肝肠循环经胆管排泄入肠，再由肠道吸收。表观分布容积约0.5L/kg，蛋白结合率很高，约为97%。口服后1～4小时起效，8～14小时作用达高峰，作用持续约14天。治疗血药浓度为13～25 ng/ml，消除半衰期为120～216小时。本品主要经肝微粒体酶代谢清除，故肝微粒体酶诱导药可促进其代谢。代谢速率存在个体差异，清除半衰期长短有差异，一般为4～7天，经肾排泄量20%～30%。本品吸收后部分进入肝肠循环经胆管排泄入肠，再由肠道吸收，故其原形随粪排出量仅10%～20%。肝功能不良时，其肝外消除途径增强，故消除半衰期稍延长。洋地黄毒苷中毒浓度为>35 ng/ml。

【不良反应】【给药说明】　参阅“地高辛”。

【禁忌证】　美国FDA妊娠期药物安全性分级为口服给药C。

【注意事项】　注意肝功能不良时应减量，其余参阅“地高辛”。

【药物相互作用】　同时服用苯妥英钠、苯巴比妥、保泰松、利福平会使血中洋地黄毒苷浓度降低50%。

其余参阅“地高辛”。

【用法与用量】　口服　成人　负荷总量0.7～1.2 mg，每6～8小时给0.05～0.1 mg口服；维持量每日0.05～0.1 mg。

【儿科用法与用量】　口服　饱和量，<2岁，0.03～0.04 mg/kg；>2岁，0.02～0.03 mg/kg，分成3～6次，

1～2日服完以后，用上述1/10量作为一日维持量。

【儿科注意事项】 过量出现食欲缺乏、恶心、呕吐、黄视以及室性早搏、房室传导阻滞等各种心律失常。

【制剂与规格】 洋地黄毒苷片：0.1 mg。

毒毛花苷K[医保(甲)]

Strophanthin K

【适应证】 心力衰竭，适用于急性心功能不全或慢性心功能不全急性加重者。

【药理】 (1)药效学 参阅"地高辛"。

(2)药动学 口服很少吸收，故静脉给药。静脉作用较去乙酰毛花苷、地高辛快，排泄亦快，蓄积作用小，对迷走神经作用很小。蛋白结合率很低，为2%～5%。静脉注射后5～15分钟起效，1～2小时作用达高峰，作用持续2～3小时，消除半衰期为21小时。在体内不代谢，以原形经肾排泄。

【不良反应】【注意事项】【药物相互作用】【给药说明】 注意本品不宜与碱性溶液配伍。参阅"地高辛"。

【用法与用量】 静脉注射 成人 首剂0.125～0.25 mg，用5%葡萄糖注射液或0.9%氯化钠注射液20～40 ml稀释后缓慢注入(不少于5分钟)，2小时后按需要再给0.125～0.25 mg，总量0.5 mg。极量：静脉注射一次0.5 mg，一日1 mg。病情好转后，可改用洋地黄口服制药。

【儿科用法与用量】 静脉注射 一次0.007～0.01 mg/kg，必要时，可重复1～2次，维持量改为口服洋地黄制剂。

【儿科注意事项】 (1)不宜与钙剂同用。

(2)心脏及血管有器质性病变、心内膜炎、急慢性肾炎忌用。

(3)急性心肌炎慎用。

【制剂与规格】 毒毛花苷K注射液：1 ml：0.25 mg。

氨力农[药典(二)]

Amrinone

【适应证】 对洋地黄、利尿药、血管扩张药治疗无效或效果欠佳的各种原因引起的急性、慢性顽固性充血性心力衰竭的短期治疗。

【药理】 (1)药效学 本品是一种磷酸二酯酶抑制药，口服和静脉注射均有效，兼有正性肌力作用和血管扩张作用。本品正性肌力作用主要是通过抑制磷酸二酯酶，使心肌细胞内环磷腺苷浓度增高，进而使细胞内钙的量增加，心肌收缩力加强，心排血量增加。其血管扩张作用可能是直接作用于小动脉或心功能改善后交感神经亢进减轻所致，从而可降低心脏前、后负荷，降低左心室充盈压，改善左室功能，增加心脏指数，但对平均动脉压和心率无明显影响。本品可使房室结功能和传导功能增强，故对伴有传导阻滞的患者较安全。

(2)药动学 静脉注射2分钟内起效，10分钟作用达高峰，消除半衰期为5～30分钟，作用持续1～1.5小时。蛋白结合率较低，为10%～20%。主要通过尿以原形及数种代谢物形式排泄。

【不良反应】 少数有轻微胃肠道反应，如食欲缺乏、恶心、呕吐等。亦可有心律失常，低血压等心血管反应。大剂量长期应用时可有血小板减少，常于用药后2～4周出现，但减量或停药后即好转。亦可有肝损害等。其他包括头痛、发热、胸痛、过敏反应等。

【禁忌证】 (1)有严重的主动脉或肺动脉瓣膜疾病患者、严重低血压、严重肾功能不全、室性心律失常及室上性心动过速者禁用。

(2) 美国FDA妊娠期药物安全性分级为肠道外给药C。

【注意事项】 (1)急性心肌梗死或其他急性缺血性心脏病者慎用。

(2)用药期间应监测血压、心率、心律。保持水、电解质平衡。

(3)应监测血小板计数和肝肾功能变化。

(4)哺乳妇女及儿童，使用时应慎重。

(5)合用强利尿药时，可使左室充盈压过度下降，需注意水、电解质平衡。

(6)静脉给药只限用于对其他治疗无效的心力衰竭。

【药物相互作用】 (1)与丙吡胺同用可导致血压过低，

(2)与硝酸异山梨酯合用有相加效应。

(3)本品有加强洋地黄的正性肌力作用，故应用期间不必停原用的洋地黄。

【给药说明】 (1)静脉注射液不能用含右旋糖酐或葡萄糖的溶液稀释，可用氯化钠注射液稀释成1～3 mg/ml。

(2)不能与呋塞米合并输注(产生沉淀)。

(3)长期口服由于副作用大，甚至可导致死亡率增加，口服制剂已不再应用。现只限用于对其他治疗无效的心力衰竭短期静脉制剂应用。

(4)应用本药期间不增加洋地黄的毒性，不增加心肌耗氧量，未见对缺血性心脏病增加心肌缺血的征象，故不必停用洋地黄、利尿药及血管扩张药。

【用法与用量】 静脉注射　成人　负荷量0.75 mg/kg，2～3分钟缓慢静脉注射，继之以每分钟5～10 μg/kg维持静脉滴注，单次剂量最大不超过2.5 mg/kg。每日最大量<10 mg/kg。疗程不超过2周。应用期间不增加洋地黄的毒性，不增加心肌耗氧量，未见对缺血性心脏病增加心肌缺血的征象，故不必停用洋地黄、利尿药及血管扩张药。

【儿科用法与用量】 (1)口服　一日2～4 mg/kg，分2～4次服。

(2)静脉注射、静脉滴注　首剂0.75 mg/kg(在2～3分钟内注完)；再以一分钟5～10 μg/kg的速度静脉滴注维持7～10日。

一日最大量≤10 mg/kg。

【儿科注意事项】 可有胃肠反应、血小板减少；婴幼儿慎用。

【制剂与规格】 氨力农注射液：10 ml∶50 mg。

注射用氨力农：(1)50 mg；(2)100 mg。

米力农[药典(二)，医保(乙)]

Milrinone

【适应证】 同氨力农。

【药理】 (1)药效学　本品为氨力农的同类物，作用机制与氨力农相同。兼有正性肌力作用和血管扩张作用，但其作用较强，为氨力农的10～30倍，耐受性较好，对动脉血压和心率无明显影响。米力农的心血管效应还与剂量有关，小剂量时主要表现为正性肌力作用，但当剂量加大，逐渐达到稳定状态的最大正性肌力效应时，其扩张血管作用也可随剂量的增加而逐渐增强。

(2)药动学　静脉给药5～15分钟生效，主要在肝脏代谢失活。代谢产物80%从尿中排泄。消除半衰期为2～3小时。蛋白结合率70%。

【不良反应】 较氨力农少见。少数有头痛、室性心律失常、无力、血小板计数减少等。过量时可有低血压、心动过速。

【禁忌证】 (1)对本品所含成分过敏、心肌梗死急性期、室性心律失常及室上性心动过速、严重主动脉瓣狭窄、梗阻性肥厚型心肌病患者禁用；严重低血压患者禁用。

(2)美国FDA妊娠期药物安全性分级为肠道外给药C。

【注意事项】 (1)低血压、心动过速者慎用。

(2)用药期间应监测心率、心律、血压，必要时调整剂量。

(3)不稳定型心绞痛患者慎用。合用强利尿药时，可使左室充盈压过度下降，且易引起水、电解质失衡。

(4)对房扑、房颤患者，因可增加房室传导作用导致心室率增快，宜先用洋地黄制剂控制心室率。

(5)肝、肾功能不全者慎用。

【药物相互作用】 参阅“氨力农”。

【给药说明】 (1)长期口服因不良反应，可导致远期死亡率升高，已不再应用。

(2)本品在溶媒中成盐速度较慢，需温热、振摇、待溶解完全后，方可稀释使用。静脉注射用氯化钠注射液稀释成1～3 mg/ml。

【用法与用量】 静脉注射　负荷量25～75 μg/kg，缓慢静脉注射，以后以每分钟0.25～1.0 μg/kg静脉滴注维持。每日最大剂量不超过1.13 mg/kg。疗程不超过2周。

【儿科用法与用量】 静脉滴注　25～50 μg/kg，以后以一分钟0.25～1.0 μg/kg维持，疗程不超过2周。

【儿科注意事项】 较氨力农少见。头痛，无力，室性心律失常，低血压，血小板减少。

【制剂与规格】 米力农注射液：5 ml∶5 mg。

盐酸多巴酚丁胺[药典(二)；医保(甲)]

Dobutamine Hydrochloride

【适应证】 ①器质性心脏病时心肌收缩力下降引起的心力衰竭，作为短期正性肌力支持治疗；②心脏直视手术后所致的低排血量综合征；③放射性核素心肌灌注显像及超声心动图药物负荷用药。

【药理】 (1)药效学　①对心肌产生正性肌力作用，主要作用于β_1受体，对β_2及α受体作用相对较小；②能直接激动心脏β_1受体以增强心肌收缩和增加搏出量，使心排血量增加；③可降低外周血管阻力(后负荷减少)，但收缩压和脉压一般保持不变，或仅因心排血量增加而有所增加；④能降低心室充盈压，促进房室结传导；⑤心肌收缩力有所增强，冠状动脉血流及心肌耗氧量常增加；⑥由于心排血量增加，肾血流量及尿量常增多；⑦本品与多巴胺不同，多巴酚丁胺并不间接通过内源性去甲肾上腺素的释放，而是直接作用于心脏。多巴酚丁胺增加心输出量的作用通常不伴随心率增加(偶有心动过速)，但心搏量通常增加。

(2)药动学　口服无效。静脉注射1～2分钟内起效，如缓慢静脉滴注可延长到10分钟，一般静脉注射后

10分钟作用达高峰，持续数分钟。表观分布容积为0.2L/kg。消除半衰期约为2分钟，在肝脏代谢成无活性的化合物。代谢物主要经肾脏和胆汁排出。

【不良反应】 (1)可有心悸、恶心、头痛、胸痛、气短等。如出现收缩压增加[多数增高1.33～2.67kPa(10～20 mmHg)，少数升高6.67kPa(50 mmHg)或更多]，心率增快(多数在原来基础上每分钟增加5～10次，少数可增加30次以上)者，与剂量有关，应减量或暂停用药。

(2)本品能促进房室传导。房颤或房扑患者用药后可能出现心室率增快，故用药前先用地高辛，以免发生快速心室率反应。

(3)本品可能会促进或加剧心室的异位活动，极少数情况下它会引发室性心动过速或室颤。约5%患者于给药过程中可诱发或加重室性异位搏动，减量可获迅速纠正。

(4)偶有皮疹、发热、嗜酸粒细胞增多以及支气管痉挛等过敏反应和静脉炎、血小板减少症的病例报道。

【注意事项】 (1)交叉过敏反应　对其他拟交感药过敏，可能对本品也敏感。

(2)对妊娠的影响　在动物应用未发生问题，但在妊娠期妇女中尚未进行足够的以及具有良好对照的研究，妊娠期妇女使用应权衡利弊。

(3)本品是否排入乳汁未定，哺乳妇女用药须谨慎，治疗期间应停止哺乳。

(4)本品在小儿应用缺乏研究。

(5)本品在老年人中研究尚未进行，但应用预期不受限制。

(6)梗阻性肥厚型心肌病不宜使用，以免加重梗阻。

(7)下列情况应慎用　①心房颤动，多巴酚丁胺能加快房室传导，心室率加速，如须用本品，应先给予洋地黄类药；②高血压可能加重；③严重的机械性梗阻，如重度主动脉瓣狭窄，多巴酚丁胺可能无效；④低血容量时应用本品可加重，故用前须先加以纠正；⑤室性心律失常可能加重；⑥心肌梗死后，使用大量本品可能使心肌氧需增加而加重缺血。

(8)用药期间应定时或连续监测心电图、血压、心排血量，必要或可能时监测肺嵌压。

(9)在连续输注时间延长时会发生对盐酸多巴酚丁胺的部分耐受，并且在72小时达到有统计学显著性差异的水平。在患有充血性心力衰竭的患者中，连续输注盐酸多巴酚丁胺72小时心排血量的反应相当于输注2小时末时的70%。这一现象可能是由于β肾上腺素能受体数量减少(下调)造成的。

(10)像其他β_2受体激动药一样，多巴酚丁胺能够使血清钾浓度产生轻度的下降，但极少达到低钾血症的水平。因此，应当考虑对血清钾予以监测。

(11)通常应逐渐减量，不应突然停药。

【药物相互作用】 (1)与全麻药尤其环丙烷或氟烷等同用，室性心律失常发生的可能性增加。

(2)与β受体拮抗药同用，可拮抗本品对β_1受体的作用，导致α受体作用占优势，外周血管的总阻力加大。

(3)与硝普钠同用，可导致心排血量微增，肺嵌压略降。

【给药说明】 (1)用药前应先补充血容量，纠正低血容量。药液的浓度随用量和患者所需液体量而定，但不应超过5 mg/ml。治疗时间和给药速度按患者的治疗效应而调整，可依据心率、血压、尿量以及是否出现异位搏动等情况。如有可能应测定中心静脉压、肺嵌压和心排血量。

(2)不得将盐酸多巴酚丁胺加入到含有5%碳酸氢钠或其他任何强碱性溶液中。由于可能存在物理上的不相容性，建议不要将其他药物与盐酸多巴酚丁胺混合在同一种溶液中。不得将盐酸多巴酚丁胺与其他药物或含有亚硫酸氢钠及乙醇的稀释液共同注射。

(3)配制好的静脉输注液必须在24小时内使用。

【用法与用量】 静脉滴注　成人　250 mg加入5%葡萄糖注射液250～500 ml中稀释后滴注，每分钟2.5～10 μg/kg。

用于药物负荷核素或超声心动图诊断心肌缺血时，静脉滴注开始剂量为每分钟5 μg/kg，逐级增加速度，每级共计每分钟5～10 μg/kg，每级持续3～5分钟，最大可达每分钟40 μg/kg。达到终止实验的指标时，药物负荷核素时由对侧手臂静脉注射心肌灌注显像药，注射后继续滴注多巴酚丁胺1分钟。

【儿科用法与用量】 持续静脉滴注　剂量2～20 μg/(kg·min)。配制方法参阅“多巴胺”，根据病情调节至所需的速度，一般从小剂量开始，视病情调整剂量。

【儿科注意事项】 可有心悸、恶心、头痛、胸痛、气短等，药液漏出血管外可引起局部缺血、坏死。

【制剂与规格】 盐酸多巴酚丁胺注射液：2 ml：20 mg。

奈西立肽

Nesiritide

【适应证】 适用于急、慢性心力衰竭。由于静脉使用，起效快，更适用于急性心力衰竭。当心力衰竭使用其他药物疗效不佳时，奈西立肽可能会起到较好的疗效。

【药理】（1）药效学　奈西立肽通过与利钠肽 A 型和 B 型受体结合，触发细胞内第二信使环鸟苷酸的激活，导致细胞内 Ca^{2+} 浓度降低，使平滑肌松弛，血管扩张，可使肺嵌压下降，改善血流动力学，减少水钠潴留，改善心力衰竭的临床症状和预后。其利钠、利尿作用通过以下方式实现：①舒张肾入球小动脉和收缩出球小动脉，增加肾小球滤过率，增加 Na^+ 向髓袢集合管转移；②对抗醛固酮和（或）血管紧张素Ⅱ作用，抑制集合管对 Na^+ 重吸收；③深部肾单位血流重新分配，使髓袢对 Na^+ 重吸收减少；④抑制血管升压素的分泌及其作用。其利尿的另一个特点是利钠的同时并不排钾。

（2）药动学　注入体内后 3～6 小时即可达到最大的血流动力学效应。静脉滴注或静脉推注药物，无首关代谢，分布 $t_{1/2}$ 为 2 分钟。其血浆浓度与所用剂量成正相关，在不到 90 分钟时间内达到稳定状态。在稳定状态下，它的平均分布容积为 0.19L/kg。稳态时，使用剂量由每分 0.01 μg/kg 增加至每分 0.03 μg/kg 时，血浆中的 B 型脑钠肽（B-type natriuretie peptide，BNP）可以升高到内源性基础水平的 3～6 倍。其代谢和清除有 3 种方式：①与利钠肽 C 型受体相结合，然后被分解；②被中性内肽酶所水解；③部分从肾脏排出。终末 $t_{1/2}$ 为 18 分钟。

【不良反应】　少而轻微。最明显的不良反应是剂量依赖性的低血压（11%～35%），其中大约 50%的患者会出现临床症状。常见不良反应为胸痛、低血压、恶心、腹痛、头痛。治疗后血浆肌酐会稍增高。

【注意事项】　用药期间须密切监测血压。对低血压、瓣膜狭窄、肥厚梗阻型心肌病、限制型心肌病、缩窄性心包炎、心包填塞等不宜使用。妊娠和哺乳期妇女慎用。

【给药说明】　奈西立肽的物理性质化学性质与下列可注射的药物不相容，包括肝素、胰岛素、依他尼酸钠、布美他尼、依那普利拉、肼屈嗪和呋塞米，这些药物不能与奈西立肽同时使用一个静脉通道。奈西立肽也不能与含有次亚硫酸氢钠作为防腐药的药物同时使用。

【用法与用量】　推荐使用剂量是首剂 1.5～2 μg/kg一次静脉推注，再以 0.0075～0.01 μg/(kg·min) 速度静脉滴注。可每 3 小时增加每分 0.005 μg/kg，最多不超过每分 0.03 μg/kg。初始剂量不建议超过推荐剂量，以免造成血压过低或肾功能损害。一般静脉滴注时间不超过 48 小时。

【制剂与规格】　注射用重组人脑利钠肽：0.5 mg（5000 U）。

左西孟旦[医保(乙)]

Levosimendan

【适应证】　适用于传统治疗（利尿剂、血管紧张素转换酶抑制剂和洋地黄类）疗效不佳，并且需要增加心肌收缩力的急性失代偿心力衰竭（ADHF）的短期治疗。

【药理】（1）药效学　本品是钙增敏剂，以钙离子浓度依赖的方式与心肌肌钙蛋白 C 结合而产生正性肌力作用，增强心肌收缩力，但不影响心室舒张；同时本品可通过使 ATP 敏感的 K^+ 通道（KATP）开放而产生血管舒张作用，使得冠状动脉阻力血管和静脉容量血管舒张，从而改善冠脉的血流供应，另外它还可以抑制磷酸二酯酶Ⅲ。在心衰患者中，左西孟旦的正性肌力和扩血管作用可以使心肌收缩力增强，降低前后负荷，而不影响其舒张功能。

（2）药动学　其药代动力学在治疗的剂量范围（每分 0.05～0.2 μg/kg）内呈线性关系。分布容积（V_{ss}）大约为 0.2L/kg。97%～98%的左西孟旦与血浆蛋白结合，主要是白蛋白。活性代谢产物 OR-1896 的蛋白结合率为 40%。它可以完全代谢，以原形从尿和粪便中排泄的药物的数量几可忽略不计。主要通过与环化或 *N*-乙酰化的半胱氨酰甘氨酸和半胱氨酸结合而代谢。大约有 5%在肠道通过还原成为氨基哒嗪酮（OR-1855），其在再吸收后通过 *N*-乙酰基转移酶代谢成为活性代谢产物 OR-1896。乙酰化水平由遗传决定。快速乙酰化者的活性代谢物 OR-1896 的浓度稍微高于慢乙酰化者，但对于推荐剂量范围的临床药效没有影响。体外研究显示，它具有中度的 CYP2D6 抑制作用，但在推荐的使用剂量时及其代谢产物对 CYP1A1、CYP1A2、CYP2A6、CYP2C9、CYP2C19、CYP2E1、CYP3A4 不具有抑制作用。药物排泄的清除率为每分 3.0 ml/kg，半衰期大约为 1 小时。54%自尿中排泄，44%自粪便排泄，大于 95%的药物在 1 周内可以被排泄。形成的循环的代谢物为 OR-1855 和 OR-1896，它们排泄得比较慢。在停止注射后大约 2 天，可以达到血浆峰浓度。代谢物的半衰期为大约 75～80 小时。活性代谢物 OR-1896 的排除情况还不能完全确定。

【不良反应】　最常见的是头痛、低血压和室性心动过速，常见的有低钾血症、失眠、头晕、心动过速、室性早搏、心衰、心肌缺血、恶心、便秘、腹泻、呕吐、血红蛋白减少。

【注意事项】 (1)其初期的血液动力学效应可能引起心收缩压和舒张压的降低,因此,对于基础收缩压或舒张压较低的患者,或存有低血压风险的患者应谨慎使用,推荐使用较保守的剂量范围,应根据患者的自身状况和反应来调整剂量和用药时间。

(2)左西孟旦用药前应纠正严重的血容量减少症状,如果出现血压或心率过度变化,应降低输注速率或停止输注。

(3)本品血流动力学效应确切的持续时间尚未确定,一般持续 7～10 天。部分归因于活性代谢物的存在,其在停止输注后 48 小时达到最大血药浓度。输注结束后,无创监测至少应持续 4～5 天,监测应持续到血压降到最低值并开始升高。如果出现血压持续下降的迹象则需监测 5 天以上,如果患者的临床症状稳定,监测期可少于 5 天。轻中度肾功能损伤和肝功能损伤患者需要延长监测期。

(4)由于肾功能损伤患者体内活性代谢物消除的数据有限,因此在用于有轻、中度肾功能损伤的患者时要特别谨慎,肾功能损伤可能会导致活性代谢物浓度增加,从而引起更明显、更持久的血流动力学效应。严重肾功能损伤(肌酐酸清除率＜30 ml/min)患者禁止使用本品。用于轻中度肝功能损伤的患者时要特别谨慎,肝功能损伤可能导致活性代谢物暴露时间延长,从而引起更明显、更持久的血流动力学效应。严重肝功能损伤患者禁止使用本品。

(5)本品可能会引起血钾浓度的降低,因此在用药前应纠正患者的血钾浓度异常且在治疗中应监测血钾浓度。同其他治疗心衰药物同时应用时,输注左西孟旦可能会引起血红蛋白和红细胞压积降低,因此缺血性心脏病合并贫血的患者应谨慎使用。

(6)心动过速、心房颤动、或致命性心律失常的患者应谨慎使用本品。

(7)重复使用本品的经验有限;左西孟旦与其他心血管活性药物包括血管收缩剂(地高辛除外)共同使用的经验有限。应对患者进行获益风险评价后确定用药方案。

(8)对于冠状动脉缺血发病期、任何原因的长 QTc 间期患者,或同时使用延长 QTc 间期药物者,应谨慎使用本品,并应进行心电图监测。

(9)左西孟旦用于心源性休克的研究尚未进行。没有以下疾病使用本品的信息:限制型心肌病、肥厚型心肌病、严重二尖瓣关闭不全、心肌破裂、心脏压塞、右心室梗死和 3 个月内有潜在致命性心律失常的患者。

(10)由于用于儿童和 18 岁以下青少年的经验非常有限,因此,本品不能用于儿童。

(11)本品用于术后心衰、待进行心脏移植的严重心衰患者的经验较少。

【药物相互作用】 由于左西孟旦有引起低血压的风险,与其他血管活性药物同时输注时应谨慎。健康志愿者同时使用左西孟旦与单硝酸异山梨酯时发生体位性低血压的反应明显增强。

【用法与用量】 本品仅用于住院患者,使用时应当有适当的医疗监测设备并且具有使用正性肌力药物的经验。本品在给药前需稀释。本品仅用于静脉输注,可通过外周或中央静脉输注给药。治疗剂量和持续时间应根据患者的一般情况和临床表现进行调整。

治疗的初始负荷剂量为 6～12 μg/kg,时间应大于 10 分钟,之后应持续静脉输注每分钟 0.1 μg/kg。对于同时应用血管扩张剂或/和正性肌力药物的患者,治疗初期的推荐负荷剂量为 6 μg/kg。较高的负荷剂量会产生较强的血液动力学效应,并可能导致不良反应发生率短暂升高。在负荷剂量给药时以及持续给药开始 30～60 分钟内,密切观察患者的反应,如反应过度(低血压、心动过速),应将输注速率减至每分 0.05 μg/kg 或停止给药。如初始剂量耐受性好且需要增强血液动力学效应,则输注速率可增至每分 0.2 μg/kg。

对处于急性失代偿期的严重慢性心衰患者,持续给药时间通常为 24 小时。在左西孟旦停药后,未发现有耐药和反弹现象。血液动力学效应至少可持续 24 小时,停药后,此效应可能持续 9 天。

稀释后的左西孟旦输液单独输注。输液配制后应在 24 小时内使用。

0.025 mg/ml 输液的配制方法:将 5 ml 左西孟旦注射液与 500 ml5％葡萄糖注射液混合。

0.05 mg/ml 输液的配制方法:将 10 ml 左西孟旦注射液与 500 ml5％葡萄糖注射液混合。

【制剂与规格】 左西孟旦注射液:5 ml∶12.5 mg。

第二节 血管活性药

人体组织器官的血液灌注取决于三个重要因素:血容量、血管阻力和血压。休克时由于上述三个因素的变化而造成组织灌注不足。在休克的治疗中,用血管活性药物调整血管阻力占重要地位。按药物对血管的最后作用可以分为血管收缩药和血管扩张药两大类。血管收缩药习称升压药,以兴奋 α 受体为其主要作用,包括去甲肾上腺素、间羟胺、苯福林、甲氧明、美芬丁胺；其中去甲肾上腺素、间羟胺、美芬丁胺还兼有轻微的 β_1 受体激动作用。目前比较常用的是间羟胺、苯福林和去甲肾上腺素，去甲肾上腺素作用强烈而短暂，间羟胺作用缓和而持久。血管收缩药主要用于小动脉扩张的低阻抗休克如神经源性休克、过敏性休克，也以较小剂量用于心源性休克，至于感染性休克和低血容量性休克则仅在来不及补足血容量时短期应用，以维持一定的动脉压，保证心脑血液灌注。应用血管收缩药的临床指征为皮肤温暖、无发绀、尿量中等，或血管扩张药无效者。用时以能维持血压而无末梢血管痉挛为宜，过量应用可能加重微循环障碍。血管扩张药包括多巴胺受体活性药、β受体激动药和 α 受体拮抗药。多巴胺受体活性药主要是多巴胺和多巴酚丁胺。多巴胺在小、中剂量时以其收缩皮肤黏膜血管而选择性扩张脑、肾、冠状血管为其优点，兼有心脏 β 受体激动作用，大剂量时则显示 α 受体激动作用。而多巴酚丁胺则以心脏正性肌力作用为主，宜用于心源性休克。β 受体激动药主要指异丙肾上腺素，扩张血管、激动心脏 β 受体，但使心率加速。肾上腺素同时具有激动 α 受体和 β 受体的作用，因此除了休克的治疗外，目前广泛应用于心肺复苏，但其疗效证据一直有争议。α 受体拮抗药包括酚妥拉明、酚苄明和妥拉唑林。由于本类药物目前主要用于高血压领域，故不再列入血管活性药介绍。除上述各种血管扩张药外，阿托品及莨菪碱类也用于治疗感染性休克，主要作用为解除小血管痉挛。

盐酸肾上腺素[药典(二)；基；医保(甲)]

Adrenaline Hydrochloride

(Epinephrine Hydrochloride)

【适应证】　①支气管痉挛所致严重呼吸困难。②缓解药物等引起的过敏性休克。③加入局麻药液延长浸润麻醉用药的作用时间。④各种原因引起的心脏骤停进行心肺复苏时使用。⑤休克的治疗中，可作为二线升压药使用。

【药理】　(1)药效学　本品是一种直接作用于肾上腺素 α、β 受体的拟交感胺类药。能抗低血糖。通过作用于 β 肾上腺素受体，增加肝脏及其他组织的糖原分解。通过作用于 α 肾上腺素受体，抑制胰腺对胰岛素的释放，减少周围组织对葡萄糖的摄取，因而升高血糖水平。本品的效应包括：①扩张支气管。通过作用于 β_2 肾上腺素受体以松弛支气管平滑肌，解除支气管痉挛；通过作用于 α 肾上腺素受体使支气管动脉收缩，消除充血水肿，改善通气量；抑制抗原所引起的组胺释放，直接对抗组胺导致的支气管收缩、血管扩张及水肿。②激动心脏，作用于心脏 β_1 肾上腺素受体，使心率增快，心肌收缩力加强。③升高血压，小剂量肾上腺素通过兴奋心脏使心排血量增加，造成收缩压中度升高，同时作用于骨骼肌血管床的 β_2 肾上腺素受体，使血管扩张，降低周围血管阻力而减低舒张压；较大剂量时作用于骨骼肌血管床 α 肾上腺素能受体使血管收缩，增加外周血管阻力，使收缩压及舒张压均升高。④收缩局部血管，作用于皮肤、黏膜、结合膜以及内脏的 α 肾上腺素受体，使血管收缩。此外，加至局麻药液中或外用，可延缓麻醉药的吸收，从而延长作用时间，并有止血作用。

(2)药动学　局部应用于黏膜表面，因血管剧烈收缩，吸收很少；皮下注射因局部血管收缩吸收较慢，约 6～15分钟后起效，持续作用 1～2 小时；肌内注射吸收快而完全，持续作用 80 分钟左右。在交感神经末梢、肝和其他组织被降解成无活性的物质。经肾排泄，极小量以原形排出。

【不良反应】　(1)胸痛、心律失常为较少见的反应，但出现时即须引起注意，多见于给予大剂量时。

(2)以下反应持续存在时须引起注意　头痛、焦虑不安、烦躁、失眠、面色苍白、恐惧，震颤、眩晕、多汗、心跳异常增快或沉重感。

【禁忌证】　美国 FDA 妊娠期药物安全性分级为鼻腔、眼部、肠道外给药 C。

【注意事项】　(1)交叉过敏反应　对其他拟交感胺类药，如麻黄碱、异丙肾上腺素、去甲肾上腺素、苯肾上腺素等过敏者，对本品也可能过敏。

(2)本品可通过胎盘屏障，致胎儿缺氧。动物研究显示所给剂量比人类的最大剂量高 25 倍时，有致畸作用。因本品能松弛子宫平滑肌，延长第二产程，大剂量时减弱宫缩，故分娩时不主张应用。剖宫产麻醉过程中用本品维持血压，可加速胎儿心跳，当母体血压超过 17.3/10.7kPa(130/80 mmHg)时不宜用。

(3)小儿给药须小心，曾有报道在哮喘小儿中应用时发生昏厥。

(4)老年人对拟交感神经药的作用敏感，宜慎用。

(5)对诊断的干扰　应用本品时可能升高血糖和血清乳酸水平。

(6)下列情况应慎用　①器质性脑损害；②心脑血管病，包括冠心病、心律失常、心脏扩大、脑血管硬化、各种器质性心脏病；③糖尿病；④青光眼；⑤高血压；⑥甲亢；⑦帕金森病，可使僵硬与震颤暂时性加重；⑧吩噻嗪类引起的低血压，因本品的使用导致血压进一步下降；⑨精神、神经疾患的症状恶化；⑩心外伤性或出血性休克时，用本品无益。

(7)应用本品时必须密切注意血压、心率与心律变化，多次应用时还须测血糖变化。

(8)逾量的征象 焦虑不安、皮肤潮红、胸痛、寒战、发热、抽搐、血压变化，心律失常、恶心、呕吐、皮肤苍白、寒冷等。

【药物相互作用】 (1)与α受体拮抗药，如吩噻嗪、酚妥拉明、酚苄明和妥拉唑林以及各种血管扩张药等合用时，可对抗本品的加压作用。

(2)与全麻药如三氯甲烷、环丙烷、氟烷等同用，可使心肌对拟交感胺类药反应更敏感，有发生严重室性心律失常的危险，必须同用时本品用量须减小；用于指(趾)部位做局麻时，药液中不宜加用肾上腺素，以免肢端组织血供不足导致坏死。

(3)与洋地黄类合用可导致心律失常，因洋地黄类可使心肌对肾上腺素的反应更敏感。

(4)与麦角胺、麦角新碱或缩宫素合用，可加剧血管收缩，导致严重高血压或外围组织缺血。

(5)与胍乙啶合用时，胍乙啶的降压作用减弱，而肾上腺素的效应增强，导致高血压及心动过速。

(6)与降糖药合用，可使降糖效应减弱。

(7)与β受体拮抗药如普萘洛尔合用，两者的疗效相互抵消，β受体拮抗后α受体作用明显，可有高血压与心动过缓，β受体拮抗药还能拮抗本品的支气管扩张作用，增强肾上腺素收缩血管的作用，必须合用时须慎重。

(8)与三环类抗抑郁药合用可加强肾上腺素对心血管的作用，产生心律失常、高血压或心动过速。

(9)与其他拟交感胺类药合用，两者的心血管作用加剧，容易出现不良反应。

(10)与硝酸酯类药合用，本品升压作用被抵消，可发生低血压，硝酸酯类药的抗心绞痛效应也减弱。

(11)与碱性药物同时输注时可减低本药的活性。

【给药说明】 (1)长期或逾量使用可产生耐药性，停药数天再给，效应可恢复。

(2)用1∶1000(1 mg/ml)浓度的肾上腺素注射液，做心内或静脉注射前必须稀释；不推荐动脉内注射，后者可引起明显剧烈的血管收缩，导致组织坏死。

(3)反复在固定部位注药可导致组织坏死，注射部位必须轮换。

(4)用于过敏性休克时，由于其血管的渗透性增加，有效血容量不足，必须同时补充血容量。

【用法与用量】 成人 ①用于抗过敏时，首先皮下或肌内注射0.2～0.5 mg，必要时可每隔10～15分钟重复给药1次，用量可逐渐增加至一次1 mg；过敏性休克时，初量为0.5 mg，皮下或肌内注射，随后0.025～0.05 mg静脉注射，如需要可每隔5～15分钟重复给药1次。②治疗支气管痉挛，初量0.2～0.5 mg，皮下注射，必要时可每隔20分钟～4小时重复1次，逐渐增量至一次1 mg。③用于心跳骤停，稀释后心内注射或静脉注射，一次1 mg，必要时可每隔5分钟重复1次。④作为血管收缩药用于麻醉期间，肾上腺素在局麻药液中浓度，蛛网膜下隙阻滞时宜偏高(1∶10000)，总量以0.3 mg为度；浸润局麻时宜偏低(1∶100000或1∶200000)，总量不得超过1 mg。

【儿科用法与用量】 (1)用于心肺复苏：静脉给药浓度1∶10000，每次0.1 ml/kg(0.01 mg/kg)。气管插管内给药：浓度1∶1000，每次0.1 ml/kg(0.1 mg/kg)。无效时可每3～5分钟重复使用。

(2)用于抗休克：持续静脉滴注 0.1～1 μg/(kg·min)。配制方法：所需剂量(mg)＝体重×0.6，加入0.9%氯化钠注射液至100 ml，用微量注射泵控制输入速度，1 ml/h相当于0.1 μg/(kg·min)，根据病情调节至所需的速度。

(3)抗过敏性休克：即刻肌内注射。剂量：＞12岁，0.5 mg；6～12岁，0.3 mg；＜6岁，0.15 mg。

【儿科注意事项】 (1)抗支气管痉挛：见平喘药。

(2)药液漏出血管外可引起局部缺血、坏死。

【制剂与规格】 盐酸肾上腺素注射液 (1)0.5 ml∶0.5 mg；(2)1 ml∶1 mg。

重酒石酸去甲肾上腺素[药典(二)；基；医保(甲)]

Noradrenaline Bitartrate

【适应证】 ①急性心肌梗死、体外循环等引起的低血压；②血容量不足所致的休克、低血压或嗜铬细胞瘤切除术后的低血压，本品作为急救时补充血容量的辅助治疗，以使血压回升，暂时维持脑与冠状动脉灌注，直到补充血容量治疗发生作用；③椎管内阻滞时的低血压及心跳骤停复苏后血压维持。

【药理】 (1)药效学 本品为儿茶酚胺类药，是强烈的α受体激动药，同时也激动β_1受体。通过α受体的激动，可引起血管极度收缩，血管收缩的范围很广，以皮肤、黏膜血管、肾小球为最明显，其次为脑、肝、肠系膜、骨骼肌等，使血压升高，冠状动脉血流增加。α受体激动的心脏方面表现主要是心肌收缩力增强，心率加快，心排血量增高。升压过高可引起反射性心率减慢，同时外周总阻力增加，因而心排血量反可有所下降。通过 β_1 受体的激动，使心肌收缩加强，心排出量增加。用量每分 0.4 μg/kg 时，β受体激动为主；逾量或持久使用，可使毛细血管收缩，体液外漏而致血容量减少。

（2）药动学　静脉给药后起效迅速，停止滴注后作用时效维持1～2分钟。主要在肝内代谢，一部分在各组织内，依靠儿茶酚氧位甲基转换酶（COMT）和单胺氧化酶作用，转为无活性的代谢产物。经肾排泄，绝大部分为代谢产物，仅微量以原形排泄。

【不良反应】（1）本品强烈的血管收缩足以使生命器官血流减少，肾血流锐减后尿量减少，组织血供不足导致缺氧和酸中毒；持久或大量使用时，可使回心血流量减少，外周血管阻力增高，心排血量减少，后果严重。

（2）应重视的反应包括静脉输注时沿静脉径路皮肤变白，注射局部皮肤脱落，皮肤发绀，皮肤发红，严重眩晕，上列反应虽属少见，但后果严重。

（3）个别患者因过敏而有皮疹、面部水肿。

（4）在缺氧、电解质平衡失调、器质性心脏病患者中或逾量时，可出现心律失常；血压升高后可出现反射性心率减慢。

（5）以下反应如持续出现须加注意：焦虑不安、眩晕、头痛、苍白、心跳重感、失眠等。

（6）逾量时可出现严重头痛及高血压、心率缓慢、呕吐甚至抽搐。

【禁忌证】（1）可卡因中毒及心动过速者禁用。

（2）美国FDA妊娠期药物安全性分级为肠道外给药C。

【注意事项】（1）交叉过敏反应　对其他拟交感胺类药不能耐受者，对本品也不能耐受。

（2）本品易通过胎盘，使子宫血管收缩，血流减少，导致胎儿缺氧，妊娠期妇女应用本品必须权衡利弊。

（3）老年人长期或大量使用，可使心排血量减低。

（4）药液外漏可引起局部组织坏死。

（5）下列情况应慎用　①缺氧，此时用本品易致心律失常，如室性心动过速或心室颤动；②闭塞性血管病，如动脉硬化、糖尿病、闭塞性脉管炎等，可进一步加重血管闭塞，一般静脉注射不宜选用小腿以下静脉；③血栓形成，无论内脏或周围组织，均可促使血供减少，缺血加重，扩展梗死范围。

（6）应用中必须监测　①动脉压，开始每2～3分钟一次，血压稳定后改为每5分钟一次；一般患者用间接法测血压，危重患者直接动脉内插管测压；②必要时按需测中心静脉压、肺动脉舒张压、肺毛细血管嵌压；③尿量；④心电图，注意心律失常。

【药物相互作用】（1）与全麻药如三氯甲烷、环丙烷、氟烷等同用，可使心肌对拟交感胺类药反应更敏感，容易发生室性心律失常，不宜同用，必须同用时减量给药。

（2）与β受体拮抗药同用，各自的疗效降低，β受体拮抗后α受体作用突出，可发生高血压，心动过缓。

（3）与降压药同用，降压效应被抵消或减弱，与甲基多巴同用还使本品加压作用增强。

（4）与洋地黄类同用，易致心律失常，须严密注意心电监测。

（5）与其他拟交感胺类同用时，心血管作用增强。

（6）与麦角制药如麦角胺、麦角新碱或缩宫素同用，促使血管收缩作用加强，引起严重高血压，外周血管的血容量锐减。

（7）与三环类抗抑郁药合用，由于抑制组织吸收本品或增强肾上腺素受体的敏感性，可增强本品的心血管作用，引起心律失常、心动过速、高血压或高热，如必须合用，则开始本品用量须小，并严密监测。

（8）与甲状腺激素同用使二者作用均增强。

（9）与妥拉唑林同用可引起血压下降，继以血压过度反跳上升，故妥拉唑林逾量时不宜用本品。

【给药说明】（1）低血压伴低血容量时，应在补足血容量后才用本品，但在紧急状况下可先用或同用，以提高血压、防止脑和冠状动脉血供不足。

（2）如与全血或血浆同用，须分开输注，或用Y形管连接两个容器输注。

（3）本品宜以5%葡萄糖注射液或5%葡萄糖氯化钠注射液而不宜以氯化钠注射液稀释。

（4）须静脉滴注给药，不宜皮下或肌内注射；滴注部位最好在前臂静脉或股静脉，而不用小腿以下静脉；滴速应精确，按需调整。

（5）尽量不长期滴注本品，如确属必须，应定期更换滴注部位；如出现滴注静脉沿途皮肤苍白即应更换滴注部位。

（6）停药应逐渐减慢滴速，骤停滴注常致血压突然下降，如减量后收缩压在70～80 mmHg以下须继续用。

（7）如发生药液外漏，应在外漏处迅速用5～10 mg酚妥拉明以氯化钠注射液稀释至10～15 ml作局部浸润注射，12小时内可能有效；为防止组织进一步损伤，可在含本品的输液每1000 ml中加入酚妥拉明5～10 mg，后者不致减弱本品的加压作用。

（8）逾量时应立即停用本品，适当补充液体及电解质，血压过高者给予 α 受体拮抗药，如酚妥拉明 5～10 mg静脉注射。

【用法与用量】 用5%葡萄糖注射液或葡萄糖氯化钠注射液稀释后静脉滴注 成人 开始以 8～12 μg/min 速度滴注，调整滴速以达到血压升至理想水平；维持量为 2～4 μg/min。在必要时可超越上述的剂量，但须注意保持或补足血容量。

【儿科用法与用量】 持续静脉滴注 剂量 0.1～2 μg/(kg・min)。配制方法同"肾上腺素"，用微量注射泵控制输入速度，根据病情调节至所需的速度。

【儿科注意事项】 药液漏出血管外可引起局部缺血、坏死。

【制剂与规格】 重酒石酸去甲肾上腺素注射液：(1)1 ml：2 mg；(2)1 ml：5 mg；(3)2 ml：10 mg。

盐酸去氧肾上腺素[药典(二)；医保(乙)]

Phenylephrine Hydrochloride

【适应证】 ①休克及麻醉时维持血压；②室上性心动过速。

【药理】 (1)药效学 本品为直接作用于受体的拟交感胺药，但有时也间接通过促进去甲肾上腺素自贮存部位释放而生效。激动 α 受体(尤其皮肤、黏膜和内脏等处)引起血管收缩，外周阻力增加，终致收缩压和舒张压俱升。随血压升高，激发迷走神经反射而致心率减慢，减慢交界区的前向传导，由此可治疗室上性心动过速。本品收缩血管的作用比肾上腺素或麻黄碱为长，在治疗剂量，很少引起中枢神经系统兴奋，本品使肾、内脏、皮肤及肢体血流减少，但冠状动脉血流增加。

(2)药动学 在胃肠道和肝脏内被单胺氧化酶降解，不宜口服。皮下注射，升压作用 10～15 分钟起效，持续 50～60 分钟；肌内注射一般也是 10～15 分钟起效，持续 30～120 分钟；静脉注射立即起效，持续 15～20 分钟。

【不良反应】 (1)胸部不适或疼痛、眩晕、易激动、震颤、呼吸困难、虚弱等，一般少见，但持续存在时须注意。

(2)持续头痛以及异常心率缓慢，呕吐，头胀或手足麻刺痛感，提示血压过高或逾量，调整用药量；反射性心动过缓可用阿托品纠正，其他逾量表现可用 α 受体拮抗药如酚妥拉明治疗。

(3)静脉注射给药治疗阵发性心动过速时常出现心率快或不规则，提示过量。

【禁忌证】 近2周内用过单胺氧化酶抑制剂者。

【注意事项】 (1)交叉过敏反应 对其他拟交感胺如苯丙胺、麻黄碱、肾上腺素、异丙肾上腺素、去甲肾上腺素、奥西那林(orciprenaline)、间羟异丙肾上腺素过敏者，可能对本品也异常敏感。

(2)妊娠晚期或分娩期间使用，可使子宫的收缩增强，血流量减少，引起胎儿缺氧和心动过缓。

(3)老年人慎用，以免引起严重的心动过缓或(和)心排血量降低。

(4)下列情况慎用 严重动脉粥样硬化、心动过缓、高血压、甲状腺功能亢进、糖尿病、心肌病、心脏传导阻滞、室性心动过速、周围或肠系膜动脉血栓形成等患者。

(5)本品不能替代血容量补充，治疗休克或低血压时须及早补充血容量。

(6)酸中毒或缺氧时本品疗效减弱。

(7)治疗期间除应经常测量血压外，须根据不同情况作其他必要的检查和监测。

【药物相互作用】 (1)先用 α 受体拮抗药，如吩噻嗪类、酚妥拉明、酚苄明或妥拉唑林等后再用本品时，可减弱本品的升压作用。

(2)全麻药(尤其环丙烷或卤代碳氢化合物)与本品同用，易引起室性心律失常；也不宜将本品加入局麻药液中用于指(趾)末端，以避免末梢血管极度收缩，引起组织坏死溃烂。

(3)与硝酸酯类同用时可使本品的升压作用与硝酸酯类的抗心绞痛作用均减弱。

(4)与降压药同用可使降压作用减弱。

(5)与胍乙啶同用，可降低胍乙啶的作用，并增加本品的升压作用。

(6)与单胺氧化酶抑制药同用，本品的升压作用增强，在使用单胺氧化酶抑制药后14天内禁用本品。

(7)与催产药同用，可引起严重的高血压。

(8)与拟交感神经药同用，可使这类药潜在的不良反应容易显现。

(9)与三环类抗抑郁药同用，本品的升压作用增强。

(10)与甲状腺激素同用使二者作用均增强。

【给药说明】 (1)静脉注射前应先用灭菌注射用水稀释到 1 mg/ml。静脉注射不得有外溢。皮下注射可引起组织坏死或溃烂。

(2)α 受体拮抗药如酚妥拉明能拮抗本品的全身和局部的作用，为防止外溢后组织坏死，可用 5～10 mg 酚妥拉明用 0.9%氯化钠注射液稀释至 10～15 ml 局部浸润注射。

【用法与用量】 成人 ①轻或中度低血压 肌内

注射　2～5 mg，再次给药间隔不短于10～15分钟。静脉注射　一次0.2 mg，按需每隔10～15分钟可给药1次。②严重低血压和休克（包括与药物有关的低血压），可静脉滴注给药，5%葡萄糖注射液或氯化钠注射液每500 ml中加本品10 mg（1∶50000浓度），开始时滴速为每分钟100～180滴，血压稳定后递减至每分钟40～60滴，必要时浓度可加倍，滴速则根据血压而调节。③阵发性室上性心动过速，初始剂量静脉注射0.5 mg，20～30秒钟注入，以后用量递增，每次加药量不要超过0.1～0.2 mg，一次量以1 mg为限。④为了预防蛛网膜下隙阻滞期间低血压，可在阻滞前3～4分钟肌内注射本品2～3 mg。⑤瞳孔检查：用2%～5%溶液滴眼。

【儿科用法与用量】　皮下注射、肌内注射　一次0.1～0.25 mg/kg，1～2小时1次。

【儿科注意事项】　(1)胸部不适或疼痛、眩晕、震颤、呼吸困难、虚弱等。

(2)高血压、冠状动脉硬化、甲亢、糖尿病、心肌梗死者禁用，近2周内用过单胺氧化酶抑制药者禁用。

【制剂与规格】　盐酸去氧肾上腺素注射液：1 ml∶10 mg。

重酒石酸间羟胺[药典(二)；基；医保(甲)]

Metaraminol Bitartrate

【适应证】　①防治椎管内阻滞麻醉时发生的急性低血压；②因出血、药物过敏、手术并发症及脑外伤或脑肿瘤合并休克而发生的低血压的辅助性对症治疗；③心源性休克或败血症所致的低血压。

【药理】　(1)药效学　本品主要直接激动α肾上腺素受体而起作用，亦可间接地促使去甲肾上腺素自其贮存囊泡释放，对心脏的β_1受体也有激动作用。由于血管收缩，收缩压和舒张压均升高，通过迷走神经反射使心率相应地减慢，对心排血量影响不大。

(2)药动学　肌内注射约10分钟起效，皮下注射5～20分钟起效，作用持续约1小时；静脉注射1～2分钟起效，作用持续20分钟。主要在肝内代谢，代谢物大多数经胆汁和尿液排出，尿液酸化可增加以原形自肾排泄。

【不良反应】　(1)心律失常。

(2)升压反应过快过猛可致急性肺水肿、心律失常、心搏停止。

【禁忌证】　(1)用氯烷、氟烷、环丙烷进行全身麻醉者；2周内曾用过单胺氧化酶抑制药者。

(2)美国FDA妊娠期药物安全性分级为肠道外给药C。

【注意事项】　(1)逾量的表现为抽搐、严重高血压、严重心律失常，此时应立即停药观察，血压过高者可用5～10 mg酚妥拉明静脉注射，必要时可重复。

(2)静脉注射时药液外溢，可引起局部血管严重收缩，导致组织坏死腐烂或红肿硬结形成脓肿。

(3)长期使用骤然停药时可能发生低血压。

【药物相互作用】　(1)与环丙烷、氟烷或其他卤化烃类麻醉药合用，易致心律失常。

(2)与单胺氧化酶抑制药并用，使升压作用增强，引起严重高血压。

(3)与洋地黄或其他拟肾上腺素药并用，可致异位心律。

【给药说明】　(1)本品不能代替补充血容量，血容量不足时应先行纠正，然后应用本品。

(2)给药途径以静脉注射为宜，静脉注射的部位以选用较粗大的静脉为宜，四肢小静脉应避免使用，尤其是周围血管病、糖尿病或高凝状态的患者。

(3)临用前应先以0.9%氯化钠注射液或5%葡萄糖注射液稀释。配制后应于24小时内用完，滴注液中不得加入其他难溶于酸性溶液有配伍禁忌的药物。

(4)静脉注射或静脉滴注应避免外溢，一旦发生可用5～10 mg酚妥拉明稀释于10～15 ml氯化钠注射液做局部浸润注射。

(5)肌内注射或皮下注射的部位也应慎重选择，血液循环不佳的部位应避开。

(6)长期使用可产生蓄积作用，以致停药后血压仍偏高。

(7)停药须逐渐减量，骤然停用，低血压可再度出现。

【用法与用量】　成人　(1)肌内或皮下注射　2～10 mg（以间羟胺计，以下同），由于最大效应不是立即显现，在重复用药前对初量效应至少要观察10分钟。

(2)静脉注射　初量用0.5～5 mg，继而静脉滴注，用于重症休克。

(3)静脉滴注　将间羟胺15～100 mg加入0.9%氯化钠注射液或5%葡萄糖注射液500 ml内，调节滴速以维持理想的血压。成人极量一次100 mg（每分钟0.3～0.4 mg）。

【儿科用法与用量】　(1)肌内或皮下注射　按体重0.1 mg/kg，用于严重休克。

(2)静脉滴注　按体重0.4 mg/kg或按体表面积12 mg/m^2，用氯化钠注射液稀释至每25 ml中含间羟胺1 mg的溶液，滴速以维持理想的血压为度。

【制剂与规格】 重酒石酸间羟胺注射液：(1)1 ml：10 mg 间羟胺(相当于重酒石酸间羟胺 19 mg)；(2)5 ml：50 mg 间羟胺(相当于重酒石酸间羟胺 95 mg)。

盐酸多巴胺[药典(二)；医保(甲)]

Dopamine Hydrochloride

【适应证】 ①心肌梗死、创伤、内毒素败血症、心脏手术、肾功能衰竭、充血性心力衰竭等引起的休克综合征；补充血容量效果不佳的休克，尤其有少尿及周围血管阻力正常或较低的休克。②洋地黄及利尿药无效的心功能不全。

【药理】 (1)药效学 ①激动交感神经系统肾上腺素受体和位于肾、肠系膜、冠状动脉、脑动脉的多巴胺受体，效应与药量相关；②小剂量时(每分钟 0.5～2 μg/kg)主要作用于多巴胺受体，使肾及肠系膜血管扩张，肾血流量及肾小球滤过率增加，尿量及钠排泄量增加；③小到中等剂量时(每分钟 2～10 μg/kg)，能直接激动 β_1 受体以及间接促使去甲肾上腺素自贮藏部位释放，对心肌产生正性应力作用，使心肌收缩力及心搏出量增加，最终使心排血量加大，收缩压升高，脉压可能增大，舒张压无变化或有轻度升高，外周总阻力常无改变，冠脉血流及心肌氧耗改善；④大剂量时(每分钟按体重大于 10 μg/kg)激动 α 受体，导致周围血管阻力增加，肾血管收缩，肾血流量及尿量反而减少。由于心排血量及周围血管阻力增加，致使收缩压及舒张压均增高。

(2)药动学 静脉滴入后在体内分布广泛，不易通过血-脑屏障。静脉注射 5 分钟内起效，持续 5～10 分钟，作用时间的长短与用量不相关。在体内很快通过单胺氧化酶及儿茶酚氧位甲基转移酶(COMT)的作用，在肝、肾及血浆中降解成无活性的化合物，一次用量的 25%左右在肾上腺素神经末梢代谢成去甲肾上腺素。$t_{1/2}$ 约为 2 分钟左右。经肾排泄，约 80%在 24 小时内排出，尿液内以代谢物为主，极小部分为原形。

【不良反应】 常见的有胸痛、呼吸困难、心律失常(尤其用大剂量)、心搏快而有力、全身软弱无力感；心跳缓慢、头痛、恶心呕吐者少见。长期应用大剂量，或小剂量用于外周血管病患者出现的反应有手足疼痛或手足发冷；外周血管长期收缩，可能导致局部坏死或坏疽。

【禁忌证】 (1)嗜铬细胞瘤患者。

(2)美国 FDA 妊娠期药物安全性分级为肠道外给药 C。

【注意事项】 (1)交叉过敏反应 对其他拟交感胺类药高度敏感的患者，可能对本品也异常敏感。

(2)下列情况慎用 ①闭塞性血管病(或有既往史者)，包括动脉栓塞、动脉粥样硬化、血栓闭塞性脉管炎、冻伤(如冻疮)、糖尿病性动脉内膜炎、雷诺病等慎用；②对肢端循环不良的患者，须严密监测，注意坏死及坏疽的可能性；③频繁的室性心律失常时应用本品也须谨慎。

(3)在静脉滴注本品时须进行血压、心排血量、心电图及尿量的监测。

(4)药品逾量时的反应为严重高血压，此时应停药，必要时给 α 受体拮抗药。

【药物相互作用】 (1)与硝普钠、异丙肾上腺素、多巴酚丁胺合用，注意心排血量的改变。

(2)大剂量多巴胺与 α 受体拮抗药如酚苄明、酚妥拉明、妥拉唑林等同用，后者的扩血管效应可被本品的外周血管收缩作用拮抗。

(3)与全麻药(尤其是环丙烷或卤代碳氢化合物)合用，由于后者可使心肌对多巴胺异常敏感，引起室性心律失常。

(4)与 β 受体拮抗药同用，可拮抗多巴胺对心脏的 β_1 受体作用。

(5)与硝酸酯类药同用，可减弱硝酸酯的抗心绞痛及多巴胺的升压效应。

(6)与利尿药同用，一方面由于本品作用于多巴胺受体，扩张肾血管，使肾血流增加，可增加利尿作用；另一方面本品自身还有直接的利尿作用。

(7)与胍乙啶同时应用，可加强多巴胺的升压效应，使胍乙啶的降压作用减弱，导致高血压及心律失常。

(8)与三环类抗抑郁药同时应用，可增强多巴胺的心血管作用，引起心律失常、心动过速、高血压。

(9)与单胺氧化酶抑制药同用，可延长及加强多巴胺的效应；已知本品是通过单胺氧化酶代谢，在给多巴胺前 2～3 周曾使用单胺氧化酶抑制药的患者，初量至少减到常用剂量的 1/10。

(10)与苯妥英钠同时内静脉注射可产生低血压与心动过缓，在用多巴胺时，如必须用苯妥英钠抗惊厥治疗时，则须考虑两药交替使用。

【给药说明】 (1)应用多巴胺治疗前必须先纠正低血容量。

(2)中、小剂量对周围血管阻力无作用，用于处理低心排血量引起的低血压，较大剂量则用于提高周围血管阻力以纠正低血压。

(3)选用粗大的静脉做静脉注射或静脉滴注，以防药液外溢，导致组织坏死；如确已发生液体外溢，可用

5～10 mg 酚妥拉明稀溶液在注射部位做浸润。

(4)静脉滴注时应控制每分钟滴速，滴注的速度和时间需根据血压、心率、尿量、外周血管灌流情况、异位搏动出现与否等而定。

(5)休克纠正后应减慢滴速。

(6)遇有血管过度收缩引起舒张压不成比例升高和脉压减小、尿量减少、心率增快或出现心律失常时，滴速必须减慢或暂停滴注。

(7)如在静脉滴注多巴胺时血压继续下降或经调整剂量仍持续低血压，应停用多巴胺，改用更强的血管收缩药。

(8)突然停药可产生严重低血压，故停用时应逐渐递减。

【用法与用量】 成人　(1)静脉滴注　开始时按每分 1～5 μg/kg，10 分钟内以每分 1～4 μg/kg 速度递增，以达到最佳疗效。

(2)慢性顽固性心力衰竭，静脉滴注开始时按体重每分 0.5～2 μg/kg，逐渐递增，多数患者给予每分 1～3 μg/kg即可生效。

(3)闭塞性血管病变患者，静脉滴注开始时每分 1 μg/kg，渐增至每分 5～10 μg/kg，直到每分 20 μg/kg，以达到最满意效应。

(4)危重病例，先以按每分 5 μg/kg 滴注，然后以每分 5～10 μg/kg 递增至每分 20～50 μg/kg，以达到满意效应。

【儿科用法与用量】 持续静脉滴注　剂量 2～20 μg/(kg · min)。配制方法：所需剂量(mg)＝体重×6，加入 0.9%氯化钠注射液至 100 ml，用微量注射泵控制输入速度，1 ml/h 相当于 1 μg/(kg · min)，根据病情调节至所需的速度，待血压平稳，休克症状好转后，再逐渐稀释浓度，减慢点滴速度，直至休克完全恢复再停药。

【儿科注意事项】 (1)常见的有胸痛、呼吸困难、心悸、心律失常、全身软弱无力感。

(2)药液漏出血管外可引起局部缺血、坏死。

【制剂与规格】 盐酸多巴胺注射液：2 ml：20 mg。

第三节　抗高血压药

高血压是以体循环动脉压升高、周围小动脉阻力增高同时伴有不同程度的心排血量和血容量增加为主要表现的临床综合征。临床上可分为原发性及继发性两大类。发病原因不明的称之为原发性高血压，又称高血压病。

高血压的诊断标准为：在未用抗高血压药情况下，收缩压≥140 mmHg 和(或)舒张压≥90 mmHg。按血压水平将高血压分为 1、2、3 级。收缩压≥140 mmHg 而舒张压＜90 mmHg 者列为单纯性收缩期高血压。

抗高血压药物的种类较多，目前多按照高血压形成的机制(盐负荷增加，交感 β 或 α 活性增高，肾素血管紧张素活性激活，血管阻力增高等)，根据降压药物的作用机制以及中国和国际指南将降压药物分为七大类。

1. 血管紧张素转换酶抑制药(ACEI)　ACEI 的基本作用机制是减少 AngⅡ的生成及缓激肽的降解。ACEI 的降血压机制与以下环节有关：①ACEI 作用于循环中的肾素、血管紧张素、醛固酮系统(RAAS)，减少血浆 AngⅡ的水平，引起血管扩张和降压效果；②作用于组织中 RAAS 系统，包括抑制血管内皮细胞的血管紧张素转换酶(ACE)；③调节或降低肾上腺素能活性；④抑制激肽酶Ⅱ，减慢缓激肽降解，同时可激活前列腺素系统；⑤降低外周及中枢神经系统活性使副交感神经兴奋、交感神经抑制。根据 ACE 的活性部位 Zn^{2+} 结合基团的不同可 ACEI 分为如下三类：①含有与 Zn^{2+} 结合的巯基(SH)类：卡托普利等；②含有与 Zn^{2+} 结合的羧基(COO—)类：依那普利、贝那普利、赖诺普利、西拉普利、咪达普利、培哚普利、喹那普利、雷米普利等；③含有与 Zn^{2+} 结合的磷酸基(POO—)类：福辛普利等。最常见的不良反应是咳嗽。双侧肾动脉狭窄、妊娠以及高血钾是主要的禁忌证。

2. 血管紧张素Ⅱ受体拮抗药(ARB)　ARB 是一类对血管紧张素Ⅱ受体亚型 AT_1 受体有高度亲和力的药物，不但可拮抗通过 ACE 转化生成的血管紧张素Ⅱ的生物活性，而且还可阻断通过非经典途径(如糜蛋白酶等)催化生成的 AngⅡ活性，同时，不产生 ACEI 引起的缓激肽积聚所致咳嗽等不良反应。其主要机制：包括：①抑制 AngⅡ介导的血管收缩，降低外周阻力；②通过直接抑制 AngⅡ介导的肾小管钠吸收和(或)间接抑制 AngⅡ介导的醛固酮释放而抑制钠的吸收；③通过压力感受器反射抑制中枢的肾素-血管紧张素系统，促进压力感受器的敏感性；④通过拮抗 AngⅡ对血管交感神经的刺激作用而抑制中枢及外周神经系统；⑤抑制 AngⅡ介导的血管重塑(增生及肥厚)。ARB 一般由含氮杂环和联苯环两部分组成，可分为 3 类：联苯四唑类(氯沙坦等)、非联苯四唑类(替米沙坦等)和非杂环类(缬沙坦等)。目前常用的 ARB 为氯沙坦、缬沙坦、坎地沙坦、厄贝沙坦、替米沙坦、依普沙坦。ARB的不良反应发生较少，以头晕最为常见(1%～3%)。妊娠双侧肾动脉狭窄是主要的禁忌证。

3. 钙通道阻滞药(CCB)　是指具有选择性拮阻滞离子通道的作用，阻滞钙离子经细胞膜上的选择性钙离子通道进入细胞内，从而降低细胞内钙离子浓度的一类降压药物。所有钙通道阻滞药均能明显降低血压和全身血管阻力，对自身调节器官(心、脑)的血管舒张作用比其他血管强。国际药理学联合会的分类法将钙通道阻滞药分为三类：①1类：选择性地作用于L型钙通道，根据在α_1亚单位上的结合位点不同，又将其分为3个亚类(1a类即二氢吡啶类、1b类即硫苯草类、1c类即苯烷胺类)；②2类：选择性作用于其他电压依赖性钙通道；③3类：非选择性通道调节药。二氢吡啶CCB治疗的主要适应人群，主要为老年高血压和有动脉硬化证据的高血压患者。主要不良反应为面部潮红以及踝部水肿。非二氢吡啶的CCB主要的不良反应为便秘。

4. β受体拮抗药　具有影响交感神经节前β受体从而降低去甲肾上腺素释放，而达到抑制中枢神经系统兴奋性作用；同时β受体拮抗药可以降低心脏排血量、抑制肾素分泌、降低血管张力、改善周围血管阻力，而达到血压降低的目的。β受体拮抗药的分类方法较多，常用的方法是按照药物对受体的选择性将β受体拮抗药分为选择性β_1受体拮抗药(美托洛尔、比索洛尔、阿替洛尔)和非选择性β_2受体拮抗药(普萘洛尔)，也有少数兼有α受体拮抗作用的β受体拮抗药(卡维地洛、拉贝洛尔等)。索他洛尔同时具有β受体拮抗和Ⅲ类抗心律失常作用，列入抗心律失常药。根据药代动力学特性可以分为经肝脏代谢为主的脂溶性和以肾脏代谢为主的水溶性β受体拮抗药。β受体拮抗药主要的适应人群：年轻人及中年人高血压病以及伴有快速心律失常(早搏、心动过速、心房颤动等)、心肌缺血及高度紧张、交感神经高度兴奋的患者。主要的不良反应为乏力和心动过缓。

5. 利尿药　利尿药主要通过利尿、排钠作用降低容量负荷使血压降低。目前有四种利尿药可用于高血压治疗。第一种为噻嗪类利尿药(氢氯噻嗪、氯噻酮)，第二种为髓袢利尿药(布美他尼、托拉塞米等)，第三种为保钾利尿药(常用为螺内酯、氨苯蝶啶及阿米洛利)，第四种为噻嗪类药物的类似物(吲哒帕胺)，上述四种利尿药以髓袢利尿药作用最强，称高效利尿药，噻嗪类利尿药为中效利尿药，保钾利尿药为低效利尿药。在高血压治疗过程中，常用中效利尿药，较少应用高效或低效利尿药，由于中效利尿药常用，因此要注意低钾血症的副作用。痛风患者应慎用。

6. α受体拮抗药　主要通过选择性拮抗血管平滑肌突触后膜的α_1受体，舒张小动脉及静脉，使外周阻力降低，而达到降压目的。α受体拮抗药分为选择性和非选择性，非选择性α受体拮抗药酚妥拉明和酚苄明，同时具有α_1和α_2阻断作用，除用于嗜铬细胞瘤引起的高血压外，现已很少用于高血压的治疗。目前高血压的治疗主要以选择性α_1受体拮抗药(哌唑嗪、特拉唑嗪、多沙唑嗪等)治疗为主。在高血压治疗中α_1受体拮抗药的强适应证为伴有前列腺肥大的高血压患者，还适用于糖耐量异常或异常脂质血症的高血压患者。主要不良反应为直立性低血压。

7. 其他降压药物　常见的包括三大类。

(1)周围血管扩张药　是通过激活血管平滑肌细胞内的鸟苷酸环化酶，增加细胞内cGMP含量，直接松弛毛细血管前小动脉平滑肌，使外周血管扩张，血管阻力降低，血压下降，主要的代表药物为双肼苯达嗪。

(2)中枢神经抑制药　主要通过激动中枢头端延髓腹外侧(rostral ventrolateral medulla，RVLM)的I_1-咪唑啉受体和孤束核α_2肾上腺素受体，降低外周交感张力而降压，主要代表药物为可乐定、莫索尼定。

(3)交感神经节后拮抗药　主要通过抑制交感神经节后递质的释放，降低交感活性达到降压目的，主要的代表药物为利血平。这些药物常用于顽固性高血压，由于其容易出现与机制相关的不良反应，常作为降压药物联合治疗的一部分。

(4)固定复方降压药物　为两种或多种不同机制的降压药物的联合，并制成一片称之为单片固定复方。此类药物具备多种降压机制，有较好的降压疗效、较低的不良反应、价格相对低廉的优点，且此类药物有较好的依从性，更利于高血压患者的长期治疗。鉴于目前和心血管领域不论是循证医学证据还是临床治疗实践，为了有效地达到血压目标值均提倡联合治疗方案。单片复方制剂近10余年在国际和中国市场已广泛应用，2015年药典将增加相关的内容。我国早期的常用的固定复方多为4种以上低剂量的复方。例：复方降压片、降压0号(复方氨苯蝶啶/利血平片)。新型固定复方由于疗效好，不良反应低，循证证据丰富，广泛应用于临床的高血压治疗。目前新型的固定复方，包括：①血管紧张素Ⅱ受体拮抗药(ARB)或血管紧张素转换酶抑制药(ACEI)/利尿药的固定复方，例：氯沙坦/氢氯噻嗪；厄贝沙坦/氢氯噻嗪；缬沙坦/氢氯噻嗪以及替米沙坦/氢氯噻嗪；培哚普利/吲哒帕胺。②钙通道阻滞药/ARB的固定复方，例：缬沙坦/氨氯地平。③钙通道阻滞药/β受体拮抗药的固定复方，例：尼群地平/阿替洛尔；氨氯地平/阿替洛尔。④β受体拮抗药/氢氯噻嗪的固定复方，例：比索洛尔/氢氯噻嗪。新型的固定复方常用于单药控制不良的高血压患者以及高危的高血压患者。同时，由于高血压是多种危险因子并存的疾病，在我国最常见的是高脂血症，因此同时降压和降脂已成为趋势，对此类复方开发成功，即：⑤钙通道阻滞药与他汀类药物的固定复方，例：氨氯地平/阿托伐他汀。高血压是导致脑卒中最重要的原因，高同型半胱氨酸（Hcy）也是脑卒中的最重要危险因素，降压的同时补充叶酸可以协同改善血压和降低Hcy，对脑卒中具有预防作用，对此近期也开发成功。即：⑥血管紧张素转换酶抑制药与叶酸的固定复方，例：依那普利/叶酸。中医药是我国医药的瑰宝，中西药合并治疗高血压是我国的特色，由中西药组成的治疗高血压药物的复方制剂长期以来在临床中也被广泛使用，如：⑦珍菊降压片、复方罗布麻片等。

高血压的病因复杂，各种复方制剂有固定的配方，患者对药物的反应性及耐受程度各不相同，因此选用复方制剂的药物治疗时要根据病情，坚持个体化的给药原则，在医生的指导下选择最合理的药物，达到持续平稳安全降压的目的，降低心血管病事件的发生率和对靶器官的损害。

具体到每个药物复方制剂的适应证、药效学、药代动力学及药物相互作用等特点请参见相应的药物介绍。

一、血管紧张素转换酶抑制药

卡托普利[药典(二)；基；医保(甲)]

Captopril

【适应证】 ①高血压，可单独应用或与其他降压药如利尿药合用；②心力衰竭，可单独应用或与强心药利尿药合用；③高血压急症（注射药）。④诊断肾血管性高血压试验用药。

【药理】 (1)药效学　①降压，本品为竞争性血管紧张素转换酶抑制药，使血管紧张素Ⅰ不能转化为血管紧张素Ⅱ，结果血浆肾素活性增高，醛固酮分泌减少，血管阻力减低。本品还抑制缓激肽的降解；也可直接作用于周围血管而降低阻力，心排血量不变或增多，肾小球滤过率不变。卧位与立位降压作用无差别。②减低心脏负荷，心力衰竭时本品扩张动脉与静脉，降低周围血管阻力或后负荷，减低肺毛细血管嵌顿压或前负荷，也降低肺血管阻力，因而改善心排血量，运动耐量时间延长。

(2)药动学　口服本品后吸收迅速，吸收率在75%以上，餐中服用胃肠道内有食物存在可使本品的吸收减少30%～40%，故宜在餐前1小时服药。血循环中本品的25%～30%与蛋白结合。用于降压，口服后15分钟开始起效，1～1.5小时作用达高峰，持续6～12小时，其时间长短与剂量相关。降压作用为进行性，约数周达最大治疗作用。$t_{1/2\beta}$小于3小时，肾功能衰竭时延长。在肝内代谢为二硫化物等。经肾排泄，约40%～50%以原形排出，其余为代谢物，可在血液透析时被清除。本品不能通过血-脑屏障。注射本品15分钟后生效，1～2小时作用达高峰，持续4～6小时。

【不良反应】 (1)较常见　①皮疹，可能伴有瘙痒和发热，7%～10%伴嗜酸粒细胞增多，或抗核抗体阳性；②心悸、心动过速、胸痛；③咳嗽；④味觉迟钝。

(2)较少见　眩晕、头痛、昏厥。由低血压引起，尤其在缺钠或血容量不足及血管性水肿时发生，见于面部及手脚，也可引起舌、声门或喉血管性水肿；面部潮红或苍白。

(3)极少见　白细胞与粒细胞减少，有发热、寒战，白细胞减少与药量相关，治疗开始后3～12周出现，以10～30天最显著，停药后持续2周。逾量可致低血压，应立即停药，并扩容以纠正，在成人还可用血液透析清除。

【禁忌证】 (1)对本品或其他血管紧张素转换酶抑制药过敏者。

(2)孤立肾、移植肾、双侧肾动脉狭窄、严重肾功能减退者。

(3)妊娠、哺乳期妇女。

(4)美国FDA妊娠期药物安全性分级为口服给药C；如在妊娠中、晚期用药为D。

【注意事项】 (1)曾有报告本品在婴儿可引起血压过度与持久降低伴少尿与抽搐，故应用本品仅限于其他降压治疗无效者。

(2)老年人对降压作用较敏感，应用本品须酌减剂量。特别是首次服用。

(3)对诊断的干扰　用本品时可有①血尿素氮、肌酐浓度增高，常为暂时性，在有肾病或长期严重高血压而血压迅速下降后易出现；②偶有血清肝脏酶增高；③血钾轻度增高，尤其有肾功能障碍者，与保钾利尿药合用时尤注意检查血钾；④血钠减低。

(4)下列情况慎用本品　①自身免疫性疾病如严重系统性红斑狼疮，此时白细胞或粒细胞减少的机会增多;②骨髓抑制;③脑动脉或冠状动脉供血不足,可因血压降低而缺血加剧;④血钾过高;⑤肾功能障碍而致血钾增高、白细胞及粒细胞减少,并使本品潴留;⑥主动脉瓣狭窄,此时可能使冠状动脉灌注减少;⑦严格饮食限制钠盐或进行透析者,此时首剂应用本品可能发生突然而严重的低血压。

(5)在手术或麻醉时用本品发生低血压,可用扩容纠正。

(6)用本品时若白细胞计数过低,暂停用本品可以恢复。

(7)用本品治疗心力衰竭,无液体潴留,并使血醛固酮水平降低,为其优点,但须注意降压反应。

(8)用本品时出现血管神经性水肿,应停用本品,迅速皮下注射1∶1000肾上腺素0.3～0.5 ml。

(9)用本品期间随访检查:①白细胞计数及分类计数,最初3个月内每2周一次,此后定期检查,有感染迹象时随即检查;②尿蛋白检查,每月1次。

【药物相互作用】 (1)与利尿药同用使降压作用增强,但应避免引起严重低血压,故原用利尿药者宜停药或减量,本品开始用小剂量,逐渐调整剂量。

(2)与其他扩血管药同用可能致低血压,如拟合用,应从小剂量开始。

(3)与潴钾药物如螺内酯、氨苯蝶啶、阿米洛利同用可能引起血钾过高。

(4)与内源性前列腺素合成抑制药如吲哚美辛同用,将使本品降压作用减弱。

(5)与其他降压药合用,降压作用加强,与引起肾素释出或影响交感活性的药物呈相加作用,与β受体拮抗药呈小于相加的作用。

【给药说明】 (1)开始用本品前建议停用其他降压药1周。

(2)对恶性或重度高血压,在停用其他药物后立即给本品最小剂量,在密切观察下每24小时递增剂量,直到疗效充分或达最大剂量。

(3)肾功能差者应采用小剂量或减少给药次数,缓慢递增;若须同时用利尿药,建议用呋塞米而不用噻嗪类,血尿素氮和肌酐增高时,将本品减量或同时停用利尿药。

(4)用本品时蛋白尿若渐增多,暂停用本品或减少用量。

(5)最好在餐前1小时服用本品。

【用法与用量】 口服 成人 ①降压,一次12.5 mg,一日2～3次,按需要1～2周增至一次25 mg,一日2～3次;疗效不满意时可加用利尿药。②治疗心力衰竭,开始一次12.5 mg,一日2～3次,必要时逐渐递增至一次25～50 mg,一日2～3次;若需进一步加量,宜观察疗效2周后再考虑。

用于肾血管性高血压药物诊断:在常规肾图或肾动态检查后当日,口服卡托普利25～50 mg(粉末状),每隔15分钟测一次血压至60分钟,饮水300～500 ml或8 ml/kg后进行常规肾图或肾动态显像。

【儿科用法与用量】 口服 一日开始1 mg/kg,逐渐增加,求得最低有效量,最大可增至一日6 mg/kg,分3次服。

【儿科注意事项】 皮疹、头痛、眩晕、血管性水肿、蛋白尿、白细胞与粒细胞减少等。

【制剂与规格】 卡托普利片:(1)12.5 mg;(2)25 mg;(3)50 mg。

马来酸依那普利[药典(二);基;医保(甲)]

Enalapril Maleate

【适应证】 ①高血压,可单独应用或与其他降压药如利尿药合用;②心力衰竭,可单独应用或与强心药利尿药合用。

【药理】 (1)药效学 参阅"卡托普利"。

(2)药动学 口服本品后吸收约68%,吸收不受胃肠道内食物的影响。本品吸收后在肝内水解所生成的二羧酸依那普利拉抑制血管紧张素转换酶的作用比本品强,但口服依那普利拉吸收极差。口服本品后约1小时血药浓度达高峰,而依那普利拉血药浓度高峰是在3～4小时。多数给本品后依那普利拉的有效 $t_{1/2}$ 为11小时,肝功能异常者依那普利转变成依那普利拉的速度延缓。口服本品后,降压作用于1小时开始,4～6小时达高峰,按推荐剂量给药,降压作用可维持24小时以上。主要经肾排泄,口服剂量的94%左右以本品或依那普利拉存在于尿和粪便中,无其他代谢产物。肾小球滤过率减至30 ml/min以下时,达峰时间、达稳态时间均延迟。依那普利拉可经透析清除,其速率为62 ml/min。本品不易通过血-脑屏障,依那普利拉不进入脑。

【不良反应】 (1)较常见 眩晕、头痛、疲乏、咳嗽,均轻微、短暂。

(2)较少见 肌肉痉挛、恶心、乏力、直立性不适、阳痿、腹泻。消化不良、口干、便秘、失眠、神经过敏,感觉异常;皮疹、瘙痒。

(3)极少见 晕厥、直立性低血压、心悸、心动过速;呕吐。

罕有血管神经性水肿，如发生在喉部则可以致命，血管性水肿出现应即停用本品，并迅速加以处理，皮下注射1：1000的肾上腺素注射液0.3～0.5 ml。

【禁忌证】 (1)参阅“卡托普利”。

(2)美国FDA妊娠期药物安全性分级为口服给药C；如在妊娠中、晚期用药D。

【注意事项】 (1)本品在儿童中应用研究尚不充分。

(2)老年人对降压作用较敏感，应用本品须酌减药量。

(3)在手术或麻醉时，服用本品者如发生低血压，可用扩容纠正。

(4)在肾功能不全、糖尿病、同时用保钾利尿药者，注意产生血钾过高。

(5)用本品治疗心力衰竭，有不发生体液潴留和不使血醛固酮水平升高的优点，但须注意降压反应。

(6)用本品时若出现白细胞计数降低，停药后可恢复。

(7)对诊断的干扰 用本品时可有①血钾增高；②血尿素氮、肌酐浓度轻度增高，合并用利尿药时或有肾动脉狭窄者易出现；③血红蛋白与血细胞比容轻度减低；④偶有白细胞减少、血小板减少、骨髓抑制；⑤肝脏酶或血胆红素偶有增高。

(8)下列情况慎用 ①肾功能减退时用本品可能引起少尿与进行性氮质血症，停用本品后多数能恢复；②血钾过高，用本品有加重的危险；③脑动脉或冠状动脉供血不足，严重者用本品可因血压降低而使缺血加重；④主动脉瓣狭窄，用本品后可能使冠状动脉灌注减少。

(9)用本品期间随访检查 ①尿蛋白检查，每月一次；②有肾病或胶原性血管病者定期查白细胞计数。

【药物相互作用】 (1)与利尿药同用使降压作用增强，但须避免引起严重低血压，用本品前停用利尿药或增加钠摄入可减少低血压可能。

(2)本品与排钾利尿药同用可减少钾丢失，但与保钾利尿药同用可使血钾增高。

(3)本品与锂同用可致锂中毒，但停药后毒性反应即消失。

【给药说明】 参阅“卡托普利”。

【用法与用量】 口服 成人 (1)降压，一次5 mg，一日1次，以后随血压反应调整剂量至一日10～40 mg，分1～2次服，如疗效仍不满意，可加用利尿药。在肾功能损害时，肌酐清除率在30～80 ml/min时，初始剂量为5 mg，如肌酐清除率＜30 ml/min，初始剂量为2.5 mg；在透析患者，透析日剂量为2.5 mg。

(2)心力衰竭 开始剂量为一次2.5 mg，一日1～2次，给药后2～3小时内注意血压，尤其合并用利尿药者，以防低血压。一般一日用量5～20 mg，分2次口服。

【制剂与规格】 马来酸依那普利片：(1)2.5 mg；(2)5 mg；(3)10 mg。

马来酸依那普利胶囊：(1)5 mg；(2)10 mg。

马来酸依那普利叶酸片：(1)依那普利10 mg/叶酸0.8 mg；(2)依那普利10 mg/叶酸0.4 mg；(3)依那普利5 mg/叶酸0.4 mg。

盐酸贝那普利[医保(乙)]

Benazepril Hydrochloride

【适应证】 ①高血压，可单独应用或与其他降压药如利尿药合用；②心力衰竭，可单独应用或与强心药利尿药同用。

【药理】 (1)药效学 参阅“卡托普利”。

(2)药动学 口服本品后吸收约37%。本品吸收后在肝内水解生成的贝那普利拉抑制血管紧张素转换酶的作用比本品强，但口服贝那普利拉的吸收差。本品的达峰时间为0.5～1小时，贝那普利拉为11.5小时。本品的蛋白结合率高达96.7%，贝那普利拉为95.3%。本品的$t_{1/2\beta}$为0.6小时，贝那普利拉为10～11小时。口服本品单剂后1小时内起作用，2～4小时达峰作用，作用维持约24小时。肾功能正常者，主要经肾清除，11%～12%从胆道排泄。轻、中度肾功能障碍(肌酐清除率＞30 ml/min)时药代动力学无改变。血液透析时本品少量可被透析清除。

【不良反应】 (1)常见 头痛、眩晕、疲乏、嗜睡、恶心、咳嗽。

(2)少见 症状性及直立性低血压、晕厥、心悸、周围性水肿、皮疹、皮炎、便秘、胃炎、焦虑、失眠、感觉异常、关节痛、肌痛、哮喘等。血管神经性水肿罕见，如出现即应停药。

【禁忌证】 (1)参阅“卡托普利”。

(2)美国FDA妊娠期药物安全性分级为口服给药C；如在妊娠中、晚期给药D。

【注意事项】 (1)在小儿中研究不充分。新生儿和婴儿用药后可出现少尿和神经异常，可能与本品引起血压降低后肾与脑缺血有关。

(2)对诊断的干扰 用本品时可有：①血尿素氮、肌酐浓度增高，常为暂时性，在有肾病或严重高血压而血压迅速下降时易出现；②偶有血清肝脏酶增高；③血钾轻度增高，尤其在有肾功能障碍者。

(3)下列情况慎用　①自身免疫性疾病如严重系统性红斑狼疮，此时白细胞或粒细胞减少的机会增多；②骨髓抑制；③脑或冠状动脉供血不足，可因血压降低而缺血加重；④血钾过高；⑤肾功能障碍而致血钾高，白细胞及粒细胞减少，并使本品潴留；⑥肝功能障碍，本品在肝内的代谢减低；⑦严格饮食限制钠盐或进行透析治疗者，首剂应用本品可能发生突然而严重的低血压。

(4)用本品期间随访检查　①对有肾功能障碍或有白细胞缺乏的患者最初3个月内每2周检查白细胞计数及分类计数1次，此后定期检查；②尿蛋白检查，每月1次。

(5)用本品时发生血管神经性水肿时停用本品，皮下注射肾上腺素，静脉注射氢化可的松。

(6)用本品过量时，用扩容纠正低血压，贝那普利拉可以部分经透析除去。

(7)使用高通透性膜透析的患者，在服用ACE抑制药时有过敏样反应。

【药物相互作用】 (1)与利尿药同用降压作用增强，可能引起严重低血压，故原用利尿药者应停药或减量，本品开始用小剂量，逐渐调整剂量。

(2)与其他扩血管药同用可能致低血压，如需合用，应从小剂量开始。

(3)与保钾利尿药如螺内酯、氨苯蝶啶、阿米洛利同用可能引起血钾过高。

(4)非甾体类抗炎镇痛药尤其吲哚美辛可通过抑制肾前列腺素合成与引起水钠潴留，与本品同用时可使本品的降压作用减弱。

(5)与其他降压药同用时降压作用加强，其中与引起肾素释出或影响交感活性的药物呈较大的相加作用，与β受体拮抗药呈小于相加的作用。

【给药说明】 (1)对原用利尿药治疗者使用本品前停用利尿药2～3日，但严重或恶性高血压例外，此时用本品小剂量，在观察下小心增加剂量。

(2)肌酐清除率＞30 ml/min可服用常规剂量，肌酐清除率＜30 ml/min，最初每日剂量5 mg，必要时可加至10 mg。

(3)心力衰竭患者已用强心苷与利尿药有水、钠缺失者，有出现首剂低血压的风险开始用本品时应采用小剂量，并严密监测。

【用法与用量】 口服　成人　(1)降压　一次10 mg，一日1次，维持量可达20～40 mg，一日1次或分2次给药；肾功能不全或有水、钠缺失者开始用5 mg，一日1次。

(2)心力衰竭　起始用5 mg，一日1次，维持量可用10～20 mg，一日1次。

【制剂与规格】 盐酸贝那普利片：(1)5 mg；(2)10 mg；(3)20 mg。

赖诺普利[药典(二)；医保(乙)]

Lisinopril

【适应证】 ①高血压，可单独应用或与其他降压药如利尿药合用；②心力衰竭，可单独应用或与强心药利尿药同用。

【药理】 (1)药效学　参阅“卡托普利”。

(2)药动学　口服本品后吸收约25%(6%～60%)，吸收不受食物的影响。本品不在肝内转化产生有活性的代谢产物，与血浆蛋白基本不结合。本品的$t_{1/2\beta}$为12小时，肾功能衰竭时延长。口服本品单剂后7小时血药浓度达峰值，在急性心肌梗死时略延长。口服本品单剂后1小时内起作用，6小时达峰作用，作用维持约24小时。本品100%经肾清除，血液透析时本品可被透析清除。

【不良反应】 (1)常见　头痛、眩晕、疲乏、嗜睡、恶心、咳嗽。

(2)少见　症状性低血压、直立性低血压、晕厥、心悸、周围性水肿、皮疹、皮炎、便秘、胃炎、焦虑、失眠、感觉异常、关节痛、肌痛、哮喘等。血管神经性水肿罕见，如出现即应停药。蛋白尿的发生率为0.7%。

【禁忌证】 (1)参阅“卡托普利”。

(2)美国FDA妊娠期药物安全性分级为口服给药C；如在妊娠中、晚期用药C。

【注意事项】 (1)在小儿中研究不充分。新生儿和婴儿，同药后可能出现少尿和神经异常之虞，可能与本品引起血压降低后肾与脑缺血有关。

(2)对诊断的干扰　用本品时可有：①血尿素氮、肌酐浓度增高，常为暂时性，在有肾病或严重高血压而血压迅速下降时易出现；②偶有血清肝脏酶增高；③血钾轻度增高，尤其在有肾功能障碍者。

(3)下列情况慎用　①自身免疫性疾病如严重系统性红斑狼疮，此时白细胞或粒细胞减少的机会增多；②骨髓抑制；③脑或冠状动脉供血不足，可因血压降低而缺血加重；④血钾过高；⑤肾功能障碍时可致血钾高，白细胞及粒细胞减少，并使本品潴留；⑥严格饮食限制钠盐或进行透析治疗者，首剂应用本品可能发生突然而严重的低血压。

(4)用本品期间随访检查 ①对有肾功能障碍或有白细胞缺乏的患者最初3个月内每2周检查白细胞计数及分类计数1次，以后定期检查；②尿蛋白检查，每月1次。

【药物相互作用】 参阅“盐酸那普利”。

【给药说明】 (1)对原用利尿药治疗者使用本品前停用利尿药2～3天，但严重或恶性高血压例外，此时用本品小剂量，在观察下小心增加剂量。

(2)用本品时如血清尿素氮与肌酐浓度增高，须减低本品的剂量及(或)停用利尿药。

(3)心力衰竭患者已用强心苷与利尿药有水、钠缺失者，开始用本品时应采用小剂量。

(4)用本品时发生血管神经性水肿时停用本品，皮下注射肾上腺素，静脉注射氢化可的松。

(5)用本品过量时，用扩容纠正低血压。

【用法与用量】 口服 成人 ①降压，一次10 mg，一日1次，维持量可达20～40 mg，一日1次给药；肾功能不全或有水、钠缺失者开始用5 mg，一日1次。②心力衰竭，起始用量2.5～5 mg，一日1次，维持量10～20 mg，一日1次。已报告的最大量为一日80 mg，但疗效并不增高。

【制剂与规格】 赖诺普利片：(1)5 mg；(2)10 mg；(3)20 mg。

赖诺普利胶囊：(1)5 mg；(2)10 mg。

福辛普利[医保(乙)]

Fosinopril

【适应证】 ①高血压，可单独应用或与其他药物如利尿药合用；②心力衰竭。

【药理】 (1)药效学 本品在肝内水解为福辛普利拉，成为一种竞争性的血管紧张素转换酶抑制药。参阅“卡托普利”。

(2)药动学 口服本品后吸收约36%，食物可影响其吸收的速度，但不影响其吸收的量。本品吸收后75%在肝和胃肠道黏膜水解生成活性代谢产物福辛普利拉，其抑制血管紧张素转换酶的作用比本品强，但口服福辛普利拉的吸收差。口服后福辛普利拉达峰浓度时间为2～4小时。蛋白结合率高达97%～98%。半衰期为12小时，肾功能衰竭时延长。口服本品单剂后1小时内起作用，2～4小时达峰作用，作用维持约24小时。本品44%～50%经肾清除，46%～50%经肝清除后从肠道排泄；血液透析时和腹膜透析时本品的清除量分别为尿液清除的2%和7%。

【不良反应】 (1)常见 头痛、眩晕、疲乏、嗜睡、恶心、咳嗽、腹痛、腹泻。最常见的停药原因为头痛和咳嗽。

(2)少见 症状性和直立性低血压、晕厥、心悸、周围性水肿、皮疹、皮炎、便秘、胃炎、焦虑、失眠、感觉异常、关节痛、肌痛、哮喘等。

(3)血管神经性水肿 罕见，如出现即应停药。

【禁忌证】 (1)参阅“卡托普利”。

(2)美国FDA妊娠期药物安全性分级为口服给药C；如在妊娠中、晚期用药D。

【注意事项】 (1)本品在小儿中研究不充分。在新生儿和婴儿，会有少尿和神经异常的可能，可能与本品引起血压降低后肾与脑缺血有关。

(2)对诊断的干扰 用本品时可有：①血尿素氮、肌酐浓度增高，常为暂时性，在有肾病或严重高血压而血压迅速下降时易出现；②偶有血清肝脏酶增高；③血钾轻度增高，尤其在有肾功能障碍者。

(3)下列情况慎用 ①自身免疫性疾病如严重系统性红斑狼疮，此时白细胞或粒细胞减少的机会增多；②骨髓抑制；③脑或冠状动脉供血不足，可因血压降低而缺血加重；④血钾过高；⑤肾功能障碍而致血钾高，白细胞及粒细胞减少，并使本品潴留；⑥肝功能障碍，使本品在肝内的代谢减低；⑦严格饮食限制钠盐或进行透析治疗者，首剂应用本品可能发生突然而严重的低血压。

(4)用本品期间随访检查 ①对有肾功能障碍或有白细胞缺乏的患者最初3个月内每2周检查白细胞计数及分类计数1次，此后定期检查；②尿蛋白检查，每月1次。

【药物相互作用】 (1)与利尿药同用降压作用增强，可能引起严重低血压，故原用利尿药者应停药或减量，本品开始用小剂量，逐渐调整剂量。

(2)与其他扩血管药同用可能致低血压，如需合用，应从小剂量开始。

(3)与保钾利尿药如螺内酯、氨苯蝶啶、阿米洛利同用可能引起血钾过高。

(4)非甾体类抗炎镇痛药尤其吲哚美辛可通过抑制肾前列腺素合成与引起水、钠潴留，与本品同用时可使本品的降压作用减弱。

(5)与其他降压药同用时降压作用加强，其中与引起肾素释出或影响交感活性的药物呈较大的相加作用，与β受体拮抗药呈小于相加的作用。

(6)抗酸药可影响本品的吸收。

(7)与锂同用时，可能增加血清锂浓度。

【给药说明】 (1)给药剂量须循个体化原则,按疗效予以调整。

(2)本品的降压作用在立位与卧位相同,无直立性低血压反应。

(3)对原用利尿药治疗者使用本品前停用利尿药2～3日,但严重或恶性高血压例外,此时用本品小剂量,在观察下小心增加剂量。

(4)在肾功能障碍时本品的剂量可以不必减低。

(5)心力衰竭患者已用强心苷与利尿药有水、钠缺失者,开始用本品时应采用小剂量。

(6)抗酸药可影响本品的吸收,应与抗酸药物分开服用,至少相隔2小时。

(7)用本品时发生血管神经性水肿时停用本品,皮下注射肾上腺素,静脉注射氢化可的松。

(8)用本品过量时,用扩容纠正低血压。

【用法与用量】 口服 成人 ①降压 10 mg,一日1次,可耐受可渐增至20～40 mg,一日1次或分2次给药。剂量每日超过40 mg,不再增加降压疗效。②心力衰竭 一次10 mg,一日1次,可耐受渐增至20～40 mg,一日1次,但不超过40 mg,一日1次。

【儿科用法与用量】 口服 0.1～0.6 mg/kg,一日1次。其中低剂量0.1 mg/kg,中剂量0.3 mg/kg,高剂量0.6 mg/kg,初始剂量从低剂量开始。6岁以下儿童慎用。

【儿科注意事项】 头晕、咳嗽、上呼吸道症状、胃肠道反应、心悸或胸痛、皮疹或瘙痒、骨骼肌疼痛或感觉异常、疲劳和味觉障碍。偶见低血压,轻度、暂时性血红蛋白和红细胞值减少,血尿素氮轻度升高。

【制剂与规格】 福辛普利钠片:10 mg。

福辛普利胶囊:10 mg。

西拉普利[医保(乙)]

Cilazapril

【适应证】 ①高血压,可单独应用或与其他降压药如利尿药合用;②心力衰竭,可单独应用或与强心药利尿药同用。

【药理】 (1)药效学 本品在体内水解为西拉普利拉,成为一种竞争性的血管紧张素转换酶抑制药。参阅“卡托普利”。

(2)药动学 口服本品后迅速吸收并转化为西拉普利拉,食物可使其吸收略延迟并减少15%。口服本品后1.5～2小时血中西拉普利拉浓度达峰值,其水平与剂量相关。本品的生物利用度为60%。西拉普利拉的$t_{1/2\beta}$为9小时,肾功能衰竭时延长。口服本品后1小时起作用,3～7小时达峰作用,作用维持约24小时。西拉普利拉经肾清除,血液透析时本品和西拉普利拉可部分清除。肾功能正常的老年患者,其西拉普利拉血药浓度要比年轻患者高40%,药物清除率要较之低20%。中至重度肝硬化患者的药代动力学改变和老年患者相似。

【不良反应】 (1)常见 头痛、眩晕、疲乏、嗜睡、恶心、咳嗽。最常见的停药原因为头痛和咳嗽。

(2)少见 症状性和直立性低血压、晕厥、心悸、周围性水肿、皮疹、皮炎、便秘、胃炎、焦虑、失眠、感觉异常、关节痛、肌痛、哮喘等。

(3)血管神经性水肿罕见,如出现即应停药。

【禁忌证】 (1)参阅“卡托普利”。

(2)美国FDA妊娠期药物安全性分级为口服给药C;如在妊娠中、晚期用药D。

【注意事项】 (1)在小儿中研究不充分,其安全性和疗效有待明确。

(2)对诊断的干扰 用本品时可有:①血尿素氮、肌酐浓度增高,常为暂时性,在有肾病或严重高血压而血压迅速下降时易出现;②偶有血清肝脏酶增高;③血钾轻度增高,尤其在有肾功能障碍者。

(3)下列情况慎用本品 ①自身免疫性疾病如严重系统性红斑狼疮,此时白细胞或粒细胞减少的机会增多;②骨髓抑制;③脑或冠状动脉供血不足,可因血压降低而缺血加重;④血钾过高;⑤肾功能障碍而致血钾高,白细胞及粒细胞减少,并使本品潴留;⑥严格饮食限制钠盐或进行透析治疗者,首剂应用本品可能发生突然而严重的低血压。

(4)用本品时发生血管神经性水肿时停用本品,皮下注射肾上腺素,静脉注射氢化可的松。

(5)用本品过量时,用扩容纠正低血压,必要时作透析治疗。

(6)用本品期间随访检查 ①对有肾功能障碍或有白细胞缺乏的患者最初3个月内每2周检查白细胞计数及分类计数1次,此后定期检查;②尿蛋白检查,每月1次。

【药物相互作用】 (1)与利尿药同用降压作用增强,可能引起严重低血压,故原用利尿药者应停药或减量,本品开始用小剂量,逐渐调整剂量。

(2)与其他扩血管药同用可能致低血压,如需合用,应从小剂量开始。

(3)与保钾利尿药如螺内酯、氨苯蝶啶、阿米洛利同用可能引起血钾过高。

(4)非甾体类抗炎镇痛药尤其吲哚美辛可通过抑制肾前列腺素合成,引起水、钠潴留,与本品同用时可使本品的降压作用减弱。

(5)与其他降压药同用时降压作用加强,其中与引起肾素释出或影响交感活性的药物呈较大的相加作用,与β受体拮抗药呈小于相加的作用。

【给药说明】 (1)对原用利尿药治疗者使用本品前停用利尿药2～3日,但严重或恶性高血压例外,此时用本品小剂量,在观察下小心增加药量。

(2)心力衰竭患者已用强心苷与利尿药有水、钠缺失者,开始用本品时应采用小剂量。

(3)老年患者开始宜用小剂量。

【用法与用量】 口服 成人 一次2.5 mg,一日1次,维持量2.5～5 mg,一日1次。在肾功能障碍时本品的剂量按肌酐清除率调整:肌酐清除率>40 ml/min时,一日1～5 mg;肌酐清除率10～40 ml/min时,一日0.5～2.5 mg;肌酐清除率<10 ml/min时,一次0.25～0.5 mg,每周1～2次。需要血液透析的患者,应在不透析时服用,剂量根据血压调整。

【制剂与规格】 西拉普利片:(1)0.5 mg;(2)1 mg;(3)2.5 mg;(4)5 mg。

雷米普利[医保(乙)]

Ramipril

【适应证】 ①高血压,可单独应用或与其他降压药如利尿药合用;②心力衰竭,可单独应用或与强心药、利尿药同用;③非糖尿病肾病患者[肌酐清除率<70 ml/(min·1.73 m^2),蛋白尿>1 g/d],尤其高血压者;④心血管危险增高的患者,如有明显冠心病史、糖尿病并有额外危险因素作为二级预防。

【药理】 (1)药效学 本品在体内水解为雷米普利拉,成为一种竞争性的血管紧张素转换酶抑制药。参阅"卡托普利"。

(2)药动学 口服本品约有50%～60%在胃肠道吸收,食物可使其吸收略延迟。本品吸收后在肝内转化为活性比其大6倍的代谢产物雷米普利拉。雷米普利与雷米普利拉的血浆蛋白结合率分别为73%与56%。口服后1小时内雷米普利血浓度达峰值,3小时雷米普利拉血浓度达峰值。雷米普利的$t_{1/2}$为5.1小时,雷米普利拉为3～17小时,肾功能衰竭时延长。口服后1小时内起作用,4～6.5小时达峰作用,作用维持约24小时。本品约60%经肾清除,40%由粪便排出。血液透析时本品和雷米普利拉可否清除不详。

【不良反应】 (1)常见 头痛、眩晕、疲乏、嗜睡、恶心、咳嗽。最常见的停药原因为头痛和咳嗽。

(2)少见 症状性和直立性低血压、晕厥、心悸、周围性水肿、皮疹、皮炎、便秘、胃炎、焦虑、失眠、感觉异常、关节痛、肌痛、哮喘等。

(3)血管神经性水肿 罕见,如出现即应停药。

【禁忌证】 (1)参阅"卡托普利"。

(2)美国FDA妊娠期药物安全性分级为口服给药C;如在妊娠中、晚期用给药D。

【注意事项】 (1)在小儿中研究不充分,其安全性和疗效有待明确。

(2)对诊断的干扰 用本品时可有:①血尿素氮、肌酐浓度增高,常为暂时性,在有肾病或严重高血压而血压迅速下降时易出现;②偶有血清肝脏酶增高;③血钾轻度增高,尤其在有肾功能障碍者。

(3)下列情况慎用 ①自身免疫性疾病如严重系统性红斑狼疮,此时白细胞或粒细胞减少的机会增多;②骨髓抑制;③脑或冠状动脉供血不足,可因血压降低而缺血加重;④血钾过高;⑤肾功能障碍而致血钾高,白细胞及粒细胞减少,并使本品潴留;⑥肝功能障碍,使本品在肝内的代谢降低;⑦严重或恶性高血压、严重心力衰竭、血容量不足、缺钠的患者应用本品可能发生突然而严重的低血压与随后的肾功能恶化,低血压发生时应补充血容量。

(4)用本品期间随访检查 ①对有肾功能障碍或有白细胞缺乏的患者最初3个月内每2周检查白细胞计数及分类计数1次,此后定期检查;②尿蛋白检查,每月1次。

(5)用本品时发生血管性水肿时停用本品,皮下注射肾上腺素,静脉注射氢化可的松。

(6)用本品过量时,用扩容纠正低血压,必要时做透析治疗。

【药物相互作用】 (1)与利尿药同用降压作用增强,可能引起严重低血压,故原用利尿药者应停药或减量,本品开始用小剂量,逐渐调整剂量。

(2)与其他扩血管药同用可能致低血压,如需合用,应从小剂量开始。

(3)与保钾利尿药如螺内酯、氨苯蝶啶、阿米洛利同用可能引起血钾过高。

(4)非甾体类抗炎镇痛药尤其吲哚美辛可通过抑制肾前列腺素合成与引起水、钠潴留,与本品同用时可使本品的降压作用减弱。

(5)与其他降压药同用时降压作用加强,其中与引起肾素释出或影响交感活性的药物呈较大的相加作用，与β受体拮抗药呈小于相加的作用。

(6)与催眠药、镇静药、麻醉药同用可使血压明显下降。

(7)与别嘌醇、普鲁卡因胺、免疫抑制药、细胞生长抑制药同用可使血白细胞减少。

【给药说明】 参阅“西拉普利”。

【用法与用量】 口服 成人 ①降压 一次2.5 mg，一日1次，2～3周调整剂量，维持量2.5～10 mg，一日1次，一日最大用量为20 mg。在肾功能障碍时本品的剂量按肌酐清除率调整：50～20 ml/min时一日1.25 mg。

②心力衰竭 开始1.25 mg，一日1次，根据需要1～2周后剂量加倍，一日1次或分2次服。一日最大用量不超过10 mg。

【制剂与规格】 雷米普利片：(1)1.25 mg；(2)2.5 mg；(3)5 mg。

培哚普利[药典(二)；医保(乙)]

Perindopril

【适应证】 ①高血压，可单独应用或与其他降压药如利尿药合用；②心力衰竭，可单独应用或与强心药利尿药同用。

【药理】 (1)药效学 本品在体内水解为培哚普利拉，成为一种竞争性的血管紧张素转换酶抑制药，参阅“卡托普利”。

(2)药动学 口服本品后迅速吸收，吸收率为65%～70%，吸收后主要在肝内转化为有活性的培哚普利拉与无活性的葡萄糖醛酸盐，食物可使其转化减低。口服本品后3～4小时血中培哚普利拉浓度达高峰。口服剂量中的75%从尿中以原形与代谢产物排出，其余从粪中排出。10%～20%培哚普利拉与血浆蛋白结合。每日服用1次本品，平均达到稳定状态的时间是4日，作用累积半衰期为24小时。培哚普利拉的$t_{1/2}$为9小时。肾功能衰竭时延长。本品和培哚普利拉可被透析清除。口服本品后1小时起作用，4～8小时达峰作用，作用维持约24小时。

【不良反应】 (1)常见 头痛、眩晕、疲乏、嗜睡、恶心、咳嗽。最常见的停药原因为头痛和咳嗽。

(2)少见 症状性低血压、直立性低血压、晕厥、心悸、周围性水肿、皮疹、皮炎、便秘、胃炎、焦虑、失眠、感觉异常、关节痛、肌痛、哮喘等。

(3)罕见 血管神经性水肿，如出现即应停药；如有粒细胞缺乏、骨髓抑制应停药。

【禁忌证】 (1)参阅“卡托普利”。

(2)美国FDA妊娠期药物安全性分级为口服给药C；如在妊娠中、晚期用药D。

【注意事项】 (1)在小儿中研究不充分，其安全性和疗效有待明确。

(2)对诊断的干扰 用本品时可有：①血尿素氮、肌酐浓度增高，常为暂时性，在有肾病或严重高血压而血压迅速下降时易出现；②偶有血清肝脏酶增高；③血钾轻度增高，尤其在有肾功能障碍者。

(3)下列情况慎用 ①自身免疫性疾病如严重系统性红斑狼疮，此时白细胞或粒细胞减少的机会增多；②骨髓抑制；③脑或冠状动脉供血不足，可因血压降低而缺血加重；④血钾过高；⑤肾功能障碍而致血钾高，白细胞及粒细胞减少，并使本品潴留；⑥严格饮食限制钠盐或进行透析治疗者，首剂应用本品可能发生突然而严重的低血压。

(4)用本品时发生血管神经性水肿时停用本品，皮下注射肾上腺素，静脉注射氢化可的松。

(5)用本品过量时，用扩容纠正低血压，必要时做透析治疗。

(6)用本品期间随访检查：①对有肾功能障碍或有白细胞缺乏的患者最初3个月内每2周检查白细胞计数及分类计数1次，此后定期检查；②尿蛋白检查，每月1次。

(7)有报道，在采用高渗透膜进行透析时应用ACE抑制药的患者中，有发生迟发性危及生命的过敏样反应的病例。

【药物相互作用】【给药说明】 参阅“西拉普利”。

【用法与用量】 口服 成人 (1)治疗高血压 起始一次2 mg，一日1次，以后按需要可递增至4 mg，一日1次，最多为8 mg，一日1次。常用维持量为4 mg，一日1次。

(2)治疗心力衰竭 一次2 mg，一日1次，如证明对血压无不利影响，可加至4～8 mg，一日1次。建议：30 ml/min＜肌酐清除率＜60 ml/min时，一日2 mg；15 ml/min＜肌酐清除率＜30 ml/min时，隔日2 mg。

【制剂与规格】 培哚普利片：(1)2 mg；(2)4 mg；(3)8 mg。

培哚普利吲哒帕胺片：(1)培哚普利2 mg/吲哒帕胺0.625 mg；(2)培哚普利4 mg/吲哒帕胺1.25 mg。

精氨酸培哚普利片：(1)5 mg；(2)10 mg。

盐酸喹那普利[药典(二)]

Quinapril Hydrochloride

【适应证】 ①高血压。②充血性心力衰竭的治疗。

【药理】 (1)药效学　本药为长效、口服、无巯基的血管紧张素转换酶抑制药，口服后在肝脏水解成具有活性的喹那普利拉。参阅“卡托普利”。

(2)药动学　本品口服后迅速吸收并水解成活性的喹那普利拉，吸收速率和量不受食物影响。喹那普利和喹那普利拉分别于给药1小时和2小时血药浓度达到峰值，喹那普利拉浓度比喹那普利高四倍，半衰期分别为0.8小时和1.9小时。本品60%从肾脏经尿排泄，39%由粪便排泄。

【不良反应】 本品不良反应与其他血管紧张素转换酶抑制药类似，但发生率低而轻微，患者耐受性良好。

(1)常见　头痛、眩晕、疲劳、感觉异常以及鼻炎、感冒等上呼吸道反应。

(2)偶见　恶心、呕吐、消化不良、腹痛、腹泻、肌痛、皮疹、水肿、瘙痒、低血压以及血肌酐和血尿素氮升高等。临床应用中，某些双侧肾动脉狭窄或只有单侧肾并伴有肾动脉狭窄的患者曾出现血尿素氮和血肌酐增高，通常停止治疗可以逆转。

(3)罕见　血管神经性水肿、白细胞减少。

【禁忌证】 (1)参阅“培哚普利”。

(2)美国FDA妊娠期药物安全性分级为口服给药C；如在妊娠中、晚期用药D。

【注意事项】 (1)下列情况慎用　①主动脉瓣狭窄及肥厚型心肌病。②肾功能不全。③哺乳期妇女。④65岁以上老年患者。

(2)使用本品时出现过敏及血管神经性水肿者罕见。如发生在面部、四肢，应停药，一般不需特殊治疗。如发生在咽喉部，因可引起气道阻塞，除立即停药外，应予以必要的治疗，如皮下注射1∶1000肾上腺素0.3～0.5 ml，并保持呼吸道通畅。

(3)过量服用本药后出现明显低血压，可静脉滴注氯化钠注射液，已合并肾功能不全者应做透析治疗，如服用本药不久，应催吐、洗胃。

(4)用药前后及用药时应当检查或监测：①肾功能不全的患者使用本品应减量或减少用药次数，并应注意尿素氮、血清肌酐和血钾的变化；②本品与利尿药或强心苷类药物合用治疗充血性心力衰竭时，应注意监测患者是否出现症状性低血压。

【药物相互作用】 (1)与利尿药合用时，可因血容量不足或低血钠而引起低血压。

(2)与保钾利尿药(如氨苯蝶啶)合用可使血钾升高，故应避免二者同时应用。

(3)与洋地黄类药(如地高辛)、β受体拮抗药(如阿替洛尔)、钙通道阻滞药(如硝苯地平)等合用不影响相互的药代动力学。

【给药说明】 (1)对重度高血压及药物增量后血压下降仍不满意的患者，可加用小剂量的利尿药(如噻嗪类)或钙通道阻滞药；伴有增量时通常要间隔1～2周；对已服用利尿药的患者，起始剂量应减半。

(2)用药同时给予利尿药或强心苷的患者应酌情补钾。

(3)对于服用利尿药、长期限盐、有腹泻或呕吐症状而使血容量不足的患者，有可能发生首剂低血压反应，但在无并发症及诱因的高血压患者极少发生。对心力衰竭并出现首剂低血压反应的患者，应减少药量或暂时停药。

【用法与用量】 口服　(1)成人　①高血压，推荐起始剂量为一次10 mg，一日1次。如降压效果不满意，可增至一日20～30 mg，最大剂量为一日40 mg，一日1次或分2次服用。维持剂量一般为一日10 mg。②充血性心力衰竭，在应用利尿药、强心苷治疗的基础上，推荐本药起始剂量为一日5 mg，可逐渐加量至每次10～20 mg，一日2次。同时注意监测患者是否出现症状性低血压。

(2)肾功能不全时剂量　①肌酐清除率＜40 ml/min时，起始剂量应减少为一日5 mg，并可逐渐增量至理想剂量。②如肌酐清除率＜15 ml/min，剂量应减为一日2.5 mg，并增加用药间隔时间。

(3)肝功能不全时剂量酌情减小。

(4)65岁以上的老年患者，起始剂量为一日5 mg，逐渐增量至理想剂量。

【制剂与规格】 盐酸喹那普利片：10 mg。

盐酸咪达普利[医保(乙)]

Imidapril Hydrochloride

【适应证】 高血压。

【药理】 (1)药效学　本药为长效、口服、无巯基的血管紧张素转换酶(ACE)抑制药，口服后在肝脏水解，其代谢产物中的咪达普利拉具有活性，可抑制ACE。参阅“卡托普利”。

(2)药动学　本药口服后迅速吸收并水解成咪达普利拉，咪达普利拉广泛分布于血浆和组织的内皮细胞中。一次口服本品 10 mg,2 小时后血药浓度达峰值,4 小时后血药浓度减半,6～8 小时咪达普利拉血药浓度达峰值,12～16 小时后血浓度减半。一次口服本品10 mg,25%于 24 小时内从尿中排出。每天服本品 10 mg,3～5 天后达稳态血浓度,无蓄积。本药主要从肾脏排泄,60%由尿排泄,39%由粪便排泄。肾功能障碍者排泄慢,血浓度高。

【不良反应】 本药不良反应与其他 ACE 抑制药类似。

(1)常见　血小板、红细胞、血红蛋白、血细胞比容减少,嗜酸性粒细胞升高。

(2)少见　偶见头痛、眩晕、恶心、呕吐、胃部不适、皮疹、水肿、瘙痒、低血压以及血肌酐和血尿素氮升高等,肝或肾功能异常。

(3)罕见　血管神经性水肿。

【禁忌证】 参阅“培哚普利”。

【注意事项】 (1)下列情况慎用　①主动脉瓣狭窄及肥厚型心肌病;②肾功能不全;③65 岁以上的老年患者;④两侧肾动脉狭窄;⑤哺乳期妇女。

(2)肾功能不全的患者使用本药应减量或减少用药次数,并应注意尿素氮、血清肌酐和血钾的变化。

(3)有罕见过敏及血管神经性水肿的报道。如在面部、四肢发生瘙痒、皮疹,应停药,一般不需特殊治疗。如发生在咽喉部,因可引起气道阻塞,除立即停药外,应予以必要的治疗,如皮下注射 1∶1000 肾上腺素 0.3～0.5 ml,并保持呼吸道通畅。

(4)过量服用本药后出现明显低血压,可静脉滴注氯化钠注射液;已合并肾功能不全者应做透析治疗;如服用本药不久,应催吐、洗胃。

【药物相互作用】 (1)与利尿药合用时,可因血容量不足或低钠血症而引起低血压。

(2)与保钾利尿药(如氨苯蝶啶)合用可使血钾升高,故应避免二者同时应用。

【给药说明】 (1)对重度高血压及药物增量后血压下降仍不满意的患者,可加用小剂量的利尿药(如噻嗪类)。

(2)增量通常要间隔 1～2 周。

(3)对已服用利尿药的患者,起始减量应减半。

【用法与用量】 口服　(1)成人　起始剂量为一次 5～10 mg,一日 1 次。

(2)老年患者、肾功能障碍者初次剂量为一次 2.5 mg,一日 1 次。

【制剂与规格】 盐酸咪达普利片:(1)5 mg;(2)10 mg。

二、血管紧张素Ⅱ受体拮抗药

氯沙坦钾[医保(乙)]

Losartan Potassium

【适应证】 ①高血压,可单独应用或与其他降压药如利尿药合用;②高血压左室肥厚。

【药理】 (1)药效学　①降压:本品为一种可逆的竞争性的血管紧张素Ⅱ受体拮抗药。通过肾素-血管紧张素转换酶路径和非肾素-血管紧张素转换酶路径合成的血管紧张素Ⅱ,与血管平滑肌、肾上腺、肾和心等组织细胞膜上的 AT_1 受体相结合,引起血管收缩、醛固酮释放而水、钠潴留、平滑肌细胞增生。本品拮抗血管紧张素Ⅱ与 AT_1 受体的结合,使血管阻力降低、醛固酮分泌减少、血浆血管紧张素Ⅱ水平增高。本品的活性代谢产物的作用强度为本品的 10～40 倍。与血管紧张素转换酶抑制剂不同,本品不抑制血管紧张素转换酶,也不抑制缓激肽的降解,可能是本品不引起干咳不良反应的原因。②减低心脏负荷:心力衰竭时本品扩张动脉与静脉,降低周围血管阻力或后负荷;减低肺毛细血管嵌压或前负荷,也降低肺血管阻力;从而改善心排血量,使运动耐量增加和时间延长。③其他:此药还具有逆转左室肥厚、肾脏保护作用,促进尿钠、尿酸排出,显著降低蛋白尿,并明显延迟终末期肾病的进程。

(2)药动学　口服本品后吸收良好,不受食物的影响,生物利用度约为 33%。本品在肝内经细胞色素 P_{450} 酶转化产生代谢产物,其中占本品剂量的 14%转化为有活性的 E3174。99%以上的本品及其代谢产物与血浆蛋白结合。本品的 $t_{1/2}$ 为 2 小时,代谢产物的 $t_{1/2}$ 为 6～9 小时。口服本品后 1 小时血药浓度达高峰,3～4 小时代谢产物 E3174 的血浓度达高峰。每日 1 次给药本品与其代谢产物在血内无蓄积。作用维持 24 小时,本品在治疗 3～6 周时降压对心率无影响。停用本品不引起血压反跳。本品 35%经肾清除,60%经粪便排出。

【不良反应】 本品耐受性良好,不良反应轻微短暂,总的不良反应发生率与安慰药类似,很少因不良反应而停药。

(1)常见　头晕和疲乏。

(2)少见　贫血、偏头痛、咳嗽、荨麻疹、瘙痒和肝功能异常。

(3)上市后在极少数服用氯沙坦治疗的患者中有报道血管神经性水肿[包括导致气道阻塞的喉及声门肿胀及(或)面、唇、咽和(或)舌肿胀]。其中部分患者以前曾因服用包括ACE抑制药在内的其他药物而发生过血管神经性水肿。脉管炎，包括亨-舍二氏紫癜已有极少报道。

【禁忌证】 (1)对本品过敏者。

(2)美国FDA妊娠期药物安全性分级为口服给药C；如用于妊娠高血压患者D。

【注意事项】 (1)本品是否分泌入乳汁未明，故哺乳期妇女慎用。

(2)本品在小儿中研究不充分，安全性与疗效未定。

(3)在老年人中应用本品，安全性与疗效无特殊。

(4)对诊断的干扰　用本品时：①偶可有血清肝脏酶增高，停药后恢复正常；②可在1.5%患者出现血钾轻度增高；③偶有血尿素氮或肌酐轻度升高；④血红蛋白与血细胞比容可能轻微减低，但无临床重要性。

(5)下列情况慎用本品　①肝硬化或肝功能障碍时本品的血浓度升高；②肾动脉狭窄时用本品可使血尿素氮或肌酐升高；③血钾过高；④血容量不足者用本品可能发生低血压。

(6)用本品发生血管神经性水肿时应停用本品，进行治疗。

(7)用本品过量而发生低血压时，用扩容纠正，透析不能有效清除本品及其代谢产物。

(8)用本品期间随访检查　对有肾功能障碍或有白细胞缺乏的患者最初3个月内每2周检查白细胞计数及分类计数1次，此后定期检查。

【药物相互作用】 (1)与利尿药同用降压作用增强。

(2)与保钾利尿药(如螺内酯、氨苯蝶啶、阿米洛利)、补钾药或含钾的盐代用品同用可能引起血钾增高。

(3)已有报道利福平和氟康唑可降低活性代谢产物水平。

(4)非甾体抗炎药吲哚美辛可降低氯沙坦的抗高血压作用。

【给药说明】 (1)肾功能不全时本品药量不必调整。

(2)心力衰竭患者已用强心苷与利尿药如有水、钠不足者，宜纠正后开始用本品。

【用法与用量】 口服　成人　一次50 mg，一日1次，维持量25～100 mg，一日1次。肝功能不全或有水、钠不足者开始用较小剂量。

【制剂与规格】 氯沙坦钾片：(1)25 mg；(2)50 mg；(3)100 mg。

氯沙坦钾胶囊：(1)50 mg；(2)100 mg。

氯沙坦钾氢氯噻嗪片：(1)氯沙坦钾50 mg/氢氯噻嗪12.5 mg；(2)氯沙坦钾100 mg/氢氯噻嗪12.5 mg。

缬沙坦[药典(二)；基；医保(乙)]

Valsartan

【适应证】 ①高血压，可单独应用或与其他降压药如利尿药或钙通道阻滞药合用；②急性心肌梗死后；③心力衰竭。

【药理】 (1)药效学　①参阅“氯沙坦钾”；②对总胆固醇、甘油三酯、血糖或血尿酸无明显影响。突然停药无血压反跳或其他不良反应。

(2)药动学　口服后可迅速吸收，吸收总量个体差异很大，平均绝对生物利用度为23%。体内消除表现为多级指数衰减动力学，$t_{1/2\beta}$约9小时。呈线性药代动力学，稳态分布容积约17L。主要以原形排泄，83%从粪便排泄。蛋白结合率为94%～97%。单剂服药后2小时内出现降压作用，4～6小时内达到降压高峰，降压作用可持续24小时以上。本品与食物同时服用，血药浓度-时间曲线下面积(AUC)减少40%，但并未使治疗效果明显降低。长期给药无积蓄作用。

【不良反应】 本药的总体不良反应发生率与安慰剂组相似。

(1)常见　头痛、头晕。

(2)少见　咳嗽、腹泻、疲劳、鼻炎、背痛、恶心、咽炎、病毒感染、上呼吸道感染及关节痛。不良反应的发生率与剂量和治疗时间长短无关，与性别、年龄或种族无关，尚未知此反应是否与本品治疗有因果关系。

(3)极少见　血红蛋白和血细胞比容减少，中性粒细胞减少症的患者为1.8%。

【禁忌证】 (1)参阅“氯沙坦钾”。

(2)美国FDA妊娠期药物安全性分级为口服给药C；如在妊娠中、晚期用药D。

【注意事项】 (1)动物试验表明本品可分泌入乳汁中，哺乳期妇女应慎用。

(2)在小儿中本品无研究经验，安全性和疗效未定。

(3)肝功能不全者　约有70%的药物以原形从胆汁排泄，在胆汁型肝硬化或胆管梗阻的患者药物的AUC约增加1倍，这类患者应用时应特别慎重；而非胆管性或无胆汁淤积型肝功能不全者，服用本品无须调整剂量。

(4)开始治疗时偶可发生症状性低血压，治疗前应先纠正患者的低血钠和低血容量状况。如果发生低血压，须使患者仰卧，必要时用氯化钠注射液静脉滴注。短暂的低血压反应并不妨碍进一步治疗，因此一旦血压稳定便可进行继续治疗。

(5)由于影响肾素-血管紧张素-醛固酮系统的药物有可能使双侧或单侧肾动脉狭窄的患者的血清肌酐或尿素氮增高，应慎用。由于缬沙坦的肾清除率只占总血浆清除率的30%，故肾功能不全患者服用本品无需调整剂量。

(6)缬沙坦无过量的经验，药物过量可能出现的症状主要是明显低血压，可采取催吐治疗，必要时可静脉滴注氯化钠注射液。血液透析不能清除本品。

【药物相互作用】 (1)与保钾利尿药如螺内酯、氨苯蝶啶、阿米洛利，补钾药或含钾盐代用品合用时可使血钾升高。

(2)与利尿药合用，降压作用增强。

【给药说明】 (1)心力衰竭患者有低钠血症和(或)血容量不足时，应先予纠正再用本品。

(2)对老年人、肾功能不全或非胆汁型肝硬化或胆管梗阻的患者无需调整剂量。

【用法与用量】 口服 成人 (1)治疗高血压一次80 mg，一日1次，2～4周后酌情可增加至160 mg，一日1次。维持量为80～160 mg，一日1次。

(2)治疗心力衰竭 起始剂量一次40 mg，一日2次，渐增至一次80 mg，一日2次。160 mg一日2次，视耐受情况而定。

【制剂与规格】 缬沙坦片：40 mg。

缬沙坦胶囊：(1)40 mg；(2)80 mg；(3)160 mg。

缬沙坦氢氯噻嗪片：缬沙坦80 mg/氢氯噻嗪12.5 mg。

缬沙坦氨氯地平片：(1)缬沙坦80 mg/氨氯地平5 mg；(2)缬沙坦160 mg/氨氯地平5 mg。

厄贝沙坦[药典(二)；医保(乙)]

Irbesartan

【适应证】 ①高血压；②糖尿病肾病；③蛋白尿。

【药理】 (1)药效学 参阅"氯沙坦钾"。

(2)药动学 口服本品后吸收良好，约1.5～2小时可达血药峰浓度。绝对生物利用度约为60%～80%。进食不会明显影响其生物利用度。本品血浆蛋白结合率约为96%，其分布容积为53～93L。本品主要由细胞色素P_{450}酶CYP2C9氧化代谢，在肝脏与葡萄糖醛酸结合氧化而被代谢，主要的代谢产物为葡萄糖醛酸结合型厄贝沙坦。总清除率和肾清除分别为157～176 ml/min和3.0～3.5 ml/min，终末消除半衰期为11～15小时。每日1次服药，三日内达到血浆稳态浓度。本品的C_{max}和AUC值在≥65岁受试者比18～40岁者高，但终末半衰期无明显改变，故老年患者不需要调整剂量。本品及其代谢产物由胆管和肾排泄。在肾功能损害、血液透析、轻度至中度肝硬化的患者本品药动学参数无明显改变。本品不能经血液透析清除。

【不良反应】 (1)常见 头晕、潮红、肌肉骨骼损伤和恶心。

(2)少见 直立性低血压、消化不良和腹泻。

(3)罕见 过敏反应(皮疹、荨麻疹、血管性水肿)和咳嗽。

【禁忌证】 (1)参阅"氯沙坦钾"。

(2)哺乳期妇女。

(3)美国FDA妊娠期药物安全性分级为口服给药C；如在妊娠中、晚期用药D。

【注意事项】 (1)对于服用强效利尿药，饮食中严格限盐以及腹泻呕吐而血容量不足者，服用本品特别是首次服用时可能会发生症状性低血压。

(2)双侧肾动脉狭窄或单个功能肾的动脉发生狭窄者，用本品有发生严重低血压和肾功能不全的危险。

(3)肾功能损害者使用本品时，应定期监测血清钾和肌酐。

(4)使用本品中可能会发生高钾血症，尤其在肾功能损害、糖尿病肾病或心力衰竭者，应密切监测血清钾水平。

(5)主动脉和二尖瓣狭窄及肥厚梗阻型心肌病患者使用本品时应谨慎。

(6)本品不推荐用于原发性醛固酮增多症患者。

(7)一般注意事项 对于血管张力和肾功能主要依赖肾素-血管紧张素-醛固酮系统活性的患者(如严重充血性心力衰竭患者或者肾脏疾病患者包括肾动脉狭窄)，使用本品易出现急性低血压、氮质血症、少尿或少见的急性肾功能衰竭。

【药物相互作用】 (1)本品和其他降血压药物合用时，其降血压效应可能增强。

(2)本品与补钾药物和保钾利尿药同用可以导致血清钾增高。

(3)本品与锂盐合用时，血清锂可逆性升高和出现毒性作用。因此不推荐合用。如需合用，应监测血清锂浓度。

(4)在体外试验中，可见到本品与华法林、甲苯磺丁脲(CYP2C9底物)和硝苯地平(CYP2C9抑制药)之间的相互作用，但健康受试者中未见到有意义的影响。和硝苯地平合用时，本品的药动学不受影响。

【用法与用量】 口服 成人 初始剂量和维持量

为 150 mg 一日 1 次，不能有效控制血压可将剂量增至一次 300 mg，或加用其他抗高血压药物如利尿药。进行血液透析和年龄超过 75 岁的患者，初始剂量 75 mg，一日 1 次。肾功能不全、轻中度肝功能损害患者无需调整本品剂量。

【制剂与规格】 厄贝沙坦片：(1)75 mg；(2)150 mg；(3)300 mg。

厄贝沙坦分散片：(1)75 mg；(2)150 mg。

厄贝沙坦胶囊：(1)75 mg；(2)150 mg。

厄贝沙坦/氢氯噻嗪片：厄贝沙坦 150 mg/氢氯噻嗪 12.5 mg。

厄贝沙坦氢氯噻嗪分散片：厄贝沙坦 150 mg/氢氯噻嗪 12.5 mg。

厄贝沙坦氢氯噻嗪胶囊：厄贝沙坦 150 mg/氢氯噻嗪 12.5 mg。

替米沙坦[药典(二)；医保(乙)]

Telmisartan

【适应证】 ①高血压；②高危心血管疾病。

【药理】 (1)药效学　参阅“氯沙坦钾”。

(2)药动学　本品口服吸收迅速，生物利用度 42%，可随药量增加而增加，肝功能不全时，其生物利用度可达 100%。口服本品后 3 小时起降压作用。单次给药作用可持续 24 小时以上；连续用药 4 周后停药，降压作用仍可持续 1 周左右。蛋白结合率大于 99.5%。通过母体化合物与葡萄糖苷酸结合代谢。几乎完全以原形经胆管随粪便排出(97%)，从尿液排出的不足 2%，清除半衰期大于 20 小时，临床未见有蓄积作用。本药不能经血液透析清除。

【不良反应】 (1)常见　腹泻，恶心、头晕。

(2)少见　尿路感染、上呼吸道感染、皮疹、瘙痒、背痛，耳鸣。

(3)极少见　血管神经性水肿、哮喘。

【禁忌证】 (1)对本品任一成分过敏者。

(2)对其他血管紧张素受体拮抗剂过敏者。

(3)胆管阻塞性疾病患者。

(4)严重肝功能不全者。

(5)严重肾功能不全者(肌酐清除率＜30 ml/min)。

(6)哺乳期妇女。

(7)美国 FDA 妊娠期药物安全性分级为口服给药 C；如在妊娠中、晚期用药 D。

【注意事项】 (1)慎用　①双侧或单侧肾动脉狭窄者。②血容量不足(包括因强利尿药治疗、限盐饮食、恶心或呕吐引起血容量不足或血钠水平过低)者。③严重充血性心力衰竭(可能引起急性低血压、氮质血症、少尿或罕见急性肾衰竭)者。国外资料提出下列情况慎用：①主动脉瓣狭窄或左房室瓣狭窄。②肥厚型心肌病。③冠状动脉疾病患者。④血管神经性水肿患者。⑤需进行全身麻醉手术者。⑥老年患者。

(2)对儿童的影响　儿童应用本品的安全性及疗效尚未确定。

(3)肾功能不全患者用药期间应定期检测血钾水平及血肌酐值。

(4)治疗期间如发生低血压，应采取相应的支持治疗。

(5)本品不能经血液透析清除，血液透析患者在治疗初期应注意监测，以防发生直立性低血压。

(6)抑制肾素-血管紧张素-醛固酮系统的抗高血压药通常对原发性醛固酮增多症患者无效，故不推荐本品用于该类患者。

(7)应用本品 4～8 周后才发挥最大药效，在加大剂量时应注意此点。

【药物相互作用】 (1)本品可加强其他降压药的降压效果。

(2)本品升高地高辛的血药浓度而致地高辛中毒，二者合用时应监测后者血药浓度。

(3)有本品与锂盐合用引起血钾水平升高和毒性反应的个案报道。因此，锂盐和本品合用须慎重。如需合用，则合用期间应监测血锂水平。

(4)麻黄碱及伪麻黄碱的拟交感活性可使本品的降压作用减弱。

(5)与华法林联用，可引起后者血药浓度谷值轻微降低。

(6)与 ACE 抑制药、保钾类利尿药、钾离子补充药、含钾的盐替代品、环孢素或其他药物如肝素钠等可能引起血钾升高的药物合用，建议监测血钾水平。

(7)基于其药理学特性，下述药物可加强抗高血压药物包括替米沙坦的降压效果：巴氯芬、氨磷汀。另外，酒精、巴比妥类药物、镇静催眠药或抗抑郁药可增强直立性低血压效应。

(8)当与替米沙坦合用时，辛伐他汀代谢物(辛伐他汀酸)的 C_{max} 有轻度升高(1.34 倍)且消除加速。

【用法与用量】 口服　(1)成人　一次 40～80 mg，一日 1 次。可与噻嗪类利尿药如氢氯噻嗪合用。

(2)轻、中度肾功能不全患者，服用本品不需调整剂量。

(3)轻、中度肝功能不全患者一日用量不应超过

40 mg,应在严密监测下应用本品。

(4)高危心血管病患者一日 80 mg。

【制剂与规格】 替米沙坦片:(1)20 mg;(2)40 mg;(3)80 mg。

替米沙坦胶囊:(1)20 mg;(2)40 mg。

替米沙坦氢氯噻嗪片:替米沙坦 80 mg/氢氯噻嗪 12.5 mg。

坎地沙坦酯[药典(二);医保(乙)]

Candesartan Cilexetil

【适应证】 ①高血压,可单独应用或与其他降压药如利尿药合用;②心力衰竭。

【药理】 (1)药效学 坎地沙坦酯为一种前体药,在吸收过程中迅速、完全转化为活性代谢产物坎地沙坦。坎地沙坦为选择性血管紧张素Ⅱ1型受体(AT_1)拮抗药,与AT_1受体的结合力比氯沙坦高 80 倍,比氯沙坦活性代谢物 EXP3174 高 10 倍。其作用与氯沙坦相同。

(2)药动学 坎地沙坦酯克服了坎地沙坦口服吸收差(15%)的缺点,生物利用度约 42%,不受食物影响,可迅速、完全转化为坎地沙坦。口服后 2～4 小时达血药浓度峰值。在体内半衰期约 9 小时,在老年人似更长(9～11小时)。血浆蛋白结合率大于 99%,大部分与白蛋白结合。主要经肾清除(60%),少部分通过胆汁排泄(40%)。肾功能轻度损伤的患者,无明显药物蓄积现象。肾功能严重损伤的患者,当本品用量达 12 mg 时可能出现药物积聚现象。

【不良反应】 (1)常见 头晕。

(2)少见 头痛、心悸、失眠、恶心、呕吐、胃部不适、腹泻、口腔炎、味觉异常、ALT 升高、白细胞减少、肌酐升高、皮疹(如荨麻疹)、瘙痒等。

【禁忌证】 (1)参阅"氯沙坦钾"。

(2)重度肝损害和胆汁淤滞患者。

(3)美国 FDA 妊娠期药物安全性分级为口服给药 C;如在妊娠中、晚期用药 D。

【注意事项】 (1)下列情况慎用 ①双侧或单侧肾动脉狭窄患者。②肝功能损害者(可能进一步恶化)。③严重肾功能损害者(过度降压可能恶化肾功能)。④主动脉或二尖瓣狭窄,或肥厚型心肌病。⑤高钾血症。⑥严重低血压。⑦手术需全麻者。

(2)用药时检测 ①肾功能,包括电解质。给药后 4 周,以及调整剂量后 2 周复查血肌酐和血钾。肾功能不全患者,每次调整剂量前后监测血钾和肌酐;如肾功能恶化应及时停药;一般每 3～6 个月监测肾功能。②监测血压,调整剂量初期应较频繁,包括必要时给药后 24 小时测卧位血压。

(3)儿童用药的安全性尚未明确。

(4)对高龄患者,宜根据其状态慎重用药,从小剂量开始。

(5)哺乳期妇女避免用本药,必须服药时应停止哺乳。

(6)本品过量时,可扩容纠正低血压,必要时透析治疗。

【药物相互作用】 (1)与保钾利尿药,补钾药合用可出现高钾血症,特别当肾功能损害时。

(2)与利尿降压药合用,可能增强降压作用。

【给药说明】 (1)与利尿降压药合用,宜从小剂量开始。

(2)对原用利尿药治疗者,开始用本药前停用利尿药 2～3 日,但严重或恶性高血压例外;此时应从小剂量开始,在观察下小心增加剂量。

(3)心力衰竭患者伴水、钠不足者,用本品时,宜从小剂量开始。

【用法与用量】 口服 (1)成人 一次 4～8 mg,一日 1 次,由一日 4 mg 开始,必要时增至一日 12 mg。

(2)严重肾功能不全 宜从一次 2 mg,一日 1 次开始。肝功能不全,也宜从小剂量开始。

【制剂与规格】 坎地沙坦酯片:(1)2 mg;(2)4 mg;(3)8 mg;(4)12 mg;(5)16 mg。

坎地沙坦酯胶囊:(1)4 mg;(2)8 mg;(3)12 mg。

奥美沙坦酯[医保(乙)]

Olmesartan Medoxomil

【适应证】 高血压。

【药理】 (1)药效学 奥美沙坦酯是一种前体药物,经胃肠道吸收水解为奥美沙坦。奥美沙坦为选择性血管紧张素Ⅱ1 型受体(AT_1)拮抗药,通过选择性阻断血管紧张素Ⅱ与血管平滑肌AT_1受体的结合而阻断血管紧张素Ⅱ的收缩血管作用,因此它的作用独立于 ATⅡ合成途径之外。奥美沙坦与AT_1的亲和力要比与AT_2的亲和力大 12500 多倍。奥美沙坦酯的降压作用与药量呈相关性。降压作用在 1 周内起效,在 2 周后达到明显的效果。并可在长达 1 年的治疗中维持相同的降压效果,且不会出现耐药,停药后不出现血压反跳。年龄和性别并不影响奥美沙坦酯的降压作用。收缩压和舒张压下降的谷峰比值在 60%～80%。

(2)药动学 无论奥美沙坦酯单次口服给药(最大剂

量至 320 mg)或多次口服给药(最高剂量可至 80 mg/次),奥美沙坦均呈线性药代动力学特性。在 3～5 日之内可以达到稳态血药浓度,每日 1 次给药血浆内无蓄积。奥美沙坦酯口服后经胃肠道吸收,迅速、完全地去酯化水解为奥美沙坦,绝对生物利用度大约 26%,口服给药 1～2 小时之后即达血药浓度高峰,进食不影响奥美沙坦的生物利用度。奥美沙坦的血浆蛋白结合率高达 99%,不穿透红细胞,稳态分布容积约为 17L,不易透过血-脑屏障。奥美沙坦按双相方式被消除,最终消除半衰期约为 13 小时,总的血浆清除率是 1.3L/h,肾清除率是 0.6L/h,大约有 35%～50%吸收的药物从尿液排出,其余经胆汁从粪便中排出。

(3)儿童　还没有在 18 岁以下人群中进行奥美沙坦药代动力学研究。

(4)老年人　奥美沙坦的最大血浆浓度在年轻成人和老年人(≥65 岁)中相似。在多次用药的老年人中观察到了奥美沙坦的轻度蓄积;平均稳态药时曲线下面积在老年人中要高 33%,相应的肾清除率(CLR)则减少 30%。

(5)肝功能不全　中度肝功能损害患者的 $AUC_{0\to\infty}$ 和最大血药浓度(C_{max})都增高,AUC 增加了约 60%。

(6)肾功能不全　严重肾功能损害(肌酐清除率小于 20 ml/min)的患者多次给药后的药-时曲线下面积大约为肾功能正常人的 3 倍。没有对接受血透析的患者进行研究。

【不良反应】 (1)少见　背痛、腹泻、头痛、血尿、高三酰甘油血症、咽炎和鼻炎。

(2)极少见　乏力、疼痛、外周性水肿、眩晕、腹痛、消化不良、心动过速、关节疼痛、肌肉骨骼疼痛、皮疹和面部水肿等。

(3)人体药物过量的资料有限。药物过量最可能的表现是低血压和心动过速。如果副交感神经系统(迷走神经)兴奋可能会出现心动过缓。如果出现症状性低血压,应给予适当治疗及支持治疗。奥美沙坦是否可以通过血液透析清除尚未知。

【禁忌证】 (1)参阅“氯沙坦钾”。

(2)美国 FDA 妊娠期药物安全性分级为口服给药 C;如在妊娠中、晚期用药 D。

【注意事项】 (1)肾动脉狭窄　还没有在单侧或者双侧肾动脉狭窄患者中长期使用本品的经验,但是理论上可能会与血管紧张素转换酶抑制药类似,导致这类患者血肌酐的升高。

(2)肾功能损害　在那些肾功能依赖于肾素-血管紧张素-醛固酮系统活性的患者中(如严重的充分性心力衰竭患者)使用 ACE 抑制剂和 AT_1 受体拮抗剂,可能出现少尿和(或)进行性氮质血症。

(3)血容量不足或者低钠患者的低血压血容量不足或者低钠患者(例如那些使用大剂量利尿药治疗的患者),在首次服用本品后可能会发生症状性低血压,必须在周密的医疗监护下使用该药治疗。如果发生低血压,患者应仰卧,必要时静脉滴注氯化钠注射液。一旦血压稳定,可继续用本品治疗。

(4)因为对哺乳新生儿有潜在的不良影响,必须考虑药物对母亲的重要性以决定中止哺乳或者停药。

(5)老年患者服用本品不需要调整剂量。但是不能排除某些年龄较大的个别患者敏感性较高的可能。

【用法与用量】 口服　剂量应个体化。在血容量正常的患者中作为单一治疗的药物,通常推荐起始剂量 20 mg,一日 1 次,最大剂量 40 mg,每日 1 次。剂量大于 40 mg并未显示出更大的降压效果。无论进食与否,本品都可以服用。本品可以与其他利尿药合用,也可以与其他抗高血压药物联合使用。

【制剂与规格】 奥美沙坦酯片:(1)20 mg;(2)40 mg。

奥美沙坦酯胶囊:20 mg。

奥美沙坦/氢氯噻嗪片:奥美沙坦 20 mg/氢氯噻嗪 12.5 mg。

依普沙坦

Eprosartan

【适应证】 原发性高血压。

【药理】 (1)药效学　本品是一种非肽类、口服生效的非联苯非四唑类血管紧张素Ⅱ受体拮抗药,能选择性地与 AT_1 受体相结合。高血压患者服用三酰甘油后,血压降低不会引起心率的改变,也不影响高血压患者的空腹三酰甘油、总胆固醇或 LDL(低密度脂蛋白)胆固醇的水平,不影响空腹血糖水平。本品不影响肾脏自身调节机制,对高血压或不同程度的肾功能不全患者的肾小球滤过率无明显降低,因而不会引起钠潴留或肾功能的恶化,对尿液中尿酸的排泄无显著影响。不会增强缓激肽的有关效应,如咳嗽。

(2)药动学　单剂量口服 300 mg 的绝对生物利用度约为 13%。空腹状态下口服 1～2 小时后,血药浓度达到峰值。当本品剂量在 100～200 mg 之间时,其血浆浓度与药量变化成比例,但当剂量在 400～800 mg 之间时,其血浆浓度与剂量变化间的比例关系有所降低。口服后的终末消除半衰期为 5～9 小时。长期服用无显著蓄积作用。若同时进食,会延迟吸收,但其 C_{max} 和 AUC 的变化很小

(<25%),无临床意义。本品的血浆蛋白结合率较高(约98%),且在治疗剂量所达到的浓度范围内保持恒定。药物与血浆蛋白的结合程度不受性别、年龄、肝功能异常或轻中度肾功能损害的影响,但在少数严重肾功能不全的患者中有所降低。在人体内的分布容积约13L。总体血浆清除率约130 ml/min。该药经胆管和肾脏排泄。口服^{14}C标记的本品后,约有90%的放射性物质出现在粪便中;有7%的放射性物质出现在尿液中。在老年患者、肝功能不全及肾功能不全患者中,本品的AUC和C_{max}值均有所增加,但均不需要调整剂量。本品的药代动力学在男性和女性之间没有差异。

【不良反应】 (1)常见 头痛、眩晕、恶心、呕吐、腹泻、非特异性胃肠道不适、无力。

(2)极少见 低血压,包括直立性低血压,过敏性皮肤反应(如皮疹、瘙痒、荨麻疹)、面部肿胀,血管神经性水肿。

(3)药物过量最可能的表现是低血压,如发生症状性低血压,应给予支持性治疗。

【禁忌证】 (1)参阅“氯沙坦钾”。

(2)哺乳期妇女。

(3)血流动力学上显著双侧肾血管疾病或唯一的功能肾有严重血管狭窄患者。

【注意事项】 (1)严重血容量丢失和(或)盐耗竭(如大剂量利尿药治疗)的患者可发生症状性低血压。在使用本品治疗前应先纠正这些情况。

(2)对于肾功能依赖肾素-血管紧张素-醛固酮系统活性的患者(如严重心功能不全、双侧肾动脉狭窄或唯一的功能肾动脉狭窄),在接受血管紧张素转换酶(ACE)抑制药治疗时,会发展为少尿症和(或)进行性氮质血症和罕见的急性肾功能衰竭。由于目前对严重心功能不全或肾动脉狭窄患者的治疗经验不充分,因此不能排除因本品抑制肾素-血管紧张素-醛固酮系统而导致肾功能受损的可能性。肾功能不全患者服用本品时,应在服用前和服用期间定期检查肾功能。如在治疗期间发现肾功能恶化,则需重新评估本品的治疗意义。

(3)患半乳糖不耐受症、Lapp乳糖酶缺乏症或葡萄糖-半乳糖吸收不良症的罕见遗传病患者不应服用本品。

(4)由于缺乏安全性和疗效的资料,故不推荐儿童和青少年服用。

(5)对老年患者不需要调整剂量。

【药物相互作用】 不能排除服用本品后发生类似效应的可能性,建议在联合用药时仔细监测血清钾的水平。

【用法与用量】 口服 一次600 mg,一日1次,早晨服用。对大多数患者,一般在治疗2~3周后达到最大的降压效果;可单独服用也可与其他降压药联合服用,特别是与噻嗪类利尿药联合服用。如与钙通道阻滞药合用,可同样获得更大的降压效果。

本品可单独或与食物同时服用。中度或者重度肾功能不全患者(肌酐清除率<60 ml/min),每日剂量不应超过600 mg。

【制剂与规格】 依普沙坦片:600 mg。

阿利沙坦酯

Allisartan Isoproxil

【适应证】 用于轻、中度原发性高血压的治疗。

【药理】 (1)药效学 阿利沙坦酯为血管紧张素Ⅱ的Ⅰ型受体(AT_1)拮抗剂,它经大量存在于胃肠道的酯酶代谢产生与氯沙坦钾经肝脏代谢产生相同的活性代谢产物E3174。E3174能与AT_1受体选择性结合,阻断任何来源或任何途径合成的血管紧张素Ⅱ所产生的相应的生理作用。E3174不影响其他激素受体或心血管中重要的离子通道的功能,也不抑制降解缓激肽的血管紧张素转化酶(激肽酶Ⅱ)。因此,不会出现缓激肽作用增强导致的不良反应。

(2)药动学 阿利沙坦酯口服吸收较好,经酯酶水解迅速生成活性代谢产物E3174。E3174的达峰时间为1.5~2.5小时,半衰期约为10小时。在60~240 mg剂量范围内,C_{max}与药物剂量的比例关系成立;AUC_{last}随剂量的增加而增加,单次口服本品60 mg、120 mg和240 mg的E3174AUC_{last}分别为1.33、2.62和4.43 (h·mg)/L;单次口服氯沙坦钾100 mg,经肝脏代谢生成的E3174的AUC_{last}为4.76 (h·mg)/L;单次口服阿利沙坦酯240 mg和氯沙坦钾100 mg经肝脏代谢生成的E3174的AUC_{last}相似。每日一次口服240 mg时,活性代谢产物在血浆中无明显蓄积。食物会降低本品的吸收,C_{max}降低了38.4%,AUC_{last}降低了35.5%。本品活性代谢产物与人血浆蛋白结合率大于99.7%。其在人体中的表观分布容积可达766 L。在大鼠体内进行的研究显示活性代谢产物不易通过血脑屏障。本品在大鼠体内迅速发生酯水解,生成活性代谢产物。在大鼠尿样中仅检测到活性代谢产物E3174,在粪样中主要为原形和E3174。在人血浆和尿液中也未检测到原形药物。活性代谢产物的血浆表观清除率为44 L/h,肾清除率为1.4 L/h。大鼠灌胃给药后,主要以活性代谢产物形式从粪便中排泄;原形和活性代谢产物在0~12小时粪样中累积排泄率为56.9%,尿中累积排泄率为0.25%,胆汁中活性代谢产物累积排泄率为7.42%。

【不良反应】 本品不良反应一般轻微且短暂，多数可自行缓解或对症处理后缓解。

(1)常见　头晕和头痛。

(2)少见　高脂血症、乏力和胃部不适等。

(3)偶见　肝功能或肾功能指标异常，发生比率<1%。

【禁忌证】 (1)对本品任何成分过敏者禁用。

(2)妊娠中末期及哺乳期间禁用。

(3)哺乳期妇女用药：应该从本品对母体获益程度及治疗的必要性综合考虑是停止哺乳还是停止使用本品。

【注意事项】 (1)低钠和(或)血容量不足患者：极少数情况下，严重缺钠和(或)血容量不足患者(如：使用强利尿剂治疗)，服用本品初期，可能出现症状性低血压。因而，在使用本品之前，应先纠正低钠和(或)血容量不足。

(2)肾动脉狭窄：对于双侧肾动脉狭窄或单侧功能肾肾动脉狭窄(肾血管性高血压)的病例，使用影响肾素-血管紧张素系统活性的药物其导致严重的低血压和肾功能不全的危险性增高。

(3)肝、肾功能不全患者：肝功能和肾功能不全患者应用本品的剂量调整和安全性信息尚未建立。

(4)与刺激肾素-血管紧张素-醛固酮系统有关的情况：对于肾功能依赖于肾素-血管紧张素-醛固酮系统活性的患者(如严重的充血性心力衰竭患者)，应用血管紧张素转换酶抑制剂、血管紧张素Ⅱ受体拮抗剂治疗可引起少尿和(或)进行性氮质血症以及(罕有)急性肾功能衰竭和(或)死亡。

(5)原发性醛固酮增多症：抑制肾素-血管紧张素-醛固酮系统的抗高血压药物通常对原发性醛固酮增多症的患者无效，因此本品不推荐用于该类患者。

(6)高钾血症：使用可影响肾素-血管紧张素-醛固酮系统的药品，可能引起高钾血症，尤其对于肾功能不良和(或)心衰及糖尿病患者。

(7)对驾驶员和操作机器的影响：与其他抗高血压药一样，服药患者在驾驶、操纵机器时应小心。

(8)儿童用药：本品用于儿童和青少年(18岁以下)的有效性和安全性尚无相关研究。

(9)老年用药：临床研究未证实老年人对该药的反应与年轻人不同。因此，老年患者无需因年龄而调整剂量。如患者伴有严重肝肾功能、心功能减退，用药期间应注意观察，可酌情减量。

(10)其他：和其他抗高血压药物一样，对于患有缺血性心脏病或缺血性血管疾病的患者，过度降压可以引起心肌梗死或卒中。

【药物相互作用】 (1)锂剂与血管紧张素Ⅱ受体拮抗剂及血管紧张素转换酶抑制剂合用，可引起可逆性的血锂升高和毒性反应，因此锂剂和本品合用须慎重。如需合用，则合用期间应监测血锂水平。

(2)与其他抑制血管紧张素Ⅱ及其作用的药物一样，本品与引起血钾升高的药物(血管紧张素转换酶抑制剂、保钾利尿药、钾离子补充、含钾的盐替代品、环孢菌素A或其他药物如肝素钠)合用，可致血钾升高，建议监测血钾水平。

(3)非甾体抗炎药物(NSAIDs)包括选择性环氧合酶-2(COX-2抑制剂)可能降低利尿剂和其他抗高血压药的作用，机制尚不明确。因此，本品的抗高血压作用可能会被NSAIDs包括COX-2抑制剂削弱。

(4)麻黄含有麻黄碱和伪麻黄碱，可降低抗高血压药的疗效，使用本品治疗的高血压患者应避免使用含麻黄的制剂。

(5)依据本品的药代动力学特征以及同类药物氯沙坦钾的临床研究结果，推测本品与氟康唑、西米替汀、利福平、苯巴比妥、氢氯噻嗪、地高辛、华法林等不具有临床意义的相互作用，但缺乏相应的研究数据。

【用法与用量】 对大多数患者，通常起始和维持剂量为每天一次240 mg，继续增加剂量不能进一步提高疗效。治疗4周可达到最大降压效果。食物会降低本品的吸收，建议不与食物同时服用。

【制剂与规格】 阿利沙坦酯片：(1)80 mg；(2)240 mg。

三、钙通道阻滞药

硝苯地平[药典(二)；基；医保(甲、乙)]

Nifedipine

【适应证】 高血压、心绞痛(尤其适用于血管痉挛性心绞痛，适用于稳定型心绞痛患者不能耐受β受体拮抗药或β受体拮抗药作为初始治疗药物疗效欠佳时，但不适用于缓解心绞痛的急性发作)和雷诺病。

【药理】 (1)药效学　本品为二氢吡啶类钙通道阻滞药，阻滞钙离子通过心肌或平滑肌细胞膜的钙通道进入细胞内，由此引起周身血管，包括冠状动脉(正常供血区或缺血区)的血管张力减低而扩张，因而可以降低血压，增加冠状动脉血供。并能抑制自发或麦角新碱所引起的冠状动脉痉挛。另一方面能抑制心肌收缩，使心肌功能降低，耗氧量减少，缓解心绞痛。治疗用量时对窦房结与房室结功能影响小。给本品后血压下降时可有反射性心率加快。心功能正常者给药后心脏指数略增，左心室射血分数(LVEF)、左室舒张期末压(LVEDP)及左室舒张期末容积(LVEDV)不变；心力衰竭时可能导致负性肌力和血浆儿茶酚胺增加。

(2)药动学　本品口服后胃肠道吸收良好，达90%左右。蛋白结合率约90%，口服30分钟血药浓度达峰值，舌下或嚼碎服达峰时间提前。在10～30 mg剂量范围内随剂量增加而增高，但不受药型与给药途径的影响。口服15分钟起效，1～2小时作用达高峰，作用持续4～8小时。$t_{1/2}$呈双相，$t_{1/2\alpha}$2.5～3小时，$t_{1/2\beta}$为5小时，$t_{1/2}$不受剂量影响。硝苯地平在肝脏代谢，产生无活性代谢产物，80%经肾排出，20%随粪便排出。缓释片口服后，血药浓度于1.6～4小时达峰，药-时曲线平缓长久；每服用一次，能维持最低有效血药浓度10 ng/ml以上的时间达12小时。控释片口服后，血药浓度逐渐增加，约6小时达平台，波动小，可维持24小时。

【不良反应】　短暂而较多见的是踝、足与小腿肿胀。较少见的是呼吸困难、咳嗽、哮鸣、心跳快而重(由于降压后交感活性反射性增强)；牙龈增生

罕见的是胸痛(可出现于用药后30分钟左右)、晕厥(血压过低所致)、胆石症、过敏性肝炎、多尿。持续出现而须加注意的有：眩晕、头晕、面部潮红及热感、头痛、恶心。

【禁忌证】　(1)心源性休克，怀孕与哺乳期妇女，对本品过敏者。

(2)美国FDA妊娠期药物安全性分级为口服给药C。

【注意事项】　(1)在乳母的临床研究尚不够充分，服用本品者最好不授乳。

(2)在老年人本品的半衰期可能延长，应用须加注意。

(3)主动脉瓣狭窄、肝或肾功能损害者慎用。

(4)服药期间必须监测血压和心电图，在开始用药而决定剂量的过程中以及从维持量加大用量时尤须注意。

(5)对诊断的干扰　应用本品时偶可有碱性磷酸酶、肌酸激酶、乳酸脱氢酶、ALT、AST升高，但无症状。血小板聚集率可减低，出血时间延长。

(6)逾量时可出现低血压，此时应停药观察，必要时用血管收缩药。

(7)低血压、重度主动脉瓣狭窄、心力衰竭、快速心律失常患者慎用。

【药物相互作用】　(1)与其他降压药同用可致血压过低。

(2)与β受体拮抗药同用可导致血压过低、心功能抑制，心力衰竭。

(3)与蛋白结合率高的药物如双香豆素、洋地黄、苯妥英钠、奎尼丁、奎宁、华法林等合用时，这些药的游离浓度常发生改变。

(4)与硝酸酯类合用，治疗心绞痛作用可增强。

(5)与西咪替丁等合用时本品的血药浓度峰值增高，须注意调节剂量。

【给药说明】　(1)长期给药不宜骤停，以避免出现心绞痛发作等反跳现象。

(2)注意反射性交感兴奋、心率加快以致心绞痛加剧。

(3)临床证据提示，短效硝苯地平可能增加高血压患者心肌梗死和死亡的风险，因此不推荐于高血压的长期治疗。但长效硝苯地平作为高血压的一线治疗药安全有效。用于高血压危象，不推荐舌下给药或胶囊咬碎后吞服，以防止血压过度下降。

(4)突然停用β受体拮抗药治疗而启用本品，偶可发生心绞痛，须逐步递减前者用量。

【用法与用量】　成人　(1)片剂　开始一次10 mg，一日3次，每1～2周递增剂量1次，渐增至最大疗效而能耐受的剂量。住院患者可每隔4～6小时增加1次，一次10 mg。若按症状的发生次数和严重程度作为衡量疗效的标准，则剂量调整可以在3天内完成，但必须严密观察监护。成人单剂最大量为30 mg，一日内总量不超过120 mg。

(2)缓释片　一次10～20 mg，一日2次。

(3)控释片　一次30～60 mg，一日1次。

【儿科用法与用量】　(1)口服或舌下含服　一次10～20 mg，一日3次。

(2)静脉注射　一次1 mg。

(3)喷雾剂　一次1.5～2 mg。

【儿科注意事项】　外周水肿、头晕、头痛、恶心、乏力和面部潮红、一过性低血压。

【制剂与规格】　硝苯地平片：(1)5 mg；(2)10 mg。

硝苯地平胶囊/软胶囊：(1)5 mg；(2)10 mg。

硝苯地平缓释片：(1)10 mg；(2)20 mg；(3)30 mg。

硝苯地平控释片：(1)30 mg；(2)60 mg。

硝苯地平缓释胶囊：20 mg。

尼群地平[药典(二)；基；医保(甲)]

Nitrendipine

【适应证】　高血压，可单独应用或与其他降压药合用。

【药理】　(1)药效学　本品抑制血管平滑肌的跨膜

钙离子内流，也抑制心肌的跨膜钙离子内流，但以血管作用为主，故其血管选择性较强。本品引起周身血管，包括冠状动脉、肾小动脉，使之扩张，产生降压作用。

(2)药动学 本品口服吸收良好，达 90%以上。蛋白结合率>90%。口服后 30 分钟收缩压开始下降，60 分钟舒张压开始下降，降压作用在口服后 1～2 小时最大，持续 6～8 小时。本品口服后约 1.5 小时血药浓度达峰值。生物利用度约 30%。$t_{1/2}$为 2 小时。在肝内代谢，70%经肾排泄，8%随粪便排出。

【不良反应】 (1)较少见 头痛、颜面潮红。

(2)少见 头晕、恶心、低血压、脚肿、心绞痛发作。

(3)本品降压后可能出现反射性心动过速。上述反应多为血管扩张的结果，多数不良反应轻微，不影响治疗。

【禁忌证】 参阅“硝苯地平”。

【注意事项】 (1)本品在妊娠期妇女中应用的研究尚不充分，已有的临床应用尚未发生问题，但应注意不良反应。

(2)在老年人应用血药浓度较高，但半衰期未延长，故宜适当减小剂量。

(3)在用本品时血碱性磷酸酶可能在少数病例增高。

(4)下列情况慎用 ①肝功能不全，此时本品血药浓度可增高；②肾功能不全，但此时对本品药动学影响小。

(5)服用本品期间须定期监测血压、做心电图。

【药物相互作用】 (1)与其他降压药如β受体拮抗药、血管紧张素转换酶抑制药合用可加强降压作用。

(2)与β受体拮抗药合用可减轻本品降压后发生的心动过速。

(3)本品与地高辛合用，地高辛血药浓度可能增高。

【给药说明】 在肾功能不全时本品降压有效，剂量可按常用量或略减小。

【用法与用量】 口服 成人 开始一次 10 mg，一日 1 次，以后可随反应调整为一次 10～20 mg，一日 2 次。

【制剂与规格】 尼群地平片：10 mg。

尼群地平软胶囊：10 mg。

盐酸尼卡地平[药典(二)；医保(乙)]

Nicardipine Hydrochloride

【适应证】 ①高血压，单独应用或与其他降压药物合并应用；②心绞痛，单独应用或与其他药物合并应用；③治疗高血压急症和围手术期高血压。

【药理】 (1)药效学 本品抑制心肌与血管平滑肌的跨膜钙离子内流而不改变血钙浓度，其对血管平滑肌的作用强于心肌，故其血管选择性较强。动物实验中本品扩张冠状血管平滑肌，增加冠脉血流，此作用产生时的血药浓度对心肌不产生负性肌力作用。在人体，本品降低周围血管阻力，此作用对高血压患者比血压者正常更明显，降压时有反射性心率加快。本品使心脏射血分数及心排血量增多而左室舒张末压改变不多。本药还可抑制环磷酸腺苷(cAMP)磷酸二酯酶，直接作用于平滑肌使血管扩张。

(2)药动学 口服吸收完全，20 分钟后血中可测得本品，血药浓度峰值出现于服后 0.5～2 小时(平均 1 小时)，餐后血药浓度较低。本品蛋白结合率高(>95%)。$t_{1/2\beta}$平均为 8.6 小时。在肝内代谢，60%从尿中排出，35%从粪便排出。本品注射液按 0.01～0.02 mg/kg 静脉给予后，消除半衰期为 50～63 分钟。

【不良反应】 (1)较常见 踝部水肿、头晕、头痛、颜面潮红，均为血管扩张的结果。

(2)较少 有心悸、心动过速、心绞痛加重，常为反射性心动过速的结果，减小剂量或加用β受体拮抗药可以纠正。

(3)少见 恶心、口干、便秘、乏力、皮疹、抑郁、视力异常、瘙痒等。

【禁忌证】 (1)参阅“硝苯地平”。

(2)美国 FDA 妊娠期药物安全性分级为口服给药 C。

【注意事项】 (1)本品可能排入乳汁，故哺乳期妇女最好不用。

(2)本品在儿童中应用的安全性尚缺少研究。

(3)本品在老年人与中青年人中的药动学研究未发现差异，故老年人应用与中青年人相同。

(4)由于用药后可出现头晕等，故患者不宜进行高空作业、驾驶等危险性的机械操作。

(5)下列情况慎用：①肝功能不全；②肾功能不全；③有脑卒中史者。

(6)服用本品期间须定期测量血压、做心电图检查，尤其在治疗早期决定合适的剂量过程中，注意避免发生低血压。

(7)若注射部位出现疼痛或发红时，应改变注射部位。

(8)本品的最大降压作用是在血药浓度峰值时，故宜在给药后 1～2 小时测血压；为了解血压反应是否合适，则宜在血药谷浓度(给药后 8 小时)测血压。

(9)用药后注意反应，尤其在降压后心率加快者。

(10)本品也曾用于充血性心力衰竭，初步结果见后负荷减低而不影响心肌收缩力，但须注意本品的负性肌力作用。

(11)本品可能减低脑血管阻力，增加肾小球滤过率。

(12)老年人注射用药,宜从低剂量(每分钟 0.5 μg/kg)开始。

(13)本品过量可引起显著低血压与心动过缓,伴倦怠、神志模糊、语言不清。

【药物相互作用】 (1)与β受体拮抗药合用耐受良好。

(2)与西咪替丁合用,本品血药浓度增高。

(3)与地高辛合用未见地高辛血药浓度增高,但须测定地高辛血药浓度。

(4)与环孢素合用时环孢素血药浓度增高。

【用法与用量】 (1)口服　成人　①普通片剂　开始一次 20 mg,一日 3 次,可随反应调整剂量至一次 40 mg,一日 3 次。②缓释制剂　一次 20～40 mg,一日 2 次,整片吞服。

(2)静脉滴注　高血压急症时以每分钟 0.5～6 μg/kg 速度,根据血压监测调节滴速。手术时异常高血压以每分钟 2～10 μg/kg 速度滴注。

【制剂与规格】 盐酸尼卡地平片:10 mg。

盐酸尼卡地平缓释胶囊:40 mg。

盐酸尼卡地平注射液:(以尼卡地平计算):(1)2 ml∶2 mg;(2)5 ml∶5 mg;(3)10 ml∶10 mg。

盐酸尼卡地平葡萄糖注射液:(1)100 ml∶盐酸尼卡地平10 mg,葡萄糖 5.5 g;(2)100 ml∶盐酸尼卡地平10 mg,葡萄糖 5.7 g;(3)250 ml∶盐酸尼卡地平 25 mg,葡萄糖 12.5 g;

尼索地平[药典(二)]

Nisoldipine

【适应证】 ①高血压,可单用或与其他降压药合用。②心绞痛。

【药理】 (1)药效学　本品为二氢吡啶类钙通道阻滞药,抑制钙跨过细胞膜进入血管平滑肌和心肌细胞。由于血管平滑肌的收缩过程依赖于细胞外钙离子通过特异性的离子通道进入细胞,抑制钙通道可以导致小动脉的扩张。体外研究显示,尼索地平对血管平滑肌作用具有选择性,即其对血管平滑肌的作用大于心肌。

(2)药动学　口服后尼索地平能被较好地吸收入血液循环,核素标记的药物 87%在尿液和粪便中被检出。尼索地平的绝对生物利用度为 5%。在服药后 6～12 小时血药浓度达峰值。终末消除半衰期为 7～12 小时。本品的血浆蛋白结合率很高,当血浆浓度在 100 ng/ml～10 μg/ml 的范围时,未结合部分仅不到 1%。尼索地平在体内经广泛代谢,在尿中已有 5 种代谢产物被发现。虽然口服进入体内的尼索地平中 60%～80%经尿排泄,但尿中仅能发现微量的尼索地平原药。

【不良反应】 (1)常见　头痛,浮肿,眩晕,颜面潮红,发热,心悸,肠胃不适(恶心,腹胀,便秘,腹泻)。

(2)少见　无力,肌痛,呼吸困难和心动过速。ALT、AST 升高。

(3)罕见　胸痛、齿龈增生和男性乳房发育。

【禁忌证】 参阅"硝苯地平"。

【注意事项】 (1)哺乳期妇女宜慎用。

(2)个别患者开始治疗或合并饮酒,可能影响驾驶或操纵机器的能力。

(3)肝功能损害可增强和延缓本品作用,起始应小剂量并需仔细观察。

(4)过量可致低血压,亦可致心动过缓性心律失常。

(5)由于蛋白结合率高和分布容积大,本品不易为透析所清除。

【药物相互作用】 (1)与β受体拮抗药或其他降压药合用有协同降压作用,应注意直立性低血压。

(2)与西咪替丁合用可使本品血药浓度增高,作用增强。

(3)奎尼丁可能使本品药-时曲线下面积(AUC)轻度减少,可能需要调整本品剂量。

(4)利福平由于诱导本品代谢酶的活力而加速本品代谢,因此减弱降压作用,需调整本品剂量。

(5)西柚汁可增强本品作用,不宜同时服用。

【用法与用量】 口服　(1)治疗高血压　一次 5～10 mg,一日 1 次,可按血压每周逐渐调整剂量,可达一次 40 mg,一日 1 次。

(2)治疗心绞痛　一次 10 mg,开始一日 1 次,按症状逐渐调整至一次 20～40 mg,一日 1 次。

【制剂与规格】 尼索地平片:5 mg。

尼索地平胶囊:5 mg。

非洛地平[药典(二);医保(乙)]

Felodipine

【适应证】 高血压,可单用或与其他降压药合用;用于稳定型心绞痛。

【药理】 (1)药效学　本品抑制平滑肌的电压依赖跨膜离子钙内流,对血管选择性抑制作用强于对心肌作用;对血压的作用与血浆浓度有关,呈剂量依赖性。第一周治疗时有反射性心率增加但随时间而减缓,长期给药心率可能增加 5～10 次/分钟,可被β受体拮抗药所减慢。本品单用或与β受体拮抗药合用不影响心电图 P-R 间期。临床试验表明本品治疗量时未见影响心功能。

本品可减低肾血管阻力，而降压不影响肾滤过率，有轻度排钠利尿作用，短期和长期治疗不影响电解质平衡。

（2）药动学　口服吸收完全，经肝脏首关代谢，代谢为6种代谢产物，无明显扩血管活性。生物利用度达20%，血药浓度达峰时间2.5～5小时，药-时曲线下面积（AUC）在剂量20 mg范围内随剂量线性增加。本品的蛋白结合率>99%。口服普通制药 $t_{1/2}$ 为11～16小时，10 mg普通制药稳态血药浓度峰值谷值分别为20 nmol/L和0.5nmol/L，由于谷值低于血压降低50%最大效应浓度 EC_{50}（4～6 nmol/L），因此普通制剂一日1次是不足的。服本品10 mg缓释片后稳态血药浓度峰值和谷值为7 nmol/L和2 nmol/L，服20 mg后相应峰值和谷值为23 nmol/L和7 nmol/L。由于本品的 EC_{50} 为4～6 nmol/L，有些患者给本品5～10 mg或20 mg可期望达到24小时降血压效应。年轻人血浆清除率为0.8 L/min，分布容积为10 L/kg。血浆浓度随年龄而增加，平均清除率为年轻人45%；年轻人AUC只为老年人的39%。口服大约70%由尿中排出，10%由粪便排出。

【不良反应】 较少发生不良反应，可见面部及踝部肿胀、潮红、心动过速、血压、晕厥、口干、恶心、腹胀气、贫血、关节痛、肌痛、头痛、头晕、头胀、皮疹、齿龈增生等。

【禁忌证】（1）禁用于不稳定型心绞痛患者、急性心肌梗死患者、急性心力衰竭患者、妊娠期妇女及对本品过敏者。

（2）美国FDA妊娠期药物安全性分级为口服给药C。

【注意事项】（1）尚不清楚本品是否排入乳汁，考虑到药物对母体影响，哺乳期间停本品或不哺乳。

（2）本品在儿童中应用安全性尚较少研究。

（3）下列情况慎用：肝功能不全；心功能不全。

（4）过量可致严重低血压，伴心动过缓。

（5）肾功能不全者一般不需要调整建议剂量。

【药物相互作用】（1）β受体拮抗药与本品同用虽耐受良好，有报道本品与美托洛尔同用可使后者药时曲线下面积AUC及 C_{max} 峰浓度分别增加31%及38%。

（2）与西咪替丁同用可使本品血药浓度增高，同用时需调整本品剂量。

（3）与地高辛合用可使地高辛血药峰浓度增高，但AUC并无明显改变。

（4）抗癫痫药物苯妥英钠、卡马西平或苯巴比妥可使本品血药峰浓度降低，药-时曲线下面积减少1%，因此须调整本品剂量。

【给药说明】 本品缓释片应整片吞服勿咬碎或咀嚼，保持良好的口腔卫生可减少齿龈增生发生率及其严重程度。

【用法与用量】 口服　（1）成人　一日5～10 mg，分两次服用，最初剂量一日5 mg，按个体反应情况调整，一般间隔应不少于2周。最大剂量一日20 mg。缓释片：一次5～10 mg，一日1次。初始剂量一日2.5～5 mg，2周后调整剂量，最大剂量一日20 mg。

（2）老年或有肝功能受损患者须调整剂量。

【制剂与规格】 非洛地平片：（1）2.5 mg；（2）5 mg；（3）10 mg。

非洛地平缓释片：（1）2.5 mg；（2）5 mg；（3）10 mg。

非洛地平缓释片（Ⅱ）：5 mg。

拉西地平[医保（乙）]

Lacidipine

【适应证】 高血压，可单用或与其他降压药合用。

【药理】（1）药效学　本品为二氢吡啶类钙通道阻滞药，高度选择性地作用于平滑肌的钙通道，主要扩张周围动脉，减少外周阻力降低血压。对心脏传导系统和心肌收缩功能无明显影响。本品可使肾血流量增加而不影响肾小球滤过率，可产生一过性但不明显的利尿和促尿钠排泄作用。本品脂溶性高，它在脂质部分沉积并在清除阶段不断释放到结合部位，这一特点使本品明显比其他钙通道阻滞药作用时间更长。本品还可增加肺动脉有效血流量和搏出指数增加，动静脉血氧分压减少，对呼吸功能试验无明显影响，提示本药可用于慢性阻塞性肺疾病及肺动脉高压。

（2）药动学　口服后从胃肠道迅速吸收，起效时间为2小时，0.5～2.5小时达血药峰浓度。生物利用度为2%～9%，血浆蛋白结合率约为95%。迅速经首关代谢。给药量的70%以代谢物形式随粪便排出，其余随尿液排出。血浆清除率为1.1 L/kg，稳态时终末 $t_{1/2}$ 为12～15小时。

【不良反应】 参阅“硝苯地平”。

（1）常见　头痛、皮肤潮红、水肿、眩晕和心悸。

（2）少见　无力、皮疹、食欲缺乏、恶心、多尿，极少数有胸痛和齿龈增生。

【禁忌证】 参阅“硝苯地平”。

【注意事项】（1）动物实验显示本品无致畸作用，人体尚无资料证实人类妊娠的安全性，妊娠期妇女应用须权衡利弊。

（2）本品及其代谢物由乳汁排出，应用本品期间最好不哺乳或停用本品。

(3)本品有引起子宫肌肉松弛的可能性,对临娩妇女应慎重考虑。

(4)肝功能不全者需减少剂量或慎用。

(5)过量时可有低血压,心动过速,此时需用输液及升压药。

(6)钙通道阻滞药能影响窦房结、房室结活动及心肌储备,应予注意。对已有窦房结或房室传导异常者尤应注意。心功能低下者亦应谨慎。

其余参阅“硝苯地平”。

【药物相互作用】 (1)与β受体拮抗药、利尿药合用,降压作用可加强。

(2)与西咪替丁合用,可使本品血药浓度增高。

(3)与胺碘酮联用,可进一步减慢心率,抑制房室传导。

【用法与用量】 口服 (1)成人 起始剂量一次4 mg,一日1次,如需要3～4周后可增加至6 mg,一日1次。

(2)老年人或肝病患者 初始剂量减为一次2 mg,一日1次。

【制剂与规格】 拉西地平片:(1)4 mg;(2)6 mg。

苯磺酸氨氯地平[药典(二);基;医保(乙)]

Amlodipine Besylate

【适应证】 ①高血压,单独用或与其他药物合用。②(用于慢性稳定型心绞痛、变异型心绞痛及冠心病)心绞痛,单独用或与其他药物合用。

【药理】 (1)药效学 本品为钙通道阻滞药,选择性抑制心肌和血管平滑肌跨膜钙离子内流,且对血管平滑肌作用更大。扩张周围小动脉,因而可降低后负荷。在体内有负性肌力作用,但对人体窦房结和房室结无影响。本品缓解心绞痛的可能机制:扩张外周小动脉,使外周阻力下降,减少心肌耗氧;可舒张冠脉,增加冠脉血流。

(2)药动学 从胃肠道吸收缓慢但近乎完全。食物不影响吸收,单剂血药浓度达峰时间为6～9小时,作用时间24小时。生物利用度为60%～63%,分布容积21 L/kg,蛋白结合率为95%～98%。在肝脏广泛代谢,代谢产物无明显药理活性。本品59%～62%由肾脏排出,20%～25%由胆汁/粪便排出,不经血液透析清除。$t_{1/2}$健康志愿者为35小时,高血压患者延长为48小时,老年人为65小时,肝功能损害者为60小时,肾功能受损者不受影响。

【不良反应】 (1)常见 踝和足的外周水肿、头晕、头痛、颜面潮红。

(2)较少见 心悸、乏力、恶心。

(3)少见 心绞痛、心律失常(包括室性室性心动过速以及房颤)、低血压、直立性低血压,感觉异常、关节痛、皮疹、尿频。

【禁忌证】 (1)对本品过敏者,严重低血压者。

(2)美国FDA妊娠期药物安全性分级为口服给药C。

【注意事项】 (1)本品在妊娠期妇女中无研究,动物试验给予10 mg/kg,宫内死亡增加5倍,而同窝崽数明显减少达50%,并延缓动物的产程。

(2)尚不清楚本品是否排入乳汁。

(3)本品在6岁以下儿童中应用安全性尚缺少研究。

(4)本品如其他钙通道阻滞药罕见齿龈增生,在治疗1～9个月时发生,但停药后1～21周症状和增生可有改善。

(6)本品过量可引起低血压、心动过缓,罕见有二或三度房室传导阻滞,少数患者可有心脏停搏。

(7)老年患者的剂量选择要谨慎,通常开始宜用剂量范围内的低剂量。

(8)低血压、重度主动脉瓣狭窄、重度肝功能不全者、充血性心力衰竭患者慎用。

【药物相互作用】 (1)麻醉药 吸入烃类与本品同时应用可引起低血压。

(2)非甾体类抗炎药(尤其吲哚美辛)与本品同用可减弱降压作用,可能由于抑制前列腺素合成和(或)引起水、钠潴留。

(3)β受体拮抗药与本品同用耐受良好,但可引起低血压,罕见病例可增加充血性心力衰竭发生。

(4)与雌激素合用可增加液体潴留而增高血压。

(5)与锂制药同用,可引起神经中毒,有恶心、呕吐、腹泻、共济失调、震颤和(或)麻木,须慎用。

(6)拟肾上腺素药可减弱本品的降压作用。

(7)在老年高血压患者中日剂量180 mg地尔硫草与5 mg本品同服,导致氨氯地平全身暴露量增加60%。CYP3A4强抑制剂(如酮康唑、伊曲康唑、利托那韦)可增加氨氯地平血浆浓度。

【用法与用量】 口服 ①成人 治疗心绞痛和高血压:一次5～10 mg,一日1次。②年老体弱患者、伴有肝功能损害者 治疗高血压:初始剂量是一次2.5 mg,一日1次。治疗心绞痛:一次5 mg,一日1次。

【制剂与规格】 苯磺酸氨氯地平片:(1)2.5 mg;

(2)5 mg;(3)10 mg。

苯磺酸氨氯地平胶囊:5 mg。

氨氯地平阿托伐他汀钙片:(1)氨氯地平 5 mg/阿托伐他汀 10 mg;(2)氨氯地平 5 mg/阿托伐他汀 20 mg;(3)氨氯地平 5 mg/阿托伐他汀 40 mg。

左旋氨氯地平[医保(乙)]

Levamlodipine

【适应证】 用于治疗高血压和心绞痛。

【药理】 本品为氨氯地平的左旋光学异构体。

(1)药效学　本品为钙通道阻滞药,阻滞心肌和血管平滑肌细胞膜的钙离子通道(慢通道)阻滞钙离子跨膜进入心肌和血管平滑肌细胞内,因而具有抗高血压和抗心绞痛作用。本品缓解心绞痛的作用机制尚未完全确定,但通过以下作用减轻心肌缺血:扩张外周小动脉,降低外周阻力,减少心肌耗氧量;扩张正常和缺血区的冠状动脉即冠状小动脉,增加心肌供氧。

(2)药动学　口服后吸收良好,但药效缓慢,6～12小时血浓度达峰值,绝对生物利用度约为64%～80%,血浆蛋白结合率97.5%,分布容积为21L/kg。本品10%的原形、60%的代谢物形式从尿中排出,20%～25%从胆汁或粪便排出。本品不被血透析清除。持续用药7～8天后达稳态血药浓度,在肝脏广泛代谢为无药理活性的代谢物,终末半衰期健康者为35小时,高血压患者延长为50小时,老年人65小时,肝功能受损者60小时,肾功能不全者不受影响。

【不良反应】 (1)较少见　头痛、水肿、疲劳、失眠、恶心、腹痛、颜面潮红、心悸和头晕。

(2)极少见　瘙痒、皮疹、呼吸困难、无力、肌肉痉挛和消化不良。

(3)与其他钙通道阻滞药相似,即少有心肌梗死和胸痛的不良反应报道,而且这些不良反应不能与患者本身的基础疾病明确区分。

【禁忌证】 对二氢吡啶类钙通道阻滞药过敏的患者禁用。

【注意事项】 (1)肝功能受损者慎用。

(2)肾功能损害患者可以采用正常剂量。

(3)本品不被透析消除。

(4)妊娠期妇女与哺乳期妇女在无其他更安全的代替药物和疾病本身对母子的危险性更大时才推荐使用本品。

(5)尚无本品用于儿童的资料。

(6)老年患者可用正常剂量。但开始宜用较小剂量,再渐增量为妥。

【药物相互作用】 (1)和磺吡酮合用可增加本品的蛋白结合率,产生血药浓度变化。其他参阅“苯磺酸氨氯地平”。

(2)本品与噻嗪类利尿药、β受体拮抗药和血管紧张素转换酶抑制药合用时不需调整剂量。

【用法与用量】 口服　治疗高血压和心绞痛　初始剂量为一次2.5 mg,一日1次;根据患者的临床反应,可将剂量增加,最大可增至5 mg,一日1次。

【制剂与规格】 苯磺酸左旋氨氯地平片(以左旋氨氯地平计):(1)2.5 mg;(2)5 mg。

马来酸左旋氨氯地平片(以左旋氨氯地平计):2.5 mg。

盐酸乐卡地平[医保(乙)]

Lercanidipine Hydrochloride

【适应证】 高血压,可单独应用或与其他降压药合用。

【药理】 (1)药效学　本品为二氢吡啶类钙通道阻滞药,其作用与硝苯地平相似,具有较强的血管选择性,降压作用强,起效平缓,作用时间长,负性肌力作用小,对心率和心排血量的影响较小。

(2)药动学　口服后从胃肠道吸收完全,因亲脂性较高,故起效时间较慢而作用持续时间较长,其治疗作用可维持24小时。口服给药后约1.5～3小时血浆浓度达峰。本品吸收入血后迅速分布于全身,血浆蛋白结合率98%以上。生物利用度较低,但食物的存在可使之增高。主要通过细胞色素P_{450}同工酶CYP3A4代谢成无活性的代谢产物;口服剂量的50%从尿中排出。其终末半衰期约2～10小时。

【不良反应】 可能出现的不良反应同其扩血管作用有关,如面部潮红、踝部水肿、心悸、心动过速、头痛、眩晕。偶见胃肠道反应、皮疹、疲劳、嗜睡、肌肉痛,极偶然可能出现低血压。

【禁忌证】 (1)对二氢吡啶类药物过敏者。

(2)妊娠和哺乳期妇女。

(3)其他禁忌证包括:左室流出道梗阻、未经治疗的充血性心力衰竭、不稳定型心绞痛、有严重肾脏或肝脏疾病以及在1个月内有心肌梗死者。

【注意事项】 (1)有轻、中度肝肾疾患或正在进行透析治疗者应适当调整剂量。

(2)妊娠期妇女与哺乳期妇女没有证据表明乐卡地平能导致胎儿异常的发生,但由于本药用于妊娠与哺乳期的安全性尚未被临床证实,故妊娠和哺乳期妇女不应服用。育龄妇女在未采取任何避孕措施时不应服用。

(3)18岁以下患者不得服用;对老年患者一般无需做特别的剂量调整。

【药物相互作用】 (1)本品可安全地与β受体拮抗药、利尿药或ACEI同时服用。但与β受体拮抗药同在肝脏代谢,故有协同作用。

(2)同其他二氢吡啶类钙通道阻滞药一样,应慎与酮康唑、伊曲康唑、红霉素、氟西汀、利福平、特非那定、阿司咪唑、环孢素、胺碘酮、奎尼丁、普萘洛尔和美托洛尔、某些苯二氮䓬类(如地西泮和咪达唑仑)同时服用。

(3)同时服用抗惊厥药,如苯妥英钠或卡马西平,需要谨慎。

(4)西柚汁可增强本品的作用,应避免同时使用。

(5)乙醇可能强化抗高血压药的作用,因此建议服用本品时应严格限制含乙醇饮料的摄入。

【用法与用量】 口服 成人 起始剂量为一次10 mg,一日1次,餐前服用。必要时2周后可增至一日20 mg。

【制剂与规格】 盐酸乐卡地平片:(1)10 mg;(2)20 mg。

西尼地平[药典(二),医保(乙)]

Cilnidipine

【适应证】 高血压,可单独应用或与其他降压药合用。

【药理】 (1)药效学 本品为亲脂性的二氢吡啶类钙通道阻滞药,与血管平滑肌细胞膜上L型钙通道的二氢吡啶位点结合,抑制钙离子L型钙通道的跨膜内流,从而松弛、舒张血管平滑肌,起到降压作用。它还可抑制钙离子通过交感神经细胞膜上N型钙通道的跨膜内流而抑制交感神经末梢去甲肾上腺素的释放和交感神经活动。

(2)药动学 健康成年男子单次口服西尼地平,剂量分别为5 mg、10 mg和20 mg,血药峰浓度C_{max}(单位:ng/ml)分别为4.7、5.4和15.7,$AUC_{0\to24}$(ng·h/ml)分别为23.7,27.5和60.1,且呈剂量依赖性增加趋势。健康成年男子口服本品10 mg,每日1次,连服7日,药代动力学指标为:给药第1日、第4日、第7日的C_{max}(单位:ng/ml)分别为(9.5±1.6),(13.5±5),(16.5±7.9),t_{max}(单位:小时)分别为(2.8±1),(3.7±0.8),(3±1.3),半衰期$t_{1/2\alpha}$(单位:小时)分别为(1±0.2)~(1.1±0.6),$t_{1/2\beta}$(单位:小时)(5.2±2)~(8.1±2.7),$AUC_{0\to\infty}$[单位:(ng·h)/ml]分别为(59.1±12.7),(108.1±29),(95.5±34.5)。用药第4天后,血药浓度开始稳定,未发现药物蓄积情况。高血压患者单次口服10 mg本品后的血药浓度变化在肾功能正常和肾功能异常患者(血Cr:1.5~3.1 mg/100 ml)之间没有显著差异,给肾功能低下的患者每日1次服用本品10 mg,连续用药7日,其血药浓度的变化不会因多次服药而受影响。本品主要在肝脏经CYP3A4和CYP2C19代谢,代谢途径为甲氧乙基的脱甲氧化、肉桂酯的加水分解以及二氢吡啶的氧化。药物主要以代谢产物形式经尿液排出,健康成年男子每日2次服用本品10 mg,连服7天,尿中未检测出药物原形,代谢物占总服药量的5.2%,体外实验发现人体血清蛋白结合率为99.3%。透析不影响血药浓度。

【不良反应】 西尼地平的不良反应如表4-1所示(发生率6.86%)。

表4-1 西尼地平的不良反应

	不良反应发生率0.1%~5%	不良反应发生率<0.1%
泌尿系统	尿频,尿酸、肌酸、尿素氮上升,尿蛋白阳性	尿沉渣阳性
神经系统	头痛、头晕、肩肌肉僵硬	发困、失眠、手颤动、健忘
循环系统	面色潮红、心悸、燥热、心电图异常(ST段减低、T波逆转)、低血压	胸痛、畏寒、期外收缩、性功能障碍
消化系统	AST、ALT、γ-GT上升等肝功能异常,呕吐,腹痛,口渴	便秘、腹胀
血液系统	白细胞数、中性粒细胞异常	血小板减少、红细胞、血细胞比容、嗜酸粒细胞和淋巴细胞异常
过敏	药物疹	瘙痒感
其他	浮肿、疲倦、血清胆固醇上升、血清K和P的异常	眼部干燥、充血、腓肠肌痉挛、味觉异常、尿糖阳性、空腹时血糖、总蛋白、血清Ca和CRP异常

【禁忌证】 (1)对本品中任何成分过敏的患者禁用。

(2)妊娠期妇女禁用。

(3)由于会引起血压过低等症状,故高空作业、驾驶机动车及操作机器工作时应禁用。

【注意事项】 (1)下列情况不推荐使用 ①不稳定型心绞痛;②1个月内曾发生过心肌梗死;③左室流出道梗阻;④未治疗的充血性心衰。⑤儿童。

(2)下列情况慎用 ①对钙通道阻滞药有严重不良反应发生史者;②肝功能不全、慢性肾功能不全者;③充血性心力衰竭患者;④与β受体拮抗药联合用药时,特别是患有左心室功能不全者。

(3)老年患者使用时应从小剂量开始,并仔细观察药物的治疗反应。

(4)育龄妇女治疗期间应采取避孕措施。因本品可通过乳汁分泌，故哺乳期妇女应避免使用，若无法避免则应终止哺乳。

(5)与地高辛合用时，应密切注意地高辛的毒性反应。

(6)在治疗开始、用药剂量增加，能够加剧咽痛的症状。

(7)芬太尼麻醉时，建议术前36小时停止服用硝苯吡啶及其他二氢吡啶类衍生物。因突然停止给予钙通道阻滞药可能引起病情恶化，故需要停药时应逐渐渐量，并充分观察症状后停药用量减至5 mg时请使用其他药物。停药需在医生指导下进行。

【药物相互作用】 (1)西尼地平在肝脏中代谢，故与下列药物合用时应注意：①抑制CYP3A4同工酶的药物，如：西咪替丁、酮康唑、伊曲康唑、红霉素、HIV蛋白酶抑制药和氟西汀；②CYP3A4同工酶诱导药，如：苯妥英钠、卡马西平和利福平；③需CYP3A4同工酶代谢的药物，如环孢菌素；④抑制或诱导CYP2C19同工酶的药物；⑤需CYP2C19同工酶代谢的药物，如S-美芬妥英和奥美拉唑；⑥西柚汁可增加西尼地平的血药浓度，故两者不能合用。

(2)不推荐患者使用西尼地平同时服用含麻黄类药物，麻黄碱能够加重高血压症状。

(3)西尼地平与金丝桃类相互作用临床上未见报道。但是金丝桃类与西尼地平的代谢途径相同。西尼地平被CYP_{450}酶系统代谢，CYP_{450}酶系统为P-糖蛋白药物转运的底物。金丝桃类能够激活人体中的细胞色素CYP3A4和P-糖蛋白。体外试验表明金丝桃类的提取物能够抑制CYP_{450}同工酶包括CYP3A4。因此，能够被CYP3A4代谢的钙通道阻滞药类的药物应该避免和金丝桃类联合使用。

(4)与其他降压药合用，可能有叠加降压作用。

(5)与地高辛合用，可能使地高辛血药浓度上升，甚至产生地高辛中毒症状，调节地高辛用量或终止钙通道阻滞药的给药能够改善相应症状，可能机制为钙通道阻滞药能够使地高辛的肾及肾外清除率减少。

(6)与西咪替丁合用，有作用增强的报道，可能是西咪替丁使肝脏血流量降低，钙通道阻滞药在肝微粒体中的酶代谢被抑制，另外使胃酸降低，从而使钙通道阻滞药的吸收增加。

(7)与利福平合用，有作用减弱的报道，可能是利福平诱导肝药酶，从而促进钙通道阻滞药的代谢，使其清除率上升所致。

(8)与偶氮类抗真菌药合用，如-5酮康唑和伊曲康唑合用时血药浓度会增加，可能是偶氮类抗真菌药抑制了CYP3A4而减少本品的代谢所致。

(9)与西柚汁合用，西柚汁中某些成分可抑制CYP3A4而减少本品的代谢，从而导致本品的血药浓度上升。

【用法与用量】 口服　一次5～10 mg，一日一次。必要时可增至一次20 mg，一日1次。成年人的初始剂量为一次5 mg，一日1次，早餐后服用。根据患者的临床反应，可将剂量增加，最大可增至一次10 mg，一日1次，早饭后服用。

【制剂与规格】 西尼地平片：(1)5 mg；(2)10 mg。

盐酸贝尼地平[医保(乙)]

Benedipine Hydrochloride

【适应证】 高血压和心绞痛。

【药理】 (1)药效学　本品为二氢吡啶类钙通道阻滞药，与细胞膜膜电位依赖性钙通道的二氢吡啶部位相结合，抑制钙离子内流，使扩张冠状动脉和外周血管，从而降低血压和增加冠状动脉血流量。本品与二氢吡啶结合部位的亲合力强且解离缓慢，所以显示持续药理作用，而与血药浓度无相关性。①降压作用：原发性高血压患者每日一次口服本品能产生24小时平稳降压作用，不影响血压的昼夜变化。②抗心绞痛作用：劳累性心绞痛患者口服本品可显著改善运动负荷引起的缺血性变化(心电图ST段降低)。③维持肾功能作用：本品可显著增加原发性高血压患者的肾血流量。伴有高血压的慢性肾功能不全患者口服本品时，可显著增加肌酐清除率及尿素氮清除率，维持肾功能。

(2)药动学　①吸收：6名健康成年男子分别单次空腹口服盐酸贝尼地平2 mg、4 mg、8 mg时，血浆中原形物浓度的变化及药代动力学参数(均值±标准差)如表4-2所示。②分布：大鼠经口给^{14}C-盐酸贝尼地平1 mg/kg时，除了消化道内容物以外，顺次分布于肝脏、肾脏、肾上腺、颌下腺、肺、垂体、胰腺中，而脑、脊髓、睾丸中的分布较少。③转运(大鼠)：如表4-3所示。④蛋白结合率：如表4-4所示。⑤代谢：人体内的代谢反应主要为脱去3位侧链的苄基(*N*-脱烷化)，3位的1-苄基-3-哌啶酯及5位的甲酯的水解，二氢吡啶环的氧化，2位甲基的氧化。本品主要通过CYP3A4代谢。⑥排泄(英国的试验数据)：5名西欧健康成年男子单次口服^{14}C-盐酸贝尼地平8 mg时，累积放射能排泄率，在给药后48小时内尿中排泄量约为总给药量的35%，粪中排泄约为36%，给药后120小时内尿中排泄为36%，粪中排泄约为59%。

表 4-2 盐酸贝尼地平血浆中原形药物浓度的变化及药动学参数

参数 用量	C_{max} (ng/ml)	t_{max} (h)	$t_{1/2}$ (h)	$AUC_{0\to\infty}$ [(ng·h)/ml]
2 mg	0.55±0.41	1.1±0.5	—	1.04±1.26
4 mg	2.25±0.84	0.8±0.3	1.70±0.70	3.94±0.96
8 mg	3.89±1.65	0.8±0.3	0.97±0.34	6.70±2.73

表 4-3 盐酸贝尼地平的转运

通过胎盘屏障转运	妊娠大鼠经口给^{14}C-盐酸贝尼地平 1 mg/kg 时，在胎仔中可见药物的分布，其总量为母体血浆中的 1/3 以下
通过乳汁分泌	哺乳大鼠经口给^{14}C-盐酸贝尼地平 1 mg/kg 时，其乳汁中的药物浓度与血浆中药物浓度变化情况基本一致

表 4-4 盐酸贝尼地平的蛋白结合率

体外(人血清)	98.46%～98.93%(1～100000 ng/ml ^{3}H-盐酸贝尼地平)
体内(人血浆：在英国的试验结果)	75.0%(口服^{14}C-盐酸贝尼地平 8 mg，1 小时后采血)76.0%(口服^{14}C-盐酸贝尼地平 8 mg，2 小时后采血)

【不良反应】 根据一项 4679 例患者的调查，发生不良反应及实验室检验值异常者分别为 219 例和 361 例，包括心悸 24 例(0.5%)、颜面潮红 22 例(0.5%)、头痛 20 例(0.4%)等。其中严重不良反应包括肝功能损害和黄疸。其他不良反应如表 4-5 所示。

表 4-5 盐酸贝尼地平的不良反应

	0.1%≤发生率<5%	发生率<0.1%	发生率不明
肝脏	肝功能异常(AST、ALT、γ-GTP、胆红素、Al-P、LDH 上升等)		
肾脏	BUN 上升、肌酐上升		
血液	白细胞减少，嗜酸粒细胞增加		血小板减少
循环系统	心悸、颜面潮红、潮热、血压降低	胸部重压感、心动过缓、心动过速	期外收缩
神经系统	头痛、头重、眩晕、步态不稳、直立性低血压	嗜睡、麻木感	
消化系统	便秘	腹部不适感、恶心、胃灼热、口渴	腹泻、呕吐
过敏症	皮疹	瘙痒感	光敏感作用
口腔			齿龈增生
其他	浮肿(面部、下肢、手)、CPK 上升	耳鸣、手指发红或热感、肩凝、咳嗽、尿频、乏力感	女性化乳房

【禁忌证】 心源性休克；妊娠期妇女或可能处于妊娠期的妇女。

【注意事项】 (1)慎用 ①血压过低者；②严重肝功能损害者。

(2)重要的基本注意事项 ①突然停用钙通道阻滞药，有症状恶化的病例报告，因此停用本品时，应逐渐减量并注意观察。无医师指导下患者不得擅自停止服药。②服用本品有可能引起血压过度降低，出现一过性意识丧失等。若出现此类症状，应减量或停药。③有时会出现降压作用引起的眩晕等，因此从事高处作业及驾驶汽车等伴有危险性的机械操作时应予以注意。④哺乳期妇女不宜使用本药，不得已用药时应停止哺乳。⑤尚未确立对早产儿、新生儿、乳儿、幼儿或小儿的安全性。⑥老年患者宜从小剂量开始，高龄老年患者慎用。

【药物相互作用】 如表 4-6 所示。

表 4-6 盐酸贝尼地平与其他药物的相互作用

药物名称	临床症状及处置方法	作用机制及危险因素
其他降压药	有时会出现血压过度降低	增强降压作用
地高辛	有可能引起洋地黄中毒。应监测地高辛的血药浓度及心脏状态，若出现异常，应调整地高辛剂量或停用本品	钙通道阻滞药抑制地高辛的肾小管分泌，使地高辛的血药浓度上升
西咪替丁	有可能使血压过度降低	西咪替丁抑制肝微粒体的钙通道阻滞药代谢酶，同时降低胃酸，增加药物吸收
利福平	有可能减弱降压作用	利福平诱导肝脏的药物代谢酶，促进钙通道阻滞药代谢，降低其血药浓度
西柚汁	有可能使血压过度降低	西柚汁抑制本品在肝脏的代谢，使本品的血药浓度升高

【用法与用量】 口服　(1)高血压　常用量为2～4 mg,一日1次。必要时可增至8 mg,早餐后服用。

(2)心绞痛　一次8 mg,一日2次。

【制剂与规格】 盐酸贝尼地平片:(1)2 mg;(2)4 mg;(3)8 mg。

马来酸氨氯地平

Amlodipine Maleate

【适应证】 高血压,心绞痛(尤其适用于血管痉挛性心绞痛)。

【药理】 (1)药效学　二氢吡啶类钙通道阻滞药,阻滞钙离子通过心肌或平滑肌细胞膜的钙通道进入细胞内,对平滑肌作用大于心肌,扩张外周动脉,降低血压。本药物与钙通道的相互作用决定于它与受体位点的结合和解离的渐进速率,因此药理作用逐渐产生。每日服用一次,可24小时降低卧位和立位血压,降压平稳,峰谷值差别不大。降压效果与剂量相关。长期使用不引起心率和血浆儿茶酚胺显著改变。本品不影响血浆钙浓度。缓解心绞痛机制尚未明了,可能机制:扩张外周小动脉,使外周阻力下降,减少心肌耗氧治疗稳定型心绞痛;通过抑制钙离子、五羟色胺和血栓素引起的冠脉痉挛而治疗血管痉挛性心绞痛。心功能正常者服用本品后测定静息和运动状态下血流动力学,心脏射血分数有所增加,左室舒张期末压(LVEDP)及左室舒张期末容积(LVEDV)不变。不影响窦房结功能和房室结功能。降低肾血管阻力,增加肾小球率过滤和肾血流量。

(2)药动学　口服后吸收完全但缓慢,生物利用度为64%～90%,血浆蛋白结合率95%以上。口服6～12小时达到峰浓度,持续用药后7～8天达到稳态血药浓度。本品在肝脏广泛代谢为无药理活性的代谢产物(90%)。终末半衰期($t_{1/2\beta}$)健康者约为35小时,高血压患者延长为50小时,老年人65小时,肝功受损者60小时,肾功能不全者不受影响。本品10%以药物原形、60%以代谢物的形式从尿中排出,20%～25%从胆汁或粪便排出。本品不被血液透析清除。肾功能不全对本品的药代动力学特点没有显著影响。老年患者和肝功能不全患者对本品的清除率降低。

【不良反应】 (1)常见　头痛和踝部水肿。发生率>1%的剂量相关性不良反应如下:水肿、头晕、潮红和心悸。较少见的不良反应:疲倦、恶心、腹痛、嗜睡,肝酶升高。

(2)少见　心律失常(包括心动过速、心动过缓以及房颤)、心绞痛、低血压、便秘、直立性低血压,感觉异常、关节痛、皮疹、尿频、白细胞减少症,紫癜等。

【禁忌证】 对本品过敏者,严重低血压者,重度主动脉瓣狭窄。

【注意事项】 (1)严重冠状动脉狭窄的患者,在开始应用或加量时,会出现心绞痛发作频率、时程和(或)严重性上升,或发展为急性心肌梗死,机制不明。

(2)本品与其他外周扩血管药物合用时应警惕低血压,特别是对于有严重主动脉瓣狭窄的患者。

(3)慎用于心衰患者。

(4)严重肝功能不全患者应慎用本品。

(5)肾衰患者的起始剂量可不变。

(6)尚无本品儿童资料。

(7)老年患者可用正常剂量。但开始宜用较小剂量,再逐渐增量为妥。

(8)本品只在非常必要时方可用于妊娠期妇女。服药的哺乳期妇女应中止哺乳。

(9)本品在梗阻性肺病、代偿良好的心力衰竭、外周血管疾病、糖尿病和脂质异常疾病的患者中可以安全使用。

【药物相互作用】 (1)西咪替丁、葡萄柚汁、制酸剂:合用时不改变本品的药代动力学。

(2)阿伐他汀、地高辛、乙醇:本品不影响它们的药代动力学。

(3)华法林:本品不改变华法林的凝血酶原作用时间。

(4)地高辛、芬妥因和华法林:与本品合用对血浆蛋白结合率没有影响。

(5)麻醉药:吸入烃类与本品合用可引起低血压。

(6)非甾体类抗炎药:尤其吲哚美辛可减弱本品的降压作用。

(7)β-受体拮抗药:可引起过度低血压,罕见加重心力衰竭。

(8)雌激素:合用可引起体液潴留而增高血压。

(9)锂:合用可引起神经中毒,出现恶心、腹泻、共济失调、震颤和(或)麻木,需慎重。

【用法与用量】 口服　起始剂量为5 mg,每日一次,最大不超过10 mg,每日一次。瘦小者、体质虚弱者、老年患者或肝功能受损者从2.5 mg,每日一次开始用药;治疗心绞痛的推荐剂量是5～10 mg,老年患者或肝功能受损者需减量。

【制剂与规格】 马来酸氨氯地平片:5 mg。

盐酸马尼地平

Manidipine Hydrochloride

【适应证】 高血压。

【药理】（1）药效学　钙离子通道阻滞药，与膜电位依赖性的钙通道的受体有高的结合力。具有较强的松弛动脉平滑肌，扩张血管，降低外周血管阻力和动脉压的作用。对肾血管有更高选择性，改善高血压患者肾脏血液循环，增加肾脏血流量和肾小球率过滤。

（2）药动学　肾功能正常患者服用本品 20 mg，达峰时间 3.6±1.4 小时，消除半衰期 $t_{1/2\beta}$ 7.3±3.2 小时肾功能损害患者连续服药 8 天，血药浓度大致与肾功能正常者相同。本品在尿中排泄。

【不良反应】（1）常见　头痛、踝部水肿、潮红、心悸、皮疹和乏力。

（2）较少见　①肝脏：肝酶升高。②肾脏：肌酐升高。③血液：嗜酸粒细胞增加。④口腔：牙龈增生。⑤心血管：心律失常（包括心动过速、心动过缓以及房颤）、心绞痛、低血压。⑥消化：恶心、腹痛、便秘。⑦肌肉和骨骼：关节痛、疲倦。

【禁忌证】对本品过敏者、妊娠期妇女禁用。

【注意事项】（1）严重肝损害者慎用。

（2）突然停药，患者症状恶化，如需停服本药，要逐渐减少剂量。

（3）极少数患者因血压下降过低，出现一过性意识丧失、脑梗死，需减量停用，并进行处理。

（4）有时会出现降压作用引起的眩晕等，因此从事高处作业及驾驶汽车等伴有危险性的机械操作时应予以注意。

（5）尚无本品儿童资料。

（6）老年人从小剂量开始。

【药物相互作用】（1）与地高辛合用　可能使地高辛血药浓度上升。

（2）西咪替丁抑制钙阻滞剂在肝内代谢，另外使胃酸降低，从而使钙离子通道阻滞药的吸收增加。

（3）西柚汁可增加本品的血药浓度，主要是因为西柚中的成分抑制肝脏代谢本品的代谢酶 CYP3A4，故两者不能合用。

（4）利福平诱导肝脏药物代谢酶，促进本品代谢。

【用法与用量】口服　每日早餐后一次，初始剂量一次 5 mg，并可逐渐增加至一次 10～20 mg。

【制剂与规格】盐酸马尼地平片：（1）5 mg；（2）10 mg；（3）25 mg。

盐酸维拉帕米[药典(二)；基；医保(甲、乙)]

Verapamil Hydrochloride

【适应证】①各种类型心绞痛（包括稳定型或不稳定型心绞痛）以及冠状动脉痉挛所致的心绞痛（如变异型心绞痛）；②快速性室上性心律失常，使阵发性室上性心动过速转为窦性，使心房扑动或心房颤动的心室率减慢。③预防阵发性室上性心动过速发作；④（β受体拮抗药无效或存在禁忌证时）肥厚型心肌病；⑤高血压。

【药理】（1）药效学　为非二氢吡啶类钙通道阻滞药和Ⅳ类抗心律失常药。维拉帕米的抗心绞痛作用可能通过降低冠状动脉和周围血管阻力以及心肌耗氧量。周围血管阻力下降可以解释本品的降压作用。维拉帕米抑制窦房结和房室结自律性使房室传导减慢，从而减慢心房颤动和扑动时增快的心室率。抑制房室结双径路前传或房室结前传，因而消除房室结折返。可恢复窦性心律。

（2）药动学　本品口服后 90％以上被吸收，生物利用度低，约 20％～35％。蛋白结合率为 90％。口服后 1～2小时作用开始，3～4 小时达最大作用，持续 6 小时。缓释片达峰时间 5.21 小时，静脉给药抗心律失常作用于 2 分钟（1～5 分钟）开始，2～5 分钟达最大作用，作用持续约 2 小时，血流动力学作用 3～5 分钟开始，约持续 10～20 分钟。本品主要在肝内代谢，口服后经首关代谢后仅 20％～35％进入血循环，主要经肾清除，代谢产物在 24 小时内排出 50％，5 天内为 70％，原形药为 3％，约 9％～16％经消化道清除。血液透析不能清除本品。口服量需要静脉注射量的 10 倍才能达到同等血药浓度。代谢产物中去甲维拉帕米具有心脏活性。单剂口服 $t_{1/2}$ 为 2.8～7.4 小时，多药为 4.5～12 小时。去甲维拉帕米 $t_{1/2}$ 约为 9 小时。肝功能异常时 $t_{1/2}$ 延长，清除减少。静脉给药时，其时量曲线是双向型，$t_{1/2\alpha}$ 约 4 分钟，$t_{1/2\beta}$ 为 2～5小时。

【不良反应】多与剂量有关。

（1）心血管　低血压、下肢水肿、心力衰竭、心动过缓，偶尔发展成二或三度房室传导阻滞及心脏停搏；可能使预激综合征伴心房颤动或心房扑动者旁路前向传导加速，以致心率异常增快。

（2）神经　头晕或眩晕、轻度头痛及关节痛。

（3）过敏反应　偶可发生皮肤瘙痒及荨麻疹。

（4）内分泌　偶可致血催乳激素浓度增高或溢乳。

（5）胃肠道反应　常见为恶心、腹胀、便秘。

不良反应的治疗：一般反应可以减量或停用。严重不良反应需紧急治疗，心动过缓、传导阻滞或心脏停搏可静脉给阿托品、异丙肾上腺素、去甲肾上腺素或人工心脏起搏器。低血压可以静脉给多巴胺、间羟胺等治疗。

【禁忌证】 (1)心源性休克或低血压。

(2)充血性心力衰竭,除非继发于室上性心动过速而对本品有效者。

(3)二至三度房室传导阻滞、病态窦房结综合征(除非已安置人工心脏起搏器)。

(4)预激综合征伴发房颤或房扑。

(5)伴有并发症的急性心肌梗死。

(6)对本品过敏者。

(7)美国 FDA 妊娠期药物安全性分级为口服给药 C。

【注意事项】 (1)对诊断的干扰　①心电图 P-R 间期在血药浓度<30 ng/ml 时无变化,>30 ng/ml 则可能延长,程度与浓度成正比;QRS 时间、Q-T 间期无变化;②可使氨基转移酶和碱性磷酸酶增高;③血压可能降低;④总血清钙浓度不受影响。

(2)下列情况慎用　①明显心动过缓;②轻度心力衰竭,给本品前须先用洋地黄及利尿药控制心力衰竭;③肝功能损害;④轻度至中度低血压,本品的周围血管扩张作用加重低血压;⑤肾功能损害;⑥一度房室传导阻滞;⑦伴 QRS 波增宽的室性心动过速;⑧神经肌肉传导减弱。

(3)用药期间应注意检查　①血压;②静脉给药,或调整口服剂量时需注意心电图;③本品可引起肝细胞损害,长期治疗时须定期测定肝功能。

(4)用药期间不要饮酒。

【药物相互作用】 (1)与其他降压药物合用有协同作用,须调整本品剂量。

(2)房室传导功能与左心室收缩功能正常者,同时口服本品与β受体拮剂药不致引起严重不良反应,但在有传导功能障碍及心功能不全者两种药合用不良反应增加。若静脉给药则两药必须相隔数小时,不宜合用。

(3)在密切观察下,口服洋地黄制剂与本品口服或注射剂合用,不致引起严重不良反应,但须进行监护,及时发现房室传导阻滞或心动过缓。本品可减低地高辛的肾清除,使地高辛浓度上升 50%～75%,此作用与剂量有关,故两药合用时须减小地高辛剂量。

(4)给本品前 48 小时或后 24 小时内不宜给丙吡胺。

(5)蛋白结合率高的药物,因竞争结合使本品游离型血药浓度增高,故合用时必须小心。

(6)因本品可抑制细胞色素 P_{450}代谢,故可致卡马西平、环孢素、氨茶碱、奎尼丁或丙戊酸盐血药浓度增加,从而增加毒性。

(7)细胞毒类药物:环磷酰胺、长春新碱、强的松、阿霉素、顺铂等可减少维拉帕米的吸收。

【给药说明】 (1)口服适于治疗心绞痛,但须按患者需要及耐受状况调整剂量,最大疗效常在疗程的最初 24～48 小时出现(有些患者由于本品半衰期较长而出现略迟)。

(2)静脉注射适于治疗心律失常,应备有急救设备与药品,严密监护,本品注射液与林格液、5%葡萄糖注射液或氯化钠注射液均无配伍禁忌。

(3)用本品时新出现或原有心力衰竭加重者,应加用强心及利尿药。

(4)已用β受体拮抗药或洋地黄中毒者不能静脉注射本品,因可能产生严重传导阻滞。

(5)静脉用药时应严密监测心电图及血压。

【用法与用量】 成人　(1)口服　开始一次 40～80 mg,一日 3～4 次,按需要及耐受情况可逐日或逐周增加剂量,一日总量一般在 240～480 mg;成人处方极量一日 480 mg。维拉帕米缓释片一次 120～480 mg,一日 1 次。

(2)静脉注射　用于治疗快速室上性心律失常,必须在连续心电监测下进行,于 2～3 分钟内注射 5～10 mg,必要时 5～10 分钟后可再给 5 mg。对老年患者,为了减轻不良反应,上述剂量经 3～4 分钟缓慢注入。

(3)静脉滴注　每小时 5～10 mg,加入氯化钠注射液或 5%葡萄糖注射液中静脉滴注,一日总量不超过 50～100 mg。

【儿科用法与用量】 (1)口服　一次 1～2 mg/kg,一日 2～3 次。

(2)静脉注射　一次 0.1～0.2 mg/kg(需缓滴)。

【儿科注意事项】 可发生便秘、眩晕、轻度头痛、恶心、低血压。

【制剂与规格】 盐酸维拉帕米片:40 mg。

盐酸维拉帕米缓释片:120 mg。

盐酸维拉帕米注射液:2 ml∶5 mg。

盐酸地尔硫䓬[药典(二);基;医保(甲、乙)]

Diltiazem Hydrochloride

【适应证】 ①心绞痛、高血压和肥厚型心肌病。②各种心律失常(心房颤动或扑动,阵发性室上性心动过速)。③静脉给药可用于高血压急症、手术时异常高血压、心房纤颤的心室率控制。

【药理】 (1)药效学　本品为苯并硫氮䓬类钙通道阻滞药。扩张周围血管和冠状动脉,兼有较弱的负性肌力作用,但其血管扩张作用不及二氢吡啶类钙通道阻滞药硝苯地平显著。抑制心肌传导，尤其是在窦房结和房室结部位。

(2)药动学　普通片口服后从胃肠道几乎完全吸收，血浆峰浓度出现于口服后2～3小时。生物利用度为40%左右，但血浆浓度的个体差异甚大。血浆蛋白结合率约为80%。本品在肝内广泛代谢，主要通过细胞色素P_{450}同工酶CYP3A4；去乙酰地尔硫䓬为代谢产物之一，具有母药活性的25%～50%，约2%～4%的原药未经变化从尿中排出，其他则以代谢产物形式经由胆汁和尿中排出。地尔硫䓬的半衰期为3.5小时。地尔硫䓬及其代谢产物难以从血中透析去除。缓释片的吸收较完全，单次口服120 mg，2～3小时可在血浆中检出，6～11小时血药浓度达峰值。本品用量从120 mg增加至240 mg时，生物利用度增加2.6倍，从240 mg增加至360 mg时，生物利用度增加1.8倍。稳态时每日2次缓释片所得平均血药浓度相当于同等剂量分4次给予普通片的血药浓度。单次或多次给药后$t_{1/2\beta}$为5～7小时，如同普通片剂，亦可观察到线性分离情况。静脉注射$t_{1/2\beta}$为1.9小时。

【不良反应】　可见头痛、踝部水肿、低血压、眩晕、潮红、疲乏、恶心和其他胃肠道紊乱(食欲缺乏、呕吐、便秘或腹泻、味觉异常、体重增加)。也有报告牙龈增生。皮疹(可能由于高敏反应)通常为轻度和一过性，但少数患者可发展成多形性红斑或剥脱性皮炎，有报告服药后出现一过性肝酶增高，偶有药物性肝炎的报告。可抑制心脏传导，偶尔引起房室传导阻滞、心动过缓，偶有心脏停顿和窦性停搏。地尔硫䓬过量时可有心动过缓，伴或不伴房室传导阻滞和低血压。

【禁忌证】　(1)美国FDA妊娠期药物安全性分级为口服给药、肠道外给药C。

(2)病态窦房结综合征或二或三度房室传导阻滞(已安置心脏起搏器者例外)。

(3)低血压(收缩压<90 mmHg)。

(4)对本品过敏。

(5)充血性心力衰竭患者。

【注意事项】　(1)突然停药可能导致心绞痛加重。老年人和肝肾功能受损者地尔硫䓬的起始剂量应减低。

(2)本品可从乳汁排出且近于血药浓度，如母乳确有必要应用，须改变婴儿喂养方式。

(3)儿童应用本品安全性和有效性尚未确定。

(4)本品延长房室交界不应期，除病窦综合征外并不明显延长窦房结恢复时间，罕见情况下此作用可异常减慢心率(特别在病窦综合征患者)或致二或三度房室传导阻滞。本品与β受体拮抗药或洋地黄合用可导致心脏传导阻滞加重。

(5)虽本品有负性肌力作用，但在心室功能正常人的血流动力学研究无心脏指数降低或对收缩性持续负性作用。在心室功能受损的患者单用本品或与β受体拮抗药同用的经验有限，因而这些患者应用本品须谨慎。

(6)低血压者用本品治疗偶可致症状性低血压。

(7)应用本品时急性肝损害为罕见情况，有碱性磷酸酶、乳酸脱氢酶、AST、ALT明显增高和其他伴有急性肝损害现象。停药可以恢复。

(8)本品在肝内代谢由肾和胆汁排泄，长期给药应定期实验室监测。在肝、肾功能受损患者用本品应谨慎。

(9)皮肤反应可为暂时性，继续用可以消失，但皮疹进展可发展到多形性红斑和(或)剥脱性皮炎，如皮肤反应持续应停药。

(10)本品过量反应　心动过缓、低血压、心脏传导阻滞和心力衰竭。除应用胃肠道方法以除去本品外，可考虑应用以下方法：①心动过缓，给予阿托品0.6～1 mg，谨慎应用异丙肾上腺素；②高度房室传导阻滞，应用起搏器治疗；③心力衰竭，给予正性肌力药物(多巴胺或多巴酚丁胺)和利尿药；④低血压，给予升压药(多巴胺等)。

【药物相互作用】　(1)本品与胺碘酮、β受体拮抗药、地高辛和甲氟喹合用时增加对心脏传导的抑制，可致心动过缓和房室传导阻滞。

(2)本品与其他抗高血压药或能引起血压降低的药合用可增强其降压作用。

(3)本品在肝内经细胞色素P_{450}同工酶CYP3A4广泛代谢，也能抑制共同途径的其他药物的代谢，能与该酶的诱导药(氨甲酰氮䓬、苯巴比妥、苯妥英钠和利福平)或抑制药(如西咪替丁和HIV蛋白酶抑制药)发生相互作用。

(4)β受体拮抗药可能影响心脏传导，尤其在病窦综合征或有房室传导阻滞者，在左室功能受损者可影响心室功能，均有协同作用。普萘洛尔可增加本品生物利用度近50%，因而合用时须调整普萘洛尔剂量。

(5)西咪替丁由于抑制细胞色素P_{450}同工酶而使本品血药浓度、药-时曲线下面积增加，因而需调整本品的剂量。

(6)本品可使地高辛血药浓度增加20%，但也有并不影响的报道，虽然结果矛盾，但在开始调整和停止本品治疗时，应监测地高辛血药浓度，以免洋地黄过量或不足。

(7)麻醉药对心肌收缩、传导、自律性都有抑制并有血管扩张作用，且与钙通道阻滞药有协同作用，因此，两药合用时，须仔细调整剂量。

【给药说明】 (1)每个患者因个体差异须调整剂量,口服普通片宜在餐前或临睡时服,剂量每1～2日逐渐增加,到获得适合的效应。合理的平均剂量范围在一日90～360 mg。缓释片早晨空腹服用。

(2)肝肾功能不全患者如需应用,剂量应特别谨慎。

(3)与β受体拮抗药同用,对心脏负性肌力作用相加;与β受体拮抗药或洋地黄同用时,对心脏传导阻滞有协同作用,因此联合应用时应谨慎。

【用法与用量】 (1)口服 ①心绞痛 成人起始剂量为普通片一次60 mg,一日3次或一次30 mg,一日4次,必要时可增至一日360 mg,一日1次。缓释片(胶囊)一次90～180 mg,一日1次。②高血压 缓释片(胶囊),起始剂量一次60～120 mg,一日2次,必要时最大剂量可达360 mg,一日1次。

(2)静脉注射 ①室上性心动过速单次静脉注射,通常成人剂量为10 mg,约3分钟缓慢静脉注射,并可根据年龄和症状适当增减。②手术时异常高血压的急救处置单次静脉注射,通常对成人1次约1分钟内缓慢静脉注射10 mg,并可根据患者年龄和症状适当增减。静脉滴注,通常对成人以每分5～15 μg/kg速度静脉滴注。当血压降至目标值以后,边监测血压边调节滴注速度。③高血压急症以每分5～15 μg/kg速度静脉滴注。当血压降至目标值以后,边监测血压边调节滴注速度。④不稳定心绞痛以每分1～5 μg/kg速度静脉滴注。⑤心律失常起始剂量为250 μg/kg,于2分钟内推注式静脉注射;必要时15分钟后再给350 μg/kg。以后的剂量应根据患者的情况个体化制定。在房颤或房扑患者,心率的进一步减慢可通过首药推注给药后静脉滴注来获得。最初滴注速度5～10 mg/h,必要时可增至最大15 mg/h(增幅5 mg/h),静脉滴注最多可维持24小时。

【制剂与规格】 盐酸地尔硫䓬片:(1)30 mg;(2)45 mg;(3)60 mg;(4)90 mg。

盐酸地尔硫䓬缓释片:90 mg。

盐酸地尔硫䓬缓释胶囊:(1)90 mg;(2)120 mg;(3)180 mg;(4)200 mg;(5)240 mg。

注射用盐酸地尔硫䓬:(1)5 mg;(2)10 mg;(3)50 mg。

四、β受体拮抗药

盐酸普萘洛尔[药典(二);基;医保(甲,乙)]

Propranolol Hydrochloride

【适应证】 ①高血压,单独或与其他药物联合应用。②动脉粥样硬化所致心绞痛的长期治疗,尤其用于劳力型心绞痛的预防和治疗。③预防和控制室上性快速心律失常、室性心律失常,特别是与儿茶酚胺有关或洋地黄引起的心律失常。④肥厚型心肌病(特发性肥厚性主动脉瓣下狭窄),用于减低流出道压差,减轻心绞痛、心悸与晕厥等症状。⑤嗜铬细胞瘤,配合α受体拮抗药用于控制心动过速。⑥甲状腺功能亢进症(用于控制交感神经过度亢进的症状),也用于治疗甲状腺危象。⑦心肌梗死,作为二级预防,减少心血管死亡和事件。⑧二尖瓣脱垂综合征。⑨预防偏头痛。⑩焦虑症和震颤。

【药理】 (1)药效学 普萘洛尔为非选择性β肾上腺素能受体拮抗药,与β肾上腺素能受体激动药特异性地竞争所获得的受体部位。当普萘洛尔拮抗β受体的结合位点时,β肾上腺素能刺激的变时性、变力性和血管扩张反应相应减弱。普萘洛尔的抗高血压作用机制尚未完全明了,涉及:①降低心排血量;②抑制肾脏释放肾素;③减少大脑血管运动中枢的交感神经传出信号。虽然开始时有总的外周阻力增高,但慢性给药时血管阻力可回复至治疗前水平。普萘洛尔减少心绞痛发作的机制涉及:阻断儿茶酚胺诱导的心率增快、收缩压增高和心肌收缩的速度和程度增加,从而使心脏对运动和应激的反应减弱,减少心脏需氧量。但普萘洛尔同时也增加左心室肌纤维长度、舒张末期压力和收缩期射血时间,从而增加心肌对氧的需求。上述两方面作用的净生理效应通常是有益的,在运动试验中表现为心绞痛发生延迟,运动耐量增加。由于普萘洛尔拮抗心脏起搏点电位的肾上腺素能兴奋,故可用于治疗快速性心律失常。当所用剂量超过拮抗β受体所需时,普萘洛尔对细胞膜还具有奎尼丁样作用或局部麻醉作用,影响心脏的动作电位,但其在抗心律失常中的作用尚不清楚。而由于能拮抗儿茶酚胺效应,也用于治疗嗜铬细胞瘤及甲状腺功能亢进,使$β_1$和$β_2$受体的活动均处于抑制状态。普萘洛尔也能用于肥厚型心肌病(肥厚型主动脉瓣下狭窄)的治疗,减轻患者劳力型心绞痛或其他应激反应所诱发的心绞痛、心悸和晕厥,改善运动耐量,机制可能为缓解β受体激动所致的流出道压力阶差增高。在有一度以上房室传导阻滞存在时,β受体拮抗药能阻止交感神经对房室传导必要的易化作用。β受体拮抗药通过干扰肾上腺素能介导的支气管活性使支气管收缩,而抑制胰岛素分泌,使血糖升高,掩盖低血糖反应。

(2)药动学 普萘洛尔口服后经胃肠道吸收较完全(90%),在肝内广泛代谢,代谢产物中至少有一种(4-羟普萘洛尔)被认为具有活性,但代谢产物在总活性中的作用尚不清楚。由于进入全身循环前肝内代谢，普萘洛尔的生物利用度约30%。服药后1～2小时血药浓度达峰。血浆蛋白结合率90%～95%。口服消除半衰期为3.5～6小时，静脉注射为2～3小时。不同个体间血药浓度存在明显差异。表观分布容积3.9±6.0 L/kg。本品经肾脏排泄，主要为代谢产物，小部分(<1%)为母药。普萘洛尔缓释胶囊在胃肠道内缓慢释放，吸收完全，稳态时的血药浓度达峰时间6.6小时，血药峰浓度21.5 ng/ml(剂量为每次60 mg)，半衰期为7小时。与分次服用普通片相比，一次服用同剂量缓释胶囊的24小时AUC减少约35%～40%，系由于缓慢吸收导致肝脏首关代谢增加所致。普萘洛尔有较高的脂溶性，能通过血-脑屏障和胎盘，进入乳汁。透析不能有效地去除血液中的普萘洛尔。

【不良反应】 (1)心血管系统　心动过缓、充血性心力衰竭、房室传导阻滞加重、低血压、动脉功能障碍(尤其Raynaud现象)。偶可发生间歇性跛行。可出现指趾麻木。突然停药可导致心绞痛。

(2)中枢神经系统　头晕、精神抑郁(嗜睡、疲乏、无力)、视觉障碍、幻觉、梦魇以及急性可逆的综合征，表现为定时定向能力和短时记忆丧失、情绪不稳定、轻度意识模糊等。

(3)胃肠道　恶心、呕吐、腹胀、腹痛、腹泻、便秘、肠系膜动脉血栓形成以及缺血性结肠炎。

(4)变态反应　过敏反应(包括类过敏反应)、咽炎、粒细胞缺乏、红疹、发热伴咽痛和咽喉炎、喉痉挛以及呼吸窘迫。呼吸系统支气管痉挛。

(5)血液系统　粒细胞缺乏、非血小板减少性紫癜和血小板减少性紫癜。

(6)自体免疫　极少见系统性红斑狼疮报告。

(7)皮肤　包括史-约(Stevens-Johnson)综合征、中毒性表皮坏死松解症、剥脱性皮炎、多形性红斑和荨麻疹。

(8)可引起阳痿。

(9)代谢/内分泌系统：可见血糖、血脂升高。

多数不良反应轻而持续时间较短，不需要停药。

【禁忌证】 (1)心源性休克。

(2)窦性心动过缓和一度以上的房室传导阻滞。

(3)支气管哮喘。

(4)急性心力衰竭，除非心衰是由普萘洛尔可治疗的心律失常所引起。

(5)美国FDA妊娠期药物安全性分级为口服给药、肠道外给药C；如在妊娠中、晚期用药D。

【注意事项】 (1)本品可通过胎盘进入胎儿体内，有报道妊娠高血压者用后可致宫内胎儿发育迟缓，分娩时无力造成难产，新生儿可产生低血压、低血糖、呼吸抑制及心率减慢，尽管也有报告对母亲及胎儿均无影响，但必须慎用，不宜作为妊娠期妇女第一线治疗药物。

(2)可少量从乳汁分泌，故哺乳期妇女慎用。

(3)老年人对本品代谢与排泄能力低，应适当调整剂量。

(4)对诊断的干扰　用本品时，测定血尿素氮、脂蛋白、肌酐、钾、三酰甘油、尿酸等都可能增高；血糖则减低，但在糖尿病患者有时会增高。应注意监测血糖。肾功能不全时普萘洛尔的代谢产物可蓄积血中，干扰测定血清胆红质的重氮反应，可出现假阳性。

(5)下列情况应慎用　①过敏史；②心力衰竭；③糖尿病；④肺气肿或非过敏性支气管哮喘；⑤肝功能不全；⑥甲状腺功能低下；⑦雷诺病或其他周围血管疾病；⑧肾功能减退。

(6)应用本品过程中应定期检查血常规、血压、心功能、肝功能、肾功能，糖尿病患者应定期查血糖。

(7)用量必须强调个体化，不同个体、不同疾病用量不尽相同，肝、肾功能不全者用小量。

(8)注意血药浓度不能完全预示药理效应，故还应根据心率及血压等临床征象指导临床用药。

(9)冠心病患者使用本品不宜骤停，否则可出现心绞痛、心肌梗死或室性心动过速。

(10)甲亢患者用本品也不可骤停，否则使甲亢症状加重。

(11)普萘洛尔可以产生速发型过敏反应。

(12)运动员慎用。

【药物相互作用】 (1)对同时接受耗竭儿茶酚胺药物的患者，必须密切观察，注意有无低血压、心动过缓、眩晕、晕厥和直立性低血压。与可乐定同用而须停药时，须先停用本品，数天后再逐步减停可乐定，以免血压波动。

(2)与钙通道阻滞药同用，特别是静脉给予维拉帕米，要十分警惕对心肌和房室传导的抑制，尤其对严重心肌病、心衰或新近心肌梗死者。

(3)曾有报告非甾体类抗炎药可以减弱本品的降压作用。

(4)与洋地黄苷类同用，可发生房室传导阻滞而致心率过慢，故须严密观察。

(5)氢氧化铝凝胶能显著减少普萘洛尔从小肠吸收。

(6)乙醇减缓普萘洛尔的吸收率。

(7)与氯丙嗪同用,可使两者的血药浓度均增高。

(8)安替比林和利多卡因与本品同用使本品清除减慢。

(9)本品与甲状腺素合用可使 T_3 水平低于预期值。

(10)西咪替丁能减少本品经肝代谢,延迟其消除并提高其血浓度。

(11)茶碱与本品合用,使本品清除减少。

【给药说明】 (1)可以在空腹时口服,也可与食物共进,后者可使本品在肝内代谢减慢,生物利用度增加。本品主要受肝脏血流影响,肾衰患者透析时无需调整剂量。

(2)长期用本品者撤药须逐渐递减剂量。

【用法与用量】 (1)高血压　口服　开始一次 10 mg,一日 3 次,根据血压控制及患者耐受情况逐渐调整剂量,至血压控制达标。常用剂量范围为一日 30～90 mg。本品不适用于高血压急症的治疗,高血压时不应静脉给予。

(2)嗜铬细胞瘤　口服　一次 10～20 mg,一日 3～4 次,术前用 3 日,常与 α 受体拮抗药同用,一般应先用 α 受体拮抗药,待药效出现并稳定后再加用本品。如肿瘤无法手术切除,可能需要每日给予普萘洛尔 30 mg 进行长期治疗。

(3)心绞痛　口服　开始一次 10 mg,一日 3～4 次,每 3 日可增加 10～20 mg,可渐增至一日 200 mg,分次服。

(4)心肌梗死　口服　一日 30～240 mg,分 2～3 次服。

(5)心律失常　口服　一次 10～30 mg,一日 3～4 次,根据心律失常的控制情况及耐受程度调整用量,可作为长期治疗。严重心律失常应急时可静脉注射普萘洛尔 1 mg,于 1 分钟内缓慢注入,必要时每 2 分钟可重复一次,直至总量达:清醒状态 10 mg,麻醉状态 5 mg。静脉给药时严密监护。

(6)肥厚型心肌病　口服　一次 10～20 mg,一日 3～4次,按需要及耐受程度调整。

(7)甲状腺功能亢进　口服　一次 10～40 mg,一日 3～4 次。需要静脉给药时,可静脉注射普萘洛尔 1 mg,于 1 分钟内缓慢注入,必要时每 2 分钟可重复一次,直至有效或总量达 10 mg(清醒状态)或 5 mg(麻醉状态)。

(8)焦虑症　口服　一次 40 mg,一日 1 次,必要时可增至一日 2～3 次。

(9)原发性震颤　口服　一次 40 mg,一日 2～3 次,必要时可增至一日 160 mg(每周增加一次)。

(10)偏头痛　参阅第一章。

【儿科用法与用量】 (1)口服　一次 0.3～1 mg/kg,一日 3 次。

(2)静脉滴注　一次 0.05～0.15 mg/kg(必要时用,需缓滴)。

【儿科注意事项】 (1)可引起精神抑郁、反应迟钝等。

(2)禁用于支气管哮喘等。

【制剂与规格】 盐酸普萘洛尔片:10 mg。

盐酸普萘洛尔缓释片:(1)40 mg;(2)80 mg。

盐酸普萘洛尔缓释胶囊:40 mg。

盐酸普萘洛尔注射液:5 ml∶5 mg。

阿替洛尔[药典(二);基;医保(甲)]

Atenolol

【适应证】 ①高血压、心绞痛、心律失常和心肌梗死;②偏头痛的预防和甲状腺功能亢进、嗜铬细胞瘤的治疗。

【药理】 (1)药效学　本品为选择性 $β_1$ 受体拮抗药,不具有膜稳定作用和内源拟交感活性。其 $β_1$ 受体拮抗作用强度与普萘洛尔相似,但并不抑制异丙肾上腺素的支气管扩张作用。治疗剂量的阿替洛尔对心肌收缩力无明显抑制。其降血压与减少心肌氧耗量的机制与普萘洛尔相同。

(2)药动学　口服吸收约为 50%。仅小量通过血-脑屏障。蛋白结合率 6%～16%。口服后 2～4 小时作用达峰值,口服后作用持续时间较久,可达 24 小时。$t_{1/2}$ 为 6～7 小时。主要以原形自尿排出,肾功能受损时半衰期延长,可在体内蓄积。血液透析时可以清除。

【不良反应】 (1)在心肌梗死患者中,最常见的不良反应为低血压和心动过缓。

(2)其他可有头晕、乏力、精神抑郁、皮疹等。

【禁忌证】 (1)参阅"盐酸普萘洛尔"。

(2)美国 FDA 妊娠期药物安全性分级为口服给药 D。

【注意事项】 (1)乳汁中浓度是血浆中的 1.5～6.8 倍,有新生儿发生心动过缓的报道,故哺乳期妇女慎用。

(2)本品对 $β_2$ 受体不是绝对无作用,大剂量时仍有发生支气管痉挛的可能。

(3)本品的临床效应与血药浓度可不完全平行,剂量调节以临床效应为准。

(4)肾功能损害时剂量须减少。

(5)本品可经血液透析清除。

(6)运动员慎用。

(7)慢性阻塞性肺病患者慎用。

【药物相互作用】 参阅“盐酸普萘洛尔”。

【给药说明】 (1)有心力衰竭症状的患者用本品时，应先给洋地黄或利尿药。如心力衰竭持续存在，应逐渐减量。

(2)本品的停药过程至少3日，一般为2周，如有撤药症状，如心绞痛发作，则暂时再给药，待稳定后逐渐停用。

(3)与食物共进不影响其生物利用度。

(4)老年人从小剂量开始，尤其合并肾功能不全患者。

【用法与用量】 口服或静脉注射 (1)高血压 口服开始一日12.5～25 mg(一次服)，2周后按需要及耐受情况可增至50～100 mg。一般1～2周达最大作用。肾功能损害时，肌酐清除率＜每分15 ml/1.73 m^2者，一日25 mg；每分15～35 ml/1.73 m^2者，一日最多50 mg。

(2)心绞痛 口服一次12.5～25 mg，一日2次，可渐增至每日总量150～200 mg。

(3)心律失常 用于心律失常的急诊处理，可以一分钟1 mg的速度静脉注射2.5 mg，必要时每5分钟重复一次，总量不超过10 mg。阿替洛尔也可以150 μg/kg的剂量在20分钟内静脉滴注给予。必要时，静脉注射和滴注可每12小时重复一次。心律失常控制后，可以每日50～100 mg口服维持。

(4)急性心肌梗死的早期治疗：在无禁忌证的情况下尽早口服应用。当患者存在剧烈胸痛、快速心律失常或血压显著升高时，给予静脉用药。应于胸痛开始后12小时内以一分钟1 mg的速度缓慢静脉注射5 mg，如无不良反应，15分钟后再口服50 mg；也可在10分钟后重复静脉给药一次，再于10分钟后给予口服50 mg，12小时后再给50 mg口服，再12小时后开始给予维持量，每日100 mg。应注意防止低血压及心力衰竭。

(5)预防偏头痛 每天口服50～100 mg。

【儿科用法与用量】 口服 一日0.8～1.5 mg/kg，分3次服。

【儿科注意事项】 (1)可有心力衰竭，低血压，心动过缓，窦房及房室传导阻滞，低血糖，哮喘，恶心，倦怠。

(2)不宜与维拉帕米合用。

【制剂与规格】 阿替洛尔片：(1)12.5 mg；(2)25 mg；(3)50 mg；(4)100 mg。

阿替洛尔注射液：10 ml：5 mg。

美托洛尔[药典(二)；基；医保(甲、乙)]

Metoprolol

【适应证】 ①治疗高血压、心绞痛、心律失常、心肌梗死和心力衰竭、肥厚型心肌病、主动脉夹层。②治疗甲状腺功能亢进和预防偏头痛(参阅第一章)。

【药理】 (1)药效学 本品为选择性β_1受体拮抗药，无内源性拟交感作用，膜稳定作用弱。本品降低血压，其机制可能有：拮抗心脏β受体而减低心排血量；抑制肾素释放而减低肾素血浓度；拮抗中枢和周围肾上腺素能神经元；减少去甲肾上腺素释放。本品拮抗心脏起搏点电位的肾上腺能受体兴奋作用，故抑制起搏细胞的自律性，延长室上性传导时间，可用于治疗心律失常。本品拮抗儿茶酚胺使其可用于治疗甲亢，降低升高的T_3，T_4不受影响。本品使心肌收缩力减低、心率减慢，心肌氧耗减少，有利于治疗心绞痛和心肌缺血。本品减低心肌收缩力和抑制交感作用使其用于治疗肥厚型心肌病。心力衰竭时交感神经活性代偿性增高，但如其增高过度，可以引起心肌细胞缺血、坏死、心律失常，并继而激活肾素血管紧张素醛固酮系统，使血管收缩、水钠潴留，病情加重。本品拮抗交感神经β肾上腺素能受体，从而使心力衰竭减轻。

(2)药动学 本品口服后吸收迅速完全，但有相当的首关代谢，其生物利用度为50%。不同个体血浆峰浓度差异很大，单剂给予酒石酸美托洛儿后1.5～2小时血浓度达峰。最大作用时间为1～2小时。$t_{1/2}$为3～7小时。肾功能不全时无明显改变。美托洛尔在体内广泛分布，具有中度脂溶性，能通过血-脑屏障及胎盘，进入乳汁。血浆蛋白结合率低，约12%。本品在肝内代谢，主要通过细胞色素P_{450}同工酶CYP2D6，呈基因多态性代谢产物与少量美托洛尔原形(＜5%)从尿中一起排出。经CYP2D6催化的代谢率取决于基因多态性；快羟化型者的美托洛尔半衰期为3～4小时，而慢羟化型者为7小时左右。美托洛尔不能经透析排出。琥珀酸美托洛尔由微囊化的颗粒组成，药片接触液体后快速崩解，以恒定速度释放20小时。琥珀酸美托洛尔峰浓度明显减低，达峰时间延长，谷峰变化小。口服1～2小时达有效血浓度，3～4日后达稳态，生物利用度为普通片的96%。该剂型的血药浓度平稳，作用超过24小时。

【不良反应】 (1)神经系统 因脂溶性及较易透入中枢神经系统，故该系统不良反应较多。疲乏和眩晕占10%，抑郁占5%，其他有头痛、失眠、多梦。

(2)心血管 气短和心动过缓占3%，其他有肢端冷、雷诺现象、心力衰竭、房室传导阻滞。

(3)呼吸系统 气急哮喘不到1%。

(4)胃肠 腹泻占5%，恶心、胃痛、便秘<1%。

(5)皮肤 瘙痒症<1%，可能加重银屑病。

【禁忌证】 (1)心源性休克、病态窦房结综合征、显著窦性心动过缓(心率<45次/分钟)、房室传导阻滞、低血压、严重或急性心力衰竭时禁用。

(2)对本品过敏者禁用。

(3)正在服用β受体激动药患者。

(4)伴有坏疽危险的严重外周血管疾病患者。

(5)美国FDA妊娠期药物安全性分级为口服给药、肠道外给药C；如在妊娠中、晚期用药D。

【药物相互作用】【给药说明】 参阅“盐酸普萘洛尔”。

【注意事项】 (1)本品能选择性拮抗β_1受体，但应慎用于有支气管痉挛患者，由于β_1受体的选择性阻断并非绝对，一般仅用小量。

(2)甲状腺功能亢进时应用，可使一些症状如心动过速被掩盖，疑有发生甲亢可能时应避免骤然停用，以致发生甲状腺危象。

(3)冠心病患者用本品时不宜骤然停药，否则可出现心绞痛、心肌梗死或室性心动过速。长期用本品者撤药时用量须逐渐递减，至少要经过3日，一般需2周。对于变异型心绞痛患者，使用β受体拮抗药后可能由于α受体介导的冠脉收缩而导致心绞痛发作。

【用法与用量】 美托洛尔普通片均为酒石酸盐，而缓释制药有琥珀酸盐和酒石酸盐。琥珀酸美托洛尔缓释片的剂量通常以酒石酸盐来表示，即95 mg琥珀酸美托洛尔相当于100 mg的酒石酸美托洛尔。肝功能损害者应减少美托洛尔剂量。

(1)高血压 口服 ①片剂、胶囊起始剂量为一次25～50 mg，一日2～3次，以后按需要每次剂量可增加至100 mg，一日2次。②琥珀酸美托洛尔缓释片一次95～190 mg，一日1次，无效时可增加剂量。酒石酸盐美托洛尔一次100 mg，一日1次。

(2)心绞痛 口服 ①片剂、胶囊起始剂量为一次25～50 mg，一日2～3次，以后按需要每次剂量可增加至100 mg，一日2次。②琥珀酸美托洛尔缓释片一次95～190 mg，一日1次，无效时可增加剂量。酒石酸盐美托洛尔一次100 mg，一日1次。

(3)心律失常 口服 一次25～50 mg，一日2～3次，必要时增加到一日200 mg，分次服用。用于心律失常的急症处理，可以每分钟1～2 mg的速度静脉注射，起始的最大剂量为5 mg。必要时5分钟后可重复，直至总量达10～15 mg。急性心律失常控制后，可在静脉给药后4～6小时给予口服维持治疗，一次剂量不超过50 mg，一日3次。

(4)急性心肌梗死 在无禁忌证的情况下尽早口服应用。当患者存在剧烈胸痛、快速心律失常或血压显著升高时，给予静脉用药。可静脉注射2.5～5 mg(2分钟内)，每5分钟一次，总量应达15 mg。15分钟后，已接受全剂量美托洛尔的患者应开始口服，一次25～50 mg，每6～12小时1次，共2天，然后口服一次50～100 mg，共2日。以后的剂量为口服一次100 mg，一日2次。对未接受静脉注射美托洛尔作为急性心肌梗死的早期治疗者，从小剂量开始，一次25～50 mg，逐渐滴定剂量至美托洛尔一次100 mg，一日2次。

(5)心力衰竭 治疗病情稳定而有症状的慢性心力衰竭患者，可给予美托洛尔，①片剂、胶囊起始剂量为一次6.25 mg，一日2～3次，以后视临床情况数日至一周增加至一次6.25～12.5 mg，一日2～3次。最大剂量一次50～100 mg，一日2次。②琥珀酸美托洛尔缓释片，心功能Ⅱ级，起始剂量23.75 mg，一日1次，在患者能够耐受的情况下每2周增加一次剂量，最大剂量为190 mg，一日1次。心功能Ⅲ～Ⅳ级，起始剂量11.875 mg，一日1次，在患者能够耐受的情况下1～2周增加至23.75 mg，一日1次，以后若耐受则每2周剂量加倍，最大剂量为190 mg，一日1次。

(6)甲状腺功能亢进 口服 作为辅助治疗，50 mg，一日4次。

(7)偏头痛 口服 预防偏头痛，可每日50～200 mg。从小剂量开始，逐渐增加，达到有效治疗。

【制剂与规格】 酒石酸美托洛尔片：(1)25 mg；(2)50 mg；(3)100 mg。

酒石酸美托洛尔缓释片：(1)25 mg；(2)50 mg；(3)100 mg；(4)150 mg。

酒石酸美托洛尔胶囊：(1)25 mg；(2)50 mg。

琥珀酸美托洛尔缓释片：(1)23.75 mg；(2)47.5 mg；(3)95 mg；(4)190 mg。

酒石酸美托洛尔注射液：(1)2 ml∶2 mg；(2)5 ml∶5 mg。

盐酸艾司洛尔[药典(二)；医保(乙)]

Esmolol Hydrochloride

【适应证】 ①室上性心律失常。②围手术期高血压和心动过速的控制。

【药理】 (1)药效学 参阅“盐酸普萘洛尔”。本品

为短效选择性 β_1 受体拮抗药，无内源性拟交感作用和膜稳定性。

（2）药动学　本品注射后很快被红细胞酯酶水解。以每分钟 50～300 μg/kg 的剂量注射，30 分钟内达到稳态血药浓度。给予适当的负荷剂量后，稳态浓度可于 5 分钟内达到。血药浓度以双向形式下降。注射后分布半衰期仅 2 分钟，消除半衰期约为 9 分钟，属超短效 β 受体拮抗药。55％与血浆蛋白结合。主要以去酯后的代谢产物从尿中排泄。

【不良反应】（1）静脉输注最常见的不良反应是低血压，常于减量或停药后 30 分钟内消除。注射部位可有不适，炎症、硬结以及静脉炎，药液外渗可致组织坏死。局部不良反应见于药物浓度在 20 mg/ml 以上时，因此建议浓度不超过 10 mg/ml 并避免使用小静脉。

（2）神经系统　眩晕、嗜睡、惊厥、头痛、乏力。

（3）呼吸系统　支气管痉挛、呼吸困难。

（4）消化系统　恶心、呕吐。

（5）心血管系统：心动过缓、传导阻滞、心脏停搏等，停药后恢复。

【禁忌证】（1）参阅"盐酸普萘洛尔"。

（2）美国 FDA 妊娠期药物安全性分级为肠道外给药 C。

【注意事项】（1）酸性代谢产物从肾脏排泄，肾功能障碍者半衰期可延长 10 倍。

（2）高浓度给药可造成注射部位反应，故应避免用 10 mg/ml 以上的浓度给药，尽量用大静脉。

（3）突然停止本药，不会产生与其他 β 受体拮抗药类似的撤药反应。

【药物相互作用】　参阅"盐酸普萘洛尔"。

【用法与用量】（1）室上性心律失常　静脉注射一分钟 0.5 mg/kg，1 分钟静脉注射完毕后继以每分钟 0.05 mg/kg 静脉注射维持 4 分钟。取得理想疗效即可维持。若疗效不好，再给同样负荷量后以每分钟 0.1 mg/kg 维持。可根据病情以每分钟 50 μg/kg 的增幅调整剂量。极量不应超过每分钟 0.3 mg/kg。

（2）术中控制高血压　以 80 mg 负荷量 30 秒内静脉注射完毕，继以每分钟 0.15 mg/kg 维持，可较快达到目的。缓慢控制法同（1）室上性心律失常。

【制剂与规格】　盐酸艾司洛尔注射液：（1）1 ml∶100 mg；（2）2 ml∶200 mg；（3）10 ml∶100 mg；（4）10 ml∶250 mg（不经稀释不可直接注射）。

注射用盐酸艾司洛尔：（1）0.1 g；（2）0.2 g。

卡维地洛[药典(二)；医保(乙)]

Carvedilol

【适应证】　①原发性高血压，单独使用或与其他降压药如利尿药合用；②慢性心力衰竭。

【药理】（1）药效学　本品是肾上腺素 α_1、β 受体拮抗药，其 β 受体拮抗作用较强，为拉贝洛尔的 33 倍，为普萘洛尔的 3 倍。本品通过拮抗突触后膜 α 受体而扩张血管，降低外周血管阻力；拮抗 β 受体而抑制肾脏分泌肾素，拮抗肾素-血管紧张素-醛固酮系统，产生降压作用。本品无内在拟交感活性，具有膜稳定性。本品对心排血量及心率影响不大，极少产生水钠潴留。动物实验及体外多种人体细胞试验证实，本药还具有抗氧化特性。

（2）药动学　本药口服易于吸收，首关代谢约 60％～75％。生物利用度为 25％～35％。与食物同服，吸收减慢，达峰时间延迟，但对生物利用度没有明显影响。在血浆中与血浆蛋白结合率为 98％。本药代谢完全，代谢半衰期约 2 小时，代谢物主要经胆汁由粪便排出，约 16％经肾脏排泄。本药亲脂性高，分布容积约 2L/kg，因而可能随乳汁分泌。消除半衰期约 6～10 小时，不能经血液透析清除。卡维地洛在肝内广泛代谢，主要参加的 P_{450} 酶是 CYP2D6 和 CYP2C9，其他有 CYP3A4、2C19、1A2 和 2E1。其苯环的去甲基化和羟基化产生 3 种具有 β 受体拮抗活性的代谢产物，但扩张血管活性微弱，血浆浓度约为卡维地洛的 1/10，药代动力学与原药相似。不到 2％的卡维地洛以原形经尿排出，血浆清除率为 500～700 ml/min。心功能不全患者的稳态血药浓度随剂量的增加而成比例的增加，平均 AUC 和 C_{max} 增高，但终末消除 $t_{1/2}$ 与健康者相似。肝肾功能不全的患者，卡维地洛的血浆浓度增加。老年人卡维地洛的血浆水平比年轻人大约高 50％。

【不良反应】（1）神经精神系统　偶有轻度头晕、头痛和疲乏，易出现在治疗开始时。个别患者可出现情绪抑郁和失眠。

（2）心血管系统　首次用药后，偶有直立性低血压，表现为头晕、眼前发黑、一过性晕厥。偶有心跳减慢、四肢发冷、心绞痛及房室传导阻滞。有时可使心衰病情加重。

（3）消化系统　偶有胃肠道反应，如恶心、腹痛、腹泻、便秘、呕吐。

（4）呼吸系统　有支气管痉挛倾向的患者可能发生呼吸困难或哮喘样发作，偶可引起百日咳样喘息、鼻塞及口腔黏膜干燥。

(5)其他　①有时可使间歇跛行、雷诺病病情加重。②偶有皮肤反应(红痒、荨麻疹、扁平苔藓反应)和肝功能异常,血小板及白细胞减少。③个别病例出现视觉障碍、眼部刺激、排尿困难、阳痿、流感样症状、四肢疼痛和感觉异常。

(6)代谢/内分泌系统:由于本品具有β受体拮抗作用,可影响血糖波动。

【禁忌证】 (1)对本品过敏者。

(2)肝功能损害者。

(3)支气管痉挛或哮喘、慢性阻塞性肺病患者。

(4)显著的心动过缓(心率＜50次/分)和病窦综合征、二至三度房室传导阻滞。

(5)心源性休克。

(6)低血压(收缩压＜85 mmHg)。

(7)心功能Ⅳ级的心力衰竭,需要静脉给予正性肌力药者。

(8)糖尿病酮症酸中毒、代谢性酸中毒。

(9)美国FDA妊娠期药物安全性分级为口服给药C;如在妊娠中、晚期用药D。

【注意事项】 (1)血糖波动较大和有酸中毒的糖尿病患者慎用。

(2)肺、肝、肾功能不良者慎用。

(3)周围循环障碍者如有间歇性跛行或雷诺病者慎用。

(4)嗜铬细胞瘤患者单用本品可致血压骤升,故应同时给α受体拮抗药。

(5)较长期应用本品者应定期监测心功能、肝肾功能,如有心动过缓或低血压,应及时减量或停药。

(6)拟撤用本品时不宜突然停药而须逐步减量。

(7)过量服用发生心动过缓或传导阻滞时可给予阿托品、异丙肾上腺素或起搏治疗;发生心力衰竭或低血压时给强心药、补液或升压药,发生支气管痉挛时给β_2受体激动药。

(8)变异型心绞痛患者使用非选择性β受体拮抗药可诱发心绞痛,怀疑变异型心绞痛患者慎用。

(9)年龄＜18岁者的安全性和疗效尚不明确。

(10)甲亢中毒症状:可能掩盖甲亢中毒症状如心动过速,慎用,突然停药加重症状。

(11)运动员慎用。

【药物相互作用】 (1)本品可加强其他降压药物(如利血平、甲基多巴、可乐定、钙通道阻滞药、α受体拮抗药等)及有降压不良反应的药物、吩噻嗪类、三环类抗抑郁药的降压作用,相应的不良反应也增加。

(2)西咪替丁等肝药酶抑制药可使本药在体内分解作用减弱,故可能致本药血药浓度增高。

(3)本药与胺碘酮合用时,对心脏的效应增强,可出现低血压、心动过缓或心脏停搏。

(4)本药与地尔硫䓬或维拉帕米合用可能发生心脏传导阻滞。

(5)本药可能会增强胰岛素或口服降糖药的作用。

(6)本药能抑制环孢素的代谢,使后者的毒性增加。

(7)本药可增加地高辛的生物利用度及谷浓度,使其对心脏的作用增强,出现房室传导阻滞并可引起地高辛的毒性症状,应加强对地高辛血药浓度的监测。

(8)非类固醇类抗炎药能降低本药的降压作用。

(9)利福平、利福布丁等肝药酶诱导药可诱导本药的代谢,从而减弱本药的作用。

(10)本药能拮抗肾上腺素的β效应,从而引起心搏徐缓并拮抗肾上腺素的过敏反应。

(11)与芬太尼合用,可产生严重的低血压,机制不明。

(12)莫索尼定与本药合用可能出现反跳性高血压。

【给药说明】 (1)本药一般需长期使用,同时避免突然停药,宜用1～2周以上的时间逐渐停药。

(2)在终止本药与可乐定联合应用时,应先停本药,几天后再将可乐定逐渐减量。

(3)嗜铬细胞瘤患者使用卡维地洛前,应先使用α受体拮抗药。

(4)对心率＜55次/分的心动过缓者本药须减量。

(5)虽然本药服药时间与用餐无关,但对充血性心力衰竭患者必须饭时服用,以减缓吸收,降低直立性低血压的发生。

(6)直立性低血压和晕厥者宜从小剂量开始。

【用法与用量】 口服　剂量必须个体化,应在医师的密切监测下加量。

(1)高血压　起始剂量一次6.25 mg,一日2次口服,如果可耐受,以服药后1小时的立位收缩压作为指导,维持该剂量7～14日,然后根据谷浓度时的血压,在需要的情况下增至一次12.5 mg,一日2次。同样,剂量可增至一次25 mg,一日2次。一般在7～14日内达到完全的降压作用。总量不得超过一日50 mg。本品须和食物一起服用,以减慢吸收,避免直立性低血压。

(2)心功能不全　在使用本品之前,洋地黄类药物、利尿药和ACEI(如果应用)的剂量必须稳定。推荐起始剂量一次3.125 mg,一日2次服2周,如果可耐受,可增至一次6.25 mg,一日2次。此后可每隔2周剂量加倍至患者可耐受的最大剂量。每次应用新剂量时，需观察1小时，患者有无眩晕或轻度头痛。推荐最大剂量：体重<85 kg者，一次25 mg，一日2次；体重≥85 kg者，一次50 mg，一日2次。每次加量前应评估心功能，如心功能恶化、血管扩张(眩晕、轻度头痛、症状性低血压)或心动过缓症状，以确定对卡维地洛的耐受性。一过性心功能不全恶化可通过增加利尿药剂量治疗，偶尔需要卡维地洛减量或暂时停药。血管扩张的症状对利尿药或ACEI减量治疗有反应，如果症状不能缓解，可能需卡维地洛减量。心功能不全恶化或血管扩张的症状稳定后，才可增加本品剂量。如果心功能不全患者发生心动过缓(脉搏<55次/分)，必须减量。

【制剂与规格】 卡维地洛片：(1)6.25 mg；(2)10 mg；(3)12.5 mg；(4)20 mg。

卡维地洛胶囊：10 mg。

比索洛尔[药典(二)；医保(乙)]

Bisoprolol

【适应证】 ①高血压和心绞痛；②慢性稳定性心力衰竭。

【药理】 (1)药效学　本品为高选择性β_1受体拮抗药，其与β_1受体的亲和力比β_2受体大11～34倍，无内源性拟交感作用，膜稳定作用弱，中度脂溶性。本品降低血压，其作用机制可能有：拮抗心脏β受体而减低心排血量；抑制肾素释放而降低肾素血浓度；拮抗中枢和周围肾上腺素能神经元；减少去甲肾上腺素释放。本品使心肌收缩力减低、心率减慢，心肌氧耗减少，有利于治疗心绞痛和心肌缺血。心力衰竭时交感神经活性代偿性增高，但如其增高过度，可引起心肌细胞缺血、坏死、心律失常，并继而激活肾素-血管紧张素-醛固酮系统，使血管收缩、水钠潴留，病情加重。本品拮抗交感神经β肾上腺素能受体，降低心率和心搏出量，从而使心力衰竭减轻。本品作用时间长，可达24小时以上。对呼吸系统抑制作用弱。对脂质和糖代谢无明显影响。

(2)药动学　本品口服吸收迅速完全，口服后2～4小时血浆浓度达峰值。血浆蛋白结合率为30%。血浆消除半衰期10～12小时。生物利用度>90%，首关代谢<10%。吸收后进入组织，以肺、肾、肝内含量最高。50%经肝代谢，50%由肾排泄，排出物中代谢产物和原形各占一半。轻中度肝肾功能异常者不需调整剂量。

【不良反应】 类似其他β受体拮抗药。

(1)少见　乏力、胸闷、头晕、头痛、心悸等。

(2)罕见　腹泻、便秘、恶心、腹痛、瘙痒、低血压、心动过缓、传导阻滞、心力衰竭恶化、气促、肌无力、肢端发冷麻木、痉挛性肌痛等。

【禁忌证】 (1)急性心力衰竭、休克、低血压、心动过缓、房室传导阻滞、病窦综合征、支气管哮喘患者或严重慢性阻塞性肺部疾患、严重雷诺综合征患者忌用。

(2)对本品过敏者。

(3)未经治疗的嗜铬细胞瘤

(4)美国FDA妊娠期药物安全性分级为口服给药C；如在妊娠中、晚期用药D。

【注意事项】 (1)血糖波动较大和有酸中毒的糖尿病患者慎用。

(2)肺、肝、肾功能损害者慎用。

(3)周围循环障碍者如有间歇性跛行或雷诺病者慎用。

(4)变异型心绞痛患者慎用。

(5)一度房室传导阻滞慎用。

(6)银屑病患者慎用。

(7)嗜铬细胞瘤患者单用本品可致血压骤升，故应同时给α受体拮抗药。

(8)较长期应用本品者应定期监测心功能(心率、血压、心电图、胸片)、肝肾功能，如有心动过缓或低血压应减剂量或停药。

(9)拟撤用本品时不宜突然停药而须逐步减量。

(10)发生心动过缓或传导阻滞时可用阿托品、异丙肾上腺素或人工起搏；发生心力衰竭或低血压给强心药、补液或升压药，发生支气管痉挛时给β_2受体激动药。

【药物相互作用】 (1)与利血平、甲基多巴、可乐定同用可加重心动过缓。

(2)与硝苯地平合用可使降压作用增强。

(3)与维拉帕米或地尔硫䓬合用时增强心脏抑制作用。

【用法与用量】 口服　(1)高血压和心绞痛　起始剂量一次2.5 mg，一日1次，按需要调整，最多不超过一日10 mg。

(2)慢性心力衰竭　起始一次1.25 mg，一日1次，以后视耐受情况，每2周后递增剂量1.25 mg，即调整为一日2.5 mg、3.25 mg、5 mg、6.25 mg、7.5 mg、8.75 mg，一日1次，以能达到的最大耐受剂量作为维持剂量，最多不超过10 mg，一日1次。

【制剂与规格】 富马酸比索洛尔片：(1)2.5 mg；(2)5 mg。

富马酸比索洛尔胶囊：(1)2.5 mg；(2)5 mg；(3)10 mg。

盐酸阿罗洛尔[医保(乙)]

Arotinolol Hydrochloride

【适应证】 高血压，心绞痛，室上性快速心律失常，原发性震颤。

【药理】 (1)药效学 本品兼具拮抗 α 与 β 受体的作用，其活性为 1∶8。降低血压的作用，主要由于其拮抗交感神经 β 受体，而其适当的 α 拮抗作用使周围血管阻力不升高。抗心绞痛的机制系由于拮抗 β 受体而降低心肌氧耗，而其 α 受体拮抗作用则可降低冠脉血管阻力。抗震颤作用为骨骼肌 β_2 阻断，其作用为末梢性。

(2)药动学 口服本品 10 mg 后 2 小时血药浓度达峰值。$t_{1/2}$ 约为 10 小时。口服吸收完全，在肝脏无首关代谢，血浆蛋白结合率 91%。本品主要经肠道排泄(84%)，本品经肝肾代谢在体内水解代谢为一种有活性的主要代谢产物和另两种次要代谢产物，主要经肠道排出。

【不良反应】 参阅“盐酸普萘洛尔”。可有心动过缓、房室传导阻滞、低血压、乏力、头晕、心衰加重、气急、肝酶增高、周围循环障碍、抑郁、失眠、食欲缺乏、消化不良、支气管痉挛、阳痿、皮疹、荨麻疹等。

【禁忌证】 (1)高度窦性心动过缓，窦房传导阻滞，二至三度房室传导阻滞。

(2)糖尿病酮症酸中毒。

(3)支气管哮喘、支气管痉挛。

(4)心源性休克。

(5)充血性心力衰竭。

(6)未经治疗的嗜铬细胞瘤。

(7)妊娠期妇女及哺乳期妇女。

(8)对本品过敏者。

(9)肺动脉高压所致右心功能不全。

【注意事项】 (1)在心力衰竭患者应用本品时须注意对心功能的抑制。

(2)在血糖过低或未控制的糖尿病患者空腹时间较长者应慎用本品，防止血糖过低。

(3)有低血压、心动过缓、房室传导阻滞时慎用。

(4)肝、肾功能不良者慎用。

(5)周围循环障碍者慎用。

(6)对嗜铬细胞瘤患者，单用本品可致血压骤升，故应同时给 α 受体拮抗药。

(7)对老年患者开始宜用较小剂量，如 5 mg。

(8)在儿童中的安全性未确立，故不宜应用。

(9)较长期应用本品者应定期监测心功能(心率、血压、心电图、胸片)、肝肾功能，如有心动过缓或低血压，减剂量或停药。

(10)拟撤用本品时不宜突然停药而须逐步减量，尤其对心绞痛患者。

(11)运动员慎用；

(12)对手术患者术前 48 小时最好不用本品；

(13)逾量发生心动过缓或传导阻滞时可用阿托品、异丙肾上腺素或起搏；发生心力衰竭或低血压时给强心药、补液或升压药，发生支气管痉挛时给 β_2 受体激动药。

(14)对于震颤患者，应仔细鉴别，只能用于原发性震颤患者。

【药物相互作用】 (1)本品与利血平或抑制交感神经系统药同用，可使抑制过度，应减少剂量。

(2)本品与降血糖药同用时，降血糖作用可增强。

(3)本品与非二氢吡啶类钙通道阻滞药维拉帕米或地尔硫䓬合用，作用可增强。

【用法与用量】 口服 治疗高血压、心绞痛、心律失常和原发性震颤的成人常用量为一日 20 mg，分 2 次口服，剂量可按需要调整至一日 30 mg。

【制剂与规格】 盐酸阿罗洛尔片：10 mg。

噻吗洛尔[药典(二)；基；医保(甲)]

Timolol

【适应证】 ①高血压。②冠心病，可用于心绞痛和心肌梗死后的治疗。③预防偏头痛。

【药理】 (1)药效学 为非选择性 β 受体拮抗药，无膜稳定作用和内源拟交感活性。其作用强度为普萘洛尔的 8 倍。其降血压与减少心肌氧耗量的机制与普萘洛尔相同。根据早期所做的大规模临床试验的结果，马来酸噻吗洛尔可降低急性心肌梗死的病死率。本品可使偏头痛的发生频率减少 50%。

(2)药动学 口服吸收约为 90%。服后 1～2 小时作用达峰值，$t_{1/2}$ 为 4 小时。本品部分在肝脏代谢，药物和代谢产物均由肾脏排出。本品不易经血液透析清除。

【不良反应】 较轻，参阅“盐酸普萘洛尔”。可有心动过缓、心衰加重、恶心、消化不良、乏力、雷诺病、头昏等。

【禁忌证】 参阅“盐酸普萘洛尔”。

【注意事项】 (1)可从乳汁分泌，故妇女哺乳期慎用。

(2)肾功能损害时剂量须减少。

(3)本品过量的处理，参阅“盐酸普萘洛尔”。

【药物相互作用】 参阅“盐酸普萘洛尔”。

【用法与用量】 口服 (1)高血压 开始一次2.5～5 mg,一日2～3次,1周后按需要及耐受情况可加量,逐渐加至一日20～40 mg。一日最大剂量为80 mg。

(2)冠心病 开始一次2.5 mg,一日2次,可渐增至一日总量20 mg。

(3)偏头痛 一次10 mg,一日2次,可渐增至一日总量30 mg。6～8周无效则应停用。

【制剂与规格】 马来酸噻吗洛尔片:(1)2.5 mg;(2)5 mg。

盐酸拉贝洛尔[医保(乙)]

Labetalol

【适应证】 高血压和高血压急症。

【药理】 (1)药效学 本品为非心脏选择性β受体拮抗药,具有部分内源性拟交感作用和膜稳定性。此外并具有选择性 α_1 受体拮抗作用,可以降低外周血管阻力。口服剂量下α与β受体拮抗作用之比约为1∶3,静脉给药剂量下为1∶7。本品降压速度较其他β受体拮抗药更快,口服后1～3小时内即可显现最大作用。本品降压强度与剂量相关,不伴反射性心动过速和心动过缓,立位血压下降较卧位明显。

(2)药动学 本品从胃肠道吸收迅速而完全,但首关代谢明显,绝对生物利用度25%,不同个体的生物利用度的差别大,伴随进食可增加其生物利用度。服后1～2小时血药浓度达峰值,可持续8～12小时。$t_{1/2}$ 为6～8小时。血浆蛋白结合率为50%左右。约55%～60%的原形药物和代谢产物由尿中排出。本品脂溶性低,在动物实验中只有少量能通过血-脑屏障。血液透析和腹膜透析均不易清除。治疗效应与血药浓度明显相关。

【不良反应】 同其他β受体拮抗药。本品兼有α受体拮抗作用,后者与其不良反应有关。直立性低血压可见于服用大剂量或治疗开始时,其他的不良反应包括头昏、恶心、乏力、感觉异常、哮喘加重等。

【禁忌证】 (1)参阅“盐酸普萘洛尔”。

(2)美国FDA妊娠期药物安全性分级为口服给药、肠道外给药C;如在妊娠中、晚期用药D。

【注意事项】 参阅“盐酸普萘洛平”。(1)有下列情况应慎用:过敏史、充血性心力衰竭、糖尿病、肺气肿或非过敏性支气管炎、肝功能不全、甲状腺功能低下、雷诺综合征或其他周围血管疾病、肾功能减退。

(2)由于本品可导致直立性低血压,因此建议注射给药时患者应取卧位。并在注射后继续躺3小时。

(3)少数患者可在服药后2～4小时出现直立性低血压,因此用药剂量应逐渐增加。

(4)如在用药过程中发现肝损害,应予停药。

(5)少量从乳汁分泌,哺乳期妇女慎用。小儿的疗效和安全性不详。

(6)对诊断的干扰 ①本品尿中代谢产物可造成尿儿茶酚胺和VMA假性升高;②本品可使尿中苯异丙胺试验呈假阳性。慎用拉贝洛尔的情况同普萘洛尔。过量时可出现体位敏感的严重低血压和心动过缓,应使患者平卧。

【药物相互作用】 (1)本药与三环类抗抑郁药同时应用可产生震颤。

(2)西咪替丁可增加本品的生物利用度。

(3)本品可减弱硝酸甘油的反射性心动过速,但降压作用可协同。

(4)与维拉帕米类钙通道阻滞药合用时需谨慎。

【给药说明】 (1)本药可与其他抗高血压药或利尿药同用。

(2)本品可用于嗜铬细胞瘤的降压治疗,但偶有反常性血压增高现象。

(3)其他参阅“盐酸普萘洛尔”。

【用法与用量】 (1)口服 一次100 mg,一日2次,2～3日后根据需要加量,常用维持量为一次200～400 mg,一日2次。极量一日2400 mg。

(2)静脉给药 用于高血压急症时。25～100 mg,用10%葡萄糖注射液稀释至20～40 ml,于10分钟内缓慢静脉注射,如无效可于15分钟后重复注射1次,或以每分钟1～2 mg的速度静脉滴注。总量可达300 mg。

【制剂与规格】 盐酸拉贝洛尔片:(1)50 mg;(2)100 mg。

拉贝洛尔注射液:(1)2 ml∶25 mg;(2)5 ml∶50 mg;(3)10 ml∶50 mg。

五、α受体拮抗药

甲磺酸酚妥拉明[药典(二);基;医保(甲)]

Phentolamine Mesilate

【适应证】 ①预防和治疗嗜铬细胞瘤所致的高血压发作,包括手术切除时出现的阵发性高血压,也可根据血压对本品的反应用于协助诊断嗜铬细胞瘤;②用于左心衰竭时减轻心脏负荷;③防治因静脉注射去甲肾上腺素、去氧肾上腺素、间羟胺等静脉给药外溢而引起的皮肤坏死。

【药理】（1）药效学　①本品为 α 肾上腺素受体拮抗药，对 α_1 与 α_2 受体均有作用，能拮抗血液循环中肾上腺素和去甲肾上腺素的作用，使血管扩张而降低周围血管阻力；②拮抗儿茶酚胺效应，用于诊治嗜铬细胞瘤，但对正常人或原发性高血压患者的血压影响甚少；③能降低外周血管阻力，使心脏后负荷降低，左室舒张末压与肺动脉压下降，心搏出量增加，可用于治疗心力衰竭。

（2）药动学　肌内注射 20 分钟血药浓度达峰值，持续 30～45 分钟；静脉注射 2 分钟血药浓度达峰值，作用持续 15～30 分钟。静脉注射的 $t_{1/2}$ 约 19 分钟。药物主要由肝脏代谢。静脉注射后大约有 13％的药物以原形随尿排出。

【不良反应】（1）常见　直立性低血压、心动过速或心律失常、鼻塞、恶心、呕吐等。

（2）少见　昏倒和乏力。

（3）极少见　胸痛（心肌梗死）、神志模糊、头痛、共济失调、言语含糊等，这些都可能是心、脑血管痉挛的表现。

【禁忌证】（1）严重动脉硬化。

（2）严重肾功能不全。

（3）胃炎或胃溃疡　由于本品有拟胆碱作用，使胃肠平滑肌兴奋，有组胺样作用，能使胃酸分泌增加。

（4）对本品过敏者。

（5）美国 FDA 妊娠期药物安全性分级为肠道外给药 C。

【注意事项】（1）对妊娠的影响在人体研究尚不充分，应用必须权衡利弊，只有在必须使用时，确定对胎儿利大于弊后，方可在妊娠期使用。

（2）在哺乳期妇女中应用未发现问题。但尚不知本品是否经乳汁分泌，为慎重起见，哺乳期妇女要选择停药或者停止哺乳。

（3）儿童中应用缺乏研究，但尚未发现问题。

（4）老年人对其降压作用敏感，易诱发体温降低，肾功能较差，应用本品时需慎重。

（5）下列情况慎用　冠状动脉供血不足、心绞痛、心肌梗死患者，但在有心力衰竭时可以考虑。

（6）药物过量主要影响心血管系统，出现心律失常、心动过速、低血压甚至休克；另外也可能出现兴奋、头痛、大汗、瞳孔缩小、恶心、呕吐、腹泻和低血糖。如果出现严重的低血压或休克，应立即停药，同时给予抗休克治疗。患者置于头低脚高卧位，并扩张血容量。必要时可静脉注射去甲肾上腺素，并持续静脉滴注直至血压恢复至正常水平。但不宜用肾上腺素，以防低血压进一步下降。

【药物相互作用】（1）与拟交感胺类药同用，使后者的周围血管收缩作用抵消或减弱。

（2）与胍乙啶同用，直立性低血压或心动过缓的发生率增高。

（3）与二氮嗪同用，使二氮嗪抑制胰岛素释放的作用受抑制。

【给药说明】　做酚妥拉明试验时，在给药前、静脉注射给药后至 3 分钟内每 30 秒、以后 7 分钟内每 1 分钟测一次血压，或在肌内注射后 30～45 分钟内每 5 分钟测一次血压。应平卧于安静和略暗的室内，静脉注射应快速，一旦静脉穿刺对血压的影响消失，即予注入。表现为阵发性高血压或分泌儿茶酚胺不太多的嗜铬细胞瘤患者，可能出现假阴性结果；尿毒症或用了降压药、巴比妥类药、阿片类镇痛药或镇静药的患者，可能出现假阳性结果，故试验前 24 小时应停用；用降压药者必须待血压回升至治疗前水平方可给药。

【用法与用量】（1）用作酚妥拉明试验，静脉注射 5 mg，也可先注入 2.5 mg，若反应阴性，再给 5 mg，如此则出现假阳性的结果可以减少，也减少血压剧降的危险性。

（2）用于防止皮肤坏死，在每 1000 ml 含去甲肾上腺素溶液中加入本品 10 mg 作静脉滴注，作为预防之用。已经发生去甲肾上腺素外溢，用本品 5～10 mg 加 10 ml 氯化钠注射液做局部浸润，此法在外溢后 12 小时以内有效。

（3）用于嗜铬细胞瘤手术，术前 1～2 小时静脉注射 5 mg，术时静脉注射 5 mg 或静脉滴注每分钟 0.5～1 mg，以防肿瘤手术时肾上腺素大量释出。

（4）用于心力衰竭时减轻心脏负荷，静脉滴注每分钟 0.17～0.4 mg。

【儿科用法与用量】（1）分次静脉滴注　一次 0.2～0.3 mg/kg，必要时 4～6 小时重复。

（2）持续静脉滴注　1～5 μg/(kg·min)。配制方法同多巴胺，根据病情调节至所需的速度。

【儿科注意事项】　可发生直立性低血压、心动过速或心律失常、鼻塞、恶心、呕吐等。

【制剂与规格】　甲磺酸酚妥拉明片：（1）40 mg；（2）50 mg。

甲磺酸酚妥拉明胶囊：40 mg。

甲磺酸酚妥拉明注射液：（1）1 ml：5 mg；（2）1 ml：10 mg。

注射用甲磺酸酚妥拉明：10 mg。

盐酸酚苄明[药典(二);医保(乙)]

Phenoxybenzamine Hydrochloride

【适应证】 ①嗜铬细胞瘤的治疗和术前准备。②周围血管痉挛性疾病、休克。③前列腺增生引起的尿潴留。

【药理】 (1)药效学　拮抗交感神经节后α肾上腺素受体,防止或逆转内源性或外源性儿茶酚胺作用,使周围血管扩张,血流量增加,卧位时血压稍有下降,直立时可显著下降,由于血压降低,可反射性引起心率加快。亦可选择性地松弛前列腺组织及膀胱颈平滑肌,而不影响膀胱逼尿肌的收缩,从而缓解梗阻,使排尿顺畅。

(2)药动学　口服吸收不完全,约30%从胃肠道吸收。口服数小时起效,作用可持续3～4日。因局部刺激强,不作皮下或肌内注射,可采用静脉注射。静脉注射后1小时作用达高峰,药物较快分布到大部分组织中,最初肝、肾和脂肪中的含量最高,但4日后心脏和中枢神经系统维持较大量。在肝内代谢。多数在24小时内从尿液及胆汁排出,少量在体内保留数日。$t_{1/2}$约为24小时。

【不良反应】 (1)常见　直立性低血压、鼻塞、口干、瞳孔缩小、反射性心跳加快和胃肠刺激。

(2)少见　神志模糊、倦怠、头痛、阳痿、易睡;偶可引起心绞痛和心肌梗死。

【禁忌证】 (1)低血压。

(2)心绞痛、心肌梗死。

(3)对本品过敏者。

(4)美国FDA妊娠期药物安全性分级为肠道外给药C。

【注意事项】 (1)本品在哺乳期妇女应用未发现问题,但因为尚不知本品是否经乳汁分泌,为慎重起见,哺乳期妇女建议选择停药或者停止哺乳。

(2)本品在小儿应用未经充分研究。

(3)在老年人中本品的研究不充分,但老年人对本品的降压作用敏感,且易发生体温降低,老年人肾功能较差,用时须注意。

(4)下列情况应慎用　①脑血供不足时用本品须注意血压下降有可能加重脑缺血;②代偿性心力衰竭,降压可引起反射性心跳加快致心功能失代偿;③冠心病可因反射性心跳加速而致心绞痛;④肾功能不全时可因降压和肾缺血导致肾功能进一步损害;⑤上呼吸道感染时可因鼻塞而加重症状。

(5)用药期间须定时测血压。

(6)开始治疗嗜铬细胞瘤,建议定时测尿儿茶酚胺及其代谢物,以决定用药量。

(7)如药物过量引起了直立性低血压、头晕、疲劳、心动过速、呕吐、嗜睡或休克,应立即停药,同时给予抗休克治疗。轻者置患者于头低脚高卧位,恢复脑供氧,绑腿和腹带加压有助于减轻患者的低血压反应和缩短药物反应时间;严重的低血压反应,常用的升压药无效,需静脉输注去甲肾上腺素,拮抗酚苄明的α受体拮抗作用,肾上腺素可能加剧低血压,应禁用。

【药物相互作用】 (1)与拟交感胺类药同用,升压效应减弱或消失。

(2)与胍乙啶同用,直立性低血压易发生。

(3)与二氮嗪同用时,拮抗二氮嗪的抑制胰岛素释放作用。

(4)本品可阻断左旋去甲肾上腺素引起的体温过高,亦可阻断利血平引起的体温过低症。

【给药说明】 (1)给药须按个体化原则,根据临床反应及测定尿儿茶酚胺及其代谢物含量以调整剂量。

(2)开始宜用小剂量,渐增至最小有效剂量,可减少不良反应,以4日增量1次为宜。

(3)遇有反射性心率加速可加用β受体拮抗药。

(4)与食物或牛乳同服可减少胃肠道刺激症状。

(5)静脉注射给药时注意补充血容量,以防血压骤降。

【用法与用量】 (1)静脉滴注　用于心力衰竭或休克,按体重0.5～1 mg/kg加于200～500 ml氯化钠注射液中滴注1小时以上,一日总量不宜超过2 mg/kg。用于嗜铬细胞瘤,术前应用3日,必要时麻醉诱导时给药1次。

(2)口服　用于治疗周围血管病和嗜铬细胞瘤术前准备或非手术治疗。开始一次10 mg,一日2次,以后隔日增加10 mg,直至取得疗效。以一次20～40 mg,一日2次维持。

【儿科用法与用量】 口服　开始按体重一次0.2 mg/kg,一日2次,或按体表面积6～10 mg/m²,一日1次,以后每隔4日增量1次,直至出现疗效;维持量一日按体重0.4～1.2 mg/kg或按体表面积12～36 mg/m²,分3～4次服。

【制剂与规格】 盐酸酚苄明片:(1)5 mg;(2)10 mg。

盐酸酚苄明注射液:1 ml:10 mg。

妥拉唑林[药典(二);医保(乙)]

Tolazoline

【适应证】 用于经给氧及(或)机械呼吸而系统动

脉血氧浓度仍达不到理想水平的持续性的新生儿肺动脉高压。此外，还用于血管痉挛性疾病，如肢端动脉痉挛、闭塞性血栓性静脉炎等的治疗。局部浸润注射用以处理去甲肾上腺素静脉滴注时的药液外漏。视网膜色素变性、黄斑变性、视网膜中央动脉栓塞、视神经萎缩、玻璃体浑浊等，也用于慢性单纯性青光眼早期诊断的激发试验。

【药理】 (1)药效学 本品直接及部分间接地通过末梢组胺的释放作用于周围血管的平滑肌而扩张血管。本品具有中等程度的α肾上腺素受体拮抗作用及组胺激活作用。本品通常降低肺动脉压及血管阻力。具有拟交感活性(心脏兴奋，变力与变时作用)、副交感活性(胃肠道刺激作用，可被阿托品拮抗)和组胺样作用(刺激胃肠分泌)。

(2)药动学 本品肌内注射后吸收迅速，可于30～60分钟达最大作用，持续数小时。生物利用度为90%～100%，分布半衰期为0.15小时，分布容积为1.61 L/kg。本品主要以原形经肾脏排出。本药的消除半衰期为3～10小时；新生儿半衰期为4.43小时(1.47～41.25小时)，也有报道最长达40小时，并与尿量成反比。

【不良反应】 (1)常见 ①胃肠道出血，可对胃内容物化验而证实，严重者可能致命。②低氯性碱中毒，继发于胃的高分泌状态(应停用本品而补充氯化钾纠正之)。③体循环低血压，在新生儿中很普遍，某些病例可突然发生，发生时使患儿取头低位及静脉补液。不宜用肾上腺素或去甲肾上腺素，因可能发生血压进一步下降随后有过度反跳的危险。如扩容不能维持血压，予多巴胺(可能需大剂量以获得足够的缩血管作用)与本品同时静脉滴注。④急性肾功能不全。⑤血小板减少。

(2)较少见 ①腹泻、恶心、呕吐；②增加竖毛活动，引发起鸡皮现象(goose flesh 现象)；③周围血管扩张而致皮肤潮红；④反射性的心动过速。

(3)罕见 瞳孔扩大。动脉内注射时，注射肢体有烧灼感。

【禁忌证】 (1)缺血性心脏病。

(2)低血压。

(3)脑血管意外。

(4)对本品过敏者。

(5)美国FDA妊娠期药物安全性分级为肠道外给药C。

【注意事项】 (1)本品是否排入乳汁尚不清楚。

(2)婴儿使用本品后曾有发生低氯性碱中毒、急性肾功能衰竭和十二指肠穿孔的报道。适当减少剂量能增加使用本品的安全性。

(3)在老年人中本品的作用与年龄的关系还缺乏研究。

(4)下列情况慎用本品 ①二尖瓣狭窄；②肾功能障碍，尿量减少，由于本品排除减少，应减量；③酸中毒；④消化性溃疡。

(5)用本品期间需随访全血细胞计数、动脉血气、血压、心电图、血电解质、胃抽吸物的潜血试验、肾功能，包括尿量。

(6)由于本品主要通过肾脏排泄，肾功能障碍时应减量。

(7)给药过量会发生低血压。应让患者取头低位平躺休息，必要时输注电解质溶液，并用其他升压药对症治疗。

【药物相互作用】 (1)本品可拮抗大剂量多巴胺所致的外周血管收缩作用。

(2)本品可降低麻黄碱的升压作用。

(3)大剂量的本品与肾上腺素或去甲肾上腺素合用，可导致反常性的血压下降，随后发生反跳性的剧烈升高。

(4)与间羟胺合用，降低其升压作用。

(5)使用本品后，再使用甲氧明或去氧肾上腺素，将拮抗后者的升压作用，可能出现严重的低血压。

【给药说明】 (1)本品应在婴幼儿监护病房中应用。

(2)为理想地控制用量，应使用输液泵。

(3)使用本品前，服用抗酸药，可预防胃肠道出血。

(4)对新生儿不应使用含有苯甲醇的稀释液，因一种致命性的中毒综合征，包括代谢性酸中毒、中枢性神经系统抑制、呼吸障碍、肾功能衰竭、低血压、癫痫及颅内出血，与苯甲醇的使用有关。

【用法与用量】 肺动脉高压的新生儿：初始剂量，静脉注射，1～2 mg/kg，5～10分钟内注射完。维持剂量，静脉滴注，每小时0.2 mg/kg，负荷量1 mg/kg，动脉血气稳定后逐渐减量，必要时在维持输注中可重复初始剂量。通过头皮静脉或回流至上腔静脉的其他静脉注射，以使本品最大量地到达肺动脉。

对于肾功能不全和少尿患者应减慢输液速度，适当降低维持量小于每小时0.9 mg/kg。

外周血管疾病：口服，一次15 mg，一日45～60 mg；皮下或肌内注射，一次25 mg，每日1～2次。

球后注射：一次12.5～25 mg，每日或隔日1次，多用于治疗视网膜中央动脉栓塞。皮下或肌内注射：每次

25 mg,1～2 次/日。静脉注射:每次 25～50 mg,用以治疗视网膜中央动脉栓塞、视神经萎缩等。结膜下注射:每次 10 mg,1～2 日,作青光眼激发试验时,应于注射后 5、15、30、60、90 分钟各测眼压 1 次,眼压升高 9 mmHg 以上者为阳性。

【制剂与规格】 盐酸妥拉唑林片:25 mg。

盐酸妥拉唑林注射液:1 ml∶25 mg。

盐酸哌唑嗪[药典(二);基;医保(甲)]

Prazosin Hydrochloride

【适应证】 ①高血压,作为第二线药物,常在第一线药物治疗不满意时采用或合用。也可单用于轻中度高血压或肾性高血压。可以谨慎地用于妊娠、肾功能不良、合并糖尿病及前列腺肥大的高血压患者。②心力衰竭,主要是缓解严重的难治性患者症状,由于此药可加重体液潴留,只能短期使用。

【药理】 (1)药效学 本品为突触后 α_1 肾上腺素受体拮抗药,使周围血管扩张,周围血管阻力降低,起到降压作用。对心排血量影响小。本品能扩张动脉和静脉,降低心脏的前负荷与后负荷,使左心室舒张末期压下降,心功能改善,故可以缓解心力衰竭症状并且起作用快。本品对肾血流量与肾小球滤过率影响小。本药长期服用能改善脂质代谢,降低三酰甘油和低密度脂蛋白,明显升高高密度脂蛋白和高密度脂蛋白/胆固醇比值。此外,本药还能拮抗前列腺、尿道和膀胱颈的 α_1 受体,从而减轻前列腺增生患者的排尿困难症状。

(2)药动学 口服吸收完全,生物利用度 50%～85%,蛋白结合率高达 97%。本品口服后 2 小时起降压作用,血药浓度达峰时间为 1～3 小时,持续作用 10 小时。主要在肝内代谢,随胆汁与粪便排泄,尿中仅占 6%～10%,5%～11% 以原形排出,其余以代谢产物排出。$t_{1/2}$ 为 2～3 小时,充血性心力衰竭、肾衰患者药物半衰期延长。心力衰竭时可长达 6～8 小时。不能被透析清除。

【不良反应】 (1)常见 直立性低血压,常在从卧位或坐位起立时发生眩晕、头昏甚至突然昏倒。容易在服首剂后 30 分钟～2 小时出现,可能很剧烈,以后加大剂量时也会发生,其发生与剂量相关。运动使此反应加重。血容量小或限钠过分者、老年人更易有此反应。下肢浮肿、体重增加。单独服用易致水钠潴留而降低疗效,因此在临床上较少单独使用。

(2)少见 心绞痛加重、排尿失控、手足麻木。

以下反应持续出现时,应加注意:视物模糊、便秘、腹泻、口干、幻觉、头痛、食欲缺乏、抑郁、恶心及呕吐、易激动、皮疹、瘙痒、胃痛、鼻塞、尿频。

【禁忌证】 美国 FDA 妊娠期药物安全性分级为口服给药 C。

【注意事项】 (1)老年人对降压作用敏感,应加注意。本品有使老年人发生体温过低的可能性。老年人肾功能减退时剂量须相应减小。

(2)肾功能不全时剂量应减小,起始以一次 1 mg,一日 2 次为宜。

(3)本品过量而发生低血压循环衰竭时,须补充血容量及给拟交感药物。

【药物相互作用】 (1)与钙通道阻滞药同用,使降压作用加强,但可能心率加快,剂量须适当调整。与其他降压药或利尿药同用,也须同样注意。

(2)与非甾体类抗炎镇痛药同用,尤其与吲哚美辛同用,可使本品的降压作用减弱。

(3)与拟交感类药物同用,本品的降压作用减弱。

【给药说明】 (1)与噻嗪类利尿药或 β 受体拮抗药合用,使降压作用加强而水钠潴留可能减轻,合用时应调整剂量以求每一种药物的最小有效剂量。

(2)首次给药及以后加大剂量时,均建议在卧床时给药,不做快速起立动作,以免发生直立性低血压反应。

(3)药物治疗时间延长,可出现耐药性。

【用法与用量】 口服 成人 一次 0.5～1 mg,一日 3 次,逐渐按疗效调整为一日 4～12 mg,分 2～3 次服。

【儿科用法与用量】 7 岁以下开始一次 0.01 mg/kg,逐渐增加至一次 0.02～0.04 mg/kg,一日 2～3 次,均按疗效调整剂量。

【制剂与规格】 盐酸哌唑嗪片:(1)0.5 mg;(2)1 mg;(3)2 mg。

盐酸特拉唑嗪[药典(二);基;医保(甲)]

Terazosin Hydrochloride

【适应证】 ①高血压。②良性前列腺增生,改善排尿症状。

【药理】 (1)药效学 本品具有拮抗周围的突触后 α_1 肾上腺素受体的作用,由此引起血管扩张,周围血管阻力下降而降低血压。本品对心排血量影响极小,不引起反射性心跳加快,也不减少肾血流量或肾小球滤过率。本药还可降低血浆总胆固醇、低密度脂蛋白、极低密度脂蛋白及提高高密度脂蛋白,故可降低冠心病的易患性与危险性。由于拮抗 α_1 肾上腺受体而使膀胱颈、前列腺、前列腺包膜平滑肌松弛，从而使尿道阻力和压力、膀胱阻力减低而减轻尿道症状，用于治疗良性前列腺增生。

(2)药动学　口服吸收完全、迅速，不受食物影响。生物利用度达 90%左右。首过消除甚微。与血浆蛋白结合多达 90%～94%。口服给药后 1 小时血药浓度达峰值。单剂口服后 15 分钟降压作用开始，作用维持 24 小时。多次给药 6～8 周达最高疗效。在肝内代谢，4 种代谢产物中仅 1 种有活性。$t_{1/2}$约为 12 小时。排泄途径①20%以原形从粪便排出；②40%经胆汁排出，以代谢物为主；③40%从尿排出，其中 10%为原形。

【不良反应】 (1)较常见　头晕、头痛、乏力。

(2)较少见　胸痛、心率加快或心律不齐。首次剂量后的直立性低血压，常在给药后 30 分钟～2 小时出现，失水、低钠及运动后易出现。

【禁忌证】 美国 FDA 妊娠期药物安全性分级为口服给药 C。

【注意事项】 (1)老年人对降压作用较敏感，应用本品须加注意，可能会有本品引起的低体温。

(2)对诊断的干扰　血细胞比容、血红蛋白、白细胞计数、总血浆蛋白与白蛋白在应用本品时可能减低。

(3)出现逾量反应时，可给补充血容量和升压药。

【药物相互作用】 (1)吲哚美辛或其他非甾体抗炎镇痛药与本品同用使降压作用减弱，可能由于肾前列腺素合成受抑制及水钠潴留。

(2)雌激素与本品同用，前者的液体潴留作用使降压作用减弱。

(3)本品与其他降压药合用，降压作用增强。

(4)拟交感胺类与本品同用使前者的升压作用与后者的降压作用均减弱。

【给药说明】 (1)为减少首剂直立性低血压反应，开始用低剂量(1 mg)，以后渐递增，初剂及增加后第一剂都宜在睡前服。

(2)若拟加用其他降压药，本品剂量宜减为 1 mg 或 2 mg，每日 1 次，以后再调整。

【用法与用量】 口服　成人　开始一次 1 mg，一日 1 次，睡前服，以后调整剂量。维持量为 1～5 mg，一日 1 次。一日最多不超过 20 mg。

【制剂与规格】 盐酸特拉唑嗪片：(1)1 mg；(2)2 mg；(3)5 mg。

盐酸特拉唑嗪胶囊：(1)1 mg；(2)2 mg。

甲磺酸多沙唑嗪[医保(乙)]

Doxazosin Mesylate

【适应证】 ①高血压。②良性前列腺增生。

【药理】 (1)药效学　本品具选择性突触后 α_1 肾上腺受体拮抗作用而引起周围血管扩张外，周阻力下降而降低血压，用于治疗高血压；由于拮抗 α_1 肾上腺受体而使膀胱颈、前列腺、前列腺包膜平滑肌松弛，从而使尿道阻力和压力，膀胱阻力减低而减轻尿道症状，用于治疗良性前列腺增生。此外本品对血脂有良性作用；轻度降低总胆固醇、低密度脂蛋白和三酰甘油，刺激脂蛋白酶活性和减少胆固醇吸收，然而其临床意义尚不清。

(2)药动学　胃肠道吸收好，生物利用度约 65%，口服后达峰浓度时间为 1.5～3.6 小时，稳态时血浆峰浓度与剂量呈正线性关系。口服本品 1 mg，标准化峰浓度是 9.6 μg/L。单剂量抗高血压峰作用时间为 5～6 小时，作用持续 24 小时。对高血压者，给药 1 小时内血压轻度下降，2 小时后降压作用明显。对良性前列腺增生 1～2 周起作用。与蛋白结合率达 98%～99%。在肝脏广泛代谢，虽然已确认几种活性和非活性代谢物，但其量不足以产生作用。$t_{1/2}$为 19～22 小时，不受年龄或轻到中度肾功受损的影响。主要由粪便排出，5%为原形，63%～65%为代谢产物，肾脏排泄 9%。血液透析不能清除本品。

【不良反应】 (1)常见　头晕、头痛、乏力。

(2)较少见　心律失常、恶心、神经质、不安、易激惹、嗜睡，首次剂量后可出现直立性低血压，水钠不足时以及运动后易发生低血压现象，发生与剂量有关。腿下部和足部水肿。

【禁忌证】 美国 FDA 妊娠期药物安全性分级为口服给药 C。

【注意事项】 (1)对喹唑啉类(如哌唑嗪，特拉唑嗪)过敏者亦可对本品过敏。

(2)本品是否排入乳汁在人体不详，然而鼠给予单一剂量 1 mg/kg，积聚于乳汁中浓度最高可 20 倍于血浆浓度。

(3)老年高血压者可能有明显低血压反应，须减少每日维持量。

(4)出现逾量反应时，宜平卧位，抬高下肢，可补充血容量和升压药。

【药物相互作用】 (1)吲哚美辛或其他非甾体抗炎药物与本品同用可减弱降压作用。可能由于抑制肾前列腺素合成和(或)引起水、钠潴留。

(2)西咪替丁可轻度增加多沙唑嗪血药浓度，但其临床意义尚不详。

(3)雌激素与本品合用，由于液体潴留而使降压作用减弱。

(4)其他降压药与本品同用降压作用增强，需调整剂量。

(5)拟交感胺类与本品合用可使前者升压作用与后者降压作用均减弱。

【给药说明】 (1)为减少首剂直立性低血压反应开始用1 mg，每2周按需渐增加剂量，初次用药及每增量后第一次用药，都宜睡前服用。

(2)增量超过4 mg可能有较多直立性低血压反应，有晕厥，体位性头晕(眩晕)。

(3)本品治疗中若加用其他降压药，本品剂量宜减少，若将本品加用于已有的降压药治疗，多沙唑嗪以1 mg每日1次开始，以后再调整。

【用法与用量】 口服　成人　开始一次1 mg，一日1次，睡前服，以后按患者需要和耐受调整剂量。但超过4 mg较多引起直立性低血压。维持量为1～8 mg，一日1次。

【制剂与规格】 甲磺酸多沙唑嗪片：(1)1 mg；(2)2 mg；(3)4 mg。

多沙唑嗪缓释片：4 mg。

盐酸乌拉地尔[医保(乙)]

Urapidil Hydrochloride

【适应证】 ①高血压危象、重症高血压。②围手术期高血压。③充血性心力衰竭：主要用于治疗高血压性心脏病、冠状动脉硬化性心脏病、扩张型心肌病。肾性高血压或肾透析时等引起的急性左心衰竭或慢性心衰病情加重者。

【药理】 (1)药效学　本品具有外周和中枢双重降压作用。降压幅度与剂量有关，无耐受性。外周主要拮抗突触后α_1受体，使血管扩张显著降低外周阻力，同时也有弱的突触前α_2受体拮抗作用，可阻断儿茶酚胺的缩血管作用而发挥降压作用；中枢作用主要通过激动5-羟色胺$_{1A}$(5-HT$_{1A}$)受体，降低延髓心血管中枢的交感反馈调节而降压。在降压同时，本品一般不会引起反射性心动过速。此外，本药不引起水钠潴留，不干扰血糖和血脂代谢。

(2)药动学　口服吸收较快，4～6小时血药浓度达峰值，生物利用度72%～84%，血浆蛋白结合率80%～94%。在肝内广泛代谢，主要为羟化，产生的对羟基化合物(M1)占50%，无生物活性，邻去甲基化合物(M2)和尿嘧啶环*N*-去甲基化合物(M3)为微量，有生物活性如原药。口服$t_{1/2}$为4.7小时，口服缓释剂$t_{1/2}$约为5小时，静脉$t_{1/2}$为27小时。

【不良反应】 (1)常见　血压降低引起暂时症状，如眩晕，恶心，头痛。

(2)少见　乏力，心悸，胃肠不适及直立性低血压。血压过度降低，可抬高下肢，补充血容量即可改善。

(3)罕见　过敏反应。

【禁忌证】 (1)妊娠期妇女及哺乳期妇女。

(2)主动脉峡部狭窄或动静脉分流者禁用注射用药。

【注意事项】 (1)对本品过敏出现皮肤瘙痒、潮红、皮疹等应停药。

(2)开车或操纵机器者应谨慎，可能影响其驾驶或操纵能力。

(3)老年人及肝功能受损者可增强本品作用，应予注意。

(4)逾量可致低血压，可抬高下肢及增加血容量，必要时加升压药。

【药物相互作用】 (1)与降压药同用或饮酒可增强本品降压作用。

(2)与西咪替丁同用可增加本品血药浓度15%。

(3)目前无足够资料说明本品可与血管紧张素转换酶抑制药同用，故暂不提倡与血管转换酶抑制药合用。

【用法与用量】 (1)口服　缓释胶囊一次30～60 mg，早晚各1次，若血压下降改为一次30 mg，剂量随个体调整，维持量一日30～180 mg。

(2)静脉注射　①一般为25～50 mg(5～10 ml)，如用50 mg则应分为2次给药，中间间歇5分钟。②用于高血压危象先用25 mg，以后再用25 mg。③围手术期高血压先用25 mg(5 ml)，间隔2分钟再注射1次。

(3)静脉滴注　将本品250 mg溶于500 ml0.9%氯化钠注射液盐水或5%～10%葡萄糖注射液中，滴注速度6～24 mg/h，维持剂量速度平均9 mg/h。

【制剂与规格】 盐酸乌拉地尔缓释片：30 mg。

盐酸乌拉地尔缓释胶囊：30 mg。

盐酸乌拉地尔注射液：5 ml∶25 mg。

六、其他抗高血压药

吲达帕胺[药典(二)；基；医保(甲)]

Indapamide

【适应证】 ①高血压，单用或与其他降压药合用。②充血性心力衰竭时的水钠潴留浮肿。

【药理】 (1)药效学　吲达帕胺是带有吲哚环的磺胺衍生物，具有利尿和钙通道阻滞作用，其降压作用机制尚不明确。本品通过抑制远端肾小管皮质稀释段再吸收水与电解质而发挥作用，增加尿液中钠和氯的排泄量，并且在一定程度上增加钾和镁的排泄量，从而发挥利尿作用；产生降压作用的剂量明显小于利尿作用的剂量，而且其降压活性已经在功能性无肾的高血压患者得到证实。可能的降压机制包括以下几个方面：调节血管平滑肌细胞的钙内流、刺激前列腺素 PGE_2 和前列腺素 PGI_2 的合成、减低血管对血管加压胺的超敏感性，从而抑制血管收缩。本品降压时对心排血量、心率及心律影响小或无。长期用本品很少影响肾小球滤过率或肾血流量。本药不影响血脂及碳水化合物的代谢。

(2)药动学　口服吸收快而完全，1～2 小时血药浓度达峰值，缓释片为 12 小时，生物利用度达 93%，不受食物影响。血浆蛋白结合率为 71%～79%，也与血管平滑肌的弹性蛋白结合。口服单剂后约 24 小时达最大降压效应；多次给药约 8～12 周达最大降压效应，作用维持 8 周。在肝内代谢，产生 19 种代谢产物。60%～80% 经肾排泄(其中 5%为原形)，23%经胃肠道排出。半衰期为 14～24 小时(平均为 18 小时)。肾衰竭患者，上述药动学参数没有变化。

【不良反应】　不良反应呈剂量依赖性，多数轻而短暂。

(1)较少见　腹泻、头痛、食欲缺乏、失眠、反胃、直立性低血压(低钠同时伴有低血容量时)。

(2)少见　皮疹、瘙痒等过敏反应；低钠血症、低钾血症、低氯性碱中毒；恶心、便秘、眩晕、感觉异常、头痛、口干等。

(3)罕见　血尿酸、血糖和血钙升高。

【禁忌证】　(1)对磺胺过敏者。

(2)严重肾功能不全。

(3)肝性脑病或严重肝功能不全。

(4)低钾血症。

【注意事项】　(1)本品是否排入乳汁未详，但人体应用未发生问题。

(2)本品在小儿应用尚缺乏研究。

(3)老年人对降压作用与电解质改变较敏感，加以常有肾功能变化，应用本品须加注意。

(4)对诊断的干扰　应用本品时血浆肾素活性、尿酸可增高，但后者常在正常范围内。血清钙、蛋白结合碘、血钾、血钠可减低，后二者的变化在正常范围内。

(5)下列情况慎用本品　①无尿或严重肾功能不全，此时利尿效果差，并可诱致氮质血症；②糖尿病，此时可使糖耐量更差；③痛风或高尿酸血症，此时血尿酸可进一步增高；④肝功能不全，利尿后可促发肝昏迷；⑤交感神经切除术后；此时降压作用会加强。

(6)随访检查　用药期间定时测血糖、尿素氮、尿酸、血压与血电解质。

(7)美国 FDA 妊娠期药物安全性分级为口服给药 B；如用于妊娠高血压患者 D。

(8)急性中毒的首要症状是水和电解质紊乱(低血压和低钾血症)，临床上可能出现的症状包括恶心、呕吐、低血压、痉挛、易瞌睡、意识不清、多尿或少尿甚至无尿(低血容量所致)。采取的措施首先是快速消除所摄入的药物，可采用洗胃和(或)服用活性炭的方法，然后在专科中心纠正水和电解质紊乱直至正常。

【药物相互作用】　(1)与肾上腺皮质激素同用时利尿利钠作用减弱。

(2)与胺碘酮同用时由于血钾低而易致心律失常。

(3)与口服抗凝药同用时抗凝效应减弱。

(4)与非甾体类抗炎药同用时本品的利钠作用减弱。

(5)与洋地黄类药同用时可因失钾而致洋地黄中毒。

(6)与多巴胺同用时利尿作用增强。

(7)与其他种类降压药同用时降压作用增强。

(8)与拟交感药同用时降压作用减弱。

【给药说明】　(1)为减少电解质平衡失调出现的可能，宜用较小的有效剂量。

(2)作利尿用时，最好每晨给药一次，以免夜间起床排尿。

(3)用药治疗期间注意及时补钾。

(4)应用本品过程中需做手术时，不必停用本品，但须告知麻醉医师。

【用法与用量】　口服　成人　一次 2.5 mg，每日 1 次，最好早晨服用。口服剂量一日不应超过 2.5 mg(因增加剂量不会提高疗效，而会增加不良反应)。缓释制剂一次 1.5 mg，一日 1 次。老年人用量酌减。

【制剂与规格】　吲达帕胺片：2.5 mg。

吲达帕胺胶囊：2.5 mg。

盐酸肼屈嗪[药典(二)；医保(乙)]

Hydralazine Hydrochloride

【适应证】　①高血压(尤其是中度至重度高血压，肾功能不全和舒张压高的高血压)。②心力衰竭。

【药理】　本品为烟酸类衍生物。

(1)药效学　①降压：本品主要通过激活鸟苷酸环

化酶增加血管内 cGMP 的含量,直接松弛平滑肌,扩张外周血管,具有中等强度的降血压作用。主要扩张小动脉,对静脉作用小,使周围血管阻力降低,其特点是对舒张压的影响更显著,并能增加肾血流量。此外,本品还可使心率增快,心每搏量和心排血量增加。长期应用可致肾素分泌增加,醛固酮增加,水钠潴留而降低效果。②心力衰竭:本品增加心排血量,降低血管阻力与后负荷。

(2)药动学　本品口服后吸收达 90%以上。口服后 45 分钟起作用,1～2 小时血药浓度达高峰,持续 3～8 小时。口服生物利用度为 30%～50%。血浆蛋白结合率为 87%。本品在肝内经乙酰化产生有活性的代谢产物。经肾排出,其中 2%～4%为原形。$t_{1/2}$ 为 3～7 小时,肾功能衰竭时延长,但不必调整剂量。由于本品持久存在于血管壁内,故其降压作用的半衰期比血药浓度半衰期为长。

【不良反应】 (1)常见　腹泻、心悸、心动过速、头痛、呕吐、恶心。

(2)少见　便秘、低血压、面部潮红、流泪、鼻塞。

(3)罕见　免疫变态反应(长期大剂量应用)所致的皮疹、瘙痒;胸痛;淋巴结肿大;周围神经炎;水肿;红斑性狼疮综合征。

【禁忌证】 (1)对本品有过敏史者忌用。

(2)美国 FDA 妊娠期药物安全性分级为口服给药、肠道外给药 C。

(3)哺乳期妇女禁用。

(4)有主动脉瘤、脑中风、冠心病、严重肾功能障碍禁用。

【注意事项】 (1)本品可通过胎盘,但缺少在人体的研究。

(2)老年人对本品的降压作用较敏感,并易有肾功能减低,故宜减少剂量。

(3)用药期间随访检查抗核抗体、血常规,必要时查红斑狼疮。

(4)长期给药可产生血容量增大、液体潴留,反射性交感兴奋而心率加快、心排血量增加,使本品的降压作用减弱。

(5)长期大量用药会引起类风湿性关节炎、播散性红斑狼疮综合征等,应立即停药。

(6)停用本品时须缓慢减量,以免血压突然升高。

(7)如有过量应停药,将胃排空,给活性炭。若有休克,应予扩容治疗。

【药物相互作用】 (1)与非甾体类抗炎药同用可使降压作用减弱。

(2)拟交感胺类与本品同用可使本品的降压作用降低。

(3)与二氮嗪或其他降压药同用可使降压作用加强。

【给药说明】 (1)缓慢增加剂量或合用β受体拮抗药可使不良反应减少。

(2)食物可增加本品的生物利用度,故宜在餐后服用。

【用法与用量】 (1)口服　一次 10 mg,一日 3～4 次,饭后服用。2～4 日后,加至一次 25 mg,一日 2～4 次,共 1 周;第 2 周后增至一次 50 mg,一日 2～4 次。最大剂量不超过一日 300 mg。

(2)肌内注射　一般开始用小剂量,一次 10 mg,一日3～4次,用药 2～4 日;以后逐渐增加用量。维持剂量,一日 30～200 mg,分次肌内注射。

(3)静脉注射　产科用于重度妊娠高血压综合征急需控制血压的患者,可静脉注射;一般开始先静脉缓慢注射 1 mg 试验剂量,如 1 分钟后无不良反应,可在 4 分钟内给予 4 mg 缓慢注射;以后根据血压情况每 20 分钟用药一次,一次 5～10 mg。

【儿科用法与用量】 (1)口服　一日 0.75 mg/kg,分 4 次服。

(2)肌内注射(与利血平合用)　一次 0.15 mg/kg,每12～24小时 1 次。

【儿科注意事项】 可有头痛、恶心、呕吐、腹泻、心悸、心动过速等。

【制剂与规格】 盐酸肼屈嗪片:(1)10 mg;(2)25 mg;(3)50 mg。

盐酸肼屈嗪注射液:1 ml∶20 mg。

二氮嗪

Diazoxide

【适应证】 ①恶性高血压,高血压危象时紧急降压,但对嗜铬细胞瘤或单胺氧化酶抑制药所引起的高血压无效。②幼儿特发性低血糖症和胰岛细胞瘤引起的严重低血糖用于升高血糖。

【药理】 (1)药效学　①本品为噻嗪类衍生物,但无利尿作用,能直接松弛小动脉平滑肌,可能与本品的钾通道开放作用有关,减小周围血管阻力而降低血压。在降压剂量对静脉无作用。对心脏无直接作用,但可通过降压反射性兴奋交感神经,加快心率,并使血浆肾素活性增高,水钠潴留。②本品使血糖升高,机制为抑制胰岛释出胰岛素，减少葡萄糖的利用，同时本品促使内源性儿茶酚胺释出增多，也使血糖升高。

(2)药动学　口服吸收好。蛋白结合率为 82%～94%，尿毒症时结合减少。快速静脉注射后 1 分钟内起效，2～3 分钟达高峰，持续作用 2～12 小时。在肝内代谢。肾功能正常时半衰期($t_{1/2}$)为 21～36 小时，无尿时为 20～53 小时。主要随尿排出，约 50%为原形，其余为代谢产物，少量随粪便排出。本品可通过胎盘及血-脑屏障，也可通过透析被清除。本品的血浆半衰期比降压作用时间长，重复给药会有蓄积。

【不良反应】 (1)常见　恶心、水钠潴留及水肿，尿量减少。重复注射给药后更易发生，有可能导致充血性心力衰竭。

(2)较少见　血糖过高引起的倦怠、排尿增多、口渴、口腔水果气息。一次静脉注射本品后血糖过高持续 24～48 小时，如在 24 小时内给药 3 次即可使血糖过高较久，偶可发展为酮症酸中毒或高渗性昏迷。

(3)极少见　低血压，胸痛(心肌缺血、心绞痛、心肌梗死)，神志模糊(脑缺血或血栓形成，高渗性昏迷)，发热，皮疹，出血(过敏或血小板减少)，味觉改变。

(4)静脉给药时可发生背痛、脸潮红、头痛、乏力等血管扩张性反应以及耳鸣、注射部位静脉发热和疼痛。

【禁忌证】 (1)对本品及其所含成分过敏者禁用。

(2)充血性心力衰竭、糖尿病、肾功能不全的重型高血压患者禁用。

(3)美国 FDA 妊娠期药物安全性分级为口服给药、肠道外给药 C。

(4)哺乳期妇女禁用。

【注意事项】 (1)交叉过敏反应　对噻嗪类利尿药、袢利尿药、碳酸酐酶抑制药和磺胺类药物等不能耐受者，对本品也可能不耐受。

(2)儿童　急性剧烈高血压可用本品做暂时紧急降压，但不久用，如此应用未发现特殊问题。

(3)老年人　也可用本品，但须注意增龄后肾功能减退，故宜相应减小剂量。

(4)对诊断的干扰　①本品可改变胰岛素对胰高糖素的反应，引起假阴性反应；②本品可使血糖、尿素氮、碱性磷酸酶、游离脂酸、AST、血钠、尿酸等浓度增高，肌酐清除、血细胞压积、血红蛋白、免疫球蛋白(IgG)及尿排钾、氯、碳酸氢盐减少。

(5)急性主动脉夹层动脉瘤、代偿性高血压(如伴发于主动脉缩窄或动静脉分流时)、冠状动脉或脑动脉供血不足、糖尿病、痛风、肝功能障碍、低钾血症、心力衰竭、肾功能减退等情况下，慎用或不用本品。

(6)肾功能不全患者用本品时由于蛋白结合减少和半衰期延长，剂量必须减少。

(7)静脉给药后发生的高血糖常较短暂，持续 24～48 小时，但 24 小时内注射 3 次以上则高血糖持续时间较长，并偶可发生酮症酸中毒和糖尿病高渗昏迷。

(8)由于本品半衰期长，逾量而引起高血糖时，须监测血糖 7 日或更长，以待稳定。

(9)血钾过低时本品的升高血糖作用增强。

(10)过量注射会引起严重的低血压，须用拟交感胺类药，如去甲肾上腺素，纠正，如对此类药物不敏感，应考虑二氮嗪以外原因导致的低血压。过量引起的高血糖可用相应的降血糖药治疗。

(11)用药期间须监测血压，直到血压稳定，以后每小时测一次，直到停药；在糖尿病或肝、肾功能不全者定时检查血糖。

(12)出现眩晕或头昏，尤其是从卧位或坐位起立时发生的直立性低血压，应给予注意。

【药物相互作用】 (1)与麻醉药、其他降压药或血管扩张药同用，可使降压作用加强而发生低血压，此时应调整剂量，并严密观察血压。

(2)与 β 受体拮抗药合用可防止由本品降压后发生的反射性心动过速。

(3)与呋塞米、依他尼酸或噻嗪类同用，可使降压作用加强，增高血糖和血尿酸的作用也加强，须调整用量。

(4)与降糖药同用，可使本品的升血糖作用减弱，糖尿病患者用药时，应调整降糖药剂量。

(5)与口服抗凝药同用时，可使抗凝作用加强，应调整抗凝药剂量。

(6)非甾体类抗炎药如吲哚美辛可减弱本品的降压作用。

【给药说明】 (1)与利尿药合用可加强降压效果，并防止由水钠潴留引起的心力衰竭，最常合用的利尿药为袢利尿药呋塞米，一般推荐在注射本品前 30～60 分钟静脉注射呋塞米 40～80 mg；倘若不同时给利尿药以防止血容量增加，则本品的降压作用可出现耐药性。

(2)给药途径取周围静脉注射而不做肌内注射、心腔内或皮下注射，注射处局部可有疼痛；静脉注射须注意不要外漏，以免引起局部组织炎症及疼痛，如有外漏，即用冷湿敷治疗。

(3)静脉注射降压于 10～30 秒钟即可起效；缓慢注射可因与蛋白结合多而使疗效减弱并时间缩短。静脉滴注本品产生降压作用较缓慢，降压幅度较小，可免去血压骤降引起的重要器官血液灌注不足。

(4)本品不宜与其他药物及输液配伍。

【用法与用量】 静脉注射 成人 一次 150 mg,或按体重 1～3 mg/kg。严重高血压隔 5～15 分钟后重复注射一次,以达疗效出现,此后按需要每 4～24 小时给药 1 次,直到随后所用口服降压药发生作用,此过程一般需 4～5 日。一日极量 1.2 g。

【儿科用法与用量】 按体重 1～3 mg/kg 或按体表面积 30～90 mg/m^2,用法与成人同。

【制剂与规格】 二氮嗪注射液:(1)10 ml:0.15 g;(2)20 ml:0.3 g。

盐酸可乐定[药典(二);医保(乙)]

Clonidine Hydrochloride

【适应证】 ①高血压,但不作第一线药,常与其他降压药配合作第二、三线治疗用药。亦用于高血压急症。②偏头痛、绝经期潮热、痛经以及戒绝阿片瘾时快速除毒。

【药理】 (1)药效学 本品为中枢性 α_2 受体激动药。①降压,通过激动延脑突触后膜 α_2 肾上腺素受体,使中枢交感冲动传出减少,周围血管阻力减低,心率减慢;同时激活周围血管 α_2 受体,使儿茶酚胺释放减少,因而降低血压,很少发生直立性低血压。②降眼压,可激活 α_2 肾上腺素受体,通过负反馈机制,抑制交感神经,并减少房水生成,增加房水流出,产生降眼压效果,对瞳孔大小、视力及眼调节功能均无影响。③治疗偏头痛,可能通过拮抗血管运动反射。④治疗痛经及绝经期潮热,作用机制未明,可能通过稳定周围血管作用。⑤戒阿片瘾,可能通过抑制脑内 α 受体活性。

(2)药动学 口服后 70%～80%吸收,吸收后很快分布到各器官,组织内药物浓度比血浆中浓度高,能通过血-脑屏障蓄积于脑组织。蛋白结合率为 20%～40%。口服本品后 30～60 分钟发生降压作用,3～5 小时血药浓度达峰值,一般为 1.35 ng/ml,作用持续 6～8 小时。贴片经皮肤吸收后进入血循环,能以平稳速度释放可乐定。除去贴片,局部皮肤内贮存的药物仍能维持有效血药浓度 24 小时。缓慢静脉注射后可在 10 分钟内产生降压作用,最大作用约在注射完后 30～60 分钟,持续约 3～7 小时,产生降压作用前可出现短暂高血压现象。在肝内代谢,约 50%吸收的剂量经肝内生物转化。正常肾功能时消除半衰期为 12.7(6～23)小时,肾功能不全时延长。40%～60%以原形于 24 小时内经肾排出;20%经肠肝循环由胆汁排出。

【不良反应】 大部分不良反应轻微;并与药物的剂量有关;可以随着用药过程而减轻。

(1)常见 口干(与剂量有关)、昏睡、头晕、精神抑郁、便秘和镇静、性功能降低和夜尿多、瘙痒、恶心、呕吐、失眠、荨麻疹、血管神经性水肿和风疹、疲劳、直立性症状、紧张和焦躁、脱发、皮疹、食欲缺乏和全身不适、体重增加、头痛、乏力、戒断综合征、短暂肝功能异常。

(2)少见 肌肉关节痛、心悸、心动过速、心动过缓、下肢痉挛、排尿困难、男性乳房发育、尿潴留。

(3)罕见 有多梦、夜游症、烦躁不安、兴奋、幻视、幻听、谵妄、雷诺现象、心力衰竭、心律失常、发热、短暂血糖升高、血清肌酸磷酸激酶升高、肝炎和腮腺炎等。

(4)长期使用可由于钠潴留而下肢浮肿。

(5)逾量征象包括呼吸困难、眩晕、晕厥、心跳缓慢、乏力。

【禁忌证】 (1)对本品及其所含成分过敏者禁用。

(2)美国 FDA 妊娠期药物安全性分级为硬膜外给药、口服给药、肠道外给药及经皮给药 C。

【注意事项】 (1)本品从乳汁排泄。哺乳期妇女应用必须权衡利弊。

(2)老年人对降压作用较敏感,增龄后肾功能减低,若需应用,剂量须减少。

(3)对诊断的干扰 应用本品时可使直接抗人球蛋白(Coombs)试验弱阳性,尿儿茶酚胺和香草杏仁酸(VMA)排出减少。

(4)下列情况应慎用 脑血管病、冠状动脉供血不足、精神抑郁史、近期心肌梗死、雷诺病、慢性肾功能障碍、窦房结或房室结功能低下、血栓闭塞性脉管炎。

(5)为减少局部皮肤刺激,每次换贴片时应更换贴用部位。须防止儿童取玩。

(6)严重逾量反应时须洗胃。低血压时应平卧,抬高床脚,必要时静脉输液,用多巴胺以提高血压。高血压时静脉给呋塞米、二氮嗪、酚妥拉明或硝普钠。

【药物相互作用】 (1)与乙醇、巴比妥类或镇静药等中枢神经抑制药同用可使中枢抑制作用加强。

(2)与其他降压药同用可使降压作用加强。

(3)与 β 受体拮抗药同用后停药,可使可乐定的撤药综合征危象发生增多,故宜先停用 β 受体拮抗药,再停用可乐定。

(4)与三环类抗抑郁药同用会使可乐定的降压作用减弱。

(5)与非甾体类抗炎药同用可使可乐定的降压作用减弱。

【给药说明】（1）长期用药由于液体潴留及血容量扩充，可出现耐药，降压作用减弱，加利尿药同用可以减少耐药性并增强疗效。

（2）治疗时突然停药或连续漏服数药，可发生反跳性血压增高。多于停药后12～48小时出现，可持续数天。此时可有5%～20%患者伴有精神紧张、胸痛、失眠、脸红、头痛、恶心、唾液增多、呕吐、手指颤动等症状。每天用量超过1.2 mg突然停用或停用原用的β受体拮抗药时，发生反跳性高血压的机会增多。因此，停药必须在1～2周内逐渐减量，与此同时考虑其他降压治疗；血压过高时可给二氮嗪或α受体拮抗药，或再用本品；若因手术必须停服本品时，应在术前4～6小时停药，术中用静脉滴注降压药，术后再复用本品。

【用法与用量】（1）口服　成人　①降压，开始一次0.1 mg，一日2次，需要时隔2～4日后递增，每日0.1～0.2 mg；维持量为0.1～0.2 mg，一日2～4次；严重高血压需紧急治疗时开始口服0.2 mg，继以每小时0.1 mg，直到舒张压控制或总量达0.7 mg，然后用维持量。②绝经期潮热，一次0.025～0.075 mg，一日2次。③严重痛经，一次口服0.025 mg，一日2次，女性在月经前及月经时，共服10～14日。④偏头痛，一次0.025 mg，一日2～4次，最多为一次0.05 mg，一日3次。成人极量：一次0.6 mg，一日2.4 mg。

（2）贴片　取本品，揭去保护层，贴于耳后无发、干燥皮肤。成年患者首次使用1片（$2.5cm^2$），然后根据血压下降调整每次贴用面积（减少或增加），如已增至3片（$7.5cm^2$）仍无效果，且不良反应明显，应考虑停药。贴用3日后换用新贴片。

【儿科用法与用量】口服　一次0.001～0.005 mg/kg，一日2～3次服。

【儿科注意事项】最常见口干、昏睡、头晕、抑郁、便秘、恶心、呕吐、荨麻疹。

【制剂与规格】盐酸可乐定片：（1）0.075 mg；（2）0.1 mg。

可乐定缓释贴片：2.5 mg。

甲基多巴[药典(二);医保(乙)]

Methyldopa

【适应证】高血压（包括肾病高血压及妊娠高血压）。

【药理】（1）药效学　本品为中枢降压药，易进入中枢，在体内产生代谢产物α-甲基去甲肾上腺素，激动中枢α受体，从而抑制对心、肾和周围血管的交感冲动输出，与此同时，周围血管阻力及血浆肾素活性也降低，因此血压下降。

（2）药动学　口服吸收不定，约为50%。与血浆蛋白结合少，不到20%。单剂口服后4～6小时降压作用达高峰，作用持续12～24小时；多次口服后2～3日降压作用达高峰，作用持续至停药后24～48小时。正常人血浆半衰期约为1.7小时，无尿时为3.6小时。主要在肝内代谢，产生活性代谢产物α-甲基去甲肾上腺素。近70%以原形和少量代谢物的形式经尿排泄。少量自乳汁分泌。血液或腹膜透析均可将本品清除。

【不良反应】（1）常见　水钠潴留所致的下肢浮肿、乏力（始用或增量时）、口干、头痛。

（2）较少见　药物热或嗜酸粒细胞增多，肝功能变化（可能属免疫性或过敏性），精神改变（抑郁或焦虑，梦呓，失眠），性功能减低、腹泻、乳房增大、恶心、呕吐、晕倒等。

（3）少见　肝功能损害、溶血性贫血、白细胞或血小板减少、帕金森病样表现。

【禁忌证】（1）有活动性肝病患者禁用。

（2）直接抗人球蛋白（Coombs）试验阳性。

【注意事项】（1）美国FDA妊娠期药物安全性分级为口服给药、肠道外给药B。

（2）本品可排入乳汁，但未有对婴儿影响的报道。

（3）老年人对降压作用敏感，且肾功能常较差，应用本品须酌减用量。

（4）对诊断的干扰　①本品可引起荧光，其波长与儿茶酚胺相似，用比色法测血清AST、用碱性苦味酸盐法测血清肌酐及测定尿儿茶酚胺时，均可造成假性增高；②血尿素氮、血钾、血钠、血尿酸可能增高；③少数长期用本品者Coombs试验可阳性，且可持续至停药后数周或数月；④ALT、AST及胆红素可能增高，提示肝损害。

（5）下列情况慎用本品　①冠心病心绞痛，可能使症状加重；②自身免疫性疾病、溶血性贫血史；③肝病史或肝功能异常；④帕金森病或抑郁症史，本品可能使其加重；⑤嗜铬细胞瘤，有报道本品可能升高血压；⑥肾功能障碍。

（6）用药期间随访检查　①血常规；②肝功能。

（7）如有逾量，除可洗胃、引吐减少吸收外，可补充血容量及给升压药。

【药物相互作用】（1）可增强口服抗凝药的抗凝作用。

（2）可加强中枢神经抑制药的作用。

(3)三环类抗抑郁药可减弱本品的降压作用。

(4)非甾体类抗炎药可减弱本品的降压作用。

(5)可使血生乳素浓度增高并干扰溴隐亭的作用。

(6)与其他降压药有协同作用。

(7)与左旋多巴同用使中枢神经毒性作用增强。

(8)拟交感胺类使本品降压作用减弱。

【给药说明】 (1)本品与利尿药合用时后者剂量无需改变,若与其他降压药同用则本品开始剂量宜较小。

(2)递增本品剂量宜从晚间用药开始,以避免过度镇静作用。

(3)用药2～3个月后可因水钠潴留而产生耐药,但给利尿药后疗效可恢复。

(4)如需手术,不必撤用本品,但麻醉医师应了解本品的应用。

(5)如因本品引起发热、黄疸、肝功能异常,应停药。

【用法与用量】 口服 成人 一次0.25 g,一日2～3次,每2日调整剂量一次,至达到预期疗效。维持量一日0.5～2 g,分2～4次服,但一日量不宜超过一天3 g。

【儿科用法与用量】 按体重一日10 mg/kg,或按体表面积300 mg/m²,分2～4次口服,以后每2日调整剂量一次至达到疗效。一日量不宜超过65 mg/kg或3 g。

【制剂与规格】 甲基多巴片:0.25 g。

米诺地尔[药典(二);医保(乙)]

Minoxidil

【适应证】 高血压(第二或第三线用药)。

【药理】 (1)药效学 本品直接扩张小动脉降低周围血管阻力而降压,具体机制未明。本品不扩张小静脉。周围血管阻力减低后引起反射性心率加快、心排血量增加。降压后肾素活性增高,引起水钠潴留。本品不干扰血管运动反射,故不发生直立性低血压。此外,本药还有刺激毛发生长的作用,局部长期使用时,可刺激男性型脱发和斑秃患者的毛发生长。本药治疗脱发的确切机制尚不清楚。临床研究表明,血压正常及未经过治疗的高血压患者局部使用本药时,未显示出由于本药吸收而引起的全身作用。

(2)药动学 口服后约90%吸收。不与血浆蛋白结合。1小时内血药浓度达高峰,此后迅速下降。$t_{1/2}$为2.8～4.2小时,肾功能不全时不变。口服后1.5小时内降压作用开始,2～3小时达高峰,作用可维持75小时;长期口服后高峰降压作用随剂量而异,如每日10 mg为7日,每日20 mg为5日,每日40 mg为3日。吸收的本品90%在肝内经葡萄糖醛化,其代谢物葡萄糖醛酸结合物活性低,可随尿排出。给药量的97%从尿中排出,3%从粪便排出。透析时本品可被清除。本药经皮肤的吸收较少,5%的酊剂局部给药后,其血药浓度由药物的经皮吸收速率控制。停止局部应用后,体内吸收的本药约95%可在4日内被清除。局部应用后本药的代谢、转化尚不完全清楚。

【不良反应】 (1)常见 ①反射性交感兴奋所致的心率加快、心律失常、皮肤潮红;②水钠潴留引起下肢水肿及体重增加;③毛发增生,以脸、臂及背部较著,常在用药3～6周内出现,停药1～6月后消退。

(2)较少见 心绞痛、胸痛(心包炎)、头痛(血管扩张所致)、皮疹、瘙痒。

(3)极少见 过敏反应。

【禁忌证】 (1)嗜铬细胞瘤患者禁用。

(2)美国FDA妊娠期药物安全性分级为口服给药C。

【注意事项】 (1)本品能排入乳汁;但尚未有对婴儿影响的报道。

(2)老年人对降压作用敏感;且肾功能常较差;应用本品须酌减剂量。

(3)对诊断的干扰 ①用本品治疗后初期血尿素氮及肌酐增高,但继续治疗后下降至治疗前水平;②血浆肾素活性、血清碱性磷酸酶、血钠可能增高;③血细胞计数及血红蛋白可能因血液稀释而减低。

(4)下列情况慎用本品 ①脑血管病;②非高血压所致的心力衰竭;③冠心病、心绞痛、心肌梗死;④心包积液;⑤严重肝功能不全;⑥肾功能障碍。

(5)随访检查 应用本品时定时测血压、体重。

(6)应用本品逾量时可静脉给氯化钠注射液,危重时可给去氧肾上腺素或多巴胺,但不宜用肾上腺素或去甲肾上腺素,以避免过度兴奋心脏。

【药物相互作用】 (1)与其他降压药、硝酸酯类同用可使降压作用加强。

(2)非甾体抗炎镇痛药与本品同用使降压作用减弱。

(3)拟交感胺类与本品同用使降压作用减弱。

【给药说明】 (1)应用本品后发生水钠潴留时可给利尿药,常选用呋塞米等袢利尿药。

(2)应用本品后反射性心率加快也常见,可加用一种β受体拮抗药以纠正。

(3)如应用本品后出现心包积液,应停用本品。

(4)应用本品后突然停用可致血压反跳,故宜逐渐撤药。

【用法与用量】 口服 成人 开始一次 2.5 mg，一日 2 次，以后每 3 日将药量加倍，至达到疗效，维持量一日 10～40 mg，单次或分次服。最多一日不能超过 100 mg。

【儿科用法与用量】 按体重一日 0.2 mg/kg，一次服用，以后每 3 日调整剂量，一日按体重增加 0.1 mg/kg，12 岁以下一日最多为 50 mg；维持量按体重一日 0.25～1 mg/kg，单次或分次服。

【制剂与规格】 米诺地尔片：2.5 mg。

米诺地尔搽剂：(1)60 ml：1.2 g；(2)60 ml：3 g；(3)100 ml：2 g。

米诺地尔喷雾剂：(1)60 ml：3 g，每喷含米诺地尔 7 mg；(2)60 ml：1.2 g，每喷含米诺地尔 2.8 mg。

米诺地尔酊：60 ml：3 g。

米诺地尔凝胶：40 g：0.88 g。

硝普钠[药典(二)；医保(甲)]

Sodium Nitroprusside

【适应证】 ①高血压急症，如高血压脑病、恶性高血压、嗜铬细胞瘤手术前后阵发性高血压等的紧急降血压，也用于外科麻醉期间进行控制性降压。②急性心力衰竭，包括急性肺水肿。亦用于瓣膜(二尖瓣或主动脉瓣)关闭不全时的急性心力衰竭。

【药理】 (1)药效学 本品为速效和短时作用的血管扩张药。对动脉和静脉平滑肌均有直接扩张作用，但不影响子宫、十二指肠或心肌的收缩；对局部血流分布影响不大。血管扩张使周围血管阻力减低，因而有降血压作用。血管扩张还能使心脏前、后负荷均减低，心排血量改善，故对心力衰竭有益。后负荷减低可减少瓣膜关闭不全时主动脉和左心室的阻抗而减轻反流。

(2)药动学 静脉滴注后立即达血药浓度峰值，其水平随剂量而定。本品由红细胞代谢为氰化物，在肝脏内氰化物代谢为硫氰酸盐，代谢物无扩张血管活性；氰化物也可参与到维生素 B_{12} 的代谢过程中。本品给药后几乎立即起作用并达作用高峰，静脉滴注停止后作用维持 1～10 分钟；半衰期为 7 天(由硫氰酸盐测定)，肾功能不良或血钠过低时 $t_{1/2}$ 延长。经肾排泄。

【不良反应】 短期应用适量，不致发生不良反应。以下三种情况出现不良反应：①血压下降过快过剧，出现眩晕、大汗、头痛、肌肉抽搐、神经紧张或焦虑、烦躁、胃痛、反射性心动过速或心律失常，症状的发生与静脉注滴给药速度有关，与总量关系不大；②硫氰酸盐中毒或逾量时，可出现运动失调、视物模糊、谵妄、眩晕、头痛、意识丧失、恶心、呕吐、耳鸣、气短；③氰化物中毒或超极量时，可出现反射消失、昏迷、心音遥远、低血压、脉搏消失、皮肤粉红色、呼吸浅、瞳孔散大。

【禁忌证】 (1)对本品及其所含成分过敏者禁用。

(2)代偿性高血压，如动脉分流或主动脉缩窄时禁用。

(3)美国 FDA 妊娠期药物安全性分级为肠道外给药 C。

【注意事项】 (1)本品对光敏感，溶液稳定性较差，滴注溶液应新鲜配制并注意避光。

(2)有关本品致癌、致畸、对妊娠期妇女和乳母的影响尚缺乏人体研究。在儿童中应用的研究也未进行。

(3)老年人用本品须注意增龄时肾功能减退对本品排泄的影响，老年人对降压反应也比较敏感，故用量宜酌减。

(4)对诊断的干扰 用本品时血二氧化碳分压(PCO_2)、pH、碳酸氢盐浓度可能降低；血浆氰化物、硫氰酸盐浓度可能因本品代谢后产生而增高；本品逾量时动脉血乳酸盐浓度可增高，指示代谢性酸中毒。

(5)下列情况慎用 ①脑血管或冠状动脉供血不足时，对低血压的耐受性减低；②麻醉中控制性降压时，如有贫血或低血容量，应先予纠正再给药；③脑病或其他颅内压增高时，扩张脑血管可进一步增高颅内压；④肝功能损害时，可能本品加重肝损害；⑤甲状腺功能过低时，本品的代谢产物硫氰酸盐可抑制碘的摄取和结合，因而可能加重病情；⑥肺功能不全时，本品可能加重低氧血症；⑦维生素 B_{12} 缺乏时使用本品，可能使病情加重。

(6)停药反应 麻醉中控制降压时，突然停用本品，尤其血药浓度较高而突然停药时，可能发生反跳性血压升高。

(7)本品毒性反应来自其代谢产物氰化物和硫氰酸盐，氰化物是中间代谢物，硫氰酸盐为最终代谢产物，如氰化物不能正常转换为硫氰酸盐，则硫氰酸盐血浓度虽正常也可发生中毒。

(8)逾量的治疗 血压过低时减慢滴速或暂停给本品即可纠正。如有氰化物中毒征象，吸入亚硝酸异戊酯或静脉注滴亚硝酸钠或硫代硫酸钠均有助于将氰化物转为硫氰酸盐而降低氰化物血药浓度。

(9)随访检查 应用本品过程中，应经常测血压，最好在监护室内进行；肾功能不全而本品应用超过 48～72 小时者，每日须测定血浆中氰化物或硫氰酸盐，保持硫氰酸盐不超过 100 μg/ml，氰化物不超过 3 μmol/ml；急性心肌梗死患者用本品时需测定肺动脉舒张压或嵌压。

【药物相互作用】 (1)与其他降压药同用可使血压

剧降。

(2)与多巴酚丁胺同用,可使心排血量增多而肺毛细血管嵌压降低。

(3)与拟交感胺类同用,本品的降压作用减弱。

【给药说明】 (1)本品只宜做静脉滴注,长期使用者应置于重病监护室内。

(2)静脉滴注前,将本品 50 mg 先用 5%葡萄糖注射液 2~3 ml 溶解,再以 5%葡萄糖注射液 250 ml 稀释至所需浓度,输液器要用铅箔或不透光材料包裹使避光。

(3)溶液应新鲜配制,用剩部分应弃去,新配溶液为淡棕色,如变为暗棕色、橙色或蓝色,应弃去。溶液的保存与应用不应超过 6 小时。溶液内不宜加入其他药品,如颜色变蓝、绿或暗红色,指示已与其他物质起反应,即应弃去重换。

(4)为按计划达到合理降压,最好使用输液泵,以便精确调节流速,抬高床头可增进降压效果;药液有局部刺激性,谨防外渗,推荐自中心静脉做滴注。

(5)经治疗病情已稳定,撤药时要给口服药巩固疗效;患者同时使用其他降压药时,本品用量要减少。

(6)少壮男性患者麻醉期间用本品作控制性降压时,需要用大量,甚至接近极量。

(7)如静脉滴注已达每分钟按体重 10 μg/kg,经 10 分钟而降压仍不满意,应考虑停用本品,改用或加用其他降压药。

(8)左心衰竭时应用本品可恢复心脏的泵血功能,但伴有低血压时,须同时加用正性肌力药如多巴胺或多巴酚丁胺。

(9)用本品过程中,偶可出现明显耐药性,此应视为中毒的先兆征象,此时减慢滴速,即可消失。

【用法与用量】 静脉滴注 成人 开始每分钟按体重 0.5 μg/kg,根据治疗反应以每分钟 0.5 μg/kg 递增,逐渐调整剂量,常用剂量为每分钟按体重 3 μg/kg。极量为每分钟按体重 10 μg/kg。总量为按体重 3.5 mg/kg。用于心力衰竭治疗应从更小剂量开始(如每分钟 0.1 μg/kg),根据血压和病情逐渐增加剂量。

【儿科用法与用量】 静脉注射 一次 1~1.5 mg/kg,加入 5%葡萄糖注射液 500 ml,一分钟 5~15 滴。

【儿科注意事项】 (1)配制后 12 小时内用完。

(2)避光使用。

【制剂与规格】 注射用硝普钠:50 mg。

利血平[药典(二);基;医保(甲、乙)]

Reserpine

【适应证】 高血压和高血压危象(当前不推荐为第一线用药)。

【药理】 (1)药效学 本品为含于国产萝芙木及印度萝芙木根中的一种生物碱,是肾上腺素能神经元阻断性降血压药。一方面使周围交感神经末端的去甲肾上腺素贮存耗竭,交感神经冲动的传导受阻,从而扩张血管、降低周围血管阻力发挥降压作用。另一方面也使脑、心和其他器官中的儿茶酚胺和 5-羟色胺贮存耗竭,而使心率减慢、心排血量减少,产生降压作用。此外,本药还可作用于下丘脑部位产生镇静作用,可缓解高血压患者焦虑、紧张和头痛等症状,且对精神躁狂症状有一定疗效。

(2)药动学 口服后吸收快,生物利用度约为 30%~50%,平均 3.5 小时血药浓度达峰值。迅速分布到主要脏器,包括脑组织。起效缓慢,数日至 3 周降压起效,3~6 周达高峰,停药后作用持续 1~6 周。肌内注射 4 小时降压作用达高峰,持续 10 小时。静脉注射后 1 小时起降压作用。约 96%与血浆蛋白结合。主要在肝内代谢。$t_{1/2\alpha}$ 与 $t_{1/2\beta}$ 分别为 4.5 小时与 45~168 小时,无尿时消除半衰期 87~323 小时。60%以上口服药以原形于给药 3~4 日后从粪便排出,8%从尿中排出,其中不到 1%为原形。

【不良反应】 大量口服或注射给药容易出现不良反应,应加注意。

(1)常见 倦怠、晕厥、头痛、阳痿、性欲减退、乏力、腹泻、眩晕(直立性低血压)、口干、食欲缺乏、恶心、呕吐、鼻塞、焦虑、多梦、梦呓、清晨失眠以及精神抑郁、注意力不集中、神经紧张等。

(2)少见 有柏油样黑色大便、呕血、胃痛、心律失常、心动过缓、支气管痉挛、手指强硬颤动等。

(3)停药后仍可以出现的中枢或心血管反应有眩晕、倦怠、晕倒、阳痿、性欲减退、缓慢性心律失常、乏力、精神抑郁、注意力不集中、精神紧张、焦虑、多梦、梦呓或清晨失眠。精神抑郁的发生较隐袭,可致自杀,且可出现于停药之后并持续数月。

(4)绝经期妇女长期使用有乳癌发生增加之说,但目前无定论。

【禁忌证】 (1)对本品及其所含成分过敏者。

(2)抑郁症,尤其是有自杀倾向的抑郁症。

(3)美国 FDA 妊娠期药物安全性分级为口服给药 C。

【注意事项】 (1)对萝芙木制药过敏者对本品也过敏。

(2)本品可以进入乳汁,引起婴儿呼吸道分泌增多、鼻充血、青紫、低体温和食欲缺乏,哺乳期妇女应用时须权衡利弊。

(3)对诊断的干扰　①用本品时以改良 Glenn Nelson 法或 Holtroff Koch 改良的 Zimmerman 反应作尿类固醇测定，可以出现假性低值；②可使血清催乳素浓度增高；③短期大量注射可使尿中儿茶酚胺排出增多，但长期使用则减少；④肌内注射利血平，尿中香草杏仁酸排出最初增加约 40%，第 2 日后则减少，长期给药总的排出锐减。

(4)下列情况应慎用　心律失常、心动过缓、癫痫、胆石症、精神抑郁史、震颤性麻痹、消化性溃疡、嗜铬细胞瘤、肾功能损害、溃疡性结肠炎、呼吸功能差。年老、体衰、用电休克治疗的患者也应谨慎。

(5)遇有清晨失眠、食欲缺乏、阳痿、精神抑郁等征象出现，即应停药。

(6)在胆石症患者，本品引起的胃肠道动力加强和分泌增多可促发胆绞痛。

【药物相互作用】 (1)与乙醇或中枢神经抑制药同用可使中枢抑制作用加强。

(2)与其他降压药合用　与利尿药同用使降压作用加强，合用有益，但剂量须调整；与β受体拮抗药合用可能使后者作用增强。

(3)与洋地黄苷或奎尼丁同用可引起心律失常，在常用剂量甚少发生，但用大剂量时须小心。

(4)与左旋多巴合用可引起多巴胺耗竭而致帕金森病发作。

(5)与间接性拟肾上腺素类如麻黄碱、苯丙胺等同用，可使儿茶酚胺贮存耗竭，使拟肾上腺素类的作用受抑制。

(6)与直接性拟肾上腺素类如肾上腺素、异丙肾上腺素、去甲肾上腺素、间羟胺、去氧肾上腺素等同用，可使拟肾上腺素类的作用延长。

(7)与三环类抗抑郁药同用，利血平的降压作用减弱，抗抑郁药作用也受干扰。

【给药说明】 (1)与利尿药同用以减少本品潴留水和钠的作用。

(2)年老、体衰者宜用小量。

(3)在电休克治疗前 2 周即应停用。

(4)患者需进行手术时可不停药，但必须告知麻醉医师，事先给予阿托品以防止心动过缓，若血压下降过度，可用直接作用的肾上腺素予以纠正。

【用法与用量】 (1)口服　成人　一次 0.1～0.25 mg，一日 1 次，经过 7～14 日调整剂量，视疗效而定；极量：一次 0.5 mg。

(2)肌内注射　高血压危象时一次 0.5～1 mg，以后按需要每 4～6 小时肌内注射 0.4～0.6 mg。

【儿科用法与用量】 (1)口服　一日 0.02 mg/kg，分2～3次服。

(2)肌内注射、静脉注射　一次 0.07 mg/kg，一次极量 1.25 mg，一日 1～2 次。

【儿科注意事项】 可出现过度镇静、注意力不集中、抑郁、嗜睡、晕厥、失眠、多梦、头痛。

【制剂与规格】 利血平片：(1)0.1 mg；(2)0.25 mg。

复方利血平氨苯蝶啶片：氢氯噻嗪 12.5 mg/氨苯蝶啶 12.5 mg/硫酸双肼屈嗪 12.5 mg/利血平 0.1 mg。

复方利血平片：氢氯噻嗪 3.1 mg/硫酸双肼屈嗪 4.2 mg/利血平 0.032 mg/维生素 B_6 1.0 mg/混旋泛酸钙 1.0 mg/三硅酸镁 30 mg/氯化钾 30 mg/维生素 B_1 1.0 mg/盐酸异丙嗪 2.1 mg。

利血平注射液：(1)1 ml∶1 mg；(2)1 ml∶2.5 mg。

硫酸胍乙啶[药典(二)]

Guanethidine Sulfate

【适应证】 高血压。不用作第一线药，常在其他降压药治疗疗效不满意时采用或与其他药物合用。

【药理】 (1)药效学　本品选择性地作用于交感神经节后肾上腺素能神经末梢，促使在神经末梢贮藏的去甲肾上腺素缓慢地被本品所取代而释出，从而使神经末梢和组织中应有的去甲肾上腺素耗竭缺失。本品还能阻止神经刺激时去甲肾上腺素的正常释放。最终使血管收缩作用减弱，尤其在体位改变时交感神经反应迟钝，应有的兴奋减弱，从而降低血压。另外，本药还可抑制房水生成，增加流出的通畅性，从而降低眼内压。

(2)药动学　口服后吸收不规则个体差异较大，吸收率为 3%～30%，不与血浆蛋白结合。单次口服后 8 小时起效，多次给药 1～3 周达最大作用，停药后 1～3 周血压上升至治疗前水平。$t_{1/2\alpha}$为 1～2 日，$t_{1/2\beta}$为 5～10 日，肾功能不全时不变。经肝代谢，经肾排泄，其中 25%～50%为原形，其余为代谢产物。

【不良反应】 (1)常见　由液体潴留所致的下肢浮肿。

(2)少见　恶心、呕吐、腹泻、头昏、直立性低血压、头痛、鼻塞、乏力、心跳缓慢、心绞痛、气短、视物模糊、口干、睑下垂、脱发、震颤、夜尿、皮疹等较少见。

【禁忌证】 美国 FDA 妊娠期药物安全性分级为口服给药 C。

【注意事项】 (1)本品对妊娠与生殖的影响无充分

研究，小量本品可排泄入乳汁，但在人体未证实发生问题。

(2)老年人对降压作用敏感，且可随年龄增长而肾功能减低，故用量宜酌减。

(3)下列情况慎用　①有哮喘史者，可能对儿茶酚胺耗失而致发病或加重。②脑供血不全者，可因血压低而致脑缺血加重。③非高血压所致的心力衰竭，可因液体潴留而加重。④冠状动脉供血不足者，以及新近发生心肌梗死者，可因血压降低而致心肌缺血加重。⑤糖尿病时本品增强降血糖药的作用。⑥肝功能不全时本品代谢减慢，易致体内蓄积。⑦消化性溃疡患者，可因本品使副交感张力相对增加而加重病情。⑧嗜铬细胞瘤患者，可因本品初期使儿茶酚胺释出较多而使病情加重。⑨肾功能不全时，本品减低肾小球滤过率及肾血流减少，由于本品蓄积而致血压过低，也可引起暂时性尿潴留。⑩本品可能加重窦性心动过缓。

【药物相互作用】　(1)与乙醇、巴比妥类、安眠药同用，可加重直立性低血压。

(2)与苯丙胺或其他食欲抑制药、吩噻嗪类、三环类抗抑郁药等同用，直立性降压作用减弱。

(3)与降糖药同用，可强化降血糖作用，剂量须调整。

(4)与非甾体抗炎镇痛药同用，本品的降压作用减弱，由于前者可能抑制肾合成前列腺素，并使水钠潴留。

(5)与其他降压药如利血平、α或β受体拮抗药同用更容易发生直立性低血压，一般不推荐与米诺地尔同用。

(6)与拟交感类药同用使本品的降压作用减弱，也可使拟交感类药的升压作用增强，间羟胺与本品同用可致高血压危象。

【给药说明】　(1)由于本品半衰期较长，长期应用有蓄积作用，初量宜小，逐渐加大，门诊患者递增剂量至少隔5～7日一次。

(2)本品的降压作用在立位时更显著，故宜在仰卧位、起立后10分钟及运动后测血压各一次，剂量渐增至立位时舒张压不再降低为止。

(3)长期用本品，因液体潴留，血容量增加而发生耐药性，降压作用减弱，此时宜加用利尿药。

(4)直立性低血压及腹泻出现时应减量。

【用法与用量】　口服　成人　①门诊患者起始口服一次10～12.5 mg，一日1次，以后每5～7天递增10～12.5 mg，直到血压控制；维持量为25～50 mg，一日1次。②住院患者　起始口服一次25～50 mg，一日1次，以后逐日或隔日递增25～50 mg，直至血压控制。

【儿科用法与用量】　按体重一次0.2 mg/kg或按体表面积6 mg/m²，一日1次；以后每隔7～10日按体重递增0.2 mg/kg或按体表面积6 mg/m²，直至血压控制。

【制剂与规格】　硫酸胍乙啶片：(1)10 mg；(2)25 mg。

盐酸莫索尼定

Moxonidine Hydrochloride

【适应证】　轻、中度原发性高血压。

【药理】　(1)药效学　莫索尼定是新型的中枢降压药，是一种对咪唑啉 I_1 受体具有高度亲和力的选择性激动剂，在体内与中枢咪唑啉 I_1 受体的结合明显与血压下降程度有关。体外是一种 α_2 肾上腺素受体选择性激动剂，但降压作用与 α_2 肾上腺素受体结合无明显关系。小鼠药理实验显示：莫索尼定可减少自主活动次数，协同戊巴比妥促进小鼠睡眠，抑制中枢神经系统活动；它在降压同时减慢心率，但对心电和呼吸频率及深度无明显影响。大鼠的毒性实验显示：随所用剂量的增加，会出现松毛、少动和体重增长缓慢等一般药物反应；尿液检查异常；肝酶的升高；病理组织学异常主要见于肾脏和心脏。停药四周以后大部分异常指标可恢复。

(2)药动学　本品口服吸收较快，0.3～1小时血药浓度达峰值，生物利用度约为88%。没有首过效应，58%～60%的药物原形化合物经肾脏排泄，只有小于2%的药物经粪便排泄。小于15%的药物在体内代谢，主要产物为4,5-脱氧莫索尼定和胍基衍生物，口服 $t_{1/2}$（消除半衰期）为2小时左右。食物摄入不影响药代动力学。

【不良反应】　治疗开始时可出现口干、疲乏和头痛等症状；偶见头晕、失眠和下肢无力感等。极少产生胃肠道不适，个别有皮肤过敏反应。

【禁忌证】　(1)缓慢性心律失常：病态窦房结综合征、二度和三度窦房或房室传导阻滞、严重心动过缓(休息状态下脉搏<50次/分)。

(2)严重心律失常。

(3)严重心功能不全。

(4)不稳定型心绞痛。

(5)严重肝病。

(6)中度以上肾功能不全(肾小球滤过率在30 ml/min以下)。

(7)血管神经性水肿。

(8)其他：间歇性跛行、雷诺综合征、帕金森病征、癫痫、青光眼等。

(9)妊娠期妇女及哺乳妇女禁用。

(10)16 岁以下儿童禁用。

【注意事项】 (1)轻度肾功能不全的患者,应监控其降压效果。

(2)过敏时应停药。

(3)开车或操纵机器者应谨慎,可能影响其驾驶或操纵能力。

(4)与β拮抗药合用时,应先服用β拮抗药,然后隔一定时间再服本品。

(5)尽管在使用中尚未发生过血压升降的异常变化,但建议长期服用本品时,勿采取突然停药的措施。

(6)老年患者对药物的敏感性有时难以估计,应慎用,初始剂量宜小。

(7)药物过量发生严重低血压可抬高下肢,补充血容量,如果无效,可缓慢静脉注射缩血管药物,不断监测血压变化。

【药物相互作用】 (1)与β拮抗药合用时,开始时即产生降压,然后有较强的反跳现象出现。

(2)与其他降压药合用可增强本品的降压效果。

(3)与苄唑啉合用时,能削弱本品的降压作用。

(4)与酒精、镇静药或麻醉药合用时,能增强其降压效果。

【用法与用量】 应采用个体化用药原则。一般从最低剂量开始,即 0.2 mg,每日 1 次,于早晨服用。若不能达到预期效果,可在三周内将剂量调至每日 0.4 mg,早晨服用或早晚各 0.2 mg。单次剂量不得超过 0.4 mg 或日剂量不超过 0.6 mg。轻、中度肾功能不全者,单次剂量不得超过 0.2 mg 或日剂量不超过 0.4 mg。

【制剂与规格】 盐酸莫索尼定片:0.2 g。

盐酸莫索尼定胶囊:0.2 g。

第四节　抗心律失常药

抗心律失常药品种较多,分类方法不一,至今仍习用 Vaughan Williams 的意见,将其分为四大类。

Ⅰ类为膜稳定药,拮抗细胞膜的 Na^+ 通道而抑制 Na^+ 内流,减低 0 相上升速度,减慢传导,抑制自律性,影响动作电位和有效不应期。此类又可分为三亚类,其中Ⅰa 类包括奎尼丁、普鲁卡因胺和双异丙吡胺等,安他唑啉(antazoline)可能也属此类。此类药物中度抑制 0 相上升速度并延长复极时间;Ⅰb 类包括利多卡因、苯妥英钠、美西律、安搏律定(aprindine)等。此类药物拮抗 Na^+ 通道作用较轻,也不延长复极时间;Ⅰc 类包括普罗帕酮、英卡尼(encainide)、氟卡尼(flecainide)及劳卡尼(lorcainide)等,现认为莫雷西嗪(moricizine)也属于此类。此类药物高度抑制 0 相上升速度,轻度延长复极时间。由于Ⅰa 和Ⅰc 类可延长心房及心室有效不应期,可使心房颤动、心房扑动转复成窦律,可减少室上性或室性心律失常。Ⅰb 类仅抑制室性心律失常。Ⅰ类药物应用较早,曾经广泛应用于各种心律失常的治疗。1989 年美国"心律失常抑制试验"(CAST)的结果显示,心肌梗死后患者服用英卡尼、氟卡尼及莫雷西嗪进行一级预防,患者的室性心律失常能被药物抑制,但总死亡率及猝死率却较对照组高数倍。其他Ⅰ类药物尚无前瞻性资料,但回顾性分析显示奎尼丁对预后也有不利作用。在心肌梗死的荟萃分析中,发现利多卡因虽可减少室性心律失常的发生,但对预后没有影响,甚至使死亡增加。因此目前Ⅰ类药物应用明显减少,现在Ⅰa 类仅普鲁卡因胺的静脉制药在剂 QRS 心动过速和室性心动过速中可作为第二线药物使用。Ⅰb 类利多卡因作为次选药物用于除颤无效的心室颤动和无脉搏室性心动过速。在心肌梗死中虽然可以用于室性心律失常的治疗,但不主张用于恶性心律失常的预防。Ⅰc 类药物中氟卡胺和普罗帕酮可以用于没有严重器质性心脏病或心衰的室上性心律失常,特别是心房颤动的治疗。

Ⅱ类为β受体拮抗药,通过拮抗β受体而起作用,在心血管领域目前主要用于治疗高血压和冠心病,也用于交感神经兴奋或儿茶酚胺增加引起的心律失常。某些品种可以用于心功能不全的治疗。此类包括普萘洛尔、阿普洛尔、氧烯洛尔、吲哚洛尔、阿替洛尔、美托洛尔、纳多洛尔、噻吗洛尔、比索洛尔、卡维地洛等。作用时间短的艾司洛尔可静脉应用。虽然没有大规模的临床试验来评价β受体拮抗药对心律失常的作用,但在迄今为止治疗心肌梗死和心力衰竭的试验中该类药物都明确地减少猝死。作为专家共识,也认为与Ⅲ类胺碘酮合用,不但能使恶性心律失常减少,还可减少死亡,并且可用于减少埋藏式起搏除颤器的放电。

Ⅲ类以延长动作电位为主要作用,包括胺碘酮、溴苄胺、索他洛尔、伊布利特、多非利特等。其中溴苄胺因疗效不明确,药源缺乏已经退出了市场。胺碘酮是一种多离子通道阻滞药,作为广谱抗心律失常药可抑制室上性与室性心律失常。临床试验证实胺碘酮可减少恶性心律失常的发生,但对预后没有有利的影响。静脉胺碘酮可以改善心室颤动和无脉搏室性心动过速的短期预后。胺碘酮基本不发生促心律失常作用,因此是目前临床应用最广泛的抗心律失常药。但长期应用受甲状腺和肺部等心外不良反应的限制。为此，研发了不含碘的同类药物决奈达隆，该药在治疗心房颤动方面有效，在有器质性心脏病的房颤患者中长期使用可减少心血管原因住院和死亡，但在严重心衰和永久房颤的临床试验中可增加心血管事件的发生率，上市后曾出现严重肝功能损害的报道，所以该药的应用受到了限制。索他洛尔同时具有Ⅱ、Ⅲ类抗心律失常药的特点，药代动力学特点不同于胺碘酮，可用于冠心病合并心房颤动的节律控制，并可用于器质性心脏病合并持续单形室性心动过速的预防，但因加重心衰患者的不良事件，另外有尖端扭转性室性心动过速等不良反应，应用受到限制。伊布利特用于心房颤动的药物复律，造成长Q-T间期可能发生扭转性室性心动过速也是其缺点。多非利特有选择性钾通道阻滞作用，主要用于心房颤动和心房扑动的复律与预防复发，口服给药，也有延长Q-T间期和发生扭转性室性心动过速的作用，对已有Q-T间期延长者、严重肾功能不全者忌用。新的超快延迟整流钾电流(ultra-rapidly-delayed rectifier K^+ current，I Kur)阻滞液那纳卡兰(vernakalant)对终止房颤有效。

Ⅳ类为钙通道阻滞药，抑制细胞膜的Ca^{2+}通道而影响Ca^{2+}内流，因而抑制窦房结和房室结的自律性，减少0相上升速度，减慢传导。用于治疗室上性快速心律失常，尤其以房室结为折返组成部分的心律失常，也可用于控制心房颤动的心室率，同时适用于治疗高血压和冠心病。此类药物包括维拉帕米、地尔硫䓬和苄普地尔(bepridil)等。

除上述四类药物外，作用于自主神经系统的药物也可用于治疗心律失常，洋地黄类、腺苷可用于治疗阵发性室上性心动过速，阿托品及其他胆碱能受体拮抗药、多巴胺等可用于治疗缓慢性心律失常。

本章仅介绍Ⅰ类和Ⅲ类抗心律失常药。β受体拮抗药和钙通道阻滞药参阅本章相关内容。

硫酸奎尼丁[药典(二)；医保(甲)]

Quinidine Sulfate

【适应证】 心房颤动或心房扑动转复后维持窦性心律；各种室上性和室性心律失常，可转复心房颤动或心房扑动。目前本品已少用。

【药理】 (1)药效学　本品为金鸡纳皮所含的一种生物碱，是奎宁的异构体，属Ⅰa类抗心律失常药，对细胞膜有直接作用。主要抑制心肌细胞钠离子的跨膜运动，影响动作电位0相。抑制心肌的自律性，特别是异位兴奋点的自律性，降低传导速度，延长有效不应期，减低兴奋性，对心房不应期的延长较心室明显，缩短房室交界区的不应期，提高心房心室肌的颤动阈。其次抑制钙离子内流，降低心肌收缩力。还可间接作用于自主神经，拮抗胆碱M受体，其效应取决于迷走神经张力及所用剂量。用药早期血药浓度低时，主要表现为抗胆碱效应，间接对心脏产生影响。当血药浓度高并达稳态时，直接作用才占优势，表现为抗心律失常效应。大剂量可拮抗α受体，产生扩血管及降压作用。由于本药结构与奎宁相似，因此还具有奎宁的药理学作用，包括抗疟、退热和催产作用。

(2)药动学　口服后吸收快而完全。生物利用度个体差异大，约44%～98%。蛋白结合率为80%～88%，广泛分布于全身，正常人表观分布容积(V_d)正常人为2～3 L/kg，心衰时降低。口服后30分钟起效，1～3小时达最大效应，作用持续约6小时。有效血药浓度为3～6 μg/ml，中毒血药浓度为8 μg/ml。半衰期($t_{1/2\beta}$)为6～8小时，小儿为2.5～6.7小时；肝功能不全者延长。主要经肝脏代谢，部分代谢产物具有药理活性。肝药酶诱导药可增加本品代谢。以原形随尿排出的量约占用量的18.4%(10%～20%)，主要通过肾小球滤过，酸性尿液中排泄量增加。血液透析可促使原形药及代谢物的清除。粪便约可排出5%，乳汁及唾液也有少量排泄。

【不良反应】 本品治疗指数低，约1/3的患者发生不良反应。

(1)心血管　本品有促心律失常作用，产生心脏停搏及传导阻滞，也可发生室性早搏、室性心动过速及室颤。心电图可出现P-R间期延长、QRS波增宽，一般与剂量有关。可造成Q-T间期明显延长而诱发尖端扭转型室性心动过速或心室颤动，发作时伴晕厥，此作用与剂量无关，可发生于血药浓度尚在治疗范围内或以下时。本品可使血管扩张产生低血压，个别可发生脉管炎。

(2)消化系统　包括恶心、呕吐、痛性痉挛、腹泻、食欲缺乏、小叶性肝炎及食管炎。

(3)金鸡纳反应　可产生耳鸣、胃肠道障碍、心悸、惊厥、头痛及面红。视力障碍如视物模糊、畏光、复视、色觉障碍、瞳孔散大、暗点及夜盲。听力障碍、发热、局部水肿、眩晕、震颤、兴奋、昏迷、忧虑，甚至死亡。一般与剂量有关。

(4)特异质反应　头晕、恶心、呕吐、冷汗、休克、青紫、呼吸抑制或停止。与剂量无关。

(5)过敏反应　各种皮疹，尤以荨麻疹、瘙痒多见，另可有发热、哮喘、肝炎及虚脱。与剂量无关。

(6)肌肉　使重症肌无力加重。使磷酸肌酸激酶增高。

(7)血液系统　血小板减少、急性溶血性贫血、粒细胞减少、白细胞分类左移、中性粒细胞减少。

不良反应的治疗：出现任何由奎尼丁引起的不良反应，首先必须停药。对心脏不良反应，如为心室停搏及传导阻滞，可静脉滴注阿托品或异丙肾上腺素，仍无效则用临时起搏器；如为室性早搏，可用利多卡因、苯妥英钠，持续室性心动过速或心室颤动则需电转复。对扭转型室性心动过速应补钾补镁、必要时使用临时起搏治疗。其他对症治疗和处理与一般中毒及过敏反应基本一致。过量者可行血液透析，加速药物清除。体外试验证实活性炭可吸附本品。后遗的视力障碍用硝酸酯类及乙酰甲胆碱可能有效。静脉注射硝酸酯钠可缓解急性期中毒性黑矇。

【禁忌证】(1)对本品过敏者、洋地黄中毒致二至三度房室传导阻滞(除非已安装起搏器)、病态窦房结综合征、心源性休克、严重肝或肾功能损害、对奎宁或其衍生物过敏者、血小板减少症(包括有既往史者)。

(2)美国FDA妊娠期药物安全性分级为口服给药、肠道外给药C。

【注意事项】(1)在预防心房扑动和心房颤动的荟萃分析中，奎尼丁可使死亡率较对照组提高3倍，在非致命室速患者中奎尼丁的死亡率亦高于其他任何抗心律失常药。

(2)交叉过敏反应　对奎宁过敏者也可对本品过敏。

(3)本品可通过乳汁排泄，随母乳进入小儿体内，尽管婴儿接受的量远远低于治疗用量，但由于肝脏发育不成熟，代谢药物能力差，可能导致药物积蓄。老年人因清除能力下降，用时要适当减量。

(4)对诊断的干扰　影响尿中17羟皮质激素类及儿茶酚胺的荧光法测定；使磷酸肌酸激酶(CK)升高；心电图P-R、Q-T间期延长，QRS、T波增宽。

(5)下列情况应慎用　过敏体质患者、肝或肾功能损害、未经治疗的心衰、一度房室传导阻滞、心动过缓、低血压(心律失常所致者不在内)、低钾血症。

(6)用药期间应注意检查　①血压；②心电图，尤在递增用量时；③血细胞及血小板计数；④肝及肾功能(长期用药者)；⑤心功能；⑥血清钾浓度；⑦血药浓度(每日剂量1.5 g以上时)。

【药物相互作用】(1)与其他抗心律失常药合用时可致作用相加，维拉帕米、胺碘酮可使本品血药浓度上升。

(2)与口服抗凝药合用可使凝血酶原进一步减少，也可减少本品与蛋白的结合。故需注意调整合用时及停药后的剂量。

(3)苯巴比妥及苯妥英钠可以增加本品的肝内代谢，使血浆半衰期缩短，应酌情调整剂量。

(4)本品可使地高辛血清浓度增高以致达到中毒水平，也可使洋地黄毒苷血清浓度升高，故应监测血药浓度及调整剂量。在洋地黄过量时本品可加重心律失常。

(5)与抗胆碱药合用，可增加抗胆碱能效应。

(6)能减弱拟胆碱药的效应，应按需调整剂量。

(7)本品可使神经肌肉拮抗药尤其是筒箭毒碱、琥珀胆碱及泮库溴铵的呼吸抑制作用增强及延长。

(8)尿的碱化药如乙酰唑胺、大量柠檬汁、抗酸药或碳酸氢盐等，可增加肾小管对本品的重吸收，以至常用量就出现毒性反应。

(9)与降压药、扩血管药及β受体拮抗药合用时，本品可加剧降压及扩血管作用；与β受体拮抗药合用时还可加重对窦房结及房室结的抑制作用。

(10)利福平可增加本品的代谢，使血药浓度降低。

(11)异丙肾上腺素可能加重本品过量所致的心律失常，但可慎用于Q-T间期延长所致的尖端扭转型室性心动过速。

【给药说明】(1)饭后2小时或饭前1小时服药并多次饮水可加快吸收，血药浓度峰值的出现提早、升高。与食物或牛奶同服可减少对胃肠道的刺激，不影响生物利用度。

(2)转复心房扑动或心房颤动时，为了防止房室间隐匿性传导减轻而导致心室率加快，应先用洋地黄制药或β受体拮抗药。

【用法与用量】口服　成人　用前应先试服0.2 g，观察有无过敏及特异质反应。一次0.2～0.3 g，一日3～4次。以往曾有用递增大剂量转复心房颤动或心房扑动的做法，现已不推荐使用。成人处方极量一日3 g(一般一日不宜超过2.4 g)，应分次给予。

【儿科用法与用量】(1)口服　一日25～30 mg/kg，每2小时1次，一日5次(用前先给试验量2 mg/kg)，一旦转律，改用维持量一日10 mg/kg。

(2)静脉注射　一次2 mg/kg，以5%葡萄糖注射液稀释至50 ml缓慢静脉注射。

【儿科注意事项】胃肠道不良反应很常见，可引起心律失常。

【制剂与规格】 硫酸奎尼丁片：0.2g。

盐酸普鲁卡因胺[药典(二)；基；医保(甲)]
Procainamide Hydrochloride

【适应证】 心律失常，仅推荐用于静脉注射短期控制严重的有症状的心律失常，如血流动力学稳定的宽QRS心动过速，包括室性心动过速。

【药理】 (1)药效学 本品属Ⅰa类抗心律失常药。电生理效应与奎尼丁相似，减低传导速度，延长不应期及抑制舒张期除极，降低自律性。对心肌收缩性的抑制作用较弱。间接抗胆碱作用弱于奎尼丁，小量即可使房室传导加速，用量偏大则直接抑制房室传导。本品有直接扩血管作用，但不拮抗α受体。其代谢产物N-乙酰普鲁卡因胺具有药理活性。

(2)药动学 本品进入体内后广泛分布于全身，75%集中在血液丰富的组织内。表观分布容积约1.75～2.5L/kg。蛋白结合率为15%～20%。$t_{1/2\beta}$约为2～3小时，因乙酰化速度而异。心功能衰竭者可延长，肾功能衰竭者可长达9～16小时，因受损程度而异。约25%经肝脏代谢成有药理活性的N-乙酰普鲁卡因胺。乙酰化速度受遗传因素影响，中国大多数人为快乙酰化型，乙酰化快者血中乙酰化代谢物可较原形药的浓度高2～3倍。饮酒可增加原形药的乙酰化，因此原形药总的清除增加，血及尿中N-乙酰普鲁卡因胺与原药比值也增加。N-乙酰普鲁卡因胺的$t_{1/2\beta}$约为6小时。30%～60%以原形经肾排出。本品血浆清除率为400～600 ml/min，肾清除率为200～400 ml/min。N-乙酰普鲁卡因胺主要经肾清除，原药的6%～52%以乙酰化形式从肾清除，肾功能障碍者体内蓄积量可超过原形药。血液透析可清除原形药及N-乙酰普鲁卡因胺。本品静脉注射后即刻起效。有效血药浓度2～10 μg/ml，中毒血药浓度12 μg/ml以上。

【不良反应】 (1)心血管系统 产生心脏停搏、传导阻滞及室性心律失常。心电图出现QRS波增宽、P-R及Q-T间期延长，可诱发扭转型室性心动过速或心室颤动，但较奎尼丁少见。静脉注射可使血管扩张导致低血压。

(2)消化系统 大剂量较易引起食欲缺乏、恶心、呕吐、腹泻、口苦、肝肿大、ALT、AST升高等。

(3)过敏反应 少数人可有荨麻疹、瘙痒、血管神经性水肿及斑丘疹。

(4)红斑狼疮样综合征 发热、寒战、关节痛、皮肤损害、腹痛等。长期服药者较易发生，但也有仅服数次药即出现者。

(5)神经系统 少数人可有头晕、精神抑郁及伴幻觉的精神失常。

(6)血液系统 溶血性或再生障碍性贫血、粒细胞减少、血小板减少及骨髓肉芽肿，血浆凝血酶原时间及部分凝血活酶时间延长。

(7)肝肾 偶可产生肉芽肿性肝炎及肾病综合征。

(8)肌肉 偶可出现进行性肌病及Sjögren综合征。

不良反应的治疗：首先应停药。对心脏的不良反应与奎尼丁相似，可分为两类，一为心脏停搏及传导阻滞，可用静脉滴注阿托品、异丙肾上腺素或心室起搏治疗；另一为心肌异常激动，如为室性早搏，可用利多卡因、苯妥英钠，持续室性心动过速或心室颤动则需电转复。对尖端扭转型室性心动过速治疗同奎尼丁。其他治疗措施与一般药物中毒及过敏反应原则大致相同。低血压时可补液及静脉滴注升压药。如因过量可进行血液透析，但腹膜透析无效。

【禁忌证】 (1)病态窦房结综合征(除非已有起搏器)。

(2)二或三度房室传导阻滞(除非已有起搏器)。

(3)对本品过敏者。

(4)红斑狼疮(包括有既往史者)。

(5)低钾血症。

(6)重症肌无力。

(7)美国FDA妊娠期药物安全性分级为口服给药、肠道外给药C。

【注意事项】 (1)本品并不增加室性心律失常患者的存活率。

(2)交叉过敏反应 对普鲁卡因及其他有关药物过敏者，可能对本品也过敏。

(3)老年人及肾功能受损者应酌情调整剂量。

(4)下列情况慎用 ①过敏患者，尤以对普鲁卡因及有关药过敏者；②支气管哮喘；③肝功能或肾功能障碍；④低血压；⑤洋地黄中毒；⑥心脏收缩功能明显降低者。

(5)对诊断的干扰 ①因本品有抗胆碱作用，故干扰依酚氯铵(edrophonium chloride)的诊断试验；②碱性磷酸酶、胆红素、乳酸脱氢酶及AST升高；③心电图QRS波增宽、P-R及Q-T间期延长，QRS及T波电压降低。

(6)用药期间应注意随访检查 ①有无过敏反应；②抗核抗体试验；③血压；④心电图，尤其在胃肠道外给药或增加剂量时，当QRS增宽25%、明显Q-T间期延长要考虑用药是否过量；⑤肝功能测定，包括碱性磷酸酶、乳酸脱氢酶、AST、胆红素；⑥血小板计数、全血细胞计数及分类。

【药物相互作用】 (1)与其他抗心律失常药合用时，效应相加。

(2)与降压药合用，尤其静脉注射本品时，降压作用可增强。

(3)与拟胆碱药合用时，本品可抑制这类药对横纹肌的效应。

(4)与神经肌肉阻滞药(包括去极化型和非去极化型阻滞药)合用时，神经-肌肉接头的阻滞作用增强，时效延长。

【给药说明】 (1)静脉注射后立即产生作用，此法仅限于有监测设备的医院使用，静脉注射时患者应取卧位，并需连续监测血压及心电图。

(2)血液透析可清除本品，故透析后可加用一剂药。

【用法与用量】 静脉注射　成人　一次0.1 g，静脉注射5分钟，必要时每隔5～10分钟重复一次。总量按体重不得超过10～15 mg/kg，或者10～15 mg/kg静脉滴注1小时，然后以每小时按体重1.5～2 mg/kg维持。

【儿科用法与用量】 (1)口服　一次10～15 mg/kg，每6小时1次。

(2)肌内注射　一次6 mg/kg，每6小时1次，至症状消失或出现中毒反应即停。

【儿科注意事项】 静脉注射速度过快可发生低血压。

【制剂与规格】 盐酸普鲁卡因胺片：0.25 g。

盐酸普鲁卡因胺注射液：(1)1 ml∶0.1 g；(2)2 ml∶0.2 g；(3)5 ml∶0.5 g；(4)10 ml∶1 g。

磷酸丙吡胺[药典(二)；医保(乙)]

Disopyramide Phosphate

【适应证】 各种心律失常，现仅推荐用于其他药物无效的危及生命的室性心律失常。

【药理】 (1)药效学　本品属Ⅰa类抗心律失常药。其电生理及血流动力学类似奎尼丁，具有抑制快钠离子内流作用，延长动作电位及有效不应期，减低心房和附加束的传导速度，降低心肌传导纤维的自律性，抑制心房及心室肌的兴奋性，减低心肌收缩力。此外有较明显的抗胆碱作用，故可能使窦房结频率及房室交界区传导速度加快，但原有病态窦房结综合征或房室传导障碍者病情仍可加重。

(2)药动学　口服后吸收良好，可达90%(因药型而异)。广泛分布于全身，表观分布容积为3.0～5.7L/kg。蛋白结合率依血药浓度而异，约为35%～95%。$t_{1/2\beta}$约4～10小时，肾肌酐清除率低于40 ml/min时为10～18小时。一次口服300 mg后30分钟至3小时可达治疗作用，1～3小时血药浓度达峰值，约持续2～3小时。血药峰值按体重口服5 mg/kg时2.5～3.5 μg/ml。15分钟内按体重2 mg/kg静脉滴注时为3 μg/ml。治疗血药浓度为2～4 μg/ml。在肝内代谢脱去异丙基，其血浆浓度为原药的1/10。主要经肾排泄，总排出达65%～96%，其中47%～67%为原形，11%～37%为代谢物。口服后80%在12～14小时内排出，静脉注射后大部分在8小时内排出。尿液pH不影响清除，粪便中排出8%～45%，静脉注射后经粪便排出可高达45%。中毒血药浓度在人体尚未确定，一般认为超过10 μg/ml就易出现不良反应。缓释片口服后血药浓度较普通片峰谷波动现象明显减少，血药浓度曲线平稳，一次给药可维持药效12小时。

【不良反应】 (1)心血管系统　①过量可致呼吸暂停、神志丧失、心脏停搏、传导阻滞及室性心律失常，心电图出现P-R间期延长、QRS波增宽及Q-T间期延长，尖端扭转型室性心动过速及心室颤动；②负性肌力作用是本品最重要的不良反应，可使50%患者心力衰竭复发或加重，无心力衰竭史者发生心力衰竭的机会少于5%，可致低血压，甚至休克；③已有报道静脉注射可产生明显的冠状动脉收缩。

(2)抗胆碱作用　是本品最常见的不良反应，有口干、尿潴留、尿频、尿急、便秘、视物模糊、青光眼加重等。

(3)消化系统　恶心、呕吐、食欲缺乏、腹泻。

(4)肝脏　肝脏胆汁郁积或肝功能异常。

(5)血液系统　粒细胞减少。

(6)神经系统　失眠、精神抑郁或失常。

(7)其他　低血糖、阳痿、水潴留、静脉注射时血压升高、过敏性皮疹、光敏性皮炎、潮红及紫癜也偶有发生。

不良反应的治疗：①发生心脏停搏或传导阻滞时可静脉滴注异丙肾上腺素或用心室起搏；②心脏呈现异常激动时，治疗目的是减轻或终止心动过速并防止发展成心室颤动，不宜用奎尼丁、普鲁卡因胺及胺碘酮等使Q-T间期延长的药物，可用利多卡因或苯妥英钠；对Q-T间期延长伴尖端扭转性室性心动过速，应立即停药，给予补钾补镁，伴有心动过缓可进行临时起搏，起搏前可短时使用异丙肾上腺素。持续发作应采用电除颤；③低血压时可静脉滴注异丙肾上腺素，应同时注意纠正电解质紊乱、酸中毒等；④其他治疗措施与一般药物中毒及过敏反应处理原则大致相似，首先应停药，对过量者必要时洗胃、服大量高渗液减少吸收。血液透析也可能有益。

【禁忌证】 (1)二或三度房室传导阻滞及双束支传导阻滞(除非已安装起搏器)。

(2)病态窦房结综合征，除非已安装起搏器。

(3)心源性休克。

(4)青光眼。

(5)尿潴留，以前列腺增生为最常见发病原因。

(6)重症肌无力。

(7)对本品过敏者。

(8)美国 FDA 妊娠期药物安全性分级为口服给药、肠道外给药 C。

【注意事项】 (1)研究证明啮齿类动物乳汁中药物浓度较血浆浓度高 1～3 倍。

(2)老年人及肾功能受损者应依据肾功能适当减量。

(3)可能发生心功能不全者不宜用负荷量，并应严密监测血压及心功能情况。

(4)剂量应根据疗效及耐受性个体化给药，并逐渐增量；肝、肾功能不全者及体重轻者应适当减量。

(5)对诊断的干扰　①血糖减低(原因不明)；②心电图 QRS 波增宽，P-R 及 Q-T 间期延长。

(6)下列情况应慎用　①一度房室或室内传导阻滞；②肾功能衰竭；③未经治疗控制的充血性心力衰竭或有心力衰竭史；④广泛心肌损害，如心肌病等；⑤低血压；⑥肝功能损害者；⑦低钾血症。

(7)用药期间注意随访检查　①血压；②心电图，QRS 增宽超过 25%时应停药；③心功能监测；④肝、肾功能；⑤眼压；⑥血清钾(治疗前及治疗中定期测定)。

【药物相互作用】 (1)与其他抗心律失常药合用时，可进一步延长传导时间，抑制心功能。

(2)中至大量乙醇与之合用，由于协同作用，低血糖及低血压发生机会增多。

(3)与华法林合用时，抗凝作用可更明显。

(4)与药酶诱导如苯巴比妥、苯妥英钠及利福平同用，可诱导本品的代谢，在某些患者中本品可诱导自身的代谢。

【给药说明】 (1)首次服 300 mg 后 0.5～3 小时可达治疗作用，但不良反应也相应增加。

(2)服用硫酸奎尼丁或盐酸普鲁卡因胺者如需换用本品，应先停服硫酸奎尼丁 6～12 小时或盐酸普鲁卡因胺 3～6 小时。

(3)血液透析可清除本品，故透析后可能需加一剂药。

【用法与用量】 (1)口服　成人　首次 0.2 g，以后一次 0.1～0.15 g，每 6 小时 1 次。应根据需要及耐受程度调整用量。

(2)静脉注射　按体重 2 mg/kg，最大量不宜超过 0.15 g。可用 0.9%氯化钠注射液、5%葡萄糖注射液或乳酸钠注射液稀释，静脉注射需 5 分钟，必要时给药后 20 分钟重复一次，最大总量不应超过 0.3 g，再加上口服剂量，一日最大量不应超过 0.8 g。成人处方极量：一日 0.8 g，分次给药。

【制剂与规格】 磷酸丙吡胺片：0.1 g。

磷酸丙吡胺注射液：(1)2 ml：50 mg；(2)2 ml：100 mg。

盐酸利多卡因[药典(二)；基；医保(甲，乙)]

Lidocaine Hydrochloride

【适应证】 ①室性心律失常，静脉注射适用于因急性心肌梗死、外科手术、洋地黄中毒等所致急性室性心律失常，包括室性早搏、室性心动过速及心室颤动。目前认为利多卡因终止室性心动过速的效果不好，不推荐用于血流动力学稳定的单形性宽 QRS 心动过速。在心肺复苏时，可作为胺碘酮的替代药物用于改善电除颤的效果。在心肌梗死的荟萃分析中，发现利多卡因虽可减少室性心律失常的发生，但对预后没有影响，甚至使死亡增加。不推荐作为急性心肌梗死时室性心律失常的预防性应用。不宜用于无器质性心脏病的单纯室性早搏。②癫痫持续状态用其他抗癫痫药无效者。③局部或椎管内麻醉。

【药理】 (1)药效学　本品属Ⅰb 类抗心律失常药。具有局麻作用。可抑制心肌细胞舒张期除极，减低心室肌及心肌传导纤维的自律性及兴奋性，但对心房及窦房结作用很轻。相对地延长有效不应期，降低心室肌兴奋性，提高室颤阈值。治疗剂量不减慢正常心肌的房室传导速度，也不减低心肌收缩力及血压，甚至加快心肌传导纤维的传导速度，减轻单向传导阻滞，从而消除折返性室性心律失常。

(2)药动学　静脉注射后立即起效(约 45～90 秒)，持续 10～20 分钟。药物进入体内迅速分布入心、脑、肾及其他血运丰富的组织，然后分布至脂肪及肌肉组织。表观分布容积约 1 L/kg，心力衰竭时分布容积减低。蛋白结合率约 66%，吸烟者结合率可比不吸烟者高。治疗血药浓度为 1.5～5 μg/ml，中毒血药浓度 5 μg/ml 以上。持续静脉滴注 3～4 小时达稳态血药浓度，急性心肌梗死者需 8～10 小时。90%经肝代谢,代谢物单乙基甘氨酰二甲苯胺(MEGX)及甘氨酰二甲苯胺(GX)具有药理活性,持续静脉滴注 24 小时以上者,代谢产物可产生治疗及中毒作用。静脉注射后 $t_{1/2\alpha}$ 约 30 分钟以内,$t_{1/2\beta}$ 约 1～2小时。GX$t_{1/2\beta}$ 较长约 10 小时,MEGX$t_{1/2\beta}$ 近似原形药。本品由肾脏排泄,10%为原形药,58%为代谢物(GX)。心衰、肝病患者、老年人及持续静脉滴注 24～36 小时以上,本品的清除减慢。本品不能被血液透析清除。

【不良反应】 总的发生率约为 6.3%,多数不良反应与剂量及长时间应用有关。

(1)神经系统　头昏、眩晕、恶心、呕吐、倦怠、说话不清、感觉异常及肌肉颤抖、惊厥、神志不清及呼吸抑制,须减药或停药。惊厥时可静脉注射地西泮、短效巴比妥制剂或短效肌肉松弛药。

(2)心血管系统　大剂量可产生严重窦性心动过缓、心脏停搏、严重房室传导阻滞及心肌收缩力减低,需及时停药,必要时用阿托品、异丙肾上腺素或起搏器治疗;血压下降时给予吸氧、纠正酸中毒,升压药及保持气道通畅等措施。

(3)过敏反应　有红斑皮疹及血管神经性水肿等表现,应停药。严重者可致呼吸停止。皮肤试验对预测过敏反应价值有限。

【禁忌证】 (1)严重心脏传导阻滞,包括二或三度房室传导阻滞,双束室阻滞。

(2)严重窦房结功能障碍。

(3)对利多卡因过敏者。

【注意事项】 (1)交叉过敏反应　对其他胺类局麻药过敏者可能对本品也过敏,但利多卡因与普鲁卡因胺、奎尼丁间尚无交叉过敏反应的报道。

(2)已有报道分娩前静脉注射本品,数分钟胎儿血药浓度可达母亲血药浓度的 55%～100%。也有报道母亲用药后导致胎儿心动过缓或过速,甚至引起新生儿高铁血红蛋白血症。新生儿用药可引起中毒,早产儿的 $t_{1/2\beta}$ 为 3.16 小时,较正常婴儿长(1.8 小时)。

(3)老年人用药应根据需要及耐受程度调整剂量,>70 岁患者剂量应减半。

(4)对诊断的干扰　肌内注射本品后血清乳酸脱氢酶及碱性磷酸酶升高。

(5)下列情况慎用　①充血性心力衰竭,严重心肌受损;②肝肾功能损害;③低血容量及休克;④不完全性房室传导阻滞或室内传导阻滞;⑤肝血流量减低;⑥严重窦性心动过缓;⑦预激综合征(可能加重)。

(6)用药期间注意随访检查:①血压;②心电图;③血清电解质;④必要时血药浓度监测(尤其大量或较长期输注时)。

(7)除过敏反应外,疗效及不良反应程度与血药浓度相关。

(8)静脉给药应同时监测心电图,并备有抢救设备;心电图 P-R 间期延长或 QRS 波增宽,出现其他心律失常或原有心律失常加剧者应立即停药。

(9)美国 FDA 妊娠期药物安全性分级为肠道外给药 B,作为局麻药或抗心律失常药使用时。

【药物相互作用】 (1)β 受体拮抗药可以减少肝血流量抑制肝微粒体酶,故合用时可能减低肝脏对本品的清除,不良反应增多并加剧。

(2)神经肌肉阻滞药合用较大剂量利多卡因(按体重 5 mg/kg 以上)可使这类药的阻滞作用增强。

(3)与抗惊厥药合用,可增加心肌抑制作用,产生心脏停搏。此外二者合用,中枢神经系统不良反应也增加。苯妥英钠及苯巴比妥也可以加快本品的肝脏代谢,从而降低静脉注射后的血药浓度。曾有报道用本品静脉注射再加戊巴比妥静脉注射时,可产生窒息致死。

(4)与普鲁卡因胺合用,可产生一过性谵妄及幻觉,但不影响本品的血药浓度。

(5)试验证明,异丙肾上腺素因增加肝血流量,故本品的总清除率随之增高。

(6)试验证明,去甲肾上腺素因减低肝血流量,故本品的总清除率下降。

(7)西咪替丁可减少本品的清除。雷尼替丁无此作用。

【给药说明】 (1)由于药物迅速分布到组织中,达到治疗血药浓度迟缓,为了能较快地得到有效浓度,宜用负荷剂量加静脉维持量,如首次负荷量后 5 分钟不能达到理想效果,可再用首次量的 1/2～1/3。

(2)长期静脉滴注,遇有心脏或肝脏功能障碍者,应减慢滴注速度,以免超量。

【用法与用量】 (1)静脉注射,按体重 1～1.5 mg/kg(一般用 50～100 mg)作为首次负荷量静脉注射 2～3 分钟,必要时每 5 分钟后再重复注射 1～2 次,每次 0.5～0.75 mg/kg,最大量不超过 300 mg;静脉注射最大负荷量按体重 3 mg/kg。

(2)静脉滴注　一般以 5%葡萄糖注射液配成 1～4 mg/ml药液滴注或用输液泵给药,用负荷量后可继续以每分钟 1～4 mg 速度静脉注滴维持;或以每分钟按体重 0.015～0.03 mg/kg 速度静脉滴注。老年人、心力衰竭、心源性休克、肝血流量减少、肝或肾功能损害时应减少用量,以每分钟 0.5～1 mg 静脉滴注。

【儿科用法与用量】 (1)静脉注射 1 mg/kg,每10～15分钟1次,总量不超过 5 mg/kg。

(2)静脉滴注 维持量一分钟 20～50 μg/kg。

【儿科注意事项】 可有嗜睡,神志混乱,过敏反应,剂量过大抑制呼吸,心动过缓,房室传导阻滞。

【制剂与规格】 盐酸利多卡因注射液:(1)5 ml∶50 mg;(2)5 ml∶100 mg;(3)10 ml∶200 mg;(4)20 ml∶400 mg。

盐酸美西律[药典(二);基;医保(甲)]

Mexiletine Hydrochloride

【适应证】 ①慢性室性心律失常,口服,包括室性早搏及室性心动过速,应避免长期用于无症状的室性早搏。器质性心脏病伴有室性心律失常患者应用本品并没有证实有改善预后的效果。②急性室性心律失常静脉注射,如持续性室性心动过速,现已少用。

【药理】 (1)药效学 本品属Ⅰb类抗心律失常药。其化学结构及电生理效应均与利多卡因相似,抑制钠离子内流,缩短动作电位,相对延长有效不应期,降低兴奋性。治疗剂量对窦房结、心房及房室结传导影响很小。在传导系统正常者对窦房结的自律性、房室传导、QRS 波及 Q-T 间期均无明显影响,对房室旁路传导的影响认识尚不一致,其电生理效应也因剂量及心肌状态(如正常或缺血、缺氧等)而异,血药浓度高时能较显著地延长心肌传导纤维不应期。本品对心肌几乎无抑制作用。静脉用药对心脏及神经系统的不良反应较利多卡因多见。

(2)药动学 口服吸收完全,生物利用度约为80%～90%。急性心肌梗死者吸收较少。口服后 30 分钟作用开始,约持续 8 小时,2～3 小时血药浓度达峰值,在体内分布广泛,表观分布容积为 5～7L/kg,有或无心力衰竭者相似。血液红细胞内的浓度比血浆中高 15%。蛋白结合率约 50%～60%。主要消除途径是经肝脏代谢成多种产物,代谢产物药理活性很小。$t_{1/2\beta}$单次口服时为 10～12 小时,长期服药者为 13 小时,急性心肌梗死者为 17 小时,肝功能受损者 $t_{1/2\beta}$也可延长。约 10%以原形从尿中排出。碱性尿时排泄减少,长期服药者应注意尿的酸碱度。本品可经血液透析清除。本药口服200 mg的血药峰值为 0.3 μg/ml,口服 400 mg 时约为1.0 μg/ml。治疗血药浓度 0.5～2 μg/ml,中毒血药浓度与有效血药浓度相近,为 2 μg/ml 以上。少数患者在有效血药浓度时即可出现严重不良反应。

【不良反应】 约 20%～30%患者口服发生不良反应。静脉用药不良反应更容易发生。

(1)胃肠系统 最常见的,包括恶心、呕吐等,有肝功能异常的报道,包括 AST 增高。

(2)神经系统 为第二位常见的不良反应,包括头晕、震颤(最先出现手细颤)、共济失调、眼球震颤、昏迷及惊厥、复视、视物模糊、精神失常、失眠。

(3)心血管系统 窦性心动过缓及窦性停搏一般较少发生,偶可发生胸痛,促心律失常作用如室性心动过速,低血压及心力衰竭加剧。治疗包括停药,用阿托品、升压药、起搏器等。

(4)过敏反应 皮疹。

(5)极个别有白细胞及血小板减少。

【禁忌证】 (1)二或三度房室传导阻滞及双束支阻滞(除非已安装起搏器)。

(2)心源性休克。

(3)美国 FDA 妊娠期药物安全性分级为口服给药 C。

【注意事项】 (1)本品在危及生命的心律失常患者中有使心律失常恶化的可能。在程序刺激试验中,此种情况见于 10%的患者,但不比其他抗心律失常药高。

(2)本品可从乳汁分泌,哺乳期妇女使用时应权衡利弊。

(3)对诊断的干扰 过量时心电图可产生 P-R 间期延长及 QRS 波增宽。AST 增高。偶有抗核抗体阳性。

(4)下列情况慎用 ①室内传导阻滞;②严重窦性心动过缓;③严重肝或肾功能障碍;④肝血流量减低;⑤严重心力衰竭或低血压;⑥癫痫。

(5)用药期间应注意随访检查 ①血压;②心电图;③血药浓度。

(6)疗效及不良反应与血药浓度相关,治疗指数低,超过 2.0 μg/ml 则不良反应明显增加,故应按需进行血药浓度监测。

(7)换用其他抗心律失常药物前,应停药至少一个半衰期。

(8)如心电图 P-R 间期延长、QRS 波增宽或出现其他心律失常,或原有心律失常加剧,均应立即停药。

(9)静脉用药时应监测心电图及血压。因对神经系统的不良反应大,仅用于其他药抢救无效者。

【药物相互作用】 (1)与其他抗心律失常药可能有协同作用,可用于顽固心律失常,但不宜与Ⅰb类药合用。

(2)在急性心肌梗死早期,吗啡使本品吸收延迟并减少,可能与胃排空延迟有关。

(3)肝药酶诱导药如苯妥英钠、苯巴比妥、利福平可加快本品代谢,降低血药浓度。

(4)抗酸药可减低口服本品时的生物利用度,但也可因尿 pH 增高,血药浓度升高。

(5)西咪替丁可使本品血浓度发生变化,应进行血药浓度监测。

(6)阿托品可延迟本品的吸收,但不影响本品的吸收量,可能因胃排空迟缓所致。

(7)止吐药如甲氧氯普胺增加胃排空,可增加本品的吸收速度。

(8)其他　本品不增高地高辛血药浓度。未见报道与抗凝药、利尿药、支气管扩张药、三环类抗抑郁药合用时出现相互作用。

【用法与用量】 (1)口服　首次 200～300 mg,必要时 2 小时后再服 100～200 mg。一般维持量一日约 400～800 mg,分 2～3 次服。成人处方极量一日 1200 mg。

(2)静脉注射　首次负荷量 100～200 mg,注射 10～15 分钟,随后以每分钟 1～1.5 mg 静脉滴注维持;或首次负荷量后按体重 1～1.5 mg/kg 静脉滴注 3 小时,再减为每分钟 0.5～1 mg 维持。

【儿科用法与用量】 (1)口服　一次 3～5 mg/kg,一日 3～4 次,稳定后可减量。

(2)静脉注射　开始 2～3 mg/kg,加 5%葡萄糖注射液 20 ml,缓慢注射;如无效可半小时后再用一次;维持量 0.75～1 mg/min。

【儿科注意事项】 可引起恶心、呕吐、嗜睡,心源性休克,二或三度房室传导阻滞及病窦综合征者禁用。

【制剂与规格】 盐酸美西律片:(1)50 mg;(2)100 mg。

盐酸美西律胶囊:(1)50 mg;(2)100 mg。

盐酸美西律注射液:2 ml∶100 mg。

苯妥英钠[药典(二);基;医保(甲)]

Phenytoin Sodium

【适应证】 ①用于洋地黄中毒所致的室性及室上性心律失常(对室性早搏、室性心动过速疗效较室上性心动过速、心房颤动及心房扑动疗效好)。对其他各种原因的心律失常疗效较差,已少用。②抗癫痫,参阅第一章。

【药理】 (1)药效学　本药为乙内酰脲类抗癫痫药,主要药理作用如下:①抗癫痫:乙内酰脲类药物在产生神经冲动时,通过减少钠离子内流而使神经细胞膜稳定,并且限制钠通道介导的发作性放电的扩散。在神经元水平,当产生神经冲动时,本药可延长通道不激活时间而减少钠和钙离子内流,阻滞强直后增强(PTP)的形成,抑制神经元持续高频发放,阻止异常放电向周围正常脑组织的扩散,从而防止发作性电活动的扩散和传播。本类药物对小脑有兴奋作用,激活小脑至大脑皮质的抑制通路,并使小脑浦肯野细胞放电增加而使皮质发作性活动减少。②抗神经痛:作用机制尚未阐明,可能是作用于中枢神经系统,降低突触传递或降低引起神经元放电的短暂刺激的综合作用。本药可提高面部的痛觉阈,通过降低兴奋性和反复放电的自持性而缩短疼痛发作的时间。③可抑制皮肤成纤维细胞合成或分泌胶原酶,故可用于治疗隐性营养不良性大疱性表皮松解症。④骨骼肌松弛的作用与稳定细胞膜作用及降低突触传递作用有关。⑤抗心律失常:本药属Ⅰb 类抗心律失常药,作用与利多卡因相似,其膜效应与细胞外钾离子浓度、心肌状态及血药浓度有关。当细胞外钾浓度低时,低浓度药可增加 0 相除极最大速率及动作电位的幅度,加快房室传导和心室内传导;当细胞外钾浓度正常或升高时,高浓度的药物则起抑制作用(但明显低于其他抗心律失常药),可降低心肌自律性,缩短动作电位间期,相对延长有效不应期。本药还可抑制钙离子内流,抑制交感中枢,对心房、心室的异位节律点有抑制作用,可提高房颤与室颤阈值。⑥静脉用药可扩张周围血管。

(2)药动学　本品可口服,静脉给药及肌内注射。口服吸收缓慢,静脉注射吸收快,肌内注射吸收不完全且不规则。口服片剂的生物利用度为 79%,进食可影响其吸收。口服本品后 4～12 小时血药浓度达峰值,有效血药浓度为 10～20 mg/L,一日口服 300 mg,7～10 日可达稳态血药浓度。蛋白结合率 88%～92%,在脑组织内蛋白结合率还可略高。主要在肝内代谢,代谢物无药理活性。经肾脏排泄,碱性尿时排泄较快。半衰期为 7～42小时(平均 22 小时),长期服用者半衰期为 15～95 小时(甚至更长)。本品可通过胎盘,能分泌入乳汁。

儿童的药动学较特殊,早产儿的表观分布平均为 1.2 L/kg,足月儿为 0.8 L/kg,且保持恒定 96 周。本品在年龄小于 3 个月的婴儿中蛋白结合率低,游离本品可升为 40%,总的血药浓度维持在 6～14 mg/L 的较低水平,早产儿的半衰期显著延长。

【禁忌证】 美国 FDA 妊娠期药物安全性分级为口服给药、肠道外给药 D。

【注意事项】 (1)本品可使房室传导加快,故可使合并心房颤动或心房扑动的患者心室率增快。其他参见第一章抗癫痫药项下。

【用法与用量】 (1)口服　100～300 mg,一次服或分2～3次服,分次服可减低胃肠及中枢神经系统的不良反应;或第1日按体重10～15 mg/kg,第2～4日按体重7.5～10 mg/kg,维持量按体重一日2～6 mg/kg。

(2)静脉注射　为终止心律失常以100 mg缓慢静脉注射2～3分钟,以后根据需要每10～15分钟重复一次,至心律失常终止或出现不良反应为止,总量不超过500 mg。

【制剂与规格】 苯妥英钠片:(1)50 mg;(2)100 mg。

注射用苯妥英钠:(1)100 mg;(2)250 mg。

其余内容参阅第一章。

盐酸莫雷西嗪[药典(二);医保(乙)]

Moricizine Hydrochloride

【适应证】 室性心律失常的治疗,包括室性早搏和室性心动过速。

【药理】 (1)药效学　本品属Ⅰ类抗心律失常药,但具体亚分类尚有不同意见,倾向于认为其属于Ic类。它可抑制快Na^+内流,具有膜稳定作用,缩短2相和3相复极及动作电位时间,缩短有效不应期。对窦房结自律性影响很小,但可延长房室及希浦系统的传导。本品血流动力学作用轻微,在严重器质性心脏病患者可使心衰加重。

(2)药动学　口服生物利用度38%,饭后30分钟服用影响吸收速度,使峰浓度下降,但不影响吸收量。口服后0.5～2小时血药浓度达峰值,抗心律失常作用与血药浓度的高低和时程无关。表观分布容积＞300L/kg。蛋白结合率约95%,约60%经肝脏生物转化,至少有2种代谢产物具药理活性,$t_{1/2\beta}$为1.5～3.5小时。服用剂量的56%从粪便排出,约39%随尿液排出。

【不良反应】 可见头晕、恶心、头痛、乏力、嗜睡、腹痛、消化不良、呕吐、出汗、感觉异常、口干、复视等。致心律失常作用的发生率约3.7%。老年人因心脏以外的不良反应停药者多。

【禁忌证】 (1)二或三度房室传导阻滞及双束支传导阻滞且未安装起搏器者。

(2)心源性休克。

(3)对本品过敏者。

【注意事项】 (1)由于CAST试验证实本品在心肌梗死后无症状的非致命性室性心律失常患者中可增加2周内的死亡率,长期应用也未见到对改善生存有益,故应慎用于此类患者。

(2)注意致心律失常作用与原有心律失常加重的鉴别。用药早期最好能进行监测。

(3)下列情况慎用:①一度房室阻滞和室内阻滞;②肝或肾功能不全;③严重心力衰竭。

(4)用药期间注意随访检查:①血压;②心电图;③肝功能。

(5)本品对妊娠期妇女和胎儿的安全性不详。可通过乳汁排泄。

【药物相互作用】 (1)西咪替丁可使本品血药浓度增加1.4倍,同时应用时本品应减少剂量。

(2)本品可使茶碱类药物清除增加,半衰期缩短。

(3)与华法林共用时可改变凝血酶原时间,在华法林稳定抗凝的患者开始用本品或停用本品时应进行监测。

【给药说明】 (1)剂量应个体化。

(2)在应用本品前,应停用其他抗心律失常药物1～2个半衰期。

【用法与用量】 口服　成人　一次150～300 mg,每8小时1次。极量一日900 mg。

【制剂与规格】 盐酸莫雷西嗪片:50 mg。

盐酸普罗帕酮[药典(二);基;医保(甲)]

Propafenone Hydrochloride

【适应证】 ①适用阵发性室性心动过速、阵发性室上性心动过速及预激综合征伴室上性心动过速、心房扑动或心房颤动的预防,也可用于各种早搏的治疗。②静脉注射适用于阵发性室性心动过速、室上性心动过速及心房颤动(包括伴预激综合征者)。

【药理】 (1)药效学　本品属Ⅰc类抗心律失常药。其电生理效应是抑制快钠离子内流,减慢0相除极速度,使传导速度减低,轻度延长动作电位间期及有效不应期。主要作用在心房及心肌传导纤维,对房室旁路的前向及逆向传导速度也有延长作用。可提高心肌细胞阈电位。本品可降低自律性,抑制触发激动。此外本品也有轻度β受体拮抗作用,约为普萘洛尔的1/4。常规剂量慢钙离子通道阻滞作用较弱。轻至中度抑制心肌收缩力,程度与剂量有关。

(2)药动学　口服吸收良好,首关代谢明显。生物利用度因剂量及剂型而异,约3.1%～21.4%。剂量增加3倍,血药浓度可增加10倍,呈饱和动力学特点。吸收后主要分布肺组织,其浓度比心肌及肝脏组织内浓度高10倍,比骨骼肌及肾脏高20倍。稳态表观分布容积为1.9～3.0 L/kg。蛋白结合率约为97%。单次服药

$t_{1/2\beta}$约 3～4 小时，多次服药约 6～7 小时，口服后 0.5～1 小时作用开始，2～3 小时达最大作用，作用可持续 6～8 小时(4～22 小时)。口服 2～3 小时血药浓度达峰值。血药浓度与剂量不成比例增加，故用药需个体化。中毒血药浓度约 1000 ng/ml。主要经肝脏代谢，90%的患者属快代谢型，$t_{1/2\beta}$为 2～10 小时；主要代谢产物为 5-羟普罗帕酮和 *N*-去丙基普罗帕酮，均有药理活性；10%患者为慢代谢型，$t_{1/2\beta}$为 10～32 小时，无 5-羟代谢物。目前对所有患者采用相同的服用方法，只是慢代谢者血原形药浓度比快代谢者高。约 1%以原药经肾排出，90%以氧化代谢物经肠道及肾脏清除。

【不良反应】 不良反应与剂量相关。

(1)心血管系统　①可见心动过缓、心脏停搏及房室传导阻滞和室内阻滞，尤其原有窦房结或房室结功能障碍者、大量静脉持续应用者较易发生。应停药并静脉用阿托品或异丙肾上腺素。必要时起搏治疗。②有促心律失常作用，文献报道发生率 4.7%，多见于有器质性心脏病者。静脉应用于心房扑动有传导比例减少而使心室率突然加快的报道。③4.4%产生低血压，尤其在原有心功能不全者，可用升压药、异丙肾上腺素等；也可加重或诱发心力衰竭，故对原有心力衰竭者应慎用。

(2)消化系统　味觉异常为最常见不良反应，还可出现食欲缺乏、恶心、呕吐及便秘，也可产生口干及舌唇麻木。减药或停药可消失。

(3)神经系统　头晕、目眩。减药或停药可消失。

(4)其他　肝脏氨基转移酶升高，停药后 2～4 周恢复正常。

【禁忌证】 (1)窦房结功能障碍。

(2)二或三度房室传导阻滞，双束支传导阻滞(除非已有起搏器)。

(3)肝或肾功能障碍。

(4)美国 FDA 妊娠期药物安全性分级为口服给药 C。

【注意事项】 (1)不推荐用于有严重器质性心脏病的患者，特别是未控制的心功能不全和缺血。

(2)对诊断的干扰　心电图 P-R 及 Q-T 间期延长，QRS 波增宽。

(3)以下情况慎用　①严重窦性心动过缓；②一度房室传导阻滞，束支传导阻滞，特别是新近出现者；③低血压；④肝或肾功能障碍。

(4)用药期间应注意随访检查　①心电图；②血压；③心功能。

(5)本品血药浓度与剂量不成比例地增高，故在增量时应小心，以防血药浓度过高产生不良反应。

(6)静脉给药时须严密监测血压和心电图。

【药物相互作用】 (1)其他抗心律失常药，包括维拉帕米、胺碘酮及奎尼丁等，可能增加本品不良反应。奎尼丁抑制肝的羟化代谢途径，使所有患者均变为慢代谢者。

(2)降压药可使本品的降压作用增强。

(3)本品在 450 mg/d 时使地高辛血浓度升高 35%，900 mg/d 时可升高 85%。

(4)本品可增加普萘洛尔和美托洛尔的血浓度，但临床上未出现明显的不良反应。

(5)本品使华法林血浓度升高，共用时后者应调整剂量。

【给药说明】 需换用其他抗心律失常药时，应先停本品 1 天；反之，各种抗心律失常药至少停用 1 个半衰期；对严重急性心律失常则可酌情缩短停用时间，但须注意相互作用。

【用法与用量】 (1)口服　①成人　一次 100～200 mg，6～8小时 1 次。②成人处方极量，一日 900 mg，分次服。

(2)静脉注射　成人　按体重一次 1～1.5 mg/kg，或以 70 mg 加 5%葡萄糖液稀释，于 10 分钟内缓慢静脉注射，必要时 10～20 分钟后可重复一次。总量不超过 210 mg。以后可以每分钟 0.5～1 mg 速度静脉滴注维持。

【儿科用法与用量】 (1)口服　一次 1～3 mg/kg，一日 2～3 次，宜在饭后或与食物同用，不可嚼碎。

(2)静脉注射　20～40 mg/h，严密监护。

【儿科注意事项】 不良反应较少，主要有口干、舌唇麻木。

【制剂与规格】 盐酸普罗帕酮片：(1)50 mg；(2)100 mg；(3)150 mg。

盐酸普罗帕酮胶囊：(1)100 mg；(2)150 mg。

盐酸普罗帕酮注射液：(1)5 ml∶17.5 mg；(2)5 ml∶35 mg；(3)10 ml∶35 mg；(4)20 ml∶70 mg。

盐酸索他洛尔[药典(二)；医保(乙)]

Sotalol Hydrochloride

【适应证】 心房扑动、心房颤动，各种室性心律失常，包括室性早搏、持续性及非持续性室性心动过速。

【药理】 (1)药效学　本品为消旋体，两种异构体均有Ⅲ类抗心律失常作用，但仅左旋异构体有 β 受体拮抗作用，其作用是非心脏选择性的，无内在性拟交感作用。本品延长动作电位平台相，减慢窦律，延缓房室结传导，使心房、心室肌及传导系统（包括旁路）不应期延长。心电图表现为P-R间期延长，QRS时限轻度增宽，产生剂量依赖性Q-Tc延长。有轻度减低心排血量和降低血压的作用。

（2）药动学　生物利用度90%～100%。口服达峰时间2.5～4小时。一日2次口服2～3天可达稳态浓度。在一日160～640 mg的范围内血药浓度与剂量相关。不与血浆蛋白结合，也无肝脏代谢。不易通过血-脑屏障。全部以原形从肾脏排出。$t_{1/2\beta}$为12小时，肾功能障碍时半衰期延长，但肝功能不全对本品代谢无影响。

【不良反应】（1）最重要的不良反应为促心律失常作用，由于Q-T间期延长造成尖端扭转型室性心动过速和新的严重室性心律失常。还可产生心动过缓、晕厥、低血压、呼吸困难、心力衰竭加重、水肿等。

（2）神经系统　乏力、头晕。

（3）消化系统　恶心、呕吐。

（4）其他　哮喘，皮疹，肢痛等。

【禁忌证】支气管哮喘，窦性心动过缓、二或三度房室传导阻滞（除非有起搏器）、先天或获得性Q-T间期延长综合征、心源性休克、未控制的心衰及有过敏史者。

【注意事项】（1）因有促心律失常作用，一般不作为首选用于非持续性室性心动过速和室上性心律失常。

（2）美国FDA妊娠期药物安全性分级为口服给药及肠道外给药B；如在妊娠中、晚期D。

（3）肾功能障碍者可造成本品蓄积，应根据肌酐清除率延长用药间隔。

（4）本品可泌入乳汁，哺乳期妇女应慎用。

（5）与其他β受体拮抗药相同，不可骤然停药。

（6）下列情况慎用　用洋地黄控制的心力衰竭、低钾血症、低镁血症、一度房室传导阻滞。

（7）应用时要注意监测　①心电图尤其是Q-T间期的改变；②血压；③电解质；④肾功能。

（8）可使血糖增高，需增加胰岛素和降糖药用量。

（9）本品同其他β受体拮抗药一样，用药剂量必须根据患者的治疗反应和耐受性而定，致心律失常作用可能发生在治疗开始时。

【药物相互作用】（1）与其他Ⅰa、Ⅱ、Ⅲ类抗心律失常药同用时有协同作用。

（2）与钙通道阻滞药同用时可加重心传导障碍，进一步抑制心室功能，降低血压。

（3）与儿茶酚胺类药（如利血平、胍乙啶）同用可产生低血压和严重心动过缓。

【给药说明】（1）当心电图Q-Tc间期大于500毫秒时应注意促心律失常作用，Q-Tc间期超过550毫秒时应停药。

（2）需停药时，要逐渐减量，在1～2周的时间内停用。

（3）从其他抗心律失常药换用本品时，应在严密监测下停前一种药2～3个半衰期再使用本品。从胺碘酮换本品时要待Q-T间期恢复正常才可开始使用。

【用法与用量】（1）口服　成人　初始剂量一次80 mg，一日2次开始，根据反应在2～3日内增加剂量至一次120～160 mg，一日2次。极量为一日640 mg。

（2）静脉给药　按体重一次0.5～1.5 mg/kg稀释于5%葡萄糖注射液20 ml中，10分钟内缓慢静脉注射，继以每小时10 mg的速度静脉滴注。

【制剂与规格】盐酸索他洛尔片：（1）40 mg；（2）80 mg。

盐酸索他洛尔注射液：2 ml∶20 mg。

注射用盐酸索他洛尔：40 mg

盐酸胺碘酮[药典（二）；基；医保（甲）]

Amiodarone Hydrochloride

【适应证】房性心律失常（心房扑动，心房颤动转律和转律后窦性心律的维持）；结性心律失常；室性心律失常（治疗危及生命的室性期前收缩和室性心动过速以及室性心动过速和心室颤动的预防）；伴W-P-W综合征的心律失常。依据其药理特点，胺碘酮适用于上述心律失常，尤其合并器质性心脏病的患者（冠状动脉供血不足及心力衰竭）。当不宜口服给药时本品注射剂治疗严重的心律失常，尤其适用于下列情况：房性心律失常伴快速心室率；W-P-W综合征的心动过速；严重的室性心律失常；体外电除颤无效的室颤相关心脏停搏的心肺复苏。

【药理】（1）药效学　本品属Ⅲ类抗心律失常药。主要电生理效应是延长各部心肌组织的动作电位及有效不应期，有利于消除折返激动。同时具有轻度非竞争性的拮抗α及β肾上腺素受体药和轻度Ⅰ及Ⅳ类抗心律失常药的性质。静脉注射胺碘酮显示Ⅰ类、Ⅱ类、Ⅳ类的药理作用出现较快，Ⅲ类药理作用出现时间较长。对静息膜电位及动作电位高度无影响。本药减低窦房结自律性，对房室旁路前向传导的抑制大于逆向。由于复极延长，口服后心电图出现Q-T间期延长及T波改变，短时间静脉注射此作用不明显。静脉注射有轻度负性肌力作用，但通常不抑制左室功能。对冠状动脉及周围血管有直接扩张作用。可影响甲状腺素代谢。

(2)药动学　口服吸收迟缓且不规则。生物利用度约为50%。表观分布容积大约60L/kg，主要分布于脂肪组织及含脂肪丰富的器官。其次为心、肾、肺、肝及淋巴结。最低的是脑、甲状腺及肌肉。在血浆中62.1%与白蛋白结合，33.5%可能与β脂蛋白结合。主要在肝内代谢消除，活性代谢产物为去乙基胺碘酮。单次口服800 mg时半衰期为4.6小时(组织中摄取)，长期服药半衰期为13～30日，终末血浆清除半衰期可达40～55日。停药后半年仍可测出血药浓度。口服后3～7小时血药浓度达峰值。约1个月可达稳态血药浓度，稳态血药浓度为0.92～3.75 μg/ml。口服用药后4～5日作用开始，5～7日达最大作用，有时可在1～3周才出现。停药后作用可持续8～10日，偶可持续45日。单次静脉注射后由于胺碘酮从血浆再分布于组织中，血浆中药物浓度下降较快。静脉注射后5分钟起效，停药可持续20分钟～4小时。原药在尿中未能测到，尿中排碘量占总含碘量的5%，其余的碘经肝肠循环从粪便中排出。血液透析不能清除本品。

【不良反应】(1)心血管系统　较其他抗心律失常药对心血管的不良反应要少。包括：①窦性心动过缓、一过性窦性停搏或窦房拮抗，阿托品不能对抗此反应；②房室传导阻滞；③虽然延长Q-T间期，但尖端扭转型室性心动过速不常见，其促心律失常作用在长期大剂量或伴有低钾血症时易发生；④静脉注射过快时产生低血压。出现以上情况均应停药，可用升压药、异丙肾上腺素、碳酸氢钠(或乳酸钠)或起搏器治疗；注意纠正电解质紊乱；扭转型室性心动过速发展成室颤时可用直流电转复。由于本品半衰期长，故治疗不良反应需持续5～10天。

(2)甲状腺　①甲状腺功能低下，发生率1%～4%，老年人较多见，多为甲状腺化验指标的异常，以TSH增高为多，少数也可出现典型的甲状腺功能低下征象，停药后数月可消退，但黏液性水肿可遗留不消，必要时可用甲状腺素治疗。②甲状腺功能亢进，可发生在停药后，除眼球突出以外可出现典型的甲亢征象，也可出现新的心律失常，化验T_3、T_4均增高，TSH下降。发病率约2%，原则上均应停用胺碘酮。停药数周至数月可完全消失，少数需用抗甲状腺药、普萘洛尔或肾上腺皮质激素治疗。

(3)消化系统　便秘，少数人有恶心、呕吐、食欲缺乏，应用负荷量时明显。

(4)眼部　服药3个月以上者在角膜中基底层下1/3有黄棕色色素沉着，与疗程及剂量有关，儿童发生较少。这种沉着物偶可影响视力，但无永久性损害。少数人可有光晕或视物模糊，极少因眼部不良反应停药。

(5)神经系统　不多见，与剂量及疗程有关，可出现震颤、共济失调、近端肌无力、锥体外系反应，服药1年以上者可有外围神经病，经减药或停药后渐消退。

(6)皮肤　可出现光敏感反应，治疗期间建议避免暴露于阳光(以及紫外光)下。高剂量长期治疗过程中皮肤可出现蓝色素沉着，停药后经较长时间(1～2年)才渐退。其他过敏性皮疹，停药后消退较快。

(7)肝　静脉注射可出现氨基转移酶明显增高，往往与注射剂量过大，速度过快有关。口服可有氨基转移酶增高，下调给药剂量后可以恢复。长期治疗期间可出现慢性肝损害。

(8)肺　肺部不良反应多发生在长期大量服药者(一日0.6～1.2 g)，极个别在服药1个月后发生。临床表现有呼吸困难、干咳等，呼吸功能检查可见限制性肺功能改变，血沉增快及血白细胞增高，胸片或CT检查可见肺泡炎或肺间质纤维化改变，严重者可致死。需停药并用肾上腺皮质激素治疗。

(9)其他　偶可发生低钙血症及血清肌酐升高。静脉注射用药时局部刺激产生静脉炎，采用中心静脉注射用药可以避免。

【禁忌证】(1)甲状腺功能异常或有既往史者。

(2)碘过敏者。

(3)二或三度房室传导阻滞，双束支传导阻滞(除非已安装起搏器)。

(4)病态窦房结综合征。

(5)美国FDA妊娠期药物安全性分级为口服给药、肠道外给药D。

【注意事项】(1)交叉过敏反应，对碘过敏者对本品可能过敏。

(2)本品可以通过胎盘进入胎儿体内。新生儿血中原药及代谢产物为母体血浓度的25%。

(3)本品及代谢物可从乳汁中分泌，服本品者不宜哺乳。

(4)对诊断的干扰　①心电图变化：例如P-R及Q-T间期延长，服药后多数患者有T波减低伴增宽及双向，出现U波，此并非停药指征；②极少数有AST、ALT及碱性磷酸酶增高；③甲状腺功能变化，本品抑制周围T_4转化为T_3，导致T_4及rT_3增高，血清T_3轻度下降，甲状腺功能检查通常不正常，但临床并无甲状腺功能障碍。若仅有化验异常，如T_4，反T_3和TSH轻度升高，T_3水平轻度降低而无临床表现的患者，可加强监测而不需要特殊处理。甲状腺功能检查不正常可持续至停药后数周或数月。

(5)下列情况慎用　①窦性心动过缓；②Q-T间期延长综合征；③低血压；④肝功能不全；⑤肺功能不全；⑥严重充血性心力衰竭。

(6)用药期间应注意随访检查　①血压；②心电图；③肝功能；④甲状腺功能，包括 T_3、T_4 及促甲状腺激素，每3～6个月1次；⑤肺功能、肺部X线片，每6～12个月1次；⑥眼科裂隙灯检查。

(7)本品口服作用的发生及消除均缓慢，临床用药个体差异大。用药应根据病情而异。对危及生命的心律失常宜用短期较大负荷量，必要时静脉给药。对于非致命性心律失常，应用小量缓慢负荷。

(8)本品半衰期长，故停药后换用其他抗心律失常药时应注意相互作用。

(9)多数不良反应与疗程及剂量有关，故需长期服药者尽可能用最小有效维持量，并应定期随诊。

(10)本品不改变起搏阈值，但可使室速的心率减慢至埋藏式起搏除颤器(ICD)诊断的频率阈值以下，并能提高除颤阈值。因此已经植入ICD的患者完成负荷量之后应进行必要的检测，并及时调整ICD的相关参数。

【药物相互作用】 (1)本品可增强华法林的抗凝作用，该作用可自加用本品后4～6日，持续至停药后数周或数月。合用时应密切监测凝血酶原时间，并据此调整华法林的用量。

(2)增强其他抗心律失常药对心脏的作用。本品可增高血浆中奎尼丁、普鲁卡因胺、氟卡尼及苯妥英钠的浓度。与Ⅰa类药合用可加重Q-T间期延长，极少数可致尖端扭转型室速，故应特别小心。从加用本品起，原抗心律失常药应减少30%～50%药量，并逐渐停药，如必须合用则通常推荐剂量减少一半。

(3)与β受体拮抗药或钙通道阻滞药合用可加重窦性心动过缓、窦性停搏及房室传导阻滞。如果发生则本品或前两类药应减量。

(4)增加血清地高辛浓度，亦可能增高其他洋地黄制剂的浓度达中毒水平，当开始用本品时洋地黄类药应停药或减少50%，如合用应仔细监测其血清中药浓度。本品有加强洋地黄类药对窦房结及房室结的抑制作用。

(5)与排钾利尿药合用，可增加低钾血症所致的心律失常。

(6)增加日光敏感性药物作用。

【用法与用量】 (1)口服　成人　①治疗室上性心律失常，一日0.4～0.6 g，分2～3次服，1～2周后根据需要改为一日0.2～0.4 g维持。部分患者可减至0.2 g每周5天或更小剂量维持。②治疗严重室性心律失常，一日0.6～1.2 g，分3次服，1～2周后根据需要逐渐改为一日0.2～0.4 g维持。

(2)静脉注射　负荷量3 mg/kg，稀释后10分钟给入，然后以1～1.5 mg/min静脉滴注维持，6小时后减至0.5～1 mg/min，一日总量1200 mg，最大不超过2.0～2.2 g。以后逐渐减量，静脉滴注胺碘酮最好不超过3～4日。用于体外电除颤无效的室颤时，初始静脉剂量为300 mg(或5 mg/kg)，快速注射，必要时可追加150 mg(或2.5 mg/kg)。

【儿科用法与用量】 口服　一日5～10 mg/kg，分3次服，4～8次后改为一日5～6 mg/kg。

【儿科注意事项】 可引起窦性心动过缓、窦性停搏或窦房传导阻滞等。

【制剂与规格】 盐酸胺碘酮片：(1)0.1 g；(2)0.2 g。

盐酸胺碘酮胶囊：(1)0.1 g；(2)0.2 g。

盐酸胺碘酮注射液：(1)2 ml：150 mg；(2)3 ml：150 mg。

盐酸屈奈达隆(盐酸决奈达隆)

Dnonedarone Hydrochloride

【适应证】 本品适用于有阵发性或持续性心房颤动病史的窦性心律患者，减少因心房颤动(AF)住院的风险。

【药理】 (1)药效学　本品是对胺碘酮的分子结构进行改变的产物。其确切电生理作用机制不明。它显示了Vaughan-Williams所有4类抗心律失常药的特性，但尚不清楚哪个特性对其临床效应的贡献程度。健康受试者口服决奈达隆800 mg每日两次可见心率中度降低(约为4bpm)。延长PR间期有明显的剂量依赖效应，在400 mg每日两次给药组，PR间期增加5毫秒，在1600 mg每日两次给药组，PR间期增加高达50毫秒。延长Q-Tc间期有中度的剂量依赖效应，在400 mg每日两次给药组，Q-Tc间期增加10毫秒，在1600 mg每日两次给药组Q-Tc间期增加高达25毫秒。

(2)药动学　由于首关代谢，空腹给药时其绝对生物利用度很低，约为4%。当与高脂肪饮食同时服用时，绝对生物利用度升高至约15%。进餐时服药后，原药以及循环中主要活性代谢产物(*N*-脱丁基代谢产物)在3～6小时内达到血药浓度峰值。400 mg每日两次重复给药后，在治疗的4～8天内达到稳态。原药及其*N*-脱丁基代谢产物的体外血浆蛋白结合率>98%并且不可饱和。静脉给药后的稳态分布容积约为 1400 L。它主要通过 CYP3A 在体内广泛代谢。初始代谢途径包括形成活性 *N*-脱丁基代谢产物的 *N*-脱丁基化反应，*N*-脱丁基代谢产物具有药效学活性，但是强度为原药的 1/10～1/3。约有 6%以代谢产物的形式从尿排出，有 84%主要以代谢产物的形式从粪便排出。原药的消除半衰期范围为 13～19 小时。其暴露量在女性中平均比男性高 30%，亚洲男性患者的暴露量约比白人男性高 2 倍。在年龄≥65 岁的患者中，其暴露量升高 23%。在中度肝损伤的受试者中，其平均暴露量比肝功能正常的受试者高 1.3 倍。在重度肾损伤受试者中未观察到药代动力学差异。

【不良反应】 (1)心脏：新发或加重的心力衰竭，少数伴 1∶1 房室传导房扑的报道。Q-T 间期延长。

(2)肝脏：肝损伤，上市后有严重肝损伤致肝移植的报道。

(3)血管：血管炎(包括白细胞破碎性血管炎)

(4)呼吸系统：间质性肺病(包括肺炎和肺纤维化)。

(5)免疫系统：过敏反应(包括血管性水肿)

(6)胃肠系统：腹泻、恶心、腹痛、呕吐和乏力。

【禁忌证】 (1)对本品活性成分或任何成分过敏。

(2)永久性心房颤动(不打算或无法转复正常窦性心律的患者)。

(3)血流动力学不稳定的患者，包括静息或轻微活动时有症状的心力衰竭(纽约心脏协会Ⅳ级心力衰竭以及不稳定的Ⅲ级心力衰竭)或者近期心功能失代偿需要住院治疗的患者。

(4)二度或三度房室传导阻滞或病态窦房结综合征患者(除非已安装正常工作的起搏器)。

(5)心动过缓(每分钟心率小于 50 次)的患者。

(6)伴随使用强效 CYP3A 抑制剂，如酮康唑、伊曲康唑、伏立康唑、环孢霉素、泰利霉素、克拉霉素、萘法唑酮、利托那韦和达比加群酯。

(7)伴随使用可以延长 Q-T 间期以及可能增加尖端扭转型室性心动过速风险的药品或天然药物，如酚噻嗪类抗精神病药、三环类抗抑郁药、某些口服大环内酯类抗生素以及Ⅰ类和Ⅲ类抗心律失常药。

(8)之前有过与使用胺碘酮有关的肝毒性。

(9)Bazett Q-Tc 间期≥500 毫秒或 PR 间期＞280 毫秒。

(10)重度肝损伤。

(11)妊娠期妇女服用本品时可能对胎儿造成伤害。妊娠期妇女或计划怀孕的妇女禁用本品。

(12)哺乳妇女。

【注意事项】 (1)应用本品治疗的患者，应至少每 3 个月进行 1 次心律监测。对正处于心房颤动的患者应给予心脏复律(如果有临床指征)或停用。

(2)如果患者出现心衰的症状或体征，如体重增加、体位性水肿或呼吸困难逐渐加重，则应建议患者向医生咨询，如出现心衰加重或因心衰住院，应停用本品。

(3)在出现提示肝损伤的症状(如食欲缺乏、恶心、呕吐、发热、不适、疲劳、右上象限腹痛、黄疸、黑尿或瘙痒)时立即检查血清酶、AST、ALT 和碱性磷酸酶以及血清胆红素，以确定是否有肝损伤。如果发现肝损伤，应开始适当的治疗，并检查可能的原因。

(4)与排钾利尿剂联合用药可能会发生低钾血症或低镁血症。服用本品之前，血钾水平应在正常范围内，并在服用本品期间维持血钾正常。

(5)在本品治疗开始之后可出现血清中肌酐增加，肌酐升高迅速出现，7 天后达到稳态，停药后降低。应定期监测肾功能。

(6)妊娠期妇女服用本品可能对胎儿造成伤害。如果在妊娠期间使用本药或者患者在服用本药过程中怀孕，应将对胎儿的潜在危害告知患者。

(7)本品是否经人乳排泄尚不明确。因为许多药物经人乳排泄，并且由于喂养婴儿时可能存在本品所致的严重不良反应，所以应同时评估用药对母亲的重要性，来决定停止母乳喂养或停止用药。

(8)在 18 岁以下儿童中的安全性和有效性尚未确立。因此，不推荐将本品用于此类人群。

(9)老年患者和成年患者中本品的有效性和安全性相似。

【药物相互作用】 (1)因为有引起尖端扭转型室性心动过速的潜在风险，禁止联合使用延长 Q-T 间期的药物(如某些吩噻嗪类药、三环类抗抑郁药、某些大环内酯类抗生素以及Ⅰ类和Ⅲ类抗心律失常药物)。

(2)地高辛可增强本品的电生理效应(如降低房室结传导)。通过抑制 P-糖蛋白转运蛋白，本品可使地高辛的暴露量增加 2.5 倍。在临床试验中，本品与地高辛合用时可观察到地高辛水平升高，胃肠道不良反应也有所增加。如果继续采用地高辛治疗，则可将地高辛的剂量减半，并密切监测血药浓度及毒性。

(3)本品使钙离子通道阻滞药(维拉帕米、地尔硫䓬或硝苯地平)的暴露量增加 1.4～1.5 倍。对窦房结和房室结有抑制作用的钙离子通道阻滞药可能加强本品对传导的影响。

(4)当本品与β拮抗药联合给药时，心动过缓发生率增加。单剂量给药后，本品使普萘洛尔的暴露量增加1.3倍。多剂量给药后，本品使美托洛尔的暴露量增加1.6倍。

(5)重复给予强效CYP3A抑制剂酮康唑会使本品的暴露量增加17倍，使C_{max}增加9倍。禁止伴随使用酮康唑和其他强效CYP3A抑制剂，如伊曲康唑、伏立康唑、利托那韦、克拉霉素和萘法唑酮。

(6)葡萄柚汁会使本品的暴露量增加3倍，使C_{max}增加2.5倍。因此，患者在服用本品时应避免饮用葡萄柚汁类饮料。

(7)利福平使本品的暴露量降低80%。因为可使本品的暴露量显著降低，应避免利福平或其他CYP3A诱导剂(如苯巴比妥、卡马西平、苯妥英和贯叶连翘)与本品合用。

(8)本品使辛伐他汀/辛伐他汀酸的暴露量分别增加4倍和2倍。由于同他汀类药物(CYP和转运蛋白)相互作用有多种机制，因此与CYP3A及P-gP抑制剂(如本品)一起使用时，要遵循他汀类药物说明书推荐的方法。

(9)口服给药时，本品可以使他克莫司、西罗莫司和其他治疗窗狭窄的CYP3A底物的血药浓度升高。应监测血药浓度并适当调整剂量。

(10)服用华法林的患者应在开始服用本品后监测INR。

【用法与用量】 口服　成年人的推荐剂量为每次1片(400 mg)，每日2次。

【制剂与规格】 盐酸屈(决)奈达隆片：400 mg。

富马酸伊布利特[医保(乙)]

Ibutilide Fumarate

【适应证】 快速转复新近发生的心房颤动或心房扑动至窦性心律。

【药理】 (1)药效学　本品可延长离体的成人心肌细胞动作电位持续时间，延长活体心房和心室不应期，属于Ⅲ类抗心律失常药物的电生理作用。本品轻度延缓窦性心律和房室传导，治疗剂量下对QRS时间没有显著作用，可产生剂量相关性Q-T间期延长。在射血分数超过和不到35%的患者身上做的血流动力学研究表明，伊布利特浓度达0.03 mg/kg时对心排血量，平均肺动脉压，肺毛细血管楔压没有明显的临床作用。

(2)药动学　本品的药代动力学特点在受试者中有很大变异。静脉注射后，血浆浓度呈指数模式迅速下降，依布利特的全身血浆清除率很高，接近肝血流[大约29 ml/(min・kg)]，分布容积约11 L/kg，蛋白质结合率约40%。剂量在0.01～0.10 mg/kg这个范围时，伊布利特的药代动力学呈线性分布。$t_{1/2\beta}$大约是6小时(2～12小时)。大约有82%是从肾排泄(约7%是原形)，剩余部分(约19%)在粪便中排出。伊布利特有八种代谢产物，其中只有ω羟基代谢物具有活性。

【不良反应】 (1)主要不良反应是出现新的心律失常，最主要的是可引起与Q-T间期延长有关的尖端扭转型室速。其余心律失常按照发生率多少排列分别为室性期外收缩(5.1%)，非持续性单形性室速(4.9%)、窦性心动过速或室上速(2.7%)、束支传导阻滞(1.9%)、AV传导阻滞(1.5%)、心动过缓(1.2%)、室上性期外收缩(0.9%)，结性心律失常(0.7%)，晕厥(0.3%)，室性异搏心律(0.2%)，持续性单形性室速(0.2%)。

(2)低血压/直立性低血压(2.0%)、心力衰竭(0.5%)、肾衰竭(0.3%)。

(3)其他　可见恶心、头痛。

【禁忌证】 (1)对本品过敏者。

(2)多型性室性心动过速者(如尖端扭转型室性心动过速)。

(3)先前4小时内使用过Ⅰ类抗心律失常药(如奎尼丁、丙吡胺，普鲁卡因胺等)或Ⅲ类抗心律失常药(如胺碘酮，索他洛尔等)。

【注意事项】 (1)房性心律失常持续时间较长的患者对于伊布利特的反应性较差，对于超过90天的持续性心律失常疗效还未确定。

(2)由于本品有促心律失常的报道，因此要慎重选择适应证。鉴于本药有引起致命性室性心律失常的可能，选择使用本品转复，要权衡转复的效益与用药风险，并考虑维持窦性心律治疗的必要和益处后再进行。

(3)不应给妊娠期妇女使用，除非它的益处明显高于其对胎儿的危害。

(4)还没有研究伊布利特排泄进入至母乳的情况，因此在使用本品进行治疗的过程中不鼓励母乳喂养。

(5)伊布利特对于儿童的安全性和有效性研究还没有建立。老年人的剂量选择应更加慎重，从低剂量开始。

(6)以下情况慎用　①心功能不全者；②有电解质紊乱，特别是血钾低于4.0 mmol/L者；已有Q-T间期延长超过440毫秒者；③使用了其他延长Q-T间期的药物者。

(7)用药后　①持续心电图监测至少4小时或至

Q-T间期恢复到基线水平。若出现心律失常还要延长观察时间；②监测血压；③必要时要监测血清电解质。

(8)使用本品要熟悉促心律失常作用的识别和处理，特别是尖端扭转型室性心动过速的处理。一旦发生，要立即停药，补钾补镁，必要时临时起搏。持续的室速应进行电复律。不宜使用其他抗心律失常药。

(9)在肝肾功能不全患者中的安全性还没有建立，一般认为不需减量，但用药后要延长监测时间。

【药物相互作用】 (1)其他延长 Q-T 间期的药物如酚噻嗪类，三环类抗抑郁药，三环类抗抑郁药，抗组胺药等将增加致心律失常的可能性。

(2)同时使用地高辛，钙通道阻滞药和 β 受体拮抗药对伊布利特的安全性和有效性没有明显影响。

【用法与用量】 静脉注射　在小于 60 kg 体重者使用 0.01 mg/kg，大于 60 kg 体重者使用 1 mg，用 5%葡萄糖注射液或 0.9%氯化钠注射液稀释后静脉注射，注射时间不少于 10 分钟。如果心律失常在注射后的 10 分钟内没有终止，可重复用药一次。若心律失常终止，出现持续性或非持续性室性心动过速，或 Q-T 间期或 Q-Tc 间期延长时，应马上停药。

【制剂与规格】 富马酸伊布利特注射液：10 ml：1 mg。

腺　苷[医保(乙)]

Adenosine

【适应证】 ①阵发性室上性心动过速。对于房室结参与折返的阵发性室上性心动过速非常有效，可作为治疗的首选药物，也可在维拉帕米无效或禁忌时用。②室上性心动过速的鉴别诊断用药。③核素心肌血流灌注显像的药物负荷试验用药。

【药理】 (1)药效学　腺苷是普遍存在于人体细胞的内源性核苷，主要由三磷酸腺苷降解形成，能产生短暂的负性肌力、传导和速率作用。其电生理作用包括降低窦房结和浦肯野纤维自律性、抑制房室结传导，使心房动作电位缩短并超极化、拮抗异丙肾上腺素对心室肌细胞动作电位的影响等。本品可产生一过性房室传导阻滞，因而能成功地终止房室结参与折返的阵发性室上性心动过速。本药对预激综合征旁路的前向传导无作用。窦房结和房室结对本药的生理剂量很敏感。通过本品对房室交界区的阻断是否出现暂时的房室分离，可用于宽 QRS 波心动过速的鉴别诊断。本品可引起一过性完全房室阻滞，能清楚地显示出室上性心律失常的心房活动，对诊断心房扑动、结内折返、心房颤动或多旁道传导有一定价值。另外，使用本品后正常冠状动脉的血流量增加，而狭窄冠状动脉的血流轻度增加或不增加，从而可增大正常动脉供血组织和狭窄动脉供血组织之间放射性核素分布的差异，故本药用于核素心肌血流灌注显像。

(2)药动学　本品在体内代谢迅速，起效快，作用时间短，一般仅 10～20 秒。主要由红细胞和血管内皮细胞摄取清除，清除半衰期<10 秒。

【不良反应】 本品快速注射后不良反应十分常见，但一般持续时间很短暂。

(1)心血管系统　一过性心动过缓、心脏停搏，可出现房性、房室交界性以及室性心律失常。可有心悸、高血压、低血压以及心绞痛样胸痛等。

(2)中枢神经系统　常见头痛、眩晕、头昏、头部压迫感、感觉异常或神经过敏。少见癫痫。

(3)胃肠道　胃肠道不适、腹痛、恶心、呕吐、味觉障碍(如金属味)等。

(4)泌尿生殖系统　与剂量相关的一过性肾血流量减少。

(5)呼吸系统　胸部紧缩感、呼吸困难、支气管痉挛、过度换气、咳嗽等，慢性阻塞性肺病患者可能出现呼吸衰竭。

(6)皮肤　皮肤发红十分常见。可有明显颜面发红，烧灼感，大多数在数秒钟可缓解，可能与皮肤血管扩张有关。

(7)其他　可有出汗、焦虑、视物模糊、手臂痛、背痛、颈痛，可引起过敏样反应。

【禁忌证】 (1)病态窦房结综合征，未置心脏起搏器者。

(2)二度或三度房室传导阻滞，未置心脏起搏器者。

(3)哮喘。

(4)心房颤动或心房扑动伴异常旁路。

(5)对本药过敏者。

(6)美国 FDA 妊娠期药物安全性分级为肠道外给药 C。

【注意事项】 (1)慎用于下列情况：①高血压；②低血压；③心肌梗死；④不稳定型心绞痛。

(2)药物对哺乳的影响尚不明确。

(3)除可能改变房室传导外，本品不能将心房扑动、心房颤动或室性心动过速转为窦性心律。

(4)给药后，建议患者避免摄入咖啡。

【药物相互作用】 (1)双嘧达莫可减少本药的代谢，增强药效，并引起不良反应如低血压、呼吸困难、呕吐等，因此如合用，应减小本品的剂量。

(2)本品与卡马西平合用,可加重心脏传导阻滞。

(3)本品的作用可被茶碱和其他甲基黄嘌呤类药物如咖啡因等拮抗,合用时可能需要增大本品剂量。

(4)地高辛、维拉帕米、奎尼丁、丙吡胺、胺碘酮对本药终止室上性心律失常的作用无明显影响。

【给药说明】 阵发性室上性心动过速患者在使用本品前,建议先采用适当的迷走神经刺激方法。

【用法与用量】 静脉注射 成人 ①室上性心动过速:首剂为 6 mg,在 2 秒内直接快速静脉注射,然后以氯化钠注射液快速冲洗。如心动过速未终止,可在 1~2 分钟后给第二剂和第三剂各 12 mg;也可以先给初始剂量 3 mg,如心动过速仍然存在,可间隔 1~2 分钟给第二剂 6 mg,第三剂 12 mg。一次给药不超过 12 mg。②核素心肌血流显像:按每分钟 140 μg/kg 静脉给药,总量为 0.84 mg/kg,在 6 分钟内注射完。肾功能不全或肝功能不全患者无需调整剂量。

【制剂与规格】 腺苷注射液:(1)2 ml:6 mg;(2)30 ml:90 mg(供诊断用)。

第五节　抗心绞痛及抗心肌缺血药

冠状动脉粥样硬化性心脏病(冠心病)是由于冠状动脉供血减少和(或)心肌耗氧增加引起心肌缺血。心肌缺血可表现为心绞痛、心肌梗死、猝死或无症状性心肌缺血。

心绞痛是由于暂时性心肌缺血引起的以胸痛为主要特征的临床综合征,是冠心病最常见的临床表现。临床上按发病的特征分为慢性稳定型心绞痛和不稳定型心绞痛。引起心绞痛的病理生理机制主要有两种:一是冠状动脉的管腔狭窄或闭塞,在心肌耗氧增加时不能保证相应血流的增加;一是冠状动脉痉挛。这两种机制可以分别存在,也可以同时存在,在一定条件下引起心肌缺血而出现症状。

治疗心绞痛的药物也以两种作用机制来达到绝对或相对地减轻心肌缺血的目的:一是减轻心脏负荷、减少心脏做功,从而减低心肌氧耗;药物可以通过减少回心血量(前负荷)以缩小心室容积和减低室壁张力,或通过扩张小动脉、减低后负荷和降低血压,或通过减慢心率而达到上述目的;一是扩张冠状动脉,解除冠状动脉痉挛,促进侧支循环而增加心肌氧供。

目前用于治疗心绞痛的药物主要有以下三类。①硝酸酯类,包括硝酸甘油、硝酸异山梨酯、单硝酸异山梨酯、戊四硝酯和以亚硝酸异戊酯为代表的亚硝酸酯类,后两者目前已少用。此类药物以扩张静脉为主,减低前负荷,兼有较轻的动脉扩张作用,使心肌氧耗量减少,同时也可直接扩张冠状动脉,故可用于各型心绞痛。钾通道开放药尼可地尔具有硝酸酯类似的作用。吗多明(molsidomine)也具有硝酸酯类作用,但已很少应用。②β 受体拮抗药,包括普萘洛尔、阿替洛尔、美托洛尔、比索洛尔、阿普洛尔、氧烯洛尔、吲哚洛尔、纳多洛尔等。此类药物减弱心肌收缩力,减慢心率、降低动脉压、减弱交感神经兴奋,使心肌的氧需减少,故适用于由劳力或交感神经兴奋诱发的心绞痛,对由冠状动脉痉挛所致的心绞痛,可能在 β 受体拮抗后 α 受体作用相对增强而有所不利。③钙通道阻滞药,包括二氢吡啶类钙拮抗药如硝苯地平及其他,和非二氢吡啶类钙拮抗药如维拉帕米、地尔硫䓬及其衍生物等。此类药物具有扩张血管、解除痉挛、减低心肌收缩力,非二氢吡啶类钙拮抗剂还可减慢心率,故上述两种治疗机制兼而有之,适用于治疗各型心绞痛。20 世纪 70 年代应用较多的普尼拉明、利多氟嗪(lidoflazine)等也被列为钙通道阻滞药,但自上述主要钙通道阻滞药问世以后,由于疗效相对较弱而已少用。对较重的心绞痛,以上三类药物可以合并应用,按发病机制而选择其配合。④代谢性药,包括曲美他嗪、左卡尼丁。通过抑制脂肪酸氧化,优化心肌能量代谢,改善心肌缺血。可单用或与其他药物联用。由于抗心绞痛药实际上是针对心肌缺血,此类药物也可用于治疗无症状心肌缺血的病例。

近年来正在开发一些其他改善心肌缺血的药物,包括窦房结抑制药如伊伐布雷定(ivabradine)和作用于钠通道电流的雷诺嗪(ranolazine)等。

抗心肌缺血药除 β 受体拮抗药外,主要是缓解心肌缺血、减轻症状,而不能改善预后。本章着重介绍硝酸酯类和几种其他类型的抗心肌缺血药物,β 受体拮抗药和钙通道阻滞药请见相关章节。

硝酸甘油[药典(二);基;医保(甲,乙)]

Nitroglycerin

【适应证】 ①治疗或预防心绞痛、心力衰竭和心肌梗死。②外科手术中诱导低血压和控制高血压。

【药理】 (1)药效学　硝酸甘油的血管扩张作用是通过一氧化氮的释放,后者刺激血管平滑肌细胞的鸟苷酸环化酶,导致环磷酸鸟苷(cGMP)增加,继而降低细胞液中的游离钙浓度而松弛平滑肌细胞。在对血管平滑肌的作用上,其对静脉的扩张作用超过对小动脉的扩张。静脉扩张使静脉血管床血液积聚，静脉回流减少，并降低左心室舒张期容积和压力(降低前负荷)。小动脉扩张使周围血管阻力和收缩期左心室压力降低(降低后负荷)。结果是抑制心肌耗氧量的主要决定因素。硝酸甘油具有扩张冠状动脉的作用，能改善缺血区局部冠脉血流和心肌氧供。

(2)药动学　本药易自口腔黏膜及胃肠道吸收，也可以从皮肤吸收，舌下给药吸收迅速完全，生物利用度80%；而口服因肝脏首关代谢，在肝内被有机硝酸酯还原酶降解，生物利用度仅为8%。蛋白结合率60%。舌下给药2～3分钟起效，5分钟达最大效应，作用持续10～30分钟，$t_{1/2}$(舌下)为1～4分钟。静脉滴注即刻作用，贴膜药30分钟内起作用，口腔喷雾2～4分钟起作用。主要在肝内代谢，迅速而近乎完全，在血浆中酶也能予以分解。代谢后经肾排出。

【不良反应】 (1)常见　由直立性低血压引起的眩晕、头晕、晕厥、面颊和颈部潮红；严重时可出现持续的头痛、恶心、呕吐、心动过速、烦躁。少见皮疹、视物模糊，口干。

(2)过量时的临床表现，按发生率的高低，依次为：口唇指甲青紫、眩晕欲倒、头胀、气短、高度乏力，心跳快而弱、发热，甚至抽搐。

【禁忌证】 (1)对本品或其他硝酸盐类过敏者。

(2)低血压。

(3)青光眼患者。

(4)梗阻性心肌病。

(5)美国FDA妊娠期药物安全性分级为舌下给药、经皮给药C。

【注意事项】 (1)交叉过敏反应　对其他硝酸酯或亚硝酸酯过敏患者也可能对本品过敏，但属罕见。

(2)对诊断的干扰　①血中硝酸盐类增多，变性血红蛋白也可能增加；②尿儿茶酚胺(肾上腺素和去甲肾上腺素)与尿香草杏仁酸(VMA)值显著升高。

(3)下列情况慎用　①脑出血或头颅外伤，因本品可使颅内压增高；②严重贫血患者应用本品时，可能加重心脏负担；③心肌梗死患者有低血压及心动过速者；④严重肾功能损害；⑤严重肝功能损害可增加变性血红蛋白危险。

(4)应用本品过程中应进行血压和心功能的监测，从而调整用量。

(5)用药期间从卧位或坐位突然站起时须谨慎，以免突发直立性低血压。

(6)如因过量而发生低血压时，应抬高两腿，以利静脉回流，如仍不能纠正，加用α受体激动药如去氧肾上腺素或甲氧明，但不用肾上腺素。测定血中变性血红蛋白，如有应增加高流量氧吸入，重症可静脉注射亚甲蓝。

【药物相互作用】 (1)与乙酰胆碱、组胺或去甲肾上腺素同用时，疗效可减弱。

(2)与其他拟交感胺类药如去氧肾上腺素、麻黄碱或肾上腺素同用时可能降低抗心绞痛的效应。

(3)中度或过量饮酒时，可导致血压过低。

(4)与降压药或扩张血管药同用时可使硝酸甘油的直立性降压作用增强。

(5)与三环类抗抑郁药同用时，可加剧抗抑郁药的低血压和抗胆碱效应。

(6)禁止与磷酸二酯酶-5抑制剂(如西地那非)合用，两者合用可显著增强硝酸盐的血管舒张作用，从而发生显著低血压。

【给药说明】 (1)片剂用于舌下含服，不可吞服。

(2)舌下含服用于缓解心绞痛急性发作，如用过3片尚未能缓解，应即就诊。

(3)长期含服可引起耐药性而用量要加大，停药一周左右疗效才恢复。

(4)大量或长期使用后需要停药时，应逐渐递减用量，以防撤药时心绞痛反跳。

(5)静脉滴注硝酸甘油注射液使用前必须稀释，用5%葡萄糖注射液或氯化钠注射液，并彻底混合，不得直接用做静脉注射，不能和其他药物混合。

(6)持续用药可出现耐药性，此时可逐渐加大剂量，并采用间断用药。

【用法与用量】 根据不同的临床需求，硝酸甘油可以通过舌下含服给药、黏膜给药、口服给药，透皮给药或静脉途径给药。

(1)用于治疗急性心绞痛，可舌下含服、舌下喷雾或黏膜给药，起效快，能迅速缓解心绞痛。也可在可能诱发心绞痛的活动或应激事件之前给药。片剂(每片0.3～0.6 mg)置于舌下。必要时可重复含服，但必须告诉患者如在15分钟内已含服3次仍不能缓解疼痛即应就医。如采用喷雾给药，则可每次将0.4～0.8 mg(1～2揿)喷至舌下，然后闭嘴，必要时可喷三次。硝酸甘油黏膜片应置于上唇和齿龈之间，1～2 mg的剂量通常已经足够。

(2)用于稳定性心绞痛的长期治疗，硝酸甘油通常以缓释片(胶囊)或透皮药的形式给予，这些药型(或给药途径)能提供较长的作用时间。敷贴药是将硝酸甘油贮存于不能穿透的背面与使药物恒速释放的半透膜之间，将膜敷贴于皮肤上，药物以恒速进入皮肤。作用时间长，几乎可达24小时。切勿修剪敷贴药，贴敷处避开毛发、疤痕、破损或易刺激处皮肤。每次贴敷需更换部位以免引起刺激。

(3)硝酸甘油静脉滴注，开始剂量按每分钟5 μg，最好经恒定的输液泵滴注，若左室充盈压或肺毛细血管嵌压为正常或低的患者(如无其他并发症的心绞痛患者)，则可能已是充分有效，或可能过量。用于控制性降压或治疗心力衰竭，可每3～5分钟增加5 μg/min以达到满意效果。如在20 μg/min时无效可以10 μg/min递增，以后可20 μg/min，一旦有效则剂量渐减小和给药间期延长。由于各个患者对本品反应差异很大，静脉滴注无固定适合剂量，每个患者须按所要求的血流动力学来滴定其所需剂量，因此须监测血压、心率、其他血流动力学参数如肺嵌压等。由于许多塑料输液器可吸附硝酸甘油，应采用非吸附本品的输液装置如玻璃输液瓶等。

【制剂与规格】 硝酸甘油片：(1)0.5 mg；(2)0.6 mg。

硝酸甘油舌下含片：0.6 mg。

硝酸甘油注射液：(1)1 ml∶1 mg；(2)1 ml∶2 mg；(3)1 ml∶5 mg；(4)1 ml∶10 mg。

硝酸甘油贴片：供24小时使用25 mg。

硝酸甘油气雾剂：15 g(含硝酸甘油0.1 g，每瓶200撳，每撳含硝酸甘油0.5 mg。)

硝酸甘油喷雾剂：200喷，每喷0.4 mg。

硝酸异山梨酯[药典(二)]

Isosorbide Dinitrate

【适应证】 ①冠心病长期治疗；心绞痛的预防；心肌梗死后持续心绞痛的治疗；与洋地黄和(或)利尿药联合应用。②治疗慢性充血性心力衰竭。③肺动脉高压的治疗。

【药理】 (1)药效学　硝酸异山梨酯主要药理作用是松弛血管平滑肌。其在体内代谢生成单硝酸异山梨酯，后者释放一氧化氮，激活鸟苷酸环化酶，使平滑肌细胞内的环鸟苷酸增多，从而松弛血管平滑肌。其效应参阅硝酸甘油。

(2)药动学　口服吸收完全，生物利用度口服为22%，舌下含服为59%。蛋白结合率低。口服15～40分钟起效，持续4～6小时；舌下2～5分钟起效，15分钟达最大效应，作用持续1～2小时；缓释片30分钟起效，持续作用12小时。喷雾剂进入口腔后，立即经黏膜吸收，5～7.5分钟血药浓度达峰值。本品主要在肝脏代谢，口服首过效应明显，经酶脱硝后生成具有活性的中间代谢物2-单硝基异山梨酯和5-单硝基异山梨酯，经肾排出。注射静脉、舌下含服、口服的$t_{1/2}$分别为20分钟、1小时和4小时。口腔喷雾后半衰期为30～60分钟。

【不良反应】 本品用药初期可能会出现硝酸酯引起的血管扩张性头痛，还可能出现面部潮红、眩晕、直立性低血压和反射性心动过速。偶见血压明显降低、心动过缓和心绞痛加重，罕见虚脱及晕厥。

【禁忌证】 (1)急性循环衰竭(休克、循环性虚脱)、严重低血压(收缩压<90 mmHg)、急性心肌梗死伴低充盈压(除非在有持续血流动力学监测的条件下)、肥厚梗阻型心肌病、缩窄性心包炎或心包填塞、严重贫血、青光眼、颅内压增高、原发性肺动脉高压、对硝基化合物过敏者。

(2)美国FDA妊娠期药物安全性分级为口服给药、肠道外给药、经皮给药、口含C。

【注意事项】 主动脉或二尖瓣狭窄、直立性低血压慎用。不应突然停止用药，以避免反跳现象。

【药物相互作用】 (1)与其他血管扩张药、钙通道阻滞药、β受体拮抗药、降压药、三环类抗抑郁药及乙醇合用，可增强本类药物的降血压效应。

(2)可加强二氢麦角碱的升压作用。

(3)同时使用类固醇类抗炎药可降低本药的疗效。

(4)禁止与磷酸二酯酶-5抑制药(如西地那非合用，两者合用可发生显著低血压)。

【用法与用量】 (1)普通片口服　预防心绞痛，一次5～10 mg，一日2～3次，一日总量10～30 mg。由于个体反应不同，需个体化调整剂量。舌下给药：一次5 mg，缓解症状。

(2)缓释片(胶囊)　口服，一次40～80 mg，8～12小时1次。

(3)注射药　静脉滴注，可用本品注射液10 mg，加入5%葡萄糖注射液250 ml静脉注滴，从40 μg/min开始，根据情况每4～5分钟增加10～20 μg/min。一般药量为每小时2～10 mg，药量须根据患者反应而调节。用药期间，必须密切监测心率及血压。

(4)硝酸异山梨酯气雾剂　使用时，先揭开药瓶盖帽，喷射阀门处于上方，药瓶垂直，按压喷射阀门数次至喷雾均匀后即可使用。但若停用时间较长，则需再按压阀门至喷雾均匀后方可使用。使用时将喷雾嘴对准口腔，按压4撳，可达到有效剂量2.5 mg。

(5)硝酸异山梨酯乳膏　宜自小剂量开始，逐渐增量。将乳膏按刻度挤出所需长度，均匀涂布于所给印有刻度的纸上，每格相当硝酸异山梨酯0.2 g，将纸面涂药区全部涂满，即 5cm×5cm 面积，贴在左胸前区(可用胶布固定)一日 1 次(必要时 8 小时 1 次)可睡前贴用。

药物过量时，与血管过度扩张有关的反应有颅内压增高、眩晕、心悸、视物模糊、恶心与呕吐、晕厥、呼吸困难、出汗伴皮肤潮红或湿冷、传导阻滞与心动过缓、瘫痪、昏迷、癫痫发作或死亡，无特异的拮抗药可对抗其血管扩张作用，用肾上腺素和其他动脉收缩药可能弊大于利，处理方法包括抬高患者的下肢以促进静脉回流以及静脉补液。也可能发生高铁血红蛋白血症，治疗方法是静脉注射亚甲蓝 1～2 mg/kg。

【制剂与规格】 硝酸异山梨酯片：(1)5 mg；(2)10 mg。

硝酸异山梨酯缓释片：(1)20 mg；(2)40 mg。

硝酸异山梨酯缓释胶囊：(1)20 mg；(2)40 mg。

硝酸异山梨酯注射液：(1)5 ml∶5 mg；(2)10 ml∶10 mg。

硝酸异山梨酯葡萄糖注射液：100 ml∶硝酸异山梨酯 10 mg，葡萄糖 5 g。

硝酸异山梨酯乳膏：10 g∶1.5 g。

硝酸异山梨酯气雾药：(1)10 ml∶96.2 mg(每喷含硝酸异山梨酶 1.25 mg)；(2)10 ml∶0.125 g (200 喷/瓶，每喷含硝酸异山梨酯 0.625 mg)；(3)20 ml∶0.25 g (1800 喷/瓶，每喷含硝酸异山梨酯 1.4 mg)；(4)16 g∶0.471 g(300 喷/瓶，每喷含硝酸异山梨酯 1.25 mg)。

注射用硝酸异山梨酯：(1)2.5 mg；(2)5 mg；(3)10 mg；(4)20 mg；(5)25 mg。

单硝酸异山梨酯[药典(二)；医保(乙)]

Isosorbide Mononitrate

【适应证】 ①冠心病心绞痛和心力衰竭的长期治疗。预防和治疗心绞痛。②与洋地黄及(或)利尿药合用治疗慢性心力衰竭。

【药理】 (1)药效学　单硝酸异山梨酯是硝酸异山梨酯的活性代谢产物。可通过扩张外周血管，特别是增加静脉血容量，减少回心血量，降低心脏前后负荷，而减少心肌耗氧量，同时还可通过促进心肌血流重新分布而改善缺血区血流供应，可能通过这两方面发挥抗心肌缺血作用。参阅硝酸异山梨酯。

(2)药动学　本药口服在胃肠道完全吸收，无肝脏首过效应，生物利用度可达 100%，缓释片生物利用度为 90%～100%。口服 1 小时后达血药峰浓度，普通制剂作用可持续 6 小时，缓释制剂作用可延长到 8.6 小时。本药在心脏、脑组织和胰腺中含量较高，脂肪组织、皮肤、结肠、肾上腺和肝脏含量较低，蛋白结合率小于 5%。主要在肝脏脱硝基为无活性的异山梨醇和右旋山梨醇等，肝病患者无药物蓄积现象。半衰期为 5～6 小时。肾脏是本药主要排泄途径，其次为胆汁排泄，从粪便中排出的量不足 1%。肾功能受损对本药消除无影响，并可由血液透析清除。

【不良反应】 同硝酸甘油。可有头痛、面部潮红、灼热感、恶心、眩晕、出汗等，一般较轻微。偶有见肌痛。

【禁忌证】 (1)青光眼、严重低血压、休克和急性心肌梗死者忌用。

(2)美国 FDA 妊娠期药物安全性分级为口服给药 C。

【药物相互作用】 参阅“硝酸甘油”。

【给药说明】 参阅“硝酸甘油”。

【用法与用量】 口服　(1)普通制剂(片、胶囊)一次 10～20 mg，一日 2～3 次，严重者可用至一次 40 mg，一日 2～3 次，餐后服。预防心绞痛：一次 5～10 mg，一日 2～3 次，一日总量 10～30 mg，由于个体反应不同，需个体化调整剂量。

(2)缓释制剂(片、胶囊)：一次 50～60 mg，一日 1 次，早餐后服。

【制剂与规格】 单硝酸异山梨酯片：(1)10 mg；(2)20 mg。

单硝酸异山梨酯缓释片：(1)30 mg；(2)40 mg；(3)50 mg；(4)60 mg。

单硝酸异山梨酯胶囊：(1)10 mg；(2)20 mg。

单硝酸异山梨酯缓释胶囊：(1)20 mg；(2)40 mg；(3)50 mg；(4)60 mg。

单硝酸异山梨酯缓释胶囊(Ⅱ)：40 mg。

单硝酸异山梨酯缓释胶囊(Ⅲ)：(1)20 mg；(2)40 mg；(3)60 mg。

单硝酸异山梨酯注射液：(1)1 ml∶10 mg；(2)2 ml∶20 mg；(3)2 ml∶25 mg；(4)5 ml∶20 mg。

单硝酸异山梨酯葡萄糖注射液：(1)100 ml∶单硝酸异山梨酯 20 mg，葡萄糖 5 g。(2)250 ml∶单硝酸异山梨酯20 mg，葡萄糖 12.5 g。

单硝酸异山梨酯氯化钠注射液：(1)100 ml∶单硝酸异山梨酯 20 mg，氯化钠 0.9 g；(2)100 ml∶单硝酸异山梨酯 25 mg，氯化钠 0.85 g；(3)250 ml∶单硝酸异山梨酯 20 mg，氯化钠 2.25 g；(4)250 ml∶单硝酸异山梨酯 50 mg，氯化钠 2.25 g。

尼可地尔[医保(乙)]

Nicorandil

【适应证】 冠心病心绞痛的预防和治疗。

【药理】（1）药效学　尼可地尔是烟酸胺的硝酸酯衍生物，可阻止细胞内钙离子游离，增加细胞膜对钾离子的通透性，扩张冠状血管，持续性增加冠状动脉血流量，抑制冠状动脉痉挛。在扩张冠状动脉时，并不影响血压、心率、心肌收缩力以及心肌耗氧量。同时，本品还具有抑制血小板聚集防止血栓形成的作用。

（2）药动学　本品口服后胃肠道吸收良好，血浆药物浓度峰值出现在口服后30～60分钟。生物利用度为75%。体内代谢过程主要是脱硝酸酯，占口服药量20%的主要代谢产物经尿液中排出体外。血浆清除半衰期约1小时。仅有少量的尼可地尔与血浆蛋白结合。

【不良反应】　口腔溃疡与本品之间的关系待定。1999年发表的一项尼可地尔上市后监测报告13620例患者的不良反应发生率，其中175例发生不良反应。最常见的不良反应是头痛，有58例，主要见于开始治疗后头一个月内。其他不良反应包括眩晕（19例）、恶心（17例）、周身不适（13例）、心悸（8例）潮红和呕吐（各6例）以及乏力（4例）。罕见不良反应包括血管性水肿和光敏感各3例。其他皮疹和口腔溃疡也较少见。极少见血管性水肿和肝功能异常。大药量时可出现血压降低和（或）心率加快。有报道用本品时在舌和口腔黏膜上的大而疼痛的溃疡，停用本品可自愈。

【禁忌证】　心源性休克、左心功能衰竭合并充盈压降低、低血压。

【注意事项】　（1）尼可地尔在心脏处于下列状态下应避免使用或谨慎使用：低血容量、收缩压低下、急性肺水肿。

（2）肝功能障碍、青光眼、妊娠期妇女慎用。

【药物相互作用】　本品不宜与西地那非同时使用，西地那非可增强尼可地尔降低血压的作用。

【用法与用量】　口服　起始剂量是一次5～10 mg，一日2～3次，可逐步增加至最大剂量一次30 mg，一天2次。

【制剂与规格】　尼可地尔片：5 mg。

注射用尼可地尔：（1）12 mg；（2）48 mg。

曲匹地尔
Trapidil

【适应证】　防治冠心病、心绞痛、心肌梗死等。

【药理】　（1）药效学　本品为选择性冠状血管扩张药，可增加冠脉流量。曲匹地尔具有舒张血管、抑制血小板聚集、抑制组胺释放、松弛平滑肌及正性肌力作用，而且还可能具有抗高血脂和抗动脉粥样硬化的作用。

（2）药动学　本药口服吸收迅速完全，生物利用度95%，2小时血药浓度达峰值。静脉注射后3分钟起效，作用可持续10分钟。本药吸收后迅速分布至肝、肾、脾和心肌等组织，蛋白结合率为80%。主要在肝脏代谢为9种无活性产物，代谢产物经肾从尿中排出。半衰期6小时。

【不良反应】　不良反应较少见，偶可引起胃肠道反应及血压下降，减量或停药后可缓解。

（1）心血管系统　可引起严重低血压及心动过速，尤其在静脉给药速度过快时。少见颜面潮红、直立性低血压以及胸部压迫感。

（2）中枢神经系统　较少见，包括头痛、疲劳及眩晕。

（3）消化系统　食欲缺乏、胃痛、腹胀、恶心、呕吐及腹泻。

（4）肝脏　罕见。可逆转性的ALT、AST升高。

（5）过敏反应　可出现变态反应性皮肤病变、瘙痒和发热。但罕见。

【禁忌证】（1）对本药过敏者。

（2）肝脏疾病。

（3）严重低血压。

（4）休克。

（5）颅内出血未止者。

（6）妊娠期妇女与哺乳期妇女。

【注意事项】　（1）有出血倾向或同时使用抗凝药时慎用。

（2）药物对哺乳的影响　用药期间不主张母乳喂养。

（3）用药前后及用药时应当检查或监测　有出血倾向或同时使用抗凝药时，应监测凝血参数。

（4）肝病患者慎用本品。用药后肝功能异常者及时停用。

【药物相互作用】　本药与抗高血压药合用时可加强降血压的效果。

【给药说明】（1）应避免静脉注射速度过快。

（2）出现直立性低血压、颜面潮红或心动过速时需减少剂量或减慢给药速度。

（3）使用本药期间应避免饮酒。

（4）肾功能不全时无需调整剂量。

（5）肝功能不全时本品血浆清除率显著下降，故应用正常剂量的30%～50%；门静脉高压患者吸收延迟，建议静脉给药。

【用法与用量】　（1）口服　一次50～100 mg，一日3

次,饭后服用。极量为一次 200 mg,一日 600 mg。

(2)静脉注射　一日 100～150 mg,缓慢注射(3～5 分钟以上),每 100 mg 应用氯化钠注射液 8 ml 稀释。

【制剂与规格】 曲匹地尔片:(1)50 mg;(2)100 mg。

曲匹地尔胶囊:50 mg。

曲匹地尔注射液:(1)5 ml∶50 mg;(2)5 ml∶100 mg。

盐酸罂粟碱[药典(二);医保(乙)]

Papaverine Hydrochloride

【适应证】 脑、心及外周血管痉挛所致的缺血,肾、胆或胃肠道等内脏痉挛。

【药理】 (1)药效学　罂粟碱对血管、心脏或其他平滑肌有直接的非特异性松弛作用,其作用可能是抑制磷酸二酯酶所致。

(2)药动学　口服易吸收,但差异大,生物利用度约 54%。蛋白结合率近 90%。$t_{1/2}$为 0.5～2 小时,但个体差异甚大,有时可长达 24 小时。主要在肝内代谢为4-羟基罂粟碱葡糖醛酸盐。一般以代谢产物形式经肾排泄。本品可经透析被清除。

【不良反应】 用药后出现黄疸,眼及皮肤明显黄染,提示肝功能受损。胃肠道外给药可引起注射部位红肿或疼痛,反映血栓形成的先兆。快速胃肠道外给药可促使呼吸加深、面色潮红、心率加快、低血压伴眩晕。过量时可有视物模糊、复视、嗜睡或(和)软弱。静脉给予大量罂粟减可抑制房室和室内传导,产生严重心律失常。口服罂粟碱的不良反应包括胃肠道功能紊乱、颜面潮红、头痛、全身不适、嗜睡、皮疹、出汗、直立性低血压,以及眩晕。可有黄疸、嗜酸性细胞增多和肝功能异常,有时因高敏所致。

【禁忌证】 (1)震颤麻痹(帕金森病)时一般禁用。

(2)大剂量静脉注射能抑制房室和室内传导,并产生严重心律失常,在完全性房室传导阻滞时禁用。

(3)美国 FDA 妊娠期药物安全性分级为口服给药 C。

【注意事项】 (1)静脉或肌内注射给药速度应缓慢。

(2)慎用于胃肠动力低下的患者。

(3)对心脏传导阻滞或心脏病病情不稳定者慎用,尤其在胃肠道外给药时。

(4)由于对脑及冠状血管的作用不及对周围血管,可使中枢神经缺血区的血流进一步减少,出现"窃流现象",用于心绞痛、新近心肌梗死或卒中时须谨慎。

(5)心肌抑制时慎用大量,以免引起进一步抑制。

(6)需注意检查肝功能,尤其是患者有胃肠道症状或黄疸时;青光眼患者要定期检查眼压。

(7)对诊断的干扰　服药时血嗜酸性细胞、ALT、碱性磷酸酶、AST 及胆红素可增高,提示影响肝功能。

(8)过量征象有视物模糊、复视、嗜睡或(和)软弱。妊娠期妇女及哺乳期妇女用药尚不明确。

【药物相互作用】 (1)与左旋多巴同用时可减弱后者的疗效,本品能拮抗多巴胺受体。

(2)吸烟时因烟碱作用,本品的疗效降低。

【给药说明】 (1)出现肝功能不全时,应立即停药。

(2)应缓慢静脉注射,不少于 1～2 分钟,以免发生心律失常以及足以致命的窒息等。

【用法与用量】 (1)口服　一次 30～60 mg,一日 3 次。

(2)肌内注射　一次 30～120 mg。

(3)静脉注射一次 30～120 mg 缓慢注射,必要时每 3 小时重复给予(注意不良反应)。

【制剂与规格】 盐酸罂粟碱片:30 mg。

盐酸罂粟碱注射液:1 ml∶30 mg。

第六节　血脂调节药

动脉粥样硬化性心血管病(ASCVD)包括冠心病、缺血性卒中和外周动脉粥样硬化病等是人类中年后常见致残和致死性疾病,血脂异常是这类疾病发生最重要的致病性危险因素。积极治疗血脂异常是防控这类疾病的关键环节。血浆中脂质主要包括总胆固醇(TC)、三酰甘油(TG)、磷脂等;它们与载脂蛋白结合成脂蛋白。可将脂蛋白分类为:乳糜微粒(CM)、极低密度脂蛋白(VLDL)、中间密度脂蛋白(IDL)、低密度脂蛋白(LDL)和高密度脂蛋白(HDL)五大类,其中 LDL 和 HDL 为富含胆固醇的脂蛋白。已有充分证据表明,LDL 和 IDL 增高有明显的致动脉粥样硬化作用;CM 和 VLDL 为富含 TG 脂蛋白,其中某些富含 TG 脂蛋白也有致动脉粥样硬化作用。而 HDL 通过逆运转胆固醇机制,可能具有抗动脉粥样硬化作用。20 世纪 90 年代以来,对脂质在动脉粥样硬化发病的作用机制有了进一步了解。动脉内膜受损后,血流中单核细胞移行至动脉内皮下层,形成巨噬细胞;与此同时,血中 LDL 或其他致动脉粥样硬化脂蛋白也进入内皮下层,在此处被氧化,氧化后的脂蛋白容易被巨噬细胞吞噬。巨噬细胞吞噬大量修饰脂蛋白后转变为泡沫细胞。大量泡沫细胞积聚形成脂质核心,使内皮凸向动脉腔,加以平滑肌细胞的移行与增生,成为一纤维帽。以上的过程构成了动脉粥样硬化斑块。如有内皮被侵蚀则斑块可以破裂，随后的血栓形成可突然加重冠脉管腔的狭窄，引起急性冠脉综合征。现有研究表明，动脉粥样硬化病理变化是一个动态过程，斑块中的脂质核心可不断增大或也可以缩小。近年来通过积极的降脂治疗，采用血管超声检测技术验证了这种假说。

当前应用的血脂调节药主要包括以下数类。

(1)羟甲戊二酰辅酶A(Hmg-CoA)还原酶抑制药　简称他汀类(statins)，其作用为抑制肝细胞内胆固醇合成，反馈上调肝细胞表面LDL受体，加速血液中LDL清除，大幅度降低LDL-C。目前已用于临床的有洛伐他汀、辛伐他汀、普伐他汀、氟伐他汀、阿托伐他汀、瑞舒伐他和匹伐他汀等。西立伐他汀因发生横纹肌溶解症或严重者致死的病例较多，已撤出市场。他汀类药物降低血总胆固醇与LDL-C水平，降幅为18%～55%，也可降血TG(7%～30%)和升高HDL-C(5%～15%)。这类药物的调脂作用与剂量存在相关性，但增倍剂量，LDL-C的降低幅度仅增多6%。各类他汀降低LDL-C的幅度可参见表4-7。

表4-7　高、中、低强度他汀治疗

高强度他汀治疗	中等强度他汀治疗	低强度他汀治疗
日用他汀剂量平均降低LDL-C达≥50%	日用他汀剂量平均降低LDL-C达30%～50%	日用他汀剂量平均降低LDL-C<30%
阿托伐他汀(40)－80 mg	阿托伐他汀10(20) mg	辛伐他汀10 mg
瑞舒伐他汀20(40) mg	瑞舒伐他汀(5)10 mg	普伐他汀10～20 mg
	辛伐他汀20～40 mg	洛伐他汀20 mg
	普伐他汀40(80) mg	氟伐他汀20～40 mg
	洛伐他汀40 mg	匹伐他汀1 mg
	氟伐他汀40 mg	
	匹伐他汀2～4 mg	

应用此类药物进行的五项大规模长期临床试验，包括两项用于一级预防的试验(西苏格兰试验、AFCAPS/TexCAPS)和三项用于二级预防的试验(4S、CARE、LIPID)证实，他汀类药物可以有效地防止或减少冠心病事件和死亡，使冠状动脉粥样斑块发生减少或消退。这是动脉粥样硬化和ASCVD防疗的一大进展。其他临床试验还有HPS、MIRACL、ASCOT、PROVE-IT、TNT、IDEAL、SPARCLE和JUPITER等试验，证实他汀类治疗对于下列人群均有益，如老年人、妇女、合并糖尿病、高血压等高危患者、急性冠脉综合征以及缺血性脑卒等。分析所有相关临床研究的结果表明，他汀类所产生心血管获益的大小与其降低LDL-C幅度密切相关。

临床试验和临床实践表明，临床应用他汀类一般是安全的。临床有意义的不良反应实际上发生率很低。在很少数人中可发生严重不良反应，最严重的是肌病(横纹肌溶解症)，重者可导致急性肾功能衰竭。在少数人中他汀类可使ALT、AST增高，然而无证据表明可引发进展性肝病。此外，他汀可引起轻度蛋白尿，可能由于他汀类抑制近曲小管对蛋白的重吸收。但迄今没有证据表明它伴有病理性肾小管损伤或发展成慢性肾功能衰竭。他汀类的不良反应与剂量相关。大多数的不良反应，包括肌病，停药后消失。严重肌病大多经治疗后恢复，仅少数死亡(1997～2001年间向美国FDA报告的他汀类不良反应病例中，与他汀类有关的严重肌病871例，死亡38例)。他汀类在活动性和慢性肝病禁用。临床上需要识别有发生肌病较高危险的患者，如：年过80岁(特别是女性)，个小体弱者，围手术期，伴多系统疾病(如慢性肾衰，特别是糖尿病所致)，多种药物合用，特别是与下列药合用：环孢素、吉非贝齐、大环内酯类抗生素如红霉素和克拉霉素、咪唑类抗真菌药如伊曲康唑和酮康唑、HIV蛋白酶抑制药、抗抑郁药奈法唑酮(nefazodone)和维拉帕米；饮用大量西柚汁(每日1夸脱即约1.1公升以上)，嗜酒者等。对有上述情况者要求避免用他汀类，或只用小剂量，密切随访。

(2)胆固醇肠道吸收抑制药　依泽(折)麦布(ezetimibe)是继他汀类问世15年后，新开发的调脂药，它与他汀类联合应用，可大大增加调脂能力而不增加他汀类的不良反应。

(3)贝特类　或称贝丁酸类、甲氧芳酸类、纤维酸类(fibrates)，其降血脂作用可能通过增加脂蛋白脂酶和肝脂酶活性使富含TG脂蛋白的分解代谢增加，以及减少VLDL的分泌。与他汀类药不同，此类药降低血TG比降低胆固醇的作用为强。目前临床上应用的有吉非贝齐、非诺贝特、苯扎贝特、环丙贝特，最早应用的氯贝丁酯由于安全性欠佳(肝功能损害和在一项临床试验中用药组总死亡率较高)而已被较新品种替代。应用此类药物进行的长期临床研究，包括赫尔辛基心脏试验、BECAIT、BIP、VA-HIT、DIAS等试验也证实，其对冠状动脉粥样硬化有效。此类药物具有高血浆蛋白结合率，故与华法林同用时,可使与蛋白结合的华法林游离而产生出血倾向。有些贝丁酸类的代谢需要 CYP3A4,故与同样需要 CYP3A4 代谢的他汀类药物如辛伐他汀、洛伐他汀、阿托伐他汀同用时,须注意可能发生肌病。

(4)烟酸及其衍生物　其降血脂作用可能通过抑制脂肪组织的脂肪溶解,减少游离脂肪酸进入肝内而使 VLDL 生成减少,以及抑制肝内合成含载脂蛋白 B 的脂蛋白。此类药降低血 TG 比降低血胆固醇为强,也升高血 HDL-C。由于烟酸的强扩血管作用和可能的肝功能损害使其应用受限制,其衍生物阿昔莫司的耐受性较好。烟酸的缓释制药,可用较大剂量,而瘙痒和潮红等不良反应相对较轻。

(5)胆酸螯合药　为阴离子交换树脂,非特异性地在肠内与由胆固醇降解后生成的胆酸螯合而从粪便中排出,结果使血 LDL-C 降低。曾用于临床的有考来烯胺、考来替泊。由于其胃肠道不适作用,影响脂溶性维生素的吸收而应用受限制。

(6)普罗布考通过降低胆固醇合成与促进胆固醇分解使血胆固醇与 LDL-C 降低。此药为一种抗氧化药,具有强力的抗氧化作用,可阻止 LDL 的氧化修饰,具有很强的抑制动脉粥样斑块内泡沫细胞形成和动脉粥样硬化形成的作用,对肌腱和皮肤黄色瘤有明显促消退作用。此药降低血 LDL-C 水平,但也降低血 HDL-C 水平。普罗布考通过胆固醇酯转移蛋白和卵磷脂胆固醇酰基转移酶增强胆固醇的逆运转。普罗布考可延长Q-T 间期和致心律失常。近来还有证据表明普罗布考对预防血管成型术后再狭窄有益。

(7)多不饱和脂肪酸来自鱼油中的长链 n-3 脂肪酸:二十碳五烯酸(eicosapentaenoic acid,EPA)和二十二碳六烯酸(docosahexaenoic acid,DHA),有降低 TG 作用。近年有临床试验提示,n-3 多不饱和脂肪酸对预防心血管病和猝死有益(GGISS 预防试验)。来自植物油的亚油酸、亚麻酸等所含的十八碳三烯酸,也有些降 TG 作用,其治疗药量还难于起到改善临床过程的效果,只能作为辅助之用。

调脂治疗另一方面是升高 HDL-C,以上各类调脂药在此方面的作用都不满意,正在开发的升高 HDL-C 的药物有:胆固醇酯转移蛋白抑制药、ApoA-Ⅰ米兰型磷脂复合物(r-ApoA-Ⅰ Milano-phopholipid complex)等,目前均未上市,其实际价值尚待探索。还有针对脂代谢其他环节的药物也处在临床前研究或临床研究早期阶段,这将使脂质异常和动脉粥样硬化的防治展现更良好的前景。

洛伐他汀[药典(二);医保(乙)]

Lovastatin

【适应证】 ①高胆固醇血症和混合型高脂血症。②缺血性脑卒中的防治。

【药理】 (1)药效学　在体内竞争性地抑制胆固醇合成过程中的限速酶羟甲戊二酰辅酶 A 还原酶,使细胞内胆固醇合成减少,反馈性使细胞表面 LDL 受体合成增加,主要作用部位在肝脏,结果使血胆固醇和 LDL-C 水平降低,由此对动脉粥样硬化和冠心病的防治产生作用。本品还降低血清三酰甘油水平和增高血 HDL-C 水平。

(2)药动学　本品口服吸收良好,但在空腹时吸收减少 30%。本品在肝内广泛首关代谢,水解为多种代谢产物,包括以 β-羟酸为主的三种活性代谢产物。本品与 β-羟酸代谢物的蛋白结合率高达 95%,达峰时间为2~4 小时,$t_{1/2}$ 为 3 小时。83%从粪便排出,10%从尿排出。长期治疗后停药,作用继续 4~6 周。

【不良反应】 (1)较多见　腹泻、胀气、眩晕、头痛、恶心、皮疹。

(2)少见　阳痿、失眠。

(3)罕见　①肌痛、肌炎、横纹肌溶解,表现为肌肉疼痛、发热、乏力常伴血肌酸磷酸激酶增高。横纹肌溶解可导致肾功能衰竭。②急性胰腺炎,见于治疗 3 个月内。上述反应出现时应停用本品。

【禁忌证】 (1)对本品过敏者。

(2)有活动性肝病患者。

(3)美国 FDA 妊娠期药物安全性分级为口服给药 X。

【注意事项】 (1)本品是否排入乳汁尚不清楚,故不推荐用于乳母。

(2)在儿童中有限地应用本品虽未见异常,但长期安全性未确立。

(3)应用本品时血 ALT 可能增高,有肝病史者用本品治疗期间应定期监测。

(4)对其他 HMG-CoA 还原酶抑制药过敏者慎用。

(5)应用本品时如有低血压、严重急性感染、创伤、代谢紊乱等情况,须注意可能出现的继发于肌溶解后的肾功能衰竭。

(6)用药期间随访检查血胆固醇、肝功能试验和肌酸磷酸激酶。

【药物相互作用】 (1)与抗凝药同用可使凝血酶原时间延长。

(2)考来替泊、考来烯胺可使本品的生物利用度降低，故应在服前者4小时后服本品。

(3)与环孢素、红霉素、吉非贝齐、烟酸、免疫抑制药同用使肌溶解和急性肾功能衰竭的机会增加。

【给药说明】 (1)在应用本品调血脂治疗时须同时用饮食治疗。

(2)用本品过程中如有ALT、AST增高达3倍正常高限，或肌酸磷酸激酶显著增高或有肌炎，应停用本品。

(3)本品宜与饮食共进，以利吸收。

(4)肾功能减退时本品剂量应减少。

【用法与用量】 口服　成人　一次10～20 mg(一般开始用20 mg)，一日1次，晚餐时服用。剂量可按需要调整，但最大剂量不超过一天80 mg。

【制剂与规格】 洛伐他汀片(胶囊)：(1)10 mg；(2)20 mg。

洛伐他汀颗粒：20 mg。

辛伐他汀[药典(二)；基；医保(甲、乙)]

Simvastatin

【适应证】 ①高胆固醇血症和混合型高脂血症。②冠心病和缺血性脑卒中的防治。

【药理】 (1)药效学　本品本身无活性，口服吸收后的水解产物在体内竞争性地抑制胆固醇合成过程中的限速酶羟甲戊二酰辅酶A还原酶，参阅“洛伐他汀”。

(2)药动学　本品进食后吸收良好，首过效应较高，口服生物利用度约5%。吸收后肝内的浓度高于其他组织，在肝内广泛代谢，水解为代谢物，以β羟酸为主的三种代谢物有活性。本品与β羟酸代谢物的蛋白结合率高达95%。血药浓度达峰时间为1.3～2.4小时，$t_{1/2}$为3小时。60%经胆汁从粪便排出，13%从尿排出。治疗2周可见疗效，4～6周达高峰，长期治疗后停药，作用持续4～6周。

【不良反应】【禁忌证】【注意事项】【药物相互作用】【给药说明】 参阅“洛伐他汀”。

【用法与用量】 口服　成人　一次10～20 mg，一日1次，晚餐时服用。高危患者，可从20 mg，甚至40 mg开始，一日1次。剂量可按需要调整，但最大剂量不宜超过一日40 mg。

中度肾功能不全时，本品剂量可不减少；但在严重肾功能不全(肌酐清除率<30 ml/min)应减少剂量，小心使用。

【制剂与规格】 辛伐他汀片(胶囊)：(1)5 mg；(2)10 mg；(3)20 mg；(4)40 mg。

普伐他汀

Pravastatin

【适应证】 ①高胆固醇血症和混合型高脂血症。②冠心病和脑卒中的防治。

【药理】 (1)药效学　在体内竞争性地抑制胆固醇合成过程中的限速酶羟甲戊二酰辅酶A还原酶。参阅“洛伐他汀”。

(2)药动学　本品口服后吸收迅速，吸收率约为34%。生物利用度约18%。本品吸收不受食物影响。本品的蛋白结合率为50%，血药浓度达峰时间约为1小时，$t_{1/2}$为1.3～2.7小时。本身具有活性，在肝内水解为无活性或极低活性的代谢产物。本品通过肝肾两途径清除，70%从粪便排出，20%从尿排出。

【不良反应】【禁忌证】【注意事项】【药物相互作用】 参阅“洛伐他汀”。

【给药说明】 (1)在应用本品调血脂治疗时须同时用饮食治疗。

(2)用本品过程中如有氨基转移酶增高达3倍正常高限，或肌酸磷酸激酶显著增高或有肌炎，应停用本品。

(3)肾功能减退时本品剂量应减少。

(4)本品可在空腹时或进餐时服用。

【用法与用量】 口服　成人　一次10～20 mg(一般从20 mg开始)，一日1次，临睡前服用。剂量可按需要调整，但最大剂量不超过一日40 mg。

【制剂与规格】 普伐他汀钠片：(1)10 mg；(2)20 mg；(3)40 mg。

普伐他汀钠胶囊：(1)5 mg；(2)10 mg。

氟伐他汀钠

Fluvastatin Sodium

【适应证】 ①高胆固醇血症和混合型高脂血症。②冠心病和脑卒中的防治。

【药理】 (1)药效学　在体内竞争性地抑制胆固醇合成过程中的限速酶羟甲戊二酰辅酶A还原酶。参阅“洛伐他汀”。

(2)药动学　本品口服后吸收迅速而完全，吸收率约98%。生物利用度为19%～29%。本品本身具有活性，在肝内经水解、*N*-去酰化、β氧化，主要的代谢产物无活性。本品的蛋白结合率高达98%。血药浓度达峰时间0.5～0.7小时。$t_{1/2}$约为1.2小时(范围0.5～3.1小时)。本品主要经肝清除，90%从粪便排出，5%从肾排出。本品的最大降脂作用在 4 周内达到。

【不良反应】 (1)较多见　腹泻、胀气、眩晕、头痛、恶心、皮疹。

(2)较少见　失眠。

(3)少见　肌痛、背痛。其他他汀类药治疗时出现的肌炎、横纹肌溶解在本品较少报道。

【禁忌证】【注意事项】【给药说明】 参阅"洛伐他汀"。

【药物相互作用】 (1)与抗凝药同用可使凝血酶原时间延长。

(2)考来替泊、考来烯胺可使本品的生物利用度降低,故应在服用前者 4 小时后服本品。

(3)本品与利福平、西咪替丁、雷尼替丁、奥美拉唑同用可使本品血药浓度峰值增高。

【用法与用量】 口服　成人　一次,20～40 mg,一日 1 次,临睡前服用。剂量可按需要调整,但最大剂量不超过一日 80 mg。

【制剂与规格】 氟伐他汀胶囊:(1)20 mg;(2)40 mg。

氟伐他汀缓释片:80 mg。

阿托伐他汀钙[医保(乙)]

Atorvastatin Calcium

【适应证】 ①各型高胆固醇血症和混合型高脂血症;②冠心病和脑中风的防治。

【药理】 (1)药效学　为一种选择性、羟甲戊二酰辅酶 A(HMG-CoA)还原酶抑制药,作用同洛伐他汀。与安慰药对照,本品每日 10～80 mg,使总胆固醇下降 30%～46%;LDL-C 下降 41%～61%;载脂蛋白 β 下降 34%～50%;也使 TG 下降 14%～33%,和 HDL-C 增加 6%～9%。在他汀类中,阿托伐他汀调脂作用较强。近年的研究证实,他汀类除调脂作用外还具有抗炎症、抗氧化、减少内皮素生成、减少组织因子表达、抑制血小板集聚、稳定斑块、抗血栓等多方面的抗动脉粥样硬化作用。因此可用于动脉粥样硬化和冠心病、脑卒中的防治。

(2)药动学　口服后迅速被吸收,血药浓度达峰值时间为 1～2 小时。绝对生物利用度 12%。血浆蛋白结合率 98%以上。平均分布容积为 381L。本品在肝脏经细胞色素 $P_{450\text{-}3A4}$代谢。原药半衰期约 14 小时;因其代谢产物也具活性,对 HMG-CoA 还原酶抑制的半衰期可长达 20～30 小时。本品及其代谢产物主要由胆管排泄,经尿排除的不到 2%。本品可分泌至人乳。

【不良反应】 通常耐受良好。不良反应常为轻度和一过性,发生率约 1%。

(1)最常见　便秘、胃肠胀气、消化不良、腹痛、头痛、恶心、肌痛、无力、腹泻和失眠。也有报道血清氨基转移酶升高和血清磷酸肌酸激酶(CPK)升高。

(2)罕见　肌炎、肌病、横纹肌溶解、感觉异常、周围性神经病变、胰腺炎、肝炎、胆汁淤积性黄疸、食欲缺乏、呕吐、脱发、瘙痒、皮疹、阳痿、高血糖症、低血糖症、胸痛、头晕、血小板减少症和过敏反应(包括血管神经性水肿)。并非所有列出的不良事件都与本品治疗相关。

【禁忌证】 对本品所含的任何成分过敏者、活动性肝病患者、血清氨基转移酶持续超过正常上限 3 倍且原因不明者、肌病、孕期、哺乳期及任何未采取适当避孕措施的育龄妇女禁用。

【注意事项】 (1)开始治疗前应做肝功能检查并定期复查。患者出现任何提示有肝脏损害的症状或体征时应检查肝功能。氨基转移酶水平升高的患者应加以监测直至恢复正常。如果氨基转移酶持续升高超过正常值 3 倍以上,建议减低剂量或停用本品。过量饮酒和(或)曾有肝疾病史患者慎用。

(2)如患者的 CPK 水平显著升高,诊断或怀疑有肌病时,应停用本品。患者出现任何提示肌病的症状或体征时应检查 CPK。如 CPK 持续明显升高(超过正常上限 10 倍),应停用本品。

(3)儿童使用本品应由专科医生判断。本品在儿童的治疗经验仅限于少数(4～17 岁)患有严重脂质紊乱如纯合子家族性高胆固醇血症的患者。本品在这一患者人群的推荐起始剂量为 10 mg。根据患者的反应和耐受性,剂量可增加至每日 80 mg。尚无本品对该人群生长发育的安全性资料。

(4)在年龄 70 岁以上的老年人使用推荐剂量的阿托伐他汀钙,其疗效及安全性与普通人群没有区别。

(5)肾脏疾病既不会对本品的血浆浓度产生影响,也不会对其降脂效果产生影响,所以肾功能不全无需调整剂量。

【药物相互作用】 (1)当他汀类药物与环孢素、贝丁酸类、大环内酯类抗生素、唑类抗真菌药和烟酸合用时,肌病发生的危险性增加。在极罕见情况下,可导致横纹肌溶解,伴有肌红蛋白尿而后继发肾功能不全。

(2)阿托伐他汀钙由细胞色素 $P_{450\text{-}3A4}$代谢。基于其他 HMG-CoA 还原酶抑制药的应用经验,本品与细胞色素 $P_{450\text{-}3A4}$的抑制药(环孢素、大环内酯类抗生素如红霉素、三唑类抗真菌药如伊曲康唑)合用时应谨慎。细胞色素 $P_{450\text{-}3A4}$的诱导药(利福平、苯妥英)对本品的作用不详。本品与该同工酶的其他底物间可能的相互作用不详,但对治疗指数窄的药物如Ⅲ类抗心律失常药物(胺碘酮)应多加注意。健康受试者服用本品和抑制细胞色素 $P_{450\text{-}3A4}$ 的红霉素(500 mg,一日 4 次)时,阿托伐他汀钙的血浆浓度增高。

(3)本品与降压药物或降糖药物合用的临床试验中未发现有临床意义的药物相互作用。

(4)本品多剂量与地高辛联合用药时,地高辛的稳态血浆浓度增加约 20%。服用地高辛的患者应采取适当监测措施。

(5)本品与口服避孕药合用时,炔诺酮和炔雌醇雌二醇的浓度增高。选用口服避孕药时应注意其浓度增高。

(6)考来替泊与本品合用时,阿托伐他汀钙及其活性代谢产物的血浆浓度下降约 25%。但二药合用的降脂效果大于单一药物使用的降脂效果。

(7)本品与含有氢氧化镁和氢氧化铝的口服抗酸药混悬药合用时,阿托伐他汀钙及其活性代谢产物的血浆浓度下降约 35%;但其降低低密度脂蛋白胆固醇的作用未受影响。

(8)本品与华法林合用,凝血酶原时间在最初几日内轻度减少,15 日后恢复正常。即便如此,服用华法林的患者加服本品时应严密监测。

(9)本品多剂量与安替比林联合用药时未发现对安替比林清除的影响。

【给药说明】 在开始本品治疗前,应进行标准的低胆固醇饮食控制,在整个治疗期间也应维持合理膳食。

【用法与用量】 口服 (1)常用起始剂量 一次 10 mg,一日 1 次。可在一天内的任何时间服用,并不受进餐影响。但最好在晚饭后服用。应根据 LDL-C 基线水平、治疗目标和患者的治疗效果进行剂量的个体化调整。剂量调整间隔时间为 4 周或更长。本品最大剂量为一日 1 次 80 mg。大剂量的应用主要在急性冠状动脉综合征的临床试验,在我国尚缺乏这方面的经验,尤其是安全性。

(2)原发性高胆固醇血症和混合性高脂血症 大多数患者服用阿托伐他汀钙一次 10 mg,一日 1 次。其血脂水平可得到控制。治疗 2 周内可见明显疗效,治疗 4 周内可见显著疗效。长期治疗可维持疗效。

(3)杂合子型家族性高胆固醇血症 患者初始剂量为一日 10 mg。应遵循剂量的个体化原则并每 4 周为时间间隔逐步调整剂量至一日 40 mg。如果仍然未达到满意疗效,可选择将剂量调整至最大剂量一日 80 mg 或以 40 mg 本品联用其他类降脂药物。

(4)纯合子型家族性高胆固醇血症 对于纯合子型家族性高胆固醇血症患者,本品剂量是一日 10~80 mg。

【制剂与规格】 阿托伐他汀钙片:(1)10 mg;(2)20 mg;(3)40 mg。

阿托伐他汀钙胶囊:(1)10 mg;(2)20 mg。

氨氯地平阿托伐他汀钙片:(1)苯磺酸氨氯地平 5 mg/阿托伐他汀钙 10 mg;(2)苯磺酸氨氯地平 5 mg/阿托伐他汀钙20 mg;(3)苯磺酸氨氯地平 5 mg/阿托伐他汀钙 40 mg。

瑞舒伐他汀钙[医保(乙)]

Rosuvastatin Caticium

【适应证】 ①高胆固醇血症和混合型高脂血症。②冠心病和脑卒中的防治。

【药理】 (1)药效学 在体内竞争性地抑制胆固醇合成过程中的限速酶即羟甲戊二酰辅酶 A 还原酶,作用同洛伐他汀。

(2)药动学 本药绝对生物利用度接近 20%。与食物同时服用可降低本品 C_{max} 20%,但对 AUC 无明显影响。本药口服后 3~5 小时达到血药峰值浓度(C_{max})。血药峰值浓度和血浆浓度时间曲线下面积(AUC)均会随着药物剂量增加而上升。早晚服药对血药浓度无显著影响。其降低血浆 LDL-C 的能力与服药的时间和是否与食物同服无关。本药主要分布于肝组织中,88%的血浆瑞舒伐他汀与血浆白蛋白可逆结合。本药分布容积约为 134 L。主要以药物原形排泄,少量由 CYP2C9 代谢后成为 *N*-去甲基产物。口服给药后,瑞舒伐他汀和其代谢产物的 90%是由粪便中排出,在体内清除半衰期约是 19 小时。

【不良反应】 (1)血清氨基转移酶升高 本药与其他 HMG-CoA 还原酶抑制药一样可能会引起肝功能异常。在剂量一日 5~40 mg 时,氨基转移酶升高(指连续 2 次检查超过正常值上限 3 倍以上)的发生率在 0%~0.4%的范围。大多数情况下,氨基转移酶升高是短暂的,短暂停药后会恢复正常。到目前为止尚无肝功能衰竭和不可逆肝病的报道。建议在用药前和用药后或调整剂量后 6 周进行肝功能检查。

(2)肌酶升高和肌病 在目前的临床研究中,曾有肌痛的报道,而肌酶升高(超过正常上限 10 倍)在一日 5~40 mg/d的剂量发生率为 0.2%~0.4%。在一日 40 mg的剂量,该药相关性肌病的发生率为 0.1%。而横纹肌溶解即使在一日 80 mg 的剂量发生率亦很少见。

【禁忌证】 (1)对本药的任何一种成分过敏的患者。

(2)活动性肝病或难以解释的持续的血清氨基转移酶升高。

(3)妊娠和哺乳期妇女　对于生育年龄的妇女，服用该药前必须了解对妊娠和胎儿潜在的危害；妊娠时正在服用该药，必须立即停用，并告知对胎儿潜在的危害。

【注意事项】 (1)在儿童中有限的应用本品虽未见异常，但长期安全性未确立。

(2)应用本品时血清氨基转移酶、碱性磷酸酶和胆红素可能增高，有肝病史者用本品治疗期间应定期监测肝功能。

(3)对其他 HMG-CoA 还原酶抑制药过敏者慎用。

(4)如有低血压、严重急性感染、创伤、代谢紊乱等情况，须注意可能出现的继发于肌溶解后的肾功能衰竭。

(5)对于 65 岁以上的老人、甲状腺功能低下患者和肾功能不全的患者，要注意肌酶的升高。通常肌病的发生与药物的起始剂量有关。

【药物相互作用】 本药不经过 CYP3A4 酶系代谢，因此与经过该酶代谢的药物无显著相互作用。

(1)与红霉素联合应用可使本药的血药浓度降低 30%，但无临床意义。

(2)与环孢素联用，不会影响环孢霉素的作用，但会使本药的血药浓度增加 7～11 倍。

(3)与华法林合用，不会增加华法林的血药浓度，但会增加 INR 比值。

(4)与地高辛合用，对地高辛血药浓度无显著影响。

(5)与非诺贝特合用，不会影响二者的血药浓度。

(6)与吉非贝齐合用，可使吉非贝齐的血药浓度增加 120%。

(7)与避孕药合用，本药会增加避孕药的血药浓度。

【给药说明】 (1)在应用本品调血脂治疗时须同时用饮食治疗。

(2)如有氨基转移酶增高达 3 倍正常高限值，或肌酸磷酸激酶显著增高或有肌炎，应停药。

(3)肾功能减退时本品剂量应减少。

(4)本品可在空腹时或进餐时服用。

【用法与用量】 口服　一日 5～20 mg，顿服，可在一天中任何时候服用，饭后和空腹皆可。剂量应个体化，一般起始剂量一日为 10 mg，根据治疗目标和患者对药物的反应，每 4～6 周检查血脂，逐渐增加或适当调整药物剂量。

【制剂与规格】 瑞舒伐他汀片(胶囊)：(1)5 mg；(2)10 mg；(3)20 mg。

匹伐他汀[医保(乙)]

Pitavastatin

【适应证】 ①高胆固醇血症和混合型高脂血症。②冠心病和脑卒中的防治。

【药理】 (1)药效学　在体内竞争性地抑制胆固醇合成过程中的限速酶即羟甲戊二酰辅酶 A 还原酶，参阅“洛伐他汀”。

(2)药动学　在大鼠、家兔、猴、狗及人体的药代动力学研究表明，匹伐他汀钙口服吸收良好，在动物中半衰期为 4 小时，吸收后大部分与血中的白蛋白或 α 糖蛋白结合，其蛋白结合率高达 96%。在大鼠、家兔及狗中其生物利用度＞80%，明显高于其他他汀类(普伐他汀 37%，氟伐他汀 41%，辛伐他汀 67%)，吸收后主要分布于肝脏。静脉给药后在大鼠、狗、兔的胆汁中分别检测到匹伐他汀的 8 种、4 种和 10 种代谢产物，但原药均为其中的主要部分。匹伐他汀钙的生物转化途径有内酯化作用、β-氧化作用、喹啉环羟化作用及 β-葡萄糖醛酸和牛磺酸结合作用。匹伐他汀钙排泄途径与动物种类有关：在大鼠、狗及人类，主要经胆汁随粪便排泄；在家兔主要经尿液排泄；而在猴子主要经尿液和粪便排泄。人口服匹伐他汀，主要吸收部位是十二指肠和大肠，吸收后在人体内的血浆蛋白结合率在 96%以上，选择性地分布在肝脏，在全身其他组织中的药物浓度较血浆低或与之相同。匹伐他汀主要在肝、肾、肺、心脏及肌肉中代谢，代谢物浓度比药物原形浓度低，经粪便排出体外，尿中也有少量药物排泄，总排泄率几乎达到 100%。健康成年男子一次口服匹伐他汀 8 mg，$t_{1/2}$ 约为 10 小时，血浆中药物原形的最大容积和曲线下面积随给药量的增加而增大，反复服药未见药物积蓄。

【不良反应】 常见有腹痛、便秘等胃肠道不适，偶见血清肝酶升高和肌酸激酶上升。在以匹伐他汀治疗的所有临床试验中，无论是临床表现还是实验室检查，匹伐他汀的不良反应都无剂量相关性，且与其他他汀类或安慰剂的副作用相似，这表明尽管此药有更强的抑制 HMG-CoA 还原酶的作用，但其安全性与其他他汀类相似。由于该药很少通过细胞色素 P_{450} 途径代谢，因而该药不像其他他汀类药物那样易受可改变细胞色素 P_{450} 活性的药物的影响。

【禁忌证】【注意事项】【药物相互作用】 参阅“洛伐他汀”。

【用法与用量】 通常成人晚饭后口服匹伐他汀 1～2 mg，并随年龄和症状的不同适当增减用量，最大用量不超过一天 4 mg。

【制剂与规格】 匹伐他汀片：(1)1 mg；(2)2 mg；(3)4 mg。

依泽麦布（依折麦布）[医保(乙)]

Ezetimibe

【适应证】 ①原发性高胆固醇血症；②纯合子家族性高胆固醇血症（HoFH）；③纯合子谷甾醇血症（或植物甾醇血症）。

【药理】 (1)药效学　本品附着于小肠绒毛刷状缘，抑制胆固醇的吸收，从而降低小肠中的胆固醇向肝脏中的转运，使得肝脏胆固醇贮量降低从而增加血液中胆固醇的清除。本品不增加胆汁分泌（如胆酸螯合药），也不抑制胆固醇在肝脏中的合成（如他汀类）。与安慰药比较，本品抑制小肠对 54%胆固醇的吸收。他汀类减少肝脏合成胆固醇。本品与其他降脂药联合应用可以进一步降低胆固醇水平，优于两种药物的单独应用。

(2)药动学　本药口服后迅速吸收，食物对吸收无明显影响。药物吸收后广泛结合成具药理活性的葡萄糖醛酸苷（依泽麦布-葡萄糖醛酸苷）。结合物在服药后 1～2 小时内达到血药峰浓度（C_{max}），而依泽麦布则在 4～12小时出现血药峰浓度。本药主要在小肠和肝脏代谢，给药量的 78%经粪便排出，11%经肾排泄，依泽麦布和依泽麦布-葡萄糖醛酸苷结合物均有肠肝循环，$t_{1/2}$ 为 22 小时。

【不良反应】 (1)在本品与他汀类联合应用的对照研究中，曾发现血清氨基转移酶持续性升高（≥正常值上限 3 倍）。因此，当本品与他汀类联合应用时，治疗前应进行肝功能测定。

(2)在临床研究中，与对照组相比（安慰药或单独使用他汀类药物），本品引起肌病与横纹肌溶解症未增加。本品引起 CPK 大于正常值上限 10 倍的发生率为 0.2%，安慰药发生率为 0.1%，本品与他汀类药物联用发生率为 0.1%，单独使用他汀类药物发生率为 0.4%。

【禁忌证】 (1)对本品任何成分过敏者。

(2)活动性肝病，或不明原因的血清氨基转移酶持续升高的患者。

(3)美国 FDA 妊娠期药物安全性分级为口服给药 C。

【注意事项】 (1)尚无关于孕期用药临床资料。动物实验表明，本品对妊娠、胚胎及胎儿发育、分娩及出生后新生儿发育均无直接或间接的不良影响。然而，妊娠期妇女仍应谨慎应用本品。

(2)在儿童和青少年（10～18 岁）人群中本品的吸收及代谢与成年患者相近。根据总依泽麦布的血药浓度，青少年与成年人药代动力学并无差异。尚无小于 10 岁的儿童人群的药代动力学资料。儿童及青少年患者（9～17岁）的临床资料仅限于在 HoFH 及谷甾醇血症患者中。

(3)老年患者（大于 65 岁）总依泽麦布的血药浓度是年轻患者（18～45 岁）的两倍。用药后 LDL-C 的降低量和安全性在老年患者与年轻患者中无显著差别。因此，老年患者无需调整用药剂量。

【给药说明】 (1)在应用本品调血脂治疗时须同时用饮食治疗。

(2)用本品过程中如有氨基转移酶增高达 3 倍正常高限，或肌酸磷酸激酶显著增高或有肌炎，应停用本品。

(3)肾功能减退时本品剂量应减少。

【用法与用量】 口服　一次 10 mg，一日 1 次，可单独服用或与他汀类联合应用或与非诺贝特联合应用。本品可在一日之内任何时间服用，可空腹或与食物同时服用，每日服药时间应相同。

【制剂与规格】 依泽（折）麦布片：10 mg。

依泽（折）麦布辛伐他汀片：(1)依泽（折）麦布 10 mg/辛伐他汀 40 mg；(2)依泽（折）麦布 10 mg/辛伐他汀 20 mg。

苯扎贝特[药典(二)；医保(乙)]

Bezafibrate

【适应证】 ①高三酰甘油血症；②高胆固醇血症；③混合型高脂血症。

【药理】 (1)药效学　本品为贝丁酸类化合物，降血脂作用有两种机制解释，一是增高脂蛋白脂酶和肝脂酶活性，促进极低密度脂蛋白的分解代谢，使血三酰甘油水平降低；其次是使极低密度脂蛋白的分泌减少。本品降低血低密度脂蛋白和胆固醇，可能通过加强对受体结合的低密度脂蛋白的清除，降低血三酰甘油的作用比降低血胆固醇为强，也使高密度脂蛋白升高。此外，尚可降低血纤维蛋白原。

(2)药动学　本药口服后迅速且几乎完全吸收。单剂服用本药缓释片 200 mg 和 300 mg，2 小时后达血药峰浓度（C_{max}），C_{max} 分别为 5 mg/L 和 10 mg/L。服用本药缓释片 400 mg，3～5 小时后 C_{max} 达 8 mg/L。用药 1～2月对高脂血症起效。本药普通片剂和缓释片的生物利用度分别为100%和70%。本药主要与白蛋白结合，血浆蛋白结合率为94%～96%，分布容积约为0.24L/kg。本药在肝脏代谢，血浆清除率为6～8L/h，肾脏清除率为4L/min。口服本药300 mg，24小时内有94%由尿排出(40%以上是药物原形，20%为葡萄糖苷酸化物，其他代谢物包括羟基苯扎贝特)，1.7%由粪便排出。本药普通制剂和缓释片的血浆半衰期分别为1.5～2小时和2～5.5小时。本药无体内蓄积性，不能通过透析清除。

【不良反应】 (1)少见　食欲缺乏、恶心、胃饱胀感、肌痛、肌乏力。

(2)罕见　免疫变态反应所致的荨麻疹、皮疹、瘙痒、血小板减少性紫癜、头痛、头晕、性功能失调。

【禁忌证】 (1)对本品过敏者。

(2)有活动性肝病、胆囊病或胆石症者。

【注意事项】 (1)由于本品在妊娠期的安全性未定，故在妊娠期妇女不推荐使用本品。

(2)本品是否排入乳汁尚不清楚，故不推荐用于乳母。

(3)在儿童中的安全性未确立，建议不用。

(4)有肾功能障碍者慎用，如用剂量应减少。

(5)用药期间随访检查血脂、肝肾功能。

(6)对诊断的干扰　用本品时可有：①血清ALT升高；②血红蛋白及白细胞减少；③血肌酐升高。

【药物相互作用】 (1)能加强香豆素类药的抗凝血作用。

(2)能加强降血糖药物的作用。

【给药说明】 在应用本品调血脂治疗时须同时用饮食治疗。

【用法与用量】 口服　成人　一次200～400 mg，一日3次。疗效佳者维持量可为一次200 mg，一日2次。肾功能障碍时按肌酐清除率调整剂量：40～60 ml/min者，一次400 mg；一日2次，15～40 ml/min者，一日或隔日1次，一次200 mg或400 mg；低于15 ml/min者，一次200 mg，每3日1次。

【制剂与规格】 苯扎贝特片：200 mg。

苯扎贝特胶囊：200 mg。

非诺贝特[药典(二)；医保(乙)]

Fenofibrate

【适应证】 高脂血症，尤其是高三酰甘油血症、混合型高脂血症。

【药理】 (1)药效学　本品降低血低密度脂蛋白、胆固醇、三酰甘油，增高血高密度脂蛋白。近来研究表明本品的调脂作用主要通过使过氧化物酶体增殖体物激活受体(PPAR)α的激活，使低密度脂蛋白中的小而密的部分减少，大而疏的部分相对增多；抑制极低密度脂蛋白的生成并使三酰甘油分解增多；还使载脂蛋白A-Ⅰ和A-Ⅱ生成增加，从而增高高密度脂蛋白。本品尚有降低高尿酸血症患者血尿酸作用。

(2)药动学　口服吸收迅速而良好(空腹生物利用度60%，餐后可达80%。口服后7小时左右血药浓度达峰值。单剂口服后$t_{1/2\alpha}$与$t_{1/2\beta}$分别为4.9小时与26.6小时，表观分布容积为0.9L/kg；持续治疗后$t_{1/2\beta}$为21.7小时。吸收后在肝、肾、肠道中分布多，其次为肺、心和肾上腺，睾丸、脾、皮肤内有少量。在肝内与肾组织内代谢，经羧基还原与葡糖醛酸化，代谢产物以葡糖醛酸化产物占大多数，经肾排出。微粒型胶囊较普通片体外溶解度增加约46%，生物利用度也增加。微粒型片剂160 mg相当于微粒型胶囊200 mg的生物利用度，重复给药，第5日可达稳态血浓度。

【不良反应】 约有2%～15%。胃肠道反应包括腹部不适、腹泻、便秘最常见(约5%)；神经系统反应包括乏力、头痛、性欲丧失、阳痿、眩晕、失眠(约3%～4%)；肌痛伴血肌酸磷酸激酶增高(约1%)；皮疹(2%)。有胆石增加趋向。偶有血清氨基转移酶增高，包括ALT和AST。

【禁忌证】 (1)哺乳期妇女禁用。美国FDA妊娠期药物安全性分级为口服给药C。

(2)胆石症、肝肾功能不全患者。

【注意事项】 (1)老年人如有肾功能不良，须适当减少剂量。

(2)对诊断的干扰　用时血小板计数、血尿素氮、血清氨基转移酶、血钙等可能增高；血碱性磷酸酶、γ-谷氨酰转肽酶及胆红素可能降低。

(3)用药期间定期检查　①全血细胞及血小板计数；②肝功能；③血胆固醇、三酰甘油或低密度与极低密度脂蛋白。

【药物相互作用】 与抗凝药同用，抗凝作用增强，口服抗凝药用量应减半，以后按检查结果调整用量。

【给药说明】 (1)治疗2个月无效即应停药。当胆固醇的水平正常时，建议减少剂量，但治疗结节性黄瘤可能需时1年。

(2)本品宜与饮食同进，以防止胃部刺激。

【用法与用量】 口服　成人　(1)普通片(胶囊)一次0.1 g，一日3次，维持量一次0.1 g，一日1～3次。

(2)微粒型胶囊　一次 0.2 g,一日 1 次。

(3)微粒型片剂　0.16 g,一日 1 次。

【制剂与规格】　非诺贝特片:0.1 g。

非诺贝特胶囊:(1)0.1 g;(2)0.2 g。

非诺贝特(微粒型)片:0.16 g。

非诺贝特(微粒型)胶囊:0.2 g。

非诺贝特缓释片:0.25 g。

非诺贝特缓释胶囊:0.25 g。

非诺贝特缓释胶囊(Ⅱ):0.2 g。

吉非罗齐(吉非贝齐)[药典(二);医保(乙)]

Gemfibrozil

【适应证】　高脂血症。适用于Ⅳ或Ⅴ型高脂蛋白血症、冠心病危险性大而饮食控制及减轻体重等治疗无效者。也适用于Ⅱb 型高脂蛋白血症、冠心病危险性大而饮食控制及减轻体重、其他血脂调节药物治疗无效者。

【药理】　(1)药效学　降血脂的作用机制未完全明了,可能涉及抑制周围脂肪分解,减少肝脏摄取游离脂肪酸而减少肝内三酰甘油生成,抑制极低密度脂蛋白载脂蛋白的合成而减少极低密度脂蛋白的生成。本品降低血三酰甘油而增高血高密度脂蛋白浓度,虽可轻度降低血低密度脂蛋白胆固醇血浓度,但在Ⅳ型高脂蛋白血症可能使低密度脂蛋白有所增高。此外本品还能减少严重冠心病猝死、心肌梗死的发生。

(2)药动学　从胃肠道吸收完全,血药浓度峰值出现于口服 1.5 小时后;降血脂作用于治疗后 2～5 日开始出现,高峰作用出现于第 4 周。血浆蛋白结合率约为 98%。在肝内代谢;经肾排泄,70%为原形,6%由粪便排出。$t_{1/2}$为 1.5 小时。

【不良反应】　(1)常见　胃痛、嗳气、烧心感。

(2)少见　腹泻、呕吐、恶心、皮疹、乏力。

(3)偶见胆石症、贫血、白细胞减少或肌炎、横纹肌溶解;偶有肝功能(血氨基转移酶、乳酸脱氢酶、胆红素、碱性磷酸酶增高)异常,但停药后可恢复。

(4)个别有严重贫血、血小板减少和骨髓抑制。

【禁忌证】　(1)本品可使胆固醇排泄增多,在原发性胆汁性肝硬化时禁用。

(2)美国 FDA 妊娠期药物安全性分级为口服给药 C。

【注意事项】　(1)由于本品单独应用或与他汀类合用时发生横纹肌溶解和肾功能衰竭的几率相对较高,目前主张少用本品而改用安全性较好的贝特类药。

(2)本品是否进入乳汁不详,故乳母最好不用。

(3)老年人如有肾功能不良,须适当减少剂量。

(4)对诊断的干扰　①血红蛋白、血细胞比容、白细胞计数可能降低;②血肌酸磷酸激酶、碱性磷酸酶、氨基转移酶、乳酸脱氢酶可能增高。

(5)下列情况慎用　①胆石症,本品可使胆管并发症增多;②肝功能不全;③肾功能不全(肾清除率减低使不良反应发生率增加)。

(6)用药期间定期检查　①全血细胞计数;②肝功能;③血低密度与极低密度脂蛋白。

(7)治疗 3 个月无效即应停药。

(8)停用本品后血胆固醇和三酰甘油可能反跳超过原来水平,故宜给低脂饮食并监测血脂至稳定。

(9)如用药后肝功能显著异常,应停药,由本品所致的肝功能试验异常是可逆的。

(10)如用药后出现胆结石或现肌炎,应停药。

【药物相互作用】　(1)与口服抗凝药同用时,明显增加抗凝作用,故须经常测定凝血酶原时间以调整抗凝药剂量。

(2)与他汀类同用时可引起横纹肌溶解症,使肌酸磷酸激酶血浓度增高,肌球蛋白尿而致急性肾功能衰竭。

【用法与用量】　口服　成人　一次 0.3～0.6 g,一日 2 次,早餐及晚餐前 30 分钟服。

【制剂与规格】　吉非罗(贝)齐片:(1)0.15 g;(2)0.3 g。

吉非罗(贝)齐胶囊:(1)0.15 g;(2)0.3 g;(3)0.6 g。

烟　酸[药典(二);医保(乙)]

Nicotinic Acid(Niacin)

【适应证】　①高三酰甘油血症(Ⅲ、Ⅳ、Ⅴ型高脂蛋白血症)。②高胆固醇血症。③混合型高脂血症。

【药理】　(1)药效学　本药属 B 族维生素,通过抑制极低密度脂蛋白(VLDL)的合成而影响血中胆固醇的运载,大剂量时可降低血清胆固醇及三酰甘油浓度,但转化为烟酰胺后则无降血脂作用。此外,本药还有扩张周围血管的作用,从而可缓解血管痉挛症状,改善局部供血。现多用烟酸的衍生物,如阿昔莫司、烟酸肌醇酯等。

(2)药动学　本药为水溶性维生素,口服吸收迅速而完全,生物利用度几乎达 100%(缓释剂为速释剂的 60%～76%)。口服后 30～60 分钟血药浓度达峰值,并广泛分布到各组织,如肝、肾、脂肪等,还可进入乳汁。

血浆蛋白结合率小于20%。在肝内代谢，半衰期约为45分钟。治疗量的烟酸仅少量以原形及代谢物随尿排出，用量超过需要时，绝大部分经肾排出。

【不良反应】 (1)烟酸产生强烈的皮肤潮红或瘙痒，使许多患者不能耐受，但如治疗坚持几周后，多数患者这种反应可减轻。

(2)有报道，烟酸可诱发溃疡病；可发生色素沉着、皮肤干燥等。大剂量烟酸产生肝功能异常，丙氨酸转移酶增高，磺溴肽钠(BSP)潴留，甚至出现黄疸。在非糖尿病患者可产生血糖增高，糖耐量异常。

(3)烟酸可使血尿酸增高，甚至出现痛风性关节炎，如出现上述改变，应停药。

(4)烟酸可增加降压药的扩血管作用，可产生低血压。

【禁忌证】 对本品过敏、活动性溃疡病、显著或不能解释的肝功能异常、痛风或显著高尿酸血症。

【注意事项】 (1)烟酸缓释制药不能用等量代替普通制药，应从低剂量起始。

(2)常饮酒或有肝病史的患者使用本品应慎重。

(3)与他汀类合用，密切随访，注意发生肌病可能。

(4)治疗过程中监测肝功能(ALT,AST)。

(5)烟酸可能使荧光计测定的尿儿茶酚胺产生假阳性。烟酸也可使尿糖假阳性(与硫酸铜反应)。

(6)妊娠、哺乳期妇女慎用。

【药物相互作用】 (1)烟酸与吉非罗齐合用，肌病的发生率增加(约5倍)。

(2)烟酸剂量≥1 g/d与他汀类合用有发生横纹肌溶解症的罕见病例报道。

(3)与阿司匹林合用，可能减少烟酸的代谢和消除。

(4)胆酸螯合树脂可与烟酸结合，使烟酸吸收减少，当合用时，应与树脂隔开至少4～6小时。

【给药说明】 大剂量使用烟酸普通制剂，常出现潮红和肝毒性不良反应，影响其应用。潮红的发生也可能由于前列腺素所致，如预先30分钟服阿司匹林，可显著减轻潮红。烟酸缓释制剂最好进食低脂食品后睡前服用。从小剂量开始，逐步增量，也可减轻此种反应。

【用法与用量】 口服　(1)普通片　宜自小剂量开始，一次50～100 mg，一日3次，饭间服用可减轻胃部刺激症状，1～3周间逐步增加剂量，最大剂量一日2～3 g。

(2)缓释片　一般开始一次370～500 mg，一日1次，睡前服药，每2～4周加量，每次加量500 mg，最大剂量一日2000 mg。耐受性优于普通制药。

其余内容参阅第十五章第一节。

【制剂与规格】 烟酸片：(1)50 mg；(2)100 mg。

烟酸缓释片：(1)250 mg；(2)375 mg；(3)500 mg；(4)750 mg；(5)1000 mg。

烟酸注射液：(1)2 ml ∶ 20 mg；(2)2 ml ∶ 100 mg；(3)5 ml ∶ 50 mg。

阿昔莫司[药典(二)；医保(乙)]

Acipimox

【适应证】 ①高三酰甘油血症(Ⅳ型)。②高胆固醇血症(Ⅱa型)，混合型高脂血症(Ⅱb型)。

【药理】 (1)药效学　本品为烟酸类衍生化合物，降血脂作用有多种机制。本品使脂肪组织的分解减少，因而血浆中游离脂肪酸水平减低，由此肝内所合成的极低密度脂蛋白减少，血中TG随之而减少。本品增高脂蛋白脂酶的活性，促进VLDL分解代谢，使血TG水平降低，VLDL分解后中IDL和LDL数减少。本品也使肝清除IDL增加，血LDL水平减低。本品还使血HDL-C水平增高。治疗1个月内可见降血脂疗效。

(2)药动学　本品口服后吸收迅速完全，2小时后血药浓度达峰值。半衰期约为2小时。本品不与血浆蛋白结合，在体内不被代谢，以药物原形经肾排出。

【不良反应】 (1)较多见　由皮肤血管扩张所致的潮热感、瘙痒。

(2)少见　胃灼热感、上腹痛、头痛、哮喘。

(3)罕见　免疫变态反应所致的荨麻疹、斑丘疹、皮疹、唇水肿、哮喘样呼吸困难、低血压。

【禁忌证】 (1)对本品有过敏史者。

(2)有消化性溃疡者。

【注意事项】 (1)由于本品在妊娠期的安全性未定，故在妊娠期妇女不推荐使用。

(2)本品是否排入乳汁尚不清楚，故不推荐用于哺乳期妇女。

(3)在儿童中的安全性未确立，故不宜应用。

(4)用药期间随访检查血脂、肝和肾功能。

【给药说明】 (1)在应用本品调血脂治疗时须同时用饮食治疗。

(2)肾功能不全时本品剂量应减少。

【用法与用量】 口服　成人　一次250 mg，一日2～3次，饭后服用。剂量可按需要调整，但最大剂量不超过一日1200 mg。肾功能障碍时按肌酐清除率调整剂量，40～80 ml/min者一日1次250 mg；20～40 ml/min者时隔日1次250 mg。

【制剂与规格】 阿昔莫司胶囊：250 mg。

考来替泊
Colestipol

【适应证】 ①Ⅱa型高脂蛋白血症、冠心病危险性大而控制饮食治疗无效者。本品降低血浆总胆固醇和LDL-C浓度，对血清TG浓度无影响或使之轻度升高，因此，对单纯TG升高者无效。②胆管不完全阻塞所致的瘙痒。

【药理】 (1)药效学　本品在小肠内与胆酸结合，形成不溶性化合物阻止其重吸收，而随粪便排泄。本品与胆汁酸在小肠中结合后导致胆汁酸在肝内合成的增加，由于胆汁酸的合成是以胆固醇为底物，使得肝内胆固醇减少，从而使肝脏LDL受体活性增加而去除血浆中LDL。本品增加肝脏VLDL的合成，从而增加血浆中TG的浓度，特别是高三酰甘油血症者。本品降低血清中的胆酸，可缓解因胆酸过多而沉积于皮肤所致的瘙痒。

(2)药动学　本品不从胃肠道吸收。用药后24～48小时血浆胆固醇浓度开始降低，1个月内达最大疗效。部分患者血清胆固醇浓度在治疗开始时降低，但又恢复或超过原先水平。撤药1个月左右，胆固醇浓度恢复至治疗前水平。

【不良反应】 (1)较常见　便秘，通常较轻微，短暂性，但可能很严重，可引起肠梗阻。

(2)较少见　①胆石症；②胃肠道出血或胃溃疡；③脂肪泻或吸收不良综合征，特别是每日用量超过30 g更易发生；④嗳气；⑤腹泻；⑥眩晕；⑦头痛；⑧恶心或呕吐；⑨胃痛。

【禁忌证】 (1)对本品过敏者。

(2)苯丙酮尿症者对本品无糖制药中甜味药阿司帕坦(aspartame)所含有的苯丙胺酸过敏者禁用。

【注意事项】 (1)大鼠服用本品18月后，没发现发生小肠肿瘤的证据，目前尚无有关本品致突变作用的文献报道。

(2)尽管本品不被人体吸收，但因为本品可造成妊娠期妇女对维生素及其他营养物质的吸收障碍，所以对胎儿有潜在的不良作用。

(3)对哺乳的影响，人类未证实有问题。

(4)在小儿中，本品的作用与年龄的关系还缺乏研究。因胆固醇为小儿生长发育所必需，2岁以下小儿不主张服用本品。

(5)在老年人中，本品的作用与年龄的关系还缺乏研究。60岁以上患者易发生胃肠道不良反应及营养障碍。

(6)对诊断的干扰　①碱性磷酸酶及AST测定值可能增高；②血清氯、磷浓度可能增高，血清钾、钠浓度可能减低；③凝血酶原时间可能延长；④测定维生素B_{12}吸收的Schilling试验异常。

(7)下列情况慎用　①出血倾向；②胆石症；③胃肠功能损害；④甲状腺功能减退；⑤吸收功能障碍，特别是脂肪泻；⑥消化性溃疡；⑦完全性胆管阻塞或完全性闭锁，此时胃肠道内无胆汁酸与本品相结合；⑧便秘，存在肠梗阻的危险；⑨冠心病、痔疮，可因服用本品后出现严重的便秘而加重病情；⑩肾功能不全。

(8)疗程中应注意随访　①血胆固醇及三酰甘油浓度；②凝血酶原时间。③血清钙浓度。

(9)美国FDA妊娠期药物安全性分级为口服给药B。

【药物相互作用】 (1)一方面引起维生素K的耗去而增加抗凝药物，如香豆素及茚满二酮衍生物的抗凝作用；另一方面本品在胃肠道内与口服抗凝药结合降低其抗凝作用。抗凝药至少早于本品6小时前服用，并根据测定的凝血酶原时间调整剂量。

(2)减低洋地黄苷在小肠内的重吸收及肠肝循环，缩短其半衰期。服用本品而洋地黄血浓度达到稳定状态时，撤除本品有发生洋地黄严重中毒的危险性，须谨慎。有人建议应在洋地黄服用后8小时左右再服。

(3)与鹅去氧胆酸或熊去氧胆酸结合，影响后两者的吸收，疗效降低，同时增加胆汁中胆固醇的饱和度。

(4)与利尿药、青霉素G、保泰松、普萘洛尔、四环素等口服药在小肠内结合影响它们的吸收，降低疗效，故宜在服本品前1小时或后4小时服上述药物。

(5)与甲状腺激素包括右旋甲状腺素合用时，通过结合及延迟或阻止甲状腺激素的重吸收而降低甲状腺激素的作用。建议两者的服药时间间隔4～5小时，并定期检查甲状腺功能。

(6)与万古霉素口服药合用时，两者结合，使得粪便中的万古霉素浓度降低，因此两者不宜合用。

【给药说明】 (1)为防止误吸或食管不适，本品的粉剂应与90 ml水或其他液体混合形成悬液后再服用。

(2)疗程中出现便秘或症状加重，为防止肠梗阻的发生，本品应减量或停用，给予轻泻药或增加水分摄入，可能有助于便秘的减轻。

(3)用于治疗高脂血症时须注意　①发生血浆胆固醇浓度反常性地增高时，应停用本品；②治疗3个月无效应停药，但治疗结节性黄瘤可能需时1年。

(4)长期服用本品应补充脂溶性维生素,以肠道外途径给予。

【用法与用量】 口服　成人　一日 15～30 g,分 2～4次,用餐前服。

【制剂与规格】 考来替泊散剂:5 g。

考来烯胺

Colestyramine

【适应证】 ①Ⅱa 型高脂蛋白血症(高胆固醇血症)。本品降低血浆总胆固醇和 LDL-C 浓度,对血清 TG 浓度无影响或使之轻度升高,因此,对单纯 TG 升高者无效。②胆管不完全阻塞所致的瘙痒。

【药理】 (1)药效学　参阅"考来替泊"。

(2)药动学　本品在胃肠道不吸收。用药后 1～2 周,血浆胆固醇浓度开始降低,可持续降低 1 年以上。部分患者在治疗过程中,血清胆固醇浓度开始降低,后又恢复至或超过基础水平。用药后 1～3 周,因胆汁淤滞所致的瘙痒得到缓解。停药后 2～4 周血浆胆固醇浓度恢复至基础水平。停药 1～2 周后,再次出现因胆汁淤滞所致的瘙痒。

【不良反应】 多发生于服用大剂量及超过 60 岁的患者。有报道,长期服用本品偶尔可致骨质疏松。

(1)较常见　①便秘,通常程度较轻,短暂性,但可能很严重,可引起肠梗阻;②烧心感;③消化不良;④恶心呕吐;⑤胃痛。

(2)较少见　①胆石症;②胰腺炎;③胃肠出血或胃溃疡;④脂肪泻或吸收不良综合征;⑤嗳气;⑥肿胀;⑦眩晕;⑧头痛。

【禁忌证】 美国 FDA 妊娠期药物安全性分级为口服给药 C。

【注意事项】 (1)本品增加大鼠在服用强致癌物时的小肠肿瘤的发生率。

(2)可能影响妊娠期妇女对维生素及其他营养物质的吸收,对胎儿产生不良作用。

(3)对哺乳婴儿的影响尚缺乏人体研究。

【给药说明】 (1)为防止误吸或食管不适,本品的粉剂应与 120～180 ml 水或其他液体混合形成混悬液后再服用。

(2)疗程中出现便秘或症状加重,为防止肠梗阻的发生,本品应减量或停用。

(3)用于治疗高脂血症时须注意:①发生血浆胆固醇浓度反常性地增高时,应停用本品;②治疗 3 个月无效应停药,但治疗结节性黄瘤可能需时 1 年。

(4)用于治疗瘙痒症,症状缓解后剂量应减小。

【用法与用量】 口服　成人　维持量,一日 2～24 g(无水考来烯胺),用于止痒,分 3 次于饭前服或与饮料拌匀服用。

【儿科用法与用量】 用于降血脂,初始剂量,一日4 g(无水考来烯胺),分 2 次服用,维持剂量为一日 2～24 g(无水考来烯胺),分 2 次或多次服用。

【制剂与规格】 考来烯胺散剂:9 g(含 4 g 无水考来烯胺)。

普罗布考[药典(二);医保(乙)]

Probucol

【适应证】 高胆固醇血症。

【药理】 (1)药效学　①调脂作用:本品通过降低胆固醇合成与促进胆固醇分解使血胆固醇与 LDL-C 降低,还改变 HDL 亚型的性质和功能。本品通过胆固醇酯转移蛋白和卵磷脂胆固醇酰基转移酶而增强胆固醇的逆转运。②抗动脉粥样硬化作用:本品有显著的抗氧化作用,能抑制泡沫细胞的形成,延缓动脉粥样硬化斑块的形成,消退已形成的动脉粥样硬化斑块,消退黄色瘤。近有证据本品有益于血管介入治疗后预防再狭窄。

(2)药动学　本药口服吸收有限,生物利用度 5%～10%,食物有助于其吸收。本品一次口服 18 小时后达最高血药浓度,$t_{1/2}$为 52～60 小时。每天服本品,血药浓度逐渐增高,3～4 个月达最高稳态水平。口服剂量的 84%从粪便中排出,1%～2%从尿中排出,粪便中以原形药为主,尿中以代谢产物为主。

【不良反应】 (1)常见　腹泻、腹痛、恶心、呕吐、消化不良。

(2)少见　头痛、头晕、感觉异常、失眠、耳鸣、皮疹、皮肤瘙痒等。

(3)罕见　心电图 Q-T 间期延长、室性心动过速、血小板减少、血管神经性水肿。

【禁忌证】 (1)对本品有过敏史者。

(2)有心肌损害、严重心律失常、不明原因晕厥者。

(3)由于用本品时可发生心电图 Q-T 间期延长与严重室性心律失常,故在下列情况忌用:①有 Q-T 间期延长者;②有不明原因晕厥或有心源性晕厥者;③正在用延长 Q-T 间期的药物;④有血钾或血镁过低者;⑤新近心肌梗死者;⑥严重心动过缓。

【注意事项】 (1)是否排入乳汁尚不清楚,故不推荐用于哺乳期妇女。

(2)在儿童中的安全性未确立,故不宜应用。

(3)在用本品时应定期检查心电图 Q-T 间期。

(4)对诊断的干扰 用本品时可有血清氨基转移酶、胆红素、肌酸磷酸激酶、尿酸、尿素氮升高,但常短暂。

(5)美国 FDA 妊娠期药物安全性分级为口服给药 B。

【药物相互作用】 (1)本品能加强香豆素类药的抗凝血作用。

(2)本品能加强降血糖药物的作用。

【给药说明】 (1)在应用本品调血脂治疗时须同时用饮食治疗。

(2)肾功能不全时本品剂量应减少。

【用法与用量】 口服 成人 一次 0.5 g,一日 2 次,早、晚餐时服用。

【制剂与规格】 普罗布考片:(1)0.125 g;(2)0.25 g。

鱼 油

Fish Oil

【适应证】 高三酰甘油血症。

【药理】 鱼油中含有丰富的 n-3 脂肪酸,主要成分为二十碳五烯酸(EPA,eicosapentanoic acid)和二十二碳六烯酸(DHA,docosahexaenoic acid)。临床上应用治疗剂量的鱼油(4 g/d EPA 和 DHA),可有效降低 TG。同时,已有不少报道 n-3 脂肪酸可减少心血管疾病死亡率及猝死、心律失常、心肌梗死、心力衰竭发生的风险,但作用机制仍未十分明确。由于人类并不能通过自身合成不饱和脂肪酸,植物及海洋微生物的 n-3 脂肪酸成为人类饮食中不可缺少的要素。

n-3 脂肪酸可抑制肝脏 VLDL 合成和分泌,同时,促进血液中 TG 的水解以及 VLDL 与血管内皮的结合,从而降低 TG。鱼油降低 TG 的效果与使用剂量及基础 TG 水平有关。鱼油对于血 TG<1.0 mmol/L 的患者几乎没有降脂作用。若 TG>2.3 mmol/L,应用 4 g/d 鱼油治疗,可使 TG 降低 30%。对于具有急性胰腺炎风险血 TG>5.5 mmol/L 的患者,美国胆固醇成年人教育计划Ⅲ推荐鱼油与贝特类或烟酸类药物联合应用。

【不良反应】 摄入大剂量的鱼油可使出血时间延长,同时体外实验提示鱼油可使血栓素 A_2 及血小板活化因子活性降低。然而测定凝血时间或纤溶因子却不能证实鱼油具有相似的作用。另外,临床试验并没有发现应用鱼油使行冠状动脉旁路移植术、经皮冠状动脉成形术的患者出血事件增加。一项临床随机试验表明,500 例患者在行经皮冠状动脉球囊扩张术前 2 周给予 6.9 g DHA 及 EPA 预处理(围术期同时给予 325 mg/d 阿司匹林及肝素注射),结果并没有发现出血的增加。另一项纳入 610 例冠脉旁路移植术患者的临床试验也得到类似的结果,该研究随机给予患者安慰剂或 4 g/d 鱼油治疗,同时随机给予阿司匹林或华法林,使国际标准化指标控制在 2.5～4.2,1 年后并没有发现出血事件增加。鱼油是否影响国际标准化指标目前并没有大规模临床试验证实,但一项小规模试验提示鱼油并不干扰华法林的剂量调整。少数证据提示若患者同时接受华法林和鱼油治疗,建议将国际标准化指标控制在一个较低的目标值。

【用法与用量】 口服 成人 0.5～2 g/d,分 3 次。

【制剂与规格】 多烯酸乙酯软胶囊(EPA+DHA 含量 85%):0.25 g。

第七节 降低肺动脉高压药

随着肺动脉高压发病机制的研究进展,肺动脉高压的靶向治疗药物不断涌现,使肺动脉高压患者的预后得到了明显改善。目前,在中国上市并注册的肺动脉高压靶向治疗药物包括,前列环素类似物:伊洛前列素(iloprost)、曲前列尼尔(treprostinil);非选择性内皮素受体拮抗药:波生坦(bosentan);选择性内皮素受体拮抗药:安立生坦(ambrisentan)。

伊洛前列素

Iloprost

【适应证】 中度特发性肺动脉高压患者。

【药理】 (1)药效学 本品是人工合成的前列环素类似物。它可抑制血小板聚集、黏附及其释放反应;扩张小动脉与小静脉,吸入后可直接扩张肺动脉血管床,可降低肺动脉压力与肺血管阻力,增加心排血量,使混合静脉血氧饱和度得到明显改善;增加毛细血管密度以及降低微循环中存在的炎症介质所导致的血管通透性增加;对体循环血管阻力以及动脉压力影响很小。

(2)药动学 肺动脉高压患者吸入本品(吸入伊洛前列素在口含气内药量为 5 μg),吸入末期观察到血清最高药物浓度为 100～200pg/ml。血浆浓度下降的半衰期约为 5～25 分钟。在吸入本品 30 分钟到 1 小时之后,中央室内检测不到本品(血浆浓度低于 25 pg/ml)。尚未进行吸入药物分布的研究。本品主要通过 β-羧基氧化酶进行代谢,原形药物不能排泄。其主要代谢产物为四去甲依洛前列素甲，该产物在尿中以自由和结合的4种非对映异构体形式存在。

【不良反应】 (1)吸入用药的局部不良反应　如咳嗽加重。

(2)非常常见的不良反应(发生率10%)　因血管扩张而出现潮热或者颜面潮红、咳嗽加重、血压降低(低血压)。

(3)常见不良反应(发生率1%～10%)　头痛、颊肌痉挛(口腔开合困难)、晕厥。

(4)如果与抗凝药合用，可能会发生微量的出血。

(5)其他　胸痛、不舒适、咽喉疼痛、咽喉刺激症状、恶心。

【禁忌证】 (1)对本品或任何赋形药过敏。

(2)出血危险性增加的疾病(如活动性消化性溃疡、外伤、颅内出血或者其他出血)，由于本药对血小板的作用可能会使出血的危险性增加。

(3)心脏病患者，如：严重心律失常、严重冠状动脉性心脏病、不稳定性心绞痛、发病6个月内的心肌梗死、未予控制和治疗的或未在严密监测下的非代偿性心力衰竭、先天性或获得性心脏瓣膜疾病伴非肺动脉高压所致的有临床意义的心肌功能异常。

(4)明显的肺水肿伴呼吸困难。

(5)主要由于肺静脉闭塞性疾病引起的肺动脉高压。

(6)近3个月发生过脑血管事件(如短暂性脑缺血发作、脑卒中)或其他脑供血障碍。

(7)妊娠、哺乳期妇女。

(8)美国FDA妊娠期药物安全性分级为口服给药C。

【注意事项】 (1)对于体循环压力偏低的患者应谨慎使用，以避免血压进一步降低。收缩压低于85 mmHg的患者，不应当使用本品治疗。

(2)对于急性肺部感染、慢性阻塞性肺疾病以及严重哮喘的患者使用本品时必须密切监护。

(3)对于能够进行外科手术的栓塞性肺动脉高压患者不应首选本药治疗。

(4)有晕厥史的肺动脉高压患者应避免任何过度劳累，如强体力活动。出现劳累性晕厥应考虑是否需要调整和(或)改变治疗方案。如因所患潜在疾病而导致晕厥加重，或是右心衰竭加重或恶化，也应考虑改变治疗方案。

(5)当肺动脉高压患者吸入本品后出现肺水肿的征兆时，应考虑到可能合并了肺静脉闭塞性疾病，此时应停止治疗。

(6)肝功能异常患者，肾功能衰竭需要血液透析的患者，伊洛前列素的清除均是降低的。在首次给药时应谨慎，推荐给药至少间隔3个小时。

(7)儿童及青少年(18岁以下)　目前仅偶有在儿童和青少年中使用的报告可供参考。在获得进一步资料前，吸入用本品溶液不应在18岁以下患者中使用。

【药物相互作用】 (1)降压药　本品可增强β受体拮抗药、钙通道阻滞药、血管扩张药及血管紧张素转化酶抑制药等药物的抗高血压作用。如果出现明显低血压可通过减少本品的剂量来纠正。

(2)抗栓药物　本品与抗凝药物或其他抑制血小板聚集的药物合用时可增加出血风险。

(3)血管扩张药物　本品与磷酸二酯酶抑制药以及硝酸酯类血管扩张药合用时可增加出血风险。

(4)输注本品后并不会影响患者多次口服地高辛的药物代谢动力学，而且对合并给予组织型纤维蛋白溶酶原激活药(-PA)的药物代谢动力学也无影响。

(5)动物实验表明，预先给予糖皮质激素可减轻本品的扩血管作用，但不影响抑制血小板聚集的作用。这一发现对人体的意义尚不清楚。

【给药说明】 在每次吸入药物之前，将打开包装的吸入用本品溶液全部移至雾化器内。一次吸入未用完的本品雾化液必须弃去。注意本药溶液不可接触皮肤以及眼睛，并且要避免口服。在雾化治疗期间必须避免使用面罩，而应仅使用口含器来给药。

【用法与用量】 吸入　成人　每次吸入应从2.5 μg开始(吸入装置中口含器所提供的剂量)。可根据不同患者的需要和耐受性逐渐增加剂量至5.0 μg。根据不同患者的需要和耐受性，每日应吸入6～9次。根据口含器与雾化器所需的药物剂量，每次吸入时间大约应为5～10分钟。

【制剂与规格】 吸入用伊洛前列素溶液：2 ml：20 μg。

曲前列尼尔

Treprostinil

【适应证】 用于治疗肺动脉高压(PAH，WHO分类1)，以减轻运动引起的相关症状。

【药理】 (1)药效学　曲前列尼尔主要通过直接舒张肺和全身动脉血管床并抑制血小板聚集发挥作用。可减少右心室和左心室后负荷，增加心输出量和心搏出量，可引起剂量相关的负性肌力和舒张效应。尚未观察到对心脏传导存在明显影响。曲前列尼尔可导致血管舒张和心动过速。单次吸入曲前列尼尔 84 μg 对 Q-Tc 的影响不大且继续时间短,但可能是心率过速变化的一种假象。

(2)药动学　吸收:在皮下注射后,迅速完全吸收,绝对生物利用度接近 100%,约 10 小时达到稳态浓度。以每分 10 ng/kg 的剂量给药达稳态时,皮下和静脉注射给药具有生物等效性。在每分 1.25～125 ng/kg 范围内,曲前列尼尔注射液连续皮下给药的药代动力学呈线性(对应的血浆浓度约为 15～18250 pg/ml),在用平均剂量每分 9.3 ng/kg 治疗的患者中,浓度约为 2000 pg/ml。分布:中央室中药物的分布体积约为 14 L/70 kg(理想体重)。体外研究显示,在 300～10000 μg/L 的浓度范围内,曲前列尼尔与人血浆蛋白的结合率约为 91%。代谢和排泄:曲前列尼尔主要在肝脏由 CYP2C8 代谢。尿液中检测到五种代谢产物,其中四种代谢产物均 3-羟辛基侧链的氧化产物,另一是葡糖苷酸共轭衍生物(曲前列尼尔葡糖苷酸),代谢产物不具有活性。体外研究结果显示,曲前列尼尔不抑制或诱导主要 CYP 酶。消除(皮下给药后):终末消除半衰期约为 4 小时。体重为 70 kg 的患者全身消除率约为 30 L/h。

【不良反应】 (1)最常见的不良事件是输注部位出现疼痛和反应。输注部位反应定义为不包括疼痛或出血/擦伤的任何局部不良事件,包括红斑、硬化或皮疹。

(2)皮下或静脉给药的其他不良事件包括腹泻、下颌疼痛、水肿、血管扩张以及恶心。

(3)长期给药时,可能出现输注系统并发症,静脉输注方式给药引起的不良事件包括手臂肿胀、感觉异常、血肿或疼痛。

(4)曲前列尼尔在上市后使用过程中出现了下列不良事件:外周静脉输注伴随的血栓性静脉炎、血小板减少症和骨痛。另外,已有全身皮疹(有时为斑疹或丘疹)、蜂窝组织炎的报道。

【注意事项】 (1)采用留置中心静脉导管长期静脉输注的给药途径可导致血液感染(BSls)和败血症,可能是致命的。因此,连续皮下输注(未稀释)是首选给药方式。

(2)只有具有诊断和治疗肺动脉高压经验的临床医生可以使用曲前列尼尔注射液。

(3)曲前列尼尔注射液是一种强效的肺部和全身血管扩张剂,必须在具有足够的生理监控和紧急救护人员及设备的医疗场所开始给药,可长期使用,但应慎重考虑患者使用曲前列尼尔注射液和维护注射系统的能力。

(4)剂量调整:如症状未改善应增加剂量,如出现过度药理效应或不可接受的输注部位症状应减少剂量。

(5)突然停药或突然大幅降低剂量可能导致肺动脉高压症状恶化,应避免突然停药或突然大幅降低剂量。

(6)肝或肾功能不全患者应该缓慢增加剂量,因为与肝、肾功能正常患者相比,这些患者全身暴露浓度可能更大。

(7)同时服用细胞色素 P_{450} 同工酶 CYP2C8 酶抑制剂(如吉非贝齐)可增加曲前列尼尔暴露量。同时服用 CYP2C8 酶诱导剂(如利福平)可降低曲前列尼尔暴露量。暴露量升高可能会增加与曲前列尼尔有关的不良事件,而暴露量减少可能降低临床疗效。

(8)动物试验未观察到曲前列尼尔对生产和分娩有治疗相关影响,但尚不清楚曲前列尼尔对人类生产和分娩的影响,因此妊娠期妇女慎用。尚不清楚曲前列尼尔是否通过人乳汁分泌或口服后被全身吸收,但鉴于多种药物均经人乳汁排泄,因此哺乳期妇女亦应慎用。

(9)尚未确定曲前列尼尔在儿童患者中的安全性和有效性,故儿童慎用。

(10)不能确定老年患者的反应是否不同于年轻患者,考虑到老年患者的肝、肾或心脏功能衰退,以及伴随疾病或应用其他药物治疗的比率更高,老年患者的剂量选择应特别慎重。

【药物相互作用】 (1)抗高血压药物与其他血管扩张剂:瑞莫杜林与利尿剂、抗高血压药物或其他血管扩张剂合用,可能增加症状性低血压的风险。

(2)抗凝血剂:由于曲前列尼尔抑制血小板聚集,所以可能会增加出血风险,尤其是正在服用抗凝血剂的患者。

【给药说明】 注射给药前,应目检药品中是否存在颗粒物和变色,如存在则不可使用。

(1)皮下输注　使用皮下药物专用的输液泵,经插入式皮下导管连续皮下输注给药。为避免药物输注中断,在发生此情况时患者必须可立即获得备用输液泵和皮下输液器具。

(2)静脉输注　本品必须用无菌注射用水或 0.9% 氯化钠注射液稀释,然后使用静脉药物输送专用的输液泵经留置中心静脉导管连续静脉输注给药。如临床需要,可在大静脉中放置一个临时外周静脉套管,用于本品短期给药。外周静脉输注数小时可能会增加血栓性静脉炎的风险。为避免药物输注中断,在发生此情况时患者必须可立即获得备用输液泵和皮下输液器具。

【用法与用量】 皮下或静脉注射给药。皮下输注是首选给药路径，如果因为注射部位严重疼痛或反应而不能耐受皮下给药，可经中心静脉导管给药。

首次接受前列环素输注治疗患者，初始输注速率为每分钟 1.25 ng/kg。如果由于全身效应不能耐受初始剂量，应将注射速率降低至每分钟 0.625 ng/kg。长期剂量调整的目标是确定曲前列尼尔的剂量，使其可改善肺动脉高压症状，同时减少曲前列尼尔的其他药理效应（头痛、恶心、呕吐、坐立不安、焦虑以及输注部位疼痛或反应）。根据临床疗效进行剂量调整。在治疗的前四周，输注速率的增加值为每周每分钟 1.25 ng/kg，之后为每周每分钟 2.5 ng/kg。如能够耐受，可以更高频率调整剂量。剂量＞每分钟40 ng/kg的临床应用经验非常少。应避免突然停止输注。可在中断数小时内重新以相同剂量速率给药，如果中断时间较长可能需要重新滴定剂量。

对于轻至中度肝功能不全患者，初始剂量应为每分钟 0.625 ng/kg，给药剂量应按理想体重计算，剂量增加须谨慎。尚未在严重肝功能不全患者中进行研究。尚未对肾功能不全患者进行研究。

【制剂与规格】 曲前列尼尔注射液：(1)20 ml∶20 mg；(2)20 ml∶100 mg；(3)20 ml∶200 mg。

波生坦
Bosentan

【适应证】 WHO 肺动脉高压功能分级Ⅲ级和Ⅳ级特发性肺动脉高压或者硬皮病引起的肺动脉高压。

【药理】 (1)药效学　本品是一种双重内皮素受体拮抗药，具有对内皮素 A(ET_A)受体和 B(ET_B)受体的亲和作用并竞争结合，与 ETA 受体的亲和力比与 ETB 受体的亲和力稍高。本品可降低肺和全身血管阻力，从而在不增加心率的情况下增加心排血量。

(2)药动学　本品的绝对生物利用度大约为 50%，不受食物影响。最大血药浓度在口服给药后 3～5 小时后达到。分布容积约 18L/kg，清除率约为 8L/h。消除半衰期($t_{1/2}$)为 5.4 小时。与血浆蛋白高度结合率(＞98%)，主要是白蛋白。不会渗透到红细胞。在肝脏中被细胞色素 P_{450}同工酶 CYP3A4 和 CYP2C9 代谢。在人血浆中有三种代谢物。只有一种代谢物 Ro48-5033 具有药物活性，占化合物活性的 10%～20%。本品代谢通过肾和胆汁清除。因为低于 3%的剂量通过尿排出，对于肾功能不全的患者不需调整剂量。本品被肝脏广泛代谢并通过胆汁排出，肝脏受损预计影响其药代动力学和代谢。严重肝损伤的患者禁忌用本品。

【不良反应】 本品治疗患者中发生率超过 1%的不良事件为头疼、潮红、肝功能异常、贫血和下肢水肿。

(1)ALT 和 AST 升高，与剂量相关，发生于治疗的早期，偶尔晚期发生。进展缓慢，无典型症状，当治疗中断或者停止后多数是可逆的。

(2)血红蛋白降低，可能是由于血液的稀释。

(3)体液潴留　早期体重增加、血红蛋白降低、腿水肿。

(4)精子计数下降。

【禁忌证】 (1)对于本品任何组分过敏者。

(2)美国 FDA 妊娠期药物安全性分级为口服给药 X。

(3)中度或严重肝功能损害和(或)AST 和(或)ALT 的基线值高于正常值上限(ULN)的 3 倍，尤其是总胆红素增加超过正常值上限的 2 倍。

(4)使用环孢素或格列本脲者。

【注意事项】 (1)有轻度肝脏损伤患者应慎用。仅仅当潜在益处高于风险时才在这些患者中使用。

(2)本品在妊娠期妇女中无研究，动物实验表现出剂量相关的致畸作用。本品被认为对人具有潜在致畸性。在本品治疗前必须排除妊娠，之后必须采用充分的避孕措施防止妊娠。

(3)尚不清楚本品是否排入乳汁。因为大多数药物都分泌到乳汁中，应建议服用本品的哺乳妇女停止哺乳。

(4)缺少本品在儿童中应用的安全性和有效性研究，不建议用于儿童。

(5)用本品治疗伴随剂量相关的血红蛋白浓度降低(平均 0.9 g/100 ml)。建议在开始治疗前、治疗后第 1 个月和第 3 个月检测血红蛋白浓度，随后每 3 个月检查一次。如果出现血红蛋白显著降低，须进一步评估来决定原因以及是否需要特殊治疗。

(6)使用本药治疗前，建议时有体液潴留症状的患者用利尿药治疗。治疗中，建议监测患者体液潴留的症状(例如体重增加)。出现症状后，用利尿药或者增加利尿药的剂量。

(7)肝酶升高通常在开始治疗前 16 周内出现。在治疗前需检测肝脏氨基转移酶水平，随后最初 12 个月内每个月检测 1 次，以后 4 个月 1 次。若 ALT/AST 水平＞3 及≤5ULN 或 ALT/AST 水平＞5 及≤8ULN，经再次肝功能检验证实，减少每日剂量或者停止治疗，至少每 2 周监测一次氨基转移酶水平。如果氨基转移酶恢复到治疗前水平，考虑继续或者再次使用本品。ALT/AST 水平＞8ULN，必须停止治疗，不考虑再使用本品。在氨基转移酶升高,伴随有肝脏损伤的临床症状(例如恶心、呕吐、发热、腹痛、黄疸或者罕见嗜睡或疲劳)或者胆红素升高超过正常值上限水平 2 倍时,治疗必须停止,不考虑使用本品。

(8)患者收缩压低于 85 mmHg 须慎用本品。

【药物相互作用】 (1)细胞色素 P_{450} 系统 本品对细胞色素 P_{450} 同工酶 CYP3A4 和 CYP2C9 有轻微至中度的诱导作用,合用本品这两种酶代谢的药物血浆浓度可能降低。对 CYP1A2、CYP3A4、CYP2C9、CYP2C19 和 CYP2D6 没有相关的抑制作用。本品不会增加这些酶所代谢的药物的血浆浓度。

(2)与华法林合用,无须另外调整华法林剂量,但建议进行常规 INR 监测。

(3)本品会降低辛伐他汀和它的主要活性 β-氢氧基酸代谢物的血浆浓度,本品的血浆浓度不受影响。本品也降低其他主要受 CYP3A4 代谢的他汀类的血浆浓度。对于这些他汀类须考虑其疗效下降。

(4)与格列本脲合用有氨基转移酶升高的风险,应考虑用其他替代的降血糖药物。

(5)本品和酮康唑合用可使本品的血浆浓度增加大约 2 倍。无需剂量调整,但应考虑本品作用增加。

(6)本品与地高辛和尼莫地平之间没有药代动力学的相互作用。氯沙坦对本品血浆水平没有影响。

(7)本品使血液中环孢素的浓度降低大约 50%。联用本品的初始谷浓度比单独使用时高大约 30 倍。但在稳态时,本品的血浆浓度仅仅高出 3~4 倍。

(8)本品与激素避孕药联用时有避孕失败的可能性。因此应采用另外或者替代的避孕方法。

【给药说明】 没有在推荐剂量下肺动脉高压患者突然中止使用本品的经验。为了避免临床突然恶化,应紧密监视患者,在停药前的 3~7 日应将剂量减至一半。

【用法与用量】 口服。成人初始剂量为一日 2 次、一次 62.5 mg,持续 4 周,随后增加至维持剂量一次 125 mg,一日 2 次。可在进食前或后,早、晚服用。老年人应该慎重选择剂量。

【制剂与规格】 波生坦片:(1)62.5 mg;(2)125 mg。

安立生坦

Ambrisentan

【适应证】 适用于治疗有 WHO Ⅱ级或Ⅲ级症状的肺动脉高压患者(WHO 组 1),用以改善运动能力和延缓临床恶化。

【药理】 (1)药效学 安立生坦是一种与 ET_A 高度结合(Ki=0.011nM)的受体拮抗剂,与 ET_B 相比对,ET_A 有高选择性(>4000 倍),有关对 ET_A 高选择性的临床影响还是未知。内皮素-1(ET-1)是一种有效的自分泌和旁分泌肽,两种受体亚型(ET_A 和 ET_B)共同调节 ET-1 在血管平滑肌和内皮细胞中的作用。ET_A 的主要作用是血管收缩和细胞增殖,而 ETB 的主要作用是血管舒张、抑制增殖、以及清除 ET-1。在患有肺动脉高压的患者中,血浆ET-1的浓度增高了 10 倍,并且与右心房平均压力的增加和疾病的严重程度相关。肺动脉高压患者肺组织中 ET-1 和 ET-1 mRNA 浓度增加 9 倍,主要集中在肺动脉内皮细胞。这些发现提示了 ET-1 可能在肺动脉高压的发病和发展中起了重要的作用。

(2)药动学 安立生坦(S-安立生坦)在健康受试者中的药代动力学是与剂量成比例的。目前对安立生坦的绝对生物利用度尚不清楚。安立生坦的吸收很迅速,在健康受试者和肺动脉高压患者中的峰浓度都出现在口服后 2 小时左右。进食不会影响药物的生物利用度。体外研究表明,安立生坦是 P-糖蛋白的底物。安立生坦与血浆蛋白的结合非常紧密(99%)。安立生坦的清除主要通过非肾脏途径,但代谢和胆道清除的相对贡献目前还不是十分明确。在血浆中,4-羟甲基安立生坦的 AUC 约占母体 AUC 的 4%。在体内 *S*-安立生坦向 *R*-安立生坦的转化是微不足道的。安立生坦在健康受试者和肺动脉高压患者的平均口服清除率分别为 38 ml/min 和 19 ml/min。虽然安立生坦的终末半衰期为 15 小时,但稳态时安立生坦的平均谷浓度约为平均峰浓度的 15%,而在长期每日给药后的累积因子约为 1.2,这提示了安立生坦的有效半衰期约为 9 小时。安立生坦由 CYP3A、CYP2C19、5-二磷酸葡萄糖基转移酶(UGTs)、1A9S、2B7S 以及 1A3S 进行代谢。体外实验提示,安立生坦是器官阴离子转运蛋白(OATP)的底物,同时也是 P- gp 的底物(而非抑制剂)。因为有这些因素存在,可以预计到会出现药物相互作用;然而,目前尚未发现安立生坦和通过这些途径进行代谢的药物之间存在有临床意义的相互作用。

【不良反应】 大多数药物不良反应为轻至中度,仅有鼻充血呈剂量依赖性。与较年轻的患者相比,外周性水肿在老年患者中更为常见。下述不良反应是在本药获得批准后的使用过程中被识别的:液体潴留,心衰(与液体潴留相关),超敏反应(如血管性水肿、皮疹),以及贫血。另有潜在肝脏损害、血液学改变(血红蛋白浓度及红细胞压积的下降)、精子计数下降等。

【禁忌证】 妊娠,禁用于确实或可能已经怀孕的妇女。妊娠期妇女使用本药很有可能会导致严重的出生缺陷，在开始治疗前必须排除妊娠，并且在治疗过程中以及治疗后1个月内都应该使用2种合适的避孕方法进行避孕。

【注意事项】 (1)潜在的肝脏损害：安立生坦可以导致肝脏氨基转移酶(ALT和AST)较正常值上限(ULN)升高超过3倍。肝脏氨基转移酶和胆红素升高是潜在严重肝脏损害的标志，所以必需在开始治疗前，以及开始治疗后的每月进行血清氨基转移酶水平(如果氨基转移酶升高还需同时检测胆红素)监测。

(2)血液学改变：在应用其他内皮素受体拮抗药后会出现血红蛋白浓度及红细胞压积的下降，此类现象在本药的临床试验中也有出现。应在开始本药治疗前、开始治疗后第1个月、以及随后定期检测血红蛋白。如果患者伴有临床意义的贫血，则不推荐使用本药治疗。如果患者在治疗过程中出现有临床意义的贫血、并且排除了其他诱因，则应考虑停止本药治疗。

(3)液体潴留：外周性水肿是内皮素受体拮抗药类药物的一种已知效应，同时它也是肺动脉高压和肺动脉高压恶化的临床结果。如果有临床意义的液体潴留进一步发展(伴或不伴体重增加)，应该开展进一步的评估以明确病因(如本药或潜在心衰)，在必要的时候进行特殊治疗或与中断本药治疗。

(4)肺静脉闭塞性疾病：如果患者在起始使用血管扩张剂如本药期间出现急性肺水肿，需考虑肺静脉闭塞症的可能性，如果确诊后应停用本药。

(5)肾功能损害：轻到中度肾功能损害对安立生坦的暴露不会产生明显的影响。因此，在轻到中度肾功能受损的患者中无需进行本药剂量的调整。目前尚无安立生坦在中度肾功能受损患者中应用的数据。目前尚无关于血液透析对安立生坦分布的研究。

(6)目前尚无关于本药在儿科患者中应用的安全性和有效性数据，儿童慎用。

(7)哺乳期妇女：目前还不清楚安立生坦是否会随着乳汁进行分泌。不推荐在服用安立生坦的时候进行母乳喂养。

【药物相互作用】 (1)安立生坦与下述药物联合应用不会导致有临床意义的安立生坦暴露量改变：酮康唑、奥美拉唑、昔多芬、他达拉非。

(2)联合应用安立生坦不会导致下述药物暴露量的改变：华法林、地高辛、昔多芬、他达拉非、乙炔雌二醇/炔诺酮。根据药代动力学研究，安立生坦预计不会对雌激素或黄体酮类避孕药的暴露产生影响。

(3)安立生坦潜在的药物相互作用尚没有得到充分的认识，因为目前还没有开展过下列药物的体内药物相互作用研究：CYP3A和2C19的强诱导物(利福平)，UGTs和P-gp的诱导物(利福平)，运载体P-gp(环孢素A)和OATP(环孢素A、利福平、利托那韦)的强抑制剂。不排除会对安立生坦的暴露产生有临床意义的影响。

【给药说明】 目前没有关于本药超量给药的经验。健康志愿者中应用的本药最高单剂量为100 mg，而肺动脉高压患者中为10 mg每日1次。在健康志愿者中，50 mg和100 mg单剂量(最大推荐剂量的5～10倍)会伴随出现头痛、面部发红、眩晕、恶心、和鼻充血。严重超剂量可能会导致需要治疗干预的低血压。

【用法与用量】 口服　成人　起始剂量为空腹或进餐后口服5 mg每日1次；如果耐受则可考虑调整为10 mg每日1次。药片可在空腹或进餐后服用。不能对药片进行掰半、压碎、或咀嚼。没有在肺动脉高压患者中进行过高于10 mg每日1次剂量的研究。在开始使用本药治疗前和治疗的过程中要进行肝功能的监测。

【制剂与规格】 安立生坦片：(1)5 mg；(2)10 mg。

第八节　其　　他

盐酸曲美他嗪[医保(乙)]

Trimetazidine Hydrochloride

【适应证】 ①防治心绞痛发作。②眩晕和耳鸣的辅助性治疗。

【药理】 (1)药效学　本品部分抑制脂肪酸氧化，使心肌代谢转向更有效地利用氧供，达到减轻心绞痛的目的。临床试验的结果显示，与安慰药相比，曲美他嗪能减少每周心绞痛发作的次数，减少硝酸甘油用量和缩短运动试验中到ST段压低1mm出现的时间。尚需大样本的长期临床试验比较曲美他嗪与其他抗心绞痛药对临床重要的心血管事件的发生。

(2)药动学　本品普通制剂口服吸收迅速，2～3小时达血药浓度峰值。单次口服20 mg后血药浓度峰值为55 ng/ml，重复给药后24～36小时达稳态血药浓度。表观分布容积为4.8L/kg，半衰期为6小时，大部分以原形从尿液排出。本药缓释片口服后平均5小时达血药峰浓度，24小时后血药浓度可保持在高于或相当于75%峰浓度的水平，并可维持11小时。最迟在约60小时后达稳态血药浓度。食物不影响其药动学。健康成人的消除半衰期平均为7小时，65岁以上患者为12小时。

【不良反应】 少见。头晕、食欲缺乏、恶心、呕吐、皮疹等。

【禁忌证】 对本品过敏者。

【注意事项】 (1)在肾、肝功能不全患者的药动学尚缺乏研究，应用本品时应慎重。

(2)此药不作为心绞痛发作时的对症治疗用药，也不适用于对不稳定心绞痛或心肌梗死的初始治疗。此药不应用于入院前或入院后最初几天的治疗。心绞痛发作时，对冠状动脉病况应重新评估，并考虑治疗的调整(药物治疗和可能的血运重建)。

(3)曲美他嗪可使帕金森症状加重或诱发帕金森症状(震颤、运动不能、张力亢进)，应进行检查，尤其针对老年患者。

(4)对妊娠的影响　尚不能完全排除致畸危险，为安全起见妊娠期间应避免应用本药。

(5)对哺乳的影响　建议治疗期间停止哺乳。

【药物相互作用】 与口服地尔硫䓬合用，可使抗心绞痛作用加强。

【用法与用量】 口服　一日40～60 mg，分3次服。缓释片，一日35 mg。

【制剂与规格】 盐酸曲美他嗪片(胶囊)：20 mg。

盐酸曲美他嗪缓释片：35 mg。

泛癸利酮(辅酶Q10)[药典(二)；医保(乙)]

Ubidecarenone

【适应证】 辅助治疗　①心血管疾病，如：病毒性心肌炎、慢性心功能不全。②肝炎，如：病毒性肝炎、亚急性肝坏死、慢性活动性肝炎。③癌症的综合治疗：能减轻放疗、化疗等引起的某些不良反应。

【药理】 (1)药效学　泛癸利酮是生物体内广泛存在的脂溶性醌类化合物，在人体呼吸链总质子移位及电子传递中起重要作用，可作为细胞代谢和细胞呼吸的激活药。本品还是抗氧化药和非特异性的免疫增强药，能够促进氧化磷酸化反应，从而保护生物膜结构的完整。①冠心病：可防止急性缺血时的心肌收缩力减弱及磷酸肌酸与三磷酸腺苷含量减少，从而保持缺血心肌细胞线粒体的形态结构，可对缺血心肌起保护作用，限制心肌梗死范围。减轻冠心病患者胸闷、心悸、呼吸困难等症状，心电图改善。②抗心衰、抗高血压：能增加心排出量，降低外周血管阻力，抑制醛固酮的合成与分泌并阻断对肾小管的效应。③抗心律失常：在缺氧条件下灌流离体心室肌时，可使动作电位持续时间缩短，电刺激测定其产生室性心律失常阈值较对照组的绝对值低，冠状动脉开放后，阈值恢复亦较快。④保肝：在实验性四氯化碳肝损伤中。本品能促进肝组织恢复、增加肝糖原合成以及增强肝脏的解毒能力。

(2)药动学　口服后吸收缓慢，血药峰浓度出现在口服后5～10小时。本品分布到多种组织器官，尤以心、肝、肺、肾上腺分布较多。大部分通过胆汁由粪便排出，消除半衰期为34小时。

【不良反应】 本药的不良反应很小，可出现恶心、胃部不适、食欲缺乏和腹泻等，但不必停药。偶见荨麻疹及一过性心悸。

【禁忌证】 对本品过敏者。

【注意事项】 (1)慎用　①胆管阻塞。②同时进行口服降血糖药物治疗。③肾功能不全。

(2)药物对妊娠的影响　尚不明确。

(3)药物对哺乳的影响　尚不明确。

(4)药物对检验值或诊断的影响　口服用量相对较大时可出现血清氨基转移酶增高。

【药物相互作用】 (1)与调血脂药同服，可使高脂血症患者的内源性泛癸利酮血浆浓度降低。

(2)口服降血糖药可能抑制本品的效果。

【给药说明】 (1)本品注射液若有黄色沉淀物析出，可将安瓿放入沸水中2～3分钟，待沉淀物溶解、溶液透明后可再使用。

(2)使用中若延长疗程或适当加大剂量可望提高疗效。

【用法与用量】 成人　(1)口服　一次10～15 mg，一日3次，饭后服。

(2)肌内注射　一次5～10 mg，一日1次，2～4周为1疗程。

(3)静脉注射　剂量、疗程同肌内注射。重症患者必要时每次剂量可增至50 mg以上静脉滴注。

【儿科用法与用量】 (1)口服　一次10～20 mg，一日2～3次。

(2)肌内注射、静脉注射　一次5～10 mg，一日1次。

【儿科注意事项】 可出现恶心、胃部不适、食欲缺乏等。

【制剂与规格】 泛癸利酮片：(1)5 mg；(2)10 mg；(3)15 mg。

泛癸利酮胶囊(软胶囊)：(1)5 mg；(2)10 mg；(3)15 mg。

泛癸利酮注射液：2 ml：5 mg。

第五章　呼吸系统用药

呼吸系统疾病常用药物包括的种类很多，如镇咳药、平喘药、呼吸兴奋药、抗感染药、抗肿瘤药、抗炎药、免疫抑制剂等。本章仅就镇咳、祛痰和平喘三类药物分别加以叙述，其他药物请参阅本书有关章节。

镇咳、祛痰、平喘三类药物一般来说都属于对症治疗药。应注意在对症治疗的同时还必须注重病因的治疗。

患某些呼吸系统疾病时，咳、痰、喘三种症状往往同时存在，并有一定的互为因果的关系，在治疗上也有内在的联系。例如呼吸道痰液蓄积可刺激气道黏膜引起咳嗽，当气道被痰液部分或完全阻塞时，既能引起气喘，也能产生继发感染。此时，祛痰药如应用得当，可能使上述三种症状都得到缓解。又如支气管哮喘时，因呼气阻力增加使肺膨胀，肺牵张感受器受刺激增强，反射性引起咳嗽，同时因支气管阻塞排痰也更加困难，此时适当应用平喘药，不仅可缓解支气管痉挛，也可起到辅助"止咳""祛痰"的作用。

第一节　镇　咳　药

咳嗽是一种保护性反射活动，可将呼吸道内的黏痰和异物排出，轻度而不频繁的咳嗽，只要痰液或异物排出就可自行缓解，不必应用镇咳药。需排痰时如单独应用镇咳药无益而有害。对于有痰的咳嗽多数应同时应用祛痰药。但无痰或少痰而过于频繁剧烈的咳嗽，增加患者痛苦影响休息，此时就应适当应用镇咳药。

咳嗽反射是因各种刺激作用于不同感受器，主要通过迷走神经传入咳嗽中枢，再经迷走神经及运动神经传向喉头肌及参与咳嗽动作的骨骼肌等，以完成咳嗽动作。抑制或阻断上述反射弧中的任何环节都能起到镇咳作用。一般把作用于咳嗽反射活动中枢环节的药物，称为中枢性镇咳药，如右美沙芬；抑制其他环节的称为外周性镇咳药，如那可丁；有的药物兼有中枢与外周两种作用，只是主次不同而已，如喷托维林。

咳嗽原因很复杂，在治疗时往往需并用抗炎、抗过敏药，故常用其复方制剂。

磷酸可待因[药典(二)；基；医保(乙)]

Codeine Phosphate

【适应证】　①镇咳，用于较剧的频繁干咳，如痰液量较多宜并用祛痰药。②镇痛，用于中度以上的疼痛。③镇静，用于局麻或全麻时。

【药理】　(1)药效学　对延髓的咳嗽中枢有选择性地抑制，镇咳作用强而迅速；作用于中枢神经系统，兼有镇痛、镇静作用；能抑制支气管腺体的分泌，可使痰液黏稠，难以咳出，故不宜用于多痰及痰液黏稠的患者。

(2)药动学　口服后较易被胃肠吸收，主要分布于肺、肝、肾和胰。本品易于透过血-脑屏障，又能透过胎盘。蛋白结合率一般在25%左右。半衰期($t_{1/2}$)约为2.5～4.0小时。镇痛起效时间，口服为30～45分钟，肌内注射和皮下注射为10～30分钟。镇痛最大作用时间，口服为60～120分钟，肌内注射为30～60分钟。作用持续时间，镇痛为 4 小时，镇咳为 4～6 小时。经肾排泄，主要为葡糖醛酸结合物。

【不良反应】 (1)较多见的不良反应 ①心理变态或幻想。②呼吸微弱、缓慢或不规则。③心率或快或慢、异常。

(2)少见的不良反应 ①惊厥、耳鸣、震颤或不能自控的肌肉运动等。②荨麻疹、瘙痒、皮疹或颜面水肿等过敏反应。③精神抑郁和肌肉强直等。

(3)长期应用可引起依赖性。常用量引起依赖性的倾向较其他吗啡类药为弱。典型的症状为：鸡皮疙瘩、食欲缺乏、腹泻、牙痛、恶心呕吐、流涕、寒颤、打喷嚏、打呵欠、睡眠障碍、胃痉挛、多汗、衰弱无力、心率增速、情绪激动或原因不明的发热。

(4)逾量时临床表现 头晕、嗜睡、不平静、精神错乱、瞳孔缩小如针尖、癫痫、低血压、心率过缓、呼吸微弱、神志不清。

【禁忌证】 (1)美国 FDA 妊娠期用药安全性分级为口服给药及肠道外给药 C；D(如在临近分娩时长期、大量使用)。本品在妊娠期间可透过胎盘屏障，使胎儿成瘾，引起新生儿的戒断症状如过度啼哭、打喷嚏、打呵欠、腹泻、呕吐等。分娩期应用本品可引起新生儿呼吸抑制。

(2)多痰患者禁用，以防止因抑制咳嗽反射而使痰液阻塞呼吸道，或继发感染而加重病情。

【注意事项】 (1)可自乳汁排出，哺乳期妇女慎用。

(2)下列情况应慎用：①支气管哮喘。②急腹症，在诊断未明确时，可能因掩盖真相造成误诊。③胆结石，可引起胆管痉挛。④原因不明的腹泻，可使肠道蠕动减弱、减轻腹泻症状而误诊。⑤颅脑外伤或颅内病变，本品可引起瞳孔变小、视物模糊的临床症状和体征。⑥前列腺增生症病例，因本品易引起尿潴留而加重病情。

【药物相互作用】 (1)本品与抗胆碱药合用时，可加重便秘或尿潴留的不良反应。

(2)与美沙酮或其他吗啡类药合用时，可加重中枢性呼吸抑制作用。

(3)与肌肉松弛药合用时，呼吸抑制更为显著。

【用法与用量】 成人 ①口服或皮下注射：一次 15～30 mg，一日 30～90 mg。②极量：口服，一次 100 mg，一日 250 mg。

【儿科用法与用量】 (1)镇痛 口服 一日 3 mg/kg，分 4～6 次服。

(2)镇咳 口服 剂量为 1/3～1/2 镇痛时所用量。

【儿科注意事项】 可引起幻觉，呼吸微弱、缓慢或不规则，心律失常。

【制剂与规格】 磷酸可待因片：(1)15 mg；(2)30 mg。

磷酸可待因糖浆：(1)10 ml：50 mg；(2)100 ml：500 mg。

磷酸可待因注射液：(1)1 ml：15 mg；(2)1 ml：30 mg。

氢溴酸右美沙芬[药典(二)；医保(乙)]

Dextromethorphan Hydrobromide

【适应证】 各种原因引起的干咳。

【药理】 (1)药效学 本品系中枢性镇咳药。抑制延髓咳嗽中枢而镇咳。其镇咳作用与可待因相等或稍强，无镇痛作用或成瘾性。

(2)药动学 服药后半小时起效，作用持续 6 小时。在肝脏代谢，血浆中右啡烷(dextrorphan)低，主要为3-甲氧吗啡烷、3-羟-17-甲吗啡烷及 3-羟吗啡烷三种代谢产物。由肾脏排泄，包括原形物和脱甲基代谢物等。

【不良反应】 偶有头晕、轻度嗜睡、口干、便秘、恶心和食欲缺乏。

【禁忌证】 美国 FDA 妊娠期用药安全性分级为口服给药 C。

【注意事项】 痰量多的患者慎用。

【用法与用量】 口服 成人 一次 10～20 mg，一日 3～4 次。氢溴酸右美沙芬颗粒：一次 5～10 g(含右美沙芬 15～30 mg)，一日 3～4 次。氢溴酸右美沙芬糖浆：一次 15～30 mg，一日 3～4 次。氢溴酸右美沙芬缓释片：一次 30 mg，一日 2 次。不准掰碎服用。

【儿科用法与用量】 口服 一次 2.5～5 mg(2～6 岁)，一次 5～10 mg(6～12 岁)，一日 3～4 次。

【儿科注意事项】 (1)2 岁以下不宜使用。

(2)宜用于无痰干咳年长儿。

【制剂与规格】 氢溴酸右美沙芬片：15 mg。氢溴酸右美沙芬胶囊：15 mg。

氢溴酸右美沙芬缓释片：30 mg。

氢溴酸右美沙芬颗粒：(1)0.5 g：7.5 mg；(2)5 g：15 mg。

氢溴酸右美沙芬糖浆：(1)10 ml：15 mg；(2)20 ml：15 mg；(3)100 ml：150 mg。

注射用氢溴酸右美沙芬：5 mg。

萘磺酸左丙氧芬[药典(二)]

Levopropoxyphene Napsylate

【适应证】 急性或慢性支气管炎等引起的干咳。

【药理】 本品为中枢性镇咳药，系非成瘾性。其镇咳强度为可待因的 1/5。口服吸收后，2 小时左右血药浓度达峰值。分布于全身各脏器中，经肝脏代谢，生成具有活性的 N-去甲左丙氧芬，生物半衰期($t_{1/2}$)为 6 小时，代谢产物经肾脏排泄。

【不良反应】 偶有恶心、头痛、头晕、嗜睡、腹胀和胸闷等，可自行缓解。

【注意事项】 (1)本品在排痰不畅情况下应慎用。

(2)对从事需要注意力高度集中的职业者慎用。

【用法与用量】 口服，一次 100 mg，一日 3 次。

【制剂与规格】 萘磺酸左丙氧芬胶囊：50 mg(按左丙氧芬计算)。

枸橼酸喷托维林[药典(二)；基；医保(甲)]

Pentoxyverine Citrate

【适应证】 各种原因所引起的干咳。

【药理】 本品为非成瘾性镇咳药，镇咳作用强度只有可待因的 1/3。具有中枢和外周性镇咳作用，除对延髓的呼吸中枢有直接抑制作用外，还有微弱的阿托品样作用。吸收后可轻度抑制支气管内感应器，减弱咳嗽反射，并可使痉挛的支气管平滑肌松弛，减低呼吸道阻力。

【不良反应】 偶有便秘，或有轻度头痛、头晕、口干、恶心和腹泻。

【注意事项】 (1)青光眼和心功能不全者慎用。

(2)痰量多者宜与祛痰药并用。

【用法与用量】 口服　成人　一次 25 mg，一日 3～4次。

【儿科用法与用量】 口服　一次 0.5～1 mg/kg，一日 2～3 次。

【儿科注意事项】 (1)一般用于 5 岁以上。

(2)青光眼、心力衰竭患者禁用。

【制剂与规格】 枸橼酸喷托维林片：25 mg。

枸橼酸喷托维林滴丸：25 mg。

枸橼酸喷托维林糖浆：0.25%。

磷酸苯丙哌林[药典(二)]

Benproperine Phosphate

【适应证】 各种原因引起的刺激性干咳。

【药理】 本品为非麻醉性镇咳药，其作用具有双重镇咳性，即：①阻断肺、胸膜的牵张感受器产生的肺迷走神经反射；②直接对咳嗽中枢产生抑制。其镇咳作用较可待因强 2～4 倍，起效快，不抑制呼吸。

本品对平滑肌的作用类似罂粟碱，但临床上不引起胆道和十二指肠痉挛，不至于造成便秘，无成瘾性，未发现耐药性。

【不良反应】 偶有口干、头晕、嗜睡、食欲缺乏等。

【禁忌证】 对本品过敏者禁用。

【注意事项】 (1)动物实验虽未发现致畸作用，但本品在妊娠期间的用药安全性尚未确定，所以妊娠期妇女慎用。

(2)本品粉末可引起口腔麻木感，服用片剂时勿嚼碎。

【用法与用量】 口服　成人　一次 20～40 mg，一日 3 次。

【制剂与规格】 磷酸苯丙哌林片：26.4 mg(相当于苯丙哌林 20 mg)。

磷酸苯丙哌林胶囊：26.4 mg(相当于苯丙哌林 20 mg)。

磷酸苯丙哌林颗粒：20 mg。

磷酸苯丙哌林口服溶液：(1)10 ml：10 mg；(2)10 ml：20 mg；(3)80 ml：80 mg；(4)100 ml：100 mg；(5)100 ml：200 mg；(6)120 ml：120 mg；(7)160 ml：160 mg。

盐酸那可丁[药典(二)]

Noscapine Hydrochloride

【适应证】 咳嗽。

【药理】 本品系外周性镇咳药，可抑制肺牵张反射引起的咳嗽。具有兴奋呼吸中枢的作用。镇咳作用一般维持 4 小时。无成瘾性。

【不良反应】 有时可有轻度嗜睡和头痛。

【注意事项】 不宜用于痰量较多的患者。

【用法与用量】 口服　成人　一次 15～30 mg，一日 3～4 次。

【制剂与规格】 盐酸那可丁片：10 mg。

盐酸那可丁糖浆：100 ml：300 mg。

盐酸氯哌丁

Cloperastine Hydrochloride

【适应证】 镇咳，用于较剧烈的频繁干咳，痰液量较多时宜合并使用祛痰药。

【药理】 (1)药效学　本品为苯海拉明的类似物，主要抑制咳嗽中枢而镇咳，也有微弱的抗组胺作用，无依赖性及耐受性。

(2)药动学　服用后 20～30 分钟起效，作用维持 3～4 小时。

【不良反应】 偶见口干、嗜睡等副作用。

【禁忌证】 对本品过敏者禁用。

【注意事项】 (1)本品服用7日症状未缓解者请咨询医师。

(2)本品无祛痰作用,如咯痰症状明显,不宜使用。

(3)服药期间不得驾驶车、船,从事高空作业,机械作业及操作精密仪器。

(4)妊娠期妇女慎用。

(5)过敏体质者慎用。

(6)本品性状发生改变时禁止使用。

(7)请将本品放在儿童不能接触的地方。

(8)如正在使用其他药品,使用本品前请咨询医师或药师。

【药物相互作用】 与中枢镇静药合用,可增强嗜睡作用。

【用法与用量】 口服 成人 一次10～20 mg,一日3次。

【制剂与规格】 盐酸氯哌丁片10 mg

福尔可定[药典(二)]

Pholcodine

【适应证】 ①镇咳,用于剧烈干咳。②镇痛,用于中度疼痛。

【药理】 (1)药效学 本品是中枢性镇咳药,与右美沙芬相似,具有中枢性镇咳作用,也有镇静和镇痛作用,但成瘾性较磷酸可待因弱。

(2)药动学 福尔可定口服吸收良好,口服生物利用度约为40%,仅10%与血浆蛋白结合;代谢及消除缓慢,消除半衰期约为37小时。

【不良反应】 偶见恶心、嗜睡,具有吗啡类药品副作用。

【用法与用量】 口服 (1)成人 一次5～15 mg,一日3～4次;(2)大于5岁儿童 一次2.5～5 mg,一日3～4次;(3)1～5岁儿童 一次2～2.5 mg,一日3次。

【制剂与规格】 福尔可定片:(1)5 mg;(2)10 mg;(3)15 mg。

复方福尔可定口服溶液:100 ml∶福尔可定10 mg,盐酸伪麻黄碱30 mg,马来酸氯苯那敏4 mg。

复方福尔可定糖浆:100 ml∶盐酸麻黄碱0.2 g,愈创木酚甘油醚0.25 g。

海苯酸替培啶

Tipepidine Hibenzate

【适应证】 急、慢性支气管炎引起的咳嗽。

【药理】 (1)药效学 本品通过抑制延髓镇咳中枢,减少机体对咳嗽的敏感作用,发挥镇咳作用。促进支气管腺体的分泌作用和支气管黏膜上皮纤毛的运动,发挥祛痰效应。

(2)药动学 起效时间在30分钟到1小时,镇咳作用持续5～6小时。

【不良反应】 (1)神经精神系统 困倦、失眠、眩晕。

(2)消化系统 食欲下降、便秘、口渴、胃部不适、腹胀、腹泻、恶心。

(3)过敏反应 瘙痒。

【禁忌证】 对本品过敏者禁用。

【用法与用量】 口服 成人 一次30 mg(枸橼酸盐),一日3次。

左羟丙哌嗪[药典(二)]

Levodropropizine

【适应证】 急性上呼吸道感染和急性支气管炎引起的干咳和持续性咳嗽。

【药理】 (1)药效学 本品为外周性镇咳药。通过对气管与支气管C-纤维所含神经肽类物质的外周选择性抑制作用而发挥镇咳作用。其作用部位在外周节后与感觉性神经肽相关的位点。其镇咳作用强,持续时间长。由于与β肾上腺素受体、M胆碱受体和阿片受体均无作用,因此其中枢抑制的不良反应较少,是一种高效安全的镇咳药物。

(2)药动学 口服后迅速吸收,生物利用度>75%。健康人口服单剂量30～90 mg时,0.25～1小时达到血药高峰,与剂量相关;口服本品30 mg、60 mg、90 mg时,血药峰浓度分别为81～263 ng/ml,122～436 ng/ml,279～651 ng/ml;血浆蛋白结合率11%～14%,$t_{1/2}$为1～2小时。35%药物原形和代谢产物在口服48小时内从尿排出。

【不良反应】 (1)主要表现为胃肠道反应 恶心、上腹部疼痛、消化不良、呕吐、腹泻。

(2)中枢神经系统反应 疲乏、眩晕、嗜睡、头痛,及心悸、口干等。

(3)偶见视觉障碍。

(4)皮疹。

(5)呼吸困难罕见。

(6)高剂量用药可见氨基转移酶的短暂性升高。

【禁忌证】 (1)已知或可能对本类药物过敏者禁用。

(2)痰多者或黏膜纤毛清除功能减退者禁用。

(3)妊娠期妇女和哺乳期妇女禁用。

【注意事项】 (1)2岁以下儿童、老年人、肝肾功能减退者慎用。

(2)因本品偶尔会引起嗜睡,导致注意力的降低或丧失,提示患者在驾驶、操作机器或高空作业时应予以注意。

(3)建议连续服用最多不超过14天。

【用法与用量】 口服 成人 一次60 mg,一日3次。

【制剂与规格】 左羟丙哌嗪片:(1)30 mg;(2)60 mg。

左羟丙哌嗪胶囊:(1)30 mg;(2)60 mg。

左羟丙哌嗪颗粒:2 g:60 mg。

左羟丙哌嗪口服溶液:(1)10 ml:60 mg;(2)100 ml/瓶。

第二节 祛痰药

在正常情况下,呼吸道内不断有小量分泌物生成,形成一薄层黏液,起到保护作用,并参与呼吸道的清除功能。这些分泌物不断被黏膜上皮纤毛定向运动运送到喉头,然后被咽下,一般并不感觉有痰。在呼吸道炎症等病理情况下,分泌物发生质和量的改变,刺激黏膜下感受器使咳嗽加重;大量痰液还可阻塞呼吸道引起气急,甚至窒息;由于痰液是良好的培养基,有利于病原体滋生引起继发性感染;此时促使痰液排出就是重要治疗措施之一。

祛痰药主要包括刺激性祛痰药(又称恶心性祛痰药)及黏液溶解剂。前者刺激胃黏膜反射性引起气道分泌较稀黏液,稀化痰液使易于排出;后者使痰液中黏性成分分解或黏度下降,使痰易于排出。

氯化铵[药典(二)]

Ammonium Chloride

【适应证】 ①干咳以及痰不易咳出等。②酸化尿液。③纠正代谢性碱中毒。

【药理】 (1)药效学 由于对黏膜的化学性刺激,反射性地增加痰量,使痰液易于排出,因此有利于不易咳出的少量黏痰的清除。本品被吸收后,氯离子进入血液和细胞外液使尿液酸化。并可纠正代谢性碱中毒。

(2)药动学 口服后本品可完全被吸收,在体内几乎全部转化降解,仅极少量随粪便排出。

【不良反应】 服用后有恶心,偶出现呕吐。过量或长期服用可造成酸中毒和低钾血症。

【禁忌证】 肝肾功能不全者禁用。

【注意事项】 在镰状细胞贫血患者,可引起缺氧和(或)酸中毒。

【药物相互作用】 本品与磺胺嘧啶、呋喃妥因等呈配伍禁忌。

【用法与用量】 成人 口服 祛痰,一次0.3～0.6 g,一日3次。

【儿科用法与用量】 口服 一日40～60 mg/kg,分4次。

【儿科注意事项】 (1)可引起胃肠道反应。

(2)过量应用会导致高氯性酸中毒。

【制剂与规格】 氯化铵片:0.3 g。

其余内容参阅第十六章第三节。

盐酸溴己新[药典(二);基;医保(甲、乙)]

Bromhexine Hydrochloride

【适应证】 慢性支气管炎、哮喘等痰液黏稠不易咳出而造成患者气急时。

【药理】 (1)药效学 有较强的溶解黏痰作用,可使痰中的多糖纤维素裂解,稀化痰液。抑制杯状细胞和黏液腺体合成糖蛋白使痰液中的唾液酸减少,减低痰黏度,便于排出。

(2)药动学 自胃肠道吸收快而完全,口服吸收后0.5～3.0小时血药浓度达峰值。生物利用度为70%～80%,绝大部分的代谢产物随尿排出,粪便仅排除极小部分。

【不良反应】 对胃黏膜可有刺激反应。

【注意事项】 (1)胃炎患者或胃溃疡患者慎用。

(2)偶见血清氨基转移酶短暂升高,但能自行恢复。

【药物相互作用】 与四环素类抗生素合用,可增加抗菌作用;与阿莫西林合用可增加其在肺的分布浓度。

【用法与用量】 口服 一次8～16 mg,一日3次。

【儿科用法与用量】 (1)口服 一次4～8 mg,一日2～3次。

(2)肌内注射 一次2～4 mg,一日1～2次。

【儿科注意事项】 (1)多用于年长儿(>6岁)。

(2)胃溃疡患者慎用。

【制剂与规格】 盐酸溴己新片:8 mg。

盐酸氨溴索[药典(二);基;医保(甲、乙)]

Ambroxol Hydrochloride

【适应证】 伴有痰液分泌异常或排痰功能不良的

急、慢性支气管肺疾病的祛痰治疗，尤其是慢性支气管炎急性发作、喘息性支气管炎、支气管哮喘等病症引起的痰液黏稠、咳痰困难。

【药理】 (1)药效学　氨溴索是溴己新在体内的代谢产物，具有黏痰溶解作用。它可减少黏液的滞留，因而显著促进排痰，改善呼吸状况。应用本品治疗时，患者黏液的分泌可恢复至正常状况。咳嗽及痰量显著减少，呼吸道黏膜的表面活性物质因而能发挥其正常的保护功能。

(2)药动学　氨溴索口服吸收快且几乎完全，达峰时间在 0.5～3 小时。吸收后迅速从血液分布至组织，血浆蛋白结合率为 90%，肺组织浓度高，血浆半衰期约 7 小时。未观察到累积效应。氨溴索主要通过结合反应在肝脏代谢，约 90% 由肾脏清除。

【不良反应】 (1)轻微的上消化道不良反应(主要是胃部灼热、消化不良，偶见恶心、呕吐)。

(2)过敏反应很少出现，主要为皮疹。

(3)极少病例报道出现严重的急性过敏反应，其中的某些患者通常对其他物质亦可能产生过敏反应。

【禁忌证】 对氨溴索或配方中其他任何成分过敏者禁用。

【注意事项】 (1)使用本品期间，应避免同服强力镇咳药。

(2)妊娠期间，特别是前 3 个月应慎用。

(3)本品可进入乳汁，治疗剂量时对婴儿没有影响。

【药物相互作用】 本品与某些抗生素(阿莫西林、头孢呋辛、红霉素、多西环素)合用可升高抗生素在肺组织的分布浓度。

【用法与用量】 急性疾病或慢性疾病的初始治疗：成人　一次 30～60 mg，一日 2～3 次；如需长期服用，14 天后剂量可减半；餐后服。

【儿科用法与用量】 (1)口服　一日 1.2～1.6 mg/kg，分 3 次。

(2)慢速静脉输注(滴注)　①注射液：6 岁以下，一次7.5 mg；6 岁以上，一次 15 mg；2～3 次/日。②冻干粉：大于 6 岁，一次 15 mg，2～3 次/日；2～6 岁，一次 7.5 mg，3 次/日；小于 2 岁，5 mg/次，2 次/日。

【儿科注意事项】 (1)服药后轻度消化道反应。

(2)本药为溴己新在体内的活化代谢产物。

【制剂与规格】 盐酸氨溴索片：(1)30 mg；(2)60 mg。

盐酸氨溴索缓释胶囊：75 mg。

盐酸氨溴索口服溶液：(1)5 ml∶15 mg；(2)10 ml∶30 mg；(3)100 ml∶300 mg；(4)100 ml∶0.6 g；(5)60 ml∶180 mg。

盐酸氨溴索胶囊：(1)30 mg；(2)60 mg。

盐酸氨溴索注射液：(1)1 ml∶7.5 mg；(2)2 ml∶15 mg；(3)4 ml∶30 mg。

乙酰半胱氨酸[药典(二)；医保(乙)]

Acetylcysteine

【适应证】 痰液黏稠引起的呼吸困难、咳痰困难。

【药理】 (1)药效学　由于化学结构中的巯基(—SH)可使黏蛋白的双硫(—S—S—)键断裂，降低痰黏度，使黏痰容易咳出。

(2)药动学　本品口服吸收良好，2～3 小时达血药浓度峰值，肺组织可达有效浓度。喷雾吸入在 1 分钟内起效，最大作用时间为 5～10 分钟。吸收后在肝内脱去乙酰基而成半胱氨酸代谢。

【不良反应】 偶有过敏反应，如荨麻疹和罕见的支气管痉挛。可出现胃肠道刺激，如恶心、呕吐。吸入本品可造成支气管痉挛。

【禁忌证】 (1)对本品过敏者禁用。

(2)患有苯丙酮酸尿症者禁用。

【注意事项】 (1)不宜与某些金属，如铁、铜及橡胶氧化剂接触，喷雾器要采用玻璃或塑料制品。

(2)应用喷雾剂时应新鲜配制，剩余的溶液需保存在冰箱内，48 小时内用完。

(3)本品可能在部分病例引起支气管痉挛，对严重支气管哮喘患者，应用本品需在严密监测下使用。

(4)对支气管哮喘或有支气管痉挛史、胃溃疡、胃炎患者慎用。

(5)妊娠期妇女、哺乳期妇女慎用，只有在非常必要时方可于医师指导下使用。

【药物相互作用】 (1)本品可减低青霉素、头孢菌素、四环素等的药效，不宜混合或并用，必要时可间隔 4 小时交替使用。

(2)与硝酸甘油合用可增加低血压和头痛的发生。

(3)本品与碘化油、糜蛋白酶、胰蛋白酶配伍禁忌。

【用法与用量】 (1)口服　①颗粒剂：成人，一次 200 mg，一日 2～3 次。②泡腾片：成人，一次 600 mg，一日 1～2 次，用半杯温开水(≤40 ℃)溶解，最好在晚上服用。

(2)喷雾吸入：临用前，用 0.9% 氯化钠注射液使其溶解成 10% 溶液，一次 1～3 ml，一日 2～3 次。

【儿科用法与用量】 (1)喷雾(10% 浓度)　一次 3 ml，一日 1～2 次。

(2)气管滴入(5% 浓度)　一次 0.5～2 ml，一日 2～

6次。

(3)口服　一次100 mg,一日2～4次。

(4)雾化吸入　一次0.3 g,每日1～2次。

【儿科注意事项】 (1)用于雾化时,可能对呼吸道黏膜产生刺激,导致支气管痉挛。

(2)为痰液溶解药。

【制剂与规格】 乙酰半胱氨酸颗粒:(1)100 mg;(2)200 mg。

乙酰半胱氨酸泡腾片:600 mg。

吸入用乙酰半胱氨酸溶液:3 ml∶0.3 g。

羧甲司坦(羧甲基半胱氨酸)[药典(二);医保(乙)]

Carbocisteine

【适应证】 慢性支气管炎、支气管哮喘等引起的痰液稠厚、咳嗽困难。

【药理】 本品为黏液稀化剂,可使黏液中黏蛋白的双硫链(—S—S—)断裂,使其黏度降低,有利于痰液排出。服药后4小时见效。

【不良反应】 恶心、胃部不适、胃肠道出血。

【注意事项】 (1)服用本品时注意避免同时应用强力镇咳药,以免稀化的痰液堵塞气道。

(2)有出血倾向的胃和十二指肠溃疡患者慎用。

【用法与用量】 (1)片剂　口服　成人　一次0.25～0.75 g,一日3次。

(2)泡腾散　可将药品倒于杯内,而后加入80 ℃温开水约50 ml,使之溶化,即可饮服。成人　首日一次3包,一日3次;而后一次2包,一日3次。

(3)口服溶液　成人　一次0.2～0.5 g,一日3次。

【儿科用法与用量】 口服　一日30 mg/kg,分3次。

【儿科注意事项】 有轻度消化道症状。

【制剂与规格】 羧甲司坦片:(1)0.1 g;(2)0.25 g。

羧甲司坦颗粒:(1)0.2 g;(2)0.5 g。

羧甲司坦口服溶液:(1)10 ml∶0.2 g;(2)10 ml∶0.5 g。

愈创甘油醚

Guaifenesine

【适应证】 呼吸道感染引起的咳嗽、多痰。

【药理】 愈创甘油醚为祛痰剂,能刺激胃黏膜反射性引起支气管黏膜腺体分泌增加,降低痰液黏性,使黏痰易于咳出。

【不良反应】 可见恶心、胃肠不适、头晕、嗜睡和过敏反应等。

【禁忌证】 (1)肺出血、肾炎和急性胃肠炎患者禁用。(2)妊娠3个月内妇女禁用。(3)对本品过敏者禁用。

【注意事项】 (1)用药7天症状未缓解者请咨询医师或药师。消化道溃疡患者慎用。

(2)妊娠期妇女及哺乳期妇女慎用。

(3)过敏体质者慎用。

(4)本品性状发生改变时禁止使用。

(5)请将本品放在儿童不能接触的地方。

(6)如正在使用其他药品,使用本品前请咨询医师或药师。

【用法与用量】 口服　成人　一次1片,一日3～4次。

【制剂与规格】 愈创甘油醚片:0.2 g。

愈创甘油醚糖浆:10 ml∶200 mg。

愈创甘油醚颗粒:0.8 g。

盐酸美司坦(盐酸半胱氨酸甲酯)

Mecysteine Hydrochloride

【适应证】 急、慢性支气管炎或感冒等引起的痰液稠厚和咳痰困难。

【药理】 本品为黏液溶解性祛痰剂,有溶解痰液的作用,因其分子中的巯基(—SH)能使黏液中黏蛋白的—S—S—键断裂,使黏滞度迅速下降,从而使痰液易于咳出。

【不良反应】 偶见轻度头晕、恶心、胃部不适。

【禁忌证】 (1)消化道溃疡活动期患者禁用。

(2)对本品过敏者禁用。

【注意事项】 (1)有消化道溃疡病史者慎用。

(2)妊娠期妇女及哺乳期妇女慎用。

(3)儿童用量请咨询医师或药师。

(4)过敏体质者慎用。

(5)本品性状发生改变时禁止使用。

(6)请将本品放在儿童不能接触的地方。

(7)儿童必须在成人监护下使用。

(8)如正在使用其他药品,使用本品前请咨询医师或药师。

【药物相互作用】 (1)应避免同时服用强力镇咳药,以免痰液阻塞气道。

(2)本品不宜与糜蛋白酶及酸性药物配合使用。

(3)如与其他药物同时使用可能会发生药物相互作用,详情请咨询医师或药师。

【用法与用量】 口服 成人 一次100 mg,一日3次。

【制剂与规格】 盐酸美司坦片(盐酸半胱氨酸甲酯片):(1)50 mg;(2)100 mg。

厄多司坦

Erdosteine

【适应证】 用于呼吸道感染引起的咳嗽、多痰。

【药理】 (1)药效学 本品属黏液溶解性祛痰剂,为一前体药物,其分子结构中含有被封闭的巯基(—SH),通过肝脏生物转化成含有游离巯基的活性代谢产物而发挥黏痰溶解作用。其作用机制可能主要是通过含游离巯基的代谢产物使支气管分泌物中黏蛋白的二硫键断裂,改变其组成成分和流变学性质(降低痰液黏度),从而有利于痰液排出。另外,本品还具有增强黏膜纤毛运动功能等作用。

(2)药动学 本品经口服后迅速被胃肠道吸收,并很快代谢转化为3个含有游离巯基的代谢产物,代谢产物经尿液、粪便和胆汁清除。健康成人单次或多次口服本品后发现,血浆中会出现少量、短时的原形药物,代谢产物有64.5%与血浆蛋白结合,其无机硫酸盐化合物主要经肾排泄,食物对其吸收、代谢和排泄的影响很小。多次给药未发现药物体内蓄积作用。患急性或慢性支气管炎的儿童或成年人及健康老年志愿者口服相当于成人剂量的厄多司坦后,药物代谢同健康成年人一样。中度肝肾功能障碍不会显著改变厄多司坦的药物动力学特性。

【不良反应】 较常见的不良反应为消化不良、恶心、呕吐、胃痛等胃肠道反应。

【禁忌证】 (1)本品过敏者禁用。

(2)不足15岁的儿童、严重肝肾功能不全者禁用。

【注意事项】 (1)服药期间,应避免同服强力镇咳药,亦不能同服抑制支气管分泌的药物。

(2)胃溃疡或十二指肠溃疡患者慎用本品。

(3)妊娠期妇女和哺乳期妇女权衡利弊后用药。

【用法与用量】 口服 成人 一次2片,一日2次。

【制剂与规格】 厄多司坦片:150 mg。

第三节 平喘药

能缓解支气管哮喘的药物称为平喘药,本节除支气管平滑肌松弛药外,尚包括了如酮替芬等有抗过敏作用的药物。应当指出,近年哮喘发病机制的研究有了新的进展,认为哮喘是一种慢性炎症,所以在应用平喘药物的同时还应当注意针对病因的抗炎治疗,如肾上腺皮质激素吸入疗法等。常用的支气管松弛药主要分三类:β受体激动药、茶碱类药物及抗胆碱药。近来的发展有将这几类药物配伍制成复方制剂的趋势。

关于β受体激动药近年发展很快,主要是提高了选择性,即主要作用于$β_2$受体,而对$β_1$受体作用很小或几乎无作用。另一方面是延长了作用时间,使用药方便药效稳定持久。β受体激动药的应用提倡以吸入为主。有报道表明长期单独应用会使β受体数目减少、功能减退,所以应尽量避免,或与吸入型肾上腺皮质激素同用。

近年来的研究表明体内诸多自体活性物质对炎症、过敏反应和哮喘的病因有一定的作用,如对白三烯(LT)等。随之研究了一些白三烯拮抗药,如扎鲁司特(zafirlukast)、孟鲁司特(montelukast)已应用于临床,有一定的疗效,也在本节加以介绍。

茶碱类的应用因其不良反应曾一度受到冷落,但近来的研究表明小剂量的茶碱仍能起到平喘作用,并且兼有一定程度的抗炎作用,所以临床应用又趋广泛。

茶碱[药典(二);基;医保(甲)]

Theophylline

【适应证】 ①支气管与心源性哮喘。②心源性水肿。

【药理】 (1)药效学 平滑肌松弛药,对呼吸道平滑肌有直接松弛作用。其作用机制比较复杂,过去认为通过抑制磷酸二酯酶,使细胞内cAMP含量提高,近来实验认为茶碱的支气管扩张作用部分是由于内源性肾上腺素与去甲肾上腺素释放的结果,此外,茶碱是嘌呤受体拮抗药,能对抗腺嘌呤等对呼吸道的收缩作用。茶碱能增强膈肌收缩力,尤其在膈肌收缩无力时作用更显著,因此对改善呼吸功能有益。

(2)药动学 口服易被吸收,吸收程度视不同的剂型各异,液体制剂和未包衣的片剂吸收快、连续而完全。血药浓度达峰时间:口服溶液为1小时,未包衣片为2小时,咀嚼片为1～1.5小时,缓释胶囊(片)为4～7小时,保留灌肠为1～2小时。表观分布容积(V_d)为0.3～0.7 L/kg,成人与儿童平均为0.45 L/kg。蛋白结合率健康成人中等(约60%)。半衰期($t_{1/2}$)新生儿为(6个月内)>24小时,小儿(6个月以上)为(3.7±1.1)小时,成人(不吸烟并无哮喘者)为(8.7±2.2)小时,吸烟者(一日吸1～2包)为4～5小时。在肝内被细胞色素P_{450}酶系统代谢,由尿中排出,其中约10%为原形药物。

【不良反应】 茶碱的毒性常出现在血清浓度为15～20 μg/ml,特别是在治疗开始,早期多见恶心、呕吐、易激动、失眠等;当血清浓度超过20 μg/ml,可出现心动过速、心律失常;血清中茶碱超过40 μg/ml,可有发热、失水、惊厥等症状;严重者甚至呼吸、心跳停止而致死。

【禁忌证】 美国FDA妊娠期用药安全性分级为口服、肠道外给药C。

【注意事项】 (1)本品可通过胎盘屏障,也能分泌入乳汁,随乳汁排出,哺乳期妇女慎用。

(2)新生儿血浆清除率可降低,血清浓度增加,应慎用。

(3)老年人因血浆清除率降低,潜在毒性增加,55岁以上患者慎用。

【药物相互作用】 (1)地尔硫䓬、维拉帕米可干扰茶碱在肝内的代谢,与本品合用,增加本品血药浓度和毒性。

(2)西咪替丁、雷尼替丁可降低本品肝清除率,合用时可增加茶碱的血清浓度和(或)毒性。

(3)某些抗菌药物,如大环内酯类的红霉素、喹诺酮类的依诺沙星、环丙沙星、氧氟沙星及克林霉素、林可霉素等可降低茶碱清除率,增高其血药浓度,尤以依诺沙星显著,当茶碱与上述药物伍用时,应适当减量。

(4)苯巴比妥、苯妥英、利福平可刺激茶碱肝中代谢,结果加快茶碱的清除率;茶碱也干扰苯妥英的吸收,两者血浆中浓度均下降,合用时应调整剂量。

(5)与锂盐合用,可使锂的肾排泄增加。影响锂盐的作用。

(6)与美西律合用,可减低茶碱清除率,增加血浆中茶碱浓度,需调整剂量。

(7)与咖啡因或其他黄嘌呤类药并用,可增加其作用和毒性。

【用法与用量】 (1)茶碱片 ①常用量:口服 一次0.1～0.2 g,一日0.3～0.6 g。②极量:口服 一次0.3 g,一日1 g。

(2)茶碱控释片 口服 一次0.1～0.2 g,一日0.2～0.4 g。

(3)茶碱缓释片 口服 本品不可压碎或咀嚼,只能沿划痕掰开。成人或12岁以上儿童,起始剂量为0.2～0.4 g,一日1次,晚间用100 ml温开水送服。剂量视病情和疗效调整,但日剂量不超过0.9 g,分2次服用。

(4)茶碱控释胶囊 口服 吞服整个胶囊,或将胶囊中的小丸倒在半食匙温水中吞服,每12小时1次。成人:一次0.2～0.3 g。儿童:1～9岁,一次0.1 g;9～16岁,一次0.2 g。

【制剂与规格】 茶碱缓释片:0.1 g。

茶碱控释胶囊:(1)50 mg;(2)0.1 g;(3)0.2 g;(4)0.3 g。

氨茶碱[药典(二);基;医保(甲)]

Aminophylline

【适应证】 ①支气管哮喘、喘息性支气管炎、阻塞性肺气肿等缓解喘息症状。②心力衰竭时缓解喘息症状。

【药理】 (1)药效学 为茶碱与乙二胺复盐,其药理作用主要来自茶碱,乙二胺使其水溶性增强。①松弛支气管平滑肌,也能松弛肠道、胆道等多种平滑肌,对支气管黏膜的充血、水肿也有缓解作用。②增加心排出量,扩张输出和输入肾小动脉,增加肾小球滤过率和肾血流量,抑制远端肾小管重吸收钠和氯离子。③增加离体骨骼肌的收缩力;在慢性阻塞性肺疾病情况下,改善膈肌收缩力。茶碱加重缺氧时通气功能不全被认为是因为它过度增加膈肌的收缩而致膈肌疲劳的结果。

(2)药动学 口服本品或由直肠或胃肠道外给药均能迅速被吸收。在体内氨茶碱释放出茶碱,后者的蛋白结合率为60%。分布容积(V_d)约为0.5 L/kg。半衰期($t_{1/2}$)为3～9小时。静脉注射6 mg/kg氨茶碱,其在半小时内血药浓度可达10 μg/ml,它在体内的生物转化率有个体间的差异。空腹状态下口服本品,在2小时血药浓度达峰值。本品的大部分以代谢产物形式通过肾排出,10%以原形排出。

【不良反应】 (1)常见的不良反应 恶心、胃部不适、呕吐、食欲缺乏,也可见头痛、烦躁、易激动。

(2)中毒时表现为心律失常、心率增快、肌肉颤动或癫痫;因胃肠刺激而导致血性呕吐物或柏油样便。

【禁忌证】 美国FDA妊娠期用药安全性分级为口服给药及直肠给药C。

【注意事项】 (1)交叉过敏反应 对本品过敏者,可能对其他茶碱类药也过敏。

(2)可通过胎盘屏障,使新生儿血清茶碱浓度升高到危险程度,需加以监测。

(3)可随乳汁排出,哺乳期妇女服用可引起婴儿易激动或出现其他不良反应。

(4)对诊断的干扰 本品可使血清尿酸及尿儿茶酚

胺的测定值增高。

(5)下列情况应慎用:①酒精中毒。②心律失常。③严重心脏病。④充血性心力衰竭。⑤肺源性心脏病。⑥肝脏疾患。⑦高血压。⑧甲状腺功能亢进。⑨严重低氧血症。⑩急性心肌损害。⑪活动性消化道溃疡或有溃疡病史者。⑫肾脏疾患。

【药物相互作用】 (1)与克林霉素、林可霉素及某些大环内酯类、喹诺酮类抗菌药物合用时,可降低本品在肝脏的清除率,使血药浓度升高,甚至出现毒性反应,上述药物相互作用以与依诺沙星合用时最为突出,应在给药前后调整本品的用量。

(2)与锂盐合用时,可加速肾脏对锂的排出,后者疗效因而减低。

(3)与普萘洛尔合用时,本品的支气管扩张作用可能受到抑制。

(4)与其他茶碱类药合用时,不良反应可增多。

【给药说明】 (1)如在直肠给药后12小时内再给予口服或注射,需注意观察反应,因本品经直肠给药,特别是栓剂,吸收的快慢不一,作用可能延缓。

(2)在空腹时(餐前半小时至1小时,或餐后2小时)口服,吸收较快,如在用餐时或餐后服用,可减少对胃肠道刺激,但吸收较慢。

(3)肠溶片的吸收延缓,生物利用度极不规则,不足取。

(4)栓剂直肠给药 ①在6~8小时内,避免再次使用。②吸收缓慢,且生物利用度不够确切,又可引起局部刺激,因此仅偶用于短期非急症治疗。

(5)保留灌肠,吸收迅速,生物利用度确定,但可引起局部刺激,多次给药可在体内积蓄,以致引起毒性反应,尤其是婴儿、小儿和老年人。

(6)给药期间应注意血药浓度和疗效相关。有效血药浓度的范围窄,个体间差异大,宜按血药浓度调整用量,长期用药的患者用量常应大于一般常用量。氨茶碱在体内迅速降解成茶碱,既往认为临床上茶碱的有效血药浓度大致是10~20 μg/ml,>20 μg/ml即可产生毒性反应。近来的研究结果提示,5~10 μg/ml左右的低血药浓度茶碱也可获得较好疗效,故用量有减少趋势。

(7)用量均应根据标准体重计算,因茶碱并不分布到体内的脂肪组织。理论上按体重给予茶碱0.5 mg/kg,即可使血清茶碱浓度升高1 μg/ml。

(8)老年患者以及酒精中毒、充血性心力衰竭、肝肾功能不全等患者的茶碱清除率低,用量应减少;长期高热患者可使茶碱排出减少并减慢;吸烟者能加快本品的代谢,用量可适当增加。

(9)肌内注射可刺激局部引起疼痛,肌内注射时需与2%盐酸普鲁卡因合用。静脉注射时需稀释成<25 mg/ml稀释液。静脉注射太快可引起一过性低血压或周围循环衰竭;注入时速度一般以每分钟≤10 mg为宜,或再度稀释后改为静脉滴注。

【用法与用量】 成人 ①口服 常用量为一次0.1~0.2 g,一日0.3~0.6 g;极量为一次0.5 g,一日1 g。②肌内注射 一次0.25~0.5 g,应加用2%盐酸普鲁卡因。③静脉注射 一次25~50 mg用25%或50%葡萄糖注射液稀释至20~40 ml,注入速度每分钟≤10 mg[静脉注射茶碱类速度过快和(或)浓度过高,可造成心律不齐,此种用法应慎重选择,仅在特殊需要时严格按规范应用]。④静脉滴注 一次0.25~0.5 g,一日0.5~1 g,以5%或10%葡萄糖注射液稀释后缓慢滴注。⑤注射给药极量为一次0.5 g,一日1 g。⑥直肠给药 一般在睡前或便后给药,一次0.25~0.5 g,一日1~2次。

【儿科用法与用量】 口服 一次3~5 mg/kg,每6~8小时一次。

静脉注射 未用过氨茶碱患儿,负荷量4~6 mg/kg,5%葡萄糖注射液稀释,维持半小时静点,之后改为维持量0.8~1.0 mg/(kg·h)。

【儿科注意事项】 (1)对肝脏或心脏功能差的小儿,剂量宜较小,最好能监测血药浓度。

(2)治疗量与中毒量相近,需密切注意药物不良反应,主要是胃肠道、心血管和神经系统毒副作用。

【制剂与规格】 氨茶碱片:(1)20 mg;(2)30 mg;(3)0.1 g;(4)0.2 g。

氨茶碱缓释片:(1)0.1 g;(2)0.2 g。

氨茶碱注射液:(1)2 ml∶0.125 g;(2)2 ml∶0.25 g;(3)2 ml∶0.5 g;(4)10 ml∶0.25 g。

氨茶碱栓:0.25 g。

二羟丙茶碱[药典(二);医保(乙)]

Diprophylline

【适应证】 ①支气管哮喘、喘息性支气管炎、阻塞性肺气肿等缓解喘息症状。②心源性肺水肿时缓解喘息症状。

【药理】 (1)药效学 基本上和氨茶碱相似,其扩张支气管的作用约为氨茶碱的1/10。

(2)药动学 口服容易吸收,在体内代谢为茶碱的衍生物。按体重口服19~28 mg/kg,1小时后血浆中的浓度为19.3~36.4 μg/ml;半衰期($t_{1/2}$)为2~2.5小时,以原形随尿排出。

【不良反应】【注意事项】 口服或肌内注射的局部刺激性均较氨茶碱为小。其他参阅"氨茶碱"。

【禁忌证】 美国FDA妊娠期用药安全性分级为口服给药C。

【用法与用量】 成人 (1)口服 常用量:一次0.1～0.2 g,一日3次;极量:一次0.5 g。

(2)肌内注射 一次0.25～0.5 g。

(3)静脉滴注 一次0.25～0.75 g,以5%或10%葡萄糖注射液稀释。

【制剂与规格】 二羟丙茶碱片:(1)0.1 g;(2)0.2 g。

二羟丙茶碱注射液:2 ml∶0.25 g。

胆茶碱[药典(二)]

Choline Theophyllinate

【适应证】 支气管哮喘、心源性肺水肿引起的哮喘。

【药理】【不良反应】 本品为茶碱的胆碱盐,含茶碱60%～64%,疗效不及茶碱,但口服后对胃肠刺激小,易为患者耐受。其余均参阅"氨茶碱"。

【用法与用量】 (1)成人 口服 常用量为一次0.1～0.2 g,一日3次;极量为一次0.5 g,一日2次。

(2)小儿 口服 一日按体重10～15 mg/kg,分3～4次服。

【制剂与规格】 胆茶碱片:0.1 g。

多索茶碱[药典(二);医保(乙)]

Doxofylline

【适应证】 支气管哮喘、喘息性慢性支气管炎及其他支气管痉挛引起的呼吸困难。

【药理】 (1)药效学 多索茶碱是甲基黄嘌呤的衍生物,其是一种支气管扩张剂,可直接作用于支气管,通过抑制平滑肌细胞内的磷酸二酯酶等作用,松弛支气管平滑肌,从而达到抑制哮喘的作用。

(2)药动学 慢性支气管炎患者静脉注射多索茶碱100 mg(注射时间超过10分钟),给药后血浆药物达峰时间(t_{max})约为0.10小时,血药浓度峰值(C_{max})约为2.50 μg/ml,消除半衰期($t_{1/2}$)约为1.83小时,能迅速分布到各种体液和脏器,总清除率为(683.6±197.8) ml/min。进食可使C_{max}降低,t_{max}延迟,宜适当增加本品剂量。

【不良反应】 使用黄嘌呤衍生物可能引起恶心、呕吐、上腹部疼痛、头痛、失眠、易怒、心动过速、期前收缩、呼吸急促、高血糖、蛋白尿。如过量使用还会出现严重心律失常、阵发性痉挛等。上述表现为初期中毒症状,此时应暂停用药,并请医生诊断,监测血药浓度。但在上述中毒迹象和症状完全消失后仍可继续使用。

【禁忌证】 (1)凡对多索茶碱或黄嘌呤衍生物类药物过敏者禁用。

(2)急性心肌梗死患者禁用。

【注意事项】 (1)茶碱类药物个体差异较大,多索茶碱剂量亦要视个体病情变化而选择最佳剂量和用药方法。并监测血药物浓度。

(2)患有甲亢、窦性心动过速、心律失常者,请遵医嘱用药。

(3)严重心、肺、肝、肾功能异常者以及活动性胃、十二指肠溃疡患者慎用。

(4)本品不得与其他黄嘌呤衍生物类药物同时服用,建议不要同时饮用含咖啡因的饮料或食品。

(5)妊娠期妇女及哺乳期妇女尽量避免使用。

(6)尚无儿童有效性及安全性资料。

(7)老年患者对本品清除率可能有所不同,应进行血药浓度监测。

【药物相互作用】 (1)巴比妥类药物对本品代谢影响不明显。

(2)动物试验显示大环内酯类(如红霉素)对本品代谢影响不明显。

(3)与氟喹诺酮类药物如依诺沙星、环丙沙星合用,宜减量。

【用法与用量】 成人 每次200 mg,每12小时一次,以25%葡萄糖注射液稀释至40 ml缓慢静脉注射,时间应在20分钟以上,5～10日为一个疗程或遵医嘱。也可将本品300 mg加入5%葡萄糖注射液或0.9%氯化钠注射液100 ml中,缓慢静脉滴注,一日1次。

【制剂与规格】 多索茶碱片:(1)0.2 g;(2)0.3 g。

多索茶碱胶囊:0.2 g。

多索茶碱注射液:(1)10 ml∶0.1 g;(2)10 ml∶0.2 g;(3)20 ml∶0.3 g。

盐酸异丙肾上腺素[药典(二);基;医保(甲)]

Isoprenaline Hydrochloride

【适应证】 支气管哮喘。因近来有多种高选择性β_2受体激动药的出现,现已很少应用。

【药理】 (1)药效学 ①扩张支气管,激动支气管β_2肾上腺素受体,使支气管平滑肌松弛,抑制组胺等介质的释放。②激动β_1肾上腺素受体,增快心率、增强心肌收缩力、增加心脏传导系统的传导速度，缩短窦房结的不应期。③扩张外周血管，减轻心脏(左心室为著)负荷，以纠正低排血量和血管严重收缩的休克状态。

(2)药动学　雾化吸入吸收完全，吸入2～5分钟即起效，作用可维持0.5～2小时。5%～15%以原形排出。

【不良反应】 (1)常见　口咽发干、心悸不安。

(2)少见　头晕目眩、面部潮红、恶心、心率增快、震颤、多汗、乏力等。

【禁忌证】 美国FDA妊娠期用药安全性分级为肠道外给药C。

【注意事项】 (1)对其他肾上腺素类药物过敏者对本品也有交叉过敏反应。

(2)患者用药后若出现心律失常或胸痛，应重视。

(3)高血压、甲状腺功能亢进症、心绞痛、冠状动脉供血不足、糖尿病等患者慎用。

【药物相互作用】 (1)与其他拟肾上腺素药物合用可增效，但不良反应也增多。

(2)并用普萘洛尔时本品的作用受到拮抗。

【给药说明】 雾化吸入在12小时内已喷吸药物3～5次而疗效不显著者应改变治疗药物。

【用法与用量】 成人　(1)气雾吸入　以0.25%气雾剂一次吸入1～2揿，一日2～4次，喷吸间隔时间不得少于2小时。喷吸时应深吸气，喷毕屏气8秒，而后徐缓地呼气。

(2)喷雾吸入　极量　一次0.4 mg，一日2.4 mg。

【儿科用法与用量】 (1)舌下含服　5岁以上，一次2.5～10 mg，一日2～3次。

(2)气雾吸入　0.25%气雾剂吸入，一次1～2揿，一日2～3次。

【儿科注意事项】 高血压、甲亢、心脏疾病时慎用。

【制剂与规格】 盐酸异丙肾上腺素气雾剂：每瓶总量14 g，内含盐酸异丙肾上腺素35 mg；每揿含盐酸异丙肾上腺素0.175 mg。

盐酸异丙肾上腺素注射液：2 ml∶1 mg。

硫酸沙丁胺醇[药典(二)；基；医保(甲、乙)]

Salbutamol Sulfate

【适应证】 支气管哮喘或喘息性慢性支气管炎等伴有支气管痉挛的呼吸道疾病。

【药理】 (1)药效学　激动支气管β_2肾上腺素受体，松弛平滑肌，其机制为激活腺苷环化酶，促进环磷腺苷生成。

(2)药动学　吸入本品5～15分钟作用开始，最大作用时间为60～90分钟，持续3～6小时。半衰期为3.8小时，72%随尿排出，其中28%为原形，44%为代谢产物。口服30分钟后作用开始，最大作用时间为2～3小时，持续6小时，口服后2.5小时血药浓度达峰值，半衰期为2.7～5小时。口服后约76%随尿排出，一日内大部分被排出，60%为代谢产物。约4%由粪便排出。

【不良反应】 (1)较常见不良反应　震颤、恶心、心悸、心率增快或心搏异常强烈。

(2)较少见不良反应　头晕目眩、口咽发干。

(3)逾量中毒的早期表现　胸痛，头晕，持续、严重的头痛，严重高血压，持续恶心、呕吐，持续心率增快或心搏强烈，情绪烦躁不安等。

【禁忌证】 (1)对抛射剂过敏患者禁用本品雾化剂。

(2)美国FDA妊娠期用药安全性分级为吸入、口服给药及肠道外给药C。

【注意事项】 (1)对其他肾上腺素受体激动药过敏者可能对本品呈交叉过敏。

(2)高血压、冠状动脉供血不足、糖尿病、甲状腺功能亢进症等患者应慎用。

(3)长期使用可形成耐药性，不仅疗效降低，且有加重哮喘的危险。

【药物相互作用】 (1)同时应用其他肾上腺素受体激动药者，其作用可增加，不良反应也可能加重。

(2)并用茶碱类药时，可增加松弛支气管平滑肌的作用，也可能增加不良反应。

【给药说明】 (1)应用本品疗效欠佳时，可酌情更换其他扩张支气管的β_2受体激动药或茶碱类药，不可过量增加本品的用量。

(2)反复过量使用偶可引起支气管痉挛，如有发生，应立即停用并改变治疗方案。

【用法与用量】 成人　①气雾吸入　一次0.1～0.2 mg，必要时每4～6小时1次。②口服　一次2～4 mg，一日3次。③静脉滴注　一次0.4 mg，用5%葡萄糖注射液100 ml稀释后滴注。

硫酸沙丁胺醇缓释片：口服　一次1片，一日2次。本品应用温水将整片吞服，不得咀嚼。

硫酸沙丁胺醇粉雾剂：成人　吸入　一次0.2～0.4 mg，一日4次。

【儿科用法与用量】 (1)口服　一次0.1～0.15 mg/kg，一日2～3次；控释片，一次4 mg(3～12岁)，一日2次。

(2)气雾吸入　一次1～2喷(0.1～0.2 mg)，每4小

时1次。

(3)雾化吸入　12岁以下儿童最小起始剂量:0.5 ml雾化溶液(含2.5 mg沙丁胺醇),以注射用生理盐水稀释至2～2.5 ml。间歇疗法可每日重复4次。

【儿科注意事项】　反复过量使用可引起支气管痉挛。

【制剂与规格】　硫酸沙丁胺醇片(胶囊):(1)0.6 mg(相当于沙丁胺醇0.5 mg);(2)2.4 mg(相当于沙丁胺醇2 mg)。

硫酸沙丁胺醇缓释片:(1)4 mg;(2)8 mg。

硫酸沙丁胺醇缓释胶囊:(1)4 mg;(2)8 mg。

硫酸沙丁胺醇注射液:2 ml∶0.48 mg(相当于沙丁胺醇0.4 mg)。

硫酸沙丁胺醇气雾剂:2%(溶液,每瓶内含沙丁胺醇20 mg)。

硫酸沙丁胺醇粉雾剂:(1)0.2 mg;(2)0.4 mg(按沙丁胺醇计)。

吸入用硫酸沙丁胺醇溶液:(1)2.5 ml∶5 mg;(2)1 ml∶5 mg。

盐酸氯丙那林[药典(二);医保(乙)]

Clorprenaline Hydrochloride

【适应证】　支气管哮喘与喘息性慢性支气管炎患者的支气管痉挛。

【药理】　缓解支气管平滑肌痉挛,对支气管β_2受体的作用大于对β_1受体的作用。口服吸收良好。在血中的有效浓度可维持6小时。

【不良反应】　个别患者服药后有心悸、手颤等。

【注意事项】　高血压和心、肾功能不全者慎用。

【药物相互作用】　(1)与其他支气管β_2受体激动药有叠加作用。

(2)同时应用两种以上此类β_2受体激动药,其不良反应如手颤等可更明显。

(3)如配合以茶碱等磷酸二酯酶抑制药或抗胆碱能支气管扩张药,其扩张支气管、缓解哮喘的效果增强。

【用法与用量】　口服　成人　一次5～10 mg,一日3次。

【制剂与规格】　盐酸氯丙那林片:5 mg。

硫酸特布他林[药典(二);医保(甲、乙)]

Terbutaline Sulfate

【适应证】　支气管哮喘及其他伴有支气管痉挛的肺部疾病。

【药理】　(1)药效学　选择性激动β_2受体而舒张支气管平滑肌,也可舒张子宫平滑肌。

(2)药动学　吸入本品5～30分钟开始起作用,最大作用在1～2小时出现,持续3～6小时。口服60～120分钟作用开始,最大作用2～3小时出现,持续4～8小时,静脉输入15分钟内作用开始,最大效应在30～60分钟出现,持续1.5～4小时。本品在肝脏灭活并经肾脏排泄。

【不良反应】　主要为震颤、强直性痉挛、心悸等。

【注意事项】　(1)在妊娠期妇女应用静脉制剂有引起致死性心动过速的报道。美国FDA妊娠期用药安全性分级为口服给药B。

(2)因可舒张子宫平滑肌,所以可抑制妊娠期妇女的子宫活动能力及分娩。

(3)如在分娩时应用静脉制剂,可能引起母体一过性低钾血症、低血糖、肺水肿及胎儿的低血糖。

(4)大剂量应用可使有癫痫病史的患者发生酮症酸中毒。

(5)长期应用可产生耐药性,疗效降低。

(6)甲状腺功能亢进症、冠心病、高血压、糖尿病者慎用。

【药物相互作用】　(1)并用其他肾上腺素受体激动药可使疗效增加,但不良反应也可能加重。

(2)并用茶碱类药可增加疗效,但心悸等不良反应也可能加重。

(3)非选择性β受体拮抗药可部分或全部抑制该药的作用。

【给药说明】　提倡短期间断应用,以吸入为主,只在重症哮喘发作时才考虑静脉应用。在应用本品同时要注意肾上腺皮质激素等抗炎药物的联用。

【用法与用量】　成人　①口服　一次2.5～5.0 mg,一日3次,最大量24小时内不超过15 mg。②气雾吸入　每4～6小时200～500 μg,1次或分2次吸入,2次吸入时要间隔1分钟左右。③静脉注射　必要时每15～30分钟250 μg,但在4小时内总剂量不能超过500 μg。

【儿科用法与用量】　(1)口服　一日0.065 mg/kg(但一次总量不应超过1.25 mg),一日3次。

(2)雾化吸入　体重<20 kg,2.5 mg/次;体重≥20 kg,5 mg/次;每6～8小时一次。

【儿科注意事项】　不良反应主要为肌肉震颤、心悸等。

【制剂与规格】　硫酸特布他林片:2.5 mg。

注射用硫酸特布他林：(1)1 ml：0.25 mg；(2)2 ml：0.5 mg。

硫酸特布他林气雾剂：(1)每瓶 200 喷，每喷含硫酸特布他林 0.25 mg；(2)每瓶 400 喷，每喷含硫酸特布他林 0.25 mg。

硫酸特布他林粉雾剂：0.5 mg(每吸)。

硫酸特布他林雾化溶液：2 ml：5 mg。

盐酸克仑特罗[药典(二)；医保(乙)]

Clenbuterol Hydrochloride

【适应证】 支气管哮喘。

【药理】 (1)药效学　本品是β_2受体激动药，平喘作用较强，有增强纤毛运动、溶解黏液的作用。

(2)药动学　口服后易从胃肠道吸收，15 分钟起效，2～3 小时血药浓度达峰值，作用时间可维持 6～8 小时。气雾吸入后 5 分钟起效，作用可维持 4 小时。以栓剂直肠给药，作用可达 24 小时。

【不良反应】 少见的不良反应有口干、心悸、手颤。

【注意事项】 心脏病患者和甲状腺功能亢进症患者慎用。

【用法与用量】 成人　(1)口服　一次 20～40 μg，一日 3 次。

(2)舌下含服　一次 60～120 μg，先舌下含服，待哮喘缓解后，将所余部分用温开水送下。

(3)气雾吸入　一次 10～20 μg，一日 3 次。

(4)直肠给药　一次 60 μg(1 枚)，每晚睡前 1 次。

【儿科用法与用量】 口服　一次 0.5～1.5 μg/kg，每日 2～3 次。

【制剂与规格】 盐酸克仑特罗片：(1)20 μg；(2)40 μg。

盐酸克仑特罗气雾剂：2 mg。

盐酸克仑特罗栓：60 μg。

盐酸克仑特罗膜：(1)60 μg；(2)120 μg(其中 1/3 为速效膜，2/3 为缓释长效膜)。

盐酸丙卡特罗[药典(二)；医保(乙)]

Procaterol Hydrochloride

【适应证】 支气管哮喘及其他伴有支气管痉挛的肺部疾病。

【药理】 (1)药效学　①扩张支气管：激动β_2受体，松弛支气管平滑肌。②动物实验表明对抗原激发后的即时型及迟发型气道阻力增高都有抑制作用。③动物实验中观察到有促进支气管黏膜纤毛运动作用。④对运动性哮喘有抑制作用。

(2)药动学　口服 5 分钟内开始起作用，1.5 小时左右作用最强，持续 6～8 小时。本药衰减模式呈二相性，第一相 $t_{1/2}$ 为 3.0 小时，第二相 $t_{1/2}$ 为 8.4 小时。10.3%由尿排泄。

【不良反应】 偶有心律失常、心悸、面部潮红，可有肌肉震颤、头痛、眩晕、耳鸣、胃部不适、皮疹、口渴、鼻塞。

【注意事项】 (1)妊娠期妇女及乳幼儿服用本品的安全性尚未确立，应慎用。

(2)甲状腺功能亢进症、冠心病、高血压、糖尿病患者慎用。

(3)长期应用可产生耐药性，疗效降低。

【药物相互作用】 (1)与其他肾上腺素受体激动药及茶碱类药物配伍，疗效可能增强，但心律失常、心率增快等不良反应也会增多。

(2)非选择性β受体拮抗药可部分或全部抑制该药的作用。

【用法与用量】 成人　口服　一次 25～50 μg，一日 2 次；或每晚睡前一次 50 μg。

【儿科用法与用量】 口服　6 岁以上，一次 25 μg，每 12 小时一次；不满 6 岁的儿童，一次 1.25 μg/kg，每 12 小时一次。

【儿科注意事项】 (1)早产儿、新生儿和年幼儿慎用，因安全性尚不清楚。

(2)有肌肉震颤、心悸等不良反应。

【制剂与规格】 盐酸丙卡特罗片：(1)25 μg；(2)50 μg。

盐酸丙卡特罗胶囊：25 μg。

盐酸班布特罗[药典(二)；医保(甲、乙)]

Bambuterol Hydrochloride

【适应证】 发生喘息症状的支气管哮喘、慢性阻塞性肺疾病，以缓解支气管痉挛。

【药理】 (1)药效学　班布特罗是亲脂性长效β_2受体激动药，为特布他林的前体药物，通过提高在首关代谢的稳定性，从而延长母体药物的作用持续时间。与肺组织有很高的亲和力，具有松弛支气管平滑肌作用，亦有抑制内源性致痉挛物质释放、减轻水肿及增加黏膜纤毛廓清能力等作用。

(2)药动学　口服一次剂量 20%被体内吸收，吸收后经血浆胆碱酯酶水解以及氧化，缓慢代谢成活性的特布他林(班布特罗剂量的10%转化成特布他林)。在2~6小时内特布他林达到最高血药浓度。有效作用至少持续24小时。治疗4~5天后达到血浆稳定状态。口服后血浆半衰期约13小时,其活性代谢产物特布他林半衰期约17小时。班布特罗及其代谢产物主要经肾脏排泄。

【不良反应】 主要有肌肉震颤、头痛、心悸、心动过速等;偶有强直性肌肉痉挛。其严重程度与剂量有关。多于治疗后1~2周自然消失。

【禁忌证】 (1)对特布他林过敏者禁用。

(2)肥厚型心肌病患者禁用。

【注意事项】 (1)甲状腺功能亢进症、糖尿病及心脏病患者慎用。

(2)严重肾功能不全者本品起始剂量应减小。

(3)肝硬化、严重肝功能异常者应根据个体情况给予每日剂量,因班布特罗与特布他林代谢有个体差异。

(4)妊娠期妇女及哺乳期妇女慎用。

【用法与用量】 成人 起始剂量为10 mg,一日1次,睡前服用。根据临床疗效,1~2周后可增至一日20 mg。肾功能不全患者(肾小球滤过率≤50 ml/min),起始剂量可为5 mg。

【儿科用法与用量】 2~5岁,一日5 mg;2~12岁,一日不超过10 mg。

【制剂与规格】 盐酸班布特罗片:(1)10 mg;(2)20 mg。

沙美特罗[医保(乙)]

Salmeterol

【适应证】 支气管哮喘及慢性阻塞性肺疾病伴支气管痉挛时的治疗。

【药理】 (1)药效学 为长效选择性β_2受体激动药,吸入本药25 μg的支气管舒张作用相当于吸入沙丁胺醇200 μg。该药能阻止肺组织释放组胺和白介素而具有抗炎作用,也能抑制抗原诱发的气道反应性增高。

(2)药动学 通常吸入本药10~20分钟可观察到明显的支气管舒张作用,持续12小时。在体内经羟化作用而代谢,大部分于72小时内消除,7日内分别从尿液及粪便中排泄25%和60%。

【不良反应】 (1)常见 恶心、呕吐、肌肉震颤。

(2)少见 头痛、心悸、低血钾,偶可引起异常的支气管痉挛、喉痉挛。

【禁忌证】 (1)对本品过敏者禁用。

(2)美国FDA妊娠期用药安全性分级为吸入给药C。

【注意事项】 (1)甲状腺功能亢进症、冠心病、高血压患者慎用。

(2)避免与肾上腺素、异丙肾上腺素等合用。

【用法与用量】 本品仅适用于吸入给药。

成人 气雾吸入:一次50 μg,一日2次;严重时,一次100 μg,一日2次。粉雾吸入:一次50 μg,一日2次。

【儿科用法与用量】 气雾吸入:一次25 μg,一日2次;粉雾吸入:一次25 μg,一日2次。

【制剂与规格】 昔萘酸沙美特罗气雾剂:每喷25 μg,每支200喷。

沙美特罗气雾剂:每喷25~50 μg,每支60~120喷。

沙美特罗粉雾剂(碟式吸入剂):每剂50 μg。

附:*沙美特罗-氟替卡松粉雾剂:按两药不同比例共有6种剂型,每支28喷或60喷。*本品为沙美特罗与丙酸氟替卡松两种药物的混合制剂。适用于可逆性气道阻塞的长期规律治疗。主要用于支气管哮喘,特别是那些单用吸入型肾上腺皮质激素或β受体激动药效果不满意的患者,也可应用于慢性阻塞性肺疾病的治疗。成人:50 μg沙美特罗-100 μg丙酸氟替卡松或50 μg沙美特罗-250 μg丙酸氟替卡松或50 μg沙美特罗-500 μg丙酸氟替卡松,每次1吸,一日2次。

富马酸福莫特罗[药典(二);医保(乙)]

Formoterol Fumarate

【适应证】 治疗支气管哮喘及慢性阻塞性肺疾病伴支气管痉挛。

【药理】 为长效选择性β_2受体激动药,与β_2受体有很强的亲和力,具有支气管扩张作用,且呈剂量依赖关系。由于本品侧链结构较长和亲脂性强而与β_2受体牢固结合,增加药物的作用时间。其支气管扩张作用比沙丁胺醇、特布他林等强。能抑制肥大细胞释放组胺和白三烯,具有抗炎作用。

吸入福莫特罗后,2~5分钟起效,2小时内达到作用高峰,维持12小时。口服本品比吸入起效慢、但作用时间长,疗效可维持20小时。应用福莫特罗一年,并无低敏感现象发生。口服40 μg或吸入24 μg,24小时分别在尿中排出9.6%和24%。

【不良反应】 (1)常见 肌肉震颤、头痛、心动过速及面部潮红。

(2)偶见 皮肤过敏反应、恶心。

(3)较少见 低钾血症。

【禁忌证】 (1)对本品过敏者禁用。

(2)美国 FDA 妊娠期用药安全性分级为吸入给药C。

【注意事项】 (1)甲状腺功能亢进症、糖尿病、心脏病患者慎用。

(2)避免与肾上腺素、异丙肾上腺素等合用。

【用法与用量】 成人 ①干粉吸入剂 一次 4.5～9 μg,一日 2 次;②口服 一次 40～80 μg,一日 2 次。

【儿科用法与用量】 (1)口服 一日 4 μg/kg,分2～3次。

(2)吸入 常用量为一次 4.5～9 μg,一日 1～2 次,早晨和晚间用药;或者一次 9～18 μg,一日 1～2 次,一日最高剂量 36 μg。哮喘多在夜间发作,可于晚间给药一次。

【儿科注意事项】 主要可引起肌肉震颤、头痛、心悸等,属长效 $β_2$ 受体激动药。

【制剂与规格】 富马酸福莫特罗粉雾剂:每喷 4.5～9 μg,每支 60 喷。

富马酸福莫特罗片:40 μg。

富马酸福莫特罗干糖浆:20 μg。

布地奈德-福莫特罗粉雾剂:每喷 80 μg-4.5 μg 或 160 μg-4.5 μg,每支 60 喷。

附:布地奈德-福莫特罗粉雾剂 本品为布地奈德与福莫特罗两种药物的混合制剂。适用于可逆性气道阻塞的长期规律治疗。主要适用于支气管哮喘,特别是单用吸入型 β 受体激动药或肾上腺皮质激素效果不满意的患者,也可应用于慢性阻塞性肺疾病的治疗。成人:布地奈德-福莫特罗 80 μg-4.5 μg,一次 1～2 喷,一日 2 次;或布地奈德-福莫特罗 160 μg-4.5 μg,一次 1～2 喷,一日 2 次。儿童:12 岁以上同成人,12 岁以下不推荐应用。

马来酸茚达特罗
Indacaterol Maleate

【适应证】 本品为支气管扩张剂,适用于成年慢性阻塞性肺疾病(COPD)患者的维持治疗。

【药理】 (1)药效学 马来酸茚达特罗属长效 β 肾上腺素受体激动剂,系使肺-气道周围的肌肉保持松弛状态而产生预防慢性阻塞性肺病症状的作用。

(2)药动学 茚达特罗是一种有 R-构型的手性分子。药代动力学的数据来自在健康志愿者和 COPD 患者中开展的多项临床试验。茚达特罗单剂或多剂吸入给药后,达到血药峰浓度的中位时间大约为 15 分钟。吸入后,茚达特罗绝对生物利用度平均为 43%～45%。全身暴露量来自肺和肠道的吸收;约 75%的全身暴露量来自肺脏吸收,而其余 25%来自肠道吸收。茚达特罗血清浓度随每日一次重复给药而增加,在 12～14 天内达到稳态。每日一次吸入给药 150～600 μg 范围内,茚达特罗的平均蓄积率,即第 14 天 24 小时给药间隔 AUC 与给药第 1 天相比较,在 2.9～3.5 的范围内。在体外与人血清和血浆蛋白结合率分别为 94.1%～95.3% 和 95.1%～96.2%。粪便途径是主要的排泄途径,多于尿液途径。茚达特罗主要以药物原形母体药物的形式(占给药剂量的 54%)排泄到人体粪便中,其次是羟基化茚达特罗代谢产物(占给药剂量的 23%)。茚达特罗的血清浓度呈现多相下降,平均终末半衰期范围为 45.5～126 小时。根据重复剂量给药后茚达特罗蓄积率计算得到的有效作用半衰期范围为 40～52 小时,与观察到达稳态(12～14 天)的时间相一致。

【不良反应】 (1)使用推荐剂量时最常见的不良反应包括:鼻咽炎(14.3%)、上呼吸道感染(14.2%)、咳嗽(8.2%)、头痛(3.7%)以及肌肉痉挛(3.5%)。

(2)大多数不良反应为轻度或中度,不良反应发生率随治疗继续而降低。

(3)COPD 患者吸入本品(推荐剂量)后的不良反应是由于 $β_2$ 肾上腺素受体激动而产生的全身性效应,但不具有临床意义。

(4)平均心率改变低于每分钟 1 次,少见心动过速,且发生率与安慰剂相似。与安慰剂相比,无药物相关的 Q-T 间期延长。显著性 Q-T 间期延长(例如男性＞450 毫秒;女性＞470 毫秒)以及低血钾的发生率与安慰剂相似。

(5)血糖平均最大改变与安慰剂相似。

【禁忌证】 (1)未使用长期哮喘控制药物的哮喘患者禁用所有的长效 $β_2$ 肾上腺素受体激动药。

(2)本品不适用于哮喘的治疗。

(3)对茚达特罗及其辅料有过敏史的患者禁用。

【注意事项】 (1)哮喘相关死亡:一项在哮喘患者中进行的大型安慰剂对照试验数据显示,长效 $β_2$ 肾上腺素受体激动药可能增加哮喘相关死亡的风险。

(2)疾病加重和急性发作:在治疗可能危及生命的 COPD 急性加重时,不能将本品作为初始治疗方法。不应使用本品缓解急性症状,即不能用于支气管痉挛急性发作的急救治疗。

(3)本品的过量使用以及与其他长效 $β_2$ 肾上腺素受体激动药合用:与其他吸入型 $β_2$ 肾上腺素受体激动药一样,本品的使用不应过于频繁和高于推荐剂量,不能与

含有长效 β_2 肾上腺素受体激动药的其他药物合用，否则可能导致用药过量。

(4)如果有过敏反应的表现(特别是呼吸或吞咽困难，舌、唇和颜面肿胀，荨麻疹，皮疹)，应该立即停用本品，并选择替代治疗。

(5)矛盾性(反常性)支气管痉挛：与其他吸入型 β_2 肾上腺素受体激动药一样，本品有可能导致危及生命的矛盾性支气管痉挛。一旦发生矛盾性支气管痉挛，应该立即停用本品并选择其他替代治疗。

(6)心血管疾病，尤其是冠状动脉功能不全、心律失常和高血压的患者应慎用本品。

(7)本品对驾驶和操作机器的能力几乎无影响。

(8)尚无妊娠期妇女使用茚达特罗的资料。茚达特罗可能通过对子宫平滑肌的松弛作用而抑制分娩过程，仅在预期受益明显大于潜在风险时，本品才可用于妊娠期妇女。尚不能排除对哺乳期喂养婴儿的风险，应权衡母乳喂养婴儿和哺乳女性的受益情况，确定停止母乳喂养还是停用本品治疗。在最高推荐剂量吸入给药的情况下，茚达特罗不太可能对人体的生殖或生育力产生影响。

(9)尚无儿童(小于 18 岁)应用本品的资料。

(10)老年患者无需调整剂量。

【药物相互作用】 (1)拟交感神经药物　与其他拟交感神经药物(单剂或复方制剂的成分)合用时，可能会使本品的不良反应增加。本品不应该与其他长效 β_2 肾上腺素受体激动药或含有长效 β_2 肾上腺素受体激动药的药品合用。

(2)致低血钾的药物　β_2 肾上腺素受体激动剂与甲基黄嘌呤衍生物、类固醇或排钾利尿药合用可能会增强潜在的低血钾效应。

(3)β 肾上腺素受体拮抗药　β 肾上腺素受体拮抗药可能减弱或拮抗 β_2 肾上腺素受体激动药的效应。因此，除非有迫切需求，本品不应该与 β 肾上腺素受体拮抗药(包括滴眼剂)合用。需要时，应该首选心脏选择性的 β 肾上腺素受体拮抗药，但亦应慎用。

(4)排钾利尿药　β 肾上腺素受体激动药，尤其是在超过推荐剂量使用时，可能使服用排钾利尿药(例如袢利尿药或噻嗪类利尿药)导致的 ECG 改变或低钾血症急剧恶化。建议谨慎合用本品和排钾利尿药。

(5)单胺氧化酶拮抗药、三环类抗抑郁药和延长Q-T间期的药物　茚达特罗与其他 β_2 肾上腺素受体激动药一样，应该极其谨慎地用于正在服用单胺氧化酶拮抗药、三环类抗抑郁药或其他已知能够延长 Q-T 间期药物的患者，因为这些药物可能增强肾上腺素受体激动药对心血管系统的效应，并可能增加室性心律失常的风险。

(6)代谢和转运蛋白药物　CYP3A4 和 P-糖蛋白(P- gp)可抑制茚达特罗清除，使茚达特罗的全身暴露量增加达 2 倍。

(7)目前研究结果显示，因药物相互作用引起的茚达特罗暴露量增加，并不会引发任何安全性问题。

【用法与用量】 吸入　使用药粉吸入器吸入，一日 1 次。

【制剂与规格】 马来酸茚达特罗：150 μg 双铝包装，每一板含 10 粒硬胶囊，每个包装中含一个塑料材质的药粉吸入器。

妥洛特罗
Tulobuterol

【适应证】 缓解支气管哮喘、急性支气管炎、慢性支气管炎、肺气肿等气道阻塞性疾病所导致的呼吸困难等症状。

【药理】 (1)药效学　①作用机制　妥洛特罗作用于支气管平滑肌的 β_2 受体，激活与 β_2 受体有紧密关系的腺苷酸环化酶。由此细胞内腺苷三磷酸(ATP)转变为环腺苷酸(cAMP)，显示出支气管扩张的作用。②肺功能改善作用　支气管哮喘患者(成人)就寝前经皮给予本品 2 mg 的 4 周试验表明，与使用前比较，起床时及就寝前的 PEF 值有明显上升，认为有改善肺功能的效果。儿童支气管哮喘患者(年龄 6 个月～15 岁)就寝前经皮给予本品 0.5 mg、1 mg 或 2 mg 的 2 周试验表明，与使用前比较，起床时及就寝前的 PEF 值有明显上升，认为有改善肺功能的效果。③支气管扩张作用　对狗及豚鼠经皮给予本品，可持续抑制组胺引起的气管狭窄。④对气管平滑肌作用的选择性　狗经皮给予本品实验表明，不影响心率，有抑制气管狭窄的作用。且表明妥洛特罗有气管平滑肌松弛及心房兴奋作用，但对气管平滑肌作用的选择性(即对 β_2 受体的选择性)明显优于异丙肾上腺素、沙丁胺醇、丙卡特罗、非诺特罗。⑤促进气管纤毛运动及镇咳作用　实验表明盐酸妥洛特罗具有气管纤毛运动促进作用(鸽)及镇咳作用(狗)。

(2)药动学　本品未在中国进行人体药代动力学研究，国外研究结果如下。①血清浓度　健康成人：对健康成人 24 小时单次经皮给药 2 mg 时，C_{max}(1.35±0.08)ng/ml，t_{max}(11.8±2.0)小时，$t_{1/2}$(5.9±0.6)小时；儿童患者：对支气管哮喘的儿童患者 24 小时内单次经皮给药，年龄 4～9 岁(体重 18.0～26.5 kg)1 mg、年龄

9～13岁(体重 33.0～41.7 kg)2 mg 时,C_{max}(1.33±0.21)ng/ml,t_{max}(14.0±2.0)小时。②分布 (参考)动物实验的结果对成熟及幼仔大鼠 24 小时经皮给予^{14}C妥洛特罗贴片 10 mg/kg 时,发现肝脏、肾脏、消化系统等大部分组织的放射性核素分布高于血液,且可确认向标记部位的气管及肺分布,从各组织中的消失亦与血药浓度的变化相同。且成熟大鼠及幼仔的组织内浓度变化大致相同。③代谢 对健康成人 24 小时单次经皮给予妥洛特罗贴剂(4 mg)时,尿液中主要排泄物为妥洛特罗、3-羟基体、4-羟基体与 5-羟基体及其结合体,以及 4-羟基-5-甲氧基的结合体。其中妥洛特罗的排泄率最大。④排泄 对健康成人 24 小时单次经皮给予本品 2 mg 时,至给药后 3 天之内,妥洛特罗的尿中排泄率为 5.39%。

【不良反应】 严重不良反应:过敏反应(发生频率不明):可引起过敏症状,需密切观察,发现呼吸困难、全身潮红、血管性水肿、荨麻疹等症状时应中止给药,并进行适当的处置;严重的血清钾值下降。持续使用时间超过推荐用法和用量时,可引起心律失常,此时有引起心脏骤停的危险,因此需注意不要使用过量。

【禁忌证】 对本品成分有过敏史的患者。

【注意事项】 (1)慎重用药:甲状腺功能亢进症患者(有症状恶化的危险)、高血压患者(有可能使血压升高)、心脏疾病患者(有可能出现心悸、心律失常等)、糖尿病患者(有糖代谢亢进、血糖升高的危险)、特应性皮炎患者(粘贴部位易出现瘙痒感、发红等症状)、老年患者。

(2)重要注意事项:由于本品不是治疗支气管哮喘基本病理(气道炎症)的药物,因此需视患者的症状,适当并用类固醇制剂、茶碱制剂等药物。按用法和用量正确使用未见效时(标准方案为 1～2 周),认为不适用本品,应停止使用。

(3)儿童使用时,需在正确的使用方法指导下,密切观察用药经过。使用时注意清洁粘贴部位皮肤,清洁后方可粘贴本品;为避免刺激皮肤,最好每次变换粘贴部位。本品易于剥离,儿童使用时请贴在手无法触及的部位。请勿贴于创伤面。

(4)一般老年患者机体功能下降,故需从低剂量开始慎重使用。

(5)妊娠期妇女及有妊娠可能的妇女,在判断治疗的有益性高于危险性时方可使用(妊娠期用药安全性尚未确定)。哺乳期妇女使用本品时应避免授乳。

【药物相互作用】 (1)与地高辛合用,发生心律失常的风险增加。

(2)与黄嘌呤衍生物类、皮质类固醇激素和利尿药合用,会发生低钾血症。

【用法与用量】 外贴 一日 1 次,以妥洛特罗计算,成人为 2 mg,粘贴于胸部、背部及上臂部均可。

【儿科用法与用量】 外贴 0.5～3 岁,0.5 mg;3～9 岁,1 mg;>9 岁,2 mg;粘贴于胸部、背部及上臂部均可,一日 1 次。

【儿科注意事项】 未满 6 个月婴儿的用药安全性尚未确立(无使用经验)。儿童长期给药的安全性尚未确立(无使用经验)。

【制剂与规格】 妥洛特罗贴剂:0.5 mg/贴、1 mg/贴、2 mg/贴。

异丙托溴铵[基;医保(乙)]

Ipratropium Bromide

【适应证】 主要用于慢性阻塞性肺疾病的维持治疗,也可用于支气管哮喘。

【药理】 胆碱能受体拮抗药,阻断 M_1、M_2、M_3 受体,但主要药理作用是拮抗气道平滑肌上 M_3 胆碱受体,抑制胆碱能神经对气道平滑肌的作用,导致平滑肌松弛,气道扩张。其舒张支气管的作用比 β_2 受体激动药弱,起效较慢,但长期应用不易产生耐药,对老年人的疗效不低于年轻人。

主要通过气雾吸入法给药,气雾吸入 40 μg 后,血浆浓度与静脉注射 0.15 mg、口服 1.5 mg 比较,仅为后两种给药途径的 1‰,表明其支气管扩张作用主要依赖局部的药物浓度。本品主要在体内部分代谢,经粪与尿排泄。吸入给药时,48% 由粪便排出。消除半衰期为 3.2～3.8 小时。

【不良反应】 主要有口干、苦味感,偶见干咳和喉部不适。

【禁忌证】 对阿托品类药物过敏者禁用。

【注意事项】 (1)美国 FDA 妊娠期用药安全性分级为吸入给药 B。

(2)青光眼患者、前列腺增生症患者慎用。

(3)雾化吸入时,避免药物进入眼内。

【用法与用量】 成人 定量雾化吸入,一次 40～80 μg,一天 3～4 次。溶液雾化吸入,一次 50～125 μg,经雾化器给药。

【儿科用法与用量】 (1)溶液雾化吸入 <12 岁,根据病情轻重给药。

(2)气雾吸入 6 岁以上,一次 20～40 μg,每日数次;6 岁以下,用法同上;一日总剂量不超过 240 μg。

【儿科注意事项】　主要有口干、干咳和喉部不适。

【制剂与规格】　异丙托溴铵定量气雾剂：每喷20 μg或 40 μg，每瓶 200 喷。

异丙托溴铵雾化溶液：(1)2 ml：250 μg；(2)20 ml：500 μg。

异丙托溴铵-硫酸沙丁胺醇定量气雾剂*：(1)10 ml：200 喷；(2)5 ml：100 喷。

异丙托溴铵-硫酸沙丁胺醇雾化吸入液*：2.5 ml。

*为具有两种作用机制不同药物的复方制剂，且由于沙丁胺醇起效迅速，而异丙托溴铵起效较慢，但作用持久，故两者合用有协同作用，优于单药独用，但也可同时出现两种药物的不良反应（主要为肌肉震颤、心悸、心率增快、头痛以及口干等），并需注意两者的禁忌证。成人及 12 岁以上儿童溴化异丙托溴铵-沙丁胺醇混合气雾剂，一次 2 喷（每喷含异丙托溴铵 21 μg，沙丁胺醇 120 μg），一日 2～4 次。

噻托溴铵[医保(乙)]

Tiotropium Bromide

【适应证】　慢性阻塞性肺疾病的维持治疗，也可用于支气管哮喘。

【药理】　(1)药效学　属长效抗胆碱药，对 5 种 M 胆碱受体(M_1～M_5)具有相似的亲和性，通过与平滑肌的 M_3受体相结合而产生舒张支气管平滑肌作用，药效可持续 24 小时。本药吸入后对通气功能的改善作用要优于异丙托溴铵。

(2)药动学　健康人吸入 5 分钟后血浓度达峰值(C_{max})，COPD 患者每日吸入一次，2～3 周后达稳态。吸入给药时 14%经肾排泄，其余主要经粪便排泄，肾功能不全时肾清除率下降，肝功能不全对药动学无影响。母体化合物终末半衰期达 5～6 日。

【不良反应】　(1)常见　口干、便秘。

(2)偶有　心率增快、头晕等。

【禁忌证】　(1)对阿托品类药物过敏者禁用。

(2)美国 FDA 妊娠期用药安全性分级为吸入给药 C。

【注意事项】　(1)闭角型青光眼、前列腺增生症、重度肾功能不全患者慎用。

(2)避免药物进入眼内。

【用法与用量】　(1)粉雾吸入　一次 18 μg，一日 1 次。

(2)小于 18 岁者不推荐使用。

【制剂与规格】　吸入用噻托溴铵胶囊：18 μg。

噻托溴铵喷雾剂：每揿含噻托溴铵 2.5 μg。

丙酸倍氯米松[药典(二)；医保(乙)]

Beclomethasone Dipropionate

【适应证】　持续性哮喘的长期治疗。按照支气管哮喘严重程度分级标准，在轻度持续型（2 级以上）即可使用吸入型糖皮质激素治疗。

【药理】　(1)药效学　糖皮质激素是最有效的抗变态反应炎症的药物。其作用机制包括：①减少炎性细胞如肥大细胞、嗜酸性粒细胞、T 淋巴细胞数量和活性。②抑制嗜酸性粒细胞的趋化与活化。③干扰花生四烯酸代谢，减少白三烯和前列腺素的合成。④抑制细胞因子 IL-4、IL-5、GM-CSF 的合成。⑤稳定微血管渗漏。⑥增加细胞膜上 β_2 受体的合成等。丙酸倍氯米松的局部抗炎作用是氢化可的松的 300 倍，是泼尼松的 75 倍。

(2)药动学　吸入的糖皮质激素仅 10%～20%吸入气道。其中，除 4%随呼吸呼出体外，进入气道的糖皮质激素，沉积在下呼吸道发挥局部抗炎作用，当然也有一部分经肺吸收入血。吸入的糖皮质激素还有 80%～90%沉积在咽部和吞咽到胃肠道，其中 40%～50%由消化道并由肝首关效应灭活后进入血液。因此全身循环中的糖皮质激素包括经肺吸收的和由肠道吸收并由肝代谢灭活后剩余的糖皮质激素总和。循环中的糖皮质激素由肝脏连续代谢而逐渐减少。吸入的糖皮质激素与肝脏中微粒体 P_{450}药酶结合而代谢。由于其含有亲脂性基团有利于与 P_{450}结合，具有高的清除率，比口服糖皮质激素高 3～5 倍，因而全身不良反应小。二丙酸倍氯米松口服生物利用度 20%～40%。二丙酸倍氯米松吸入气道或肺或吸收后在肝脏可脱掉一个丙酸基团，形成丙酸倍氯米松。二丙酸倍氯米松消除半衰期为 3 小时。其排泄途径为肝，其次为肾。药物吸收后的 72 小时由肾排泄 10%～15%。

【不良反应】　在常用剂量下几乎不产生不良反应。所出现的某些不良反应大多由于药物在口咽部和上呼吸道留存所引起。

(1)局部不良反应　声音嘶哑，糖皮质激素沉积喉部作用于声带，引起声带变形，萎缩所致。减少吸入次数及加用贮雾器可减少发生，漱口亦可减少发生率。口咽部念珠菌感染，成人约占 10%。喉部刺激与咳嗽在应用手控定量气雾器吸入者可发生，与气雾剂中的抛射剂刺激有关。

(2)全身不良反应　吸入糖皮质激素引起的全身不良反应主要为对下丘脑-垂体-肾上腺轴的影响。以灵敏度高的胰岛素应激试验测定丙酸倍氯米松对儿童下丘脑-垂体-肾上腺轴的影响,每日 0.4 mg,6 个月即表现抑制,成人为 1.5 mg/d。一般认为成人每日吸入丙酸倍氯米松 1000 μg 以下时通常不会抑制下丘脑-垂体-肾上腺皮质轴,也不会出现全身不良反应,每日 1500 μg 以上时,仅低于 20% 患者出现下丘脑-垂体-肾上腺皮质轴的抑制,大于 2000 μg 几乎所有的人都出现抑制。即使如此,与口服制剂相比,亦明显为轻。

【禁忌证】 (1)对本品过敏者禁用。

(2)美国 FDA 妊娠期用药安全性分级为吸入及鼻腔给药 C。

【注意事项】 (1)在给予每天 400 μg 和 800 μg 丙酸倍氯米松 2 周的观察中,可观察到儿童小腿生长抑制,但其长期的影响,对成年期身高的影响观察资料不多。

(2)吸入二丙酸倍氯米松者未见到骨密度减低,高剂量(1200～2400 μg/d)吸入对血、尿钙磷指标无明显影响,但可出现血骨钙素、骨源性碱性磷酸酶降低及尿羟脯氨酸排泄量增加。

(3)肺结核患者,特别是活动性肺结核患者慎用。

(4)哮喘合并感染者,需合并抗感染治疗。

【给药说明】 (1)气雾剂和干粉吸入剂通常需连续、规律地吸入 1 周后方能奏效。

(2)吸入型糖皮质激素主要用来长期治疗持续性哮喘。应根据持续性哮喘的病情严重程度分级给予适当的剂量。

(3)减少每日吸入的次数和加用贮雾器可减少声音嘶哑的发生。每次吸药后漱口,将残留口、咽部的药物吐出,对防止局部反应有效。

【用法与用量】 吸入型糖皮质激素需根据持续性哮喘严重程度分级给予适当剂量,分为起始吸入剂量和维持吸入剂量。起始吸入剂量指治疗开始至治疗 3 个月左右的剂量,维持吸入剂量为长期治疗的剂量。

(1)成人和 12 岁以上儿童的起始吸入剂量 ①轻度持续:一日总剂量≤500 μg,分 2 次给予。②中度持续:一日总剂量 200～1000 μg,分 2 次给予。③重度持续:一日总剂量 1000～1500 μg,分 2～4 次给予。

(2)维持吸入剂量应以能控制临床症状和气道炎症的最低吸入剂量确定。由医师根据患者的严重程度和对药物的反应判定。

【儿科用法与用量】 (1)气雾吸入 一次 50～100 μg,一日 2～4 次。

(2)干粉吸入 用量同气雾吸入。

【儿科注意事项】 (1)本品为糖皮质激素,长期吸入要监测身高和骨龄发育。

(2)吸入后应漱口,防止局部真菌感染。

【制剂与规格】 丙酸倍氯米松气雾剂 250 型:每瓶 80 喷和 200 喷两种,每喷含二丙酸倍氯米松 250 μg。

丙酸倍氯米松 50 型:每瓶 200 喷,每喷含二丙酸倍氯米松 50 μg。

丙酸倍氯米松粉雾剂(碟式干粉吸入器):每剂 50 μg、100 μg 或 200 μg,置于囊泡内由特制碟式吸入器吸入。

布地奈德[医保(乙)]

Budesonide

【适应证】 持续性哮喘的长期治疗。具有轻度持续性哮喘以上程度即可使用。

【药理】 本品为糖皮质激素,其与糖皮质激素受体的亲和力较强,因而具有较强的局部抗炎作用。其气道抗炎强度是二丙酸倍氯米松的 2 倍左右,是氢化可的松的 600 倍,是地塞米松的 20～30 倍。本品和其他吸入糖皮质激素一样,具有高的肝脏清除率,与其他吸入糖皮质激素相比,本品的清除率已接近肝脏最大清除率。它比二丙酸倍氯米松在肝内灭活代谢快 3～4 倍,故全身不良反应,特别是下丘脑-垂体-肾上腺轴的抑制作用较小。本品口服生物利用度 11%,消除半衰期成人约为 2 小时,儿童约 1.5 小时,吸入的布地奈德中吸收入血的药物有 32% 经肾排出。

【不良反应】 参阅其他"吸入型糖皮质激素"。本品可产生局部不良反应和全身不良反应,但由于本品在体内灭活代谢快,清除率高,因而其全身不良反应比二丙酸倍氯米松轻。

【禁忌证】 对本品过敏者禁用。

【注意事项】 (1)肺结核患者,特别是活动性肺结核患者慎用。

(2)哮喘合并感染者需同时应用抗感染治疗。

(3)美国 FDA 妊娠期用药安全性分级为吸入及鼻腔给药 B。

【给药说明】 (1)需连续、规律吸入药物 1 周后方能奏效。

(2)应根据持续性哮喘的病情严重程度分级给予合适的剂量。

(3)减少每日吸入次数和加用贮雾器,吸药后漱口对防止声音嘶哑及口咽部念珠菌感染有效。

【用法与用量】 成人和 16 岁以上儿童 (1)起始吸入剂量 一日 400～2000 μg,具体为:①轻度持续,一日 200～400 μg,1 次或分 2 次给予。②中度持续,

400 μg，一日 1～2 次，最高剂量为一日 1200 μg。③重度持续，800 μg，一日 1～2 次，最高剂量为 2000 μg。

(2)维持吸入剂量　应依据患者对药物反应和医生对病情估计决定。

【儿科用法与用量】 (1)混悬液雾化吸入　一次 0.5～1 mg，一日 2 次。

(2)气雾吸入　2～7 岁：一日 200～400 μg，一日 2～4 次。7 岁以上：一日 200～800 μg，一日 2～4 次。

(3)干粉吸入　≥6 岁，起始吸入剂量　一日 200～400 μg，1 次或分 2 次给予。哮喘控制后根据病情酌减。

【儿科注意事项】 参阅“丙酸倍氯米松”。

【制剂与规格】 布地奈德气雾剂 200 型：60 mg∶300 喷，每喷含布地奈德 200 μg。

布地奈德气雾剂 100 型：20 mg∶200 喷，每喷含布地奈德 100 μg。

布地奈德粉雾剂（都保干粉吸入器）：(1)20 mg，每喷含布地奈德干粉 100 μg 或 200 μg；(2)40 mg，每喷含布地奈德干粉 200 μg。

丙酸氟替卡松[医保(乙)]

Fluticasone Propionate

【适应证】 持续性哮喘的长期治疗。具有轻度持续性哮喘以上程度即可使用。

【药理】 氟替卡松具有与糖皮质激素受体亲和力较高、脂溶性高等特点。其高脂溶性目前位于所有吸入型糖皮质激素之首。由于高脂溶性，使其在气道内浓度和存留时间明显延长，并使穿透细胞膜与糖皮质受体结合而引发局部抗炎活性更强。

吸入本品 30 分钟后，与糖皮质激素受体结合的浓度达高峰，比布地奈德快 60 分钟。其与糖皮质激素受体的亲和力在吸入糖皮质激素中最高。氟替卡松口服生物利用度低，仅 21%，为二丙酸倍氯米松的 1/20，是布地奈德的 1/10。消除半衰期为 3.1 小时。

【不良反应】 其局部不良反应与其他吸入型糖皮质激素相同。

【禁忌证】 (1)对本品过敏者禁用。

(2)美国 FDA 妊娠期用药安全性分级为吸入、鼻腔给药及局部或皮肤外用给药 C。

【用法与用量】 成人和 16 岁以上儿童　(1)起始吸入剂量　一日 200～2000 μg，具体为：①轻度持续，一日 200～500 μg，分 2 次给予。②中度持续，一日 500～1000 μg，分 2 次给予。③重度持续，一日 1000～2000 μg，分 2 次给予。

(2)维持吸入剂量　应根据治疗反应做决定。

【儿科用法与用量】 气雾吸入　一次 125～250 μg，一日 2 次。

【儿科注意事项】 参阅“丙酸倍氯米松”。

【制剂与规格】 丙酸氟替卡松气雾剂：每喷 25 μg、50 μg、125 μg 和 250 μg 四种，有 60 喷及 120 喷两种规格。

丙酸氟替卡松干粉吸入剂：为碟式吸入器，通过碟式囊泡进行，每囊泡含有 50 μg、100 μg、250 μg 和 500 μg 干粉四种规格。干粉吸入与气雾剂相比有利于药物吸入气道，吸入方法较简单。

昔萘酸沙美特罗-丙酸氟替卡松干粉吸入剂：含量有以下 3 种规格（沙美特罗-氟替卡松）。①50 μg-100 μg；②50 μg-250 μg；③ 50 μg-500 μg。容量有 2 种规格：①60 个剂量；②120 个剂量。为长效 β_2 受体激动药沙美特罗与皮质激素氟替卡松的复方制剂，同用时具有协同作用，但也可能发生两种药物的不良反应，且需了解两药的禁忌证和注意事项（参阅第九章第七节）。它适用于两类患者：一是现有吸入型激素治疗不能完全控制的患者；另一种是已经吸入长效支气管扩张剂和激素并完全控制病情，改用沙美特罗-氟替卡松以简化治疗的患者。可根据患者的病情及原先使用药物的剂量，参照沙美特罗-氟替卡松的剂量与规格给予。通常儿童使用沙美特罗-氟替卡松的制剂规格为 50 μg-100 μg，一日 2 次。

孟鲁司特钠

Montelukast Sodium

【适应证】 成人及 6 岁以上儿童支气管哮喘的长期治疗与预防。

【药理】 (1)药效学　本药是一种选择性白三烯受体拮抗药，能特异性拮抗半胱氨酰白三烯($Cys\text{-}LT_1$)受体。近年来的研究表明，体内诸多自体活性物质（如白三烯等）在炎症、过敏反应和哮喘的病因学方面起一定作用，而孟鲁司特能有效抑制 LTC_4、LTE_4 与 $Cys\text{-}LT_1$ 受体的结合，因此对哮喘有治疗、预防作用。参阅“扎鲁司特”。

(2)药动学　口服吸收迅速而完全，进食不影响吸收，平均生物利用度为 64%，蛋白结合率 99% 以上。孟鲁司特及其代谢产物几乎全部经胆汁排泄，半衰期为 2.7～5.5 小时。

【不良反应】 (1)可见腹痛和头痛。

(2)曾有超敏反应、睡眠异常、恶心、呕吐、消化不良、腹泻、肌肉痉挛、肌痛的报道。

【禁忌证】 对本品过敏者禁用。

【注意事项】 (1)美国FDA妊娠期用药安全性分级为口服给药B。

(2)哺乳期妇女慎用。

(3)与皮质类固醇制剂合用时,不应骤然使用本药取代吸入或口服皮质类固醇制剂。

(4)口服本药治疗急性哮喘发作的疗效尚未确定,故本药单用不适于治疗急性哮喘发作。

【药物相互作用】 (1)不得与特非那定、阿司咪唑、西沙必利、咪达唑仑或三唑仑合用。

(2)与依非韦伦合并用药时,本药的血浆浓度可能降低。与茚地那韦同时服用过程中,只需增加茚地那韦的剂量到1000 mg,每8小时1次。

(3)与利托那韦联合用药时,建议监测肝脏酶类。

(4)不要与沙奎那韦合用。

(5)与克拉霉素联合用药时,应考虑调整克拉霉素的剂量。

【用法与用量】 15岁及15岁以上成人 口服 一次10 mg,一日1次,睡前服用。

【儿科用法与用量】 口服 1～5岁,一次4 mg,一日1次;6～14岁,一次5 mg,一日1次。

【儿科注意事项】 (1)少数患者有睡眠异常、兴奋及皮疹等。

(2)本品为白三烯受体拮抗药。

【制剂与规格】 孟鲁司特钠咀嚼片:(1)4 mg;(2)5 mg。

孟鲁司特钠包衣片:10 mg。

孟鲁司特钠颗粒:0.5 g∶4 mg。

扎鲁司特[医保(乙)]

Zafirlukast

【适应证】 成人及12岁以上儿童支气管哮喘的长期治疗与预防。

【药理】 (1)药效学 本药能特异性拮抗引起气道超敏反应的白三烯受体,能够预防白三烯多肽所致的血管通透性增加、气道的水肿和支气管平滑肌的收缩,抑制嗜酸性粒细胞、淋巴细胞和组织细胞的升高,减少因肺泡巨噬细胞刺激所产生的过氧化物,从而达到减轻气管收缩和炎症,减轻哮喘症状,减少哮喘发作及夜间憋醒次数,减少β_2受体激动药的使用,改善肺功能。

本药还能抑制各种刺激(如二氧化硫、运动和冷空气)引起的支气管痉挛,降低各种抗原(如花粉、猫毛屑、豚草和混合抗原)引起的速发性及迟发性反应,能预防运动和过敏原引起的哮喘发作。

(2)药动学 口服吸收良好,约3小时血药浓度达峰值,血浆蛋白结合率为99%。本药主要在肝脏代谢,消除半衰期约为10小时。经尿排泄为口服剂量的10%,粪便排泄为89%。

药代动力学在正常人群和肾损害患者中无显著差异。但在老年和酒精性肝硬化稳定期患者用同等剂量时,其血药峰浓度-时间曲线下面积(AUC)较正常者增高2倍。与食物同服时大部分患者的生物利用度降低,其降低幅度可达40%。动物实验显示有少部分药物通过胎盘屏障,在乳汁中也有低浓度的药物分布。

【不良反应】 (1)最常见的不良反应有轻微头痛、胃肠道反应、咽炎、鼻炎。少见皮疹和氨基转移酶增高。罕见血管神经性水肿等变态反应。

(2)较大剂量时,可增加肝细胞肿瘤、组织细胞肉瘤和膀胱癌的发生率。

【禁忌证】 对本药过敏者、12岁以下儿童禁用。

【注意事项】 (1)肝功能损害者、哺乳期妇女慎用。

(2)美国FDA妊娠期用药安全性分级为口服给药B。

(3)食物可降低本药生物利用度。

(4)与皮质类固醇合用时不应骤然用本药取代吸入或口服皮质类固醇制剂。

(5)本药不能解除急性哮喘发作的症状,急性发作期需与其他治疗哮喘药物合并应用。

【药物相互作用】 (1)与阿司匹林合用,可使本药的血浆浓度升高约45%。

(2)与华法林合用能导致凝血酶原时间延长约35%,应密切监测。

(3)与红霉素、茶碱、特非那定合用,可降低本药的血药浓度。

【用法与用量】 (1)口服 成人 起始剂量,一次20 mg,一日2次。一般维持剂量,一次20 mg,一日2次。剂量可逐步增加至最大量,一次40 mg,一日2次。肝功能不全及老年人起始剂量为一次20 mg,一日2次,然后根据临床反应调整剂量。

(2)12岁以上(包括12岁)儿童,用量同成人。

【制剂与规格】 扎鲁司特片:(1)20 mg;(2)40 mg。

色甘酸钠[药典(二);医保(乙)]

Sodium Cromoglicate

【适应证】 预防支气管哮喘和过敏性鼻炎。

【不良反应】 偶有排尿困难;喷雾吸入可致刺激性咳嗽。

【注意事项】 (1)由于喷雾吸入所采用的特制喷吸

器具常出现故障，对本品有效的病例可采用其他喷吸方法。

(2)由于本品系预防性地阻断肥大细胞脱颗粒，而非直接舒张支气管，因此对于季节性外源性过敏原引起的支气管哮喘病例应在支气管哮喘好发时期之前2～3周提前用药。

(3)极少数人在开始用药时出现哮喘加重，此时可先适当吸入扩张支气管的气雾剂，如沙丁胺醇。

(4)不要中途突然停药，以免引起哮喘复发。

(5)肝肾功能不全者慎用。

(6)美国FDA妊娠期用药安全性分级为吸入给药B。

【给药说明】 取出胶囊内粉末供喷雾吸入用，采用已制备成的混悬液供喷吸者，喷吸前须先摇匀液体。

【用法与用量】 (1)支气管哮喘患者 ①采用粉末喷雾吸入：一次20 mg，一日4次。②气雾剂吸入：成人，一次3.5～7 mg，一日4次。

(2)过敏性鼻炎患者 可用粉末喷鼻内，一日3～4次，每次每个鼻孔5～10 mg。

【制剂与规格】 吸入用色甘酸钠：20 mg。

色甘酸钠气雾剂：(1)14 g(内含色甘酸钠0.7 g，每揿3.5 mg)；(2)19.97 g(内含色甘酸钠0.7 g，每揿含5 mg)。

其余内容参阅第十四章第三节。

富马酸酮替芬[药典(二)；医保(乙)]

Ketotifen Fumarate

【适应证】 预防支气管哮喘或其他过敏性疾病。

【药理】 (1)药效学 可抗组胺和抗过敏，其抗组胺的作用持续较长而抗过敏作用持续的时间较短，以上两种作用各自独立。

(2)药动学 口服经胃肠道可迅速完全地被吸收。半衰期($t_{1/2}$)＜1小时。当其血浆浓度达到100～200 μg/ml时，75%与蛋白结合。在猴试验中，1/3～1/2药量由尿排泄，其余由粪便排出。

【不良反应】 (1)嗜睡，夜间服用嗜睡反应较少。

(2)少见口干、恶心、头晕目眩、头痛、体重增加。

【禁忌证】 美国FDA妊娠期用药安全性分级为眼部给药C。

【注意事项】 (1)用药初期，中枢神经活动处于抑制状态，禁止驾驶车辆或操作精密仪器。

(2)本品系防止过敏和抗组胺药物，不直接舒张支气管，因此本药对支气管哮喘的作用在服药后的2～3周才出现。

【药物相互作用】 与镇静药合用有增效作用。

【用法与用量】 口服 成人 一次1 mg，早晚各服1次。若困意明显，可在睡前服1 mg，日间免服。

【儿科用法与用量】 口服 3岁以上，一次0.5～1 mg，一日1～2次。

【制剂与规格】 富马酸酮替芬片(胶囊)：1 mg。

其余参阅第十四章第三节。

盐酸二氧丙嗪[药典(二)；医保(乙)]

Dioxopromethazine Hydrochloride

【适应证】 ①镇咳、平喘。②荨麻疹、皮疹等。

【药理】 本品有较强的镇咳作用，动物试验结果其药效较可待因为强。镇咳作用出现于服药后的30～60分钟，持续4～6小时。经动物体内外试验证明，有较强的抗组胺作用，对组胺引起的离体平滑肌痉挛有松弛作用。

无肝肾等脏器的毒性作用。经过致畸研究，本品对胎儿无伤害。未发现其成瘾性。

【不良反应】 部分病例有嗜睡、乏力感。

【用法与用量】 (1)盐酸二氧丙嗪片 口服 成人常用量：一次5～10 mg，一日3次。极量：一次10 mg，一日30 mg。

(2)盐酸二氧丙嗪栓 直肠给药 ①成人 一次10 mg，一日2次。②小儿 6个月～1岁，一次2.5 mg(1粒)，一日2次；2～6岁，一次2.5～5 mg(1～2粒)，一日2次；6～12岁，一次5 mg(2粒)，一日2次；＞12岁，同成人。

【制剂与规格】 盐酸二氧丙嗪片：5 mg。

盐酸二氧丙嗪颗粒：(1)1.5 mg；(2)3 g∶1.5 mg。

盐酸二氧丙嗪栓：(1)2.5 mg；(2)10 mg。

第六章　消化系统用药

消化系统主要包括食管、胃、肠、肝、胆、胰腺等器官，是人体获得能源并维持生命的最重要系统。消化系统疾病治疗药物发展迅速。在近几年中，不断有新的剂型、新的代谢途径、新的作用靶点药物涌现并经过临床试验验证。另外有一些交叉学科的药物扩大适应证，在消化系统疾病治疗中也起到了重要作用。

酸相关性疾病一直是消化系统疾病的重要组成部分，随着抑酸药的不断发展，特别是质子泵抑制剂(PPI)的临床应用，给酸相关性消化系统疾病的治疗带来了标志性的变化。随着抑酸药的广泛应用和疗效的日益提高，抑酸药对于溃疡病的治疗已经成为非常有效的手段之一，使消化性溃疡病的手术率降低。胃食管反流病(GERD)的患病率呈逐年增高趋势，成为当前主要的酸相关性疾病，抑酸药的治疗也扩展到此领域。抑酸药的应用，尤其是PPI的应用，也给GERD的治疗带来重要变化。随着非甾体抗炎药(NSAIDs)及阿司匹林在心脑血管等系统的日益广泛应用，其消化道副作用也日渐增多，尤其是消化道出血，甚至可危及患者生命，如何防治是目前消化科以及相关科室所面临的重要问题，可以肯定的是PPI是安全有效的防治措施之一。各种PPI在酸相关性消化系统疾病的临床治疗过程中存在疗效的差异，与PPI的代谢途径有密切关系，也与人类有关药物代谢的基因类型关系密切。目前针对PPI在临床的疗效差异有许多相关的临床试验，对此已获得比较科学的解释，为临床治疗提供依据。

幽门螺杆菌(Hp)在人群中的感染率近年来有下降趋势，随着Hp根除措施的广泛应用，Hp的耐药率在逐步增加，根除率逐渐降低。传统的OAC三联方案(奥美拉唑、阿莫西林和克拉霉素)的根除率在某些地区仅达到70%～75%，因此可采取延长疗程到10～14天，或选用四联疗法或根据药敏结果选择根除方案组成的方法来增加疗效。有关机体基因多态性对药物代谢影响所造成的根除率变化，也是当前人们关注的热点，经过改进的新方案，其根除率也可达到85%左右。

胃肠道黏膜保护药是防治胃肠道疾病的重要辅助用药，日渐受到临床重视。多项临床试验均证实，黏膜保护药对预防和治疗各种胃肠道有害因素所造成的胃肠道损伤，可以发挥较好的疗效。

有关动力异常的消化系统疾病，特别是功能性胃肠疾病，促动力药是重要的治疗用药，功能性消化不良、肠易激综合征、便秘等，动力异常是其重要的致病机制之一，因此动力药也成为胃肠道用药的重要组成部分。某些促动力药由于心血管的副作用，在临床用药中受到限制。因此在临床用药中，对于有心血管副作用的促动力药，我们要谨慎使用。

便秘也是消化系统常见症状之一，以前，在治疗便秘过程中，由于长期应用刺激性泻药而产生肠道的副作用，因此当前提倡临床采用近似于生理机制的促排泄药物，如容积性泻药和渗透性泻药。在止泻药中，我们提倡使用具有抑制分泌作用和抑制动力的药物；但对于感染性腹泻，仍需应用抗生素。

在过去的几十年中，我国消化系统疾病谱发生了显著变迁，胃肠免疫性疾病发病率呈逐年增高的趋势，糖皮质激素、免疫调节剂和生物制剂在消化系统免疫相关性疾病中应用日趋规范，这些药物都归属于抗肠道非特异性感染药物范畴，很多药物已经被国内外诊疗指南确定为规范用药。

在肝胆系统疾病的应用中，肝炎的治疗仍需强调使用抑制病毒复制的抗病毒药物，在用药过程中，要注意肝炎病毒的变异和耐药情况的产生。最近一段时期以来，药物性肝损害的病例有增多趋势，很多病例病情凶险，死亡率很高，因此，临床应用过程中特别要注意使用安全有效的药物，在临床用药中凡是具有潜在肝毒性的药物，最好与肝脏解毒剂合用，以最大限度的减少药物对肝脏的损害。

目前微生态制剂受到临床的广泛关注，试验证实，微生态制剂对于肠道内环境的正常化、辅助肠道益生菌的定植与繁殖、减少肠道毒素的产生以及增加机体免疫力等方面都有很重要的作用，且不良反应少，因此成为临床治疗中的重要辅助用药。

总之，消化系统疾病的发病机制和致病因素是多方面综合作用的结果，因此在临床实践中，要注意全面、多种联合用药，以达到全面、有效治疗消化系统疾病的目的。

第一节 抗酸药及胃黏膜保护药

一、抗酸药

降低胃内酸度的药物包括抗酸药和抑酸药(参阅本章第二节)。抗酸药为碱性物质，口服后通过中和胃酸而达到降低胃酸目的，此类药物的作用特点是作用时间短，服药次数多，副作用大。一个理想的抗酸药应该是：①中和胃酸作用强且持久；②与胃酸作用不产生CO_2；③不引起腹泻或便秘；④不引起体液碱化。由于抗酸药副作用多，容易发生便秘或腹泻，而任何单一抗酸制剂都很难达到上述理想效果，所以目前抗酸药多为复方制剂，如复方氢氧化铝。一般而言抗酸药液态和胶态制剂比片剂好，片剂应嚼碎服，因抗酸药作用时间短，故应增加服药频度，服药时间应在饭后 1.5 小时和睡前。

碳酸钙[药典(二);医保(乙)]

Calcium Carbonate

【适应证】 ①缓解胃酸过多而造成的反酸、烧心等症状，适用于胃、十二指肠溃疡病及反流性食管炎的治疗。②补充钙缺乏。适用于机体对钙需求增加的情况，可作为骨质疏松症的辅助治疗，以及纠正各种原因导致的低钙血症。③治疗肾功能衰竭患者的高磷血症，同时纠正轻度代谢性酸中毒。④作为磷酸盐结合剂，治疗继发性甲状旁腺功能亢进纤维性骨炎所导致的高磷血症者磷酸在体内滞留时。

【药理】 (1)药效学 本药为抗酸药、补钙药，抗酸作用较碳酸氢钠强而持久，碳酸钙在胃酸的作用下转化为氯化钙。中和胃酸作用较快，较强而持久(约 3 小时)。可中和或缓冲胃酸，作用缓和而持久，但对胃酸分泌无直接抑制作用，并可提高胃液 pH 值而消除胃酸对壁细胞分泌的反馈抑制。对肾功能不全继发甲状旁腺功能亢进，骨病患者的高磷血症，本药可结合食物中的磷酸盐以减轻机体磷酸盐负荷。因碳酸钙较氢氧化铝能更有效的结合磷酸盐，且不会发生铝中毒，故近年来主张在应用低钙含量透析液基础上，选用本品用作磷酸盐结合剂，同时防止并发高钙血症。

(2)药动学 碳酸钙在胃酸的作用下转化为氯化钙，部分经肠道吸收，经肾脏排泄，尿中大部分钙经肾小管重吸收入血。本药口服后在碱性肠液的作用下约 85%转化为不溶性钙盐，如碳酸钙、磷酸钙等，不溶性钙盐可沉淀于肠黏膜表面，形成保护层，使肠黏膜对刺激的敏感性降低，产生便秘，最后不溶性钙盐自粪便排出体外。

【不良反应】 (1)因释放二氧化碳可致腹胀和嗳气。

(2)大量口服可致高钙血症、肾结石和碱中毒，如同时合并肾功能不全则称为 Milk-Alkalic(乳-碱)综合征。

(3)大量服用本药，可引起胃酸分泌反跳性增高。

(4)偶有便秘。

【禁忌证】 (1)对本药过敏者。

(2)高钙血症。

(3)高钙尿症。

(4)洋地黄化患者。

(5)肾结石或有肾结石病史患者。

(6)美国 FDA 妊娠期用药安全性分级为口服给药 C。

【注意事项】 (1)心、肾功能不全患者慎用。

(2)长期大剂量用药须检测血钙浓度。

【药物相互作用】 (1)本药与氧化镁等有轻泻作用的抗酸药联合应用，可减少嗳气、便秘等不良反应。

(2)本药与噻嗪类利尿药联合应用，可增加肾小管对钙的重吸收，易发生高钙血症。

(3)如与其他药物同时应用，本药会影响其他药物在胃肠道的吸收。

(4)本药与牛奶同时服用，偶可发生乳-碱综合征。

(5)本药不宜与强心苷类药物合用。

(6)大量饮用含乙醇和咖啡因的饮料以及大量吸

烟，均会抑制钙剂的吸收。

(7)大量进食富含纤维素的食物能抑制钙的吸收，因钙与纤维素结合成不易吸收的化合物。

(8)本品与苯妥英钠及四环素类同用，二者吸收减少。

(9)维生素D、避孕药、雌激素能增加钙的吸收。

(10)含铝的抗酸药与本品同服时，铝的吸收增多。

(11)本品与含钾药物合用时，应注意心律失常的发生。

【给药说明】 (1)用于中和胃酸时，空腹服用作用时间短。必须在餐后1～2小时服用，或睡前服用。

(2)治疗高磷血症时，应在进餐时服用或与氢氧化铝合用。

(3)治疗低钙血症时，对维生素D缺乏引起的低钙，应同时服用维生素D。

【用法与用量】 口服　成人。

(1)用于制酸　一次0.5～1 g，一日3～4次，餐后1小时服用及睡前服用可增加作用持续时间，维持中和胃酸效应达3小时以上。

(2)用于高磷血症　一日1.5 g，最高一日可用至17 g，或与氢氧化铝合用。

(3)用于补钙　一日1～2.5 g，分2次服用。应同时服用维生素D_3。

【儿科用法与用量】 混悬液口服　2～5岁(12～21.9 kg)，一次5 ml，一日3次；6～11岁(22～43.9 kg)，一次10 ml，一日3次。

【儿科注意事项】 (1)高钙血症禁用。

(2)混悬液含碳酸钙80 mg/ml，长期应用会导致高钙血症，应定期检测血钙浓度，连续服用不宜超过14日。

【制剂与规格】 碳酸钙片：(1)0.2 g；(2)0.3 g。

碳酸钙咀嚼片：按钙计　(1)0.125 g；(2)0.5 g。

碳酸钙颗粒：0.25 g(按钙计)

小儿碳酸钙D_3颗粒：每袋含碳酸钙750 mg(相当于钙300 mg)，维生素D_3 100 IU(2.5 μg)。

碳酸钙胶囊：(1)0.25 g；(2)0.5 g。

碳酸钙D_3咀嚼片：碳酸钙1.25 g(相当于钙0.5 g)，维生素D_3 200 IH。

其余内容参阅第十五章第二节。

氢氧化铝(干燥氢氧化铝)[药典(二)]

Aluminium Hydroxide
(Dried Aluminium Hydroxide)

【适应证】 ①能缓解胃酸过多而合并的反酸等症状，适用于胃和十二指肠溃疡、反流性食管炎及上消化道出血的治疗。②与钙剂和维生素D合用时可治疗新生儿低钙血症(手足搐搦)。③大剂量可用于尿毒症患者，以减少磷酸盐的吸收，减轻酸中毒。

【药理】 (1)药效学　氢氧化铝是典型且常用的抗酸药，具有抗酸、吸附、局部止血和保护溃疡面等作用。该药中和或缓冲胃内已存在的胃酸，但对胃酸的分泌无直接影响。其抗酸作用持久而缓慢，对胃酸的中和缓冲作用可导致胃内pH值升高，从而使胃酸过多的症状得以缓解，但其中和酸的能力比镁制剂和碳酸钙为低，而比碳酸铝、碳酸双羟铝钠为高。氢氧化铝与胃酸作用时，产生的氧化铝有收敛作用，可局部止血，但是也有可能引起便秘。氢氧化铝还与胃液混合，形成凝胶，覆盖在溃疡表面，形成一层保护膜，起机械保护作用。此外，由于铝离子在肠内与磷酸盐结合成不溶解的磷酸铝自粪便排出，故尿毒症患者服用大剂量氢氧化铝后可减少肠道磷酸盐的吸收，从而减轻酸中毒(但同时应注意上述副作用)。

(2)药动学　少量在胃内转化为可溶性的氯化铝自肠内吸收，经肾脏排泄。大部分以磷酸铝、碳酸铝及脂肪酸盐类形式自粪便排出。本药起效缓慢，在胃内作用时效的长短与胃排空的快慢有关。空腹服药作用可持续20～30分钟，餐后1～2小时服药者疗效可能延长到3小时。

【不良反应】 (1)消化系统　常见便秘，与剂量有关。长期大剂量服用，可导致严重便秘，甚至形成粪结块引起肠梗阻。铝也可导致血清胆酸浓度增加，这种作用具有剂量、时间依赖性，同时伴随着胆汁流量的降低，可诱发肝、胆功能异常。

(2)代谢与内分泌系统　长期大剂量服用，还可导致低磷血症、骨质疏松症和骨软化症等。

(3)神经与精神系统　氢氧化铝少量在胃内转变为可溶性的氯化铝自胃肠道吸收，肾功能不全者可导致血中铝离子浓度升高。肾功能衰竭者长期服用本药可引起铝中毒，出现精神症状，特别是对血液透析的患者，可产生透析性痴呆，表现为肌肉抽搐、神经质或烦躁不安、味觉异常、呼吸变慢以及极度疲乏无力。

(4)血液系统　对患有尿毒症的患者，血液中过量的铝可能引起小细胞低色素性贫血。减少本药用量或并用铁铵螯合剂可有效纠正这一症状。

(5)皮肤　服用本药期间，对铝比较敏感的患者注射白喉、破伤风类毒素和百日咳菌苗(百白破三联疫苗)时，注射部位往往会出现瘙痒、湿疹样病变和色素沉着。

【禁忌证】 (1)对本药过敏者。

(2)低磷血症(如吸收不良综合征)患者不宜服用本品,否则会导致骨软化症、骨质疏松症,甚至骨折。

(3)早产儿和婴幼儿不宜服用(婴幼儿极易吸收铝,有铝中毒的危险)。

(4)有胆汁、胰液等强碱性消化液分泌不足或排泄障碍者不宜使用。

(5)骨折患者不宜服用,这是由于不溶性磷酸铝复合物的形成,导致血清磷酸盐浓度降低及磷自骨内移出。

(6)阑尾炎或急腹症时,服用氢氧化铝可使病情加重,可增加阑尾穿孔的危险。

【注意事项】 (1)慎用:肾功能不全者、长期便秘者。

(2)有便秘作用,甚至形成粪结块,故常与镁盐制成合剂应用。

(3)通过与磷酸盐离子结合,在肠内形成不溶性磷酸铝,后者不能被胃肠道吸收,因而导致血清磷酸盐浓度下降,可影响骨质的形成,故长期服用时应在饮食中酌加磷酸盐。

(4)氢氧化铝用量大时可吸附胆盐,因而减少脂溶性维生素的吸收,特别是维生素A。

(5)药物对妊娠和哺乳的影响尚不明确。

【药物相互作用】 (1)与西咪替丁或雷尼替丁同用对解除十二指肠溃疡疼痛症状有效,但一般不提倡两者在1小时内同用。与氢氧化铝同时使用可使此两种药的吸收减少。

(2)本药含多价铝离子,可与四环素类药物形成络和物而影响其吸收,不宜合用。

(3)本药可通过多种机制干扰地高辛、华法林、双香豆素、奎宁、奎尼丁、氯丙嗪、普萘洛尔、吲哚美辛、异烟肼、铁盐及巴比妥类药物的吸收和排泄,影响上述药物的疗效。

(4)与肠溶片联用可使肠溶衣加快溶解,对胃和十二指肠有刺激作用。

(5)透析患者与别嘌醇同时应用可能导致血清尿酸含量急剧上升,可能由于本药减少别嘌醇吸收所致。

(6)铝制剂与枸橼酸盐联用可能导致血铝含量急剧上升。

【给药说明】 (1)凝胶剂效果优于片剂,凝胶剂较为常用。

(2)治疗胃出血时宜用凝胶剂;片剂可与血液凝结成块,造成肠道梗阻。

(3)用于中和胃酸时,必须在餐后1～2小时服用。

(4)服用本药1～2小时内应避免摄入其他药物。

(5)需长期大剂量使用时,应在饮食中酌加磷酸盐。

(6)为防止便秘可与三硅酸镁或氧化镁交替服用。

(7)肾功能异常患者如果血清中铝含量超过150 μg/ml,或出现脑病先兆,应立即停药。透析患者,透析液中铝含量不能超过10 μg/L。

【用法与用量】 口服　成人。

(1)氢氧化铝凝胶(氢氧化铝-水混悬液)　一次5～8 ml,一日3次,餐前1小时服。病情严重时剂量可加倍。

(2)氢氧化铝片　一次0.6～0.9 g,或一次0.5～1.0 g,一日3次,餐前1小时服。

【制剂与规格】 氢氧化铝片:0.3 g。

氢氧化铝凝胶:以氢氧化铝计,100 g∶4 g。

复方氢氧化铝片:每片含干燥氢氧化铝0.245 g、三硅酸镁0.105 g,颠茄浸膏0.0026 g。复方氢氧化铝片中的三种成分具有在药理作用、不良反应等方面互相取长补短的优势。参阅本章中相应成分药。一次2～4片,一日3～4次。饭前半小时或胃痛发作时嚼碎后服下。

氧化镁(煅制镁,重质氧化镁)[药典(二)]

Magnesium Oxide(Magnesia Usta)

【适应证】 与氢氧化铝合用治疗伴有便秘的胃酸分泌过多及消化性溃疡;对不伴便秘者,其轻泻作用可同时服用碳酸钙纠正。用量大可促进肠排空,治疗便秘;常用于配制复方制酸药。替代食物中镁含量的不足。

【药理】 (1)药效学　氧化镁不溶于水,中和胃酸作用强而持久,且不产生二氧化碳,但作用缓慢;由于本品在肠道内不易吸收,即使用药过量也不会导致碱中毒。镁离子在小肠部位具有高渗性,能把水分引入肠腔,当肠腔内液体积聚达一定程度而超过肠道吸收能力时,导致腹胀,促进肠蠕动而产生缓泻作用;氧化镁的轻泻作用,也可能是因肠黏膜释放胆囊收缩素,刺激结肠收缩而推进肠管运动。

(2)药动学　约有10%的氧化镁自肠道吸收。轻泻作用发生于服药后2～8小时。

【不良反应】 (1)肾脏病患者长期大剂量服用本品可出现眩晕、头昏、心跳异常、精神状态改变以及倦怠无力等高镁血症症状。

(2)长期大量服用可导致血清钾浓度降低,呕吐及胃部不适。

(3)服药过量或出现过敏反应时可有腹痛、皮疹、皮肤瘙痒，以腹泻为最常见。

【禁忌证】 (1)对本药过敏者。

(2)严重肾功能不全、阑尾炎、急腹症、肠梗阻、溃疡性结肠炎、消化道或直肠出血诊断不明、慢性腹泻患者禁用。

【注意事项】 (1)慎用：近2小时内服用过其他药品，用药已超过1周，肠道蠕动延迟或已趋麻痹1～2日者。

(2)肾功能不全患者服用本品可能产生滞留性中毒，如出现高镁血症可静脉注射钙盐对抗。

【药物相互作用】 (1)与维生素D类同时服用，可导致高钙血症。

(2)与西咪替丁、雷尼替丁并用可减少后者的吸收。

(3)与地高辛并用，后者的吸收被抑制，血药浓度降低。

(4)与口服铁剂、异烟肼等药并用时，吸收减少，不宜伍用。

(5)与左旋多巴并用时，后者的吸收增加，胃排空延缓者更常见。

(6)氧化镁能与磷酸根结合而阻碍磷酸盐的吸收。

(7)本药可干扰四环素类的吸收，应避免同时服用。

【给药说明】 (1)本品长期或过量应用可导致肠蠕动功能对药物的依赖性，不宜长期服用。

(2)服药时多饮水可使致泻作用较快出现，与食物同服，致泻作用延迟；睡前空腹不宜进药。

(3)氧化镁等渗盐水溶液不致使肠腔内水分流失过多，高渗液则可因由血液中渗出大量液体而导致脱水。

【用法与用量】 一般不单独应用。常与其他制酸药合用或配成复方制剂。

口服 成人 ①抗酸治疗，一次0.2～1g，一日3次，疗程不宜超过2周；②缓泻治疗，一次3g，一日3次，疗程不宜超过1周。

【制剂与规格】 氧化镁片：0.2g。

氧化镁合剂：由氧化镁60g，重质碳酸镁60g，蒸馏水加至1000ml而得。为抗酸药及轻泻药，一次量10ml。

复方氧化镁合剂：在氧化镁合剂中另加颠茄酊60ml，有解痉镇痛作用，一次量10ml。

镁乳：为含氢氧化镁(由氧化镁加水或硫酸镁与氢氧化钠反应制得)7.75%～8.75%的乳剂。用于抗酸，一次服用4ml；用于轻泻，一次服用15ml。

三硅酸镁[药典(二)]

Magnesium Trisilicate

【适应证】 胃及十二指肠溃疡。

【药理】 (1)药效学 对胃内已存在的胃酸起中和或缓冲的化学反应，但对胃酸的分泌无直接影响。三硅酸镁的中和与缓冲作用可导致胃内的pH值升高，从而使胃酸过多的症状得以缓解。含镁制酸剂的轻泻作用可能因胆囊收缩素自肠黏膜的释放，刺激结肠使之收缩，导致排便。

(2)药动学 口服吸收缓慢，在胃内与盐酸反应生成氯化镁和二氧化硅，约10%的镁自肠道吸收，由尿排出；其余大部分以可溶性和不溶性镁盐的形式随粪便排出体外。作用时效一般在服药后2～8小时开始，持续时间长，但中和胃酸的能力低。

【不良反应】 长期服用三硅酸镁，少量二氧化硅被吸收并经尿道排泄，偶见发生肾硅酸盐结石；肾功能不全患者长期大剂量服用可出现眩晕、晕厥、心律失常或精神症状，以及异常疲乏无力(高镁血症或其他电解质失调)。

【禁忌证】 (1)对本药过敏者。

(2)严重肾功能不全、阑尾炎、急腹症、肠梗阻、溃疡性结肠炎、慢性腹泻患者禁用。

【注意事项】 (1)本品有轻泻作用，常与铋盐组成复方制剂，以克服上述不良反应。

(2)阑尾炎或急腹症患者服用本品可使病情加重，有增加阑尾穿孔的危险。

(3)骨折患者不宜服用，这是由于不溶性磷酸铝复合物的形成，导致血清磷酸盐浓度降低及磷自骨内移出。

(4)低磷血症(如吸收不良综合征)患者不宜服用本品，否则会导致骨软化症、骨质疏松症，甚至骨折。

【药物相互作用】 (1)与抗胆碱药物合用时，后者的吸收可能降低而影响疗效。因此必须与抗酸药服用时间分隔开。

(2)与地高辛合用时，后者的吸收可被抑制，血药浓度降低。

(3)与苯二氮䓬类药物合用时，吸收率降低。

(4)与异烟肼合用时，后者的吸收可能延迟或减少，一般异烟肼应于抗酸药摄入前1小时服用。

(5)与左旋多巴合用时，吸收可能增加，胃排空缓慢者尤其明显。

(6)应避免氯丙嗪类药与三硅酸镁同时并用，后者可抑制前者的吸收。

【给药说明】 三硅酸镁起效缓慢，作用疗效持续时间长，是中和能力很弱的抗酸药，常与其他抗酸药配伍应用。

【用法与用量】 口服 成人 一次 0.9 g，一日 3～4 次，饭前服。

【制剂与规格】 三硅酸镁片：0.3 g。

铝镁二甲硅油咀嚼片
Alumina, Magnesia and Dimethicone Chewable Tablets

本品含氢氧化镁、氢氧化铝与二甲硅油。

【适应证】 胃酸分泌过多，胃及十二指肠溃疡和胃肠道胀气。

【药理】 (1)药效学 本品含抗酸药氢氧化铝及氢氧化镁，其药效学可参阅本节“氢氧化铝和氧化镁”。二甲硅油为消泡剂，能改变气泡的表面张力，使其破裂，从而消除胃肠道内的胀气。

(2)药动学 氢氧化铝及氢氧化镁的药动学可参阅本节“氢氧化铝和氧化镁”。二甲硅油口服后不吸收，也不产生全身作用，以原形从粪便中排出。

【不良反应】【禁忌证】【注意事项】 参阅“氢氧化铝及氧化镁”。

【用法与用量】 口服 成人 一次 1～2 片，一日 4 次，饭后 20 分钟至 1 小时及睡前服用。

【制剂与规格】 铝镁二甲硅油咀嚼片：每片含氢氧化镁 200 mg、氢氧化铝 153 mg 与二甲硅油 18.9 mg。

二、黏膜保护药

胃黏膜保护药是指预防和治疗胃黏膜损伤，保护胃黏膜，促进组织修复和溃疡愈合的药物。胃黏膜保护药的作用机制：①增加胃黏膜血流；②增加胃黏膜细胞黏液分泌；③增加碳酸氢盐的分泌；④增加胃黏膜细胞前列腺素的合成；⑤增加胃黏膜和黏液中糖蛋白的含量；⑥增加胃黏膜和黏液中磷脂的含量，从而增加黏液层的疏水性。胃黏膜保护药品种繁多，有的胃黏膜保护药还同时兼具抗酸作用，如碱式碳酸铋；有的兼具杀灭幽门螺杆菌的作用，如胶体铋剂。

硫糖铝[药典(二)；医保(乙)]
Sucralfate

【适应证】 用于治疗胃、十二指肠溃疡及胃炎。

【药理】 (1)药效学 本药为蔗糖硫酸酯的碱性铝盐，是一种胃黏膜保护剂，具有保护溃疡面，促进溃疡愈合的作用。本药在酸性环境下，可离解为带负电荷的八硫酸蔗糖，并聚合成不溶性胶体，保护胃黏膜；能与溃疡或炎症处的带正电荷的炎症渗出蛋白质结合，在溃疡面或炎症处形成一层薄膜，保护溃疡或炎症黏膜抵御胃酸的侵袭，促进溃疡愈合。与溃疡病灶的亲和力约为与正常黏膜亲和力的 6～7 倍。同时硫糖铝能吸附胃蛋白酶，抑制该酶分解蛋白质。治疗剂量时，胃蛋白酶活性可下降约 30%。本药也可中和胃酸，但作用弱。此外，硫糖铝还能吸附唾液中的表皮生长因子，并将其浓聚于溃疡处，促进溃疡愈合；也能促进内源性前列腺素 E 的合成，刺激表面上皮分泌碳酸氢根，从而起到细胞保护作用。

(2)药动学 本药口服后可释放出铝离子和八硫酸蔗糖复合离子，胃肠道吸收仅 5%，作用持续时间约 5 小时。主要随粪便排出，少量以双糖硫酸盐随尿排出。慢性肾功能不全者的血清和尿铝浓度明显高于肾功能正常者。

【不良反应】 (1)常见 便秘。

(2)少见 口干、恶心、呕吐、腹泻、皮疹、眩晕、瘙痒等。

(3)长期及大剂量用药增加磷丢失，引起低磷血症，可能出现骨软化症。

【禁忌证】 (1)对本药过敏者。

(2)早产儿及未成熟新生儿。

【注意事项】 (1)肝肾功能不全者或透析患者慎用或不用。

(2)哺乳期妇女不宜服用。

(3)用药前、后及用药时应当检查或监测：配合 X 线或内镜检查观察溃疡愈合与否；用药期间监测血清铝浓度。

(4)低磷血症患者不宜长期用药(例如原发性甲状腺旁腺功能亢进症)。

(5)用药之前应检查胃溃疡的良、恶性。

(6)本药对严重十二指肠溃疡效果较差。

(7)出现便秘时可加服少量镁乳等轻泻剂。

(8)美国 FDA 妊娠期用药安全性分级为口服给药 B。

【药物相互作用】 (1)可干扰脂溶性维生素(维生素 A、D、E 和 K)的吸收。

(2)可降低口服抗凝药(如华法林)、地高辛、喹诺酮类药物(如环丙沙星、洛美沙星、诺氟沙星、司帕沙星)、苯妥英、布洛芬、吲哚美辛、氨茶碱、甲状腺素等药物的消化道吸收。如硫糖铝与上述药物必须同时服用，服药时间宜间隔2小时以上。

(3)可影响四环素类的胃肠道吸收，其机制可能与四环素和铝离子形成相对不溶的螯合物有关。故应避免同时应用。如必须合用，应至少在服用四环素类2小时后给予硫糖铝，应避免在服用四环素类前给予硫糖铝。

(4)可明显影响阿米替林的吸收，但确切机制还不清楚。如需两药合用，应尽量延长两药间隔时间，并注意监测阿米替林的疗效，必要时增加阿米替林的剂量。

(5)与多酶片合用时，两者疗效均降低，这是因为多酶片中含有胃蛋白酶、胰酶和淀粉酶，本药可与胃蛋白酶络合，降低多酶片的疗效；另一方面多酶片的药理作用与本药相拮抗，所含消化酶特别是胃蛋白酶可影响溃疡愈合，故两者不宜合用。

(6)抗酸药可干扰硫糖铝的药理作用；硫糖铝也可减少西咪替丁的吸收，通常不主张合用硫糖铝和西咪替丁。但临床为缓解溃疡疼痛也可合并应用抗酸药，后者须在服用本药前半小时或服用本药1小时后给予。

(7)在酸性环境中方可发挥保护胃、十二指肠黏膜作用，故不宜与碱性药合用。

(8)抗胆碱药可缓解硫糖铝所致便秘和胃部不适等不良反应。

【给药说明】 (1)硫糖铝必须空腹摄入，餐前1小时与睡前服用效果最好。嚼碎与唾液混合，或研成粉末后服下能发挥最大效应。

(2)本药短期治疗即可使溃疡完全愈合，但愈合后复发仍属可能。

(3)治疗收效后，应继续服药数日，以免复发。

(4)连续应用不宜超过8周。

(5)出现便秘时可加服少量轻泻药，胃痛剧烈的患者可与适量抗胆碱药合用。

【用法与用量】 口服 成人。

(1)活动性胃及十二指肠溃疡 一次1 g，一日3～4次，饭前1小时及睡前服用，用药4～6周。

(2)预防十二指肠溃疡的复发 一次1 g，一日2次，饭前1小时及睡前服用。

【儿科用法与用量】 口服 10～25 mg/kg，分4次服用(一次最大剂量1 g)，疗程4～8周。

【儿科注意事项】 参阅“其他铝制剂”。

【制剂与规格】 硫糖铝片：(1)0.25 g；(2)0.5 g。

硫糖铝胶囊：0.25 g。

硫糖铝混悬剂：(1)5 ml∶1 g；(2)10 ml∶1 g；(3)200 ml∶20 g。

枸橼酸铋钾[药典(二)]

Bismuth Potassium Citrate

【适应证】 胃、十二指肠溃疡及胃炎；与抗生素联用，根除幽门螺杆菌。

【药理】 (1)药效学 ①本药为胃黏膜保护药。在胃酸条件下产生沉淀，形成弥散性的保护层覆盖于溃疡面上，阻止胃酸、酶及食物对溃疡的侵袭，促进溃疡黏膜再生和溃疡愈合。本品还具有降低胃蛋白酶的活性、保护胃黏液的消化性降解，增加黏蛋白分泌、促进黏膜释放PGE_2等作用。具有细胞保护作用，可防止急性胃黏膜损伤，这一作用可能是通过前列腺素、表皮生长因子及黏膜碳酸氢盐的分泌而起作用的。可愈合十二指肠溃疡和胃溃疡，也能保护胃黏膜，防止阿司匹林等NSAIDs及酒精诱导的黏膜损伤。②本药能杀灭幽门螺杆菌。具体作用机制还不清楚，可能的机制包括抑制细菌细胞壁合成、细胞膜功能、蛋白质合成以及ATP产生。电镜下观察到铋与细菌细胞壁及胞浆周围膜形成复合体。可抑制幽门螺杆菌一些酶的产生，如尿素酶、触酶和脂酶等，这些酶能影响细菌生长的局部环境。幽门螺杆菌与铋剂一起孵育后抑制幽门螺杆菌黏附于人黏膜细胞表面。超微结构显示，铋复合体与细菌细胞壁及胞浆周围间隙(内、外膜之间)结合，导致幽门螺杆菌的球样变性和最终崩解。铋盐作为抑制及根除幽门螺杆菌的单一用药有一定疗效，这些铋剂的根除率为0%～20%。铋剂与其他抗生素包括四环素、阿莫西林、克拉霉素及呋喃唑酮联合应用可提高幽门螺杆菌的根除率。

(2)药动学 枸橼酸铋钾在胃中形成不溶性沉淀，仅有少量铋被吸收，与分子量5万以上的蛋白质结合而转运，吸收入体内的铋约4周后达稳态浓度。吸收入体内的铋主要分布在肝、肾组织中，通过肾脏从尿中排泄，清除率约为50 ml/min。本药未吸收部分通过粪便排出体外。半衰期为5～11天。目前应用的口服铋剂吸收率低于0.5%。单剂口服(胶体次枸橼酸铋220 mg)后，铋的最高血浆浓度(C_{max})小于30 ng/ml；28天多剂口服(胶体次枸橼酸铋一次220 mg，一日2次)后，最高血浆铋浓度仍远低于100 ng/ml，这是铋发生毒性作用的最低水平。胶体次枸橼酸铋在体外显示能抑制幽门螺杆菌生长，抑制90%幽门螺杆菌生长的最低浓度(MIC_{90})为4 ng/L。

【不良反应】 在常规剂量下和服用周期内本药比较安全。

(1)消化系统 服用本药期间，口中可能带有氨味，并可使舌苔及大便呈灰黑色，易与黑粪症状混淆；个别患者服用时可出现恶心、呕吐、食欲缺乏、腹泻、便秘等症状。上述表现停药后可自行消失。

(2)神经系统　少数患者可出现轻微头痛、头晕、失眠等，但可耐受。当血浓度大于 100 ng/ml 时，有可能导致铋性脑病。

(3)泌尿系统　本药长期服用可能引起肾脏毒性。

(4)骨骼、肌肉　骨骼的不良反应常发生在不同部位，与骨内铋浓度过高有关，较常见的是与铋性脑病相关的骨关节病，常以单侧或双侧肩疼痛为先兆症状。

(5)其他　个别患者可出现皮疹。

【禁忌证】 (1)对本药过敏者禁用。

(2)妊娠期妇女及哺乳期妇女禁用。

(3)严重肾功能不全者禁用。

【注意事项】 (1)慎用：肝功能不全者，儿童，急性胃黏膜病变时。

(2)如服用过量或发生严重不良反应时应立即就医。

(3)服用本品期间不得服用其他铋制剂，且不宜大剂量长期服用，长期使用本药的患者应注意体内铋的蓄积。

(4)服药时不得同时食用高蛋白饮食(如牛奶等)，如需合用，应至少间隔半小时以上。

【药物相互作用】 (1)不宜与抗酸药同时服用。如需合用，应至少间隔半小时以上。

(2)与四环素类同时服用会影响后者吸收。

【给药说明】 (1)应用于保护胃黏膜时，需于餐前半小时或用 30～50 ml 温水送服。

(2)治疗期间不应饮用含乙醇饮料或含碳酸的饮料，少饮咖啡、茶等。

(3)除特殊情况外，连续用药不宜超过 2 个月，停用含铋药物 2 个月，可再继续下一个疗程。

(4)用药过量的症状：大剂量服用本药会导致可逆性肾病，并于 10 日内发作。

(5)用药过量的治疗：应急救，洗胃、重复服用活性炭悬浮液及轻泻药，监测血、尿中铋浓度及肾功能，对症治疗。当血铋浓度过高并伴有肾功能紊乱时，可用二巯丁二酸或二巯丙醇的络合疗法治疗，严重肾衰竭者需进行血液透析。

【用法与用量】 口服　成人。

(1)胃黏膜保护　一日 4 次，一次 110 mg(以含铋量计)，前 3 次于三餐前半小时、第 4 次于睡前用温水服用；或一日 2 次，早晚各服 220 mg(以含铋量计)。连续服 28 日为 1 个疗程。如再继续服用，应遵医嘱。

(2)杀灭幽门螺杆菌　与两种抗生素合用，一日 2 次，早晚各服颗粒剂 2 包(或胶囊 2 粒)。疗程 7～14 天，应遵医嘱。

【制剂与规格】 枸橼酸铋钾片：0.3 g(相当于铋 0.11 g)

枸橼酸铋钾胶囊：0.3 g(相当于铋 0.11 g)

枸橼酸铋钾颗粒剂：每袋 1.0 g(含铋 0.11 g)；每袋 1.2 g(含铋 0.11 g)。

胶体果胶铋(胶态果胶铋)[药典(二)；基；医保(乙)]

Colloidal Bismuth Pectin

【适应证】 ①慢性胃炎及缓解胃酸分泌过多引起的胃痛、胃烧灼感和反酸。②治疗胃溃疡、十二指肠溃疡、复合溃疡、多发溃疡及吻合口溃疡等。③与抗生素联用，根除胃幽门螺杆菌。用于幽门螺杆菌感染的胃、十二指肠溃疡及慢性胃炎，胃黏膜相关淋巴样组织(MALT)淋巴瘤，早期胃癌术后，胃食管反流病，功能性消化不良；也可进一步与抑酸药(质子泵抑制药或 H_2受体拮抗药)合用组成四联方案，以根除上述疾病的幽门螺杆菌感染。

【药理】 (1)药效学　本药是一种新型胶体铋制剂，具有保护胃肠黏膜、直接杀灭幽门螺杆菌和止血作用，可促进溃疡愈合、炎症好转，并可降低溃疡的复发率。其作用机制在于本药具有较强的胶体特性，在酸性介质中形成高黏度溶胶，与溃疡面及炎症表面强力亲和，形成有效的保护膜，隔离胃酸，增强胃黏膜的屏障作用，因此本药对消化性溃疡和慢性胃炎有较好的治疗作用。另一方面，本药可沉积于幽门螺杆菌的细胞壁，使菌体内出现不同程度的空泡，导致细胞壁破裂，并抑制细菌酶的活性，干扰细菌的代谢，使细菌对人体的正常防御功能变得更为敏感，从而起到杀灭幽门螺杆菌、提高消化性溃疡的愈合率和减少复发的作用。此外，本药还可刺激胃肠黏膜上皮细胞分泌黏液，有利上皮细胞自身修复；以及直接刺激前列腺素和表皮生长因子产生，使溃疡面和糜烂面快速愈合而止血。另有文献报道，果胶本身也有止血作用。

(2)药动学　口服后在肠道内吸收甚微，血药浓度和尿药浓度极低，绝大部分药物随粪便排出体外。

【不良反应】 本药毒副作用低，按常规剂量使用本药，一般无肝、肾及神经系统等的不良反应，血、尿、便常规检查亦无改变。偶有轻度便秘。

【禁忌证】 (1)对本药过敏者。

(2)严重肾功能不全患者及妊娠期妇女禁用。

【注意事项】 服用本药后，粪便可呈无光泽的黑褐色，但无其他不适，属正常现象。停药后1～2天内粪便色泽转为正常。

【药物相互作用】 本药不宜与强力抗酸药同时服用，否则会降低药效。

【给药说明】 本药宜在餐前1小时左右服用，以达最佳药效。

【用法与用量】 口服 成人 ①消化性溃疡和慢性胃炎：一次120～150 mg(以含铋量计)，一日4次，分别于三餐前1小时及临睡时服用，或遵医嘱，疗程一般为4周。②并发消化道出血者：将胶囊内药物取出，用水冲开搅匀后服用，将日服剂量一次性服用。

【儿科用法与用量】 口服 一日4～6 mg/kg(按铋计算)，分3～4次服。

【儿科注意事项】 偶见恶心、便秘等消化道症状。

【制剂与规格】 胶体果胶铋胶囊(以铋计)：(1)50 mg；(2)100 mg。

胶体果胶铋干混悬剂：150 mg(以铋计)。

碱式碳酸铋(次碳酸铋)[药典(二)]

Bismuth Subcarbonate
(Bismuth Oxycarbonate)

【适应证】 ①缓解胃肠功能不全及吸收不良引起的腹胀、腹泻等症状。②高酸性的慢性胃炎、溃疡病。③与抗生素合用可治疗与幽门螺杆菌感染有关的消化性溃疡。④本药糊剂可外用于轻度烧伤、溃疡及湿疹等。

【药理】 (1)药效学 可轻微中和胃酸，起保护性的制酸作用，也可吸附肠道内毒素、细菌、病毒，在胃肠黏膜创面形成一层薄的保护膜，在毒素与黏膜细胞结合之前将其阻止在肠腔内，有保护胃肠黏膜及收敛作用。同时，本品可与肠腔内异常发酵所产生的H_2S相结合，抑制肠蠕动，起到止泻作用。此外，本品渗透入胃黏液还能杀灭居于其中的幽门螺杆菌。

(2)药动学 口服仅微量吸收，随粪便排出。

【不良反应】 (1)用药期间舌苔和大便可呈黑色。

(2)偶可引起可逆性精神失常。

(3)大量及长期服用，可引起便秘和碱中毒。

【禁忌证】 (1)对本药过敏者。

(2)肠道高位阻塞性疾病。

(3)发热。

(4)3岁以下儿童。

【注意事项】 (1)由细菌感染所致肠炎，宜先控制感染后再使用本药。

(2)对妊娠的影响及对哺乳的影响，尚不明确。

【药物相互作用】 (1)本药可减低乳酸杆菌活力，降低乳酶生的疗效，两药不宜同时应用。

(2)本药与四环素、土霉素、环丙沙星、诺氟沙星等口服抗菌药合用，可因螯合作用而减少后者的吸收，并减少抗菌活性，应避免同时服用。

(3)本药可使口服地高辛吸收减少。

【给药说明】 (1)一般连续应用本药宜少于2天。

(2)本品外用多用其糊剂。

【用法与用量】 成人 ①口服，一次0.6～2.0 g，一日3次，饭前服。②外用，涂敷患处。

【儿科用法与用量】 ①口服，3～5岁小儿，一次0.2～0.6 g，一日3次；5岁以上，一次0.6～1 g，一日3次。饭前服。②外用，涂敷患处。

【制剂与规格】 碱式碳酸铋片：(1)0.3 g；(2)0.5 g。

替普瑞酮[医保(乙)]

Teprenone

【适应证】 ①各种原因引起的急、慢性胃炎；②胃溃疡。

【药理】 (1)药效学 本药具有：①广谱的抗溃疡作用：对各种实验性溃疡(如寒冷束缚应激、吲哚美辛、泼尼松龙、阿司匹林、利血平、乙酸以及烧灼所致)，以及各种实验性(如盐酸、阿司匹林、乙醇、放射线所致)胃黏膜病变均有较强的抗溃疡作用和胃黏膜病变的改善作用，并且，从使用大白鼠进行的实验中可以确认，抑制被认为与活性氧有关的化合物48/80、血小板激活因子(PAF)的胃黏膜损伤作用。②增加胃黏液生成作用：促进高分子糖蛋白、磷脂的生物合成：可促进胃黏膜微粒体中糖脂质中间体的生物合成，加速胃黏膜及胃黏液层中主要的黏膜修复因子即高分子糖蛋白的合成，提高黏液中的磷脂质浓度，从而提高黏膜的防御功能。③维持胃黏膜增生区细胞的稳定：能改善氢化可的松引起的胃黏膜增殖区细胞繁殖能力低下，保持胃黏膜细胞增殖区的稳定性，促使损伤愈合。④提高胃黏膜中前列腺素的生物合成能力：动物实验证明，通过改变磷脂的流动性而激活磷脂酶A_2，从而促进胃体及幽门部黏膜中前腺素(PGE_2、PGI_2)的合成。⑤胃黏膜的血流改善作用：动物实验证明，可以改善由缺血应激性、水浸束缚应激性实验引起的胃黏膜血流降低。⑥保护胃黏膜作用：可抑制大白鼠因乙醇而造成的胃黏膜障碍；也可抑制健康成人男子因乙醇负荷而造成的胃黏膜障碍。⑦抑制脂质过氧化作用:可抑制大白鼠因灼伤应激性负荷而产生的胃黏膜障碍,同时可抑制胃黏膜中脂质过氧化物的增加。

(2)药动学　本药口服后迅速自胃肠道吸收,并广泛分布于各组织,尤以消化道、肝、肾上腺、肾、胰腺中浓度为高。上述器官中的药物分布浓度均比血浓度高,脑组织及睾丸中的药物分布浓度与血浓度约相等。药物在胃内分布时,尤以溃疡部位原药浓度最高,其平均药物浓度较周围组织约高10倍。

健康成人以交叉法饭后服用本药胶囊剂或颗粒剂150 mg,约5小时后血药浓1度达峰值,其中服胶囊剂者其峰浓度为1669 ng/ml,服颗粒剂者其峰浓度为1296 ng/ml,以后逐渐降低。10小时后出现第2次血药浓度高峰,但较第1次为低,其中服胶囊剂为675 ng/ml,服颗粒剂者为604 ng/ml,明显呈双相性。其原因是由于本药达血药浓度峰值的时间差所致。两种剂型的生物利用度未见差异。此外,溃疡患者饭前半小时或饭后半小时内服用本药150 mg,其血药浓度-时间曲线下面积(AUC)为空腹服用者的30～45倍。本药在肝脏代谢极少,84.8%以药物原形排出。服药3日内27.7%由呼吸道排泌清除;4日内22.7%自肾脏排泄,29.3%随粪便排泄。

【不良反应】(1)消化系统　可出现便秘、腹胀、腹泻、口渴、恶心、腹痛等症状,也可出现天门冬氨酸氨基转移酶(AST)及丙氨酸氨基转移酶(ALT)轻度升高。

(2)精神与神经系统　可出现头痛等症状。

(3)皮肤　可出现皮疹、全身瘙痒等症状。

(4)其他　有时会出现血清总胆固醇升高、血小板减少、上睑发红或发热等症状。

【禁忌证】对本药过敏者。

【注意事项】(1)慎用　①妊娠期用药的安全性尚未确定,妊娠期妇女应慎用;②儿童用药的安全性尚未确定,儿童应慎用。

(2)药物对哺乳的影响　尚不明确。

【药物相互作用】本药与H_2受体拮抗药合用时疗效增加。

【给药说明】出现皮疹、全身瘙痒等皮肤症状时,应停止用药。

【用法与用量】口服　成人　一次50 mg,一日3次,饭后30分钟服用。可根据年龄、症状酌情适当增减。

【制剂与规格】替普瑞酮胶囊:50 mg。

马来酸伊索拉定[药典(二)]

Irsogladine Maleate

【适应证】①治疗胃溃疡。②改善急性胃炎和慢性胃炎急性发作期的胃黏膜病变(糜烂、出血、充血、水肿)。

【药理】(1)药效学　本品为抗溃疡药,动物实验证明它能抑制各种胃溃疡,如乙醇、盐酸、吲哚美辛、组胺和阿司匹林所致溃疡,并可促进慢性胃溃疡的愈合,其药理作用具有剂量依赖性;可强化胃黏膜上皮细胞间的结合,抑制上皮细胞的剥离、脱落和细胞间隙的扩大,因而增强胃黏膜细胞本身的稳定性,以发挥黏膜防御作用,抑制有害物质透过黏膜,起到细胞保护作用;同时具有增加胃黏膜血流供应的作用,作用有剂量依赖性,可增加醋酸所致胃溃疡边缘黏膜的血流,促进溃疡愈合。其作用机制与提高胃黏膜细胞内cAMP、前列腺素、还原型谷胱甘肽及黏液糖蛋白含量有关。

(2)药动学　口服后从消化道迅速吸收,健康成人服用本药4 mg,3.5小时后血药浓度达峰值,其浓度为154 ng/ml,半衰期($t_{1/2}$)约为150小时,连续用药未见异常蓄积。服后可由消化道吸收。健康成人口服本药4 mg,在80小时后自尿中排泄7%左右(其中原形药约占2%);大部分从粪便排出,代谢物几乎无药理活性及毒性。

【不良反应】偶有头晕、恶心、呕吐、便秘、腹泻、皮疹、食欲缺乏、上腹部不适,偶见氨基转移酶轻度可逆性升高。

【禁忌证】对本药过敏者。

【注意事项】(1)出现皮疹不良反应时,应停药。

(2)老年患者应从小剂量(2 mg/d)开始,根据反应情况适当调整剂量。

(3)肝功能异常者、妊娠期妇女及小儿慎用。

【用法与用量】口服　成人　一日4 mg,分1～2次服用;可视年龄、症状增减剂量。

【制剂与规格】马来酸伊索拉定片:(1)2 mg;(2)4 mg。

吉法酯[医保(乙)]

Gefarnate

【适应证】各种原因引起的胃及十二指肠溃疡、急慢性胃炎、胃酸分泌过多、胃灼热、腹胀、消化不良、空肠溃疡及痉挛。

【药理】 (1)药效学 可保护胃黏膜,促进溃疡修复愈合,增加胃黏膜前列腺素分泌,防止黏膜电位差低下,促进可溶性黏液分泌,增加可视黏液层厚度,增强胃黏膜屏障,增加胃黏膜血流,改善血流分布;其作用机制为增进胃黏液分泌,增加胃黏膜血液流量,以及通过激活环氧酶而增加胃黏膜内源性前列腺素的合成等。

由于促进了人体防御功能的活性化,保持、增强了胃黏液的黏膜阈值,从而提高了胃黏膜对糜烂、出血、溃疡等病变的抑制力和治愈力。

(2)药动学 经口一次给药,吸收率达60%~70%,分布在消化道(特别是胃肠黏膜)。作用开始时间约3小时,在口服6小时后血液浓度达到最高峰,代谢途径为肝脏。24小时后尿中排泄12.4%,呼气排出19.5%,粪便中排泄30%~40%。

【不良反应】 极少出现副作用,偶见口干、恶心、心悸、便秘等症状,严重者需停止服用。

【禁忌证】 (1)对本药过敏者。

(2)妊娠期妇女禁用。

【注意事项】 (1)药物对哺乳的影响:因缺乏这方面的临床资料,建议哺乳期妇女慎用。

(2)有前列腺素类药物禁忌者如青光眼患者慎用。

【给药说明】 建议在饭后用温水吞服。

【用法与用量】 口服 成人 ①治疗性用药:一次100 mg,一日3次,一般疗程为1个月,病情严重者需2~3个月。对于一般胃部不适、胃酸分泌过多、胃痛,应服至症状消失2~3天后停药。②维持性用药:一次50~100 mg,一日3次。③最大口服量:一日300 mg。④肝功能不全、肾功能不全、透析时剂量:50~100 mg,一日2~3次。⑤老年人剂量酌减。

【儿科用法与用量】 一次50~100 mg,一日3次。

【制剂与规格】 吉法酯片:50 mg。

米索前列醇[基;医保(甲)]

Misoprostol

【适应证】 ①十二指肠溃疡、胃溃疡、出血性胃炎、急性胃黏膜病变等;预防和治疗非甾体抗炎药引起的消化性溃疡。②与抗孕激素药物米非司酮序贯应用,适于终止停经49天以内的早期妊娠。

【药理】 (1)药效学 本品为抗溃疡药,是合成的前列腺素E_1衍生物。它通过刺激胃黏液分泌,增加重碳酸氢钠的分泌和磷酸酯的生成;增加胃黏膜血流量;加强胃黏膜屏障,防止胃酸侵入;从而起保护胃黏膜的作用,促进消化性溃疡的愈合或减轻症状。米索前列醇与胃内的前列腺素E受体结合抑制了单磷酸环腺苷促组胺形成的作用,故本品也具有明显的抑制基础胃酸分泌作用,因此本品具有局部和全身两者相结合的作用。本品对血清促胃液素水平很少影响或无影响。大量动物实验表明,本药有防止溃疡形成的作用,可防止阿司匹林或吲哚美辛所致胃出血或溃疡形成,其作用呈剂量依赖性。本药也可防止许多致坏死物质(无水乙醇、25%氯化钠溶液、沸水、酸、碱等)引起的胃肠黏膜坏死,且所需剂量仅为抑制胃酸分泌剂量的1/10~1/100。本药促进吸烟者的溃疡愈合有良好疗效;且本药不升高血清胃泌素水平,对防止溃疡复发效果较好。此外,本药具有E类前列腺素的药理活性,可软化宫颈、增强子宫张力和宫内压。与米非司酮序贯应用,可显著增高和诱发早孕子宫自发收缩的频率和幅度,用于终止早孕,其不良反应较硫前列酮、卡前列甲酯小,且使用方便。

(2)药动学 口服吸收迅速,1.5小时即可完全吸收。口服15分钟血药浓度达峰值,单次口服200 μg,平均峰浓度0.309 μg/L。血浆蛋白结合率为80%~90%。药物在肝、肾、肠、胃等组织中的浓度高于血液。消除半衰期为20~40分钟,每12小时口服400 μg米索前列醇体内不产生蓄积。口服后约75%经肾随尿排出,15%从粪便中排出;8小时内尿中排出量为56%。

【不良反应】 (1)消化系统 呈剂量相关性,腹泻、腹痛、消化不良、肠胀气、恶心及呕吐。若腹泻严重且持续时间较长,可以停止用药。如与食物同时服用可减少腹泻的不良反应。

(2)女性生殖系统 已报道有月经过多、在经期前后阴道出血。

(3)其他反应 极个别妇女可出现皮疹、面部潮红、手掌瘙痒、寒战、一过性发热甚至过敏性休克。

(4)药物过量 对人类的毒性剂量尚未确定。据报道每天累计总量1600 μg时仍可耐受,仅伴有胃肠道不适。在动物实验中,米索前列醇的急性毒性反应同其他前列素制剂相同,为平滑肌松弛、呼吸困难和中枢神经系统抑制。症状包括:倦怠、震颤、惊厥、呼吸困难、腹痛、腹泻、发热、心悸、低血压或心动过缓。以上症状应予对症支持治疗。

【禁忌证】 (1)对前列腺素类过敏者禁用。

(2)有使用前列腺素类药物禁忌者,如青光眼、哮喘、过敏性结肠炎及过敏体质等应禁用。

(3)有心、肝、肾或肾上腺皮质功能不全者禁用。

(4)美国FDA妊娠期用药安全性分级为口服给药X。

【注意事项】(1)脑血管或冠状动脉病变的患者慎用;低血压者慎用;癫痫患者慎用(米索前列醇仅应在癫痫得到控制或用药利大于弊时才能使用)。

(2)儿童使用本药的安全性和疗效尚未确定。

(3)本药对妊娠子宫有收缩作用,除用于终止早孕外,妊娠期妇女禁用。妇女使用米索前列醇治疗开始前2周内血清妊娠试验必须是阴性。用药期间妇女必须使用有效的避孕方法;若怀疑妊娠,应立即停用米索前列醇。

(4)本药的活性代谢产物是否可经乳汁排泄尚不清楚,因此不应用于哺乳期妇女。

(5)本药可引起腹泻,对高危患者,应监测有无脱水。

(6)用于终止早孕时,必须与米非司酮序贯配伍应用,且必须按药物流产常规要求进行观察和随访。

(7)用于消化道溃疡时,治疗是否成功不应以症状学进行判断。

【药物相互作用】(1)抗酸药(尤其是含镁抗酸药)与本药合用时会加重本药所致的腹泻、腹痛等不良反应。

(2)有联合使用保泰松和米索前列醇后发生神经系统不良反应的报道,症状包括头痛、眩晕、潮热、兴奋、一过性复视和共济失调。

(3)与环孢素和泼尼松联用可降低肾移植排斥反应的发生率。

(4)进食同时服用米索前列醇可使后者吸收延迟,表现为达峰时间延长,血药峰浓度降低,从而使其不良反应的发生率降低。

【给药说明】单次剂量不超过200 μg,并与食物同时服用时,可减少腹泻的发生率。

【用法与用量】口服　成人。

(1)胃、十二指肠溃疡　一次200 μg,于三餐前和临睡前服用,4～8周为1个疗程。如溃疡复发可继续延长疗程。

(2)预防非甾体抗炎药所致消化性溃疡　一次200 μg,一日2～4次,剂量应根据具体差异、临床情况不同而定。

(3)抗早孕　参阅第二十三章第一节。

【制剂与规格】米索前列醇片:200 μg。

瑞巴派特[医保(乙)]

Rebamipide

【适应证】①促进溃疡愈合。②改善急、慢性胃炎的胃黏膜病变(如糜烂、出血、充血、水肿等)。

【药理】(1)药效学　本药为胃黏膜保护药,具有保护胃黏膜及促进溃疡愈合的作用,可增加胃黏膜血流量、前列腺素 E_2 的合成和胃黏液分泌。具体如下:①清除羟基自由基的作用,通过降低脂质过氧化等作用保护因自由基所致的胃黏膜损伤。②抑制炎性细胞浸润。另外动物实验显示本药可增加大白鼠的胃黏液量、胃黏膜血流量及胃黏膜前列腺素含量,并可促进大白鼠胃黏膜细胞再生、使胃碱性物质分泌增多等。但对基础胃液分泌几乎不起作用,对刺激胃酸分泌也未显示出抑制作用。③抑制幽门螺杆菌(Hp)作用:本药不具有细胞毒类活性,而是通过阻止Hp黏附至胃黏膜上皮细胞、减少氧化应激、降低Hp产生的细胞因子浓度等而用于辅助治疗Hp感染。

(2)药动学　口服吸收较好,但餐后吸收较缓慢,0.5～4小时血药浓度达峰值,血浆蛋白结合率为98%以上,在胃、十二指肠分布良好。半衰期为2小时,大部分以原形药从尿中排出。

【不良反应】(1)血液系统　可引起白细胞减少(不足0.1%),也有血小板减少的报道。

(2)精神与神经系统　有导致麻木、眩晕、嗜睡的报道。

(3)胃肠道　发生率不足0.1%,有味觉异常、嗳气、打嗝、呕吐、胃灼热、腹痛、腹胀、便秘、腹泻等。另有引起口渴的报道。

(4)肝脏　引起ALT、AST、γ-谷氨酰转移酶、碱性磷酸酶升高等肝功能异常。另有黄疸报道。

(5)代谢与内分泌系统　有引起乳腺肿胀、乳房疼痛、男性乳房肿大,诱发乳汁分泌的报道。

(6)呼吸系统　有引起咳嗽、呼吸困难的报道。

(7)过敏反应　发生率不足0.1%,可有皮疹、瘙痒、药疹样湿疹等。另有引起荨麻疹的报道。

(8)其他　本药所致月经异常、血尿素氮(BUN)升高、水肿等的发生率不足0.1%。另有引起心悸、发热、颜面潮红的报道。

【禁忌证】对本药过敏者禁用。

【注意事项】(1)妊娠期妇女及儿童慎用。

(2)哺乳期妇女用药时应避免哺乳。

(3)由于一般老年患者生理功能低下,应注意消化系统的不良反应。

【给药说明】(1)不推荐本药单独用于Hp感染。

(2)服药期间若出现瘙痒、皮疹或湿疹等过敏反应,或出现氨基转移酶显著升高时应立即停药,并进行适当治疗。

【用法与用量】 口服 成人 一次 0.1 g，一日 3 次，早、晚及睡前服用。

【制剂与规格】 瑞巴派特片：0.1 g。

瑞巴派特胶囊剂：0.1 g。

聚普瑞锌

Polaprezinc

【适应证】 本品用于胃溃疡。

【药理】 (1)药效学 动物试验表明 ①对大鼠实验性胃和十二指肠溃疡都有抑制作用：对鼠用水浸法、盐酸乙醇、组胺、无水乙醇引起的溃疡，幽门结扎阿司匹林性溃疡、低温拘束所致应激性溃疡、烫伤所致应激性溃疡、利血平性溃疡、AAPH 胃黏膜损伤及缺血再灌注黏膜损伤，大鼠慢性溃疡模型如醋酸性溃疡、抗坏血酸-铁性溃疡有促进治愈作用。②对胃黏膜的黏附性：在大鼠模型可直接保护溃疡部位。③对大鼠模型具有胃黏膜防御机能。④膜稳定作用：防止组胺增加及刺激性胃酸分泌，使溃疡的发生率降低。⑤可抑制大鼠与自由基有关的缺血再灌注胃黏膜损伤。⑥可增加溃疡部位羟脯氨酸的含量和血管新生，促进创伤的愈合。

(2)药动学 进食聚普瑞锌可抑制锌的吸收，但未见体内蓄积性。

【不良反应】 可引起嗜酸性粒细胞增加及血清氨基转移酶升高。

【禁忌证】 对聚普瑞锌、肌肽和锌盐过敏者禁用本品。

【注意事项】 老年患者适当减量。妊娠期妇女及可能受妊娠期妇女女的安全性尚未确立。哺乳期妇女应用聚普瑞锌期间须停止授乳。小儿无安全性用药经验。

【药物相互作用】 本品与青霉胺类、左旋甲状腺素钠同时服用期间，可使本品与其形成螯合物而降低吸收水平，导致疗效减弱，应避免同时服用；需联合使用时请分隔开服用。

【给药说明】 用温水搅拌呈乳液状后于早餐后和临睡前口服。

【用法与用量】 口服 成人 一次 75 mg，一日 2 次；早餐后和睡前口服；可根据年龄、病情增减剂量。

【制剂与规格】 聚普瑞锌颗粒：0.5 g∶75 mg。

第二节 抑 酸 药

抑酸药是抑制胃酸分泌的药物，是目前治疗消化性溃疡的首选药物。抑酸药通常包括 H_2受体拮抗药(西咪替丁、雷尼替丁、法莫替丁、尼沙替丁、罗沙替丁和拉夫替丁)和质子泵抑制药(奥美拉唑、兰索拉唑、泮托拉唑、雷贝拉唑、埃索美拉唑和艾普拉唑)。人类胃体壁细胞制造并分泌 H^+，壁细胞膜上有三种受体，即组胺 2 (H_2)受体、乙酰胆碱受体和促胃液素受体。阻断任何一个受体都可抑制胃酸分泌，在通常情况下，这些受体接受相应的刺激后会促使细胞内 cAMP 水平增高，先激活蛋白激酶，继而激活碳酸酐酶，从而使胞内的 H_2CO_3形成 H^+ 和 HCO_3^-。H^+ 在壁细胞之腺腔面经质子泵，即 H^+，K^+-ATP 酶被排泌到腺腔内，进入胃囊。而前列腺素及生长激素释放抑制素也可能参与 H^+ 的产生。当壁细胞制造、分泌 H^+ 增加时，胃囊内就呈现高酸状态，出现临床症状，甚至产生胃酸相关性疾病，则需用抑酸药治疗。本类药物主要是抑制酸的产生和分泌，或对进入胃囊的 H^+进行中和。

盐酸哌仑西平

Pirenzepine Hydrochloride

【适应证】 各种酸相关性疾病，如胃和十二指肠溃疡、应激性溃疡、急性胃黏膜出血、胃食管反流病以及胃泌素瘤等。

【药理】 (1)药效学 为选择性抗 M 胆碱能受体药，在 M 受体部位与乙酰胆碱竞争性抑制乙酰胆碱的作用，对胃黏膜(特别是壁细胞)的 M_1受体有高度亲和力，而对平滑肌、心肌和涎腺的 M_2受体亲和力较低。其特点是在一般治疗剂量时可抑制胃酸分泌，而对唾液分泌、胃肠道平滑肌、心血管、眼、泌尿系统和脑的抗胆碱能作用相对较弱；剂量增加可抑制涎腺分泌，只有大剂量才抑制胃肠平滑肌和引起心动过速。不透过血-脑屏障，故不影响中枢神经系统。口服、肌内注射或静脉注射本药后，对基础胃酸分泌和外源性五肽促胃液素刺激的胃酸分泌均能抑制。单次口服 50 mg 和 100 mg，分别使胃酸分泌减少 32% 和 41%。对胃液的 pH 影响不大，主要是使胃液(包括胃蛋白酶原和胃蛋白酶)分泌量减少，从而使胃最大酸分泌和最高酸分泌下降，t_{max}为 2～3 小时。本药对胃蛋白酶也有抑制作用，并能明显降低空腹、试餐或 *L*-氨基酸刺激后血清促胃液素水平，对胃黏膜细胞也有直接保护作用，导致下端括约肌的张力降低程度比阿托品小。

(2)药动学 从胃肠道吸收不完全，生物利用度约为 26%，与进食同时服用时可减少吸收，生物利用度降至 10%～20%。口服后 2～3 小时血药浓度达峰值，口服 25 mg 和 50 mg 峰浓度分别为 24～32 ng/ml 和 51～62 ng/ml。肌内注射吸收良好，20 分钟后达峰浓度 90 ng/ml，与静脉注射相同。在全身广泛分布，在胃肠道组织浓度最高，肝、肾浓度也较高，脾、肺次之，心脏、皮肤、肌肉的血药浓度较低，不透过血脑屏障，血浆蛋白结合率为 10%～12%，血浆 $t_{1/2}$ 为 10～12 小时。在体内很少代谢，口服 24 小时后约 90%以原形化合物排出，主要从粪便(40%～48%)和尿(12%～50%)排出。$t_{1/2}$ 为 10～12 小时。给药后 3～4 日才全部排泄，但未见有体内蓄积性。

【不良反应】 较轻而可逆，抗毒蕈碱样副作用与剂量有关。一日 150 mg 比一日 100 mg 的不良反应为多。常见有口干、眼睛干燥、视物模糊、便秘、恶心、腹泻、头痛、精神错乱、嗜睡、头晕和震颤等，一般较轻，2%患者需停药。个别患者可出现虚弱、疲劳、胃灼热、饥饿感、食欲缺乏、呕吐、瘙痒、心动过速、尿潴留、视物模糊、复视等。

【禁忌证】 对本药过敏者及妊娠期妇女禁用。

【注意事项】 (1)慎用：肝肾功能不全患者；青光眼和前列腺肥大患者、儿童、心血管疾病患者(应避免高剂量用药)。

(2)本品与西咪替丁合用可增强抑制胃酸分泌的效果。

(3)药物对哺乳的影响　在哺乳期妇女乳汁中有少量存在，应用时需权衡利弊。

【药物相互作用】 (1)H_2受体拮抗药可增强本药的作用，两者联用时会更明显地减少胃酸分泌。

(2)本药与普鲁卡因胺药效学相加，联用时可对房室结传导产生相加的抗迷走神经作用，应监测心率和心电图。

(3)本药与西沙必利药效学相互拮抗，联用时可使后者的疗效明显下降。

(4)乙醇可减弱本品的作用。

(5)咖啡可减弱本品的作用。

【给药说明】 (1)因不良反应的出现与用量有关，故用药过程中根据患者不同反应，可酌情增减剂量。

(2)对超剂量使用本药而引起中毒者，无特殊解毒药，可进行对症治疗。

【用法与用量】 成人。

(1)口服给药　一次 50～75 mg，一日 2 次，于早、晚饭前 1.5 小时(或更长时间)服用。或一次 50 mg，一日 3 次，于餐前空腹时服用。症状严重者可加大至一日 150 mg，分 2 次服用，疗程 4～6 周。维持治疗一日 50～100 mg，疗程 6～12个月。

(2)静脉注射或肌内注射　一次 10 mg，一日 2 次，好转后改口服。

【制剂与规格】 盐酸哌仑西平片：25 mg。

丙谷胺[药典(二)]

Proglumide

【适应证】 用于治疗胃溃疡和十二指肠溃疡、胃炎等，对消化性溃疡临床症状的改善、溃疡的愈合有较好疗效。

【药理】 (1)药效学　本药通过拮抗促胃泌素受体，控制胃酸和抑制胃蛋白酶的分泌，对胃黏膜有保护作用和促进溃疡愈合作用。

(2)药动学　本药口服后自胃肠道吸收迅速而完全，2 小时后血药浓度达峰值，最小有效血药浓度约 2 μg/ml。吸收后主要分布在肝、肾和胃肠道，半衰期($t_{1/2}$)约 33 小时。反复应用未见体内蓄积性。

【不良反应】 本药无明显不良反应，对肝、肾、造血系统等功能无影响，偶有口干、失眠、腹胀、下肢酸胀等不良反应。

【禁忌证】 对本药过敏者禁用。

【注意事项】 妊娠期妇女、哺乳期妇女、儿童慎用。

【给药说明】 (1)根据胃镜或 X 线检查结果决定用药期限。

(2)经本药治疗后症状缓解的患者，并不能排除胃癌的可能，故应用本药前应先排除胃癌。

【用法与用量】 口服　成人　常用量：一次 0.4 g，一日 3～4 次，饭前 15 分钟给药，疗程 4～6 周。

【儿科用法与用量】 口服　一次 10～15 mg/kg，一日 3 次，餐前 15 分钟服用。

【儿科注意事项】 (1)胆囊管及胆道完全梗阻的患者禁用。

(2)儿童慎用。

【制剂与规格】 丙谷胺片：0.2 g。

丙谷胺胶囊：0.2 g。

西咪替丁[药典(二)]

Cimetidine

【适应证】 ①治疗活动性十二指肠溃疡，预防十二指肠溃疡复发。②胃溃疡。③反流性食管炎。④预防与治疗应激性溃疡及药物性溃疡等。⑤治疗佐林格-埃利森(Zollinger-Ellison)综合征。⑥消化性溃疡并发出血。

【药理】 (1)药效学　本药为组胺 H_2受体拮抗药，具有抑制胃酸分泌的作用。组胺通过兴奋 H_2受体激活腺苷酸环化酶，增加胃壁细胞内 cAMP 的生成，cAMP 通过蛋白激酶激活碳酸酐酶，催化 CO_2和 H_2O 生成 H_2CO_3，并进一步解离而释放出 H^+，使胃酸分泌增加。主要作用于壁细胞上的 H_2受体，起竞争性抑制组胺作用，从而抑制基础胃酸分泌，也抑制由食物、组胺、五肽促胃液素、咖啡因与胰岛素等刺激所诱发的胃酸分泌，使分泌的量及酸度均降低。能防止或减轻胆盐、乙醇、阿司匹林及其他非甾体抗炎药等所致的胃黏膜损伤，对应激性溃疡和上消化道出血也有明显疗效。

(2)药动学　口服后 60%～70%由肠道迅速吸收，口服生物利用度约为 70%，年轻人吸收情况较老年人为好，肌内注射与静脉注射生物利用度基本相同，约为 90%～100%。口服本药 300 mg 后，半小时达有效血药浓度(0.5 μg/ml)，45～90 分钟血药浓度达峰值，平均 C_{max}为 1.44 μg/ml。肌内注射后 15 分钟血药浓度达峰值。单次服药后，有效血药浓度可维持 4 小时。口服 300 mg 可抑制 50%的基础胃酸分泌达 4～5 小时，肌内注射或静脉注射给予本药 300 mg 可抑制 80%的基础胃酸分泌长达 5 小时。进餐时服药可延缓吸收并延长作用维持时间。

本药广泛分布于全身组织，可透过血-脑屏障，可经胎盘到达胎儿体内，并可分泌入乳汁，在乳汁中的浓度可高于血浆浓度。血浆蛋白结合率低，为 15%～20%。表观分布容积为(2.1±1)L/kg。本药在肝脏内代谢，主要经肾排泄，肾脏清除率为(12±3) ml/(kg · min)。24 小时后口服量的约 48%或注射量的约 75%以原形自肾脏排出，10%可从粪便排出。肾功能正常时 $t_{1/2}$为 2 小时，肌酐清除率在 20～50 ml/min 时 $t_{1/2}$为 2.9 小时，<20 ml/min时 $t_{1/2}$为 3.7 小时，肾功能不全时 $t_{1/2}$为 5 小时。可经血液透析及腹膜透析清除。

【不良反应】 由于在体内广泛分布，药理作用复杂，故不良反应较多。

(1)消化系统　较常见的有腹泻、恶心、呕吐、腹胀、便秘、口苦、口干、血清氨基转移酶轻度升高等，偶见严重肝炎、肝坏死、脂肪变性等。对肝硬化患者，可能诱发肝昏迷。突然停药，可能引起慢性消化性溃疡穿孔，估计为停药后回跳的高酸度所致。另有报道本药可致急性胰腺炎，停药后可恢复。

(2)血液系统　对骨髓有一定的抑制作用，可出现中性粒细胞减少、全血细胞减少；也有报道出现血小板减少、粒细胞缺乏；仅有个案报道可出现自身免疫性溶血性贫血、再生障碍性贫血、嗜酸粒细胞增多。本药血液系统的不良反应多见于并发症严重者，或同时接受抗代谢的羟基类药物或其他导致粒细胞减少的治疗等患者。

(3)神经与精神系统　可通过血-脑屏障，故可引起一定的神经毒性。①头晕、头痛、疲乏、嗜睡等较常见，少数患者可出现可逆性的意识混乱、定向力障碍、不安、感觉迟钝、语言含糊不清、局部抽搐或癫痫样发作、谵妄、抑郁、幻觉、锥体外系反应以及运动性多神经病等。出现神经毒性症状后，一般只需适当减少用药剂量即可消失，也可用拟胆碱药毒扁豆碱治疗。②在治疗酗酒的胃肠道合并症时，可出现震颤性谵妄，酷似戒酒综合征，应注意区分。③神经与精神系统不良反应主要发生在严重患者，老年患者、幼儿、肝肾功能不全者、有精神病史者、有脑部疾病者及大剂量用药时也易发生。另外，假性甲状旁腺功能低下者可能对西咪替丁的神经毒性作用更敏感。

(4)内分泌与代谢系统　具有轻度抗雄性激素作用，可出现脂质代谢异常、高催乳素血症、血浆睾酮水平下降和促性腺激素水平增加。长期用药可出现男性乳房肿胀、胀痛以及女性溢乳等。

(5)心血管系统　可出现心动过缓、面部潮红等。静脉注射时偶见血压骤降、房性早搏、心跳及呼吸骤停。

(6)泌尿与生殖系统　①本药可引起一过性血清肌酐水平上升和肌酐清除率下降，其机制为西咪替丁与肌酐竞争肾小管分泌。也有报道可出现急性肾功能损害，停药后肾功能可恢复正常。②间质性肾炎：停药后可消失。③性功能障碍：用药剂量较大(一日 1.6 g 以上)时可引起阳痿、性欲减退、精子浓度降低，停药后可恢复正常。④接受同种异体肾脏移植的患者进行西咪替丁治疗可导致急性移植体坏死。

(7)眼　可出现视神经病变。推测是由于西咪替丁具有锌螯合作用，使体内锌含量不足，从而引起视神经病变。另有出现眼肌麻痹的报道。

(8)皮肤　本药可抑制皮脂分泌，诱发剥脱性皮炎、皮肤干燥、皮脂缺乏性皮炎、脱发等；也可发生过敏反应(如皮疹、巨型荨麻疹)、史-约综合征及中毒性表皮坏死松解等。

(9)肌肉骨骼　长期用药后可出现肌痉挛或肌痛。

(10)致癌性　根据西咪替丁对鼠的长期毒性研究，

发现良性 Leydig 细胞瘤的发生率较对照组为高，但临床上未见此不良反应。

(11)其他　西咪替丁可降低胃内酸度，引起胃内微生物的滋生，在反胃的情况下可出现感染，应引起重视。偶见咽喉肿痛、异常倦怠无力。罕见发热、嗅觉减退等。

【禁忌证】 (1)对本药过敏者。

(2)由于本药能通过胎盘屏障，并能进入乳汁，故哺乳期妇女禁用。

(3)动物实验及临床均有应用本药导致急性胰腺炎的报道，故本药不宜用于急性胰腺炎的患者。

【注意事项】 (1)慎用　①严重心脏及呼吸系统疾病；②慢性炎症如系统性红斑狼疮，因西咪替丁的骨髓毒性可能增高；③器质性脑病；④中度或重度肾功能损害；⑤肝功能不全；⑥幼儿及老年人；⑦有使用 H_2 受体拮抗药引起血小板减少病史的患者(国外资料)；⑧高甘油三酯血症患者(国外资料)。

(2)药物对老年人的影响　老年患者由于肾功能减退，对本品清除减少减慢，可导致血药浓度升高，因此更容易发生毒性反应，出现眩晕、谵妄等症状，故老年人宜慎用。

(3)药物对实验室检测值或诊断的干扰　口服后 15 分钟内胃液隐血实验可出现假阳性；血液水杨酸浓度、血清肌酐、催乳素、氨基转移酶等浓度均可升高；血液甲状旁腺激素浓度则可能降低。

(4)用药前后及用药时的检查或监测　为避免发生肾毒性，用药期间应注意检查和监测肾功能；因有报道可引起再生障碍性贫血，故用药期间应注意检查和监测血象。

(5)使用本药可能掩盖胃癌症状，故应在排除胃癌的基础上应用。

(6)美国 FDA 妊娠期用药安全性分级为口服给药、肠道外给药 B。

【药物相互作用】 (1)为肝药酶抑制药，通过其咪唑环与细胞色素 P_{450} 结合而降低药酶活性，同时也可减少肝血流。故本药与普萘洛尔合用时，可使后者血药浓度升高，休息时心率减慢；与苯妥英钠或其他乙内酰脲类合用时，使后者的血药浓度升高，可能导致苯妥英钠中毒，必须合用时，应在 5 天后测定苯妥英钠的血药浓度以便调整剂量。

(2)与环孢素合用时，可使后者血药浓度增加。

(3)与吗氯贝胺合用时，可使后者的血药浓度增加。

(4)与茶碱合用时，可使后者的去甲基代谢清除率降低 20%～30%，血药浓度增高。

(5)与阿司匹林合用时，可使阿司匹林的溶解度增高，吸收增加，作用增强。

(6)与美沙酮合用时，可使后者的血药浓度增加，有致过量的危险。

(7)与他克林合用时，可增加后者的血药浓度，有致过量的危险。

(8)与卡马西平合用时，可增加后者血药浓度，有致过量的危险。

(9)可使维拉帕米的绝对生物利用度提高。由于维拉帕米可发生严重的不良反应，虽少见，但仍应引起重视。

(10)与香豆素类抗凝药合用时，可使后者自体内排出率下降，凝血酶原时间可进一步延长，从而导致出血倾向，因此须密切注意病情变化，并调整抗凝药用量。

(11)与利多卡因(胃肠道外用药)合用时，可使后者血药浓度增加，从而增加其发生神经系统及心脏不良反应的危险。两者合用时，需调整利多卡因剂量，并加强临床监测。

(12)与咖啡因合用时，可延缓咖啡因的代谢，加强其作用，并易出现毒性反应。胃溃疡患者应忌用咖啡因，服用本药时应禁用咖啡因及含咖啡因的饮料。

(13)同时服用地高辛和奎尼丁的患者不宜再并用本药，因为本药可抑制奎尼丁的代谢，而后者可将地高辛从其结合部位置换出来，结果使奎尼丁和地高辛的血药浓度均升高。

(14)与抗酸药(如氢氧化铝、氧化镁)合用时，可减缓十二指肠溃疡疼痛，但西咪替丁的吸收可能减少，故一般不提倡两者合用。如必须合用，两者应至少间隔 1 小时服用。

(15)与甲氧氯普胺合用时，本药的血药浓度降低，两者如需合用，应适当增加本药剂量。

(16)由于硫糖铝需经胃酸水解后才能发挥作用，而本药抑制胃酸分泌，故两者合用时，硫糖铝的疗效可能降低。

(17)本药使胃液 pH 值升高，与四环素合用时，可使四环素的溶解度降低，吸收减少，作用减弱。但本药的肝药酶抑制作用，却可能增加四环素的血药浓度。

(18)与酮康唑合用时，可干扰后者的吸收，降低其抗真菌活性，但同服一些酸性饮料可避免上述变化。

(19)与卡托普利合用时有可能引起精神症状。

(20)由于本药有与氨基糖苷类药物相似的神经肌肉阻滞作用，因此与氨基糖苷类抗生素合用时可能导致呼吸抑制或呼吸停止。

(21)本药应避免与中枢抗胆碱药同时使用,以防加重中枢神经毒性反应。

(22)与卡莫司丁合用时,可增加骨髓毒性。

(23)与阿片类药物合用时,在慢性肾衰竭患者中有出现呼吸抑制、精神错乱、定向力障碍等不良反应的报道。

(24)与苯二氮䓬类药物(如地西泮、硝西泮、氟硝西泮、氯氮䓬、咪达唑仑、三唑仑等)合用时,可抑制后者的肝内代谢,升高其血药浓度,加重其镇静及其他中枢神经抑制症状,并可发展为呼吸及循环衰竭。但是其中劳拉西泮、奥沙西泮与替马西泮似乎不受影响。

【给药说明】 (1)用药后十二指肠球部溃疡症状可较快缓解或消失,溃疡愈合须经内镜或X射线检查来确定。

(2)需要手术治疗的患者,以及因合并症而不能手术的患者,应另行制订用药范围及疗程,因西咪替丁长期治疗(达1年以上),后果尚不能预测。

(3)应用于病理性高分泌状态,如佐林格-埃利森综合征、肥大细胞增多症、多发性内分泌腺瘤等时,根据临床指征,可以持续长期使用。一日剂量一般不超过2.4g。治疗佐林格-埃利森综合征时,宜缓慢调整西咪替丁剂量直至基础胃酸分泌小于10mmol/h。

(4)口服或注射300mg,4~5小时后,抑制基础胃酸分泌可达80%。

(5)与抗酸药配伍应用时,可解除溃疡症状,但两药摄入时间务必隔开,否则本品的吸收可减少。

(6)患者应按时服用,坚持疗程,一般在进餐时与睡前服药,效果最好。

(7)治疗上消化道出血时,通常先用注射剂,一般可在1周内奏效,可内服时改为口服。

(8)用药期间出现精神症状或严重的窦性心动过速时应中断治疗。

(9)停药后复发率很高,6个月复发率为24%,1年复发率可高达85%。目前认为采用长期服药或一日400~800mg或反复足量短期疗法可显著降低复发率。

(10)常见的用药过量表现　呼吸短促或呼吸困难;心动过速。

(11)用药过量的处理　首先应清除胃肠道内尚未吸收的药物,同时给予临床监护及支持治疗。出现呼吸衰竭者,应立即进行人工呼吸;心动过速者可给予β肾上腺素受体拮抗药。

【用法与用量】 (1)成人常用量　①口服给药:十二指肠溃疡或病理性胃酸高分泌状态,一次200mg,一日4次;或800mg睡前一次性服用。疗程4~6周。治疗佐林格-埃利森综合征时用量可达一日2g。预防溃疡复发,睡前一次性服用400mg。反流性食管炎,一日800~1600mg,疗程一般为4~8周,必要时可延长4周。反流性食管炎的对症治疗,出现烧灼感和(或)有反酸时可服用200mg,最大剂量为一次200mg,一日3次,疗程不得超过2周。

②肌内注射:一次200mg,每6小时1次。

③静脉注射:将本药用葡萄糖注射液或葡萄糖氯化钠注射液20ml稀释后缓慢静脉注射(长于5分钟),一次200mg,每4~6小时1次,一日剂量不宜超过2g。

④静脉滴注:将本药用葡萄糖注射液或葡萄糖氯化钠注射液稀释后静滴,一次200~600mg,一日剂量不宜超过2g。

(2)肾功能不全时剂量　肾功能不全患者应减量。肌酐清除率为30~50ml/min时,用量为一次200mg,每6小时1次;肌酐清除率为15~30ml/min时,用量为一次200mg,每8小时1次;肌酐清除率小于15ml/min时,用量为一次200mg,每12小时1次。

(3)肝功能不全时剂量　肝功能严重不全患者的最大剂量为一日600mg。

【儿科用法与用量】 (1)口服、肌内注射、静脉滴注一次5~10mg/kg,一日2~4次。

(2)静脉滴注多用于急性胃黏膜出血和应激性溃疡。

(3)静脉用药时,将本品用5%葡萄糖注射液或0.9%氯化钠注射液或葡萄糖氯化钠注射液稀释后静脉滴注,滴速为每小时1~4mg/kg。

【儿科注意事项】 (1)避免本品与中枢抗胆碱药同时使用。

(2)严重心脏及呼吸系统疾患、系统性红斑狼疮、器质性脑病、肝肾功能损害以及幼儿慎用。

【制剂与规格】 西咪替丁片:(1)100mg;(2)200mg;(3)400mg;(4)800mg。

西咪替丁胶囊:200mg。

西咪替丁注射液:2ml:200mg。

西咪替丁氯化钠注射液:(1)50ml:西咪替丁0.2g与氯化钠0.45g;(2)100ml:西咪替丁0.2g与氯化钠0.9g;(3)100ml:西咪替丁0.4g与氯化钠0.9g。

雷尼替丁[药典(二);基;医保(甲)]

Ranitidine

【适应证】 ①活动性十二指肠溃疡,预防十二指肠溃疡复发。②胃溃疡。③反流性食管炎。④预防与治疗应激性溃疡及药物性溃疡等。⑤治疗佐林格-埃利森综合征。⑥消化性溃疡并发出血。⑦缓解胃酸过多所致胃痛、烧心、反酸。

【药理】 (1)药效学　为选择性的 H_2受体拮抗药，能竞争性的拮抗组胺与胃壁细胞上的 H_2受体结合，有效地抑制基础胃酸分泌及由组胺、五肽促胃液素和食物刺激后引起的胃酸分泌，降低胃酶的活性，还能抑制胃蛋白酶的分泌，但对促胃液素及性激素的分泌无影响。雷尼替丁抑制胃酸的作用以摩尔计为西咪替丁的5～12倍，对胃及十二指肠溃疡的疗效高，具有速效和长效的特点；对肝药酶的抑制作用较西咪替丁轻(与细胞色素 P_{450}的亲和力较后者小10倍)。

(2)药动学　口服吸收迅速但不完全，有首关代谢作用，故生物利用度仅为50%，其吸收不受食物和抗酸药的影响。单次口服本药150 mg后1～3小时血药浓度达峰值，平均峰值浓度为400 ng/ml，有效血浓度为100 ng/ml，作用可维持8～12小时。口服后12小时内能使五肽促胃液素引起的胃酸分泌减少30%。静脉注射本药1 mg/kg，瞬时血药浓度为3000 ng/ml，维持在100 ng/ml以上可达4小时；以每小时0.5 mg/kg速度静滴后30～60分钟血药浓度达峰值，峰值浓度与剂量呈正相关。

本药在体内分布广，表观分布容积为1.9 L/kg，血浆蛋白结合率约为15%。动物实验表明，本药在消化器官、肝脏、肾脏浓度较高，卵巢、眼球浓度较低。可经胎盘到达胎儿体内，乳汁内浓度高于血液浓度，脑脊液内药物浓度约为血浓度的1/30～1/20。

半衰期为2～3小时，肾功能不全时，半衰期延长。大部分以原形经肾排泄，肾脏清除率为7.2 ml/(kg·min)，代谢产物随尿排出，也可经胆汁随粪便排出。静脉注射后剂量的93%经尿排出，5%随粪便排出；口服剂量的60%～70%经尿排出，25%随粪便排出。24小时内口服剂量的35%和静脉注射剂量的70%以原形由尿排泄。

【不良反应】 (1)与西咪替丁相比，本药损伤肾功能、性腺功能和中枢神经系统的不良反应较轻。

(2)心血管系统　可出现突发性的心律失常、心动过缓、心源性休克及轻度的房室传导阻滞，另有静脉注射本药发生心搏骤停的个案报道。

(3)神经与精神系统　可出现头痛、头晕、乏力，有发生严重头痛的报道；也可出现可逆性的神志不清、精神异常、行为异常、幻觉、激动、失眠等。肝、肾功能不全者及老年患者，偶见服药后出现定向力障碍、嗜睡、焦虑的精神症状。

(4)消化系统　①可出现便秘、腹泻、恶心、呕吐、腹痛。②少数患者服药后可引起轻度肝功能损伤，停药后症状即消失，肝功能也恢复正常。曾怀疑可能系药物过敏反应，与药物的用量无关。③长期服用可持续降低胃内酸度，有利于细菌在胃内繁殖，从而使食物内硝酸盐还原成亚硝酸盐，形成N-亚硝基化合物，并在有胃反流的情况下可能发生感染。④曾有报道发生伴或不伴有黄疸的肝炎(肝细胞性、胆小管性或混合性)，通常呈可逆性；也偶有发生胰腺炎的报道。⑤对肝脏微粒体混合功能氧化酶的抑制程度比西咪替丁低10倍，所以对肝脏代谢药物的干扰作用较小。

(5)血液系统　偶见白细胞减少、血小板计数减少、嗜酸粒细胞增多，停药后即可恢复；罕见粒细胞缺乏症或全血细胞减少的报道，有时会并发骨髓发育不全或形成不良。

(6)代谢与内分泌系统　①长期使用可致维生素 B_{12}缺乏。②男性乳房女性化少见，其发生率随年龄的增加而升高，停药后可恢复。③有极少的报道提示可能导致急性血卟啉病发作，所以有急性血卟啉病史的患者应避免服用雷尼替丁。

(7)过敏反应　罕见过敏性反应，表现为风疹、血管神经性水肿、发热、支气管痉挛、低血压、过敏性休克、胸痛等。减少用量或停药，症状可好转或消失。

(8)眼　有少数发生视物模糊的报道，可能与眼球调节功能改变有关。

(9)皮肤　可出现皮疹、皮肤瘙痒等，但多不严重，停药后可消失；另有极少数发生多形性红斑的报道。

(10)肌肉骨骼　罕见关节痛、肌痛的报道。

(11)其他　①可引起肾功能损伤等，减少用量或停药，症状可好转或消失。②静脉注射后部分患者可出现面热感、头晕、恶心、出汗及胃刺激症状，持续10分钟可自行消失。有时在静脉注射部位可出现瘙痒、发红，1小时后可消失。有时还可产生焦虑、兴奋、健忘等。

【禁忌证】 (1)对组胺 H_2受体拮抗药过敏者。

(2)苯丙酮酸尿症。

(3)急性间歇性血卟啉病既往史者。

(4)哺乳期妇女。

(5)8岁以下儿童。

【注意事项】 (1)肝、肾功能不全者慎用。

(2)肝功能不全者及老年患者，偶见服药后出现定向障碍、嗜睡、焦虑等精神异常状态。

(3)对诊断的干扰：血清肌酐及氨基转移酶可轻度

升高，到治疗后期可恢复到原来水平。

(4)疑为恶性溃疡的患者，用药前应先明确诊断，以免延误治疗。

(5)治疗周期超过4～8周尚须继续维持治疗者，应定期进行检查，以防发生意外。

(6)美国FDA妊娠期用药安全性分级为口服给药、肠道外给药B。

【药物相互作用】 (1)与华法林、利多卡因、地西泮、普萘洛尔(心得安)等经肝代谢的药物合用时，雷尼替丁的血药浓度不会升高而出现毒副反应。但本药可减少肝脏血流量，因而与普萘洛尔、利多卡因等代谢受肝血流量影响较大的药物合用时，可延缓这些药物的作用。

(2)与抗凝药或抗癫痫药合用时，要比西咪替丁更为安全。

(3)与苯妥英钠合用时，可使后者的血药浓度升高；停用本药后，苯妥英钠的血药浓度可迅速下降。

(4)与普鲁卡因胺合用时，可使后者的清除率降低。

(5)与铋制剂合用时，在胃溃疡愈合、根除HP以及减少溃疡复发等方面，优于本药单独使用。

(6)与抗幽门螺杆菌的两种抗生素合用时，可减少溃疡复发。

(7)有研究表明，可增加糖尿病患者口服磺酰脲类降糖药(如格列吡嗪和格列本脲)的降糖作用，有引起严重低血糖的危险。但也有雷尼替丁与格列本脲作用减弱的报道。故合用时应警惕可能发生的低血糖或高血糖。同时建议糖尿病患者最好避免同时应用雷尼替丁和磺酰脲类降糖药。

(8)含有氢氧化铝和氢氧化镁的复方抗酸药，可使本药的血药浓度峰值下降，曲线下面积减少，但本药的清除无改变。

(9)因胃肠局部用药可降低消化道吸收，故应间隔两者的服用时间，必须时间隔2小时以上。

(10)可降低维生素B_{12}的吸收。

(11)可减少氨苯蝶啶在肠道的吸收，抑制其在肝脏的代谢，并且以减少肠道吸收为主，故总的结果是氨苯蝶啶的血药浓度降低。

(12)有报道表明本药(静脉注射脉射)可使依诺沙星的吸收减少，但对环丙沙星的血药浓度无影响。

【给药说明】 (1)静脉给予此药时，罕见与快速给药有关的心动缓慢的报道。故静脉给药时不应超越推荐的给药速度。

(2)对于老年患者、肝肾功能不全者应予以特殊的监护。出现精神症状或明显窦性心动过缓时应停止用药。

(3)病情严重患者或预防消化道出血，可连续注射给药，直至患者可口服为止。

(4)用药过量时没有特殊的处理方法，多采用对症治疗，包括：①诱吐和(或)洗胃；②出现惊厥时，静脉给予地西泮；③出现心动过缓时，给予阿托品；④出现室性心律失常时，给予利多卡因；⑤必要时，用血液透析法从血浆中除去药物。

【用法与用量】 (1)成人　常用量

①口服　ⓐ十二指肠溃疡和良性胃溃疡　急性期治疗：标准剂量为一次150 mg，一日2次，早、晚饭时服；或300 mg睡前一次服。疗程4～8周，如需要可治疗12周。大部分患者在4周内治愈，少部分在8周内治愈，有报道每晚一次服300 mg，比一日服用2次、一次150 mg的疗效好。十二指肠溃疡患者，一次300 mg、一日2次的治疗方案，用药4周的治愈率高于一次150 mg、一日2次或夜间服300 mg的方案，且剂量增加并不提高不良反应的发生率。长期治疗：通常采用夜间顿服，一日150 mg。对急性十二指肠溃疡愈合后患者，应进行一年以上的维持治疗，以避免溃疡复发。

ⓑ非甾体类抗炎药引起的胃黏膜损伤　急性期治疗：一次150 mg，一日2次或夜间顿服300 mg，疗程8～12周。预防：在非甾体类抗炎药治疗的同时服用，一次150 mg，一日2次或夜间顿服300 mg。

ⓒ胃溃疡　一次150 mg，一日2次，绝大部分患者于4周内治愈，未能完全治愈的患者通常在接下来的4周治愈。

ⓓ胃食管反流病　急性反流性食管炎：一次150 mg，一日2次或夜间服300 mg，治疗8～12周。中度至重度食管炎：剂量可增加至一次150 mg，一日4次，治疗12周。反流性食管炎的长期治疗：口服一次150 mg，一日2次。

ⓔ佐林格-埃利森综合征　宜用大量，一日600～1200 mg。

ⓕ间歇性发作性消化不良　标准剂量为一次150 mg，一日2次，治疗6周。

ⓖ预防重症患者的应激性溃疡出血或消化性溃疡引起的反复出血　一旦患者可恢复进食，可用口服一次150 mg、一日2次，以代替注射给药。

ⓗ预防Mendelcon综合征　于麻醉前2小时服用150 mg，最好麻醉前一日晚上也服150 mg。也可用注射剂。产科分娩患者可口服一次150 mg，每6小时1次。

如需要全身麻醉，应另外给予非颗粒的抗酸剂（如枸橼酸钠）。

②肌内注射　治疗溃疡病出血，一次 25～50 mg，每4～8 小时 1 次。

③静脉注射　消化性溃疡出血：一次 25～50 mg，每4～8 小时 1 次。将本药注射剂 50 mg 用 0.9%氯化钠注射液或 5%葡萄糖稀释至 20 ml，做缓慢静脉注射（超过 2 分钟）。术前用药：手术前 1.5 小时静脉注射 100 mg。

④静脉滴注　消化性溃疡出血：以每小时 25 mg 的速率间歇静脉滴注 2 小时，一日 2 次或每 6～8 小时 1 次。术前用药：静脉滴注 100～300 mg，加入 5%葡萄糖注射液 100 ml，30 分钟内滴完。

⑤泡水服用　每次 150 mg，一日 2 次，每次 1 片投入一杯约 200 ml 的清水中溶解完全后即饮；或 300 mg 睡觉前一次吞服；疗程一般 4～8 周。治疗佐林格-埃利森综合征时宜用大剂量，600～1200 mg/d。

(2)肾功能不全时剂量　严重肾功能损害患者（肌酐清除率小于 50 ml/min），口服剂量为一次 75 mg，一日2 次；注射时的推荐剂量为 25 mg。

(3)肝功能不全时剂量　用量应减少。

(4)老年人用量　老年人的肝肾功能降低，为保证用药安全，剂量应进行调整。

(5)透析时剂量　长期非卧床腹透或长期血透的患者，于透析后应立即口服 150 mg。

【儿科用法与用量】　(1)口服　胃食管反流病：一日4～6 mg/kg；消化性溃疡：一日 3～5 mg/kg；均为每 12 小时一次或睡前一次。

(2)缓慢静脉注射　一次 0.5～1 mg/kg，一日 2 次或每 6～8 小时一次。

【儿科注意事项】　(1)肌酐清除率＜50 ml/min，剂量减半。

(2)静脉给药不能超过推荐的速度。

【制剂与规格】　盐酸雷尼替丁片：(1)75 mg；(2)150 mg。

盐酸雷尼替丁胶囊：(1)75 mg；(2)100 mg；(3)150 mg。

盐酸雷尼替丁注射液：(1)2 ml：50 mg；(2)5 ml：50 mg。

法莫替丁[药典(二)；基；医保(甲)]

Famotidine

【适应证】　①胃及十二指肠溃疡，吻合口溃疡，应激性溃疡。②反流性食管炎。③佐林格-埃利森综合征。④上消化道出血。⑤急性胃黏膜病变。

【药理】　(1)药效学　为高效、长效的胍基噻唑类 H_2受体拮抗药，具有对 H_2受体亲和力高的特点，其作用机制与西咪替丁相似。其拮抗 H_2受体的强度比西咪替丁强 20 倍，比雷尼替丁强 7.5 倍。此外，也可抑制胃蛋白酶的分泌。无抗雄激素与干扰药物代谢酶的作用。

(2)药动学　口服吸收迅速但不完全，口服生物利用度约为 50%，且不受食物影响。口服后约 1 小时起效，2～3 小时血药浓度达峰值，作用持续时间约 12 小时以上。在体内分布广泛，消化道、肾、肝、颌下腺及胰腺均有高浓度分布，但不透过胎盘屏障。血浆蛋白结合率为 15%～20%。不论口服或静脉注射半衰期（$t_{1/2}$）均为 3 小时，肾功能不全者 $t_{1/2}$延长。少量在肝脏代谢成 S-氧化物，80%以原形自肾脏排泄，胆汁排泄量少。口服和静脉给药后 24 小时内原药经尿排出率分别为 35%～44%和 85%～91%。也可经乳汁排泄，其药物浓度与血浆浓度相似。不抑制肝药物代谢酶，因此不影响茶碱、苯妥英钠、华法林及地西泮等药物的代谢，也不影响普鲁卡因胺等的体内分布。

【不良反应】　(1)过敏反应　少数患者可出现皮疹、荨麻疹。

(2)神经与精神系统　常见头痛、头晕，也可出现乏力、幻觉等。如有发生，可用氟哌啶醇控制症状。

(3)消化系统　少数患者有口干、恶心、呕吐、便秘和腹泻，偶尔有轻度氨基转移酶增高，罕见腹部胀满感及食欲缺乏。

(4)血液系统　偶见白细胞减少。

(5)心血管系统　罕见心率增加、血压上升等。

(6)其他　罕见耳鸣、颜面潮红、月经不调等；本药使胃酸降低从而有利于细菌在胃内的生长繁殖，因此有胃反流的情况下可能发生感染。

【禁忌证】　(1)对本药过敏者禁用。

(2)严重肾功能不全者禁用。

(3)哺乳期妇女禁用。

【注意事项】　(1)慎用：①肝、肾功能不全者；②婴幼儿；③有药物过敏史者。

(2)药物对儿童的影响　本药对小儿的安全性尚未确定。

(3)药物对实验室检测值或诊断的影响　用药期间可出现中性粒细胞减少和血小板减少；肝脏功能的检测指标（如氨基转移酶、胆红素和碱性磷酸酶）升高。

(4)用药前、后及用药时的检查或监测　长期使用本药须定期进行肝肾功能及血象检查。

(5)胃溃疡患者应先排除胃癌后才能使用。

(6)美国 FDA 妊娠期用药安全性分级为口服给药 B。

【药物相互作用】 (1)丙磺舒可降低本药的清除率,提高本药的血药浓度。

(2)可提高头孢布烯的生物利用度,使其血药浓度升高。

(3)与咪达唑仑合用时,可能会因升高胃内 pH 值而导致咪达唑仑的脂溶性提高,从而增加后者的胃肠道吸收。

(4)可降低茶碱的代谢和清除,增加茶碱的毒性(如恶心、呕吐、心悸、癫痫发作等)。

(5)与抗酸药(如氢氧化镁、氢氧化铝等)合用,可减少本药的吸收。

(6)在服用本药之后立即服用地红霉素,可使后者的吸收度略有增加。此相互作用的临床意义尚不清楚。

(7)可减少头孢泊肟、环孢素、地拉夫定的吸收,降低其药效。

(8)与妥拉唑林合用时有拮抗作用,可降低妥拉唑林的药效。

(9)与伊曲康唑、酮康唑等药物合用时,可降低后者的药效。其机制为本药使胃酸分泌减少,从而导致后者的胃肠道吸收下降。

(10)可逆转硝苯地平的正性肌力作用,其机制可能为法莫替丁降低了心排血量和每搏心排血量。

(11)吸烟可降低法莫替丁的疗效。

【给药说明】 (1)用药期间如发生过敏反应(如荨麻疹)应停药。

(2)饮酒、溃疡大小、溃疡数目、有无出血症状、既往十二指肠溃疡病史以及水杨酸制剂或非甾体抗炎药的用药史均能影响溃疡的愈合。

(3)肾功能不全者应酌情减量或延长用药间隔,胃泌素瘤时可加大剂量,可每 6 小时 1 次,一次 20 mg,并可根据病情持续使用。

(4)注射剂可静脉用于消化性溃疡合并出血,或应激性溃疡出血时。

(5)静脉注射的剂量一次不能超过 20 mg,静脉注射前先将药物溶解于 0.9%氯化钠溶液 5～10 ml 中,然后缓慢注射(至少 2 分钟)。如果是静脉滴注,应将本药溶解于 5%葡萄糖溶液 100 ml 中,滴注时间为 15～30 分钟。溶液应现用现配。只有澄清无色的溶液才能使用。已稀释的注射液在室温下可以稳定 24 小时。

(6)药物过量的处理　如发生用药过量,可采用对症支持治疗:①降低药物吸收,催吐或洗胃。②如有癫痫发作,可静脉给予地西泮。③出现心动过缓,可用阿托品治疗;出现室性心律失常,可用利多卡因治疗。

【用法与用量】 成人　(1)口服　①活动性胃十二指肠溃疡:一次 20 mg,早、晚各 1 次;或睡前一次服用 40 mg;疗程 4～6 周。②十二指肠溃疡的维持治疗或预防复发:一日 20 mg,睡前顿服。③反流性食管炎:Ⅰ度或Ⅱ度,一日 20 mg,分 2 次服,于早、晚饭后服用,治疗 4～8 周;Ⅲ度或Ⅳ度,一日 40 mg,分 2 次服,于早、晚饭后服用,治疗 4～8 周。④佐林格-埃利森综合征:开始剂量为一次 20 mg,每 6 小时 1 次,以后可根据病情相应调整剂量。

(2)静脉注射、静脉滴注　一次 20 mg,每 12 小时 1 次。

(3)肾功能不全时剂量　肾功能不全者应酌情减量或延长用药间隔时间。肌酐清除率≤30 ml/min 时,可予一日 20 mg,睡前顿服。

(4)老年人　剂量酌减。

【制剂与规格】 法莫替丁片:(1)10 mg;(2)20 mg。

法莫替丁胶囊:20 mg。

法莫替丁颗粒:20 mg。

法莫替丁注射液:2 ml:20 mg。

尼扎替丁

Nizatidine

【适应证】 治疗活动性十二指肠溃疡、良性胃溃疡,预防溃疡复发、胃食管反流性疾病。

【药理】 (1)药效学　为 H_2受体拮抗药,可拮抗胃黏膜细胞上的 H_2受体,竞争性的抑制组胺与 H_2受体的结合,从而抑制胃酸分泌。临床研究表明,能显著抑制夜间胃酸分泌达 12 小时。健康受试者一次口服本药 300 mg,抑制夜间胃酸分泌平均为 90%,10 小时后胃酸分泌仍然减少 52%。口服 75～300 mg 后并不影响胃分泌物中胃蛋白酶的活性,胃蛋白酶总分泌量的减少与胃分泌物体积的减少成比例。对基础血清促胃液素或食物引起的高促胃液素血症几无作用。在给予本药 12 小时后摄食,未见促胃液素分泌反跳。无抗雄激素作用。

(2)药动学　口服吸收迅速而且完全,绝对生物利用度超过 90%,给药 150 mg 或 300 mg,0.5～5 小时血药浓度达峰值,达峰浓度分别为 700～1000 μg/L 和 1400～3600 μg/L,给药后 12 小时血药浓度低于 10 μg/L。血浆蛋白结合率为 35%,主要与 α_1糖蛋白结合。表观分布容积为 0.8～1.5 L/kg。口服 150 mg 后

AUC 为 314.6($\mu g \cdot h$)/ml；相同剂量下，老年人 AUC 比年轻人增加约 25%。唾液中药物浓度为血药浓度的 1/3；约 0.1%的药物可分泌入乳汁，乳汁中药物浓度与血药浓度成正比。低于 10%的口服剂量经肝脏首关代谢，代谢产物包括 N_2-单去甲基化物、N_2-氧化物和 S-氧化物。本药消除相半衰期($t_{1/2\beta}$)为 1～2 小时，血浆清除率为 40～60 L/h，肾脏清除率为 500 ml/min。口服剂量的 90%以上在 12 小时内随尿排泄，其中 65%的口服剂量以原形排泄，N_2-单去甲基化物占 8%，N_2-氧化物占 6%；少于 6%的剂量随粪便排泄。由于半衰期短，清除迅速，肾功能正常的个体，一般不发生蓄积。中至重度肾功能损害者明显延长本品半衰期并降低清除率。严重肾功能损害者半衰期($t_{1/2}$)为 5.8～8.5 小时。本药不能经血液透析清除。

【不良反应】 不良反应发生率约为 2%。主要有皮疹、瘙痒、便秘、腹泻、口渴、恶心、呕吐等；神经系统症状如头晕、失眠、多梦、头痛；偶见鼻炎、鼻窦炎、咽炎、头痛、发热、腹痛、虚弱、胸背痛、多汗及肝功能酶学指标升高等，罕见腹胀、食欲不振。

【禁忌证】 对本药过敏者禁用。

【注意事项】 (1)对其他 H_2受体拮抗药过敏者慎用。

(2)不建议用于哺乳期妇女，必须使用时应谨慎。

(3)不建议用于儿童，必须使用时应谨慎。

(4)肾功能不全患者使用本药时应减量。

(5)药物对诊断的影响：服用本药后尿胆原测定可呈假阳性。

(6)美国 FDA 妊娠期用药安全性分级为口服给药 B。

【药物相互作用】 (1)可升高胃液 pH 值，增加咪达唑仑的吸收，两者合用时应谨慎。

(2)应用后立即服用地红霉素，可轻度增加后者的吸收。这一相互作用的临床意义尚未确定。

(3)与头孢布烯合用时，可增加后者发生不良反应(如恶心、腹泻、头痛)的危险，其作用机制尚不清楚。

(4)与头孢妥仑合用时，可降低后者的血药浓度，建议两者不要同时使用。

(5)可升高胃液 pH 值，使头孢泊肟和地拉夫定、伊曲康唑的吸收减少，降低其疗效。

【给药说明】 (1)经本药治疗后症状缓解的患者，并不能排除胃癌的可能，故应用前应先排除胃癌。

(2)治疗期间可引起心率和心排血量降低，而加入哌仑西平可抵消这一不良反应。

【用法与用量】 口服　成人。

(1)活动性十二指肠溃疡　一日 300 mg，睡前一次服用；或一次 150 mg，一日 2 次。

(2)良性溃疡　一日 300 mg，睡前一次服用。

(3)预防十二指肠溃疡复发　一日 150 mg，睡前一次服用。

(4)肾功能不全者使用本药应减量。

【制剂与规格】 尼扎替丁胶囊：150 mg。

尼扎替丁片：(1)75 mg；(2)150 mg。

罗沙替丁乙酸酯

Roxatidine Acetate

【适应证】 ①胃十二指肠溃疡、吻合口溃疡、佐林格-埃利森综合征、反流性食管炎等。②麻醉前给药防治吸入性肺炎。

【药理】 (1)药效学　为选择性 H_2受体拮抗药，其抗分泌效力为西咪替丁的 3～6 倍、雷尼替丁的 2 倍。显著及呈剂量依赖性的抑制胃酸分泌。单剂口服 50 mg3 小时后基础胃酸分泌量减少超过 90%。与安慰剂比较，早晚各服用 75 mg 可显著减少健康志愿者白天和夜间的胃酸分泌量(超过 75%)。可显著减少消化性溃疡患者的胃蛋白酶总量，而对血清中胃蛋白酶原Ⅰ和促胃液素水平无明显影响。与西咪替丁、雷尼替丁和法莫替丁不同的是，本品对坏死药物所致大鼠的胃黏膜损伤有预防作用。因此，具有黏膜保护作用。没有抗雄激素活性。与西咪替丁相反，本品对肝脏混合功能氧化酶系统无显著影响，所以它不干扰经肝脏代谢药物的清除。

(2)药动学　口服后吸收迅速、完全(>95%)，并通过脂解作用脱乙酰基，迅速转化为活性代谢物罗沙替丁。健康人口服 75 mg，达峰时间(t_{max})为 3 小时，健康人的消除相半衰期($t_{1/2\beta}$)为 4～8 小时，清除率(CL)为 21～24 L/h，单剂口服后的 V_d为 1.7～3.2 L/kg。本品主要在血浆和尿中代谢，主要代谢物为罗沙替丁，从尿中回收总的放射性活性物质大约占给药量的 96%，罗沙替丁约占其中的 55%，尿中没有罗沙替丁乙酸酯。食物和抗酸剂几乎不影响本品的药动学。

【不良反应】 不良反应发生率约为 1.7%。主要有皮疹、瘙痒感(均应停药)、嗜酸粒细胞增多、白细胞减少、便秘或腹泻、恶心、腹胀、AST 与 ALT 升高、嗜睡等。罕见头痛、失眠、倦怠及血压上升。

【禁忌证】 对本品过敏者禁用。

【注意事项】 (1)有药物过敏史患者谨慎使用。

(2)妊娠期妇女和儿童用药的安全性尚未明确，一般不宜应用。

(3)哺乳期妇女给药时应停止哺乳。

(4)肝肾功能不全者慎用。

【给药说明】 用药前诊断未明确者不宜应用,因本品可能掩盖胃癌的症状。

【用法与用量】 (1)口服 成人 ①胃十二指肠溃疡、吻合口溃疡、佐林格-埃利森综合征及反流性食管炎:一次 75 mg,一日 2 次,早餐后及睡前服用。可按照年龄和症状适当增减。②麻醉前给药:通常于手术前一日临睡前及手术诱导麻醉前 2 小时各服 75 mg。

(2)肝肾功能不全者应适当减量。

【制剂与规格】 罗沙替丁乙酸酯缓释胶囊:75 mg。

拉呋替丁

Lafutidine

【适应证】 慢性胃炎、胃和十二指肠溃疡的治疗。

【药理】 (1)药效学 本品为高效、长效 H_2 受体拮抗药,对胃酸分泌具有明显的抑制作用,能抑制组胺、五肽胃泌素、食物等引起的胃酸分泌。本品具有胃黏膜保护作用,能抑制多种实验动物模型的溃疡形成,呈剂量依赖性,促进溃疡愈合,缓解症状,预防溃疡复发。

(2)药动学 健康男性志愿者空腹单次口服拉呋替丁 10 mg 时,t_{max} 为(0.8±0.1)小时,C_{max} 为(174±20) ng/ml,$t_{1/2\beta}$ 为(3.30±0.39)小时,$AUC_{0-24\,hr}$ 为(793±85)(ng·hr)/ml。进食状态下 t_{max} 明显延长,但进食对 C_{max}、AUC 和生物利用度没有影响。空腹时口服拉呋替丁 10 mg,给药 24 小时内原形药物与代谢产物 M-4、M-7 及 M-9 的尿中排泄率分别为(10.9±1.5)%、(1.7±0.2)%、(7.5±0.8)%及(0.3±0.1)%,人尿中总排泄率为给药量的 20%。体外研究中,拉呋替丁主要通过细胞色素 P_{450} 同工酶代谢,代谢物 M-4 及 M-9 的生成与 CYP3A4 的参与有关,代谢物 M-7 的生成与 CYP3A4 和 CYP2D6 的参与有关。在血药浓度为 3 μg/ml 时,人血浆蛋白结合率为(88.0±1.2)%。

【不良反应】 (1)可能出现的严重不良反应

①肝功能损害 可能出现伴 AST、ALT、GGT 等升高的肝功能损害和黄疸症状。所以需密切观察,一旦出现上述异常情况应立即停药,给予相对应的处理。

②粒细胞减少症、血小板减少症 有可能出现粒细胞减少症(早期症状:咽喉疼痛、全身倦怠、发热等)和血小板减少症(出血倾向、紫癜)。一旦出现上述异常情况须立即停药,给予相对应的处理。

(2)可能出现的与其他 H_2 受体拮抗药类似的严重不良反应 文献报道,H_2 受体拮抗药可能引起休克、过敏样症状、全血细胞减少、再生障碍性贫血、血小板减少、间质性肾炎、史-约(Stevens-Johnson)综合征、毒性表皮坏死松解症(Lyell 综合征)、横纹肌溶解症、房室传导阻滞等。

(3)其他偶见不良反应 一旦出现下述异常应给予相应减量、停药等适当处置。

①过敏症状:瘙痒、皮疹、荨麻疹。

②血液系统:嗜酸性粒细胞百分比增高、红细胞比容降低。

③泌尿系统:尿蛋白异常、血 BUN 升高。

④神经与精神系统:头痛、失眠、嗜睡、可逆性精神错乱、幻觉、眩晕。

⑤循环系统:心悸、潮热、颜面潮红

⑥消化系统:恶心、呕吐、腹胀、食欲缺乏、便秘或腹泻。

⑦其他:血钠升高、血钾降低、血尿酸升高,女性月经延迟,男性乳房女性化。

【禁忌证】 本品禁用于已知对本品或其中成分过敏者。

【注意事项】 慎用 (1)有药物过敏史患者。

(2)老年患者、肝肾功能损害患者(有加重症状的可能性)。

(3)透析患者。

(4)治疗前应证实胃溃疡为良性,用药后症状改善并不能排除胃癌的可能性。

【药物相互作用】 尚不明确。

其他 H_2 受体拮抗药能与细胞色素 P_{450} 结合,从而降低肝微粒体药物代谢酶的活性。因此本品与华法林、苯妥英钠、茶碱、苯巴比妥、地西泮、普萘洛尔和西咪替丁合用时应注意。

【用法与用量】 口服 成人 一次 10 mg,一日 2 次。餐后或睡前服用。

【制剂与规格】 拉呋替丁片:10 mg。

拉呋替丁胶囊:(1)5 mg;(2)10 mg。

枸橼酸铋雷尼替丁(雷尼替丁枸橼酸铋)[药典(二)]

Ranitidine Bismuth Citrate

【适应证】 ①治疗胃或十二指肠溃疡。②与抗生素(如阿莫西林及克拉霉素)合用以根除幽门螺杆菌。③慢性胃炎,适用于胃黏膜糜烂、出血或以烧心、反酸、上腹饥饿痛等症状为主者。

【药理】 (1)药效学 是由枸橼酸铋与雷尼替丁络

合形成的盐，具有雷尼替丁抑制胃酸分泌、铋盐抑制蛋白酶及保护黏膜、二者共同抑制幽门螺杆菌（Hp）的三种作用，比单独使用雷尼替丁或枸橼酸铋钾效果更佳。

（2）药动学　口服本品后，雷尼替丁吸收良好，而铋吸收甚少。人体试验结果显示口服本品 0.35 g 后，雷尼替丁 2.6 小时左右达到血药峰值，其后快速下降，雷尼替丁 70%由肾脏消除，半衰期为 2.3 小时。铋 0.5 小时达到血药峰值，达峰浓度在 8 μg/L 左右，远远低于可能引起铋的不良反应症状的浓度（100 μg/L），其后快速下降，铋吸收量只占含铋量的 1%，且与胃内 pH 值有关，铋主要通过肾脏消除，半衰期为 5～10 天，铋盐主要由粪便排泄。一日口服 200～1600 mg，连用 28 天，铋剂吸收可有所增加，但血药浓度仍较低，不产生铋毒性。老年人的血浆雷尼替丁浓度高于年轻人，但血浆铋浓度相同，肾功能不全者血浆雷尼替丁和铋的浓度增高。

【不良反应】（1）可出现肝功能（如 ALT、AST）异常。

（2）偶有胃肠功能紊乱，如恶心、腹痛、腹部不适、腹泻及便秘，偶有头痛或关节痛表现。

（3）罕见皮肤瘙痒、皮疹等过敏反应或粒细胞减少症。

【禁忌证】（1）对枸橼酸铋雷尼替丁或其任何成分过敏者禁用。

（2）重度肾功能损害者禁用。

【注意事项】（1）不建议用于妊娠期妇女。

（2）不建议用于哺乳期妇女。

（3）不建议用于儿童。

（4）对诊断的干扰：胃镜检查前 4 周内应用，可使胃镜检查时 Hp 的检测呈假阴性结果。

【药物相互作用】（1）与弱酸性或弱碱性药物合用，通过 H_2受体拮抗作用可使胃液 pH 值增高，使弱酸性药物（如水杨酸类、巴比妥类）解离度增大、吸收减少，而弱碱性药物（如麻黄碱）的吸收则增加。

（2）与对乙酰氨基酚合用时，因雷尼替丁可延缓胃排空而降低其吸收，使其药效推迟。

（3）本品能与细胞色素 P_{450}结合，大剂量使用本药会减慢氨基比林、对乙酰氨基酚、华法林、氟烷的代谢，升高其血药浓度，增强其药理活性。

（4）本品可减少肝脏血流，使主要经肝脏代谢的利多卡因、美托洛尔的代谢减慢、作用增强。

（5）本品能减慢心率，与普萘洛尔、维拉帕米、美西律等合用可增强后者作用。

（6）与维生素 B_{12}合用可减少其吸收，长期合用会导致维生素 B_{12}缺乏。

（7）与普鲁卡因、*N*-乙酰普鲁卡因合用可减慢后两者的肾脏清除速率。

（8）与牛奶同时进服，会干扰枸橼酸铋的作用。

【给药说明】（1）服用本药后可见粪便变黑、舌发黑，属正常现象，停药后即会消失。

（2）如本药与抗菌药合用后未根除 Hp，应考虑 Hp 对所合用之抗菌药产生耐药性，需更换抗菌药。

（3）有急性卟啉症病史或肌酐清除率小于 25 ml/min 者，不能用本药与克拉霉素联合治疗的方案。

（4）能对抗胃酸引起的胃黏膜损害，但会加重乙醇引起的胃黏膜损害。

（5）不宜长时期大剂量使用。

【用法与用量】口服　成人　一次 0.35～0.4 g，一日 2 次，疗程不宜超过 6 周。

【制剂与规格】枸橼酸铋雷尼替丁胶囊：（1）0.2 g（雷尼替丁与枸橼酸铋比例为 1∶1.1）；（2）0.35 g（雷尼替丁与枸橼酸铋比例为 1∶1.1）。

枸橼酸铋雷尼替丁片：0.2 g（雷尼替丁与枸橼酸铋比例为 1∶1.1）。

奥美拉唑[药典(二);基;医保(甲、乙)]

Omeprazole

【适应证】①胃、十二指肠溃疡，并可与抗菌药合用治疗 Hp 相关性消化性溃疡。②反流性食管炎。③佐林格-埃利森综合征。④静脉注射可用于消化性溃疡急性出血的治疗，如急性胃黏膜病变出血。⑤溃疡样症状的对症治疗及酸相关性消化不良。

【药理】（1）药效学　为质子泵抑制药，易浓集于酸性环境中，能特异性地作用于胃壁细胞顶端膜构成的分泌性微管和胞质内的管状泡上，即胃壁细胞质子泵（H^+，K^+-ATP 酶）所在部位，并转化为亚磺酰胺的活性形式，然后通过二硫键与质子泵的巯基呈不可逆性的结合，生成亚磺酰胺与质子泵的复合物，从而抑制该酶活性，使壁细胞内的 H^+不能转运到胃腔中，阻断了胃酸分泌的最后步骤，使胃液中的胃酸量大为减少，对基础胃酸分泌和各种刺激因素引起的胃酸分泌均有很强的抑制作用。此外，由于对质子泵的抑制作用是不可逆的，故抑酸作用时间长，待新的质子泵形成后，才能恢复其泌酸作用。实验证明，对基础胃酸分泌和由组胺、五肽促胃液素及刺激迷走神经引起的胃酸分泌具有强而持久的抑制作用，对 H_2受体阻断药不能抑制的由二丁基环腺苷酸所致胃酸分泌亦有明显的抑制作用。健康志愿者单次口服本药，其抗酸作用可维持 24 小时之久，多次口服(1 周)可使基础胃酸和五肽促胃液素刺激引起的胃酸分泌抑制 70%～80%，随着胃酸分泌量的明显下降，胃内 pH 值迅速升高，一般停药后 3～4 天胃酸分泌可恢复到原有水平。本药对胃蛋白酶的分泌也有抑制作用。

(2)药动学　口服经小肠迅速吸收，1 小时内起效，食物可延迟其吸收，但不影响吸收总量。不同的给药方法、剂型及给药次数均可影响体内药物的血药浓度及生物利用度。本药单次给药时生物利用度约为 35%，反复给药的生物利用度可达 60%。口服后 0.5～3.5 小时血药浓度达峰值，达峰浓度为 0.22～1.16 mg/L，AUC 为 0.39～2.78 mg/(L・h)。吸收入血后主要与血浆蛋白结合，其血浆蛋白结合率为 95%～96%。可分布到肝、肾、胃、十二指肠、甲状腺等组织，到达平衡后分布容积为 0.19～0.48 L/kg，与细胞外液相当。不易透过血-脑屏障，但易透过胎盘。在体内完全被肝微粒体细胞色素 P_{450} 氧化酶系统催化而迅速氧化代谢，至少有 6 种代谢产物，主要有 5-羟奥美拉唑、奥美拉唑砜和少量奥美拉唑硫醚。本药在体内几乎完全以代谢方式进行消除，血浆消除半衰期为 0.5～1 小时，慢性肝病患者约 3 小时；血药浓度在给药 4～6 小时后基本消失，其中约有 72%～80%的代谢物经肾脏排泄，另有 18%～23%左右的代谢物由胆汁分泌，随粪便排出。无论单次或多次给药，奥美拉唑的氧化代谢存在着明显的个体差异，主要表现为某些个体对药物羟化代谢能力低下或有缺陷，使原形药物消除缓慢，消除半衰期延长而 AUC 明显增加。

【不良反应】(1)消化系统　可有口干、轻度恶心、呕吐、腹胀、便秘、腹泻、腹痛等；丙氨酸氨基转移酶(ALT)、天门冬氨酸氨基转移酶(AST)和胆红素可有升高，一般是轻微和短暂的，大多不影响治疗。另有国外资料报道在长期使用奥美拉唑治疗患者的胃体活检标本中可观察到萎缩性胃炎表现。

(2)神经与精神系统　可有感觉异常、头晕、头痛、嗜睡、失眠、周围神经炎等。

(3)代谢与内分泌系统　长期应用奥美拉唑可导致维生素 B_{12} 缺乏。

(4)致癌性　动物实验表明奥美拉唑主要可引起胃底部和胃体部内分泌细胞-肠嗜铬细胞增生，长期用药还可发生胃部类癌。

(5)其他　可有皮疹、男性乳房发育、白细胞减少、溶血性贫血等。

【禁忌证】(1)对本药过敏者。

(2)严重肾功能不全者。

(3)婴幼儿。

(4)美国 FDA 妊娠期用药安全性分级为口服给药、肠道外给药 C。

【注意事项】(1)肾功能不全及严重肝功能不全者慎用。

(2)尽管动物实验中并未发现本药对哺乳期妇女有不良影响，但建议哺乳期妇女尽可能不用。

(3)药物对诊断的影响　①奥美拉唑可抑制胃酸分泌，使胃内 pH 值升高，反馈性地使胃黏膜中的 G 细胞分泌促胃液素，从而使血中促胃液素水平升高。②奥美拉唑可使 ^{13}C 尿素呼气(UBT)试验结果出现假阴性，其机制可能是奥美拉唑对幽门螺杆菌有直接或间接的抑制作用。临床上应在奥美拉唑治疗后至少 4 周才能进行 ^{13}C-尿素呼气试验。

(4)用药前、后及用药时应当检查或监测的项目　①疗效监测：治疗消化性溃疡时，应进行内镜检查了解溃疡是否愈合；治疗 Hp 相关的消化性溃疡时，可在治疗完成后 4～6 周进行 UBT 试验，以了解 Hp 是否已被根除；治疗佐林格-埃利森综合征时，应检测基础胃酸分泌值是否小于 10 mmol/h(即治疗目标)。②毒性监测：应定期检查肝功能；长期服用者，应定期检查胃黏膜有无肿瘤样增生，用药超过 3 年者还应监测血清维生素 B_{12} 水平。

(5)治疗胃溃疡时，应首先排除癌症的可能后才能使用本药。因用本药治疗可减轻其症状，从而延误诊断。

(6)本药抑制胃酸分泌的作用强、持续时间长，故应用本药时不宜同时服用其他抗酸药或抑酸药。

(7)为防止抑酸过度，在治疗一般消化性溃疡时，建议不要长期大剂量使用(佐林格-埃利森综合征时除外)。

【药物相互作用】(1)奥美拉唑可提高胰酶的生物利用度，增强其疗效；两者联用对胰腺囊性纤维化引起的顽固性脂肪泻及小肠广泛切除术后功能性腹泻有较好疗效。

(2)对 Hp 敏感的药物(如阿莫西林等)与奥美拉唑联用有协同作用，可提高清除 Hp 的疗效。

(3)奥美拉唑具有酶抑制作用，与经肝脏细胞色素 P_{450} 系统代谢的药物(如双香豆素、华法林、地西泮、苯妥英钠、硝苯地平等)合用时，可使后者的半衰期延长，代谢减慢。但在一般临床剂量下，本药所起的作用不大，对茶碱和安替比林的药动学影响要比西咪替丁小得多，对华法林的影响也无临床意义。

(4)与钙拮抗药联用时，两药体内清除均有所减慢，但无临床意义。

(5)可抑制泼尼松转化为活性形式,降低其药效。

(6)可造成低酸环境,使地高辛较少转化为活性物,降低其疗效。服用奥美拉唑及其停药后短时间内应调整地高辛剂量。

(7)可使胃内呈碱性环境,使铁剂、四环素、氨苄西林和酮康唑吸收减少,血药浓度降低。

(8)可影响环孢素的血药浓度(升高或降低),机制不明。

(9)可改变胃内 pH 值,从而使缓释和控释制剂受到破坏,药物溶出加快。

(10)抑制胃酸使胃内细菌总数增加,致使亚硝酸盐转化为致癌性亚硝酸;联用维生素 C 或维生素 E,可能限制亚硝酸化合物形成。

(11)使用三唑仑、劳拉西泮或氟西泮期间,给予奥美拉唑可致步态紊乱,停用即可恢复正常。

【给药说明】 (1)本药的口服制剂是缓释胶囊或肠溶片,服用时需注意不要咬碎或掰开,以防止药物颗粒过早在胃内释放而影响疗效或失去缓释作用意义。

(2)用于治疗佐林格-埃利森综合征时,其治疗目标是使基础胃酸分泌值下降到 10 mmol/h 以下。

(3)注射用奥美拉唑使用时,先将 10 ml 专用溶剂完全抽出,然后打进有冻干药物的小瓶内,溶化后即组成静脉注射液,应在 4 小时内使用。推注速度不宜过快(每 40 mg 不可少于 2.5 分钟)。配制静脉滴注液时,可将专用溶剂注入冻干粉小瓶内溶解药物后加入氯化钠注射液或 5%葡萄糖注射液 100 ml,40 mg 奥美拉唑稀释后滴注时间不少于 20 分钟。

(4)用药过量的表现:包括视物不清、意识模糊、出汗、嗜睡、口干、颜面潮红、头痛、恶心及心动过速或心律不齐。

(5)用药过量的处理:主要为对症和支持治疗。奥美拉唑不易透析,如果意外过量服用应立即处理。

【用法与用量】 成人。

(1)口服给药 ①胃、十二指肠溃疡:一次 20 mg,清晨一次服。十二指肠溃疡疗程通常为 2~4 周,胃溃疡的疗程为 4~8 周。对难治性消化性溃疡者可用一次 20 mg,一日 2 次或一次 40 mg,一日 1 次。②反流性食管炎:一日 20~60 mg,一日 1~2 次,晨起顿服或早晚各一次,疗程通常为 4~8 周。③佐林格-埃利森综合征:初始剂量为一次 60 mg,一日 1 次,以后酌情调整为一日 20~120 mg,其疗程视临床情况而定。90%以上患者用一日 20~120 mg 的剂量即可控制症状。如剂量大于一日 80 mg,则应分 2 次给药。④酸相关性消化不良:上腹部疼痛或不适,伴有或不伴有烧心症状的患者症状的减轻,推荐剂量为本品 20 mg,一日 1 次。一些患者一日 10 mg可能已足够,因此 10 mg 可作为起始剂量。如果一日 20 mg 仍未能控制症状,建议做进一步检查。⑤肝功能损害者:严重肝功能损害者一日用量不超过 20 mg,且须慎用。⑥非甾体抗炎药引起的消化性溃疡、胃十二指肠糜烂或消化不良症状:一次 20 mg,一日 1 次。通常 4 周可治愈,若初始疗程疗效不肯定,应再治疗 4 周。⑦预防非甾体抗炎药引起的消化性溃疡、胃十二指肠糜烂或消化不良症状:正常剂量为 20 mg,一日 1 次。

(2)静脉注射 用于治疗消化性溃疡出血时,可予静脉注射,一次 40 mg,每 12 小时 1 次,连用 3 天。首次剂量可加倍。

(3)静脉滴注 出血量大时可用首剂 80 mg 静脉滴注,之后改为 8 mg/h 维持治疗,直至出血停止。

【儿科用法与用量】 口服、静脉注射 一次 0.5~2 mg/kg,一日 1~2 次。

【儿科注意事项】 (1)严重肾功能衰竭患儿禁用,婴儿慎用。

(2)严重肝功能不全患儿禁用。

(3)静脉注射剂溶解于氯化钠溶液,一次滴注时间需超过 20~30 分钟。

【制剂与规格】 奥美拉唑肠溶片:(1)10 mg;(2)20 mg。

奥美拉唑肠溶胶囊:(1)10 mg;(2)20 mg。

奥美拉唑钠肠溶片:(1)10 mg;(2)20 mg(均按奥美拉唑计)。

奥美拉唑镁片:(1)10 mg;(2)20 mg(均按奥美拉唑计)。

注射用奥美拉唑:(1)20 mg;(2)40 mg。

兰索拉唑[药典(二);医保(乙)]

Lansoprazole

【适应证】 胃十二指肠溃疡、吻合口溃疡、幽门螺杆菌感染、反流性食管炎及佐林格-埃利森综合征等。

【药理】 (1)药效学 兰索拉唑与奥美拉唑的化学结构很相似,不同之处为本药在吡啶环上多一个氟。本药由血液进入壁细胞后并不直接作用于质子泵,而是在壁细胞微管的酸性环境中,形成活性亚硫酰胺代谢物,如 AG-1812 和 AG-2000,这些活性代谢物将质子泵的巯基氧化而使其失去活性,从而抑制胃酸分泌,作用同奥美拉唑。

体外动物实验表明,在体内兰索拉唑能显著的抑制大白鼠的基础胃酸分泌，以及由各种刺激引起的胃酸分泌，50%抑制量(ID_{50})为 1.0～3.6 mg/kg。本药对 2-脱氧-*D*-葡萄糖刺激、水浸刺激这种通过迷走神经作用而产生的胃酸分泌也有强的抑制作用，这是优于其他药物的特性。在大鼠急性溃疡模型实验中本药能显著抑制溃疡发生，其 ID_{50} 为 0.3～8.5 mg/kg。

本药及其代谢产物 AG-1812 和 AG-2000 对 Hp 均有抑制作用。但单用本药对 Hp 无根除作用，与抗生素联合应用则可明显提高 Hp 的根除率。

本药使胃内 pH 值明显增高，因而使促胃液素的分泌增加。停药 1～12 周之后血清促胃液素可恢复正常。

(2)药动学　口服易吸收。健康成年人单次口服本药 30 mg，空腹时达峰时间为 2 小时，达峰浓度为 1038 μg/L。半衰期 β 相为 1.3～1.7 小时，老年人半衰期约为 2 小时，严重肝功能衰竭患者半衰期延长至 7 小时。半衰期虽短，但作用时间却很长，单次口服本药 30 mg，其抑酸作用可达 24 小时以上。峰值浓度与剂量有关，随剂量的增加而递增。绝对生物利用度为 85%。餐后服用可延缓吸收，并使峰值浓度降低，但曲线下面积与空腹服用无明显差异。主要通过以下几个反应代谢：亚硫酰基(SO)的氧化和还原；巯苯咪唑环的羟基化；侧链甲基的羟基化；O-脱烷基化。代谢产物 AG-1812 和 AG-2000 被肝脏的 P_{450} Ⅱ C18 代谢为砜基和羟基，次要代谢产物为亚硫酸盐和羟基砜衍生物。主要经胆汁和尿排泄，尿中测不出原形药物，全部为代谢产物。健康人一次口服本药 30 mg，24 小时后尿排泄率为 13%～14%。在体内无蓄积作用。

【不良反应】 (1)消化系统　可出现腹泻、口干、恶心、食欲缺乏、便血、便秘、腹胀等症状，偶见丙氨酸氨基转移酶(ALT)、天门冬氨酸氨基转移酶(AST)、碱性磷酸酶(ALP)、乳酸脱氢酶(LDH)及 γ-谷氨酰转移酶(GGT)升高。口服本药可致胃黏膜轻度肠嗜铬样(ECL)细胞增生，停药后可恢复正常。

(2)神经与精神系统　常见头痛、头晕、嗜睡，偶见焦虑、失眠、抑郁等。

(3)血液系统　偶有白细胞减少、嗜酸性粒细胞百分比增高、贫血等，罕见血小板减少。

(4)泌尿生殖系统　可出现尿频、蛋白尿、阳痿等。

(5)过敏反应　可出现皮疹、荨麻疹和皮肤瘙痒等。

(6)致癌性　有报道大白鼠经口给药(剂量约为临床用量的 100 倍)实验中，其精巢间细胞瘤发生率会增加，且发现一例胃部类癌的发生。

(7)其他　可出现发热、乏力、肌痛等，也可出现总胆固醇及尿酸升高。

【禁忌证】 对本药过敏者。

【注意事项】 (1)肝功能障碍者慎用。

(2)小儿用药的安全性尚未确定，不推荐使用。

(3)老年患者的胃酸分泌能力和其他生理功能均会下降，而对本药的清除时间会延长，故老年人应慎用，用药期间应注意调整剂量，并密切观察。

(4)曾有报告指出，在动物实验中本药可分泌入乳汁，所以哺乳期妇女不宜使用本药。如必须使用本药时，应停止哺乳。

(5)药物对实验室检测值或诊断的影响　①可使血清促胃液素水平上升；②治疗期间，UBT 试验可能出现假阴性。

(6)用药前、后及用药时应该检查或监测　①疗效监测：本药用于 Hp 感染时，应进行 UBT 试验，以确定 Hp 是否已经被根除；应注意的是，治疗期间，UBT 试验可能出现假阴性。本药用于佐林格-埃利森综合征时，应注意观察消化不良的症状是否缓解，并进行内镜检查以了解溃疡是否愈合，并检测基础胃酸分泌是否减少。本药用于消化性溃疡时，为了解治疗效果，应监测疼痛是否缓解，并进行内镜检查以了解溃疡是否愈合；应注意的是，疼痛的缓解与溃疡的愈合并非完全一致。②毒性监测：应定期进行全血细胞计数，肝、肾功能检查，血清促胃液素水平的检测。

(7)长期使用经验不足，国内不推荐维持治疗。

(8)有可能掩盖胃癌症状，故应在排除恶性肿瘤的基础上再使用。

(9)美国 FDA 妊娠期用药安全性分级为口服给药 B。

【药物相互作用】 (1)与对乙酰氨基酚合用时，可使后者的血浆峰值浓度升高，达峰时间缩短。

(2)红霉素类与本品合用时，红霉素类在胃中的局部浓度增加，两者用于治疗 Hp 感染时具有协同作用。

(3)与抗酸药合用能使兰索拉唑的生物利用度减小。其机制可能为胃内 pH 的增加妨碍了兰索拉唑颗粒的溶解。故两者如需合用，应在使用抗酸药后 1 小时再给予兰索拉唑。

(4)与茶碱联用时可轻度减少茶碱的血清浓度。两者联用时应在开始或停用兰索拉唑的时候，仔细监测茶碱的血清浓度。

(5)可以显著而持久的抑制胃酸分泌，从而使伊曲康唑、酮康唑的吸收减少。故两者应避免同时使用。

(6)硫糖铝可干扰兰索拉唑的吸收，使其生物利用度减少，故兰索拉唑应在服用硫糖铝前至少 30 分钟服用。

(7)与克拉霉素合用时，有发生舌炎、口腔炎和舌头变黑的报道。其确切机制不清。两者合用时应监测口腔黏膜的变化，必要时停用克拉霉素，同时减少兰索拉唑的剂量。

(8)如需与地西泮及苯妥英合用时应慎重，注意调整本药剂量并仔细观察患者反应。

【给药说明】 (1)由于在酸性环境下本药不稳定，所以必须使用肠溶制剂。口服时应吞服整个片剂或胶囊，不应压碎或咀嚼。

(2)治疗佐林格-埃利森综合征的目标为基础胃酸分泌量在无胃部手术史的患者为 10 mmol/h 以下；在有胃部手术史的患者为 5 mmol/h 以下。

(3)在治疗过程当中，轻度不良反应不影响继续用药，但如发生过敏反应、肝功能异常或较为严重的不良反应时应及早停药或采取适当措施。

【用法与用量】 (1)成人常用量 ①胃十二指肠溃疡、反流性食管炎：一次 30 mg，一日 1 次，于清晨口服。治疗十二指肠溃疡的疗程为 4 周，胃溃疡为 4～6 周，反流性食管炎为 8～10 周。②合并 Hp 感染的胃或十二指肠溃疡：口服，一次 30 mg，一日 1～2 次，与 2 种抗生素联合应用，1～2 周为 1 个疗程。③佐林格-埃利森综合征：治疗剂量因人而异，可加大至一日 120 mg。

(2)肝、肾功能不全时剂量 一次 15 mg，一日 1 次。

【制剂与规格】 兰索拉唑肠溶片(胶囊)：(1)15 mg；(2)30 mg。

兰索拉唑胶囊：(1)15 mg；(2)30 mg。

兰索拉唑口崩片：(1)15 mg；(2)30 mg。

注射用兰索拉唑：30 mg。

泮托拉唑[药典(二)；医保(乙)]

Pantoprazole

【适应证】 ①消化性溃疡；②反流性食管炎；③胃泌素瘤；④与 2 种抗生素合用，根除 Hp 治疗，减少消化性溃疡复发。

【药理】 (1)药效学 本药是一种不可逆的质子泵抑制剂，作用同奥美拉唑。静脉应用 80 mg 几乎可使胃酸分泌完全抑制，并可持续 20 小时以上。由于本药对细胞色素 P_{450} 酶系的亲和力较低，并有Ⅱ期代谢途径，故其他通过该酶系代谢的药物与本药相互作用影响较小。

(2)药动学 生物利用度高并相对稳定，单次或多次给药后的生物利用度均保持在 77%左右，且不受食物或其他抗酸药的影响。口服 40 mg 肠溶片后 2.5 小时达血药浓度峰值(C_{max})2～3 mg/L。本品药代动力学呈线性特征，经肝脏的首关效应较低，静脉输入或口服 10～80 mg 后，AUC 和 C_{max} 均随剂量的增加而成比例上升。表观分布容积 0.15 L/kg，清除率 0.1 L/(h · kg)，消除半衰期($t_{1/2\beta}$)约为 1 小时，血浆蛋白结合率 98%。在肝脏内经细胞色素 P_{450} 酶系代谢，并另有Ⅱ期代谢的途径。主要代谢物为泮托拉唑去甲基硫酸酯，其大部分(约 80%)由肾脏排出，其余由胆汁分泌并从粪便中排出。

【不良反应】 (1)偶有头痛、失眠、嗜睡、恶心、腹泻、便秘、上腹痛、腹胀、皮疹、瘙痒及头晕等症状。极个别病例出现水肿、发热和一过性视力障碍(视物模糊)。

(2)大剂量使用时可出现心律失常、氨基转移酶升高、肾功能改变、粒细胞减少等。

【禁忌证】 (1)对本药过敏者。

(2)哺乳期妇女。

【注意事项】 (1)肝、肾功能不全者慎用。

(2)尚无儿童用药经验。

(3)动物实验中可见少量药物分泌入乳汁。只有权衡其对母体带来的益处超过其对婴儿的潜在危害时，才可考虑在哺乳期使用本药。

(4)对于严重肝功能障碍者，用药期间应定期监测肝功能酶学变化。

(5)美国 FDA 妊娠期用药安全性分级为口服给药及肠道外给药 B。

【药物相互作用】 (1)可降低伊曲康唑、酮康唑等药物的胃肠道吸收，降低其药效。

(2)在肝脏内通过细胞色素 P_{450} 酶系代谢，因此凡通过该酶系代谢的其他药物均不能除外与之有相互作用的可能性。然而目前对许多这类药物进行专门检测，如卡马西平、咖啡因、地西泮、双氯芬酸、地高辛、乙醇、格列本脲、美托洛尔、硝苯地平、新双香豆素、苯妥英、茶碱、华法林和口服避孕药等，却未观察到泮托拉唑与之发生具有明显临床意义的相互作用。

【给药说明】 (1)肠溶制剂服用时切勿咀嚼。

(2)注射剂只能用氯化钠注射液或专用溶剂进行溶解和稀释，禁止用其他溶剂或药物溶解和稀释。药品溶解和稀释后必须在 3 小时内用完。

(3)用药前须除外胃、食管的恶性病变，以免因症状缓解而延误诊断。

(4)人类应用过量后的症状尚不清楚，个别病例静脉应用 240 mg 耐受良好。如果一旦发生本药过量并出现中毒的临床症状，处理中毒的原则亦适用于该种情况。

【用法与用量】 (1)口服 ①成人常用量 ⓐ一般用法:一次 40 mg,一日 1 次,最好于早餐前服用。十二指肠溃疡一般疗程 2～4 周,胃溃疡及反流性食管炎疗程 4～8 周。ⓑ治疗 Hp 感染:一次 40 mg,一日 2 次,并需联合 2 种抗生素治疗,疗程 1～2 周。

②肾功能不全时剂量 不宜超过一日 40 mg。

③肝功能不全时剂量 严重肝功能衰竭患者应减少至隔日 40 mg。

④老年人 剂量 不宜超过一日 40 mg;但在根除 Hp 治疗时,老年患者在 1 周疗法中也可使用常规剂量,即一次 40 mg,一日 2 次。

(2)静脉注射或滴注 推荐剂量为一日 1 次,一次 40 mg,疗程可根据临床需要酌情掌握,但通常不超过 8 周。将 10 ml0.9%氯化钠注射液注入装有泮托拉唑干燥物的小瓶中制成待用液,此液可直接静脉注射(至少持续 2 分钟),或将之与 100 ml0.9%氯化钠注射液混合后静脉滴注(时间为 15～30 分钟)。不宜用上述之外的液体配制,配制液的 pH 值为 9。配制液需在 3 小时内使用。

【制剂与规格】 泮托拉唑钠肠溶片:(1)20 mg;(2)40 mg。

泮托拉唑钠肠溶胶囊:(1)20 mg;(2)40 mg。

注射用泮托拉唑钠:(1)40 mg;(2)42.3 mg;(3)80 mg。

雷贝拉唑钠[医保(乙)]

Rabeprazole Sodium

【适应证】 ①口服用于胃十二指肠吻合口溃疡、胃食管反流病、胃泌素瘤。②静脉注射可用于治疗消化性溃疡出血以及应激状态下引起的急性胃黏膜损伤和出血。

【药理】 (1)药效学 雷贝拉唑为苯并咪唑类化合物,是第二代质子泵抑制药,通过特异性地抑制胃壁细胞 H^+,K^+-ATP 酶系统而阻断胃酸分泌的最后步骤。该作用呈剂量依赖性,并可使基础胃酸分泌和刺激状态下的胃酸分泌均受抑制。本品对胆碱能受体和组胺 H_2 受体无拮抗作用。

(2)药动学 健康受试者的药物半衰期约为 1 小时(0.7～1.5),体内药物清除率为 283±98 ml/min。在慢性肝病患者体内,AUC 提高 2～3 倍;CYP2C19 慢代谢者增加 1.6 倍;老年患者增加 30%。雷贝拉唑钠的血浆蛋白结合率为 97%。主要代谢产物为硫醚(M-1)和羧酸(M-6),次要代谢产物还有砜(M-2)、乙基硫醚(M-4)和硫醚氨酸(M-5)。其中只有乙基代谢物(M-3)具有少量抑制分泌的活性,但不存在于血浆中。该药 90%主要随尿排出,其他代谢产物随粪便排出。

【不良反应】 (1)血液系统:可引起红细胞与淋巴细胞减少、白细胞减少或增多、嗜酸性粒细胞与中性粒细胞增多。如出现此类异常状况时,应停药并采取适当措施。

(2)消化系统:可引起便秘、腹泻、腹胀感、恶心、下腹疼痛、消化不良及肝功能酶学指标(如氨基转移酶、碱性磷酸酶等)升高。

(3)心血管系统:可有心悸。

(4)精神与神经系统:可有头痛、眩晕、困倦、四肢乏力、感觉迟钝、握力低下、口齿不清、步态蹒跚等。国外有导致既往并发肝性脑病的肝硬化患者精神错乱、识辨力丧失和嗜睡的个案报道。

(5)致癌性:在给大鼠按 5 mg/kg 以上用量,连续 2 年口服给药的毒性试验中,观察到雌鼠中胃部发生类癌病变。

(6)其他:可有皮疹、荨麻疹、瘙痒、水肿、血总胆固醇及尿素氮升高、蛋白尿等。如出现此类异常状况时,应停药并采取适当措施。

【禁忌证】 (1)有对本药及其成分过敏史者。

(2)有苯并咪唑类药物过敏史者。

(3)哺乳期妇女。

(4)儿童不建议使用。

【注意事项】 (1)慎用 ①既往应用兰索拉唑、奥美拉唑、泮托拉唑等药物时发生过敏反应或其他不良反应者。②肝脏疾病。③老年人。

(2)药物对哺乳影响 动物实验中观察到本药向乳汁转移,哺乳期妇女应避免应用,如必须用药时应停止哺乳。

(3)用药前、后及用药时应当检查或监测 ①用药期间应定期进行血液生化检查,如发现异常,应采取停药等适当措施。②大鼠口服给药 25 mg/kg 以上时,可引起甲状腺重量及血中甲状腺激素的增加,故用药时应注意监测甲状腺功能。

(4)美国 FDA 妊娠期用药安全性分级为口服给药 B。

【药物相互作用】 (1)由于可升高胃内 pH 值,与地高辛合用时,可促进地高辛的吸收并导致其血中浓度升高,故合用时应监测地高辛浓度。

(2)与含氢氧化铝、氢氧化镁的制酸剂同时服用,或在服抗酸剂 1 小时后再服用时,本药的平均血浆浓度和

AUC分别下降8%和6%。

(3)可减少酮康唑、伊曲康唑的胃肠道吸收，使后者疗效丧失。

(4)雷贝拉唑钠与环孢素之间有相互作用。

【给药说明】 (1)可能掩盖胃癌引起的症状，应在排除恶性肿瘤的前提下再行给药。

(2)肠溶片剂需整片吞服。

(3)治疗时应密切观察其临床动态，根据病情将用药量控制在治疗所需的最低限度内。

(4)无足够的长期使用经验，不宜用于维持治疗。

(5)注射用雷贝拉唑使用前，药物须用5 ml无菌注射用水溶解5～15分钟。①滴注：溶液须进一步稀释，并于15～30分钟内滴注完毕。②与各种注射液的相容性：本品可溶解于葡萄糖注射液、葡萄糖氯化钠注射液。③不同人群的用药剂量：老年患者、肾损伤患者和轻至中度肝损伤患者无需调整用药剂量。轻至中度肝损伤患者使用雷贝拉唑钠可增加暴露量和减少消除量。缺乏重度肝损伤患者使用雷贝拉唑钠的临床数据，建议此类人群慎用。④补液：本品需用5 ml注射用水制成溶液后进行注射。溶液配制好后需在4小时内使用，未用完部分弃去。注射用药物的混合物、补充液或进一步稀释的溶液需检查颜色、沉淀物、澄清度等性状的变化，未用完部分弃去。补液后的pH值：8.5～10.5。

【用法与用量】 成人 (1)口服给药 ①活动性十二指肠溃疡：一次10～20 mg，一日1次，早晨服用，连服4～8周。②活动性胃溃疡：一次20 mg，一日1次，早晨服用，连服6～12周。③胃食管反流病：一次20 mg，一日1次，早晨服用，连服4～8周。④肝功能不全时剂量：重症肝炎患者应慎用本药，必须使用时应从小剂量开始并监测肝功能。

(2)静脉注射、静脉滴注 推荐用于不能口服时。一旦可以口服用药须立即停止注射。推荐剂量为每日一瓶(20 mg)。不能进行注射以外的非胃肠道给药。

【制剂与规格】 雷贝拉唑钠肠溶片：(1)10 mg；(2)20 mg。

雷贝拉唑钠肠溶胶囊：(1)10 mg；(2)20 mg。

注射用雷贝拉唑钠(粉针)：20 mg。

埃索美拉唑(艾司奥美拉唑)[药典(二)；医保(乙)]

Esomeprazole

【适应证】 ①胃食管反流病(GERD)的愈合和症状治疗，防止复发的长期维持治疗。②胃、十二指肠溃疡的治疗。③与适当的抗生素联合用药根除Hp，愈合十二指肠溃疡及防止溃疡复发。④静脉注射可作为当口服疗法不适用时，胃食管反流病的替代疗法；亦可用于口服疗法不适用的急性胃十二指肠溃疡出血的低危患者(胃镜下Forrest分级Ⅱc～Ⅲ)。

【药理】 (1)药效学 埃索美拉唑是一种质子泵抑制药，通过抑制胃壁细胞的H^+,K^+-ATP酶来降低胃酸分泌，防止胃酸的形成。

(2)药动学 ①吸收与分布：本药在平稳状态下健康个体相对容积分布为0.22 L/kg，蛋白结合率为97%。

②代谢与排泄：单次给药40 mg后血浆消除半衰期为0.8 h，每天重复给药时为1.2 h，总血浆清除率在单次给药后约为17 L/h，重复给药时为9 L/h，两次给药间药物清除完全，无浓度蓄积现象。因此，埃索美拉唑的药动学具有时间和剂量的依赖关系。埃索美拉唑代谢主要是通过肝脏的CYP同工酶，即CYP2C19和CYP3A4；由于两个同工酶的光学选择性，埃索美拉唑及其R-异构体在二者之间的代谢比例显著不同，埃索美拉唑更多地经过CYP3A4途径，结果是埃索美拉唑比其R-异构体和奥美拉唑有更低的体内清除率。尿中检测到的原形药浓度小于1%，口服后80%以代谢产物形式从尿中排出，其余由粪便中排出。埃索美拉唑代谢后血浆中砜代谢物的水平要高于奥美拉唑代谢后的水平。

【不良反应】 在埃索美拉唑口服或静脉给药的临床试验以及口服给药的上市后研究中，已确定或怀疑有下列不良反应。

(1)眼部：偶见视物模糊。

(2)耳和迷路：偶见眩晕。

(3)皮肤和皮下组织：偶见皮炎、瘙痒、皮疹、荨麻疹；罕见脱发、光过敏；十分罕见：多形红斑、Stevens-Johnson综合征、中毒性表皮坏死松解症(TEN)。

(4)骨骼肌、结缔组织和骨骼：罕见关节痛、肌痛；十分罕见：肌无力。

(5)呼吸、胸、纵隔：罕见支气管痉挛。

(6)消化系统：常见腹痛、便秘、腹泻、腹胀、恶心、呕吐；偶见口干；罕见口炎、胃肠道念珠菌病。

(7)肝胆系统：偶见肝酶升高；罕见：伴或不伴黄疸的肝炎；十分罕见：肝功能衰竭、肝性脑病。

(8)肾脏和泌尿系统：十分罕见：间质性肾炎。

(9)血液和淋巴系统：罕见白细胞减少症、血小板减少症；十分罕见：粒细胞缺乏症、全血细胞减少症。

(10)免疫系统：罕见超敏反应如发热、血管性水肿和过敏性休克。

(11)代谢和营养紊乱。

(12)水钠潴留:水肿;罕见低钠血症。

(13)神经系统:常见头痛;偶见头晕、感觉异常、嗜睡;罕见味觉障碍。精神状态:偶见失眠;罕见情绪激动、意识错乱、抑郁;十分罕见:攻击、幻觉。

(14)生殖系统和乳房:十分罕见:男性乳房女性化。

(15)给药部位和一般不适:罕见多汗。接受消旋体奥美拉唑(尤其是高剂量)静脉注射的危重患者曾报道出现不可逆性视觉损伤,但尚未确定因果关系。

【禁忌证】 (1)对本药、奥美拉唑或其他苯并咪唑类化合物过敏者。

(2)哺乳期妇女。

【注意事项】 (1)肾功能损害患者无需调整剂量。由于严重肾功能不全患者使用本品的经验有限,治疗时应慎重。

(2)轻至中度肝功能损害的患者无需调整剂量。严重肝功能损害的患者每日剂量不应超过 20 mg。

(3)药物对儿童的影响　尚无在儿童中使用本药的经验。

(4)药物对实验室检测值或诊断的影响　用药期间胃酸分泌减少会导致血清促胃液素水平升高。

(5)美国 FDA 妊娠期用药安全性分级为口服给药 B。

【药物相互作用】 (1)埃索美拉唑与药代动力学受 pH 改变影响的药物联用:

①在本品治疗期间,由于胃酸下降,可增加或减少吸收过程受胃酸影响药物的吸收。与使用其他抑酸药或抗酸药一样,本品治疗期间,酮康唑和伊曲康唑的吸收会降低。

②已报道奥美拉唑与某些蛋白酶抑制剂有相互作用,但这些药物相互作用的临床意义与机制却并不很清楚。奥美拉唑治疗期间增加了胃肠 pH 值,可能会改变其他蛋白酶抑制剂的吸收,其他可能的机制则为通过抑制 CYP2C19 酶而引起药物相互作用。也有报道阿扎那韦和奈非那韦在与奥美拉唑联合给药时,其血清浓度会降低,因此不建议联合使用。健康志愿者同时服用奥美拉唑(40 mg,每日 1 次)和阿扎那韦 300 mg/利托那韦 100 mg,可降低阿扎那韦的药物暴露量(AUC、C_{max} 和 C_{min}大约降低 75%)。阿扎那韦的剂量增加到 400 mg 也不能弥补奥美拉唑的影响。质子泵抑制药(包括本品)不推荐与阿扎那韦同时服用。给予健康志愿者奥美拉唑(20 mg,每日 1 次)与阿扎那韦 400 mg/利托那韦100 mg 联合使用导致阿扎那韦的暴露量与不联用时的暴露量相比约下降 30%。联合使用奥美拉唑(40 mg,每日 1 次)使奈非那韦的 AUC、C_{max}和 C_{min} 下降了 36%～39%,其药理活性代谢产物 M-8 的平均 AUC、C_{max}和 C_{min} 下降 75%～92%。对于沙奎那韦(伴随与利托那韦联用),已有报道在与奥美拉唑联用(40 mg,每日 1 次)时其血清药物浓度增加(80%～100%)。奥美拉唑(20 mg,每日 1 次)的治疗,对地瑞那韦(伴随与利托那韦联用)和安普那韦(伴随与利托那韦联用)的暴露量没有影响。使用埃索美拉唑(20 mg,每日 1 次)对安普那韦(伴或不伴与利托那韦联用)的暴露量没有影响。使用奥美拉唑(40 mg,每日 1 次)对洛匹那韦(伴随与利托那韦联用)的暴露量没有影响。由于奥美拉唑和埃索美拉唑具有类似的药效学和药动学性质,因此不推荐本品与阿扎那韦联用,禁止本品和奈非那韦联用。

③CYP2C19 是埃索美拉唑的主要代谢酶,故当本品与经 CYP2C19 代谢的药物(如地西泮、西酞普兰、丙米嗪、氯米帕明、苯妥英等)合用时,这些药物的血浆浓度可被升高,可能需要降低剂量。合用口服埃索美拉唑 30 mg 可使经 CYP2C19 代谢的地西泮清除率下降 45%。合用口服埃索美拉唑 40 mg,可使癫痫患者的血浆苯妥英谷浓度上升 13%。因此在苯妥英治疗期间,当开始合用或停用本品时,建议监测苯妥英的血药浓度。奥美拉唑(40 mg 每日 1 次)使用增加了伏立康唑的 C_{max} 和 AUC,分别为 15%和 41%。

④临床试验显示接受华法林治疗的患者如合用口服埃索美拉唑 40 mg,其凝血时间在可接受范围内。然而,埃索美拉唑口服制剂上市后有报道,二者合用时个别病例有临床显著性的 INR(国际标准化比值)上升。因此,在华法林或其他的香豆素衍生物治疗期间,当开始合用或停用本品时,建议监测华法林的血药浓度。

⑤在健康志愿者中,合用口服埃索美拉唑 40 mg 可使西沙必利的 AUC 增加 32%,消除半衰期 $t_{1/2}$ 延长 31%,但并不明显增高西沙必利的血浆药峰浓度。合用本品不会加剧单用西沙必利所致 Q-T 间期的轻微延长作用。

⑥研究表明,本品对阿莫西林或奎尼丁的药代动力学尚无具有临床相关性的影响作用。

(2)其他药物对埃索美拉唑药代动力学的影响:

埃索美拉唑经 CYP2C19 和 CYP3A4 代谢。同时口服埃索美拉唑与 CYP3A4 抑制剂克拉霉素(500 mg,每日 2 次),可使机体对埃索美拉唑的暴露量(AUC)加倍。埃索美拉唑与 CYP2C19、CYP3A4 共同抑制剂合用可使埃索美拉唑的暴露量增加 2 倍以上。CYP2C19 和 CYP3A4 的抑制剂伏立康唑增加奥美拉唑 AUC 2.8

倍。以上两种情形埃索美拉唑的剂量不必进行常规调整。然而对于严重肝损害和需要长期治疗的患者应该考虑调整本品的剂量。

氯吡格雷部分经由 CYP2C19 酶代谢为其活性代谢产物。合并使用埃索美拉唑 40 mg 可降低氯吡格雷活性代谢产物的血浆浓度,进而降低血小板抑制作用。因此,应避免将本品与氯吡格雷合并使用。在使用本品时应考虑其他抗血小板治疗。

【给药说明】 (1)由于使用本药治疗可减轻胃癌症状,延误诊断,故如患者出现任何一种症状(显著而非有意的体重下降、反复呕吐、吞咽困难、呕血或黑便)并怀疑有胃溃疡或已患有胃溃疡时,应首先排除恶性肿瘤。

(2)口服制剂为肠溶制剂,不应嚼碎或压碎后服用。对于存在吞咽困难的患者,可将片剂溶解于半杯不含碳酸盐的水中(不应使用其他液体,因肠溶包衣可能被溶解),充分搅拌直至片剂完全崩解,立即或在 30 分钟内服用,再加入半杯水漂洗后饮用;或将片剂溶解于不含碳酸盐的水中,并通过胃管给药。

(3)本药至少应于饭前 1 小时服用。

(4)注射液的制备是通过加入 5 ml 0.9%氯化钠溶液至本品小瓶中,供静脉注射使用。

滴注液的制备是通过将本品 1 支溶解至 0.9%氯化钠溶液 100 ml,供静脉滴注使用。配制后的注射用或滴注用液体均是无色至极微黄色的澄清溶液,应在 12 小时内使用,保存在 30 ℃以下,从微生物学的角度考虑最好立即使用。配制溶液的降解对 pH 值的依赖性很强,因此药品必须按照使用指导应用。本品只能溶解于 0.9%氯化钠中供静脉使用。配制的溶液不应与其他药物混合或在同一输液装置中合用。

【用法与用量】 成人　(1)口服给药　①糜烂性食管炎的治疗:一次 40 mg,一日 1 次,连服 4 周。如食管炎未治愈或症状持续的患者建议再治疗 4 周。②已经治愈的食管炎患者防止复发的长期维持治疗:一次 20 mg,一日 1 次。③GERD 的症状控制:无食管炎的患者一次 20 mg,一日 1 次。如果用药 4 周后症状未得到控制,应对患者进一步检查。一旦症状消除,随后可采用即时疗法,即需要时口服 20 mg,一日 1 次。④联合抗生素疗法根除 Hp:一次服用本药 20 mg+阿莫西林 1000 mg+克拉霉素 500 mg,一日 2 次,共用 7 日。

(2)对于不能口服用药的患者,推荐每日 1 次静脉注射或静脉滴注本品 20~40 mg。反流性食管炎患者应使用 40 mg,每日 1 次;对于反流性疾病的症状治疗应使用 20 mg,每日 1 次。注射用药:40 mg 和 20 mg 配制的溶液均应在至少 3 分钟以上的时间内静脉注射。滴注用药:40 mg 和 20 mg 配制的溶液均应在 10~30 分钟的时间内静脉滴注。

【儿科用法与用量】 口服　1~11 岁,GERD:<20 kg,一次 10 mg,一日 1 次;>20 kg,一次 10~20 mg,一日 1 次;共 8 周。NERD:一次 10 mg,一日 1 次,共 8 周。

12~17 岁,一次 20~40 mg,一日 1 次,共 8 周。

【儿科注意事项】 参阅“奥美拉唑”。

【制剂与规格】 埃索美拉唑肠溶片:(1)20 mg;(2)40 mg。

埃索美拉唑胶囊:(1)20 mg;(2)40 mg。

注射用埃索美拉唑(粉针):40 mg。

艾普拉唑[医保(乙)]

Ilaprazole

【适应证】 十二指肠溃疡治疗。

【药理】 (1)药效学　艾普拉唑属不可逆型质子泵抑制药,其结构属于苯并咪唑类。艾普拉唑经口服后选择性地进入胃壁细胞,转化为次磺酰胺类活性代谢物,与 H^+,K^+-ATP 酶上的巯基作用,形成二硫键的共价结合,不可逆抑制 H^+,K^+-ATP 酶,产生抑制胃酸分泌的作用。

(2)药动学　人体药代动力学结果显示,受试者单次口服(晨起空腹)本品 5 mg、10 mg、20 mg,C_{max}、AUC 随用药剂量增加而增高,艾普拉唑在人体内的消除过程基本符合线性动力学特征。在受试者的尿中未检测到原形药。受试者连续 7 日口服本品,剂量为 10 mg/d,药代动力学试验显示,连续用药与单次用药相比,艾普拉唑的药动学参数无明显改变,在体内无蓄积。连续口服 4 天以上后,血浆中艾普拉唑的浓度可达稳态。与空腹比较,进食可延迟血药浓度的达峰时间,但对其他药代动力学参数影响不大。

【不良反应】 常见不良反应有腹泻、头晕、头痛、血清氨基转移酶(ALT/AST)升高;少见不良反应有皮疹、荨麻疹、腰痛、腹胀、口干、口苦、胸闷、心悸、月经时间延长、肾功能异常(蛋白尿、血 BUN 升高)、心电图异常(室性期前收缩、一度房室传导阻滞)、白细胞减少等。上述不良反应常为轻至中度,可自行恢复。本品已完成的Ⅲ期临床试验受试者的用药疗程为 4 周,目前尚未获得更长时间用药的安全性数据。

【禁忌证】 (1)对艾普拉唑及其他苯并咪唑类化合物过敏者禁用。

(2)由于目前尚无肝、肾功能不全者的临床试验资料,肝、肾功能不全者禁用。

【注意事项】 (1)本品不能咀嚼或压碎,应整片吞服。

(2)本品抑制胃酸分泌作用强,对于一般消化性溃疡等疾病,不宜长期大剂量服用。

【药物相互作用】 (1)由于艾普拉唑抑制胃酸分泌,可影响依赖于胃内pH值吸收药物(如酮康唑、伊曲康唑等)的生物利用度,合用时应注意调整剂量或避免合用。

(2)体外试验和代谢研究的结果提示肝脏CYP3A4酶参与本品的代谢,但目前尚不能确定CYP3A4酶为本品的主要代谢酶。国外研究结果显示,24例健康受试者口服艾普拉唑40 mg/次,每日1次,用药5日后使CYP3A4酶特异性底物咪达唑仑的血浆浓度升高31%~41%,提示艾普拉唑属于CYP3A4酶的弱抑制剂。推测其对经CYP2C19酶代谢药物(如地西泮、西酞普兰、丙米嗪、苯妥英钠、氯米帕明等)的影响不大。

目前尚无确切数据说明本品是否经肝脏CYP2C19酶代谢,但现有的临床试验数据提示,人体中CYP2C19酶的基因多态性不影响本品的疗效。

【给药说明】 (1)使用前应先排除胃与食管的恶性病变,以免因症状缓解而延误诊断。

(2)目前尚无妊娠期及哺乳期妇女使用本品的临床试验资料,不建议妊娠期及哺乳期妇女服用。若哺乳期妇女必须用药时,应暂停哺乳。

(3)目前尚无儿童临床试验资料。婴幼儿禁用。

【用法与用量】 口服 成人 十二指肠溃疡:每日晨起空腹吞服(不可咀嚼),一次10 mg,一日1次。疗程为4周,或遵医嘱。

【制剂与规格】 艾普拉唑肠溶片:5 mg。

第三节 胃肠动力药

胃肠动力异常的发生与中枢神经系统(CNS)、自主神经系统(ANS)、肠肌间神经丛(ENS)、胃肠道平滑肌等每一环节或相互间的功能障碍有关。这些组织结构的功能依赖于各种神经递质和体液因子的释放而建立相互联系,各种递质和信使与相应的受体结合,执行不同的胃肠动力生理功能。不同器官和结构中受体类型和分布的不同,成为胃肠动力药发挥药理作用的生理学基础。目前的胃肠动力药主要有如下几类:M受体拮抗药、多巴胺受体拮抗药、5-HT受体激动药、胃动素受体激动药、一氧化氮合酶(NOS)抑制药、胆囊收缩素(CCK)A受体拮抗药、γ-氨基丁酸(GABA)B受体激动药、阿片肽、κ受体拮抗药、生长抑素及其类似物等。但目前尚缺乏能全面调节所有临床症状的胃肠动力药,该类药物临床应用经验还相当有限,不少药物的药理学机制尚有待明确,某些药物的应用在全世界范围内并不统一,部分药物的不良反应已引起重视,部分仍需更充分的多中心临床资料加以验证。

一、解痉药

抑制胃肠动力药主要为M受体拮抗药,包括颠茄生物碱类及其衍生物和大量人工合成代用品。该类药物在消化道运动方面的作用机制包括:减弱食管、胃和小肠的蠕动,松弛下食管括约肌和幽门,从而减慢胃排空和小肠转运;减弱胆囊的收缩,松弛Oddi括约肌,降低胆道压力;减弱结肠的蠕动,减慢结肠内容物的转运。目前临床上使用的解痉药以抗胆碱药物为主,多为非特异性受体拮抗药。如硫酸阿托品、颠茄、氢溴酸山莨菪碱、丁溴东莨菪碱等。

硫酸阿托品[药典(二);基;医保(甲)]

Atropine Sulfate

【适应证】 ①胃肠道功能紊乱,有解痉作用,但对胆绞痛、肾绞痛效果不稳定。②急性微循环障碍,治疗严重心动过缓、晕厥合并颈动脉窦反射亢进以及一度房室传导阻滞。③作为解毒药,可用于锑剂中毒引起的阿-斯综合征、有机磷中毒以及急性毒蕈碱中毒。④麻醉前用药以抑制腺体分泌,特别是呼吸道黏液分泌。⑤可减轻帕金森病患者强直及震颤症状,并能控制其流涎及出汗过多。⑥散瞳,并对虹膜睫状体炎有消炎止痛之效。

【药理】 (1)药效学 为抗M胆碱能受体药,具有松弛内脏平滑肌的作用,能解除平滑肌痉挛。这种作用与平滑肌的功能状态有关。治疗剂量时,对正常活动的平滑肌影响较小,但对过度活动或痉挛的内脏平滑肌则有显著的解痉作用。可缓解或消除胃肠平滑肌痉挛所致绞痛,对膀胱逼尿肌、胆管、输尿管、支气管都有解痉作用,但对子宫平滑肌的影响较少;虽然可透过胎盘屏障,但对胎儿无明显影响,也不抑制新生儿呼吸。本药大剂量应用可抑制胃酸分泌,但对胃酸浓度、胃蛋白酶和黏液的分泌影响很小。随剂量增加可依次出现如下反应:腺体分泌减少,瞳孔扩大和调节麻痹,心率加快,膀胱和胃肠道平滑肌的兴奋性降低,胃液分泌抑制;中毒剂量则出现中枢神经症状。

(2)药动学　易透过生物膜,自胃肠道及其他黏膜吸收,也可经眼吸收,少量从皮肤吸收。口服单一剂量,1小时后达血药峰浓度;注射用药作用出现较快,肌内注射2 mg,15～20分钟后即达血药峰浓度。吸收后广泛分布于全身组织,血浆蛋白结合率为50%。可透过血-脑屏障,在30～60分钟内中枢神经系统达到较高浓度水平。亦能通过胎盘进入胎儿循环。除对眼的作用持续72小时外,其他所有器官的作用维持约4小时。部分药物在肝脏代谢,约80%经尿排出,其中约1/3为原形,其余为通过水解与葡萄糖醛酸结合的代谢产物。$t_{1/2}$为2～4小时。各种分泌液及粪便中仅少量排出。

【不良反应】 本药具有多种药理作用,临床上应用其中一种作用时,其他作用则成为不良反应。

(1)常见的有便秘、出汗减少(排汗受阻可致高热)、口鼻咽喉干燥、视物模糊、皮肤潮红、排尿困难(尤其是老年患者有发生急性尿潴留的危险)、胃肠动力低下、胃食管反流。

(2)少见的有眼压升高、过敏性皮疹或疱疹,过量时可导致神志不清、记忆力衰退、心律失常及心脏停搏等。

(3)长期滴眼,可引起局部过敏反应(接触性药物性眼睑结膜炎)。

【禁忌证】 (1)心脏病,特别是心律失常、充血性心力衰竭、冠心病、左房室瓣狭窄、心动过速等。

(2)胃食管反流病、幽门梗阻、食管与胃的运动减弱、下食管括约肌松弛(因可使胃排空延迟,从而促进胃潴留,并加重胃食管反流)。

(3)恶性青光眼、闭角型青光眼和40岁以上的浅前房者。20岁以上患者存在潜隐性青光眼时,有诱发的危险。

(4)溃疡性结肠炎(用量大时,肠蠕动功能降低,可导致麻痹性肠梗阻,并可诱发或加重中毒性巨结肠症)。

(5)前列腺增生症引起的尿路感染(膀胱张力降低)及尿路阻塞性疾病(因可导致完全性尿潴留)。

(6)休克伴有心动过速或高热者。

(7)急性五氯酚钠中毒者。

(8)美国FDA妊娠期用药安全性分级为眼部给药、口服给药及肠道外给药C。

【注意事项】 (1)下列情况应慎用　①脑损伤患者(尤其是儿童);②发热患者;③腹泻患者;④老年患者;⑤胃溃疡患者。

(2)对儿童的影响　婴幼儿对本药的毒性反应极为敏感,特别是痉挛性麻痹与脑损伤的儿童,反应更强。环境温度较高时,因闭汗有引发体温急骤升高的危险,应用时要严密观察。

(3)对老年人的影响　老年人容易发生抗M胆碱能受体样不良反应,如排尿困难、便秘、口干(特别是男性),也易诱发青光眼。阿托品对老年人尤易导致汗液分泌减少,影响散热,故夏天慎用。

(4)对妊娠的影响　妊娠期妇女静脉注射本药可使胎儿心动过速。

(5)对哺乳的影响　本药可分泌入乳汁,并有抑制泌乳的作用。

(6)对其他颠茄类生物碱不耐受者,对本药也不耐受。

(7)在做酚磺酞试验时,本药可减少酚磺酞的排出量。

(8)用药过量表现为动作笨拙不稳、神志不清、抽搐、幻觉、谵妄(多见于老年患者)、呼吸短促与困难、言语不清、心跳异常加快、易激动、神经质、坐立不安(多见于儿童)等。

【药物相互作用】 (1)与异烟肼合用,本药的抗胆碱作用增强。

(2)与盐酸哌替啶(度冷丁)合用有协同解痉和止痛作用。

(3)奎尼丁与本药的抗胆碱作用相加,故可增强本药对迷走神经的抑制作用。

(4)可增加地高辛的吸收。

(5)与维生素B_2合用,可使维生素B_2的吸收增加。

(6)将少量高张氯化钠溶液(浓度8.5%)加入本药注射液中进行肌内注射,可显著延长本药改善心率作用的时间。

(7)本药抑制胃肠蠕动,增加镁离子吸收,故本药中毒忌用硫酸镁导泻。

(8)胆碱酯酶复活药(解磷定、氯磷定等)与本药有互补作用,合用时可减少本药用量和不良反应,提高治疗有机磷中毒的疗效。

(9)抗组胺药可增强本药外周和中枢神经效应,也可加重口干或一过性声音嘶哑、尿潴留及眼压增高等不良反应。

(10)氯丙嗪可增强本药致口干、视物模糊、尿潴留及促发青光眼等不良反应。

(11)本药可与其他抗胆碱药的抗胆碱作用相加,导致不良反应(如口干、视物模糊、排尿困难等)的发生率增加,合用时应减少用量。

(12)与碱化尿液药物(包括含镁或钙的抗酸药、碳酸酐酶抑制药、碳酸氢钠、枸橼酸盐等)合用时,本药排泄延迟，作用时间和(或)毒性增加。

(13)与单胺氧化酶抑制药(包括呋喃唑酮、丙卡巴肼等)合用时，可发生兴奋、震颤或心悸等不良反应。必须联用时本药应减量。

(14)本药可加重胺碘酮所致心动过缓。

(15)甲氧氯普胺对食管下端括约肌的影响与本药相反，如果先用甲氧氯普胺再给予本药，则本药可逆转甲氧氯普胺引起的下食管括约肌压力升高；反之，甲氧氯普胺可逆转本药引起的下食管括约肌压力降低。

(16)与左旋多巴合用，可使左旋多巴吸收量减少。

(17)在使用本药的情况下，舌下含服硝酸甘油、戊四硝酯、硝酸异山梨酯的作用减弱。因为本药阻断M受体，减少唾液分泌，使舌下含服的硝酸甘油等崩解减慢，从而影响其吸收。

(18)与H_2受体拮抗药、抗酸药合用，能有效控制胃酸夜间分泌，缓解持续性溃疡疼痛和顽固性胃泌素瘤患者的症状。因为抗酸药能干扰本药的吸收，故两者合用时宜分开服用。

(19)本药可缓解吗啡所致胆道括约肌痉挛和呼吸抑制。

(20)普萘洛尔可拮抗本药所致心动过速。

(21)地西泮、苯巴比妥钠可拮抗本药中枢神经兴奋作用。

(22)可部分对抗罗布麻的降压作用。

(23)可阻断丹参及人参的降压作用。

(24)可解除槟榔中毒所致毒蕈碱反应。

(25)可抑制麻黄碱的升压和发汗作用。

(26)可拮抗巴豆致肠痉挛的作用。

(27)可缓解大黄致腹痛和泻下作用。

(28)与酒精的中枢神经抑制作用相加。正在应用本药的患者饮酒，可明显影响患者的注意力。

【给药说明】 (1)静脉注射宜缓慢。小量反复多次给药，虽可提高对部分不良反应的耐受性，但同时疗效也随之降低。

(2)用于幼儿、先天愚型患者、脑损伤或痉挛状态患者时，应经常按需调整用量。

(3)用于缓慢型心律失常时，需谨慎调节本药剂量。剂量过大则引起心率加快，增加心肌耗氧量，并有引起室颤的危险。

(4)由于老年人易发生抗M胆碱能受体样不良反应，如排尿困难、便秘、口干(特别是男性)，也易诱发青光眼。故一经发现，应立即停药。

(5)一般情况下，口服极量为一次1 mg；皮下或静脉注射，极量为一次2 mg。用于抢救感染中毒性休克、治疗锑剂引起的阿-斯综合征和治疗有机磷农药中毒时，往往需用接近中毒的大剂量，使之达到阿托品化才能奏效。此时即出现瞳孔中度散大、面部潮红、口干、心率加快、四肢回温、轻度不安等症状。

【用法与用量】 成人 (1)口服给药，一次0.3～0.6 mg，一日3次。极量：一次1 mg，一日3 mg。

(2)静脉注射，一般用药：一次0.3～0.5 mg，一日0.5～3 mg。极量：一次2 mg。抢救感染中毒性休克、改善微循环：一次1～2 mg，或按体重0.02～0.05 mg/kg，用5%葡萄糖注射液稀释后于5～10分钟静脉注射，每15～30分钟静脉注射1次，2～3次后如情况不见好转可逐渐增加用量，直到患者面色潮红、四肢温暖、瞳孔中度散大，收缩压在10 kPa(75 mmHg)以上时，逐渐减量至停药。抗心律失常：一次0.5～1 mg，按需可每1～2小时1次，最大用量为2 mg。

(3)肌内注射，一般用药：一次0.3～0.5 mg，一日0.5～3 mg。极量：一次2 mg。麻醉前用药：术前0.5～1分钟肌注0.5 mg。

(4)皮下注射，一般用药：一次0.3～0.5 mg，一日0.5～3 mg。极量：一次2 mg。缓解内脏绞痛，包括胃肠痉挛引起的疼痛、肾绞痛、胆绞痛、胃及十二指肠溃疡：一次0.5 mg。麻醉前用药：皮下注射0.5 mg。

(5)经眼给药：用于角膜炎、虹膜睫状体炎，1%～3%眼药水滴眼或眼膏涂眼，次数根据需要而定。滴时按住内眦部，以免流入鼻腔而致吸收中毒。

(6)混合给药，治疗阿-斯综合征：发现严重心律失常时，立即静脉注射本药1～2 mg(用5%～25%葡萄糖溶液10～20 ml稀释)，同时肌内注射或皮下注射1 mg，15～30分钟后再静脉注射1 mg。如患者无发作，可根据心律及心率情况改为每3～4小时皮下注射或肌内注射1 mg，48小时后如不再发作，可逐渐减量，最后停药。

(7)治疗有机磷农药中毒：根据病情决定用量。与解磷定等合用时：对中度中毒，一次皮下注射0.5～1 mg，每隔30～60分钟1次；对严重中毒，一次静脉注射1～2 mg，每隔15～30分钟1次，逐渐减量并改用皮下注射，直到紫绀消失，继续用药至病情稳定，然后用维持量，有时需2～3日。单用时：对轻度中毒，一次皮下注射0.5～1 mg，每隔30～120分钟1次；对中度中毒，一次皮下注射1～2 mg，每隔15～30分钟1次；对重度中毒，应早期、足量的反复持续使用，立即静脉注射2～5 mg，以后一次1～2 mg，每隔15～30分钟1次。根据病情适当增加或减小剂量，缩短或延长用药间隔时间，至出现阿托品化时（瞳孔散大、面色潮红、腺体分泌减少，心率增快、肺水肿得到控制，神志逐渐清醒等），即可减小剂量或延长用药间隔时间。密切观察用药前、后的药效反应，酌情改用维持量，一日4～6次，持续2～3日。对口服中毒者，用药剂量应适当增大。

【儿科用法与用量】（1）口服、皮下注射　解痉　一次0.01 mg/kg，极量0.3 mg。

（2）静脉注射　抗休克　一次0.03～0.05 mg/kg，用0.9%氯化钠或葡萄糖注射液稀释后静脉注射，根据病情需要每隔15～30分钟应用1次。

【儿科注意事项】 本品有多种药理作用，达到一种作用，常会引起其他副作用，如黏膜干燥、视物模糊、皮肤潮红、排尿困难等。

【制剂与规格】 硫酸阿托品片：0.3 mg。

硫酸阿托品注射液：(1)1 ml∶0.5 mg；(2)1 ml∶1 mg；(3)1 ml∶2 mg；(4)1 ml∶5 mg；(5)1 ml∶10 mg；(6)2 ml∶1 mg；(7)2 ml∶5 mg；(8)2 ml∶10 mg；(9)5 ml∶25 mg。

硫酸阿托品滴眼液：10 ml∶0.1 g。

硫酸阿托品眼膏：(1)0.5%；(2)1%；(3)2%；(4)3%。

颠　茄[基]

Belladonna

【适应证】 胃十二指肠溃疡及轻度胃肠平滑肌痉挛等，胆绞痛、输尿管结石等引起的腹痛，胃炎及胃痉挛引起的呕吐和腹泻，迷走神经兴奋导致的多汗、流涎、心率减慢、头晕等。

【药理】 有效成分为莨菪碱，作用同阿托品，但药效较弱，可缓解胃十二指肠溃疡及轻度胃肠平滑肌痉挛等，并有止痛及抑制分泌的作用。

【不良反应】 可见口干、少汗、瞳孔轻度扩大、排尿困难、皮肤潮红、干燥、呼吸道分泌物减少、痰液黏稠、腹胀、便秘等。用量大时可引起心悸、视物模糊、头晕等；中毒量可引起神志不清、谵妄、躁动、幻觉，类似阿托品中毒。

【禁忌证】 青光眼、前列腺增生症、心动过速患者禁用。

【注意事项】 ①不能和促动力药（甲氧氯普胺等）合用。②酊剂浓度用量不可过大，以免发生阿托品化现象。

【用法与用量】 ①酊剂，一次0.3～1.0 ml；极量一次1.5 ml，一日3次。②浸膏，一次8～16 mg；极量一次50 mg。③复方颠茄片，一次1片。

【儿科用法与用量】 口服　一日0.2～0.6 mg/kg，分3次服；极量一次1 mg/kg。

【儿科注意事项】（1）有效成分为莨菪碱，作用同阿托品。

（2）不宜与促动力药合用。

【制剂与规格】 颠茄酊剂：含生物碱0.03%。

颠茄浸膏：10 mg。

复方颠茄片：含颠茄浸膏0.01 g及苯巴比妥0.015 g。

氢溴酸山莨菪碱[药典(二)；基；医保(甲)]

Anisodamine Hydrobromide

【适应证】 ①感染中毒性休克：如暴发性流行性脑脊髓膜炎、中毒性痢疾等（需与抗菌药物合用）。②血管痉挛和栓塞引起的循环障碍：脑血栓形成、脑栓塞、瘫痪、脑血管痉挛、血管神经性头痛、血栓闭塞性脉管炎等。③平滑肌痉挛：胃十二指肠溃疡及胆管、胰管、输尿管痉挛引起的绞痛。④各种神经痛：如三叉神经痛、坐骨神经痛等。⑤眩晕病。⑥眼底疾病：中心性视网膜炎、视网膜色素变性、视网膜动脉血栓等。⑦突发性耳聋。⑧有机磷中毒，但效果不如阿托品好。⑨滴眼液可用于因睫状肌痉挛所造成的假性近视。

【药理】（1）药效学　山莨菪碱为我国特产茄科植物山莨菪中提取的一种生物碱，通称“654”，其天然品称为“654-1”，人工合成品称“654-2”。本药为M胆碱受体拮抗药，作用与阿托品相似或稍弱。654-1与654-2的作用与用途基本相同，但后者的不良反应略多。两者都具有明显的外周抗胆碱作用，能使痉挛的平滑肌松弛，并能解除血管痉挛（尤其是微血管），改善微循环，同时有镇痛作用。但扩瞳和抑制腺体（如唾液腺）分泌的作用较弱，且极少引起中枢神经兴奋症状。

（2）药动学　口服吸收较差，口服30 mg后组织内药物浓度与肌内注射10 mg者相近。静脉注射后1～2分钟起效。$t_{1/2}$约40分钟。注射后很快从尿中排出，无蓄积作用。其排泄比阿托品快。

【不良反应】 可有口干、面红、轻度扩瞳、视近物模糊等。个别患者有心率加快及排尿困难等，多在1～3小时内消失。用量过大时亦有阿托品样中毒症状，但排泄快（半衰期为40分钟），无体内蓄积作用，对肝肾功能无损害。

【禁忌证】 ①颅内压增高、脑出血急性期患者。②青光眼患者。③前列腺增生症患者。④新鲜眼底出血患者。⑤恶性肿瘤患者。

【药物相互作用】 (1)可抑制胃肠道蠕动，使维生素 B_2在吸收部位的滞留时间延长，导致吸收增加。

(2)可提高中药洋金花的麻醉效果，从而减少洋金花用量和不良反应。

(3)与哌替啶合用可增强抗胆碱作用。

(4)与维生素 K 合用治疗黄疸型肝炎，在降低氨基转移酶、消退黄疸方面优于常规治疗。

(5)与生脉散合用可提高心率、强心、扩张冠状动脉、改善血循环和心脏功能；但对传导阻滞患者慎用。

(6)与其他抗胆碱药合用可能引起抗胆碱作用相加，增加不良反应。合用时可减少用量。

(7)因为阻断 M 受体，减少唾液分泌，使舌下含服的硝酸甘油、戊四硝酯、硝酸异山梨酯崩解减慢，从而影响吸收，作用减弱。

(8)可拮抗去甲肾上腺素所导致的血管痉挛。

(9)本药可拮抗毛果芸香碱的促分泌作用，但抑制强度低于阿托品。

(10)本药可减少抗结核药的肝损害。

【给药说明】 (1)654-2 不宜与地西泮在同一注射器中应用，为配伍禁忌。

(2)在用于治疗感染性休克时，不能减少其他治疗措施(如给予抗感染药物等)。

(3)用后若有明显口干时，可口含酸梅或维生素C；静脉滴注过程中，若排尿困难，可肌注新斯的明 0.5～1 mg 或氢溴酸加兰他敏 2.5～5 mg 以解除症状。

(4)用量过大时可出现阿托品样中毒症状，可用新斯的明或氢溴酸加兰他敏解除症状。

【用法与用量】 成人 (1)口服 一次 5～10 mg，一日 3 次。

(2)肌内注射 一般慢性疾病，一次 5～10 mg，一日 1～2次，可连用 1 个月以上；治疗严重的三叉神经痛，可加大剂量至一次 5～20 mg；治疗腹痛，一次 5～10 mg。

(3)静脉注射 抢救感染中毒性休克，根据病情决定剂量，一次 10～40 mg，需要时每隔 10～30 分钟重复给药，情况不见好转可加量；病情好转应逐渐延长间隔时间，直至停药。治疗血栓闭塞性脉管炎，一次 10～15 mg，一日 1 次。

(4)静脉滴注 治疗脑血栓形成，一日 30～40 mg，加入 5%葡萄糖溶液中静脉滴注。

【儿科用法与用量】 (1)口服 1～2 岁，一次 2.5 mg；3～10 岁，一次 4～7.5 mg；11 岁以上，一次 5～10 mg；以上均为一日 3 次。

(2)肌内注射(常用剂量) 一次 0.1～0.2 mg/kg，一日 1～2 次。

(3)静脉注射 抗休克和有机磷中毒。一次 0.3～2 mg/kg，每隔 15～30 分钟 1 次，至血压恢复即减量停用。

【制剂与规格】 氢溴酸山莨菪碱片：5 mg。

氢溴酸山莨菪碱注射液：(1)1 ml：10 mg；(2)1 ml：20 mg。

丁溴东莨菪碱[药典(二)；医保(乙)]

Scopolamine Butylbromide

【适应证】 ①各种病因引起的胃肠道痉挛、胆绞痛、肾绞痛或胃肠道蠕动亢进等。也可用于子宫痉挛。②胃肠道内镜检查的术前准备，以减少肠道蠕动。③内镜逆行胰胆管造影，以抑制术前或术中的肠道蠕动。④胃、十二指肠、结肠的气钡低张造影或腹部 CT 扫描，以减少或抑制肠道蠕动。

【药理】 (1)药效学 为外周抗胆碱药，除对平滑肌有解痉作用外，尚有阻断神经节及神经-肌肉接头的作用，但对中枢的作用较弱。对肠道平滑肌的解痉作用较阿托品、山莨菪碱强，能选择性地缓解胃肠道、胆道及泌尿道平滑肌痉挛和抑制其蠕动，而对心脏、瞳孔以及唾液腺的影响较小，故很少出现类似阿托品引起的中枢神经兴奋、扩瞳、抑制唾液分泌等不良反应。

(2)药动学 口服吸收差，肌内注射后吸收迅速。静脉注射后 2～4 分钟、皮下或肌内注射后 8～10 分钟、口服后 20～30 分钟起效，药效维持时间约 2～6 小时。有肠肝循环，不易透过血-脑屏障。几乎全部在肝脏代谢，主要随粪便排泄，小部分以原形经肾脏排泄。

【不良反应】 可出现口渴、视力调节障碍、嗜睡、心悸、面部潮红、恶心、呕吐、眩晕、头痛等反应。还可降低下食管括约肌压力，故可助长胃食管反流。也有出现过敏反应者。大剂量时，易出现排尿困难，甚至出现精神失常。

【禁忌证】 ①严重心脏病。②器质性幽门狭窄与麻痹性肠梗阻。③青光眼。④前列腺增生症。

【注意事项】 (1)婴幼儿与低血压患者慎用。

(2)不宜用于因胃张力低下和胃运动障碍(胃轻瘫)及胃食管反流所引起的上腹痛、烧心等症状。

(3)美国 FDA 妊娠期用药安全性分级：口服给药、肠道外给药、经皮给药 C。

【药物相互作用】 (1)注射给药时，三环类抗抑郁药、奎尼丁及金刚烷胺可增强本药的抗胆碱作用。

(2)不能与促动力药等同用。

【给药说明】 (1)在碱性溶液中易于失活，忌与碱性药液配伍使用。

(2)皮下或肌内注射时要注意避开神经与血管。如需反复注射,不要在同一部位,应左右交替注射。

(3)静脉注射时速度不宜过快。

(4)若出现过敏反应,应立即停药。

【用法与用量】 成人

(1)口服　片剂、胶囊剂,一次 10～20 mg,一日3～5次,应整片或整粒吞服;口服溶液剂,一次 10 mg,一日3～5次。

(2)肌内注射　一次20～40 mg;或一次用 20 mg,间隔 20～30 分钟后再用20 mg。急性绞痛发作时给予一次 20 mg,一日数次。

(3)静脉注射　一次 20～40 mg;或一次用 20 mg 间隔,20～30分钟后再用 20 mg。急性绞痛发作时给予一次 20 mg,一日数次。

(4)静脉滴注　将本药溶解于 5%葡萄糖注射液或 0.9%氯化钠注射液中静脉滴注,一次 20～40 mg;或一次用 20 mg,间隔 20～30 分钟后再用 20 mg。急性绞痛发作时给予一次 20 mg,一日数次。

【儿科用法与用量】 (1)口服　片剂、胶囊剂给药:6 岁以上,一次 10～20 mg,一日 3～4 次。口服溶液剂,1 个月～2 岁,一次 0.3～0.5 mg/kg,一日 3～4 次;2～6 岁,一次5～10 mg,一日 3～4 次。

(2)肌内注射或静脉注射　1 个月～2 岁,一次 0.3～0.5 mg/kg,最大 5 mg,一日 3 次;2 岁以上,一次 5～20 mg,一日 3 次。

【儿科注意事项】 (1)乳幼儿、婴儿慎用。

(2)不宜和促动力药合用。

【制剂与规格】 丁溴东莨菪碱片:10 mg。

丁溴东莨菪碱胶囊:10 mg。

丁溴东莨菪碱注射液:1 ml:20 mg。

二、促动力药

胃肠运动受神经和体液两方面因素的调节,除肽类胃肠激素起重要作用以外,神经递质如多巴胺、乙酰胆碱也发挥着重要功能。目前根据胃肠动力药物作用的机制可以分为多巴胺受体拮抗药、5-HT_4受体激动药、胃动素受体激动药等,前二者的药物已较广泛应用于临床。

多巴胺受体分为一型受体(D_1)和二型受体(D_2),D_1受体主要位于突触后效应细胞膜上,D_2分布于突触前、后细胞膜上。甲氧氯普胺是作用于 D_1和 D_2受体产生抗多巴胺的作用,而多潘立酮是 D_2受体的竞争性拮抗剂。D_2受体的激动可与乙酰胆碱(ACh)递质释放呈负调节,因此,多潘立酮和甲氧氯普胺的促动力作用拮抗了 D_2激动引起的胃肠道动力的抑制作用,相对地增强了 ACh 的激动作用。甲氧氯普胺除具有 D_2拮抗作用外,还激动5-羟色胺$_4$(5-HT_4)受体,产生促动力作用。甲氧氯普胺能中等强度地增强食管蠕动,改善胃排空和胃窦十二指肠协调收缩,具有抗呕吐作用,可用于胃食管反流病(GERD)、功能性消化不良(FD)以及功能性呕吐等,但长期应用甲氧氯普胺可产生锥体外系副作用,临床应用很少。多潘立酮可用于 FD 和功能性呕吐以及 GERD 伴有胃排空减慢的患者,无锥体外系副作用。

5-羟色胺(5-HT)受体和胃肠动力的关系密切,其中研究最多的是与 5-HT_4受体和 5-HT_3受体有关的药物,其激动剂和拮抗药对胃肠道动力效应不一。部分受体还参与内脏感觉功能的调节,可改善消化道症状。

5-HT_4受体激动药是为数最多的一组促动力药,根据结构和作用有以下三类,即苯甲酰胺类、苯并咪唑类和吲哚烷基胺类。苯甲酰胺类如西沙必利、莫沙必利主要通过激动肠肌间神经丛的节前和节后神经元的5-HT_4受体,释放 ACh,并有轻度的拮抗 5-HT_3和拮抗 D_2受体的作用。其药理作用可加强下食管括约肌压力(LESP)、增加食管蠕动和胃肠道的蠕动收缩,还能增加近端结肠排空作用,因此,苯甲酰胺类作用的范围较广泛,可用于 GERD、FD、胃轻瘫及部分功能性便秘患者。但国际上已有报道,大剂量的西沙必利可延长Q-T间期,尤其用于伴有严重心脏病、肺心病、肾功能衰竭等症时,或有药物配伍禁忌,如和影响细胞色素 P_{450}的红霉素、氟康唑等同时应用时,可引起严重的心律失常并发症,已很少在临床上使用。吲哚烷基胺类代表药有替加色罗,为高选择性和特异性的 5-HT_4受体的部分激动剂,通过触发肠道黏膜生理反射,刺激肠道嗜铬细胞释放钙基因相关蛋白(CGRP)、血管活性肠肽(VIP)和 P 物质的释放,调节环肌的松弛和收缩,增快结肠内容物的通过,提高进餐前后结肠张力和动力指数,改善内脏高敏感性,能显著改善便秘型肠易激综合征(IBS)、功能性便秘患者的临床症状,偶尔可引起腹泻、肠鸣等不良反应,该药还能增加 LESP 和促进胃排空作用,也有用于 GERD 和 FD 的报道。

近年来有发现替加色罗引起心血管副作用较安慰剂高,在我国、欧美先后停止生产、销售和使用。其他 5-HT_4受体激动药是否有类似的心血管副作用应引起足够重视,加强临床监测。

多潘立酮[药典(二);基;医保(甲、乙)]

Domperidone

【适应证】 ①胃轻瘫(尤其是糖尿病性胃轻瘫),可使胃潴留的症状消失,并缩短胃排空时间;对中度以上功能性消化不良(FD)的患者可使餐后上腹胀、上腹痛、嗳气、早饱、恶心、呕吐等症状完全消失或明显减轻。②对胆汁反流性胃炎有明显的效果,但对胃食管反流病的疗效尚需大量设计良好的临床研究证实。③可作为消化性溃疡(主要是胃溃疡)的辅助治疗药物,用以消除胃窦部潴留。④各种原因引起的恶心、呕吐:手术后的恶心、呕吐;抗帕金森病药物(如苯海索、莨菪碱等)引起的胃肠道症状及多巴胺受体激动药(如左旋多巴、溴隐亭)所致的不良反应;细胞毒性药物(如抗肿瘤药)引起的呕吐。但对氮芥等强效致吐药引起的呕吐和对严重的呕吐效果较差;消化系统疾病(胃炎、肝炎、胰腺炎等)引起的呕吐;因疾病和检查、治疗引起的恶心、呕吐,如偏头痛、痛经、颅脑外伤、尿毒症、血液透析、胃镜检查和放射治疗等;儿童因各种原因引起的急性和持续性呕吐,如感染、餐后反流和呕吐等。⑤少数可应用于促进产后泌乳。

【药理】 (1)药效学　系苯并咪唑衍生物,为外周性多巴胺受体拮抗药,可直接拮抗胃肠道的多巴胺 D_2 受体而起到促胃肠运动的作用。能促进上胃肠道的蠕动,使其张力恢复正常,促进胃排空,增加胃窦和十二指肠运动,协调幽门的收缩,抑制恶心、呕吐,并有效地防止胆汁反流,同时也能增强食管蠕动和食管下端括约肌的张力,但对结肠的作用很小。由于本药对血-脑屏障的渗透力差,对脑内多巴胺受体几乎无拮抗作用,因此可排除精神和中枢神经系统的不良反应,这点较甲氧氯普胺为优。不影响胃液分泌。此外,本药可使血清催乳素水平升高,从而促进产后泌乳,但对催乳素分泌瘤患者无作用。

(2)药动学　本药口服、肌内注射、静脉注射或直肠给药均可。口服、肌内注射或直肠给药后迅速吸收,达峰时间分别是15～30分钟、15～30分钟和1小时;肌内注射或口服10 mg血药浓度峰值分别为40 ng/ml和23 ng/ml,直肠给药60 mg血药浓度峰值为20 ng/ml,静脉注射10 mg血药浓度峰值为1200 ng/ml。由于存在首关效应肝代谢和肠壁代谢,口服的生物利用度较低,禁食者口服本药的生物利用度仅为14%,口服后生物利用度在10～60 mg剂量范围内可呈线性增加,饭后90分钟给药生物利用度也可明显增加,但达峰时间延迟;直肠给药的生物利用度相似于等剂量口服给药者,而肌内注射的生物利用度为90%。蛋白结合率为92%～93%;静脉注射10 mg后,表观分布容积为5.71L/kg。除中枢神经系统外,本药在体内其他部位均有广泛的分布,药物浓度以胃肠局部最高,血浆次之,脑内几乎没有,少部分可排泄到乳汁中,其药物浓度仅为血清浓度的1/4。几乎全部在肝内代谢,主要代谢产物为羟基化合物。口服半衰期为7～8小时,主要以无活性的代谢物形式随粪便和尿排泄,总体清除率为700 ml/min。24小时内口服剂量的30%由尿排泄,原形药物仅占0.4%,4天内约有66%剂量随粪便排出,其中10%为原形药物。多次服药无累积效应。

【不良反应】 (1)中枢神经系统　①偶见头痛、头晕、嗜睡、倦怠、神经过敏等。②锥体外系症状:在常用剂量时极少出现中枢神经系统症状,罕见有出现张力障碍性反应的报道。③国外有静脉大剂量使用多潘立酮引起癫痫发作的报道,但国内无本品的注射用制剂。

(2)内分泌与代谢系统　本药是一种强有力的催乳激素释放药,使用较大剂量可引起非哺乳期泌乳,在一些围绝经期综合征妇女及男性患者中出现乳房胀痛,也有致月经失调的报道。

(3)消化系统　偶见口干、便秘、腹泻、短时的腹部痉挛性疼痛等。

(4)心血管系统　国外报道本药静脉注射可出现心律失常。

(5)皮肤　偶见一过性皮疹或瘙痒。

【禁忌证】 ①对本药过敏者。②嗜铬细胞瘤。③乳腺癌。④机械性肠梗阻。⑤胃肠道出血。

【注意事项】 (1)1岁以下小儿不能完全排除发生中枢神经系统不良反应的可能性,慎用。

(2)尽管动物实验中尚未发现本药有致畸作用和胎盘毒性,但妊娠期妇女用药应权衡利弊,谨慎使用。

(3)用药期间,血清催乳素水平可升高,但停药后即可恢复正常。

(4)心脏病患者(心律失常)、低钾血症以及接受化疗的肿瘤患者使用本药时,有可能加重心律紊乱。

【药物相互作用】 (1)与红霉素、甘露醇联用时有协同作用,可提高疗效。

(2)可增加对乙酰氨基酚、氨苄西林、左旋多巴、四环素等药物的吸收率。

(3)甲氧氯普胺也为多巴胺受体拮抗药,两者作用基本相似,不宜联用。

(4)可减少地高辛的吸收。

(5)可使普鲁卡因、链霉素的疗效降低,两者不宜联用。

(6)可使胃黏膜保护剂在胃内停留时间缩短，难以形成保护膜，故两者不宜联用。

(7)与胃肠解痉药联用时可发生药理拮抗作用，减弱多潘立酮的抗消化不良作用，故两者不宜联用。

(8)H_2受体拮抗药可减少多潘立酮在胃肠道的吸收，其机制可能为H_2受体拮抗药改变了胃内的pH值。

(9)使助消化药迅速达肠腔，疗效减低，故两者不宜联用。

(10)与氨茶碱联用时，氨茶碱的血药浓度峰值下降，有效血药浓度的维持时间延长，故联用时需调整氨茶碱的剂量和服药间隔时间。

(11)维生素B_6可抑制催乳素分泌，减轻多潘立酮引起泌乳的不良反应。

(12)与锂盐和苯二氮䓬类药联用时可引起锥体外系症状如运动障碍等。

【用法与用量】 口服　成人　片剂10～20 mg或混悬液10 ml，一日3～4次，饭前15～30分钟服用。

【儿科用法与用量】 (1)口服　一次0.2～0.4 mg/kg，一日3次。

(2)直肠给药(栓剂)　小于2岁，一日2～4枚(幼儿用，10 mg/枚)；大于2岁，一日2～4枚(儿童用，30 mg/枚)。

(3)肌内注射　一次0.2～0.3 mg/kg。

【儿科注意事项】 (1)禁用于嗜铬细胞瘤、机械性肠梗阻、胃肠出血等疾病。

(2)婴儿期可出现神经系统症状，1岁以内应特别慎用。

【制剂与规格】 多潘立酮片：(1)5 mg；(2)10 mg。

多潘立酮混悬液：1 ml∶1 mg。

马来酸多潘立酮片：12.75 mg(相当于多潘立酮10 mg)。

多潘立酮口腔崩解片：10 mg。

甲氧氯普胺[药典(二)；基；医保(甲)]

Metoclopramide

【适应证】 ①慢性胃炎、胃下垂伴有胃动力低下和功能性消化不良者，以及胆胰疾病等引起的腹胀、腹痛、嗳气、食欲缺乏等。②纠正迷走神经切除后胃排空延缓所致的胃潴留及解除糖尿病性胃排空功能障碍及胃食管反流病。③中枢性呕吐、胃源性呕吐以及脑外伤后遗症、急性颅脑损伤、药物、肿瘤、手术、化疗及放疗引起的恶心和呕吐。④缓解海空作业、晕车症等引起的呕吐，减轻偏头痛引起的恶心。⑤用于十二指肠插管、胃肠钡剂X线检查，可减轻检查时的恶心、呕吐反应，促进钡剂通过。⑥硬皮病等引起的消化不良。

【药理】 (1)药效学　主要通过抑制中枢催吐化学感受区(CTZ)中的多巴胺受体而提高其阈值，使传入自主神经的冲动减少，从而呈现强大的中枢性镇吐作用。也可抑制胃平滑肌松弛，促使胃肠平滑肌对胆碱能的反应增加，使胃排空加快，增加胃窦部时相性收缩，同时促使近端小肠松弛，因而促使胃窦、胃体与近端小肠间的功能协调。其食管反流减少则由于下食管括约肌静息压升高，食管蠕动收缩幅度增加，因而使食管内容物廓清能力增强所致。此外，尚有刺激泌乳素释放作用。

(2)药动学　本药易自胃肠道吸收，吸收部位主要在小肠。由于本药促进胃排空，故吸收和起效迅速，静脉注射后1～3分钟，口服后30～60分钟，肌注后10～15分钟生效。进入血液循环后，13%～22%迅速与血浆蛋白(主要为清蛋白)结合。口服有首关代谢，血浆峰浓度有显著的个体差异。作用持续时间一般为1～2小时。口服给药的生物利用度为70%，直肠给药生物利用度为50%～100%，鼻内给药的平均生物利用度为50.5%，并有显著的个体差异。经肝脏代谢，$t_{1/2}$一般为4～6小时，根据用药剂量大小而有所不同，肾衰竭或肝硬化患者的半衰期延长。经肾脏排泄，口服量约有85%以原形及葡萄糖醛酸结合物形式随尿排出，也可随乳汁排泄。容易透过血-脑和胎盘屏障。

【不良反应】 (1)较常见的不良反应：昏睡、烦躁不安、倦怠无力。

(2)少见的不良反应：乳腺肿痛、恶心、便秘、皮疹、腹泻、睡眠障碍、眩晕、严重口渴、头痛、易激动。

(3)使用期间可出现乳汁增多。

(4)注射给药可引起直立性低血压。

(5)静脉快速给药可出现躁动不安，随即可进入昏睡状态。

(6)本药大剂量或长期应用可能因阻断多巴胺受体，使胆碱能受体相对亢进而导致锥体外系反应。主要表现为帕金森病，可出现肌震颤、头向后倾、斜颈、阵发性双眼向上注视、发音困难、共济失调等。

【禁忌证】 (1)对普鲁卡因或普鲁卡因胺过敏者。

(2)癫痫患者(癫痫发作的频率及严重性均可因用药而增加)。

(3)胃肠道出血、机械性梗阻或穿孔。

(4)嗜铬细胞瘤(可因用药而出现高血压危象)。

(5)进行放疗或化疗的乳癌患者。

(6)抗精神病药致迟发性运动功能障碍史者。

【注意事项】 (1)肝、肾功能衰竭患者使本药发生锥体外系反应的危险性增加,慎用。

(2)小儿大量长期应用,容易出现锥体外系症状。

(3)老年人大量长期应用,容易出现锥体外系症状。

(4)因能分泌入乳汁,故哺乳妇女不宜授乳。

(5)醛固酮与血清泌乳素浓度可因甲氧氯普胺的使用而升高。

(6)对消化性溃疡的治疗效果不明显,但有中枢镇静作用,并能促进胃排空,故对胃溃疡胃窦潴留者或十二指肠球部溃疡合并胃窦部炎症者有益。不宜用于一般十二指肠溃疡。

(7)用药过量:表现为深昏睡状态,神志不清;肌肉痉挛,如颈部及背部肌肉痉挛、拖曳步态、头部及面部抽搐样动作,以及双手颤抖摆动等锥体外系症状。发现用药过量时,可使用抗胆碱药物、治疗帕金森病药物或抗组胺药,可有助于制止锥体外系反应。

(8)美国 FDA 妊娠期药物安全性分级为口服给药、肠道外给药 B。

【药物相互作用】 (1)与对乙酰氨基酚、左旋多巴、四环素类抗生素、氨苄西林、利福平、锂盐等药物同用时,因胃排空加快,上述药物的小肠内吸收过程因而加快。

(2)可加快胃排空,因而促进麦角胺的吸收,有利于偏头痛的治疗。

(3)可使奎尼丁的血清浓度升高 20%。

(4)与硫酸镁有协同性利胆作用。

(5)氨甲酰胆碱可增强本药的药理作用。

(6)与中枢抑制药合用时,两者的镇静作用均增强。

(7)与地高辛合用时,后者的胃肠道吸收减少。

(8)可降低西咪替丁的口服生物利用度,如两药必须合用,则服药时间应至少间隔 1 小时。

(9)与阿扑吗啡合用时,后者的中枢性与周围性效应均可被抑制。

(10)抗胆碱药(如阿托品、溴丙胺太林等)能减弱本药增强胃肠运动功能的效应,两药合用时应予注意。

(11)苯海索、苯海拉明可治疗本药所致的锥体外系运动亢进。

(12)可减轻甲硝唑的胃肠道不良反应。

(13)与能导致锥体外系反应的药物如吩噻嗪类药等合用时,锥体外系反应的发生率与严重性均可有所增加。

(14)可增加直立性低血压及低血压危险,故与抗高血压药合用时应予重视。

(15)单胺氧化酶抑制剂、三环类抗抑郁药、拟交感胺类药物均不宜与本药联用。

(16)耳毒性药物(如氨基糖苷类抗生素等)禁忌与本药联用。

【给药说明】 (1)静脉注射时速度须慢,于 1~2 分钟注射完毕。

(2)遇光变成黄色或黄棕色后,毒性可增高。

【用法与用量】 (1)成人 ①口服 一般性治疗一次 5~10 mg,一日 10~30 mg,饭前 30 分钟服用。糖尿病性胃排空功能障碍于症状出现前 30 分钟口服 10 mg;或于三餐前及睡前口服 5~10 mg,一日 4 次。②肌内注射 一次 10~20 mg。一日剂量不宜超过 0.5 mg/kg,否则易引起锥体外系反应。③静脉滴注 一次 10~20 mg。用于不能口服者或治疗急性呕吐。

(2)成人肾功能不全时剂量 严重肾功能不全患者剂量至少需减少 60%,因为这类患者容易出现锥体外系症状。

【儿科用法与用量】 (1)口服 婴儿(10 kg 以下):一次 0.1 mg/kg(最大量 1 mg),一日 2 次。1~3 岁(10~14 kg):一次 1 mg,一日 2~3 次。3~5 岁(15~19 kg):一次 2 mg,一日 2~3 次。5~9 岁(20~29 kg):一次 2.5 mg,一日 3 次。9~12 岁(30 kg 以上):一次 5 mg,一日 3 次。手术前、后:一次 0.1~0.2 mg/kg,一日 3~4 次。

(2)肌内注射或静脉滴注 必要时使用,一日 0.2~0.3 mg/kg,分 2~3 次给予。

【儿科注意事项】 (1)肝肾功能不全或长期服用易发生锥体外系反应。

(2)静脉注射时速度宜慢,快速给药可出现躁动不安,随即进入昏睡状态。

(3)本品遇光变成黄色或黄棕色,毒性增高。

【制剂与规格】 甲氧氯普胺片:(1)5 mg;(2)10 mg。

甲氧氯普胺注射液:(1)1 ml : 10 mg;(2)1 ml : 20 mg。

枸橼酸莫沙必利[医保(乙)]

Mosapride Citrate

【适应证】 ①功能性消化不良,如早饱、上腹胀、胃部灼热、嗳气、恶心、呕吐等上消化道症状。②糖尿病性胃轻瘫。③胃大部切除术患者的胃功能障碍。④有部分研究认为可以用于胃食管反流病的治疗。

【药理】 (1)药效学 为选择性 5-羟色胺$_4$(5-HT$_4$)受体激动药,通过兴奋胃肠道胆碱能中间神经元及肌间神经丛的 5-HT$_4$受体,促进乙酰胆碱的释放,从而增强胃肠道运动,改善功能性消化不良患者的胃肠道症状,不影响胃酸的分泌。与大脑突触膜上的多巴胺 D$_2$、5-HT$_1$、5-HT$_2$受体无亲和力,因而没有这些受体拮抗所引起的锥体外系副作用。毒理试验中,小鼠口服莫沙必利的 LD_{50} 为 2004 mg/kg,腹腔注射的 LD_{50} 为 587.77 mg/kg。

(2)药动学　主要从胃肠道吸收,分布以胃肠、肝肾局部药物浓度最高,血浆次之,脑内几乎没有分布。健康成人空腹一次口服本品 5 mg,吸收迅速,血药峰浓度为 30.7 ng/ml,达峰时间为 0.8 小时,半衰期为 2 小时,血浆蛋白结合率为 99.0%。在肝脏中由细胞色素 P_{450} 中的 CYP3A4 酶代谢,其主要代谢产物为脱-4-氟苄基莫沙必利,主要经尿液和粪便排泄。

【不良反应】 (1)主要表现为腹泻、腹痛、口干、皮疹及倦怠、头晕等。

(2)偶见嗜酸性粒细胞增多、甘油三酯升高及 AST、ALT、碱性磷酸酶、γ-谷氨酰转移酶升高。

【禁忌证】 (1)对本品过敏者禁用。

(2)胃肠道出血、阻塞或穿孔以及其他刺激胃肠道可能引起危险的疾病。

【注意事项】 (1)服用一段时间(通常为 2 周),消化道症状无变化时,应停药。

(2)因其安全性未确定,妊娠期妇女及哺乳期妇女避免使用本品。

(3)老年人用药需注意观察,发现不良反应应立即进行适当的处理,如减量用药。

【药物相互作用】 与抗胆碱药物(如硫酸阿托品、丁溴东莨菪碱等)合用可能减弱本品的作用。

【用法与用量】 口服　一次 5 mg,一日 3 次,饭前服用。

【制剂与规格】 枸橼酸莫沙必利片:5 mg。

枸橼酸莫沙必利胶囊:5 mg。

伊托必利[医保(乙)]

Itopride

【适应证】 ①功能性消化不良引起的各种症状,如上腹部不适、餐后饱胀、早饱、食欲缺乏、恶心、呕吐等。②其他疾病造成的胃排空延迟。尽管有研究认为该药对食管和下消化道有作用,但还需进一步的研究工作加以确认。

【药理】 (1)药效学　具有多巴胺 D_2 受体拮抗药及乙酰胆碱酯酶抑制剂的双重作用。通过刺激内源性乙酰胆碱释放并抑制乙酰胆碱水解,可增强胃的内源性乙酰胆碱生成,增强胃和十二指肠运动,促进胃排空,并具有中等强度镇吐作用。

(2)药动学　口服后吸收迅速,给药后约 30 分钟可达峰值药浓度,半衰期约为 6 小时。经口服给药时,血清中药物浓度与单次给药时相同。本品原形药物 4%～5%,其他代谢物约 75%从尿中排出。多次给药时,排泄率与单次给药无明显差异。据文献报道,动物口服吸收后主要分布在肝脏、肾脏及消化系统,很少在中枢神经系统分布。

【不良反应】 (1)过敏症状　偶尔出现皮疹、发热、瘙痒感等。

(2)消化系统　偶尔出现腹泻、腹痛、便秘、唾液增加等。

(3)精神与神经系统　偶尔会出现头痛、睡眠障碍等。

(4)血液　偶尔会出现白细胞减少。确认出现异常时应停止给药。

(5)实验室检查　偶尔会出现血 BUN、肌酐上升。

(6)其他　偶尔会出现胸背部疼痛、疲劳、手指发麻、手抖等。

【禁忌证】 (1)对本品过敏者禁用。

(2)胃肠道出血、阻塞或穿孔以及其他刺激胃肠道可能引起危险的疾病。

【注意事项】 (1)因妊娠期及哺乳期妇女用药安全性未确定,应慎用。

(2)儿童不宜使用。

(3)高龄患者用药易出现不良反应,使用时应注意。

【药物相互作用】 抗胆碱能药可能对抗本品的作用,二者不宜合用。

【给药说明】 可增强乙酰胆碱的作用。若不能改善消化系统症状,不可长期服用本品。

【用法与用量】 口服　成人　一次 50 mg,一日 3 次,饭前服用。根据症状适当增减或遵医嘱。

【制剂与规格】 伊托必利片:50 mg。

伊托必利胶囊:50 mg。

伊托必利分散片:50 mg。

普芦卡必利[医保(乙)]

Prucalopride Succinate

【适应证】 用于治疗成年女性患者中通过轻泻剂难以充分缓解的慢性便秘症状。

【药理】 普芦卡必利是一种二氢苯并呋喃甲酰胺类化合物,为选择性、高亲和力的 5-羟色胺(5-HT_4)受体激动药,具有促肠动力活性。体内外研究结果显示,普芦卡必利是通过 5-HT_4 受体激活作用而增强胃肠道中蠕动反射推进运动模式。

【不良反应】 (1)营养及代谢性疾病　少见食欲缺乏。

(2)神经系统疾病　很常见头痛;常见头晕;少见震颤。

(3)心血管疾病　少见心悸。

(4)胃肠道疾病　很常见恶心、腹泻、腹痛;常见呕吐、消化不良、直肠出血、胃肠胀气、肠鸣音异常。

(5)肾脏及泌尿系统疾病　常见尿频。

(6)全身及给药部位反应　常见疲劳;少见发热、全身乏力。

【禁忌证】 (1)对本品活性成分或任何辅料过敏的患者。

(2)肾功能障碍需要透析的患者。

(3)由于肠壁结构性或功能性异常引起的肠穿孔或梗阻、闭袢性肠梗阻以及严重肠道炎性疾病,如克罗恩病、溃疡性结肠炎和中毒性巨结肠(直肠)的患者。

(4)近期接受过肠道手术的患者。

【注意事项】 (1)使用本品治疗之前,需要彻底了解患者病史及检查情况,以排除继发性原因导致的便秘;并确定患者在至少6个月时间内使用轻泻剂而无法达到充分缓解。

(2)虽然轻泻剂在关键性临床试验中被用作临时急救缓解性用药,但尚未评估本品联合轻泻剂的安全性和有效性。

(3)本品的有效性和安全性仅在慢性功能性便秘治疗中得到证实。尚未评估本品用于存在继发性原因的便秘患者中的有效性和安全性,包括内分泌疾病、代谢性疾病和神经系统疾病引起的便秘,因此不建议这些患者使用本品。尚未证实本品对药物相关性便秘的有效性和安全性,其中包括由于阿片类药物导致的继发性便秘,因此不建议此类患者使用本品。

(4)肾脏排泄是本品清除的主要途径。建议严重肾功能障碍患者的给药剂量降为一次1 mg。

(5)未对本品在患有严重及临床不稳定性伴随疾病的患者(如肝脏、心血管或肺脏疾病,神经或精神疾病,癌症或AIDS及其他内分泌疾病)中进行研究。

(6)当向上述患者处方本品时,应该谨慎。应特别慎用于有心律失常或缺血性心血管病史的患者。

(7)如果患者用药期间出现心悸,应予以适当处理。

(8)使用本品时,如发生严重腹泻,口服避孕药的效果可能会降低,建议采取其他避孕方法,以预防可能发生的避孕失败。

(9)肝功能障碍不太可能对本品的代谢及暴露量产生具有临床意义的影响。尚无轻、中或重度肝功能障碍患者的临床用药数据,因此建议严重肝功能障碍患者的给药剂量降为一次1 mg。

(10)片剂中含乳糖-水合物。患有半乳糖不耐受、Lapp乳糖酶缺乏或葡萄糖-半乳糖吸收不良等罕见遗传性疾病的患者,不得服用本品。

(11)正在服用已知可引起Q-T间期延长药物治疗的患者应慎用本品。

(12)尚未进行本品对驾驶及操控机器能力影响的研究。使用本品,特别是在用药第一天,患者可能出现头晕和疲乏,可能对驾驶及操控机器产生影响。

【药物相互作用】 针对健康受试者的研究显示,本品对华法林、地高辛、乙醇及帕罗西汀的药代动力学尚无具有临床意义的影响。

【给药说明】 可在一天中任何时间服用,餐前或餐后均可。

【用法与用量】 口服　(1)成人常用量　一日1次,一次2 mg。

(2)老年患者(>65岁)剂量　起始为一日1次,一次1 mg;如有需要并可耐受,可增加至一日1次,一次2 mg。

(3)儿童及青少年　不建议儿童及小于18岁的青少年使用本品。

(4)肾功能障碍患者剂量　严重肾功能障碍患者[GFR 30 ml/(min·1.73 m^2)]的剂量为一日1次,一次1 mg。轻至中度肾功能障碍患者无需调整剂量。

(5)肝功能障碍患者剂量:严重肝功能障碍患者(Child-Pugh C级)的剂量为一日1次,一次1 mg。轻至中度肝功能障碍患者无需调整剂量。

(6)考虑到本品促动力的特有作用机制,其每日剂量超过2 mg时,可能不会增加疗效。因此如本品治疗4周后无效,应该对患者进行重新评估,并重新考虑继续治疗是否获益。

【制剂与规格】 普芦卡必利片:(1)1 mg;(2)2 mg(以普芦卡必利计)。

三、钙通道阻滞药

钙通道阻滞药的作用是通过限制Ca^{2+}跨平滑肌细胞膜进入细胞内或改变神经递质的释放而抑制胃肠道平滑肌的运动功能,该类药物可降低食管平滑肌收缩幅度,降低下食管括约肌压力,并能抑制胃肠的蠕动以及肠的运动功能,松弛胆囊平滑肌以及胆总管括约肌。目前临床上钙通道阻滞药有10余种,如硝苯地平、硫氮草酮和维拉帕米、尼群地平、普尼拉明等。但在消化道运动性疾病中只有匹维溴铵对胃肠道有高度选择性,应用较为广泛。

匹维溴铵[医保(乙)]

Pinaverium Bromide

【适应证】 ①肠易激综合征患者的腹痛、排便紊乱及肠道不适的对症治疗。②与胆道功能障碍有关的疼痛及胆囊运动障碍。③用于肠道钡灌肠准备。

【药理】 (1)药效学　是对胃肠道具有高度选择性解痉作用的钙通道阻滞药。主要对结肠平滑肌具有高度选择作用，通过阻断钙离子进入肠壁平滑肌细胞，防止肌肉过度收缩而达到解痉作用。能消除肠平滑肌的高反应性，并增加肠道蠕动能力。对心血管平滑肌细胞亲和力极低，每日单剂口服 1200 mg，也不会引起血压的变化。本药不会影响下食管括约肌的压力，也不引起十二指肠反流，但对胆总管括约肌有松弛作用。

(2)药动学　本药是四价铵化合物，限制了通过肠黏膜的吸收，口服之后不足 10%的剂量进入血液，其中 95%～98%与蛋白结合。口服 100 mg，0.5～3 小时后血药浓度达峰值，$t_{1/2}$为 1.5 小时。吸收后迅速在肝内首关代谢，原形药和代谢产物由肝胆系统排泄，通过粪便排除。

【不良反应】 本药耐受性良好，少数患者有腹部不适、腹痛、腹泻或便秘，偶见皮疹或瘙痒。

【禁忌证】 妊娠期妇女禁用。

【注意事项】 (1)临床缺乏评价匹维溴铵致畸或者致胎儿毒性的充足资料，因此妊娠期间禁止使用。另外妊娠晚期摄入溴化物可能影响新生儿神经系统发育。

(2)目前无是否进入乳汁的相关报道，哺乳期间应避免使用。

【药物相互作用】 (1)对氯化钡、乙酰胆碱、去甲肾上腺素和卡巴胆碱引起的平滑肌收缩有抑制作用，并呈剂量依赖性。

(2)对电刺激引起的平滑肌收缩有抑制作用，并呈剂量依赖性。

【给药说明】 (1)宜在进餐时用水吞服。应整片吞下，切勿掰碎、咀嚼或含服药片。不要在卧位或睡前吞服药片。

(2)没有明显的抗胆碱能不良反应，因此可以用于合并前列腺增生症、尿潴留和青光眼的肠易激综合征患者。

【用法与用量】 (1)口服　成人　一次 50 mg，一日 3 次，进餐时服用。必要时，一次剂量可达 100 mg，一日可达 300 mg。

(2)钡灌肠准备　检查前 3 日一次 100 mg，一日 2 次，在检查当日清晨再口服 100 mg。

【制剂与规格】 匹维溴胺片：50 mg。

马来酸曲美布汀[药典(二)；医保(乙)]

Trimebutine Maleate

【适应证】 ①慢性胃炎引起的胃肠道症状(如腹部胀满感、腹部疼痛、嗳气、食欲缺乏、恶心、呕吐、腹泻、便秘等)。②肠易激综合征。

【药理】 (1)药效学　为胃肠解痉药，对胃肠道平滑肌具有较强的松弛作用，能缓解各种原因引起的痉挛。其作用特点如下：①能抑制 K^+ 的通透性，引起去极化，从而引起收缩(运动增加)。②拮抗去甲肾上腺素释放，从而增加运动节律。③抑制 Ca^{2+} 的通透性，引起舒张(运动减少)。④抑制乙酰胆碱释放，从而改善运动亢进状态。故能直接作用于消化道平滑肌，调节改善胃肠运动节律异常状态，调整胃运动节律，改善胃排空功能。⑤可通过激动外周 μ、κ 阿片受体，释放胃肠肽如胃动素、肠血管活性肽及促胃液素等，从而抑制内脏的神经反射，阻断胃肠道传入神经，减少周围有害刺激对中枢的作用，提高病理生理条件下的内脏痛觉阈值，减轻腹痛症状。

(2)药动学　口服本品 300 mg 后，达峰时间和峰浓度分别为(0.63±0.24)小时和(312.01±119.72)ng/ml，平均驻留时间(MRT)和半衰期分别为(2.58±0.81)小时和(1.82±0.43)小时。本品在体内水解，形成 N 位脱甲基代谢物，由尿中排出。

【不良反应】 偶见便秘、腹泻、肠鸣、口渴、口内麻木感、困倦、眩晕、头痛、心动过速，ALT 及 AST 升高。

【禁忌证】 对曲美布汀过敏者禁用。

【注意事项】 妊娠期妇女、哺乳期妇女、儿童及老年人慎用。

【药物相互作用】 (1)与普鲁卡因胺合用，可对窦房结传导产生相加性的抗迷走作用。两者合用时，应监测心率和心电图。

(2)与西沙必利合用，可发生药理拮抗作用，减弱西沙必利的胃肠蠕动作用。

(3)外周静脉注射纳洛酮可拮抗曲美布汀对胃肠动力的调节作用。

【给药说明】 用药过程中如出现过敏反应，应停药。

【用法与用量】 口服　①慢性胃炎：一次 100 mg，一日 3 次。可根据症状适当增减。②肠易激综合征：一次 100～200 mg，一日 3 次。

【制剂与规格】 马来酸曲美布汀片：(1)100 mg；(2)200 mg。

马来酸曲美布汀胶囊：100 mg。

奥替溴铵

Otilonium Bromide

【适应证】 ①胃肠道痉挛和运动障碍性疾病(肠易激综合征、胃炎、胃十二指肠炎、肠炎、食管病变等)。②内镜检查准备(食管镜、胃镜、十二指肠镜及直肠镜)。

【药理】 (1)药效学 属于解痉挛和抗胆碱药物。此药特异性的作用于消化道平滑肌,对于消化道平滑肌具有选择性并能够发挥较强的解痉作用。

(2)药动学 口服后,被吸收的部分很少(给药剂量的5%),且大多数被吸收的部分通过胆道而经由粪便排出体外。

【不良反应】 在临床剂量下非常罕见不良反应。

【禁忌证】 对该药过敏的患者。

【注意事项】 (1)青光眼、前列腺增生症、幽门狭窄的患者应谨慎使用。

(2)至今还没有在动物实验中发现胚胎毒性、致畸、致突变反应的报道,但妊娠期和哺乳期妇女只有在必要的情况下,并在医师的观察下,才能使用。

(3)儿童用药尚不明确。

【给药说明】 用药过程中如出现过敏反应,应停药。

【用法与用量】 口服 一次40～80 mg,一日2～3次。

【制剂与规格】 奥替溴铵片:40 mg。

美贝维林

Mebeverine

【适应证】 对症治疗由肠易激综合征引起的痉挛性腹痛、肠功能紊乱等。

【药理】 (1)药效学 本品为亲肌性解痉药,对胃肠道平滑肌具有选择性作用,其解痉作用是罂粟碱的3～5倍。通过直接作用于胃肠道平滑肌而发挥其解痉作用,同时不影响正常胃肠运动。本品解痉作用不通过自主神经系统,故无抗胆碱作用,因而也适用于伴有前列腺增生症和青光眼的患者。

(2)药动学 本品口服后在十二指肠内吸收迅速且完全。蛋白结合率为76%。在体内代谢完全,代谢产物为藜芦酸及美贝维林醇,其中美贝维林醇可进一步代谢为羧酸及脱甲基化羧酸的形式。口服剂量的95%～98%以代谢产物形式在8h内经肾自尿中排出,尿中无原形药物。

【不良反应】 偶见头痛、头晕、腹胀、恶心和皮肤过敏等。有导致囊性纤维化患者发生腹膜炎的报道。

【禁忌证】 (1)对本品过敏者禁用。

(2)肠梗阻患者禁用。

(3)粪便嵌塞和结肠弛缓(如老年性巨结肠症)患者禁用。

(4)严重肝功能不全者禁用。

【注意事项】 (1)应注意对驾驶及操作机械者精神状态与运动能力的影响。

(2)轻至中度肝肾功能不全者慎用。

(3)囊性纤维化及心脏疾病患者慎用。

(4)动物实验未显示胚胎毒性,尚无妊娠期用药安全性资料,妊娠期妇女慎用。

(5)本品混悬液中含有苯甲酸,故勿接触眼、皮肤及其他黏膜。

(6)药物过量可引起中枢神经系统应激反应,无特异性解救药,建议洗胃及对症处理

【给药说明】 本品宜于餐前20 min服用,并应整片吞服,勿咀嚼。

【用法与用量】 口服 成人 片剂,一次135 mg,一日3次;混悬液,一次150 mg,一日3次;控释制剂,一次400 mg,一日2次。

【儿科用法与用量】 口服 10岁以上,同成人;9～10岁,混悬液,一次100 mg,一日3次;4～8岁,混悬液,一次50 mg,一日3次;3岁以下,混悬液,一次25 mg,一日3次。

【制剂与规格】 美贝维林片剂:135 mg。

第四节 助消化药

助消化药物是促进胃肠道消化功能的药物,通常分为两类:一类是消化分泌液内的正常成分,如盐酸和各种消化酶制剂,当消化分泌功能减弱时,起到补充治疗的作用;另一类是能促进消化液分泌或肠道内过度发酵的药物,用于治疗消化不良等。本节主要论述前一类药物的临床应用,包括胃蛋白酶、胰酶、复方消化酶等。

胃蛋白酶[药典(二)]

Pepsin

【适应证】 消化不良、食欲缺乏及慢性萎缩性胃炎等。

【药理】 由猪、羊或牛的胃黏膜中提取的蛋白水解酶，经乳糖、葡萄糖或蔗糖稀释制得。每 1 g 中含蛋白酶活力不得少于 120 活力单位或 1200 单位。（注：本品含糖）。胃蛋白酶能使蛋白质分解成朊及胨，但不能进一步使之分解成氨基酸，在含有 0.2%～0.4%盐酸时消化力最强。由于胃蛋白酶缺乏症常伴胃酸缺乏，故单用难奏效，多与稀盐酸同时服用，以增进食欲、促进消化。

【不良反应】 偶见过敏反应。

【禁忌证】 对猪、牛等蛋白质及本品过敏者禁用。

【注意事项】 (1)儿童用量请咨询医师或药师。

(2)如服用过量或出现严重不良反应，应立即就医。

(3)过敏体质者慎用。

(4)胃蛋白酶遇热不稳定，70 ℃以上失效。溶液在 pH>6 不稳定。本品易吸潮，使蛋白质消化力降低，如已吸潮或变性者不宜服用。

【药物相互作用】 (1)本品水溶液遇鞣酸、没食子酸或多数重金属溶液即发生沉淀。

(2)忌与碱性药物配伍，不宜与抗酸药物同服。

(3)与硫糖铝相拮抗，不宜合用。

【给药说明】 胃蛋白酶在碱性溶液中易被破坏而失效，pH>6 不稳定；酸性溶液中则较稳定。

【用法与用量】 口服　成人　胃蛋白酶，一次 0.2～0.4 g，一日 3 次，饭前服用；同时服稀盐酸，一次 0.5～2 ml。多酶片，一次 1～2 片，一日 3 次。

【儿科用法与用量】 口服　2 岁以下，一次 1～2.5 ml；2 岁以上，一次 3～5 ml，一日 3 次。

【儿科注意事项】 (1)溶液 pH >6 不稳定，70 ℃以上失效。

(2)吸潮、变性不宜用。

【制剂与规格】 胃蛋白酶片：0.1 g。

含糖胃蛋白酶片：每 1 g 不低于 120 活力单位（或 1200 单位）。

胃蛋白酶合剂：每 100 ml 含胃蛋白酶 3 g，稀盐酸 3 ml，橙皮酊 3 ml，糖浆 10 ml（或甘油 6 ml）。

多酶片：每片含胃蛋白酶 0.4 g，胰酶 0.12 g，淀粉酶 0.12 g。

胰　酶[药典(二)；医保(乙)]

Pancreatin

【适应证】 ①各种原因引起的胰腺外分泌功能不足（如囊性纤维化、慢性胰腺炎、胰腺切除术后、胃切除术后、肿瘤引起的胰管或胆总管阻塞）的替代治疗。②胰酶替代治疗，可用于慢性胰腺炎性疼痛、老年性胰腺外分泌不足。③胃肠、肝胆疾病引起的消化酶不足。

【药理】 (1)药效学　是从牛、猪或羊等动物的胰脏中得到的多种酶的混合物，主要含胰蛋白酶、胰淀粉酶和胰脂肪酶等。胰蛋白酶能使蛋白转化为蛋白胨，胰淀粉酶使淀粉转化为糊精与糖，胰脂肪酶则使脂肪分解为甘油和脂肪酸。在中性或弱碱性条件下活性较强，在肠液中可消化淀粉、蛋白质及脂肪，从而起到促进消化和增进食欲的作用。

(2)药动学　口服后 30 分钟起效，120～300 分钟时达最大效应。胰酶制剂口服后，在胃中溶解，释放出数百颗胰酶超微颗粒。这些微粒有肠溶包衣，可避免在胃酸中失活，并在胃内与食糜充分均匀混合。该微粒的大小可保证酶与食物同步地排入十二指肠；肠溶片在十二指肠近端（pH≥5.5）溶解，30 分钟内释放出大于 80%的活性酶，保证了适当的消化和及时的营养吸收。

【不良反应】 偶见过敏反应，可有打喷嚏、流泪、皮疹、鼻炎和支气管哮喘等。囊性纤维化的患者应用本药治疗，可见尿中尿酸增多，且与剂量相关。此外，本药制剂常被沙门菌属污染，虽不影响酶的活性，但可使人体感染。

【禁忌证】 (1)急性胰腺炎早期。

(2)对猪蛋白及其制品和本品过敏者。

【注意事项】 (1)尚不明确药物对哺乳期的影响，哺乳期妇女慎用。

(2)用药期间可检测大便中的氮及脂肪的含量，以监测本药的疗效。用药期间应检测血及尿中的尿酸含量，进行毒性监测。

(3)胰腺外分泌功能测定前本药应至少停用 3 天。

(4)用药过量的表现：可引起恶心、胃痉挛、皮疹、血尿、关节痛、足或小腿肿胀以及腹泻。用药过量时给予一般支持治疗即可。

(5)美国 FDA 妊娠期用药安全性分级为口服给药 C。

【药物相互作用】 (1)与等量碳酸氢钠同服可增强疗效。

(2)西咪替丁、雷尼替丁、法莫替丁、尼扎替丁等能抑制胃酸分泌，增加胃和十二指肠内的 pH 值，故能防止胰酶失活，增强口服胰酶的疗效。合用时可能需要减少胰酶剂量。

(3)在酸性溶液中活性减弱，甚至被分解灭活，故忌与稀盐酸等酸性药物同服。

(4)与阿卡波糖、吡格列酮合用时，后者的药效降低，故应避免同时使用。

(5)胰酶可干扰叶酸的吸收。

(6)pH<5.5的食物(如鸡肉、小牛肉、绿豆)与本药同时食用时,可使本药的肠衣溶解,降低胰酶的药效,故不应与上述食物同用。

【给药说明】(1)胰酶有微臭但无腐败臭气,如煮沸或遇酸即失去活力。

(2)口服常用肠溶片,以避免被酸所灭活,但包衣可能会影响胰酶在十二指肠和空肠上端的生物利用度。

(3)服用时不可嚼碎,以免药粉残留于口腔内,消化口腔黏膜而发生严重的口腔溃疡。

(4)服用胰酶的患者可能需要补充叶酸。

【用法与用量】口服 成人 一次0.3~1g,一日3次,饭前或进餐时服。

【儿科用法与用量】口服 5岁以上,一次0.3~1g,一日3次,餐前或进餐时服。

【儿科注意事项】(1)急性胰腺炎早期不应使用。

(2)用药过量可致恶心、胃痉挛、皮疹、尿血等。

【制剂与规格】胰酶肠溶片:(1)0.3g;(2)0.5g。

胰酶肠溶胶囊:0.15g。

米曲菌胰酶片:每片含米曲菌提取物24mg,胰酶220mg。饭中或饭后吞服1片,勿咀嚼。

乳糖酶

Lactase

【适应证】乳糖不耐受症(不能消化乳糖,伴有腹泻、消化不良、烧心以及肠易激综合征)。

【药理】乳糖酶具有水解乳糖生成葡萄糖和半乳糖以及利用乳糖合成低聚半乳糖的作用。

【禁忌证】对乳糖酶过敏者禁用。

【药物相互作用】有研究表明乳糖酶会减少钙离子的吸收。

【给药说明】孕妇慎用或遵医嘱。

【用法与用量】口服 在进食含乳糖的食物前服用。成人或12岁以上儿童,一次1~3片嚼服或吞服;12岁以下儿童不宜服用。

【制剂与规格】乳糖酶片:每片含乳糖消化酶3000 FCC单位。

阿嗪米特

Azintamide

【适应证】用于因胆汁分泌不足或消化酶缺乏而引起的症状。

【药理】阿嗪米特可增加胆汁分泌量,也可增加体内胰酶的分泌量,提高胰酶的消化功能,可改善糖类、脂肪、蛋白质的消化与吸收,恢复机体的正常消化功能。

【禁忌证】肝功能障碍、因胆石症引起的胆绞痛、胆管阻塞及急性肝炎。

【用法与用量】口服 成人 一日3次,一次1~2片,餐后服用。

【制剂与规格】复方阿嗪米特肠溶片:每片含胰酶100mg,阿嗪米特75mg,纤维素酶4000 10mg及二甲硅油50mg。

第五节 催吐药和止吐药

呕吐中枢位于脑干的两个部位:延脑网状结构的呕吐中枢和位于第四脑室底部的化学感受区,它们接受来自大脑皮质、前庭器官、胃肠道和身体其他部位,以及位于延脑的化学感受器触发带(接受引起呕吐的各种化学性刺激)的传入冲动后,再由此发出的冲动则经迷走神经、膈神经、脊神经和内脏传出神经等传出,支配有关的脏器肌肉,产生一系列复杂的肌肉运动而出现呕吐。

催吐药为引起呕吐的药物。某些临床情况须用催吐药以祛除进入胃内的有害物质。

呕吐系由多种疾病引起,须予以对因治疗;也可由于使用某些药物,特别是化疗药物所致。虽然呕吐多系保护性反射,但在临床上也还需要作对症治疗以减少患者痛苦,防止水、电解质失衡及营养物的丢失,亦即需要应用止吐药。

止吐药系通过影响上述反射弧的不同环节而发挥作用。按其作用部位,止吐药有中枢性和外周性之分;按作用的受体,则有抗组胺受体、抗多巴胺受体、抗M受体和抗5-HT_3受体等各类。

一、催吐药

盐酸阿扑吗啡(盐酸去水吗啡)[药典(二);医保(甲)]

Apomorphine Hydrochloride

【适应证】①抢救意外中毒及不能洗胃的患者;②治疗石油蒸馏液吸入患者,如煤油、汽油、煤焦油、燃料油或清洁液等,以防止严重的吸入性肺炎。

【药理】(1)药效学 系半合成的吗啡衍生物,是强效中枢性催吐药,能直接刺激延脑的催吐化学感受区,反射性兴奋呕吐中枢,产生强烈的催吐作用。因也可作用(刺激)前庭中枢,故运动可增加本品的致呕吐作用。此外,本药尚保留有吗啡的某些药理性质,有轻微的镇痛作用和呼吸抑制作用。

(2)药动学　吸收与给药途径密切相关。①皮下注射:成人在5～10分钟、小儿在1～2分钟开始起效。作用时间可持续60分钟。②舌下给药:25～30分钟起效,作用时间可持续61～128分钟。③经鼻给药:5～15分钟起效,作用持续时间26～90分钟。本药体内总蛋白结合率大于99.9%,半衰期为41～45分钟。在肝脏代谢,由肾脏排泄,其中有极少量以原形排出。是否经乳汁排泄尚存在争议。

【不良反应】(1)中枢神经抑制所致呼吸短促、呼吸困难或心动过缓。

(2)用量过大所引起的持续性呕吐。

(3)昏睡、晕厥和直立性低血压等。

(4)快速或不规则的呼吸、疲倦无力、手部颤抖或心率加快,以及中枢神经刺激反应。

【禁忌证】(1)心力衰竭或心衰前兆。

(2)张口反射抑制,醉酒状态明显。

(3)士的宁或误吞入强酸或强碱等腐蚀药的中毒,因可加重士的宁中毒的强度,以及使受腐蚀药中毒的食管损害加剧。

(4)阿片类、巴比妥类或其他中枢神经抑制药所导致的麻痹状态、癫痫发作先兆、休克前期。

【注意事项】(1)交叉过敏反应　对吗啡及其衍生物过敏的患者,对阿扑吗啡也常过敏。

(2)给药过程中可出现血清催乳素浓度降低。

(3)慎用　幼儿与老年衰弱患者对阿扑吗啡的易感性增高。

【药物相互作用】　如先期服用止吐药,可降低盐酸阿扑吗啡的催吐效应;同样,对中枢神经系统起抑制作用的吩噻嗪类镇吐药与本品配伍应用,可导致严重的呼吸和循环抑制,产生不良反应或延长睡眠。

【给药说明】(1)本药在胃饱满时催吐效果好,故成人在给药前宜先饮水200～300 ml。

(2)阿扑吗啡遇光易变质,变为绿色者即不能使用。

(3)用药过量治疗:纳洛酮可以对抗本品的催吐作用及其对中枢神经与呼吸等的抑制。使用阿托品治疗其所致心动过缓。

【用法与用量】　皮下注射　成人　一次2～5 mg;小儿　一次按体重0.07～0.1 mg/kg。

【制剂与规格】　盐酸阿扑吗啡注射液:1 ml∶5 mg。

二、止吐药

甲氧氯普胺[药典(二);基;医保(甲)]

Metoclopramide

参阅本章第三节。

盐酸地芬尼多[药典(二);基;医保(甲)]

Difenidol Hydrochloride

【适应证】　多种疾病引起的眩晕与呕吐(例如椎-基底动脉供血不足、梅尼埃病、自主神经功能紊乱、高血压、低血压、颈性眩晕,以及放疗和化疗等抗癌疗法引起的症状等)、手术麻醉后的呕吐;对晕动病有预防和治疗作用。

【药理】(1)药效学　能改善椎-基底动脉供血、调节前庭神经系统功能、抑制呕吐中枢,有抗眩晕、镇吐及抑制眼球震颤作用,特别对内耳前庭引起的眩晕和呕吐更有效。还具有较弱的周围性抗M胆碱能受体作用。但无明显镇静催眠作用。

(2)药动学　经肠道吸收比较完全,服药后1.5～3小时血药浓度达高峰,$t_{1/2}$为4小时。>90%以原形药经肾排出。

【不良反应】(1)主要有口干、心动过速、头痛和轻度胃肠不适,停药后即可消失。偶可见一过性轻度低血压和皮疹。

(2)可引起幻听、幻视、定向力障碍、精神错乱、嗜睡、不安、抑郁等,与中枢性抗胆碱作用有关。

【禁忌证】(1)对本药过敏者。

(2)肾功能不全者。

(3)6个月以内的婴儿。

【注意事项】　由于本品有轻度抗M胆碱能受体作用,故青光眼、胃肠道或泌尿道梗阻性疾病、窦性心动过速患者慎用。如出现精神症状应终止治疗。

【药物相互作用】　先服用地芬尼多,可降低阿扑吗啡治疗中毒时的催吐作用。

【用法与用量】　口服　成人　一次25～50 mg,一日3次;预防晕动病应在出发前30分钟服药。

【儿科用法与用量】　口服　6个月以上　一次0.9 mg/kg,一日3次。

【制剂与规格】　盐酸地芬尼多片:25 mg。

昂丹司琼[药典(二);医保(甲、乙)]

Ondansetron

【适应证】　①细胞毒类药物化疗和放射治疗引起

的恶心、呕吐；②预防和治疗手术后的恶心、呕吐。

【药理】 (1)药效学　是强效、高选择性的5-HT_3受体拮抗药。化疗药物和放射治疗可造成小肠释放5-HT，经由5-HT_3受体激活迷走神经的传入支，触发呕吐反射。本品可通过拮抗位于周围和中枢神经局部的神经元的5-HT受体而发挥止吐作用。手术后恶心、呕吐的作用机制未明，但可能具类似细胞毒类致恶心、呕吐的共同途径而诱发。尚能抑制因阿片诱导的恶心，其作用机制尚不清楚。由于高选择性而不具有其他止吐药的副作用，如锥体外系反应、过度镇静等。

(2)药动学　口服约2小时左右达血药峰浓度，其生物利用度大约为60%（老年人则更高）。口服或静脉给药时，本品的体内情况大致相同，其消除半衰期约3小时。老年人可能延长至5小时。药物彻底代谢，代谢产物经肾脏(75%)与肝脏(25%)排泄。血浆蛋白结合率为75%。

【不良反应】 可有头痛、腹部不适、便秘、口干、皮疹，偶见支气管哮喘或过敏反应、短暂性无症状氨基转移酶升高。上述反应轻微，无需特殊处理。个别患者有癫痫发作。并有胸痛、心律不齐、低血压及心动过缓的罕见报告。

【禁忌证】 对本品过敏者；胃肠梗阻者。

【注意事项】 (1)对肾脏损害患者，无需调整剂量、用药次数和用药途径。

(2)对肝功能损害患者，肝功能中度或严重损害患者体内廓清能力显著下降，血清半衰期也显著延长，因此用药剂量每日不应超过8 mg。

(3)腹部手术后不宜使用本品，以免掩盖回肠或胃扩张症状。

(4)实验显示，本品可由授乳动物乳汁中分泌，故此采用本品时暂停母乳喂养。

(5)美国FDA妊娠期用药安全性分级为口服给药、肠道外给药B。

【药物相互作用】 (1)与地塞米松合用可加强止吐效果。

(2)只能与推荐的静脉输注液混合使用，作为静脉输注的溶液应现用现配。在室温(25 ℃以下)荧光照射下或在冰箱中，本品与上述静脉输注液混合后仍能保持稳定7天。

(3)可用输液袋或注射泵静脉输注本品，每小时1 mg。如果本品浓度为16～160 μg/ml(即分别为8 mg/500 ml和8 mg/50 ml)时，下列药物可通过本品给药装置的Y型管来给药：顺铂、5-FU、卡铂、依托泊苷、环磷酰胺、多柔比星及头孢噻甲羧肟等。

【给药说明】 用药过量后会出现下列现象：视物障碍、严重便秘、低血压及迷走神经节张力增高致短暂性房室传导阻滞。这些现象可得到完全纠正。对本品无特异性解毒药，当怀疑用药过量时，应适当地采取对症疗法和支持疗法。不推荐用吐根治疗本品用药过量，因为患者会因本品自身具有的止吐作用而对其无反应。

【用法与用量】 (1)治疗放、化疗所致呕吐　用药剂量和途径应视化疗及放疗所致恶心、呕吐的严重程度而定。①成人：对于高度催吐性化疗药引起的呕吐，化疗前15分钟与化疗后4小时、8小时各静脉注射8 mg，停止化疗以后每8～12小时口服8 mg，连用5天；对催吐程度不太强的化疗药引起的呕吐，化疗前15分钟静脉注射8 mg，以后每8～12小时口服8 mg，连用5天；对于放射治疗引起的呕吐，首剂须于放疗前1～2小时口服8 mg，以后每8小时口服8 mg，疗程视放疗的疗程而定；对于高剂量顺铂可于化疗前静脉加注20 mg地塞米松磷酸钠，可加强本品对高度催吐化疗引致呕吐的疗效。②儿童：化疗前静脉注射以5 mg/m²（体表面积）的剂量，12小时后再口服给药；化疗后应持续口服给药，连服5天。

(2)术后的恶心和呕吐　①成人：对于预防手术后的恶心、呕吐，在麻醉过程中同时静脉输注4 mg或者在麻醉前1小时口服片剂8 mg，随后每隔8小时口服片剂8 mg，共服2次；对于已出现的术后恶心、呕吐，可肌内注射或缓慢静脉注射本品4 mg。②儿童：为了预防接受全身麻醉手术的儿童患者出现术后恶心和呕吐，应在诱导麻醉前、期间或之后用本品以0.1 mg/kg的剂量或最大剂量4 mg，缓慢静脉注射；对于儿童患者已出现的术后恶心、呕吐，可用本品0.1 mg/kg或最大4 mg的剂量缓慢静脉注射。

【制剂与规格】 盐酸昂丹司琼片（胶囊）：(1)4 mg；(2)8 mg。

盐酸昂丹司琼注射液：(1)2 ml∶4 mg；(2)4 ml∶8 mg。

格拉司琼[药典(二)；医保(乙)]

Granisetron

【适应证】 ①细胞毒类药物化疗和放射治疗引起的恶心和呕吐。②预防和治疗手术后的恶心和呕吐。

【药理】 (1)药效学　是高选择性的5-HT_3受体拮抗药，作用同昂丹司琼。

(2)药动学　口服吸收迅速且完全。血药浓度达峰时间为3小时。在体内分布广泛，血清蛋白结合率为

65%。主要代谢途径为 N-去烷基化及芳香环氧化后再被共轭化。消除半衰期在代谢正常者为 8 小时，代谢不良者为 42 小时。剂量的 8%～9%以原形、70%以代谢物的形式从尿中排出；15%从粪便中排出，几乎全部为代谢物。老年人用药后药动学参数与年轻人无异。健康志愿者单次口服 1 mg，血浆浓度峰值为 3.63ng/ml，血浆清除半衰期为 6.23 小时，分布容积为 3.94L/kg，总清除率为 0.4L/(h・kg)。癌症患者的清除半衰期显著延长，为 9.8～11.6 小时。健康志愿者在未禁食状态下，单次口服 10 mg，AUC(药-时曲线下面积)减少 5%，C_{max}增加 30%。口服片剂的绝对生物利用度约为 90%。并由肝微粒酶 P4503A代谢。健康受试者静注本品 20 μg/kg 或 40 μg/kg 后，平均血浆峰浓度分别为 13.7 μg/kg 和 42.8 μg/L，血浆清除半衰期约 3.1～5.9 小时。

【不良反应】 常见不良反应为头痛、倦怠、发热、便秘，偶有短暂性无症状肝脏氨基转移酶增加。上述反应轻微，无需特殊处理。

【禁忌证】 对本品及其制剂所含组分过敏者禁用；妊娠期妇女、胃肠道梗阻者禁用。

【注意事项】 (1)预防化疗、放疗所致呕吐，首剂应在化疗前 1 小时服用。

(2)可减缓结肠蠕动，患者若有亚急性肠梗阻时，需严格观察。

(3)高血压未控制的患者，日剂量不宜超过 10 mg，以免引起血压进一步升高。

(4)致癌性研究资料显示，给予两性小鼠及大鼠极量本品时(50 mg/kg)(大鼠剂量于第 59 周时降至一日 25 mg/kg)，发现有肝细胞瘤和(或)腺瘤；于接受 5 mg/kg 本品之大鼠亦发现有肝细胞增生，而于低剂量时(1 mg/kg)本品无诱发肝细胞增生的现象。

(5)本品与食物同时服用吸收略有延迟。

(6)哺乳期妇女需慎用，若使用本品时应停止哺乳。

(7)儿童用药：儿童的安全性尚未确定。

(8)美国 FDA 妊娠期用药安全性分级为口服给药、肠道外给药 B。

【药物相互作用】 与利福平或其他肝酶诱导药物同时使用，本品血药浓度减低，应适当增加剂量。

【给药说明】 (1)药物过量的症状　研究发现，服用推荐剂量 10 倍后，只出现轻微头痛而无其他后遗症。

(2)药物过量的治疗　现仍无特异性解毒药，若过量时，应予对症治疗。

【用法与用量】 (1)口服　①成人，一次 1 mg，一日 2 次；②儿童，一次 20 μg/kg，一日 2 次。一般于化疗前 1 小时服用，第 2 次为 12 小时后服用。

(2)静脉注射　成人　一次 3 mg，用 20～50 ml 的 5%葡萄糖注射液或 0.9%氯化钠注射液稀释后，于治疗前 30 分钟静脉注射，给药时间应超过 5 分钟。大多数病人只需给药 1 次，对恶心和呕吐的预防作用便可超过 24 小时，必要时可增加给药 1～2 次，但每日最高剂量不应超过 9 mg。

【制剂与规格】 盐酸格拉司琼片(胶囊)：1 mg。

盐酸格拉司琼注射液：(1)1 ml：1 mg；(2)3 ml：3 mg。

托烷司琼[药典(二)；医保(乙)]

Tropisetron

【适应证】 预防细胞毒类药物引起的恶心和呕吐。

【药理】 (1)药效学　是外周神经元及中枢神经系统 5-HT_3受体的高效、高选择性竞争性拮抗药，常用其甲磺酸盐、盐酸盐或枸橼酸盐。作用同昂丹司琼。作用时限为 24 小时，故只需每天给药 1 次。

(2)药动学　①甲磺酸托烷司琼口服血浆药时曲线符合一级吸收二室模型，吸收半衰期约 30 分钟，达峰时间(t_{max})约为 2.5 小时，口服 6 mg 时，其高峰浓度(C_{max})约为 20ng/ml，消除半衰期($t_{1/2\beta}$)约为 10 小时；连续 5 天口服 24 mg，药物在体内的处置没有改变，无蓄积作用。绝对生物利用度约 76%。表观分布容积(V_d)约为 350L。蛋白结合率约 71%。经羟化代谢，再进一步与葡萄糖醛酸和硫酸结合，最后经尿或胆汁排出(代谢物经尿和粪排出比例为 5：1)。代谢物活性极弱。代谢正常者的消除半衰期(β 相)约 7～10 小时，在代谢不良者中，该值可能延长至 45 小时。总体清除率约为 1L/min，其中经肾清除的约为 10%。在代谢不良的患者中，总体清除率降低为 0.1～0.2L/min。这种降低可导致消除半衰期延长约 4～5 倍、AUC 值提高 5～7 倍，而 C_{max}和分布容积却与正常代谢者无显著差别。在代谢不良者中，经尿液排出的药物原形比例较代谢正常者大。在剂量超过 10 mg、一日 2 次的多天用药期间，参与本品代谢的肝酶系统的代谢能力可达饱和，并可造成本品血浓度的剂量依赖性增高。然而，即使在代谢不良者中，这类剂量所产生的血药暴露仍属可较好耐受的水平。因此，如果采用 5 mg/d、共 6 天的给药方案，不必担心药物的蓄积作用。②口服盐酸托烷司琼 20 mg 或 100 mg 几乎完全吸收(>95%)，半衰期平均为 20 分钟。在 3 小时内血浆峰浓度可分别达到 24ng/ml 或 173ng/ml。代谢与饱和容积有关。其绝对生物利用度取决于剂量，当剂量为

5 mg 时，大约为 60%，剂量为 45 mg 时几乎为 100%。儿童的绝对生物利用度及终末半衰期与健康志愿者相似。71%的托烷司琼非特异性地与血浆蛋白结合（主要为 α_1-糖蛋白）。成人的分布容积为 400～600L，3～6 岁的儿童约为 145L，7～15 岁的儿童约为 265L。本药的代谢与金雀花碱和（或）异喹胍（细胞色素 P_{450} ⅡD 6）通路上的遗传多态性有关。代谢正常者的消除半衰期（β 相）约为 8 小时，而不良代谢者为 45 小时。在代谢正常者中，大约 8%的药物以原形从尿中排出，约 70%以代谢物形式排出；15%几乎完全以代谢物形式经粪便排出。代谢不良者主要从尿中以原形排出。本品总体清除率为 1L/min，经肾清除的约 10%。在代谢不良者中，总清除率只有 100～200 ml/min，但肾清除的比例不变。这种降低导致清除半衰期延长 4～5 倍，且 AUC 值提高 5～7 倍。

【不良反应】 （1）常见的不良反应有头痛、便秘、眩晕、疲劳和胃肠功能紊乱如腹痛和腹泻等。其中某些症状可能由同时应用的化疗药或原来的疾病所引起的。

（2）应用 2 mg 时的头痛（22%）和应用 5 mg 时的便秘（11%）。这些反应在代谢不良者中的发生率更高。偶有关于头晕、疲劳和腹痛、腹泻等胃肠功能紊乱的报道（0.1%～5%）。与其他 5-HT_3受体拮抗药相似，个别病例出现虚脱、晕厥、心血管意外，但未明确本药与这些不良反应的关系，有可能是由于细胞毒类药物或原有疾病所引起。

（3）与其他 5-HT_3受体拮抗药相似，有包括以下一种或多种表现的Ⅰ型过敏反应的个别报道：面色潮红和（或）全身荨麻疹，胸部压迫感，呼吸困难，急性支气管痉挛和低血压。

【禁忌证】 对本品或其他 5-HT_3受体拮抗药（如昂丹司琼和格拉司琼）过敏者，以及妊娠期妇女禁用。

【注意事项】 （1）在急性肝炎或脂肪肝患者中，托烷司琼的药代动力学无改变，但肝硬化或肾功能损害患者与金雀花碱和（或）异喹胍代谢正常的健康志愿者相比，血浆药物浓度高 50%，因此静脉给药时需降低剂量 50%。

（2）因本药有引起血压进一步升高的危险，故高血压未控制的患者盐酸托烷司琼用量不宜超过一日 10 mg，甲磺酸托烷司琼用量不宜超过一日 12 mg。

（3）本药对驾车或操作机器的能力无影响，但应注意本药的不良反应有疲劳和头晕。

（4）动物生殖研究表明，托烷司琼有潜在的胚胎毒性，虽然没有进行人的研究，但孕期禁用本品。哺乳期妇女不应使用托烷司琼，因为尚不能确定药物是否能够进入乳汁。但在应用放射性标记的托烷司琼的动物实验中，可检出放射性的标记物。

（5）儿童一般不推荐使用。

【药物相互作用】 （1）与利福平或其他肝酶诱导药物（如苯巴比妥和保泰松）合用，可使托烷司琼的血浆浓度降低。

（2）细胞色素 P_{450} 抑制药如西咪替丁对托烷司琼的血浆浓度影响极微，无需调整剂量。

【给药说明】 （1）化疗前，将 1 安瓿药物溶解于 100 ml常用的输注液如生理盐水、林格液或 5%葡萄糖溶液中，缓慢静脉滴注，不少于 15 分钟；或缓慢静脉注射（2 mg/min，每安瓿约注射 3 分钟）；也可缓慢加入已有滴注液中。口服本药时，可从安瓿中取所用量，用橙汁或可乐稀释后立即服用，至少在早餐前 1 小时服用。

（2）大剂量长期用药可导致幻视，并可使高血压患者的血压升高。出现用药过量时应对症治疗，应严密监测患者重要的生命体征。

【用法与用量】 （1）甲磺酸托烷司琼　剂量为 6 mg/d，一日 1 次，疗程为 6 天。第 1 天静脉给药：将本品 6 mg（1 安瓿）溶于 100 ml 常用的输注液（如 0.9%氯化钠溶液、林格液或 5%葡萄糖溶液）中，在化疗前快速静脉滴注或缓慢静脉推注。第 2～6 天口服给药：片剂应在早晨起床时（至少于早餐前 1 小时）立即用水送服。肝硬化或肾功能不全患者的血浆药物浓度则较正常的健康志愿者高约 50%，然而，如果采用 6 mg/d，共 6 天的给药方案，则不必减量。

（2）盐酸托烷司琼　①推荐：一日剂量为 5 mg。建议在治疗的第 1～6 日静脉给药。在每一个治疗周期中，最多可以连续应用本品 6 天。②本药也可以作为口服溶液给药，应至少于早餐前 1 小时服用。③如果单独使用本药反应不佳，可以通过同时应用地塞米松提高抗呕吐疗效，不需要增加剂量。④肝、肾功能不全患者静脉给药时剂量应减半。⑤高血压未控制的患者，用量不宜超过 10 mg。

【制剂与规格】 甲磺酸托烷司琼片：6 mg。

甲磺酸托烷司琼注射液：2 ml∶6 mg。（按托烷司琼计）

盐酸托烷司琼胶囊：5 mg。

注射用盐酸托烷司琼：（1）2 mg；（2）5 mg。

枸橼酸托烷司琼注射液：5 ml∶5 mg。

雷莫司琼

Ramosetron

【适应证】 防治抗恶性肿瘤治疗所引起的恶心、呕吐等消化道症状。

【药理】 （1）药效学　通过阻断 5-HT_3受体而发挥

止吐作用，参阅“昂丹司琼”。

（2）药动学　健康成人静脉给药 0.1～0.8 mg 时，血浆中原形药物浓度呈双相性降低，$t_{1/2\beta}$大约为 5 小时，AUC 与给药量成正比，体内药物动态呈线性变化。给药后 24 小时内尿中原形药物的排泄率为给药量的 16%～22%。尿中除原形药物外，作为其代谢产物还有脱甲基物、氢氧化物以及其耦合物。给健康成年人连续用药时，体内药物动态没有变化，未见蓄积性。

【不良反应】　主要的不良反应是头痛、头晕目眩等。对本品过敏者可能出现过敏样症状，如胸闷、呼吸困难、喘鸣、颜面潮红、发红、瘙痒、发绀、血压降低甚至休克等。发生率尚不明确。

【禁忌证】　对本药及其组分有过敏史者禁用。

【注意事项】　（1）仅限用于化疗药物（顺铂等）引起的恶心、呕吐。建议本品在抗恶性肿瘤治疗前 15～30 分钟静脉注射给药。

（2）对妊娠过程中用药的安全性尚未确立。对妊娠期妇女或可能怀孕的妇女，只有在判断治疗方面的有益处大于危险性时方可使用给药。对妊娠过程中用药的安全性尚未确定。

（3）可分泌到乳汁中，对哺乳期妇女用药时需停止哺乳。

（4）有关儿童用药的安全性尚未确定。

（5）老年患者通常生理功能低下，应密切观察患者状态，慎重给药。出现不良反应时，应采取停药等适当的处置，及时处理。

【药物相互作用】　与甘露醇注射液、布美他尼注射液、呋塞米注射液等可发生配伍反应，不要混合使用。但向含有呋塞米 20 mg 的注射液中加入 200 ml 氯化钠注射液与本药 1 个安瓿混合时可以使用。

【用法与用量】　静脉注射　成人　一次 0.3 mg，一日 1 次。另外可根据年龄、症状不同适当增减用量。效果不明显时，可以追加相同给药剂量，但日用量不应超过 0.6 mg。

【制剂与规格】　盐酸雷莫司琼注射液：2 ml ∶ 0.3 mg。

第六节　泻药和止泻药

便秘和腹泻是消化系统的常见症状，其中部分是由胃肠道的器质性疾病所致而须对因治疗，但有部分病例无明显病因可究，即所谓功能性者，则须对症处理。

泻药还用于胃肠道的检查如钡剂灌肠和纤维结肠镜检查等的术前准备。目前用于临床的泻药品种颇多，刺激性泻药系某些能刺激大肠或小肠运动的化学物，促进排便；润滑性泻药是油脂类物质，增加粪便的润滑性，利于排便；容积性泻药是目前用得比较多的泻药。一类是高渗透性泻药，主要是不被吸收的盐类泻药，系其在肠腔内的高渗透性使粪便变稀而量增多；另一类容积性泻药为膨胀性泻药，即以纤维素为主，在肠腔内膨胀以增加粪便的容积，较为生理性。作用于下消化道的促胃肠动力药西沙必利有促进结肠蠕动之效，利于排便。

止泻药主要有抑制结肠的蠕动和减轻对结肠黏膜刺激两大类。前者为吗啡类和人工合成之替代吗啡类的苯基哌啶类，以及抗胆碱能类；后者为收敛药和吸附药。

一、泻药

乳果糖[药典（二）；医保（乙）]

Lactulose

参阅本章第九节。

甘　油[药典（二）；医保（乙）]

Glycerol

【适应证】　①便秘能润滑并刺激肠壁，软化大便，使易于排出，便秘时可用本品栓剂或 50% 溶液灌肠。②溶液用于降低颅内压与眼压。③溶液外用可防止冬季皮肤干燥、皲裂。

【药理】　（1）药效学　甘油是天然生成的三元醇，有以下作用：①软化、润滑大便，使之易于排出；甘油还能刺激直肠收缩，引起排便反射。②脱水甘油为强力高渗性溶液，口服或注射后，甘油可提高血浆渗透压，可作为脱水药，用于降低颅内压和眼压。③吸湿作用，甘油外用能使局部组织软化。④溶媒，可溶解硼砂、硼酸、苯酚、鞣酸、水杨酸等，可使苯酚的腐蚀性降低，常与苯酚配成制剂。此外还用作栓剂的赋形剂（与明胶合用）。

（2）药动学　直肠给药用于软化大便 15～30 分钟起效。甘油口服后吸收良好，并迅速代谢。用于降低颅内压与眼压时，口服 10～30 分钟起效，1 小时后降低眼压的作用达最大效应，作用持续 5 小时；静脉给药用于降低颅内压和眼压时亦为 10～30 分钟起效。口服和静脉给药降低颅内压的作用持续 2～4 小时。

80% 的甘油在肝脏中代谢为葡萄糖与糖原，并氧化为 H_2O 和 CO_2，10%～20% 在肾脏中代谢。甘油可被肾小球滤过，在浓度达到 0.15 mg/ml 时，完全由肾小管重吸收。在高浓度时，甘油可在尿中出现并导致渗透性利尿。甘油的清除半衰期为 30～45 分钟。

【不良反应】 口服有轻微副作用，如头痛、咽部不适、口渴、恶心、呕吐、腹泻及血压轻微下降等，偶可见大便隐血（国外报道）。空腹服用副作用较明显。本药高浓度（30%以上）静脉滴注可引起溶血和血红蛋白尿，浓度不超过 10%则不会引起此种不良反应。直肠给药有引起直肠黏膜坏死的危险（国外报道）。

【禁忌证】 (1)糖尿病。

(2)颅内活动性出血。

(3)头痛、恶心、呕吐者。

(4)对甘油制剂中任何成分过敏者。

(5)完全无尿者。

(6)严重脱水者。

(7)急性肺水肿或急性肺水肿先兆者。

(8)严重心衰者。

【注意事项】 (1)慎用 ①心、肝、肾疾病患者；②溶血性贫血者（国外资料）。

(2)美国 FDA 妊娠期用药安全性分级为口服给药 B。

【给药说明】 (1)严禁与氧化剂配伍。

(2)可在溶液中加入柠檬汁或速溶咖啡以改善口味；也可加入冰块，用吸管吸食，以减少恶心、呕吐等胃肠道症状。患者在服药同时不能饮水。

【用法与用量】 (1)便秘 使用栓剂，一次一粒塞入肛门（成人用 3 g，小儿用 1.5 g），对小儿及年老体弱者较为适宜。也可用本品 50%溶液灌肠。

(2)降眼压和颅内压 ①成人，口服 50%甘油溶液（含 0.9%氯化钠），一次 200 ml，日服 1 次；必要时日服 2 次，但要间隔 6～8 小时。②儿童，推荐用 50%～70%甘油溶液 1～1.5 g/kg（国外）。

(3)外用 10%～20%甘油溶液擦洗或涂敷。

【制剂与规格】 甘油栓剂：(1)1.5 g；(2)2 g。

甘油灌肠剂：(1)20 ml；(2)60 ml；(3)110 ml。

开塞露（含甘油 55%）：(1)10 ml；(2)20 ml。

甘油-氯化钠注射液：(1)250 ml（甘油 25 g，氯化钠 2.25 g）；(2)500 ml（甘油 50 g，氯化钠 4.5 g）。

10%甘油-0.9%氯化钠注射液：配制 10 ml 甘油加 0.9%氯化钠至 100 ml。

甘油-维生素 C（配成两种处方）：(1)每毫升含维生素 C 250 mg，磷酸氯化钠 113 mg，亚硫酸钠 4 mg，依地酸钠 0.2 mg；(2)每毫升含甘油 0.5 ml，磷酸氢钠 25 mg。

50%甘油-0.9%氯化钠注射液：配制 50 ml 甘油加 0.9%氯化钠至 100 ml。

硫酸镁[药典(二)；基；医保(甲)]

Magnesium Sulfate

【适应证】 ①导泻。②十二指肠引流及治疗胆绞痛。③注射剂可作为抗惊厥药，用于子痫。④降低血压。常用于妊娠高血压综合征的治疗。⑤外用热敷以消炎去肿。

【药理】 (1)药效学 口服为容积性泻药。硫酸镁口服不被肠道吸收，在小肠内起高渗作用，把水分引入肠腔，肠腔内积液导致腹胀，并刺激肠蠕动而排便，同时硫酸镁促使肠壁释放胆囊收缩素，致泻增加，小剂量可使 Oddi 括约肌松弛，胆囊收缩，增强胆汁引流。注射硫酸镁可抑制中枢神经的活动，减低神经-肌肉接头乙酰胆碱的释放，产生解除或降低横纹肌收缩作用。注射后过量的镁离子可直接舒张外周血管平滑肌和引起交感神经节冲动传递障碍，从而使血管扩张，血压下降。

(2)药动学 口服约有 20%吸收进入血流，而后随尿排出。约 1 小时起效，持续作用 1～4 小时；静脉注射几乎立即起效，作用持续约 30 分钟。肌内注射或静脉注射后均经肾排泄，排泄速度与血镁浓度和肾小球滤过率有关。

【不良反应】 (1)肾功能不全时或血镁积聚时可出现眩晕和头昏等。

(2)用药过量可导致电解质失调，继发心律失常、精神错乱、肌痉挛、倦怠无力等。

(3)导泻时如服用浓度过高的溶液，则从组织内吸收大量水分而导致脱水。

(4)静脉注射速度过快或用量过大，可引起呼吸抑制、血压急剧下降，最后心脏停搏于舒张期。

【禁忌证】 肠道急性出血、妊娠期妇女、急腹症患者、经期妇女禁用本品导泻。

【注意事项】 (1)本品为高渗性泻药，可促使水钠潴留而致水肿。

(2)肾功能不全者，用量应酌减。

(3)下列情况应慎用注射剂：心脏传导阻滞、心肌损害、严重的肾功能不全、呼吸道疾病。

(4)注射硫酸镁应注意检查和监测：治疗前及治疗中定期监测心功能、肾功能、血镁浓度；膝腱反射检查，在重复用药前如膝腱反射已明显抑制者，则不能再给药；每次静脉注射前应测定呼吸频率，若每分钟低于 16 次则应减量甚至停用。

(5)服用中枢抑制药中毒需导泻时，应避免使用硫酸镁，改用硫酸钠。

(6)美国 FDA 妊娠期用药安全性分级为肠道外给药 B。

【药物相互作用】 (1)与氯氮䓬、氯丙嗪、双香豆素、地高辛或异烟肼等并用，上述药物的作用降低。

(2)与四环素合用，可形成不吸收性复合物，故用四环素后 1～3 小时内忌用泻药。

(3)同时静脉注射钙剂，可拮抗硫酸镁解除抽搐的效能。

(4)与神经-肌肉接头阻滞药同用时，可发生严重的神经-肌肉接头冲动传递停顿。

【给药说明】 (1)致泻作用一般于服药后 2～8 小时内出现，所以宜早晨空腹服用，并大量饮水加速导泻作用和防止脱水。

(2)呼吸抑制是注射硫酸镁最危险的不良反应，可很快地达到致死的呼吸麻痹，注药前呼吸频率每分钟至少保持 16 次。

(3)急性镁中毒时应立即停药，进行人工呼吸，并缓慢注射钙剂解救。

【用法与用量】 口服　(1)导泻一次 5～20 g，用水 400 ml 溶解后顿服。

(2)利胆　一次 2～5 g，一日 3 次，配制成 33%或 50%的溶液服用。

【儿科用法与用量】 口服　一次 0.15～0.25 g/kg，睡前或必要时服。

【儿科注意事项】 (1)肠道急性出血、急腹症患者禁用。

(2)本品为高渗性泻药，易导致钠潴留和脱水，注意监护水、电解质代谢紊乱。

【制剂与规格】 硫酸镁注射液：(1)10 ml：1 g；(2)10 ml：2.5 g。

硫酸镁溶液：100 ml：33 g。

其余内容参阅第十六章第二节及第二十三章第二节。

比沙可啶[药典(二)]

Bisacodyl

【适应证】 便秘、腹部 X 射线检查或内镜检查前清洁肠道而使其排空，以及手术前、后清洁肠道用。

【药理】 (1)药效学　属刺激性缓泻药。主要作用于大肠，药物本身对肠黏膜有较强的刺激作用，可刺激其感觉神经末梢，引起肠反射性蠕动增加而导致排便。还可刺激局部轴突反射和节段反射，产生广泛的结肠蠕动；同时可抑制结肠内钠、氯和水分吸收，使肠内容积增大，引起反射性排便。

(2)药动学　餐后口服，10～12 小时内起作用，直肠给药则 1 小时内起作用。口服仅小量被吸收，以葡萄糖苷酸形式从尿排出(有些患者排出达剂量的 38%)，10 小时后约 3%的葡萄糖苷酸在胆汁内出现，主要由粪便排出。

【不良反应】 偶可引起明显的腹部绞痛，停药后即消失，直肠给药有时有刺激性，反复应用可能引起直肠炎，也曾报道可引起过度腹泻。可出现尿色异常，低血钾。

【禁忌证】 (1)对本药过敏者。

(2)急腹症(阑尾炎、肠梗阻和胃肠炎等)。

(3)炎症性肠病。

(4)严重电解质紊乱。

【注意事项】 (1)用药期间不宜哺乳。

(2)美国 FDA 妊娠期用药安全性分级为口服给药、直肠给药 B。

【药物相互作用】 (1)不宜与可产生尖端扭转的抗心律失常药合用。

(2)与强心苷类合用易诱发其毒性作用。

(3)服用本药前 2 小时不宜服用抗酸药。

【给药说明】 (1)有较强刺激性，应避免将本品吸入或与眼睛、皮肤、黏膜接触。

(2)为避免对胃的刺激，可用其肠溶片。

(3)服药时不得咀嚼或压碎，服药前 2 小时不得服牛奶或抗酸药，进餐后 1 小时内不宜服用本药。

(4)国外资料建议不宜长期使用(不超过 7 天)。

【用法与用量】 成人　(1)口服　一次 5～10 mg，一日 1 次。

(2)直肠给药　一次 10 mg，一日 1 次。

【儿科用法与用量】 口服　6～10 岁，一次 5 mg；10～18 岁，一次 10 mg；以上均为一日 1 次。

直肠给药　栓剂注入肛门　一次 10 mg。

【儿科注意事项】 (1)6 岁以下儿童禁用，急腹症、炎症性肠病患者禁用。

(2)长期用药可能引起结肠功能紊乱、电解质紊乱及结肠黑变病。

【制剂与规格】 比沙可啶肠溶片：5 mg。

比沙可啶片：5 mg。

比沙可啶栓：10 mg。

酚　酞[药典(二);基;医保(甲)]

Phenolphthalein

【适应证】 治疗便秘,也可在结肠、直肠内镜检查或X射线检查时用作肠道清洁药。

【药理】 (1)药效学　刺激性轻泻药。确切机制不详,可能为刺激肠壁内神经丛,直接作用于肠平滑肌,使其蠕动增强;同时又能促进液体与离子在肠内积聚而加快导泻作用。

(2)药动学　口服后约有15%被吸收,吸收的药物主要经肾脏或随粪便排出,部分还通过胆汁排泄至肠,在肠中被再吸收,形成肠-肝循环,延长作用时间,所以一次给药作用可持续3~4日。

【不良反应】 (1)罕见过敏反应。

(2)偶见肠绞痛、出血倾向。

(3)药物过量或长期滥用时可造成电解质紊乱,诱发心律失常、神志不清、肌痉挛以及倦怠无力等症状。

【禁忌证】 (1)婴儿和哺乳期妇女禁用。

(2)对本药过敏者。

(3)阑尾炎。

(4)肠梗阻。

(5)直肠出血未明确诊断者不宜连续长期应用。

(6)充血性心力衰竭和高血压。

(7)粪块阻塞。

(8)美国FDA妊娠期用药安全性分级为口服给药C。

【注意事项】 (1)幼儿慎用。

(2)酚酞可干扰酚磺酞排泄试验(PSP),使尿色变成品红或橘红色,同时酚磺酞排泄加快。

(3)长期应用可使血糖升高、血钾降低。

(4)过量或长期应用可引起肠功能的依赖性,甚至有结肠炎改变。应避免习惯性服用泻药。

【药物相互作用】 与碳酸氢钠、氧化镁等碱性药物合用,可引起尿液变色。

【给药说明】 (1)应于睡前服用,服药后约8小时排便。

(2)药物过量处理:应马上洗胃;给予活性炭;禁用导泻药。

【用法与用量】 口服　成人　一次50~200 mg。根据患者情况而增减。

【儿科用法与用量】 口服　1~2.5岁,一日15~20 mg;2.5岁以上,一日30~60 mg;睡前服。

【儿科注意事项】 婴儿禁用。

【制剂与规格】 酚酞片:(1)50 mg;(2)100 mg。

聚乙二醇4000[基;医保(甲)]

Macrogol4000(Polyethylene Glycol 4000)

【适应证】 ①便秘;②术前肠道清洁准备;肠镜、钡灌肠及其他检查前的肠道清洁准备。

【药理】 聚乙二醇4000是高分子量的聚乙二醇长链聚合体,通过氢键来固定水分子并发挥作用。属渗透性缓泻剂,可增加局部渗透压,使水分保留在结肠肠腔内,增加肠道内液体的保有量,软化大便,进而促进其在肠道内的推动和排泄。10~20 g本药可使结肠产生生理学效应,产生正常的大便,并确保持续发生疗效。它在肠道内不被细菌降解,也不产生有机酸或气体,不改变粪便的酸碱性,对肠道的pH值没有影响。通常在4小时内导致腹泻,快速清洁肠道。

【不良反应】 (1)过量服用本药可能会导致腹泻,停药后24~48小时将恢复正常。重新再服用小剂量即可。

(2)有时会引起休克、过敏样症状,所以要充分进行观察,出现颜面苍白、血压下降等症状时要进行适当处置;由于呕吐,可引起低钠血症,有时出现意识障碍、痉挛等,此时可适当补充电解质。

【禁忌证】 炎症性器质性肠病(溃疡性结肠炎、克罗恩病),肠梗阻,未确诊的腹痛;急性消化道出血;肠穿孔;中毒性巨结肠。

【给药说明】 在治疗便秘时不要长期使用。

【注意事项】 (1)溶解药品时不要添加香料等其他成分。

(2)对于患有肠道狭窄或便秘等肠内容物潴留的患者,应在确认给药前日或给药前有无排便后小心给药,以免引起肠内压升高。

(3)通常高龄者生理功能低下,给药时应减慢速度,边观察边给药。

(4)对于妊娠期妇女或有妊娠可能性的妇女要慎用,只有在充分考虑用药必要性后才可给药。

(5)对于冠心病、陈旧性心肌梗死或肾功能障碍的患者应慎重给药。

(6)当服用完1000 ml时仍尚未排便者,要停止用药。确认没有嗳气、呕吐、腹痛并排便后才可继续用药。

【用法与用量】 (1)治疗便秘　聚乙二醇4000粉:一次10~20 g,一日1次,溶解在一杯水中服用。

(2)肠道内容物的清除　复方聚乙二醇4000电解质散。①配制方法:将本品一大包内的三小袋药品全部倒入带有刻度的杯(瓶)中,加温开水,搅拌使其完全溶解。规格Ⅰ(68.56 g/包),配成1000 ml;规格Ⅱ(137.15 g/包),配成2000 ml。②用法与用量:3000～4000 ml,首次服用600～1000 ml,以后每隔10～15分钟服用1次,每次250 ml,直至服完或直至排出水样清便。肠镜、钡灌肠及其他检查前的肠道清洁准备,用量为2000～3000 ml,服法相同。

【儿科用法与用量】 口服　8岁以上,一次10 g,一日1～2次;或一日20 g,一次性顿服。

【儿科注意事项】 炎症性肠病、肠梗阻、未明确确诊的腹痛患者禁用。

【制剂与规格】 聚乙二醇4000粉:10 g。

复方聚乙二醇4000电解质散:(1)68.56 g;(2)137.15 g。本品每大包内由A、B、C三小袋组成,其中A袋内含有氯化钠、无水硫酸钠;B袋含有氯化钾、碳酸氢钠;C袋含有聚乙二醇4000。规格Ⅰ加水配成1000 ml,规格Ⅱ加水配成2000 ml,即成Na^+ 125 mmol/L、K^+ 10 mmol/L、HCO_3^-、20 mmol/L、SO_4^{2-}、40 mmol/L、Cl^- 35 mmol/L的等渗性全肠灌洗液。

欧车前亲水胶

Psyllium Hydrophilic Mucilloid

【适应证】 ①便秘及相关疾病:功能性便秘、肠易激综合征、憩室病、痔疮、肛裂、肛肠手术及其他外科手术后,维持正常排便功能。②非特异性腹泻。③高胆固醇血症。④非胰岛素依赖型糖尿病的辅助治疗。

【药理】 本药由欧车前草的果实——车前子外壳高度精炼而成。是一种无刺激性、纯天然水溶性纤维,为容积性泻药。在胃肠道内可将液体吸附到固体部分,使粪便变软而易排出。本品有双相调节作用,腹泻时则使水样便减少。

【不良反应】 偶有轻微的腹胀、恶心、便秘、肠绞痛等,从小剂量开始可避免,坚持服用可消失。对车前敏感者,吸入或摄入本品可能会引起过敏反应。亦有支气管痉挛、鼻炎等变态反应。

【禁忌证】 (1)原因不明的腹痛、炎症性肠道病变、肠梗阻、胃肠出血及粪便嵌塞。

(2)妊娠、哺乳期妇女及婴幼儿。

(3)长期卧床后或吞咽困难者。

(4)对本品或欧车前草过敏者。

【注意事项】 服用本品需有足量液体,以免阻塞食管。

【药物相互作用】 可降低华法林、水杨酸盐、留钾利尿药等的药理作用。

【给药说明】 (1)需有足量的水来服用本品,以使其充分溶解;服后亦需多饮水,有助于增强疗效;同时避免阻塞食管。

(2)橙味剂型每包含21 mg苯丙氨酸,苯丙酮尿症患者请遵医嘱。

【用法与用量】 口服　成人　一次1包,一日1～3次,饭后半小时服用。

【儿科用法与用量】 口服　6～12岁为成人的一半,一日1～3次。6岁以下请遵医嘱。1包用约300 ml水搅匀。

【制剂与规格】 欧车前亲水胶散:5.8 g。

开塞露[基]

【适应证】 便秘。

【用法与用量】 将容器顶端刺破,外面涂油脂少许,徐缓插入肛门,然后将药液挤入直肠内,引起排便。成人一次20 ml,儿童用量酌减。

【儿科用法与用量】 肛门注入　一次5～10 ml,缓慢插入肛门,将药液挤入直肠,保留5分钟。

【儿科注意事项】 使用前将容器顶端剪开,外涂少许油脂,缓慢插入。

【制剂与规格】 开塞露:含山梨醇45%～50%(g/g),硫酸镁10%(g/ml)。

开塞露:(含甘油55%):(1)10 ml;(2)20 ml。

蓖麻油

Castor Oil

【适应证】 行放射学检查患者的肠道准备(基于蓖麻油能将肠中的气体和粪便彻底排空)。

【药理】 为刺激性缓泻药。蓖麻油在小肠中的脂肪分解释放出蓖麻油酸,其刺激小肠,增加蠕动促进排泄。服后2～8小时产生泻下作用,该作用可能延迟到两天或更久。

【不良反应】 泻后可有短期便秘,常见不良反应为恶心、呕吐等。蓖麻油在小肠内可引起形态学改变,并改变黏膜的通透性。可发生腹痛、脱水和电解质失衡。

【禁忌证】 忌与脂溶性驱肠虫药同用。妊娠期妇女与经期妇女忌服。

【注意事项】 不宜长期服用。

【用法与用量】 口服　成人　一次10～20 ml,一日总量不超过60 ml。

【儿科用法与用量】 口服 ≥2岁小儿 一次5~15 ml;<2岁小儿 一次1~5 ml。

液状石蜡[药典(二);医保(乙)]

Liquid Paraffin

【适应证】 肠梗阻,粪块嵌塞;便秘。

【药理】 本品是不被消化和吸收性有限的碳氢化合物。能使粪便稀释变软,同时润滑肠壁,使粪便易于排出。当治疗粪块嵌塞时直肠内应用则特别有效。液状石蜡可与欧车前或番泻叶同用,以对有便秘危险和因衰弱或疾病不能正常排便的患者预防便秘。亦可用于口服以减少排解干燥硬便时的困难(用劲费力)。液状石蜡优于刺激性泻药,其更安全并不发生耐受。

【不良反应】 近年来不提倡口服液状石蜡,因为有干扰脂溶性维生素吸收和吸入肺部的危险等可能性。前一作用仅在所用剂量超过临床常用量时才发生。后一作用可叮嘱患者在摄用后保持直立位至少2小时,以减少脂肪性肺炎的危险。对有吞咽异常者不宜给予口服液状石蜡。

曾有报道,在全身性吸收液状石蜡后在肝、脾或肠系膜淋巴结内发生异物性肉芽肿或液状石蜡瘤。

【注意事项】 不可久用,因本品可能妨碍脂溶性维生素和钙、磷的吸收。

【药物相互作用】 由于同时应用多库酯盐可增加液状石蜡的吸收,因此不推荐二者同时应用。

【用法与用量】 口服 成人 一次15~30 ml,睡前服。

【儿科用法与用量】 口服 6岁以上 一次10~15 ml,睡前服。

【儿科注意事项】 (1)长期应用影响脂溶性维生素和钙、磷的吸收。

(2)婴幼儿禁用。

复方磷酸氢钠片

Compound Dibasic Sodium Phosphatetablets

【适应证】 乙状结肠镜检查、结肠镜检查及钡灌肠造影,直结肠外科手术等成年患者的肠道清洁处理。

【药理】 (1)药效学 是由磷酸氢二钠与磷酸二氢钠组成的复方制剂,属容积性导泻药。其所含钠离子(Na^+)可增加肠道内渗透压,将水导入肠道,刺激肠蠕动,从而产生导泻和清肠作用。

(2)药动学 复方磷酸氢钠片口服后,磷酸盐吸收的量较少,血磷浓度只会出现一过性轻度升高。第1次服药后平均约3小时可见到血磷峰浓度,峰值较正常基线值高(3.7±1.63) mg/100 ml;在第2次服药后血磷峰浓度大约出现在服药后4小时,峰值较正常基线值高(4.4±1.86) mg/100 ml。第2次服药后12小时,血磷水平即恢复至基线水平。随着血磷的升高,常引起血中钙、钾等电解质浓度的下降,但这些变化一般在服药48~72小时内均会恢复至正常。试验中未见性别对血磷AUC有明显影响。血浆中离子化的无机磷几乎全部通过肾脏消除。

【用法与用量】 口服 成人 清洁一次肠道的用量为80片,请在医生指导下分2次服用。

具体用法如下:先于手术或肠镜检查的前一天晚上服用40片,一次6片,每次用220~250 ml的饮用水或清质饮料送服(最后一次为4片),每隔15分钟服用1次;再于手术或肠镜检查前3~5小时同法服用40片。

【制剂与规格】 复方磷酸氢钠片:(1)每片含一水磷酸二氢钠0.551 g,磷酸氢二钠0.199 g;(2)每片含一水磷酸二氢钠1.02 g,磷酸氢二钠0.398 g。40片/瓶。

二、止泻药

碱式碳酸铋[药典(二)]

Bismuth Subcarbonate

参阅本章第一节。

药用炭[药典(二)]

Medicinal Charcoal(Activated Carbon)

【适应证】 ①食物、生物碱等中毒及腹泻、腹胀等。②腹部X射线平片摄片前和腹部B超检查前用药。

【药理】 (1)药效学 ①止泻作用:能吸附导致腹泻及腹部不适的多种有毒与无毒刺激物。减轻对肠壁的刺激,减少蠕动,从而起止泻作用。②解毒作用:能吸附摄入的毒性物质,抑制胃肠道吸收。③消胀作用:吸附肠道气体,解除不适症状。

(2)药动学 胃肠道不吸收,全部由肠道排出。

【不良反应】 口服几乎无不良反应,长期或大量服用可引起便秘。

【禁忌证】 3岁以下儿童如患长期的腹泻或腹胀禁用本品。

【注意事项】 服用药用炭可影响小儿营养吸收。

【药物相互作用】 (1)作为解毒药应用时,禁止与吐根配伍应用,吐根能被活性炭吸附,影响解毒效果。

(2)能吸附抗生素、维生素、磺胺类、生物碱、乳酶生等,对消化酶如胃蛋白酶、胰酶的活性也有影响,均不宜合用。

【给药说明】 (1)作为解毒药应用时,应在急性中毒后30分钟内摄入。中毒救治时,剂量最小为30 g。

(2)片剂或颗粒型制剂的效果一般不及粉剂。可将粉剂与膨润土或羧甲基纤维素调制成混悬液服用。

(3)解毒时药用炭摄入后应随即给予一剂泻药,以促进毒物-炭复合物迅速排出,否则仍有中毒的可能。

【用法与用量】 口服　成人　①解毒,一次30～100 g,混悬于水中服下。②肠道疾病,一次1～3 g,一日3～9 g,饭前服用。

【儿科用法与用量】 口服　一次0.3～0.6 g,一日3次。

【儿科注意事项】 小于3岁儿童禁用。

【制剂与规格】 药用炭片:(1)0.2 g;(2)0.3 g。

药用炭胶囊:0.3 g。

盐酸洛哌丁胺[药典(二);医保(乙)]

Loperamide Hydrochloride

【适应证】 ①各种病因引起的急、慢性腹泻。②回肠造口术患者,可增加大便稠度以减少排便次数与排便量。

【药理】 (1)药效学　为长效抗腹泻药物。作用于肠壁的阿片受体,可阻止相应配体与阿片受体的结合,阻止乙酰胆碱和前列腺素的释放,从而抑制肠蠕动,延长肠内容物的通过时间。还可增加肛门括约肌的张力,从而能抑制大便失禁和便急。

(2)药动学　易为肠壁吸收,几乎全部进入肝脏代谢,由于它对肠壁的高亲和力和“首关代谢”,几乎不进入全身血液循环,也几乎不进入中枢神经系统。原形药的血药浓度很低。作用持续24小时以上。$t_{1/2}$平均为10.8(9～14)小时。蛋白结合率97%。经胆汁和粪便排泄。

【不良反应】 偶见口干、嗜睡、倦怠、头晕、恶心、呕吐、便秘、胃肠不适和过敏反应。

【禁忌证】 (1)不能作为有发热、便血的细菌性痢疾的基本治疗药物。对急性腹泻,如服用本品48小时后临床症状无改善,应停用本品,改换其他治疗。

(2)肠梗阻、便秘以及胃肠胀气或严重脱水的患者,溃疡性结肠炎的急性发作期以及广谱抗生素引起伪膜性肠炎的患者。

(3)2岁以下儿童。

【注意事项】 (1)肝功能障碍者慎用,可导致体内药物相对过量,应注意中枢神经系统中毒反应。

(2)哺乳期妇女尽量避免使用。

(3)若有过量时,可能出现中枢神经抑制症状,如:木僵、调节功能紊乱、嗜睡、缩瞳、肌张力过高、呼吸抑制等以及肠梗阻。可用纳洛酮作为解毒剂,由于本品的作用时间长于纳洛酮1～2小时,须至少监察48小时。

(4)美国FDA妊娠期用药安全性分级为口服给药B。

【药物相互作用】 尚未发现本品与其他药物同时服用时有相互作用。

【给药说明】 (1)本品全部由肝脏代谢,肝功能障碍者应减量。

(2)5岁以上的儿童减半量。

(3)腹泻患者常伴有水和电解质丧失,尤其是儿童,用本品治疗时应注意同时补充水和电解质。

【用法与用量】 口服　成人　①急性腹泻,初量2～4 mg。以后每次腹泻后2 mg,一日总量不超过16 mg。②慢性腹泻,初量2～4 mg,以后根据维持大便正常情况调节剂量,一日可用2～12 mg。

【儿科用法与用量】 口服　急性腹泻,2～5岁,一次1 mg,一日3次;5～8岁,一次2 mg,一日2次;8～12岁,一次2 mg,一日3次。

【制剂与规格】 盐酸洛哌丁胺胶囊:2 mg。

盐酸洛哌丁胺颗粒剂:1 g∶1 mg。

复方地芬诺酯

Diphenoxylate

【适应证】 ①急、慢性功能性腹泻。②药物及慢性结肠炎所致腹泻。

【药理】 (1)药效学　为人工合成的具有止泻作用的阿片生物碱类似物,具有较弱的阿片样作用,但无镇痛作用。对肠道作用类似于吗啡,直接作用于肠平滑肌,通过抑制肠黏膜感受器,降低局部黏膜的蠕动反射,从而减弱肠蠕动,并使肠内容物通过延迟,从而促进肠水分的吸收。

(2)药动学　口服后45～60分钟起效,2小时后血药浓度达峰值,作用持续时间为3～4小时,生物利用度为90%。分布容积为324.2L。本药大部分在肝脏快速代谢,代谢产物为地芬诺酯酸(有活性)和羟基地芬诺酯酸(无活性)。给药96小时内总药量的13.65%主要以代谢产物的形式随尿排泄,49%随粪便排泄。母体消除半衰期为2.5小时。地芬诺酯酸半衰期为1.9～3.1小时。可通过乳汁排泄。

【不良反应】 (1)偶见口干、恶心、呕吐、头晕、头痛、嗜睡、失眠、抑郁、烦躁、皮疹、腹胀及肠梗阻等，减量或停药后即消失。

(2)儿童对本药比较敏感，可能出现呼吸抑制等不良反应。

【禁忌证】 (1)2岁以下儿童。

(2)严重肝病。

(3)脱水患者。

(4)对地芬诺酯过敏者。

(5)梗阻性黄疸。

(6)与伪膜性小肠结肠炎或产肠毒素细菌感染有关的腹泻。

【注意事项】 (1)慎用 ①慢性肝病患者(可诱发肝性脑病)；②正在服用成瘾性药物者；③腹泻早期或腹胀者。

(2)药物对儿童的影响 儿童服用本药一定要十分慎重，因易出现迟发性地芬诺酯中毒，而且儿童对本药的反应也有很大的变异性。使用本药时，必须考虑患儿营养状况和药物的水解度。2～13岁儿童应使用本药溶液剂而不要使用片剂。

(3)药物对哺乳的影响 哺乳期能否使用本药尚存在争议。

(4)用药前、后和用药时应当检查和监测 ①观察粪便黏度及腹泻是否停止；②监测水、电解质平衡以及呼吸状态，以免引起中毒。

(5)不能用作细菌性痢疾的基本治疗药物 可与抗菌药物合用治疗菌痢，以帮助控制腹泻症状。

(6)美国FDA妊娠期用药安全性分级为口服给药C。

【药物相互作用】 (1)可以增强巴比妥类、阿片类和其他中枢抑制药物的作用，不宜合用。

(2)可以减慢肠蠕动，可影响其他药物的吸收。

【给药说明】 (1)具有阿片样作用。长期大量服用可产生欣快感，并可能出现药物依赖性；但常用量短期治疗，则产生依赖性的可能性很小。与阿托品合用，可减少依赖性倾向。

(2)急性腹泻通常在48小时内就可以得到改善。使用本药一日剂量20 mg、治疗10日后，如果慢性腹泻仍无临床改善，那么加大剂量也不太可能改善症状。

(3)毒性剂量时可引起呼吸抑制及昏迷。

(4)产生中枢神经系统效应的剂量远远大于产生止泻作用的剂量。一日100～300 mg，服用40～70日，可能发生戒断症状。

【用法与用量】 口服 成人 一次1～2片，一日2～4次。腹泻得到控制时即可减少剂量。

【制剂与规格】 复方地芬诺酯片：每片含盐酸地芬诺酯2.5 mg，硫酸阿托品0.025 mg。

鞣酸蛋白

Albumin Tannate(Tannalbin)

【适应证】 适用于急性胃肠炎、非细菌性腹泻。

【药理】 (1)药效学 鞣酸是一种收敛药，能与黏膜表面蛋白质形成沉淀，起到收敛止泻作用。

(2)药动学 口服后在胃内不被分解。到小肠后逐渐接触鞣酸，使蛋白凝固。

【不良反应】 口服刺激大，可致恶心、呕吐。吸收后对肝脏有损害。

【药物相互作用】 能影响各种消化酶的药效，故不宜同服。

【禁忌证】 (1)本品不能作为有发热、便血的细菌性痢疾的基本治疗药物。

(2)肠梗阻患者、便秘患者以及胃肠胀气或严重脱水的患者，溃疡性结肠炎的急性发作期以及广谱抗生素引起伪膜性肠炎的患者。

【注意事项】 对急性腹泻，如服用本品48小时后临床症状无改善，应停用本品，改换其他治疗。

【给药说明】 空腹服用。

【用法与用量】 口服 成人 一次0.9～1.8 g；一日3次。

【儿科用法与用量】 口服 婴儿，一次0.05～0.2 g；儿童，一次0.2～1 g；一日3次。

【儿科注意事项】 不宜与消化酶制剂合用，以免影响疗效。

【制剂与规格】 鞣酸蛋白片：0.3 g。

鞣酸蛋白散：0.9 g。

鞣酸蛋白酵母散：鞣酸蛋白0.1 g，干酵母0.1 g。

双八面体蒙脱石(蒙脱石)[药典(二)；基；医保(甲、乙)]

Dioctahedral Smectite(Montmorilonite, Smectite)

【适应证】 ①成人及儿童的急、慢性腹泻。②肠易激综合征。③食管炎及与胃、十二指肠、结肠疾病有关的疼痛的对症治疗。④肠道菌群失调。

【药理】 (1)药效学 主要成分为双八面体蒙脱石

$[Si_8Al_4O_{20}(OH)_4]$，系由双四面体氧化硅单八面体氧化铝组成的多层结构，其粉末粒度达1～3μm。该物质具有极高的定位能力。口服本品后，药物可均匀地覆盖在整个肠腔表面，并维持6小时之久。双八面体蒙脱石可吸附多种病原体，将其固定在肠腔表面，而后随肠蠕动排出体外，从而避免肠细胞被病原体损伤。双八面体蒙脱石对大肠杆菌毒素、金黄色葡萄球菌毒素和霍乱毒素也有固定作用，同时减少肠细胞的运动失调，恢复肠蠕动的正常节律，维护肠道的输送和吸收功能。还能减轻空肠弯曲菌所致的黏膜组织病变，修复损坏的细胞间桥，使细胞紧密连接，防止病原菌进入血液循环，并抑制其繁殖。另一方面，它可减慢肠细胞转变速度，促进肠细胞的吸收功能，减少其分泌，缓解幼儿由于双糖酶降低或缺乏造成糖脂消化不良而导致的渗透性腹泻。双八面体蒙脱石可通过和肠黏液分子间的相互作用，增加黏液凝胶的内聚力、黏弹性和存在时间，从而增强黏液屏障，保护肠细胞顶端和细胞间桥免受损坏。

(2)药动学　口服后不被肠道吸收入血，2小时后可均匀地覆盖在整个肠腔表面。6小时后连同所吸附的攻击因子随消化道蠕动排出体外。

【不良反应】　本药安全性好，无明显不良反应，极少数患者可出现轻微便秘，减量后可继续服用。

【注意事项】　(1)可能影响其他药物的吸收，必须合用时在服用本品之前1小时服用其他药物。

(2)少数患者如出现轻微便秘，可减少剂量继续服用。

(3)治疗急性腹泻时注意纠正脱水。

【药物相互作用】　(1)与诺氟沙星合用可提高对致病性细菌感染的疗效。

(2)可减轻红霉素的胃肠反应，提高红霉素的疗效。

【给药说明】　(1)将本药倒入50 ml温水中，摇匀服用；丸状、糊状服用影响疗效。

(2)胃炎、结肠炎和肠易激综合征应在饭前服用；腹泻宜在两餐中间服用；胃食管反流病、食管炎于餐后服用。

(3)结肠炎、肠易激综合征可采用灌肠疗法。

(4)可影响其他药物的吸收，应在服用本药前1小时服用其他药物。

(5)如出现便秘，可减少剂量继续治疗。

【用法与用量】　口服　成人　一日3次，一次3 g。

【儿科用法与用量】　口服　新生儿，一次1/4袋，一日3次；1岁以下，一日1袋；1～2岁，一日1～2袋；3岁以上，一日3袋，分3次服。

【儿科注意事项】　(1)急性腹泻，首剂可加倍；慢性腹泻剂量酌减。

(2)将本品倒入50 ml温水，摇匀后口服。

(3)联合用药时，服用本品1小时前服用其他药物。

【制剂与规格】　蒙脱石散：每袋含蒙脱石(1)1 g；(2)2 g；(3)3 g。

第七节　肠道非特异性感染用药

炎症性肠病(IBD)包括溃疡性结肠炎(UC)和克罗恩病(CD)，是一种慢性复发性的免疫性肠道疾病。IBD传统治疗主要是5-氨基水杨酸(柳氮磺胺吡啶、美沙拉秦、奥沙拉秦和巴柳氮钠)，糖皮质激素(醋酸泼尼松、布地奈德和氢化可的松)以及免疫抑制剂(环孢素、硫唑嘌呤、甲氨蝶呤和沙利度胺等)；近年来，随着对疾病的认识拓宽与药物研究进展，肠道益生菌也广泛应用于IBD治疗中，层出不穷的细胞调节因子(英夫利单抗、阿达木单抗等)亦开始应用，在一定程度上提高了IBD的缓解率。有关的皮质激素及免疫性药物在本章中仅描述它们在这方面的应用，其他详细内容可参阅第九章和第十七章。

柳氮磺吡啶[药典(二)；基；医保(甲)]

Sulfasalazine

【适应证】　①轻、中、重度溃疡性结肠炎及缓解期维持治疗。②活动期克罗恩病，特别是累及结肠的患者。③其他适应证参阅第十三章第二节。

【药理】　(1)药效学　为磺胺类抗菌药。属口服不易吸收的磺胺药，吸收部分在肠微生物作用下分解成5-氨基水杨酸和磺胺吡啶。5-氨基水杨酸与肠壁结缔组织络合后较长时间停留在肠壁组织中起到抗菌消炎和免疫抑制作用，如减少大肠埃希菌和梭状芽孢杆菌，同时抑制前列腺素的合成以及其他炎症介质白三烯的合成。因此，目前认为对炎症性肠病产生疗效的主要成分是5-氨基水杨酸，分解产生的磺胺吡啶对肠道菌群只显示微弱的抗菌作用。

(2)药动学　口服后少部分在胃肠道吸收，通过胆汁可重新进入肠道(肠-肝循环)。未被吸收的部分被回肠末段和结肠的细菌分解为5-氨基水杨酸与磺胺吡啶，残留部分自粪便排出。5-氨基水杨酸几乎不被吸收，大部分以原形自粪便排出，但5-氨基水杨酸的*N*-乙酰衍生物可见于尿内。磺胺吡啶可被吸收并排泄，尿中可测知其乙酰化代谢产物。磺胺吡啶及其代谢产物也可出现于母乳中。

【不良反应】 (1)血清磺胺吡啶及其代谢产物的浓度(20～40 μg/ml)与毒性有关。浓度超过 50 μg/ml 时具有毒性,故应减少剂量,避免毒性反应。

(2)过敏反应较为常见,可表现为药疹,严重者可发生渗出性多形红斑、剥脱性皮炎和大疱表皮松解萎缩性皮炎等;也有表现为光敏反应、药物热、关节及肌肉疼痛、发热等血清病样反应。

(3)中性粒细胞减少或缺乏症、血小板减少症及再生障碍性贫血。患者可表现为咽痛、发热、苍白和出血倾向。

(4)溶血性贫血及血红蛋白尿。缺乏葡萄糖-6-磷酸脱氢酶患者使用后易发生,在新生儿和小儿中较成人为多见。

(5)高胆红素血症和新生儿胆红素脑病。由于可与胆红素竞争蛋白结合部位,致游离胆红素增高。新生儿肝功能不完善,故较易发生高胆红素血症和新生儿黄疸。偶可发生胆红素脑病。

(6)肝脏损害,可发生黄疸、肝功能减退,严重者可发生急性肝坏死。

(7)肾脏损害,可发生结晶尿、血尿和管型尿。偶有患者发生间质性肾炎或肾小管坏死的严重不良反应。

(8)恶心、呕吐、胃纳减退、腹泻、头痛、乏力等。一般症状轻微,不影响继续用药。偶有患者发生艰难梭菌肠炎,此时需停药。

(9)甲状腺肿大及功能减退偶有发生。

(10)中枢神经系统毒性反应偶可发生,表现为精神错乱、定向力障碍、幻觉、欣快感或抑郁感。一旦出现均需立即停药。

(11)罕见有胰腺炎、男性精子减少或不育症。

【禁忌证】 (1)对磺胺类药物过敏者。

(2)哺乳期妇女。

(3)2 岁以下小儿。

【注意事项】 (1)缺乏葡萄糖-6-磷酸脱氢酶,肝功能损害、肾功能损害,血卟啉病,血小板,粒细胞减少,肠道或尿路阻塞患者应慎用。

(2)应用磺胺类药期间多饮水,保持高尿流量,以防结晶尿的发生,必要时亦可服碱化尿液的药物。如应用本品疗程长,剂量大时宜同服碳酸氢钠并多饮水,以防止此不良反应。治疗中至少每周检查尿常规 2～3 次,如发现结晶尿或血尿时给予碳酸氢钠及饮用大量水,直至结晶尿和血尿消失。失水、休克和老年患者应用时易致肾功能损害,应慎用或避免应用本品。

(3)对呋塞米、砜类、噻嗪类利尿药、磺脲类、碳酸酐酶抑制药及其他磺胺类药物呈现过敏的患者,对本品亦会过敏。

(4)治疗中须注意检查以下几项:①全血象检查,对接受较长疗程的患者尤为重要;②直肠镜与乙状结肠镜检查,观察用药效果及调整剂量;③治疗中定期尿液检查(每 2～3 日查尿常规 1 次)以发现长疗程或高剂量治疗时可能发生的结晶尿;④肝、肾功能检查;⑤遇有胃肠道刺激症状,除强调餐后服药外,也可分成小量多次服用,甚至每小时 1 次,使症状减轻;⑥根据患者的反应与耐药性,随时调整剂量,部分患者可采用间歇治疗(用药 2 周,停药 1 周);⑦腹泻症状无改善时,可加大剂量;⑧夜间停药间隔不得超过 8 小时;⑨肾功能损害者应减小剂量。

(5)儿童用药　由于磺胺类药可与胆红素竞争在血浆蛋白上的结合部位,而新生儿的乙酰转移酶系统未发育完善,磺胺游离血浓度增高,以致增加了核黄疸发生的危险性,因此该类药物在新生儿及 2 岁以下小儿应禁用。

(6)老年用药　老年患者应用磺胺类药发生严重不良反应的机会增加。如严重皮疹、骨髓抑制和血小板减少等是老年人严重不良反应中常见者。因此老年患者宜避免应用,确有指征时需权衡利弊后决定。

(7)美国 FDA 妊娠期用药安全性分级为口服给药及直肠给药 B;D(如临近分娩时使用)。

【药物相互作用】 (1)与尿碱化药合用可增强磺胺类药在碱性尿中的溶解度,使排泄增多。

(2)对氨基苯甲酸可代替本品被细菌摄取,对本品的抑菌作用发生拮抗,因而两者不宜合用。

(3)下列药物与本品合用时,后者可取代这些药物的蛋白结合部位,或抑制其代谢,以致药物作用时间延长或毒性发生,因此当这些药物与本品合用,或在应用本品之后使用时需调整其剂量。此类药物包括口服抗凝药、口服降血糖药、甲氨蝶呤、苯妥英钠和硫喷妥钠。

(4)骨髓抑制药与本品合用时可能增强此类药物对造血系统的不良反应。如有指征需两类药物合用时,应严密观察可能发生的毒性反应。

(5)避孕药(雌激素类),长时间与本品合用可导致避孕的可靠性减少,并增加经期外出血的机会。

(6)溶栓药物与本品合用时,可能增大其潜在的毒性作用。

(7)肝毒性药物与本品合用,可能引起肝毒性发生率的增高。对此类患者尤其是用药时间较长及以往有肝病史者应监测肝功能。

(8)光敏药物与本品合用可能发生光敏的相加作用。

(9)接受本品治疗者对维生素K的需要量增加。

(10)乌洛托品在酸性尿中可分解产生甲醛,后者可与本品形成不溶性沉淀物。使发生结晶尿的危险性增加,因此不宜两药合用。

(11)本品可取代保泰松的血浆蛋白结合部位,当两者合用时可增强保泰松的作用。

(12)磺吡酮与本品同用时可减少后者自肾小管的分泌,其血药浓度升高且持久,从而产生毒性,因此在应用磺吡酮期间或在应用其治疗后可能需要调整本品的剂量。当磺吡酮疗程较长时,对本品的血药浓度宜进行监测,有助于剂量的调整,保证安全用药。

(13)与强心苷类或叶酸合用时,后者吸收减少,血药浓度降低,因此须随时观察强心苷类的作用和疗效。

(14)与丙磺舒合用,会降低肾小管的磺胺排泌量,致本品的血药浓度上升,作用时间延长,容易中毒。

(15)与新霉素合用,新霉素抑制肠道菌群,影响本品在肠道内分解,使作用降低。

【给药说明】 (1)服用剂量应根据患者对治疗的反应情况及对药物的耐受性来决定。

(2)片剂应在每日固定的时间服用,进餐时服用为佳。

(3)先前未曾用本片剂及肠溶片治疗过的患者,建议其在最初几周内逐渐增加剂量。

(4)使用肠溶片能降低胃肠道副作用的发生率。

(5)肠溶片不可压碎或掰开服用。

【用法与用量】 炎症性肠病(主要为溃疡性结肠炎)。(1)口服 成人 ①一日3~4 g,分次口服,用药间隔以不宜超过8小时为宜;为防止消化道不耐受,初始以一日1~2 g的小剂量开始;如果每日总量超过4 g,应警惕毒性增加。②严重发作时,一次1~2 g,一日3~4次,可与类固醇药物合用,组成强化治疗方案。③轻度及中度发作时,一次1 g,一日3~4次。④缓解期,建议给予维持剂量以防症状复发,一日2~3次,一次1 g。

(2)直肠给药 0.5~1 g栓剂,一日1~2次塞肛。

【儿科用法与用量】 用于溃疡性结肠炎,克罗恩病。

(1)口服 ①活动期,2~12岁,一次10~15 mg/kg(最大量1 g),一日4~6次,直至缓解;12~18岁,一次1~1.5 g,一日4次,直至缓解。②缓解期,2~12岁,一次5~7.5 mg/kg(最大量500 mg),一日4次;12~18岁,一次0.5~1 g,一日4次。

(2)直肠给药 5~8岁,一次500 mg,一日2次;8~12岁,早上500 mg,晚上1 g;12~18岁,一次1 g,一日2次。

【儿科注意事项】 (1)对磺胺类药物过敏者禁用。

(2)2岁以下小儿禁用。

【制剂与规格】 柳氮磺吡啶肠溶片(胶囊):250 mg。

柳氮磺吡啶栓:500 mg。

美沙拉秦[医保(乙)]

Mesalazine

【适应证】 ①溃疡性结肠炎,包括急性发作和复发。②克罗恩病急性发作。

【药理】 (1)药效学 美沙拉秦的体外实验表明其对某些炎症介质(前列腺素、白三烯B_4与C_4)的生物合成和释放有抑制作用,其作用机制是通过抑制血小板激活因子的活性和抑制结肠黏膜脂肪酸氧化,从而改善结肠黏膜炎症。

(2)药动学 美沙拉秦在肠壁和肝脏主要经乙酰化代谢,消除半衰期为0.5~2小时,血浆蛋白结合率43%,其乙酰化产物消除半衰期可达10小时,血浆蛋白结合率为75%~83%。美沙拉秦栓对肾无直接刺激,经肾排泄量很少,主要通过大肠排泄。

【不良反应】 (1)消化系统 偶见腹部不适、腹泻、胃肠胀气、恶心及呕吐等。

(2)中枢神经系统 个别患者可见头痛、头晕等。

(3)过敏反应 如同水杨酸及其衍生物一样,本品所出现的过敏反应呈现非剂量依赖性。极少数患者可见过敏性红肿、药物热、支气管痉挛、外周性心包心肌炎、急性胰腺炎和间质性肾炎等。

(4)在用美沙拉秦治疗期间偶尔会有肺泡炎出现,个别病例可能出现全肠炎。

(5)在一定条件下有引起红斑狼疮样综合征的可能性。

(6)偶可观察到肌肉痛和关节痛;偶有引起肝脏炎症的报道,罕见病例中有肝功能改变(氨基转移酶水平升高)。

(7)活性组分的化学结构有可能引起正铁血红蛋白水平升高。

(8)有报道在应用含有5-氨基水杨酸的药物后,个别病例可见血液学改变,包括发育不全性贫血、粒细胞缺乏症、全血细胞减少、中性粒细胞减少症和血小板减少症等。

【禁忌证】 (1)对水杨酸类及其代谢成分或活性成分过敏者禁用。

(2)严重肝和(或)肾功能不全者。

(3)胃或十二指肠溃疡者。

(4)出血倾向增加者。

【注意事项】 (1)由于存在对水杨酸盐类药物过敏的风险,故对柳氮磺吡啶过敏的患者应慎用本品。出现不耐受本品的急性症状患者,如痉挛、腹痛、发热、严重头痛和皮疹,应立即停药。

(2)肝功能不全患者慎用;肾功能不全患者不推荐使用。如果在治疗过程中出现肾功能异常,应关注本品可能引起的肾毒性及是否同时使用其他肾毒性药物,如非甾体抗炎药和硫唑嘌呤可能增加肾脏不良反应的风险。

(3)治疗时应进行血和尿检查。推荐在给药前、给药2周后进行,其后每隔4周应进一步检查2～3次。如果结果一直正常,应该每3个月随诊或出现其他疾病的征象时立即随诊。

(4)治疗期间应监测血清尿素氮和肌酐,以及尿沉渣和高铁血红蛋白。

(5)在治疗过程中注意监测肺功能不全患者,特别是哮喘患者。

(6)美国FDA妊娠期用药安全性分级为口服给药及直肠给药B。

(7)只有在对哺乳期妇女的益处大于可能对婴儿的风险时才应使用本品。哺乳期妇女使用本品的经验有限。不能排除乳儿对本品的过敏反应,如腹泻。本品可经乳汁分泌,乳汁中的美沙拉秦浓度低于母体血药浓度,而二者的代谢产物乙酰美沙拉秦浓度相似。

(8)儿童用药　本品禁用于2岁以下儿童。

儿童使用本品的临床文献有限,只有治疗的益处大于风险时才推荐用于2岁以上儿童。

(9)老年用药　老年患者无需调整剂量。

【药物相互作用】 (1)与肾上腺皮质激素同时使用可能增加胃肠道出血的危险。

(2)与抗凝药物同时使用会增加出血倾向。

(3)与磺酰脲类口服降糖药同时使用可能增加其降糖作用。

(4)与螺内酯和呋塞米、丙磺舒和苯磺唑酮以及利福平同时使用可能降低上述药物的药理作用。

(5)与抗代谢药(如甲氨蝶呤、巯嘌呤和硫唑嘌呤)同时使用可能增加毒性。

(6)合并使用本品和巯嘌呤的患者出现全血细胞减少。

【给药说明】 应整片用足够的水送服,不可嚼碎服用。可掰开服用或置入水(橘汁)中配制成悬浮液后饮用。每次服用时,应在早、中、晚餐前1小时服用。

【用法与用量】 成人　(1)口服　①溃疡性结肠炎,急性期:一日4次,一次1 g或遵医嘱;维持期:一日4次,一次500 mg或遵医嘱。②克罗恩病,急性期和维持期:一日4次,一次1 g或遵医嘱。

(2)直肠给药　①栓剂:250～500 mg,一日2～3次塞肛;或1 g,一日1～2次塞肛。②灌肠剂:一次4 g,一日1次,睡前用药,从肛门灌进大肠。

【儿科用法与用量】 用于溃疡性结肠炎。

(1)口服　①急性发作期,5～12岁,一次15～20 mg/kg(最大量1 g),一日3次;12～18岁,一日2～4 g,分3～4次给药。②缓解期,5～12岁,一次10 mg/kg(最大量500 mg),一日2～3次;12～18岁,一次0.5～1 g,一日2次。

(2)直肠给药　①栓剂:急性发作直肠受累,12～18岁,一次1 g,一日1次,疗程4～6周;维持治疗,12～18岁,一次1 g,一日1次。急性发作降结肠受累,12～18岁,一次2 g,一日1次,疗程4～6周;维持治疗,12～18岁,一次250～500 mg,一日2～3次。②灌肠液　4 g(1支),每晚睡前用药。

【儿科注意事项】 (1)不良反应主要有消化道症状及皮疹、关节痛等。

(2)可引起氨基转移酶及肌酐升高。

【制剂与规格】 美沙拉秦肠溶片:(1)250 mg;(2)400 mg;(3)500 mg。

美沙拉秦肠缓释颗粒剂:(1)250 mg;(2)500 mg。

美沙拉秦栓:(1)250 mg;(2)500 mg;(3)1000 mg。

美沙拉秦灌肠剂:60 ml∶4 g。

美沙拉秦缓释片:0.5 g。

奥沙拉秦

Olsalazine

【适应证】 急、慢性溃疡性结肠炎与节段性回肠炎,并用于缓解期的长期维持治疗。

【药理】 (1)药效学　本品为通过偶氮键连接两分子的5-氨基水杨酸(参阅"柳氮磺吡啶")。

(2)药动学　很少被吸收,口服剂量的99%到达结肠,有效成分5-氨基水杨酸局部结肠浓度大于血清中药物浓度的1000倍。口服15 mg/kg后1～2小时血药浓度达峰值仅为2～4 mg/L,24小时后仍有少量存留在血液中。表观分布容积(V_d)约6L,蛋白结合率高。本品及其代谢物主要通过尿和粪便排出体外。

【不良反应】 腹泻最常见,通常短暂,在治疗开始或增加剂量时发生,减少用量后可缓解;及短暂性焦虑;

其他不良反应参阅“美沙拉秦”。

【禁忌证】 (1)水杨酸类过敏或严重肾功能损害者禁用,参阅“美沙拉秦”。

(2)美国 FDA 妊娠期用药安全性分级为口服给药 C。

【注意事项】 有胃肠道反应者慎用。一旦发现漏服可立即补服,但不要在同一时间服用 2 倍剂量。

【药物相互作用】 与华法林同服可增加凝血酶原时间。

【给药说明】 本品应在进餐时伴服。

【用法与用量】 口服 ①急性发作期治疗:开始时成人日剂量 1 g,分 3 次服,必要时日剂量可增加至 3 g,分 3～4 次服用;儿童日剂量 20～40 mg/kg。②维持治疗:成人日剂量 1 g,分 2 次服;儿童日剂量 15～30 mg/kg。

【制剂与规格】 奥沙拉秦片(胶囊):250 mg。

巴柳氮钠[药典(二)]

Balsalazide Disodium

【适应证】 轻、中度活动性溃疡性结肠炎及缓解期维持治疗。

【药理】 (1)药效学 巴柳氮钠是一种前体药物,口服后到达结肠,在结肠细菌的作用下释放出 5-氨基水杨酸(有效成分)而阻断结肠中花生四烯酸代谢产物的生成而发挥其减轻炎症的作用。

(2)药动学 巴柳氮钠的全身吸收非常低且有个体差异。巴柳氮钠到达结肠后,肠道细菌产生的偶氮还原酶将其裂解,释放出分子中的治疗活性部分 5-氨基水杨酸。人体血浆蛋白结合率≥99%。在血浆、尿及粪便中检出此化合物的偶氮还原产物 5-氨基水杨酸和4-氨基苯甲酰基-β-氨基丙酸及其 *N*-乙酰化代谢产物。健康受试者单次或多次服用巴柳氮钠,<1%的口服剂量以原形或其代谢产物在尿中排出,而>25%的口服剂量以 *N*-乙酰化代谢产物排出。

【不良反应】 常见腹痛、腹泻;偶见消化系统表现如食欲缺乏、便秘、消化不良、腹胀、口干、黄疸,呼吸系统表现如咳嗽、咽炎、鼻炎,其他如关节痛、肌痛、疲乏、失眠、泌尿系统感染。

【禁忌证】 对水杨酸、本品及其制剂中任何成分过敏的患者禁用。

【注意事项】 (1)患有幽门狭窄的患者可能会延长巴柳氮钠片的胃中停留时间。

(2)对已知肾功能障碍或有肾病史的患者应慎重使用。应定期监测患者的肾功能(如血清肌酐),特别是在治疗初期。如患者在治疗期间出现肾功能障碍,应怀疑本品与 5-氨基水杨酸引起的中毒性肾损害,可能出现出血、青肿、咽喉痛和发热、心肌炎以及气短和胸痛。若出现上述不良反应,应停止治疗。

(3)妊娠期妇女及哺乳期妇女用药 参阅“美沙拉秦”。

【药物相互作用】【给药说明】 参阅“美沙拉秦”。

【用法与用量】 口服 活动期,一次 1.5 g,一日 3～4次,饭后及睡前服用;缓解期,一次 1.5 g,一日 2 次。

【制剂与规格】 巴柳氮钠片:0.5 g。

巴柳氮钠胶囊:(1)0.375 g;(2)0.45 g;(3)0.75 g。

醋酸泼尼松[药典(二);基;医保(乙)]

Prednisone Acetate

【适应证】 活动期中、重度溃疡性结肠炎和克罗恩病。

【用法与用量】 口服 一日 20～60 mg,单次或分次服用,直到病情明显缓解。溃疡性结肠炎的疗程较短;克罗恩病的疗程较长,用药 8～12 周。以后逐渐减量,每周减量 5 mg;直至一日 20 mg,减量速度降低为每周 2.5 mg。

【制剂与规格】 醋酸泼尼松片:5 mg。

其余内容参阅第九章第七节。

布地奈德[医保(乙)]

Budesonide

【适应证】 病变以回肠、升结肠为主的克罗恩病。

【药理】 (1)药效学 布地奈德是具有高效局部抗炎作用的糖皮质激素。本品能增强内皮细胞、平滑肌细胞和溶酶体膜的稳定性,抑制免疫反应和降低抗体合成,从而使组胺等过敏活性介质的释放减少和活性降低,并能减轻抗原-抗体结合时激发的酶促过程,抑制支气管收缩物质的合成和释放,从而减轻平滑肌的收缩反应。

(2)药动学 布地奈德在口服后迅速且几乎完全被吸收。因为主要通过细胞色素 P_{450} 同工酶 CYP3A4 而导致广泛的肝首关代谢,本品全身利用率很差(约10%)。主要代谢产物为 6-β-羟基布地奈德和 16-α-羟基泼尼松龙,仅有不到 1%布地奈德原形药物尚具有糖皮质激素活性。布地奈德的最终半衰期为 2～4h。

【用法与用量】 口服 一次 9 mg,一日 1 次,上午服用。疗程 8 周,停药前 2～4 周开始减量。

【制剂与规格】 布地奈德缓释片:9 mg。

其余内容参阅第五章第三节。

氢化可的松[药典(二);基;医保(甲)]

Hydrocortisone

【适应证】 溃疡性结肠炎、直肠炎、直肠乙状结肠炎。

【用法与用量】 (1)静脉滴注 重度患者,一日 300～400 mg。

(2)直肠给药 100～200 mg,一日 1 次,睡前保留灌肠,疗程 1～3 个月。

【制剂与规格】 氢化可的松注射液:(1)2 ml∶10 mg;(2)5 ml∶25 mg;(3)10 ml∶50 mg;(4)20 ml∶100 mg。

丁酸氢化可的松乳膏:10 g∶10 mg。

氢化可的松片:(1)10 mg;(2)20 mg。

注射用氢化可的松琥珀酸钠:(1)0.05 g;(2)0.1 g。

其余内容参阅第九章第七节。

甲泼尼龙[医保(乙)]

Methylprednisolone

【适应证】 重度活动期溃疡性结肠炎和克罗恩病患者。

【用法与用量】 静脉滴注 一日 40～60 mg。

其余内容参阅第九章第七节。

环孢素[药典(二);基;医保(甲、乙)]

Ciclosporin

【适应证】 重度或顽固性炎症性肠病,特别是溃疡性结肠炎。

【用法与用量】 ①静脉滴注 一日 2～4 mg/kg。②口服 一日 4～6 mg/kg。

【制剂与规格】 环孢素胶囊剂:(1)25 mg;(2)50 mg;(3)100 mg。

环孢素注射液:5 ml∶250 mg。

其余内容参阅第十七章第一节。

硫唑嘌呤[药典(二);基;医保(甲)]

Azathioprine

【适应证】 重度或顽固性炎症性肠病。

【用法与用量】 口服 一日 1.5～3 mg/kg。

【制剂与规格】 硫唑嘌呤片:(1)50 mg;(2)100 mg。

其余内容参阅第十七章第一节和第十三章第二节。

巯嘌呤[基;医保(甲)]

Mercaptopurine

【适应证】 重度或顽固性炎症性肠病。

【用法与用量】 口服 一日 0.75～1.5 mg/kg。

【制剂与规格】 巯嘌呤片:(1)25 mg;(2)50 mg;(3)100 mg。

其余内容参阅第十二章第一节。

甲氨蝶呤[药典(二);基;医保(甲)]

Methotrexate

【适应证】 重度或顽固性炎症性肠病。

【用法与用量】 ①肌内注射 一次 15～25 mg,一周 1 次。②口服给药 一次 15～25 mg,一周 1 次。

【制剂与规格】 甲氨蝶呤片:2.5 mg。

注射用甲氨蝶呤:(1)5 mg;(2)100 mg;(3)1 g。

其余内容参阅第十二章第一节。

沙利度胺[药典(二);医保(乙)]

Thalidomide

【适应证】 顽固性炎症性肠病,特别是克罗恩病。

【药理】 (1)药效学 沙利度胺的作用机理尚不完全明了,主要作用机制包括免疫调节、抗炎和抗血管生成等。现有的体外研究和临床试验数据显示:在不同条件下,沙利度胺的免疫效应差异很大,可能与抑制肿瘤坏死因子 α(TNF-α)的过度合成和下调白细胞游走相关的特定表面黏附分子有关。例如,麻风结节性红斑(ENL)患者服用沙利度胺后,血循环中 TNF-α 水平会降低;但是,HIV 阳性患者服药后,血浆中 TNF-α 水平则会升高。沙利度胺的其他抗炎和免疫调节作用还包括抑制巨噬细胞参与的前列腺素合成和调节外周血单核细胞 IL-10 及 IL-12 的分泌。多发性骨髓瘤患者服用沙利度胺后,会导致血液中自然杀伤细胞的数量增加,血浆中 IL-2 和 TNF-γ 和水平升高。体外实验显示,沙利度胺能抑制血管生成,可能的细胞分子学机制是沙利度胺抑制了内皮细胞的增殖。

(2)药动学 沙利度胺水溶性差,在胃肠道被缓慢吸收,口服后 2.9～5.7h 血浆浓度达峰值。沙利度胺的吸收程度(AUC)随给药剂量增加呈等比增加,但其血药峰浓度(C_{max})并不随给药剂量增加呈等比增加。上述现象可能与沙利度胺水溶性差,影响机体对药物的吸收有关。高脂饮食引起 AUC 及 C_{max} 值变化较小(<10%);然而却会导致 t_{max} 增加至约 6h。

在血浆中，沙利度胺 R-(+)和 S-(-)两种异构体的平均血浆蛋白结合率分别为 55%和 66%。沙利度胺确切的代谢方式目前尚未清楚。沙利度胺可能不主要通过肝脏代谢，而是在血浆中以非酶促反应方式被水解为多种代谢成分。单剂量口服沙利度胺的平均消除半衰期为 5～7 h，重复给药半衰期无明显变化。沙利度胺肾脏清除率为 1.15 ml/min，<0.7%的药物以原形经尿液排泄。

【禁忌证】 美国 FDA 妊娠期用药安全性分级为口服给药 X。

【用法与用量】 口服　一次 25～50 mg，一日 100～200 mg，或遵医嘱。

【制剂与规格】 沙利度胺片：(1)25 mg；(2)50 mg。

沙利度胺胶囊：25 mg。

其余内容参阅第二十五章第四节。

英夫利西单抗(英夫利昔单抗)

Infliximab

【适应证】 ①对于接受传统治疗效果不佳的中、重度活动性克罗恩病及瘘管性克罗恩病。②中、重度活动性溃疡性结肠炎患者(国外应用，国内尚未获得批准使用)。

【药理】 (1)药效学　在类风湿关节炎、克罗恩病和强直性脊柱炎患者的相关组织和体液中可测出高浓度的 TNF-α。

克罗恩病和类风湿关节炎患者经本品治疗后，血清中白介素-6(IL-6)和 C-反应蛋白(CRP)的水平降低。使用本品 4 周后结肠的组织学研究显示，TNF-α 检出浓度较使用前有显著降低。使用本品后，患者体内的淋巴细胞、单核细胞和中性粒细胞数量趋向正常，但其对外周血白细胞总数的影响极小。

对使用本品的中、重度活动性溃疡性结肠炎患者。治疗后 2 周内，中、重度溃疡性结肠炎患者的血清炎性细胞因子 IL-2R、IL-6、IL-8 和 ICAM 水平降低了。治疗 8 周后炎性因子 HLA-DR、$CD3^+$ 淋巴细胞和中性粒细胞联合明胶酶 B、髓过氧化物酶水平下调。

(2)药动学　注射本品 5 mg/kg，半衰期为 7.7～9.5 天。每次治疗中，在本品首剂给药后的第 2 和 6 周重复输注，可以得到预期的药-时曲线。继续重复给药，未出现全身性蓄积。未发现本品清除率和分布容积在年龄或体重分组中有明显差异。

【不良反应】 (1)输液反应　输液中和输液结束后的 2 小时内，约有 3%出现发热或寒战等非特异症状，低于 1%出现瘙痒或荨麻疹，罕见过敏性休克。

(2)感染　有增加机会性感染或感染加重的风险，机会性感染包括曲霉病、非典型分枝杆菌病、球孢子菌病、隐球菌病、念珠菌病、组织胞浆菌病、李斯特杆菌病、肺囊虫病。其他感染如沙门菌病、败血症、原虫感染和乙型肝炎再激活。需要注意的是可促使潜伏性结核病复发或播散。

(3)皮肤及附属物　皮疹、瘙痒、荨麻疹、出汗增加、皮肤干燥、真菌性皮炎、甲真菌病、湿疹、脂溢性皮炎、脱发。

(4)中枢及外周神经系统　头痛、眩晕。

(5)呼吸系统　上、下呼吸道感染，呼吸困难，鼻窦炎，胸膜炎，肺水肿。

(6)全身症状　乏力、胸痛、水肿、潮热、疼痛、寒战。

(7)机体防御系统　病毒性感染、发热、脓肿、蜂窝织炎、念珠菌病、结节病样反应。

(8)肌肉骨骼系统　肌肉痛、关节痛。

(9)外周血管　面部潮红、血栓性静脉炎、瘀斑、血肿。

(10)心血管系统　可加重中、重度(纽约心脏学会标准Ⅲ/Ⅳ级)心力衰竭者的心功能不全。可发生高血压、低血压、心悸、心动过缓。

(11)消化系统　恶心、腹泻、腹痛、呕吐、便秘、氨基转移酶升高、肝功能异常、可使乙肝或丙型肝炎病毒复活。

(12)血液系统　贫血、白细胞减少、淋巴结病、中性粒细胞减少症、血小板减少。

(13)精神症状　失眠、嗜睡。

(14)泌尿系统　泌尿道感染。

(15)眼部及视力　结膜炎。

(16)结缔组织　促使自身抗体形成，罕见狼疮样综合征。

(17)恶性肿瘤　患者有出现新生或复发恶性肿瘤的报告。淋巴瘤的发生率高于正常人群的预期值。尚未知 TNF-α 抑制药对恶性肿瘤发生的潜在作用。

【禁忌证】 已知对鼠源蛋白或本品其他成分过敏的患者，患有中、重度心力衰竭(纽约心脏学会标准Ⅲ/Ⅳ级)的患者，有严重感染、活动性结核病患者，妊娠期及哺乳期妇女。

【注意事项】 (1)感染　接受本品的患者对各种感染，尤其分枝杆菌感染包括结核病菌较为易感，宜密切注意。已有感染者不宜应用。

(2)在使用本品前，做结核菌素皮肤试验及胸部 X 线片的筛查试验。有陈旧性结核病复发或新感染的患者应首先抗结核治疗 2～3 个月。对结核病既往病史且不能确定已接受足够治疗疗程的患者必要时进行抗结核病治疗。

(3)充血性心力衰竭者不宜使用本品。

(4)输液反应/过敏反应　本品的过敏反应可在不同的时间内发生，多数出现在输液过程中或输液后2小时内，症状包括荨麻疹、呼吸困难和(或)支气管痉挛(罕见)、喉头水肿、咽部水肿和低血压。为减少输液反应的发生，应将输液速度放慢，或预防性使用对乙酰氨基酚或糖皮质激素。

(5)使用本品会促使自身抗体的形成，罕见的有狼疮样综合征。若有出现宜停药。

(6)神经系统　本品及其他TNF-α抑制药有罕见的中枢神经系统脱髓鞘病例。罕见视神经和癫痫发作的病例，出现上述症状不宜使用。

(7)使用本品的乙肝病毒及丙肝病毒慢性携带者有出现肝功能异常的风险。有活动性肝炎者不宜使用。

(8)所有TNF-α抑制药与淋巴瘤的相关性尚在观察中，目前尚无定论。

(9)用本品治疗类风湿关节炎时需与甲氨蝶呤联合应用，以提高疗效，亦减少不良反应。

【药物相互作用】　尚未进行特定的药物相互作用研究。

【给药说明】　应进行无菌操作。

(1)计算剂量，确定本品的使用瓶数：本品每瓶含英夫利昔单抗100 mg，计算所需配制的本品溶液总量。

(2)使用配有21号(0.8mm)或更小针头的注射器，将每瓶药品用10 ml无菌注射用水溶解：除去药瓶的翻盖，用医用酒精棉签擦拭药瓶顶部，将注射器针头插入药瓶胶盖，注入无菌注射用水。如药瓶内的真空状态已被破坏，则该瓶药品不能使用。轻轻旋转药瓶，使药粉溶解。避免长时间或用力摇晃，严禁振荡。溶药过程中可能出现泡沫，放置5分钟后，溶液应为无色或淡黄色，泛乳白色光。由于英夫利昔单抗是一种蛋白质，溶液中可能会有一些半透明微粒。如果溶液中出现不透明颗粒、变色或其他物质，则不能继续使用。

(3)用0.9%氯化钠注射液将本品的无菌注射用水溶液稀释至250 ml：从250 ml0.9%氯化钠注射液瓶或袋中抽出与本品的无菌注射用水溶液相同的液体量，将本品的无菌注射用水溶液全部注入该输液瓶或袋中，轻轻混合。

(4)输液时间不得少于2小时：输液装置上应配有一个内置的、无菌、无热原、低蛋白结合率的滤膜(孔径≤1.2μm)。未用完的输液不应再贮存使用。

(5)未进行本品与其他药物合用的物理生化兼容性研究，本品不应与其他药物同时进行输液。

经胃肠道外给药的产品在给药前应目检是否存在微粒物质或变色现象。如果发现存在不透明颗粒、变色或其他异物，则该药品不可使用。

【用法与用量】　中、重度活动性克罗恩病及瘘管性克罗恩病　静脉输注　成人和18岁以上青少年首次给予本品5 mg/kg，然后在首次给药后的第2周和第6周及以后每隔8周各给予一次相同剂量。对于疗效不佳的患者，可考虑将剂量调整至10 mg/kg。维持治疗剂量的间隔根据疗效确定，如果10周内仍无效果则应停药。

【儿科用法与用量】　治疗克罗恩病　静脉滴注　初治一次5 mg/kg，分别在第0、2、6周给予，然后一次5 mg/kg，每2个月1次，共8次。

【儿科注意事项】　(1)本药属免疫性药物，为肿瘤坏死因子α的人鼠嵌合单克隆抗体。

(2)对本药过敏者及有严重的感染者禁用。

(3)癫痫、神经脱髓鞘病、心衰等患者均需慎用。

【制剂与规格】　注射用英夫利西单抗：100 mg。

其余内容参阅第十三章第三节。

第八节　肠道微生态药

在人体消化系统中定植，有益宿主机体，并为宿主所必需的微生物群落统称为肠道正常微生物群。它们与宿主、环境形成相互依赖、相互制约的统一体。肠道正常菌群，一般是指结肠菌群，目前已认识的种群最少包括40个菌属的400～500个菌种，其中主要包括双歧杆菌属，约有9个菌种，占全部分离活菌的1/4左右。

临床应用的微生态制剂是指能通过器官屏障结构并定植生长、繁殖、无毒、无害、安全，并能产生一定的生理作用或生态效应的微生态制剂。微生态制剂通过扶植正常微生物种群，调整生理平衡，发挥生物拮抗作用，排除致病菌和条件致病菌的侵袭，其中有活菌、非活菌两种制剂，它们都能不同程度地起到调节肠道消化、吸收和运动的作用，从而达到治疗消化不良和急慢性腹泻，并有一定的抗炎作用。

这类药物一般来讲是安全的，罕见过敏反应。其中活菌制剂若和抗生素同服将影响前者的疗效。由于微生态制剂在临床越来越多的应用，并随着研究的深入，其领域范围也越来越广。

乳酸菌素

Lacidophilin

【适应证】　①消化不良以及肠内异常发酵，小儿饮食不当引起的腹泻及营养不良等。②抗生素及放、化疗后引起的菌群失调腹泻。③急性胃肠炎、腹泻、痢疾等。

【药理作用】 是人体固有正常生理菌株与灭菌粉混合而成的微生态制剂，其特点是对多种抗生素具有耐药性。能安全通过胃液屏障，在肠道内定植、繁殖、增殖，发挥生理作用。能形成生物学屏障，调整肠道菌群，促进机体对营养物质的分解与吸收，并能分解葡萄糖产生乳糖，从而抑制致病菌的繁殖生长，促进肠正常菌群的生长。还能改善肠道运动功能，对肠蠕动具有双向调节作用，既能止泻，又有治疗便秘的作用，调节肠道内pH值，抑制肠道内腐败菌繁殖，防止肠道内蛋白质发酵，减少肠内积气。

【不良反应】 偶见皮疹、头晕、口干、恶心、呕吐和便秘等。

【禁忌证】 对乳糖、半乳糖及乳制品有高度过敏者。

【注意事项】 (1)对乳制品敏感者慎用。

(2)可使尿液颜色变化。

(3)可影响胰腺外分泌功能检查结果，检查前应停药3天。

【用法与用量】 口服　一次1.2～2.4 g，一日3次，根据病情可适当增量。

【制剂与规格】 乳酸菌素片：(1)0.2 g；(2)0.4 g；(3)1.2 g。

小儿乳酸菌素片：0.2 g。

乳酸菌素散：(1)1.2 g；(2)2.4 g；(3)4.8 g。

乳酸菌素颗粒：(1)0.5 g；(2)1 g；(3)2 g；(4)6 g。

地衣芽孢杆菌制剂[药典(三)；基；医保(甲、乙)]

Bacillus Licheniformobiogen Preparation

参阅第十八章第七节。

【儿科用法与用量】 口服　小于5岁，一次0.25 g，一日3次；大于5岁，一次0.5 g，一日3次；首剂加倍。

【儿科注意事项】 (1)偶见便秘或粪便干结。

(2)与抗生素合用，本品疗效降低。

双歧杆菌活菌制剂[药典(三)；医保(乙)]

Live Bifidobacterium Preparation

参阅第十八章第七节。

【儿科用法与用量】 口服　一次1/2～1粒，早、晚餐后各服1次。

【儿科注意事项】 与抗生素合用，本品疗效降低。

双歧杆菌三联活菌制剂[药典(三)；基；医保(乙)]

Bifid Triple Viable Preparation

参阅第十八章第七节。

【儿科用法与用量】 口服　0～1岁，一次0.5 g；1～5岁，一次1 g；6～12岁，一次2 g；一日3次。

【儿科注意事项】 (1)每0.1 g药粉含长型双歧杆菌、嗜乳酸杆菌和粪肠球菌数不低于1.0×10^{7}CFU。

(2)不与抗生素同用。

双歧杆菌四联活菌片

Bifid Four Viable Tablet

参阅第十八章第七节。

酪酸梭状芽孢杆菌制剂

Clostridium Butyricum Preparation

参阅第十八章第七节。

蜡样芽孢杆菌活菌

Live Aerobic Bacillus

参阅第十八章第七节。

枯草杆菌-肠球菌二联活菌制剂

Live Combined Bacillus Subtilis and Enterococcus Faecium Preparation

参阅第十八章第七节。

【儿科用法与用量】 用水或牛奶冲服或直接口服　小于2岁，一次1.0 g，一日1～2次；大于2岁，一次1.0～2.0 g，一日1～2次。

【儿科注意事项】 (1)冲服时水温不宜超过40 ℃。

(2)小于3岁的婴幼儿不宜直接口服，以免呛咳。

嗜酸性乳杆菌制剂[药典(三)]

Lactobacillus Acidophilus Preparation

参阅第十八章第七节。

干酵母[医保(乙)]

Dried Yeast

【适应证】 营养不良、消化不良、食欲缺乏、腹泻及胃肠胀气，作为辅助治疗防治多种B族维生素缺乏所引起的疾病。

【药理】 为酵母科啤酒酵母菌或葡萄汁酵母菌或隐球酵母科产朊假丝酵母菌未经提取的干燥菌体。含蛋白质不得少于40.0%。含硫胺、核黄素、烟酸，此外尚含维生素B_6、维生素B_{12}、叶酸、肌醇、转化糖及麦糖酶等。

【不良反应】 服用剂量过大可发生腹泻。

【用法与用量】 口服 成人 一次0.5～4 g;小儿一次0.3～0.9 g。均为一日3次,嚼碎后服。

【制剂与规格】 干酵母片:(1)0.3 g;(2)0.5 g(均以干酵母计)。

乳酶生[药典(二);基;医保(甲)]

Lactasin

【适应证】 消化不良、肠内过度发酵、肠炎、腹泻等。

【药理】 为含活肠球菌(主要是粪链球菌,活菌数不少于300万/g)制剂,在肠内能分解糖类生成乳酸,使肠内酸度增高,从而发挥抑制肠内病原体繁殖、防止蛋白质发酵的作用。

【不良反应】 未见明显不良反应。

【药物相互作用】 不宜与抗菌药物(红霉素、氯霉素、土霉素等)或吸附剂合用,应分开服(间隔2～3小时)。

【用法与用量】 口服 成人 一次0.3～1 g,一日3次,饭前服。

【儿科用法与用量】 口服 1岁以下,一次0.1 g;1～5岁,一次0.2～0.3 g;5岁以上,一次0.3～0.6 g,一日3次。饭前服。

【儿科注意事项】 (1)内含肠球菌,主要是粪链球菌。

(2)不宜与抗生素合用。

【制剂与规格】 乳酶生片:(1)0.1 g;(2)0.15 g;(3)0.3 g。

第九节 肝胆疾病用药

胆系疾病多数需外科手术治疗,但对胆系结石、慢性胆囊炎等疾病可试以药物溶石,或利胆消炎治疗。这类药物主要是促使胆汁分泌增多、降低胆汁中胆固醇的饱和度,或是增强胆囊收缩、舒张Oddi括约肌等。我国肝病以病毒性肝炎及其相关肝病居多,代谢性肝病也有增加趋势,慢性病毒性肝炎抗病毒治疗应放在首要位置。近年来,干扰素与核苷(酸)类似物进展很快,放在本章介绍。另外,对于肝脏疾病尚无特效治疗情况下,保肝治疗具有重要意义。所谓保肝药,是指能改善肝脏功能、促进肝细胞再生、增强肝脏解毒功能等作用的药物。对于肝硬化应针对病因进行相应处置。目前已有若干抗纤维化药物问世,尚须临床进一步验证。对于肝性脑病,根据其发生机制选择用药。

葡醛内酯[医保(乙)]

Glucurolactone

【适应证】 适用于急慢性肝炎、肝硬化、食物或药物中毒。

【药理】 本品进入机体后在酶的催化下转变为葡糖醛酸而发挥作用,可降低肝淀粉酶的活性,阻止糖原分解,使肝糖原量增加,脂肪储量减少。本品在体内解毒过程中起重要作用,许多毒物和药物与本品可结合形成无毒的葡萄糖醛酸结合物后排出,故具有保肝和解毒作用。本品还是构成人体结缔组织及胶原的重要成分,特别是软骨、骨膜、神经鞘、关节囊、腱、关节液等的组成成分。

【不良反应】 偶见轻度面部充血、胃肠道不适,减量或停药后即消失。

【禁忌证】 对本品过敏者禁用。

【注意事项】 (1)儿童必须在成人监护下使用。

(2)妊娠期妇女及哺乳期妇女用药尚不明确。

【用法与用量】 成人 (1)口服 一次0.1～0.2 g,一日3次。

(2)肌内或静脉注射 一次0.1～0.2 g,一日1～2次,或遵医嘱。

【儿科用法与用量】 (1)口服 小于5岁,一次0.05 g;大于5岁,一次0.1 g;一日3次。

(2)静脉滴注、肌内注射 一次0.1～0.2 g,一日1～2次。

【儿科注意事项】 偶见轻度咳血、胃肠道不适。

【制剂与规格】 葡醛内酯片:(1)50 mg;(2)0.1 g。

葡醛内酯胶囊:0.1 g。

葡醛内酯注射液:(1)2 ml:0.1 g;(2)2 ml:0.2 g。

联苯双酯[药典(二);基;医保(甲)]

Bifendate

【适应证】 适用于慢性肝炎和长期单项ALT异常者。

【药理】 本品能减轻因四氯化碳及硫代乙酰胺引起的血清ALT升高,能增强肝脏解毒功能,减轻肝脏的病理损伤,具有一定的抗氧化及免疫调节作用,能促进肝细胞再生并保护肝细胞,从而改善肝功能。

【不良反应】 轻微，个别病例服用后可出现轻度恶心。

【给药说明】 有效病例应待 ALT、AST 均恢复正常后再逐渐减量以避免反跳，ALT 一次复常即停药则易发生反跳。对于反跳病例可再重新服药，服药后 ALT 仍可下降，甚至恢复正常。凡病程长、肝功能异常时间较长者易于反跳，反之则不易发生。

【用法与用量】 口服　成人　片剂一次 25～50 mg，一日 3 次。滴丸一次 7.5～15 mg，一日 3 次。

【儿科用法与用量】 口服　一次 0.5 mg/kg，一日 3 次。

【儿科注意事项】 应用过程中出现黄疸应停用。

【制剂与规格】 联苯双酯滴丸：1.5 mg。

双环醇[药典(二)；医保(乙)]

Bicyclol

【适应证】 治疗伴有血清氨基转移酶异常升高的肝炎。

【药理】 (1)药效学　本品可显著降低小鼠药物性(四氯化碳、D-氨基半乳糖、对乙酰氨基酚)及免疫性肝损伤所致血清氨基转移酶升高的水平，肝脏组织病理形态学损害有不同程度的减轻。本品具有清除自由基作用，保护肝细胞膜；还能保护肝细胞核 DNA 免受损伤，减少细胞凋亡的发生，其机制可能与双环醇激活热休克因子-1(HSF-1)，诱导热休克蛋白 27/70 表达有关。体外实验显示，本品对肝癌细胞转染人乙肝病毒的 2.2.15 细胞株具有抑制 HBeA g、HBV DNA 及 HBsA g 分泌的作用。

(2)药动学　口服双环醇一次 25 mg，其药代动力学特征符合一级房室模型及一级动力学消除规律。本品的达峰时间(t_{max})为 1.8 小时，峰浓度(C_{max})为 50 ng/ml，吸收半衰期为 0.84 小时，消除半衰期为 6.26 小时，C_{max}和药物浓度-时间曲线下面积(AUC)与剂量成正比，而其他药代动力学参数均不随剂量明显改变，符合线性动力学特征。多次给药与单次给药相比，药代动力学参数无显著性差异，提示常用剂量多次重复给药，体内药物无蓄积现象。餐后口服本品可使 C_{max} 升高。本品在人体内主要代谢产物为 4-羟基和 4-羟基双环醇。

【不良反应】 服用本品后，个别患者可能出现的不良反应均为轻度或中度，一般无需停药或短暂停药或对症治疗即可缓解。偶见头晕、皮疹、腹胀、睡眠障碍以及血红蛋白和白细胞计数异常、总胆红素和氨基转移酶升高、血小板计数下降。另有极个别患者出现头痛、恶心、胃部不适、一过性血糖和血肌酐升高。可视具体临床情况而采取相应对症支持措施。

【禁忌证】 对本品和本品中其他成分过敏者禁用。

【注意事项】 (1)在用药期间应密切观察患者临床症状、体征和肝功能变化，疗程结束后也应加强随访。

(2)肝功能失代偿者如胆红素明显升高、低白蛋白血症、肝硬化腹水、食管胃底静脉曲张出血、肝性脑病及肝肾综合征慎用或遵医嘱。

(3)尚无本品对妊娠期妇女及哺乳期妇女的研究资料，建议应权衡利弊，谨慎使用。

(4)70 岁以上老年患者的最适剂量遵医嘱。

【用法与用量】 口服　成人　一次 25～50 mg，一日 3 次。疗程不短于 6 个月或遵医嘱，应逐渐减量至停药。

【儿科用法与用量】 口服　12 岁以上，一次 25 mg，必要时可增至 50 mg，一日 3 次。

【儿科注意事项】 (1)12 岁以下儿童的最适剂量遵医嘱。

(2)肝功能失代偿者如胆红素升高、低蛋白血症等慎用。

【制剂与规格】 双环醇片：(1)25 mg；(2)50 mg。

甘草酸二铵[医保(乙)]

Diammonium Glycyrrhizinate

【适应证】 主要用于伴有 ALT 升高的各型肝炎。

【药理】 (1)药效学　本品是中药甘草有效成分的第三代提取物，具有较强的抗炎、保护肝细胞膜及改善肝功能的作用。抗炎机制与抑制磷脂酶 A_2活性和前列腺素 E_2的合成和释放相关。本品能降低实验动物因四氯化碳、D-氨基半乳糖等毒物引起的血清 ALT 和 AST 的升高。明显减轻 D-氨基半乳糖造成的肝脏组织学损害，改善免疫因子所致肝脏损伤，并能增强肝脏的解毒功能。此外，本品还具有抗过敏、抑制钙离子内流、免疫调节及诱导产生 γ-干扰素等作用。

(2)药动学　口服后从胃肠道吸收，其生物利用度不受胃肠道食物的影响，给药后 8～12 小时血药浓度达峰值。本品具有肝-肠循环过程。该药及其代谢产物与蛋白结合力强，其结合率受血浆蛋白浓度的影响，血药浓度变化与肝肠循环和蛋白结合有密切关系。静脉注射后约有 92%以上的药物与血浆蛋白结合，平均滞留时间为 8 小时，在体内以肺、肝、肾分布量为高。主要通过胆汁从粪便中排出，部分从呼吸道以二氧化碳形式排出，尿中以原形排出者约占 2%。

【不良反应】 少数患者可出现水钠潴留表现，如血压升高、头晕、头痛、上腹部不适、腹胀、皮疹和水肿等，以上症状一般较轻，不影响治疗。

【禁忌证】 严重低钾血症、高钠血症、高血压、心力衰竭、肾功能衰竭患者禁用。

【注意事项】 治疗期间应定期监测血压及血清钾、钠浓度，如出现高血压、血钠潴留、低血钾等情况，应减量或停药。妊娠期妇女不宜使用。新生儿、婴幼儿的剂量和不良反应尚未确定，暂不推荐应用。

【给药说明】 (1)甘草酸二铵短期内效果显著，但停药后可能发生反跳，与其他保肝降酶药物联合治疗效果较好。

(2)针剂未经稀释不得进行注射。

(3)治疗过程中应定期检测血压及血清钾、钠浓度，如出现高血压、血钠潴留、低血钾等情况应停药或适当减量。

【药物相互作用】 与依他尼酸、呋塞米、乙噻嗪、三氯甲噻嗪等利尿剂并用时，其利尿作用可增强本品中所含甘草酸二铵的排钾作用，易导致血清钾值的下降，应特别注意观察血清钾值的测定等。

【用法与用量】 成人 ①口服 一次 150 mg，一日 2～3次；②静脉滴注 一次 150 mg，一日 1 次，用 5%～10%葡萄糖注射液 250 ml 稀释后缓慢滴注。

【制剂与规格】 甘草酸二铵胶囊：50 mg。

甘草酸二铵肠溶胶囊：50 mg。

甘草酸二铵注射液：10 ml∶50 mg。

注射用甘草酸二铵：150 mg。

复方甘草酸苷[医保(乙)]

Compound Glycyrrhizin

【适应证】 ①治疗慢性肝病，改善肝功能异常。②治疗湿疹、皮肤炎、荨麻疹。

【药理】 (1)药效学 甘草酸苷具有抗过敏、增强激素的抑制应激反应作用。可以直接与花生四烯酸代谢途径的启动酶——磷脂酶 A_2结合，并与作用于花生四烯酸使其产生炎性介质的脂氧合酶结合，选择性地阻碍这些酶的磷酸化而抑制其活化，故具有较强的抗炎作用。甘草酸苷在体外实验具有对 T 细胞活化的调节、对 γ-干扰素的诱导、活化 NK 细胞以及促进胸腺外 T 淋巴细胞分化作用。甘草酸苷还有抑制由四氯化碳所致的肝细胞损伤作用及对肝细胞增殖的促进作用。甘氨酸及盐酸半胱氨酸可以抑制或减轻由于大量长期使用甘草酸苷可能出现的电解质代谢异常所致假性醛固酮增多症状。

(2)药动学 健康成人静脉注射本品 40 ml(含甘草酸苷 80 mg)时，血中甘草酸苷浓度在给药 10 小时后迅速下降，以后呈逐渐减少。甘草酸苷加水分解物甘草次酸在给药后 6 小时出现，24 小时达高峰，48 小时后几乎完全消失。尿中甘草酸苷含量随时间逐渐减少，27 小时的排泄量为给药量的 1.2%。6 小时后尿中出现甘草次酸，并在 22～27 小时后达高峰值。

【不良反应】 增大药量或长期连续使用，可能增加低钾血症发生率，出现血压上升、钠及体液潴留、水肿、体重增加等假性醛固酮增多症状。在用药过程中，要充分注意观察(如测定血清钾值等)，一旦发现异常情况，应停止给药。

【禁忌证】 (1)对本品既往有过敏史患者。

(2)醛固酮增多症患者、肌病患者、低钾血症患者(可加重低钾血症和高血压)。

【注意事项】 (1)高龄患者低钾血症发生率高，应慎重给药。

(2)由于本品亦为甘草酸苷制剂，容易出现假性醛固酮增多症，应予注意。静脉内给药时，应注意观察患者的状态，尽量以缓慢速度给药。

(3)有报道口服甘草酸苷及含甘草的制剂时，可出现横纹肌溶解症。

【用法与用量】 成人 (1)静脉注射 一次 5～20 ml，一日 1 次。可依年龄、症状适当增减。

慢性肝病者一日 1 次，40～60 ml 静脉注射或者静脉滴注。可依年龄、症状适当增减，增量时用药剂量限度为一日 100 ml。

(2)口服 一次 2～3 片，一日 3 次，饭后服。可依年龄、症状适当增减。

【制剂与规格】 复方甘草酸苷片：每片含甘草酸苷 25 mg，甘氨酸 25 mg，蛋氨酸 25 mg。

复方甘草酸苷注射液：20 ml∶甘草酸苷 40 mg，甘氨酸 400 mg，盐酸半胱氨酸 20 mg。

苦 参 素

Marine

【适应证】 治疗慢性乙型病毒性肝炎，乙肝肝纤维化。也可用于肿瘤放疗、化疗引起的白细胞低下及其他原因引起的白细胞减少症。对急慢性湿疹、带状疱疹有辅助治疗作用。

【药理】 (1)药效学 ①本品对正常家兔和放射线照射引起的白细胞低下家兔，有升高白细胞的作用；对丝裂霉素所致小鼠白细胞减少症也有明显疗效；对荷瘤小鼠外周血细胞也有升高趋势。②对于四氯化碳、氨基半乳糖所致实验性肝损伤动物具有保护作用，用药后血清 ALT 降低、肝脏坏死及炎症减轻，肝组织修复增加。体内外实验显示具有一定抑制 HBV 复制的作用。③本品可降低毛细血管通透性，抑制肉芽组织增生，调节小鼠及大鼠肝脏肥大细胞释放组胺、白三烯等介质，抑制脂多糖诱导的小鼠腹腔巨噬细胞释放 IL-1、IL-6 及 TNFα 等细胞因子，抑制 NF-κB 活化，降低 TNF、IL-6 和 ICAM-1 的生成，具有非甾体类激素样抗炎、抗过敏作用。④本品可抑制肝星形细胞的增殖，具有抗肝纤维化作用。⑤本品对荷瘤小鼠具有免疫调节作用，并能有效预防或延缓 2-乙酰氨基芴(2-AAF)诱发大鼠肝癌的发生。

(2)药动学　静脉注射苦参素后，血药浓度-时间曲线呈双指数型，符合二房室模型。分布相半衰期($t_{1/2\alpha}$)约 0.3 小时，消除相半衰期($t_{1/2\beta}$)约 3 小时，用药后 32 小时，52.8%以原形由尿排出。本品组织分布以肾脏最高，依次为脾、肺、脑、心、血，脏器药物浓度与血药浓度一致。血浆蛋白结合率(19.36±4.7)%。药物主要经肾脏排泄。给药后药物吸收完全而且迅速，长期给药不存在蓄积现象。

【不良反应】　常见的不良反应有 ALT 一过性升高，继续用药可好转。可有恶心、呕吐、口苦、腹泻、上腹不适或疼痛等，偶见皮疹、胸闷、发热，上述症状一般可自行缓解。

【禁忌证】　①对本品过敏者禁用。②严重血液、心、肝、肾及内分泌疾病患者慎用。

【注意事项】　(1)肝功能衰竭者慎用。严重肾功能不全者，不建议使用本品。

(2)妊娠期妇女不宜使用，哺乳期妇女慎用。

(3)尚无儿童用药经验，慎用。

(4)老年患者用药需减量或遵医嘱。

(5)肌内注射时个别患者在注射后出现局部疼痛，改用深部注射可减轻症状。

【药物相互作用】　与水合氯醛等中枢神经抑制药有协同作用，对苯丙胺等中枢神经兴奋药有拮抗作用，可易化士的宁的惊厥效应。

【用法与用量】　成人　(1)口服　一次 0.2～0.3 g，一日 3 次，或遵医嘱。

(2)肌内注射　一次 0.4～0.6 g，一日 1 次。

(3)静脉滴注　一次 100 ml，一日 1 次。

【制剂与规格】　苦参素胶囊：0.1 g。

苦参素片：0.1 g。

苦参素注射液：(1)2 ml：200 mg；(2)5 ml：600 ml(肌内注射用)。

注射用苦参素：(1)0.3 g；(2)0.4 g；(3)0.6 g。

苦参素葡萄糖注射液：(1)100 ml：苦参素 0.6 g，葡萄糖 5.0 g；(2)50 ml：苦参素 0.2 g，葡萄糖 2.5 g(静脉滴注用)。

苦参素氯化钠注射液：100 ml：苦参素 0.6 g，氯化钠 0.9 g(静脉滴注用)。

水飞蓟宾[医保(乙)]

Silibinin

【适应证】　中毒性及免疫性肝脏损害、急慢性肝炎、酒精性脂肪肝的肝功能异常治疗。并有一定的拮抗肝脏纤维化作用。对于糖尿病并发症及胰岛素抵抗相关疾病有一定预防及治疗作用。

【药理】　(1)药效学　①水飞蓟宾能够稳定肝细胞膜，保护肝细胞的酶系统，清除肝细胞内的活性氧自由基，从而增强肝脏解毒能力，改善肝功能，促进肝细胞再生。药理、毒理试验结果表明，本品对四氯化碳、硫代乙酰胺、毒蕈碱、鬼笔碱、猪屎豆碱等肝脏毒物以及抗结核药物、脓毒症等引起的各种类型肝损伤具有不同程度的保护和治疗作用，并对四氯化碳引起的氨基转移酶升高有一定阻止作用。②试验结果显示本品可抑制肝脏细胞增殖及胶原合成，具有一定抗纤维化作用。③本品可通过增强脂质过氧化物清除而预防糖尿病并发症，并可增加体内胰岛素敏感性。

(2)药动学　水飞蓟宾口服吸收良好，达峰时间约 1.5 小时，口服后 48 小时排出量约 20%，其中 80%以代谢物形式由胆汁排出，其余大部分以原形由尿排出。水飞蓟宾葡甲胺盐吸收速度优于前者，生物利用度较前者高。水飞蓟宾葡甲胺口服吸收后 20～30 分钟起效，60～90 分钟血药浓度达到高峰，消除半衰期为 50～60 分钟。

【不良反应】　偶见头晕、轻微胃肠道症状(如恶心、呃逆、轻度腹泻)等，一般不影响治疗。

【禁忌证】　对本品过敏者禁用。

【注意事项】　妊娠期妇女、哺乳期妇女用药的安全性尚不明确。

【给药说明】　本品用于治疗脂肪肝、肝硬化时，建议最好不要过多食用高脂食物。用于长期酗酒、吸烟引起的肝损害治疗时，可采用维持疗法。

【用法与用量】　口服　成人　一次 70～140 mg，一日 3 次，饭后口服；或遵医嘱。维持剂量可减半，一日 3 次。

【制剂与规格】 水飞蓟宾胶囊:35 mg。

水飞蓟宾葡甲胺片:50 mg(相当于水飞蓟宾 35.6 mg)。

齐墩果酸
Oleanolic Acid

【适应证】 治疗病毒性肝炎,对症状、体征和肝功能均有改善作用,尚有纠正蛋白代谢障碍及一定的抗肿瘤作用。

【药理】 动物试验表明,本品可明显降低四氯化碳引起的血清 ALT 升高,减轻肝细胞变性与坏死、肝组织炎性反应和纤维化过程,促进肝细胞再生,加速肝坏死组织的修复,抑制非特异性炎症反应,并有纠正蛋白代谢障碍作用。超微结构观察显示本品能够保护并稳定溶酶体膜及细胞器的生物膜,恢复其被动通透和主动转运功能,使细胞内、外离子和水的移动复原,使胞质疏松化及气球样变的肝细胞恢复正常,再生能力加强,预防并抑制肝纤维化。体外试验表明,本品可通过下调血管内皮生长因子(VEGF)的表达而抑制白血病细胞的增殖。

【不良反应】 少数病例服药后出现口干、腹泻、上腹部不适感,经对症处理可消失。个别病例出现轻度血小板减少,停药后即可恢复。

【禁忌证】 对本品过敏者禁用。

【用法与用量】 口服 ①急性黄疸型肝炎,一次 30 mg,一日 3 次;②慢性肝炎,一次 50 mg,一日 4 次。

【制剂与规格】 齐墩果酸片:20 mg。

齐墩果酸胶囊:20 mg。

门冬氨酸钾镁[医保(乙)]
Potassium Aspartate and Magnesium

【适应证】 电解质补充药。用于低钾血症、低钾及强心苷类中毒引起的心律失常、心肌炎后遗症、充血性心力衰竭、心肌梗死的辅助治疗。还用于急性黄疸型肝炎、病毒性肝炎、其他肝细胞功能不全的治疗,以及慢性肝病如肝硬化和肝性脑病的治疗。

【药理】 (1)药效学 ①门冬氨酸作为体内草酰乙酸的前体,在三羧酸循环中起重要作用,并参与鸟氨酸循环,使氨和二氧化碳结合生成尿素,降低血中氨和二氧化碳的含量。门冬氨酸与细胞亲和力强,可作为钾离子及镁离子的载体;同时镁是细胞膜 Na^+,K^+-ATP 酶的辅酶,可使钾离子泵入细胞能力增强,提高胞内钾离子的浓度,促进细胞除极化和细胞代谢,维持其正常功能。镁离子是生成糖原及高能磷酸脂不可缺少的物质,可增强门冬氨酸钾盐的治疗效应。本品同时提高细胞内钾、镁离子的浓度,加速肝细胞三羧酸循环,对改善肝功能、降低血清胆红素有一定作用,对肝硬化并发肝昏迷患者有苏醒作用。②镁剂静脉注射具有扩张外周血管、抑制中枢神经系统、镇静松弛平滑肌及骨骼肌的作用,作为 Na^+,K^+-ATP 酶的辅酶,可调节细胞内、外离子通透性,并能抑制钙离子内流,临床上可用于各类心律失常、心力衰竭、心肌炎、冠心病的治疗。

(2)药动学 尚无门冬氨酸钾镁注射液静脉给药的药动学资料。同位素示踪动物试验研究表明,本品口服后在体内分布广泛,0.5～1 小时血浆浓度达峰值,1 小时后肝脏药物浓度最高,其次为血、肾脏、肌肉、心脏和小肠等。本品主要经肾脏由尿排泄。

【不良反应】 滴注速度过快可引起恶心、呕吐、血管疼痛、面色潮红、血压下降等症状;偶见心率下降,减慢滴注速度或停药后即可恢复;大剂量可致腹泻。

【禁忌证】 ①高钾血症。②高镁血症。③严重肾功能障碍、无尿。

【注意事项】 (1)本品不能肌内注射或静脉注射,静脉滴注速度宜慢。

(2)妊娠期妇女、哺乳期妇女用药尚不明确,建议慎用。

(3)老年患者肾脏清除能力下降,建议慎用。

(4)除强心苷类中毒外,其他房室传导阻滞患者慎用;肾功能损害患者、活动性消化道溃疡患者慎用。

(5)病窦综合征、肾功能不全、严重脱水、糖尿病、呼吸抑制患者慎用。

(6)有电解质紊乱的患者应常规检查血钾、镁离子浓度。用于治疗低钾血症时,需同时随访检查血镁浓度。

(7)药物过量:临床尚无过量使用本品的事件报道,建议使用镁剂不超过 10 g/d。一旦过量使用,会出现高钾血症、高镁血症的症状,应立即停药并给予对症治疗:静脉推注氯化钙 100 mg/min,必要时使用利尿药。

【药物相互作用】 (1)本品能抑制四环素类、铁盐、氟化钠的吸收。

(2)与留钾利尿药、血管紧张素转换酶抑制药配伍使用时,可能发生高钾血症。

(3)本品不宜与其他呼吸抑制药如吗啡以及异烟肼配伍。

【给药说明】 本品不能作为肌内注射或静脉注射;需经 10 倍量以上输液稀释后静脉滴注,滴注速度应缓慢。

【用法与用量】 (1)口服　①成人常用量,一次4片(每片含门冬氨酸钾79 mg,门冬氨酸镁70 mg)或2片(每片含门冬氨酸钾158 mg,门冬氨酸镁140 mg),一日3次。②预防用药,一次剂量减半,一日3次。③儿童用量酌减。

(2)静脉滴注　一次10～20 ml,加入5%或10%葡萄糖注射液500 ml中缓慢滴注,一日1次。门冬氨酸钾镁葡萄糖注射液可直接静脉滴注,一次250 ml,一日1次。

【儿科用法与用量】 (1)口服　一次1片或一次1支口服液,一日3次。

(2)静脉滴注　一次5～10 ml,一日1次加入5%葡萄糖注射液250 ml或500 ml中缓慢滴注。

【儿科注意事项】 (1)高血钾、高血压及严重肾功能障碍者禁用。

(2)除强心苷类中毒外,其他房室传导阻滞者慎用。

(3)滴速不宜过快;不能肌内注射或静脉注射。

【制剂与规格】 门冬氨酸钾镁片:(1)每片含门冬氨酸钾79 mg(钾18.1 mg),门冬氨酸镁70 mg(镁5.9 mg);(2)每片含门冬氨酸钾158 mg(钾36.2 mg),门冬氨酸镁140 mg(镁11.8 mg)。

门冬氨酸钾镁口服液:10 ml∶门冬氨酸720 mg,钾103 mg,镁34 mg。

门冬氨酸钾镁注射液:(1)10 ml∶门冬氨酸钾452 mg(钾103.3 mg),门冬氨酸镁400 mg(镁33.7 mg);(2)20 ml∶门冬氨酸钾900 mg(钾205.4 mg),门冬氨酸镁800 mg(镁66.7 mg)。

门冬氨酸钾镁葡萄糖注射液:250 ml∶门冬氨酸850 mg,钾114 mg,镁42 mg,葡萄糖12.5 g。

门冬氨酸鸟氨酸[药典(二);医保(乙)]

L-Ornithine-L-Aspartate

【适应证】 预防与治疗因急、慢性肝病引发的各期肝性脑病。

【药理】 (1)药效学　本品能直接参与肝细胞中的鸟氨酸循环,使肝细胞摄入的大部分血氨与鸟氨酸结合,通过尿素循环,生成尿素,最终以无毒的形式排出体外;门冬氨酸间接参与三羧酸循环及核酸的合成,提供能量代谢的中间产物,增强肝脏供能。本品能激活肝脏解毒功能中的两个关键酶,增强肝脏解毒功能,迅速降低过高的血氨,促进肝细胞自身的修复和再生,从而有效地改善肝功能,恢复机体的能量平衡。

(2)药动学　本品口服(静脉)给药的t_{max}0.5～1小时(0.5小时),C_{max}为299 μmol/L(598 μmol/L),AUC为1143 (μmol·h)/L[1390 (μmol·h)/L],半衰期为3.5小时。口服门冬氨酸鸟氨酸在上消化道几乎完全被分解为鸟氨酸和门冬氨酸。其主要代谢产物从尿中排泄。

【不良反应】 大剂量静脉用药(>30 g/L)会有轻、中度消化道反应,减少用量或减慢滴速(<5 g/h),上述反应会明显减轻。

【禁忌证】 严重肾功能不全的患者(诊断标准是血清中肌酐水平超过3 mg/100 ml)禁用本品。

【注意事项】 如果患者的肝功能已经完全受损,输液速度必须根据患者的个体情况来调整,以免引起恶心和呕吐。在大量使用时,注意监测血及尿中的尿素指标。

【给药说明】 在使用前应该用注射用溶液稀释,然后经静脉输入。

本品可以和常用的各种注射用溶液(5%葡萄糖、10%葡萄糖、0.9%氯化钠注射液、林格液)混合而不发生任何问题。由于静脉耐受方面的原因,每500 ml溶液中不要溶解超过6安瓿该药物。输入速度最大不要超过每小时5 g门冬氨酸鸟氨酸(相当于1安瓿该药物)。

【用法与用量】 成人。

(1)口服　一次5.0 g,一日2～3次,溶解在水或饮料中,餐前或餐后服用。

(2)静脉滴注　急性肝炎,一日5.0～10.0 g;慢性肝炎或肝硬化,一日10.0～20.0 g,病情严重可适当增加剂量,但一日不得超过40.0 g;肝性脑病早期可视病情轻重,最多使用不超过40.0 g,7～10日为1个疗程。

如果患者需要严格限制输液量,建议使用方法:4安瓿该药加入5%葡萄糖注射液20 ml中,按每小时15 ml输液泵静脉注射。

【制剂与规格】 门冬氨酸鸟氨酸颗粒:(1)1 g;(2)3 g。

门冬氨酸鸟氨酸注射液:10 ml∶5.0 g。

注射用门冬氨酸鸟氨酸:(1)0.5 g;(2)2.5 g。

促肝细胞生长素[医保(乙)]

Hepatocyte Growth-promoting Factors

【适应证】 重型肝炎(病毒性肝炎、肝衰竭早期或中期)、慢性肝炎活动期、肝硬化的综合治疗。

【药理】 本品能刺激正常肝细胞DNA合成,促进肝细胞再生,对四氯化碳诱导的肝细胞损伤有较好的保护作用,能降低血清ALT水平,并抑制肿瘤坏死因子活性，对肝细胞及其超微结构具有明显修复作用。本品能减少胶原合成，具有一定抗肝纤维化作用。

【不良反应】 少数患者可能出现低热，应注意观察，出现高热者应停药。少见皮疹，停药后即可消失。偶见氨基转移酶升高、嗜酸性粒细胞增多及致过敏性休克报道。

【禁忌证】 对本品过敏者禁用。

【注意事项】 长期用药应定期检查肝功能和甲胎蛋白。

【给药说明】 本品粉针剂（冻干品）未溶解稀释前若颜色变为棕黄色时忌用。肌内注射时用0.9%氯化钠注射液或注射用水溶解后使用。

【用法与用量】 (1)口服　一次100～150 mg，一日3次，疗程一般为3个月，可连续使用2～4个疗程。

(2)肌内注射　一次20～40 mg，一日2次。

(3)静脉滴注　将本品粉针剂80～120 mg溶于10%葡萄糖注射液中，一日1次；或将本品注射液120 mg加入10%葡萄糖注射液中，一日1次或分2次静脉滴注。疗程视病情决定，一般为1个月，也可延长至4～8周；或遵医嘱。

【儿科用法与用量】 (1)静脉滴注　一次80～120 mg加入10%葡萄糖注射液250 ml，一日1次。

(2)肌内注射　一次40 mg，用氯化钠注射液稀释后注射，一日2次。

【儿科注意事项】 (1)对本品过敏者禁用。

(2)长期用药应定期检查肝功能和甲胎蛋白。

【制剂与规格】 促肝细胞生长素颗粒：5 g∶50 mg。

促肝细胞生长素肠溶胶囊：50 mg。

注射用促肝细胞生长素：(1)20 mg；(2)40 mg；(3)80 mg。

促肝细胞生长素注射液：2 ml∶30 μg。

硫普罗宁[医保(乙)]

Tiopronin

【适应证】 用于改善各类急、慢性肝炎的肝功能；也用于脂肪肝、酒精性和药物性肝损伤的治疗，并有一定的抗肝纤维化作用，对重金属中毒有治疗作用。也可用于围手术期肝功能及胃黏膜的保护。对因化疗和放疗引起的白细胞降低有预防和治疗作用；对老年性早期白内障和玻璃体浑浊也有显著的治疗作用。

【药理】 (1)药效学　本品为含游离巯基的甘氨酸衍生物，可使肝细胞线粒体中的ATP酶活性降低，ATP含量升高，从而改善肝细胞功能，维持细胞代谢，维持谷胱甘肽浓度，抑制脂质过氧化物形成，防止甘油三酯堆积，稳定肝细胞膜。本品对线粒体的作用可能是其对抗多种肝损伤、保护肝细胞的主要机制。动物试验表明，本品能逆转由四氯化碳、乙硫氨酸、毒蕈粉和乙醇等引起的急性肝损伤，对这些化学物质所致的ALT、AST升高具有明显纠正作用。本品能加速乙醇在体内排泄，对慢性肝损伤模型引起的甘油三酯蓄积有抑制作用，能抑制过氧化物产生，促进坏死肝细胞的再生和修复。此外，本品可激活铜，锌-SOD酶以增强其清除自由基的作用，可促进重金属如汞、铅从胆汁、尿、粪中排出，降低其肝、肾蓄积量，保护肝功能和多种物质代谢酶。本品还可通过提供巯基发挥解毒和组织细胞保护作用，从而治疗因化疗和放疗引起的白细胞减少。

(2)药动学　本品口服后在肠道容易吸收，生物利用度85%～90%。单剂量给药500 mg后，达峰时间约5小时，峰浓度为3.6 μg/ml。本品在体内呈二室分布，$t_{1/2\alpha}$为2.4小时，$t_{1/2\beta}$为18.7小时，血浆蛋白结合率为49%。本品主要在肝脏代谢，大部分为无活性代谢产物，并由尿中排出。服药后4小时约排出48%，72小时可排出78%。

【不良反应】 (1)偶见消化系统症状，如食欲缺乏、恶心、呕吐、腹痛、腹泻等，罕见味觉异常，可减量或暂时停药。偶见呼吸系统、心血管系统、神经系统不良反应。

(2)偶见过敏反应，如瘙痒、皮疹、皮肤发红等，应停药；罕见过敏性休克。

(3)长期大剂量用药罕见蛋白尿或肾病综合征，应减量或停药。

(4)其他：罕见胰岛素自体免疫综合征，表现为疲劳感和肢体麻木及涎腺肿大，应及时停药。

【禁忌证】 (1)对本品有过敏史或有严重不良反应的患者禁用。

(2)妊娠期妇女及哺乳期妇女、儿童禁用。

(3)急性重症铅、汞中毒患者禁用。

【注意事项】 (1)重型肝炎或伴有重度黄疸、顽固性腹水、消化道出血、合并糖尿病或肾功能不全的患者应在医生指导下服用。

(2)用药期间应注意全面观察患者状况，定期检查肝功能，如发现异常应停服本品，或进行相应处置。

(3)有胃肠道反应、过敏反应时应酌情减药或停药。

【药物相互作用】 不能与具有氧化作用的药物合并使用。

【给药说明】 本品注射剂应在使用前用包装盒内所附专用溶剂（5%碳酸氢钠注射液，pH 7.5～8.5）2 ml

溶解，再扩容至5%～10%葡萄糖或0.9%氯化钠注射液250～500 ml中，按常规静脉滴注。

【用法与用量】（1）肝病治疗　①饭后口服，一次100～200 mg，一日3次，疗程2～3个月，停药3个月后继续下一个疗程；或遵医嘱。②静脉滴注，一次200 mg，一日1次，连续4周。

（2）重金属中毒、老年性早期白内障和玻璃体浑浊　口服，一次100～200 mg，一日2次。

（3）因化疗和放疗引起的白细胞减少　口服，化疗及放疗前1周开始服用，一次200～400 mg，一日2次，连服3周，饭后口服。

【制剂与规格】　硫普罗宁片：100 mg。

硫普罗宁肠溶片：100 mg。

注射用硫普罗宁：（1）100 mg；（2）200 mg。

多烯磷脂酰胆碱[医保(乙)]

Polyene Phosphatidylcholine

【适应证】　用于不同原因引起的脂肪肝、急慢性肝炎，包括肝硬化、继发性肝功能失调；预防胆结石复发；妊娠导致的肝脏损害（妊娠中毒）、银屑病和放射综合征。

【药理】（1）药效学　多烯磷脂酰胆碱可提供高能量且容易吸收利用的磷脂，该成分在化学结构上与内源性磷脂一致，具有良好的亲脂性，并含有大量不饱和脂肪酸，主要进入肝细胞，并以完整的分子与肝细胞膜及细胞器膜相结合，保护肝脏细胞结构及对磷脂有依赖性的酶系统，防止肝细胞坏死和新结缔组织增生，促进肝病康复。本品可使肝细胞膜组织再生，协调磷脂与细胞膜组织之间的功能，可有效地使肝脏的脂肪代谢、合成蛋白质及解毒功能恢复正常。另外，这些磷脂分子还可分泌入胆汁，具有稳定胆汁的作用，此外，本品尚有一定降血脂作用。

（2）药动学　本品口服给药后，90%的多烯磷脂酰胆碱在小肠被吸收，大部分被磷脂酶A分解为1-酰基-溶血磷脂胆碱，50%在肠黏膜立即再次酰化为多聚不饱和磷脂酰胆碱。后者通过淋巴循环进入血液，主要同肝脏的高密度脂蛋白结合。口服给药6～12小时后，磷脂酰胆碱的平均血药浓度达20%。胆碱的半衰期是66小时，不饱和脂肪酸的半衰期是32小时。用^{3}H和^{14}C同位素标记，人体口服给药后在粪便中的排泄率不超过5%。

【不良反应】（1）大剂量时偶见胃肠道功能紊乱（腹泻）。

（2）注射剂中含有苯甲醇作为稳定剂，可能会引起极少数患者过敏。

（3）注射过快可引起血压下降。

（4）未见药物过量或中毒症状。

【禁忌证】（1）由于本品中含有苯甲醇，新生儿和早产儿禁用。

（2）对本品过敏者禁用。

【注意事项】（1）因注射剂含有苯甲醇作为稳定剂，只能缓慢静脉注射。

（2）儿童用量应遵医嘱。

【给药说明】（1）本品注射剂严禁用电解质溶液稀释，也不可与其他任何注射液混合注射。静脉滴注时，配制静脉输液应使用葡萄糖注射液稀释（如5%、10%葡萄糖注射液）。若用其他输液配制，混合液pH不得低于7.5，配制好的溶液在输注过程中必须保持澄清，否则禁止使用。

（2）静脉注射时需缓慢，如需稀释使用，只能以患者静脉血1∶1稀释，不能加入其他药物稀释。

（3）因本品注射剂含有苯甲醇作为稳定剂，使用中应注意该成分引起的过敏反应。

（4）本品口服制剂应在餐中用足量液体整粒吞服，不可咀嚼。

（5）本品与腺苷蛋氨酸存在配伍禁忌。

【用法与用量】（1）口服　①成人常用量，一次2粒，一日3次。一日服药剂量最大不得超过6粒。维持剂量减为一次1粒，一日3次。②儿童用量酌减，或遵医嘱。

（2）静脉注射　成人和青少年一般一日缓慢静脉注射1～2支，严重病例一日缓慢静脉注射2～4支。一次可同时注射2支。

（3）静脉滴注　严重病例一日静脉滴注2～4支，每天剂量可增加至6～8支。

【制剂与规格】　多烯磷脂酰胆碱胶囊：228 mg。

多烯磷脂酰胆碱注射液：5 ml∶232.5 mg。

谷胱甘肽[药典(二)；医保(乙)]

Glutathione

【适应证】　①有解毒作用，用于重金属、丙烯腈、氟化物、一氧化碳及有机溶剂中毒；亦可用于抗肿瘤药、抗结核药、中枢神经系统用药、对乙酰氨基酚等药物中毒。②有保护肝脏作用，用于病毒性、药物毒性、酒精毒性、其他化学物质毒性引起的肝脏损害，改善肝脏疾病引起的症状。③用于由乙酰胆碱、胆碱酯酶不平衡引起的过敏症状。④眼科疾病：抑制由晶体蛋白质巯基不稳定引起的进行性白内障及控制角膜及视网膜疾病的发展，用于初期老年性白内障、角膜溃疡、角膜上皮剥离和角膜炎。⑤防止皮肤色素沉着。⑥用于急性贫血、成人呼吸窘迫综合征、败血症等引起的低氧血症，可减轻组织损伤，改善症状。

【药理】 (1)药效学　谷胱甘肽是人类细胞质中自然合成的一种肽，由谷氨酸、半胱氨酸和甘氨酸组成，含有巯基(—SH)，广泛存在于机体各器官，在维持细胞生物功能方面起重要作用，并能与有毒化学物质及其代谢产物结合起到解毒作用。谷胱甘肽通过巯基与体内的自由基结合，可以转化成容易代谢的酸类物质，从而加速自由基的排泄。通过转甲基与转丙氨基反应，起到保护肝脏的合成、解毒、灭活激素等功能，并能促进胆酸代谢，有利于消化道吸收脂肪及脂溶性维生素。谷胱甘肽是甘油醛磷酸脱氢酶的辅基，又是乙二醛酶及磷酸丙糖脱氢酶的辅酶，参与体内三羧酸循环及糖代谢，使人体获得高能量。它能激活各种酶，如体内的巯基(—SH)酶等，从而促进糖类、脂肪、蛋白质代谢，也能影响细胞的代谢过程。谷胱甘肽也是晶状体主要成分，可抑制晶状体蛋白质巯基的不稳定，因而可抑制进行性白内障及控制角膜及视网膜疾病的发展，起到对眼睛的保护作用。本品能防止新的黑色素形成并减少其氧化，能防止皮肤色素沉着。

(2)药动学　本品注射后主要分布于肝、肾、肌肉内，脑内分布较少。在体内代谢后以硫醇尿酸排出。半衰期为24小时。

【不良反应】 即使大剂量、长期使用，亦很少见不良反应。偶见过敏或类过敏症状，罕见突发性皮疹。偶有食欲缺乏、恶心、呕吐、胃痛等消化道症状。注射部位有轻度疼痛。滴眼时，局部有刺激感、瘙痒、结膜充血、视物模糊。

【禁忌证】 对本品有过敏反应者禁用。

【注意事项】 (1)本品应在医生监护下使用。

(2)如果用药过程中出现皮疹、面色苍白、血压下降、脉搏异常等症状，应立即停药。

(3)溶解后的药液应立即使用，剩余药液不能再用。

【给药说明】 (1)注射时不得与维生素 B_{12}、维生素 K_3、泛酸钙、乳清酸、抗组胺制剂、磺胺类及四环素类药物混合使用。

(2)静脉注射应缓慢，滴注时间为1～2小时。

【用法与用量】 (1)肌内注射　一日300～1800 mg，肌内注射时必须完全溶于溶解液，溶解液需清澈无色。

(2)静脉注射　溶解液溶解后缓慢注射(溶解液可用100 ml、250～500 ml0.9%氯化钠注射液或5%葡萄糖注射液)。

(3)口服给药　一次50～100 mg，一日1～3次。

【儿科用法与用量】 口服　一次400 mg，一日3次。

缓慢静脉注射、肌内注射　一次0.3～0.6 g(最大量1.8 g)，一日1次。

【儿科注意事项】 (1)有过敏反应者禁用。

(2)注射时不宜与维生素 B_{12} 及维生素 K_3 等合用。

【制剂与规格】 注射用还原型谷胱甘肽钠：(1)100 mg；(2)300 mg；(3)600 mg；(4)900 mg；(5)1.2 g；(6)1.5 g；(7)1.8 g；(8)2.0 g；(9)2.4 g。

谷胱甘肽滴眼液：5 ml：100 mg。

还原型谷胱甘肽片：(1)0.1 g；(2)0.2 g。

谷氨酸[药典(二)]

Glutamic Acid

【适应证】 本品系肝性脑病和某些精神、神经系统疾病(如精神分裂症和癫痫)治疗的辅助用药。

【药理】 本品能通过肝脏细胞与血液中的氨结合，成为谷氨酰胺，从而解除氨的毒性作用，防治肝昏迷。谷氨酸还参与脑蛋白质代谢与糖代谢，促进氧化过程，改善中枢神经系统的功能。

【不良反应】 服药后约20分钟可出现面部潮红症状。其余参阅“谷氨酸钠”。

【注意事项】 肾功能不全或无尿患者慎用。

【用法与用量】 口服　成人　一次2～3 g，一日3次。

【制剂与规格】 谷氨酸片：(1)0.3 g；(2)0.5 g。

谷氨酸钠[药典(二)]

Sodium Glutamate

【适应证】 用于血氨增高所致肝性脑病、肝昏迷及其他精神症状。

【药理】 重型肝炎或肝功能不全时，氨的来源、生成和吸收增加，肝脏对由氨转化为尿素的环节发生障碍，导致血氨增高，出现脑病症状。谷氨酸与精氨酸的摄入有利于降低及消除血氨，从而改善脑病症状。

【不良反应】 (1)大量谷氨酸钠治疗肝性脑病时，可导致严重的碱中毒与低钾血症，原因在于钠的吸收过多，因此在治疗过程中需严密监测电解质浓度。

(2)输液太快，可出现流涎、面部潮红与呕吐等症状。

(3)过敏的先兆可有面部潮红、头痛与胸闷等症状出现。

(4)小儿可有震颤。

(5)合并焦虑状态的患者用后可出现晕厥、心动过速及恶心等反应。

【禁忌证】 (1)少尿、无尿及肾功能衰竭者。

(2)碱中毒患者。

【注意事项】 (1)肾功能不全者慎用。

(2)谷氨酸盐与氨(NH_3)合成谷氨酰胺,从而解除氨对大脑的毒性作用。谷氨酰胺是一种细胞内渗透剂,脑组织内谷氨酰胺增加,可加重脑细胞水肿。动物实验显示:用谷氨酰胺合成酶抑制剂L-氨基亚砜蛋白酸预处理可防止脑内谷氨酰胺增加,防止脑水肿。

(3)谷氨酸与谷氨酸盐仅能暂时性降低血氨,不易通过血-脑屏障,治疗肝性脑病疗效不确切。鉴于上述情况,此类药物现已较少应用。

【给药说明】 (1)用药期间监测血气分析及钾、钠含量。

(2)用于肝性脑病时可与谷氨酸钾合用。

【用法与用量】 静脉滴注 一次11.5 g,一日不超过23 g,用5%葡萄糖注射液稀释后缓慢滴注。

【儿科用法与用量】 静脉滴注 一次5.75~11.5 g,一日不超过23 g(每20 ml加入5%~10%葡萄糖注射液250 ml缓慢静脉滴注)。

【儿科注意事项】 (1)治疗中严密监测电解质。

(2)输液速度过快可引起流涎、面部潮红、呕吐。

(3)儿科患者可出现震颤。

(4)肾功能不全者慎用。

(5)尿少、尿闭者禁用。

【制剂与规格】 谷氨酸钠注射液:20 ml∶5.75 g。

注射用谷氨酸钠:11.5 g。

谷氨酸钾[药典(二)]

Potassium Glutamate

【适应证】 用于以血氨增高为主的肝性脑病以及低钾血症。

【药理】 (1)药效学 谷氨酸钾由静脉输注入血液后,谷氨酸即进入三羧酸循环,因其利用氨合成谷氨酰胺而降低血氨,以利于肝性脑病的恢复。钾离子则可补充血钾的不足,纠正肝性脑病时的低钾性中毒。

(2)药动学 本品在血中形成的谷氨酰胺很快经肾小球滤过,由尿排出。

【不良反应】 (1)大量谷氨酸钾治疗肝性脑病时,可导致高钾血症。

(2)输注过快可出现流涎、面部潮红与呕吐等症状。

(3)过敏先兆有面部潮红、头痛与胸闷等症状。

(4)小儿可出现震颤。

(5)合并焦虑的患者用本品后可出现晕厥、心动过速及恶心等反应。

【禁忌证】 少尿或肾功能不全者禁用。

【注意事项】 (1)用药期间应注意电解质的平衡。

(2)每支谷氨酸钾含注射液钾离子34 mmol,大剂量或高浓度使用可导致心律失常。

(3)其余参阅"谷氨酸钠"。

【药物相互作用】 本品在治疗肝性脑病时与精氨酸同时应用产生协同作用,有利于血氨的降低,改善症状。

【给药说明】 (1)用药期间监测血气分析及血钾含量。

(2)用于肝性脑病可与谷氨酸钠合用。

【用法与用量】 静脉滴注 一次6.3 g(或根据肾脏功能及血清钾水平选择剂量),每支谷氨酸钾(6.3 g)用5%葡萄糖注射液800 ml稀释(浓度相当于0.3%氯化钾的含钾量)。为维持电解质平衡,常与谷氨酸钠按1∶3或1∶2混合应用。

【制剂与规格】 谷氨酸钾注射液:20 ml∶6.3 g。

注射用谷氨酸钾:18.9 g。

盐酸精氨酸[药典(二);基;医保(甲)]

Arginine Hydrochloride

【适应证】 用于肝性脑病,适用于忌钠的患者,也适用于其他原因引起血氨过高所导致的精神症状及急性应激状态。

【药理】 精氨酸广泛参与体内机体组织代谢,与机体免疫功能、蛋白代谢创面愈合等密切相关。精氨酸为体内条件必需氨基酸,参与鸟氨酸循环,促进体内尿素合成而降低血氨,改善症状。本品有较多的氢离子,有助于纠正肝性脑病时所并发的酸碱失衡。

【不良反应】 输注速度过快可引起流涎、面部潮红、呕吐等。有报道本品可致肝移植术后急性高钾血症。

【禁忌证】 肾功能不全者禁用。酸中毒者不宜用本品。

【注意事项】 (1)用量过大时可引起高氯血症,可使血尿素、肌酸、肌酐浓度升高。

(2)肾功能减退或同时应用留钾利尿药时应监测血清钾水平。

【药物相互作用】 可与谷氨酸钠、谷氨酸钾合用。

【给药说明】 (1)用药期间宜监测血气分析。

(2)本品与清开灵注射液存在配伍禁忌。

【用法与用量】 静脉滴注,一次 10～20 g,以 5%葡萄糖注射液 500～1000 ml 稀释后缓慢滴注。

【儿科用法与用量】 静脉滴注　一次 10～20 g (0.5 g/kg),用 5%葡萄糖注射液 500 ml 稀释后应用,缓慢滴注。

【儿科注意事项】 (1)高氯血症、肾功能不全及无尿者禁用。

(2)输液速度过快可引起流涎、面部潮红、呕吐。

【制剂与规格】 盐酸精氨酸片:0.25 g。

盐酸精氨酸注射液:20 ml∶5 g。

腺苷蛋氨酸[医保(乙)]

Ademetionine

【适应证】 主要用于肝硬化前和肝硬化所致肝内胆汁淤积及治疗妊娠期肝内胆汁淤积。

【药理】 (1)药效学　腺苷蛋氨酸是存在于人体所有组织和体液中的一种生理活性分子。它作为甲基供体(转甲基作用)和生理性巯基化合物(含半胱氨酸、牛磺酸、谷胱甘肽和辅酶 A 等)的前体(转巯基作用)参与体内重要的生化反应。在肝内,通过使质膜磷脂甲基化而调节肝细胞膜的流动性,并能促进解毒过程中硫化产物的合成。肝硬化患者腺苷蛋氨酸合成酶活性显著下降,导致蛋氨酸向腺苷蛋氨酸转化明显减少,从而削弱了防止胆汁淤积的正常生理过程。同时肝硬化患者从饮食摄取的蛋氨酸血浆清除率降低,造成其代谢产物(特别是半胱氨酸、谷胱甘肽和牛磺酸)的利用度下降。蛋氨酸及其代谢产物(如硫醇、甲硫醇)在血中浓度的升高使肝性脑病发生的危险性增加。给肝硬化患者补充腺苷蛋氨酸,可以补充其内源性水平,克服腺苷蛋氨酸合成酶活性降低所致的代谢障碍,重建体内防止胆汁淤积的生理机制。

(2)药动学　健康志愿者口服单剂 400 mg 肠溶片后,C_{max}为 0.7 mg/L,$t_{1/2}$为 2～6 小时。生物利用度:口服仅为 5%;肌内注射为 95%。本品在人体血浆中的蛋白结合率几乎可以忽略不计。单剂注射 400 mg 后,血浆浓度呈二次指数式衰减,终末半衰期约为 90 分钟。静脉注射腺苷蛋氨酸 100 mg 或 500 mg,24 小时后 34%和 40%的原形药经尿液排出。

【不良反应】 因为本品只有在酸性片剂中才能保持活性,故有些患者服后感烧心和上腹痛。偶可引起昼夜节律紊乱,睡前服用催眠药可减轻此症状。以上作用均表现轻微,不需中断治疗。

【禁忌证】 对本药过敏者。

【注意事项】 (1)本品可用于妊娠期及哺乳期妇女。

(2)对驾驶或机械操作的能力无影响。

(3)有血氨增高的患者必须在医生指导下服用本品,并监测血氨水平。

【给药说明】 (1)注射用冻干粉针须在临用前用所附溶剂溶解,溶解后只能保存 6 小时。

(2)注射剂不可与碱性液体或含钙液体混合。

(3)口服片剂为肠溶性,最好整片吞服,不得嚼碎。

(4)片剂须在临服前从铝箔中取出。

(5)建议在两餐之间服用。

(6)药物由白色变为其他颜色时不可再使用。与多烯磷脂酰胆碱、头孢哌酮钠等存在配伍禁忌。

【用法与用量】 成人　①初始治疗,肌内注射或静脉缓慢注射,一日 500～1000 mg,共 2 周;②维持治疗,口服,一日 1000～2000 mg。

【儿科用法与用量】 静脉滴注、口服　一次 30～60 mg/kg,总量不超过 1000 mg。

【儿科注意事项】 (1)注射用冻干粉须在临用前用所附溶剂溶解。

(2)有血氨增高的肝硬化前期及肝硬化患者注意血氨水平。

(3)注射剂不可与碱性或含钙溶液配伍。

【制剂与规格】 注射用腺苷蛋氨酸:500 mg。

腺苷蛋氨酸肠溶片:500 mg。

支链氨基酸

Branch Amino Acid

【适应证】 主要用于肝性脑病;也可用于肝功能不全时的营养缺乏症。

【药理】 (1)药效学　肝硬化、肝功能不全时易发生血清氨基酸平衡失调,特别是支链氨基酸的降低和芳香氨基酸的增多,致使两者的比例失调,造成中枢神经系统功能紊乱而出现肝性脑病。本品提高血清支链氨基酸浓度,逆转上述两类氨基酸比例的失调,恢复中枢神经系统功能。此外,肝功能不全时,补充本类氨基酸有利于肝组织的修复和肝细胞的再生,促进蛋白质合成,降低血浆非蛋白氮和尿素氮的含量,保持氮的正平衡。

(2)药动学　本类氨基酸水溶液经静脉输入，很快达峰浓度，分布于全身。

【不良反应】 输注速度过快可引起恶心、呕吐、头痛和发热等反应，尤其对危重症和老年患者。

【禁忌证】 氨基酸代谢失调、心肾功能不全者禁用。

【注意事项】 (1)注意水、电解质平衡的监测。

(2)严防微生物的污染，一旦发现外观异常则不得使用，启用后留存液不宜使用。

(3)气温较低时，宜将溶液加热至接近体温后再予输注。

(4)重度食管胃底静脉曲张患者，使用本品时，应注意控制速度和用量，以防静脉压过高。

【药物相互作用】 本品系氨基酸类药物，不影响其他药物的代谢。

【给药说明】 (1)支链氨基酸3H注射液和六合氨基酸注射液可补充支链氨基酸，调节肝病患者的氨基酸代谢紊乱状态，主要用于支链氨基酸与芳香族氨基酸比例失调引起的肝性脑病及各型肝病引起的氨基酸代谢紊乱。

(2)14氨基酸-800主要用于肝功能不全合并蛋白营养缺乏症和肝性脑病。每100 ml溶液含14种氨基酸8 g，折合含氮量1.22 g。

(3)本品系静脉注射液，输注速度不宜超过3 ml/min。

(4)神志清醒后剂量可减半。疗程一般为10～15天。

【用法与用量】 (1)周围静脉滴注　一日2次，一次250 ml，与等量10%葡萄糖注射液缓慢滴注。

(2)中心静脉滴注　一日量以0.68～0.87 g/kg计，成人剂量相当于一日500～750 ml，与25%～50%高渗葡萄糖注射液等量混匀后缓慢滴注，每分钟不得超过40滴。

【制剂与规格】 以所含氨基酸的种数各异而有不同的制剂。

支链氨基酸3H注射液：250 ml∶10.65 g总氨基酸。

六合氨基酸注射液：250 ml∶21.2 g总氨基酸。

14氨基酸-800注射液：250 ml∶20.8 g总氨基酸。

茴三硫[医保(乙)]

Anethole Trithione

【适应证】 用于胆囊炎、胆结石及消化不良，并可用于急、慢性肝炎。

【药理】 (1)药效学　本品能提高肝脏谷胱甘肽水平，明显增强谷氨酰半胱氨酸合成酶、谷胱甘肽还原酶和谷胱甘肽硫转移酶活性，降低谷胱甘肽过氧化酶活性，从而增强肝细胞活力，使胆汁分泌增多，属于分泌性利胆药。本品能有效保护肝脏免受肝毒性物质如酒精、四氯化碳，对乙酰氨基酚等的损害，减轻肝脏炎症，增强肝脏解毒功能。本品能增加毒蕈碱样乙酰胆碱受体数，促进唾液分泌，对抗药源性、放疗、化疗所致及老年腺体萎缩引起的口干症。本品还能促进胃肠道蠕动，消除腹胀、口臭、便秘等症状。

(2)药动学　本品经口服后，吸收迅速，生物利用度高，服用后15～30分钟后起效，1小时后达血浆峰值。本品在体内主要代谢为对羟基苯基三硫铜与葡萄糖醛酸的结合物和无毒的硫酸盐，通过肾脏排泄。

【不良反应】 偶有荨麻疹样红斑发生，停药后即可消失。

【禁忌证】 胆道完全梗阻者、对本品过敏者禁用。

【注意事项】 (1)甲状腺功能亢进症者慎用。

(2)长期服用应监测甲状腺功能，以免引起甲状腺功能亢进。妊娠期妇女或哺乳期妇女慎用。

【用法与用量】 口服　成人　一次25 mg，一日3次，或遵医嘱。

【制剂与规格】 茴三硫片：(1)12.5 mg；(2)25 mg。

茴三硫胶囊：25 mg。

熊去氧胆酸[药典(二)；基；医保(甲)]

Ursodeoxycholic Acid

【适应证】 ①不宜手术治疗的胆固醇型胆结石；②预防药物性结石形成；③胆汁淤积性肝病及慢性肝病伴肝内胆汁淤积；④脂肪泻(回肠切除术后)；⑤胆汁反流性胃炎。

【药理】 (1)药效学　①熊去氧胆酸(UDCA)可促进胆汁分泌，服用后胆汁酸分泌均值由每小时1.8 mmol增至2.24 mmol，长期服用可使胆汁中UDCA含量增加，并提高磷脂含量，增加胆固醇在胆汁中的溶解度，防止胆固醇结石的形成。②UDCA可拮抗疏水性胆酸的细胞毒性作用：UDCA能与疏水性鹅去氧胆酸结合，形成无毒性微胶粒，从而阻断疏水性胆酸对肝细胞膜的损害作用。③具有免疫调节作用：UDCA可抑制肝细胞膜组织相容性复合物Ⅰ(MHC-Ⅰ)的过度表达；体外实验显示，UDCA能抑制IFN-γ诱导的MHC-Ⅱ表达，这些异常表达是引起免疫性胆管炎和肝细胞损害的原因之一，长期服用，可减少细胞毒性T细胞对自身组织的损害；UDCA还可影响细胞因子的分泌，可抑制外周血单核细胞生成 IL-2、IL-4。④其他作用：UDCA 对肾上腺糖皮质激素受体的功能具有调节作用。此外还有清除自由基和抗氧化作用以及抑制细胞凋亡和炎症反应等作用。

(2)药动学　熊去氧胆酸系弱酸，当发生微胶粒聚集时，其 pK_a 值约为 6.0。口服后通过被动扩散而迅速吸收。吸收最有效部位是中等碱性环境的回肠。通过肝脏时被摄取 5%～60%，明显低于鹅去氧胆酸(CDCA)，仅少量药物进入体循环。口服后 1 小时和 3 小时分别出现两个血药浓度峰值。UDCA 的作用不取决于血药浓度而与胆汁中的药浓度有关。$t_{1/2}$ 为 3.5～5.8 天。UDCA 在肝脏与甘氨酸或牛磺酸迅速结合，从胆汁排入小肠，参加肝肠循环。小肠内结合的 UDCA 一部分水解回复为游离型，另一部分在细菌作用下转变为石胆酸(LCA)，后者进而被硫酸盐化，从而降低其潜在的肝脏毒性。

【不良反应】　本品的毒性和不良反应比鹅去氧胆酸小，一般不引起腹泻(仅 2%)；其他偶见便秘、过敏、瘙痒、头痛、头晕、胃痛、胰腺炎和心动过缓等。动物实验未发现 UDCA 有致基因突变作用，光镜和电镜观察未发现肝细胞与熊去氧胆酸一起孵化后有结构上的改变。

【禁忌证】　①胆道完全阻塞。②妊娠期及哺乳期妇女。③急性胆囊炎、胆管炎发作期。④胆结石钙化患者出现胆管痉挛或胆绞痛时。⑤严重肝功能衰竭。⑥国外认为本品不能用于消化性溃疡及炎症性肠病患者。

【注意事项】　(1)溶石治疗期间应按时服药。

(2)定期检查肝功能。

(3)长期服用本品可导致外周血小板数目升高。

(4)本品不能溶解胆色素结石、混合性结石及不透 X 线的结石。

【药物相互作用】　口服避孕药可增加胆汁饱和度，用本品治疗时应采取其他避孕措施，以免影响疗效。本品不宜与考来烯胺或含氢氧化铝的制剂同时合用，因可阻碍本品吸收。UDCA 能增加环孢素在小肠的吸收和摄取，同时服用时，需调整环孢素的用量。

【给药说明】　本品疗程较长(6 个月以上)，若 6 个月后 B 型超声波检查或胆囊造影无改善者即应停药。

【用法与用量】　口服　成人　一日 8～10 mg/kg，进食时分 2～3 次给予。用于胆汁反流性胃炎时，一日 250 mg，晚上睡前服用。

【儿科用法与用量】　口服　一日 8～10 mg/kg，分 2～3 次服。

【儿科注意事项】　急性胆囊炎和胆管炎、胆管阻塞者禁用。

【制剂与规格】　熊去氧胆酸片：(1)50 mg；(2)150 mg；(3)250 mg。

熊去氧胆酸胶囊：250 mg。

熊去氧胆酸软胶囊：0.1 g。

前列地尔注射液[药典(二)；医保(乙)]

Alprostadil Injection

参阅第八章第三节。

人血白蛋白[药典(三)；医保(乙)]

Human Albumin

参阅第十八章第三节。

乙型肝炎人免疫球蛋白

Human Hepatitis BImmunoglobulin

参阅第十八章第三节。

转移因子

Transfer Factor

参阅第十七章第二节。

生长抑素[药典(二)；医保(乙)]

Somatostatin

【适应证】　①用于严重急性上消化道出血，如食管胃底静脉曲张出血、消化性溃疡、应激性溃疡、急性糜烂性或出血性胃炎等的治疗。②急性胰腺炎及胰腺手术后并发症的预防和治疗。③用于胰瘘、胆瘘、肠瘘的辅助治疗。④糖尿病酮症酸中毒时胰岛素治疗的辅助治疗。⑤可用于肢端肥大症、胃泌素瘤、胰岛素瘤、血管活性肠肽瘤的治疗。

【药理】　(1)药效学　本品为人工合成的环状 14 氨基酸肽，与天然生长抑素 14 肽在原始结构、化学反应及生物效应上完全相同。①可抑制胃酸、胃蛋白酶、胃泌素的分泌，可用于治疗应激性溃疡、消化性溃疡及急性胃炎引起的出血。②可显著地减少内脏血流，降低门脉压力，降低侧支循环的血流和压力，减少肝脏血流量，而对全身血流动力学无明显影响，不引起体循环动脉血压的显著变化，可有效地治疗食管胃底曲张静脉破裂所致的出血。③减少胰腺的内、外分泌，减少胰酶分泌，对胰腺细胞有保护作用。还有调节免疫炎症反应的作用。可用于治疗急性胰腺炎,预防和治疗胰腺手术后并发症。④抑制胰腺、胆囊、胃和小肠的分泌,可用于辅助治疗胰瘘、胆瘘、肠瘘。⑤可抑制胰高糖素的分泌,还有抑制酮体生成作用,可以作为糖尿病酮症酸中毒的胰岛素治疗的辅助用药。

(2)药动学　以每小时 75 μg 的速度静脉滴注本品,15 分钟内可达到血药浓度峰值(1250 ng/L),代谢清除率为 1L/min 左右。静脉给药后,在肝脏中经肽链内切酶和氨基肽酶的作用,使 N-末端和分子环化部分发生裂解,而被迅速代谢。半衰期短,静脉注射后正常人、肝病患者、慢性肾衰竭患者的半衰期分别为 1.1～3 分钟、1.2～4.8 分钟及 2.6～4.9 分钟。在静脉注射 2 μg 的 ^{125}I标记的生长抑素后,尿液排泄物的放射活性在 4 小时后为 40%,24 小时后放射活性为 70%。

【不良反应】　(1)消化系统　用药期间可出现恶心、呕吐、腹泻和腹痛现象,但不常见。

(2)代谢与内分泌系统　由于本品抑制胰岛素及胰高血糖素的分泌,在治疗初期,可能会导致短暂的血糖水平下降。有发生危及生命的水潴留伴低钠血症的个案报道。

(3)皮肤　有个案报道患者静脉注射本药 20 小时后出现剥脱性皮炎,停药后症状消失。

(4)停药效应　本品停药后常出现生长激素和其他激素反跳性的分泌过多,这限制了本品在肢端肥大症和其他疾病中的临床应用。有报道在肠外瘘的患者中一旦停药,肠液漏出量会产生反跳效应。

【禁忌证】　①对本药过敏者。②妊娠期和哺乳期妇女。③儿童。

【注意事项】　下列情况慎用:①对奥曲肽(生长抑素八肽)过敏者(国外资料);②由于本品抑制胰岛素和胰高血糖素的分泌,所以对胰岛素依赖型糖尿病患者在使用时必须谨慎,这些患者可能会发生短暂的低血糖或于用药 2～3 小时后出现高血糖,故使用时应每隔 3～4 小时测试一次血糖浓度。

【药物相互作用】　(1)本药可延长环己烯巴比妥引起的睡眠时间,加剧戊烯四唑的药理作用,不宜与这类药物或产生同样作用的药物同时使用。

(2)由于本药对阿片类镇痛药活性的拮抗,可能使吗啡的镇痛作用下降。

【给药说明】　(1)本药与其他药物的不相容性未经测试,所以在注射或静脉滴注时应单独给药,避免与其他药物混合配伍。

(2)给药速度超过 50 μg/min 时,患者可出现恶心、呕吐现象。

(3)在治疗急性消化道大出血时,应持续静脉滴注。若两次给药间隔时间大于 3～5 分钟,应重复静脉注射本药 250 μg,以确保给药的有效性。

(4)由于血浆半衰期较短,因此本品给药方式通常为静脉持续滴注(用氯化钠注射液或 5% 葡萄糖注射液稀释)。一些证据显示当使用聚丙烯输液袋给药时,会出现对本药明显的吸附作用(在这项研究中的稀释剂为氯化钠注射液),故在没有更新临床资料之前,应避免使用上述给药系统给药。

【用法与用量】　(1)严重上消化道出血(包括食管胃底静脉曲张出血)　以 250 μg/h 的速度静脉滴注。止血后(一般在 12～24 小时以内)应继续用药 48～72 小时,以防止再次出血,通常的治疗总时间不超过 120 小时,延长静脉滴注时间并不加强效果。

(2)胰瘘、胆瘘、肠瘘辅助治疗　应以 250 μg/h 的速度持续静脉滴注,直至瘘管闭合(2～20 日)。瘘管闭合后应继续用药 1～3 日,然后逐渐停药,以防止反跳作用。这种治疗可以用作全胃肠道外营养的辅助措施。

(3)胰腺手术并发症的预防和治疗　手术开始时以 250 μg/h 速度静脉滴注,手术后持续用药 5 日。

(4)急性胰腺炎　应尽早用药。静脉滴注 250 μg/h,连续用药 5～7 天。为预防手术患者发生手术后胰瘘,以及防止内镜逆行胰胆管造影(ERCP)或括约肌成形术所引起的胰腺并发症,应于术前 2～3 小时开始用药,连续静脉滴注 250 μg/h 至手术后 24 小时。

(5)糖尿病酮症酸中毒的辅助治疗　以 100～500 μg/h 的速度连续静脉滴注,同时配合胰岛素治疗。一般在 3 小时内缓解酮症酸中毒,4 小时内可以使血糖恢复正常。

【儿科用法与用量】　(1)静脉注射和滴注　首先缓慢静脉推注 3.5 μg/kg(用 1 ml 0.9% 氯化钠注射液配制)作为负荷量,而后立即以每小时 3.5 μg/kg 的速度持续静脉滴注给药。

(2)治疗急性上消化道出血　用药在血止后 48～72 小时;胰腺、胆囊和肠道瘘管的治疗　疗程不超过 20 天。

【儿科注意事项】　对本药过敏者禁用。

【制剂与规格】　注射用生长抑素:(1)250 μg(相当于 270～330 μg 醋酸生长抑素);(2)750 μg;(3)2 mg;(4)3 mg(相当于 3.24～3.92 mg 醋酸生长抑素)。

奥曲肽[药典(二);医保(乙)]

Octreotide

【适应证】　本药具有多种生理活性,故应用范围广泛。临床主要用于:①门脉高压引起的食管和胃底静脉曲张破裂出血;②应激性及消化性溃疡所致出血;③重症胰腺炎、胰腺损伤、手术后胰瘘等,也可用于预防胰腺手术后的并发症等;④缓解与功能性胃、肠及胰腺内分泌肿瘤有关的症状和体征,包括类癌综合征、血管活性肠肽(VIP)瘤、胃泌素瘤、胰岛素瘤、胰高血糖素瘤、生长激素释放因子瘤等的生长和激素分泌;⑤突眼性甲状腺肿及肢端肥大症;⑥胃肠道瘘管。

【药理】 (1)药效学　本药是一种人工合成的八肽环状化合物,为天然生长抑素的同系物,具有与天然内源性生长抑素类似的作用,但作用持续时间更长。其抑制生长激素(GH)的作用比天然生长抑素强40倍,停药后无反跳作用。除了抑制GH外,还具有广泛的抑制内分泌和外分泌的作用。①本品可选择性地减少门静脉及其侧支循环的血流量和压力,降低食管胃底曲张静脉的压力,用于治疗食管胃底曲张静脉破裂出血。②本品可抑制胆囊排空,抑制胆囊收缩素、促胰液素的分泌,减少胰酶分泌,对胰腺细胞有直接保护作用,减少胰腺疾病并发症的发生。因此可用于急性胰腺炎和胰腺损伤、胰腺手术期的治疗,可预防胰腺术后并发症的发生。同时,本药对缓解慢性胰腺炎的症状(如疼痛)亦有很好的疗效。③本品能抑制胃酸、胃泌素和胃蛋白酶的分泌,改善胃黏膜的血液供应,对胃肠道黏膜有保护作用,并促进黏膜修复,因此可用于应激性溃疡和消化性溃疡所致胃肠道大出血的治疗。

(2)药动学　皮下注射本品50 μg后吸收迅速且完全,给药后0.5～1小时血药浓度达峰值,其消除半衰期为90～120分钟。静脉注射本药25～200 μg后,其消除呈双相性,半衰期α相为9～14分钟,β相为72～98分钟,并随剂量而定。总体廓清率为160 ml/min。大部分经粪便排泄,约32%以原形经肾脏排出。

【不良反应】 (1)局部反应　表现为注射部位疼痛、针刺感、烧灼感、红肿等,这些作用极少持续15分钟以上。

(2)消化系统　如食欲缺乏,恶心、呕吐、痉挛性腹痛、腹胀、胀气、稀便、腹泻、脂肪痢等。偶有类似急性肠梗阻的胃肠道症状,包括严重上腹痛、腹部触痛、肌紧张和腹胀。因本品可使胆囊收缩功能减退、长期应用可引起胆石形成。偶可引起肝功能异常,也可引起缓慢发生的高胆红素血症伴氨基转移酶、碱性磷酸酶及γ-谷氨酰转移酶轻度增高。个别病例可引起急性胰腺炎,通常在开始治疗的几个小时或几天内出现,但会随着停药而逐渐消失;长期使用本品且发生胆石的患者也可能出现胰腺炎。

(3)内分泌系统　因本药对GH、胰高血糖素及胰岛素的抑制作用,可造成血糖调节紊乱。由于餐后糖耐量受影响,某些长期使用的患者可出现持续的高血糖。低血糖也有发生。

(4)心血管系统　心动过缓偶有发生。

(5)过敏反应　皮肤过敏反应,暂时性脱发。有过敏反应发生的个别报道。

【禁忌证】 对本药过敏者禁用。

【注意事项】 (1)下列情况需慎用:①肾功能异常者;②胰腺功能异常者;③胆石症患者;④胰岛素瘤患者;⑤老年人;⑥高尿酸血症患者;⑦全身感染者;⑧糖尿病患者(应调整降糖药物的剂量)。

(2)少数患者长期使用本药有形成胆石的报道,为防止胆石形成,患者在用药前和用药后,应每6～12个月进行一次胆囊B型超声波检查。

(3)由于分泌GH的垂体瘤可能扩散而引起严重并发症(如视野缺损),因此应对患者进行仔细监测。如有肿瘤扩散的征兆,应考虑转换其他治疗方法。

(4)对胰岛素瘤患者,因本药对GH和胰高血糖素分泌的抑制作用大于对胰岛素分泌的抑制程度,故可能增加低血糖症的严重程度并延长其持续时间。这些患者特别是在治疗开始和改变剂量时应严密监测。

(5)少数胃、肠、胰内分泌肿瘤患者接受本药治疗时有病情突然失控而导致严重症状复发的报道。

(6)本药可改变接受胰岛素治疗的糖尿病患者对胰岛素的需要量。

(7)动物生育研究显示,本药对胎儿无影响。但尚无治疗妊娠期妇女及哺乳期妇女的经验,故这些患者仅在绝对必要的情况下使用。

(8)美国FDA妊娠期用药安全性分级为肠道外给药B。

(9)用于儿童的经验极有限。

【药物相互作用】 (1)与酮康唑合用产生协同作用,可降低泌尿系统的皮质醇分泌。

(2)本药可降低胃肠道对环孢素的吸收,延缓西咪替丁的吸收。

(3)与溴隐亭合用会增加后者的生物利用度。

(4)本药可影响食物中的脂肪吸收。

【给药说明】 (1)注射前使药液达到室温,可减少用药后的局部不适。避免短期内同一部位重复多次注射。

(2)在两餐之间或卧床休息时注射本药,可减少胃肠道不良反应的发生。

(3)对胰岛素瘤患者，因本药可能加重低血糖程度，并延长其持续时间，应严密观察。较频繁的小剂量给药可减少血糖浓度的明显波动。

【用法与用量】 (1)皮下注射　一次 0.1 mg，每 8 小时 1 次，疗程视病种而决定。

(2)静脉给药　①肝硬化食管胃底曲张静脉出血：初始量为 0.1 mg，缓慢静脉注射(不少于 5 分钟)，随后以 0.025～0.05 mg/h 静脉滴注，疗程最多 5 日。②应激性或消化性溃疡出血：0.025 mg/h 静脉滴注，疗程 3～5 日。

(3)肝功能不全时剂量　肝硬化患者的药物半衰期延长，故应调整维持剂量。对肝硬化食管胃静脉曲张出血患者持续静脉滴注剂量达 0.05 mg/h、5 天以上，患者耐受良好。

肾功能不全对皮下给药后的总暴露量无影响，所以无需调整剂量。

【制剂与规格】 奥曲肽注射液：(1)1 ml∶0.05 mg；(2)1 ml∶0.1 mg；(3)1 ml∶0.3 mg。

鞣酸加压素[医保(乙)]

Vasopressin Tannate

【适应证】 ①中枢性尿崩症的治疗。②脑外科手术或头颅创伤后多尿的初期治疗。③用于食管、胃肠道等消化道疾病所致急性大出血的辅助治疗。

【药理】 (1)药效学　本药对肾脏有直接的抗利尿作用，也能收缩周围血管，并引起肠道、胆囊及膀胱的收缩。

(2)药动学　本药注射液具有长效抗尿崩症的作用，可减少用药次数，一次注射本药 0.3 ml，可维持 2～6 日；注射 1 ml，可维持 10 日左右。本药在肝、肾脏内失活，以代谢产物及药物原形从尿中排出。

【不良反应】 (1)腹部痉挛、恶心、嗳气、腹泻、皮疹、盗汗、抽搐、疲倦、头重感。个别患者可见过敏反应，如荨麻疹、发热、支气管痉挛、休克等。严重的不良反应可引起冠脉收缩、胸痛、心肌缺血或心肌梗死等。用药剂量不当时可导致高钠血症或水潴留。

(2)本药注射液经静脉或动脉给药后可出现室性心律不齐，末梢血管注射后可致皮肤坏疽。

(3)在同一部位重复肌内注射，可引起局部严重炎症反应。

(4)大剂量应用本药注射液后可出现子宫平滑肌痉挛。

【禁忌证】 (1)对加压素或本药成分过敏者。

(2)动脉硬化。

(3)心力衰竭。

(4)冠状动脉疾病。

(5)慢性肾炎氮质血症期。

【注意事项】 (1)下列情况需慎用：癫痫、偏头痛、哮喘、心力衰竭患者以及不能耐受细胞外液快速增加的患者。

(2)美国 FDA 妊娠期用药安全性分级为口服给药 B。

【给药说明】 (1)本药注射液使用前应摇匀，用作深部肌内注射时应特别注意变换注射部位。

(2)治疗尿崩症时禁止静脉给药。静脉给药仅在紧急处理消化道出血时才采用。

(3)使用本药长效制剂比其他类型制剂更易出现水潴留。

【用法与用量】 肌内注射　成人常用量　一次 0.2～0.5 ml。中枢性尿崩症患者视用药后多尿减轻情况以决定给药间隔时间。

【制剂与规格】 鞣酸加压素注射液(油剂混悬液)：5 ml∶300 单位。

三甘氨酰基赖氨酸加压素(甘氨加压素)

Triglycyl-Lysine-Vasopressin(Glypressin)

【适应证】 用于门脉高压症并发食管胃底静脉曲张出血。

【药理】 (1)药效学　本药静脉注射后缓慢转化为赖氨酸加压素，使内脏血管床的小动脉收缩，流入消化道血流阻力增加，从而使门静脉压力降低，肝血流量相应降低，达到治疗静脉曲张出血的作用。本药作用时间较加压素长，有效浓度可维持在引起心脏毒性水平以下，对血压和平滑肌的作用不如加压素明显。

(2)药动学　静脉注射本品，于 5 分钟内起效，持续作用 3～5 小时，半衰期 α 相 $t_{1/2\alpha}$ 为 9 分钟，β 相 $t_{1/2\beta}$ 为 55 分钟。

【不良反应】 可有腹绞痛、排便次数增加、头痛、面色发白、血压升高或降低、冠状动脉痉挛和心绞痛，诱发心肌梗死、心力衰竭和脑血管意外，亦可出现尿少和尿失禁。

【禁忌证】 冠心病、高血压、脑血管病、周围血管疾病、机械性肠梗阻、妊娠期妇女、肾功能衰竭。

【注意事项】 在用药期间严密观察，及时调整静脉滴注速度和剂量。

【给药说明】 同时应用硝酸甘油或硝酸异山梨酯，每隔4～6小时1次，可减轻本品对心脏的不良反应。

【用法与用量】 初始量2 mg，缓慢注射(超过1分钟)，同时对血压和心率进行监测。以后每4小时重复1次，一次1～2 mg，直至出血得到控制。一般应用24小时，最多不超过36小时。

【制剂与规格】 注射用三甘氨酰基赖氨酸加压素：1 mg。

特利加压素[医保(乙)]

Terlipressin

【适应证】 用于治疗食管胃底静脉曲张出血。本药在某些国家尚批准用于Ⅰ型肝肾综合征。

【药理】 (1)药效学 特利加压素是人工合成的多肽，为垂体后叶分泌激素的类似物，自身无活性。本药被注射入血后，其三甘氨酰基会被体内酶切除而以稳定速率缓慢地释放出赖氨酸加压素。对平滑肌产生收缩作用，可持续10小时。特利加压素主要有两个方面的作用：一是明显的收缩血管作用，因而减少静脉血液流向肝门静脉系统，以致降低门静脉血压，具有止血作用；二是作用于肾脏上的某些受体，防止尿液中水分的过度流失，具有抗遗尿功能。适量本药可降低门静脉血压，但并不会像加压素一样，对动脉血压产生明显的改变，也不会增加纤维蛋白的溶解作用。

(2)药动学 本药静脉给药后25～40分钟起效，达峰时间1～2小时，持续2～10小时。分布半衰期为8～9 min，分布容积为0.6～0.9 L/kg。主要在肝脏和肾脏代谢，其代谢产物为具有活性的赖氨酸加压素。清除半衰期为51～66分钟。

【不良反应】 最常见的不良反应为皮肤苍白、血压升高、腹痛、腹泻和头痛。

(1)神经系统 常见不良反应为头痛。

(2)心脏 常见不良反应为心动过缓。偶见心房颤动、室性期前收缩、心动过速、胸痛、心肌梗死、体液过量伴随肺水肿。分别有发生尖端扭转型室性心动过速和心力衰竭的报道。

(3)血管 常见不良反应为外周血管收缩、外周循环缺血、面色苍白、血压升高。偶见肠道缺血、周围性发绀、全身潮热。

(4)呼吸系统 偶见呼吸窘迫、呼吸衰竭。

(5)消化系统 常见不良反应为短暂性腹部痉挛、短暂性腹泻。偶见短暂性恶心及呕吐。

(6)电解质 偶见不良反应为低钠血症，除非体液平衡得到控制。

(7)皮肤及皮下组织 有引起皮肤坏死的报道。

(8)围生期 分别有引起子宫平滑肌张力过高及子宫血流量降低的报道。

(9)其他 偶见引起注射局部坏死。

【禁忌证】 ①对本药及其组分过敏者。②败血症性休克。③妊娠期妇女和儿童。

【注意事项】 (1)合并下列情况的患者应慎用：①支气管哮喘；②高血压；③心血管疾病(严重动脉硬化、冠状动脉供血不足、心律失常)；④肾功能不全。

(2)用药期间需监测血压、心率、出入量及电解质。

(3)本药对哺乳期妇女的影响研究不足。哺乳期妇女不应该使用本药。

(4)老年患者应用本药时应特别慎重。

(5)对于特殊人群用药，目前尚无推荐剂量。

(6)本药对驾驶及操作仪器的影响研究不足。

(7)对肝功能不全患者无需调整剂量。

(8)本药对动脉出血无效。

【药物相互作用】 (1)本药与降低心率的药物如丙泊酚、舒芬太尼同时应用可导致严重心动过缓和心输出量减低。

(2)本药与非选择性β受体拮抗药合用时，可增加其降低门脉压力的作用。

(3)本药与Ⅰa类及Ⅲ类抗心律失常药物、红霉素、三环类抗抑郁药等能延长Q-T间期的药物共用时，应警惕室性心律失常的发生。

【给药说明】 (1)溶液配制后应马上使用。

(2)本药不可与其他药品混合使用。

(3)高血压患者应用本药而升高血压时，可静脉注射可乐定150 μg处理。

(4)本药引起心动过缓时，可应用阿托品处理。

(5)本药仅能静脉注射，注意避免注射部位局部坏死。

(6)药物过量可能导致剂量依赖型的严重循环系统不良反应，如血压迅速升高。

【用法与用量】 治疗食管胃底静脉曲张出血 ①开始剂量：2 mg，缓慢进行静脉注射(超过1分钟)，同时监测血压及心率。②维持剂量：每4～6小时静脉给药1～2 mg，直至出血得到控制，治疗时间为24～48小时。③每日最大剂量：120～150 μg/kg。如出血还未得到控制，应考虑采用其他治疗方法。

【儿科用法与用量】 (1)内脏出血 静脉推注 一次 8～20 μg/kg,每 4～8 小时一次,连续用药,直至出血控制。

(2)硬化法治疗后的食管胃底静脉曲张 采用 20 μg/kg一次性推注。

【儿科注意事项】 注意引起水中毒及酸碱失衡。

【制剂与规格】 注射用特利加压素:冻干粉针剂,1 mg(相当于特利加压素 0.86 mg)。

乳果糖[药典(二);医保(乙)]

Lactulose

【适应证】 ①主要用于治疗与预防各种肝病引起的高血氨症以及由高血氨所导致的肝性脑病;②作为缓泻剂,用于便秘;③治疗内毒素血症的辅助用药。

【药理】 (1)药效学 本药为一种渗透性轻泻剂。本药在结肠内被细菌代谢形成乳酸与醋酸,具有以下作用特点:①降低血氨的作用:使肠腔内 pH 值降低,酸性的内环境不利于分解蛋白质的细菌生存、繁殖,使肠道内产氨减少;还可使所产生的 NH_3转变成 NH_4^+,不易吸收而随粪便排出,间接降低血氨水平,有利于肝性脑病的恢复。②促生素的作用:改变肠腔内的菌群,利于正常菌群生存。③缓泻作用:乳酸在结肠腔内具有渗透性,使粪便的容量增大,刺激肠道蠕动,产生缓和的导泻作用,也有利于氨和其他含氮物质的排出。④抗内毒素的作用。

(2)药动学 口服后,本药在胃和小肠不会被消化分解,且吸收甚微。口服后 24～48 小时起作用,在结肠代谢;仅不到 3%未被代谢的乳果糖由尿排出。少量经胆汁随粪便排出。

【不良反应】 极少发生不良反应,且都轻微。偶有腹部不适、胀气或腹痛;剂量大时偶见恶心、呕吐。长期大量使用致腹泻时会出现水、电解质失衡。本品的不良反应在减量或停药不久后消失。

【禁忌证】 (1)胃肠道梗阻。

(2)对本药过敏者。

(3)对乳糖或半乳糖不耐受者。

(4)有乳酸血症患者。

(5)尿毒症和糖尿病酮症酸中毒。

【注意事项】 药物对妊娠的影响:妊娠期初始 3 个月慎用。美国 FDA 妊娠期用药安全性分级为口服给药 B。糖尿病患者慎用。

【药物相互作用】 与抗酸药合用,降低本药疗效,不宜合用。

【给药说明】 本品疗效有个体差异性,需进行个体化用药。

【用法与用量】 (1)肝性脑病 ①口服:起初 1～2 天,一次 10～20 g,一日 2～3 次;后改为一次 3～5 g,一日 2～3 次,以一日排软便 2～3 次为宜。②灌肠:200 g 加于一定量的水或 0.9%氯化钠注射液中,保留或流动灌肠 30～60 分钟,每 4～6 小时 1 次。

(2)便秘 成人一次 5～10 g,一日 1～2 次。

【儿科用法与用量】 (1)治疗便秘和临床需要保持软便:口服 婴儿,起始剂量一日 5 ml,维持剂量一日 5 ml;3～6 岁,起始剂量一日 5～10 ml,维持剂量一日 5～10 ml;7～14 岁,起始剂量一日 15 ml,维持剂量一日 10 ml。

(2)肝昏迷和昏迷前期:起始剂量一日 30～45 ml,一日 3 次;维持剂量应调整至每天 2～3 次。

【儿科注意事项】 (1)半乳糖血症、肠梗阻、急腹症禁用。

(2)对乳果糖及其成分过敏者禁用,禁与其他泻药同时使用,糖尿病患者慎用。

(3)治疗初始几天可能会出现腹胀,通常继续治疗即可消失;当剂量高于推荐治疗剂量时,可能会出现腹痛、腹泻,长期大剂量服用会因腹泻而出现电解质紊乱。

【制剂与规格】 乳果糖口服溶液:(1)10 ml∶5 g;(2)100 ml∶50 g;(3)100 ml∶66.7 g。

干扰素

干扰素是宿主细胞受到病毒感染或干扰素诱生剂等激发后,通过受阻遏的基因而产生的糖蛋白。它进一步启动另一基因,从而产生抗病毒蛋白,阻止病毒在宿主细胞内繁殖。它无抗原性而有高度种属特异性,只有人的干扰素才对人有效。根据干扰素理化及抗原特性,分为 α、β、γ 三大类。

人白细胞产生的干扰素为 α 干扰素(IFN-α),又称人白细胞干扰素。由于其蛋白分子的变异和肽类氨基酸序列第 23 位和第 34 位的不同,又可分为 α2a(23 位为赖氨酸、34 位为组氨酸)、α2b(23 位为精氨酸、34 位为组氨酸)、α2c(23 位及 34 位均为精氨酸)三种。人纤维母细胞产生者为 β-干扰素(IFN-β),又称人纤维母细胞干扰素,其结构与 α 者相似。由特异性抗原刺激 T 淋巴细胞可产生 γ-干扰素(IFN-γ)。干扰素也可通过大肠杆菌、酵母菌基因工程重组而得，这些干扰素常冠以“r”，如 rIFNα2b。它们的纯度均较高。干扰素与细胞表面特异性受体结合而发挥其细胞活性，α 和 β-干扰素具有共同的受体，γ-干扰素的受体与 α 和 β-干扰素的受体不同，因此 α 和 β-干扰素二者无协同作用，而 α 或 β-干扰素与 γ-干扰素均有协同作用。多个研究表明，干扰素一旦与细胞膜结合后，就会在细胞间产生一系列复杂的变化，包括对某些酶的诱导作用，阻止受病毒感染细胞中病毒的复制及保护未感染的细胞免遭病毒的攻击，此种免疫调节活性亦可增强吞噬细胞的吞噬活性，同时增强淋巴细胞对靶细胞的毒性，所有这些活性均可导致干扰素具有抗病毒、抗肿瘤和免疫增强作用。最近的研究表明，干扰素对内皮细胞和血管生成具有特殊作用，能抑制内皮细胞增长，它们的一些抗肿瘤作用被认为与抑制血管生成有关。

重组人干扰素 α1b[医保(乙)]

Recombinant Human Interferon α1b

参阅第十八章第四节。

重组人干扰素 α2a[医保(乙)]

Recombinant Human Interferon α2a

参阅第十八章第四节。

聚乙二醇干扰素 α2a[医保(乙)]

Peginterferon α2a Solution

【适应证】 ①慢性乙型肝炎。②慢性丙型肝炎：治疗时本品最好与利巴韦林联合使用。

【药理】 (1)药效学　本品是聚乙二醇(PEG)与重组干扰素 α2a 结合形成的长效干扰素。干扰素可与细胞表面的特异性 α 受体结合，触发细胞内复杂的信号传递途径并激活基因转录，调节多种生物效应，包括抑制感染细胞内的病毒复制，抑制细胞增殖，并具有免疫调节作用。

(2)药动学　分子量 40000 的 PEG 部分的结构直接影响临床药理学特点，因为 PEG 部分的大小和支链结构决定了药物的吸收、分布和消除特点。健康人单次皮下注射本品 180 μg 后 3～6 小时，抗病毒活性指标即血清 2,5-寡腺苷酸合成酶(2,5-OAS)活性迅速升高。本品所诱导的 2,5-OAS 血清活性可维持 1 周以上，且比单次皮下注射普通干扰素的活性高。

【不良反应】 本品的不良反应发生频率和严重性与普通干扰素 α2a 相似。只是与其相比，本品的血液学不良反应更常见。

【禁忌证】 (1)对活性成分、干扰素 α 或本品的任何赋形剂过敏者。

(2)自身免疫性慢性肝炎。

(3)严重肝功能障碍或失代偿性肝硬化。

(4)新生儿和 3 岁以下儿童，因为本产品含有苯甲醇。

(5)有严重心脏疾病史，包括 6 个月内有不稳定或未控制的心脏病。

(6)有严重的精神疾病或严重的精神疾病史，主要是抑郁症。

(7)妊娠期和哺乳期。

(8)当本品和利巴韦林联合使用时，请同时参阅利巴韦林说明书中的“禁忌证”部分。

【注意事项】 美国 FDA 妊娠期用药安全性分级为肠道外给药 C。

【给药说明】 本品皮下注射部位应限于腹部和大腿。研究表明与注射腹部和大腿相比，注射在上肢时本品的生物利用度下降。

【用法与用量】 本品须由有经验的治疗慢性乙型和丙型肝炎的内科医师开始治疗。与利巴韦林联合使用时请同时参阅利巴韦林的说明书。

(1)慢性乙型肝炎　推荐剂量为一次 135～180 μg，一周 1 次，共 48 周，腹部或大腿皮下注射。

(2)慢性丙型肝炎　本品单药或与利巴韦林联合应用时的推荐剂量为一次 135～180 μg，一周 1 次，腹部或大腿皮下注射。联合治疗过程中同时口服利巴韦林。

【制剂与规格】 聚乙二醇干扰素 α2a 注射液(预充式注射器)：(1)135 μg ∶ 0.5 ml；(2)180 μg ∶ 0.5 ml。

重组人干扰素 α2b[医保(乙)]

Recombinant Human Interferon α2b

参阅第十八章第四节。

聚乙二醇干扰素 α2b[医保(乙)]

Peginterferon α2b Solution

【适应证】 (1)慢性丙型肝炎，患者年龄须≥18 岁，患有代偿性肝脏疾病。现认为慢性丙型肝炎的理想治疗是本品和利巴韦林合用。

(2)慢性乙型肝炎，患者年龄须≥18 岁，患有代偿性肝脏疾病。

【药理】（1）药效学　本品是重组人干扰素 α2b 与单甲氧基聚乙二醇的一种共价结合物。其平均分子量约为 31300。

干扰素与细胞膜结合后，可启动一系列复杂的细胞内过程，包括在感染了病毒的细胞内抑制病毒复制、抑制细胞增殖以及增强巨噬细胞吞噬功能、增加淋巴细胞对靶细胞的特异性细胞毒效应等一系列免疫调控作用。

（2）药动学　本品的 C_{max} 和 AUC 测量呈剂量相关性增加。皮下给药之后，最大血清浓度（C_{max}）出现在用药后 15～44 小时，并可维持达 48～72 小时。平均表观分布容积为 0.99L/kg。多次用药后可出现免疫反应性的干扰素的累积。

聚乙二醇干扰素 α2b 的血浆半衰期比干扰素 α2b 明显延长，平均约（40±13.3）小时。

本品的肾脏清除率为 30%。对于重度肾功能障碍患者，未透析和接受血透析其清除率是相似的。对于中度和重度肾功能障碍患者，本品单药治疗时应减量。

对 18 岁以下患者的特殊药动学评价尚未进行。故本品仅适用于治疗年龄≥18 岁的慢性丙型肝炎及慢性乙型肝炎患者。

【不良反应】 最为常见（≥10%的患者）的不良反应包括注射部位疼痛/炎症、疲乏感、寒战、发热、抑郁、关节痛、恶心、脱发、骨骼肌疼痛、易激动、流感样症状、失眠、腹泻、腹痛、虚弱、咽炎、体重下降、食欲缺乏、焦虑、注意力障碍、头晕等。

甲状腺功能减退症的发生率为 5%，甲状腺功能亢进症的发生率为 3%。

血液系统主要表现为白细胞和血小板下降等。反应程度多为轻度到中度，继续用药或调整剂量后可自行缓解。

本品与利巴韦林合用时，罕见再生障碍性贫血。

【禁忌证】（1）对聚乙二醇干扰素 α2b 或任何一种干扰素或某一赋形剂过敏者。

（2）美国 FDA 妊娠期用药安全性分级为肠道外给药 C。可疑妊娠的育龄期女性患者未获得妊娠反应阴性结果之前不能开始本品与利巴韦林的联合治疗。

（3）配偶妊娠的男性患者不能应用本品与利巴韦林的联合治疗。

（4）自身免疫性肝炎或有自身免疫性疾病病史者。

（5）肝功能失代偿者。

（6）联合用药时，严重的肾功能不全患者（肌酐清除率＜50 ml/min）。

【注意事项】（1）精神及中枢神经系统方面　患有严重精神病或有病史的患者，对于成年患者，如果认为使用本品联合用药治疗是必需的，则只有在确保患者的精神疾病得到正确的个体化诊断和治疗的前提下，才能在确定患者精神病的诊断和治疗后开始用药。

在本品联合用药治疗时，如出现严重的神经精神方面的不良反应，尤其是抑郁症，应停止治疗。

如果患者出现精神或中枢神经系统问题（包括抑郁）时，建议对患者在治疗期和随访期间由处方医师进行密切监测。如果出现这些症状，医生要清楚地明白这些不良反应潜在的严重性。如果精神症状持续存在或加重，或者有明显的自杀构想、出现对他人的攻击性行为，则须停用本品，并密切随访，同时患者随后应给予适当的精神病治疗干预。

（2）心血管方面　对有充血性心衰史、心肌梗死和（或）既往或目前有心律失常者，应用本品时治疗需要密切监测。

（3）急性过敏　若用本品期间出现急性过敏反应（如荨麻疹、血管性水肿、支气管痉挛、过敏），要立即停药并进行适当的药物治疗。一过性皮疹不需中止用药。

（4）肾功能　应密切监测肾功能不全患者的毒性征兆和症状。严重肾功能不全、慢性肾衰竭或肌酐清除率＜50 ml/min 时不应使用本品。建议所有患者在使用本品前都进行肾功能检测。对肾功能有中度损害的患者应密切监测，如需使用本品，本品用药剂量应予减少。如果血清肌酐上升至＞2.0 mg/100 ml 时则应停药。

（5）器官移植　对于肝脏或其他器官移植的患者，本品单独用药和与利巴韦林联合用药治疗的安全性和有效性尚未评价。初步的研究结果表明，应用 α-干扰素治疗可能会增加肾脏移植排斥的几率。肝脏移植排斥也曾有报告，但与 α-干扰素治疗是否有关尚未确证。

（6）发热　尽管使用干扰素期间发热可能与常见的流感样症状有关，但必须排除持续性发热的其他原因。

（7）甲状腺功能变化　在治疗期间，如果患者出现甲状腺功能紊乱的症状时，需测定促甲状腺素（TSH）水平。对于甲状腺功能障碍患者，只有通过治疗使 TSH 保持在正常范围内时，才可继续使用本品。

（8）其他方面　有报道干扰素 α2b 可加重既往存在的牛皮癣和结节病，因此建议对于牛皮癣和肉状瘤病患者仅在效益大于潜在风险时才考虑应用本品。

（9）实验室检查　所有应用本品的患者在治疗前需进行血常规、血液生化及甲状腺功能检查。下列基线指标可作为临床用药的指标：血小板≥100000/mm^3；中性粒细胞计数≥1500/mm^3；促甲状腺激素（TSH）水平必须在正常范围内。

一般在治疗期的第2周和第4周进行实验室检查，随后根据临床需要定期监测。

【给药说明】 本品在溶解前为白色、药片状，呈一整块，或多个碎片状，或粉末状。每瓶必须用0.7 ml的无菌溶剂溶解，抽取0.5 ml用于注射。用无菌注射器和长针头抽取0.7 ml溶剂，将溶剂沿瓶壁缓慢注入本品的安瓿内，最好不要将溶剂直接对准本品，注入速度不要太快，因为这会产生很多气泡。在溶解后的几分钟内，本品呈云雾状或多个小泡状，轻轻转动安瓿使其完全溶解。不要用力摇动。由于在抽取溶解后的本品时会有少量本品的丢失，为确保注射的剂量与标签上的剂量一致，本品及溶剂的实际含量超过其规格的含量，抽取0.5 ml的本品就是标签上的含量。本品每种规格的浓度分别为：50 μg/0.5 ml、80 μg/0.5 ml、100 μg/0.5 ml。

【用法与用量】 (1)慢性丙型肝炎　皮下注射，50～100 μg，一周1次。同时口服利巴韦林。若治疗期间出现严重不良反应和实验室指标异常，建议适当调整剂量直至不良反应减轻或消失。通过剂量调整，实验室检查指标恢复正常的患者，将剂量重新调整至全量；对调整剂量后至20周时实验室检查仍未恢复正常的患者，应维持减量后的剂量。

(2)慢性乙型肝炎　目前推荐剂量为1.0 μg/kg，一周1次，皮下注射。疗程需在24周以上。白细胞(WBC)计数<1.5×10^9/L，粒细胞计数<0.75×10^9/L，血小板计数<50×10^9/L，应降低本品一半剂量。

【制剂与规格】 聚乙二醇干扰素α2b注射液：(1)50 μg∶0.5 ml；(2)80 μg∶0.5 ml；(3)100 μg∶0.5 ml。

利巴韦林(三氮唑核苷)[药典(二)；基；医保(甲)]

Ribavirin(Virazole，RBV)

参阅第十章第一节。

拉米夫定[药典(二)；医保(乙)]

Lamivudine

参阅第十章第一节。

阿德福韦酯[药典(二)；医保(乙)]

Adefovir Dipivoxil

参阅第十章第一节。

替比夫定[医保(乙)]

Telbivudine

参阅第十章第一节。

恩替卡韦[医保(乙)]

Entecavir

参阅第十章第一节。

替诺福韦酯

Tenofovir Disoproxil Fumarate

【适应证】 ①与其他抗逆转录病毒药物联用治疗成人HIV-Ⅰ感染。②慢性乙型肝炎(成人和≥12岁的儿童)。

本品尚被美国FDA批准与其他抗逆转录病毒药物联用治疗≥2岁的儿童HIV-Ⅰ感染。

【药理】 (1)药效学　是核苷酸类逆转录酶抑制剂，抑制逆转录酶，从而具有潜在的抗HIV-Ⅰ活性。替诺福韦的活性成分替诺福韦双磷酸盐可通过直接竞争性地与天然脱氧核糖底物相结合而抑制病毒聚合酶，并可插入DNA终止链。

(2)药动学　替诺福韦酯具有水溶性，可被迅速吸收并降解生成活性物质替诺福韦，然后替诺福韦再转变为活性代谢产物替诺福韦双磷酸盐。给药后1～2 h内替诺福韦达血药峰值。替诺福韦与食物同服时生物利用度可增大约40%。替诺福韦双磷酸盐的胞内半衰期约为10h，可一日给药1次。由于该药不经CYP_{450}酶系代谢，因此，由该酶引起的与其他药物间相互作用的可能性很小。该药主要经肾小球过滤和肾小管主动转运系统排泄，70%～80%以原形经尿液排出体外。

【不良反应】 感染HIV的成人患者中最常见的不良反应为皮疹、腹泻、头痛、疼痛、抑郁、衰弱和恶心。

代偿期慢性乙肝患者中最常见不良反应为恶心。

失代偿期慢性乙肝患者中最常见不良反应为腹痛、恶心、失眠、瘙痒、呕吐、头晕和发热。

(1)全身症状　头痛、疼痛、发热、疲劳。

(2)消化系统　腹泻、恶心、消化不良、呕吐、腹痛、胰腺炎、脂肪肝、淀粉酶升高、肝酶异常。

(3)代谢性疾病　脂质代谢障碍、体重降低、乳酸性酸中毒、胆固醇升高、甘油三酯升高、低磷血症、低钾血症。

(4)肌肉骨骼　关节痛、肌痛、横纹肌溶解症、骨软化症、肌无力、肌病、肌酸激酶升高。

(5)神经系统　抑郁、失眠、头晕、周围神经病变、焦虑。

(6)呼吸系统　上呼吸道感染、鼻窦炎、鼻咽炎、肺炎、呼吸困难。

(7)皮肤　皮疹、瘙痒、斑丘疹、荨麻疹、水疱状丘疹、脓疱疹。

(8)泌尿系统　肾功能不全、肾功能衰竭、Fanconi综合征、近端肾小管病变、急性肾小管坏死、肾性尿崩症、间质性肾炎、蛋白尿、血尿、尿糖阳性。

(9)血液系统　中性粒细胞减少、血红蛋白减少。

(10)过敏反应　血管神经性水肿。

【禁忌证】　对本药中任何一种成分过敏者。

【注意事项】　(1)美国FDA黑框警示:乳酸性酸中毒和(或)伴有脂肪变性的重度肝肿大。临床或实验室结果如果提示有乳酸性酸中毒或显著的肝毒性,应当暂停本药。

(2)美国FDA黑框警示:中断治疗后可导致乙肝恶化。中断治疗的患者必须严密监测,持续至少几个月的时间。

(3)新发作或恶化的肾损害:建议在开始治疗前以及治疗期间检测患者肌酐清除率,化验血清磷、尿糖、尿蛋白。必要时应定期监测肌酐清除率和血清磷。避免与具有肾毒性的制剂合用。建议对所有肌酐清除率<50 ml/min的患者调整给药间期,并密切监测其肾功能。

(4)HIV-Ⅰ和HBV合并感染的患者:因存在HIV-Ⅰ耐药风险,本药仅可作为抗逆转录病毒联合治疗方案的一部分用于HBV和HIV-Ⅰ合并感染患者。所有HBV感染患者开始本药治疗前应进行HIV-Ⅰ抗体检查。也建议所有HIV-Ⅰ感染患者开始本药治疗前进行乙肝血清免疫学检查。

(5)骨矿物质密度下降:在有病理性骨折或骨硬化症或骨流失风险的成人及≥12岁儿童患者中,应当考虑骨密度监测。

(6)免疫重建综合征:接受包括本药在内抗逆转录病毒联合治疗的HIV-Ⅰ感染患者中,曾经报告过免疫重建综合征的发生。

(7)脂肪重新分布;接受抗逆转录病毒联合治疗的HIV-Ⅰ感染患者中,曾经观察到体脂重新分布/堆积。

(8)早期病毒学失败:HIV感染受试者中,某些只包含三种核苷酸类逆转录酶抑制剂的药物治疗方案有早期病毒学失败和高耐药性的报告。对使用此类治疗方案的患者,应仔细监测并考虑改进疗法。

(9)美国FDA妊娠期用药安全性分级为B。在妊娠期内不建议使用本药,除非十分需要。

(10)哺乳期妇女:HIV-Ⅰ感染或正在接受本药治疗的妇女不应进行母乳喂养。

(11)儿童用药:本药在12岁以下或体重低于35 kg的慢性乙肝儿童患者中的安全性和有效性尚未确定。

(12)老年人用药:本药的临床试验尚未入选足够数量的年满65岁或以上的受试者,无法判定他们的应答是否与年轻受试者的应答有所不同。

(13)肌酐清除率<50 ml/min的肾功能不全患者或终末期肾病透析患者应调整用药剂量。

(14)漏服药物:①如果患者漏服药物时间≤12小时,应立即进食并服用药物,并重新计算给药时间;②如果患者漏服药物时间>12小时,无需补服药物,继续按原用药时间服用药物。

(15)如果患者在服药1小时内发生呕吐,需再次服用药物;如果患者在服药1小时后发生呕吐,无需补服药物。

【药物相互作用】　(1)不应与含有替诺福韦的固定剂量复方制剂或阿德福韦酯联用。

(2)本药与地达诺新合用时,可使地达诺新血药浓度增加,因此联合给药应当谨慎,需监测地达诺新的不良反应,如胰腺炎、神经病变。必要时需考虑减少地达诺新用药剂量或停药。

(3)阿扎那韦和洛匹那韦/利托那韦可使本药浓度增加。在与本药合用时,建议阿扎那韦300 mg与利托那韦100 mg同时给药。如果没有利托那韦,阿扎那韦不应与本药联合给药。

(4)因为本药主要通过肾脏清除,所以本药与能够导致肾功能减低或与肾小管主动清除产生竞争的药物合用,能够使本药的血清浓度升高和(或)使其他经肾脏清除的药物浓度增高。

(5)本药应避免与肾毒性药物同时使用。

【给药说明】　(1)口服,空腹或与食物同时服用。

(2)如果发生服用过量,必须检测患者是否有中毒的证据,如有必要,应采用标准的支持性治疗方案。本药能被血液透析有效清除,300 mg单次给药后,一次4小时的血液透析大约能清除替诺福韦给药剂量的10%。

【用法与用量】　(1)成人和≥12岁儿童患者(体重≥35 kg)推荐剂量　HIV-Ⅰ或慢性乙肝的治疗:一次300 mg,一日1次,口服,空腹或与食物同时服用。

对于慢性乙肝的治疗,最佳疗程尚未明确。体重低于35 kg的慢性乙肝儿童患者中安全性和疗效尚未研究。

(2)成人肾功能损害者使用剂量的调整　①肌酐清除率≥50 ml/min,一次 300 mg,每 24 小时一次;②肌酐清除率为 30～49 ml/min,一次 300 mg,每 48 小时一次;③肌酐清除率为 10～29 ml/min,一次 300 mg,每 72～96 小时一次;④肌酐清除率<10 ml/min 的非血液透析患者,尚无给药建议;⑤血液透析患者,一次 300 mg,每 7 天一次或共透析约 12 小时后再给药。

上述情况在用药期间应密切监测患者的临床反应和肾功能。

(3)尚无肾功能损害儿童患者给药建议。

(4)美国 FDA 批准本药用于≥2 岁 HIV-Ⅰ感染儿童推荐剂量为 8 mg/kg,最大剂量为一日 300 mg。

【制剂与规格】　富马酸替诺福韦二吡呋酯片:300 mg。

第十节　其　他

二甲硅油[药典(二);医保(乙)]

Dimethicone

【适应证】　①各种原因引起的胃肠道胀气。②胃镜检查。

【药理】　其表面张力小,口服后能消除肠道中的泡沫,使被泡沫贮留的气体得以排除,缓解胀气效果明显,服药后 1 小时见效。但对非气体性胃肠膨胀感(如消化不良)无效。可消除急性肺水肿对深呼吸道以至肺泡内的泡沫,改善患者因泡沫形成而产生的缺氧状态,用于各种原因引起的急性肺水肿的抢救。

【注意事项】　(1)水悬液应新鲜配置,于 3 日内用完。

(2)气雾剂温度过低时不能使用,应加温后使用。

【用法与用量】　(1)消除胀气　一次 50～100 mg,一日 3～4 次,餐前和临睡前服,可连服 7～10 天。

(2)胃镜检查　使用散剂,在喷用麻醉药前,口服或灌注本品 0.5%～1.0%的水悬液 30～50 ml,半小时内完成胃镜检查。

【制剂与规格】　二甲硅油片剂:(1)25 mg;(2)50 mg(含氢氧化铝 40 mg 或 80 mg,为分散剂)。

二甲硅油散剂:6%。

二甲硅油乳剂:1 ml∶20 mg。

二甲硅油气雾剂:每瓶总量 18 g,含二甲硅油 1.5 g。

角菜酸酯[医保(乙)]

Carraghenates

【适应证】　①对痔疮及其他疾病引起的疼痛、瘙痒和充血的对症治疗。②缓解肛门局部手术后的症状。

【药理】　为肛门直肠黏膜保护药及润滑药。

(1)从海藻中提取的角菜酸酯可以在肛门直肠黏膜表面形成一层膜状结构,这层膜可长时间地覆盖于黏膜表面,对有炎症的或受损的黏膜起保护作用。其润滑作用可使粪便易于排出。

(2)锌和钛的氧化物为保护黏膜的成分,有两种作用:止痒和减轻肛门和直肠黏膜的充血。

【禁忌证】　对本品过敏者禁用。

【注意事项】　(1)使用本品时,宜先洗净患处。

(2)使用本品期间注意保持良好的饮食习惯。

(3)过敏体质者慎用。

【用法与用量】　一日 1～2 枚,经直肠给药,或外用。

【制剂与规格】　复方角菜酸酯栓:3.4 g。每枚含角菜酸酯 300 mg,二氧化钛 200 mg,氧化锌 400 mg。

鱼肝油酸钠注射液[药典(二);基;医保(甲)]

Sodium Morrhuate Injection

【适应证】　①血管瘤、静脉曲张、内痔、颞颌关节病(脱位或半脱位者)。②妇科、外科等创面渗血和出血。

【药理】　局部注射后可刺激血管内膜,促使其增生,逐渐闭塞血管使之硬化。对凝血无直接作用,但与钙离子有亲和力,易形成钙皂,从而激活内源性凝血机制,加速血液的凝结。它也能导致静脉内膜的内皮细胞损伤及脱落,使静脉腔内形成混合血栓而有利于止血。还能诱导血小板聚集,使受损的血管裂口封堵,促使血液流速变慢而淤滞。本品对黏膜创口及一般创口均有止血作用。

【不良反应】　偶可引起皮疹等不良反应,也可引起注射区疼痛、肿胀不适。

【禁忌证】　(1)有深部静脉血栓形成者禁用。

(2)急性感染、慢性全身性疾病伴心脏功能失调的患者禁用。

【注意事项】　(1)偶有严重过敏反应,注射前应先进行过敏试验。过敏体质者慎用。

(2)本品在气候较冷时,如有微小固体物质形成,可稍微加热而使之溶解。

(3)妊娠期妇女及哺乳期妇女用药安全性尚不明确。

【用法与用量】 局部注射　常用量，一次 0.5～5 ml；极量，一次 5 ml。

（1）静脉曲张　第一次注射 5%溶液（内含 2%苯甲醇作为局部止痛剂）0.5～1 ml 于静脉曲张腔内。如无不良反应，24 小时以后可继续注射 0.5～2 ml（一般为 1 ml），一日不超过 5 ml，每隔 3～5 日在不同部位注射。血管瘤者根据瘤腔大小可行多点注射。

（2）内痔　一次注射 5%溶液 0.5 ml，注入痔核上部，一周 1 次。

【制剂与规格】 鱼肝油酸钠注射液：（1）1 ml∶0.05 g；（2）2 ml∶0.1 g；（3）5 ml∶0.25 g；（4）10 ml∶0.5 g。

聚多卡醇

Polidocanol

【适应证】 静脉曲张。

【药理】 （1）药效学　聚多卡醇会改变血管内皮细胞的密集度和数量，另外其还有局部修复的作用。在进行静脉曲张的硬化注射后包扎弹力绷带可以将静脉壁紧密压迫在一起，从而抑制过量血栓形成，同时阻碍血栓内部的血液流通，达到形成纤维组织以实现曲张血管硬化的理想效果。聚多卡醇不仅能提高局部敏感传感器的兴奋度，同时提高敏感神经纤维的引导能力。

（2）药动学　血浆半衰期为 0.94～1.27 小时，AUC 为 6.19～10.90（μg·h）/ml，全部清除时间为平均 12.41 L/h，单位容积为 17.9 L。

【不良反应】 注射部位常见疼痛、血栓，偶见坏死、硬肿，少见发热。全身表现常见血管再生、血肿，偶见血栓性静脉炎、过敏性皮炎、接触性皮炎、剥脱性皮炎。少见过敏性休克、水肿、全身荨麻疹、哮喘、头痛、偏头痛、感觉异常、昏迷、头晕、视力障碍、心肌炎、深静脉血栓、肺栓塞、血管迷走性晕厥、脉管炎、恶心、呼吸困难。

【禁忌证】 ①对本品过敏者；②瘫痪患者；③严重的动脉阻塞患者；④患有血栓性疾病患者；

【注意事项】 （1）避免注射入动脉，会导致注射处产生严重坏死。

（2）聚多卡醇是一种局部麻醉药，与其他麻醉药同时应用，会加重聚多卡醇对心血管系统的损害。

（3）妊娠期妇女及哺乳期妇女用药安全性尚不明确。

【用法与用量】 局部注射，一般情况下每日给药不超过 2 mg/kg。

【制剂与规格】 聚多卡醇注射液：（1）2 ml∶10 mg；（2）2 ml∶20 mg；（3）2 ml∶60 mg。

链霉蛋白酶

Pronase

【适应证】 胃镜检查时溶解并祛除胃黏液。

【药理】 （1）药效学　链霉蛋白酶是从链球菌中分离得到的一种丝氨酸酶和酸性蛋白酶混合物，通过切断胃黏液的主要成分黏蛋白的肽键，溶解并祛除胃黏液。

①降低黏蛋白的黏度（体外研究）　链霉蛋白酶在 pH 值为 7.0～10.0 的范围内具有降低明胶和黏蛋白黏度的作用，与其他蛋白分解酶相比，降低胃黏液中黏蛋白的作用最强。

②溶解去除犬胃黏液的作用（体内研究）　犬的胃镜检查结果显示，胃黏膜表面附着的黏液减少量以及胃黏膜影像的清晰度均与链霉蛋白酶的用量（0，5000，20000 单位/只）呈正相关性。当用量为 20000 单位/只时，在全胃范围内均未见黏液附着，胃黏膜影像清晰，易于识别黏膜表面的细微状况。

③降低人体胃黏液的黏度（体外研究）　100 及 300 单位/ml 的链霉蛋白酶分别可以使患者的胃黏液黏度降低 43.1%和 68.3%。

（2）药动学　本品为酶类制剂，几乎不吸收入血。

动物实验结果显示，SD 大鼠口服链霉蛋白酶 20000 单位/kg，t_{max} 为 30 min，C_{max} 为 0.00196 单位/ml，AUC 为 0.0059 单位/（ml·h）。

【不良反应】 （1）严重不良反应：休克、过敏反应（呼吸困难、全身潮红、水肿等），需要及时停药并适当处理。

（2）其他不良反应：胃出血（胃溃疡部位、息肉等病变部位出血）；偶见皮疹、皮肤发红等过敏反应。

【禁忌证】 ①胃内活动性出血者；②凝血异常者；③严重肝肾功能不全者。

【注意事项】 （1）在酸性条件下不稳定，需要与 1 g 碳酸氢钠同时服用。

（2）用水溶解后可直接服用。

（3）服用本品后将体位变换成卧位，可以使效果更佳。

（4）妊娠期妇女和哺乳期妇女用药安全性尚不明确。儿童用药安全性尚不明确。

【用法与用量】 在胃镜检查前 15～30 分钟，将 20000 单位的链霉蛋白酶和 1 g 碳酸氢钠加入 50～80 ml 饮用水（20 ℃～40 ℃）中，振摇溶解后，口服。

【制剂与规格】 链霉蛋白酶颗粒：20000 单位/袋。

第七章　泌尿系统用药

泌尿系统用药种类较多，本章重点介绍利尿药和脱水药、血液净化透析液与滤过置换液以及泌尿系统疾病特殊用药，如治疗良性前列腺增生症、前列腺癌、勃起性功能障碍和调节膀胱舒缩功能的药物，治疗肾小管性酸中毒的枸橼酸合剂，治疗高钾血症的降钾树脂和治疗肾性贫血的红细胞生成刺激药。而某些泌尿系统疾病的用药与其他系统用药雷同者，如治疗某些类型肾小球肾炎的糖皮质激素和免疫抑制剂、治疗慢性肾功能衰竭继发甲状旁腺功能亢进症的各种活性维生素 D_3 和肾性高血压的各类降压药等，参阅其他相应系统用药章节。

第一节　利尿药与脱水药

利尿药包括一组不同分子结构、不同作用机制，但均能抑制肾小管重吸收钠、氯和水，增加尿量，且以利尿为其主要药理作用的药物。饮水、含乙醇或咖啡因或茶碱饮料等均有轻度利尿作用，但不包括在本节中。利尿药主要应用于治疗水肿性疾病，与降压药合用治疗高血压；在某些能经肾脏排泄的药物、毒物中毒时，本类药物能促使这些物质的排泄。

目前常用的利尿药有下列几类。①噻嗪类利尿药：包括氢氯噻嗪、苄氟噻嗪、氯噻酮等，主要抑制近曲和远曲小管前段钠的重吸收，有较强的利尿作用。②袢利尿药：包括呋塞米（速尿）、托拉塞米、布美他尼（丁尿胺）等，主要抑制髓袢升支粗段对 Na^+、Cl^- 的重吸收，且在利尿的同时能扩张肾血管，降低肾血管阻力，增加肾血流量而不降低肾小球滤过率，是目前作用最强的利尿药。依他尼酸（利尿酸）有较强的耳源性毒性，目前已不用。③留钾利尿药：抑制末端远曲小管和集合管的 Na^+-K^+ 交换，故钾排泄减少。包括螺内酯（醛固酮的竞争性抑制剂）和氨苯蝶啶等。后者因能引起肾结石，目前已少用。④碳酸酐酶抑制剂：如乙酰唑胺，能阻止肾小管及其他部位如眼房对碳酸氢钠的重吸收，但其对肾小管的作用主要在近曲小管，而对远曲小管无作用，故利尿作用较弱，目前主要用于治疗青光眼以降低眼内压。⑤渗透性利尿药：能提高血浆渗透压，增加血容量和肾小球滤过率，抑制肾小管对水和钠的重吸收。由于其同时有强烈的组织脱水作用，目前主要用于组织脱水，一般称为脱水药，以甘露醇为代表。高渗葡萄糖也有组织脱水作用。而山梨醇、尿素等因不良反应较大，已不再使用。

关于利尿药的选择，肾功能正常者常以噻嗪类为主，并酌情补充钾盐，必要时加用潴钾利尿药。肾功能减退者适量选用袢利尿药如呋塞米（忌用依他尼酸）为宜，因为此时噻嗪类利尿效果欠佳。潴钾利尿药有引起高钾血症之虞，应慎用。对顽固性水肿者可联合使用袢利尿药、噻嗪类和潴钾利尿药，可同时阻断髓袢升支粗段和远曲小管对钠的重吸收，有时产生明显的利尿效果。但应避免过度利尿和长期用药，以防止不良反应的发生。

利尿药的主要不良反应为水、电解质紊乱和酸碱平衡失调。此外，利尿药可直接损害肾脏。因此，若剂量、用法不当或利尿过度，常可出现血容量不足、低钠、低钾和低氯血症及代谢性碱中毒，亦可因排泄氢离子减少导致代谢性酸中毒，甚至低钙、低磷和低镁血症等。此外，各种利尿药尚有各自不同的不良反应，如听力减退、高尿酸血症、肾结石、肾功能减退和渗透性肾病等。临床医师应根据病情选择合适的利尿药和适当的剂量，避免过度利尿。大剂量利尿药可造成肾小管空泡变性以至坏死，发生肾功能损伤。用药期间，特别对老年患者，要注意观察病情变化，及时调整剂量、用法或停药，出现疗效的同时注意防止不良反应。

一、利尿药

(一)噻嗪类利尿药

氢氯噻嗪(双氢氯噻嗪)[药典(二);基;医保(甲)]

Hydrochlorothiazide

【适应证】 (1)水肿性疾病　排泄体内过多的钠和水,减少细胞外液容量,消除水肿。常见的包括充血性心力衰竭、肝硬化腹水、肾病综合征、急慢性肾炎水肿、慢性肾功能衰竭早期、肾上腺皮质激素和雌激素治疗所致水、钠潴留。

(2)高血压　可单独或与其他降压药联合应用,主要用于治疗原发性高血压。

(3)中枢性或肾性尿崩症。

(4)特发性高尿钙症。

【药理】 (1)药效学　本药的主要作用表现为以下几方面。①利尿作用:本药为中效利尿药。用药后尿量增多;尿中 Na^+、Cl^-、K^+、Mg^{2+}、HCO_3^- 排出增多;尿 Ca^{2+} 排泄减少。利尿作用于口服后 2 小时开始,4 小时达高峰,持续 6～12 小时。本药作用于始端远曲小管管腔膜上皮细胞 Na^+-Cl^- 协同转运载体,抑制 Na^+、Cl^- 的重吸收,管腔液中 Na^+、Cl^- 浓度升高,影响了肾脏的稀释功能,产生利尿作用。由于远曲小管管腔液中 Na^+ 增多,通过 Na^+-K^+ 交换,尿中 K^+ 排出增加。本药在近曲小管还可抑制碳酸酐酶,故尿中 HCO_3^- 排出量也增多。此外,本药通过抑制磷酸二酯酶活性,可减少肾小管对脂肪酸的摄取和线粒体氧耗量,进而抑制肾小管对 Na^+ 和 Cl^- 的主动重吸收。②降压作用:参阅第四章。③对肾血流动力学和肾小球滤过功能的影响:由于肾小管对水、Na^+ 重吸收减少,肾小管内压力升高,以及流经远曲小管的水和 Na^+ 增多,刺激致密斑通过管-球反射,使肾内肾素、血管紧张素分泌增加,引起肾血管收缩,肾血流量下降,肾小球入球和出球小动脉收缩,肾小球滤过率亦下降。肾血流量和肾小球滤过率下降,以及髓袢升支粗段对 Na^+、Cl^- 重吸收无影响,是本类药物利尿作用远不如袢利尿药的主要原因。

(2)药动学　口服吸收快但不完全,生物利用度为 65%～70%。进食能增加吸收量,可能与药物在小肠的滞留时间延长有关。本药部分与血浆蛋白结合,蛋白结合率为 40%;另部分进入红细胞内。本品吸收后消除相开始阶段血药浓度下降较快,以后血药浓度下降明显减慢,可能与后阶段药物进入红细胞内有关。可通过胎盘,也可从乳汁中分泌。给药量的 50%～70% 以原形从尿排泄。$t_{1/2}$ 为 15 小时,肾功能受损者延长。

【不良反应】 大多数不良反应与剂量和疗程有关。

(1)水、电解质紊乱　较为常见,可表现为口干、烦渴、肌肉痉挛、恶心、呕吐和极度疲乏无力等。①低钾血症:较易发生,与噻嗪类利尿药排钾作用有关,长期缺钾可损伤肾小管,严重失钾可引起肾小管上皮空泡变性,甚至引起严重快速性心律失常等异位心律。②低氯性碱中毒或低氯、低钾性碱中毒:噻嗪类特别是氢氯噻嗪常明显增加氯化物的排泄。③低钠血症:可导致中枢神经系统症状及加重肾损害。④脱水:造成血容量和肾血流量减少亦可引起肾小球滤过率降低。⑤升高血氨:本药有弱的抑制碳酸酐酶作用,长期应用时,H^+ 分泌减少,尿液偏碱性。在碱性环境中,肾小管腔内的 NH_3 不能转化为 NH_4^+ 排出体外,血氨随之升高。对于肝功能严重损害者有诱发肝性脑病的风险。⑥其他:血钙升高,血磷、镁及尿钙降低。

(2)高血糖症　噻嗪类利尿药可使糖耐量降低,血糖升高,此可能与抑制胰岛素释放有关。

(3)高尿酸血症　干扰肾小管排泄尿酸,少数可诱发痛风发作。由于通常无关节疼痛,故高尿酸血症易被忽视。

(4)过敏反应　如皮疹、荨麻疹等,但较为少见。

(5)血白细胞减少或缺乏症、血小板减少性紫癜等均少见。

(6)其他　如低血压、便秘、腹泻、食欲缺乏、胆囊炎、性功能减退、光敏感、肌痉挛、头痛、头昏、感觉异常、视物模糊、色觉障碍、黄视症、静坐不能等,但较罕见。

(7)严重的不良反应　心律失常(罕见)、湿疹(罕见)、史-约(Stevens-Johnson)综合征(罕见)、中毒性表皮坏死(罕见)、胰腺炎(罕见)、造血功能障碍(罕见)、肝毒性(罕见)、系统性红斑狼疮(罕见)、肺水肿(罕见)、闭角型青光眼等。

【禁忌证】 (1)对本药或磺胺类药物过敏者。

(2)无尿者。

【注意事项】 (1)与磺胺类药物、呋塞米、布美他尼、碳酸酐酶抑制剂有交叉过敏反应。

(2)可能对泌乳产生影响,有证据显示本品可改变乳汁的组分,如不能改用其他药物,应监测乳儿的不良反应和是否有足够的乳汁摄取。

(3)儿童用药无特殊注意事项,但慎用于有黄疸的婴儿,因本药可使血胆红素升高。

(4)老年人应用本药较易发生低血压、电解质紊乱和肾功能损害。

(5)对诊断的干扰　可干扰蛋白结合碘的测定，可致糖耐量降低，血糖、尿糖、血胆红素、血钙、血尿酸、血胆固醇、甘油三酯和低密度脂蛋白胆固醇升高，血镁、钾、钠及尿钙降低。

(6)下列情况慎用　①肾功能减退，对本药不敏感，大剂量使用时可致药物蓄积、毒性增加；②糖尿病；③高尿酸血症或有痛风病史；④肝功能损害；⑤高钙血症者；⑥低钠血症者；⑦系统性红斑狼疮，可加重病情或诱发狼疮活动；⑧低血压；⑨交感神经切除者(降压作用加强)；⑩水、电解质紊乱。

(7)随访检查　①血电解质(包括钙、磷)；②血糖；③血尿酸；④血肌酐、尿素氮；⑤血压。

(8)本药过量使用时，应尽早洗胃，给予支持、对症处理，并密切随访血压、电解质和肾功能。

(9)美国FDA妊娠期用药安全性分级为口服给药B；D(如用于妊娠高血压)。

【药物相互作用】　(1)肾上腺皮质激素、促肾上腺皮质激素、雌激素以及两性霉素B(静脉用药)能降低本药的利尿作用，增加发生电解质紊乱(尤其是低钾血症)的风险。

(2)非甾体类抗炎药，尤其是吲哚美辛，能降低本类药物的利尿作用，与前者抑制前列腺素合成有关。与吲哚美辛合用，可能导致急性肾功能衰竭。与阿司匹林合用，可能引起或加重痛风。

(3)与可激动α受体的拟肾上腺类药物合用时，利尿作用减弱。

(4)考来烯胺能减少胃肠道对本类药物的吸收，故应在口服考来烯胺1小时前或4小时后服用本类药。

(5)与治疗量的多巴胺合用，利尿作用加强。

(6)与降压药合用时，利尿、降压作用均加强。与血管紧张素转换酶抑制药(ACEI)或血管紧张素Ⅱ受体拮抗药(ARB)合用，可降低发生高钾血症的风险。低剂量氢氯噻嗪常与ARB组成固定单片复合制剂(SPC)，也有氢氯噻嗪与ACEI、氢氯噻嗪与钙离子通道阻滞药(CCB)组成的SPC，参阅第四章。

(7)与阿替洛尔合用除有协同降压作用外，控制心率效果优于单用阿替洛尔。

(8)使抗凝药的抗凝作用减弱，主要是由于利尿后机体血浆容量下降，血中凝血因子水平升高，加上利尿使肝脏血液供应改善，合成凝血因子增多。

(9)降低降糖药的作用，因本药可升高血糖，故合用时应注意调整降糖药的剂量。

(10)与强心苷类、胺碘酮等药物合用可导致严重的低钾血症，而低血钾可增加强心苷类、胺碘酮等的毒性。

(11)与锂盐合用，增加锂的肾毒性。因本类药物可减少肾脏对锂的清除。

(12)乌洛托品与本类药物合用，其转化为甲醛受抑制，疗效下降。

(13)本类药物可增强非去极化型肌松药的肌松作用，与本药使血钾下降有关。

(14)与碳酸氢钠合用，发生低氯性碱中毒机会增加。

(15)在用本药期间，给予静脉麻醉药羟丁酸钠可致严重低钾血症。

(16)与维生素D合用，需注意并发高血钙。

(17)与巴比妥类药合用，可导致直立性低血压。

(18)与β肾上腺素受体拮抗药合用时，可使其升高血脂、血尿酸和血糖的作用增强。

(19)可影响肾小管排泄尿酸，使血尿酸升高，故合用抗痛风药时需增加后者剂量。

(20)与金刚烷胺合用，可产生肾毒性。

(21)与三氧化二砷、氟哌利多、氟卡尼、左醋美沙多、索他洛尔、酮色林等合用，由于本品可引发低钾或低镁血症，从而可诱发室性心律失常或Q-T间期延长。

(22)与吩噻嗪类药物合用，可导致严重的低血压或休克。

(23)与二氮嗪合用，可使血糖升高作用增强。

(24)与甲氧苄啶合用，易发生低钠血症。

(25)溴丙胺太林可明显增加本药的胃肠道吸收。

(26)过多输入氯化钠溶液可抵消本药的降压利尿作用。

【给药说明】　(1)应从最小有效剂量开始用药，以减少不良反应的发生，减少反射性肾素和醛固酮分泌。

(2)每日用药一次时，应在早晨用药，以免夜间排尿次数增多。间歇用药(非每日用药)能减少电解质紊乱发生的机会。

(3)有低钾血症倾向的患者，应酌情补钾或与潴钾利尿药合用。

(4)用药期间如出现口干、乏力、嗜睡、肌痛、腱反射消失等电解质紊乱的症状，应及时减量或停药。

(5)高血压患者需做手术时，术前可不必停药，但麻醉医师应有所了解。

【用法与用量】　口服　成人　①治疗水肿性疾病：一次25～50 mg，一日1～2次，或隔日用药，或连服3～4日后停药3～4日。②治疗高血压：一日12.5～25 mg，1次或分2次服用；老年人可从一次12.5 mg，一日1次开始，并按降压效果调整剂量。停用时应缓慢停药。

【儿科用法与用量】 口服　一日 1～2 mg/kg，分 1～2 次服。

【儿科注意事项】 (1)磺胺类药过敏者禁用。

(2)服药后注意电解质平衡。

【制剂与规格】 氢氯噻嗪片：(1)6.25 mg；(2)10 mg；(3)25 mg；(4)50 mg。

低剂量氢氯噻嗪(6.25～25 mg/d)与 ARB 组成固定单片复合制剂。

苄氟噻嗪[药典(二)]

Bendrofluazide

【适应证】 参阅"氢氯噻嗪"。

【药理】 (1)药效学　利尿作用为氢氯噻嗪的 5～10 倍，于口服后 1～2 小时开始，3～6 小时达高峰，持续 12～18 小时或更长。其余参阅"氢氯噻嗪"。

(2)药动学　口服吸收完全，血浆蛋白结合率高达 94%，$t_{1/2}$为 3～4 小时。在体内代谢，绝大部分从尿排泄(30%为原形药物)，少量由胆汁排泄。

【不良反应】 参阅"氢氯噻嗪"。

【禁忌证】 (1)对本药过敏或对含磺胺类药物过敏者。

(2)无尿者。

(3)美国 FDA 妊娠期用药安全性分级为口服给药 C；D(如用于妊娠高血压)。

【注意事项】 参阅"氢氯噻嗪"。

【药物相互作用】【给药说明】 参阅"氢氯噻嗪"。

【用法与用量】 口服　成人　①治疗水肿性疾病或尿崩症：开始一次 2.5～10 mg，一日 1～2 次，或隔日服用，或一周连续服用 3～5 日；维持阶段则一次 2.5～5 mg，一日 1 次，或隔日 1 次，或一周连续服用 3～5 日。②治疗高血压：开始一日 2.5～20 mg，单次或分 2 次服，并酌情调整剂量。

【儿科用法与用量】 口服　①治疗水肿性疾病或尿崩症：一日 0.4 mg/kg，分 1～2 次服；维持剂量一日 0.05～0.1 mg/kg；②治疗高血压：一日 0.05～0.4 mg/kg，分 1～2 次服。

【儿科注意事项】 (1)磺胺类药过敏者禁用。

(1)无尿者禁用。

【制剂与规格】 苄氟噻嗪片：5 mg。

氯噻酮[药典(二)]

Chlorthalidone

【适应证】 参阅"氢氯噻嗪"。

【药理】 (1)药效学　利尿作用与氢氯噻嗪相当，口服 2 小时起效，作用持续 24～72 小时。对碳酸酐酶的抑制作用比氢氯噻嗪强。其余参阅"氢氯噻嗪"。

(2)药动学　口服吸收不规则，主要与红细胞内碳酸酐酶结合，而与血浆蛋白结合很少，严重贫血时与血浆蛋白(主要是白蛋白)的结合增多。$t_{1/2}$长达 35～50 小时。半衰期和作用持续时间显著长于其他噻嗪类药物的原因，是由于本品主要与红细胞内碳酸酐酶结合，故排泄和代谢均较慢。可通过胎盘，也可从乳汁中分泌。主要以原形从尿中排泄，部分在体内被代谢，由肾外途径排泄，胆道不是主要的排泄途径。

【不良反应】 参阅"氢氯噻嗪"。

【禁忌证】 (1)对本药或其他磺胺类药物过敏者。

(2)无尿者。

【注意事项】 (1)哺乳期妇女使用对乳儿的危害不能排除。

(2)其余参阅"氢氯噻嗪"。

(3)美国 FDA 妊娠期用药安全性分级为口服给药 B；D(如用于妊娠高血压)。

【药物相互作用】【给药说明】 参阅"氢氯噻嗪"。

【用法与用量】 口服　成人　①治疗水肿性疾病：一日 25～75 mg。当肾脏疾病肾小球滤过率低于 10 ml/min 时，用药间歇应在 24～48 小时以上。②治疗高血压：一日 25～75 mg，并依据降压效果调整剂量。

【儿科用法与用量】 口服　①5～12 岁，0.5～1.7 mg/kg，晨起服用，隔日 1 次；②12～18 岁，25～50 mg，晨起服用，一日 1 次或隔日 1 次。

【儿科注意事项】 (1)磺胺类药过敏者禁用。

(2)无尿者禁用。

【制剂与规格】 氯噻酮片：(1)50 mg；(2)100 mg。

甲氯噻嗪

Methyclothiazide

【适应证】 参阅"氢氯噻嗪"。

【药理】 (1)药效学　利尿作用为氢氯噻嗪的 10 倍，在口服后 2 小时开始，6 小时达高峰，持续 24 小时以上。其余参阅"氢氯噻嗪"。

(2)药动学　由肾近曲小管排出，排泄较慢，作用持续时间较长。

【不良反应】 参阅"氢氯噻嗪"。

【禁忌证】 (1)对本品或其他磺胺类药物过敏者。

(2)无尿者。

【注意事项】 (1)哺乳期妇女使用对乳儿的危害不

能排除。

(2)其余参阅“氢氯噻嗪”。

(3)美国FDA妊娠期用药安全性分级为口服给药B;D(如在妊娠中、晚期用药)。

【药物相互作用】 参阅“氢氯噻嗪”。

【给药说明】 治疗高血压时一般与其他降压药合用。其余参阅“氢氯噻嗪”。

【用法与用量】 口服 成人 ①利尿:一次2.5~10 mg,一日1次。②降压:一次2.5~10 mg,一日1次。

【儿科用法与用量】 口服 一日0.05~0.2 mg/kg,一日1次。

【儿科注意事项】 (1)磺胺类药过敏者禁用。

(2)无尿者禁用。

【制剂与规格】 甲氯噻嗪片:5 mg。

泊利噻嗪

Polythiazide

【适应证】 参阅“氢氯噻嗪”。

【药理】 (1)药效学 本药利尿作用较氢氯噻嗪强25倍,口服后2小时开始,6小时达高峰,可持续24~48小时。作用机制参阅“氢氯噻嗪”。

(2)药动学 口服易吸收,t_{max}为5小时,生物利用度为100%。血浆蛋白结合率达80%,分布容积为4 L/kg,$t_{1/2}$为25.7小时,主要以原形药物和代谢产物从尿排泄。

【不良反应】 参阅“氢氯噻嗪”。

【禁忌证】 (1)对本药或磺胺类药物过敏者。

(2)无尿者。

【注意事项】 (1)根据其药理作用,本品对胎儿或新生儿可引起或怀疑会产生危害作用,但不致畸。这些作用可能是可逆转的,详情应参考相关资料。

(2)哺乳期妇女使用对乳儿的风险不能排除。

(3)儿童使用的安全性和有效性未建立。

(4)其余参阅“氢氯噻嗪”。

【药物相互作用】【给药说明】 参阅“氢氯噻嗪”。

【用法与用量】 口服 成人 ①水肿性疾病:开始一次1~4 mg,一日1次;维持量为一日1~2 mg,部分患者维持量可达一日4 mg。②降压:一次2~4 mg,一日1次。

【制剂与规格】 泊利噻嗪片:(1)1 mg;(2)2 mg;(3)4 mg。

贝美噻嗪

Bemetizide

【适应证】 参阅“氢氯噻嗪”。

【药理】 (1)药效学 利尿作用于口服后1~2小时开始,6~8小时达高峰,可持续24小时。其余参阅“氢氯噻嗪”。

(2)药动学 口服后1~2小时起效,t_{max}为3小时。$t_{1/2}$为3~6小时,4.4%~9.8%由肾脏排泄。

【不良反应】 参阅“氢氯噻嗪”。

【禁忌证】 (1)对本药或其他氨苯磺胺衍生物过敏者。

(2)无尿者;急性肾小球肾炎患者。

(3)电解质不平衡者;血容量过低者。

(4)严重肝功能不全者;肝昏迷者。

(5)妊娠期妇女;哺乳期妇女。

【注意事项】【药物相互作用】 参阅“氢氯噻嗪”。

【给药说明】 治疗高血压时一般与其他降压药合用。其余参阅“氢氯噻嗪”。

【用法与用量】 口服 成人 一次25~50 mg,一日或隔日1次。

【制剂与规格】 贝美噻嗪片:25 mg。

(二)袢利尿药

呋塞米[药典(二);基;医保(甲)]

Furosemide(Frusemide)

【适应证】 (1)水肿性疾病 包括充血性心力衰竭、肝硬化、肾脏疾病(肾炎、肾病及各种原因所致急、慢性肾功能衰竭),尤其是应用其他利尿药效果不佳时,应用本类药物仍可能有效。与其他药物合用治疗急性肺水肿和急性脑水肿等。

(2)高血压 在高血压的阶梯疗法中,不作为治疗原发性高血压的首选药物,但当噻嗪类药物疗效不佳,尤其当伴有肾功能不全或出现高血压危象时,本类药物尤为适用。

(3)高钾血症及高钙血症。

(4)稀释性低钠血症 尤其是当血钠浓度低于120 mmol/L时,勿用大剂量。

(5)抗利尿激素分泌异常综合征(SIADH)。

(6)急性药物、毒物中毒 如巴比妥类药物中毒等。

(7)用于放射性核素检查 卡托普利加呋塞米介入肾动态显像,是诊断肾动脉狭窄的无创性方法,但有一定的假阳性及假阴性可能,临床应结合患者病情综合判定。

【药理】 (1)药效学 ①利尿作用:本药为高效利尿药,作用于髓袢升支粗段髓质部和皮质部,利尿作用强大,用药后尿中H^+、Na^+、Cl^-、K^+、Mg^{2+}、Ca^{2+}排出增多。利尿作用于口服后20~60分钟开始,1~2小时达高峰，可持续4～6小时。静脉用药后2～5分钟开始，20～60分钟作用达高峰，可持续2小时。本药作用于髓袢升支粗段管腔膜上皮细胞 Na^+-K^+-$2Cl^-$ 协同转运载体，影响载体对 Na^+、Cl^- 的转运，从而减少髓袢升支粗段对 Na^+、Cl^- 的重吸收，不仅使管腔液中 Na^+、Cl^- 浓度升高，影响了肾脏的稀释功能；同时也使髓质间隙 Na^+、Cl^- 浓度降低，妨碍髓质高渗状态的形成和维持，影响了肾脏的浓缩功能，导致 Na^+、Cl^- 和水分的大量排出，产生强大的利尿作用。本药也影响载体对 K^+ 的转运，使髓袢升支粗段对 K^+ 的重吸收减少，加上远曲小管管腔液中 Na^+ 增多，通过 Na^+-K^+ 交换和 Na^+-H^+ 交换，使尿中 K^+、H^+ 排出增加。由于髓袢升支粗段对 K^+ 的重吸收减少，管腔内正电位降低，Mg^{2+}、Ca^{2+} 的重吸收减少，故尿中 Mg^{2+}、Ca^{2+} 的排出也增加。由于本药的利尿效应远较噻嗪类强大，尿中 Na^+、Cl^-、K^+、H^+ 排出增加，排出的 Cl^- 多于 Na^+，故长期反复用药可出现低血容量、低钠血症、低钾血症和低氯性碱中毒。短期用药可增加尿酸排泄，长期使用本药则可能发生高尿酸血症。②对血流动力学的影响：呋塞米能使肾组织内前列腺素 E_2 含量升高，从而扩张肾血管，降低肾血管阻力，使肾血流量尤其是肾皮质深部血流量增加，以上在呋塞米的利尿作用中具有重要意义，也是其用于预防急性肾功能衰竭的理论基础。另外，与其他利尿药不同，本药在肾小管液流量增加的同时肾小球滤过率不下降，可能与流经致密斑的氯减少，从而减弱或阻断了球-管平衡有关。呋塞米能扩张肺部容量血管，降低肺毛细血管通透性，加之其具有利尿作用，使回心血量减少，左心室舒张末期压力降低，有助于急性左心衰竭的治疗。由于呋塞米可降低肺毛细血管通透性，为其治疗成人呼吸窘迫综合征提供了理论依据。③本药的利尿作用较噻嗪类利尿药强，存在明显的剂量-效应关系。随着剂量加大，利尿效果明显增强。因袢利尿药较噻嗪类利尿药的作用持续时间短，控制血压的效果也相对较弱，但体液潴留性高血压患者对噻嗪类利尿药耐药时或伴有肾功能损害的高血压患者应使用本药。在用本药时须避免血容量降低引起肾灌注不足，同时应注意大剂量利尿剂本身可造成肾小管坏死。

(2)药动学　口服吸收快，生物利用度为60%～70%，进食能减慢吸收，但不影响吸收率及其疗效。终末期肾脏病患者的口服吸收率降至43%～46%。充血性心力衰竭和肾病综合征等水肿性疾病患者，由于肠壁水肿，口服吸收率也下降，故上述情况应肠外途径用药。主要分布于细胞外液，血浆蛋白结合率为91%～97%，几乎均与白蛋白结合。能通过胎盘屏障，并从乳汁分泌。$t_{1/2\beta}$ 存在较大的个体差异，正常人为30～60分钟，无尿患者延长至75～155分钟，肝肾功能同时严重受损者延长至11～20小时。新生儿由于肝肾廓清能力较差，$t_{1/2\beta}$ 延长至4～8小时。本药88%以原形从肾脏排泄，12%经肝脏代谢由胆汁排泄。肾功能受损者经肝脏代谢增多。本药不被血液透析清除。

【不良反应】 (1)常见者与水、电解质紊乱有关，尤其是大剂量或长期应用时，如体位性低血压、休克、低钾血症、低氯血症、低氯性碱中毒、低钠血症、低钙血症、低镁血症以及与此有关的口渴、乏力、肌肉酸痛和心律失常等。

(2)少见者有过敏反应（包括多形红斑、史-约综合征、间质性肾炎，甚至心脏骤停）、视物模糊、黄视症、光敏感、头晕、头痛、食欲缺乏、恶心、呕吐、腹痛、腹泻、胰腺炎、肌肉强直等，骨髓抑制导致粒细胞减少、血小板减少性紫癜和再生障碍性贫血，肝功能损害，指（趾）感觉异常，糖代谢紊乱（高血糖、尿糖阳性、原有糖尿病加重），高尿酸血症。耳鸣、听力障碍多见于大剂量静脉快速注射时（每分钟剂量大于4～15 mg）或是与其他耳毒性药物合用时，多为暂时性，少数为不可逆性，尤其是当与其他有耳毒性的药物同时应用时。

【禁忌证】 (1)对本药过敏者。

(2)无尿者。

(3)美国FDA妊娠期用药安全性分级为口服给药及肠道外给药C；D(如用于妊娠高血压)。

【注意事项】 (1)交叉过敏反应　对磺胺类药和噻嗪类利尿药过敏者，对本药可能亦过敏。

(2)本药可经乳汁分泌，哺乳期妇女使用对乳儿的危害不能排除，应慎用。

(3)本药在新生儿的半衰期明显延长，故新生儿用药间隔时间应延长。

(4)老年人应用本药时发生脱水、低血压、电解质紊乱、血栓形成和肾功能损害的机率增高。

(5)本品超剂量使用可引起水和电解质耗竭性的过度利尿，引起脱水和血容量减少，因此必须加强医学监测，根据患者的个体情况及时调整剂量。

(6)电解质耗竭者，用药前宜先纠正电解质失衡。

(7)肝昏迷患者在基本情况改善前，不推荐使用。

(8)可引起低钾血症，尤其是在电解质摄入不足、肝硬化、与高效利尿药合用、与皮质激素类或ACTH合用的情况下。

(9)对诊断的干扰　可致血糖升高、尿糖阳性，尤其是糖尿病或糖尿病前期患者。过度脱水可使血尿酸和尿素氮水平暂时性升高，血 Na^+、Cl^-、K^+、Mg^{2+} 和 Ca^{2+}

浓度下降。

(10)下列情况应慎用 ①严重肾功能损害者，有条件时应尽早选择血液净化治疗，而不是盲目加大剂量。如用药，则间隔时间应延长，以免出现耳毒性等副作用。如在使用过程中血氮质升高或出现少尿，应停药；②糖尿病；③高尿酸血症或有痛风病史者；④严重肝功能损害者，因水、电解质紊乱可诱发肝昏迷；⑤急性心肌梗死，过度利尿可促发休克；⑥胰腺炎或有此病史者；⑦有低钾血症倾向者，尤其是应用强心苷类药物或有室性心律失常者；⑧系统性红斑狼疮，本药可加重病情或诱发活动；⑨前列腺增生症患者。

(11)随访检查 ①血电解质，尤其是合用强心苷类药物或皮质激素类药物、合并肝肾功能损害者；②血压，尤其是用于降压，大剂量应用或用于老年人；③肾功能；④肝功能；⑤血糖；⑥血尿酸；⑦酸碱平衡情况；⑧听力。

【药物相互作用】 (1)糖皮质激素、盐皮质激素、促肾上腺皮质激素及雌激素能降低本药的利尿作用，并增加电解质紊乱尤其是低钾血症的发生机会。

(2)非甾体抗炎药能降低本药的利尿作用，肾损害机会增加，与前者抑制前列腺素合成、减少肾血流量有关。

(3)本药可增强降压药的降压作用，两者合用时，后者剂量应酌情调整。

(4)与可激动 α 受体的拟肾上腺素药及抗癫痫药合用时，利尿作用减弱。

(5)与氯贝丁酯合用，两药的作用均增强，并可出现肌肉酸痛、强直。

(6)与治疗剂量的多巴胺合用，利尿作用加强。

(7)饮酒及含乙醇制剂和可引起血压下降的药物能增强本品的利尿作用；与巴比妥类药物、麻醉药合用，易引起直立性低血压。

(8)本药可使尿酸排泄减少，血尿酸升高，故与治疗痛风的药物合用时，应调整后者的剂量。

(9)降低降血糖药的疗效。

(10)降低抗凝药物和抗纤溶药物的作用，主要是利尿后血容量下降，致血中凝血因子浓度升高，以及利尿使肝血液供应改善、肝脏合成凝血因子增多有关。

(11)本品加强非去极化型肌松药的作用，与血钾下降有关。手术如用筒箭毒碱作为肌松药，应于术前 1 周停用本药。

(12)与两性霉素、头孢菌素、氨基糖苷类抗生素等药物合用，肾毒性增加，尤其是原有肾损害时；与氨基糖苷类抗生素、依他尼酸或其他具有耳毒性的药物合用，耳毒性增加。

(13)与抗组胺药合用时耳毒性增加，易出现耳鸣、头晕、眩晕。

(14)与锂盐合用可增加锂浓度，锂毒性明显增加，应尽量避免合用。

(15)服用水合氯醛后静脉注射本药可致出汗、面色潮红和血压升高，此与甲状腺素由结合状态转为游离状态增多，导致分解代谢加强有关。

(16)与碳酸氢钠合用发生低氯性碱中毒机会增加。

(17)与强心苷类合用应注意补钾，因低钾易致心律失常。

(18)与三氧化二砷、氟哌利多、多非利特、苄普地尔、左醋美沙多、索他洛尔、酮色林等合用，由于本品可引发低钾或低镁血症，从而可诱发室性心律失常(Q-T间期延长，尖端扭转型室性心动过速)。

(19)与阿司匹林相互竞争肾小管分泌，两者合用可使后者排泄减少。

(20)与卡托普利合用偶可致肾功能恶化。

(21)与食物合用，吸收减少，生物利用度可下降 30%。

【给药说明】 (1)药物剂量应个体化，从最小有效剂量开始，然后根据利尿反应调整剂量，以减少水、电解质紊乱等副作用的发生。

(2)肠道外用药宜静脉给药、不主张肌内注射。常规剂量静脉注射应超过 1～2 分钟，大剂量静脉注射时每分钟不超过 4 mg。静脉用药剂量为口服的 1/2 时即可达到同样疗效。

(3)本药为加碱制成的钠盐注射液，碱性较高，故静脉注射时宜用氯化钠注射液稀释，而不宜用葡萄糖注射液稀释。

(4)存在低钾血症或低钾血症倾向时，应注意补钾。

(5)如每日用药一次，应早晨服药，以免夜间排尿次数增多。

(6)少尿或无尿患者应用较大剂量后无效时应停药。

(7)肝肾功能同时受损者，本药更易在体内蓄积，容易出现不良反应。

【用法与用量】 口服 成人 ①治疗水肿性疾病：起始剂量为 20～40 mg，一日 1～2 次，必要时 6～8 小时后追加 20～40 mg，直至出现满意利尿效果；但一般应控制在 100 mg 以内，分 2～3 次服用，以防过度利尿和不良反应发生。部分患者剂量可减少至 20～40 mg，隔日 1 次，或一周中连续服药 2～4 日，一日 20～40 mg。紧急情况或不能口服者，可静脉注射，开始 20～40 mg，必要时每 2 小时追加剂量，直至出现满意疗效。在非紧急情况下，不希望短期内快速利尿。维持用药阶段可分次给药。治疗急性左心衰竭时，起始 40 mg 静脉注射，必要时每小时追加 80 mg，直至出现满意疗效。利尿效果差时不宜再增加剂量，以免导致肾毒性。治疗慢性肾功能不全时，一般一日剂量 40～120 mg。②治疗高血压：起始一日 40～80 mg，分 2 次服用，并酌情调整剂量。治疗高血压危象时，起始 40～80 mg 静脉注射。伴急性左心衰竭或急性肾功能衰竭时，可酌情增加用量，必要时进行血液净化治疗。③治疗高钙血症：在充分水化前提下，一日口服 80～120 mg，分 1～3 次服。必要时，可静脉注射，一次 20～80 mg。

【儿科用法与用量】 (1)口服　一日 2～3 mg/kg，分 2～3 次服用。

(2)静脉注射、静脉滴注　一次 0.5～1 mg/kg。

【儿科注意事项】 (1)对磺酰胺类、噻嗪类药物过敏者禁用。

(2)肝性脑病、超量服用强心苷类者慎用。

【制剂与规格】 呋塞米片：20 mg。

呋塞米注射液：2 ml：20 mg。

注射用呋塞米：20 mg。

托拉塞米[医保(乙)]

Torasemide

【适应证】 (1)水肿性疾病　由各种原发性或继发性肾脏疾病及各种原因所致急慢性肾衰竭、充血性心力衰竭以及肝硬化等所引发的水肿；与其他药物合用治疗急性脑水肿等。

(2)慢性心力衰竭。

(3)原发性及继发性高血压　本药在利尿阈剂量下即可产生抗高血压作用。

(4)急、慢性肾衰竭　本药用于急、慢性肾衰竭者可增加尿量，促进尿钠排出。

(5)急性毒物或药物中毒　本药强效、迅速的利尿作用，配合充分的液体补充，不仅可以加速毒物和药物的排泄，而且可减轻有毒物质对近曲小管上皮细胞的损害。

【药理】 (1)药效学　①托拉塞米作用于髓袢升支粗段，抑制髓质部及皮质部对 Na^+、Cl^- 的重吸收而发挥利尿及排钠作用。利尿作用于口服 1 小时内开始，1～2 小时达高峰，可持续 8 小时。静脉用药后 10 分钟内开始，作用也可持续 8 小时。利尿作用较呋塞米强，离体灌流实验证明，10～20 mg 本品与 40 mg 呋塞米的排钠作用相当。托拉塞米还可抑制远曲小管上皮细胞醛固酮与其受体结合，进一步增加其利尿、利钠效果，且使其排钾作用明显弱于其他强效髓袢利尿药。②本品生物半衰期较呋塞米长，通常每日只需用药 1 次即可，几乎无利尿抵抗现象。口服生物利用度(80%～90%)高于呋塞米(40%～50%)，口服和非肠道给药疗效几乎相同。③在较大的治疗剂量范围内，本品仍可以保持非常良好的线性时量以及量效关系。根据适应证的不同，可以从用于降压的 2.5 mg 到用于严重肾衰的 200 mg。④本品通过增加尿量、减少机体水钠潴留，降低心脏前负荷，亦可扩张肺血容量而降低心脏后负荷，并有降低肺毛细血管通透性、抑制肺水肿形成和发展的作用。⑤本品对近曲小管的碳酸酐酶无抑制作用，从而排出碱性尿；对血清 Mg^{2+}、尿酸、糖和脂类无明显影响。

(2)药动学　口服吸收好，t_{max} 为 1 小时，与食物同服达峰时间延迟约 30 分钟。生物利用度为 76%～92%，血浆蛋白结合率为 97%～99%，分布容积为 0.2 L/kg，消除半衰期为 2.2～5 小时，连续用药 8～21 天对半衰期无明显影响。主要在肝脏经 CYP2C9 代谢，生成的失活代谢产物(羧酸衍生物)从尿排泄，约 20%以原形经尿排泄，主要通过近曲小管的主动分泌，肾清除率为 0.384～0.78 L/h，总清除率为 3 L/h。在慢性肾衰患者，托拉塞米的肾脏清除率减小，但血浆总清除率不受影响。肾功能下降的老年患者，服用托拉塞米的药动学特征与青年患者相似，其总的血浆清除率和消除半衰期保持不变。肝硬化患者的托拉塞米分布容积增大，其通过肝代谢的比例降低，而通过肾脏的排泄增加，因而半衰期会有所延长。对于伴肾功能损害的肝硬化患者，如心源性肝硬化患者，由于肝淤血和肾缺血，肝和肾的清除能力均降低，血浆半衰期延长。

【不良反应】 主要有瘙痒、皮疹、咳嗽、鼻炎、疲劳、头晕、头痛、失眠、恶心、消化不良、便秘、腹泻、肌痉挛、直立性低血压等。由于本药仅有 20%治疗量经肾清除，故肾衰竭患者用药安全，也不会产生药物的蓄积作用。另可见高血糖、低血钾(常发生在低钾饮食、呕吐、腹泻、快速给药、肝功能异常的患者)、高尿酸血症、低钙血症等。本品有耳毒性。

【禁忌证】 (1)对本药、磺酰脲类或磺胺类药过敏者。

(2)无尿者。

【注意事项】 (1)肝硬化腹水患者慎用，以防水、电解质平衡急剧失调而致肝昏迷。

(2)应用本药时注意过度利尿引起的水、电解质失衡，如有血容量不足、血钠、钾、氯、酸碱异常，或血肌酐增高，须停用本药，待纠正后再用。

(3)尚不明确本药是否经乳汁分泌，哺乳期妇女使用对乳儿的危害不能排除，应慎用。

(4)儿童用药安全性和有效性未建立。

(5)健康老年受试者的药动学与健康成人相近，但老年患者肾功能下降时肾清除率降低(总清除率和半衰期不变)。

(6)下列情况慎用：贫血、糖尿病、痛风或高尿酸血症、高脂血症以及有胰腺炎病史、肝脏疾病患者等。

(7)美国 FDA 妊娠期用药安全性分级为口服给药、肠道外给药 B。

【药物相互作用】 (1)本药与水杨酸盐在肾小管产生排泌竞争，合用可能会增加后者的毒性。

(2)与华法林合用时，本品竞争性抑制 CYP2C9 调节华法林的代谢，华法林的血药浓度升高，清除下降，INR 升高。

(3)其余参阅"呋塞米"。

【给药说明】 (1)快速静脉注射可能发生短暂听力障碍，故单次不宜超过 200 mg，注射时间不短于 2 分钟。

(2)本药开始治疗前须纠正排尿障碍(如前列腺增生等)，尤其老年患者治疗开始前应监测血电解质、血容量情况。

(3)用药期间驾驶车辆或操作机械应谨慎。

【用法与用量】 成人 ①慢性心力衰竭：口服或静脉注射，初始剂量一般为一次 5～10 mg，一日 1 次；递增至一次 10～20 mg，一日 1 次。②慢性肾功能衰竭：一次 20 mg，一日 1 次。③肝硬化：起始一次 5～10 mg，一日 1 次，可逐渐加量，但一日剂量不超过 40 mg。④静脉注射一日剂量不超过 50 mg。

【制剂与规格】 托拉塞米片：(1)5 mg；(2)10 mg；(3)20 mg。

托拉塞米胶囊：10 mg。

托拉塞米注射液：(1)1 ml ∶ 10 mg；(2)2 ml ∶ 10 mg；(3)5 ml ∶ 50 mg。

注射用托拉塞米：(1)10 mg；(2)20 mg。

阿佐塞米

Azosemide

【适应证】 原发性或继发性肾脏疾病、充血性心力衰竭以及肝硬化等所致水肿。

【药理】 (1)药效学 参阅"呋塞米"。本药作用类似呋塞米，但降压作用较弱而抗血管升压素作用较强。用于利尿时，口服后 1 小时起效，2～4 小时达高峰，单次给药后作用持续 9 小时。

(2)药动学 口服吸收差，t_{max} 为 3～4 小时，生物利用度仅为 10%。肝脏代谢为主，以原形、氧化脱噻吩甲基物和葡萄醛酸结合物的形式经尿排泄。本药总清除率为 5.4 L/h，半衰期为 2.3～2.7 小时。

【不良反应】 参阅"呋塞米"。

【禁忌证】 (1)对本药、磺酰脲类或磺胺类药物过敏者。

(2)无尿者。

【注意事项】 (1)注意过度利尿引起的水、电解质失衡，如有血容量不足及血钠、钾、氯、酸碱平衡异常，或血肌酐增高，须停用本药。

(2)对胎儿影响尚不明确，妊娠期妇女应慎用。

(3)尚不明确本药是否经乳汁分泌，哺乳期妇女应慎用。

(4)可能导致新生儿肾钙化，乳儿电解质易失衡，应慎用。

(5)老年患者易出现低血钠、低血钾，利尿后血容量减少可诱发脑梗死等血栓性疾病。应从小剂量开始用药，密切观察。

(6)下列情况慎用：严重冠状动脉硬化或脑动脉硬化、糖尿病、痛风或高尿酸血症、呕吐、腹泻、肝脏疾病患者等。

【药物相互作用】 (1)与血管紧张素转换酶抑制药合用，可发生直立性低血压。

(2)与强心苷类药物(如地高辛)合用，可致强心苷类中毒，应避免合用。

(3)与锂剂合用，可因近端肾小管对钠和锂的重吸收增加而导致血清锂浓度升高，可发生锂中毒，表现为乏力、震颤、极度口渴、意识模糊等。

(4)与三氧化二砷、苄普地尔、氟哌利多、左醋美沙多、索他洛尔、多非利特等合用，可因低钾血症导致尖端扭转型室性心律失常。合用时应密切监测血钾和血镁水平，也可换用或合用留钾利尿药。

(5)与酮色林、阿司咪唑、特非那定等合用，可发生室性心律失常，应避免。

(6)其他参阅"呋塞米"。

【给药说明】 (1)本药不宜长期服用。

(2)低盐饮食的患者慎用本药。

【用法与用量】 口服 一次 30～60 mg，一日 1 次，于早餐时服用。根据患者年龄、症状调整剂量。

【制剂与规格】 阿佐塞米片：30 mg。

布美他尼[药典(二)；医保(乙)]

Bumetanide

【适应证】 参阅"呋塞米"(对某些呋塞米无效的病

例仍可能有效）。

【药理】（1）药效学　参阅“呋塞米”。本品对 Na^+-K^+-$2Cl^-$ 协同转运载体的抑制作用比呋塞米强，故其利尿作用为呋塞米的 20～60 倍。本药对远曲小管无作用，抑制碳酸酐酶的作用较弱，故排钾作用小于呋塞米。对血流动力学的作用与呋塞米相同。利尿作用在口服后 30～60 分钟起效，1～2 小时达高峰，持续 4 小时（用 1～2 mg时，大剂量时为 4～6 小时）。静脉注射数分钟起效，15～30 分钟作用达高峰，作用持续约 2 小时。

（2）药动学　口服几乎完全迅速吸收，生物利用度为 80%～95%。充血性心力衰竭和肾病综合征等水肿性疾病时，由于肠道黏膜水肿，口服吸收率下降。血浆蛋白结合率为 94%～96%。$t_{1/2}$ 为 60～90 分钟，略长于呋塞米，肝肾功能受损时延长。本药不被透析清除。用药量的 77%～85%经尿排泄，其中 45%为原形，15%～23%胆汁和粪便排泄，本药经肝脏代谢较少。

【不良反应】　与呋塞米基本相同，但未见间质性肾炎和黄视、光敏感。偶见恶心、头痛、头晕、低血压、高尿酸血症、低钾血症、未婚男性遗精和阴茎勃起困难。大剂量时可发生肌肉酸痛、胸痛。对糖代谢的影响、耳毒性可能小于呋塞米。可引起血小板减少。

【禁忌证】（1）对本药或磺胺类药物过敏者。

（2）无尿者。

（3）肝昏迷者。

（4）严重电解质紊乱者。

（5）美国 FDA 妊娠期用药安全性分级为口服给药、肠道外给药 C。

【注意事项】（1）本品为高效利尿药，过量使用可导致水、电解质耗竭。宜根据患者个体情况调整剂量，加强医学监测。

（2）本品可改变葡萄糖的代谢。

（3）肝病、血尿素氮或肌酐升高、高尿酸血症、低钾血症、低镁血症、血容量减少者慎用。

（4）本品能增加尿磷的排泄量，可干扰尿磷的测定。其慎用情况参阅“呋塞米”，但未见对系统性红斑狼疮的影响。

（5）哺乳期妇女使用对乳儿的危害不能排除。

（6）新生儿使用可升高血清胆红素，有出现胆红素脑病（核黄疸）的风险。

（7）美国 FDA 未批准本品用于 18 岁以下患者。

【药物相互作用】【给药说明】（1）参阅“呋塞米”。

（2）本药注射液不宜加入酸性注射液中静脉滴注，以免引起沉淀。

【用法与用量】　成人　①治疗水肿性疾病或高血压：口服，起始一日 0.5～2 mg，必要时每 4～5 小时重复，最大剂量一日可达 10～20 mg。也可间隔用药，即每隔1～2 日用药 1 日。静脉或肌内注射，起始 0.5～1 mg，必要时间隔 2～3 小时重复，最大剂量为一日 10 mg。②治疗急性肺水肿：静脉注射，起始 1～2 mg，必要时间隔 20 分钟重复，也可将 2～5 mg 稀释后缓慢滴注（不短于 30～60 分钟）。

【儿科用法与用量】（1）口服　一次 0.01～0.02 mg/kg，必要时每 4～6 小时给药 1 次。

（2）静脉注射、静脉滴注　剂量同口服。

【儿科注意事项】（1）对本药或磺胺类药物过敏者禁用。

（2）无尿、肝昏迷者禁用。

（3）严重电解质紊乱者禁用。

【制剂与规格】　布美他尼片：1 mg。

布美他尼注射液：（1）2 ml∶0.5 mg；（2）2 ml∶1 mg。

注射用布美他尼：（1）0.5 mg；（2）1 mg。

依他尼酸[药典(二)]

Ethacrynic Acid

【适应证】　参阅“呋塞米”。因耳毒性较大，目前临床上少用。

【药理】（1）药效学　参阅“呋塞米”。利尿作用于口服后 30 分钟内起效，2 小时达高峰，持续 6～8 小时。静脉注射 5 分钟起效，15～30 分钟达高峰，可持续 2 小时。

（2）药动学　口服吸收快而完全，血浆蛋白结合率 91%～97%，生物利用度为 100%。67%经肾脏排泄，33%经胆汁和粪便排泄，其中 20%为原形药物。$t_{1/2}$ 为 30～60 分钟。

【不良反应】（1）与呋塞米基本相同，但胃肠道反应、水样腹泻和耳毒性较呋塞米多见。尚可引起吞咽困难、食欲缺乏、痛风、眩晕、疲劳、视物模糊、血尿、皮疹、注射部位疼痛和消化道出血。可引起低血糖，但对糖代谢的影响较呋塞米轻。

（2）其他严重的反应有胰腺炎（罕见）、粒细胞缺乏症、中性粒细胞减少症、血小板减少症、肝毒性（罕见）、黄疸（罕见）、耳鸣、耳聋等。

【禁忌证】（1）对本药过敏者。

（2）婴幼儿患者。

（3）严重水样腹泻者。

(4)无尿者。

【注意事项】 (1)交叉过敏反应　未见与磺胺类包括噻嗪类利尿药有交叉过敏反应。

(2)本药可通过胎盘,动物实验提示本药有致畸性。美国FDA妊娠期用药安全性分级为口服给药、肠道外给药B;D(如用于妊娠期高血压)。

(3)哺乳期妇女使用对乳儿的危害不能排除。

(4)其余参阅"呋塞米"。

【药物相互作用】 (1)与呋塞米合用,对耳蜗的毒性作用相加,增加耳毒性的风险。

(2)本品与抗凝药或对胃有刺激的药物合用,可增加胃肠出血危险性。

(3)其余参阅"呋塞米"。

【给药说明】 静脉注射应缓慢,一般在30分钟注射完毕。反复用药应更换注射部位,以免引起静脉炎。不可皮下或肌内注射。其他同"呋塞米"。

【用法与用量】 成人　治疗水肿性疾病,起始剂量为50 mg,上午一次性顿服,进餐或餐后立即服用。按需要每日增加剂量25～50 mg,直至最小有效剂量。一般有效剂量范围为一日50～150 mg,最大剂量一日400 mg。维持剂量多为一日50～200 mg,每日或隔1～2日服用1次。当急性肺水肿或口服用药疗效不佳时可静脉用药,起始剂量50 mg或按体重0.5～1 mg/kg,溶解于5%葡萄糖注射液或氯化钠注射液(1 mg/ml)中缓慢滴注,必要时2～4小时后重复。有反复者可每4～6小时重复1次,危重情况可每小时重复1次,一般一日剂量不超过100 mg。

【儿科用法与用量】 (1)口服　一日0.5～1 mg/kg,分1～3次服。

(2)静脉注射、静脉滴注　一次0.5～1 mg/kg,缓慢静脉注射或静脉滴注。

【儿科注意事项】 (1)婴幼儿禁用。

(2)可致腹泻、胃肠出血、耳聋,可致尿闭症。

【制剂与规格】 依他尼酸片:25 mg。

注射用依他尼酸钠:25 mg。

(三)留钾利尿药

螺内酯[药典(二);基;医保(甲)]

Spironolactone

【适应证】 (1)水肿性疾病　与其他利尿药合用,治疗充血性水肿、肝硬化腹水等水肿性疾病,其目的在于纠正上述疾病时伴发的继发性醛固酮分泌增多,并对抗其他利尿药的排钾作用。也用于特发性水肿的治疗。

(2)高血压　作为治疗高血压的辅助药物。

(3)原发性醛固酮增多症　螺内酯可用于此病的诊断和治疗。

(4)低钾血症的预防　与噻嗪类利尿药合用,增强利尿效应和预防低钾血症。

(5)在已用β受体拮抗药和血管紧张素Ⅱ转换酶抑制药(或血管紧张素Ⅱ受体拮抗药)的心功能不全患者(纽约心脏病分级Ⅲ～Ⅳ级,左心室EF≤35%)中用于减少因心衰恶化住院,减少死亡。

【药理】 (1)药效学　本品的利尿作用较弱,口服1日左右起效,2～3日利尿作用达高峰,停药后作用仍可维持2～3日。

本品结构与醛固酮相似,为醛固酮受体的竞争性抑制药。作用于末端远曲小管和集合管的醛固酮受体,阻断Na^+-K^+和Na^+-H^+交换,使Na^+、Cl^-和水排泄增多,K^+、Mg^{2+}、H^+排泄减少,对Ca^{2+}和$H_2PO_4^-$的作用不定。由于本药仅作用于末端远曲小管和集合管,对肾小管其他各段无作用,故利尿作用较弱。另外,本药对肾小管以外的醛固酮受体也有作用。

(2)药动学　口服吸收快,生物利用度约90%,血浆蛋白结合率在90%以上,进入体内后80%由肝脏迅速代谢为有活性的坎利酮。原形药物和代谢产物可通过胎盘,坎利酮可通过乳汁分泌。原形药物的$t_{1/2}$很短,约1.6小时,活性代谢产物坎利酮的$t_{1/2}$约16.5小时。无活性代谢产物从肾脏和胆道排泄,约有10%以原形从肾脏排泄。

【不良反应】 (1)常见不良反应　①高钾血症:最为常见,尤其是单独用药、进食高钾饮食、与钾剂或含钾药物如青霉素钾等合用以及存在肾功能损害、少尿、无尿时。即使与噻嗪类利尿药合用,高钾血症的发生率仍可达8.6%～26%,且常以心律失常为首发表现,故用药期间必须密切随访血钾和心电图。②胃肠道反应:如恶心、呕吐、胃痉挛和腹泻;尚有报道可致荨麻疹、消化性溃疡。

(2)少见不良反应　①低钠血症:单独应用时少见,与其他利尿药合用时发生率增高。②抗雄激素样作用或对其他内分泌系统的影响:长期服用本药可致男性乳房发育、阳痿、性功能低下,可致女性乳房胀痛、声音变粗、毛发增多、月经失调、性功能下降。③中枢神经系统表现:长期或大剂量服用本药可发生行走不协调、头痛、嗜睡、昏睡、精神错乱等。

(3)罕见不良反应　①过敏反应:出现皮疹甚至呼吸困难。②暂时性血肌酐、尿素氮升高:主要与过度利尿、有效血容量不足、肾小球滤过率下降有关。③轻度高氯性酸中毒。④肿瘤:个别患者长期服用本药和氢氯噻嗪后发生乳腺癌。⑤皮肤溃疡。⑥胃炎、胃出血。⑦粒细胞缺乏。⑧系统性红斑狼疮。⑨乳腺癌。

【禁忌证】 (1)对本药或对其他磺酰脲类药物过敏者。

(2)高钾血症患者。

(3)急性肾功能不全者。

(4)无尿者。

(5)肾排泌功能严重损害者。

(6)美国FDA妊娠期用药安全性分级为口服给药C;D(如用于妊娠高血压)。

【注意事项】 (1)本品在动物的慢性毒性试验中可致瘤,因此应避免扩大适应证使用。

(2)可引发严重的高钾血症,宜监测之。一旦出现,须暂停或停止使用并可能需医学处理。

(3)避免补钾、应用富钾的食物或应用钾盐类替代物。

(4)肾功能损害者可发生高钾血症。

(5)严重心衰患者使用本品可引起严重或致死性的高钾血症,须监测。

(6)可引发或加重稀释性低钠血症,尤其对于合用利尿药治疗或高温气候下的水肿性患者。

(7)失代偿性肝硬化患者使用本品,即使肾功能正常,也可发生高氯性代谢性酸中毒,但可逆转。

(8)严重呕吐或接受输液的患者,出现水和电解质不平衡的风险增加。

(9)本药的代谢物坎利酮可从乳汁分泌,哺乳期妇女应慎用。

(10)老年人用药较易发生高钾血症和利尿过度。

(11)对诊断的干扰 ①使荧光法测定血浆皮质醇浓度升高,故取血前4~7日应停用本药或改用其他测定方法。②使血肌酐和尿素氮(尤其在原有肾功能损害时)、血浆肾素、血镁、血钾测定值升高,尿钙排泄可能增多,而尿钠排泄减少。

(12)下列情况慎用 ①乳房增大或月经失调者。②肝功能不全,因本药引起电解质紊乱可诱发肝昏迷。③低钠血症。④酸中毒,可加重酸中毒或促发本药所致高钾血症。

【药物相互作用】 (1)肾上腺皮质激素(尤其是具有较强盐皮质激素作用者)、促肾上腺皮质激素能减弱本药的利尿作用,并拮抗本药的留钾作用。

(2)雌激素可引起水钠潴留,从而减弱本药的利尿作用。

(3)非甾体抗炎药,尤其是吲哚美辛,能降低本药的利尿作用,且合用时肾毒性增加。

(4)与激动α受体的拟肾上腺素药合用可降低本药的降压作用。

(5)治疗剂量的多巴胺可加强本药的利尿作用。

(6)与引起血压下降的药物合用,利尿和降压作用均加强。

(7)与依普利酮或氨苯蝶啶等其他留钾利尿药合用,留钾的作用相加,引起高钾血症的风险增加,属禁忌。

(8)与下列药物合用时,发生高钾血症的机率增高,如含钾药物、库存血(含钾30 mmol/L,如库存10日以上含钾高达65 mmol/L)、血管紧张素转换酶抑制药、血管紧张素Ⅱ受体拮抗药、精氨酸、他克莫司和环孢素等。有报道与卡托普利、依那普利或精氨酸合用引起致死性心脏事件。

(9)与三氧化二砷、氟哌利多、左醋美沙多、索他洛尔合用,如患者发生低血钾或低血镁,则增加Q-T间期延长的风险。

(10)与葡萄糖胰岛素注射液、碱剂、钠型降钾交换树脂合用,可减少发生高钾血症的机会。

(11)本药使地高辛半衰期延长而导致中毒。

(12)与氯化铵、考来烯胺合用易发生代谢性酸中毒。

(13)甘珀酸钠、甘草类制剂具有醛固酮样作用,合用可降低本药的利尿作用;而本药可减弱甘珀酸钠对溃疡的愈合作用。

(14)与锂盐合用,锂排出减少,血锂浓度增高。

(15)与噻嗪类利尿药或氯磺丙脲合用,可引起低钠血症。

(16)与华法林合用,抗凝作用减弱。

【给药说明】 (1)给药应个体化,从最小有效剂量开始使用,根据电解质变化逐渐增至有效剂量,以减少电解质紊乱等不良反应的发生。

(2)如每日服药一次,应于早晨服药,以免夜间排尿次数增多。

(3)用药前应了解患者血钾浓度,但在某些情况下血钾浓度并不能代表机体内钾含量,如酸中毒时钾从细胞内转移至细胞外而易出现高钾血症,酸中毒纠正后血钾即可下降。

(4)本药起效较慢,而维持时间较长,故首日剂量可增加至常规剂量的2~3倍,以后酌情调整剂量。与其他利尿药合用时,可先于其他利尿药2~3日服用。在已应用其他利尿药再加用本药时,其他利尿药剂量在最初2~3日可减量50%,以后酌情调整剂量。在停药时,本药应先于其他利尿药2~3日停药。

(5)应于进食时或餐后服药，以减少胃肠道反应，并可能提高本药的生物利用度。

【用法与用量】 成人 ①治疗水肿性疾病：一日40～120 mg，分2～4次服用，至少连服5日，以后酌情调整剂量。②治疗高血压：开始一日40～80 mg，分次服用，至少2周，以后酌情调整剂量，不宜与血管紧张素转换酶抑制药合用，以免发生高钾血症。③治疗原发性醛固酮增多症：手术前患者，一日用量80～240 mg，分2～4次服用；不宜手术的患者，则选用较小剂量维持用药。④用于心功能不全：一次20 mg，一日1次。老年人对本药较敏感，开始用量宜偏小。

【儿科用法与用量】 口服 一日1～3 mg/kg，分2～4次服。

【儿科注意事项】 (1)为醛固酮的竞争性抑制药。

(2)有留钾作用，与含钾药合用需慎用。

【制剂与规格】 螺内酯胶囊：20 mg。

螺内酯片：(1)4 mg；(2)12 mg；(3)20 mg。

依普利酮

Eplerenone

【适应证】 ①高血压。②心力衰竭。③心肌梗死。

【药理】 (1)药效学 本药是选择性醛固酮受体拮抗药。醛固酮是人体内肾素-血管紧张素-醛固酮系统(RAAS)中的重要成分，在心血管系统的生理和病理调节中起重要作用。在病理条件下RAAS被激活，使醛固酮合成和释放增加，可引起：①电解质紊乱，水钠潴留、镁和钾排泄增加；②儿茶酚胺增加，大量醛固酮可阻断心肌对儿茶酚胺的摄取，从而使细胞外儿茶酚胺增多；③增加去甲肾上腺素的摄取；④心肌重构。故体内长期醛固酮增多可导致高血压、心力衰竭、心肌缺血、心律失常、水肿、蛋白尿和肾血管损伤的发生和发展。因此，阻滞醛固酮与其受体结合，可拮抗醛固酮对血管、心、脑、肾等靶器官的损伤而产生保护作用。本药抗肾上腺盐皮质激素受体的活性是螺内酯的2倍，而对雄激素和黄体受体的亲和力比螺内酯低，故对性激素的影响较螺内酯小。

(2)药动学 口服吸收好，食物不影响其吸收。口服后1.5小时达血药峰浓度。蛋白结合率为50%，半衰期为4～6小时。肾功能不全者的血药峰浓度和浓度-曲线下面积均有所增加，透析不能清除。在体内主要由肝细胞CYP3A4酶代谢，其中2/3由肾脏排出、1/3由粪便排出体外。

【不良反应】 较常见的有高钾血症、腹泻、血清氨基转移酶升高、眩晕、肌酐轻度升高、咳嗽、乏力及流感样症状等。偶见男性乳房发育、乳房疼痛等。

【禁忌证】 (1)对本药过敏者。

(2)严重肾功能损害者。

(3)高钾血症(>5.5mmol/L)者。

(4)伴有微量蛋白尿的2型糖尿病和(或)高血压患者。

【注意事项】 (1)应用本品期间应注意电解质尤其是血钾的监测。肾功能减退者、伴肾功能损害的心梗后心衰患者或糖尿病患者(尤其是有蛋白尿者)出现高钾血症的风险增高。如出现高钾血症，宜停药或减量。

(2)美国FDA妊娠期用药安全性分级为B级。

(3)哺乳期应用本药不能排除对乳儿造成危险。

(4)目前尚未确定本药在儿童中使用的安全性和有效性。

【药物相互作用】 (1)与血管紧张素转换酶抑制药(ACEI)、血管紧张素Ⅱ受体拮抗药(AⅡR)、β受体拮抗药联用，可增强降压作用且对治疗心力衰竭有协同作用。与ACEI联用可致血钾升高，应注意血钾监测或加用排钾利尿药。

(2)禁止与强效CYP3A4酶抑制药(如克拉霉素、伊曲康唑、酮康唑、奈法唑酮、奈非那韦、利托那韦等)合用。

(3)与中效CYP3A4酶抑制药(如氟康唑、维拉帕米、红霉素、沙奎那韦等)合用时，本药剂量应减半，并应加强对血钾和肌酐的监测。

(4)禁止与补钾药或其他留钾利尿药合用，如钾盐、阿米洛利、螺内酯、氨苯蝶啶等。

【给药说明】 (1)轻、中度肝功能损害者无需调整起始剂量。

(2)应定期监测血钾，尤其是用药前、用药第1周、用药1个月或调整剂量后。

(3)糖尿病尤其是伴有蛋白尿的患者易发生高钾血症，应慎用本药并密切监测血钾。

【用法与用量】 口服 成人 ①高血压：开始每天顿服50 mg，一般4周达最佳降压效果；根据需要可增至一日100 mg，分2次服用。②心力衰竭和心肌梗死：起始剂量为25 mg/d，4周内逐渐加至50 mg/d。

【制剂与规格】 依普利酮片：(1)25 mg；(2)50 mg。

氨苯蝶啶[药典(二)；基；医保(甲)]

Triamterene

【适应证】 (1)水肿性疾病，包括充血性心力衰竭、肝硬化腹水、肾病综合征等，以及肾上腺皮质激素治疗过程中发生的水钠潴留，主要目的在于纠正上述情况时的继发性醛固酮分泌增多，并拮抗其他利尿药的排钾作用。亦可用于特发性水肿。

【药理】 (1)药效学　本药直接抑制肾脏末端远曲小管和集合管的 Na^{+}-K^{+} 交换，从而使 Na^{+}、Cl^{-}、水排泄增多，而 K^{+} 排泄减少。单剂口服后 2～4 小时起效，6 小时达高峰，作用可持续 7～9 小时。

本药利尿作用较弱但迅速，留钾作用弱于螺内酯。与噻嗪类利尿药合用可显著增强利尿作用。

(2)药动学　口服吸收快，生物利用度约为 50%。血浆蛋白结合率 40%～70%，$t_{1/2}$ 为 1.5～2 小时，无尿者每日给药 1～2 次时延长至 10 小时，每日给药 4 次时延长至 9～16 小时(平均 12.5 小时)。吸收后大部分迅速由肝脏代谢，原形药物和代谢产物经肾脏排泄，少数经胆汁排泄。

【不良反应】 (1)常见　高钾血症、高尿酸血症、电解质失衡、皮疹。

(2)少见　①胃肠道反应，如恶心、呕吐、胃痉挛和腹泻等。②低钠血症。③头晕、头痛。④光敏感。

(3)罕见　①过敏反应，如呼吸困难。②血液系统损害，如粒细胞减少症甚至粒细胞缺乏症、血小板减少性紫癜、巨幼细胞贫血(干扰叶酸代谢)。③肾毒性和肾结石。有报道长期服用本药者肾结石的发生率为 1/1500。其机制可能是由于本药及其代谢产物在尿中浓度过饱和，析出结晶并与蛋白基质结合，从而形成肾结石。

【禁忌证】 (1)对本药过敏者。

(2)高钾血症患者。

(3)严重肝脏疾病患者。

(4)无尿的严重肾功能不全者。

(5)留钾治疗或补钾者。

(6)美国 FDA 妊娠期用药安全性分级为口服给药 C；D(如用于妊娠高血压)。

【注意事项】 (1)本药不能代替噻嗪类利尿药成为治疗高血压或水肿的一线药物。

(2)可引起高钾血症，如未纠正则可致死。肾功能损害、糖尿病患者或疾病严重患者出现高钾血症的风险更大。使用本药须监测血钾浓度。

(3)实验显示本药可由母牛乳汁分泌，但对人的情况尚不清楚。哺乳期妇女使用对乳儿的危害不能排除。

(4)儿科患者使用的安全性和有效性未建立。

(5)老年人应用本药较易发生高钾血症和肾损害。

(6)对诊断的干扰　①干扰荧光法测定血奎尼丁浓度的结果。②使下列测定值升高：血糖(尤其是糖尿病)、血肌酐和尿素氮(尤其是在肾功能损害时)、血浆肾素、血钾、血镁、血尿酸及尿酸排泄量。③使血钠下降。

(7)下列情况慎用　①肾功能损害；②糖尿病；③肝功能不全；④低钠血症；⑤酸碱不平衡；⑥电解质不平衡；⑦高尿酸血症或有痛风病史者；⑧肾结石或有此病史者。

【药物相互作用】 (1)因可使血尿酸升高，与噻嗪类和袢利尿药合用时可使血尿酸进一步升高，故必要时加用降尿酸药物。

(2)与降糖药合用可使血糖升高，后者剂量应适当加大。

(3)与依普利酮或螺内酯、阿米洛利等其他留钾利尿药合用，留钾的作用相加，引起高钾血症的风险增加，属禁忌。

(4)与甲氨蝶呤合用，对二氢叶酸还原酶的抑制作用相加，可出现骨髓抑制。

(5)其余参阅“螺内酯”。

【给药说明】 (1)给药应个体化，从最小有效剂量开始使用，以减少电解质紊乱等不良反应。

(2)如每日给药 1 次，应于早晨给药，以免夜间排尿次数增多。

(3)用药前应了解血钾浓度。但在某些情况下血钾浓度并不能真实反应体内钾含量，如酸中毒时钾从细胞内转移至细胞外而易出现高钾血症，酸中毒纠正后血钾即可下降。

(4)服药期间如发生高钾血症，应立即停药，并进行相应处理。

(5)应于进食时或餐后服药，以减少胃肠道反应，并可能提高本药的生物利用度。

(6)宜逐渐停药，以免发生反跳性钾丢失。

(7)多数患者在服本药期间可出现淡蓝色荧光尿，此为用药后的正常反应。

【用法与用量】 口服　成人　开始一日 25～100 mg，分 2 次服用，与其他利尿药合用时剂量可酌情减少。维持阶段可改为隔日疗法。一日最大剂量不超过 300 mg。

【儿科用法与用量】 口服　一日 2～4 mg/kg，分1～2 次服。

【儿科注意事项】 (1)本品抑制肾脏远曲小管和集合管的 Na^{+}、K^{+} 交换。

(2)主要不良反应有胃肠道反应和高钾血症。

【制剂与规格】 氨苯蝶啶片：50 mg。

盐酸阿米洛利[药典(二)；医保(乙)]

Amiloride Hydrochloride

【适应证】 水肿性疾病及难治性低钾血症的辅助治

疗(由于螺内酯和氨苯蝶啶大部分需经肝脏代谢后排出体外,肝功能严重损害时,两药代谢减少,药物剂量不易控制,此时宜应用阿米洛利,因后者不需经肝脏代谢)。

【药理】 (1)药效学　利尿作用于口服后2小时出现,6～10小时达高峰,可持续24小时。主要抑制末端远曲小管和集合管的 Na^+-K^+ 和 Na^+-H^+ 交换,从而 Na^+ 和水排出增多,而 K^+ 和 H^+ 排出减少。本药还使 Ca^{2+} 和 Mg^{2+} 排泄减少。本药与排钾利尿药合用,可明显减少钾的排泄,并部分减少 Ca^{2+} 和 Mg^{2+} 的排泄。而排 Na^+ 和水的作用则增强。其作用不依赖于醛固酮。

本药的促尿钠排泄和降压活性较弱,但与噻嗪类或袢利尿药合用有协同作用。本药40 mg与氨苯蝶啶200 mg的利尿作用相当,为目前潴钾利尿药中作用最强者。

(2)药动学　口服吸收不完全,生物利用度约为50%,食物可降低生物利用度。血浆蛋白结合率低,在体内不被代谢,$t_{1/2}$ 为6～9小时。20%～50%经肾脏排泄,40%左右随粪便排出。

【不良反应】 单独使用时高钾血症较常见。本药可引起高钾血症、低钠血症、高钙血症、轻度代谢性酸中毒;胃肠道反应如恶心、呕吐、食欲缺乏、腹痛、腹泻或便秘,头痛、头晕、直立性低血压、性功能下降;过敏反应表现为皮疹,甚至呼吸困难。

严重的反应有中性粒细胞减少(罕见)、再生障碍性贫血。

【禁忌证】 (1)对本药过敏者。

(2)肾功能减退(Cr＞1.5 mg/100 ml 或 BUN＞30 mg/100 ml)者。

(3)高钾血症患者。

(4)留钾治疗(使用留钾药或补充钾)者。

【注意事项】 (1)可引起高钾血症,如不纠正则可致死。高血钾常在与排钾利尿药合用时发生。肾功能损害、糖尿病患者发生率较高。应仔细监测每一名使用本药的患者。

(2)尚无实验证实本药能否经乳汁分泌。有证据显示该药可改变乳汁的分泌与组成,如果不能改用他药,应监测乳儿的不良反应以及是否摄入足够的乳汁。

(3)老年人应用本药较易出现高钾血症和肾功能损害等,用药期间应密切观察。

(4)对诊断的干扰　可使下列测定值升高:血糖(尤其是糖尿病患者),血肌酐和尿素氮(尤其是老年人和已有肾功能损害者),血钾、血镁及血浆肾素浓度。血钠浓度下降。

(5)下列情况慎用　①无尿;②肾功能损害;③糖尿病;④糖尿病肾病;⑤电解质失衡和BUN增加;⑥代谢性或呼吸性酸中毒和低钠血症。

(6)美国FDA妊娠期用药安全性分级:口服给药B;D(如用于妊娠高血压)。

【药物相互作用】 (1)与含碘造影剂合用,可增加发生急性肾功能衰竭的风险,给予造影剂之前应注意补足水分。

(2)与抗精神病药物合用,可增加发生直立性低血压的风险。

(3)与他克莫司合用,可发生致死性高血钾,肾功能不全者风险更大。

(4)与依普利酮或氨苯蝶呤等其他留钾利尿药合用,留钾的作用相加,引起高钾血症的风险增加,属禁忌。

(5)其他参阅“螺内酯”。

【给药说明】 (1)参阅“氨苯蝶啶”。

(2)本药起效快,持续时间长,用药剂量小。

【用法与用量】 口服　成人　开始一次2.5～5 mg,一日1次,以后酌情调整剂量。一日最大剂量为20 mg。

【制剂与规格】 盐酸阿米洛利片:2.5 mg。

复方盐酸阿米洛利片:每片含盐酸阿米洛利2.5 mg和氢氯噻嗪25 mg。

二、脱水药

甘露醇[药典(二);基;医保(甲、乙)]

Mannitol

【适应证】 (1)组织脱水药　用于治疗各种原因引起的脑水肿,降低颅内压,防止脑疝。

(2)降低眼内压　可有效降低眼内压,应用于其他降眼内压药无效时或眼内手术前准备。

(3)渗透性利尿药　用于鉴别肾前性因素或肾性因素引起的少尿。亦可用于预防各种原因引起的急性肾小管坏死。尚存争议。

(4)作为辅助性利尿措施　治疗肾病综合征、肝硬化腹水,尤其是伴有低蛋白血症时。

(5)对某些药物逾量或毒物中毒(如巴比妥类药物、锂、水杨酸盐和溴化物等)　本药可促进上述物质的排泄,并防止肾毒性。

(6)作为冲洗剂　应用于经尿道内前列腺切除术。

(7)术前肠道准备。

【药理】 (1)药效学　甘露醇为单糖，在体内不被代谢，经肾小球滤过后在肾小管内甚少被重吸收，起到渗透性利尿作用。

①组织脱水作用：以高渗甘露醇溶液静脉给药后，可提高血浆晶体渗透压，导致组织内(包括眼、脑、脑脊液等)水分进入血管内，从而减轻组织水肿，降低眼内压、颅内压和脑脊液容量及其压力。1 g 甘露醇可产生的渗透浓度为 5.5mOsm/L，注射 100 g 甘露醇可使 2000 ml 细胞内水转移至细胞外，尿钠排泄 50 g。不同浓度甘露醇溶液的渗透压见表 7-1。

表 7-1　不同浓度甘露醇溶液的渗透压

甘露醇溶液浓度(%)	渗透压(mOsm/L)
5	275
10	550
15	825
20	1100
25	1375

②利尿作用：甘露醇的利尿作用机制分为以下两个方面。a 本药增加血容量，并促进前列腺素 I_2 分泌，从而扩张肾血管，增加肾血流量(包括肾髓质血流量)。肾小球入球小动脉扩张，肾小球毛细血管压升高，皮质肾小球滤过率升高。b 本药自肾小球滤过后极少(<10%)由肾小管重吸收，故可提高肾小管内液渗透浓度，减少肾小管对水及 Na^+、Cl^-、K^+、Mg^{2+}、Ca^{2+} 和其他溶质的重吸收。过去认为本药主要作用于近曲小管，但经动物实验发现，应用大剂量甘露醇后，通过近曲小管的水和 Na^+ 仅分别增多 10%～20%和 4%～5%，而到达远曲小管的水和 Na^+ 则分别增加 40%和 25%，提示髓袢对水和 Na^+ 的重吸收减少在甘露醇利尿作用中占重要地位。这可能是由于肾髓质血流量增加，髓质内尿素和 Na^+ 流失增多，从而破坏了髓质渗透压梯度差。

由于输注甘露醇后肾小管液流量增加，当某些药物和毒物中毒时，这些物质在肾小管内浓度下降，对肾脏毒性减小，而且经肾脏排泄加快。

静脉注射后，利尿作用于 1 小时出现，维持 3 小时；降低眼内压和颅内压作用于 15 分钟内出现，30～60 分钟达高峰，维持 3～8 小时。

③尚有清除缺血损伤时的自由基、降低血黏度、改善脑血液循环等作用。

(2)药动学　口服吸收很少。静脉注射后迅速进入细胞外液而不进入细胞内。但当血甘露醇浓度很高或存在酸中毒时，甘露醇可通过血-脑屏障，并引起颅内压反跳。本药在肝脏内生成糖原，但由于静脉注射后迅速经肾脏排泄，故一般情况下经肝脏代谢的量很少。$t_{1/2}$ 为 100 分钟，当存在急性肾功能衰竭时可延长至 6 小时。肾功能正常时，静脉注射甘露醇 100 g，3 小时内 80%经肾脏排出。

【不良反应】 (1)水和电解质紊乱最为常见。①快速大量静脉注射甘露醇可引起体内甘露醇积聚，血容量迅速而大量增多(尤其是急、慢性肾功能衰竭时)，导致心力衰竭(尤其是已有心功能损害时)和稀释性低钠血症或高钠血症，偶可致高钾血症。②不适当的过度利尿导致血容量减少，加重少尿。③大量细胞内液转移至细胞外可致组织脱水，并可引起中枢神经系统症状。

(2)寒战、发热。

(3)排尿困难、尿潴留。

(4)血栓性静脉炎(罕见)。

(5)甘露醇外渗可致组织水肿、皮肤坏死。

(6)过敏反应引起皮疹、荨麻疹、呼吸困难、过敏性休克。

(7)头痛、头晕、癫痫发作、视物模糊、鼻炎。

(8)高渗引起口渴。此外有恶心、呕吐、腹泻等胃肠道反应。

(9)渗透性肾病(或称甘露醇肾病)，主要见于大剂量快速静脉滴注时。其机制尚未完全阐明，可能与甘露醇引起肾小管液渗透压上升过高导致肾小管上皮细胞损伤有关。病理表现为肾小管上皮细胞肿胀，空泡形成。临床上出现尿量减少，甚至急性肾功能衰竭(罕见)。渗透性肾病常见于老年肾血流量减少及低钠、脱水患者。

(10)低血压、心悸、快速型心律失常、胸痛以及肺水肿(罕见)。

【禁忌证】 (1)已确诊为急性肾小管坏死的无尿患者，包括对试用甘露醇无反应者，因甘露醇积聚可引起血容量增多，加重心脏负担。

(2)严重失水者。

(3)肾脏损害或肾功能障碍者(静脉滴注本药之后)。

(4)颅内活动性出血者，因扩容加重出血，但颅内手术时除外。

(5)心力衰竭、急性肺水肿，或严重肺淤血者。

(6)对本药过敏者。

(7)甘露醇能透过胎盘屏障,美国 FDA 妊娠期用药安全性分级为 C。

【注意事项】 (1)是否能经乳汁分泌尚不清楚,哺乳期妇女使用对乳儿的危害不能排除。

(2)12 岁以下儿童应用本药的安全性和有效性未建立。

(3)老年人应用本药较易出现肾损害,且随年龄增长,发生肾损害的机率增高。应适当控制用量。

(4)下列情况慎用 ①明显心、肺功能损害者,因本药所致突然血容量增多可引起充血性心力衰竭;②高钾血症或低钠血症;③低血容量,应用后可因利尿而加重病情,或使原来低血容量情况被暂时性扩容所掩盖;④肾功能不全;⑤对甘露醇不能耐受者。

(5)给予大剂量甘露醇不出现利尿反应,但可使血浆渗透浓度显著升高,故应警惕发生高渗状态。

(6)随访检查 ①血压;②肾功能;③血电解质浓度,尤其是血 Na^+ 和 K^+;④尿量;⑤血渗透浓度。

【药物相互作用】 (1)可增加强心苷类的不良反应,与低钾血症有关。

(2)增加利尿药及碳酸酐酶抑制药的利尿和降低眼内压作用,与这些药物合用时应调整剂量。

(3)本药可引起低血钾或低血镁,与三氧化二砷、氟哌利多、左醋美沙多或索他洛尔合用,诱发 Q-T 间期延长的风险增加。

(4)与顺铂同时缓慢静脉滴注,可减轻顺铂的肾和胃肠道反应。

(5)可降低亚硝脲类抗癌药及丝裂霉素的毒性,但不影响其疗效。

(6)可降低两性霉素 B 的肾毒性。

(7)可降低秋水仙碱的不良作用。

【给药说明】 (1)除用作肠道准备外,均应静脉给药。

(2)甘露醇遇冷易结晶,故应用前应仔细检查,如有结晶,可置于热水中或用力振荡待结晶完全溶解后再使用。当甘露醇浓度高于 15%时,应使用具有过滤器的输液器。

(3)根据病情选择合适的浓度和剂量,避免不必要地使用高浓度和大剂量。

(4)使用低浓度和含氯化钠溶液的甘露醇能降低过度脱水和电解质紊乱的发生机会。

(5)用于治疗水杨酸盐或巴比妥类药物中毒时,应合用碳酸氢钠以碱化尿液。

(6)用药过程中一旦出现糖尿病高渗性昏迷,即血糖升高(>20 mmol/L)、高血钠(>150 mmol/L)、高血浆渗透压(>320mOsm/L)、尿糖阳性、酮体阴性,应立即停药。

(7)静脉滴注时如药物漏出血管外,可用 0.5%普鲁卡因局部封闭,并热敷处理。

【用法与用量】 成人 ①利尿:按体重 1~2 g/kg,一般用 20%溶液 250 ml 静脉滴注,并调整剂量使尿量维持在每小时 30~50 ml。②治疗脑水肿、颅内高压和青光眼:按体重 1.5~2 g/kg 配制为 15%~25%溶液,于 30~60 分钟内静脉滴注完毕。当患者衰弱时,剂量应减小至 0.5 g/kg。③鉴别肾前性少尿和肾性少尿:按体重 0.2 g/kg,以 20%溶液于 3~5 分钟内静脉滴注,如用药后 2~3 小时内每小时尿量仍低于 30~50 ml,最多再试用一次,如仍无反应则应停药。已有心功能减退或心力衰竭者慎用或不宜使用。④预防急性肾小管坏死:应先给予 12.5~25 g,10 分钟内静脉滴注,若无特殊情况,再给予 50 g 于 1 小时内静脉滴注,若尿量能维持在每小时 50 ml 以上,则可继续应用 5%溶液静脉滴注;若无效则立即停药。⑤治疗药物、毒物中毒:50 g 以 20%溶液静脉滴注,调整剂量使尿量维持在每小时 100~500 ml。⑥肠道准备:术前 48 小时,10%溶液 1000 ml 于 30 分钟内口服完毕。

【儿科用法与用量】 (1)利尿:一次 0.25~2 g/kg,以 15%~20%溶液于 2~6 小时内静脉滴注。

(2)治疗脑水肿、颅内高压和青光眼:一次 0.5~2 g/kg,以 15%~20%溶液于 30~60 分钟内静脉滴注。

【儿科注意事项】 (1)主要用于组织脱水和渗透性利尿。

(2)注意水电解质的平衡。

【制剂与规格】 甘露醇注射液:(1)20 ml∶4 g;(2)50 ml∶10 g;(3)100 ml∶20 g;(4)250 ml∶50 g;(5)500 ml∶100 g;(6)2000 ml∶100 g;(7)3000 ml∶150 g。

甘油果糖氯化钠注射液[药典(二);医保(甲)]

Glycerol Fructose and Sodium Chloride Injection

【适应证】 (1)用于脑血管病、脑外伤、脑肿瘤、颅内炎症及其他原因引起的急、慢性颅内压增高及脑水肿等。

(2)青光眼以降低眼压及眼部手术时减小眼容积等。尤其适用于有肾功能损害而不能使用甘露醇的患者。

【药理】 (1)药效学 本药为复方制剂。每 1000 ml 中含甘油 100 g、果糖 50 g 和氯化钠 9 g。由于血-脑屏障的作用,甘油进入血液后不能迅速转入脑组织及脑脊液中,致使血浆渗透压增高而脱水,达到降低颅内压及眼内压的目的。静脉注射后(0.59±0.39)小时颅内压开始下降,(2.23±0.46)小时达高峰,可持续(6.03±1.52)小时。用药后 1 小时血浆渗透压达到峰值(310 mOsm/L)。本药可促进组织中水分向血液移动,减轻了组织水肿,并使血液得到稀释,增加血流量,改善缺血部位的供血、供氧量、组织代谢和细胞活力。小部分在肝内转化为葡萄糖,可提供一定热量。甘油有引起溶血的可能,加入果糖可以防止此不良反应。

(2)药动学 本药经血液进入全身组织,经过 2～3 小时达到分布平衡,进入脑脊液和脑组织较慢,清除也较慢,大部分代谢为二氧化碳及水排出。本药经肾脏排泄少,故肾功能不全者亦可用。

【不良反应】 不良反应少而轻微,耐受性较好。偶见溶血、血红蛋白尿、血尿、头痛、恶心、倦怠等,尤其是滴注过快时,故应严格控制滴速。有时可出现高钠血症、低钾血症。

【禁忌证】 遗传性果糖耐受不良者禁用。对本药任一成分过敏者禁用。

【注意事项】 (1)严重循环系统功能障碍、尿崩症、糖尿病、溶血性贫血患者慎用。妊娠期妇女及哺乳期妇女用药的安全性尚不明确。

(2)本品含 0.9%氯化钠,用药时须注意患者钠盐摄入量。

【给药说明】 只能静脉给药,使用时不要漏出血管。怀疑急性硬膜外或硬膜下血肿时,对出血源进行处理后,确认不再出血时方可应用。

【用法与用量】 静脉滴注 成人 一次 250～500 ml,一日 1～2 次,一次 500 ml 需滴注 2～3 小时,250 ml 滴注时间为 1～1.5 小时。根据年龄、症状可适当增减。

【制剂与规格】 甘油果糖氯化钠注射液:(1)250 ml:甘油 25 g,果糖 12.5 g,氯化钠 2.25 g;(2)500 ml:甘油 50 g,果糖 25 g,氯化钠 4.5g。

第二节 血液净化透析液与置换液

血液净化(blood purification)技术是一种近年来迅速发展的治疗疾病方法。它是指通过一种特定的净化装置,利用物理、化学和生物的原理,祛除存在于体内的某些致病物质(如由于脏器功能衰竭,不能排出体外而过多积聚的代谢产物或毒物等),净化血液,达到治疗疾病的目的。

目前常用的血液净化技术有:腹膜透析(PD)、血液透析(HD)、血液滤过(HF)、血液透析滤过(HDF)、血液灌流、血浆置换和免疫吸附等,其中必须使用平衡液才能完成血液净化治疗的有 PD、HD 与 HF。诚然 HDF 也需要平衡液,其原理是 HD 与 HF 两种方法的结合,所用平衡液也是 HD 与 HF 两者相结合,故本节主要叙述血液透析液、腹膜透析液和血液滤过置换液。

透析:无论是 HD 还是 PD,其清除杂质(是指有毒、有害物质等)的主要原理是弥散,即利用人为的血透膜或天然腹膜两侧溶质的浓度差,清除血液内过多积聚的高浓度的有毒有害物质;又从透析液中补充(也是弥散吸入)体内缺乏的电解质或碱基,达到内环境的平衡与血液净化。因此,血液净化的疗效除了与透析膜的特性、结构等有关以外,与透析液的组成、浓度、性状等亦有密切关系,即透析液对维持有效透析极为重要。

透析液处方的基本要求:①电解质等的组成成分和含量与正常血液中内容相近似,并足以保证驱除毒性物质和维持内环境的平衡;②透析液的渗透压略高于或相近于正常血渗透压,为 280～300mOsm/L;③充分的碱基(碳酸氢盐或醋酸盐)以达到碱基跨膜转运、纠正体内酸中毒的目的;④对机体无毒、无害、无致热原、无内毒素;⑤容易制备和保存,不易发生沉淀等。

血液净化治疗对象的内环境异常不可能完全相同,如有的患者高血钾、有的低血钾;有的高血钙、有的低血钙;有的有严重酸中毒,有的无酸中毒。因此所给予的透析液,原则上最理想的是因人而异,实行完全个体化的透析处方;但是目前各个透析中心均面对大量的病员,尚难以对每个病员有一个特定的透析液处方;只能在一个适应性相对较宽的、大致适用的相同透析处方中,作个别的微调、修改。例如:对血钠高低不同、水钠潴留不同、血压和心脏情况不同等,利用透析机可调钠装置加以调节钠的浓度;严重酸中毒者可同时静脉补充 5%碳酸氢钠;严重低血钾者,也可提高钾浓度或静脉滴注钾盐等等。因此在参考本篇介绍的相对固定的透析液处方时必须根据每一病员的具体情况,作相应调整,以保证血液净化治疗有更好的疗效和安全性。

对于腹膜透析液,目前广泛应用的仍是以不同浓度的葡萄糖为渗透剂、以乳酸盐为缓冲剂的腹透液,多年来的临床实践表明,这种腹膜透析液是安全、有效的,但也存在一些缺点，如：葡萄糖的可通透性，随保留时间延长，渗透梯度降低，腹膜中的蛋白质长期暴露于高糖环境，易发生糖基化反应，产生糖基化终末产物，后者长期与腹膜毛细血管接触可导致腹膜硬化和失超滤，尤其高浓度的糖，还可刺激血中单核细胞产生各种细胞因子，抑制吞噬与杀菌能力，使腹膜防御功能减弱，易于发生腹膜炎。乳酸的缓冲作用必须通过肝脏转化，长期使用不仅加重肝脏负担，而且代谢产生的*D*-乳酸浓度增加，可影响心肌收缩、血管扩张，而且低 pH 的腹透液与乳酸混合也可引起细胞损伤。新型的腹膜透析液有效地改善了这方面的问题，如使用碳酸氢盐缓冲剂取代乳酸盐透析液、双袋和三腔腹透液有效地减少了葡萄糖降解产物(GDPs)含量，避免了碳酸氢盐与钙、镁的沉淀反应并升高了 pH，应用葡聚糖和氨基酸、多肽等渗透剂克服了葡萄糖作为单一渗透剂的各种缺陷。上述许多新型生理生物相容性佳的腹透液已在欧美国家广泛临床应用，但在中国仍仅有乳酸盐透析液可供选择。增加多种新型透析液如碳酸氢盐透析液(physioneal)、葡聚糖透析液(extraneal)、氨基酸透析液(nutrineal)、低 GDPs 透析液等将为临床带来更多选择。

血液滤过(HF)清除溶质(有毒、有害物质)的原理是对流，即可通过半透膜的溶质和水，一起对流排出，并从置换液中直接补充体内缺乏的溶质(如电解质、碱基)和水。

由于血液滤过置换液直接输入患者静脉，而且一次 HF 所需的置换量也较大，因此要求更严格地控制置换液质量，确保无菌、无内毒素、无致热原；并有与血浆相似的电解质组成，在参照应用协定处方时，必须根据每一名具体治疗对象的电解质紊乱与酸中毒的程度，在 HF 过程中严密观察。

血液透析液

Hemodialysis Solution

【适应证】 (1)急性肾功能衰竭。

(2)慢性肾脏病(CKD)5 期患者。

(3)药物逾量或毒物中毒者(指某些可透析性药物或毒物，量大并达到或超过致死量，严重中毒，甚至威胁生命)。

(4)严重水钠潴留、容量过多患者(如心力衰竭、肾病综合征伴全身高度水肿、脑水肿、肺水肿等)。

【药理】 血液透析过程中，血液隔着半通透性的透析膜(透析器)与透析液中溶质通过弥散原理进行物质交换，血液中过多积聚的有毒、有害物质，由于浓度高而弥散到透析液一侧而排出体外，透析液中为机体必须的电解质与碱基也通过弥散进入体内，以纠正电解质与酸碱平衡失调，体内过多积聚的水分，可利用渗透压的差别，及透析液一侧的负压装置而被清除。而体内分子量大的血液有形成分、蛋白质等有用成分不能通过半透膜；透析液中的细菌、毒素等也由于分子量大而不能进入血液一侧。

HD 过程中透析液的组成与成分，对于 HD 的效果十分重要。目前最常用的是碳酸氢盐与枸橼酸碳酸氢盐的透析液，其成分与浓度见表 7-2。

表 7-2　碳酸氢盐与枸橼酸碳酸氢盐透析液成分与浓度

成分	浓度(mmol/L)	
	碳酸氢盐	枸橼酸碳酸氢盐
钠	135～145	139.6
钾	0～4	2.0
钙	1.25～1.75	1.5
镁	0.5～0.75	0.5
氯	100～115	108.7
醋酸根	2～4	0.18
碳酸氢根	30～40	34
枸橼酸	0	0.9

钠：是人体细胞内液和细胞外液的主要阳离子，对维持晶体渗透压与血透患者心血管稳定性起重要作用。透析液的钠含量低于血浆钠浓度，由于膜内外钠浓度的差异，有利于体内血浆中钠向透析液转移。若想依靠浓度差更多地清除钠，必须使透析液钠进一步降低；然而透析液钠过低，细胞外液钠弥散清除后，使细胞外液渗透压下降，于是水分进入细胞内，脑细胞内水过多后易产生头痛、肌肉痉挛、乏力和血压变化等一系列“失衡综合征”，故不宜将透析液钠降得太低。

提高透析液钠的浓度到 140～145 mmol/L，患者透析耐受性好，头痛、呕吐症状明显改善，并由于细胞外液渗透压的提高，心血管的稳定性也得到保证，但不利于钠的弥散清除。透析液钠的浓度与血浆浓度相同时，通过弥散清除钠变得不重要，此时水与钠的排出，依赖于对流来实现。为此，透析中可以通过与正常血浆钠相近似的透析液钠浓度进行对流及弥散来清除钠。

有时可利用现有透析机的可调钠装置，适当改变钠浓度达到良好的透析效果，达到体内钠平衡又使患者易于耐受。例如若有轻至中度水钠潴留、高血压及心衰者，可用 130～135 mmol/L 钠浓度的透析液；若心血管状态不稳定，老年或儿童或易产生失衡综合征者宜采用稍高浓度（如 140～145 mmol/L）的透析液；为避免高钠透析导致血钠增高、口渴等反应可用可变钠装置，即先用3小时高钠透析（140～150 mmol/L）使大量钠离子进入血中，抵消透析时尿素清除而致的血渗透压下降；达到预定脱水量后，在后1小时血透时用低钠透析液（130～135 mmol/L），以清除体内过多积聚的钠离子，预防透析期间的口渴、饮水过多、高血压、心衰等。透析液钠浓度宜根据患者实际情况而定，在整个透析过程中不同时间，调整钠浓度以适合患者的需要。

由于钠在心血管动力学方面起着重要作用，应通过准确的钠平衡来避免不良反应。在此平衡中应评估的因素包括：钠的摄取、透析间期体重变化、透析时间和全身水含量。

钾：急、慢性肾衰患者常因种种原因存在着高钾血症或钾清除障碍，高血钾是急、慢性肾衰危险的并发症。因此往往需要透析液的钾浓度低于血钾浓度，常维持于1.5～2 mmol/L，此浓度足以在整个透析治疗过程中产生弥散梯度。与钠不同的是，正常人血钾浓度 3.5～5.0 mmol/L，即使超滤 2 L 水，排钾仅为 10 mmol，可以忽略超滤的排钾作用。高血钾的影响因素除饮食摄入外，还有组织坏死、高分解状态等，主要是造成了细胞内钾的转移，受酸碱平衡的影响很大，如代谢性酸中毒可使钾从细胞内转移至细胞外，导致细胞内钾降低，而血钾升高，因此透析液中碳酸氢盐的浓度、代谢性酸中毒纠正的程度，均是透析中钾平衡的重要影响因素。若有严重的高血钾可进一步降低透析液钾浓度；相反，少数病员血钾持续偏低，原则上也应提高透析液钾浓度，因此，透析液中理想的钾浓度应根据患者饮食中摄入钾的多少，有无致高钾或低钾的因素，透析的频率、时间，透析前测得的血钾水平决定。

钙：透析液钙浓度对维持透析患者钙的动态平衡，避免因钙代谢紊乱而致骨病、迁移性钙化及心血管并发症都十分重要。

正常人血浆钙包括结合钙（非扩散钙，占 40%～50%，与血浆蛋白结合）和离子钙（占 50%，有重要生理活性）。它们的比例取决于血浆 pH 值和血浆白蛋白。酸中毒时，血浆 pH 值每降低 0.1，离子钙增加 0.2 mg/100 ml。低蛋白血症时，需要校正血钙值，见下列公式：

血钙校正值（mg/100 ml）＝血清测定钙值（mg/100 ml）＋0.8×［4.0－血清白蛋白（g/100 ml）］。

慢性肾衰患者血钙水平多数偏低，低血钙易引起继发性甲状旁腺功能亢进，因此血透早期一般采用相对高的透析液钙浓度如 1.65～1.7 mmol/L，这样等于透析中静脉钙的输注。

20 世纪 80 年代，由于广泛使用碳酸钙降低高血磷，又普遍使用活性维生素 D 来抑制 PTH 治疗继发性甲旁亢，此时若仍采用相对高钙的透析液，必然导致高血钙及 Ca×P 乘积过高而引起迁移性钙化，中小动脉的钙化不仅导致肢体供血不足坏死，而且引起冠心病与心肌梗死，在这种情况下必须用相对低钙的透析液（如 1.25 mmol/L）。透析液钙的浓度应综合血钙浓度、甲状旁腺素（PTH）水平和活性维生素 D 应用等情况而决定。血钙高、血磷高、Ca×P 高、服用碳酸钙等含钙的磷结合剂或应用大剂量活性维生素 D 冲击时，应使用相对低的钙浓度（如 1.25 mmol/L 左右）。其他患者可使用正常或相对高的钙浓度（1.50～1.75 mmol/L），并应根据患者的钙平衡情况、PTH 和血钙血磷水平、服用含钙的磷结合剂的总量来调整，以避免危险的高钙血症和软组织钙化。

镁：是一种细胞内离子，主要存在于骨组织中，正常血清镁水平为 0.6～1.0 mmol/L，仅部分反映了体内总镁水平的变化。正常情况下镁主要从肾脏排泄，肾功能衰竭时镁排出减少，血镁升高，高镁血症可抑制甲状旁腺分泌。透析液镁含量可明显影响透析患者的离子平衡，因此较常用的透析液镁浓度稍低于正常（0.25～0.38 mmol/L）。透析液的镁水平应根据患者的临床需求作个体化调整。透析液镁的重要性，在临床透析中的研究较少，其作用尚待进一步评估。

氯：氯离子是透析液中主要的阴离子之一，透析液氯离子浓度与细胞外液浓度相似，一般在 100～105 mmol/L。调整钠浓度时，氯离子浓度也随之变化，由于氯离子过高不利于纠正酸中毒，因此必须增加透析液钠离子浓度时，可用少量醋酸钠或碳酸氢钠代替。

葡萄糖：早年透析液中加葡萄糖主要是为提高渗透压以利于水分从血液中超滤，现由于透析机性能的改进，可通过调整跨膜压来达到超滤，因此不需要在透析液中加葡萄糖。含糖透析液较易被细菌污染，有利于细菌生长，并对糖尿病患者不利，故可以用无糖透析液。但也有研究认为少量的糖可避免低血糖反应，避免低血压、神经功能紊乱和血浆渗透压的改变，有助于纠正失衡综合征，更好地进行三羧酸循环，达到酸碱平衡，尤其在急性透析或儿童患者中，维持葡萄糖的生理水平十分重要，因此透析液中可加少量葡萄糖，较常用的是 1～2 g/L。

碱基：是透析维持体内酸碱平衡和纠正代谢性酸中毒的主要药物，早年使用醋酸盐，但由于它的明显的不耐受现象如低血压、恶心、呕吐、疲乏、头痛等，已被碳酸氢盐替代。其优点是更符合患者的生理特点，纠正酸中毒迅速，避免低氧血症，心血管稳定性好。缺点是：①配制浓缩液时，必须把酸性和碱性浓缩液分开，以免形成碳酸钙和碳酸镁沉淀；②高浓度碳酸氢盐不断释出 CO_2 气体，碳酸氢盐浓度逐渐降低；③碳酸氢盐浓缩液可生长细菌。透析液所用的碳酸氢盐的浓度一般为 30～40 mmol/L。为维持透析液的化学稳定性，常需在透析液中加入少量醋酸盐(2～4 mmol/L)，因此尚不是绝对无醋酸盐的透析液，有时这些小剂量醋酸盐对少部分患者会造成一些并发症，包括对炎症细胞因子的释放、钙磷代谢的影响及血管耐受性的变化等，因此人们尚期待着无醋酸盐的透析液的改进与推广应用。

【不良反应】 (1)电解质紊乱　所用透析液各种离子浓度与治疗对象电解质情况不相宜或透析机浓度制备错误会造成钾、钠、钙等代谢紊乱及相应的并发症，如高钾、低钾、高钠、低钠、高钙、低钙及高氯等。

(2)硬水综合征　当水处理系统失控，处理的水中钙、镁离子增高，导致透析液钙水平升高，可达 3 mmol/L，这种情况下可发生恶心、呕吐、高血压、出汗和进行性昏睡、无力等。严格水处理以及正确地使用软化、去离子和反渗水，可避免此症。

(3)溶血　透析机故障，透析液配置错误，造成低钠透析液(100～110 mmol/L)，使透析液中水分进入细胞，红细胞破坏可致溶血。此外，透析液温度失控，大量高温透析液进入体内亦可引起红细胞破坏。透析液氯浓度过高也可引起溶血。

(4)失衡综合征　主要原因是首次透析时患者体内血肌酐、尿素氮浓度较高，或透析间隔太久，而一次透析时间过长，使体内渗透压迅速变化；有时与透析液钠浓度太低有关，透析液渗透压低下，也可助长失衡的发生，则要提高透析液钠浓度或补充高渗葡萄糖以求迅速提高患者的血渗透压。

【注意事项】 (1)碳酸氢盐浓缩液配置的质量控制　目前绝大多数单位均使用碳酸氢盐透析液，它分为酸性浓缩液(A 液)和碱性浓缩液(B 液)，使用时由透析机按一定配比，稀释成最终透析液。不同透析机不同公司其 A 液、B 液的组成不完全相同(表 7-3)。

(2)透析的浓缩液必须与严格处理后的水按一定比例混合才可使用于透析患者。有时可因透析用水处理不严，内含超过标准的化学和微生物，会造成透析液污染和质量不合格，因此应严格按照质控要求，每月检测一次透析用水的细菌数、每 1～3 个月检测一次内毒素量、透析液的细菌及内毒素检测每台透析机至少每年检测一次和每年至少检测一次用水化学物质或各种金属元素含量等，以保证透析液的安全。现代透析用水水质标准细菌要求在 200CUF/ml 以下，内毒素 2EU/ml 以下，铝在 0.01 mg/L 以下，游离氯 0.5 mg/L、氯胺 0.1 mg/L 以下等。血液透析水处理系统的监测应执行 YY0572《血液透析和相关治疗用水》、AAMI RD 62：water treatment equipment for hemodialysis application 和 AAMI RD 52：dialysate for hemodialysis 标准要求。

(3)严格保证透析液之温度、压力等物理特性的稳定。透析液入透析器口的温度以 36.5 ℃～37.5 ℃为妥，为达到此目标透析机内有热交换器和温度监测器。透析液温度过高可导致患者发热、高通气、心动过速、恶心、呕吐、低血压等，在温度监测失灵时可发生严重溶血；温度过低可导致患者的冷感、寒战和低体温。有时为了特定的需要(如为纠正透析低血压、患者高热等)也可采用低温透析液(如 35 ℃～36 ℃)。气泡易在透析液腔内形成，会影响透析器的效率，需及时排除透析液腔内的气泡。

(4)在尚不能完全个体化透析时，为防止出现严重的电解质紊乱与酸碱平衡失调，在透析期间应根据需要，及时观察患者血电解质变化，定期检测。

【给药说明】 (1)透析液的浓缩液应根据具体电解质浓度要求，严格称重配置；而透析时所用透析液是与处理水混合的透析液。在配置后，进入透析器前的透析液浓度必须及时定期检测，是否符合预定要求与标准。若有误差需及时纠正，严重误差必须停止使用。表 7-3 为血液透析液 A、B 液组成举例。

(2)透析液中一般不能加入其他药物。

(3)透析液只限于血透时用。必须进入特定的透析器并通过半透膜与血液侧进行弥散交换，从而达到治疗目的；不能口服，更不能直接静脉输入。

【用法与用量】 血透所用透析液流量由各透析机控制，一般血透机均有自动配比功能，通常为 1∶34 之比例，即 1 份浓缩透析液与 34 份透析用水，混合成 35 份标准透析液，普通透析流量为 500 ml/min，高流量透析为 700～1000 ml/min，故一次血透以 5 小时计，共用稀释的透析液约为：(500×60×5)150000 ml(150L)，共用浓缩液为一次 4000～5000 ml。

CKD 5 期患者一般一周 2～3 次 HD，每次 4～6 小时。急性肾衰患者，应根据病情而定。

目前也有主张每日低流量血透，即：每次透析 6～8 小时，低血流量 100～200 ml/min，低透析液流量 250～350 ml/min，以保证充分的透析效果和最佳的血流动力学稳定性。

表 7-3 血液透析液 A、B 液组成(举例)

	A液*							B液*			
	溶液*	Na⁺ (mEq/L)	K⁺ (mEq/L)	Ca⁺ (mEq/L)	Mg⁺ (mEq/L)	Cl⁻ (mEq/L)	AC⁻ (mEq/L)	溶液	Na⁺ (mEq/L)	Cl⁻ (mEq/L)	HCO_3^- (mEq/L)
百特(Baxter)	6ATAO2	80.1	2	3.5	1	86.6	4	6ATBO1	59	20	39
	AO3	83.6	2	0	1	86.6	4		59	20	39
	AO4	81	2	2.5	1	86.6	4		59	20	39
	AO5	103	2	2.5	1	108.5	3		59	20	39
	AO6	103	2	3.5	1	109.0	3		59	20	39
费森尤斯(Fresenius)	6ATAO5	103	2	2.5	1	108.5	3	6ATBO2	35		35
	6ATAO6	103	2	3.0	1	109.0	3		35		35
金宝(Gambro)	HCA	75	2	3.5	1	81.5	5	6ATBO3	65	26	39
	LCA	75	2	2.5	1	80.5	5		65	26	39
	NCA	75	2	3.0	1	81.0	5		65	26	39
紫薇山(Gambro)	AB-MT	103	2	3.5	1	109.0	3.5		—	—	35
和亭(Gambro)	CHDA-SLC	103	2	2.5	1	108.5	2.92		—	—	35
	CHDA-LC	103	2	3.0	1	109.0	2.92		—	—	35
	CHDB	103	2	3.5	1	109.5	2.92		—	—	35

A液:根据透析单位使用透析机型号决定配置透析液的倍数,计算出 KCl、NaCl、$CaCl_2$、$MgCl_2$的量加纯水配制而成。

B液:为避免碳酸氢盐浓缩液细菌生长,常以塑料袋固体碳酸氢钠干粉,使用前纯水溶解;也可装入特制罐内,透析时直接装在血透机上,与A液混合,边溶解、边稀释、边透析,配制浓缩液时,必须将A液(酸性)与B液(碱性)分开,以免形成碳酸钙或碳酸镁沉淀;高浓度的碳酸氢盐不断释出 CO_2气体,可使碳酸氢盐浓度降低,故用固体干粉为宜。配置后浓缩液不宜久放,应及时应用,以免失效,也可避免细菌生长。

【制剂与规格】 血液透析液:每袋 10 L。

血液滤过置换液

Hemofiltration Replacemeat Fluid

【适应证】 (1)治疗急性肾功能衰竭,尤其适用于存在严重高容量血症、急性肺水肿、脑水肿和心血管功能不稳定伴低血压者以及伴高分解代谢者。

(2)一些危重疾病的治疗(主要是为了清除炎症介质):全身炎症反应综合征(SIRS)、急性呼吸窘迫综合征(ARDS)、多器官功能障碍综合征(MODS)、挤压综合征、乳酸性酸中毒、急性坏死性胰腺炎、心肺旁路、慢性心力衰竭、肝性脑病、高胆红素血症、药物逾量或毒物中毒、先天性代谢障碍、急性肿瘤溶解综合征等。

(3)血液滤过可用于治疗 CKD5 期患者接受常规血液透析不能满意控制容量平衡,顽固性高血压和心力衰竭者,常规血液透析易出现低血压和失衡综合征者。

【药理】 血液滤过系采用具有高效低阻力滤过膜的滤器,尿毒症患者血液通过滤器时在跨膜压作用下水分被清除到体外。随着水分清除,尿毒症患者体液中的毒性溶质也随之被清除;由于每次清除出体外的超滤量常达 10L 以上,故需同时补充平衡液(血液滤过置换液)以达到体液平衡。该方法由于属等张脱水,故对血流动力学影响较少。其模仿正常人肾小球清除溶质,溶质的清除与膜的性质(膜孔的大小、多孔性及膜孔长度)有关,也与该物质的筛选系数有关。血液滤过对中分子尿毒症毒素的清除效果较好。近年来,连续性血液净化技术日趋成熟,常用方法包括连续性静脉-静脉血液滤过(continuous veno-venous hemofiltration,CVVH)、连续性静脉-静脉血液透析滤过(continuous veno-venous hemodiafiltration,CVVHDF)、缓慢连续性超滤(slow continuous ultrafiltration,SCUF)、缓慢低流量延时透析(slowly low-flow extended every day dialysis,SLEED)、高容量血液滤过(high volume hemofiltration,HVHF)、杂合连续性静脉-静脉血液滤过(hybrid continuous veno-venous hemofiltration,HCVVH)等。

血液滤过置换液电解质成分与血浆相当,其浓度为(单位:mmol/L):钠 135～140,钾 2.0,钙 1.25～1.75,镁 0.25～0.75,氯 105～110,碳酸氢盐 30～34。置换液因系静脉滴注，且每小时交换量有时高达5 L以上，故其水质要求较腹膜透析液更为严格，以免发生输液反应。

【不良反应】 (1)与血液滤过置换液直接有关的有输液反应(可出现发热、寒战)，一旦细菌侵入可发生败血症。

(2)由于补液过快或过慢、因超滤量与输液量置换不平衡引起容量过多而增加心脏负荷或容量不足致低血压等。

(3)出血和血栓。

(4)因蛋白质、氨基酸丢失以及体内生物活性物质如生长激素、胰岛素丢失引起耗减综合征。

(5)可能发生某些难以检测的微量元素慢性中毒。

(6)血液滤过使部分常用药物如抗生素、降压药等丢失，可能影响患者的治疗效果，对这些药物的剂量需进行调整。

【禁忌证】 乳酸不耐受、乳酸性酸中毒、肝功能衰竭、糖尿病酮症酸中毒等患者禁用乳酸置换液。升压药维持血压仍不稳定、血流动力学很不稳定者慎用血液滤过。

【注意事项】 (1)维持出入液平衡，监测尿量、血压等。

(2)观察血管通路是否通畅。

(3)确保管道连接密闭完好以及滤器功能正常，预防气栓的发生。

(4)保证充分的血流量，注意预防体外循环凝血，同时避免抗凝药物过量引起出血。

(5)治疗前和治疗中监测血电解质、酸碱平衡情况。

【给药说明】 (1)仅作为血液滤过治疗时静脉补液用。

(2)使用前用力挤压输液袋以检查有无渗漏、浑浊、絮状物等。

(3)使用前加热至37℃左右。

【用法与用量】 置换液输入途径有前、后稀释法两种。①前稀释法：置换液在滤器前输入，其优点是血流阻力小，滤过稳定，残余血量少和不易形成蛋白覆盖层。但由于清除率低，要大量置换液(一次50～70L)，目前较少使用，但所需肝素量小，有出血倾向的患者可采用前稀释法。②后稀释法：置换液在滤器后输入，减少了置换液用量(一次20～30L)，提高了清除率。目前普遍采用此法。

(1)治疗CKD5期　一周1～3次，一次4～5小时，每次补充置换液量18～25 L(后稀释法)。主要视体内有无体液潴留和尿量决定补充置换液量。

(2)治疗急性肾功能衰竭　根据每日超滤量决定每日输入置换液量。

【制剂与规格】 血液滤过置换液：(1)1 L；(2)2 L。

几种血液滤过置换液成分见表7-4。

表7-4　几种血液滤过置换液的成分

溶液		含量(g/L)							浓度(mmol/L)与渗透压(mOsm/L)							
		氯化钠	氯化钾	碳酸氢钠	乳酸钠	氯化钙	氯化镁	葡萄糖	Na^+	K^+	Ca^{2+}	Mg^{2+}	Cl^-	HCO_3^-	G(g/L)	渗透压
费森尤斯(Frese-nius)	1	6.048	—	3.066	—	0.2205	0.1016	1.0	140	—	1.5	0.5	109	35	1.0	292
	2	6.048	0.1491	3.066	—	0.2205	0.1016	1.0	140	2.0	1.5	0.5	111	35	1.0	296
	3	6.048	0.224	3.066	—	0.2205	0.1016	1.0	140	3.0	1.5	0.5	112	35	1.0	298
	4	6.048	0.298	3.066	—	0.2205	0.1016	1.0	140	4.0	1.5	0.5	113	35	1.0	300
上海长征		5.92	0.149	—	3.78	0.276	0.152	1.5	135	2.0	1.875	0.8	108.5	33.75	1.5	290

腹膜透析液[基;医保(甲)]

Peritoneal Dialysis Solution

【适应证】 (1)急性肾功能衰竭。

(2)CKD5期。

(3)某些毒物和药物中毒。

(4)容量过多，心力衰竭。

(5)其他：肝性脑病、高胆红素血症的辅助治疗。

【药理】 腹膜透析是以腹膜为半透膜，向腹腔内注入腹透液，腹膜毛细血管与透析液之间进行水和溶质的交换，溶质从浓度高的一侧向浓度低的一侧移动(弥散作用)，水则从渗透浓度低的一侧向渗透浓度高的一侧移动(渗透作用)。通过弥散、对流和超滤的原理，清除机体内潴留的代谢废物和过多的水分。利用溶质浓度梯度差可使血液中尿毒症毒素从透析液中清除，并维持电解质、酸碱平衡，同时补充机体所必需的物质。目前腹膜透析已成为肾脏替代疗法的一个重要组成部分，最常见的两种透析方式是连续非卧床性腹膜透析(continuous ambulatory peritoneal dialysis，CAPD)和自动化腹膜透析(automatic peritoneal dialysis，APD)。

CAPD是透析液袋借助于一段称为“连接导管”的塑料管与患者的腹透管相连，利用重力的原理使透析液流入腹腔并从腹腔中流出，操作是人工进行的。APD指所有利用腹膜透析机进行腹透液交换的各种腹膜透析形式。

腹膜透析液是腹膜透析治疗过程中必不可少的组成部分，除了要求与静脉制剂一样，具有无菌、无毒、无致热源，符合人体的生理特点外，而且应与人体有非常好的生物相容性，这样才能维持腹膜较好的通透性，长期保持较好的腹膜透析效能，延长CKD5期腹膜透析患者的生存时间。

腹透液配方的基本原则如下。

(1)透析用水必须严格无菌、无致热原和无内毒素。

(2)透析液电解质浓度与正常血浆相近，并可按临床情况予以调整，一般透析液中：①钠离子浓度为132 mmol/L，略低于正常浓度，有利于纠正肾功能衰竭时的钠潴留；②氯离子浓度95～103 mmol/L；③钙离子浓度1.25～1.75 mmol/L(其中低钙透析液的钙离子浓度为1.25 mmol/L)；④镁离子浓度0.25～0.75 mmol/L。透析液中一般不含钾离子，此有利于清除体内过多的钾离子，维持正常血钾浓度，但有低钾血症时，可临时在腹透液中加入钾盐，每升腹膜透析液加10%氯化钾溶液3 ml，其钾浓度近4 mmol/L。

(3)渗透浓度一般略高于血浆渗透浓度，有利于体内水清除，可根据体内水潴留程度适当提高透析液的渗透浓度。目前多以葡萄糖维持渗透浓度，一般用1.5%葡萄糖腹膜透析液作为基础，其渗透浓度为346mOsm/L，若需增加体内水分清除，可用2.5%葡萄糖浓度，每升透析液中每提高1%葡萄糖浓度可增加渗透浓度55mOsm/L。现有腹膜透析液中最大葡萄糖浓度为4.25%，其渗透浓度最高者为490mOsm/L(一般每日限用一次或不用)，除非严重水肿或急性肺水肿，应尽量避免使用高浓度葡萄糖渗透液以免过度脱水、严重高糖血症和高糖刺激腹膜导致腹膜丧失超滤功能。

(4)腹透液碱基，透析液pH为5.01～5.8。目前均以乳酸盐为碱基，它进入体内后经肝脏代谢为碳酸氢根，既往曾使用醋酸盐为碱基，但其有扩血管作用，且对腹膜刺激作用较大，长期应用可致腹膜纤维化，现已基本不用。

【不良反应】 常见的有：(1)化学性腹膜炎　与透析液水质不纯、含超标内毒素有关。

(2)脱水　由于每日超滤量过多，减少透析液葡萄糖浓度可减少超滤量。

(3)低钾血症　由于透析液无钾盐，若进食少，腹透液中葡萄糖吸收多，或有呕吐、腹泻者易发生。

(4)高糖血症　由于用高渗透析液增加超滤易造成高糖血症，甚至高渗性昏迷。

(5)低钠、低氯血症，代谢性碱中毒等　由于摄入少，超滤量大，特别是伴呕吐等时。

(6)肥胖　腹透液中葡萄糖吸收过多，可转化为脂肪，导致脂代谢紊乱、代谢综合征等并发症。

(7)蛋白丢失及营养不良　部分蛋白质透过腹膜从透析液中丢失。

(8)腹膜功能衰竭　腹膜纤维化和血管新生导致超滤减少、溶质清除障碍。

【禁忌证】 (1)绝对禁忌证　①已证实的腹膜功能丧失或广泛的腹膜粘连；②患者精神或生理异常使患者无法进行腹膜透析；③不可纠正的机械缺陷，阻碍了有效地腹膜透析或增加了感染的危险性(如：腹部大手术早期、外科无法修补的疝、脐突出、膈疝等)；④腹腔肿瘤转移；⑤严重的腹部皮肤病、感染以及大面积烧伤但无法进行手术。

(2)相对禁忌证　①腹膜瘘；②严重肺部疾病伴肺功能不全；③不能耐受获得充分腹膜透析所需的透析液量；④炎症性或缺血性肠病；⑤近期腹部大手术；⑥严重的营养不良；⑦严重的血管病变(严重的血管炎、动脉硬化导致腹膜滤过功能下降)；⑧反复发作的憩室炎；⑨妊娠；⑩腹腔内巨大肿块或多囊肾。

【注意事项】 (1)每日多次灌入或放出腹膜透析液，应注意无菌操作。

(2)注意水、电解质、酸碱平衡。使用低钙腹膜透析液(1.25 mmol/L)可预防和减少高钙血症，并应监测电解质变化，调整透析方案。

(3)腹透液宜以1.5%～2.5%葡萄糖透析液为主，超滤脱水欠佳者只能间歇用4.25%透析液，老年、糖尿病患者应严密观察血糖。

(4)腹膜透析液中可能需要加入某些药物以适应不同患者病情的需要，如糖尿病患者可加入适量的胰岛素以控制血糖，发生细菌性腹膜炎时应根据菌种及药敏试验加入适当的抗生素，有蛋白凝块时可加入适量尿激酶等。添加这些药物时应注意无菌操作。

(5)排出液如有异样，应及时留取标本进行化验。

【给药说明】 (1)只能作为腹膜透析治疗时腹腔内给药。

(2)使用前应检查透析液是否有颗粒物质、絮状物及变色、浑浊，是否过期、有无渗漏等。

(3)尽可能不用高渗透析液,以免高糖血症、蛋白丢失过多以及长期应用易引起腹膜失超滤等。

(4)使用前应加热至37℃左右。加温透析液时,切勿除去外包装,勿将透析液浸泡于热水中加温。

(5)尽可能不向腹腔内加药,以免刺激腹膜。

【用法与用量】 成人 ①治疗急性左心衰竭,酌情用2.5%或4.25%葡萄糖透析液2 L;前者留置1小时,可脱水100～300 ml。后者留置30分钟,可脱水300～500 ml。②治疗急性肾功能衰竭或CKD5期伴水潴留者,用间歇性腹膜透析(IPD),一次2 L,留置1～2小时,一日交换4～6次。无水潴留者,用连续性不卧床腹膜透析(CAPD),一般一日4次,一次2 L;日间每次间隔4～6小时;夜间一次留置9～12小时,以增加中分子尿毒症毒素清除。一般一日透析液量为8 L。

【儿科用法与用量】 每次交换量为30～50 ml/kg。

【儿科注意事项】 禁忌证:①腹膜功能丧失或广泛的腹膜粘连;②患者精神或生理异常使患者无法进行腹膜透析;③不可纠正的透析机械缺陷;④腹腔肿瘤转移。

【制剂与规格】 腹膜透析液:(1)1 L;(2)2 L;(3)3 L。

葡萄糖浓度:(1)1.5%;(2)2.5%;(3)4.25%。

其他几种腹透液的成分含量与浓度,见表7-5。

表7-5 几种腹透液的成分

溶液			含量(g/L) 无水葡萄糖	氯化钠	氯化钙(含 $2H_2O$)	氯化镁(含 $6H_2O$)	乳酸钠	浓度(mmol/L) 钠	钙	镁	氯	乳酸根
金宝(Gambro)	Trio10	1.50%	15.3	5.382	0.263	0.053	4.594	133	1.79	0.26	96.2	41
		2.50%	25.02	5.382	0.257	0.0508	4.482	132	1.75	0.25	96	40
		3.90%	38.7	5.382	0.25	0.049	4.37	131	1.7	0.24	96	39
	Trio40	1.50%	15.3	5.382	0.203	0.053	4.594	133	1.38	0.26	95.4	41
		2.50%	25.02	5.382	0.198	0.0508	4.482	132	1.35	0.25	95.2	40
		3.90%	38.7	5.382	0.193	0.049	4.37	131	1.31	0.24	95.2	39
百特(Baxter)	PD-2	1.5% Dex	13.6	5.38	0.257	0.0508	4.48	132	1.75	0.25	96	40
		2.5% Dex	22.7	5.38	0.257	0.0508	4.48	132	1.75	0.25	96	40
		4.25% Dex	38.6	5.38	0.257	0.0508	4.48	132	1.75	0.25	96	40
	PD-4	1.5% Dex	13.6	5.38	0.183	0.0508	4.48	132	1.25	0.25	95	40
		2.5% Dex	22.7	5.38	0.183	0.0508	4.48	132	1.25	0.25	95	40
		4.25% Dex	38.6	5.38	0.183	0.0508	4.48	132	1.25	0.25	95	40
费森尤斯(Fresenius)	高钙	1.50%	15	5.786	0.2573	0.1017	3.925	134	1.75	0.25	103.5	35
		2.25%	22.73	5.786	0.2573	0.1017	3.925	134	1.75	0.25	103.5	35
		4.25%	42.5	5.786	0.2573	0.1017	3.925	134	1.75	0.25	103.5	35
	低钙	1.50%	15	5.786	0.147	0.1017	3.925	134	1	0.25	103.5	35
		2.25%	22.73	5.786	0.147	0.1017	3.925	134	1	0.25	103.5	35
		4.25%	42.5	5.786	0.147	0.1017	3.925	134	1	0.25	103.5	35
上海长征	乳酸盐-G	1.5%	15	5.38	0.26	0.051	4.48	132	1.75	0.25	96	40
	乳酸盐-G	2.5%	25	5.38	0.26	0.051	4.48	132	1.75	0.25	96	40
	乳酸盐-G	4.25%	42	5.38	0.26	0.051	4.48	132	1.75	0.25	96	40

艾考糊精腹膜透析液

Icodextrin Peritoneal Dialysis Solution

【适应证】 (1)腹膜超滤衰竭。

(2)高转运或高平均转运。

(3)糖尿病。

(4)容量负荷过多而超滤不足。

【药理】 以7.5%艾考糊精(葡聚糖)作为渗透剂,pH为5～6,渗透压为284 mOsm/L,超滤作用依靠胶体渗透压获得。

【不良反应】 可能引起过敏反应,少见皮肤剥脱性皮炎。

【禁忌证】 ①麦芽糖或异麦芽糖不耐受者。②糖原累积病患者。③严重乳酸性酸中毒者。④腹膜透析导管机械并发症者。⑤明确对艾考糊精过敏者。

【注意事项】 (1)可能干扰血糖检测结果。

(2)糖尿病腹膜透析患者从葡萄糖腹膜透析液转换

为艾考糊精腹膜透析液时需要重新调整胰岛素用量。

【用法与用量】 建议一日 1 次，主要用于长时间留腹，如 CAPD 夜间留腹或 APD 日间留腹。

氨基酸腹膜透析液
Amino Acid Peritoneal Dialysis Solution

【适应证】 (1)营养不良的维持性腹膜透析患者。

(2)糖尿病患者可酌情考虑使用，以减少体内葡萄糖的吸收。

【药理】 以氨基酸替代葡萄糖作为渗透剂。目前常用 1.1% 的氨基酸腹膜透析液，pH 为 6.6，渗透压为 365 mOsm/L。

【不良反应】 (1)可加重代谢性酸中毒，增加血尿素氮水平，未纠正的酸中毒、严重肝功能衰竭、高血氨症等情况慎用。

(2)可能抑制食欲，进一步加重胃肠道症状。

【禁忌证】 对氨基酸成分过敏者。

【注意事项】 由于氨基酸腹膜透析液维持正超滤时间短，不能用于长时间留腹。

【用法与用量】 氨基酸腹膜透析液须配合其他腹膜透析液使用，每日可辅助使用 1 次(2 L 以内)。

碳酸氢盐腹膜透析液
Bicarbonate Peritoneal Dialysis Solution

【适应证】 (1)使用酸性腹膜透析液时有灌注痛和不适的患者。

(2)有条件者可作为常规腹膜透析液使用以减少腹膜纤维化的发生。

【药理】 以碳酸氢盐代替乳酸盐作为缓冲剂。pH 为 7.4，生物相容性良好。碳酸氢盐腹膜透析液的缓冲剂总量为 35 mmol/L 或 40 mmol/L，由乳酸盐(10 mmol/L 或 15 mmol/L)和碳酸氢盐(25 mmol/L)共同组成，渗透剂仍为葡萄糖。

【注意事项】 (1)使用时注意按照双袋系统的产品操作说明进行液体混合。

(2)碳酸氢盐不稳定，混合后的透析液应于 24 小时内使用。

第三节　泌尿系统特殊用药

一、治疗良性前列腺增生症的药物

轻度和中度良性前列腺增生症(BPH)首选药物治疗。目前临床常用的治疗药物有三类，即 α 受体拮抗药、5α-还原酶抑制药以及天然植物药。

(一)α 受体拮抗药

膀胱颈部后尿道和前列腺有丰富的 α_1受体。BPH 患者不仅前列腺间质(含肌肉和纤维结缔组织)增加，前列腺内 α_1受体密度也增加。交感神经兴奋通过 α_1受体介导引起膀胱颈部、后尿道和前列腺平滑肌收缩，导致膀胱出口动力性梗阻，加剧 BPH 的排尿障碍。α_1受体拮抗药通过解除交感神经兴奋引起的平滑肌收缩而导致的动力性梗阻，缓解 BPH 的排尿困难症状。

临床应用的 α_1受体拮抗药分三类：①非选择性 α 受体拮抗药，如酚卞明(因不良反应较大，目前已很少再用于 BPH 治疗)；②选择性 α_1受体拮抗药，如阿夫唑嗪和哌唑嗪；③选择性 α_1受体长效拮抗药，有特拉唑嗪、坦洛新和多沙唑嗪等。

盐酸阿夫唑嗪
Alfuzosin Hydrochloride

【适应证】 良性前列腺增生症。

【药理】 (1)药效学　本品是选择性 α_1受体拮抗药，对 α_1受体的亲和力较 α_2受体强 1000 倍。经双盲对照临床试验，阿夫唑嗪减少 BPH 患者尿道阻力 45%左右，增加尿流率 30%，对膀胱容量及压力具有益影响。由于对尿道功能的高选择性，阿夫唑嗪的治疗剂量对血压影响小。

(2)药动学　口服后吸收快，t_{max}约 1.5 小时，生物利用度为 64%，食物对吸收无明显影响，血浆蛋白结合率约 90%，半衰期 4.8 小时，在肝脏经 CYP3A4 代谢生成无活性代谢产物，主要随粪便排出。目前常用盐酸阿夫唑嗪缓释片，其生物利用度较普通片减少 15%，达到血浆浓度高峰时间约 3 小时，半衰期 8 小时。

肾功能不全患者，药动学无明显改变；但肝功能不全者宜调整剂量。

【不良反应】 对某些患者可能产生一些不适症状主要是与血管扩张相关的不良反应，包括头昏、眩晕、头痛、嗜睡、疲劳和不适等。其他较罕见的还有皮疹、瘙痒、口干、腹泻、恶心、呕吐、心悸、胸痛等，这些症状是暂时性的，大多数无需停药。

严重的不良反应：直立性低血压、心绞痛、Q-T 间期延长以及虹膜松弛综合征(白内障超声乳化手术中)。

【禁忌证】 (1)对本品过敏者。

(2)严重或中等程度的肝功能不全(可导致本品血药浓度升高)。

(3)与酮康唑、依曲康唑、利托那韦等 CYP3A4 抑制药合用(可导致本品血药浓度升高)。

【注意事项】 (1)用药前应先排除前列腺癌。

(2)冠状动脉供血不足的患者使用本药,可引发或加重心绞痛。

(3)正在服用抗高血压药物(尤其是钙通道阻滞药)、硝酸盐类或对其他药物有低血压反应史的患者,服用本品出现直立性低血压和晕厥的风险增加,应密切随访或调整剂量。

(4)低血压患者使用本药,出现直立性低血压和晕厥的风险增加,一般出现在用药之后数小时内,有晕厥的风险。此时患者应立即躺下,直到上述一过性症状消失为止。

(5)由于可引起头晕、晕厥,对从事需要集中精力或需进行运动协调能力工作的患者慎用。

(6)接受外科手术时应告知麻醉医师正在服用本药。

(7)使用本药的患者行白内障超声乳化手术时,出现虹膜松弛综合征的风险增加。

(8)严重肾功能不全(肌酐清除率低于 30 ml/min)患者使用本药,可因清除减少而使血药浓度升高。

(9)老年患者因其对药物有较大敏感性,可减少每日剂量。

(10)美国 FDA 妊娠期用药安全性分级为 B,可在医生观察下使用。

(11)哺乳期妇女使用对乳儿的危害不能排除。

(12)儿童使用的安全性和有效性未建立。

(13)因 BPH 是渐进的退行性病变,该药又是解除症状的治疗用药,因此需长期服药,无医嘱不要中断疗程。

(14)缓释制剂在进餐时或餐后服用(每天宜在同一时间的餐后立即整粒吞服)。

【药物相互作用】 (1)与 CYP3A4 抑制药如吡咯类抗真菌药、克拉霉素、双氯芬酸、多西环素、红霉素、伊马替尼、异烟肼、奈法唑酮、尼卡地平、丙泊酚、蛋白酶抑制药、奎尼丁、泰利霉素和维拉帕米合用会导致本药的血浓度升高。

(2)与 CYP3A4 诱导药如氨鲁米特、卡马西平、奈夫西林、奈韦拉平、苯巴比妥、苯妥英和利福霉素类合用可使本药血浓度降低。

(3)与莫西沙星合用,对心脏的作用相加,出现 Q-T 间期延长的风险增加。

(4)不推荐与其他 α 受体拮抗药合用。

【用法与用量】 口服 普通片:一次 1 片,一日 3 次;缓释片:一次 1 片,一日 2 次,整片吞服。首次治疗从晚间临睡前开始。

【制剂与规格】 盐酸阿夫唑嗪片:2.5 mg。

盐酸阿夫唑嗪缓释片:(1)5 mg;(2)10 mg。

盐酸特拉唑嗪[药典(二);基;医保(甲)]

Terazosin Hydrochloride

【适应证】 良性前列腺增生症。

【药理】 (1)药效学 本品是高选择性 α_1 受体拮抗药。由于尿道和前列腺 α_1 受体分布丰富,该药对 α_1 受体呈高选择性,其对心血管的影响相对较小,临床效应呈剂量依赖性,在 2 mg、5 mg 和 10 mg 剂量组,前列腺增生症状评分(IPSS)改善分别达 40%、51% 和 69%,最大尿流率增加分别达到 26%、40% 和 52%。

(2)药动学 口服吸收快而完全,口服生物利用度 >90%,食物很少甚至不会影响其生物利用度,t_{max} 约 1 小时。其血浆蛋白结合率为 90%~94%,$t_{1/2}$ 约 12 小时,药物作用持续时间约 18 小时,给药量的 40% 经尿液排出,60% 经粪便排出。

【不良反应】 与血管扩张相关的症状包括:头昏和不适、体虚无力、心悸、恶心、外周水肿、眩晕、嗜睡、鼻充血、鼻炎和视物模糊、弱视力晕厥。下列不良反应亦有报道:背痛、头痛、心动过速、快速型心律失常、直立性低血压、水肿、体重增加、肢端疼痛、性欲降低、抑郁、神经质、感觉异常、呼吸困难、鼻窦炎、阳痿。其他较罕见的还有皮疹、瘙痒、口干、腹泻。这些症状是暂时性的,大多数无需停药。

严重的不良反应:造血系统障碍(罕见)、阴茎持续勃起(罕见)、虹膜松弛综合征(白内障超声乳化手术中)。

【禁忌证】 (1)对本药过敏者。

(2)美国 FDA 妊娠期用药安全性分级为 C。

【注意事项】 (1)须排除前列腺癌后,方可使用本药。

(2)对 BPH 伴有高血压患者同时应用噻嗪类药物或其他抗高血压药物,应注意调整剂量以防止低血压。

(3)与其他 α 肾上腺素受体拮抗药一样,特拉唑嗪也会引起眩晕。眩晕通常发生在初始用药 30~90 分钟内,偶尔会发生在剂量增加过快时,如果发生眩晕,应当将患者放置平卧姿势,在必要时采用支持疗法,虽然在晕厥前偶尔会出现心动过速（心率每分钟 120～160 次），但通常认为晕厥与过度的直立性低血压有关。当从卧位或坐位突然转向立位时可能会发生眩晕、轻度头痛甚至晕厥。出现这些症状时患者应躺下，然后在站立前稍坐片刻以防症状再度发生。大多数情况下，治疗初期后或连续用药阶段不会再发生该反应。

（4）首次用药或停止用药后重新给药，可能发生眩晕、轻度头痛或嗜睡，甚至可发生首剂晕厥或突然失去知觉。在初始剂量 12 小时内或增加剂量时应当避免从事驾驶或危险工作。

（5）如果用药中断数天，恢复用药时应从初始剂量重新开始，初始剂量为睡前服用 1 mg，以减少和避免首剂低血压效应。

（6）采用初始剂量开始治疗并在 4 周后进行疗效总结。每次调整剂量都可能发生暂时的不良反应。如果不良反应持续存在，应考虑减少剂量或停药。

（7）肾功能不全患者无需改变推荐剂量。

（8）哺乳期妇女使用对乳儿的危害不能排除。

（9）儿童使用的安全性和有效性未建立。

【药物相互作用】（1）与他达拉非合用，有产生低血压的作用。

（2）与其他降压药合用，有产生严重低血压的危险。

（3）醋氯芬酸会降低本药的作用。醋氯芬酸属于一种非甾体抗炎药，对环氧合酶-1 和环氧合酶-2 均有抑制作用。非甾体抗炎药可引起血压轻微升高，因而会削弱 α 受体拮抗药的抗高血压作用。处理措施：①谨慎合用；②监测血压，并根据情况调整 α 受体拮抗药的剂量。

【用法与用量】 口服　初始剂量为睡前服用 1 mg，1～2 周后每日剂量可加倍以达预期效应。常用维持剂量为一次 2～10 mg，一日 1 次，给药 2 周后症状明显改善。首次治疗宜从晚间临睡前开始。至今无足够数据表明剂量超过每日 10 mg 会引起进一步的症状缓解。

【制剂与规格】 盐酸特拉唑嗪片：（1）1 mg；（2）2 mg；（3）5 mg。

盐酸特拉唑嗪胶囊：（1）1 mg；（2）2 mg。

甲磺酸多沙唑嗪[医保(乙)]

Doxazosin Mesylate

【适应证】 良性前列腺增生症。

【药理】（1）药效学　本品是高选择性 α_1 受体拮抗药。每天口服 4 mg，连续服用几周，前列腺增生症状评分平均减少 5 分左右，尿流率平均增加 3.5 ml/s。多沙唑嗪普通片对高血压患者血压可降低 10～15 mmHg，对血压正常者血压降低 5 mmHg 左右；控释片则对血压影响较小。

（2）药动学　口服吸收，控释片具有比普通片更为平稳的血浆药物浓度参数。控释片的 t_{max} 为 8～9 小时，其 C_{max} 约为同剂量普通片的 1/3，24 小时后两种剂型的谷浓度水平相似。多沙唑嗪控释片峰/谷浓度比值相较于普通片峰/谷浓度比值低 1/2。稳态时，与普通片相比，多沙唑嗪控释片 4 mg 的相对生物利用度为 54%，8 mg多沙唑嗪的相对生物利用度为 59%，血浆蛋白结合率为 98%。本品在肝脏代谢，主要通过 *O*-脱甲基化和羟基化代谢，以代谢产物和原形药物从粪便排出（原形不超过 5%）。消除呈双向，$t_{1/2\beta}$ 为 22 小时。老年患者及肾脏损害患者的药代动力学无明显改变。在中度肝功能损害患者中，单剂多沙唑嗪的药时曲线下面积升高 43%，口服清除率减少 40%。与其他完全经过肝脏代谢的药物一样，肝功能受损患者使用多沙唑嗪应慎重。

【不良反应】（1）在有对照的临床实验中，最常见的反应为直立性低血压（很少伴有晕厥）或非特异性的症状，包括：头晕、头痛、乏力、不适、外周性水肿、体虚无力、嗜睡、胃肠道反应（腹痛、腹泻、恶心、呕吐、胃肠炎）、口干、背痛、胸痛、心悸、心动过速、咳嗽、瘙痒、尿失禁、膀胱炎及鼻炎。

（2）普通片剂上市后曾经报道以下不良事件：易激怒及震颤（罕见病例），偶有与包括多沙唑嗪在内的 α_1 受体拮抗药相关性阴茎勃起和阳痿的报道。也有药物过敏反应如皮疹、血小板减少症、紫癜、鼻出血、血白细胞减少、血尿、胆汁淤积、黄疸、肝功能检查异常、肝炎、视物模糊的报道。

（3）其他严重的不良反应：虹膜松弛综合征（白内障超声乳化手术中）。

【禁忌证】（1）对本品或其他喹唑啉类药物过敏者。

（2）近期发生心肌梗死者。

（3）有胃肠道梗阻、食管梗阻或任何程度的胃肠道腔径缩窄病史者。

（4）美国 FDA 妊娠期用药安全性分级为口服给药 C。

【注意事项】（1）须排除前列腺癌后，方可使用本药。

（2）已接受多沙唑嗪治疗者如发生心肌梗死，应针对个体情况决定其梗死后是否继续治疗。

（3）可发生首剂晕厥或突然失去知觉，故首次治疗宜从晚间临睡前开始。

(4)应提醒患者服用本品时将药品完整吞服，不应咀嚼。在本品控释片中，多沙唑嗪被置入一个不能被吸收的外壳中缓慢释放，药物空壳被排出并可在粪便中看到。

(5)与其他完全经过肝脏代谢的药物一样，肝功能受损患者使用多沙唑嗪应谨慎。

(6)通常情况下本品对驾车或操作机器能力没有影响。但应向患者说明本品可引起头昏和疲劳(特别是刚开始治疗时)，并可能导致反应能力下降。

(7)如果药物过量导致低血压，患者应立即平卧、取头低位。可根据个体情况，必要时采取其他支持治疗。由于多沙唑嗪与血浆蛋白结合率高，药物过量不宜采用透析法。

(8)哺乳期妇女使用对乳儿的危害不能排除。

(9)儿童使用的安全性和有效性未建立。

【药物相互作用】 (1)与β受体拮抗药、利尿药、ACEI、钙通道阻滞药合用，降压作用增强。

(2)与非甾体类抗炎药合用，降压作用降低。醋氯芬酸可降低本药的作用。

【用法与用量】 服用本品控释片时，应用足量液体将药品完整吞服，不应咀嚼、掰开或碾碎后服用。疗效不受进食与否的影响。最常用剂量为一次 4 mg，一日 1 次。国外临床使用的最大初始剂量为一次 8 mg，一日 1 次。国内目前尚无更多的相关临床经验。

常用剂量的多沙唑嗪可用于肾功能不全患者及老年患者。肝功能不全患者慎用。

【制剂与规格】 甲磺酸多沙唑嗪片：(1) 1 mg；(2) 2 mg；(3) 4 mg。

甲磺酸多沙唑嗪控释片：4 mg。

甲磺酸多沙唑嗪胶囊：(1) 1 mg；(2) 2 mg。

盐酸坦洛新(坦索罗辛)[基;医保(乙)]

Tamsulosin Hydrochloride

【适应证】 良性前列腺增生症。

【药理】 (1)药效学　本品可选择性拮抗肾上腺素α_1受体，对α_1受体的亲和力比对α_2受体强。肾上腺素α_1受体又可分为α_{1A}、α_{1B}和α_{1D}3个亚型，其中α_{1A}主要存在于前列腺、膀胱颈部和尿道平滑肌，α_{1B}主要存在于血管平滑肌。坦洛新对3种亚型受体的亲和力为$\alpha_{1A}>\alpha_{1D}>\alpha_{1B}$，本品可选择性拮抗泌尿道平滑肌上的$\alpha_{1A}$受体，对前列腺增生引起的排尿困难、夜间尿频、残余尿感等症状有明显改善。其引起周围血管扩张的不良反应低于特拉唑嗪和阿夫唑嗪。此外，坦洛新与其他抗高血压药物也无明显的相互作用。该药无首剂效应，首剂不必减少剂量或强调临睡前服药。

(2)药动学　口服吸收，缓释剂的t_{max}为 6.8 小时，半衰期为 10～15 小时，连续口服，血药浓度可在第 4 天达到稳态。在肝脏经 CYP2D6 和 CYP3A4 代谢，主要以代谢产物和原形药物从尿排出，原形药尿中排泄比率在 12%～14%之间。

【不良反应】 (1)神经与精神系统　头痛、头晕、失眠、嗜睡、乏力、蹒跚感等症状。

(2)循环系统　偶见直立性低血压、心率加快等。

(3)过敏反应　偶见皮疹，此时应停药。

(4)消化系统　偶见恶心、呕吐、胃部不适、食欲缺乏等。

(5)肝功能　偶见 ALT、AST、LDH 升高。

(6)肌肉骨骼系统　背痛。

(7)其他　偶见鼻塞、水肿、吞咽困难、射精异常等。

(8)严重的不良反应有阴茎持续勃起(罕见)、视网膜脱离。

【禁忌证】 对本品或其中的任何成分过敏者。

【注意事项】 (1)须排除前列腺癌后，方可使用本药。

(2)应用抗高血压药物患者，在开始口服坦洛新时，应注意血压是否有影响。

(3)胶囊内容物为缓释小颗粒，注意不要咀嚼胶囊内颗粒。

(4)直立性低血压患者和肾功能不全患者慎用。

(5)高龄患者应注意用药后状况，AUC 可增加 40%，如无法获得期待效果则不应继续增加剂量，应改用其他方法治疗。

(6)本品过量会引起血压降低，应令患者平卧并进行常规的低血压治疗，如补充血容量、给予升压药，最适宜的解救药是直接作用于平滑肌的血管收缩药。

(7)可引起晕厥，应避免晕厥造成的伤害。

(8)使用本药的患者行白内障超声乳化手术时可出现虹膜松弛综合征。

(9)对磺胺类过敏者，使用本药出现过敏反应的风险可能增加。

(10)哺乳期妇女使用对乳儿的危害不能排除。

(11)儿童不建议使用本药。

(12)美国 FDA 妊娠期用药安全性分级为口服给药 B。

【药物相互作用】 (1)与β受体拮抗药、利尿药、ACEI、钙通道阻滞药合用，降压作用增强。

(2)与非甾体抗炎药合用,本品的降压作用降低。醋氯芬酸可降低本药的药理作用。

(3)与CYP2D6的中效或强效抑制药(氟西汀等)或CYP3A4的中效或强效抑制药(酮康唑、西咪替丁等)合用,可导致本药的清除率明显下降,血药浓度升高。

【用法与用量】 口服 一次0.2 mg,一日1次,饭后服用,根据年龄及症状不同可适当增减。

【制剂与规格】 盐酸坦洛新(坦索罗辛)缓释片(胶囊):0.2 mg。

赛洛多辛[医保(乙)]

Silodosin

【适应证】 良性前列腺增生症。

【药理】 (1)药效学 赛洛多辛是选择性α_{1A}肾上腺素受体拮抗药,α_{1A}肾上腺素受体主要分布于前列腺、膀胱基底部、膀胱颈和前列腺尿道平滑肌,赛洛多辛通过阻断上述部位的α_{1A}肾上腺素受体与去甲肾上腺素的结合,使膀胱和前列腺平滑肌松弛,缓解膀胱出口动力性梗阻,改善BPH引起的下尿路阻塞症状。

体外研究显示,赛洛多辛与α_{1A}受体亚型的亲和力高于α_{1B}亚型和α_{1D}亚型,对下尿路组织的选择性显著高于主动脉、脾脏和肝脏。

(2)药动学 赛洛多辛健康中国研究显示,男性单剂量口服4 mg,C_{max}为(28.14±10.12) ng/ml;t_{max}为(0.98±0.65)小时;$t_{1/2}$为(7.27±1.75)小时;$AUC_{0\sim24\ h}$为(120.22±35.08)(ng·h)/ml。赛洛多辛可能存在肝肠循环。赛洛多辛主要经CYP3A4、UDP-葡萄糖醛酸转移酶、乙醇脱氢酶及乙醛脱氢酶进行代谢,血浆中主要代谢产物为赛洛多辛葡萄糖醛酸复合物及氧化代谢物。

【不良反应】 (1)消化系统:口炎。

(2)神经系统:麻木。

(3)肝胆系统:黄疸,肝功能损害伴氨基转移酶升高。

(4)皮肤:中毒性斑疹,紫癜。

(5)眼部:视物模糊,白内障超声乳化手术中虹膜松弛综合征。

(6)其他:水肿,男性乳房女性化。

【禁忌证】 (1)重度肾功能损害(Ccr<30 ml/min)禁用。

(2)服用强效细胞色素P_{450} 3A4(CYP3A4)抑制药(如酮康唑、克拉霉素、伊曲康唑、利托那韦)患者禁用。

(3)对本品过敏患者禁用。

【注意事项】 (1)对下述患者应慎重给药:①体位性低血压患者。②中度肾功能损害患者。③重度肝功能损害患者。④服用磷酸二酯酶5型(PDE5)抑制药患者。

(2)本品可能导致射精障碍(逆行性射精)等,因此给药过程中应就射精障碍对患者进行充分的解释说明。

(3)由于本品具有α受体拮抗药的药理作用可能引起以下不良反应,应予以关注:①体位性低血压,请注意变换体位时的血压变化。②头晕,因此进行高空作业、驾驶等危险操作的患者服药时应给予充分注意。③同时服用降压药的患者要注意血压变化,发现血压降低时要采取减量或中止给药等措施妥善处理。

【药物相互作用】 (1)CYP3A4抑制药 尚未评价中效CYP3A4抑制药对赛洛多辛药代动力学的影响。与强效CYP3A4抑制药(例如地尔硫䓬、红霉素、维拉帕米)并用,可能增加赛洛多辛的血药浓度,因此,合并用药时应谨慎并密切监测患者是否发生不良事件。

(2)强效P-糖蛋白(P-gp)抑制药 体外研究表明赛洛多辛是一种P-gp底物。P-gp的抑制可能导致赛洛多辛血药浓度增加。因此,对服用强效P-gp抑制药(例如环孢菌素)的患者,不推荐使用赛洛多辛。

(3)α受体拮抗药 尚未确定赛洛多辛和其他α受体拮抗药之间的药效学相互作用。但是,预期可能发生相加作用,因此赛洛多辛不应与其他α受体拮抗药合并用药。

(4)地高辛 赛洛多辛和地高辛合并用药不会显著改变地高辛的稳态药代动力学。无需调整剂量。

(5)磷酸二酯酶5型(PDE5)抑制药 国外临床研究表明,赛洛多辛与PDE5抑制药合用时,可能增强PDE5抑制药的血管扩张作用,从而增强降压作用。

(6)抗高血压药物 尚未在临床研究中严格考察赛洛多辛与抗高血压药之间的药效学相互作用。但是,使用抗高血压药的患者,有发生直立时血压调节能力下降的情况。因此,与抗高血压药并用期间应谨慎。

(7)食物相互作用 三项研究显示,食物对赛洛多辛药代动力学有影响,使赛洛多辛最大血药浓度(C_{max})降低18%-43%,使暴露量(AUC)降低4%~49%。赛洛多辛的临床试验均是在进餐的条件下进行,其安全性和有效性得到了确认。因此,应指导患者在餐后服用赛洛多辛,以降低发生不良事件的风险。

【用法与用量】 口服 成人 一次4 mg、一日2次,早、晚餐后服,可根据症状酌情减量。

【制剂与规格】 赛洛多辛胶囊:4 mg。

(二)5α-还原酶抑制药

前列腺组织的正常生长、发育依赖于雄激素，前列腺增生也同样与雄激素密切相关。良性前列腺增生症(BPH)的病因尚不完全清楚，但目前公认的 BPH 发生需要两个必备条件，即老龄和有功能的睾丸。在青春期前去势的男性不发生 BPH，因此认为前列腺是雄激素依赖性器官。睾酮需在 5α-还原酶作用下转化为双氢睾酮，与雄激素受体结合后才能发挥雄激素对前列腺的作用，从而刺激前列腺增生。因此，5α-还原酶缺乏或雄激素受体突变者均不发生 BPH。5α-还原酶抑制药能抑制 5α-还原酶的活性，使睾酮不能转化为双氢睾酮，阻止前列腺增生，甚至可以使部分增生的前列腺萎缩。

非那雄胺[药典(二)；医保(乙)]

Finasteride

【适应证】 良性前列腺增生症。

【药理】 非那雄胺是 5α-还原酶的竞争性抑制药，而 5α-还原酶将睾酮转化为双氢睾酮。非那雄胺与雄激素受体无亲和性。

(1)药效学　本品为 4-氮杂甾体化合物，是睾酮代谢成为更强的雄激素双氢睾酮(DHT)过程中的细胞内酶——Ⅱ型 5α-还原酶的特异性抑制药。本品与Ⅱ型 5α-还原酶缓慢形成稳定的酶复合物，减少血液和前列腺内 DHT，此过程非常缓慢($t_{1/2}$为 30 天)。药物本身对雄激素受体无亲和性。单剂量给予本品 5 mg 可使 DHT 浓度快速下降，最大效应出现于给药后 8 小时。

本品血浆浓度在 24 小时内有变化，但血清 DHT 水平保持不变。BPH 患者以 5 mg/d 剂量服用本品 4 年后，血中 DHT 浓度平均降低 70%，前列腺体积缩小约 10%，前列腺特异性抗原(PSA)比基线值降低约 50%。睾酮的血循环水平约增加 10%～20%，但仍在生理水平范围内。在一项随机、双盲、安慰剂对照的多中心研究(PLESS)中，3016 名中至重度前列腺增生患者服用本品 4 年，使泌尿系统事件(前列腺切除术或急性尿潴留需插入导管)的总危险性降低 51%，前列腺体积显著且持续缩小，最大尿流率持续增高，症状改善。本品治疗对其他内分泌无影响，对肝、肾及消化系统均无损害。

(2)药动学　口服吸收，生物利用度约为 80%，不受食物影响，在给药 6～8 小时后完全吸收，t_{max}为 1～2 小时。药物除分布于血液和组织中，也可通过血-脑屏障，并进入精液。血浆蛋白结合率为 90%，在肝脏代谢。主要以代谢产物形式经尿液和粪便排泄；消除半衰期为 6 小时(年龄≤60 岁)，8 小时(年龄≥70 岁)，但不必因此而调整剂量。血浆清除率约为 165 ml/min，分布容积约 76 L。男性单剂量口服给予^{14}C非那雄胺后，39%以代谢产物的形式从尿液中排泄，57%从粪便中排泄。非那雄胺的代谢产物对 5α-还原酶的抑制作用活性很小。每天给药 5 mg 重复应用后，非那雄胺血药浓度的稳态谷值为 8～10ng/ml，并持续稳定一段时间，可有少量缓慢蓄积。

慢性肾功能不全(肌酐清除率在 9～55 ml/min)者，给予本品后的体内分布和血浆蛋白结合无改变，部分由肾脏排泄的代谢产物从粪便中排泄。因此伴有肾功能损害的非透析患者不需要调整药量。

【不良反应】 (1)主要是性功能受影响(阳痿、性欲降低、射精障碍)和乳房不适(乳腺增生及乳房肿胀、触痛)，可有皮疹。上述不良反应随治疗时间延长逐年减少。

本品上市后报道的其他不良反应包括瘙痒感、风疹、面唇部肿胀等过敏反应以及睾丸疼痛。

(2)严重的不良反应有男性乳房肿瘤。

【禁忌证】 (1)对本品过敏者。

(2)美国 FDA 妊娠用药安全性分级为口服给药 X。

(3)妇女或儿童。

【注意事项】 (1)血清前列腺特异性抗原(PSA)浓度与患者年龄和前列腺体积有关，而前列腺体积又与患者年龄有关。当评价 PSA 测定结果意义时，应考虑接受本品治疗的因素。大多数患者用本品治疗的第一个月内 PSA 迅速降低，随后 PSA 水平稳定在一个新的基线上。治疗后基线约为治疗前基线值的一半，因此，对应用本品三个月以上患者所测定的 PSA 值应乘以 2，才是血清中真实的 PSA 水平。这在鉴别前列腺癌时应特别注意，以此水平评价患者是否可能存在前列腺癌才不致延误病情。

(2)由于非那雄胺起效慢，用药 3 个月后才会发挥满意疗效，因此，目前临床通常的治疗策略是在开始前列腺增生药物治疗时，非那雄胺和 α 受体拮抗药联合应用，以迅速改善患者排尿不畅的症状。

(3)当患者的性伴侣怀孕或可能怀孕时，患者需避免其性伴侣接触其精液。

(4)肝功能异常或尿道梗阻患者慎用。

【药物相互作用】 利托那韦可增加本药的血药浓度，因而非那雄胺与利托那韦应谨慎合用。可能的作用机制：利托那韦属于蛋白酶抑制药，利托那韦与数种细胞色素 P_{450}同工酶具有高亲和力，故可能会与许多药物发生相互作用。利托那韦能抑制 CYP3A4 介导的非那雄胺的代谢，导致非那雄胺血浆浓度升高，药理作用或不良反应可能增加。应注意监测非那雄胺药效增加的迹象。

【用法与用量】 口服　成人　一次 5 mg，一日 1 次。

肾功能不全患者（肌酐清除率不低于 9 ml/min）不需调整剂量。70 岁以上患者本品清除率有所降低，但不需调整剂量。

【制剂与规格】 非那雄胺片：(1)1 mg；(2)5 mg。

非那雄胺胶囊：5 mg。

(三)天然植物药

用于治疗 BPH 的天然植物药有效成分包括植物甾醇和胆固醇相关性化合物，它们的作用机制目前尚不明确。

普 适 泰[医保(乙)]

Prostat

【适应证】 良性前列腺增生症，慢性非细菌性前列腺炎。

【药理】 为植物花粉破壳后提取的水溶性成分阿魏酰 γ-丁二胺（P-5）与脂溶性成分植物生长素 EA-10（gibberellins）组成的复方制剂。其治疗前列腺增生和炎症的可能作用机制：①抑制环氧化酶，阻断白三烯、花生四烯酸代谢途径，达到抗炎、消肿作用；②阻断 5α-二氢睾酮与前列腺雄激素受体结合，阻断受体作为转录因子发挥作用，从而抑制前列腺增生，并使已增生的前列腺萎缩；③竞争性拮抗去甲肾上腺素，从而松弛尿道平滑肌、增加膀胱逼尿肌的收缩力，使尿流通畅，缓解 BPH 症状；④抑制前列腺上皮细胞的增殖。

【不良反应】 轻微的腹胀、胃灼痛、恶心、皮炎、湿疹以及变态反应。

【禁忌证】 儿童，对本品或花粉过敏者禁用。

【注意事项】 (1)前列腺感染致尿道狭窄、前列腺结石、膀胱颈硬化、前列腺癌症和其他前列腺疾病都会引起类似的 BPH 症状，所以在使用本品治疗之前应对上述疾病做出正确的判断。

(2)药品应妥善保存，避免儿童误取。

(3)不到服用时，请勿将内包装撕开，以免药片吸潮变质。

(4)由于本品起效慢，3～6 个月才可获得明显效果，故对残余尿量多或尿流率严重降低者，需密切监视，以防尿流梗阻。如果病情恶化或持续 6 个月以上不缓解，患者应去医院就诊。

(5)本品含乳糖成分，患有下列罕见遗传性疾病的患者不得服用本品：半乳糖不耐受症，总乳糖酶缺乏症或葡萄糖-半乳糖吸收不良症。

【用法与用量】 口服　一次 1 片，一日 2 次。3～6 个月后可获得明显效果，对 BPH 疗程是长期的。

【制剂与规格】 普适泰片：每片含阿魏酰 γ-丁二胺 70 mg(P-5)及植物生长素 4 mg(EA-10)。

非洲臀果木提取物

Pygeum Africanum Extract

【适应证】 良性前列腺增生症。

【药理】 非洲臀果木的提取物，含甾醇、类萜烯等活性物质，对白细胞三烯 B_4 及其代谢产物有抑制作用，具有抗炎症效应。本品能抑制由 6-FGF 和 EGF 诱导的前列腺或纤维细胞过度增生和保护膀胱功能，有助于 BPH 治疗。

【不良反应】 少数患者服药后可能出现胃肠道反应，如恶心、便秘、腹泻等。

【禁忌证】 对本品过敏者。

【用法与用量】 口服　一次 50 mg，一日 2 次，饭前服用为宜。6 周为 1 个疗程。

【制剂与规格】 非洲臀果木提取物胶囊：50 mg。

二、前列腺癌的治疗用药

前列腺癌在初诊时绝大多数是雄激素依赖性肿瘤。前列腺癌的药物治疗主要是对抗雄激素的内分泌治疗，其中主要有三大类：①雄激素拮抗药，有非甾体化合物类和甾体化合物类，前者有氟他胺（flutamide）和比卡鲁胺（bicalutamide），后者如醋酸环丙孕酮（cyproterone acetate，CPA）。②促黄体生成素释放激素（LHRH）类似物（激动药），有亮丙瑞林（leuprorelin）、戈舍瑞林（goserelin）、曲普瑞林（triptorelin）。③LHRH 拮抗药，如地加瑞克（degarelix），该药是 2008 年美国 FDA 核准的新药，用于治疗晚期前列腺癌，是新的 LHRH 拮抗药，在国内尚无此类药物。这里着重介绍非甾体化合物类雄激素拮抗药和 LHRH 类似物。关于醋酸环丙孕酮可参阅第九章第三节。

(一)雄激素拮抗药(非甾体化合物类)

能阻止雄激素在前列腺细胞的吸收和（或）阻断雄激素与前列腺细胞核内雄激素受体结合，显示抗雄激素作用。

在前列腺内分泌治疗中强调雄激素全阻断。手术切除睾丸或用 LHRH 类似物对睾丸灭能（俗称化学切睾），仅去除前列腺内由睾丸产生的雄激素，它只占前列腺内雄激素的60%,前列腺内还有40%的雄激素是肾上腺分泌的甾体前身在前列腺内合成产生的,这部分雄激素需要雄激素拮抗药与其对抗。

氟他胺[药典(二);医保(乙)]

Flutamide

【适应证】 晚期前列腺癌,可单独使用(睾丸切除或不切除),或与LHRH(促黄体生成激素释放激素)类似物(激动药)合用。也可作为前列腺癌根治手术前辅助治疗或根治手术后辅助治疗。也可以和放射治疗联合应用。

【药理】 (1)药效学 为口服非甾体雄激素拮抗药。本品及其代谢产物可与雄激素竞争受体,与雄激素受体结合成不具有雄激素作用的复合物,进入细胞核,与核蛋白结合,从而阻断雄激素作用而抑制雄激素依赖性前列腺癌细胞生长。

(2)药动学 口服吸收快而完全,在体内迅速代谢,主要代谢产物为有活性的α-羟基氟他胺。单剂量口服250 mg,该代谢物的t_{max}约2小时,血浆蛋白结合率在90%以上,消除半衰期约6小时。原形药物和活性代谢物主要分布在前列腺;大部分通过尿液排泄,少量通过粪便排出体外。

【不良反应】 (1)最常见的不良反应 男子乳房发育及(或)乳房触痛,有时伴溢乳。这些不良反应会随减少用药剂量或停药而消失。

(2)少见不良反应 恶心、呕吐、腹泻、食欲增强、失眠、多汗、皮疹和疲劳,暂时性肝功能异常和肝炎。异常实验室指标有肝功能紊乱和血清尿素氮升高。

(3)罕见的不良反应 性欲减退、胃不适、食欲缺乏、溃疡痛、胃灼热、便秘、水肿、瘀斑、带状疱疹、瘙痒、狼疮样综合征、头痛、头晕、乏力、不适、视物模糊、口渴、胸痛、忧虑、压抑、淋巴水肿。精子数减少很少报道。本品对心血管的潜在性影响小,和己烯雌酚比较,此影响显得更小。极少数人有血清肌酐升高。

(4)个别不良反应 曾有2例引起恶性男性乳房肿瘤的报道。

(5)单一使用氟他胺时男子乳房女性化高发,与LHRH联合治疗时大大减少。联合治疗时,少见的不良反应有贫血、白细胞减少、非特异性胃肠功能紊乱、注射部位刺痒、水肿、神经-肌肉症状、黄疸、肝脏衰竭、泌尿系症状、高血压、中枢神经系统不良反应(嗜睡、抑郁、昏迷、焦虑、神经质)以及血小板减少。

【禁忌证】 (1)对本品过敏者。

(2)严重肝功能损害者(ALT超出正常值上限2倍)。

(3)妊娠期妇女。

【注意事项】 (1)本品可能造成肝功能损害,证据包括氨基转移酶升高、黄疸、肝性脑病以及与急性肝衰竭相关的死亡。在开始用药前应先测定氨基转移酶。氨基转移酶高于正常值上限2倍者禁用本品。治疗开始后的前4个月应每月进行肝功能检查,之后定期检查。出现肝功能异常的症状和体征时(例如:瘙痒、尿液变深、恶心、呕吐、持久性食欲缺乏、黄疸、右上腹触痛或有不能解释的类似流感症状者),应该复查肝功能。如出现黄疸或氨基转移酶高于正常值上限2倍,即使无临床症状,亦应停用本品。

(2)在治疗过程中PSA反而上升,或症状加剧应立即停药。

(3)长期使用本品,应定期监测精子计数。

(4)定期测定前列腺特异抗原水平有助于监测疾病进展。

(5)告知患者不要自行停药。

(6)肝脏损害、女性或有心脏病的患者慎用。

【药物相互作用】 新双香豆素与本品合并用药时,以及长期华法林治疗的患者用药可导致凝血酶原时间延长。因此必须检测凝血酶原时间,以此决定首剂和维持抗凝剂的用量。

【用法与用量】 口服,每8小时250 mg。与LHRH激动药合用时,二者可同时开始使用,或在开始使用LHRH激动药前24小时使用本品。如与放疗联用,必须在放疗前8周开始使用本品,且在放疗期间持续使用。

【制剂与规格】 氟他胺片:250 mg。

氟他胺胶囊:125 mg。

比卡鲁胺[医保(乙)]

Bicalutamide

【适应证】 晚期前列腺癌。可单独使用(睾丸切除或不切除),或与LHRH(促黄体生成激素释放激素)类似物(激动药)合用。也可作为前列腺癌根治手术前辅助治疗或根治手术后辅助治疗。可以和放射治疗联合应用。

【药理】 (1)药效学 比卡鲁胺为雄激素受体拮抗药,其右旋体为有效光学对映体,可以通过拮抗雄激素的作用,有效缩小前列腺肿瘤体积,降低PSA,控制肿瘤进展,延长无瘤生存期。本品临床使用的是外消旋物。

(2)药动学 本品口服吸收良好,食物对其生物利用度无临床相关影响。本品的蛋白结合率高达 98%，在肝脏经氧化[(R)-对映体]及葡糖醛酸化[(S)-对映体]被广泛代谢，其代谢产物几乎以相同比例经尿和粪便排泄。(S)-对映体相对(R)-对映体消除较为迅速，(R)-对映体的 $t_{1/2}$ 为 1 周。因(R)-对映体半衰期长，在血浆中存留量约为(S)-对映体的 10 倍。所以，每日剂量可一次性顿服，当每日服用本品 50 mg 时，(R)-对映体的稳定血浆浓度约 9 μg/ml，稳态时(R)-对映体约占总循环内药量 99%。(R)-对映体的药代动力学不受年龄、肾损害或轻、中度肝损害的影响。有证据表明在严重肝损害病例，(R)-对映体血浆清除较慢。

【不良反应】 (1)面色潮红、瘙痒、乳房触痛和男性乳房女性化，上述反应可随睾丸切除术而减轻。本品也可能引起腹泻、恶心、呕吐、乏力和皮肤干燥。肝功能改变(氨基转移酶水平升高、黄疸)可能见到，但常轻微而短暂，无论继续治疗还是随即中止治疗均可逐渐消退或改善；极少出现肝功能衰竭。

(2)本品与 LHRH 类似物合用时观察到下列可能与药物相关且发生率大于 1% 的副作用。①心血管系统：充血性心衰、心肌梗死。②消化系统：食欲缺乏、口干、消化不良、腹痛、腹泻、便秘、胃肠胀气；肝炎、肝毒性、肝衰竭。③中枢神经系统：头晕、失眠、嗜睡、乏力、性欲减低。④呼吸系统：呼吸困难。⑤泌尿生殖系统：阳痿、夜尿增多、血尿。⑥血液系统：贫血。⑦皮肤及其附件：脱发、皮疹、出汗、多毛。⑧代谢及营养：糖尿病、高血糖、周围性水肿、体重增加、体重减轻。⑨躯干：背痛、骨盆痛、寒战。

【禁忌证】 (1)妇女。

(2)对本品过敏者。

【注意事项】 (1)本品在肝脏代谢，严重肝损害的患者药物清除可能会减慢，由此可能导致蓄积。所以本品对有中、重度肝损伤的患者应慎用。

(2)由于可能出现肝脏改变，应定期进行肝功能检测。主要的改变一般在本品治疗的最初 6 个月内出现。严重的肝功能改变很少见于本品的治疗。如果出现严重改变应停止本品治疗。

(3)本药与促黄体生成素释放激素(LHRH)促效药合用，有降低糖耐量的风险，从而可引发糖尿病或引发糖尿病患者血糖失控。

(4)本品显示抑制细胞色素 P_{450}(CYP3A4)活性，因此当与主要由 CYP3A4 代谢的药物联合应用时须谨慎。

【药物相互作用】 与华法林等香豆素类抗凝药合用，香豆素类抗凝药与蛋白的结合可被比卡鲁胺置换，非结合的形式增加，导致凝血酶原时间过度延长，增加出血的风险。服用华法林的患者，在开始或停用比卡鲁胺时，应监测 INR。

【用法与用量】 成年男性包括老年人　口服　一次 50 mg，一日 1 次。用本品治疗应与 LHRH 类似物或外科睾丸切除术治疗同时开始。对于肾损害的患者无需调整剂量。对于轻度肝损害的患者无需调整剂量；中至重度肝损害的患者可能发生药物蓄积，应慎用或调整剂量。

【制剂与规格】 比卡鲁胺片(胶囊)：50 mg。

比卡鲁胺片：150 mg。

(二)促黄体生成素释放激素类似物

促黄体生成素释放激素(LHRH)又称促性腺激素释放激素，该类药物竞争性地和垂体促性腺激素释放激素(GnRH)受体结合，抑制脑垂体-性腺轴功能，抑制睾丸分泌雄激素，达到去势水平。

醋酸亮丙瑞林[医保(乙)]

Leuprorelin Acetate

【适应证】 (1)前列腺癌的内分泌治疗，替代睾丸切除而作为药物去势治疗。

(2)其他适应证参阅第十二章第二节。

【药理】 (1)药效学　临床上常用其醋酸盐形式。首次给药后能立即产生一过性的垂体-性腺系统兴奋作用(急性作用)，然后对性腺激素的生成和释放表现为抑制作用，并可进一步抑制卵巢和睾丸对促性腺激素的反应，从而降低雌二醇和睾酮的生成(慢性作用)。醋酸亮丙瑞林的促黄体生成激素(LH)释放活性约为 LHRH 的 100 倍，其抑制垂体-性腺系统功能的作用也强于 LHRH。醋酸亮丙瑞林是高活性的 LHRH 衍生物，由于其对蛋白分解酶的抵抗力和对 LHRH 受体的亲和性都比 LHRH 强，所以能有效地抑制垂体-性腺系统功能，从而抑制睾丸分泌雄激素。

(2)药动学　参阅第十二章第二节。

【不良反应】 (1)代谢、内分泌系统　常见潮热、多汗、男性乳房发育、高磷酸盐血症或体重改变。可出现一过性的睾酮水平升高。

(2)中枢神经系统　常见头痛，可见抑郁、眩晕、情绪不稳定等。

(3)消化系统　可见恶心、呕吐、结肠炎。偶见肝功能异常；使用本药长效制剂后，国外报道有时患者出现腹水。

(4)骨骼肌肉系统　肌痛、关节疼痛、骨密度降低、神经肌肉障碍等。

(5)泌尿生殖系统　可出现阳痿和睾丸萎缩疼痛、夜尿、尿频、泌尿道障碍、阴道炎、阴道出血。

(6)呼吸系统　国外有用药后发生间质性肺炎的个案报道。

(7)血液系统　偶有贫血和白细胞减少报道。

(8)皮肤毛发　可见注射部位瘙痒、疼痛、发红、溃疡,可有出汗、夜汗、脱发或多毛现象,也可见痤疮、皮疹。

(9)其他　抑郁、疲劳、不适、记忆损害等。

【禁忌证】 (1)对本药、促性腺激素释放激素(GnRH)、GnRH类似物或其药品中的任何成分过敏者。

(2)美国FDA妊娠期用药安全性分级为肠道外给药X。

(3)其他参阅第十二章第二节。

【注意事项】 (1)有下列情况者慎用　①充血性心力衰竭或有心血管疾病病史者;②血栓栓塞患者;③限制钠盐摄入者;④有骨质疏松症病史者,本品会导致前列腺癌和骨质疏松症(包括药物诱导性)的病情加重;⑤伴有脊髓压迫者;⑥输尿管梗阻患者;⑦肾功能障碍者;⑧老年患者生理功能低下者;⑨抑郁者。

(2)使用本药,脊髓受压的风险增加。

(3)使用本药,睾酮血药浓度增加,可一过性地加重前列腺癌的症状。

(4)乙醇可加重本品的不良反应。

(5)首次注射时,特别是在未使用雄激素拮抗药前应用,患者可出现暂时性骨痛加剧。首次治疗后第1个月内,有可能引起输尿管梗阻或脊髓压迫。所以建议首先使用雄激素拮抗药,然后再注射该药,至少二者应同时使用。

(6)用药期间PSA上升或肿瘤增大、症状加剧者应立即停药。

(7)哺乳期妇女使用对乳儿的危害不能排除。

【药物相互作用】 已有因使用本品引起血栓形成及肺栓塞的报告,故本品与抗凝药物合用时需谨慎,并注意监测凝血酶原时间。

【用法与用量】 皮下或肌内注射　一次3.75 mg,每4周一次,首剂注射前最好先使用雄激素拮抗药1周。长效缓释剂一次,1次11.25 mg,每3个月或4个月皮下注射一次。

【制剂与规格】 注射用醋酸亮丙瑞林:3.75 mg。

注射用醋酸亮丙瑞林微球:(1)1.88 mg;(2)3.75 mg;(3)11.25 mg。

注射用缓释醋酸亮丙瑞林:1.88 mg。

注射用醋酸亮丙瑞林缓释微球:3.75 mg。

醋酸戈舍瑞林[医保(乙)]

Goserelin Acetate

【适应证】 (1)前列腺癌的内分泌治疗,替代睾丸切除而作为药物去势治疗。

(2)其他适应证参阅第十二章第二节。

【药理】 (1)药效学　本品是强有力的促性腺激素释放激素(GnRH)类似物,皮下注射吸收迅速,治疗前列腺癌起效时间为2～4周,血液睾酮水平可降低至去睾水平,前列腺体积缩小的最大效应出现在给药后第3个月。多次给药,作用持续时间可达12个月。

(2)药动学　使用本品3.6 mg植入制剂后血药浓度达峰时间为12～15天,表观分布容积为44.1 L,总蛋白结合率为27%。每28天皮下注射3.6 mg,血药浓度始终保持在可检测的浓度以上,睾酮被抑制并维持在去睾水平。使用10.8 mg长效制剂的达峰时间为2小时,C_{max}为8.85ng/ml,$t_{1/2}$为4.6小时。本药在肝脏通过C-末端氨基酸的水解进行代谢,肾排泄率为90%。肾功能减退时本品清除减少,消除半衰期延长,但并不需调整剂量;肝功能不全时本品的消除半衰期并不延长,故亦无需调整剂量。

【不良反应】 曾有报道出现皮疹,多为轻度,不需中断治疗即可恢复。偶然出现的局部反应包括在注射位置上有轻度淤血。有报道可引起血压改变,一般无需治疗。可见恶心、嗜睡,少见味觉障碍、腹泻、腹痛、齿龈萎缩。潮红、出汗、阳痿、性功能障碍和性欲下降常见,但需中断治疗者少;可见男性乳房女性化、乳房肿胀和触痛。给药初期前列腺癌患者可能有骨骼疼痛暂时性加重,应对症处理。尿路梗阻和脊髓压迫的个别病例也有报道。有可能引起骨质丢失,并可引起深静脉血栓形成。

【禁忌证】 (1)对本品、LHRH或LHRH类似物过敏者。

(2)美国FDA妊娠期用药安全性分级为肠道外给药X。

【注意事项】 (1)对有发展为尿路梗阻或脊髓压迫危险的患者本品应慎用,而且在治疗的第1个月期间应密切监护患者,如因尿路梗阻或引起脊髓压迫或肾脏功能损害并恶化,则应给予适当治疗。

(2)建议首先使用雄激素拮抗药1周后,才注射该药。

(3)肝肾功能不全及老年人不必调整剂量。

(4)没有在人类进行本品过量用药的试验。动物试验表明使用高剂量的戈舍瑞林时,除对性激素浓度和生殖道预想的作用外,无其他影响。如过量用药,应行对症治疗。

(5)以往的治疗曾导致骨矿物质密度丢失的患者或是具有降低骨矿物质密度危险因素的患者慎用。

【用法与用量】 腹部皮下注射,必要时可加用局部麻醉;注射 3.6 mg 制剂 1 支,每 28 日一次,连续 3 个月。

【制剂与规格】 戈舍瑞林注射液:(1)3.6 mg;(2)10.8 mg。

醋酸曲普瑞林[药典(二);医保(乙)]

Triptorelin Acetate

【适应证】 前列腺癌的内分泌治疗,作为药物去势治疗而替代睾丸切除。

【药理】 (1)药效学 本药是强有力的促性腺激素释放激素(GnRH)类似物,对蛋白分解酶的抵抗力和对垂体促性腺激素释放激素(GnRH)受体的亲和力都强于 GnRH。

(2)药动学 本品皮下注射后迅速吸收,t_{max}为 40 分钟,生物利用度几乎达 100%,曲线下面积为 36.6 μg·h/ml。其控释注射液单次注射后疗效可维持约 30 天。平均静脉快速滴注 0.5 mg,健康青年男性的肾脏清除率为 83.5 ml/min,轻至重度肾功能不全者为 4.7～19.8 ml/min,肝功能不全者为 35.6 ml/min。轻至重度肾功能不全者经肾排泄值为 5%～17%。有肝损害者为 62%。

【不良反应】 有胃肠道反应,如恶心、腹痛、胃部不适。可出现颜面潮红、出汗、性欲减退或勃起功能障碍,也可有血清氨基转移酶增高、排尿困难、背痛、血栓性静脉炎、下肢水肿、高血压。少见男性乳房发育、疼痛,罕见肺栓塞。其他还有头痛、头昏、失眠、发热、瘙痒、皮疹、出血斑、疲乏及睡眠障碍。注射部位可出现疼痛,尚有骨质丢失和骨痛加剧的报道。

严重的反应:血管神经性水肿、严重过敏反应、过敏性休克、胸痛等。

【禁忌证】 (1)对本品过敏者。

(2)对其他 LHRH 或 LHRH 类似物过敏者。

(3)美国 FDA 妊娠期用药安全性分级为肠道外给药 X。

【注意事项】 (1)少数前列腺癌患者在用药最初阶段可能会因血清睾酮的短暂升高而出现骨痛、排尿困难等病情加重,建议先用雄激素拮抗药 10 天,再加用本品,或至少二者同时开始使用。

(2)转移性椎体病变或尿道梗阻患者,随血清睾酮的短暂性浓度升高,在开始用药后的若干周内可能加重病情。

(3)随血清睾酮的短暂性浓度升高,由于尿道或膀胱出口梗阻可能出现肾损害。

(4)随血清睾酮的短暂性浓度升高,可出现脊髓压迫。

(5)哺乳期妇女使用对乳儿的危害不能排除。

【药物相互作用】 与促进泌乳素分泌的药物合用时,会降低垂体内促黄体生成素释放激素受体的数量,导致本药的作用降低。

【用法与用量】 作为前列腺癌药物去势治疗,每个月皮下或肌内注射一次本品控释剂 3.75 mg,每次注射需在身体不同部位进行。

【制剂与规格】 注射用曲普瑞林:3.75 mg。

注射用曲普瑞林控释剂:3.75 mg。

注射用醋酸曲普瑞林:(1)0.1 mg(以曲普瑞林计);(2)3.75 mg。

注射用双羟萘酸曲普瑞林:15 mg。

醋酸曲普瑞林注射液:1 ml∶0.1 mg(按曲普瑞林计为 95.6 μg)。

三、勃起功能障碍用药

治疗勃起功能障碍(eractile dysfunction,ED)的口服药物有激素类和非激素类,前者如十一酸睾酮。后者有:①肾上腺素受体拮抗药,如育亨宾(yohimbine);②多巴胺受体激动药,如阿扑吗啡(apomorphine);③泌乳素分泌抑制药,如溴隐亭(bromocriptine);④5-羟色胺受体拮抗药,如曲唑酮(trazodone);⑤5 型磷酸二酯酶(PDE 5)抑制药。

阴茎勃起是在神经和血管协同下,以一氧化氮-环磷鸟苷(NO-cGMP)介导为核心的阴茎海绵体平滑肌舒张和充血的复杂生理过程。在刺激过程中,阴茎海绵体神经元末梢释放非肾上腺素能非胆碱能神经介质一氧化氮(NO)和血管活性肠肽等,NO 激活鸟苷酸环氧酶,促使鸟苷三磷酸(GPT)转化为环磷酸鸟苷(cGMP),导致平滑肌细胞中钙离子减少,促进平滑肌松弛,阴茎海绵窦开放并充血,阴茎得以勃起。阴茎海绵体中存在的 5 型磷酸二酯酶能分解 cGMP 而导致阴茎疲软。PED 5 抑制药正是通过抑制海绵体 PED 5 活性,升高 cGMP 水平,从而激发或维持阴茎勃起。该类制剂有西地那非、伐地那非和他达拉非。

在国外，已有批准西地那非和他达拉非用于降低肺动脉高压的治疗，但在国内尚未被批准。

枸橼酸西地那非

Sildenafil Citrate

【适应证】 男性勃起功能障碍。

【药理】 (1)药效学　西地那非为一种分解环磷酸鸟苷的特异性5型磷酸二酯酶的选择性抑制药。当性刺激引起局部NO释放时，本品可抑制PDE 5活性，保持海绵体内cGMP处于较高水平，保持平滑肌松弛，血液流入海绵体而维持勃起状态。在没有性刺激时，推荐剂量的西地那非不起作用。对器质性或心理性勃起功能障碍患者性刺激引起的勃起有改善效应。其作用与剂量有关。服药后30分钟内生效，约2小时最强，药效可持续4小时。

(2)药动学　口服吸收迅速，生物利用度约为40%。空腹状态下t_{max}为30～120分钟。在与高脂肪饮食同服时，吸收速率降低，t_{max}平均延迟60分钟，C_{max}平均下降29%。本品的平均稳态分布容积为105 L。本品及其主要代谢产物(*N*-去甲西地那非)的血浆蛋白结合率均为96%。蛋白结合率与药物总浓度无关。在精液中本品的量不足服药剂量的0.001%。

本品在肝脏经CYP3A4(主要途径)和CYP2C9(次要途径)代谢，主要代谢产物为N-去甲西地那非，后者将被进一步代谢。N-去甲西地那非具有与西地那非相似的PDE选择性，在体外，其对PDE 5的作用强度约为西地那非的50%。此代谢产物的血浆浓度约为西地那非的40%，故西地那非的药理作用约有20%来自于其代谢产物。口服或静脉给药后，西地那非主要以代谢产物的形式从粪便中排泄(约为口服剂量的80%)，一小部分从尿中排泄(约为口服剂量的13%)。西地那非和*N*-去甲西地那非的$t_{1/2}$均为4小时。老年人、重度肾损害(肌酐清除率＜30 ml/min)及肝硬化患者的本品清除率降低，血药浓度升高。

【不良反应】 (1)在临床试验中观察到的发生率≥2%的不良反应有面部潮红、头痛、头昏、皮疹、呼吸道感染、背痛、鼻塞、流感样症状、关节痛、消化不良和视觉异常；发生率＜2%的不良反应则涉及系统较多。所有不良反应均为轻、中度且短暂。

(2)上市后报道的不良反应事件　①心血管系统：心绞痛、心动过速、直立性低血压、房室传导阻滞，与应用西地那非有时间联系的严重心血管不良反应有心肌梗死(罕见)、心源性猝死、室性心律失常、脑出血、一过性脑缺血和高血压。上述患者绝大多数原已存在心血管危险因素。不良反应许多发生于性活动过程中或刚刚结束后，个别发生在服用西地那非后不久尚未进行性活动时。还有一些报告的不良反应发生在服药或性活动后几小时或几天。②泌尿生殖系统：勃起时间长，异常勃起和血尿。③神经系统：头痛、感觉异常、震颤、抑郁、癫痫发作、焦虑或脑血管意外。④特殊感觉系统：复视、短暂视觉丧失或视力下降，红眼或眼部充血，眼部烧灼感，眼部肿胀和压迫感，眼内压增高，视网膜血管病变或出血，玻璃体剥离，黄斑周围水肿，非动脉性缺血性视神经症等，以及听力突然下降，突然失聪。⑤消化系统：食管炎，肝功能异常，胆汁淤积性肝炎，直肠出血。⑥皮肤：单纯疱疹，皮肤溃疡。⑦肺动脉出血。

【禁忌证】 (1)与硝酸酯类药物合用。

(2)对本品过敏者。

【注意事项】 (1)诊断勃起功能障碍的同时应明确其潜在的病因，进行全面的医学检查后确定适当的治疗方案。药物相互作用研究显示，服用5 mg或10 mg氨氯地平的高血压患者加用本品100 mg时，收缩压和舒张压平均进一步降低8mmHg和7mmHg。合用多种抗高血压药物者，慎用本品。

(2)良性前列腺增生症　患者同时服用α受体拮抗药多沙唑嗪(4 mg)，卧位收缩压和舒张压平均进一步降低7mmHg。如同时服用更大剂量本品和多沙唑嗪(4 mg)，在服药后1～4小时内个别患者出现直立性低血压症状。给予α受体拮抗药治疗的患者同时服用西地那非可能会在一些患者中引起低血压症状。因此，50 mg和100 mg剂量的西地那非不应在服用α受体拮抗药4小时之内服用(25 mg剂量的西地那非可以在任何时间服用)。

(3)出血性疾病患者或活动性消化道溃疡患者，慎用本品。

(4)阴茎解剖畸形(如阴茎偏曲、海绵体纤维化、Peyronie病)患者，或具有阴茎异常勃起的易患因素(如镰状细胞贫血、多发性骨髓瘤、白血病)等患者慎用本品。

(5)其他治疗勃起功能障碍的方法与本品合用的安全性和有效性尚未研究，不推荐联合使用。

(6)本品可诱发和加重心血管疾病。在半年内有过心肌梗死、休克、危及生命的心律失常的患者以及心力衰竭、冠心病、不稳定型心绞痛、高血压和低血压患者，慎用本品。

(7)如勃起时间延长(超过4小时)和异常勃起(痛性勃起超过6小时)，患者应立即就诊。如异常勃起未得到即刻处理，阴茎组织将可能受到损害并可能导致永久性的勃起功能丧失。

(8)青光眼患者慎用本品，因本品可导致眼压升高，有可能出现急性青光眼，在一夜之间发生失明，即使治好，也不能恢复到原来的视力。

(9)色素视网膜炎或其他视网膜病变的患者慎用本品。

(10)可能发生视觉异常，驾驶员和高空作业者慎用。

(11)长期服用会产生药物依赖和心理依赖，久而久之容易造成永久性阳痿。

(12)肝或肾损害者，近期中风，亦慎用。

(13)美国 FDA 妊娠期用药安全性分级为口服给药 B。

【药物相互作用】 (1)本品主要在肝通过细胞色素 CYP3A4 和 CYP2C9 代谢，故与这些酶的抑制药，如西咪替丁、红霉素、酮康唑、伊曲康唑、蛋白酶抑制药(利托那韦、阿扎那韦)等同用时，西地那非的血药浓度会升高，出现西地那非不良反应的风险增加；与酶诱导药如利福平同服，则降低西地那非的血药浓度。

(2)与有机硝酸盐类合用，西地那非抑制了 5 型磷酸二酯酶，cGMP 代谢分解下降，浓度上升，可发生严重低血压，属于禁忌。

(3)与二氢可待因合用，出现阴茎持续勃起的风险增加。

(4)与葡萄柚汁合用，西地那非的生物利用度增加，西地那非的吸收延迟。

【用法与用量】 口服　成人　一般为 50 mg(25～100 mg)，在性活动前约 1 小时(0.5～4 小时之间也可)服用，24 小时内用药不超过 1 次。

年龄 65 岁以上及肝硬化、重度肾损害(肌酐清除率 <30 ml/min)患者的起始剂量以 25 mg 为宜。

【制剂与规格】 枸橼酸西地那非片：(1)25 mg；(2)50 mg；(3)100 mg。

盐酸伐地那非

Vardenafil Hydrochloride

【适应证】 男性勃起功能障碍。

【药理】 (1)药效学　本品是 5 型磷酸二酯酶抑制药。参阅"西地那非"。

(2)药动学　口服迅速吸收，t_{max}为 30～120 分钟(平均 60 分钟)。由于显著的首关消除，口服生物利用度约为 15%。在推荐剂量 5～20 mg 范围内，口服后，AUC 和 C_{max}与剂量成正比。高脂饮食可降低本品的吸收速率、t_{max}延长，C_{max}降低，但 AUC 不受影响。分布容积为 208 L。伐地那非及其主要活动性代谢物(M1)与人血浆蛋白结合率约为 95%，这种结合和药物总浓度无关且可逆。精液中药物浓度不超过服用剂量的 0.00012%。

本品主要通过肝脏酶系 CYP3A4 同工酶代谢，小部分通过 CYP2C9 同工酶代谢。体内主要代谢产物来自哌嗪枸橼酸盐脱乙基，然后 M1 继续代谢，其血浆消除半衰期与原药相似，约为 4 小时。体循环中，部分 M1 为结合型葡糖醛酸苷，约占原形的 26%。代谢物 M1 具有与伐地那非相似的对磷酸二酯酶选择性抑制作用，在体外试验中，M1 抑制 PDE5 的作用约为伐地那非的 28%，占药效的 7%。

本品在体内的总清除率 56 L/h，其终末消除半衰期为 4～5 小时。口服后，本品以代谢物形式排泄，大部分通过粪便(91%～95%)，小部分通过尿液(2%～6%)排泄。

老年人对本品的非肝脏清除率显著降低；重度肾损害者(肌酐清除率<30 ml/min)及轻至中度肝损害患者(Child-Pugh 分级 A 和 B)，本品的清除率有所降低。

【不良反应】 本品发生的不良反应通常呈一过性，为轻至中度。

(1)很常见　面色潮红。1%≤发生率<10%(常见)：①消化系统，消化不良、恶心；②神经系统，眩晕；③呼吸系统，鼻炎。

(2)少见　①面部水肿、光过敏反应，背痛；②心血管系统，高血压、胸痛、心肌梗死、Q-T 间期延长等；③消化系统，肝功能异常：ALT 升高；④代谢营养，肌酸激酶升高；⑤肌肉骨骼，肌痛；⑥神经系统，嗜睡；⑦呼吸系统，呼吸困难；⑧特殊感觉，视觉异常、多泪、非动脉性缺血性视神经病；⑨泌尿生殖系统，阴茎异常勃起症(包括勃起延长或疼痛)。

(3)罕见　①过敏反应(包括喉部水肿)；②心血管系统，心肌缺血、心绞痛、低血压、直立性低血压、晕厥；③神经系统，易紧张；④呼吸系统，鼻出血；⑤特殊感觉系统，青光眼、听力下降、突然失聪。

本品上市后，服用伐地那非进行性活动时，曾报道心肌梗死的发生，但无法确定心肌梗死与伐地那非，或与性活动，或与患者潜在的心血管疾病，或与这些因素的综合作用直接相关。

【禁忌证】 (1)对本品过敏者。

(2)与硝酸盐类或一氧化氮供体合用。

【注意事项】 (1)由于性活动伴有一定程度的心脏危险性，故医生对患者勃起障碍采取任何治疗之前，应首先考虑其心脏状况。

(2)长 Q-T 间期综合征患者避免使用。

(3)对于阴茎具有解剖畸形的(如成角、海绵体纤维化、Peyronie 病),或者具有阴茎持续勃起易患因素(如镰状细胞贫血、多发性骨髓瘤和白血病)的患者,治疗其勃起障碍时需谨慎用药。

(4)老年、出血性疾病、活动性消化溃疡、严重肝病、需透析的晚期肾病、低血压(静息收缩压<90mmHg)、近期患有脑卒中或心肌梗死(6 个月内)、不稳定型心绞痛以及家族退行性眼部疾病如色素性视网膜炎等患者,需慎用。65 岁以上老年患者或中度肝损害患者,口服首次剂量不宜超过 5 mg。

(5)同时服用本品和 α 受体拮抗药可能导致症状性低血压,故服用 α 受体拮抗药后 6 小时内不能服用本品;服药 6 小时后,应用本品的最大剂量不得超过 5 mg。但患者服用 α 受体拮抗药坦洛新时,对服药间歇不做要求。

(6)美国 FDA 妊娠期用药安全性分级为口服给药 B。

【药物相互作用】 (1)与有机硝酸盐类合用,伐地那非抑制了 5 型磷酸二酯酶,cGMP 代谢分解下降,浓度上升,可发生严重低血压,属于禁忌。

(2)与奎尼丁、普鲁卡因胺、莫雷西嗪、吡二丙胺等Ⅰa 类抗心律失常药,胺碘酮、溴苄胺、多非利特、伊布利特、乙酰卡尼、索他洛尔等Ⅲ类抗心律失常药或拉帕替尼、尼罗替尼、美沙酮、雷诺嗪等合用,Q-T 间期延长的作用叠加,出现 Q-T 间期延长的风险增加,应避免。

(3)与哌唑嗪、坦洛新、阿夫唑嗪、多沙唑嗪等 α 受体拮抗药合用,可发生症状性低血压。

(4)与利托那韦、沙奎那韦等合用,伐地那非的肝脏代谢被中断,出现伐地那非不良反应的风险增加。伐地那非口服 72 小时内剂量不超过 2.5 mg。

(5)本品主要在肝脏通过 CYP3A4 和 CYP2C9 代谢,CYP3A4 抑制剂会降低本药的清除率。故与这些酶的抑制剂,如红霉素、酮康唑、伊曲康唑、阿扎那韦、安普那韦、茚地那韦、呋山那韦、奈非那韦等合用时,伐地那非的血药浓度升高,出现伐地那非不良反应的风险增加。与阿扎那韦、克拉霉素、茚地那韦、沙奎那韦,或酮康唑 400 mg/d、伊曲康唑 400 mg/d 合用,伐地那非口服 24 小时内剂量不宜超过 2.5 mg。与红霉素、酮康唑 200 mg/d、伊曲康唑 200 mg/d 合用,伐地那非口服 24 小时内剂量不宜超过 5 mg。

与 CYP3A4 酶诱导药,如依曲韦林同服,则降低伐地那非的血药浓度。

(6)其他治疗勃起功能障碍的方法与本品合用的安全性和有效性尚未研究,不推荐联合使用。

【用法与用量】 口服,开始剂量为 10 mg,在性交之前大约 25～60 分钟服用。在临床试验中,性交前 4～5 小时服用,仍显示药效。伐地那非和食物同服或单独服用均可。需要刺激作为本能的反应进行治疗。剂量范围:根据药效和耐受性,剂量可以增加到 20 mg 或减少到 5 mg。最大推荐剂量是一日 20 mg,最大推荐剂量使用频率为一日 1 次。

【制剂与规格】 盐酸伐地那非片:(1)5 mg;(2)10 mg;(3)20 mg。

他达拉非

Tadalafil

【适应证】 男性勃起功能障碍。

【药理】 (1)药效学 本品为 5 型磷酸二酯酶抑制药,作用可持续 36 小时。其余参阅“西地那非”。

(2)药动学 口服后吸收快,t_{max} 约 2 小时,吸收速率和吸收量不受食物的影响。血浆蛋白结合率为 94%,体内分布广,分布容积约 63 L。仅有不到 0.0005%服药剂量的药物出现在精液内。本品主要经 CYP3A4 代谢。主要的代谢产物是葡糖醛酸甲基儿茶酚,其对 PED5 的作用比他达拉非至少弱 13000 倍。口服本品平均清除率为 2.5 L/h,$t_{1/2}$ 平均为 17.5 小时。本品主要以失活代谢产物从粪便(约 61%)和尿(约 36%)排泄。

【不良反应】 (1)常见的不良反应 头痛(14.5%)、消化不良(12.3%)、恶心(11%)。其他常见不良反应有头晕眼花(2.3%)、脸面潮红(4.1%)、鼻咽炎(13%)、呼吸道感染(13%)、鼻腔充血(4.3%)、背痛(6.5%)、肌痛(5.7%)等。少见的不良反应有眼睑肿胀、眼痛和结膜充血,视觉障碍。报告显示本品的不良反应短暂而轻微,至多是中度。

(2)严重不良反应 史-约综合征、剥脱性皮炎、胸痛、心绞痛、心肌梗死、心动过速、脑出血、脑血管意外、癫痫发作,特殊感觉系统表现为非动脉性缺血性视神经病、视网膜动脉闭塞、静脉血栓形成、听力突然下降、突然失聪。

【禁忌证】 (1)与硝酸盐类药物合用。

(2)对本品过敏者。

【注意事项】 (1)心脏病患者由于本药扩张血管的作用,使用本药疾病加重的风险增加。服药前已有心血管疾病危险因素存在,或有心血管疾病者,应用本品须十分谨慎。

（2）轻至中度肝功能不全患者使用本品，宜调整剂量。严重肝损害患者不推荐使用。

（3）轻至中度肾功能不全患者使用本品，宜减小剂量。中度至严重的肾损害患者在需要时方可使用并须调整剂量。严重肾损害者，不推荐使用日服一次的方法。

（4）不推荐用于下述情况的患者　①90 天内发生过心肌梗死；②不稳定型心绞痛或在性交过程中发生过心绞痛；③在过去 6 个月内达到Ⅱ级或超过Ⅱ级心衰（NYHA 标准）；④难治性心律失常、难治性低血压（<90/50 mmHg）或难治性高血压（>170/100 mmHg）；⑤6 个月内发生过卒中；⑥遗传性视网膜变性病症；⑦肺静脉闭塞疾病（PVOD）患者（可能加重心血管不良状态）。

（5）有阴茎异常勃起的易患因素（如镰状细胞贫血、多发性骨髓瘤或白血病），或阴茎解剖学异常者（如阴茎成角、畸形阴茎、海绵体纤维化、纤维性海绵体炎或 Peyronie 病）患者应慎用本品。

（6）突然失聪或突然失明的患者，须停药。

（7）出血性疾病或活动性消化性溃疡的患者使用本药可延长出血时间。

（8）有非动脉性前部缺血性视神经病史或其危险因素的患者，使用本药后引发或复发的风险增加。

（9）主动脉瓣狭窄、特发性肥厚性主动脉瓣狭窄等左心室流出道梗阻的患者，对 5 型磷酸二酯酶抑制药等血管扩张药可能敏感。

（10）日服一次，可维持他达拉非的血药浓度，但与乙醇、α 受体拮抗药、抗高血压药或 CYP3A4 抑制药发生相互作用的可能性增加，可能需调整剂量。

（11）阴茎持续勃起或勃起连续超过 4 小时，应去医院急诊。

（12）本品不能用于具有遗传性半乳糖不耐受症、半乳糖分解酶缺乏症或葡萄糖-半乳糖吸收不良的患者。

【药物相互作用】　（1）与有机硝酸盐类合用，他达拉非抑制了 5 型磷酸二酯酶，cGMP 代谢分解下降，浓度上升，可发生严重低血压，属于禁忌。

（2）与乌拉地尔、酚苄明、酚妥拉明、哌唑嗪、特拉唑嗪、坦洛新、阿夫唑嗪、多沙唑嗪、曲马唑嗪、莫西赛利等 α 受体拮抗药合用，出现低血压的风险增加。

（3）本品主要在肝脏通过 CYP3A4 和 CYP2C9 代谢。故与这些酶的抑制药，如红霉素、克拉霉素、替利霉素、酮康唑、伊曲康唑、利托那韦、沙奎那韦、阿扎那韦、安普那韦、达芦那韦、茚地那韦、呋山那韦、奈非那韦、奈法唑酮、葡萄柚汁等合用时，会降低本药的清除率，他达拉非的血药浓度升高，出现他达拉非不良反应的风险增加。

与 CYP3A4 酶诱导药，如利福平、苯巴比妥、苯妥英、波生坦、卡马西平、依曲韦林同服，则降低他达拉非的血药浓度。

（4）与其他治疗勃起功能障碍的药物如前列地尔同用，增加发生阴茎异常勃起的风险。

（5）与乙醇同用，血管舒张的作用相加，出现低血压的风险增加。

（6）与茶碱同用，导致心率加快。

【用法与用量】　口服　成人　首剂 10 mg，至少在性生活前 30 分钟服用，如果效果不显著，可以服用 20 mg。最大服药频率为一日 1 次。如果同时应用强效 CYP3A4 抑制药，每 72 小时不超过 10 mg。

最好不要连续每日服用本品。对于重度肾功能不全的患者，最大剂量为 10 mg。

【制剂与规格】　他达拉非片：（1）5 mg；（2）10 mg；（3）20 mg。

四、调节膀胱舒缩功能的药物

膀胱有潴尿和排尿功能，通常当交感神经兴奋时，通过 α 和 β 受体介导膀胱逼尿肌松弛，尿道括约肌收缩，膀胱发挥潴尿功能。当迷走神经兴奋时，通过胆碱能受体介导，膀胱逼尿肌收缩，尿道括约肌松弛，膀胱则行使排尿功能。

神经源性膀胱或膀胱尿道肌肉舒缩不协调时，以及炎症、膀胱出口梗阻等病症，均影响膀胱潴尿和排尿功能，导致各种症状，轻症者可用药物调节。这些药物可参阅第一章“神经系统用药”。这里简要介绍几种调节膀胱舒缩功能的药物，其内容仅涉及泌尿外科部分。

托特罗定[医保(乙)]

Tolterodine

【适应证】　用于因膀胱过度兴奋引起的尿频、尿急或急迫性尿失禁等症状的治疗。

【药理】　（1）药效学　本品是竞争性 M 胆碱受体拮抗药，常用其酒石酸盐和富马酸盐。动物实验提示本品对膀胱的选择性高于唾液腺。主要作用于膀胱壁和逼尿肌上的 M 受体，竞争性抑制乙酰胆碱与 M 受体结合，从而抑制膀胱逼尿肌的不自主收缩，缓解尿频、尿急、急迫性尿失禁等膀胱过度活动症状。

(2)药动学　口服后经肝脏代谢，其主要活性代谢产物为5-羟甲基衍生物，其抗胆碱活性与本品相近。口服迅速吸收，t_{max}为1～3小时，吸收率大于77%。食物的摄入、年龄和性别的差别不需调整剂量。本品口服1～4 mg，最大血药浓度和药时曲线下面积与剂量呈线性关系。口服2 mg后，2.5小时左右达到峰值血药浓度，C_{max}为2.5 μg/L，AUC为11.8 μg·h/L。5-羟甲基活性代谢物(DD-01)的血药浓度与原形极其相似，C_{max}为2.2 μg/L，AUC为12.1(μg·h)/L。

血浆蛋白结合率为96%左右，游离的托特罗定的浓度平均为(3.7±0.13)%。DD-01与血浆蛋白结合率约64%，游离DD-01的浓度平均为(36±4.0)%。本品与其代谢物DD-01在血液与血浆的比值分别为0.6和0.8。静脉注射本品1.28 mg的分布容积为(113±26.7)L。

托特罗定的$t_{1/2\beta}$为2～3小时，DD-01的$t_{1/2\beta}$为3～4小时。

给健康志愿者口服^{14}C托特罗定片5 mg后，尿、粪排泄率分别为77%和17%，原形药物的排泄率不到给药量的1%，5%～14%以活性代谢物DD-01排泄。在给药后24小时内大多数放射活性物自人体内排泄。

【不良反应】　一般可以耐受，停药后即可消失。本品可引起轻至中度抗胆碱能作用，如口干、消化不良和泪液减少。

(1)常见　口干、消化不良、便秘、腹痛、胀气、呕吐、头痛、干眼病、皮肤干燥、嗜睡、神经质、感觉异常。

(2)少见　自主神经功能失调、胸痛。

(3)罕见　过敏反应、尿闭、血管性水肿、精神紊乱、记忆损害、痴呆。

【禁忌证】　(1)尿潴留。

(2)胃滞纳。

(3)未经控制的窄角型青光眼。

(4)对本品过敏者。

(5)美国FDA妊娠期用药安全性分级为口服给药C。

【注意事项】　(1)服用本品可能引起视物模糊，用药期间驾驶车辆、开动机器和进行危险作业者应当注意。

(2)肝功能明显低下的患者，每次剂量不得超过半片(1 mg)。

(3)肾功能低下的患者，宜减量使用。

(4)有Q-T间期延长史者使用本药，出现症状加重的风险增加。

(5)重症肌无力、已控制的窄角型青光眼、自主神经疾病、裂孔疝、严重的溃疡性结肠炎或中毒性巨结肠患者慎用。

(6)由于有尿潴留的风险，本品慎用于膀胱出口梗阻的患者；由于有胃滞纳的风险，也慎用于患胃肠道梗阻性疾病，如幽门狭窄的患者，或是胃肠运动迟缓的患者。

(7)哺乳期妇女使用对乳儿的危害不能排除。

【药物相互作用】　(1)同时口服氯化钾固体剂型，可引起氯化钾在胃肠道内通过的速度减慢或迟滞，增加胃肠道损害的风险，属于禁忌。

(2)与强效CYP3A4抑制药如大环内酯类抗菌素(红霉素和克拉霉素)、吡咯类抗真菌药(如酮康唑和伊曲康唑)、蛋白酶抑制药、环孢素或长春花碱合用时应十分谨慎，因可降低本品的代谢，发生本药过量的风险增加。

(3)与延长Q-T间期的药物(如Ⅰa类和Ⅲ类抗心律失常药)合用，发生尖端扭转型室性心动过速的风险增加。

(4)与中枢性抗胆碱酯酶药(如多奈哌齐和卡巴拉汀)合用时可增强治疗作用，但也增加不良反应，使胆碱能神经超敏反应的发生风险增加。反之，毒蕈碱受体激动药可降低本品的疗效。与抗毒蕈碱药合用，发生抗毒蕈碱样不良反应的风险增加。

(5)与其他抗胆碱作用的药物合并给药　托特罗定与醋异丙嗪合用会导致毒性相加；这些药物会发生相互作用，并导致原有疾病恶化。合用时，应监测患者可能出现的相互作用的表现。需要给予医学干预或调整治疗。

可能的作用机制：托特罗定属于一种抗胆碱药物，能够抑制乙酰胆碱对毒蕈碱受体的激动作用；醋异丙嗪属于一种吩噻嗪类精神抑制药，主要用于缓解精神病症状，预防复发。抗胆碱能药物经常被用于对抗吩噻嗪类引起的锥体外系不良反应，因此两种药物联合使用是有益的。但是联合应用有时可能会导致抗胆碱能副作用明显增强(如中暑、严重便秘、麻痹性肠梗阻、阿托品样精神病)。

处理措施：①谨慎合用；②监测患者的临床情况。

【用法与用量】　口服　成人　初始剂量为一次2 mg，一日2次。根据患者的反应和耐受程度，剂量可下调到每次1 mg，一日2次。对于肝功能不全或正在服用CYP3A4抑制药的患者，推荐剂量是一次1 mg，一日2次。

【制剂与规格】 酒石酸托特罗定片：(1)1 mg；(2)2 mg。

酒石酸托特罗定缓释片：4 mg。

酒石酸托特罗定胶囊：2 mg。

酒石酸托特罗定缓释胶囊：(1)2 mg；(2)4 mg。

富马酸托特罗定片(按富马酸托特罗定计)：(1)0.93 mg；(2)1.86 mg。

盐酸黄酮哌酯[药典(二)；医保(甲)]

Flavoxate Hydrochloride

【适应证】 用于以下疾病引起的尿频、尿急、尿痛、排尿困难及尿失禁等的症状性治疗。①下尿路感染性疾病(前列腺炎、膀胱炎、尿道炎等)。②下尿路梗阻性疾病(早、中期前列腺增生症，痉挛性、功能性尿道狭窄)。③下尿路器械检查后或手术后(前列腺摘除术、尿道扩张术、膀胱腔内手术)。④尿道综合征。⑤急迫性尿失禁。

【药理】 (1)药效学　平滑肌松弛药。具有抑制腺苷酸环化酶、磷酸二酯酶的作用以及拮抗钙离子作用。并有弱的抗毒蕈碱作用，对泌尿生殖系统的平滑肌具有选择性解痉作用，因而能直接解除泌尿生殖系统平滑肌痉挛，使肌肉松弛，消除尿频、尿急、尿失禁及尿道膀胱平滑肌痉挛引起的下腹部疼痛。

(2)药动学　口服吸收很快，一次口服 0.2 g，2 小时左右血药浓度即达高峰，该药与血浆蛋白结合很少，其水溶性代谢产物 3-甲基黄酮-8-羧酸与血浆蛋白结合率高。代谢产物有 3-甲基黄酮-8-羧酸、哌啶醇及羟化产物，主要经尿排泄，少量从胆汁排泄。

【不良反应】 (1)可出现胃部不适、恶心、呕吐、口渴、头痛、嗜睡、视物模糊、紧张、心悸、咽喉干燥及皮疹等。

(2)严重的反应：白细胞减少(罕见)、精神错乱(罕见，多发生于老年患者)、眼内压升高(罕见)。

【禁忌证】 (1)胃肠道出血。

(2)食管贲门失弛缓症。

(3)阻塞性肠损害或肠梗阻。

(4)幽门或十二指肠梗阻。

(5)阻塞性尿路疾患。

(6)对本品过敏者。

【注意事项】 (1)泌尿生殖道感染患者，需同时进行抗感染治疗。

(2)青光眼、白内障及残余尿量较多者慎用。

(3)哺乳期妇女使用对乳儿的危害不能排除。

(4)12 岁以下儿童不宜服用。

(5)用药后如出现困倦或视物模糊，勿驾驶交通工具或操作机器。

(6)美国 FDA 妊娠期用药安全性分级为口服给药 B。

【药物相互作用】 (1)与大量维生素 C 或氯化钾固体剂型合用，可使之在胃肠道内通过的速度减慢或迟滞，增加胃肠道损害的风险。

(2)慎与下列药物同用　金刚烷胺、某些抗组胺药、吩噻嗪类抗精神病药、三环类抗抑郁药、单胺氧化酶抑制药、拟副交感神经药。

(3)会降低胃动力从而将减少某些药物的吸收，会对抗西沙必利、多潘立酮和甲氧氯普胺的胃肠道作用。

(4)黄酮哌酯与醋异丙嗪合用会导致毒性相加。合用时，应监测患者可能出现的相互作用的表现。必要时给予医学干预或调整治疗。

【用法与用量】 口服　成人　一次 0.2 g，一日 3 次。

【制剂与规格】 盐酸黄酮哌酯片(胶囊)：(1)0.1 g；(2)0.2 g。

溴吡斯的明[药典(二)；基；医保(甲、乙)]

Pyridostigmine Bromide

【适应证】 (1)膀胱逼尿肌收缩无力。

(2)其他参阅第二章第五节。

【药理】 (1)药效学　是可逆性抗胆碱酯酶药，抑制胆碱酯酶的活性，减缓乙酰胆碱灭活，增强和延长乙酰胆碱效应；它还可直接兴奋骨骼肌的 N 胆碱受体，对骨骼肌有较明显的选择性兴奋作用。

(2)药动学　本品不易从胃肠道吸收，起效慢，30～60 分钟起效，口服达峰时间 1～2 小时，作用持续时间长达 6～12 小时，口服生物利用度 11.5%～18.9%，食物不影响其生物利用度，但延迟药物达峰时间。该药不易透过血-脑屏障。药物在体内经肝脏可先水解成氨基酸和吡啶衍生物。原形药物或代谢产物经肾由尿排泄，少量可分泌入乳汁中。静脉注射后半衰期为 1.9 小时。

【不良反应】 可出现轻度抗胆碱酯酶的毒性反应，如腹痛、腹泻、胃肠道蠕动增加、胃痉挛、肌痉挛、恶心、呕吐、唾液增多、支气管内黏液分泌增多、出汗、缩瞳、乏力和血压下降。严重的反应有心动过缓、胆碱能危象等。如长期口服可出现溴化物的不良反应，如皮疹、乏力、恶心、呕吐等。

【禁忌证】 (1)对本药或溴化物过敏者。

(2)机械性肠梗阻。

(3)尿路梗阻。

(4)美国 FDA 妊娠期用药安全性分级为口服给药及肠道外给药 C。

【注意事项】 (1)本药宜由经过充分培训,熟悉其作用、特点及危害者应用给药。

(2)若漏服后不可服用双倍剂量。

(3)中毒剂量会出现胆碱能危象,使用阿托品或东莨菪碱能予以解除。

(4)术后肺不张或肺炎、心律失常(尤其是房室传导阻滞)、心绞痛患者或支气管哮喘患者慎用。

(5)根据其药理作用,对胎儿或新生儿可引起或可怀疑能引起危害,但不致畸。这些作用可能是能够逆转的。详情须参阅相关资料。

(6)本药使用于哺乳期妇女时,对乳儿的风险极小。

(7)儿童使用的安全性和有效性未建立。

【药物相互作用】 (1)季铵盐离子的吸收差,其吸收会被容积性泻剂如甲基纤维素完全抑制。

(2)奎尼丁、普鲁卡因胺会阻断乙酰胆碱受体,而导致重症肌无力加重。

(3)阿托品会拮抗本药的作用。

(4)溴吡斯的明能够引起心血管系统不良反应如心动过缓和低血压,与醋丁洛尔、普萘洛尔等 β 受体拮抗药联用可导致心脏不良反应累加,增加发生心动过缓和低血压的风险。β 受体拮抗药还可能导致重症肌无力症状恶化,降低新斯的明治疗重症肌无力的疗效。因此,联合用药应谨慎,监测心脏不良反应(低血压、心动过缓)和重症肌无力恶化的迹象。处理措施:①监测心功能;②谨慎合用;③监测患者的临床情况。

(5)具有神经-肌肉阻断活性的药物如氨基糖苷类会削弱溴吡斯的明的作用。

(6)本药抑制琥珀酰胆碱的代谢,二者避免合用。

【用法与用量】 口服 膀胱逼尿肌收缩无力者一次 60 mg,一日 3 次。

【制剂与规格】 溴吡斯的明片:60 mg。

盐酸米多君[药典(二);医保(乙)]

Midodrine Hydrochloride

【适应证】 (1)各种原因引起的低血压,尤其是由于血液循环失调引起的直立性低血压,也包括疾病恢复期和应用精神作用类药物后出现的低血压以及气候敏感性低血压。

(2)可用于逆向性射精及压力性尿失禁的辅助治疗。

【药理】 (1)药效学 盐酸米多君是一种前体药,经酶促反应被水解,代谢为有活性的物质脱甘氨酸米多君。脱甘氨酸米多君选择性地激动外周 α_1 肾上腺素受体,使膀胱颈、尿道括约肌张力增高。

(2)药动学 口服吸收快而完全,在口服 2.5 mg 后,30 分钟以内达到血浆峰浓度 10 μg/L。本品在血液中经酶促水解被代谢为其活性物质脱甘氨酸米多君。在受试者和直立性低血压患者中,脱甘氨酸米多君的 t_{max} 约 1 小时,口服生物利用度(脱苷氨酸米多君)为 93%。盐酸米多君的 $t_{1/2\beta}$ 为 0.49 小时,其活性代谢产物的 $t_{1/2\beta}$ 为 2~4 小时。米多君及其代谢产物于 24 小时内几乎完全在尿中被排泄;大约 40%~60% 为活性代谢产物,2%~5% 为原形药物。米多君一般不穿透血-脑屏障。

【不良反应】 瘙痒、仰卧位高血压(收缩期血压可上升至 200mmHg 以上)、感觉异常、尿频、排尿困难、尿潴留、寒战、竖毛肌痉挛、皮疹等。个别患者在剂量较大时可能在头、颈部引起鸡皮样疹。心率每分钟可低于 60 次,罕见心律不齐。

【禁忌证】 (1)对本品过敏者。

(2)严重的器质性心脏病或充血性心力衰竭。

(3)过高的顽固性仰卧位高血压。

(4)嗜铬细胞瘤。

(5)甲状腺毒症。

(6)急性肾脏疾病或尿潴留。

(7)美国 FDA 妊娠期用药安全性分级为口服给药 C。

【注意事项】 (1)可引起仰卧位血压显著上升,仅用于标准的临床治疗后生活仍受到相当损害的患者。

(2)在开始治疗前必须评价出现仰卧位或坐位高血压的可能。如果出现提示高血压的症状(例如心脏方面的感觉、头痛、视力障碍),必须停止治疗。仰卧位高血压的出现可通过减少剂量来避免。对出现严重间歇性血压波动的患者,应当停止盐酸米多君治疗。慎与其他可引起血管收缩的药物(包括感冒药等非处方药)合用。

(3)在治疗时,可出现反射性心动过缓。因此建议同时使用直接或间接引起心率减慢药物(例如强心苷类、β 受体拮抗药、精神药物类等)的患者慎用本品。如有心率减慢、眩晕加重、意识丧失必须停止给药。

(4)对肺源性心脏病患者必须特别谨慎地监测。对患有青光眼或眼内压增高危险的患者以及同时使用盐皮质激素类药或氟氢可的松类药患者,也建议谨慎用药

(因为有眼内压增高的可能)。长期治疗的患者,建议对肾功能进行监测。

(5)糖尿病、肝功能不全、尿潴留患者慎用本药。

(6)哺乳期妇女使用对乳儿的危害不能排除。

(7)儿科患者使用的安全性和有效性未建立。

【药物相互作用】 (1)与双氢麦角胺合用,药理作用相加,可引起血压极度升高,两者使用属禁忌。

(2)与肾上腺素、去氧肾上腺素、伪麻黄碱等合用,药理作用相加,增加米多君的升压作用。

(3)与阿米替林、去甲替林、多塞平、阿莫沙平、米帕明、氯米帕明、洛非帕明、地昔帕明等三环类抗抑郁药合用,去甲肾上腺素的再摄取被抑制,可引起高血压、心律失常和心动过速。

(4)与强心苷类药物合用,出现心动过缓、房室传导阻滞或心律失常的风险增加。

【用法与用量】 口服　成人　尿失禁患者一次 2.5～5 mg,一日 2～3 次,可根据患者情况加以调整。

【制剂与规格】 盐酸米多君片:2.5 mg。

盐酸奥昔布宁[药典(二);医保(乙)]

Oxybutynin Hydrochloride

【适应证】 用于无抑制性和反流性神经源性膀胱功能障碍患者与排尿有关的症状缓解,如尿急、尿频、尿失禁、夜尿和遗尿等。

【药理】 (1)药效学　本品具有较强的平滑肌解痉作用和抗胆碱作用,也有镇痛作用。可选择性作用于膀胱逼尿肌,降低膀胱内压,增加容量,减少不自主的膀胱收缩,而缓解尿急、尿频和尿失禁等。口服后起效时间为 30～60 分钟,3～6 小时作用达高峰,解痉作用可持续 6～10小时。

(2)药动学　口服吸收迅速完全,t_{max} 约 1 小时,有首过消除,生物利用度仅 6%。血浆蛋白结合率高,主要分布于脑、肺、肾和肝脏。在肝脏经 CYP3A4 代谢,原形药物和代谢产物经尿和粪便排泄。$t_{1/2}$ 为 2～3 小时。

为改善口服奥昔布宁的不良反应,既往研制了奥昔布宁透皮控释贴片,该贴片直接通过皮肤吸收进入全身血液循环,不用经过胃肠道系统,可避免或减少奥昔布宁代谢产物所引起的不良反应如口干、便秘等。但该贴剂本身却带来了皮肤瘙痒等不良反应,致使临床应用受到限制。盐酸奥昔布宁透皮凝胶剂,既具备抗胆碱药物的治疗优势,又因本品能避开肝脏直接经皮吸收入血,从而能够避免或减少口干等不良反应的发生。2009 年 1 月已通过美国 FDA 的新药上市批准应用于临床。国内尚无此药。

【不良反应】 少数患者可出现口干、少汗、视物模糊、心悸、嗜睡、头晕、恶心、呕吐、便秘、腹泻、阳痿、抑制泌乳等抗胆碱能药物所产生的类似症状;个别患者可见过敏反应或药物特异性反应,如荨麻疹和其他皮肤症状。

【禁忌证】 (1)未控制的窄角型青光眼。

(2)胃潴留。

(3)尿潴留。

(4)对本品或其中任何成分过敏者。

【注意事项】 (1)临床有明显的膀胱流出道梗阻者使用本药,有尿潴留的风险。

(2)肠张力缺乏或溃疡性结肠炎的患者使用本药,有胃肠蠕动下降的风险。

(3)胃肠道梗阻的患者使用本药,有胃潴留的风险。

(4)重症肌无力、老年和所有自主神经功能紊乱患者慎用。

(5)肝、肾疾病患者慎用。

(6)伴有食管裂孔疝的消化性食管炎患者或回肠和结肠造口术患者慎用。

(7)驾驶员、机器操作工、高空作业人员及从事危险工作的人员在使用本品时,应告知可能产生视物模糊或嗜睡等不良反应。

(8)伴有感染的患者,应合并使用相应的抗感染药物。

(9)甲状腺功能亢进症、冠心病、充血性心力衰竭、心律失常、高血压及前列腺肥大等患者使用本品后,可加重症状。

(10)哺乳期妇女使用对乳儿的危害不能排除。

(11)5 岁以下儿童患者使用的安全性和有效性尚未建立。

(12)美国 FDA 妊娠期用药安全性分级为口服给药 B。

【药物相互作用】 (1)同时口服氯化钾固体剂型,可引起氯化钾在胃肠道内通过的速度减慢或迟滞,增加胃肠道损害的风险,属于禁忌。

(2)与其他抗胆碱能药合用会导致抗胆碱能作用异常增强。

(3)与中枢神经系统抑制药或乙醇合用,镇静作用增强。

(4)与 CYP3A4 抑制药(如咪唑类抗真菌药、大环内酯类抗生素)合用,本品血药浓度增加。

(5)与醋异丙嗪合用会导致毒性相加。可能的作用机制：奥昔布宁属于一种抗胆碱药物，能够抑制乙酰胆碱对毒蕈碱受体的激动作用。醋异丙嗪属于一种吩噻嗪类精神抑制药，主要用于缓解精神病症状，预防复发。合用时，应监测患者可能出现的相互作用的表现，必要时给予医学干预或调整治疗。处理措施：①谨慎合用；②监测患者的临床情况。

【用法与用量】 口服 成人 一次2.5～5 mg，一日2～3次；最大剂量为一次5 mg，一日4次。或遵医嘱。

【儿科用法与用量】 口服 5岁以上儿童常用量，一次5 mg，一日2次；最大剂量，一次5 mg，一日3次。或遵医嘱。5岁以下儿童的临床数据不足，不推荐使用。

【制剂与规格】 盐酸奥昔布宁片（胶囊）：5 mg。

盐酸奥昔布宁口服溶液：60 ml∶60 mg。

盐酸奥昔布宁缓释片（胶囊）：10 mg。

盐酸非那吡啶[药典（二）；医保（乙）]

Phenazopyridine Hydrochloride

【适应证】 用于缓解尿路感染或刺激引起的泌尿道疼痛、尿道口烧灼感、尿急、尿频等不适症状。

【药理】 （1）药效学 本品属于局麻镇痛药，用于缓解膀胱炎和尿道炎的疼痛症状。其作用机制是通过抑制膀胱传入神经而缓解膀胱疼痛症状。本品为术后口服药物，与传统镇痛方法比较，具有副作用小、使用方便安全、价格便宜的优点。临床研究表明，盐酸非那吡啶能有效缓解膀胱镜检查后疼痛，有利于患者术后康复。

（2）药动学 口服盐酸非那吡啶易吸收，达峰时间（t_{max}）为（0.76±0.33）小时，$t_{1/2}$为（3.52±2.03）小时；血液中最大药物浓度C_{max}约为（76.41±70.15）（ng/ml）。

【不良反应】 （1）胃肠不适、头痛、皮疹。

（2）曾报道出现贫血、中性粒细胞减少症、血小板减少症、肾结石及肾毒性反应。偶尔出现肝功能异常、溶血性贫血、高铁血红蛋白血症和急性肾衰竭。

【禁忌证】 （1）对本品过敏患者禁用。

（2）肾功能不全、肾小球肾炎、尿毒症及严重的肝炎患者禁用。

【注意事项】 （1）不要长期使用本品治疗未经诊断的尿道疼痛。因本品会掩盖病情，可能延误诊断。

（2）给药期间本品会使尿液变为橙红色，停药后橙红色即可消失。如果本品服药时在口腔中含服过久，也有可能造成牙齿变色。如出现皮肤和眼结膜黄染，应立即停药，并检查肾功能。

（3）本品可能会引起胃肠不适，应于饭后服用。

（4）肝损伤患者、葡萄糖-6-磷酸脱氢酶（G-6-PD）缺乏症患者慎用本品。

（5）本品对某些实验室检查指标会有影响。

【药物相互作用】 本品为偶氮类化合物，可能会干扰以分光法或颜色反应为基础的尿液分析。

【用法与用量】 （1）口服 成人 饭后服用。一次100～200 mg，一日3次。连续服用本品一般不应超过2天。

（2）在治疗尿道感染时，应与抗菌药物联合给药。

【制剂与规格】 盐酸非那吡啶片：100 mg。

曲司氯铵

Trospium Chloride

【适应证】 用于膀胱过度刺激引起的尿频、尿急、尿失禁。

【药理】 （1）药效学 本品是胆碱受体拮抗药，能直接地、竞争性地与胆碱能神经末梢M_1、M_2、M_3受体结合，拮抗乙酰胆碱对人体膀胱平滑肌的收缩效应，有效降低膀胱平滑肌的紧张度，解除膀胱平滑肌痉挛状态，增加最大膀胱容量和第1次逼尿肌收缩时的膀胱容量。本品对N胆碱受体亲和性很弱，在治疗剂量范围内，此作用可以忽略不计。本药还可有效解除胆管、胃肠道痉挛所引起的疼痛，还可以抑制肌张力亢进状态。

（2）药动学 本品是四价铵化合物，极性高，水溶性大，口服后能迅速溶解于胃肠黏膜中，主要于小肠上部被吸收，但是其生物利用度较低，仅有不足10%的吸收率。口服20 mg单剂量本品后的绝对生物利用度仅为9.6%（4.0%～16.1%之间），用药后5～6 h达到血药浓度峰值（C_{max}）。

本品的口服生物利用度低于10%，可能与本品分子为阳离子，溶解于胃肠黏膜后与其中的带负电荷羧基相结合有关；同时，本品亲水性极高，致使其不能被肠道细胞摄取；此外，已经进入肠道细胞的本品分子还可能被细胞膜上的P-糖蛋白分泌出细胞外而重新进入肠道内，因此，本品很难在肠道细胞内呈高浓度聚集。研究表明，高脂类食物可以影响本品的吸收，同服时可使本品的AUC和C_{max}值比空腹服用时分别降低70%和80%，因此，本品应于进餐前或空腹时服用。

本品不易通过血-脑屏障而进入中枢神经系统。体外实验表明，在治疗浓度范围内，本品的血浆蛋白结合率为50%～85%。

本品以原形从肾脏排泄的比率约为80%，其余约有15%经肝脏代谢成螺环乙醇和氧化还原性产物，总消除半衰期为10小时。但是，迄今为止还未见重度肝功能不全对本品药动学影响的研究，因此，临床使用本品时仍应严密监测和及时进行适度的剂量调整，以提高应用的安全性。

由于本品大部分经肾排泄，因此，肾功能对本品的消除影响较颇大。研究表明，肾功能随年龄增大而逐渐衰减。肾功能即可极大影响本品在体内的消除，譬如当健康老年人的肌酐清除率<30 ml/min时，本品AUC和C_{max}可分别增加4.5倍和2倍，半衰期可延长至33小时，因此，此时本品临床剂量应进行适当调整。

【不良反应】 (1)消化系统　口干、便秘、腹痛加剧、便秘加重、消化不良、胃肠胀气、呕吐、味觉障碍、胃炎。

(2)泌尿生殖系统　尿潴留。

(3)神经系统　头痛、晕厥、幻觉、躁狂。

(4)全身反应　无力、胸痛。

(5)代谢及营养性疾病　有血管神经性水肿的报道。

(6)心血管系统　心动过速、心悸、室上性心动过速、高血压危象。

(7)皮肤　皮肤干燥、渗出性多形性红斑、过敏反应。

(8)其他　眼干、视物模糊、视觉异常、横纹肌溶解。

【禁忌证】 (1)对本品过敏者禁用。

(2)尿潴留、胃潴留及未控制的闭角型青光眼患者禁用。

(3)美国FDA妊娠期用药安全性分级为口服给药C。

【注意事项】 (1)由于尿潴留的可能，有明显膀胱尿道梗阻症状的患者使用时应谨慎。

(2)曲司氯铵具有抗胆碱作用，能降低胃肠道动力，胃肠道阻塞性疾病患者有胃潴留的可能，使用时应谨慎。严重便秘、溃疡性结肠炎和重症肌无力患者慎用。

(3)中度至重度肝功能不全患者慎用。

(4)只有当可能的受益高于风险时，方可在严密监护下用于已控制的闭角型青光眼患者。

(5)曲司氯铵可经大鼠乳汁分泌，尚不知曲司氯铵是否经人乳汁分泌，只有当可能的受益高于对新生儿的危险时方可用于哺乳期妇女。

【药物相互作用】 (1)曲司氯铵从肾脏排出主要经肾小管分泌作用，与其他经肾小管分泌排泄的药物(如地高辛、普鲁卡因胺、双哌雄双酯、吗啡、万古霉素、二甲双胍及替诺福韦)同时使用，有可能引起本品血药浓度的提高，应对患者进行严密监护。

(2)与细胞色素P_{450}酶抑制药西咪替丁合用，曲司氯铵的C_{max}和AUC增加。

(3)曲司氯铵为CYP2D6和CYP3A4抑制药，与主要经CYP2D6代谢的治疗窗较窄药物(如氟卡尼、硫利达嗪及三环类抗抑郁药)合用时应谨慎。曲司氯铵可使丙米嗪的C_{max}和AUC增加。

(4)与其他抗胆碱药合用，可能加剧口干、便秘、视物模糊及其他抗胆碱症状。

(5)由于曲司氯铵有胃肠道动力降低作用，曲司氯铵可影响其他药物的胃肠道吸收。

【用法与用量】 (1)口服　成人　推荐剂量为一次20 mg，一日2次，空腹服用或饭前1小时服用。

(2)严重肾功能损害患者(肌酐清除率<30 ml/min)推荐剂量为一次20 mg，一日1次，睡前服用。

(3)75岁以上老年患者，起始剂量为一日20 mg。

【制剂与规格】 曲司氯铵片：20 mg

曲司氯铵胶囊：(1)5 mg；(2)20 mg。

盐酸丙哌维林

Propiverine Hydrochloride

【适应证】 解痉药物。用于治疗合并有急迫性尿失禁、尿急、尿频等症状的膀胱过度活动症。

【药理】 (1)药效学　盐酸丙哌维林具有抗胆碱和钙离子通道阻滞双重作用，主要用于治疗神经性疾病等引起的尿频及尿失禁。盐酸丙哌维林是新型苯甲酸衍生物，能通过钙调蛋白抑制肌动蛋白的ATP酶活性，产生对膀胱平滑肌的直接解痉作用。本品母药及其代谢产物还具有抗胆碱作用。动物实验显示本品具有增加膀胱容量和抑制各种刺激引起的膀胱异常收缩作用。

(2)药动学　健康成年人研究显示，空腹口服盐酸丙哌维林20 mg，其血药浓度达峰时间(t_{max})为(1.7±0.7)小时，峰浓度(C_{max})为(63.47±25.46) ng/ml，半衰期($t_{1/2}$)为(12.68±4.11)小时。

【不良反应】 (1)严重的不良反应

①青光眼急性发作　偶见眼内压增高，引起青光眼急性发作，眼痛、视力低下并伴有恶心、头痛，应注意观察。出现以上症状要及时停药，给予适当处置。

②尿闭　有时可引起尿闭，应注意观察，及时停药并给予适当处置。

③麻痹性肠梗阻　偶见，注意观察，出现明显便秘、腹胀应停药，进行适当处置。

④幻觉、谵妄　偶见引起幻觉、谵妄，注意观察，并及时停药。

⑤类似药的不良反应　服用类似药盐酸双苯丁胺，

有引起心动过缓、Q-T 间期延长、房室传导阻滞的报导。

(2)其他不良反应

①过敏反应　偶有瘙痒、荨麻疹、药疹发生，注意及时停药。

②循环系统　有时可引起心悸，偶见心动过缓、心律不齐、胸部不适，应注意观察，若发现异常须及时停药，并进行适当处理。

③神经系统　有时可引起眩晕、头痛、困倦、麻木等症状。此外，偶见帕金森病的下肢强直，"慌张步态"，以及静止性震颤等症状，若发现应停药，进行适当处理。

④泌尿系统　有时可引起排尿困难、无尿意、尿液残留等现象。

⑤眼　有时可引起眼部调节障碍。

⑥消化系统　口渴，有时可引起便秘、腹痛、恶心、腹泻、消化不良、呕吐、食欲缺乏。

⑦肝脏　有时可引起 AST、ALT、ALP 值升高。

⑧肾脏　有时可引起 BUN、Cr 值升高。

⑨血液　有时可引起白细胞减少。

⑩其他　有时可引起水肿、倦怠、无力、腰痛、声音嘶哑、痰液黏稠。

【禁忌证】 (1)尿潴留、胃潴留、肠梗阻、未能控制的闭角型青光眼患者禁用。

(2)严重的心脏病患者(文献报导该药可引起心脏期前收缩，使病症加剧)。

(3)对本品过敏者。

【注意事项】 以下情况慎用本品。

(1)本药可引起眼部调节障碍、困倦及眩晕。服药者不可驾驶汽车及进行有危险性的机械操作。

(2)肝功能、肾功能不全者慎用。

(3)排尿困难患者慎用。

【药物相互作用】 本品应防止与下列药物合用：

抗胆碱药、三环类抗抑郁药、吩噻嗪类抗精神病药、单胺氧化酶抑制药(可能增强抗胆碱作用)。

【用法与用量】 口服　成人　一次 20 mg(2 片)，一日 1 次，饭后服用。每日最高服用量不得超过 40 mg。

【制剂与规格】 盐酸丙哌维林片：10 mg。

盐酸丙哌维林缓释胶囊：30 mg。

第四节　泌尿系统其他用药

一、枸橼酸与枸橼酸盐

枸橼酸，枸橼酸钾，枸橼酸钠

Citric Acid, Potassium Citrate, Sodium Citrate

临床上应用的包括枸橼酸和枸橼酸的钠盐或钾盐，可单独应用，也可两种或三种联合应用，可根据机体的需要补充适当的钠离子或钾离子。

【适应证】 ①预防和治疗肾结石，如胱氨酸肾结石、尿酸肾结石。枸橼酸可碱化尿液，用于上述两类肾结石的预防和治疗。枸橼酸钾或枸橼酸和枸橼酸钾合用可增加尿枸橼酸的排泄，用于预防和治疗含钙肾结石(磷酸钙和草酸钙)、尿酸肾结石、肾小管性酸中毒伴含钙肾结石，任何原因引起的低枸橼酸尿性草酸钙盐结石，尿酸或胱氨酸肾结石伴或不伴含钙结石。②治疗肾小管性酸中毒。枸橼酸钾和枸橼酸合用、枸橼酸钠和枸橼酸合用或三种药物合用可以治疗不同类型肾小管性酸中毒。Ⅰ型远端性肾小管性酸中毒多伴有低血钾，服用氯化钾易加重高氯血症，加重代谢性酸中毒，故以枸橼酸钾预防和治疗低钾血症。③预防吸入性肺炎。枸橼酸钠和枸橼酸或两药合用以往可作为麻醉前用药，以中和胃酸，预防酸性胃内容物反流吸入引起的吸入性肺炎。在择期手术时，可应用控制胃酸作用更强的 H_2 受体拮抗药代替枸橼酸盐。但在急诊手术时，因枸橼酸盐中和酸的作用快而被更多地选用。④治疗便秘。枸橼酸钠可以将水分吸引到肠道内，增加粪便的含水量，因此可以作为渗透性泻药。

【药理】 (1)药效学　①碱化尿液，预防和治疗尿酸肾结石和胱氨酸肾结石。枸橼酸钠和枸橼酸钾在体内代谢生成 HCO_3^-，使尿 HCO_3^- 排泄增加，尿 pH 升高呈碱性，从而使胱氨酸和尿酸溶解度增加，防止尿中胱氨酸和尿酸结晶析出，并使已形成的结石易被溶解。②预防和治疗含钙肾结石。枸橼酸钾通过与钙离子结合形成枸橼酸钙而促进后者排泄，从而抑制低枸橼酸尿状态下的草酸钙和磷酸钙的成核作用和结晶形成，但枸橼酸钾并不影响磷酸钙的饱和度，只是减少了磷酸钙的含量。③治疗代谢性酸中毒。枸橼酸在体内代谢生成 HCO_3^-，使血液中 HCO_3^- 含量升高，碱性提高而纠正酸中毒。④中和胃酸，枸橼酸为弱酸，在胃中可以提高胃液 pH 值，但不抑制胃酸分泌。

(2)药动学　枸橼酸属于弱酸类化合物，单次口服枸橼酸钾后 1 小时内起效，作用持续 12 小时。多次口服枸橼酸钾和枸橼酸口服液作用持续时间可达 24 小时，每次服 10～15 ml，每日 4 次，使尿 pH 维持在 6.5～7.4；每次服 15～20 ml，每日 4 次，可使尿 pH 维持在 7.0～7.6。本品代谢后从尿液排泄，其中原形药物不到 5%。

【不良反应】 (1)下列不良反应尽管罕见，但应引起重视：①代谢性碱中毒，可见于应用枸橼酸钾和枸橼酸钠时；②肠梗阻和肠穿孔，仅见于应用枸橼酸钾片剂时，因局部钾离子浓度过高所致；③高钾血症，仅见于应用枸橼酸钾时；④高钠血症，仅见于应用枸橼酸钠时。

(2)下列不良反应较少见，仅在症状持续存在时才需停药或减少剂量：①腹泻或肠蠕动减慢，见于应用枸橼酸钠和枸橼酸钾时；②胃肠道不适，表现为腹痛、恶心、呕吐，常见于应用枸橼酸钾时，因局部刺激作用所致。

【禁忌证】 (1)下列情况禁用枸橼酸钾和枸橼酸钠：①铝中毒。本品可增加铝的吸收，尤其在肾功能不全时。②心力衰竭或严重心肌损害。此时机体对钾的清除减少，易发生高钾血症；而枸橼酸钠则加重钠潴留。③肾功能损害伴少尿或肾小球滤过率＜10 ml/min，此时易出现高钾血症、代谢性碱中毒及软组织钙化。④尿路感染未控制时，尤其是由可分解尿素的细菌引起者及伴含钙或感染性尿路结石者。细菌分解枸橼酸盐可阻止尿枸橼酸盐升高，而本品所致尿 pH 升高还有利于细菌生长。

(2)下列情况禁用枸橼酸钾：①高钾血症或易发生高钾血症的病症，如肾上腺皮质功能不全、急性失水、慢性肾功能不全、严重的组织分解；②消化性溃疡。本品片剂对胃肠道有损伤。

【注意事项】 (1)对妊娠和生殖系统的影响及本品是否可经乳汁分泌尚无有关研究资料。

(2)小儿及老年人应用本品后更应注意电解质和酸碱平衡。

(3)下列情况慎用枸橼酸钾和枸橼酸钠：慢性腹泻，如溃疡性结肠炎、节段性肠炎、空回肠旁路术后。有这些情况时，尿枸橼酸盐排泄量很低(＜100 mg/d)，此时本品增加尿枸橼酸盐排泄作用很弱，而需应用较大剂量。当肾小管性酸中毒、尿 pH 很高时，本品仅能使尿 pH 轻度升高。慢性腹泻时，本品在肠道滞留时间很短，以致片剂分解代谢减少，应使用溶液剂型。

(4)下列情况慎用枸橼酸钠：①外周水肿或肺水肿；②高血压；③妊娠高血压综合征。

(5)下列情况应用枸橼酸钾片剂时对胃肠道的刺激作用增强：①胃排空延缓；②食管缩窄；③肠梗阻或肠缩窄。

【药物相互作用】 (1)枸橼酸盐可抑制苯丙胺、麻黄碱、伪麻黄碱和奎尼丁等弱碱性药物从尿中排泄，使这些药物的作用时间延长。

(2)抗酸药尤其是含铝的抗酸药和碳酸氢钠，与枸橼酸盐合用易致代谢性碱中毒，本品与碳酸氢钠合用可引起高钠血症；枸橼酸盐可促进铝的吸收，引起铝中毒，尤其在肾功能不全的患者。

(3)抗胆碱药可使枸橼酸钾在胃的排空时间延长，从而增加后者的胃肠道刺激作用。

(4)血管紧张素转换酶抑制药、非甾体抗炎药、环孢素、留钾利尿药、肝素、低钠盐(含钾高)及含钾药物与枸橼酸钾合用可导致高钾血症。

(5)强心苷类药物导致洋地黄化的患者与枸橼酸钾合用使发生高钾血症的危险性增加。

(6)肌松药与枸橼酸盐合用可致肌松作用增强。

(7)枸橼酸钠可增加锂经肾脏排泄，而降低后者的疗效。

(8)本品可碱化尿液，使乌洛托品的抗菌作用减弱。

(9)本品可碱化尿液，使水杨酸盐排泄增多、作用减弱。

(10)含钠药物与枸橼酸钠合用，发生高钠血症的危险性增加，尤其是肾脏病患者。

【给药说明】 (1)为碱化尿液，需限钠的患者应选用枸橼酸钾，而需限钾的患者则选用枸橼酸钠。

(2)应用本类药物时需使枸橼酸根的排泄率升至正常范围(＞320 mg/d)，并尽可能接近正常均值(640 mg/d)，维持尿 pH 在 6.0～7.0。

(3)增加尿枸橼酸根排泄量的作用与剂量有关，长期治疗的患者，6.5 g/d 枸橼酸钾(K^+ 60 mmol)可使尿枸橼酸盐排泄率增加约 400 mg/d，尿 pH 升高 0.7。

(4)需在进食时服用或餐后 30 分钟内服用，以减少胃肠道刺激。

(5)一般需保证每 24 小时尿量在 2.5 L 以上，以防止尿过饱和状态的形成。

(6)出现高钾血症、高钠血症和代谢性碱中毒时需及时停用。

【用法与用量】 每 1 g 枸橼酸钾含钾 9.1 mmol；每 1 g枸橼酸钠含钠 10.2 mmol。

口服　成人　枸橼酸和枸橼酸钠、枸橼酸和枸橼酸钾或三者复方溶液 10～15 ml，每日 3 次，根据血钾、血钠水平可酌情调整剂量。①需限钠者，可应用枸橼酸和枸橼酸钾复方溶液。②需限钾者，可应用枸橼酸和枸橼酸钠复方溶液。③需补钾者，可应用枸橼酸钾和枸橼酸复方溶液或枸橼酸、枸橼酸钠和枸橼酸钾复方溶液。

【儿科用法与用量】 口服 ①碱化尿液：枸橼酸和枸橼酸钾复方溶液，开始剂量为一次 5～15 ml，一日 4 次，根据体重和血钾监测的结果酌情调整剂量。枸橼酸、枸橼酸钠和枸橼酸钾复方溶液，开始剂量为 5～15 ml，每日 4 次，根据体重和电解质监测的结果酌情调整剂量。②治疗代谢性酸中毒：枸橼酸和枸橼酸钠复方溶液开始剂量为一次 5～15 ml，一日 3～4 次，根据体重和电解质监测的结果酌情调整剂量。枸橼酸、枸橼酸钠和枸橼酸钾复方溶液开始剂量为一次 5～15 ml，一日 3～4 次，根据体重和电解质监测的结果酌情调整剂量。

【制剂与规格】 枸橼酸和枸橼酸钾复方溶液：5 ml∶含 1.1 g 枸橼酸钾（10 mmol K^+）和 334 mg 枸橼酸。

枸橼酸和枸橼酸钠复方溶液：5 ml∶含 490 mg 枸橼酸钠（5 mmol Na^+）和 640 mg 枸橼酸。

枸橼酸、枸橼酸钾和枸橼酸钠复方溶液：5 ml∶含枸橼酸钾 550 mg（5 mmol K^+）、枸橼酸钠 500 mg（5 mmol Na^+）和枸橼酸 334 mg。

枸橼酸钾颗粒剂：(1)2 g；(2)1.45 g（加适量液体冲服）。

枸橼酸钾缓释片：1.08 g。

临床上可根据需要（如血钾水平等）配置不同比例的枸橼酸合剂复方溶液。常用配方见表 7-6。

表 7-6 枸橼酸合剂配方（单位：g）

配方	Ⅰ号方	Ⅱ号方	Ⅲ号方
枸橼酸	140	140	140
枸橼酸钠	98	98	98
枸橼酸钾	0	48	96

二、降钾药

聚苯乙烯磺酸钠

Sodium Polystyrene Sulfonate

【适应证】 用于急、慢性肾功能不全所致高钾血症。

【药理】 (1)药效学 本品为钠型阳离子交换树脂，口服后在胃部酸性环境中，其分子上的钠离子被氢离子取代为氢型树脂。当氢型树脂进入肠内，氢离子即与肠道中的钾、铵等离子进行交换，吸附钾后随粪便排出体外，从而清除体内钾离子。本品尚可与少量镁、钙离子交换。开始作用时间需数小时至数日。虽然每克钠型树脂含有 4.1 mmol 钠，理论上 15 g 树脂含有约 60 mmol 钠，即可等量交换 60 mmol 钾，但本品在体内的实际有效钠-钾交换量仅约为 33%。

(2)药动学 口服不吸收，主要在肠内与钾离子等交换后，随粪便排出体外。

【不良反应】 食欲缺乏、恶心、呕吐、便秘等。长期过量使用可致低钾血症、高钠血症及低钙、低镁血症。老年患者尚应注意大剂量服用可能引起肠梗阻、肠坏死等。

【注意事项】 (1)下列情况慎用：严重高血压、严重水肿、心力衰竭。

(2)治疗期间应监测血钾、钠、钙水平和酸碱平衡，血钾降至 4.5 mmol/L 时即应停药。

(3)美国 FDA 妊娠期用药安全性分级为 C。

【药物相互作用】 与下列任一药物合用可影响疗效，如抗酸药、缓泻药、血管紧张素Ⅱ受体拮抗药、血管紧张素转换酶抑制药、留钾利尿药等。由于本品降低血清钾的效果，可能增强强心苷类中毒作用，合用时应慎重。

【给药说明】 严重高血钾者，单用本品可能不足以快速纠正高钾血症，应及时联合其他降钾措施（包括血液透析）。

【用法与用量】 成人 ①口服 一日 15～60 g，分为 1～4 次服用（用温水 20～100 ml 调匀），连用 2～3 日，复查血钾后酌情调整剂量。②保留灌肠（若患者呕吐、禁食或上消化道病变不能口服给药），先灌肠清洗肠腔后，将本品 30～50 g 溶解于 100 ml 水并加热至体温后注入直肠腔，保留时间从 30 分钟到数小时，每 6 小时灌肠 1 次。本品经直肠给药，其效果不及口服者。

【制剂与规格】 聚苯乙烯磺酸钠粉：15 g/支。

聚苯乙烯磺酸钙[医保(乙)]

Calcium Polystyrene Sulfonate

【适应证】 用于急、慢性肾功能不全所致高钾血症。对需严格控制钠摄入及低钙患者尤为适用。

【药理】 (1)药效学 口服给药后，在胃部酸性环境下，其分子上的钙离子被氢离子取代为氢型树脂，后者进入肠道与钾离子及少量铵、镁离子进行交换，树脂结合钾离子后经肠道排泄，从而清除钾离子。每克钙离子型树脂可交换 53～71 mg(1.36～1.82 mmol/g)钾，每天用本品 15～30 g，大约能使血清钾下降 1 mmol/L。

(2)药动学 口服不吸收，主要在肠内与钾离子等交换后，随粪便排出体外。

【不良反应】 便秘、食欲缺乏、恶心等。本品偶可引起高钙血症。其余参阅“聚苯乙烯磺酸钠”。

【注意事项】 (1)下列情况慎用：便秘、肠腔狭窄、胃肠道溃疡、甲状旁腺功能亢进症和多发性骨髓瘤患者。

(2)治疗期间需监测血钾、钠、钙、镁和酸碱平衡，血钾降至 4.5 mmol/L 时即应停药。并监测肠蠕动情况。

(3)本品在妊娠期和哺乳期的安全性尚无资料。

【药物相互作用】【给药说明】 参阅“聚苯乙烯磺酸钠”。

【用法与用量】 成人　①口服　一日剂量 15～30 g，分为 2～3 次服用(每次用水 30～50 ml 调匀)，2～3 日后复查血钾，根据血钾水平酌情调整剂量。②经直肠给药(若患者呕吐、禁食或上消化道病变不能口服给药)，将本品 30 g 溶解于 100 ml 液体(水或 2%甲基纤维素溶液或 5%葡萄糖溶液)，加热至体温后注入直肠腔，保留灌肠 30 分钟～1 小时，一日 1 次。

【制剂与规格】 聚苯乙烯磺酸钙粉：(1)5 g/包；(2)10 g/包。

三、红细胞生成刺激药

红细胞生成刺激药(erythropoiesis stimulating agents，ESA)包括 3 代产品，第一代为重组人促红细胞生成素(recombinant human erythropoietin，rhEPO)，第二代为长效 EPO 达依帕汀 α(darbepoetin alpha，aranesp)，第三代为持续性红细胞生成素受体激活药(甲氧聚二醇重组人促红细胞生成素注射液，Mircera)。不同 ESA 更换使用时剂量换算表见表 7－7。

重组人促红细胞生成素[医保(乙)]
Recombinant Human Erythropoietin(rhEPO)

【适应证】 用于慢性肾脏病(CKD)合并的贫血，艾滋病本身或因治疗引起的贫血及风湿性疾病引起的贫血等。另外，为择期手术储存自体血而反复采血的患者，同时应用本品可预防贫血发生。合并活动性恶性肿瘤患者，应慎用本品治疗。

【药理】 (1)药效学　rhEPO 为 165 个氨基酸组成的糖蛋白，由重组 DNA 技术产生。对后期成红细胞祖细胞(CFU-E)有明显的刺激集落形成作用。在高浓度下，本品亦可刺激早期成红细胞祖细胞(BFU-E)的集落形成。本品亦可促使组织红细胞自骨髓向血中释放，进而转化为成熟红细胞。内源性 EPO 主要由肾小管上皮细胞合成，少量则由造血干细胞和巨噬细胞产生。慢性肾功能不全合并贫血，其主要原因为 EPO 不足，故外源性的补充可矫正肾性贫血。而凡是体内 EPO 浓度明显增高的贫血则一般无作用。

(2)药动学　第一代 ESA 包括重组人促红细胞生成素 α 和重组人促红细胞生成素 β 两种类型，两者静脉注射后血浆药物浓度快速达到峰值，半衰期分别为(6.8±0.6)小时和(8.8±0.5)小时，药物疗效维持 24～36 小时；皮下注射后血浆药物浓度在 12～24 小时到达峰值，半衰期为 19～24 小时。起效时间分别为：网织红细胞计数升高为 7～10 天，而红细胞计数、血细胞比容及血红蛋白回升通常需 2～6 周。另外，其疗效与剂量及体内铁储存、血维生素 B_{12} 和叶酸水平有关，若一次给予 100～150IU/kg，每周 3 次，2 个月内作用可达高峰，停药后约 2 周血细胞比容开始下降。

【不良反应】 较常见的不良反应为高血压、心动过速、肝功能异常、瘙痒、皮疹、头痛、胸痛、肌痛、骨关节痛、水肿、疲乏、恶心及呕吐。有时尚可见气短或流感样症状。包括血红蛋白过度升高、一过性脑缺血或脑血管意外。

【禁忌证】 对本品或人血白蛋白或哺乳动物细胞来源的产品过敏者禁用。

【注意事项】 (1)未控制的严重高血压病患者，一般不应使用本品。

(2)对妊娠期及哺乳期妇女的用药安全性尚未确立。不宜对妊娠期妇女或有妊娠可能者注射本品，不得已时需判断治疗获益大于危险性的情况下才能使用。在 rhEPO 动物实验(大鼠)中报告有胎儿、新生儿的发育延缓现象。哺乳期给药的安全性尚未确立，有报道指出大鼠试验中药物可向乳汁扩散。故哺乳期妇女不宜使用本品，在必须使用时应禁止哺乳。

(3)本品使用过程中应同时补充铁剂，因血红蛋白的合成增加可出现铁相对不足，并进而影响 ESA 的作用。

(4)ESA 治疗初始阶段，至少每个月监测 Hb 浓度。CKD 非透析患者，ESA 治疗维持阶段至少每 3 个月监测 Hb 浓度。

(5)可能会引起高钾血症，适当调节饮食及给药剂量。

【药物相互作用】 (1)本品有升高血压的作用，尤其在血细胞比容迅速升高时。故在 ESA 用药的同时，应加强原有的抗高血压治疗。

(2)由于 ESA 可使红细胞数量增多，血液易于凝固，同时接受血液透析的患者肝素用量应相应增加。

(3)应用 ESA 时由于红细胞造血动用储存铁，铁的需求增加。除反复输血致铁过量者外，皆应同时补充铁剂。

【给药说明】 (1)若用药后未达预期的效果，常指示缺铁以致不能支持红细胞造血。首先应补铁治疗。另外，叶酸和(或)维生素 B_{12} 缺乏亦可延迟或降低 ESA

的疗效，有时也需补充上述药物。

(2)慢性肾功能不全贫血使用ESA纠正后，患者食欲及自觉症状改善，此时仍要严格控制饮食，否则常导致需要透析或透析次数增加。

(3)用药后若出现血压升高，可加用或调整原有的抗高血压药物，有时尚须将ESA减量或停用。

(4)慢性肾功能不全患者发生铝中毒时，应增加ESA用量。

(5)本品用前勿振摇，因振荡可使糖蛋白变性而减低其生物效价。(同时振荡可能会改变促红细胞生成素的二级结构，导致原先隐藏的抗原决定簇暴露或产生具有免疫原性的结构，使本品具有抗原性，从而刺激人体产生抗体，导致纯红细胞再生障碍性贫血)。每瓶应一次性使用，剩余部分应弃去。

【用法与用量】 (1)Hb＜100 g/L的成人非透析患者，建议需根据患者Hb下降程度、先前对铁剂治疗的反应、输血的风险、ESA治疗的风险和贫血合并症状，决定是否开始ESA治疗；成人CKD5期透析患者(ESRD)为避免Hb降至90 g/L以下，建议Hb在90～100 g/L时开始使用ESA治疗；血红蛋白＞100 g/L的患者可以个体化使用ESA治疗以改善部分患者的生活质量。

(2)CKD5期血液透析和血液滤过的患者，建议选择静脉或皮下注射ESA。CKD非透析和CKD5期的腹透患者，建议皮下注射。

(3)根据患者Hb含量、体重和临床情况决定ESA初始治疗剂量。常规初始剂量：普通EPO50～100IU/kg，一周3次；达促红素α 0.45 μg/kg，一周1次或0.75 μg/kg，每2周1次；甲氧基聚乙二醇促红素β为0.6 μg/kg，每2周1次。

(4)初始ESA治疗目标是血红蛋白每个月增加10～20 g/L，避免4周内血红蛋白增幅超过20 g/L。如血红蛋白升高未达目标值，可将rhEPO每次剂量增加20 IU/kg；血红蛋白升高且接近130 g/L时，应将剂量降低约25%。如血红蛋白持续升高，应暂停给药直到血红蛋白开始下降，然后将剂量降低约25%后重新开始给药；如在任意2周内血红蛋白水平升高超过10 g/L，应将剂量降低约25%。维持治疗中，甲氧基聚乙二醇促红素β可改用每个月使用1次，用药剂量为每2周1次用量的2倍。

(5)ESRD患者治疗目标为血红蛋白＞110 g/L(HCT＞33%)，不推荐Hb＞130 g/L以上。

【制剂与规格】 注射用重组人促红素(CHO)：(1)1 ml：2000 IU；(2)2 ml：3000 IU；(3)0.5 ml：6000 IU；(4)1 ml：10000 IU。

达促红素(达依帕汀α)

Darbepoetin Alpha, Aranesp

【药理】 (1)药效学　达依帕汀α为第二代红细胞生成刺激药，达依帕汀α与EPO受体结合，作用机制与EPO类似，但可显示出更持久的造血功能，在更小的给药频率下显示出同等的改善贫血效果。

(2)药动学　达依帕汀α通过点突变引入5个氨基酸，并产生2个额外的N连接糖链位，这种高度糖基化的结构使其在体内具有较高的代谢稳定性，其半衰期可达到普通EPO的3倍以上(静脉注射半衰期32～48小时)，慢性肾衰竭患者可每周或每2周给药一次。

【不良反应】【禁忌证】【注意事项】【药物相互作用】【给药说明】 参阅“重组人促红细胞生成素”。

【用法与用量】 参阅“重组人促红细胞生成素”。根据患者Hb含量、体重和临床情况决定ESA初始治疗剂量。常规初始剂量达依帕汀α0.45 μg/kg，每周1次；或0.75 μg/kg，每2周1次。

【制剂与规格】

达依帕汀α：(1)0.5 ml：10 μg；(2)0.5 ml：20 μg；(3)0.5 ml：30 μg；(4)0.5 ml：40 μg；(5)0.5 ml：60 μg。

甲氧基聚乙二醇促红素β(美血乐)

Mircera

【适应证】 用于慢性肾脏病(CKD)合并贫血等。其余参阅“重组人促红细胞生成素”。

【药理】 (1)药效学　美血乐为第三代ESA，为长效促红素受体激动药，是半衰期更长的新型制剂。

(2)药动学　美血乐维持性腹透患者静脉使用0.4 μg/kg，半衰期为(134±65)小时；皮下注射0.8 μg/kg后，72小时达到最高血药浓度，半衰期为(139±67)小时。每4周一次用药后，不出现体内蓄积现象；每2周一次用药后，稳定状态下血药浓度升高12%。血透不改变药物的血浓度。

【不良反应】【禁忌证】【注意事项】【药物相互作用】【给药说明】 参阅“重组人促红细胞生成素”。

【用法与用量】 参阅“重组人促红细胞生成素”。根据患者Hb含量、体重和临床情况决定ESA初始治疗剂量。常规初始剂量为0.6 μg/kg，每2周一次。

【制剂与规格】 甲氧基聚乙二醇促红素β注射液：(1)0.3 ml：50 μg；(2)0.3 ml：75 μg；(3)0.3 ml：100 μg。

表 7-7　不同 ESA 更换使用时剂量换算表

促红素 α 或促红素 β 每周剂量(IU)	达促红素 α 每周剂量(μg)	甲氧基聚乙二醇促红素 β 每个月一次(μg)	甲氧基聚乙二醇促红素 β 每 2 周一次(μg)
＜4000	＜20	80	40
4000～8000	20～40	120	60
8000～16000	40～80	200	100
＞16000	＞80	360	180

四、低钠血症治疗药

托伐普坦
Tolvaptan

【适应证】 适用于明显的高容量性或正常容量性低钠血症(血钠＜125 mmol/L,或低钠血症不明显但有临床症状并且限液治疗效果不佳),包括伴充血性心力衰竭、肝硬化腹水以及抗利尿激素分泌异常综合征(SIADH)的患者。

【药理】 (1)药效学　托伐普坦是选择性血管加压素 V_2受体拮抗药,与血管加压素 V_2受体的亲和性是天然精氨酸血管加压素[AVP,又称抗利尿激素(ADH)]的 1.8 倍。口服给药时,15～60 mg 剂量的托伐普坦能够拮抗 AVP 的作用,提高自由水清除和尿液排泄,降低尿液渗透压,最终促使血清钠浓度提高,但通过尿液排泄钠和钾的量以及血浆钾浓度并没有显著改变。健康受试者单次口服托伐普坦 60 mg2～4 小时后出现排水利尿作用和血清钠浓度升高;服药 4～8 小时后,血清钠浓度最高升幅达 6 mmol/L,尿液排泄速率高达 9 ml/min;服药后 24 小时,血清钠浓度约为峰值的 60%,但尿液排泄速度未继续增加。服用托伐普坦 60 mg 以上未见排水利尿作用增强和血清钠浓度的进一步升高。

(2)药动学　口服给药的 AUC 与剂量呈正比,当剂量超过 60 mg 时,血药浓度峰值的升高比例低于剂量增加比例。托伐普坦的绝对生物利用度尚不清楚,至少 40%的服用量被吸收,服药后 2～4 小时血药浓度达峰值,饮食并不影响托伐普坦的生物利用度。托伐普坦的血浆蛋白结合率较高(99%),表观分布容积约为 3 L/kg。主要通过 CYP3A4 代谢,体内以药物原形和代谢产物的形式存在,代谢产物对人体血管加压素 V_2受体的拮抗作用很微弱或几乎无作用,通过肾脏消除。口服后清除率约为 4 ml/(min・kg),且末期的消除半衰期约为 12 小时。托伐普坦每日 1 次服药的体内蓄积指数为 1.3,且血药浓度谷值低于峰值的 16%,其半衰期不足 12 小时。托伐普坦血药浓度峰值和平均血药浓度个体差异较大,变动系数为 30%～60%。

【不良反应】 (1)常见不良反应　口渴或口干,尿频或多尿。

(2)其他反应　无力、食欲缺乏、恶心、便秘、高血糖、发热、血钠升高、头晕等。

(3)严重反应(少见)　心内附壁血栓、心室颤动,缺血性结肠炎,糖尿病酮症酸中毒,横纹肌溶解,脑血管意外,尿道出血,阴道出血,肺栓塞,呼吸衰竭,深静脉血栓,弥漫性血管内凝血、凝血酶原时间延长,粒细胞缺乏症。

【禁忌证】 (1)需快速升高血清钠浓度。

(2)对口渴不敏感或口渴不能正常反应的患者。

(3)低容量性低钠血症。

(4)与强效 CYP3A4 抑制药合用。

(5)无尿患者。

(6)对本品过敏者。

【注意事项】 (1)过快纠正血清钠浓度会导致严重的神经系统后遗症。

(2)肝硬化患者的胃肠道出血。

(3)服用本品期间限制液体摄入会增加发生脱水和体液量减少的风险。

(4)不推荐与高渗盐水合并应用。

(5)部分排尿困难如前列腺肥大患者发生急性尿潴留的风险升高。

(6)糖尿病　①血糖控制欠佳的患者可能出现假性低钠血症,在托伐普坦治疗之前和期间应排除这种情况;②托伐普坦可能引起高血糖,接受本品治疗的糖尿病患者应严格监测血糖。

(7)罕见的遗传性半乳糖不耐受、缺乏乳糖酶或者葡萄糖-半乳糖吸收不良患者不宜服用。

【药物相互作用】 (1)合并用药对托伐普坦的影响:①CYP3A4 抑制药:强效 CYP3A4 抑制药如酮康唑、克拉霉素、伊曲康唑、泰利霉素、沙奎那韦、尼非那韦、利托那韦、奈法唑酮等合并应用可致托伐普坦剂量增加约 5 倍;中效 CYP3A4 抑制药如红霉素、氟康唑、阿瑞匹坦、地尔硫䓬、维拉帕米等也会增加本品剂量,应避免合用。②西柚汁:同时饮用西柚汁,托伐普坦剂量升高 1.8

倍。③P-糖蛋白抑制药：合用环孢素等 P-糖蛋白抑制药应根据疗效减少托伐普坦用量。④利福平及其他 CYP3A4 诱导药：利福平为 CYP3A4 和 P-糖蛋白的诱导药，合用后托伐普坦剂量降低 85%，因此与利福平或其他诱导药如利福布汀、利福喷汀、巴比妥类药物、苯妥英钠、卡马西平、圣约翰草等合并使用时应增加托伐普坦剂量。

(2)托伐普坦对其他药物的影响：①地高辛：地高辛是 P-糖蛋白底物，托伐普坦是 P-糖蛋白抑制药，合用可导致地高辛剂量增高 1.3 倍。②洛伐他汀：托伐普坦可分别增加洛伐他汀和活性代谢产物洛伐他汀-β 羟化物的剂量约 1.4 倍和 1.3 倍。

(3)药效学的相互作用：与呋塞米和氢氯噻嗪比较，服用托伐普坦 24 小时后排尿量增多、排尿速度加快。托伐普坦与呋塞米和氢氯噻嗪合并应用时，24 小时排尿量、排尿速度与单独服用托伐普坦相同。

【给药说明】 (1)过快纠正低钠血症可引起渗透性脱髓鞘作用，导致构音障碍、缄默症、吞咽困难、嗜睡、情感改变、强直性四肢瘫痪、癫痫发作、昏迷和死亡。

(2)在初次服药和增加剂量期间，需密切监测血清电解质和血容量的变化。

(3)避免在治疗的最初 24 小时内限制液体摄入，口渴应及时饮水。停止服用本品后，应指导患者重新限制液体摄入，并监测血清钠浓度及血容量改变。

【用法与用量】 (1)口服　成人　通常起始剂量为一次 15 mg，一日 1 次，餐前或餐后均可；至少 24 小时以后可将服用剂量增加至一次 30 mg，一日 1 次；根据血清钠浓度，最大可增加至一次 60 mg，一日 1 次。

(2)本品需根据年龄、性别、种族、心功能及肝功能损伤情况调整用量。

(3)轻度至重度肾功能不全患者(肾小球滤过率 10～79 ml/min)需调整剂量，因为此类患者体内托伐普坦血药浓度不会升高。尚未对肾小球滤过率小于 10 ml/min 或正在接受透析患者服用本品的情况进行评估。

【制剂与规格】 托伐普坦片：(1)15 mg；(2)30 mg。

第八章　血液系统用药

造血系统包括血液、骨髓、脾、淋巴结以及分散在全身各处的淋巴和单核巨噬细胞组织。血液病即造血系统疾病，表现为周围血细胞成分、数量、功能异常、出血和凝血机制障碍。血液病除遗传性和部分原因不明者外，大多可经药物控制，部分已可治愈。目前临床应用于血液病的药物虽品种很多，但疗效较肯定者离实际需求还有不小的差距。

外源性营养物质与造血生长因子的不足及各种免疫异常是贫血的重要病因。缺铁性贫血最为常见，铁制剂为特效药物，目前各种缓释制剂的上市大大减少了胃肠道不良反应，从而患者能坚持用药，提高了疗效。巨幼细胞性贫血大多系维生素 B_{12} 和(或)叶酸缺乏所致，国内多见于婴儿、妊娠期妇女及营养不良的老年患者，由于免疫异常引起内因子缺乏而导致的恶性贫血，国内也有不少病例报告。补充维生素 B_{12} 和(或)叶酸常能在短期内彻底纠正贫血，但内因子缺乏者应长期间断补充维生素 B_{12} 注射剂。慢性再生障碍性贫血应用雄性激素治疗，国内报告缓解率达 50%左右，但其确切疗效仍有争论。重型再生障碍性贫血有免疫机制参与发病，应用抗人 T 细胞免疫球蛋白和(或)环孢素治疗已取得 40%～50%的缓解率，早期及时应用是成功的关键，疗效仅次于异基因造血干细胞移植。肾上腺皮质激素是自身免疫性溶血性贫血及免疫性血小板减少性紫癜的主要治疗药物，60%～80%的患者可获近期缓解。其使用方便、见效迅速，价格低廉，但减量或停药后常易复发，长期应用不良反应显著。慢性肾功能衰竭合并贫血的患者应用基因重组人促红素后已明显提高了生活质量。化疗药物羟基脲还是一种 γ-珠蛋白基因激活药，可升高 β 地中海贫血患者的 HbF 水平，改善贫血及减少输血。上述的雄性激素、抗人 T 细胞免疫球蛋白、环孢素、肾上腺皮质激素、重组人促红素及羟基脲将在本书第九章、第十二章、第十七章、第十八章中介绍。

急性和慢性白血病、淋巴瘤、骨髓瘤、组织细胞病及各种骨髓增生性疾病等血液系统肿瘤性疾病至今仍以化疗为主，可参阅第十二章。

各种原因引起的粒细胞减少症及巨核细胞受损所导致的血小板减少症，发生率较高，但其中部分患者的发病机制尚未阐明。碳酸锂有刺激骨髓生成粒细胞作用，但毒性较大，临床上基本未予应用。经符合临床试验设计要求的大规模、多中心研究，重组人粒细胞集落刺激因子(G-CSF)和重组人粒-巨噬细胞集落刺激因子(GM-CSF)通过刺激造血祖细胞增殖而提高外周血白细胞(主要是中性粒细胞)的数量及功能，已确认为有效的升白细胞药物。

止血药是促进血液凝固，使出血停止的药物。血管通透性及收缩功能、血小板数及质量、凝血因子系统及抗凝系统是体内保证良好止血功能的三大要素，止血药也分别通过上述三个环节发挥效应。①作用于血管的药物常用者有卡巴克络及垂体后叶素。②促血小板生成药和增强血小板功能的药物。③补充凝血因子可通过输注血浆或各种血浆制品实施。来源于正常健康人血浆并经加工制成的凝血酶原复合物、因子Ⅷ浓缩剂、因子Ⅸ358 浓缩剂及纤维蛋白原已使用数十年。经基因工程制备的因子Ⅶ、因子Ⅷ及因子Ⅸ也已面市。目前具有促凝活性的药物有维生素 K、硫酸鱼精蛋白、凝血质、酚磺乙胺等。④抗纤维蛋白溶解药(抗纤溶药)常用者有氨甲苯酸、氨甲环酸，其通过抑制纤维蛋白（即凝血块）的溶解，即增加凝血块的强度而协助止血。

抗凝药是阻止血液凝固或降低血凝活性的药物。常用有肝素及香豆素两大类。肝素用于注射，作用快。近几年更为安全及使用方便的低分子量肝素已广泛用于临床。香豆素类用于口服，作用较慢，但便于需长期抗凝患者的应用。

溶栓药使已形成的血栓溶解，达到闭塞血管再通的目的。现临床常用的溶栓药多为生物制品，或经基因工程制备，如尿激酶、链激酶、组织型纤溶酶原激活剂等，上述药物将在第十八章介绍。

血小板的黏附、聚集常为血栓形成的始动因素，尤其在动脉血栓栓塞性疾病中有重要地位。抗血小板药则抑制血小板的黏附及聚集，保障血液流畅。本章将介绍传统的抗血小板药双嘧达莫，疗效更为确切的噻氯匹啶和氯吡格雷以及近年上市的抗血小板膜受体药物。

血浆及血容量扩充剂不专用于血液系统疾病，但其与血液也密切相关。

第一节　升血细胞药

一、抗贫血药

维生素 B_{12}（氰钴胺）[药典(二);医保(甲)]

Vitamin B_{12} (Cyanocobalamin)

【适应证】 抗贫血药。用于巨幼细胞贫血，也可用于神经炎的辅助治疗。

【药理】 (1)药效学　①维生素 B_{12} 为一种含钴的红色化合物，需转化为甲基钴胺和辅酶 B_{12} 后才具有活性。叶酸在体内必须经还原作用转变为二氢叶酸，然后在二氢叶酸还原酶作用下，成为四氢叶酸。甲基钴胺能使四氢叶酸转化为 N^5，N^{10}-甲烯基四氢叶酸，后者在尿嘧啶脱氧核苷酸转化过程中具有供给“一碳基团”的作用。N^5，N^{10}-甲烯基四氢叶酸还原酶可催化 N^5，N^{10}-甲烯基四氢叶酸，使之还原为 N^5-甲烯基四氢叶酸。在甲基钴胺参与下，N^5-甲烯基四氢叶酸脱去甲烯基，再成为四氢叶酸，而甲烯基则转移给同型半胱氨酸以形成蛋氨酸。这样体内可以维持足够量四氢叶酸，以供尿嘧啶脱氧核苷酸转化为胸腺嘧啶脱氧核苷酸，促进 DNA 合成。因此缺乏维生素 B_{12} 时，其对血液学影响与叶酸相似，即 DNA 合成受阻，导致巨幼细胞性贫血。所以维生素 B_{12} 间接参与胸腺嘧啶脱氧核苷酸合成。②奇数碳脂肪酸和某些氨基酸氧化生成的甲基丙二酰辅酶 A 转变为琥珀酰辅酶 A 必须有甲基丙二酰辅酶 A 变位酶和辅酶 B_{12} 参与。人体缺乏维生素 B_{12} 时，可引起甲基丙二酸排泄增加和脂肪酸代谢异常。如甲基丙二酸沉着于神经组织中，可能使之变性。③S-腺苷蛋氨酸和蛋氨酸主要由同型半胱氨酸接受 N^5-甲酰基四氢叶酸的甲基而形成。甲基维生素 B_{12} 是上述反应的辅酶。因此维生素 B_{12} 的缺乏，可以导致 S-腺苷蛋氨酸和蛋氨酸的合成障碍，很可能是神经系统病变的原因之一。

(2)药动学　口服维生素 B_{12} 在胃中与胃黏膜壁细胞分泌的内因子形成维生素 B_{12}-内因子复合物。当该复合物进入至回肠末端时与回肠黏膜细胞的微绒毛上的受体相结合，通过胞饮作用进入肠黏膜细胞，再吸收入血液。口服后 8～12 小时血药浓度达到高峰；肌内注射 40 分钟时，约 50%吸收入血液。肌内注射 1 mg 维生素 B_{12} 后，血药浓度在 1ng/ml 以上的时间平均为 2.1 个月。维生素 B_{12} 吸收入血液后即与转钴胺相结合，转入组织中。转钴胺有三种，其中转钴胺Ⅱ是维生素 B_{12} 转运的主要形式，占血浆中维生素 B_{12} 总含量的 2/3。肝脏是维生素 B_{12} 的主要贮存部位。人体内维生素 B_{12} 贮存总量为 3～5 mg，其中 1～3 mg 贮于肝脏。口服维生素 B_{12} 24 小时后肝中维生素 B_{12} 的浓度达到高峰。5～6 日后，约 60%～70%仍集中在肝脏。其排泄主要经肾脏，除机体需求量外，几乎皆以原形随尿液排出。肌内注射 1 mg 维生素 B_{12}，72 小时后，总量的 75%以原形从尿中排出。尿中排出量随注入量而增加，肌内注射 5 μg 后，8 小时排出 3～4 μg；肌内注射 1 mg 后，8 小时排出量可达 330～470 μg。

【不良反应】 (1)肌内注射偶可引起皮疹、瘙痒、腹泻以及过敏性哮喘，但发生率很低；过敏性休克罕见。

(2)可引起低钾血症及高尿酸血症。

【注意事项】 (1)利伯病(Leber disease)即家族遗传性球后视神经炎及烟草性弱视症。血清中维生素 B_{12} 异常升高，如使用维生素 B_{12} 治疗可使视神经萎缩迅速加剧，但采用羟钴胺则有所裨益。对本品过敏者禁用。

(2)痛风患者如使用本品，由于核酸降解加速，血尿酸升高，可诱发痛风发作，应加以注意。

(3)神经系统损害者，在诊断未明确前不宜应用维生素 B_{12}，以免掩盖亚急性联合变性的临床表现。

(4)心脏病患者注射维生素 B_{12} 有可能增加血容量，导致肺水肿或充血性心力衰竭的发生。

(5)维生素 B_{12} 缺乏可同时伴有叶酸缺乏，如以维生素 B_{12} 治疗，血象虽能改善，但可掩盖叶酸缺乏的临床表现，对该类患者宜同时补充叶酸，才能取得较好疗效。

(6)维生素 B_{12} 治疗巨幼细胞贫血，在起始 48 小时宜查血钾，以便及时发现可能出现的严重低钾血症。

(7)抗生素可影响血清和红细胞内维生素 B_{12} 测定，特别是应用微生物学检查方法，可产生假性低值。在治疗前、后随访测定血清维生素 B_{12} 时，应加以注意。

(8)部分患者治疗后期由于血红蛋白合成加速，常致体内铁消耗过多而引起缺铁。故在治疗巨幼细胞贫血过程中，如血红蛋白上升至一定水平后停滞，则应及时补充铁剂。

【药物相互作用】 (1)应避免与氯霉素合用，否则可抵消维生素 B_{12} 所产生的造血反应。

(2)维生素 C 在体外试管中可破坏维生素 B_{12}。曾有志愿者长期服用大量维生素 C，每次 2 g，一日 3 次，共 3 年，发现血清维生素 B_{12} 浓度降低。故维生素 B_{12} 缺乏的患者不宜大量摄入维生素 C。

(3)氨基糖苷类抗生素，对氨基水杨酸类，抗惊厥药如苯巴比妥、苯妥英钠、扑米酮或秋水仙碱等，可以减少维生素 B_{12} 从肠道吸收。

【给药说明】 (1)恶性贫血口服维生素 B_{12} 无效，必须肌内注射，并终身使用。

(2)口服用于营养不良引起的维生素 B_{12} 缺乏症且肠道吸收功能正常者。小肠病变或回盲部切除后引起的维生素 B_{12} 缺乏症，本品口服无效。

(3)用量过大并无必要，不但浪费，有时甚至带来不良反应。

(4)与维生素 B_{12} 代谢无关的各种贫血、营养不良、病毒性肝炎、多发性硬化、三叉神经痛、皮肤或精神疾病等，应用维生素 B_{12} 治疗均无疗效，不应滥用。

(5)维生素 B_{12} 不得静脉注射。

【用法与用量】 成人常用量　①肌内注射　治疗维生素 B_{12} 缺乏症，起始一日 25～100 μg 或隔日 50～200 μg，共 2 周；如伴有神经系统表现，每日用量可增加至 500 μg；以后每周肌内注射 2 次，每次 50～100 μg，直到血象恢复正常。维持量，每个月肌内注射 100 μg。②口服给药　一次 0.5～1.5 mg，一日 3 次。

【儿科用法与用量】 肌内注射　维生素 B_{12} 缺乏症　每次 25～50 μg，隔日 1 次，疗程共 2 周；以后每个月肌内注射 1 次。

【儿科注意事项】 (1)恶性肿瘤、家族遗传性球后视神经炎(利伯病)及烟草性弱视症者禁用。

(2)心脏病患者慎用。

【制剂与规格】 维生素 B_{12} 片：(1)0.025 mg；(2)0.05 mg。

维生素 B_{12} 注射液：(1)1 ml：0.05 mg；(2)1 ml：0.1 mg；(3)1 ml：0.25 mg；(4)1 ml：0.5 mg；(5)1 ml：1 mg。

维生素 B_{12} 滴眼液：10 ml：2 mg。

甲钴胺[药典(二)]

Mecobalamin

【适应证】 (1)用于治疗多种外周末梢神经代谢功能障碍和自主神经病变。

(2)治疗维生素 B_{12} 缺乏所致巨幼细胞贫血。

【药理】 (1)药效学　甲钴胺是一种内源性的辅酶 B_{12}，参与一碳单位循环，在由同型半胱氨酸合成蛋氨酸的转甲基反应过程中发挥重要作用。动物实验发现本品比氰钴胺易于进入神经元细胞器，参与脑细胞和脊髓神经元胸腺嘧啶核苷的合成，促进叶酸的利用和核酸代谢，且促进核酸和蛋白质合成作用较氰钴胺强。本品能促进轴突运输功能和轴突再生，使链脲霉素诱导的糖尿病大鼠坐骨神经轴突骨架蛋白的运输正常化，对阿霉素、丙烯酰胺、长春新碱等药物引起的神经退变及自发性高血压大鼠神经疾病引起的神经退变具有抑制作用。在大鼠组织培养中发现本品可以促进卵磷脂合成和神经元髓鞘形成。本品能通过提高神经纤维兴奋性恢复终板电位诱导，从而使给予胆碱缺乏饲料的大鼠脑内乙酰胆碱恢复到正常水平。

(2)药动学　健康人一次口服 120 μg、500 μg，无论哪个剂量，均在给药后 3 小时达到最高血药浓度，其吸收呈剂量依赖性。服药后 8 小时，尿中总维生素 B_{12} 的排泄量为用药后 24 小时排泄量的 40%～80%。健康人一次肌内注射以及静脉注射甲钴胺(CH_3-B_{12})500 μg，达到最高血清中总维生素 B_{12} 浓度的时间(t_{max})分别是：肌内注射为(0.9±0.1)小时，静脉注射为给药后 0～3 分钟；最高血清中总维生素 B_{12} 浓度增加部分(除去内源性血清总维生素 B_{12})(ΔC_{max})各自为 22.4ng/ml 和 85.0ng/ml。

【禁忌证】 对本品过敏者禁用。

【不良反应】 (1)口服给药偶见食欲缺乏、恶心、呕吐、腹泻等；少见过敏反应，如皮疹等。

(2)注射给药偶见皮疹、头痛、出汗、发热等。

【用法与用量】 成人　(1)口服　一次 500 μg，一日 3 次。

(2)肌内注射　①神经病变：一次 500 μg，隔日一次；②巨幼细胞贫血：一次 500 μg，隔日 1 次，给药 2 个月后改为维持治疗，一次 500 μg，每 1～3 个月一次。

(3)静脉注射　同“肌内注射”。

【制剂与规格】 甲钴胺片：500 μg。

甲钴胺胶囊：500 μg。

甲钴胺注射液：500 μg。

叶　酸[药典(二)；基；医保(甲、乙)]

Folic Acid

【适应证】 ①抗贫血药，主要用于因叶酸缺乏所致巨幼细胞贫血。②预防叶酸缺乏症。③妊娠期妇女早期增补叶酸可以降低神经管畸形的发生危险。

【药理】 (1)药效学　叶酸主要在空肠近端吸收，十二指肠也有一定吸收作用。肠道吸收的叶酸，经门静脉进入肝脏，在肝内二氢叶酸还原酶作用下，转变为具有活性的四氢叶酸。四氢叶酸是体内转移“一碳基团”的载体。“一碳基团”可以连接在四氢叶酸第 5 位或第 10 位碳原子上，特别是参与嘌呤核苷酸和嘧啶核苷酸的合成与转化。尿嘧啶核苷酸转化为胸腺嘧啶核苷酸时所需的甲基即来自于携有“一碳基团”的四氢叶酸所提供的甲烯基。因此叶酸缺乏时，“一碳基团”转移发生障碍，胸腺嘧啶核苷酸合成发生困难，DNA 合成也受影响，细胞分裂速度减慢，往往停留在 G_1 期，而 S 期及 G_2 期相对延长。这不仅影响造血细胞，引起巨幼细胞性贫血，也可累及体细胞，特别是消化道黏膜细胞。

(2)药动学　叶酸在胃肠道几乎被完全吸收(主要在十二指肠及空肠上部)，生物利用度为 76%～93%，达峰时间为 60～90 分钟。大部分贮存在肝内，体内叶酸主要被分解为蝶呤和对氨基苯甲酰谷氨酸。由胆汁排至肠道中叶酸可被再吸收，形成肠肝循环。本品 30%经肾脏排泄，少量由胆汁排出。分布半衰期为 0.7 小时。

【不良反应】 在肾功能正常患者，本品很少发生中毒现象，偶见过敏反应。有些患者长期服用叶酸后可出现食欲缺乏、恶心、腹胀等胃肠道症状。大量服用叶酸时，可引起黄色尿。

【禁忌证】 (1)对叶酸及其代谢产物过敏者禁用。

(2)妊娠期妇女用药每日剂量＜0.8 mg 时，美国 FDA 妊娠期用药安全性分级为 A；如＞0.8 mg 时，则为 C。

【注意事项】 (1)叶酸口服后可以迅速改善巨幼细胞贫血症状，但不能阻止由维生素 B_{12} 缺乏所致神经损害的进展，例如脊髓亚急性联合变性。如果大剂量持续服用叶酸，由于造血旺盛而消耗维生素 B_{12}，故可进一步降低血清维生素 B_{12} 的含量，反而可使神经损害朝不可逆转方向发展。因此，在明确排除维生素 B_{12} 缺乏所致恶性贫血前，不宜贸然单独使用叶酸治疗。如因诊断不明而需用叶酸作为诊断性治疗时，其每日用量以不超过 0.4 mg 为宜。

(2)抗生素类药物影响微生物法测定血清或红细胞中叶酸浓度，常出现浓度偏低的假象，用药前应加以注意。

【药物相互作用】 (1)与维生素 C 同服，后者可能抑制叶酸在胃肠中的吸收。

(2)叶酸与苯妥英钠同用，可降低后者的抗癫痫作用。

(3)甲氨蝶呤、乙胺嘧啶等对二氢叶酸还原酶有较强的亲和力，能够阻止叶酸转化为四氢叶酸，从而中止叶酸的治疗作用。反之在甲氨蝶呤治疗肿瘤、白血病时，如使用大剂量叶酸，也会影响甲氨蝶呤的疗效。

(4)叶酸可减少柳氮磺吡啶、胰酶的吸收。

【给药说明】 遇有口服叶酸片剂出现恶心和(或)呕吐较剧烈，或处于手术前后禁食期，或胃切除术后伴有吸收不良等情况，可选用叶酸钠或亚叶酸钙(甲酰四氢叶酸钙)肌内注射。营养不良所致巨幼细胞贫血患者常同时伴缺铁，尤其是在叶酸治疗造血恢复后更易伴发，故在疗程后期需补充铁剂。

【用法与用量】 口服　(1)治疗用　成人　一次 5～10 mg，一日 15～30 mg，用至红细胞数量恢复正常为止；维持量，一日 2.5～10 mg。

(2)预防用　成人　一次 0.4 mg，一日 1 次。

【儿科用法与用量】 抗贫血及升血细胞　口服一次 5 mg，一日 3 次。

【儿科注意事项】 长期服药可出现恶心、腹胀，大量服用可使尿呈黄色。

【制剂与规格】 叶酸片：(1)0.4 mg；(2)5 mg。

亚叶酸钙(甲酰四氢叶酸钙)[药典(二)；医保(乙)]

Calcium Folinate(Leucovorin Calcium)

【适应证】 主要用作叶酸拮抗药(如甲氨蝶呤、乙胺嘧啶或甲氧苄啶等)的解毒药。本品临床常用于预防甲氨蝶呤过量或大剂量治疗后所引起的严重不良反应。当口服叶酸疗效不佳时，也用于口炎性腹泻、营养不良、妊娠期或婴儿期引起的巨幼细胞贫血，但对维生素 B_{12} 缺乏性贫血并不适用。近年应用亚叶酸钙作为结肠-直肠癌的辅助治疗，与氟尿嘧啶联合应用，可延长存活期。

【药理】 (1)药效学　本品是叶酸还原型的甲酰化衍生物，系叶酸在体内的活化形式(参阅“叶酸”)。甲氨蝶呤等叶酸拮抗药的作用是与二氢叶酸还原酶结合而拮抗叶酸向四氢叶酸盐转化。本品可直接提供叶酸在体内的活化形式，具有“解救”过量的叶酸拮抗物在体内的毒性反应，有利于胸腺嘧啶核苷酸、DNA、RNA以至蛋白质合成。本品可限制甲氨蝶呤对正常细胞的损害程度，通过相互间竞争作用，并能逆转甲氨蝶呤对骨髓和胃肠黏膜的毒性反应，但对已存在的甲氨蝶呤神经毒性则无影响。

(2)药动学 本品口服后易于吸收，(1.72±0.8)小时后，血清还原叶酸达峰值；肌内注射血清达峰时间为(0.71±0.09)小时。血清还原叶酸半衰期($t_{1/2}$)，静脉注射、肌内注射或口服后为3.5～6.2小时。无论何种途径进入体内，药物作用持续3～6小时。经肝和肠黏膜作用后本品代谢为5-甲基四氢叶酸，口服后代谢较肌内注射快而充分。80%～90%经肾排出，5%～8%随粪便排泄。

【不良反应】 很少见，偶见皮疹、荨麻疹或哮喘等过敏反应。

【注意事项】 (1)当患者有下列情况时，本品应谨慎用于甲氨蝶呤的“解救”治疗：酸性尿(pH<7)、腹水、失水、胃肠道梗阻、胸腔渗液或肾功能障碍。有上述情况时，甲氨蝶呤毒性反应较显著，且不易从体内排出。而如病情急需者，本品剂量要加大。

(2)接受大剂量甲氨蝶呤而用本品“解救”者应进行下列各种实验室监测：①治疗前检测肌酐清除率。②甲氨蝶呤大剂量应用后每12～24小时测定血浆或血清甲氨蝶呤浓度，以调整本品剂量和应用时间；当甲氨蝶呤浓度低于5×10^{-8} mol/L时，可以停止实验室监测。③甲氨蝶呤治疗前及治疗后每24小时测定血清肌酐，用药后24小时肌酐大于治疗前50%，提示有严重肾毒性，要慎重处理。④甲氨蝶呤用药前和用药后每6小时应监测尿液酸度，要求尿液pH保持在7以上，应常规用碳酸氢钠和水化治疗；注射当天及注射后2日，每日补液量应达3000 ml/m^2，以防肾功能不全。⑤本品不宜与甲氨蝶呤同时应用，以免影响后者抗叶酸作用；宜在大剂量甲氨蝶呤应用后24～48小时再启用本品，剂量应达到使本品的血药浓度等于或大于甲氨蝶呤的血药浓度。

(3)本品可同时与乙胺嘧啶或甲氧苄啶应用以预防后者引起的继发性巨幼细胞贫血。

(4)本品不宜单独用于治疗维生素B_{12}缺乏所引起的巨幼细胞贫血，否则反而加重神经系统损害。

(5)本品应避免光线直接照射及热接触。

【药物相互作用】 本品较大剂量与巴比妥类、扑米酮或苯妥英钠同用，可影响后者的抗癫痫作用。

【用法与用量】 (1)口服 ①作为一般剂量甲氨蝶呤的“解救”疗法，本品剂量最好根据甲氨蝶呤血药浓度测定进行调整。一般采用的剂量为5～15 mg，每6～8小时1次，连续2日，直至甲氨蝶呤血药浓度在5×10^{-8} mol/L以下。②作为乙胺嘧啶或甲氧苄啶等的解毒药，一日剂量5～15 mg，视中毒情况而定。③用于巨幼细胞贫血，每日口服1 mg。如每日口服量需在25 mg以上，宜改用肌内注射，因为口服吸收饱和剂量为每日25 mg。

(2)肌内注射 ①作为中至大剂量甲氨蝶呤的“解救”疗法，本品剂量最好根据甲氨蝶呤血药浓度调整。一般采用剂量按体表面积为9～15 mg/m^2，自甲氨蝶呤停药开始，每6～8小时1次，持续2日，直至甲氨蝶呤血药浓度在5×10^{-8} mol/L以下。②作为乙胺嘧啶或甲氧苄啶等的解毒药，每次剂量为肌内注射9～15 mg，视中毒情况而定。③用于巨幼细胞贫血，每日肌内注射1 mg。

(3)静脉注射 作为结肠-直肠癌的辅助治疗，与氟尿嘧啶联合应用。本品静脉注射按体表面积200 mg/m^2，注射时间不短于3分钟；接着用氟尿嘧啶按体表面积300～400 mg/m^2，静脉注射，一日1次，连续5日为一个疗程，根据毒性反应，每隔4～5周可重复一次。小儿剂量可酌情参照成人用量。

【制剂与规格】 亚叶酸钙片：(1)5 mg；(2)10 mg；(3)15 mg；(4)25 mg。

亚叶酸钙胶囊：(1)15 mg；(2)25 mg。

亚叶酸钙注射液：(1)1 ml∶3 mg；(2)1 ml∶5 mg；(3)1 ml∶100 mg。

注射用亚叶酸钙：(1)3 mg；(2)5 mg；(3)25 mg；(4)30 mg；(5)50 mg；(6)100 mg；(7)200 mg；(8)300 mg。

亚叶酸钙氯化钠注射液：100 ml∶0.2 g。

铁补充剂

【适应证】 用于预防或治疗各种原因引起的缺铁，包括儿童或婴儿期需铁量增加而食物中供应量不足、铁吸收障碍、妊娠中后期以及慢性失血等。

【药理】 (1)药效学 铁为血红蛋白及肌红蛋白的主要组成成分。血红蛋白为红细胞中主要携氧者。肌红蛋白系肌肉细胞贮存氧的部位，以助肌肉运动时供氧需要。与三羧酸循环有关的大多数酶和因子均含铁，或仅在铁存在时才能发挥作用。所以对缺铁患者积极补充铁剂后，除血红蛋白合成加速外，与组织缺铁和含铁酶活性降低的有关症状如生长迟缓、行为异常、体力不足、黏膜组织变化以及皮肤、指甲病变也均能逐渐得以纠正。

(2)药动学　铁剂以亚铁离子形式主要在十二指肠及空肠近端吸收。非缺铁者，口服摄入铁的5%～10%可自肠黏膜吸收；体内铁贮存量缺乏者，吸收量可成比例增加，20%～30%摄入铁可被吸收。有机铁和高铁不易吸收。与食物同时摄入铁，其吸收量约较空腹时减少1/3～1/2。注射用铁剂，吸收较口服为迅速；右旋糖酐铁肌内注射后24～48小时血药浓度达高峰，其分子较大，由淋巴管吸收再转入血液，血药浓度升高较慢；注入静脉或肌内注射吸收入血循环后，被单核-吞噬细胞系统吞噬分解为铁和右旋糖酐。铁离子吸收后被血中的铜蓝蛋白氧化成三价铁离子，然后与转铁蛋白受体结合，以胞饮作用的形式进入细胞内，供造红细胞所用，也可以铁蛋白或含铁血黄素形式累积在肝、脾、骨髓及其他单核-吞噬细胞系统。蛋白结合率在血红蛋白中很高，而肌红蛋白、酶及转运铁的蛋白中则均较低，铁蛋白或含铁血黄素也很低。铁在人体中每日排泄极微量，见于尿、粪、汗液、脱落的肠黏膜细胞及酶内，丧失总量每日为0.5～1.0 mg。女性由于月经、妊娠、哺乳等原因，每日平均排泄量约1.5～2.0 mg。口服铁剂后不能自肠道吸收者均随粪便排出。注射铁剂后24小时内约有30%随尿排出。

【不良反应】　(1)口服用的铁剂均有收敛性，服后常有轻度恶心、胃部或腹部疼痛，多与剂量及品种有关。其中硫酸亚铁反应最明显。轻度腹泻或便秘也很常见。缓释剂型上述不良反应发生率可明显降低且胃肠道反应显著减轻。

(2)肌内注射用铁剂，反应较多。右旋糖酐铁注射后几乎均发生，注射部位疼痛、色素沉着且易造成局部硬结，且长期不消失，并伴皮肤瘙痒。全身反应轻者有面部潮红、头痛、头晕；重者有肌肉关节酸痛、恶心、呕吐、腹泻、眩晕、寒战及发热；更严重者有呼吸困难、气促、胸前压迫感、心动过速、低血压、心脏停搏、大量出汗以至过敏性休克。曾有因静脉注射右旋糖酐铁而发生致死性过敏反应者。全身反应可在注射后数分钟至几小时发生。曾报道右旋糖酐铁肌内注射后局部出现肿瘤，但两者关系尚未肯定。

【禁忌证】　(1)血色病或含铁血黄素沉着症及不伴缺铁的其他贫血(如地中海贫血)患者禁用。

(2)肝肾功能严重损害，尤其伴有未经治疗的尿路感染者，铁剂注射不宜采用。

(3)对铁剂过敏者禁用。

【注意事项】　(1)注射铁制剂期间，不宜同时口服铁，以免发生毒性反应。

(2)妊娠期补充铁剂以在妊娠中、后期最为适当，因为此时机体内铁摄入量减少而需要量增加。治疗剂量铁对胎儿和哺乳的不良影响未见报道。右旋糖酐铁注射后发现有少量未经代谢产物在乳汁中分泌。老年患者口服铁剂以治疗缺铁性贫血，必要时可适当增加剂量，因为胃液分泌减少、胃酸缺乏，导致铁自肠黏膜吸收减少。婴儿肌内注射右旋糖酐铁后吸收缓慢，且易继发感染，应尽量避免。

(3)对诊断的干扰　应用铁剂后，血清结合转铁蛋白或铁蛋白增高，大便隐血试验阳性；前者易导致漏诊，后者则与上消化道出血相混淆。

(4)下列情况慎用：①酒精中毒。②肝炎。③急性感染。④肠道炎症如肠炎、结肠炎、憩室炎及溃疡性结肠炎。⑤胰腺炎。⑥消化性溃疡。

(5)用药期间需定期做下列检查，以观察治疗反应：①血红蛋白测定。②网织红细胞计数。③血清铁蛋白及血清铁测定。

(6)药物逾量的表现：过量发生的急性中毒多见于小儿。由于坏死性胃肠炎，患者可有严重呕吐、腹泻及腹痛，以致血压降低、代谢性酸中毒，甚至昏迷。24～48小时后，严重中毒可进一步发展至休克及血容量不足、肝损害及心血管功能衰竭，可有全身抽搐。中毒后期症状有皮肤湿冷、发绀、嗜睡、极度疲乏及虚弱、心动过速。一旦发生急性中毒征象应立即用喷替酸钙钠(促排灵)或去铁胺救治。中毒获救后，有可能遗留幽门或贲门狭窄、肝损害或中枢神经系统病变，要及早妥善处理。

【药物相互作用】　(1)本品与抗酸药如碳酸氢钠、磷酸盐类及含鞣酸的药物或饮料同用，易产生沉淀而影响吸收。

(2)本品与西咪替丁、去铁胺、二巯丙醇、胰酶、胰脂肪酶等同用，可影响铁的吸收；与铁合用，可影响四环素类药物、氟喹诺酮类、青霉胺及锌制剂的吸收。

(3)与维生素C同服，可增加本品吸收，但也易致胃肠道反应。

(4)与稀盐酸合用，因促进三价铁转化为二价铁，有利于吸收。

【给药说明】　(1)注射铁剂临床应用于以下几种情况：①口服铁剂后胃肠道反应严重而不能耐受者。②口服铁剂不能吸收者，如脂肪泻、萎缩性胃炎等有胃肠道铁吸收障碍及胃大部切除术后患者。③需要迅速纠正缺铁，如妊娠后期严重贫血，或需要即时外科治疗者。④严重消化道疾患，口服铁剂可能加剧原发病者，如溃疡性结肠炎或局限性肠炎。⑤不易控制的慢性出血，失铁量超过肠道所能吸收的铁量。如无铁剂注射指征，宜选用口服铁剂。

(2)口服铁剂有轻度胃肠反应，饭后即刻服用，可减轻胃部刺激，但对药物吸收有所影响。

硫酸亚铁[药典(二)；基；医保(甲)]

Ferrous Sulfate

本品含铁量20%。

【适应证】 缺铁性贫血。

【用法与用量】 口服　成人　①预防用：一次0.3 g，一日1次。②治疗用：一次0.3 g，一日3次；缓释片，一次0.45 g，一日2次。

【儿科用法与用量】 (1)治疗用　一日3～6 mg元素铁/kg，分1～2次。

(2)预防用　一日1～2 mg元素铁/kg，1次给药。

【儿科注意事项】 (1)胃肠道反应，婴幼儿宜用2.5%硫酸亚铁合剂。

(2)硫酸亚铁片0.3 g，含元素铁60 mg。

【制剂与规格】 硫酸亚铁片：0.3 g。

硫酸亚铁缓释片：0.45 g。

复方三维亚铁口服溶液：100 ml：硫酸亚铁1.2 g，硫酸锌43.3 mg，硫酸铜20 mg，盐酸赖氨酸200 mg。

富马酸亚铁[药典(二)；医保(乙)]

Ferrous Fumarate

本品含铁量较高(33%)，较难被氧化，起效较快，不良反应较少。

【适应证】 缺铁性贫血。

【用法与用量】 口服　成人　①预防用：一次0.2 g，一日1次。②治疗用：一次0.2～0.4 g，一日3次。

【儿科用法与用量】 (1)治疗用　一日3～6 mg元素铁/kg，分1～2次。

(2)预防用　一日1～2 mg元素铁/kg，1次给药。

【儿科注意事项】 恶心、胃部或腹部疼痛，腹泻或便秘。

【制剂与规格】 富马酸亚铁片：(1)0.2 g；(2)35 mg；(3)50 mg；(4)75 mg。

富马酸亚铁胶囊：0.2 g。

富马酸亚铁咀嚼片：(1)50 mg；(2)200 mg。

富马酸亚铁颗粒：(1)1 g：0.1 g；(2)2 g：0.2 g。

富马酸亚铁混悬液：10 ml：300 mg(相当于铁99 mg)。

葡萄糖酸亚铁[药典(二)；医保(乙)]

Ferrous Gluconate

本品含铁量11.6%，铁利用率高，起效快，胃肠道反应较轻。

【适应证】 缺铁性贫血。

【用法与用量】 口服　成人　①预防用：一次0.3 g，一日1次。②治疗用：一次0.3～0.6 g，一日3次。

【儿科用法与用量】 按体重一日30 mg/kg，分3次口服。

【制剂与规格】 葡萄糖酸亚铁片：(1)0.1 g；(2)0.3 g。

葡萄糖酸亚铁胶囊：(1)0.25 g；(2)0.3 g；(3)0.4 g。

葡萄糖酸亚铁糖浆：(1)10 ml：0.25 g；(2)10 ml：0.3 g。

琥珀酸亚铁[医保(乙)]

Ferrous Succinate

本品含铁量35%，吸收平稳，胃肠道反应较轻。

【适应证】 缺铁性贫血。

【用法与用量】 口服　成人　①预防用：一次0.2 g，一日1次；妊娠期妇女，一次0.2 g，一日1次。②治疗用：一次0.1～0.2 g，一日3次。

【儿科用法与用量】 (1)治疗用　一日3～6 mg元素铁/kg，分1～2次。

(2)预防用　一日1～2 mg元素铁/kg，一次性给药。

【制剂与规格】 琥珀酸亚铁片(胶囊)：0.1 g。

琥珀酸亚铁缓释片：0.2 g。

琥珀酸亚铁颗粒：(1)0.03 g；(2)0.1 g。

枸橼酸铁铵

Ferric Ammonium Citrate

本品为三价铁剂，不如二价亚铁盐易吸收，含铁量也较低，故不适于重症贫血病例；但本品收敛作用小，刺激性较小，患者易耐受，适用于儿童不能吞服片剂者。

【适应证】 缺铁性贫血。

【用法与用量】 配制成复方的合剂或溶液服用。

口服　成人　一次0.5～2 g，一日3次。

【儿科用法与用量】 治疗缺铁性贫血　口服　一

日 20～40 mg,分 3 次服。

【制剂与规格】 枸橼酸铁铵泡腾颗粒:(1)3 g∶0.6 g(相当于铁 129 mg);(2)6 g∶1.2 g(相当于铁 258 mg)。

枸橼酸铁铵溶液:100 ml∶10 g。

右旋糖酐铁[药典(二);基;医保(甲)]

Iron Dextran

本品为右旋糖酐与铁的络合物。有两种表观分子量的制剂:一种为＜200000;一种为＞200000。

【适应证】 缺铁性贫血。

【用法与用量】 (1)口服 成人 一次 50～100 mg,一日 1～3 次,饭后服。

(2)深部肌内注射 成人 一次 100～200 mg(以铁计),1～3 日一次。

(3)静脉注射或滴注(仅限表观分子量＜200000 的制剂) 静脉给药前将本品 2～4 ml(含铁 100～200 mg)用 0.9%氯化钠注射液或 5%葡萄糖注射液稀释至 10～20 ml,缓慢静脉注射;或稀释至 100 ml 供 4～6 小时静脉滴注用。每周 2～3 次。

由于本品的主要不良反应为过敏反应,且大多发生在给药后数分钟内,故建议初次给药剂量先予 25 mg,如 60 分钟后无不良反应,再给予剩余剂量。

个体所需总铁量计算:总量(mg)＝体重(kg)×[目标血红蛋白含量(150 g/L)－实际血红蛋白含量(g/L)]×0.24＋体内储备铁量 500 mg。计算所得总量分次静脉给药,原则上每次补铁量不超过 500 mg。

注射本品后血红蛋白未见逐渐升高者,应立即停药;本品注射期间应停用口服铁剂。

【儿科用法与用量】 (1)治疗用 一日 3～6 mg 元素铁/kg,分 1～2 次。

(2)预防用 一日 1～2 mg 元素铁/kg,一次性给药。

【儿科注意事项】 每片含元素铁 25 mg。

【制剂与规格】 右旋糖酐铁片:(1)25 mg(按铁计算);(2)50 mg(按铁计算)。

右旋糖酐铁注射液:(1)表观分子量＞200000:①2 ml∶50 mg(铁);②2 ml∶100 mg(铁);③4 ml∶100 mg(铁)。(2)表观分子量＜200000 ml:2ml∶100 mg(铁)。

蔗 糖 铁

Iron Sucrose

【适应证】 主要用于治疗口服铁不能有效缓解的缺铁性贫血。①各种严重铁缺乏需快速补铁者。②对口服铁剂吸收障碍者。③对口服铁剂不能耐受者。

【药理】 (1)药效学 本品以非离子型的氢氧化铁为多核核心,其外包绕大量非共价键蔗糖分子组成的氢氧化铁蔗糖复合物。其结构与生理性铁蛋白(氢氧化铁-磷酸-蛋白复合物)类似。由于后者的蛋白配体被糖类代替,从而使该药不具抗原性。氢氧化铁蔗糖复合物的相对分子质量约 43000,故不易直接由肾脏排出(经肾排出在 5%以下),保证其几乎全部被利用且对肾脏无害。在生理情况下本品不会释放铁离子,但可导致铁摄取的变化。

(2)药动学 给健康志愿者单次静脉注射氢氧化铁复合物 100 mg,10 分钟后血清铁达高峰,C_{max} 为 538 mmol/L,其 $t_{1/2\beta}$ 为 5.3 小时,24 小时降至基础水平。本品注射后前 4 小时肾脏对其中铁的排泄率很低(＜5%),但注射后 4 小时及 24 小时蔗糖经肾脏排出分别为(68±10)%及(75±11)%。另以放射性核素(^{52}Fe 及 ^{59}Fe)标记的本品给动物或人注射后,5 分钟即可分布至肝与骨髓,一天后即可见网织红细胞增多,提示本品可很快被用于红细胞造血。缺铁性贫血及肾性贫血患者单次注射 ^{59}Fe 标记的本品 100 mg,铁主要被肝、脾、骨髓、转铁蛋白及去铁蛋白摄取,并很快代谢,且易被用于红细胞造血。2～4 周后其利用率为 68%～92%。

【不良反应】 较少引起过敏或过敏样反应。约 1%患者用药后可出现口腔金属味、头痛、恶心、呕吐及低血压。偶见肌肉疼痛、发热、麻疹、面部潮红及肢端水肿等。在静脉注射部位可见静脉炎和静脉痉挛。

【禁忌证】 (1)非缺铁性贫血患者禁用。

(2)铁过量或铁利用紊乱者禁用。

(3)已知对铁单糖或双糖复合物过敏者禁用。

【注意事项】 (1)用药前须先确认其适应证,如检查血清铁、血清铁蛋白、血红蛋白、红细胞计数、MCV、MCH 及 MCHC 等。

(2)妊娠期妇女与哺乳期妇女 妊娠的前 3 个月不鼓励使用非肠道铁剂;妊娠的中、后期静脉铁剂亦须慎用。非肠道给予铁剂是否会增加母乳中铁的含量目前尚不清楚。

(3)严重肝功能异常者慎用。

(4)非肠道给铁可使感染加重,故急、慢性感染者应慎用。

(5)非肠道应用铁剂可引起过敏或过敏样反应。轻度过敏反应者可给予抗组胺药;严重过敏反应者应立即给予肾上腺素。有支气管哮喘病史的患者,由于铁结合能力低,伴或不伴叶酸缺乏,更易引起过敏或过敏样反应。

(6)铁过量轻者可出现恶心、呕吐、胃痛、腹泻和嗜睡；重者可出现高血糖、白细胞增多、代谢性酸中毒、进行性循环衰竭、抽搐与昏迷。12～48小时后可出现肾小管和肝细胞坏死。曾有非肠道铁剂使用过量而导致死亡的报道。铁过量6小时后出现恶心、腹泻、血糖>8.3 mmol/L和白细胞计数>15×10^9/L者则应用去铁胺(deferoxamine)治疗。若患者未发生休克，则每4～12小时肌内注射该药1～2 g(儿童20 mg/kg)；若患者处于休克状态，则应静脉滴注去铁胺，初始剂量为2 g，最大滴速每小时15 mg/kg，去铁胺24小时的最大用量为6 g(儿童为180 mg/kg)。肾透析患者，使用去铁胺后形成的去铁胺-铁复合物(ferrioxamine)可有效地从透析器中排出。

【药物相互作用】 本药不宜与口服铁剂同时应用，因会影响口服铁剂的吸收，应在停用本药5天后再开始口服铁剂治疗。

【给药说明】 (1)本品常见制剂为注射液(每毫升含铁20 mg)，使用前应检查瓶口是否有沉淀物，确认其纯净、无沉淀物后方可使用。一旦开启要立即使用，以0.9%氯化钠注射液稀释后的本品置于4℃～25℃下，必须在12小时内用完。

(2)本品注射速度宜慢，过快可致低血压发生。

(3)谨防静脉外漏。一旦外漏应做如下处理：若针头尚未拔出，可静脉滴注适量0.9%氯化钠注射液冲洗，以加速局部铁的清除。另可用黏多糖凝胶(glucoploy saccharid)或软膏涂于局部表皮。涂药时应轻柔，以防铁剂进一步扩散。

【用法与用量】 (1)用法　本品仅可供静脉给药，可静脉滴注、缓慢静脉注射或直接通过血液透析者的人造外瘘给药。

患者首次用药时宜先予试验剂量，成人用1～2.5 ml(含铁20～50 mg)；儿童体重大于14 kg者用1 ml(含铁20 mg)，小于14 kg者减半(相当于0.7 mg/kg)。事先要准备好心肺复苏设备，给药15分钟后如无不良反应，继续用完余下的部分。

本品最好用静脉滴注的方法给药，以减少低血压的危险和药物外漏。将本品注射液1 ml稀释于20 ml 0.9%氯化钠注射液中，稀释后应立即使用。滴注速度应严格控制，每100 mg铁至少滴注15分钟；200 mg铁至少30分钟；300 mg铁至少1.5小时；400 mg铁至少2.5小时；500 mg铁至少3.5小时。

直接缓慢静脉注射时，速度为每分钟1 ml未稀释药液，一次注射勿超过10 ml。注射完毕后嘱患者伸直上肢。血液透析患者给药时，其要求与直接静脉注射相同。

(2)用量　①个体所需总铁量：按以下公式计算：所需总铁量＝体重(kg)×[(目标血红蛋白－实际血红蛋白)(g/L)]×0.24＋体内储存铁量(mg)。该公式中，“0.24”为一个系数，是由“0.0034(血红蛋白中铁含量为0.34%)×0.07(血容量为体重的7%)×1000(由克转换成毫克)”计算而得。体重≤35 kg者，目标血红蛋白＝130 g/L，体内储存铁量＝15 mg/kg；体重≥35 kg者，目标血红蛋白＝150 g/L，体内储存铁量＝500 mg。若计算出所需总铁量超过了允许的最大单次剂量，则要分次给予。如果用药后1～2周仍未观察到任何血液学变化，对疾病的诊断要重新考虑。②失血和献血者所需补充铁量：按以下公式计算：补偿铁量(mg)＝丢失血的单位数×200。转换成需要的本药量(ml)＝丢失血的单位数×10。如果失血量是已知的，给予200 mg静脉铁可使血红蛋白升高相当于一单位血(一单位血＝400 ml，即含150 g/L血红蛋白的血量)。如果仅血红蛋白下降，不需补充储存铁时，则用①中的公式计算。③常规剂量：成人，100～200 mg铁，每周2～3次，依血红蛋白水平而定。儿童，按体重3 mg铁/kg，每周2～3次，依血红蛋白水平而定。④单次最大耐受量：成人，500 mg铁，应稀释于0.9%氯化钠注射液500 ml中，静脉滴注至少3.5小时，一周1次；可从常规量(10 ml)开始，逐渐加至此量。儿童，按体重7 mg铁/kg，稀释于0.9%氯化钠注射液中静脉滴注至少3.5小时，一周1次。

【制剂与规格】 蔗糖铁注射液：(1)5 ml∶100 mg(以铁计)；(2)10 ml∶200 mg(以铁计)。

山梨醇铁

Iron Sorbitex

【适应证】 主要用于预防和治疗各种不宜口服铁剂者，如溃疡性结肠炎；或经口服治疗无效的缺铁性贫血；或是需要迅速纠正贫血状况者。一般不用作首选铁剂。

【药理】 (1)药效学　山梨醇铁属于抗贫血药，1 ml含铁量50 mg。铁为人体必须元素，是构成血红蛋白、肌红蛋白、铁蛋白、细胞色素和某些组织酶的组分之一。急性失血、慢性失血、铁需要量相对增加以及胃肠道铁吸收障碍时，都可因铁的消耗与摄取不平衡而发生缺铁性贫血。对缺铁患者补充铁剂后，除血红蛋白合成加速外，与组织缺铁和含铁酶活性降低症状有关者如生长迟缓、行为异常、体力不足、黏膜组织变化及皮肤、指甲病变等也都能逐渐得以纠正。

(2)药动学　山梨醇铁是三价铁，仅供肌内注射，注射后吸收迅速，2 小时后血药浓度达到最高峰，24 小时内从尿中排出给药量的 20%～30%。不可静脉注射。如注射量超过血液的总铁结合力，血浆中游离铁对机体有毒性作用，因此该药不能与口服铁盐同时应用。

【不良反应】 注射后口腔有金属味，注射局部疼痛及药物外渗；少数患者可有发热、心动过速及关节痛等过敏反应。

【禁忌证】 血色病或含铁血黄素沉积症、溶血性贫血，已知对铁过敏及肝肾功能损害。

【注意事项】 (1)需进行肌内深部注射，进针、出针速度要快，避免药物渗出至皮下。

(2)不宜同时口服铁剂，以免发生毒性反应。

(3)注射本品后，血红蛋白未见逐渐升高应停药。

(4)本制剂不能静脉注射。

【用法与用量】 深部肌内注射　成人　一次 1～2 ml，间隔 1～3 日 1 次。

【儿科用法与用量】 深部肌内注射　体重大于 6 kg，一次 1 ml，一日一次；体重小于 6 kg，一次 0.5 ml，一日 1 次。贫血纠正后继续使用一段时间以补充储存铁。

【制剂与规格】 山梨醇铁注射液：2 ml：50 mg。

重组人促红素

Recombinant Human Erythropoietin

参阅第十八章第四节。

甲磺酸去铁胺[医保(甲)]

Deferoxamine Mesilate

【适应证】 ①慢性铁负荷过重，如输血所致继发性血色病。常见于地中海贫血、铁粒幼细胞贫血及再生障碍性贫血等；特发性血色病；因严重贫血、心脏疾患或低蛋白血症而不宜进行放血治疗者；迟发性皮肤型卟啉病伴铁负荷过重者。②急性铁中毒。③慢性铝负荷过重，如以透析维持之晚期肾功能衰竭患者。④用于诊断铁或铝负荷过重。

【药理】【不良反应】【禁忌证】【注意事项】【药物相互作用】 参阅第二十章第二节。

【给药说明】 (1)甲磺酸去铁胺试验　①肾功能正常者检测铁负荷过重：肌内注射甲磺酸去铁胺 500 mg，然后收集 6 小时尿送检铁含量。若为 1.0～1.5 mg (18～27 μmol)表示有铁负荷过重；超过 1.5 mg 者则认为是病理性的。②晚期肾功能衰竭者检测铝负荷过重：建议血清铝超过 60 ng/ml 伴血清铁蛋白超过 100 ng/ml 者，透析前应采样以测定基础血清铝水平。然后于血液透析最后 60 分钟，按 5 mg/kg 缓慢静脉滴注甲磺酸去铁胺。于下次血液透析开始时(即甲磺酸去铁胺滴注 44 小时后)再次取血测定血清铝水平，若此次血清铝超过基础水平 150ng/ml 以上，则认为甲磺酸去铁胺试验阳性。但阴性试验亦不能绝对排除铝负荷过重的诊断。

(2)甲磺酸去铁胺与维生素 C 联合用药　铁负荷过重患者常伴有维生素 C 缺乏，故维生素 C 可用作螯合治疗的辅助用药，使铁易被螯合。但维生素 C 宜于甲磺酸去铁胺常规治疗 1 个月后开始用药，成人为每日 200 mg，分次服用。儿童 10 岁以下为每日 50 mg；10 岁以上为每日 100 mg。再增加剂量并不能增加铁的排出，且易使心功能受损。心衰患者不宜加用维生素 C。

(3)静脉滴注本品速度宜慢，因快速注射可引起虚脱。肌内注射吸收迅速，亦可引起虚脱，应注意。

【用法与用量】 慢性铁负荷过重　建议在最初 10～15 次输血后或血清铁蛋白达 1000 μg/L 时开始用甲磺酸去铁胺。剂量与给药方式应个体化，根据其铁负荷的严重程度使用最小有效剂量。开始每日剂量为 0.5 g，并每日监测 24 小时尿铁排出量。然后增加剂量至铁排出量达到平台为止。其平均日用量通常为 20～60 mg/kg。血清铁蛋白低于 2000 μg/L 者每日需用量约 25 mg/kg；介于 2000～3000 μg/L 者每日需用量约 35 mg/kg。除个别成人需强化治疗外，一般日剂量不超过 50 mg/kg。给药途径以用轻便的手提泵进行缓慢皮下输注(持续 8～12小时或 24 小时以上)最为方便。可根据其铁负荷过重程度每周使用 5～7 次。

由于皮下注射较肌内注射更为有效，故只有在不方便时才选择肌内注射。静脉输注在某种程度上较皮下注射更为有效，可在输血期间同时进行，以免另外开放静脉通道给患者带来不便。但不可将本品放在输血袋中，输入速度亦不能过快。在家中进行强化治疗时可用植入式静脉输注系统。对于不能进行连续皮下注射或铁负荷过重导致心脏异常的患者亦建议进行连续静脉输注，其剂量取决于铁负荷过重的严重程度。用药期间亦需定期检测 24 小时尿中铁排出量，并依据其结果对剂量进行调整。

【制剂与规格】 注射用甲磺酸去铁胺：500 mg。

二、升白细胞药

利可君[医保(乙)]

Leucogen

【适应证】 用于预防、治疗白细胞减少症及血小板减少症。

【药理】 本品为半胱氨酸衍生物，服用后在十二指肠碱性条件下与蛋白质结合形成可溶性物质而迅速被肠所吸收，增强骨髓造血系统的功能。

【禁忌证】 对本品过敏者禁用。

【注意事项】 急、慢性髓细胞白血病患者慎用。

【用法与用量】 口服　一次 20 mg，一日 3 次，或遵医嘱。

【制剂与规格】 利可君片：(1)10 mg；(2)20 mg。

肌　苷[药典(二)；医保(甲)]

Inosine

【适应证】 临床用于白细胞或血小板减少症；各种急慢性肝脏疾患、肺源性心脏病等心脏疾患；中心性视网膜炎、视神经萎缩等疾患。

【药理】 (1)药效学　肌苷能直接透过细胞膜进入体细胞，活化丙酮酸氧化酶类，从而使处于低能量和缺氧状态下的细胞能继续顺利进行代谢，并参与人体能量代谢与蛋白质的合成。

(2)药动学　尚不明确。

【不良反应】 口服有胃肠道反应。

【用法与用量】 口服　成人　每次 200～600 mg，每日 3 次；必要时剂量可加倍(如肝病)。

【儿科用法与用量】 (1)口服　一次 100～200 mg，一日 3 次。

(2)静脉滴注　一次 100～200 mg，一日 1 次。

【儿科注意事项】 轻微胃肠道反应。

【制剂与规格】 肌苷胶囊：0.2 g。

肌苷颗粒：0.2 g。

肌苷口服溶液：(1)5 ml∶0.2 g；(2)10 ml∶0.1 g；(3)10 ml∶0.2 g；(4)20 ml∶0.2 g；(5)20 ml∶0.4 g。

肌苷片：0.2 g。

肌苷注射液：(1)2 ml∶50 mg；(2)2 ml∶100 mg；(3)5 ml∶100 mg；(4)5 ml∶200 mg；(5)10 ml∶500 mg。

注射用肌苷：(1)0.2 g；(2)0.3 g；(3)0.4 g；(4)0.5 g；(5)0.6 g。

肌苷氯化钠注射液：(1)100 ml∶肌苷 0.2 g 与氯化钠 0.87 g；(2)100 ml∶肌苷 0.2 g 与氯化钠 0.9 g；(3)100 ml∶肌苷 0.3 g 与氯化钠 0.9 g；(4)100 ml∶肌苷 0.5 g 与氯化钠 0.9 g；(5)100 ml∶肌苷 0.6 g 与氯化钠 0.9 g；(6)200 ml∶肌苷 0.4 g 与氯化钠 1.8 g；(7)250 ml∶肌苷 0.5 g 与氯化钠 2.25 g。

肌苷葡萄糖注射液：(1)100 ml∶肌苷 0.2 g 与葡萄糖 5.0 g；(2)100 ml∶肌苷 0.6 g 与葡萄糖 5 g；(3)200 ml∶肌苷 0.4 g 与葡萄糖 10 g；(4)250 ml∶肌苷 0.6 g 与葡萄糖 12.5 g。

鲨 肝 醇[医保(乙)]

Batilol

【适应证】 ①治疗各种原因引起的白细胞减少症，如放射性、抗肿瘤药物等所导致的白细胞减少症。②治疗不明原因导致的白细胞减少症。

【药理】 (1)药效学　鲨肝醇即 α-正十八碳甘油醚，为动物体内固有物质，在骨髓造血组织中含量较多，可能是体内造血因子之一。本品具有促进白细胞增生及抗放射线的作用，还可对抗由于苯中毒和细胞毒类药物引起的造血系统抑制。

(2)药动学　口服吸收迅速，可透过血-脑屏障，见效快。

【不良反应】 治疗剂量偶见口干、肠鸣音亢进。

【注意事项】 临床疗效与剂量相关，剂量过大或过小均影响效果，故应寻找最佳剂量。对病程较短、病情较轻及骨髓功能尚好者则疗效佳。用药期间应监测血常规。

【用法与用量】 口服　成人　一日 50～100 mg，分 3 次服用，4～6 周为一个疗程。

【儿科用法与用量】 口服　一次 1～2 mg/kg，一日 3 次。

【制剂与规格】 鲨肝醇片：(1)20 mg；(2)25 mg；(3)50 mg。

维 生 素 B_4[医保(乙)]

Vitamin B_4

【适应证】 用于防治各种原因引起的白细胞减少症或急性粒细胞减少症，尤其对肿瘤化学治疗和放射治疗及苯中毒引起的白细胞减少症。

【药理】 本品为升白细胞药。维生素 B_4 是核酸的组成部分，在体内参与 RNA 和 DNA 合成，当白细胞缺乏时，其能促进白细胞增生。

【注意事项】 由于此药是核酸前体，应考虑是否有促进肿瘤发展的可能性，权衡利弊后选用。

【用法与用量】 口服　成人　一次 10～20 mg，一日 3 次。

【儿科用法与用量】 (1)口服　一次 5～10 mg，一日 3 次。

(2)肌内注射　一次 20 mg，一日 1～2 次。

【制剂与规格】 维生素 B_4 片：(1)10 mg；(2)25 mg。

氨肽素[医保(乙)]

Aminopolypeptide

【适应证】 用于治疗原发性血小板减少性紫癜、再生障碍性贫血、白细胞减少症及牛皮癣等。

【药理】 氨肽素能增强机体代谢和抗病能力，有助于血细胞增殖、分化、成熟与释放，对提升白细胞和血小板均有较好的作用。

【用法与用量】 口服 一次5～7片，一日3次。

【制剂与规格】 氨肽素片：(1)0.2 g；(2)0.5 g。

重组人粒细胞刺激因子[药典(三)；医保(乙)]

Recombinant Human Granulocyte Colony-stimulating Factor(rhG-CSF)

参阅第十八章第四节。

【儿科用法与用量】 皮下注射、静脉注射 用5%葡萄糖注射液稀释，<3岁，一次75 μg；3～6岁，一次150 μg；6～12岁，一次300 μg；一日1次，可根据白细胞计数升高而逐渐减少剂量。

【儿科注意事项】 参阅"重组人粒细胞-巨噬细胞刺激因子"。

重组人粒细胞-巨噬细胞刺激因子

Recombinant Human Granulocyte-Macrophage Colony-stimulating Factor(rhGM-CSF)

参阅第十八章第四节。

【儿科用法与用量】 (1)骨髓增生异常综合征、再生障碍性贫血 皮下注射 一日3 μg/kg，一日1次；3～4日显效后调节剂量，使白细胞维持在所希望的水平。

(2)癌症化疗 皮下注射 一次5～10 μg/kg，一日1次；于化疗停药后开始使用，持续7～10日。

【儿科注意事项】 可引起发热、寒战、恶心、呼吸困难、腹泻等。

三、升血小板药

重组人白细胞介素-11

Recombinant Human Interleukin-11

参阅第十八章第四节。

【儿科用法与用量】 皮下注射 一次25 μg/kg，一日1次，持续7～14日(推荐剂量)。

【儿科注意事项】 乏力、疼痛、寒战、腹痛、恶心、便秘、消化不良、瘀斑、肌痛、骨痛、发热等。

重组人血小板生成素

Recombinant Human Thrombopoietin(rhTPO)

参阅第十八章第四节。

【儿科用法与用量】 皮下注射 一次300 U/kg，一日1次，连用7～14日(推荐剂量)。

【儿科注意事项】 偶有发热、肌肉酸痛、头晕等。

肾上腺皮质激素类

Adrenocorticosteroids

参阅第九章第七节。

人血白蛋白

Human Albumin

参阅第十八章第三节。

第二节 止血药与抗纤维蛋白溶解药

一、止血药

维生素K

Vitamin K

【适应证】 用于维生素K缺乏或活力降低，导致凝血因子Ⅱ、Ⅶ、Ⅸ或Ⅹ合成障碍的出血性疾病。①新生儿出血。②肠道吸收不良所致维生素K缺乏。③广谱抗生素或肠道灭菌药致肠道内细菌合成的维生素K减少或缺乏。④双香豆素等抗凝药过量导致的出血。

【药理】 (1)药效学 维生素K是肝脏合成因子Ⅱ、因子Ⅶ、因子Ⅸ、因子Ⅹ所必需的物质。维生素K缺乏可引起这些凝血因子合成障碍或异常，临床可见出血倾向和凝血酶原时间延长。通常称这些因子为维生素K依赖性因子。维生素K如何促使因子Ⅱ、因子Ⅶ、因子Ⅸ或因子Ⅹ合成的确切机制尚未阐明。一般认为维生素K到达细胞后，在微粒体环氧酶作用下，可转化为环氧叶绿醌。环氧叶绿醌有助于因子Ⅱ的前身(无功能前体蛋白)氨基末端γ-羧基谷氨酸的加羧基作用。维生素K促使因子Ⅱ前身转化为γ-双羧基化的凝血因子Ⅱ，后者又名凝血酶原。在因子Ⅶ、Ⅸ和Ⅹ合成中，维生素

K 也起类似作用。一旦维生素 K 缺乏，未经羧化的异常凝血因子释放入血，即可引起上述凝血因子功能下降，但免疫学测定抗原量仍正常。

(2)药动学　天然的维生素 K_1 和维生素 K_2 为脂溶性，口服后必须依赖胆汁吸收；人工合成的维生素 K_3 和维生素 K_4 为水溶性，口服直接吸收，活性也较强。口服维生素 K_1 后 6～12 小时即发生作用；注射后 1～2 小时起效，3～6 小时止血效应明显，如肝功能基本正常，12～24 小时后凝血酶原时间恢复正常。维生素 K_4 注射后约 8～24 小时作用才开始明显。维生素 K 吸收后在肝内迅速代谢，经肾及胆道中排泄，大多不在体内储藏。肠道细菌合成的维生素 K_2 可随粪便排出。

【不良反应】 (1)静脉注射维生素 K 偶尔可发生过敏样反应，曾有因快速静脉注射而致死的报道。可出现味觉异常、面部潮红、出汗、支气管痉挛、心动过速、低血压，甚至休克、心搏骤停等，有个别致死的报告。

(2)维生素 K_3 可引起新生儿特别是早产儿高胆红素血症和溶血，但维生素 K_1 则少见。

(3)肌内注射有时可有局部红肿、疼痛、硬结、荨麻疹样皮疹。

【禁忌证】 美国 FDA 妊娠期用药安全性分级为 C。

【注意事项】 (1)新生儿出血症以维生素 K_1 治疗较为合适，因为其他维生素 K 制剂易引起高胆红素血症和溶血，维生素 K_4 有引起肝损害的危险。

(2)下列情况应引起注意：①葡萄糖-6-磷酸脱氢酶缺陷者，补给维生素 K_4 时应特别慎重，有诱发溶血的可能。②肝功能损伤时，维生素 K 的疗效不明显，凝血酶原时间极少能够恢复正常，如盲目大量使用维生素 K，反易加重肝脏损害。③肝素引起的出血倾向及凝血酶原时间延长，维生素 K 治疗无效。

(3)用药期间应定期检测凝血酶原时间，以调整维生素 K 的用量及给药次数。

(4)本品对哺乳的影响尚不明确。

【药物相互作用】 (1)口服抗凝药如双香豆素类可干扰维生素 K 代谢。两药同用，作用相互抵消。

(2)较大剂量水杨酸类、磺胺类药、奎宁、奎尼丁、硫糖铝、考来烯胺、放线菌素等也可影响维生素 K 效应。

【给药说明】 (1)维生素 K 有引发过敏反应的危险，故不宜与其他维生素制成复方制剂。

(2)当患者因维生素 K 依赖型凝血因子缺乏而发生严重出血时，应用本品后常不即刻生效，可先静脉输注凝血酶原复合物、血浆或新鲜血。

(3)吸收不良患者，以采用注射途径给药为宜；如仍采用口服给药，宜同时给予胆盐，以利吸收。

(4)用于纠正口服抗凝药引起的低凝血酶原血症时，应先用最小有效剂量，通过凝血酶原时间测定再行调整；过多的维生素 K 可影响后续抗凝治疗。

(5)本品静脉注射有一定风险，故通常宜采用肌内注射。

维生素 K_1 [药典(二)；医保(甲、乙)]

Vitamin K_1

【用法与用量】 肌内、皮下注射或静脉注射　一次 10 mg，一日 10～20 mg。

(1)低凝血酶原血症不易纠正时，6～8 小时后可重复注射，通常 24 小时内总剂量不超过 40 mg。由于肠道吸收不良和其他药物引起的低凝血酶原血症，成人每次肌内或皮下注射 2～25 mg，必要时可重复给予；仅病情严重时采用静脉注射，注药速度每分钟不超过 1 mg。

(2)长期使用肠道外高营养的患者补充维生素 K 时，成人和儿童每周肌内注射 5～10 mg，婴儿肌内注射 2 mg。

【儿科用法与用量】 (1)治疗新生儿出血症　每次 1 mg 肌内或皮下注射，8 小时后视病情需要可重复。

(2)预防新生儿出血症　可在婴儿出生后即采取肌内或皮下注射 0.5～1 mg，6～8 小时后可重复。

(3)一般肌内注射、静脉注射　一次 10 mg，一日 1～2 次。

【儿科注意事项】 (1)严重肝脏疾患或肝功能不全者禁用。

(2)新生儿应用本品后可能出现高胆红素血症、黄疸和溶血性贫血。

【制剂与规格】 维生素 K_1 片：10 mg。

维生素 K_1 注射液：(1)1 ml：2 mg；(2)1 ml：10 mg。

其余内容参阅第二十章第二节。

亚硫酸氢钠甲萘醌(维生素 K_3) [药典(二)；医保(甲、乙)]

Menadione Sodium Bisulfit(Vitamin K_3)

【用法与用量】 成人　①口服　一次 2～4 mg，一日 3 次。②肌内注射　一次 2～4 mg，一日 4～8 mg；防止新生儿出血，妊娠期妇女于产前 1 周肌内注射，一日 2～4 mg。

【儿科用法与用量】 凝血与止血　(1)口服　一次 1～2 mg，一日 3 次。

(2)肌内注射　一次 4 mg，一日 2～3 次。

【儿科注意事项】 新生儿应用后可能出现高胆红素血症。

【制剂与规格】 亚硫酸氢钠甲萘醌片：2 mg。

亚硫酸氢钠甲萘醌注射液：(1)1 ml∶2 mg；(2)1 ml∶4 mg。

其余内容参阅第十五章第一节。

醋酸甲萘氢醌(维生素 K_4)[药典(二)]

Menadiol Diacetate(Vitamin K_4)

【用法与用量】 成人 ①口服 一日 5～10 mg。②肌内或皮下注射 一次 5～15 mg。

【儿科用法与用量】 凝血与止血 口服 一次 2～4 mg，一日 3 次。

【儿科注意事项】 参阅"维生素 K_3"。

【制剂与规格】 醋酸甲萘氢醌片：(1)2 mg；(2)4 mg；(3)5 mg。

醋酸甲萘氢醌注射液：(1)1 ml∶5 mg；(2)1 ml∶10 mg。

其余内容参阅第十五章第一节。

硫酸鱼精蛋白[药典(二)；医保(甲)]

Protamine Sulfate

【适应证】 ①用于因注射肝素过量所引起的出血。②体外循环、血液透析应用肝素抗凝处置结束时中和体内残存的肝素。

【药理】 (1)药效学 本品具有强碱性基团，在体内可与强酸性的肝素结合，形成稳定的复合物。这种直接拮抗作用使肝素失去抗凝活性。肝素与抗凝血酶Ⅲ结合，加强其对凝血酶的抑制作用。实验证实，本品可分解肝素与抗凝血酶Ⅲ结合，从而消除其抗凝作用。本品具有轻度抗凝血酶原激酶作用，但临床一般不用于对抗非肝素所致抗凝作用。

(2)药动学 注射后 30～60 秒即能发挥止血效能。作用持续约 2 小时。$t_{1/2}$与用量相关，用量越大，$t_{1/2}$越长。

【不良反应】 (1)心动过缓、胸闷、呼吸困难及血压降低，大多因静脉注射过快，系药物直接作用于心肌或周围血管扩张引起；也有引起肺动脉高压或高血压的报道。

(2)注射后可出现恶心、呕吐、面红潮热及倦怠，多作用短暂，无需治疗。

(3)本品由鱼成熟精子内提取，为一种低分子量的碱性蛋白，必须经纯化后才可应用，一般没有抗原性，但极个别对鱼类食物过敏患者可对残留的鱼抗原发生过敏反应，表现为血管神经性水肿、荨麻疹、局部疼痛等，可能由于体内存在依赖补体的 IgG 型皮肤敏感性抗体所致，一般都发生在第二次给药后。

(4)应用鱼精蛋白锌胰岛素患者，偶可对本品发生严重过敏反应。

(5)心脏手术体外循环所导致的血小板减少，可因注射本品而加重。

【禁忌证】 美国 FDA 妊娠期用药安全性分级为肠道外给药 C。

【注意事项】 (1)鱼精蛋白可引起低血压，静脉注射应缓慢，并应备有抢救休克的药物和设备。

(2)一次用药 5～15 分钟后，可进行活化部分凝血活酶时间或凝血酶原时间测定，以估计用量，特别是在大剂量肝素应用后。

(3)对血容量偏低患者，宜纠正后再用本品，以防引发周围循环衰竭。

(4)本品与头孢菌素及青霉素有配伍禁忌，切忌同时注射。

【给药说明】 (1)本品口服无效，仅限用于静脉注射。

(2)给药后可根据凝血酶原时间测定，决定是否再次给药。

(3)由于肝素在体内代谢迅速，与鱼精蛋白给药的间隔时间越长，拮抗所需用量越少；例如肝素静脉注射 30 分钟后，再用本品，剂量可减少一半。

(4)深部皮下注射肝素过量所致出血，由于肝素吸收时间延长，可先给予本品 25～50 mg，以后再根据中和所需量注射。

【用法与用量】 静脉注射 用量与最后一次肝素使用量相当[本品 1 mg(100UAH)可中和肝素 100U]，但一次用量不超过 50 mg。本品 1 mg 也可以中和依诺肝素 1 mg。

成人和小儿同，一般以每分钟 0.5 ml 的速度静脉注射，在 10 分钟内注入量以不超过 50 mg 为度。一次用量后，如临床需要，可重复给予。当肝素从皮下给药时，如所给予的肝素总体再吸收尚未完成，鱼精蛋白的注射应每 2～3 小时重复进行。由于本品自身具有抗凝作用，因此 2 小时内(即本品作用有效持续时间内)用量不超过 100 mg。除非另有明确依据，不得随意加大剂量。

【儿科用法与用量】 (1)中和肝素 与末次肝素用量相当。

(2)抗自发性出血 静脉滴注 5～8 mg/kg，分 2 次，间歇 6 小时，连续应用不宜超过 3 日。

【儿科注意事项】 静脉注射可引起低血压、心动过缓、肺动脉高压、呼吸困难、短暂性面部潮红。

【制剂与规格】 硫酸鱼精蛋白注射液：(1)5 ml∶50 mg；(2)10 ml∶100 mg。

卡巴克络

Carbazochrome

【适应证】 用于毛细血管损伤及通透性增加所致出血，如鼻衄、视网膜出血、咯血、胃肠出血、血尿、痔疮及子宫出血。也用于血小板减少性紫癜，但止血效果不理想。

【药理】 卡巴克络是一种止血药。为肾上腺素的氧化产物肾上腺色素的缩氨脲水杨酸钠盐，能增强毛细血管对损伤的抵抗力，稳定血管及其周围组织中的酸性黏多糖，降低毛细血管的通透性，增强受损毛细血管端的回缩作用，使血块不易从管壁脱落，从而缩短止血时间，但不影响凝血过程。

【不良反应】 本品毒性低，可产生水杨酸样反应，如恶心、头晕、呕吐、耳鸣、视力减退等。对癫痫患者可引起异常脑电生理活动。

【注意事项】 对水杨酸过敏者慎用。有癫痫病史或精神病史患者慎用。

【用法与用量】 (1)口服　一次 2.5～5 mg，一日 3 次。

(2)肌内注射　一次 5～10 mg，一日 2～3 次；严重出血者一次使用 10～20 mg，每 2～4 小时 1 次。

【儿科用法与用量】 (1)口服　<5 岁，一次 1.25～2.5 mg；>5 岁，一次 2.5～5 mg；一日 2～3 次。

(2)肌内注射　<5 岁，一次 2.5～5 mg；>5 岁，一次 5～10 mg；一日 2～3 次。

【儿科注意事项】 (1)本品中含水杨酸，长期反复应用可产生水杨酸反应。

(2)有癫痫史及精神病史者应慎用。

【制剂与规格】 卡巴克络片：(1)1 mg；(2)2.5 mg；(3)5 mg。

卡巴克络注射液：(1)1 ml∶5 mg；(2)2 ml∶10 mg。

特利加压素[医保(乙)]

Terlipressin

【适应证】 ①主要用于胃肠道出血，如食管胃底静脉曲张出血、胃和十二指肠溃疡。②用于泌尿生殖系统出血，如功能性或其他原因导致的子宫出血、分娩(或流产)引起的出血。③妇科手术后局部出血(如子宫颈癌根治术后)。④适用于手术后出血，如腹腔和盆腔手术。

【药理】 (1)药效学　特利加压素是一种新型人工合成长效血管加压素制剂，其是一种前体药物，本身无活性，在体内经氨基肽酶作用，脱去其 N 末端的 3 个甘氨酰残基后，缓慢“释放”出有活性的赖氨酸加压素。其主要作用是收缩内脏血管平滑肌，减少内脏血流量(如减少肠系膜、脾、子宫等的血流)，从而减缓门静脉血流、降低门静脉压，同时也可作用于食管和子宫等部位的平滑肌。在对肝肾综合征的防治研究中发现，特利加压素还可降低血浆肾素浓度，从而减少血管紧张素Ⅱ产生，减轻肾血管收缩，增加肝肾综合征患者的肾血流量，增加肾小球滤过率，从而改善肾功能。动物及人体试验证明，特利加压素本身并没有如加压素一样的激素活性。适当剂量的特利加压素可降低门静脉血压，但并不会像加压素一样，对静脉血压产生明显的改变。同时，特利加压素也不会增加纤维蛋白的溶解作用。

(2)药动学　特利加压素在体内经氨基肽酶作用，脱去其 N 末端的 3 个甘氨酰残基后，缓慢降解为有活性的赖氨酸加压素。特利加压素静脉途径给药的药代动力学模型为二室模型，清除半衰期约 40 分钟，代谢清除率约为 9 ml/(kg・min)，分布容积约 0.5 L/kg。静脉给药后约 30 分钟可在血浆中检测到有生物活性的赖氨酸加压素，在 60～120 分钟期间，有活性的赖氨酸加压素达血药浓度峰值。

【不良反应】 (1)心血管系统　可见面色苍白、血压升高，少见心律失常、心动过缓、冠状动脉供血不足，偶见心力衰竭、心肌梗死。

(2)中枢神经系统　偶见头痛。

(3)代谢与内分泌系统　极少见低钠血症和低钙血症。

(4)呼吸系统　个别患者可有支气管痉挛并可引起呼吸困难。

(5)泌尿生殖系统　可有子宫痉挛、子宫内膜血液循环障碍。

(6)消化系统　常见恶心、腹痛、腹泻等(因肠道蠕动加快)。

(7)皮肤　偶见注射部位组织坏死。

【禁忌证】 癫痫患者、妊娠期妇女。

【注意事项】 (1)对高血压、心功能不全或肾功能不全者慎用。使用时对患者血压、血清钠及钾水平进行监测。

(2)哮喘、肾功能不全、高血压、心律失常、冠状动脉功能不全、老年患者应慎用。

【药物相互作用】 (1)与催产素或甲基麦角新碱合用，会增强血管和子宫收缩的作用。

(2)本药可增强非选择性肾上腺素受体拮抗药对门静脉的降压作用。

(3)与可使心率降低的药物(丙泊酚、舒芬太尼)合用,可导致严重心动过缓。

【给药说明】 (1)用0.9%氯化钠注射液配制浓度为5 ml∶1 mg的本品注射液,已配置的溶液应冷藏保存,于12小时内使用。

(2)静脉注射效果优于静脉滴注,不良反应低。

(3)本品可用作胃肠道出血的急救药物,但不能单独用于血容量不足的休克患者。

(4)使用本品时,注射速度不要超过4 mg/h。当一次给药剂量大于0.5 mg时,建议不要肌内注射。

(5)使用本药后如出现心动过缓,可给予阿托品;出现血压升高,可静脉注射可乐定150 mg或予以α肾上腺素受体拮抗药。

【用法与用量】 成人 (1)静脉给药 ①对急性食管胃底静脉曲张出血:开始剂量为1 mg缓慢静脉注射(超过1分钟),同时观察血压及心率。维持剂量为一次1 mg,每4～6小时给药1次,延续24～36小时,直至出血得到控制。②除食管胃底静脉曲张之外的胃肠道出血:一次1 mg,每4～6小时1次。③泌尿生殖系统出血:一次0.2～1 mg,每4～6小时1次。

(2)局部给药 妇科手术局部给药,一次0.4 mg,以氯化钠注射液稀释至10 ml,于宫颈内或宫颈旁给药。

【制剂与规格】 注射用特利加压素:1 mg(相当于特利加压素0.86 mg)。

尖吻蝮蛇血凝酶

Haemocoagulase Agkistrodon

【适应证】 辅助用于外科手术浅表创面渗血的止血,是否使用根据外科医生对伤口出血情况的判断。

【药理】 (1)药效学 尖吻蝮蛇血凝酶为止血药,通过水解纤维蛋白原使其转变为纤维蛋白而增强机体凝血功能。本品具有类凝血激酶样的作用,可促进凝血酶原转变为凝血酶;亦有提高血小板聚集的功能,可使血小板发生不可逆性聚集,从而提高凝血功能。本品在完整无损的血管内无促进血小板聚集作用。

(2)药动学 半衰期约为2.5小时,且无代谢产物。

【不良反应】 临床试验中未观察到不良反应。文献资料显示偶见过敏样反应。

【禁忌证】 对本品过敏者禁用。虽然本品无引起血栓报道,为安全起见,有血栓形成病史患者禁用。

【用法与用量】 每次2单位,用1 ml注射用水溶解,静脉注射。用于手术预防性止血,术前15～20分钟给药。

【制剂与规格】 注射用尖吻蝮蛇血凝酶:1单位。

凝血因子

Cogulation Factors

包含凝血因子的生物制剂主要是作为替代疗法,以补充由于遗传性或获得性因素所致凝血因子缺乏,以及治疗各种原因引起的凝血因子损耗过多所导致的出血。

目前临床上所应用的包含凝血因子的生物制剂有多种。有特异性地只补充单一凝血因子的浓缩剂,如第Ⅷ因子浓缩剂、重组第Ⅸ因子浓缩剂、重组第Ⅹ因子浓缩剂、纤维蛋白原浓缩剂等;也有包含多种凝血因子的浓缩剂,如凝血酶原浓缩剂、冷沉淀物、新鲜冷冻血浆等。

人凝血因子Ⅷ[药典(三);医保(甲、乙)]

Human Blood Coagulation FactorⅧ

参阅第十八章第三节。

重组人凝血因子Ⅷ

Recombinant Human Blood Coagulation FactorⅧ(rhFⅧ)

参阅第十八章第三节。

重组人活化凝血因子Ⅶ

Recombinant Human Activated Factor(rhⅦa)

参阅第十八章第三节。

人纤维蛋白原[药典(三);医保(乙)]

Human Fibrinogen

参阅第十八章第三节。

人凝血酶原复合物[药典(三);医保(乙)]

Human Prothrombin Complex

参阅第十八章第三节。

二、抗纤维蛋白溶解药

氨甲环酸[药典(二);医保(甲、乙)]

Tranexamic Acid

【适应证】 主要用于急性或慢性、局限性或全身性纤维蛋白溶解亢进所致各种出血，弥散性血管内凝血所致继发性高纤溶状态。在未肝素化前，慎用本品。本品还可用于：①前列腺、尿道、肺、脑、子宫、肾上腺、甲状腺、肝等富含纤溶酶原激活物脏器的外伤或手术出血。②用作溶栓药，如组织型纤溶酶原激活物(t-PA)、链激酶及尿激酶的拮抗物。③局部纤溶性增高的月经过多、眼前房出血及严重鼻出血。④用于防止或减轻因子Ⅷ或因子Ⅸ缺乏性血友病患者拔牙或口腔手术后的出血。⑤中枢动脉瘤破裂所致轻度出血，如蛛网膜下隙出血和颅内动脉瘤出血，应用本品止血优于其他抗纤维蛋白溶解药，但必须注意并发脑水肿或脑梗死的危险性。对于重症且有手术指征患者，本品仅可作为辅助用药。⑥用于治疗遗传性血管性水肿，可减少其发作次数和严重程度。

【药理】(1)药效学　血循环中存在各种纤溶酶(原)的天然拮抗物，如抗纤溶酶(Antiplasmin)等。正常情况时，血液中抗纤溶活性比纤溶活性高很多倍，所以不致发生纤溶性出血。纤溶酶是一种肽链内切酶，在中性环境中能裂解纤维蛋白(原)的精氨酸和赖氨酸肽链，形成纤维蛋白(原)降解产物，并引起凝血块溶解出血。纤溶酶原通过其分子结构中的赖氨酸结合部位而特异性地吸附在纤维蛋白上，赖氨酸则可以竞争性地阻抑这种吸附作用，减少纤溶酶原的吸附率，从而减少纤溶酶原的激活程度，以减少出血。本品的化学结构与赖氨酸(1,5-二氨基己酸)相似，因此也能竞争性阻抑纤溶酶原在纤维蛋白上吸附，从而防止其激活，保护纤维蛋白不被纤溶酶所降解和溶解，最终达到止血效果。本品尚能直接抑制纤溶酶活力，减少纤溶酶激活补体(C1)的作用，从而达到防止遗传性血管神经性水肿的发生。本品作用强于氨甲苯酸。

(2)药动学　口服后吸收较慢且不完全，吸收率为30%～50%。$t_{1/2}$约为2小时，达峰值时间一般在3小时。按体重静脉注射15 mg/kg，1小时后血药浓度可达20 μg/ml；4小时后血药浓度为5 μg/ml。本品能透过血-脑屏障，脑脊液内浓度可达有效水平(1 μg/ml)，脑脊液中纤维蛋白降解产物可降低到给药前的50%左右。如静脉注射按体重10 mg/kg或口服按体重20 mg/kg，则血清抗纤溶活力可维持7～8小时，组织内17小时，尿内48小时。口服量39%或静脉注射量的90%于24小时内经肾排出。本品在乳汁中分泌，其量约为母体血药浓度的1%。

【不良反应】(1)本品不良反应较6-氨基己酸为少。偶有药物过量所致脑血栓形成和脑出血。

(2)不良反应尚有腹泻、恶心及呕吐；较少见的有经期不适(经期血液凝固所致)。

(3)由于本品可进入脑脊液，注射后可有视物模糊、头痛、头晕、疲乏等中枢神经系统症状，尤其与注射速度有关，但很少见。也可能引起休克。

【注意事项】(1)应用本品要监护患者以降低血栓形成并发症的可能性。有血栓形成倾向及有心肌梗死倾向者慎用。

(2)本品一般不单独用于弥散性血管内凝血(DIC)所致继发性纤溶性出血，以防进一步血栓形成，影响脏器功能，特别是急性肾功能衰竭者，故应在肝素化的基础上应用本品。而在DIC晚期，以纤溶亢进为主时则可单独应用本品。

(3)如与其他凝血因子(如因子Ⅸ)等合用，应警惕血栓形成。应在凝血因子使用后8小时再用本品较为妥善。

(4)由于本品可导致继发性肾盂和输尿管凝血块阻塞，大量血尿患者禁用或慎用。

(5)慢性肾功能不全时用量酌减，给药后尿液浓度常较高。治疗前列腺手术出血时，用量也应减少。

(6)应用本品时间较长者，应进行眼科检查监护(视力、视觉、视野和眼底检查)。

(7)美国FDA妊娠期用药安全性分级为口服及肠道外给药B。

【药物相互作用】口服避孕药、雌激素和凝血酶原复合物与本品合用，有增加血栓形成的危险。

【给药说明】(1)防止手术前、后出血，可参考本品“用法与用量”。

(2)治疗原发性纤维蛋白溶解所致出血，剂量可酌情加大。

【用法与用量】成人　①口服　一次1～1.5 g，一日2～6 g。②静脉注射或静脉滴注　一次0.25～0.5 g，一日0.75～2 g；以葡萄糖注射液或氯化钠注射液稀释后使用。

【儿科用法与用量】(1)口服　一次0.25 g，一日3～4次。

(2)静脉滴注　一次0.25 g(加入25%葡萄糖注射液20 ml静脉推注，或加入5%～10%葡萄糖注射液或0.9%氯化钠注射液中静脉滴注)，一日2次。

【儿科注意事项】可有头痛、头晕、恶心、呕吐、胸闷等反应。

【制剂与规格】氨甲环酸片：(1)0.125 g；(2)0.25 g。

氨甲环酸胶囊：0.25 g。

氨甲环酸注射液：(1)2 ml∶0.1 g；(2)5 ml∶0.25 g；(3)2 ml∶0.2 g；(4)5 ml∶0.5 g。

注射用氨甲环酸：0.4 g。

氨甲苯酸[基;医保(甲、乙)]

Aminonethylbenzoic Acid

【适应证】 参阅“氨甲环酸”。

【药理】 (1)药效学　参阅“氨甲环酸”。

(2)药动学　口服后胃肠道吸收率为(69±2)%。体内分布浓度从高到低依次为肾、肝、心、脾、肺、血液等。服药后3小时血药浓度即达峰值,口服按体重7.5 mg/kg,峰值一般为4～5 μg/ml。口服8小时血药浓度已降到很低水平;静脉注射后有效血药浓度可维持3～5小时。口服24小时后,给药总量(36±5)%以原形随尿排出,静脉注射则排出(63±17)%,其余为乙酰化衍生物。

【不良反应】 偶有头晕、头痛、腹部不适。

【用法与用量】 成人　①口服　一次0.25～0.5 g,一日2～3次,每日总量为2 g。②静脉注射或静脉滴注　一次0.1～0.3 g,每日不超过0.6 g。

【儿科用法与用量】 口服　一次0.25 g,一日3～4次。

静脉滴注　一次0.25 g(加入25%葡萄糖注射液20 ml静脉推注,或加入5%～10%葡萄糖注射液或0.9%氯化钠注射液中静脉滴注),一日2次。

【儿科注意事项】 可有头痛、头晕、恶心、呕吐、胸闷等反应。

【制剂与规格】 氨甲苯酸片:0.25 g。

氨甲苯酸注射液:(1)5 ml∶50 mg;(2)10 ml∶100 mg。

其余内容参阅“氨甲环酸”。

氨基己酸[药典(二)]

Aminocaproic Acid

【适应证】 预防及治疗血纤维蛋白溶解亢进引起的出血。①前列腺、尿道、肺、肝、胰腺、脑、子宫等富含纤溶酶原激活物脏器的外伤或手术出血。②组织型纤溶酶原激活物、链激酶、尿激酶过量引起的出血。③作为血友病患者拔牙或口腔手术后出血或月经过多的辅助治疗。④用于上消化道出血、咯血、原发型血小板减少性紫癜、白血病等各种出血的对症处理。⑤弥散性血管内凝血晚期,以防继发性纤溶亢进症。

【药理】 (1)药效学　氨基己酸是抗纤维蛋白溶解药。纤维蛋白溶酶原通过其分子结构中的赖氨酸结合部位特异性地与纤维蛋白结合,然后在激活物作用下转变为纤溶酶,该酶能裂解纤维蛋白中精氨酸和赖氨酸肽链,形成纤维蛋白降解产物,使血凝块溶解。本品能阻止纤溶酶原与纤维蛋白结合,防止其被激活,从而抑制纤维蛋白溶解;高浓度(100 mg/L)时则直接抑制纤溶酶活力,达到止血效果。

(2)药动学　本品口服吸收迅速而完全,2小时内可达血药峰浓度,生物利用度为80%。分布于血管内、外间隙,并迅速进入细胞,可透过胎盘屏障。本品在血中以游离状态存在,不与血浆蛋白结合,在体内维持时间短,不代谢,给药后12小时有40%～60%以原形从尿中迅速排泄。$t_{1/2}$为61～120分钟。

【不良反应】 常见恶心、呕吐、腹泻,其次为眩晕、瘙痒、头晕、耳鸣、鼻塞、皮疹等;每日剂量超过16 g时尤易发生。可因血管扩张而发生体位性低血压、结膜和鼻黏膜充血;尿中药物浓度高,可形成血凝块,阻塞尿路;易发生血栓及心、肝、肾功能损害。

【禁忌证】 (1)尿道手术后出血患者;有血栓形成倾向或过去有血管栓塞史者禁用。

(2)美国FDA妊娠期用药安全性分级为口服及肠道外给药C。

【注意事项】 肾功能不全者慎用。

【用法与用量】 成人　(1)口服　一次2 g,一日3～4次,依病情使用7～10日或更久。

(2)静脉滴注　初始剂量可取4～6 g溶解于100 ml 0.9%氯化钠注射液或5%～10%葡萄糖注射液,15～30分钟滴完;维持剂量为每小时2 g,维持时间依病情确定,一日不超过20 g,可连用3～4日。

【儿科用法与用量】 口服、静脉滴注　一次0.2 g/kg;静脉注射时溶解于50～100 ml 5%～10%葡萄糖注射液或0.9%氯化钠注射液中,每4～6小时1次。

【儿科注意事项】 偶有腹泻、腹部不适、结膜充血、鼻塞、皮疹、低血压、呕吐、胃灼热感及尿多等。

【制剂与规格】 氨基己酸片:0.5 g。

氨基己酸注射液:(1)10 ml∶2 g;(2)20 ml∶4 g。

酚磺乙胺

Etamsylate

【适应证】 用于防治手术前、后及血管因素所致出血。

【药理】 (1)药效学　本品可降低毛细血管通透性,使血管收缩,出血时间缩短。本品又能增强血小板聚集性和黏附性,促进血小板释放凝血活性物质,缩短凝血时间,但确切疗效有待进一步肯定。也有学者认为本品尚有促使血小板由骨髓向外周血释放的作用。

(2)药动学　静脉注射后1小时作用达高峰,作用维持4～6小时。本品易从胃肠道吸收,口服后1小时起效。大部分以原形从肾排泄,小部分从胆汁、粪便排出。静脉注射、肌内注射的$t_{1/2\beta}$分别为1.9小时和2.1小时。

【不良反应】 本品毒性低，可有恶心、头痛、皮疹、血栓形成、暂时性低血压等，偶有静脉注射后发生过敏性休克的报道。

【用法与用量】 成人 (1)口服　一次0.5～2g，一日3次。

(2)肌内注射　一次0.25～0.5g，一日2～3次。

(3)静脉滴注　一次0.25～0.75g，一日2～3次，稀释后滴注。

(4)预防手术后出血　术前15～30分钟静脉滴注或肌内注射0.25～0.5g，必要时2小时后再注射0.25g。

【儿科用法与用量】 (1)口服　一次10mg/kg，一日2～3次。

(2)肌内注射、静脉注射　一次0.125～0.25g，一日2～3次，视病情可增加剂量。

【儿科注意事项】 本品毒性低，可有恶心、头痛、皮疹、暂时性低血压等。

【制剂与规格】 酚磺乙胺片：0.25g。

酚磺乙胺注射液：(1)2ml：0.25g；(2)5ml：0.5g。

注射用酚磺乙胺：(1)0.5g；(2)1g。

第三节　抗凝药、抗血小板药及溶栓药

抗凝药是阻止血液凝固或降低血凝活性的药物，常用有肝素及香豆素两大类。肝素用于注射，作用快，可应急。近几年更为安全及使用方便的低分子量肝素已广泛用于临床。香豆素类用于口服，作用较慢，但便于需长期抗凝患者的应用。最近，选择性间接凝血因子Ⅹa抑制剂磺达肝癸钠注射剂、直接的凝血酶抑制药比伐卢定和达比加群酯以及直接的凝血因子Ⅹa抑制药阿加曲班、利伐沙班和阿哌沙班已经上市。

血小板的黏附、聚集常为血栓形成的始动因素，尤其在动脉血栓栓塞性疾病中有重要地位。抗血小板药则抑制血小板的黏附及聚集，从而预防动脉内血栓形成。抗血小板药包括：①环氧酶抑制药如阿司匹林。②磷酸二酯酶抑制药如双嘧达莫。③血小板P2Y12受体拮抗药(噻吩并吡啶类)如噻氯匹定及氯吡格雷，以及新型P2Y12受体拮抗药替格瑞洛。④抗血小板膜糖蛋白Ⅱb/Ⅲa受体拮抗药，如阿昔单抗、依替巴肽、替罗非班等(目前我国有替罗非班、依替巴肽上市)。

溶栓药即纤维蛋白溶解药，使已形成的血栓溶解，达到使闭塞血管再通的目的。现临床常用的溶栓药多为生物制品或经基因工程制备。溶栓药可分为两类，一类是“非纤维蛋白特异性”溶栓药，包括链激酶(SK)、尿激酶(UK)等；另一类是“纤维蛋白特异性”溶栓药，主要有阿替普酶(alteplase，rt-PA)及其突变体——瑞替普酶(reteplase)和替奈普酶(tenecteplase)。此外，单链尿激酶型纤溶酶原激活剂(scu-PA)已不再应用。近年来我国药厂开发了葡激酶，已获新药证书，但尚未生产。

一、抗凝药

肝素钠[药典(二)；医保(甲)]

Heparin Sodium

【适应证】 (1)用于防治血栓形成或栓塞性疾病：①近期发生的深静脉血栓形成，应用肝素预防血栓形成和扩展，减少肺动脉栓塞的发生率。②肺动脉栓塞。③不稳定型心绞痛和非ST段抬高型心肌梗死急性期的治疗。④急性ST段抬高型心肌梗死时，减少血栓栓塞并发症。⑤防止导管检查及介入治疗时血栓栓塞。⑥预防血栓形成。对有“栓塞高危因素”(包括有血栓栓塞史、术后长期卧床及年龄超过40岁等)患者进行腹部、骨科和胸腔大手术后以及有选择性、无出血危险的长期卧床患者预防深静脉血栓形成及肺栓塞，预防具有栓塞危险因素的心房颤动患者心脏复律或手术前及术中发生体循环血栓栓塞。⑦减少脑卒中患者脑血栓形成的危险并降低其死亡率。

(2)弥散性血管内凝血。

(3)体外循环、血液透析或腹膜透析时预防血液凝固。

(4)用作输血及血样标本体外实验的抗凝药。

(5)其他　近年发现肝素有清除血脂作用，因其能促进脂蛋白酯酶(清除因子)从组织释放，后者催化三酰甘油水解，并能增强抗凝血酶Ⅲ对血管舒缓素的抑制作用，因而可抑制遗传性血管神经性水肿的急性发作。

【药理】 (1)药效学　肝素影响凝血过程的许多环节：①抑制凝血酶原激酶形成，肝素与抗凝血酶Ⅲ(AT-Ⅲ)结合，形成肝素-AT-Ⅲ复合物，从而大大增强AT-Ⅲ的效能。AT-Ⅲ是一种丝氨酸蛋白酶抑制药，可灭活具有丝氨酸蛋白酶活性的凝血因子，如因子Ⅻa、Ⅺa、Ⅸa和Ⅹa等，故肝素通过结合AT-Ⅲ形成复合物加速其对凝血因子的灭活作用，抑制凝血酶原激酶的形成，并能对抗已形成的凝血酶原激酶的作用。②干扰凝血酶，小剂量肝素与AT-Ⅲ结合后使AT-Ⅲ的反应部位(精氨酸残基)更易与凝血酶的活性中心(丝氨酸残基)结合成稳定的凝血酶-抗凝血酶复合物，从而灭活凝血酶，抑制纤维蛋白原转变为纤维蛋白。③干扰凝血酶对因子ⅩⅢ

的激活，影响非溶性纤维蛋白的形成；阻止凝血酶对因子Ⅷ和Ⅴ的正常激活。④阻抑血小板的黏附和聚集，从而防止血小板崩解而释放血小板第Ⅲ因子及5-羟色胺。肝素可延长活化部分凝血活酶时间（APTT或KPTT）、凝血酶原时间、全血凝固时间或激活凝血时间（ACT）。肝素的抗凝作用与其分子中具有强阴电荷的硫酸根有关，当硫酸基团被水解或被带有强阳电荷的鱼精蛋白中和后，迅即失去抗凝活力。

（2）药动学　口服不吸收，皮下、肌内或静脉注射，吸收良好。分布于血细胞和血浆中，部分可弥散到血管外组织间隙。由于分子较大，不能通过胸膜和腹膜，也不能通过胎盘组织或泌入乳汁。本品起效时间与给药方式有关。直接静脉注射即刻发挥最大抗凝效应，以后作用逐渐下降，3～4小时后血凝恢复正常。静脉滴注起效时间取决于滴注速度。皮下注射起效一般在20～60分钟内，存在个体差异。静脉滴注后能与血浆低密度脂蛋白高度结合，形成复合物，也结合于球蛋白及纤维蛋白原，由单核巨噬细胞系统摄取，经肝内肝素酶作用，部分分解为尿肝素（uroheparin）。肝素还能与血小板因子Ⅳ及高分子量von Willebrand因子结合。静脉滴注后，$t_{1/2}$为1～6小时，平均为1.5小时，与用量相关，按体重静脉注射100 U/kg、200 U/kg或400 U/kg，$t_{1/2}$分别为56分钟、96分钟、152分钟。慢性肝、肾功能不全及过度肥胖者，肝素代谢、排泄延迟，有体内潴留可能。代谢产物尿肝素，经肾排泄，大量静脉注射给药后则50%以原形排出。血浆内肝素浓度不受透析的影响。

【不良反应】（1）本品毒性较低，自发性出血倾向是肝素过量使用的最主要危险。

（2）本品偶可发生过敏反应，表现为发热、皮疹、瘙痒、鼻炎、结膜炎、哮喘、心前区紧迫感及呼吸短促。

（3）肌内注射可引起局部血肿。

（4）偶见一过性脱发和腹泻。

（5）长期使用可引起骨质疏松和自发性骨折。

（6）长期使用有时反可致血栓形成，可能是抗凝血酶Ⅲ耗竭的后果。

（7）血小板减少症　有两种类型，一种为轻型（Ⅰ型），血小板计数常呈中度降低，不出现血栓或出血症状，一般发生在用药后2～4日，即使继续应用肝素，血小板也常可自行恢复；另一种为重症（Ⅱ型），由于体内产生了肝素依赖性抗血小板抗体，血小板大量聚集而致循环血中血小板显著减少，一般发生于用药后2～8日，可由于血栓栓塞而导致皮肤、肢体或脏器坏死。

【禁忌证】（1）不能控制的活动性出血患者禁用。

（2）有出血性疾病的患者禁用，包括血友病、血小板减少性或血管性紫癜。

（3）外伤或术后渗血者禁用。

（4）先兆流产者禁用。

（5）感染性心内膜炎者禁用，除非有其他指征。胃、十二指肠溃疡，严重肝肾功能不全者禁用。

（6）严重未控制的高血压、颅内出血者禁用。

（7）对肝素过敏者禁用。

（8）美国FDA妊娠期用药安全性分级为肠道外给药C。

【注意事项】（1）妊娠最后3个月或产后，有增加母体出血危险，尤其是在分娩时，须慎用。

（2）硬膜外麻醉时尽可能地暂停用药。

（3）60岁以上老年人，尤其是老年女性对肝素较为敏感，用药期间容易出血，应减少用量，加强监测。

（4）干扰诊断：可延长一期法凝血酶原时间，使磺溴酞钠（BSP）试验潴留时间延长而呈假阳性反应，导致T_3、T_4浓度增加，从而抑制垂体促甲状腺激素的释放。用量达15000～20000U时，血清胆固醇水平下降。

（5）下列情况应慎用：①有过敏性疾病及哮喘病史。②口腔手术等易致出血的操作。③已口服足量的抗凝药者。④月经量过多者。

（6）使用前宜测定全血凝固时间（试管法）或活化部分凝血活酶时间（APTT或KPTT）以及一期法凝血酶原时间。治疗期间应测定全血凝固时间（试管法）或活化部分凝血活酶时间（APTT或KPTT），血细胞比容、粪便潜血试验、尿隐血试验及血小板计数等。

（7）当口服抗凝药替换肝素时应加强临床监测。

（8）本品对蛇咬伤所致DIC无效。

（9）本品易致眶内及颅内出血，故眼科与神经科手术及有出血性疾病者，不宜作为预防用药。

（10）早期逾量的表现有黏膜和伤口出血、齿龈渗血、皮肤瘀斑或紫癜、鼻出血、月经量过多等。严重时有内出血征象，表现为腹痛、腹胀、背痛、麻痹性肠梗阻、咯血、呕血、血尿、血便及持续性头痛，甚至可使心脏停搏。

（11）肝素干扰凝血酶原时间的测定，必须在应用肝素4小时后重复测定。

（12）若血浆中AT-Ⅲ降低，则肝素疗效较差，此时需输注血浆或AT-Ⅲ。

（13）肝素代谢迅速，轻微过量时停用即可；严重过量时应用鱼精蛋白缓慢静脉注射予以中和，通常1 mg鱼精蛋白能中和100U肝素；如果肝素注射后已超过30分钟，鱼精蛋白用量需减半。

【药物相互作用】 (1)与下列药物合用,可加重出血危险:①香豆素及其衍生物,可导致严重的因子Ⅸ缺乏而引发出血。②阿司匹林及非甾体抗炎药,能抑制血小板功能,并诱发胃肠道溃疡出血。③双嘧达莫、右旋糖酐等可能抑制血小板功能,增加出血危险性。④肾上腺皮质激素、促肾上腺皮质激素等易诱发胃肠道溃疡出血。⑤其他尚有利尿酸、阿替普酶(rt-PA)、尿激酶、链激酶等。

(2)甲巯咪唑、丙硫氧嘧啶等与本品有协同作用。

【给药说明】 (1)临床上一般均按活化部分凝血活酶时间(APTT)调整用量,使APTT为治疗前的1.5～2.5倍,随时调整肝素用量及间隔给药时间;维持治疗期注意定期监测;老年人、高血压及肝肾功能不全者对肝素反应敏感,更需注意监测。

(2)需长期抗凝治疗时,可在肝素应用的同时加用双香豆素类口服抗凝,36～48小时后停用肝素,而后单独用口服抗凝药维持治疗。

(3)肝素口服无效,应采用静脉注射、静脉滴注和深部皮下注射;一般不主张肌内注射,因其可导致注射部位血肿;皮下注射应深入脂肪层,例如髂嵴或腹部脂肪组织,注入部位需不断更换,注射时不要移动针头,注射处不宜搓揉。

(4)给药期间应避免肌内注射其他药物;对肝素反应过敏者应提高警惕,由于药用肝素的主要来源是牛肺及猪肠黏膜,对猪肉、牛肉或其他动物蛋白质过敏者,可先给予本药6～8 mg作为测试量,如半小时后无特殊反应,才可给予全量。

(5)临床上通常以小剂量肝素用作预防血栓形成,而大剂量则用作治疗血栓栓塞。

【用法与用量】 成人　①深部皮下注射　首次5000～10000 U,以后每8小时8000～10000 U或每12小时15000～20000 U;每24小时总量30000～40000 U,应根据凝血试验监测结果调整剂量。②静脉注射　首次5000～10000 U,之后按体重每4小时给予100 U/kg,用氯化钠注射液稀释后应用,应按APTT测定结果调整用量。③静脉滴注　每日20000～40000 U,加至氯化钠注射液中持续滴注。静脉滴注前可先静脉注射5000 U作为初始剂量,静脉滴注过程中按APTT测定结果调整用量。④预防性治疗　高危血栓形成患者,大多是用于手术之后,以防止深静脉血栓形成。在外科手术前2小时先给予5000 U肝素皮下注射,然后每隔8～12小时给予5000 U,共约7日。

【儿科用法与用量】 静脉滴注　一次100 U/kg或1 mg/kg,溶解于10%葡萄糖注射液或0.9%氯化钠注射液50～100 ml中,在4小时内缓慢滴入。

【儿科注意事项】 毒性较低,用药过多可致自发性出血。

【制剂与规格】 肝素钠注射液:(1)2 ml∶1000 U;(2)2 ml∶5000 U;(3)2 ml∶125000 U。

肝素钠乳膏:20 g∶5000 U。

肝素钙[药典(二);医保(甲)]

Heparin Calcium

【适应证】 参阅“肝素钠”。

【药理】 普通肝素钙是通过离子交换法自肝素钠制备,药理作用与肝素钠相似。肝素钙较肝素钠抗凝血因子Ⅱa作用略强,抗凝血因子Ⅹa作用则较弱。

【不良反应】 基本参阅“肝素钠”,但皮下注射局部疼痛刺激较前者为轻。

【用法与用量】 成人　①深部皮下注射　首次5000～10000 U,以后每8小时8000～10000 U或每12小时15000～20000 U;根据APTT监测结果调整剂量。②静脉注射　首次5000～10000 U,以后按体重每4小时100 U/kg,根据APTT监测结果调整剂量。③静脉滴注　每日20000～40000 U,加至氯化钠注射液中持续滴注。静脉滴注之前常先以5000 U静脉注射作为初始剂量,静脉滴注过程中根据APTT监测结果调整剂量。心血管外科手术者,首次剂量按体重应不低于150 U/kg;手术持续时间在60分钟以内者常需300 U/kg,而持续60分钟以上者则需400 U/kg。术后剂量视凝血试验监测结果而定。弥散性血管内凝血患者,按体重宜以50～100 U/kg,每4小时1次,静脉注射或持续静脉滴注;若4～8小时后病情无改善则应停用或谨慎继续应用。④预防性治疗　术前2小时深部皮下注射5000 U,之后每8～12小时重复上述剂量,持续7日。

【儿科用法与用量】 ①静脉注射　首次剂量按体重50 U/kg,之后每4小时50～100 U/kg,根据凝血试验监测结果调整。②静脉滴注　按体重首次50 U/kg,之后100 U/kg,每4小时1次;或按体表面积20000 U/m^2,24小时持续静脉滴注;亦可根据活化部分凝血活酶时间(APTT或KPTT)试验结果确定。心血管外科手术时,其首次剂量及持续60分钟以内的手术用量同成人。弥散性血管内凝血时,每4小时按体重25～50 U/kg持续静脉滴注,若4～8小时后病情无好转即应停用。

【制剂与规格】 肝素钙注射液:(1)1 ml∶5000 U;(2)1 ml∶7500 U;(3)1 ml∶10000 U。

低分子量肝素

Low Molecular Weight Heparin

近10余年来，应用化学或酶解方法，将未分组分肝素(UFH)解聚并裂解为一些分子量为1000～12000(平均为4000～6000)的组分，称为低分子量肝素。低分子量肝素与UFH相比，抗凝血因子Ⅱa活性减弱，抗凝血因子Ⅹa活性增强，抗Ⅹa/抗Ⅱa活性比值增加至(2～4)∶1(UFH为1∶1)，使其具有更强的抗血栓形成作用。另外，低分子量肝素半衰期长，皮下注射吸收好，生物利用度高，可皮下注射给药，每日1次或2次而无需常规实验室监测抗凝疗效或调整剂量。低分子量肝素对血小板功能的影响明显小于UFH，引起血小板减少者罕见。低分子量肝素用于血栓栓塞性疾病的预防和治疗。目前在国内上市的低分子量肝素有两类制剂，一类是分子量范围较宽的低分子量肝素钠和低分子量肝素钙；另一类是分子量较明确的制剂，如那屈肝素钙(nadroparin calcium)、依诺肝素钠(enoxaparin sodium)和达肝素钠(dalteparin sodium)等。可能在不久的未来，前一类制剂将逐步被临床淘汰。

【不良反应】 (1)出血　低分子量肝素治疗中出血发生率低，常见注射部位血肿。

(2)偶见过敏反应(如紫癜、皮疹、发热，注射部位瘙痒、疱疹等)和皮肤坏死。

(3)局部反应　注射部位疼痛。

(4)偶尔发生血小板减少，发生率(<1%)较UFH明显减少。

(5)少数患者可引起血清丙氨酸氨基转移酶(ALT)和γ-谷氨酰转移酶轻度升高，但停药后可恢复。

(6)偶见高血压，但通常是可逆的。其他参阅“肝素钠”。

【禁忌证】 (1)对低分子量肝素过敏者禁用。

(2)使用低分子量肝素诱发血小板减少症患者禁用。

(3)凝血功能严重异常患者禁用。

(4)脑血管意外(伴全身性血栓者除外)患者禁用。

(5)组织器官损伤出血者禁用。

(6)急性消化道出血者禁用。

【注意事项】 (1)下列情况慎用低分子量肝素：①对有肝素诱发血小板减少病史者须十分慎重。②对有出血危险的患者，如严重未控制的高血压、先天性或获得性出血性疾病、血小板减少、活动性溃疡、近期消化道出血或近期内脑、脊髓、眼部手术者慎用。③接受脊髓或硬膜外麻醉和腰椎穿刺患者慎用(因可发生脊髓或硬膜外血肿而导致截瘫)。④对严重肝病、肾功能不全、感染性心内膜炎及糖尿病视网膜病变者慎用。

(2)低分子量肝素不能与肝素以单位换算的方式交替使用，低分子量肝素不同制剂之间也不能以该种方式交换使用，因为各种制剂的制备过程不同，分子量分布不同，抗Ⅹa/抗Ⅱa活性比值不同。因此每种药物必须按其各自说明书使用。

(3)如在使用低分子量肝素制剂的过程中发生了血栓栓塞事件，应调整剂量并给予适宜治疗。

(4)药物对哺乳的影响　低分子量肝素能否通过人乳分泌仍不清楚，故哺乳期妇女慎用。

【药物相互作用】 低分子量肝素对于应用口服抗凝药、抗血小板药、非甾体抗炎药、右旋糖酐和溶栓药的患者可增加出血危险，上述药物合用低分子量肝素时应谨慎。

【给药说明】 (1)低分子量肝素制剂应皮下注射给药。注射时患者取坐位或平卧位，给予深部皮下注射，注射部位可选择腹部脐周围、大腿上外侧或臀部上外象限皮下组织。注射时应用拇指、示指将皮下组织捏起，以45°～90°角度进针。注射部位应每日更换。

(2)低分子量肝素不能肌内注射给药。

(3)低分子量肝素不能与其他注射剂混合应用。

那屈肝素钙

Nadroparin Calcium

【适应证】 ①用于预防静脉血栓栓塞性疾病，特别是预防骨科或普通外科手术后的深静脉血栓形成。②治疗已形成的深静脉血栓。③用于不稳定型心绞痛和非ST段抬高型心肌梗死急性期的治疗。④在血液透析中预防透析器血凝块形成。

【药理】 (1)药效学　本品是由猪源性肝素通过亚硝酸解聚而形成的低分子量肝素，平均分子量为4500，体外抗Ⅹa/抗Ⅱa活性比值4∶1，并有溶解血栓的作用。

(2)药动学　本品皮下注射生物利用度接近100%，皮下注射后3小时血药浓度达峰值，静脉或皮下给药后血浆抗Ⅹa活性消除半衰期为2.2～3.6小时。其通过一种非渗透性肾机制消除，肾损害患者比健康人血浆清除率明显减少。

【注意事项】 (1)用药过量可致自发性出血，一旦发现应立即停药；严重出血者可静脉注射硫酸鱼精蛋白中和，0.6 ml硫酸鱼精蛋白可中和本品大约0.1 ml。

(2)肾功能不全时慎用。预防血栓栓塞时，严重肾功能损害患者剂量应减少25%；治疗血栓栓塞、不稳定型心绞痛和非ST段抬高型心肌梗死时，轻至中度肾功能损害者剂量应减少25%，严重肾功能损害者禁用。

(3)美国 FDA 妊娠期用药安全性分级为肠道外给药 B。

(4)不建议母乳喂养期间使用。

【用法与用量】 (1)预防手术后血栓栓塞性疾病 ①中度血栓栓塞形成危险的手术　皮下注射，一次 3075U (0.3 ml)，一日 1 次，大约在术前 2 小时进行第一次注射，通常至少持续 7 日。②高度血栓栓塞形成危险的手术(如髋关节和膝关节手术)　皮下注射，术前至术后第 3 日应用，按体重一次 38 U/kg，一日 1 次；以后调整为一次 57 U/kg，一日 1 次，至少 10 日。可按表 8-1 决定剂量。

表 8-1　高度血栓栓塞形成危险的手术时剂量

体重(kg)	从术前到术后第 3 天一日 1 次(ml)	从第 4 天起一日 1 次(ml)
<51	0.2	0.3
51～70	0.3	0.4
>70	0.4	0.6

(2)深静脉血栓治疗　皮下注射，一次 85 U/kg，每 12 小时 1 次，使用时间不超过 10 日，应尽早使用口服抗凝药物。可按表 8-2 决定剂量。

表 8-2　深静脉血栓治疗的剂量

体重(kg)	一次剂量(ml)
40～49	0.4
50～59	0.5
60～69	0.6
70～79	0.7
80～89	0.8
90～99	0.9
≥100	1.0

(3)治疗不稳定型心绞痛和非 ST 段抬高型心肌梗死　皮下注射，按体重一次 86 U/kg，每 12 小时 1 次，联合使用小剂量阿司匹林，初始的 86 U/kg 剂量可通过一次性静脉注射或皮下注射给药，治疗效果一般在第 6 日左右达到临床稳定。依据患者体重范围可按表 8-3 调整剂量。

表 8-3　治疗不稳定型心绞痛和非 ST 段抬高型心肌梗死时的剂量

体重(kg)	一次剂量(ml)
<50	0.4
51～59	0.5
60～69	0.6
70～79	0.7
80～89	0.8
90～99	0.9
≥100	1.0

(4)血液透析　对于无出血危险或血液透析持续 4 小时左右的患者，应在透析开始时通过动脉端单次按体重注射大约 65 U/kg。如有必要，可依据患者个体情况或血液透析技术条件调整使用剂量，如有出血危险，可将标准剂量减半。依据患者体重范围可按表 8-4 调整剂量。

表 8-4　血液透析时的剂量

体重(kg)	一次剂量(ml)
<51	0.3
51～70	0.4
>70	0.5

【制剂与规格】 那屈肝素钙注射液：(1)0.3 ml：3075U 抗Ⅹa；(2)0.4 ml：4100U 抗Ⅹa；(3)0.6 ml：6150U 抗Ⅹa。

依诺肝素钠

Enoxaparin Sodium

【适应证】 ①预防深静脉血栓形成和肺栓塞。②治疗已形成的急性深静脉血栓。③不稳定型心绞痛和非 ST 段抬高型心肌梗死患者急性期的治疗。④血液透析过程中防止体外循环内血栓形成。

【药理】 (1)药效学　本品具有很强的抗凝血因子Ⅹa 的作用，而抗凝血因子Ⅱa 的作用弱，体外抗Ⅹa/抗Ⅱa 活性比值约 4：1。另外，本品还具纤溶活性，溶解已形成的新鲜血栓。本品在常用剂量下总体凝血指标无明显变化，血小板、纤维蛋白含量亦无变化。

(2)药动学　皮下注射后，本品被迅速吸收，血浆中最高活力于 3～5 小时出现，抗Ⅹa 活力可持续 24 小时左右，生物利用度为 92%，$t_{1/2\beta}$为 4.4 小时，肾脏是本药排泄的基本途径。

【注意事项】 (1)用药过量可致出血，严重出血可静脉注射硫酸鱼精蛋白中和，鱼精蛋白 1 mg 可中和本药 1 mg 的抗凝血因子Ⅱa 作用。

(2)美国 FDA 妊娠期用药安全性分级为肠道外给药 B。

(3)药物对哺乳的影响　哺乳期妇女使用时应停止哺乳。

【用法与用量】 (1)预防深静脉血栓形成　①外科患者预防静脉血栓栓塞性疾病　中度血栓形成危险时，皮下注射，一次 2000 U(0.2 ml)、一日 1 次，或一次 4000 U (0.4 ml)、一日 1 次；普外科手术时，术前 2 小时给予第一次，皮下注射；高度血栓形成倾向时，推荐剂量为术前 12

小时开始给药，皮下注射，一次 4000 U(0.4 ml)，一日 1 次，治疗一般持续 7～10 日。某些患者适合更长的治疗周期，若有静脉血栓倾向，应延长治疗至静脉血栓栓塞危险消除且患者不需卧床为止。在矫形外科手术中，一次 4000 U，一日 1 次，连续 3 周，临床可有效获益。②内科患者预防静脉血栓栓塞性疾病　皮下注射，一次 4000 U(0.4 ml)，一日 1 次。治疗最短应为 6 日，直至患者不需卧床为止，最长 14 日。

(2)伴有或不伴有肺栓塞的深静脉血栓治疗　皮下注射，一次 150 U/kg，一日 1 次；或一次 100 U/kg，一日 2 次。合并肺栓塞时，一次 100 U/kg，一日 2 次。疗程一般为 10 日。应在适当时开始口服抗凝药治疗，并应持续本品治疗直至口服抗凝药达到抗凝治疗效果(INR：2.0～3.0)。

(3)不稳定型心绞痛及非 ST 段抬高型心肌梗死的治疗　皮下注射，一次 100 U/kg，每 12 小时 1 次，应与小剂量阿司匹林合用，直至临床症状稳定，一般疗程为 2～8 日。

(4)血液透析体外循环中防止血栓形成　按体重一次 100 U/kg。对于有高度出血倾向的血液透析患者，应减量至双侧血管通路给予 50 U/kg 或单侧血管通路给予 75 U/kg。应于血液透析开始时用药。上述剂量药物的作用时间一般为 4 小时。然而，当出现纤维蛋白环时，应再给予 50～100 U/kg。

【制剂与规格】　依诺肝素钠注射液：(1)0.2 ml：2000 U 抗Ⅹa(20 mg)；(2)0.4 ml：4000 U 抗Ⅹa(40 mg)；(3)0.6 ml：6000 U 抗Ⅹa(60 mg)；(4)0.8 ml：8000 U 抗Ⅹa(80 mg)；(5)1.0 ml：10000 U 抗Ⅹa(100 mg)。

达肝素钠

Dalteparin Sodium

【适应证】　①治疗急性深静脉血栓形成。②血液透析或血液滤过时防止体外循环系统中血液凝固。③不稳定型心绞痛和非 ST 段抬高型心肌梗死患者预防缺血性并发症。④预防手术后、长期卧床或恶性肿瘤患者的深静脉血栓形成及肺栓塞。

【药理】　(1)药效学　本品是从猪肠黏膜制备的肝素钠通过可控亚硝酸解聚作用而生产的低分子量肝素钠，平均分子量为 5000，体外抗Ⅹa/抗Ⅱa 活性比值约 2.2：1。本品对血小板功能的影响比肝素小，因而对止血的初期阶段只有很小影响，但本品的某些抗血栓特性仍被认为是通过对血管壁或纤维蛋白溶解系统的影响而实现的。

(2)药动学　静脉注射 3 分钟起效，最大效应时间 2～4 小时，半衰期为 2 小时；皮下注射后 2～4 小时起效，半衰期为 3～5 小时，生物利用度为 87%。药物主要通过肾脏清除，因而尿毒症患者的 $t_{1/2\beta}$ 延长。

【注意事项】　(1)可能引起出血，严重出血者可静脉注射鱼精蛋白中和。

(2)药物对哺乳的影响　尚无资料显示本品是否进入乳汁，哺乳期妇女慎用。

(3)美国 FDA 妊娠期用药安全性分级为肠道外给药 B。

【用法与用量】　(1)急性深静脉血栓治疗　皮下注射　一次 200 U/kg，一日 1 次，一日总量不超过 18000 U；对于出血风险较高者，可一次 100 U/kg，一日 2 次。使用本品同时可开始口服华法林治疗，待 INR 达到 2.0～3.0 时停用本药(通常需联合治疗 5 日左右)。

(2)血液透析和血液滤过期间防止凝血　①慢性肾功能衰竭，患者无已知出血危险，血液透析和血液滤过不超过 4 小时者，快速静脉注射 5000 U；血液透析和血液过滤超过 4 小时者，快速静脉注射 30～40 U/kg，继以静脉输注每小时 10～15 U/kg。②急性肾功能衰竭，患者有高度出血危险，快速静脉注射 5～10 U/kg，继以静脉输注每小时 4～5 U/kg；进行血液透析且治疗间隔较短者，应对抗Ⅹa 因子进行全面监测，血浆浓度应保持在 0.2～0.4 抗Ⅹa 因子/ml 的范围内。

(3)急性冠状动脉综合征(不稳定型心绞痛和非 ST 段抬高型心肌梗死)　皮下注射　一次 120 U/kg，一日 2 次，最大剂量为每 12 小时 10000U，至少治疗 6 日。如有必要可以延长，此后推荐使用固定剂量治疗，直至进行血管重建，推荐同时使用低剂量阿司匹林，总治疗周期不超过 45 日，根据性别和体重选择剂量：80 kg 以下女性和 70 kg 以下男性，每 12 小时皮下注射 5000 U；80 kg 或 80 kg 以上女性和 70 kg 或 70 kg 以上男性，每 12 小时皮下注射 7500 U。

(4)预防与手术有关的血栓形成　①中度血栓风险者，术前 1～2 小时，皮下注射 2500 U；术后一日 1 次，皮下注射 2500 U，直至可以活动，一般需 5～7 日或更长。②高度血栓风险(患某些肿瘤的特定患者和某些矫形手术后)者，术前晚间皮下注射 5000 U；术后每晚皮下注射 5000 U，持续至可以活动为止，一般需 5～7 日或更长。也可于术前 1～2 小时皮下注射 2500 U；术后 8～12 小时皮下注射 2500 U；然后一日 1 次，皮下注射5000 U。

【制剂与规格】　达肝素钠注射液：(1)0.2 ml：2500 U 抗Ⅹa；(2)0.2 ml：5000 U 抗Ⅹa；(3)0.3 ml：7500 U 抗Ⅹa。

磺达肝素（癸）钠

Fondaparinux Sodium

【适应证】 ①本品用于进行下肢重大骨科手术，如髋关节骨折、膝关节手术或者髋关节置换术等患者，预防静脉血栓栓塞事件的发生。②用于无指征进行紧急（<120 分钟）介入性治疗（PCI）的不稳定型心绞痛/非 ST 段抬高型心肌梗死（UA/NSTEMI）患者的治疗。③用于使用溶栓或初始不接受其他形式再灌注疗法的 ST 段抬高型心肌梗死患者的治疗。

【药理】 （1）药效学　磺达肝素（癸）钠是一种人工合成的凝血因子Ⅹa 选择性抑制药。其抗血栓活性是抗凝血酶Ⅲ（AT-Ⅲ）介导的对因子Ⅹa 选择性抑制的结果。本品通过选择性地与 AT-Ⅲ结合，增强 AT-Ⅲ对因子Ⅹa 原有的中和活性（大约 300 倍）。而对因子Ⅹa 的中和作用打断凝血级联反应，从而抑制凝血酶的形成和血栓的增大。本品不能灭活凝血酶（因子Ⅱa），对血小板无作用。本品在 2.5 mg 剂量时，不影响常规凝血实验，如活化部分凝血活酶时间（APTT）、活化凝血时间（ACT）或者血浆凝血酶原时间（PT）/国际标准化比值（INR），也不影响出血时间或纤溶活性。本品不与肝素诱导血小板减少症患者的血浆发生交叉反应。与肝素和低分子量肝素比较，本品较少引起出血。

（2）药动学　皮下给药后，本品能完全而快速地被吸收（绝对生物利用度为 100%）。年轻健康受试者皮下单次注射本品 2.5 mg 后，血浆峰浓度在给药后 2 小时达到。给药后 25 分钟达到血浆平均峰浓度值的半数值。在老年健康受试者中，本品经过皮下途径给药后，在 2～8 mg 范围内其药代动力学参数呈线性关系。每日 1 次给药后，稳态血浆浓度在给药后 3～4 天获得，C_{max}和 AUC 增加 1.3 倍。本品的分布容积为 7～11 L。体外研究显示，本品与抗凝血酶蛋白以外的其他血浆蛋白结合不明显，包括血小板因子Ⅳ（使血小板减少的风险降至最低）。在年轻和老年健康受试者中的消除半衰期分别约为 17 小时和 21 小时。本品 64%～77%以原形药物被肾脏排泄。在中度肾功能损害和重度肾功能损害的患者中，相关的终末半衰期值分别为 29 小时和 72 小时。老年患者由于肾功能随年龄增大而降低，对本品的消除能力减低。>75 岁的老年人在进行骨科手术时，其血浆清除率比<65 岁的患者低 1.2～1.4 倍。药代动力学方面未见明显种族差异。

【不良反应】 （1）主要不良反应为出血，常见手术后出血。鼻出血、胃肠道出血、咯血、血尿、血肿、齿龈出血、血小板减少症、特发性血小板增多症及紫癜等不常见。上市后罕有颅内/脑内以及腹膜后出血的报道。

（2）肝脏氨基转移酶升高，肝功能异常，为可逆性。罕见胆红素血症。

（3）有过敏反应、皮疹、瘙痒、焦虑、眩晕、头晕、头痛、恶心、呕吐、发热、胸痛及低血压的报道。

【禁忌证】 （1）已知对本品或本品中任何赋形剂成分过敏者。

（2）具有临床意义的活动性出血。

（3）急性细菌性心内膜炎。

（4）肌酐清除率<20 ml/min 的严重肾功能损害。

【注意事项】 （1）本品不能通过肌内注射给予。

（2）出血风险增加的患者，如先天性或获得性出血异常（如血小板计数<50×10^9/L）、胃肠道活动性溃疡出血以及近期颅内出血或脑、脊髓或眼科手术后不久的患者，本品的使用应谨慎。

（3）对于静脉血栓栓塞的防治，任何能增加出血风险的药物与本品合并使用时均须慎重。这些药物包括地西卢定（desirudin）、溶栓药物、GP Ⅱb/Ⅲa 受体拮抗药、肝素、肝素类似物或低分子量肝素。其他抗血小板药物（乙酰水杨酸、双嘧达莫、苯磺保泰松、噻氯匹定或氯吡格雷）以及非甾体抗炎药应谨慎使用，如果有必要合用，应严密监测。

（4）经皮介入治疗（PCI）以及导引导管血栓风险

临床试验表明，与对照药物相比，在 PCI 术期间使用本品进行抗凝治疗的患者发生导引导管血栓的风险有所增加。因此，在接受直接 PCI 的 ST 段抬高型心肌梗死患者中，不推荐于 PCI 术前和术中使用本品。类似地，在不稳定型心绞痛/非 ST 段抬高型心肌梗死患者出现需要紧急血运重建等危及生命情况时，不推荐在 PCI 术前和术中使用本品。在接受非紧急 PCI 的不稳定型心绞痛/非 ST 段抬高型心肌梗死和 ST 段抬高型心肌梗死患者中，不建议于 PCI 术中使用本品作为单一抗凝药物，应根据当地的临床治疗情况使用普通肝素。

（5）脊椎/硬膜外麻醉　在接受重大骨科手术的患者中，同时使用本品和脊椎/硬膜外麻醉或脊椎穿刺时不能除外导致长期或永久瘫痪的硬膜外或脊椎血肿的发生可能。手术后使用留置硬膜外导管或合并使用其他影响止血的药品时，这些罕见事件的发生风险可能会增高。

（6）老年患者出血风险会增加。由于肾功能通常随年龄增加而降低，老年患者可以出现消除功能的降低而增加本品的暴露。本品在老年患者中应谨慎使用。

(7)低体重患者　体重<50 kg 的患者出血风险增加。本品的消除速率随体重减轻而降低。本品在这些患者中应谨慎使用。

(8)肾功能损害　已知本品主要通过肾脏排出。预防静脉血栓栓塞应用时,肌酐清除率<50 ml/min 的患者出血风险增加,应谨慎使用。有关肌酐清除率小于30 ml/min患者使用本品的临床数据尚有限。

(9)严重肝功能受损　使用本品不需要进行剂量调整。然而,由于严重肝功能受损患者存在凝血因子的缺乏而使出血风险增加,因此应谨慎使用本品。

(10)肝素诱发血小板减少症的患者:磺达肝癸钠不与血小板因子Ⅳ结合,也不与Ⅱ型肝素诱导血小板减少症患者的血清发生交叉反应,但本品的疗效和安全性尚未在Ⅱ型肝素诱导血小板减少症患者中进行过正式的研究。

(11)美国 FDA 妊娠期用药安全性分级为肠道外给药 B。

(12)磺达肝癸钠可分泌入大鼠乳汁中,但尚不知本品是否能分泌入人乳中。因此在使用本品治疗期间不推荐哺乳。

(13)儿童用药　本品在 17 岁以下患者中的安全性和疗效尚没有研究。

【药物相互作用】 (1)本品与可增加出血危险的药物联合使用时,出血的风险会增加。口服抗凝药(华法林)、血小板抑制药(乙酰水杨酸)、非甾体抗炎药(吡罗昔康)以及地高辛不影响本品的药代动力学。在药物相互作用研究中所使用的本品剂量(10 mg)高于目前本品适应证所用的推荐剂量。本品既不影响华法林的 INR 监测结果,也不影响在使用乙酰水杨酸或吡罗昔康治疗时的出血时间和稳态下的地高辛药代动力学。

(2)使用另一种抗凝药物治疗的后续治疗　如果后续治疗将使用肝素或低分子量肝素,其首次注射通常应在末次注射本品一日后给予。如果需要使用维生素 K 拮抗药进行后续治疗,应继续使用本品治疗直至达到 INR 目标值。

(3)本品在体外不抑制 CYP_{450}(CYP1A2、CYP2A6、CYP2C9、CYP2C19、CYP2D6、CYP2E1 或 CYP3A4)。因此,预期本品在体内不会通过抑制 CYP 介导的代谢途径而与其他药物发生相互作用。

【给药说明】 (1)皮下给药　本品通过皮下注射给药,患者取卧位。给药部位应在腹壁左(右)前外侧位和左(右)后外侧位交替进行。为了避免药品的损失,在使用预灌式注射器时,注射前不要排出其中的气泡。注射针的全长应垂直插入由拇指和示指提起的皮肤皱褶中,整个注射过程中应维持皮肤皱褶的存在。

(2)静脉内给药(只有 ST 段抬高型心肌梗死或溶栓治疗患者首剂使用)　应通过已建立的静脉内通道直接给予或使用小容量(25 ml 或 50 ml)氯化钠注射液袋输注。如果通过小容量输液袋给药,输注时间应在 1～2 分钟内。本品不能与其他药物混用。

【用法与用量】 (1)接受重大骨科手术的患者　本品的推荐剂量为 2.5 mg,一日 1 次,手术后皮下注射给药。假设手术后已经止血,初始剂量应在手术结束 6 小时后给予。治疗应持续进行,直至静脉血栓栓塞的风险已减少,通常至患者起床走动,至少应为术后 5～9 日。经验显示:在接受髋关节骨折手术的患者中,静脉血栓栓塞的风险持续至术后 9 日以上;在上述患者中,应延长预防使用磺达肝癸钠的时间,需延长至 24 日。

(2)不稳定型心绞痛/非 ST 段抬高型心肌梗死(UA/NSTEMI)的治疗　本品的推荐剂量为 2.5 mg,一日 1 次,皮下注射给药。明确诊断后应尽早开始治疗,疗程持续最长为 8 日,如果不到 8 日即出院则直至出院为止。如果患者将接受经皮冠状动脉介入治疗(PCI),应根据当地临床实践,并考虑到患者潜在的出血风险及距离最后一次给予本品的时间,在术中使用普通肝素(参阅"注意事项")。应基于临床判断以确定拔除鞘管后再次皮下给予本品的时间。在主要的 UA/NSTEMI 临床试验中,再次开始使用本品治疗均不早于鞘管拔除后 2 小时。

(3)不准备进行直接 PCI 的 ST 段抬高型心肌梗死(STEMI)的治疗　本品推荐剂量为 2.5 mg,一日 1 次。本品首剂应静脉给药,随后剂量通过皮下注射给药。治疗应在诊断确立后尽早给药,疗程持续最长为 8 日,如果不到 8 日即出院则直至出院为止。在 ST 段抬高型心肌梗死或不稳定型心绞痛/非 ST 段抬高型心肌梗死患者中,将接受冠状动脉旁路移植术(CABG)者,如果可能的话,在手术前 24 小时内不应该给予本品,可以在手术后 48 小时再次开始给药。

(4)特殊人群　在接受重大骨科手术的患者中,年龄≥75 岁和(或)体重<50 kg 和(或)肾功能损害(肌酐清除率范围为 20～50 ml/min)的患者,应严格遵守首次注射本品的时间。本品首剂给药应不早于手术结束后的 6 小时内。本品不应该用于肌酐清除率<20 ml/min 的患者(参阅"禁忌证")。肌酐清除率为 20～50 ml/min 的患者中,给药剂量应减少至 1.25 mg,一日 1 次。轻度肾功能损害(肌酐清除率>50 ml/min)患者不需要减少给药剂量。

【制剂与规格】 磺达肝素(癸)钠注射液:0.5 ml∶2.5 mg。

阿加曲班

Argatroban

【适应证】 (1)用于治疗或预防肝素诱导的血小板减少症(HIT)患者的血栓形成。

(2)存在 HIT 风险或 HIT 患者行冠脉介入时的抗凝治疗。

(3)用于发病 48 小时内缺血性脑梗死急性期患者神经症状(运动麻痹)、日常活动(步行、起立、坐位保持、饮食)的改善。

【药理作用】 (1)药效学　阿加曲班是一种凝血酶抑制药,其可逆地与凝血酶活性位点结合,对游离型或结合型凝血酶均有作用。阿加曲班的抗血栓作用不需要辅助因子抗凝血酶Ⅲ。阿加曲班通过抑制凝血酶的催化或诱导反应,包括血纤维蛋白的形成,凝血因子Ⅴ、Ⅷ和ⅩⅢ的活化,蛋白酶 C 的活化以及血小板聚集而发挥其抗凝血作用。阿加曲班对凝血酶具有高度选择性。治疗浓度时,阿加曲班对相关的丝氨酸蛋白酶(胰蛋白酶、凝血因子Ⅹa、血浆酶和激肽释放酶)几乎没有影响。阿加曲班静脉输注,随着血药浓度升高而开始发挥抗凝效应,不同个体间的变异度小,血药浓度及抗凝效应在 1～3 小时后达到稳态。静脉输注阿加曲班直至 40 μg/(kg·min),活化部分凝血活酶时间(APTT)、凝血酶时间(TT)、凝血酶原时间(PT)、国际标准化比值(INR)呈剂量依赖型升高。阿加曲班与肝素诱导的抗体间没有相互作用。

(2)药动学　阿加曲班分布容积 174 ml/kg,血浆蛋白结合率 54%。22.8%以原形药、1.7%以代谢产物由尿中排泄,12.4%以原形药、13.1%以代谢产物在粪便中排泄。给药后 24 小时内在尿、粪中的原形药、代谢产物的总排泄量为 50.1%,主要代谢产物为喹啉环的氧化物。终末清除半衰期 39～51 分钟。

【不良反应】 (1)各种出血并发症　包括脑出血、出血性脑梗死、消化道出血等,需密切观察,一旦发现异常情况应终止给药,并进行适当的处理。

(2)过敏反应　严重者可致过敏性休克,需密切观察,一旦发现异常情况应终止给药,并进行适当的处理。

【禁忌证】 (1)各种活动性出血,包括颅内出血、出血性脑梗死、血小板减少性紫癜、由于血管功能异常导致的出血倾向、血友病及其他凝血障碍、月经期间、手术期间、消化道出血、尿路出血、咯血者以及流产或分娩后等伴生殖器官出血的孕产妇等。

(2)脑栓塞或有可能患脑栓塞的高危患者。

(3)伴有严重意识障碍患者。

(4)对本品过敏的患者。

【注意事项】 (1)有出血可能的患者,包括消化道溃疡、内脏肿瘤、消化道憩室炎、大肠炎、亚急性感染性心内膜炎、有脑出血既往病史的患者,血小板减少症患者,重度高血压和严重糖尿病患者慎用。

(2)正在使用抗凝药、具有抑制血小板聚集作用的药物、溶栓药或具有降低血纤维蛋白原作用的酶抑制药患者慎用。

(3)严重肝功能障碍患者慎用。

(4)应用本品过程中,应严格进行出、凝血功能的监测及充分临床观察,有出血时,应立即终止给药。

(5)美国 FDA 妊娠期用药安全性分级为肠道外给药 B。

(6)在动物实验(大鼠)因有本品转移至乳汁中的报告,所以对哺乳期妇女给予本品时应停止哺乳。

(7)对小儿等的安全性尚未确立(无用药经验)。

(8)高龄患者,因生理功能降低,应注意减量。

【药物相互作用】 (1)合用抗凝药如肝素、华法林等,合用抑制血小板聚集的药物如阿司匹林、奥扎格雷钠、噻氯匹定、双嘧达莫等,合用溶栓药如尿激酶、链激酶等增加出血风险。

(2)降低纤维蛋白原作用的降纤酶(如巴曲酶等)增加本品的出血风险。

【用法与用量】 (1)用于 HIT 患者　将阿加曲班用 5%葡萄糖或 0.9%氯化钠注射液或林格液稀释至1 mg/ml,以 2 μg/(kg·min)的起始剂量持续静脉输注。根据 APTT 监测结果进行剂量调整。

(2)用于 PCI 患者　阿加曲班 350 μg/kg 于 3～5 分钟静脉注射,之后以 25 μg/(kg·min)的初始剂量维持治疗。5～10 分钟后检测 ACT,ACT 300～450 秒可进行 PCI 操作;如 ACT<300 秒,应追加阿加曲班 150 μg/kg 静脉注射,维持剂量增加至 30 μg/(kg·min),5～10 分钟后再测 ACT。如 ACT>450 秒,将维持剂量减至 15 μg/(kg·min),5～10 分钟后再测 ACT。在 PCI 过程中保持 ACT 300～450 秒,根据 ACT 调整阿加曲班剂量。

【制剂与规格】 阿加曲班注射液:(1)2 ml∶10 mg;(2)20 ml∶10 mg;

比伐卢定

Bivalirudin

【适应证】 作为抗凝药用于成人择期经皮冠状动

脉介入治疗(PCI)。

【药理作用】 (1)药效学　本品为凝血酶(thrombin)直接性、特异性、可逆性抑制药。无论凝血酶游离于血循环中还是与血栓结合,本品均可与其催化位点和阴离子结合位点(又称底物识别位点)发生特异性结合,从而直接抑制凝血酶的活性。凝血酶是凝血反应中起核心作用的丝氨酸蛋白酶,其水解纤维蛋白原而生成纤维蛋白单体;激活凝血因子ⅩⅢ;促进纤维蛋白交联而形成稳定血栓的共价结构。同时,凝血酶激活凝血因子Ⅴ与Ⅷ;激活血小板,促进血小板聚集和颗粒释放。因凝血酶可水解本品多肽顺序中 Arg 3 和 Pro 4 之间的肽键,使本品失活,所以本品对凝血活酶的抑制作用是可逆而短暂的。在体外实验中,本品以浓度依赖方式延长健康人血浆的活化部分凝血活酶时间(APTT)、凝血酶时间(TT)、凝血酶原时间(PT)。本品与游离型凝血酶或血栓型凝血酶的结合不受血小板释放物质影响。在静脉注射本品后立即产生抗凝作用,患者的凝血功能在停药后 1 小时左右恢复正常。

(2)药动学　静脉注射比伐卢定后,其药代动力学呈现线性特征。血浆中的比伐卢定通过肾脏及蛋白酶降解两种途径排除。在正常肾功能患者体内的半衰期为 25 分钟。研究表明,药物清除与肾小球滤过率密切相关。肾功能轻微损伤(肌酐消除率 60～89 ml/min)的患者与正常肾功能的患者对该药的清除率相同;肾功能中度或重度损伤的患者对药物清除率降低了 20%;依赖透析的患者对药物清除率则降低 80%。

【不良反应】 常见的是出血,多见于动脉穿刺部位,也可能发生在身体其他部位。大出血则比较少见。用药过程中,若血压或血容量突然下降,或有其他不明症状出现时,都应立刻停药并高度警惕出血的发生。其他少见的反应尚有背痛、头痛、低血压、血小板减少症、过敏反应、皮疹、呼吸困难等。

【禁忌证】 本品禁用于大出血活动期以及对本品过敏者。

【注意事项】 (1)比伐卢定不能用于肌内注射。

(2)不明原因的红细胞比容、血红蛋白含量或血压下降提示可能有出血。一旦发生出血或怀疑出血应停药。目前无比伐卢定的特异性解毒药,但其作用会很快消失。

(3)患者如患有荨麻疹、胸闷、气喘等过敏反应需提前告知。

(4)对于患有肝素引发的血小板减少症(HIT)和肝素引发的血小板减少伴血栓形成综合征(HITTS),目前尚无资料支持其疗效和安全性。

(5)妊娠期及哺乳期妇女用药　除非特别需要,妊娠期妇女不宜应用比伐卢定。尚不清楚比伐卢定是否经人乳分泌,哺乳期妇女慎用。

(6)儿童用药　比伐卢定在儿科使用中的有效性及安全性尚未评价。

(7)老年用药　老年用药出血风险增加。但与肝素相比,使用比伐卢定的出血事件较少。

【药物相互作用】 本品不与血浆蛋白和红细胞结合。在与肝素、华法林或溶栓药物合用时,会增加患者出血的可能性。

【给药说明】 使用方法:每瓶加入 5 ml 5%葡萄糖注射液或 0.9%氯化钠注射液,摇动使药品完全溶解,然后用 5%葡萄糖注射液或 0.9%氯化钠注射液稀释至浓度为 5 mg/ml 使用。根据患者的体重调节给药剂量。

【用法与用量】 静脉注射或静脉滴注　成人推荐使用剂量　①进行 PCI 前,静脉注射 0.75 mg/kg,然后立即静脉滴注 1.75 mg/(kg·h)至手术完毕(不超过 4 小时)。静脉注射 5 分钟后,需监测活化凝血时间(ACT),如果需要,再静脉注射 0.3 mg/kg 剂量。4 小时后如有必要,再以低剂量[0.2 mg/(kg·h)]滴注不超过 20 小时。可与血小板糖蛋白Ⅱb/Ⅲa 抑制药(GPI)合用。②对于患有 HIT/HITTS 的患者行 PCI 时,先静脉注射 0.75 mg/kg,然后在行 PCI 期间静脉滴注 1.75 mg/(kg·h)。建议比伐卢定与阿司匹林(每天 300～325 mg)合用。

对于肾功能损伤患者需要减少剂量,同时监测患者抗凝状况。肾功能中度损伤患者(肌酐清除率 30～59 ml/min)给药剂量为 1.75 mg/(kg·h);如果肌酐清除率小于 30 ml/min,要考虑将剂量减为 1.0 mg/(kg·h);如果是接受透析的患者,静脉滴注剂量要减为 0.25 mg/(kg·h),静脉注射剂量不变。

【产品规格】 注射用比伐卢定:250 mg。

华法林钠[药典(二)]

Warfarin Sodium

【适应证】 预防及治疗深静脉血栓及肺栓塞;预防及治疗心房颤动、心脏瓣膜病或瓣膜置换术后引起的血栓栓塞并发症(脑卒中或体循环栓塞)。也可用于心肌梗死后的二级预防。

【药理】 (1)药效学　本品为间接作用的香豆素类抗凝药,抑制凝血因子Ⅱ、凝血因子Ⅶ、凝血因子Ⅸ、凝血因子Ⅹ以及蛋白 S 和蛋白 C 的活性。上述四种维生素 K 依赖性凝血因子氨基端谷氨酸需经羧基化酶作用,转为γ-羧基谷氨酸，才有凝血活性，而华法林钠的作用是抑制羧基化酶，故致上述凝血因子不具活性，发挥抗凝作用，降低凝血酶诱导的血小板聚集反应，具有抗血小板聚集作用。对已经合成的凝血因子无效，故起效较慢，通常需要 2～7 天发挥抗凝疗效。本品作为口服抗凝药在防治深静脉血栓形成、房颤、瓣膜病及换瓣患者继发的血栓栓塞并发症和心肌梗死后的二级预防等领域都已广泛应用，有确切的疗效，但仍存在并发出血的风险。

(2)药动学　口服后经胃肠道吸收迅速而完全。吸收后迅速与血浆白蛋白高度结合，结合率为 98.11%～99.56%。服药后 12～18 小时起效，36～48 小时达抗凝高峰，作用持续 3～5 日，$t_{1/2\beta}$ 为 44～60 小时。经肝代谢，肝细胞微粒体酶能使之羟基化，成为无活性的化合物，经肾由尿排出。

【不良反应】(1)与任何抗凝药一样，出血是本品的主要不良反应。可有瘀斑、紫癜、牙龈出血、鼻出血、伤口出血经久不愈、月经过多等。出血可发生在任何部位，特别是泌尿系统和消化道。肠壁血肿可致亚急性肠梗阻，也可见硬膜下和颅内血肿。任何穿刺均可引起血肿，严重时局部可产生明显血肿压迫症状。

(2)不常见的不良反应有恶心、呕吐、腹泻、瘙痒性皮疹、过敏反应和皮肤坏死。大量口服甚至有双侧乳房坏死、微血管病变或溶血性贫血以及大范围皮肤坏疽等报道。

【禁忌证】(1)近期手术，尤其是进行脑、脊髓及眼科手术者。

(2)有凝血功能障碍疾病、出血倾向者。

(3)严重肝肾疾病患者、活动性消化性溃疡患者、各种原因的维生素 K 缺乏症患者、脑出血及脑动脉瘤患者、组织器官损伤出血患者及感染性心内膜炎患者。

(4)美国 FDA 妊娠期用药安全性分级为口服给药 X。本品易通过胎盘屏障而致畸胎及胎儿中枢神经系统发育异常。妊娠早期接受本品，可致"胎儿华法林综合征"，即造成胎儿发育不全(畸形)及死亡。因此在妊娠早期 3 个月及妊娠后期 3 个月禁用本品。

【注意事项】(1)少量华法林可由乳腺分泌进入乳汁。哺乳期妇女每日服 5～10 mg，血药浓度一般为 0.48～1.8 μg/ml，乳汁中药物浓度极低，对乳儿一般无影响，但仍需严密观察有无出血征象。

(2)老年人用量适当减少。

(3)本品为一种治疗窗很窄的药物，剂量必须个体化，剂量的精确与否对取得疗效和降低不良反应十分重要。治疗期间需定期检查凝血酶原时间、国际标准化比值(INR)以评估抗凝靶值，并严密观察有无口腔黏膜、鼻腔、皮下出血，减少不必要的手术操作，避免过度劳累和易致损伤的活动。

(4)疗程中应随访检查 INR、粪便潜血及尿隐血等。

【药物相互作用】(1)与本品合用能增强抗凝作用的药物有：①与血浆蛋白亲和力比本品强的药物，可竞争血浆蛋白而使游离型华法林增多，如阿司匹林、保泰松、羟基保泰松、甲芬那酸、水合氯醛、氯贝丁酯、磺胺类药、丙磺舒等。②抑制肝微粒体酶的药物，使本品代谢降低而增效，如氯霉素、别嘌醇、单胺氧化酶抑制药、甲硝唑、西咪替丁等。③减少维生素 K 的吸收和影响凝血酶原合成的药物，如长期服用各种广谱抗生素、液状石蜡或考来烯胺等。④能促使本品与受体结合的药物，如奎尼丁、甲状腺素、蛋白同化激素、苯乙双胍。⑤干扰血小板功能，促使抗凝作用更明显的药物，如大剂量阿司匹林、水杨酸类、前列腺素合成酶抑制药、氯丙嗪、苯海拉明等。⑥胺碘酮可明显增强本品的抗凝作用，该作用可自加用胺碘酮后 4～6 日持续到停药后数周至数月，合用时需减少本品剂量，并严密监测 INR 值。⑦其他增强抗凝作用的药物有丙硫氧嘧啶、二氮嗪(diazoxide)、丙吡胺(disopyramide)、口服降糖药、磺吡酮(抗痛风药)等，机制尚不明确。⑧肾上腺皮质激素和苯妥英钠既可增强，也可减弱抗凝作用，有导致胃肠道出血的危险，一般不宜合用。⑨不能与链激酶、尿激酶合用，否则易导致危重出血。

(2)与本品合用能减弱抗凝作用的药物：①抑制口服抗凝药吸收的药物，包括抗酸药、轻泻药、灰黄霉素、利福平、格鲁米特、甲丙氨酯等。②维生素 K、口服避孕药和雌激素等，竞争有关酶蛋白，促进凝血因子Ⅱ、因子Ⅶ、因子Ⅸ、因子Ⅹ的合成。③肝药酶诱导药，如苯巴比妥、苯妥英钠、氯噻酮、螺内酯能加速本品代谢，减弱其抗凝作用。

【给药说明】(1)剂量应严格个体化，用药次日起即应根据 INR 调整剂量，使 INR 控制在 2.0～3.0 范围内。由于本品起效较慢，如需立即开始抗凝作用，应同时联用肝素或低分子量肝素直至本品充分发挥抗凝作用。

(2)服药最初 1～2 日的凝血酶原活性主要反映短寿命凝血因子Ⅶ的消耗程度，这时的抗凝作用尚不稳定。约 3 日后，因子Ⅱ、Ⅸ、Ⅹ均耗尽，此时才能充分显示抗凝效应。凝血酶原时间也更确切反映维生素 K 依赖性凝血因子的减少程度，可据此以确定维持剂量。必要时以 0.5～1 mg 为阶梯调整剂量。

(3)体重低于 50 kg 患者、老年或肝功能不全患者需降低剂量，使 INR 控制在较低的有效水平(1.8～2.0)。

【用法与用量】 口服　初始剂量，一日 1.5～3 mg(年老体弱者剂量酌减)。剂量应严格个体化，根据国际标准化比值(INR)进行调整，使 INR 控制在 2.0～3.0。

【儿科用法与用量】 口服　一次 0.2～0.5 mg/kg，以后一日维持剂量 2～8 mg。

【儿科注意事项】 本品过量易致各种出血。

【制剂与规格】 华法林钠片：(1)2.5 mg；(2)3 mg；(3)5 mg。

醋硝香豆素
Acenocoumarol

【适应证】 用于预防和治疗血管内血栓性疾病，如防治静脉血栓、肺栓塞、心肌梗死及心房颤动引起的栓塞。尤其适用于长期维持抗凝治疗者；对动脉闭塞者需先用肝素控制症状，再使用本品。

【药理】 (1)药效学　醋硝香豆素是一种抗凝药，系双香豆素的合成代用品，化学结构与维生素 K 相似，与维生素 K 发生竞争性拮抗，妨碍后者的利用，使肝脏中凝血酶原和凝血因子Ⅶ、Ⅸ、Ⅹ的合成受阻，是双香豆素类中抗凝效力最强的口服抗凝药。作用较双香豆素快，但维持时间较短。对已合成的凝血酶原和凝血因子无作用。

(2)药动学　本品口服吸收迅速而完全，服后 36～48 小时达抗凝效应高峰。$t_{1/2}$ 为 8～11 小时，其还原型代谢产物也有抗凝作用，抗凝作用可持续 2～4 天。经肝脏代谢，代谢产物主要由尿中排泄。本品血浆蛋白结合率高。可通过胎盘屏障，但较少进入乳汁。

【不良反应】 口服过量易引起出血，最常见出血部位为皮肤、黏膜、胃肠道、泌尿道。偶尔出现头晕、恶心、腹泻和皮肤过敏反应，可见严重持续性头痛、背痛、腹痛等。

【禁忌证】 (1)禁用于有出血倾向者、胃肠道溃疡者、严重肾功能不全者、分娩后或手术后 3 天内、妊娠后期和哺乳期妇女。

(2)本品可通过胎盘屏障，妊娠期给药可造成胎儿内出血或死胎；应用于妊娠最初 3 个月有致畸可能；产前服用可致新生儿内出血和分娩出血过多。故妊娠期及哺乳期妇女禁用。

【注意事项】 (1)遗传性易栓症且需要抗凝的妊娠期妇女最好选用肝素。

(2)本品能经过乳腺分泌入乳汁，哺乳期妇女服用本品可致婴幼儿低凝血酶原血症。

(3)下列情况慎用：酒精中毒、恶病质、结缔组织病、充血性心力衰竭、发热、病毒性肝炎、肝功能失代偿期或肝硬化、高脂血症、甲状腺功能减退症、严重营养不良、维生素 C 或 K 缺乏、胰腺疾病、口炎性腹泻、近期放射治疗后、严重糖尿病、重度高血压、各种血液病、活动性消化性溃疡、溃疡性结肠炎、感染性心内膜炎、肾功能不全等。

(4)治疗期间避免任何组织损伤，定期检测凝血酶原时间以及粪便潜血和尿隐血。

(5)服用本品过量可口服或注射维生素 K_1 解救。紧急情况首先静脉输注新鲜血液或新鲜冷冻血浆。

【药物相互作用】 参阅“华法林钠”。

【用法与用量】 口服　第一日 4～8 mg，分次服用；第二日 2～4 mg，分次服用。维持剂量一日 2.5～5 mg，分次服用。

【制剂与规格】 醋硝香豆素片：(1)1 mg；(2)2 mg。

利伐沙班
Rivaroxaban

【适应证】 (1)用于择期髋关节或膝关节置换手术的成年患者，以预防静脉血栓形成(VTE)。

(2)用于治疗成人深静脉血栓形成(DVT)，降低急性 DVT 后 DVT 复发和肺栓塞(PE)的风险。

(3)用于具有一种或多种危险因素(例如：充血性心力衰竭、高血压、年龄≥75 岁、糖尿病、脑卒中或短暂性脑缺血发作病史)的非瓣膜性房颤成年患者，以降低脑卒中和全身性血栓栓塞的风险。

【药理】 (1)药效学　本品是一种高选择性、直接抑制因子Ⅹa 的口服药物。通过抑制因子Ⅹa，中断内源性和外源性的共同凝血途径，抑制凝血酶的产生和血栓形成。利伐沙班在人体呈剂量依赖型抑制Ⅹa 因子活性。

(2)药动学　吸收：口服吸收迅速，服用后 2～4 小时达到最大血药浓度(C_{max})。进食对本品 AUC 或 C_{max} 无明显影响。药代动力学呈线性。分布：本品与血浆蛋白的结合率较高，在人体中为 92%～95%。稳态分布容积约为 50L。代谢和消除：约 2/3 通过代谢降解，其中一半经肾脏排泄，另一半经粪便排出；其余 1/3 以活性原形药物形式直接经肾脏排泄。全身清除率约为 10L/h。以 10 mg 剂量口服后的消除半衰期为 7～11 小时。

【不良反应】 (1)使用本品存在引起某些组织或器

官发生隐性或显性出血的风险，可导致出血或贫血。出血的体征、症状和严重程度（包括可能的致死性结果）取决于出血的部位、程度及范围。使用后出现虚弱、无力、苍白、头晕、头痛或原因不明的肿胀等表现时，应考虑发生出血的可能性。

（2）术后出血（包括术后贫血和伤口出血）较为常见。其他部位出血包括：肌肉出血、齿龈出血、咯血、便血、呕血、血尿、生殖道出血（月经过多）、鼻出血、结膜出血、脑出血、肾上腺出血。

（3）其他不良反应包括：①肝功能指标：血清γ-谷氨酰转移酶、氨基转移酶、乳酸脱氢酶、碱性磷酸酶、胆红素升高。②心血管系统：心动过速。③血液系统：贫血（相应的实验室参数异常），血小板增多。④神经系统：晕厥、头晕、头痛。⑤消化系统：恶心、便秘、腹泻、腹痛、消化不良、口干、呕吐；脂肪酶、淀粉酶升高。⑥泌尿系统异常：肾损害（血肌酐、尿素氮升高）。⑦皮肤：瘙痒、皮疹、荨麻疹。⑧全身和给药部位：局部水肿、外周性水肿、不适（疲乏、无力）、发热；过敏性皮炎；未知的超敏反应。

【禁忌证】（1）对本品过敏者禁用。

（2）有明显临床活动性出血者禁用。

（3）具有大出血显著风险的病灶或病情，例如目前或近期患有胃肠道溃疡、存在出血风险较高的恶性肿瘤、近期发生脑部或脊椎损伤、近期接受脑部或脊椎或眼科手术、近期发生颅内出血、已知或疑似的食管胃底静脉曲张、动静脉畸形及血管动脉瘤或重大脊椎内或脑内血管畸形的患者禁用。

（4）具有凝血异常和临床相关出血风险的肝病患者禁用，包括达到Child-Pugh C级的肝硬化患者。

（5）重度肾功能损害（肌酐清除率＜15 ml/min）的患者禁用。

（6）除了从其他治疗转换为利伐沙班或从利伐沙班转换为其他治疗的情况，或给予维持中心静脉或动脉导管所需的普通肝素（UFH）剂量之外，禁用任何其他抗凝药的伴随治疗。

（7）妊娠期及哺乳期妇女禁用。

【注意事项】（1）出血风险　利伐沙班将使出血的风险升高，且可能引起严重或致死性的出血，使用时应严密监测出血表现。在决定是否为具有较高出血风险的患者应用利伐沙班时，必须权衡血栓栓塞事件风险与出血风险的利弊。与其他抗凝药一样，谨慎观察服用利伐沙班的患者，以发现出血体征。建议在出血风险较高的情况下谨慎使用。如果发生严重出血，必须停用利伐沙班。

（2）伴有以下出血风险的患者慎用　先天性或后天性凝血障碍、未控制的严重高血压、血管源性视网膜病变、严重糖尿病、脊柱内或脑内血管异常（尚可进行手术介入治疗）。

（3）合并使用影响止血的其他药物将使出血风险升高　包括血小板P2Y12受体拮抗药、其他抗血栓药、纤溶药以及非甾体抗炎药。

（4）肾损害　在重度肾损害（肌酐清除率＜30 ml/min）患者中，本品的血药浓度显著升高，导致出血风险升高。肌酐清除率15～29 ml/min的患者慎用。合用可使本品血药浓度升高的药物（如吡咯类抗真菌药）时，中度肾损害（肌酐清除率30～49 ml/min）的患者也应慎用。

（5）肝损害　在中度肝损害（Child-Pugh B级）的肝硬化患者中，本品血药浓度可能显著升高，导致出血风险升高。此时尚不伴有凝血异常的肝病患者慎用。

（6）硬膜外/蛛网膜下隙麻醉或穿刺　接受抗血栓药预防血栓形成并发症的患者，进行蛛网膜下隙/硬膜外麻醉或穿刺时可发生硬膜外血肿，导致长期或永久性瘫痪。术后留置硬膜外导管、创伤或重复椎管内穿刺、使用影响止血作用的药物，均能增加血肿风险。应严密观察患者有无神经功能损伤的症状和体征（如下肢麻木或无力、直肠或膀胱功能障碍）。一旦发现神经功能损伤，必须立即诊断和治疗。本品末次给药18小时后才能取出硬膜外导管。取出导管6小时后才能再次服用本品。

（7）提前停用利伐沙班将使血栓栓塞事件风险升高　在无充分的替代抗凝治疗的情况下，提前停用任何口服抗凝药包括利伐沙班，将使血栓栓塞事件风险升高。临床试验中，在非瓣膜性房颤患者中从利伐沙班转换为华法林抗凝治疗期间，观察到脑卒中发生率的升高。如果因病理性出血或由于治疗之外的原因而必须提前停用利伐沙班，则考虑给予另一种抗凝药。

（8）抗凝作用逆转　尚无针对利伐沙班的特异性拮抗药。由于与血浆蛋白的高度结合，利伐沙班预期无法被透析。硫酸鱼精蛋白及维生素K预期不会影响利伐沙班的抗凝活性。在健康受试者中给予凝血酶原复合物浓缩剂（PCC）之后，观察到凝血酶原时间延长有部分逆转。使用其他促凝血逆转剂，例如活化凝血酶原复合物浓缩剂（APCC）或重组Ⅶa因子（rFⅦa），尚未经过试验评估。

（9）儿童用药　尚无安全性和疗效方面的数据。不建议用于18岁以下的青少年或儿童。

（10）老年患者用药　对老年患者（＞65岁）无需调

整剂量。

【药物相互作用】 (1)细胞色素氧化酶(CYP)3A4和通透性糖蛋白(P-gp)抑制药 使本品的平均AUC升高，药效显著提高，导致出血风险升高。

(2)作用于利伐沙班两条消除途径之一(CYP3A4或P-gp)的抑制药 使本品的血药浓度轻度升高。

(3)抗凝血药 合用依诺肝素(40 mg，单次给药)和利伐沙班(10 mg，单次给药)，在抗因子Ⅹa活性上有相加作用，而对凝血试验(PT，APTT)无任何相加作用。依诺肝素不影响本品的药代动力学。同时接受其他抗凝血药物治疗的患者，由于出血风险升高，应特别谨慎。

(4)非甾体抗炎药/血小板聚集抑制药 未观察到对本品具有临床显著性的药代动力学或药效学相互作用。但增加出血风险。

(5)CYP3A4诱导药 使本品的平均AUC及药效降低。

【给药说明】 服药不受进食影响。

【用法与用量】 (1)常规推荐剂量 口服 ①利伐沙班10 mg，可与食物同服，也可以单独服用。②利伐沙班15 mg或20 mg，应与食物同服。

(2)预防成年患者择期髋关节或膝关节置换手术后静脉血栓形成 口服 利伐沙班10 mg，一日1次。如伤口已止血，首次用药时间应在手术后6～10小时之间。疗程取决于每名患者所接受的骨科手术类型及发生静脉血栓栓塞事件的风险。对于接受髋关节大手术的患者，推荐疗程为35天。对于接受膝关节大手术的患者，推荐疗程为12天。如果发生漏服，患者应立即补服利伐沙班，并于次日继续每日服药1次。

(3)治疗DVT，降低急性DVT后DVT复发和PE的风险 急性DVT的初始治疗推荐剂量是前三周一次15 mg，一日2次；之后维持治疗及降低DVT复发和PE风险的剂量是一次20 mg，一日1次。在谨慎评估治疗获益与出血风险之后，应根据个体情况确定治疗持续时间。应基于一过性危险因素(如：近期接受手术、创伤、制动)进行短期治疗(3个月)，并应基于永久性危险因素或者特发性DVT进行长期治疗。对于该适应证，使用利伐沙班超过12个月的经验尚不充足。

如果在“一次15 mg、一日2次”治疗期间(第1～21日)发生漏服，患者应立即补服利伐沙班，以确保每日服用30 mg利伐沙班。这种情况下可能需一次服用2片本品(15 mg/片)。之后，应依照用药建议继续接受常规治疗。

如果在“一次20 mg、一日1次”治疗期间(第22日和以后)发生漏服，患者应立即补服利伐沙班，之后应依照推荐剂量继续接受每日1次给药。不应为了弥补漏服的剂量而在一日之内将剂量加倍。

(4)用于非瓣膜性房颤成年患者，降低脑卒中和全身性血栓栓塞的风险 口服 一次20 mg，一日1次，该剂量同时也是最大推荐剂量；对于低体重和高龄(>75岁)的患者，可根据患者的情况，酌情使用一次15 mg，一日1次。在利伐沙班预防脑卒中和全身性血栓栓塞的获益大于出血风险的情况下，应接受长期治疗。

如果发生漏服，患者应立即补服利伐沙班，并于次日继续接受每日1次给药。不应为了弥补漏服的剂量而在一日之内将剂量加倍。

(5)因手术及其他干预治疗而停药 如果为了降低手术或其他干预过程的出血风险而必须停止抗凝治疗，则必须在干预前的至少24小时停止使用利伐沙班，以降低出血风险。在决定是否将某个干预过程延迟至利伐沙班最后一次给药24小时后时，必须权衡出血风险的升高与干预治疗的紧迫性。考虑到利伐沙班起效快，在手术或其他干预过程之后，一旦确定已充分止血，应该立即重新使用利伐沙班。如果在手术干预期间或之后无法服用口服药物，考虑给予非口服途径抗凝药。

(6)抗凝药物的转换

①从维生素K拮抗药(VKA)转换为利伐沙班

对降低脑卒中和全身性血栓栓塞风险的患者，应停用VKA，在国际标准化比值(INR)≤3.0时，开始利伐沙班治疗。

对治疗DVT及降低急性DVT后DVT复发和PE风险的患者，应停用VKA，在国际标准化比值(INR)≤2.5时，开始利伐沙班治疗。

将患者接受的治疗从VKA转换为利伐沙班时，INR值会出现假性升高，但并不是衡量利伐沙班抗凝活性的有效指标，因此，不建议使用INR来评价利伐沙班的抗凝活性。

②从利伐沙班转换为维生素K拮抗药(VKA)

利伐沙班转换为VKA期间可能出现抗凝不充分的情况。转换为任何其他抗凝药的过程中都应确保持续充分抗凝作用。应注意利伐沙班可促进INR升高。

对于从利伐沙班转换为VKA的患者，应联用VKA和利伐沙班，直至INR≥2.0。在转换期的前2天，应使用VKA的标准起始剂量，随后根据INR检查结果调整VKA的给药剂量。患者联用利伐沙班与VKA时，检测INR应在利伐沙班给药24小时后至下一次利伐沙班给药之前进行。停用利伐沙班的患者，至少在末次给药24

小时后，能够检测到可靠的 INR 值。

③从非口服抗凝药转换为利伐沙班

对正在接受非口服抗凝药的患者，非持续给药者（例如皮下注射的低分子量肝素）应在下一次预定给药时间前 0～2 小时开始服用利伐沙班，持续给药者（例如静脉给药的普通肝素）应在停药时开始服用利伐沙班。

④从利伐沙班转换为非口服抗凝药

停用利伐沙班，并在利伐沙班下一次预定给药时间时给予首剂非口服抗凝药。

【制剂与规格】 利伐沙班片：(1)10 mg；(2)15 mg；(3)20 mg。

甲磺酸达比加群酯

Dabigatran Etexilate Mesilate

【适应证】 预防存在以下具有一个或多个危险因素的成人非瓣膜性房颤患者的脑卒中和全身性血栓栓塞(SEE)：①先前曾有脑卒中、短暂性脑缺血发作或全身性栓塞病史。②左心室射血分数＜40％。③伴有症状的心力衰竭，纽约心脏病协会(NYHA)心功能分级≥Ⅱ级。④年龄≥75 岁。⑤年龄≥65 岁，且伴有以下任一疾病：糖尿病、冠心病或高血压。

【药理】 (1)药效学　达比加群酯作为小分子前体药物，未显示有任何药理学活性。口服给药后，达比加群酯可被迅速吸收，并在血浆和肝脏经由酯酶催化水解转化为达比加群。达比加群是强效、竞争性、可逆性、直接性凝血酶抑制药，也是血浆中的主要活性成分。

由于在凝血级联反应中，凝血酶（丝氨酸蛋白酶）使纤维蛋白原转化为纤维蛋白，抑制凝血酶可预防血栓形成。达比加群还可抑制游离型凝血酶、与纤维蛋白结合的凝血酶和凝血酶诱导的血小板聚集。

基于动物的体内、体外试验显示，达比加群静脉给药和达比加群酯口服给药后的抗血栓形成疗效和抗凝活性差异无统计学意义。

根据Ⅱ期新药临床试验研究结果，达比加群血药浓度和抗凝效果密切相关。达比加群可延长凝血酶时间(TT)、ECT 和 APTT。

(2)药动学　口服给药后，达比加群酯迅速且完全被转化为达比加群，达比加群的绝对生物利用度约为 6.5％。给药后 0.5～2.0 小时达到血药峰浓度(C_{max})。进食不会影响达比加群酯的生物利用度，但会使血药浓度达峰时间延后 2 小时。与参比胶囊剂型相较，在去除羟丙基甲基纤维素(HPMC)胶囊外壳后直接服用其内含颗粒时的口服生物利用度可能会出现最高达 75％的增加。因此，在临床使用过程中应始终注意保持 HPMC 胶囊的完整性以避免无意导致达比加群酯生物利用度的增高。达比加群血浆蛋白结合率 34％～35％。分布容积为 60～70L。本品 C_{max} 和 AUC 呈剂量依赖型。达比加群血药浓度呈双幂下降，平均终末半衰期在健康老年人中约为 11 小时。在多次给药后观察到的终末半衰期为 12～14 小时。半衰期不依赖于给药剂量，在肾功能不全时会出现延长。达比加群主要以原形经由尿液清除，清除率与肾小球滤过率呈正相关。

【不良反应】 (1)出血　在考察达比加群酯在房颤患者中预防脑卒中和 SEE 效果的关键研究中，最常报告的不良反应是出血，大约 16.5％患者发生不同程度的各种出血。

(2)腹痛、腹泻、恶心、消化不良、肝功能异常等。

(3)其他偶见不良反应　血小板减少、皮疹、吞咽困难等。

【禁忌证】 (1)已知对本品活性成分或任一辅料过敏者。

(2)重度肾功能不全(CrCl＜30 ml/min)患者。

(3)临床上显著的活动性出血。

(4)有大出血显著风险的病变或状况，如当前或近期消化道溃疡，高出血风险的恶性赘生物，近期脑或脊髓损伤，近期脑、脊髓或眼部手术，近期颅内出血，已知或可疑的食管胃底静脉曲张，动静脉畸形、血管动脉瘤或脊柱内或脑内主要血管异常。

(5)联合应用任何其他抗凝药物，如普通肝素(UFH)，低分子量肝素（依诺肝素、达肝素等），肝素衍生物（磺达肝癸钠等），口服抗凝药（华法林、利伐沙班、阿哌沙班等），除非在由上述治疗转换至本品或反之，以及 UFH 用于维持中心静脉或动脉置管通畅的必要剂量等情况下。

(6)有预期会影响存活时间的肝功能不全或肝病。

(7)联合使用全身性酮康唑、环孢素、伊曲康唑、他克莫司和决奈达隆。

(8)机械人工瓣膜。

【注意事项】 (1)出血风险　与其他所有抗凝药物一样，出血风险增高时，应谨慎使用达比加群酯。在接受达比加群酯治疗的过程中，机体任何部位都可能发生出血。如果出现难以解释的血红蛋白和（或）红细胞比容或血压的下降，应注意寻找出血部位。

(2)以下因素增加达比加群血药浓度：肾功能下降(CrCl 30～50 ml/min)、年龄≥75 岁、低体重＜50 kg 或联合使用强效 P-gp 抑制药（如：胺碘酮、奎尼丁或维拉帕米)。

(3)老年患者(≥75岁),使用乙酰水杨酸(ASA)、氯吡格雷或非甾体抗炎药(NSAID)患者及存在食管炎、胃炎或需要使用质子泵抑制药(PPI)或组胺 H_2受体拮抗药治疗的胃食管反流病患者会增加胃肠道出血的风险。在伴有上述因素的房颤患者中,应考虑达比加群酯的剂量为一次110 mg、一日2次,可考虑使用PPI预防出血。

(4)当存在显著增大出血风险的病变、状况、操作和(或)药物治疗[例如NSAIDs、抗血小板药物、5-羟色胺再摄取抑制药(SSRIs)或选择性5-羟色胺和去甲肾上腺素再摄取抑制药(SNRIs)]的患者,出血风险可能增加,需谨慎地进行风险-获益评估。本品仅用于获益大于出血风险时。

(5)本品不需要进行常规抗凝监测。但是,达比加群相关抗凝作用检测可能有助于避免在其他危险因素存在时达比加群的过高暴露。对于服用本品的患者进行INR检测是不可靠的,可能会有INR升高的假阳性报告。因此不应进行INR检测。稀释凝血酶时间(dTT)、蝰蛇毒凝血时间(ECT)和活化部分凝血活酶时间(APTT)可能提供有效的信息,但这些检查未标准化,解释结果时应谨慎。

(6)房颤相关性脑卒中和SEE预防的临床试验中排除了肝酶增高>2 ULN(正常值上限)的肝功能不全患者,对这一患者亚组无治疗经验,所以不推荐该人群使用本品。

(7)如需进行紧急手术/操作,应暂时停用达比加群酯。在可能的情况下应延迟手术/操作至末次给药后至少12小时。如果不能推迟手术,可能会增加出血风险。应依据出血风险与操作的紧迫性进行权衡。

(8)椎管内麻醉等操作可能需要彻底止血。外伤或反复穿刺以及硬膜外导管使用时间延长可能增加椎管或硬膜外血肿的发生风险。在拔除导管后,应至少间隔2小时方可给予首剂达比加群酯。需要密切监测这些患者的神经系统体征和椎管或硬膜外血肿症状。

(9)如果出现过度抗凝,可能需要中断本品治疗。尚无针对达比加群的特异性解毒药。如果发生出血并发症,必须终止治疗,并查找出血来源。由于达比加群主要经由肾脏途径排泄,必须维持适度利尿。应该在医师的指导下采取合适的支持性治疗,例如给予外科止血和补充血容量。可考虑使用活化的凝血酶原复合浓缩物(如FEIBA)或重组Ⅶa因子,或凝血因子Ⅱ、Ⅸ或Ⅹ浓缩物。有一些实验证据支持这些药物能够逆转达比加群的抗凝效果,但其在临床实践中的有效性以及导致血栓栓塞反弹的潜在风险数据有限。给予上述逆转药物后,抗凝检测可能不可靠,因此进行这些检测时应谨慎。对于存在血小板减少症或已经使用长效抗血小板药物的病例,应考虑给予血小板浓缩物。所有对症治疗应根据医生的判断给予。因其蛋白结合率较低,达比加群可经透析清除,但在此情况下使用透析治疗的临床经验尚有限。

(10)妊娠期妇女用药　尚无关于妊娠期女性暴露于本品的充分数据。动物研究已表明有生殖毒性。是否存在对人类的潜在风险尚未知。在接受达比加群酯治疗的育龄女性应避免妊娠。除非确实必需,否则妊娠期女性不应接受本品治疗。

(11)哺乳期妇女用药　尚无达比加群对哺乳期婴儿影响的临床数据。使用本品治疗期间应停止哺乳。

(12)儿童用药　在本品下述适应证中没有儿童人群相关应用:非瓣膜性房颤患者的卒中和SEE预防,由于缺乏18岁以下患者使用本品的安全性和有效性数据,所以不推荐本品用于18岁以下患者。

(13)老年用药　80岁及以上年龄的患者治疗剂量为每次110 mg,每日两次。

【药物相互作用】 (1)达比加群酯和达比加群不通过细胞色素 P_{450}系统代谢,与经细胞色素 P_{450}代谢的药物不发生相互作用。

(2)达比加群酯是外流转运蛋白P-gp的底物。预计与强效P-gp抑制药(如:胺碘酮、维拉帕米、奎尼丁、酮康唑、决奈达隆和克拉霉素)的联合使用会导致达比加群血药浓度升高。禁止达比加群酯与全身用药性酮康唑、环孢素、伊曲康唑、泊沙康唑、他克莫司和决奈达隆联合应用。与其他强效P-gp抑制药(如:胺碘酮、奎尼丁或维拉帕米)联合使用时应谨慎。

(3)与P-gp诱导药　如:利福平、贯叶连翘(金丝桃)、卡马西平或苯妥英等联合使用会降低达比加群血药浓度,因此应该避免联合使用。

(4)影响P-gp的其他药物:蛋白酶抑制药(包括利托那韦及其与其他蛋白酶抑制药的复方制剂)会影响P-gp(作为抑制药或诱导药)。未对上述药物进行过研究,因此不建议与本品联合使用。

(5)P-gp底物　地高辛:在一项纳入24名健康人的研究中,当本品与地高辛联合使用时,未观察到对地高辛产生影响,也未观察到达比加群暴露量产生具有临床意义的相关改变。

联合应用选择性5-羟色胺再摄取抑制药(SSRIs)或选择性5-羟色胺和去甲肾上腺素再摄取抑制药(SNRIs)

均增加出血风险。

临床研究中曾经将泮托拉唑和其他质子泵抑制药(PPI)与本品联合使用，并未观察到对本品疗效方面的影响。雷尼替丁与达比加群酯联合使用未对达比加群吸收程度产生具有临床意义的相关性影响。

【用法与用量】 口服　成人　餐时或餐后服用均可。请勿打开胶囊。一日 300 mg，即一次 1 粒 150 mg 的胶囊，每日 2 次。应维持终生治疗。

心脏复律：心脏复律过程中，可维持本品治疗。

遗漏服药：若距下次用药时间大于 6 小时，仍能服用本品漏服的剂量。如果距下次用药不足 6 小时，则应忽略漏服的剂量。不可为弥补漏服剂量而使用双倍剂量的药物。

【制剂与规格】 甲磺酸达比加群酯胶囊：(1)110 mg；(2)150 mg。

阿哌沙班

Apixaban

【适应证】 用于髋关节或膝关节择期置换术的成年患者，预防静脉血栓栓塞事件(VTE)。

【药理】 (1)药效学　阿哌沙班是一种强效且口服有效的可逆性、直接性、高选择性Ⅹa因子活性位点抑制药，其抗血栓活性不依赖抗凝血酶Ⅲ。阿哌沙班可以抑制游离型及与血栓结合的Ⅹa因子，并抑制凝血酶原活性。阿哌沙班对血小板聚集无直接影响，但间接抑制凝血酶诱导的血小板聚集。通过对Ⅹa因子的抑制，阿哌沙班抑制凝血酶的产生，并抑制血栓形成。在动物模型中进行的临床前试验结果显示，阿哌沙班在不影响止血功能的剂量水平下具有抗栓作用，可预防动脉及静脉血栓。

由于阿哌沙班抑制了Ⅹa因子，所以可延长凝血试验的参数，如凝血酶原时间(PT)、INR及活化部分凝血活酶时间(APTT)。在预期治疗剂量下，这些凝血参数的变化幅度很小，但变异程度大，因此不建议用这些参数来评价阿哌沙班的药效作用。

在利用多种市售抗Ⅹa因子试剂盒的体外研究中，可见阿哌沙班降低Ⅹa因子的酶活性，也提示了其抗Ⅹa因子活性；但不同试剂盒间研究结果不同。仅Rotachrom肝素发色分析法有详细临床试验数据，结果发现阿哌沙班的抗Ⅹa因子活性与其血药浓度存在密切直接的线性相关关系，当血药浓度达到高峰时，抗Ⅹa因子活性达到最大值。在一个很宽的剂量范围内，阿哌沙班的浓度与其抗Ⅹa因子活性都呈线性关系，Rotachrom测试的精确度达到临床实验室要求。服用阿哌沙班后，其剂量及浓度变化引起的抗Ⅹa因子活性改变较凝血参数变化更显著，变异程度更小。

服用阿哌沙班 2.5 mg 每日 2 次后，预测其抗Ⅹa因子活性的稳态波峰与波谷数值分别为 1.3 IU/ml 及 0.84 IU/ml，即在给药间隔内抗Ⅹa因子活性的波峰/波谷比值小于 1.6 倍。

虽然服用阿哌沙班时，不需要对暴露量进行常规监测，但Rotachrom抗Ⅹa因子分析在需要了解阿哌沙班的暴露量来帮助临床决策的特殊情况下可能有用，如药物过量和急诊手术。

(2)药动学　在 10 mg 剂量范围内，阿哌沙班的绝对生物利用度约为 50%。阿哌沙班吸收迅速，服用后 3～4 小时达到最大血药浓度(C_{max})。进食对阿哌沙班 10 mg 的AUC或C_{max}无影响，阿哌沙班可以在进餐时或非进餐时服用。在 10 mg 剂量范围内，阿哌沙班呈线性药代动力学特征，且呈剂量依赖型。当阿哌沙班剂量≥25 mg 时，显示为溶出限制性吸收，生物利用度下降。阿哌沙班的暴露参数表现为低至中度变异，其个体内变异系数(CV)约为 20%，个体间约为 30%。在人体内，本品与血浆蛋白结合率约为 87%。分布容积(V_{ss})约为 21 L。

阿哌沙班生物转化的主要位点是3-哌啶酮基的O-脱甲基或羟基化。阿哌沙班主要通过CYP3A4/5代谢，很少部分通过CYP1A2、CYP2C8、CYP2C9、CYP2C19及CYP2J2代谢。原形阿哌沙班是人体血浆中的主要药物相关成分，未发现具有活性的循环代谢产物。阿哌沙班是转运蛋白P-gp及乳腺癌耐药蛋白(BCRP)的作用底物。

阿哌沙班可通过多种途径清除。人体给予阿哌沙班后，约 25% 以代谢产物形式出现，绝大多数在粪便检出。肾脏的排泄量约占总清除率的 27%。此外，临床试验还发现额外的胆汁排泄，非临床试验发现额外的直接肠道排泄。阿哌沙班的总清除率约为 3.3 L/h，半衰期约为 12 小时。

【不良反应】 出血　在接受择期髋关节或膝关节置换术的成年患者服用阿哌沙班预防静脉血栓栓塞的有效性及安全性的关键性临床试验中，最常见的不良反应为出血。大出血发生率 0.8%～0.6%，所有出血发生率 11.7%～6.9%。

【禁忌证】 (1)对本品过敏者。

(2)有临床明显活动性出血。

(3)伴有凝血异常和临床相关出血风险的肝病。

(4)由于尚无肌酐清除率<15 ml/min 的患者或透析患者的临床资料,因此不推荐这些患者服用阿哌沙班。

【注意事项】 (1)出血风险　与其他抗凝药物一样,对服用阿哌沙班的患者,要严密监测出血征象。阿哌沙班应慎用于伴有以下出血风险的患者:先天性或获得性出血疾病;活动性胃肠道溃疡疾病;细菌性心内膜炎;血小板减少症;血小板功能异常;有出血性脑卒中病史;未控制的重度高血压;近期接受脑、脊柱或眼科手术。如果发生严重出血,应停用阿哌沙班。在伴有活动性出血或进行择期手术或有创性操作时,停用抗凝药(包括阿哌沙班)可使患者的血栓形成风险增加。如果出于任何原因必须暂时停用阿哌沙班抗凝时,应尽快重新开始阿哌沙班治疗。

(2)肾损害　轻度或中度肾损害患者无需调整剂量。在重度肾损害(肌酐清除率 15～29 ml/min)患者中的有限临床数据表明,该患者人群的阿哌沙班血药浓度升高,由于可能增加出血风险,阿哌沙班单独或联合乙酰水杨酸用于上述患者时应谨慎。由于尚无肌酐清除率<15 ml/min 的患者或透析患者的临床资料,因此不推荐这些患者服用阿哌沙班。

(3)阿哌沙班与乙酰水杨酸联合用于老年患者(大于 65 岁)的临床经验有限。因可能增加出血风险,老年患者联合服用这两种药物应谨慎。

(4)肝损害　轻度肝损害患者不需要调整剂量。由于中度肝损害患者可能存在内源性凝血异常,而且本品在此类患者中的临床经验有限,所以不能为中度肝损害患者提供给药建议。由于肝酶升高 ALT/AST>2 ULN 或总胆红素升高≥1.5 ULN 的患者未入选临床试验,因此,阿哌沙班用于这些人群时应谨慎。阿哌沙班禁用于伴有凝血异常和临床相关出血风险的肝病患者。

(5)服用强效 CYP3A4 及 P-gp 抑制药进行全身性治疗的患者不推荐服用阿哌沙班;此类抑制药包括吡咯类抗真菌药(如酮康唑、伊曲康唑、伏立康唑及泊沙康唑)和 HIV 蛋白酶抑制药(如利托那韦)。若同时存在造成阿哌沙班暴露量增加的其他因素(如重度肾损害),则阿哌沙班的平均 AUC 会有更大幅度的升高。阿哌沙班与 CYP3A4 及 P-gp 强效诱导药(如利福平、苯妥英、苯巴比妥或圣约翰草)合用时,可使阿哌沙班的平均暴露量降低约 50%,故当本品与 CYP3A4 及 P-gp 强效诱导药合用时应谨慎。

(6)与其他影响止血药物的相互作用　阿哌沙班与抗血小板药物合用增加出血风险。当患者同时服用非甾体抗炎药(NSAIDs),包括乙酰水杨酸时,应特别慎重。手术后,不推荐阿哌沙班与其他血小板聚集抑制药或其他抗栓药物联合使用。

(7)脊髓/硬膜外麻醉或穿刺　在采用脊髓/硬膜外麻醉或穿刺时,有发生硬膜外或脊髓血肿并发症的风险,这可能导致长期或永久性瘫痪。术后使用硬膜外留置导管或伴随使用影响止血的药物,可能使上述事件的风险增加。取出硬膜外或鞘内留置导管至少 5 小时后才能服用首剂阿哌沙班。创伤或重复硬膜外或脊髓穿刺也可能使上述风险增加。应对患者进行频繁监测,观察是否有神经功能损伤的症状和体征(例如下肢麻木或无力,肠道或膀胱功能障碍)。准备接受抗凝治疗的患者,在进行脊髓/硬膜外麻醉或穿刺之前,医师应衡量潜在的获益和风险。阿哌沙班末次服药与拔除导管之间应间隔 20～30 小时(即 2 个半衰期),拔除导管前至少应停药 1 次。导管拔除至少 5 小时后才能服用阿哌沙班。与所有新型抗凝药相似,在采用脊髓/硬膜外麻醉的患者中服药经验有限,因此,采用脊髓/硬膜外麻醉的患者服用阿哌沙班时应极其谨慎。

(8)髋关节骨折手术　目前尚无临床试验评价接受髋关节骨折手术患者服用阿哌沙班的有效性和安全性,因此,不推荐这些患者服用阿哌沙班。

(9)本品中含有乳糖,有罕见的遗传性半乳糖不耐受、Lapp 乳糖酶缺乏症或葡萄糖-半乳糖吸收不良的患者,不应服用本品。

(10)尚无针对阿哌沙班的任何解毒药,阿哌沙班过量可能导致出血风险升高。当出现出血并发症时,应立即停药,并查明出血原因。应考虑采取恰当的治疗措施,如外科手术止血、输入新鲜冷冻血浆等。

(11)对驾驶及机械操作能力的影响　阿哌沙班对驾驶及机械操作能力无影响或该影响可忽略。

(12)妊娠期及哺乳期妇女用药　目前尚无妊娠期妇女应用阿哌沙班的资料,妊娠期间不推荐应用阿哌沙班。动物研究未发现本品有直接或间接的生殖毒性。

尚不清楚阿哌沙班或其代谢产物是否进入人乳。现有的动物实验数据显示阿哌沙班能进入母乳,对新生儿及婴儿的风险不能被排除。因此,哺乳期妇女慎用阿哌沙班。

(13)儿童用药　目前尚无在 18 岁以下患者中使用阿哌沙班的安全性和有效性方面的数据。

(14)老年患者用药　无需调整剂量。

【药物相互作用】 (1)CYP3A4 及 P-gp 抑制药　当服用强效 CYP3A4 及 P-gp 抑制药进行全身性治疗的

患者不推荐服用阿哌沙班，此类抑制药包括吡咯类抗真菌药（如酮康唑、伊曲康唑、伏立康唑及泊沙康唑）和HIV蛋白酶抑制药（如利托那韦）。中度抑制阿哌沙班消除途径［CYP3A4和（或）P-gp］的活性物质可使阿哌沙班血药浓度轻度升高，无需调整剂量。

（2）CYP3A4及P-gp诱导药　阿哌沙班与CYP3A4及P-gp强效诱导药利福平合用时，可使阿哌沙班的平均AUC降低54%，平均C_{max}降低42%。阿哌沙班与其他CYP3A4及P-gp强效诱导药（如苯妥英、苯巴比妥或圣约翰草）合用时，也可能导致阿哌沙班的血药浓度降低。与上述药物合用时，无需调整剂量；但与某些强效CYP3A4及P-gp诱导药合用时，应谨慎。

（3）抗凝药　如果患者联合使用了其他任何抗凝药物，由于出血风险增加，应加以关注。

（4）血小板聚集抑制药及非甾体抗炎药　阿哌沙班与乙酰水杨酸（325 mg，每日一次）合用时未观察到药动学或药效学的相互作用。与氯吡格雷（75 mg，每日一次）合用或与氯吡格雷（75 mg，每日一次）及乙酰水杨酸（162 mg，每日一次）合用时，与仅用抗血小板药比较，未发现出血时间、血小板聚集及凝血参数（PT、INR、APTT）的相应增加。

尽管有上述数据支持，但个别患者在联合服用抗血小板药物和阿哌沙班时，可能出现更明显的药效反应。阿哌沙班与NSAIDs（包括乙酰水杨酸）联合服用时应谨慎，因为这些药物一般可增加出血风险。在一项急性冠脉综合征患者的临床研究中，阿哌沙班、乙酰水杨酸和氯吡格雷三联治疗可明显增加出血风险。

（5）不推荐阿哌沙班与可导致严重出血的药物合用，诸如：普通肝素和肝素衍生物［包括低分子量肝素（LMWH）］、抑制凝血因子Ⅹa的低聚糖（如磺达肝癸钠）、凝血酶Ⅱ直接抑制药（如地西卢定）、溶栓药、血小板GPⅡb/Ⅲa受体拮抗药、噻吩吡啶类（如氯吡格雷）、双嘧达莫、右旋糖酐、磺吡酮、维生素K拮抗药和其他口服抗凝药。

（6）其他合并服药　阿哌沙班与阿替洛尔或法莫替丁合用时，未观察到具有临床显著性的药动学或药效学相互作用。

（7）阿哌沙班对其他药物的影响　体外实验发现，在浓度远超出患者中的血药浓度峰值时，阿哌沙班不抑制CYP1A2、CYP2A6、CYP2B6、CYP2C8、CYP2C9、CYP2D6或CYP3A4活性，对CYP2C19活性有微弱的抑制作用。因此，预期阿哌沙班不会改变以上述酶代谢的合并用药代谢清除率。阿哌沙班不是一种显著的P-gp抑制药。

阿哌沙班未对地高辛、萘普生或阿替洛尔的药代动力学产生具有临床意义的影响。

【用法与用量】　口服　一次2.5 mg，一日2次，以水送服，不受进餐影响。首次服药时间应在手术后12～24小时之间。在这个时间窗里决定服药具体时间点时，医生需同时考虑早期抗凝预防VTE的潜在获益和手术后的出血风险。

对于接受髋关节置换术的患者　推荐疗程为32～38日。

对于接受膝关节置换术的患者　推荐疗程为10～14日。

如果发生一次漏服，患者应立即补服本品，随后继续每日服药2次。由注射用抗凝药转换为本品治疗时，可从下次给药时间点开始（反之亦然）。

【规格】　阿哌沙班片：2.5 mg。

降纤酶

Defibrase

【适应证】　①急性缺血性脑卒中，包括脑血栓形成、脑栓塞、短暂性脑缺血发作（TIA）以及脑梗死再复发的预防。②心肌梗死、不稳定型心绞痛以及心肌梗死再复发的预防。③四肢血管病，包括股动脉栓塞、血栓闭塞性脉管炎、雷诺病。④血液呈高黏状态、高凝状态、血栓前状态。⑤突发性耳聋。⑥肺栓塞。

【药理】　本品为蛇毒中提取的丝氨酸蛋白酶，作用于纤维蛋白原的α链，使之释放出A肽（作用类似凝血酶），但不作用于β链，对凝血因子Ⅷ无作用，不能使纤维蛋白交联成不溶性凝块，极易被纤溶酶降解，故在不引起凝血的同时，降低了体内凝血因子Ⅰ的水平。本品还能降低血液黏度，应用1～2日后，出现血浆凝血因子Ⅰ减少，全血黏度时间、凝血酶原时间和凝血时间延长，停药后3～12日恢复正常。对出血时间和血小板数量无明显影响。

【不良反应】　主要为出血，但一般轻微，如皮肤出血点、牙龈渗血，偶有尿血、咯血和消化道出血，极少数患者出现注射部位出血或创面出血。偶有头痛、头晕、乏力等。偶见ALT、AST轻度升高，以及严重的过敏性休克。

【禁忌证】　（1）有出血史、新近手术者、有出血倾向者、正在使用抗凝纤溶或抗血小板药物者、重度肝肾功能障碍及多脏器功能衰竭者禁用。

（2）对本品过敏者禁用。

(3)妊娠期妇女、哺乳期妇女、儿童禁用。

【注意事项】 (1)有药物过敏史、消化道溃疡病史者、脑血管病后遗症者慎用。

(2)因有可能引起出血,用药期间不要进行大血管穿刺或手术。对于浅表静脉穿刺部位有止血延缓现象发生时,应采用压迫止血法。

(3)本品具有降低纤维蛋白原的作用,用药后可能有出血或止血延缓现象。因此,治疗前及给药期间应对患者进行血纤维蛋白原和其他出血及凝血功能的检查,并密切注意临床症状。给药治疗期间一旦出现出血和可疑出血时,应中止给药,并采取输血或其他措施。

(4)70岁以上老年人慎用。

【药物相互作用】 (1)水杨酸类及抗凝血类药物均可增加出血风险。

(2)抗纤溶药可抵消本药作用,不宜联用。

【给药说明】 (1)用药前应做皮试,以本品0.1 ml用0.9%氯化钠注射液稀释至1 ml,皮内注射0.1 ml,皮试阴性者才可使用。

(2)用药过程中出现过敏者,应立即停用,并做相应处理。

(3)用药后5~10天内应减少活动,以防意外创伤而致出血。

(4)每次用药前监测凝血酶原时间,如正常者方可给药。

【用法与用量】 静脉滴注 一次5~10U,加于100~250 ml0.9%氯化钠注射液中,每日或隔日1次。急性发作期:一次10U,一日1次,连用3~4日。非急性发作期:首次10U,维持量5~10U,一日或隔日1次,2周为一个疗程。

【制剂与规格】 降纤酶注射液:1 ml∶5U。

注射用降纤酶:(1)0.25U;(2)5U;(3)10U;(4)100U。

巴曲酶

Batroxobin

【适应证】 ①急性脑梗死;②改善各种闭塞性血管病(如血栓闭塞性脉管炎、深部静脉炎、肺栓塞等)引起的缺血性症状;③改善末梢及微循环障碍(如突发性耳聋、振动病)。

【药理】 (1)药效学 本品作用是分解纤维蛋白原,抑制血栓形成;诱发组织型纤溶酶原激活药(t-PA)的释放,增强t-PA分子作用,减弱纤溶酶原激活药抑制因子(PAI)的活性,促进纤维蛋白的溶解;增加血液流动性,降低全血黏度,抑制红细胞凝集力,防止血栓形成,降低血管阻力,改善微循环。除了血纤维蛋白原之外,对血液凝固因子(血小板数,血小板机能,出血时间)几乎不发生影响。

(2)药动学 健康成人静脉滴注本品10BU,隔日一次,共3次,第1、2、3次的消除半衰期分别为5.9、3.0及2.8小时。大部分代谢产物由尿排出。

【不良反应】 本品可引起注射部位出血、创面出血、头痛、头晕、头重感、氨基转移酶增高,偶可引起恶心、呕吐、荨麻疹等。

【禁忌证】 (1)有出血史或出血倾向、正在使用抗凝药或抗血小板药及抗纤溶制剂的患者禁用。

(2)有严重肝、肾功能不全及心脏乳头肌断裂、心源性休克、多器官功能衰竭患者禁用。

(3)对本药过敏者禁用。

【注意事项】 (1)有消化道溃疡病史者、患有脑血管病后遗症者、药物过敏史者、70岁以上高龄患者及妊娠期、哺乳期妇女慎用。

(2)本制剂具有降低纤维蛋白原的作用,用药后可能有出血或止血延缓现象。因此,治疗前及治疗期间应对患者进行血纤维蛋白原和血小板凝集情况的检查,并密切注意临床症状。首次用药后第一次血纤维蛋白原低于100 mg/100 ml者,给药治疗期间出现出血或可疑出血时,应终止给药,并采取输血或其他措施。

(3)用药期间应避免动脉或深部静脉穿刺、手术及拔牙,否则有可能致血肿形成或出血不止。

【药物相互作用】 (1)与抗凝药及血小板抑制药(如阿司匹林等)合用可能会增加出血倾向或使止血时间延长。

(2)本品能生成desA纤维蛋白聚合物,可能引起血栓栓塞症,因此与溶栓药合用应特别注意。

【用法与用量】 静脉滴注 成人 首次10BU,以后隔日一次,一次5BU;使用前用100 ml以上氯化钠注射液稀释,静脉滴注1小时以上。通常疗程为1周,必要时可增至3~6周。但在延长期内每次用量减至5BU,隔日静脉滴注。

【儿科用法与用量】 (1)可用于外用蘸药压迫止血。

(2)肌内注射 一次0.3~0.5kU,一日1次,一般疗程为2日。

【儿科注意事项】 不良反应轻微,主要为注射部位出血、头痛、头晕及耳鸣;治疗新生儿出血,宜与维生素K合用。

【制剂与规格】 巴曲酶注射液:(1)1 ml∶10BU;(2)0.5 ml∶5BU。

二、抗血小板药

阿司匹林(乙酰水杨酸)[药典(二);基;医保(甲)]

Aspirin(Acetylsalicylic Acid)

【适应证】 本品的抗血小板聚集作用可减少动脉粥样硬化性疾病血栓形成的危险,用于下述疾病及情况:①急性心肌梗死、急性冠状动脉综合征、心绞痛、缺血性脑卒中的治疗。②动脉外科手术或介入治疗后,如冠状动脉介入治疗(球囊扩张、支架置入)、冠状动脉旁路移植术、颈动脉内膜剥脱术及透析用动静脉分流术后。③心肌梗死后、脑卒中后、短暂性脑缺血后预防再发(二级预防)。④外周动脉粥样硬化性疾病预防血栓形成。⑤心脑血管疾病发病中危至高危风险人群的一级预防。⑥本品对预防心房颤动所致心源性脑栓塞的作用有限,并有潜在出血风险,《2012 欧洲心脏学会(ESC)心房颤动指南》不再推荐抗血小板药用于卒中低危患者,本品仅限于拒绝使用任何口服抗凝药物者。

【药理】 阿司匹林具有较强的抗血小板作用,其机制在于使血小板的环氧酶乙酰化,减少血栓素 A_2(TXA_2)的合成,对 TXA_2诱导的血小板聚集产生不可逆性抑制作用,阿司匹林对 ADP 和肾上腺素诱导的Ⅱ相聚集也有抑制作用,并可抑制低浓度胶原、凝血酶所致的血小板聚集和释放反应,从而抑制血栓形成。

【用法与用量】 口服　成人　(1)抑制血小板聚集时应用小剂量,一次 75～150 mg,一日 1 次(一般一日 100 mg)。

(2)用于一级预防时,一日 75～100 mg。

(3)急性心肌梗死、不稳定型心绞痛未服用过本药者,起始剂量应为 150～300 mg,以使其尽快发挥抗血小板作用,以后减量至一日 75～100 mg。

(4)对血管内支架置入术患者,未服用过本药者给予负荷量 150～300 mg,以后可减少剂量至一日 75～100 mg,长期服用。

其余内容参阅第十三章第一节。

铝镁匹林

Aluminum Magnessium Aspirin

【适应证】 (1)普通感冒或流行性感冒引起的发热;也用于缓解轻至中度疼痛,如头痛、关节痛、偏头痛、牙痛、肌肉痛等。

(2)需要使用阿司匹林抑制血小板黏附和聚焦,但患者不能耐受阿司匹林的胃肠道反应时。参阅“阿司匹林”。

【药理】 本品为阿司匹林的复方制剂,小剂量阿司匹林能抑制血栓素 A_2 的形成,从而不可逆地抑制正常血小板聚集过程,防止血栓形成。氢氧化镁、重质碳酸镁、氢氧化铝、甘羟铝均为胃黏膜保护药,能迅速中和胃酸并保持很长一段时间、可逆性并选择性地结合胆酸,具有持续阻止胃蛋白酶对胃的损伤及增强胃黏膜保护因子的作用。它们与阿司匹林合用,可保护胃肠道黏膜,减低阿司匹林的胃肠不良反应,且对阿司匹林的抗血小板聚集作用不产生明显影响。

【不良反应】 (1)常见　恶心、呕吐、上腹不适等胃肠道反应。

(2)少见　胃肠道出血或溃疡、支气管痉挛性过敏反应、皮肤过敏反应、血尿、眩晕或肝脏损伤。

【禁忌证】 妊娠期妇女、哺乳期妇女禁用;哮喘-鼻息肉综合征、对阿司匹林及其他解热镇痛药过敏者禁用;血友病、血小板减少症、溃疡病活动期禁用。

【用法与用量】 口服 成人　一次 1～2 片,一日 3 次,饭后服用。

【制剂与规格】 (1)铝镁匹林片:阿司匹林 0.163 g,氢氧化镁 75 mg,氢氧化铝 75 mg。

(2)铝镁匹林片(Ⅱ):阿司匹林 81 mg,重质碳酸镁 22 mg,甘羟铝 11 mg。

盐酸噻氯匹定[药典(二);医保(乙)]

Ticlopidine Hydrochloride

【适应证】 ①预防和治疗因血小板高聚集状态所致心、脑及其他动脉的循环障碍性疾病,如短暂性脑缺血发作(TIA)、缺血性脑卒中、冠心病及间歇性跛行。②血管内支架置入术后,用于预防支架内血栓形成(与阿司匹林合用)。

【药理】 (1)药效学　本品为噻吩并吡啶类血小板聚集抑制药。血小板的活化受多种因素的影响,其中二磷酸腺苷(ADP)起重要作用。当 ADP 与其特异性受体结合后,可活化血小板膜表面的纤维蛋白原受体(糖蛋白Ⅱb/Ⅲa 受体),并使其结合纤维蛋白原进而引起血小板聚集(第一相聚集)。另外,血小板活化后又可释放 ADP,导致血小板进一步聚集(第二相聚集)。噻氯匹定对 ADP 诱导的血小板聚集(包括第一相和第二相聚集)有强力的抑制作用,对聚集功能已被抑制的血小板其作用是不可逆的。此外,噻氯匹定尚可降低纤维蛋白原浓度与血液黏滞性。

(2)药动学　口服本品后 80%以上由肠道迅速吸收,进餐时服药更可进一步提高其生物利用度。口服

250 mg，达峰时间为2小时，峰值1.33～1.99 mmol/L。本品蛋白结合率甚高，为98%。主要与血中白蛋白及脂蛋白结合。本品由肝脏代谢，其代谢产物主要由肾脏(60%)及粪便(25%)排出。其消除半衰期因年龄与用药方式而异。单次给药250 mg，20～43岁者为7.9小时；65～76岁者为12.6小时。多次给药，一次250 mg，一日2次，20～43岁者约4天；65～76岁者约5天。常规用药2天后即可测得血小板聚集抑制，但临床明显见效(抑制＞50%)一般在4天之后，达最强作用(抑制＞60%～70%)需用药8～11天。停药后出血时间及其他血小板功能多于1～2周内恢复正常。

【不良反应】 (1)血液系统　本品最严重的不良反应为粒细胞减少症；偶尔可发生血小板减少症，可单独发生或与粒细胞减少症同时发生；罕见全血细胞减少者。多出现在用药后3个月内。另外，少见但严重的不良反应为血栓性血小板减少性紫癜。

(2)出血　因血小板聚集受抑制或血小板减少所致。

(3)胃肠道反应　可引起恶心、腹泻及胃肠不适，一般为轻度，不需停药，1～2周多自行消失。极少数病例腹泻严重，可合并结肠炎，应停药。

(4)皮疹　呈斑丘疹或荨麻疹，伴瘙痒，一般在用药后3个月内(平均在11天)发生，停药后几天内可消失。

(5)极少数出现药物性肝炎和胆汁淤积性黄疸，停药后一般可恢复。

(6)个别患者发生免疫反应性改变，如脉管炎、系统性红斑狼疮等。

【禁忌证】 对本品有过敏史、血友病或其他出血性疾病患者，粒细胞或血小板减少症、溃疡病及活动性出血患者均禁忌使用本品。

【注意事项】 (1)本品可以透过胎盘屏障及进入母乳，应避免用于妊娠期和哺乳期妇女。美国FDA妊娠期用药安全性分级为B。

(2)为避免外科及口腔科择期手术中出血量增多，术前10～14日应停用本品。若术中出现紧急情况，可输注新鲜血小板以帮助止血。静脉注射甲泼尼龙20 mg可使出血时间在2小时内恢复正常。

(3)严重的肝功能损害患者，由于其凝血因子合成障碍，因此往往增加出血的危险，故不宜使用本品。

(4)严重的肾功能损害患者，由于肾小球清除率降低，导致血药浓度升高，增加出血危险，并可加重肾功能损害。故使用本品时应密切监测肾功能，必要时可减量。

(5)用药期间应定期监测血象，最初4～6周每周1次，以后每2周1次。一旦出现白细胞或血小板减少即应停药，并继续监测至恢复正常。

(6)美国FDA黑框警示：本品可引起致命性血液系统不良反应，包括中性粒细胞减少、血栓性血小板减少性紫癜和再生障碍性贫血，因此，用药的前3个月必须严密监测血液学指标及临床情况。由于本药可引起严重血液系统的不良反应，现已很少应用，一般仅用于对阿司匹林和氯吡格雷过敏或不能耐受的患者。

【药物相互作用】 (1)本品与任何血小板聚集抑制药、溶栓药及导致低凝血酶原血症或血小板减少的药物合用均可加重出血的危险。若临床确有必要联合用药，应密切观察并进行实验室监测。

(2)本品与茶碱合用时，因其降低了后者的清除率，可使茶碱血药浓度升高并有过量的危险。故用本品期间及之后应调整茶碱用量，必要时进行茶碱血药浓度监测。

(3)本品与地高辛合用时会使后者血药浓度轻度下降(约15%)。但一般不会影响地高辛的临床疗效。

(4)偶见报道本品可降低环孢素的血药浓度，故两者合用时应定期进行环孢素血药浓度监测。

【给药说明】 (1)本品宜于进餐时服药，因可提高其生物利用度并减低胃肠道不良反应。

(2)服用本品时若患者受外伤且有导致继发性出血的危险时，应暂停服本药。

【用法与用量】 口服　一次250 mg，一日1次。对支架置入术患者可给予一次250 mg，一日2次；2周后减为一次250 mg，一日1次；进餐时服。

【制剂与规格】 盐酸噻氯匹定片：250 mg。

盐酸噻氯匹定胶囊：(1)125 mg；(2)250 mg。

硫酸氢氯吡格雷[药典(二)；基；医保(乙)]

Clopidegrel Bisulfate

【适应证】 本品用于下列患者预防动脉粥样硬化血栓形成事件：①心肌梗死患者(从几天到小于35天)、缺血性脑卒中患者(从7天到小于6个月)或确诊的周围动脉病变患者。②用于急性冠状动脉综合征　a. 不稳定型心绞痛和非ST段抬高型心肌梗死患者，与阿司匹林联用；b. 急性ST段抬高型心肌梗死患者，与阿司匹林联用(可用于溶栓治疗的患者)；c. 用于冠状动脉支架置入术后预防支架内血栓形成，与阿司匹林联用；d. 对阿司匹林过敏或不耐受患者的替代治疗。

【药理】 (1)药效学　本品为噻吩并吡啶类血小板

聚集抑制药，抑制二磷酸腺苷（ADP）诱导的血小板聚集，通过直接抑制 ADP 与其受体结合并继之抑制 ADP 介导的血小板糖蛋白Ⅱb/Ⅲa 受体的激活而起作用。本品还可通过阻断活化血小板释放的 ADP 引起的血小板激活而进一步抑制血小板聚集，但不抑制磷酸二酯酶活性。氯吡格雷不可逆地改变血小板 ADP 受体功能，其结果使暴露于本品的血小板在其寿命之内（平均 9～11 天）不再产生聚集反应。本品单剂口服 2 小时后可见到剂量依赖的血小板聚集受抑，重复一日口服 75 mg，第 3～7日对 ADP 诱导的血小板聚集受抑达到稳定状态。一日 75 mg 口服达到稳态时血小板聚集平均抑制率为 40%～60%。停药 5 天后血小板聚集率和出血时间可逐步恢复正常。

（2）药动学　本品口服吸收迅速，不受食物和制酸剂影响，重复服用 75 mg，2 小时后母体药物（不具有血小板抑制作用）浓度极低，在定量测定界限之下。本品主要经肝脏代谢，主要循环代谢产物为羧酸衍生物，也无血小板聚集功能，其活性代谢产物尚未分离出。重复口服 75 mg 后约 1 小时主要循环代谢产物血浆浓度达到峰值水平，在氯吡格雷 50～150 mg 剂量范围内主要循环代谢产物的血浆浓度与剂量呈线性相关。氯吡格雷及其主要循环代谢产物在体外可逆性地与人血浆蛋白结合（结合率分别为 98%和 94%），该结合在体外至浓度 100 μg/ml 时均为非饱和状态。本品口服 5 天后大约 50%自尿中排泄，约 46%自粪便排泄。单剂和重复口服后消除半衰期为 8 小时。本品在一些特殊人群的药动学特性：①本品主要代谢产物的血浆浓度在老年人（≥75 岁）较年轻的健康志愿者明显升高，但血浆浓度的升高不伴随血小板聚集率和出血时间的差异，因此老年人不需要调整剂量。②在口服 75 mg 后肾功能严重受损的患者主要循环代谢产物较中度肾功能受损患者和健康志愿者低，ADP 诱导的血小板聚集率低（25%），但出血时间延长与之相似。

【不良反应】（1）出血　单独服用本品，胃肠道出血、颅内出血的发生率均与阿司匹林相似。当本品与阿司匹林合用时出血发生率增加，主要是胃肠道出血和血管穿刺处出血危险增加。

（2）胃肠道反应　腹痛、消化不良、胃炎、便秘等，偶见轻度腹泻。

（3）皮疹及其他皮肤损害。

（4）血小板减少症、白细胞减少症少见（发生率低于噻氯匹定），但如服用本品的患者出现发热或其他感染征象，必须给予相应检查，以及时确诊并进行相应的处理。血栓性血小板减少性紫癜非常罕见，但可能威胁生命。

【禁忌证】　对本品过敏、严重肝损害及活动性病理性出血的患者（如消化性溃疡、颅内出血等）禁用。

【注意事项】（1）本品对由于外伤、外科手术或其他病理情况而导致出血危险增加时应慎用。如患者进行择期选择性手术，应在术前 5～7 日停用本品。

（2）对有胃肠道出血倾向病变（如溃疡病）的患者应慎用。

（3）妊娠　动物实验显示本品不损害受精，无胚胎毒性，但在妊娠期妇女尚无适宜的、有良好对照的研究，为慎重起见，应避免给予妊娠期妇女使用本品。美国 FDA 妊娠期用药安全性分级为 B。

（4）哺乳　大鼠研究表明本品和（或）其代谢产物可自乳汁中排泌，但是在人类乳汁中是否排泌尚不清楚，慎重起见，服用本品治疗期间应停止哺乳。

（5）美国 FDA 黑框警示：本品的有效性依赖于肝药酶细胞色素 P_{450}（CYP）系统（主要是 CYP2C19）介导的活化作用，将其活化为活性代谢产物；在急性冠状动脉综合征或 PCI 术后，接受本品推荐剂量的代谢不佳患者与 CYP2C19 功能正常者相比表现出较高的心血管事件发生率；现已有测试，CYP2C19 基因型的试剂可用于帮助确定治疗策略；对于确定为 CYP2C19 代谢不佳的患者可考虑替代治疗或其他治疗策略。美国心血管病学院基金会/美国心脏协会（ACCF/AHA）随后发表声明，推荐处方本品时须常规检测基因型或血小板功能。

【药物相互作用】（1）阿司匹林　不改变本品抑制 ADP 诱导的血小板聚集反应。但本品可能增强阿司匹林对胶原蛋白诱导的血小板聚集的抑制反应。两药联用抗血小板作用增强，出血风险也增加。

（2）肝素　本品不改变肝素的抗凝血作用，不必改变肝素剂量。同时给予肝素对本品诱导的抑制血小板聚集反应无明显作用，但两者之间可能存在药效学相互作用，使出血风险增加。

（3）非甾体抗炎药（NSAID）　在健康志愿者的研究表明，本品与 NSAID 联合应用可能增加胃肠道隐性出血，应慎用。

（4）华法林　本品（75 mg）与华法林合用不会改变 INR 值，但由于各自独立的抑制止血过程。两者联用增加出血风险。

（5）质子泵抑制药（PPI）　奥美拉唑或埃索美拉唑与本品同服或间隔 12 小时服用，均使氯吡格雷活性代谢产物的血药浓度下降，导致血小板聚集抑制率明显降低。但泮托拉唑、兰索拉唑与本品联用后，未观察到氯吡格雷代谢产物的血药浓度发生大幅下降，提示本品可以与泮托拉唑或兰索拉唑联合给药。

(6)其他联合治疗　本品与阿替洛尔、硝苯地平、巴比妥类和雌激素等无明显药物相互作用。在临床研究中本品曾与利尿药、β受体拮抗药、血管紧张素转换酶抑制药(ACEI)、钙通道阻滞药、降胆固醇药、血管扩张药、降糖药、抗癫痫药及激素替代治疗药物等联合应用，在临床上未见到显著的药物不良相互作用证据。高浓度体外试验显示，本品抑制 CYP2C9，据此，本品可能影响苯妥英钠、他莫昔芬、甲苯磺丁脲、华法林、托拉塞米、氟伐他汀和非甾体抗炎药的代谢，但目前尚无证据表明其影响的程度。因此，本品与上述药物联用时应慎重。

【给药说明】 (1)本品口服不受食物影响。

(2)老年人或肾脏病患者不需调整剂量。

(3)给药过程中发生严重出血者，必要时输注血小板可以逆转本品的药理作用。

【用法与用量】 口服　(1)用于新近心肌梗死、缺血性脑卒中和确诊的外周动脉疾病，一次 75 mg，一日 1 次。

(2)不稳定型心绞痛和非 ST 段抬高型心肌梗死应先口服负荷量 300 mg，继之 75 mg，一日 1 次，建议服用 12 个月(同时长期服用阿司匹林)。

(3)急性 ST 段抬高型心肌梗死患者，一次 75 mg，一日 1 次，第一天需用负荷量 300 mg，至少 4 周(同时服用阿司匹林)，年龄 75 岁以上的患者不应用负荷量。

(4)冠状动脉介入治疗患者先口服负荷量 300～600 mg，继之 75 mg，一日 1 次，在裸金属支架置入后至少服用 1 个月，药物洗脱支架置入术后至少服用 1 年(同时服用阿司匹林)；根据近年临床试验结果，指南推荐对稳定型冠心病置入第二代药物洗脱支架的患者可应用本品 6～12 个月，以后单纯服用阿司匹林；复杂病变患者双联抗血小板治疗时间可适当延长，应权衡支架血栓和出血风险的利弊后再做出决定。

【制剂与规格】 硫酸氢氯吡格雷片：(1)25 mg；(2)75 mg。

替格瑞洛

Ticagrelor

【适应证】 本品用于急性冠脉综合征(不稳定型心绞痛、非 ST 段抬高型心肌梗死或 ST 段抬高型心肌梗死)患者，包括接受药物治疗和经皮冠状动脉介入(PCI)治疗的患者，降低血栓性心血管事件的发生率。与氯吡格雷相比，本品可以降低心血管死亡、心肌梗死或脑卒中复合终点事件的发生率。

【药理】 (1)药效学　替格瑞洛是一种环戊三唑嘧啶(CPTP)类化合物。替格瑞洛及其主要代谢产物能可逆性地与血小板 P2Y12 受体相互作用，阻断信号转导和血小板活化。替格瑞洛与其活性代谢产物的药理活性相当。

(2)药动学　替格瑞洛吸收迅速，中位 t_{max} 约为 1.5 小时。替格瑞洛可快速生成其主要循环代谢产物 AR-C124910XX(也是活性物质)，后者的中位 t_{max} 约为 2.5 小时(1.5～5.0 小时)。在所研究的剂量范围(30～1260 mg)内，替格瑞洛与其活性代谢产物的 C_{max} 和 AUC 与用药剂量大致成比例增加。平均绝对生物利用度约为 36%(范围为 25.4%～64.0%)。进食对血药浓度影响不大，替格瑞洛可在饭前或饭后服用。

替格瑞洛的稳态分布容积为 87.5 L。替格瑞洛及其代谢产物与人体血浆蛋白广泛结合(>99%)。替格瑞洛主要经 CYP3A4 代谢，少部分由 CYP3A5 代谢。替格瑞洛的主要代谢产物为 AR-C124910XX，经体外试验评估显示其亦具有活性，可与血小板 P2Y12 受体结合。活性代谢产物的全身暴露量为替格瑞洛的 30%～40%。替格瑞洛主要通过肝脏代谢消除。活性代谢产物的主要消除途径为经胆汁分泌。替格瑞洛的平均 $t_{1/2}$ 约为 7 小时，活性代谢产物为 9 小时。

【不良反应】 (1)最常报告的不良反应为出血。总体主要出血发生率为 11.6%，其中颅内出血的发生率为 0.3%。

(2)呼吸困难的发生率为 13.8%，症状常为轻度至中度，多数在治疗开始后早期单次发作。

(3)肌酐水平升高、高尿酸血症。

(4)其他：偶见皮疹、瘙痒、心动过缓。

【禁忌证】 (1)对本品过敏者。

(2)活动性病理性出血(如消化性溃疡或颅内出血)的患者。

(3)有颅内出血病史者。

(4)中至重度肝脏损害患者。

(5)因联合用药可导致替格瑞洛的暴露量大幅度增加，禁止替格瑞洛与强效 CYP3A4 抑制药(如：酮康唑、克拉霉素、奈法唑酮、利托那韦和阿扎那韦)联合应用。

【注意事项】 (1)出血风险　替格瑞洛增加出血风险，需衡量获益与风险。如有临床指征，以下患者应慎用替格瑞洛：有出血倾向(例如近期创伤、近期手术、凝血功能障碍、活动性或近期胃肠道出血)的患者慎用本品。在服用替格瑞洛后 24 小时内联合使用其他可能增加出血风险药品[如:非甾体抗炎药(NSAIDs)、口服抗凝血药和(或)纤溶药]的患者,慎用本品。

目前尚无有关替格瑞洛对血小板成分输血时止血作用的数据;循环血液中的替格瑞洛可能会抑制已输注血小板的功能。去氨加压素可能对临床出血事件没有作用。抗纤维蛋白溶解疗法(氨基己酸或氨甲环酸)和(或)重组因子Ⅶa可能会增强止血作用。在确定出血原因且控制出血后,可重新使用替格瑞洛。

(2)手术　应告知每一位患者,在他们将要接受任何预定的手术之前和服用任何新药之前,应告诉医师和牙医其正在使用替格瑞洛。对于实施择期手术的患者,如果抗血小板药物治疗不是必须的,应在术前7天停止使用替格瑞洛。

(3)心动过缓　有心动过缓的患者需要谨慎使用替格瑞洛。

(4)呼吸困难　替格瑞洛治疗的患者中有13.8%报告有呼吸困难。通常为轻至中度呼吸困难,无需停药即可缓解。哮喘/COPD患者在替格瑞洛治疗中发生呼吸困难的绝对风险可能加大,有哮喘和(或)COPD病史的患者应慎用替格瑞洛。本品导致呼吸困难的机制目前仍不清楚。如果患者报告出现了新发、持续性或加重的呼吸困难,那么应该对其进行仔细研究,如果无法耐受,则应停止本品治疗。

(5)停药　应避免中断替格瑞洛治疗。如果必须暂时停用替格瑞洛(如治疗出血或择期外科手术),则应尽快重新开始给予治疗。停用替格瑞洛将会增加心肌梗死、支架血栓和死亡的风险。

(6)肌酐水平升高　在替格瑞洛治疗期间肌酐水平可能会升高,其发病机制目前仍不清楚。治疗1个月后需对肾功能进行检查,以后则按照常规治疗需要而进行肾功能检查,需要特别关注≥75岁的患者、中至重度肾损害患者和接受ARB合并治疗的患者。

(7)血尿酸增加　替格瑞洛治疗患者的高尿酸血症发病风险高于氯吡格雷治疗患者。对于有既往高尿酸血症或痛风性关节炎的患者应慎用替格瑞洛。为谨慎起见,不建议尿酸性肾病患者使用替格瑞洛。

(8)其他　①不推荐替格瑞洛与维持剂量>100 mg的阿司匹林联合用药。②应避免替格瑞洛与CYP3A4强效抑制药合并使用(如酮康唑、克拉霉素、萘法唑酮、利托那韦和阿扎那韦),因为合并用药可能会使替格瑞洛的暴露量显著增加。③不建议替格瑞洛与CYP3A4强效诱导药(如利福平、地塞米松、苯妥英、卡马西平和苯巴比妥)联合用药,因为合并用药可能会导致替格瑞洛的暴露量和有效性下降。④不建议替格瑞洛与治疗指数窄的CYP3A4底物(即西沙必利和麦角生物碱类)联合用药,因为替格瑞洛可能会使这些药物的暴露量增加。⑤不建议替格瑞洛与大于40 mg的辛伐他汀或洛伐他汀联合用药。⑥在地高辛与替格瑞洛合并用药时,建议进行密切的临床和实验室监测。⑦尚无替格瑞洛与强效P-糖蛋白(P-gp)抑制药(如维拉帕米、奎尼丁、环孢素)联合用药可能会增加替格瑞洛暴露量的数据。如果无法避免联合用药,则用药时应谨慎。

(9)对驾驶和机械操作能力的影响　目前尚无替格瑞洛对驾驶和机械操作能力影响的研究。替格瑞洛对驾驶和机械操作能力无影响或只具有微小的影响。据报道,在急性冠脉综合征治疗期间会出现头晕和意识模糊症状,因此,出现这些症状的患者在驾驶或操作机械时应格外谨慎。

(10)妊娠期及哺乳期妇女用药　尚无有关妊娠期妇女使用替格瑞洛治疗的对照研究。动物研究显示,母体接受5～7倍人体最大推荐用药剂量(MRHD,根据体表面积)时,替格瑞洛会引发胎儿畸形。只有潜在获益大于对胎儿的风险时,才能在妊娠期间使用替格瑞洛。

替格瑞洛或其活性代谢产物是否会分泌到人乳中仍是未知。替格瑞洛可通过大鼠乳汁分泌。由于许多药物可分泌至人乳中,且替格瑞洛对乳儿有潜在严重不良反应可能,因此,应在充分考虑替格瑞洛对母体的重要性后,方可决定是停止哺乳还是中止药物治疗。

(11)儿童用药　本品对18岁以下儿童的安全性和有效性尚未确立。

(12)老年用药　老年患者无需调整剂量。

【药物相互作用】 (1)与CYP3A4抑制药　应避免本品与CYP3A4强效抑制药(酮康唑、伊曲康唑、伏立康唑、克拉霉素、奈法唑酮、利托那韦、沙奎那韦、奈非那韦、茚地那韦、阿扎那韦和泰利霉素等)联合使用。

(2)与CYP3A4诱导药　本品应避免与CYP3A4强效诱导药联合使用。

(3)与阿司匹林　本品与大于100 mg维持剂量阿司匹林合用时,会降低替格瑞洛减少心血管复合终点事件的临床疗效。因此,阿司匹林的维持剂量不建议超过每日100 mg。

(4)与肝素、依诺肝素和阿司匹林或去氨加压素　与替格瑞洛单独用药相比,合并用药对替格瑞洛或其活性代谢产物PK、ADP所诱导的血小板聚集没有任何影响。但是由于潜在的药效学相互作用,当替格瑞洛与已知可改变止血的药物合用时应谨慎。

(5)对其他药物的影响　①替格瑞洛是 CYP3A4/5 和 P-糖蛋白转运体的抑制药。②替格瑞洛可使通过 CYP3A4 代谢的辛伐他汀、洛伐他汀血药浓度升高。在与替格瑞洛合用时，辛伐他汀、洛伐他汀的给药剂量不得大于 40 mg。③替格瑞洛可使阿托伐他汀酸的 C_{max} 增加 23%、AUC 增加 36%，但这些增加没有临床显著意义。④替格瑞洛不太可能改变 CYP2C9 介导的药物(如华法林和甲苯磺丁脲)的代谢。⑤替格瑞洛与左炔诺孕酮和炔雌醇合并使用时，预期不会对口服避孕药的有效性产生具有临床意义的影响。⑥替格瑞洛和地高辛联合用药可使后者的 C_{max} 增加 75% 和 AUC 增加 28%。因此建议替格瑞洛与治疗指数较窄的 P-gp 依赖性药物(如地高辛、环孢素)联合使用时，应进行适当的临床和(或)实验室监测。

(6)已知可诱导心动过缓的药物　由于观察到无症状的室性间歇和心动过缓，因此在替格瑞洛与已知可诱导心动过缓的药物合用时，应谨慎用药。

(7)SSRI　建议 SSRI 应慎与替格瑞洛合用，合用可能会增加出血风险。

(8)药物过量　目前还没有逆转替格瑞洛作用的解毒药，预计替格瑞洛不可通过透析清除。应根据当地医疗实践标准处置用药过量。出血为可以预期的药物过量药理效应，如发生出血，应采取适当的支持性治疗措施。

【用法与用量】 (1)口服　本品可在饭前或饭后服用。本品起始剂量为单次负荷量 180 mg，此后一次 1 片，一日 2 次。

(2)除非有明确禁忌，本品应与阿司匹林联合用药。在服用首剂负荷量阿司匹林后，阿司匹林的维持剂量为一日 1 次，一次 75～100 mg。

(3)已经接受过负荷量氯吡格雷的 ACS 患者，可以开始使用替格瑞洛。

(4)治疗中应尽量避免漏服。如果患者漏服了一剂，应在预定的下次服药时间服用 90 mg(患者的下一次剂量)。

(5)本品的治疗时间可长达 12 个月，除非有临床指征需要中止本品治疗。超过 12 个月的用药经验目前尚有限。

(6)急性冠脉综合征患者过早中止任何抗血小板药物(包括本品)治疗，可能会使基础疾病引起的心血管死亡或心肌梗死风险增加，因此，应避免过早中止治疗。

【制剂与规格】 替格瑞洛片：90 mg。

双嘧达莫[药典(二)；基；医保(甲)]

Dipyridamole

【适应证】 (1)本品目前主要利用其抗血小板聚集作用以预防血栓形成。与阿司匹林联合用于短暂性脑缺血发作(TIA)和缺血性脑卒中患者的二级预防及冠心病的治疗。与华法林合用预防瓣膜置换术后血栓形成。

(2)本品静脉注射剂利用其血管扩张作用，可用作心肌缺血的诊断试剂(双嘧达莫试验)，作为冠心病的一种辅助检查手段，并确定心肌缺血范围。

【药理】 (1)药效学　本品为磷酸二酯酶抑制药，使血小板中的 cAMP 增多，抑制血小板聚集。本品可抑制血小板第一相和第二相聚集，在高浓度(50 μg/ml)时可抑制胶原、肾上腺素和凝血酶所致血小板释放反应。其抗血小板作用的机制还可能与增强前列环素(PGI_2)活性、激活血小板腺苷酸环化酶并轻度抑制血小板形成血栓素 A_2(TXA_2)等有关。本品可扩张小血管，在冠状循环小血管的普遍扩张可引起冠状动脉“窃血”，诱发心肌缺血。

(2)药动学　本品口服吸收迅速，t_{max} 为 75 分钟，在肝内与葡萄糖醛酸结合后排入胆汁，在进入小肠后可再吸收入血，因此作用较持久。本品口服生物利用度为 37%～66%，蛋白结合率为 99%。血药浓度波动较大，普通制剂难以维持较稳定的有效抑制血小板聚集的血药浓度，正常人一日口服 200 mg，其血药浓度波动于 1.8～5.6 μmol/L 之间。消除半衰期 $t_{1/2\alpha}$ 为 40 分钟，$t_{1/2\beta}$ 为 10 小时，尿中排泄很少。少量药物可透过胎盘屏障，分布于乳汁。

【不良反应】 (1)不良反应与剂量有关，如一日口服超过 400 mg，约 25% 患者出现不良反应，以眩晕较多见，腹部不适、头痛、皮疹等较少见，腹泻、呕吐、面部潮红、瘙痒、心绞痛等罕见。偶有肝功能异常。

(2)用于冠心病患者的治疗时，较大剂量可能由于冠状动脉“窃血”，可诱发心绞痛发作或引起心绞痛恶化。

(3)本品静脉注射进行双嘧达莫试验时，可引起显著不良反应，如头痛、眩晕、支气管痉挛、胸闷、低血压，诱发心绞痛，个别发生急性心肌梗死、心律失常(如心动过缓、心脏骤停)。发生严重不良反应时应立即停止本品注射，给予相应治疗并静脉注射氨茶碱。

【禁忌证】 (1)对本品过敏者。

(2)休克患者。

【注意事项】 (1)低血压、有出血倾向者及冠心病患者慎用。

(2)妊娠　美国 FDA 妊娠期用药安全性分级为 B。

(3)哺乳　本品可经乳汁分泌,哺乳期妇女应慎用。

【药物相互作用】　本品与阿司匹林、肝素、香豆素类药物、溶栓药、吲哚美辛、头孢孟多、头孢替坦、普卡霉素或丙戊酸等合用时,可进一步抑制血小板聚集,增加出血危险,需予以注意和严密观察。

【给药说明】　(1)治疗血栓栓塞性疾病时,本品一日剂量一般需要 400 mg,分 4 次口服,否则抗血小板作用不明显(最好用缓释制剂)。

(2)用于抗血小板治疗时本品一般与阿司匹林联合应用,并视阿司匹林的用量调整本品剂量。

(3)本品静脉注射时,除葡萄糖注射液外,不得与其他药物混合注射。

【用法与用量】　口服、肌内注射　(1)用于血栓栓塞性疾病　在短暂性脑缺血发作(TIA)和缺血性脑卒中患者推荐应用本品,剂量均为一次 25～100 mg,一日 3～4 次(最好用缓释制剂,一次 200 mg,一日 2 次),并联合应用小剂量阿司匹林(25 mg)。

(2)用于预防人工瓣膜置换术后血栓形成　一日 400 mg,分 3 次服用(与华法林合用)。

(3)用于冠心病　一次 25～50 mg,一日 3 次。

(4)用于双嘧达莫试验　静脉注射,按体重 0.142 mg/(kg·min),注射时间为 4 分钟。

【制剂与规格】　双嘧达莫片:25 mg。

双嘧达莫缓释胶囊:25 mg。

双嘧达莫注射液:2 ml : 10 mg。

棓丙酯[药典(二)]

Propyl Gallate

【适应证】　用于预防与治疗脑血栓形成、冠心病及外科手术的并发症血栓性深静脉炎等。

【药理】　(1)药效学　棓丙酯具有抑制 TXA_2(血栓素 A_2)引起的血小板聚集作用;可降低全血比黏度和血浆比黏度,加快红细胞电泳速度,亦可松弛血管平滑肌,增加冠状动脉的血流量;对心肌缺血有明显的保护作用。

(2)药动学　静脉注射后体内分布以肝、肺浓度最高,心、肾次之。可通过血-脑屏障。主要从尿排泄,血消除半衰期为 100 分钟。

【不良反应】　少数患者静脉滴注后有一过性心率减慢或丙氨酸氨基转移酶轻度升高。

【注意事项】　本品用药期间应检查肝、肾功能,如有异常,应停药,待恢复正常后继续用药。本品静脉滴注速度不宜过快,可防止出现头晕、困乏等症状。

【禁忌证】　对本品任何成分过敏者禁用。

【用法与用量】　加至 250～500 ml 氯化钠注射液或 5%葡萄糖注射液中,静脉缓慢滴注。一次 120～180 mg,一日 1 次,10～15 天为一个疗程;或遵医嘱。

【制剂与规格】　注射用棓丙酯:(1)60 mg;(2)120 mg;(3)180 mg。

棓丙酯注射液:(1)2 ml : 60 mg;(2)5 ml : 60 mg;(3)5 ml : 180 mg;(4)10 ml : 120 mg;(5)10 ml : 180 mg。

曲克芦丁[药典(二)]

Troxerutin

【适应证】　适用于慢性静脉功能不全所致静脉曲张。适用于缺血性脑血管病(如脑血栓形成、脑栓塞)所致偏瘫、失语等,还可用于中心性视网膜炎、动脉硬化、冠心病和血栓性静脉炎。用于毛细血管通透性升高引起的血管性水肿、淋巴回流受阻引起的淋巴水肿。

【药理】　(1)药效学　曲克芦丁能抑制血小板聚集,有防止血栓形成的作用。同时能对抗 5-羟色胺、缓激肽引起的血管损伤,增加毛细血管抵抗力,降低毛细血管通透性,可防止血管通透性升高和淋巴回流受阻引起的水肿。

(2)药动学　口服曲克芦丁主要从胃肠道吸收,达峰时间(C_{max})1～6 小时,血浆蛋白结合率为 30%左右,消除半衰期($t_{1/2\beta}$)10～25 小时,可能存在肠肝循环,代谢产物 70%随粪便排出体外。

【不良反应】　偶见胃肠道反应(如恶心、便秘等)、过敏反应(面部潮红、头痛);有报道,静脉滴注给药偶可出现心血管系统反应(如心律失常)、肝脏毒性反应、急性脑水肿等。

【用法与用量】　(1)口服　①片剂:一次 300 mg,一日 2～3 次;②颗粒:慢性静脉功能不全所致静脉曲张,一次 3.5 g,一日 1 次。

(2)肌内注射　一次 0.1～0.2 g,一日 2 次。

(3)静脉滴注　①曲克芦丁注射液、注射用曲克芦丁、曲克芦丁氯化钠注射液:一次 240～480 mg,一日 1 次;②曲克芦丁葡萄糖注射液:一次 0.4 g,一日 1 次。

【制剂与规格】　曲克芦丁片:(1)60 mg;(2)180 mg。

曲克芦丁胶囊:0.12 g。

曲克芦丁颗粒:7 g : 3.5 g。

曲克芦丁口服溶液:(1)10 ml : 0.18 g;(2)10 ml : 0.3 g。

曲克芦丁注射液：(1)2 ml：0.2 g；(2)2 ml：60 mg；(3)5 ml：0.15 mg；(4)5 ml：0.25 g；(5)10 ml：0.3 g。

注射用曲克芦丁：(1)60 mg；(2)0.1 g；(3)0.12 g；(4)0.15 g；(5)0.2 g；(6)0.25 g；(7)0.3 g；(8)0.32 g；(9)0.4 g；(10)0.48 g。

曲克芦丁氯化钠注射液：(1)100 ml：曲克芦丁 0.4 g 与氯化钠 0.9 g；(2)250 ml：曲克芦丁 0.32 g 与氯化钠 2.25 g；(3)250 ml：曲克芦丁 0.48 g 与氯化钠 2.25 g；(4)250 ml：曲克芦丁 0.8 g 与氯化钠 2.25 g；(5)500 ml：曲克芦丁 0.4 g 与氯化钠 4.5 g。

曲克芦丁葡萄糖注射液：(1)100 ml：曲克芦丁 0.3 g 与葡萄糖 5 g；(2)100 ml：曲克芦丁 0.4 g 与葡萄糖 5 g；(3)200 ml：曲克芦丁 0.4 g 与葡萄糖 10.0 g；(4)250 ml：曲克芦丁 0.4 g 与葡萄糖 12.5 g。

西洛他唑[药典(二)；医保(乙)]

Cilostazol

【适应证】 ①本品能改善由于慢性动脉闭塞症引起的慢性溃疡，肢体疼痛、发冷及间歇性跛行等缺血性症状。辅助治疗由动脉粥样硬化、血栓闭塞性脉管炎、糖尿病所致肢体缺血症及大动脉炎。②预防脑梗死复发。③近年来文献报道，本品与阿司匹林、氯吡格雷合用(三联抗血小板治疗)在急性冠状动脉综合征或高危患者支架植入后可改善治疗后血小板活性亢进并减少主要心血管事件的发生率(尚需进一步研究证实)，本品也可用于冠状动脉支架植入术后不能耐受阿司匹林或氯吡格雷时的替代治疗。

【药理】 (1)药效学　本品通过抑制血小板及血管平滑肌内环磷酸腺苷-磷酸二酯酶(cAMP-PDE)活性，从而增加血小板及平滑肌内 cAMP 浓度、发挥抗血小板聚集及扩张血管作用。抑制 ADP、肾上腺素、胶原及花生四烯酸诱导的血小板第一相、第二相聚集和释放反应，呈剂量相关性。服药后 3～6 小时血小板聚集被明显抑制。口服 100 mg 对血小板体外聚集的抑制较相应量阿司匹林强 7～78 倍(阿司匹林对血小板第一相聚集无效)。本品不干扰血管内皮细胞合成血管保护性前列环素(PGI_2)，对慢性动脉闭塞患者，采用体积描记法显示本品能增加足、腓肠肌部位的组织血流量，使下肢血压指数上升、皮肤血流增加及四肢皮温升高，并改善间歇性跛行。

(2)药动学　本品在肠道内吸收，血浆蛋白结合率在 95%以上，主要分布于胃、肝脏、肾脏，中枢神经系统分布很少。成人一次口服 100 mg，2～4 小时血药浓度达到峰值，几天后达到稳态。广泛在肝脏经细胞色素 P_{450} 酶(主要为 CYP3A4，少数为 CYP2C19)代谢，产生两个活性代谢产物。主要经尿、少部分经粪便排泄，消除半衰期为 11～13 小时。

【不良反应】 主要为血管扩张引起的头痛及心悸等，个别患者血压轻度升高；其次为消化系统症状，如腹胀、恶心、呕吐、腹痛等；少数患者服药后肝功能异常，尿素氮、肌酐及尿酸升高，皮疹、瘙痒。其他偶有白细胞减少、皮下出血、周围水肿、消化道出血、鼻出血、血尿、眼底出血等报道。

【禁忌证】 (1)对本品过敏者禁用。

(2)出血性疾病患者(血友病、毛细血管脆性增加性疾病、活动性消化性溃疡、血尿、咯血、功能失调性子宫出血等或有其他出血倾向者)禁用。

(3)各种严重慢性心力衰竭患者禁用。

(4)哺乳期妇女或计划/可能妊娠的妇女禁用。

(5)美国 FDA 妊娠期用药安全性分级为 C。

【注意事项】 (1)以下患者慎用：①口服抗凝药或已服用抗血小板药物(如阿司匹林、噻氯匹定)者，必须进行凝血或血小板功能检查后，在必要时才能合并使用。②严重肝、肾功能不全者。③恶性肿瘤患者。④白细胞减少者。⑤过敏体质，对多种药物过敏或近期有过敏性疾病者。

(2)婴幼儿服药的安全性未确立。

(3)本品有升高血压的不良反应，服药期间应加强原有的抗高血压治疗。

【药物相互作用】 (1)前列腺素 E 能与本品起协同作用，增加细胞内 cAMP，从而增强疗效。

(2)本品与 CYP3A4 抑制药(如地尔硫䓬、酮康唑、伊曲康唑、红霉素)或 CYP2C19 抑制药(如奥美拉唑)合用，可引起血药浓度升高、不良反应增加，故剂量需减少。

【给药说明】 (1)本品应在餐前至少半小时或餐后至少 2 小时服用。

(2)本品与地尔硫䓬、酮康唑、伊曲康唑、红霉素和奥美拉唑等合用时剂量应减半(参阅“药物相互作用”)，通常为一次 50 mg，一日 2 次。

【用法与用量】 口服　成人　一次 50～100 mg，一日 2 次，可根据年龄及病情适当增减剂量。

【制剂与规格】 西洛他唑胶囊：50 mg。

西洛他唑片：(1)50 mg；(2)100 mg。

替罗非班[医保(乙)]

Tirofiban

【适应证】 (1)本品与肝素合用，用于急性冠状动脉综合征(ACS)进行经皮冠状动脉介入治疗(PCI)的患者,以防治相关的心肌缺血性并发症。

(2)与肝素合用,用于单纯药物治疗(未行PCI)的不稳定型心绞痛和急性非ST段抬高型心肌梗死患者,以减少心脏缺血事件。

【药理】(1)药效学　本药为非肽类糖蛋白(GP)Ⅱb/Ⅲa受体的可逆性拮抗药,为酪氨酸衍生物。通过选择性地抑制血小板聚集的最终共同通路(纤维蛋白原与GPⅡb/Ⅲa受体结合),而预防血栓形成。研究表明,本药具有较强的抑制血小板聚集的功能,可呈剂量依赖性地抑制二磷酸腺苷(ADP)、胶原蛋白、花生四烯酸、血栓素类似物U46619和凝血酶引起的体外血小板聚集,对瑞斯托菌素引起的血小板聚集无影响,停药后血小板功能可迅速恢复到基线水平。

(2)药动学　本药静脉给药后5分钟起效,作用持续3～8小时,稳态分布容积为22～42 L,在0.01～25 μg/ml的浓度范围内血浆蛋白结合率为65%,与药物浓度无关。药物可通过大鼠和兔的胎盘,多以原形经胆道和尿液排泄。在正常人及冠心病患者半衰期分别为1.4～1.8小时和1.9～2.2小时。65岁以上的老年冠心病患者与65岁以下的患者相比,其血浆清除率均下降19%～26%。严重肾功能不全者(肌酐清除率＜30 ml/min,包括需血液透析的患者)血浆清除率下降＞50%。轻至中度肝功能不全者,血浆清除率与正常人相比无显著差异。

【不良反应】(1)最常见的不良反应为出血,包括颅内出血、腹膜后出血、心包积血、肺出血、血尿等,还可见脊柱硬膜外血肿,罕见出血致死事件。

(2)少数患者可出现严重血小板减少(血小板计数＜20×10^9/L)。

(3)恶心、头痛、发热、寒战、眩晕、皮疹或荨麻疹。

(4)过敏反应。

(5)偶见心动过缓、血管迷走性反应、水肿或肿胀。

【禁忌证】(1)对本品过敏者禁用。

(2)使用本品曾出现血小板减少的患者禁用。

(3)有活动性内出血、颅内出血病史,近1个月内有脑卒中病史者禁用。

(4)颅内肿瘤、动脉瘤、动静脉畸形患者禁用。

(5)重要器官手术或严重外伤需要手术者禁用。

(6)使用其他GPⅡb/Ⅲa受体拮抗药的患者禁用。

【注意事项】(1)下列情况需慎用本品　①1年内有出血史(包括胃肠道出血或有临床意义的泌尿生殖道出血)的患者。②有凝血障碍、血小板异常或血小板减少症(非使用本药所致)病史者。③1年内有脑血管病史者。④近期硬膜外手术,近1个月内有大手术或严重躯体创伤史的患者。⑤控制不满意的高血压(收缩压＞180 mmHg,或舒张压＞110 mmHg)患者。⑥急性心包炎。⑦出血性视网膜疾病。⑧慢性血液透析患者。

(2)药物对儿童的影响　儿童用药的安全性和有效性尚未确定。

(3)美国FDA妊娠期用药安全性分级为B。

(4)药物对哺乳的影响　大鼠实验表明,本品可经乳汁分泌。是否经人乳分泌尚不清楚,哺乳期妇女用药需权衡利弊,必须使用时应停止哺乳。

(5)用药前、后及用药时应进行的检查和监测　①用药前应测定活化部分凝血活酶时间(APTT),用以监测肝素抗凝效果。②用药前、用药期间(包括注射负荷量后6小时)应每日监测血小板计数、血红蛋白及血细胞比容。

【药物相互作用】与阿加曲班、阿司匹林、维生素A、软骨素、多昔单抗、低分子量肝素、曲前列尼尔(treprostinil)、朵古树脂(guggul)、抗凝药和溶栓药合用,有增加出血的危险性。

【给药说明】(1)本药与地西泮存在配伍禁忌。可与硫酸阿托品、多巴酚丁胺、多巴胺、盐酸肾上腺素、呋塞米、利多卡因、盐酸咪达唑仑、硫酸吗啡、硝酸甘油、氯化钾、盐酸普萘洛尔、法莫替丁配伍使用。

(2)本品仅供静脉使用。

(3)应调整肝素剂量,以维持APTT约为对照值2倍。

(4)股动脉穿刺时,应确保从股动脉前壁穿刺,对经皮冠状动脉介入治疗(PCI)患者,在停用肝素3～4小时、活化凝血时间(ACT)＜180秒、APTT＜45秒后,方可拔出动脉鞘管,谨慎压迫出血,并严密观察。

(5)出血的预防　与其他影响出血的药物(如华法林)联用时应谨慎。用药期间应监测是否有潜在出血,一旦发生应考虑停药,必要时监测出、凝血功能。

(6)如证实血小板减少,需停用本品和肝素,并进行对症治疗。

(7)用药过量者常见出血(主要是轻度的黏膜、皮肤及导管穿刺部位出血),应根据患者临床症状中断治疗或调整滴注剂量,必要时可行血液透析治疗。

【用法与用量】(1)用于经皮冠状动脉介入治疗　与肝素联用,本药起始剂量为10 μg/kg,于3分钟内静脉注射;后以每分钟0.15 μg/kg静脉滴注,维持36小时。

(2)用于药物治疗的ACS,包括不稳定型心绞痛或非ST段抬高型心肌梗死患者　与肝素联用，开始30分钟以每分钟0.4 μg/kg的速率滴注；以后按每分钟0.1 μg/kg维持静脉滴注，至少48小时(在疗效研究中平均71.8小时，可达108小时)。

(3)肾功能不全时剂量　对严重肾功能不全(肌酐清除率<30 ml/min)者，本品的剂量应减少50%。

(4)老年人剂量无需调整。

【制剂与规格】 盐酸替罗非班注射液：(1)50 ml：12.5 mg；(2)250 ml：12.5 mg。

盐酸替罗非班氯化钠注射液：100 ml：5 mg(替罗非班5 mg)。

依替巴肽

Eptifibatide

【适应证】 用于急性冠状动脉综合征以及接受经皮冠脉介入治疗(PCI)的患者。

【药理】 (1)药效学　本品为血小板糖蛋白(GP)Ⅱb/Ⅲa受体(血小板纤维蛋白原受体)拮抗药。通过选择性、可逆性抑制血小板聚集的最终共同通路(纤维蛋白原与GPⅡb/Ⅲa结合)，可逆转因血栓形成而导致的缺血状态。

(2)药动学　本品静脉注射后5分钟可达血药浓度峰值。静脉给药后1小时，可显著抑制血小板功能，作用可持续2～4小时。分布容积约为185 ml/kg，分布半衰期为5分钟。总蛋白结合率为25%。代谢产物脱氨基依替非巴肽和本品极性代谢产物均无活性。肾脏排泄率为71.4%，经呼吸道排泄不到1%，经粪便排泄不到1.5%，消除半衰期为1.13～2.5小时。本品可经血液透析清除。

【不良反应】 (1)常见不良反应为出血。严重出血包括颅内出血以及其他引起血红蛋白降低超过5 g/100 ml的出血事件，大部分严重出血事件发生于血管插管部位。轻微出血包括自发的肉眼血尿，消化道出血等。体重偏轻的患者引发出血的危险性增加。

(2)其他不良反应有：血小板减少症、过敏反应、低血压等。

【禁忌证】 (1)对本品过敏者。

(2)有出血史，或发病前30日内发生活动性出血。

(3)患有严重高血压(收缩压>200 mmHg或舒张压>110 mmHg)，在抗高血压治疗中未得到有效控制者。

(4)发病前6周内接受过大型外科手术。

(5)发病前30日内曾有出血性脑卒中病史。

(6)同时胃肠外使用其他血小板糖蛋白Ⅱb/Ⅲa抑制药的患者。

(7)血肌酐≥4 mg/100 ml者。

(8)血小板计数<100×10^9/L者。

(9)透析治疗的患者。

【注意事项】 (1)出血是在依替巴肽治疗过程中最常见的并发症。大部分与依替巴肽相关的严重出血位于血管穿刺处或胃肠道以及生殖泌尿道。对接受经皮冠脉介入治疗的患者需要进行特殊关注以减少出血危险。如果压迫不能止血，应停用依替巴肽及肝素。在PCI以后，依替巴肽的输注应持续到出院后18～24小时。不建议在PCI以后使用肝素。在依替巴肽输注时最好及早除去套管。

(2)患者应尽量减少动脉和静脉穿刺、肌内注射以及经尿道管、鼻气管插管和经鼻胃管的使用。当需要进行静脉穿刺时，应避免在不可压迫的部位(如锁骨下静脉或颈静脉)进行操作。

(3)动脉套管去除前应使APTT<45秒或ACT<150秒。

(4)如果治疗过程中确认患者的血小板减少至<10×10^9/L，应停止给予本品和肝素，并且进行适当的监护和治疗。

(5)对肌酐清除率<50 ml/min的患者，其总体药物清除率降低约50%，稳态血药浓度增加了1倍。因此对于这类患者，其输注剂量应减少至1 μg/(kg·min)。如果估计肌酐清除率不可知，对血肌酐>2 mg/100 ml的患者输注剂量应降低。对依赖透析的患者尚没有临床应用经验。

(6)在依替巴肽输注之前，需进行以下实验室检查以确定既往是否存在止血异常：血细胞比容或血红蛋白、血小板计数、血肌酐和PT/APTT。对接受PCI的患者，还需要测定活化凝血时间(ACT)。

(7)老年人无需调整剂量，但体重小于50 kg者应用本品有加重出血的危险性。

(8)美国FDA妊娠期用药安全性分级为肠道外给药B。

(9)对于接受冠状动脉旁路移植手术的患者，在手术前应停止依替巴肽的输注。

【药物相互作用】 (1)与阿加曲班、噻氯匹定、双嘧达莫、低分子量肝素、曲前列尼尔(treprostinil)、尕古树脂(guggul)、维生素A、软骨素、多昔单抗、非甾体抗炎药(如阿司匹林)、抗凝药、溶栓药合用，有增加出血的危险性。

(2)与当归、茴香、山金车、小槲树、月见草、绣线菊、小白菊、越橘、红醋栗、墨角藻、睡菜、波多、琉璃苣、猫爪草、芹菜、姜黄素、大蒜、黄芪、辣椒素、生姜、蒲公英、银杏、丁香油、卡法(KAVA)、山楂、甘草、益母草、黄芩、丹参、大黄、红花油合用，有增加出血的危险性。

(3)本品与呋塞米存在配伍禁忌，但可与阿替普酶、阿托品、多巴酚丁胺、利多卡因、哌替啶、美托洛尔、咪达唑仑、吗啡、硝酸甘油、氯化钾、葡萄糖、氯化钠配伍应用。

【用法与用量】 (1)急性冠脉综合征　推荐剂量为180 μg/kg，静脉注射，然后以2 μg/(kg·min)静脉滴注，直至患者出院或者开始进行冠状动脉旁路移植(CABG)手术，最多持续72小时。肾功能不全时(血肌酐为2～4 mg/100 ml)的急性冠脉综合征患者，先给予180 μg/kg静脉注射，然后以1 μg/(kg·min)静脉滴注。

(2)经皮冠脉介入治疗(PCI)　推荐剂量为手术前180 μg/kg，静脉注射，然后以2 μg/(kg·min)静脉滴注，并于第一次静脉注射10分钟后再次给予180 μg/kg静脉注射。滴注时间应维持在18～24小时(至少12小时)。极量：体重＞121 kg者，每次静脉注射的最大用量为22.6 mg，静滴速度最大为15 mg/h。肾功能不全时(血肌酐为2～4 mg/100 ml)的PCI患者，先给予180 μg/kg静脉注射，然后以1 μg/(kg·min)静脉滴注，并于第一次静脉注射10分钟后再次给予180 μg/kg静脉注射。体重＞121 kg者，每次静脉注射的最大用量为22.6 mg，静滴速度最大为7.5 mg/h。

【制剂与规格】 依替巴肽注射剂：(1)5 ml∶10 mg；(2)10 ml∶20 mg。

前列地尔[药典(二)；医保(乙)]

Alprostadil

【适应证】 本品系外源性前列腺素E_1(PGE_1)，是一种血管扩张药及血小板聚集抑制药。用于下列疾病和情况：①成人慢性周围动脉阻塞性疾病(如血栓闭塞性脉管炎、动脉粥样硬化、雷诺病)引起的肢体慢性溃疡及微小血管循环障碍引起的四肢静息性疼痛，改善心脑血管微循环障碍。②脏器移植术后抗栓治疗，用以抑制移植血管内血栓形成。③在新生儿患有先天性心脏病需要依赖动脉导管获取足够血液氧合以维持生命时，本品可暂时性维持动脉导管通畅，以等待时机进行手术治疗。④用于慢性肝炎的辅助治疗。⑤阴茎海绵体注射用于治疗成人神经性、血管性或混合性勃起功能障碍。

【药理】 (1)药效学　PGE_1通过改善红细胞变形性、抑制血小板聚集、抑制中性粒细胞活化和增加纤维蛋白溶解性，增加血液流动性，改善微循环。PGE_1激活细胞内腺苷酸环化酶，使血小板和血管平滑肌细胞内环磷酸腺苷(cAMP)浓度增加，导致血小板聚集抑制及血管扩张。患者注射本品后血小板体外试验时对一般诱聚剂的反应均低下。PGE_1治疗勃起功能障碍的机制是抑制阴茎组织中α肾上腺素能活性，舒张海绵体平滑肌和加速阴茎动脉血流。

(2)药动学　本品静脉注射后，30分钟起效。在血浆中主要与蛋白结合，其次与α-球蛋白Ⅳ-4片断结合。经过肺循环时被迅速代谢(流经肺部一次，约70%～90%被代谢)，母体化合物消除半衰期为5～10分钟，故必须持续输注给药。代谢产物24小时内完全自尿中排出。严重呼吸功能不全患者肺清除本品的能力减退，可使血药浓度升高。

【不良反应】 (1)休克　为最严重反应，但偶见。注射过程中需严密观察，发现异常立即停药，并采取相应治疗。

(2)注射部位　偶见发红、硬结、瘙痒或局部血管疼痛。阴茎海绵体注射后可出现阴茎疼痛、阴茎持续勃起。阴茎局部还可出现注射部位淤血、阴茎水肿或纤维化。

(3)循环系统　可出现面部潮红、头晕、胸闷、心悸、心动过速、心律失常、血压下降等，停药后可消失。少数患者可产生肺水肿或全心衰竭。

(4)消化系统　可出现食欲缺乏、呕吐、腹胀、便秘等症状，偶有ALT、AST升高等肝功能异常。

(5)神经系统　可表现头晕、头痛、乏力，偶见麻木感。

(6)皮肤　偶见荨麻疹、皮疹及瘙痒。

(7)血液系统　偶见白细胞总量减少，嗜酸性粒细胞相对增多。

(8)泌尿生殖系统　可出现尿道疼痛、尿频、尿急、排尿困难、睾丸痛、睾丸肿胀。女性性交后可出现阴道不适、尿道痛。

(9)新生儿应用最常见的不良反应　呼吸暂停、发热、面部潮红、心动过缓和抽搐。呼吸暂停常见于体重＜2 kg新生儿，故其在开始治疗的第一小时内，常需要辅助通气呼吸治疗。

(10)其他　偶见视力下降、口腔肿胀感、脱发。

【禁忌证】 (1)对本品过敏者禁用。

(2)严重心力衰竭患者禁用。

(3)有阴茎异常持续勃起、异常海绵体纤维化、Peyronie病患者禁用。

(4)镰状细胞贫血或具有镰状细胞贫血特征的患者禁用。

(5)多发性骨髓瘤和白血病患者禁用。

(6)呼吸窘迫综合征的新生儿禁用。

(7)哺乳期妇女禁用。

(8)美国FDA妊娠期用药安全性分级为肠外给药X;尿道给药C。

【注意事项】 (1)下列患者慎用:①已存在心功能不全,未经适当治疗的心律失常、6个月内心肌梗死患者。②青光眼或眼压增高者。③活动性消化性溃疡患者。④间质性肺炎患者。⑤有严重慢性阻塞性通气功能障碍者。⑥肝脏疾患和肝功能损伤患者。⑦正在使用抗凝药的患者。⑧有出血倾向的新生儿。⑨阴茎植入假体者。

(2)老年人、冠心病、心功能减退、肾功能不全(血肌酐>1.5 mg/100 ml)及水肿患者在用药的第一天应严密观察血压、心率、心律及心功能情况(最好住院治疗)。

(3)用药后若发生血压下降,应平卧,将双腿抬高。如症状持续需给予相应处理,并注意检查心脏情况。

(4)本品仅为对症处理,能缓解慢性动脉闭塞性疾病和脉管炎患者的临床症状,停药后有复发可能。

【药物相互作用】 (1)本药与磷酸二酯酶抑制药(如双嘧达莫)合用可相互增强疗效。

(2)本品可增强抗高血压药物、血管扩张药、抗凝药、抗血小板药物的疗效。

(3)棉酚与小剂量本品合用,可降低棉酚的抑制生精作用,但大剂量本品与棉酚有协同性抑制生精作用。

(4)阿司匹林等非甾体抗炎药与本品有药理性拮抗作用,不宜合用。

【给药说明】 (1)在室温下本药稀释液必须在2小时内使用,24小时内用完,残留液不能再用。

(2)用本品治疗3周后应评估其疗效,如患者已不再对治疗有反应,应停药。治疗期均不应超过4周。

(3)本品仅能溶解于氯化钠注射液中使用。

【用法与用量】 (1)成人常用推荐剂量 ①静脉滴注 每次将本品40 μg溶解于氯化钠注射液50～250 ml中,于2小时内滴注完毕,一日2次;或本品60 μg溶解于氯化钠注射液50～250 ml中,于3小时内滴注完毕,一日1次。②静脉注射 每次将本品10 μg以氯化钠注射液10 ml稀释后静脉注射,一日1次。③阴茎海绵体内局部注射治疗勃起功能障碍 剂量及用法由泌尿外科医生掌握。

(2)肾功能不全时的剂量 血肌酐值>1.5 mg/100 ml的患者,本品静脉滴注治疗从20 μg开始,滴注时间2小时,一日2次;根据病情及患者耐受情况,在2～3日内将剂量增加至上述成人常用推荐剂量。肾功能不全或有心脏病的患者,静脉滴注液体量应限制在一日50～100 ml,且宜用输液泵滴注。

(3)新生儿用于维持动脉导管通畅 国外推荐用法为初始剂量每分钟0.05～0.1 μg/kg,经大静脉或脐动脉内置入的导管持续输注,若有效,则剂量逐渐减小,如从每分钟0.1 μg/kg减为每分钟0.05 μg/kg、每分钟0.025 μg/kg、每分钟0.01 μg/kg,直至维持疗效的最小剂量。

【制剂与规格】 前列地尔注射液:(1)1 ml:5 μg;(2)2 ml:10 μg;(3)2 ml:20 μg。

注射用前列地尔:(1)20 μg;(2)30 μg;(3)80 μg;(4)100 μg;(5)200 μg。

三、溶栓药

尿激酶[药典(二);医保(甲)]

Urokinase

参阅第十八章第五节。

【儿科用法与用量】 缺乏儿童用药资料,参考剂量 静脉滴注,开始2～3日,一次200～400 U/kg;3日后,一日1万～2万U,共7～10日。

【儿科注意事项】 出血倾向。

链激酶[药典(三);医保(甲)]

Streptokinase

参阅第十八章第五节。

【儿科用法与用量】 静脉滴注 负荷剂量,25万～60万U;维持剂量,1小时10万U,连续静脉滴注。

【儿科注意事项】 (1)可引起出血。

(2)儿童剂量应根据抗链激酶抗体值高低而定,维持剂量保持每小时20 U/ml。

阿替普酶[医保(乙)]

Alteplase

参阅第十八章第五节。

瑞替普酶

Reteplase

参阅第十八章第五节。

替奈普酶

Tenecteplase(TNK-tPA)

参阅第十八章第五节。

第四节　血浆代用品

右旋糖酐 40[药典(二)]

Dextran40

【适应证】 ①各种休克，用于失血、创伤、烧伤及中毒性休克，抗失血性休克的疗效优于右旋糖酐 70，还可早期预防因休克引起的弥散性血管内凝血。②体外循环时，代替部分血液预充心肺机。③血栓性疾病，如脑血栓形成、心绞痛和心肌梗死、血栓闭塞性脉管炎、视网膜动静脉血栓、皮肤缺血性溃疡病等。④预防肢体再植和血管外科手术的术后血栓形成，并可改善血液循环，提高再植成功率。

【药理】 (1)药效学　本品能提高血浆胶体渗透压，吸收血管外的水分而补充血容量，维持血压；使已经聚集的红细胞和血小板解聚，降低血液黏滞性，从而改善微循环，防止休克后期的血管内凝血；抑制凝血因子Ⅱ的激活，使凝血因子Ⅰ和Ⅷ活性降低以及其抗血小板作用均可防止血栓形成。此外，还具渗透性利尿作用。本品扩充血容量作用比右旋糖酐 70 弱且短暂，但改善微循环的作用比右旋糖酐 70 强。

(2)药动学　本品分子量小于右旋糖酐 70。静脉滴注后立即开始从血流中消除，经肾排泄迅速，用药后 1 小时排出 50%，24 小时排出 70%。半衰期约 3 小时。

【不良反应】 (1)少数患者应用后出现皮肤瘙痒、荨麻疹、红色丘疹等皮肤过敏反应，也可引起哮喘发作。个别患者可发生过敏性休克，初用时应严密观察 5～10 分钟，若发生休克，立即停药并及时抢救，一般可恢复。

(2)偶见发热反应。常为致热原反应，多在用药第 1～2 次出现寒战、高热。也可在多次用药或长期用药停药后，出现周期性高热或持续性低热，少数尚有淋巴结肿大和关节痛。

(3)用量过大可致出血，如鼻出血、齿龈出血等。

【禁忌证】 (1)有出血倾向及出血性疾病者禁用。

(2)充血性心力衰竭患者禁用。

【注意事项】 (1)每日用量不超过 1500 ml，否则有导致出血的危险。

(2)肝肾疾病患者慎用。

【药物相互作用】 (1)与卡那霉素、庆大霉素和巴龙霉素合用可增加其肾毒性。

(2)与肝素合用时，由于有协同作用而增加出血可能。

【给药说明】 (1)不能和促肾上腺皮质激素及肾上腺皮质激素类药物混合使用。

(2)重度休克时，应用时给予一定量的全血，以维持血液携氧能力，不影响血液凝固，并可防止低蛋白血症的发生。

(3)与双嘧达莫、维生素 C、维生素 K 和维生素 B_{12} 混合可发生变化。

【用法与用量】 静脉滴注　一次 250～500 ml，成人和儿童按体重一日不超过 20 ml/kg，抗休克时滴注速度为每分钟 20～40 ml，在 15～30 分钟内滴完。冠心病和脑梗死患者应缓慢滴注。疗程视病情而定，通常每日或隔日 1 次，7～14 次为一个疗程。

【制剂与规格】 右旋糖酐 40 葡萄糖注射液：(1)100 ml：10 g；(2)250 ml：25 g；(3)500 ml：50 g；(4)100 ml：6 g；(5)250 ml：15 g；(6)500 ml：30 g。

右旋糖酐 40 氯化钠注射液：(1)100 ml：10 g；(2)250 ml：25 g；(3)500 ml：50 g；(4)100 ml：6 g；(5)250 ml：15 g；(6)500 ml：30 g。

右旋糖酐 70[药典(二)]

Dextran70

【适应证】 ①主要用于防治低血容量性休克。②预防手术后血栓形成和血栓性静脉炎。③用于防治微循环血栓和弥散性血管内凝血。④与阿司匹林、双嘧达莫合用，治疗栓塞性血小板减少性紫癜。⑤本药滴眼液用于减轻眼部干燥引起的灼热不适感；也可减轻暴露于风沙或阳光下导致的眼部不适。

【药理】 (1)药效学　本品为血容量扩充药，静脉注射后能提高血浆胶体渗透压，吸收血管外水分而增加血容量，升高和维持血压。血浆容量的增加与右旋糖酐的分子量和输入量有关。其扩充血容量作用较右旋糖酐 40 强，几乎无改善微循环及渗透性利尿作用。此外，本品还可使某些凝血因子及血小板的活性降低，因而还有一定的抗血栓作用。本品具有较强抗原性。鉴于正常肠道中有产生本品抗体的细菌，因此，即使初次注射本品，部分患者也可有过敏反应发生，主要为皮肤、黏膜过敏反应。

(2)药动学　静脉注射后，本品血药浓度在最初 3～4 小时内下降较迅速，以后下降缓慢，在血循环中存留时间较长，部分暂时贮存于网状内皮系统而被逐渐代谢成葡萄糖为机体所利用。本品部分以原形经肾排泄，1 小时排出 30%，24 小时排出 60%，仅少量由肠道排泄。

【不良反应】（1）过敏反应　少数患者可见过敏反应，发生率为0.03%～4.7%。表现为皮肤瘙痒、荨麻疹、恶心、呕吐、哮喘，重症者口唇发绀、血压下降、支气管痉挛，甚至过敏性休克。

（2）偶见发热、寒战、淋巴结肿大、关节炎等。

（3）出血倾向　本药可引起凝血障碍，出血时间延长，该反应常与剂量相关。

（4）红细胞聚集作用　随着右旋糖酐分子量增大，红细胞聚集作用则更明显。

【注意事项】（1）本药不宜与维生素C、维生素B_{12}、维生素K、双嘧达莫及促皮质激素、琥珀酸钠等混合给药。

（2）输血患者的血型检查及交叉配血试验应在本药使用前进行。

（3）避免用量过大及重复使用超过5日，特别是老年人、动脉粥样硬化或补液不足患者。

（4）对于脱水患者应同时纠正水、电解质紊乱。

（5）重度休克时，如需大量输注本品，应与血液一同输注，以维持血液携氧能力。

（6）首次滴注本药，开始几毫升应缓慢滴注，并严密观察几分钟，如有不良反应（寒战、皮疹等）须及时停药。

【用法与用量】静脉滴注　成人　视病情而定。一般剂量，一次500 ml。防治低血容量性休克，通常快速扩容500～1000 ml，滴注速度为每分钟20～40 ml，一日极量为20 ml/kg。术后预防静脉血栓：可术中或术后给予500 ml，第二日继续给予500 ml，高危者疗程可达10日。

【制剂与规格】右旋糖酐70葡萄糖注射液　500 ml∶30 g（右旋糖酐70）与25 g葡萄糖。

右旋糖酐70氯化钠注射液　500 ml∶30 g（右旋糖酐70）与4.5 g氯化钠。

明　胶

Gelatin

【适应证】补充血浆容量，预防和治疗各种原因引起的血容量不足和休克，特别是创伤性休克和失血性休克。适用于节约用血技术（急性等容血液稀释或急性高容血液稀释）时补充血容量。

【药理】（1）药效学　牛骨经过碱化、高温、水解、琥珀酰化或尿素桥联后生成明胶多肽，静脉输入后30%小分子量明胶多肽迅速离开血管，进入组织间。输入明胶后，产生约为输注量75%的容量扩充效应达2～4小时，能够提高胶体渗透压，明显改善低血容量患者的心输出量、血压和尿量。不会对凝血系统产生明显的非稀释性影响，不在单核-巨噬细胞系统蓄存，无输入剂量限制，过敏反应发生率低，不会影响血型鉴定，因为血浆蛋白能够穿透到明胶基质中，使其成为一个富含血浆蛋白质的表面，红细胞表面无吸附现象和桥联生成。

（2）药动学　进入体内的明胶，80%原形经肾脏排出，10%经粪便排出，10%生成二氧化碳排出体外。其中琥珀酰明胶分子量为7500～102000，平均分子量30000，渗透浓度是274 mOsm/L，pH为7.3。尿素桥联明胶分子量为5000～50000，平均分子量30000，渗透浓度是280 mOsm/L，pH为7.2。

【不良反应】个别患者可能出现过敏反应，表现为荨麻疹、面颊潮红，极少数患者发生血压下降、支气管痉挛，证实与组胺释放有关。

【禁忌证】对明胶过敏者禁用，明显高血容量、严重心功能不全、严重凝血功能异常者禁用。

【注意事项】使用明胶多肽时应及时监测患者的容量状态，心功能不全或肾功能受损者应慎用。大剂量输注时应保证血细胞比容维持在25%以上，注意防止凝血因子过度释稀后导致凝血功能障碍。

【用法与用量】静脉注射，其用量和输液速度依患者失血情况及血容量而定。

【制剂与规格】4%琥珀酰明胶：500 ml（含琥珀酰明胶40 g/L，Na^+ 154 mmol/L，Cl^- 120 mmol/L）。

3.5%尿素桥联明胶：500 ml（含尿素桥联明胶35 g/L，Na^+ 145 mmol/L，Cl^- 145 mmol/L，K^+ 5.1 mmol/L，Ca^{2+} 6.25 mmol/L和微量的磷酸根及硫酸根等离子）。

羟乙基淀粉

Hydroxyethyl Starch

【适应证】作为合成的血浆代用品，静脉注射后可以补充血浆容量，预防和治疗各种原因引起的血容量不足和休克，特别是创伤性休克和失血性休克。适用于节约用血技术（急性等容血液稀释或急性高容血液稀释）时补充血容量。也可以用于治疗性血液稀释。

【药理】羟乙基淀粉原料来自玉米淀粉或马铃薯淀粉，是高分子量的支链淀粉，能够产生渗透压作用，维持并扩张血浆容量，其中葡萄糖单位一定部位的碳原子被羟乙基化，难于被淀粉酶水解，使其在血管内的停留时间显著延长。羟乙基淀粉溶液补充血容量的效能和作用时间取决于它们的浓度、分子量、克分子取代级（葡萄糖单位被羟乙基化的比例）和取代方式（羟乙基基团的位置），葡萄糖分子上2、3和6位碳原子可以和羟乙基基团结合，C_2位上的羟乙基基团对血清淀粉酶的降解具有特别强的抵抗力。因此，羟乙基淀粉溶液浓度高、分子量大、克分子取代级高和羟乙基基团位于C_2与C_6的比例高，其补充血容量作用强，作用持续时间长。

中分子羟乙基淀粉(200/0.5)平均分子量200000，克分子取代级0.43～0.55，C_2∶C_6是5∶1，pH 3.5～6.5，渗透浓度308 mOsm/L，胶体渗透压36 mmHg，1克中分子羟乙基淀粉约结合水20 g，80％颗粒的分子量在130000～780000。输入中分子羟乙基淀粉后，分子量低于70000的羟乙基淀粉颗粒经肾脏排除，大分子量颗粒被血清淀粉酶裂解形成胶体活性颗粒，产生与输注量相同的容量补充效应达4小时，残存的中分子羟乙基淀粉在组织中被组织葡萄糖酐酶代谢，再经肾脏、胆汁和粪便排泄。羟乙基淀粉分子的主链由葡萄糖单位通过α-1，4链直线相联，α-1，6链发出分支，其结构与糖原非常相似，过敏反应的发生率较低。

新一代中分子羟乙基淀粉(130/0.4)平均分子量130000，克分子取代级0.38～0.45，C_2∶C_6是9∶1，pH 4.0～5.5，渗透浓度308 mOsm/L，胶体渗透压36 mmHg。由于分子量减低且更加集中，不良反应明显降低。

706代血浆平均分子量20000，克分子取代级0.91，产生输注量60％的容量扩充效应达2小时。

【不良反应】 大剂量输注后能够抑制凝血因子，特别是Ⅷ因子的活性，引起凝血障碍。个别病例可发生过敏反应。

【禁忌证】 对羟乙基淀粉过敏者禁用，明显高血容量、严重心功能不全、严重肾功能障碍、严重凝血功能异常者禁用。

【注意事项】 羟乙基淀粉的补充血容量效能较强，作用时间较长，应该注意给予的速度、剂量和患者的反应，并及时监测患者的容量状态，避免引起容量超负荷导致心力衰竭。

【用法与用量】 静脉滴注，其用量和滴注速度依患者失血情况及血容量而定，24小时内输注中分子羟乙基淀粉总量不应该超过33 ml/kg，万汶不应该超过50 ml/kg，706代血浆不应该超过1000 ml。急性等容血液稀释时，输入与放血量相等容量的中分子羟乙基淀粉；急性高容血液稀释时，根据患者中心静脉压(CVP)输入15～20 ml/kg的中分子羟乙基淀粉。

【制剂与规格】 6％中分子羟乙基淀粉(200/0.5)氯化钠注射液：(1)250 ml[羟乙基淀粉(200/0.5)15 g，氯化钠2.25 g]；(2)500 ml[羟乙基淀粉(200/0.5)30 g，氯化钠4.5 g]。

10％中分子羟乙基淀粉(200/0.5)氯化钠注射液：(1)250 ml[羟乙基淀粉(200/0.5)25 g，氯化钠2.25 g]；(2)500 ml[羟乙基淀粉(200/0.5)50 g，氯化钠4.5 g]。

6％中分子羟乙基淀粉(130/0.4)氯化钠注射液：(1)250 ml[羟乙基淀粉(130/0.4)15 g，氯化钠2.25 g]；(2)500 ml[羟乙基淀粉(130/0.4)30 g，氯化钠4.5 g]。

低分子羟乙基淀粉(20、40)氯化钠注射液：(1)250 ml(15 g羟乙基淀粉20，氯化钠2.25 g)；(2)500 ml(30 g羟乙基淀粉20，氯化钠4.5 g)；(3)250 ml(15 g羟乙基淀粉40，氯化钠2.25 g)；(4)500 ml(30 g羟乙基淀粉40，氯化钠4.5 g)。

包醛氧淀粉

Coated Aldehyde Oxystarch

【适应证】 尿素氮吸附剂，适用于各种原因导致的氮质血症。

【药理】 包醛氧淀粉是尿素氮吸附药，可在短时间内有效的降低血肌酐和尿素氮等尿毒物质。胃肠道中的氨、氮可通过复醛处理与氧化淀粉中的醛基结合生成席夫碱络合物而从粪便中排出，故能代偿肾功能、降低血液中非蛋白氮和尿素氮的浓度，从而发挥治疗作用。由于本品中氧化淀粉的醛基不和胃肠道直接接触，消除了服用氧化淀粉所发生的不良反应。

【注意事项】 本品在胃肠道不被吸收。服用本品时应适当控制蛋白质摄入量。药皮内容物受潮发霉后勿服用。

【用法与用量】 口服　饭后温开水送服，一日2～3次，一次8～16粒或1～2袋。

【制剂与规格】 包醛氧淀粉散剂：5 g。

包醛氧淀粉胶囊：0.625 g。

第五节　其　　他

维A酸[药典(二)；医保(甲、乙)]

Tretionoin

本品又名全反式维A酸(all-trans retinoic acid)，此章节只介绍用于治疗急性早幼粒细胞白血病(APL)的相关内容。其皮肤科及口腔科的治疗应用，参阅第二十五章第三节及第二十八章第五节。

【适应证】 急性早幼粒细胞白血病的诱导缓解治

疗,也可用于维持治疗。

【药理】 (1)药效学　本品系维生素A的体内中间代谢产物,可能通过APL特有APL/RARα融合基因(为维A酸受体)的构型改变以影响其功能,从而重新启动APL细胞的分化,促使其逐渐成熟为正常的中性粒细胞。此为通过诱导、分化机制发挥抗白血病作用的首个药物。初治患者的完全缓解率在80%以上,此后再联用化疗使70%左右的患者获得长期生存,并可能已被治愈,故已公认为治疗APL的里程碑式突破。

(2)药动学　本药口服吸收良好,达峰浓度时间(t_{max})为3小时,峰浓度(C_{max})为0.3～0.5 μg/ml。体内吸收后广泛与血浆蛋白结合,随后主要在葡萄糖醛酸转移酶的催化下生成葡萄糖醛酸酯化物,60%由肾脏排泄,也可经胆汁排出。平均消除半衰期($t_{1/2\beta}$)为0.7小时,代谢产物的半衰期较本药长。多次口服给药未见体内蓄积,但血药浓度明显下降,可能系细胞色素P_{450}酶的诱导作用,导致消除率上升及生物利用度降低。

【不良反应】 (1)血白细胞增多及维A酸综合征　大部分患者在用药过程中血白细胞明显增多,可达(20～30)×10^9/L以上;其中一小部分患者出现发热、呼吸困难,胸部X线或CT检查示肺间质浸润性阴影、胸腔和(或)心包积液等征象,称为维A酸综合征,总体发生率约10%;也有少数患者在血白细胞未升高的情况下即并发维A酸综合征。少数重症患者可致死。

(2)头痛、头晕或精神异常等中枢神经系统症状　可伴颅内压升高,有伴发大脑假瘤的个案报告。大多数患者停药后症状消失。

(3)皮肤、口唇及眼部干燥、脱屑常见,停药后消失。偶见视力障碍及视神经乳头水肿。

(4)恶心、腹部不适等胃肠道症状常见,少部分患者肝功能受损、肝氨基转移酶升高,停药后可恢复。

(5)少数患者血脂、血糖升高,停药即恢复正常。

【禁忌证】 (1)美国FDA妊娠期用药安全性分级为X。

(2)哺乳期妇女禁用,或停止哺乳。

【注意事项】 (1)过量应用可致儿童骨结构发育异常、骨骺融合过早,故儿童应慎用。

(2)糖尿病、高脂血症及肝肾功能明显异常者应慎用及严格定时监测有关血液生化指标。

(3)治疗血白细胞计数>10×10^9/L的APL者应与蒽环类药物联合应用。治疗过程中血白细胞明显升高者,应及时加用化疗。

(4)疗程中出现维A酸综合征者,应立即停用本品,并加用剂量较大的地塞米松及其他对症处理。

【药物相互作用】 (1)与其他维A酸类药物合用可增加不良反应的发生率及严重程度。

(2)与四环素类药合用可导致大脑假瘤。

(3)与光敏药物合用可加剧光敏反应。

(4)与西咪替丁、环孢素、地尔硫䓬、维拉帕米、酮康唑合用,可使血药浓度升高,毒性增加。

【给药说明】 用药期间避免过度日光及紫外线照射,避免使用日光灯;本品应在有经验的血液科医师指导监督下严格应用。

【用法与用量】 口服　一次10～20 mg,一日2次。疗程4～6周。应根据治疗反应及不良反应调整剂量。维持治疗时,常在化疗间歇期服用,剂量同上。

【制剂与规格】 维A酸片:(1)5 mg;(2)10 mg;(3)20 mg。

三氧化二砷(亚砷酸)

Arsenic Trioxide(Arsenious Acid)

【适应证】 急性早幼粒细胞白血病、原发性肝癌晚期。

【药理】 (1)药效学　亚砷酸对急性早幼粒细胞白血病有一定的疗效,其确切的作用机制目前尚不十分清楚。利用人白血病细胞株NB4、HL-60进行的试验表明,亚砷酸能够引起白血病细胞形态学变化、DNA断裂和细胞凋亡。亚砷酸也可以引起早幼粒细胞白血病/维A酸受体融和蛋白(PML/RARα)的损伤和退化。

(2)药动学　本品静脉给药,组织分布较广,停药时检测组织中砷含量由高到低依次为皮肤、卵巢、肝脏、肾脏、脾脏、肌肉、睾丸、脂肪、脑组织等。停药4周后检测,皮肤中砷含量与停药时基本持平,脑组织中含量有所增加,其他组织中砷含量均有所下降。

本药治疗早幼粒细胞白血病患者的药代动力学检测:持续2小时静脉滴注10 mg三氧化二砷注射液,血药峰浓度为(0.94±0.37)mg/L,达峰时间为4小时,达峰后血浆砷被迅速清除,血浆分布半衰期为(0.89±0.29)小时,清除半衰期为(12.13±3.31)小时;系统清除率为(1.43±0.17)L/h,分布容积为(3.83±0.45)L,AUC为(7.25±0.97)mg/h。在持续用药过程中,药代动力学参数基本保持一致。治疗中,24小时尿排砷量为每日给药量的1%～8%。指(趾)甲和毛发砷蓄积量明显增加,可高达治疗前5～7倍。停药后,尿排泄的砷和末梢蓄积的砷则逐渐下降。

在肝癌患者中使用本品的药代动力学研究显示,4

小时内静滴本品 10 mg，14 天为一个疗程。血浆分布半衰期为(0.0711±0.0272)小时，血浆清除半衰期为(23.936±18.384)小时，AUC 为(1551.576±980.384)(μg·h)/L，与治疗急性早幼粒细胞白血病时的血浆清除半衰期相比明显延长，而且个体差异大，增加剂量或者延长时间能否引起砷蓄积性中毒尚待进一步研究。

【不良反应】 本药的不良反应与患者个体对砷化物的解毒和排泄能力以及对砷剂的敏感性有关。

(1)心血管系统　心悸、胸闷、心电图改变(包括窦性心动过速、ST 段下移、T 波倒置或低平、完全性房室传导阻滞，多为可逆性；尚有 Q-T 间期延长以及在此基础上的室性心律失常)、心包积液。

(2)代谢和内分泌系统　体重增加、酸中毒、低钾血症、低镁血症、低钙血症、高钾血症、高血糖症、水肿。

(3)呼吸系统　咳嗽、呼吸困难、鼻出血、低氧血症、胸腔积液、肺炎。

(4)肌肉骨骼系统　肌痛、肌无力、关节痛、骨痛。

(5)泌尿生殖系统　有肾衰竭的个案报道，尚未明确与本品的关系。

(6)神经系统　头晕、疲劳、头痛、周围神经感觉异常、震颤、抽搐、昏迷，也有假性脑瘤和脑梗死的个案报道。

(7)肝脏　氨基转移酶、碱性磷酸酶、胆红素升高，尚有门脉高压、严重肝中毒报道。

(8)胃肠道　恶心、呕吐、食欲缺乏、腹痛、腹泻、便秘。

(9)血液　白细胞增多、贫血、血小板减少、中性粒细胞减少。

(10)皮肤　皮肤干燥、瘙痒、皮疹、面部潮红、手掌角质化、皮炎、皮下瘀斑、皮肤色素沉着、脱发、史-约综合征。

(11)其他　过敏反应，注射部位疼痛、红斑、水肿；可出现 APL 分化综合征，表现为发热、呼吸困难、体重增加、肺部浸润、胸膜或心包积液。

【禁忌证】 禁用于以下患者：对本品或砷剂过敏者；严重肝肾功能不全者；长期接触砷剂或砷中毒者；妊娠期妇女；哺乳期妇女。

【注意事项】 (1)以下患者应慎用：心电图严重异常(Q-T 间期延长、尖端扭转型室速或 APL 分化综合征)或已有心血管疾病者(特别是心力衰竭、高血压和心脏传导功能异常)；肝肾功能不全者；糖尿病患者；周围神经病患者；低钾血症、低镁血症或同时使用排钾利尿药患者。

(2)本品可引起致命性维 A 酸-APL 分化综合征。

(3)本品可引起 Q-T 间期延长和完全性房室传导阻滞，以及致命性尖端扭转型室性心动过速。因此用药期间不宜与延长 Q-T 间期药物合用。

(4)用药前、后及用药时应检查或监测　治疗前检查心电图、血清电解质水平(钾、钙、镁)。治疗期间，每周至少查心电图 1 次，电解质、血常规、凝血功能 2 次。

【用法与用量】 静脉滴注　成人　①APL　一次 5～10 mg 或 7 mg/m²，一日 1 次，用 5%葡萄糖注射液或氯化钠注射液 500 ml 稀释后滴注 3～4 小时。4 周为一个疗程，间隔 1～2 周，也可以连续用药。②原发性肝癌晚期每次 7～8 mg/m²，一日 1 次，用 5%葡萄糖注射液或氯化钠注射液 500 ml 稀释后滴注 3～4 小时。2 周为一个疗程，间歇 1～2 周后进行下一个疗程。

【儿科用法与用量】 静脉滴注　APL　0.1 mg/kg，用法同成人。

【制剂与规格】 亚砷酸氯化钠注射液：(1)5 ml：5 mg；(2)10 ml：10 mg。

注射用三氧化二砷：(1)5 mg；(2)10 mg。

门冬氨酸酶[门冬氨酸酶(埃希)[药典(二)]，门冬氨酸酶(欧文)[药典(二)]]

Asparaginase[Asparainase(Escherichia)，Asparainase(Erwinia)]

【适应证】 适用于治疗急性淋巴细胞白血病(简称急淋)、急性粒细胞白血病、急性单核细胞白血病、慢性淋巴细胞白血病、霍奇金及非霍奇金淋巴瘤、黑色素瘤等。本品对上述各种瘤细胞的增殖有抑制作用，其中对儿童急淋的诱导缓解期疗效最好，有时对部分常用化疗药物缓解后复发的患者也可能有效。但单独应用时缓解期较短，而且容易产生耐药性，故多与其他化疗药物组成联合方案应用，以提高疗效。

【药理】 (1)药效学　本品为取自大肠埃希菌的酶制剂类抗肿瘤药物。门冬氨酸酶(埃希)系自大肠埃希菌(*E. coli*)中提取制备的门冬氨酸酶；门冬氨酸酶(欧文)系自欧文菌(*Erwinia carotovora*)中提取制备的门冬氨酸酶。但它们的活性相同。它能将血清中的门冬酰胺水解为门冬氨酸和氨，而门冬酰胺是细胞合成蛋白质及增殖生长所必需的氨基酸。正常细胞有自身合成门冬酰胺的功能，而急性白血病等肿瘤细胞则无此功能，因而当用本品使门冬酰胺急剧缺失时，肿瘤细胞因既不能从血中取得足够门冬酰胺，亦不能自身合成，使其蛋白质合成受障碍，增殖受抑制，细胞大量破坏而不能生长、存活。本品亦能干扰细胞 DNA、RNA 的合成，可能作用于细胞 G_1 增殖周期中，为抑制该期细胞分裂的细胞周期特异性药。

(2)药动学　本品经肌内或静脉途径吸收,血浆蛋白结合率约仅30%,吸收后能在淋巴液中测出,但在脑脊液中的浓度很低。注射本品后,血中门冬酰胺浓度几乎立即下降到不能测出的水平,说明本品进入体内后,很快就开始作用。经肌内注射的血浆 $t_{1/2}$ 为39~49小时,静脉注射的血浆 $t_{1/2}$ 为8~30小时。肌内注射后的达峰时间为12~24小时,但停用本品后的23~33日,血浆中还可以测出门冬酰胺,本品排泄似呈双相性,仅有微量呈现于尿中。

【不良反应】　成人似较儿童多见。(1)较常见 ①过敏反应,主要表现为突然发生的呼吸困难、关节肿痛、皮疹、皮肤瘙痒、面部水肿,严重者可发生呼吸窘迫、休克甚至致死。在用肌内注射给药的晚期儿童白血病,虽其轻度过敏反应的发生率较高,但有报道认为其严重过敏反应的发生率较静脉注射给药为低。过敏反应一般在多次反复注射者易发生,但曾有皮内敏感试验(简称皮试)阴性患者发生。另在某些过敏体质者,即使注射皮试剂量的门冬酰胺酶时,偶尔也会产生过敏反应。②肝脏损害,通常在开始治疗的2周内发生,可能出现多种肝功能异常,包括血清丙氨酸氨基转移酶(ALT)、天门冬氨酸氨基转移酶(AST)、胆红素等升高,血清白蛋白等降低,有经肝穿刺活检证实有脂肪肝病变的病例。③胰腺炎、胃肠道反应,患者如感觉剧烈的上腹痛并伴有恶心、呕吐,应疑有急性胰腺炎,其中暴发性胰腺炎很危重,甚至可能致命。其他尚有恶心、呕吐、腹泻等。

(2)少见　血糖过高、高尿酸血症、高热、精神及神经毒性等。血糖过高患者有多尿、多饮、口渴症状,其血浆渗透压可能升高而血酮含量正常。高血糖经停用本品,或给予适量胰岛素及补液可以减轻或消失,但少数严重者可以致死。高尿酸血症常发生在开始治疗时,由于大量肿瘤细胞被快速破坏,致使释放出的核酸所分解尿酸量增多,严重者可引起尿酸性肾病、肾功能衰竭。来自大肠埃希菌的门冬酰胺酶所含内毒素可引起高热、畏寒、寒战,严重者甚至可致死。精神及神经毒性表现为程度不一的嗜睡、精神抑郁、精神错乱、情绪激动、幻觉,偶可发生帕金森综合征等。其他尚有白细胞减少、免疫抑制、口腔炎等。

(3)罕见　因低纤维蛋白原血症及凝血因子减少的出血、低脂血症、颅内出血或血栓形成、下肢静脉血栓及骨髓抑制等。凝血因子减少与本品抑制蛋白质合成有关。

(4)其他　尚有血氨过高、脱发、血小板减少、贫血等。

【禁忌证】　(1)对本品过敏者禁用。

(2)有胰腺炎病史或现患胰腺炎者禁用。

(3)现患水痘、广泛带状疱疹等严重感染者禁用。

(4)美国FDA妊娠期用药安全性分级为肠道外给药C。

【注意事项】　(1)来源于大肠埃希菌与来源于欧文菌族的门冬酰胺酶之间偶有交叉过敏反应。

(2)由于考虑到本品对婴儿的危害,在哺乳期间接受治疗的哺乳期妇女应停止哺乳。

(3)对诊断的干扰　①甲状腺功能试验,首次注射本品的2日内,患者血清中的甲状腺结合球蛋白浓度可能下降,直至最后一次注射本品后的4周内,浓度才恢复正常。②由于门冬酰胺的分解,血氨及尿素氮浓度可能增加。③血糖、血尿酸及尿尿酸可能增加。④在治疗的最初3周内,活化部分凝血活酶时间、凝血酶原时间、凝血酶时间等可能延长,血小板计数可能增加。⑤由于本品抑制血浆蛋白的合成,患者的血浆纤维蛋白原、抗凝血酶、纤维蛋白溶酶原、血清白蛋白的浓度可能降低。⑥如有肝功能异常,提示为肝毒性、肝损害的征兆。⑦血清钙可能降低。

(4)下列情况慎用:①糖尿病。②痛风或肾尿酸盐结石病史。③肝功能不全、感染等。④既往曾用细胞毒类药物或放射治疗的患者。

(5)在治疗开始前及治疗期间定期随访下列检测:周围血象、血浆凝血因子、血糖、血清淀粉酶、血尿酸、肝功能、肾功能、骨髓涂片分类、血清钙、中枢神经系统功能等。

(6)由于本品能进一步抑制患者的免疫机制,并增加所接种病毒的增殖能力、毒性及不良反应,故在接受本品治疗3个月内不宜进行活病毒疫苗接种,另与患者密切接触者的口服脊髓灰质炎疫苗时间亦应推迟。

【药物相互作用】　(1)泼尼松或促皮质素或长春新碱与本品同用时,会增强本品的致高血糖作用,并可能增高本品引起的神经病变及红细胞生成紊乱的危险性,但有报道如先用前述各药后再用本品,则毒性似较先用本品或同时用两药者为轻。

(2)由于本品可增高血尿酸的浓度,故当与别嘌醇或秋水仙碱、磺吡酮等抗痛风药合用时,要调节上述抗痛风药的剂量以控制高尿酸血症及痛风。一般抗痛风药选用别嘌醇,因该药可阻止或逆转门冬酰胺酶引起的高尿酸血症。

(3)糖尿病患者用本品时及治疗后，均须注意调节口服降糖药或胰岛素的剂量。

(4)本品与硫唑嘌呤、苯丁酸氮芥、环磷酰胺、环孢素、巯嘌呤、单克隆抗体 CD3 或放射疗法合用时，可提高疗效，因而应考虑减少化疗药物、免疫抑制药或放射疗法的剂量。

(5)本品与甲氨蝶呤同用时，可通过抑制细胞复制的作用而阻断甲氨蝶呤的抗肿瘤作用。有研究说明如门冬酰胺酶应在给予甲氨蝶呤 9～10 日前应用或在给予甲氨蝶呤后 24 小时内应用，可以避免产生抑制甲氨蝶呤的抗肿瘤作用，并可减少甲氨蝶呤对胃肠道和血液系统的不良反应。

【给药说明】 (1)患者必须住院，在对肿瘤化疗有经验的医生指导下治疗，每次注射前须备有抗过敏反应的药物(包括肾上腺素、抗组胺药物以及静脉用类固醇药物如地塞米松等)及抢救器械。

(2)凡首次采用本品或已用过本品但已停药 1 周或 1 周以上的患者，在注射本品前须做皮试。皮试的药液可按下列方法制备：加 5 ml 的灭菌注射用水或氯化钠注射液入小瓶内摇动，使小瓶内 10000 U 的门冬酰胺酶溶解，抽取 0.1 ml(每 1 ml 含 2000 U)，注入另一含 9.9 ml 稀释液的小瓶内，制成浓度约为每 1 ml 含 20U 的皮试药液。用 0.1 ml 皮试液(约为 2.0 U)做皮试，至少观察 1 小时，如有红斑或风团者即为皮试阳性反应。患者必须皮试阴性才能接受本品治疗。

(3)应大量补充液体，碱化尿液，口服别嘌醇，以预防白血病或淋巴瘤患者发生高尿酸血症和尿酸性肾病。

(4)由于使用本品后会很快产生抗药性，故本品不宜用作急淋等患者缓解后的维持治疗方案。

(5)本品可经静脉滴注、静脉注射或肌内注射给药。①静脉注射前必须用灭菌注射用水或氯化钠注射液加以稀释，每 10000 U 的小瓶稀释液量为 5 ml。静脉注射给药时，本品应经正在输注的氯化钠或葡萄糖注射液的侧管注入，静脉注射的时间不得短于半小时。②静脉滴注法给药时本品要先用等渗液如氯化钠或 5%葡萄糖注射液稀释，然后加入氯化钠或 5%葡萄糖注射液中滴入。③肌内注射时先要在含本品 10000 U 的小瓶内加入2 ml 氯化钠注射液加以稀释，每一个注射部位、每一次的注射量不应超过 2 ml。不论静脉注射或肌内注射，稀释液一定要澄清才能使用，且要在稀释后 8 小时内应用。

【用法与用量】 根据不同病种、不同的治疗方案，本品的用量有较大差异。以急淋的诱导缓解方案为例：剂量可根据体表面积计，一日剂量 500 U/m^2，或 1000 U/m^2，最高可达 2000 U/m^2；以 10～20 日为 1 个疗程。

【制剂与规格】 注射用门冬氨酸酶(埃希)：(1)5000 单位(U)；(2)10000 单位(U)。

注射用门冬氨酸酶(欧文)：10000 单位(U)。

硼替佐米

Bortezomib

【适应证】 多发性骨髓瘤。患者此前至少接受过两种治疗，并在最近一次治疗中病情仍在进展。

【药理】 (1)药效学　硼替佐米是一种细胞中 26S 核蛋白酶体的可逆性抑制药。其通过多种机制抑制肿瘤存活：①直接诱导肿瘤细胞凋亡。②抑制细胞中及肿瘤微环境的 NF-κB 的活性。③减低骨髓瘤细胞和骨髓基质细胞的粘附。④阻断骨髓瘤细胞产生白细胞介素-6(IL-6)及 IL-6 的细胞内信号传导。⑤阻断原血管生成介质的产生和表达。⑥克服凋亡抑制基因 *BCL*-2 的过表达、肿瘤抑制基因 *p*53 的突变及 *Apaf*-1 的丢失。⑦对骨髓瘤细胞的直接细胞毒作用。本品总体上属细胞毒类药物。

Ⅱ期临床试验显示本品对复发的多发性骨髓瘤的总体反应率为 27.7%，完全缓解率为 2.7%，部分缓解率为 25%。Ⅲ期临床试验显示总体反应率为 38%，完全缓解率为 6%，部分缓解率为 32%。缓解持续时间的中位数为 8 个月。

(2)药动学　本品 1.3 mg/m^2 静脉给药后最大血药浓度为 509 ng/ml；AUC 随剂量增加而增大；平均消除半衰期为 9～15 小时；给药 1 小时的平均核蛋白酶体抑制率约为 61%，在随后的 6～24 小时核蛋白酶体活性恢复至给药前的 50%。

本药主要通过细胞色素 P_{450} 酶系的 CYP3A4、CYP2C19 和 CYP1A2 酶代谢。主要代谢途径为去硼酸，去硼酸的代谢产物已无抑制 26S 核蛋白酶体的活性。

【不良反应】 (1)最常见的不良反应　①胃肠道反应：恶心、呕吐、便秘、腹泻、食欲缺乏、腹痛。②血细胞减少：血小板减少、中性粒细胞减少、贫血。③神经精神毒性：乏力、周围神经病、头痛、头晕、焦虑。④呼吸道反应：呼吸困难、咳嗽。⑤皮疹、瘙痒。⑥低血压。⑦骨关节疼痛、肌痛。

(2)本品尚有少见但严重的不良反应，包括心力衰竭、消化道出血、肾功能衰竭、肿瘤溶解综合征等。

【禁忌证】 (1)对本品、硼剂、甘露醇过敏者禁用。

(2)美国 FDA 妊娠期用药安全性分级为肠道外给

药 D。

【注意事项】 (1)已有周围神经病变者宜慎用,在用药期间应加强监测,症状或体征加重者应调整剂量,甚至停用。

(2)有晕厥史、正在服用降压药的患者应严密监测血压,及时调整降压药剂量。

(3)心功能不全者宜慎用,重者应禁用。用药期间注意心力衰竭的发生,定期监测左心室射血分数。

(4)临床用药期间一旦出现呼吸困难,应注意有无肺间质病变,甚至急性呼吸窘迫综合征的发生,并及时停药和采取应急措施。

(5)严密监测血象,每周至少进行 2 次血常规检查。血小板计数＜25×10^9/L、中性粒细胞计数＜1×10^9/L 时应及时停药,并做相应处理。

(6)胃肠道反应重者,注意及时监测水、电解质,并随时纠正失衡及给予对症处理。

(7)本品仍属细胞毒类药物,治疗肿瘤高负荷患者时有可能发生肿瘤溶解综合征,应注意尿量、血尿酸及肾功能监测,采用水化、碱化、延缓尿酸生成及降尿酸治疗。

(8)本品通过肝酶代谢,已有肝功能损害者药物清除会有影响,从而加重肝毒性,应注意肝功能的监测。

(9)体外细胞染色体畸变分析证实本品可致染色体畸变;动物实验显示本药可致孕兔流产及胎仔成活率下降、成活胎仔体重明显降低,故妊娠期妇女不宜应用,用药期间患者应采取有效避孕措施及避免哺乳。

【药物相互作用】 (1)酮康唑、奥美拉唑分别是细胞色素 P_{450} 酶系 CYP3A4 和 CYP2C19 的强效抑制药,前者和本品合用可使其 AUC 平均值增加 35%,但后者和本品合用其药动学参数却无明显影响。

(2)口服降糖药的糖尿病患者使用本品后有发生低血糖或高血糖症的报道,机制未明,应注意监测血糖水平,及时调整抗糖尿病药物的剂量。

【给药说明】 本品应在有经验的血液科医师指导下应用。当发生任何 3 级非造血毒性反应或 4 级造血毒性反应时,需暂停使用。在毒性得以控制后,本品剂量降低 25%再谨慎使用。已有严重神经病变的患者,应慎重权衡利弊后使用。

当发生与本品治疗有关的神经痛或周围神经病变时推荐下述剂量调整:①1 级周围神经病变(感觉异常或反射消失),不伴疼痛或功能丧失者,则不改变常用剂量。②1 级周围神经病变伴疼痛,或 2 级周围神经病变(功能障碍,但不影响日常生活)者,剂量降至每次 1 mg/m²。③2 级周围神经病变伴疼痛,或 3 级周围神经病变(影响日常生活)者,应暂停本品治疗直至症状缓解,再次用药剂量降至每次 0.7 mg/m²,且每周仅用药 1 次。④4 级周围神经病变(永久性感觉丧失,功能障碍)者,永久停用本品治疗。

【用法与用量】 (1)推荐剂量为每次 1.3 mg/m²,第 1、4、8 和 11 日注射,后停药 10 日,3 周为 1 个疗程。缓解的病例建议接受 8 个疗程的治疗。

(2)本品需用 3.5 ml 氯化钠注射液完全溶解后在 3～5 秒内通过导管静脉注射,随后用氯化钠注射液冲洗。配制时应戴手套操作,以避免皮肤接触。

(3)配制后的溶液在 25℃保存,放置在原容器或注射器内不得超过 8 小时,且应避光保存。

【制剂及规格】 注射用硼替佐米:3.5 mg。

来那度胺

Lenalidomaide

【适应证】 ①与地塞米松联用于已经接受过其他药物治疗的多发性骨髓瘤;②用于伴有 5q 染色体缺失异常、输血依赖、IPSS 评分低危或中危-1 的骨髓异常增生综合征。

【药理】 (1)药效学 来那度胺是沙利度胺的新一代衍生物,其化学结构与沙利度胺相似,但没有发现其具有致畸变的毒性,并且药效比沙利度胺强 100 倍。来那度胺具有免疫调节及抗新血管生成作用,但确切的作用机制目前尚不明确。

(2)药动学 经口服给药后,来那度胺迅速吸收入体内。体外实验显示,来那度胺血浆蛋白结合率约为 30%。约有 2/3 的来那度胺以原形随尿液排泄,其消除半衰期约为 3 小时。

【不良反应】 (1)心血管系统 可见深静脉血栓形成、四肢水肿。

(2)代谢与内分泌系统 可见高血糖、低钾血症、低镁血症、甲状腺功能减退症。

(3)呼吸系统 可见咳嗽、呼吸困难、鼻出血、鼻炎、咽炎、肺炎、肺动脉栓塞。

(4)肌肉骨骼系统 可见关节痛、背痛、肌肉痉挛、肌无力。

(5)泌尿生殖系统 可见排尿困难、泌尿道感染性疾病、肾脏病变。

(6)神经系统 可见头晕、头痛、失眠、神经病变、周围神经病、震颤。

(7)精神系统 可见神经衰弱、疲乏。

(8)肝脏 可见氨基转移酶升高。

(9)胃肠道　可见消化不良、食欲缺乏、恶心、呕吐、腹痛、便秘、腹泻、体重减轻等。

(10)血液系统　可见贫血、发热性中性粒细胞减少、骨髓抑制、血小板减少。

(11)皮肤　可见皮肤干燥、瘙痒、皮疹、荨麻疹。

(12)其他　可见视物模糊、发热、四肢痛。

【禁忌证】 妊娠期妇女、对本品过敏者禁用。

【注意事项】 以下患者慎用：深静脉血栓形成患者、肺栓塞患者、中性粒细胞减少患者、血小板减少患者及肾功能不全患者。

【特别警示】 (1)本药是沙利度胺类似物，有致新生儿缺陷的潜在毒性，妊娠期妇女禁用本药，且育龄妇女应在用药前4周、停药后4周及用药期间严格采用避孕措施。男性患者亦应避孕。

(2)本药具有血液毒性，可明显导致中性粒细胞减少及血小板减少。

(3)本药可明显增加多发性骨髓瘤患者发生深静脉血栓形成和肺动脉栓塞的风险。

【用法与用量】 (1)多发性骨髓瘤　每28日为一个周期，第1～21日，每天服用25 mg来那度胺。前4个周期的第1～4、9～12、17～20日，每日服用40 mg地塞米松；以后每个周期的第1～4日，每日服用40 mg地塞米松维持治疗，并根据临床反应调整剂量。①出现血小板减少：如血小板计数低于30×10⁹/L，应停药；每周复查全血细胞计数，当血小板计数恢复至30×10⁹/L时，以每日15 mg重新给药。如此后再次发生血小板计数下降，停药恢复至30×10⁹/L后，以低于之前剂量5 mg重新给药，但每日剂量不宜低于5 mg。②出现中性粒细胞减少：如中性粒细胞计数(ANC)低于1.0×10⁹/L，应停药，加用粒细胞集落刺激因子，并每周复查血象；当ANC恢复至1.0×10⁹/L且无其他毒性反应时，以每日25 mg剂量重新给药；如存在其他毒副反应，以每日15 mg剂量重新给药。如此后中性粒细胞计数再次下降，停药恢复至1.0×10⁹/L后，以低于之前剂量5 mg重新给药。③出现其他与本药相关的毒性反应时，应停药。当毒副反应降至2级或更低时，以低于先前剂量重新给药。

(2)骨髓异常综合征　推荐起始剂量为一次10 mg，一日1次，根据临床反应维持治疗或调整剂量。①初始治疗4周内出现中性粒细胞减少：a. 如基础值ANC不低于1.0×10⁹/L，当ANC降至0.75×10⁹/L以下时，应停药。当ANC恢复至1.0×10⁹/L，可重新给药，剂量为一日5 mg。b. 如基础ANC低于1.0×10⁹/L，当ANC降至0.5×10⁹/L以下时停药。当ANC恢复至0.5×10⁹/L以上时重新给药，剂量为一日5 mg。②一日10 mg治疗4周后出现中性粒细胞减少，如ANC低于0.5×10⁹/L并持续7日或更长，或ANC低于0.5×10⁹/L伴随发热，应停药。当ANC恢复至0.5×10⁹/L以上时，可重新给药，剂量为一日5 mg。③一日5 mg治疗期间出现中性粒细胞减少，如ANC低于0.5×10⁹/L并持续7日或更长，或ANC低于0.5×10⁹/L伴随发热，应停药。当ANC恢复至0.5×10⁹/L以上时，可重新给药，剂量为一次5 mg，隔日1次。④初始治疗4周内出现血小板减少：a. 如基础血小板计数不低于100×10⁹/L，当血小板计数降至50×10⁹/L以下时，应停药。当血小板计数恢复至50×10⁹/L以上时，可重新给药，剂量为一日5 mg。b. 如基础血小板计数为(60～100)×10⁹/L，当血小板计数降至基础值的50%时，应停药。当血小板计数恢复至50×10⁹/L以上时，可重新给药，每日剂量为一日5 mg。c. 如基础血小板计数低于60×10⁹/L，当血小板计数降至基础值的50%时，应停药。当血小板计数恢复至30×10⁹/L以上时，可重新给药，剂量为一日5 mg。⑤一日10 mg治疗4周后出现血小板减少：如血小板计数低于30×10⁹/L或50×10⁹/L，需输注血小板并停药。当血小板计数恢复至30×10⁹/L以上并无凝血障碍时，可恢复给药，剂量为一日5 mg。⑥一日5 mg治疗4周后出现血小板减少：如血小板计数低于30×10⁹/L或50×10⁹/L，需输注血小板并停药。当血小板计数恢复至30×10⁹/L以上并无凝血障碍时，可恢复给药，剂量为一次5 mg，隔日1次。

(3)肾功能不全时剂量　对于肾功能不全者，目前尚无特殊推荐剂量。因本药主要经过肾脏排泄，肾功能不全者发生不良反应风险高，用药剂量选择应谨慎。

(4)老年人剂量　对于老年患者，目前尚无推荐剂量，因老年人更容易出现肾功能不全，故用药史剂量选择需慎重。

【制剂与规格】 来那度胺胶囊：(1)5 mg；(2)10 mg；(3)15 mg；(4)25 mg。

地西他滨

Decitabine

【适应证】 适用于IPSS评分中危-2及高危的初治、复治骨髓异常增生综合征(MDS)患者，包括原发性和继发性MDS。

【药理】 (1)药效学　地西他滨是DNA甲基转移酶抑制药，具有治疗骨髓增生异常综合征的临床作用。

其被磷酸化后直接掺入DNA,抑制DNA甲基化转移酶,引起DNA低甲基化和细胞分化或凋亡而发挥抗肿瘤作用。体外试验显示地西他滨抑制DNA甲基化,在产生该作用的浓度下不会明显抑制DNA的合成。地西他滨诱导肿瘤细胞DNA的低甲基化,从而恢复控制细胞分化和增殖基因的正常功能。在快速分裂的细胞中,掺入DNA的地西他滨可与DNA甲基化转移酶共价结合,从而产生细胞毒性作用。而非增殖细胞则对地西他滨相对不敏感。

(2)药动学　实体瘤患者注射地西他滨每日20～30 mg/m²,治疗72小时后,其药代动力学数据呈二相性分布特征。总体清除率为每小时(124±19)L/m²,终相消除半衰期为(0.51±0.31)小时。地西他滨的血浆蛋白结合率可忽略不计(<1%)。地西他滨在人体内确切的消除和代谢转化途径尚不清楚,胞苷脱氨酶的脱氨基作用可能是在肝脏、肠上皮细胞、粒细胞和全血中的主要代谢途径。

【不良反应】(1)心血管系统　罕见心肌梗死和急性心力衰竭。

(2)泌尿生殖系统　罕见肾脏毒性,与本药因果关系尚不明确。

(3)神经系统　偶见颅内出血、乏力报道。

(4)精神系统　偶见精神疾病报道。

(5)肝脏　罕见氨基转移酶升高。

(6)血液　血小板减少、发热性中性粒细胞减少、贫血、白细胞减少。

(7)胃肠道　可见恶心、呕吐(发生率50%,偶为剂量限制性),少见黏膜炎、腹泻。

(8)感染　霉菌感染、败血症、上呼吸道感染、肺部感染等。

(9)其他　可见注射部位出血、疼痛;偶见过敏反应。

【禁忌证】(1)对本品过敏者。

(2)美国FDA妊娠期用药安全性分级为D。

【注意事项】(1)骨髓抑制患者、肝肾功能损伤患者慎用。

(2)儿童用药的安全性和有效性尚未确定。

(3)哺乳期妇女用药需权衡利弊。

【用法与用量】静脉滴注　成人　推荐剂量为15 mg/m²,在3小时内静脉给药,每8小时重复给药,持续3日。每6周为一个疗程,至少需接受4个疗程的治疗。如要对治疗产生完全或部分应答,可能需要更长的疗程。如对治疗有效,可继续治疗。可给予患者标准止吐方案进行预处理。使用本药一个疗程后:①如中性粒细胞计数和血小板计数需要6～8周方可分别恢复至1×10^9/L和50×10^9/L以上,则延迟使用本药达2周,暂将剂量减少为每8小时11 mg/m²,持续3日。②如中性粒细胞计数和血小板计数需要8～10周方可分别恢复至1×10^9/L和50×10^9/L以上,则应根据骨髓抽取物评估病情进展,如未发现任何进展,则延迟使用本药达2周,暂将剂量减少为每8小时11 mg/m²。在随后的治疗中可根据临床需要维持或增加剂量。

【制剂与规格】注射用地西他滨:(1)10 mg;(2)25 mg;(3)50 mg。

达沙替尼

Dasatinib

【适应证】用于其他疗法耐药或不能耐受的费城染色体(Ph)阳性急性淋巴细胞白血病。用于对伊马替尼耐药或不能耐受的慢性髓细胞白血病(CML)的加速期、急变期和慢性期。

【药理】(1)药效学　达沙替尼为多种酪氨酸激酶抑制药,可抑制BCR-ABL、SRC家族(SRC、LCK、YES、FYN)、c-KIT、EPHA2和PDGFRS等激酶。在体外,达沙替尼对多种不同的伊马替尼敏感或耐药性白血病细胞株具有活性,可抑制*BCR-ABL*融合基因所表达的CML和ALL细胞株生长。

(2)药动学　达沙替尼的最大血药浓度出现在口服后0.5～6小时。在一日15～240 mg范围内,AUC及体内消除参数与剂量存在线性相关,总体平均终末半衰期为3～5小时。表观分布容积为2505 L,显示达沙替尼组织分布广泛。体外试验中,达沙替尼与其活性代谢产物的血浆蛋白结合率为96%和93%。达沙替尼在人体内被广泛代谢,主要代谢酶为细胞色素P_{450}(CYP3A4)。

【不良反应】(1)心血管系统　胸痛、心律失常、水肿、充血性心力衰竭、心包积液、Q-T间期延长。

(2)呼吸系统　呼吸困难、咳嗽、上呼吸道感染、胸腔积液、肺炎、肺水肿、肺动脉高压。

(3)肌肉骨骼系统　肌肉痛、骨痛、关节痛等。

(4)免疫系统　感染性疾病、发热性中性粒细胞减少。

(5)神经系统　头痛、神经衰弱、头晕、神经病变、脑出血。

(6)肝脏　腹水。

(7)胃肠道　腹泻、恶心、腹痛、呕吐、食欲缺乏、黏膜炎、便秘、胃肠道出血。

(8)血液　中性粒细胞减少、血小板减少、贫血、骨髓抑制、出血。

(9)皮肤　皮疹和瘙痒。

(10)其他　发热、疼痛、寒战等。

【禁忌证】 妊娠期妇女或计划妊娠的妇女禁用。

【注意事项】 低钾血症、低镁血症、先天性 Q-T 间期延长患者慎用。

【药物相互作用】 (1)由于本药可引起血小板减少，在体外引起血小板功能障碍，所以本药与抑制血小板功能药物或抗凝药物合用时应谨慎。

(2)由于本药可能延长 Q-T 间期，使用抗心律失常药物或其他可能导致 Q-T 间期延长的患者及接受多次高剂量蒽环类药物治疗患者应慎用本药。

(3)如 CYP3A4 诱导药(如利福平)必须与本药合用，应增加本药剂量，并仔细监测其毒性反应。

(4)如强效 CYP3A4 抑制药(如氟康唑)必须与本药合用，应考虑将本药剂量减少到一日 20～40 mg。

【用法与用量】 口服　成人　(1)对其他疗法耐药或不能耐受的 Ph 染色体阳性急性淋巴细胞白血病　推荐剂量一次 70 mg、一日 2 次，与或不与餐同服，可持续服用，直至疾病进展或不能耐受。如患者未达到血液学缓解或细胞遗传学缓解，剂量可增加至一次 100 mg、一日 2 次。用药期间，如出现中性粒细胞计数(ANC)小于 0.5×10^9/L 和(或)血小板计数小于 10×10^9/L，且中性粒细胞减少与潜在白血病无关(如中性粒细胞下降与白血病有关，则应加量至一次 100 mg、一日 2 次)，应停用本药。当 ANC 至少为 1.0×10^9/L且血小板计数至少为 50×10^9/L 时，可按照原初始剂量使用本药。如再次出现中性粒细胞减少且与白血病无关，则应停用本药。当 ANC 至少为 1.0×10^9/L 且血小板计数至少为 20×10^9/L，第二次出现时，再次使用本药一次 50 mg、一日 2 次；当第三次出现时，则使用本药一次 40 mg 剂量、一日 2 次。

(2)对于伊马替尼耐药或不能耐受的 CML 加速期和急变期　用法与用量同(1)。

(3)对于伊马替尼耐药或不能耐受的 CML 慢性期　推荐剂量为一次 100 mg，一日 1 次；如未达到血液学缓解或细胞遗传学缓解，剂量可增加至一日 140 mg，直到疾病进展或不耐受。用药期间出现中性粒细胞计数(ANC)小于 0.5×10^9/L 和(或)血小板计数小于 50×10^9/L，应停用本药。当 ANC 至少为 1.0×10^9/L 且血小板计数至少为 50×10^9/L 时，再次使用本药。如血小板计数低于 25×10^9/L 和(或)重新出现 ANC 低于 0.5×10^9/L，应停用本药。当 ANC 至少为 1.0×10^9/L 且血小板计数至少为 50×10^9/L，第二次出现时，可以减量，即一次 50 mg，一日 2 次服药；如第三次出现，可继续减量，一次 40 mg，一日 2 次。

【制剂与规格】 达沙替尼片：(1)20 mg；(2)50 mg；(3)70 mg；(4)100 mg。

第九章　内分泌系统用药

内分泌系统的内分泌腺体和细胞分泌、合成和释放激素，通过体液传送至其他器官或细胞后，对这些器官或细胞的功能发挥产生兴奋或抑制的调节作用，这些生理作用主要通过级联方式来完成，如下丘脑-垂体-肾上腺、下丘脑-垂体-甲状腺、下丘脑-垂体-性腺等的反馈调节。腺垂体分泌的激素有生长激素、催乳素、促肾上腺皮质激素（ACTH）、黑色素细胞刺激素、内啡肽、促黄体生成素（LH）、促卵泡刺激素（FSH）、促甲状腺激素（TSH）等，而其靶腺激素有甲状腺激素、肾上腺激素、性腺激素等。当这些激素缺乏而导致疾病时，则需用腺垂体激素或靶腺激素进行补充或替代治疗；而当激素分泌增多时则需要减少或对抗激素作用的药物治疗，如甲状腺功能减退或亢进时，需分别使用甲状腺素制剂或抗甲状腺药物治疗。

肾上腺皮质激素有三大类：①糖皮质激素，以氢化可的松为代表；②盐皮质激素，以醛固酮为代表；③性激素，以雌二醇和睾酮为代表。肾上腺皮质功能减退时则需要用上述激素进行补充或替代治疗。对原发性骨质疏松症，如绝经后或老年性骨质疏松症以及由甲状腺功能亢进症、甲状旁腺功能亢进症、库欣综合征、慢性肾功能衰竭、多发性骨髓瘤、长期接受糖皮质类固醇激素治疗等所致继发性骨质疏松症的防治，有抑制骨吸收类药物如雌激素、降钙素、双膦酸盐及依普黄酮等；刺激骨形成类药物如氟制剂及蛋白同化类固醇激素等；钙剂及维生素 D 则可促进骨矿化。

糖尿病为糖代谢异常性疾病，胰岛素分泌不足和（或）胰岛素敏感性降低为发病的主要原因。治疗药物为促胰岛素分泌、增加外周组织对葡萄糖的摄取和利用、提高胰岛素敏感性、延缓餐后葡萄糖的吸收以及基因重组人胰岛素、动物胰岛素或人胰岛素类似物的补充或替代治疗。内分泌代谢系统各种疾病的治疗需个体化并在获得疾病正确诊断及病因明确的前提下，认真进行药物治疗方案选择。

第一节　下丘脑-垂体激素与相关药物

下丘脑与垂体在组织学和功能上关系十分密切。下丘脑神经元生成的激素有两类：一类是下丘脑促垂体区分泌的肽类激素，由垂体门脉系统输送到腺垂体的特定区域，主要作用是调控腺垂体的激素合成和分泌，称为下丘脑调节肽，其结构及作用已清楚的有促生长激素释放激素（GHRH）、生长激素释放抑制激素（GHRIH，又称 SS）、促甲状腺激素释放激素（TRH）、促 ACTH 释放激素（CRH）、促黄体素释放激素（LHRH）（兼有较弱的促进 FSH 分泌作用）。下丘脑激素都是分子量较小的肽类物质，如 TRH 是 3 肽、LHRH 是 10 肽，GHRIH 为 14 肽，CRH 和 GHRH 的分子量较大，前者为 41 肽，后者为 44 肽。下丘脑合成的激素往往是间歇性、脉冲性释放，如 LHRH 每隔一个多小时脉冲释放一次，故只有模拟生理性剂量和节律给药，才能起到兴奋垂体及性腺轴的作用；反之，如持续大剂量给药，则在初期短暂的兴奋作用后，随之将出现反常的持续性抑制垂体-性腺轴的作用。比天然 LHRH 作用强度更大、时间更持久的 LHRH 类似物，如曲普瑞林、亮丙瑞林则更能显示出这种反常作用，而被用于需消除垂体-性腺功能以达到治疗目的的某些疾病，如依赖性激素的肿瘤、前列腺癌、乳腺癌及特发性中枢神经性性早熟症等。生长抑素类似物如奥曲肽、兰瑞肽作用较GHRIH更持久,可有效地控制活动性肢端肥大症。由于生长抑素除抑制生长激素分泌外,还有多种生物学作用,故生长抑素类似物还可治疗重症急性胰腺炎、肠瘘等。而GHRH类似物,即29肽的舍莫瑞林可治疗下丘脑性特发性生长激素缺乏引起的呆小症。

下丘脑神经元产生的另一类激素是加压素和催产素,皆为9肽,这两种激素沿着神经元细胞轴突形成的下丘脑-垂体束神经纤维而移行至神经垂体中储存,当机体需要时释放入血。作为药物,加压素主要用于治疗中枢性尿崩症,催产素用于促进子宫收缩。人工合成的去氨加压素比动物源性加压素的抗利尿作用更强、更持久而血管加压作用甚微,常用于儿童遗尿症、甲型血友病等。

腺垂体分泌的激素可分为以下三组:①生长激素、催乳素:两者分子量、氨基酸组成及生物活性较相近;②由共同的前体,即鸦片-黑色素-促皮质素原(POMC)衍生而来的促肾上腺皮质激素(ACTH)、促黑色素细胞激素、内啡肽;③促性腺激素:包括促黄体生成素(LH)、促卵泡刺激素(FSH)以及促甲状腺激素(TSH),皆为糖蛋白,由α、β两个亚基组成,三者的α亚基相同,β亚基略有差别。妊娠期胎盘产生的绒毛膜促性腺激素(HCG)在化学结构及生物活性上与LH甚为相近。

临床上,腺垂体激素可用来治疗因上述激素缺乏所导致的疾病,如生长激素治疗生长激素缺乏性侏儒症,促性腺激素治疗促性腺激素缺乏所致性功能减退症。垂体促激素又可用来检测靶腺的储备功能,如ACTH用于测定肾上腺糖皮质激素的储备功能及刺激肾上腺皮质分泌皮质醇来治疗多种疾病。由动物(如猪、牛)垂体提取的ACTH用于人类有效。生长激素有物种特异性,只有人生长激素治疗生长激素缺乏性侏儒症才有效。目前人生长激素、ACTH的N端24肽、20肽等已可用基因工程技术进行人工合成并生产。由妊娠期妇女尿中提取的HCG可代替LH起治疗作用,由绝经后妇女尿中提取的绝经后促性腺激素(HMG)同时含有LH和FSH两种活性,由基因工程技术生产的LH及FSH也已用于临床。

下丘脑-垂体激素的分泌受多种神经递质的调控,后者多为生物活性胺类,可对垂体激素起兴奋或抑制作用,从而可用于内分泌疾病的诊断和治疗。例如多巴胺就是一种最主要的催乳素释放抑制因子,可作用于垂体分泌催乳素细胞膜上的Ⅱ型多巴胺受体而抑制催乳素的合成和释放,因此模拟多巴胺作用而合成的作用更强、效应更持久的多巴胺受体激动药溴隐亭等可有效地治疗垂体催乳素瘤和高催乳素血症。

一、促性腺激素释放激素类似物

戈那瑞林、曲普瑞林、亮丙瑞林等药分别用于下丘脑-垂体-性腺轴功能测定、辅助生育以及特发性中枢性性早熟、子宫内膜异位症、前列腺癌等的治疗。参阅第七章第三节及第二十三章第六节。

二、生长激素释放抑制激素类似物

奥曲肽[药典(二);医保(乙)]

Octreotide

【适应证】 ①活动性肢端肥大症,包括手术治疗后血清生长激素水平未恢复正常者、放射治疗后尚未达到充分疗效的间歇期患者、部分新诊断患者的术前治疗和不适合手术治疗的患者。②缓解消化道和胰腺神经内分泌肿瘤或类癌综合征患者的症状和体征。③预防和治疗胰腺疾病的手术并发症、治疗急性胰腺炎及上消化道出血,包括肝硬化致食管胃底静脉曲张破裂出血。

【药理】 (1)药效学 本品是人工合成的天然生长抑素(14肽)的8肽衍生物,具有生长抑素的药理作用,且作用强而持久。在垂体可抑制生长激素和促甲状腺激素的分泌;在胰腺可抑制胰高血糖素、胰岛素、胰多肽和胰酶分泌;在胃肠道可抑制胃泌素、胃动素、胰泌素、胆囊收缩素、血管活性肠肽(VIP)、胃酸等分泌,降低胃肠道内脏血流、肠蠕动、碳酸氢盐吸收并增加水和电解质吸收。在治疗肢端肥大症时,其对生长激素抑制作用的选择性远大于对促甲状腺激素和胰高血糖素等的抑制。治疗活动性肢端肥大症时,90%患者的多汗、头痛、关节痛、软组织肥厚和打鼾(睡眠-呼吸暂停综合征)的症状能够得以改善;65%的患者血生长激素和类胰岛素样生长因子(IGF-1)水平恢复正常,垂体肿瘤可显著缩小。治疗胃肠道神经内分泌肿瘤或类癌时,可显著减轻因肿瘤引起的腹泻及纠正电解质紊乱,部分胰高血糖素瘤患者的皮肤移行性、坏死溶解性皮疹可减轻。用于胰腺疾病围手术期时,可明显降低急性胰腺炎、胰瘘的发生率,减轻急性胰腺炎症状、缩短病程。本药因可减少30%～40%的内脏血流量,故对上消化道大出血、肝硬化引起的食管胃底静脉曲张破裂出血有显著止血作用,从而提高出血控制率和预防早期再出血。

(2)药动学 本品皮下注射后吸收迅速而完全,30分钟后血药浓度达峰值,$t_{1/2}$平均为100分钟(90～113分钟);静脉注射消除呈现双相性,血浆清除率为160 ml/min,血浆蛋白结合率为65%,以肝脏代谢为主。肝硬化患者对本药清除减少。本品的 11%～32%以原形自尿中排出，肾功能不全时清除率亦减低。

【不良反应】 (1)最常见的是注射部位局部疼痛，几乎 100%患者都感觉注射时较痛，部分患者有局部红肿、烧灼感。另一常见反应是胃肠道症状如腹胀、腹痛、腹泻、食欲缺乏、恶心、呕吐；个别患者因严重水泻，出现类似急性肠梗阻样腹痛、腹胀、腹肌紧张而不能耐受。

(2)抑制胆囊收缩功能，使用本品 5 mg 即可见胆囊收缩被抑制；长期使用致胆汁淤积浓缩，胆囊沉积物及胆囊结石发生率在用药一年时可达 8%～30%；个别患者因胆石症诱发胰腺炎，甚至胆囊穿孔。

(3)因抑制生长激素、胰高血糖素、胰岛素等多种激素的分泌，特别是对糖尿病患者，可引起血糖调节紊乱，出现低血糖，但更多出现高血糖。

(4)少数患者出现肝功能异常，包括胆汁淤积性肝炎。

【禁忌证】 对本品制剂中任一种成分过敏者禁用本品。

【注意事项】 (1)本品用于治疗肢端肥大症时应定期复查鞍区磁共振显像(MRI)，如发现垂体肿瘤增大，尤其出现视交叉压迫时，应及时转换治疗方法。

(2)定期做胆囊 B 型超声检查及胆囊脂餐收缩试验，以便及早预防和处理胆囊沉积物。

(3)本品用于治疗胃肠道神经内分泌肿瘤、类癌时，虽然症状可得到迅速改善，但也仅是对症治疗，尚不能替代手术治疗和其他化学疗法。

(4)对有糖尿病(尤其是正在应用胰岛素治疗者)以及胰岛素瘤患者，使用本品治疗时有发生低血糖的危险，故应注意调整胰岛素用量。

(5)对妊娠期妇女、哺乳期妇女、儿童用药的安全性尚缺少经验，故不建议使用。

【药物相互作用】 本品使环孢素和西咪替丁的吸收降低。

【给药说明】 肢端肥大症患者一般需长期用药，本品需一日 3 次皮下注射，治疗繁琐且费用较高，自从奥曲肽类药的长效缓释剂出现后，肢端肥大症的长期药物治疗倾向于使用长效制剂；而胃肠道疾病，包括神经内分泌肿瘤、急性胰腺炎、上消化道出血及胰腺围手术期，均采用奥曲肽及其类似药作用时间较短的制剂。

【用法与用量】 (1)活动性肢端肥大症 起始剂量 50～100 μg，皮下注射，每 8 小时 1 次；以后根据血清生长激素和血清 IGF-1 水平调整，常用剂量 100～200 μg，每 8 小时 1 次；最大剂量 500 μg，每 8 小时 1 次。用药 1 个月后血清生长激素水平下降小于 50%者可停药。血清生长激素下降到正常水平后可尝试减少剂量，以最小有效剂量维持；在起效后可改用长效奥曲肽(LAR)维持治疗。

(2)胃肠道神经内分泌肿瘤及类癌综合征 本品由一次 50～100 μg，一日 2 次，皮下注射起始；按需要调整为一次 100～200 μg，一日 2 次或一日 3 次。

(3)急性胰腺炎 可 100 μg 经葡萄糖溶液稀释后缓慢静脉注射，以后每小时持续静脉滴注 25～50 μg。胰腺手术时从术前 1 小时开始使用。

(4)食管胃底静脉曲张破裂、上消化道大出血 本品 100 μg 用葡萄糖溶液稀释后静脉注射；继之以一次 25～50 μg，每小时静脉滴注，持续 24～48 小时，最长可用 5 日。

【制剂与规格】 奥曲肽注射液：1 ml：100 μg。

长效奥曲肽

Octreotide Long-Acting Repeatable(LAR)

【适应证】 活动性肢端肥大症患者，如术后生长激素残余肿瘤致血清生长激素水平增高、垂体瘤放射治疗后尚未达到充分疗效的间歇期患者、部分不适合手术治疗及新诊断为垂体生长激素分泌性腺瘤患者的术前治疗。胃肠道和胰腺神经内分泌肿瘤如胰高血糖素瘤、胃泌素瘤和类癌等疾病的治疗。

【药理】 (1)药效学 本品是将奥曲肽包裹在缓慢释放且易被生物降解的多聚小体内(外消旋-内交脂-羟乙酸葡萄糖)，使 1 个月注射一次 20 mg 或 30 mg 后血清生长激素(GH)和类胰岛素样生长因子(IGF-1)水平稳定地下降到与奥曲肽治疗相近效果，避免了多次注射，使用方便、顺应性好。其药理作用完全同奥曲肽，但由于药物释放系统的差别而使药效发挥及药代动力学过程出现差别。肌内注射第 1 针 20 mg 或 30 mg 后 2～3 小时，血清 GH 快速下降到低水平(轻至中度 GH 升高的患者可降至正常水平)；12 小时后 GH 水平回升；第 7 日回升到基线。此后血 GH 水平稳步下降，14 日时已降至低水平且保持低 GH 水平 30 日以上，60 日时血清 GH 水平才开始回升。每个月 1 次连续注射，可保持 GH 水平长期被抑制，有效率达 80%～90%以上；65%的患者血清 GH 水平可达正常，血 IGF-1 水平也相应降低，部分患者垂体肿瘤缩小。

(2)药动学 单次注射长效奥曲肽的研究表明，与血清 GH 水平变化相反，注射后第 1 日，奥曲肽血药浓度形成一个峰值，第 2 日起逐渐下降，第 7 日奥曲肽血药浓度跌至低谷，然后开始升高，第 14 日时已达到 700 μg/L；第21～42日稳定在 900～1200 μg/L。连续 3 次注射后达到奥曲肽的稳态血药浓度水平，以后长期稳定在恒定范围内，未观察到药物的蓄积现象。其降解、消除和经肝及肾的排泄参阅"奥曲肽"。

【禁忌证】 对奥曲肽及其制剂中任何一种成分过敏者禁用。

【不良反应】【注意事项】【药物相互作用】 参阅"奥曲肽"。

【给药说明】 本品仅适合需要长期给药的肢端肥大症及一些胃肠道类癌、神经内分泌肿瘤患者。不适于急性胰腺炎、上消化道出血患者的短期治疗。

【用法与用量】 活动性肢端肥大症患者病情控制的用法：①先用奥曲肽 2～8 周，待血清 GH 水平下降后改用长效奥曲肽维持治疗，其间不必经奥曲肽的清洗期。②直接用长效奥曲肽，起始剂量 20 mg，深部肌内注射，每 4 周 1 次；GH 水平下降不够满意时，第 4 针后改为一次 30 mg；若血清 GH 水平和(或)IGF-1 水平下降＜50%，停药改用其他治疗。

【制剂与规格】 注射用长效奥曲肽：(1) 20 mg；(2)30 mg。

醋酸兰瑞肽
Lanreotide Acetate

【适应证】 ①活动性肢端肥大症，如术后生长激素残余肿瘤致血清 GH 水平增高、垂体瘤放射治疗后尚未达到充分疗效的间歇期患者、部分不适合手术治疗及新诊断为垂体生长激素分泌性腺瘤患者的术前治疗。②胃肠道神经内分泌肿瘤及类癌综合征引起的严重腹泻、颜面潮红、电解质紊乱及皮肤移行性、溶解坏死性皮炎等症状和体征。③国外文献支持用于垂体促甲状腺激素(TSH)瘤术前治疗以及手术或放疗后未完全缓解的患者。

【药理】 (1)药效学　本品是人工合成的天然生长抑素(14 肽)的一种 8 肽衍生物，其药理作用与奥曲肽、长效奥曲肽类同。本品尤其对生长抑素受体Ⅱ及Ⅴ亚型亲和力强，具有较强的抑制 GH 分泌和胃肠道神经内分泌组织激素分泌的作用，而对中枢神经系统的作用较弱。本品对肢端肥大症及胃肠道神经内分泌肿瘤疗效也与奥曲肽、长效奥曲肽相似。临床应用中胆囊结石的发生率稍低。

(2)药动学　本品是将兰瑞肽结合在可生物降解的多聚体微球中，这种释放系统使药物缓慢释放而使兰瑞肽成为一种长效的生长抑素。单次肌内注射本品后，微球表面的药物迅速释放，(1.4±0.8)小时出现第一个兰瑞肽的血药浓度峰值、(1.9±1.8)日出现第二个峰值，以后血浆兰瑞肽浓度缓慢下降，表观半衰期为(5.2±2.5)日；绝对生物利用度为(46.1±16.7)%。肢端肥大症患者一次肌内注射后血浆 GH 和 IGF-1 水平明显下降，至少保持 14 日以上。重复用药未发现药物蓄积现象。

【不良反应】【注意事项】【药物相互作用】 参阅"奥曲肽""长效奥曲肽"。

【禁忌证】 (1)妊娠期妇女、哺乳期妇女禁用。

(2)对本品制剂中任何一种成分过敏者禁用。

(3)消化道类癌及内分泌肿瘤阻塞肠道而发生梗阻现象时不要使用。

【用法与用量】 (1)肢端肥大症　第一次深部肌内注射 40 mg；14 日后血清 GH 水平下降＞25%者，持续治疗，每 14 日注射 1 次；若 GH 水平下降＜25%，每 10 日注射 1 次。两侧臀部交替注射。

(2)类癌及胃肠道神经内分泌肿瘤　每 14 日肌内注射 40 mg，临床症状如腹泻、颜面潮红、皮疹、电解质紊乱等评估治疗反应的指标改善不显著，则增至每 10 日注射 1 次。对上述两类疾病的治疗反应不敏感时，应及时转换其他治疗方法。

【制剂与规格】 注射用醋酸兰瑞肽：40 mg。

三、促性腺激素

人绒促性素(人绒毛膜促性腺激素)
Human Chorionic Gonadotropin(HCG)

【适应证】 ①青春期前隐睾症的诊断和治疗。②男性低促性腺激素性性腺功能减退症、少精症、无精症、男性不育症，可单用也可与尿促性素合用。永久性低促性腺激素性性腺功能减退症者，无生育要求时可改用睾酮治疗。③垂体促性腺激素功能不足所致女性无排卵性不孕症，在氯米芬治疗无效后，常联合应用本品与绝经后促性腺激素以促进排卵。④辅助生育技术中促排卵，以获取多个卵子，需与绝经后促性腺激素联合应用。⑤女性黄体功能不全的治疗。

【药理】 (1)药效学　绒促性素与垂体分泌的促黄体生成素作用极相似，对女性能促进和维持黄体功能，使黄体合成孕激素；与含有促卵泡刺激素(FSH)成分的尿促性素合用，可促进卵泡生成和成熟，并可模拟生理性的促黄体生成素分泌高峰而触发排卵。对男性能使垂体促性腺激素功能不足者的睾丸产生雄激素，促使隐睾症儿童的睾丸下降和促进男性第二性征的发育。

(2)药动学　$t_{1/2}$呈双相，分别为11小时和23小时。给药后32～36小时内发生排卵。24小时内10%～12%以原形经肾随尿排出。

【不良反应】 (1)用于促进排卵时，较多见者为诱发卵巢囊肿或轻至中等程度的卵巢肿大，伴轻度胃胀、胃痛、盆腔痛。一般可在2～3周内消退。少见者为严重的卵巢过度刺激综合征(OHSS)，由于血管通透性显著增高而致体液在胸腔、腹腔和心包腔内迅速大量积聚，引起多种并发症，如血容量降低、电解质紊乱、血液浓缩、腹腔出血、血栓形成等。临床表现为腹腔部或盆腔部剧烈疼痛、消化不良、水肿、尿量减少、恶心、呕吐或腹泻、气促、下肢肿胀等，往往发生在排卵后的7～10日，或在治疗结束后发生。这种反应后果严重，可危及生命。

(2)用于治疗隐睾症时偶可发生男性性早熟，表现为痤疮、阴茎和睾丸增大、阴毛生长和生长加速，须停药观察。

(3)较少见的不良反应：乳房肿大、头痛、易激动、精神抑郁、注射局部疼痛、易疲劳等。

【禁忌证】 下列患者禁用：

(1)垂体增生或肿瘤。

(2)性早熟。

(3)诊断未明的阴道流血、子宫肌瘤、卵巢囊肿或卵巢肿大。

(4)血栓性静脉炎。

(5)男性前列腺癌或其他雄激素依赖性肿瘤。

(6)先天性性腺缺如或性腺切除术后。生殖系统炎性疾病时也不宜使用。

(7)美国FDA妊娠期用药安全性分级为肠道外给药X。

【注意事项】 (1)用本品促进排卵，可增加多胎率，而使新生儿发育不成熟，并有发生早产的风险。

(2)治疗隐睾症时，偶可发生性早熟，而使骨骺提前闭合，致最终成人身高受损。

(3)对诊断的干扰：妊娠试验可出现假阳性，故应在用药10日后进行检查；可使尿17-羟、17-酮类固醇及其他甾体激素分泌增加。

(4)有哮喘、癫痫、心脏病、偏头痛、肾功能损害等情况应慎用。

(5)用药期间需注意以下随访检查：①用于诱导排卵时，用药前应做卵巢B超，检查卵泡的数量和大小；雌激素浓度开始上升后，应每日复查，以了解卵泡成熟情况并减少卵巢过度刺激综合征的发生；每日测量基础体温，如有排卵可出现双相体温；在用绝经后促性腺激素后须测定雌激素水平；在雌激素高峰出现后24小时开始用绒促性素触发排卵，测定雌激素也可监测卵巢过度刺激情况的发生。孕酮的测定和宫颈黏液检查，有助于了解卵泡成熟程度或是否已有排卵。②用于男性性腺功能减退症，测定血清睾酮水平，既可排除其他原因所导致的性腺功能减退，也可以用来评价疗效。此外，精子计数及精子活力的检测亦可用以评价疗效。

(6)除了用于男性促性腺激素功能不全及促发精子生成外，在其他情况下本品不宜长期连续使用。

【给药说明】 (1)治疗隐睾症　常在4～9岁开始，如出现性早熟现象应停药；如经最初的治疗未见明显疗效，应考虑手术。

(2)用于促排卵　一般先用氯米芬(clomiphene)治疗，如无效可应用本品联合尿促性素。有卵巢过度刺激综合征的表现时，应立即做盆腔、腹腔、卵巢检查和雌激素测定；如发现卵巢明显胀大或血清雌激素显著升高，应停止治疗。注射本品18小时后常可发生排卵，故需每日或隔日试行受孕。用本品治疗后不出现有排卵月经时，应重新考虑治疗方案。

(3)治疗黄体功能不全　应于易受孕期时开始注射，且必须持续应用，直到妊娠7～10周、胎盘能产生足够激素时为止。

(4)对男性原发性曲精小管发育不全等睾丸原发病变所致无精症、男性不育症无效。

【用法与用量】 成人　①男性促性腺激素功能不全所致性腺功能减退症：肌内注射，一次1000～5000U，每周2～3次，持续数周至数个月，如有效则可连续注射。为促发精子生成，治疗往往需持续6个月或更长，若精子计数低于500万/ml，应合并应用尿促性素12个月左右。②促排卵：治疗女性无排卵性不孕或体外受精，可于绝经后尿促性素末次给予后1日或于氯米芬末次给药后5～7日，肌内注射，一次5000～10000U，连续治疗3～6个周期，如无效则应停药。③黄体功能不全：于排卵之日开始隔日肌内注射1500U，根据患者反应而进行剂量调整。妊娠后需维持原剂量直至7～10孕周。

【儿科用法与用量】 (1)发育迟缓者睾丸功能测定　肌内注射　一次2000U，一日1次，连续3日。

(2)隐睾症的治疗　10岁以下儿童，一次肌内注射500～1000U；10岁以上至青春期前患者，一次肌内注射1000～5000U，一周2～3次。总注射次数不多于10次。

【儿科注意事项】 在儿童,应注意可能引起性早熟、骨干骺端早闭。

【制剂与规格】 注射用人绒促性素:(1)1000 U;(2)2000 U;(3)5000 U。

尿促性素(绝经后促性腺激素)[药典(二);医保(乙)]

Menotrophin(HMG)

【适应证】 ①治疗促性腺激素减退所致原发性或继发性闭经、无排卵及其所引起的不孕症患者,可使卵泡发育;与绒促性素合用,可促使排卵功能恢复与妊娠;但对原发性卵巢衰竭无效。②与绒促性素合用治疗男性原发性或继发性促性腺激素分泌功能减退症,刺激生精功能。

【药理】 主要用于促性腺激素不足的补充。尿促性素粉针剂是由含75U促卵泡刺激素(FSH)与75U促黄体生成素(LH)组成。促卵泡刺激素可以刺激卵泡生长与成熟;促黄体生成素可引起排卵并促进黄体发育,但尿促性素中所含促黄体生成素量不足以使黄体发育。故本品主要作用是促卵泡发育,为排卵而准备成熟卵泡,常常同时给予绒促性素以刺激排卵。本品也有刺激男性睾丸曲精管的生精作用。仅含有75U纯促卵泡刺激素的制剂而无促黄体生成素活性的绝经后尿促卵泡素(urofollitrophin)没有促使黄体发育的作用。

【不良反应】 (1)用本品刺激排卵,常出现多个卵泡同时发育,多胎妊娠率高,所以导致新生儿未成熟的情况也较多见。

(2)常见的不良反应:卵巢过度刺激综合征(OHSS),轻者在胃部与盆腔出现胀满或疼痛感,常有轻度卵巢增大,但多在7～10日内减轻;中度与重度的OHSS则可出现腹水与胸水,卵巢增大至直径10cm,此时应住院治疗,以免发生不可逆的电解质紊乱,甚至死亡。

(3)若刺激后卵巢突然增大,多个卵泡发育,可有卵巢扭转或卵巢囊肿破裂,甚至有腹腔内积血的危险。一般可能在注射HCG促使排卵后3～10日症状加重。

(4)使用本品可增加发生动脉血栓栓塞的风险。

【禁忌证】 (1)在诱导排卵时有原因不明的异常阴道出血、子宫肌瘤、卵巢囊肿或卵巢增大、肾上腺皮质功能不全、甲状腺功能不全及原发性卵巢功能衰竭患者禁用。

(2)美国FDA妊娠期用药安全性分级为肠道外给药X。

【注意事项】 (1)使用本品与绒促性素合并治疗后的妊娠期妇女有产生死胎、先天性畸形的报道,但尚未证明与本品有直接关系。

(2)下列情况应慎用:哮喘、心脏病、癫痫、偏头痛、肾功能损害、垂体增大或垂体肿瘤。

(3)用药期间需注意监测:①全面进行盆腔检查,以了解卵巢的大小,特别是从雌激素浓度开始上升后,需要每日检查,直到加用绒促性素后至少2周。②每日测量基础体温,有助于了解卵巢排卵功能。③用本品1周后,每日留尿或抽血测定雌激素,仅在雌激素高峰后24小时开始用绒促性素;如雌激素值过高,则不宜给予大剂量HCG,以免引起对卵巢的过度刺激。④宫颈黏液检查有助于了解卵泡成熟程度或有否排卵。⑤查β-HCG可检测早孕。⑥对LH值高的患者,如多囊卵巢综合征,应使用仅含FSH75U的促性腺激素。

【给药说明】 (1)本品不是治疗无排卵患者的首选促排卵药,如对其他促排卵药(包括氯米芬)治疗无效者或由于促性腺激素水平低下而导致卵巢不排卵者可以选用,用量宜按个人临床反应而定。

(2)在用本品治疗中,以超声波检查卵泡成熟时直径达20 mm以上,尿雌激素24小时排量达100～150 μg,可注射绒促性素;如超过以上指标者,一旦出现卵巢过度刺激症状时,应当停药。

(3)有卵巢囊肿或卵巢增大的患者,不宜用本品,以避免出现卵巢继续增大。

(4)在治疗期间出现腹痛、腹胀、恶心、呕吐、腹泻等症状,应立即停药。严重者可出现卵巢囊肿、胸水、腹水、血液浓缩及电解质紊乱。

(5)本品是从绝经后妇女的尿中提取,近年用基因工程技术由哺乳动物细胞生产的重组纯FSH逐渐取代了尿中提取的HMG而用于辅助生育技术,其剂量、不良反应、注意事项、给药须知等在两者相同。

【用法与用量】 (1)成人诱导排卵　撤药性流血或月经的第3～5日,肌内注射,一日2支(含FSH75 U,LH75 U,用氯化钠注射液溶解成1～2 ml),连续7日,同时用B超监测卵泡变化。当卵泡直径达20 mm,尿雌激素24小时达100～200 μg时,则于末次用本品的后一日注射HCG5000～10000 U,诱导排卵,未能妊娠者可重复治疗2个周期。如尿雌激素24小时排量超过200 μg,则不宜再用HCG,以免发生卵巢过度刺激。如仍无排卵,则在B超监测或尿雌激素测定下,可增加到一日注射3～4支,大部分患者疗程在10日以内。如单纯用FSH,则开始用量为一次150U,一日1次,肌内注射。

(2)男性低促性腺激素性性腺功能减退症患者刺激

生精作用的治疗 每周3次，肌内注射FSH75U或150 U。

【制剂与规格】 注射用尿促性素：(1)75 U；(2)150 U(以促卵泡刺激素效价计)。

四、生长激素

生长激素[药典(二)；医保(乙)]

Somatropin(Human Growth Hormone)

【适应证】 ①各种原因引起的生长激素缺乏性呆小症，包括垂体病变及下丘脑病变所致者。②其他原因引起的儿童和青少年呆小症，如特纳综合征、小于胎龄儿和特发性呆小症等。③儿童慢性肾功能不全导致的生长障碍。④烧伤、创伤等。⑤成人生长激素缺乏症。

【药理】 (1)药效学 生长激素通过直接和GH受体结合以及刺激肝脏产生类胰岛素样生长因子-1(IGF-1)而广泛作用于全身；作用于骨骺软骨细胞以及成骨细胞，促进骨骼的生长；促进肌细胞数量增多，体积增大，使内脏增大；可兴奋红细胞生成素而使红细胞数量增加。生长激素对代谢有广泛影响，可促进蛋白质合成，使氮潴留；有拮抗胰岛素的作用，影响糖代谢，GH过多分泌可使糖耐量减退，甚而引起糖尿病；可促进脂质分解，体内脂肪贮存量减少，使血浆游离脂肪酸、胆固醇及三酰甘油增加；还可使体内钠、钾、磷潴留。本品促进生长和蛋白同化等作用是通过IGF-1介导的，IGF-1在生长激素刺激下主要由肝脏产生。

(2)药动学 静脉注射后，$t_{1/2}$为20～30分钟；皮下注射或肌内注射，血清浓度以$t_{1/2}$3～5小时的速度下降，故作用时间较长；皮下及肌内注射两者生物利用度相仿，皮下注射血药峰浓度稍高于肌内注射，但出现时间较迟。注射剂量约90%在肝脏代谢，仅约0.1%以原形由胆道、肾脏排泄。

【不良反应】 使用生理剂量治疗的患者不良反应较少。

(1)少数患者可有注射部位疼痛、肿胀。

(2)少数患者出现甲状腺功能减退，以血T_4水平降低最多见，在原有轻度甲状腺功能减退者更易发生。

(3)偶有用药患者出现暂时性轻至中度水肿(面部及周围性水肿)、轻度头痛，大多出现在治疗早期。

(4)髋、膝关节疼痛，惊厥等，均极为罕见。

(5)过敏反应，表现为皮疹、瘙痒。近年使用的制剂很少见到。

【禁忌证】 (1)对本品过敏者禁用。

(2)本品有促进肿瘤生长的作用，罹患肿瘤或近2年内有恶性肿瘤病史者禁用。

【注意事项】 (1)有促进肿瘤生长的作用，矮小儿童用药前应除外鞍区占位性病变；成人使用本品前应排除肿瘤可能性，有报道结肠癌的发生率增高。

(2)糖尿病患者及有糖尿病倾向者慎用，并应定期复查血糖。本品可能致甲状腺功能减退，而甲状腺功能减退时影响促生长的作用，故治疗过程中应监测甲状腺功能。

(3)对妊娠和哺乳的影响，缺乏临床经验。

(4)治疗期间需监测以下实验室指标：①血糖、尿糖，必要时进行糖耐量试验。②甲状腺功能测定，一旦出现血清T_4浓度下降，应密切观察，必要时加用甲状腺素以纠正甲状腺功能减退。③在促生长治疗时需定期观察骨龄相。

(5)美国FDA妊娠期用药安全性分级为肠道外给药B。

【药物相互作用】 (1)本品与糖皮质激合用，其促生长效能可被抑制。

(2)蛋白同化激、雄激素、雌激素或甲状腺素与生长激素同用时，均有加速骨骺提前闭合的危险，应慎重考虑。

【给药说明】 (1)人垂体中提取的生长激素禁止使用。目前生长激素制剂都是由基因重组技术生产的，按宿主细胞的不同分为真核细胞(哺乳动物细胞)源性重组技术和原核细胞(大肠埃希菌)源性重组技术两类，前者方法生产的生长激素，与天然的人垂体生长激素完全一致。

(2)正常人夜间分泌生长激素较日间多，儿童则在入睡后1小时左右分泌峰更明显，在晚间睡前注射更符合生理性分泌节律，故疗效好。

(3)为促进身高增长而使用生长激素治疗时，如长骨的骨骺已闭合，则不再有身高增长，长期使用后身高增长速率减慢。特纳综合征、小于胎龄儿及特发性呆小症等无生长激素缺乏的矮小儿童，用药后增高效果不及生长激素缺乏者。如果治疗6个月后生长速率增加不明显者应停用。

(4)对GH缺乏的成年人，尤其是60岁以上高龄患者，长期治疗的疗效和不良反应还不太明确。老年人肿瘤的自然发生率较高，使用生长激素时更需注意。

【用法与用量】 成人 生长激素缺乏症 按体重0.018～0.036 U/kg，每日睡前皮下注射。

【儿科用法与用量】 皮下注射 推荐剂量一日

0.1～0.2 U/kg，每晚睡前皮下注射。一般疗程为 3 个月～3 年，根据具体情况而定。

【儿科注意事项】 骨骺已闭合儿童，严重全身性感染、急性休克期等危重患者、肿瘤进展的患者禁用。

【制剂与规格】 注射用重组人生长激素：(1)2.5 U；(2)4.0 U；(3)10 U。

聚乙二醇重组人生长激素

Polyethylene Glycol Recombinant Human Somatropin

【适应证】 用于内源性生长激素缺乏所引起的儿童生长缓慢。

【药理】 (1)药效学　为重组人生长激素(rhGH)与分支型聚乙二醇(PEG)组成的共价耦联物。所使用的 rhGH 通过基因重组大肠埃希菌分泌型表达技术生产。其具有与人体内源性生长激素同等的作用，刺激患有生长激素缺乏症儿童身高的生长；通过增进正氮平衡，刺激骨骼肌的生长和对脂肪的动员以保持成人和儿童的身体组成。生长激素可以使血清中胰岛素样生长因子-1(IGF-1)和胰岛素样生长因子结合蛋白-3(IGFBP-3)的浓度增加。

(2)药动学　本品单次给药的药代动力学显示单剂量皮下注射聚乙二醇重组人生长激素注射液在 0.1～0.4 mg/kg 范围内基本符合线性动力学特征。剂量为 0.2 mg/kg 的 t_{max} 为(29.40±10.75)小时；C_{max} 为(379.09±109.61)ng/ml；$t_{1/2}$ 为(32.19±4.58)h。与单次皮下注射重组人生长激素相比，健康受试者单次皮下注射聚乙二醇重组人生长激素注射液后能明显推迟达峰时间，延缓药物在体内的半衰期，减慢清除率，呈明显的长效特征。

【不良反应】 (1)常见　用药初期可出现一过性眼睑浮肿，用药过程中部分患者出现亚临床甲状腺功能减退、关节肿痛等表现。

(2)偶见　注射部位反应、一过性胰岛素升高等。

【禁忌证】 (1)禁用于急性增生性或严重的非增生性糖尿病视网膜病变。

(2)骨骺已完全闭合后禁用于促生长治疗。

(3)严重全身性感染等危重患者在机体急性休克期内禁用。

(4)不得用于有任何进展迹象的潜在性肿瘤患者及已确诊的肿瘤患者。

【注意事项】 (1)糖尿病患者可能需要调整抗糖尿病药物的剂量。

(2)同时使用糖皮质激素会抑制生长激素的促生长作用。

(3)少数患者在生长激素治疗过程中可能发生甲状腺功能减退，应及时纠正，以避免影响生长激素的疗效，因此患者应定期进行甲状腺功能的检查，必要时给予甲状腺素的补充。

(4)内分泌疾病(包括生长激素缺乏症)患者可能发生股骨头骺板滑脱，在生长激素的治疗期若出现跛行现象应注意评估。

(5)有时生长激素可导致胰岛素抵抗，因此必须注意患者是否有葡萄糖耐量减低的现象。

(6)应注意更换注射部位以防止出现皮下脂肪萎缩。

【给药说明】 本药应进行皮下注射，注射部位可选取腹部、上臂外侧、大腿或医护人员建议的其他注射部位。推注药品时要缓慢，注射完毕应将针头在皮下停留不少于 6 秒，以确保药品完全注射入体内。

【用法与用量】 用于促儿童生长的剂量因人而异，推荐剂量为一次 0.2 mg/kg，每周给药 1 次，皮下注射(上臂、大腿或腹部脐周)。

【制剂与规格】 聚乙二醇重组人生长激素注射液：1.0 ml∶54 IU(9.0 mg)。

五、促肾上腺皮质激素

促皮质素(促肾上腺皮质激素)[医保(甲)]

Corticotrophin(Adrenocorticotropin, ACTH)

由哺乳类动物垂体前叶提取的 ACTH 均为 39 肽，人、牛、羊、猪 ACTH 的第 1～24 肽的氨基酸完全相同。ACTH 分子的生物活性在氨基端，第 1～20 肽段的活性强度即等同完整的 39 肽。

【适应证】 (1)肾上腺皮质激素贮备功能检查：行 ACTH 兴奋试验，观察用药前、后血浆皮质醇水平或 24 小时尿游离皮质醇(UFC)排量的变化，了解肾上腺皮质类固醇激素的反应和贮备功能，判断及鉴别肾上腺皮质功能减退的病因是原发性或继发性。ACTH 兴奋试验方法主要有 2 种：①标准 1 小时(或 2 小时)ACTH 兴奋试验：静脉注射合成的 $ACTH_{1\sim24}$ 肽 250 μg 后，于不同时间采血测定血浆皮质醇水平，试验可在门诊进行，因无停药反应，故目前使用最普遍。②8 小时 ACTH 兴奋试验：合成的 $ACTH_{1\sim24}$ 肽 250 μg 或纯化的动物源(牛)ACTH25U 溶解于 0.9%氯化钠注射液 500 ml 中均匀静脉滴注 8 小时，收集患者 24 小时尿量，测定游离皮质醇或17-羟类固醇浓度，也可测定滴注结束时的血浆皮质醇水平，并与对照日比较其变化。8小时ACTH兴奋试验有2～5天法，目前此法应用日益减少。

(2)库欣综合征病因鉴别的辅助诊断。

(3)继发性肾上腺皮质功能减退症(垂体ACTH分泌不足)及需用糖皮质激素的抗炎、抑制免疫作用以治疗的疾病，因需要注射给药，剂量不易掌握，其疗效与肾上腺皮质反应强度有关；另外，因也可用肾上腺皮质激素制剂进行替代治疗，故目前本品已极少使用。

(4)长期用外源性肾上腺皮质激素治疗而致体内肾上腺皮质功能被抑制的患者，在减药或停药时用于刺激肾上腺皮质功能恢复的治疗。

【药理】 ACTH能刺激肾上腺皮质增生，使其重量增加，肾上腺皮质激素合成和分泌增多，用药初期主要为糖皮质激素(氢皮质素)和盐皮质激素(醛固酮)增加，但继续用药后即不再增多。同时，雄激素的合成和分泌也增多。ACTH可被蛋白分解酶破坏，于肌内注射后4小时达作用高峰，8～12小时作用消失。ACTH肌内注射后，有一部分被破坏，故其效价较静脉注射为低。静脉注射后作用迅速，于数分钟内即开始起效。ACTH在血浆中的$t_{1/2}$约15分钟，静脉滴注ACTH20～25U维持8小时，可达到肾上腺皮质的最大兴奋。ACTH长效明胶制剂一次肌内注射作用时间可达24小时或更久；ACTH锌混悬液，一次肌内注射作用可维持12～24小时。

【不良反应】 (1)由于ACTH可促使肾上腺皮质分泌糖皮质激素和盐皮质激素，故长期使用可产生糖皮质激素和盐皮质激素增多，出现医源性库欣综合征及明显的水、钠潴留和低钾血症。此外，还可致血糖升高、糖尿病、胃肠道反应、骨质疏松、股骨头坏死、兴奋、躁狂、抑制儿童生长发育等不良反应。

(2)ACTH刺激肾上腺皮质分泌雄激素，因而痤疮和多毛的发生率较仅使用糖皮质激素者为高。

(3)ACTH可引起皮肤色素沉着，产生过敏反应，包括发热、皮疹、血管神经性水肿，偶可发生过敏性休克，这些反应在垂体前叶功能减退与肾上腺皮质功能减退者较易发生并且可加重其病情，诱发其功能减退危象。因此在给予疑有肾上腺皮质功能减退者做ACTH试验时，宜口服地塞米松，每日0.75～1 mg，以避免肾上腺危象的发生。

【注意事项】 (1)做8小时ACTH兴奋试验时，尤其是用动物源性纯化ACTH制剂静脉滴注，有时可发生过敏反应，甚至过敏性休克；诱发原发性肾上腺皮质功能减退症患者的肾上腺危象。制剂中含有的抗利尿激素可促进肾小管自由水回吸收增多而加重低钠血症，出现水中毒。

(2)美国FDA妊娠期用药安全性分级为肠道外给药C。

【给药说明】 由于ACTH可刺激肾上腺皮质增生，因此ACTH的停药较糖皮质激素容易，但由于ACTH能抑制垂体激素分泌，使下丘脑-垂体-肾上腺皮质轴对应激的反应能力降低，故突然撤除ACTH则可引起垂体功能减退，甚至引发其功能减退危象，因而停药时也应逐渐减量。

【用法与用量】 (1)ACTH兴奋试验 ①标准1小时(或2小时)ACTH兴奋试验，上午8点开始，静脉注射合成的$ACTH_{1\sim24}$肽250 μg，测定第0、15、30、60、90、120分钟血皮质醇。②8小时ACTH兴奋试验：合成的$ACTH_{1\sim24}$肽250 μg或纯化的动物源(牛)ACTH25U溶解于500 ml0.9%氯化钠注射液中，于上午8点至午后4点均匀静脉滴注8小时，收集对照日及试验日24小时尿量，测定游离皮质醇或17-羟类固醇。根据需要兴奋1～5天。如有发热等应激情况，应避免行ACTH兴奋试验。

(2)ACTH治疗 ①静脉滴注 ACTH20～50U溶解于0.9%氯化钠注射液中静脉滴注8小时，一日1次。②肌内注射 16%ACTH明胶注射液40～80U，每24～72小时注射1次或ACTH氢氧化锌混悬液40U，一日1次。

【儿科用法与用量】 (1)肌内注射 一日1.6 U/kg，50 U/m^2，分2～3次。

(2)静脉滴注 一次0.4 U/kg，于8小时内滴入，一日1次。

【儿科注意事项】 (1)长期应用可产生糖皮质激素和盐皮质激素的副作用。

(2)大部分为哺乳动物垂体提取物，注意过敏反应。

【制剂与规格】 合成的$ACTH_{1\sim24}$肽注射液：1 ml：250 μg。

注射用ACTH(动物源性)：25U。

六、多巴胺激动药

甲磺酸溴隐亭

Bromocriptine Mesylate

【适应证】 ①垂体催乳素瘤及其所致女性闭经、溢乳，男性性功能减退。本品是治疗催乳素瘤的首选用药；也可作为催乳素大腺瘤的手术前用药，以缩小肿瘤；亦可用于催乳素大腺瘤术后残留及放射治疗后持续高催乳素血症的后续治疗。②高催乳素血症所致男性、女性不育或不孕的治疗。③用作流产后、死胎后及产后不需或不宜哺乳者的抑制乳汁分泌药物。④原发性帕金森病或脑炎后帕金森综合征，常作为左旋多巴和卡比多巴等药物的辅助性用药。⑤肢端肥大症手术或放射治疗的辅助用药。

【药理】 (1)药效学　①治疗高催乳素血症及垂体催乳素瘤所致闭经、溢乳、不孕不育及产后回乳。该药为多肽麦角类衍生物，能选择性激动多巴胺 D_2 受体，直接抑制垂体前叶合成和释放催乳素，使血清催乳素水平下降，多数催乳素大腺瘤缩小，睾丸或卵巢的功能恢复并抑制乳汁分泌。②用于帕金森病的治疗。本品可激活中枢神经系统新纹状体中的突触后多巴胺 D_2 受体，同时降低多巴胺在体内的转换。此药与左旋多巴合用时，后者可激活多巴胺 D_1 受体，从而加强本品治疗帕金森病的作用。③治疗肢端肥大症是根据本品可抑制部分垂体生长激素瘤细胞的分泌，降低血清生长激素的浓度。

(2)药动学　口服后约28%经胃肠道吸收，由于在肝中代谢转变，仅有6%以原形进入体循环。在血液循环中90%～96%与白蛋白结合。单次口服2小时后血清中的催乳素开始降低，而在8小时左右作用最强，持续约24小时。停药2个月后血催乳素可回复至治疗前的水平，连续用药可使大部分患者血清催乳素水平下降、月经恢复、溢乳明显减少或消失。抑制产后乳汁分泌一般需用药3周，停药后可能有反跳。治疗帕金森病时，单次口服后30～90分钟起效，2小时后作用达高峰。抑制生长激素作用起效时间为用药后1～2小时，持续4～8小时，通常需连续治疗4～8周后才能达有效程度。本品 $t_{1/2\alpha}$ 为4～5小时，$t_{1/2\beta}$ 为40～50小时。在肝脏代谢，最终产物约95%经胆汁排出，其余经肾脏随尿排出。

【不良反应】 常见的不良反应如恶心、呕吐等多发生于治疗开始阶段，持续用药产生的不良反应则与药物的用量有关。

(1)症状性(眩晕和头重脚轻等)和直立性低血压较为常见，发生率为1%～5%，产后用药的发生率则可达8%，尤其在用药初期体位变化时易发生。

(2)治疗帕金森病以及使用大剂量药物治疗肢端肥大症患者时，可出现精神错乱、幻觉、不自主躯体运动，尤以面部、舌、上肢、双手、头部及上部躯体为著，停药后反应仍可持续1周或更久。还可出现便秘、腹泻、口干、食欲缺乏、胃痛、呕吐等症状，以及抑郁、夜间腿部痉挛、鼻塞和暴露于寒冷时出现手指、足趾麻刺感或疼痛等雷诺现象。

(3)大剂量用于治疗垂体催乳素大腺瘤时，因腺瘤缩小而偶可出现脑脊液鼻漏。

(4)大剂量服用后偶发胃肠道出血、消化性溃疡和腹膜后纤维化，后者表现为持续而剧烈的腹部或胃部疼痛、排尿次数增多、背下部疼痛、恶心、呕吐及疲乏、下肢水肿等。

(5)罕有发生心肌梗死、癫痫发作、脑卒中的报道，但需进一步证实。一旦出现无法解释的头痛，应立即停药。

【禁忌证】 (1)对本品过敏或对其他麦角碱衍生物过敏者禁用。

(2)哺乳期妇女禁用。

(3)严重精神病、严重心脏病、未控制的高血压以及周围血管性疾病患者禁用。

【注意事项】 (1)确定妊娠后，如为催乳素微腺瘤则一般应停药观察。但在治疗妊娠期妇女垂体催乳素大腺瘤时，仍可用药，以防止肿瘤在妊娠期增大。大型系列性及长时期的研究未发现本药使胎儿致畸率升高。妊娠后应密切注意头痛、视力、视野及血催乳素水平变化。

(2)临床观察发现老年人易发生中枢神经系统的不良反应，应加以注意。

(3)大剂量应用时，可使唾液分泌减少，易发生龋齿、牙周炎以及口腔念珠菌感染。

(4)有高血压或高血压病史，以及妊娠高血压综合征或有妊娠高血压既往史者应慎用。

(5)肝功能损害与精神失常者慎用。

(6)用药期间患者的随访监测：①所有高催乳素血症患者在治疗前应行蝶鞍CT或磁共振检查，以了解有无垂体瘤。治疗期间应定期随访检查，了解垂体瘤大小的变化。治疗2～3年后，无症状的患者随访间隔时间可适当延长。②用于产后抑制乳汁分泌，应注意血压变化，此时易出现低血压。③用于治疗高催乳素血症的闭经患者，应注意妊娠可能，尤其是在月经恢复后又停经的妇女，更应注意是否妊娠。④治疗高催乳素血症引起的不孕症时，女性需每日测量基础体温，定期测定血清催乳素的浓度，监测是否排卵或妊娠。男性不育患者，除定期测定血清促卵泡激素、促黄体激素、催乳素、睾酮的浓度外，在催乳素水平下降以后则应开始定期检测精子数目和精子活力。⑤治疗肢端肥大症时部分患者有效，通常见于血清催乳素水平也升高及血清生长激素水平轻至中度升高的患者。用药期间应测定血清生长激素或 IGF-1 浓度，并注意有关体征的变化。

(7)用药期间从事驾驶或高空作业应特别谨慎。

【药物相互作用】 (1)口服激素类避孕药可致闭经或溢乳，干扰本品的效应，并可能使垂体增大，不宜同时应用。

(2)氟哌啶醇、甲基多巴、单胺氧化酶抑制药、甲氧氯普胺、吩噻嗪类、利血平、硫杂蒽类、各种镇静催眠药、H_2受体拮抗药等能升高血清催乳素浓度，干扰本品的效能，故必须合用时，应适当调整本品剂量。

(3)与其他麦角碱衍生物合用时，可使本品偶致的高血压加重，但较为罕见。

(4)与降血压药合用时，可加强降压效果，故应酌减降压药用量，因此应尽量减少合并用药。

(5)与左旋多巴合用治疗帕金森病时，能增强药效，故应适当减量。

【给药说明】 (1)初始剂量宜小，以减少不良反应的发生率和严重程度。睡前口服，从 1.25 mg 起始，以后逐渐增量。用于治疗帕金森病时，可每隔 14～28 天递增 2.5 mg；用于治疗其他情况时，可每隔 3～7 天递增 2.5 mg；直到最小有效剂量。

(2)进食中或餐后服用，可减少胃肠道不良反应。

(3)服药期间需要避孕时，应用非甾体激素类药物的避孕方法；如怀疑妊娠应立即就医。

(4)产后用以抑制乳汁分泌时更易发生低血压，故产后至少 4 小时以上，待心率、血压和呼吸等平稳后才能用药。

(5)出现肝功能损害时应减量或停药。

【用法与用量】 成人 (1)产后回乳 如为预防性用药，分娩后 4 小时开始服用 2.5 mg，以后改为一日 2 次，一次 2.5 mg，连用 14 天；如已有乳汁分泌，则一日服用 2.5 mg，2～3 天后改为一日 2 次、一次 2.5 mg，连用 14 天。

(2)高催乳素血症引起的闭经、溢乳和不孕不育 常用起始量为 1.25～2.5 mg，一日 1 次，口服；维持量为一次 1.25～2.5 mg，一日 2～3 次，口服。月经恢复常在血催乳素水平恢复正常后 2～8 周，溢乳明显减少往往需 6～7 周。

(3)垂体催乳素瘤 起始量为一日 1.25 mg，逐渐递增至血催乳素水平降至正常，最大剂量为一日 15 mg。不论高催乳素血症还是催乳素微腺瘤、大腺瘤，在血催乳素水平降至正常一段时间后，绝大多数患者的溴隐亭剂量可以逐渐减量，长期治疗的维持量以血催乳素保持正常及垂体大腺瘤缩小情况决定。

(4)帕金森病 起始量为一次 0.625 mg、一日 1～2 次，逐渐增加至一次 1.25～2.5 mg、一日 2 次，一般用量为一日 7.5～15 mg。本品多与左旋多巴或其复方制剂合用。

(5)肢端肥大症 起始量为 1.25～2.5 mg，一日 1 次，逐渐增加至有效量，可每间隔 3～7 天递增 2.5 mg；维持量为一日 5～20 mg，分次口服。

【制剂与规格】 甲磺酸溴隐亭片：2.5 mg。

卡麦角林
Cabergoline

【适应证】 卡麦角林适用于治疗高泌乳素血症，也可用于因医学原因抑制产后泌乳。

【药理】 (1)药效学 卡麦角林是一种麦角碱衍生物，具有多巴胺受体激动作用，其特点是强力、长效并具有选择性，与 D_2 受体有高度亲和力。卡麦角林与多巴胺受体结合抑制催乳素的分泌作用达 2 周。

(2)药动学 卡麦角林通过胃肠道吸收，2～3 小时达血药峰浓度。存在首关代谢，大部分被代谢为几种无活性的代谢产物。血浆蛋白结合率约为 40%。卡麦角林主要通过粪便排泄，少数通过尿液排出。

【不良反应】 (1)参阅"溴隐亭"。但由于其更高的亲和力和选择性，有效治疗剂量更低，因此部分不能耐受溴隐亭治疗的患者可能耐受卡麦角林。

(2)有个例报道使用卡麦角林后出现水肿、胸膜肺病、胸腔积液和肺纤维化等不良反应。

【禁忌证】 (1)参阅"溴隐亭"。

(2)哺乳期妇女禁用。

【注意事项】 (1)参阅"溴隐亭"。

(2)美国 FDA 妊娠期用药安全性分级为口服给药 B。

【药物相互作用】 多巴胺受体拮抗药(如分噻嗪类、丁酰苯类和甲氧氯普胺)可减弱卡麦角林的降低催乳素和抗帕金森病效应，多潘立酮可减弱其降低催乳素作用。美金刚可以增强卡麦角林的作用。能刺激胃肠蠕动的药物(如大环内酯类抗生素或奥曲肽)可增加其生物利用度。其余参阅"溴隐亭"。

【给药说明】 卡麦角林口服给药且可与食物同服。

【用法与用量】 (1)抑制生理性泌乳 预防性用药，产后第一天给予单剂量卡麦角林 1 mg。抑制已有的泌乳，剂量为每 12 小时 0.5 mg，疗程 2 天。

(2)治疗高催乳素血症 初始剂量 0.5 mg，根据患者反应，以月为间隔，每周剂量增加 0.5 mg。

【制剂与规格】 卡麦角林片：(1)0.5 mg；(2)1 mg。

七、抗利尿药

加压素
Vasopressin

【适应证】 ①中枢性尿崩症、头部手术或外伤所致暂时性尿崩症的治疗。②中枢性尿崩症、肾性尿崩症的鉴别诊断试验。③食管胃底静脉曲张破裂出血及咯血。

【药理】 (1)药效学　通过提高肾集合管上皮细胞的通透性而增加水的重吸收,使尿量减少,尿渗透压升高;超生理剂量时可使血管平滑肌收缩,对毛细血管和小动脉的作用更明显,并可使胃肠道平滑肌收缩。对咯血和食管静脉曲张破裂出血的患者,因使小动脉收缩、血流减慢,降低了肺静脉或门静脉压力而减少出血。本品也可增加 ACTH、生长激素和促卵泡素的分泌。

(2)药动学　主要经肝脏和肾脏代谢,$t_{1/2}$约为 10～20 分钟,作用持续时间约 2～8 小时,静脉注射给药后,5%～15%以原形由尿排泄。

【不良反应】 (1)过敏反应,表现为发热、皮肤发红、荨麻疹,手、足、颜面、口唇肿胀,胸闷、支气管痉挛等,较少见。

(2)大剂量应用时,可出现血压升高、心律失常、心绞痛或心肌梗死,周围血管收缩引起血栓形成、坏疽,较少见。

(3)水中毒,儿童及老年人较易发生,常发生在尿量减少后仍大量饮水,但较少见。表现为神志模糊、持续性头痛、尿少、抽搐、体重增加,严重时昏迷。

(4)腹部或胃部绞痛、嗳气、腹泻、头晕、出汗增多、肠蠕动增加、恶心、呕吐、皮肤和口唇周围苍白以及肢体颤抖等,均少见,与剂量过大或个体敏感性有关。

【禁忌证】 (1)因本品可有部分催产素效应,妊娠期禁用。

(2)对本品过敏者禁用。

【注意事项】 下列情况慎用:哮喘、癫痫、偏头痛、心功能不全、冠心病、高血压及慢性肾功能不全者。

【药物相互作用】 (1)与卡马西平、氯磺丙脲或安妥明合用时能增强本品的抗利尿作用。

(2)与锂制剂、去甲肾上腺素或脱甲氯四环素合用时,可减弱本品的抗利尿作用。

【给药说明】 加压素-水剂注射液一般不作为中枢性尿崩症长期治疗用药,仅作为手术、外伤、昏迷等情况时短期使用,但应注意出入液量平衡。还用于诊断中枢性尿崩症的禁水-加压素试验。中枢性尿崩症患者的长期治疗常使用鞣酸加压素-油质注射液。

【用法与用量】 (1)中枢性尿崩症的诊断　禁水-加压素试验时,成人皮下注射加压素-水剂 3 mg 后,继续禁水 2 小时,测血和尿渗透压、尿量、尿比重、血压、脉率等。儿童用量酌减。

(2)食管胃底静脉曲张破裂出血或咯血　加压素-水剂 3 mg 稀释后缓慢静脉注射,或 6～12 mg 加入 200～500 ml 5%葡萄糖注射液中缓慢静脉滴注。

(3)中枢性尿崩症患者的长期治疗　常使用鞣酸加压素-油质注射液,起始剂量 2～4 mg,每 3～6 日注射 1 次,根据维持时间和尿量调整剂量和注射间隔时间。

【制剂与规格】 加压素注射液(水剂注射液):(1)1 ml∶6 mg;(2)1 ml∶12 mg。

鞣酸加压素注射液(油质注射液):5 ml∶100 mg。

去氨加压素[医保(甲、乙)]
Desmopressin

本品是加压素的类似物,为 1-脱氨基-8-右旋精氨酸加压素,为去氨加压素的醋酸盐,简称 DDAVP。结构的改变使其较天然加压素的抗利尿作用显著增强,而对平滑肌的收缩作用显著减弱,避免了天然加压素所致升压的不良反应。

【适应证】 ①治疗中枢性尿崩症,可减少尿量,提高尿渗透压,降低血浆渗透压。②用于尿崩症的诊断和鉴别诊断。③用于治疗夜间遗尿症(6 岁或以上的患者)。④本药可以促进内皮细胞释放 FⅧ∶C,也可促进 vWF 释放而增加 FⅧ∶C 的稳定性,使之活性增高,故可用于血友病 A 及血管性血友病。

【药理】 (1)药效学　本品具有较强的抗利尿作用及较弱的血管加压作用,其抗利尿作用/加压作用比约为加压素的 2000～3000 倍;其抗利尿作用时间也较加压素长,可达 6～24 小时;此外,其催产素活性也明显减弱。

(2)药动学　静脉注射本品 2～20 μg 后,血浆半衰期约为 50～158 分钟,其 $t_{1/2}$ 呈剂量依赖关系。鼻腔给药后,血浆 $t_{1/2}$变化较大,约为 24～240 分钟,平均为 90 分钟。鼻腔给药的生物利用度约为 10%～20%,口服给药后,大部分药物在胃肠道内被破坏,生物利用度仅为 0.5%,但能产生足够的抗利尿作用,达到临床治疗效果。

【不良反应】 (1)较常见者为头痛、胃痛、恶心等。

偶可见血压升高，于极少数患者可引起脑血管或冠状血管血栓形成。

(2)用药时若不限制饮水，可能会引起水潴留及其并发症状，如血清钠降低、体重增加，严重者可引起抽搐，甚至昏迷。

【禁忌证】 (1)对本品过敏者禁用。

(2)ⅡB型血管性血友病患者禁用。

(3)抗利尿激素分泌异常综合征(SIADH)等低钠血症患者禁用。

(4)心功能不全或心绞痛患者禁用。

(5)中至重度肾功能不全患者禁用。

【注意事项】 (1)对用药过量引起的水潴留和低钠血症者的处理：对无症状的低钠血症患者，除暂停用本品外应限制饮水；对有症状的患者，除上述处理外，可静脉滴注等渗性氯化钠溶液；当体液潴留症状严重时，如已引发抽搐或神志不清，需加用利尿药呋塞米。

(2)美国 FDA 妊娠期用药安全性分级为口服给药、肠道外给药、鼻腔给药 B。

【给药说明】 (1)下列情况用药应特别小心，以防止体液积聚过多：①年幼及年老患者。②体液和(或)电解质不平衡的患者。③容易产生颅内压增高的患者。

(2)曾有个案致畸的报道。

(3)经鼻给予本品高剂量(300 μg)后测试母乳，证明母乳中药物的含量远低于足以影响利尿所需要的剂量。

(4)本品长期使用无明显耐药或失效现象。

【药物相互作用】 (1)吲哚美辛、辛伐他汀可增强患者对本药的反应，但不会影响本药作用的持续时间。

(2)某些能增加抗利尿激素释放的药物，如三环类抗抑郁药、氯丙嗪、卡马西平等与本药合用时可增加其抗利尿作用并有引起水潴留的危险。

【用法与用量】 (1)醋酸去氨加压素注射液 中枢性尿崩症：成人常用剂量，一日 1～4 μg，皮下或静脉注射，通常分早、晚 2 次给药。长期治疗时一般不采用注射剂。

(2)醋酸去氨加压素鼻喷液 成人常用剂量 起始时，鼻喷一次 10 μg，半小时后尿量明显减少。8～16 小时后尿量开始增多，待尿量达到用药前的 60%以上时可第二次用药，根据尿量调整喷药时间与次数。鼻喷液每喷一次恒定剂量 10 μg，剂量调整只能调节用药次数。

(3)醋酸去氨加压素片 ①尿崩症：一次 0.025～0.1 mg，一日 1～3 次，根据疗效调整剂量。对多数成人患者，适宜的剂量为一次 0.1～0.2 mg，一日 2～3 次。②夜间遗尿症：首次用量为睡前 0.2 mg，如疗效不显著可增至 0.4 mg，连续使用 3 个月后停用本品至少 1 周，以评估是否需要继续治疗。用药前 1 小时到服药后 8 小时内需限制饮水量。

【儿科用法与用量】 口服 中枢性尿崩症 3 个月龄至 12 岁 0.05～0.1 mg/次，每日 2～3 次；夜间遗尿症 0.2 mg～0.4 mg/次，睡前用。

中枢性尿崩症儿童去氨加压素治疗剂量与成人较接近，但仍应注意饮水量和尿量以避免水中毒，并根据尿量调整剂量，直至获得满意疗效。

【儿科注意事项】 (1)婴儿，有水、电解质平衡紊乱及颅内压增高者慎用。

(2)部分出现疲劳、头痛、恶心和胃痛。可出现一过性血压降低。

【制剂与规格】 去氨加压素片：(1)0.1 mg；(2)0.2 mg。

去氨加压素注射液：1 ml∶4 μg。

去氨加压素鼻喷液(0.01%)：2.5 ml∶250 μg(每喷 0.1 ml，含 10 μg)。

去氨加压素滴鼻液：2.5 ml∶250 μg。

第二节 雄激素与蛋白同化类固醇激素

雄激素为类固醇激素，天然的雄激素是睾酮(testosterone)，主要是由男性睾丸分泌，肾上腺皮质和女性卵巢虽也分泌少量雄激素，需转化成睾酮(以及双氢睾酮)才能发挥生理作用。雄激素具有两类作用：即男性化作用和蛋白同化或生长刺激作用。天然的雄激素睾酮可经人工半合成或全合成的方法产生各种睾酮衍生物。其 19 位去甲基后的衍生物雄激素活性减弱而蛋白同化作用不仅被保留并可显著增强，这类睾酮的衍生物称为蛋白同化类固醇(anabolic steroids)。雄激素和蛋白同化类固醇激素结构相似，作用相近，因此其适应证、禁忌证和不良反应等也类同。

一、雄激素

雄激素[药典(二)]

Androgen

雄激素睾酮是睾丸的 Leydig 细胞在促黄体素(LH)刺激下合成和分泌的激素，但临床使用的雄激素都是人工合成的睾酮衍生物，这些制剂的作用比睾酮强，作用持久，而且对肝脏的损害明显减轻。

【适应证】 (1)男性性腺功能减退症　用于原发性及继发性男性性腺功能减退症患者的替代治疗。下丘脑及腺垂体功能减退所致低促性腺激素性性腺功能减退症患者，通常先给予雄激素以维持或促进第二性征发育，而在希望生育时，再改用促性腺激素以刺激精子的生成。

(2)体质性青春期延迟的男性患者，雄激素可刺激身体的线性生长，若用量和方法得当，可以较快地达到预期身高。用药时间应控制在4～6个月以内，并定期进行骨骺的X线检查，应避免剂量过大所致骨骺提前闭合。

(3)女性乳腺癌转移不能手术者的姑息性治疗，尤其在绝经后1～5年的妇女，激素受体阳性者及既往对雄激素治疗敏感者效果较好。也可作为化疗的辅助治疗。

(4)某些难治性贫血如再生障碍性贫血、骨髓纤维化等。

(5)对绝经后及老年性骨质疏松症的辅助治疗有一定效果。

【药理】 (1)药效学　雄激素对男性从胚胎早期及出生后的不同生长期，都起着重要生理作用。在男性胎儿的性分化中，雄激素起关键的作用。在青春期，雄激素使阴茎增长，促进胡须、阴毛和腋毛的生长，精子的生成和成熟也需要雄激素，雄激素促使皮脂腺增生和分泌，喉结生长，致声音变得低沉，增加骨骼肌生长。睾酮对骨骼也有促进生长的作用。雄激素也刺激骨骺的成熟和闭合。在成年男性，大剂量的睾酮或其衍生物，抑制促性腺激素的分泌，结果使睾丸间质组织和曲精小管萎缩，因而起到抑制生育的作用。女性在青春发育期，由卵巢和肾上腺产生的雄激素使阴毛和腋毛生长，在正常女性，作用弱的雄激素如雄烯二酮(androstenedione)和表雄酮(epiandros-terone)的产生率高于睾酮。过量的雄激素对女性不仅可以引起面部和体毛的生长，也可引起声音低沉、阴蒂增大、额部秃顶和显著的男性化。在男性和女性，雄激素对垂体促性腺激素的分泌均有负反馈作用。药理剂量的雄激素能抑制垂体促性腺激素的分泌而影响正常性腺功能，也可使高促性腺激素性性腺功能减退症男性患者的促性腺激素水平趋向正常。雄激素及同化类固醇对正常造血细胞有刺激作用，可以增强红细胞生成素的产生及作用，对红细胞干细胞也有直接刺激作用。此外，雄激素能增加蛋白质合成，抑制蛋白质在体内的降解而减少尿氮的排泄。

(2)药动学　睾酮口服易吸收，但在到达全身循环前，即在肝脏内大部分代谢破坏，代谢产物与葡萄糖醛酸及硫酸结合由尿中排出，所以口服实际无效。甲基睾酮在肝内破坏缓慢，胃肠道及口腔黏膜吸收较完全，含服或舌下给药有效，$t_{1/2}$为2.5～3.5小时，舌下含片1小时血药浓度达峰值，口服片2小时达峰值。丙酸睾酮、庚酸睾酮、十一酸睾酮等注射剂型作用强而持久，可持续作用数日至1个月。

【不良反应】 (1)男性化　在妇女和青春期前的儿童最为明显，可使青春期前男孩的男性化体征过早形成。相反，男性若长期应用，可由于在外周组织经芳香化酶(CYP19)作用转化为雌二醇增多而导致女性化体征，表现为男性乳房女性化。在妇女若滥用雄激素、蛋白同化类固醇激素，常常引起面部和躯体的多毛症、痤疮、月经紊乱、闭经、声音低沉、阴蒂增大、会阴增大、性欲增加、食欲增强和身体脂肪减少等，这些作用甚至在使用小剂量时都有可能发生。

(2)肝脏　多种合成的雄激素和蛋白同化激素制剂是17-羟基置换类固醇，这种17α-甲基化雄激素，如甲基睾酮、去氢甲睾酮、羟甲烯龙(oxymetholone)和司坦唑醇(stanozolol)等，具有较常见的肝脏不良反应，可导致肝脏多种酶升高，主要有AST、ALT、乳酸脱氢酶和碱性磷酸酶。某些口服的雄激素可引起胆汁淤积性黄疸，长期使用可能诱发肝癌。

(3)心血管　长期使用大剂量的雄激素、蛋白同化类固醇激素，可能会引起血脂改变，即高密度脂蛋白(HDL)胆固醇浓度降低、低密度脂蛋白(LDL)胆固醇浓度增加。

(4)其他　雄激素、蛋白同化类固醇激素还可以引起钠潴留和水肿，老年人前列腺增生而产生排尿困难；在儿童使用时由于骨骺提前闭合而使身材矮小。此外，一些高龄病例可发生前列腺癌、葡萄糖耐量降低。雄激素、蛋白同化类固醇激素还可以引起精神状态的改变，如抑郁、谵妄、急性精神分裂症发作、躁狂症等。

【禁忌证】 (1)在妊娠期使用可能使女胎男性化及男胎出现性早熟。因此，妊娠期妇女及在治疗过程中有可能受孕的妇女禁用。

(2)疑似或患有前列腺癌或乳腺癌以及重度前列腺肥大的男性患者，禁止使用雄激素。老年人可增加罹患前列腺肥大或前列腺癌的风险。

(3)对本类药物制剂有过敏反应者禁用。

【注意事项】 (1)婴儿和青春发育期前的儿童避免使用雄激素、蛋白同化类固醇激素，因可能影响其生长和性发育。在儿童出现身高骤增时，应特别注意及时调整雄激素剂量。

(2)有严重心脏和肾脏疾病的患者，由于水钠潴留，给予雄激素时容易诱发水肿。

(3)有报道再生障碍性贫血的患者接受治疗后，可发生肝细胞癌。

(4)对男性患者可能严重地抑制其生育能力。

【药物相互作用】 (1)与肾上腺皮质激素，尤其是盐皮质激素合用时，可增加水肿的危险性。合并应用促皮质激素或糖皮质激素，可加速痤疮的产生。

(2)因雄激素和蛋白同化类固醇激素可降低凝血因子前体的浓度(由于凝血因子前体的合成和分解改变)，以及增加抗凝物质与受体的亲和力，故可使抗凝活性增强。在与双香豆素类或茚满二酮衍生物合用时要减少用量。

(3)与口服降糖药和胰岛素合用时，因雄激素可使血糖下降，故必须密切注意低血糖的发生，必要时应调整降糖药物和胰岛素用量。

(4)甲睾酮(目前临床已停止使用)与环孢素A合用时，后者血药浓度可升高而增加肾脏毒性。

(5)与具有肝毒性的药物合用时，可加重对肝脏的损害，尤其是长期应用及原来有肝病的患者。

丙酸睾酮[药典(二);基;医保(甲)]

Testosterone Propionate

【适应证】 ①原发性、继发性男性性腺功能减退症。②绝经女性晚期乳腺癌姑息性治疗。③男性青春期发育延迟。

【药理】 雄激素作用与蛋白同化作用之比为1∶1。98%与血浆蛋白结合，$t_{1/2}$为10～20分钟，大部分在肝内被代谢转化为活性较弱的雄酮及无活性的5β-雄酮，并与葡萄糖醛酸或硫酸结合，由尿排出。

【不良反应】 注射部位可出现疼痛、硬结、感染及荨麻疹。

【注意事项】 (1)用于乳腺癌治疗时，治疗3个月内应有效果;若病情仍进展，应立即停药。

(2)应进行深部肌内注射，不能静脉注射。

(3)换用其他睾酮制剂时，需注意它们的不同作用时间。

【用法与用量】 肌内注射 成人 ①男性性腺功能减退症激素替代治疗:一次25～50 mg，一周2～3次。②绝经后女性晚期乳腺癌:一次50～100 mg，一周3次。③功能性子宫出血:一次25～50 mg，一日1次，共3～4次。

【儿科用法与用量】 肌内注射 用于男性青春期发育延缓，一次12.5～25 mg，一周2～3次，疗程不超过4～6个月。

【儿科注意事项】 儿童长期应用可严重影响生长发育，慎用。

【制剂与规格】 丙酸睾酮注射液:(1)1 ml∶25 mg;(2)1 ml∶50 mg;(3)1 ml∶100 mg。

庚酸睾酮

Testosterone Enanthate

【适应证】 ①男性性腺功能减退症替代治疗。②绝经女性晚期乳腺癌姑息性治疗。③各种难治性贫血。④男性青春期发育延迟。

【药理】 雄激素作用与蛋白同化作用之比为1∶1。

【不良反应】 注射部位可出现红肿、疼痛、感染和荨麻疹。

【注意事项】 (1)用于乳腺癌的治疗时，治疗3个月内应有效果，若疾病仍进展，应立即停药。

(2)须深部肌内注射，不能用于静脉注射。

(3)庚酸睾酮是一种比较常用的长效睾酮，男性性腺功能减退症替代治疗由丙酸睾酮换用庚酸睾酮时需注意两者的作用时间不同。

【用法与用量】 肌内注射 成人 ①雄激素替代治疗:100～200 mg，每隔2～4周1次。②绝经女性晚期乳腺癌姑息性治疗:200～400 mg，每隔2～4周1次。③各种难治性贫血:如再生障碍性贫血，一次100～400 mg，开始一周2～4次，以后一周1～2次;渐减为维持量200～400 mg，每隔4周注射1次。

【儿科用法与用量】 青春期发育延迟的男性儿童一次50～100 mg，每隔2～4周1次，总疗程不超过4～6个月。

【制剂与规格】 庚酸睾酮注射液:(1)1 ml∶100 mg;(2)1 ml∶200 mg。

十一酸睾酮

Testosterone Undecanoate

【适应证】 ①原发性或继发性睾丸功能减退症、男性青少年体质性青春期发育延迟。②乳腺癌转移女性患者的姑息性治疗。③再生障碍性贫血。④中老年男性迟发性性腺功能减退症(late-onset hypogoandism，LOH;或又称之为部分性雄激素缺乏综合征)。

【药理】 十一酸睾酮是睾酮的十一酸酯，口服后以乳糜微粒形式在小肠淋巴管被吸收，经胸导管进入体循环，酯键裂解后释出睾酮。这一吸收形式避免了肝脏的首过效应和肝毒性。口服后血清的达峰时间有明显的个体差异，平均约为 4 小时。单剂肌内注射后血清睾酮达峰时间约在第 7 天，21 天以后恢复到肌内注射前水平。

【不良反应】 女性男性化、水钠潴留、红细胞增多、恶心、呕吐、皮疹、哮喘、血管神经性水肿、肝功能异常、HDL-C 水平降低、LDL-C 水平升高、欣快感、情绪不稳定、暴力倾向等。

【禁忌证】 前列腺癌及可疑者禁用。

【注意事项】 (1)疑有前列腺肥大及 65 岁以上男性慎用。有水肿倾向的心脏病、肾脏病患者慎用。

(2)十一酸睾酮是目前临床上广泛使用的男性性腺功能减退症的替代治疗用药物。用药数月后可依据血清睾酮水平调整用药间隔，大都在 3～6 周注射 1 次。

【用法与用量】 (1)肌内注射　一次 250 mg，每月 1 次。

(2)口服　一次 40～80 mg，每日 1～3 次。

【制剂与规格】 十一酸睾酮注射液：2 ml∶250 mg。

十一酸睾酮胶丸：40 mg。

硫酸普拉睾酮钠[药典(二)]

Sodium Prasterone Sulfate

本品为脱氢表雄酮，在体内代谢为雌二醇，该激素可促进宫颈组织 b 型纤维芽细胞增生和平滑肌细胞增大。用于妊娠足月引产前使宫颈成熟。其余内容参阅第二十三章第一节。

二、蛋白同化类固醇激素

蛋白同化类固醇激素是人工合成的睾酮衍生物，只是其雄激素作用相对减弱，而蛋白同化作用得到明显加强。临床使用这些药物时在不良反应、注意事项、药物相互作用、禁忌证等方面也与雄激素类相同。目前，司坦唑醇等仍然是再生障碍性贫血等难治性贫血常用的主要药物，且疗效较好。

【适应证】 ①贫血：雄激素尤其是蛋白同化类固醇激素可增加促红细胞生成素的生成，对骨髓造血干细胞有直接刺激作用而增加红细胞的产生，可用于治疗难治性造血细胞生成障碍性贫血，如再生障碍性贫血、骨髓硬化症、骨髓纤维化、特发性骨髓外化生以及肿瘤、药物所致再生不良性贫血。②伴蛋白质分解过度的消耗性疾病：对于慢性感染、严重创伤、手术、长期卧床以及衰弱性疾病所致蛋白分解的患者，可使用雄激素或蛋白同化类固醇激素以恢复其丢失的蛋白质，但应与高蛋白质饮食和运动相结合来进行治疗。目前这方面的应用逐渐减少。③对遗传性血管神经性水肿有预防作用，但治疗的效果不一。④严重骨质疏松症的辅助治疗。

【禁忌证】 (1)因可使女性胎儿男性化及男性胎儿性早熟，故妊娠期妇女禁用。

(2)恶性肿瘤及 2 年内有恶性肿瘤史者、高钙血症及高钙血症史者禁用。

(3)蛋白同化类固醇激素能否增加矮小儿童的最终身高尚不肯定。用于矮小儿童的促生长治疗应慎重，以免发生女童男性化、男童性早熟、骨骺过早关闭。

苯丙酸诺龙[药典(二)；医保(甲)]

Nandrolone Phenylpropionate

【适应证】 ①女性晚期乳腺癌姑息性治疗。②伴有蛋白质分解的消耗性疾病的治疗。

【药理】 苯丙酸诺龙的蛋白同化作用为丙酸睾酮的 12 倍，而雄性化作用仅为丙酸睾酮的 1/2，因而有较强的逆转机体分解代谢或组织消耗、纠正负氮平衡的作用。肌内注射 100 mg 后，1～2 天血药浓度达峰值。

【不良反应】 (1)月经紊乱、闭经。

(2)女性成人和儿童使用本品后均可出现女性男性化表现。

(3)长期使用可引起水钠潴留、血清胆固醇升高，并可能引起胆汁淤积性黄疸、肝功能损害。

【禁忌证】 妊娠期妇女禁用。

【注意事项】 (1)本品需深部肌内注射。

(2)利用蛋白同化作用治疗伴蛋白质分解的消耗性疾病时，应同时摄入充足的热量和蛋白质。

(3)儿童使用本品，用药期间生长加速但同时也可使长骨的骨骺过早闭合而缩短生长期，并有促进性早熟及女童男性化作用，因而用于矮小儿童的治疗时尤应注意。

【用法与用量】 成人　(1)女性转移性乳腺癌姑息性治疗　一周 25～100 mg，肌内注射，一般须持续至 12 周；如有必要，治疗结束 4 周后，可进行第二个疗程。

(2)蛋白质大量分解的严重消耗性疾病的辅助治疗　如严重烧伤、慢性腹泻、大手术后等，一周 25～50 mg。

【制剂与规格】 苯丙酸诺龙注射液：(1)1 ml∶10 mg；(2)1 ml∶25 mg；(3)1 ml∶50 mg。

癸酸诺龙[药典(二)；医保(甲)]

Nandrolone Decanoate

【适应证】 ①各种难治性贫血。②创伤、慢性感染、营养不良等消耗性疾病。③尚可用于骨质疏松症治疗。

【注意事项】 (1)本品作用较苯丙酸诺龙持久,不良反应也类似,也需深部肌内注射。

(2)治疗贫血时,应保证有充足的铁质摄入。

(3)利用蛋白同化作用治疗时,需摄入充足的热能和蛋白质。

【用法与用量】 肌内注射 成人 ①难治性贫血,如再生障碍性贫血、药物所致再生不良性贫血、骨髓纤维化等,女性每隔1～4周给予50～100 mg,男性每隔2～4周给予50～200 mg。如每隔3～4周给药,应持续用药至第12周。必要时,治疗结束后4周可做第二个疗程的治疗,但应权衡利弊,加以取舍。②严重烧伤、营养不良、消耗性疾病治疗:每隔1～4周给予50～100 mg。

【儿科用法与用量】 肌内注射 2岁以下剂量未定;2～13岁,每隔3～4周给予25～50 mg;14岁以上,参照成人剂量。

【制剂与规格】 癸酸诺龙注射液:(1)1 ml∶25 mg;(2)1 ml∶50 mg。

司坦唑醇[药典(二);医保(乙)]

Stanozolol

【适应证】 ①遗传性血管神经性水肿的预防和治疗。②严重创伤、慢性感染、营养不良等消耗性疾病。③再生障碍性贫血等难治性贫血。④骨质疏松症的辅助治疗。

【药理】 司坦唑醇的雄激素活性约为甲睾酮的25%,蛋白同化作用比甲睾酮强30倍。

【不良反应】 长期使用可能引起黄疸,停药后可消失,也有致女性男性化作用。

【禁忌证】 美国FDA妊娠期用药安全性分级为口服给药X。

【注意事项】 (1)血卟啉症患者慎用。

(2)治疗再生障碍性贫血等疾病需长期大量用药时,应注意肝脏损害及诱发肝癌的可能性。

【用法与用量】 口服 成人 ①预防和治疗遗传性血管神经性水肿:口服,开始一次2 mg,一日3次;女性可一次2 mg,一日2次;应根据患者的反应个体化给药,如治疗效果明显,可每隔1～3个月减量,直至每日2 mg的维持量,但在减量过程中,须密切观察病情。②慢性消耗性疾病、术后体弱、创伤经久不愈等:一次2～4 mg,一日3次,女性酌减。③再生障碍性贫血:剂量、疗程因人而异。

【儿科用法与用量】 口服 用于遗传性血管神经性水肿:6岁以下,一日1 mg;6～12岁,一日2 mg;仅在发作时应用。

【制剂与规格】 司坦唑醇片:2 mg。

第三节 雌激素、孕激素与相关药物

女性激素内分泌系统,是由下丘脑-垂体-卵巢轴系统所组成,由于它们的正常发育和功能调节,维持着女性正常的内分泌功能。卵巢是这一内分泌系统的中心环节,在下丘脑和垂体分泌的激素作用下,形成规律的排卵周期,维持女性的生理、生殖功能。在生殖轴系统中,任何环节发生病变或功能失调,都可引起妇女的内分泌疾病。

性激素是性腺所分泌的甾体类激素。女性的性激素主要由卵巢的成熟卵泡和黄体分泌,有雌激素、孕激素和雄激素。胎盘、肾上腺皮质和男性的睾丸等组织也能分泌女性性激素。卵巢激素在妇女的生理与病理生理过程中最重要,临床上应用也广泛。目前,妇产科内分泌治疗应用的是天然性激素的人工合成品及其衍生物。

对甾体性激素的作用原理,近年来认为主要是与特异性激素受体相互作用,调节靶组织的蛋白质合成。性激素分子经血流和组织液转运到靶组织,通过弥散过程进入细胞内,与特异性激素胞浆受体相结合,形成性激素-受体复合物,再和靶细胞基因结合,促进核糖核酸(RNA)和蛋白质合成,从而发生各种生理效应。

一、雌激素

雌激素[药典(二)]

Estrogen

雌激素是一类18碳的甾体化合物,常用的有以下几类。①天然雌激素:卵巢、肾上腺皮质和胎盘所产生的雌激素,有雌二醇、雌酮和雌三醇。其中雌二醇的活性最强,雌三醇最弱,后者是前两者的代谢产物。②雌激素合成衍生物:当前广泛用于临床的雌激素,主要是以雌二醇为母体结构的合成衍生物,例如炔雌醇(乙炔雌二醇,ethinylestradiol),由于在体内不易被代谢破坏,因而口服效价大大提高。雌二醇的酯类衍生物如戊酸雌二醇(estradiol valerate),因能沉积于注射局部,缓慢吸收,故有长效作用。③全合成雌激素:是全合成的非甾体化合物,有雌激素作用。如己烯雌酚(最常用),是根据天然雌激素的结构特征，合成结构较简单的同型物，且口服有效，作用强，但不良反应亦多。氯烯雌醚亦属此类。

雌激素可通过皮肤、黏膜、皮下、肌肉等各种途径吸收。雌二醇口服后从胃肠道迅速吸收，但由于在肝脏中被破坏而失活，口服效价很低。微粒化雌二醇可口服，但生物利用度很低(仅2%)。炔雌醇和非甾体雌激素如己烯雌酚，在肝脏中代谢较慢，故口服有效。雌激素经酯化后在注射局部吸收缓慢，作用时间较长，在肝脏代谢后，从尿中排出。

【适应证】(1)补充雌激素不足　常用于治疗女性性腺功能减退症、双侧卵巢切除术后、萎缩性阴道炎、外阴干燥、围绝经期综合征(如全身潮热、出汗和精神、神经症状等)。

(2)用于治疗晚期前列腺癌　症状明显改善，疼痛减轻，睾丸摘除后再加用雌激素治疗，现已很少应用。

(3)预防骨质疏松　用于停经早期预防由于雌激素缺乏而引起的骨质快速丢失。

(4)治疗痤疮(粉刺)　在男性可用于较重的病例，在女性可选用雌、孕激素复合制剂。

(5)白细胞减少症　用于恶性肿瘤经化疗或放疗引起的白细胞减少症，有明显升高白细胞的效果。

(6)用作避孕药的一部分。

(7)产后回乳。

【药理】(1)药效学　雌激素能促使细胞合成DNA、RNA和相应组织内各种不同的蛋白质。雌激素能通过减少下丘脑促性腺激素释放激素(gonado-tropin releasing hormone，GnRH)的释出，导致卵泡刺激素(follicle stimulating hormone，FSH)和黄体生成激素(luteinizing hormone，LH)从垂体的释放也减少，从而抑制排卵。男性LH分泌减少可使睾丸分泌睾酮降低。

(2)药动学　吸收后经血流和组织液转运到靶细胞，能与甾体激素结合球蛋白(SHBG)特异结合。其余大量与血浆白蛋白结合。游离部分能与组织内特异性受体蛋白在雌激素反应组织中结合，形成“活化”的复合体，后者具有多种功能。有些雌激素经阴道黏膜吸收，可与全身用药相比拟，亦即不论阴道给药还是肠道给药，药效可相同。主要在肝脏代谢，经过肠肝循环可以再吸收，但有些合成雌激素的代谢部位尚未完全确定。经肾随尿排出。

【不良反应】(1)不常见或罕见，但应注意的不良反应　不规则阴道流血、点滴出血、突破性出血、长期出血不止或闭经；困倦；尿频或排尿疼痛；严重或突发的头痛；行为突然失去协调，不自主性动作(舞蹈病)；胸、上腹(胃)、腹股沟或腿痛，尤其是腓肠肌痛；臂或腿无力或麻木；呼吸急促，突然发生，原因不明；突发失语或发音不清；视力突然改变(眼底出血或血块)；血压升高；乳腺出现小肿块；精神抑郁；眼结膜或皮肤黄染，注意肝炎或胆道阻塞；皮疹；黏稠的白色凝乳状阴道分泌物(外阴阴道念珠菌病)。

(2)较常发生，但常在继续用药后减少的不良反应　腹部绞痛或胀气；胃纳不佳；恶心；踝及足水肿；乳房胀痛和(或)肿胀；体重增加或减少。

【禁忌证】(1)已知或怀疑患有乳腺癌者禁用。

(2)已知或怀疑患有雌激素依赖性肿瘤者禁用。

(3)急性血栓性静脉炎或血栓栓塞者禁用。

(4)过去使用雌激素时，曾伴有血栓性静脉炎或血栓栓塞史者禁用。

(5)有胆汁淤积性黄疸史者禁用。

(6)未明确诊断的阴道不规则流血者禁用。

(7)妊娠早期不要使用己烯雌酚，全身用药可能导致胎儿畸形，阴道用药也应注意。用药后所分娩女婴可发生生殖道异常。罕见病例在育龄期发生阴道癌或宫颈癌。

(8)雌激素可经乳腺进入乳汁而排出，并可抑制泌乳，哺乳期妇女禁用。

【注意事项】(1)注意药物的特异性或非特异性交叉过敏反应。

(2)对诊断的干扰　①美替拉酮(metyrapone)试验反应减低。②去甲肾上腺素导致的血小板凝聚力可增加。③磺溴酞钠(BSP)试验提示滞留。④用血清蛋白结合碘(PBI)测试甲状腺功能，T_4 的结合增加；T_3 血清树脂的摄取减低，这是由于血清甲状腺结合球蛋白(TBG)增多。至于放射性碘[^{131}I]及血清促甲状腺激素(TSH)则并不受雌激素的影响。

(3)下列疾病患者应慎用雌激素　哮喘；心功能不全；癫痫；精神抑郁；偏头痛；肾功能不全，雌激素可使水潴留加剧；糖尿病；良性乳腺疾病；脑血管疾病；冠状动脉疾病；子宫内膜异位症；胆囊疾病或胆囊病史，尤其是胆石症；肝功能异常；血钙过高，伴有肿瘤或代谢性骨质疾病；高血压；妊娠时黄疸或黄疸史，雌激素有促使肝损害复发的危险性；急性、间歇性或复杂性肝性紫质症；肾功能异常；甲状腺疾病；子宫肌瘤。

(4)长期服用雌激素者需定期检查　①血压。②肝功能。③阴道脱落细胞。④每6～12个月体检1次或遵医嘱。⑤每年1次宫颈防癌刮片。

【药物相互作用】(1)与抗凝药同用时，雌激素可降低抗凝效应。必须同用时,应调整抗凝药用量。

(2)与卡马西平、苯巴比妥、苯妥英钠、扑米酮、利福平等同时使用,可减低雌激素的效应。这是由于诱导了肝微粒体酶,增快了雌激素的代谢所致。

(3)与三环类抗抑郁药同时使用,大量的雌激素可增强抗抑郁药的不良反应,同时降低其应有的效应。

(4)与抗高血压药同时用,可减低抗高血压的作用。

(5)降低他莫昔芬的治疗效果。

(6)增加钙剂的吸收。

【给药说明】 (1)应用最低有效量,时间尽可能缩短,以减少可能发生的不良反应。

(2)男性以及女性子宫切除后患者,通常采用周期性治疗,即用药3周后停药1周,相当于自然月经周期中雌激素的变化情况;有子宫的女性,为避免过度刺激,可在周期的最后10～14天加用孕激素,模拟自然周期中激素的节律性变化浓度。

(3)长期或大量使用雌激素者,当停药或减量时须逐步减量。

雌二醇[药典(二);医保(乙)]

Estradiol

为天然雌激素。17-β-雌二醇生物活性最高。以往因口服无效,常制成注射剂,近来经微粒化处理后,可以口服,但生物利用度很低,仅为1%～2%。常用于激素替代疗法。可经皮吸收。

【适应证】 参阅"雌激素"。

【药理】 (1)药效学　参阅"雌激素"。

(2)药动学　参阅雌激素。使用贴片后,药物释放经人体皮肤的平均渗透量为每日50 μg。血中雌二醇水平上升,可避免口服给药途径的肝首关效应。去除贴片后,血中雌二醇水平24小时即下降至用药前水平。周效片可维持血内有效药物浓度达7日。3～4日效片仅可维持3～4日。

【不良反应】 参阅"雌激素"。应用贴片时,贴片局部皮肤可发生瘙痒、充血、潮红、皮疹或水疱,严重时可致脱皮。

【禁忌证】 美国FDA妊娠期用药安全性分级为口服给药、经皮给药、阴道给药、口腔咽喉给药X。

【注意事项】 皮肤涂抹或使用贴片时:①勿涂抹或贴在乳房或外阴。②患有皮肤病和皮肤过敏者不宜使用。③应注意贴片脱落。不宜在热水盆浴浸泡时间过长,避免直接搓揉贴片部位皮肤。脱落后应换新片。

【给药说明】 (1)应与孕激素联合应用,以对抗单纯雌激素引起的子宫内膜过度增生而导致腺癌。联合应用方法有两种:①序贯连续应用。②联合连续应用。绝经时间较短的妇女可用第一种方法;绝经较久的妇女可用后一种方法,以减少前一种方法引起的子宫周期性出血。

(2)雌二醇凝胶使用时间最好在每日早晨或晚间沐浴后。涂药后稍等片刻,等药物晾干后再穿内衣。

【用法与用量】 (1)口服　雌二醇片,一日1片;如是有子宫的妇女,应加用孕激素。

(2)外用　雌二醇凝胶1.25～2.5 g(含雌二醇0.75～1.5 mg),一日1次,涂抹于下腹部、臀部、上臂、大腿等处皮肤。

(3)肌内注射　①功能性子宫出血:每日肌内注射4～6 mg,止血后逐渐减量至每日1 mg,持续21日后停用。在第14日开始加用黄体酮肌内注射,每日10 mg。②人工月经周期:于出血第5日起每日肌内注射1 mg,共20日。注射第11日时起,每日加用黄体酮10 mg肌内注射。两药同时用完,下次出血第5日再重复疗程,一般需用2～3个周期。

(4)贴片的用法　贴片每日释放50 μg。揭去贴片上的保护膜后,直接贴在清洁干燥、无外伤的皮肤上,一般选择部位为下腹部或臀部。周效片应7日更换一次新的贴片,并更换贴片部位,不重复在相同皮肤部位贴片。3～4日效片应贴片后3～4日换用一次,一周内用2片。连续使用4周为一个用药周期,并于用药周期的后10～14日加用醋酸甲地孕酮4 mg,一日1次,连续10～14日。

【制剂与规格】 雌二醇片:1 mg。

微粒化17-β雌二醇片:(1)1 mg;(2)2 mg。

苯甲酸雌二醇注射液:(1)1 ml∶1 mg;(2)1 ml∶2 mg。

雌二醇凝胶:0.06%(1 g凝胶含雌二醇0.6 mg)。

雌二醇控释贴片:(1)周效片,4.0 cm×2.6 cm含2.5 mg;(2)3～4日效片,4.0 cm×2.6 cm含4 mg。

戊酸雌二醇[药典(二)]

Estradiol Valerate

【适应证】 ①补充雌激素不足,如萎缩性阴道炎、女性性腺功能减退症、外阴阴道萎缩、绝经期血管舒缩症状、卵巢切除、原发性卵巢衰竭等。②晚期前列腺癌(乳腺癌、卵巢癌患者禁用)。③与孕激素类药物合用,能抑制排卵,可作避孕药。

【药理】 (1)药效学　参阅"雌激素"。

(2)药动学　口服被胃肠道吸收后，在肝内代谢，分解成雌二醇和戊酸。口服戊酸雌二醇后约有 3% 的雌二醇被生物利用。

【用法与用量】 (1)口服　一日 1 次，一次 1 mg。

(2)肌内注射　①补充雌激素不足：一次 5 mg，每 4 周 1 次。②前列腺癌：一次 30 mg，每1～2 周 1 次，按需调整用量。

【制剂与规格】 戊酸雌二醇片：(1)0.5 mg；(2)1 mg。

戊酸雌二醇注射液：(1)1 ml：5 mg；(2)1 ml：10 mg。

苯甲酸雌二醇[药典(二)；医保(乙)]

Estradiol Benzoate

【适应证】 参阅"戊酸雌二醇"。亦可用于产后回乳。

【用法与用量】 (1)肌内注射　一次 1～2 mg，一周 2～3 次。

(2)外用　苯甲酸雌二醇凝胶，一日 1 次，一次 1.5 g 涂抹于下腹部、臀部、上臂、大腿等处皮肤。

【制剂与规格】 苯甲酸雌二醇注射液：(1)1 ml：1 mg；(2)1 ml：2 mg。

苯甲酸雌二醇凝胶：1.5 g：1.35 mg。

炔 雌 醇[药典(二)；医保(乙)]

Ethinyl Estradiol

【适应证】 ①与孕激素类药物合用，能抑制排卵，可作为避孕药。②用于晚期前列腺癌的治疗。③补充雌激素不足，治疗女性性腺功能减退症、闭经、围绝经期综合征等。

【药理】 (1)药效学　炔雌醇为雌二醇的 17 α-乙炔基衍生物，口服时其生物活性较雌二醇高10～30 倍。对下丘脑和垂体有正、负反馈作用。小剂量可刺激促性腺激素分泌；大剂量则抑制其分泌，从而抑制卵巢的排卵，起到避孕作用。

(2)药动学　口服可被胃肠道吸收，生物利用度个体差异大，约为 40%～60%。能与血浆蛋白中度结合，在肝内代谢，大部分以原形排出，约 60% 由尿排泄。

【注意事项】 美国 FDA 妊娠期用药安全性分级为口服给药 X。

【用法与用量】 口服。(1)避孕　常与孕激素组成复方口服避孕片，每日用量为 0.02～0.035 mg。

(2)性腺发育不全　一次 0.01～0.02 mg，每晚 1 次，连服 3 周。第 3 周配伍应用孕激素进行人工周期治疗，可用 1～3 个周期。

(3)围绝经期综合征　一日 0.005 mg，连服 21 日，间隔 7 日后再用。有子宫的妇女，于周期后期服用孕激素 10～14 日。

(4)前列腺癌　一次 0.05～0.5 mg，一日 3～6 次。

【制剂与规格】 炔雌醇片：(1)0.005 mg；(2)0.0125 mg；(3)0.5 mg。

炔雌醚(环戊醚炔雌醇)[药典(二)]

Quinestrol

【适应证】 本品为长效口服复方避孕片中的雌激素成分。配伍的孕激素为炔诺孕酮或左炔诺孕酮。

【药理】 本品为长效雌激素。口服后很快在消化道内吸收进入血液循环，并维持在血液内的高浓度，然后贮藏于脂肪组织中，缓慢释放，起长效作用。从脂肪释出后主要代谢为炔雌醇形式后再起作用，故其作用机制同炔雌醇。在复方口服避孕片中，长效雌激素起主要的避孕作用；而孕激素防止子宫内膜增生，使之转化为分泌期，然后脱落。

【用法与用量】 长效口服避孕片中炔雌醚含量为每片 2 mg 或每片 3 mg，每个月服用 1 片。

【制剂与规格】 (1)复方炔诺孕酮长效避孕片：每片含 2 mg 或 3 mg 炔雌醚，12 mg 炔诺孕酮。

(2)复方左炔诺孕酮长效避孕片：每片含 2 mg 或 3 mg 炔雌醚，6 mg 左炔诺孕酮。

雌 三 醇

Estriol

【适应证】 ①雌激素缺乏引起的泌尿生殖道萎缩症状，如干燥、性交痛、萎缩性阴道炎；雌激素缺乏引起的复发性下泌尿道感染；尿频、尿急、轻度尿失禁。②绝经后妇女阴道手术前、后。

【药理】 卵巢产生的雌激素主要为雌二醇和雌酮，外周血中的天然雌三醇是雌二醇和雌酮的代谢产物。雌二醇的生物活性最强，雌三醇的活性最弱。天然雌三醇的药理作用基本上与雌二醇相似，但由于其活性弱，对全身用药的激素替代疗法已很少使用。多次阴道局部使用雌三醇对阴道黏膜的增生和角化作用十分明显。其作用部位的特异性可能是由于阴道存在特异的雌激素结合蛋白，而对子宫内膜无明显刺激作用。

【不良反应】 (1)阴道局部有轻度灼热感、瘙痒。

(2)偶有乳房胀痛。

【禁忌证】 有雌激素禁忌证者禁用。

【注意事项】 (1)如使用频繁,应定期进行体检,检查乳房和子宫内膜厚度。

(2)哺乳期妇女应慎用。

【药物相互作用】 可与皮质激素、巴比妥类、苯乙酰盐、利福平、胰岛素、β肾上腺素受体拮抗药发生相互作用。

【给药说明】 (1)每日用量不超过1次,连续使用3～6周后应停用,不宜长期连续使用。

(2)阴道栓剂应在晚上睡前使用,以免药物流出,影响疗效。

【用法与用量】 手法将一日1枚0.5 mg栓剂或用送药器将0.5 g软膏(相当于0.5 mg雌三醇)放入阴道,连续使用3周。如有尿失禁可连续使用6周。疗程完毕后,根据症状缓解情况,可用维持量,一周使用2次。

【制剂与规格】 雌三醇栓剂:0.5 mg。

雌三醇软膏:1 g∶1 mg。

尼尔雌醇(戊炔雌醇)[药典(二);医保(乙)]

Nylestriol

【适应证】 用于围绝经期妇女雌激素替代治疗。

【药理】 本品为雌三醇的衍生物。雌三醇为雌二醇的代谢产物,其药理作用与雌二醇相似,但生物活性低,故对子宫内膜的增生作用也较弱,适用于围绝经期妇女的雌激素替代疗法。因其3位上引入环戊醚后增加了亲脂性,有利于肠道吸收并储存在脂肪组织中,以后缓慢释放而起长效作用。其17位引入乙炔基而增强雌激素活性。皮下注射时,其雌激素活性为炔雌醚的3倍,为雌三醇环戊醚的19倍;口服时其活性是雌三醇环戊醚的30倍。在体内多功能氧化酶作用下,去3位上的环戊醚基团后形成炔雌三醇,以后在酶作用下去掉17位乙炔基而形成雌三醇,活性即减低。主要经肾脏排泄,以原形、炔雌三醇和雌三醇3种形式由尿中排出。

【不良反应】 (1)轻度胃肠道反应,表现为恶心、呕吐、头晕。

(2)突破性出血。

(3)乳房胀痛。

(4)高血压。

(5)偶有肝功能损害。

【给药说明】 本品的雌激素活性虽较低,但仍有使子宫内膜增生的危险,故应每2个月给予孕激素10日以抑制雌激素的内膜增生作用。一般孕激素停用后可产生撤药性子宫出血。如使用者已切除子宫,则不需加用孕激素。

【用法与用量】 口服 一次5 mg,每月1次;或一次2 mg,每2周1次。

【制剂与规格】 尼尔雌醇片:(1)5 mg;(2)2 mg。

普罗雌烯[医保(乙)]

Promestriene

普罗雌烯的化学结构为3-甲基-17-丙基二乙醚雌二醇。

【适应证】【药理】【不良反应】【禁忌证】【注意事项】【药物相互作用】【给药说明】【用法与用量】 参阅“雌三醇”。

【制剂与规格】 普罗雌烯栓剂:0.5 mg。

普罗雌烯软膏:1 g∶1 mg。

己烯雌酚[药典(二);医保(甲)]

Diethylstilbestrol(Stilbestrol)

【适应证】 ①补充体内雌激素不足,如绝经后泌尿生殖道萎缩综合征、女性性腺发育不良、围绝经期综合征、卵巢切除后、原发性卵巢缺如。②前列腺癌不能行手术治疗的晚期患者。③预防产后泌乳。

【不良反应】 妊娠期妇女早期服用此药,其女性后代在青春期后子宫颈和阴道的腺病及腺癌发生率升高;男性后代生殖道异常和精子异常发生率也增加。其他参阅“雌激素”。

【用法与用量】 (1)口服 ①用于补充内源性雌激素不足:一日0.25～0.50 mg,21日后停药1周,周期性服用。②用于前列腺癌:开始时一日1～3 mg,依据病情递增而后递减;维持量一日1 mg。③预防产后泌乳:一次5 mg,一日3次。

(2)肌内注射 一次0.5～1.0 mg,一日0.5～6.0 mg。

【制剂与规格】 己烯雌酚片:(1)0.5 mg;(2)1 mg;(3)2 mg。

己烯雌酚注射液:(1)1 ml∶0.5 mg;(2)1 ml∶1 mg;(3)1 ml∶2 mg。

结合雌激素

Conjugated Estrogen

【适应证】 ①用于雌激素低下绝经妇女的雌激素替代治疗。②治疗月经失调。

【药理】 (1)药效学 本品为孕马尿的提取物,为结合雌激素,主要成分为雌酮、马烯雌酮和17α-二氢马烯雌酮的硫酸盐，有明显的雌激素活性。阴道局部用药可直接作用于阴道上皮，使之增厚，表层细胞增多，恢复阴道酸性环境，增加阴道分泌物。

（2）药动学　本品为改良型缓慢释放雌激素配方，虽胃肠吸收迅速，但达峰值时间为4～10小时，各种雌激素成分的表观终末相清除$t_{1/2}$为10～24小时，在肝脏代谢，部分进入胆汁而排出，有肠肝循环，通过羟基化后主要从肾脏排出。阴道局部用药全身吸收少，约为10%。

【不良反应】（1）子宫内膜增生，单独使用子宫内膜腺癌危险性升高。

（2）升高血三酰甘油。

（3）长期使用有增加乳癌发生的危险性。

（4）突破性子宫出血。

（5）乳房胀痛。

（6）体重增加。

（7）水肿。

（8）其他参阅“雌激素”。

【注意事项】　长期单独使用时，可以增加子宫体腺癌的危险，故必须加用孕激素以拮抗。

【用法与用量】（1）口服　每日结合雌激素0.3 mg或0.625 mg。可与孕激素联合序贯应用也可联合连续应用，如序贯应用时，加用孕激素必须每28日周期使用10～14日。

（2）阴道软膏　每日阴道内给药1 g，内含0.625 mg结合雌激素，3周为一个疗程。

【制剂与规格】　结合雌激素片：(1)0.3 mg；(2)0.625 mg。

结合雌激素软膏：14 g(1 g：0.625 mg)。

氯烯雌醚[药典(二)]

Chlorotrianisene

【适应证】　①雌激素缺乏引起的泌尿生殖道萎缩症状：如阴道干涩、性交痛、萎缩性阴道炎；预防因雌激素缺乏引起复发性下泌尿道感染；尿频、尿急、轻度尿失禁。②女性性腺功能减退症。③青春期功能失调性子宫出血。④更年期综合征。⑤男性前列腺增生。

【药理】　参阅“雌激素”。

【不良反应】（1）少见　用药后出现点滴状阴道出血、撤退性阴道出血或持续性阴道出血，阴道分泌物稠厚如凝乳块。此外，出现嗜睡、尿频、尿痛、严重头痛、行动突发性失调、胸痛、臀部或腿部疼痛、呼吸短促、突发言语不清、突然视力改变、手或足发软或麻痹、血压上升、乳房有结节或分泌物、精神抑郁、腹痛、巩膜或皮肤黄染、皮疹等。

（2）持续用药时应注意有无腹痛、胃纳减少、恶心、水潴留致下肢水肿、乳房肿胀等。

（3）极少见　皮肤色素沉着、腹泻、体重增加或减轻、呕吐、头晕、皮肤过敏、男性性欲减退、女性性欲增强。

【禁忌证】【注意事项】【药物相互作用】　参阅“雌激素”。

【给药说明】（1）应在饭后服药，以减少恶心反应。

（2）一旦发现怀孕，应立即停药并就医。

（3）本品仅限用于成人，作为替代治疗以补充雌激素不足。

【用法与用量】（1）萎缩性阴道炎或外阴阴道萎缩　口服，一日12～24 mg，服21日；需要时可周期性地在停药7日后重复给药。

（2）女性性腺功能减退症　口服，一日12～24 mg，连服21日，停药7日，再开始另一个疗程。用药量可按个体情况进行增减。

（3）围绝经期综合征　口服，一日4～12 mg，每个月服20～22日，停药8～10日，再开始下个月的治疗，直到症状减轻。手术后绝经患者，也可用于纠正雌激素缺乏的症状。

（4）青春期功能失调性子宫出血　一日20～80 mg，分3次口服，血止后酌情减量，直到每日维持量8 mg。

（5）抗组织增生与肿瘤　前列腺增生症　口服，一日12～24 mg，4～8周为一个疗程。

【制剂与规格】　氯烯雌醚胶囊：(1)4 mg；(2)12 mg。

氯烯雌醚滴丸：4 mg。

二、孕激素

孕激素[药典(二)]

Progestin

孕激素是甾体化合物，有以下类别：

（1）黄体酮　为从黄体分离出的天然孕激素，但在黄体中含量极低。

（2）人工合成的孕激素　现在均用人工合成制剂，有多种供口服的、有效的合成衍生物，按其化学结构可分为两大类。①孕酮及17α-羟孕酮的衍生物，孕酮为目前常用的孕激素之一，其他常用的有醋酸甲羟孕酮（安宫黄体酮，medroxyprogesterone acetate）、醋酸甲地孕酮（megestrol acetate），两者均可肌内注射或口服，具有长效作用。氯地孕酮也属此类。②19-去甲睾酮衍生物，如炔诺酮(norethindrone)、炔诺孕酮(norgestrel)等,均从炔孕酮(妊娠素,ethisterone)衍生而来。

黄体酮口服后经肠黏膜和肝脏灭活,迅速破坏,口服无效。微粒化黄体酮可口服,但生物利用度很低,仅2%。一般黄体酮需注射或阴道给药,其油剂肌内注射后吸收很快。代谢产物从尿中排泄,部分从胆汁排出。多种合成衍生物口服有效,亦有肌内注射起长效作用者。

雌激素的作用是促进女性生殖器官的发育和第二性征的表现,并维持其功能。孕激素可降低输卵管的收缩频率,调节受精卵的运行过程。在雌激素使子宫内膜增殖的基础上,孕激素使子宫内膜起分泌期变化,使子宫内膜对孕卵的种植和胚胎发育初期提供营养丰富的基地。

用性激素抑制排卵,可以达到缓解痛经的目的。

在功能失调性子宫出血的治疗中,雌激素与孕激素同时并用的效果优于单一应用激素。雌激素使子宫内膜再生和修复,起到止血作用;孕激素使子宫内膜转变为分泌期,停药后形成撤退性出血,起到"药物性刮宫"的作用。

雌激素可刺激乳房腺管、腺泡的生长和发育,和黄体酮协同促进乳腺的发育;大剂量时可抑制泌乳。性激素用于补充女性的激素不足,以治疗女性性腺功能不全、围绝经期综合征。还用于治疗子宫内膜异位症和缓解(或减轻)癌症的症状及疼痛,例如乳腺癌、前列腺癌、子宫体癌、转移性子宫内膜癌、肾癌等。甾体避孕药的应用,证实孕激素衍生物有较强的抗生育作用。现在临床上应用的复方口服避孕药,主要由孕激素与雌激素配伍而成。

女性激素类药物应用时,可发生不同性质及程度的不良反应,因此运用中应注意以下几点:①掌握用药的适应证,必须了解内分泌药物应用的机制,不可滥用。②药物的用量和用法必须恰当,否则不但达不到治疗的目的,反而会加重病情。③雌、孕激素或雌、雄激素常常要联合使用,应熟悉其指征与用法。④女性内分泌激素对肝、胆、心血管、脑血管及凝血机制等均有一定的不良反应,对患有上述系统疾病的患者及有病史者或肿瘤患者应少用或禁用女性内分泌激素治疗。

【适应证】 ①常与雌激素联合序贯用药,建立人工月经周期。②治疗功能失调性子宫出血。③子宫内膜异位症。④治疗痛经。⑤用于减少长期应用雌激素治疗引起子宫内膜增生或腺癌的危险性。⑥单独或与雌激素联合用于避孕。⑦治疗晚期转移性子宫内膜癌。⑧天然黄体酮可用于习惯性流产和先兆流产的保胎治疗;19-去甲睾酮类孕激素对人胎有危害,不能用于保胎。⑨乳腺癌的辅助治疗。⑩探测体内雌激素水平(黄体酮试验)。⑪治疗黄体功能不全。

【药理】 (1)药效学　孕激素通过染色体的交互作用,增加RNA的合成,使增殖期子宫内膜变为分泌期。长期应用可抑制垂体前叶黄体生成素(LH)的释放,抑制排卵。长期大剂量应用使子宫内膜腺癌和乳腺癌组织萎缩坏死。孕激素有维持早孕蜕膜组织和抑制子宫肌肉收缩作用,故可以保胎。孕激素可使宫颈黏液变稠,不利于精子穿透。

(2)药动学　孕激素在血液循环中与血浆蛋白结合率>85%,在肝内代谢,大部分经肾脏排泄。

【不良反应】 (1)较常见　①胃肠道反应,胃纳差。②痤疮。③液体潴留和水肿。④体重增加。⑤过敏性皮肤炎症。⑥精神压抑。⑦乳房疼痛。⑧女性性欲改变。⑨月经紊乱、不规则出血或闭经。

(2)少见　头痛;胸、臀、腿部,特别是腓肠肌处疼痛;手臂和足无力、麻木或疼痛;突发原因不明的呼吸短促;突发失语或发音不清;突然视力改变、复视,不同程度失明等。

(3)长期应用可引起:①肝功能异常。②缺血性心脏病发病率上升。

(4)早期妊娠时应用可能发生:①某些雄激素活性高的孕激素可引起女性后代男性化。②后代发生泌尿生殖道畸形,多见尿道下裂。

【禁忌证】 (1)心血管疾病和高血压者。

(2)肝、肾功能损害者。

(3)糖尿病患者。

(4)哮喘患者。

(5)癫痫患者。

(6)偏头痛患者。

(7)未明确诊断的阴道出血患者。

(8)有血栓栓塞病史(晚期癌瘤治疗除外)患者。

(9)胆囊疾病患者。

【注意事项】 (1)妊娠初始4个月内慎用,不宜用作早孕试验。

(2)有精神抑郁史者慎用。

(3)长期用药需注意检查肝功能,特别注意乳房检查。

【给药说明】 (1)长期给予孕激素应按28天周期计算孕激素的用药日期。

(2)长期使用孕激素妇女不宜吸烟。

(3)天然孕酮因代谢迅速，口服无效。合成孕激素可以口服。

黄体酮(孕酮)[药典(二);基;医保(甲、乙)]

Progesterone

【适应证】 用于月经失调，如闭经和功能失调性子宫出血、黄体功能不全、先兆流产和习惯性流产及经前期紧张综合征的治疗；用于激素替代疗法与雌激素联合应用；亦用于宫内节育器缓释孕激素药物。

【药理】 (1)药效学　具有孕激素的一般作用。作用于子宫内膜，能使雌激素所引起的增殖期转化为分泌期，为孕卵着床及早期胚胎的营养提供有利条件并维持妊娠。

(2)药动学　口服后迅速从胃肠道吸收，在肝内很快失活，故以往不能口服。近来已有经微粒化后的产品，可以口服，但生物利用度很低，仅为2%。注射液肌内注射后迅速吸收，血中 $t_{1/2}$ 仅数分钟。在肝内代谢，约12%代谢为孕烷二醇(pregnanediol)。代谢产物与葡萄糖醛酸结合随尿排出。

【不良反应】【禁忌证】【给药说明】 参阅“孕激素”。

【给药说明】 (1)目前常用天然黄体酮治疗先兆流产和习惯性流产。人工合成的孕酮因有胎儿致畸问题，必须慎用。

(2)经前期紧张综合征患者是否存在孕酮缺乏尚无定论，故使用黄体酮治疗尚有争议，但目前临床仍有使用。

(3)美国 FDA 妊娠期用药安全性分级为口服给药 B。

【用法与用量】 (1)口服　与雌激素联合应用，每日100 mg，连续使用25日。如尚未绝经，于月经第5日开始用雌激素；使用14日后加用黄体酮胶囊，每日200～300 mg，共用12日。

(2)肌内注射　①先兆流产：一般每日20 mg，待疼痛及出血停止后减为每日10 mg。②习惯性流产史者：自妊娠开始，一次5～10 mg，每周2～3次。③功能失调性子宫出血：一日10 mg，连用5～10日。如在用药期间月经来潮，应立即停药。④闭经：在预计月经来潮前8～10日，每日肌内注射，一日10 mg，共6～8日。⑤经前期紧张综合征：于预计月经来潮前12日开始注射，一日10～20 mg，连续10日。

【制剂与规格】 黄体酮胶囊：100 mg。

黄体酮注射液：(1)1 ml∶10 mg；(2)1 ml∶20 mg。

甲羟孕酮(安宫黄体酮)[药典(二);基;医保(甲、乙)]

Medroxyprogesterone

【适应证】 用于月经不调、功能失调性子宫出血及子宫内膜异位症等。注射剂可用作长效避孕药，亦可用于绝经期后乳腺癌及子宫内膜癌。

【药理】 (1)药效学　参阅“黄体酮”。作用于子宫内膜，促进增殖内膜的分泌。通过对下丘脑的负反馈作用，抑制垂体前叶促黄体生成激素的释放，使卵泡不能发育成熟，抑制卵巢的排卵过程。抗癌作用可能与抗雌激素作用有关。

(2)药动学　口服在胃肠道吸收，在肝内降解。肌内注射后2～3天血药浓度达峰值。血药峰值越高，药物清除也快。肌内注射150 mg后6～9个月，血中才无法检出药物。血中醋酸甲羟孕酮水平超过0.1 mg/ml时，黄体生成素(LH)和雌二醇均受到抑制而阻止排卵。

【不良反应】 (1)治疗肿瘤时，治疗剂量过大时可出现类库欣(Cushing)综合征。

(2)其他参阅“孕激素”。

【禁忌证】 美国 FDA 妊娠期用药安全性分级为肠道外给药 X。

【用法与用量】 (1)功能性闭经　口服　一日4～8 mg，连服5～10日。

(2)功能失调性子宫出血(功血)止血　口服，一次10～20 mg，每4～8小时一次，连用2～3日；血止后每隔3日递减1/3剂量，直至维持量每日100 mg，连续用药至血止后21日停药。

(3)功血调整月经周期　于月经后半周期(撤药性出血的第16～25日)开始口服，一次10 mg，一日1次，连用10～14日，酌情应用3～6个周期。

(4)子宫内膜异位症　一日30 mg，连服6个月。

(5)子宫内膜癌　①口服：一次100 mg，一日3次；或一次口服500 mg，一日1～2次。②肌内注射：起始剂量为0.4～1 g，一周后可重复1次。待病情改善和稳定后，剂量改为肌内注射400 mg，每月1次；或口服500 mg，每日1次。

(6)避孕　肌内注射，每3个月肌内注射1次，一次150 mg，于月经来潮第2～7日注射。

【制剂与规格】 醋酸甲羟孕酮片：(1)2 mg；(2)4 mg；(3)10 mg；(4)250 mg；(5)500 mg。

注射用醋酸甲羟孕酮：(1)100 mg；(2)150 mg。

炔诺酮[药典(二);医保(乙)]

Norethisterone

【适应证】 ①用于月经不调、功能失调性子宫出血、子宫内膜异位症等。②单方或与雌激素合用抑制排卵，用作避孕药。

【药理】 (1)药效学　有较强的孕激素样作用，能使子宫内膜转化为分泌期或蜕膜样变，并有一定的抗雌激素作用，具有较弱的雄激素活性和蛋白同化作用。避孕机制与炔诺孕酮相同。

(2)药动学　口服可从胃肠道吸收，作用持续至少24小时，吸收后大多与葡萄糖醛酸结合，由尿排出。

【不良反应】 (1)主要为恶心、头晕、倦怠。

(2)突破性出血。

(3)孕期服用有比较明确的增加女性后代男性化作用。

【禁忌证】 美国FDA妊娠期用药安全性分级为口服给药X。

【注意事项】 参阅“孕激素”。

【用法与用量】 (1)功能失调性子宫出血　口服　一次5 mg，每8小时1次，连用2～3日；血止后每隔3日递减1/3剂量，直至维持量每日2.5～5 mg，连续用药至血止后21日停药。

(2)痛经或子宫内膜增生过度　口服　一日2.5 mg，连服20日，下次月经周期第5日开始用药，3～6个周期为一个疗程。

(3)子宫内膜异位症　口服　一日5 mg，连续服用6个月。

【制剂与规格】 炔诺酮片：(1)0.625 mg；(2)2.5 mg；(3)3 mg；(4)5 mg。

炔诺孕酮(18-甲基炔诺酮)[药典(二)]

Norgestrel

【适应证】 ①主要以单方或与雌激素合用，抑制排卵，用作避孕药。②也用于月经不调、功能失调性子宫出血、子宫内膜异位症等。

【药理】 (1)药效学　主要作用于下丘脑和垂体，使月经中期的促卵泡激素和促黄体生成激素水平高峰降低或消失，卵巢不排卵。有明显的抗雌激素活性，可使子宫内膜变薄，分泌功能不良，不利于孕卵着床。炔诺孕酮为消旋体，其右旋体无活性，左旋体有活性，现国内外已广泛使用左炔诺孕酮(levonorgestrel)，剂量为消旋体的一半。消旋体炔诺孕酮已很少使用。

(2)药动学　口服易被胃肠道吸收。单次口服消旋炔诺孕酮1 mg，2小时、8小时及24小时测定血药浓度依次为11.1ng/ml、3.3ng/ml及1.1ng/ml，消旋体的$t_{1/2}$为3.4～10.3小时。在肝内代谢，代谢产物主要为3α，5β-四氢甲基炔诺酮，由尿及粪便排出，排出的代谢产物大多为葡萄糖醛酸及硫酸的结合物。

【不良反应】【注意事项】 参阅“孕激素”。

【禁忌证】 本品雄激素活性较强，故妊娠期妇女禁用。其他参阅“孕激素”。

左炔诺孕酮[药典(二)]

Levonorgestrel

【适应证】 参阅“炔诺孕酮”。

【药理】 (1)药效学　因左旋体有活性，右旋体无活性，故本品剂量仅需炔诺孕酮的50%，即可达到相同的生物效应。

(2)药动学　口服左炔诺孕酮1 mg，2小时、8小时及24小时测定血药浓度依次为8.1ng/ml、3.8ng/ml及1.3ng/ml。$t_{1/2}$为5.5～10.4小时。其他参阅“炔诺孕酮”。

【不良反应】【注意事项】 参阅“炔诺孕酮”。

【禁忌证】 美国FDA妊娠期用药安全性分级为口服给药、皮下给药X。

【用法与用量】 (1)作为紧急避孕药　为无避孕措施和避孕失败的房事后补救避孕药，注意有一定的失败率，紧急避孕效果较米非司酮差。应在房事后72小时内服用0.75 mg，12小时后再服0.75 mg。

(2)作为探亲避孕药　用法参阅第二十四章第一节。

(3)功能失调性子宫出血(功血)止血　口服　一日1.5～2.25 mg，血止后剂量递减。

【制剂与规格】 左炔诺孕酮片：0.75 mg。

甲地孕酮

Megestrol

【适应证】 ①治疗月经不调、功能失调性子宫出血、子宫内膜异位症。②晚期乳腺癌和子宫内膜腺癌。③作为复方短效口服避孕片的孕激素成分。

【药理】 (1)药效学　本品对垂体促性腺激素的释放有一定抑制作用，但比左炔诺孕酮和炔诺酮为弱。不具有雌激素和雄激素样活性，但有明显抗雌激素作用。

与雌激素合用，抑制排卵。

(2)药动学　口服后生物半衰期明显比左炔诺孕酮和炔诺酮为短，大部分代谢产物以葡萄糖醛酸酯形式排出。

【不良反应】【注意事项】 参阅“炔诺酮”。

【用法与用量】 口服　(1)闭经　一次 4 mg，一日 2～3次，连服 2～3 日，停药 2～7 日后即有撤退性出血。

(2)功能失调性子宫出血　一次 4 mg，每 8 小时 1 次，每 3 日减量一次，减量不超过原剂量的1/2，直至每日维持量为 4 mg，共 20 日。

(3)子宫内膜异位症　一次 4 mg、一日 2 次，连服 7 日后改为每次 4 mg、一日 3 次，7 日后再改为一次8 mg、一日 2 次，再服 7 日；然后增至一日 20～40 mg，6 个月为一个疗程。

(4)子宫内膜癌　一次 10～80 mg，一日 4 次，一日总剂量 40～320 mg；或一次 160 mg，一日 1 次。

【制剂与规格】 醋酸甲地孕酮片：(1)4 mg；(2)160 mg。

环丙孕酮
Cyproterone

本品主要与戊酸雌二醇或炔雌醇配伍形成复方片剂。

【适应证】 ①围绝经期综合征的激素替代疗法，与戊酸雌二醇联合序贯应用。②与炔雌醇组成复方片剂，用于避孕或拮抗多囊卵巢综合征的高雄激素症状。

【药理】 醋酸环丙孕酮除有孕激素作用外，尚有抗雄激素作用。

【不良反应】 偶有乳房胀痛、头痛、胃肠道不适、体重改变、水肿。

【禁忌证】 有雌激素或孕激素禁忌证者禁用。

【注意事项】 (1)应在医生指导下应用，用药前应做全面体格检查。

(2)如长期使用，应每半年做一次体检，重点检查乳房和子宫内膜厚度。

(3)如首次出现偏头痛和发作频繁的头痛、突发的视觉或听觉障碍，首次出现血栓性静脉炎或血栓栓塞性疾病的症状，出现黄疸、全身瘙痒、血压明显升高应立即停药。

【给药说明】 停药 7 天后，立即开始下一个疗程，不必考虑出血与否。

【用法与用量】 (1)激素替代疗法　①未绝经妇女　月经周期第 5 日开始与雌激素同用，一日 1 片，共服 21 日，停药 7 日后再继续服用。②已绝经妇女　随时可以开始与雌激素同时使用，一日 1 片，共服 21 日，停药 7 日后再继续服用。

(2)避孕或多囊卵巢综合征　一日 1 片，共服 21 日，停药 7 日后再继续服用。

【制剂与规格】 复方戊酸雌二醇片：戊酸雌二醇 2 mg，醋酸环丙孕酮 1 mg。

复方口服避孕片(达英-35)：炔雌醇 35 μg，醋酸环丙孕酮 2 mg。

烯丙雌醇[医保(乙)]
Allylestrenol

【适应证】 ①先兆性流产。②习惯性流产、早产。③功能失调性子宫出血、月经异常。

【药理】 本品为 17α-羟基孕激素类药物。其母核结构为孕甾烷类，在 17 位引入烯丙基，增加空间位阻，减少代谢，所以口服有效。

(1)药效学　本品能使增生期子宫内膜转化为分泌期，其孕激素活性相当于黄体酮的 1/5，口服则比后者强 15 倍。其雄激素活性弱。本品能促进合体细胞数目增加，朗格汉斯细胞显著增大。增强绒毛膜合体滋养层细胞活性，增强蜕膜和绒毛膜乳酸脱氢酶和磷酸酶活性，导致其分泌 HCG、雌三醇、孕二醇的功能也随之增加。孕酮与前列腺素存在着动态平衡的关系。故使前列腺素水平下降以拮抗其子宫的收缩作用。它又能增强催产素酶的浓度及活性，降低催产素水平，减弱催产素对子宫的收缩作用，稳定子宫内环境。胎盘功能的改善有利于胚胎和胎儿的发育和维持妊娠。

(2)药动学　口服吸收完全，用药后 2 小时内血清浓度达峰值。血浆清除半衰期为 16～18 小时。70%在肝脏代谢为无活性的孕烷二醇，与葡萄糖醛酸结合，经肾脏以尿排出。另有 30%以原形从肾排出，24～30 小时后完全排出。无体内蓄积作用。

【不良反应】 偶见体液潴留、恶心、头痛等。

【禁忌证】 (1)肝功能严重障碍及 Dubin-Johnson 综合征、Rotor 综合征等先天性胆红素代谢异常者禁用。

(2)妊娠高血压综合征或既往妊娠期有疱疹病毒感染者禁用。

【注意事项】 (1)临床虽无与用药有关的胎儿致畸报道，但长期使用孕激素对女性胚胎的致畸作用应引起重视。

(2)患有糖尿病的妊娠期妇女因糖耐量的降低，应经常检查血糖水平。

【药物相互作用】 肝药酶诱导药如利福平、苯巴比妥、苯妥英钠等会降低本品药效，应慎重合用。

【给药说明】 (1)用于保胎时，必须根据病情改善情况调整用药量。

(2)妊娠达36周时，必须停药。

【用法与用量】 (1)先兆流产 一日5～15 mg，持续用药5～7日，直至症状消失。需要时可根据病情程度增加剂量到20～25 mg。

(2)习惯性流产 应在明确怀孕后立即用药，一日10 mg，直至危险期后1个月，通常至妊娠第5个月末。关键期过后继续维持一日5 mg。

(3)先兆早产 剂量需个体化，需医生结合病情与治疗经验来确定剂量，通常高于上述剂量。

(4)无排卵性闭经或功能失调性子宫出血 每日剂量为10～15 mg。

【制剂与规格】 烯丙雌醇片：烯丙烯雌醇5 mg和维生素E0.4 mg。

去氧孕烯和孕二烯酮

Desogestrel and Gestodene

本品是新一代孕激素，有强效的抑制排卵作用，60 μg即能100％地抑制排卵。可诱发排卵期宫颈黏液的异常变化，使精子不易通过。雄激素活性较弱。

本品经口服吸收迅速且完全，1.5小时后达血药峰值。去氧孕烯在体内转化成具有生物活性的3-酮去氧孕烯；孕二烯酮可与性激素结合球蛋白结合并增强后者的结合能力。本品均有约50％的原形药物或代谢产物由尿液排出。

其他内容参阅“孕激素”。

本品均各与炔雌醇30 μg组成复方制剂而作为短效口服避孕片应用。参阅第二十四“计划生育用药”。

地屈孕酮[医保(乙)]

Dydrogesterone

【适应证】 ①痛经。②子宫内膜异位症。③继发性闭经。④月经周期不规则。⑤功能失调性子宫出血。⑥经前期紧张综合征。⑦孕激素缺乏所致先兆流产或习惯性流产。⑧黄体功能不全所致不孕症。

【药理】 (1)药效学 地屈孕酮是一种口服孕激素，使子宫内膜进入完全分泌期，防止由雌激素引起的子宫内膜不典型增生和癌变。地屈孕酮无雌激素、雄激素及肾上腺皮质激素作用，对脂代谢无影响。

(2)药动学 平均半衰期为5～7小时。63％随尿液排出，72小时后从体内完全清除。

【不良反应】 (1)良性、恶性及未详细说明的肿瘤(包括囊肿和息肉)：孕激素依赖性肿瘤大小的增加(例如：脑膜瘤)。

(2)精神疾病：抑郁情绪、精神紧张。

(3)其他：呕吐、性欲改变。

(4)生殖系统和乳腺疾病：乳房肿胀。

(5)与雌激素-孕激素治疗相关性不良反应：乳腺癌、子宫内膜增生、子宫内膜癌、性激素依赖性肿瘤(恶性/良性)、静脉血栓形成、心肌梗死、心血管意外。

【禁忌证】 (1)已知对本品对敏者。

(2)已知或疑有孕激素依赖性肿瘤。

(3)不明原因阴道出血。

(4)如果用于预防子宫内膜增生(应用雌激素的妇女)，参阅“雌激素”与“孕激素”的禁忌证。

(5)严重功能障碍：肝脏肿瘤(现病史或既往史)、Dubin-Johnson综合征、Rotor综合征、黄疸。

(6)妊娠期或应用性激素时产生或加重的疾病或症状，如严重瘙痒症、阻塞性黄疸、妊娠期疱疹、血卟啉症和耳硬化症。

【注意事项】 (1)用药前、后及用药期间，应定期全面体检，重点是妇科及乳房检查、肝肾功能检查。

(2)至今尚无地屈孕酮不能在妊娠期间使用的证据。研究表明，妊娠前不久或妊娠早期应用孕激素(主要是黄体酮)的母亲，其所分娩男婴患有Ⅱ度或Ⅲ度尿道下裂的风险至少增加2倍。两者间的因果关系尚不清楚，因为妊娠期间需要使用黄体酮的原因可能是导致尿道下裂的潜在危险因子。地屈孕酮导致尿道下裂的风险不详。哺乳期女性的乳汁中可见地屈孕酮的分泌，不能排除对乳儿的风险，因此母乳喂养期间不应使用地屈孕酮。

(3)由于安全性和有效性的资料不充分，不推荐18岁以下的儿童使用本品。

【给药说明】 (1)用于先兆流产或习惯性流产保胎时，应注意胎儿是否存活。

(2)用药期间出现阴道出血，应做进一步诊断。

(3)本药与雌激素合用，如出现肝肾功能异常、血栓形成、血压升高时，应停药。

【用法与用量】 口服 (1)痛经 月经周期第5～25日服用，一次10 mg，一日2次。

(2)子宫内膜异位症 月经周期第5～25日服用，一次10 mg，一日2～3次。

(3)先兆流产 起始剂量为一次40 mg，随后每8小时服 10 mg，直至症状消失。

(4)习惯性流产　一次 10 mg，一日 2 次，直至妊娠 20 周。

(5)功能失调性子宫出血　①止血：一次 10 mg，一日 2 次，连续 5～7 日。②预防出血：月经周期第 11～25 日服用，一次 10 mg，一日 2 次。

(6)闭经　月经周期第 1～25 日，每日服雌二醇 1 次。月经周期第 11～25 日，联合用本药，一次 10 mg，一日 2 次。

(7)经前期紧张综合征　月经周期第 11～25 日，一次 10 mg，一日 2 次。

(8)月经周期不规则　月经周期第 11～25 日，一次 10 mg，一日 2 次。

(9)孕酮不足导致的不孕症　月经周期第14～25 日，一日 10 mg，持续应用 6 个连续的月经周期。

【制剂与规格】 地屈孕酮片：10 mg。

三、选择性雌激素受体调节药

选择性雌激素受体调节药的生物作用是由高亲和力的雌激素受体结合和基因表达的调节所介导，这种结合引起不同组织的多种雌激素调节基因的不同表达，对不同雌激素作用组织产生有选择性的激动活性或拮抗活性。目前常用的此类药物有氯米芬、他莫昔芬和雷洛昔芬。

氯 米 芬[药典(二)；医保(乙)]

Clomiphene

【适应证】 ①治疗无排卵或少排卵的女性不孕症，适用于体内有一定雌激素水平者。②治疗黄体功能不全。③测试卵巢功能。④探测男性下丘脑-垂体-性腺轴的功能异常。⑤治疗精子过少的男性不育症。

【药理】 (1)药效学　本品刺激排卵的机制尚不完全明了。由于本品为选择性雌激素受体调节药，刺激排卵可能是在下丘脑部位，首先拮抗占优势，通过竞争性占据下丘脑雌激素受体，干扰内源性雌激素的负反馈，起抗雌激素作用，促使黄体生成激素与卵泡刺激素的分泌增加，继之刺激卵泡生长。卵泡成熟后，雌激素的释放量增加，通过正反馈作用而激发排卵前促性腺激素的释放达峰值，于是排卵。治疗男性不育可能与 FSH 和 LH 升高有关。

(2)药动学　口服后经肠道吸收，进入肝血流循环。$t_{1/2}$一般为 5～7 天。本品在肝内代谢，随胆汁进入肠道，然后自粪便排出。部分经肠肝循环再吸收，5 天内自粪便中排出一半，6 周内仍可在粪便中测出。

【不良反应】 (1)在规定的用量范围内，不良反应少见。用量过大或用药期限过长，则严重的不良反应常有发生，停药后才可逐渐消失。用氯米芬进行治疗，多胎的发生率增加。

(2)较常见的不良反应　胃痛、盆腔或下腹部肿胀疼痛(卵巢增大、囊肿形成或卵巢纤维瘤增大，较明显的卵巢增大一般发生在停药后数天)。

(3)较少见的不良反应　视物模糊、复视、眼前感到闪光、眼睛对光敏感、视力减退、皮肤和巩膜黄染。

(4)下列反应持续存在时应予以注意：潮热、乳房不适、便秘或腹泻、头晕或眩晕、头痛、月经量增多或阴道不规则出血、食欲亢进和体重增加、毛发脱落、精神抑郁、神经紧张、好动、失眠、疲倦、恶心、呕吐、皮肤红疹、过敏性皮炎、风疹、尿频等，也可有体重减轻。

【禁忌证】 原因不明的不规则阴道出血、子宫内膜异位症、子宫肌瘤、卵巢囊肿、肝功能损害、精神抑郁、血栓性静脉炎等患者应禁用。

【注意事项】 (1)动物实验证明本品可致畸胎。在用药期间应每日测量基础体温，以监测患者的排卵与受孕情况，一旦受孕立即停药。

(2)曾有报道，治疗中发现乳腺癌 2 例、睾丸癌 1 例。

(3)用药期间按需进行下列指标测定：①卵泡刺激素(FSH)及黄体生成激素(LH)。②长期用药者测定血浆内 24-去氢胆固醇含量，查明用药对胆固醇合成有无影响。③血浆内的皮质激素传递蛋白(transcortin)含量。④血清甲状腺素含量。⑤性激素结合球蛋白含量。⑥磺溴酞钠(BSP)肝功能试验。⑦甲状腺素结合球蛋白含量(可能增多)。

(4)多囊卵巢综合征患者慎用。

(5)用药期间需注意检查：每一疗程开始前须正确估计卵巢大小；每天测量基础体温；必要时测定血清雌激素及孕酮水平；黄体期子宫内膜组织学检查；测定尿内孕二醇含量，判断有无排卵；治疗前需测定肝功能；治疗 1 年以上者，需进行眼底镜及裂隙灯检查。

【给药说明】 (1)自月经周期第 3～5 日开始，每日必须在同一时间服药 1 次，若漏服应立即补服。如已接近下次服药时间，该次药量要加倍。

(2)因雌激素不足致月经周期延长者，应先给予雌激素补充治疗，使子宫内膜发育良好，为受精卵创造适当的着床条件。氯米芬开始治疗前，雌激素治疗应及时停止。

(3)氯米芬治疗一疗程，期间应以 B 超监测卵泡发育。当卵泡直径发育达 20 mm 左右时，可注射绒毛膜促性腺激素(HCG)5000～10000U，有利于刺激月经中期排卵前的 LH 释放达峰值。

(4)制定疗程计划务必因人而异，对垂体促性腺激素敏感者选用氯米芬治疗，则应疗程短、用量小。

(5)治疗过程中若发现卵巢增大或囊肿形成(下腹或盆腔内疼痛)，必须立即停药，观察卵巢恢复到治疗前大小。在下一次的疗程中，氯米芬的用量要减小。

(6)服用氯米芬后卵泡发育差者，下个周期给药量可加至每日 100～150 mg，连服 5 日。

(7)当患者感到视力障碍，应立即停药，并进行眼科检查，一般在停药后数天或数周，视力应恢复正常。

(8)排卵一般在一个疗程末次用药后 6～10 天内。若服用氯米芬后基础体温呈双相，并且于体温升高后 15～16 天月经仍不来潮，第二个疗程应推迟，以了解是否妊娠。只有在确定患者未曾妊娠后，方可开始下次的疗程。

(9)若使用大量的氯米芬治疗 3～4 个周期后仍无排卵，或治疗已停止 3～6 个月后患者尚未妊娠，应重新考虑诊断问题。肝功能不全患者及患有不规则阴道流血患者，未确知原因时不应使用氯米芬。服用氯米芬期间应记录体温，注意监测视力、头晕或眩晕等不良反应，按期随访，适时停药。

【用法与用量】 口服 一日 50 mg，共 5 日。于月经周期的第 3～5 天开始服药。若患者系闭经，则可于任何时候开始治疗。患者在治疗后有排卵但未受孕，可重复原治疗的疗程，直到受孕，一般需重复 3～4 个疗程。若患者在治疗后无排卵，在下一次的疗程中剂量可增加到一日 100 mg，共 5 日。有些患者每日药量达 250 mg 时方才能排卵。

【制剂与规格】 枸橼酸氯米芬片：50 mg。

他莫昔芬(三苯氧胺)[药典(二)；医保(甲)]

Tamoxifen

【适应证】 ①绝经期前妇女的卵巢切除替代治疗或放射去势。②乳腺癌广泛切除后预防复发及经前期紧张综合征。③治疗女性转移性乳腺癌。

【药理】 (1)药效学 本品为选择性雌激素受体调节药，其生物作用是由高亲和力的雌激素受体结合和基因表达的调节所介导，这种结合引起不同组织的多种雌激素调节基因的不同表达，对不同雌激素作用组织产生有选择性的激动活性或拮抗活性。对乳腺组织有抗雌激素作用，防止手术后乳腺癌复发，对雌激素受体阳性患者效果好；对骨骼部分有雌激素激动作用，使绝经后妇女骨吸收降低，同时使钙平衡正向转移，尿钙丢失减少，可保持和增加骨矿量；对子宫内膜有雌激素刺激作用，使内膜增厚，增加发生子宫内膜腺癌的危险。

(2)药动学 口服给药后，他莫昔芬被快速吸收，于 4～7 小时内达到血药峰浓度。他莫昔芬大约在给药 4 周后达到稳态浓度。他莫昔芬的血清蛋白结合率很高(达 99%)。他莫昔芬通过羟基化、去甲基化和结合代谢而产生了几种代谢产物，它们的药理学特性与母体化合物相似，因此也有助于治疗效果。他莫昔芬的清除半衰期约为 7 天，其主要代谢产物 N-去甲基他莫昔芬的清除半衰期为 14 天。他莫昔芬主要通过粪便清除。

【不良反应】 (1)在治疗初期，骨和肿瘤疼痛可以一过性加剧，继续治疗可逐渐减轻。

(2)少数绝经期前妇女可发生卵巢囊肿。

(3)长期(17 个月以上)和大量(每日 240～320 mg)治疗则视网膜病变和角膜浑浊发生率升高。

(4)罕见但需引起注意的不良反应 精神错乱、肺栓塞(表现为气短)、血栓形成(表现为下肢肿痛)、无力、嗜睡以及子宫内膜增生、内膜息肉和内膜癌。

(5)较多见的不良反应 潮热、恶心、呕吐和体重增加。

(6)较少见的不良反应 月经紊乱、头痛、外阴瘙痒、皮肤红斑和干燥。

【药物相互作用】 (1)雌激素可影响本品治疗效果。

(2)抗酸药、H_2 受体拮抗药(西咪替丁、法莫替丁、雷尼替丁)等在胃内改变 pH，使本品肠衣片提前分解，对胃有刺激作用，故应与上述药物相隔 1～2 小时服用。

【给药说明】 (1)治疗期间应做定期的全血细胞计数检查。

(2)如有肿瘤骨转移，在治疗初期需定期检查血钙。

(3)必须在医生监护下进行治疗。

【用法与用量】 口服 一次 10～20 mg，每日早、晚各服 1 次。

【制剂与规格】 枸橼酸他莫昔芬片：10 mg。

雷洛昔芬[医保(乙)]

Raloxifene

【适应证】 主要用于预防和治疗绝经后妇女的骨质疏松症，降低椎体骨折率。

【药理】 (1)药效学 作为选择性雌激素受体调节药，雷洛昔芬的生物作用是由高亲和力的雌激素受体结合和基因表达的调节所介导，这种结合引起不同组织的多种雌激素调节基因的不同表达，对不同雌激素作用组织产生有选择性的激动活性或拮抗活性。对骨骼部分为激动作用；绝经后妇女因卵巢功能减退使雌激素分泌减少，引起骨吸收增强，骨量丢失，导致骨质疏松症和骨折。雷洛昔芬与雌激素作用相似，使骨吸收降低，同时使钙平衡正向转移，尿钙丢失减少，可保持和增加骨矿量，降低椎体骨折率。对脂代谢起部分激动作用；降低总胆固醇和低密度脂蛋白胆固醇，对高密度脂蛋白胆固醇和三酰甘油水平无明显影响。对子宫内膜无刺激作用；雷洛昔芬不增加子宫内膜厚度。对乳腺组织无刺激作用；雌激素受体阳性的侵袭性乳腺癌总体发生危险性降低。

(2)药动学　雷洛昔芬口服后大约60%迅速吸收，绝对生物利用度为2%。血浆蛋白结合率为98%～99%。其代谢产物有雷洛昔芬-4-葡萄糖苷酸、雷洛昔芬-6-葡萄糖苷酸和雷洛昔芬-4,6-葡萄糖苷酸。雷洛昔芬通过肠肝循环维持血药浓度水平。半衰期为27.7小时。体内雷洛昔芬及其代谢产物的绝大部分在5日内主要通过粪便排泄，6%经尿排出。

【不良反应】　(1)少数妇女出现潮热、出汗和外阴阴道干燥症状。

(2)小腿腓肠肌痛性痉挛。

(3)极少数有胃肠道症状，如恶心、呕吐、腹痛和消化不良。

(4)罕见皮疹、水肿、头痛和血压升高。

(5)开始治疗的4个月静脉血栓栓塞事件的危险性最大，可发生浅静脉血栓性静脉炎。

(6)可能出现流感样综合征。

(7)可能出现血AST和(或)ALT轻度升高。

【禁忌证】　(1)可能妊娠的妇女禁用。

(2)既往或现有静脉血栓栓塞性疾病患者禁用。

(3)对本品过敏者禁用。

(4)肝功能减退者禁用。

(5)严重肾功能减退者禁用。

(6)原因不明的子宫出血患者禁用。

(7)子宫内膜癌患者禁用。

(8)美国FDA妊娠期用药安全性分级为口服给药X。

【注意事项】　(1)雷洛昔芬本身不引起子宫内膜增厚，如出现阴道出血，应查明原因。

(2)如既往用过雌激素，使三酰甘油上升，不宜再用雷洛昔芬，以免三酰甘油进一步升高。

(3)不推荐同时全身使用激素替代疗法，如有阴道萎缩症状，可局部使用。

(4)本品不适用于男性。

【药物相互作用】　同时服用华法林能轻度减少凝血酶原时间；与考来烯胺同用可显著减低雷洛昔芬的吸收和肠肝循环。

【给药说明】　(1)本品需要长期服用，建议同时补钙和维生素D。

(2)可以在一天任何时间服药，不受饮食的限制。

(3)老年人无需调整剂量。

【用法与用量】　口服　一次60 mg，一日1次。

【制剂和规格】　雷诺替芬片：60 mg。

四、相关药物

达那唑[药典(二)；医保(乙)]

Danazol

【适应证】　用于对其他药物治疗不能耐受或治疗无效的子宫内膜异位症，有明显的疗效。也可用于治疗纤维囊性乳腺病。并推广应用到自发性血小板减少性紫癜、遗传性血管性水肿、系统性红斑狼疮、男性乳房女性化、青春期性早熟与不孕症的治疗。

【药理】　(1)药效学　本品是17α-乙炔睾酮的衍生物，具有轻度雄激素和类孕激素的作用。可通过下丘脑抑制促性腺激素，进而抑制垂体-卵巢轴。由于抑制了垂体促性腺激素，故促卵泡激素(FSH)和促黄体生成激素(LH)的释放均减少。直接抑制卵巢甾体激素的生成，并能直接作用于子宫内膜细胞的雌激素受体部位以抑制子宫内膜生长，有抑制雌激素的效能。使子宫正常的和异常的内膜萎缩和不活动，导致不排卵及闭经，用药可持续达6～8个月之久。治疗纤维囊性乳腺病，可使结节消失，减轻疼痛和触痛，可能发生月经失调或闭经。治疗遗传性血管性水肿时，增加血清的C1酯酶抑制物水平，导致补体系统的C4在血清内浓度升高。

(2)药动学　每次给药100 mg，每日2次，血药浓度峰值为200～800ng/ml。若每次给药200 mg，每日2次，连服14日，血药浓度达0.25～2 μg/ml。在肝脏代谢，经肾脏排泄。

【不良反应】　(1)较常见的不良反应　女性为闭经、突破性子宫出血和阴道淋漓滴血，并可有乳房缩小、声音变粗(不可逆)、毛发增多(可能不可逆)等；无论男女，均可出现痤疮、皮肤或毛发的油脂增多、下肢水肿或体重增加。症状与药量有关，是雄激素效应的表现。

(2)较少见的不良反应　血尿、鼻出血、牙龈出血、白内障(视力逐渐模糊)、肝功能损害、颅内压增高(表现为严重头痛、视力减退、复视和呕吐)、白细胞增多症、急性胰腺炎、多发性神经炎等。

(3)罕见的不良反应　女性阴蒂增大(可能不可逆)、男性睾丸缩小;肝脏功能损害时,男女均可出现巩膜或皮肤黄染。

(4)以下反应如果持续出现需引起注意　①由于雌激素效能低下,可使妇女出现阴道灼热、干燥及瘙痒,或阴道出血,发生真菌性阴道炎。②男女均可出现全身潮红或皮肤发红、情绪或精神状态的改变、神经质或多汗。③有时可出现肌痉挛性疼痛,属于本品的肌肉中毒症状。

【禁忌证】(1)哺乳期妇女禁用。

(2)美国 FDA 妊娠期用药安全性分级为口服给药 X。

【注意事项】(1)治疗期间一般不会妊娠,一旦发现妊娠,应立即停服。理论上达那唑对女性胎儿可能产生雄激素的效应。

(2)对诊断的干扰　服药时,对一些诊断性试验有影响,如糖耐量试验、甲状腺功能试验,血清总 T_4 可降低,而血清 T_3 则增加。

(3)使用本品时应注意有无心脏功能损害、肾脏功能损害、生殖器官出血,对男性还应注意睾丸大小。

(4)在治疗期间应密切注意肝脏功能。男性用药时,需随访精液量及黏度、精子计数与活动力,建议每3～4个月检查一次,特别是对青年患者。

【药物相互作用】(1)与胰岛素同用时,容易产生耐药性。

(2)与华法林并用时抗凝增效,容易发生出血。

【给药说明】(1)治疗子宫内膜异位症与纤维囊性乳腺病,应于月经来潮的第一天开始服药。

(2)治疗子宫内膜异位症时,服药期间如出现闭经,是达那唑治疗的临床反应,治疗应持续用药 3～6 个月,必要时可延长到 9 个月。

(3)如停药已 60～90 天,仍无规则月经,则应进行诊治。服药期间需避孕者,应采用非甾体激素的避孕方法,不用口服避孕药。

(4)治疗纤维囊性乳腺病时,治疗前应除外乳腺癌;治疗时如果乳腺结节持续存在或增大,亦应除外乳腺肿瘤。治疗 1 个月后乳房胀痛即可减轻,治疗 2～3 个月症状消失。连续治疗 4～6 个月,乳腺结节消退。

(5)连续治疗遗传性血管性水肿,所需的剂量应根据病人的临床反应情况而酌定。

(6)女性患者如果出现男性化症状,应停止达那唑治疗。

【用法与用量】口服　(1)子宫内膜异位症　一日 400～800 mg,分次服用,连服 3～6 个月,必要时可继续至第 9 个月;如停药后症状再出现,可再给药一个疗程。

(2)纤维囊性乳腺病　一次 50～200 mg,一日 2 次;如停药后一年内症状复发,可再给药。

(3)遗传性血管性水肿　开始量一次 200 mg,一日 2～3 次,直到疗效出现,维持量一般是开始量的 50%或更少,在 1～3 个月或更长的间隔时间递减,根据治疗前发病的频率而定。

【制剂与规格】达那唑胶囊:(1)100 mg;(2)200 mg。

孕三烯酮

Gestrinone

【适应证】①治疗子宫内膜异位症。②用于避孕。③用于抗早孕。

【药理】(1)药效学　孕三烯酮是一种人工合成的三烯 19-去甲甾体类化合物,具有较强的抗孕激素和抗雌激素活性,又有较弱的雌激素和雄激素作用。试验证明,在月经周期早期服用尚有抑制排卵作用。其抗着床、抗早孕作用与改变宫颈黏液稠度、抑制子宫内膜发育、拮抗子宫内膜孕酮受体有关。此外,本品还能直接作用于异位子宫内膜,使之萎缩并吸收。

(2)药动学　口服几乎完全吸收。口服 1.25 mg、2.5 mg 或 5 mg 之后,药代动力学结果呈线性相关。药物达峰时间为 2.8～3.1 小时,首次服药 3 日后服第 2 次药,血药浓度达稳态。本品在肝内代谢,血浆半衰期约为 24 小时,由肾脏排出,体内无药物蓄积。

【不良反应】　治疗期间可有头晕、头痛、乏力,胃部不适、体重增加、痤疮、多毛、脂溢性皮炎、乳房缩小、性欲减退等;也可出现潮热、出汗以及月经周期缩短、闭经。其他尚有突破性出血和血清丙氨酸氨基转移酶(ALT)升高。

【禁忌证】(1)严重心力衰竭者禁用。

(2)肝、肾功能不全者禁用。

(3)既往有代谢或血管疾病者禁用。

(4)妊娠期和哺乳期妇女禁用。

【注意事项】(1)高脂血症、糖尿病患者慎用。

(2)用药前、后及用药时应监测肝、肾功能。

【给药说明】(1)治疗子宫内膜异位症时,应首先排除妊娠,治疗期间采取可靠避孕方法。

(2)对 ALT 轻度升高者,服用保肝药,可继续治疗。如 ALT 明显升高,则应停药。

【用法与用量】 (1)子宫内膜异位症　口服，一次2.5 mg，一周2次。在月经周期第1日开始服用第1次药，第4日服第2次，以后于每周相同时间服用，连续24周。若漏服1次，应立即补服2.5 mg，以后仍按原来每周服药的日期继续治疗；如漏服1次以上，则应停药，经检查确认未怀孕之后，从新的月经周期第1日，按给药计划重新开始。

(2)探亲避孕　于探亲当日给药3 mg，一次口服。

(3)避孕　从月经周期第5～7日开始服药，一次2.5 mg，每周2次。若每个周期服药8次以上，则成功率高。

(4)抗早孕　终止孕期为49日内的妊娠　一日9 mg(2～3次分服)，连续4日；停药后2日于阴道后穹窿处放置卡前列素薄膜，一次2 mg，每2.5小时1次，共4次；经2.5小时之后再肌内注射1.5～2 mg卡前列素；此为1个疗程。如无组织物排出，隔1日后重复疗程。

【制剂与规格】 孕三烯酮片：(1)1.5 mg；(2)2.5 mg。

孕三烯酮胶囊：2.5 mg。

替勃龙[医保(乙)]

Tibolone

【适应证】 用于雌激素低下妇女的雌激素替代疗法。

【药理】 (1)药效学　本品为7-甲基异炔诺酮，能明显抑制垂体FSH释放，有弱雌激素作用，使血浆雌二醇升高达生育年龄妇女卵泡早期水平，其作用较雌二醇弱，与雌激素受体的亲和力为雌二醇的13%，其代谢产物Δ^4异构体具有孕激素活性，故对子宫内膜刺激作用较轻微。本品还有弱雄激素作用，对雄激素受体亲和力为R1881参比物的6%，但Δ^4异构体为R1881参比物的35%。

(2)药动学　本品口服吸收迅速，^{14}C标记物结果示在口服30分钟内血浆即出现放射活性，1.5～4小时达峰值，排除$t_{1/2}$为45小时，无肠肝循环。主要由粪便排出，单次给药排出50%，持续给药排出60%；尿中排出30%。

【不良反应】 (1)突破性子宫出血。

(2)体重增加。

(3)偶有水肿。

(4)有轻度降低高密度脂蛋白胆固醇作用。

【给药说明】 本品虽然对子宫内膜刺激作用微弱，不需给予孕激素，但仍需定期检测子宫内膜厚度，如超过5 mm或有异常出血时，仍需取内膜活检。

【用法与用量】 口服　一日1次，一次1.25～2.5 mg。

【制剂与规格】 替勃龙片：2.5 mg。

第四节　甲状腺疾病用药

甲状腺是人体最大的内分泌腺，位于颈前部，靠近体表，其增大时易被查体发现，有的甲状腺肿大属生理性改变。临床上甲状腺疾病各种各样，波及新生儿、儿童和青少年以至中老年人群，可采用多种手段和方法识别其性质。疾病病因包括胚胎甲状腺发育异常，甲状腺激素生物合成障碍、碘摄入不足、感染、炎症、自身免疫功能异常乃至肿瘤(腺瘤或癌)的发生。甲状腺疾病的功能状态可有：甲状腺功能正常、功能减退(甲减)或功能亢进(甲亢)。应针对病因及发病机制进行干预，包括经过手术、放射治疗和药物治疗。甲状腺分泌的甲状腺激素是维持人体正常代谢和生长发育所必需的激素，影响全身各器官系统的功能和代谢状态。体内甲状腺素水平过低或过高发生甲状腺功能减退或亢进时，都会引起各种症状，需要分别应用甲状腺激素替代或抗甲状腺药物治疗。常用的甲状腺激素有左甲状腺素钠(L-T_4)、三碘甲腺原氨酸钠(T_3)及甲状腺素干片，主要用于甲状腺功能减退症及甲状腺手术切除后的替代或甲状腺癌术后抑制治疗等。抗甲状腺药则能阻止甲状腺激素的合成和分泌，缓解甲状腺功能亢进症状。碘及碘化物用于甲状腺手术前准备及甲状腺危象的治疗。

一、甲状腺激素

甲状腺分泌T_4和T_3，其分泌受腺垂体促甲状腺激素(TSH)所调节，而TSH又受下丘脑促甲状腺素释放激素(TRH)的兴奋刺激作用。外周T_3、T_4以及T_4在垂体经5′-脱碘酶转变的T_3可反馈抑制TSH分泌，故TRH-TSH-TH(T_4、T_3)轴是指下丘脑-垂体-甲状腺三者自上而下的刺激兴奋作用与下级腺体对上级腺体的负反馈抑制作用；其所构成的负反馈调节系统在诊断和防治甲状腺疾病中均起重要作用，为诊断和治疗奠定理论基础。

【适应证】 ①各种原因引起的甲状腺激素缺乏(甲状腺功能减退症或黏液性水肿)的替代治疗，但亚急性甲状腺炎恢复期出现的暂时性亚临床甲状腺功能减退症一般不需要替代治疗。②非地方性单纯性甲状腺肿。③预防和治疗甲状腺结节进一步肿大。④促甲状腺激素依赖性甲状腺癌的辅助治疗，甲状腺癌术后替代治疗和抑制肿瘤生长。⑤抗甲状腺治疗过程中的辅助用药，以防止甲状腺功能减退症状的发生和甲状腺进一步肿大以及突眼。⑥防止颈部放疗患者甲状腺癌的发生。⑦防止某些药物如碳酸锂、水杨酸盐及磺胺类药物所致甲状腺肿作用。⑧甲状腺功能试验的抑制剂，此用途限于 T_3。

【药理】 成人甲状腺每日约分泌 T_4 80～100 μg，T_3 20～30 μg。血液循环中的甲状腺素全部来源于甲状腺合成，T_3大部分是 T_4在肝、肾等脏器中转化而成。在循环中绝大部分与血浆蛋白[主要是甲状腺素结合球蛋白(TBG)]结合，仅约 0.03%的 T_4和 0.3%的 T_3以游离形式存在，只有游离型甲状腺激素才能进入靶细胞而发挥生物效应。

T_3与其受体的亲和力较 T_4高 10 倍，作用增强 4 倍，故 T_3是主要的具有活性的甲状腺激素，而 T_4则被视为激素原，游离 T_4进入靶细胞后转化为 T_3发挥作用。T_4半衰期为 6～8 天而 T_3为 1 天。

甲状腺激素不断脱碘而降解，少量甲状腺激素在肝内降解并与葡萄糖醛酸和硫酸结合后，通过胆汁排泄。

甲状腺激素对机体的作用广泛，具有促进分解代谢(生热作用)和合成代谢的作用，对人体正常代谢及生长发育有重要影响，对婴幼儿中枢神经的发育甚为重要，其可促进神经元和轴突生长以及突触的形成。

甲状腺激素的基本作用是诱导新生蛋白质包括特殊酶系的合成，调节蛋白质、糖类和脂肪三大营养物质，以及水、盐和维生素的代谢。由于甲状腺激素诱导细胞 Na^+-K^+泵(Na^+,K^+-ATP 酶)的合成并增强其活力，使能量代谢和氧化磷酸化增强。甲状腺激素(主要是 T_3)与核内特异性受体相结合，后者发生构型变化，形成二聚体，激活的受体与 DNA 甲状腺激素应答元件上特异的序列相结合，从而调控基因(甲状腺激素的靶基因)的转录和 mRNA 表达，促进新的蛋白质(主要为酶)合成。

【不良反应】 甲状腺激素如用量适当一般无任何不良反应。使用过量则引起心动过速、心悸、心绞痛、心律失常、头痛、神经质、兴奋、不安、失眠、骨骼肌痉挛、肌无力、震颤、出汗、潮红、怕热、发热、腹泻、呕吐、体重减轻等类似甲状腺功能亢进的症状。T_3起效快，半衰期短，故 T_3过量时不良反应的发生较 T_4或甲状腺素干片快，减量或停药可使所有症状消失。T_4半衰期长，T_4过量所致不良反应者的症状消失较缓慢。甲状腺激素长期慢性过量可导致骨质疏松症。

【注意事项】 (1)因甲状腺激素只有极少量可透过胎盘屏障，由乳汁排泄亦甚微，故妊娠期妇女和哺乳期妇女用甲状腺激素替代治疗时对胎儿或婴儿无不良影响。而妊娠期甲状腺激素不足对胎儿不利，必须积极补充。

(2)老年患者对甲状腺激素较敏感，超过 60 岁者甲状腺激素替代需要量比年轻人约低 25%。

(3)下列情况应慎用：①心血管疾病，包括冠心病、心绞痛、动脉硬化、高血压、心肌梗死等患者。②对病程长、病情重的甲状腺功能减退症或黏液性水肿患者使用本类药物应谨慎小心，开始用小剂量，以后缓慢增加直至生理替代剂量。③伴有腺垂体功能减退症或肾上腺皮质功能不全患者应先用糖皮质激素，待肾上腺皮质功能恢复正常后再同用本类药，以免发生肾上腺危象。

【药物相互作用】 (1)糖尿病患者服用甲状腺激素应适当增加胰岛素或降糖药剂量。

(2)甲状腺激素与抗凝药如双香豆素合用时，后者的抗凝作用增强，可能引起出血，应根据凝血酶原时间调整抗凝药剂量。

(3)本类药与三环类抗抑郁药合用时，两类药的作用效应及不良反应均有所增强，应注意调整剂量。

(4)服用雌激素或避孕药者，因血液中甲状腺素结合球蛋白水平增加，合用时甲状腺激素剂量应适当增加，以保证游离型甲状腺激素的供给。

(5)考来烯胺或考来替泊可以减弱甲状腺激素的作用，两类药配伍使用时，应间隔 4～5 小时服用，并定期测定甲状腺功能。

(6)较大剂量β肾上腺素受体拮抗药可减少外周组织 T_4向 T_3的转化，与 L-T_4合用时应予注意。

【给药说明】 (1)用药应高度个体化，正确掌握剂量，每日按时服药，甲状腺功能减退症者一般要终身替代治疗；治疗期间应根据症状、体征及有关实验室检查(包括 T_3、T_4或 FT_3、FT_4，超敏 TSH)的结果调整剂量，以维持 FT_3或 FT_4以及超敏 TSH 在正常范围时的剂量为最适剂量。

(2)避免与其他药物同时服用，以免可能干扰甲状腺激素作用。

(3)各种常用甲状腺激素制剂的等效剂量为：甲状腺素干片 60 mg，左甲状腺素钠 50～60 μg，三碘甲腺原氨酸钠 20～25 μg。甲状腺素干片中的甲状腺激素含量不恒定，其实际效应一般为其标定剂量的 90%～110%，T_3、T_4二者的比值也不稳定，T_3含量相对较大。甲状腺激素替代治疗一般用左甲状腺素钠(T_4)，而三碘甲腺原氨酸钠(T_3)因其血药浓度不稳定,仅用于黏液性水肿昏迷、甲状腺激素抵抗综合征或外周甲状腺激素代谢障碍者。甲状腺素干片目前已较少应用。

(4)伴有心血管疾病的甲状腺功能减退症患者,替代治疗要注意心肌缺血或心律失常的出现,防止加药过快或过量。

左甲状腺素钠

Levothyroxine Sodium(L-T_4)

【适应证】 各种原因引起的甲状腺功能减退症、甲状腺癌术后。

【药理】 (1)药效学　在甲状腺功能正常时,T_4在血中$t_{1/2}$为6~7天,甲状腺功能减退症时为9~10天,甲状腺功能亢进症时为3~4天。T_4在周围组织中脱碘形成T_3而生物效应加强,形成反T_3而失去活性,T_3也通过脱碘而失活。部分甲状腺素在肝脏中代谢,代谢产物由胆汁排泄。

(2)药动学　本品可由胃肠道吸收,但吸收不完全,吸收率不恒定,特别是在与食物同服时。T_4吸收入血后,绝大部分与血浆蛋白结合,只有约0.03%以游离形式存在,约80%与甲状腺素结合球蛋白结合,少量与甲状腺素结合前白蛋白或白蛋白结合。

【注意事项】 (1)甲状腺激素不易透过胎盘,因此甲状腺功能减退症患者在妊娠期间无需停药,微量的甲状腺激素可从乳汁排出。

(2)美国FDA妊娠期用药安全性分级为口服给药A。

【给药说明】 T_4用于治疗甲状腺功能减退症,由于其半衰期长,口服后1~2周才能达到最高疗效,停药后作用可持续1~3周,每日只需服药1次,由于其吸收不规则,最好在空腹时服用。

【用法与用量】 (1)口服　成人　①一般开始剂量为一日25~50 μg,每2~4周增加25 μg,直到完全替代剂量,一般为100~150 μg;持量一日75~125 μg。足量替代时T_3、T_4和TSH均恢复正常。②高龄患者、心功能不全者及严重黏液性水肿患者,开始剂量应减为一日12.5~25 μg,以后每4~8周递增25 μg,不必要求达到完全替代剂量,一般一日75~100 μg即可。

(2)静脉注射　适用于黏液性水肿昏迷患者,首次剂量宜较大,为200~400 μg;以后一日50~100 μg,直到患者清醒后改为口服。

【儿科用法与用量】 婴儿及儿童甲状腺功能减退症　必须尽早足量替代治疗,以保证体格及智力正常发育。每日完全替代剂量:6个月以内按体重6~8 μg/kg;6~12个月6 μg/kg;1~5岁5 μg/kg;6~12岁4 μg/kg。开始时应用完全替代剂量的1/3~1/2,以后每2周逐渐增量。

【制剂与规格】 左甲状腺素钠片:(1)25 μg;(2)50 μg;(3)100 μg。

左甲状腺素钠注射液:(1)1 ml∶100 μg;(2)2 ml∶200 μg;(3)5 ml∶500 μg。

碘塞罗宁钠(三碘甲腺原氨酸钠)

LiothyronineSodium(T_3)

【适应证】 各种原因引起的甲状腺功能减退症、甲状腺危象。

【药理】 (1)药效学　在甲状腺功能正常情况下,T_3在血中$t_{1/2}$约为1天,在甲状腺功能减退症时略延长,在甲状腺功能亢进症时约为0.6天。

(2)药动学　T_3钠盐胃肠道吸收完全,与T_4相比,T_3与血浆蛋白的结合程度较低,约0.3%以游离形式存在。

【给药说明】 T_3主要用于治疗需要迅速见效的甲状腺功能减退症患者,但在一般替代治疗中应首选T_4。T_3作用快,用药后数小时即发挥效应,24~72小时作用达高峰,停药后作用持续24~72小时,每日剂量宜分2~3次口服。

【注意事项】 美国FDA妊娠期用药安全性分级为口服给药A。

【用法与用量】 (1)口服　成人　①治疗甲状腺功能减退症:开始剂量为一日10~25 μg,分2~3次,每1~2周递增10~25 μg,直至甲状腺功能恢复正常。维持量为一日25~50 μg。对于年龄偏大、心功能不全或严重长期甲状腺功能减退症患者,开始剂量宜小、增加剂量时幅度应小、加量速度要慢。②诊断甲状腺功能亢进症(T_3抑制试验):一日80 μg,分3~4次,连用7~8天,服药前、后进行放射性碘摄取试验。甲状腺功能亢进症者,甲状腺对碘的摄取不被抑制,而正常人则受到抑制。本试验已为超敏TSH测定所取代,而毒性结节性甲状腺肿可为放射性碘摄取试验所证实。

(2)静脉注射　对黏液性水肿昏迷患者,首次剂量40~120 μg,以后每6小时5~15 μg,直到患者清醒后改为口服。

【制剂与规格】 碘塞罗宁钠片:20 μg。

注射用碘塞罗宁钠:20 μg。

二、抗甲状腺药

甲状腺功能亢进症(简称甲亢)可因甲状腺激素产生和释放过多所致,也可因服用甲状腺激素过多所引起。最常见的原因为自身免疫性甲状腺病(Graves病、桥本甲状腺炎)、亚急性甲状腺炎,也可为毒性多结节性甲状腺肿、碘甲亢、高功能甲状腺腺癌、垂体TSH瘤引起。除有甲亢表现外,甲状腺功能检测显示TT_4、FT_4、TT_3、FT_3增加,而TSH降低显著(垂体TSH瘤时TSH增高)。Graves病时甲状腺自身抗体如TSI、TPO抗体可增加、甲状腺摄碘率增加;毒性腺瘤扫描可显示热结节,但炎症和肉芽肿甲亢时摄碘率可减低,所以后者不必用抗甲状腺药物,可用β肾上腺素受体拮抗药消除症状。对于因甲状腺素产生过多者可用抗甲状腺药,抗甲状腺药包括硫脲类的甲硫氧嘧啶及丙硫氧嘧啶,咪唑类的甲巯咪唑(他巴唑)及卡比马唑。本类药是治疗甲亢所必需的,可单独用于治疗甲亢,或作为甲状腺次全切除的术前准备,或为放射性碘治疗的辅助治疗。β肾上腺素受体拮抗药如普萘洛尔可作为甲亢治疗的辅助药物。抑制甲状腺激素释放过多可用碘化物或碳酸锂等,仅限于特殊情况。

【药理】 抗甲状腺药抑制甲状腺激素的合成,其作用机制是抑制甲状腺内过氧化物酶,从而阻碍吸聚到甲状腺内碘化物的氧化和有机化及碘酪氨酸的偶联,阻碍甲状腺素(T_4)和三碘甲腺原氨酸(T_3)的合成。丙硫氧嘧啶在外周组织中抑制T_4转变为T_3。硫脲类和咪唑类抗甲状腺药除阻碍甲状腺激素合成外,还有轻度的免疫抑制作用,可抑制B淋巴细胞合成抗体,降低血循环中甲状腺刺激性抗体水平,使抑制性T细胞功能恢复正常,这些作用可能是促使Graves病中免疫紊乱得到缓解的原因。丙硫氧嘧啶与血浆蛋白结合率可达75%,通过胎盘较少,血浆半衰期为75分钟,可聚集于甲状腺内,丙硫氧嘧啶还能抑制T_4转换成T_3。甲巯咪唑不与血浆蛋白结合,主要聚集于甲状腺,血浆半衰期为4～6小时;肝病时代谢消除降低,血药浓度升高,而通过胎盘屏障和乳汁的药量亦稍多。

【不良反应】 硫脲类抗甲状腺药物的不良反应大多发生在用药的最初2个月。

(1)较多见的不良反应　皮疹或皮肤瘙痒,此时需根据情况停药或减量,并加用抗过敏药物,待过敏反应消失后再重新由小剂量开始,必要时更换一种制剂。

(2)严重不良反应　血液系统异常,轻度白细胞减少较多见;严重的粒细胞缺乏症较少见,可无先兆症状即发生,有时可出现发热、咽痛,应及时停药并查血常规,及早处理。再生障碍性贫血也可能发生。因此,在治疗过程中,尤其是最初2个月应定期检查血象,并嘱患者一旦出现发热、咽痛症状时即刻来诊。

(3)红斑狼疮样综合征　表现为发热,间质性肺炎伴咳嗽、气促,肾炎和累及肾脏的脉管炎等,更多见于服用丙硫氧嘧啶者。

(4)肝损害　可发生氨基转移酶增高、黄疸,停药后黄疸可持续至10周始消退。丙硫氧嘧啶可以引起致命性的暴发性肝坏死。所以最近FDA发布了安全警告。

(5)其他少见的血液系统并发症　血小板减少症、凝血酶原减少或因子Ⅶ减少。

(6)其他不良反应　味觉减退、恶心、呕吐、上腹部不适、关节痛等。

【注意事项】 (1)妊娠期用药　甲巯咪唑、丙硫氧嘧啶等可透过胎盘屏障并引起胎儿甲状腺功能减退症及甲状腺肿大,甚而在分娩时造成难产、窒息。另一方面,有明显甲亢的妊娠期妇女如不加以控制,对母亲及胎儿皆有不利的影响。如果抗甲状腺药物的剂量较小,甲巯咪唑＜15 mg/d或丙硫氧嘧啶＜150 mg/d(后者因通过胎盘屏障较少而首选),则发生甲状腺肿和甲状腺功能减退症的风险并不高,因此对患甲亢的妊娠期妇女宜采用最小有效剂量的抗甲状腺药物。在判断妊娠期妇女甲亢是否控制时,应考虑正常妊娠期妇女的心率偏快、代谢率较高、血清总T_4因甲状腺素结合球蛋白增多而偏高等因素。妊娠期妇女在妊娠后期,甲亢病情可减轻,此时可减少抗甲状腺药物的用量。部分患者于分娩前2～3周可停药。分娩后不久甲亢的病情还可重新明显起来。

(2)哺乳期用药　甲巯咪唑和丙硫氧嘧啶可由乳汁分泌,哺乳期妇女服用较大剂量抗甲状腺药物时,可能引起婴儿甲状腺功能减退症,故不宜哺乳。但也有认为不受影响,适用于哺乳期妇女。目前尚无确切定论,有待进一步研究。

(3)小儿和老年人用药　小儿用药应根据病情调节用量,甲亢控制后及时减量,避免出现甲状腺功能减退症。老年人尤其是肾功能减退者,用药量应减少。如发生甲状腺功能减退症,应及时减量或加用甲状腺素片。

(4)下列情况应慎用:①外周血白细胞计数偏低。②对硫脲类药物过敏。③肝功能异常。

【药物相互作用】 (1)硫脲类抗甲状腺药物之间存在交叉过敏反应。

(2)与抗凝药合用,可增强抗凝作用。

(3)高碘食物或药物的摄入可使甲亢病情加重，使抗甲状腺药需要量增加或用药时间延长。

【给药说明】 (1)用药剂量应个体化，根据病情、治疗反应及甲状腺功能检查结果随时调整。

(2)每日剂量分次口服，间隔时间尽可能平均。

(3)甲亢手术前7～10天应加用碘化物，以减轻甲状腺充血、胶质增多、质地变硬，便于手术。

(4)放射性碘治疗前应停用抗甲状腺药，以减少对放射性碘摄取的干扰。放射性碘治疗后3～7天可恢复用药，以促使甲状腺功能恢复正常。

(5)如出现甲状腺功能减退(甲减)症状和体征，应减量并辅以甲状腺激素制剂。

(6)如出现粒细胞缺乏或肝炎的症状和体征，应停止用药，并予以对症支持疗法。轻度白细胞减少不必停药，但应加强观察，复查血象。严重粒细胞缺乏时，应给予刺激白细胞生长制剂并预防感染。

(7)出现严重皮疹或颈淋巴结肿大时应停药观察。

(8)疗效观察及疗程　经适量抗甲状腺药物治疗约2周，症状开始好转；经8～12周后，病情可得到控制。此时应减量，否则会出现甲状腺功能减退症。减量期可历时约8周，先减至原用量的2/3，然后减至1/2，如病情稳定，可继续减至维持量。维持量应根据病情适当增减。疗程一般为12～18个月。达到此阶段后，如病情控制良好，所需维持量甚小，甲状腺肿大减轻，血管杂音减弱或消失，血中甲状腺自身抗体(甲状腺兴奋性抗体)转为阴性，则停药后持续缓解的可能性较大，反之则停药后复发的可能性大。对于后一类患者宜延长抗甲状腺药物的疗程，或考虑改用甲状腺手术或放射性碘治疗。

甲巯咪唑(他巴唑)[药典(二)；基；医保(甲)]

Methimazole

【适应证】 用于各种类型的甲状腺功能亢进症，包括Graves病(伴自身免疫功能紊乱、甲状腺弥散性肿大，可有突眼)、甲状腺腺瘤、结节性甲状腺肿及甲状腺癌所引起者。在Graves病中，尤其适用于：①病情较轻，甲状腺轻至中度肿大患者。②青少年及儿童、老年患者。③甲状腺手术后复发，又不适于用放射性^{131}I治疗者。④手术前准备。⑤作为^{131}I放疗的辅助治疗。

【药理】 本品口服后由胃肠道迅速吸收，吸收率为70%～80%，广泛分布于全身，但浓集于甲状腺，在血液中不和蛋白质结合，$t_{1/2}$约3小时(也有报道为4～14小时)，其生物学效应能持续相当长时间。甲巯咪唑及代谢产物的75%～80%经尿排泄。易通过胎盘并能经乳汁分泌。

【注意事项】 (1)使用抗甲状腺药物的患者出现发热性疾病和咽炎时应检查白细胞分类计数。尽管粒细胞缺乏症的发生频率很低，但常发生突然而严重。

如在使用甲巯咪唑或丙硫氧嘧啶过程中出现粒细胞缺乏症或严重的副作用，更换为另一种药物是绝对禁忌证，因为两种药物制剂的不良反应风险存在交叉。两药交叉反应的发生率约为50%。

(2)典型的甲巯咪唑肝毒性是引起胆汁郁积症，肝细胞疾病罕见。

(3)甲巯咪唑引起的不良反应呈剂量依赖性。

(4)美国FDA妊娠期用药安全性分级为口服给药D。使用了甲巯咪唑的母亲所分娩婴儿罕见出现头部皮肤发育不良。在妊娠开始3个月使用甲巯咪唑可能会引起包括后鼻孔、食管闭锁的胚胎先天性发育缺陷。

【用法与用量】 口服　成人　开始用量一般为一日20～30 mg，可按病情轻重在一日15～40 mg范围内调整，分次口服；病情控制后，逐渐减量；维持量按病情需要一日5～15 mg，疗程一般12～18个月。

【儿科用法与用量】 口服　开始时剂量为按体重一日0.4 mg/kg，分次口服。维持量按病情决定。

【儿科注意事项】 用药过程中须定期复查血常规，避免不良反应。

【制剂与规格】 甲巯咪唑片：(1)5 mg；(2)10 mg。

卡比马唑[药典(二)；医保(乙)]

Carbimazole

【适应证】 用于甲状腺功能亢进症，参阅“甲巯咪唑”。现已较少应用。

【药理】 甲巯咪唑的前体——卡比马唑在体内快速转换为甲巯咪唑(10 mg的卡比马唑转换成6 mg的甲巯咪唑)，甲巯咪唑和卡比马唑的作用方式是相同的。本品在体内逐渐水解成甲巯咪唑后发挥作用，故作用缓慢，疗效维持时间较长。

【禁忌证】 美国FDA妊娠期用药安全性分级为口服给药D。

【用法与用量】 口服　成人　开始剂量一般一日30 mg，视病情轻重调整为一日15～40 mg，分次口服，病情控制后逐渐减量。维持量按病情需要一日5～15 mg，疗程一般12～18个月。

【儿科用法与用量】 口服　开始时用量按体重0.4 mg/(kg·d)，分次口服。维持量约减半，按病情决定。

【制剂与规格】 卡比马唑片:5 mg。

丙硫氧嘧啶[药典(二);基;医保(甲)]

Propylthiouracil

【适应证】 用于甲状腺功能亢进症,参阅"甲巯咪唑"。

【药理】 丙硫氧嘧啶口服后由胃肠道迅速吸收,经代谢后广泛分布于全身,但浓集于甲状腺。丙硫氧嘧啶的血浆蛋白结合率为76.2%,在血中半衰期甚短(1~2小时),但生物作用时间较长。丙硫氧嘧啶及其代谢产物由尿排泄,能较少透过胎盘屏障,并经乳汁分泌。

【注意事项】 (1)可引起粒细胞减少及肝功能损害。基线水平时,中性粒细胞计数小于0.5×10^9/L或肝氨基转移酶升高大于正常高限的3倍,不宜选用抗甲状腺药物治疗。甲状腺功能亢进症本身可导致肝功能轻度异常,丙硫氧嘧啶可能引起约1/3患者暂时性血清氨基转移酶升高,可引起3%患者的氨基转移酶高于正常高限3倍,发生率高于甲巯咪唑。丙硫氧嘧啶引起不良反应无剂量依赖性。

(2)丙硫氧嘧啶会引起抗中性粒细胞胞浆抗体(ANCA)阳性的小血管炎,发生风险是随着用药时间延长而增加的。

(3)美国FDA妊娠期用药安全性分级为口服给药D。

【用法与用量】 口服 成人 开始剂量一般为一日300 mg,视病情轻重一日150~400 mg,分次口服。丙硫氧嘧啶的作用时间较短,根据甲状腺功能亢进的严重程度,常需每日2~3次给药。临床症状和甲状腺功能检查恢复正常后,丙硫氧嘧啶常减量至50 mg/次×2~3次/日维持。甲状腺危象时剂量一日600~800 mg,此时需每隔6小时一次,以减少T_4转换成T_3。病情控制后逐渐减量,维持量一日50~150 mg,视病情调整。

【儿科用法与用量】 口服 小儿开始剂量按体重一日4 mg/kg,分次口服;维持量酌减。

【儿科注意事项】 用药过程中须定期复查血常规和肝功能,避免不良反应。

【制剂与规格】 丙硫氧嘧啶片:(1)50 mg;(2)100 mg。

甲巯咪唑软膏

Thiamazol Ointment

【适应证】 治疗甲状腺功能亢进症的外用靶向治疗药物,治疗甲状腺功能亢进症以及用于甲状腺功能亢进症患者在甲状腺次全切除术或放射性碘治疗之前的症状改善。

【药理】 主要通过抑制甲状腺激素合成而治疗甲状腺功能亢进,不阻断甲状腺中及血液中已合成的甲状腺激素,也不影响口服或注射途径给予的甲状腺激素。

【不良反应】 (1)局部皮肤不良反应 瘙痒、灼热、脱屑、丘疹等,大多较轻,1~2周后可自行消失。

(2)全身不良反应 少于口服途径给药,主要为肝功能异常及白细胞减少。

【禁忌证】 对本品高敏及局部皮肤有破损者禁用。

【注意事项】 (1)为减少局部不良反应,注意保持颈部皮肤清爽;涂敷软膏轻轻搓揉;局部尽可能不用肥皂或用碱性较小的香皂;若局部反应较重,须暂停用药并请皮肤科协助治疗。

(2)定期检查肝功能和血象,有严重不良反应及时停药并进行对症治疗。肝功能不全及白细胞计数较低者慎用。

(3)不可与其他外用涂抹剂在局部同时应用。

(4)妊娠期及哺乳期用药 妊娠期妇女用药可通过胎盘屏障而对胎儿造成不良影响,妊娠期妇女使用本品前应权衡利弊。甲巯咪唑可经乳汁分泌,因缺乏相关临床资料故乳母禁用。

(5)儿童用药 尚无研究资料,不推荐使用。

【药物相互作用】 (1)硫脲类抗甲状腺药物之间存在交叉过敏反应。

(2)与抗凝药合用,可增强抗凝作用。

(3)高碘食物和药物摄入可使甲亢加重,用药剂量可能需增加,用药时间应延长。

(4)与能减少粒细胞药物合用可增加粒细胞减少的风险。

【用法与用量】 局部透皮给药 用定量泵每次按压挤出软膏0.2 g(含甲巯咪唑10 mg)均匀涂敷于颈前甲状腺表面皮肤(在喉结及胸骨上窝之间,甲状腺明显肿大者局部隆起部位),用手指在局部轻轻搓揉3~5分钟以使药物进入甲状腺内。经随机临床研究证实局部涂抹本品"每日3次、每次10 mg"的临床疗效与口服甲巯咪唑片"每日3次、每次10 mg"相似。

【制剂与规格】 甲巯咪唑软膏:10 g:0.5 g甲巯咪唑。

盐酸普萘洛尔[药典(二);基;医保(甲、乙)]

Propranolol Hydrochloride

抗甲状腺药物(ATD)控制甲亢症状需6~12周甚至更长时间,与甲状腺不断分泌甲状腺激素有关。患者交感神经系统处于兴奋状态，儿茶酚胺分泌并不增加，但对儿茶酚胺敏感的β肾上腺素受体数量上调，故有心悸、心动过速、焦虑、神经质和出汗过多，可用β肾上腺素受体拮抗药解除其症状。

【适应证】 治疗甲状腺功能亢进症主要用于以下情况：①甲状腺危象或危象先兆。②甲状腺次全切除术的术前准备。③对病情较重的甲亢患者在抗甲状腺药物或放射性碘治疗尚未起效前用以控制症状。

【药理】 甲亢时甲状腺激素分泌过多，导致β肾上腺素能效应亢进，此时儿茶酚胺的释放并不增多。甲亢的许多症状系β肾上腺素能效应过高所引起，应用普萘洛尔后，甲亢的症状可得到控制，甲状腺激素的分泌并不减少，但外周组织中 T_4 向 T_3 的转变减少，从而减轻症状。

【禁忌证】 (1)支气管哮喘、慢性阻塞性肺疾病、心脏传导阻滞患者禁用。

(2)对本品过敏者禁用。

【给药说明】 (1)甲亢性心脏病合并心功能不全、心率明显加快者也可应用，但本品可使心脏收缩功能减弱，故需慎重。

(2)手术前准备　其优点为起效快、疗程短，往往数天至1周左右即可控制症状，使心率降至正常范围。由于本品作用时间往往短暂，故必须一直用药到手术当日清晨，在手术中必要时需静脉注射，手术后也需继续应用，一直到 T_4、T_3 水平降至正常。单用本品做手术前准备不如抗甲状腺药物加碘剂可靠，故主要用于不能耐受抗甲状腺药物者及急需紧急手术者。

【用法与用量】 (1)甲状腺功能亢进　口服　一般甲亢患者，一次10～20 mg，一日3次；甲状腺危象者，一次20～80 mg，每4～6小时1次。

(2)术前准备　一次20～40 mg，每6小时口服1次，必要时加量，直到甲亢症状控制、心率降至正常范围。手术当日清晨还需服药1次，手术后需继续服用数日；以后根据病情逐渐减量，如病情稳定，可在1周后停药。剂量较大时注意可能发生直立性低血压。

【制剂与规格】 盐酸普萘洛尔片：10 mg。

盐酸普萘洛尔注射液：5 ml∶5 mg。

其余内容参阅第四章第三节。

三、碘与碘制剂

碘[药典(二)；医保(甲)]

Iodine

【适应证】 ①地方性甲状腺肿的治疗和预防。②甲状腺手术前准备。③甲状腺危象。④核泄漏意外事件中可防止放射性碘进入甲状腺而致癌变。

【药理】 (1)药效学　碘为合成甲状腺激素的原料之一，正常人每日需碘100～150 μg。甲状腺具有浓集碘的能力，甲状腺内含碘量约为人体内总碘量的80%，缺碘可引起甲状腺激素合成不足、甲状腺功能减退、甲状腺代偿性肿大；碘过量则可引起甲状腺功能亢进，所谓碘甲亢；但也有引起甲减和甲状腺肿大者。

(2)药动学　碘和碘化物在胃肠道内吸收迅速而完全，碘也可经皮肤进入体内。在血液中碘以无机碘离子形式存在，由肠道吸收的碘约30%被甲状腺摄取，其余主要由肾脏排出，少量由乳汁和粪便中排出，极少量由皮肤与呼吸排出。碘可以通过胎盘到达胎儿体内，影响胎儿甲状腺功能，说明缺碘地区补碘的重要性。

【不良反应】 (1)过敏反应不常见。可在服药后立即发生或数小时后出现血管性水肿，表现为上肢、下肢、颜面部、口唇、舌或喉部水肿，也可出现皮肤红斑或风疹、发热、不适。

(2)关节疼痛、嗜酸性粒细胞增多、淋巴结肿大，但不常见。

(3)长期服用可出现口腔与咽喉部烧灼感、流涎、金属味，牙齿和牙龈疼痛，胃部不适，剧烈头痛等碘中毒症状；也可出现高钾血症，表现为神志模糊、心律失常、手足麻木刺痛、下肢沉重无力。

(4)腹泻、恶心、呕吐和胃痛等消化道不良反应，不常见。

(5)周围动脉炎、类白血病样嗜酸性粒细胞增多，罕见。

【禁忌证】 (1)对碘化物过敏者禁用。

(2)碘化物能分泌入乳汁，哺乳易致婴儿皮疹、甲状腺功能受到抑制，故妇女哺乳期间禁用。

(3)婴幼儿使用碘液易致皮疹，影响甲状腺功能，除缺碘患者外应禁用。

【注意事项】 (1)有口腔疾病患者慎用，因浓碘液可致唾液腺肿胀、触痛，口腔与咽喉部烧灼感、流涎、金属味，牙齿和牙龈疼痛。

(2)急性支气管炎、肺水肿、肺结核、高钾血症、甲状腺功能亢进症、肾功能受损者慎用。

(3)应用本品能影响甲状腺功能，影响甲状腺摄碘率的测定，甲状腺核素扫描显像结果亦受影响，这些检查均宜安排在应用本品前进行。

(4)碘化物能通过胎盘，造成胎儿甲状腺功能异常和(或)甲状腺肿大，妊娠期妇女使用应慎重。

【药物相互作用】 (1)与抗甲状腺药物合用，可能致甲状腺功能减退症和甲状腺肿大。

(2)与血管紧张素转换酶抑制药合用以及与留钾利尿药合用时,易致高钾血症,应监测血钾。

(3)与锂盐合用时,可能引起甲状腺功能减退症和甲状腺肿大。

(4)与 ^{131}I 合用时,将减少甲状腺组织对 ^{131}I 的摄取。

【给药说明】 短期内给予大量碘化物可抑制甲状腺激素的合成和释放,在甲状腺危象时,给予大剂量碘剂可迅速见效。碘能使肿大增生的甲状腺血液供应减少,使甲状腺体积缩小、质地变硬,在甲状腺功能亢进症中用作手术前准备。碘不应作为治疗甲亢的常规用药,因碘的作用主要为抑制甲状腺激素的释放,而抑制甲状腺内碘的有机化只是暂时的,用碘数周后即出现"脱逸"现象。地方性甲状腺肿用碘治疗,应避免剂量过大,以免诱发甲亢。

【用法与用量】 为减少刺激可用冷开水稀释后服用或与食物同服。成人和青少年常用量如下:

(1)甲状腺切除术的术前用药　与抗甲状腺药物合用,术前10～14天开始口服复方碘溶液,一日3次,一次3～5滴(0.1～0.3 ml)。

(2)救治甲状腺危象　口服,每6小时30～45滴(1.5～2.0 ml),应在服抗甲状腺药物1小时后给予。如病情紧急,有条件时可用该药注射剂静脉滴注。危象缓解后,及早手术治疗。

(3)预防地方性甲状腺肿　根据当地缺碘情况而定,一般一日100 μg。

(4)治疗地方性甲状腺肿　早期患者口服碘化钾一日15 mg,20日为一个疗程,隔3个月再服一个疗程;或口服复方碘溶液,一日0.1～0.5 ml,2周为一个疗程。

【制剂与规格】 复方碘溶液:碘5%,碘化钾10%。

碘注射液:2 ml:碘0.2 g,碘化钾0.2 g。

碘化油[药典(二);医保(甲)]

IodinatedOil

【适应证】 预防和治疗地方性甲状腺肿、地方性克汀病。

【药理】 (1)药效学　本品能防治因缺碘所致的甲状腺组织形态学改变和甲状腺功能异常。参阅"复方碘口服溶液"。

(2)药动学　口服经胃肠道吸收后部分贮存于人体脂肪组织、内脏器官及甲状腺内,经由肝代谢,主要通过肾脏排泄。

【禁忌证】 甲状腺功能亢进症患者禁用。

【注意事项】 严重慢性病患者和严重消化道溃疡患者慎用。

【药物相互作用】 参阅"碘"。

【用法与用量】 颗粒剂于饭后用温开水冲服。一次0.4～0.6 g,每2～3年服1次,或采用胶丸制剂。7岁以下儿童减半。

【制剂与规格】 碘化油颗粒:0.2 g(按含碘量计算)。

碘化油胶丸:(1)0.2 g;(2)0.2 g(按含碘量计算)。

碘酸钾

PotassiumIodate

【适应证】【药理】 预防地方性甲状腺肿和地方性克汀病等碘缺乏病。动物实验研究显示本品对碘缺乏所致脑细胞发育障碍有一定的作用。

【禁忌证】 本品禁用于甲状腺功能亢进症及对碘过敏者。

【给药说明】 (1)正常人每日供碘量因年龄及某些生理状况而有所差别,4岁以下儿童30～105 μg,4岁以上及成人75～225 μg,妊娠期妇女及乳母150～300 μg。对缺碘人群进行补碘时需考虑膳食中所提供的碘量,并适当补充碘制剂,需在内分泌专科医师指导下使用。碘缺乏及碘过多对人体均有害。

(2)长时间补碘时,应定期测定尿碘,以了解补碘量是否恰当。

【用法与用量】 口服　(1)片剂　一日1次。4岁以上及成人服1片;4岁以下半片;妊娠期妇女及哺乳期妇女服1片,或遵医嘱。

(2)颗粒剂　一日1次。4岁以下儿童1包;4岁以上及成人1～2包;妊娠期妇女及哺乳期妇女2～3包,或遵医嘱。

【制剂与规格】 碘酸钾片:(1)0.3 mg(含碘177.9 μg);(2)0.4 mg(含碘237.2 μg)。

碘酸钾颗粒:0.15 mg(含碘88.95 μg)。

第五节　治疗糖尿病药

糖尿病是一组以长期血葡萄糖(简称血糖)水平增高为特征的代谢紊乱症候群。引起血糖增高的病理生理机制主要是胰岛素分泌缺陷和(或)胰岛素作用缺陷。目前国际上将糖尿病主要分为四大类,即1型糖尿病、

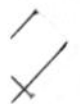

2 型糖尿病、其他特殊类型糖尿病和妊娠期糖尿病。①1 型糖尿病因自身免疫反应引起胰岛炎而破坏 B 细胞，致胰岛素分泌严重缺乏。多发生在儿童或青少年，起病急、病情重，血中可测到不同种类的针对胰岛的自身抗体，有酮症酸中毒倾向，需注射胰岛素维持生命(因此曾被称为胰岛素依赖型糖尿病)。部分成年起病者，病程进展缓慢，在一段时间内可不依赖胰岛素，血中可测到胰岛自身抗体，称为成人隐匿性自身免疫糖尿病(简称 LADA)。②2 型糖尿病在糖尿病群体中占大多数(约 95%)，其发病与遗传及环境因素有关，其病理生理改变程度可从胰岛素抵抗为主伴胰岛素分泌不足到以胰岛素分泌不足为主伴胰岛素抵抗不等，可发生在任何年龄，但通常多见于成人，尤以 40 岁后起病较多。多数发病缓慢，症状相对较轻，约半数无症状，一些患者因慢性并发症、伴发病或仅于健康检查时发现。多数患者不需要依赖胰岛素治疗维持生命(因而曾被称为非胰岛素依赖型糖尿病)，但在疾病某些阶段，可能需用胰岛素控制代谢紊乱。③其他特殊类型糖尿病共有 8 个类型数十种疾病，包括因某些基因变异引起胰岛 B 细胞功能遗传性缺陷、胰岛素作用遗传性缺陷以及各种继发性糖尿病等。④妊娠期糖尿病(简称 GDM)是指在妊娠过程中初次发现的任何程度的糖耐量异常。糖尿病是常见病、多发病、其患病率正随着人民生活水平的提高，人口老化，生活方式的改变而迅速增加，而且 2 型糖尿病的发病趋向低龄化，其在儿童中的患病率升高。糖尿病使患者生活质量降低，致残、病死率高，对社会和经济带来沉重负担，成为威胁人类健康的世界性公共卫生问题。因此，必须积极治疗。血糖控制的参考目标见表 9-1。血糖控制目标设定要个体化，应根据患者的年龄、病程、预期寿命、并发症或合并症病情严重程度等多方面因素进行综合考虑。

表 9-1　中国 2 型糖尿病防治指南(2013 年版)

指标	目标值
血糖(mmol/L)	
空腹	4.4～7.0
非空腹	≤10.0
糖化血红蛋白(%)	<7.0

由于对糖尿病的病因、发病机制尚未充分明了，缺乏针对病因的治疗。目前强调早期治疗、长期治疗、综合治疗、治疗措施个体化的原则。国际糖尿病联盟(IDF)提出了糖尿病现代治疗的 5 个要点，包括饮食控制、运动疗法、血糖监测、药物治疗和糖尿病健康教育。

对 1 型糖尿病患者，在合适的总热量、食物成分、规则的餐次安排等措施基础上，提供足够、合理的营养，终身应用胰岛素治疗，有利于控制高血糖，防止低血糖的发生，保证儿童和青少年的生长发育。对 2 型糖尿病患者，尤其是肥胖或超重患者，饮食治疗有利于减轻体重，改善胰岛素敏感性，促进糖利用，有利于控制高血糖、脂代谢紊乱和高血压。在上述基础上视病情需要选择药物治疗，包括口服抗糖尿病药、GLP-1 受体激动药和胰岛素。

根据作用机制的不同，口服抗糖尿病药物有下列几类：①双胍类。②磺酰脲类药物。③噻唑烷二酮类(简称 TZDs)。④格列奈类药物。⑤α-葡萄糖苷酶抑制药。⑥DPP-4 抑制药。对于 2 型糖尿病，如一种口服药疗效不理想，可联合 2 种或 2 种以上不同作用机制的口服药，或口服药物联合胰岛素治疗；病情需要也可用胰岛素治疗。

一、胰岛素和胰岛素类似物

胰岛素(insulin)分子量约 6000，由两条多肽链组成，A 链含 21 个氨基酸，B 链含 30 个氨基酸。胰岛素制剂具有 3 个主要特征，即作用时间、纯度和来源。

按起效快慢和维持作用时间，胰岛素制剂可分为三类：①餐时胰岛素，主要控制进餐后的高血糖，包括短效人胰岛素和速效胰岛素类似物，不含任何延迟其吸收的物质，可供皮下注射、肌内注射(较少情况下例如糖尿病酮症酸中毒患者在运送途中)以及必要时静脉注射或加入液体中滴注。短效人胰岛素又称普通胰岛素或常规胰岛素，由于起效较慢，因此必须在进餐前 30～45 分钟皮下注射，以使胰岛素的分泌峰值与餐后血糖高峰相吻合。速效胰岛素类似物相对于常规胰岛素，其特点是：起效快，可以在进餐前即刻甚至餐后立即注射，还可以根据进食量随时调整注射剂量，达到峰值更快，与餐后血糖高峰时间相匹配，因而控制餐后血糖的效果更好，由于药效维持时间短，发生低血糖(特别是在下一餐的餐前或夜间)的危险性较低。②基础胰岛素，包括中效胰岛素、长效动物胰岛素和长效胰岛素类似物。中效胰岛素，为动物或人低鱼精蛋白锌胰岛素，称为同种异型胰岛素(称为 NPH，又称 isophane)意为同比胰岛素，其鱼精蛋白与胰岛素含量相匹配，没有多余的鱼精蛋白，只可供皮下注射，不可静脉给药。长效动物胰岛素为鱼精蛋白锌胰岛素(PZI)，其中含有多余的鱼精蛋白，常规胰岛素若与其混合时，会与多余的鱼精蛋白结合，形成新的鱼精蛋白锌胰岛素而使长效作用的部分增多。PZI 只供皮下注射，不可静脉给药。中效胰岛素和长效动物胰岛素(NPH、PZI 等)都是混悬液，皮下注射后药物吸收不稳定而且会出现血药浓度峰值，很难提供相对平稳而接近生理的基础胰岛素水平。长效胰岛素类似物很好地解决了上述问题。皮下注射后2～3小时起效，药物吸收稳定，无明显的血药峰值出现，每日注射一次药效能够维持24小时以上，可以很好地模拟生理基础胰岛素的分泌，并且低血糖(特别是夜间低血糖)的发生率明显低于中效胰岛素及长效动物胰岛素。③预混胰岛素，可同时提供餐时胰岛素和基础胰岛素的双时相胰岛素制剂。预混胰岛素的中效成分与人NPH胰岛素类似，具有较长的吸收作用时间。预混人胰岛素中的短效胰岛素由于起效较慢，因此必须在进餐前约30分钟皮下注射，以使短效胰岛素的峰值与餐后血糖高峰相吻合；预混胰岛素类似物比预混人胰岛素起效更快，因此可更好降低餐后血糖水平。荟萃分析发现预混胰岛素类似物的夜间低血糖和重度低血糖风险低于预混人胰岛素。最常用的是含30%短(速)效和70%中效成分的制剂，市场上还有一系列的预混胰岛素制剂供选用(例如预混胰岛素25/75、50/50)。

应注意胰岛素制剂类型、种类、注射技术、注射部位、患者反应性的差异、胰岛素抗体形成等因素均可影响胰岛素的起效时间、作用强度和作用维持时间。通常腹壁注射吸收最快，其次分别为上臂、大腿和臀部。胰岛素纯度是由制剂中非胰岛素的胰腺蛋白含量来衡量，常以胰岛素原的含量表示，所谓纯品是指制剂中所含胰岛素原的含量少于10×10^{-6}(10ppm)。

从种属来源看，可分为动物胰岛素、人胰岛素及胰岛素类似物。动物胰岛素系从动物胰腺提取而得，有猪胰岛素和牛胰岛素。猪胰岛素与人胰岛素的分子结构只有一个氨基酸不同(猪胰岛素B30是丙氨酸，而人胰岛素为苏氨酸)，牛胰岛素与人胰岛素的分子结构有三个氨基酸不同(牛胰岛素A8、A10、B30分别为丙氨酸、缬氨酸和丙氨酸，人胰岛素分别为苏氨酸、异亮氨酸和苏氨酸)。由于动物胰岛素与人胰岛素属于不同种属，二者的化学结构仍有差异，故注射到体内有可能产生过敏反应或产生抗体后药效降低。但动物胰岛素来源广泛，价格便宜。人胰岛素有两种合成方法，一是将猪胰岛素经化学修饰转变为人胰岛素；另一方法是采用重组基因工程合成。人胰岛素与动物胰岛素相比有三大特点：免疫原性大幅降低，作用效价较动物胰岛素强，皮下注射吸收速度较动物胰岛素快，作用时间略短于动物胰岛素。

胰岛素类似物是采用基因工程技术，将人胰岛素分子结构中某些氨基酸位置调换，或加上某个化学集团，分子立体结构发生变化，使它们的起效时间、作用峰值、作用持续时间改变，接近符合生理性的胰岛素分泌，因而疗效更佳。临床试验证明：胰岛素类似物在模拟生理性胰岛素分泌和减少低血糖发生的危险性方面优于人胰岛素。胰岛素类似物包括速效的门冬胰岛素(insulin aspart)、赖脯胰岛素(insulin lispro)和谷赖胰岛素(insulin glulisine)，以及长效的甘精胰岛素(insulin glargine)和地特胰岛素(insulin detemir)。预混胰岛素类似物包括门冬胰岛素30(insulin aspart 30)、门冬胰岛素50(insulin aspart 50)、精蛋白锌重组赖脯胰岛素(25R)[Mixed protamine zinc recombinant Human insulin lispro injection(25R)]、精蛋白锌重组赖脯胰岛素(50R)[Mixed protamine zinc recombinant Human insulin lispro injection(50R)]。另外，国外还有德谷胰岛素(insulin degludec)这一超长效基础胰岛素类似物应用于临床，其作用曲线更为平坦，可更平稳的实现血糖控制，目前其在中国的三期临床试验已顺利完成，已递交CFDA进行新药审批。同时，在国外还有德谷胰岛素联合门冬胰岛素的德谷门冬双胰岛素制剂(70% insulin degludec and30% insulin aspart injection)和德谷胰岛素联合利拉鲁肽(insulin degludec and liraglutide)的复合制剂上市。

胰岛素吸入是一种新型给药方式，主要有经肺、经口腔黏膜和经鼻腔黏膜吸收等3种，其中以第1种的研究为多，有干粉状和可溶性液态两种剂型，使用时经雾化由肺泡吸收。

【适应证】 (1)1型糖尿病因胰岛素绝对缺乏，须长期应用胰岛素维持生命。

(2)任何类型糖尿病合并下列情况：①急性代谢紊乱，如酮症酸中毒、高渗性昏迷、乳酸性酸中毒[此时应选用短(速)效制剂]。②严重慢性并发症、肝肾功能不全。③各种应激情况，如大中型手术的围手术期、外伤、严重感染、急性心肌梗死、脑卒中等。④消耗性疾病，如肺结核、肿瘤、重度营养不良、极度消瘦。

(3)糖尿病合并妊娠或妊娠期糖尿病。

(4)某些继发性糖尿病，如坏死性胰腺炎后、全胰腺切除术后。

(5)2型糖尿病在下列情况下应考虑胰岛素治疗：①在诊断糖尿病时有重度高血糖，代谢紊乱表现明显。②经严格饮食控制、各种口服药充分治疗(包括联合用药)，未能有效控制高血糖，或在某一时期虽然有效，但随着时间推移，口服药疗效逐渐减弱或消失。③因各种原因无法长期口服药物治疗(过敏反应、严重不良反应等)。

无论哪一种类型糖尿病，胰岛素治疗应在饮食、运动治疗的基础上进行，需要根据血糖监测情况、治疗反应和需要作适当调整。人体在生理状态下，胰岛素分泌有两种形式，即持续性基础分泌和进餐刺激性增高分泌，即一方面平均8～13分钟释放一次，以保持一定的基础胰岛素水平，以抑制肝糖的形成，保持靶组织（器官）达到利用葡萄糖的平衡；另一方面，进餐后胰岛素分泌增加可刺激葡萄糖的利用和储存，并抑制肝糖输出。

对1型糖尿病的治疗，可应用多种组合方案使机体达到接近生理状态下胰岛素分泌的两种形式，例如一方面于每餐皮下注射速（短）效胰岛素以控制餐后高血糖，其剂量按血糖变化及每餐食量多少进行个体化调整；另一方面为保持基础胰岛素水平，可于早、晚餐前各注射一次中效胰岛素，或每天注射1～2次长效制剂或类似物，使胰岛素在体内达到稳态而无峰值。通常较普遍的治疗方案是餐前多次注射速（短）效加睡前注射长效或中效制剂。

2型糖尿病患者同时存在胰岛素分泌和作用缺陷，表现为胰岛素第一相分泌减弱或消失，高峰延迟；胰岛素对葡萄糖刺激的反应敏感性降低，体内高血糖不能刺激适当的胰岛素分泌，严重者整体胰岛素分泌能力降低，胰岛素抵抗使整个机体对胰岛素的需要量增加。若将血糖控制在正常范围，这些缺陷均可得到相应改善。2型糖尿病患者如需要联合胰岛素治疗时，可于睡前注射长效或中效胰岛素，或于早、晚餐前各注射一次中效胰岛素，以维持基础胰岛素水平；或加用短效补充治疗，或用预混制剂，视病情灵活运用。由于有较明显胰岛素抵抗，有时需偏大一些的起始剂量，血糖控制后胰岛素剂量可减少，若胰岛素用量一日＜0.3 U/kg且无特殊问题存在时，可考虑改用口服药治疗。

【药理】 胰岛素通过与靶组织（主要是肝、脂肪和肌肉）细胞膜上的特异性受体（胰岛素受体）结合后起作用，然后引发一系列生理效应。其主要作用是增加葡萄糖的跨膜转运，促进靶组织葡萄糖的摄取，促进葡萄糖在细胞的氧化、利用；抑制肝糖原分解、促进糖原合成，抑制肝葡萄糖输出；促进蛋白质和脂肪合成，总的效应是降低血糖，并有抑制酮体生成作用。此外，与生长激素有协同作用，促进生长，促进钾向细胞内转移，并有水、钠潴留作用。

【不良反应】 (1)低血糖反应　与胰岛素剂量偏大和（或）与饮食不匹配有关，例如对胰岛素需要量的变化、胰岛素注射后出现药代动力学的改变、注射胰岛素后未及时进餐或进行较剧烈的体力活动（肌肉摄取葡萄糖增加）时，多见于1型糖尿病患者，尤其接受强化胰岛素治疗者。当从动物胰岛素改用人胰岛素制剂时，也容易发生低血糖。低血糖的临床表现可因血糖下降的速度和低血糖的程度而有所不同。

通常，若血糖下降速度快，可出现以交感神经兴奋为主的症状，例如无力、饥饿感、出冷汗、皮肤苍白、心悸、兴奋、颤抖、神经过敏、头痛等，若血糖下降速度缓慢或在上述基础上进一步下降且降低程度较重，则出现以神经系统症状为主的表现，例如注意力不集中、反应迟钝、意识模糊、嗜睡，严重者发生偏瘫、惊厥、昏迷并出现病理反射等。部分患者，尤其已有糖尿病神经病变的老年人，可无自主神经变化症状而直接出现中枢神经损害表现，甚至直接出现昏迷，称为未察觉的低血糖。频繁发生（或严重的）低血糖症可引起中枢神经系统不可逆损害，致死或致残。应通过健康教育使患者及家属充分了解，注意识别及预防和处理。此外，所谓Somogyi现象为患者在午夜或凌晨发生过低血糖而表现为清晨高血糖，应注意鉴别而及时调整前一天晚餐前或睡前胰岛素剂量。

(2)水肿　一些患者在胰岛素治疗初期可因钠潴留作用而发生轻度水肿，可自行缓解而无需停药。

(3)视物模糊　部分患者注射胰岛素后视物模糊，为晶状体屈光改变引起，常于数周内自然恢复。

(4)胰岛素抗药性　各种胰岛素制剂有一定的抗原性，并与其种属有关，牛胰岛素的抗原性最强，其次为猪胰岛素，人胰岛素最弱。人体多次接受胰岛素注射约1个月后，其血循环中可出现抗胰岛素抗体。胰岛素抗体有IgG和IgE两类。临床上只有极少数患者发生胰岛素抗药性，即在无酮症酸中毒也无拮抗胰岛素因素存在的情况下，每日胰岛素需要量超过100 U或200 U。此现象可于数月至1年内自行消失，也可做相应处理，如原来用动物胰岛素引起胰岛素抗药性，可改用人胰岛素制剂。

(5)过敏反应　胰岛素过敏反应主要由IgE引起，可表现为局部性或全身性，前者远较后者为多，多由于使用不纯制剂引起。局部性反应表现为注射部位出现红斑、丘疹、硬结，多在注射胰岛素后几小时或数天发生。全身性过敏反应在注射胰岛素后立即发生，全身出现荨麻疹，可伴有或不伴有血管神经性水肿，可出现呼吸道症状，如哮喘、呼吸困难，严重者血压降低、休克甚至死亡，这些反应与对胰岛素本身过敏有关，体内有高滴度的IgE抗体。出现全身性过敏反应者，常有以下情况：①曾间歇使用胰岛素，过敏反应发生于再次用药后1～2周。②对其他药物（例如青霉素）的过敏史。③有较高的牛胰岛素抗体滴度。

猪和人胰岛素比牛胰岛素较少引起过敏反应。高纯度猪胰岛素（单峰、单组分胰岛素）、生物合成或半合成的人胰岛素引起过敏反应更为少见。对那些必须使用胰岛素但又有全身过敏反应者，应进行脱敏治疗。

(6)脂肪营养不良　是少见的不良反应，表现为注射部位呈皮下脂肪萎缩或增生，停止在该部位注射后可缓慢自然恢复，为防止其发生，应经常更换注射部位。

使用高纯度或人胰岛素制剂后，其发生率明显减少。

(7)体重增加　开始注射胰岛素时，通常体重会增加，不过增加的程度因人而异，也有的人体重变化不大。胰岛素治疗后体重增加的原因是：高血糖未治疗时，过多的葡萄糖会从尿液排出，机体通过分解脂肪及蛋白质提供能量使体重下降。而使用胰岛素控制高血糖后，过多的葡萄糖不会从尿中丢失，而是转变成糖原或脂肪贮存在体内，所以会引起体重的增加。或者当开始胰岛素治疗时，有的患者害怕会发生低血糖，因此多吃一些食物进行预防，因此也会影响体重。体重增加是可以控制的，通过健康指导、学习交流、监测体重并协调胰岛素、饮食和运动间的平衡，可使体重增加的幅度减少至最小，并可能保持在合理体重之内。联合使用二甲双胍等对体重影响小的药物可以避免或减少胰岛素引起的体重增加。

【禁忌证】(1)低血糖症患者禁用。(2)对胰岛素或本品中其他成分过敏者禁用。

【注意事项】(1)糖尿病是慢性病，需长期治疗。长期的随访中应注意监测一些项目，一方面是为了血糖控制及达标，定期在各时点测血糖(如三餐前、餐后及睡前)和测定血糖化血红蛋白，帮助制定适当的胰岛素治疗方案(单独或联合，剂量调整等)；另一方面是为了尽早发现各种慢性并发症、伴发病或相关疾病，以便采取相应的对策。例如每次访视应包括体重、体重指数、血压、尼龙丝试验、足背动脉搏动等；有些则视病情定期检测，例如视力、眼底检查、血脂谱、肝肾功能、尿常规、尿白蛋白排泄率、心电图、神经传导速度等，以便早期发现微血管病变、大血管病变或神经病变等。

(2)不同患者或同一患者的不同病期，其胰岛素敏感性不同，即使血糖值相近，其胰岛素需要量也不同。治疗中应注意个体化，按病情需要检测血糖，随时调整胰岛素用量。下列情况供参考：①妊娠期妇女，尤其妊娠中、后期，对胰岛素需要量增加；分娩后，由于拮抗胰岛素的胎盘激素消失，产妇对胰岛素的需要量减少。妊娠期糖尿病患者分娩后，其体内葡萄糖稳定性也发生变化，某些个体血糖可恢复正常，因此，应于分娩6周以后复查，按标准重新分类。②不同年龄时胰岛素敏感性也不一致，青春期前的儿童对胰岛素敏感性高，易发生低血糖，宜适当减少胰岛素剂量；当进入青春期，其需要量稍增，在青春期后又降低。老年人也易发生低血糖，且频繁、严重低血糖易造成不可逆性脑损害，应特别注意饮食、体力活动与胰岛素用量的配合。

(3)下列情况其胰岛素需要量可能会增加：①高热。②甲状腺功能亢进症。③肢端肥大症。④库欣综合征。⑤糖尿病酮症酸中毒。⑥严重感染、外伤、大手术。⑦较大的应激情况，如急性心肌梗死、脑卒中。⑧同时应用拮抗胰岛素的药物。

(4)下列情况其胰岛素需要量可能会减少：①严重肝功能受损。②在肾功能受损时，由于胰岛素在肾脏的代谢和排泄减少，其需要量可减少。但在尿毒症时，由于出现胰岛素抵抗，其需要量也随之变化，应密切监测血糖，调整用量。③腺垂体功能减退症、肾上腺皮质功能减退症、甲状腺功能减退症。④其他，如腹泻、胃瘫、肠梗阻，呕吐及其他引起食物吸收延迟的因素等，胰岛素应酌情减量。

【药物相互作用】　在胰岛素治疗过程中，若同时应用其他药物，这项药物可能具有增强或减弱胰岛素的降血糖作用，或带来其他影响，应予以注意。下列情况供参考：

(1)肾上腺糖皮质激素、促肾上腺皮质激素、胰高血糖素、雌激素、口服避孕药、甲状腺激素、肾上腺素、噻嗪类利尿药、苯乙丙胺、苯妥英钠等可升高血糖，联合用药时应调整这些药物或胰岛素的剂量。

(2)口服降糖药与胰岛素有协同的降血糖作用。某些药物，如单胺氧化酶抑制药也可增强胰岛素的降血糖作用。

(3)抗凝血药、水杨酸盐、磺胺类药及抗肿瘤药甲氨蝶呤等可与胰岛素竞争性地和血浆蛋白结合，使血液中游离胰岛素水平升高。非甾体抗炎药可增强胰岛素的降血糖作用。

(4)β受体拮抗药，如普萘洛尔可拮抗肾上腺素升高血糖的反应，干扰机体调节血糖功能，与胰岛素合用有增加发生低血糖的危险，可消弱某些具有低血糖反应警示作用的交感神经兴奋表现，并延长低血糖时间，合用时应注意调整胰岛素剂量。

(5)中等至大量乙醇可增强胰岛素的降血糖作用，可引起严重、持久的低血糖，在空腹或肝糖原贮备较少的情况下更易发生。

(6)氯喹、奎尼丁、奎宁等可延缓胰岛素的降解，使血中胰岛素浓度升高从而加强其降血糖作用。

(7)钙通道阻滞药、可乐定、达那唑、二氮嗪、生长激素、肝素、H_2受体拮抗药、大麻、吗啡、尼古丁、磺吡酮等可影响糖代谢，使血糖升高，如合用这些药物，胰岛素需要量可能需适当加大。

(8)血管紧张素转换酶抑制药、溴隐亭、氯贝特、酮康唑、锂制剂、甲苯咪唑、吡多辛、茶碱等可通过不同方式直接或间接影响而降低血糖，若与这些药物合用，胰岛素宜适当减量。

(9)奥曲肽可抑制生长激素、胰高血糖素及胰岛素的分泌,并使胃排空延迟及胃肠蠕动减缓,引起食物吸收延迟,从而降低餐后高血糖。故在开始应用奥曲肽时,胰岛素应适当减量,以后再按血糖调整剂量。

(10)吸烟可通过释放儿茶酚胺而拮抗胰岛素的降血糖作用。吸烟还可减少皮下组织对胰岛素的吸收。因此,正在接受胰岛素治疗且平时有吸烟习惯的糖尿病患者,当突然戒烟时应适当减少胰岛素的用量,或按血糖情况加以调整。

【给药说明】 (1)无论哪一种类型糖尿病,胰岛素治疗必须在饮食、运动治疗的基础上进行。应有相对固定、合适的总热量、食物成分以及规则的餐次安排。有时,除早、午、晚三餐外,在不增加每日总热量的原则下,抽取部分热量安排在上午、下午或睡前加餐(小吃),以便减少血糖波动,降低餐后血糖高峰和防止低血糖的发生。

(2)开始胰岛素治疗时,应从小剂量开始,注意患者对胰岛素的敏感性和治疗反应,根据血糖谱(通常可用血糖仪选择性监测三餐前、餐后、睡前的血糖)。如无条件监测血糖,至少也应测尿糖,以便为调整胰岛素剂量提供依据。病情需要时尿酮体、糖化血红蛋白和糖化血浆白蛋白测定有助于全面了解一个阶段的血糖控制情况。

(3)胰岛素一般皮下注射,剂型选择和注射次数视病情需要而定,通常速(短)效制剂每餐注射,中效或长效制剂在睡前注射。临床上根据个体化原则进行相应选择。

(4)用药后应观察有无局部或全身过敏反应。

(5)有计划地安排改变注射部位(如双侧上臂、大腿、腹部),如出现发红、硬结应及时处理。

(6)注意低血糖反应,并通过健康教育,使患者及家属掌握一定的预防和处理低血糖的知识。

(7)采用强化胰岛素治疗方案后,有时早晨空腹血糖仍然较高,其可能原因有:①夜间胰岛素不足。②Somogyi现象。③黎明现象,即夜间血糖控制良好,也无低血糖发生,仅于黎明时段出现高血糖,可能是由于皮质醇、生长激素等拮抗胰岛素激素分泌增多所致。夜间多次(于0、2、4、6、8时)监测血糖有助于鉴别其原因。

(8)胰岛素制剂最适宜储存在2℃～8℃,至少应放在阴凉的地方。冷冻、光晒、高温、剧烈振动均可在相对短时期内使其失效,故旅行时不应放在托运行李中,应随身携带。短效制剂若出现浑浊则不能应用。

(9)对动物胰岛素制剂过敏者、儿童、妊娠或打算妊娠的妇女宜选用人胰岛素制剂。当从动物胰岛素转换用人胰岛素时,可先减少原用量的20%,以后按需调整。

(10)原用口服降糖药者可按需要直接改用胰岛素,但应注意某些口服药制剂尤其是长效磺脲类药物(如氯磺丙脲),在停药后其作用仍会持续一段时间,因此,换药后应密切监测血糖,调整胰岛素剂量。

(11)如因病情需要将常规胰岛素和中效或长效胰岛素混合,应先抽取常规胰岛素,以避免常规胰岛素瓶中混入其他胰岛素制剂(尤其是含有多余的鱼精蛋白或锌者),从而改变其速(短)效的生物活性。此外,应注意不宜将酸性胰岛素(pH 3.5)与中性胰岛素(pH 7.0)混合。

(12)胰岛素治疗计划与患者的饮食、活动状态(包括运动)是一个整体,任何一点变化均与血糖变动有关,应视病情进行调整。

(13)若发生其他疾病,如发热、上呼吸道感染等,其胰岛素需要量可能增加,应酌情增加胰岛素剂量,而不应无故停用胰岛素及误餐。

(14)用药前应注意药物的制剂和规格。我国常用制剂有每毫升含40U和100U两种规格,使用时应注意注射器与胰岛素浓度及含量相匹配。

不同胰岛素及胰岛素类似物的作用时间特点见表9-2。

(一)动物胰岛素

胰岛素[普通(常规)胰岛素]

Insulin Injection(Regular Insulin)

本品为猪胰岛素的灭菌水溶液,用适量的盐酸调节pH值。本品为短效制剂,不含可延缓胰岛素吸收的物质。按酸碱度可分为酸性(pH3.5)和中性(pH7.0)。中性制剂比酸性制剂稳定,且注射部位局部刺激反应少。酸性制剂不宜与中效或长效制剂混合。用药前应充分了解该制剂的特点。

【适应证】 参阅“胰岛素”。

【药理】 (1)药效学　参阅“胰岛素”。

(2)药动学　本品皮下注射后吸收较迅速,约0.5～1小时开始生效,2～4小时作用达到高峰,维持时间5～7小时,剂量愈大,维持作用时间愈长。静脉注射10～30分钟起效,15～30分钟达高峰,持续时间0.5～1小时。胰岛素吸收到血液循环后,只有5%与血浆蛋白结合,但可与胰岛素抗体结合,后者使胰岛素作用时间延长。本品主要在肾和肝中代谢,少量由尿排出。静脉注射的胰岛素在血液循环中半衰期为5～10分钟,皮下注射后半衰期为2小时。

【不良反应】【禁忌证】【注意事项】【药物相互作用】【给药说明】 参阅“胰岛素”。

表 9-2　不同胰岛素及胰岛素类似物的作用时间特点

类别(来源)	制剂名称			特性		
				起效时间	达峰时间	持续时间
动物胰岛素	单一成分	短效	中性胰岛素注射液*	30～60 min	2～4 h	5～7 h
		长效	精蛋白锌胰岛素注射液(PZI)	3～4 h	12～24 h	24～36 h
	预混		精蛋白锌胰岛素注射液(30%)	30 min	2～8 h	24h
人胰岛素(生物合成/基因重组)	单一成分	短效	人胰岛素注射液*	15～60 min$^{\Delta}$	2～4h$^{\Delta}$	7～8h
		长效	低精蛋白锌胰岛素注射液(NPH)	2.5～3.0h$^{\Delta}$	5～7h$^{\Delta}$	约 24h
	预混		精蛋白生物合成人胰岛素注射液(预混 30R)	<30 min	2～8h 双时相	约 24h
			精蛋白生物合成人胰岛素注射液(预混 50R)	<30 min	2～8h 双时相	约 24h
胰岛素类似物	单一成分	速效	门冬胰岛素注射液*	10～20 min	1～3 h	3～5 h
			赖脯胰岛素注射液*	约 15 min	30～70 min	2～5 h
			谷赖胰岛素注射液*	10～20 min	55 min	2～5 h
		长效	地特胰岛素注射液	2～3h$^{\Delta}$	无峰$^{\Delta}$	可达 24 h
			甘精胰岛素注射液	2～3h$^{\Delta}$	无峰$^{\Delta}$	24 h
	预混		门冬胰岛素 30 注射液	10～20 min	1～4h 双时相	24h
			门冬胰岛素 50 注射液	10～20 min	1～4h 双时相	24h
			赖脯胰岛素 25 注射液	15 min	30～70 min 双时相	约 24h
			赖脯胰岛素 50 注射液	15 min	30～70 min 双时相	约 24h

*可以静脉注射；Δ 数据来源于《Joslin 糖尿病学》。

除非特殊说明，以上数据均来自 CFDA 批准的最新版药品说明书。

【用法与用量】（1)皮下注射　一般一日 3 次，于餐前 15～30 分钟注射，主要控制餐后高血糖。根据病情、血糖及尿糖水平，由小剂量开始，视血糖变化每 3～4 天调节剂量一次，达到满意控制后维持治疗。1 型糖尿病患者通常每日胰岛素需要总量为按体重 0.5～1 U/kg，根据血糖监测结果调整。2 型糖尿病患者每日需要总量变化较大，在无急性并发症情况下，敏感者每日仅需 5～10 U，一般约 20 U；肥胖、对胰岛素敏感性较差者需要量可明显增加。在急性并发症(感染、创伤、手术等)情况下，对 1 型及 2 型糖尿病患者，应每 4～6 小时注射一次。总之，胰岛素剂量根据病情变化及血糖监测结果进行调整。

(2)静脉注射　主要用于抢救糖尿病酮症酸中毒和高血糖高渗性昏迷的患者，成人剂量可按每小时 4～6U。多采用持续静脉滴注，可根据病情加用首次负荷量(又称"点火剂量")，静脉注射普通胰岛素 10～20U，然后按上述速率将胰岛素加在液体中静脉输注。当血糖下降至 13.9 mmol/L(250 mg/100 ml)左右时，改为皮下注射，逐渐恢复平时的胰岛素治疗方案。此外，若患者不能进食，或因治疗需要静脉输注含葡萄糖液体，应同时补充适量胰岛素。

【儿科用法与用量】　皮下注射　青春期前儿童一日 0.7～1.0 IU/kg，症状得到部分缓解期间可使用更低剂量。

【儿科注意事项】　低血糖患者禁用。

【制剂与规格】　胰岛素注射液：10 ml：400 U。

精蛋白锌胰岛素注射液

Protamine Zinc Insulin Injection

本品为含有过量鱼精蛋白与氯化锌猪胰岛素灭菌混悬液。用适量的盐酸调节 pH 值。皮下注射后，在注射部位经酶的作用使之分解，逐渐释放出游离胰岛素而被吸收，为长效动物胰岛素制剂。

【适应证】　参阅"胰岛素"。主要提供基础水平胰岛素，按病情需要有时需与短效胰岛素合用。有利于减少每日胰岛素注射次数，控制夜间高血糖。

【药理】（1)药效学　参阅"胰岛素"。

(2)药动学　皮下注射吸收缓慢而均匀，注射后 3～4 小时起效，12～24 小时达高峰，药效持续时间可达 24～36 小时。吸收入血浆的胰岛素主要分布于细胞外液，主要在肝、肾和骨骼肌中降解。其中，肝脏代谢 50%左右。胰岛素及其降解产物主要经肾小球滤过而排泄。

【不良反应】【禁忌证】【药物相互作用】　参阅"胰岛素"。

【给药说明】（1)本品作用缓慢，不能用于抢救糖尿病酮症酸中毒及高渗性昏迷患者。

(2)本品不能用于静脉注射。

(3)使用时应先滚动药瓶或放在两手掌中来回轻搓，使药物混匀，但不可用力摇动，以免产生气泡。

(4)应注意本品若与常规胰岛素混合，将有部分常规胰岛素与多余的鱼精蛋白结合而转为长效胰岛素的作用。治疗开始时常规胰岛素与本品混合使用的剂量比例可为 2～3∶1，根据病情调整剂量。此外，使用时应先抽取常规胰岛素，后抽取本品。

(5)出现低血糖症状时，处理上所需糖量较常规胰岛素引起者多。由于本品作用时间较长，发生低血糖时，虽经补糖后症状改善，但随后仍有发生低血糖的可能，应严密观察。应特别注意防止夜间低血糖的发生。

【用法与用量】　本品于早餐前 0.5～1 小时皮下注射，起始治疗每日 1 次，一般先从一个预定小剂量开始(例如 4～8 U)，之后按血糖、尿糖变化调整维持剂量。有时需要在晚餐前再注射一次。剂量根据病情而定，一般一日总量为 10～20 U。

【制剂与规格】　精蛋白锌胰岛素注射液：10 ml∶400 U。

(二)人胰岛素

生物合成/重组人胰岛素注射液

Biosynthetic/Recombinant Human Insulin Injection

本品为生物合成人胰岛素或重组人胰岛素，它是通过基因重组技术，利用酵母或大肠杆菌生产的。本品为短效制剂，不含可延缓胰岛素吸收的物质。胰岛素按酸碱度可分为酸性(pH3.5)和中性(pH7.0)。本品为中性制剂，中性制剂比酸性制剂稳定，且注射部位局部刺激反应少见。

【适应证】　参阅“胰岛素”。适用于治疗需要采用胰岛素来维持血糖水平的糖尿病患者，也适用于糖尿病患者的早期治疗以及妊娠期糖尿病患者的治疗。此外，还可静脉注射用于包括应激性高血糖症在内的急危重症的处理。

【药理】　(1)药效学　参阅“胰岛素”。

(2)药动学　生物合成人胰岛素的起效时间在 0.5 小时之内，1.5～3.5 小时达到最大效应，全部的作用持续时间为 7～8 小时。重组人胰岛素的作用时间为 4～12 小时。胰岛素在血液中的半衰期只有几分钟。本品对血浆蛋白没有很强的亲和力，但血液循环中出现胰岛素抗体的情况除外。

【不良反应】【禁忌证】【注意事项】【药物相互作用】【给药说明】　参阅“胰岛素”。

【用法与用量】　本品为短效胰岛素制剂，可以与中效、长效或预混人胰岛素制剂合用。

(1)皮下注射　一日 3 次，于餐前 15～30 分钟注射，主要控制餐后高血糖。根据病情、血糖和尿糖水平由小剂量开始，视血糖变化每 3～4 日调整剂量一次，达到满意控制后维持治疗。平均每日胰岛素需要量为按体重 0.3～1.0 U/kg，根据血糖监测结果调整；或由临床医生根据患者的实际需求量确定并调整患者胰岛素治疗剂量。当病情得到部分缓解时，胰岛素的需要量可明显减少。当患者存在胰岛素抵抗时(如处于青春期或肥胖状态)，每日胰岛素需要量将会明显增加。

(2)静脉注射　本品为可供静脉注射的制剂，主要用于抢救糖尿病酮症酸中毒和高血糖高渗性昏迷的患者。其余参阅“普通(常规)胰岛素”。

(3)肌内注射　重组人胰岛素亦可肌内注射给药，但临床常规不推荐。

【制剂与规格】　普通胰岛素注射液：10 ml∶400 U；(一些生产商在其产品的商品名后接大写字母 R 以便于识别是普通胰岛素制剂)。

供胰岛素笔使用的笔芯：3 ml∶300 U(本品应为无色澄明溶液，如出现浑浊则不宜使用)。

精蛋白生物合成/精蛋白锌重组人胰岛素注射液

Isophane Protamine Biosynthetic/ Protamine Zinc Recombinant Human Insulin Injection

本品为低精蛋白锌胰岛素混悬液(NPH)，它是通过基因重组技术，利用酵母或大肠埃希菌所生产。为了延缓胰岛素的吸收，延长其作用，使之与鱼精蛋白结合，后者从鱼的精液中提取，其所含的氨基酸主要为精氨酸，故称为鱼精蛋白。NPH 为同种异型胰岛素，又称“isophane”，意为同比胰岛素，指其中胰岛素与鱼精蛋白的比例适当，没有多余的鱼精蛋白。本品为中效胰岛素制剂，为中性混悬液。

【适应证】　参阅“胰岛素”。适用于治疗需要采用胰岛素来维持血糖水平的 1 型和 2 型糖尿病患者，也适用于糖尿病患者的早期治疗以及妊娠期糖尿病患者的治疗。强化治疗控制血糖后改用本品可减少注射次数。有时为加强控制餐后高血糖，可与短效人胰岛素或速效胰岛素类似物联合使用，也可与短效人胰岛素混合使用。2 型糖尿病应用口服药效果不理想可联合本品或改用本品治疗。本品不宜用于治疗糖尿病酮症酸中毒或高血糖高渗性昏迷等急性并发症。

【药理】　(1)药效学　参阅“胰岛素”。

(2)药动学　本品皮下注射后，缓慢均匀吸收，起效时间在1.5小时之内，4～12小时达到最大效应，全部的作用持续时间大约为24小时。本品对血浆蛋白没有很强的亲和力，但血液循环中出现胰岛素抗体的情况除外。

【不良反应】 参阅“胰岛素”。注意其引起的低血糖多在药效高峰时出现。

【禁忌证】【注意事项】【药物相互作用】 参阅“胰岛素”。

【给药说明】 (1)本品不可静脉注射。

(2)使用时应先滚动药瓶或放在两手掌中间来回轻搓，使药物混匀，但不可用力摇动，以免产生气泡。

(3)如需与普通胰岛素混合使用，应在注射前先抽取普通胰岛素，后抽取本品。其余参阅“胰岛素”。

【用量与用法】 剂量应根据患者的病情采取个体化用药，平均胰岛素需要量通常在每日0.3～1.0 U/kg。一般从一个预定小剂量开始(例如4～8U)，睡前注射一次，按血糖变化调整剂量。有时需于早餐前再注射一次。需要时本品可与短效人胰岛素混合使用。其余参阅“胰岛素”。

【儿科用法与用量】 皮下注射　青春期前儿童一日0.7～1.0 IU/kg，症状得到部分缓解期间可使用更低剂量。

【儿科注意事项】 低血糖患者禁用。

【制剂与规格】 中性低精蛋白锌胰岛素注射液：10 ml：400 U(一些产品的商品名后接大写字母N以便于识别)。

供胰岛素笔使用的笔芯：3 ml：300U。

精蛋白生物合成人胰岛素/精蛋白锌重组人胰岛素混合注射液(预混人胰岛素30R)

Isophane Protamine Biosynthetic/Mixed Protamine Zinc Recombinant Human Insulin Injection(Biphasic Human Insulin 30R)

本品为双时相胰岛素制剂，含有30%可溶性中性胰岛素和70%低精蛋白锌胰岛素(NPH)的混悬液。双时相组分包含短效胰岛素和中效胰岛素。

【适应证】 参阅“胰岛素”。适用于治疗需要采用胰岛素来维持血糖水平的1型和2型糖尿病患者，也适用于糖尿病患者的早期治疗以及妊娠期糖尿病患者的治疗。本品不宜用于治疗糖尿病酮症酸中毒或高血糖高渗性昏迷等急性并发症。

【药理】 (1)药效学　参阅“胰岛素”。

(2)药动学　本品为双时相胰岛素制剂。本品给药后0.5小时之内起效，2～8小时达到最大效应，全部的作用持续时间最长可达24小时。本品对血浆蛋白没有很强的亲和力。临床试验表明本品吸收阶段的半衰期为5～10小时。

【不良反应】【禁忌证】【注意事项】【药物相互作用】 参阅“胰岛素”。

【给药说明】 (1)本品不可静脉注射。

(2)本品在达到室温时更容易混匀。当笔芯尚未装入胰岛素注射器时，应将笔芯上下缓慢摇动，使笔芯内的玻璃珠由一端移动到另一端至少20次；每次注射前，至少重复此动作10次；此混匀步骤必须持续重复，直至胰岛素呈白色均匀混悬液体后立即注射。但不可用力摇动，以免产生气泡。如有凝结块物出现或底部有白色固体颗粒沉淀，以及在瓶壁上出结霜时，则不能使用。

其余参阅“胰岛素”。

【用法与用量】 通常给予预混胰岛素一日1次或一日2次。剂量应根据患者的病情采取个体化给药。平均胰岛素需要量通常在每日0.3～1.0 U/kg之间。注射后30分钟内必须进食含有碳水化合物的正餐或加餐。

【儿科用法与用量】 皮下注射　剂量应根据患儿的病情采取个体化给药。青春期前儿童一日0.7～1.0 IU/kg，症状得到部分缓解期间可使用更低剂量。

【儿科注意事项】 低血糖是最常见的不良反应。

【制剂与规格】 供胰岛素笔使用的笔芯：3 ml：300 U。

瓶装预混胰岛素：10 ml：400 U。

精蛋白生物合成/(50/50)混合重组人胰岛素注射液(预混人胰岛素50R)

Isophane Protamine Biosynthetic/(50/50) Mixed Recombinant Human Insulin Injection(Biphasic Human Insulin 50R)

本品为双时相胰岛素制剂，含有50%可溶性中性胰岛素和50%低精蛋白锌胰岛素(NPH)的混悬液。由于本品中短效胰岛素的含量相对高一些，其对于控制餐后高血糖的作用较预混人胰岛素30R为强。

【适应证】 参阅“胰岛素”。用于治疗1型和2型糖尿病。本品不宜用于治疗糖尿病酮症酸中毒或高血糖高渗性昏迷等急性并发症。

【药理】 (1)药效学　参阅“胰岛素”。

(2)药动学　本品为双时相胰岛素制剂。本品给药后0.5小时之内起效，2～8小时达到最大效应，全部的作用持续时间最长可达24小时。本品对血浆蛋白没有很强的亲和力。临床试验表明本品吸收阶段的半衰期为 5～10 小时。

【不良反应】【禁忌证】【注意事项】【药物相互作用】 参阅“胰岛素”。

【给药说明】 (1)本品不可静脉注射。

(2)本品在达到室温时更容易混匀。当笔芯尚未装入胰岛素注射器时，应将笔芯上下缓慢摇动，使笔芯内的玻璃珠由一端移动到另一端至少 20 次；每次注射前，至少重复此动作 10 次；此混匀步骤必须持续重复，直至胰岛素呈白色均匀混悬液体后立即注射。但不可用力摇动，以免产生气泡。

其余参阅“胰岛素”。

【用法与用量】 通常给予预混胰岛素一日 1 次或一日 2 次。剂量应根据患者的病情采取个体化给药。平均胰岛素需要量通常在每日 0.3～1.0 U/kg 之间。注射后 30 分钟内必须进食含有碳水化合物的正餐或加餐。

其余参阅“胰岛素”。

【儿科用法与用量】 皮下注射 剂量应根据患儿的病情采取个体化给药。青春期前儿童一日 0.7～1.0 IU/kg，症状得到部分缓解期间可使用更低剂量。

【儿科注意事项】 低血糖是最常见的不良反应。

【制剂与规格】 供胰岛素笔使用的笔芯：3 ml：300 U。

(三)胰岛素类似物

门冬胰岛素

Insulin Aspart

本品主要成分为门冬胰岛素，是通过基因重组技术，利用酵母生产的人胰岛素类似物。本品中人胰岛素 B 链第 28 位的脯氨酸由天门冬氨酸代替，所以本品形成六聚体的倾向比可溶性人胰岛素低。因此，与可溶性人胰岛素相比，其皮下吸收速度更快，有利于控制餐后迅速升高的血糖。

【适应证】 参阅“胰岛素”。用于治疗糖尿病。

【药理】 (1)药效学 参阅“胰岛素”。按摩尔质量计算，门冬胰岛素与可溶性人胰岛素等效。注射本品后，在餐后 4 小时内，本品比可溶性人胰岛素起效快速，使血糖浓度下降得更低。本品皮下注射后作用持续时间比可溶性人胰岛素短。

(2)药动学 本品皮下注射后，10～20 分钟内起效，最大作用时间出现在注射后 1～3 小时，作用持续时间为 3～5 小时。本品达到血药峰浓度的平均时间为可溶性人胰岛素的 50%。

【不良反应】 参阅“胰岛素”。本品与可溶性人胰岛素相比，由于作用持续时间较短，所以本品导致夜间低血糖发生的风险较低。

【禁忌证】【药物相互作用】 参阅“胰岛素”。

【注意事项】 (1)参阅“胰岛素”。由于本品紧邻餐时注射，起效迅速，所以必须同时考虑患者的合并症及合并用药是否会延迟食物的吸收。因速效胰岛素类似物具有起效迅速的药效学特征，注射本品后低血糖症状的出现会比可溶性人胰岛素早。

(2)妊娠期及哺乳期用药 美国 FDA 妊娠期用药安全性分级为肠道外给药 B。哺乳母亲使用本品不会对乳儿产生危害，但是本品剂量可能需要进行相应的调整。

(3)儿童用药 临床试验显示，在 2～17 岁儿童和青少年中应用本品的药效学特性与成人相似。由于本品相比可溶性人胰岛素起效快速，因此儿童和青少年糖尿病可以优先使用本品。

【给药说明】 参阅“胰岛素”。本品经皮下注射或经胰岛素泵系统性连续输注。也可由专业医务人员直接经静脉给药。绝不可将胰岛素直接注入肌内。

【用法与用量】 参阅“胰岛素”。本品比可溶性人胰岛素起效更快，作用持续时间更短。由于快速起效，所以一般须紧邻餐前注射。必要时，可在餐后立即给药。本品的用量因人而异，应由医生根据患者的病情决定。一般应与至少每日 1 次的中效胰岛素或长效胰岛素联合使用。成人和儿童中，通常为每日 0.5～1.0 U/kg。在基础-餐时的治疗方案中，50%～70%的胰岛素需要量由本品提供，其他部分由中效胰岛素或长效胰岛素提供。

【制剂与规格】 门冬胰岛素笔芯注射液：3 ml：300 U。

赖脯胰岛素

Insulin Lispro

本品主要成分为赖脯胰岛素，是由基因重组技术生产的人胰岛素类似物，其是将人胰岛素 B 链第 28 位和第 29 位的脯氨酸(Pro)和赖氨酸(Lys)次序对换，转变成为 $LysB^{28}$-$ProB^{29}$，使胰岛素分子形成多聚体的特性发生改变，从而加速皮下注射后的吸收，有利于控制进餐后迅速升高的血糖。

【适应证】 参阅“胰岛素”。适用于治疗需要胰岛素维持正常血糖稳态的糖尿病患者。

【药理】 (1)药效学 参阅“胰岛素”。根据克分子质量计算，赖脯胰岛素与人胰岛素等效。正常志愿者和糖尿病患者研究证实，皮下给药时，赖脯胰岛素比常规人胰岛素起效更迅速，作用持续时间更短。

(2)药动学 赖脯胰岛素起效快(约15分钟),因此与普通胰岛素(餐前30～45分钟)相比,给药与进餐的时间间隔可以缩短(餐前0～15分钟)。赖脯胰岛素起效快,与普通胰岛素相比作用持续时间较短(2～5小时)。赖脯胰岛素的药代动力学表明,它是一种吸收迅速的化合物,皮下注射后30～70分钟即达到血药峰浓度。

【注意事项】 赖脯胰岛素与可溶性人胰岛素的对照临床试验显示,本品在儿童中的药效学特性与在成人中使用时相似。老年患者无特殊说明,可遵医嘱。

【用法与用量】 剂量应当由医生根据患者的需要决定。本品可在餐前即时注射。必要时,也可在餐后立即注射。本品通过皮下注射或胰岛素泵持续皮下给药,可以肌内注射(虽不推荐这种用法)。必要时,本品还可以静脉内给药,例如用于控制糖尿病酮症酸中毒和急性合并症期间的血糖水平,或者用于控制手术中和手术后的血糖水平。根据医生建议本品可以与长效人胰岛素或口服磺酰脲类药物联合使用。

皮下给药应当在上臂、大腿、臀部或腹部,注射部位应轮换,同一部位的注射一般每个月不要超过1次,确保不要注射到血管中,注射后不要按摩注射部位。

与普通胰岛素相比,本品皮下注射后起效快,作用持续时间较短(2～5小时),因此可安排在接近进餐时间给药。其作用持续时间取决于剂量、注射部位、血流、温度和体力活动情况。

美国FDA指出患者对本品的剂量需求通常为0.5～1 U/(kg·d),于餐前15分钟以内或餐后立即皮下注射。

【制剂与规格】 赖脯胰岛素笔芯注射液:3 ml∶300 U。

谷赖胰岛素

Insulin Glulisine

本品主要成分为谷赖胰岛素,是由基因重组技术生产的人胰岛素类似物,是将人胰岛素B链第3位天门冬氨酸由赖氨酸替代,同时将B链第29位赖氨酸替换为谷氨酸,经替换后的赖氨酸诱导单体间形成轻微的静电排斥与空间排斥,从而使其以更多的单体形式存在,替换后的谷氨酸可与A链N端相连,增加单体的稳定性。因此,与可溶性人胰岛素相比,其皮下吸收速度更快。

【适应证】 参阅“胰岛素”。主要用于治疗成人糖尿病。

【药理】 (1)药效学 参阅“胰岛素”。

(2)药动学 健康志愿者和糖尿病患者(1型或2型)的药代动力学研究表明,与常规胰岛素相比,谷赖胰岛素的吸收速度约为常规胰岛素的2倍,而其血药峰浓度也约为常规胰岛素的2倍。经皮下注射谷赖胰岛素,起效时间为10～20分钟;达峰时间在1型糖尿病约为55分钟,2型糖尿病约为65分钟;作用持续时间为4～6小时。

【注意事项】 本品在儿童及青少年中使用的临床数据有限,在妊娠期及哺乳期妇女中的使用尚没有足够数据,故上述人群须慎用本品。

【用法与用量】 参阅“胰岛素”。本品应在餐前0～15分钟或餐后立即给药。可按照与中效或长效胰岛素或基础胰岛素类似物联合使用的方案给药,也可联合口服降糖药使用。本品的剂量需经个体化调整。

本品应经皮下注射或胰岛素泵持续皮下输注给药,在腹壁、大腿、上臂等部位皮下注射给药。每次注射时,注射或输注的部位(腹部、大腿)应该不时的轮换。吸收速率和随后的作用开始时间以及作用持续时间,都可能受注射部位、运动和其他变化所影响。在腹壁进行皮下注射可比在其他部位注射吸收略快。注射时应注意不要进入血管中,注射后不要按摩注射部位。

如果注射装置为冷藏,使用前应于室温放置1～2小时,注射冷藏胰岛素会增加疼痛感。

【制剂与规格】 谷赖胰岛素注射液:3 ml∶300 U。

甘精胰岛素

Insulin Glargine

本品主要成分为甘精胰岛素,是由基因重组技术生产的人胰岛素类似物,是将人胰岛素A链第21位天门冬氨酸由甘氨酸替代,同时在B链第31位和第32位增加了2个精氨酸。B链上增加2个精氨酸,可增加胰岛素六聚体稳定性,延缓吸收和作用时间。因此本品属于长效胰岛素制剂。

【适应证】 参阅“胰岛素”。适用于需胰岛素治疗的糖尿病患者。本品不宜用于治疗糖尿病酮症酸中毒或高血糖高渗性昏迷等急性并发症。

【药理】 (1)药效学 参阅“胰岛素”。

(2)药动学 甘精胰岛素的起效时间比中性低精蛋白锌人胰岛素慢,但作用特性为平稳、无峰值、作用时间长。皮下注射甘精胰岛素持续作用中位时间为24小时(实验观察截止时间)。

【用法与用量】 参阅“胰岛素”。本品是胰岛素类似物,具有长效作用,应该每日1次在同一时间皮下注射给药，通常于睡前或早餐前注射。本品的剂量及给药时间必须个体化，对预期的血糖水平、口服降血糖药的剂量及给药时间进行确定及调整。口服降糖药物失效时，可联合甘精胰岛素睡前注射，一般起始剂量按体重约为0.2 U/kg，根据空腹血糖变化调整剂量，通常每3天调整一次，每次以2 U为单位进行增减，直至空腹血糖达标。当患者体重或生活方式变化、胰岛素给药时间改变或出现容易发生低血糖或高血糖的情况时可能需要调节剂量。应谨慎进行任何胰岛素剂量的改变并遵医嘱。

【制剂与规格】 甘精胰岛素注射液：3 ml∶300 U。

地特胰岛素

Insulin Detemir

本品主要成分为地特胰岛素，是由基因重组技术生产的人胰岛素类似物，是将人胰岛素B链第30位苏氨酸去除，在第29位赖氨酸上增加1个脂肪酸侧链。属于长效胰岛素制剂。本品的长效作用是通过在注射部位地特胰岛素分子之间强大的自身聚合以及通过脂肪酸侧链与白蛋白相结合而实现的。

【适应证】 参阅"胰岛素"。用于治疗1型和2型糖尿病。本品不宜用于治疗糖尿病酮症酸中毒或高血糖高渗性昏迷等急性并发症。

【药理】 (1)药效学　参阅"胰岛素"。

(2)药动学　本品为可溶性的基础胰岛素类似物，其作用持续时间长达24小时。其吸收的个体内变异性要低于其他基础胰岛素制剂。在肝肾功能不全的受试者及健康受试者之间，其药代动力学尚未出现具有临床意义的相关差异。

【不良反应】【禁忌证】【药物相互作用】【注意事项】 参阅"胰岛素"。

【注意事项】 (1)妊娠期及哺乳期用药　美国FDA妊娠期用药安全性分级为肠道外给药B。预计母乳喂养的乳儿经口摄入地特胰岛素不会产生代谢方面的影响，因为地特胰岛素属于肽类，在人体的胃肠道中将被消化降解为氨基酸。哺乳期妇女可能需要适当调整胰岛素剂量。

(2)儿童用药　在国外，地特胰岛素已经被批准用于2岁及以上儿童和青少年糖尿病的治疗。

【给药说明】 (1)本品作用缓慢，不能用于抢救糖尿病酮症酸中毒及高血糖高渗性昏迷患者。

(2)本品不能用于静脉注射。

(3)由于本品作用时间长，发生低血糖时可能会延缓血糖水平的恢复，应严密观察。

【用法与用量】 本品与口服降糖药物联合应用时，推荐初始治疗方案为每日1次给药，起始剂量约为10U或按体重0.1～0.2 U/kg。根据空腹血糖变化调整剂量，通常每3天调整一次，每次以2 U为单位进行增减，直至空腹血糖达标。其余参阅"胰岛素"。

【制剂与规格】 地特胰岛素注射液：3 ml∶300 U。

精蛋白锌重组赖脯胰岛素混合注射液(25R)

Mixed Protamine Zinc Recombinant Human Insulin Lispro Injection(25R)

本品为75%精蛋白锌赖脯胰岛素和25%赖脯胰岛素的混合制剂，其作用相当于速效及中效胰岛素的叠加。

【适应证】 参阅"胰岛素"。适用于需要胰岛素治疗的糖尿病患者。

【注意事项】 对于12岁以下儿童，与常规胰岛素相比，如果预期获益较大可使用。老年人无特殊说明，可遵医嘱。

【用法与用量】 使用剂量须由医生根据患者的病情决定。本品可在餐前即时注射。必要时，也可在餐后立即注射。本品只可以皮下注射方式给药。任何情况下，本品都不能采用静脉输注方式给药。

皮下注射部位为上臂、大腿、臀部及腹部。应轮换注射部位，同一部位每个月注射不能超过1次，确保不要注射到血管中，注射完毕后不要按摩注射部位。

【制剂与规格】 精蛋白锌重组赖脯胰岛素混合注射液：3 ml∶300 U。

门冬胰岛素30注射液

Insulin Aspart 30 Injection

本品含30%可溶性门冬胰岛素和70%精蛋白锌门冬胰岛素，其作用相当于速效及中效胰岛素的叠加。

【适应证】 参阅"胰岛素"。用于治疗1型和2型糖尿病。本品不宜用于治疗糖尿病酮症酸中毒或高血糖高渗性昏迷等急性并发症。本品可用于老年人、10岁及以上儿童和青少年。

【药理】 (1)药效学　参阅"胰岛素"。

(2)药动学　呈双时相的特征。本品皮下注射后10～20分钟起效，作用最强时间在给药后1～4小时，持续时间可达24小时。本品中的30%可溶性门冬胰岛素与双时相人胰岛素中的可溶性人胰岛素相比，皮下吸收更快。另外70%精蛋白锌门冬胰岛素与人NPH胰岛素类似,具有较长的吸收作用时间。本品的最大血清胰岛素浓度比双时相人胰岛素 30 平均高 50%。本品达到血药峰浓度的时间平均是双时相人胰岛素 30 的一半。本品的半衰期平均为 8～9 小时。

【不良反应】【禁忌证】【注意事项】【药物相互作用】 参阅“胰岛素”。

【给药说明】 (1)本品不可静脉注射。

(2)第一次使用本品前将笔芯在手掌间滚搓 10 次,注意保持笔芯水平。将笔芯上下摇动 10 次,以使笔芯内的玻璃珠由一端移动到另一端。重复上述动作直至药液呈均匀的白色雾状为止。胰岛素达到室温时更易混匀。摇匀后应立即注射。此后的每次注射均需重复上述过程。不得剧烈振摇笔芯,否则产生的泡沫将影响剂量的准确测量。其余参阅“胰岛素”。

【用法与用量】 本品比双时相人胰岛素起效更快,所以一般须紧邻餐前注射。必要时,可在餐后立即给药。

在 2 型糖尿病患者中,本品可以作为单一疗法进行治疗。对于单独使用口服降糖药不足以控制血糖的患者,本品可与口服降糖药合并用药。

【制剂与规格】 门冬胰岛素 30 注射液:3 ml∶300 U。

精蛋白锌重组赖脯胰岛素混合注射液(50R)

Mixed Protamine Zinc Recombinant Human Insulin Lispro Injection(50R)

本品为 50%精蛋白锌赖脯胰岛素和 50%赖脯胰岛素的混合制剂,其作用相当于速效及中效胰岛素的叠加。

【适应证】 参阅“胰岛素”。适用于需要胰岛素治疗的糖尿病患者。对于 12 岁以下儿童,与常规胰岛素相比,如果预期获益较大可使用。老年人无特殊说明,可遵医嘱。

【用法与用量】 使用剂量须由医生根据患者的病情决定。本品可在餐前即时注射。必要时,也可在餐后立即注射。本品只可以皮下注射方式给药;任何情况下,本品都不能采用静脉输注方式给药。

皮下注射部位为上臂、大腿、臀部及腹部。应轮换注射部位,同一部位每个月注射不能超过 1 次,确保不要注射到血管中,注射完毕后不要按摩注射部位。

【制剂与规格】 精蛋白锌重组赖脯胰岛素混合注射液:3 ml∶300 U。

门冬胰岛素 50 注射液

Insulin Aspart 50 Injection

本品含 50%可溶性门冬胰岛素和 50%精蛋白锌门冬胰岛素,其作用相当于速效及中效胰岛素的叠加。

【适应证】 参阅“胰岛素”。用于治疗 1 型和 2 型糖尿病。本品不宜用于治疗糖尿病酮症酸中毒或高血糖高渗性昏迷等急性并发症。

【药理】 (1)药效学 参阅“胰岛素”。

(2)药动学 本品是一种双时相胰岛素类似物,皮下注射后将在 10～20 分钟内起效,作用最强时间在注射后 1～4 小时,作用持续时间可达 14～24 小时。本品中的 50%门冬胰岛素与可溶性人胰岛素相比,门冬胰岛素能迅速起效,因此可以在更接近用餐时(餐前 0～10 分钟)给药。50%的精蛋白锌门冬胰岛素作用特点类似于人中性低精蛋白锌胰岛素(NPH),具有较长的吸收作用时间。

【不良反应】【禁忌证】【注意事项】【药物相互作用】 参阅“胰岛素”。

【给药说明】 (1)本品不可静脉注射。

(2)首次使用本品前将笔芯在手掌间滚搓 10 次,注意保持笔芯水平。将笔芯上下摇动 10 次,以使笔芯内的玻璃珠由一端移动到另一端。重复上述动作直至药液呈均匀的白色雾状为止。胰岛素达到室温时更易混匀。摇匀后应立即注射。此后的每次注射均需重复上述过程。不得剧烈振摇笔芯,否则产生的泡沫将影响剂量的准确测量。其余参阅“胰岛素”。

【用法与用量】 本品快速起效并很快达到血药峰值,一般紧邻餐前注射。必要时,也可在餐后立即注射。

本品的用量因人而异,应由医生根据患者的病情而定。为了达到理想血糖控制,建议进行血糖监测和胰岛素剂量调整。成人胰岛素需求量通常为 0.5～1.0 U/(kg·d),可全部或部分来自本品。对于 2 型糖尿病患者,当单独使用二甲双胍不足以控制血糖时,本品可与二甲双胍联合使用。

【制剂与规格】 门冬胰岛素 50 注射液(供胰岛素笔使用的笔芯):3 ml∶300 U。

二、口服降糖药

(一)磺酰脲类

磺酰脲类(SU)主要用于治疗 2 型糖尿病,临床上较常用的品种包括:①第一代 SU 甲苯磺丁脲、氯磺丙脲。②第二代 SU 格列本脲、格列齐特、格列吡嗪、格列喹酮、格列波脲及格列美脲。磺酰脲类具有共同的适应证、药理、不良反应、注意事项、药物相互作用，但在降血糖作用强度、持续时间、代谢方式等方面有区别，某些品种还有其特殊的药理作用及适应证。

【适应证】 适用于在经饮食控制及体育锻炼疗效不满意的轻至中度2型糖尿病患者，其胰岛B细胞有一定的分泌胰岛素功能，无急性并发症（感染、创伤、急性心肌梗死、糖尿病酮症酸中毒、高血糖高渗性昏迷等），非妊娠期，无慢性肾功能不全。其中不主要经过肾脏排泄的药物可以在肾功能轻至中度减退时使用。

【药理】 磺酰脲类对多数2型糖尿病患者有效。主要作用为刺激胰岛B细胞分泌胰岛素，其作用机制是与B细胞膜上的磺酰脲受体特异性结合，从而使ATP依赖的K^+通道关闭，引起膜电位去极化，使Ca^{2+}通道开启，胞液内Ca^{2+}浓度升高，促使胰岛素分泌。部分品种还有胰腺外作用，如增加葡萄糖转运蛋白在肌细胞、脂肪细胞表达以减轻胰岛素抵抗。

【不良反应】 (1)低血糖反应　其诱因常为进餐延迟、剧烈体力活动或药物剂量过大，尤其是长效制剂如格列本脲、氯磺丙脲以及合用某些可增加低血糖发生的药物（见"药物相互作用"）。发生低血糖反应后，进食、饮糖水通常可缓解。在肝肾功能不全或老年、体弱者，若剂量偏大则可引起严重低血糖，甚至死亡。

(2)消化道反应　部分品种有轻度恶心、呕吐、上腹灼热感、食欲缺乏、腹泻、口中金属味等，症状程度与剂量有关。部分患者可出现体重增加。

(3)过敏反应　如皮疹，偶有发生剥脱性皮炎者；血液系统异常少见，包括白细胞减少、粒细胞缺乏症、贫血、血小板减少症。

(4)肝脏损害　黄疸、肝功能异常偶见。

【禁忌证】 (1)动物实验和临床观察证明磺酰脲类降血糖药物可造成死胎和胎儿畸形，故妊娠期妇女禁用。

(2)本类药物可由乳汁排出，哺乳期妇女不宜应用，以免婴儿发生低血糖。

(3)下列情况应禁用：①已明确诊断的1型糖尿病患者。②2型糖尿病患者伴有酮症酸中毒、高血糖高渗性昏迷、严重烧伤、感染、外伤和重大手术等应激情况。③肝、肾功能不全者。④对磺胺类药过敏者。⑤白细胞减少的患者。

【注意事项】 (1)下列情况应慎用：体质虚弱、高热、恶心和呕吐、肺功能或肾功能异常的老年人；有肾上腺皮质功能减退或垂体前叶功能减退症，尤其是未经激素替代治疗者。上述患者发生严重低血糖的可能性增大。

(2)用药期间应定期监测血糖、尿糖、尿酮体、尿蛋白和肝肾功能、血常规，并进行眼科检查。

【药物相互作用】 (1)SU与下列药物合用，可增加低血糖的发生：①抑制SU由尿中排泄，如治疗痛风的丙磺舒、别嘌醇。②延缓SU的代谢，如酒精、H_2受体拮抗药（西咪替丁、雷尼替丁）、氯霉素、抗真菌药（咪康唑）、抗凝药。磺酰脲类与酒精同服可引起腹痛、恶心、呕吐、头痛以及面部潮红（尤其是合用氯磺丙脲时）；与香豆素类抗凝药合用时，开始两者血浆浓度皆升高，以后两者血浆浓度皆减少，故应按情况调整两药的用量。③促使血浆白蛋白结合型SU游离的药物，如水杨酸盐、贝特类调脂药。④药物本身具有致低血糖作用，如酒精、水杨酸类、胍乙啶、单胺氧化酶抑制药、奎尼丁。⑤合用其他降血糖药物，如胰岛素、二甲双胍、阿卡波糖、胰岛素增敏药。⑥β肾上腺素受体拮抗药可干扰低血糖时机体的升血糖反应，阻碍肝糖酵解，同时又可掩盖低血糖的神经警觉症状。

(2)下列药物与SU同用时可升高血糖，可能需要增加SU的剂量：糖皮质激素、雌激素、噻嗪类利尿药、苯妥英钠、利福平。β肾上腺素受体拮抗药可拮抗SU的促胰岛素分泌作用，故也可致高血糖。

【给药说明】 (1)饮食治疗是使用本类药的前提，如不控制饮食，药物不可能取得良好效果；2型糖尿病患者应在医生指导下，在合理的生活方式及治疗的前提下，根据血糖状况逐渐增加剂量，直到血糖控制达到个体化的目标水平。

(2)由于此类药物的胃肠道反应较小，餐前服药效果较好。

(3)漏服一次药物应尽快补上；如已接近下次用药时间，则不要加倍用药。

(4)用药期间，要定期检查血糖或尿糖，在医生指导下调整剂量。

(5)单独使用SU3个月血糖尚未达到控制目标时，可联合其他类型口服降糖药或胰岛素。

(6)老年2型糖尿病患者开始宜采用小剂量、作用时间较短的制剂，以免发生严重低血糖反应。

甲苯磺丁脲[药典(二)；基；医保(甲)]

Tolbutamide(D 860)

【适应证】 参阅"磺酰脲类"。

【药理】 (1)药效学　参阅"磺酰脲类"。本品尚有轻度抗利尿作用,但不如氯磺丙脲明显。

(2)药动学　口服吸收快,分布于细胞外液,一般30分钟内出现在血液中,3～4小时血药浓度达峰值,作用持续6～12小时。蛋白结合率很高,约90%,$t_{1/2}$为4.5～6.5小时。在肝内代谢氧化而失活。代谢产物约85%由肾排出,约8%由胆汁排出。

【不良反应】【禁忌证】【注意事项】【药物相互作用】　参阅"磺酰脲类"。

美国FDA妊娠期用药安全性分级为口服给药C。

【给药说明】　参阅"磺酰脲类"。本品可减量慎用于伴有轻度肾功能减退者,对肾功能受损较重者禁用。

【用法与用量】　口服　常用量　一次0.5 g,一日1～2 g。开始在早餐前及午餐前(或晚餐前)各服0.5 g;也可一次0.25 g,一日3次,于三餐前半小时服。根据病情需要逐渐加量,一般一日1.5 g,最大用量一日不超过3 g。

【制剂与规格】　甲苯磺丁脲片:0.5 g。

格列本脲[药典(二);基;医保(甲)]

Glibenclamide

【适应证】　参阅"磺酰脲类"。

【药理】　(1)药效学　参阅"磺酰脲类"。

(2)药动学　口服吸收快,血浆蛋白结合率很高(达95%),口服后2～5小时血药浓度达峰值,持续作用24小时。$t_{1/2}$为10小时。在肝内代谢,代谢产物由肝和肾排出各约50%。

【不良反应】【禁忌证】【注意事项】【药物相互作用】　参阅"磺酰脲类"。

美国FDA妊娠期用药安全性分级为口服给药C。

【给药说明】　参阅"磺酰脲类"。本品降血糖作用甚强,易产生低血糖反应,对老年2型糖尿病患者,宜予以小剂量开始或选用其他作用时间较短的磺酰脲类。

【用法与用量】　口服　开始一次2.5 mg,轻症者一次1.25 mg,早餐前或早餐及午餐前各1次;以后每隔1周按疗效调整用量,一般用量为一日5～10 mg,最大用量一日不超过15 mg。

【制剂与规格】　格列本脲片:2.5 mg。

格列齐特[药典(二);医保(乙)]

Gliclazide

【适应证】　参阅"磺酰脲类"。

【药理】　(1)药效学　①对糖代谢作用参阅"磺酰脲类"。②本品可抑制血小板黏附及凝集,并有纤维蛋白溶解活性。

(2)药动学　格列齐特片吸收较快,口服后2～6小时血药浓度达峰值,消除半衰期8～10小时,主要经肝代谢失去活性,第2天可由肾排出98%。用^{14}C标记研究其排泄物发现,60%～70%经尿液排出,10%～20%由粪便排出,其中尿排出者仅有5%为原形药物。格列齐特缓释片口服后,药物吸收完全,进食不影响其吸收的速度和吸收量。在起初的6小时内药物血浆浓度逐渐升高,6～12小时后达稳定状态。

【不良反应】【禁忌证】【注意事项】【药物相互作用】【给药说明】　参阅"磺酰脲类"。

【用法与用量】　(1)格列齐特片　口服　开始一次80 mg,可于早餐前服用;也可一次40 mg,一日2次;如果需要增加剂量,一般一次80 mg,早、晚餐前服用。2周后按疗效调整用量,需要时逐步增加。一般一日剂量为80～240 mg,最大剂量一日不超过320 mg。

(2)格列齐特缓释片　口服　一日30 mg,宜在早餐前一次性服用。若血糖水平控制不佳,可逐渐增加至一日60 mg、90 mg或120 mg。最大剂量为一日不超过120 mg。剂量的增加频率以间隔2～4周为宜。须整片吞服,不可嚼碎或掰开服用。

【制剂与规格】　格列齐特片:80 mg。

格列齐特缓释片:30 mg。

格列吡嗪[药典(二);基;医保(甲、乙)]

Glipizide

【适应证】　参阅"磺酰脲类"。

【药理】　(1)药效学　参阅"磺酰脲类"。

(2)药动学　格列吡嗪片口服后吸收快,1～2.5小时血药浓度达峰值,消除半衰期为3～7小时。主要经肝代谢而失去活性,第1天97%排出体外,第2天100%排出体外。其中65%～80%经尿液排出,10%～15%由粪便中排出。

【不良反应】【禁忌证】【注意事项】【药物相互作用】　参阅"磺酰脲类"。本品不良反应较少。

美国FDA妊娠期用药安全性分级为口服给药C。

【给药说明】　(1)格列吡嗪片胃肠吸收较快,最高药效时间与进餐后血糖上升高峰时间较一致,因此引起下一餐前低血糖反应的机会较少,半衰期较短,引起严重而持久的低血糖危险性在磺酰脲类药物中较小。

(2)控释片每日只需服药1次,且不需在餐前半小时服。一般在早餐时服药最为方便。

(3)消化道狭窄、腹泻者不宜服用控释片。

(4)控释片应整片吞服,不可嚼碎或掰开服用。粪便中可出现药片样物,为正常现象,是包裹片剂的不溶性控释体系外壳。

其他参阅“磺酰脲类”。

【用法与用量】 (1)格列吡嗪片 开始一次 2.5 mg,早餐前或早餐及午餐前(或晚餐前)各 1 次;也可一次 1.25 mg,一日 3 次,三餐前服;必要时每日递增 2.5 mg。一般每日剂量为 5～15 mg,最大剂量每日不超过 20～30 mg。

(2)格列吡嗪控释片 一日 1 次,开始口服 5 mg,早餐时服用(也可在其他认为方便的时候服用)。以后根据每周测定血糖值或每 3 个月测得糖化血红蛋白值调整剂量。多数患者一日服 10 mg 即可,部分患者需服 15 mg,一日最大剂量不超过 20 mg。

【制剂与规格】 格列吡嗪片:(1)2.5 mg;(2)5 mg。

格列吡嗪胶囊:(1)2.5 mg;(2)5 mg。

格列吡嗪控释片:5 mg。

格列喹酮[药典(二);医保(乙)]

Gliquidone

【适应证】 参阅“磺酰脲类”。

【药理】 (1)药效学 参阅“磺酰脲类”。

(2)药动学 口服吸收快,口服后 2～3 小时血药浓度达峰值,持续时间可达 8 小时,$t_{1/2}$为 1～2 小时。本品特点为 95%经肝脏代谢,并经消化道排出,只有 5%经肾排出,此点与其他磺酰脲类降糖药有所区别。

【不良反应】【禁忌证】【注意事项】【药物相互作用】 参阅“磺酰脲类”。本品不良反应较少。由于本品只有 5%经肾排出,糖尿病合并轻至中度肾功能减退者使用本品较其他磺酰脲类药物为宜。但重度肾功能不全者应采用胰岛素。

【给药说明】 本品吸收快,最高药效时间与进餐后血糖上升高峰时间较一致。在磺酰脲类药物中,本品半衰期短,作用持续时间短,引起严重而持久的低血糖危险性较小。

【用法与用量】 口服 开始一次 30 mg,早餐前或早餐前及午餐前(或晚餐前)各 1 次;也可一次 15 mg,一日 3 次,三餐前服。2 周后按需调整,必要时逐步加量。一般一日 90～120 mg,最大剂量一日不超过 180 mg。

【制剂与规格】 格列喹酮片:30 mg。

格列波脲

Glibornuride

【适应证】 参阅“磺酰脲类”。

【药理】 (1)药效学 参阅“磺酰脲类”。

(2)药动学 吸收快,口服后 2～4 小时血药浓度达峰值,作用持续时间可达 24 小时,$t_{1/2}$为 8 小时。主要经肝代谢而失去活性,1～2 日经肝和肾全部排出。

【不良反应】【禁忌证】【注意事项】【药物相互作用】【给药说明】 参阅“磺酰脲类”。

【用法与用量】 口服 开始一次 12.5 mg,早餐前或早餐及午餐前各 1 次;也可一次 6.25 mg,一日 3 次,三餐前服。1 周后按需调整剂量,必要时逐步加量,常用量一日 25～50 mg,最大剂量一日不超过 75 mg。

【制剂与规格】 格列波脲片:12.5 mg。

格列美脲[医保(乙)]

Glimepiride

【适应证】 参阅“磺酰脲类”。本品用于治疗 2 型糖尿病。

【药理】 (1)药效学 参阅“磺酰脲类”。本品促胰岛素分泌的作用机制同磺酰脲类(SU)降糖药,但本品与 SU 受体上的 65000 亚基相结合,不似其他磺酰脲类,如格列本脲与分子量更大的 140000 亚基相结合。本品与 SU 受体结合及解离的速度皆较格列本脲为快,这一特点可能与其较少引起严重低血糖反应有关。其胰腺外作用是增加肌细胞和脂肪细胞膜 GLUT-4 分子数量,促进葡萄糖的摄取。

(2)药动学 本品口服后较迅速而完全地被吸收,空腹或进食时服用对吸收无明显影响。服后 2～3 小时达血药峰值,口服 4 mg 平均血药峰值约为 300ng/ml。$t_{1/2}$为 5～8 小时。本品在肝脏内通过细胞色素 P_{450} 氧化而全部代谢成环己羟甲基及羧基 2 类衍生物(分别为 M_1 及 M_2),M_1 可进一步代谢为 M_2,两者皆无降血糖活性。

【不良反应】 (1)低血糖反应 本品引起的低血糖症,尤其是在治疗初期,较格列本脲为少。

(2)消化系统症状 恶心、呕吐、腹泻、腹痛偶见。

(3)有个别病例报道血清氨基转移酶升高。

(4)偶见皮肤过敏反应 瘙痒、红斑、荨麻疹少见。

(5)偶见血液系统反应 血小板减少症、白细胞减少、粒细胞缺乏症。

(6)其他 头痛、乏力、头晕少见。

其他参阅“磺酰脲类”。

【禁忌证】 (1)妊娠期妇女及哺乳期妇女禁用。

(2)有明显肝损害和(或)肾损害者禁用,此时需用胰岛素治疗。

(3)已知对磺酰脲类其他品种过敏者禁用。

【注意事项】 不宜用于1型糖尿病患者。

【药物相互作用】 参阅“磺酰脲类”。

【给药说明】 (1)本品每日只需服用1次，于早餐前即服或在进早餐时服，不必在餐前半小时服。

(2)服药时用水整片吞服，不要嚼碎。其他参阅“磺酰脲类”。

【用法与用量】 开始用量为一日1 mg，以后每2周按血糖测定值调整剂量，一日用量一般为1～4 mg，最大剂量一月不超过6 mg。在达到满意疗效后，可试行减量，宜采用最低有效剂量，避免低血糖。在由其他口服降糖药改用本品时，亦须按上述由小剂量开始，逐步调整。

【制剂与规格】 格列美脲片：(1)1 mg；(2)2 mg；(3)3 mg。

(二)双胍类

双胍类的作用方式不是促进胰岛素的释放，而是加强胰岛素的敏感性及其他某些效应。苯乙双胍曾是最广泛应用的双胍类降糖药，但在临床应用中，此药引起乳酸性酸中毒的机会较多，目前在国外已停止使用，在国内也较少应用。取而代之的为二甲双胍，后者致乳酸性酸中毒的机率较低，只要严格遵循使用方法及注意事项，不过量应用，即可避免出现乳酸性酸中毒。目前二甲双胍已成为广泛应用的双胍类降糖药。

盐酸二甲双胍[药典(二)；基；医保(甲、乙)]

Metformin Hydrochloride(Dimethyl Biguanide)

【适应证】 2型糖尿病包括10岁以上儿童和青少年患者、肥胖和伴高胰岛素血症患者，用本药不但有降血糖作用，还可有减轻体重和治疗高胰岛素血症的效果。对某些磺酰脲类疗效差的患者可奏效，如与磺酰脲类合用具有协同作用，较分别单用的效果更好。亦可用于10岁以上不伴酮症或酮症酸中毒的1型糖尿病患者，与胰岛素注射联合治疗，可减少胰岛素用量。

【药理】 (1)药效学 本品可降低2型糖尿病患者空腹及餐后高血糖，HbA1c可下降1%～2%。本品降血糖的作用机制可能是：①增加肌肉、脂肪等外周组织对胰岛素的敏感性，增加胰岛素介导的葡萄糖的摄取和利用，并促进糖的无氧酵解。②增加非胰岛素依赖型组织对葡萄糖的利用，如脑、血细胞、肾髓质、肠道、皮肤等。③抑制肝糖原异生作用，减少肝糖输出。④抑制肠壁细胞摄取葡萄糖。⑤抑制胆固醇的生物合成和贮存，降低血甘油三酯与总胆固醇水平。本品无促进脂肪合成作用，对正常人无明显降血糖作用，2型糖尿病患者单独应用时一般不引起低血糖反应。

(2)药动学 二甲双胍主要由小肠吸收，吸收半衰期($t_{1/2}$)为0.9～2.6小时，生物利用度为50%～60%。口服二甲双胍0.5 g后2小时，其血浆浓度达峰值，近2 μg/ml。胃肠道壁内集聚较高水平二甲双胍，为血浆浓度的10～100倍。肾、肝和唾液内含量约为血浆浓度的2倍多，二甲双胍结构稳定，不与血浆蛋白结合，以原形随尿液排出，清除迅速，血浆半衰期为1.7～4.5小时，12小时内90%被清除。本品一部分可由肾小管分泌，故肾清除率大于肾小球滤过率；由于本品主要以原形由肾脏排泄，故在肾功能减退时用本品可在体内大量积聚，引起乳酸性酸中毒。

【不良反应】 (1)常见的有恶心、呕吐、腹泻、口中有金属味。

(2)有时有乏力、疲倦、体重减轻、头晕、皮疹。

(3)乳酸性酸中毒罕见，临床表现为呕吐、腹痛、过度换气、神志障碍，血液中乳酸浓度增加而不能用尿毒症、酮症酸中毒或水杨酸中毒解释。

(4)可减少肠道吸收维生素B_{12}，使血红蛋白减少，导致巨幼细胞贫血。

【禁忌证】 (1)由于该药可通过胎盘屏障，从乳汁中出现，故妊娠期、哺乳期妇女不宜使用。

(2)下列情况应禁用：①2型糖尿病伴有酮症酸中毒、非酮症高渗性昏迷等急性代谢紊乱时，肝及肾功能不全(血清肌酐超过1.5 mg/100 ml)、严重感染和外伤、重大手术以及临床有低血压和呼吸功能衰竭等缺氧情况。②糖尿病合并严重的慢性并发症(如糖尿病肾病、糖尿病眼底病变)。③静脉肾盂造影或动脉造影前2～3天。④酗酒者。⑤严重心、肺疾病患者，如心力衰竭、急性心肌梗死。⑥维生素B_{12}、叶酸和铁缺乏的患者。⑦全身情况较差的患者(如营养不良、脱水)。⑧肾功能减退者。

【注意事项】 (1)1型糖尿病胰岛素治疗时可联合使用二甲双胍，以减少胰岛素用量。

(2)老年患者(>65岁)慎用。

【药物相互作用】 (1)本品可加强抗凝药(如华法林等)的抗凝血倾向。

(2)西咪替丁可增加本品的生物利用度，并减少其肾脏清除率，两者合用时可增加乳酸/丙酮酸比值，故应减少本品用量。

(3)树脂类药物与本品同服可减少本品在胃肠道的吸收。

【给药说明】 (1)对2型糖尿病单纯饮食控制效果

不满意者，本品作为首选。

(2)对1型及2型糖尿病中需用胰岛素治疗的患者，本品与胰岛素联合应用可增强胰岛素的降血糖作用，减少胰岛素的用量(开始时减少20%～30%)，以防止低血糖反应。

(3)用药期间要经常检查空腹及餐后血糖、糖化血红蛋白、糖化血清白蛋白及尿酮体，定期监测血肌酐、血乳酸浓度。

【用法与用量】 口服　成人　开始一次0.25 g，一日2～3次；以后根据疗效逐渐加量，一般一日剂量1～1.5 g，最大剂量一日不超过2.55 g。本品可于餐前即刻服用，若有胃肠道不适反应可于餐中或餐后服用。肠溶片于餐前30分钟服用。

【儿科用法与用量】 口服　10～16岁2型糖尿病患者使用本品推荐的初始剂量为一次0.25～0.5 g，一日2次，进餐时服用。药量可每隔1周增加0.5 g，直至日最高剂量2 g，根据疗效和耐受情况分次给药。

【儿科注意事项】 不推荐10岁以下儿童使用本品。

【制剂与规格】 盐酸二甲双胍片：(1)0.25 g；(2)0.5 g；(3)0.85 g。

盐酸二甲双胍肠溶片(以盐酸二甲双胍计)：(1)0.25 g；(2)0.5 g。

盐酸苯乙双胍[药典(二)]

Phenformin Hydrochloride

(Phenethylbiguanide Hydrochloride)

【适应证】 参阅“盐酸二甲双胍”。

【药理】 (1)药效学　参阅“盐酸二甲双胍”。

(2)药动学　口服后迅速从胃肠吸收，作用持续6～8小时，$t_{1/2}$为3～5小时。主要在肝内代谢，经肾排泄，约1/3以羟基苯乙双胍的代谢产物形式从尿中排出。本品较盐酸二甲双胍易引起乳酸性酸中毒。

【不良反应】【禁忌证】【注意事项】【药物相互作用】【给药说明】 参阅“盐酸二甲双胍”。

【用法与用量】 口服　成人　开始一次25 mg，一日2次，餐前服。1周后必要时一日可加25 mg，一日最大剂量不超过75 mg，否则易发生乳酸性酸中毒。有胃肠道反应者，减量或餐中服用可减轻症状。

【制剂与规格】 盐酸苯乙双胍片：25 mg。

(三)α-糖苷酶抑制药

α-糖苷酶抑制药是由细菌(放线菌属、链霉菌属)中提取出的一系列具有抑制α-糖苷酶活性的物质，为口服治疗糖尿病药物。其作用机制不同于磺酰脲类促进胰岛素分泌，也不同于双胍类加强胰岛素敏感性；而是延缓肠道对于糖类的消化和吸收，通过降低餐后高血糖而达到治疗糖尿病的目的。目前用于临床的α-糖苷酶抑制药有阿卡波糖(acarbose)、伏格列波糖(voglibose)、米格列醇(miglitol)等数种，其中阿卡波糖在临床应用时间较长。

阿卡波糖[医保(乙)]

Acarbose

【适应证】 ①在生活方式控制的基础上，非超重、肥胖的2型糖尿病患者可单独用本品，3个月后如果血糖未达到控制目标值，可与其他口服治疗糖尿病药物或胰岛素联合应用。②对血糖控制很不稳定的1型糖尿病患者，本品可与胰岛素合用，使血糖趋于平稳并可能减少胰岛素用量，但是本品单独应用对1型糖尿病患者无效。③糖耐量减低患者长期服用本品可减少其发展为2型糖尿病的危险性。

【药理】 食物中的糖类，如分子量较大的淀粉以及分子量较小的低聚糖(寡糖)，均必须先经过消化，即在唾液、胰液α-淀粉酶作用下分解为寡糖，继而在小肠黏膜细胞刷状缘处被α-糖苷酶分解为单糖(葡萄糖、果糖)才能被空肠上皮细胞吸收后进入血液循环，餐后血糖逐渐升高。阿卡波糖由于其结构类似寡聚糖(假寡糖)，可与α-糖苷酶结合，其活性中心结构上含有氮，与酶的结合能力远较食物中经部分消化、分解的寡糖为强，故而可竞争性抑制糖类在空肠的迅速吸收，本品在整个小肠中逐渐被吸收，从而降低餐后高血糖。开始治疗时，尤其在剂量较大时，一部分糖类到达结肠，被结肠的菌群酵解，产生含气产物，并引起肠道渗透压的改变，从而引起肠道胀气和腹泻。

【不良反应】 (1)常见者为腹胀和肠鸣音亢进，排气增多，偶有腹泻、腹痛。

(2)个别病例可能出现红斑、皮疹和荨麻疹等皮肤过敏反应。

(3)罕见反应为黄疸合并肝功能损害。

【禁忌证】 (1)对本品过敏者禁用。

(2)鉴于目前尚无足够的本品对儿童和青少年疗效和耐受性的资料，故不应使用于18岁以下患者。

(3)妊娠期、哺乳期妇女不宜使用本品。

(4)有明显消化和吸收障碍的慢性胃肠功能紊乱患者禁用。

(5)患有可因肠胀气而恶化的疾病(如严重的疝、肠梗阻和肠溃疡)患者禁用。

(6)肾功能损害(血肌酐超过 2 mg/100 ml)患者禁用。

【药物相互作用】 (1)本品具有抗餐后高血糖作用,单独应用时不引起低血糖反应;而当与磺酰脲类降糖药、二甲双胍或胰岛素合用时,可能发生低血糖,故须考虑适当减少上述治疗糖尿病药物的用量。

(2)应避免与抗酸药、消胆胺、肠道吸附剂和消化酶制剂同时服用,因为上述药物可降低本品的降血糖作用。

【给药说明】 (1)个别患者,尤其是在使用大剂量时(200 mg 日服 3 次)可发生无症状的肝酶升高,停药后肝酶值可恢复正常。有肝脏病史或有氨基转移酶升高患者,开始用药后的前 6～12 个月内应监测肝酶变化,并避免用上述大剂量。

(2)本品可延缓蔗糖分解为果糖和葡萄糖,当本品与其他降糖药联合应用而发生低血糖时,饮糖水或进食效果差,应使用葡萄糖纠正低血糖反应。

【用法与用量】 用餐前即刻吞服或与第一口主食一起咀嚼服用。起始一次 25 mg,一日 2～3 次。以后逐渐增加至一次 50 mg,必要时可加至一次 100 mg,一日 3 次。一日最大剂量不宜超过 0.3 g。服药过程中如腹胀较重,可减量,缓解后再逐渐增加。

【制剂与规格】 阿卡波糖片:(1)50 mg;(2)100 mg。

伏格列波糖[医保(乙)]

Voglibose

【适应证】 用于 2 型糖尿病,经饮食控制、体育锻炼 2～3 个月,血糖仍不能满意控制的患者。本品可单独应用,也可与其他降血糖药合用。本品不应单独用于 1 型糖尿病患者。

【药理】 (1)药效学 本品为 α-糖苷酶抑制药,可抑制糖类分解为单糖,从而抑制、延缓糖类的吸收,使餐后高血糖减轻,达到治疗糖尿病的目的。本药的作用方式为选择性的抑制 α-葡萄糖苷酶,该酶为作用于糖类消化吸收的最后一个步骤——将双糖分解为单糖,主要是葡萄糖的双糖酶。

(2)药动学 本品在胃肠道中吸收量甚微,大鼠或狗在饲以 ^{14}C 标记的伏格列波糖(按体重 1 mg/kg 的剂量)后,吸收率分别为 6%或 3%。本品在体内甚少代谢,主要以原形存在于血浆中,大鼠或狗分别于 1 小时或 4～6小时达到血药峰值,清除半衰期分别为 3～10 小时或 16 小时,本品在组织中主要分布在肠黏膜及肾脏。观察患者服伏格列波糖每日 3 次,每次 2 mg 或 5 mg,连续 10 日,血及尿中未能测到此药。

【不良反应】 (1)消化系统 主要为轻度腹胀、肠鸣音亢进、排气增加、稀便、腹痛、食欲缺乏。

(2)过敏反应 偶有皮疹、瘙痒。

(3)其他罕见反应 肝酶水平升高(ALT、AST、LDH、GGT)、头痛、困倦、眩晕,颜面部水肿。

【禁忌证】 (1)有严重酮症酸中毒、严重感染的 2 型糖尿病患者禁用。

(2)对本品过敏者禁用。

(3)手术前、后的患者禁用。

【注意事项】 (1)本品单独应用一般不引起低血糖症,当与其他降血糖药合用时则可能发生。一旦出现低血糖症,应口服或静脉注射葡萄糖治疗;摄入蔗糖无效,因在本品作用下,蔗糖不能分解为葡萄糖,从而不能被吸收。

(2)肝、肾功能损害者,胃肠道手术史、肠梗阻病史者,胃肠道疾病伴消化、吸收障碍者慎用。

(3)儿童、妊娠期妇女、哺乳期妇女均不用此药。

【用法与用量】 口服 成人 一日 3 次,每次常用量 0.2 mg,餐前服用。

【制剂与规格】 伏格列波糖片:0.2 mg。

(四)噻唑烷二酮类

噻唑烷二酮为另一类口服抗糖尿病药物,可提高骨骼肌、肝脏、脂肪组织细胞对胰岛素的敏感性而直接减轻胰岛素抵抗,故又称为胰岛素增敏药,用于治疗 2 型糖尿病。本类药物有罗格列酮(rosiglitazone)及吡格列酮(pioglitazone)等。

罗格列酮[医保(乙)]

Rosiglitazone

【适应证】 本品仅适用于其他降糖药无法达到血糖控制目标的 2 型糖尿病患者。

【药理】 (1)药效学 本品可通过增加组织对胰岛素的敏感性,提高细胞对葡萄糖的利用而发挥降低血糖的疗效,可明显降低空腹、餐后的血糖和糖化血红蛋白(HbA1c)水平及胰岛素和 C-肽水平。本品的作用机制与特异性激活过氧化物酶体增殖因子激活的 γ-型受体(PPARγ)有关。在人类,PPARγ 受体分布在一些胰岛素作用的关键靶组织,如脂肪组织、骨骼肌和肝脏等。PPARγ 核受体的作用是调节胰岛素反应基因的转录,而胰岛素反应基因参与控制葡萄糖的产生、转运和利用。另外,PPARγ 反应基因也调节脂肪酸代谢。在动物模型中，罗格列酮可以增加肝脏、肌肉和脂肪组织对胰岛素作用的敏感性。可见到在脂肪组织上由胰岛素介导的葡萄糖转运子 GLUT-4 表达增加。噻唑烷二酮类必须在尚有一定胰岛素分泌能力的 2 型糖尿病患者中才可发挥降低血糖效果，如内生胰岛素已严重缺乏则无效。

(2)药动学 本品的口服吸收生物利用度为 99%，血浆达峰时间约为 1 小时，血浆消除 $t_{1/2}$ 为 3～4 小时，进食对本品的吸收总量无明显影响，但达峰时间延迟 2.2 小时，峰值降低 20%。本品的平均口服分布容积为 17.6 L(30%)。99.8%与血浆蛋白结合，主要为白蛋白。本品主要以原形从尿排出，主要代谢途径为经 *N*-去甲基和羟化作用与硫酸盐或葡萄糖醛酸结合。所有循环代谢产物均没有胰岛素增敏作用。体外试验证实，本品绝大部分经 P_{450} 酶系统的 CYP2C8 途径，少量经 CYP2C9 途径代谢。口服或静脉给予 ^{14}C 标记的罗格列酮后，64%经尿液排出，23%经粪便排出。临床研究证实罗格列酮的药代动力学参数不受年龄、种族、吸烟或饮酒的影响。

【不良反应】 (1)本品单独应用甚少引起低血糖。

(2)对肝脏影响 在治疗 2 型糖尿病患者的对照试验中，与对照药物治疗组比较，未发现因罗格列酮特异性药物反应引起的肝功能衰竭。

(3)钠潴留致轻至中度水肿及轻度贫血 老年患者较 65 岁以下者为多见，水肿发生率为 7.5%∶3.5%，贫血为 2.5%∶1.7%。

(4)在大型临床研究中，此类药物有增加糖尿病患者心力衰竭的风险。

(5)在老年女性糖尿病患者中有增加骨折的风险。

【禁忌证】 下列人群禁用：(1)已知对本品过敏者。

(2)有心衰病史或有心衰危险因素的患者。

(3)有心脏病史，尤其是缺血性心脏病史的患者。

(4)骨质疏松症或发生过非外伤性骨折病史的患者。

(5)严重血脂代谢紊乱的患者。

(6)儿童、妊娠期妇女及哺乳期妇女。

【药物相互作用】 (1)与硝苯地平、口服避孕药(炔雌醇、炔诺酮)等经 CYP3A4 代谢的药物无临床相互作用。

(2)与格列本脲、二甲双胍或阿卡波糖合用时，对这些药物的稳态药代动力学和临床疗效无影响。

(3)不影响地高辛、华法林、乙醇、雷尼替丁等在体内的代谢和临床疗效。

(4)与磺酰脲类合用，增加后者发生低血糖的机率不明显。

(5)与二甲双胍合用，不增加后者胃肠道反应的发生率，不增加血浆乳酸浓度。

【注意事项】 65 岁以上老年患者慎用本品。

【用法与用量】 (1)单独用药 初始剂量为一日 4 mg，单次或分 2 次口服；12 周后如空腹血糖下降不满意，剂量可加至一日 8 mg，单次或分 2 次口服。

(2)与双胍类合用 初始剂量为一日 4 mg，单次或分 2 次口服；12 周后如空腹血糖下降不满意，剂量可加至一日 8 mg，单次或分 2 次口服。

(3)与磺酰脲类合用 剂量为一日 2 mg 或 4 mg，单次或分 2 次口服。本品可空腹或进餐时服用。

【制剂与规格】 罗格列酮片：(1)2 mg；(2)4 mg；(3)8 mg。

吡格列酮[医保(乙)]

Pioglitazone

【适应证】 2 型糖尿病。本品可单独应用，也可与磺酰脲类或双胍类合用。

【药理】 (1)药效学 为高选择性 PPARγ 激动药，提高外周组织细胞的胰岛素敏感性，从而降低血糖水平。其余参阅“罗格列酮”。

(2)药动学 空腹时口服后约 30 分钟可在血清中测到吡格列酮，2 小时内达血药峰浓度。若服药同时进食则达峰时间推迟到 3～4 小时。血清半衰期为 3～7 小时。大部分药物以原形或代谢产物，即吡格列酮羟基化衍生物和吡格列酮的酮代谢产物排泄入胆汁，从粪便清除。

【不良反应】 (1)少数患者在服用本品后发生水肿。当与胰岛素合用时，患者发生水肿、贫血的机率增高。

(2)在安慰剂对照的本品单药治疗临床研究中，有少数患者出现头痛、上呼吸道感染、肌痛、牙齿疾病，这些不良反应与本品的关系尚不明确。

(3)未曾有服用本品导致肝功能衰竭的报道。

(4)在大型临床研究中，此类药物有增加糖尿病患者心力衰竭的风险。

【禁忌证】 (1)对本品过敏者禁用。

(2)心功能不全患者、18 岁以下儿童及青少年、哺乳期妇女禁用。

(3)美国 FDA 妊娠期用药安全性分级为口服给药 C。

【药物相互作用】 (1)同时服用避孕药,避孕药的血浆浓度会降低30%左右,可能会使避孕作用消失。

(2)同时服用地高辛、华法林、格列吡嗪和二甲双胍时,本品不影响这些药物的药代动力学和临床疗效。

【注意事项】 (1)噻唑烷二酮类药物,包括吡格列酮,在某些患者中有导致或加重充血性心衰的危险。开始使用本品和用药剂量增加时,应严密监测患者心衰的症状和体征[包括体重异常快速增加、呼吸困难和(或)水肿]。如果出现上述症状和体征,应按照标准心衰治疗方案进行处理,而且必须停止本品的应用或减少剂量。

(2)可发生糖尿病黄斑水肿,或加重黄斑水肿并伴有视力下降,但发生频率非常罕见。如患者出现视力下降,医生应考虑黄斑水肿的可能性。服用本品的糖尿病患者应定期接受眼科医师进行的常规眼科检查。

(3)骨折 研究中注意到服用吡格列酮的女性糖尿病患者骨折发生率增加。在照顾使用吡格列酮治疗的患者时,尤其是女性患者,要考虑到骨折的风险,并依据目前的护理标准注意评估和维持骨骼健康。

(4)供尚具有内生胰岛素分泌功能的患者服用,不可用于1型糖尿病患者。

【用法与用量】 一日15~45 mg,一日1次,服药和进食无关。

【制剂与规格】 吡格列酮片:15 mg。

(五)非磺酰脲类促胰岛素分泌药

近年研制出几种化学结构非磺酰脲类,但具有促胰岛素分泌作用,可用于治疗糖尿病的药物。现已用于临床的包括:苯甲酸衍生物瑞格列奈(repaglinide)和苯丙氨酸衍生物那格列奈(nateglinide)。

瑞格列奈[药典(二);医保(乙)]

Repaglinide

【适应证】 用于2型糖尿病患者。胰岛B细胞尚有一定的分泌胰岛素功能,无急性并发症(糖尿病酮症酸中毒、高渗性非酮症昏迷等),不合并妊娠,无严重肝、肾功能不全的2型糖尿病患者可以使用本品,严重肾功能减退者适当减少药量。本品可单独应用,也可与二甲双胍合用于单一药物治疗效果欠佳的患者。

【药理】 (1)药效学 本品与胰岛B细胞膜处ATP依赖型钾离子通道上的36kDa蛋白特异性结合(磺酰脲类,如格列本脲与分子量为140kDa的SU受体蛋白结合),使钾通道关闭,胰岛B细胞去极化,钙通道开放,钙离子内流,促进胰岛素分泌。本品促胰岛素分泌的作用较磺酰脲类为快,改善早时相的胰岛素分泌作用比较明显,因此降低餐后血糖的作用亦较快。

(2)药动学 本品空腹或进食时服用均吸收良好,30~60分钟后达血药峰值,血浆 $t_{1/2}$ 约1小时。在肝脏内由CYP3A4酶系快速代谢为非活性代谢产物,大部分随胆汁清除,肝功能损害者血浆药物浓度升高。

【不良反应】 (1)低血糖反应 一般较轻微,给予糖类较易纠正。

(2)胃肠道反应 偶发腹痛、腹泻、恶心、呕吐和便秘,通常较轻微。

(3)过敏反应 偶发皮肤过敏反应,如瘙痒、发红、荨麻疹。

(4)肝脏酶系统 个别病例服用本品期间肝酶指标升高,但仅为轻度和暂时性。

【禁忌证】 (1)有明显肝肾功能损害者禁用。

(2)妊娠期妇女、哺乳期妇女、12岁以下儿童禁用。

(3)1型糖尿病患者。

【注意事项】 (1)本品可致低血糖,与二甲双胍合用会增加发生低血糖的危险性。

(2)如合用本品及二甲双胍仍不能控制高血糖,则应改用胰岛素治疗。

(3)在发生应激反应时,如发热、外伤、感染或手术,可出现高血糖,应改用胰岛素治疗。

【药物相互作用】 (1)下列药物可增强本品的降血糖作用,增加低血糖的危险性:单胺氧化酶抑制药、非选择性β肾上腺素受体拮抗药、血管紧张素转换酶抑制药、非甾体抗炎药、水杨酸盐、奥曲肽、酒精以及促进合成代谢的激素。β受体拮抗药可能掩盖低血糖症状,酒精可能加重或延长低血糖症状。

(2)下列药物可减弱本品的降血糖作用:口服避孕药、噻嗪类利尿药、肾上腺皮质激素、达那唑、甲状腺激素和拟交感神经药。与上述药物合用需要增加本品剂量

(3)本品不影响地高辛、茶碱和华法林稳定状态时的药代动力学特性,西咪替丁也不影响本品的药代动力学特性。

(4)本品主要由肝脏CYP3A4酶系代谢,故CYP3A4抑制药,如酮康唑、伊曲康唑、红霉素、氟康唑、米比法地尔可升高本品血药浓度;而CYP3A4诱导药,如利福平或苯妥英钠可降低本品血药浓度。故上述两类药物不宜与本品合并使用。

【给药说明】 瑞格列奈的服药方式为进餐服药,即不进餐不服药。

【用法与用量】 本品应在主餐前服用，服药时间可掌握在餐前30分钟内或餐前即时服。剂量根据患者的血糖水平调节。推荐起始剂量为每餐前0.5 mg，已使用过另一种口服降糖药者开始可用1 mg，最大单次剂量为4 mg。

【制剂与规格】 瑞格列奈片：(1)0.5 mg；(2)1 mg；(3)2 mg。

那格列奈[医保(乙)]

Nateglinide

【适应证】 用于胰岛B细胞尚有一定的分泌胰岛素功能，无糖尿病酮症酸中毒、高血糖高渗性昏迷等急性并发症，不合并妊娠，无严重肝、肾功能不全的2型糖尿病患者。本品可单独应用，也可与二甲双胍合用于单一药物治疗效果欠佳的患者。

【药理】 (1)药效学　口服后89%～100%在小肠被吸收，通过血液循环与胰岛B细胞膜处ATP敏感型K^+通道上的耦联受体结合(结合位点与磺酰脲类不同)，使K^+通道关闭，细胞膜去极化，Ca^{2+}通道开放，胰岛B细胞内Ca^{2+}浓度升高，促使胰岛素分泌，导致空腹血糖、餐后血糖及HbA1c降低。

(2)药动学　本品口服后约60分钟出现血药峰浓度，改善早时相的胰岛素分泌作用比较明显，血浆胰岛素在3～4小时内恢复到基础水平。本品在血液循环中的血浆蛋白结合率>98%。本品在体内的代谢主要经细胞色素P_{450}酶(CYP2C9)催化，其次是CYP3A4的催化作用。代谢产物的降血糖效力比母体化合物小3～6倍。本品及其代谢产物的清除半衰期约为1.5小时。通过肾脏清除85%。尿液中，16%为原形物质，33%为羟基代谢产物，29%为小分子代谢产物。

本品特性：起效迅速、作用短暂、快速解离。

【不良反应】 (1)低血糖反应　在进食糖类后可纠正。

(2)少数患者出现肝酶增高。

(3)少数患者出现皮肤过敏反应，如皮疹、瘙痒和荨麻疹等。

(4)胃肠道不适如腹痛、腹泻及消化不良等偶可发现。

【禁忌证】 (1)禁用于1型糖尿病、糖尿病酮症酸中毒期间的患者。

(2)妊娠期、哺乳期妇女及儿童禁用。

(3)有明显肝损害者，应采用胰岛素治疗。

【注意事项】 (1)与其他口服降糖药联合治疗时，会增加发生低血糖的机率。

(2)同时服用β受体拮抗药的患者，发生低血糖时症状可能被掩盖。

(3)2型糖尿病患者在发生严重感染、外伤、需接受大手术时应改用胰岛素治疗。

【药物相互作用】 (1)本品通过细胞色素P_{450}酶CYP2C9代谢70%，通过CYP3A4代谢30%。与其他药物之间不出现具有临床意义的药代动力学相互作用。对华法林、双氯芬酸、地高辛的药代动力学无影响。

(2)卡托普利、普伐他汀、尼卡地平、呋塞米、普萘洛尔、苯妥英钠、水杨酸等与血清白蛋白结合率高的药物与本品同时服用时，对本品的白蛋白结合率无影响。

(3)非甾体抗炎药、水杨酸盐、单胺氧化酶抑制药及非选择性β受体拮抗药可增强本品的降血糖作用。

(4)噻嗪类利尿药、肾上腺皮质激素类、甲状腺激素和拟交感神经药可减弱本品的降血糖作用。

【用法与用量】 口服　一次60～120 mg，一日3次，主餐前服用，餐前即刻服用或餐前30分钟内服用。

【制剂与规格】 那格列奈片：(1)60 mg；(2)120 mg。

(六)肠促胰素及DPP-4抑制药

胃肠道是机体重要的内分泌器官，肠道内分泌细胞在代谢调节中的作用日益受到重视。研究发现，从肠道分泌的某种激素可以刺激胰岛素分泌，从而产生降低血糖的作用，因而将其命名为"肠促胰素"(incretin)。人体内主要有两种肠促胰素：葡萄糖依赖性胰岛素释放肽(GIP)和胰高血糖素样肽-1(GLP-1)。肠促胰素引起的胰岛素分泌能力占全部胰岛素分泌量的50%～70%，而且肠促胰素刺激胰岛素分泌的作用具有葡萄糖浓度依赖的特点，故在调节血糖的同时，引起低血糖的风险很低。GIP在碳水化合物和脂类刺激下，主要由十二指肠和空肠近端K细胞分泌，与胰岛B细胞上的特异性受体结合，促进胰岛素分泌。但2型糖尿病患者血液循环中的GIP水平正常或升高，同时GIP对B细胞的促胰岛素分泌作用显著降低，对A细胞也没有作用，因而限制了其临床应用。GLP-1在食物的刺激下由回肠和结肠的L细胞分泌释放入血，从而发挥葡萄糖依赖性促进胰岛素的合成和分泌、抑制B细胞凋亡、抑制胰高血糖素分泌等生理作用。GLP-1和GIP的活性受到二肽基肽酶-4(DPP-4)的限制，后者可以快速水解肠促胰素，产生非活性产物。

GLP-1通过与其广泛存在于器官上的特异性受体相结合，发挥相应的作用。目前明确存在GLP-1受体的器官包括胰岛细胞、胃肠、肺、脑、肾脏、下丘脑、心血管系统等。另外，肝脏、脂肪组织和骨骼肌也可能存在GLP-1受体。不像其他促胰岛素分泌药仅通过K_{ATP}通道释放胰岛素，GLP-1还通过刺激胰岛素前体基因表达而合成胰岛素。这个效应主要是通过GLP-1与B细胞的GLP-1受体结合后激活了cAMP依赖性PKA信号通路。另外，GLP-1也可以通过抑制胰岛A细胞释放胰高血糖素而降低血糖。这一机制尚不明确，可能是通过存在于A细胞上的GLP-1受体直接作用或间接通过刺激分泌的胰岛素和生长抑素旁路效应。在临床前研究中发现，GLP-1对胰腺的作用还包括保护B细胞、增加B细胞数量（可能是通过促进B细胞分化、增殖，抑制细胞凋亡通路）。GLP-1除了可对胰腺发挥作用外，还通过与存在于其他脏器上的特异性受体结合而发挥胰腺外作用。其胰腺外作用可能涵盖多个方面：①作用于胃肠道，延缓胃排空和肠道蠕动的作用，并可以抑制胃酸和五肽胃泌素分泌，从而减少餐后血糖波动和减轻体重；②作用于中枢神经系统，发挥抑制食欲、增加饱腹感等作用，从而达到减少摄食的目的；③作用于心血管系统，降低收缩压、改善心肌缺血和心肌收缩功能；④作用于肝、肾，抑制肝脏葡萄糖生成、降低肝酶、降低血脂、改善肝肾功能；⑤增加肥胖者的钠排泄、减少H^+分泌、降低肾小球高滤过率，从而对肾脏可能起到保护作用。

肠促胰素类降糖药物主要分为两大类：GLP-1受体激动药和DPP-4抑制药。GLP-1受体激动药通过模拟天然GLP-1激活GLP-1受体而发挥作用，且不容易被DPP-4快速降解，延长了半衰期，增加了活性GLP-1在体内的浓度。GLP-1受体激动药主要通过外源性补充GLP-1以使体内的GLP-1水平达到药理浓度而发挥作用。DPP-4抑制药通过阻止DPP-4降解体内GLP-1，从而有效减少GLP-1的失活，在生理范围内增加活性GLP-1水平，以葡萄糖浓度依赖的方式促进胰岛B细胞的胰岛素释放，并抑制胰岛A细胞的胰高血糖素分泌异常升高，发挥降糖作用，适用于治疗2型糖尿病。

目前在中国已上市的GLP-1受体激动药有利拉鲁肽（liraglutide）和艾塞那肽（exenatide）。DPP-4抑制药有西格列汀（sitagliptin）、沙格列汀（saxagliptin）、维格列汀（vildagliptin）、利格列汀（linagliptin）和阿格列汀（alogliptin），以及几种DPP-4抑制药与二甲双胍的复方制剂。由于肠促胰素类降糖药物在中国上市的时间较短，适应证相对较窄，而在国外则具有更广泛的适应证。GLP-1受体激动药适用于单用二甲双胍、磺酰脲类以及二甲双胍合用磺酰脲类后，血糖仍控制不佳的2型糖尿病患者。在美国，利拉鲁肽、艾塞那肽均适用于经饮食和运动治疗血糖控制不佳的成人2型糖尿病患者，包括单药治疗、与口服降糖药物和（或）基础胰岛素联合治疗。在欧洲，利拉鲁肽、艾塞那肽尚未批准用于单药治疗，但同样可与口服降糖药物和（或）基础胰岛素联合治疗。另外，在国外还上市了一些GLP-1受体激动药的新产品，如每日一次给药的利司那肽（lixisenatide），每周一次给药的艾塞那肽周效制剂（exenatide QW）、阿必鲁肽（albiglutide）和度拉糖肽（dulaglutide），以及与基础胰岛素的复方制剂，如德谷胰岛素-利拉鲁肽复合制剂（IDegLira）。DPP-4抑制药适用于配合饮食控制与运动，进行单药、与二甲双胍联合或与二甲双胍和磺酰脲类联合使用治疗以改善2型糖尿病患者的血糖控制。本类药物在美国和欧洲获得批准的适应证还包括与噻唑烷二酮类或胰岛素联合使用。

利拉鲁肽
Liraglutide

本品活性成分为利拉鲁肽，是一种GLP-1类似物，与人GLP-1具有97%的序列同源性，属于长效GLP-1受体激动药，适合每天一次的给药方案。本品作用时间延长的机理包括：使吸收减慢的自联作用；与白蛋白结合；对DPP-4和中性内肽酶（NEP）具有更高的酶稳定性。

【适应证】 本品适用于成人2型糖尿病患者控制血糖；适用于单用二甲双胍或磺酰脲类药物最大可耐受剂量治疗后血糖仍控制不佳的患者，与二甲双胍和（或）磺酰脲类药物联合应用。

【药理】 （1）药效学　本品的作用持续时间为24小时，能够通过降低2型糖尿病患者的空腹及餐后血糖而改善血糖控制。在2型糖尿病患者中，单次给予利拉鲁肽可以观察到胰岛素分泌率以葡萄糖浓度依赖的模式增加。

（2）药动学　本品经皮下注射后的吸收比较缓慢，给药后8～12小时达到血药峰浓度，暴露程度随给药剂量成比例增加。本品皮下注射后的绝对生物利用度约为55%，可与血浆蛋白广泛结合（>98%）。血浆中的主要成分为利拉鲁肽原形药物，以一种与大分子蛋白质类似的方式进行代谢。本品单次皮下注射后的平均清除率为1.2 L/h，消除半衰期约为13小时。

【不良反应】 （1）胃肠道不适　恶心和腹泻非常常见，呕吐、便秘、腹痛和消化不良常见。在本品治疗的开始阶段，这些胃肠道不良反应发生频率可能更高，通常在治疗持续数天或数周内减轻。

(2)低血糖反应　本品单药治疗的研究中未观察到重度低血糖事件;与磺酰脲类药物联用时,重度低血糖事件比较罕见;与磺脲类药物之外的口服降糖药物合用时,低血糖事件非常少见。

(3)免疫原性　平均8.6%的患者会产生抗体,但不会导致疗效降低。

(4)胰腺炎　在本品长期临床试验期间已经报告了少数急性胰腺炎病例。

(5)过敏反应　在本品上市后使用过程中,已经报告了包括荨麻疹、皮疹和瘙痒在内的过敏反应,少数件随其他症状(如低血压、心悸、呼吸困难和水肿)。

【禁忌证】　对本品活性成分或本品其他辅料过敏者禁用。

【注意事项】　(1)不得用于1型糖尿病或用于治疗糖尿病酮症酸中毒。

(2)本品与二甲双胍联用时,无需调整二甲双胍剂量;与磺酰脲类药物联用时,应当考虑减少磺酰脲类药物剂量以降低低血糖风险。调整本品剂量时,无需进行自我血糖监测。然而,当本品与磺酰脲类药物联合治疗而调整磺酰脲类药物的剂量时,可能需要进行自我血糖监测。

(3)在纽约心脏病学会(NYHA)分级Ⅰ～Ⅱ级的充血性心力衰竭患者中的治疗经验有限。尚无在NYHA分级Ⅲ～Ⅳ级的充血性心力衰竭患者中应用的经验。

(4)轻度肾功能损害的患者不需要进行剂量调整,在中度肾功能损害患者中的治疗经验有限,不推荐用于包括终末期肾病患者在内的重度肾功能损害患者。

(5)在肝功能损害患者中的治疗经验有限,不推荐用于肝功能损害患者。

(6)在炎症性肠病和糖尿病性胃轻瘫患者中的治疗经验有限,不推荐使用。

(7)不得用于有甲状腺髓样癌既往史或家族史患者以及2型多发性内分泌肿瘤综合征患者。

(8)不推荐用于18岁以下儿童和青少年;年龄≥75岁患者的治疗经验有限。

(9)不推荐在妊娠期、哺乳期患者中使用。

【药物相互作用】　(1)体外研究中证实,本品和其他活性物质之间发生与细胞色素 P_{450} 和血浆蛋白结合有关的药代动力学相互作用可能性极低。

(2)本品对胃排空的轻度延迟作用可能会影响同时口服的其他药物吸收。

(3)本品与以下药物联用时不需调整剂量:对乙酰氨基酚、阿托伐他汀、灰黄霉素及其他低溶解度和高渗透性的药物、地高辛、赖诺普利等。

(4)本品与口服避孕药联用,不会影响避孕效果。

【用法与用量】　本品每日皮下注射一次,可在任意时间注射,无需根据进餐时间给药。注射部位可选择腹部、大腿或者上臂。本品起始剂量为每日0.6 mg,至少1周后,剂量应增加至1.2 mg。为了进一步改善降糖效果,可在至少1周后将剂量增加至1.8 mg。推荐每日最大剂量不超过1.8 mg。

【制剂与规格】　利拉鲁肽注射液:3 ml∶18 mg(预填充注射笔)。

艾塞那肽

Exenatide

本品活性成分为艾塞那肽,是一种基于exendin-4的人工合成多肽,最初在钝尾毒蜥中被发现,与人GLP-1具有53%的序列同源性,属于短效GLP-1受体激动药。

【适应证】　本品适用于改善2型糖尿病患者的血糖控制,适用于单用二甲双胍、磺酰脲类以及二甲双胍合用磺酰脲类后血糖仍控制不佳的患者。

【药理】　(1)药效学　本品可降低2型糖尿病患者的空腹和餐后血糖,通过葡萄糖浓度依赖性调节方式,促进胰岛素分泌、减缓胰高血糖素分泌以改善血糖控制,还可恢复2型糖尿病患者对静脉推注葡萄糖的第一时相胰岛素反应。

(2)药动学　2型糖尿病患者皮下注射本品后2.1小时达到中位血浆药峰浓度。单次皮下注射本品后,平均表观分布容积为28.3 L。在5～10 μg的治疗剂量范围内,本品暴露量(AUC)与剂量成比例增加,而平均血浆药峰浓度(C_{max})的增加低于剂量增加比例。非临床研究已证实本品经蛋白水解酶降解后,主要通过肾小球滤过清除。艾塞那肽在人体的平均表观清除率为9.1 L/h,平均终末半衰期为2.4小时。

【不良反应】　(1)胃肠道不适　常见的不良反应是轻至中度恶心,具有剂量依赖性。大多数治疗开始时出现恶心的患者,症状的发生频度和严重程度会随着继续治疗时间的延长而减轻。另外,也可出现呕吐、嗳气、腹胀、腹痛、腹泻、便秘等不适。

(2)低血糖反应　与一种磺酰脲类合用,或与二甲双胍及一种磺酰脲类合用,低血糖的发生率增加,并表现出与本品和磺酰脲类呈剂量依赖性。大多数低血糖的程度为轻至中度。

(3)肾功能改变　包括急性肾功能衰竭、慢性肾功能衰竭急性恶化、肾功能损伤、血清肌酐升高(罕见)。

(4)胰腺炎　急性胰腺炎(罕见)。

(5)神经系统异常　眩晕、头痛(常见),味觉障碍(少见),嗜睡(罕见)。

(6)免疫原性　可能产生抗体,其抗体滴度随时间延长而降低。

(7)其他　注射部位反应(常见),瘙痒和(或)荨麻疹、斑丘疹、血管性水肿(罕见),脱水(罕见)等。

【禁忌证】 已知对艾塞那肽或本品其他成分过敏的患者。

【注意事项】 (1)不得用于1型糖尿病或糖尿病酮症酸中毒。

(2)本品与二甲双胍联用时,无需调整二甲双胍剂量;与磺酰脲类药物联用时,应当考虑减少磺酰脲类药物剂量以减少低血糖风险。

(3)使用本品过程中一旦疑似胰腺炎,应停止使用;对确诊为胰腺炎但并未确定是否由其他原因引起者,不推荐恢复使用本品。

(4)对轻至中度肾功能不全患者不需要调整本品的剂量,不推荐用于终末期肾脏疾病或严重肾功能不全(肌酐清除率<30 ml/min)的患者;尚无急性或慢性肝功能不全患者的药代动力学研究。

(5)不推荐本品用于严重胃肠道疾病患者。

(6)不推荐用于18岁以下儿童和青少年;年龄≥75岁患者的治疗经验有限。

(7)尚无妊娠期妇女使用本品的足够资料和良好的临床对照研究;尚不清楚本品是否在人乳中分泌,哺乳期妇女应慎用。

【药物相互作用】 (1)疗效依赖于阈浓度的口服药物　应于注射本品前至少1小时服用,比如抗生素。

(2)地高辛　使用本品10 μg/次、一日2次,同时服用地高辛(一次0.25 mg、一日1次)时,可降低地高辛C_{max}的17%,t_{max}延迟约2.5小时,但总体稳态药代动力学暴露量(AUC)无改变。

(3)洛伐他汀　使用本品10 μg/次、一日2次,同时服用洛伐他汀(一次40 mg、单剂量)时,洛伐他汀AUC和C_{max}可分别降低约40%和28%,且t_{max}延迟约4小时。

(4)赖诺普利　使用本品10 μg/次、一日2次,同时服用赖诺普利(5～20 mg/d)时,稳态t_{max}延迟2小时。

(5)对乙酰氨基酚　注射10 μg本品后的0、1、2和4小时,合用对乙酰氨基酚(单次服用1000 mg),对乙酰氨基酚AUC分别减少21%、23%、24%和14%,C_{max}分别下降37%、56%、54%和41%;t_{max}从单独使用时的0.6小时分别延长至0.9、4.2、3.3和1.6小时。

(6)华法林　INR可出现升高,有时伴有出血。

【用法与用量】 本品的起始剂量为一次5 μg,一日2次,在早餐和晚餐前60分钟内(或每天的2顿主餐前,给药间隔大约6小时或更长)皮下注射。根据临床疗效反应,在治疗1个月后剂量增加至一次10 μg,一日2次。每次给药应在大腿或上臂皮下注射。不可静脉或肌内注射。

【制剂与规格】 艾塞那肽预充注射液:5 μg×60次/支,10 μg×60次/支。

磷酸西格列汀

Sitagliptin Phosphate

【适应证】 (1)单药治疗　本品配合饮食控制和运动,用于改善2型糖尿病患者的血糖控制。

(2)与二甲双胍联用　当单独使用盐酸二甲双胍血糖控制不佳时,可与盐酸二甲双胍联合使用,在饮食控制和运动基础上改善2型糖尿病患者的血糖控制。

【药理】 健康受试者口服给药100 mg剂量后,西格列汀吸收迅速,服药1～4小时后血浆药物浓度达峰值(t_{max}中位值)。西格列汀的AUC与剂量成比例增加。健康志愿者单剂量口服100 mg后,西格列汀的平均血药AUC为8.52(μg·h)/ml,C_{max}为950 μg/ml,表观终末半衰期($t_{1/2}$)为12.4小时。服用西格列汀100 mg达到稳态时的AUC与初次给药相比增加约14%。个体自身和个体间西格列汀AUC的变异系数较小(分别为5.8%和15.1%)。西格列汀在健康受试者和2型糖尿病患者中的药代动力学指标大体相似。西格列汀的绝对生物利用度约为87%。因为本品和高脂肪餐同时服用对药代动力学没有影响,本品口服不受进食限制。健康受试者单剂静脉注射西格列汀100 mg,平均稳态分布容积约为198 L。西格列汀可逆性血浆蛋白结合率较低(38%)。西格列汀主要以原形药物从尿中排泄(大约79%),代谢仅是次要的途径。口服[^{14}C]标记的西格列汀后,从西格列汀的代谢产物中检测到大约16%的放射活性。检测到6种微量的代谢产物,且对于西格列汀抑制血浆DPP-4的活性没有作用。体外试验证实了参与西格列汀少量代谢过程的主要肝药酶是CYP3A4及CYP2C8。健康受试者口服[^{14}C]标记的西格列汀1周内,由粪便(13%)或由尿(87%)中检测出的放射活性约100%。西格列汀口服给药100 mg后的表观终末半衰期$t_{1/2}$约为12.4小时,肾清除率约为350 ml/min。

【不良反应】 (1)临床试验经验 西格列汀与安慰剂对照的临床试验中,发生率≥5%并且高于安慰剂治疗组患者的不良反应主要有鼻咽炎、头痛、上呼吸道感染。

(2)实验室检查 白细胞计数(WBC)略有升高,原因是中性粒细胞计数升高。

(3)超敏反应 包括过敏反应、血管性水肿、皮疹、荨麻疹、皮肤血管炎以及剥脱性皮肤损害,包括史约综合征。上述超敏反应是在本品上市后的单药治疗和与其他降血糖药物联合治疗过程中发现的。由于这些不良反应来自样本数不定的人群自发性报告,因此通常无法可靠估计这些不良反应的发生率或确定不良反应与药物暴露之间的因果关系。

【禁忌证】 对本品中任何成分过敏者禁用。

【注意事项】 (1)本品不得用于1型糖尿病患者或糖尿病酮症酸中毒。

(2)在上市后临床应用经验中,有服用西格列汀患者出现急性胰腺炎的报告,包括致命和非致命的出血性或坏死性胰腺炎。由于这些报告是自发提交的,且报告发生的人群数量不确定,通常无法可靠估计其发生频率或确定其与药物暴露的因果关系。患者应被告知急性胰腺炎的特征性症状,即持续性的剧烈腹痛。有报道提示停用西格列汀后胰腺炎症状可消失。如果怀疑出现胰腺炎,则应停止使用西格列汀和其他可疑的药物。

(3)本品可通过肾脏排泄,为了使肾功能不全患者的本品血药浓度与肾功能正常患者相似,在中度和重度肾功能不全患者以及需要血液透析或腹膜透析的终末期肾病患者中,建议减少本品的剂量。

(4)本品上市后在患者的治疗过程中发现了以下严重超敏反应,包括过敏反应、血管性水肿和剥脱性皮肤损害,包括史约综合征。由于这些反应来自样本数不定的人群自发性报告,因此通常无法可靠估计这些不良反应的发生率或确定不良反应与药物暴露之间的因果关系。这些不良反应发生在使用本品治疗的开始3个月内,有些报告发生在首次服用之后。如怀疑发生超敏反应,须停止使用本品,评估是否有其他潜在原因,采用其他方案治疗糖尿病。

(5)目前尚无在妊娠期妇女中进行充分对照的研究;因此,本品在妊娠期妇女中使用的安全性未知。同其他口服降血糖药物一样,不建议在妊娠期妇女中使用本品。

(6)西格列汀能够从哺乳期大鼠的乳汁中分泌。未知西格列汀能否在人类乳汁中分泌。因此,本品不宜应用于哺乳期女性。

(7)目前尚未确定本品在18岁以下儿童患者中使用的安全性和有效性。

【药物相互作用】 西格列汀不会对CYP同工酶CYP3A4、CYP2C8或CYP2C9产生抑制作用。根据体外研究数据,西格列汀也不会抑制CYP2D6、CYP1A2、CYP2C19、CYP2B6或诱导CYP3A4。因此不与联用药物(上述酶的底物、抑制药或诱导药)发生相互作用。

【用法与用量】 (1)本品单药或与二甲双胍联合治疗的推荐剂量为一次100 mg,一日1次。本品口服不受进食限制。

(2)轻度肾功能不全患者(肌酐清除率[CrCl]≥50 ml/min,相应的血清肌酐水平约为男性≤1.7 mg/100 ml和女性≤1.5 mg/100 ml)服用本品时,不需要调整剂量。

(3)中度肾功能不全患者(肌酐清除率[CrCl]30～50 ml/min,相应的血清肌酐水平约为男性1.7～3.0 mg/100 ml和女性1.5～2.5 mg/100 ml)服用本品时,剂量调整为一次50 mg,一日1次。

(4)严重肾功能不全患者(肌酐清除率[CrCl]<30 ml/min,相应的血清肌酐水平约为男性>3.0 mg/100 ml和女性>2.5 mg/100 ml)或需要血液透析或腹膜透析的终末期肾病(ESRD)患者服用本品时,剂量调整为一次25 mg,一日1次。服用本品不需要考虑透析的时间。

由于需要根据患者肾功能调整剂量,因此开始使用本品治疗之前建议对患者肾功能进行基线评估,之后定期评估。

【制剂与规格】 磷酸西格列汀片:(1)25 mg;(2)50 mg;(3)100 mg。

维格列汀

Vildagliptin

【适应证】 本品适用于治疗2型糖尿病;当二甲双胍作为单药治疗已用至最大耐受剂量而仍不能有效控制血糖时,本品可与二甲双胍联合使用。

【药理】 空腹口服给药后,维格列汀能够迅速吸收,其血浆药物峰浓度出现在给药后1.7小时。食物能够略微延迟达峰时间至2.5小时,但是并不改变药物的总暴露水平(AUC)。进食后血浆药物达峰浓度 C_{max} 降低19%,这种变化没有临床意义,因此维格列汀给药不受进食限制。该药物的绝对生物利用度在85%。维格列汀与血浆蛋白的结合率较低(9.3%),该药物可均匀地分布在血浆和红细胞中。静脉给药后,维格列汀的平均稳态分布容积(V_{ss})为 71 L,提示该药物能够分布到体循环外。代谢为维格列汀在人体内的主要消除途径,约占给药剂量的 69%。维格列汀的主要代谢产物(LAY151)没有药理活性,其为氰基基团的水解产物,约占给药剂量的 57%;次要代谢产物为氨基水解产物(约占给药剂量的 4%)。人肾微粒体酶体外研究表明肾可能是维格列汀水解的主要器官之一,得到主要无活性的代谢产物 LAY151。采用 DPP-4 缺失大鼠进行的体内试验研究结果显示,维格列汀的水解在一定程度上与 DPP-4 有关。[^{14}C]维格列汀口服给药后,约有 85%的药物通过尿液排泄,有 15%的药物能够从粪便中回收。口服给药后,约有 23%的维格列汀原形药物从肾脏中排泄。静脉注射给予健康受试者维格列汀后,药物的总血浆和肾脏清除率分别为 41 L/h 和 13 L/h。静脉注射给药后,维格列汀的平均消除半衰期约为 2 小时。口服给药后,维格列汀的消除半衰期约为 3 小时。

【不良反应】 (1)临床试验经验　在双盲临床研究中,接受维格列汀(100 mg/d)与二甲双胍合用治疗患者报告的常见不良反应:震颤、头痛、眩晕、低血糖。

(2)实验室检查　国外文献报导,从设有对照组的单药治疗临床研究和为期 24 周的合并用药临床研究数据可以看出,50 mg 维格列汀(每日 1 次)给药组、50 mg 维格列汀(每日 2 次)给药组和所有的对照组,血清丙氨酸氨基转移酶(ALT)或血清天门冬氨酸氨基转移酶(AST)升高≥正常值上限(ULN)3 倍的发生率(即连续 2 次检测结果或末次治疗期访视的检测结果均出现上述异常)分别为 0.2%、0.3%和 0.2%。氨基转移酶水平的升高,一般无症状、非进展性,同时亦不出现胆汁淤积或黄疸。

【禁忌证】 对本品或本品中任一成分过敏者禁用。

【注意事项】 (1)本品不能作为胰岛素的替代品用于需要补充胰岛素的患者。本品不适用于 1 型糖尿病患者,亦不能用于治疗糖尿病酮症酸中毒。

(2)肾功能不全的患者　由于本品在中度或重度肾功能不全患者或需要接受血液透析治疗的终末期肾脏疾病(ESRD)患者中的应用经验有限,因此不推荐此类患者使用本品。

(3)肝功能不全　肝功能不全的患者,包括开始给药前血清丙氨酸氨基转移酶(ALT)或血清天门冬氨酸氨基转移酶(AST)>正常值上限(ULN)3 倍的患者不能使用本品。

(4)肝酶监测　在使用本品的过程中,罕见有肝功能障碍(包括肝炎)报告。在报告病例中,患者一般未出现临床症状且无后遗症,停药后肝功能检测结果恢复正常。本品给药前应对患者进行肝功能检测,以了解患者的基线情况。在第一年使用本品时,需每 3 个月测定一次患者的肝功能,此后定期检测。对于氨基转移酶升高的患者应复查以复核检测结果,并在其后提高肝功能检测的频率,直至异常结果恢复正常为止。当患者的血清丙氨酸氨基转移酶(ALT)或血清天门冬氨酸氨基转移酶(AST)超过正常值上限(ULN)3 倍或持续升高时,最好停止使用本品。出现黄疸或其他提示肝功能障碍症状的患者应停止使用本品,并立即进行检查。停止使用本品且在肝功能检测恢复正常后,不建议重新使用本品治疗。

(5)心力衰竭　在纽约心脏病协会(NYHA)心功能分级为Ⅰ～Ⅱ级的充血性心力衰竭患者中,使用维格列汀的经验有限,因此这类患者应慎用维格列汀。目前尚未在 NYHA 心功能分级Ⅲ～Ⅳ级患者中进行维格列汀的临床试验,因此不推荐此患者人群使用本品。

(6)皮肤疾病　在猴中进行的维格列汀临床前毒理学研究中,曾有出现于四肢的皮肤损伤报告,包括水疱和溃疡。尽管在临床研究中未观察到皮肤损伤的发生率异常增加,但是在合并有糖尿病皮肤并发症的患者中使用维格列汀的经验仍较为有限。因此,建议使用本品的糖尿病患者进行常规护理的同时,应特别注意监测其皮肤病变(如水疱或溃疡)的情况。

(7)辅料　本品片剂中含有乳糖。有罕见的遗传性半乳糖不耐受、Lapp 乳糖酶缺陷症或葡萄糖-半乳糖吸收不良的患者不能服用本品。

(8)对驾车和操控机器能力的影响　目前尚无本品对患者驾车和操控机器能力影响的研究。服药后,有眩晕不良反应的患者,应避免驾车或操控机器。

(9)因缺乏安全性和有效性数据,本品不推荐在儿童和青少年患者中使用。

(10)维格列汀用于妊娠期妇女的相关数据较少。动物实验的结果显示,高剂量维格列汀已显示有生殖毒性。对人类的潜在风险未知,由于缺乏在人类中应用数据,因此在妊娠期不可使用本品。

(11)目前尚不知晓维格列汀在人类中是否通过乳汁分泌。动物实验的结果显示,维格列汀能够通过乳汁分泌。因此,在哺乳期不可使用本品。

【药物相互作用】 维格列汀与其他药物发生相互作用的可能性较低。因为维格列汀不是细胞色素 P($CYP)_{450}$酶系的底物,其对 CYP_{450} 酶无诱导或抑制作用,所以本品不太可能与活性成分为这些酶的底物、抑制药或诱导药的药物发生相互作用。

【用法与用量】 (1)成人　当维格列汀与二甲双胍合用时，维格列汀的每日推荐给药剂量为 100 mg，早晚各给药 1 次，一次 50 mg。不推荐使用 100 mg 以上的剂量。本品可以餐时服用，也可以非餐时服用。

(2)肾功能不全的患者　轻度肾功能不全患者(肌酐清除率≥50 ml/min)，在使用本品时无需调整给药剂量。中度或重度肾损伤患者或进行血液透析的终末期肾病(ESRD)患者，不推荐使用本品。

(3)肝功能不全的患者　肝功能不全患者，包括开始给药前血清丙氨酸氨基转移酶(ALT)或血清天门冬氨酸氨基转移酶(AST)大于正常值上限(ULN)3 倍的患者不能使用本品。

【制剂与规格】 维格列汀片：50 mg。

沙格列汀
Saxagliptin

【适应证】 用于 2 型糖尿病。

(1)单药治疗　可作为单药治疗，在饮食和运动基础上改善血糖控制。

(2)联合治疗　当单独使用盐酸二甲双胍血糖控制不佳时，可与盐酸二甲双胍联合使用，在饮食和运动基础上改善血糖控制。

【药理】 健康志愿者和 2 型糖尿病患者中，沙格列汀及其活性代谢产物 5-羟基沙格列汀的药代动力学特性相似。在 2.5～400 mg 剂量范围内，沙格列汀及其活性代谢产物的血药峰浓度(C_{max})和 AUC 成比例性增长。健康志愿者单次口服 5 mg 沙格列汀后，沙格列汀及其活性代谢产物的平均血浆 AUC 分别为 78(ng·h)/ml 和 214(ng·h)/ml，对应的 C_{max}分别为 24 ng/ml 和 47 ng/ml。沙格列汀及其活性代谢产物的 AUC 和 C_{max}的平均变异性(CV%)均小于 25%。任一试验剂量每日 1 次重复给药后，无论是沙格列汀或其活性代谢产物均未观察到有明显的蓄积作用。每日 1 次连续给予 14 天 2.5～400 mg 的沙格列汀后，观察到的沙格列汀及其活性代谢产物的清除率不呈时间或剂量依赖性变化。5 mg 每日 1 次给药后，沙格列汀的中位达峰时间(t_{max})为 2 小时，沙格列汀活性代谢产物的 t_{max}为 4 小时。与空腹相比，高脂饮食后给药能使沙格列汀的 t_{max}延长约 20 分钟。沙格列汀餐后给药比空腹给药的 AUC 提高 27%。沙格列汀可与食物同时服用或分开服用。沙格列汀及其活性代谢产物在体外人血浆中的蛋白结合率可忽略不计。因此，各种疾病状态(如肾或肝功能不全)所致血浆蛋白水平的改变不影响沙格列汀的分布。沙格列汀的代谢主要由 CYP3A4/5 介导。沙格列汀的主要代谢产物也是 DPP-4 抑制药，其抑制活性作用是沙格列汀的 1/2。因此，CYP3A4/5 强效抑制药和强效诱导药能改变沙格列汀及其代谢产物的药代动力学。沙格列汀通过肾和肝排泄。单次给予 50 mg[^{14}C]-沙格列汀后，尿中排泄出的沙格列汀、沙格列汀活性代谢产物、总放射性物质分别为给药剂量的 24%、36%和 75%。沙格列汀的平均肾清除率(约 230 ml/min)大于平均肾小球滤过率(约 120 ml/min)，提示存在主动的肾脏清除。总共有 22%的放射性物质在粪便中被回收，提示部分沙格列汀通过胆汁排泄和(或)部分未吸收的药物经胃肠道排泄。健康志愿者单次口服沙格列汀 5 mg 后，沙格列汀及其活性代谢产物的平均血浆半衰期($t_{1/2}$)分别为 2.5 小时和 3.1 小时。

【不良反应】 (1)临床试验经验　在安慰剂对照临床试验中报告的服用沙格列汀 5 mg 治疗后最常见(发生率≥5%，且高于安慰剂组)的不良反应：上呼吸道感染、泌尿道感染、头痛。

(2)实验室检查　在接受沙格列汀治疗的患者中，观察到与剂量相关的淋巴细胞绝对计数降低。淋巴细胞计数减少被认为是非临床相关的不良反应。与安慰剂组相比，沙格列汀治疗后淋巴细胞计数减少的临床意义尚不清楚。当出现罕见或持续的临床感染现象时，必须测定淋巴细胞计数。

(3)超敏反应　临床试验研究显示，在沙格列汀 2.5 mg、5 mg 和对照组中，过敏相关事件(如荨麻疹和面部水肿)报告的发生率分别为 1.5%、1.5%和 0.4%。发生这些事件的沙格列汀治疗患者中没有需要住院治疗或被研究者认为威胁到患者生命的情形。

【禁忌证】 对二肽基肽酶-4(DPP-4)抑制药有严重超敏反应史(例如速发型过敏反应、血管性水肿)的患者。

【注意事项】 (1)沙格列汀不能用于 1 型糖尿病或糖尿病酮症酸中毒的患者。在中国尚无本品与胰岛素联合使用的研究结果。

(2)肾功能不全　中至重度肾功能不全的患者推荐进行单剂量调整。本品用于重度肾功能不全的患者应谨慎，并且不推荐用于需要进行血液透析的终末期肾病患者。在开始本品治疗前建议评估基线肾功能，并且在维持常规治疗的同时，应定期进行肾功能评估。

(3)肝功能受损　沙格列汀用于中度肝功能受损患者需谨慎，不推荐用于重度肝功能不全的患者。

(4)超敏反应　在本品上市后使用过程中有以下不

良反应的报告：严重超敏反应（包括速发型过敏反应和血管性水肿）。由于这些不良反应是自发报告，来自样本量不确定的人群，因此无法可靠估计这些不良反应的发生率。如果疑有沙格列汀相关严重超敏反应时，则须停止使用本品，评估是否还存在其他可能的原因，并改用替代方案治疗糖尿病。

(5)皮肤疾病　有报告在猴的非临床毒理学试验中发现，应用本品后猴的四肢出现溃疡和坏死性皮肤损伤。尽管在临床上并未发现皮损的发生率升高，但对于糖尿病并发皮损的患者使用沙格列汀的临床经验有限。上市后报告显示在使用DPP-4抑制药的患者中出现了皮疹，因此皮疹也被列为沙格列汀的不良反应之一。在糖尿病患者的日常管理中，建议观察皮肤是否存在水疱、皮疹和溃疡。

(6)心力衰竭　在NYHA心功能分级为Ⅰ～Ⅱ级的患者中临床经验有限，对NYHA分级为Ⅲ～Ⅳ级的患者使用沙格列汀的情况没有临床经验。

(7)免疫功能低下患者　沙格列汀临床试验并未对接受器官移植或者明确诊断为免疫缺陷综合征的免疫功能低下患者进行研究。因此，尚未获得沙格列汀在此类患者中的有效性和安全性。

(8)乳糖　本品含有乳糖-水合物。罕见的半乳糖不耐受性遗传疾病、Lapp乳糖酶缺乏症或葡萄糖-半乳糖吸收不良患者不得服用本品。

(9)与已知会引起低血糖的药物合用　胰岛素促泌药（如磺酰脲类）和胰岛素会引起低血糖，因此，与沙格列汀合用时，需减少胰岛素促泌药或胰岛素的剂量，以降低发生低血糖的风险。

(10)大血管风险终点事件研究　目前尚无结论性的临床研究证明沙格列汀或其他任何糖尿病治疗药物可降低大血管并发症的风险。

(11)胰腺炎　在本品上市后使用的过程中，有患者出现急性胰腺炎的报告。在开始本品治疗后，应谨慎地观察患者是否有胰腺炎的症状和体征。如果疑有胰腺炎，应立即停用本品，并且进行恰当的处理。尚未确定有胰腺炎病史的患者使用本品是否会增加胰腺炎的发生风险。

(12)尚未在儿童患者中开展沙格列汀的安全性和有效性研究，不推荐儿童患者应用。

(13)尚未在妊娠期妇女中开展充分且具有良好对照的临床研究，不推荐妊娠期妇女使用。

(14)妊娠大鼠给药后，沙格列汀可通过胎盘屏障进入胎儿体内。沙格列汀约以1∶1的乳汁/血浆药物浓度比例分泌在哺乳期大鼠的乳汁中。目前尚不清楚沙格列汀是否会通过人类母乳分泌。由于很多药物都能通过人类母乳分泌，因此，不推荐哺乳期妇女使用。

【药物相互作用】　沙格列汀的代谢主要由CYP3A4/5介导。因此，CYP3A4/5强效抑制药和强效诱导药能改变沙格列汀及其代谢产物的药代动力学。CYP3A4/5强效抑制药：酮康唑显著提高沙格列汀的暴露量。应用其他CYP3A4/5强效抑制药（如阿扎那韦、克拉霉素、茚地那韦、伊曲康唑、奈法唑酮、奈非那韦、利托那韦、沙奎那韦和泰利霉素）也如预期所料提高了沙格列汀的血浆药物浓度。与CYP3A4/5强效抑制药合用时，应将沙格列汀剂量限制在2.5 mg/d。

【用法与用量】　(1)成人　口服　推荐剂量5 mg，一日1次，服药时间不受进餐影响。

(2)肾功能不全患者　轻度肾功能不全的患者无需调整剂量。中或重度肾功能不全的患者应将剂量调整为2.5 mg，一日1次。重度肾功能不全的患者用药经验非常有限，因此本品用于此类患者时应谨慎。本品不推荐用于需要进行血液透析的终末期肾病患者。在本品治疗前建议评估基线肾功能，并且在常规治疗的同时，应定期评估肾功能。

(3)肝功能受损患者　轻度肝功能受损的患者无需进行剂量调整。本品用于中度肝功能受损的患者需谨慎，不推荐用于严重肝功能受损的患者。

(4)强效细胞色素P_{450}3A4/5(CYP3A4/5)抑制药　与强效CYP3A4/5抑制药（如酮康唑、阿扎那韦、克拉霉素、茚地那韦、伊曲康唑、奈法唑酮、奈非那韦、利托那韦、沙奎那韦和泰利霉素）合用时，应将本品的剂量限制为2.5 mg/d。

【制剂与规格】　沙格列汀片：(1)2.5 mg；(2)10 mg。

利格列汀

Linagliptin

【适应证】　与二甲双胍和磺酰脲类药物联合使用，配合饮食控制和运动疗法，可用于成年2型糖尿病患者的血糖控制。

【药理】　健康受试者单次口服5 mg剂量后，血药峰浓度大约发生在给药后1.5小时(t_{max})；平均AUC为139(nmol·h)/L，血药峰浓度(C_{max})为8.9 nmol/L。利格列汀的血药浓度以至少二相的方式进行消除，终末半衰期较长(＞100小时)，这与利格列汀与DPP-4进行可饱和性结合有关，但半衰期较长并不会引起药物的蓄积。经过5 mg剂量利格列汀多次口服可以确定，利格列汀蓄积的有效半衰期约为 12 个小时。每日给药 1 次以后，5 mg 利格列汀在第 3 次给药以后达到了稳态血药浓度，在稳态时达到的 C_{max}和 AUC 与第一次给药相比，增加了 1.3 倍。利格列汀 AUC 的受试者自身变异系数和受试者间变异系数均较小(分别为 12.6%和 28.5%)。在 1～10 mg 剂量范围内，利格列汀的血浆 AUC 以低于剂量比例的方式增加。利格列汀在健康受试者中的药代动力学通常与 2 型糖尿病患者相似。利格列汀的绝对生物利用度约为 30%。高脂肪餐能使 C_{max}降低 15%，使 AUC 增加 4%；这一效应并无临床相关性。利格列汀可以在进食或空腹条件下服用。健康受试者单次静脉注射 5 mg 利格列汀后达到稳态的表观分布容积均值约为 1110 L，这表明利格列汀在组织中有广泛的分布。利格列汀的血浆蛋白结合率呈浓度依赖性，血浆蛋白结合率从 1 nmol/L 时的 99%左右降至≥30 nmol/L 时的 75%～89%，这表明结合 DPP-4 的饱和度随着利格列汀浓度的增加而升高。在 DPP-4 完全饱和的高浓度时，仍有 70%～80%的利格列汀与血浆蛋白结合，因此血浆中有 30%～20%的利格列汀处于非结合状态。具有肾或肝功能不全的患者血浆结合未受影响。口服给药后，大部分(约 90%)的利格列汀以原形药物排泄，表明代谢是次要的消除途径。所吸收的利格列汀有一小部分被代谢为无药理学活性的代谢产物，其稳态暴露水平为利格列汀的 13.3%。健康受试者口服[^{14}C] 利格列汀后，在 4 天给药期间内，大约有 85%的放射性物质通过肠肝系统(80%)或尿液(5%)消除。稳态时的肾清除率约为 70 ml/min。

【不良反应】 (1)临床试验经验　安慰剂对照临床试验的合并数据集中分析显示，接受利格列汀的患者中超过 2%的患者发生并且比在接受安慰剂的患者中更常见的不良事件为：鼻咽炎、腹泻、咳嗽。

(2)实验室检查　接受利格列汀 5 mg 治疗的患者中，大部分实验室检查结果与接受安慰剂治疗的患者是相似的。在利格列汀组更为常见，发生率≥1%并且超过安慰剂组的实验室值变化主要有尿酸升高(安慰剂组 1.3%，利格列汀组 2.7%)。

(3)超敏反应　荨麻疹、血管性水肿、局部皮肤剥脱或支气管高敏反应。

【禁忌证】 禁用于对利格列汀有过敏史，诸如荨麻疹、血管性水肿或支气管高敏反应的患者。

【注意事项】 (1)本品不能用于治疗 1 型糖尿病患者，也不能用于治疗糖尿病酮症酸中毒。

(2)已知促胰岛素分泌药和胰岛素会引起低血糖。在一项临床试验中，利格列汀与促胰岛素分泌药(例如，磺酰脲类)合用引起的低血糖发生率高于安慰剂组。在重度肾功能不全患者中利格列汀与胰岛素合用会引起较高的低血糖发生率。因此，与利格列汀合用时，需要较低剂量的促胰岛素分泌药或胰岛素，从而减少低血糖的发生风险。

(3)尚无临床研究建立利格列汀或其他降糖药能够降低大血管并发症风险的确切证据。

(4)未进行过本品对驾驶和机械操作能力影响的研究。但是，应提醒患者发生低血糖症的风险，尤其是在与磺酰脲类联合使用的情况下。

(5)在大鼠和家兔中进行了生殖研究。但是，并未在妊娠期妇女中进行充分且对照良好的研究。因为动物的生殖研究并不是总能准确预测人类的反应，因此除非确有需要外，本品不得在妊娠期间使用。

(6)现有的动物数据表明，利格列汀可以分泌到乳汁中，乳汁/血浆药物浓度比值为 4∶1。尚不明确该药物是否会分泌到人类乳汁中。因为许多药物都会在人类乳汁中分泌，故当哺乳期妇女接受利格列汀给药时必须非常小心。

(7)尚未建立本品在儿童患者中的安全性和有效性数据。

【药物相互作用】 利格列汀是 CYP 同工酶 CYP3A4 的弱到中等抑制药，但是对其他 CYP 同工酶并无抑制作用，也不是 CYP 同工酶的诱导药，包括 CYP1A2、CYP2A6、CYP2B6、CYP2C8、CYP2C9、CYP2C19、CYP2D6、CYP2E1 和 CYP4A11。体内研究表明，CYP3A4 或 P-糖蛋白的诱导药(例如，利福平)会使利格列汀的暴露量降低到亚治疗水平，很可能会降至无效的浓度。对于需要使用这类药物的患者，强烈建议替换利格列汀。利格列汀与 CYP3A4、CYP2C9、CYP2C8、P-糖蛋白的底物和有机阳离子转运体(OCT)发生药物相互作用的倾向性较低。根据描述性药代动力学的研究结果，没有利格列汀的剂量调整建议。

【用法与用量】 (1)成人　推荐剂量为 5 mg，一日 1 次。本品可在每日的任意时间服用，餐时或非餐时均可服用。

(2)特殊人群　肾功能不全和肝功能不全患者不需要调整剂量。

(3)漏服　如果遗漏给药，建议患者在下次服药时无需服用双倍剂量。

【制剂与规格】 利格列汀片：5 mg。

苯甲酸阿格列汀
Alogliptin Benzoate

【适应证】 (1)单药治疗　本品作为饮食控制和运动的辅助治疗，用于改善2型糖尿病患者的血糖控制。

(2)与盐酸二甲双胍联合使用　当单独使用盐酸二甲双胍仍不能有效控制血糖时，本品可与盐酸二甲双胍联合使用，在饮食控制和运动基础上改善2型糖尿病患者的血糖控制。

【药理】 在健康受试者中，单次口服给予阿格列汀最高剂量800 mg后，给药后1～2小时达到血药峰浓度(t_{max}中位值)。当给予临床推荐剂量25 mg时，本品消除的平均终末半衰期($t_{1/2}$)约为21小时。对2型糖尿病患者进行最高剂量400 mg重复给药14天后，阿格列汀的体内蓄积量很小，阿格列汀总暴露量(AUC)和血药峰值(C_{max})分别升高34%和9%。当在剂量范围25～400 mg进行阿格列汀单次给药或重复给药时，总暴露量和血药峰值升高与剂量增加成比例。阿格列汀AUC的个体间变异系数为17%。在健康志愿者和2型糖尿病患者之间，本品的药代动力学特征相似。本品的绝对生物利用度约为100%。本品与高脂肪餐同时服用时，阿格列汀的总暴露量和血药峰值不会发生显著改变。因此，阿格列汀可与食物同时或分开服用。对健康受试者进行阿格列汀单次12.5 mg静脉滴注后，终末期分布容积为417 L，说明药物广泛分布进入组织。阿格列汀的血浆蛋白结合率为20%。阿格列汀不经过广泛代谢，给药剂量的60%～71%以原形药物通过尿液排泄。在口服给予[^{14}C]阿格列汀后，检测到2种次要代谢产物，N-去甲基化代谢产物M-1(<1%母体化合物)和N-乙酰化代谢产物M-Ⅱ(<6%母体化合物)。M-Ⅰ为活性代谢产物，对DPP-4的抑制活性与母体化合物相似；M-Ⅱ对DPP-4或其他DPP相关酶均不具有抑制活性。体外数据显示，CYP2D6和CYP3A4参与阿格列汀有限的代谢作用。阿格列汀主要以(R)-异构体(>99%)形式存在，在体内少量转化为(S)-异构体或不发生转化；在25 mg剂量水平，未检测到(S)-异构体。[^{14}C]阿格列汀衍生物放射活性的主要消除途径为经肾排泄(76%)，并有13%通过粪便回收，给药放射性剂量的总回收率达到89%。阿格列汀的肾清除率为9.6 L/h，显示肾小管主动分泌参与此过程，系统清除率为14.0 L/h。

【不良反应】 (1)临床试验经验　在安慰剂对照临床试验中，接受本品治疗的患者中报告率≥4%且比安慰剂组患者发生频率更高的不良反应：鼻咽炎、头痛、上呼吸道感染。

(2)实验室检查　在接受阿格列汀治疗的患者中，未观察到血常规、血生化或尿液分析发生具有临床意义的改变。

(3)超敏反应　过敏反应、血管性水肿、皮疹、荨麻疹和严重皮肤剥脱性不良反应(包括史-约综合征)。上述超敏反应是本品在上市后使用中发生的不良反应。这些反应来自样本量未知人群的自发报告，因此不能够准确估计其发生频率或确定与用药的因果关系。

【禁忌证】 对阿格列汀产品有严重过敏反应史的患者，包括发生过敏反应、血管性水肿或严重皮肤不良反应的患者。

【注意事项】 (1)胰腺炎　已有服用本品治疗的患者发生急性胰腺炎的上市后报道。在开始使用本品后，应对患者是否出现胰腺炎体征和症状进行仔细观察。如果怀疑发生急性胰腺炎，立即停用本品并采取适当的治疗措施。尚不清楚具有胰腺炎病史的患者在使用本品时发生胰腺炎的风险是否升高。

(2)过敏反应　已有服用本品治疗的患者发生严重过敏反应的上市后报道。上述反应包括过敏反应、血管性水肿和严重皮肤不良反应(包括史-约综合征)。如果怀疑发生严重过敏反应，须停用本品，评估其他可能的过敏原因，并开始采取其他方法治疗糖尿病。使用其他DPP-4抑制药曾出现血管性水肿的患者应慎重用药，尚不明确这些患者在使用本品时是否会诱发血管性水肿。

(3)肝功能　已有服用本品治疗的患者发生致死性和非致死性肝功能衰竭的上市后报道，部分报道所含信息不充分，无法确定可能的发生原因。在随机对照研究中，在1.3%阿格列汀治疗患者和1.5%对照治疗患者中观察到血清丙氨酸氨基转移酶(ALT)升高超过3倍正常值上限(ULN)。2型糖尿病患者可能患有脂肪肝，可引起肝功能检查结果异常，患者也可能患有其他类型的肝脏疾病，多数肝脏疾病可被治疗和管理。因此，在开始本品治疗前，推荐评估患者的基线肝功能酶谱，肝功能检验结果异常的患者应慎重开始本品治疗。如果患者报告发生可能提示肝损伤的症状(包括疲劳、食欲缺乏、右上腹不适、尿色加深或黄疸)，须迅速进行肝功能检查。在上述临床情况下，如果患者出现具有临床意义的肝酶升高且肝功能检查异常结果持续或恶化，应停用本品并寻找可能的原因。如果未发现引起肝功能检查异常的其他原因，不要在上述患者中再次使用本品。

(4)与其他已知可能引起低血糖的药物合并应用　胰岛素和胰岛素促泌药(如磺酰脲类)已知可引起低血

糖，因此，当二者与本品联合使用时，可能需要降低胰岛素或胰岛素促泌药的剂量，以使低血糖的发生风险最小化。

(5)大血管事件　尚无临床研究得到确定性证据证实本品或其他任何降糖药物可降低大血管事件的发生风险。

(6)尚未在妊娠期妇女中进行本品的充分或严格对照研究。根据动物实验数据，预期本品不会增加发育异常的发生风险。因动物生殖研究不是总能准确预测人体风险和暴露情况，与其他降糖药物相同，除明确必须用药外，不应在妊娠期使用本品。

【药物相互作用】　本品主要由肾脏以原形药物排泄，推测肾小管主动分泌参与此排泄过程。体外数据显示，CYP2D6 和 CYP3A4 参与阿格列汀有限的代谢作用。因此不与这些酶的底物、抑制药或诱导药发生相互作用。

【用法与用量】　(1)成人　本品的推荐剂量为一次 25 mg，一日 1 次。本品可与食物同时或分开服用。

(2)肾功能受损患者　轻度肾功能受损患者(肌酐清除率 CrCl≥60 ml/min)使用本品时不需调整剂量。中度肾功能受损患者(肌酐清除率 CrCl30～60 ml/min)使用本品的剂量为一次 12.5 mg，一日 1 次。重度肾功能受损(肌酐清除率 CrCl15～30 ml/min)或终末期肾功能衰竭(ESRD)(CrCl<15 ml/min 或需要血液透析)患者使用本品的剂量为一次 6.25 mg，一日 1 次。使用本品时可不考虑透析时间。尚未在接受腹膜透析的患者中进行本品用药研究。因需要根据肾功能调整本品剂量，推荐在开始治疗前评估基线肾功能，并定期复查。

【制剂与规格】　苯甲酸阿格列汀片：25 mg。

西格列汀-二甲双胍片

Sitagliptin-Metformin Hydrochloride Tablets

本品为复方制剂，其组分为磷酸西格列汀和盐酸二甲双胍。

【适应证】　本品配合饮食和运动治疗，用于经二甲双胍单药治疗血糖仍控制不佳或正在接受二者联合治疗的 2 型糖尿病患者。

【药理】　本品是将两种作用机制互补的降血糖药物联合起来，用于改善 2 型糖尿病患者的血糖控制。药物成分中的磷酸西格列汀是一种 DPP-4 抑制药，而盐酸二甲双胍是一种双胍类降血糖药物。

【不良反应】　(1)在接受西格列汀和二甲双胍联合治疗的患者中，不良事件的总体发生率与接受安慰剂和二甲双胍治疗的患者相似。在西格列汀与二甲双胍联合治疗组中没有发生率≥5%(并且发生率高于安慰剂加二甲双胍治疗组患者)的不良反应(无论研究者对因果关系的评估结果如何)。

(2)在西格列汀单药治疗的患者中发生率≥5%且比接受安慰剂患者更常见的不良事件是鼻咽炎。

(3)开始二甲双胍治疗后最常见(>5%)并已确定的不良反应是腹泻、恶心、呕吐、胃肠胀气、腹部不适、消化不良、神经衰弱和头痛。

(4)超敏反应，包括过敏反应、血管性水肿、荨麻疹、风疹、皮肤血管炎和剥脱性皮肤损害，包括史-约综合征。由于这些反应由不确定数量的人群自发报告，通常无法可靠估计其发生频率或与药物暴露量建立因果关系。

【禁忌证】　(1)肾病或肾功能异常，即血清肌酐水平≥1.5 mg/100 ml(男性)或≥1.4 mg/100 ml(女性)，或肌酐清除率异常。但这些情况也有可能是由循环衰竭(休克)、急性心肌梗死和败血症引起。

(2)已知对磷酸西格列汀、盐酸二甲双胍或本品的任何其他成分过敏者。

(3)急性或慢性代谢性酸中毒，包括糖尿病酮症酸中毒在内，无论是否伴有昏迷。对于接受影像学检查需要血管内注射含碘造影剂的患者，应暂时停止本品治疗，因为这类造影剂可能造成急性肾功能损害。

【注意事项】　(1)本品不能用于 1 型糖尿病或糖尿病酮症酸中毒患者。

(2)胰腺炎　在上市后经验中，接受西格列汀-二甲双胍治疗的患者中曾报道了急性胰腺炎，包括致死性和非致死性出血性或坏死性胰腺炎。由于这些报告由不确定数量的人群自发报告，通常无法可靠估计其发生频率或与药物暴露量建立因果关系。在开始西格列汀-二甲双胍治疗后必须仔细观察患者的症状和体征，一旦怀疑胰腺炎，必须立即停用本品并给予相应的治疗。目前尚未在既往有胰腺炎病史的患者中进行西格列汀-二甲双胍的研究。目前还不清楚既往有胰腺炎病史的患者使用西格列汀-二甲双胍是否会增加胰腺炎的发生风险。必须将急性胰腺炎的特征性症状告知患者，即持续性的重度腹痛。

(3)监测肾功能　已知二甲双胍和西格列汀都主要通过肾脏排泄。在开始本品治疗前应当先评价患者的基线肾功能并确保正常，开始服药后每年至少检查一次肾功能。对于估计肾功能正在恶化的患者，尤其是老年人，应当经常监测肾功能，一旦发现肾功能损害时应立即停止本品治疗。

(4)过敏反应　如果怀疑过敏反应，必须停止本品治疗，评估导致不良事件的其他潜在原因并开始针对糖尿病的其他治疗。

(5)乳酸性酸中毒　是一种罕见但严重的代谢系统并发症，可以在本品治疗过程中因为二甲双胍的体内蓄积而发生。服用二甲双胍的患者一旦发生乳酸性酸中毒，应当立即停止二甲双胍治疗，并迅速给予全身支持性治疗措施。由于盐酸二甲双胍可以通过透析清除（血流动力学稳定情况下清除率为 170 ml/min)，所以对于乳酸性酸中毒患者可以推荐通过血液透析来缓解酸中毒并清除体内蓄积的二甲双胍。

(6)低血糖反应　接受二甲双胍单药治疗的患者在通常情况下不会发生低血糖。低血糖经常发生在以下情况：能量摄入不足、剧烈运动后没有及时补充能量、同时还接受了其他降血糖药物（比如磺酰脲类药物和胰岛素）治疗或饮酒；老年、体弱、营养不良的患者以及肾上腺或垂体功能不足、酒精中毒的患者尤其容易发生低血糖。

(7)服用其他可能影响肾功能或二甲双胍代谢的药物　这些药物由于可以影响肾功能；或导致血流动力学状态的变化；或影响二甲双胍的代谢，例如通过肾小管排泄清除的阳离子药物。上述药物服用时应谨慎。

(8)涉及血管内注射碘造影剂的影像学检查可能导致急性肾功能改变，并且与接受二甲双胍治疗的患者发生乳酸性酸中毒相关。因此患者在准备接受这种影像学检查之时或之前应暂时停止服用本品，且在检查结束后的 48 小时内也不能服用，直到再次检查肾功能证实正常以后才能重新服用本品治疗。

(9)低氧状态　任何原因引起的循环衰竭（休克）、急性充血性心力衰竭、急性心肌梗死以及其他引起低氧血症的情况，都可能引起乳酸性酸中毒，还可以引起肾前性氮质血症。一旦接受本品治疗的患者发生上述事件，应当立即停药。

(10)手术患者　在接受任何手术（除非是不限制食物和液体摄入的小手术）之前都应当暂时停止本品治疗，除非患者能够重新进食且复查肾功能正常以后才能重新开始本品治疗。

(11)饮酒　已知饮酒可以增强二甲双胍对乳酸代谢的影响。因此医生应当告诫接受本品治疗的患者避免过度饮酒，无论是短期或长期大量饮酒。

(12)肝功能受损　由于曾报道发生过几例与肝功能受损有关的乳酸性酸中毒，因此对于有肝病临床表现或实验室证据的患者都应当避免使用本品。

(13)血糖控制不佳　既往血糖控制良好的患者，一旦发生应激情况，例如发热、创伤、感染或接受手术时，都有可能出现暂时性血糖控制不佳。此时，有必要停止本品治疗，暂时给予胰岛素治疗。急性期过后可以重新开始本品治疗。

(14)目前还没有关于妊娠期妇女服用本品或其所含成分的充分对照研究，所以对本品在妊娠期妇女中的安全性还不清楚。与其他口服降血糖药物一样，不推荐妇女在妊娠期服用本品。

(15)目前还没有对哺乳期动物进行过关于本品的研究。从对各单独成分的研究来看，西格列汀和二甲双胍都可以经哺乳期大鼠乳汁分泌。西格列汀是否会分泌到人乳中目前还不清楚，因此哺乳期妇女不能服用本品。

(16)尚未在 18 岁以下的儿童患者中开展对本品疗效和安全性的研究。

【药物相互作用】　(1)对于 2 型糖尿病患者，西格列汀（一次 50 mg，每日 2 次）和二甲双胍（一次 1000 mg，每日 2 次）多剂量联合给药并不会明显改变各成分药物的药代动力学。尚无研究评价本品药代动力学方面的药物相互作用，但是已有研究评价本品的独立成分西格列汀和二甲双胍。

(2)西格列汀不会对 CYP 同工酶 CYP3A4、CYP2C8 或 CYP2C9 产生抑制作用。根据体外研究数据，西格列汀也不会抑制 CYP2D6、CYP1A2、CYP2C19、CYP2B6 或诱导 CYP3A4。因此不与联用药物（这些酶的底物、抑制药或诱导药）发生相互作用。

(3)通过肾小管分泌系统清除的阳离子药物，在理论上应当与二甲双胍存在相互作用，因为二者需要竞争共同的肾小管转运系统。二甲双胍和口服西咪替丁联合治疗时，存在上述药物相互作用，二甲双胍的血浆和全血药物浓度峰值升高了 60%，血浆和全血的 AUC 值升高了 40%。如果患者正在服用经近端肾小管分泌系统清除的阳离子药物，则建议医生应当仔细监测这类患者临床状况的变化，并相应调整本品和（或）伴随药物的剂量。

【用法与用量】　(1)一般建议用本品进行降糖治疗时，应根据患者目前的治疗方案、治疗的有效程度、对药物的耐受程度给予个体化用药剂量，但不能超过磷酸西格列汀 100 mg 和二甲双胍 2000 mg 的每日最大推荐剂量。通常的给药方法是每日两次，餐中服药，并且在增加药物剂量时应当逐渐增量以减少二甲双胍相关性胃肠道不良反应。

(2)推荐根据患者目前的治疗方案以决定本品的初始剂量。每日服药两次，餐中服药。可供选择的药物剂量有：50 mg 西格列汀/500 mg 盐酸二甲双胍；50 mg 西格列汀/850 mg 盐酸二甲双胍。对于单独服用二甲双胍血糖控制不佳的患者，本品的初始剂量应当提供西格列汀 50 mg、每日两次(每日总剂量100 mg)再加上目前正在服用的二甲双胍剂量。对于正在同时接受西格列汀和二甲双胍治疗，现需要更换治疗方案的患者，本品的初始剂量可根据患者目前正在服用的西格列汀和二甲双胍进行剂量选择。

【制剂与规格】 西格列汀-二甲双胍片(Ⅰ)：每片含磷酸西格列汀 50 mg(以西格列汀计)和盐酸二甲双胍 500 mg。

西格列汀-二甲双胍片(Ⅱ)：每片含磷酸西格列汀 50 mg(以西格列汀计)和盐酸二甲双胍 850 mg。

沙格列汀-二甲双胍缓释片
Saxagliptin-Metformin Hydrochloride Sustained Release Tablets

本品为复方制剂，其组分为沙格列汀和盐酸二甲双胍。

【适应证】 本品配合饮食和运动，用于接受沙格列汀和二甲双胍联合治疗的 2 型糖尿病成年患者，以改善此类患者的血糖控制。

【药理】 本品结合了两种作用机制互补的降糖药物：沙格列汀——二肽基肽酶-4(DPP-4)抑制药；盐酸二甲双胍——双胍类药物。目的是改善 2 型糖尿病成年患者的血糖控制。

【不良反应】 (1)胃肠道反应　常见腹泻、恶心、呕吐。

(2)低血糖反应　发生率低于磺酰脲类。

(3)过敏反应　偶见荨麻疹、血管神经性水肿、淋巴细胞绝对计数降低等。

【禁忌证】 (1)妊娠期、哺乳期妇女及儿童患者禁用。

(2)本品不用于 1 型糖尿病或糖尿病酮症酸中毒的患者。

(3)本品严禁用于肝肾功能不全患者。

(4)本品严禁用于对盐酸二甲双胍有超敏反应或有沙格列汀严重超敏反应史(例如速发型过敏反应、血管性水肿或剥脱性皮肤损害)的患者。

【注意事项】 (1)当与促胰岛素分泌药物(如磺酰脲类药物)或胰岛素合用时，要求使用低剂量的促胰岛素分泌药物或胰岛素，以减少低血糖的发生风险。

(2)开始本品治疗后，应谨慎地观察患者是否有胰腺炎的症状和体征。如果疑有胰腺炎，应立即停用本品，并且进行恰当的处理。尚未确定有胰腺炎病史的患者使用本品是否会增加胰腺炎的发生风险。

(3)有肝肾功能不全、低氧血症、脱水或败血症等相关疾病存在的情况下，应立即停止本品的使用。

(4)在进行静脉给予放射性造影剂检查以及手术之前(不限制饮食和饮水的小手术除外)，应暂时停用本品。

(5)可能影响肾功能或导致血液动力学明显变化或可能干扰二甲双胍分布的合并用药，如经肾小管分泌清除的阳离子药物，应谨慎使用。

(6)已知酒精能够影响二甲双胍对乳酸代谢的作用，因此应当警告接受本品治疗的患者避免过量饮酒。

(7)如疑有严重的超敏反应，则停止使用本品，评估是否还存在其他可能的原因，并改用替代糖尿病治疗方案。

(8)既往使用本品的 2 型糖尿病控制良好患者，发生实验室检查异常或临床疾病(尤其是疾病诊断不明)时，应立即对其进行评估，以确定是否存在酮症酸中毒或乳酸性酸中毒的证据。评估应包括血电解质和酮体、血糖，如有必要须同时检测血 pH、乳酸盐、丙酮酸盐和二甲双胍浓度。如果发生任何一种形式的酸中毒，应立即停用本品，并启动其他适当的矫治措施。

【药物相互作用】 (1)与强效 CYP3A4/5 抑制药(如酮康唑、阿扎那韦、克拉霉素、茚地那韦、伊曲康唑、奈法唑酮、奈非那韦、利托那韦、沙奎那韦和泰利霉素)合用时，沙格列汀的最大建议剂量为 2.5 mg/d。对于这些患者，本品的剂量限制为每日 2.5 mg 沙格列汀/1000 mg 盐酸二甲双胍。

(2)对使用经近曲小管分泌排泄的阳离子药物患者(如阿米洛利、地高辛、吗啡、普鲁卡因胺、奎尼丁、奎宁、雷尼替丁、氨苯蝶啶、甲氧苄啶或万古霉素)，建议对其进行仔细监测，并调整本品和(或)伴随药物的剂量。

(3)有些药物可能易导致高血糖，并可能导致血糖水平不受控。这些药物包括噻嗪类及其他利尿药、糖皮质激素、吩噻嗪类、抗甲状腺药物、雌激素、口服避孕药、苯妥英、烟碱类、拟交感神经药物、钙离子通道阻滞药和异烟肼。当对使用本品的患者给予这些药物时，应密切观察患者有否血糖失控。当使用本品的患者停用这些药物时，应密切观察患者是否发生低血糖。

【用法与用量】 (1)本品的剂量应根据患者的当前治疗方案、治疗有效性及耐受性进行个体化调整。本品通常于晚餐时给药，每日 1 次，逐渐进行剂量调整，以减轻二甲双胍相关性胃肠道不良反应。

(2)需要 5 mg 沙格列汀、目前未使用二甲双胍治疗的患者，建议本品初始剂量为 5 mg 沙格列汀/500 mg 盐二甲双胍缓释剂，每日 1 次，之后逐渐增加剂量，以减少二甲双胍引起的胃肠道不良反应。

(3)已使用二甲双胍治疗的患者,本品中二甲双胍的剂量应与正在使用的二甲双胍剂量相同,或最接近该剂量。将二甲双胍速释剂改为二甲双胍缓释剂后,应密切监测患者的血糖控制情况,并应进行相应的剂量调整。

(4)需要 2.5 mg 沙格列汀联合二甲双胍缓释剂的患者,使用本品 2.5 mg 沙格列汀/1000 mg 盐酸二甲双胍治疗。需要 2.5 mg 沙格列汀而未使用二甲双胍或需要二甲双胍剂量超过 1000 mg 的患者,应使用单一成分药物。

(5)每日最大建议剂量为 5 mg 沙格列汀/2000 mg 盐酸二甲双胍缓释剂。本品必须整片吞服,不要压碎、切开或咀嚼。

【制剂与规格】 沙格列汀-二甲双胍缓释片(Ⅰ):每片含沙格列汀 5 mg 和盐酸二甲双胍 1000 mg。

沙格列汀-二甲双胍缓释片(Ⅱ):每片含沙格列汀 5 mg和盐酸二甲双胍 500 mg。

沙格列汀-二甲双胍缓释片(Ⅲ):每片含沙格列汀 2.5 mg 和盐酸二甲双胍 1000 mg。

(七)糖尿病并发症用药

胰激肽原酶[药典(二);医保(乙)]

Panceratic Kininogenase

【适应证】 血管扩张药,有改善微循环作用。主要用于微循环障碍性疾病,如糖尿病引起的肾病、周围神经病、视网膜病变、眼底病变及缺血性脑血管病,也可用于高血压病的辅助治疗。

【药理】 胰激肽原酶能提高机体内激肽系统活性,释放缓激肽。缓激肽作用于血管平滑肌,使小血管和毛细血管扩张,增加毛细血管通透性和血流量,改善微循环。胰激肽原酶作为活化因子能激活纤溶系统,降低血液黏度以防止血栓形成,改善各器官血流。胰激肽原酶通过缓激肽激活磷脂酶 A_2,增加花生四烯酸的合成,进而合成内源性 PG,增加肾血流量,改善肾功能,减少尿蛋白。胰激肽原酶能降低外周阻力,促进水、钠排泄,具有降压作用。

【不良反应】 偶有皮疹、皮肤瘙痒等过敏现象及胃部不适和倦怠等感觉,停药后即消失。因注射给药偶会引起休克,使用时应充分观察,发现异常立即终止给药并进行适当处置。

【禁忌证】 (1)脑出血及其他出血性疾病的急性期禁用。

(2)对本品过敏患者禁止注射给药。

(3)本品注射剂型内含有苯甲醇,禁止用于儿童肌内注射。

【注意事项】 (1)本品用药前请详询过敏史。

(2)本品注射剂型仅供肌内注射给药。

(3)本品口服剂型为肠溶衣片,应整片吞服以防药物在胃中被破坏。

(4)过敏性体质患者注射给药后须观察 15～20 分钟。

(5)注射过程中须备有肾上腺素水针、氧气和可以静脉注射的皮质类固醇等应急抢救药品。

【药物相互作用】 (1)胰激肽原酶与胰蛋白酶抑制药不能同时使用。

(2)胰激肽原酶与血管紧张素转使酶抑制药(ACEI)有协同作用。

【用法与用量】 (1)口服　一日 3 次,一次 120～240 U,空腹服用。

(2)肌内注射　临用前以注射用水或注射用灭菌 0.9%氯化钠注射液 1.5 ml 溶解。一日 1 次或隔日 1 次,一次 10～40 U,可根据年龄、症状适当增减用量。

【制剂与规格】 胰激肽原酶片:(1)60 U;(2)120 U;(3)240 U。

胰激肽原酶针剂:(1)10 U;(2)40 U。

第六节　升血糖药

胰高血糖素

Glucagon

【适应证】 本品主要用于低血糖症,在一时不能口服或静脉注射葡萄糖时特别有用。不过通常在发生低血糖时,仍应首选葡萄糖。近来应用于心源性休克。

【药理】 (1)药效学　本品系胰岛 A 细胞分泌的一种单链多肽类激素,含有 29 个氨基酸的多肽,分子量为 3500。本品具有拮抗胰岛素的作用,对代谢的影响与肾上腺素相似。①升高血糖作用:促进肝糖原分解和促进糖异生,其代谢作用的主要靶器官是肝脏,促进 cAMP 的生成。②正性肌力作用:本品的正性肌力作用不被普萘洛尔所拮抗,可使心肌收缩力增强、心率加快、心输出量增加、血压上升。③对其他内分泌腺的作用:能兴奋肾上腺髓质,促进其分泌儿茶酚胺类物质;也能增加胰岛素、甲状腺激素、降钙素及生长激素的分泌。④对消化系统的作用:可增加胆汁和肠液的分泌,抑制胃、小肠及结肠的蠕动等。此外,可增加肾血流量,促进尿中钠、钾、钙的排泄。

(2)药动学　本品在肝、肾、血浆和组织中被分解，半衰期为 3～6 分钟。肠道细胞可分泌肠高血糖素，也有升高血糖作用。

【不良反应】 偶见恶心、呕吐、过敏反应、低血钾。

【注意事项】 (1)如对危急病例仅怀疑低血糖而尚未肯定时，不可替代葡萄糖静脉注射。

(2)使用本品后，一旦低血糖昏迷患者恢复知觉，即应给予葡萄糖(如可能，最好口服)，以防再度昏迷。

(3)使用本品时，需警惕血糖过高，有时可见低血钾。

(4)美国 FDA 妊娠期用药安全性分级为肠道外给药 B。

【用法与用量】 (1)用于低血糖症　肌内注射、皮下注射或静脉注射　每次 0.5～1.0 mg，5 分钟左右即可见效，如 20 分钟后仍不见效，则应尽快使用葡萄糖。

(2)用于心源性休克　连续静脉输注　每小时 1～12 mg。

【制剂与规格】 胰高血糖素注射液：1 ml∶1 mg。

第七节　肾上腺皮质激素

肾上腺皮质激素由肾上腺皮质合成和分泌，其中盐皮质激素由肾上腺皮质球状带分泌；糖皮质激素由束状带分泌；肾上腺皮质合成的性激素则由网状带分泌。三类肾上腺皮质激素的生理活性与药理作用各异。①糖皮质激素：以氢化可的松为代表，调节糖、蛋白质和脂肪代谢，并具有抗炎、免疫抑制等药理作用。②盐皮质激素：以醛固酮为代表，主要影响水、盐代谢。③肾上腺皮质性激素：主要为雄激素，尚有少量孕激素和雌激素，主要作用于性腺器官。

本节主要介绍肾上腺糖皮质激素和盐皮质激素，而性激素见有关章节。肾上腺皮质激素类药均由甾核和侧链组成，甾核和侧链中共有 21 个碳原子，其结构中特定位置上的一些化学基团，如 3 位碳原子上的酮基、4 位和 5 位碳原子间的双键、20 位碳原子上的羰基及 21 位碳原子上的羟基是维持肾上腺皮质激素活性所必需的基团。通过对肾上腺皮质激素的结构改造，可获得一系列人工合成的糖皮质激素或盐皮质激素类药物，使其药理作用增强而不良反应减少，如人工合成的糖皮质激素类药物的抗炎或免疫抑制作用增强，某些不良反应如水、钠潴留等则不同程度地减轻。

生理剂量的肾上腺糖皮质激素为维持生命所必需，对蛋白质、糖、脂肪、水、电解质代谢及多种组织器官的功能有重要影响。药理剂量的肾上腺糖皮质激素具有抗炎、抗过敏和免疫抑制等药理作用，临床应用非常广泛。肾上腺糖皮质激素除了全身用药(口服、注射)外，还可局部应用于皮肤、眼、耳、鼻、喉、呼吸道等疾病。

【适应证】 (1)治疗原发性或继发性(垂体性)肾上腺皮质功能减退症及危象，主要应用生理剂量的氢化可的松或可的松作为补充或替代治疗，发生危象时则需根据病情增大剂量；肾上腺盐皮质激素效应不足时可加用去氧皮质酮或氟氢可的松(fludrocortisone)，也可增加食盐摄入量。

(2)治疗合成肾上腺糖皮质激素所需酶系统缺陷引起的各型肾上腺增生症如 21-羟化酶缺陷、17α-羟化酶缺陷、11β-羟化酶缺陷等。

(3)利用激素的抗炎、免疫抑制作用治疗多种疾病。①自身免疫性疾病：如类风湿关节炎、系统性红斑狼疮、血管炎、多肌炎、皮肌炎、多发性硬化、Still 病、Graves 眼病、自身免疫性溶血、血小板减少性紫癜、重症肌无力。②过敏性疾病：如严重支气管哮喘、过敏性休克、荨麻疹、花粉症、血清病、血管神经性水肿、过敏性鼻炎、特异性皮炎等。③器官移植排异反应：如肾、肝、心、肺移植等，多与其他免疫抑制药合用。④严重急性感染：如中毒性菌痢、暴发型流行性脑膜炎、中毒性肺炎、重症伤寒、急性粟粒型肺结核、猩红热及败血症等。病毒性感染一般不应用肾上腺糖皮质激素，因为其无抗病毒作用，用后反可降低机体防御能力，例如水痘患者应用激素后，病情反可加重；但对严重传染性肝炎、流行性腮腺炎、麻疹和乙型脑炎等，也有缓解症状的作用。⑤炎症性疾病：如节段性回肠炎、溃疡性结肠炎；也可有防止某些炎症后遗症的作用，如结核性脑膜炎、脑炎、心包炎，风湿性心瓣膜炎，损伤性关节炎，睾丸炎及烧伤后瘢痕挛缩等。⑥抗休克：广泛用于各种类型的休克，包括感染性、出血性、心源性、外伤性、过敏性休克，但其临床疗效的报道存在矛盾。肾上腺糖皮质激素作为抗休克的辅助药物，需早期、大剂量、短时间内应用，并充分补充血容量。若为感染性休克，须与抗感染药物合用。⑦血液病：可用于急性淋巴细胞白血病、多发性骨髓瘤、再生障碍性贫血、自身免疫性溶血性贫血、粒细胞减少症、血小板减少症和过敏性紫癜等的治疗，但停药后易复发。⑧眼病：肾上腺糖皮质激素能控制虹膜炎、角膜炎、视网膜炎和视神经炎等非特异性眼炎的症状。⑨皮肤疾病：

肾上腺糖皮质激素可广泛应用于多种皮肤病，如对湿疹、接触性皮炎、神经性皮炎、银屑病等可局部用药。⑩其他：结节病、甲状腺危象、亚急性非化脓性甲状腺炎、脑水肿、肾病综合征、高钙血症等。

【药理】 (1)药效学　肾上腺糖皮质激素与细胞浆中的特异性糖皮质激素受体结合后，方可产生效应。糖皮质激素受体广泛分布于肝、肺、脑、骨、胃肠平滑肌、骨骼肌、淋巴组织、胸腺等细胞内。细胞浆中的糖皮质激素受体在未结合前属于未活化型，未活化型受体与热休克蛋白 90(HSP 90)、热休克蛋白 70(HSP 70)和免疫亲和素(immunophilin，IP)可结合形成复合物。当肾上腺糖皮质激素进入靶细胞与其受体结合后，HSP 90 等与受体结合的蛋白质解离，激素-受体复合物进入细胞核使受体活化。被激活的激素-受体复合物作为基因转录的激活因子，以二聚体的形式与 DNA 上的特异性序列即激素反应原件相结合，通过启动或阻抑基因转录，合成特异性蛋白质，如抗炎多肽脂皮素(lipocortin)；或抑制某些特异性蛋白质如诱导型环氧酶-2(COX-2)合成，而产生类固醇激素的生理和药理效应。

①抗炎作用：肾上腺糖皮质激素对病原微生物如细菌、病毒、真菌及其他因素引起的炎症反应均有抑制作用，既可减轻或防止急性炎症期的炎性渗出、水肿和炎症细胞浸润，也可减轻和防止炎症后期的纤维化、黏连及瘢痕形成。肾上腺糖皮质激素的抗炎作用涉及其对血管、炎症细胞和炎症介质的下述作用：a.直接收缩小血管，抑制血管扩张和液体渗出。b.抑制炎症细胞的聚集。c.抑制中性粒细胞和巨噬细胞释放能引起组织损伤的毒性氧自由基。d.抑制成纤维细胞的功能及胶原和氨基多糖的生成。e.抑制与炎症有关的细胞因子生成，如抑制前列腺素类(PGs)、白三烯类(LTs)、白介素类(ILs)、肿瘤坏死因子 α(TNF-α)和粒细胞-巨噬细胞集落刺激因子(GM-CSF)生成。f.抑制一氧化氮(NO)和黏附分子的生成等。

②免疫抑制作用：肾上腺糖皮质激素有抑制巨噬细胞和其他抗原呈递细胞的功能并减弱其对抗原的反应、抑制细胞介导的免疫反应和迟发性过敏反应，减少 T 淋巴细胞、单核细胞、嗜酸性粒细胞的数目，降低免疫球蛋白与细胞表面受体的结合能力并抑制白介素的合成与释放，从而降低 T 淋巴细胞向淋巴母细胞转化并抑制原发免疫反应的扩展。肾上腺糖皮质激素还可抑制免疫复合物通过基底膜并降低补体成分及免疫球蛋白的浓度。

(2)药动学　除去氧皮质酮外，天然及人工合成的肾上腺皮质激素口服后可被迅速吸收。肾上腺皮质激素不溶于水，其磷酸钠盐及琥珀酸钠盐等水溶性制剂可用于静脉注射或作为迅速吸收的肌内注射剂；混悬剂吸收缓慢。氢化可的松在血浆中大部分与蛋白质结合，主要为亲和力高但容量有限的皮质激素结合球蛋白(CBG)及亲和力低但容量大的白蛋白。人工合成的肾上腺糖皮质激素与血浆蛋白结合率远较氢化可的松为低，如泼尼松龙仅为一半左右，其他的人工合成制剂则结合率更低。

氢化可的松血浆 $t_{1/2}$ 约为 90 分钟(当人的血药浓度在 CBG 的结合容量之内时，即为 25 μg/100 ml)。人工合成的肾上腺糖皮质激素血浆半衰期较长；激素在组织中的半衰期(生物作用半衰期)长于血浆半衰期，人工合成衍生物的组织半衰期长于天然的氢化可的松；人工合成的糖皮质激素与糖皮质激素受体结合的能力较天然氢化可的松强，如曲安西龙、倍他米松、地塞米松分别较天然氢化可的松强 2、5、7 倍。人工合成的糖皮质激素生物活性强于天然糖皮质激素，其原因是前者与血浆中的 CBG 结合较少，故游离部分多。此外，该类激素在血浆和组织中的半衰期较长，故作用较持久。

常用肾上腺糖皮质激素类药物比较见表 9-3。

表 9-3　常用肾上腺糖皮质激素类药物比较

药物		作用持续时间(h)	糖皮质激素作用	盐皮质激素作用	等效剂量(mg)	血浆半衰期(min)
短效	氢化可的松	8～12	1	1	20	90
	可的松	8～12	0.8	0.8	25	30
中效	泼尼松	12～36	4	0.8	5	60
	泼尼松龙	12～36	4	0.8	5	200
	甲泼尼龙	12～36	5	0.5	4	180
长效	地塞米松	36～54	20～30	0	0.75	100～300
	倍他米松	36～54	20～30	0	0.6	100～300

【不良反应】 肾上腺糖皮质激素在应用生理剂量补充和替代治疗时无明显不良反应，其不良反应多发生在应用药理剂量时，而且与疗程、剂量、用药种类、用法及给药途径等有密切关系。常见不良反应有以下几类。

(1)静脉迅速给予大剂量治疗时可能发生全身性过敏反应，包括面部、鼻黏膜、眼睑肿胀、荨麻疹、气短、胸闷、喘鸣等。

(2)中程或长程用药可引起以下不良反应：①医源性肾上腺皮质功能亢进症：可出现多种代谢异常及病理性体征，如满月脸、水牛背、肌肉萎缩、皮肤变薄和紫纹、体重增加、下肢水肿、多毛、痤疮、高血压、高血糖、低钾血症、出血倾向、创口愈合不良、月经紊乱、肱骨或股骨头缺血性坏死、骨质疏松或骨折(包括脊椎压缩性骨折、长骨病理性骨折)等。②诱发和加重感染:以真菌、结核杆菌、葡萄球菌、变形杆菌、铜绿假单胞菌和各种疱疹病毒感染为主。多发生在中程或长程治疗时,但亦可在短期内使用大剂量后出现。③胃肠道反应:如恶心、呕吐、胰腺炎、消化性溃疡或肠穿孔。④儿童生长发育受到抑制。⑤诱发或加重青光眼、白内障,引起良性颅内压升高综合征。⑥精神症状:如欣快感、激动、不安、谵妄、定向力障碍、情感变异,甚至出现精神症状或自杀倾向;精神症状尤易发生于慢性消耗性疾病患者及以往有过精神异常者;在泼尼松每日用量达 40 mg 或更多、用药数日到 2 周即可出现。

(3)下丘脑-垂体-肾上腺轴受抑制为激素治疗的重要并发症,其发生与剂型、剂量、疗程有关。泼尼松每日用量>20 mg 及历时 3 周以上或出现医源性肾上腺皮质功能亢进症时应考虑患者自身的肾上腺皮质功能已受到抑制。

(4)糖皮质激素停药综合征可有以下情况:①下丘脑-垂体-肾上腺皮质轴功能减退,表现为乏力、软弱、食欲缺乏、恶心、呕吐、血压偏低。长程治疗后此轴功能恢复一般需要 9~12 个月,功能恢复的先后次序为:下丘脑促肾上腺皮质激素释放激素(CRF)分泌恢复并增多;ACTH 分泌恢复并高于正常而此时肾上腺皮质激素的分泌仍偏低;肾上腺糖皮质激素的基础分泌恢复正常、垂体 ACTH 的分泌由原来的偏多而恢复正常;此时,下丘脑-垂体-肾上腺皮质轴对应激刺激的反应才恢复正常。②停药后原来疾病已被控制的症状重新出现。为了避免肾上腺皮质功能减退的发生及原来疾病症状的复燃,在长程肾上腺皮质激素治疗后应缓慢、逐渐减量,并由原来的一日服用数次改为每日上午服药一次或隔日上午服药一次。③有时患者在停药后出现头晕、晕厥倾向、腹痛或背痛、低热、食欲缺乏、恶心、呕吐、肌肉或关节疼痛、头痛、乏力、软弱等症状,但经仔细检查后如能排除肾上腺皮质功能减退和原来疾病的复燃,则可考虑为肾上腺糖皮质激素停药综合征。

【禁忌证】 (1)严重的精神病史患者禁用。

(2)活动性胃、十二指肠溃疡或新近胃肠吻合术后的患者禁用。

(3)骨质疏松症、糖尿病、严重高血压、青光眼、白内障患者禁用或慎用。

(4)未能用抗感染药物控制的病毒、细菌和真菌感染患者禁用。

【注意事项】 (1)妊娠期用药　肾上腺糖皮质激素可通过胎盘,动物实验证明妊娠期给药可增加胚胎腭裂、胎盘功能不全、自发性流产和子宫内生长发育迟缓的发生率。人类使用药理剂量的肾上腺糖皮质激素可增加胎盘功能不全、新生儿体重减少或死胎的发生率。尚未证明对人类有致畸作用。妊娠期曾接受一定剂量的肾上腺糖皮质激素治疗者,对其所娩新生儿需注意观察是否有肾上腺皮质功能减退症的表现。对早产儿,为避免呼吸窘迫综合征,应在分娩前给母亲使用地塞米松以诱导早产儿肺表面活性蛋白的形成,由于仅为短期应用,对幼儿的生长和发育未见不良影响。

(2)哺乳期用药　生理剂量或低药理剂量(每日可的松 25 mg 或泼尼松 5 mg 或更少)对婴儿一般无不良影响。如哺乳期妇女接受高药理剂量的肾上腺糖皮质激素治疗则不应哺乳;由于肾上腺糖皮质激素可经乳汁中排泄,可对婴儿造成不良影响,如生长发育受抑制、肾上腺皮质功能受抑制等。

(3)小儿用药　小儿如长期使用肾上腺皮质激素需十分慎重,因激素可抑制患儿的生长和发育,如确有必要长期使用,应采用短效(如可的松)或中效制剂(如泼尼松),避免使用长效制剂(如地塞米松)。口服中效制剂隔日疗法可减轻其对生长发育的抑制作用。儿童或青少年患者长期使用肾上腺糖皮质激素可有发生骨质疏松症、股骨头坏死、青光眼、白内障等的危险,必须密切观察。儿童使用激素的剂量除按年龄或体重而定外,更应当按疾病的严重程度和患儿对治疗的反应而定,应个体化治疗。对于肾上腺皮质功能减退症患儿的治疗,其激素的用量应根据体表面积而定,如果按体重而定,则易发生过量,尤其是婴幼儿和矮小或肥胖的患儿。

(4)老年用药　老年患者用肾上腺糖皮质激素治疗容易发生高血压;老年患者尤其是绝经期后女性应用糖皮质激素易发生骨质疏松。

(5)肾上腺糖皮质激素与感染　肾上腺皮质功能减退症患者易发生感染,且较严重,为重要的死亡原因。给予生理剂量的肾上腺糖皮质激素治疗可提高患者对感染的抵抗力。而非肾上腺皮质功能减退症患者接受药理剂量的肾上腺糖皮质激素治疗后易发生感染,这是因为患者原有疾病往往已减弱其细胞免疫和(或)体液免疫功能,而长疗程超生理剂量糖皮质激素使患者的炎症反应增强,细胞免疫、体液免疫功能减弱,侵入体内的病原菌不能得到控制。在激素作用下,原来已被控制的感染可重新活动起来,最常见者为结核感染复发。接受肾上腺糖皮质激素治疗的患者在发生感染后,因炎症反应轻微，临床症状不明显而易于漏诊。以上说明药理剂量的肾上腺糖皮质激素对抗感染不利。但另一方面，在某些感染时应用肾上腺糖皮质激素治疗可减轻组织的破坏、减少渗出、减轻感染中毒症状，但必须同时使用有效抗感染药物治疗，密切观察病情变化，在短期用药后，即应迅速减量、停药。

(6)对诊断的干扰　①糖皮质激素可使血糖、血胆固醇和血脂肪酸、血钠水平升高，使血钙、血钾下降。②对外周血象的影响为淋巴细胞、单核细胞及嗜酸性、嗜碱性粒细胞计数下降，多形核白细胞和血小板增加(也可下降)。③活性较强的肾上腺糖皮质激素(如地塞米松)可使尿17-羟皮质类固醇和17-酮类固醇下降。④长期大剂量服用肾上腺糖皮质激素可使结核菌素试验、组织胞浆菌素试验和过敏反应等皮肤试验结果呈假阴性。⑤可使甲状腺^{131}I摄取率下降，减弱促甲状腺激素(TSH)对TSH释放激素(TRH)刺激的反应，使TRH试验结果呈现假阳性。还可干扰促黄体生成素释放激素(LHRH)兴奋试验的结果。⑥使脑和骨的核素显像放射性物质沈聚减弱或稀疏。⑦长期应用糖皮质激素者，应定期随访检查以下项目：血糖、尿糖或糖耐量试验，尤其是有糖尿病或糖尿病倾向者；小儿应定期监测生长和发育情况；眼科检查，注意白内障、青光眼或眼部感染的发生；血清电解质、大便隐血；高血压和骨质疏松方面的检查，老年人尤为重要。

【药物相互作用】　(1)非甾体类抗炎药可加强糖皮质激素的致溃疡作用；糖皮质激素与水杨酸盐合用，可使其消除加快而降低血浆水杨酸盐的浓度，两者合用更易致消化性溃疡。

(2)糖皮质激素可增强对乙酰氨基酚的肝毒性。

(3)氨鲁米特(aminoglutethimide)能抑制肾上腺皮质功能，加速地塞米松的代谢，使其半衰期缩短2倍。

(4)与两性霉素B或碳酸酐酶抑制药合用时，可加重低钾血症，应注意血钾和心脏功能变化；长期与碳酸酐酶抑制药合用，易发生低血钙和骨质疏松。

(5)与蛋白质同化激素合用，可增加水肿的发生率，使痤疮加重。

(6)与抗酸药合用，可减少泼尼松或地塞米松的吸收。

(7)与抗胆碱能药(如阿托品)长期合用，可致眼压增高。

(8)三环类抗抑郁药可使糖皮质激素引起的精神症状加重。

(9)与降糖药如胰岛素合用时，因可使糖尿病患者血糖升高，应适当调整降糖药剂量。

(10)甲状腺激素可使糖皮质激素的代谢清除率增加，故甲状腺激素或抗甲状腺药与糖皮质激素合用时，应适当调整后者的剂量。

(11)与肝药酶抑制药西咪替丁、大环内酯类抗生素、环孢素、酮康唑、雌激素及含雌激素的避孕药合用，可加强糖皮质激素的治疗作用和不良反应。

(12)与强心苷类合用，可增加强心苷类中毒敏感性及心律失常的发生。

(13)与排钾利尿药合用，可致严重低钾血症，并由于水、钠潴留而减弱利尿药的排钠利尿效应。

(14)苯巴比妥、苯妥英钠、利福平等肝药酶诱导药可增加糖皮质激素的代谢清除，降低其疗效。

(15)与免疫抑制药合用，可增加感染的危险性，并可能诱发淋巴瘤或其他淋巴细胞增生性疾病。

(16)糖皮质激素，尤其是泼尼松可增加异烟肼在肝脏代谢和排泄，降低异烟肼的血药浓度和疗效。

(17)糖皮质激素可促进美西律在体内代谢，降低后者的血药浓度。

(18)与生长激素合用，可抑制后者的促生长作用。

【给药说明】　(1)肾上腺皮质功能减退症患者需终身服用生理补充或替代剂量的肾上腺皮质激素，对非应激状态时的患者每日用氢化可的松20～30 mg，或可的松25.0～37.5 mg，根据患者的体重、工作强度适当增减。一日量的2/3在清晨服用，另1/3在下午服用。必要时可加用小剂量盐皮质激素，但注意不可过量，以免发生水肿、高血压。对急性肾上腺皮质功能减退症或慢性患者在发生严重应激状况或危象时需静脉滴注氢化可的松，每日200～300 mg，同时应采用相应的抗感染、抗休克等措施。

(2)肾上腺酶系统缺陷所致肾上腺增生症患者，应长期使用生理剂量的肾上腺糖皮质激素以抑制ACTH的过度分泌并减少过多的雄激素。如21-羟化酶缺陷症患者，治疗时可用氢化可的松，于上午服用全日量的1/3，傍晚服用2/3；如用地塞米松，则可每日服用一次。

(3)非肾上腺疾病，利用肾上腺糖皮质激素的药理治疗作用，大致可分为以下三类情况。①急症：如过敏性休克、感染性休克、严重哮喘持续状态、器官移植排斥反应，往往需静脉给予大剂量糖皮质激素，每日数百毫克，最大剂量不超过1000 mg，疗程限于3～5天，必须同时应用有关的其他有效治疗，如感染性休克时应用有效抗生素；过敏性休克时应用肾上腺素、抗组胺药。②中程治疗：对一些较严重的疾病，如肾病综合征、狼疮性肾炎、恶性浸润性突眼，应采用药理剂量的人工合成激素制剂，如每日口服泼尼松 40～60 mg，分次服用，起效后减至维持量，疗程为 4～8 周。用药剂量和疗程需根据病情的程度和治疗效果予以调整。③长程治疗：慢性疾病，如类风湿关节炎、血小板减少性紫癜、系统性红斑狼疮，应尽量采用其他治疗方法，必要时用糖皮质激素，采用尽可能小的剂量，病情有好转时即刻减量，宜每日上午服一次或隔日上午服一次中效制剂（如泼尼松），以尽可能减轻对下丘脑-垂体-肾上腺轴的抑制作用。对于病情较重者，在隔日疗法的不服用激素日，可加用其他治疗措施。

氢化可的松（皮质醇）[药典(二)；基；医保(甲、乙)]

Hydrocortisone（Cortisol）

【适应证】 肾上腺皮质激素类药。主要用于肾上腺皮质功能减退症及垂体功能减退症的补充或替代治疗及危象时的治疗，亦可用于过敏性和炎症性疾病。

【药理】 (1)药效学　参阅“肾上腺皮质激素”。

(2)药动学　本品可自消化道迅速吸收，约 1 小时血药浓度达峰值，其 $t_{1/2}$ 约为 100 分钟，血中 90%以上的氢化可的松与血浆蛋白相结合。本品也可经皮肤吸收，尤其在皮肤破损处吸收更快。本品主要经肝脏代谢，转化为四氢可的松和四氢氢化可的松，大多数代谢产物结合成葡萄糖醛酸酯，极少量以原形经尿排泄。

【给药说明】 (1)本品为天然短效糖皮质激素，抗炎作用为可的松的 1.25 倍，其潴钠活性较强，且可直接注入静脉而迅速发挥作用。

(2)因本品注射剂（醇型）中含有 50%乙醇，故必须充分稀释至 0.2 mg/ml 后静脉滴注；乙醇过敏者禁用。中枢神经系统抑制或肝功能不全者应慎用。需用大剂量时应改用氢化可的松琥珀酸钠。

(3)本品不需经肝药酶活化即可直接发挥药理作用，故现已逐渐替代需经肝药酶活化的可的松，广泛用于临床治疗。本品兼有较强的糖皮质激素及盐皮质激素特性，故较适用于急性或慢性肾上腺皮质功能减退症、垂体前叶功能减退症以及失盐型先天性肾上腺增生症。

(4)本品混悬液（酯型）可供关节腔内注射。局部也可用于眼科、皮肤科疾病。

【注意事项】 美国 FDA 妊娠期用药安全性分级为口服给药、肠道外给药、局部/皮肤外用、眼部给药、耳部给药 C；D（如在妊娠早期给药）。

【用法与用量】 (1)口服　治疗成人肾上腺皮质功能减退症，一日剂量 20～25 mg，清晨服 2/3，午后服1/3。有应激状况时，应适当加量，可增至一日 80 mg，分次服用。有严重应激或发生危象时应改用注射用氢化可的松静脉滴注。

(2)静脉注射　用于治疗急性肾上腺皮质功能减退症、肾上腺皮质危象或垂体前叶功能减退症危象、严重过敏反应、哮喘持续状态、休克。每次氢化可的松注射液（醇型）100 mg 或氢化可的松琥珀酸钠 135 mg，静脉滴注，可用至一日 300～500 mg，疗程不超过 3～5 日。

(3)局部用药　软膏、眼膏用于适合以糖皮质激素治疗为主的各类皮肤病或眼病。

【儿科用法与用量】 (1)口服　一日 10～20 mg/m^2，分 3～4 次。

(2)静脉滴注　氢化可的松琥珀酸钠一日 4～8 mg/kg，于 8 小时内滴入，或分 3～4 次滴入。

【儿科注意事项】 本品注射剂（醇型）中含有乙醇，已很少应用于静脉注射。静脉滴注改为注射用氢化可的松琥珀酸钠。

【制剂与规格】 氢化可的松片：(1)4 mg；(2)10 mg；(3)20 mg。

醋酸氢化可的松片：20 mg。

氢化可的松注射液（醇型）：(1)2 ml∶10 mg；(2)5 ml∶25 mg；(3)10 ml∶50 mg；(4)20 ml∶100 mg。

注射用氢化可的松琥珀酸钠：(1)0.05 g；(2)0.1 g（以氢化可的松计）。

醋酸氢化可的松注射液：(1)1 ml∶25 mg；(2)5 ml∶125 mg（供局部及腔内注射用）。

醋酸氢化可的松眼膏：0.5%。

醋酸氢化可的松乳膏：(1)10 g∶25 mg；(2)10 g∶50 mg；(3)10 g∶100 mg。

醋酸可的松[药典(二)；医保(甲)]

Cortisone Acetate

【适应证】 参阅“氢化可的松”。

【药理】 (1)药效学　参阅“肾上腺皮质激素”。

(2)药动学　本品可迅速由消化道吸收，经肝药酶转化为具有活性的氢化可的松而发挥效应，$t_{1/2}$ 约 30 分钟。本品口服后能快速发挥作用，而肌内注射吸收较慢。

【给药说明】 (1)同时存在严重醛固酮缺乏者，需合用氟氢可的松和氯化钠。

(2)由于本品潴钠活性较强，一般不作为抗炎、抗过敏的首选药。

(3)本品需经肝脏活化,因此肝功能不全者应采用氢化可的松。

(4)本品皮肤局部外用或关节腔内注射无效。

【用法与用量】 (1)口服　治疗成人肾上腺皮质功能减退症,一日剂量25.0～37.5 mg,清晨服2/3,午后服1/3。当患者有应激状况时(如发热、感染),应适当加量,可增加到一日100 mg。有严重应激或发生肾上腺危象时,则应改用氢化可的松注射液或注射用氢化可的松琥珀酸钠静脉滴注。

(2)肌内注射　用于成人肾上腺皮质功能减退症,一日25 mg,有应激状况适当加量。严重应激时,应改用氢化可的松注射液或注射用氢化可的松琥珀酸钠静脉滴注。

【儿科用法与用量】 (1)口服　一日2.5～10 mg/kg,分3～4次。

(2)肌内注射　1/3～1/2口服量。

【儿科注意事项】 (1)本品潴钠活性较强,一般不作为抗炎、抗过敏首选。

(2)本品须经肝脏活化,肝功能不全者应采用氢化可的松。

【制剂与规格】 醋酸可的松片:(1)5 mg;(2)25 mg。

醋酸可的松注射液:(1)2 ml∶50 mg;(2)5 ml∶125 mg;(3)10 ml∶250 mg。

醋酸可的松滴眼液:3 ml∶15 mg。

醋酸可的松眼膏:(1)1 g∶0.005 g;(2)1 g∶0.0025 g。

泼尼松龙(氢化泼尼松)[药典(二);医保(乙)]

Prednisolone(Hydroprednisone)

【适应证】 肾上腺皮质激素类药。主要用于过敏性与自身免疫性炎症性疾病。由于本品潴钠作用较弱,故一般不用作肾上腺皮质功能减退症的替代治疗。

【药理】 (1)药效学　参阅"肾上腺皮质激素"。

(2)药动学　本品极易由消化道吸收,其本身以活性形式存在,无需经肝脏转化即可发挥其生物效应。口服后1～2小时血药浓度达峰值,$t_{1/2}$为2～3小时。肌内注射时,本品磷酸钠盐极易吸收,而其醋酸酯混悬液则吸收缓慢。在血中本品大部分与血浆蛋白结合(但结合率低于氢化可的松),游离型和结合型代谢产物自尿中排出,部分以原形排出,小部分可经乳汁排出。

【给药说明】 (1)本品为中效糖皮质激素,本身即具有生物活性,无需经肝脏转化,可用于肝功能不全患者。

(2)本品的抗炎作用较强,而潴钠作用较可的松和氢化可的松相对为弱,一般不易引起电解质紊乱或水肿等不良反应。本品5 mg的抗炎活性相当于可的松25 mg。

(3)泼尼松龙磷酸钠水溶性大,作用起效快速,可供肌内注射、静脉滴注或静脉注射;醋酸泼尼松龙混悬液吸收缓慢,供肌内注射或关节腔内注射。

(4)本品可用作五官科疾病的局部治疗。

【用法与用量】 (1)口服　用于治疗过敏性、炎症性疾病　成人　开始每日剂量为15～40 mg,需要时可用到60 mg或每日0.5～1.0 mg/kg;发热患者分3次服用,体温正常者每日晨起一次性顿服。病情稳定后应逐渐减量,维持剂量5～10 mg,视病情而定。

(2)肌内注射　一日10～40 mg,必要时可加量。

(3)静脉滴注　一次10～20 mg,加入5%葡萄糖注射液500 ml中滴注。

(4)静脉注射　用于危重患者,一次10～20 mg,必要时可重复。

【儿科用法与用量】 (1)口服　一日1～2 mg/kg,分3～4次服。

(2)肌内注射、静脉滴注　一日1～2 mg/kg,分2次。

【儿科注意事项】 本品不经肝脏内转化,抗炎作用较强。

【制剂与规格】 泼尼松龙片:5 mg。

醋酸泼尼松龙片:(1)1 mg;(2)5 mg。

醋酸泼尼松龙注射液:(1)1 ml∶25 mg;(2)5 ml∶125 mg。

泼尼松龙磷酸钠注射液:1 ml∶20 mg。

醋酸泼尼松龙乳膏:(1)4 g∶0.02 g;(2)10 g∶0.05 g。

泼尼松龙眼膏:0.25%。

醋酸泼尼松(强的松)[药典(二);基;医保(甲)]

Prednisone Acetate

【适应证】 参阅"泼尼松龙"。

【药理】 本品须在肝内将11位酮基还原为11位羟基,转化为泼尼松龙后方具有药理活性,其$t_{1/2}$为60分钟。

【给药说明】 因其需经肝脏转化后方具有生物活性,故用于肝功能不全者效果差。

其余参阅"泼尼松龙"。

【用法与用量】 口服　(1)一次5～10 mg,一日10～60 mg。

(2)对于系统性红斑狼疮、肾病综合征、溃疡性结肠炎、自身免疫性溶血性贫血等自身免疫性疾病，一日 40～60 mg，病情稳定后逐渐减量。

(3)对药物性皮炎、荨麻疹、支气管哮喘等过敏性疾病，一日 20～40 mg，症状减轻后减量，每隔 1～2 日减少 5 mg。

(4)防止器官移植排斥反应，一般在术前 1～2 天开始，一日 100 mg，术后 1 周改为 60 mg/d，以后逐渐减量。

(5)治疗急性白血病、恶性肿瘤，一日 60～80 mg，症状缓解后减量。

【儿科用法与用量】 (1)口服　一日 1～2 mg/kg，分 3～4 次服。

(2)肌内注射、静脉滴注　一日 1～2 mg/kg，分 2 次。

【儿科注意事项】 (1)本品为中效糖皮质激素，多用口服。

(2)长期大量应用会发生库欣综合征、高血压、钙磷代谢紊乱、消化性溃疡等。

【制剂与规格】 醋酸泼尼松片：5 mg。

甲泼尼龙(甲基强的松龙)[医保(乙)]

Methylprednisolone

【适应证】 参阅“泼尼松龙”。适用于危重型系统性红斑狼疮(狼疮脑病、血小板显著低下、肾炎、心肌损害)、重症多肌炎、皮肌炎、血管炎、哮喘急性发作、严重急性感染及器官移植术前后。

【药理】 本品为泼尼松龙 C_6 位加甲基的衍生物，抗炎、抗过敏作用强于泼尼松龙。$t_{1/2}$ 为 30 分钟，血药浓度达峰值后迅速下降。

【给药说明】 (1)本品 4 mg 的抗炎活性相当于 5 mg 泼尼松龙。

(2)在某些急症治疗中，通常采用肌内注射或静脉给药，以期快速起效。

(3)甲泼尼龙醋酸酯因分解缓慢，作用较持久，因此用于肌内注射可达到较持久的全身效应。其余参阅“泼尼松龙”。

【用法与用量】 (1)口服　开始时一般为一日 16～40 mg，分次服用。维持剂量为一日 4～8 mg。

(2)静脉滴注或静脉注射(注射用甲泼尼龙琥珀酸钠)　一般剂量(相当于甲泼尼龙)：每次 10～40 mg；最大剂量：可用至按体重 30 mg/kg，大剂量静脉输注时速度不应过快，一般控制在 10～20 分钟左右，必要时每隔 4 小时可重复用药。甲泼尼龙醋酸酯混悬液可用于关节腔或软组织内注射，按受损部位大小，剂量为每次 10～40 mg。

(3)静脉冲击疗法　800～1000 mg 加入 5%葡萄糖注射液 200～500 ml，一日滴注 1 次，4 小时以内滴完，连续 3 天。

【儿科用法与用量】 (1)口服　一日 1～2 mg/kg，分3～4次服。

(2)静脉注射、静脉滴注　一次 10～20 mg，一日 1～2 次。

(3)关节腔内、肌内注射　一次 10～80 mg。

【儿科注意事项】 (1)本品 4 mg 的抗炎活性相当于 5 mg 泼尼松龙，抗炎、抗过敏作用强，适用于重症免疫性疾病。

(2)大剂量静脉注射，一次维持 2～4 小时。

【制剂与规格】 甲泼尼龙片：(1)2 mg；(2)4 mg。

甲泼尼龙醋酸酯混悬注射液(局部注射)：(1)1 ml：20 mg；(2)1 ml：40 mg。

注射用甲泼尼龙琥珀酸钠：53 mg(相当于甲泼尼松龙 40 mg)。

地塞米松(氟美松)[药典(二)；基；医保(甲、乙)]

Dexamethasone

【适应证】 参阅“泼尼松龙”。本品还可用于预防新生儿呼吸窘迫综合征、降低颅内高压、缓解肿瘤所致脑水肿以及库欣综合征的诊断与病因学鉴别诊断。

【药理】 本品极易自消化道吸收，其血浆 $t_{1/2}$ 为 190 分钟，组织 $t_{1/2}$ 为 3 日，肌内注射地塞米松磷酸钠或地塞米松醋酸酯后分别于 1 小时或 8 小时达血药浓度峰值。本品血浆蛋白结合率较其他糖皮质激素类药物为低，易于通过多种生理屏障。本品 0.75 mg 的抗炎活性相当于 5 mg 泼尼松龙。

【给药说明】 (1)本品为长效制剂，其抗炎、抗毒和抗过敏作用比泼尼松更为显著。

(2)其潴钠作用微弱，不宜用作肾上腺皮质功能减退症的替代治疗。

(3)本品较大剂量易引起糖尿病和类库欣综合征症状。

(4)本品对下丘脑-垂体-肾上腺轴抑制作用较强。

【用法与用量】 成人　(1)口服　开始剂量：一次 0.75～3 mg，一日 2～4 次。维持剂量：一日 0.75 mg，视病情而定。

(2)静脉给药　①用于危重疾病，如严重休克等的治疗，静脉注射地塞米松磷酸钠，一般剂量一次 2～20 mg；静脉滴注时，应以 5%葡萄糖注射液稀释，可 2～6 小时后重复给药直至病情稳定，但大剂量连续给药一般不超过72小时。②用于缓解恶性肿瘤所致脑水肿，首剂静脉推注10 mg，随后每6小时肌内注射4 mg，一般12～24小时后患者可有所好转，于2～4天后逐渐减量，5～7天停药。对于不宜手术的脑肿瘤患者，首剂可静脉推注50 mg，以后每2小时重复给予8 mg，数天后再逐渐减至每日2 mg，分2～3次静脉给予。

(3)鞘内注射或关节腔、软组织等损伤部位内注射　用地塞米松醋酸酯和地塞米松磷酸钠，鞘内注射量为一次5～10 mg，间隔1～3周注射1次；关节腔内注射量一般为一次0.8～4 mg，按关节腔大小而定。

【儿科用法与用量】 (1)口服　一日0.1～0.25 mg/kg，分3～4次服。

(2)肌内注射、静脉滴注　一次0.2～0.3 mg/kg，一日1～2次。或一日0.25～1.0 mg/kg。

【儿科注意事项】 (1)本品为长效制剂，其抗炎、抗过敏作用比泼尼松更显著。

(2)本品0.75 mg抗炎活性相当于5 mg泼尼松龙。

(3)因肾上腺皮质激素可抑制患儿的生长和发育，如需长期使用，应采用短效或中效制剂，避免使用地塞米松等长效制剂。

【制剂与规格】 地塞米松片：0.75 mg。

地塞米松软膏或乳膏：0.05%～0.1%。

地塞米松磷酸钠注射液：(1)1 ml：1 mg；(2)1 ml：2 mg；(3)1 ml：5 mg。

地塞米松磷酸钠滴眼液：5 ml：1.25 mg。

倍他米松[药典(二)；医保(乙)]

Betamethasone

【适应证】 参阅“泼尼松龙”。

【药理】 本品为地塞米松的差向异构体，其抗炎作用较地塞米松略强，且作用迅速、不良反应较少。

【给药说明】 (1)本品0.5 mg疗效与地塞米松0.75 mg、泼尼松5 mg或可的松25 mg相当。

(2)本品不宜长期应用，尤其是小儿，因其可抑制生长发育。

(3)本品潴钠作用微弱，故不宜用于肾上腺皮质功能减退症患者的替代治疗。

【注意事项】 美国FDA妊娠期用药安全性分级为口服给药、肠道外给药、局部/皮肤外用C；D(如在妊娠早期用药)。

【用法与用量】 口服　起始剂量一日1～4 mg，分次给予。维持剂量一日0.5～1 mg。

【儿科用法与用量】 (1)口服　一日0.06～0.16 mg/kg，分3～4次服。

(2)肌内注射、静脉滴注　一次1.07～2.67mg，一日1～2次。

(3)气雾吸入　一日最大剂量0.8 mg。

【儿科注意事项】 (1)本品为地塞米松的差向异构体。

(2)本品不宜长期使用，尤其对小儿，因其可抑制生长。

【制剂与规格】 倍他米松片：0.5 mg。

帕拉米松

Paramethasone

【适应证】 参阅“泼尼松龙”。

【药理】 本品为人工合成的糖皮质激素，抗炎作用较强。

【给药说明】 (1)本品2 mg的抗炎活性相当于5 mg的泼尼松龙。

(2)本品无水、钠潴留作用，故不宜用于肾上腺皮质功能减退症患者的替代治疗。

【用法与用量】 口服　开始剂量　一日4～12 mg，一次性顿服或分次服。

【制剂与规格】 帕拉米松片：2 mg。

曲安西龙[药典(二)；医保(乙)]

Triamcinolone

【适应证】 参阅“泼尼松龙”。

【药理】 口服易吸收。本品的血浆$t_{1/2}$为5小时，血浆白蛋白结合率低。

【给药说明】 (1)为中效制剂，本品4 mg的抗炎活性相当于5 mg的泼尼松龙。

(2)其潴钠作用微弱，不宜用于肾上腺皮质功能减退症的替代治疗。

(3)本品各种酯型制剂肌内注射后均吸收缓慢，作用持久，一般注射一次疗效可维持2周以上。

(4)本品还可局部应用以及用作喷雾吸入治疗。

【注意事项】 美国FDA妊娠期用药安全性分级为口服给药、肠道外给药C；D(如在妊娠早期给药)。局部/皮肤外用、吸入、鼻腔给药C。

【用法与用量】 (1)口服　开始量：一次4 mg，一日2～4次。维持量：一次1～4 mg，一日1～2次。

(2)肌内注射　用曲安西龙醋酸酯，一般为每1～4周40～80 mg。

(3)关节腔内注射　一次5～40 mg,每1～7周1次(依关节腔大小而定)。

【制剂与规格】 曲安西龙片:(1)1 mg;(2)2 mg;(3)4 mg。

曲安西龙注射液:(1)5 ml∶125 mg;(2)5 ml∶200 mg。

曲安西龙软膏或乳膏:0.1%～0.5%。

地夫可特(去氟可特,醋唑龙)

Deflazacort

【适应证】 参阅"泼尼松龙"。

【药理】 为新合成糖皮质激素,作用强,为氢化可的松的4倍。口服易吸收,代谢产物仍有活性。

【给药说明】 不良反应较轻,主要见于大剂量长疗程治疗时。

【用法与用量】 口服　一日6～60 mg,可增至90 mg。

【制剂与规格】 地夫可特片:(1)6 mg;(2)30 mg。

曲安奈德(曲安缩松)[药典(二);医保(乙)]

Triamcinolone Acetonide

【适应证】 参阅"泼尼松龙"。

【药理】 肌内注射后在数小时内生效,经1～2日达最大效应,作用可维持2～3周。本品4 mg的抗炎活性相当于25 mg可的松。

【注意事项】 (1)关节腔内注射可能引起关节损害。

(2)长期用于眼部可引起眼压升高。病毒性、结核性或急性化脓性眼病忌用。

(3)妊娠期妇女不宜长期使用。

【用法与用量】 (1)肌内注射　一次20～100 mg,一周1次。

(2)关节腔内或皮下注射　用量酌情决定,一般为2.5～5.0 mg。

(3)对皮肤病可于皮损部位或分数个部位注射　参阅第二十五章第二节。

(4)外用软膏、乳膏、滴眼剂,一日1～4次;气雾剂一日3～4次。

【儿科用法与用量】 (1)口服　一日0.8～2 mg/kg,分3～4次服。

(2)肌内注射　一次1～2 mg/kg,1～4周1次。

【儿科注意事项】 目前多用于呼吸科哮喘吸入疗法及外科、皮肤科局部用药。

【制剂与规格】 曲安奈德注射液:(1)1 ml∶5 mg;(2)1 ml∶10 mg;(3)1 ml∶40 mg;(4)2 ml∶80 mg。

曲安奈德洗剂:(1)0.025%;(2)0.1%。

曲安奈德气雾剂:1 g∶0.147 mg。

曲安奈德软膏、乳膏、滴眼剂:(1)0.025%;(2)0.1%;(3)0.5%。

丙酸倍氯米松[药典(二);医保(乙)]

Beclomethasone Dipropionate

【适应证】 糖皮质激素类药。其气雾剂可用于支气管哮喘和过敏性鼻炎等。也用于过敏性与炎症性皮肤病和相关疾病,如接触性皮炎、神经性皮炎、银屑病等。

【药理】 (1)药效学　参阅"肾上腺皮质激素"。

(2)药动学　软膏亲脂性强,易渗透,涂于患处30分钟后即生效,$t_{1/2}$约为3小时。

【给药说明】 (1)气雾剂可用于轻度支气管哮喘,哮喘急性发作症状严重时应加用其他平喘药。

(2)气雾剂对个别患者有咽喉部刺激感,可出现白色念珠菌感染,若吸药后立即漱口和咽部,可减少刺激感。

(3)本品乳膏不宜长期封包给药,因易引起红斑、丘疹、水疱等刺激症状,此时应减少用药量。不宜用于皮肤结核、疱疹、水痘、皮肤化脓性感染、溃疡、Ⅱ度以上烧伤、冻伤、湿疹性外耳道炎等。本品不能用于眼科,对妊娠期妇女及婴儿须慎用。

(4)美国FDA妊娠期用药安全性分级为吸入、鼻腔给药C。

【用法与用量】 (1)局部涂敷　一日涂敷患处2～3次,必要时予以封包。

(2)气雾吸入　成人:一般一次喷药0.05～0.25 mg,一日3～4次,一日最大量一般不超过1 mg;儿童:用量按年龄酌减,一日最大量一般不超过0.8 mg。症状缓解后逐渐减量。

【制剂与规格】 丙酸倍氯米松气雾剂:(1)10 mg(200撳,每撳50 μg);(2)50 mg(200撳,每撳250 μg)。

丙酸倍氯米松软膏:0.025%。

醋酸去氧皮质酮[药典(二)]

Deoxycortone Acetate

【适应证】 用于原发性肾上腺皮质功能减退症的替代治疗。

【药理】 (1)药效学　为肾上腺盐皮质激素类药。具有潴钠排钾、增加体液容量作用,无肾上腺糖皮质激素活性。本品对肾上腺皮质功能减退症的治疗仅起辅助作用,只有在患者潴钠功能不足、血压仍偏低并在已应用肾上腺糖皮质激素治疗后加用本品治疗。

(2)药动学　本品 $t_{1/2}$ 约为 70 分钟。

【给药说明】 (1)用药过程中应密切观察血压、体重、有无水肿、肺部有无湿啰音等症状,以免使用过量。如发生药物过量情况,应先停药,待症状恢复后如再有必要时则应减量使用。

(2)肝病、妊娠期、黏液性水肿时,本品半衰期及作用时间延长,故剂量应适当减少,以防钠潴留、水肿、高血压和低钾血症的发生。

【用法与用量】 肌内注射　初始剂量,一日 1～2 mg;以后隔天注射 2.5～5 mg。

【儿科用法与用量】 肌内注射　一日 1～5 mg,分 1～2次。

【儿科注意事项】 本品为盐皮质激素类药,有潴钠排钾作用,应密切注意血压及水、电解质平衡。

【制剂与规格】 醋酸去氧皮质酮植入片:(1)75 mg;(2)100 mg;(3)125 mg。

醋酸去氧皮质酮注射液:1 ml∶5 mg。

醋酸氟氢可的松[药典(二)]

Fludrocortisone Acetate

【适应证】 主要用于肾上腺皮质功能减退症的替代治疗,近年来用于原发性醛固酮增多症的确诊试验,并可外用于过敏性皮炎、接触性皮炎、脂溢性皮炎、湿疹等皮肤病。

【药理】 主要为肾上腺盐皮质激素作用,虽有一定的肾上腺糖皮质激素活性,但常用剂量无明显糖皮质激素作用。其抗炎作用为氢化可的松的 15 倍,其水盐代谢作用为氢化可的松的 100～125 倍。口服易吸收。

【注意事项】 美国 FDA 妊娠期用药安全性分级为口服给药 C。

【用法与用量】 (1)口服　成人常用量　①Addison 病:一日 0.1 mg;与可的松或氢化可的松合用时,如有高血压发生,减为一日 0.05 mg。②失盐型先天性肾上腺增生症:一日 0.1～0.2 mg,可与可的松或氢化可的松合用。

(2)软膏局部搽涂　一日 2～3 次。

【儿科用法与用量】 口服　一日 0.05～0.2 mg,分 1～2 次服。

【儿科注意事项】 (1)本品为盐皮质激素,虽有一定的糖皮质激素活性,但常用剂量无明显糖皮质激素作用。多用于口服。

(2)抗炎作用较氢化可的松强 15 倍左右。

(3)因本品的半衰期长,作用时间延长,故剂量可适当减少,以防发生钠潴留过度、水肿、高血压和低钾血症。

【制剂与规格】 醋酸氟氢可的松片:0.1 mg。

醋酸氟氢可的松软膏:10 g∶2.5 mg。

第八节　钙、磷代谢调节药

代谢性骨病主要是由于调节体内钙、磷代谢的激素与直接作用于骨骼的类固醇、肽类激素分泌过多或不足,以及骨基质中主要矿物质成分——钙、磷的改变所致。遗传性和获得性成骨细胞、破骨细胞的功能缺陷、基质合成与矿化障碍也可引起代谢性骨病。

(1)骨质疏松症(osteoporosis)是代谢性骨病中最常见的类型,是一种全身性疾病。包括原发性骨质疏松症、继发性骨质疏松症和特发性骨质疏松症。其特征为骨量(bonemass)减少,骨组织细微结构破坏,骨强度减弱、脆性增加,易发生骨折,并引起其他并发症,为老年人致残、致死的重要原因。由儿童期至少年、青年期,全身骨量不断增加,25～35 岁时达高峰(骨峰值),以后即逐渐减少。当骨量降至正常人骨峰值均值-1 标准差(SD)以下时,即为骨量减少;降至-2.5 标准差(SD)及以下即为骨质疏松症,发生骨折的风险明显增加。

一个人能达到的骨峰值及以后骨量丢失的速度与遗传及环境因素有关,前者包括种族、与骨代谢有关的基因多态性,后者则包括自幼起的钙摄入量、钙吸收程度(与维生素 D 及日照有关)、体力活动以及是否吸烟、酗酒等。女性在绝经后 5～8 年内因雌激素分泌锐减可引起一系列生理变化,骨量丢失明显加速,这是由于骨的吸收加快,虽然骨形成也代偿性加速,但仍无法达到平衡状态,致骨丢失加重。妇女绝经期(一般 50 岁左右)后发生的骨质疏松症为高转换型,与男、女两性在老年期(65～70 岁以后)发生的骨质疏松症在病理生理上有所区别,前者主要为松质骨丢失,较多伴发脊椎骨折;后者松质骨及皮质骨皆丢失,脊柱及四肢骨折皆易发生。

上述的绝经后骨质疏松症及老年性骨质疏松症皆属于原发性骨质疏松症。而继发性骨质疏松症则由于某些疾病及药物所引起,如甲状腺功能亢进症、甲状旁腺功能亢进症、库欣综合征、慢性肾功能衰竭、类风湿关节炎、胃肠疾病、多发性骨髓瘤及长时间糖皮质激素治疗等，在诊断原发性骨质疏松症时，必须排除多种原因引起的继发性骨质疏松症。特发性骨质疏松症多见于青少年。防治骨质疏松药物包括骨健康补充剂和抗骨质疏松药物。

(2)维生素D缺乏或作用缺陷以及肾脏磷排泄增加可引起钙、磷代谢紊乱，类骨质矿化不良，从而引起骨骼生长障碍。在青少年时期即骨骺未闭合之前发生为佝偻病；在成人即骨骺闭合之后发生为骨软化症。防治药物包括普通维生素D、活性维生素D、钙制剂和磷制剂。

(3)甲状旁腺疾病 甲状旁腺功能减退症是甲状旁腺激素分泌不足或作用抵抗导致血钙水平降低、血磷水平升高，患者出现口周和肢体麻木、抽搐，严重者癫痫发作；治疗药物包括普通维生素D、活性维生素D、钙制剂。甲状旁腺功能亢进症是甲状旁腺激素分泌过多导致血钙水平升高，恶性肿瘤骨转移也可以造成高钙血症，患者出现骨痛、多饮、多尿等症状，严重者发生高血钙危象；治疗药物包括降钙素类和双膦酸盐类药物；甲状旁腺功能亢进症术后常有低钙血症，应补充钙剂和维生素D制剂。

(4)变形性骨炎(Paget病) 主要是破骨细胞过度活跃引起的骨溶解加速，继之导致骨形成增加，形成结构紊乱的编织骨。治疗药物包括双膦酸盐类和降钙素类药物。

一、钙剂

我国营养学会制定成人每日钙摄入推荐量800 mg(元素钙量)是获得理想骨峰值、维护骨骼健康的适宜剂量，如果饮食中钙供给不足可选用钙剂补充；绝经后妇女和老年人每日钙摄入推荐量为1000 mg。我国老年人平均每日从饮食中获钙约400 mg，故平均每日应补充的元素钙量为500～600 mg。钙摄入可减缓骨质丢失，改善骨矿化；用于治疗骨质疏松症时，应与其他药物联合使用。目前尚无充分证据表明单纯补钙可以替代其他抗骨质疏松药物治疗。钙剂的选择要考虑其安全性和有效性。

甲状旁腺功能减退症时，每日补充元素钙1.0～1.5 g。严重的低血钙引起手足搐搦、喉痉挛、惊厥或癫痫大发作时，应立即静脉推注10%葡萄糖酸钙10～20 ml，缓慢注射，谨防渗漏至血管外，必要时于1～2小时后重复给药。搐搦严重、顽固且难以缓解者，可采用持续静脉滴注钙剂，将10%葡萄糖酸钙100 ml(含元素钙930 mg)稀释于0.9%氯化钠注射液或葡萄糖注射液500～1000 ml内，速度以每小时不超过元素钙4 mg/kg(按体重)为宜，定期监测血清钙水平，使之维持在2.1～2.2 mmol/L(8.4～8.8 mg/100 ml)即可，避免发生高钙血症，以免出现致死性心律失常。

碳酸钙[药典(二)；医保(乙)]

Calcium Carbonate

【适应证】 本品为钙剂。适用于：①预防和治疗钙缺乏症，如骨质疏松症、佝偻病、骨软化症以及妊娠和哺乳期妇女、绝经期妇女钙的补充。②甲状旁腺功能减退症或维生素D缺乏症所致低钙血症。③肾功能衰竭时纠正低钙高磷血症。④胃与十二指肠溃疡病引起的胃酸过多。

【药理】 (1)药效学 正常骨骼的钙化，有赖于人体充足的钙储备。人体99%以上的钙储于骨骼。钙可协助调节神经介质及内分泌的释放与储存，维持神经肌肉的正常兴奋性，促进神经末梢分泌乙酰胆碱。血清钙降低时可出现神经肌肉兴奋性升高，发生抽搐；血钙过高则兴奋性降低，出现软弱无力等。钙能改善细胞膜的通透性，增加毛细血管壁的致密性，使渗出减少，从而发挥抗过敏作用；能促进骨骼与牙齿的钙化形成。高浓度钙与镁离子间存在竞争性拮抗作用，可用于镁中毒的解救；可与氟化物生成不溶性氟化钙，用于氟中毒的解救。

(2)药动学 口服后约40%可在肠道吸收。吸收随年龄增加而减少，妊娠与哺乳期钙吸收率增高。维生素D可促进钙的吸收。钙可分泌入汗液、胆汁、唾液、乳汁、尿、粪等。血浆中约45%钙与蛋白结合，正常人血清钙浓度维持稳定，甲状旁腺激素、降钙素、维生素D参与调节血钙含量稳定。钙主要(70%～80%)自粪便排出，部分(20%～30%)自尿排泄。

【不良反应】 (1)可见嗳气、胃肠不适、便秘。

(2)罕见高钙血症，早期可表现为便秘、嗜睡、持续性头痛、食欲缺乏、口中有金属味、异常口干等，晚期征象有精神错乱、高血压、眼和皮肤对光敏感、恶心、呕吐、心律失常等。

(3)偶可发生乳-碱综合征，表现为高血钙、碱中毒及肾功能不全(因服用牛奶及碳酸钙或单用碳酸钙引起)。

(4)过量长期服用可引起胃酸分泌反跳性增高。

【禁忌证】 (1)对本品过敏者禁用。

(2)尿钙或血钙浓度过高者，维生素D增多症、强心苷类中毒患者禁用。

【注意事项】 长期大量用药应定期监测血钙浓度。

【药物相互作用】 (1)与雌激素同用，可增加对钙的吸收。

(2)与苯妥英钠同用产生不可吸收的化合物,影响两者生物利用度。

(3)与四环素同服,影响四环素的吸收。

(4)与噻嗪类利尿药同用,可增加肾脏对钙的重吸收,导致高钙血症。

【用法与用量】 口服 (1)用于骨质疏松症、妊娠和哺乳期妇女、绝经期妇女钙的补充 一日0.6~1.0 g(以元素钙计)。人体每日钙需要量:初生~3岁,400~800 mg;4~10岁,800 mg;成人,800~1200 mg;妊娠期妇女,1200 mg;哺乳期妇女,1200 mg(以上均指元素钙)。

(2)用于低钙血症 一日1~1.5 g(以元素钙计),分次服用;对维生素D缺乏引起的低钙,应同时服用维生素D。

(3)高磷血症 一日1.5~3.0 g,分次于进餐时服,或与氢氧化铝合用。应随访血钙浓度,防止高钙血症。

【制剂与规格】 碳酸钙片:0.5 g。

碳酸钙胶囊:1.5 g。

碳酸钙咀嚼片:(1)0.125 g(以钙计);(2)0.5 g(以钙计)。

碳酸钙颗粒:5 g∶0.25 g(以钙计)。

复方制剂:(1)碳酸钙D_3片:碳酸钙1.5 g(相当于元素钙600 mg),维生素$D_3$125IU;(2)碳酸钙D_3咀嚼片:碳酸钙1.25 g(相当于元素钙500 mg),维生素$D_3$200 IU。

其余内容参阅第六章第一节。

葡萄糖酸钙[药典(二);医保(甲)]

Calcium Gluconate

本品含钙量低,每克含钙2.3 mmol(93 mg),胃肠道刺激性较小。

【适应证】 ①预防和治疗钙缺乏症,如骨质疏松症、佝偻病、骨软化症以及妊娠和哺乳期妇女、绝经期妇女钙的补充。②甲状旁腺功能减退症或维生素D缺乏症所致低钙血症。③过敏性疾病,镁中毒、氟中毒的解救,心脏复苏(如高血钾、低血钙或钙通道阻滞所致心功能异常的解救)时应用。

【药理】 参阅"碳酸钙"。

【不良反应】 静脉注射可引起全身发热,静脉注射过快可导致心律失常甚至心搏骤停、呕吐、恶心。其余参阅"碳酸钙"。

【禁忌证】 参阅"碳酸钙"。美国FDA妊娠期用药安全性分级为肠道外给药C。

【药物相互作用】 禁与氧化剂、枸橼酸盐、可溶性碳酸盐、磷酸盐及硫酸盐配伍;与噻嗪类利尿药同用,可增加肾脏对钙的重吸收而致高钙血症。救治强心苷类中毒时禁用注射液。

【给药说明】 (1)本药刺激性较大,不宜皮下或肌内注射,应缓慢静脉滴注。

(2)静脉注射时如漏出至血管外,可致注射部位皮肤发红、皮疹和疼痛,并可随后出现脱皮和组织坏死。若发现药液漏出至血管外,应立即停止注射,并用氯化钠注射液做局部冲洗注射,局部给予氢化可的松、1%利多卡因和透明质酸,并抬高局部肢体及热敷。

(3)不宜用于肾功能不全患者与呼吸性酸中毒患者。

(4)发生脱水或低钾血症等电解质紊乱时,应先纠正低钾血症,再纠正低钙血症,以免增加心肌应激性。

【用法与用量】 成人 ①低钙血症:1 g静脉注射,每分钟注射量不超过2 ml(1 ml∶0.1 g)。需要时可重复注射至抽搐控制。②抗高血钾、高血镁:1~2 g静脉注射,每分钟注射量不超过2 ml,心电图监测以控制用量。③氟中毒解救:可口服10%葡萄糖酸钙溶液,使氟化物成为不溶性氟化钙;静脉注射本品1 g,1小时后重复;如有皮肤组织氟化物损伤,每平方厘米受损面积应用10%葡萄糖酸钙50 mg,灼伤皮肤用2.5%葡萄糖酸钙凝胶涂敷。

以上成人用量一日不超过15 g(1.42 g元素钙)。

【儿科用法与用量】 低钙血症,按体重25 mg/kg,静脉缓慢注射,但因刺激性较大,本品注射液一般情况下不用于小儿。

【制剂与规格】 葡萄糖酸钙片:(1)0.1 g;(2)0.5 g。

葡萄糖酸钙口服液:10 ml∶1 g。

葡萄糖酸钙注射液:10 ml∶1 g。

氯化钙[药典(二);医保(乙)]

Calcium Chloride

【适应证】 ①治疗钙缺乏、急性血钙过低,如新生儿低钙搐搦、碱中毒及甲状旁腺功能减退症所致手足搐搦症、维生素D缺乏症等。②过敏性疾病。③镁中毒解救。④氟中毒解救。⑤作为强心剂在心脏复苏时应用,如高血钾、低血钙或钙通道阻滞所致心功能异常的解救。心脏直视手术后、除颤术后心肌对儿茶酚胺反应不佳时,本品可加强心肌收缩力。

【药理】 参阅"碳酸钙"。

【不良反应】 (1)口服氯化钙对胃肠道有一定刺激

性，目前较少应用。

(2)静脉注射可引起全身发热感，皮肤红、热，注射部位疼痛；静脉注射过快可导致血压降低、心律失常甚至心搏骤停、呕吐、恶心。高钙血症罕见。

【禁忌证】 美国 FDA 妊娠期用药安全性分级为肠道外给药 C。

【注意事项】 (1)口服氯化钙有强烈的刺激性，目前较少应用。

(2)不宜皮下或肌内注射；静脉注射时如漏出至血管外，可引起组织坏死。小儿因血管较细，应慎用。

(3)小儿口服氯化钙，一般不超过 3 天，以防高氯血症性酸中毒。

(4)肠道吸收钙的作用随年龄增长而减少，排出增加，故对老年人用量需增加。因氯化钙呈酸性，不宜用于肾功能不全及呼吸性酸中毒、呼吸衰竭。

【药物相互作用】 救治强心苷类中毒时禁用注射液。

【给药说明】 每克氯化钙含钙 6.8 mmol(272 mg)。静脉注射前先用 10%～25%葡萄糖注射液稀释后缓慢注射，每分钟不超过 50 mg 氯化钙(13.6 mg 元素钙)。

【用法与用量】 (1)用于低钙血症或电解质补充　氯化钙 0.5～1.0 g(136～272 mg 元素钙)稀释后静脉缓慢注射(每分钟不超过 0.5～1.0 ml，即 13.6～27.2 mg 元素钙)；根据患者情况、血钙浓度，1～3 天后可重复给药。

(2)用作强心剂　用量 0.5～1.0 g，每分钟不超过 1 ml，稀释后静脉滴注；心室内注射：200～800 mg(54.4～217.6 mg 元素钙)，单剂应用。

(3)治疗高血钾　根据心电图监护决定剂量。

(4)治疗高血镁　首剂 500 mg，根据患者反应决定是否重复使用。

【制剂与规格】 氯化钙注射液：(1)10 ml∶0.3 g；(2)10 ml∶0.5 g；(3)20 ml∶0.6 g；(4)20 ml∶1 g。

乳酸钙[药典(二)]

Calcium Lactate

【适应证】 参阅“葡萄糖酸钙”。

【药理】 参阅“碳酸钙”。乳酸钙溶解度较小，无水乳酸钙每克含钙 4.58 mmol(184 mg)，多供口服，吸收缓慢。

【禁忌证】 美国 FDA 妊娠期用药安全性分级为口服给药 C。

【用法与用量】 口服　成人　一次 0.5～1.5 g，一日 2～3 次。

【儿科用法与用量】 口服　一次 0.3～0.6 g，一日 2～3 次。需同时服维生素 D 以促进钙吸收。

【制剂与规格】 乳酸钙片：(1)0.3 g；(2)0.5 g。

枸橼酸钙[药典(二)]

Calcium Citrate

【适应证】 本品为钙剂。适用于：①预防和治疗钙缺乏症，如骨质疏松症、佝偻病、骨软化症以及妊娠和哺乳期妇女、绝经期妇女钙的补充。②甲状旁腺功能减退症或维生素 D 缺乏症所致低钙血症。

【药理】 参阅“碳酸钙”。枸橼酸钙每克含钙 211 mg，口服用药。

【禁忌证】 美国 FDA 妊娠期用药安全性分级为口服给药 C。

【用法与用量】 口服　成人　一日 0.6～1.0 g(以元素钙计)，分 2～3 次。

【儿科用法与用量】 口服　一日 0.2～0.8 g(以元素钙计)，分 2～3 次。需同时服维生素 D 以促进钙吸收。

【制剂与规格】 枸橼酸钙咀嚼片：0.75 g。

枸橼酸钙片：0.25 g；

二、维生素 D

维生素 D_2 和维生素 D_3[药典(二)；基；医保(甲、乙)]

【适应证】 ①用于维生素 D 缺乏症的预防与治疗，如绝对素食者、肠外营养患者，胰腺功能不全伴吸收不良综合征、肝胆疾病(肝功能损害、肝硬化、阻塞性黄疸)、小肠疾病(腹泻、局限性肠炎、长期腹泻)、胃切除术等。②用于慢性低钙血症、低磷血症、佝偻病及伴有慢性肾功能不全的骨软化症。③甲状旁腺功能减退症(术后、特发性或假性甲状旁腺功能减退症)的治疗。④绝经后和老年性骨质疏松症。

【药理】 (1)药效学　维生素 D_2 摄入后，在肝细胞微粒体中受 25-羟化酶系统催化生成骨化二醇[25-(OH)D_3]，经肾近曲小管细胞 1，α-羟化酶系统催化，生成具有生物活性的骨化三醇[1，25-$(OH)_2D_3$]，从而发挥药理作用。促进胃肠道对钙、磷的吸收，促进骨的矿化，增加肌力和平衡能力，降低跌倒的危险，进而降低骨折的发生危险。

(2)药动学　由小肠吸收,其吸收需胆盐与特殊α-球蛋白结合后转运到身体其他部位,贮存于肝和脂肪。代谢、活化首先通过肝脏,其次为肾脏。作用开始时间为12～24小时,治疗效应需10～14天。半衰期为19～48小时,在脂肪组织内可长期贮存。作用持续时间最长达6个月,重复给药有效应作用。

【不良反应】　便秘、腹泻、持续性头痛、食欲缺乏、口内有金属味、恶心、呕吐、口渴、疲乏、无力。长期大量使用导致高钙血症。

【禁忌证】　高钙血症、高维生素D血症者禁用。

【注意事项】　治疗中应注意监测血清钙和磷、碱性磷酸酶、尿素氮、肌酐和肌酐清除率,24小时尿钙、尿磷。

【药物相互作用】　(1)巴比妥类、苯妥英钠、抗惊厥药、扑米酮等可降低维生素D_2的效应,因此长期服用抗惊厥药时应补充维生素D,以防止骨软化症。

(2)大剂量钙剂或噻嗪类利尿药与维生素D同用,有可能发生高钙血症。

(3)考来烯胺、考来替泊、矿物油、硫糖铝等均能减少小肠对维生素D的吸收。

(4)强心苷类与维生素D同用时应谨慎,因维生素D可引起高钙血症,容易诱发心律失常。

(5)大量的含磷药物与维生素D同用,可诱发高磷血症。

【用法与用量】　成人　①预防维生素D缺乏症:一日0.01～0.02 mg(400～800 IU)。②维生素D缺乏症:一日0.025～0.05 mg(1000～2000 IU),以后减至一日0.01 mg(400 IU)。③维生素D依赖性佝偻病:一日0.25～1.5 mg(1万～6万IU),最高量一日12.5 mg(50万IU)。④骨软化症:一日0.025～0.1 mg(1000～4000 IU)。⑤甲状旁腺功能减退症:维生素D用量个体差异较大,剂量可在一日0.5～2.5 mg(2万～10万IU)范围中调节,个别患者需20万IU/d。假性甲状旁腺功能减退症则剂量较小。临床应用时须注意个体差异和安全性,通常从小剂量开始,定期监测血钙和尿钙水平,酌情调整剂量。

【儿科用法与用量】　①预防维生素D缺乏症:用母乳喂养的婴儿,一日0.01 mg(400 IU)。②维生素D缺乏性佝偻病:根据病情,一日0.0625～0.125 mg(2500～5000 IU);活动期佝偻病,一日0.125～0.25 mg(5000～10000 IU);以后减至每日0.01 mg(400 IU)作为维持量。③维生素D依赖性佝偻病:一日0.075～0.25 mg(3000～10000 IU),最高量每日1.25 mg(5万IU)。④甲状旁腺功能减退症:一日0.25～0.75 mg(1万～15万IU)。

【制剂与规格】　维生素D_2:(1)0.125 mg(5000 IU);(2)0.25 mg(1万IU)。

维生素D_3:8 ml:15 mg(含维生素$D_3$30万IU)。

其余内容参阅第十五章第一节。

骨化三醇[医保(乙)]
Calcitriol

骨化三醇是维生素D_3在体内的活性代谢产物,通常在肾脏内由其前体25-$(OH)D_3$转化而成。

【适应证】　①骨质疏松症。②慢性肾功能衰竭,尤其是接受血液透析患者之肾性骨营养不良症。③甲状旁腺功能减退症及假性甲状旁腺功能减退症。④维生素D缺乏性佝偻病或骨软化症。⑤维生素D依赖性佝偻病。⑥低血磷性佝偻病或骨软化症。⑦甲状旁腺功能亢进症患者术后的低钙血症。

【药理】　(1)药效学　骨化三醇促进肠道对钙的吸收并调节骨的矿化。骨化三醇在调节钙平衡方面的关键作用,包括对骨骼中成骨细胞活性的刺激作用,为治疗骨质疏松症提供了充分的药理学基础。肾性骨营养不良的患者,治疗后能改善肠道吸收钙的能力,纠正低钙血症及过高的血碱性磷酸酶和甲状旁腺素浓度。本品还能减轻骨与肌肉疼痛,增强肌力,增加神经-肌肉的协调性,减少跌倒倾向。

(2)药动学　骨化三醇在肠道内被迅速吸收。口服单剂0.25～1.0 μg,3～6小时内达血药峰浓度。多次用药后,在7日内血清骨化三醇浓度达到稳态。在血液转运过程中,骨化三醇和其他维生素D代谢产物与特异性血浆蛋白结合。血中骨化三醇的消除半衰期为6～10小时,单剂量骨化三醇的药理学作用可持续3～5天。肾病综合征或接受血液透析的患者中,骨化三醇血药浓度降低,达峰时间延长。

【不良反应】　如过量会出现高钙血症或高钙尿症。偶见的急性症状包括食欲缺乏、头痛、呕吐和便秘;慢性症状包括营养不良、感觉障碍,伴有口干、尿多、脱水、情感淡漠、发育停止以及泌尿道感染。

【禁忌证】　(1)禁用于与高血钙有关的疾病。

(2)禁用于已知对本品或同类药品及其任何赋形剂过敏的患者。

(3)禁用于有维生素D中毒迹象者。

【注意事项】　(1)高血钙与本品的治疗密切相关。对尿毒症性骨营养不良患者的研究表明,高达40%使用骨化三醇治疗的患者体内发现高血钙。饮食改变(例如增加乳制品的摄入)以致钙摄入量迅速增加或不加控制地服用钙制剂均可导致高血钙。

(2)骨化三醇能增加血无机磷水平，这对低磷血症的患者是有益的，但对肾功能衰竭患者而言则要小心不正常钙沉淀所造成的危险。在这种情况下，要通过口服适量的磷结合剂或减少磷质摄入量而将血磷保持在正常水平(2～5 mg/100 ml 或 0.65～1.62 mmol/L)。维生素 D 抵抗性佝偻病或低血磷性佝偻病患者应继续口服磷制剂，但骨化三醇可以促进肠道对磷的吸收，这种作用可使磷的摄入需要量减少。因此需要定期进行血钙、磷、镁、碱性磷酸酶以及 24 小时尿钙、磷排泄量等实验室检查。

(3)由于骨化三醇是现有最有效的维生素 D 代谢产物，故不需其他维生素 D 制剂与其合用，从而避免高维生素 D 血症。

【药物相互作用】 与噻嗪类利尿药合用会增加高钙血症的危险。使用二苯乙内酰胺或苯巴比妥等肝药酶诱导药可能会增加骨化三醇的代谢，从而使其血药浓度降低。如同时服用这类制剂则应增加骨化三醇的药物剂量。消胆胺能降低脂溶性维生素在肠道的吸收，故可能诱导骨化三醇在肠道的吸收不良。

【给药说明】 应根据每名患者的血钙水平以慎重制定本品的每日最佳剂量。开始应用时，宜尽可能使用最小剂量，服药后需监测血钙和血肌酐水平、24 小时尿钙排泄量。

【用法与用量】 (1)骨质疏松症　推荐剂量为一次 0.25 μg，一日 1～2 次。服药后需监测血钙和血肌酐水平。

(2)肾性骨营养不良(包括透析患者)　起始剂量为一日 0.25 μg。如 7～10 天内血生化指标及病情未见明显改善，则每隔 1～2 周可将每日用量增加 0.25 μg。大多数患者用量为一日 0.5～1.0 μg。

(3)佝偻病或骨软化症　推荐起始剂量为一日 0.25～0.5 μg，骨软化症者分 2 次服用。如血生化指标和病情未见明显改善，酌情增加剂量。

(4)甲状旁腺功能减退症或假性甲状旁腺功能减退症　推荐起始剂量为一日 0.25 μg，分 2 次服。如血生化指标和病情未见明显改善，则每隔 1～2 周增加剂量。

(5)老年患者　老年患者无需特殊调整剂量，但建议监测血钙和血肌酐浓度。

【制剂与规格】 骨化三醇胶囊：(1)0.25 μg；(2)0.5 μg。

骨化三醇注射液：1 ml∶1 μg。

阿法骨化醇(1α-羟化维生素 D_3)[药典(二)；医保(乙)]

Alfacalcidol

【适应证】 参阅“骨化三醇”。

【药理】 (1)药效学　参阅“骨化三醇”。

(2)药动学　口服阿法骨化醇经小肠吸收后在肝内经 25-羟化酶作用转化为 1,25-$(OH)_2D_3$。研究证实成骨细胞也表达 25-羟化酶 mRNA，也可将 1α-$(OH)D_3$ 转化为活性形式。转化后的血 1,25-$(OH)_2D_3$ 高峰出现于用药后 8～12 小时，半衰期($t_{1/2}$)17.6 小时。

【不良反应】【禁忌证】【注意事项】【药物相互作用】【给药说明】 参阅“骨化三醇”。

【用法与用量】 (1)骨质疏松症　推荐剂量为一次 0.25 μg，一日 2 次。服药后需监测血钙和血肌酐水平。

(2)肾性骨营养不良(包括透析患者)　起始剂量为一日 0.25～0.5 μg。如 7～10 天内血生化指标及病情未见明显改善，则每隔 10～14 天将本品的每日用量增加 0.25 μg。

(3)佝偻病或骨软化症　推荐起始剂量为一日 0.25 μg，分 2 次服。如血生化指标和病情未见明显改善，酌情增加剂量。

(4)甲状旁腺功能减退症或假性甲状旁腺功能减退症　推荐起始剂量为一日 0.25 μg，分 2 次服。如血生化指标和病情未见明显改善，则每隔 1～2 周增加剂量。

【制剂与规格】 阿法骨化醇胶囊：(1)0.25 μg；(2)0.5 μg；(3)1 μg。

其余内容参阅第十五章第一节。

三、抗骨质疏松药

可分为以下四类。①抑制骨吸收药：双膦酸盐类、降钙素类、雌激素和选择性雌激素受体调节剂以及 RANKL 单克隆抗体，后者尚未在中国批准使用。②促进骨形成药：甲状旁腺激素。③具有抑制骨吸收和促进骨形成双重作用的药物：有雷奈酸锶和活性维生素 D。④其他抗骨质疏松药。

(一)抑制骨吸收药

1. 双膦酸盐类　双膦酸盐是焦磷酸盐的类似物，其中的 P—C—P 基团替代了焦磷酸盐的 P—O—P 基团。P—C—P 可防止双膦酸盐被水解酶水解，使其在体内能稳定存在。双膦酸盐可与骨矿盐结晶紧密结合，抑制结晶的形成、聚集和溶解。主要作用为抑制骨吸收，减少破骨细胞的募集和活化，抑制破骨细胞的活性和增加破骨细胞的凋亡。此类药物的胃肠道吸收率较低，大约为摄入量的 1%～3%。双膦酸盐进入人体后，24～48 小时就可检测到其抑制骨吸收的作用，骨形成的降低出现较晚，约历时 3 个月，骨吸收和骨形成之间达到一个新的平衡。

目前我国被国家食品药品监督管理总局(CFDA)批

准，市场上的口服制剂有羟乙膦酸盐、氯屈膦酸二钠、阿仑膦酸钠；静脉制剂有丙氨膦酸二钠、伊班膦酸钠和唑来膦酸。不同双膦酸盐的抗骨吸收活性差别甚大，因而不同制剂的临床用药剂量有明显差别。双膦酸盐在减少骨量丢失、降低骨折率方面有肯定的疗效，已广泛用于绝经后骨质疏松症、变形性骨炎（Paget 病）、高钙血症等的治疗。

羟乙膦酸钠（依替膦酸二钠）[医保(乙)]

Etidronate Sodium

本品为第一代双膦酸盐。

【适应证】 ①骨质疏松症。②Paget 病。③异位钙化。

【药理】 （1）药效学　本品以及其他双膦酸盐与羟磷灰石有高度亲和性，能进入羟磷灰石晶体中，当破骨细胞溶解晶体时，药物就会释放出来，发挥抑制破骨细胞活性的作用。除了这一针对破骨细胞的直接作用外，双膦酸盐还能通过成骨细胞间接发挥抑制骨吸收的效应。在长期持续服用治疗剂量羟乙膦酸钠时，将对骨矿化有不良影响，故临床上应小剂量间歇性使用。其他双膦酸盐对骨矿化的不良影响较本品为轻。

（2）药动学　口服后肠道吸收率为 1%～3%，药物在体内不进行代谢，血浆半衰期约 2 小时，连续服药 7 天未见蓄积倾向，随尿液排出 8%～16%，随粪便排出 82%～94%。

【不良反应】 （1）可出现恶心、腹泻，静脉注射过程中或注药后可引起短暂性味觉改变或丧失。

（2）过敏反应，如皮疹、瘙痒等少见。

【禁忌证】 （1）中至重度肾功能损害者禁用。

（2）妊娠期妇女不宜使用。

【注意事项】 （1）肾功能减退者慎用。

（2）长期大剂量应用（按体重每日 10～20 mg/kg）可能引起骨矿化障碍，导致骨痛加重、骨软化症和骨折。

（3）进食，尤其是同时摄入高钙食品如牛奶会降低药物吸收率。

（4）有症状性胃食管反流病、食管裂孔疝者服药后易出现食管黏膜刺激症。

（5）体内钙和维生素 D 不足者用药后可能引起低钙血症。

【药物相互作用】 （1）抗酸药和导泻剂因常含有钙或其他二价金属离子，如镁、铁制剂，可影响本药吸收。

（2）与氨基糖苷类合用会诱发低钙血症。

【用法与用量】 口服　一次 200 mg，一日 2 次，餐间服用。

（1）骨质疏松症　间歇性、周期性服药，3 个月为一个周期，一日 400 mg，分 2 次口服，用药 14 天；然后停服，改用一日口服 500 mg 元素钙和维生素 D400IU，共 76 天。如此循环，总疗程 3 年。

（2）Paget 病　按体重每日 5～10 mg/kg，口服 3～6 个月。若需重复治疗则应至少间隔 3 个月。严重病例一日 10～20 mg/kg，口服，不超过 3 个月。

（3）异位钙化　按体重一日 10～20 mg/kg。

【制剂与规格】 羟乙膦酸钠片：200 mg。

氯屈膦酸二钠

Clodronate Disodium

【适应证】 ①骨质疏松症。②高钙血症。③Paget 病。④肿瘤骨转移。

【药理】 （1）药效学　参阅“羟乙膦酸钠”。

（2）药动学　口服生物利用度 1%～2%，给药后很快从血中清除，血浆半衰期约 2 小时，30%的药物被骨摄取，70%以原形在 48 小时内随尿排出，在动物（大鼠）骨内半衰期至少为 3 个月。

【不良反应】 （1）胃肠道不适，如腹痛、腹泻、腹胀。

（2）过敏性皮疹少见。

（3）少数患者可能出现眩晕、疲劳、可逆性肝酶升高、中度白细胞减少及肾脏损害。

【注意事项】 （1）用药过程中应监测肝功能与血白细胞计数。

（2）对骨矿化不良作用较羟乙膦酸盐为轻。

（3）其余参阅“羟乙膦酸钠”。

【药物相互作用】 参阅“羟乙膦酸钠”。

【用法与用量】 口服　（1）骨质疏松症　一日 400 mg。

（2）高钙血症　一日 300 mg，静脉滴注，3～5 天；或一次给予 1.5 g，静脉滴注。两者疗效相当。血钙正常后给予一日 400～600 mg。

（3）Paget 病　一日 300 mg，静脉滴注（3 小时以上），共 5 天；或一日 800～1600 mg，1～6 个月。

（4）恶性肿瘤　一日 2.4 g，分 2～3 次；血钙正常者可减为一日 1.6 g；若有高钙血症，可增加至一日 3.2 g。

【制剂与规格】 氯屈膦酸二钠胶囊：（1）400 mg；（2）200 mg。

氯屈膦酸二钠注射液：5 ml∶300 mg（静脉滴注至少溶解于 0.9%氯化钠注射液 250 ml 或 5%葡萄糖注射液 250 ml 中，静脉滴注 2 小时）。

阿仑膦酸钠[医保(乙)]

Alendronate Sodium

阿仑膦酸钠是侧链携带有氮原子的氨基双膦酸盐，其抑制骨吸收的效力较羟乙膦酸钠明显增强，在治疗剂量的6000倍以上才会影响骨矿化。

【适应证】 ①骨质疏松症。②高钙血症。③Paget病。

【药理】 (1)药效学　参阅"羟乙膦酸钠"，对骨矿化无不良影响。可以降低多个部位的骨折发生风险，尤其降低多发椎体骨折和髋部骨折的风险。

(2)药动学　口服生物利用度0.7%，药物在体内不进行代谢，很快从血浆中清除，经肾排出或进入骨内。静脉给药后6小时，血浆浓度下降95%，12小时后不能再测得其血药浓度。大鼠输入本品后，药物的分布从最初几分钟的非钙化组织向骨很快转移，1小时后90%的剂量被骨摄取，并可在高水平状态维持72小时以上，动物(狗)骨中半衰期为3年，而药物在人骨中的半衰期至少为10年。

【不良反应】 (1)少数患者有腹痛、腹泻、恶心、便秘、消化不良。食管糜烂和食管溃疡罕见。

(2)必须遵守给药说明中的服药方法，以避免对食管黏膜的刺激。

(3)罕见无症状性血钙降低，短暂性血白细胞升高，尿红细胞、白细胞升高。

【禁忌证】 (1)导致食管排空延迟的食管异常禁用，例如狭窄或弛缓不能者。

(2)不能站立或坐直至少30分钟者禁用。

(3)明显低钙血症者禁用。

【注意事项】 (1)有消化不良、吞咽困难、上消化道疾病的妇女慎用。

(2)肾功能减退(肌酐清除率<35 ml/min)者不推荐使用。

(3)妊娠期妇女用药安全性未明，不宜采用。

(4)未见骨软化症报道。

(5)须严格按给药说明口服。

【给药说明】 本品必须在清晨第一次进食、喝饮料或应用其他药物治疗之前的至少半小时，用清水送服，因为其他饮料(包括矿泉水)、食物和一些药物有可能会降低本品的吸收。为尽快将药物送至胃部，降低对食管的刺激，本品应在清晨空腹服用，以一满杯清水(≥200 ml)送服，并且在服药后至少30分钟之内和当天第一次进食前，患者应避免躺卧。

【用法与用量】 口服　(1)骨质疏松症　一日10 mg；或70 mg，一周1次。7天的治疗周期能够使食管黏膜可能发生的损伤有充足的时间愈合，因此上消化道不良反应的发生减少。

(2)Paget病　一日40 mg，3～6个月。

【制剂与规格】 阿仑膦酸钠片：(1)10 mg；(2)70 mg。

阿仑膦酸钠-维生素D_3复方制剂：(1)阿仑膦酸钠片70 mg，维生素$D_3$2800IU；(2)阿仑膦酸钠片70 mg，维生素$D_3$5600IU。

帕米膦酸二钠[药典(二)；医保(乙)]

Pamidronate Disodium

【适应证】 参阅"阿仑膦酸钠"。

【药理】 (1)药效学　参阅"羟乙膦酸钠"，对骨矿化无不良影响。

(2)药动学　口服生物利用度1%～3%，50%～60%的药物剂量进入骨，其余40%～50%的量在72小时内随尿以原形排出，药物在大鼠骨中半衰期约300天。

【不良反应】 (1)最常见的不良反应是短暂、自限性的发热，用药刚开始时少数患者可能诉骨痛加重、全身乏力、血白细胞减少。静脉给药后可有局部反应、血栓性静脉炎、寒战等。

(2)较少见的不良反应有眼部反应，如前葡萄膜炎、单侧外巩膜炎或巩膜炎以及过敏反应。

(3)偶有血氨基转移酶升高。

【禁忌证】 重度肾功能减退(肌酐清除率<30 ml/min)者禁用。

【给药说明】 30～60 mg加入500～1000 ml5%葡萄糖注射液或0.9%氯化钠注射液中缓慢静脉滴注，不可用含钙的液体如林格(Ringer)注射液。

【用法与用量】 (1)骨质疏松症　静脉滴注　30 mg，每3个月一次。

(2)高钙血症　静脉给药　根据血钙水平调整，总剂量为30～90 mg，一般为30～60 mg，静脉滴注维持4小时。可将总剂量于一次性或在2～4天中给予，如60 mg一次性静脉滴注或30 mg静脉滴注、一日2次。

(3)Paget病　静脉滴注　①对轻型患者可一次性给予60 mg。②重型患者可在2～4周内给予240 mg，可每周1次60 mg。

【制剂与规格】 帕米膦酸二钠注射液：5 ml：15 mg。

帕米膦酸二钠粉针剂：30 mg。

伊班膦酸钠
Ibandronate

本品为第三代双膦酸盐。

【适应证】 ①绝经后骨质疏松症。②高钙血症。③预防和治疗恶性肿瘤骨转移。

【药理】 (1)药效学　参阅“双膦酸盐类”。能强效抑制破骨细胞活性，诱导破骨细胞凋亡，从而抑制骨吸收。治疗剂量不会引起骨矿化障碍。

(2)药动学　口服生物利用度1%，静脉滴注为100%。

【不良反应】 少数患者出现骨骼肌肉疼痛、发热，多数出现于首次用药时，一般症状轻微，无需特殊处理即可自行缓解，严重时可使用解热镇痛类药物缓解症状。下颌骨坏死十分罕见。

【禁忌证】 (1)重度肾功能减退者。

(2)低钙血症患者。

(3)妊娠期妇女用药安全性尚未确定，不宜使用。

(4)对双膦酸盐或赋形剂过敏者。

【给药说明】 伊班膦酸钠以10 ml注射用水稀释，加入250 ml5%葡萄糖注射液或0.9%氯化钠注射液，静脉滴注。

【用法与用量】 静脉滴注　(1)绝经后骨质疏松症 2 mg溶解于5%葡萄糖注射液250 ml，每3个月一次。

(2)肿瘤骨转移　2 mg，每个月1次。

(3)高钙血症　2～4 mg。

【制剂与规格】 伊班膦酸钠静脉制剂：1 mg。

唑来膦酸[医保(乙)]
Zoledronic Acid

本品为第三代双膦酸盐。

【适应证】 ①治疗绝经后骨质疏松症。②变形性骨炎(Paget病)。③恶性肿瘤骨转移、高钙血症。

【药理】 (1)药效学　由于结构上存在两个氮原子和侧链上有咪唑环，因此有强效抑制骨吸收作用，为羟乙膦酸钠的10000倍。

(2)药动学　静脉滴注后61%进入骨，39%随尿以原形排出，半衰期为146小时。在治疗动物中未发现骨矿化缺陷和编织骨生成。

【不良反应】 (1)部分患者有发热、头痛、肌痛、流感样症状、关节痛，大都出现于用药3天内，可以用对乙酰氨基酚或布洛芬等对症处理。再次给药后此类不良反应明显减少。

(2)少数患者有短期低钙血症，给药后10天内一过性血肌酐值轻度升高。下颌骨坏死十分罕见。

(3)局部反应　少数患者有注射局部红肿和(或)疼痛。

【禁忌证】 (1)对唑来膦酸或其他双膦酸盐或药品成分中任何一种辅料过敏者禁用。

(2)严重肾功能不全(肌酐清除率＜35 ml/min)患者禁用。

(3)低钙血症患者禁用。

(4)妊娠期和哺乳期妇女禁用。

【注意事项】 (1)给药前应对患者的肾功能、血清肌酐水平进行评估。

(2)患有低钙血症者，需首先补充足量的钙剂和维生素D，血钙值正常者也应补充适量钙剂和维生素D。如有髋部骨折或变形性骨炎者，静脉滴注唑来膦酸前，需适量补充钙剂和维生素D(有推荐一次性口服维生素$D_3$5万IU)。

(3)进行口腔检查，重视口腔卫生、牙龈炎、骨髓炎应及时处理。拔牙前、后近期之内暂缓应用本品。

【药物相互作用】 不能与其他钙制剂或其他二价离子注射剂同时使用。唑来膦酸血浆蛋白结合率不高(43%～55%)，不会和高血浆蛋白结合率的药物发生竞争性相互作用。本品经肾脏排泄，与明显影响肾功能的药物合用时应加以注意。

【给药说明】 本品不能与任何其他药物混合后静脉给药，必须通过单独的输液管按照恒量、恒速输注。药品经冷藏，应放置室温后再使用。

【用法与用量】 静脉滴注　(1)绝经后骨质疏松症 100 ml∶5 mg至少15分钟，每年1次，疗程3年。

(2)变形性骨炎(Paget病)　100 ml∶5 mg静脉滴注，至少15分钟。

(3)肿瘤性骨转移、高钙血症　4 mg溶解于100 ml 0.9%氯化钠注射液或5%葡萄糖注射液中，静脉滴注至少15分钟。

【制剂与规格】 唑来膦酸注射液：100 ml∶5 mg。

唑来膦酸粉针剂：4 mg。

2. 降钙素　由哺乳动物的甲状腺滤泡旁细胞和非哺乳类脊椎动物的鳃后腺产生。降钙素为骨吸收抑制药，能特异地抑制破骨细胞活性，减少骨丢失，尤其适用于高转换型骨病，如Paget病。对延缓绝经后骨质疏松症妇女的快速骨丢失有效，还能降低腰椎骨折率。该药具有独特的周围及中枢镇痛作用，适用于各种有疼痛症状的相关骨病，它也是治疗各种高钙血症的药物之一。降钙素有针剂和鼻喷剂两种，它们的抗骨质疏松作用相近。目前用于临床的主要有鲑鱼降钙素及鳗鱼降钙素类似物，可皮下或肌内注射，前者也有鼻腔给药途径。

鲑鱼降钙素

Salcatonin(Salmon Calcitonin)

【适应证】 ①骨质疏松症。②Paget 病。③高钙血症。

【药理】 (1)药效学　①降低破骨细胞活性和数目，直接抑制骨吸收，减慢骨转换，轻度降低血钙水平。②抑制肾小管对钙、磷重吸收，增加尿钙、磷排泄。③抑制疼痛介质释放，拮抗其受体，增加 β-内啡肽释放，发挥周围和中枢性镇痛效果。

(2)药动学　口服后立即被灭活。注射给药后，降钙素主要在肝脏代谢，也有一部分在血液和外周组织中进行生物转化，最后经肾脏排出。降钙素也可经鼻腔黏膜吸收。肌内注射和皮下注射后，药物生物利用度为70%，血浆峰值出现于 1 小时，血浆消除半衰期为 70～90 分钟。鼻腔给药后的生物利用度为相同肌内注射剂量的 40%，血浆峰值在给药 3～4 小时后达到。

【不良反应】 (1)常见　有颜面潮红，较少数出现面部、耳、手或足刺痛，恶心、呕吐、胃痛、腹泻、注射部位红肿或胀痛。

(2)罕见　过敏反应、皮疹、寒战、头晕、头痛、胸闷、鼻塞、呼吸困难、血糖升高。

【注意事项】 对蛋白质过敏者可能对本药过敏，因此，对这类患者在用药前最好先做皮试。30%～60%的患者在用药中会出现抗体，但仅 5%～15%由此而对治疗产生抵抗性。药物不会通过胎盘屏障，但能进入乳汁，可抑制泌乳，本药对妊娠期妇女和哺乳期妇女及儿童的影响尚未明确，不宜使用。鼻炎可加强鼻喷剂的吸收。鼻喷剂的全身性不良反应少于针剂。

欧洲人用药品委员会(The EU Committee for Medicinal Products for Human Use，CHMP)2012 年关于鲑鱼降钙素的报告显示长期使用降钙素(≥6 个月)与增加恶性肿瘤风险有轻微相关性。我国建议短期(不超过 3 个月)应用，必要时可采用间歇性重复给药。

【药物相互作用】 降钙素可减少胃液和胰液分泌，起到一定的抗酸药作用。

【给药说明】 (1)肾功能减退者应减少剂量。

(2)玻璃和塑料会吸附本品，降低药效，因此在配方后应尽快使用。治疗高钙血症患者时应限制使用钙剂、维生素 D 及其代谢产物。

(3)治疗高钙血症过程中若出现“脱逸现象”，即血钙在一度降低后复又上升，可加用糖皮质激素，如泼尼松(强的松)，或加大降钙素的用量，可恢复其降血钙作用。

(4)对骨质疏松症患者进行治疗时，需补充钙剂。

(5)睡前用药或减少剂量有助于减轻不良反应，从小剂量开始，在 2 周内逐渐加量，也有助于减轻不良反应。

(6)若出现继发性失效，可能与抗体产生有关，可换用另一种鱼类降钙素。

(7)剂量的调整应根据患者血钙、碱性磷酸酶、血和尿中骨吸收指标及不良反应等而定。

【用法与用量】 (1)骨质疏松症　100IU，一日 1 次或隔日 1 次或一周 3 次，皮下或肌内注射。鼻喷剂一日 1 次，一次 200IU。

(2)Paget 病　50IU，一周 3 次到一日 100IU，皮下或肌内注射。

(3)高钙血症　一日 2～5IU/kg，皮下或肌内注射。

【制剂与规格】 鲑鱼降钙素注射液：(1)1 ml∶200IU；(2)1 ml∶100IU；(3)1 ml∶50IU。

鲑鱼降钙素鼻喷剂：鼻喷剂(每按一下 200IU)，每瓶 14 喷。

依降钙素

Elcatonin

本品是将鳗鱼降钙素结构加以修改而得到的类似物：[氨基辛二酸 1,7]-鳗鱼降钙素，与鳗鱼降钙素相比较，其半衰期较长，生物活性较强。

【适应证】【药理】【不良反应】【药物相互作用】【给药说明】 参阅“鲑鱼降钙素”。

【用法与用量】 (1)骨质疏松症　一次 20 IU，一周 1 次，肌内注射。

(2)Paget 病(变形性骨炎)　一次 40 IU，一日 1 次，肌内注射。

(3)高钙血症　一次 40 IU，一日 2 次，肌内注射。

【制剂与规格】 依降钙素注射液：(1)1 ml∶20 IU；(2)1 ml∶40 IU。

3. 选择性雌激素受体调节剂(SERMs) SERMs 在化学结构上与雌激素不同，但能够与体内各种类型靶细胞核内的雌激素受体结合，选择性激活或拮抗雌激素样作用。

盐酸雷洛昔芬

Raloxifene Hydrochloride

【适应证】 雷洛昔芬用于预防和治疗绝经后妇女的骨质疏松症。

其他内容参阅本章第三节相关内容。

(二)促进骨形成药

重组人甲状旁腺激素(1-34)

Recombinant Human Parathyroid Hormone(1-34)[rhPTH(1-34)]

甲状旁腺激素(PTH)是体内主要的钙调节激素之一,血中持续升高会导致骨溶解、骨吸收,在血中短暂升高会促进骨形成,目前重组人甲状旁腺激素(1-34)已用作促成骨药而进入临床应用。

【适应证】 原发性骨质疏松症。

【药理】 (1)药效学 每日皮下注射 1 次 rhPTH(1-34)能促进体内成骨细胞(OB)增殖和分化,抑制 OB 凋亡,促成骨作用超过促破骨作用,骨量增加,骨的力学强度得以提升。

(2)药动学 皮下注射后血中浓度约 30 分钟开始升高,并可维持 6 小时左右。

【不良反应】 头痛、恶心、头晕、四肢痛较常见,少见轻度高钙血症、高钙尿症和高尿酸血症。

【禁忌证】 (1)已患骨肿瘤或可疑肿瘤骨转移者禁用。

(2)高钙血症患者禁用。

(3)严重肾损害、以往进行过骨骼的外照射或内照射治疗者禁用。

(4)甲状旁腺功能亢进症或 Paget 病患者禁用。

(5)妊娠期、哺乳期妇女禁用。

【注意事项】 由于该药给大鼠长期注射会诱发成骨肉瘤,所以在人体不宜长期使用,主张疗程为 18 个月,最长不得超过 24 个月。治疗中如饮食摄入的钙和维生素 D 不足,应注意补充。

【药物相互作用】 与抑制骨吸收药合用的利弊还有待进一步研究,但停止 PTH 治疗后接着用抑制骨吸收药至少能维持骨量不下降。

【用法与用量】 一日 20 μg,皮下注射。最长疗程为 24 个月。结束 24 个月治疗后,以后不得再次重复治疗。

【制剂与规格】 注射用 rhPTH(1-34):(1)20 μg;(2)40 μg。

(三)具有抑制骨吸收和促进骨形成双重作用的药物

雷奈酸锶[医保(乙)]

Strontium Ranelate for Suspension(OSSEOR)

雷奈酸锶是由两个稳定的锶原子和一个雷奈酸分子组成。

【适应证】 治疗绝经后骨质疏松症。

【药理】 (1)药效学 体外研究发现,雷奈酸锶在骨组织培养中增加骨生成,在骨细胞培养中提高成骨细胞前体的复制和胶原的合成;通过减少破骨细胞的分化和吸收活性以减少骨吸收,从而恢复骨转换的平衡,有利于新骨的形成。在治疗过的动物或人体的骨组织中,锶主要吸附在晶体表面,在新形成骨的碳石灰晶体中替代少许的钙。雷奈酸锶不改变骨晶体的特征。在Ⅲ期临床试验研究中,雷奈酸锶每日 2 g 服用长达 60 个月后获得的髂前上嵴骨活检资料未观察到本品对骨质量和骨矿化产生有害作用。

(2)药动学 口服 2 g 雷奈酸锶后,锶的绝对生物利用度约是 25%(范围在 19%~27%)。在单一剂量口服后 3~5 小时达到血药峰浓度,在治疗 2 周后达到稳态。其有效半衰期约是 60 小时,通过肾脏和胃肠道清除,血浆清除率约是 12 小时(CV 22%),肾脏清除率约 7 ml/min(CV 28%)。雷奈酸锶每日 2 g 治疗长达 60 个月的患者,测定髂前上嵴骨活检骨组织中的锶浓度,结果显示在治疗约 3 年后骨中锶浓度可能达到平台期。

【不良反应】 不良事件通常程度轻微并且短暂。少数患者有恶心和腹泻,一般发生在治疗开始时。在Ⅲ期临床试验研究中,使用雷奈酸锶治疗的患者与服用安慰剂的患者相比,5 年中静脉血栓的年发生率约是 0.7%,相对危险度是 1.4。

【禁忌证】 对本品活性成分和任何赋形剂成分过敏者禁用。重度肾功能损害者(肌酐清除率<30 ml/min)不推荐服本品。

【注意事项】 (1)具有静脉血栓(VTE)高度危险性的患者包括有 VTE 既往史的患者,应当谨慎使用本品。

(2)本品含有苯丙氨酸的原料,可能对高苯丙氨酸血症的人群有害。

(3)出现严重过敏反应时须停止使用本品治疗。

(4)在本品使用中报道有严重的超敏反应综合征,特别是伴有嗜酸性粒细胞增多和全身症状的药物疹(drug rash with eosinophilia and systemic symptoms,DRESS),偶有致命性。DRESS 综合征典型表现为:皮疹、发热、嗜酸性粒细胞增多症和全身症状（如腺体疾病、肝炎、间质性肾炎、间质性肺病）。发病时间一般为3～6周，大多数情况下停止使用本品和开始皮质激素治疗后结果良好，但恢复缓慢。已有报道，一些病例在停止皮质激素治疗后症状复发。应告知患者，当出现皮疹时立即停止使用本品并及时就诊，向医生报告。因出现过敏反应而停药的患者不应再使用本品。

(5)轻至中度肾功能损害的患者（肌酐清除率30～70 ml/min）不需要调整剂量。

(6)欧洲人用药品委员会（CHMP）分析显示使用雷奈酸锶时心肌梗死、静脉血栓和栓塞事件的风险升高，建议限制该药物用于伴有心脏和循环系统问题病史的患者。在治疗过程中如发生了心脏或循环系统问题，建议停止雷奈酸锶治疗。

【药物相互作用】 食物、牛奶和牛奶制品以及含有钙的药品降低雷奈酸锶生物利用度达60%～70%。因此，服用本品和上述食品或药品时应当至少间隔2小时。在服用四环素类或喹诺酮类抗生素时，应当暂时停用雷奈酸锶。

【用法与用量】 口服　一日1次，一次1袋（2 g）。药袋里的颗粒必须在水杯中制成混悬液后服用，一旦制成混悬液应当立即服用。主张空腹4小时，于睡前服用。

【制剂与规格】 雷奈酸锶干混悬剂：2 g/袋。

(四)其他抗骨质疏松药

四烯甲萘醌[药典(二)?]

Menatetrenone

四烯甲萘醌是维生素K_2的一种同型物，是γ-羧化酶的辅酶，在γ-羧基谷氨酸的形成过程中起着重要的作用。γ-羧基谷氨酸是骨钙素发挥正常生理功能所必须的。

【适应证】 骨质疏松症。

【药理】 (1)药效学　①是γ-羧化酶的辅酶，将骨钙素羧化为羧基化骨钙素，后者能够与羟磷灰石矿物质很好地相结合，促进骨形成，改善骨质量。②在动物实验中，可见抑制破骨细胞活性和骨吸收的作用。③骨质疏松患者长期应用后，可使血中未羧化骨钙素水平降低。

(2)药动学　饭后口服，血浆中的四烯甲萘醌平均浓度在6小时达到峰值，连续服药3～7日，血药浓度达稳态。

【不良反应】 胃部不适、腹痛、皮肤瘙痒、水肿和氨基转移酶轻度升高。

【注意事项】 (1)妊娠期妇女、哺乳期妇女、小儿的应用安全性尚未确定，故不宜用。

(2)出现皮疹、皮肤发红、瘙痒时，应停止用药。

(3)老年人长期用药，应密切观察患者的状态。

【禁忌证】 禁忌用于服用华法林的患者。

【给药说明】 本品为脂溶性，空腹服用时吸收较差，要求饭后服用，增加药物生物利用度。

【用法与用量】 口服　一次15 mg，一日3次，饭后服。

【制剂与规格】 四烯甲萘醌软胶囊：15 mg。

依普黄酮[药典(二)]

Ipriflavone

依普黄酮是一种异黄酮衍生物，属植物性雌激素类药物，能加强雌激素作用，减慢骨重建，抑制骨丢失，同时还能刺激成骨细胞。依普黄酮也具有一定的镇痛作用。

【适应证】 骨质疏松症。

【药理】 (1)药效学　①抑制破骨细胞前体细胞分化并抑制成熟破骨细胞活性，降低破骨细胞对甲状旁腺激素的敏感性，抑制骨吸收。②促进成骨细胞增殖分化和骨形成。③协同雌激素促进降钙素分泌。

(2)药动学　口服后80%的剂量很快被小肠吸收，进食后促进这一过程。依普黄酮（IP）在肝细胞内代谢，随尿排出。动物中有7种代谢产物。单剂量200 mg口服，半衰期为9.8小时。每日600 mg，连续服药6天，血药浓度达稳态。

【不良反应】 胃纳减退、恶心、呕吐、腹痛、腹胀。

【注意事项】 (1)妊娠期妇女、小儿的应用安全性尚未确定，故不宜用。

(2)哺乳期妇女慎用。

(3)药物在轻度肾功能减退患者和老年人中的药代动力学变化与正常人没有区别，但中、重度肾功能减退患者服药后血药浓度较高，会出现第2个血药峰值，故应慎用。

【药物相互作用】 (1)可增强雌激素的作用，故在本药与雌激素制剂合并使用时，应慎重用药。

(2)同时使用茶碱，可使茶碱的血药浓度上升，故在本药与茶碱合并使用时适当减少茶碱用量，并慎重用药。

(3)与香豆素类抗凝血药同时使用时，可增强香豆素类抗凝血药的作用，故本药与抗凝血药合并应用时，应减少香豆素类抗凝血药的用量并慎重用药。

【给药说明】 饭后服用既能增加药物生物利用度，又能减轻胃肠道不良反应。

【用法与用量】 口服　一次200 mg，一日3次，饭后服。

【制剂与规格】 依普黄酮片：200 mg。

四、磷补充制剂

【适应证】 用于治疗肾脏磷排泄增加导致的低磷血症。

【药理】 中性磷溶液配方：Na_2HPO_4 29.0 g，KH_2PO_4 6.4 g，加水至 1000 ml。

【不良反应】 少数患者出现口苦、食欲缺乏、恶心、腹泻，应从小剂量开始逐渐增加到治疗剂量。

【禁忌证】 肾功能不全者禁用。

【注意事项】 长期大量应用可能引起继发性甲状旁腺功能亢进症，避免大剂量应用，治疗中注意补充钙剂和维生素 D，监测血甲状旁腺激素水平。

【用法与用量】 一日 100～400 ml，分 5 次口服。

【制剂与规格】 Na_2HPO_4 粉剂，一包 29.0 g；KH_2PO_4 粉剂，一包 6.4 g。

五、枸橼酸合剂

【适应证】 用于治疗肾小管性酸中毒。

【药理】 枸橼酸合剂配方：枸橼酸钾 96 g，枸橼酸钠 98 g，枸橼酸 140 g，加水至 1000 ml。

【不良反应】 少数患者出现食欲缺乏、恶心、腹泻。

【禁忌证】 严重肾功能损害者禁用。

【注意事项】 对伴发骨病者，可酌情加用钙剂和维生素 D 制剂。

【用法与用量】 一次 10～20 ml，一日 3 次口服。

【制剂与规格】 枸橼酸粉剂，一包 140 g。

枸橼酸钾粉剂，一包 96 g。

枸橼酸钠粉剂，一包 98 g。

第九节 肥胖症治疗药

肥胖症为体内脂肪堆积过多和分布异常、体重增加，是一种慢性进展性的代谢异常，持久的肥胖症常伴有高胰岛素血症、糖尿病、高血压、血脂异常及心脑血管疾病。肥胖症已日益成为一个重要的世界性健康问题。肥胖症的病因未完全明了，但对肥胖症的个体而言，不论是否真正多食，其总能量的摄入超过了消耗。在肥胖症的治疗上，也是围绕着减少能量摄入和增加能量消耗的综合措施，即长期坚持良好的生活习惯、合理安排饮食、适度的运动锻炼是肥胖症的基础治疗。在此基础上，加用减重药物辅助、补充治疗，能达到更好的减重效果、维持减轻的体重，但不主张单纯服用减重药。理想的减重药希望既能帮助减少能量的摄入和增加能量的消耗，又能使肥胖症伴随的高血糖、高血压、血脂异常等得以改善，同时不良反应小，使用安全、方便。这样的减重药物是很少的，曾广泛使用的减重药芬氟拉明在上市 20 多年后发现其引起心脏瓣膜病变的严重不良反应，于 1997 年在美国等一些国家被淘汰。现正在使用的减重药也需要于临床实践中继续经受观察。

减重药有下列几类。①食欲抑制药：主要有芬氟拉明(fenfluramine)和右芬氟拉明(dexfenfluramine)，属于中枢神经系统作用药，减重效果确实。因有致心肌瓣膜病变的不良反应而少用，一些国家已不用。同类的制剂还有芬特明、安非拉酮等。②代谢增强药：主要是甲状腺激素制剂，部分患者有效，不良反应大、安全性差，目前很少用作减重药。③血清素和去甲肾上腺素再摄取抑制药：亦属于中枢神经系统作用药，代表药物是西布曲明。④脂肪酶抑制药：使胃肠道脂酶失活而减少甘油三酯在肠道吸收，减少了能量的摄入，如奥利司他。目前临床上使用的减重药主要是最后一类。此外，临床上常遇到某些器质性疾病引起的肥胖，如下丘脑及垂体病变、原发性甲状腺功能减退症和性腺功能减退症等，需针对病因治疗，不属于减重药的适应证。

奥利司他
Orlistat

【适应证】 已进行适度饮食控制和运动锻炼的肥胖和超重者，包括已经出现与肥胖相关性危险因素(糖尿病、高血压、血脂异常等)患者的长期治疗。

【药理】 (1)药效学 奥利司他直接在胃肠道内发挥药效，它与胃和小肠的胃脂酶和胰脂酶的活性丝氨酸部位形成共价键而使脂酶失活，使食物中的脂肪，主要是三酰甘油不能水解为可吸收的游离脂肪酸和单酰基甘油，降低了食物中 30%脂肪的吸收，减少了能量摄入而达到减轻体重的目的。减少脂肪吸收的药效在用药 24～48 小时即可出现。

(2)药动学 治疗剂量的奥利司他几乎不被胃肠道吸收，血浆中偶尔可测出微量的奥利司他。这些被吸收的药物及其代谢产物量微，对脂肪的抑制活性弱，不具有药理意义。未被吸收的奥利司他从粪便排出体外，占服用剂量的 97%，其中 83%是原形药，奥利司他及其代谢产物经肾排泄的量＜2%。

【不良反应】 (1)主要是奥利司他阻止食物中脂肪吸收而引起比较多的消化道症状，如胃肠胀气、排气增多、腹痛、排便次数增多、脂肪性大便或脂肪泻、水样便，有些患者大便失禁、直肠和肛门疼痛不适。

(2)较少见的有上呼吸道和下呼吸道感染、头痛、疲劳、焦虑、泌尿系统感染、月经失调等。

(3)偶有过敏反应、皮肤瘙痒、皮疹、荨麻疹、血管神经性水肿。

【禁忌证】 (1)慢性吸收不良综合征及胆汁淤积症患者禁用。

(2)对奥利司他或制剂中的任何一种成分过敏者禁用。

【注意事项】 (1)为预防影响脂溶性维生素A、维生素E、维生素D、维生素K及胡萝卜素等吸收，应用奥利司他期间可补充复合维生素。

(2)2型糖尿病的肥胖患者应用奥利司他治疗后体重减轻，常伴有血糖控制改善，需调整降血糖药，避免低血糖发生。

(3)妊娠期和哺乳期妇女、16岁以下儿童及青少年安全性尚不清楚，不要使用。

【药物相互作用】 (1)脂溶性维生素与本品同时服用将导致吸收减少，补充复合维生素片时应错后2小时或睡前服。

(2)原用环孢素(制剂中含聚氧乙烯蓖麻油等)的患者，服用本品时环孢素血药浓度降低，需加强血药浓度监测，调整用量。

【给药说明】 奥利司他随进餐服用可减少食物中脂肪吸收。如果不进餐或食物中不含有脂肪，这一餐则不必服药。饮食中脂肪、蛋白质和糖类应尽可能均匀分布于每日三餐，如某一餐中脂肪量较多，胃肠道不适症状及脂肪泻则较明显。

【用法与用量】 口服　成人　每次进餐时或餐后1小时内服120 mg。如脂肪泻较严重，可减少食物中脂肪成分或减少用药次数。可由用药初期的一日1次逐渐过渡到一日3次。

【制剂与规格】 奥利司他胶囊：120 mg。

氯卡色林

Lorcaserin

【特别说明】 氯卡色林由瑞士Arena制药公司生产，于2012年6月被美国FDA批准上市。目前我国尚未批准该减重药上市。

【适应证】 适用于体重指数(BMI)≥30 kg/m^{2}或BMI≥27 kg/m^{2}但同时合并至少1种肥胖相关并发症(如高血压、高脂血症、2型糖尿病)的成人，用药治疗的同时需配合饮食及生活方式的改变。

【药理】 (1)药效学　氯卡色林为选择性5-羟色胺2c(5-HT2c)受体激动药，具有血清素能活性。该药可激动下丘脑阿黑皮素原(POMC)细胞群的5-HT2c受体，使阿黑皮素原产生增多，进而可增加饱腹感并减少食物摄入。本药不参与竞争性结合多巴胺、去甲肾上腺素受体，在抑制食欲、减少能量摄入的同时并不影响能量消耗。用药12周时一般可观察到较为显著的体重下降。

(2)药动学　氯卡色林的血浆半衰期约11小时，口服给药后1.5～2小时达到血药峰浓度。进食对血药峰浓度影响较小，但可使达峰时间延迟约1小时。在血液中氯卡色林的血浆蛋白结合率约70%，经肝脏代谢灭活。本药的代谢产物约90%经肾脏排出体外。

【不良反应】 (1)常见的不良反应　非糖尿病患者可出现头痛、头晕、恶心、易疲劳、口干、便秘；糖尿病患者可出现低血糖症、头痛、腰背痛、易疲劳和咳嗽。

(2)其他少见的不良反应　皮疹、外周性水肿、焦虑、抑郁、失眠、认知障碍、血象改变、高催乳素血症、肺动脉高压、阴茎持续勃起等。

【禁忌证】 妊娠期和哺乳期妇女禁用。严重肝、肾功能损伤患者禁用。

【注意事项】 (1)虽然发生率极低，但在应用氯卡色林的过程中仍需警惕出现血清素综合征的可能。

(2)2型糖尿病患者应用氯卡色林治疗后若体重减轻较明显，需及时调整降血糖药剂量，尽量避免低血糖发生。

(3)虽然临床试验并未发现应用氯卡色林可显著增加患心脏瓣膜病的风险，但用药期间患者若出现该病的相应症状及体征，需及时停药，并进行心脏瓣膜疾病的相关评估。

(4)由于服药后可能会出现注意力不集中等不良反应，用药期间应尽量避免从事精细工作。

(5)若患者在用药期间出现抑郁症状加重、自杀观念及行为，应及时停药。

(6)男性患者在用药期间若出现阴茎持续勃起并超过4个小时，应及时急诊就诊。

(7)本药与其他减重药联用的安全性及有效性目前尚不明确。

(8)合并轻度肾功能损害或轻至中度肝功能损害时，氯卡色林用量无需调整。但若存在严重肝、肾功能不全时，本药应慎用或禁用。

(9)妊娠期妇女禁用本药。氯卡色林在儿童及青少年、年龄超过65岁的老年人及哺乳期妇女中的安全性、有效性目前尚不明确，因此不建议上述人群服用本药。

【药物相互作用】 (1)与其他具有血清素能作用的药物联用有发生血清素综合征的风险。这些药物包括(不局限于)选择性5-羟色胺再摄取抑制药、单胺氧化酶抑制药、三环类抗抑郁药、右美沙芬、苯丙胺、锂剂、曲马多等。

(2)该药可抑制CYP2D6酶的活性,同时服用可使经CYP2D6酶代谢的药物血药浓度增加。

【给药说明】 服用氯卡色林不受进食限制。如果用氯卡色林治疗12周后体重仍无明显下降(体重下降未超过原有体重的5%),可考虑停药。

【用法与用量】 口服 成人 一日2次,一次10 mg。

【制剂与规格】 本药为薄膜衣片,每片10 mg。

芬特明-托吡酯缓释片

Phentermine and Topiramate Extended-Release

【特别说明】 本品由美国Vivus制药公司生产,并于2012年7月被美国FDA批准上市。目前我国尚未批准该减重药上市。

【适应证】 适用于BMI≥30 kg/m^{2}或BMI≥27 kg/m^{2}但同时合并至少1种肥胖相关并发症(如高血压、高脂血症、2型糖尿病)的成人,用药治疗的同时需配合饮食及生活方式的改变。

【药理】 (1)药效学 本品由2种成分——芬特明和托吡酯缓释片共同组成。芬特明作为一种拟交感胺类药物,可作用于中枢神经系统及外周组织,促进突触后儿茶酚胺的释放并抑制其再摄取,进而达到抑制食欲并增加能量消耗的作用。托吡酯是一种抗癫痫药,但同时也具有抑制食欲、减少能量摄入并增加能量消耗的功效。具体机制目前尚不清楚,可能与托吡酯可以增加γ-氨基丁酸受体介导的抑制作用、调节电压依赖性钠/钙通道的兴奋性、拮抗AMPA/KA受体并抑制碳酸酐酶的活性有关。

(2)药动学 芬特明-托吡酯口服吸收后生物利用度均较高,且不受进食影响。芬特明主要经肝脏代谢,代谢产物有70%~80%经肾排出,血浆半衰期为19~24个小时。绝大部分托吡酯以原形经肾排出。不同于常规剂型,托吡酯缓释剂的血浆半衰期延长至65个小时。

【不良反应】 (1)常见不良反应 感觉异常、口干、便秘、味觉障碍、失眠、头晕等。

(2)其他潜在或少见但需要引起格外关注的不良反应 对胎儿的致畸性、增加静息状态下心率、产生自杀观念及行为、急性继发性闭角型青光眼、认知功能损害(如注意力不集中、记忆力减退)、代谢性酸中毒、少汗及体温增高、低血糖症、血肌酐水平升高、低钾血症等。

【禁忌证】 (1)妊娠期妇女禁用。

(2)青光眼患者禁用。

(3)甲状腺功能亢进症患者禁用。

(4)14天内应用过单胺氧化酶抑制药或正在用药期间者禁用本药。

(5)对拟交感胺类药物过敏者禁用。

【注意事项】 (1)妊娠期及哺乳期妇女禁用本药。育龄期妇女在用药前及用药过程中均需进行早孕检测以除外妊娠的可能,用药期间应采取有效的避孕措施。

(2)由于本品有使静息心率增加的潜在风险,用药期间须注意监测心率变化,尤其是对心脑血管疾病患者。

(3)用药期间需监测患者情绪变化。出现严重或持续的情绪异常、睡眠障碍的患者应考虑药物减量或停药,出现自杀观念及行为时需停用本药。有频繁的自杀倾向及既往有过自杀行为的患者须避免应用本品。

(4)用药期间出现急性视力下降或出现继发性闭角型青光眼的患者应及时停用本品。

(5)由于服药后可能会出现注意力不集中等不良反应,用药期间应尽量避免从事精细工作。

(6)用药前及用药期间均需监测血pH值、电解质等指标,警惕代谢性酸中毒、低钾血症发生的可能。

(7)2型糖尿病患者应用本品治疗后若体重减轻较明显,需及时调整降血糖方案,尽量避免低血糖发生。

(8)本品在儿童及青少年、年龄超过65岁老年人中的安全性、有效性目前尚不明确,因此不建议上述人群服用本药。

(9)中至重度肾功能不全的患者用药时需调整剂量。终末期肾病的患者应避免使用本药。

(10)中度肝功能损害(Child-Pugit评分7~9分)的患者用药时需调整剂量。严重肝功能损害(Child-Pugit评分10~15分)的患者应避免服用本药。

(11)突然停用大剂量本品有诱发抽搐或癫痫的风险。因此对于服用大剂量本品(15 mg/92 mg)的患者,如需停药,应在医师或药品说明书指导下逐渐将药物减量至停药。

【药物相互作用】 (1)单胺氧化酶抑制药 14天内应用过单胺氧化酶抑制药或正在用药期间的患者,若同时应用Qsymia本品则有诱发高血压危象的风险。

(2)口服避孕药 证据表明同时服用本品会使血液中乙炔雌二醇的浓度下降约16%,并可能会导致不规律阴道出血。

(3)与中枢神经系统抑制药(包括酒精)联用时应警

惕出现中枢神经系统抑制的相关临床表现。

(4)与非留钾利尿药联用时需监测血钾水平,警惕出现低钾血症。

(5)与其他碳酸酐酶抑制药联用,有增加代谢性酸中毒严重性和肾结石形成的风险。

【给药说明】 清晨一次性顿服。避免晚上用药,以减少失眠等不良反应。服药不受进食影响。

【用法与用量】 (1)口服　成人　每日清晨1次。

(2)推荐起始剂量3.75 mg/23 mg(芬特明3.75 mg/托吡酯缓释片23 mg),每日1次。2周后增加至7.5 mg/46 mg,每日1次。

(3)应用7.5 mg/46 mg;每日1次;12周后评估疗效,若体重下降未超过原有体重的3%,可停药或增加药物剂量。选择继续服药的患者应将剂量增加至11.25 mg/69 mg,每日1次;服用2周后将药物剂量增加至15 mg/92 mg,每日1次。

(4)应用15 mg/92 mg,每日1次;12周后再次评估疗效,若体重下降未超过原有体重的5%,应逐渐停药(先减至15 mg/92 mg,隔日1次,该剂量服用至少1周后再停药)。

(5)中至重度肾功能不全或中度肝功能损害的患者给药剂量不应超过7.5 mg/46 mg,每日1次。

【制剂与规格】 芬特明-托吡酯缓释片胶囊:(1)3.75 mg/23 mg;(2)7.5 mg/46 mg;(3)11.25 mg/69 mg;(4)15 mg/92 mg。

利拉鲁肽注射液

Liraglutide [rDNA origin] Injection

【特别说明】 由诺和诺德制药公司生产,于2014年12月被美国FDA批准用作减重药上市。

【黑框警告】 临床常用剂量的利拉鲁肽可导致雌性、雄性小鼠及大鼠罹患甲状腺C细胞肿瘤,且该作用呈剂量及用药时间依赖性。本品是否同样会诱发人类出现甲状腺C细胞肿瘤目前尚不明确。但本品禁用于有甲状腺髓样癌或多发性内分泌腺瘤病2型(MEN-2)既往史或家族史的患者。

【适应证】 适用于BMI≥30 kg/m² 或BMI≥27 kg/m² 但同时合并至少1种肥胖相关并发症(如高血压、高脂血症、2型糖尿病)的成人,用药治疗的同时需配合饮食及生活方式的改变。

【药理】 (1)药效学　利拉鲁肽是酰基化的人胰高血糖素样肽-1(GLP-1)受体激动药,其约97%的氨基酸序列与人自身内源性的GLP-1同源。利拉鲁肽可通过自身分子结合的方式延长吸收时间,并可与血浆蛋白结合进而不易被体内DPP-4酶降解。因此与内源性GLP-1相比,利拉鲁肽的血浆半衰期可延长至13个小时。本品可激活体内GLP-1受体,进而达到抑制食欲、减少能量摄入的减重功效。但本药并不会增加全天能量消耗。

(2)药动学　利拉鲁肽皮下注射后11个小时可达血药峰浓度,其生物利用度约55%。利拉鲁肽与血浆蛋白结合率约98%,血浆半衰期约13个小时。与体内其他大分子蛋白质的内源性代谢情况类似,利拉鲁肽在体内的代谢、清除过程并不是由某个特定的脏器来完成的。仅有6%、5%的利拉鲁肽代谢产物分别经由肾脏、肠道排出体外。

【不良反应】 (1)常见的不良反应　食欲缺乏、恶心、呕吐、腹泻、便秘、消化不良、头痛、头晕、易疲劳、腹痛、低血糖及血清脂肪酶水平升高。

(2)其他少见但需引起注意的不良反应或潜在风险　甲状腺C细胞肿瘤、急性胰腺炎、急性胆囊疾病(如胆囊炎、胆石症等)、增加静息心率、过敏反应、出现自杀观念及行为等。

(3)少数患者应用本品后出现急性肾功能不全或原有慢性肾脏病的恶化。该现象常常发生于用药后因反复呕吐、腹泻导致相对血容量不足的患者。且部分患者是因为同时联用了一种或多种已知可损害肾功能的药物。当采取有效的支持治疗并停用一切可能会导致肾损害的药物(包括利拉鲁肽)后,多数患者的肾功能可以恢复或被逆转。

【禁忌证】 (1)有甲状腺髓样癌或多发性内分泌腺瘤病2型(MEN-2)既往史或家族史的患者禁用。

(2)妊娠期妇女禁用。

(3)对利拉鲁肽或药品中任何一种成分过敏者禁用。

【注意事项】 (1)用药期间需警惕甲状腺C细胞肿瘤相关症状和体征,定期进行相关筛查。

(2)如在治疗期间出现疑似急性胰腺炎的临床表现,应及时停药。若确诊患胰腺炎,则以后也不应使用本药。

(3)若出现疑似急性胆囊疾病(如胆囊炎、胆石症)的临床表现,应及时进行相关检查。

(4)2型糖尿病患者应用本药治疗期间若体重减轻较明显,需及时调整降血糖方案,避免低血糖发生。

(5)用药期间定期监测心率。

(6)用药期间注意监测肾功能变化。

(7)用药期间若出现严重的过敏反应需及时停药,并采取相应的治疗措施。

(8)治疗过程中出现逐渐加重的抑郁症状或自杀观念者需及时停药。有频繁的自杀倾向及既往有过自杀行为的患者须避免应用本品。

(9)本品不应和胰岛素或其他 GLP-1 受体激动剂联用。本品不作为 2 型糖尿病的用药选择。

(10)本药与其他减重药联用的安全性及有效性目前尚不明确。

(11)本品在儿童及哺乳期妇女中的安全性及有效性目前尚不明确。因此不建议上述人群应用本品。

【药物相互作用】 本品可以延缓胃排空。若本药与其他口服药同服,在理论上有潜在影响其他药物吸收的可能。

【给药说明】 本药注射时间没有固定要求,不需要考虑进食与否。

【用法与用量】 成人 (1)推荐剂量 一次 3 mg,一日 1 次,皮下注射,注射部位可为腹部、大腿及上臂。

(2)起始剂量 一次 0.6 mg,一日 1 次;每隔 1 周酌情增加给药剂量,直至药物剂量达到一次 3 mg、一日 1 次。

【制剂与规格】 利拉鲁肽注射液:为无色清凉液体。预充笔的规格:6 mg/3 ml。其上有不同的刻度而对应不同的给药剂量:0.6 mg、1.2 mg、1.8 mg、2.4 mg 及 3 mg。

第十章　抗感染药物

抗感染药物系指具有杀灭或抑制各种病原微生物作用，可以口服、肌内注射、静脉注射或滴注等全身应用的各种抗生素、磺胺类和喹诺酮类药以及其他化学合成药（异烟肼、甲硝唑、呋喃妥因等）。抗生素系指在高稀释度下对某些病原微生物如细菌、真菌、立克次体、支原体、衣原体和病毒等有杀灭或抑制作用的微生物产物（次级代谢产物）。此后用化学方法合成的“仿制品”，具有抗肿瘤作用的微生物产物，系抗生素母核加入不同侧链（半合成抗生素）等而制成，也均称为抗生素。

抗菌药物（antibacterial agents）是指具有杀菌或抑菌活性、主要供全身应用（含口服、肌注、静注、静滴等）的各种抗生素，通常指直接来源于微生物的次级代谢产物及其化学修饰衍生物和各种全合成抗菌药物。前者如β-内酰胺类、大环内酯类、氨基糖苷类、四环素类、糖（脂）肽类、利福霉素类、截短侧耳素类等抗生素，后者如磺胺类、喹诺酮类、噁唑烷酮类、硝基咪唑类、异烟肼等抗菌药。此外尚包括本身没有或仅有微弱抗菌活性但能够显著增效其他抗菌药物活性的化合物，如β-内酰胺酶抑制剂等。下面对抗感染药物、抗菌药物、抗生素的概念予以统一描述。

【抗微生物活性】 在各种病原微生物中，以细菌最为常见并最重要。临床上一般将具有抗菌作用的药物分为杀菌药和抑菌药两类，按应用普通治疗剂量后在血清和组织中的药物浓度所具有的杀菌或抑菌性能而区分。青霉素类、头孢菌素类、氨基糖苷类、多黏菌素类等可称为杀菌药，大环内酯类、四环素类、氯霉素类等可称为抑菌药。但必须指出，“杀菌”和“抑菌”仅是相对的，对极度敏感细菌，应用较大量抑菌药，则血清和组织中的药物浓度也足以杀菌；而低浓度的杀菌药对较不敏感的细菌也只能起抑制作用。足量药物及其组织穿透力为维持杀菌效能的关键。

为测定任一种病原微生物对某一抗感染药的敏感性，通常应用最低抑菌浓度（minimal inhibitory concentration，MIC），有时也采用最低杀菌浓度（minimal bactericidal concentration，MBC）进行评估，单位均以 mg/L 表示。测定方法有稀释法（包括试管法、微量法、平板法等）、扩散法（包括纸片法、E 测定法）等。纸片法比较简单，应用也最为广泛，但影响结果的因素较多，故应力求做到材料和方法标准化。

【耐药性】 病原微生物耐药性可分为天然耐药性和获得耐药性两种，前者系遗传特征，一般不会改变；后者系由病原微生物体内脱氧核糖核酸（DNA）的改变而产生。DNA 的变化包括：①通过染色体 DNA 的突变；②通过质粒（plasmid）重新组合或获得耐药性质粒而产生。耐药性质粒广泛存在于革兰阳性菌和阴性菌中，经质粒介导的耐药性在自然界中最为多见，也最重要。

耐药性的发生机制：①钝化酶或灭活酶（如β-内酰胺酶、氨基糖苷类钝化酶、氯霉素乙酰转移酶）的形成，临床上抗感染药治疗失败往往与此有关；②细菌细胞壁通透性改变，使抗生素无法进入细胞内，从而难以作用于靶位；③细菌细胞膜上存在的抗感染药物外排系统，使菌体内药物减少而导致细菌耐药；④靶位组成部位的改变，使抗生素不能与靶位结合而发生抗菌效能。此外还可由于代谢拮抗药的增加或细菌酶系的变化等而产生耐药性。

细菌耐药性的发生与发展是抗感染药物广泛应用，

特别是无指征滥用的后果，因此临床上应特别注意合理用药。

【药理】 根据血药浓度和时间的关系可制定药-时曲线，曲线下面积(AUC)可反映抗感染药物的吸收状况及体内利用率。抗感染药物主要经肾排出，也可经肝代谢、肠道排泄、肺呼出气体等而被清除。药物的半衰期($t_{1/2}$)可自药-时曲线计算而得。据研究，β-内酰胺类抗生素的杀菌作用和临床疗效与其血药浓度超过其最低抑菌浓度(MIC)持续的时间长短有关，持续时间越长，则疗效越好；而氨基糖苷类及氟喹诺酮类的杀菌作用、临床疗效则和血药高峰浓度或药-时曲线下面积与MIC的比值有关，比值大者疗效好。肝、肾功能不全，特别是肾功能不全时很多药物的半衰期明显延长，必须及时调整剂量、延长给药间期和(或)监测血药浓度，以保证安全用药。

口服和肌内注射给药后，血液中抗感染药的达峰时间(t_{max})一般为1～4小时，静注或静滴给药后即刻达到血药峰浓度，重症患者宜采用此给药途径。药物吸收后迅速分布至各组织，胸、腹腔，关节腔和各种体液中，其浓度为血药浓度的50%～100%，甚至数倍以上，故除包裹性积液或脓液稠厚外，无局部用药的必要。

抗感染药口服后吸收很不一致，克林霉素、利福平、多西环素、头孢氨苄、头孢拉定、头孢克洛、头孢丙烯、氧氟沙星、异烟肼等的吸收比较完全，约可达90%或以上。四环素和土霉素因易与钙、镁、铝、铋、铁等金属离子螯合而影响其吸收(一般在70%以下)，其活性也可被碱性物质所抑制，故不宜与抗酸药合用。氨基糖苷类、多黏菌素类、万古霉素、两性霉素B等口服后吸收很少，仅为0.5%～3%。

抗感染药进入血液后部分与血浆蛋白相结合，结合率自0%至95%以上不等。结合型药物无活性，也不易透过各种屏障，但结合一般疏松而可逆，当血药浓度下降时即逐渐释放出游离型药物。

分泌至胆汁中的药物浓度因不同药物种类而异，以四环素类、大环内酯类、林可霉素类、利福平等的浓度较高。除氯霉素、磺胺类药、异烟肼、甲硝唑、氟康唑、阿昔洛韦等以外，抗感染药物很少透过正常血-脑屏障进入脑脊液中，但脑膜有炎症时则采用某些第三代头孢菌素、乙胺丁醇、氨苄西林、青霉素G等，在脑脊液中的浓度可达有效水平。排入痰液及支气管分泌液中的药物浓度大多低于同时期的血药浓度，以红霉素等大环内酯类、氯霉素、喹诺酮类、利福平、甲氧苄啶等的浓度较高。

大多数抗感染药的主要排泄途径是肾脏，因此尿药浓度大多较高。红霉素等大环内酯类、复方磺胺甲噁唑、喹诺酮类等应用后有一定量进入前列腺中；林可霉素类、磷霉素、复方磺胺甲噁唑在骨组织中有较高的浓度或可达治疗水平。

【抗感染药的合理使用】 (1)应熟悉选用药物抗病原微生物的活性、药动学、适应证和不良反应。

(2)及早确立病原学的诊断　确立正确的病原为合理选用抗感染药的先决条件。有些病原采用常规方法不易分离者亦应尽量选用其他辅助诊断技术，包括各种免疫学试验。分离和鉴定病原菌后应尽可能进行细菌的药物敏感度(简称：药敏)测定，必要时须进行联合药敏试验，供选用药物参考，这在处理严重全身性感染时尤为重要。

(3)应按患者的生理、病理、免疫等状态而合理用药　新生儿体内酶系统发育不全，血浆蛋白结合药物的能力较弱，肾小球滤过率较低；老年人的血浆蛋白大多减少，肾功能也减退；上述患者应用常规剂量后血药浓度和半衰期常有增高和延长，故用量以偏小为宜。某些毒性较大的药物，有条件时宜定期监测血药峰、谷浓度，以保证用药安全。

(4)预防或局部应用抗感染药要严加控制或尽量避免，应当用于少数有明确指征者　如用于预防昏迷、休克等患者的并发感染，或用于清洁手术。预防术后感染则往往徒劳无益。

应尽量避免皮肤、黏膜等局部应用抗感染药，因易引起过敏反应，也易导致耐药菌产生。故除主要供局部应用的药物如新霉素、杆菌肽、莫匹罗星(mupirocin)、磺胺米隆等外，其他主要用于治疗全身性感染的药物，特别是青霉素类的局部应用要尽量避免。

(5)联合应用抗感染药需有明确的指征　临床多数感染用一种抗感染药即可控制，联合用药徒然增加不良反应和治疗费用。

(6)应选用适宜的给药方案、剂量和疗程　轻至中度感染患者可口服给药，重症患者采用静脉给药。宜按药动学参数制订给药方案。剂量过大或过小均不适宜，过小则无法发挥治疗作用，反可促使细菌产生耐药性；剂量过大的突出案例是青霉素类，不仅浪费严重，且易诱发中枢神经系统毒性反应及电解质平衡失调等不良反应。

抗感染药通常须持续应用至体温正常、症状消退后72～96小时，但感染性心内膜炎、骨髓炎、化脓性脑膜炎、伤寒、布氏杆菌病、结核病等不在此列。如用药后效果不显著，急性感染在48～72小时内应考虑调整剂量或改药。

第一节 青霉素类

本类药物包括:①天然青霉素,有青霉素 G、青霉素 V,主要作用于革兰阳性菌、革兰阴性球菌和某些革兰阴性杆菌如嗜血杆菌属;②氨基青霉素类,如氨苄西林、阿莫西林等,本组青霉素主要作用于对青霉素敏感的革兰阳性菌以及部分革兰阴性杆菌如部分大肠埃希菌、奇异变形杆菌、沙门菌属、志贺菌属和流感嗜血杆菌等;③耐青霉素酶青霉素类,包括甲氧西林、氯唑西林、双氯西林、苯唑西林、氟氯西林、萘夫西林等,本组青霉素对产青霉素酶葡萄球菌属具有良好作用;④抗假单胞菌青霉素类,如羧苄西林、哌拉西林、替卡西林等,本组青霉素对革兰阳性菌的作用较天然青霉素或氨基青霉素类为差,但对某些革兰阴性杆菌包括铜绿假单胞菌有抗菌活性。

细菌对青霉素类产生耐药性主要有三种机制:①细菌产生 β-内酰胺酶,使青霉素类水解灭活;②细菌体内青霉素作用靶位——青霉素结合蛋白发生改变;③细胞壁对青霉素类的渗透性减低。其中以第一种机制最为常见,也最重要。

青霉素类抗生素水溶性好,消除半衰期大多不超过 2 小时,主要经肾排出,多数品种可经血液透析清除。各种品种的药动学参数对于制订合理的给药方案有重要参考价值。

按照国家卫生和计划生育委员会规定,使用青霉素类抗生素前均需做青霉素皮肤敏感试验,阳性反应者禁用。

青霉素钠(青霉素 G 钠,苄青霉素钠)[药典(二);基;医保(甲)]

Benzylpenicillin Sodium(Penicillin G Sodium, Benzathine Benzylpenicillin Sodium)

【适应证】 适用于 A 组和 B 组溶血性链球菌、肺炎链球菌、对青霉素敏感金黄色葡萄球菌(但目前 90%以上金黄色葡萄球菌可产生青霉素酶,使青霉素失活)等革兰阳性球菌所导致的各种感染,如血流感染、肺炎、脑膜炎、扁桃体炎、中耳炎、猩红热、丹毒、产褥热等。也用于治疗草绿色链球菌和肠球菌属所导致的心内膜炎(与氨基糖苷类联合);梭状芽孢杆菌所导致的破伤风、气性坏疽、白喉、流行性脑脊髓膜炎、鼠咬热、梅毒、钩端螺旋体病、奋森(Vincent)咽峡炎、放线菌病等。

【药理】 (1)药效学 青霉素对上述适应证的病原微生物,包括多数革兰阳性菌、革兰阴性球菌、个别革兰阴性杆菌(如嗜血杆菌属)、螺旋体和放线菌均具有抗菌活性,但多数葡萄球菌菌株(>90%),包括金黄色葡萄球菌和凝固酶阴性葡萄球菌均可产生青霉素酶以水解青霉素而使之灭活。本品为杀菌药。青霉素、其他青霉素类和头孢菌素类等 β-内酰胺类抗生素系通过干扰细菌细胞壁的合成而产生抗菌作用。近年来研究结果证实青霉素结合蛋白(penicillin binding proteins,PBPs)是青霉素等 β-内酰胺类抗生素的作用靶位;由于青霉素等与 PBPs 的紧密结合,使前者对细菌细胞壁合成的早期阶段也发生抑制作用。PBPs 为存在于细菌细胞膜上的蛋白质,其数目、分子大小及与青霉素等抗生素的结合量因不同菌种而异。大肠埃希菌共有 7 个 PBPs。PBPs(包括转肽酶、羧肽酶、内肽酶等)参与细菌细胞壁装配的最后阶段以及细菌生长、分裂时细胞壁的成形。PBP-1B 和 PBP-1A 为使细菌延长的最重要蛋白质,经青霉素等抗生素作用后可使细菌迅速溶解。PBP-2 与控制细菌形态有关,受青霉素作用后,细菌可形成渗透压稳定的球形体。PBP-3 对细菌细胞中隔形成和细菌分裂有重要作用,PBP-4、5、6 则重要性较差。青霉素类与 PBPs 结合后发挥作用,导致细胞壁破坏,引起细菌溶解。

(2)药动学 青霉素钾盐或钠盐口服吸收很差,肌注后 t_{max} 为 0.5 小时,肌注 100 万 U(600 mg)的 C_{max} 为 20000 U/L(12 mg/L),对多数敏感菌的有效血药浓度可维持 5 小时。新生儿按体重肌注青霉素 2.5 万 U/kg 后,0.5~1 小时的平均 C_{max} 约为 35000 U/L(22 mg/L),12 小时后即降至 1600~3200 U/L。每 2 小时静脉注射本品 200 万 U 或每 3 小时注射 300 万 U,平均血药浓度约 32000 U/L。于 5 分钟内静脉注射 3 g(500 万 U)青霉素钠,给药后 5 分钟和 10 分钟的平均血药浓度为 400 mg/L 和 273 mg/L,1 小时后即降至 45 mg/L,4 小时后仅有 3.0 mg/L。同样剂量的青霉素钠于 6 小时内做静脉滴注时,则 2 小时后血药浓度才达到 12~20 mg/L。

本品吸收后广泛分布于组织、体液中。胸、腹腔和关节腔液中浓度约为血药浓度的 50%。本品不易透入眼、骨组织、无血供区域和脓腔中,易透入有炎症的组织。青霉素可通过胎盘,除在妊娠初始 3 个月羊水中青霉素浓度较低外,一般在胎儿和羊水中皆可达到有效治疗浓度。本品难以透过血-脑屏障,在无炎症脑脊液中的浓度仅为血药浓度的 1%~3%。在有炎症的脑脊液中浓度可达同时期血药浓度的 5%~30%。乳汁中可含有青霉素,其浓度为同时期血药浓度的 5%~20%。

青霉素可进入红细胞。如以青霉素做静脉注射，继以恒速静脉滴注，2 小时后红细胞中青霉素含量则与血清浓度相等或超过后者。停止给药后，红细胞中青霉素浓度于 50～60 分钟后减少一半。

本品血浆蛋白结合率为 45%～65%。消除半衰期($t_{1/2}$)约为 30 分钟，肾功能减退者可延长至 2.5～10 小时，老年人和新生儿的 $t_{1/2}$ 也较长。新生儿的 $t_{1/2}$ 与体重、日龄有关，体重低于 2 kg 者，7 日内和 8～14 日新生儿的 $t_{1/2}$分别为 4.9 小时和 2.6 小时；体重高于 2 kg 者，7 日内和 8～14 日新生儿的 $t_{1/2}$ 则分别为 2.6 小时和 2.1 小时。

本品约 19%在肝内代谢。在肾功能正常情况下，约 75%的注射量于 6 小时内自肾脏排出。青霉素主要通过肾小管分泌排泄，在健康成年人经肾小球滤过排泄者仅占 10%左右；但在新生儿，青霉素则主要经肾小球滤过。肌内注射青霉素 300 mg(50 万 U)后，平均 19%的给药量自尿中以青霉噻唑酸排出。经胆汁排泄的青霉素量不多，但胆汁中药物浓度却不低，肌注 100 万 U(600 mg)青霉素 2～4 小时后胆汁中药物浓度达峰值，为 10～20 mg/L。由于青霉素在肠道中被产青霉素酶的肠道菌所破坏，因此粪便中不含或仅含很少量青霉素。青霉素可在血液中为血液透析所清除，使血中消除半衰期缩短，但腹膜透析无此效果。

【不良反应】 (1)过敏反应　青霉素毒性虽低，但过敏反应较常见，在各种抗感染药物中居首位，严重的过敏反应——过敏性休克(Ⅰ型变态反应)的发生率为 0.004%～0.015%，若不及时抢救，病死率高。所以，此反应一旦发生，必须就地抢救，立即给患者肌注 0.1%肾上腺素 0.5～1 ml，必要时以 5%葡萄糖注射液或氯化钠注射液稀释后做静脉注射，临床表现无改善者，半小时后重复一次。心搏停止者，肾上腺素可做心内注射，同时静脉滴注大剂量肾上腺皮质激素，并补充血容量；血压持久不升者给予多巴胺等血管活性药。抗组胺药亦可考虑采用，以减轻荨麻疹。有呼吸困难者予以氧气吸入或人工呼吸，喉头水肿明显者应及时做气管切开。青霉素酶应用意义不大，因为此酶虽可破坏青霉素，但对已形成的抗原-抗体复合物无作用，而且其本身也可产生过敏反应。

血清病样反应(Ⅲ型变态反应)亦较常见，发生率为 1%～7%。其他过敏反应尚有溶血性贫血(Ⅱ型变态反应)、药物性皮疹(简称：药物疹)、接触性皮炎、间质性肾炎、哮喘发作等。

(2)毒性反应　少见，青霉素肌注区可发生周围神经炎。鞘内注射超过 2 万 U 或静脉滴注大剂量青霉素可引起肌肉阵挛、抽搐、昏迷等反应(青霉素脑病)。此反应多见于婴儿、老年人和肾功能减退患者。青霉素偶可致精神病发作，应用普鲁卡因青霉素后个别患者可出现焦虑、发热、呼吸急促、高血压、心率增快、幻觉、抽搐、昏迷等。此反应发生机制不明。

(3)电解质紊乱　青霉素钾 100 万 U(0.625 g)含钾离子 1.5 mmol(0.066 g)，如静脉给予大量青霉素钾时，则可发生高钾血症或钾中毒反应。青霉素钠 100 万 U(0.6 g)含钠离子 1.7 mmol(0.039 g)，大剂量给药后，尤其对于肾功能减退或心功能不全患者可造成高钠血症。每日给予患者 1 亿 U 青霉素钠后，少数患者出现低钾血症、代谢性碱中毒和高钠血症。

(4)赫氏反应和治疗矛盾　用青霉素治疗梅毒、钩端螺旋体病或其他感染时可有症状加剧现象，称为赫氏反应，系大量病原体被杀灭引起的全身性反应。治疗矛盾见于梅毒患者，系由于治疗后梅毒病灶消失过快，但组织修复较慢，或纤维组织收缩，妨碍器官功能所致。

(5)二重感染　青霉素治疗期间可出现耐青霉素金黄色葡萄球菌、革兰阴性杆菌或白色念珠菌感染，念珠菌过度繁殖可使舌苔呈棕色甚至黑色。

【禁忌证】 对任何青霉素类过敏的患者禁用本品。

【注意事项】 (1)为了防止严重过敏反应的发生，用青霉素类前必须详细询问既往病史，包括用药史，是否有青霉素类、头孢菌素类或其他 β-内酰胺类抗生素过敏史，或过敏性疾病史，有无易为患者所忽略的过敏反应症状，如胸闷、瘙痒、面部发麻、发热等，以及有无个人或家属变态反应性疾病史等。

(2)用药前必须先做青霉素皮肤敏感试验，阳性反应者禁用　必须应用青霉素类者需慎重为患者脱敏。但皮试阴性者不能排除出现过敏反应的可能。

(3)交叉过敏反应　患者对一种青霉素类过敏者可能对其他青霉素类亦过敏，也可能对青霉胺或头孢菌素类过敏。

(4)青霉素类可经乳汁排出少量，哺乳期妇女应用青霉素虽尚无发生严重问题的报道，但哺乳期妇女应用仍需权衡利弊，因为哺乳期妇女应用青霉素后可使婴儿致敏和引起腹泻、皮疹、念珠菌属感染等。

(5)对诊断的干扰　①应用青霉素期间，以硫酸铜法进行尿糖测定时可出现假阳性反应，用葡萄糖酶法者则不受影响；②大剂量青霉素钾和青霉素钠做注射给药可分别出现高钾血症和高钠血症；③多数青霉素类的应用可使血清丙氨酸氨基转移酶(ALT)或天门冬氨酸氨基转移酶(AST)升高。

(6)下列情况应慎用本品:①患者有哮喘、湿疹、枯草热、荨麻疹等过敏性疾病史者;②老年人和肾功能严重损害时需调整剂量并慎用。

(7)应用大剂量青霉素时应定期检测血清钾或钠。

(8)青霉素过量的处理　以对症治疗和支持疗法为主,血液透析可加速药物排泄。

(9)青霉素钾或钠与重金属,特别是铜、锌和汞呈配伍禁忌,因后者可破坏青霉素的氧化噻唑环。由锌化合物制造的橡皮管或瓶塞也可影响青霉素活力。呈酸性的葡萄糖注射液或四环素注射液皆可破坏青霉素的活性。青霉素也可被氧化剂、还原剂或羟基化合物灭活。

(10)青霉素静脉输液加入头孢噻吩、林可霉素、四环素、万古霉素、琥乙红霉素、两性霉素 B、去甲肾上腺素、间羟胺、苯妥英钠、盐酸羟嗪、丙氯拉嗪(prochlorporazine)、异丙嗪、维生素 B 族、维生素 C 等后将出现浑浊。故本品不宜与其他药物同瓶滴注。

(11)本品与氨基糖苷类抗生素混合后,两者的抗菌活性明显减弱,因此两药不能置于同一容器内给药。

【药物相互作用】(1)氯霉素、红霉素、四环素类、磺胺类药等抑菌药可干扰青霉素的杀菌活性,故不宜与青霉素类合用,尤其是在治疗细菌性脑膜炎或需迅速杀菌的严重感染时。

(2)丙磺舒、阿司匹林、吲哚美辛、保泰松、磺胺类药可减少青霉素类在肾小管的排泄,因而使青霉素类的血药浓度增高,而且作用维持时间较久,半衰期延长,不良反应也可能增加。

(3)青霉素可增强华法林的作用。

【给药说明】(1)青霉素钾或钠极易溶于水,水溶液中 β-内酰胺环易裂解,水解率随温度升高而加速,裂解为无活性代谢产物青霉酸和青霉噻唑酸,后两者可降低 pH 值,使青霉素水解进一步加强,所以注射液应新鲜配制应用。

(2)青霉素可肌内注射或静脉注射给药,当成人每日剂量超过 500 万 U 时宜静脉给药。静脉给药时应采用青霉素钠,以分次静脉滴注为宜,一般每 6 小时 1 次。

(3)肌内注射 50 万 U 的青霉素钠或钾,加入灭菌注射用水 1 ml 使其溶解;超过 50 万 U 者则需加入灭菌注射用水 2 ml;不应以氯化钠注射液作为溶剂。静脉给药的速度不能超过每分钟 50 万 U,以免发生中枢神经系统毒性反应。

【用法与用量】(1)成人常用量　①肌内注射,一日 80 万～200 万 U,分 3～4 次给药;②静脉滴注,一日 200 万～1000 万 U,分 2～4 次给药。

(2)儿童常用量　①肌内注射,一次 2.5 万 U/kg,每 12 小时给药 1 次;②静脉给药,每日 5 万～20 万 U/kg,分 2～4 次给药。

(3)新生儿(足月产)剂量　一次 5 万 U/kg,静脉给药;出生第 1 周每 12 小时 1 次,>7 天每 8 小时 1 次,严重感染者每 6 小时 1 次。

(4)早产儿剂量　第 1 周 3 万 U/kg,每 12 小时 1 次;2～4 周时每 8 小时 1 次,以后每 6 小时 1 次;静脉滴注。

(5)肾功能减退患者剂量　肾小球滤过率(GFR)为 10～15 ml/min 时,给药间期自 8 小时延长至 8～12 小时或剂量减少 25%。当 GFR 小于 10 ml/min 时,给药间期为 12～18 小时或剂量减至正常剂量的 25%～50%。通常患者肾功能损害属轻、中度者,使用常规剂量,不需减量;肾功能损害严重者需调整剂量或延长给药间隔时间。

【儿科用法与用量】一般感染

(1)肌内注射　一日 2.5 万～5 万 U/kg,80 万～160 万 U/m^2,分 2～4 次。

(2)静脉滴注

①肺炎败血症　一日 5 万～20 万 U/kg,分 2～4 次。

②流行性脑脊髓膜炎　一日 20 万～40 万 U/kg。

③肺炎链球菌脑膜炎及亚急性心内膜炎　一日 40 万～60 万 U/kg,每 6 小时 1 次。

(3)鞘内注射　一日 5000～10000 U(1000 U/ml)。

(4)胸腔内注射　一次 5 万～10 万 U(2000～5000 U/ml)。

【儿科注意事项】(1)为防止严重过敏反应发生,用前必须询问家属及患儿用药过敏史。

(2)注射前必须进行青霉素皮试,一般为皮内注射,皮试液量为 1 ml(含 50 U 青霉素)。

(3)应用青霉素钾盐超过一日 100 万 U,应注意高钾血症。

(4)本品不宜与其他药物同瓶滴注。

【制剂与规格】注射用青霉素钠:(1)0.12 g(20 万 U);(2)0.24 g(40 万 U);(3)0.48 g(80 万 U);(4)0.6 g(100 万 U);(5)0.96 g(160 万 U);(6)2.4 g(400 万 U)。

注:每 1 mg 的青霉素钠相当于 1670 U 青霉素。

目前青霉素皮肤敏感试验方法有:(1)传统的青霉素皮试法　操作步骤为:①配制青霉素皮肤敏感试验溶液:青霉素钾盐或钠盐以 0.9%氯化钠注射液配制成为

20 万 U/ml 青霉素溶液(80 万 U/瓶，注入 4 ml 0.9%氯化钠注射液即成)→取 20 万 U/ml 溶液 0.1 ml，加 0.9%氯化钠注射液至 1 ml，成为 2 万 U/ml 溶液→取 2 万 U/ml 溶液 0.1 ml，加 0.9%氯化钠注射液至 1 ml，成为 2000 U/ml 溶液→取 2000 U/ml 溶液 0.25 ml，加 0.9%氯化钠注射液至 1 ml，即成为 500 U/ml 的青霉素皮试液；②用 75%乙醇消毒前臂屈侧腕关节上约 6.6cm 处皮肤；③抽取皮试液 0.1 ml(含青霉素 50 U)，做皮内注射成一皮丘(儿童注射 0.02～0.03 ml)；④等待 20 min 后，如局部出现红肿，直径>1cm 或局部红晕或伴有小水疱等异常者为阳性；⑤对可疑阳性者，应在另一前臂用 0.9%氯化钠注射液做对照试验。做青霉素皮试时需注意：①极少数高敏患者可在皮肤敏感试验时发生过敏性休克，常于注射后数秒钟至 5 分钟内出现，应立即按过敏性休克抢救方法进行救治；②试验用药含量要准确，配制后在冰箱中保存时间不应超过 24 小时；③更换同类药物或不同批号，或停药 3 天以上，需重新做皮内试验。

(2)快速仪器试验法　即以青霉素过敏快速试验仪器进行皮试，其原理为在脉冲电场的作用下，将药物离子或带电荷的药物由电极部位无痛导入皮肤。操作步骤为：①将青霉素皮试液(皮试液浓度为 1 万 U/ml)和 0.9%氯化钠注射液各约 0.1 ml 滴至导入小盘；②将导入小盘紧裹于前臂屈侧腕关节上约 6.6cm 处皮肤；③导入时间为 5 分钟，仪器到时自动报警；④药物导入完成后 5 分钟观察结果，如局部出现红肿，直径>1cm 或局部红晕或伴有小水疱等异常者为阳性。该方法的优点为操作简单、无痛，儿童较易接受；高敏患者如有感觉不适，可随时关机以停止药物渗透。

青霉素钾(青霉素 G 钾，苄青霉素钾)[药典(二)；基；医保(甲)]

Benzylpenicillin Potassium

(Penicillin G Potassium)

参阅“青霉素钠”。

【儿科用法与用量】　一般感染

(1)肌内注射　一日 2.5 万～5 万 U/kg，80 万～160 万 U/m^2，分 2～4 次。

(2)静脉滴注

①肺炎败血症　一日 5 万～20 万 U/kg，分 2～4 次。

②流行性脑脊髓膜炎　一日 20 万～40 万 U/kg。

③肺炎链球菌脑膜炎及亚急性心内膜炎　一日 40 万～60 万 U/kg，每 6 小时 1 次。

(3)鞘内注射　一日 5000～10000 U(1000 U/ml)。

(4)胸腔内注射　一次 5 万～10 万 U(2000～5000 U/ml)。

【儿科注意事项】　(1)为防止严重过敏反应发生，用前必须询问家属及患儿用药过敏史。

(2)注射前必须进行青霉素皮试，一般为皮内注射，皮试液量为 1 ml(含 50 U 青霉素)。

(3)应用青霉素钾盐超过一日 100 万 U，应注意高钾血症。

(4)本品不宜与其他药物同瓶滴注。

【制剂与规格】　注射用青霉素钾：(1)0.125 g(20 万 U)；(2)0.25 g(40 万 U)；(3)0.5 g(80 万 U)；(4)0.625 g(100 万 U)。

注：每 1 mg 的青霉素钾相当于 1598 U 青霉素。

青霉素 V 钾(苯氧甲基青霉素钾)[药典(二)]

(Penicilin Vpotassium)

(Phenoxymethylpenicillin Potassium)

【适应证】　适用于青霉素敏感菌株所的轻、中度感染，包括链球菌所致扁桃体炎、咽喉炎、猩红热、丹毒等，肺炎链球菌所致支气管炎、中耳炎、鼻窦炎，以及青霉素敏感葡萄球菌(目前 90%以上金黄色葡萄球菌可产生青霉素酶而使本品失活)所致皮肤及软组织感染等。青霉素 V 也可作为风湿热复发和感染性心内膜炎的预防用药，亦可用于螺旋体感染。

【药理】　(1)药效学　青霉素 V 的作用机制及抗菌谱与青霉素相同，但对大多数敏感菌株的活性为后者的 1/5～1/2。本品对产青霉素酶的菌株无抗菌作用。

(2)药动学　青霉素 V 耐酸，口服后 60%在十二指肠吸收。口服 0.5 g 后 t_{max} 为 1 小时，C_{max} 为 3～5 mg/L。食物可减少其吸收。血浆蛋白结合率为 80%。20%～35%的给药量以原形经尿排出。

【不良反应】　口服青霉素 V 的常见不良反应为恶心、呕吐、上腹部不适、腹泻及黑毛舌。过敏反应有皮疹、荨麻疹及其他血清病样反应、喉头水肿、药物热和嗜酸性粒细胞增多等。溶血性贫血、白细胞减少症、血小板减少症、神经毒性和肾毒性均少见。

【禁忌证】【注意事项】　参阅“青霉素钠”。治疗链球菌感染时疗程需 10 日，治疗结束后应做细菌培养，以确定链球菌是否已被清除。每 1 g 本品含钾 2.6 mmol。

【药物相互作用】　参阅“青霉素钠”。

【给药说明】　本品给药前需仔细询问有无药物过敏史，并做青霉素皮肤敏感试验，既往有青霉素过敏史者及皮试阳性反应者禁用。本品可在空腹时或饭后服用。

【用法与用量】 口服 (1)链球菌感染 一次125～250 mg,每6～8小时1次,疗程10日。

(2)肺炎链球菌感染 一次250～500 mg,每6小时1次,疗程至热退后至少2日。

(3)葡萄球菌感染、螺旋体感染[奋森(Vincent)咽峡炎] 一次250～500 mg,每6～8小时1次。

(4)预防风湿热复发 一次250 mg,一日2次。

(5)预防心内膜炎 在上呼吸道手术前1小时口服2 g,6小时后再服1 g(27 kg以下儿童剂量减半)。

【儿科用法与用量】 口服 一日15～50 mg/kg,分3～4次服,最大量一日1 g。预防链球菌感染或心内膜炎,剂量减半,疗程10天。

【儿科注意事项】 (1)本品为半合成青霉素,具有耐酸性质,但不耐青霉素酶。

(2)按照《中华人民共和国药典》规定,用药前必须进行青霉素皮试。

【制剂与规格】 青霉素V钾片:(1)0.125 mg(20万U);(2)0.236 g(40万U);(3)0.472 g(80万U)。

青霉素V钾胶囊:(1)0.118 g(20万U);(2)0.236 g(40万U)。

青霉素V钾分散片:250 mg(40万U)。

普鲁卡因青霉素[药典(二);医保(乙)]

Procaine Penicillin

【适应证】 与青霉素相仿,但由于血药浓度较低,其应用限于对青霉素高度敏感的病原体所致中度感染,如A组溶血性链球菌所致扁桃体炎、猩红热、肺炎链球菌肺炎,青霉素敏感金黄色葡萄球菌所致皮肤及软组织感染(目前90%以上金黄色葡萄球菌可产生青霉素酶而使本品失活),以及奋森(Vincent)咽峡炎。普鲁卡因青霉素也可单独应用,治疗各期梅毒、钩端螺旋体病等。

【药理】 (1)药效学 本品为青霉素的普鲁卡因盐,深部肌内注射后,青霉素缓慢释放和吸收,抗菌作用和青霉素相仿。

(2)药动学 成人肌内注射30万U普鲁卡因青霉素后,t_{max}为2小时,C_{max}约为1.6 mg/L,24小时后仍可测得少量。出生1周内新生儿按体重肌内注射5万U/kg后,2～12小时平均血药浓度为7.4～8.8 mg/L,24小时为1.5 mg/L。同样剂量给予出生1周以上的新生儿时,血药浓度则较低,4小时的血药浓度为5～6 mg/L,24小时为0.4 mg/L。60%～90%的给药量经肾排出。

【不良反应】【注意事项】 参阅"青霉素钠"。对普鲁卡因或其他卡因类局麻药过敏者也可能对普鲁卡因青霉素过敏。用药前必须先做青霉素及普鲁卡因皮肤敏感试验。普鲁卡因皮肤敏感试验方法为:皮内注射1%～2%普鲁卡因溶液0.1 ml,局部出现红疹、发热或肿块者为对普鲁卡因过敏,即不宜应用本品。两者中任何一种药敏试验阳性者均不可应用本品。本品不能注入血管,否则可能发生缺血反应。偶有报道因意外注入血管,尤其是在应用大剂量之后而发生一过性的严重焦虑和激动、精神错乱、视听幻觉、癫痫发作、心动过速、高血压、发绀、濒死感等。

【用法与用量】 临用前加入灭菌注射用水适量制成混悬液,肌内注射。

(1)常用量 一次60万～120万U,一日1～2次。

(2)治疗梅毒 一次80万U,一日1次。早期梅毒连用10～15日,晚期梅毒连用20日。

【制剂与规格】 注射用普鲁卡因青霉素:(1)40万U(含普鲁卡因青霉素30万U和青霉素钠或钾10万U);(2)80万U(含普鲁卡因青霉素60万U和青霉素钠或钾20万U)。

注:每1 mg的普鲁卡因青霉素相当于1011 U青霉素。

苄星青霉素[药典(二);医保(甲)]

Benzathine Benzylpenicillin

【适应证】 主要用于预防风湿热、治疗各期梅毒,也可用于控制链球菌感染的流行。

【药理】 (1)药效学 本品为青霉素的二苄基乙二胺盐,与缓冲剂及悬浮剂适量混合制成无菌粉末,内含等量苄星青霉素和等量普鲁卡因青霉素。苄星青霉素为长效青霉素,本品肌注后自局部缓慢释出,水解成青霉素G,故血药浓度甚低,但作用持续时间长。

(2)药动学 成人肌内注射苄星青霉素240万U后,14天时血药浓度为0.12 mg/L;新生儿肌内注射苄星青霉素5万U,t_{max}为13～24小时,C_{max}为1.23 mg/L,用药后4天和12天的血药浓度分别为0.65～0.92 mg/L和0.07～0.09 mg/L。

【不良反应】【禁忌证】【注意事项】 参阅"青霉素钠"。本品不能注入血管,否则可引起缺血反应。偶有报道因意外注入血管,尤其是在应用大剂量之后而发生一过性的严重焦虑和激动、精神错乱、视听幻觉、癫痫发作、心动过速、高血压、发绀、濒死感等。用药前必须先做青霉素皮肤敏感试验,呈阳性反应者禁用本品。

美国 FDA 妊娠期用药安全性分级为注射给药 B。

【用法与用量】 临用前加入灭菌注射用水适量制成混悬液，深部肌内注射。

(1)常用量　成人一次 60 万～120 万 U，每 2～4 周 1 次；儿童一次 30 万～60 万 U，每 2～4 周 1 次。

(2)治疗梅毒　成人一次 240 万 U，每周 1 次，连用 2～3 周。

【制剂与规格】 注射用苄星青霉素：(1)30 万 U；(2)60 万 U；(3)120 万 U。

注：每 1 mg 的苄星青霉素相当于 1309 U 青霉素。

苯唑西林钠(苯唑青霉素钠)[药典(二)]

Oxacillin Sodium

【适应证】 主要用于耐青霉素葡萄球菌所导致的各种感染，如血流感染、呼吸道感染、脑膜炎、软组织感染等，也可用于化脓性链球菌属或肺炎链球菌属与耐青霉素葡萄球菌所导致的混合性感染。肺炎链球菌、化脓性链球菌、其他链球菌属或对青霉素敏感的葡萄球菌感染则不应采用本品治疗。本品不适用于治疗耐甲氧西林葡萄球菌感染。

【药理】 (1)药效学　参阅"青霉素钠"。苯唑西林为耐青霉素酶青霉素，其抗菌作用机制与青霉素相仿。本品对革兰阳性菌和奈瑟菌属有抗菌活性，对耐青霉素金黄色葡萄球菌的最低抑菌浓度为 0.4 mg/L，但对青霉素敏感葡萄球菌和各种链球菌属的抗菌作用则较青霉素为弱。

(2)药动学　肌内注射苯唑西林 0.5 g，t_{max}为 0.5 小时，C_{max}为 16.7 mg/L。剂量加倍，血药浓度亦倍增。本品耐酸且性质稳定，口服可吸收，30%～33%可在肠道吸收；空腹口服本品 1 g，t_{max} 为 0.5～1 小时，C_{max} 为 11.7 mg/L。食物可影响本品在胃肠道的吸收。3 小时内静脉滴注苯唑西林钠 250 mg，滴注结束时的平均血药浓度为 9.7 mg/L，2 小时后为 0.16 mg/L。出生 8～15 天和 20～21 天新生儿每日肌注本品 20 mg/kg 后，C_{max}分别为 51.5 mg/L 和47.0 mg/L。

苯唑西林在肝、肾、肠、脾、胸腔积液和关节腔液中均可达到有效治疗浓度，腹水中浓度低，痰中药物浓度为 0.3～14.5 μg/ml(平均为 2.1 μg/ml)。本品难以透过正常血-脑屏障。蛋白结合率很高，达 90%～94%。正常健康人 $t_{1/2}$为 0.4～0.7 小时；出生 8～15 天和 20～21 天新生儿的 $t_{1/2}$分别为 1.6 天和 1.2 天。约 49%的本品由肝脏代谢，原形药物及代谢产物通过肾小球滤过和肾小管分泌，自肾脏排出体外。肌内注射和口服给药在尿中排出量分别为 40%和 23%～30%，尿中排出药物中的 10%～23%为代谢产物。

肺囊性纤维化患者的肾小管分泌功能增强，其清除药物的速率较正常人快 3 倍，因此以苯唑西林等异噁唑组青霉素治疗此种患者时，剂量应加大，而且需监测血药浓度。

苯唑西林经胆汁排泄约 10%，本品的胆汁排泄量较其他异噁唑组青霉素者为多。血液透析和腹膜透析皆不能消除苯唑西林。

【不良反应】 参阅"青霉素钠"。青霉素引起的各种过敏反应皆可发生于苯唑西林。

已报道可引起肝毒性，但罕见。对肝脏的毒性既可是高敏性的，也可是直接的肝脏毒性。患者通常无肝肿大的症状，可逆转。儿童肝脏毒性和皮疹的发生率相对较高。静脉注射大剂量苯唑西林(每日达 18 g)可引起抽搐等神经毒性反应，此反应尤易见于肾功能减退患者。偶见有中性粒细胞减少症或粒细胞缺乏症，急性间质性肾炎伴肾功能衰竭也有报道，婴儿应用大剂量苯唑西林后有发生血尿、蛋白尿和尿毒症者。

【禁忌证】 参阅"青霉素钠"。用药前必须先进行青霉素皮肤敏感试验，阳性者禁用本品。本品除禁用于对青霉素类过敏患者外，有过敏性疾病、肝病或新生儿患者也应慎用。

【注意事项】 对轻、中度肾功能减退患者，苯唑西林的剂量可不做调整；但对严重肾功能减退患者，避免应用过大剂量，以防神经系统等毒性反应的发生。由于本品在肝内代谢量较多，其血清半衰期较短，对严重感染采用的剂量仍可较其他异噁唑类青霉素为大。本品每 1 g 约含钠 2.3 mmol。

美国 FDA 妊娠期用药安全性分级为口服给药 B。

【药物相互作用】 参阅"青霉素钠"。(1)在静脉注射液中本品与庆大霉素、土霉素、四环素、新生霉素、多黏菌素 B、磺胺嘧啶、呋喃妥因、去甲肾上腺素、间羟胺、苯巴比妥、戊巴比妥、水解蛋白、维生素 B 族、维生素 C、琥珀胆碱等呈配伍禁忌。

(2)阿司匹林、磺胺类药在体内、外皆可抑制苯唑西林对血浆蛋白的结合，磺胺类药可减少本品在胃肠道的吸收。丙磺舒可延长本品半衰期和增高其血药浓度。

(3)二盐酸奎宁在体外减弱苯唑西林对金黄色葡萄球菌的抗菌活性；与西索米星或奈替米星联合应用可增强本品对金黄色葡萄球菌的抗菌作用。

(4)本品与氨基糖苷类混合后，两者的抗菌活性明显减弱，因此两者不能在同一容器内给药。

【给药说明】 肌内注射，每 500 mg 加入灭菌注射用水 2.8 ml。静脉滴注，苯唑西林的溶液浓度一般为 20～40 mg/ml 以上，分次给予。1 g 本品含钠 64～71 mg（2.8～3.1 mmol）。

【用法与用量】 肌内注射或静脉滴注 (1)成人 一次 0.5～1 g，每 4～6 小时 1 次，病情严重者剂量可增加；血流感染和脑膜炎患者的每日剂量可增至 12 g。

(2)儿童 ①体重在 40 kg 以下者，每 6 小时 12.5～25 mg/kg。②体重超过 40 kg 者，给予成人剂量。③新生儿体重低于 2 kg 者，出生 1～14 天时，每 12 小时 25 mg/kg；出生 15～30 天时，每 8 小时 25 mg/kg。④新生儿体重超过 2 kg 者，出生 1～14 天时，每 8 小时 25 mg/kg；出生 15～30 天时，每 6 小时 25 mg/kg。⑤早产儿的每日剂量为 25 mg/kg，分次给予，但需谨慎使用。

【儿科用法与用量】 口服、肌内注射、静脉滴注 一日 50～100 mg/kg，分 2～4 次，口服宜空腹。

【儿科注意事项】 (1)用前必须做青霉素皮试。

(2)静脉注射浓度一般为 20～40 mg/ml。

【制剂与规格】 注射用苯唑西林钠（按苯唑西林计算）：(1)0.5 g；(2)1 g。

苯唑西林片（胶囊）：0.25 g。

注：苯唑西林钠 1.05 g 相当于苯唑西林 1 g。

氯唑西林钠（邻氯青霉素钠）[药典(二)；医保(甲)]

Cloxacillin Sodium(Methocillin Sodium)

【适应证】 参阅“苯唑西林钠”。

【药理】 (1)药效学 氯唑西林的抗菌谱与苯唑西林相仿，但对金黄色葡萄球菌的抗菌活性较后者为强。

(2)药动学 肌内注射本品 0.5 g，t_{max}为 0.5 小时，C_{max}为 15 mg/L。每小时静脉滴注本品 250 mg，连续滴注 3 小时，滴注结束时和滴注后 3 小时的血药浓度分别为 15 mg/L 和 0.6 mg/L。氯唑西林对胃酸稳定，口服后自胃肠道吸收，较苯唑西林好，但其吸收可受食物的影响。空腹口服本品 500 mg，t_{max}为 1 小时，C_{max}为 9.1 mg/L。氯唑西林能渗入急性骨髓炎患者的骨组织、脓液和关节腔中，在胸腔积液中也有较高浓度。本品亦能透过胎盘屏障进入胎儿，但难以透过正常的血-脑屏障。血浆蛋白结合率很高，可达 95%。$t_{1/2}$为 0.5～1.1 小时。500 mg 的氯唑西林中有 9%～22%在体内代谢。本品主要通过肾小球滤过和肾小管分泌，自尿中排出。口服氯唑西林后 40%～50%的摄入量于 6 小时内经尿排出。肌内注射者尿中排泄量与口服者相仿。静脉滴注后 62%经尿排出。口服给药后，约 10%的给药量经胆汁排泄。同时口服丙磺舒可增加氯唑西林的血药浓度。血液透析和腹膜透析皆不能将氯唑西林自体内清除。

【不良反应】 参阅“青霉素钠”。用药前必须先做青霉素皮肤敏感试验，阳性者禁用。应用本品后也有个别病例发生中性粒细胞缺乏症或淤胆型黄疸，亦有引起间质性肾炎的报道，但与本品的因果关系未能肯定。

【禁忌证】【注意事项】 参阅“苯唑西林钠”。本品能降低胆红素结合能力，因此有黄疸的新生儿应慎用本品。

肾功能减退的患者应用本品剂量不需调整；但肾功能严重减退时，本品的剂量应适当减少，大剂量静脉给药不宜使用。

本品每 1 g 含钠 2.1 mmol。

【药物相互作用】 参阅“青霉素钠”。

(1)在静脉注射液中本品与琥乙红霉素、盐酸土霉素、盐酸四环素、庆大霉素、卡那霉素、硫酸多黏菌素 B、黏菌素甲磺酸钠、维生素 C 和盐酸氯丙嗪有配伍禁忌。

(2)1%氯唑西林钠与 0.02%琥珀酸氢化可的松在氯化钠注射液、5%葡萄糖注射液或葡萄糖氯化钠注射液中于 25 ℃可稳定 24 小时。

(3)阿司匹林、磺胺类药在体内和体外皆可抑制本品与血浆蛋白的结合。

【给药说明】 肌内注射和静脉滴注溶液配制方法参阅“苯唑西林钠”。

【用法与用量】 (1)肌内注射 成人 一日 2 g，分 4 次；肌注时可加用 0.5%利多卡因以减少局部疼痛。

(2)静脉滴注 成人 一日 4～6 g，分 2～4 次。

(3)口服 剂量与肌注剂量相同，空腹服用。

【儿科用法与用量】 肌内注射、静脉注射 ①一日 50～100 mg/kg，每 6 小时或 8 小时 1 次。②出生 14 天以内新生儿，体重低于 2 kg 者，每 12 小时 12.5～25 mg/kg；体重超过 2 kg 者，每 8 小时给药 1 次。出生 3～4 周的婴儿给药间期为 6 小时。

【儿科注意事项】 (1)本品能降低胆红素结合能力。

(2)有黄疸的新生儿慎用。

【制剂与规格】 氯唑西林钠胶囊（按氯唑西林计）：(1)0.125 g；(2)0.25 g；(3)0.5 g。

氯唑西林钠颗粒（按氯唑西林计）：50 mg。

注射用氯唑西林钠（按氯唑西林计）：(1)0.5 g；(2)1 g。

注：氯唑西林钠 1.09 g 相当于氯唑西林 1 g。

氨苄西林钠(氨苄青霉素钠)[药典(二)；基；医保(甲)]

Ampicillin Sodium

【适应证】 用于治疗敏感细菌所致上、下呼吸道感染、胃肠道感染、尿路感染、皮肤及软组织感染、脑膜炎、血流感染、心内膜炎等。

【药理】 (1)药效学 参阅"青霉素钠"。氨苄西林对革兰阳性球菌和杆菌(包括厌氧菌)的抗菌作用基本与青霉素相同，但对粪肠球菌的作用较后者为强。革兰阴性细菌中脑膜炎奈瑟菌、淋病奈瑟菌、流感嗜血杆菌、百日咳鲍特菌、布氏菌属、奇异变形杆菌、沙门菌属等皆对本品敏感。部分大肠埃希菌对本品敏感，但多数耐药；其余肠杆菌科细菌、铜绿假单胞菌、脆弱拟杆菌等亦对本品耐药。

(2)药动学 肌内注射 0.5 g 氨苄西林，t_{max}为 0.5～1 小时，C_{max}为 7～14 mg/L(平均为 12 mg/L)；6 小时的血药浓度为 0.5 mg/L。静脉注射 0.5 g 后 15 分钟和 4 小时的血药浓度分别为 17 mg/L 和 0.6 mg/L。

本品口服后吸收约 40%，但受食物影响。空腹口服 1 g，t_{max}为 2 小时，C_{max}为 7.6 mg/L，6 小时的血药浓度为 1.1 mg/L，$t_{1/2}$为 1.5 小时。新生儿和早产儿肌注后t_{max}为 1 小时，肌内注射 10 mg/kg 和 25 mg/kg，C_{max}分别为 20 mg/L 和 60 mg/L，$t_{1/2}$为 1.0～1.2 小时。妊娠期血药浓度明显较非妊娠期低。

氨苄西林的体内分布良好。细菌性脑膜炎患者每日静脉注射 150 mg/kg，前 3 日脑脊液中浓度可达 2.9 mg/L，以后浓度将随炎症减轻而降低。正常脑脊液中仅含少量氨苄西林。本品可通过胎盘屏障到达胎儿循环，在羊水中达到一定浓度。肺部感染患者的支气管分泌液中浓度为同期血药浓度的 1/50。胸水、腹水、关节腔积液、眼房水、乳汁中皆含相当量的本品。伤寒带菌者胆汁中浓度平均为血药浓度的 3 倍，最高可达 17.8 倍。本品分布容积为 0.28 L/kg，血浆蛋白结合率为 20%～25%。12%～50%的本品在肝内代谢。氨苄西林的肾清除较青霉素略缓，部分通过肾小球滤过，部分通过肾小管分泌。口服后 24 小时尿中排出的氨苄西林为给药量的 20%～60%，肌内注射后为 50%，静脉注射后为 70%。胆汁中的药物浓度甚高。丙磺舒可使本品经肾清除变缓。氨苄西林可为血液透析所清除，但腹膜透析对本品的清除无影响。

【不良反应】 本品的不良反应与青霉素钠相仿，以过敏反应较为多见。皮疹是最常见的不良反应，多发生于用药 7 天后，呈荨麻疹或斑丘疹，多形性红斑也有报道。注射给药的皮疹发生率高于口服者。传染性单核细胞增多症患者用本品后易发生斑丘疹，淋巴细胞白血病患者和 HIV 感染者也较易发生。中性粒细胞和血小板减少偶见，氨苄西林相关性肠炎也极为罕见。少数患者出现血清 ALT 升高。大剂量氨苄西林静脉给药可发生抽搐等神经系统毒性症状，婴儿应用氨苄西林后可出现颅内压增高，表现为前囟隆起。重症肌无力的女性患者使用本品可加重症状。氨苄西林所导致的间质性肾炎亦有报道。氨苄西林不良反应的防治与青霉素钠相同。

【禁忌证】 (1)妊娠后期妊娠期妇女应用氨苄西林可使血浆中结合型雌激素浓度减少，但对未结合型雌激素和孕激素无影响。

(2)传染性单核细胞增多症、巨细胞病毒感染、淋巴细胞白血病、淋巴瘤等患者应用本品时易发生皮疹，因此，本品应避免用于上述患者。

【注意事项】 (1)参阅"青霉素钠"。用药前必须先做青霉素皮肤敏感试验，阳性者禁用。每 1 g 本品含钠 2.7 mmol。

(2)美国 FDA 妊娠期用药安全性分级为 B。

【药物相互作用】 参阅"青霉素钠"。

(1)氨苄西林与氯霉素联合应用后，氯霉素在高浓度(5～10 mg/L)时对本品无拮抗现象；在低浓度(1～2 mg/L)时可使氨苄西林的杀菌作用减弱，但氨苄西林对氯霉素的抗菌作用无影响。氨苄西林与氯霉素联合用药后在体外对脑膜炎奈瑟菌的抗菌活性多数呈拮抗作用；对肺炎链球菌大都呈现累加作用或协同作用。

(2)本品与下列药品有配伍禁忌：硫酸阿米卡星、卡那霉素、庆大霉素、链霉素、磷酸克林霉素、盐酸林可霉素、黏菌素甲磺酸钠、多黏菌素 B、琥珀酸氯霉素、红霉素乙基琥珀酸盐和乳糖酸盐、四环素类注射剂、新霉素、肾上腺素、间羟胺、多巴胺、阿托品、盐酸肼屈嗪、水解蛋白、氯化钙、葡萄糖酸钙、维生素 B 族、维生素 C、含有氨基酸的营养注射剂、多糖(如右旋糖酐 40)和氢化可的松琥珀酸钠，上述药物可使氨苄西林的活性降低。

(3)别嘌醇与氨苄西林合用后皮疹发生率增加。

(4)氨苄西林能刺激雌激素代谢或减少其肠-肝循环，因而可降低口服避孕药的效果。

【给药说明】 供肌内注射可分别溶解 125 mg、500 mg 和 1 g 氨苄西林钠于 0.9～1.2 ml、1.2～1.8 ml 和 2.4～7.4 ml 灭菌注射用水中。氨苄西林钠静脉滴注液的浓度不宜超过 30 mg/ml。

【用法与用量】（1）成人　①肌内注射，剂量为一日2～4 g，分4次给予；②静脉给药，剂量为一日4～12 g，分2～4次给予，一日最高剂量为14 g；③口服，一日1～2 g，分4次服用。

（2）肾功能减退、肾功能衰竭患者　氨苄西林半衰期可自正常人的1.5小时延长至7～20小时，因此氨苄西林给药间期在肾小球滤过率（GFR）为10～15 ml/min和小于10 ml/min时应分别延长至6～12小时和12～16小时，或一日0.5 g。

【儿科用法与用量】　口服、肌内注射、静脉注射一日50～100 mg/kg（严重感染时，可达一日200 mg/kg），分2～4次，一日最大量300 mg/kg。

（1）儿童　①肌内注射，剂量为一日50～100 mg/kg，分4次给予；②静脉给药，剂量为一日100～200 mg/kg，分2～4次给予，一日最高剂量为300 mg/kg；③口服，剂量为一次25 mg/kg，一日2～4次。

（2）新生儿　①足月产儿，每次12.5～50 mg/kg；出生后48小时内每12小时1次；第3日～2周每8小时1次，以后每6小时1次。②早产儿，出生第1周、1～4周和4周以上每次12.5～50 mg/kg，分别为每12小时、8小时和6小时1次，静脉滴注给药。不推荐口服用药。

【儿科注意事项】（1）本品过敏反应较多见，尤其是皮疹，注射用药发生率明显高于口服。

（2）大剂量静脉滴注可发生神经系统毒性症状，婴儿可出现颅内压增高表现。

【制剂与规格】　注射用氨苄西林钠：（1）0.5 g；（2）1 g；（3）2 g。

注射用氨苄西林－舒巴坦钠：参阅本章第三节。

阿莫西林（羟氨苄青霉素）[药典(二)；基；医保(甲)]

Amoxicillin

【适应证】　本品用于治疗伤寒、其他沙门菌感染和伤寒带菌者可获得满意疗效。治疗敏感细菌不产β-内酰胺酶的菌株所致尿路感染也获得良好疗效。对下尿路感染的患者和不产酶淋病奈瑟菌所致尿道炎、宫颈炎，口服单次剂量3 g即可获得满意疗效。肺炎链球菌、溶血性链球菌和不产β-内酰胺酶的流感嗜血杆菌所致耳、鼻、喉感染，呼吸道感染和皮肤、软组织感染等皆为适应证。钩端螺旋体病也可用阿莫西林。本品亦可用于敏感大肠埃希菌、奇异变形杆菌和粪肠球菌所致泌尿生殖系统感染。本品与克拉霉素和兰索拉唑联合治疗幽门螺杆菌感染有良好疗效。

【药理】（1）药效学　参阅"氨苄西林钠"。本品能抑制细菌的细胞壁合成，使之迅速成为球形体而破裂、溶解，而氨苄西林主要干扰细菌中隔细胞壁，使细菌形成丝状体，故本品的杀菌作用优于氨苄西林。对某些链球菌属和沙门菌属的作用较氨苄西林为强，但志贺菌属对本品多数耐药。

（2）药动学　口服后迅速吸收，75%～90%可自胃肠道吸收。口服0.25 g、0.5 g和1 g后的C_{max}分别为5.1 mg/L、10.8 mg/L和20.6 mg/L，约为氨苄西林的2倍；t_{max}为2小时。食物对药物吸收的影响不显著。肌内注射阿莫西林钠500 mg的C_{max}为14 mg/L，与口服同剂量本品的血药峰浓度相仿，t_{max}为1小时。静脉推注阿莫西林500 mg后5分钟的血药浓度为42.6 mg/L，5小时后为1 mg/L。肺炎或慢性支气管炎急性发作患者口服本品500 mg后2～3小时和6小时的痰中平均药物浓度分别为0.52 mg/L和0.53 mg/L，同期的血药浓度分别为11 mg/L和3.5 mg/L。口服本品后2小时的唾液中浓度为0.32 mg/L。慢性中耳炎儿童口服本品1 g后1～2小时，中耳液中的药物浓度为6.2 mg/L，显然高于氨苄西林。静脉注射本品2 g后1.5小时在脑脊液中的药物浓度达2.9～40.0 mg/L，为同时期血药浓度的8%～93%。本品可通过胎盘屏障，脐带血中药物浓度为母体血药浓度的1/4～1/3。乳汁、汗液和泪液中含有微量。本品的分布容积为0.41 L/kg，血浆蛋白结合率为17%～20%。$t_{1/2}$为1～1.3小时。单次口服本品250 mg和500 mg后，分别有24%和33%的给药量在肝内代谢。约60%的口服药量于6小时内以原形药经肾小球滤过和肾小管分泌而自尿中排出，20%的口服量则以青霉噻唑酸自尿中排泄。尿中阿莫西林浓度很高，口服250 mg后尿中浓度达300～1300 mg/L。部分药物经胆汁排泄，其浓度也高于氨苄西林。丙磺舒可延缓本品经肾排泄，血液透析能消除本品，腹膜透析无清除本品的作用。

【不良反应】　参阅"氨苄西林钠"。腹泻、恶心、呕吐等胃肠道反应较氨苄西林钠少见。皮疹易发生于传染性单核细胞增多症者。此外尚可有药物热、哮喘等。少数患者的血清氨基转移酶升高，偶有嗜酸性粒细胞增多和白细胞减少。由念珠菌或耐药菌引起的二重感染也可见到。

【禁忌证】　参阅"青霉素钠""氨苄西林钠"。用药前必须先做青霉素皮肤敏感试验，结果阳性者禁用。

【注意事项】　本品应避免用于传染性单核细胞增多症患者。每1 g本品含钠2.6 mmol。

美国FDA妊娠期用药安全性分级为口服给药B。

【药物相互作用】 参阅"氨苄西林钠"。氨基糖苷类抗生素在亚抑菌浓度时可增强本品对粪肠球菌的体外杀菌作用。

【给药说明】 参阅"青霉素钠"。由于阿莫西林在胃肠道的吸收不受食物影响，所以可在空腹或餐后服药，并可与牛奶等食物同服。本品口服制剂仅用于轻、中度感染。

【用法与用量】 (1)口服 ①成人，一次 0.5 g，每6～8 小时 1 次，一日剂量不超过 4 g。②儿童，一日 25～50 mg/kg，每 8 小时 1 次。治疗无并发症的急性尿路感染可予以单次口服本品 3 g 即可，也可于 10～12 小时后再增加一次 3 g 剂量。单次 2 g 剂量也可用于预防感染性心内膜炎，于口腔内手术(如拔牙)前 1 小时给予。③晚期肾功能衰竭患者，本品的半衰期可自正常的 0.9～2.3 小时延长至5～20 小时；因此在肾小球滤过率为 10～50 ml/min 和小于 10 ml/min 的患者，其给药间期应分别为 8～12 小时和 16 小时。血液透析可影响血药浓度，每次血液透析后应予以1 g 阿莫西林。

(2)与适当的抗菌疗法联合用药根除幽门螺杆菌 一次 1.0 g，一日 2 次，餐后口服，疗程 7 日或 10 日(对于耐药严重的地区，可考虑适当延长至 14 日，但不应超过 14 日)。

(3)肌内注射或稀释后静脉滴注 成人，一次 0.5～1 g，一日 3～4 次。

【儿科用法与用量】 ①口服 一日 25～50 mg/kg，分 3～4 次服；②严重感染时，肌内注射或静脉滴注 一日 40～80 mg/kg，分 3～4 次。③新生儿和早产儿，一日 30 mg，每 12 小时 1 次。

【儿科注意事项】 (1)口服时胃肠道反应较为多见。

(2)应用于传染性单核细胞增多症时极易发生皮疹等过敏反应，应避免应用。

【制剂与规格】 阿莫西林片(按无水物计)：(1)0.125 g；(2)0.25 g。

阿莫西林胶囊：(1)0.125 g；(2)0.25 g；(3)0.5 g。

阿莫西林颗粒：(1)0.125 g；(2)0.25 g；(3)0.3 g；(4)1.5 g。

注射用阿莫西林钠(按阿莫西林计)：(1)0.5 g；(2)1 g；(3)2 g。

注射用阿莫西林-克拉维酸钠：参阅本章第三节

哌拉西林(氧哌嗪青霉素)[药典(二)；医保(甲)]

Piperacillin

【适应证】 主要用于铜绿假单胞菌和各种敏感革兰阴性杆菌所致严重感染，如血流感染、下呼吸道感染、骨与关节感染、尿路感染、胆道感染、腹腔感染、盆腔感染、皮肤及软组织感染等。哌拉西林与氨基糖苷类联合应用，亦可用于有中性粒细胞减少症等免疫缺陷患者的感染。

【药理】 (1)药效学 哌拉西林为广谱青霉素，对大肠埃希菌、变形杆菌属、肺炎克雷伯菌、铜绿假单胞菌、淋病奈瑟菌(不产 β-内酰胺酶菌株)等皆有较好的抗菌作用，不产 β-内酰胺酶的沙门菌属和志贺菌属也对本品敏感。产气肠杆菌、枸橼酸杆菌、普罗威登菌和不动杆菌属对本品的敏感性较差，沙雷菌属和产酶流感嗜血杆菌多耐药。除耐青霉素金黄色葡萄球菌外，本品对革兰阳性菌也有较好作用。对肠球菌属的抗菌活性较氨苄西林为低。脆弱拟杆菌对本品也比较敏感。本品对青霉素结合蛋白-3(PBP-3)有高度亲和力，对 PBP-2 有中度亲和力，仅在高浓度时才对 PBP-1 有作用。

(2)药动学 口服本品不吸收。正常人肌内注射本品 2 g 后 30 分钟 C_{max} 为 36 mg/L，6 小时后血药浓度为 1.3 mg/L。静脉滴注和静脉推注本品 1 g 后血药浓度分别可达 58.0 mg/L 和 142.1 mg/L，6 小时后的血药浓度分别为 0.5 mg/L 和 0.6 mg/L。严重肾功能损害患者(肌酐清除率≤5 ml/min)于 30 分钟内按体重静脉滴注 70 mg/kg，1 小时后的血药浓度约为 350 mg/L。

肺炎链球菌脑膜炎患儿每 6 小时静滴 69.0 mg/kg 或 103 mg/kg 后，次日至第 17 日的脑脊液药物浓度为 2.3～24.5 mg/L，脑脊液中的药物浓度与血药浓度之比为 0.36～3.65。静滴 1 g 后 30～90 分钟，胆总管和胆囊中胆汁的药物浓度为血清中的一半，皮下渗出液的药物峰浓度与血清中相同。给前列腺肥大患者于 4 分钟内静脉注射本品 4 g，前列腺组织中的药物峰浓度于给药后 45 分钟到达，为 71.5 μg/g。

本品的血浆蛋白结合率为 17%～22%。$t_{1/2}$ 为 1 小时左右。本品在肝内不被代谢，仅有少量药物在肠道内通过细菌水解成为无活性药物。本品系通过肾(肾小球滤过和肾小管分泌)和非肾(主要经胆汁)途径清除。静脉注射给药 1 g，12 小时后尿中排出原形药量为给药量的 49%～68%，也有报道尿中 24 小时排出量高达 90%者。肝功能正常者 10%～20%的药物经胆汁排泄。少量药物也可经乳汁排出。血液透析 4 小时可清除本品给药量的 30%～50%。肌内注射前 1 小时口服丙磺舒 1 g，可使血药峰浓度增高 30%，$t_{1/2}$ 延长 30%。

【不良反应】 参阅"青霉素钠"。本品过敏反应的发生和严重程度均低于青霉素钠。约 3%的患者出现皮疹、皮肤瘙痒等,少数患者发生药物热。3%的患者出现腹泻,偶有恶心、呕吐,假膜性肠炎罕见。个别患者可出现胆汁淤积性黄疸。大剂量哌拉西林的应用,尤其是在尿毒症患者,可出现青霉素脑病,但极少见。对凝血的影响呈剂量相关性,尤其是对肾脏损害患者,可干扰血小板的功能,能延长出血时间,导致紫癜和黏膜出血,但本品延长出血时间的发生和程度均低于羧苄西林。个别患者可有血清氨基转移酶以及血尿素氮和肌酐升高;但也有病例在用药前肝、肾功能异常,于用药过程中转为正常者。

【禁忌证】【注意事项】 参阅"青霉素钠"。本品每1 g含钠1.85 mmol。用本品前必须先做青霉素皮肤敏感试验,结果阳性者禁用。

(1)交叉过敏反应 对头孢菌素类、头霉素类、灰黄霉素或青霉胺过敏者,对本品也可能过敏;对一种青霉素类过敏者,也可能对其他青霉素类过敏。故有青霉素过敏史者应避免使用本品。

(2)少量哌拉西林可自母乳中排泄,可使婴儿致敏,出现腹泻、念珠菌感染和皮疹,故哺乳期妇女应用本品宜停止哺乳。

(3)对诊断的干扰 应用哌拉西林治疗期间直接抗人球蛋白(Coombs)试验可呈阳性,也可出现血尿素氮和血清肌酐升高、高钠血症、低钾血症、血清氨基转移酶和乳酸脱氢酶升高、胆红素增多。

(4)患者有过敏史、出血史、溃疡性结肠炎、局限性肠炎或抗生素相关性肠炎者皆应慎用;肾功能减退患者应适当减量。

(5)肾功能减退患者应用本品前或应用过程中要监测凝血时间,因凝血试验(如凝血时间、血小板聚集和凝血酶原时间)可能出现异常。一旦发生出血,应立即停用。治疗期间应定期检查血清钾和钠。发生假膜性肠炎者应进行粪便检查、艰难梭菌培养及该菌的毒素测定。肾功能不全者,应根据肾功能调整剂量。

(6)美国FDA妊娠期用药安全性分级为注射给药B。

【药物相互作用】 (1)哌拉西林与氨基糖苷类(阿米卡星、庆大霉素或妥布霉素)联合应用可对铜绿假单胞菌、沙雷菌属、克雷伯菌属、吲哚阳性变形杆菌、普鲁威登菌、其他肠杆菌科细菌和葡萄球菌属的敏感菌株发生协同作用。本品与庆大霉素联合应用对粪肠球菌无协同作用。

(2)本品和某些头孢菌素联合应用也可对大肠埃希菌、铜绿假单胞菌、克雷伯菌属和变形杆菌属的某些敏感菌株发生协同作用。哌拉西林与头孢西丁联合应用,因后者可诱导细菌产生β-内酰胺酶,因而对铜绿假单胞菌、沙雷菌属、变形杆菌属和肠杆菌属可能出现拮抗作用。

(3)哌拉西林和羧苄西林、阿洛西林(azlocillin)、美洛西林(mezlocillin)、替卡西林(ticarcillin)能抑制血小板的聚集,所以与肝素、香豆素类、茚满二酮等抗凝药合用时可使出血危险性增加。上述青霉素类与溶栓药合用时可发生严重出血,因此不宜使用。非甾体抗炎药,尤其是阿司匹林、二氟尼柳(diflunisal)以及其他水杨酸制剂,其他血小板聚集抑制药或磺吡酮(sulfinpyrazone)与哌拉西林等青霉素类合用时也将增加出血的危险性,因为这些药物的合用可发生血小板功能的累加抑制作用。

【给药说明】 肌内注射时以灭菌注射用水配制成1 g/2.5 ml的浓度。每个肌注部位一次肌注量不可超过2 g。做静脉滴注时,将1 g静脉注射液再稀释至50~100 ml,于20~30分钟内滴入。本品不可加入碳酸氢钠溶液中静滴。本品与氨基糖苷类抗生素混合后,两者抗菌活性均明显减弱,故两药不可置于同一容器内给药。每1 g哌拉西林含钠45.5 mg。

【用法与用量】 (1)成人轻、中度感染 如单纯性尿路感染或院外感染的肺炎,每日剂量为4~8 g,分2~4次肌注或静脉滴注。血流感染、医院获得性肺炎、腹腔感染、盆腔感染的剂量为每4~6小时3~4 g。成人每日最大剂量不可超过24 g。

(2)肾功能减退者 ①肌酐清除率在40 ml/min以上者不需调整剂量。②肌酐清除率为20~40 ml/min者,每8小时静滴3 g;严重全身性感染患者,每8小时静滴4 g。③肌酐清除率<20 ml/min者,严重全身感染患者每12小时静滴4 g。

(3)婴幼儿和12岁以下儿童 一般为一日80~100 mg/kg,分2~4次肌注或静滴;严重感染每日100~200 mg/kg,最多可增至每日300 mg/kg,分3~4次静滴。

【儿科用法与用量】 肌内注射或静脉注射 一日80~100 mg/kg,分3~4次注入;严重感染一日可用100~200 mg/kg,分3~4次,最大量300 mg/kg。

【儿科注意事项】 (1)本品90%自肾排泄,有10%~20%药物经胆汁排泄。

(2)主要用于全身性铜绿假单胞菌和其他革兰阴性菌感染。

【制剂与规格】 注射用哌拉西林钠(按哌拉西林计):(1)0.5 g;(2)1 g;(3)2 g;(4)4 g。

注射用哌拉西林-他唑巴坦:参阅本章第三节。

磺苄西林钠[药典(二)]

Sulbenicillin Sodium

【适应证】 主要适用于对本品敏感的铜绿假单胞菌、变形杆菌属以及其他敏感革兰阴性菌所致肺炎、尿路感染、复杂性皮肤及软组织感染和血流感染等。用于对本品敏感菌所致腹腔感染、盆腔感染时宜与抗厌氧菌药物联合应用。

【药理】 (1)药效学 磺苄西林为广谱半合成青霉素,其作用机制与其他青霉素类相同,通过作用于青霉素结合蛋白,抑制细菌细胞壁合成而发挥杀菌作用。对大肠埃希菌、奇异变形杆菌、沙门菌属和志贺菌属等肠杆菌科细菌,以及铜绿假单胞菌、流感嗜血杆菌、奈瑟菌属等其他革兰阴性菌具有抗菌作用。肺炎克雷伯菌、吲哚阳性变形杆菌对本品多耐药。对溶血性链球菌、肺炎链球菌以及不产青霉素酶的葡萄球菌亦具抗菌活性。对消化链球菌、梭菌属在内的厌氧菌也有一定作用。对铜绿假单胞菌的活性较羧苄西林略高。

(2)药动学 本品口服不吸收,肌内注射后吸收迅速。肌内注射本品 1 g 后 30 分钟达血药峰浓度(C_{max}),为 30 mg/L。静脉推注本品 2 g 后 15 分钟时血药浓度为 240 mg/L。于 1 小时内和 2 小时内静脉滴注本品 5 g,滴注结束即刻血药浓度大于 200 mg/L。本品在体内分布广泛,胆汁、腹腔渗出液、痰液、肺组织、胸壁组织、子宫、脐带及羊水中均可达到有效治疗浓度,其中胆汁药物浓度较高,可达 700 mg/L。本品在胆汁中浓度可为血药浓度的 3 倍。血浆蛋白结合率约为 50%。消除半衰期为 2.5～3.2 小时。本品主要经肾脏排泄,24 小时经尿排出量为给药量的 80%。部分药物可经胆汁排泄。

【不良反应】 (1)过敏反应 皮疹、药物热等较为常见;过敏性休克偶见,一旦发生,必须就地抢救,保持气道畅通,予以吸氧及应用肾上腺素、糖皮质激素等治疗措施。

(2)消化系统不良反应 恶心、呕吐、腹泻、食欲缺乏、上腹部灼热感等胃肠道反应;少数患者出现血清氨基转移酶一过性增高。

(3)血液系统不良反应 大剂量用药可导致血小板功能异常或干扰其他凝血机制,从而发生出血倾向。少数患者可发生白细胞减少等。

(4)毒性反应 肌注区可发生周围神经炎。静脉大剂量注射可引起口周、面部和四肢皮肤发麻,严重者有肌震颤、抽搐等神经毒性反应,此反应尤易见于婴儿、老年人和肾功能减退患者。

(5)二重感染 本品治疗期间可出现白色念珠菌感染,念珠菌过度繁殖可使舌苔呈棕色甚至黑色。

(6)其他 间质性肾炎偶见。注射局部可有疼痛、硬结等。

【禁忌证】 对本品及其他青霉素类过敏者禁用。

【注意事项】 (1)使用本品前需详细询问药物过敏史并进行青霉素皮肤敏感试验,呈阳性反应者禁用。

(2)对一种青霉素过敏者可能对其他青霉素类和青霉胺过敏。

(3)尚缺乏妊娠期妇女应用本品的安全性资料,妊娠期妇女应仅在确有必要时方可使用本品。

(4)慎用于患有哮喘、湿疹、枯草热、荨麻疹等过敏性疾病者,以及严重肝、肾功能不全患者。

【药物相互作用】 丙磺舒可延缓本品的肾脏排泄,导致血药浓度增高。本品与氨基糖苷类联合应用对肠球菌属具有协同作用。

【给药说明】 本品与庆大霉素、四环素、新霉素、多黏菌素 B、磺胺嘧啶、去甲肾上腺素、间羟胺、苯巴比妥、戊巴比妥、水解蛋白、维生素 B 族、维生素 C、琥珀胆碱等药属配伍禁忌,故不可置于同一容器中。本品与重金属,特别是铜、锌和汞属配伍禁忌,因后者可破坏青霉素的氧化噻唑环。

【用法与用量】 (1)成人 ①肌内注射,一日 2～4 g,分 2～4 次,用 0.5%利多卡因 3 ml 溶解。②静脉滴注,一日 4～8 g,每 5 g 溶解于 5%葡萄糖注射液或氯化钠注射液 100～500 ml 中滴注。铜绿假单胞菌等引起的严重感染,一日用量最高可达 20 g。

(2)儿童 一日 40～80 mg/kg,分 2～4 次静脉滴注或注射。严重感染,一日 80～300 mg/kg,分 4 次静脉给药。

【儿科用法与用量】 静脉注射 一日 40～80 mg/kg,分 2～4 次。严重病例 一日可达 80～300 mg/kg,分 2～4次。

【儿科注意事项】 (1)主要用于敏感的铜绿假单胞菌、变形杆菌等阴性杆菌感染。

(2)大剂量应用可引起神经毒性作用,婴幼儿尤为显著。

【制剂与规格】 注射用磺苄西林钠:(1)1 g;(2)2 g;(3)4 g。

阿洛西林钠[药典(二)]

Azlocillin Sodium

【适应证】 主要用于铜绿假单胞菌和其他肠道革

兰阴性杆菌所致各类感染如血流感染、脑膜炎、支气管炎和肺炎等以及尿路感染等；也可用于需氧菌与厌氧菌的混合性感染如腹腔感染和妇科感染。在治疗革兰阴性杆菌和铜绿假单胞菌所致严重全身性感染时，可与氨基糖苷类联合应用，以提高疗效。

【药理】 (1)药效学　阿洛西林为脲基青霉素，对大多数革兰阴性杆菌(包括铜绿假单胞菌)、革兰阳性球菌和厌氧菌均有抗菌作用。对肠杆菌科细菌的抗菌活性一般较美洛西林或哌拉西林略差，对铜绿假单胞菌的抗菌活性较替卡西林及美洛西林为强，与哌拉西林相似；对耐庆大霉素和羧苄西林的铜绿假单胞菌也有较好抗菌作用。本品对链球菌属、肠球菌属的抗菌活性与氨苄西林相仿，对部分脆弱拟杆菌也有较好作用；对流感嗜血杆菌、脑膜炎奈瑟球菌及淋病奈瑟球菌的抗菌活性强。本品对β-内酰胺酶不稳定，耐青霉素的淋病奈瑟球菌对本品亦耐药。

(2)药动学　本品口服不吸收。快速静脉注射 1 g 阿洛西林，5 分钟后的血药峰浓度为 92.9 mg/L；于 30 分钟内静脉滴注阿洛西林 5 g，滴注结束时的血药浓度为 409 mg/L，8 小时后仍能测得 2.6 mg/L。给药剂量 1～2 g 时，消除半衰期($t_{1/2\beta}$)为 0.7～1.5 小时，给予 5 g 剂量时可延长至 1.2～1.8 小时。新生儿的半衰期($t_{1/2}$)可延长至 2.6 小时；肾功能减退患者的半衰期可延长至 2～6 小时。同时给予丙磺舒可增高血药浓度。阿洛西林在组织和体液中分布广泛，在支气管分泌物及组织液中的浓度高。本品不易进入正常脑脊液，脑膜有炎症时，脑脊液中浓度可达同期血药浓度的 10%～30%。应用阿洛西林(5 g，每 6 小时 1 次静脉注射)治疗铜绿假单胞菌脑膜炎患者，脑脊液药物浓度为 4.2～125 mg/L，同期血药浓度为 13.7～460 mg/L。阿洛西林可透过胎盘屏障，静脉注射本品 1 g 后 3 小时，羊水中的药物浓度可达 3.5 mg/L，同期血药浓度为 8.2 mg/L，在胎儿组织中的浓度亦较高，少量进入乳汁。给予 2 g 本品后，前列腺组织内的药物浓度为 22.9 mg/kg，同期血药浓度为 64.9 mg/L。本品部分经胆道排泄，胆汁中浓度可高达 63～1137 mg/L。本品静脉注射 5 g 后 30～45 分钟时的骨组织中浓度为 18 mg/kg，91～101 分钟时为 26 mg/kg；伤口渗出液中也可达较高浓度。本品血浆蛋白结合率为 30%～46%。给药量的 60%～75%于给药后 24 小时内以原形经肾排出，给予 2 g 后 2 小时尿药浓度可达 2241～8100 mg/L，丙磺舒可部分阻断肾小管分泌，减少本品经肾排泄。血液透析 5～6 小时，可清除给药量的 30%～60%，平均血清半衰期可缩短 50%；全身给药量的 5.4%可为腹膜透析所清除。

【不良反应】 本品不良反应以过敏反应较为多见，有皮疹、药物热、嗜酸性粒细胞增多等，少数患者可发生腹泻、恶心、呕吐、腹痛等胃肠道反应。偶见血清氨基转移酶升高、白细胞减少和出血时间延长。高钠血症、低钾血症以及出血时间延长均较羧苄西林少见。

【禁忌证】 对本品或青霉素类过敏者禁用。

【注意事项】 参阅“青霉素钠”。

(1)使用本品前需详细询问药物过敏史，并进行青霉素皮试，呈阳性反应者禁用。

(2)本品可通过胎盘屏障，美国 FDA 妊娠期用药安全性分级为注射给药 B，妊娠期患者确有指征时可应用本品。

(3)哺乳期妇女使用本品时宜停止授乳。

(4)肾功能减退者剂量酌减。

(5)本品每 1 g 约含 2.17mmol 钠，需限制钠盐摄入的患者慎用。

【药物相互作用】 本品不宜与肝素、香豆素类等抗凝药合用，也不宜与非甾体抗炎药合用，以免引起出血。

【用法与用量】 (1)成人　每日 12～16 g，分 2～4 次静脉滴注。

(2)儿童　每日 200～250 mg/kg，分 2～4 次静脉滴注。

(3)尿路感染　每日 100 mg/kg，分 4 次肌内注射。

(4)治疗危重感染时每 8 小时给予 5 g，治疗尿路感染时每 8 小时给予 2 g。剂量≤2 g 时，可静脉缓慢推注给药，药液浓度不宜超过 10%。应用高剂量时宜静脉滴注，滴注时间应在 30 分钟以上。中度至重度肾功能减退患者的给药间隔时间延长至 12 小时，肝、肾功能同时减退者需适当减少剂量。

【制剂与规格】 注射用阿洛西林钠：(1)0.5 g；(2)1 g；(3)1.5 g；(4)2 g；(5)3 g。

美洛西林钠[药典(二)；医保(乙)]

Mezlocillin Sodium

【适应证】 主要适用于治疗铜绿假单胞菌及其他敏感革兰阴性杆菌所致下呼吸道感染、尿路感染、生殖系统感染及血流感染、脑膜炎等。

【药理】 (1)药效学　本品对大肠埃希菌、肺炎克雷伯菌、变形杆菌属、肠杆菌属等肠杆菌科细菌，铜绿假单胞菌和不动杆菌属等非发酵菌，以及对青霉素敏感的革兰阳性菌有较强的抗菌活性。对肠杆菌科细菌的抗菌活性较阿洛西林为强，但对铜绿假单胞菌的作用较阿洛西林和哌拉西林弱。本品对粪肠球菌作用较强，与氨苄西林相仿。本品与铜绿假单胞菌生存所必需的PBPs形成多位点结合，且对细菌的细胞膜具有穿透作用，因此有较强的抗假单胞菌作用。本品对β-内酰胺酶不稳定，产β-内酰胺酶的金黄色葡萄球菌及肠杆菌科细菌对其耐药。

(2)药动学　本品口服不吸收，肌注给药后吸收良好，生物利用度为70%，肌内注射1g美洛西林0.75～1.5小时后达血药峰浓度，为15～25 mg/L。本品静脉给药后呈非线性药代动力学模型，于4～5分钟内静脉推注美洛西林1g和5g，推注结束后5分钟时的血药浓度分别为56 mg/L和383.5 mg/L；于15分钟和2小时内分别静脉滴注美洛西林3g，滴注结束时的血药峰浓度分别为269 mg/L和100 mg/L。本品易分布至胆汁、腹腔液、胸腔液、胰腺、骨及创面分泌物内；本品在支气管分泌物中分布良好，以支气管镜获取的分泌物中的药物高峰浓度可达同期血药浓度的55%，痰液中药物浓度可为同期血药浓度的5.4%～7.7%。在脑膜无炎症时，不易进入脑脊液，但在脑膜有炎症时脑脊液中药物浓度可达同期血药浓度的30%。本品可透过胎盘屏障，也有少量药物分泌至乳汁。美洛西林可穿透至心脏瓣膜和乳头肌以及前列腺组织。本品的血浆蛋白结合率为16%～42%，消除半衰期为0.7～1.1小时，在新生儿中半衰期延长，肾功能减退患者的血半衰期可延长至6小时。部分药物可在肝内代谢为无活性物质。药物主要以原形经肾脏随尿液排出，55%～60%的给药量于6小时内随尿排出；给药量的4%以原形自胆道排出。本品较少为血液透析和腹膜透析所清除。

【不良反应】 本品不良反应与羧苄西林相似，但高钠血症、低钾血症以及出血时间延长均较后者少见。以变态反应较为多见，有皮疹、药物热、嗜酸性粒细胞增多等。腹泻、恶心、呕吐等胃肠道反应亦发生于少数患者，个别患者出现血清氨基转移酶升高和血小板减少、白细胞总数减少。少数患者静脉给药时可发生血栓性静脉炎。可出现神经-肌肉过度应激，偶见癫痫发作的报道，偶见凝血功能障碍。

【禁忌证】 对本品或其他青霉素类过敏者禁用。

【注意事项】 (1)使用本品前需详细询问药物过敏史并进行青霉素皮试，呈阳性反应者禁用。

(2)哺乳期妇女应用本品时宜停止授乳。

(3)严重肝、肾功能减退者以及凝血功能异常者慎用。

(4)用药期间，以硫酸铜法测定尿糖时可出现假阳性。

(5)尿蛋白试验结果可呈现假阳性，直接抗人球蛋白(Coombs)试验可呈阳性。

(6)本药每1g含1.85 mmol钠，大剂量给药时应定期测定血钠浓度。

(7)对头孢菌素类或其他过敏原过敏者慎用。

(8)美国FDA妊娠期用药安全性分级为注射给药B。

【药物相互作用】 (1)本品与酸性物质(pH4.5以下)配伍，可产生沉淀；与碱性物质(pH8.0以上)配伍，可减低本品效价。

(2)本品与阿米卡星、卡那霉素、庆大霉素、西索米星、诺氟沙星、胺碘酮等呈配伍禁忌。

(3)与肝素、香豆素类和茚满二铜等抗凝血药合用可能导致凝血机制障碍而引起出血。

(4)与甲氨蝶呤合用可干扰后者的肾小管排泄，降低其清除率，引起甲氨蝶呤的毒性反应。

(5)与维库溴铵(vecuronium bromide)类肌松药合用可延长及增加其神经-肌肉阻滞作用。

【用法与用量】 (1)成人　静脉给药，每日8～20g，分4次静脉注射或滴注。肌内注射，每日100～125 mg/kg，分4次注射，一次肌内注射不宜超过2g。

(2)儿童　每日150 mg/kg，分2～4次静脉注射或滴注。本品静脉注射时药液浓度不应超过10%，在3～5分钟内缓慢注射。

(3)治疗中、重度革兰阴性杆菌感染，以联合氨基糖苷类抗生素为宜。治疗单纯性淋菌性尿道炎，可单剂静脉滴注1～2g，并于给药前90分钟或给药时口服丙磺舒1g。治疗单纯性尿路感染的剂量可为每日6～8g，分4次肌注或静脉给药。

(4)治疗肾功能减退患者严重全身性感染　肌酐清除率为10～30 ml/min者，剂量为每8小时3g；肌酐清除率<10 ml/min者，剂量为每8小时2g。

本品用低剂量<5g时，静脉注射时间至少2～4分钟；剂量为5g时，静脉注射时间至少15～20分钟。早产儿和新生儿需相应延长注射时间。有明显肝功能减退者，剂量应减半或给药间隔时间延长1倍。

【儿科用法与用量】 肌内注射或静脉注射　一日150 mg/kg，分2～4次(浓度100 mg/ml)。

【儿科注意事项】 (1)为新型半合成青霉素，为窄谱抗革兰阴性菌青霉素，对革兰阳性菌作用弱。

(2)本品与其他青霉素类有交叉过敏反应。

(3)肾功能不全和肝功能不全者慎用。

【制剂与规格】 注射用美洛西林钠：(1)0.5g；(2)1g；(3)1.5g；(4)2.0g；(5)2.5g；(6)3.0g；(7)3.5g；(8)4.0g。

第二节　头孢菌素类

头孢菌素类(cephalosporins)抗生素是一类广谱半合成抗生素,其母核为头孢菌素C裂解而获得的7-氨基头孢烷酸(7-ACA)。头孢菌素类具有抗菌谱广、抗菌作用强、耐青霉素酶、临床疗效高、毒性低、过敏反应较青霉素类少见等优点。根据药物抗菌谱和抗菌作用以及对β-内酰胺酶的稳定性不同,目前将头孢菌素分为四代。第一代头孢菌素主要作用于需氧革兰阳性球菌,包括甲氧西林敏感葡萄球菌、化脓性链球菌、草绿色链球菌、D组链球菌,但甲氧西林耐药葡萄球菌和肠球菌属对其耐药;对大肠埃希菌、肺炎克雷伯菌、奇异变形杆菌(吲哚阴性)等革兰阴性杆菌亦有一定抗菌活性;对口腔厌氧菌亦具抗菌活性;对青霉素酶稳定,但可被许多革兰阴性菌产生的β-内酰胺酶所破坏;常用品种有头孢唑林、头孢拉定和头孢氨苄,其注射剂有轻度肾毒性。第二代头孢菌素对革兰阳性球菌的活性与第一代品种相仿或略差,但对大肠埃希菌、肺炎克雷伯菌、奇异变形杆菌等革兰阴性杆菌作用较强,对产β-内酰胺酶的流感嗜血杆菌、卡他莫拉菌、脑膜炎奈瑟菌、淋病奈瑟菌亦具有抗菌活性;对革兰阴性杆菌所产β-内酰胺酶的稳定性较第一代头孢菌素强;有轻度肾毒性或无肾毒性;常用品种有头孢呋辛、头孢替安和头孢克洛。第三代头孢菌素中的注射用品种如头孢噻肟、头孢曲松对革兰阳性菌的作用不如第一代和第二代头孢菌素,但对肺炎链球菌(包括青霉素耐药菌株)、化脓性链球菌及其他链球菌属仍有良好作用;对大肠埃希菌、肺炎克雷伯菌、奇异变形杆菌等革兰阴性杆菌具有强大抗菌作用;对流感嗜血杆菌、脑膜炎奈瑟菌、淋病奈瑟菌及卡他莫拉菌作用强,对沙雷菌属、肠杆菌属、不动杆菌属及假单胞菌属的作用则不同品种间差异较大;具有抗假单胞菌属作用的品种如头孢他啶、头孢哌酮、头孢匹胺对革兰阳性球菌作用较差,对革兰阴性杆菌的作用则与其他第三代头孢菌素相仿,对铜绿假单胞菌具有高度抗菌活性;多数第三代头孢菌素对革兰阴性杆菌产生的广谱β-内酰胺酶稳定,但可被革兰阴性杆菌产生的超广谱β-内酰胺酶(ESBLs)和头孢菌素酶(Amp C酶)水解。第四代头孢菌素对金黄色葡萄球菌等革兰阳性球菌的作用较第三代头孢菌素为强;对Amp C酶的稳定性优于第三代头孢菌素,因产Amp C酶而对第三代头孢菌素耐药的肠杆菌属、柠檬酸菌属、普罗威登菌属、摩根菌属及沙雷菌属仍可对第四代头孢菌素敏感;对铜绿假单胞菌的活性与头孢他啶相仿或略差;临床应用品种有头孢吡肟、头孢匹罗。近年来口服头孢菌素发展迅速,除第一代头孢菌素外,已有许多第二代和第三代甚至第四代口服头孢菌素相继用于临床。

头孢噻吩钠[药典(二)]

Cefalothin Sodium(Cephalothin)

【适应证】 由于本品对金黄色葡萄球菌有较强抗菌活性,对青霉素酶稳定,因此本品可作为耐青霉素金黄色葡萄球菌(甲氧西林耐药者除外)所致呼吸道感染、皮肤与软组织感染、尿路感染、血流感染、感染性心内膜炎等的选用药物。本品亦可用于肺炎链球菌和化脓性链球菌所致各种感染。本品不宜用于细菌性脑膜炎患者。对敏感革兰阴性杆菌所导致的各种感染虽可选用本品,但已被对革兰阴性菌作用更强的其他抗感染药物所替代。本品亦可用于预防手术后切口感染。

【药理】 (1)药效学　本品为广谱抗生素。对革兰阳性菌的活性较强,产青霉素酶和不产青霉素酶金黄色葡萄球菌、化脓性链球菌、肺炎链球菌、无乳链球菌、草绿色链球菌、表皮葡萄球菌、白喉棒状杆菌、炭疽芽孢杆菌等对本品皆相当敏感,本品对这些敏感革兰阳性菌的最低抑菌浓度(MICs)多在0.06～1 mg/L之间。肠球菌属、耐甲氧西林葡萄球菌、单核细胞增多性李斯特菌和奴卡菌属对本品耐药。本品对革兰阴性菌的作用较差,除流感嗜血杆菌、脑膜炎奈瑟菌、卡他莫拉菌和淋病奈瑟菌对本品高度敏感以外,部分大肠埃希菌、克雷伯菌属、沙门菌属、志贺菌属、奇异变形杆菌菌株对本品多呈中度敏感,吲哚阳性变形杆菌、沙雷菌属、肠杆菌属等肠杆菌科细菌、铜绿假单胞菌等皆对本品耐药。

头孢菌素类主要与细菌细胞膜上的青霉素结合蛋白(PBPs)相结合,使转肽酶酰化,抑制细菌中隔和细胞壁的合成,影响细胞壁黏肽成分的交叉连接,使细胞分裂和生长受到抑制,细菌形态伸长,最后导致溶解和死亡。各种头孢菌素类作用或结合的PBP不同,因而其抗菌活性和对细菌形态的影响也有显著差异。头孢噻吩主要与PBP-1B和PBP-1A结合,细菌生长和繁殖受到抑制,并导致溶解和死亡。

(2)药动学　口服本品后吸收甚差。肌内注射0.5 g和1 g后,t_{max}为30分钟,C_{max}分别为10 mg/L和20 mg/L,4小时后血药浓度迅速下降。同时口服丙磺舒可使本品血药浓度峰值提高近3倍,血药浓度维持时间亦较久。

静脉注射1g后15分钟血药浓度为30～60 mg/L,每6小时静脉注射3g,血药峰浓度为150～200 mg/L,但在下次注射前即已不能测出。以本品12g于24小时内做连续静脉滴注,血药浓度波动于10～30 mg/L之间。

本品在肾皮质、胸水、心肌、横纹肌、皮肤、胃等组织中的浓度较高,除肾组织中药物浓度接近同期血药浓度外,其余组织中的药物浓度仅为同期血药浓度的1/3左右;肝脏和大脑中的药物浓度分别为同期血药浓度的1/10和2%。头孢噻吩在细菌性腹膜炎患者极易进入腹水中。本品很难渗透至正常脑脊液,但脑膜炎时静脉注射2g后,脑组织中的药物浓度足以抑制敏感的革兰阳性球菌。脑膜炎患者脑脊液中药物浓度为同期血药浓度的1%～10%。支气管分泌物中的浓度一般为同期血药浓度的25%。胆汁中的药物浓度皆低于同期血药浓度。在正常或感染的骨组织中浓度甚低,前列腺组织中的药物浓度约为同期血药浓度的25%。本品可透过胎盘屏障,胎儿循环中的药物浓度为母亲血药浓度的10%～15%。乳汁中的药物浓度低。本品的分布容积为0.26 L/kg,血浆蛋白结合率为50%～65%。$t_{1/2}$为0.5～0.8小时,肾功能减退时可延长至3～8小时,出生1周内新生儿的$t_{1/2}$为1～2小时。20%～30%的头孢噻吩在肝内迅速代谢成为去乙酰头孢噻吩。60%～70%的给药量于6小时内主要通过肾小管分泌自尿中排出,其中70%为头孢噻吩,30%为代谢产物。少量(0.03%)自胆汁中排泄。肌内注射0.5g和1g后尿中药物峰浓度可分别达800 mg/L和2500 mg/L。丙磺舒可抑制本品在肾脏的排泄。头孢噻吩可有效地被血液透析和腹膜透析所清除,两者的清除率分别为50%～70%和50%。

【不良反应】 (1)肌内注射本品时局部疼痛较为多见,现已少用,静脉滴注头孢噻吩后可产生血栓性静脉炎,有报道发生率高达20%。

(2)较常见的不良反应为皮疹、嗜酸性粒细胞增多、药物热、血清病样反应等过敏反应。有暂时性血清氨基转移酶升高,应用大剂量时可发生惊厥和其他中枢神经系统症状,肾功能减退而患者尤易发生。恶心、呕吐等胃肠道不良反应少见。

(3)应用大剂量头孢噻吩(每日300 mg/kg)时,可出现血小板减少和凝血障碍;减量至200 mg/kg,前述反应即消失。中性粒细胞减少及溶血性贫血偶可发生。

(4)头孢噻吩对肾脏的毒性较头孢噻啶为轻,但亦有应用本品后发生急性肾功能衰竭者。头孢噻吩肾毒性一般发生于下列情况:①每日剂量超过12g;②患者有肾功能减退或疑有肾功能减退而应用本品时未适当减量;③60岁以上的老年患者;④对青霉素或头孢噻吩过敏者;⑤同时应用氨基糖苷类等肾毒性抗生素和袢利尿药。

(5)应用头孢噻吩的患者可发生艰难梭菌肠炎或假膜性肠炎,腹腔内注入头孢噻吩时也可引致腹泻。治疗可选用甲硝唑口服500 mg(盐基),每日3～4次,疗程3～7天。

(6)应用大剂量头孢噻吩可发生脑病,肾功能减退或老年患者易发生此反应。

【禁忌证】 对本品和其他头孢菌素类过敏者禁用。

【注意事项】 (1)交叉过敏反应　患者对一种头孢菌素或头霉素(cephamycin)过敏者,对其他头孢菌素或头霉素也可能过敏;患者对青霉素类、青霉素衍生物或青霉胺过敏者,也可能对头孢菌素或头霉素过敏。青霉素过敏患者应用头孢菌素时过敏反应发生率为5%～7%。因此,对青霉素过敏患者应用本品需谨慎,须根据患者情况以充分权衡利弊后再决定是否应用。有青霉素过敏性休克或即刻过敏反应者,不宜再选用头孢菌素类。

(2)头孢噻吩可经乳汁排出,应用时宜暂停授乳。

(3)对诊断的干扰　应用头孢噻吩和其他头孢菌素的患者抗人球蛋白(Coombs)试验可出现阳性;妊娠期妇女产前应用这类药物,此阳性反应也可出现于新生儿。当应用本品的患者尿中头孢噻吩含量超过10 mg/ml时,以磺基水杨酸进行尿蛋白测定可出现假阳性反应,以硫酸铜法测定尿糖可呈假阳性反应。血清氨基转移酶、碱性磷酸酶和血尿素氮在应用头孢噻吩过程中皆可升高。如采用Jaffe反应进行血清和尿肌酐值测定时可有假性增高。

(4)有胃肠道疾病史者,特别是溃疡性结肠炎、局限性结肠炎或抗生素相关性肠炎史(头孢菌素类很少产生假膜性肠炎)者和肾功能减退者应慎用头孢噻吩。

(5)头孢噻吩与庆大霉素或其他肾毒性抗生素合用有增加肾损害的危险性;对肾功能减退患者应在减少剂量情况下谨慎使用;因本品部分在肝脏代谢,因此肝功能损害患者也应慎用。

(6)美国FDA妊娠用药安全分级为注射给药B。

【药物相互作用】 (1)头孢噻吩与下列药物有配伍禁忌:硫酸阿米卡星、庆大霉素、卡那霉素、妥布霉素、新霉素、盐酸金霉素、盐酸四环素、盐酸土霉素、黏菌素甲磺酸钠、硫酸多黏菌素B、葡萄糖酸红霉素、乳糖酸红霉素、林可霉素、磺胺异噁唑、氨茶碱、可溶性巴比妥类、氯化钙、葡萄糖酸钙、盐酸苯海拉明和其他抗组胺药、利多卡因、去甲肾上腺素、间羟胺、哌甲酯、琥珀胆碱等。偶亦可能与下列药品发生配伍禁忌：青霉素、甲氧西林、琥珀酸氢化可的松钠、苯妥英钠、丙氯拉嗪（prochlorperazine）、维生素B族和维生素C、水解蛋白。

（2）呋塞米、依他尼酸、布美他尼等袢利尿药，卡氮芥、链佐星（streptozocin）等抗肿瘤药以及氨基糖苷类抗生素与头孢噻吩合用有增加肾毒性的可能。

【给药说明】　（1）供静脉滴注时，先将4 g本品溶解于20 ml灭菌注射用水内，然后再适量稀释。腹腔内给药时，一般每1000 ml透析液中含头孢噻吩60 mg。治疗腹膜炎或腹腔污染后应用头孢噻吩的浓度可达0.1%～4%。

（2）本品不宜用作肌内注射或静脉注射。静脉滴注每日剂量超过6 g，疗程长于3日时，可发生血栓性静脉炎；为减少静脉炎的发生，可于静脉滴注液内加用10～20 mg氢化可的松或稀释注射液浓度。

（3）每1 g头孢噻吩钠的钠总含量（包括头孢噻吩钠和缓冲剂碳酸钠中的钠）约为2.8 mmol（63 mg）。头孢噻吩钠1.06 g约相当于头孢噻吩1 g。本品与氨基糖苷类及其他任何药物不可同瓶滴注。

【用法与用量】　（1）成人　静脉滴注，一次0.5～1 g，每6～8小时1次。①社区获得性肺炎、疖肿（伴蜂窝织炎）和敏感菌所致尿路感染，一次0.5 g，每6～8小时1次。②严重感染，每日剂量可加大至6～8 g（包括各种途径的给药），成人一日最大剂量不超过12 g。③预防手术部位感染，剂量为术前0.5～1小时和手术期间各给予1～2 g，术后每6～8小时1次，至术后24小时停药。

（2）儿童　①一日50～100 mg/kg，分3～4次静脉滴注；②1周内的新生儿，每12小时给予20 mg/kg；③1周以上新生儿，每8小时给予20 mg/kg。

（3）肾功能减退患者　应用本品需适当减量：①肌酐清除率小于10 ml/min、25 ml/min、50 ml/min和80 ml/min时，每6小时给予的剂量分别为0.5 g、1 g、1.5 g和2 g；②无尿患者一日的维持剂量为1.5 g，分3次给予；③血液和腹膜透析能有效地清除体内头孢噻吩，在透析期间为了维持血中有效药物浓度，应每6～12小时补给1 g剂量。

【制剂与规格】　注射用头孢噻吩钠（按头孢噻吩计）：（1）0.5 g；（2）1 g。

头孢唑林钠［药典（二）；基；医保（甲）］

Cefazolin Sodium（Cephazolin）

【适应证】　主要用于治疗敏感细菌所导致的下列感染：①肺炎链球菌、克雷伯菌属、流感嗜血杆菌、金黄色葡萄球菌（青霉素敏感和耐药菌株）及化脓性链球菌所致呼吸道感染；②大肠埃希菌、奇异变形杆菌、克雷伯菌属和部分其他肠杆菌科细菌所致尿路感染；③甲氧西林敏感金黄色葡萄球菌及化脓性链球菌所致心内膜炎和皮肤及软组织感染；④大肠埃希菌、各种链球菌、奇异变形杆菌、克雷伯菌属和金黄色葡萄球菌所致胆道感染；⑤甲氧西林敏感金黄色葡萄球菌所致骨、关节感染；⑥大肠埃希菌、奇异变形杆菌、克雷伯菌属所致前列腺炎和附睾炎；⑦肺炎链球菌、甲氧西林敏感金黄色葡萄球菌、奇异变形杆菌、大肠埃希菌和克雷伯菌属所致血流感染；⑧本品常用于预防术后切口感染；⑨由于本品对血-脑屏障穿透性较差，因此本品不宜用于中枢神经系统感染。

【药理】　（1）药效学　头孢唑林的抗菌谱与头孢噻吩相仿，对金黄色葡萄球菌的抗菌活性较头孢噻吩略差，对葡萄球菌产生的青霉素酶稳定性亦差于头孢噻吩。对表皮葡萄球菌、草绿色链球菌、化脓性链球菌和肺炎链球菌的抗菌活性均较青霉素为差。甲氧西林耐药葡萄球菌、肠球菌属对本品耐药。白喉棒状杆菌、炭疽芽孢杆菌和梭状芽孢杆菌对本品也甚敏感。本品对大肠埃希菌、奇异变形杆菌和肺炎克雷伯菌的抗菌活性较头孢噻吩为强。伤寒沙门菌、志贺菌属对本品敏感，其他肠杆菌科细菌、不动杆菌属和铜绿假单胞菌以及脆弱拟杆菌均对本品耐药。奈瑟菌属对本品相当敏感，流感嗜血杆菌仅为中度敏感。李斯特菌属、衣原体、艰难梭菌等对本品耐药。

（2）药动学　临床上用其钠盐肌内注射或静脉给药。肌内注射500 mg后，t_{max}为1～2小时；C_{max}为38 mg/L（32～42 mg/L），8小时后为3 mg/L。肌内注射14.9 mg/kg后，2小时到达的C_{max}为52.2 mg/L。同样剂量加入葡萄糖注射液100 ml中于30分钟内做静脉滴注，C_{max}可达143.6 mg/L。

头孢唑林的分布容积为0.12 L/kg，小于其他头孢菌素。本品难以透过血-脑屏障，在有炎症的脑脊液中也不能测出药物浓度。头孢唑林能在胸水中达到有效治疗浓度。静脉给药1 g后30分钟、60分钟和120分钟的平均血药浓度分别为37 mg/L、15 mg/L和12 mg/L；肌内注射0.5 g后60分钟、120分钟和240分钟的平均血药浓度分别为9 mg/L、15 mg/L和33 mg/L；腹水中药物浓度为同期血药浓度的90%。骨髓炎患儿每日静脉给药50 mg/kg后，脓液中药物浓度为5.5～13.3 mg/L，骨内药物浓度为3.2～5.5 mg/kg。在炎症渗出液中的药物浓度基本与同期血药浓度相等。头孢唑林在胆汁中药物浓度等于或略超过同期血药浓度，给予一般治疗剂量后，头孢唑林在胆汁中浓度为17～31 mg/L，维持时间亦较头孢噻吩为长。胎儿血药浓度为母体同期血药浓度的70%～90%，乳汁中含量低。血浆蛋白结合率为74%～86%。健康成人的$t_{1/2}$为1.4～1.8小时，在肾功能衰竭患者可延长至18～36小时。1周内新生儿的$t_{1/2}$为4.5～5小时。

本品在体内不代谢；原形药主要通过肾小球滤过，部分通过肾小管分泌自尿中排出。80%～90%给药量于24小时内自尿中排出，肌内注射0.5 g后的尿药峰浓度达2400 mg/L。仅少量(0.13%)药物自胆汁中排泄，但胆汁内药物浓度仍很高。丙磺舒可使血药浓度约提高30%，有效血药浓度时间延长。

血液透析清除头孢唑林比较缓慢，经6小时血透后血药浓度减少40%～45%，腹膜透析一般不能清除本品。

【不良反应】 不良反应发生率低，静脉注射发生的血栓性静脉炎和肌内注射区疼痛均较头孢噻吩少而轻。药物疹发生率为1.1%，嗜酸性粒细胞增高的发生率为1.7%，偶有药物热。个别患者可出现瘙痒、史约综合征、腹痛、腹泻、恶心、呕吐、食缺乏、假膜性肠炎、血液凝固障碍、白细胞减少、血小板减少症、意识模糊、癫痫发作、肾功能损害、过敏样反应等，以及一过性血清氨基转移酶、碱性磷酸酶升高。肾功能减退患者应用大剂量(每日12 g)头孢唑林时可出现脑病反应。白色念珠菌二重感染偶见。

【禁忌证】 对本品及其他头孢菌素类过敏者禁用。

【注意事项】 参阅“头孢噻吩钠”。(1)对诊断的干扰 1%应用头孢唑林的患者可出现直接或间接Coombs试验阳性及尿糖假阳性反应(硫酸铜法)。少数患者的碱性磷酸酶、血清氨基转移酶可升高。

(2)用本品前必须详细询问患者既往有否对本品、其他头孢菌素类、青霉素类或其他药物的过敏史。有青霉素类药物过敏性休克史者不可应用本品。疗程中如发生过敏反应，需立即停药。发生过敏性休克时，需保持呼吸道通畅、给予吸氧，并予以肾上腺素、糖皮质激素及抗组胺药等紧急救治措施。

(3)肾功能不全患者应谨慎使用本品，应用时必须减量。

(4)肝功能损害、肾功能损害或营养状况不良的患者，疗程较长的患者和以往经抗凝治疗稳定的患者，可出现与头孢唑林相关的凝血酶原活性下降风险。

(5)长期应用可导致对本品耐药细菌过度生长，治疗期间一旦发生二重感染，应及时采取适当措施。

(6)有胃肠道疾病者，尤其是结肠炎患者应慎用本品。

(7)氨基糖苷类与本品合用易产生肾毒性。

(8)本品在乳汁中含量低，哺乳期妇女用药时宜停止哺乳。

(9)不推荐本品用于早产儿和新生儿患者。

(10)美国FDA妊娠期用药安全性分级为注射给药B。

【药物相互作用】 参阅“头孢噻吩钠”。

(1)头孢唑林与下列药物有配伍禁忌：硫酸阿米卡星、硫酸卡那霉素、盐酸金霉素、盐酸土霉素、盐酸四环素、葡萄糖酸红霉素、硫酸多黏菌素B、黏菌素甲磺酸钠、戊巴比妥、葡萄糖酸钙。

(2)头孢唑林与庆大霉素或阿米卡星联合应用，在体外能增强抗菌作用。

(3)与华法林合用，因维生素K依赖性凝血因子的合成降低，出血的风险增加。

(4)与伤寒活疫苗合用，后者的免疫作用下降。

(5)头孢唑林含有甲硫四氮唑侧链，用药期间饮酒或饮用含乙醇饮料或静脉注射含乙醇药物，可发生“双硫仑样反应”。

【给药说明】 1.05 g的头孢唑林钠约相当于1 g头孢唑林，每1 g头孢唑林的含钠量约为2.1 mmol(48 mg)。

配制肌内注射液，分别加入2 ml和2.5 ml灭菌注射用水或氯化钠注射液于500 mg和1 g注射用头孢唑林中。配制静脉注射液时将0.5 g或1 g头孢唑林溶解于10 ml灭菌注射用水中，做缓慢静脉注射(3～5分钟)。静脉滴注时再用100 ml稀释液稀释后静滴。

【用法与用量】 肌内、静脉注射或静脉滴注。

(1)成人 每6～12小时0.5～1 g，病情严重者可酌增剂量至每日6 g。①急性无并发症的尿路感染和肺炎链球菌肺炎，每12小时0.5～1 g；②预防手术部位感染，术前0.5～1小时肌内注射或静脉给药1 g，术后每6～8小时给药0.5～1.0 g，至手术后24小时止。

(2)1个月以上的婴儿和儿童 每日按体重25～50 mg/kg，分3～4次给药。剂量可按感染严重程度而定。重症患儿每日100 mg/kg。

(3)肾功能减退患者 应用头孢唑林时先接受500 mg的首次负荷量，然后根据肾功能损害程度给予维持量：①肌酐清除率大于55 ml/min时，可仍按正常剂量给予；②肌酐清除率为20～50 ml/min时，每8小时0.5 g；③肌酐清除率为11～34 ml/min时，每12小时0.25 g；④肌酐清除率小于10 ml/min时，每18～24小时

0.25 g。

【儿科用法与用量】 肌内注射或静脉滴注　一日30～50 mg/kg,分2～3次。严重感染为一日100 mg/kg,分2～4次(浓度20 mg/ml)。

儿童肾功能减退者应用头孢唑林时,首剂予以12.5 mg/kg。维持剂量:①肌酐清除率在70 ml/min以上,每日25～50 mg/kg,分3～4次;②肌酐清除率为40～70 ml/min时,每12小时按体重10～15 mg/kg;③肌酐清除率为20～40 ml/min时,每12小时按体重3.125～10 mg/kg;④肌酐清除率为5～20 ml/min时,每24小时按体重2.5～10 mg/kg。

【儿科注意事项】 (1)对敏感的革兰阳性菌及阴性菌有效。

(2)本品在早产儿和新生儿的安全性尚未确定,不推荐使用。

【制剂与规格】 注射用头孢唑林钠(按头孢唑林计):(1)0.25 g;(2)0.5 g;(3)0.75 g;(4)1 g;(5)2.0 g;(6)2 g;(7)3 g。

头孢拉定(头孢雷定)[药典(二);基;医保(甲、乙)]

Cefradine(Cephradine)

【适应证】 用于敏感细菌所致急性咽炎、急性扁桃体炎、中耳炎、支气管炎、肺炎等呼吸道感染、泌尿与生殖系统感染、皮肤及软组织感染等。本品亦为预防术后伤口感染的选用药物之一。口服制剂用于上述感染的轻症患者。

【药理】 (1)药效学　头孢拉定的体外抗菌活性与头孢氨苄相仿,低于头孢噻吩和头孢唑林。本品对甲氧西林敏感金黄色葡萄球菌、表皮葡萄球菌、化脓性链球菌、肺炎链球菌和草绿色链球菌均有良好抗菌作用,耐甲氧西林葡萄球菌、肠球菌属对本品耐药。本品对革兰阳性菌和革兰阴性菌的作用与头孢氨苄相似,但对大肠埃希菌、变形杆菌属和克雷伯菌属的活性略差。本品对淋病奈瑟菌有一定作用,对产酶淋病奈瑟菌也具有活性;对流感嗜血杆菌的活性较差。除脆弱拟杆菌外,其余厌氧菌大多对本品敏感。

(2)药动学　口服本品后吸收迅速,生物利用度为90%。空腹口服0.5 g,t_{max}为1小时,C_{max}为11～18 mg/L;食物可延缓本品的吸收,但不影响吸收总量。静脉注射0.5 g后5分钟的血药浓度为46 mg/L。肌内注射0.5 g后,t_{max}为1～2小时,C_{max}为6 mg/L,肌内注射吸收显然较口服为差,但血药浓度持续时间较久。头孢拉定在组织和体液中分布良好。在肝组织中的药物浓度与血清浓度相等。在心肌、子宫、肺、前列腺和骨组织中皆可达到有效浓度。在脑组织内药物量少,仅为同时期血药浓度的5%～10%;在脑脊液中的药物浓度更低,静脉滴注2～4 g,脑脊液中浓度仅有1.2～1.5 mg/L,甚至测不到。本品可通过胎盘屏障进入胎儿循环,少量经乳汁排出。血浆蛋白结合率为6%～10%。本品在体内很少代谢。口服0.5 g后,6小时和24小时后自尿中排出给药量的95%和99%。静脉注射后6小时内尿中排出量可达给药量的90%以上。肌内注射后6小时内尿中排出量为给药量的66%,尿药浓度多超过1000 mg/L。少量药物自胆汁排泄,其浓度可为同期血药浓度的4倍。$t_{1/2}$为1小时,肾功能减退时延长。本品能被血液透析和腹膜透析清除。丙磺舒可减少本品经肾排泄。

【不良反应】 本品不良反应较轻,发生率约6%。恶心、呕吐、腹泻、上腹部不适等胃肠道反应较为常见。药物疹发生率为1%～3%,个别患者可见假膜性肠炎、嗜酸性粒细胞增多、直接Coombs试验阳性反应、周围血象白细胞减少等。少数患者可出现暂时性血尿素氮升高,血清氨基转移酶、碱性磷酸酶、胆红素、乳酸脱氢酶一过性升高。口服制剂长期应用可能导致菌群失调、维生素缺乏或二重感染,偶见外阴阴道念珠菌病。本品肌内注射疼痛明显,静脉内给药后有发生静脉炎的报道。国内上市后亦有不良反应报道,使用本品可能导致血尿,另曾有极少数病例使用本品出现精神异常、听力减退、迟发性变态反应、过敏性休克、排尿困难、药物性溶血、心律失常等罕见不良反应。

【禁忌证】 对本品及其他头孢菌素类过敏者禁用。

【注意事项】 (1)在应用本品前需详细询问患者对头孢菌素类、青霉素类及其他药物过敏史,有青霉素类药物过敏性休克者不可应用本品,其他患者应用本品时必须注意头孢菌素类与青霉素类存在交叉过敏反应的机率有5%～7%,需在严密监测下慎用。一旦发生过敏反应,立即停用药物。如发生过敏性休克,需立即就地抢救,包括保持气道通畅、吸氧和肾上腺素、糖皮质激素的应用等救治措施。

(2)本品主要经肾排出,肾功能减退时需减少剂量或延长给药间期。国内上市后有不良反应报道使用本品可能导致血尿,在儿童患者中易发生,故肾功能减退者和儿童患者应用本品须谨慎并在监测下用药。

(3)有胃肠道疾病者,特别是结肠炎患者,慎用本品。

(4)应用本品的患者以硫酸铜法测定尿糖时可出现假阳性反应。

(5)美国 FDA 妊娠期用药安全性分级为口服、注射给药为 B。

【药物相互作用】 参阅“头孢噻吩”。

(1)注射用头孢拉定中含有碳酸钠,因此与含钙溶液(林格液、乳酸盐林格液、葡萄糖乳酸盐林格液)有配伍禁忌。

(2)本品和氨基糖苷类抗生素可相互灭活,当两者同时应用时,应在不同部位给药,两者也不能同瓶滴注。

(3)注射用头孢拉定不宜与其他抗生素或其他药物同瓶滴注。

(4)本品与庆大霉素、阿米卡星等氨基糖苷类抗生素联合有协同作用。

(5)本品与氨基糖苷类、袢利尿药及其他肾毒性药物合用,可使上述药物的肾毒性增加。

(6)丙磺舒可延迟本品自肾脏排泄。

【给药说明】 (1)配制肌内注射液 将 2 ml 注射用水加入 0.5 g 装瓶内。肌内注射时应做深部肌内注射。

(2)配制静脉注射液 将至少 10 ml 注射用水或 5%葡萄糖注射液分别注入 0.5 g 装瓶内,于 5 分钟内注射完毕。

(3)配制静脉滴注液 将适宜的稀释液 10 ml 分别注入 0.5 g 装瓶内,然后再以氯化钠注射液或 5%葡萄糖注射液进一步稀释。

【用法与用量】 (1)成人 ①口服,一次 0.25~0.5 g,每 6~8 小时 1 次,一日最高剂量为 4 g;②肌内注射,一次 0.5~1 g,每 6~8 小时 1 次;③静脉滴注,每日 4~6 g,每 6~8 小时 1 次,一日最高剂量为 8 g。

(2)儿童 ①口服,一次 6.25~12.5 mg/kg,每 6~8 小时 1 次;②肌内注射,一次 12.5~25 mg/kg,每 6~8 小时 1 次;③静脉滴注,每日 50~150 mg/kg,每 6~8 小时 1 次

(3)肾功能减退者 肌酐清除率>20 ml/min、5~20 ml/min 和<5 ml/min 时,其剂量分别为每 6 小时 0.5 g、每 6 小时 0.25 g 和每 12 小时 0.25 g。

【儿科用法与用量】 (1)口服 一日 25~50 mg/kg,分 3~4 次服。

(2)肌内注射或静脉滴注 一日 25~50 mg/kg,严重感染者为一日 50~150 mg/kg;分 3~4 次。

【儿科注意事项】 (1)体外抗菌活性同头孢氨苄。

(2)本药肌内注射局部疼痛明显,应做深部注射。

(3)对肾功能减退患者应减少剂量。

【制剂与规格】 头孢拉定片:(1)0.25 g;(2)0.5 g。

头孢拉定胶囊(按无水头孢拉定计):(1)0.125 g;(2)0.25 g;(3)0.5 g。

头孢拉定颗粒:(1)0.125 g;(2)0.25 g。

头孢拉定干混悬剂:(1)0.125 g;(2)0.25 g;(3)1.5 g;(4)3.0 g。

注射用头孢拉定:(1)0.5 g;(2)1 g;(3)2 g。

头孢氨苄(头孢立新)[药典(二);基;医保(甲)]

Cefalexin(Cephalexin)

【适应证】 适用于敏感细菌所致急性扁桃体炎、咽峡炎、中耳炎、鼻窦炎、支气管炎、肺炎、尿路感染和皮肤及软组织感染的轻、中度感染患者。本品为口服制剂,不宜用于严重感染。

【药理】 (1)药效学 头孢氨苄的抗菌谱与头孢噻吩相仿,但其抗菌活性较后者为弱。除肠球菌属、甲氧西林耐药葡萄球菌外,革兰阳性球菌大多对本品敏感。本品对奈瑟菌属有良好抗菌作用,对流感嗜血杆菌的敏感性较差,对部分大肠埃希菌、奇异变形杆菌、肺炎克雷伯菌、沙门菌属有一定抗菌作用,其他肠杆菌科细菌、不动杆菌属、铜绿假单胞菌以及脆弱拟杆菌均对本品耐药。

(2)药动学 本品口服吸收完全,生物利用度 90%,空腹口服本品 500 mg,t_{max} 为 1 小时,C_{max} 为 18 mg/L。食物可延缓本品的吸收,但不影响吸收总量。头孢氨苄的吸收在幼儿乳糜泻和小肠憩室患者可增加,在克罗恩(Crohn)病和肺囊性纤维化患者的吸收可延缓和减少。老年人胃肠道吸收虽无减少,但其血药浓度较年轻人持续久。给新生儿哺乳后 2 小时口服头孢氨苄 15 mg/kg,t_{max}为 6 小时,C_{max}为 4.5 mg/L。

每 6 小时口服本品 0.5 g 后的痰液中平均药物浓度为 0.32 mg/L,脓性痰中的药物浓度较高。脓液和骨髓炎瘘管内的浓度与同期血药浓度基本相等,关节腔渗出液中的药物浓度约为同期血药浓度的一半。产妇口服本品 0.5 g 后,羊水和脐带血内皆可获得有效药物浓度;哺乳期妇女口服 0.5 g 后的乳汁中浓度为 5 mg/L。胆汁中药物浓度为同期血药浓度的 1~4 倍。本品难以透过血-脑屏障。本品的分布容积为 0.26 L/kg,血浆蛋白结合率为 10%~15%。正常健康人的 $t_{1/2}$ 为 0.6~1.0 小时,丙磺舒可使 $t_{1/2}$ 延长至 107 分钟,肾功能衰竭时 $t_{1/2}$ 可延长至 5~30 小时,新生儿 $t_{1/2}$ 为 6.3 小时。

本品在体内不代谢,以原形药物经肾小球滤过和肾小管分泌排出。6 小时经尿排出给药量的 80%,口服 500 mg 后尿药峰浓度可达 2200 mg/L。约 5%的口服量由胆汁排出,粪中含量甚低。头孢氨苄可经血液透析和

腹膜透析清除。

【不良反应】 (1)有报道不良反应的发生率为 8%。恶心、呕吐、腹泻和腹部不适等胃肠道反应较为多见。皮疹、药物热等过敏反应少见。个别患者可出现头晕、复视、耳鸣、抽搐等神经系统反应。

(2)应用头孢氨苄期间出现肾损害者罕见,也不会加重原有的肾脏病变。

(3)偶有患者出现血清氨基转移酶增高、Coombs 试验阳性,但溶血性贫血罕见,中性粒细胞减少和假膜性肠炎亦有报道。

【禁忌证】 对本品及其他头孢菌素类过敏者禁用。

【注意事项】 参阅"头孢噻吩钠"。

(1)对青霉素过敏病者,对本品亦可能过敏。有过敏史,尤其是药物过敏史的患者发生过敏反应的风险增加。

(2)有胃肠道疾病者,特别是结肠炎患者,慎用本品。

(3)应用头孢氨苄时可出现直接 Coombs 试验阳性反应及尿糖假阳性反应(硫酸铜法);少数患者的血清碱性磷酸酶、ALT 和 AST 皆可升高。

(4)头孢氨苄可经乳汁排出少量,哺乳期妇女应用本品时宜停止哺乳。

(5)肝功能损害、肾功能损害或营养状况不良的患者,疗程较长的患者和以往经抗凝治疗稳定的患者,与头孢氨苄相关的凝血酶原活性下降风险增加。

(6)有肾功能损害的患者使用本品发生不良反应的风险增加。

(7)美国 FDA 妊娠期用药安全性分级为口服给药 B。

【药物相互作用】 (1)患者同时应用考来烯胺(消胆胺)时,可使头孢氨苄的血药峰浓度降低。

(2)丙磺舒可使本品的肾排泄延迟,也有报道认为丙磺舒可增加本品在胆汁中的排泄。

(3)本品与二甲双胍合用,二甲双胍在肾小管中的排泌被抑制,二甲双胍的血药浓度上升,出现不良反应的风险增加。

【用法与用量】 (1)成人　一次 250～500 mg,每 6 小时 1 次。最大剂量一日 4 g。单纯性膀胱炎、皮肤和软组织感染以及链球菌咽峡炎患者,口服,每 12 小时 500 mg;或采用头孢氨苄缓释胶囊,一日剂量分 2 次口服。

(2)儿童　一日量按体重 25～50 mg/kg,每 6 小时 1 次;皮肤、软组织感染及链球菌咽峡炎患者,每 12 小时口服 12.5 mg/kg。

【儿科用法与用量】 口服　一日 25～50 mg/kg,分 3～4 次服。

【儿科注意事项】 (1)为第一代头孢菌素,对革兰阳性菌有较好疗效。

(2)不良反应以胃肠道反应为主。

(3)与其他头孢菌素类一样,都要询问对 β-内酰胺类抗菌药物的过敏史。

【制剂与规格】 头孢氨苄片(按无水头孢氨苄计):(1)0.125 g;(2)0.25 g;(3)0.5 g。

头孢氨苄胶囊:(1)0.125 g;(2)0.25 g。

头孢氨苄颗粒:(1)50 mg;(2)125 mg。

头孢氨苄干混悬剂:(1)0.5 g;(2)1.5 g。

头孢羟氨苄(羟氨苄头孢菌素)[药典(二);医保(乙)]

Cefadroxil

【适应证】 主要用于敏感细菌所致尿路感染、皮肤及软组织感染、急性扁桃体炎、急性咽炎、中耳炎及肺部感染等轻、中度感染患者。

【药理】 (1)药效学　头孢羟氨苄对甲氧西林敏感金黄色葡萄球菌、表皮葡萄球菌、肺炎链球菌、化脓性链球菌、部分大肠埃希菌和奇异变形杆菌的抗菌作用与头孢氨苄相仿;对沙门菌属、志贺菌属、流感嗜血杆菌、淋病奈瑟菌的抗菌活性较头孢氨苄为强。甲氧西林耐药葡萄球菌、肠球菌属、吲哚阳性变形杆菌、肠杆菌属、沙雷菌属、铜绿假单胞菌等对本品耐药。

(2)药动学　口服后几乎完全吸收,空腹口服本品 0.5 g 后,t_{max}为 1.5 小时,C_{max}为 16 mg/L,12 小时后尚有微量,$t_{1/2}$为 1.5 小时。进食对其吸收无明显影响。头孢羟氨苄自胃肠道的吸收较头孢氨苄和头孢拉定缓慢,但血药浓度较后二者持久。空腹口服头孢羟氨苄、头孢氨苄和头孢拉定 0.5 g 后的C_{max}分别为 16 mg/L、21 mg/L 和 18 mg/L,4 小时后血药浓度分别为 5 mg/L、1 mg/L 和 1 mg/L,$t_{1/2}$分别为 1.27 小时、0.57 小时和 0.61 小时。头孢羟氨苄和头孢氨苄的血浆蛋白结合率分别为 20%和 15%。口服本品 1 g 后 2～5 小时的痰、胸水和肺组织中的浓度分别为 1.3 mg/L、11.4 mg/L 和 7.4 mg/L(mg/kg),骨骼、肌肉和滑囊液中的药物浓度分别为同期血药浓度的 23%、31%和 43%。胆汁中浓度一般较同期血药浓度为低。本品可通过胎盘屏障,也可进入乳汁。口服本品 1 g 后 1～5 小时,前列腺中的药物浓度为 12.2 mg/kg。24 小时尿中排出给药量的 86%,口服 0.5 g 后尿药峰浓度可达 1800 mg/L。本品能被血液透析清除。

【不良反应】 头孢羟氨苄的不良反应少而轻,总反应发生率约为4%，以恶心、呕吐、腹泻等胃肠道反应及皮疹为主。

【禁忌证】 对本品及其他头孢菌素类过敏者禁用。

【注意事项】 参阅“头孢噻吩”钠。

(1)头孢菌素类与青霉素类存在交叉过敏反应的机会，有青霉素过敏史者慎用。

(2)有胃肠道疾病者，特别是结肠炎病者，慎用本品。

(3)应用头孢羟氨苄患者的直接Coombs试验可出现阳性；以硫酸铜法测定尿糖可有假阳性反应；血尿素氮、ALT、AST和碱性磷酸酶可有短暂性升高。

(4)肾功能减退患者应用本品时需减量。

(5)哺乳期妇女使用本品宜停止授乳。

(6)美国FDA妊娠期用药安全性分级为B。

【用法与用量】 口服 (1)成人 每次0.5～1g，每日2次。

(2)儿童 按体重每12小时15～20mg/kg。化脓性链球菌咽炎及扁桃体炎，每12小时15mg/kg，疗程共10天。

(3)成人肾功能减退者 首次剂量1g，然后根据肾功能减退程度延长给药间期。肌酐清除率为25～50ml/min、10～25ml/min和0～10ml/min时，分别每12小时、24小时和36小时服药500mg。

【儿科用法与用量】 口服 一日30～40mg/kg，分2次服。

【儿科注意事项】 (1)参阅“头孢氨苄”。但对沙门菌、志贺菌、流感嗜血杆菌作用比头孢氨苄强。

(2)不良反应少，主要是胃肠道反应。

【制剂与规格】 头孢羟氨苄片(按无水头孢羟氨苄计)：(1)0.125g；(2)0.25g；(3)0.5g。

头孢羟氨苄胶囊：(1)0.125g；(2)0.25g；(3)0.5g。

头孢羟氨苄颗粒剂：(1)0.125g；(2)0.25g。

头孢硫脒[药典(二)；医保(乙)]

Cefathiamidine

【适应证】 主要用于治疗敏感病原菌所致下列感染：①咽炎、扁桃体炎、肺炎、肺脓肿等呼吸道感染；②腹腔内感染，如肝胆系统感染、腹膜炎等，宜与甲硝唑等抗厌氧菌药联合应用；③泌尿与生殖系统感染；④皮肤及软组织感染；⑤血流感染等。

【药理】 (1)药效学 本品为广谱抗生素。对革兰阳性菌具有良好抗菌作用，对少数肠杆菌科细菌亦具有抗菌活性。本品对肺炎链球菌、化脓性链球菌、甲氧西林敏感金黄色葡萄球菌、表皮葡萄球菌和卡他莫拉菌具有较强抗菌作用。本品特点为体外对肠球菌属有较好作用，MIC_{90}为2mg/L(0.8～12.5mg/L)。对其他需氧革兰阳性球菌、需氧革兰阴性球菌及流感嗜血杆菌也具有抗菌活性，对多数伤寒沙门菌、福氏志贺菌有一定抗菌活性，其余革兰阴性杆菌对本品大多耐药。

(2)药动学 本品口服后不吸收。静脉滴注500mg和1000mg后C_{max}分别为38.8mg/L和68.9mg/L。肌内注射500mg和1000mg后t_{max}为1小时，C_{max}分别为26.2mg/L和35.1mg/L。肌内注射的生物利用度为90.3%。本品在胆汁、肝、肾中浓度较高，难以透过血-脑屏障。血浆蛋白结合率为23%。本品在体内不被代谢，主要以原形经肾排出，12小时内经尿液排出给药量的90%。肌内注射和静脉滴注后的$t_{1/2}$分别为1.2小时和29分钟。血液透析可排除给药量的20%～30%。

【不良反应】 (1)可见皮疹、发热等过敏反应，偶见过敏性休克症状。

(2)偶致肝、肾功能异常。

(3)长期用药时可致菌群失调，发生二重感染。

(4)本品肌内注射或静脉给药时可致注射局部红肿、疼痛、硬结，严重者可发生血栓性静脉炎。

【禁忌证】 对本品及其他头孢菌素类过敏者禁用。有青霉素过敏性休克史者避免应用本品。

【注意事项】 参阅“头孢噻吩钠”。

【药物相互作用】 (1)丙磺舒可延缓本品经肾脏排泄，导致血药浓度增高。

(2)本品与氨基糖苷类、呋塞米等袢利尿药合用可引起肾毒性。

(3)本品与氨基糖苷类药属配伍禁忌，二者不能同瓶滴注。

(4)药液宜现配现用，配制后不宜久放。

【用法与用量】 (1)成人 每日2～4g，重症患者剂量可增加至每日6～8g。

(2)儿童 每日25～50mg/kg，均分3～4次肌内注射或静脉给药。

【制剂与规格】 注射用头孢硫脒：(1)0.5g；(2)0.1g；(3)2.0g。

头孢替唑钠[药典(二)]

Ceftezole Sodium

【适应证】 适用于敏感菌所致下列感染：①呼吸系统感染，如肺炎、肺脓肿、急性支气管炎、慢性支气管炎急性细菌性感染加重、支气管扩张症合并细菌感染等；

②泌尿系统感染,如肾盂肾炎、膀胱炎、尿道炎等;③腹腔内感染,如胆囊炎、胆管炎、腹膜炎等;④皮肤及软组织感染,痈、脓肿、蜂窝织炎、淋巴结炎、乳腺炎、创面感染、烧伤及烫伤继发性感染;⑤血流感染;⑥妇科感染,如子宫内膜炎、附件炎、盆腔炎、产褥热等;⑦耳鼻喉科感染,如中耳炎、鼻窦炎、咽炎、扁桃体炎。治疗腹腔感染及妇科感染时需与抗厌氧菌药合用。

【药理】 (1)药效学 本品对甲氧西林敏感金黄色葡萄球菌(MSSA)、表皮葡萄球菌(MSSE)、肺炎链球菌、β-溶血性链球菌、草绿色链球菌、白喉棒状杆菌及梭状芽孢杆菌具有较强抗菌活性;对少数革兰阴性菌的部分菌株如大肠埃希菌、奇异变形杆菌、沙门菌属、志贺菌属、脑膜炎奈瑟菌和淋病奈瑟菌具有抗菌活性;但对铜绿假单胞菌、黏质沙雷菌和普通变形杆菌抗菌活性差。

(2)药动学 本品口服不吸收。肌内注射 1 g,达峰时间约为 2 小时,血药峰浓度约为 22.5 mg/L,消除半衰期约为 1.5 小时。静脉注射后 15 分钟的血药浓度约为 30 mg/L,消除半衰期为 0.41～0.64 小时。血浆蛋白结合率为 68%～86%,给药后在体液、组织液内分布好,在各脏器都保持较高的药物浓度,但不能透过血-脑屏障。本品主要经肾脏排泄,24 小时内经尿液以原形排出给药量的 87%。

【不良反应】 (1)过敏反应 偶有皮疹、荨麻疹、红斑、瘙痒、发热等过敏症状,出现时应停药,并予以适当处理。过敏性休克极少发生。

(2)偶有恶心、呕吐、食欲缺乏,假膜性肠炎极为少见。

(3)偶有中性粒细胞减少、嗜酸性粒细胞增多、血小板减少症,出现时应停药。

(4)偶有 ALT、AST、碱性磷酸酶上升,停药后可恢复正常。

(5)肾功能损害偶见,停药后可恢复正常。

(6)偶有念珠菌病。

(7)偶有维生素 K 缺乏症、维生素 B 缺乏症。

【禁忌证】 对本品或其他头孢菌素类过敏者禁用。对利多卡因、酰基苯胺类局麻药有过敏史者禁止肌内注射。

【注意事项】 (1)交叉过敏反应 对一种头孢菌素过敏者,对其他头孢菌素也可能过敏;对青霉素类、青霉素衍生物或青霉胺过敏者,也可能对头孢菌素类过敏。

(2)对青霉素有过敏史者慎用。有青霉素过敏性休克史者避免应用本品。妊娠期妇女慎用本品,哺乳期妇女应用本品应停止授乳。

(3)静脉内大量给药,有时会引起血管炎、血栓性静脉炎,故要注意调整注射部位和注射方法。注射速度要尽量缓慢或采用静脉滴注。

(4)肌内注射时可发生注射部位疼痛、硬结,故不可在同一部位反复注射。

(5)肾功能减退患者,应调整给药剂量及给药间期。

【药物相互作用】 参阅“头孢唑林钠”。

【给药说明】 静脉注射时用注射用水、氯化钠注射液、5%葡萄糖注射液溶解;静脉滴注时溶解于氯化钠注射液或 5%葡萄糖注射液中;肌内注射时溶解于 0.5%利多卡因注射液中。

【用法与用量】 (1)成人 常规剂量每日 2～4 g,分 2 次给药,严重感染病例剂量可增加至每日 4～8 g。

(2)儿童 常规剂量每日 20～80 mg/kg,分 2 次给药。

【制剂与规格】 注射用头孢替唑钠:(1)0.25 g;(2)0.5 g;(3)0.75 g;(4)1 g;(5)1.5 g;(6)2 g;(7)4.0 g。

头孢呋辛钠(头孢呋肟)[药典(二);基;医保(甲)]

Cefuroxime Sodium

【适应证】 主要用于治疗敏感菌所致下列感染:①肺炎链球菌、流感嗜血杆菌(包括氨苄西林耐药菌株)、克雷伯菌属、甲氧西林敏感金黄色葡萄球菌、化脓性链球菌和大肠埃希菌所致下呼吸道感染;②大肠埃希菌及克雷伯菌属所致尿路感染;③甲氧西林敏感金黄色葡萄球菌及化脓性链球菌、大肠埃希菌、克雷伯菌属所致皮肤及软组织感染;④甲氧西林敏感金黄色葡萄球菌、肺炎链球菌、大肠埃希菌、流感嗜血杆菌(包括氨苄西林耐药菌株)和克雷伯菌属所致血流感染;⑤肺炎链球菌、流感嗜血杆菌(包括氨苄西林耐药菌株)、脑膜炎奈瑟菌和甲氧西林敏感金黄色葡萄球菌所致脑膜炎;⑥淋病奈瑟菌所致单纯性和播散性感染;⑦甲氧西林敏感金黄色葡萄球菌所致骨、关节感染;⑧亦可用于预防手术后切口感染。

【药理】 (1)药效学 本品对革兰阳性球菌的活性与第一代头孢菌素相似或略差,但对葡萄球菌和革兰阴性杆菌产生的β-内酰胺酶相当稳定。耐甲氧西林葡萄球菌、肠球菌属和李斯特菌属对本品耐药,其他革兰阳性球菌(包括厌氧球菌)对本品均敏感。对金黄色葡萄球菌的抗菌活性较头孢唑林为差。本品对流感嗜血杆菌有较强抗菌活性,部分大肠埃希菌、奇异变形杆菌等可对本品敏感;吲哚阳性变形杆菌、柠檬酸菌属和不动杆菌属对本品敏感性差,沙雷菌属、铜绿假单胞菌、弯曲杆菌属和脆弱拟杆菌对本品耐药。

(2)药动学　静脉注射本品1 g后的C_{max}为144 mg/L；肌内注射750 mg后的C_{max}为27 mg/L，t_{max}为45分钟；静脉注射和肌内注射相同剂量后的AUC相似。本品在各种体液、组织中分布良好，能进入炎性脑脊液，细菌性脑膜炎患者每8小时静滴3 g或65～75 mg/kg本品，脑脊液内药物浓度可达0.1～22.8 mg/L。每8小时肌内注射750 mg后痰液中的药物浓度为0.1～7.8 mg/L；注射后2.5小时胆汁中药物浓度为1.5～15 mg/L。肌内注射750 mg或静脉注射1.5 g后骨组织中药物浓度可分别达2.4 mg/L和19.4 mg/L。皮肤水疱液的药物浓度与同期血药浓度相接近。产妇肌内注射后羊水中的药物浓度与同期血药浓度相仿。本品亦能分布至腮腺液、眼房水和乳汁；血浆蛋白结合率为31%～41%。本品大部分于给药后24小时内经肾小球滤过和肾小管分泌排泄，尿药浓度甚高。$t_{1/2}$为1.2小时，新生儿和肾功能减退患者$t_{1/2}$延长，同时合用丙磺舒可延长本品的$t_{1/2}$。血液透析可清除本品。

【不良反应】 本品的不良反应轻而短暂，以皮疹为多见，可达5%左右。约5%的患者发生血清氨基转移酶升高，嗜酸性粒细胞增多，血红蛋白降低，偶见Coombs试验阳性。肌内注射区疼痛较为多见，但属轻度。静脉炎少见。严重的不良反应有多形性红斑、史-约综合征、中毒性表皮剥脱性坏死、血小板减少症、间质性肾炎、过敏样反应等，但均较少见。

【禁忌证】 对本品及其他头孢菌素类过敏者禁用。

【注意事项】 参阅“头孢噻吩钠”，此外尚需注意以下事项。(1)与青霉素类有高达10%的交叉过敏反应，故有青霉素过敏史者慎用，有青霉素过敏性休克史者避免应用。

(2)美国FDA妊娠期用药安全性分级为注射给药B。

(3)哺乳期妇女使用本品宜停止授乳。

(4)肝功能或肾功能损害以及营养状况不良者，凝血酶原活性下降的风险增加。

(5)胃肠道疾病，尤其是有结肠炎病史者慎用。

(6)本品可导致高铁氰化物法血糖试验呈假阴性，故应用本品期间，应以葡萄糖酶法或抗坏血酸氧化酶试验测定血糖浓度。

(7)本品可使硫酸铜法尿糖试验呈假阳性，但葡萄糖酶法则不受影响。

(8)本品不能用碳酸氢钠溶液溶解。

(9)如溶液发生浑浊或有沉淀则不能使用。

(10)不同浓度的溶液可呈微黄色至琥珀色，本品粉末、混悬液和溶液在不同的存放条件下颜色可变深。

(11)本品不可与其他抗感染药物在同一容器中给药。

【药物相互作用】 参阅“头孢噻吩钠”。

(1)本品与袢利尿药联合应用可引起肾毒性。

(2)曾经抗凝治疗稳定者使用本品后凝血酶原活性下降的风险增加。

【给药说明】 (1)1.05 g头孢呋辛钠相当于1.0 g头孢呋辛，可供深部肌内注射、缓慢静脉注射(3～5分钟)或静脉滴注给药。

(2)肌内注射用药的配制　3 ml注射用水加入0.75 g装瓶中，完全溶解后，做深部肌内注射。

(3)静脉注射液配制　8 ml注射用水加入0.75 g装瓶中或16 ml注射用水加入1.5 g装瓶中，使其完全溶解后，于3～5分钟内缓慢静脉注射；或用其他注射液进一步稀释后静脉滴注。

【用法与用量】 (1)常用量　①成人，每日2.25～4.5 g，每8小时给药0.75～1.5 g，肌内注射或静脉给药，病情严重者可增加至每日6 g，每6小时给药1.5 g。②儿童，每日50～100 mg/kg，分2～4次；>3个月婴儿，每8小时静脉给药16.7～33.3 mg/kg。

(2)治疗骨感染剂量　每8小时50 mg/kg。

(3)治疗细菌性脑膜炎剂量　每日150～200 mg/kg，每6～8小时给药1次。

(4)肾功能减退者需调整剂量　成人肌酐清除率>20 ml/min时，剂量为0.75～1.5 g，每日3次；肌酐清除率为10～20 ml/min和<10 ml/min时，剂量分别为750 mg每12小时1次和750 mg每24小时1次；儿童肾功能减退时的剂量按成人肾功能减退时的相应剂量调整；成人每次血液透析后给予750 mg。

【儿科用法与用量】 肌内注射或静脉滴注　一日50～100 mg/kg，分2～4次。

【儿科注意事项】 肌内注射或静滴注意事项同其他头孢菌素类药物。

【制剂与规格】 注射用头孢呋辛钠(按头孢呋辛计)：(1)0.25 g；(2)0.5 g；(3)0.75 g；(4)1.0 g；(5)1.25 g；(6)1.5 g；(7)1.75 g；(8)2.0 g；(9)2.25 g；(10)2.5 g；(11)3.0 g。

头孢孟多酯钠(头孢孟多甲酯)[药典(二)]

Cefamandole Nafate(Cephbmandole Nafate)

【适应证】 适用于敏感菌所致下列感染：①肺炎链球菌、流感嗜血杆菌、克雷伯菌属、甲氧西林敏感金黄色葡萄球菌、溶血性链球菌和奇异变形杆菌所致下呼吸道感染；②大肠埃希菌、奇异变形杆菌（吲哚阳性和吲哚阴性）及克雷伯菌属所致尿路感染；③大肠埃希菌等肠杆菌科细菌所致腹膜炎；④大肠埃希菌、甲氧西林敏感金黄色葡萄球菌、肺炎链球菌、化脓性链球菌、流感嗜血杆菌和克雷伯菌属所致血流感染；⑤甲氧西林敏感金黄色葡萄球菌及化脓性链球菌、大肠埃希菌、克雷伯菌属所致皮肤与软组织感染；⑥甲氧西林敏感金黄色葡萄球菌所致骨、关节感染。

【药理】 (1)药效学　头孢孟多酯的抗菌活性仅为头孢孟多的 1/5～1/10，头孢孟多酯进入体内迅速水解为头孢孟多，所以两者在体内的抗菌作用基本相同。头孢孟多对多数革兰阳性球菌有较强的抗菌作用，其活性与头孢噻吩和头孢唑林相仿，肠球菌属和耐甲氧西林金黄色葡萄球菌对本品耐药。本品对白喉棒状杆菌和革兰阳性厌氧菌（厌氧球菌和梭状芽孢杆菌）均有良好作用，部分大肠埃希菌、奇异变形杆菌、肺炎克雷伯菌和流感嗜血杆菌及部分产气肠杆菌、吲哚阳性变形杆菌和普罗威登菌均对本品敏感。伤寒沙门菌、志贺菌属、淋病奈瑟菌和脑膜炎奈瑟菌对本品也甚敏感，对脆弱拟杆菌的抗菌作用差。沙雷菌属、产碱杆菌属、不动杆菌属和铜绿假单胞菌对本品耐药。

(2)药动学　头孢孟多酯经肌内或静脉给药在体内迅速水解为头孢孟多。肌内注射头孢孟多 1 g，t_{max}为 1 小时，C_{max}为 21.2 mg/L，肌注后 6 小时的血药浓度为 1.3 mg/L。静脉注射和静脉滴注（滴注时间 1 小时）1 g 后即刻血药浓度分别为 104.7 mg/L 和 53.9 mg/L，15 分钟后皆约下降一半，4 小时后仅有微量，分别为 0.19 mg/L和 0.06 mg/L。

头孢孟多的血浆蛋白结合率为 78%，分布容积为 0.16 L/kg。静脉注射本品 1～2 g，胆汁中药物浓度为 141～325 mg/L，腹水、心包液和关节液中为 5.5～25 mg/L。当脑膜有炎症时，本品可透过血-脑屏障，其脑脊液中药物浓度与蛋白质量有关。细菌性脑膜炎患者按体重静脉注射33 mg/kg，脑脊液蛋白质低于或高于 100 mg/ml 时，脑脊液中药物浓度分别为 0～0.62 mg/L 和 0.57～7.4 mg/L。本品可从乳汁分泌。

本品在体内不代谢，经肾小球滤过和肾小管分泌，自尿中以原形药排出。肌内注射 1 g 后 0～3 小时的尿药浓度在 3000 mg/L 以上，给药后 24 小时内的尿排泄量为 61%。静脉给药后 24 小时的尿排泄量为 70%～90%。少量（0.08%）可经胆汁中排泄，胆汁中可达有效治疗浓度。健康成年人肌内注射和静脉给药的 $t_{1/2}$ 为 0.5～1.2 小时。中度和重度肾功能减退患者的 $t_{1/2}$可分别延长至 3 小时和 10 小时以上。口服丙磺舒可增加本品的血药浓度并延长 $t_{1/2}$。腹膜透析 12 小时仅能清除给药量的 3.9%；血液透析的清除率较高，重度肾功能损害经血液透析后，$t_{1/2}$可缩短至 6.2 小时。

【不良反应】 不良反应发生率约为 7.8%，可有肌内注射区疼痛和血栓性静脉炎，后者较头孢噻吩为重，可有药物疹、嗜酸性粒细胞增多、Coombs 反应阳性等过敏反应，药物热偶见。少数患者出现血 AST、ALT、碱性磷酸酶、血清肌酐值升高，多系暂时性。头孢孟多所致可逆性肾病也有报道。

少数患者应用大剂量本品时，可出现凝血功能障碍所致出血倾向，凝血酶原时间和出血时间延长，多见于肾功能减退患者。由于本品可干扰维生素 K 在肝中的代谢，导致低凝血酶原血症，因此，停药和注射维生素 K 后，凝血功能即可恢复正常，给药同时给予维生素 K 可预防此反应的发生。此外，偶可出现中性粒细胞减少、血小板减少、嗜酸性粒细胞过多、溶血性贫血等。

【禁忌证】 对本品及其他头孢菌素类过敏者禁用。

【注意事项】 参阅“头孢噻吩钠”。

(1)应用头孢孟多期间饮酒或含乙醇饮料可出现“双硫仑样反应”，故在应用本品期间和以后数天内，应避免饮酒和含乙醇的饮料。

(2)美国 FDA 妊娠期用药安全性分级为注射给药 B。

(3)哺乳期妇女使用本品宜停止授乳。

(4)有青霉素过敏史者慎用。

(5)有胃肠道疾病，尤其是有结肠炎病史者慎用。

(6)老年及肾功能减退患者应按肾功能减退程度减少剂量，并需注意出血并发症的发生。

(7)对诊断的干扰　应用本品时可出现直接 Coombs 试验阳性；以硫酸铜法测定尿糖时发生假阳性反应，采用葡萄糖法测定尿糖，其结果不受影响；以磺基水杨酸检测尿蛋白时可出现假阳性反应。应用本品期间可出现暂时性血清碱性磷酸酶、ALT、AST、血清肌酐和尿素氮值升高。

(8)肾功能减退患者应用大剂量头孢孟多时，偶可发生低凝血酶原血症，有时可伴出血表现，因此在治疗前和治疗过程中应监测出、凝血时间。

(9)本品可导致低凝血酶原血症，有的患者可伴有出血现象。易发生于老年、手术后或各种原因所致维生素 K 缺乏的患者。应用本品时合用维生素 K 可预防出血。

(10)本品可用于1个月以上婴幼儿和儿童患者，不推荐用于早产儿及新生儿患者。

(11)过量应用可导致惊厥，尤其是肾功能不全患者。如用药期间发生惊厥，应立即停药，并予以抗惊厥治疗，必要时进行血液透析。

【药物相互作用】 参阅“头孢噻吩钠”“头孢哌酮”。

(1)头孢孟多酯钠注射剂含有碳酸钠，因而与含有钙或镁的溶液(包括林格液或乳酸林格液)有配伍禁忌，两者不能同瓶滴注；如必须合用时，应分开在不同容器中给药。

(2)头孢孟多与能引起低凝血酶原血症、血小板减少症或胃肠道溃疡的药物同用，将干扰凝血功能和增加出血危险。

(3)头孢孟多与氨基糖苷类、多黏菌素类、呋塞米、依他尼酸合用，有增加肾毒性的可能。

(4)丙磺舒可抑制头孢孟多的的肾小管分泌，两者同时应用将增高头孢孟多的血药浓度。

(5)头孢孟多与庆大霉素或阿米卡星合用，在体外对某些革兰阴性杆菌有协同作用。

【给药说明】 (1)头孢孟多酯钠1.11 g相当于头孢孟多1 g，其中钠含量(来自于头孢孟多酯钠本身和碳酸钠缓冲剂)约有3.3 mmol(77 mg)。

(2)肌内注射液的配制　于1 g瓶中加入无菌注射用水或注射用氯化钠溶液3 ml，并加入0.5%～2%利多卡因注射液(不含肾上腺素)做深部肌内注射。

(3)静脉注射液的配制　于1 g瓶中加入至少10 ml灭菌注射用水或5%葡萄糖注射液或0.9%氯化钠注射液，于5分钟内缓慢静脉注射。

(4)静脉滴注液的配制　于1 g瓶中加入10 ml灭菌注射用水，溶解后再用适量稀释液进行稀释。

【用法与用量】 (1)成人常用量　肌内注射，每日2～4 g，分3～4次；静脉滴注，每日4～8 g，分3～4次。最大剂量不超过每日12 g。

(2)肾功能减退者用量　可按肌酐清除率计算剂量。先予以首剂负荷量(1～2 g)，以后肌酐清除率大于50 ml/min者，每6小时给予1 g；肌酐清除率为25～50 ml/min和10～25 ml/min者，剂量分别为每6小时和每12小时0.5 g；肌酐清除率低于10 ml/min者，每24小时0.5 g。

(3)儿童常用量　1个月以上的婴儿和儿童，每日剂量按体重50～100 mg/kg，分3～4次肌内注射；或每日100～150 mg/kg，分3～4次静脉滴注。

【儿科用法与用量】 肌内注射或静脉滴注　一日50～100 mg/kg，分3～4次，最大剂量可用至一日150 mg/kg。

【儿科注意事项】 (1)属第二代头孢菌素，对敏感革兰阳性和阴性菌皆有作用。

(2)早产儿、新生儿不推荐使用，因其安全性尚不清楚。

(3)静脉注射可导致血栓性静脉炎。

【制剂与规格】 注射用头孢孟多酯钠(按头孢孟多计)：(1)0.5 g；(2)1 g；(3)1.5 g；(4)2 g。

头孢替安[医保(乙)]

Cefotiam

【适应证】 主要用于治疗敏感金黄色葡萄球菌、链球菌属、肺炎链球菌、流感嗜血杆菌、大肠埃希菌、克雷伯菌属、柠檬酸菌属、奇异变形杆菌、普通变形杆菌、雷氏普罗威登菌和摩氏摩根菌所致血流感染，皮肤、软组织感染，骨、关节感染，扁桃体炎，中耳炎，鼻窦炎，支气管感染，肺部感染，胆管炎及胆囊炎，腹膜炎，肾盂肾炎，膀胱炎，尿道炎和前列腺炎，子宫内感染及盆腔炎性疾病等。

【药理】 (1)药效学　本品对革兰阳性菌的活性与头孢唑林相似，对金黄色葡萄球菌产青霉素酶和不产酶菌株均具有较强抗菌活性。对大肠埃希菌、肺炎克雷伯菌、奇异变形杆菌、伤寒沙门菌、志贺菌属、流感嗜血杆菌和奈瑟菌属等革兰阴性杆菌具有良好抗菌活性。对肠杆菌属、柠檬酸菌属、普通变形杆菌、雷氏普罗威登菌及摩根菌属亦具有抗菌作用。其他肠杆菌科细菌、不动杆菌属和铜绿假单胞菌对本品敏感性差或耐药。本品对除脆弱拟杆菌外的多数厌氧菌有较好抗菌作用。

(2)药动学　肌内注射本品0.5 g后，C_{max}为21 mg/L，t_{max}为30分钟；30分钟内静脉滴注本品1 g后的C_{max}为75 mg/L。静脉注射本品1 g或2 g后2小时，胆汁中药物浓度分别可达157.6 mg/L和720.5 mg/L，6小时内自胆汁排出给药量的1%。本品血浆蛋白结合率为40%。在体内分布广，可分布至扁桃体、痰液、胸水、肺组织、胆囊壁、腹水、骨髓、血液、膀胱壁、前列腺、肾组织、骨骼、女性性器官、脐带血、羊水、耳漏液及鼻窦黏膜；但难以透过血-脑屏障，脑脊液中浓度甚低。60%～75%的给药量于给药后6小时内以原形自尿中排出，成人静脉注射0.5 g后2小时、2～4小时、4～6小时的尿液内药物浓度分别为2000 mg/L、350 mg/L和66 mg/L。$t_{1/2}$为0.7～1.1小时。

【不良反应】 上市前2132例患者的研究中显示不

良反应总发生率为 5.8%，上市后 32284 例患者中不良反应总发生率为 4.2%。常见不良反应主要为皮疹、荨麻疹、接触性皮炎、药物热等过敏反应，中性粒细胞减少、贫血、嗜酸性粒细胞增多、血小板减少症和低凝血酶原血症等血液系统改变，血清 ALT 及碱性磷酸酶升高，恶心、腹泻等胃肠道反应，以及注射部位疼痛、血栓性静脉炎。偶见 Coombs 试验阳性和肠道菌群改变等。

【禁忌证】 对本品及其他头孢菌素类过敏者禁用。

【注意事项】 (1)肾功能不全患者及老年人慎用，如需应用须根据肾功能调整给药剂量及给药间期。

(2)慎用于对青霉素过敏的患者及有哮喘及荨麻疹等过敏性疾病史和家族史的患者。既往有青霉素过敏性休克或其他严重过敏反应者，避免应用本品。

(3)老年人可发生因维生素 K 缺乏所致出血症状。

(4)本品在妊娠期妇女的安全性尚未确立。如确有应用指征，应充分权衡利弊后再决定是否采用。哺乳期妇女应用本品宜停止授乳。

(5)不推荐本品用于早产儿和新生儿患者。

(6)本品为静脉给药制剂，不可用于肌内注射。

【药物相互作用】 (1)本品与氨基糖苷类抗生素合用有协同抗菌作用，但可增加肾毒性。

(2)与呋塞米等袢利尿药合用可引致肾功能损害。

(3)本品可致硫酸铜测定法尿糖呈假阳性，并可导致直接 Coombs 试验阳性。

(4)与伤寒活疫苗同用可降低伤寒活疫苗的免疫效应，其可能机制为本品对伤寒沙门菌具有抗菌活性。

【给药说明】 (1)本品与氨基糖苷类合用时不可同瓶滴注。

(2)静脉注射液的配制　用氯化钠注射液或 5% 葡萄糖注射液溶解药物，一般将 1 g 药物稀释成 20 ml 溶液，缓慢静脉注射。

(3)静脉滴注液的配制　每次用量溶解于 100 ml 5% 葡萄糖注射液、氯化钠注射液或氨基酸溶液中。

【用法与用量】 (1)常用量　①成人，一日 0.5～2 g，分 2～4 次；②儿童，一日 40～60 mg/kg，分 3～4 次静脉注射或滴注。

(2)本品可随年龄和症状的不同适当增减　对成年人血流感染一日量可增至 4～6 g；对儿童血流感染、脑膜炎等重症和难治性感染，一日量可增至 100 mg/kg；静脉注射或滴注。

(3)肾功能减退患者　肌酐清除率≥16.6 ml/min 者，不需调整剂量；肌酐清除率<16.6 ml/min 者，每 6～8 小时用量应减为常用剂量的 75%。

【制剂与规格】 注射用盐酸头孢替安(按头孢替安 $C_{18}H_{23}N_9O_4S_3$ 计)：(1)0.25 g；(2)0.5 g；(3)1 g；(4)2.0 g。

头孢尼西钠[药典(二)]

Cefonicid

【适应证】 适用于敏感菌引起的下列感染：下呼吸道感染、尿路感染、血流感染、皮肤及软组织感染、骨和关节感染，也可用于预防手术部位感染。

【药理】 (1)药效学　本品的抗菌谱和对 β-内酰胺酶稳定性与头孢孟多相似。头孢尼西对金黄色葡萄球菌(包括产和不产青霉素酶菌株)和表皮葡萄球菌(但不包括耐甲氧西林的葡萄球菌属)、肺炎链球菌、化脓性链球菌、无乳链球菌等革兰阳性球菌具有抗菌活性；对大肠埃希菌、肺炎克雷伯菌、雷氏普罗威登菌属、摩氏摩根菌、柠檬酸菌属、变形杆菌属、流感嗜血杆菌(包括氨苄西林敏感菌和耐药菌株)、卡他莫拉菌、淋病奈瑟菌(包括青霉素敏感菌和耐药菌)等革兰阴性菌具有活性。头孢尼西对假单胞菌属、沙雷菌属、肠球菌属及不动杆菌属、脆弱拟杆菌属无抗菌活性。

(2)药动学　静脉注射头孢尼西钠 1.0 g 后，平均血药峰浓度为 129～148 mg/L。静脉注射本品 0.5 g 及 2.0 g 的血药峰浓度分别为 91～95 mg/L 及 270～341 mg/L。肌注本品 0.5 g 及 1.0 g，亦可达到较高的血药峰浓度，分别为 49～62 mg/L 及 67～126 mg/L。头孢尼西的表观分布容积为 5.7～10.8 L。与血清蛋白结合率较高，约为 98%。可分布于多种组织和体液中，包括在伤口渗出液、子宫组织、骨、胆囊、胆汁、前列腺组织、心以及脂肪组织中达到治疗浓度。头孢尼西在体内不被代谢，以原形经尿排泄，24 小时内尿液回收率为 84%～98%。肾脏清除率为 1.08～1.32 L/h，总体血浆清除率为 1.26～1.38 L/h。肾功能正常患者中，血半衰期为 4.4 小时，主要以原形自尿中排出。本品与丙磺舒联用后，可导致血药浓度峰值升高，半衰期可延长至 7.5 小时。在肾功能衰竭患者中，头孢尼西的半衰期可延长至 65～70 小时。血液透析不能清除本品。

【不良反应】 头孢尼西通常耐受性较好，不良反应主要为注射局部疼痛、静脉炎、皮疹、药物热和实验室检查异常等。

(1)发生率大于 1% 的不良反应　有注射部位疼痛不适，静脉注射部位烧灼感、静脉炎；血小板、嗜酸性粒细胞增多；血清碱性磷酸酶、ALT、AST、乳酸脱氢酶(LDH)及 γ-谷氨酰转移酶(GGT)增高。

(2)发生率小于1%的不良反应　有发热、皮疹、荨麻疹、瘙痒、红斑、肌痛、史-约综合征等过敏反应；恶心、呕吐、腹泻、假膜性结肠炎等；白细胞减少、血小板减少、溶血性贫血、Coombs 试验阳性等；偶见血尿素氮、肌酐值升高，间质性肾炎，少有急性肾功能衰竭的报道；抽搐(大剂量或肾功能障碍时)、头痛、精神紧张、胆红素脑病等；肌痛、关节疼痛；念珠菌病。

【禁忌证】 对本品及其他头孢菌素类过敏者禁用。

【注意事项】 (1)对青霉素过敏患者也可能对本品过敏，因此有青霉素过敏史或其他药物过敏史者应慎用。有青霉素过敏性休克史者须避免应用。对麻醉药过敏患者禁止使用利多卡因作为溶剂。

(2)本品疗程中可引起肠道功能紊乱，严重者可导致假膜性肠炎，故疗程中患者出现腹泻时应引起警惕。轻度腹泻者停药即可恢复，中、重度腹泻患者应给予补充电解质、蛋白质以及抗厌氧菌药(如甲硝唑)治疗。

(3)重症患者在大剂量给药或合用氨基糖苷类抗生素治疗时，出现肾毒性的可能性增加，故必须经常监测肾功能。肾功能或肝功能损害患者在使用该药时应倍加小心。

(4)长期使用任何广谱抗生素都可能导致其他不敏感菌过度生长，应注意观察二重感染的发生。

(5)美国 FDA 妊娠期用药安全性分级为注射给药 B。

(6)头孢尼西可在乳汁中分泌，哺乳期妇女应用本品时宜停止授乳。

(7)不推荐本品用于儿童患者。

【药物相互作用】 (1)与丙磺舒联用时，可减慢本品经肾排泄，提高血药浓度水平，并导致毒性反应发生。

(2)本品与氨基糖苷类、两性霉素 B、环孢素、顺铂、万古霉素、多黏菌素或黏菌素，可能增强上述药物的肾毒性，应密切监测肾功能。

(3)本品合用强效利尿药可能引起肾功能损害。

(4)头孢尼西可降低口服避孕药的作用，故应采用其他有效避孕方法。

(5)本品可引起尿糖试验呈假阳性反应。

【给药说明】 (1)肌内注射或静脉注射按表 10-1 用注射用水配制溶液，应充分摇匀。

表 10-1　头孢尼西钠肌内注射或静脉注射的配制

规格(g)	加入灭菌注射用水的量(ml)
0.5	2.0
1.0	2.5
2.0	5.0

(2)肌内注射　为防止疼痛，可将本品充分溶解于1%盐酸利多卡因溶液中，在较大肌肉部位注射，应防止误入血管。如剂量需要达 2.0 g，则应分两个部位注射。静脉推注时间应大于 3～5 分钟。

(3)静脉滴注　将头孢尼西钠充分溶解于 50～100 ml0.9%氯化钠注射液或 5%葡萄糖注射液中静脉滴注。

(4)头孢尼西在溶液中不稳定，配制后应立即使用，并在使用前检查其澄明度，如果配制后溶液中有颗粒物，应弃去勿用。

【用法与用量】 (1)一般轻度至中度感染　成人每日剂量为 1 g，每 24 小时 1 次。

(2)较重感染　可每日 2 g，每 24 小时给药 1 次。

(3)单纯性尿路感染　每日 0.5 g，每 24 小时 1 次。

(4)预防手术部位感染　手术前 1 小时单剂给药 1 g。

【制剂与规格】 注射用头孢尼西钠(按头孢尼西计)：(1)0.5 g；(2)1 g；(3)2 g。

头孢呋辛酯(头孢呋新酯，头孢呋肟酯)[药典(二)；基；医保(甲、乙)]

Cefuroxime Axetil

【适应证】 本品为头孢呋辛的口服制剂，主要适用于敏感菌所致轻、中度感染：①化脓性链球菌所致咽炎、扁桃体炎；②肺炎链球菌青霉素敏感菌株、流感嗜血杆菌(包括产 β-内酰胺酶菌株)、卡他莫拉菌(包括产 β-内酰胺酶菌株)或化脓性链球菌所致急性中耳炎；③肺炎链球菌、流感嗜血杆菌(仅非产 β-内酰胺酶菌株)所致急性细菌性鼻窦炎；④肺炎链球菌青霉素敏感菌株、流感嗜血杆菌(包括产 β-内酰胺酶菌株)所致社区获得性肺炎；⑤肺炎链球菌青霉素敏感菌株、流感嗜血杆菌(包括产β-内酰胺酶菌株)、副流感嗜血杆菌(包括产 β-内酰胺酶菌株)所致慢性支气管炎急性细菌感染性加重；⑥甲氧西林敏感金黄色葡萄球菌及化脓性链球菌所致单纯性皮肤、软组织感染；⑦大肠埃希菌或肺炎克雷伯菌所致急性单纯性膀胱炎；⑧淋病奈瑟菌(包括产青霉素酶及非产青霉素酶菌株)所致急性单纯性淋菌性尿道炎、宫颈炎、直肠肛门感染。

【药理】 (1)药效学　本品为头孢呋辛的前体药，其抗菌活性甚低，但口服经胃肠道吸收后，在酯酶作用下迅速水解，释放出头孢呋辛而发挥其抗菌作用，因此其抗菌作用与头孢呋辛相同。

(2)药动学　本品脂溶性强，口服吸收良好。吸收后于3～4分钟内在肠黏膜和门脉循环中被非特异性酯酶迅速水解而释放出头孢呋辛，随后分布至全身细胞外液；血浆蛋白结合率为50%。

口服混悬液和片剂后生物不等效，健康成年人口服混悬液的AUC和C_{max}分别为口服片剂的91%和71%。餐后口服片剂250 mg和500 mg后，t_{max}为2.5～3小时，C_{max}分别为4.1 mg/L和7.0 mg/L。食物可促进本品吸收，空腹服药的生物利用度(F)为37%，而餐后服药F可达52%。同时饮用牛奶可使AUC增加，在儿童较成人中更为显著。$t_{1/2}$为1.2～1.6小时。老年(平均年龄84岁)患者的$t_{1/2}$可延长至3.5小时。空腹和餐后服药500 mg后，24小时尿中排泄量分别为给药量的32%和48%。

【不良反应】 头孢呋辛酯的不良反应发生率低而轻微，多不影响疗程的完成。主要为胃肠道反应(3.0%～3.7%)，如恶心、呕吐、腹泻等；以及阴道炎(0.1%～5.4%)。过敏反应的发生与其他头孢菌素类相似，偶可导致多形性红斑、史-约综合征、中毒性表皮剥脱性坏死以及严重的过敏样反应等。偶可发生假膜性肠炎；1.1%的患者可发生嗜酸性粒细胞增多；1.0%～1.6%的患者可发生一过性血清氨基转移酶升高。本品对凝血酶原时间无影响。

【禁忌证】 对本品及其他头孢菌素类过敏者禁用。

【注意事项】 (1)青霉素过敏患者应用头孢菌素类抗生素时，可有5%～7%的患者发生过敏反应，在确有应用指征时须在严密观察下慎用本品，但如既往有过敏性休克者不宜选用本品。

(2)本品可经乳汁分泌，哺乳期妇女应用本品时宜停止授乳。

(3)如发生轻度假膜性肠炎，停药即可缓解；但中度和重度患者需对症处理，并给予甲硝唑等抗艰难梭菌药物。

(4)胃肠道疾病，尤其是结肠炎患者慎用本品。

(5)有肝功能或肾功能损害，或在营养不良的状况下使用本品，凝血酶原活性下降的风险增加。

(6)经抗凝治疗稳定的患者使用本品，凝血酶原活性下降的风险增加。

(7)片剂与口服混悬液并不生物等效。

(8)不推荐本品用于3个月以下的儿童患者。

(9)美国FDA妊娠期用药安全性分级为口服、注射给药B。

【药物相互作用】 (1)与丙磺舒合用可使本品AUC增加50%，与抗酸药合用可减少本品吸收。

(2)同时服用袢利尿药的患者使用本品时应注意监测肾功能。

【给药说明】 (1)药物应于餐后服用以增加吸收，提高血药浓度，并可减少胃肠道反应。

(2)药片应整片吞服，不可嚼碎，因此5岁以下儿童不宜服用片剂。

(3)125 mg/5 ml和250 mg/5 ml混悬液可分别存放于2 ℃～25 ℃和2 ℃～30 ℃环境中，放置时间不超过10日，每次口服前需摇匀。

【用法与用量】 (1)成人　一日0.5 g，下呼吸道感染可加至一日1 g，分2次口服。单纯性下尿路感染，一日剂量0.25 g，分2次口服；单纯性淋病和奈瑟菌尿道炎，单剂口服1 g。

(2)3个月～12岁儿童　急性咽炎或急性扁桃体炎，一日20 mg/kg，分2次给药，通常一日最高量不超过500 mg；急性中耳炎、脓疱病，一日30 mg/kg，分2次给药，一日最高量不超过1000 mg。儿童不可口服片剂，而宜应用本品混悬液。

【儿科用法与用量】 口服　一日20～30 mg/kg，分2次，一日最大量不超过1 g。

【儿科注意事项】 (1)本品为第二代头孢菌素，口服宜餐后服用，可增加吸收，减少胃肠道反应。

(2)药品不可嚼碎服用，故5岁以下小儿不宜用。

(3)3个月以下儿童给药方案未建立。

【制剂与规格】 头孢呋辛酯片：(1)0.125 g；(2)0.25 g；(3)0.5 g。

头孢呋辛酯胶囊：(1)0.125 g；(2)0.25 g。

头孢呋辛酯颗粒：(1)0.125 g；(2)0.25 g。

头孢呋辛酯干混悬剂：0.125 g。

头孢丙烯[药典(二)；医保(乙)]

Cefprozil

【适应证】 主要用于治疗敏感菌所致下列轻、中度感染：①由化脓性链球菌所致急性咽炎、急性扁桃体炎；②由肺炎链球菌、流感嗜血杆菌(包括产β-内酰胺酶菌株)和卡他莫拉菌(包括产β-内酰胺酶菌株)所致中耳炎、急性鼻窦炎、慢性支气管炎急性细菌感染性加重和急性支气管炎继发细菌感染性感染；③由甲氧西林敏感金黄色葡萄球菌和化脓性链球菌所致单纯性皮肤及软组织感染。

【药理】 (1)药效学　头孢丙烯为第二代口服头孢菌素，具有广谱抗菌作用，对革兰阳性菌和革兰阴性杆菌均具有活性，其抗菌活性略高于头孢氨苄、头孢拉定，与头孢克洛、头孢呋辛相仿。头孢丙烯对甲氧西林敏感金黄色葡萄球菌、肺炎链球菌、化脓性链球菌作用明显，对甲氧西林敏感凝固酶阴性葡萄球菌、草绿色链球菌亦具有抗菌作用。肠球菌属、甲氧西林耐药葡萄球菌属对本品耐药。头孢丙烯对产和不产β-内酰胺酶的流感嗜血杆菌、卡他莫拉菌具有高度抗菌活性，对部分大肠埃希菌、奇异变形杆菌、沙门菌属、志贺菌属和淋病奈瑟菌、弧菌属具有抗菌活性。头孢丙烯对肠杆菌属、摩根菌属、普通变形杆菌、普罗威登菌属、沙雷菌属、不动杆菌属和假单胞菌属无活性。头孢丙烯对厌氧菌中的产黑色素普雷沃菌、产气荚膜杆菌、梭杆菌属、消化链球菌和痤疮丙酸杆菌亦具有一定抗菌作用，但对脆弱拟杆菌无作用。

(2)药动学　口服吸收好，生物利用度为90%～95%，t_{max}为1.5小时。空腹口服0.25 g、0.5 g和1 g后，C_{max}分别为6.1 mg/L、10.5 mg/L和18.3 mg/L；与食物同服，对AUC和C_{max}无影响，但t_{max}延迟0.25～0.75小时。血浆蛋白结合率为36%。在各种组织、体液中分布良好，分布容积约0.23 L/kg。总清除率和肾清除率分别为3 ml/min和2.3 ml/min。主要自肾排泄，8小时内给药量的54%～62%以原形自尿中排出，尿中药物浓度甚高。单次口服0.25 g、0.5 g和1 g，尿中药物浓度可分别达700 mg/L、1000 mg/L和2900 mg/L。$t_{1/2}$为1.3小时；肾功能减退患者$t_{1/2}$可延长至5.2小时；血液透析可清除本品，缩短$t_{1/2}$；肝功能损害者$t_{1/2}$略有延长(2小时)。多次服药后体内无蓄积现象。

【不良反应】 不良反应主要为腹泻、恶心、呕吐和腹痛等胃肠道反应，皮疹、荨麻疹等过敏反应，以及肝酶指标升高、眩晕、阴道炎等。多形性红斑、史-约综合征、严重变态反应、过敏性休克少见。儿童患者中过敏反应较成人多见，常在开始治疗后数日内出现，停药后数日内消失。

【禁忌证】 对本品及其他头孢菌素类过敏者禁用。

【注意事项】 (1)用药前应仔细询问患者有无头孢丙烯或其他头孢菌素类、青霉素类及其他药物过敏史。

(2)既往有青霉素过敏性休克或其他严重即刻过敏反应者避免用本品。其他青霉素过敏反应的患者有指征使用本品时，应在严密观察下慎用。

(3)同时服用袢利尿药的患者使用本品时应注意监测肾功能。

(4)胃肠道疾病，尤其是结肠炎患者慎用本品。

(5)本品少量可经乳汁分泌，哺乳期妇女应用本品时宜停止哺乳。

(6)不推荐本品用于小于6个月的婴儿患者。

(7)用药过程中如发生过敏反应，应停止用药；如发生过敏性休克需立即就地抢救，并给予肾上腺素、抗组胺药、升压药、吸氧、静脉输液等对症治疗措施。

(8)美国FDA妊娠期用药安全性分级为口服给药B。

【药物相互作用】 参阅“头孢噻吩钠”。

(1)本品与氨基糖苷类合用可引起肾毒性。

(2)与丙磺舒合用可使本品经肾小管的排出量减少，AUC增加1倍。

【用法与用量】 (1)成人常用量　①上呼吸道感染，每次0.5 g，每24小时1次。②下呼吸道感染，每次0.5 g，每12小时1次。③皮肤及软组织感染，每次0.25 g，每12小时1次；或每次0.5 g，每24小时1次。④较重感染，每次0.5 g，每12小时1次。

(2)儿童常用量　①2～12岁儿童：上呼吸道感染，每次7.5 mg/kg，每12小时1次；皮肤及软组织感染，每次20 mg/kg，一日1次。②6个月～2岁儿童：中耳炎，每次15 mg/kg，每12小时1次；急性鼻窦炎，每次7.5 mg/kg，每12小时1次；较重病例，每次15 mg/kg，每12小时1次。

(3)肾功能不全患者用量　应根据肌酐清除率调整剂量：①肌酐清除率＞30 ml/min者，仍予常用剂量；②肌酐清除率0～29 ml/min者，给予50%的常用剂量，分次服药。

(4)肝功能不全患者用量　不需调整剂量。

【儿科用法与用量】 口服　一日15～20 mg/kg，分2～4次服。

【儿科注意事项】 (1)本品为第二代头孢菌素，肾功能不全或与利尿药合用时应监测肾功能。

(2)＜6个月婴儿不推荐使用。

【制剂与规格】 头孢丙烯片：(1)0.25 g；(2)0.5 g。

头孢丙烯胶囊：(1)0.125 g；(2)0.25 g。

头孢丙烯干混悬剂：(1)0.125 g；(2)0.25 g；(3)0.5 g。

头孢丙烯颗粒：(1)0.125 g；(2)0.25 g。

头孢丙烯口服混悬液(1)5 ml：125 mg。(2)5 ml：250 mg。

头孢克洛(氯头孢菌素)[药典(二)；医保(乙)]

Cefaclor

【适应证】 主要适用于敏感菌所致轻、中度感染：①肺炎链球菌青霉素敏感菌株、流感嗜血杆菌、甲氧西林敏感葡萄球菌或化脓性链球菌所致急性中耳炎；②肺炎链球菌、流感嗜血杆菌和化脓性链球菌所致下呼吸道感染，包括肺炎；③化脓性链球菌所致咽炎、扁桃体炎；④大肠埃希菌、奇异变形杆菌、肺炎克雷伯菌和腐生葡萄球菌所致尿路感染；⑤甲氧西林敏感金黄色葡萄球菌及化脓性链球菌所致单纯性皮肤、软组织感染；⑥流感嗜血杆菌（仅非产β-内酰胺酶菌株）、卡他莫拉菌（包括产β-内酰胺酶菌株）和肺炎链球菌所致慢性支气管炎急性细菌感染性加重和急性支气管炎继发上述细菌性感染。

【药理】 (1)药效学　本品对甲氧西林敏感金黄色葡萄球菌、化脓性链球菌、草绿色链球菌和表皮葡萄球菌的活性与头孢羟氨苄相同，对不产酶金黄色葡萄球菌和肺炎链球菌的抗菌作用较头孢羟氨苄强2～4倍。头孢克洛对革兰阴性杆菌包括大肠埃希菌、沙门菌属和志贺菌属的活性较头孢羟氨苄强。2.9～8 mg/L的本品可抑制所有流感嗜血杆菌，包括对氨苄西林耐药菌株。卡他莫拉菌和淋病奈瑟菌对本品甚敏感。吲哚阳性变形杆菌、沙雷菌属和其他多数肠杆菌科细菌、不动杆菌属和铜绿假单胞菌均对本品耐药。本品体外抗菌活性受细菌接种量的影响。

(2)药动学　口服吸收好，空腹口服本品250 mg、500 mg和1000 mg后，t_{max}为0.5～1小时，C_{max}分别为6.0 mg/L、12.4 mg/L和23.0 mg/L；饭后口服500 mg的C_{max}仅为6.3 mg/L。牛奶不影响本品吸收。本品的血浆蛋白结合率为25%。头孢克洛在体内分布广，中耳脓液中可达到相当浓度，唾液和泪液中药物浓度高。本品可通过胎盘，但乳汁中浓度低。本品主要自肾排泄，8小时内85%的给药量以原形自尿中排出，尿药浓度甚高。一次口服0.25 g、0.5 g和1 g，尿中药物浓度可分别达600 mg/L、900 mg/L和1900 mg/L。15%的给药量在体内代谢，约0.05%的给药量自胆汁排泄，胆汁中的药物浓度较血药浓度低。$t_{1/2}$为0.5～1小时；同时口服丙磺舒可延迟本品排泄，$t_{1/2}$可延长至1.3小时。血液透析能清除部分本品。

【不良反应】 不良反应总发生率为3.4%，以排软便、腹泻、胃部不适、恶心、食欲缺乏、嗳气等胃肠道反应较多见，程度均较轻。皮疹、瘙痒等变态反应仅占0.8%。血清氨基转移酶升高者占0.3%。其他尚有多形性红斑、关节痛、关节炎等。血清病样反应较其他口服抗生素多见，儿童患者中尤其常见，典型症状包括皮肤反应和关节痛。因不良反应而停药者约为1%。

【禁忌证】 对本品或其他头孢菌素类过敏者禁用。

【注意事项】 参阅“头孢噻吩钠”。

(1)有青霉素过敏史者慎用。

(2)哺乳期妇女使用本品时宜停止授乳。

(3)胃肠道疾病，尤其是结肠炎患者慎用本品。

(4)肾功能明显损害者慎用。

(5)本品可使硫酸铜法尿糖试验呈假阳性，但葡萄糖酶试验法则不受影响。

(6)美国FDA妊娠期用药安全性分级为口服给药B。

【药物相互作用】 参阅“头孢噻吩钠”。

【给药说明】 本品宜空腹口服，因食物可延迟其吸收。

【用法与用量】 (1)成人常用量　一日0.75～1 g，较重感染或低敏感细菌感染者的剂量可加倍。

(2)1个月以上婴儿及儿童常用量　一日20～40 mg/kg，分3次给予，但一日总剂量不超过1 g。

(3)肾功能中度和重度减退患者的剂量　分别减为正常剂量的1/2和1/4。

【儿科用法与用量】 口服　一日20～40 mg/kg，分3次服用，一日量不超过1 g。

【儿科注意事项】 (1)本品抗革兰阴性杆菌作用比头孢氨苄强。

(2)宜空腹口服，食物可延迟吸收。

【制剂与规格】 头孢克洛片：0.25 g。

头孢克洛颗粒：(1)0.1 g；(2)0.125 g；(3)0.25 g；(4)0.5 g。

头孢克洛胶囊：(1)0.25 g；(2)0.5 g。

头孢克洛干混悬剂：(1)0.125 g；(2)0.25 g；(3)0.375 g；(4)0.75 g；(5)1.5 g。

头孢噻肟钠[药典(二)；医保(甲)]

Cefotaxime Sodium

【适应证】 适用于敏感菌所致下列严重感染：①肺炎链球菌、化脓性链球菌和其他链球菌、甲氧西林敏感金黄色葡萄球菌、大肠埃希菌、克雷伯菌属、流感嗜血杆菌（包括氨苄西林耐药菌株）、副流感嗜血杆菌、克雷伯杆菌、奇异变形杆菌、沙雷菌属、肠杆菌属和吲哚阳性变形杆菌所致下呼吸道感染及肺炎。②大肠埃希菌、奇异变形杆菌、普通变形杆菌、克雷伯菌属、柠檬酸菌属、肠杆菌属、摩根菌属、普罗威登菌属和黏质沙雷菌所致尿路感染。本品亦可用于由淋病奈瑟菌所致单纯性尿道炎、子宫颈炎和直肠感染。③甲氧西林敏感葡萄球菌、链球菌属、克雷伯菌属、大肠埃希菌、奇异变形杆菌、肠杆菌属、梭菌属、厌氧球菌（包括消化球菌和消化链球菌）和梭杆菌属所致盆腔炎性疾病、子宫内膜炎和盆腔蜂窝织炎。本品对沙眼衣原体无效，当治疗盆腔炎性疾病时，需联合应用对沙眼衣原体有效的药物。④大肠埃希菌、克雷伯菌属、黏质沙雷菌属、甲氧西林敏感金黄色葡萄球菌、肺炎链球菌和链球菌属所致血流感染。⑤甲氧西林敏感金黄色葡萄球菌、表皮葡萄球菌、化脓性链球菌及其他链球菌、大肠埃希菌、柠檬酸菌属、肠杆菌属、克雷伯菌属、奇异变形杆菌、摩根菌属、普罗威登菌属、黏质沙雷菌、部分拟杆菌属和厌氧球菌(包括消化球菌和消化链球菌)所致皮肤及软组织感染。⑥链球菌属、大肠埃希菌、克雷伯菌属、厌氧球菌(包括消化球菌和消化链球菌)、奇异变形杆菌和梭菌属所致腹腔内感染(包括腹膜炎)。⑦甲氧西林敏感金黄色葡萄球菌、链球菌属(包括化脓性链球菌)和奇异变形杆菌所致骨、关节感染。⑧由脑膜炎奈瑟菌、流感嗜血杆菌、肺炎链球菌、肺炎克雷伯菌和大肠埃希菌所致中枢神经系统感染(包括脑膜炎和脑室炎)。治疗腹腔感染和盆腔感染时应与甲硝唑等抗厌氧菌药合用。

【药理】 (1)药效学　本品对革兰阳性菌、革兰阴性杆菌及部分厌氧菌具有广谱抗菌作用。本品对金黄色葡萄球菌青霉素敏感菌株及甲氧西林敏感菌株均具有抗菌活性，其 MIC_{90} 为 2～4 mg/L。甲氧西林耐药葡萄球菌对本品耐药。绝大部分链球菌属对本品敏感，0.1～0.25 mg/L 的本品可抑制绝大多数化脓性链球菌、无乳链球菌及肺炎链球菌。对耐药肺炎链球菌亦具有抗菌活性，但现已出现少数耐药菌株。肠球菌属通常对本品耐药。

本品对卡他莫拉菌、脑膜炎奈瑟菌及淋病奈瑟菌，包括产β-内酰胺酶菌株具有高度抗菌活性。

绝大多数肠杆菌科细菌对本品极为敏感(MIC_{90} ≤1 mg/L)，如大肠埃希菌、克雷伯菌属、奇异变形杆菌、沙门菌属、志贺菌属、异型柠檬酸杆菌、普通变形杆菌、摩氏摩根菌等。弗劳地柠檬酸杆菌、普罗威登菌对本品敏感。绝大多数黏质沙雷菌及其他沙雷菌属对本品敏感，MIC_{90} 1～16 mg/L。本品对小肠结肠炎耶尔森菌亦具有相当活性。

流感嗜血杆菌，包括产β-内酰胺酶菌株对本品高度敏感，MIC_{90}≤1 mg/L，对氯霉素、氨苄西林耐药的菌株对本品依然敏感，但本品的 MIC 呈轻度增高趋势。马耳他布鲁菌对本品中度敏感，MIC 0.5～2 mg/L。百日咳杆菌、嗜水气单胞菌、巴斯德菌属及洛菲不动杆菌对本品亦通常敏感。肠杆菌属、鲍曼不动杆菌、产碱杆菌属、空肠弯曲菌、黄杆菌属、绝大多数铜绿假单胞菌、洋葱伯克霍尔德菌及嗜麦芽窄食单胞菌对本品耐药。

本品对消化球菌、消化链球菌、丙酸杆菌属、韦荣球菌属、产气荚膜杆菌及部分拟杆菌属具有抗菌活性，但艰难梭菌通常耐药。脆弱拟杆菌对本品耐药。

(2)药动学　肌内注射后，吸收快，t_{max} 为 0.5 小时，肌注本品 0.5 g 或 1.0 g 后 C_{max} 分别为 12 mg/L 和 25 mg/L，8 小时后血中仍可测出有效药物浓度。于 5 分钟内静脉注射本品 1 g 或 2 g，即刻 C_{max} 分别为 102 mg/L 和 215 mg/L，4 小时后 2 g 组的血药浓度尚有 3.3 mg/L。30 分钟内静脉滴注 1 g 的即刻血药浓度为 41 mg/L，4 小时后的血药浓度为 1.5 mg/L。

头孢噻肟在全身组织、体液中分布广泛。给脑膜无炎症患者静脉注射 30 mg/kg 后，脑脊液中的药物浓度为 0.01～0.7 mg/L；肌内注射 0.5～1.0 g 后，则在脑脊液中不能测出。给脑膜炎患者静脉注射 25～250 mg/kg 后，脑脊液中药物浓度为 0.3～27.2 mg/L，脑脊液浓度与脑膜炎症程度和脑脊液中细胞数有关。脑脊液中的血药峰浓度于静脉注射给药后 1～2 小时到达，药物浓度可维持 7 小时之久。急性呼吸道感染患者肌内注射 0.75～1 g、静滴或静注 2 g 后，支气管分泌物中药物浓度为 0.43～2.61 mg/L，痰液中药物浓度为 5.4 mg/L。肌内注射或静脉注射本品 1 g 后，胸腔积液、脓胸脓液和腹水(肝硬化患者)中药物浓度分别为 7.2 mg/L、0.3～11.2 mg/L 和 2.1～13.6 mg/L。肌内注射 0.5～1 g 本品后，T 型管胆汁中浓度为 2～14 mg/L；静脉注射 1～2 g 后，胆囊中胆汁和胆囊壁药物浓度分别为 30～88 mg/L 和 1～16 mg/kg。肌内注射或静脉注射本品 2 g 后，骨组织(非感染性)中浓度分别为 4.5～15.4 mg/kg 或 20 mg/kg。本品在胎盘、乳汁中浓度低，静脉注射本品 1 g，胎盘、羊水、胎儿血和乳汁中的浓度分别为 1.34～1.62 mg/L、1.8～3.3 mg/L、0～6.7 mg/L和 0.25～0.52 mg/L。中耳炎患者肌内注射或静脉注射 50～100 mg/kg 本品后，中耳溢液中药物浓度为 2～17 mg/L。白内障患者静脉注射 2 g 后，前房水中药物浓度为 0.3～2.3 mg/L。血浆蛋白结合率为 30%～50%。1/3～1/2 的药物在体内代谢成为去乙酰头孢噻肟(抗菌活性为头孢噻肟的 1/10)和其他无活性的代谢产物。肌内注射和静脉注射后的 $t_{1/2}$ 分别为 0.92～1.35 小时和 0.84～1.25 小时，其代谢产物去乙酰头孢噻肟的 $t_{1/2}$ 为 1.5 小时。重度肾功能不全者的 $t_{1/2}$ 可延长至 14.6 小时。血液透析后可减至 1.69 小时。晚期肝硬化患者头孢噻肟和去乙酰头孢噻肟的 $t_{1/2}$ 分别为 2.3 小时和 10 小时以上。早产儿和婴幼儿的 $t_{1/2}$ 为 0.5～6 小时。老年人的 $t_{1/2}$ 为 2～2.5 小时，较年轻人为长。

约 80%(74%～88%)的给药量经肾排泄，其中 50%～

60%为原形药，10%～20%为去乙酰头孢噻肟，另 10%～20%为无活性的代谢产物。头孢噻肟经胆汁排泄的量甚少，为给药量的 0.01%～0.1%。

血液透析能将 62.3%的药物自体内清除(4～6 小时的血液透析可清除 40%的头孢噻肟和 50%的去乙酰头孢噻肟)，可使肾功能不全患者的 $t_{1/2}$ 由 8.96 小时缩短至 1.98 小时。腹膜透析一般对头孢噻肟的药物动力学无影响。

【不良反应】 不良反应发生率低，为 3%～5%。注射部位疼痛、静脉炎、皮疹和药物热的发生率约为 2%。0.5%的患者出现静脉炎。有腹泻、恶心、呕吐、食欲缺乏等消化道反应者约占 1%。碱性磷酸酶或血清氨基转移酶轻度升高者约有 3%，暂时性血尿素氮和肌酐增高者分别为 0.7%和 0.3%。粒细胞生成障碍、白细胞减少、嗜酸性粒细胞增多或血小板减少症罕见。偶有头痛、麻木、呼吸困难和面部潮红者。应用本品后有 0.28%的患者可发生黏膜念珠菌病。其他严重的不良反应有：心律紊乱、多形性红斑、史-约综合征、中毒性表皮剥脱性坏死、过敏反应等，均属少见。

【禁忌证】 对本品及其他头孢菌素类过敏者禁用。

【注意事项】 (1)拟用本品前必须详细询问患者先前有否对本品、其他头孢菌素类、青霉素类、其他药物的过敏史。阳性者使用本品出现过敏反应的风险增加。本品慎用于有青霉素类过敏史的患者，既往有青霉素过敏性休克史患者则应避免应用本品。应用本品发生过敏性休克时应立即停药，保持呼吸道通畅，吸氧，并予以肾上腺素、糖皮质激素及抗组胺药等紧急救治措施。

(2)本品快速静脉注射(小于 60 秒钟)可能引起致命性心律紊乱。

(3)有胃肠道疾病者，特别是结肠炎者应慎用本品。

(4)肾功能不全患者应用本品时需根据患者的肾功能、病原体的敏感性及疾病的严重程度调整剂量。肌酐清除率<20 ml/min 者，给药剂量减半。

(5)长期应用本品可能导致不敏感或耐药株菌的过度繁殖，需要严密观察，一旦发生二重感染，需予以相应处理。

(6)应用本品治疗可能发生中性粒细胞减少及罕见的中性粒细胞缺乏症，尤其是疗程长者。因此，疗程超过 10 日者应监测血常规。

(7)本品对局部组织有刺激作用。在绝大多数病例中，改变注射部位即可解决血管周围外渗所致不良后果。极个别情况下可能发生广泛血管周围外渗，并导致组织坏死，可能需要外科治疗。

(8)本品可自乳汁分泌，哺乳期妇女应用本品时宜停止哺乳。

(9)美国 FDA 妊娠期用药安全性分级为注射给药 B。

【药物相互作用】 (1)本品与庆大霉素或妥布霉素合用对铜绿假单胞菌均有协同作用；与阿米卡星合用对大肠埃希菌、肺炎克雷伯菌和铜绿假单胞菌有协同现象，而对金黄色葡萄球菌则无此作用；与克林霉素联合对肠杆菌科细菌未发现协同或拮抗作用。

(2)本品与氨基糖苷类抗生素联合应用时，应分瓶注射给药，用药期间应监测肾功能。

(3)大剂量头孢噻肟与袢利尿药(如呋塞米)合用影响肾功能的情况尚未见报道，但其可能性不能完全排除，应慎用此种联合，且应注意肾功能变化。

(4)与脲基青霉素阿洛西林或美洛西林等合用，本品的总清除率降低，如两者合用需减低剂量。

(5)丙磺舒可使头孢噻肟的肾清除率降低 5%，血药浓度升高，$t_{1/2}$ 延长 45%。

(6)头孢噻肟可用氯化钠注射液或葡萄糖注射液稀释，但不能与碳酸氢钠溶液混合。

【给药说明】 头孢噻肟钠 1.05 g 约相当于 1 g 头孢噻肟。每 1 g 头孢噻肟钠含钠量约为 2.2 mmol(51 mg)。1 g 头孢噻肟溶解于 14 ml 灭菌注射用水时形成等渗溶液。

配制肌内注射液时，0.5 g、1.0 g 或 2.0 g 的头孢噻肟分别加入 2 ml、3 ml 或 5 ml 灭菌注射用水。供静脉注射的溶液，加入至少 10～20 ml 灭菌注射用水于上述不同量的头孢噻肟内，于 5～10 分钟缓慢注入。做静脉滴注时，将静脉注射液再以适当溶剂稀释至 100～500 ml。一次肌内注射剂量超过 2 g 时，应分不同部位注射。

【用法与用量】 (1)成人剂量　一日剂量一般为 2～6 g，分 2～3 次静脉注射或静脉滴注。①严重感染者，每 6～8 小时 2～3 g，一日最大剂量不超过 12 g；②治疗无并发症的肺炎链球菌肺炎或急性尿路感染，每 12 小时 1 g。

(2)儿童剂量　①新生儿：日龄≤7 日者，每 12 小时 50 mg/kg；日龄>7 日者，每 8 小时 50 mg/kg。②1 个月以上儿童：每 8 小时 50 mg/kg，治疗脑膜炎时剂量增至每 6 小时 75 mg/kg，均予静脉给药。

(3)严重肾功能减退患者用量　应用本品时需适当减量。①血清肌酐值超过 4.8 mg 或肌酐清除率低于 29 ml/min 时，头孢噻肟的维持量应减半；②血清肌酐值超过 8.5 mg 时，维持量为正常量的 1/4；③需血液透析者一日 0.5～2 g，但在透析后应加用一次剂量。

【儿科用法与用量】 肌内注射或静脉滴注　一日 50～100 mg/kg，分 2～3 次；严重感染(脑膜炎)一日 300 mg/kg，分 3～4 次。新生儿：一次 25 mg/kg，一日 2～3 次。

【儿科注意事项】 (1)本品为第三代头孢菌素，具有广谱抗菌作用，抗革兰阴性菌作用优于抗革兰阳性菌，对铜绿假单胞菌耐药。

(2)肾功能不全时应调整剂量。

(3)长期治疗有可能引起粒细胞缺乏症。

【规格与制剂】 注射用头孢噻肟钠(按头孢噻肟计)：(1)0.5 g；(2)1 g；(3)2 g。

头孢曲松钠(头孢三嗪)[药典(二)；基；医保(甲)]

Ceftriaxone Sodium

【适应证】 适用于敏感菌所致下列感染：①由肺炎链球菌、甲氧西林敏感金黄色葡萄球菌、流感嗜血杆菌、副流感嗜血杆菌、克雷伯杆菌、大肠埃希菌、产气荚膜杆菌、奇异变形杆菌和黏质沙雷菌所致下呼吸道感染及肺炎。②由肺炎链球菌、流感嗜血杆菌(包括产β-内酰胺酶菌株)和卡他莫拉菌(包括产β-内酰胺酶菌株)所致急性中耳炎。③由甲氧西林敏感金黄色葡萄球菌、表皮葡萄球菌、化脓性链球菌、草绿色链球菌、大肠埃希菌、肠杆菌属、克雷伯杆菌、奇异变形杆菌、摩根菌属、黏质沙雷菌、乙酸钙不动杆菌、部分拟杆菌属或消化链球菌所致皮肤及软组织感染。④由大肠埃希菌、奇异变形杆菌、普通变形杆菌、摩根菌属和克雷伯菌属所致单纯性及复杂性尿路感染。⑤由淋病奈瑟菌(包括产青霉素酶及非产青霉素酶菌株)所致单纯性尿道、子宫颈和直肠感染，以及非产青霉素酶菌株所致淋病奈瑟菌性咽炎，亦可用于治疗软下疳。⑥由淋病奈瑟菌所致盆腔炎性疾病。本品对沙眼衣原体无效，当治疗盆腔炎性疾病时，需联合应用对沙眼衣原体有效的药物。⑦由甲氧西林敏感金黄色葡萄球菌、肺炎链球菌、大肠埃希菌、奇异变形杆菌、肠杆菌属和克雷伯菌属所致血流感染。⑧由甲氧西林敏感金黄色葡萄球菌、肺炎链球菌、大肠埃希菌、奇异变形杆菌、肠杆菌属和克雷伯菌属所致骨、关节感染。⑨由大肠埃希菌、肺炎克雷伯菌、部分拟杆菌属、梭菌属和厌氧球菌(包括消化球菌和消化链球菌)所致腹腔内感染和盆腔感染，并宜与甲硝唑等抗厌氧菌药联合应用。⑩由流感嗜血杆菌、脑膜炎奈瑟菌和肺炎链球菌所致脑膜炎，亦可用于大肠埃希菌等肠杆菌科细菌所致脑膜炎。

【药理】 (1)药效学　本品对革兰阳性菌、革兰阴性杆菌及部分厌氧菌具有广谱抗菌作用。本品对金黄色葡萄球菌青霉素敏感菌株及甲氧西林敏感菌株均具有抗菌活性，其 MIC_{90} 为 2～8 mg/L。甲氧西林耐药葡萄球菌对本品耐药。本品 0.1 mg/L、0.2 mg/L 的浓度可分别抑制肺炎链球菌及化脓性链球菌。头孢曲松对耐药肺炎链球菌亦具有抗菌活性，其 MIC 值较青霉素敏感菌株者为高。本品对无乳链球菌及草绿色链球菌的 MIC_{90} 分别为≤0.1 mg/L 和 0.8 mg/L。肠球菌属、单核细胞增多性李斯特菌、星形奴卡菌通常对本品耐药。

本品对卡他莫拉菌、脑膜炎奈瑟菌及淋病奈瑟菌，包括产β-内酰胺酶菌株具有高度抗菌活性，MIC_{90} 为 0.025 mg/L。

绝大多数肠杆菌科细菌如大肠埃希菌、克雷伯菌属、变形杆菌属、普罗威登菌属、摩氏摩根菌、沙雷菌属、柠檬酸菌属、沙门菌属、志贺菌属对本品极为敏感(MIC_{90}≤1 mg/L)，但阴沟肠杆菌则对本品敏感性较差。大部分克雷伯菌属可被 1～2 mg/L 浓度的头孢曲松抑制，包括对氨苄西林及头孢噻吩耐药的菌株。气单胞菌属、莫拉菌属、伴放线放线杆菌、小肠结肠炎耶尔森菌、假结核耶尔森菌对本品敏感。本品对支气管炎博德特菌、黄杆菌属、胎儿弯曲菌无抗菌活性。但百日咳鲍特菌、马耳他布鲁菌、土拉热弗朗西丝菌对本品敏感。

流感嗜血杆菌，包括产β-内酰胺酶菌株对本品高度敏感，绝大部分菌株可被本品≤0.02 mg/L 的浓度抑制，氯霉素、氨苄西林耐药菌株对本品依然敏感。

绝大多数铜绿假单胞菌对本品耐药。食酸假单胞菌、施氏假单胞菌对本品敏感，MIC_{90} 为 2 mg/L，其他假单胞菌对本品耐药。洋葱伯克霍尔德菌及嗜麦芽窄食单胞菌对本品高度耐药。

本品对消化球菌、消化链球菌、产气荚膜杆菌具有抗菌活性，但艰难梭菌通常耐药。本品对脆弱拟杆菌及多数拟杆菌属作用差。

(2)药动学　肌内注射本品 0.5 g 和 1 g，t_{max} 为 2 小时，C_{max} 分别为 43 mg/L 和 80 mg/L。肌内注射 0.5 g 后 24 小时的血药浓度为 6.0 mg/L。1 分钟内静脉注射 0.5 g 后即刻的 C_{max} 为 150.9 mg/L，24 小时后的血药浓度为 9.9 mg/L。30 分钟内静滴本品 1 g，滴注结束时的即刻血药峰浓度为 150.7 mg/L，24 小时的血药浓度为 9.3 mg/L。化脓性脑膜炎患者每日肌内注射 15～20 mg/kg 后，6 小时的脑脊液药物浓度平均为 5.16 mg/L，12 小时的浓度为 2.3 mg/L。静脉滴注本品 1 g 后 5 小时和 14 小时胆汁中的药物浓度分别为 1600 mg/L 和 13.5 mg/L。血浆蛋白结合率为 85%～95%。本品在体内不被代谢，约 40%的药物以原形自胆道经肠道排出，60%原形药物主要通过肾小球滤过自尿中排出。丙磺舒不能增高本品血药浓度。$t_{1/2}$ 为 6～9 小时。

【不良反应】 不良反应与治疗的剂量、疗程有关。局部反应有静脉炎(1.86%)，此外可有皮疹、瘙痒、发热、支气管痉挛和血清病等过敏反应(2.77%)，头痛或头晕(0.27%)，腹泻、恶心、呕吐、腹痛、结肠炎、黄疸、胀气、味觉障碍和消化不良等消化道反应(3.45%)。实验室检查异常约19%，其中血液学检查异常占14%，包括嗜酸性粒细胞增多、血小板增多或减少和白细胞减少。肝、肾功能异常者分别为5%和1.4%。严重的不良反应有多形性红斑、史-约综合征、中毒性表皮剥脱性坏死、变态反应、溶血性贫血、新生儿胆红素脑病、肺和肾的钙盐沉淀等，但均属少见。

【禁忌证】（1)对本品及其他头孢菌素类抗生素过敏者禁用。

(2)本品禁止与含钙的药品同时静脉给药，包括继续静脉输注胃肠外营养液等含钙的输液。

(3)新生儿高胆红素血症患者禁用。

【注意事项】 参阅“头孢噻吩钠”。

(1)本品不能加入哈特曼以及林格等含有钙的溶液中稀释使用。本品与含钙注射剂或含钙产品合并用药有可能导致致死性结局的不良事件。

(2)为避免在肺或肾中沉淀头孢曲松-钙盐，造成致命性危害，应避免本品静脉给药与含钙的药品(包括胃肠外营养液)静脉给药同时进行。如前后使用，之间应有其他静脉输液间隔，新生儿应有48小时以上的时间间隔。

(3)交叉过敏反应　对一种头孢菌素过敏者，对其他头孢菌素也可能过敏。在青霉素过敏患者中少数患者应用头孢菌素亦可发生交叉过敏反应，故有青霉素过敏性休克史者避免使用本品。

(4)有过敏史，尤其是有药物过敏史者，使用本品发生急性过敏反应的风险增加。

(5)有胆汁淤积和胆汁沉积危险因素(疾病严重、全胃肠外营养)者使用本品，继发于胆道阻塞的胰腺炎发生风险增加。

(6)胃肠道疾病史，尤其是结肠炎病史者，慎用本品。

(7)已有致溶血性贫血的报道，并有病例致死。一旦出现溶血性贫血应立即停药。

(8)维生素K合成损害的患者使用本品，凝血酶原时间改变的风险增加。

(9)营养不良者使用本品，因本身维生素K储存低，凝血酶原时间改变的风险增加。

(10)除虚弱、营养不良或有重度肾功能损害的老年患者外，老年人应用头孢曲松一般不需调整剂量。

(11)慢性肝病患者应用本品时不需调整剂量。有严重肾病的肝功能不全者，药物中毒的风险增加，故有严重肝、肾损害或肝硬化患者应调整剂量。

(12)肾功能衰竭患者，药物中毒的风险增加。肾功能不全患者肌酐清除率>5 ml/min，每日应用本品剂量少于2 g时，不需做剂量调整。血液透析清除头孢曲松的量不多，透析后无需增补剂量。

(13)长期使用本品，可导致二重感染。

(14)胆囊中的头孢曲松-钙盐沉淀有可能因超声异常而被误诊为胆囊结石。

(15)对诊断的干扰　应用本品的患者以硫酸铜法测尿糖时可获得假阳性反应，以葡萄糖酶法则不受影响；血尿素氮和肌酐值可有暂时性升高；血清胆红素、碱性磷酸酶、ALT和AST皆可升高。

(16)美国FDA妊娠期用药安全性分级为注射给药B。

【药物相互作用】（1)本品静脉输液中加入红霉素、四环素、两性霉素B、血管活性药(间羟胺、去甲肾上腺素等)、苯妥英钠、氯丙嗪、异丙嗪、维生素B族、维生素C等时将出现浑浊。由于本品的配伍禁忌药物甚多，故应单独给药。

(2)应用本品期间，饮酒或应用含乙醇的药物时，个别患者可出现“双硫仑样反应”。

【给药说明】（1)头孢曲松应保存在25 ℃以下，最好于15 ℃～20 ℃的环境中。

(2)肌内注射用药的制备　以3.6 ml灭菌注射用水、氯化钠注射液、5%葡萄糖注射液或1%盐酸利多卡因加入1 g装瓶中，使每1 ml溶液中含有约250 mg的头孢曲松。

(3)头孢曲松静脉给药溶液的配制　将9.6 ml的前述稀释液(除利多卡因外)加入1 g装瓶中，使其成为每1 ml含100 mg头孢曲松的溶液，再用5%葡萄糖注射液或氯化钠注射液100～250 ml稀释后静滴。

【用法与用量】（1)成人　肌内或静脉给药　每24小时1～2 g或每12小时0.5～1 g。每日最大剂量4 g。治疗单纯性淋病及软下疳均为250 mg，单剂肌内注射。

(2)儿童　静脉给药　①新生儿(出生体重>2 kg者)：日龄≤7日者，每日25 mg/kg；日龄>7日者，每日50 mg/kg。②1个月～12岁儿童：每日50 mg/kg；脑膜炎患者可增至每日100 mg/kg，分2次给予，但一日总量不超过4 g。③12岁以上儿童用成人剂量。

【儿科用法与用量】 肌内注射或静脉滴注　一日20～80 mg/kg，分1～2次。脑膜炎患者可加至一日100 mg/kg，分2次(浓度50 mg/ml)。

【儿科注意事项】 (1)为第三代头孢菌素，对革兰阳性菌和革兰阴性菌都有较好疗效。

(2)本品不良反应少，具有较长半衰期，临床依从性好，对一般感染一日1次即可。

【制剂与规格】 注射用头孢曲松钠(按头孢曲松计)：(1)0.25 g；(2)0.5 g；(3)1 g；(4)2 g；(5)4.0 g。

头孢地嗪钠[药典(二)]
Cefodizime

【适应证】 适用于敏感菌所致下呼吸道感染、尿路感染、脑膜炎、妇科感染、外科感染等；亦可用于淋菌性尿道炎等。由于本品对机体免疫功能有增强作用，尤其适用于老年人、糖尿病患者或慢性尿毒症等免疫缺陷患者感染的治疗。

【药理】 (1)药效学 本品对革兰阳性菌及革兰阴性菌具有广谱抗菌作用。甲氧西林敏感金黄色葡萄球菌对本品敏感，表皮葡萄球菌、甲氧西林耐药金黄色葡萄球菌、肠球菌属和单核细胞增多性李斯特菌对本品耐药。肺炎链球菌、化脓性链球菌、无乳链球菌及其他链球菌均对本品敏感。其抗菌活性与第一代及第二代头孢菌素相仿。肠杆菌科细菌中的大肠埃希菌、肺炎克雷伯菌、摩氏摩根菌、奇异变形菌、普通变形菌、宋内志贺菌、小肠结肠炎耶尔森菌及沙门菌属等对本品高度敏感。本品对枸橼酸杆菌、黏质沙雷菌作用较差，对肠杆菌属、不动杆菌属、铜绿假单胞菌及嗜麦芽窄食单胞菌无抗菌活性。本品对氨苄西林敏感及耐药流感嗜血杆菌、卡他莫拉菌、产β-内酰胺酶及非产β-内酰胺酶淋病奈瑟菌及脑膜炎奈瑟菌具有高度抗菌活性。

头孢地嗪钠对机体参与免疫功能的多形核细胞、单核细胞、巨噬细胞和淋巴细胞均有刺激作用，该作用有利于治疗免疫功能低下者的感染。头孢地嗪可增强多形核细胞、巨噬细胞及淋巴细胞的活性；对正常人及吞噬功能减退患者均可增强其吞噬细胞的趋化、吞噬及杀菌功能，提高$CD4^+$淋巴细胞数，使$CD4^+/CD8^+$比例增高或恢复正常，刺激淋巴细胞增生、分化。本品的体内抗菌活性较体外抗菌作用显著为强。本品可刺激宿主细胞因子分泌增多，从而使免疫系统各个细胞成分的作用协同加强。

(2)药动学 静脉注射头孢地嗪钠1 g或2 g后的C_{max}分别为215 mg/L和394 mg/L；静脉滴注1 g后的C_{max}为124.1 mg/L。本品肌内注射后的生物利用度可达90%～100%，单次肌内注射1 g、2 g后的t_{max}为1～1.5小时，C_{max}分别为59.6～75.2 mg/L和135 mg/L。$t_{1/2}$约为2.5小时，本品在老年患者和肾功能减退者的$t_{1/2}$可延长。血浆蛋白结合率约为81%。体内分布广泛，用治疗剂量后2～3小时在肺组织、支气管分泌物、胸水、扁桃体、肝组织、胆囊、女性生殖系统、前列腺、肾组织和尿液中均可达到有效治疗浓度。本品可透过胎盘屏障。主要经肾小球滤过排泄，少部分经肾小管分泌，给药量的70%～80%于48小时内以原形自尿中排出。合用丙磺舒可使其尿排泄药量减少30%。持续性腹膜透析患者本品$t_{1/2}$延长，血液透析可清除本品。本品在体内不被代谢。

【不良反应】 本品耐受性良好，不良反应少见而轻微，发生率为1.2%～3.1%。因不良反应中止治疗者仅占0.9%。最常见的不良反应为肌内注射部位疼痛及静脉注射部位静脉炎等局部刺激症状，味觉障碍、腹泻、恶心、呕吐等胃肠道反应和皮疹、瘙痒等过敏反应等。其他少见不良反应有眩晕、寒战、头痛、血小板减少症、贫血等。少数患者可发生血清氨基转移酶、乳酸脱氢酶和血胆红素等升高以及生殖系统念珠菌病等。

【禁忌证】 对本品及头孢菌素类过敏者禁用。

【注意事项】 (1)对青霉素或其他药物过敏的患者慎用本品，有青霉素过敏性休克史者避免应用，因可能与本品有交叉过敏反应。

(2)动物实验显示本品对胎儿无影响，但在妊娠期妇女中用药缺乏恰当而设计良好的对照试验。由于动物实验并不能完全预测人类反应，因此妊娠期妇女仅限于有明确指征时方可应用。

(3)哺乳期妇女应用本品宜停止授乳。

(4)不推荐本品用于儿童患者。

【药物相互作用】 (1)与丙磺舒合用可延缓本品的排泄。

(2)本品与氨基糖苷类、两性霉素B、环孢素、顺铂、万古霉素、多黏菌素或黏菌素合用时，可能增强上述药物的肾毒性，应密切监测肾功能。

(3)使用强效利尿药及大剂量头孢菌素可能引起肾功能损害。

(4)本品可引起尿糖试验呈假阳性反应。

【给药说明】 (1)本品不可与其他药物在同一容器内混合。此外，本品粉针剂不易溶解于乳酸钠溶液。本品在葡萄糖溶液中不能长期保持稳定，溶解后应立即使用。

(2)肌内注射时，以0.5%～1%利多卡因注射液溶解粉针剂，可减轻注射部位疼痛。

【用法与用量】 (1)成人 每日2～4 g，分1～2次静脉注射、静脉滴注或肌内注射给药。单纯性下尿路感染，1～2 g 单剂给药。单纯性淋病奈瑟菌感染，0.25～1 g 单剂给药。

(2)肾功能不全患者　需调整给药剂量：肌酐清除率为 10～30 ml/min 者，每日最大剂量为 2 g；肌酐清除率<10 ml/min 者，上述剂量减半；血液透析患者，于透析后给药 1～2 g。

【制剂与规格】　注射用头孢地嗪钠(按头孢地嗪计)：(1)0.25 g；(2)0.5 g；(3)1 g；(4)1.5 g；(5)2 g。

头孢哌酮(头孢氧哌唑)[药典(二)]

Cefoperazone

【适应证】　主要用于治疗由铜绿假单胞菌和大肠埃希菌等敏感肠杆菌科细菌所致下列感染：①由铜绿假单胞菌、流感嗜血杆菌、肺炎克雷伯菌、大肠埃希菌、奇异变形杆菌和肠杆菌属细菌所致下呼吸道感染及肺炎；②由大肠埃希菌、铜绿假单胞菌所致腹膜炎、肝胆系统感染和其他腹腔内感染；③由铜绿假单胞菌、大肠埃希菌、肺炎克雷伯菌、其他克雷伯菌属、变形杆菌属(吲哚阳性及阴性)、梭杆菌属和厌氧革兰阳性球菌所致血流感染；④由铜绿假单胞菌和大肠埃希菌等敏感肠杆菌科细菌所致皮肤、软组织感染；⑤由淋病奈瑟菌、链球菌属、大肠埃希菌、梭菌属、拟杆菌属和厌氧革兰阳性球菌所致盆腔炎、子宫内膜炎和其他女性生殖道疾病；⑥由铜绿假单胞菌和大肠埃希菌等敏感肠杆菌科细菌所致尿路感染。治疗腹腔感染和盆腔感染时需与甲硝唑等抗厌氧菌药合用。

【药理】　(1)药效学　本品的抗菌谱与头孢噻肟相仿，其抗菌活性除铜绿假单胞菌外，多较头孢噻肟为差，但血药浓度仍可超过最低抑菌浓度。头孢哌酮对甲氧西林敏感金黄色葡萄球菌的抗菌活性与头孢噻肟相仿。本品对表皮葡萄球菌的抗菌活性差异大。本品对化脓性链球菌、无乳链球菌、草绿色链球菌和肺炎链球菌均有抗菌活性。耐甲氧西林金黄色葡萄球菌、肠球菌属和李斯特菌属对本品耐药。

本品在相对较低浓度时对绝大部分肠杆菌科细菌，如大肠埃希菌、克雷伯菌属、柠檬酸菌属、奇异变形杆菌、沙门菌属、志贺菌属均具有抗菌活性，对β-内酰胺酶阳性及阴性的流感嗜血杆菌和脑膜炎奈瑟菌的 MIC ≤0.25 mg/L。本品对普通变形杆菌、肺炎克雷伯菌、普罗威登菌属、沙雷菌属和肠杆菌属的抗菌活性较差，MIC_{90}为 4～64 mg/L。对铜绿假单胞菌的活性较头孢他啶为差，MIC 为 8 mg/L，部分庆大霉素耐药菌株亦可对本品敏感。鼠伤寒沙门菌和不动杆菌属对本品耐药。脆弱拟杆菌对本品耐药，本品对产黑色素拟杆菌和其他拟杆菌、梭杆菌属、消化链球菌和消化球菌均具有抗菌活性。

头孢哌酮对多数广谱β-内酰胺酶的稳定性较差，可不同程度地被质粒和染色体所介导的β-内酰胺酶水解灭活。

(2)药动学　健康成人肌内注射后，t_{max}为 1～2 小时，肌注 1 g 的 C_{max}为 65 mg/L，12 小时后血药浓度尚有 3.3 mg/L；静脉注射(用葡萄糖氯化钠注射液 40 ml 稀释后于 10 分钟内注射完)和静脉滴注(以葡萄糖氯化钠注射液 250 ml 稀释后于 1 小时内滴注完)本品 1 g，给药结束时即刻血药峰浓度分别为 178.2 mg/L 和 106.0 mg/L，12 小时后尚有 1.2 mg/L 和 1.5 mg/L。

头孢哌酮对血-脑屏障的渗透性较差，脑膜无炎症患者的脑脊液中不能测到药物，化脓性脑膜炎患者静脉注射 2 g 后的脑脊液内药物浓度为 0.95～7.2 mg/L，为血药浓度的 1%～4%，但也有脑脊液未能测出药物的报道。以头孢哌酮 100 mg/kg 的剂量治疗细菌性脑膜炎儿童，20 分钟静脉滴注结束后，1.5～2.5 小时的脑脊液药物浓度为 1.4～19.2 mg/L。脑脊液中头孢哌酮浓度随脑脊液蛋白质含量增高而上升，与脑脊液中细胞数无关。

本品可通过胎盘屏障，乳汁中药物浓度低。足月产妇静脉注射本品 1 g，2 小时后母体血、胎儿脐带血和羊水中的药物浓度分别为 52.1 mg/L、10.4 mg/L 和 0.9 mg/L，胎盘及脐带组织中的药物浓度分别为 5.5 mg/kg 和 1.2 mg/kg。

静脉注射或静脉滴注头孢哌酮 2 g 后，0.5 小时、1 小时、3 小时的胆汁内药物浓度分别为 65 mg/L、1940 mg/L和 6000 mg/L。胆汁与血清中药物浓度之比为(8～12)∶1。胆汁中药物浓度与胆道是否梗阻和胆囊浓缩功能有关，在梗阻性黄疸患者的胆汁中测不出本品，胆囊浓缩功能差者的胆汁中药物浓度也低。

静脉注射本品 2 g，在痰液、前列腺和骨组织中的浓度分别为 1.6～8.2 mg/L、22 mg/kg 和 40 mg/kg。每日静脉注射 2 g，腹腔渗出液中药物浓度在给药第 1、2、3 天分别为 2.7 mg/L、38 mg/L 和 64 mg/L。肌内注射 1 g 后子宫内膜的药物浓度为 35 mg/kg，肌内注射 2 g 后输卵管的药物浓度为 84 mg/kg。肌内注射 0.5～1 g 后 90 分钟，扁桃体和上颌窦黏膜的药物浓度为 4～8 mg/kg。中耳炎患者静脉滴注 2 g 后，中耳溢液中药物浓度为 3 mg/L。本品的血浆蛋白结合率高，为 70%～93.5%。头孢哌酮的 $t_{1/2}$为 1.99～2.45 小时，分布容积为 11.4～

13.6 L/kg。肾功能严重减退时（肌酐清除率＜7 ml/min）或肾功能减退伴肝功能减退时，$t_{1/2}$将延长；进行血液透析时，其$t_{1/2}$为1.7小时，与正常者相近。

病毒性肝炎、酒精性脂肪肝或肝硬化以及胆道梗阻患者中本品的$t_{1/2}$将延长。肝硬化患者$t_{1/2}$为4.5(2.3～9.9)小时。出生体重低的新生儿$t_{1/2}$为6～10小时，1个月时其$t_{1/2}$减少至4～6小时，2个月～11岁儿童的$t_{1/2}$为2.2小时。

本品在体内几乎不被代谢。健康成年人肌内、静脉注射和静脉滴注本品1 g后12小时尿中排出率分别为给药量的19.9%～26.5%和24.7%，以各种不同注射途径及不同剂量给药后尿中药物回收率均为20%～30%。尿中药物浓度甚高，为500～1500 mg/L。本品主要经胆管排泄，胆汁中药物浓度高，回收量在给药量的40%以上。新生儿尿中药物排泄量较高，婴幼儿尿中药物回收率可达给药量的50%，尿中药物排泄量将随年龄增长而减少。严重肝功能损害或有胆道梗阻者，尿中排泄量可达90%。丙磺舒对头孢哌酮的血药浓度和肾排泄量影响不显著，所以本品的肾排泄主要通过肾小球滤过。血液透析和腹膜透析清除体内头孢哌酮的效果不显著，但前者能清除一定量的本品。

【不良反应】 不良反应以皮疹、注射部位疼痛、静脉炎较为多见。少数患者尚可发生腹泻、腹痛、嗜酸性粒细胞增多、轻度中性粒细胞减少以及暂时性血清氨基转移酶、碱性磷酸酶、尿素氮或肌酐升高。血小板减少、凝血酶原时间延长、凝血酶原活力降低等可见于个别病例，偶有胃肠道出血、维生素K缺乏。菌群失调可在少数患者出现。应用本品期间饮酒或接受含乙醇药物者可出现“双硫仑样反应”。

【禁忌证】 对本品及其他头孢菌素类过敏者禁用。

【注意事项】 参阅“头孢噻吩钠”。

(1)乳汁中头孢哌酮的含量虽少，哺乳期妇女应用本品时宜停止授乳。

(2)头孢哌酮治疗婴儿感染可获得较好疗效，但对早产儿和新生儿的研究尚少；因此本品在新生儿和早产儿应用时，须充分权衡利弊后再决定是否用药。

(3)对诊断的干扰 用硫酸铜法进行尿糖测定时可出现假阳性反应，直接Coombs试验呈阳性反应；产妇临产前应用头孢菌素类或头霉素类者，新生儿进行此项试验亦可为阳性。偶有血清碱性磷酸酶、ALT、AST、血清肌酐和尿素氮增高。

(4)头孢哌酮主要通过胆汁排泄。在肝病和(或)胆道梗阻患者，半衰期延长（病情严重者延长2～4倍），尿中头孢哌酮排泄量增多；肝病、胆道梗阻严重或同时有肾功能减退者，胆汁中仍可获得有效治疗浓度。给药剂量需予以适当调整，且应进行血药浓度监测；如不能进行血药浓度监测时，每日给药剂量不应超过2 g。

(5)维生素K缺乏的危险因素有营养状况差、吸收不良、酗酒、长期高营养治疗等。部分患者用本品治疗可引起维生素K缺乏和低凝血酶原血症。用药期间应进行出血时间、凝血酶原时间和部分凝血酶原时间监测。同时应用维生素K_1可防止出血症状。

(6)长期应用头孢哌酮可导致耐药菌的大量繁殖，引起二重感染。

(7)交叉过敏反应 对一种头孢菌素过敏者，对其他头孢菌素也可能过敏。对青霉素过敏患者也应慎用。

(8)下列情况应进行血药浓度监测：有肝功能损害和(或)胆道梗阻而每日剂量超过4 g者，有肾功能损害并接受较大剂量和肝、肾功能同时损害而每日剂量超过1～2 g者。

(9)同时应用头孢哌酮和氨基糖苷类抗生素者应进行肾功能监测。

(10)美国FDA妊娠期用药安全性分级为注射给药B级。

【药物相互作用】 (1)头孢哌酮与氨基糖苷类抗生素（庆大霉素和妥布霉素）联合应用时对肠杆菌科细菌和铜绿假单胞菌的某些敏感菌株有协同作用。

(2)头孢哌酮与能产生低凝血酶原血症、血小板减少症或胃肠道溃疡出血的药物同时应用时，要考虑到这些药物对凝血功能的影响并可导致出血危险性增加。抗凝药如肝素、香豆素类或茚满二酮衍生物及溶栓药与具有甲硫四氮唑侧链的头孢哌酮合用时可干扰维生素K代谢，导致低凝血酶原血症。非甾体抗炎药特别是阿司匹林、二氟尼柳(diflunisal)或其他水杨酸制剂以及血小板聚集抑制药、磺吡酮等与头孢哌酮合用时可由于对血小板的累加抑制作用而增加出血的危险性。

(3)头孢哌酮含有甲硫四氮唑侧链，用药期间饮酒或饮用含乙醇饮料或静脉注射含乙醇药物，将抑制乙醛脱氢酶的活性，使血中乙醛积聚，出现“双硫仑样反应”。患者出现面部潮红，诉头痛、眩晕、腹痛、恶心、呕吐、心慌、气急、心率加速、血压降低以及嗜睡、幻觉等。症状出现于饮酒后15～30分钟或静脉输注含乙醇的溶液时，数小时后自行消失。在应用头孢哌酮期间直至用药后5日内饮酒皆可出现此反应。因此在用药期间和停药后5日内，患者不能饮酒或含乙醇饮料以及口服或静脉输注含乙醇药物。

(4)头孢哌酮与下列药物注射剂有配伍禁忌:阿米卡星、庆大霉素、卡那霉素B、多西环素;甲氯芬酯、阿马林、苯海拉明钙和门冬氨酸钾镁与本品混合后立即产生沉淀。盐酸羟嗪、普鲁卡因胺、氨茶碱、丙氯拉嗪、细胞色素C、喷他佐辛、抑肽酶等与本品混合后,6小时内外观发生变化。头孢哌酮的水溶液与胶体制剂配合将产生沉淀;与碱性制剂配合因发生水解而使效价降低,因此本品不能与上述药物同瓶滴注。

【给药说明】 (1)头孢哌酮应做快速静脉滴注(30~60分钟)或缓慢静脉推注(10分钟),不宜做快速静脉注射。

(2)由于头孢哌酮主要通过胆汁排泄,因此有肾功能损害者,仍可用常用剂量(每日4g)。有肝功能损害或胆道梗阻者,也可用常用剂量,因此时肾脏排泄可增加(可达90%),以代偿胆道排泄的减少。同时有肝、肾功能损害者,其排泄量将明显减少,故用药量必须减少,每日剂量不得超过1~2g,以免血药浓度过高而引起毒性反应。

(3)配制肌内注射液时每1g药物加入灭菌注射用水2.8ml及1ml2%利多卡因注射液,其浓度为250mg/L。静脉缓慢注射者,每1g药物加入葡萄糖氯化钠注射液40ml溶解稀释;供静脉滴注者,取1~2g头孢哌酮溶解于100~200ml葡萄糖氯化钠注射液或其他稀释液中,使最终药物浓度为2~25mg/L。每1g头孢哌酮的钠含量为1.5mmol(34mg)。

【用法与用量】 (1)成人 轻、中度感染,一次1~2g,每12小时1次;重度感染,一次2~3g,每8小时1次。接受血液透析时,透析后应补给一次剂量。一日剂量一般不超过9g;但在免疫缺陷患者有严重感染时,剂量可加至一日12g。

(2)儿童 一日100~150mg/kg,分2~4次给药。

【儿科用法与用量】 肌内注射或静脉滴注 一日100~150mg/kg,分2~4次。

【儿科注意事项】 (1)本品为第三代头孢菌素,主要治疗铜绿假单胞菌及革兰阴性菌。

【制剂与规格】 注射用头孢哌酮钠(按头孢哌酮计):(1)0.5g;(2)1.0g;(3)1.5g;(4)2g;(5)3g。

注射用头孢哌酮-舒巴坦钠:参阅本章第三节。

头孢他啶(头孢噻甲羧肟)[药典(二);基;医保(乙)]

Ceftazidime

【适应证】 主要用于敏感革兰阴性杆菌,尤其铜绿假单胞菌等所致下列感染:①由铜绿假单胞菌及其他假单胞菌、流感嗜血杆菌(包括氨苄西林耐药菌株)、克雷伯菌属、肠杆菌属、奇异变形杆菌、大肠埃希菌、沙雷菌属、柠檬酸菌属等所致下呼吸道感染(包括肺炎);②由铜绿假单胞菌、克雷伯菌属、大肠埃希菌、变形杆菌属(包括奇异变形杆菌和吲哚阳性变形杆菌)、肠杆菌属和沙雷菌属所致皮肤及软组织感染;③由铜绿假单胞菌、肠杆菌属、变形杆菌属(包括奇异变形杆菌和吲哚阳性变形杆菌)、克雷伯菌属和大肠埃希菌所致尿路感染;④由铜绿假单胞菌及其他假单胞菌、克雷伯菌属、流感嗜血杆菌(包括氨苄西林耐药菌株)、大肠埃希菌和沙雷菌属所致血流感染;⑤由铜绿假单胞菌及其他假单胞菌、克雷伯菌属和肠杆菌属所致骨、关节感染;⑥由大肠埃希菌等肠杆菌科细菌所致子宫内膜炎、盆腔炎性疾病和其他妇科感染;⑦由大肠埃希菌、克雷伯菌属以及其他肠杆菌科细菌所致腹腔感染;⑧脑膜炎奈瑟菌、流感嗜血杆菌和铜绿假单胞菌所致中枢神经系统感染,包括脑膜炎。治疗腹腔感染和盆腔感染时需与甲硝唑等抗厌氧菌药合用。

【药理】 (1)药效学 头孢他啶对甲氧西林敏感葡萄球菌具有中度活性(MIC_{90} 8~16mg/L)。绝大部分链球菌属、肺炎链球菌对头孢他啶敏感,但日渐增多的青霉素不敏感肺炎链球菌亦对头孢他啶耐药。甲氧西林耐药葡萄球菌、肠球菌属及单核细胞增多性李斯特菌对本品耐药。

本品对卡他莫拉菌、淋病奈瑟菌、脑膜炎奈瑟菌具有良好抗菌作用,MIC_{90}分别为≤2mg/L、0.12mg/L和0.03mg/L。

头孢他啶对绝大部分肠杆菌科细菌如大肠埃希菌、肺炎克雷伯菌、奇异变形杆菌、普通变形杆菌、斯氏普罗威登菌、沙门菌属、志贺菌属等具有高度抗菌活性,MIC_{90}≤1mg/L。对肠杆菌属、沙雷菌属、柠檬酸菌属及不动杆菌属的抗菌作用较差。本品对铜绿假单胞菌的抗菌作用为第三代头孢菌素中最强者。近期资料显示头孢他啶对铜绿假单胞菌的MIC_{90}变异度较大(从0.5mg/L至超过128mg/L),70%~80%的菌株仍对头孢他啶敏感。本品对洋葱伯克霍尔德菌的MIC_{90}为从1.56mg/L至超过128mg/L。头孢他啶对流感嗜血杆菌、卡他莫拉菌(包括产β-内酰胺酶菌株)等呼吸道病原菌具有抗菌活性,MIC_{90}≤2mg/L。本品对百日咳鲍特菌、淋病奈瑟菌和脑膜炎奈瑟菌的抗菌活性甚强。

本品对脆弱拟杆菌的活性差。革兰阳性厌氧球菌、梭形杆菌属和韦容球菌属均对本品敏感。

本品对革兰阴性杆菌产生的多数广谱β-内酰胺酶

稳定，但可被质粒介导的超广谱β-内酰胺酶和 Amp C β-内酰胺酶水解。近年来铜绿假单胞菌、肠杆菌属及克雷伯菌属等肠杆菌科细菌对本品的耐药性明显增加。

(2)药动学 肌内注射头孢他啶 0.5 g 和 1 g，t_{max}为 1～1.2 小时，C_{max}分别为 22.6 mg/L 和 38.3 mg/L。静脉注射和静脉滴注本品 1.0 g 后的 C_{max}分别为 120.5 mg/L 和 105.7 mg/L。$t_{1/2}$为 1.65～2.05 小时。新生儿及肾功能减退者 $t_{1/2}$延长。健康老年人 $t_{1/2}$可延长至 2.42 小时。静脉注射 2 g 头孢他啶后的 C_{max}约为 200 mg/L，注射后 1 小时在骨组织、人工关节周围间隙和腹腔中的药物浓度分别为 28.6 mg/L、25.6 mg/L 和 27.6 mg/L；注射后 90 分钟胆汁中浓度为 36.4 mg/L。静脉注射 1 g，由斑蝥素诱发形成的皮肤水疱液中药物浓度为 44.7 mg/L，于给药后 1 小时到达，同时期血药浓度为 49.9 mg/L。脑膜有炎症时，脑脊液中可达有效药物浓度。本品能通过胎盘，亦能分布至眼房水、乳汁。血浆蛋白结合率为 10%～17%。本品主要经肾小球滤过排泄，24 小时尿中以原形排出给药量的 82.8%～86.7%。尿药峰浓度可达 4000～6000 mg/L。可由血液透析和腹膜透析清除。

【不良反应】 本品的不良反应轻而少见。不良反应发生率约 2.5%，皮疹见于 0.5%～2%的患者，偶见药物热，静脉炎、注射部位疼痛、嗜酸性粒细胞增多较为常见。少数患者可发生腹泻，其中个别患者粪便培养获得艰难梭菌。血清氨基转移酶升高见于 7%的患者，个别患者的血肌酐和(或)血尿素氮值增高，疗程中发生轻度或中度可逆性肾小球滤过率降低的情况也有报道。Coombs 试验阳性者发生于 5%的患者，溶血性贫血和血小板增多偶见，可逆性中性粒细胞减少见于个别患者。二重感染发生率为 2.5%，常见病原菌有肠球菌属、念珠菌属等。严重的反应尚有神经-肌肉阻滞、脑病以及癫痫发作。

【禁忌证】 对本品及其他头孢菌素过敏者禁用。

【注意事项】 (1)拟用本品前必须详细询问患者先前有否对本品、其他头孢菌素类、青霉素类或其他药物的过敏史。本品慎用于对青霉素类过敏的患者，因可能发生交叉过敏反应，有青霉素过敏性休克史患者则应避免使用本品。应用本品发生过敏性休克时，需立即停药，保持呼吸道通畅，吸氧，并予以肾上腺素、糖皮质激素及抗组胺药等紧急救治措施。

(2)肾功能不全患者应用常规剂量时，可发生药物浓度增高、半衰期延长，因此肾功能不全患者需减量应用。血药浓度升高可导致惊厥、脑病、震颤、神经-肌肉兴奋和肌阵挛。

(3)长期应用本品可能导致不敏感或耐药菌的过度繁殖，导致二重感染。一旦治疗过程中发生二重感染，需采取相应措施。

(4)本品可诱导肠杆菌属、假单胞菌属和沙雷菌属产Ⅰ型β-内酰胺酶，治疗过程中病原菌可产生耐药性，导致抗感染治疗失败。

(5)慎用于有胃肠道疾病史者，尤其是结肠炎患者。

(6)本品少量经乳汁分泌，哺乳期妇女应用本品时宜停止哺乳。

(7)本品可导致硫酸铜测定法尿糖检验呈假阳性，推荐应用葡萄糖酶氧化反应测定法。

(8)美国 FDA 妊娠期用药安全性分级为注射给药 B。

【药物相互作用】 (1)本品与氨基糖苷类及袢利尿药合用，可增强上述药物的肾毒性。

(2)氯霉素与β-内酰胺类(包括头孢他啶)联合应用有拮抗作用，应避免联用。

(3)头孢他啶与氨基糖苷类抗生素联用对部分铜绿假单胞菌和大肠埃希菌有累加作用；与妥布霉素和阿米卡星联用对多重耐药性铜绿假单胞菌则出现明显协同抗菌作用。

(4)本品与氨基糖苷类抗生素不能同瓶滴注。本品遇碳酸氢钠不稳定，两者不可配伍。

【给药说明】 (1)本品可缓慢静脉推注(3～5 分钟)、快速静脉滴注(溶解于 100 ml0.9%氯化钠注射液或葡萄糖注射液中滴注 20～30 分钟)或深部肌内注射给药，后者一般需加入 1%利多卡因 0.5 ml。

(2)肌内注射用药配制 1.5 ml 的注射用水或 0.5%～1%的盐酸利多卡因溶液(不含肾上腺素)加入 0.5 g装瓶中或 3 ml 加入 1 g 装瓶中，使其完全溶解后，做深部肌内注射。

(3)静脉注射原始溶液配制 5 ml 注射用水加入 0.5 g 装瓶中或 10 ml 注射用水加入 1 g 或 2 g 装瓶中，使其完全溶解后，于 3～5 分钟内缓慢静脉推注。将上述溶解后的药液(含 1～2 g)用 5%葡萄糖注射液或氯化钠注射液 100～250 ml 稀释后静脉滴注。

(4)如溶解含碳酸钠制剂时，可形成二氧化碳，使瓶内产生压力，此时需排气。

【用法与用量】 (1)常用量 ①成人，每日 1.5～6 g；儿童，每日剂量按 50～150 mg/kg 计；分 3 次肌内注射或静脉给药。②新生儿，出生体重＞2 kg、日龄≤7 日者每 12 小时 50 mg/kg；日龄＞7 日者，每 8 小时 50 mg/kg，静脉滴注。

(2)单纯性尿路感染 每 12 小时 0.25～0.5 g 肌内注射或静脉滴注。

(3)复杂性尿路感染 每 8～12 小时 0.5 g,肌内注射或静脉滴注。

(4)骨和关节感染 每 12 小时 2 g 肌内注射或静脉滴注。

(5)单纯性肺炎和皮肤、软组织感染 每 8 小时 0.5～1 g 肌内注射或静脉滴注。

(6)重危感染患者 每 8 小时 2 g,静脉滴注。

(7)肾功能中度或严重损害者 给予首次负荷量 1 g,以后根据肾功能调整药物剂量:肌酐清除率为 31～50 ml/min时,每 12 小时 1 g;肌酐清除率为 16～30 ml/min 时,每 24 小时 1 g;肌酐清除率为 6～15 ml/min 时,每 24 小时 0.5 g;肌酐清除率为<5 ml/min 时,每 48 小时 0.5 g。血液透析患者一日剂量 1 g,每次透析后补给 1 g。肌内注射或静脉滴注。

【儿科用法与用量】 肌内注射或静脉给药 一日 50～150 mg/kg,分 2～3 次。

【儿科注意事项】 (1)为第三代头孢菌素,对铜绿假单胞菌及革兰阴性菌有效。

(2)肾功能不全应调整剂量。

【制剂与规格】 注射用头孢他啶:(1)0.5 g;(2)0.25 g;(3)1 g;(4)1.5 g;(5)2 g;(6)3 g。

头孢唑肟钠[药典(二);医保(乙)]

Ceftizoxime Sodium

【适应证】 适用于敏感菌所致下列感染:①由克雷伯菌属、奇异变形杆菌、大肠埃希菌、流感嗜血杆菌(包括氨苄西林耐药菌株)、甲氧西林敏感金黄色葡萄球菌、肠杆菌属、沙雷菌属、肺炎链球菌、化脓性链球菌和其他链球菌所致下呼吸道感染。②由甲氧西林敏感金黄色葡萄球菌、大肠埃希菌、奇异变形杆菌、普通变形杆菌、普罗威登菌属、摩根菌属、克雷伯菌属、沙雷菌属(包括黏质沙雷菌)和肠杆菌属所致尿路感染。③由淋病奈瑟菌所致单纯性尿道炎、子宫颈炎和直肠感染。④由淋病奈瑟菌、大肠埃希菌或无乳链球菌所致盆腔炎性疾病。本品对沙眼衣原体无效,当治疗盆腔炎性疾病时,需联合应用对沙眼衣原体有效的药物。⑤由大肠埃希菌、链球菌属、肠杆菌属、克雷伯菌属所致腹腔内感染。⑥由肺炎链球菌和链球菌属、甲氧西林敏感金黄色葡萄球菌、大肠埃希菌、克雷伯菌属、拟杆菌属和沙雷菌属所致血流感染。⑦由甲氧西林敏感金黄色葡萄球菌、表皮葡萄球菌、化脓性链球菌及其他链球菌、大肠埃希菌、克雷伯菌属、奇异变形杆菌、肠杆菌属、沙雷菌属和厌氧球菌(包括消化球菌和消化链球菌)所致皮肤及软组织感染。⑧由甲氧西林敏感金黄色葡萄球菌、链球菌属(包括化脓性链球菌)、奇异变形杆菌和厌氧球菌(包括消化球菌和消化链球菌)所致骨、关节感染。⑨由流感嗜血杆菌和肺炎链球菌所致脑膜炎。治疗腹腔感染和盆腔感染时需与甲硝唑等抗厌氧菌药合用。

【药理】 (1)药效学 头孢唑肟为半合成注射用第三代头孢菌素,具有广谱抗菌作用,其抗菌谱及抗菌作用与头孢噻肟相似,对多种革兰阳性和革兰阴性需氧菌、厌氧菌产生的广谱β-内酰胺酶稳定。本品抗菌谱和抗菌活性与头孢噻肟相似,对葡萄球菌属(包括产β-内酰胺酶菌株及非产酶菌株)的抗菌作用较第一代及第二代头孢菌素为差。甲氧西林耐药葡萄球菌和肠球菌属对本品耐药。无乳链球菌、肺炎链球菌及化脓性链球菌对本品高度敏感。本品对白喉棒状杆菌具有抗菌作用,对单核细胞增多性李斯特菌无抗菌活性。本品对脑膜炎奈瑟菌和淋病奈瑟菌(包括产β-内酰胺酶菌株)具有高度抗菌活性,MIC_{90}≤0.01 mg/L。

本品对绝大多数肠杆菌科细菌如大肠埃希菌、克雷伯菌属、变形杆菌属、普罗威登菌属、沙门菌属、沙雷菌属、志贺菌属、小肠结肠炎耶尔森菌具有强大抗菌作用,MIC_{90}≤0.1～1.6 mg/L。绝大部分产广谱β-内酰胺酶肠杆菌科细菌、摩氏摩根菌和普通变形杆菌对本品中度敏感。本品对部分阴沟肠杆菌、摩氏摩根菌、弗劳地柠檬酸杆菌和产气肠杆菌有抗菌作用。铜绿假单胞菌及其他假单胞菌属和产碱杆菌属对本品均耐药,不动杆菌属对本品的敏感性亦差。产β-内酰胺酶菌及非产酶的流感嗜血杆菌对本品高度敏感。

本品对脆弱拟杆菌的抗菌活性差;对消化球菌、消化链球菌、产气荚膜杆菌和韦荣球菌属的 MIC_{90} 为 1～2.3 mg/L;产气荚膜梭菌和痤疮丙酸杆菌属对本品高度敏感。本品对放线菌属、双歧杆菌属、真杆菌属、梭杆菌属等亦具有抗菌活性,艰难梭菌通常对本品耐药。

(2)药动学 肌内注射本品 0.5 g 及 1.0 g 后 t_{max} 为 1 小时,C_{max} 分别为 13.7 mg/L 和 39 mg/L;静脉滴注 2 g 及 3 g 后 5 分钟的血药峰浓度分别为 131.8 mg/L 和 221.1 mg/L。$t_{1/2}$ 约 1.7 小时。血浆蛋白结合率 30%。本品在体内不代谢,给药后 24 小时内以原形经肾脏排泄,因此尿液中药物浓度甚高。各种途径给药后 24 小时内尿中回收率为 70%～100%。本品静脉给药 1 g 后 2 小时内尿液中浓度超过 6000 mg/L。口服丙磺舒可抑制本品经肾小管分泌,导致血药浓度增高、半衰期延长。

血液透析能清除部分本品。

本品在各种体液和组织中可达有效治疗浓度，如脑脊液（脑膜有炎症时）、胆汁、外科伤口渗液、胸水、痰液、眼房水、腹水、前列腺液、唾液、扁桃体、心脏、胆囊、骨、胆道、腹膜、前列腺及子宫。本品能穿过胎盘屏障进入胎儿，乳汁中浓度低。静脉注射 2 g 后前列腺组织和正常脑脊液浓度分别为 16 mg/kg 和 0.4 mg/L。脑膜有炎症时，脑脊液中药物浓度可达同期血药浓度的 22%，脑脊液细胞数多和蛋白质含量高者药物浓度亦较高。

【不良反应】 本品耐受性良好。

（1）常见的不良反应　有皮疹、瘙痒、发热等过敏反应，一过性血清氨基转移酶和碱性磷酸酶升高等肝功能异常，一过性嗜酸性粒细胞增多和血小板增多等血象改变，部分患者 Coombs 试验阳性。此外可有肌注局部灼热感、蜂窝织炎、静脉炎（接受静脉给药者）、疼痛和感觉异常等。

（2）较少见的不良反应　有局部皮肤麻木，一过性血胆红素、尿素氮和肌酐值增高，贫血（包括溶血性贫血，偶可致命）、白细胞减少和血小板减少症，阴道炎，腹泻、恶心和呕吐等胃肠道反应。过敏性休克少见。

【禁忌证】 对本品及其他头孢菌素类过敏者禁用。

【注意事项】 （1）拟用本品前必须详细询问患者既往有否对本品、其他头孢菌素类、青霉素类或其他药物的过敏史。本品慎用于有青霉素类及其他药物过敏史的患者，因可能发生交叉过敏反应。有青霉素过敏性休克史患者应避免应用本品。如发生过敏反应，需立即停药。发生过敏性休克时，需立即停药，保持呼吸道通畅，吸氧，并予以肾上腺素、糖皮质激素及抗组胺药等紧急救治措施。

（2）本品慎用于有胃肠道疾病的患者，特别是结肠炎患者。

（3）用药期间应监测肾功能状态，特别是应用大剂量的重症患者。长期应用本品可能导致不敏感或耐药菌的过度繁殖，需要严密观察，一旦发生二重感染，需予以相应处理。

（4）少量本品可自乳汁分泌，哺乳期妇女用药时宜停止授乳。

（5）本品用于 6 个月以下儿童的安全性及有效性尚未确立。6 个月及以上患儿应用本品可发生血中嗜酸性粒细胞、血清氨基转移酶及肌酸激酶一过性增高。其中肌酸激酶增高与肌内给药有关。

（6）美国 FDA 妊娠期用药安全性分级为注射给药 B。

【药物相互作用】 本品与氨基糖苷类联合应用时可使后者的肾毒性增加。

【给药说明】 （1）本品与氨基糖苷类、异丙嗪、非格司亭等药物呈配伍禁忌，联用时不能同瓶滴注，以免发生沉淀。

（2）本品肌内注射制剂与静脉注射制剂不能混用。

【用法与用量】 （1）成人　①常用剂量，一次 1～2 g，每 8～12 小时 1 次。通常静脉滴注给药，肌内注射少用。②单纯性尿路感染，一次 0.5 g，每 8～12 小时 1 次。③其他部位感染，一次 1 g，每 8～12 小时 1 次。④严重感染或难治性感染，一次 1 g，每 8 小时 1 次或一次 2 g，每 8～12 小时 1 次。⑤盆腔炎性疾病，一次 2 g，每 8 小时 1 次。⑥危及生命的感染，一次 3～4 g，每 8 小时 1 次。⑦单纯性淋病奈瑟菌感染，本品 1 g 单剂肌内注射。⑧细菌性血流感染、局部实质性脓肿（如腹腔脓肿）、腹膜炎及其他严重感染宜静脉给药。

（2）6 个月以上儿童　一次 50 mg/kg，每 8～12 小时 1 次。严重感染，一日 150 mg/kg，一日最大剂量不超过成人严重感染剂量。

（3）肾功能损害者　需根据肾功能损害程度调整剂量。开始治疗时给予 0.5～1 g 负荷剂量后，维持剂量按表 10-2 给药。

表 10-2　肾功能损害患者头孢唑肟钠的用药方案

肌酐清除率（ml/min）	肾功能损害程度	非严重感染	危重感染
79～50	轻度	0.5 g，q.8 h.	0.75～1.5 g，q.8 h.
49～5	中至重度	0.25～0.5 g，q.12 h.	0.5～1 g，q. 12 h.
4～0	透析患者	0.5 g，q. 48 h；或 0.25 g，q. 24 h.	或 0.5～1 g，q.24 h；或 0.5 g，q. 24 h.

血液透析患者透析后可不追加剂量，但需按上述给药剂量和时间，在透析结束时给药。

【儿科用法与用量】 静脉注射　一日 50～100 mg/kg；严重感染可用一日 150 mg/kg，分 2～3 次。

【儿科注意事项】 （1）为半合成广谱第三代头孢菌素，其抗菌谱和抗菌作用与头孢噻肟相似。

（2）本品注射剂分肌内注射和静脉注射，不能混用。

（3）与氨基糖苷类、异丙嗪等有配伍禁忌。

【制剂与规格】 注射用头孢唑肟钠（以头孢唑肟计）：(1) 0.5 g；(2) 0.75 g；(3) 1 g；(4) 1.5 g；(5) 2 g；(6) 3.0 g。

头孢克肟[药典(二);医保(乙)]

Cefixime

【适应证】 用于对本品敏感的大肠埃希菌、肺炎克雷伯菌等克雷伯菌属、变形杆菌属、流感嗜血杆菌、肺炎链球菌等链球菌属、卡他莫拉菌等所致下列轻、中度感染：①急性细菌性支气管炎、慢性支气管炎伴急性细菌感染性加重、支气管扩张症伴细菌感染、肺炎；②肾盂肾炎、膀胱炎；③胆道感染；④急性中耳炎、鼻窦炎。此外，也可用于淋病奈瑟菌所致尿道炎。

【药理】 (1)药效学　头孢克肟为第三代口服头孢菌素，对多数β-内酰胺酶稳定，许多产青霉素酶和头孢菌素酶菌株仍对本品敏感。头孢克肟在体外和体内对革兰阳性球菌如肺炎链球菌、化脓性链球菌，革兰阴性菌如流感嗜血杆菌(包括产酶菌株)、卡他莫拉菌(包括产酶菌株)、大肠埃希菌、奇异变形杆菌、淋病奈瑟菌(包括产酶菌株)均具有良好抗菌作用。头孢克肟在体外对副流感嗜血杆菌、普通变形杆菌、肺炎克雷伯菌、多杀巴斯德菌、普罗威登菌、沙门菌属、志贺菌属、黏质沙雷菌、柠檬酸菌属亦具有抗菌活性。本品对葡萄球菌属抗菌作用差，对铜绿假单胞菌、肠杆菌属、脆弱拟杆菌、梭菌属等无抗菌作用。

(2)药动学　口服后吸收40%～50%，口服片剂200 mg、400 mg后，C_{max}分别为2 mg/L和3.7 mg/L，t_{max}为2～4小时。服用本品混悬液后C_{max}较片剂高25%～50%，AUC高10%～25%。血浆蛋白结合率为70%。表观分布容积为0.11 L/kg。$t_{1/2}$为3～4小时，肾功能减退者$t_{1/2}$延长。口服后体内分布良好，可通过胎盘屏障进入胎儿循环。24小时内给药量的20%左右以原形经尿排出，给药量的60%左右经非肾机制消除。血液透析或腹膜透析不能清除本品。

【不良反应】 本品的不良反应大多短暂而轻微。最常见者为胃肠道反应，有腹泻、排便次数增多、腹痛、恶心、消化不良、腹胀；其次有皮疹、荨麻疹、药物热、瘙痒、头痛、头晕。实验室检查表现为一过性血清氨基转移酶、碱性磷酸酶、乳酸脱氢酶、胆红素、尿素氮、肌酐值升高，血小板和白细胞计数一过性减少及嗜酸性粒细胞增多，直接Coombs试验阳性等。

【禁忌证】 对本品及其他头孢菌素类过敏者禁用。

【注意事项】 参阅“头孢噻吩钠”。

(1)对青霉素过敏者慎用，有青霉素过敏性休克史者避免用本品。

(2)有胃肠疾病史，尤其是结肠炎患者慎用。

(3)肾功能不全者血清半衰期延长，需根据肾功能调整给药剂量。

(4)哺乳期妇女使用本品时宜停止授乳。

(5)不推荐本品用于6个月以下儿童患者。

(6)服用相同剂量混悬液与片剂后血药浓度以前者为高。

(7)中耳炎患者宜用混悬液治疗。

(8)应用本品后尿糖、尿酮体、直接Coombs试验可出现假阳性。

(9)美国FDA妊娠期用药安全性分级为口服给药B。

【药物相互作用】 参阅“头孢噻吩钠”。

【用法与用量】 (1)常用量　成人，每日400 mg；儿童，每日6～8 mg/kg；分1～2次口服。儿童体重≥50 kg或年龄≥12岁时用成人剂量。

(2)治疗单纯性淋病　宜单剂口服400 mg。

(3)肾功能不全的患者　其肌酐清除率为21～60 ml/min者，给予标准剂量的75%，即一日给药300 mg；肌酐清除率≤20 ml/min者，给予标准剂量的50%，即一日给药200 mg。

【儿科用法与用量】 口服　一日6～8 mg/kg，分2次服。

【儿科注意事项】 (1)为第三代头孢菌素，不良反应短暂而轻微。

(2)<6个月婴儿慎用。

【制剂与规格】 头孢克肟片：(1)100 mg。

头孢克肟胶囊：(1)50 mg；(2)100 mg。

头孢克肟颗粒：50 mg。

头孢泊肟酯[药典(二)]

Cefpodoxime Proxetil

【适应证】 主要适用于敏感菌所致下列轻、中度感染：①肺炎链球菌青霉素敏感菌株、化脓性链球菌、流感嗜血杆菌(包括产β-内酰胺酶菌株)或卡他莫拉菌(包括产β-内酰胺酶菌株)所致急性中耳炎；②化脓性链球菌所致咽炎、扁桃体炎；③肺炎链球菌青霉素敏感菌株、流感嗜血杆菌(包括产β-内酰胺酶菌株)所致社区获得性肺炎；④肺炎链球菌青霉素敏感菌株、流感嗜血杆菌(仅非产β-内酰胺酶菌株)或卡他莫拉菌所致慢性支气管炎急性细菌感染性加重；⑤淋病奈瑟菌(包括产青霉素酶菌株)所致急性淋菌性尿道炎、宫颈炎、直肠肛门感染；⑥甲氧西林敏感金黄色葡萄球菌及化脓性链球菌所致单纯性皮肤、软组织感染；⑦流感嗜血杆菌(包括产β-内酰胺酶菌株)、肺炎链球菌、卡他莫拉菌(包括产β-内酰胺酶菌株)所致急性鼻窦炎；⑧大肠埃希菌、肺炎克雷伯菌、奇异变形杆菌或腐生葡萄球菌所致急性单纯性膀胱炎。

【药理】 (1)药效学 本品为口服广谱第三代头孢菌素，是头孢泊肟的前体药物。本品对多数β-内酰胺酶稳定。本品对甲氧西林敏感金黄色葡萄球菌、腐生葡萄球菌、肺炎链球菌、化脓性链球菌、无乳链球菌及C组、F组、G组链球菌等革兰阳性球菌具有较强抗菌活性。对甲氧西林耐药葡萄球菌、青霉素耐药肺炎链球菌和肠球菌属无抗菌活性。对产β-内酰胺酶及不产β-内酰胺酶的流感嗜血杆菌、卡他莫拉菌、产β-内酰胺酶及不产β-内酰胺酶的淋病奈瑟菌具有高度抗菌活性。对大肠埃希菌、肺炎克雷伯菌、催产克雷伯菌、奇异变形杆菌、异型柠檬酸杆菌、普通变形杆菌、雷氏普罗威登菌具有高度抗菌活性。对肠杆菌科细菌的活性与头孢克肟相仿。肠杆菌属、铜绿假单胞菌、其他假单胞菌属和不动杆菌属等非发酵菌均对本品耐药。

(2)药动学 口服后在肠上皮细胞内经酯酶水解去酯化后生成具有抗菌活性的头孢泊肟而被吸收。单次口服100 mg、200 mg和400 mg本品后的C_{max}分别为1.4 mg/L、2.3 mg/L和3.9 mg/L，t_{max}为2～3小时；空腹口服后的生物利用度为50%，进食可增加本品的吸收，使生物利用度达70%。抗酸药和H_2受体拮抗药可减少其吸收，并使血药峰浓度减低。连续服药后体内无蓄积现象。血浆蛋白结合率为22%～33%。本品在体内分布广泛，在呼吸道、泌尿与生殖系统和胆汁中均可达到有效治疗浓度。本品在体内不被代谢，未吸收的药物经粪便排出；29%～33%的给药量以原形经尿液排泄，极少部分经胆道排泄。$t_{1/2}$为2.09～2.84小时，肾功能不全患者尿排泄药量减少，$t_{1/2}$延长。肝硬化患者本品的吸收减少。部分药物能为血液透析所清除。

【不良反应】 常见的不良反应有腹泻、恶心、阴道真菌炎症、外阴及阴道炎症、腹痛和头痛等。较少见的不良反应有呕吐、消化不良、全身不适、头晕、皮疹等。实验室检查异常有血清氨基转移酶、胆红素、碱性磷酸酶、乳酸脱氢酶、尿素氮及肌酐值一过性升高，白细胞及中性粒细胞一过性减低等。

【禁忌证】 对本品或其他头孢菌素类过敏者禁用。

【注意事项】 (1)头孢菌素类与青霉素类抗生素存在交叉过敏反应，因此对有青霉素过敏史者需在严密观察下慎用本品，用药前应仔细询问有否药物过敏史或家族史，以及过敏性疾病史或家族史。有青霉素过敏性休克史者避免使用本品。

(2)哺乳期妇女使用本品时宜停止授乳。

(3)不推荐本品用于2个月以下婴幼儿患者。

(4)肾功能正常的老年人不需调整给药剂量及间隔时间。肌酐清除率小于30 ml/min的患者，给药间隔时间延长至每24小时1次；血液透析患者每周给药3次。

(5)肝硬化患者应用本品不需调整剂量。

(6)与肾毒性药物合用时需监测肾功能。

(7)头孢泊肟酯可导致直接Coombs试验阳性。

(8)美国FDA妊娠期用药安全性分级为口服给药B。

【药物相互作用】 (1)本品与大剂量抗酸药(碳酸氢钠和氢氧化铝)和H_2受体拮抗药合用，血药浓度峰值分别降低24%和42%，吸收分别减少27%和32%。

(2)与丙磺舒合用可抑制本品自肾小管分泌，使血药浓度升高20%，AUC增大31%。

【用法与用量】 (1)成人 ①咽炎、扁桃体炎和单纯性尿路感染，一次100 mg，每12小时1次；②社区获得性肺炎、慢性支气管炎急性发作和急性细菌性鼻窦炎，一次200 mg，每12小时1次；③急性单纯性淋病，200 mg，单剂服用；④皮肤及软组织感染，一次400 mg，每12小时1次。

(2)儿童 急性中耳炎、咽炎、扁桃体炎和急性细菌性鼻窦炎，一次5 mg/kg，每12小时1次。一日最大剂量不超过400 mg。

【儿科用法与用量】 口服 一日8～10 mg/kg，分2次服，最大量不超过一日400 mg。

【儿科注意事项】 (1)为口服广谱第三代头孢菌素，对产酶和不产酶的革兰阴性菌有较强抗菌活性。

(2)<2个月小儿的安全性尚未确立。

【制剂与规格】 头孢泊肟酯片：(1)100 mg；(2)200 mg。

头孢泊肟酯胶囊：(1)50 mg；(2)100 mg。

头孢地尼[药典(二)；医保(乙)]

Cefdinir

【适应证】 主要适用于敏感菌引起的下列轻、中度感染：①由流感嗜血杆菌及副流感嗜血杆菌(包括产β-内酰胺酶菌株)、肺炎链球菌青霉素敏感菌株和卡他莫拉菌(包括产β-内酰胺酶菌株)所致社区获得性肺炎、慢性支气管炎急性细菌感染性加重、急性上颌窦炎及急性细菌性中耳炎；②化脓性链球菌所致咽炎或扁桃体炎；③甲氧西林敏感金黄色葡萄球菌及化脓性链球菌所致单纯性皮肤及软组织感染。

【药理】 (1)药效学 头孢地尼对甲氧西林敏感金黄色葡萄球菌、青霉素敏感肺炎链球菌、化脓性链球菌等革兰阳性球菌具有良好抗菌作用，其抗菌活性高于头孢克肟；对甲氧西林敏感表皮葡萄球菌、无乳链球菌和草绿色链球菌亦具有抗菌活性。对甲氧西林耐药葡萄球菌、肠球菌属无抗菌作用。本品对革兰阴性杆菌的抗菌活性与头孢克肟相似。对产β-内酰胺酶及不产β-内酰胺酶的流感嗜血杆菌、产β-内酰胺酶及不产β-内酰胺酶的副流感嗜血杆菌、产β-内酰胺酶及不产β-内酰胺酶的卡他莫拉菌均具有高度抗菌活性。对异型柠檬酸杆菌、大肠埃希菌、肺炎克雷伯菌及奇异变形杆菌亦具有抗菌作用。假单胞菌属、其他非发酵革兰阴性菌和肠杆菌属细菌对本品耐药。

(2)药动学　成人单剂空腹口服头孢地尼胶囊300 mg和600 mg后的C_{max}分别为1.6 mg/L和2.87 mg/L，t_{max}为3小时，AUC分别为7.05(mg·h)/L和11.1(mg·h)/L。儿童单剂空腹口服头孢地尼混悬液7 mg/kg和14 mg/kg后的C_{max}分别为2.3 mg/L和3.86 mg/L，t_{max}约2小时，AUC分别为8.31(mg·h)/L和13.4(mg·h)/L。胶囊剂生物利用度为16%～21%，混悬液生物利用度为25%。血浆蛋白结合率为60%～70%。成人及儿童的分布容积分别为0.35 L/kg和0.67 L/kg。在体内分布广泛，在痰液、扁桃体组织、鼻窦黏膜、肺组织、中耳分泌物和皮肤水疱液中分布良好，乳汁中不能检出本品。本品在体内不被代谢，主要以原形经肾排泄，经尿液排出给药量的11.6%～18.4%。$t_{1/2}$为1.6～1.8小时。

肾功能减退患者对本品排泄延迟，$t_{1/2}$延长，血药浓度增高。肌展开清除率30～60 ml/min者，C_{max}和$t_{1/2}$约增加2倍、AUC增加约3倍；肌展开清除率<30 ml/min者，C_{max}、$t_{1/2}$和AUC分别增加约2倍、5倍和6倍。肾功能明显减退者(肌展开清除率<30 ml/min)和血液透析患者需调整给药剂量。由于本品主要经肾脏排泄，所以肝功能不全者不需调整给药剂量。

【不良反应】 本品不良反应轻微，多呈自限性。常见的不良反应主要为腹泻、腹痛、胃部不适、烧心、恶心等消化道反应和皮疹、瘙痒等过敏反应。常见的不良事件有阴道念珠菌病、恶心、头痛等。较少见的不良反应有皮疹、消化不良、胃肠胀气、呕吐及头晕等。常见的实验室检查异常为ALT、AST增高和嗜酸粒细胞增多。

【禁忌证】 对本品和其他头孢菌素类过敏者禁用。

【注意事项】 参阅“头孢克肟”。

(1)对青霉素有过敏史者慎用，有青霉素过敏性休克史者避免使用本品。

(2)有结肠炎病史者慎用。

(3)长期使用可导致二重感染。

(4)哺乳期妇女使用本品时宜停止授乳。

(5)美国FDA妊娠期用药安全性分级为口服给药B。

【药物相互作用】 与含镁、铝、铁等金属离子的制剂合用可降低本品的吸收。丙磺舒可使本品AUC增加约1倍、t_{max}增加约54%、$t_{1/2}$延长50%。

【用法与用量】 成人　每日600 mg，分2次服用。肌酐清除率<30 ml/min者，每日剂量300 mg。

【儿科用法与用量】 口服　一日9～18 mg/kg，分3次服(饭前1小时或饭后2小时服用)。

【儿科注意事项】 为第三代头孢菌素中对革兰阳性球菌作用较强者，用于急性细菌性扁桃体炎、中耳炎、鼻窦炎。

【制剂与规格】 头孢地尼胶囊：100 mg。

头孢地尼颗粒：50 mg。

盐酸头孢他美酯[药典(二)]

Cefetamet Pivoxil Hydrochloride

【适应证】 主要用于敏感菌所致中耳炎、鼻窦炎、咽炎、扁桃体炎等上呼吸道感染，慢性支气管炎急性细菌感染性加重、急性气管-支气管炎等下呼吸道感染，尿路感染如单纯性尿路感染、复杂性尿路感染、反复发作性尿路感染和肾盂肾炎，以及急性单纯性淋病奈瑟菌性尿道炎和宫颈炎等。

【药理】 (1)药效学　本品为口服第三代头孢菌素类抗生素。口服后在体内迅速被水解为具有抗菌活性的头孢他美而发挥抗菌作用。本品对革兰阳性菌和革兰阴性杆菌的抗菌活性与头孢克肟相仿。本品对肺炎链球菌、溶血性链球菌具有抗菌活性，对葡萄球菌属和肠球菌属的抗菌作用差。对大肠埃希菌、流感嗜血杆菌、克雷伯菌属、淋病奈瑟菌等革兰阴性菌都有很强的抗菌活性，沙雷菌属、普通变形杆菌、肠杆菌属及柠檬酸杆菌属亦对本品敏感。铜绿假单胞菌对本品耐药，但洋葱伯克霍尔德菌对本品敏感。本品对脆弱拟杆菌具有较强抗菌活性，对多数β-内酰胺酶稳定。

(2)药动学　本品口服后经过肠黏膜吸收，在肝内盐酸头孢他美酯被迅速代谢，转变为头孢他美而发挥作用。本品与食物同服后，平均约55%的给药量转变为头孢他美。口服本品500 mg后的血药峰浓度为4.11 mg/L，于给药后4小时到达。分布容积为0.29 L/kg。本品消除半衰期为2.2～2.8小时，血浆蛋白结合率为22%～25%。45%～51%的给药量于12小时内自尿中排出。餐后服药的生物利用度为50%。服用抗酸药(镁、铝、氢氧化物等)或雷尼替丁不改变本品生物利用度。肾功能不全患者的消除半衰期延长。

【不良反应】 本品不良反应发生率为3.6%,主要以腹泻、恶心、呕吐等胃肠道反应及皮疹、头痛、眩晕等神经系统症状为多见。少数患者可有暂时性嗜酸性粒细胞增高和肝、肾功能异常。偶有假膜性肠炎、腹胀、胃灼热、腹部不适、血中胆红素升高、氨基转移酶一过性升高等。瘙痒、荨麻疹、局部水肿、紫癜、衰弱等以及白细胞减少、血小板增多等均属偶见,并为一过性。罕见的不良反应有牙龈炎、溃疡性结肠炎、结膜炎、药物热等。

【禁忌证】 对本品及其他头孢菌素类过敏者禁用。

【注意事项】 (1)对青霉素类药物过敏者慎用。有青霉素过敏性休克史者避免应用。

(2)暂不推荐本品用于新生儿患者。

(3)美国FDA妊娠期用药安全性分级为口服给药B。

(4)哺乳期妇女应用本品时宜停止哺乳。

【药物相互作用】 (1)抗酸药、H_2受体拮抗药对本品药代动力学性质无影响。

(2)与伤寒活菌疫苗同用,疫苗免疫原性降低。

【给药说明】 (1)本品宜于餐前或餐后1小时服用,以利肠道吸收。

(2)如使用伤寒活菌疫苗,至少应在本药停用24小时后使用。

(3)如服药过程中发生严重过敏反应,须立即停药,并予以相应治疗。

(4)在用药过程中,如发生假膜性肠炎应予口服甲硝唑治疗。

【用法与用量】 (1)成人 每日500～1000 mg,分2次口服。

(2)儿童 每日16～24 mg/kg,分2次口服。

(3)肾功能不全患者 肌酐清除率>40 ml/min者,每次500 mg,每12小时1次;肌酐清除率10～40 ml/min者,每次125 mg,每12小时1次。

【制剂与规格】 盐酸头孢他美酯片(按头孢他美计):(1)90.65 mg;(2)181.3 mg。

盐酸头孢他美酯胶囊(按头孢他美计):(1)90.65 mg;(2)181.3 mg。

盐酸头孢他美酯干混悬剂(按头孢他美计):(1)90.65 mg;(2)181.3 mg。

盐酸头孢吡肟[药典(二);医保(乙)]

Cefepime Hydrochloride

头孢吡肟为第四代注射用头孢菌素,与常用的第三代头孢菌素相比,抗菌谱更广,对革兰阳性球菌作用增强。头孢吡肟较易穿透细菌的细胞外膜,特别是革兰阴性杆菌的细胞外膜,比第三代头孢菌素的穿透性更强,因此有更多的药物能够进入细菌体内。本品对于染色体介导的可诱导性Amp C酶的亲和力比较弱,不容易被这些酶所水解,所以对产生此类酶的革兰阴性菌有效。本品对超广谱β-内酰胺酶的稳定性较第三代头孢菌素略强。

【适应证】 主要适用于治疗敏感菌引起的下列中、重度感染:①由肺炎克雷伯菌、肠杆菌属、铜绿假单胞菌和肺炎链球菌等所致中、重度肺炎;②由大肠埃希菌、肺炎克雷伯菌或奇异变形杆菌所致中、重度单纯性或复杂性尿路感染(包括肾盂肾炎),包括并发血流感染者;③由甲氧西林敏感金黄色葡萄球菌或化脓性链球菌所致皮肤、软组织感染;④由大肠埃希菌、铜绿假单胞菌、肺炎克雷伯菌、肠杆菌属细菌或脆弱拟杆菌所致腹腔内感染(需与甲硝唑合用)、盆腔感染(需与甲硝唑合用);⑤中性粒细胞缺乏患者发热的经验性抗感染治疗。

【药理】 (1)药效学 头孢吡肟抗菌谱广,对大多数革兰阳性菌和革兰阴性杆菌,包括部分耐氨基糖苷类和耐第三代头孢菌素的菌株有抗菌作用。头孢吡肟对甲氧西林敏感金黄色葡萄球菌活性较头孢他啶为强;本品对肺炎链球菌(包括青霉素耐药肺炎链球菌)、无乳链球菌和化脓性链球菌的抗菌活性较头孢他啶疗强。但甲氧西林耐药葡萄球菌对本品耐药。本品对流感嗜血杆菌的作用较头孢他啶为强;对于多数肠杆菌科细菌也有良好作用。头孢吡肟对产生Amp C酶的细菌,如黏质沙雷菌、弗劳地柠檬酸杆菌、阴沟肠杆菌、摩根菌属、普罗威登菌属等也有良好作用。本品对肺炎克雷伯菌、产气肠杆菌、阴沟肠杆菌、弗劳地柠檬酸杆菌、摩根菌属、沙雷菌属等的活性明显较头孢他啶和头孢噻肟为强。对沙门菌属、志贺菌属作用强。对铜绿假单胞菌的抗菌活性与头孢他啶相仿或略差。其他糖非发酵革兰阴性杆菌、黄杆菌属以及厌氧菌对本品耐药。

(2)药动学 肌内注射本品0.5 g、1 g、2 g后t_{max}为1小时,C_{max}分别为12.5 mg/L、25.9 mg/L和49.9 mg/L;8小时后分别降低至1.9 mg/L、4.5 mg/L和8.7 mg/L。30分钟内静脉注射本品0.5 g、1 g、2 g后C_{max}分别为38.2 mg/L、78.7 mg/L和163.1 mg/L;8小时后分别降低至1.4 mg/L、2.4 mg/L和3.9 mg/L。本品在组织中分布广,在尿液、胆汁、腹膜液、水疱液、气管黏膜、痰液、前列腺液、阑尾和胆囊中均可达到有效治疗浓度。一次静脉注射2 g,组织中有效浓度可维持8～12小时。本品的$t_{1/2}$约为2.6小时。每次给药2 g,每8小时1次,连续应用9天未见药物在体内蓄积现象。本品总清除率为 120 ml/min,几乎全部经肾脏排泄,主要经肾小球滤过。80%～90%的给药量以原形自尿中排出。本品的血浆蛋白结合率为 15%～19%。

65 岁以上老年健康志愿者予以本品 1 g 单剂静脉给药,与年轻受试者相比,AUC 增大,肾清除率降低。老年人的 $t_{1/2}$ 可延长至 3 小时。肾功能不全患者的 $t_{1/2}$ 明显延长,应调整给药剂量。本品能被血液透析清除。血液透析患者的平均消除半衰期为 13 小时,持续性腹膜透析患者为 19 小时。肝功能不全或囊性纤维化患者的药代动力学无改变,无需调整给药剂量。

【不良反应】 本品耐受性良好,不良反应发生率较低。最常见的不良反应为恶心、腹泻、结肠炎、呕吐、消化不良、便秘、腹痛等胃肠道反应,皮疹和瘙痒等过敏反应及头痛。较少见的不良反应有发热、口腔及阴道念珠菌感染、假膜性肠炎、注射部位局部疼痛或静脉炎等。常见的实验室检查异常有一过性肝功能异常如血清氨基转移酶(ALT、AST)、碱性磷酸酶、胆红素升高;嗜酸性粒细胞增多、贫血、血小板减少症、Coombs 试验阳性。较少见的实验室检查异常有一过性血尿素氮和(或)血肌酐值升高、一过性白细胞或中性粒细胞减少。严重的不良反应有肌阵挛、癫痫发作、脑病、肾脏损害,均少见。

【禁忌证】 对本品或其他头孢菌素类过敏者禁用。

【注意事项】 (1)对于有任何过敏疾病史,特别是药物过敏史的患者应慎用本品。因为头孢菌素类与青霉素类抗生素可能有交叉过敏反应,因此有青霉素过敏史者需在严密观察下慎用本品。有青霉素过敏性休克史者避免使用本品。如发生头孢吡肟过敏反应,应立即停药。发生过敏性休克患者需立即停药,并应用肾上腺素和其他急救措施。

(2)应用头孢吡肟期间,出现腹泻应考虑发生假膜性肠炎的可能性。对轻症肠炎患者,仅停用头孢吡肟即可缓解;中、重度患者还需要予以甲硝唑口服,无效时考虑用万古霉素或去甲万古霉素口服。

(3)治疗期间发生二重感染时,应采取相应措施。

(4)本品极少量自乳汁分泌,哺乳期妇女应用本品时宜停止哺乳。

(5)不推荐本品用于 2 个月以下儿童患者。

(6)本品可导致硫酸铜还原法尿糖试验呈假阳性。

(7)美国 FDA 妊娠期用药安全性分级为注射给药 B。

【药物相互作用】 与氨基糖苷类或袢利尿药联合应用可能增加肾毒性,需监测肾功能。

【给药说明】 本品与氨基糖苷类、万古霉素、甲硝唑、氨苄西林、氨茶碱不宜同瓶滴注,因可能发生理化性质相互作用。

【用法与用量】 (1)成人　一次 1～2 g,每 12 小时 1 次,静脉滴注、静脉注射或肌内注射。中性粒细胞减少患者发热及危重感染,一次 2 g,每 8 小时 1 次。

(2)儿童　一日 50～100 mg/kg,分 2 次静脉滴注。

(3)肾功能不全患者　应调整头孢吡肟给药剂量。首次负荷剂量与肾功能正常患者相同,维持量见表10-3。血透患者首剂 1 g,以后每 24 小时 1 g;透析日本品应在透析结束后使用;血液透析 3 小时可清除 68%的头孢吡肟,透析后应追加 1 次剂量。持续性腹膜透析患者,每 48 小时给予 1 次常规剂量。

【儿科用法与用量】 肌内注射或静脉注射　一日 50～100 mg/kg,分 2 次。

【儿科注意事项】 (1)为第四代头孢菌素,比第三代头孢菌素抗菌谱更广,尤其对革兰阴性菌作用增强。

(2)常用于对第三代头孢菌素耐药的严重感染,尤其是 Amp C 酶的耐药。

(3)<2 个月小儿用药的安全性和疗效未确定。

表 10-3　肾功能不全患者的头孢吡肟给药方案

肌酐清除率(ml/min)	推荐给药方案			
>60,常规剂量	0.5 g,q.12 h.	1 g,q.12 h.	2 g,q.12 h.	2 g,q.8 h.
30～60	0.5 g,q.24 h.	1 g,q.24 h.	2 g,q.24 h.	2 g,q.12 h.
11～29	0.5 g,q.24 h.	0.5 g,q.24 h.	1 g,q.24 h.	2 g,q.24 h.
<11	0.25 g,q.24 h.	0.25 g,q.24 h.	0.5 g,q.24 h.	1 g,q.24 h.

【制剂与规格】 注射用盐酸头孢吡肟:(1)0.5 g;(2)1 g。

第三节　其他β-内酰胺类

β-内酰胺类抗生素除青霉素类和头孢菌素类外,尚有头霉素类、碳青霉烯类、单酰胺菌素类、氧头孢烯类和青霉素类或头孢菌素类β-内酰胺酶抑制药复合制剂等。头霉素类有时亦被归入第二代头孢菌素,但其对多种β-内酰胺酶更为稳定,并增强了对脆弱拟杆菌等厌氧菌的抗菌作用,常用品种有头孢西丁、头孢美唑等。碳青霉烯类药物抗菌谱广,抗菌活性强,并对β-内酰胺酶(包括超广谱β-内酰胺酶和 Amp C 酶)高度稳定,主要品种有亚胺培南、美罗培南、帕尼培南、厄他培南等。青霉素类或头孢菌素类与β-内酰胺酶抑制药复合制剂与β-内酰胺类单药相比加强了对细菌的抗菌活性，扩大了抗菌谱，并且对多数厌氧菌也有良好作用，现有品种包括阿莫西林-克拉维酸、氨苄西林-舒巴坦、替卡西林克-拉维酸、头孢哌酮-舒巴坦和哌拉西林-他唑巴坦等。单环类β-内酰胺类对革兰阴性杆菌具有良好抗菌活性，而对需氧革兰阳性菌和厌氧菌无抗菌活性，与青霉素类、头孢菌素类等其他β-内酰胺类药物的交叉过敏反应发生率低，常用品种为氨曲南。

头孢西丁钠[药典(二);医保(乙)]

Cefoxitin Sodium

【适应证】 适用于由敏感菌株引起的下列感染：①肺炎链球菌及其他链球菌属、甲氧西林敏感金黄色葡萄球菌、大肠埃希菌、肺炎克雷伯菌、流感嗜血杆菌以及拟杆菌属引起的下呼吸道感染；②由大肠埃希菌、变形杆菌属、肺炎克雷伯菌、摩根菌属、普罗威登菌属引起的尿路感染；③大肠埃希菌、克雷伯菌属、拟杆菌属(包括脆弱拟杆菌)以及梭菌属引起的腹膜炎和腹腔内感染；④大肠埃希菌、淋病奈瑟菌(产酶及非产酶菌株)、拟杆菌属、梭菌属、消化链球菌以及B组溶血性链球菌引起的子宫内膜炎、盆腔炎等，疑有沙眼衣原体感染者应合用抗衣原体药；⑤由肺炎链球菌、甲氧西林敏感金黄色葡萄球菌、大肠埃希菌、克雷伯菌属和拟杆菌属(包括脆弱拟杆菌)引起的血流感染；⑥甲氧西林敏感金黄色葡萄球菌所致骨、关节感染；⑦甲氧西林敏感金黄色葡萄球菌、表面葡萄球菌、链球菌属、大肠埃希菌、克雷伯菌属、奇异变形杆菌、拟杆菌属(包括脆弱拟杆菌)、梭菌属、消化球菌属、消化链球菌所致皮肤、软组织感染；⑧也可用于无污染的胃肠道手术以及经阴道子宫切除、经腹腔子宫切除或剖宫产等手术前预防用药。

【药理】 (1)药效学　头孢西丁对多数革兰阳性球菌和革兰阴性杆菌均具有抗菌作用。本品对革兰阴性杆菌产生的包括超广谱β-内酰胺酶高度稳定。本品在体外和体内对甲氧西林敏感葡萄球菌、溶血性链球菌、肺炎链球菌及其他链球菌等革兰阳性球菌，大肠埃希菌、肺炎克雷伯菌、流感嗜血杆菌、淋病奈瑟菌(包括产酶株)、变形杆菌属、摩根菌属、普罗威登菌等革兰阴性菌，消化球菌、消化链球菌、梭菌属、脆弱拟杆菌等厌氧菌均具有良好抗菌作用。头孢西丁对耐甲氧西林葡萄球菌、肠球菌属、铜绿假单胞菌及多数肠杆菌属细菌无抗菌作用。

(2)药动学　健康志愿者肌内注射头孢西丁钠1 g，t_{max}为20～30分钟，C_{max}为24 mg/L。静脉注射1 g后5分钟，血药浓度为124.8 mg/L，4小时后降至1 mg/L。血浆蛋白结合率70%。表观分布容积为0.13 L/kg。头孢西丁在体内分布良好，在胸腔液、关节液和胆汁中可达有效治疗浓度。本品不能透过正常血-脑屏障，脑膜有炎症时脑脊液内药物浓度约为同期血药浓度的10%。本品可通过胎盘屏障进入胎儿循环系统，也可从乳汁分泌。6小时内约85%以原形经肾脏排除。肌内注射1 g后，尿药浓度可高于3000 mg/L。肌内注射的$t_{1/2}$为41～59分钟，静脉注射为64.8分钟，肾功能减退者$t_{1/2}$延长。血液透析可清除本品85%的给药量。

【不良反应】 头孢西丁耐受性良好。最常见的不良反应为注射局部反应，静脉注射后可发生血栓性静脉炎，肌注局部疼痛、硬结。其他不良反应包括：过敏反应如皮疹、荨麻疹、瘙痒、嗜酸性粒细胞增多、药物热、呼吸困难、间质性肾炎、血管神经性水肿等，偶可发生过敏性休克；腹泻、肠炎、恶心、呕吐等消化道反应；高血压；可能使重症肌无力患者症状加重等。实验室异常可有：中性粒细胞减少、贫血、血小板减少、直接Coombs试验阳性，一过性ALT、AST、LDH、ALP、BIL、BUN、Cr升高。

【禁忌证】 对本品及头孢菌素类过敏者禁用。

【注意事项】 (1)头孢西丁应慎用于有青霉素过敏史者。有青霉素过敏性休克史者不宜用本品。一旦发生过敏性休克，需立即停药、就地抢救，保持呼吸道通畅，吸氧，给予肾上腺素、糖皮质激素及静脉输液等紧急救治措施。

(2)肾功能减退和老年患者，需根据内生肌酐清除率调整给药剂量。

(3)长期应用本品可引起肠道菌群失调，有胃肠道疾病史，尤其是结肠炎患者应慎用。

(4)哺乳期妇女应用本品时应停止哺乳。

(5)本品不宜用于＜3个月的婴儿患者。

(6)高浓度头孢西丁(＞100 mg/L)可使Jaffe法检测的血及尿肌酐值假性增高和Poter-Sliber法检测尿17-羟皮质类固醇水平出现假性升高，硫酸铜还原法尿糖检测出现假阳性。

(7)美国FDA妊娠期用药安全性分级为注射给药B。

【药物相互作用】 (1)有报道头孢菌素类抗生素与氨基糖苷类抗生素联合应用可增加肾毒性。

(2)本品具有较强的β-内酰胺酶诱导作用，与羧苄西林等对β-内酰胺酶不稳定的β-内酰胺类药物合用可能发生拮抗。

(3)本品与丙磺舒合用可延缓排泄，导致清除半衰期延长。

【给药说明】 本品不宜与氨基糖苷类抗生素同瓶或同一静脉通路给药。

【用法与用量】 (1)成人 ①轻度感染患者,每8小时1 g,肌注或静滴。②中度感染患者,每4小时1 g,或每6~8小时2 g,静脉滴注。③严重感染患者,每4小时2 g,或每6小时3 g,静脉滴注。成人每日最大剂量12 g。④预防用药:无污染的胃肠道手术以及经阴道子宫切除等于经腹腔子宫切除等于术前1~1.5小时静脉滴注2 g,之后每6小时静滴1 g,给药不超过24小时;剖宫产手术,夹住脐带后静脉滴注2 g,4小时和8小时后各加用一次剂量。

(2)儿童 3个月以内婴儿不宜使用;3个月以上儿童,每6~8小时13.3~26.7 mg/kg,或每8小时20~40 mg/kg,静脉滴注。

(3)肾功能减退者 肌酐清除率30~50 ml/min者,每8~12小时1~2 g;肌酐清除率10~29 ml/min者,每12~24小时1~2 g;肌酐清除率5~9 ml/min者,每12~24小时0.5~1 g;肌酐清除率<5 ml/min者,每24~48小时0.5~1 g。

【制剂与规格】 注射用头孢西丁钠(以头孢西丁计):(1)1 g;(2)2 g。

头孢美唑[医保(乙)]

Cefmetazole

【适应证】 适用于金黄色葡萄球菌、大肠埃希菌、肺炎克雷伯菌、变形杆菌属、拟杆菌属、消化球菌和消化链球菌敏感菌株所致以下感染:①血流感染;②支气管炎、支气管扩张症继发感染、肺炎、慢性肺部疾病继发感染、肺脓肿、脓胸等;③胆囊炎、胆管炎;④腹膜炎及腹腔感染;⑤膀胱炎、肾盂肾炎;⑥前庭大腺炎、宫腔感染、子宫附件炎、盆腔感染;⑦颌骨炎和颌旁蜂窝织炎等。本品对沙眼衣原体无效,在治疗盆腔炎合并沙眼衣原体感染时,应与抗衣原体药联合应用。

【药理】 (1)药效学 头孢美唑对甲氧西林敏感葡萄球菌、化脓性链球菌和肺炎链球菌具有良好抗菌活性。肠球菌属和甲氧西林耐药葡萄球菌对本品耐药。奈瑟菌属、卡他莫拉菌和流感嗜血杆菌亦对本品敏感。本品对大肠埃希菌、克雷伯菌属、奇异变形杆菌、吲哚阳性变形杆菌和普罗威登菌属具有良好抗菌活性。铜绿假单胞菌、弗劳地柠檬酸杆菌、肠杆菌属和沙雷菌属对本品耐药。头孢美唑对脆弱拟杆菌、其他拟杆菌属和其他厌氧菌(消化球菌、消化链球菌、梭菌属等)具有良好抗菌活性。

本品与细菌细胞壁的青霉素结合蛋白结合,抑制细菌细胞壁的合成而发挥杀菌作用,对β-内酰胺酶(包括超广谱β-内酰胺酶)高度稳定。

(2)药动学 健康成人静脉注射本品1 g,10分钟后血药浓度为188 μg/ml,6小时后血药浓度为1.9 μg/ml;健康成人于1小时内滴注本品1 g,血药峰浓度平均为76.2 μg/ml,6小时后血药浓度为2.7 μg/ml。本品广泛分布于各种组织、体液中,如痰液、腹水、腹膜渗出液、胆囊壁、胆道、子宫/卵巢、盆腔死腔液、颌骨、上颌窦黏膜和牙龈等;亦可分布到羊水和脐带血中,尚有少量分泌到乳汁。本品血浆蛋白结合率约为84%。

本品 $t_{1/2}$ 为1~1.2小时,主要以原形经肾排泄,给药6小时内经尿排出给药量的85%~92%。肾功能减退者药物排泄减少,血药浓度增高,$t_{1/2}$ 延长。

【不良反应】 (1)包括皮疹、瘙痒和发热等过敏反应,罕见过敏性休克和史-约综合征。

(2)可有中性粒细胞减少症、嗜酸性粒细胞增多症、贫血、血小板减少症和凝血功能障碍等血液系统异常,亦有中性粒细胞缺乏症和溶血性贫血的报道。

(3)肝功能检查异常,如AST、ALT增高等。

(4)食欲缺乏、恶心、呕吐和腹泻等胃肠道反应,假膜性肠炎罕见。

(5)维生素缺乏症,如维生素K缺乏症(凝血酶原过少,出血倾向)和维生素B缺乏症(舌炎、口炎、食欲缺乏和周围神经炎)。

(6)其他如头痛、头晕、潮热、眩晕、急性肾功能衰竭和间质性肺炎等少见。

【禁忌证】 对本品和头孢菌素类过敏者禁用。

【注意事项】 (1)应用本品前必须详细询问患者有否对于本品、头孢菌素类、青霉素类或其他药物的过敏史。对有青霉素过敏性休克史的患者,不宜选用本品。应用本品时,一旦发生过敏反应,需立即停药;如发生过敏性休克,需立即就地抢救,保持呼吸道通畅,吸氧,给予肾上腺素、糖皮质激素及静脉输液等紧急救治措施。

(2)患者本人或家族有支气管哮喘、皮疹或荨麻疹等过敏疾病史时,慎用本品。

(3)进食困难者、老年患者、依靠肠道外营养者或全身情况恶化而无法通过饮食摄入维生素K的患者,应用本品时可能出现维生素K缺乏的症状,因此需慎用本品,必要时补充维生素K。

(4)肾功能减退者应根据肾功能调整剂量。

(5)哺乳期妇女使用本品应停止哺乳。

(6)头孢美唑分子含甲硫四氮唑侧链，可引起凝血酶原减少和出血。

(7)应用本品时，用硫酸铜还原法、Benedict 试剂或 Fehling 试剂检测尿糖会出现假阳性；用 Jaffe 法检测肌酐值出现假性增高；可使 Coombs 试验出现假阳性。

(8)美国 FDA 妊娠期用药安全性分级为注射给药 B。

【药物相互作用】 (1)应用本品时饮用含乙醇的饮料，可能发生“双硫仑样反应”(面部潮红、心悸、眩晕、头痛和恶心)，因此用药期间以及用药停止后至少 1 周以内禁止饮用含乙醇的饮料。

(2)本品与利尿药(如呋塞米)合用，可能加重肾功能损害。

【给药说明】 本品应即配即用。用于静脉注射时，每 1 g 应溶解于 10 ml 注射液中并缓慢注射。

【用法与用量】 (1)成人 ①常用剂量，每日 2～3 g，分 2 次静脉注射或者静脉滴注；②严重感染者剂量，可增至一日 4～8 g，分 2～4 次静脉给药。

(2)儿童 ①常用剂量，每日 25～100 mg/kg，分 2～4 次静脉注射或者静脉滴注；②严重感染者剂量，可增至每日 150 mg/kg，分 2～4 次静脉给药。

(3)肾功能减退者 根据内生肌酐清除率调整给药间期或者每次给药剂量(表 10-4)。

【儿科用法与用量】 肌内注射或静脉注射 一日 25～100 mg/kg，分 2～4 次；严重感染者可增至 150 mg/kg，分 2～4 次。

【儿科注意事项】 为第二代头孢菌素，为半合成头霉素类抗生素。

表 10-4 肾功能减退者的头孢美唑给药方案

Ccr(ml/min)	调整给药间期		调整单次给药剂量	
	剂量(mg)	给药间期(h)	剂量(mg)	给药间期(h)
>60	1000	12	1000	12
60～30	1000	24	500	12
30～10	1000	48	250	12
<10	1000	120	100	12

【制剂与规格】 注射用头孢美唑钠：(1)0.25 g；(2)0.5 g；(3)1 g；(4)2 g。

氨曲南[药典(二)；医保(乙)]

Aztreonam

【适应证】 适用于敏感菌引起的下列感染：①大肠埃希菌、奇异变形杆菌、铜绿假单胞菌、阴沟肠杆菌、臭鼻克雷伯菌、柠檬酸杆菌、黏质沙雷菌引起的单纯性和复杂性肾盂肾炎以及反复发作性膀胱炎；②大肠埃希菌、肺炎克雷伯菌、铜绿假单胞菌、流感嗜血杆菌、奇异变形杆菌、肠杆菌属和黏质沙雷菌所致下呼吸道感染；③大肠埃希菌、肺炎克雷伯菌、铜绿假单胞菌、奇异变形杆菌、黏质沙雷菌和肠杆菌属引起的血流感染；④大肠埃希菌、奇异变形杆菌、黏质沙雷菌、肠杆菌属、铜绿假单胞菌、肺炎克雷伯菌、柠檬酸杆菌引起的皮肤及软组织感染(包括手术切口感染、溃疡和烧伤创面感染)；⑤大肠埃希菌、臭鼻克雷伯菌、肺炎克雷伯菌、阴沟肠杆菌、铜绿假单胞菌、柠檬酸杆菌、黏质沙雷菌引起的腹腔感染，常需与甲硝唑等抗厌氧菌药联合应用；⑥大肠埃希菌、肺炎克雷伯菌、肠杆菌属(包括阴沟肠杆菌)、铜绿假单胞菌、奇异变形杆菌引起的子宫内膜炎、盆腔炎等妇科感染，常需与甲硝唑等抗厌氧菌药联合应用。

本品具有肾毒性低、免疫原性弱以及与青霉素类、头孢菌素类交叉过敏反应少等特点，因此可用于替代氨基糖苷类药物，作为联合用药之一治疗肾功能损害患者的需氧革兰阴性菌感染；并可在密切观察下用于对青霉素、头孢菌素过敏的患者。

【药理】 (1)药效学 本品为杀菌药，主要作用于 PBP-3，抑制细菌细胞壁的合成，导致细胞溶解和死亡。本品对大肠埃希菌、克雷伯菌属、变形杆菌属、沙门菌属、志贺菌属等大多数肠杆菌科细菌具有良好抗菌活性，但部分弗劳地柠檬酸杆菌、产气肠杆菌和阴沟肠杆菌对本品耐药。气单胞菌属、洋葱伯克霍尔德菌、施氏假单胞菌、奈瑟菌属(产或不产青霉素酶)以及产酶或不产酶流感嗜血杆菌对本品大多敏感。本品对铜绿假单胞菌的抗菌活性与头孢哌酮相仿，但弱于头孢他啶。不动杆菌属、产碱杆菌属、黄杆菌属、嗜麦芽窄食单胞菌、荧光假单胞菌等对本品敏感性差或耐药。本品对需氧革兰阳性菌和厌氧菌无抗菌活性。对质粒和染色体介导的β-内酰胺酶稳定，但可被超广谱β-内酰胺酶所水解。

(2)药动学 本品口服吸收甚少(不足 1%)。静脉注射 1 g 后，C_{max}可达 125 mg/L；30 分钟内静脉滴注 1 g，滴注结束时血药浓度为 90～160 mg/L。肌注吸收完全，肌内注射本品 1 g，t_{max}约 1 小时，C_{max}为 46 mg/L。本品在体内分布广，胆汁、乳汁、水疱液、支气管分泌物、羊水、心包液及胸、腹腔液中可达较高药物浓度；也可分布至子宫内膜、输卵管、卵巢、前列腺、脂肪、胆囊、肾脏、大肠、肝、肺、心肌、骨骼肌、皮肤等组织，并可穿过胎盘屏障而进入胎儿循环。本品不易透过血-脑屏障，但脑膜有炎症时可部分透过。脑膜无炎症和细菌性脑膜炎成人患者接受本品 2 g 后

1.2～8 小时，脑脊液中药物浓度分别为 0.5～0.9 mg/L 和 0.8～17 mg/L。血浆蛋白结合率为 56%～60%。$t_{1/2}$ 为 1.4～2.2 小时，肾功能损害时可延长至 4.7～6.0 小时。6%～16%在体内被代谢成无活性的代谢产物。给药后 8 小时内，60%～75%以原形从尿中排出。血液透析 4 小时可使血药浓度下降 27%～58%，腹膜透析后血药浓度仅下降约 10%。

【不良反应】 不良反应少见而轻微，患者对其耐受性好。较常见的不良反应有：静脉炎，注射部位肿胀、疼痛或不适，腹泻、恶心、呕吐，皮疹，以及血清氨基转移酶升高、肝功能损害等。

【禁忌证】 对本品及其中任一成分过敏者禁用。

【注意事项】 (1)本品与青霉素类、头孢菌素类等其他 β-内酰胺类交叉过敏反应的发生率低；但对其他 β-内酰胺类药物过敏者使用本品时出现过敏反应的风险增加，因此仍需慎用本品。

(2)少量本品可在乳汁分泌，哺乳期妇女应用本品应停止哺乳。

(3)肾功能不全或老年患者应用本品时，应根据其肾功能适当调整剂量。

(4)对诊断的干扰 用药期间，Coombs 试验可为阳性，血清丙氨酸氨基转移酶(ALT)、天门冬氨酸氨基转移酶(AST)、乳酸脱氢酶(LDH)及血肌酐值可有暂时性升高，活化部分凝血活酶时间(APTT)及凝血酶原时间(PT)可能延长。

(5)美国 FDA 妊娠期用药安全性分级为注射给药 B。

【药物相互作用】 (1)本品与丙磺舒合用可致血药浓度轻度上升。

(2)头孢西丁、亚胺培南等药物在体外可诱导肠杆菌属、假单胞菌属等革兰阴性菌产生高水平 β-内酰胺酶，从而与本品等众多 β-内酰胺类药物发生拮抗作用。

【给药说明】 (1)肌内注射液的配制 每 1 g 本品至少加入 3 ml 注射用水或 0.9%氯化钠注射液做深部肌内注射。

(2)静脉注射液的配制 加入 10 ml 注射用水至氨曲南药瓶中，缓慢推注(5 分钟)。

(3)静脉滴注液的配制 先加入至少 3 ml 灭菌注射用水以溶解瓶内氨曲南，再加入至少 100 ml 氯化钠注射液、葡萄糖注射液或葡萄糖氯化钠注射液进行稀释，滴注药物浓度最高不可超过 2%，每次滴注时间 30～60 分钟。每瓶氨曲南粉剂中加入注射用水后必须立即用力振摇直至完全溶解。

【用法与用量】 本品可供静脉滴注、静脉注射和肌内注射给药。(1)肾功能正常成人 尿路感染，每次 0.5 g 或 1 g，每 8 小时或 12 小时 1 次。中度感染，每次 1 g 或 2 g，每 8 小时或 12 小时 1 次。严重感染，每次 2 g，每 6 小时或 8 小时 1 次；每日最大剂量 8 g。

(2)儿童 每次 30 mg/kg，每 8 小时给药 1 次；严重感染，可增加至每 6 小时给药 1 次，每日最大剂量为 120 mg/kg。

(3)肾功能不全患者 首剂与肾功能正常者相同。维持剂量应调整，内生肌酐清除率为 10～30 ml/min 者，维持剂量减半；内生肌酐清除率<10 ml/min 者，维持剂量为肾功能正常患者剂量的 1/4；血液透析患者每次透析后补充首次剂量的 1/8。

【儿科用法与用量】 肌内注射或静脉注射 一日 50～100 mg/kg，分 2～3 次；最大剂量一日 120 mg/kg，分 4 次。

【儿科注意事项】 (1)本品属单环类 β-内酰胺类，主要对革兰阴性杆菌有效。

(2)本品与青霉素类、头孢菌素类交叉过敏反应少见，但仍需询问对 β-内酰胺类过敏史。

【制剂与规格】 注射用氨曲南：(1)0.5 g；(2)1 g；(3)2 g。

亚胺培南-西司他丁[医保(乙)]

Imipenem and Cilastatin

【适应证】 适用于下列敏感菌株所致各种感染：①肠杆菌属、大肠埃希菌、克雷伯菌属、黏质沙雷菌、不动杆菌属、铜绿假单胞菌等革兰阴性杆菌，以及甲氧西林敏感金黄色葡萄球菌所致下呼吸道感染；②肠杆菌属、大肠埃希菌、摩氏摩根菌、变形杆菌属、不动杆菌属、铜绿假单胞菌等革兰阴性杆菌，以及甲氧西林敏感金黄色葡萄球菌所致复杂性尿路感染和上尿路感染；③肠杆菌属、大肠埃希菌、克雷伯菌属、摩氏摩根菌、变形杆菌属、柠檬酸菌属、不动杆菌属、铜绿假单胞菌、阴道加德纳菌等革兰阴性杆菌，无乳链球菌、甲氧西林敏感葡萄球菌属等革兰阳性球菌，以及拟杆菌属(包括脆弱拟杆菌)等厌氧菌所致腹腔、盆腔感染；④肠杆菌属、大肠埃希菌、克雷伯菌属、沙雷菌属、不动杆菌属、铜绿假单胞菌等革兰阴性杆菌以及甲氧西林敏感金黄色葡萄球菌，以及拟杆菌属(包括脆弱拟杆菌)等厌氧菌所致血流感染；⑤肠杆菌属、铜绿假单胞菌等革兰阴性杆菌以及甲氧西林敏感金黄色葡萄球菌所致骨、关节感染；⑥肠杆菌科细菌、不动杆菌属、铜绿假单胞菌等革兰阴性杆菌，甲氧西林敏感金黄色葡萄球菌等革兰阳性球菌，以及拟杆菌属(包括脆弱拟杆菌)等厌氧菌所致皮肤、软组织感染;⑦甲氧西林敏感金黄色葡萄球菌所致感染性心内膜炎;⑧肺炎链球菌、化脓性链球菌和青霉素敏感葡萄球菌为病原菌的混合性感染,但这类细菌若为单一病原菌的感染时宜选用青霉素类或其他β-内酰胺类药物;⑨病原菌未查明严重感染的经验性抗感染治疗。本品治疗严重铜绿假单胞菌感染时宜与其他抗铜绿假单胞菌药物联合应用。

本品应主要用于对其他药物耐药的革兰阴性杆菌感染、严重需氧菌与厌氧菌混合性感染的治疗以及病原菌未查明严重感染、免疫缺陷者感染的经验性治疗。一般不宜用于治疗社区获得性感染,更不宜用作预防用药。由于本品可能导致惊厥等严重中枢神经系统不良反应,不宜用于中枢神经系统感染。

【药理】 (1)药效学 亚胺培南为碳青霉烯类抗生素,临床应用者为亚胺培南与西司他丁的1∶1复合制剂。亚胺培南可与多种青霉素结合蛋白(PBPs),尤其是PBP-1A、PBP-1B和PBP-2相结合,抑制细菌细胞壁的合成,导致细胞溶解和死亡。亚胺培南对大多数β-内酰胺酶包括超广谱β-内酰胺酶、Amp C酶高度稳定,对某些细菌具有抗生素后效应。亚胺培南的抗菌谱极广,对大多数革兰阳性、阴性需氧菌及厌氧菌均具有抗菌作用。甲氧西林敏感葡萄球菌、链球菌属及部分肠球菌属对其敏感,但屎肠球菌、甲氧西林耐药葡萄球菌对其耐药。本品对大多数肠杆菌科细菌包括大肠埃希菌、克雷伯菌属、柠檬酸菌属、摩根菌属、肠杆菌属等具有良好抗菌作用,对黏质沙雷菌、奇异变形杆菌、吲哚阳性变形杆菌、斯氏普罗威登菌的作用略差。大部分铜绿假单胞菌对其敏感,但近年来耐药性有上升趋势;洋葱伯克霍尔德菌和嗜麦芽窄单胞菌对其耐药。亚胺培南对大部分厌氧菌包括拟杆菌属、梭菌属及梭状杆菌属等均具有良好抑制作用,脆弱拟杆菌对其中度敏感。西司他丁为肾去氢肽酶-Ⅰ抑制药,不具有抗菌作用,对β-内酰胺酶也无抑制作用,对亚胺培南的抗菌作用无协同或拮抗作用;两者联合后西司他丁可减少亚胺培南被肾小管上皮细胞的去氢肽酶水解并可防止亚胺培南引起近端肾小管坏死。

(2)药动学 亚胺培南在胃酸中不稳定,因此不能口服给药。20分钟内静脉滴注亚胺培南一西司他丁0.25 g、0.5 g和1 g,亚胺培南的C_{max}分别为14～24 mg/L、21～58 mg/L和41～83 mg/L,4～6小时内亚胺培南的血药浓度下降至1 mg/L以下;西司他丁的C_{max}分别为15～25 mg/L、31～49 mg/L和56～88 mg/L。与西司他丁合用时亚胺培南的AUC可增加5%～36%。亚胺培南在人体内分布广泛,在肺组织、痰液、渗出液、女性生殖系统、胆汁、皮肤等组织和体液中可达到对多数敏感菌的有效治疗浓度。亚胺培南的血浆蛋白结合率约为20%;西司他丁约为40%。亚胺培南和西司他丁的$t_{1/2}$均为1小时。亚胺培南与西司他丁合用时,在给药后10小时内尿液中原形亚胺培南为给药量的70%,10小时后尿液中不能测出亚胺培南;亚胺培南给药量的其余25%～29%以代谢产物形式经尿液排出,少于1%的给药量经胆道排泄。内生肌酐清除率<10 ml/min时两者的$t_{1/2}$分别延长至4小时和16小时。血液透析可清除亚胺培南与西司他丁,透析时两者的$t_{1/2}$分别为2.5小时和3.8小时。

肌内注射亚胺培南-西司他丁0.5 g和0.75 g,亚胺培南的t_{max}为2小时,C_{max}分别为10 mg/L和12 mg/L;西司他丁的t_{max}为1小时,C_{max}分别为24 mg/L和33 mg/L。肌内注射亚胺培南-西司他丁后,亚胺培南的生物利用度为75%,西司他丁为95%。肌注亚胺培南-西司他丁血药浓度分别持续6～8小时和4小时,一次给药0.5 g和0.75 g后血药浓度超过2 mg/L的时间达6～8小时。因此肌内注射本品时给药间隔时间可达12小时。

【不良反应】 (1)本品静脉滴注过快可出现头晕、出汗、全身乏力、恶心、呕吐等反应,此时需减慢滴注速度,如减慢滴注速度后症状仍不消失,则需停用本品。

(2)中枢神经系统不良反应如头晕、抽搐、肌阵挛及精神症状。据报道抽搐的发生率为1.5%～2%,主要发生于亚胺培南每日用量2 g以上,既往有抽搐病史及肾功能减退者。当出现抽搐等中枢神经系统症状时需停用亚胺培南并给予抗惊厥药物如苯妥英或地西泮治疗。

(3)二重感染如假膜性肠炎、口腔白色念珠菌感染。假膜性结肠炎患者可出现严重腹痛、腹部痉挛、严重腹泻伴水样便或血便及发热。

(4)其他如皮疹、皮肤瘙痒、发热等过敏反应;血栓性静脉炎,注射部位疼痛;恶心、呕吐、腹泻等胃肠道反应亦较多见。

(5)血清丙氨酸氨基转移酶(ALT)、天门冬氨酸氨基转移酶(AST)、碱性磷酸酶、乳酸脱氢酶、胆红素、尿素氮、肌酐等一过性上升。

【禁忌证】 对亚胺培南、西司他丁或其他碳青霉烯类药物过敏者,或对其他β-内酰胺类药物有过敏性休克史者禁用。

【注意事项】 (1)对青霉素类及头孢菌素类过敏者

可能对亚胺培南产生交叉过敏反应，因此在应用本品前须仔细询问患者对青霉素类、头孢菌素类及其他β-内酰胺类药物的过敏史，有过敏性休克史者禁用本品；如过敏反应不属过敏性休克，而患者又有明确指征需用本品时，可在严密观察下慎用。

(2)由于本品可致抽搐、肌阵挛等中枢神经系统不良反应，在使用剂量超过推荐剂量、有癫痫等中枢神经系统基础疾病、原有肾功能损害但未减量应用的情况下尤易发生。因此，原有中枢神经系统疾病患者宜避免应用；确有指征需要使用时，应在严密观察下慎用。肾功能减退者需根据其内生肌酐清除率减量应用。

(3)老年人肾功能呈生理性减退，本品主要经肾排泄，因此应用本品时宜减量。

(4)美国 FDA 妊娠期用药安全性分级为注射给药 C。

(5)哺乳期妇女应用本品时应停止哺乳。

(6)不推荐本品用于体重＜30 kg 的肾功能不全儿童患者。

(7)本品用作肌内注射时，以利多卡因稀释(见"给药说明")，此不可用作静脉滴注，亦不可用于对利多卡因过敏者，或合并休克、房室传导阻滞等其他利多卡因禁忌证的患者。

【药物相互作用】 (1)亚胺培南等碳青霉烯类药物与丙戊酸联合应用，可促进后者代谢增加，导致其血药浓度减低至有效治疗浓度以下，甚至引发癫痫。因此两者合用时应密切监测丙戊酸血药浓度，如丙戊酸血药浓度低于有效治疗浓度或已发生癫痫，应更换抗感染药或抗癫痫药物。

(2)有报道本品与更昔洛韦联合应用的患者将导致癫痫大发作，故仅在利大于弊时两者方可联合应用。

【给药说明】 (1)每 500 mg 本品静脉滴注时间应大于 15～30 分钟。

(2)肌内注射时本品 500 mg 以 1%利多卡因 2 ml 稀释，750 mg 以 3 ml 稀释，混匀后注射。

【用法与用量】 本品一般为静脉滴注给药，亦可肌内注射，严禁静脉注射给药。

(1)静脉滴注　①成人　肾功能正常患者根据感染严重程度、细菌对本品的敏感性以及患者体重而定，每日 2～3 g，每 6～8 小时给药 1 次；每日最大剂量不得超过 50 mg/kg 或 4 g，目前无资料显示剂量超过 4 g 可提高疗效。②肾功能减退患者剂量　内生肌酐清除率 50～90 ml/min 者，每次 0.25～0.5 g，每 6～8 小时 1 次；内生肌酐清除率 10～50 ml/min 者，每次 0.25 g，每 6～12 小时 1 次；内生肌酐清除率 6～10 ml/min 者，每次 0.25～0.5 g，每 12 小时 1 次；内生肌酐清除常＜5 ml/min 者，仅在预期 48 小时内进行血液透析时方可应用本品。由于本品在肾功能不全患者惊厥发生率增高，血液透析患者仅在充分权衡利弊后方可应用本品，剂量为每次 0.25 g，每 12 小时 1 次，透析结束时补充 0.25 g。连续性非卧床腹膜透析(CAPD)患者剂量与内生肌酐清除率＜10 ml/min 者相同。③儿童　年龄 3 个月以上儿童剂量，每次 15～25 mg/kg，每 6 小时给药 1 次，一日最大剂量为 2 g；年龄 4 周～3 个月儿童，每次 25 mg/kg，每 6 小时给药 1 次；年龄 1～4 周儿童，每次 25 mg/kg，每 8 小时给药 1 次；年龄＜1 周儿童，每次 25 mg/kg，每 12 小时给药 1 次。

(2)肌内注射　剂量为每次 0.5～0.75 g，每 12 小时给药 1 次。

【儿科用法与用量】 静脉滴注　＞3 个月小儿，一日 50～100 mg/kg，最大剂量一日 2 g，分 3～4 次。

【儿科注意事项】 (1)本品对青霉素类和头孢菌素类可产生交叉过敏反应。

(2)有抽搐、肌阵挛等神经系统不良反应，癫痫患者慎用。

(3)肾功能减退者应调整剂量。

(4)与β-内酰胺类抗生素有交叉过敏反应。

【制剂与规格】 注射用亚胺培南-西司他丁钠：(1)0.5 g(亚胺培南 0.25 g 与西司他丁 0.25 g)；(2)1 g(亚胺培南 0.5 g 与西司他丁 0.5 g)；(3)2 g(亚胺培南 1 g与西司他丁 1 g)。

美罗培南[药典(二)；医保(乙)]

Meropenem

【适应证】 参阅"亚胺培南-西司他丁"。此外尚可用于敏感细菌所致脑膜炎。本品应主要用于多重耐药革兰阴性杆菌感染、严重需氧菌与厌氧菌混合性感染，以及病原未查明严重感染患者的经验性治疗。美罗培南治疗严重铜绿假单胞菌感染时宜与其他抗铜绿假单胞菌药物联合应用。

【药理】 (1)药效学　0.1 mg/L 本品可抑制大肠埃希菌、肺炎克雷伯菌、阴沟肠杆菌、柠檬酸杆菌属等大多数肠杆菌科细菌；对铜绿假单胞菌和不动杆菌属亦有良好作用。黄杆菌属、嗜麦芽窄食单胞菌和部分洋葱伯克霍尔德菌对本品不敏感。本品对化脓性链球菌、无乳链球菌、肺炎链球菌以及甲氧西林敏感金黄色葡萄球菌和凝固酶阴性葡萄球菌均具有良好抗菌作用，对粪肠球菌仅具有中度抑菌作用，而对屎肠球菌和甲氧西林耐药葡萄球菌则无抗菌活性。本品对脆弱拟杆菌、产黑色素普雷沃菌、产气芽孢梭菌、革兰阳性厌氧球菌和艰难梭菌等大多数厌氧菌具有高度抗菌活性。

本品通过与细菌的青霉素结合蛋白相结合，抑制细菌细胞壁合成而发挥杀菌作用。本品对大多数β-内酰胺酶包括超广谱β-内酰胺酶、Amp C 酶高度稳定，但可被嗜麦芽窄食单胞菌等少数细菌所产金属酶和其他碳青霉烯酶水解。本品对铜绿假单胞菌具有抗生素后效应。

本品对人类肾去氢肽酶-Ⅰ稳定，因此不需与去氢肽酶抑制药联合使用。

(2)药动学　30 分钟内静脉滴注本品 0.5 g 和 1 g，血药峰浓度分别为 14～16 mg/L 和 39～58 mg/L。静脉滴注本品 0.5 g，6 小时后血药浓度降至 1 mg/L。5 分钟内静脉注射本品 0.5 g 和 1 g，血药峰浓度分别为 18～65 mg/L 和 83～140 mg/L。

本品在大多数组织和体液中分布良好，在痰、肺组织、胆管、腹腔渗出液、尿液、女性生殖系统和皮肤、软组织中可达到或超过抑制大多数敏感菌所需药物浓度。静脉滴注本品 1 g 后在肺组织中的药物浓度为 4.8 mg/L，支气管黏膜中为 4.5 mg/L，腹腔液中为 30.2 mg/L，组织间液中为 26.3 mg/L，胆汁中为 14.3 mg/L，皮肤中为 5.3 mg/L。本品在正常脑脊液中浓度较低，静脉滴注本品 1 g 后药物浓度仅为 0.2 mg/L；但化脓性脑膜炎患儿给予本品 40 mg/kg 后脑脊液药物浓度可达 3.3 mg/L。本品的血浆蛋白结合率为 2%。

本品 $t_{1/2}$ 为 1 小时，主要经肾小球滤过和肾小管分泌排泄，尚有约 2% 的药物经胆管排泄。本品单次静脉给药后 12 小时内尿液中原形药物为给药量的 70%，12 小时后尿液中仅可测得微量。本品静脉给药 0.5 g 后尿液中药物浓度超过 10 mg/L 的时间可达 5 小时。肾功能正常患者每 6 小时给予本品 1 g 或每 8 小时给予本品 0.5 g，未发现血液或尿液中有药物蓄积。

2 岁以上儿童对本品的药代动力学参数与成人相仿。3 个月～2 岁儿童的消除半衰期为 1.5 小时，给药剂量在 10～40 mg/kg 范围时血药浓度与给药剂量呈线性关系。肾功能不全患者对本品清除率下降。肝功能损害患者不影响本品的代谢。血液透析可清除本品。

【不良反应】　较常见的不良反应主要有：注射部位疼痛和静脉炎等局部反应；恶心、呕吐、腹泻、便秘等胃肠道反应；皮疹、瘙痒等过敏反应；头痛、眩晕、失眠等神经系统症状。偶见史-约综合征、多形性红斑、中毒性表皮剥脱性坏死、血管性水肿、嗜睡、意识障碍、癫痫、出血等严重不良反应。实验室异常有 ALT、AST、ALP 升高，白细胞减少、中性粒细胞减少、血小板减少、嗜酸性粒细胞增多等。

本品与中枢神经系统 γ-氨基丁酸受体亲和力较亚胺培南低，故癫痫等中枢神经系统不良反应发生率亦比后者显著为低，在非脑膜炎患者癫痫发生率仅 0.08%。本品所致肾功能损害和恶心、呕吐等胃肠道反应亦较亚胺培南少。

【禁忌证】　(1)对本品以及其他碳青霉烯类药物过敏者禁用。

(2)对β-内酰胺类药物有过敏性休克史者禁用。

【注意事项】　(1)本品应慎用于对其他β-内酰胺类药物过敏的患者。

(2)老年患者及肾功能损害患者，内生肌酐清除率＜50 ml/min 时，应调整给药剂量。

(3)有中枢神经系统基础疾病、精神异常、癫痫史或合并应用其他可能导致癫痫药物患者，应慎用本品。

(4)细菌性脑膜炎患者、其他中枢神经系统疾病患者或肾功能损害患者使用本品，癫痫发作以及其他中枢神经系统不良反应的风险增加。

(5)肝功能损害患者应用本品时不需调整剂量。

(6)美国 FDA 妊娠期用药安全性分级为 B 级。

(7)哺乳期妇女应用本品时应停止授乳。

(8)3 个月以下婴儿使用本品的安全性和有效性尚未确定。

【药物相互作用】　(1)碳青霉烯类药物与丙戊酸联合应用，可促进后者代谢增加，导致其浓度减低于有效治疗浓度，甚至引发癫痫。因此两者合用时应密切监测丙戊酸血药浓度，如丙戊酸血药浓度低于有效治疗浓度或已发生癫痫，应更换抗感染药或抗癫痫药物。

(2)丙磺舒可抑制美罗培南从肾脏的排泄，可延长本品的消除半衰期、提高其血药浓度。

【给药说明】　本品可静脉滴注。1 g 本品静脉滴注 15～30 分钟；或溶解于 5～20 ml 液体中缓慢静脉注射，注射时间应超过 5 分钟。

【用法与用量】　(1)成人　肾功能正常患者根据感染严重程度、细菌对本品的敏感性以及患者体重等而定，常用量为一次 0.5～1 g，每 8～12 小时给药 1 次；细菌性脑膜炎患者可增至一次 2 g，每 8 小时给药 1 次；一日最大剂量不得超过 6 g。

(2)肾功能减退患者　内生肌酐清除率 50～90 ml/min者，一次 1 g，每 8 小时 1 次；内生肌酐清除率 26～50 ml/min 者，一次 1 g，每 12 小时 1 次；内生肌酐清除率

10～25 ml/min者，一次 0.5 g，每 12 小时 1 次；内生肌酐清除率＜10 ml/min 者，一次 0.5 g，每 24 小时 1 次。血液透析患者剂量为每 24 小时给药 0.5 g，每次透析结束后应补充 0.5 g。连续性腹膜透析患者剂量与内生肌酐清除率＜10 ml/min 者相同。

(3)3 个月以上儿童　一次 20 mg/kg，每 8 小时给药 1 次；细菌性脑膜炎患者，一次 40 mg/kg，每 8 小时给药 1 次；体重超过 50 kg 者按 50 kg 给药。

【儿科用法与用量】　静脉滴注　一日 60～80 mg/kg，分 3 次，最大剂量一日 4 g。

【儿科注意事项】　(1)不良反应有静脉炎及胃肠道反应。

(2)神经系统反应及肾功能损害较亚胺培南轻。

(3)＜3 个月的小儿暂不推荐使用。

【制剂与规格】　注射用美罗培南：(1)0.25 g；(2)0.5 g。

帕尼培南-倍他米隆[医保(乙)]

Panipenem and Betamipron

【适应证】　适用于敏感革兰阴性菌(包括肠杆菌科细菌、糖非发酵革兰阴性杆菌)、革兰阳性菌及多数厌氧菌所致以下严重感染：①血流感染；②肺炎、肺脓肿等下呼吸道感染；③复杂性尿路感染、肾盂肾炎及肾周脓肿；④腹腔感染；⑤盆腔感染；⑥骨、关节感染；⑦皮肤及软组织感染；⑧细菌性脑膜炎。

【药理】　(1)药效学　1 mg/L 本品可抑制大肠埃希菌、肺炎克雷伯菌、阴沟肠杆菌、柠檬酸杆菌属等大多数肠杆菌科细菌。在 MH 培养基上测定帕尼培南对铜绿假单胞菌的 MIC_{90} 值较高，为 25 mg/L，这是由于培养基中碱性氨基酸干扰了本品的抗菌活性，故本品在体内的抗铜绿假单胞菌活性高于其体外活性。本品对不动杆菌属有良好作用。黄杆菌属、嗜麦芽窄食单胞菌和部分洋葱伯克霍尔德菌对本品不敏感。帕尼培南对化脓性链球菌、肺炎链球菌、甲氧西林敏感金黄色葡萄球菌和部分粪肠球菌亦有良好抗菌活性，但对屎肠球菌和甲氧西林耐药葡萄球菌无抗菌活性。本品对脆弱拟杆菌、艰难梭菌等大多数厌氧菌具有很强的抗菌活性，与亚胺培南相仿或稍强。

帕尼培南通过与青霉素结合蛋白相结合，抑制细菌细胞壁的合成而发挥杀菌作用。本品对大多数革兰阳性或阴性细菌产生的质粒或染色体介导性 β-内酰胺酶稳定，仅可被嗜麦芽窄食单胞菌、黏质沙雷菌、脆弱拟杆菌、芽孢杆菌属等少数细菌所产金属酶和其他个别 β-内酰胺酶水解。帕尼培南对革兰阳性菌和革兰阴性菌均具有一定抗生素后效应。

帕尼培南对人类肾去氢肽酶-Ⅰ稳定性优于亚胺培南。倍他米隆无抗菌活性，亦非 β-内酰胺酶或肾去氢肽酶抑制药，但可阻断肾皮质摄入帕尼培南而减轻帕尼培南的肾毒性。

(2)药动学　帕尼培南-倍他米隆的血药峰浓度及 AUC 与给药剂量呈正比。30 分钟内静脉滴注本品 0.25 g、0.5 g 和 1 g，帕尼培南的血药峰浓度分别为 14.3 mg/L、27.5 mg/L 和 49.3 mg/L，倍他米隆的血药峰浓度分别为 7.3 mg/L、15.6 mg/L 和 23.7 mg/L。

帕尼培南在组织和体液中分布广泛，静脉滴注本品 0.5 g 后，帕尼培南在痰液中的浓度为 0.166～0.375 mg/L，在肺脓肿和肝脓肿中分别为 0.38 mg/L 和 20.98 mg/L，在腹腔渗液中为 1～2 mg/L，在胆汁中为 8.37 mg/L，在女性生殖系统中为 3.21～5.87 mg/L，在皮肤、软组织中为 0.20～6.86 mg/L，在骨骼和关节囊液中分别为 0.20～2.54 mg/L 和 1.67～5.63 mg/L。本品在正常脑脊液中含量低，静脉滴注本品 0.5 g 后脑脊液中帕尼培南浓度仅为 0.05～0.31 mg/L；但在炎性脑脊液中可达到多数细菌的有效治疗浓度。儿童化脓性脑膜炎患者静脉滴注 27.5 mg/kg 本品后，急性期脑脊液中的药物浓度为 6.84 mg/L，恢复期为 3.28 mg/L。帕尼培南和倍他米隆的血浆蛋白结合率分别为 6%～7%和 73%。

帕尼培南和倍他米隆的 $t_{1/2}$ 分别为 1.0 小时和 0.59 小时。帕尼培南对肾去氢肽酶较亚胺培南稳定，但仍有大部分在体内水解。静脉滴注帕尼培南-倍他米隆 0.5 g 后 6 小时内，帕尼培南、倍他米隆及其代谢产物尿排出率分别为 21.5%、91.5%和 69.4%，给药后 2 小时内尿液中帕尼培南平均浓度为 361～938 mg/L，尿液中帕尼培南浓度超过 10 mg/L 的时间大于 8 小时。肾功能损害者帕尼培南和倍他米隆的 $t_{1/2}$ 均有所延长，内生肌酐清除率 30～60 ml/min 时分别为 1.78 小时和 1.31 小时；内生肌酐清除率＜30 ml/min 时分别为 3.94 小时和 5.77 小时。

肾功能正常儿童静脉滴注本品 10 mg/kg、20 mg/kg 和 30 mg/kg 后，帕尼培南血药峰浓度分别为 26.7 mg/kg、64.8 mg/kg和 91.7 mg/L，帕尼培南和倍他米隆 $t_{1/2}$ 分别为 0.82～1.02 小时和 0.47～0.63 小时。

【不良反应】　本品的不良反应主要有：恶心、呕吐、腹泻等胃肠道反应，皮疹、药物热等过敏反应，头痛、失眠等轻微中枢神经系统症状，以及血清氨基转移酶升高等实验室检查异常。本品所致胃肠道不良反应和严重中枢神经系统症状较亚胺培南-西司他丁少，惊厥发生率为0.03%，意识障碍发生率为0.01%。

【禁忌证】 (1)对本品中任一成分过敏者禁用。

(2)对其他β-内酰胺类药物有过敏性休克史者禁用。

【注意事项】 (1)本品应慎用于对其他β-内酰胺类药物过敏者。

(2)本品在动物实验中未发现对生殖能力和胎儿的损害，但在人类无充分对照研究资料，妊娠期妇女在确有应用指征时须在充分权衡利弊后方可决定是否应用本品。

(3)哺乳期妇女应用本品时须停止哺乳。

(4)暂不推荐本品用于新生儿和早产儿患者。

【药物相互作用】 (1)丙磺舒可延长帕尼培南血清消除半衰期，提高其血药浓度。

(2)碳青霉烯类药物与丙戊酸联合应用，可促进后者代谢增加，导致其血药浓度减低，甚至引发癫痫。因此两者合用时应密切监测丙戊酸血药浓度，如丙戊酸血药浓度低于有效治疗浓度或已发生癫痫，应更换抗感染药或抗癫痫药物。

【给药说明】 每0.5 g本品应溶解于100 ml以上0.9%氯化钠注射液或葡萄糖注射液中。

【用法与用量】 本品仅供静脉滴注，每1 g滴注时间应不少于1小时。

(1)成人　每日1～2 g，每8～12小时给药1次。

(2)儿童　每日30～60 mg/kg，每8小时给药1次；重症或难治感染，可增加至每日100 mg/kg，每6～8小时给药1次，一日最大剂量不超过2 g。

(3)老年和肾功能损害患者　应根据肾功能调整剂量。

【制剂与规格】 注射用帕尼培南-倍他米隆(以帕尼培南含量计)：(1)0.25 g；(2)0.5 g。

厄他培南[医保(乙)]

Ertapenem

【适应证】 适用于以下敏感菌所致中度感染：①大肠埃希菌等肠杆菌科细菌、拟杆菌属、梭菌属、消化链球菌等细菌所致腹腔感染；②甲氧西林敏感金黄色葡萄球菌、化脓性链球菌、大肠埃希菌、消化链球菌所致复杂性皮肤及软组织感染；③肺炎链球菌、流感嗜血杆菌、卡他莫拉菌所致社区获得性肺炎；④大肠埃希菌、肺炎克雷伯菌所致复杂性尿路感染；⑤无乳链球菌、大肠埃希菌、拟杆菌属、消化链球菌等所致盆腔感染。

【药理】 (1)药效学　厄他培南对甲氧西林敏感金黄色葡萄球菌、肺炎链球菌、化脓性链球菌等革兰阳性菌具有高度抗菌活性，但稍差于亚胺培南；甲氧西林耐药葡萄球菌、肠球菌属对本品耐药。本品对肠杆菌科细菌的抗菌活性优于亚胺培南，1 mg/L本品可抑制大部分肠杆菌科细菌。嗜血杆菌属、卡他莫拉菌、脑膜炎奈瑟菌等对本品高度敏感，但铜绿假单胞菌、不动杆菌属等细菌对本品耐药。本品对脆弱拟杆菌、梭杆菌属、普雷沃菌属、消化链球菌、梭菌属等厌氧菌具有良好抗菌作用，其中对厌氧革兰阴性杆菌的抗菌活性较亚胺培南略差，对艰难梭菌等梭菌属细菌的抗菌活性略强于亚胺培南。

厄他培南与大肠埃希菌的PBP-1A、PBP-1B、PBP-2、PBP-3、PBP-4、PBP-5具有高度亲和力，通过抑制细菌合成细胞壁而发挥杀菌作用。厄他培南对大多数青霉素酶、头孢菌素酶和超广谱β-内酰胺酶稳定，但可被金属酶和其他碳青霉烯酶水解。

(2)药动学　30分钟内静脉滴注本品0.5 g、1 g和2 g后，厄他培南的血药峰浓度分别为71.3 mg/L、137.0 mg/L和255.9 mg/L。肌内注射本品的生物利用度约为90%，t_{max}为2.3小时；肌内注射1 g后，C_{max}为67 mg/L。

厄他培南血浆蛋白结合率高，但其随血药浓度升高而降低，血药浓度<100 mg/L时约为95%；血药浓度达300 mg/L时，其血浆蛋白结合率仅约为85%。本品的表观分布容积约为8.2 L/kg。每日1 g，应用本品3日后皮肤水疱液中药物浓度可达24 mg/L。

厄他培南主要经肾脏排泄，$t_{1/2}$为4.3～4.6小时。健康青年志愿者静脉应用放射性核素标记的本品1 g后，尿液和胆汁排出率分别为80%和10%，尿液中原形药物和代谢产物各占约40%。肾功能损害患者在内生肌酐清除率为60～90 ml/min、31～59 ml/min、10～30 ml/min和<10 ml/min时，AUC分别为肾功能正常者的1.5倍、2.3倍、4.4倍和7.6倍。静脉给予本品1 g后立即进行4小时血液透析，透析液中可回收本品约30%。本品在肝功能损害患者的药代动力学参数尚未确定。

【不良反应】 主要不良反应有：腹痛、便秘、腹泻、恶心、呕吐等胃肠道反应，注射部位疼痛、静脉炎，头痛，以及女性阴道炎等。实验室检查异常主要为血中ALT、AST、ALP和肌酐值等升高。有报道应用本品后患者癫痫发生率为0.5%。

【禁忌证】 (1)对本品中任一成分过敏或对其他碳青霉烯类药物过敏者禁用。

(2)对其他β-内酰胺类药物有过敏性休克史者禁用。

【注意事项】 (1)本品肌内注射剂由利多卡因溶液稀释，不得改用于静脉给药，亦不得用于对利多卡因过敏者或合并严重休克、房室传导阻滞等其他利多卡因禁忌证患者。

(2)由于本品经乳汁分泌，哺乳期妇女应用本品时应停止授乳。

(3)不推荐本品用于3个月以下婴儿患者。

(4)老年人应根据内生肌酐清除率调整剂量。

(5)肾功能损害、癫痫或其他中枢神经系统疾病患者使用本品，癫痫发作以及其他中枢神经系统不良反应的风险增加。

(6)本品在脑脊液中浓度较低，不推荐用于中枢神经系统感染。

(7)美国FDA妊娠期用药安全性分级为注射给药B。

【药物相互作用】 (1)丙磺舒可延长本品的血清消除半衰期，提高其血药浓度。

碳青霉烯类药物与丙戊酸联合应用，可促进后者代谢增加，导致其血药浓度减低至有效治疗浓度以下，甚至引发癫痫。因此两者合用时应密切监测丙戊酸血药浓度，如丙戊酸血药浓度低于有效治疗浓度或已发生癫痫时，应更换抗感染药或抗癫痫药物。

【给药说明】 (1)静脉给药时本品应以50 ml以上0.9%氯化钠注射液稀释，每1 g滴注时间应大于30分钟。不得溶解于葡萄糖注射液中，亦不宜与其他药物混合后滴注。

(2)肌内注射时1 g本品以1%利多卡因3.2 ml稀释，充分溶解后注射。肌内注射液不得用于静脉给药。

【用法与用量】 (1)成人与年龄≥13岁的儿童每次1 g，每日1次。

(2)年龄3个月～12岁的儿童　每次15 mg/kg，每日2次。

(3)肾功能损害患者　内生肌酐清除率>30 ml/min者无需调整剂量；≤30 ml/min者剂量调整为每次0.5 g，每日1次；如在给药后6小时内血液透析，透析后需补充给药0.15 g。

【儿科用法与用量】 静脉滴注或肌内注射　每次15 mg/kg，每日2次，最大剂量1 g；13岁以上同成人。

【儿科注意事项】 (1)对需氧革兰阳性菌、革兰阴性埃希菌及厌氧菌有效，尤其是大肠埃希菌、金黄色葡萄球菌及肺炎链球菌。

(2)<3个月的小儿暂不推荐使用。

【制剂与规格】 注射用厄他培南钠：1 g。

拉氧头孢钠[药典(二)；医保(乙)]

Latamoxef Sodium

拉氧头孢系氧头孢烯类(oxacephems)抗生素，亦有将其归入第三代头孢菌素者。本品对拟杆菌属等厌氧菌亦具有良好抗菌活性。

【适应证】 适用于大肠埃希菌、克雷伯菌属、变形杆菌属、柠檬酸菌属、肠杆菌属、沙雷菌属、流感嗜血杆菌以及拟杆菌属等敏感菌引起的下列感染：①血流感染；②细菌性脑膜炎；③肺炎、肺脓肿、脓胸等下呼吸道感染；④腹膜炎、肝脓肿、胆道感染等腹腔感染；⑤盆腔感染；⑥肾盂肾炎等尿路感染。本品可导致凝血酶原缺乏、血小板减少和功能障碍而引起严重凝血功能障碍和出血倾向，且对葡萄球菌属、肺炎链球菌的等革兰阳性球菌的抗菌活性差，因此限制了本品的临床应用。

【药理】 (1)药效学　本品对大肠埃希菌、克雷伯菌属、变形杆菌属、肠杆菌属、沙门菌属、志贺菌属、柠檬酸菌属、黏质沙雷菌等肠杆菌科细菌均具有良好抗菌活性；对流感嗜血杆菌、淋病奈瑟球菌和脑膜炎奈瑟球菌的MIC_{90}分别为0.1 mg/L、0.1 mg/L和<0.01 mg/L；本品对铜绿假单胞菌的抗菌活性较弱。本品对肺炎链球菌、化脓性链球菌和葡萄球菌属的MIC分别为1 mg/L、1 mg/L和8～16 mg/L，对肠球菌属则无抗菌活性。本品对脆弱拟杆菌中不产β-内酰胺酶和产β-内酰胺酶菌株的MIC分别为≤1 mg/L和4～8 mg/L；对多形拟杆菌的抗菌活性差，MIC_{90}达64 mg/L；对梭状芽孢杆菌属、革兰阳性厌氧球菌、痤疮丙酸杆菌和梭杆菌属的MIC_{90}均为0.5 mg/L。

本品对金黄色葡萄球菌所产青霉素酶、多数肠杆菌科细菌所产质粒介导性广谱β-内酰胺酶，以及铜绿假单胞菌和脆弱拟杆菌所产染色体介导性β-内酰胺酶稳定。

(2)药动学　静脉注射本品0.5 g和1 g，血药峰浓度分别为44.3 mg/L和101.2 mg/L；本品1 g和2 g静脉滴注1小时，血药峰浓度分别为77.2 mg/L和133.8 mg/L。在持续非卧床腹膜透析(CAPD)患者中，1 g本品加入腹膜透析液中给药，1小时内吸收60%，血药峰浓度达25 mg/L。

本品在组织、体液中分布广泛，在胸水和腹水中药物浓度相当于同期血药浓度的50%和75%。静脉注射本品1 g后，胆汁中药物峰浓度可达66 mg/L，给药后5～6小时仍可维持在48 mg/L。本品血-脑屏障通透性较好，每4～8小时静脉滴注2 g后脑脊液平均浓度可达12～14 mg/L。静脉注射本品1 g后皮下脂肪和肌肉中药物浓度分别为4.3 mg/g和4.8 mg/g，相当于同期血药浓度的14%和15%。静脉注射本品0.5 g后2小时，前列腺中药物浓度为4.0～5.2 mg/g，相当于同期血药浓度的24%和31%。本品血浆蛋白结合率为60%。

本品在体内不代谢，约90%以原形经肾脏排泄，少量经胆汁排泄。丙磺舒对其排泄影响甚微，提示本品主要经肾小球滤过，肾小管分泌很少。本品给药后2小时内尿液回收率为45%～55%，6小时内为74%～83%。静脉注射本品1 g后，6～8小时尿液中药物浓度仍达145 mg/L。肾功能正常者的消除半衰期为2.3～2.75小时，但肾功能损害者半衰期延长，最长可达50小时。血液透析4小时可清除本品48%～51%，腹膜透析不能清除本品。

【不良反应】 主要有皮疹、药物热、肝功能异常、肾功能损害、中性粒细胞减少和嗜酸性粒细胞增多等。但本品可引起凝血功能障碍，导致出血倾向，其机制可能为：①本品的N-甲基硫化四氮唑侧链与谷氨酸结构相似，干扰维生素K参与的羧化反应，导致凝血酶原合成减少；②本品可抑制肠道中参与合成维生素K的细菌；③通过免疫机制引起血小板减少。合用维生素K可避免大部分病例出现出血倾向。

【禁忌证】 对氧头孢烯类药物过敏者禁用。

【注意事项】 (1)对头孢菌素类药物过敏者慎用。

(2)应用本品期间应每日补充维生素K。

(3)本品在妊娠期妇女中应用的安全性尚未建立，仅在利大于弊时方可使用。

(4)本品可少量分泌于乳汁，哺乳期妇女应用时须停止授乳。

【药物相互作用】 (1)本品与呋塞米联合应用可加重肾功能损害。

(2)应用本品患者饮酒可发生"双硫仑样反应"，故治疗期间及治疗结束后1周内应禁酒。

(3)本品与庆大霉素对金黄色葡萄球菌、铜绿假单胞菌具有协同抗菌作用。

【用法与用量】 (1)成人 一日1～2 g，分2次静脉注射或静脉滴注给药；严重感染可增加至一日4 g，分2次给药。

(2)儿童 一日40～80 mg/kg，分2～4次静脉注射或静脉滴注给药；严重感染增加至一日150 mg/kg，分2～4次给药。

(3)肾功能不全患者 应减少剂量或延长给药间隔时间。

【制剂与规格】 注射用拉氧头孢钠：(1)0.25 g；(2)0.5 g；(3)1 g。

舒巴坦钠[药典(二)；医保(乙)]

Sulbactam Sodium

【药理】 (1)药效学 舒巴坦为半合成β-内酰胺酶抑制药，其抑酶谱较克拉维酸广，但抑酶作用略弱。抗菌作用弱，故很少单独使用。舒巴坦在各种缓冲液、人血清和尿液中较克拉维酸稳定。舒巴坦对淋病奈瑟菌、脑膜炎奈瑟菌和不动杆菌属有较强抗菌活性，但对其他细菌的作用均甚差。舒巴坦对金黄色葡萄球菌和多数革兰阴性菌所产生的β-内酰胺酶属有很强的不可逆性竞争性抑制作用。2 mg/L的浓度对Richmond分类Ⅱ、Ⅲ、Ⅳ和Ⅴ型β-内酰胺酶抑制作用甚强，但对Ⅰ型β-内酰胺酶作用较差，后者多系肠杆菌属、弗劳地柠檬酸杆菌、吲哚阳性变形杆菌、普罗威登菌等产生的染色体介导性β-内酰胺酶。在相同浓度时本品对大多数β-内酰胺酶的抑制作用较克拉维酸弱，但较高浓度本品对许多β-内酰胺酶可达到与克拉维酸相仿的抑制作用。与青霉素类和头孢菌素类合用时，可使因产酶而对前两类抗生素耐药的金黄色葡萄球菌、流感嗜血杆菌、大肠埃希菌、脆弱拟杆菌等的MIC降至敏感范围之内。本品对奇异变形杆菌的PBP-1和不动杆菌属的PBP-2有较强亲和力。

(2)药动学 舒巴坦口服后吸收差。肌内注射0.5 g和1.0 g半小时后，C_{max}分别为13 mg/L和28 mg/L。静脉滴注0.5 g和1.0 g，C_{max}分别为30 mg/L和68 mg/L。$t_{1/2}$为1小时。组织间液和腹腔液的舒巴坦浓度同期血药浓度相当。血浆蛋白结合率为38%。本品可透入有炎症的脑膜。给药后24小时内经尿排出给药量的85%。血液透析可清除本品。

临床上主要采用本品与氨苄西林或头孢哌酮配伍而成的复方制剂。

【制剂与规格】 注射用舒巴坦钠：(1)0.25 g；(2)0.5 g；(3)1.0 g。

其余相关内容参阅"氨苄西林-舒巴坦钠""头孢哌酮-舒巴坦钠"。

氨苄西林-舒巴坦钠[药典(二)；医保(乙)]

Ampicillin and Sulbactam Sodium

【适应证】 ①甲氧西林敏感葡萄球菌属、大肠埃希菌、克雷伯菌属、奇异变形杆菌、不动杆菌属和脆弱拟杆菌等产β-内酰胺酶菌株所致皮肤、软组织感染和呼吸道感染；②产β-内酰胺酶大肠埃希菌、克雷伯菌属、脆弱拟杆菌和肠球菌属所致腹腔感染;③产 β-内酰胺酶大肠埃希菌和脆弱拟杆菌所致盆腔感染。

【药理】 (1)药效学 舒巴坦与氨苄西林联合后,不仅保护氨苄西林免受 β-内酰胺酶的水解破坏,还可扩大其抗菌谱,使本品对甲氧西林敏感葡萄球菌、不动杆菌属和脆弱拟杆菌等细菌也具有良好的抗菌活性。本品对包括产酶菌株在内的葡萄球菌属、链球菌属、肺炎链球菌、肠球菌属、流感嗜血杆菌、卡他莫拉菌、大肠埃希菌、克雷伯菌属、变形杆菌属、淋病奈瑟菌、梭杆菌属、消化球菌属、消化链球菌属及脆弱拟杆菌和其他拟杆菌属均具有抗菌活性。本品对甲氧西林耐药葡萄球菌、铜绿假单胞菌、肠杆菌属、摩根菌属、沙雷菌属抗菌活性差。

(2)药动学 静脉注射氨苄西林-舒巴坦 3 g(氨苄西林 2 g,舒巴坦 1 g)后,两者的 C_{max}分别为 109~150 mg/L 和 44~88 mg/L。肌内注射氨苄西林 1 g、舒巴坦 0.5 g 后的 C_{max}分别为 8~37 mg/L 和 6~24 mg/L。氨苄西林的血浆蛋白结合率为 28%,舒巴坦的血浆蛋白结白率为 38%。两者在组织、体液中分布良好,脑膜有炎症时均可在脑脊液中达到有效治疗浓度。

两药的 $t_{1/2\beta}$均为 1 小时。给药后 8 小时两者的 75%~85%以原形经尿排出。肾功能不全时两者 $t_{1/2}$ 延长。血液透析可清除两者。

【不良反应】 (1)注射部位疼痛、血栓性静脉炎等局部症状。

(2)恶心、呕吐、腹泻、假膜性小肠结肠炎等胃肠道反应。

(3)皮疹等过敏反应。

(4)实验室检查异常:血清 AST、ALT、LDH、ALP、BUN 和肌酐增高,中性粒细胞、淋巴细胞和血小板减少,嗜酸性粒细胞增多等。

【禁忌证】 对本品中任一成分或青霉素类过敏者禁用。

【注意事项】 (1)氨苄西林-舒巴坦偶可致过敏性休克,应用本品前需详细询问药物过敏史并进行青霉素皮肤敏感试验,既往有青霉素类药物过敏史或青霉素皮肤敏感试验阳性者禁用本品;应用本品时一旦发生过敏反应,需立即停药,并立即就地抢救,保持呼吸道通畅,吸氧,并给予肾上腺素、糖皮质激素及抗组胺药等紧急救治措施。

(2)有头孢菌素类和其他变态反应原过敏史患者使用本品,发生严重和致死性过敏反应的风险增加。

(3)美国 FDA 妊娠期用药安全性分级为注射给药 B。

(4)本品可少量分泌至乳汁中,因此哺乳期妇女用药时宜停止授乳。

(5)肾功能严重减退的患者,使用本品时需调整用药剂量与给药间期。

(6)不推荐本品用于早产儿与新生儿患者。不推荐儿科患者肌内注射本品。

(7)单核细胞增多症患者应用本品时易发生皮疹,宜避免使用。

【药物相互作用】 (1)氨苄西林、舒巴坦均可导致直接 Coombs 试验阳性。

(2)本品与氨基糖苷类药物联合应用具有协同作用。

(3)本品与别嘌醇合用可使痛风患者皮疹发生率上升。

(4)丙磺舒与本品合用可延长本品中两种成分的消除半衰期。

【给药说明】 静脉滴注时将每次给药量溶解于 50~100 ml 适当稀释液中,滴注时间应在 15~30 分钟内。

【用法与用量】 肌内注射或静脉给药 (1)成人每次 1.5~3 g,每 6~8 小时 1 次,肌注每日不超过 6 g,静脉用药每日不超过 12 g(舒巴坦每日给药剂量最高不超过 4 g)。

(2)肾功能不全患者 内生肌酐清除率≥30 ml/min 者,每次 1.5~3 g,每 6~8 小时 1 次;内生肌酐清除率 15~29 ml/min 者,每次 1.5~3 g,每 12 小时 1 次;内生肌酐清除率 5~14 ml/min 者,每次 1.5~3 g,每 24 小时给药 1 次。

(3)儿童 每次 25 mg/kg,每 6 小时 1 次给药;病情较重者可增加至每次 75 mg/kg,每 6 小时 1 次给药;体重超过 40 kg 者,剂量同成人。

【儿科用法与用量】 肌内注射或静脉滴注 一日 75~225 mg/kg,分 3~4 次(浓度 20 mg/ml,剂量按氨苄西林计算)。

【儿科注意事项】 (1)舒巴坦是半合成 β-内酰胺酶抑制药,可提高 β-内酰胺类药物抗菌作用。

(2)多为氨苄西林-舒巴坦 4∶1、2∶1、1∶1 制剂。

(3)过敏反应参阅“青霉素类”。

【制剂与规格】 注射用氨苄西林-舒巴坦钠:(1)0.75 g(氨苄西林 0.5 g,舒巴坦 0.25 g);(2)1.5 g(氨苄西林 1 g,舒巴坦 0.5 g);(3)2.25 g(氨苄西林 1.5 g 与舒巴坦 0.75 g);(4)3 g(氨苄西林 2 g 与舒巴坦 1 g)。

头孢哌酮-舒巴坦钠[药典(二);医保(乙)]

Cefoperazone and Sulbactam Sodium

【适应证】 适用于对头孢哌酮耐药但对本品敏感

的大肠埃希菌、柠檬酸杆菌属、克雷伯菌属、肠杆菌属、沙雷菌属、变形杆菌属、摩氏摩根菌、普罗威登菌属、铜绿假单胞菌、不动杆菌属、流感嗜血杆菌、葡萄球菌属和拟杆菌属所致下列感染：①支气管扩张症合并细菌感染、肺炎、肺脓肿、脓胸等下呼吸道感染；②肾盂肾炎及复杂性尿路感染；③胆囊炎、胆管炎、肝脓肿和腹膜炎（包括盆腔腹膜炎、直肠子宫陷凹脓肿）等腹腔感染；④血流感染、感染性心内膜炎；⑤烧伤、创伤或外科切口感染等皮肤及软组织感染；⑥骨、关节感染；⑦盆腔炎、子宫内膜炎等生殖道感染。

【药理】（1）药效学　头孢哌酮对多数β-内酰胺酶的稳定性较差，能被细菌产生的质粒和染色体介导性多种β-内酰胺酶所不同程度地水解。舒巴坦与头孢哌酮合用后，可保护后者不被β-内酰胺酶水解，使头孢哌酮仍保持其抗菌活性且扩大抗菌谱。本品对大肠埃希菌、克雷伯菌属、肠杆菌属、柠檬酸杆菌属、变形杆菌属、普罗威登菌属、沙雷菌属、沙门菌属、志贺菌属等肠杆菌科细菌、铜绿假单胞菌与不动杆菌属均具有良好抗菌活性。淋病奈瑟菌、脑膜炎奈瑟菌亦对本品敏感。头孢哌酮-舒巴坦对甲氧西林敏感葡萄球菌和肺炎链球菌、化脓性链球菌等链球菌属有抗菌作用，但甲氧西林耐药葡萄球菌和肠球菌属对本品耐药。脆弱拟杆菌等拟杆菌属、梭杆菌属、消化球菌、消化链球菌、梭菌属、真杆菌属和乳杆菌属等厌氧菌均对本品敏感。

（2）药动学　静脉注射 2 g 头孢哌酮-舒巴坦（头孢哌酮 1 g，舒巴坦 1 g）5 分钟后，头孢哌酮和舒巴坦的平均血药峰浓度为 236.8 mg/L 和 130.2 mg/L。肌内注射 1.5 g 头孢哌酮-舒巴坦（头孢哌酮 1 g，舒巴坦 0.5 g）后，头孢哌酮和舒巴坦的 t_{max} 为 15 分钟～2 小时，C_{max} 分别为 64.2 mg/L 和 19.0 mg/L。头孢哌酮和舒巴坦均能很好地分布到各种组织和体液中，包括胆汁、皮肤、阑尾、子宫等。头孢哌酮的 $t_{1/2\beta}$ 为 1.7 小时，舒巴坦为 1 小时。给药后 12 小时内 25% 的头孢哌酮和 72% 的舒巴坦以原形药物经尿排泄，其余头孢哌酮经胆汁排泄。多次给药后两种成分的药代动力学参数无明显变化，亦未发现药物在体内的蓄积作用。

【不良反应】　患者通常对头孢哌酮-舒巴坦耐受良好。多数不良反应为轻度或中度，可以耐受，不影响继续治疗。常见的不良反应有腹泻、稀便，ALT、AST、ALP、血胆红素和血尿素氮一过性升高；较少见的不良反应（<1%）有发热、寒战、头痛、恶心、呕吐，注射部位出现一过性疼痛、静脉炎、斑丘疹、荨麻疹，中性粒细胞轻微减低、血红蛋白降低、血小板减少症、低凝血酶原血症、嗜酸性粒细胞增多；偶见过敏性休克、史-约综合征。

【禁忌证】　对本品中任何组分或其他头孢菌素类过敏者禁用本品。有青霉素过敏性休克史的患者不宜用本品。

【注意事项】（1）应用头孢哌酮-舒巴坦前必须详细询问患者既往有否对本品、其他头孢菌素类与青霉素类或其他药物的过敏史，因为在青霉素类和头孢菌素类等β-内酰胺类抗生素之间可能存在交叉过敏反应。在青霉素类抗生素过敏患者中有 5%～10% 可对头孢菌素类出现交叉过敏反应。因此有青霉素类过敏史的患者，当有指征应用本品时，必须充分权衡利弊后在严密观察下慎用。应用本品时一旦发生过敏性休克，需立即停药，并立即就地抢救，保持呼吸道通畅，吸氧，注射肾上腺素并给予升压药、激素及抗组胺药等紧急救治措施。

（2）美国 FDA 妊娠期用药安全性分级为注射给药 B。

（3）头孢哌酮、舒巴坦均可少量分泌至乳汁中，哺乳期妇女用药时宜停止授乳。

（4）头孢哌酮大部分经肝胆系统排泄，因此肝功能严重减退的患者，使用本品时需调整给药方案。

（5）肾功能不全患者舒巴坦排泄减缓，使用头孢哌酮-舒巴坦时需调整用药剂量与给药间期。

（6）不推荐本品用于早产儿和新生儿患者。

（7）少数患者在使用头孢哌酮-舒巴坦治疗后出现维生素 K 缺乏，其机制可能与肠道菌群受到抑制有关。营养不良、吸收不良（如囊性纤维化患者）和长期静脉注射高营养制剂的患者及接受抗凝血药治疗的患者应用本品时宜补充维生素 K，并监测凝血酶原时间。

（8）头孢哌酮-舒巴坦可导致直接 Coombs 试验阳性，用 Benedict 试剂或 Fehling 试剂检查尿糖可出现假阳性反应。

【药物相互作用】（1）本品与氨基糖苷类药物联合应用具有协同作用。

（2）使用本品期间饮酒可发生“双硫仑样”反应。故治疗期间及治疗结束后 1 周宜戒酒。

（3）本品与肝素、华法林合用，引起出血的风险增加。

【给药说明】（1）本品与氨基糖苷类联合应用时不可置于同一容器中。

（2）头孢哌酮-舒巴坦与乳酸钠林格注射液、利多卡因混合有配伍禁忌，应先用注射用水进行初步溶解，然后再用乳酸钠林格注射液或盐酸利多卡因注射液做进一步稀释后应用。

【用法与用量】 (1)成人 常用剂量为每日2～4 g(头孢哌酮舒巴坦1∶1制剂),每12小时静脉滴注或静脉注射1次。严重感染或难治性感染,剂量可增至每日8 g(1∶1制剂),分次静脉滴注;采用1∶1制剂者如病情需要可另增加头孢哌酮4 g,分2次与本品同时静脉滴注。舒巴坦最大剂量为每日4 g。

(2)儿童 常用剂量为每日40～80 mg/kg(1∶1制剂),每6～12小时注射1次。严重感染或难治性感染,剂量可增至每日160 mg/kg(1∶1制剂),分2～4次给药。舒巴坦的每日最大剂量不超过80 mg/kg。

(3)肾功能减退患者 肌酐清除率＜30 ml/min者应调整剂量:血肌酐清除率为15～30 ml/min的患者,每次接受舒巴坦的最大剂量为1 g,每12小时静滴1次;血肌酐清除率＜15 ml/min的患者,每次接受舒巴坦的最大剂量为0.5 g,每12小时静滴1次。严重感染患者,必要时可另外增加头孢哌酮静脉滴注。血液透析患者应在透析结束后给药。

【儿科用法与用量】 肌内注射或静脉给药 一日40～80 mg/kg,每6～12小时注射1次;严重感染或难治性感染,增加到一日160 mg/kg,每日给药2～4次。

【儿科注意事项】 (1)对头孢哌酮敏感的细菌均具有抗菌活性。舒巴坦对多种重要的β-内酰胺酶具有不可逆性抑制作用。

(2)对革兰阳性、阴性及厌氧菌都有较好疗效。

(3)头孢哌酮主要经胆汁排泄,合并肝功能障碍和肾功能损害的患儿,根据需要调整用药剂量。

【制剂与规格】 注射用头孢哌酮-钠舒巴坦钠(1∶1制剂):

(1)0.5 g(含头孢哌酮与舒巴坦各0.25 g);

(2)0.75 g(含头孢哌酮与舒巴坦各0.375 g);

(3)1 g(含头孢哌酮与舒巴坦各0.5 g);

(4)1.5 g(含头孢哌酮与舒巴坦各70.5 g);

(5)2.0 g(含头孢哌酮与舒巴坦各1.0 g);

(6)3.0 g(含头孢哌酮与舒巴坦各1.5 g);

托西酸舒他西林[药典(二)]

Sultamicillin Tosilate

【适应证】 适用于产β-内酰胺酶的葡萄球菌属、大肠埃希菌、克雷伯菌属、奇异变形杆菌、不动杆菌属和脆弱拟杆菌等敏感菌所致以下感染:①鼻窦炎、中耳炎、扁桃体炎等上呼吸道感染;②支气管炎、肺炎等下呼吸道感染;③尿路感染;④皮肤、软组织感染;⑤淋病奈瑟球菌感染。本品还可用于氨苄西林-舒巴坦注射给药的后续治疗(序贯治疗)。

【药理】 (1)药效学 本品系前体药,是由氨苄西林与舒巴坦通过亚甲基所联结而成的双酯,在人体内水解为氨苄西林与舒巴坦而发挥抗菌作用。其药效学参阅“氨苄西林-舒巴坦”。

(2)药动学 本品口服经肠道吸收后酯键水解,释放出氨苄西林与舒巴坦而起作用,其生物利用度相当于氨苄西林-舒巴坦静脉给药的80%。本品口服吸收完全,吸收不受食物影响。口服本品后氨苄西林的血药峰浓度接近口服等量氨苄西林单药的2倍。口服本品750 mg,氨苄西林和舒巴坦的达峰时间分别为0.92小时和0.96小时,血药峰浓度分别为9.1 mg/L和8.9 mg/L。氨苄西林与舒巴坦消除半衰期分别为0.75小时和1小时;两者分别有50%～75%的给药量以原形经尿排出。老年人和肾功能不全者氨苄西林与舒巴坦消除的半衰期延长。

【不良反应】 参阅“氨苄西林-舒巴坦”。

【禁忌证】 对本品过敏者或对青霉素类药物和舒巴坦过敏者禁用。

【注意事项】 应用本品前需详细询问青霉素类等药物过敏史,并进行青霉素皮肤敏感试验。其余参阅“氨苄西林-舒巴坦”。

【药物相互作用】 参阅“氨苄西林-舒巴坦”。

【用法与用量】 (1)口服 成人及体重30 kg以上儿童,一次375～750 mg,一日2次;体重小于30 kg儿童,一日按体重50 mg/kg,分2次给药。严重肾功能不全患者应减少给药次数。

(2)单纯性淋病 可单次给予本品2.25 g,并同时加服丙磺舒1 g以延长氨苄西林与舒巴坦的血药浓度维持时间。

【制剂与规格】 托西酸舒他西林片:(1)0.125 g;(2)0.1875 g;(3)0.25 g;(4)0.375 g。

托西酸舒他西林胶囊:0.125 g。

托西酸舒他西林颗粒:(1)0.125 g;(2)0.375 g。

甲苯磺酸舒他西林胶囊:0.125 g。

克拉维酸钾

Clavulannate Potassium

【药理】 (1)药效学 克拉维酸是从链霉菌的培养液中分离获得的氧青霉烷化合物。本品只有微弱的抗菌活性,但具有强大的广谱β-内酰胺酶抑制作用,因而可保护不耐酶的β-内酰胺类抗生素,使之不被细菌产生的β-内酰胺酶水解灭活,保持其抗菌作用。本品对葡萄球菌属产生的β-内酰胺酶有强大抑制作用，对肠杆菌科细菌、流感嗜血杆菌、淋病奈瑟菌和卡他莫拉菌的质粒介导性β-内酰胺酶有强大抑制作用，对肺炎克雷伯菌、变形杆菌属和脆弱拟杆菌所产生的染色体介导性β-内酰胺酶也有快速抑酶作用；而对摩根菌属、普罗威登菌、沙雷菌属、肠杆菌属和铜绿假单胞菌等产生的染色体介导β-内酰胺酶抑制作用甚差。此外，克拉维酸与大肠埃希菌PBP-2的亲和力强，可使细菌变为球形。

(2)药动学　正常人口服克拉维酸125 mg，t_{max}为1小时，C_{max}为3.4 mg/L，其吸收不受进食、牛奶或氢氧化铝抗酸药的影响。静脉滴注后迅速分布至全身组织、体液中，静脉给药200 mg的C_{max}为11 mg/L。血浆蛋白结合率为22%～30%，$t_{1/2}$为0.76～1.4小时，给药后8小时内尿排出率为46%。克拉维酸血-脑屏障通透性差。

临床上主要用克拉维酸与阿莫西林或替卡西林配伍而成的复方制剂。

【适应证】【不良反应】【禁忌证】　等相关内容参阅“阿莫西林-克拉维酸钾”“替卡西林-克拉维酸钾”。

阿莫西林-克拉维酸钾[药典(二)；基；医保(甲、乙)]

Amoxicillin and Clavulannate Potassium

【适应证】　阿莫西林-克拉维酸钾有口服和静脉制剂。

口服给药适用于下列产β-内酰胺酶的细菌所致各种感染：①流感嗜血杆菌和卡他莫拉菌所致鼻窦炎、中耳炎和下呼吸道感染；②大肠埃希菌、克雷伯菌属和肠杆菌属所致尿路、生殖系统感染(体外药敏试验中，肠杆菌属细菌对阿莫西林-克拉维酸耐药，但本品在尿液中的药物浓度非常高，因此，产酶肠杆菌属细菌所致尿路、生殖系统感染仍可用阿莫西林-克拉维酸治疗)；③金黄色葡萄球菌、大肠埃希菌和克雷伯菌属所致皮肤、软组织感染。

静脉给药除上述适应证外，还可用于上述细菌所致腹腔感染、血流感染以及骨、关节感染。

【药理】　(1)药效学　克拉维酸钾与阿莫西林合用，可保护后者免遭β-内酰胺酶水解，使阿莫西林仍保持其抗菌活性，并可扩大其抗菌谱。阿莫西林-克拉维酸钾对产β-内酰胺酶的葡萄球菌属、流感嗜血杆菌、卡他莫拉菌、淋病奈瑟菌、脑膜炎奈瑟菌以及大肠埃希菌、沙门菌属、克雷伯菌属、变形杆菌属等肠杆菌科细菌亦具有良好抗菌作用。脆弱拟杆菌、梭杆菌属和消化链球菌等厌氧菌也对本品敏感。但本品对铜绿假单胞菌、甲氧西林耐药葡萄球菌属以及肠杆菌属、柠檬酸杆菌属、沙雷菌属等抗菌作用差。

(2)药动学　阿莫西林与克拉维酸钾配伍后对各自的药代动力学参数无显著影响。药物对胃酸稳定，口服后阿莫西林和克拉维酸钾均吸收良好，食物对两者吸收的影响不显著。口服本品375 mg(阿莫西林250 mg，克拉维酸125 mg)，阿莫西林t_{max}为1.5小时，C_{max}为5.6 mg/L；克拉维酸t_{max}为1小时，C_{max}为3.4 mg/L。服药后6小时分别有50%～70%的阿莫西林和25%～40%的克拉维酸以原形自尿中排出。静脉注射本品600 mg(阿莫西林500 mg，克拉维酸100 mg)和1200 mg(阿莫西林1000 mg，克拉维酸200 mg)，阿莫西林C_{max}分别为32.2 mg/L和105.4 mg/L，克拉维酸C_{max}分别为10.5 mg/L和28.5 mg/L。静脉注射本品后6小时内分别有66.5%～77.4%的阿莫西林和46.0%～63.8%的克拉维酸以原形自尿中排出。静脉滴注(>30分钟)本品2200 mg(阿莫西林2000 mg，克拉维酸200 mg)，阿莫西林和克拉维酸C_{max}分别为108.3 mg/L和13.9 mg/L，两者的$t_{1/2}$分别为0.9～1.07小时和0.9～1.12小时。本品在多数组织和体液中分布良好，但血-脑屏障通透性差。阿莫西林和克拉维酸的血浆蛋白结合率分别为18%和25%。阿莫西林和克拉维酸均可被血液透析清除。

【不良反应】　不良反应轻微，且常呈一过性，常见者有：腹泻、消化不良、恶心、皮疹、静脉炎和阴道炎。胃肠道反应多发生于应用高剂量本品时。亦可导致患者ALT、AST增高；少数情况下应用本品后患者可发生肝炎和胆汁淤积性黄疸，这类不良反应可发生于疗程中或停药后的6周内，症状可能严重并持续数个月，多见于成年人及中老年人；肝功能异常通常是可逆的，但在极个别情况下(存在严重基础疾病或合并用药)可导致死亡。罕见多形性红斑、史-约综合征、剥脱性皮炎、中毒性表皮坏死松解症、过敏性休克、间质性肾炎、白细胞减少、血小板减少症、溶血性贫血以及兴奋、焦虑、失眠、头晕等中枢神经系统症状。

【禁忌证】　对本品中任一成分或青霉素类过敏以及有β-内酰胺类过敏性休克史者禁用。

【注意事项】　(1)青霉素类药物偶可引起过敏性休克，尤其多见于有青霉素或头孢菌素过敏史患者。用药前必须详细询问药物过敏史并进行青霉素皮肤敏感试验。如发生过敏性休克，应立即就地抢救，保持气道畅通、吸氧及给予肾上腺素、糖皮质激素等治疗措施。下列患者应避免或谨慎应用本品：①有其他β-内酰胺类如头孢菌素过敏史者；②有与本品或青霉素类药物相关的胆汁淤积性黄疸或肝功能不全病史患者；③单核细胞增多症患者(应用本品易发生皮疹)。

(2)部分患者应用本品可出现肝功能异常，临床意义尚不明确，故本品应慎用于肝功能不全患者。

(3)肾功能不全患者应减量使用。

(4)美国 FDA 妊娠期用药安全性分级为口服、注射给药 B。

(5)哺乳期妇女应用本品时宜停止授乳。

(6)本品在应用时需定期复查血常规及肝、肾功能，尤其是长期应用本品的患者。

(7)每 5 ml 本品混悬液含有 12.5 mg 阿斯巴甜(天冬酰苯丙氨酸甲酯)，因此在苯丙酮尿症患者中应慎用本品。

【药物相互作用】 (1)本品与氨基糖苷类药物联合应用具有协同作用。

(2)本品与口服避孕药合用时，可能降低后者的作用。

(3)克拉维酸可与 IgG 和白蛋白在红细胞表面发生非特异性结合，造成 Coombs 试验假阳性。

【给药说明】 (1)本品有多种制剂与规格，其中阿莫西林与克拉维酸配伍比例也不同，不同制剂与规格不可相互替代。40 kg 以下儿童不宜用 375 mg 片剂(阿莫西林与克拉维酸比例 2∶1)。3 个月以下新生儿宜采用 5 ml∶156.25 mg 混悬液，不推荐应用 5 ml∶250 mg 混悬液。

(2)本品与食物同服可减少胃肠道反应。

【用法与用量】 (1)口服　①成人或体重 40 kg 以上儿童，每次 0.625 g(阿莫西林与克拉维酸比例 4∶1 片剂)、每 12 小时 1 次，或每次 375 mg(2∶1 片剂)、每 8 小时 1 次；较重感染，每次 1000 mg(7∶1 片剂)、每 12 小时 1 次，或每次 625 mg(4∶1 片剂)、每 8 小时 1 次。②3 个月以上婴儿及体重＜40 kg 儿童，片剂、混悬液或咀嚼片(阿莫西林与克拉维酸比例 4∶1 或 7∶1)(以阿莫西林剂量计)，每次 12.5 mg/kg、每 12 小时 1 次，或每次 7 mg/kg、每 8 小时 1 次；较重感染，每次 22.5 mg/kg、每 12 小时 1 次，或每次 13 mg/kg、每 8 小时 1 次。③新生儿及 3 个月以下婴儿，混悬液(阿莫西林与克拉维酸比例 4∶1)(以阿莫西林剂量计)，每次 15 mg/kg，每 12 小时 1 次。

(2)静脉滴注　①成人及 12 岁以上儿童，每次 1200 mg，每 8 小时 1 次，严重感染可加至每 6 小时 1 次；②3 个月以上婴儿及体重＜40 kg 儿童，每次 30 mg/kg，每 8 小时 1 次，严重感染可加至每 6 小时 1 次；③新生儿及 3 个月以下婴儿，每次 30 mg/kg，早产儿每 12 小时 1 次，足月产儿每 8 小时 1 次。静脉制剂中两者的比例均为 5∶1，以上剂量均为阿莫西林与克拉维酸总含量。

(3)肾功能减退患者　①内生肌酐清除率 30 ml/min，无需调整剂量。②内生肌酐清除率 10～30 ml/min 者，每次口服 375 mg 或 625 mg(2∶1 片剂)，每 12 小时 1 次。静脉滴注首剂 1200 mg，继以每 12 小时 600 mg 静脉滴注。③内生肌酐清除率＜10 ml/min 者，每次口服 375 mg，每 12～24 小时 1 次。静脉滴注首剂 1200 mg，继以每 24 小时 600 mg 静脉滴注。本品可经血液透析清除，血液透析患者应在透析后补充 600 mg。

【儿科用法与用量】 (1)口服　＜40 kg 者，一日 25 mg/kg，分 2 次；较重的感染，一日 40～50 mg/kg，分 2 次；12 岁以上同成人。

(2)静脉滴注　一日 50～100 mg/kg，分 3～4 次。

【制剂与规格】 阿莫西林-克拉维酸钾片：

(1)2∶1 制剂：0.375 g(阿莫西林 0.25 g，克拉维酸钾 0.125 g)；

(2)4∶1 制剂：①0.625 g(阿莫西林 0.5 g，克拉维酸钾 0.125 g)；②0.3125 g(阿莫西林 0.25 g，克拉维酸钾 0.0625 g)；

(3)7∶1 制剂：①0.6 g(阿莫西林 0.525 g，克拉维酸钾 0.075 g)；②1.0 g(阿莫西林 0.875 g，克拉维酸钾 0.125 g)；

阿莫西林-克拉维酸钾分散片：

(1)4∶1 制剂：0.15625 g(阿莫西林 0.125 g，克拉维酸钾 0.03125 g)；

(2)7∶1 制剂：①0.2285 g(阿莫西林 0.2 g，克拉维酸钾 0.0285 g)；②0.457 g(阿莫西林 0.4 g，克拉维酸钾 0.057 g)；

阿莫西林-克拉维酸钾干混悬液：

(1)4∶1 制剂：①0.15625 g(阿莫西林 0.125 g，克拉维酸钾 0.03125 g)；②0.3125 g(阿莫西林 0.25 g，克拉维酸钾 0.0625 g)；

(2)7∶1 制剂：0.2285 g(阿莫西林 0.2 g，克拉维酸钾 0.0285 g)；

(3)14∶1 制剂：0.643 g(阿莫西林 0.6 g，克拉维酸钾 0.043 g)；

阿莫西林-克拉维酸钾颗粒：

(1)2∶1 制剂：0.375 g(阿莫西林 0.25 g，克拉维酸钾 0.125 g)。

(2)4∶1 制剂：0.15625 g(阿莫西林 0.125 g，克拉维酸钾 0.03125 g)；

(3)7∶1 制剂：0.2285 g(阿莫西林 0.2 g，克拉维酸钾 0.0285 g)；

注射用阿莫西林-克拉维酸钾：(1)0.3 g(阿莫西林

0.25 g,克拉维酸钾 0.05 g);(2)0.6 g(阿莫西林 0.5 g,克拉维酸钾 0.1 g);(3)1.2 g(阿莫西林 1 g,克拉维酸钾 0.2 g)。

替卡西林-克拉维酸钾[医保(乙)]

Ticarcillin and Clavulannate Potassium

【适应证】 适用于对本品敏感的产 β-内酰胺酶细菌所致下列感染:①克雷伯菌属、大肠埃希菌、铜绿假单胞菌(或其他假单胞菌属细菌)及金黄色葡萄球菌所致血流感染;②克雷伯菌属、流感嗜血杆菌和金黄色葡萄球菌所致下呼吸道感染;③金黄色葡萄球菌所致骨、关节感染;④克雷伯菌属、大肠埃希菌、金黄色葡萄球菌所致皮肤、软组织感染;⑤大肠埃希菌、克雷伯菌属、柠檬酸杆菌属、阴沟肠杆菌、黏质沙雷菌、铜绿假单胞菌和腐生葡萄球菌所致尿路感染(包括单纯性或复杂性);⑥肠杆菌属、大肠埃希菌、肺炎克雷伯菌、金黄色葡萄球菌、凝固酶阴性葡萄球菌、产黑色素普雷沃菌及脆弱拟杆菌所致盆腔感染;⑦大肠埃希菌、肺炎克雷伯菌、脆弱拟杆菌所致腹腔感染。

【药理】 (1)药效学 替卡西林抗菌谱与羧苄西林相仿,但对铜绿假单胞菌等革兰阴性菌的体外抗菌活性较后者强 2～4 倍。克拉维酸药效学参阅"克拉维酸钾"。

克拉维酸与替卡西林配伍,可保护后者免遭 β-内酰胺酶水解,使替卡西林仍保持其抗菌活性并使其抗菌谱增宽。替卡西林-克拉维酸钾对不产或产 β-内酰胺酶的大肠埃希菌、沙门菌属、克雷伯菌属、变形杆菌属、普罗威登菌属、摩氏摩根菌、不动杆菌属、沙雷菌属、柠檬酸杆菌属等肠杆菌科细菌,铜绿假单胞菌、嗜麦芽窄食单胞菌、流感嗜血杆菌、卡他莫拉菌、淋病奈瑟菌、脑膜炎奈瑟菌等其他革兰阴性菌,以及金黄色葡萄球菌、凝固酶阴性葡萄球菌等具有良好抗菌活性。脆弱拟杆菌及其他拟杆菌属,产气荚膜梭菌、艰难梭菌等梭菌属,梭杆菌属,真杆菌属也对本品敏感。

(2)药动学 替卡西林与克拉维酸配伍后对各自的药代动力学参数无显著影响。30 分钟内静脉滴注替卡西林-克拉维酸 3.1 g(替卡西林 3 g,克拉维酸 0.1 g)或 3.2 g(替卡西林 3 g,克拉维酸 0.2 g),替卡西林 C_{max} 为 330 mg/L;克拉维酸在 3.1 g 和 3.2 g 不同剂量组中,C_{max} 分别为 8 mg/L 和 16 mg/L。替卡西林-克拉维酸可广泛分布于体内各组织,替卡西林在脑膜有炎症时可透过血-脑屏障,但克拉维酸不易透过血-脑屏障。替卡西林和克拉维酸的血 $t_{1/2β}$ 均为 1.1 小时。单剂给药后 6 小时内,60%～70%的替卡西林和 35%～45%的克拉维酸在尿中以原形排除。替卡西林和克拉维酸的血浆蛋白结合率分别为 45%和 9%。替卡西林和克拉维酸均可经血液透析清除。

新生儿患者接受替卡西林-克拉维酸钾 50 mg/kg(替卡西林∶克拉维酸为 30∶1)后,替卡西林和克拉维酸的 $t_{1/2β}$ 分别为 4.4 小时和 1.9 小时;婴儿和儿童中 $t_{1/2β}$ 为 1.0 小时和 0.9 小时。

【不良反应】 本品的不良反应主要有:胃胀、恶心、呕吐、腹泻等胃肠道反应;皮疹、瘙痒、药物热等过敏反应;注射局部红肿、疼痛、静脉炎以及头痛等。偶见剥脱性皮炎、中毒性表皮坏死松解症、过敏性休克和癫痫等严重不良反应。实验室检查异常可见一过性 ALT、AST、LDH、肌酐、尿素氮升高以及白细胞减少、溶血性贫血、凝血酶原时间延长等。

【禁忌证】 对本品中任一成分或青霉素类药物过敏以及有 β-内酰胺类过敏性休克史者禁用。

【注意事项】 (1)用药前必须详细询问药物过敏史并进行青霉素皮肤敏感试验。青霉素类药物偶可引起过敏性休克,尤其多见于有青霉素或头孢菌素过敏史患者,如发生过敏性休克,应立即就地抢救,保持气道畅通、吸氧及给予肾上腺素、糖皮质激素等治疗措施。

(2)肾功能不全患者应调整给药剂量。

(3)美国 FDA 妊娠期用药安全性分级为注射给药 B。

(4)哺乳期妇女应用本品时宜停止授乳。

(5)不推荐本品用于小于 3 个月的婴儿患者。

(6)每 1 g 本品中含有 109 mg 钠盐,对需要严格限制钠盐的患者应予以注意。

(7)较长疗程应用本品时需定期复查血常规、电解质和肝、肾功能。

【药物相互作用】 (1)本品与氨基糖苷类药物联合应用具有协同作用。

(2)本品可减少雌、孕激素重吸收,减低避孕药物效果。

(3)克拉维酸可造成 Coombs 试验假阳性。

(4)替卡西林在尿中浓度高,可造成尿蛋白检测的假阳性反应。

【给药说明】 本品应静脉滴注给药。每 3.1 g 本品应以约 13 ml 注射用水或 0.9%氯化钠注射液初步稀释,继以 5%葡萄糖注射液、0.9%氯化钠注射液或乳酸林格注射液稀释至 10～100 mg/ml。每 3.1 g 滴注时间应在 30 分钟以上。

【用法与用量】 (1)成人　①全身或尿路感染，体重大于 60 kg 者，每次 3.1 g(其中替卡西林 3.0 g，克拉维酸 0.1 g)，每 4～6 小时 1 次，静滴；体重低于 60 kg 者，每日剂量(按替卡西林计)200～300 mg/kg，每 4～6 小时 1 次，静滴。②盆腔感染、中度感染，每日剂量(按替卡西林计)200 mg/kg，分 4 次静滴；重症感染，每日 300 mg/kg，分 6 次静滴。

(2)3 个月以上婴儿及儿童　①体重低于 60 kg 者，按替卡西林计，轻、中度感染每日 200 mg/kg，分 4 次静滴；重症感染每日 300 mg/kg，分 4 次静滴。②体重 60 kg以上者，用法与成人相同。

(3)肾功能减退患者　首剂静脉滴注 3.1 g，以后根据内生肌酐清除率给药。①内生肌酐清除率＞60 ml/min 者，剂量无需调整。②内生肌酐清除率为 30～60 ml/min 者，每次 2 g，每 6 小时 1 次。③内生肌酐清除率为 10～30 ml/min者，每次 2 g，每 8 小时 1 次。④内生肌酐清除率＜10 ml/min 者，每次 2 g，每 12 小时 1 次。⑤内生肌酐清除率＜10 ml/min 且合并肝功能损害者，每次 2 g，每 24 小时 1 次。⑥腹膜透析患者，每次 3.1 g，每 12 小时 1 次。⑦血液透析患者，每次 2 g，每 12 小时 1 次，血液透析后加用 3.1 g。

【儿科用法与用量】 静脉注射　一日 200～300 mg/kg，分 4 次；体重＞60 kg 者，同成人量。

【制剂与规格】 注射用替卡西林-克拉维酸钾：(1)1.6 g(替卡西林 1.5 g，克拉维酸 0.1 g)；(2)3.2 g(替卡西林 3 g，克拉维酸 0.2 g)。

哌拉西林-他唑巴坦钠[药典(二)；医保(乙)]

Piperacillin and Tazobatam Sodium

【适应证】 适用于因产 β-内酰胺酶而对哌拉西林耐药但对本品敏感的细菌所致下列中、重度感染：①肺炎克雷伯菌、鲍曼不动杆菌、铜绿假单胞菌、流感嗜血杆菌、金黄色葡萄球菌等所致肺炎等下呼吸道感染；本品用于医院获得性铜绿假单胞菌肺炎时，应联合氨基糖苷类或其他抗铜绿假单胞菌活性药物。②金黄色葡萄球菌等所致蜂窝织炎、脓肿、糖尿病足感染等单纯性或复杂性皮肤、软组织感染。③大肠埃希菌、拟杆菌属等所致阑尾炎(合并破裂或脓肿)、腹膜炎等腹腔感染。④大肠埃希菌等所致盆腔炎、子宫内膜炎等盆腔感染。

【药理】 (1)药效学　他唑巴坦属 β-内酰胺类抗生素，抗菌作用微弱，但可与细菌产生的 β-内酰胺酶不可逆地结合而抑制其活性。他唑巴坦与质粒介导性 2b、2br 和 2c 组 β-内酰胺酶结合力强，与葡萄球菌属产生的青霉素酶和普通变形杆菌、拟杆菌属等产生的 2e 组 β-内酰胺酶也具有较强亲和力。他唑巴坦与铜绿假单胞菌、沙雷菌属和肠杆菌属产生的 Amp C β-内酰胺酶和嗜麦芽窄食单胞菌产生的金属 β-内酰胺酶具有轻微结合力，其临床意义不明。他唑巴坦不会诱导高产 Amp C β-内酰胺酶。

哌拉西林的体外抗菌作用参阅“哌拉西林”。他唑巴坦与哌拉西林配伍可保护后者不被 β-内酰胺酶水解，使其保持抗菌活性且扩大其抗菌谱。哌拉西林-他唑巴坦对不产或产 β-内酰胺酶的大肠埃希菌、克雷伯菌属、变形杆菌属、普罗威登菌属、摩氏摩根菌、沙雷菌属、柠檬酸杆菌属、沙门菌属等肠杆菌科细菌，流感嗜血杆菌、卡他莫拉菌、淋病奈瑟菌、脑膜炎奈瑟菌、铜绿假单胞菌、不动杆菌属等革兰阴性菌，以及金黄色葡萄球菌、凝固酶阴性葡萄球菌等均具有良好抗菌作用。拟杆菌属、普雷沃菌属、产气荚膜梭菌等厌氧菌也对本品敏感。

(2)药动学　哌拉西林-他唑巴坦为 8∶1 制剂，静脉滴注哌拉西林-他唑巴坦 2.25 g、3.375 g 和 4.5 g 后，哌拉西林 C_{max}与单独应用同等量哌拉西林者相仿，分别为 134 g/ml、242 g/ml 和 298 g/ml，他唑巴坦血药浓度为 15 mg/L、24 mg/L 和 34 mg/L。多剂给药后哌拉西林和他唑巴坦的稳态血药浓度与首剂给药后的血药浓度相近。哌拉西林-他唑巴坦可广泛分布于各种组织与体液中，组织中的药物浓度为血药浓度的 50%～100%。哌拉西林与他唑巴坦的血浆蛋白结合率均为 30%～40%。

哌拉西林在体内代谢为具有微弱抗菌活性的去乙基产物，他唑巴坦代谢为无活性产物。哌拉西林与他唑巴坦主要经肾脏排泄，哌拉西林经尿液以原形排出给药量的 68%，80%他唑巴坦及其代谢产物自尿液中排出，哌拉西林与他唑巴坦均可分泌至胆汁。哌拉西林与他唑巴坦的 $t_{1/2\beta}$均为 0.7～1.2 小时。内生肌酐清除率低于 20 ml/min 者，哌拉西林与他唑巴坦的 $t_{1/2}$分别延长 2 倍和 4 倍。肝硬化患者哌拉西林与他唑巴坦的 $t_{1/2}$分别延长 25%和 18%。

【不良反应】 本品的不良反应大多为轻至中度，且为一过性，停药后即可缓解。

(1)较常见的不良反应　有恶心、呕吐、腹泻等胃肠道反应，皮疹，静脉炎。

(2)较少见的不良反应　有发热、眩晕、头痛、焦虑、消化不良、口腔念珠菌感染等，偶可发生过敏性休克。

(3)实验室检查异常　可见一过性 AST、ALT、胆红素升高，血红蛋白减低，血小板升高，白细胞减少，尿素氮、肌酐升高，血尿、蛋白尿等。

【禁忌证】 对本品中任一成分或对青霉素类过敏以及对β-内酰胺类药物有过敏性休克史者禁用。

【注意事项】 (1)用本品前必须详细询问患者既往有无对本品、青霉素类或其他药物的过敏史。本品偶可引起过敏性休克。用药前应进行青霉素皮肤敏感试验。一旦发生过敏性休克,需立即停药,并立即就地抢救,保持气道畅通、吸氧,给予肾上腺素、糖皮质激素等治疗措施。

(2)肝功能严重减退的患者,使用本品时需调整用药剂量与给药间期。

(3)肾功能严重减退的患者,使用本品时需调整用药剂量与给药间期。

(4)美国FDA妊娠期用药安全性分级为注射给药B。

(5)哺乳期妇女患者应用时宜停止授乳。

(6)不推荐本品用于2个月以下婴儿患者。

(7)老年人用药需按患者的内生肌酐清除率调整剂量。

(8)哌拉西林使用过程中可出现出血倾向,凝血功能降低、凝血酶原时间延长、血小板聚集力下降,多见于合并肾功能减退的患者。用药过程中出现出血倾向时需停药。

(9)本品可能导致艰难梭菌性腹泻。如怀疑或证实为艰难梭菌性腹泻,应停用本品并予以甲硝唑治疗。

(10)每1g哌拉西林-他唑巴坦含钠54mg,在需要限制钠盐摄入的患者中需注意。

(11)肺囊性纤维化患者使用本品时的发热、皮疹发生率上升。

【药物相互作用】 (1)本品与丙磺舒合用可使哌拉西林和他唑巴坦的消除半衰期分别上升21%和71%。

(2)本品与肝素合用时应注意监测出血与凝血功能。

(3)本品与维库溴铵合用可增强后者对神经-肌肉接头的阻滞作用。

(4)使用本品时用Benedict试剂或Fehling试剂检查尿糖时,可出现假阳性反应。

(5)应用本品可导致半乳甘露聚糖抗原检测(GM试验)假阳性。

【给药说明】 本品应静脉滴注给药。以注射用水或0.9%氯化钠注射液初步稀释至200 mg/ml,继以50~150 ml 0.9%氯化钠注射液或5%葡萄糖注射液或乳酸林格液等液体稀释。每次静脉滴注时间应大于30分钟。

【用法与用量】 (1)成人 ①常用剂量,每次4.5 g,每8小时1次;或每次3.375 g,每6小时1次。②医院获得性肺炎病原菌可能为铜绿假单胞菌时,可增加至每次4.5 g,每6小时给药1次,并宜联合应用氨基糖苷类。

(2)儿童 ①2~9个月婴儿,按哌拉西林剂量计,每次80 mg/kg,每8小时1次;②9个月以上婴儿及儿童,体重小于40 kg者,每次100 mg/kg,每8小时1次;③体重40 kg以上者,剂量同成人。

(3)肾功能严重损害患者 内生肌酐清除率>40 ml/min者,不需要调整剂量;内生肌酐清除率20~40 ml/min者,每次2.25 g,每6小时给药1次;内生肌酐清除率<20 ml/min者,每次2.25 g,每8小时给药1次;血液透析和连续性腹膜透析患者,每次2.25 g,每12小时给药1次。血液透析后应补充0.75 g,连续性腹膜透析患者在透析后不需要补充给药。

【儿科用法与用量】 静脉滴注 一日100~300 mg/kg,分3~4次。

【制剂与规格】 注射用哌拉西林-他唑巴坦钠:(1)0.5625 g(哌拉西林0.5 g,他唑巴坦0.0625 g);(2)1.125 g(哌拉西林1.0 g,他唑巴坦0.125 g);(3)2.25 g(哌拉西林2.0 g,他唑巴坦0.25 g);(4)4.5 g(哌拉西林4.0 g,他唑巴坦0.5 g)。

第四节 氨基糖苷类

氨基糖苷类抗生素在其分子结构中都有一个氨基环醇环和一个或多个氨基糖分子,由配糖键相连接。本类抗生素包括:①由链丝菌属的培养滤液中获得者,如链霉素、新霉素、卡那霉素等;②由小单孢菌属的培养滤液中获得者,如庆大霉素、西索米星等;③半合成氨基糖苷类,如阿米卡星为卡那霉素的半合成衍生物,奈替米星为西索米星的半合成衍生物。

氨基糖苷类抗生素的共同特点为:①水溶性好,性质稳定;②抗菌谱广,对葡萄球菌属、需氧革兰阴性杆菌均具有良好的抗菌活性,某些品种对结核分枝杆菌及其他分枝杆菌属亦有作用;③其作用机制主要为抑制细菌合成蛋白质;④细菌对不同品种之间有部分或完全性交叉耐药;⑤与人血浆蛋白结合率低,大多低于10%;⑥胃肠道吸收差,注射给药后大部分经肾脏以原形排出;⑦具有不同程度肾毒性和耳毒性,后者包括前庭功能损害或听力减退,并可有神经-肌肉接头的阻滞作用。

【药理】 氨基糖苷类对需氧革兰阴性杆菌有强大抗菌活性，如大肠埃希菌、克雷伯菌属、肠杆菌属、变形杆菌属、志贺菌属、沙雷菌属、沙门菌属等。对产碱杆菌属、莫拉菌属、枸橼酸菌属、不动杆菌属、布氏菌属、嗜血杆菌属及分枝杆菌属等亦有一定抗菌活性。氨基糖苷类对淋病奈瑟菌、脑膜炎奈瑟菌等革兰阴性球菌的作用较差；对各组链球菌（如A组链球菌、草绿色链球菌）和肺炎链球菌的作用弱，肠球菌属对之耐药，结核分枝杆菌对链霉素较敏感。氨基糖苷类在碱性环境中抗菌作用较强；Ca^{2+}、Mg^{2+}、Na^{+}、NH_4^{+}、K^{+}等阳离子可抑制其抗菌活性，因此在药敏试验中应注意培养基中阳离子的浓度。

氨基糖苷类与青霉素类或头孢菌素类联合常可获得协同作用。青霉素和链霉素联合对于草绿色链球菌具有协同作用。其他可能具有协同作用的联合用药：与耐酶半合成青霉素（如苯唑西林）联合作用于金黄色葡萄球菌；与青霉素（如氨苄西林）或万古霉素联合作用于某些敏感的肠球菌属；与头孢菌素类联合作用于肺炎克雷伯菌；与青霉素（如氨苄西林）联合作用于李斯特菌属；与哌拉西林联合作用于铜绿假单胞菌等。

氨基糖苷类经主动转运通过细菌细胞膜，与细菌核糖体30S亚单位的特殊受体蛋白结合，干扰信使核糖核酸（mRNA）与30S亚单位形成起始复合物，也使mRNA密码发生错读，合成无功能性错误蛋白质而插入细胞膜，导致细胞膜的渗透性发生改变，细胞内钾离子、腺嘌呤、核苷酸等重要物质外漏，并加速了大量氨基糖苷类继续进入菌体，导致细菌迅速死亡。

细菌对氨基糖苷类产生耐药性的主要机制为：①细菌产生氨基糖苷类钝化酶，这是临床分离菌对本类药物产生耐药性的最主要原因；②细胞壁渗透性改变或细胞内转运异常，使药物不能进入细菌体内，临床上对阿米卡星耐药的细菌大多缘于此机制；③作用靶位的改变，使药物进入菌体后不能与核糖体结合而发挥抗菌作用，这种情况较少见。

【临床应用】 目前氨基糖苷类仍然是国内临床上常用的药物，主要用于敏感需氧革兰阴性杆菌所致严重全身性感染，包括胆道感染、骨和关节感染、肺炎、血流感染、尿路感染、皮肤及软组织感染等。但处理病原菌尚未查明的严重感染或血流感染，或严重革兰阴性杆菌血流感染、肺炎、脑膜炎或金黄色葡萄球菌或肠球菌属感染时，本类药物常需与其他抗感染药联合应用。

近20余年来逐步采用了一日1次的给药方案，其依据为：①氨基糖苷类的肾毒性与药物在肾组织中的积聚量呈正比，每日给药量相同时，一次性给予较大剂量的肾组织内药物浓度较分3次给药者为低；氨基糖苷类给药后内耳螺旋器（Corti器）和前庭组织中的药物浓度亦有同样现象；提示减少给药次数并适当加大单次给药剂量可能减低耳、肾毒性。②氨基糖苷类属于浓度依赖性抗生素，在一定浓度范围内其杀菌活力及临床疗效与血药浓度呈正相关。③氨基糖苷类对革兰阳性菌和革兰阴性菌都有一定程度的抗生素后效应，因而可以适当延长给药间期，减少给药次数。④细菌对于氨基糖苷类有适应性耐药，即一次给药后细菌体内摄入氨基糖苷类相关酶的活性即有所下降，使细菌摄入药物量减少，称为“适应性耐药”；但这一作用是可逆的，经过一段时间后细菌对于药物的摄入量又可恢复。⑤单次较高剂量的氨基糖苷类可能避免耐药突变菌株的产生。

大量临床研究结果显示，一日1次的给药方案可安全地用于肾功能正常的成人、儿童、中性粒细胞减低等患者，其疗效至少与一日总剂量相同而多次给药者相仿，并可能减低药物毒性反应。但本方案不宜用于新生儿、妊娠期妇女、感染性心内膜炎、革兰阴性杆菌脑膜炎、骨髓炎、肾功能减退、大面积烧伤及肺囊性纤维化等患者，对于上述患者尚需进行更多的临床研究。

临床上应用氨基糖苷类抗生素时均应尽可能进行血药浓度监测，根据测定结果调整用量，下列情况进行血药浓度监测尤属必要：①肾功能减退或衰竭者及老年患者；②早产儿、新生儿、婴幼儿，否则不宜采用氨基糖苷类；③休克、心力衰竭、腹水或严重失水等患者；④肾功能在短期内有较大波动者。肾功能正常者宜在用药的第2日测定血药峰浓度，以确定是否已到达有效治疗浓度；在用药第4日或第5日测定谷浓度，以避免血药浓度过高而引起毒性反应。此后可根据情况每周测定峰、谷浓度1～2次。肾功能减退或波动很大者，以及在调整用药方案后的1～2日内，应重复测定血药峰浓度和谷浓度，此后根据情况随时监测。

氨基糖苷类的一日1次或一日多次给药方案见表10-5。肾功能减退时氨基糖苷类一日1次给药方案的调整见表10-6。

氨基糖苷类治疗严重感染时，不论患者肾功能正常与否，均应给予首次冲击量，以保证组织和体液中迅速达到有效治疗浓度。首次冲击量的剂量按标准体重计算：庆大霉素、妥布霉素为1.5～2 mg/kg，阿米卡星、卡那霉素为5～7.5 mg/kg，奈替米星为1.3～3.25 mg/kg。

表 10-5　氨基糖苷类的给药方案(一日 1 次及一日多次给药)及预期血药峰、谷浓度

药物	首次冲击量(mg/kg)	维持量		预期血药浓度(mg/L)		危重患者一日量(mg/kg)
		剂量(mg/kg)	给药间期(h)	峰浓度	谷浓度	
庆大霉素、妥布霉素	2	1.7	8	4～10(一日 1 次)	1～2	5～7
卡那霉素、阿米卡星	7～7.5	7.5	12	15～30(一日 1 次)	5～10	15
奈替米星	1.3～3.25	2	8	4～10(一日 1 次)	1～2	6.5
异帕米星	—	8	24	—	—	15
链霉素	—	15(最大剂量一日不超过 1 g)或 7.5	24 12	—	—	—

表 10-6　肾功能减退时氨基糖苷类一日 1 次给药方案调整

药物	肌酐清除率(ml/min)						
	>80	60～80	40～60	30～40	20～30	10～20	<10
	剂量(mg/kg,q. 24 h.)				剂量(mg/kg,q. 24 h.)		
庆大霉素,妥布霉素	5.1	4	3.5	2.5	4	3	2
阿米卡星,卡那霉素,链霉素	15	12	7.5	4	7.5	4	6
异帕米星	8	8	8	8,q. 48 h.	8	8,q. 72 h.	8,q. 96 h.
奈替米星	6.5	5	4	2	3	2.5	2.0

肾功能减退患者应用氨基糖苷类抗生素时,需按照内生肌酐清除率的改变调整给药剂量或给药间期(如表 10-6 所示)。如缺少内生肌酐清除率数值时,也可根据以下公式计算,但可靠性较差。

内生肌酐清除率(成年男性)(ml/min)=

$$\frac{(140-\text{年龄})\times\text{标准体重(kg)}}{72\times\text{血肌酐值(mg/100 ml)}}$$

内生肌酐清除率(成年女性)(ml/min)=内生肌酐清除率(成年男性)×0.85

根据上述公式计算内生肌酐清除率时需注意:①老年人肌肉组织萎缩,血肌酐值常呈假性降低,以致计算剂量偏高;②产妇体重按未妊娠时标准体重计算;③无尿或少尿患者可假定其内生肌酐清除率为 5～8 ml/min。

链霉素[药典(二);基;医保(甲)]

Streptomycin

【适应证】 ①目前推荐异烟肼、利福平和吡嗪酰胺三联用药作为结核病初治病例的治疗方案,如遇当地结核分枝杆菌对前两者的耐药率较高时,上述方案中可加入链霉素或乙胺丁醇而成为四联方案。此外患者如对上述药物中任一种产生毒性反应或不能耐受时,亦可采用链霉素作为联合用药之一。②本品亦适用于土拉菌病,或与其他抗感染药物联合用于鼠疫、腹股沟肉芽肿病、布氏菌病、鼠咬热,亦可与青霉素联合治疗草绿色链球菌或粪肠球菌所致心内膜炎。

【药理】 (1)药效学　链霉素对结核分枝杆菌有强大抗菌作用,其最低抑菌浓度(MIC)一般为 0.5 mg/L。非典型分枝杆菌对本品大多耐药。链霉素对许多革兰阴性杆菌如大肠埃希菌、肺炎克雷伯菌、肠杆菌属、沙门菌属、志贺菌属、布氏菌属、巴斯德杆菌属等也具有抗菌作用,脑膜炎奈瑟菌和淋病奈瑟菌对本品亦敏感。链霉素对金黄色葡萄球菌等多数革兰阳性球菌的抗菌活性差。在常用剂量时链霉素对肠球菌属无抗菌作用,但本品与青霉素(如氨苄西林)合用可呈协同作用而对其具有杀菌作用。各组链球菌、铜绿假单胞菌和厌氧菌对本品耐药。

细菌与链霉素接触后极易产生耐药性,其产生的速度远比对青霉素为快。近年来结核分枝杆菌对链霉素耐药者不断增加,链霉素和其他抗结核药物如异烟肼、对氨基水杨酸等合用可减少或延缓耐药性的产生,目前本品在结核病的治疗主要限于初治病例。其他革兰阴性杆菌对链霉素的耐药性也很普遍,使链霉素在临床上的应用受到很大限制。

(2)药动学　肌内注射后吸收良好。主要分布于细胞外液,并可分布于除脑以外的所有器官、组织。本品到达脑脊液和支气管分泌液中的量很少;可到达胆汁、胸水、腹水、结核性脓肿和干酪样组织。本品在尿液中浓度高,可穿过胎盘屏障。分布容积(V_d)为 0.26 L/kg。血浆蛋白结合率呈低至中度(20%～30%)。肌注 1 g 链霉素,t_{max}为 1～1.5 小时,C_{max}为 25～50 mg/L。$t_{1/2}$为 2.4～2.7 小时,肾功能衰竭时可达 50～110 小时。本品在体内不代谢,主要经肾小球滤过排出,80%～98%在 24 小时内排出;约 1%从胆汁排出,此外亦有少量从乳汁、唾液和汗液中排出。本品有相当量可经血液透析

清除。

【不良反应】 参阅“硫酸庆大霉素”。

(1)耳毒性主要影响前庭功能,亦可影响听力。肾毒性比其他氨基糖苷类药物略轻。

(2)肌内注射后发生口唇周围感觉异常者并不少见,周围神经病变、视神经炎、视野盲点等神经系统症状偶有发生。鞘内注射后可导致脊神经根炎、蛛网膜炎、神经根痛、下肢麻痹等脑脊髓膜炎症状。肾损害或肾前性氮质血症患者发生神经毒性的风险较大。

(3)可发生严重多形性红斑、中毒性表皮坏死剥脱性皮炎及其他皮肤过敏反应。

(4)呼吸困难、嗜睡、软弱无力(神经-肌肉阻滞、肾毒性所致)罕见。

(5)发生率较高者为听力减退、耳鸣或耳部胀满感(耳毒性:影响听力);血尿、排尿次数减少或尿量减少、食欲缺乏、极度口渴(肾毒性);步履不稳、眩晕(耳毒性:影响前庭功能);恶心或呕吐(耳毒性:影响前庭功能,肾毒性);麻木、针刺感或面部烧灼感(周围神经炎);视力减退(视神经炎)。再生障碍性贫血、中性粒细胞缺乏症罕见。

【禁忌证】 (1)对链霉素或其他氨基糖苷类过敏者禁用。

(2)美国 FDA 妊娠期用药安全性分级为注射给药 D。

【注意事项】 (1)交叉过敏反应　对一种氨基糖苷类过敏的患者,可能对其他氨基糖苷类也过敏。

(2)老年患者应用氨基糖苷类后可产生各种毒性反应,因此在氨基糖苷类疗程中监测肾功能(最好测定肌酐清除率)极为重要。肾功能正常者用药后亦可能产生听力减退。

(3)疗程中或停药后发生听力减退、耳鸣或耳部胀满感者提示有耳毒性可能,应引起注意。

(4)下列情况应慎用本品:①失水,由于可使血药浓度增高,产生毒性反应的可能性增加;②第Ⅷ对脑神经损害,链霉素可导致听神经和前庭功能损害;③重症肌无力或帕金森病,链霉素可引致神经-肌肉阻滞作用,加重骨骼肌软弱无力等不良后果;④肾功能损害,链霉素可引起肾毒性。

(5)对诊断的干扰　可使血清 ALT、AST、胆红素浓度及乳酸脱氢酶浓度的测定值增高;血钙、镁、钾、钠浓度的测定值可能降低。

(6)对患者应注意监测:①听电图,对老年患者需在用药前、用药过程中定期及长期用药后进行听电图检测,以及时发现高频听力损害;②温度刺激试验,在用药前、用药过程中定期及长期用药后用以检测前庭功能毒性;③尿常规检查和肾功能测定,在用药前、用药过程中定期测定肾功能,以防止严重肾毒性反应。

(7)应监测血药浓度,血药峰浓度超过 40 mg/L 时引起毒性反应的可能性增加;对肾功能不全的患者有条件时应经常监测血药峰浓度,以不超过 20～25 mg/L 为宜(参阅表 10-5,表 10-6)。

(8)不能测定血药浓度时,应根据内生肌酐清除率调整剂量,内生肌酐清除率可由血肌酐值按照本章氨基糖苷类概论中所附公式计算而得。

(9)给予首次负荷剂量后,有肾功能不全、前庭功能受损或听力减退的患者应减量或停用,由于链霉素在体内不被代谢,主要由尿液排出,而肾功能不全的患者体内可能产生药物积聚而达到中毒浓度。

(10)逾量处理　由于缺少特异性拮抗药,链霉素过量或引起毒性反应时,主要应用对症疗法和支持疗法,腹膜透析或血液透析有助于从血中清除链霉素,新生儿也可考虑换血疗法。

【药物相互作用】 (1)链霉素与其他神经-肌肉阻滞药(包括其他氨基糖苷类)合用,可加重神经-肌肉阻滞作用导致骨骼肌软弱无力,呼吸抑制或呼吸肌麻痹(呼吸暂停),用抗胆碱酯酶药或钙盐有助于恢复。

(2)链霉素与潜在的耳毒性药物,如卷曲霉素、依他尼酸、呋塞米等合用,或先后连续局部或全身应用,可能增加耳毒性,导致听力损害发生,且停药后仍可能发展至耳聋,听力损害可能呈永久性。

(3)链霉素与其他肾毒性药物(包括其他氨基糖苷类药物、万古霉素、头孢噻吩、环孢素、顺铂、氟达拉滨)局部或全身合用可能增加肾毒性。

(4)链霉素与多黏菌素类注射剂合用,或先后连续局部或全身应用,可增加肾毒性和神经-肌肉阻滞作用,后者可导致骨骼肌软弱无力、呼吸抑制或呼吸肌麻痹(呼吸暂停)。

(5)氨基糖苷类可减少扎西他滨的肾脏排泄。

【给药说明】 (1)应给予患者充足的水分,以减少肾小管损害的程度。

(2)当用药数日或数周后病情有所好转时,仍需继续完成规定的疗程。这一点极为重要,尤其是在结核病治疗过程中。治疗结核病必须持续用药 6 个月或 1 年以上,有时甚至需用数年或更长。但在已出现或即将出现中毒症状时或细菌已产生耐药性时,应立即停用链霉素。

(3)肌注应经常更换注射部位，药液浓度一般为200～250 mg/ml，不宜超过500 mg/ml。

(4)长期用药可能导致耐药菌过度生长。

【用法与用量】 (1)成人常用量 ①一般感染，肌内注射，一次0.5 g(以链霉素计，下同)、每12小时1次，或一日1 g、一次性注射。②草绿色链球菌性心内膜炎，与青霉素G联合，一次1 g，每12小时1次，肌注，连续1周；继以一次0.5 g，每12小时1次，连续1周。60岁以上的患者应减为一次0.5 g，每12小时1次，连续2周。肠球菌性心内膜炎，与青霉素G联合，一次1 g，每12小时1次，肌注，连续2周；继以一次0.5 g，每12小时1次，连续4周。③鼠疫，肌注，一次0.5～1.0 g，每12小时1次，疗程10日。④土拉菌病，一日0.5～1.0 g，分1～2次肌注，连续5～7日。⑤结核病，与其他抗结核药合用，肌注，一日1.0 g、分1～2次，或一次0.75 g、一日1次；如临床情况许可，可改用间歇给药，即改为每周给药2～3次，一次1 g；老年患者一次0.5～0.75 g，每日1次肌注。

目前除结核病初治病例外，链霉素与其他抗感染药物联合治疗布氏菌病、腹股沟肉芽肿、尿路感染及其他革兰阴性杆菌等感染，均系二线治疗方案。

(2)儿童常用量 肌内注射 ①一般感染，一日15～25 mg/kg，分2次给药；②结核病，与其他抗结核药合用，一日20 mg/kg，一日1次，一日最大剂量不超过1 g。

【儿科用法与用量】 (1)肌内注射 一日15～25 mg/kg，分2次。

(2)与抗结核药联合应用 一日20 mg/kg，一日最大量不超过1 g。

(3)新生儿剂量 一日10～20 mg/kg。

【儿科注意事项】 (1)为氨基糖苷类，主要用于抗结核杆菌、分枝杆菌及其他革兰阴性菌。

(2)应用中须高度关注耳毒性和肾毒性。

(3)目前主要用于抗结核联合治疗。

(4)用药过程中需监测血药浓度。

【制剂与规格】 注射用硫酸链霉素(按链霉素计)：(1)0.75 g(75万U)；(2)1 g(100万U)；(3)2 g(200万U)；(4)5 g(500万U)。

硫酸庆大霉素[药典(二)；基；医保(甲、乙)]

Gentamicin Sulfate

【适应证】 ①适用于敏感铜绿假单胞菌、变形杆菌(吲哚阳性和阴性)属、大肠埃希菌、克雷伯菌属、肠杆菌属、沙雷菌属、柠檬酸杆菌属以及葡萄球菌属(不包括耐甲氧西林菌株)所致严重感染。临床上本品常与β-内酰胺类或其他抗感染药物联合应用。本品与青霉素G(或氨苄西林)联合可用于治疗草绿色链球菌性心内膜炎或肠球菌属感染。②用于铜绿假单胞菌或葡萄球菌属所致严重中枢神经系统感染(脑膜炎、脑室炎)时，可同时用本品鞘内注射作为辅助治疗。③不适用于单纯性尿路感染初治。本品对链球菌属中的多数菌种(尤其是D组链球菌)、肺炎链球菌和厌氧菌(如拟杆菌属或梭状芽孢杆菌属)无效。④口服可用于肠道感染或结肠手术前准备，也可用本品肌注合并克林霉素或甲硝唑以减少结肠手术后感染发生率。

【药理】 (1)药效学 参阅本节氨基糖苷类概述部分。

(2)药动学 肌注后吸收迅速而完全。局部冲洗或局部应用后亦可吸收一定药量。吸收后主要分布于细胞外液，其中5%～15%再分布到组织中，在肾皮质细胞中蓄积，本品可穿过胎盘屏障。分布容积为0.2～0.25 L/kg(0.06～0.63 L/kg)。尿液中药物浓度高。支气管分泌物、脑脊液、蛛网膜下腔、眼组织以及房水中含药量少。血浆蛋白结合率低。肌内注射或静脉滴注后30～60分钟，成人一次肌注1 mg/kg后，C_{max}为4 mg/L；成人一次静滴80 mg后，C_{max}可达4～6 mg/L；婴儿单次给药2.5 mg/kg后，C_{max}可达3～6 mg/L。发热或大面积烧伤患者，血药浓度可能有所降低。$t_{1/2}$在成人为2～3小时，肾功能衰竭者为40～50小时。发热、贫血、严重烧伤患者或合用羧苄西林的患者$t_{1/2}$可能缩短；但在不同患者间有很大差异。儿童$t_{1/2}$为5～11.5小时，体重轻者$t_{1/2}$较长。

本品在体内不代谢，经肾小球滤过排出，尿中浓度可超过100 mg/L，24小时内排出给药量的50%～93%。新生儿出生3天以内者，给药后12小时内排出10%；新生儿出生5～40天者，给药后12小时内排出40%。血液透析与腹膜透析可从血液中清除相当药量，使$t_{1/2}$显著缩短。

【不良反应】 (1)耳毒性 本品的耳毒性表现为对耳前庭功能影响较大，而对耳蜗的损害相对较小。应用本品后可发生头晕、眩晕、耳鸣、麻木、共济失调等。患者原有肾功能损害是耳毒性发生的重要诱发因素。应用本品后少数患者的听力损害可进展至耳聋，听力损害初期可表现为耳鸣及高频听力减退，如及早发现、及时停药，听力损害尚可能减轻，但如继续用药，则可能导致损害的进行性加重。

(2)肾毒性 应用本品后少数患者出现肾毒性，常与合用其他肾毒性药物有关。通常在使用数天后即可见肾小球滤过率下降，也可在停药后出现。初期表现为尿液中出现管型、蛋白质及红细胞等，尿量增多或减少，电解质失衡（低镁血症，也可有低钙血症和低钾血症）。如早期发现、及时停药，大多可逆，但如继续用药，则肾功能损害加重，可发展至肾功能衰竭。

(3)神经-肌肉阻滞作用　本品可对神经-肌肉接头产生阻滞作用，偶可致呼吸抑制和呼吸肌麻痹。

(4)变态反应　本品与同类药物可发生交叉过敏反应，严重过敏反应极为罕见，偶可出现皮肤瘙痒、荨麻疹等。发生内毒素性休克者也有报道。

(5)神经系统毒性　可发生脑病、精神错乱、嗜睡、幻觉、抽搐、抑郁等外周和中枢神经系统的症状。

(6)其他　偶有报道可引起血液病、紫癜、恶心、呕吐、口腔炎、肝功能损害（血氨基转移酶、胆红素升高）等。

【禁忌证】(1)对庆大霉素或其他氨基糖苷类过敏者禁用。

(2)美国 FDA 妊娠期用药安全性分级为注射给药 D。

【注意事项】(1)庆大霉素等氨基糖苷类应用疗程超过 14 日的安全性未确立，因此治疗疗程一般不宜大于 2 周，以减少耳、肾毒性的发生。

(2)耳、肾毒性　在原有肾功能不全，或肾功能正常者使用剂量过大、疗程过长者易发生前庭功能或听力损害，也易出现肾毒性。

(3)在使用本品过程中应定期检查尿常规、血尿素氮、血肌酐，注意患者听力变化或听力损害先兆（耳鸣、耳部胀满感、高频听力损害）。有条件者应进行血药浓度监测，避免峰浓度超过 10 μg/ml 或是谷浓度超过 2 μg/ml。

(4)避免联合应用肾、耳毒性药物及强效利尿药。如氨基糖苷类与第一代注射用头孢菌素类合用时可能加重肾毒性。

(5)庆大霉素等氨基糖苷类不可静脉快速推注给药，以避免神经-肌肉接头阻滞作用的发生，引起呼吸抑制。局部使用该类药物较大剂量时亦可发生上述不良反应，需加以注意。避免与神经-肌肉阻滞药合用。

(6)庆大霉素滴耳液局部应用亦可致耳毒性的发生，避免该药耳部滴用。

(7)哺乳期妇女使用该类药物时应暂停授乳。

(8)早产儿、新生儿、婴幼儿应尽量避免用氨基糖苷类，临床有明确指征需应用时，则应进行血药浓度监测，调整给药方案，坚持个体化给药。

(9)肾功能减退者宜避免应用氨基糖苷类，有应用指征时需根据肾功能减退程度减量用药，并进行血药浓度监测。老年患者常有生理性肾功能减退，参照上述肾功能减退者情况用药。

(10)氨基糖苷类不可用于眼内或结膜下给药，因可能引起黄斑坏死。

(11)氨基糖苷类避免使用于重症肌无力患者，慎用于帕金森病和其他肌无力的患者。

(12)庆大霉素注射剂含亚硫酸钠，在某些敏感人群中可能引起过敏性休克或其他严重过敏反应。

(13)逾量处理　过量或引起毒性反应时，主要是对症疗法和支持疗法。腹膜透析或血液透析可帮助庆大霉素从血液中清除。可静脉使用钙盐以对抗神经-肌肉阻断作用，新斯的明的作用尚不确定。新生儿也可考虑换血疗法。

【药物相互作用】　参阅“链霉素”。氨基糖苷类与β-内酰胺类（头孢菌素类与青霉素类）混合可导致相互失活，因此需联合应用上述抗生素时必须分瓶滴注。同样，庆大霉素亦不宜与其他药物同瓶滴注。庆大霉素可抑制 α-半乳糖激酶，因此不应与 α 或 β-半乳糖激酶同用。

【给药说明】(1)应监测血药浓度，尤其在新生儿、老年和肾功能不全的患者。庆大霉素的有效治疗浓度范围为 4～10 mg/L。应避免血药峰浓度持续在 12 mg/L 以上和谷浓度超过 2 mg/L。但外科、妇科、产科或烧伤患者由于个体差异较大，按计算剂量给药可能低于最小常用量或超过最大常用量。接受庆大霉素鞘内注射者应同时监测脑脊液内药物浓度。

(2)不能测定血药浓度时，应根据测得的肌酐清除率调整剂量（参见表 10-6）。

(3)给予首次负荷剂量（1～2 mg/kg）后，有肾功能不全、前庭功能或听力减退的患者所用维持量应酌减，参阅本章氨基糖苷类概述部分。

(4)疗程中应给予患者充足的水分，以减少肾小管损害。

(5)长期应用可能导致耐药菌过度生长。

(6)本品不宜用于皮下注射。

(7)无防腐剂的庆大霉素制剂可用于硬脑膜下给药，或经植入贮液囊输入。本品亦可用于气溶胶吸入给药。

(8)大量研究显示，一日 1 次的给药方案可安全地用于肾功能正常的成人及儿童患者；但本方案不宜用于妊娠期妇女、感染性心内膜炎、革兰阴性杆菌脑膜炎、骨髓炎、肾功能减退、大面积烧伤及肺囊性纤维化等患者。

(9)药液配制　①静脉滴注:将每次剂量加入 50~200 ml0.9%氯化钠注射液或 5%葡萄糖注射液中,使药物浓度不超过 1 g/L(盐基)(相当于 0.1%的溶液),在 30~60分钟内缓慢静脉滴入,以免发生神经-肌肉阻滞作用。儿童患者的药液量应相应减少。②鞘内注射(药液浓度 2 g/L):有时用于脑手术后或脑外伤后脑膜炎患者。每次剂量需抽入 5 ml 或 10 ml 的无菌针筒内。进行腰椎穿刺术后,先留取脑脊液标本送实验室检查,再将装有庆大霉素的针筒连接腰椎穿刺针,使相当量的脑脊液流入针筒内,边回抽边推注,然后将针筒内的全部药液于 3~5 分钟内缓慢注入,注入时使腰椎穿刺针略微向上倾斜。如脑脊液呈脓性而不易流出时,庆大霉素亦可用氯化钠注射液稀释。由于庆大霉素溶液中不加防腐剂,因此剩余药液应立即丢弃。

【用法与用量】 (1)成人　肌内注射或稀释后静脉滴注。①常用量,一次 80 mg(8 万 U),一日 2~3 次,间隔 8 小时;或一次 1~1.7 mg/kg(以庆大霉素计,下同),每 8 小时 1 次,共 7~14 日。也可采用一日剂量 1 次给药的方法。②单纯性尿路感染,体重低于 60 kg 者,一次 3 mg/kg,一日 1 次;体重超过 60 kg 者,一次 160 mg、一日 1 次,或一次 1.5 mg/kg、每 12 小时 1 次。

(2)儿童　肌内注射或稀释后静脉滴注,一次 2~2.5 mg/kg,每 8 小时 1 次,共 7~14 日。疗程中应进行血药浓度监测。

(3)血液透析后,可根据感染严重程度,成人按体重补给一次剂量 1~1.7 mg/kg;儿童补给 2~2.5 mg/kg。鞘内或脑室内注射,成人每次 4~8 mg,每 2~3 日 1 次。

【儿科用法与用量】 (1)口服　一日 10~15 mg/kg,分 3~4 次服。

(2)肌内注射、静脉滴注　一次 2~2.5 mg/kg,每 8 小时 1 次。

【儿科注意事项】 (1)为氨基糖苷类,对铜绿假单胞菌及其他革兰阴性杆菌敏感。

(2)与所有氨基糖苷类抗生素一样,有较高的耳毒性、肾毒性,6 岁以下小儿慎用。

(3)需监测血药浓度。

【制剂与规格】 硫酸庆大霉素注射液(按庆大霉素计):(1)1 ml∶20 mg(2 万 U);(2)1 ml∶40 mg(4 万 U);(3)2 ml∶40 mg;(4)2 ml∶80 mg(8 万 U)。

硫酸庆大霉素片:(1)20 mg;(2)40 mg。

硫酸庆大霉素缓释片:40 mg。

硫酸庆大霉素滴眼液:8 ml∶40 mg。

硫酸阿米卡星(硫酸丁胺卡那霉素)[药典(二);基;医保(甲)]

Amikacin Sulfate

【适应证】 ①适用于敏感铜绿假单胞菌及其他假单胞菌属、大肠埃希菌、变形杆菌属(吲哚阳性和吲哚阴性)、普罗威登菌属、克雷伯菌属、肠杆菌属、沙雷菌属、不动杆菌属与葡萄球菌属等所致严重感染,如细菌性心内膜炎、血流感染(包括新生儿脓毒血症)、下呼吸道感染、骨与关节感染、皮肤及软组织感染、胆道感染、腹腔感染(包括腹膜炎)、烧伤感染、手术后感染(包括血管外科手术后感染)及反复发作性尿路感染等。临床应用时本品大多与 β-内酰胺类或其他抗感染药物联合应用。②阿米卡星对大部分氨基糖苷类钝化酶稳定,故尤其适用于治疗革兰阴性杆菌对庆大霉素或妥布霉素耐药菌株所致感染。③阿米卡星不宜用于单纯性尿路感染初治病例。

【药理】 (1)药效学　参阅本节氨基糖苷类概述部分。

(2)药动学　肌内注射后迅速被吸收。主要分布于细胞外液,正常婴儿脑脊液中浓度可达同时期血药浓度的 10%~20%,当脑膜有炎症时,则可达同期血药浓度的 50%;但在心脏心耳组织、心包液、肌肉、脂肪和间质液内的浓度很低;5%~15%的药量重新分布到各种组织,可在肾脏皮质细胞和内耳液中积蓄。可穿过胎盘屏障,尿中药物浓度高,滑膜液中可达有效治疗浓度。支气管分泌物、胆汁及房水中浓度低,腹水中浓度很难预测。分布容积为 0.21 L/kg,血浆蛋白结合率低,在肾脏皮质中可与组织结合。

肌内注射后 t_{max} 为 0.75~1.5 小时,一次肌注 250 mg、375 mg 及 500 mg 后,C_{max} 分别为 12 mg/L、16 mg/L 及 21 mg/L,肌注后 6 小时尿药浓度分别为 560 mg/L、700 mg/L 及 830 mg/L。静脉滴注后 t_{max} 为 15~30 分钟,一次静脉滴注 500 mg,30 分钟滴注完毕时的 C_{max} 为 38 mg/L。发热患者血药浓度减低。成人中 $t_{1/2}$ 为 2~2.5 小时,无尿患者中 $t_{1/2}$ 可长达 30 小时,烧伤患者中为 1~1.5 小时;胎儿为 3.7 小时,新生儿为 4~8 小时(与出生时体重和年龄呈反比)。

本品在体内不代谢。主要经肾小球滤过排出,9 小时内排出 84%~92%;一次肌内注射 0.5 g,尿药浓度可高达 800 mg/L 以上,24 小时内排出 94%~98%,10~20 天内完全排泄。血液透析与腹膜透析可自血液中清除相当量的药物,从而使消除半衰期显著缩短。

【不良反应】【注意事项】【药物相互作用】 参

阅“链霉素”。

(1)对听力的影响大于庆大霉素。氨基糖苷类与β-内酰胺类(头孢菌素类与青霉素类)混合可导致相互失活,因此需联合应用上述抗生素时必须分瓶滴注。阿米卡星亦不宜与其他药物同瓶滴注。

(3)阿米卡星不宜与两性霉素B、头孢噻吩钠、呋喃妥因钠、磺胺嘧啶钠和四环素等(以上均为注射剂)联合应用,因可发生配伍禁忌。

(3)逾量处理　由于缺少特异性拮抗药,阿米卡星过量或引起毒性反应时,主要用对症疗法和支持疗法,腹膜透析或血液透析有助于从血中清除本品。新生儿也可考虑换血疗法。

【禁忌证】 对本品或其他氨基糖苷类过敏者禁用。

【给药说明】 (1)应监测血药浓度,尤其是新生儿、婴儿、老年和肾功能减退患者。本品的有效治疗浓度范围为15～25 mg/L,应避免血药峰浓度持续在35 mg/L以上和谷浓度超过5 mg/L。一日1次用药时血药峰浓度宜为56～64 μg/ml,谷浓度<1 μg/ml。

(2)不能测定血药浓度时,应根据测得的肌酐清除率调整剂量(参见表10-6)。

(3)给予首剂负荷量(7.5 mg/kg)后,有肾功能不全、前庭功能损害或听力减退的患者所用维持量酌减,参见表10-6。

(4)应给予患者足够的水分,以减少肾小管损害。

(5)烧伤患者中本品的消除半衰期较短(1～1.5小时),因此可能需用一次5～7.5 mg/kg,每6小时1次。

(6)长期用药可能导致耐药菌过度生长。本品可用于气溶胶吸入。

(7)配制静脉用药时,每500 mg加入氯化钠注射液、5%葡萄糖注射液或其他灭菌稀释液100～200 ml,上述溶液用于成人病例应在30～60分钟内缓慢输注;婴儿患者稀释液量相应减少。本品不可直接静脉推注,以免产生神经-肌肉阻滞和呼吸抑制作用。

【用法与用量】 (1)成人常用量　肌内注射或静脉滴注　①单纯性尿路感染病原菌对常用抗感染药物耐药者,每12小时0.2 g。②用于其他全身性感染,每8小时5 mg/kg,或每12小时7.5 mg/kg;也可采用一日剂量1次给药的治疗方案(参阅“硫酸庆大霉素”)。成人一日量不超过1.5 g,疗程不超过10天。

(2)儿童常用量　肌内注射或静脉滴注　首剂10 mg/kg,继以每12小时7.5 mg/kg。

【儿科用法与用量】 肌内注射、静脉滴注　一日5～10 mg/kg,分2～3次。

【儿科注意事项】 (1)为氨基糖苷类,主要用于产生严重感染的铜绿假单胞菌及革兰阴性菌。

(2)不宜与同类抗感染药物同时静脉滴注。

(3)高度关注耳毒性、肾毒性,<6岁儿童慎用。

(4)需监测血药浓度。

【制剂与规格】 硫酸阿米卡星注射液:(1)1 ml∶50 mg(5万U);(2)1 ml∶0.1 g(10万U);(3)2 ml∶0.1 g(10万U);(4)2 ml∶0.2 g(20万U)。

注射用硫酸阿米卡星:(1)0.1 g(10万U);(2)0.2 g(20万U);(3)0.4 g(40万U)。

硫酸异帕米星[药典(二);医保(乙)]

Isepamicin Sulfate

异帕米星是一种半合成氨基糖苷类,为庆大霉素B的半合成衍生物。临床所用为其硫酸盐。

【适应证】 适用于对庆大霉素和其他氨基糖苷类耐药的革兰阴性杆菌,包括大肠埃希菌、克雷伯菌属、肠杆菌属、枸橼酸菌属、变形杆菌属、沙雷菌属及铜绿假单胞菌等所致感染,如血流感染、尿路感染、下呼吸道感染、外伤及烧伤感染、腹膜炎等。

【药理】 (1)药效学　本品具有广谱抗菌作用,对庆大霉素和阿米卡星敏感性肠杆菌科细菌的最低抑菌浓度(MIC)多数为0.2～4 mg/L,对沙雷菌属作用优于阿米卡星,对铜绿假单胞菌的作用与阿米卡星相同或略差。本品对葡萄球菌属甲氧西林敏感菌株及在体外对某些甲氧西林耐药菌株均有良好作用,对流感嗜血杆菌仅具有中度活性,对链球菌属及肠球菌属无活性。本品最大特点为对细菌所产生的多种氨基糖苷类钝化酶稳定,包括AAC(6′)-Ⅰ、Ⅱ,AAC(2′),AAC(3)-Ⅰ、Ⅱ、Ⅲ、Ⅳ、Ⅴ,AAD(2″),APH(3′)-Ⅰ、Ⅱ,APH(2″),因此许多对庆大霉素、妥布霉素耐药的菌株对本品仍敏感。本品可为AAD(4′)-Ⅰ、Ⅱ和APH(3′)-Ⅵ所钝化。与阿米卡星的最大不同点为后者可被AAC(6′)-Ⅰ所钝化,而异帕米星则否。细菌对本品耐药者多由于染色体介导的细胞壁渗透障碍所致。

本品在体外与青霉素、哌拉西林、头孢噻肟等联合,对大肠埃希菌、克雷伯菌属、肠杆菌属、枸橼酸菌属、普罗威登菌属、铜绿假单胞菌及不动杆菌属等的部分菌株有协同作用。实验动物中本品肾毒性与其他氨基糖苷类相仿,耳毒性(前庭和耳蜗)比阿米卡星低。

(2)药动学　肌注后迅速吸收,t_{max}为1小时,成年人一次肌注100～300 mg,C_{max}为7～16 mg/L,血浆蛋白结合率为3%～8%。本品主要经肾排出,给药后24小时内经肾以原形排出约85%。成人一次静滴200 mg(30分钟内),C_{max}为17.13 mg/L,$t_{1/2}$约1.8小时,尿排出量与肌注者相同。多次给药后体内无明显蓄积。肾功能减退者$t_{1/2}$亦相应延长。胆汁排药量少,乳汁中排泌量极少,脐带血、羊水和胎儿血液内药物浓度低。

【不良反应】 参阅"硫酸庆大霉素"。不良反应发生率在老年人与年轻人中相似。

(1)药物疹 成人静脉使用异帕米星约有1.5%出现皮疹,与阿米卡星相似。

(2)胃肠道 静脉使用后可发生恶心、呕吐、腹泻,成人发生率在1%以下。成人和儿童胃肠道出血的发生率在0.5%以下。

(3)血液系统 约有0.1%的患者用药后可发生中性粒细胞缺乏,约有12%的患者出现血红蛋白减少,有11%~16%的患者出现嗜酸性粒细胞增多,血小板减少症罕见(约0.5%)。

(4)肝脏 肝酶升高的发生率与阿米卡星相似。有报道约占患者的12%,但与给药的关系未能评定。

(5)神经系统 头痛、眩晕、耳鸣约占静脉使用患者的2%以下,药物热在1%以下。

(6)耳毒性 发生率与阿米卡星相似。

(7)肾毒性 静脉使用后约有5%的患者血肌酐和尿素氮升高。蛋白尿、透明管型、颗粒管型的发生率低于3%。肾功能不全、少尿、无尿、肾功能衰竭者约有1.5%,均与阿米卡星相似。

【禁忌证】 对氨基糖苷类及本品过敏者禁用。

【注意事项】【药物相互作用】 参阅"链霉素"。氨基糖苷类与β-内酰胺类(青霉素类与头孢菌素类)混合可导致相互失活,因此需联合应用上述抗生素时必须分瓶滴注。本品亦不宜与其他药物同瓶滴注。

【用法与用量】 (1)成人 尿路感染或较轻感染,一日8 mg/kg;较重感染,一日15 mg/kg,分1~2次肌内注射或静脉滴注。

(2)肾功能减退者 ①肌酐清除率>40 ml/min者,一次8 mg/kg,每24小时1次;②肌酐清除率为20~40 ml/min者,一次8 mg/kg,每48小时1次;③肌酐清除率为10~20 ml/min者,一次8 mg/kg,每72小时1次;④肌酐清除率<10 ml/min者,一次8 mg/kg,每96小时1次。

【制剂与规格】 硫酸异帕米星注射液:(1)2 ml∶200 mg;(2)2 ml∶400 mg。

硫酸新霉素[药典(二);医保(乙)]

Neomycin Sulfate

【适应证】 适用于结肠手术前准备、肝昏迷时作为辅助治疗。新霉素不宜用于全身性感染的治疗。本品对铜绿假单胞菌无效。

【药理】 (1)药效学 参阅本节氨基糖苷类概述部分。

(2)药动学 口服后很少被吸收,完整的肠黏膜只能吸收约3%,但经有溃疡或表皮剥落或有炎症的黏膜仍可吸收相当量,大部分以原形药随粪便排出。

【不良反应】 参阅"链霉素"。肾毒性、耳毒性强,现仅用于口腔或局部用药,但如果吸收充分,仍可导致不可逆的部分性或完全性耳聋。耳毒性与剂量相关,肾功能损害时风险增大。肾毒性也可发生。可有皮疹或瘙痒、药物热甚至严重的过敏反应,常在局部用药后出现。口服可引起食欲缺乏、恶心、腹泻等,长期口服可引起表现为脂肪泻、腹泻的吸收不良综合征以及继发感染。新霉素的神经-肌肉阻滞作用比其他氨基糖苷类强,腹腔灌注后可引起呼吸抑制和停止,可致死。

【禁忌证】 (1)1岁以下新生儿禁用,对本品或其他氨基糖苷类过敏者禁用。

(2)美国FDA妊娠期用药安全性分级为口服给药C。

【注意事项】 (1)交叉过敏反应 对一种氨基糖苷类抗生素不能耐受者,可能对其他氨基糖苷类亦不能耐受。

(2)慎用于肝功能或肾功能损害、神经-肌肉功能障碍、听力受损的患者。如肝昏迷患者不能口服新霉素时,可用无菌新霉素粉配制成1%溶液做保留灌肠。

【药物相互作用】 参阅"链霉素"。口服可影响青霉素V、地高辛、甲氨蝶呤等药物的吸收,可影响口服避孕药的效果,可增加阿卡波糖的作用。

【给药说明】 (1)新霉素可于空腹时或餐后服用。

(2)硫酸新霉素毒性过大,已不做注射用。

【用法与用量】 (1)成人常用量 口服,一次0.25~0.5 g(以新霉素计,下同),一日1~2 g。肝性脑病的辅助治疗,一次0.5~1.0 g,每6小时1次,疗程5~6天。结肠手术前准备,每小时0.5 g,用药4小时;继以每4小时0.5 g,共24小时。

(2)儿童常用量 一日25~50 mg/kg,分4次服用。

【制剂与规格】 硫酸新霉素片:(1)0.1 g(10万U);(2)0.25 g(25万U)。

硫酸新霉素滴眼液:8 ml∶40 mg(4万U)。

妥布霉素[药典(二);医保(乙)]

Tobramycin

【适应证】 适用于敏感铜绿假单胞菌、变形杆菌属、大肠埃希菌、克雷伯菌属、肠杆菌属、沙雷菌属、柠檬酸杆菌属以及葡萄球菌属(不包括耐甲氧西林菌株)所致严重感染。临床上本品常与β-内酰胺类或其他抗感染药物联合应用。本品用于铜绿假单胞菌脑膜炎或脑室炎时可同时鞘内注射给药;用于支气管及肺部感染时可同时以气溶胶吸入本品作为辅助治疗。妥布霉素对多数链球菌属感染无效。

【药理】 (1)药效学　参阅本节氨基糖苷类概述部分。

(2)药动学　肌注后吸收迅速而完全。局部冲洗或局部应用后亦可吸收一定量。吸收后主要分布于细胞外液;其中5%～15%再分布到组织中,在肾皮质细胞中蓄积。本品可穿过胎盘屏障。分布容积为0.26 L/kg。尿液中药物浓度高,肌注1 mg/kg后尿中浓度可达75～100 mg/L。滑膜液内可达有效浓度,在支气管分泌液、脑脊液、胆汁、粪便、乳汁、房水中浓度低。肌注1 mg/kg后血药浓度可达4 mg/L;静滴上述剂量1小时,其血药浓度与肌注者相似。$t_{1/2}$为1.9～2.2小时,血浆蛋白结合率很低。

本品在体内不代谢,经肾小球滤过排出。24小时内排出给药量的85%～93%。本品可经血液透析或腹膜透析清除。

【不良反应】 参阅"硫酸庆大霉素"。

【禁忌证】 对本品或其他氨基糖苷类过敏者禁用。

【注意事项】【药物相互作用】 参阅"硫酸庆大霉素"。血药峰浓度不应高于10 μg/ml,谷浓度不超过2 μg/ml。

氨基糖苷类与β-内酰胺类(头孢菌素类与青霉素类)混合可导致相互失活,因此需联合应用上述抗生素时必须分瓶滴注。同样妥布霉素亦不宜与其他抗感染药物同瓶滴注。

【给药说明】 参阅"硫酸庆大霉素"。

(1)妥布霉素注射液必须经充分稀释后静滴,可将每次用量加入50～200 ml 5%葡萄糖注射液或氯化钠注射液以稀释成浓度为1 mg/ml(0.1%)的溶液,在30～60分钟内滴完(滴注时间不可少于20分钟),儿童用药时稀释液量需相应减少。

(2)本品不宜皮下注射,因可引起疼痛;本品亦可用于气溶胶吸入,应注意监测用药后支气管痉挛的发生。

【用法与用量】 (1)成人常用量　肌内注射或静脉滴注,一次1～1.7 mg/kg,每8小时1次,疗程7～14日。也可采用一日剂量1次给药的方法。肌酐清除率在70 ml/min以下者其维持剂量需根据测得的肌酐清除率进行调整(参见表10-6)。

(2)儿童常用量　肌内注射或静脉滴注,一次2 mg/kg,每8小时1次。

【儿科用法与用量】 肌内注射、静脉滴注　一次2 mg/kg,每8小时1次。

【儿科注意事项】 (1)为氨基糖苷类,抗菌谱同庆大霉素。

(2)不宜皮下注射,会引起疼痛。

(3)耳毒性比其他氨基糖苷类低,但仍需高度注意。

【制剂与规格】 硫酸妥布霉素注射液:(1)1 ml:40 mg(4万U);(2)1 ml:80 mg(8万U)。

妥布霉素滴眼液:(1)5 ml:15 mg;(2)8 ml:24 mg。

妥布霉素-地塞米松滴眼液:5 ml(妥布霉素15 mg,地塞米松5 mg)。

妥布霉素-地塞米松眼膏:3 g(妥布霉素9 mg,地塞米松3 mg)。

硫酸奈替米星[药典(二);医保(乙)]

Netilmicin Sulfate

【适应证】 适用于敏感革兰阴性杆菌所致严重感染(参阅"硫酸庆大霉素"),临床上本品常与β-内酰胺类联合应用;亦可与其他抗感染药物联合用于治疗葡萄球菌属感染,但对耐甲氧西林葡萄球菌感染无效。

【药理】 (1)药效学　参阅本节氨基糖苷类概述部分。

(2)药动学　正常人一次肌注1 mg/kg后,t_{max}为0.5～1小时,C_{max}可达3.76 mg/L,$t_{1/2}$为2.5小时;一次肌注2 mg/kg及3 mg/kg后的C_{max}分别为11.8 mg/L与15.8 mg/L。一次静滴(30分钟内滴注完)2 mg/kg后的C_{max}可达16.5 mg/L,1小时、4小时和8小时后的血药浓度分别为7.9 mg/L、2.1 mg/L和0.9 mg/L。本品血浆蛋白结合率很低,体内分布与庆大霉素相似。本品不易渗入脑脊液;在化脓性支气管炎患者的支气管分泌物中,本品浓度可达同期血药浓度的19%。

【不良反应】 参阅"硫酸庆大霉素"。本品的耳毒性较庆大霉素和妥布霉素低,在前庭和耳蜗组织中的浓度亦较庆大霉素低,但二者在外淋巴液中的浓度基本相同。10000例用氨基糖苷类的患者中,耳蜗毒性的平均发生率为:阿米卡星13.9%,庆大霉素8.3%,妥布霉素6.1%,奈替米星2.4%。

【禁忌证】 (1)对本品或其他氨基糖苷类过敏者禁用。

(2)美国 FDA 妊娠期用药安全性分级为注射给药 D。

【注意事项】 参阅“硫酸庆大霉素”。血药峰浓度不应超过 12 μg/ml,谷浓度不应超过 2 μg/ml。

(1)本品剂量相同时,发热患者的血药浓度较无发热者低,半衰期亦较后者为短,但热退后其血药浓度可能增高,故通常不需调整剂量。本品在贫血患者中的半衰期亦可能较短。

(2)肾功能减退患者开始用药时可参考表 10-5 及表 10-6,确定首次负荷量和维持量。

(3)严重烧伤患者中,本品的血药浓度可能较低,在此种患者中应根据血药浓度测定结果调整剂量。

【药物相互作用】 参阅“硫酸庆大霉素”。氨基糖苷类与β-内酰胺类(头孢菌素类与青霉素类)混合可导致相互失活,因此需联合应用上述抗生素时必须分瓶滴注。本品亦不宜与其他抗感染药物同瓶滴注。

【给药说明】 参阅“硫酸庆大霉素”。

药液配制:每次剂量溶解于 50～200 ml 适当的稀释液中(参阅药品说明书)。所得药液于 30～60 分钟内静脉滴注,以免发生神经-肌肉阻滞作用。儿童患者的液体量相应减少。

【用法与用量】 (1)成人剂量 肌内注射或稀释后静脉滴注 每 8 小时 1.3～2.2 mg/kg(盐基);或每 12 小时 2～3.25 mg/kg(盐基);疗程 7～14 日。治疗复杂性尿路感染时,每 12 小时 1.5～2 mg/kg(盐基),疗程 7～14日。血液透析后应补给 1 mg/kg(盐基)。成人一日最高剂量不超过 7.5 mg/kg(盐基)。也可采用一日剂量 1 次给药的方法(参阅“硫酸庆大霉素”)。

(2)儿童剂量 肌内注射或稀释后静脉滴注 每 8 小时 1.7～2.3 mg/kg(盐基);或每 12 小时 2.5～3.5 mg/kg(盐基);疗程 7～14 日。

【制剂与规格】 硫酸奈替米星注射液:(1)1 ml∶5 万 U;(2)2 ml∶10 万 U(注:每 1 mg 奈替米星相当于 1000 U 奈替米星)。

硫酸西索米星[药典(二)]

Sisomicin Sulfate

【适应证】 主要适用于敏感革兰阴性杆菌,如大肠埃希菌、克雷伯菌属、肠杆菌属、变形杆菌属、铜绿假单胞菌等以及甲氧西林敏感葡萄球菌所致重症感染,如下呼吸道感染、复杂性尿路感染、血流感染、腹腔感染、皮肤及软组织感染等。临床上大多与其他抗感染药联合应用。

【药理】 (1)药效学 本品对各种肠杆菌科细菌如大肠埃希菌、克雷伯菌属、变形杆菌属、肠杆菌属、沙门菌属、志贺菌属、沙雷菌属及铜绿假单胞菌等均有良好作用。本品对甲氧西林敏感葡萄球菌有良好抗菌活性,但对甲氧西林耐药葡萄球菌的作用差。本品可被多种氨基糖苷类钝化酶钝化而失去抗菌活性。西索米星与庆大霉素间存在很大程度的交叉耐药性。

(2)药动学 正常人肌注 1～1.5 mg/kg 后平均血药峰浓度于 0.5～1 小时后到达,为 1.5～9 mg/L。在体内分布广泛,但脑脊液内浓度低。本品主要经肾排出,自尿中排出给药量的 75%左右。消除半衰期约 2.5 小时。肾功能减退者尿中排出药量亦相应减少,消除半衰期延长。血液透析 6 小时约可排出 40%的给药量。

【不良反应】 参阅“硫酸庆大霉素”。在本品应用过程中可出现肾毒性,表现为血尿、排尿次数显著减少或尿量减少,血肌酐值升高等,原有肾功能减退的患者或与其他肾毒性药物联合应用时尤易发生,及时停药后大多可恢复。影响前庭功能时可发生眩晕、步履不稳等,亦可引起听力减退、耳鸣或耳部胀满感。偶有因神经-肌肉阻滞作用引起软弱无力、嗜睡。此外,可有皮疹、麻木、嗜酸性粒细胞增多、肝功能异常等。

【禁忌证】 对本品和其他氨基糖苷类过敏者禁用。

【注意事项】【药物相互作用】 参阅“硫酸庆大霉素”。鉴于本品与庆大霉素相比无显著优点,故目前临床应用不广。

【用法与用量】 (1)成人 一日 3～6 mg/kg,分 1～3 次肌注或静滴。静滴时每次剂量加入 50～200 ml 的 0.9%氯化钠注射液或 5%葡萄糖注射液中,于 30～60 分钟内缓慢滴入。

(2)肾功能减退患者 肌酐清除率为 50～90 ml/min 时,每 8～12 小时 1 次,每次为正常剂量的 60%～90%;肌酐清除率为 10～50 ml/min 时,每 12 小时 1 次,每次为正常剂量的 30%～70%;肌酐清除率<10 ml/min 时,每 24～48 小时 1 次,每次为正常剂量的 20%～30%。

【制剂与规格】 硫酸西索米星注射液(以西索米星计):(1)1 ml∶50 mg(5 万 U);(2)2 ml∶100 mg(10 万 U)。

硫酸小诺霉素[药典(二)]

Micronomicin Sulfate

【适应证】 本品主要与其他抗感染药联合应用治疗敏感革兰阴性杆菌以及甲氧西林敏感葡萄球菌所致中、重度感染,如下呼吸道感染、复杂性尿路感染、血流感染、腹腔感染、皮肤及软组织感染等。

【药理】（1）药效学　小诺霉素对甲氧西林敏感葡萄球菌、肠杆菌科细菌（如大肠埃希菌、克雷伯菌属、变形杆菌属、肠杆菌属等）及铜绿假单胞菌具有良好抗菌作用，对甲氧西林耐药葡萄球菌、各组链球菌和肠球菌的作用较差，对厌氧菌无效。本品对 AAC(6′)钝化酶稳定，产该酶的细菌对庆大霉素、妥布霉素、阿米卡星和西索米星等药物耐药，但对小诺霉素仍敏感。

（2）药动学　健康成人单剂肌内注射 60 mg 或 120 mg本品后 30 分钟的血药浓度分别为 5.6 mg/L 和 7.2 mg/L，其消除半衰期为 2.5 小时，给药后 8 小时血药浓度仍维持在 0.5～1.0 mg/L。单剂静脉滴注 60 mg 或 120 mg 本品后血药峰浓度分别为 4.3 mg/L 和 8.8 mg/L，消除半衰期为 1.69 小时。每 12 小时注射本品 120 mg，连续 4 次，血液中药物无蓄积倾向。本品主要经肾脏排泄，8 小时尿回收率可达 80%；肾功能减退时，尿中排泄量减少。本品可通过胎盘血液循环，羊水和脐带血中药物浓度为母体血药浓度的 1/2；乳汁中药物浓度为母体血药浓度的 15%。

【不良反应】　本品主要不良反应亦为耳、肾毒性。根据动物实验资料，小诺霉素耳、肾毒性低于庆大霉素。偶可见血清氨基转移酶升高。余参阅“硫酸庆大霉素”。

【禁忌证】　对本品或其他氨基糖苷类过敏者禁用。

【注意事项】　参阅“硫酸庆大霉素”。

【药物相互作用】　小诺霉素与哌拉西林、头孢哌酮等 β-内酰胺类药物联合具有协同抗菌作用。余参阅“硫酸庆大霉素”。

【用法与用量】　成人剂量，一日 120～240 mg，分 2 次肌内注射或静脉滴注。

【儿科用法与用量】　肌内注射、静脉滴注　一日 3～4 mg/kg，分 2～3 次。

【儿科注意事项】　（1）为氨基糖苷类，但本品比同类对钝化酶稳定。

（2）耳毒性、肾毒性低于庆大霉素。

【制剂与规格】　硫酸小诺霉素片：40 mg(4 万 U)。

硫酸小诺霉素口服溶液：10 ml：80 mg(8 万 U)。

硫酸小诺霉素注射液（以小诺霉素计）：(1)1 ml：30 mg(3 万 U)；(2)2 ml：60 mg(6 万 U)；(3)2 ml：80 mg(8 万 U)。

注射用硫酸小诺霉素（以小诺霉素计）：(1)30 mg(3 万 U)；(2)60 mg(6 万 U)。

硫酸依替米星（爱大霉素）[药典(二)；医保(乙)]

Etimicin Sulfate

依替米星是一种半合成氨基糖苷类，为庆大霉素 C_{1a} 的半合成衍生物。

【适应证】　适用于敏感革兰阴性杆菌所致各种感染，如支气管炎、肺部感染、膀胱炎、肾盂肾炎、皮肤及软组织感染等。

【药理】（1）药效学　本品对多数肠杆菌科细菌如大肠埃希菌、肺炎克雷伯菌、奇异变形杆菌、志贺菌属、沙雷菌属、沙门菌属等均具有良好抗菌作用，对部分铜绿假单胞菌和不动杆菌属具有一定作用。对甲氧西林敏感葡萄球菌属亦有良好抗菌活性。

（2）药动学　健康成年人一次静脉滴注 100 mg、150 mg、200 mg、300 mg 依替米星后 C_{max} 分别为 11.3 mg/L、14.6 mg/L、17.79 mg/L 和 22.64 mg/L，t_{max} 为 0.5～1 小时，$t_{1/2}$ 约 1.5 小时。给药后 24 小时内尿中排出原形药约为给药量的 80%。血浆蛋白结合率约 25%。

【不良反应】　参阅“硫酸庆大霉素”。有眩晕、耳鸣、恶心、呕吐、皮疹、静脉炎，程度均较轻。个别患者中可见 ALT 增高，血尿素氮及肌酐增高。主要发生于肾功能不全患者。

【禁忌证】　对氨基糖苷类及本品过敏者禁用。

【注意事项】　参阅“硫酸庆大霉素”。

【用法与用量】　成人剂量，一日 200～300 mg，分 1～2 次静脉滴注。

【制剂与规格】　硫酸依替米星注射液：(1)1 ml：50 mg；(2)2 ml：100 mg；(3)4 ml：200 mg。

注射用硫酸依替米星：(1)50 mg；(2)100 mg；(3)150 mg；(4)200 mg；(5)300 mg。

硫酸核糖霉素[药典(二)]

Ribostamycin Sulfate

【适应证】　适用于治疗由敏感大肠埃希菌、变形杆菌属、肺炎克雷伯菌、流感嗜血杆菌、志贺菌属所致下呼吸道感染、尿路感染、胆道感染等。本品对铜绿假单胞菌、厌氧菌无作用。

【药理】（1）药效学　本品对大肠埃希菌、肺炎克雷伯菌、普通变形杆菌、志贺菌属、沙门菌属有良好抗菌作用，其活性较卡那霉素稍差。对部分甲氧西林敏感葡萄球菌属、淋病奈瑟球菌、脑膜炎奈瑟球菌亦有较好作用，对链球菌属和结核分枝杆菌有微弱作用，对铜绿假单胞菌、厌氧菌无效。本品与卡那霉素交叉耐药。

（2）药动学　正常人肌注 0.5 g 后 t_{max} 为 0.5 小时，C_{max} 为 25 mg/L，1 小时、2 小时、4 小时和 6 小时的血药浓度分别为 23.1 mg/L、17.2 mg/L、9.4 mg/L 和

2.1 mg/L,8小时后仅有微量。本品可进入全身各组织中,也有一定量进入眼房水、乳汁及羊水中。肌注后脐带血中药物浓度约为母体血中药物浓度的一半。给药后12小时内自尿中排出给药量的85%～90%。

【不良反应】 参阅"硫酸卡那霉素"。本品的毒性较卡那霉素轻,但用药剂量亦应比后者稍大。不良反应少见,有皮疹、麻木、耳鸣、头痛、恶心、呕吐、腹泻等,个别患者可出现听力减退、眩晕、维生素K或维生素B缺乏、血尿素氮及氨基转移酶增高等,曾有2例休克报道。

【禁忌证】 对本品或其他氨基糖苷类抗生素过敏者禁用。

【注意事项】 (1)肾功能不全者应根据肌酐清除率调整剂量,肌酐清除率可由本节氨基糖苷类概述部分所附公式计算而得(参阅"硫酸卡那霉素")。

(2)妊娠期妇女用药 因本品可能引起新生儿第Ⅷ对脑神经损害,故妊娠期妇女用药前应充分权衡利弊。

(3)逾量处理 本品无特殊拮抗药,如过量或引起毒性反应时应给予大量水分,同时采用对症疗法和支持疗法。

【药物相互作用】 参阅"链霉素"。

【给药说明】 (1)本品应避免与右旋糖酐及其他肾毒性药物同用。

(2)本品仅用于肌内注射。通常疗程不宜超过14天。

(3)使用前每瓶含量为0.2 g、0.5 g、1.0 g的本品分别加入灭菌注射用水或氯化钠注射液2 ml、3 ml、4 ml,完全溶解后做肌内注射。

【用法与用量】 (1)成人 一日1～1.5 g,分2次肌内注射。

(2)儿童 一日20～30 mg/kg,分2次肌内注射。新生儿及婴儿不推荐使用。

【制剂与规格】 注射用硫酸核糖霉素:(1)0.2 g(20万U);(2)0.25 g(25万U);(3)0.5 g(50万U);(4)1 g(100万U)。

硫酸核糖霉素注射液:(2)2 ml∶0.5 g(50万U)。

硫酸巴龙霉素[药典(二)]

Paromomycin Sulfate

【适应证】 本品的耳、肾毒性大,故一般不宜做全身性应用。口服适用于肠道阿米巴病、细菌性痢疾、细菌性肠道感染,也可用于肠道隐孢子虫的治疗、肠道手术前准备和肝昏迷患者。

【药理】 (1)药效学 本品为氨基糖苷类抗生素。巴龙霉素的抗菌谱与新霉素和卡那霉素基本相同。对革兰阳性和阴性细菌均有抑制作用,其中以对志贺菌属和金黄色葡萄球菌的作用较显著,对铜绿假单胞菌和厌氧菌无作用。对阿米巴原虫有较强抑制作用,对利什曼原虫、隐孢子虫、丝虫等亦有良好作用。

(2)药动学 口服吸收很少,绝大多数以原形由肠道排泄。

【不良反应】 常见食欲缺乏、恶心、呕吐、腹部不适、轻度腹泻和头晕。长期应用也可能引起肾功能和听力损害。

【禁忌证】 (1)对本品或其他氨基糖苷类抗生素过敏者禁用。

(2)美国FDA妊娠期用药安全性分级为口服给药C。

【注意事项】 (1)长期口服本品的慢性肠道感染患者,尤其是伴有肾功能减退或与其他耳毒性或肾毒性药物同服者,特别应注意出现肾毒性或耳毒性症状的可能。

(2)下列情况应慎用本品:失水、第Ⅷ对脑神经损害、重症肌无力、帕金森病、肾功能损害及溃疡性结肠炎患者。

(3)哺乳期妇女在服用本品期间应暂停哺乳。

(4)目前尚缺少早产儿与新生儿安全应用本品的数据资料,故早产儿与新生儿不宜应用。

(5)老年患者宜慎用本品。

【用法与用量】 (1)肠道感染 每日30～50 mg/kg,分3～4次口服,7日为一个疗程。

(2)肠阿米巴病 成人一次0.5 g,一日3次,共7日;儿童一日30 mg/kg,分3次服用。

(3)隐孢子虫病 成人一次0.5～0.75 g,一日3次。

(4)结肠手术前准备及肝昏迷患者 成人一次1 g,一日3次。

【制剂与规格】 硫酸巴龙霉素片:(1)0.1 g(10万U);(2)0.25 g(25万U)。

盐酸大观霉素[药典(二);医保(乙)]

Spectinomycin Hydrochloride

【适应证】 本品为淋病奈瑟菌所致尿道、宫颈和直肠感染的二线用药,主要适用于由产青霉素酶菌株或产染色体介导性β-内酰胺酶的青霉素耐药菌株所致感染。播散性淋病奈瑟菌感染的患者对β-内酰胺类抗生素过敏者亦可选用本品,由于许多淋病患者同时合并沙眼衣原体感染,因此在应用本品治疗后应继以7日疗程的四环素或多西环素或红霉素治疗。

【药理】 (1)药效学 本品主要对淋病奈瑟菌有高度抗菌活性,青霉素敏感菌和产青霉素酶淋病奈瑟菌通常对本品均呈敏感。其作用机制是干扰细菌核糖体30S亚单位的作用,抑制细菌合成蛋白质。细菌可因染色体突变而引起核糖体结构的改变,影响本品抑制细菌蛋白质合成作用而使细菌对本品耐药;此外偶有质粒介导的耐药性,使细菌产生一种核苷转移酶,使大观霉素钝化失活。对本品耐药的菌株往往对链霉素、庆大霉素、妥布霉素等仍敏感。大观霉素对许多肠杆菌科细菌具有中度抗菌活性,普罗威登菌和铜绿假单胞菌对本品通常耐药。本品对沙眼衣原体无活性,对溶脲脲原体有良好作用,对梅毒螺旋体无效。

(2)药动学 本品口服不吸收,肌注2 g后的t_{max}为1小时,C_{max}为100 mg/L,剂量加倍则C_{max}亦几近增加1倍。本品与血浆蛋白不结合。$t_{1/2}$为1～3小时,肾功能减退者(肌酐清除率<20 ml/min)可延长至10～30小时。本品主要经肾排出,一次给药后48小时内尿中以原形排出将近100%。血液透析可使本品的血药浓度减低近50%。

【不良反应】 本品多用2 g单剂治疗,故不良反应极少。个别患者偶可出现短暂眩晕、头痛、发热、寒战、失眠、恶心、呕吐或荨麻疹等,严重过敏反应罕见。重复用药后偶可见肝肾功能改变、血红蛋白和血细胞比容下降。未见有耳毒性或肾毒性的报道。

【禁忌证】 对本品或其他氨基糖苷类过敏者禁用。

【注意事项】 (1)本品与青霉素类无交叉过敏性。

(2)儿童淋病患者对青霉素类或头孢菌素类过敏者可应用本品。由于本品的稀释剂中含0.945%苯甲醇,可能引起婴儿产生致命性喘息综合征,故婴儿不宜使用。

(3)对严重过敏反应者可给予肾上腺素、糖皮质激素和(或)抗组胺药物,保持气道通畅,吸氧等抢救措施。

(4)美国FDA妊娠期用药安全性分级为注射给药B。

【给药说明】 (1)本品只供肌内注射,应在臀部肌肉外上方做深部肌内注射。注射部位一次注射量不超过2 g(5 ml)。

(2)药液配制 2 g本品用3.2 ml稀释液或4 g本品用6.2 ml稀释液(含0.945%苯甲醇)溶解,使药液浓度为400 mg/L,充分摇匀后用20号针头抽吸药液后注射。

【用法与用量】 (1)成人 ①用于宫颈、直肠或尿道淋病奈瑟菌感染,给予2 g单剂肌内注射。②用于播散性淋病时,2 g肌内注射,每12小时1次,共3日。如疑有再次感染时,可重复治疗。成人一次最大剂量4 g,分左、右两侧臀部进行肌内注射。

(2)儿童 婴儿不宜使用本品。儿童体重45 kg以下者,单剂肌注40 mg/kg;体重45 kg以上者单剂肌注2 g。

【制剂与规格】 注射用盐酸大观霉素(以大观霉素计):2 g(200万U)。

第五节 四环素类

四环素类抗生素包括四环素、土霉素、金霉素以及四环素的多种衍生物——半合成四环素。后者有多西环素(doxycycline,强力霉素)、美他环素(metacycline,甲烯土霉素)、米诺环素(minocycline,二甲胺四环素)和地美环素(demeclocycline,去甲基金霉素)。由于四环素类抗菌谱广、口服方便,在20世纪60年代和70年代临床上广为应用,属无指征滥用者甚多,以致细菌对四环素类耐药现象严重,大多常见革兰阳性和阴性菌对此类药物呈现耐药。四环素、土霉素等盐类的口服制剂吸收不完全,四环素和土霉素碱吸收尤差。四环素类尚可有诸多不良反应的发生,如对胎儿、新生儿、婴幼儿牙齿、骨骼发育的影响,对肝脏的损害以及加重氮质血症等。由于上述各方面的原因,目前四环素类已不再作为常见细菌感染的首选药物,其主要适应证为立克次体病、布氏菌病(与其他药物联合)、支原体感染、衣原体感染、霍乱、回归热等,半合成四环素类也可用于某些敏感菌所致轻症感染,由于此类药物的不良反应,8岁以下儿童、妊娠期妇女均需避免应用四环素类。此外,美国疾病预防控制中心(CDC)提出,基于米诺环素引起的前庭功能不良反应,该药目前不再作为脑膜炎奈瑟菌带菌者的治疗药物,也不再作为脑膜炎奈瑟菌感染的治疗药物。

四环素、土霉素及半合成四环素类可供全身性应用,金霉素现仅作为局部性应用。

盐酸四环素[药典(二);医保(甲、乙)]

Tetracycline Hydrochloride

【适应证】 ①作为首选或选用药物可应用于下列疾病:立克次体病,包括流行性斑疹伤寒、地方性斑疹伤寒、落基山斑疹热、恙虫病和Q热;支原体属感染;衣原体属感染,包括鹦鹉热、性病淋巴肉芽肿、非特异性尿道炎、输卵管炎、宫颈炎及沙眼;回归热;布氏菌病;霍乱;兔热病(土拉菌病);莱姆病;鼠疫。治疗布氏菌病和鼠疫时需与氨基糖苷类联合应用。②亦可应用于对青霉素类抗生素过敏的破伤风、气性坏疽、雅司病、梅毒、淋病和钩端螺旋体病患者。③由于目前常见致病菌对四环素类耐药现象严重,仅在病原菌对此类药物呈现敏感时,方有指征选用该类药物。例如可选用于敏感的金黄色葡萄球菌、肺炎链球菌、化脓性链球菌、淋病奈瑟菌、脑膜炎奈瑟菌、大肠埃希菌、产气肠杆菌、志贺菌属、耶尔森菌、单核细胞增多性李斯特菌、放线菌属等所致呼吸道、胆道、尿路和皮肤、软组织感染,也可用于痤疮的治疗。然而由于四环素类抗生素的不良反应较多,遇有上述敏感菌所致感染时,必须权衡利弊后方可决定是否应用。

【药理】 (1)药效学　四环素类具有广谱抗病原微生物作用,为抑菌药,高浓度时具有杀菌作用。其作用机制在于能特异性地与病原微生物的核糖体 30S 亚基 A 位置结合,阻止氨基酰-tRNA 在该位置上的连接,从而抑制肽链的延长和影响细菌或其他病原微生物的蛋白质合成。

(2)药动学　本品口服后可吸收但不完全,约可吸收口服量的 30%～70%(其盐酸盐约吸收 60%～70%,四环素碱仅吸收 30%～40%);口服吸收受金属离子影响,后者与药物形成络合物而使吸收减少;进食后服药的血药浓度较空腹服用者约降低一半。单次口服 250 mg 后,C_{max}为 2～4 mg/L,多次口服 250 mg 或 500 mg(每 6 小时服药 1 次)后,C_{ss}分别为 1～3 mg/L 和 1.5～5 mg/L。单次静脉给药 500 mg 后,C_{max}可达 15～20 mg/L,1～2 小时后血药浓度降至 4～10 mg/L,12 小时后尚有 1～3 mg/L。

吸收后广泛分布于全身组织和体液中,易渗入胸水、腹水、胎儿循环,但不易透过血-脑屏障,脑膜有炎症时脑脊液中药物浓度约为同期血药浓度的 10%～25%,但仍不能达到有效治疗浓度。本品易与新生儿的骨和牙齿等组织结合,在肝、脾和其他生长迅速的组织如肿瘤等部位浓集。分布容积为 1.3～1.6 L/kg;血浆蛋白结合率为 55%～70%;肾功能正常者 $t_{1/2\beta}$为 6～11 小时,无尿患者可达 57～108 小时。

本品主要自肾小球滤过排出体外,给药后 24 小时内可排出给药量的 60%,其不吸收部分自粪便中以原形排泄。口服及注射给药后均有少量药物自胆汁分泌至肠道排出。四环素类可分泌至乳汁,乳汁中药物浓度可达血药浓度的 60%～80%。本品可自血液透析缓慢清除,可清除给药量的 10%～15%。

【不良反应】 (1)四环素类药物可沉积在牙齿、骨骼和指甲中,致牙齿产生不同程度的黄染变色,牙釉质发育不良及龋齿,并可致骨发育不良。

(2)口服四环素类药物可引起恶心、呕吐、上腹不适、腹胀、腹泻等胃肠道症状。口服量每次不宜大于 0.5 g,以减少上述反应。

(3)四环素类的应用可使人体内正常菌群减少,导致维生素缺乏、真菌繁殖,出现口干、咽痛、口角炎、舌炎、舌苔色暗或变色等。

(4)二重感染　长期应用四环素类可诱发耐药金黄色葡萄球菌、革兰阴性杆菌和真菌等的消化道、呼吸道和尿路感染,严重者可致败血症。

(5)肝脏损害　通常为肝脂肪变性。妊娠期妇女、高剂量给药者、原有肾功能损害的患者易发生肝毒性,但肝毒性亦可发生于并无上述情况的患者。四环素类可致胰腺炎,也可与肝毒性同时发生,患者可并不伴有原发性肝病。

(6)肾脏损害　可引起已有肾功能损害者的氮质血症加重。多西环素和米诺环素引起肾功能损害者少见。有米诺环素致间质性肾炎的个例报道。

(7)四环素类药物过敏反应较青霉素类少见。可引起药物热或皮疹,后者可表现为荨麻疹、多形性红斑、湿疹样红斑等,也可诱发光感性皮炎。四环素类所致过敏性休克、哮喘、紫癜等亦偶有发生。

(8)偶可致良性颅内压增高(假性脑瘤),可表现为头痛、呕吐、视物模糊、视神经乳头水肿等。

(9)四环素静脉应用时,局部可产生疼痛等刺激症状,严重者发生血栓性静脉炎。

(10)偶可引起血小板减少症。在高剂量静脉用药时有损伤凝血功能的报道。也有致溶血性贫血的少数病例报道。

(11)使用失效或降解的四环素类可引起范科尼综合征,即肾小管性酸中毒,表现为多尿、恶心、烦渴、糖尿、氨基酸尿、高磷酸盐尿、低钾血症、高尿酸血症、酸中毒、蛋白尿。

【禁忌证】 (1)对四环素或四环素类中任何一种药物有过敏史者禁用。

(2)肾盂肾炎伴肾功能减退的妊娠期妇女静脉滴注四环素应属禁忌。

(3)美国 FDA 妊娠期用药安全性分级为 D。

【注意事项】 (1)四环素类药物可透过血-胎盘屏障而进入胎儿体内,沉积在牙齿和骨的钙质区中,引起胎儿牙齿变色、牙釉质再生不良，并可抑制胎儿骨骼生长。该类药物在动物实验中有致畸胎作用，因此妊娠期妇女不宜使用。妊娠期间患者对四环素类的肝毒性反应尤为敏感，应避免使用此类药物，如必须应用时静脉滴注盐酸四环素每日量以 1 g 为宜，不应大于 1.5 g，其血药浓度应保持在 15 mg/L 以下。

(2)四环素类药物可自乳汁分泌，乳汁中药物浓度较高，虽然四环素类可与乳汁中的钙形成不溶性的络合物，吸收甚少，但由于该类药物可引起牙齿永久性变色、牙釉质发育不良和抑制婴儿骨骼的发育生长，因此哺乳期妇女须避免应用，或在用药期间停止授乳。

(3)8 岁以下儿童应用四环素类药物可致恒齿黄染、牙釉质发育不良和骨生长抑制，因此在婴儿和儿童中应避免使用该类药物。

(4)对诊断的干扰　①测定尿邻苯二酚胺(Hingerty 法)浓度时，由于四环素类对荧光的干扰，可使测定结果偏高；②四环素类可使血清碱性磷酸酶、血尿素氮、血清淀粉酶、血清胆红素、血清氨基转移酶(AST、ALT)的测定值升高。

(5)下列情况需慎用或避免应用：①由于四环素类可致肝损害，因此原有肝病者不宜用此类药物；②由于四环素类可加重氮质血症，已有肾功能损害者避免用四环素，如确有指征应用时，可谨慎使用多西环素或米诺环素；③8 岁以下儿童应避免使用四环素。

(6)用药期间应定期随访检查肝、肾功能。

【药物相互作用】　(1)与抗酸药如碳酸氢钠等合用时，由于胃内 pH 值增高，可使四环素类的吸收减少、活性降低，故在服用四环素类药物后 1～3 小时内不应服用抗酸药。

(2)与葡萄糖酸钙、乳酸钙及含镁缓泻药等各种含钙、镁、铁离子的药物合用时，四环素类药物可与其中的金属离子形成不溶性络合物，使药物吸收减少。

(3)与全麻药甲氧氟烷合用时可增强其肾毒性。

(4)与强效利尿药如呋塞米等药物合用时可加重肾功能损害。

(5)与其他具有肝毒性的药物(如抗肿瘤化疗药物)合用时可加重肝损害。

(6)血脂调节药考来烯胺(cholestyramine)或考来替泊(colestipol)与四环素类合用时，可影响四环素类的吸收，有指征合用时，两者应分别服用，并间隔数小时。

(7)口服含雌激素类避孕药与四环素类同时应用，可降低避孕药的效果，以及增加月经期外出血。

【给药说明】　(1)口服四环素类时，应饮用足量水(约 240 ml)，以避免食管溃疡和减少胃肠道刺激症状。

(2)由于较长时间静脉给药有发生血栓性静脉炎的可能，故应在病情许可时尽早改为口服给药。

(3)四环素类的大多数品种宜空腹服药，即餐前 1 小时或餐后 2 小时服药，以避免食物对药物吸收的影响，但多西环素和米诺环素例外。

【用法与用量】　(1)口服　①成人常用量，每次 0.25～0.5 g，每 6 小时 1 次；或每次 0.5～1.0 g，每 12 小时 1 次。②治疗布氏菌病，每次 0.5 g，每 6 小时 1 次，疗程 3 周；第 1～2 周合用链霉素 1 g 肌注，每日 1 次。③治疗梅毒，每次 0.5 g，每 6 小时 1 次，早期梅毒疗程 15 日；晚期梅毒 30 日。④治疗沙眼衣原体所致单纯性尿道炎、宫颈炎或直肠感染，每次 0.5 g，每日 4 次，疗程至少 7 日。⑤中、重度痤疮患者的辅助治疗，初始治疗每日 0.5～2 g，分次服用；病情改善后(通常在 3 周后)，剂量应逐渐减至维持量，每日 0.125～1.0 g。⑥8 岁以上儿童常用量，每次 6.25～12.5 mg/kg，每 6 小时 1 次。

(2)静脉滴注　临用前加灭菌注射用水适量使本品充分溶解，进一步稀释后静脉滴注，药液浓度不超过 1 mg/ml。一日剂量 1 g，分 1～2 次。

【制剂与规格】　盐酸四环素片：(1)0.125 g；(2)0.25 g。

盐酸四环素胶囊：0.25 g。

注射用盐酸四环素：(1)0.125 g；(2)0.25 g；(3)0.5 g。

盐酸四环素醋酸可的松眼膏：(1)1 g；(2)2 g。

盐酸土霉素[药典(二)]

Oxytetracycline Hydrochloride

【适应证】　参阅“盐酸四环素”。

【药理】　(1)药效学　参阅“盐酸四环素”。

(2)药动学　口服后吸收不完全，吸收量为口服量的 30%～58%，口服 1 g 后 C_{max} 为 3.9 mg/L，服后 6 小时血药浓度为 2.1 mg/L，进食后土霉素的吸收比空腹服用时约降低一半。吸收后广泛分布于肝、肾、肺等组织和体液中，易渗入胸水、腹水，不易透过血-脑屏障。分布容积为 0.9～1.9 L/kg，血浆蛋白结合率为 20%～35%。$t_{1/2\beta}$ 在肾功能正常者为 6～10 小时，无尿者可达 47～66 小时。本品主要由肾小球滤过排出，给药 24 小时内排出给药量的 70%，其不吸收部分以原形随粪便排泄。血液透析可清除给药量的 10%～15%。

【不良反应】　参阅“盐酸四环素”。

【禁忌证】　(1)对本品有过敏史者，或对四环素类中任何品种有过敏史者禁用。

（2）美国 FDA 妊娠期用药安全性分级为口服给药 D。

【注意事项】【药物相互作用】 参阅"盐酸四环素"。

【用法与用量】 口服 （1）成人 一次 0.25～0.5 g，每 6 小时 1 次。

（2）儿童 ①8 岁以上儿童，一次 6.25～12.5 mg/kg，每 6 小时 1 次；②8 岁以下儿童，不宜使用本品。

【制剂与规格】 盐酸土霉素片：（1）0.125 g；（2）0.25 g。

盐酸土霉素胶囊：0.25 g。

盐酸多西环素（盐酸脱氧土霉素）[药典(二)；医保(甲、乙)]

Doxycycline Hydrochloride

【适应证】 参阅"盐酸四环素"。由于本品无明显肾脏毒性，可用于有应用四环素抗感染治疗指征而合并肾功能不全的患者。此外还可短期服用以作为旅游者腹泻的预防用药。

【药理】 （1）药效学 参阅"盐酸四环素"。

（2）药动学 口服吸收完全，可吸收给药量的 93%，进食对本品的吸收影响小。口服 100 mg 后，C_{max} 为 1.8～2.9 mg/L。吸收后广泛分布于全身组织和体液中，多西环素有较高的脂溶性，对组织穿透力较强，在胸导管淋巴液、腹水、肠组织、眼和前列腺组织中均有较高浓度，为血药浓度的 60%～75%，在胆汁中浓度可达同期血药浓度的 10～20 倍，分布容积为 0.7 L/kg，血浆蛋白结合率为 80%～93%。$t_{1/2\beta}$为 12～22 小时，肾功能减退者延长不明显。

多西环素部分在肝内代谢灭活，主要自肾小球滤过排泄，给药 24 小时内可排出给药量的 35%～40%。肾功能损害患者应用多西环素时，药物自胃肠道的排泄量增加，成为主要排出途径，因此肾功能损害者应用本品后在体内积聚不明显，是四环素类中可安全用于肾功能损害患者的药物。多西环素不能被透析清除。

【不良反应】 参阅"盐酸四环素"。肝功能损害罕见；肠道菌群失调较四环素少见；药物在牙齿、骨骼的沉积较四环素轻。与血卟啉症急性发作相关，血卟啉症患者使用不安全。不良反应发生率比米诺环素低。

【禁忌证】 （1）对本品有过敏史者，或对四环素类中任何品种有过敏史者禁用。

（2）美国 FDA 妊娠期用药安全性分级为口服给药 D。

【注意事项】【药物相互作用】 参阅"盐酸四环素"。与四环素不同之处有：①巴比妥类、苯妥英钠或卡马西平等肝药酶诱导药与本品合用时，可使多西环素血药浓度降低，因此需调整多西环素的剂量；②肾功能减退者可应用本品，不需调整剂量，多西环素应用时亦不会引起血尿素氮的升高；③本品可与食品、牛奶或含碳酸盐饮料同服。

【用法与用量】 （1）成人 ①细菌性感染，第一日 100 mg，每 12 小时 1 次。继以一次 100～200 mg，一日 1 次；或一次 50～100 mg，每 12 小时 1 次。②由沙眼衣原体或解脲脲原体引起的尿道炎，以及沙眼衣原体所致单纯性尿道炎、宫颈炎或直肠感染，均为每次 100 mg，一日 2 次，疗程 7～10 日。③梅毒，一次 100 mg，每 12 小时 1 次，早期梅毒疗程 15 日；晚期梅毒 30 日。④性病淋巴肉芽肿，一次 100 mg，一日 2 次，疗程 21 日。

（2）儿童 体重小于 45 kg 者，第 1 日剂量按体重一次 2.2 mg/ kg，每 12 小时 1 次。继以按体重一次 2.2～4.4 mg/kg，一日 1 次；或按体重一次 2.2 mg/kg，每 12 小时 1 次。体重超过 45 kg 的儿童，用量同成人。8 岁以下儿童不宜使用本品。

【制剂与规格】 盐酸多西环素片（按多西环素计）：（1）0.05 g；（2）0.1 g。

盐酸多西环素胶囊（按多西环素计）：0.1 g。

盐酸美他环素（盐酸甲烯土霉素）[药典(二)]

Metacycline Hydrochloride

【适应证】 参阅"盐酸四环素"。

【药理】 （1）药效学 参阅"盐酸四环素"。

（2）药动学 口服可吸收，可吸收给药量的 60%，单次口服 500 mg 后 C_{max}为 2 mg/L，$t_{1/2\beta}$长达 16 小时，血浆蛋白结合率为 80%～95%。本品在体内分布较广。以原形自尿排泄约占给药量的 50%，72 小时内经粪便排泄者仅占 5%。

【不良反应】 参阅"盐酸四环素"。

【禁忌证】 对本品有过敏史者，或对四环素类中任何品种有过敏史者禁用。

【注意事项】 参阅"盐酸四环素"。

【用法与用量】 口服 （1）成人 每 12 小时 300 mg。

（2）儿童 每 12 小时 3.3～6.6 mg/kg。8 岁以下儿童不宜使用本品。

【制剂与规格】 盐酸美他环素片：100 mg。

盐酸美他环素胶囊：（1）100 mg；（2）200 mg。

盐酸金霉素[药典(二)；医保(甲、乙)]

Chlortetracycline Hydrochloride

参阅"盐酸四环素"。由于刺激性强，现仅作为外用药。

盐酸米诺环素[药典(二);医保(乙)]

Minocycline Hydrochloride

【适应证】 参阅“盐酸多西环素”。因本品所致眩晕、耳鸣等不良反应较为常见，有指征应用时宜优先选用多西环素。本品尚可作为严重痤疮的辅助治疗。

【药理】 (1)药效学　参阅“盐酸多西环素”。

(2)药动学　本品口服后在胃肠道吸收完全，可吸收给药量的95%。单剂口服米诺环素 200 mg 后 t_{max} 为2.1小时，C_{max} 为3.5 mg/L，进食对米诺环素吸收影响小；单剂米诺环素 200 mg 静脉给药后 C_{max} 为4.2 mg/L，给药12小时后血药浓度仍可达1.4 mg/L。本品脂溶性较多西环素和其他四环素类高，能分布到大多数组织和体液中，且能进入细胞内，在肝胆管、肺、扁桃体和唾液、痰液等可达到较高药物浓度。本品能储存于肝、脾、骨、骨髓、牙质及牙釉质中，并能进入胎儿血液循环及羊水，在乳汁中的浓度相当高。无论脑膜有无炎症，本品不易透过血-脑屏障而进入脑脊液。血浆蛋白结合率为55%～75%。仅4%～9%药物由肾脏排泄，相当部分药物由粪便排出。米诺环素有相当量在体内代谢，消除半衰期为15.5小时，肝功能不全患者用药后的半衰期无显著延长。

【不良反应】 参阅“盐酸四环素”。

(1)本品口服吸收完全，胃肠道反应特别是腹泻发生率明显低于四环素。

(2)本品引起光敏反应者少见。

(3)本品可引起眩晕、耳鸣、共济失调伴恶心、呕吐等前庭功能紊乱，常发生于用药后第3天起，女性多于男性。部分病例需停药，停药后1～2天症状消失。

(4)可引起皮肤色素沉着。

(5)婴幼儿及年轻人在使用米诺环素后偶可出现良性颅内压增高。

【禁忌证】 (1)对本品或其他四环素类过敏者禁用。

(2)美国FDA妊娠期用药安全性分级为牙科、口服及肠道外给药D。

【注意事项】 参阅“盐酸四环素”。本品可引起眩晕等前庭功能紊乱，用药期间禁止从事高空作业、驾车及操作具有危险性的机械。

【药物相互作用】 参阅“盐酸四环素”。

(1)四环素类可影响凝血酶原活性，与抗凝药合用时，后者需适当减量。

(2)四环素类为抑菌药，不宜与杀菌药青霉素类合用。

【给药说明】 参阅“盐酸四环素”。进食不影响本品的吸收，故可与食物同服，以减少胃肠道反应。

【用法与用量】 口服给药　(1)成人用量　①常用剂量，首次200 mg；以后每次100 mg，每12小时1次。②沙眼衣原体、解脲脲原体所致单纯性非淋病奈瑟菌性尿道炎，每次100 mg，每12小时1次，至少用药7日。

(2)8岁以上儿童常用剂量　首剂4 mg/kg，以后每12小时2 mg/kg口服。

【制剂与规格】 盐酸米诺环素片：(1)50 mg；(2)100 mg。

盐酸米诺环素胶囊：(1)50 mg；(2)100 mg。

盐酸米诺环素软膏：0.5 g。

第六节　酰胺醇类

酰胺醇类抗生素目前临床主要应用的有氯霉素和甲砜霉素。

氯霉素具有广谱抗菌作用，本品对革兰阴性杆菌如流感嗜血杆菌、沙门菌属等的作用较其对葡萄球菌等革兰阳性菌为强；氯霉素尚对厌氧菌，包括脆弱拟杆菌等亦有作用；对衣原体属、支原体属和立克次体属亦具有抗微生物作用。氯霉素对细胞内病原微生物有效，也易通过血-脑屏障进入脑脊液中。以上特点使氯霉素目前仍为下列感染的选用药物：①伤寒等沙门菌属感染，目前耐氯霉素的伤寒杆菌呈增多趋势，但对氯霉素敏感者，该药仍为适宜选用药物；②化脓性脑膜炎，流感嗜血杆菌脑膜炎或病原菌不明的化脓性脑膜炎；③脑脓肿，因病原菌常系需氧菌和厌氧菌的混合性感染；④腹腔感染，常需与氨基糖苷类或其他抗需氧菌药联合应用以控制需氧菌及厌氧菌的混合性感染。

氯霉素有造血系统毒性，因此不宜用作轻症感染的首选用药，更不应作为感染的预防用药。适宜用于某些重症感染以及经低毒性药物治疗无效或属禁忌的患者。甲砜霉素亦可引起红细胞生成抑制以及白细胞、血小板的减少，其抗菌作用较氯霉素为弱，故亦不宜作为常见感染的首选用药。甲砜霉素具有较氯霉素明显为强的免疫抑制作用，但其临床应用价值尚无定论。

除造血系统毒性外，由于氯霉素的大剂量应用可致早产儿或新生儿发生周围循环衰竭(灰婴综合征)，故在妊娠后期妊娠期妇女及新生儿中应避免使用氯霉素，有指征应用者必须进行血药浓度监测，采取个体化给药。

氯霉素[药典(二);基;医保(甲)]

Chloramphenicol

【适应证】 全身应用适用于:①伤寒和其他沙门菌属感染:氯霉素为敏感菌株所致伤寒、副伤寒的选用药物;沙门菌属所致胃肠炎一般不宜应用本品,但如病情严重且合并有败血症可能时仍可选用。在成人伤寒、副伤寒沙门菌感染中,以氟喹诺酮类药物作为首选(妊娠期妇女及儿童不宜用该类药)。②耐氨苄西林的B型流感嗜血杆菌脑膜炎或对青霉素过敏患者的肺炎链球菌、脑膜炎奈瑟菌脑膜炎、敏感的革兰阴性杆菌脑膜炎(常与氨基糖苷类抗生素联合应用),本品可作为选用药物之一。③脑脓肿,尤其是耳源性,常为需氧菌和厌氧菌的混合性感染。④严重厌氧菌感染,如脆弱拟杆菌所致感染,包括病变累及中枢神经系统者,偶可与氨基糖苷类抗生素或其他抗需氧菌药联合应用以治疗腹腔感染或盆腔感染,从而控制同时存在的需氧菌和厌氧菌混合性感染。⑤立克次体感染,氯霉素可用于Q热、落基山斑疹热、地方性斑疹伤寒等立克次体病的治疗。

氯霉素局部用于治疗敏感病原菌所致眼、耳部感染,参阅第二十六章第七节及第二十七章第三节。

【药理】 (1)药效学　氯霉素在体外具有广谱抗微生物作用,包括需氧革兰阴性菌及革兰阳性菌、厌氧菌、立克次体属、螺旋体和衣原体属。氯霉素对下列细菌具有高度抗菌活性且具有杀菌作用:流感嗜血杆菌、肺炎链球菌和脑膜炎奈瑟菌。氯霉素对以下细菌的抗菌活性较上述者为低,仅具有抑菌作用:金黄色葡萄球菌、化脓性链球菌、草绿色链球菌、B组链球菌、大肠埃希菌、肺炎克雷伯菌、奇异变形杆菌、伤寒、副伤寒沙门菌、志贺菌属、脆弱拟杆菌等厌氧菌。下列细菌通常对氯霉素耐药:铜绿假单胞菌、不动杆菌属、肠杆菌属、黏质沙雷菌、吲哚阳性变形杆菌属、甲氧西林耐药葡萄球菌和肠球菌属。氯霉素为脂溶性,通过弥散进入细菌细胞内,并可逆性地与细菌核糖体的50S亚基结合,抑制转肽酶,从而抑制肽链的形成,阻止蛋白质的合成。应用本品后所发生的不可逆性再生障碍性贫血的机制尚不清楚。与本品剂量相关的骨髓抑制作用则认为是由于药物抑制了骨髓细胞线粒体蛋白质的合成所致。

(2)药动学　口服后吸收快而完全,可吸收给药量的80%~90%,给药后半小时可达有效血药浓度,t_{max}为1~3小时。成年人单次口服12.5 mg/kg后,C_{max}为11.2~18.4 mg/L;儿童单次口服或静脉给药25 mg/kg后,C_{max}为19~28 mg/L。给予本品常用量(每日1~2 g),可使血药浓度维持在5~10 mg/L。吸收后广泛分布于全身组织和体液中,在肝、肾组织中浓度高,其余依次为肺、脾、心肌、肠和脑组织。本品易透过血-脑屏障进入脑脊液中;脑膜无炎症时,脑脊液中药物浓度为同期血药浓度的21%~50%,脑膜有炎症时可达同期血药浓度的45%~89%,在新生儿及婴儿患者中可达同期血药浓度的50%~99%。本品也可透过胎盘屏障而进入胎儿血液循环,胎儿血药浓度可达母体血药浓度的30%~80%。药物也可进入眼房水、玻璃体液中而达到有效治疗浓度。氯霉素尚可进入乳汁、唾液、腹水、胸水以及滑膜液中。分布容积为0.6~1 L/kg。血浆蛋白结合率为50%~60%。成年人$t_{1/2\beta}$为1.5~3.5小时,肾功能损害者为3~4小时,严重肝功能损害者$t_{1/2\beta}$延长(4.6~11.6小时);出生2周内新生儿$t_{1/2\beta}$为24小时,2~4周者为12小时,大于1个月的婴幼儿为4小时。口服量的90%在肝内与葡萄糖醛酸结合为无活性的氯霉素-单葡萄糖醛酸酯。在24小时内5%~10%以原形由肾小球滤过排泄,80%以无活性的代谢产物由肾小管分泌排泄。口服后给药量的3%由胆汁分泌排出,1%由粪便中排出。透析对氯霉素的清除无明显影响。

【不良反应】 (1)骨髓抑制　是氯霉素最严重的不良反应。有两种不同表现形式:①与剂量相关的可逆性骨髓抑制,其程度与氯霉素应用的剂量大小及疗程长短均有关,常见于血药浓度超过25 mg/L的患者。临床表现为贫血,并可伴白细胞和血小板减少。②与剂量无关的骨髓毒性,表现为严重且不可逆性再生障碍性贫血,与个体特异质反应有关,常在用药数周甚至数月后发生。发生率大小不一,多在1:(20000~50000)之间。病死率高,少数存活者可发展为粒细胞白血病。临床表现有血小板减少引起的出血倾向,如瘀点、瘀斑和鼻出血等;以及由中性粒细胞减少所致感染征象,如高热、咽痛、黄疸、苍白等。大多数再生障碍性贫血患者于口服给药后发生,但也可发生于静脉给药和局部给药后。

氯霉素局部使用时如疗程长且反复应用,亦可有一定体内蓄积现象,偶可发生血液系统毒性反应。

(2)溶血性贫血　可发生在某些先天性葡萄糖-6-磷酸脱氢酶不足或缺乏的患者。

(3)灰婴综合征　典型病例发生在出生后48小时内即给予高剂量的氯霉素者,治疗持续3~4日后可发生灰婴综合征,血药浓度可高达40~200 mg/L。临床表现为腹胀、呕吐、进行性苍白、发绀、循环衰竭、体温降低、呼吸不规则,数小时或数日后死亡。常发生在早产儿或新生儿应用大剂量氯霉素(每日按体重超过25 mg/

kg)时，亦可发生在母亲产前使用氯霉素的新生儿以及成人或较大儿童应用更大剂量(约每日按体重 100 mg/kg)时。及早停药，尚可完全恢复。

(4)出血倾向　口服氯霉素长程治疗可诱发出血倾向，可能与骨髓抑制、肠道菌群减少致维生素 K 合成受阻、凝血酶原时间延长等有关。

(5)周围神经炎和视神经炎　常在长程治疗时发生，及早停药，常属可逆，但也有发生视神经萎缩而致盲者。其他神经系统症状有精神错乱、谵妄、抑郁和头痛。也可发生耳毒性，尤其是在使用滴耳液之后。

(6)消化道反应　口服后可有腹泻、恶心、呕吐等。

(7)过敏反应　可致各种皮疹、发热、血管神经性水肿，尤其是在局部使用后。类过敏反应罕见。也可发生 Jarisch-Herxheimer 反应(赫氏反应)。

(8)二重感染　可致变形杆菌、铜绿假单胞菌、金黄色葡萄球菌、真菌等的口腔、肺、胃肠道及尿路感染。

【禁忌证】(1)对氯霉素或甲砜霉素有过敏史者禁用。

(2)由于氯霉素可透过血-胎盘屏障，对早产儿和足月产新生儿均可能引起毒性反应，导致"灰婴综合征"，因此在妊娠期，尤其是妊娠后期或围产期不宜应用本品。美国 FDA 妊娠期用药安全性分级为 C。

【注意事项】(1)本品自乳汁分泌，有引致乳儿发生不良反应的可能，包括严重的骨髓抑制反应，因此本品不宜用于哺乳期妇女，必须应用时须停止授乳。

(2)药物所致不良反应在老年人中多见，老年患者组织、器官大多退化，功能减退，自身免疫功能亦降低，氯霉素可致严重不良反应，故老年患者应慎用。

(3)新生儿由于肝药酶系统未发育成熟，肾脏排泄功能又差，药物自肾排泄较成年人缓慢，故氯霉素应用于新生儿易导致血药浓度过高而发生毒性反应(灰婴综合征)，故新生儿不宜应用本品，有指征必须应用本品时必须在血药浓度监测下使用。

(4)对诊断的干扰　采用硫酸铜法测定尿糖时，应用氯霉素患者可产生假阳性反应。

(5)对肝功能不全患者，氯霉素与葡萄糖醛酸的结合作用受损，致使未代谢的游离型药物浓度升高，易致血液系统毒性反应发生。因此原有肝损害患者，或肝、肾同时有损害的患者应避免应用本品，确有指征应用时，需权衡利弊后方可决定是否使用，并需在监测血药浓度下减量应用。肾功能损害者亦应慎用或避免使用本品。

(6)应用本品患者在治疗过程中应定期检查周围血象，长疗程治疗者尚需查网织红细胞计数，必要时做骨髓检查，以便及时发现与剂量有关的可逆性骨髓抑制，但全血象检查不能预测通常在治疗完成后才发生的再生障碍性贫血。

(7)新生儿、肝功能或肾功能损害者，同时接受经肝代谢的其他药物的患者如有指征应用氯霉素时，均需进行血药浓度监测，使其峰浓度控制在 25 mg/L 以下，谷浓度控制在 5 mg/L 以下。

(8)本品肌内注射常引起较剧烈的疼痛，还可致坐骨神经麻痹而造成下肢瘫痪，故不宜用作肌内注射。

【药物相互作用】(1)氯霉素可抑制肝微粒体酶的活性，导致抗癫痫药(乙内酰脲类)的代谢降低；或氯霉素置换该类药物的血浆蛋白结合部位，导致游离型药物浓度升高，可使药物的作用增强或毒性增加，故合用或先后应用时需调整此类药物的剂量。

(2)氯霉素与降血糖药(如甲苯磺丁脲)或口服抗凝药(如双香豆素、华法林)合用时，由于血浆蛋白结合部位被置换，可增强其降糖作用或抗凝作用，因此需调整剂量。格列吡嗪和格列本脲的非离子结合位点受影响较其他口服降糖药为小，但合用时仍需谨慎。

(3)长期口服含雌激素的避孕药期间应用氯霉素，可降低避孕效果，以及增加月经期外出血。

(4)由于氯霉素具有维生素 B_6 拮抗药的作用或使维生素 B_6 经肾排泄量增加，可导致贫血或周围神经炎的发生，因此两者不宜合用。

(5)氯霉素与抗肿瘤药物、秋水仙碱、羟基保泰松、保泰松和青霉胺等能引起骨髓抑制的药物合用时，可加重骨髓抑制作用。同时进行放射治疗时，应用氯霉素亦可加重骨髓抑制作用。因此，需调整骨髓抑制药的用药剂量或放射治疗剂量。

(6)氯霉素可抑制肝微粒体酶的作用，降低诱导麻醉药他芬太尼的清除，延长其作用时间。

(7)苯巴比妥、利福平等肝药酶诱导药与氯霉素合用时，可增强氯霉素的代谢，使本品血药浓度降低。

(8)林可霉素类和大环内酯类可替代或阻止氯霉素与细菌核糖体的 50S 亚基相结合，上述药物与氯霉素合用可发生拮抗作用，因此不宜联合应用。

【给药说明】(1)本品治疗应持续至治愈，防止复发。

(2)由于可能发生不可逆性骨髓抑制毒性反应，本品应避免重复疗程使用。

(3)口服氯霉素时应饮用足量水分，空腹服用，即于餐前 1 小时或餐后 2 小时服用，以期达到有效治疗血药浓度。

【用法与用量】(1)口服 ①成人,一日 1.5～3 g,分 3～4 次服用。②儿童,一日 25～50 mg/kg,分 3～4 次服用;新生儿,一日剂量不超过 25 mg/kg,分 4 次服。但新生儿用药时需监测血药浓度,根据结果调整给药方案,无监测条件者不宜应用本品。

(2)肌内注射或静脉滴注 ①成人,每次 0.5～1 g,一日 2 次,肌内注射;或每次 0.5～1.5 g 溶解于氯化钠注射液或 5%葡萄糖注射液 250～750 ml 中,一日 2 次,静脉滴注。②儿童,一日剂量 30～50 mg/kg,分 2 次肌内注射或溶解于氯化钠注射液或 5%葡萄糖注射液中静脉滴注。

【儿科用法与用量】(1)口服、肌内注射 一日 25～50 mg/kg,分 3～4 次;新生儿脑膜炎必须应用时不超过一日 25 mg/kg,需监测血药浓度。

(2)静脉滴注 一日 30～50 mg/kg(浓度 3～5 mg/ml)。

【儿科注意事项】(1)本品对革兰阴性杆菌、厌氧菌敏感。

(2)可良好地渗透至血-脑屏障,常用于颅内感染。

(3)对造血系统毒性反应是最严重的不良反应,可引起不可逆性再生障碍性贫血。

(4)新生儿及早产儿禁用,应用后会发生周围循环衰竭,称为"灰婴综合征"。

【制剂与规格】 氯霉素片:(1)0.05 g;(2)0.125 g;(3)0.25 g。

氯霉素胶囊:(1)0.125 g;(2)0.25 g。

氯霉素注射液:2 ml:0.25 g。

氯霉素眼膏:(1)1%;(2)3%。

氯霉素滴耳液:(1)5 ml:0.125 g;(2)10 ml:0.25 g。

氯霉素滴眼液:(1)5 ml:0.125 g;(2)8 ml:20 mg;(3)10 ml:25 mg。

棕榈氯霉素(无味氯霉素)[药典(二)]

Chloramphenicol Palmitate

【药理】 本品为氯霉素的棕榈酸酯,有多种晶型,其中以 B 晶型吸收最好,血药峰浓度可为 A 晶型的 8 倍,故临床应用 B 晶型制品。无味氯霉素口服后在十二指肠经胰脂酶缓慢水解而释放出氯霉素吸收入体内,所以其吸收过程较氯霉素为长,达峰时间延迟,血药峰浓度亦较低,但血药浓度维持时间则稍长。

【适应证】【不良反应】 参阅"氯霉素"。

【禁忌证】 对氯霉素或甲砜霉素有过敏史者禁用。

【注意事项】 参阅"氯霉素"。

【用法与用量】 口服 以下剂量均按氯霉素计。

(1)成人 一日 1.5～3.0 g,分 3～4 次服用。

(2)儿童 一日 25～50 mg/kg,分 3～4 次服用。

(3)新生儿 一日不超过 25 mg/kg,新生儿用药注意事项参阅"氯霉素"。

【制剂与规格】 棕榈氯霉素(B 晶型)片(按氯霉素计):50 mg。

棕榈氯霉素(B 晶型)颗粒:0.1 g。

棕榈氯霉素混悬液:1 ml:25 mg。

注:棕榈氯霉素 1.74 g 相当于氯霉素 1 g。

琥珀氯霉素[药典(二)]

Chloramphenicol Succinate

【药理】 本品为氯霉素的琥珀酸酯,可与碳酸钠配制成无菌粉末,供注射用。琥珀氯霉素注射给药后在体内缓慢水解为氯霉素。肌内注射吸收慢,血药浓度仅为口服同量氯霉素的一半,且约有 1/3 量为无活性的酯化物;静脉注射后平均血药浓度与口服氯霉素相近。

【适应证】【不良反应】 参阅"氯霉素"。

【禁忌证】 对氯霉素或甲砜霉素有过敏史者禁用。

【注意事项】 本品静脉注射给药时,注射速度不宜过快,每次注射时间至少在 1 分钟以上。本品亦可肌内注射。其余参阅"氯霉素"。

【给药说明】 临用前加灭菌注射用水使其溶解。稀释后静脉滴注或静脉注射。

【用法与用量】 以下剂量均以氯霉素计。

(1)成人 一日 1.5～3 g,分 3～4 次给药。

(2)儿童 一日 25～50 mg/kg,每 6～8 小时给药 1 次。

(3)新生儿 一日不超过 25 mg/kg。新生儿用药注意事项及剂量调整参阅"氯霉素"。

【制剂与规格】 注射用琥珀氯霉素(按氯霉素计):(1)0.125 g;(2)0.25 g;(3)0.5 g。

注:琥珀氯霉素 1.38 g 相当于氯霉素 1 g。

甲砜霉素[药典(二)]

Thiamphenicol

【适应证】 用于对其敏感的流感嗜血杆菌、大肠埃希菌、沙门菌属等所致呼吸道、尿路、肠道等感染。

【药理】(1)药效学 本品的抗菌谱和抗菌作用与

氯霉素相仿，但对沙门菌属、大肠埃希菌和肺炎克雷伯菌的作用较氯霉素略差。由于甲砜霉素在肝内不与葡萄糖醛酸结合，因此体内抗菌活性较高。本品的作用机制同氯霉素，与氯霉素间呈完全交叉耐药。本品尚具有较强的免疫抑制作用，较氯霉素约强6倍。

(2)药动学　口服吸收完全，口服500 mg后t_{max}为2小时，C_{max}为3～6 mg/L。吸收后在体内广泛分布，以肾、脾、肝、肺等组织和器官中的含量较多。本品可透过血-脑屏障而进入脑脊液中，也可透过胎盘进入胎儿血液循环，尚可进入乳汁。$t_{1/2\beta}$约1.5小时，24小时内自尿中排出给药量的70%；部分自胆汁中排泄，胆汁中浓度可为同期血药浓度的几十倍。肾功能衰竭患者应用本品时，药物可在体内有相应蓄积，无尿患者应用时，血消除半衰期可达9小时；肝炎或肝硬化患者应用本品时可致血药浓度升高和血消除半衰期延长。

【不良反应】　参阅"氯霉素"。①可发生腹痛、腹泻、恶心、呕吐等消化道反应，其发生率在10%以下；②偶见皮疹等过敏反应；③早产儿及新生儿中尚未发现有"灰婴综合征"者，仅有个例报道有出现短暂性皮肤和面色苍白；④较氯霉素更易引起可逆性骨髓抑制，但通常不引起再生障碍性贫血。

【禁忌证】　对本品或氯霉素有过敏史者禁用。

【注意事项】　(1)患者在治疗过程中应经常定期检查周围血象，长程治疗者尚需检查网织红细胞计数，以及时发现血液系统不良反应。

(2)妊娠期尤其是妊娠后期妇女及新生儿避免应用。

(3)肾功能不全者甲砜霉素排出减少，体内可有积蓄倾向，应减量应用。

【药物相互作用】　参阅"氯霉素"。

【用法与用量】　口服　(1)成人　每日1.5～3 g，分3～4次服。

(2)儿童　按体重每日25～50 mg/kg，分4次服。

【制剂与规格】　甲砜霉素肠溶片：(1)0.125 g；(2)0.25 g。

甲砜霉素胶囊：(1)0.125 g；(2)0.25 g。

第七节　大环内酯类

大环内酯类(macrolides)抗生素均具有大环内酯环的基本结构，代表品种为最早发现的红霉素(1952年)。目前临床应用的大环内酯类按其化学结构可分为：①14元环：红霉素、克拉霉素、罗红霉素、地红霉素等；②15元环：阿奇霉素；③16元环：麦迪霉素、乙酰麦迪霉素(米欧卡霉素)、螺旋霉素、乙酰螺旋霉素、交沙霉素、柱晶白霉素。其中阿奇霉素、克拉霉素、罗红霉素、乙酰麦迪霉素、地红霉素为大环内酯类新品种。本类药物的抗菌谱和抗菌活性基本相似，对多数革兰阳性菌、军团菌属、衣原体属、支原体属、厌氧菌等具有良好抗菌作用。大多数品种供口服，吸收后血药浓度较低，但在组织和体液中的分布广泛，肝、肾、肺等组织中的浓度可高于同期血药浓度数倍；在胸水、腹水、脓液、痰液、尿液、胆汁中均可达到有效治疗浓度，但不易透过血-脑屏障。

本类药物主要在肝脏代谢，从胆汁中排出，胆汁中浓度可为血药浓度的10～40倍；由于可进行肝肠循环，粪中含量较高。极少被血液透析和腹膜透析所清除。

大环内酯类的主要适应证为：①溶血性链球菌、肺炎链球菌等革兰阳性菌感染，可作为用青霉素治疗上述感染时青霉素过敏患者的替代选用药物；②军团菌病；③支原体属感染；④衣原体属感染；⑤百日咳；⑥白喉带菌者；⑦青霉素过敏患者预防风湿热和心内膜炎等。

大环内酯类的主要不良反应为食欲缺乏、恶心、呕吐、腹泻等胃肠道反应，尤以红霉素显著，在一定程度上限制了本类药物的临床应用。

阿奇霉素等大环内酯类新品种的药效学及药动学特性均较沿用品种有所改进，不良反应减少。阿奇霉素对流感嗜血杆菌、卡他莫拉菌、淋病奈瑟菌的体外抗菌作用是红霉素的2～8倍，新品种对支原体属、衣原体属的作用也有所增强。新品种在胃酸中稳定性增加，生物利用度升高，血药浓度和组织内药物浓度增高，消除半衰期延长，每日的给药剂量及给药次数减少，胃肠道反应及肝毒性等不良反应也明显减轻，临床适应证有所扩大，现已成为治疗社区获得性呼吸道感染的合适药物。

红霉素[药典(二)；基；医保(甲)]

Erythromycin

【适应证】　①作为青霉素过敏患者对下列感染的替代选用药：溶血性链球菌、肺炎链球菌等所致急性扁桃体炎、急性咽炎、鼻窦炎；溶血性链球菌所致猩红热、蜂窝织炎；白喉及白喉带菌者；气性坏疽、炭疽、破伤风；放线菌病；梅毒；李斯特菌病等。也可用于风湿热的预防。②军团菌病。③肺炎支原体肺炎及其他支原体感染。④肺炎衣原体感染及其他衣原体感染。⑤化脓性链球菌、金黄色葡萄球菌青霉素敏感菌株所致皮肤及软组织感染。⑥厌氧菌所致口腔感染。⑦空肠弯曲菌肠炎。⑧百日咳。上述感染中如军团菌病、支原体肺炎、空肠弯曲菌肠炎等，红霉素为首选用药。

【药理】 (1)药效学　红霉素属大环内酯类，对甲氧西林敏感葡萄球菌属(包括产酶菌株)、各组链球菌和某些革兰阳性杆菌均具有良好抗菌活性。奈瑟菌属、百日咳鲍特菌等也对本品敏感，流感嗜血杆菌呈中度敏感。本品对除脆弱拟杆菌和梭杆菌属以外的各种厌氧菌亦具有抗菌作用；对军团菌属、胎儿弯曲菌、某些螺旋体、肺炎支原体、溶脲脲原体、立克次体属、衣原体属和溶组织阿米巴原虫也有抑制作用。本品系抑菌药，但在高浓度时对某些细菌也有杀菌作用。本品可透过细菌细胞膜，与细菌核糖体的50S亚基呈可逆性结合，阻断转肽作用和信使核糖核酸(mRNA)的位移，抑制细菌蛋白质合成。

(2)药动学　口服红霉素不同盐类的生物利用度为30%～65%。口服200～250 mg，达峰时间(t_{max})为2～3小时，血药峰浓度(C_{max})一般低于1 mg/L。红霉素口服吸收后除脑脊液和脑组织外，广泛分布于各组织和体液中，尤以肝脏、胆汁和脾脏中的药物浓度为高，在肾、肺等组织中的药物浓度亦可高于同期血药浓度数倍，在胆汁中的药物浓度可达血药浓度的10～40倍以上。在皮下组织、痰及支气管分泌物中的药物浓度也较高，痰中药物浓度与血药浓度相仿；在胸水、腹水、脓液中的药物浓度可达到有效治疗水平。本品有一定量(约为血药浓度的33%)进入前列腺及精囊中；但不易透过血-脑屏障，脑膜有炎症时脑脊液内浓度仅为同期血药浓度的10%左右。本品可进入胎儿血液循环，也可从乳汁中分泌排出，胎儿血中的药物浓度为母体血药浓度的5%～20%，母乳中药物浓度可达同期血药浓度的50%以上。表观分布容积为0.9 L/kg。血浆蛋白结合率为70%～90%。本品主要在肝脏中代谢灭活，经胆汁排出，并进行肝肠循环。口服及静脉给药后，分别有2%～5%和10%～15%的药物以原形经肾小球滤过排出，尿药浓度可达10～100 mg/L。口服250 mg后粪便中药物含量可达50～600 μg/g。血液透析和腹膜透析后极少被清除，故透析后无需加量。消除半衰期($t_{1/2β}$)为1.4～2小时，无尿患者的$t_{1/2β}$可延长至4.8～6小时。

【不良反应】 (1)胃肠道反应有腹泻、恶心、呕吐、中上腹痛、口舌疼痛、胃纳减退等，其发生率与剂量大小有关。

(2)肝毒性少见，患者可有乏力、恶心、呕吐、腹痛、发热及肝功能异常，偶见黄疸。

(3)大剂量(≥4 g/d)应用于肝、肾疾病患者或老年患者，可引起听力减退，主要与血药浓度过高(>12 mg/L)有关，停药后大多可恢复。

(4)过敏反应表现为药物热、皮疹、嗜酸性粒细胞增多等，发生率为0.5%～1%。

(5)偶有心律不齐、尖端扭转型室性心动过速、口腔或阴道念珠菌感染、幽门狭窄、溶血性贫血、间质性肾炎和急性肾功能衰竭、可逆性Ⅹ因子缺乏和急性肝功能衰竭的个例报道。

【禁忌证】 (1)对红霉素及药品中的任何成分过敏，以及对任何其他大环内酯类药物过敏者禁用。

(2)本品禁止与特非那定、阿司咪唑、西沙必利、匹莫齐特合用。

【注意事项】 (1)红霉素主要由肝脏代谢、胆管排出，肝功能损害者使用本品，发生不良反应的风险增加。肝功能损害患者尽可能避免应用；如确有必要使用红霉素时，需适当减量并密切随访肝功能。肝病患者和妊娠期妇女不宜使用红霉素酯化物。

(2)由于红霉素有相当量进入母乳中，哺乳期妇女应用本品时须停止授乳。

(3)老年人使用本品，发生尖端扭转型室性心动过速的风险增加。

(4)有重症肌无力病史的患者使用本品，有病情加重的风险。

(5)对诊断的干扰　红霉素可干扰Higerty法的荧光测定，使尿儿茶酚胺的测定值出现假性增高。血清碱性磷酸酶、胆红素、ALT和AST的测定值均可能增高。

(6)美国FDA妊娠期用药安全性分级为口服、注射给药B。

【药物相互作用】 (1)红霉素与氯霉素或林可霉素类合用，因竞争药物的结合位点，可产生拮抗作用。

(2)红霉素可抑制CYP1A2、CYP3A4，与许多经此酶代谢的药物可发生相互作用，导致严重不良反应，如与阿司咪唑、特非那定和西沙必利合用可引起室性心律失常。

(3)本品可抑制卡马西平、苯妥英钠和丙戊酸钠等抗癫痫药的代谢，使后者的血药浓度增高而发生毒性反应。与阿芬太尼合用可抑制后者的代谢，延长其作用时间。与环孢素、他克莫司合用可使后者血药浓度增加。与其他经肝脏细胞色素P_{450}代谢的药物如溴隐亭、抗心律失常药丙吡胺合用时，可减少后者的代谢。

(4)长期服用抗凝药的患者应用红霉素时可导致凝血酶原时间延长，从而增加出血的危险性，老年患者尤应注意。两者必须合用时，抗凝药的剂量宜适当调整，并严密观察凝血酶原时间。

(5)红霉素与茶碱类药物合用，可使茶碱的肝清除减少，导致茶碱血药浓度升高和(或)毒性反应增加。因此两者合用时，茶碱类药物的剂量应予调整。

(6)红霉素与其他肝毒性药物合用可能增强肝脏毒性反应。

(7)大剂量红霉素与耳毒性药物合用，尤其对肾功能减退患者可能增加耳毒性。

(8)本品与洛伐他汀合用时可抑制后者的代谢，引起横纹肌溶解症；与咪达唑仑或三唑仑合用时可减少二者的清除而增强其作用。

(9)与地高辛合用，可使后者的血药浓度升高。

(10)与麦角胺、氢麦角胺合用，个别患者可出现麦角中毒，表现为外周血管痉挛、皮肤感觉迟钝。

【给药说明】 (1)溶血性链球菌感染患者用本品治疗时疗程至少10日，以防止急性风湿热的发生。

(2)为获得较高血药浓度，除酯化物外，红霉素需空腹(餐前1小时或餐后3～4小时)服用。

(3)用药期间定期随访肝功能。

【用法与用量】 口服　(1)成人　一日1～2 g，分3～4次服用。

(2)儿童　每日按体重30～40 mg/kg，分3～4次服用。

(3)预防风湿热　一次250 mg，每日2次口服。

(4)治疗军团菌病　成人每日2～4 g，分4次服。

(5)治疗沙眼、结膜炎、角膜炎　用眼膏涂于眼睑内，一日多次。

【儿科用法与用量】 (1)口服　一日30～40 mg/kg，分3～4次服；百日咳患者疗程为14日。

(2)静脉滴注　一日20～30 mg/kg，分2～3次(浓度0.5～1 mg/ml)。

【儿科注意事项】 (1)为14元环大环内酯类，对敏感革兰阳性菌及非典型菌有效。

(2)口服及静脉滴注，均可引起较严重的胃肠道反应和肝毒性。

(3)与耳毒性药物合用，可增加耳毒性。

(4)与茶碱类合用，可导致茶碱清除减少，血药浓度增加。

【制剂与规格】 红霉素肠溶片：(1)0.125 g(12.5万U)；(2)0.25 g(25万U)；(3)50 mg(5万U)。

红霉素肠溶胶囊：(1)0.125 g(12.5万U)；(2)0.25 g(25万U)。

红霉素眼膏：0.5%。

红霉素软膏：1%。

依托红霉素(无味红霉素)[药典(二)]

Erythromycin Estolate

【适应证】 参阅“红霉素”。

【药理】 本品为红霉素丙酸酯的十二烷基硫酸盐，口服吸收较完全，其药效学参阅“红霉素”。依托红霉素的药代动力学特性优于其他红霉素口服制剂，对胃酸稳定、吸收较完全，$t_{1/2\beta}$较长(5.47小时)，AUC较大。依托红霉素为一种酯化物，在胃肠道吸收，41%酯化物在血中分解为红霉素。口服250 mg及500 mg后，t_{max}为2小时，C_{max}分别为1.2 mg/L及4.2 mg/L。血浆蛋白结合率为90%～99%。

【不良反应】 参阅“红霉素”。服用本品后发生肝毒性反应者较其他红霉素制剂多见，服药数日或1～2周后患者可出现乏力、恶心、呕吐、食欲缺乏、腹痛、腹泻、荨麻疹、发热等。有时可出现黄疸，肝功能检查显示淤胆，停药后常可恢复。妊娠期妇女服用本品后出现肝毒性反应的可能性增加。其他严重的不良反应有：Q-T间期延长、室性心律失常、重症多形性红斑、中毒性表皮剥脱性坏死、胰腺炎、假膜性结肠炎、过敏样反应、癫痫发作。大剂量用于肾功能损害的患者可导致其听力丧失。

【禁忌证】 (1)对本品及其他大环内酯类过敏者禁用。

(2)本品禁止与阿司咪唑、西沙必利、匹莫齐特或特非那定同时使用。

(3)肝病患者禁用。

【注意事项】 参阅“红霉素”。服用本品后出现ALT、AST、ALP、胆红素等增高者较其他红霉素制剂为多见。

【用法与用量】 口服　(1)成人　一日总量1～2 g，分3～4次服。

(2)儿童　一日20～40 mg/kg，分3～4次服。依托红霉素可与食物同服。

【制剂与规格】 依托红霉素片(按红霉素计)：(1)50 mg(5万U)；(2)62.5 g(6.25万U)；(3)0.125 g(12.5万U)。

依托红霉素胶囊：(1)0.05 g(5万U)；(2)0.125 mg(12.5万U)；(3)0.25(25万U)。

依托红霉素颗粒：(1)50 mg(5万U)；(2)75 mg(7.5万U)；(3)100 mg(10万U)；(4)125 mg(125万U)；(5)250 mg(25万U)。

注:1.44 g 依托红霉素约相当于 1 g 红霉素。

乳糖酸红霉素[药典(二)]

Erythromycin Lactobionate

【适应证】 参阅"红霉素"。

【药理】 本品为水溶性红霉素乳糖醛酸酯,静脉滴注后立即达到血药峰值。24 小时内静滴 2 g,血药浓度均值为 2.3～6.8 mg/L,个体差异较大。其药效学及药动学参阅"红霉素"。

【不良反应】 常见的不良反应为静滴局部疼痛、血栓性静脉炎和荨麻疹。严重的不良反应有:Q-T 间期延长、室性心动过速、重症多形性红斑、中毒性表皮剥脱性坏死、过敏样反应。肾功能损害患者大剂量使用本品时可致听力丧失。

【禁忌证】 (1)对本品及其他大环内酯类过敏者禁用。

(2)本品禁止与阿司咪唑或特非那定同用。

【注意事项】 参阅"红霉素"。

(1)本品局部刺激性较强,不宜用作肌内注射。

(2)本品在酸性强的溶液中活力很快消失,注射液的 pH 值宜维持在 5.5 以上,浓度不超过 1 mg/ml。

【给药说明】 红霉素滴注液的配制:先加 10 ml 灭菌注射用水至 0.5 g 红霉素粉针剂瓶中或加 20 ml 灭菌注射用水至 1 g 红霉素粉针剂瓶中,用力振摇至溶解。然后加入至 0.9%氯化钠注射液或其他电解质溶液中稀释,缓慢静脉滴注,注意红霉素浓度以 1～2 mg/ml 为宜。溶解后也可加入含葡萄糖的注射液进行稀释,但因葡萄糖注射液偏酸性,必须于每 100 ml 溶液中加入 4%碳酸氢钠 1 ml。

【用法与用量】 静脉滴注 (1)成人 一日 1～2 g,分 2～4 次滴注。治疗军团菌病可增至一日 3～4 g,分 4 次滴注。成人一日最高剂量不超过 4 g。

(2)儿童 一日 20～40 mg/kg,分 4 次滴注。

【制剂与规格】 注射用乳糖酸红霉素(按红霉素计):(1)0.25 g(25 万 U);(2)0.3 g(30 万 U)。

注:1.5 g 乳糖酸红霉素相当于 1 g 红霉素。

琥乙红霉素[药典(二);医保(乙)]

Erythromycin Ethylsuccinate

【适应证】 参阅"红霉素"。

【药理】 本品为红霉素的乙酰琥珀酸酯,在胃酸中较红霉素稳定,但仍有部分被破坏。在肠道中以基质和酯化物的形式被吸收。空腹口服琥乙红霉素 800 mg 后,C_{max} 为 2.23 mg/L,达峰时间较短。从胃肠道吸收后,约 69%的酯化物水解产生活性红霉素,进食可延缓琥乙红霉素的吸收。

【不良反应】 参阅"红霉素"。常见的有:食欲缺乏、恶心、呕吐、腹痛、腹泻。严重的有:尖端扭转型室性心动过速、室性心动过速、过敏样反应、重症多形性红斑、中毒性表皮剥脱性坏死、婴儿肥厚型幽门狭窄、胰腺炎、假膜性结肠炎、肝功能损害、癫痫发作。

【禁忌证】 对红霉素及药品中的任何成分过敏者,或对其他大环内酯类过敏者禁用。

【注意事项】 参阅"红霉素"。本品不宜用于肝病患者。

【用法与用量】 口服 (1)成人 每日 1.6 g,分 2 次或 4 次服用。军团菌病患者,宜用较大剂量,每次 0.4～1 g,一日 4 次。成人每日剂量不宜超过 4 g。预防链球菌感染,每次 400 mg,一日 2 次。衣原体或溶脲脲原体感染,每次 800 mg,每 8 小时 1 次,共 7 日;或每次400 mg,每 6 小时 1 次,共 14 日。空腹口服或与食物同服均可。

(2)儿童 每次按体重口服 7.5～10 mg/kg、每日 4 次,或每次 15～25 mg/kg、每日 2 次;严重感染时每日剂量可加倍,分 4 次服。百日咳患儿,每次口服 10～12.5 mg/kg,一日 4 次,疗程 14 日。

上述剂量均以琥乙红霉素计,0.4 g 琥乙红霉素相当于 0.25 g 红霉素碱。

【儿科用法与用量】 口服 一日 30～50 mg/kg,分 2～4 次服;百日咳患者疗程为 14 日。

【儿科注意事项】 (1)为红霉素的乙酰琥珀酸酯,在胃酸中较红霉素稳定。

(2)胃肠道不良反应较红霉素轻,但肝病患者慎用。

【制剂与规格】 按红霉素计。琥乙红霉素片:(1)0.1 g(10 万 U);(2)0.125 g(12.5 万 U);(3)0.25 g(25 万 U)。

琥乙红霉分散片:(1)0.1 g(10 万 U);(2)0.125 g(12.5 万 U)。

琥乙红霉素胶囊:(1)0.1 g(10 万 U);(2)0.125 g(12.5 万 U);(3)0.25 g(25 万 U)。

琥乙红霉素颗粒:(1)0.05 g(5 万 U);(2)0.1 g(10 万 U);(3)0.125 g(12.5 万 U);(4)0.25 g(25 万 U)。

硬脂酸红霉素[药典(二)]

Erythromycin Stearate

【适应证】 参阅"红霉素"。

【药理】　(1)药效学　抗菌谱和抗菌活性与红霉素相同。对酸较稳定，故在胃中破坏较少，在十二指肠被解离为具有抗菌活性的红霉素，并以盐基形式从小肠吸收。

(2)药动学　本品与同量的红霉素(盐基)相比，达峰时间略早，血药浓度也较高。口服 0.25 g 红霉素或红霉素硬脂酸盐后，t_{max}前者为 2～3 小时，后者为 2 小时；C_{max}前者为 0.3～1 mg/L，后者可达 1～1.3 mg/L。本品在体内的分布、代谢和排泄与红霉素完全相同。

【不良反应】　参阅“红霉素”。

【禁忌证】　(1)对本品及其他大环内酯类过敏者禁用。

(2)本品禁止与阿司咪唑、西沙必利、匹莫齐特或特非那定合用。

【注意事项】【药物相互作用】　参阅“红霉素”。

【用法与用量】　口服　成人　一次 0.25 g(相当于红霉素)，每日 3～4 次，空腹口服。

【制剂与规格】　按红霉素计。硬脂酸红霉素片：(1)0.05 g(5 万 U)；(2)0.125 g(12.5 万 U)；(3)0.25 g(25 万 U)。

硬脂酸红霉素胶囊：(1)0.1 g(10 万 U)；(2)0.125 g(12.5 万 U)。

硬脂酸红霉素颗粒：50 mg(5 万 U)。

罗红霉素[药典(二)；医保(乙)]

Roxithromycin

【适应证】　适用于化脓性链球菌引起的咽炎及扁桃体炎；敏感菌所致鼻窦炎、中耳炎、急性支气管炎、慢性支气管炎急性细菌感染性加重；肺炎支原体或衣原体所致肺炎；沙眼衣原体引起的尿道炎和宫颈炎；敏感菌引起的皮肤及软组织感染。

【药理】　(1)药效学　本品为半合成 14 元环大环内酯类，其作用机制与红霉素相同。抗菌谱及抗菌作用基本与红霉素相仿，对革兰阳性菌作用较红霉素略差，对嗜肺军团菌的作用较红霉素强。对肺炎衣原体、肺炎支原体、溶脲脲原体的抗微生物作用与红霉素相仿或略强。

(2)药动学　口服可吸收，生物利用度为 50%。单次口服本品 150 mg，t_{max}为 2 小时，C_{max}为 6.6～7.9 mg/L。进食后服药可使生物利用度下降约一半。在扁桃体、鼻窦、中耳、肺、痰液、前列腺及其他泌尿生殖系统中的药物浓度均可达有效治疗水平。其血浆蛋白结合率在血药浓度 2.5 mg/L 时为 96%。本品经肝脏代谢，以原形及代谢产物从体内排出，自胆管、肺和尿中清除量分别为给药量的 53.4%、13.4%和 7.4%。$t_{1/2\beta}$为 8.4～15.5 小时。

【不良反应】　参阅“红霉素”。主要为腹痛、腹泻、恶心、呕吐等胃肠道反应，发生率低于红霉素。偶见皮疹、瘙痒、头晕、头痛、急性间质性肾炎、急性嗜酸性粒细胞肺炎、胰腺炎、嗜酸性粒细胞增多、血小板增多等。严重的不良反应有：Q-T 间期延长、肝功能衰竭等，均属少见。

【禁忌证】　对本品或其他大环内酯类过敏者禁用。

【注意事项】　参阅“红霉素”。

(1)目前仅有少数妊娠期妇女使用过该药，未观察到致畸率上升或是其他对胎儿的直接或间接危害。对动物的研究也未显示有对胎崽损害增加的证据。但由于资料尚不充分，妊娠期妇女用药仍应充分权衡利弊后方能使用。

(2)本品低于 0.05%的给药量被排入母乳，哺乳期妇女必须应用本品时须停止授乳。

(3)肝功能不全者慎用本品或减量应用。

(4)老年及肾功能减退患者不需调整剂量。

【药物相互作用】　本品对 CYP_{450} 同工酶的亲和力远低于红霉素，药物相互作用较少。本品对氨茶碱的代谢影响小，与抗酸药、卡马西平、口服避孕药、泼尼松龙、雷尼替丁等几无相互作用。

【给药说明】　参阅“红霉素”。

【用法与用量】　口服　(1)成人　一次 150 mg，一日 2 次，空腹口服；也可一次给药 300 mg，一日 1 次。

(2)老年人及轻度肾功能不全者　不需调整剂量。严重肾功能不全患者一次 150 mg，一日 1 次。

(3)严重肝硬化者　半衰期可延长至正常值 2 倍以上，如确需使用时，一次 150 mg，一日 1 次给药。

(4)儿童　每次 2.5～5 mg/kg，一日 2 次，空腹口服。

【制剂与规格】　罗红霉素片：(1)50 mg；(2)75 mg；(3)150 mg。

罗红霉素胶囊：(1)50 mg；(2)75 mg；(3)150 mg。

罗红霉素颗粒：(1)25 mg；(2)50 mg；(3)75 mg；(4)150 mg。

罗红霉素干混悬剂：(1)25 mg；(2)50 mg；(3)75 mg；(4)100 mg。

阿奇霉素(阿齐霉素，阿齐红霉素)[药典(二)；基；医保(甲、乙)]

Azithromycin

【适应证】　适用于：①化脓性链球菌引起的急性咽

炎、急性扁桃体炎。②流感嗜血杆菌、卡他莫拉菌或肺炎链球菌引起的细菌感染性急性支气管炎、慢性支气管炎急性细菌感染性加重。③肺炎链球菌、流感嗜血杆菌以及肺炎支原体所致社区获得性肺炎。④沙眼。⑤杜克雷嗜血杆菌所致软下疳；衣原体所致尿道炎和宫颈炎。⑥敏感菌所致皮肤及软组织感染。⑦与其他药物联合，用于 HIV 感染者中鸟分枝杆菌复合体感染的预防与治疗。

【药理】 (1)药效学　本品为 15 元环大环内酯类，即氮内酯类(azalides)的第一个品种。其作用机制与红霉素相同，主要与细菌核糖体的 50S 亚单位结合，抑制细菌蛋白质合成。本品对化脓性链球菌、肺炎链球菌及流感嗜血杆菌具有杀菌作用，对甲氧西林敏感葡萄球菌属具有抑菌作用。阿奇霉素对葡萄球菌属、链球菌属等革兰阳性球菌的抗菌作用较红霉素略差，其 MIC 值较后者高 2～4 倍；对流感嗜血杆菌及卡他莫拉菌的抗菌作用较红霉素强 4～8 倍及 2～4 倍；对少数大肠埃希菌、沙门菌属、志贺菌属也具有抑菌作用。对消化链球菌属等厌氧菌、肺炎支原体及沙眼衣原体等也具有良好抗微生物作用。

(2)药动学　口服后迅速吸收，生物利用度为 37%。单次口服 500 mg 后，t_{max}为 2.5～2.6 小时，C_{max}为 0.4～0.45 mg/L。在体内分布广泛，各种组织内药物浓度可达同期血药浓度的 10～100 倍。在巨噬细胞及成纤维细胞内药物浓度高，巨噬细胞能将阿奇霉素转运至炎症部位。单次给药后的 $t_{1/2}$为 35～48 小时，给药量的 50%以上以原形经胆道排出，给药后 72 小时内约 4.5%以原形经尿排出。

【不良反应】 服药后可出现腹痛、腹泻、恶心、呕吐等胃肠道反应，其发生率较红霉素低。可出现头晕、头痛及发热、皮疹、关节痛等过敏反应，但极为少见。少数患者可出现一过性中性粒细胞减少、血清氨基转移酶升高。严重的不良反应有：角膜糜烂、重症多形性红斑、中毒性表皮剥脱性坏死、血管性水肿、过敏性休克和重症肌无力，均少见。

【禁忌证】 对本品或其他大环内酯类抗生素过敏者禁用。

【注意事项】 参阅“红霉素”。

(1)美国 FDA 妊娠期用药安全性分级为 B。

(2)本品慎用于哺乳期妇女，哺乳期妇女必须用药时应停止授乳。

(3)不推荐 6 个月以下患儿口服本品。不推荐 16 岁以下儿童患者使用本品注射剂。

(4)肝、肾功能损害者慎用。

(5)Q-T 间期延长者慎用。

【药物相互作用】 (1)避免本品与含铝或镁的抗酸药同时服用，因可降低本品的血药峰浓度；必须合用时，阿奇霉素应在服用上述药物前 1 小时或后 2 小时给予。

(2)本品与其他药物的相互作用少，但与氨茶碱合用时，应注意监测后者的血药浓度；与华法林合用时，应严密监测凝血酶原时间；与卡马西平、地高辛、环孢素、苯妥英、麦角胺、三唑仑及经肝脏细胞色素 P_{450} 酶系代谢的药物合用时，应注意观察有无不良反应发生。

【给药说明】 参阅“红霉素”。进食可影响阿奇霉素的吸收，故需在餐前 1 小时或餐后 2 小时口服本品。

【用法与用量】 (1)成人　①常用量，口服，第 1 日，500 mg 顿服；第 2～5 日，每日 250 mg 顿服；或每日 500 mg 顿服，连服 3 日。静脉滴注，社区获得性肺炎，一次 500 mg，一日 1 次；至少连续用药 2 日后改为口服，一日 500 mg，疗程 7～10 日。盆腔感染，每日 500 mg，连服 1～2 日；继以每日口服 250 mg，疗程 7 日。②衣原体引起的尿道炎或宫颈炎、杜克雷嗜血杆菌引起的软下疳，均为 1 g 单剂口服。③治疗淋病奈瑟菌性尿道炎及宫颈炎，2 g 单剂口服。④预防鸟分枝杆菌复合体感染，每周 1200 mg 顿服，可与利福喷汀合用。⑤鸟分枝杆菌复合体感染的治疗，每日 500 mg 口服，疗程 10～30 日，与 15 mg/kg 乙胺丁醇合用。

(2)儿童　①治疗中耳炎、肺炎，第 1 日 10 mg/kg 顿服(一日最大量不超过 500 mg)；第 2～5 日，一日 5 mg/kg 顿服(一日最大量不超过 250 mg)；或按表 10-7 方法给药。②治疗儿童咽炎、扁桃体炎，第 1 日 10 mg/kg 顿服，第 2～5 日一日 5 mg/kg 顿服。

表 10-7　治疗中耳炎、肺炎的阿奇霉素儿童用量

体重(kg)	首日	第 2～5 日
15～25	200 mg 顿服	100 mg 顿服
26～35	300 mg 顿服	150 mg 顿服
36～45	400 mg 顿服	200 mg 顿服

【儿科用法与用量】 口服　一日 10 mg/kg，一日 1 次，连服 3 日。或采用 5 日疗法：一日 1 次，首日 10 mg/kg；第 2～5 日，5 mg/kg。

【儿科注意事项】 (1)为 15 元环氮内酯类。

(2)口服吸收迅速，半衰期达 35～48 小时，一般一日 1 次用药，依从性好。

(3)在巨噬细胞及组织内浓度高。

(4)6 个月以下小儿口服用药安全性及<16 岁儿童静脉注射安全性均不清楚。

【制剂与规格】 阿奇霉素片：(1)0.125 g；(2)0.25 g；(3)0.5 g。

阿奇霉素胶囊：(1)0.125 g；(2)0.25 g。

阿奇霉素颗粒：(1)0.1 g；(2)0.125 g；(3)0.25 g；(4)0.5 g。

阿奇霉素干混悬剂：0.1 g。

注射用阿奇霉素：(1)0.1 g；(2)0.125 g；(3)0.25 g；(4)0.5 g。

阿奇霉素注射液：2 ml：0.1 g。

克拉霉素[药典(二)；基；医保(乙)]

Clarithromycin

【适应证】 适用于：①化脓性链球菌引起的咽炎和扁桃体炎；②流感嗜血杆菌、卡他莫拉菌及肺炎链球菌所致急性鼻窦炎、儿童中耳炎；③流感嗜血杆菌、副流感嗜血杆菌、卡他莫拉菌及肺炎链球菌所致慢性支气管炎急性细菌感染性加重；④流感嗜血杆菌、肺炎链球菌、肺炎支原体或肺炎衣原体所致肺炎；⑤敏感金黄色葡萄球菌或化脓性链球菌所致单纯性皮肤及软组织感染；⑥鸟分枝杆菌或胞内分枝杆菌感染的预防与治疗；⑦与其他药物联合用于幽门螺杆菌感染的治疗。

【药理】 (1)药效学　本品的作用机制与红霉素相同。对甲氧西林敏感葡萄球菌属和链球菌属的抗菌作用较红霉素略强。其体内代谢产物14-羟克拉霉素与克拉霉素对流感嗜血杆菌具有协同抗菌作用，较红霉素强2～4倍。对嗜肺军团菌、沙眼衣原体及溶脲脲原体的作用较红霉素为强。对幽门螺杆菌亦具有良好抗菌作用。对鸟分枝杆菌及龟分枝杆菌有抑制作用，对麻风分枝杆菌亦有抗菌作用。

(2)药动学　本品对胃酸较稳定，口服后生物利用度为55%。单次口服400 mg后t_{max}为2.7小时，C_{max}为2.2 mg/L；每12小时口服250 mg后的稳态血药浓度约为1 mg/L。克拉霉素及其主要代谢产物在体内分布广泛，鼻黏膜、扁桃体及肺组织中的药物浓度较同期血药浓度为高，血浆蛋白结合率65%～75%。本品在肝脏中广泛代谢，代谢产物主要通过胆汁从粪便排泄；10%～15%以代谢产物从尿排泄。单次给药后$t_{1/2}$为4.4小时，每12小时口服250 mg和500 mg后$t_{1/2}$分别为3～4小时和5～7小时。低剂量给药(每12小时250 mg)后经粪、尿两类途径排出的药量相仿，尿排出量约为给药量的32%；但剂量增大(每12小时500 mg)时，尿中排出量较多。克拉霉素的药动学特点呈非线性动力学，随剂量而改变，口服高剂量后由于代谢饱和，母药的峰浓度超比例增加。

【不良反应】 主要有味觉障碍、腹痛、腹泻、恶心、呕吐、消化不良等胃肠道反应以及头痛。严重的有：重症多形性红斑、中毒性表皮剥脱性坏死、严重过敏反应、肝毒性、肝功能衰竭或艰难梭菌引起的假膜性肠炎。

【禁忌证】 (1)对本品或其他大环内酯类过敏者禁用。

(2)禁止本品与西沙必利、匹莫齐特、阿司咪唑、特非那定、麦角胺或双氢麦角胺同用。

(3)美国FDA妊娠期用药安全性分级为口服、注射给药C。

【注意事项】 (1)克拉霉素及其代谢产物可进入母乳中，对乳儿的危害不能排除。哺乳期妇女应用本品时宜停止授乳。

(2)克拉霉素混悬液用于6个月～12岁儿童耐受性良好，老年人的耐受性与年轻人相仿。不推荐本品用于6个月以下的婴儿患者。

(3)肝功能不全者慎用本品。

(4)肾功能严重损害(肌酐清除率＜30 ml/min)者，需调整剂量。

(5)肌酐清除率＜25 ml/min者，或有急性血卟啉症者，不推荐本品与雷尼替丁、枸橼酸铋合用。

【药物相互作用】 克拉霉素可影响卡马西平的体内代谢，两者合用时需监测后者的血药浓度；与大剂量氨茶碱合用或氨茶碱的基础血药浓度偏高时，需监测后者的血药浓度。

【给药说明】 本品可空腹口服，也可与食物或牛奶同服，与食物同服不影响其吸收。

【用法与用量】 (1)成人　口服，一次250～500 mg，一日2次，疗程7～14日；静脉滴注，一次500 mg，一日2次，疗程一般7～14日。

(2)6个月以上的儿童　①每次7.5 mg/kg，一日2次口服。②或按以下方法口服给药：体重8～11 kg者，每次62.5 mg，一日2次；体重12～19 kg者，每次125 mg，一日2次；体重20～29 kg者，每次187.5 mg，一日2次；体重30～40 kg者，每次250 mg，一日2次。

(3)肾功能严重减退成人患者　可按表10-8调整用量。

表10-8　肾功能严重减退患者的克拉霉素用量调整

肌酐清除率 ＞30 ml/min(0.5 ml/s)	肌酐清除率 ＜30 ml/min(0.5 ml/s)
500 mg，一日2次	首剂500 mg，以后每次250 mg，一日2次
250 mg，一日2次	每次250 mg，一日1次

(4)与其他抗菌药联合治疗幽门螺杆菌感染　一次0.5g,一日2次,餐后口服,疗程7日或10日(对于耐药严重的地区,可考虑适当延长至14日,但不宜超过14日)。

【儿科用法与用量】　口服或静脉滴注　一日10～15mg/kg,分2次。

【儿科注意事项】　(1)为半合成14元环大环内酯类,作用同红霉素,但对军团菌、衣原体作用比红霉素强。

(2)不良反应主要为胃肠道反应,但静脉注射可引起静脉炎。

(3)肾功能不全者应适当调整剂量。

(4)<6个月小儿的疗效和安全性尚不清楚。

【制剂与规格】　克拉霉素片:(1)0.05g;(2)0.125g;(3)0.25g。

克拉霉素缓释片:0.5g。

克拉霉素胶囊:(1)0.125g;(2)0.25g。

克拉霉素颗粒:(1)0.05g;(2)0.1g;(3)0.125g;(4)0.25g。

交沙霉素[药典(二)]

Josamycin

【适应证】　适用于化脓性链球菌引起的咽炎及扁桃体炎,敏感菌所致鼻窦炎、中耳炎、细菌性急性支气管炎,肺炎支原体肺炎;敏感革兰阳性球菌引起的皮肤及软组织感染。

【药理】　(1)药效学　本品为16元环大环内酯类,其抗菌谱与红霉素相仿,对甲氧西林敏感葡萄球菌属、链球菌属的抗菌作用较红霉素略差,但对诱导型耐红霉素菌株仍具有抗菌活性;脑膜炎奈瑟菌、百日咳鲍特菌对其敏感;对消化性球菌、消化性链球菌、痤疮丙酸杆菌及真杆菌等厌氧菌具有良好抗菌作用;多数支原体属、衣原体属、军团菌属对其敏感。

(2)药动学　口服后t_{max}为0.75～1小时,口服本品1g后,其C_{max}为2.7～3.2mg/L。口服500mg后,在尿、骨、齿龈、扁桃体等中的浓度可达0.43～13.7mg/L(kg);口服1g后,在眼房水及前列腺中的浓度分别为0.4mg/L及4.3mg/kg;口服本品1g,2小时及6小时后,在痰液中的药物浓度分别为18mg/L及9mg/L,为同期血药浓度的8～9倍。在胆汁及肺组织中的药物浓度高;在吞噬细胞中的药物浓度是同期血药浓度的20倍。主要以代谢产物从胆汁排出,尿排泄量少于给药量的10%。$t_{1/2\beta}$为1.5～1.7小时。

【不良反应】　参阅"红霉素"。胃肠道反应发生率低于红霉素,偶见皮疹。

【禁忌证】　对本品及其他大环内酯类过敏者禁用。

【注意事项】　参阅"红霉素"。

【药物相互作用】　本品对CYP_{450}同工酶几无作用,因此对由该酶系统调节的药物代谢影响明显低于红霉素。与氨茶碱几无相互作用。

【给药说明】　参阅"红霉素"。

【用法与用量】　(1)成人,每日0.8～1.2g,分3～4次口服,病情较重者可增至每日1.6g。

(2)儿童,每日30mg/kg,分3～4次口服。

【儿科用法与用量】　口服　一日30mg/kg,分3～4次服。

【儿科注意事项】　(1)为16元环大环内酯类。

(2)胃肠道反应低于红霉素,对茶碱类代谢不影响。

【制剂与规格】　交沙霉素片:(1)50mg(5万U);(2)0.1g;(3)0.2g(20万U)。

丙酸交沙霉素颗粒:0.1g(10万U)。

麦白霉素[药典(二)]

Meleumycin

【适应证】　适用于:①化脓性链球菌及肺炎链球菌引起的咽炎、扁桃体炎、鼻窦炎、中耳炎、急性支气管炎及轻度肺炎;②链球菌属所致口腔及牙周感染;③肺炎支原体所致肺炎;④敏感葡萄球菌属、化脓性链球菌引起的皮肤及软组织感染。

【药理】　(1)药效学　本品为16元环大环内酯类,对甲氧西林敏感葡萄球菌属、化脓性链球菌、肺炎链球菌的抗菌作用较红霉素略差,但对诱导型耐药菌株仍具有抗菌活性;对肺炎支原体具有良好抗菌活性。

(2)药动学　口服400mg后,t_{max}为2.4小时,C_{max}为1mg/L。妊娠期妇女口服麦迪霉素后,2小时脐带血药浓度为同期母体血药浓度的37.5%。在组织内药物浓度较高,特别是在肺、脾、肾、肝、胆、皮下组织中浓度明显高于血药浓度,且持续时间也较长。主要以代谢产物从胆汁排出,6小时内自尿排出给药量的2%～3%。

【不良反应】　较常见的不良反应有:食欲缺乏、恶心、呕吐、腹痛、腹泻等胃肠道反应;皮疹等过敏反应;舌炎、舌苔增厚等。

【禁忌证】　对本品或其他大环内酯类过敏者禁用。

【注意事项】　(1)在妊娠期妇女中使用本品的安全性尚未确立,妊娠期妇女在确有应用指征时方可用药;哺乳期妇女应用时宜停止哺乳。

(2)不推荐本品用于早产儿及新生儿患者。

【药物相互作用】 本品与环孢素、麦角胺及卡马西平合用时，可引起后者的血药浓度上升，故后者需减量。

【给药说明】 用于治疗化脓性链球菌所致咽炎、扁桃体炎患者时，疗程不少于 10 天。

【用法与用量】 成人，每日 800～1200 mg；儿童，每日 30 mg/kg；分 3～4 次口服。

【儿科用法与用量】 口服　一日 30 mg/kg，分 3～4 次服。

【儿科注意事项】 (1)为 16 元环大环内酯类，对革兰阳性菌作用比红霉素差，但对非典型菌有良好活性。

(2)口服有轻度胃肠道反应。

【制剂与规格】 麦白霉素片：(1)0.05 g(5 万 U)；(2)0.1 g(10 万 U)。

麦白霉素胶囊：(1)0.05 g(5 万 U)；(2)0.1 g(10 万 U)；(3)0.2 g(20 万 U)。

乙酰螺旋霉素[药典(二)；医保(乙)]

Acetylspiramycin

【适应证】 适用于甲氧西林敏感葡萄球菌属、链球菌属和肺炎链球菌所致轻、中度感染，如急性咽炎和扁桃体炎、鼻窦炎、中耳炎、牙周炎、急性支气管炎、慢性支气管炎急性细菌感染性加重、肺炎、非淋菌性尿道炎、皮肤及软组织感染。

【药理】 (1)药效学　本品属 16 元环大环内酯类，为螺旋霉素的乙酰化衍生物。本品对甲氧西林敏感金黄色葡萄球菌及表皮葡萄球菌、链球菌属的抗菌活性与红霉素相仿或略差；对李斯特菌属、卡他莫拉菌、淋病奈瑟菌、胎儿弯曲菌、百日咳鲍特菌、嗜肺军团菌、消化球菌、消化链球菌、痤疮丙酸杆菌、拟杆菌属及支原体属、衣原体属、弓形虫、隐孢子虫等也有较强的抑制作用，MIC_{90}大多在 0.12～16 mg/L。乙酰螺旋霉素对流感嗜血杆菌的抗菌活性较低；对部分诱导型红霉素耐药葡萄球菌、链球菌属仍具有抗菌活性。作用机制与红霉素相同。肠道革兰阴性杆菌通常对其耐药。

(2)药动学　本品耐酸，口服吸收好，经胃肠道吸收后转变为螺旋霉素而起抗菌作用。单剂口服 200 mg 后，t_{max}为 2 小时，C_{max}为 1 mg/L。本品在体内分布广泛，在胆汁、尿液、脓液、支气管分泌物、肺组织及前列腺中的浓度较同期血药浓度为高。本品不能透过血-脑屏障。平均 $t_{1/2\beta}$为 4～8 小时。本品主要经肝胆系统排出，在胆汁中的药物浓度可达血药浓度的 15～40 倍，12 小时内经尿排出给药量的 5%～15%，其中大部分为代谢产物。

【不良反应】 不良反应较红霉素为少见，总体发生率约 10%。主要为口干以及腹痛、恶心、呕吐、食欲缺乏等胃肠道反应，常发生于大剂量用药时，程度大多轻微，停药后可自行消失。过敏反应少见，主要为荨麻疹、脓疱病。有抗生素相关性腹泻、假膜性肠炎的个例报道。其他尚有：头晕、头痛、眩晕、困倦、感觉异常、视物模糊等。严重的不良反应有：Q-T 间期延长、肝酶升高、淤胆型肝炎、白细胞减少、血小板减少等。

【禁忌证】 对本品及其他大环内酯类过敏者禁用。

【注意事项】 (1)由于肝胆系统是本品排泄的主要途径，故严重肝功能不全患者慎用本品。

(2)轻度肾功能不全患者不需调整剂量，在严重肾功能不全患者中的使用尚缺乏资料，应慎用。

(3)哺乳期妇女应用本品时宜停止哺乳。

(4)不推荐本品用于 6 个月以内儿童患者。

(5)本品可加重胃肠道反应，胃肠道疾病患者慎用。

(6)心血管疾病患者慎用。

(7)美国 FDA 妊娠期用药安全性分级为口服给药 C。

【药物相互作用】 (1)本品几乎不与其他药物产生相互作用，不影响氨茶碱等药物的体内代谢。

(2)在接受麦角衍生物类药物的患者中，同时使用某些大环内酯类曾出现麦角中毒，目前尚无麦角与乙酰螺旋霉素产生相互作用的报道，但本品与麦角不宜同时服用。

【给药说明】 治疗化脓性链球菌引起的急性咽炎和扁桃体炎疗程至少 10 日。

【用法与用量】 (1)成人　每次 200～300 mg，每日 4 次口服，首次加倍。

(2)儿童　每日 20～30 mg/kg，分 3～4 次服用。

【儿科用法与用量】 口服　一日 20～40 mg/kg，分 3～4 次服。

【儿科注意事项】 (1)为 16 元环大环内酯类，作用同麦迪霉素。

(2)本品不影响氨茶碱在体内的代谢。

(3)<6 个月小儿的安全性尚不清楚。

【制剂与规格】 乙酰螺旋霉素片：(1)100 mg(10 万 U)；(2)200 mg(20 万 U)。

乙酰螺旋霉素胶囊：(1)100 mg(10 万 U)；(2)200 mg(20 万 U)。

吉他霉素(柱晶白霉素)[药典(二)]

Kitasamycin(Leucomycin)

【适应证】 主要用于敏感革兰阳性球菌所致皮肤

及软组织感染、呼吸道感染、链球菌咽峡炎、猩红热、白喉、百日咳等,以及淋病、非淋菌性尿道炎、痤疮等。

【药理】 (1)药效学　作用机制同红霉素,抗菌谱与红霉素也相近,但对大多数革兰阳性菌的抗菌活性略差,部分耐红霉素的金黄色葡萄球菌仍可对吉他霉素敏感。本品对白喉棒状杆菌、破伤风杆菌、淋病奈瑟菌、百日咳鲍特菌、立克次体属和沙眼衣原体也具有相当活性。

(2)药动学　单剂口服本品 400 mg 后,t_{max}为 0.5 小时,C_{max}为 0.69 mg/L。在体内分布广泛,肝和胆汁中浓度尤高,在肺、肾、肌肉等组织中的浓度也较同期血药浓度为高。本品主要经肝胆系统排泄。

【不良反应】 本品的胃肠道反应发生率较红霉素低,偶见皮疹和瘙痒。

【禁忌证】 对本品或其他大环内酯类过敏者禁用。

【注意事项】 参阅“红霉素”。本品偶可引起一过性血清氨基转移酶增高。对肝功能不全者慎用。

【用法与用量】 口服　成人,每日 1～1.6 g;儿童,每日 10～20 mg/kg;均分 3～4 次服用。

【儿科用法与用量】 (1)口服　一日 10～20 mg/kg,分 3～4 次服。

(2)静脉滴注　一日 6～14 mg/kg,分 2～3 次。

【儿科注意事项】 (1)为 16 元环大环内酯类。

(2)胃肠道反应较红霉素轻。

【制剂与规格】 吉他霉素片:0.1 g(10 万 U)。

注射用酒石酸吉他霉素:(1)0.2 g(20 万 U);(2)0.4 g(40 万 U)。

第八节　林可霉素类

林可霉素类也称林可酰胺类(lincosamides),有林可霉素和其半合成衍生物克林霉素 2 个品种,后者的体外抗菌活性较前者强 4～8 倍。两者的抗菌谱与红霉素相似但更窄,甲氧西林敏感葡萄球菌属、链球菌属、白喉棒状杆菌、炭疽杆菌等革兰阳性菌对本类药物敏感;流感嗜血杆菌、奈瑟菌属等革兰阴性需氧菌以及支原体属均对本类药物耐药,此点有别于红霉素等大环内酯类。林可霉素类,尤其是克林霉素对厌氧菌有良好抗菌活性,拟杆菌属包括脆弱拟杆菌、梭杆菌属、消化球菌、消化链球菌、产气荚膜杆菌等大多对本类药物高度敏感。细菌对林可霉素与克林霉素间有完全性交叉耐药,与红霉素有部分性交叉耐药。林可霉素类主要作用于细菌核糖体的 50S 亚基,抑制肽链延长,影响细菌合成蛋白质。红霉素、氯霉素与林可霉素类的作用部位相同,相互间竞争核糖体的结合靶位,合用时可出现拮抗现象。

克林霉素口服后吸收完全(90%),除脑脊液外,本类药物广泛分布于体液及组织中,尤其是在骨组织、胆汁及尿液中可达较高浓度。在肝脏代谢,部分代谢产物具有抗菌活性。肾功能不全及严重肝脏损害者 $t_{1/2}$ 延长,血液透析及腹膜透析不能清除本类药物。

林可霉素类主要用于厌氧菌和革兰阳性球菌所致各种感染,包括血流感染、肺炎、皮肤及软组织感染、骨关节感染、盆腔感染及腹腔感染,但用于后两者时需与抗需氧革兰阴性杆菌药联合应用。轻症患者可用口服制剂,严重感染患者用注射剂。本类药物的不良反应主要为胃肠道反应,口服后腹泻较多见,一般轻微,也可表现为假膜性肠炎,系由艰难梭菌外毒素引起。

盐酸林可霉素[药典(二);医保(甲、乙)]

Lincomycin Hydrochloride

【适应证】 适用于敏感需氧菌及厌氧菌所致各种感染:①肺炎链球菌、其他链球菌属(肠球菌属除外)、金黄色葡萄球菌及厌氧菌所致败血症、肺炎、脓胸及肺脓肿;②化脓性链球菌、金黄色葡萄球菌及厌氧菌引起的皮肤及软组织感染;③需氧菌和厌氧菌所致妇产科感染如子宫内膜炎、非淋病奈瑟菌性卵巢-输卵管脓肿、盆腔炎、阴道侧切术后感染;④需氧菌和厌氧菌所致腹腔感染如腹膜炎、腹腔脓肿;⑤金黄色葡萄球菌所致骨、关节感染等。轻症患者可用口服制剂,严重感染患者用注射剂。本品用于治疗盆腔感染和腹腔感染时常与抗需氧革兰阴性杆菌药联合应用。林可霉素在脑脊液中浓度不能达到有效治疗水平,不适用于脑膜炎。

【药理学】 (1)药效学　林可霉素作用于敏感菌核糖体的 50S 亚基,抑制细菌细胞的蛋白质合成。林可霉素为抑菌药,但在高浓度时,对某些细菌也具有杀菌作用。

(2)药动学　空腹口服仅吸收给药量的 20%～30%,进食后服用则吸收更少。成人口服 500 mg 后,t_{max}为 2 小时,C_{max}为 2.6 mg/L;进食后口服同等剂量,t_{max}为 4 小时,C_{max}为 1.0 mg/L,给药后 12 小时血中仍有微量。单次口服剂量增加至 1 g,血药峰浓度并不成倍增加。单次肌注 600 mg,t_{max}为 30 分钟,C_{max}为 11.6 mg/L;每 8 小时肌注 600 mg,血药浓度维持在 5.8～13.2 mg/L。2 小时内静滴 2.1 g 后,血药浓度可达 37 mg/L,4 小时后降至12 mg/L。除脑脊液外,本品广泛分布于各种体液和组织中，包括骨组织。静脉给药后眼组织中可达到有效治疗浓度。本品可迅速经胎盘屏障进入胎儿血液循环，在胎儿血药浓度可达母体同期血药浓度的25%。血浆蛋白结合率为77%～82%。林可霉素主要在肝中代谢，某些代谢产物具有抗菌活性，儿童中本品代谢率较成人为高。本品$t_{1/2}$为4～6小时。肾功能减退时，$t_{1/2}$可长达10～20小时；肝功能减退时，$t_{1/2}$约为9小时。

本品可经胆道、肾和肠道排泄，口服后40%的给药量以原形随粪便排出，9%～13%以原形药物自尿中排泄。也可从乳汁中分泌。林可霉素不为血液透析或腹膜透析所清除。

【不良反应】（1）常见的不良反应　①腹痛、腹泻、肛门瘙痒、恶心、呕吐等胃肠道症状；②严重者可出现假膜性肠炎，表现为腹绞痛、腹部压痛、严重腹泻（水样或血样），伴发热，异常口渴、疲乏等。

（2）皮疹、瘙痒以及过敏样反应、血管神经性水肿、血清病样反应、重症多形性红斑、中性粒细胞减少、血小板减少、念珠菌感染等。

（3）大剂量林可霉素快速静脉注射时可引起血压下降、心律紊乱、心电图变化等，偶可引起心搏、呼吸停止。

（4）前列腺增生症的老年男性较大剂量使用本品时，因神经-肌肉阻滞作用，偶可出现尿潴留。

（5）静脉给药可引起血栓性静脉炎。

【禁忌证】　对本品或本类药物过敏者禁用。

【注意事项】（1）林可霉素可经乳汁排出，对乳儿的风险不能排除。哺乳期妇女应用本品时宜停止授乳。

（2）不推荐本品用于1个月以下新生儿和早产儿患者。

（3）下列情况应慎用本品：①有胃肠道疾病史者，特别是溃疡性结肠炎、局限性肠炎或有抗生素相关性肠炎史患者；②肾功能严重减退等患者。

（4）中度以上肝功能损害，林可霉素的半衰期延长，应避免使用，如确有应用指征者应减量。

（5）轻、中度肾功能减退患者林可霉素剂量无需减少，严重肾功能减退者剂量应减至正常剂量的25%～30%。

（6）有哮喘史或严重过敏史的患者慎用。

（7）对诊断的干扰　服药后血清ALT和AST可有增高。

（8）美国FDA妊娠期用药安全性分级为口服、注射给药B。

【药物相互作用】（1）本品可增强吸入性麻醉药的神经-肌肉阻断作用，导致肌无力和呼吸抑制或呼吸肌麻痹（呼吸暂停），在手术中或术后合用本品时应注意。可用抗胆碱酯酶药物或钙盐治疗。

（2）在林可霉素类疗程中易引起腹泻，甚至在停药后数周仍可发生假膜性肠炎。本品不宜与抗肠蠕动止泻药合用，因可使结肠内毒素延迟排出，从而导致腹泻迁延和加剧。

（3）林可霉素类具有神经-肌肉阻断作用，与抗胆碱酯酶药等治疗肌无力的药物合用可降低后者的疗效，应调整这些药物的剂量。

（4）氯霉素或红霉素的作用靶位与林可霉素类相同，可抑制后者与细菌核糖体50S亚基的结合而产生拮抗作用。故林可霉素类药物不宜与氯霉素或红霉素合用。

（5）本品与阿片类镇痛药合用，可导致呼吸抑制延长或引起呼吸肌麻痹（呼吸暂停），两者同用时必须对患者进行密切观察。

（6）林可霉素不可与新生霉素、卡那霉素同瓶静滴。

【给药说明】（1）为防止急性风湿热的发生，用本类药物治疗溶血性链球菌感染时疗程至少10日。

（2）处理林可霉素或克林霉素所致假膜性肠炎，轻症患者停药即可；中度以上患者需补充水、电解质并口服甲硝唑250～500 mg，一日3次。复发者可再用甲硝唑口服，无效时可改用万古霉素（或去甲万古霉素）口服，每6小时125～500 mg。

（3）本品静脉使用应缓慢滴注，不可静脉推注。0.6～1 g林可霉素至少用100 ml液体稀释，滴注时间不少于1小时。

【用法与用量】（1）口服　成人，每日1.5～2 g（按林可霉素计，以下同），分3～4次服；儿童，每日按体重30～60 mg/kg，分3～4次服。本品宜空腹服用。新生儿不宜服用。

（2）肌内注射　成人，一般为每8～12小时0.6 g；儿童，每日按体重10～20 mg/kg，分2～3次注射。

（3）静脉滴注　成人，一次0.6 g，溶解于100～200 ml输液内，滴注1～2小时，每8～12小时1次；儿童，每日按体重10～20 mg/kg，分2～3次给药。

【儿科用法与用量】（1）口服　一日30～60 mg/kg，分3～4次服，宜空腹。

（2）肌内注射、静脉滴注　一日10～20 mg/kg，分2～3次，缓慢注射或滴注（浓度6～12 mg/ml）。

【儿科注意事项】（1）属林可酰胺类，适用于敏感的需氧菌和厌氧菌。

（2）口服不被胃酸灭活，可经胆道、肾和肠道排泄。

（3）快速静脉注射可引起血压下降、心电图变化，以及神经-肌肉阻断作用。

(4)早产儿慎用，因内含防腐剂苯甲醇，可出现抓握综合征；新生儿用药的安生性和疗效不确定。

(5)可阻抑细菌核糖体 50S 亚基的结合，故不能与氯霉素、大环内酯类合用。

【制剂与规格】 盐酸林可霉素片：(1)0.25 g；(2)0.5 g。

盐酸林可霉素胶囊：(1)0.25 g；(2)0.5 g。

盐酸林可霉素注射液：(1)1 ml∶0.2 g；(2)1 ml∶0.3 g；(3)2 ml∶0.3 g；(4)2 ml∶0.6 g；(5)4 ml∶1.2 g；(6)10 ml∶3 g。

盐酸林可霉素滴耳液：8 ml∶180 mg。

盐酸林可霉素滴眼液：8 ml∶0.2 g。

注：按林可霉素计。1.13 g 盐酸林可霉素相当于林可霉素 1 g。

盐酸克林霉素[药典(二)；医保(甲)]

Clindamycin Hydrochloride

【适应证】 参阅“盐酸林可霉素”。治疗某些敏感菌所致严重感染如脓胸、肺脓肿、骨髓炎、血流感染等，可先予克林霉素静脉给药，病情稳定后继以本品口服治疗。

【药理】 (1)药效学　作用机制与盐酸林可霉素相同。克林霉素的抗菌谱与林可霉素相同，其体外抗菌活性较林可霉素强 4～8 倍。对肺炎链球菌、其他链球菌属及葡萄球菌属等需氧菌和脆弱拟杆菌等多数厌氧菌具有良好抗菌作用。

(2)药动学　克林霉素磷酸酯 300 mg 肌注后，t_{max} 为 2.5 小时，C_{max} 为 4.9 mg/L，8 小时后血药浓度仍可达 2.8 mg/L；在 30 分钟内静滴克林霉素磷酸酯 300 mg，C_{max} 为 14.7 mg/L，静滴后 2 小时及 4 小时的血药浓度分别为 4.9 mg/L 及 3.9 mg/L。每 8 小时肌注 1 次或静滴克林霉素磷酸酯后，8 小时内尿中药物的排出量分别为用药量的 8% 及 28%。

【不良反应】 参阅“盐酸克林霉素”。新生儿不宜应用本品。

【禁忌证】 对克林霉素、林可霉素以及药品中的任一成分过敏者禁用。

【药物相互作用】 参阅“盐酸克林霉素”。

【给药说明】 参阅“盐酸克林霉素”。克林霉素磷酸酯每 0.6 g 至少用 100 ml 液体稀释后静脉滴注，滴注时间宜在 20 分钟以上。

【用法与用量】 (1)成人　每日 0.6～1.2 g，分 2～4 次肌内注射或静脉滴注；严重感染，每日可增至 2.4 g，分 2～4 次静滴。

(2)1 个月以上儿童　每日 15～25 mg/kg，分 3～4 次静滴；严重感染，每日 25～40 mg/kg，分 3～4 次静滴。

【儿科用法与用量】 (1)口服　一日 10～20 mg/kg，分 3 次。

(2)肌内注射、静脉注射　一日 15～25 mg/kg，分 2 次。

【儿科注意事项】 (1)作用同林可霉素。

(2)小于 1 个月新生儿不宜应用。

(3)其他不良反应同林可霉素。

【制剂与规格】 按克林霉素计。克林霉素磷酸酯注射液：(1)2 ml∶0.15 g；(2)2 ml∶0.3 g；(3)4 ml∶0.6 g；(4)5 ml∶0.6 g；(5)5 ml∶0.9 g；(6)6 ml∶0.9 g；(7)10 ml∶0.9 g。

盐酸克林霉素胶囊：(1)0.075 g；(2)0.1 g；(3)0.15 g。

盐酸克林霉素棕榈酸酯混悬剂：0.5 g。

盐酸克林霉素颗粒剂：(1)37.5 mg；(2)75 mg；(3)98 mg。

克林霉素磷酸酯栓：0.1 g。

第九节　多肽类抗生素

糖肽类(glycopeptides)抗生素的分子中含有糖及肽链结构，包括万古霉素、去甲万古霉素及替考拉宁；多黏菌素类(polymyxins)和杆菌肽的分子中也含有多肽结构，故糖肽类与多黏菌素类统称为多肽类(polypeptides)抗生素。多肽类抗生素具有以下共同特点：抗菌谱窄，抗菌作用强，属杀菌药，具有不同程度的肾毒性，主要用于对其敏感的多重耐药菌所致重症感染。

盐酸万古霉素[药典(二)；医保(乙)]

Vancomycin Hydrochloride

【适应证】 ①万古霉素仅适用于耐药革兰阳性菌所致严重感染，特别是甲氧西林耐药葡萄球菌属(MRSA 及 MRCNS)、肠球菌属及青霉素耐药肺炎链球菌所致败血症、心内膜炎、脑膜炎、肺炎、骨髓炎等；②本品亦适用于中性粒细胞减少或缺乏症合并革兰阳性菌感染患者；③青霉素过敏或经其他抗生素治疗无效的严重革兰阳性菌感染患者；④口服万古霉素可用于经甲硝唑治疗无效的艰难梭菌所致假膜性肠炎患者。

近年来由于万古霉素在临床上的广泛应用，已出现了对万古霉素不敏感金黄色葡萄球菌(VISA，VRSA)和耐万古霉素肠球菌属(VRE)。肠球菌属对万古霉素的耐药性共有 7 种基因型，即 VanA、VanB、VanC(C_1、C_2/

C_3)、VanD、VanE、VanG 和 VanL。其中 VanA、VanB、VanD、VanE 为获得性耐药，$VanC_1$ 和 $VanC_2/C_3$ 为固有的耐药性。VanA、VanD 型对万古霉素及替考拉宁同时耐药；VanB、VanC、VanE、VanG 和 VanL 型对万古霉素耐药，对替考拉宁仍敏感。万古霉素与细菌肽聚糖前体末端的 D-丙氨酰-D-丙氨酸结合，抑制细胞壁肽聚糖的合成。耐万古霉素菌株中 VanA、VanB、VanD 型可产生一组功能相似的连接酶，导致合成 D-丙氨酰-D-乳酸取代正常细胞壁肽聚糖末端的 D-丙氨酰-D-丙氨酸，使万古霉素不能与其靶位结合，造成细菌对万古霉素耐药。VanE、VanC、VanG、VanL 型则导致合成 D-丙氨酰-D-丝氨酸而取代正常细胞壁的结构。为控制耐药性的产生，美国 CDC 及医院感染控制咨询委员会建议下列情况不可使用万古霉素：①外科手术前常规预防用药；中心或周围静脉导管留置者的全身或局部预防用药；持续腹膜透析或血液透析的预防用药；低体重新生儿感染的预防。②MRSA 带菌状态的清除和肠道清洁。③中性粒细胞缺乏者发热的经验性治疗。④单次血培养凝固酶阴性葡萄球菌生长而不能排除污染可能者。⑤不作为假膜性肠炎的首选药物。⑥局部冲洗。

【药理】 (1)药效学　对多数革兰阳性球菌和杆菌具有杀菌作用；对肠球菌属具有抑制作用。作用机制主要为抑制细菌细胞壁的合成，其作用部位与青霉素类和头孢菌素类不同。本品与细胞壁肽聚糖的前体 D-丙氨酰-D-丙氨酸紧密结合，抑制细胞壁肽聚糖的合成，导致细菌细胞溶解；本品也可能改变细菌细胞膜渗透性，并选择性地抑制 RNA 的合成。本品不与青霉素类竞争结合部位。

万古霉素对革兰阴性菌、分枝杆菌属、拟杆菌属、立克次体属、衣原体属或真菌均无效。

(2)药动学　一次静脉给药 0.5 g 及 1 g 后，C_{max}分别为 10～30 mg/L 及 25～50 mg/L。本品广泛分布于全身大多数组织和体液内，在血浆、胸膜、心包、腹膜、腹水和滑膜液中可达较高药物浓度，尿中浓度高，少量经胆汁中排泄；不易穿过正常血-脑屏障进入脑脊液中，但脑膜有炎症时渗入脑脊液中的药物浓度可达 3.5～5 mg/L。本品可通过胎盘屏障。分布容积 0.43～1.25 L/kg。血浆蛋白结合率约 55%。本品在体内不代谢。

本品 $t_{1/2}$成人为 6 小时(4～11 小时)，儿童为 2～3 小时；约 90%药物在 24 小时内由肾小球滤过并经尿以原形排泄，肾功能不全者 $t_{1/2}$ 明显延长。血液透析或腹膜透析不能有效地清除本品。

【不良反应】 早期的制剂中有较多杂质，耳、肾毒性及皮疹等不良反应发生率较高。目前使用的制剂较纯，不良反应尤其是肾毒性明显减少。

(1)发生率较少者　有听力减退、耳鸣或耳部胀满感(耳毒性)；血尿、呼吸困难、嗜睡、尿量或排尿次数显著增多或减少、食欲缺乏、恶心或呕吐、异常口渴、软弱无力(肾毒性)等。

(2)"红人综合征"的发生率低，多见于快速大剂量静滴后，症状有食欲缺乏、寒战或发热、晕厥、瘙痒、恶心或呕吐、心动过速、皮疹或面红，颈根、上半身背部、前臂等处发红或麻刺感(释放组胺)。用药前使用抗组胺药常可使症状减轻或避免出现。

(3)偶有药物热、皮疹、瘙痒、过敏样反应等变态反应，静脉给药可引起血栓性静脉炎，偶有中性粒细胞或血小板减少、心力衰竭等。

【禁忌证】 (1)对本品或去甲万古霉素过敏者禁用。

(2)美国 FDA 妊娠期用药安全性分级为口服给药 B；注射给药 C。

【注意事项】 (1)万古霉素静脉给药后广泛分布于多数体液中，并可自乳汁中排出。对婴儿的影响不能排除。哺乳期妇女必须采用本品治疗时应暂停授乳。

(2)万古霉素用于老年患者有引起耳毒性(听力丧失)与肾毒性的高度危险。老年患者随年龄增长肾功能减退，有指征使用本品时必须根据肾功能调整剂量。

(3)对诊断的干扰　血尿素氮可能增高。

(4)出现听力减退或耳聋，有肾功能减退者慎用。

(5)治疗期间应定期检查尿常规及肾功能，必要时监测听力。

(6)逾量处理　加强支持疗法，维持肾功能。透析不能有效清除万古霉素。

【药物相互作用】 (1)氨基糖苷类、两性霉素 B 注射剂、阿司匹林、其他水杨酸盐、杆菌肽注射剂、布美他尼注射剂、卷曲霉素、卡氮芥、顺铂、环孢素、依他尼酸注射剂、呋塞米注射剂、链佐星、巴龙霉素及多黏菌素类等药物与万古霉素合用或先后应用，有增加耳毒性和(或)肾毒性的潜在可能；可能发生听力减退，即使停药后仍可能继续进展至耳聋。反应可呈可逆性，但往往会发展至永久性。本品与其他耳毒性抗感染药合用或先后应用时需监测听力。万古霉素与氨基糖苷类联合应用时需进行肾功能测定及血药浓度监测，以调整给药剂量或给药间期。

(2)布克力嗪和赛克力嗪(cyclizine)等抗组胺药、吩噻嗪类和噻吨类抗精神病药以及曲美苄胺等与本品合用时,可能掩盖耳鸣、头晕、眩晕等耳毒性症状。

(3)万古霉素与碱性溶液有配伍禁忌,遇重金属可发生沉淀。

(4)与二甲双胍合用,可减少二甲双胍的清除,从而使二甲双胍的血药浓度升高。

(5)与琥珀酰胆碱合用,可增强琥珀酰胆碱的神经-肌肉阻滞作用。

(6)与华法林合用,可增加出血的风险。

【给药说明】 (1)万古霉素对组织有高度刺激性,肌内注射或静脉注射药液外漏后可引起局部剧痛和组织坏死。故本品不能注射给药,只能用于静脉滴注或经中心静脉导管输入,静脉必须轮换使用,并应尽量避免药液外漏。

(2)为减少不良反应的发生(如"红人综合征"、血栓性静脉炎、低血压),本品给药速度不宜过快,不可静脉注射。每次剂量应至少用200 ml5%葡萄糖注射液或氯化钠注射液溶解后缓慢静脉滴注,每次滴注时间须在1小时以上。

(3)肾功能减退或听力减退的患者需调整给药方案。

(4)治疗过程中必须监测血药浓度,尤其是需延长疗程或有肾功能减退或听力减退或耳聋病史的患者。血药峰浓度应控制在25~40 mg/L,谷浓度控制在10~15 mg/L。

如不能测定血药浓度,应根据肌酐清除率,按表10-9调整剂量,肌酐清除率可按本章第四节氨基糖苷类概述中所列公式计算。

表 10-9 肾功能减退患者的盐酸万古霉素用量调整

肌酐清除率[ml/min(ml/s)]	静脉滴注剂量(盐基)	肌酐清除率[ml/min(ml/s)]	静脉滴注剂量(盐基)
>80(1.33)	参见成人常用量	10~50(0.17~0.83)	每1~4日1 g
50~80(0.83~1.33)	1 g,q.12 h.	<10(0.17)	每4~7日1 g

(5)在葡萄球菌心内膜炎的治疗中,疗程不应少于4周。

(6)口服液的制备 每瓶含500 mg的万古霉素用蒸馏水稀释,使其成500 mg/6 ml的溶液供口服,该口服液在4 ℃冰箱中可保存14日。

【用法与用量】 (1)全身性感染 ①成人常用量,每6小时静脉滴注0.5 g或7.5 mg/kg,或每12小时静脉滴注1 g或15 mg/kg;肾功能减退者给予首次冲击量0.75~1.0 g后,应按表10-9适当减量,有条件时应根据血药浓度监测结果调整剂量。②儿童常用量,出生0~7日新生儿,首剂15 mg/kg,继以10 mg/kg,每12小时1次,静脉滴注;出生8日~1个月新生儿,首剂15 mg/kg,继以10 mg/kg,每8小时1次,静脉滴注。儿童,一次10 mg/kg,每6小时1次,静脉滴注;或20 mg/kg,每12小时1次,静脉滴注。用药时需做血药浓度监测。

(2)艰难梭菌引起的假膜性结肠炎 经甲硝唑治疗2个疗程无效者可口服本品。口服剂量:成人,一次125~500 mg,每6小时1次,疗程5~10日;儿童,一次10 mg/kg,每6小时1次,疗程5~10日。需要时可重复给药。

【儿科用法与用量】 (1)静脉滴注 一日20~40 mg/kg,分2~4次。

(2)新生儿 一日15~20 mg/kg,分2次。

【儿科注意事项】 (1)仅用于耐药性革兰阳性菌所致严重感染,如MRSA及MRCNS所致败血症、肺炎。

(2)有肾毒性和耳毒性或肾功能衰竭的患者慎用。

(3)为减少"红人综合征"、血栓性静脉炎、低血压的发生风险,应缓慢静脉滴注。

【制剂与规格】 注射用盐酸万古霉素:0.5 g(50万U)。

盐酸去甲万古霉素[药典(二);医保(乙)]

Norvancomycin Hydrochloride

【适应证】【药理】【不良反应】【禁忌证】【注意事项】 参阅"盐酸万古霉素"。

【用法与用量】 临用前加注射用水适量使其溶解。缓慢静脉滴注 (1)成人 一日0.8~1.6 g(80万~160万U),分2~3次静脉滴注。

(2)儿童 一日15~25 mg/kg(1.5万~2.5万U/kg),分2~3次静脉滴注。

【儿科用法与用量】 静脉滴注 一日15~25 mg/kg,分2~3次。

【儿科注意事项】 (1)适应证及禁忌证同万古霉素。

(2)新生儿禁用。

【制剂与规格】 注射用盐酸去甲万古霉素:0.4 g(40万U)。

替考拉宁[药典(二);医保(乙)]

Teicoplanin

【适应证】 主要适用于:①甲氧西林耐药葡萄球菌属、肠球菌属等以及对本品敏感革兰阳性菌所致中、重度感染如血流感染、骨髓炎、肺炎及下呼吸道感染、皮肤与软组织感染以及透析相关性腹膜炎;②用于青霉素过敏患者的肠球菌属或链球菌属所致严重感染的治疗；③中性粒细胞缺乏症患者的革兰阳性球菌感染。

【药理】（1）药效学　本品属多肽类抗生素，其分子结构、抗菌谱及抗菌活性与万古霉素相似。本品对葡萄球菌属包括甲氧西林敏感和甲氧西林耐药金黄色葡萄球菌的抗菌作用强，对大多数金黄色葡萄球菌和表皮葡萄球菌的体外抗菌作用与万古霉素相仿；而对其他凝固酶阴性葡萄球菌尤其是溶血性葡萄球菌的抗菌作用较万古霉素为差，其中约 1/3 的菌株对本品耐药。替考拉宁对链球菌属、肠球菌属均具有良好抗菌活性。本品对单核细胞增多性李斯特菌、白喉棒状杆菌、梭杆菌属、消化链球菌属均有一定的抗菌活性。VanB 型万古霉素耐药肠球菌常对替考拉宁敏感；VanC 型万古霉素耐药肠球菌对万古霉素呈低度耐药，但仍可对本品敏感。

（2）药动学　口服吸收差，仅静脉途径给药。健康志愿者静脉注射 3 mg/kg 和 6 mg/kg 后，C_{max}分别为 53.5 mg/L 和 111.8 mg/L，给药后 24 小时血药浓度仍分别可达 2 mg/L 和 4 mg/L。肌内注射本品 3 mg/kg 后，t_{max}为 2～4 小时，C_{max}为 5～7 mg/L，给药后 24 小时血药浓度仍可维持在 2 mg/L。血浆蛋白结合率为 90%。药物在体内很少代谢，几乎全部以原形从肾脏排泄。$t_{1/2}$长达 47～100 小时，肾功能不全者其 $t_{1/2}$ 显著延长。与万古霉素一样，血液透析和腹液透析均不能清除本品。静脉滴注替考拉宁 400 mg 后，在腹腔、水疱液、肝、胆、胰及黏膜组织均可达有效治疗药物浓度；但本品难以透过血-脑屏障，对炎性脑膜渗透性也差。

【不良反应】　应用本品后常见的不良反应为注射部位的疼痛和皮疹等过敏反应，其次为一过性的肝、肾功能异常，少数患者可发生耳、肾毒性，偶见恶心、呕吐、眩晕、嗜酸性粒细胞增多、白细胞减少、血小板减少等。对照研究的结果显示替考拉宁引起的“红人综合征”明显较万古霉素少见；而血小板减少的发生率则在替考拉宁组较为常见，尤其常见于应用高剂量者。对照研究显示在常用剂量下替考拉宁的肾毒性较万古霉素稍低。本品与万古霉素有交叉过敏反应。

【禁忌证】　对本品过敏者禁用，对万古霉素、去甲万古霉素等糖肽类抗生素过敏者禁用。

【注意事项】（1）肾功能不全者应用本品时，必须根据肾功能减退程度调整给药剂量。

（2）用药期间需注意肾、耳毒性的发生，必须定期随访肾功能、尿常规、血常规、肝功能；注意听力改变，必要时监测听力。

（3）重症患者用药剂量加大时仍需监测血药浓度。

【药物相互作用】　本品与环丙沙星合用，增加癫痫发作的风险。目前尚缺乏本品与其他药物同时应用发生相互作用的相关报道。静脉麻醉药成瘾患者对本品的肾清除加快，常需加大剂量。

【给药说明】（1）肾功能不全者　肌酐清除率为 0.667～1 ml/s 者，本品的成人剂量为常规剂量的一半；而肌酐清除率低于 0.667 ml/s 者，本品的剂量不超过常规剂量的 1/3。但首剂负荷量均与肾功能正常者相同。

（2）血液透析患者　首剂 800 mg，以后每周 400 mg。严重感染者，首剂 800 mg，透析后第 2 天、第 3 天、第 5 天、第 12 天和第 19 天均给予 400 mg 维持。

（3）腹膜透析患者　可在每升腹透液中加本品 20 mg。

【用法与用量】（1）成人　首剂 400 mg，继以一日 200 mg。重症感染者，成人剂量为 400 mg，每 12 小时 1 次，共 3 次；继以一日 400 mg，每日 1 次静脉滴注或肌内注射。

（2）儿童　2 个月以上儿童，重症感染或中性粒细胞减少患者感染，一次 10 mg/kg，每 12 小时 1 次，共 3 次；继以一次 10 mg/kg，每日 1 次，静脉滴注或肌内注射。中度感染者，一次10 mg/kg，每 12 小时 1 次，共 3 次；继以一次 6 mg/kg，每日 1 次，静脉滴注或肌内注射。

【儿科用法与用量】　静脉滴注　新生儿，一次 6 mg/kg，一日 1 次；<2 个月婴儿，一次 8 mg/kg，一日 1 次；>2 个月婴儿，一次 10 mg/kg，首日 2 次，继以每日 1 次。

【儿科注意事项】（1）属多肽类抗生素，抗菌谱与万古霉素相似。

（2）不良反应主要有局部疼痛和皮疹等过敏反应。

【制剂与规格】　注射用替考拉宁：0.2 g(20 万 U)。

硫酸多黏菌素 B[医保(乙)]

Polymyxin B Sulfate

【适应证】　目前多黏菌素类已很少全身应用，主要为局部应用。硫酸多黏菌素 B 注射剂适用于：①铜绿假单胞菌感染。目前在多数情况下，铜绿假单胞菌感染的治疗已被其他毒性较低的抗感染药物所替代，偶有对其他药物均耐药菌株所致严重感染仍可考虑选用本品。治疗铜绿假单胞菌所致严重感染，必要时可与其他抗感染药物联合使用。②其他需氧革兰阴性杆菌感染。多重耐药的大肠埃希菌、肺炎克雷伯菌等革兰阴性菌严重感染在无其他有效抗感染药物时，可选用本品治疗。

【药理】（1）药效学　多黏菌素 B 对绝大多数肠道

革兰阴性杆菌具有强大抗菌作用。大肠埃希菌、肠杆菌属、克雷伯菌属以及铜绿假单胞菌对本品呈高度敏感；沙门菌属、志贺菌属、流感嗜血杆菌及百日咳鲍特菌通常敏感；不动杆菌属、嗜肺军团菌及霍乱弧菌也呈敏感。但埃尔托型霍乱弧菌对本品耐药。沙雷菌属通常耐药，所有变形杆菌属及脆弱拟杆菌均对本品耐药，而其他拟杆菌属和真杆菌属则对本品敏感。所有革兰阳性菌对本品均耐药。本品与甲氧苄啶(TMP)和(或)磺胺类药、利福平联合，对革兰阴性菌具有协同作用。

多黏菌素B主要作用于细菌细胞膜，使细胞内重要物质外漏，导致细菌死亡。本品进入细胞质后，也影响核质和核糖体的功能。本品属慢效杀菌药，细菌对本品不易产生耐药性。

(2)药动学　成人肌注硫酸多黏菌素B50 mg后，t_{max}为2小时，C_{max}为1～8 mg/L，个体差异大，血药浓度下降缓慢，在给药后8～12小时内血药浓度通常仍可测到。连续给药常出现体内药物蓄积现象，每日给药2.5 mg/kg，连续1周后的血药峰浓度可达15 mg/L。药物不易渗透到胸腔、关节腔和感染灶内，也难以进入脑脊液中。硫酸多黏菌素B的血浆蛋白结合率低。

硫酸多黏菌素B主要经肾排泄，给药量的60%自尿中排出；本品不经胆汁排泄，未经尿排出的药物可能在体内组织中缓慢灭活。$t_{1/2}$约6小时。肾功能不全者，药物易在体内蓄积，无肾患者的$t_{1/2}$可长达2～3天。

【不良反应】　不良反应多见，用常规剂量时，不良反应发生率可达25%。

(1)肾毒性　常见且明显，发生率为22%。常发生在用药4天内，尿中可出现红、白细胞及蛋白尿、管型尿等，也可有肾功能异常。停药后，有时肾功能损害仍继续加重并可持续1～2周。

(2)神经毒性　本品可引起不同程度的精神与神经系统毒性反应如头晕、周围神经炎、兴奋、虚弱、意识混乱、嗜睡、极度麻木、视物模糊、麻痹、昏迷、共济失调等；也可引起可逆性神经-肌肉阻滞，症状出现迅速，无先兆，与剂量有关，常发生于手术后，应用麻醉药、镇静药或神经-肌肉阻滞药或患有低血钙、缺氧、肾脏疾病的患者较易发生。本品引起的神经-肌肉阻滞为非竞争性阻滞。采用本品滴耳可能引起耳聋，故不宜应用。

(3)过敏反应　包括瘙痒、皮疹和药物热等。气溶胶吸入可引起哮喘。

(4)其他　偶有白细胞减少和肝毒性发生。静脉给药偶见静脉炎。肌注易引起局部疼痛。

【禁忌证】　对本品或黏菌素(多黏菌素E)过敏者禁用。

【注意事项】　(1)严格掌握使用指征，一般不作为首选用药。

(2)剂量不宜过大，疗程不宜超过10～14日，疗程中定期复查尿常规及肾功能。

(3)肾功能不全者不宜选用。

(4)美国FDA妊娠期用药安全性分级为局部、皮肤外用给药B。

(5)哺乳期用药对乳儿的风险不能排除，故哺乳期妇女必须应用本品时宜停止授乳。

(6)不推荐2岁以下儿童使用本品。

(7)本品不可静脉注射，也不宜快速静脉滴注。

(8)应用超过推荐剂量的本类药物可能引起急性肾小管坏死、少尿和肾功能衰竭。腹膜透析不能清除药物，血液透析能清除部分药物。

【药物相互作用】　(1)与氨基糖苷类、万古霉素等其他肾毒性药物合用，可加重本品的肾毒性。

(2)与麻醉药、神经-肌肉阻滞药合用，可增强后者的神经-肌肉阻滞作用。如发生神经-肌肉阻滞，新斯的明治疗无效，只能采用人工呼吸，钙剂可能有效。

【给药说明】　静脉滴注速度宜慢，含局麻药的本品制剂不可静脉给药。肌内注射易引起局部疼痛。

【用法与用量】　成人及2岁以上儿童　一日1.5～2.5 mg/kg(1 mg相当于1万U)，分2～4次静脉滴注；以50 mg本品加入300～500 ml的5%葡萄糖注射液中静脉滴注1～1.5小时。或一日2.5 mg/kg，分4次肌内注射。

【儿科用法与用量】　肌内注射、静脉注射　一日1.5～2.5 mg/kg，分2次(1 mg=1万U)。

【儿科注意事项】　(1)多黏菌素B口服一般不吸收。

(2)多黏菌素B常用于肌内注射，对铜绿假单胞菌及其他革兰阴性杆菌有效，肌内注射易引起局部疼痛；不宜用作静脉注射。

(3)多黏菌素B有明显肾毒性和神经毒性，目前很少全身用药。

(4)不推荐<2岁小儿使用。

【制剂与规格】　注射用硫酸多黏菌素B：50 mg(50万U)。

硫酸黏菌素[药典(二)；医保(乙)]

Colistin Sulfate

【适应证】　注射用硫酸黏菌素的适应证同硫酸多

黏菌素B。此外还适用于：①黏菌素（多黏菌素E）口服可用于儿童大肠埃希菌肠炎及其他敏感菌所致肠道感染；②肠道手术前准备：中性粒细胞减少患者可用本品联合其他抗感染药物口服，以降低肠道菌群感染风险。

【药理】 (1)药效学　黏菌素(colistin)即多黏菌素E(polymyxin E)，其抗菌谱与多黏菌素B相仿，其抗菌活性略低于多黏菌素B。

(2)药动学　黏菌素口服不吸收。快速静脉注射黏菌素甲磺酸盐1.25～2.5 mg/kg后，静脉缓慢滴注相同剂量20小时或更长时间，血药浓度可维持在5～6 mg/L。

【不良反应】 参阅"硫酸多黏菌素B"，可有短暂性的低血压、血卟啉症急性发作等。本品的肾毒性较多黏菌素B为低。本品口服时，可有恶心、呕吐、食欲缺乏、腹泻等。

【禁忌证】 对本品或多黏菌素B过敏者禁用。

【注意事项】 参阅"硫酸多黏菌素B"。

(1)口服宜空腹给药。

(2)妊娠期妇女宜避免应用。

【药物相互作用】 参阅"硫酸多黏菌素B"。

【用法与用量】 (1)口服　成人，一日100万～150万U，分3～4次空腹口服；重症患者剂量可加倍。2岁以上儿童，一日2万～3万U/kg，分3～4次空腹口服。

(2)静脉滴注　成人，一日100万～150万U，分2次缓慢静滴；2岁以上儿童，一日2万～3万U/kg，分2次静滴。

【儿科用法与用量】 (1)口服　一日2万～3万U/kg，分3～4次服。

(2)静脉注射　剂量同口服时用量，分2次。

【儿科注意事项】 (1)多用于小儿大肠埃希菌肠炎及其他敏感革兰阴性菌所致肠道感染。

(2)口服宜空服。

【制剂与规格】 硫酸黏菌素片：(1)50万U；(2)100万U；(3)300万U。

硫酸黏菌素颗粒：1 g：100万U。

第十节　其他抗生素

磷霉素[药典(二)；基；医保(甲、乙)]

Fosfomycin

磷霉素的口服制剂有磷霉素钙和磷霉素氨丁三醇，注射剂为磷霉素钠。

【适应证】 ①口服磷霉素钙适用于敏感菌所致单纯性下尿路感染和肠道感染（包括细菌性痢疾）等。②磷霉素氨丁三醇单剂口服用于单纯性下尿路感染的治疗。③磷霉素钠注射剂适用于敏感菌所致下呼吸道感染、尿路感染、皮肤及软组织感染等。④磷霉素也可与其他抗感染药联合应用，治疗由敏感菌所致中、重度感染，如血流感染、腹膜炎、盆腔炎、骨髓炎等；与万古霉素或去甲万古霉素联合可用于金黄色葡萄球菌（甲氧西林敏感或耐药菌株）等革兰阳性菌所致重症感染。

【药理】 (1)药效学　磷霉素对革兰阳性和革兰阴性需氧菌具有广谱抗菌作用。该药在体外及体内对下列细菌具有良好抗菌作用：大肠埃希菌、志贺菌属、金黄色葡萄球菌和凝固酶阴性葡萄球菌（包括甲氧西林敏感及耐药菌株）以及粪肠球菌。磷霉素对以下细菌在体外具有抗菌活性：流感嗜血杆菌、沙门菌属、霍乱弧菌、脑膜炎奈瑟菌、链球菌属、克雷伯菌属、变形杆菌属、柠檬酸杆菌属、沙雷菌属、假单胞菌属。磷霉素与β-内酰胺类、氨基糖苷类、万古霉素和氟喹诺酮类等抗感染药联合具有协同抗菌作用。

(2)药动学　空腹口服磷霉素钙盐1 g和2 g后，t_{max}为2小时，C_{max}分别为5.98 mg/L及8.89 mg/L，约可自胃肠道吸收给药量的30%。单剂口服磷霉素氨丁三醇3 g后迅速吸收并在体内转化为磷霉素游离酸，t_{max}为2小时，C_{max}为26.1 mg/L；口服生物利用度为37%，进食后服药的生物利用度下降至30%。静脉滴注磷霉素钠盐0.5 g、1.0 g、2.0 g和4.0 g后，C_{max}分别为28 mg/L、46 mg/L、90 mg/L和195 mg/L。本品的血浆蛋白结合率低，在体内各组织、体液中广泛分布，表观分布容积为2.4 L/kg。组织中浓度以肾为最高，其次为心、肺、肝等。在胎儿血液循环和乳汁中的药物浓度分别约为同时期母体血药浓度的70%和7%。在胆汁、骨髓和脓液中的药物浓度为同期血药浓度的20%、7%～28%和11%。该药也可分布至胸水、腹水、淋巴液、支气管分泌液和眼房水中。磷霉素静脉给药后24小时内自尿中排出原形药物约90%，口服给药后自尿中排出给药量的30%～38%。消除半衰期为2～5小时。血液透析后70%～80%的药物可被清除。

【不良反应】 较常见者为轻度胃肠道反应，如恶心、食欲缺乏、中上腹不适、稀便或轻度腹泻，一般不影响继续用药,偶有出现假膜性肠炎。静脉给药可引起静脉炎。患者偶可发生皮肤瘙痒、皮疹、嗜酸性粒细胞增多等过敏反应;头晕、头痛;一过性周围血象红细胞、血小板与白细胞计数降低;少数患者可出现血清氨基转移酶(ALT、AST)一过性升高。极个别患者出现休克,一旦出现呼吸困难、胸闷、血压下降、发绀、荨麻疹等症状时应立即停药。

【禁忌证】 对磷霉素过敏者禁用。

【注意事项】 (1)含 1 g 磷霉素酸的本品中含钠离子 0.32 g,心功能不全、肾功能不全、高血压等需限制钠盐摄入量的患者应用本品时,必须注意保持体内钠离子的平衡。

(2)快速静脉滴注本品易出现静脉炎,故需控制补液速度。不推荐静脉注射本品。

(3)本品肌内注射局部疼痛较剧烈,现已基本不用。

(4)磷霉素钠盐用于中、重度感染,如血流感染、重症肺炎、腹膜炎等感染时,肾功能正常成人患者每日剂量可增至 16～20 g,分 3～4 次静滴;并需与其他抗生素,如氨基糖苷类或β-内酰胺类合用,上述联合用药可具有协同抗菌作用。用于甲氧西林耐药葡萄球菌(MRSA)所致重症感染时常作为万古霉素或去甲万古霉素的联合用药。

(5)哺乳期妇女必须使用本品时应停止授乳。

(6)早产儿和婴儿应用本品的安全性尚未建立。

(7)肾功能减退者应用磷霉素钠盐时,需减量应用,因本品主要自肾排出。

(8)美国 FDA 妊娠期用药安全性分级为口服给药 B。

【药物相互作用】 (1)本品与β-内酰胺类联合对金黄色葡萄球菌(包括甲氧西林耐药金黄色葡萄球菌)、铜绿假单胞菌具有协同作用。与氨基糖苷类联合具有协同抗菌作用。

(2)本品与甲氧氯普胺同用时,可使磷霉素血药浓度降低;其他胃肠动力药亦有可能发生类似情况。因此本品不宜与上述药物同用。

【给药说明】 磷霉素钠静脉滴注时,每 4 g 的该药宜溶解于 250 ml 以上输液中,滴速不宜过快,以减少静脉炎的发生。

【用法与用量】 (1)成人 ①磷霉素钙盐,口服,一日 2～4 g;②磷霉素氨丁三醇,口服,单剂 3 g(以磷霉素酸计);③磷霉素钠,静脉给药,一日 4～12 g,严重感染时可增至 16～20 g。

(2)儿童 ①静脉滴注,磷霉素钠,一日 100～300 mg/kg,分2～3 次;②口服,磷霉素钙盐,一日 50～100 mg/kg,分3～4 次服用。

【儿科用法与用量】 (1)口服(磷霉素钙) 一日 50～100 mg/kg,分 3～4 次服。

(2)静脉滴注(磷霉素钠) 一日 100～300 mg/kg,分3～4 次(浓度 40 mg/ml)。

【儿科注意事项】 (1)对革兰阴性菌、革兰阳性菌均有良好作用,常与β-内酰胺类药物联合应用。

(2)不良反应有轻度胃肠反应,偶有假膜性肠炎、严重过敏反应。

(3)各种剂型均按磷霉素酸计。

【制剂与规格】 磷霉素钙片:(1)0.1 g(10 万 U);(2)0.2 g(20 万 U);(3)0.25 g(25 万 U);(4)0.5 g(50 万 U)。

磷霉素钙胶囊:(1)0.1 g(10 万 U);(2)0.125 g(12.5 万 U);(3)0.2 g(20 万 U)。

磷霉素钙颗粒:(1)0.1 g(10 万 U);(2)0.5 g(50 万 U)。

磷霉素氨丁三醇散:3 g(300 万 U)。

注射用磷霉素钠:(1)1 g(100 万 U);(2)2 g(200 万 U);(3)3 g(300 万 U);(4)4 g(400 万 U)。

注:均按磷霉素酸计。

利奈唑胺[医保(乙)]

Linezolid

【适应证】 用于治疗由敏感菌引起的下列感染:①万古霉素耐药屎肠球菌引起的感染,包括伴发的血流感染。②由金黄色葡萄球菌(甲氧西林敏感或耐药菌株)或肺炎链球菌(包括耐多药菌株)引起的医院获得性肺炎。③复杂性皮肤及软组织感染,包括未并发骨髓炎的糖尿病足部感染,由金黄色葡萄球菌(甲氧西林敏感或耐药菌株)、化脓性链球菌或无乳链球菌所致,合并革兰阴性感染者常需与抗革兰阴性菌药合用。

【药理】 (1)药效学 利奈唑胺对葡萄球菌属、肠球菌属、链球菌属均显示良好的抗菌作用,包括金黄色葡萄球菌(甲氧西林敏感或耐药菌株)、凝固酶阴性葡萄球菌(甲氧西林敏感或耐药菌株)、粪肠球菌(万古霉素敏感或耐药菌株)、屎肠球菌(万古霉素敏感或耐药菌株)、肺炎链球菌(包括多重耐药菌株)、无乳链球菌、化脓性链球菌、草绿色链球菌。利奈唑胺对厌氧菌亦具有抗菌活性,对艰难梭菌的作用与万古霉素相似,对拟杆菌属和梭杆菌属具有一定抗菌作用。利奈唑胺对革兰阴性菌作用差。在兼性厌氧革兰阴性菌中,利奈唑胺对卡他莫拉菌、流感嗜血杆菌、淋病奈瑟菌均具有抗菌作用。对巴斯德菌属和脑膜炎败血黄杆菌有一定抗菌作用。肠杆菌科细菌、假单胞菌属和不动杆菌属等非发酵革兰阴性杆菌则对本品耐药。利奈唑胺对支原体属和衣原体属、结核分枝杆菌、鸟分枝杆菌亦有一定抑制作用。利奈唑胺与细菌核糖体 50S 亚单位结合，抑制 mRNA 与核糖体连接，阻止 70S 起始复合物的形成，从而抑制细菌蛋白质的合成。

(2)药动学　口服吸收快速且完全，生物利用度 100%。健康志愿者单剂口服利奈唑胺 400 mg 或 600 mg，t_{max}为 1～2 小时，C_{max}分别为 8.10 mg/L 和 12.70 mg/L。每日口服 375 mg 或 625 mg 利奈唑胺，14.5 天后，C_{ss}、C_{max}分别为 12 mg/L 和 18 mg/L；2 种不同剂量达稳态时，血药谷浓度(C_{ss}、C_{min})均≥4 mg/L。进食可使 t_{max} 推迟至 2.2 小时，C_{max}降低 17%，但对 AUC 和生物利用度没有影响。

单剂静脉滴注利奈唑胺 600 mg，t_{max}为 0.50 小时，C_{max}达 12.90 mg/L。静脉应用利奈唑胺 500 mg 或 625 mg，每日 2 次，7.5 天后达稳态时，C_{ss}、C_{min}分别为 3.51 mg/L 和 3.84 mg/L。在 12 小时的给药间期内，血药浓度维持在>4 mg/L 以上的时间为 9～10 小时。

在体内广泛分布于血液灌注良好的组织，血浆蛋白结合率为 31%。本品为时间依赖性抗菌药，表观分布容积为 40～50 L。在体内氧化生成两个失活代谢产物，氨基乙氧乙酸(A)和羟乙基氨基乙酸(B)。非肾清除率约占利奈唑胺总清除率的 65%。稳态时，约有 30%的药物以原形、40%以代谢产物 B 的形式、10%以代谢产物 A 的形式随尿排泄。利奈唑胺的肾脏清除率低，提示有肾小管重吸收。大约有 6%和 3%的药物分别以代谢产物 B 和 A 的形式经粪便排出。消除半衰期为 4.5～5.5 小时。

【不良反应】 (1)较常见的不良反应　本品的不良反应多数为轻至中度。常见者有腹泻、恶心、呕吐、头痛、发热、头晕、味觉改变、口腔念珠菌病、外阴阴道念珠菌病、真菌感染、肝功能检查异常、血尿素氮增高、血小板减少。

(2)较少见的不良反应　有可逆性骨髓抑制(包括贫血、白细胞减少，甚至全血细胞减少)、周围神经病、癫痫和视神经病变、乳酸性酸中毒、5-羟色胺综合征、血胆红素升高、血肌酐升高等。

【禁忌证】 (1)已知对利奈唑胺或本品其他成分过敏者禁用。

(2)禁止本品与单胺氧化酶抑制药合用或使用间隔不足 2 周。

(3)美国 FDA 妊娠期用药安全性分级为口服、肠道外给药 C。

【注意事项】 (1)实验动物中利奈唑胺可分泌至乳汁中。哺乳期妇女应用本品时宜停止授乳。

(2)不同年龄、性别对成人药代动力学特性没有影响，无需调整剂量。儿童与青少年各年龄组间药代动力学性质亦无明显差异。3 个月以下的婴儿尚缺乏临床资料，故不宜采用。中枢神经系统感染的儿科患者脑脊液血药浓度变异性大，不作推荐。

(3)肾功能异常患者利奈唑胺剂量无需调整。轻至中度肝功能损害患者，利奈唑胺剂量无需调整；重度肝功能损害患者中尚缺乏临床资料，故不宜采用。

(4)应用利奈唑胺的患者中有可逆性骨髓抑制的报道。对应用利奈唑胺的患者或用药前已有骨髓抑制的患者，应每周进行全血细胞计数的检查，尤其是用药超过 2 周者。发生骨髓抑制的患者应停用利奈唑胺治疗。

(5)由于本品具有单胺氧化酶抑制药作用，在应用利奈唑胺过程中，应避免食用含有大量酪氨酸的食品，包括腌渍、泡制、烟熏、发酵的食品。

(6)利奈唑胺混悬剂每 5 ml 含有苯丙氨酸 20 mg，苯丙酮尿症患者应注意。

(7)应用利奈唑胺有发生乳酸性酸中毒的报道。因此，患者在接受利奈唑胺时，如发生反复恶心或呕吐、有原因不明的酸中毒或低碳酸血症，需进行相关检查。

(8)在利奈唑胺治疗的患者中有周围神经病和视神经病变的报道，疗程超过 28 日者，则发生风险增加。若患者出现视力损害的症状，如视敏度改变、色觉改变、视物模糊或视野缺损，应及时进行眼科检查。对于所有长期应用利奈唑胺的患者或出现新发视觉症状的患者(不论其接受利奈唑胺治疗时间的长短)，均应进行视觉功能监测。

(9)在利奈唑胺治疗过程中有惊厥的报道。在有癫痫病史或有癫痫发作危险因素的患者中应注意观察。

(10)利奈唑胺若疗程超过 28 日，治疗的安全性和有效性尚未确立。

(11)禁用于类癌综合征，除非能监测 5-羟色胺综合征的体征或症状。

【药物相互作用】 本品具有轻度可逆性、非选择性的单胺氧化酶抑制药作用。因此与肾上腺素类或 5-羟色胺类药物合用有产生相互作用的可能。

(1)肾上腺素类药物　与拟交感活性药物、血管收缩药、多巴胺活性药物联合应用可使患者血压上升，属于禁用。

(2)5-羟色胺类药物　与5-羟色胺类药物如右美沙芬、舍曲林、帕罗西汀联合使用可能出现高热、认知功能障碍、神经反射亢进、动作不协调等5-羟色胺综合征，属于禁用。

(3)与哌替啶或丁螺环酮合用，5-羟色胺活性叠加，出现5-羟色胺综合征(高热、高血压、肌阵挛、神经反射亢进、认知障碍)的风险增加，属于禁用。

(4)与抗组胺药合用，抗组胺药的抗胆碱能作用延长并增加，属于禁忌。

(5)与利福平合用，利奈唑胺的 C_{max} 和 AUC 显著下降。

(6)同时饮食富含酪胺的食物或饮料可引起血压升高，应避免。

【用法与用量】　(1)医院获得性肺炎、复杂性皮肤与软组织感染和耐药革兰阳性球菌所致社区获得性肺炎、万古霉素耐药屎肠球菌感染　成人，每次600 mg，每12小时1次静脉滴注或口服；儿童，每次10 mg/kg，每8小时1次静脉滴注或口服。对万古霉素耐药屎肠球菌感染患者疗程至少2周。

(2)复杂性皮肤与软组织感染　成人，每次400 mg，每日2次口服。儿童，年龄<5岁者，每次10 mg/kg，每8小时1次，静脉滴注或口服；年龄>5岁者，每次10 mg/kg，每12小时1次，静脉滴注或口服。

(3)肾功能损害患者　利奈唑胺剂量无需调整。血液透析3小时约可排出30%的给药量，因此血液透析的患者在完成透析后应适当补充剂量或在完成透析后再行给药。

【儿科用法与用量】　口服及静脉注射　一日20～30 mg/kg，分3次。<7日新生儿，一次10 mg/kg，每12小时1次。

【儿科注意事项】　(1)为噁唑酮类药物，与细菌核糖体50S亚基结合，抑制细菌生长。主要用于革兰阳性耐药菌(耐药葡萄球菌和肠球菌)。

(2)主要不良反应有消化道反应、皮疹、药物热、肝酶升高及血细胞减少。

(3)本品有非选择性单胺氧化酶抑制作用，服药期间应限制发酵、熏制、酒类及奶酪等食物。

【制剂与规格】　利奈唑胺片：600 mg。

利奈唑胺注射液：(1)100 ml：200 mg；(2)300 ml：600 mg。

夫西地酸[医保(乙)]

Fusidic Acid

【适应证】　主要适用于治疗葡萄球菌属，包括甲氧西林耐药菌株所致各种感染，如急性或慢性骨髓炎、化脓性关节炎、烧伤、皮肤及软组织感染、下呼吸道感染；但对甲氧西林敏感金黄色葡萄球菌所致上述感染宜首选耐酶青霉素类或头孢菌素类。严重感染一般不作为首选用药。治疗较重病例或需采用较长疗程时宜与其他抗感染药物联合应用。

【药理】(1)药效学　本品通过抑制细菌蛋白质合成而发挥抗菌作用。对革兰阳性菌如金黄色葡萄球菌、表皮葡萄球菌有高度抗菌活性，对甲氧西林耐药菌株亦具有良好抗菌作用，但抗生素后效应较短，仅为1～2小时。对腐生葡萄球菌及其他革兰阳性菌如链球菌属、肺炎链球菌、肠球菌属作用差。革兰阴性需氧菌(除淋病奈瑟菌、脑膜炎奈瑟菌外)对本品均耐药。在厌氧菌中，革兰阳性杆菌(除梭菌属外)多较敏感；而对革兰阴性厌氧菌的作用差异较大。

(2)药动学　口服吸收好，一次口服0.5 g后，t_{max}为2～3.5小时，C_{max}为14.5～33.3 mg/L，$t_{1/2\beta}$8.9～16.0小时，但个体差异明显。本品在体内清除较慢，重复使用常规剂量在体内可有蓄积。口服500 mg、每日3次，血药浓度可见累积现象，第2日C_{max}可从21 mg/L上升至30 mg/L，第3日47 mg/L，第4日73 mg/L。进食可减少药物吸收。本品的血浆蛋白结合率较高，为95%～97%。夫西地酸胶囊口服生物利用度46%～69%，其薄膜包衣片可达91%。静脉滴注夫西地酸500 mg后，即刻C_{max}为23.6～52.4 mg/L，$t_{1/2\beta}$为9.8～14.5小时。静脉给药500 mg、每日3次，第1剂给药后，AUC为400 mg/(h·L)；给药第9剂后AUC则上升为800 mg/(h·L)。

本品可广泛分布于体内各种组织和体液中，包括关节腔液、皮下脂肪、肾脏、支气管分泌物、前列腺、眼房水等，药物也能通过胎盘屏障而进入胎儿体内，可通过乳汁分泌，但难以通过血-脑屏障。

本品经肝脏代谢并主要经胆汁排泄。在粪便中约有2%药物以原形排泄，在尿中排泄量极少。

【不良反应】　口服本品较常见的不良反应(≥1%)以胃肠道反应为主，可有恶心、呕吐、食欲缺乏、消化不良、腹痛、腹泻等，发生率随剂量增加而上升；此外可有头痛、头晕、皮疹、瘙痒等。静脉滴注时常见的不良反应为局部疼痛、血栓性静脉炎、静脉痉挛。可发生肝功能异常、血胆红素升高等。偶见严重过敏反应、湿疹、白细胞减少、血小板减少、中性粒细胞减少、视物模糊、视野变小、精神障碍等。无肾功能损害的报道。眼科局部用药，偶有轻至中度刺激症状。

【禁忌证】　对本品过敏者禁用。

【注意事项】 (1)本品可透过胎盘屏障而进入胎儿体内，动物实验未显示有致畸作用，有指征时妊娠期妇女可谨慎应用，但对胎儿的危害不能排除。

(2)本品可分泌进入母乳，对乳儿的危害不能排除，因此在哺乳期妇女中的应用需权衡利弊，必须应用时宜停止授乳。

(3)当长期大剂量用药或夫西地酸联合其他主要经肝胆系统排出的药物(如林可霉素或利福平)时，对肝功能不全或胆道异常的患者应定期检查肝功能。2岁以上儿童患者可应用本品，早产儿和新生儿使用尚缺乏足够的临床资料。

(4)本品应输入血流良好、直径较大的静脉，或经中心静脉插管输入，以减少静脉痉挛及血栓性静脉炎的发生。

【药物相互作用】 (1)与辛伐他汀合用，辛伐他汀由CYP3A4调节的代谢过程被夫西地酸所抑制，导致血药浓度升高，从而出现肌病或横纹肌溶解症的风险增加。

(2)与阿托伐他汀同用，可使后者血药浓度明显升高，引起肌酸激酶浓度上升，出现肌无力、肌肉疼痛等。

(3)与利托那韦同用，由于两者相互抑制代谢，可使两者的血药浓度明显升高，导致肝毒性增加。

(4)与沙奎那韦同用，可使两者的血药浓度明显升高，导致肝酶升高和黄疸。

【给药说明】 夫西地酸钠静脉注射剂不能与其他药物同瓶滴注。

【用法与用量】 (1)静脉滴注　体重>50 kg者，每次500 mg，每日3次；体重<50 kg者，每次7 mg/kg，每日3次。需要注意的是，每次滴注时间应为2～4小时。

(2)口服　成人，每日1.5 g，分3次服用。儿童(可用混悬剂)，2～5岁，每次5 ml；6～12岁，每次10 ml；均为每日服用3次。

(3)夫西地酸软膏可外用治疗皮肤感染，滴眼液可用于治疗角膜炎、结膜炎。

肾功能损害患者及接受血液透析患者中，给药剂量无需调整。肝功能损害患者应尽量避免使用本药。

【儿科用法与用量】 (1)口服　一日30～50 mg/kg，分3次服。

(2)静脉滴注　一次7 mg/kg，一日3次，每次滴注时间2～4小时。

【儿科注意事项】 (1)本品由梭链孢酸脂球菌发酵液中提取，其化学结构与烟曲霉酸相似。

(2)本品属抑菌药，高浓度时有杀菌作用，通过抑制细菌蛋白质合成而发挥抗菌作用。

(3)常见不良反应为胃肠道反应(口服给药时)，静脉注射时有局部疼痛、血栓性静脉炎等。

【制剂与规格】 夫西地酸口服混悬液：(1)50 ml∶2.5 g；(2)90 ml∶4.5 g。

夫西地酸干混悬剂：0.25 g。

注射用夫西地酸钠：(1)0.125 g；(2)0.25 g；(3)0.5 g。

夫西地酸乳膏：(1)5 g∶0.1 g；(2)15 g∶0.3 g。

夫西地酸滴眼液：5 g∶50 mg。

第十一节　磺胺类与甲氧苄啶

磺胺类(sulfonamides)属化学合成抗菌药，均含有氨苯磺酰胺的基本结构。该类药物的应用已有多年的历史，近年来虽有较多的抗菌药用于临床，但由于本类药性质稳定、抗菌谱广、疗效确切、使用方便、价格合理，故目前在临床上仍占一定地位。

磺胺类药根据其药代动力学特点可分为口服易吸收、口服不易吸收及局部用药三类。口服易吸收者用于治疗全身各系统感染，口服不易吸收者仅作为肠道感染的治疗用药；局部用磺胺类作为皮肤、黏膜感染的外用药物。

目前临床应用较多者为口服易吸收磺胺类药，包括磺胺甲噁唑(sulfamethoxazole，SMZ)、磺胺嘧啶(sulfadiazine，SD)及其与甲氧苄啶(TMP)的复方制剂，如复方磺胺甲噁唑(SMZ+TMP)。

磺胺甲噁唑(磺胺甲基异噁唑)[药典(二)]

Sulfamethoxazole(SMZ)

【适应证】 磺胺类药属广谱抗菌药，但由于目前许多临床常见病原菌对该类药物呈现耐药，故仅用于敏感细菌及其他敏感病原微生物所致感染。

磺胺甲噁唑(不包括该类药与甲氧苄啶的复方制剂)的适应证为：①敏感细菌所致急性非复杂性下尿路感染；②与其他抗感染药联合应用治疗对其敏感的流感嗜血杆菌、肺炎链球菌和其他链球菌所致中耳炎；③星形诺卡菌感染；④对氯喹耐药的恶性疟疾治疗的辅助用药；⑤与乙胺嘧啶联合用药治疗鼠弓形虫引起的弓形虫病。

下列疾病不宜选用磺胺类药作为治疗或预防用药：

①A组溶血性链球菌所致扁桃体炎或咽炎，因该类药不能消除链球菌，亦不能防止其引发风湿热的可能；②志贺菌感染；③立克次体病；④结核病；⑤放线菌病；⑥支原体感染；⑦真菌感染；⑧病毒感染。

【药理】（1）药效学　磺胺甲噁唑等磺胺类药属广谱抗菌药，对革兰阳性菌和革兰阴性菌均具有抗菌作用，但目前细菌对该类药物普遍耐药，尤其是葡萄球菌属、淋病奈瑟菌、脑膜炎奈瑟菌、肠杆菌科细菌中耐药菌株均增多。磺胺类药在体外对下列微生物亦具有活性：沙眼衣原体、星形诺卡菌、恶性疟原虫和鼠弓形虫。

对磺胺类药敏感的细菌不能利用周围环境中的叶酸，只能利用对氨基苯甲酸(PABA)和二氢蝶啶，在细菌二氢叶酸合成酶催化下合成二氢叶酸，再经二氢叶酸还原酶的作用合成四氢叶酸，活化型四氢叶酸在嘌呤、胸腺嘧啶核苷的合成中发挥重要的传递一碳基团作用。磺胺类药为广谱抑菌药，在结构上类似对氨基苯甲酸(PABA)，可与PABA竞争细菌体内的二氢叶酸合成酶，妨碍了二氢叶酸的合成并减少四氢叶酸的产生量，最终影响核酸合成，抑制细菌的生长繁殖。

磺胺类药的作用可被PABA及其衍生物（普鲁卡因、丁卡因）所拮抗，此外脓液以及组织分解产物也可提供细菌生长的必需物质，可对磺胺类药起拮抗作用。

（2）药动学　口服后易吸收，约可吸收给药量的90%以上，但吸收较缓慢，t_{max}为2～4小时。单次口服2 g后，C_{max}可达80～100 mg/L。

吸收后广泛分布于全身组织和体液中，后者包括胸膜液、腹膜液、滑膜液和房水等。本品易透过血-脑屏障而在脑脊液中达到有效治疗浓度，脑膜无炎症时，可达到同时期血药浓度的55.6%；本品也易进入胎儿血液循环。本品的分布容积为0.15 L/kg。血浆蛋白结合率为60%～70%，其乙酰化代谢产物的血浆蛋白结合率较母药为高。由于磺胺类药物与胆红素竞争血浆蛋白的结合，可使血中游离胆红素增高，有引起早产儿、新生儿发生胆红素脑病的可能。严重肾功能损害者本品的血浆蛋白结合率可降低。

本品主要在肝内代谢为无抗菌活性的乙酰化物，具有毒性作用，血中乙酰化率为20%～40%。肾功能不全者应用本品后由于药物经肾排出缓慢，乙酰化作用增强，乙酰化代谢产物生成增多，毒性作用亦增高。肝功能不全者代谢作用减弱。部分药物在肝内与葡萄糖醛酸结合形成无活性的代谢产物，自尿中排出。

本品主要自肾小球滤过排泄，部分游离型药物还可经肾小管重吸收，尿中药物排泄量与尿pH值有关，在碱性尿中排泄增多。给药后24小时内自尿中以原形排出给药量的20%～40%。腹膜透析不能排出本品，血液透析仅可中等程度清除该药。本品少量自粪便、乳汁、胆汁中排出。肾功能正常者$t_{1/2\beta}$为6～12小时，肾功能衰竭者增至20～50小时。

【不良反应】（1）过敏反应　较为常见，可表现为药物疹、荨麻疹，严重者可发生渗出性多形性红斑、中毒性表皮剥脱性坏死、剥脱性皮炎和大疱性表皮松解萎缩坏死性皮炎等；也可表现为光敏反应、药物热、关节及肌肉疼痛、发热等血清病样反应。

（2）粒细胞减少或缺乏症、血小板减少症及再生障碍性贫血　患者可表现为咽痛、发热、苍白和出血倾向。因此在全身应用磺胺类药时应定期检查周围血象，发现异常及时停药。

（3）溶血性贫血及血红蛋白尿　缺乏葡萄糖-6-磷酸脱氢酶患者应用磺胺类药后易发生，在新生儿和儿童中较成人为多见。

（4）高胆红素血症和新生儿胆红素脑病　由于磺胺类药与胆红素竞争血浆蛋白结合部位，可致游离胆红素增高。新生儿肝功能不完善，较易发生高胆红素血症和新生儿黄疸，偶可发生胆红素脑病。

（5）肝脏损害　可发生黄疸、肝功能减退，严重者可发生急性肝坏死。故有肝功能损害患者宜避免全身应用磺胺类药。

（6）肾脏损害　可发生结晶尿、血尿和管型尿。如应用本品疗程长、剂量较大时宜同服碳酸氢钠并多饮水，以防止此种不良反应。疗程中至少每周检查尿常规2～3次，发现结晶尿或血尿时给予碳酸氢钠及饮用大量水，直至结晶尿和血尿消失。失水、休克和老年患者应用本品易致肾损害，应慎用或避免应用本品。肾功能减退患者不宜应用本品。偶有患者发生间质性肾炎或肾小管坏死的严重不良反应。

（7）恶心、呕吐、胃纳减退、腹泻、头痛、乏力等，一般症状轻微，不影响继续用药。偶有患者发生艰难梭菌肠炎，需及时停药。

（8）甲状腺肿大及功能减退偶有发生。

（9）中枢神经系统毒性反应　偶可发生，表现为精神错乱、定向力障碍、幻觉、欣快感或忧郁感。一旦出现均需立即停药。

磺胺类药所致严重不良反应虽少见，但可能致命，如渗出性多形性红斑、剥脱性皮炎、大疱性表皮松解性药物疹、暴发性肝坏死、粒细胞缺乏症、再生障碍性贫血等。疗程中应严密观察，当皮疹或其他严重不良反应早期征兆出现时即应立即停药。艾滋病患者出现上述不良反应较非艾滋病患者为多见。

【禁忌证】 (1)对本品或磺胺类中任何一种药物过敏以及对呋塞米、砜类、噻嗪类利尿药、磺酰脲类、碳酸酐酶抑制药过敏者禁用。

(2)儿童用药 磺胺类药除作为乙胺嘧啶的辅助用药治疗先天性弓形虫病外,该类药物在新生儿及2个月以下婴儿禁用。由于磺胺类药可与胆红素竞争在血浆蛋白上的结合部位,而新生儿的乙酰氨基转移酶系统未发育完善,磺胺类游离型血药浓度增高,与胆红素竞争血浆蛋白结合部位,可能增加胆红素脑病发生的危险性。

(3)美国FDA妊娠期用药安全性分级为口服给药C。

【注意事项】 (1)交叉过敏反应 对一种磺胺类药过敏的患者,对其他磺胺类药也可能过敏。

(2)对呋塞米、砜类、噻嗪类利尿药、磺酰脲类、碳酸酐酶抑制药过敏的患者,对磺胺类药亦可过敏。

(3)磺胺类药可自乳汁中分泌,乳汁中浓度约可达母体血药浓度的50%~100%,药物可能对乳儿产生影响。磺胺类药在葡萄糖-6-磷酸脱氢酶缺乏症新生儿中应用有导致溶血性贫血发生的可能。鉴于上述原因,哺乳期妇女不宜应用本品,必须应用时宜停止授乳。

(4)老年患者、AIDS患者应用磺胺类药发生严重不良反应的风险增加。如严重皮疹、骨髓抑制和血小板减少症等。

(5)下列情况应慎用本品:葡萄糖-6-磷酸脱氢酶缺乏症、血卟啉症、肾功能损害患者。

(6)应用磺胺类药期间应多饮水,保持高尿量,以防止结晶尿的发生,必要时亦可服碱性药物。

(7)本类药物可引起肝脏损害,导致黄疸、肝功能减退,严重者可发生急性肝坏死。故用药期间应定期随访肝功能,有肝功能损害患者宜避免全身应用磺胺类药。

(8)治疗中需注意检查:①周围血象,对接受较长疗程的患者尤为重要;②应定期进行尿常规检查(每2~3日1次);③肝、肾功能检查。

【药物相互作用】 (1)与碱化尿液的药物合用,可增强磺胺类药在碱性尿中的溶解度,促进药物排泄。

(2)对氨基苯甲酸及其衍生物(如普鲁卡因)可取代细菌摄取磺胺类药,因而拮抗磺胺类药的抑菌作用,故两者不宜合用。

(3)与口服抗凝药、口服降糖药、甲氨蝶呤、苯妥英钠和硫喷妥钠等药物合用时,磺胺类药可置换这些药物与血浆蛋白结合,或抑制其代谢,使上述药物的作用增强甚至产生毒性反应,因此需调整其剂量。

(4)磺胺类药与骨髓抑制药同用时,可能增强此类药物对造血系统的不良反应。如有指征需两类药物合用时,应严密观察可能发生的血液系统毒性反应。

(5)口服含雌激素避孕药者如同时长时间服用磺胺类药可导致避孕的失败,并增加月经期外出血的机会。

(6)溶栓药物与磺胺类药合用时,可增加前者潜在的毒性作用。

(7)具有肝毒性药物与磺胺类药同时应用,可能引起肝毒性发生率的增高。故应监测肝功能。

(8)光敏药物与磺胺类药同时应用,可能增加光敏反应的发生风险。

(9)接受磺胺类药治疗者,维生素K的需要量增加。

(10)乌洛托品在酸性尿中可分解产生甲醛,后者可与磺胺形成不溶性沉淀物,使发生结晶尿的危险性增加,因此两药不宜同时应用。

(11)磺胺类药可取代保泰松的血浆蛋白结合部位,当两者合用时可增强保泰松的作用。

(12)磺吡酮(sulfinpyrazone)与磺胺类药物合用时可减少后者自肾小管的分泌,使其血药浓度升高而持久,并可发生毒性反应,因此合用期间需调整磺胺类药剂量。当磺吡酮疗程较长时,对磺胺类药的血药浓度宜进行监测。

【给药说明】 (1)每次口服本品时应饮用足量水分(约240 ml),空腹服药(餐前1小时或餐后2小时)。服用本品期间应保持充足进水量,使成人每日尿量至少维持在1200~1500 ml。

(2)肾功能损害患者应尽量避免使用本品。

(3)严重感染患者应测定血药浓度,对大多数感染性疾病患者体内游离型磺胺浓度达50~150 mg/L(严重感染120~150 mg/L)可有效。总磺胺的血药浓度不应超过200 mg/L,如超过此浓度,不良反应发生率将增高。

(4)由于磺胺类药可致新生儿胆红素脑病,故2个月以内新生儿和婴儿患者,除治疗先天性弓形虫病时可与乙胺嘧啶联合应用外,全身应用磺胺类药属禁忌。

(5)疗程中若出现皮疹、周围血象异常、中枢神经系统毒性等严重不良反应的早期症状时,需立即停药。

【用法与用量】 (1)成人常用量 治疗一般感染,首剂2 g,以后每日2 g,分2次口服;较重患者,每日2 g,分2次静脉滴注。

(2)儿童常用量 治疗2个月以上婴儿及儿童的一般感染,首剂按体重50~60 mg/kg(总量不超过2 g),以后每日按体重50~60 mg/kg,分2次口服。

【制剂与规格】 磺胺甲噁唑片：0.5 g。

复方磺胺甲噁唑[医保(甲、乙)]

Compound Sulfamethoxazole(SMZ-TMP)

本品为含磺胺甲噁唑(SMZ)及磺胺增效剂甲氧苄啶(TMP)的复方制剂。

【适应证】 ①由敏感的流感嗜血杆菌或肺炎链球菌所致成人慢性支气管炎急性细菌感染性加重。②由敏感流感嗜血杆菌或肺炎链球菌所致儿童急性中耳炎。③由大肠埃希菌、克雷伯菌属、肠杆菌属、奇异变形杆菌、普通变形杆菌和摩氏摩根菌敏感菌株所致细菌性尿路感染。④由产肠毒素大肠埃希菌(ETEC)和志贺菌属所致腹泻。⑤由福氏或宋内志贺菌敏感菌株所致肠道感染。⑥治疗肺孢菌(*P. jeroveci*)病，该药系首选药，喷他脒(pentamidine)为替代选用药。⑦肺孢菌病的预防，用于免疫缺陷者肺孢菌病发病危险性增长时以及患有肺孢菌病并至少有一次发作史的患者；或 HIV 成人感染者，其 $CD4^+$ T 淋巴细胞计数≤200/mm^3 或少于总淋巴细胞数的 20%。⑧诺卡菌病。⑨也可用于洋葱伯克霍尔特菌、嗜麦芽窄食单胞菌及耶尔森结肠炎等。⑩可作为单核细胞增多性李斯特菌感染的选用药物。

下列情况不宜应用本品：①中耳炎的预防；②A 组溶血性链球菌扁桃体炎和咽炎，因不易清除该类细菌。

【药理】 (1)药效学 磺胺甲噁唑(SMZ)与甲氧苄啶(TMP)有协同抑菌或杀菌作用，因为磺胺类药作用于二氢叶酸合成酶，干扰叶酸合成的第一步；而甲氧苄啶作用于叶酸合成的第二步，即选择性抑制二氢叶酸还原酶的作用；因此二者合用，可使细菌的叶酸合成受到双重阻断。两者的协同抗菌作用较单药增强，耐药菌株减少。

(2)药动学 分别参阅“磺胺甲噁唑”及“甲氧苄啶”。当应用 TMP 与 SMZ 复方制剂时，此二药的血药浓度比例为 1∶20，尿药浓度差异较大(自 1∶1 至 1∶5)，24 小时内 SMZ 及 TMP 分别约有给药量的 50% 自尿中排泄。

【不良反应】 参阅“磺胺甲噁唑”及“甲氧苄啶”。本品偶可致过敏性休克。老年人使用本品时较易发生严重的皮肤过敏反应及血液系统异常，同时应用利尿药者更易发生。

【给药说明】 注射剂临用前以本品每支 5 ml 溶解于 5%葡萄糖注射液 75～125 ml 中供静脉滴注，滴注时间在 60～90 分钟以上。

【用法与用量】 (1)成人常用量 治疗细菌性感染，每次甲氧苄啶 160 mg、磺胺甲噁唑 800 mg，每 12 小时服用 1 次。治疗肺孢菌病，每次甲氧苄啶 160 mg、磺胺甲噁唑 800 mg，每 8 小时 1 次×21 日；21 日后，AIDS 患者长期抑菌治疗，起始剂量：甲氧苄啶 160 mg、磺胺甲噁唑 800 mg，每周服 3 次。

(2)儿童常用量 治疗细菌性感染，2 个月以上体重＜40 kg 的婴幼儿，按体重口服 SMZ20～30 mg/kg 及 TMP4～6 mg/kg，每 12 小时 1 次；体重≥40 kg 的儿童剂量同成人常用量。治疗肺孢菌病，按体重每次口服 SMZ18.75～25 mg/kg 及 TMP3.75～5 mg/kg，每 8 小时 1 次×21 日。

其他内容参阅“磺胺甲噁唑”及“甲氧苄啶”。

【儿科用法与用量】 (1)口服或肌内注射 一日 40～60 mg/kg(以 SMZ 计算)，分 2 次。

(2)卡氏肺孢菌肺炎 一日 50 mg/kg(以 SMZ 计算)，分 2～4 次，疗程 2～3 周。

【儿科注意事项】 (1)作用及不良反应同磺胺嘧啶。

(2)小儿复方制剂为 SMZ100 mg＋TMP20 mg；成人片剂为 SMZ400 mg＋TMP80 mg。

【制剂与规格】 复方磺胺甲噁唑片：含磺胺甲噁唑 0.4 g，甲氧苄啶 0.08 g。

复方磺胺甲噁唑胶囊：含磺胺甲噁唑 0.2 g，甲氧苄啶 0.04 g。

复方磺胺甲噁唑颗粒：(1)处方 1，每袋 0.48 g(含磺胺甲噁唑 0.4 g，甲氧苄啶 0.08 g)；(2)处方 2，每袋 0.96 g(含磺胺甲噁唑 0.8 g，甲氧苄啶 0.16 g)。

复方磺胺甲噁唑口服混悬液：(1)处方 1，每瓶 100 ml(含磺胺甲噁唑 8 g，甲氧苄啶 1.6 g)；(2)处方 2，每瓶 100 ml(含磺胺甲噁唑 4 g，甲氧苄啶 0.8 g)。

复方磺胺甲噁唑注射液：(1)1 ml(含磺胺甲噁唑 0.2 g，甲氧苄啶 0.04 g)；(2)2 ml(含磺胺甲噁唑 0.4 g，甲氧苄啶 0.08 g)。

小儿复方磺胺甲噁唑片：含磺胺甲噁唑 0.1 g，甲氧苄啶 0.02 g。

小儿复方磺胺甲噁唑颗粒：每袋 0.12 g(含磺胺甲噁唑 0.1 g，甲氧苄啶 0.02 g)。

磺胺异噁唑[药典(二)]

Sulfafurazole(Sulfisoxazole, SIZ)

【适应证】 主要用于敏感菌所致尿路感染及肠道感染，亦可用于流行性脑脊髓膜炎。

【药理】 (1)药效学 本品为短效磺胺类药。对甲氧西林敏感金黄色葡萄球菌、化脓性链球菌、肺炎链球菌、大肠埃希菌、克雷伯菌属、沙门菌属、志贺菌属等肠杆菌科细菌、淋病奈瑟菌、脑膜炎奈瑟菌、流感嗜血杆菌具有抗菌作用。但近年来细菌对本品的耐药性极高，尤其是链球菌属、奈瑟菌属以及肠杆菌科细菌。

本品在结构上类似对氨基苯甲酸(PABA)，可与PABA竞争性作用于细菌体内的二氢叶酸合成酶，从而阻止PABA参与合成细菌所需的叶酸，减少了具有代谢活性的四氢叶酸产生量，而后者则是细菌合成嘌呤、胸腺嘧啶核苷和脱氧核糖核酸(DNA)的必需物质，因此抑制细菌的生长繁殖。

(2)药动学　口服吸收快，2小时达血药峰浓度。服用相同剂量后，SIZ的血药峰浓度比磺胺嘧啶高1倍。血浆蛋白结合率为86%，$t_{1/2}$为8小时。

【不良反应】 参阅"磺胺甲嘧唑"。

【禁忌证】 对本品和其他磺胺类药过敏者禁用。

【注意事项】【药物相互作用】 参阅"磺胺甲嘧唑"。

【用法与用量】 (1)成人常用剂量　首剂2 g，以后每次1 g，每日4次口服。

(2)2个月以上儿童剂量　每日50～100 mg/kg，分4次口服，首剂加倍。

【制剂与规格】 磺胺异嘧唑片：0.5 g。

磺胺嘧啶[药典(二)；基；医保(甲、乙)]

Sulfadiazine(SD)

【适应证】 参阅"磺胺甲嘧唑"。本品除可用于脑膜炎奈瑟菌脑膜炎的预防外，也可用于脑膜炎奈瑟菌敏感菌株所致脑膜炎患者的治疗。由于本品在尿中溶解度低，出现结晶尿机会增多，故不推荐用于尿路感染的治疗。

【药理】 (1)药效学　参阅"磺胺甲嘧唑"。

(2)药动学　口服易吸收，约可吸收给药量的70%以上，但吸收较缓慢，t_{max}为3～6小时，单次口服2 g后C_{max}为30～60 mg/L。血浆蛋白结合率为38%～48%。在体内分布与磺胺异嘧唑相仿，可透过血-脑屏障，脑膜无炎症时，脑脊液中药物浓度为血药浓度的50%；脑膜有炎症时，脑脊液中药物浓度可达血药浓度的50%～80%。给药后48～72小时内以原形药物自尿中排出给药量的60%～85%。药物在尿中溶解度低，易发生结晶尿。$t_{1/2\beta}$在肾功能正常者约为10小时，肾功能衰竭者可达34小时。经透析清除本品的情况同磺胺甲嘧唑。

【不良反应】 参阅"磺胺甲嘧唑"。

【禁忌证】 (1)对本品或磺胺类药中任何一种药物有过敏史者禁用。

(2)禁用于新生儿以及2个月以下婴儿。

(3)美国FDA妊娠期用药安全性分级为口服给药C。

【注意事项】 参阅"磺胺甲嘧唑"。

【给药说明】 (1)本品治疗严重感染如流行性脑脊髓膜炎时需应用较大剂量静脉给药，病情改善后应尽早改为口服给药。应避免肌内注射。

(2)静脉给药时药液稀释浓度不高于5%。

(3)治疗期应多饮水，保持每日尿量至少在1200 ml以上(成人)。

【用法与用量】 (1)口服　①成人常用量，治疗一般感染，首剂2 g，以后每日2 g，分2次服用；治疗流行性脑脊髓膜炎，首剂2 g，以后每次1 g，每日4次口服。②儿童常用量，治疗2个月以上婴儿及儿童的一般感染，首剂按体重50～60 mg/kg(总量不超过2 g)，以后每日按体重50～60 mg/kg，分2次服用。2个月以下婴儿避免应用本品。

(2)缓慢静脉注射或静脉滴注　用于治疗严重感染如流行性脑脊髓膜炎。①成人常用量，首剂按体重50 mg/kg，继以每日按体重100 mg/kg，分3～4次静脉滴注或缓慢静脉注射；②治疗2个月以上儿童流行性脑脊髓膜炎，首剂50 mg/kg(最大剂量不超过2 g)，继以每日100 mg/kg，分4次静脉滴注或缓慢静脉注射。

【儿科用法与用量】 (1)口服　一日25～30 mg/kg，分2次服，首剂加倍，总量不超过2 g。

(2)静脉注射　一日25～30 mg/kg，分2次(浓度50 mg/ml)。

【儿科注意事项】 (1)属广谱抑菌药，目前耐药普遍。主要用于流行性脑脊髓膜炎的预防。

(2)常有严重过敏反应及对造血系统的影响，以及肝、肾毒性。

(3)2个月以下婴儿禁用。

【制剂与规格】 磺胺嘧啶片：(1)0.2 g；(2)0.5 g。

磺胺嘧啶混悬液：10%(g/ml)。

磺胺嘧啶软膏：(1)10 g∶0.5 g；(2)10 g∶1 g。

磺胺嘧啶眼膏：5%。

磺胺嘧啶钠注射液：(1)2 ml∶0.4 g；(2)5 ml∶1 g。

注射用磺胺嘧啶钠：(1)0.4 g；(2)1 g。

磺胺嘧啶银[药典(二)；医保(乙)]

Sulfadiazine Silver

参阅第二十五章第一节。

磺胺嘧啶锌[药典(二)]

Sulfadiazine Zinc

参阅第二十五章第一节。

醋酸磺胺米隆(醋酸氨苄磺胺)[药典(二)]

Mafenide Acetate(Sulfamylon Acetate)

【适应证】 可用于预防或治疗Ⅱ度或Ⅲ度烧伤后所继发的创面感染,包括柠檬酸菌属、阴沟肠杆菌、大肠埃希菌、克雷伯菌属、变形杆菌、不动杆菌属、铜绿假单胞菌等假单胞菌属、葡萄球菌属、肠球菌属以及白念珠菌等真菌的感染。

【药理】 (1)药效学 参阅“磺胺甲噁唑”。应用本品4～6小时可杀灭创面细菌,其抗菌作用不受脓液、分泌物、坏死组织的影响,也不为对氨基苯甲酸所拮抗。

(2)药动学 本品可自创面部位被吸收,体内代谢为无抗菌活性物质自尿排出,代谢产物仍保留其抑制碳酸酐酶的作用。本品对组织的穿透力较强,可迅速穿透坏死组织而到达感染部位。

【不良反应】 本品可自创面吸收,其不良反应与磺胺类药全身应用相同,参阅“磺胺甲噁唑”。局部应用后可发生局部疼痛及烧灼感。过敏反应可表现为各种皮疹,如斑丘疹、荨麻疹、湿疹样皮炎、接触性皮炎和多形性红斑等。由于本品具有抑制碳酸酐酶作用,故用量大时吸收量增多,可导致代谢性酸中毒,一旦发生此情况且酸中毒持续存在时,宜暂停应用本品并予以碳酸氢钠静脉滴注。

【禁忌证】 对本品及对磺胺类任一药物有过敏史者禁用。

【注意事项】 由于本品可自局部创面部位被吸收,故应用本品后注意事项与磺胺类药全身应用相同,参阅“磺胺甲噁唑”。有呼吸功能损害或肾功能不全者应避免应用或慎用本品。

【用法与用量】 外用,5%或10%溶液湿敷,或5%、10%乳膏剂涂敷,一日1次。

【制剂与规格】 醋酸磺胺米隆溶液:(1)5%;(2)10%。

醋酸磺胺米隆乳膏:(1)5%;(2)10%。

甲氧苄啶(甲氧苄氨嘧啶)[药典(二);医保(乙)]

Trimethoprim(TMP)

【适应证】 可用于敏感大肠埃希菌、奇异变形杆菌、肺炎克雷伯菌、某些肠杆菌属和腐生葡萄球菌等细菌所致急性非复杂性尿路感染初发病例。本品很少单用,一般均与磺胺类药,如磺胺甲噁唑联合应用。

【药理】 (1)药效学 本品属抑菌药,为亲脂性弱碱,化学结构属乙胺嘧啶类。对大肠埃希菌、奇异变形杆菌、志贺菌属均具有抗菌活性,对肺炎链球菌、淋病奈瑟菌、脑膜炎奈瑟菌的抗菌作用不明显,对铜绿假单胞菌无作用。其抗菌作用原理为干扰细菌合成叶酸,本品可选择性抑制细菌的二氢叶酸还原酶活性,使二氢叶酸不能还原为四氢叶酸;叶酸是核酸生物合成的主要组成部分,因此本品可阻止细菌核酸和蛋白质的合成。甲氧苄啶(TMP)与细菌的二氢叶酸还原酶结合力较哺乳类动物中该酶与之的结合力强5万～6万倍。

本品与磺胺类药合用可使细菌的叶酸合成代谢遭到双重阻断,有协同抗菌作用,并可使抑菌作用转为杀菌作用,减少耐药菌株的产生。

(2)药动学 口服吸收完全,约可吸收给药量的90%以上,t_{max}为1～4小时,口服0.1 g后C_{max}约为1 mg/L。

吸收后广泛分布至组织和体液中,在肾、肝、脾、肺、肌肉、支气管分泌物、唾液、阴道分泌物、前列腺组织及前列腺液中的药物浓度均超过同期血药浓度。本品可通过血-脑屏障,脑膜无炎症时脑脊液中药物浓度为血药浓度的30%～50%,有炎症时可达50%～100%。TMP亦可穿过血-胎盘屏障,胎儿血液循环中药物浓度接近母体血药浓度。乳汁中药物浓度接近或高于同期血药浓度。房水中药物浓度约为同期血药浓度的1/3。表观分布容积为1.3～1.8 L/kg;血浆蛋白结合率为30%～46%。

本品主要自肾小球滤过,从肾小管分泌排出,10%～20%在肝脏代谢。给药量的50%～60%在24小时内从尿排出,其中80%～90%为原形,其余为代谢产物。尿药峰浓度约为200 mg/L,平均尿药浓度为90～100 mg/L,在酸性尿中排泄增加,碱性尿中排出减少。少量自胆汁及粪便中(约为给药量的4%)排出。$t_{1/2\beta}$为8～15小时,无尿时为20～50小时。

【不良反应】 (1)血液系统 由于本品对叶酸代谢的干扰,可致产生血液系统不良反应,可出现白细胞减少、血小板减少或正铁血红蛋白性贫血。通常白细胞及血小板轻度减少者及时停药可望恢复,也可在疗程中加用叶酸制剂。

(2)过敏反应 可发生瘙痒、皮疹,偶可呈严重的渗出性多形性红斑。

(3)消化道反应 恶心、呕吐、腹泻等胃肠道反应,症状大多轻微。

(4)偶可发生无菌性脑膜炎,有头痛、颈项强直、恶心等表现。

【禁忌证】 (1)对本品过敏者禁用。

(2)早产儿及2个月以下新生儿禁用。

(3)叶酸缺乏所致巨幼细胞贫血患者禁用。

(4)美国FDA妊娠期用药安全性分级为口服给药C。

【注意事项】 (1)本品可分泌至乳汁中,其浓度较高,且药物有可能干扰乳儿的叶酸代谢,因此虽然在人类中尚未证实其问题存在,但本品对哺乳期妇女的应用必须在充分权衡利弊后再决定是否用药,必须应用本品时宜停止授乳。

(2)肝、肾功能损害的患者慎用。

(3)如TMP引起叶酸缺乏时,可同时服用叶酸制剂,后者并不干扰TMP的抗菌活性,因细菌并不能利用已合成的叶酸。如有骨髓抑制征象发生,应即停用TMP,并给予叶酸3～6 mg,肌注,每日1次,共3日;或根据需要用药至造血功能恢复正常。对长期、大剂量使用本品者可给予高剂量叶酸并延长叶酸的疗程。

(4)无尿患者本品的半衰期可自正常状态下的10小时左右延长至20～50小时。

(5)用药期间应定期进行周围血象检查,在疗程长、服用剂量大、老年、营养不良及服用抗癫痫药者易出现叶酸缺乏症。如周围血象中白细胞或血小板等明显减少则需停用本品。

【药物相互作用】 (1)能引起骨髓抑制的药物与本品合用时发生白细胞、血小板减少的机会增多。

(2)氨苯砜与本品合用,两者血药浓度均可升高,氨苯砜血药浓度升高可致不良反应增多且加重,尤其是正铁血红蛋白性贫血的发生。

(3)本品不宜与抗肿瘤药、2,4-二氨基嘧啶类药物同时应用,也不宜在应用其他叶酸拮抗药期间应用本品,因为有发生骨髓再生不良或巨幼细胞贫血的可能。

(4)利福平与本品同时应用,可使本品的清除明显增加,半衰期缩短。

(5)本品与环孢素合用可增加肾毒性。

(6)本品可干扰苯妥英钠的肝内代谢,延长苯妥英钠的 $t_{1/2}$ 达50%,并减少其清除率达30%。

(7)与普鲁卡因胺合用可减少其肾清除,致该药及其代谢产物N-乙酰普鲁卡因胺(NAPA)的血药浓度增高。

(8)本品可抑制华法林的代谢,增强其抗凝作用。

【给药说明】 (1)本品可空腹服用,如有胃肠道刺激症状也可与食物同服。

(2)TMP可经血液透析清除,故在透析后需补给维持量的全量;腹膜透析对本品自血中清除无影响。

【用法与用量】 (1)成人常用量 治疗急性非复杂性尿路感染,一次0.1 g,每12小时1次;或一次0.2 g,每日1次;每日总量不超过400 mg。

(2)肾功能损害成人患者需减量应用 ①肌酐清除率>30 ml/min(0.5 ml/s)时,仍用成人常用量;②肌酐清除率为15～30 ml/min(0.25～0.5 ml/s)时,每12小时服50 mg;③肌酐清除率<15 ml/min(0.25 ml/s)时不宜用本品。

【儿科用法与用量】 口服 一日8～12 mg/kg,分2次。

【儿科注意事项】 (1)为乙胺嘧啶类抑制药,干扰细菌叶酸代谢,目前多与磺胺合用,又称磺胺增效剂。

(2)不良反应类似磺胺,2个月以下小儿禁用。

【制剂与规格】 甲氧苄啶片:0.1 g。

甲氧苄啶注射液:2 ml∶0.1 g。

第十二节 喹诺酮类

喹诺酮类(quinolones)属化学合成抗菌药。自1962年合成第一个喹诺酮类药物萘啶酸,以后又合成吡哌酸以来,该类药物发展迅速;尤其是1979年以来新一代喹诺酮类——氟喹诺酮类的众多品种面世,在感染性疾病的治疗中逐渐发挥重要作用。氟喹诺酮类具有下列共同特点:①抗菌谱广,尤其对需氧革兰阴性杆菌具有强大抗菌作用,由于其化学结构不同于其他抗生素,因此对某些多重耐药菌仍具有良好抗菌作用;②药物在组织、体液中浓度高,体内分布广泛;③消除半衰期相对较长,多数品种有口服及注射用两种制剂,因而减少了给药次数,使用方便。由于上述特点,氟喹诺酮类药物在国内、外均不断有新品种用于临床。在国内已广为应用者有诺氟沙星、氧氟沙星、环丙沙星等,近期一些氟喹诺酮类新品种相继问世,如左氧氟沙星(levofloxacin)、加替沙星(gatifloxacin)、莫西沙星(moxifloxacin)、吉米沙星(gemifloxacin)等。上述新品种与沿用品种相比,明显增强了对社区获得性呼吸道感染主要病原菌肺炎链球菌、溶血性链球菌等需氧革兰阳性菌的抗菌作用,对肺炎支原体、肺炎衣原体和军团菌的抗微生物活性亦有所增高,因此这些新品种有指征用于社区获得性肺炎、急性鼻窦炎、急性中耳炎,故又被称为"呼吸喹诺酮类"。然而近5～6年来,国内临床分离菌对该类药物的耐药性明显增高，尤以大肠埃希菌为著，耐甲氧西林葡萄球菌及铜绿假单胞菌等的耐药率亦呈上升趋势，直接影响了该类药物的疗效。耐药性的增长与近几年来国内大量无指征过度使用该类药物密切相关，因此，有指征地合理应用氟喹诺酮类药物是控制细菌耐药性增长、延长该类药物使用寿命的关键。在喹诺酮类药物广泛应用的同时，该类药物临床应用的安全性日益受到人们的关注，除目前已知该类药物在少数病例中可致严重中枢神经系统反应、光毒性、肝毒性、溶血性尿毒症综合征、肌腱炎、肌腱断裂以及对血糖的影响（尤其在与糖尿病治疗药同用时发生的低血糖和高血糖等）之外；近来逐渐发现某些氟喹诺酮类药可导致 Q-T 间期延长而引发严重室性心律失常，此种不良反应发生率虽较低，但亦需引起高度警惕，在应用该类药物时，必须进行严密观察及监测，以保障患者用药安全。

吡哌酸[药典(二)；医保(甲)]

Pipemidic Acid

【适应证】 适用于敏感菌所致尿路感染和肠道感染。

【药理】 (1)药效学　吡哌酸与其他喹诺酮类一样，主要作用于细菌的 DNA 旋转酶(gyrase)和(或)拓扑异构酶Ⅳ，干扰细菌 DNA 的合成而引起细菌死亡。本品主要对革兰阴性杆菌，如大肠埃希菌、肺炎克雷伯菌、产气肠杆菌、奇异变形杆菌、志贺菌属、铜绿假单胞菌等具有抗菌活性。

(2)药动学　口服部分吸收，单次空腹口服 0.5 g 和 1 g，t_{max}为 1～2 小时，C_{max}分别为 3.8 mg/L 和 5.4 mg/L。血浆蛋白结合率为 30%，$t_{1/2\beta}$为 3～5 小时。吸收后广泛分布于体内各组织和体液中（除脑组织及脑脊液外），包括肾、肝等组织，胆汁中药物浓度超过血药浓度，可透过胎盘屏障，也可自乳汁排泄。主要以原形药物自肾排泄，给药后 24 小时内自尿中排出给药量的 58%～68%，约 20%自粪便中排出，少量药物在体内代谢。

【不良反应】 (1)较多见的为胃肠道反应，表现为恶心、呕吐、嗳气、腹胀、胃灼热、上腹部不适、食欲缺乏、稀便或便秘等。

(2)较少见者为皮疹或全身瘙痒。

(3)偶可出现眩晕、头痛、血清氨基转移酶一过性增高等，以上反应均属轻微，停药后迅速消失。文献中曾有中毒性表皮坏死松解综合征(Lyell 综合征)的个别病例报道。其他尚有：嗜酸性粒细胞增多、血小板减少、荨麻疹、血管性水肿、过敏样反应、关节痛、眩晕、癫痫发作等。

【禁忌证】 对吡哌酸或任何一种喹诺酮类药物过敏者禁用。18 岁以下患者、妊娠期妇女及哺乳期妇女禁用。

【注意事项】 (1)吡哌酸可透过胎盘屏障，妊娠期妇女不宜应用。吡哌酸也可自乳汁排泄，对乳儿可能产生不良反应，故哺乳期妇女亦不宜用本品，必须应用时宜停止哺乳。

(2)有下列情况者不宜应用本品：①有抽搐或癫痫病史或其他中枢神经系统疾病；②肝功能减退；③肾功能减退。

(3)在疗程中应定期进行血常规和肝、肾功能测定。

(4)18 岁以下未成年人避免应用本品。

(5)肾功能正常的老年患者使用本品不需调整剂量。

(6)注意服药后不要过度暴露于阳光或紫外线下，有发生光敏反应的风险。

(7)可引起急性血卟啉症。

【药物相互作用】 (1)丙磺舒可抑制吡哌酸的肾小管分泌，合用时后者的血药浓度升高，半衰期延长。

(2)本品可减少咖啡因自肝脏清除，使后者的消除半衰期延长，故两者需避免合用。

(3)本品对茶碱的清除影响甚为明显，可显著降低茶碱的清除，引起不良反应，两药不宜合用。

【给药说明】 本品可与饮食同服，以减少胃肠道反应。

【用法与用量】 口服　成人一日 2 次，一次 0.5 g。治疗急性单纯性下尿路感染及肠道感染，疗程可为 5～7 日。

【儿科用法与用量】 口服　一日 30～50 mg/kg，分 3～4 次。

【儿科注意事项】 (1)抗革兰阴性杆菌，作用于细菌 DNA 旋转酶。

(2)可影响软骨发育，一般不用于 18 岁以下儿童；如病情需要，应完善知情告知。

(3)不良反应主要有胃肠道反应。

(4)不宜与茶碱合用。

【制剂与规格】 吡哌酸片：(1)0.25 g；(2)0.5 g。

吡哌酸胶囊：0.25 g。

诺氟沙星[药典(二)；基；医保(甲、乙)]

Norfloxacin

【适应证】 适用于敏感菌所致尿路感染、前列腺炎和肠道感染。

【药理】（1）药效学　参阅"环丙沙星"。本品的抗菌谱和抗菌作用与环丙沙星大致相仿，但对需氧革兰阴性杆菌的抗菌活性低于环丙沙星，对需氧革兰阳性球菌的抗菌活性低于环丙沙星和氧氟沙星。对支原体、衣原体、分枝杆菌等无抗菌活性。作用机制同环丙沙星。

（2）药动学　空腹口服吸收迅速但不完全，吸收给药量的30%～40%；单次口服400 mg和800 mg，t_{max}为1～2小时，C_{max}分别为1.4～1.6 mg/L和2.5 mg/L。吸收后广泛分布于全身组织和体液中，如肝、肾、肺、前列腺、睾丸、子宫及胆汁、痰液、水疱液、血液、尿液等，但中枢神经系统分布较少。本品可通过胎盘屏障而进入胎儿血液循环。血浆蛋白结合率为10%～15%。

肾脏（肾小球滤过和肾小管分泌）和肝胆系统为本品的主要排泄途径，26%～40%以原形和<10%以代谢产物形式从尿中排出，自胆汁和（或）粪便排出占28%～30%。$t_{1/2\beta}$为3～4小时，肾功能减退时可延长为6～9小时。

【不良反应】　参阅"环丙沙星"。本品的不良反应发生率略高于氧氟沙星。

（1）常见的不良反应　恶心、胃痉挛、头痛、眩晕。

（2）严重的不良反应　少见，可有：Q-T间期延长、中毒性表皮剥脱性坏死、史-约综合征、血小板减少、肝炎、肌腱炎、肌腱断裂、周围神经病变、癫痫发作、间质性肾炎等。少数患者可发生肝酶升高、血尿素氮升高、周围血白细胞减少，多属轻度，呈一过性。

【禁忌证】（1）对本品有过敏史者，或对喹诺酮类中任何药物有过敏史者禁用。

（2）18岁以下儿科患者禁用本品。

（3）美国FDA妊娠期用药安全性分级为口服给药C。

【注意事项】　参阅"环丙沙星"。

（1）哺乳期妇女必须使用本品时应停止授乳。

（2）老年患者由于肾功能下降，使用本品出现毒性反应的风险增加。

（3）氟喹诺酮类包括诺氟沙星，与各年龄段肌腱炎、肌腱断裂风险的增加相关。60岁以上高龄，合用甾体类药物，肾脏、心脏或肺移植等因素进一步增加其发生的风险。出现肌腱疼痛、肿胀或炎症的最初体征时，应立即停用本品。

（4）使用本品的患者参加体力活动或是情绪高度紧张时，肌腱断裂的风险增加。

（5）类风湿关节炎等肌腱功能障碍病史患者使用本品，肌腱断裂的风险增加。

（6）肾功能损害患者使用本品，出现毒性反应和肌腱断裂的风险增加，应调整剂量。

（7）重症肌无力患者使用本品，有加重病情的可能。

（8）使用本品可发生过敏反应甚至致死。有的患者首次应用即可发生。

（9）严重的脑动脉硬化、癫痫等中枢神经系统疾病以及具有其他易患因素的患者使用本品可诱发癫痫。

（10）过度暴露于阳光下的患者使用本品，有发生光毒性反应的风险。

（11）葡萄糖-6-磷酸脱氢酶缺乏症患者（包括潜在的患者）使用本品，溶血反应的发生风险增加。

（12）低血钾患者使用本品，Q-T间期延长的发生风险增加。

（13）心动过缓或急性心肌缺血的患者使用本品，Q-T间期延长的发生风险增加。

【药物相互作用】　参阅"环丙沙星"。

（1）氟喹诺酮类与甲苯磺丁脲、氯磺丙脲、二甲双胍、格列齐特、格列美脲、格列吡嗪、格列喹酮、格列本脲、米格列醇、曲格列酮、阿卡波糖、胰岛素等降糖药合用，可致血糖波动，如必须合用，应加强血糖监测，调整降糖药用量。氟喹诺酮类停用后，也应注意调整降糖药用量。

（2）与利多卡因、乙酰卡尼、恩卡尼、托卡尼、普鲁卡因胺、普罗帕酮、胺碘酮、美西律、溴苄胺、丙吡胺、莫雷西嗪、奎尼丁、替地沙米、阿齐利特、司美利特、伊布利特、索他洛尔、氟哌利多等合用，Q-T间期延长的作用相加，出现Q-T间期延长、尖端扭转型室性心动过速、心脏停搏等心脏毒性反应的风险增加。

（3）与阿洛司琼、替扎尼定、咖啡因等合用，由CYP1A2调节的这些药物代谢被本品所抑制，血药浓度上升，出现不良反应的风险增加。

（4）与吗替麦考酚酯合用时，后者的血药浓度下降。

【给药说明】（1）本品宜空腹服用，并同时饮水250 ml。

（2）当尿液呈碱性，pH值在7以上时，易出现结晶尿。为避免结晶尿的发生，宜多进水以保持24小时排尿量在1200 ml以上。

【用法与用量】（1）急性单纯性下尿路感染　每次300～400 mg，每日2次，疗程5～7日。

（2）复杂性尿路感染　每次300～400 mg，每日2次，疗程10～21日。

（3）肠道感染　每次300～400 mg，每日2次，疗程

5～7日。

【儿科用法与用量】 (1)口服　一日 10～15 mg/kg,分 2～3 次服。

(2)静脉滴注　一次 4～8 mg/kg,一日 2 次。

【儿科注意事项】 (1)为广谱抗菌药物,对非典型菌亦有作用,属氟喹诺酮类。

(2)一般不用于 18 岁以下儿童及青少年;如病情需要,应完善知情告知。

【制剂与规格】 诺氟沙星胶囊(片):0.1 g。

诺氟沙星软膏(乳膏):(1)10 g∶1 g;(2)250 g∶2.5 g。

诺氟沙星滴眼液:8 ml∶24 mg。

环丙沙星[药典(二);基;医保(甲、乙)]

Ciprofloxacin

【适应证】 可用于敏感菌所致下列感染:①泌尿与生殖系统感染,包括单纯性、复杂性尿路感染与细菌性前列腺炎;②呼吸道感染,包括敏感革兰阴性杆菌所致慢性支气管炎急性细菌感染性加重及肺部感染、急性鼻窦炎;③胃肠道细菌感染,由志贺菌属、沙门菌属、产肠毒素大肠埃希菌、嗜水气单胞菌、副溶血性弧菌等所致;④复杂性腹腔感染,宜与甲硝唑等抗厌氧菌药同用;⑤伤寒;⑥骨和关节感染;⑦皮肤及软组织感染;⑧血流感染等全身感染,宜应用环丙沙星注射液;⑨吸入性炭疽,用于已暴露于炭疽芽孢杆菌气雾者,以减少其发病或减轻疾病的进展;⑩中性粒细胞减少症发热时的经验性治疗,需与其他抗感染药联合应用,此适应证仅限于环丙沙星注射液。

【药理】 (1)药效学　环丙沙星等氟喹诺酮类具有广谱抗菌作用,尤其对需氧革兰阴性杆菌的抗菌活性高。对下列细菌在体外具有良好抗菌作用:肠杆菌科细菌,包括柠檬酸杆菌属、阴沟肠杆菌、产气肠杆菌、大肠埃希菌、克雷伯菌属、变形杆菌属、沙门菌属、志贺菌属、弧菌属、耶尔森菌等。对产酶流感嗜血杆菌和莫拉菌属均有高度抗菌活性。本品对铜绿假单胞菌等假单胞菌属的大多数菌株具有良好抗菌作用。本品对甲氧西林敏感葡萄球菌具有抗菌活性,对肺炎链球菌、溶血性链球菌和粪肠球菌仅具有中等抗菌活性。本品尚对沙眼衣原体、支原体、军团菌具有良好抗微生物作用,对结核分枝杆菌和非典型分枝杆菌亦有抗菌活性。本品对厌氧菌的抗菌作用差。近年来细菌对氟喹诺酮类耐药性明显增高,尤以大肠埃希菌为著,耐药率可高达 50%以上。葡萄球菌属、铜绿假单胞菌对本品的耐药性亦有增高,各种氟喹诺酮类的不同品种间呈交叉耐药。氟喹诺酮类为杀菌药,一般认为喹诺酮类作用于细菌 DNA 旋转酶和(或)拓扑异构酶Ⅳ,抑制 DNA 的合成和复制而导致细菌死亡。

(2)药动学　空腹口服后吸收迅速,生物利用度为 49%～70%,食物可延缓吸收;口服 250 mg、500 mg、750 mg 后,t_{max}为 1～2 小时,C_{max}分别为 1.2～1.4 mg/L、2.4～2.6 mg/L、3.4～4.3 mg/L。静脉滴注本品 200 mg 和 400 mg 后,C_{max}分别为 2.1 mg/L 和 4.6 mg/L。本品吸收后广泛分布至全身组织和体液中,组织中的浓度常超过血药浓度。脑膜无炎症时脑脊液中药物的浓度仅为同期血药浓度的 10%。可通过胎盘屏障,从乳汁分泌;分布容积为 2～3 L/kg,血浆蛋白结合率为 20%～40%。口服给药后 24 小时内以原形经肾排出给药量的 40%～50%(主要为肾小管分泌);静脉给药后以原形经肾排出给药量的 50%～70%,以代谢产物形式(仍具有抗菌活力,但较弱)排出约 15%;经胆汁及粪便于 5 日内排出 20%～35%,虽仅有少量经胆汁排出,但胆汁中药物浓度高,可达同期血药浓度的 10 倍以上。$t_{1/2\beta}$为 4 小时,肾功能减退时稍延长(6 小时)。仅少量环丙沙星可被血液透析和腹膜透析清除。

【不良反应】 (1)胃肠道反应　较为常见,多表现为腹部不适或疼痛、胃纳减退、恶心或呕吐、腹泻或便秘、味觉异常等。

(2)中枢神经系统反应　发生率仅次于胃肠道反应,多表现为头晕、头痛、嗜睡或失眠等。

(3)过敏反应　可表现为:①皮疹、皮肤瘙痒,偶可出现渗出性多形性红斑和血管神经性水肿;②光过敏和光毒性,表现为暴露部位轻至中、重度皮疹、疱疹;③偶可发生过敏性休克。

(4)本品的注射剂静脉给药时可致静脉炎。

(5)偶可发生以下严重不良反应:①严重中枢神经系统反应或精神改变,可表现为抽搐、癫痫样发作、烦躁不安、焦虑、幻觉、精神异常、意识混乱、震颤等,大多发生于肾功能减退患者(包括老年患者)未减量用药或有中枢神经系统基础疾病以及周围神经病变患者;②血尿、皮疹、发热等间质性肾炎表现;③结晶尿,见于高剂量应用时;④关节疼痛、僵硬、肿胀等关节病变以及肌腱炎、肌腱断裂等;⑤史-约综合征、中毒性表皮剥脱性坏死等皮肤反应;⑥中性粒细胞缺乏症、白细胞减少、血小板减少、溶血性贫血、再生障碍性贫血、骨髓抑制等血液系统反应。

(6)少数患者可出现血清氨基转移酶升高、血肌酐及血尿素氮增高，多属轻度，并呈一过性。

【禁忌证】 (1)对本品及本品中任何成分过敏，或对其他喹诺酮类过敏者禁用。

(2)禁止同时服用替扎尼定。

(3)美国FDA妊娠期用药安全性分级为口服、肠道外给药C。

【注意事项】 (1)本品在儿童、18岁以下青少年、妊娠期妇女、哺乳期妇女中应用的安全性和有效性未建立，上述人群应禁用本品与其他喹诺酮类药物。喹诺酮类药可分泌至乳汁中，其浓度接近血药浓度，哺乳期妇女须避免应用该类药物，必须应用者宜停止授乳。

(2)老年人常有生理性肾功能减退，主要经肾排出的氟喹诺酮类需减量应用。

(3)肾功能减退者未调整剂量应用本品时，易发生抽搐、癫痫样发作等严重中枢神经系统不良反应，需根据肾功能减退情况调整剂量。肾功能衰竭患者使用本品，肌腱断裂的风险增加。

(4)肝功能减退时，如属重度(发生肝硬化腹水)，将导致药物清除减少，血药浓度增高，肝、肾功能均减退者尤为明显，均需权衡利弊后方可应用，并调整剂量。

(5)中枢神经系统疾病患者，包括脑动脉硬化、癫痫患者，使用本品后癫痫发作的阈值降低，应避免应用喹诺酮类药物，如有明确指征需应用该类药物时，必须充分权衡利弊后谨慎使用。

(6)喹诺酮类偶可引起严重过敏反应，即过敏性休克，常于用药第一剂时发生。一旦发生过敏性休克，需停用喹诺酮类药物，并立即给予肾上腺素、糖皮质激素、吸氧等紧急救治处理。喹诺酮类可致皮疹、发热等过敏反应，偶可致严重的中毒性表皮坏死松解综合征、渗出性多形性红斑等，此时需立即停药，并予相应处理。

(7)本品偶可导致光敏反应发生，在用药期间应避免过度日光或人工紫外线照射。

(8)喹诺酮类及其他抗感染药均可致假膜性肠炎的发生，病情可自轻度至危及生命，一旦诊断成立，应立即给予相应处理。轻者停药即可恢复，中、重度患者应予以抗艰难梭菌治疗(如甲硝唑)及其他对症处理。

(9)偶可引起肌腱炎，严重者可发生肌腱断裂；60岁以上高龄，合用甾体类药物，肾脏、心脏或肺移植等因素进一步增加风险。类风湿关节炎等有肌腱功能障碍病史患者使用本品，肌腱断裂的风险增加。使用本品的患者参加体力活动或是情绪紧张，肌腱断裂的风险增加。如用药过程中患者出现局部疼痛、炎症表现或肌腱断裂等症状时应停药，注意休息并限制其活动，直至肌腱炎或肌腱断裂的诊断被明确排除。

(10)喹诺酮类药在某些患者中有使心电图Q-T间期延长的潜在可能，因此，在原本已有Q-T间期延长的患者、未能纠正的低钾血症者、急性心肌缺血者及正在应用Ⅰa类(如奎尼丁、普鲁卡因胺等)或Ⅲ类抗心律失常药(如胺碘酮、索洛地尔)的患者均应避免使用喹诺酮类。该类药物亦不宜与已知可使Q-T间期延长的药物合用，如西沙必利、红霉素、三环类抗抑郁药。

(11)由于国内大肠埃希菌对喹诺酮类耐药现象严重，而该菌又为尿路、腹腔感染等的主要病原菌，因此上述感染患者需注意在给药前留取相应标本送培养，参考细菌药敏结果及临床情况调整用药。

【药物相互作用】 (1)能使尿液碱化的药物可减少本品在尿中的溶解度，导致结晶尿和肾毒性发生。

(2)含铝或镁的抗酸药可减少本品的口服吸收，应避免同时口服，可在服本品前2小时或服本品后6小时口服。

(3)本品与咖啡因合用可减少后者的清除，使其$t_{1/2}$延长，并可能产生中枢神经系统毒性。

(4)丙磺舒可减少本品自肾小管分泌约50%，合用时使本品血药浓度增高，易发生毒性反应。

(5)本品与茶碱类合用时由于对药物代谢酶的竞争性抑制，使茶碱类自肝清除明显减少，半衰期延长，血药浓度升高，出现恶心、呕吐、震颤、不安、激动、抽搐、心悸等不良反应。故两者合用时应监测茶碱类血药浓度并调整剂量。

(6)去羟肌苷(didanosine，DDI)可减少本品的口服吸收，因制剂中所含有的铝及镁可与氟喹诺酮类螯合，故不宜合用。

(7)本品与华法林合用可增强后者的抗凝作用，合用时应严密监测患者的凝血酶原时间。

(8)本品与环孢素合用，可使后者的血药浓度升高，需监测环孢素血药浓度，并调整剂量。

(9)非甾体抗炎药与喹诺酮类合用可能增加对中枢神经系统的刺激，增加癫痫的发生风险。

(10)与甲苯磺丁脲、氯磺丙脲、二甲双胍、格列齐特、格列美脲、格列吡嗪、格列喹酮、格列本脲、米格列醇、曲格列酮、阿卡波糖、胰岛素等降糖药合用，可致血糖波动，如必须合用，应加强血糖监测，调整降糖药用量。氟喹诺酮类停用后，也应注意调整降糖药用量。

(11)与利多卡因、乙酰卡尼、恩卡尼、托卡尼、普鲁卡因胺、普罗帕酮、胺碘酮、美西律、溴苄胺、丙吡胺、莫雷西嗪、奎尼丁、替地沙米、阿齐利特、司美利特、伊布利特、多非利特、索他洛尔等合用，Q-T间期延长的作用相加，出现Q-T间期延长、尖端扭转型室性心动过速、心脏停搏等心脏毒性的风险增加。

(12)与阿洛司琼、替扎尼定等合用，由CYP1A2调节的药物代谢被本品所抑制，血药浓度上升，出现不良反应的风险增加。

(13)与辛伐他汀合用，辛伐他汀的代谢被抑制，出现肌病或横纹肌溶解症的风险增加。

(14)环丙沙星滴眼液与吲哚美辛滴眼液合用，可在眼中生成吲哚美辛-环丙沙星沉淀。

【给药说明】 (1)本品宜空腹服用；食物虽可延迟其吸收，但总吸收量(生物利用度)未见减少，故也可于餐后服用，以减少胃肠道反应；服用时宜同时饮水250 ml。

(2)本品注射剂应缓慢静脉滴注，滴注过快易发生用药部位的不良反应。

(3)曾有结晶尿报道，患者的尿pH值在7以上时尤易发生，故应避免同用可碱化尿液的药物。每日进水量必须充足，以使每日尿量保持在1200～1500 ml以上。

(4)肾功能减退者剂量的调整可参考患者的肌酐清除率(表10-10)，肌酐清除率可按患者血肌酐值计算，参阅本章第四节氨基糖苷类概述中所列公式。

表10-10　环丙沙星口服及注射用于肾功能减退患者的剂量调整

血肌酐清除率[ml/min(ml/s)]	剂量	
	口服	注射
30～50(0.50～0.83)	一次250～500 mg，每12小时1次	
≤30(0.50)		一次200 mg，每12小时1次
5～29(0.08～0.48)	一次250～500 mg，每18小时1次	一次200 mg，每18～24小时1次
血液透析或腹膜透析	透析后250～500 mg，每24小时1次	

【用法与用量】 (1)口服　成人　①常用量，一日0.5～1.5 g，分2～3次服。②尿路感染，急性单纯性下尿路感染，一日0.5 g，分2次，疗程3～7日；复杂性尿路感染，一日1 g，分2次，疗程7～14日。③慢性细菌性前列腺炎，一日1 g，分2次，疗程28日。④肺炎等下呼吸道感染，一日1.0～1.5 g，分2～3次，疗程7～14日。⑤急性鼻窦炎，一日1.0 g，分2次，疗程10日。⑥皮肤及软组织感染，一日1.0～1.5 g，分2～3次，疗程7～14日。⑦骨、关节感染，一日1.0～1.5 g，分2～3次，疗程≥4～6周。⑧复杂性腹腔感染，一日1.0 g，分2次，疗程7～14日。⑨感染性腹泻，一日1.0 g，分2次，疗程5～7日。⑩伤寒，一日1.0 g，分2次，疗程10日。⑪预防吸入性炭疽(怀疑或已证实暴露于该菌后)，一日1.0 g，分2次，疗程60日。

(2)静脉滴注　成人　①常用量，一次200 mg，每12小时静脉滴注1次，每200 mg滴注时间不少于30分钟。②重症感染或铜绿假单胞菌感染，剂量可增至一日800～1200 mg，分2～3次静脉滴注。各种感染的疗程均同口服。③用于中性粒细胞减少症发热患者经验性治疗时，一日剂量为1200 mg，每8小时给药1次，疗程7～14日。④吸入性炭疽，一日剂量为800 mg，分2次给药。

【儿科用法与用量】 (1)口服　一日10～20 mg/kg，分2～3次服。

(2)静脉滴注　一日5～8 mg/kg，分2次。

【儿科注意事项】 (1)属氟喹诺酮类。

(2)一般不用于18岁以下儿童及青少年；如病情需要，应完善知情告知。

【制剂与规格】 盐酸环丙沙星片：(1)0.25 g；(2)0.5 g。

盐酸环丙沙星胶囊：0.25 g。

盐酸环丙沙星滴眼液：(1)5 ml：15 mg；(2)8 ml：24 mg。

注射用乳酸环丙沙星：(1)0.1 g；(2)0.2 g。

乳酸环丙沙星注射液：(1)2 ml：0.1 g；(2)5 ml：0.1 g；(3)5 ml：0.2 g；(4)10 ml：0.1 g；(5)10 ml：0.2 g。

盐酸环丙沙星注射液：(1)2 ml：0.2 g；(2)100 ml：0.2 g。

乳酸环丙沙星氯化钠注射液：(1)100 ml：0.1 g；(2)100 ml：0.2 g。

注：均按环丙沙星计。

氧氟沙星[药典(二)；基；医保(甲、乙)]

Ofloxacin

【适应证】 适用于敏感菌所致下列感染：慢性支气管炎急性细菌感染性加重；肺炎；急性鼻窦炎；非复杂性皮肤及其附属结构感染；沙眼衣原体所致非淋菌性尿道炎和宫颈炎；急性盆腔炎和腹腔感染；怀疑有厌氧菌混合感染时，需加用抗厌氧菌药；单纯性和复杂性尿路感染；细菌性前列腺炎；伤寒；感染性腹泻；骨、关节感染；血流感染等较重感染，宜应用注射剂。

【药理】 (1)药效学　本品的抗菌谱与环丙沙星相

仿。其对铜绿假单胞菌等假单胞菌属的作用较环丙沙星略弱，对需氧革兰阳性球菌如葡萄球菌属、肺炎链球菌、肠球菌属等的作用与环丙沙星相似。对衣原体、支原体、军团菌、结核分枝杆菌、其他非典型分枝杆菌等的抗微生物活性均与环丙沙星相仿。本品的抗菌作用机制同环丙沙星，近年来耐药性增高的情况亦同环丙沙星。

(2)药动学　口服吸收完全，可吸收给药量的95%～100%。t_{max}为1小时左右，口服200 mg、300 mg和400 mg的C_{max}分别为2.47 mg/L、4.37 mg/L和5.60 mg/L。食物对本品的吸收影响很少。多次给药后稳态血药浓度(C_{ss})在给药后第3日达到。

吸收后在体内分布广泛，全身组织和体液中均可达到有效治疗浓度。胆汁中药物浓度可达同期血药浓度的4～8倍，在肺、肾组织中也可达3倍以上。骨、前列腺、皮肤及软组织或体液中均可超过同期血药浓度而达到有效治疗水平。本品尚可穿过胎盘屏障而进入胎儿体内，也可通过乳汁分泌。血浆蛋白结合率为20%～25%。

主要以原形自肾排泄，少量(3%)在肝内代谢。口服后24小时内尿中排出给药量的75%～90%。尿中代谢产物很少。本品以原形自粪便中排出少量，给药后24小时和48小时内累积排出量分别为给药量的1.6%和3.9%。$t_{1/2\beta}$为4.7～7.0小时，肾功能减退时可延长。

【不良反应】　参阅“环丙沙星”。口服氧氟沙星剂量低于环丙沙星，因此恶心、呕吐、腹泻等消化道反应较环丙沙星为少见。可出现瘙痒、皮疹等皮肤反应以及头痛、眩晕、失眠等中枢神经系统反应。严重的反应有：Q-T间期延长(罕见)、尖端扭转型室性心动过速(罕见)等心血管系统反应；史-约综合征、中毒性表皮剥脱性坏死等皮肤反应；粒细胞缺乏症(罕见)、再生障碍性贫血(罕见)、各类血细胞减少或缺乏(罕见)、血小板减少症(罕见)、血小板减少性紫癜(罕见)等血液系统反应；急性肝炎(罕见)、急性肝衰竭(罕见)或肝坏死等肝脏反应；严重过敏反应(罕见)；肌腱断裂、肌腱炎等肌肉骨骼反应；周围神经病变(罕见)、癫痫发作(罕见)等神经系统反应以及急性肾衰竭(罕见)、间质性肾炎(罕见)和急性肾功能损害(罕见)等。本品的不良反应发生率在常用同类药物中相对较低。

【禁忌证】　(1)对氧氟沙星、左氧氟沙星，或对喹诺酮类中任何一种药物过敏者禁用。

(2)美国FDA妊娠期用药安全性分级为口服、注射给药C。

【注意事项】　参阅“环丙沙星”。氧氟沙星主要自肾排出，肾功能减退者及老年患者需减量应用。

(1)哺乳期妇女使用本品时应停止授乳。

(2)18岁以下儿科患者禁用本品。

(3)氟喹诺酮类包括氧氟沙星，与各年龄段肌腱炎、肌腱断裂风险的增加相关。60岁以上高龄，合用甾体类药物，肾脏、心脏或肺移植等因素进一步增加风险。出现肌腱疼痛、肿胀或炎症的最初体征时，应立即停用本品。

(4)使用本品的患者参加体力活动或是情绪紧张，肌腱断裂的风险增加。

(5)类风湿关节炎等有肌腱功能障碍病史患者使用本品，肌腱断裂的风险增加。

(6)肾功能损害患者使用本品，癫痫发作和肌腱断裂的风险增加，应调整剂量。

(7)糖尿病患者，尤其是使用口服降糖药或胰岛素的患者，使用本品可引起血糖波动。一旦出现低血糖应停用本品。

(8)有中枢神经系统疾病的患者使用本品，可降低癫痫发作的阈值，易诱发癫痫。

(9)过度暴露于阳光下的患者使用本品，有发生光毒性反应的风险。

(10)肝功能损害的患者，对本品的消除降低。

(11)低血钾、Q-T间期延长等有心律失常易感情况的患者使用本品，增加室性心律失常和(或)尖端扭转型室性心动过速的风险。

【药物相互作用】　参阅“环丙沙星”。

(1)氟喹诺酮类与甲苯磺丁脲、氯磺丙脲、二甲双胍、格列齐特、格列美脲、格列吡嗪、格列喹酮、格列本脲、米格列醇、曲格列酮、阿卡波糖、胰岛素等降糖药合用，可致血糖波动，如必须合用，应加强血糖监测，调整降糖药用量。氟喹诺酮类停用后，也应注意调整降糖药用量。

(2)与利多卡因、乙酰卡尼、恩卡尼、氟卡尼、托卡尼、普鲁卡因胺、普罗帕酮、胺碘酮、美西律、溴苄胺、丙吡胺、莫雷西嗪、奎尼丁、替地沙米、阿齐利特、司美利特、伊布利特、索他洛尔、氟哌利多等合用，Q-T间期延长的作用相加，出现Q-T间期延长、尖端扭转型室性心动过速、心脏停搏等心脏毒性的风险增加。

(3)与阿洛司琼、替扎尼定等合用，由CYP1A2调节的药物代谢被抑制，使血药浓度上升，出现不良反应的风险增加。

(4)在常用的氟喹诺酮类药物(如诺氟沙星、依诺沙星、环丙沙星等)中，氧氟沙星对茶碱类和咖啡因的代谢影响最小。

(5)氧氟沙星与抗凝药之间的相互作用不明显。

【给药说明】 参阅"环丙沙星"。氧氟沙星口服及注射剂用于肾功能减退患者时剂量调整如表 10-11。

表 10-11 氧氟沙星口服及注射用于肾功能减退患者的剂量调整

血肌酐清除率[ml/min(ml/s)]	原剂量的%	给药间期(h)
>50(0.83)	100	12
10~50(0.17~0.83)	100	24
<10(0.17)	50	24

【用法与用量】 (1)口服 ①成人常用量,一次 200~400 mg,一日 2 次。②慢性支气管炎急性细菌感染性加重、肺炎、急性鼻窦炎,一次 300~400 mg,一日 2 次,疗程 7~14 日。③急性非复杂性下尿路感染,每次 200 mg,每日 2 次,疗程 3~7 日;复杂性尿路感染,每次 200~300 mg,每日 2 次,疗程 10~14 日。④慢性细菌性前列腺炎,每次 300 mg,每日 2 次,疗程 6 周;非淋菌性宫颈炎和尿道炎,每次 300 mg,每日 2 次,疗程 7~14 日。⑤伤寒,每次 300 mg,每日 2 次,疗程 10~14 日。⑥志贺菌感染(细菌性痢疾),每次 200~300 mg,每日 2 次,疗程5~7 日。⑦腹腔感染,每次 300~400 mg,每日 2 次,疗程 10~14 日。⑧非复杂性皮肤及其附属结构感染,每次 300~400 mg,每日 2 次,疗程 10 日。⑨急性盆腔炎,每次 400 mg,每日 2 次,疗程 10~14 日。⑩败血症等全身感染,每次 400 mg,每日 2 次,疗程 10~14 日。⑪骨、关节感染,每次 400 mg,每日 2 次,疗程 4~6 周。

(2)静脉滴注 成人常用量同口服。仅供缓慢静脉滴注用,每 200 mg 静滴时间不得少于 30 分钟。

【儿科用法与用量】 (1)口服 一日 5~15 mg/kg,分 2~3 次服。

(2)静脉滴注 一次 5~10 mg/kg,一日 2 次。

【儿科注意事项】 (1)属氟喹诺酮类。

(2)一般不用于 18 岁以下儿童及青少年;如病情需要,应完善知情告知。

【制剂与规格】 氧氟沙星片:(1)0.1 g;(2)0.2 g。

氧氟沙星胶囊:0.1 g

氧氟沙星注射液:(1)2 ml:0.1 g;(2)2 ml:0.2 g;(3)5 ml:0.1 g;(4)5 ml:0.2 g;(5)10 ml:0.2 g;(6)10 ml:0.4 g;(7)100 ml:0.2 g;(8)200 ml:0.4 g。

注射用氧氟沙星:0.2 g。

氧氟沙星氯化钠注射液:100 ml(氧氟沙星 0.2 g,氯化钠 0.9 g)。

氧氟沙星眼膏:0.3 g。

氧氟沙星滴眼液:(1)5 ml:15 mg;(2)8 ml:24 mg;(3)10 ml:30 mg。

氧氟沙星滴耳液:(2)5 ml:15 mg;(2)8 ml:24 mg。

氟罗沙星[药典(二);医保(乙)]

Fleroxacin

【适应证】 可用于对本品敏感细菌所致急性支气管炎、慢性支气管炎急性加重及肺炎等呼吸系统感染;泌尿与生殖系统感染;伤寒沙门菌感染、细菌性痢疾等消化系统感染;皮肤及软组织感染、骨与关节感染、腹腔感染及盆腔感染等。后两者需合用甲硝唑。

【药理】 (1)药效学 本品对革兰阴性菌,包括大肠埃希菌、肺炎克雷伯菌、变形杆菌属、沙门菌属、志贺菌属、阴沟肠杆菌、产气肠杆菌、柠檬酸杆菌属、黏质沙雷菌、铜绿假单胞菌、脑膜炎奈瑟菌、流感嗜血杆菌、卡他莫拉菌、嗜肺军团菌、淋病奈瑟菌等均有较强的抗菌作用。对甲氧西林敏感葡萄球菌属、溶血性链球菌等革兰阳性球菌亦具有中等抗菌作用。本品作用机制同环丙沙星,近年来细菌耐药性增高情况亦同环丙沙星。

(2)药动学 单剂口服本品 400 mg 后,血药峰浓度为 4.4~6.5 mg/L,生物利用度约 100%。健康人静脉滴注氟罗沙星注射液 0.1 g 后,血药峰浓度(C_{max})为 2.85 mg/L,血消除半衰期为 8.6 小时,达峰时间为 0.33 小时,表观分布容积(V_d)为 80 L。本品在多数组织中的药物浓度接近或高于同时期血药浓度,但中枢神经系统中药物浓度很低。给药量的 60%~70%以原形及代谢产物经肾脏排泄。少部分由胆汁排泄,粪便中排出量仅占 3%。

【不良反应】 本品的不良反应较多见,据报道临床应用后不良反应发生率约 20%,随用药剂量增大而上升。

(1)胃肠道反应 较为常见,可表现为腹部不适或疼痛、腹泻、恶心、呕吐、食欲缺乏。

(2)中枢神经系统反应 可有头晕、头痛、兴奋、嗜睡或失眠。

(3)过敏反应 有皮疹、皮肤瘙痒,偶可发生渗出性多形性红斑及血管神经性水肿。部分患者有光敏反应。

(4)少数患者可发生血肝酶及尿素氮增高,周围血象白细胞减少,多属轻度,并呈一过性。

(5)偶可有癫痫发作、精神异常、烦躁不安、意识混乱、幻觉、震颤;血尿等间质性肾炎表现;结晶尿,多见于高剂量应用时；关节疼痛；静脉炎。

【禁忌证】 对本品或其他喹诺酮类药物过敏者禁用。

【注意事项】 (1)肾功能减退者慎用，若需使用，应根据减退程度调整剂量。

(2)肝功能不全者慎用，若需使用，应注意监测肝功能。

(3)原有中枢神经系统疾病患者，包括有脑动脉硬化或癫痫病史者均应避免应用，有指征时权衡利弊方可应用。

(4)喹诺酮类药物间存在交叉过敏反应，对任何一种喹诺酮类过敏者不宜使用本品。

(5)患者的尿 pH 值在 7 以上时易发生结晶尿，故每日饮水量必须充足，以使每日尿量保持在 1200～1500 ml 以上。

(6)本品可引起光敏反应，光照后与用药时间间隔应在 12 小时以上，治疗期间及治疗后数天内应避免长时间暴露于明亮光照下。当出现光敏反应症状如皮肤灼热、发红、肿胀、水疱、皮疹、瘙痒、皮炎时应立即停药。

(7)其他用药注意事项参阅“环丙沙星”。

【药物相互作用】 参阅“环丙沙星”。

【给药说明】 本品静脉滴注速度不宜过快，每 0.2 g 滴注时间至少为 45～60 分钟。本品不宜与其他药物混合使用。本品忌与氯化钠注射液或葡萄糖氯化钠注射液合用。本品注射剂少用。

【用法与用量】 成人　(1)口服　①单纯性下尿路感染，每次 200 mg，每日 1 次，疗程 7 日；②其他感染，每次 400 mg，每日 1 次。

(2)静脉滴注　一次　0.2～0.4 g，每日 1 次。

【制剂与规格】 氟罗沙星片：0.1 g。

氟罗沙星胶囊：0.1 g。

氟罗沙星注射液：(1)2 ml∶0.2 g；(2)5 ml∶0.2 g；(3)5 ml∶0.4 g；(4)10 ml∶0.2 g；(5)10 ml∶0.4 g；(6)100 ml∶0.2 g。

依诺沙星[药典(二)]

Enoxacin

【适应证】 适用于敏感菌所致下列感染：单纯性和复杂性尿路感染、细菌性前列腺炎、志贺菌属等所致肠道感染、慢性支气管炎急性细菌感染性加重、伤寒、皮肤及软组织感染。

【药理】 (1)药效学　参见环丙沙星。依诺沙星对需氧革兰阴性杆菌和需氧革兰阳性球菌作用较环丙沙星和氧氟沙星差。对支原体、衣原体、分枝杆菌等的作用亦较环丙沙星和氧氟沙星为弱。作用机制同环丙沙星。

(2)药动学　口服后吸收完全，约可吸收给药量的 90%。单次给药后 t_{max} 为 1～3 小时，口服 400 mg 后 C_{max} 为 3.7 mg/L。血浆蛋白结合率为 18%～67%。在体内广泛分布，在组织和体液中药物浓度均超过同期血药浓度。主要自肾清除，48 小时内给药量的 52%～60%以原形药物自尿中排出，约 20%在体内代谢，胆汁中排泄约 18%。$t_{1/2\beta}$约为 3.3～5.8 小时。

【不良反应】 参阅“环丙沙星”。依诺沙星致光毒性反应较环丙沙星、氧氟沙星为多见。

【禁忌证】 (1)对本品过敏，或对喹诺酮类中任何一种药物过敏者禁用。

(2)有与氟喹诺酮类使用相关的肌腱炎或肌腱断裂病史者禁用。

(3)美国 FDA 妊娠期用药安全性分级为口服给药 C。

【注意事项】 参阅“环丙沙星”。葡萄糖-6-磷酸脱氢酶缺乏症患者使用后有发生溶血的风险。由于本品对茶碱类药物、华法林等抗凝药、咖啡因等在肝脏内代谢的影响明显，可致上述药物肝清除减少，血半衰期明显延长，血药浓度显著升高，导致与上述药物有关的不良反应发生风险升高，因此应避免同用；必须同用时需监测茶碱类、咖啡因血药浓度和凝血酶原时间等，据此调整药物剂量。

【药物相互作用】 参阅“环丙沙星”。在常用氟喹诺酮类药物中，本品对茶碱类、咖啡因在肝内代谢影响显著，对华法林的影响亦明显，合用时上述药物的血药浓度升高，易发生相关的不良反应，因此必须在血药浓度监测条件下减量应用上述药物。

【给药说明】 参阅“环丙沙星”。与食物同服可能影响本品的口服吸收，宜空腹服用或餐前至少 1 小时、餐后至少 2 小时服用该药。胃酸减少者亦可能使本品口服后吸收减少。

【用法与用量】 (1)成人常用量　每次 200～400 mg，每日 2 次。

(2)急性单纯性下尿路感染　每次 200 mg，每日 2 次，疗程 5～7 日。

(3)复杂性尿路感染　每次 400 mg，每日 2 次，疗程 10～14 日。

(4)肠道感染　每次 200 mg，每日 2 次，疗程 5～7 日。

(5)伤寒　每次 400 mg,每日 2 次,疗程 10～14 日。

(6)慢性支气管炎急性细菌感染性加重　每次 300～400 mg,每日 2 次,疗程 7～14 日。

【制剂与规格】 依诺沙星片:(1)0.1 g;(2)0.2 g。

依诺沙星胶囊:(1)0.1 g;(2)0.2 g。

依诺沙星乳膏:10 g : 0.1 g。

依诺沙星滴眼液:8 ml : 24 mg。

盐酸洛美沙星[药典(二);医保(乙)]

Lomefloxacin Hydrochloride

【适应证】 适用于敏感菌所致下列感染:慢性支气管炎急性细菌感染性加重、单纯性和复杂性尿路感染。

【药理】 (1)药效学　参阅"环丙沙星"。体外抗菌作用与氧氟沙星相仿。作用机制同环丙沙星。

(2)药动学　口服后吸收快而完全,生物利用度为 90%～98%。单次空腹口服 400 mg 后,t_{max}为 1～1.5 小时,C_{max}为 3.0～5.2 mg/L。血浆蛋白结合率为 10%,在体内分布广,大多数组织、体液中药物浓度超过血药浓度。主要自肾排泄,给药后 48 小时可自尿中以原形药物排出给药量的 60%～80%,仅少量(5%)在体内代谢,胆汁中排泄约 10%。$t_{1/2\beta}$为 7～8 小时,肾功能减退时可延长。

【不良反应】 参阅"环丙沙星"。其中光毒性和光敏反应较其他常用氟喹诺酮类为多见。其他常见的不良反应还有:恶心、腹泻等胃肠道反应,头痛、眩晕等神经系统反应。严重的反应有:尖端扭转型室性心动过速、严重的过敏反应(罕见)、创伤性或非创伤性肌腱断裂(罕见)、周围神经病变(罕见)以及癫痫(罕见)。

【禁忌证】 (1)对本品过敏,或对喹诺酮类中任何一种药物过敏者禁用。

(2)美国 FDA 妊娠期用药安全性分级为口服给药 C。

【注意事项】 参阅"环丙沙星"。

(1)本品对茶碱类药物和咖啡因的体内清除过程影响较小。

(2)主要经肾排出,肾功能减退者及老年患者应用本品时需减量。

(3)可引起中等至严重程度的光毒性,治疗期间及治疗后数日应避免阳光直晒。

(4)可诱发癫痫或降低癫痫发作阈值,与其他喹诺酮类相比,本品引起癫痫的风险更大。

(5)本品发生神经毒性的高风险因素有:肾功能衰竭、潜在的中枢神经系统疾病和药物通过中枢神经系统的量增加。可出现周围神经病变,如疼痛、灼热感、麻刺感、麻木感或虚弱无力等,应停止使用本品。

(6)肌腱炎和肌腱断裂的危险因素有:患者年龄在 60 岁以上、肾功能衰竭、透析、合用皮质激素以及血脂代谢障碍。

【药物相互作用】 参阅"环丙沙星"。与氧氟沙星相仿,本品对茶碱类药物和咖啡因等药物在肝内代谢影响较小。

【给药说明】 参阅"环丙沙星"。

(1)食物对本品的吸收影响少,进食后服药仅轻度减少药物的吸收,因此本品可空腹口服,亦可与食物同服。

(2)本品的消除半衰期长达 7～8 小时,因此治疗一般感染时可每日给药 1 次;但如感染较重,或感染病原菌敏感性较低(如铜绿假单胞菌等)时,则宜予"每次 300 mg,每日 2 次"。

【用法与用量】 (1)成人常用量　①细菌性支气管感染,每次 400 mg、每日 1 次,或每次 300 mg、每日 2 次,疗程 7～14 日;②急性单纯性下尿路感染,每次 400 mg,每日 1 次,疗程 3～7 日;③复杂性尿路感染,每次 400 mg,每日 1 次,疗程 14 日。

(2)肾功能减退患者　需减量应用本品,当患者血肌酐清除率≤40 ml/min(0.67 ml/s)时,第一剂仍给予 400 mg,此后每次 200 mg、每日 1 次。

【制剂与规格】 盐酸洛美沙星片:(1)0.1 g;(2)0.2 g;(3)0.3 g;(4)0.4 g。

盐酸洛美沙星胶囊:(1)0.1 g;(2)0.2 g。

甲磺酸培氟沙星[药典(二)]

Pefloxacin Mesylate

【适应证】 适用于由敏感菌所致下列感染:①泌尿、生殖系统感染,包括单纯性、复杂性尿路感染以及细菌性前列腺炎;②呼吸道感染,包括急性鼻窦炎、敏感菌所致下呼吸道感染;③胃肠道细菌感染,包括由志贺菌属、沙门菌属、产肠毒素大肠埃希菌等所致者;④伤寒;⑤骨、关节感染;⑥皮肤及软组织感染。

【药理】 (1)药效学　参阅"环丙沙星"。本品的抗菌谱和抗菌作用与环丙沙星大致相仿,但抗菌活性略低于环丙沙星。

(2)药动学　口服吸收迅速而完全,单剂量口服 0.4 g 后,C_{max}为 5～6 mg/L,生物利用度为 90%～100%,AUC 63 (mg·h)/L。静脉滴注本品 0.4 g 后,C_{max}为 5.8 mg/L。血浆蛋白结合率为 20%～30%;本品吸收后广泛分布至各种组织、体液中，组织中的药物浓度都能达到有效治疗浓度，对血-脑屏障穿透性较高，分布容积139 L。本品主要在肝内代谢，20%～40%自肾排泄，尿液中有效药物浓度可维持24小时以上。$t_{1/2\beta}$为10～13小时。

【不良反应】 参阅“环丙沙星”。本品所致光毒性或光敏反应、胃肠道反应、中枢神经系统反应均较环丙沙星明显多见。

【禁忌证】 对本品或其他喹诺酮类药物过敏者禁用。妊娠期妇女禁用。

【注意事项】 参阅“环丙沙星”。此外在本品治疗期间至停药后5日，不应长时间暴露于阳光或紫外线照射下，如出现皮肤烧灼感、发红、水肿、皮疹、瘙痒等光敏现象时需立即停药。肝病患者需减量使用。哺乳期妇女必须应用本品时宜停止授乳。

【药物相互作用】 参阅“环丙沙星”。(1)本品可使茶碱类药物、环孢素血药浓度轻度升高，西咪替丁可延缓本品的排泄，本品与双香豆素、华法林合用可延长凝血酶原时间。因此使用过程中应注意相关药物的血药浓度监测，必要时调整剂量。

(2)抗酸药，含钙、铝、镁等金属离子的药物，多种维生素，或其他含铁、锌离子制剂可减少氟喹诺酮类药物的吸收，宜避免同用，如有需要，两者的服用时间应相隔4小时以上。去羟肌苷因其制剂中含铝及镁，可与氟喹诺酮类螯合，可减少本品的口服吸收，故亦不宜同用。

【给药说明】 (1)静脉给药时，本品每400 mg滴注时间应大于1小时。

(2)本品静脉给药时不宜使用氯化钠注射液稀释。

【用法与用量】 (1)口服 ①成人常用剂量，第1日400 mg顿服；第2日起每日400～800 mg，分2次。②肾功能减退患者不需调整剂量，轻至中度肝功能损害者减半量应用。

(2)静脉滴注 ①成人常用量，一次400 mg，加入5%葡萄糖注射液250 ml中缓慢静脉滴入，每12小时1次；②肝、肾功能减退患者，应用剂量同口服。

【制剂与规格】 甲磺酸培氟沙星片：(1)0.1 g；(2)0.2 g。

甲磺酸培氟沙星胶囊：(1)0.1 g；(2)0.2 g。

注射用甲磺酸培氟沙星：(1)0.2 g；(2)0.4 g。

甲磺酸培氟沙星注射液：(1)2 ml：0.2 g；(2)5 ml：0.4 g。

司帕沙星[药典(二)]

Sparfloxacin

【适应证】 适用于由敏感菌所致下列感染：①肺炎链球菌、流感嗜血杆菌、副流感嗜血杆菌、卡他莫拉菌、肺炎支原体、肺炎衣原体所致社区获得性肺炎；②由肺炎链球菌、金黄色葡萄球菌、流感嗜血杆菌、副流感嗜血杆菌、卡他莫拉菌、肺炎克雷伯菌、阴沟肠杆菌、肺炎支原体、肺炎衣原体所致慢性支气管炎急性细菌感染性加重。

【药理】 (1)药效学 参阅“环丙沙星”。本品对革兰阳性菌和革兰阴性菌具有广谱抗菌活性，对需氧革兰阳性菌包括甲氧西林敏感金黄色葡萄球菌、肺炎链球菌、化脓性链球菌、无乳链球菌；需氧革兰阴性菌包括大肠埃希菌、克雷伯菌属、变形杆菌属、柠檬酸杆菌属、阴沟肠杆菌等肠杆菌科细菌、不动杆菌属、流感嗜血杆菌、副流感嗜血杆菌、卡他莫拉菌均具有抗菌作用。本品对厌氧菌作用较差，仅对消化链球菌等少数厌氧菌有抗菌作用，对肺炎衣原体、肺炎支原体亦具有抗微生物作用。对结核分枝杆菌有良好抗菌作用。

(2)药动学 本品口服吸收良好，且不受饮食因素影响，生物利用度为92%，口服3～6小时后达到血药峰浓度。单剂口服司帕沙星400 mg后，血药峰浓度为1.3 mg/L；200 mg多剂给药(首剂400 mg)第二日即可达稳态，稳态血药浓度为1.1 mg/L。司帕沙星广泛分布于组织和体液中，分布容积为3.9 L/kg，血浆蛋白结合率为45%。司帕沙星主要在肝脏代谢，但对细胞色素酶P450影响较小。司帕沙星的药物总清除率和肾脏清除率分别为11.4 L/h和1.5 L/h。司帕沙星经肾、粪便排泄各占50%，其中经尿液排出原形药物10%。司帕沙星的平均消除半衰期为16～30小时，肾功能减退时，消除半衰期有所延长。

【不良反应】 参阅“环丙沙星”。司帕沙星的不良反应多为轻至中度，停药后可缓解。其中，腹泻、恶心、失眠、腹痛等不良反应发生率与其他氟喹诺酮类药物差异不大，但光毒性、Q-T间期延长较其他品种多见。

(1)较常见的不良反应 有光毒性、恶心、呕吐、消化不良、腹泻、头痛、眩晕、食欲缺乏、腹痛、失眠、味觉异常、瘙痒、Q-T间期延长、胃肠胀气、皮疹。

(2)较少见或罕见的不良反应 有严重过敏反应、创伤性或非创伤性肌腱断裂、衰弱、背痛、胸痛、寒战、面部水肿、发热、心悸、便秘、口腔念珠菌病、多梦、激动、精神症状、抑郁、癫痫发作等。

(3)实验室检查异常 发生率较低，如ALT、AST、碱性磷酸酶、血胆红素、血肌酐升高，出现蛋白尿、血尿等。

【禁忌证】 (1)对本品或其他喹诺酮类药物过敏者

禁用。

(2)有光敏史者禁用。

(3)Q-T 间期延长者禁用。

(4)禁止与Ⅰa类或Ⅲ类抗心律失常药合用,或是与其他延长 Q-T 间期的药物合用。

(5)不能避免光照者禁用。

(6)美国 FDA 妊娠期用药安全性分级为口服给药 C。

【注意事项】 参阅"环丙沙星"。用司帕沙星期间至停药后 5 日,不应暴露于日光或紫外线照射下,如出现皮肤烧灼感、发红、水肿、皮疹、瘙痒等光敏现象应立即停药。已知或疑似中枢神经系统疾病患者慎用。

【药物相互作用】 参阅"环丙沙星"。

(1)司帕沙星不影响地高辛、茶碱类药物、华法林、苯妥英、西咪替丁的代谢,但上述药物中某些品种与本品有相互作用。因此使用过程中仍应注意相关药物的血药浓度监测及不良反应的发生。

(2)抗酸药,含钙、铝、镁等金属离子的药物,多种维生素,或其他含铁、锌离子制剂可减少氟喹诺酮类药物的吸收,宜避免同用。

(3)去羟肌苷(Didanosine,DDI)因其制剂中含铝及镁,可与氟喹诺酮类螯合,可减少本品的口服吸收,故亦不宜同用。

(4)下列药物可引发 Q-T 间期延长,禁忌与司帕沙星合用:阿司咪唑、特非那定、异丙嗪、西沙必利、乙酰卡尼、普鲁卡因胺、胺碘酮、溴苄胺、丙吡胺、莫雷西嗪、奎尼丁、苄普地尔、氯丙嗪、多非利特、伊布利特、索他洛尔、奋乃静、氟奋乃静、阿米替林、去甲替林、丙米嗪、地昔帕明、洛非帕明、氟哌啶醇、喷他脒、甲硫达嗪、美索达嗪、三氟拉嗪、多塞平、齐拉西酮、红霉素等。

(5)与利多卡因、恩卡尼、氟卡尼、托卡尼、普罗帕酮、美西律等合用,Q-T 间期延长的作用相加,出现 Q-T 间期延长、尖端扭转型室性心动过速、心脏停搏等心脏毒性的风险增加。

(6)氟喹诺酮类与甲苯磺丁脲、氯磺丙脲、二甲双胍、格列齐特、格列美脲、格列吡嗪、格列喹酮、格列本脲、米格列醇、曲格列酮、阿卡波糖、胰岛素等降糖药合用,可致血糖波动,如必须合用,应加强血糖监测,调整降糖药用量。氟喹诺酮类停用后,也应注意调整降糖药用量。

(7)与阿洛司琼合用,由 CYP1A2 调节的药物代谢被抑制,阿洛司琼的血药浓度上升,出现不良反应的风险增加。

【给药说明】 给药期间应多饮水,以避免本品在尿中浓度过高而产生结晶。

【用法与用量】 (1)成人常用剂量 第 1 日 400 mg 顿服;从第 2 日起一次 200 mg,一日 1 次。

(2)肾功能减退患者 仅在肌酐清除率<10 ml/min 时需减量应用,即第 1 日 400 mg 顿服,从第 2 日起一次 200 mg、每 2 日 1 次。

(3)无胆汁淤积的轻、中度肝功能损害者可不调整剂量。

【制剂规格】 司帕沙星片:(1)100 mg;(2)150 mg;(3)200 mg。

司帕沙星胶囊:(1)100 mg;(2)200 mg。

左氧氟沙星[药典(二);基;医保(甲、乙)]

Levofloxacin

【适应证】 适用于敏感菌所致下列感染:慢性支气管炎急性细菌感染性加重、社区获得性肺炎和医院获得性肺炎、急性鼻窦炎、急性单纯性下尿路感染、复杂性尿路感染、急性肾盂肾炎、复杂性和非复杂性皮肤及其附属结构感染。其他适应证参阅"氧氟沙星"。

【药理】 (1)药效学 参阅"环丙沙星"。左氧氟沙星系氧氟沙星的左旋异构体,对大多数临床分离菌的抗菌活性为氧氟沙星的 2 倍,尤其对甲氧西林敏感葡萄球菌、溶血性链球菌、肺炎链球菌等的抗菌作用增强。作用机制同环丙沙星。

(2)药动学 本品的体内过程与氧氟沙星相仿。口服吸收完全,吸收给药量的近 100%。单次空腹口服 100 mg 和 200 mg 后,C_{max}分别可达 1.36 mg/L 和 3.06 mg/L。t_{max}为 1 小时。单次口服本品 250 mg、500 mg 后,C_{max}分别为 2.8 mg/L、5.1 mg/L;单次静脉滴注本品 500 mg 和 750 mg 后,C_{max}分别为(6.2±1) mg/L 和(11.5±4) mg/L。每日 1 次、每次 500 mg 或 750 mg 多剂口服给药后,达稳态血药浓度时,平均峰、谷浓度分别为(5.7±1.4) mg/L 和(0.5±0.2) mg/L,以及(8.6±1.9) mg/L 和(1.1±0.4) mg/L。每日 1 次、每次 500 mg 或 750 mg 多剂静脉滴注给药后,达稳态血药浓度时,平均峰、谷浓度分别为(6.4±0.8) mg/L 和(0.6±0.2) mg/L,以及(12.1±4.1) mg/L 和(1.3±0.7) mg/L。本品 500 mg 与食物同服时,达峰时间略推迟(约 1 小时),血药峰浓度略降低(约降低 14%)。血浆蛋白结合率为 30%~40%,体内广泛分布,表观分布容积为 74~112 L。肺组织中药物浓度可达同期血药浓度的 2~5 倍,皮肤组织、水疱液、扁桃体、前列腺组织、女性生殖道组织、痰液、泪液、唾液中药物浓度为同期血药浓度的 1~2 倍。本品在体内代谢甚少，主要经肾排出，给药后48小时内约自尿中以原形药物排出给药量的87%，以代谢产物形式排出量小于给药量的5%。给药后72小时内自粪排出量<4%。$t_{1/2\beta}$为6～8小时。肾功能减退时，该药消除半衰期延长，清除缓慢，需调整剂量。本品不被血液透析和腹膜透析所清除。

【不良反应】 参阅“环丙沙星”。左氧氟沙星Ⅲ期临床试验资料显示与药物相关的不良反应发生率为6.3%，因不良反应中止用药者3.9%。①主要的不良反应：恶心、腹泻、腹痛、腹胀等胃肠道反应；失眠、头晕、头痛等中枢神经系统反应；皮肤瘙痒、皮疹等过敏反应。静脉注射给药时少数患者有局部反应，包括注射部位疼痛和注射部位炎症。②实验室检查异常：主要有肝功能异常、白细胞减少等，偶有血糖降低。③其他严重的不良反应：过敏性休克、过敏性肺炎、多形性红斑、史-约综合征(罕见)、再生障碍性贫血(罕见)、各类血细胞减少(罕见)、血小板减少性紫癜(罕见)、肝衰竭、急性肾衰竭、癫痫发作、溶血性贫血、肌腱炎、肌腱断裂、Q-T间期延长、尖端扭转型室性心动过速(罕见)、心脏停搏等。

【禁忌证】 (1)对本品、氧氟沙星或喹诺酮类中任何一种药物过敏者禁用。

(2)美国FDA妊娠期用药安全性分级为口服、注射给药C。

【注意事项】 (1)肾功能减退患者应用本品时需谨慎，因左氧氟沙星主要自肾排出，肾功能减退时该药清除减少。当肌酐清除率<50 ml/min时需调整给药剂量，以免药物在体内蓄积。

(2)与其他喹诺酮类相仿，在用药期间可能出现血糖增高或降低，通常发生在使用口服降糖药或胰岛素的糖尿病患者中，遇此情况应严密监测血糖，一旦发现低血糖反应，需立即停用本品，并立即予以相应治疗。

(3)应避免与延长Q-T间期药物(如奎尼丁、普鲁卡因胺等Ⅰa类以及胺碘酮、索他洛尔等Ⅲ类抗心律失常药)同用，可减少发生心律失常的危险性，也应避免在低钾血症、心肌病等患者中的应用。

(4)本品应避免在原有中枢神经系统疾病(如脑动脉硬化、癫痫患者)中应用，以减少严重中枢神经系统反应发生的可能。肾功能减退者未减量使用本品，易致癫痫等严重不良反应发生。如出现周围神经炎，应停药。

(5)本品所致光毒性反应甚为少见(<0.1%)，但仍应避免过度日光或人工紫外线照射。

(6)口服或静脉使用本品，肌腱炎和肌腱断裂的风险增加。60岁以上高龄、同时用甾体类激素治疗以及肾脏、心脏或肺移植者风险更大。肾功能不全、类风湿关节炎病史、体力活动或情绪紧张均增加肌腱断裂的风险。出现肌腱疼痛、肿胀或发炎症状时，应立即停药。

(7)有报道本品有肝毒性，包括急性肝炎，甚至有致死的病例。65岁以上患者风险增大。如出现肝炎的体征或症状，应立即停药。

(8)本品在儿童、18岁以下青少年、妊娠期妇女、哺乳期妇女中应用的安全性和有效性未建立，与其他喹诺酮类药物相仿，本品应避免用于18岁以下的未成年人。喹诺酮类药可分泌至乳汁中，其浓度接近血药浓度，哺乳期妇女使用本品对乳儿的风险不能排除，应停止授乳。

(9)老年患者使用本品出现Q-T间期延长的风险更大。此外，老年患者常有生理性肾功能减退，应按肾功能减退情况调整剂量。

【药物相互作用】 (1)与决奈达隆、美索达嗪或硫利达嗪合用，Q-T间期延长的作用相加，出现Q-T间期延长、尖端扭转型室性心动过速或心脏停搏等心脏毒性的风险增加，属禁忌。

(2)与利多卡因、乙酰卡尼、恩卡尼、氟卡尼、托卡尼、普鲁卡因胺、普罗帕酮、胺碘酮、美西律、溴苄胺、丙吡胺、莫雷西嗪、奎尼丁、阿义马林、替地沙米、阿齐利特、多非利特、司美利特、伊布利特、雷诺嗪、索他洛尔、氟康唑、氯丙嗪、奋乃静、氟哌利多、齐拉西酮、伊洛哌酮、美沙酮、舒尼替尼、拉帕替尼、尼洛替尼等合用，Q-T间期延长的作用叠加，出现Q-T间期延长、尖端扭转型室性心动过速、心脏停搏等心脏毒性的风险增加。

(3)与阿洛司琼合用，由CYP1A2调节的药物代谢被抑制，阿洛司琼血药浓度上升，出现不良反应的风险增加。

(4)含镁、铝的抗酸药，含铁制剂和含锌的多种维生素制剂等均可干扰本品的口服吸收，使药物吸收减少，因此不宜合用，或在服左氧氟沙星前或后至少间隔2小时服用。本品不宜在同一静脉输液通道内与含多价阳离子的溶液同用。

(5)左氧氟沙星对茶碱的血药浓度、AUC等药动学参数无明显影响。茶碱对本品的吸收等亦无明显影响。但由于其他一些喹诺酮类药物与茶碱合用时，可使茶碱消除半衰期延长，血药浓度增高，致患者茶碱相关不良反应发生的危险性增加，因此在使用本品时仍应严密监测茶碱浓度，必要时调整剂量。

(6)左氧氟沙星对华法林的C_{max}、AUC等药动学参数无明显影响，华法林对左氧氟沙星的体内过程亦无明显影响。但在左氧氟沙星上市后监测中有该药增强华法林作用的报道，增加出血的风险，因此，两者合用时应监测相应的凝血酶原时间和出血倾向。

(7)丙磺舒和西咪替丁对左氧氟沙星吸收过程无明显影响，但可使本品的AUC增高27%～38%，$t_{1/2\beta}$延长30%，而总清除率及肾清除率降低21%～35%。但本品与上述药物合用时不需调整剂量。

(8)非甾体抗炎药与喹诺酮类药物(包括左氧氟沙星)合用，γ-氨基丁酸受抑制，导致中枢神经系统兴奋，癫痫发作的风险增加。

(9)降糖药与喹诺酮类药物包括左氧氟沙星合用时，可能出现高血糖或低血糖变化，用药过程中需严密监测血糖波动，及时予以相应处理。

【给药说明】 参阅"环丙沙星"。肾功能减退者应按其减退程度减量用药，剂量调整见表10-12。

表10-12 左氧氟沙星用于肾功能减退患者的剂量调整

血肌酐清除率[ml/min(ml/s)]	剂量
40～70(0.67～1.17)	100 mg,q.12 h.
20～40(0.33～0.67)	100 mg,q.24 h.
<20(<0.33)	100 mg,q.48 h.

【用法与用量】 (1)口服 ①慢性支气管炎急性细菌感染性加重，每日400 mg、分2次服，或每日500 mg、一次性顿服，疗程7日；②社区获得性肺炎，每日400 mg、分2次服，或每日500 mg、一次性顿服，疗程7～14日；③急性鼻窦炎，每日400 mg、分2次服，或每日500 mg、一次性顿服，疗程10～14日；④皮肤及软组织感染，每日400 mg、分2次服，或每日500 mg、一次性顿服，疗程7～14日；⑤急性单纯性下尿路感染，每日200 mg、一次性顿服，疗程3～7日；⑥复杂性尿路感染、急性肾盂肾炎，每日400 mg、分2次服，或每日500 mg、一次性顿服，疗程10～14日；⑦慢性细菌性前列腺炎，每日400 mg、分2次服，或每日500 mg、一次性顿服，疗程6周；⑧与适当的抗菌疗法联合用药根除幽门螺杆菌，一次0.5 g，一日1次，餐后口服，疗程7日或10日(对于耐药性严重的地区，可考虑延长至14日，但不宜超过14日)。

(2)缓慢静脉滴注 治疗剂量及疗程同口服，根据病情需要，可先予静脉滴注，继以口服本品的序贯疗法。需注意本品的注射剂只供缓慢静脉滴注，不可快速静脉输注，也不可用作肌内注射。每200 mg的本品静脉滴注时间不少于60分钟。

国外左氧氟沙星(levaquin)的用法与用量(口服与静脉给药剂量相同)如下：①慢性支气管炎急性细菌感染性加重，一次500 mg，每日1次，疗程7日。②社区获得性肺炎，一次500 mg，每日1次，疗程7～14日；医院获得性肺炎，一次750 mg，每日1次，疗程7～14日。③急性上颌窦炎，一次500 mg，每日1次，疗程10～14日。④复杂性皮肤及其附属结构感染，一次750 mg，每日1次，疗程7～14日。⑤单纯性皮肤及其附属结构感染，一次500 mg，每日1次，疗程7～10日。⑥单纯性下尿路感染，一次250 mg，每日1次，疗程3日。⑦急性肾盂肾炎，一次250 mg，每日1次，疗程10日。⑧复杂性尿路感染，一次250 mg，每日1次，疗程10日。

【制剂与规格】 左氧氟沙星片：(1)0.1 g；(2)0.5 g。

左氧氟沙星滴眼液：5 ml∶24 mg。

盐酸左氧氟沙星片：(1)0.1 g；(2)0.2 g；(3)0.25 g；(4)0.5 g。

盐酸左氧氟沙星胶囊：(1)0.1 g；(2)0.2 g；(3)0.25 g。

乳酸左氧氟沙星片：(1)0.1 g；(2)0.2 g；(3)0.5 g。

甲磺酸左氧氟沙星片：0.1 g。

乳酸左氧氟沙星注射液：(1)2 ml∶0.1 g；(2)2 ml∶0.2 g；(3)5 ml∶0.3 g；(4)5 ml∶0.5 g；(5)100 ml∶0.1 g；(6)100 ml∶0.2 g；(7)100 ml∶0.3 g；(8)100 ml∶0.5 g；(9)200 ml∶0.2 g。

盐酸左氧氟沙星注射液：(1)1 ml∶0.1 g；(2)2 ml∶0.05 g；(3)2 ml∶0.1 g；(4)2 ml∶0.2 g；(5)3 ml∶0.3 g；(6)5 ml∶0.1 g；(7)5 ml∶0.2 g；(8)5 ml∶0.3 g；(9)5 ml∶0.4 g；(10)5 ml∶0.5 g；(11)10 ml∶0.1 g；(12)10 ml∶0.3 g；(13)100 ml∶0.1 g；(14)100 ml∶0.2 g；(15)100 ml∶0.3 g；(16)100 ml∶0.5 g；(17)200 ml∶0.2 g。

甲磺酸左氧氟沙星注射液：(1)2 ml∶0.1 g；(2)2 ml∶0.2 g；(3)2 ml∶0.3 g；(4)50 ml∶0.1 g；(5)100 ml∶0.1 g；(6)100 ml∶0.2 g；(7)100 ml∶0.3 g；(8)250 ml∶0.5 g。

注射用乳酸左氧氟沙星：(1)0.1 g；(2)0.2 g；(3)0.25 g；(4)0.3 g；(5)0.5 g。

注射用盐酸左氧氟沙星：(1)0.1 g；(2)0.2 g；(3)0.3 g；(4)0.4 g；(5)0.5 g。

注射用甲磺酸左氧氟沙星：(1)0.1 g；(2)0.2 g；(3)0.3 g；(4)0.4 g；(5)0.5 g。

注：均以左氧氟沙星计。

加替沙星

Gatifloxacin

【适应证】 适用于敏感细菌或其他病原微生物所致下列感染：①慢性支气管炎急性细菌感染性加重，由肺炎链球菌、流感嗜血杆菌、副流感嗜血杆菌、卡他莫拉菌、金黄色葡萄球菌等所致者;②社区获得性肺炎,由肺炎链球菌、流感嗜血杆菌、副流感嗜血杆菌、卡他莫拉菌、甲氧西林敏感金黄色葡萄球菌、肺炎支原体、肺炎衣原体或嗜肺军团菌所致者;③急性鼻窦炎,由肺炎链球菌或流感嗜血杆菌所致者;④单纯性下尿路感染(膀胱炎)、单纯性上尿路感染(肾盂肾炎)、复杂性尿路感染,由大肠埃希菌、肺炎克雷伯菌、奇异变形杆菌等所致者。由于国内大肠埃希菌对氟喹诺酮类耐药菌株多见,故临床抗感染治疗时需参考该菌的药敏试验结果进行用药。

【药理】（1)药效学　本品对需氧革兰阳性球菌、厌氧菌及肺炎支原体、肺炎衣原体等非典型病原的作用较沿用氟喹诺酮类增强。该药通过对细菌 DNA 旋转酶和拓扑异构酶Ⅳ两个靶位的作用阻断细菌 DNA 复制。本品对甲氧西林敏感金黄色葡萄球菌和表皮葡萄球菌、肺炎链球菌(青霉素敏感、中介和耐药菌株)、化脓性链球菌等需氧革兰阳性球菌以及流感和副流感嗜血杆菌、卡他莫拉菌、奇异变形杆菌均具有高度抗菌活性,对肠球菌属的作用略差,对肺炎克雷伯菌、普通变形杆菌、沙雷菌属、志贺菌属、沙门菌属、摩氏摩根菌等具有良好抗菌作用。对多数产气肠杆菌、阴沟肠杆菌、集聚肠杆菌、枸橼酸杆菌属、不动杆菌属、铜绿假单胞菌的抗菌活性较环丙沙星略差。对嗜麦芽窄食单胞菌的作用则优于环丙沙星。国内约半数大肠埃希菌对该药呈现耐药。甲氧西林耐药葡萄球菌属、洋葱伯克霍德尔菌、艰难梭菌对本品耐药。本品对脆弱拟杆菌、痤疮丙酸杆菌、消化链球菌等厌氧菌亦具有良好抗菌作用。对肺炎支原体、肺炎衣原体和嗜肺军团菌具有高度抗微生物活性。对空肠弯曲菌、幽门螺杆菌亦具有良好抗菌作用。

(2)药动学　口服后吸收完全,且不受饮食因素影响,绝对生物利用度为 96%,口服后 t_{max} 为 1～2 小时。在临床推荐剂量范围内,C_{max} 和 AUC 随剂量增加而成比例增高。当加替沙星应用剂量在 200～800 mg 内,连续 14 日,其药动学呈线性。每日 1 次口服或静脉给药,第 3 日时可达血药稳态浓度(C_{ss})。口服 400 mg 每日 1 次,平均血药稳态峰浓度及谷浓度分别为 4.2 mg/L 和 0.4 mg/L,静脉给药者分别为 4.6 mg/L 和 0.4 mg/L。血浆蛋白结合率约为 20%。本品在体内广泛分布于组织和体液中。唾液中药物浓度与血药浓度相近,唾液与血液中药物浓度之比为 0.88;在肺泡巨噬细胞、肺实质中药物浓度与同期血药浓度之比分别为 26.5 和 4.09;在窦黏膜、支气管黏膜、痰液、肺上皮细胞衬液、宫颈、阴道、前列腺液、精液等组织、体液中的药物浓度均高于同期血药浓度,比值为 1.01～1.78。

本品在体内很少代谢,无肝酶诱导作用,主要以原形自尿排出,口服或静脉给药后 48 小时内自尿中排出给药量的 70%以上,尿排出代谢物<1%,给药量的 5%以原形从粪中排出。$t_{1/2\beta}$ 为 7～14 小时。

老年(≥65 岁)受试者单次服用 400 mg 后,与年轻女性相比,老年女性 C_{max} 增加 21%,AUC 增加 32%,此与肾功能随年龄增加而逐渐减退有关,不需调整剂量。

慢性肝病伴中度肝损害者(肝硬化,肝功能 Child-Pugh B 级)口服单剂加替沙星 400 mg 后,其 C_{max} 及 $AUC_{0\sim\infty}$ 分别增高 32%和 23%;但中度肝损害者不需调整剂量。严重肝损害者的药动学资料尚缺乏。

不同程度肾功能减退患者接受加替沙星 400 mg 后,其表观总清除率(CL/F)降低和 AUC 增加。中度肾功能减退者(Ccr 30～49 ml/min)CL/F 降低 57%,重度肾功能减退者(Ccr<30 ml/min)CL/F 降低 77%。中、重度肾功能减退者 AUC 分别增高 2 倍、4 倍。因此在 Ccr<40 ml/min 的患者,需减量应用加替沙星。

【不良反应】　在全球临床试验接受加替沙星口服或静脉给药单剂或多剂的 5000 余例患者中,因与药物有关的不良事件停药者占 2.7%。

(1)与药物有关的不良事件中,发生率≥3%者　恶心(8%)、阴道炎(6%)、腹泻(4%)、头痛及头晕(均为 3%);接受静脉给药者或先予静脉给药继以口服者,发生注射局部反应(注射部位发红)者占 5%。

(2)不良反应发生率为 0.1%～3%者　①全身反应,如过敏反应、虚弱、背痛、胸痛、寒战、发热、面部水肿;②高血压、心悸;③腹痛、胃纳减退、呕吐、胃肠胀气、便秘、舌炎、口腔溃疡、口腔念珠菌病、胃炎等;④高血糖、四肢水肿、口渴等;⑤关节痛、下肢痛;⑥情绪激动、紧张、抑郁、失眠、嗜睡、震颤、眩晕等;⑦皮肤干燥、瘙痒、皮疹、出汗等;⑧味觉异常、视觉异常、耳鸣等;⑨排尿困难。

(3)罕见的与药物有关的不良反应(<0.1%)　焦虑、烦躁不安、幻觉、关节炎、肌痛、肌无力、肌腱炎、肌腱断裂、心动过速、Q-T 间期延长、低血糖等。

(4)实验室检查异常者(<1%)　包括中性粒细胞减少,血 ALT、AST、碱性磷酸酶、胆红素、血淀粉酶增高,血电解质异常等。但上述异常是否与加替沙星有关并不清楚。

【禁忌证】　(1)对本品或喹诺酮类药物过敏者禁用。

(2)糖尿病患者禁用。

(3)妊娠期妇女禁用。

【注意事项】 (1)原有或疑有中枢神经系统疾病,如脑动脉粥样硬化、癫痫患者,或存在其他诱发癫痫因素者宜避免使用本品。肾功能减退者未调整剂量而使用本品时,易发生上述中枢神经系统不良反应。本品可能会引起眩晕和轻度头痛,从事驾驶汽车等机械作业或从事其他需要集中精神、神经系统警觉或协调活动的患者应慎用。此外,非甾体抗炎镇痛药物与喹诺酮类药物同时使用,可能会增加中枢神经系统刺激症状和抽搐发生的危险性。

(2)老年患者、肾功能减退(肌酐清除率<40 ml/min)者需调整给药剂量。

(3)已有报道本品引起的血糖异常,包括症状性低血糖症和高血糖症,这些事件通常在糖尿病患者中发生。老年患者、肾功能不全者、影响葡萄糖代谢的合并用药(特别是降血糖药)患者应密切监测血糖。如果应用加替沙星治疗的任何患者一旦发生低血糖或者高血糖的症状和体征,必须立刻进行适当的治疗,并立即停用加替沙星。

有报道应用加替沙星治疗的患者中极少数出现严重血糖异常,包括高血糖高渗性非酮症昏迷、糖尿病酮症酸中毒、低血糖昏迷、痉挛和精神状态改变(包括意识丧失)。少数导致死亡。

(4)加替沙星应避免用于18岁以下的未成年人。

(5)哺乳期妇女使用该药期间应停止授乳。

(6)喹诺酮类药物偶可引起严重过敏反应,即过敏性休克,一旦发生过敏性休克需立即给予肾上腺素、糖皮质激素、输氧等紧急处理,并停用喹诺酮类药物。

(7)据报道加替沙星应用时有发生假膜性肠炎的可能,病情可自轻度至危及生命。一旦诊断成立,应予相应处理,轻症者停药后即可恢复,中、重度患者应给予针对艰难梭菌的抗感染治疗(如甲硝唑)及其他对症处理。

(8)喹诺酮类可引起肌腱炎,如患者出现局部疼痛、炎症表现或肌腱断裂等临床症状时,应立即停用本品,并给予相应处理。

(9)在使用本品期间应避免过度日光或人工紫外线照射。如果出现晒伤样反应或发生皮肤损害,应及时就诊。

(10)本品慎用于冠心病(多伴有高血糖)患者。

【药物相互作用】 (1)加替沙星与丙磺舒合用,可减少前者自肾清除。

(2)与硫酸亚铁及含铝、镁的抗酸药合用使加替沙星的吸收减少,降低本品的生物利用度。因此应在服用本品4小时前服用含锌、镁或铁的药物或膳食补充剂(如多种维生素)。

(3)本品与地高辛同时使用,部分受试者发现地高辛血药浓度升高。故应监测服用地高辛患者的强心苷类毒性反应相关症状和体征。对表现出毒性症状和体征的患者,应测定地高辛的血药浓度,并适当调整地高辛剂量。但不推荐事先调整两药剂量。

(4)加替沙星有使心电图Q-T间期延长的潜在可能,因此原本已有Q-T间期延长的患者,未能纠正的低钾血症者、急性心肌缺血者以及正在应用Ⅰa类(如奎尼丁、普鲁卡因胺)或Ⅲ类抗心律失常药(如胺碘酮和索洛地尔)的患者应避免使用加替沙星。加替沙星亦不宜与已知可使Q-T间期延长的药物,如西沙必利、红霉素、三环类抗抑郁药等合用。

(5)同时使用加替沙星和影响葡萄糖代谢的药物可增加患者血糖代谢异常的发生危险。

【给药说明】 加替沙星静脉给药时,需首先以与该药相容液体稀释至2 mg/ml浓度后方可静脉滴注。静脉滴注不宜过快,不可静脉推注,每400 mg/200 ml药液静脉内滴注时间不少于60分钟。药液不可以灭菌注射用水稀释。静脉滴注本品时不可与任何其他药物(除相容液体稀释外)同瓶滴注。

【用法与用量】 (1)口服 ①慢性支气管炎急性细菌感染性加重,一次400 mg,一日1次,疗程5日;②社区获得性肺炎,一次400 mg,一日1次,疗程7～14日;③急性鼻窦炎,一次400 mg,一日1次,疗程10日;④单纯性下尿路感染(膀胱炎),一次200 mg,一日1次,疗程3～5日或一日单剂400 mg;⑤复杂性尿路感染、急性肾盂肾炎,均为一日单剂400 mg,疗程7～10日。

(2)静脉滴注 以上感染如全身症状较重或患者不能口服者可予加替沙星静脉给药,或先静脉给药继以口服的序贯疗法。①成人常用量,每次200 mg,每日2次,稀释至2 mg/ml缓慢静脉滴注,疗程3～10日;②肾功能不全,肌酐清除率<40 ml/min者,初始剂量每日400 mg,维持剂量一般为每日200 mg。

【制剂与规格】 加替沙星片:(1)0.1 g;(2)0.2 g。

加替沙星胶囊:0.2 g。

盐酸加替沙星片:(1)0.1 g;(2)0.2 g。

盐酸加替沙星胶囊:0.1 g。

甲磺酸加替沙星片:(1)0.1 g;(2)0.2 g;(3)0.4 g。

甲磺酸加替沙星胶囊:(1)0.1 g;(2)0.2 g。

加替沙星注射液:(1)2 ml:0.1 g;(2)2 ml:0.2 g;(3)5 ml:0.1 g;(4)5 ml:0.2 g;(5)10 ml:0.2 g;

(6)10 ml∶0.4 g;(7)20 ml∶0.2 g。

盐酸加替沙星注射液:(1)5 ml∶0.1 g;(2)10 ml∶0.2 g。

甲磺酸加替沙星注射液:(1)2 ml∶0.2 g;(2)4 ml∶0.4 g。

莫西沙星[医保;基;医保(乙)]

Moxifloxacin

【适应证】 适用于敏感细菌所致下列感染:①急性细菌性鼻窦炎,由肺炎链球菌、流感嗜血杆菌或卡他莫拉菌所致者;②慢性支气管炎急性细菌感染性加重,由肺炎链球菌、流感嗜血杆菌、副流感嗜血杆菌、肺炎克雷伯菌、金黄色葡萄球菌或卡他莫拉菌所致者;③社区获得性肺炎,由肺炎链球菌、流感嗜血杆菌、卡他莫拉菌、金黄色葡萄球菌、肺炎克雷伯菌、肺炎支原体或肺炎衣原体所致者;④单纯性皮肤及其附属结构感染,由金黄色葡萄球菌或化脓性链球菌所致者;⑤复杂性腹腔内感染,由大肠埃希菌、脆弱拟杆菌、咽峡炎链球菌、星座链球菌、粪肠球菌、奇异变形杆菌、产气荚膜梭菌、多形拟杆菌或消化性链球菌属所致者;⑥复杂性皮肤及皮肤结构感染,由金黄色葡萄球菌(甲氧西林敏感菌株)、大肠埃希菌、肺炎克雷伯菌、阴沟肠杆菌所致者。

【药理】 (1)药效学　莫西沙星为新一代氟喹诺酮类。体内、外药效学研究结果显示,该药对需氧革兰阳性球菌、厌氧菌、衣原体、支原体等非典型病原的作用较沿用氟喹诺酮类增强。该药系通过对细菌的拓扑异构酶Ⅱ(DNA旋转酶)和拓扑异构酶Ⅳ的抑制作用阻断细菌DNA复制而发挥抗菌作用。

莫西沙星具有广谱抗菌作用。对甲氧西林或苯唑西林敏感金黄色葡萄球菌、肺炎链球菌(包括PISP和PRSP)、化脓性链球菌、流感和副流感嗜血杆菌、卡他莫拉菌均具有高度抗菌活性;但对肠球菌属的作用略差。对肺炎克雷伯菌、阴沟肠杆菌、沙门菌属等肠杆菌科细菌亦具有良好抗菌作用,与环丙沙星相仿。对铜绿假单胞菌的作用较环丙沙星略差。对嗜麦芽窄食单胞菌、脆弱拟杆菌等厌氧菌和肺炎衣原体、肺炎支原体、嗜肺军团菌等具有高度抗微生物活性,明显优于环丙沙星。对幽门螺杆菌、空肠弯曲菌亦具有良好抗菌作用。甲氧西林耐药葡萄球菌、洋葱伯克霍尔德菌、艰难梭菌对莫西沙星呈现耐药。

(2)药动学　本品口服后吸收良好,生物利用度约90%。高脂肪餐亦不影响本品的吸收。健康志愿者单次口服400 mg后,C_{max}为(3.1±1.0) mg/L,AUC为(36.1±9.1)(mg·h)/L。单次静滴400 mg后C_{max}为(3.9±0.9) mg/L,AUC为(39.3±8.6)(mg·h)/L。每日口服或静滴400 mg,多次给药后至少3日后达稳态血药浓度。每日400 mg多次口服后的C_{max}和AUC分别为(4.5±0.5) mg/L和(48.0±2.7)(mg·h)/L,每日400 mg静脉多次给药后的C_{max}和AUC分别为(4.2±0.8) mg/L和(38.0±4.7)(mg·h)/L。血浆蛋白结合率约为50%,表观分布容积为1.7～2.7 L/kg。口服吸收后在体内广泛分布,在肺泡巨噬细胞、肺泡上皮衬液、上颌窦黏膜、支气管黏膜、鼻息肉中的药物浓度与同期血药浓度之比为1.7～21.2。口服或静脉给药后约有45%的药物以原形自尿(约20%)和粪(约25%)中排出,$t_{1/2\beta}$为(12±1.3)小时。总清除率和肾清除率分别为(12±2.0)L/h和(2.6±0.5)L/h。莫西沙星在肝内通过与葡萄糖苷酸和硫酸酯结合而被代谢,不经细胞色素酶P_{450}系统。该药的代谢产物硫酸酯结合物(M1)占给药量的38%,主要由粪中排出;口服或静脉给药量的14%转化为葡萄糖苷酸结合物(M2),主要自尿排出。M2和M1的C_{max}分别约为母体同期血药浓度的40%和<10%。

老年健康志愿者口服及静脉给药后,C_{max}、AUC和$t_{1/2\beta}$与年轻者相比无明显差别,提示老年人应用时不需调整剂量。

在轻、中、重度肾功能减退者中,该药的药动学参数均无明显改变,提示肾功能减退患者不需调整剂量。

在肝功能减退呈轻度(Child-Pugh A级)和中度(Child-Pugh B级)患者中,莫西沙星原药的AUC分别较健康受试者增加78%和102%,C_{max}增加79%和84%;代谢产物M1和M2的AUC及C_{max}亦有不同程度升高;但轻度和中度肝功能减退患者均不需调整剂量。严重肝功能减退者(Child-Pugh C级)的药动学研究资料尚缺乏。

【不良反应】 (1)不良反应发生率≥3%者　恶心(7%)、腹泻(6%)、头晕(3%)、眼干(1%～6%)、视力敏锐度减退(1%～6%)。

(2)不良反应发生率为0.1%～3%者　①全身反应,如头痛、腹痛、注射部位疼痛、下肢痛、背痛、胸痛,严重过敏反应;②呕吐、食欲缺乏、口干、便秘、腹胀、腹泻、肝功能异常、胆汁淤积性黄疸等;③心悸、心动过速、高血压、四肢水肿、Q-T间期延长等;④失眠、紧张不安、焦虑、嗜睡、意识模糊、感觉异常、震颤和眩晕;⑤关节痛、肌痛;⑥皮疹、皮肤瘙痒、出汗等;⑦外阴阴道念珠菌病、阴道炎;⑧呼吸困难;⑨味觉异常;⑩淀粉酶升高、乳酸脱氢酶升高、凝血酶原降低、嗜酸性粒细胞增高、白细胞计数降低、血小板计数降低或升高。

(3)罕见不良反应　其发生率<0.1%者有关节炎、视觉异常、幻觉、癫痫发作、心电图异常、心房颤动、尖端扭转型室性心动过速、低血压、高血糖、黄疸、肝炎、肝坏死、肝衰竭、变应性肺泡炎、急性肾功能衰竭、史-约综合征、中毒性表皮剥脱性坏死、粒细胞缺乏症、再生障碍性贫血、溶血性贫血、各类血细胞减少、血清病、肌腱炎、肌腱断裂等。在该药上市后的全球不良事件报告中尚有过敏性休克、心力衰竭和假膜性肠炎。

【禁忌证】(1)对本品或任何一种喹诺酮类药物过敏者禁用。

(2)妊娠期妇女禁用。

【注意事项】(1)哺乳期妇女必须使用本品时应停止授乳。

(2)18岁以下患者禁用本品。

(3)氟喹诺酮类,包括莫西沙星,与各年龄段肌腱炎、肌腱断裂风险的增加相关。60岁以上高龄,合用甾体类药物,肾脏、心脏或肺移植等因素进一步增加上述风险。出现肌腱疼痛、肿胀或炎症的最初体征时,即应停用本品。

(4)使用本品的患者参加体力活动或情绪紧张,肌腱断裂的风险增加。

(5)类风湿关节炎等有肌腱功能障碍病史者使用本品,肌腱断裂的风险增加。

(6)肾功能损害患者使用本品,肌腱断裂的风险增加。

(7)原本已有中枢神经系统疾病(如严重的脑动脉硬化、癫痫)者使用本品,出现中枢神经系统不良事件和癫痫发作的风险增加。

(8)过度暴露于阳光或紫外线照射下的患者使用本品,有出现中度至严重的光毒性反应风险。一旦出现,应立即停药。

(9)本品可致Q-T间期延长,引发尖端扭转型室性心动过速,因此该药在下列情况下应避免应用:已知有Q-T间期延长的患者;患者未纠正低钾血症;使用Ⅰa类(如奎尼丁、普鲁卡因胺)或Ⅲ类(如胺碘酮、索他洛尔)抗心律失常药者。

(10)肝功能损害或不全及有代谢障碍的患者使用本品,可致血药浓度升高,出现Q-T间期延长的风险增加。

(11)临床上有明显心动过缓、急性心肌缺血及心律失常的患者使用本品,增加Q-T间期延长的风险,故不推荐使用。

(12)静脉输液的速率加快,可加重Q-T间期延长的程度。

(13)喹诺酮类药物,包括莫西沙星偶可致过敏性休克的发生,可出现在第一剂用药后。一旦发生过敏性休克,需立即停药,并予以紧急抢救措施。此外,在多剂给药疗程中亦可发生其他严重过敏反应,如皮疹、发热、黄疸和肝坏死等。

(14)患者如出现腹泻时应注意假膜性肠炎的可能,应予相应治疗。

(15)本品在肾功能减退及肝功能减退患者中的应用参见"药动学"部分。

【药物相互作用】(1)与西沙必利、决奈达隆、美索达嗪、硫利达嗪、匹莫齐特、齐拉西酮合用,Q-T间期延长的作用相加,出现Q-T间期延长、尖端扭转型室性心动过速或心脏停搏等心脏毒性的风险增加,属禁忌。

(2)氟喹诺酮类与甲苯磺丁脲、氯磺丙脲、二甲双胍、格列齐特、格列美脲、格列吡嗪、格列喹酮、格列本脲、米格列醇、曲格列酮、阿卡波糖、胰岛素等降糖药合用,可致血糖波动,如必须合用,应加强血糖监测,调整降糖药用量。氟喹诺酮类停用后,也应注意调整降糖药用量。

(3)与利多卡因、恩卡尼、氟卡尼、托卡尼、普鲁卡因胺、普罗帕酮、胺碘酮、美西律、溴苄胺、丙吡胺、莫雷西嗪、奎尼丁、阿义马林、阿夫唑嗪、多非利特、伊布利特、雷诺嗪、索他洛尔、红霉素、氯丙嗪、氯米帕明、地昔帕明、洛非帕明、奋乃静、氟奋乃静、阿米替林、去甲替林、阿莫沙平、氟哌利多、多塞平、伊洛哌酮、异丙嗪、美沙酮、舒尼替尼、拉帕替尼、尼洛替尼、三氧化二砷等合用,Q-T间期延长的作用相加,出现Q-T间期延长、尖端扭转型室性心动过速、心脏停搏等心脏毒性的风险增加。

(4)与阿洛司琼合用,由CYP1A2调节的药物代谢被抑制,阿洛司琼血药浓度上升,出现不良反应的风险增加。

(5)服用铁剂和抗酸药明显降低莫西沙星的生物利用度。

(6)健康志愿者同时服用莫西沙星与单剂量的华法林,对凝血酶原时间及华法林的C_{max}、AUC等药动学参数无明显影响。但有报道在两药合用后,在使用华法林已稳定的高龄患者中出现华法林作用增加的情况,因此,两者合用时应进行相应的凝血试验和监测出血倾向。

(7)莫西沙星与其他喹诺酮类药物类似,在某些患者中有使心电图 Q-T 间期延长的潜在可能，因此原已有 Q-T 间期延长的患者，未能纠正的低钾血症者、急性心肌缺血者正在应用Ⅰa 类（如奎尼丁、普鲁卡因胺）或Ⅲ类抗心律失常药（如胺碘酮和索洛地尔）的患者应避免使用本品。本品亦不宜与已知可使 Q-T 间期延长的药物，如西沙比利、红霉素、三环类抗抑郁药等合用。

【给药说明】 莫西沙星注射液仅供静脉滴注用，每 400 mg 静滴时间不少于 60 分钟，不可静脉推注或快速静脉滴注，也不可与其他任何药物在同一输注途径进行静滴。在静滴该药前、后，如输液应用其他药物时均应先以液体（如 0.9％氯化钠注射液、5％葡萄糖注射液等与莫西沙星相容的液体）冲洗静脉通道。莫西沙星静滴液不可用作肌内注射、鞘内注射、腹腔内注射和皮下注射。

【用法与用量】 （1）口服及静脉给药剂量相同，剂量均为一日 1 次，每次 400 mg。治疗下列感染的疗程如下：急性细菌性鼻窦炎，疗程 10 日；慢性支气管炎急性细菌感染性加重，疗程 5 日；社区获得性肺炎，疗程 7～14 日；单纯性皮肤及其附属结构感染，疗程 7 日。

（2）与适当的抗菌疗法联合用药根除幽门螺杆菌　一次 0.4 g，一日 1 次，餐后口服，疗程 7 日或 10 日（对于耐药性严重的地区，可考虑适当延长至 14 日，但不宜超过 14 日）。

【制剂与规格】 盐酸莫西沙星片：0.4 g。

盐酸莫西沙星氯化钠注射液：（1）250 ml∶莫西沙星 0.4 g 与氯化钠 2 g；（2）250 ml∶莫西沙星 0.4 g 与氯化钠 2.25 g。

盐酸莫西沙星注射液：20 ml∶0.4 g。

第十三节　其他抗菌药

甲硝唑[药典(二);基;医保(甲、乙)]

Metronidazole

【适应证】 适用于各种厌氧菌引起的血流感染、心内膜炎、脓胸、肺脓肿、腹腔感染、盆腔感染、妇科感染、骨和关节感染、脑膜炎、脑脓肿、皮肤及软组织感染、艰难梭菌引起的抗生素相关肠炎、幽门螺杆菌相关性胃窦炎或消化性溃疡、牙周感染及加德纳菌阴道炎等。甲硝唑亦可作为某些手术前的预防用药，如结肠、直肠择期手术等。甲硝唑还可用于治疗肠道及肠外阿米巴病（阿米巴肝脓肿等）、阴道滴虫病、小袋虫病、麦地那龙线虫病、贾第虫病。

【药理】 （1）药效学　甲硝唑对大多数厌氧菌具有强大抗菌作用，但对需氧菌和兼性厌氧菌则无作用。抗菌谱包括脆弱拟杆菌和其他拟杆菌属、梭形杆菌、产气荚膜杆菌、真杆菌、韦荣球菌、消化球菌和消化链球菌等。放线菌属、乳酸杆菌属、丙酸杆菌属对本品耐药。其杀菌浓度稍高于抑菌浓度。对溶组织阿米巴、阴道滴虫具有良好的抗原虫作用。

甲硝唑的杀菌机制尚未完全阐明，厌氧菌的硝基还原酶在敏感菌株的能量代谢中起重要作用。本品硝基被还原后的代谢产物可抑制细菌的 DNA 代谢过程，促使细菌死亡。耐药菌往往缺乏硝基还原酶，因而对本品耐药。本品抗阿米巴原虫的机制为抑制其氧化还原反应，使原虫的氮链发生断裂。

（2）药动学　口服吸收快而完全，t_{max} 为 1～2 小时，生物利用度 80％以上。食物可延缓本品的吸收，但不减少吸收量。直肠栓剂的生物利用度为 60％～80％。单次口服 250 mg、500 mg 和 2 g 后，C_{max} 分别为 6 mg/L、12 mg/L 和 40 mg/L。单次静脉给药 500 mg 后，C_{max} 为 20 mg/L。血中主要为原形药，少量为 2-羟甲基代谢产物，二者均具有抗菌作用。血浆蛋白结合率低于 20％。表观分布容积为 0.6～0.8 L/kg。脑脊液、胎盘、唾液、乳汁、胆汁中的药物浓度与同期血药浓度相近。肝脓肿病灶内脓液、肺、骨、精液、阴道分泌物中均可达到有效杀菌浓度。本品在肝脏中代谢，其羟化代谢产物具有抗菌活性。本品及其代谢产物 60％～80％经尿排出，其中约 20％以原形排出；6％～15％随粪便排泄。本品的肾清除率为 10 ml/min。原形药的 $t_{1/2\beta}$ 为 7～8 小时，酒精性肝硬化患者 $t_{1/2\beta}$ 可达 18 小时（10～29 小时）。羟化代谢产物的 $t_{1/2\beta}$ 比原形药物略长，在肾损害患者中可延长。本品及其代谢产物可很快经血液透析清除，血液透析患者 $t_{1/2\beta}$ 为 2.6 小时。腹膜透析不能清除本品。肾功能减退者单次给药后的药代动力学参数不变，但肝功能减退者本品清除减慢。妊娠期 28～30 周、32～35 周、36～40 周出生的新生儿，其 $t_{1/2\beta}$ 分别为 75 小时、35 小时和 25 小时。

【不良反应】 本品最严重的不良反应为高剂量时可引起癫痫发作和周围神经病变，后者主要表现为肢端麻木和感觉异常。某些病例长程用药时易产生周围神经病变。其他常见的不良反应有：

（1）胃肠道反应，如恶心、食欲缺乏、呕吐、腹泻、腹部不适、味觉改变、口干、口腔金属味等。

（2）血液系统反应，白细胞减少、血小板减少以及可逆性中性粒细胞减少。

(3)过敏反应,如皮疹、荨麻疹等。

(4)中枢神经系统症状,如头痛、眩晕、晕厥、共济失调和精神错乱等。

(5)局部反应,如血栓性静脉炎等。

(6)其他可有发热、阴道念珠菌感染、阴道炎、宫颈炎等。尿色发黑可能为本品代谢产物所致,似无临床意义。

【禁忌证】 对本品或其他硝基咪唑类过敏者禁用;妊娠初始 3 个月者禁用。

【注意事项】 (1)交叉过敏反应　本品与其他硝基咪唑类药物可能有交叉过敏反应。

(2)致癌、致突变　动物实验或体外测定发现本品具有致癌、致突变作用,但在人体中尚未证实。

(3)本品可透过胎盘屏障,迅速进入胎儿血液循环。美国 FDA 妊娠期用药安全性分级为 B。动物实验发现腹腔给药对胎崽具有毒性,而口服无毒性。本品对胎儿的影响尚无足够和严密的对照观察数据资料,因此妊娠期妇女只有在明确指征时方可选用本品,但妊娠初始 3 个月禁用。

(4)本品在乳汁中浓度与血中相似。动物实验显示本品对幼鼠具有致癌作用,对乳儿的风险不能排除,故应避免用于哺乳期妇女。若必须用药,应停止授乳,并在疗程结束后 24～48 小时方可重新授乳。

(5)肾功能衰竭者剂量减半。

(6)严重肝功能减退患者,需适当减少给药剂量,并监测血药浓度。

(7)疗程中发生中枢神经系统不良反应时,须及时停药。

(8)本品可干扰 ALT、乳酸脱氢酶、甘油三酯、己糖激酶等的测定结果,使其测定值降至 0。

(9)使用本品期间及停药后至少 3 天内不可饮酒。

(10)治疗阴道滴虫病时,需同时治疗其性伴侣。

【药物相互作用】 (1)本品能抑制华法林和其他口服抗凝药的代谢,使后者的血药浓度升高,抗凝作用增强,引起凝血酶原时间延长。

(2)同时应用苯妥英钠、苯巴比妥等肝药酶诱导药,可加强本品代谢,使血药浓度下降;而苯妥英钠排泄减慢。

(3)同时应用西咪替丁等肝药酶抑制药,可延缓本品在肝内的代谢,使消除半衰期延长,应根据血药浓度测定结果调整用量。

(4)服用甲硝唑者如饮酒,在部分患者可能引起"双硫仑样反应"。本品干扰双硫仑代谢,两者合用患者饮酒后可出现精神症状,故应用双硫仑者及在停用后 2 周内不可再用本品。

(5)本品可干扰血氨基转移酶和 LDH 的测定结果,使胆固醇、甘油三酯水平下降。

【给药说明】 (1)用药期间不应饮用含乙醇的饮料,因可干扰乙醇的氧化过程,引起体内乙醛蓄积,导致"双硫仑样反应",患者可出现腹部痉挛、恶心、呕吐、头痛、面部潮红等。

(2)药物不应与含铝的针头和套管接触,静滴速度宜慢,每次滴注时间应超过 1 小时,并避免与其他药物同瓶滴注。

【用法与用量】 (1)厌氧菌感染　①成人常用量,口服,每次 500 mg,每日 3 次,疗程 7 日或更长。口服每日最大剂量不可超过 4 g。静脉滴注,首剂 15 mg/kg;继以 7.5 mg/kg,每 8～12 小时 1 次,每次最大剂量不超过 1 g;每次静滴时间在 1 小时以上。疗程 7 日或更长。②儿童常用量,口服,每日 20～50 mg/kg,分 3 次服用;静脉滴注,按体重计算剂量,同成人。

(2)肠道感染　口服,每次 500 mg,每日 3 次;抗生素相关性肠炎,口服,每次 500 mg,每日 3～4 次;幽门螺杆菌相关性胃窦炎及消化性溃疡,每次 500 mg,每日 3 次,与其他抗生素联合应用,疗程均为 7～14 日。

(3)与其他抗菌药联合用于根除幽门螺杆菌　一次 0.4 g,一日 2 次,餐后口服,疗程 7 日或 10 日(对于耐药严重的地区,可考虑适当延长至 14 日,但不宜超过 14 日)。

(4)对原虫及蠕虫感染治疗的用法与用量参阅第十一章第一节。

【制剂与规格】 甲硝唑片:(1)0.1 g;(2)0.2 g;(3)0.25 g。

甲硝唑阴道泡腾片:0.2 g。

甲硝唑胶囊:(1)0.2 g;(2)0.4 g。

甲硝唑葡萄糖注射液:(1)100 ml∶甲硝唑 0.2 g 与葡萄糖 5 g;(2)250 ml∶甲硝唑 0.5 g 与葡萄糖 12.5 g。

甲硝唑注射液:(1)10 ml∶0.05 g;(2)20 ml∶0.1 g;(3)100 ml∶0.5 g;(4)250 ml∶0.5 g;(5)250 ml∶1.25 g。

甲硝唑栓:(1)0.5 g;(2)1 g。

替硝唑[药典(二);基;医保(甲、乙)]

Tinidazole

【适应证】 适用于各种厌氧菌感染,如血流感染、骨髓炎、腹腔感染、盆腔感染、脑脓肿、肺与支气管感染、鼻窦炎、蜂窝织炎及术后伤口感染;常需与其他抗需氧菌药物联合使用,可用于结肠与直肠手术、妇产科手术及口腔科手术前预防用药;亦可用于肠道及肠道外阿米巴病、阴道滴虫病、贾第虫病、加德纳菌阴道炎等的治疗;也可替代甲硝唑用于幽门螺杆菌所致胃窦炎及消化性溃疡的治疗。

【药理】 (1)药效学 替硝唑的抗微生物作用机制与甲硝唑基本相仿。对脆弱拟杆菌等拟杆菌属、梭杆菌属、梭菌属、消化性球菌、消化性链球菌、韦容球菌属及加德纳菌等具有抗菌活性,2~4 mg/L 的药物浓度可抑制大多数厌氧菌;对脆弱拟杆菌及梭杆菌属的作用较甲硝唑为强,但对梭状芽孢杆菌属的作用则略差。微需氧菌如幽门螺杆菌对其敏感;对阴道滴虫的作用与甲硝唑相仿,但其代谢产物对加德纳菌的活性则较强。

(2)药动学 口服后吸收迅速而完全,t_{max}为 2 小时,生物利用度比甲硝唑高。健康女性单次口服 2 g 后,C_{max}为 51 mg/L。口服 2 g 后,24 小时、48 小时及 72 小时血药浓度分别为 19.0 mg/L、4.2 mg/L 及 1.3 mg/L。静滴 0.8 g 及 1.6 g 后,C_{max}分别为 14~21 mg/L 及 32 mg/L。每日口服或静脉给药 1 g,血药浓度均可维持在 8 mg/L 以上。本品在体内分布广泛,在生殖器官、肠道、腹部肌肉、乳汁中可达较高药物浓度,在肝脏、脂肪中的药物浓度低,胆汁、唾液中的药物浓度与同期血药浓度相仿。对血-脑屏障的穿透性较甲硝唑高,脑膜无炎症时脑脊液中的药物浓度为同期血药浓度的 80%,这与替硝唑的脂溶性较高有关。替硝唑可通过胎盘屏障,在胎儿血液循环及胎盘中可达较高药物浓度。血浆蛋白结合率为 12%。

本品在肝脏中代谢,原形药物及代谢产物主要从尿排出,少量从粪便排出。单次口服 250 mg 后约 16%以原形从尿中排出;静脉给药后 20%~25%以原形从尿中排出,12%以代谢产物的形式排出。替硝唑排泄缓慢,$t_{1/2\beta}$为 11.6~13.3 小时,平均 12.6 小时。肾功能不全者的药动学参数不变。血液透析可快速清除替硝唑,故血液透析后必须重复给药一次。

【不良反应】 不良反应少见而轻微。常见的不良反应有恶心、呕吐、食欲下降、口腔异味及阴道念珠菌感染。头痛、眩晕、皮肤瘙痒、皮疹、便秘及全身不适也有报道。也可出现中性粒细胞减少、过敏反应、感觉异常、周围神经病变、癫痫发作、“双硫仑样反应”及黑尿。

【禁忌证】 对本品或其他硝基咪唑类过敏者禁用。美国 FDA 妊娠期用药安全性分级为 C,妊娠初始 3 个月者禁用。

【注意事项】 参阅“甲硝唑”。本品对乳儿的风险不能排除,如有指征应用于哺乳期妇女时,宜停止哺乳,并需在停药 3 日后方可授乳。

【药物相互作用】 参阅“甲硝唑”。

【给药说明】 参阅“甲硝唑”。用药期间应避免饮用含乙醇饮料,以免出现“双硫仑样反应”。

【用法与用量】 成人 (1)厌氧菌感染 每次 0.8 g,每日 1 次,静脉缓慢滴注;或每次 1 g,每日 1 次,口服首剂加倍,疗程 5~6 日,或根据病情决定。

(2)手术前预防用药 总量 1.6 g,分 1 次或 2 次静滴,第一次于术前 2~4 小时,第二次于手术期间或术后 12~24 小时内滴注;或术前 12 小时顿服 2 g。

(3)原虫感染 参阅第十一章第一节。

(4)与其他抗菌药联合用于根除幽门螺杆菌 一次 0.5 g,一日 2 次,餐后口服,疗程 7 日或 10 日(对于耐药性严重的地区,可考虑适当延长至 14 日,但不宜超过 14 日)。

【制剂与规格】 替硝唑片:0.5 g。

替硝唑胶囊:(1)0.20 g;(2)0.25 g;(3)0.5 g。

替硝唑注射液:(1)100 ml∶0.2 g;(2)100 ml∶0.4 g;(3)200 ml∶0.4 g;(4)200 ml∶0.8 g。

替硝唑葡萄糖注射液(均含 5%葡萄糖注射液):(1)100 ml∶0.2 g;(2)100 ml∶0.4 g;(3)200 ml∶0.4 g;(4)200 ml∶0.8 g。

替硝唑栓:(1)0.2 g;(2)0.25 g;(3)1 g。

替硝唑阴道泡腾片:0.2 g。

呋喃妥因[药典(二);基;医保(甲)]

Nitrofurantoin

【适应证】 适用于敏感大肠埃希菌、克雷伯菌属、肠杆菌属、肠球菌属、腐生葡萄球菌所致急性单纯性膀胱炎,不宜用于肾盂肾炎的治疗。呋喃妥因尚可用于尿路感染的预防。本品的抗菌活性不受脓液及组织分解产物的影响,在酸性尿液中的活性较强。

【药理】 (1)药效学 本品的作用机制尚不十分明确,可能干扰细菌体内氧化还原酶系统,导致细菌代谢紊乱并损伤其 DNA。体外药敏结果显示多数大肠埃希菌对本品敏感;克雷伯菌属、产气肠杆菌、志贺菌属等敏感度差异较大,大多呈中度耐药;铜绿假单胞菌与变形杆菌属对本品通常耐药。对部分金黄色葡萄球菌、表皮葡萄球菌、腐生葡萄球菌和肠球菌属也具有抗菌活性。在酸性环境中,药物抗菌活性增高。

(2)药动学 本品在小肠内吸收快速而完全,t_{max}为

1～2 小时，生物利用度在空腹时为 87%，进食时为 94%。单剂口服 100 mg 后，C_{max}仅为 0.72 mg/L。由于本品从体内迅速排泄，血和组织中药物浓度甚低，达不到有效治疗浓度。尿中药物浓度高，肾功能正常者为 50～200 mg/L。本品可透过胎盘屏障，羊水和脐带血中的药物浓度低于母体血药浓度。血浆蛋白结合率为 60%。部分药物在体内被各种组织(包括肝脏)迅速代谢灭活，$t_{1/2\beta}$为 0.3～1 小时。肾小球滤过为主要排泄途径，少量自肾小管分泌和重吸收。30%～40%迅速以原形经尿排出，部分药物亦可经胆汁排泄。透析可清除本品。肾功能不全者、新生儿和婴儿的药物排泄率低，易产生严重毒性反应。

【不良反应】 (1)恶心、呕吐、食欲缺乏和腹泻等胃肠道反应较常见。

(2)肝炎、胆汁淤积性黄疸、肝坏死等以及皮疹、药物热、中性粒细胞减少等亦可发生，葡萄糖-6-磷酸脱氢酶缺乏症患者尚可发生溶血性贫血。

(3)头痛、头晕、嗜睡、肌痛、眼球震颤等神经系统不良反应偶可发生，多属可逆；严重者可发生周围神经炎，原有肾功能减退或长期服用本品的患者易于发生。

(4)呋喃妥因偶可引起发热、咳嗽、胸痛、肺部浸润和嗜酸性粒细胞增多等急性肺炎表现，停药后可迅速消失，重症患者采用皮质激素可能减轻症状；长期服用 6 个月以上的患者，偶可引起间质性肺炎或肺纤维化，应及早停药并采取相应治疗措施。

【禁忌证】 (1)对呋喃妥因类药物过敏者禁用。

(2)无尿、少尿或肾功能明显受损(内生肌酐清除率＜60 ml/min 或有临床显著的血肌酐值升高)者禁用。

(3)妊娠期妇女(妊娠 38～42 周)及分娩或即将分娩者禁用。

(4)新生儿禁用。

(5)有呋喃妥因治疗导致胆汁淤积性黄疸或肝功能异常病史者禁用。

【注意事项】 (1)患者对一种呋喃类药过敏时，对其他呋喃类药也可产生交叉过敏反应。

(2)少量呋喃妥因可进入乳汁，诱发乳儿出现溶血性贫血，尤其是 G-6-PD 缺乏症患者。哺乳期妇女应用时需停止授乳。

(3)老年人应慎用本品，必须使用时需根据肾功能调整剂量，并密切随访肾功能。

(4)长期使用本品增加肾脏毒性的风险，应注意监测肾功能。

(5)应用本品治疗后偶可发生罕见的急性、亚急性和慢性肺部反应[弥漫性间质性肺炎和(或)肺纤维化]。如发生肺部反应时须立即停药，并采取相应措施。长期应用本品 6 个月或以上者有发生肺部反应的可能，故将本品用作长期预防应用者需权衡利弊，并需密切随访肺部情况。

(6)用药期间应定期检测肝功能，一旦发生肝炎应立即停药并采取相应措施。

(7)外周神经可发生严重及不可逆性病变。肾功能不全(内生肌酐清除率＜60 ml/min 或有临床显著的血肌酐值升高)、贫血、糖尿病、电解质紊乱、维生素 B 缺乏及消耗性疾病等可加重周围神经病变的发生风险。长程治疗的患者应定期检查肾功能。上市后监测资料有极少见的视神经炎发生。

(8)本品可诱发伯氨喹敏感性溶血性贫血，如发生溶血应立即停用本品。

(9)应用本品可发生假膜性肠炎，程度自轻度至危及生命不等。因此应用本品的患者如发生腹泻应考虑假膜性肠炎的可能，必须立即停用本品，并予以甲硝唑口服，治疗无效者予以万古霉素或去甲万古霉素口服。

(10)美国 FDA 妊娠期用药安全性分级为口服给药 B。

【药物相互作用】 (1)含三矽酸镁的抗酸药可使本品的吸收速率降低、吸收量减少，其机制可能为本品吸附在三矽酸镁表面而不被机体所吸收。

(2)丙磺舒和苯磺唑酮等药物可抑制呋喃妥因经肾小管分泌，导致后者的血药浓度增高、毒性增强。

(3)在体外与氟喹诺酮类的抗菌作用相拮抗，其临床意义不明。

(4)与肝毒性药物合用，有增加肝毒性的可能。

(5)与氟康唑合用，肝毒性和肺毒性增加。

(6)与叶酸合用，可降低叶酸的吸收，使叶酸的血药浓度下降。

【给药说明】 (1)呋喃妥因宜与食物同服，以减少胃肠道刺激；吸收虽见减慢，但总吸收量则有所增加(血药峰浓度可增高)，尿药浓度维持时间也延长。

(2)疗程至少 7 日，或继续用药至尿中细菌清除 3 日以上。

(3)本品对肌酐清除率＜30 ml/min 的患者无效。肾功能减退者(肌酐清除率＜50 ml/min)不宜采用本品，因其代谢产物的蓄积可引起毒性反应。

【用法与用量】 (1)成人 ①口服，每次 50～100 mg，每日 3～4 次；②对尿路感染反复发作者，可预防性应用，每日 50～100 mg，睡前服。

(2)1个月以上儿童　每日5～7 mg/kg,分4次服用。疗程至少1周,或用至尿培养转阴后至少3日。

【制剂与规格】 呋喃妥因片:50 mg。

呋喃唑酮[药典(二);医保(甲)]

Furazolidone

【适应证】 主要用于治疗敏感菌所致各种肠道感染,包括志贺菌属感染、沙门菌属感染、霍乱,也可以用于伤寒、副伤寒、贾第鞭毛虫病、滴虫等。本品可与抗酸药等联合用于治疗幽门螺杆菌所致胃窦炎。

【药物】 (1)药效学　本品对沙门菌属、志贺菌属、大肠埃希菌、肠杆菌属、肺炎克雷伯菌、金黄色葡萄球菌、肠球菌属、霍乱弧菌和弯曲菌属、拟杆菌属均具有一定抗菌作用,在一定浓度下对毛滴虫、贾第鞭毛虫也有作用。

(2)药动学　本品口服吸收仅为5%,成人顿服1 g,血药浓度为1.7～3.3 mg/L,但肠道内药物浓度高。

【不良反应】 不良反应主要有恶心、呕吐、腹泻等消化道症状以及药物热、皮疹、肛门瘙痒等过敏反应,偶可出现头痛、头晕、溶血性贫血和黄疸。剂量过大可引起精神障碍及多发性神经炎。

【禁忌证】 对呋喃类过敏者禁用,新生儿、妊娠期妇女和哺乳期妇女禁用。

【注意事项】 参阅"呋喃妥因"。此外,口服本品期间饮酒,可引起"双硫仑样反应",表现为皮肤潮红、瘙痒、发热、头痛、恶心、腹痛、心动过速、血压升高、胸闷、烦躁等。

美国FDA妊娠期用药安全性分级为口服给药C。

【药物相互作用】 本品可增强左旋多巴及地西泮的作用,与三环类抗抑郁药合用可引起急性中毒性精神病,应予避免。本品与胰岛素合用可增强和延长胰岛素的降血糖作用,与麻黄碱同用可使血压升高。

【给药说明】 服药期间禁止饮酒及服用含乙醇的饮料。

【用法与用量】 (1)常用剂量　成人,每日0.3～0.4 g;儿童,每日5～7 mg/kg;均分3～4次口服。肠道感染疗程为5～7日,贾第鞭毛虫病疗程为7～10日。

(2)与其他抗菌药联合用于根除幽门螺杆菌　一次0.1 g,一日2次,餐后口服,疗程7日或10日(对于耐药性严重的地区,可考虑适当延长至14日,但不宜超过14日),但目前已少用。

【制剂与规格】 呋喃唑酮片:(1)10 mg;(2)30 mg;(3)100 mg。

盐酸小檗碱(盐酸黄连素)[药典(二);基;医保(甲)]

Berberine Hydrochloride

【适应证】 主要用于志贺菌属、霍乱弧菌等敏感病原菌所致胃肠炎、细菌性痢疾等肠道感染。

【药理】 (1)药效学　抗菌谱广,体外对多种革兰阳性及革兰阴性菌均具有抑制作用,其中对志贺菌属的抗菌作用最强,对溶血性链球菌、金黄色葡萄球菌、霍乱弧菌、脑膜炎奈瑟菌、伤寒沙门菌、白喉棒状杆菌等也具有一定作用。细菌对本品极易产生耐药性。

(2)药动学　本品口服吸收差。注射后迅速进入各器官与组织中,血药浓度维持时间短暂。肌注后血药浓度低于最低抑菌浓度。药物分布广,以心、骨、肝、肺等组织中为多。在组织中滞留的时间短暂,24小时后仅剩微量。绝大部分药物在体内代谢,48小时内以原形排出者仅占给药量的5%以下。

【不良反应】 (1)口服不良反应较少,偶有恶心、呕吐、皮疹和药物热,停药后即消失。

(2)静脉注射或滴注可引起血管扩张、血压下降、心脏抑制等反应,严重时可发生阿-斯综合征,甚至死亡。中国已宣布淘汰盐酸小檗碱的各种注射剂。

【禁忌证】 对本品过敏者禁用。因本品可引起溶血性贫血,故葡萄糖-6-磷酸脱氢酶缺乏症儿童禁用。

【注意事项】 (1)因本品静脉注射后可发生严重的循环系统不良反应,因此本品严禁静脉内给药。

(2)妊娠期妇女及哺乳期妇女慎用。

【给药说明】 (1)本品在中国仅作为口服给药。

(2)本品的分散片可直接口服,也可放入适量温开水中搅拌均匀后服用。

【用法与用量】 口服　每次0.1～0.3 g,每日3次。

【制剂与规格】 盐酸小檗碱片:(1)0.025 g;(2)0.05 g;(3)0.1 g;(4)0.15 g。

盐酸小檗碱胶囊:0.1 g。

第十四节　抗结核药

结核病目前仍是世界范围内常见的感染性疾病,1949年后的很长时期内,随着中国结核病防治机构的完善和发展以及人民生活条件的改善,结核病的发病率逐年降低。但自20世纪70年代末以来,由于老年人和各种免疫缺陷患者逐渐增多,加上历年经不规则治疗或未彻底治疗的遗留患者,结核病的发病率又有所增加,而且对几种常用抗结核药耐药性菌株亦有所增多。抗结核药物品种较多，常用者有：①对结核分枝杆菌具有抑制作用者，如乙胺丁醇、对氨基水杨酸、氨硫脲、乙硫异烟胺、丙硫异烟胺等；②对结核分枝杆菌具有杀菌作用者，如异烟肼、利福平、链霉素（只有在中性或碱性环境中具有杀菌作用）；③具有灭菌作用者，即能清除病灶中半休眠状态和隐藏于吞噬细胞内及酸性环境中的结核分枝杆菌者，如吡嗪酰胺和利福平。

采用抗结核药物治疗的目标是：①在最短时间内使痰菌转阴，减少结核病的传播；②防止耐药菌株的产生；③达到完全治愈，避免复发。

结核病的治疗原则是：①联合治疗，防止和减少细菌耐药性产生；②采用直观治疗（direct observed therapy，DOT）或督导服药，即在医护人员、家庭成员或其他志愿者监督下服药，以保证患者完成全疗程，达到彻底治疗，避免因不规则治疗导致病程迁延而使细菌产生耐药性；③目前对肺结核的治疗广泛采用包括异烟肼、利福平、吡嗪酰胺、乙胺丁醇（或链霉素）在内的6个月或包括异烟肼、利福平、吡嗪酰胺、乙胺丁醇（或链霉素）在内的8个月短程疗法，通常在初始2个月加入乙胺丁醇（幼儿用链霉素）。

临床上通常以异烟肼、利福平、吡嗪酰胺、乙胺丁醇和链霉素为一线抗结核药，多用于初治病例；阿米卡星（或卡那霉素）、卷曲霉素、乙硫异烟胺、对氨基水杨酸、环丝氨酸等为二线抗结核药，基本用于复治和耐药病例。近年来由于临床上耐药结核分枝杆菌（多为耐异烟肼）以及非结核分枝杆菌感染有所增多，上述抗结核药的疗效较差，亦可采用氨硫脲、氯苯吩嗪、氧氟沙星或左氧氟沙星等作为联合用药之一。为保证患者完成全疗程，近年来临床上已逐步推广应用复方制剂，有含异烟肼、利福平或前二者与吡嗪酰胺的复方制剂。

异烟肼[药典(二)；基；医保(甲)]

Isoniazid

【适应证】 (1)异烟肼单用适用于各型结核病的预防　①与新确诊为传染性肺结核患者有密切接触的结核菌素试验（PPD）阳性幼儿和青少年；②结核菌素试验强阳性者；③正在接受免疫抑制药或长期激素治疗的患者，某些血液病或单核-吞噬细胞系统疾病（如白血病、霍奇金病）、糖尿病、尿毒症、硅沉着病等患者，其结核菌素试验呈阳性反应者；④未接种卡介苗的5岁以下儿童结核菌素试验阳性者；⑤已知或疑为HIV感染者，其结核菌素试验呈阳性反应者；⑥与活动性肺结核患者有密切接触的结核菌素试验呈阴性反应者。

(2)异烟肼与其他抗结核药联合　适用于各型结核病的治疗，包括结核性脑膜炎以及其他分枝杆菌感染。

【药理】 (1)药效学　异烟肼是一种具有杀菌作用的合成抗感染药，本品只对分枝杆菌，主要是生长繁殖期的细菌有效。其作用机制尚未阐明，可能抑制敏感细菌分枝菌酸（mycolic acid）的合成而使细胞壁破裂。

(2)药动学　口服后吸收快，t_{max}为1～2小时；口服本品300 mg，C_{max}为3～7 mg/L。吸收后分布于全身组织和体液中，包括脑脊液、胸水、腹水、皮肤、肌肉、乳汁和干酪样组织。可穿过胎盘，进入胎儿血液循环。血浆蛋白结合率仅0%～10%。口服4～6小时后血药浓度因患者的乙酰化快慢而异，主要在肝脏经乙酰化代谢为无活性代谢产物，其中有的具有肝毒性。乙酰化的速率由遗传所决定。慢乙酰化者常有肝脏N-乙酰转移酶缺乏，未乙酰化的异烟肼可被部分结合。$t_{1/2}$在快乙酰化者为0.5～1.6小时，慢乙酰化者为2～5小时，肝、肾功能损害者可能延长。

本品主要经肾排泄（约70%），在24小时内排出，其中大部分为无活性代谢产物；快乙酰化者93%以乙酰化型在尿液中排出，慢乙酰化者为63%；快乙酰化者尿液中7%的异烟肼呈游离型（或结合型），而慢乙酰化者则为37%。本品亦可从乳汁排出，少量可自唾液、痰液和粪便中排出。相当量的异烟肼可经血液透析与腹膜透析清除。

【不良反应】 发生较多者有步态不稳或四肢麻木、针刺感、烧灼感或手足疼痛（周围神经炎）、深色尿、眼或皮肤黄染（肝毒性，35岁以上患者中发生的可能性增加）、食欲减退、异常乏力或软弱、恶心或呕吐（肝毒性的前驱症状）以及精神疾病的体征或症状。发生极少者有视物模糊或视力减退，合并或不合并眼痛（视神经炎）；以及发热、皮疹、血细胞减少及男性乳房发育等。本品偶可因神经毒性而引起抽搐。严重但罕见的不良反应有：粒细胞缺乏症、血小板减少症、贫血、巨幼细胞贫血、系统性红斑狼疮。

【禁忌证】 (1)对异烟肼过敏，包括药源性肝炎患者禁用。

(2)急性肝病患者禁用。

(3)有异烟肼引起的肝脏损害病史患者禁用。

(4)有异烟肼引起的药物热、寒战、关节炎等不良反应史者禁用。

(5)美国FDA妊娠期用药安全性分级为口服、肠道外给药C。

【注意事项】(1)交叉过敏反应　对乙硫异烟胺、吡嗪酰胺、烟酸或其他化学结构相似药物过敏者也可能对本品过敏。

(2)新生儿肝脏乙酰化能力较差,本品的消除半衰期可能延长,新生儿用药时应密切观察不良反应。

(3)本品在乳汁中的浓度可达 12 mg/L,与血药浓度相近;虽然在人类尚未证实有问题,但哺乳期间应用仍需在充分权衡利弊后再决定是否用药,如用药则宜停止哺乳。

(4)对诊断的干扰　用硫酸铜法进行尿糖测定可呈假阳性反应,但不影响葡萄糖酶法测定的结果。异烟肼可使血清胆红素、ALT 及 AST 的测定值增高。

(5)避免应用于有精神病、癫痫病史者,肝功能损害、HIV 感染、周围神经病变或有易患因素、同时使用其他慢性病药物、严重肾功能损害者应慎用。35 岁以上患者用本品引起药源性肝炎的风险增大。

(6)慢性肝病、注射用药、使用本品的同时每天饮酒者、女性(尤其是黑色人种和西班牙人)、围产期,使用本品引起药源性肝炎的风险较高。

(7)如疗程中出现视神经炎症状,需立即进行眼部检查,并定期复查。

(8)肝功能减退者异烟肼的剂量应酌减。

(9)用药前、疗程中应定期检查肝功能,包括血清胆红素、AST、ALT。疗程中密切注意有无肝炎的前驱症状,一旦出现肝毒性的症状及体征时应立即停药,必须待肝炎的症状、体征完全消失后方可重新应用异烟肼,此时必须从小剂量开始,逐步增加剂量,如有任何肝毒性表现应立即停药。

(10)逾量的处理　①保持呼吸道通畅。②采用短效巴比妥类制剂和维生素 B_6 静脉内给药,维生素 B_6 剂量为每 1 mg 异烟肼用 1 mg,如服用异烟肼的剂量不明,可给予 5 g 每 30 分钟 1 次,直至抽搐停止,患者恢复清醒;继以洗胃,洗胃应在服用异烟肼的 2～3 小时内进行。③立即抽血测定动脉血气、血电解质、血尿素氮、血糖等。④立即静脉给予碳酸氢钠,纠正代谢性酸中毒,需要时重复给予。⑤采用渗透性利尿药,并在临床症状已改善后继续应用,促进异烟肼排泄,预防中毒症状复发。⑥严重中毒患者应及早配血,做好血液透析的准备,不能进行血液透析时,可进行腹膜透析,同时合用利尿药。⑦采取有效措施,防止出现缺氧、低血压及吸入性肺炎。

【药物相互作用】(1)服用异烟肼时每日饮酒,易引起异烟肼所诱发的肝脏毒性反应,并加速异烟肼的代谢,因此需调整异烟肼的剂量,并密切观察肝毒性征象。应劝告患者服药期间避免饮用含乙醇的饮料。

(2)含铝抗酸药可延缓并减少异烟肼口服后的吸收,使血药浓度减低,故应避免两者同时服用,或在口服抗酸药前至少 1 小时服用异烟肼。

(3)抗凝药(如香豆素或茚满双酮衍生物)与异烟肼同时应用时,由于本品抑制了抗凝药的代谢,从而使抗凝作用增强。

(4)异烟肼与环丝氨酸合用时可增加环丝氨酸的血药浓度和中枢神经系统不良反应(如头晕或嗜睡),需调整剂量,并密切观察中枢神经系统毒性征象,尤其是对于从事需要灵敏度较高工作的患者。

(5)利福平与异烟肼合用时可增加肝毒性的危险性,尤其是已有肝功能损害者或为异烟肼快乙酰化者,因此在疗程的初始 3 个月应密切随访有无肝毒性征象出现。异烟肼与其他有肝毒性的药物合用可增加本品的肝毒性,因此宜尽量避免。

(6)异烟肼为维生素 B_6 的拮抗药,可能导致周围神经炎,两者合用时维生素 B_6 的需要量增加。

(7)与肾上腺皮质激素(尤其是泼尼松龙)合用时,可增加异烟肼在肝内的代谢及排泄,导致后者血药浓度减低而影响疗效,在快乙酰化者更为显著,应适应调整剂量。

(8)与阿芬太尼(alfentanil)合用时,由于异烟肼为肝药酶抑制药,可延长阿芬太尼的作用;与双硫仑(disulfiram)合用可增强其中枢神经系统作用,出现眩晕、动作不协调、易激惹、失眠等;与恩氟烷合用可增加具有肾毒性的无机氟代谢产物形成。

(9)与乙硫异烟胺或其他抗结核药合用,可加重后二者的不良反应。

(10)与酮康唑合用,可使酮康唑的血药浓度降低或升高,不宜合用。

(11)与伊曲康唑合用,由于异烟肼诱导了 CYP3A4 调节的伊曲康唑代谢,可使伊曲康唑血药浓度显著降低,导致治疗失败。

(12)与苯妥英钠或氨茶碱合用时可抑制二者在肝脏中的代谢,而导致苯妥英钠或氨茶碱血药浓度增高,故苯妥英钠或氨茶碱的剂量应适当调整。

(13)与对乙酰氨基酚合用时,由于异烟肼可诱导肝细胞色素 P_{450},使对乙酰氨基酚形成毒性代谢产物的量增加,从而增加后者的肝毒性及肾毒性。

(14)与卡马西平同用时,异烟肼可抑制其代谢,使卡马西平的血药浓度增高,引起不良反应;卡马西平可诱导肝药酶而加快异烟肼的代谢，使具有肝毒性的中间代谢产物增加，从而增强异烟肼的肝毒性。

(15)与左旋多巴合用，由于异烟肼直接抑制了外周和中枢的多巴脱羧酶作用，左旋多巴治疗效果降低，帕金森病的症状加重。

(16)本品不宜与其他可引起神经系统不良反应的药物合用，以免增加神经毒性。

【给药说明】 (1)慢乙酰化患者较易产生不良反应，如周围神经炎等，故宜用较低剂量。一般在爱斯基摩人、东方人和美州印第安人中慢乙酰化者较少；埃及人、以色列人、斯堪的那维亚、高加索等地居民和黑人中慢乙酰化者所占比例最高。异烟肼可每日用药1次。

(2)除预防性用药外，治疗必须与其他抗结核药物联合，避免单一用药。间歇疗法时，成人异烟肼剂量为500～600 mg，每周给药2次或3次。

(3)肾功能减退者其血肌酐值低于6 mg/100 ml者，异烟肼的用量不需减少。如肾功能减退更为严重或患者系慢乙酰化者则可能需减量，以异烟肼服用后24小时的血药浓度不超过1 mg/L为宜。在无尿患者中异烟肼的剂量可减为常用量的一半。

(4)大剂量使用异烟肼时，应适当补充维生素B_6，有助于防止或减轻周围神经炎和(或)维生素B_6缺乏症状。

(5)如出现胃肠道刺激症状，异烟肼可与食物同服；亦可服用抗酸药，但异烟肼应在口服抗酸药前至少1小时服用。与食物或抗酸药同服可能减少异烟肼的吸收。

【用法与用量】 (1)口服 ①预防，成人，一日0.3 g，顿服；儿童，按体重每日10 mg/kg，一日总量不超过0.3 g，顿服。②治疗，成人，与其他抗结核药合用，按体重每日5～8 mg/kg，每日0.3～0.4 g，顿服；或每日15 mg/kg，最高900 mg，每周2～3次。儿童，按体重每日10～15 mg/kg，一日总量不超过0.3 g，顿服。某些严重结核病患儿(如结核性脑膜炎)，每日按体重可高达30 mg/kg(一日总量不超过600 mg)。

(2)肌内注射 治疗剂量同口服。

(3)静脉滴注 用于重症病例，用氯化钠注射液或5%葡萄糖注射液溶解并稀释后静滴，一日0.3～0.6 g(注射多用于不能口服的患者)。

【儿科用法与用量】 口服 一日10～15 mg/kg，顿服；一日总量不超过0.3 g。

【儿科注意事项】 (1)适用于各型结核病治疗及预防，主要对繁殖期的分枝杆菌有效。

(2)不良反应有肝功能损伤和神经系统毒性。

【制剂与规格】 异烟肼片：(1)0.05 g；(2)0.1 g；(3)0.3 g；(4)0.5 g。

异烟肼注射液：(1)2 ml：0.05 g；(2)2 ml：0.1 g。

注射用异烟肼：0.1 g。

异烟腙[药典(二)]

Ftivazide(Phthivazid, Isoniazon)

【适应证】 本品为二线抗结核药，当用异烟肼发生不良反应时可改用本品。

【药理】 (1)药效学 本品为异烟肼衍生物，其作用机制与异烟肼相似，但抗菌作用稍差(最低抑菌浓度为0.13 mg/L)。结核分枝杆菌对本品和异烟肼有交叉耐药性。

(2)药动学 口服后吸收慢，血药浓度低。

【不良反应】 本品毒性比异烟肼小，不良反应和异烟肼相似，但较少见。

【注意事项】 (1)为了预防和减少不良反应，可同时应用维生素B_6。

(2)心绞痛、其他心脏病、有精神病或癫痫病史者和肝功能不全、严重肾功能不全者应慎用。

【用法与用量】 口服 (1)成人 一次0.3～0.5 g，一日3次。

(2)儿童 一日按体重30～40 mg/kg(一日总量不超过1.5 g)，分次服用。

【制剂与规格】 异烟腙片：(1)0.05 g；(2)0.1 g。

对氨基水杨酸钠[药典(二)；基；医保(甲)]

Sodium Aminosalicylate

【适应证】 适用于结核分枝杆菌所致肺及肺外结核病。本品仅对分枝杆菌有效，单独应用时结核分枝杆菌对本品迅速产生耐药性，因此必须与其他抗结核药合用。链霉素和异烟肼与本品合用时能延缓结核分枝杆菌对前二者耐药性的产生。本品对非结核分枝杆菌无效。本品主要用作二线抗结核药物。

【药理】 (1)药效学 只对结核分枝杆菌有抑菌作用。本品与对氨基苯甲酸(PABA)的结构类似；通过对叶酸合成的竞争性拮抗作用而抑制结核分枝杆菌的生长和繁殖。

(2)药动学 口服吸收良好，较其他水杨酸类吸收快。吸收后迅速分布至肾、肺、肝等组织和各种体液中，在干酪样组织中可达较高浓度，在胸水中也可达到很高浓度，但在脑脊液中的浓度很低。血浆蛋白结合率低(15%)。口服后t_{max}为1～2小时，有效血药浓度持续时间约 4 小时。$t_{1/2}$ 为 45～60 分钟，肾功能损害者可达 23 小时。本品在肝中代谢，50%以上经乙酰化成为无活性代谢产物。给药量的 85%在 7～10 小时内经肾小球滤过和肾小管分泌迅速排出；14%～33%为原形，50%为代谢产物。本品亦可经乳汁分泌。血液透析能否清除本品尚不明。

【不良反应】 (1)发生较多者　瘙痒、皮疹、关节酸痛与发热、极度疲乏或软弱，嗜酸性粒细胞增多(较常见的原因为过敏反应)、黄疸、肝炎。

(2)发生较少者　下背部疼痛、尿痛或排尿烧灼感(结晶尿)、血尿、月经失调、发冷、男性性欲减低、皮肤干燥、颈前部肿胀、甲状腺功能减退、甲状腺肿、黏液性水肿、低血糖；恶心、呕吐、腹泻、脂肪泻、腹痛、背痛、苍白(溶血性贫血，由于 G-6-PD 缺乏)；发热、头痛、咽痛、乏力(传染性单核细胞增多症)；粒细胞缺乏症、血小板减少症、血小板减少性紫癜、高铁血红蛋白血症；结晶尿、小便染色等。

【禁忌证】 (1)对本品过敏者禁用。

(2)肾病终末期患者禁用。

(3)美国 FDA 妊娠期用药安全性分级为 C。

【注意事项】 (1)交叉过敏反应　对其他水杨酸类包括水杨酸甲酯(冬青油)或其他含对氨基苯基团(如某些磺胺类药和染料)过敏的患者对本品亦可过敏。

(2)氨基水杨酸类可由乳汁中排泄，对乳儿的危害已得到证实，哺乳期妇女应改用其他药物或使用本品时暂停授乳。

(3)对诊断的干扰　使硫酸铜法测定尿糖出现假阳性；使尿液中尿胆原测定呈假阳性反应(氨基水杨酸类与 Ehrlich 试剂发生反应，产生橘红色或黄色浑浊，某些根据上述原理制成的市售试验纸条所得结果也可受其影响)；使丙氨酸氨基转移酶(ALT)和天门冬氨酸氨基转移酶(AST)的正常值增高。

(4)下列情况应慎用：充血性心力衰竭、消化性溃疡、葡萄糖-6-磷酸脱氢酶(G-6-PD)缺乏症、肝功能损害、肾功能损害。

(5)氨基水杨酸盐和维生素 B_{12} 合用时可影响后者从胃肠道的吸收，因此服用氨基水杨酸类的患者其维生素 B_{12} 的需要量可能增加。患者使用本品超过 1 个月，应考虑补充维生素 B_{12}。

(6)避免用于正在咯血的患者。

【药物相互作用】 (1)对氨基苯甲酸与本品有拮抗作用，不宜合用。

(2)本品可增强抗凝药(香豆素或茚满二酮衍生物)的作用，因此在用对氨基水杨酸类时或用药后，口服抗凝药的剂量应适当调整。

(3)与乙硫异烟胺合用时可增加胃肠道和肝脏的不良反应。

(4)丙磺舒或苯磺唑酮可减少氨基水杨酸类从肾小管的分泌，导致其血药浓度增高、持续时间延长及发生毒性反应；因此合用时或合用后，前者的剂量应予适当调整，并密切随访。但目前多数不用丙磺舒作为氨基水杨酸类治疗时的辅助用药。

(5)氨基水杨酸类可能影响利福平的吸收，使后者的血药浓度降低，必须告知患者在服用上述两药时，至少相隔 6 小时。

(6)与异烟肼合用，异烟肼的乙酰化代谢下降，异烟肼的血药浓度增加。

(7)与地高辛合用，地高辛的肠吸收受抑制，血药浓度下降。

【给药说明】 (1)进餐、餐后服或与抗酸药同服可减少胃部刺激。如发生胃部刺激，暂时减量或暂时停服 2 周可缓解症状；然后再从小剂量开始，逐渐递增至足量。

(2)限制钠盐摄入量的患者可改用对氨基水杨酸钙。肾功能损害的患者需减量或停用。

(3)如发生结晶尿，应使尿液保持中性或稍偏碱性。

(4)静脉滴注的溶液需现用现配，滴注时应避光，溶液变色即不得使用。

【用法与用量】 (1)口服　①成人，一日 8～12 g，一日剂量不超过 20 g，分 3～4 次服；②儿童，一日按体重 0.2～0.3 g/kg，分 3～4 次服用，一日剂量不超过 12 g。本品的单药口服制剂目前已很少使用。

(2)静脉滴注　临用前加灭菌注射用水适量使本品溶解后再用 5%葡萄糖注射液稀释。成人，一日剂量 4～12 g；儿童，一日剂量按体重 0.2～0.3 g/kg 测算。

【儿科用法与用量】 (1)口服　一日 0.2～0.3 g/kg，分 3～4 次，一日总量不超过 12 g。

(2)静脉滴注　一日 0.2～0.3 g/kg，分 2～3 次。

【儿科注意事项】 (1)本品对结核分枝杆菌有抑菌作用，但较易产生耐药性，主要用作二线抗结核药物，目前已很少单药使用。

(2)不良反应有皮疹、关节疼痛、嗜酸性粒细胞增多。

(3)对 G-6-PD 缺乏者，可引起溶血性贫血，也可引起传染性单核细胞增多症。

【制剂与规格】 对氨基水杨酸钠肠溶片：0.5 g。

注射用对氨基水杨酸钠：(1)2 g；(2)4 g；(3)6 g。

盐酸乙胺丁醇[药典(二)；基；医保(甲)]

Ethambutol Hydrochloride

【适应证】 适用于与其他抗结核药联合治疗结核分枝杆菌所致各型结核病，亦可用于非结核分枝杆菌感染的治疗。

【药理】 (1)药效学　本品为合成抑菌抗结核药。其作用机制尚未完全阐明。本品可渗入分枝杆菌体内干扰 RNA 的合成，从而抑制细菌的繁殖，本品只对生长繁殖期的分枝杆菌有效。单独应用时结核分枝杆菌易对本品产生耐药性；迄今未发现本品与其他抗结核药物有交叉耐药性。

(2)药动学　口服给药量的 75%～80%从胃肠道吸收，t_{max}为 2～4 小时；单次口服 25 mg/kg，C_{max}为 5 mg/L。广泛分布于全身各组织和体液中(除脑脊液外)。红细胞内药物浓度与血药浓度相等或为后者的 2 倍，并可持续 24 小时；肾、肺、唾液和尿液内的药物浓度都很高，但胸水和腹水中的浓度则很低。本品不能渗入正常脑膜，但结核性脑膜炎患者脑脊液中可有微量；可通过胎盘屏障进入胎儿血液循环；可从乳汁分泌，乳汁中的药物浓度约相当于母体血药浓度。其分布容积为 1.6 L/kg。血浆蛋白结合率为 20%～30%。主要经肝脏代谢，约 15%的给药量被代谢成为无活性代谢产物。经肾小球滤过和肾小管分泌排出，给药后约 80%在 24 小时内排出，至少 50%以原形排泄，约 15%为无活性代谢产物。在粪便中以原形排出约 20%。$t_{1/2}$为 3～4 小时，肾功能减退者可延长至 8 小时。相当量的乙胺丁醇可经血液透析和腹膜透析从体内清除。

【不良反应】 (1)发生较多者　视物模糊、眼痛、红绿色盲或视力减退、视野缩小(视神经炎，每日按体重 25 mg/kg 以上时易发生)。视力变化可为单侧或双侧，因此检查时应左眼、右眼分开测试。另有恶心、呕吐、躁狂等。

(2)发生较少者　畏寒；关节肿痛(尤其是第一跖趾、踝、膝关节)，病变关节表面皮肤发热并有紧绷感(急性痛风、高尿酸血症)。

(3)发生极少者　为皮疹、发热等过敏反应；或麻木感、针刺感、烧灼痛或手足软弱无力(周围神经炎)。另有失明、中性粒细胞减少、血小板减少、过敏样反应等严重不良反应。

【禁忌证】 (1)对本品过敏者禁用。

(2)已报告药品对视力的不良反应或发生不能解释的视力变化者禁用。

【注意事项】 (1)乙胺丁醇可分泌至乳汁，乳汁中的药物浓度与血药浓度相近，虽然在人类中未证实有问题，但哺乳期妇女用药需权衡利弊后再决定用药与否。

(2)对诊断的干扰　服用本品可使血尿酸浓度测定值增高。

(3)痛风、视神经炎、肾功能减退者慎用。

(4)治疗期间应检查：①眼部，视野、视力、红绿色觉鉴别力等，在用药前、疗程中每日检查 1 次，尤其是疗程长或每日剂量超过 15 mg/kg 的患者；②由于本品可使血清尿酸浓度增高，引起痛风发作，因此在疗程中应定期测定血清尿酸值。

(5)13 岁以下儿童尚缺乏临床资料，由于在幼儿中不易监测视力变化，故本品不推荐用于 13 岁以下儿童。老年人往往伴有生理性肾功能减退，故应按肾功能情况调整用量。

(6)有 HIV 感染者或艾滋病患者需延长疗程或无限期用药。鉴于目前尚无切实可行的测定血药浓度方法，剂量应根据患者体重计算。

(7)肝或肾功能减退患者，本品血药浓度可能增高，消除半衰期延长。肾功能减退患者应用本品时需减量。

(8)美国 FDA 妊娠期用药安全性分级为口服给药 B。

【药物相互作用】 (1)与乙硫异烟胺合用可增加不良反应。

(2)与氢氧化铝合用能减少乙胺丁醇的吸收。

(3)与可能引起神经系统不良反应的药物合用可增加本品神经毒性，如视神经炎或周围神经炎。

【给药说明】 如发生胃肠道刺激，乙胺丁醇可与食物同服。一日剂量分次服用可能无法达到有效血药浓度，因此本品一日剂量宜一次性顿服。乙胺丁醇单用时细菌可迅速产生耐药性，因此本品必须与其他抗结核药联合应用。

【用法与用量】 成人常用量　与其他抗结核药合用。①结核初治，按体重 15 mg/kg，一日一次性顿服；或一次口服 25 mg/kg，最高一日 1.25 g，每周 2～3 次。②结核复治，按体重 25 mg/kg，一日一次性顿服，最高一日 1.25 g，连续 2～3 个月；继以按体重 15 mg/kg，一日一次性顿服。③非结核分枝杆菌感染，一日 15～25 mg/kg，一次性顿服，亦需与其他抗结核药合用。

【儿科用法与用量】 儿童常用量　13 岁以上儿童用量，与成人相同；13 岁以下儿童用量，每日 15 mg/kg，但一般不作推荐。

【儿科注意事项】 (1)本品有左旋、右旋、消旋异构体三种，以右旋体抗结核作用最强。

(2)常应用于结核病及其他分枝杆菌的联合治疗。

(3)不良反应多见视物模糊、红绿色盲，少数有皮疹、关节痛等过敏反应。

【制剂与规格】 盐酸乙胺丁醇片：0.25 g。

盐酸乙胺丁醇胶囊：0.25 g。

乙胺吡嗪利福异烟片(Ⅱ)：每片含利福平 0.15 g，异烟肼 0.075 g，吡嗪酰胺 0.4 g，盐酸乙胺丁醇 0.275 g。

乙胺利福异烟片：每片含利福平 0.12 g，异烟肼 0.12 g，盐酸乙胺丁醇 0.25 g。

利 福 平[药典(二)；基；医保(甲)]

Rifampicin

【适应证】 与其他抗结核药联合用于结核病初治与复治，包括结核性脑膜炎的治疗；亦适用于无症状脑膜炎奈瑟菌带菌者，以消除鼻咽部脑膜炎奈瑟菌。利福平不适用于脑膜炎奈瑟菌感染的治疗。

本品亦可与其他药物联合用于麻风、非结核分枝杆菌感染的治疗。利福平与万古霉素(静脉)联合可用于甲氧西林耐药葡萄球菌所致严重感染。

【药理】 (1)药效学　本品为半合成广谱杀菌药。与 DNA 依赖性 RNA 多聚酶的β亚单位牢固结合，防止该酶与 DNA 模板相结合，抑制细菌 RNA 的合成，阻断了转录过程。本品对结核分枝杆菌具有高度抗菌活性；部分非结核分枝杆菌对利福平敏感。本品对葡萄球菌包括甲氧西林耐药菌株具有强大的抗菌活性；肺炎链球菌、链球菌属、肠球菌属、炭疽芽孢杆菌、单核细胞增多性李斯特菌对利福平敏感。革兰阴性菌中脑膜炎奈瑟菌、淋病奈瑟菌对利福平高度敏感；黄杆菌属对利福平敏感，流感嗜血杆菌包括氨苄西林耐药菌株对利福平通常敏感。利福平对嗜肺军团菌具有强大抗菌作用，对沙眼衣原体、鹦鹉热衣原体、立克次体、伯氏考克斯体均具有良好抗微生物活性。

(2)药动学　口服吸收良好，t_{max}为 1.5～4 小时。成人一次口服 600 mg 后，C_{max}可达 7～9 mg/L；6 个月～5 岁儿童一次口服 10 mg/kg，C_{max}为 11 mg/L。进食后服药可使达峰时间延迟和血药峰浓度减低。成人于 30 分钟内静滴 600 mg 后，C_{max}可达 17.5 mg/L；儿童(3 个月～12 岁)于 30 分钟内静滴 300 mg/m^2，C_{max}可达 26 mg/L。吸收后可分布至全身大部分组织和体液中，包括脑脊液，当脑膜有炎症时脑脊液内药物浓度增加；在唾液中亦可达有效治疗浓度；本品可通过胎盘屏障，进入胎儿血液循环。利福平为脂溶性，故易进入细胞内杀灭其中的敏感细菌和分枝杆菌。分布容积为 1.6 L/kg。血浆蛋白结合率为 80%～91%。$t_{1/2}$为 3～5 小时，多次给药后缩短为 2～3 小时。本品在肝脏中可受到自身诱导型微粒体氧化酶的作用而迅速去乙酰化，成为具有抗菌活性的代谢产物 25-O-去乙酰利福平，水解后形成无活性的代谢产物由尿排出。

本品主要经胆汁从肠道排泄，存在肠肝循环；但去乙酰利福平则无肠肝循环。60%～65%的给药量经粪便排出，6%～15%的药物以原形、15%以活性代谢产物经尿排出；7%则以无活性的 3-甲酰衍生物排出。亦可经乳汁分泌。在肾功能减退患者中本品无蓄积；由于自身诱导型肝微粒体氧化酶的作用，在服用利福平的 6～10 日后消除增加；用高剂量后由于胆道排泄达到饱和，本品的排泄可能延缓。利福平不能经血液透析或腹膜透析被清除。

【不良反应】 (1)发生少但应引起注意的症状　畏寒、呼吸困难、头晕、发热、头痛、肌肉与骨骼疼痛、寒战(流感样综合征)，采用间歇疗法者易发生，也可产生急性溶血症状或肾功能衰竭，目前认为产生的机制是由免疫反应所致。发生极少的有尿液浑浊或血尿、尿量或排尿次数显著减少(间质性肾炎)、食欲缺乏、恶心、呕吐、异常乏力或软弱(肝炎前驱症状)、咽痛、出血(血液病、恶病质)、巩膜或皮肤黄染(肝炎)以及血小板减少症(大剂量用药时)。

(2)持续存在且需引起注意的症状　腹泻，尿液、唾液、粪便、痰液、汗液及泪液呈橘红色或红棕色，胃部痉挛、胃灼热、食欲缺乏、恶心。发生较少者有瘙痒、皮肤发红或皮疹(过敏反应)、口舌疼痛(真菌生长)。

【禁忌证】 (1)对本品或利福霉素类过敏者禁用。

(2)有活动性脑膜炎奈瑟菌感染者禁用。

(3)严重肝功能不全、胆管阻塞者禁用。

(4)美国 FDA 妊娠期用药安全性分级为口服、肠道外给药 C。

【注意事项】 (1)本品可由乳汁排泄，虽然在人类未证实有问题，但哺乳期妇女用药应充分权衡利弊后再决定是否用药。

(2)对诊断的干扰　可引起直接抗人球蛋白试验(Coombs 试验)阳性；干扰血清叶酸浓度测定和血清维生素 B_{12}浓度测定结果；可使磺溴酞钠试验潴留，因此磺溴酞钠试验应在每日服用利福平之前进行，以免出现假阳性结果。利福平可干扰利用分光光度计或颜色改变而进行的各项尿液分析试验检测结果，因服用利福平后可使尿液呈橘红色或红棕色。服用利福平可使血尿素氮、碱性磷酸酶、ALT、AST、血清胆红素及血清尿酸浓度测定结果增高。

(3)酒精中毒、肝功能损害者慎用。

(4)由于存在严重的肝脏毒性甚至致死的风险，利福平和吡嗪酰胺的复方制剂一般不用于结核病的预防性治疗。

(5)利福平可能引起白细胞和血小板减少，并导致齿龈出血和感染、伤口愈合延迟等。此时应避免拔牙等手术，并注意口腔卫生，刷牙及剔牙均需慎重，直至血象恢复正常。

(6)逾量引起的症状　精神迟钝；眼周或面部水肿；全身瘙痒；"红人综合征"(皮肤、黏膜及巩膜呈红色或橙色)。有原发性肝病、嗜酒者或同服其他肝毒性药物者可能引起死亡。逾量的处理：①洗胃，因患者往往出现恶心、呕吐，不宜再催吐；洗胃后给予活性炭糊剂，以吸收胃肠道内残余的利福平；有严重恶心、呕吐者给予止吐药。②给予利尿药以促进药物排泄。③支持疗法。

【药物相互作用】 (1)服用利福平时每日饮酒可导致药源性肝毒性损害发生率增高，并增加利福平的代谢，需调整剂量，并密切观察。

(2)肾上腺皮质激素(糖皮质激素、盐皮质激素)、左旋甲状腺素、抗凝药、安普那韦、地拉韦啶、艾法韦仑、茚地那韦、洛匹那韦、利托那韦、那非那韦、沙奎那韦、替拉那韦、奈韦拉平、氨茶碱、茶碱、氯霉素、泰利霉素、甲氧苄啶、伊曲康唑、伏立康唑、氯贝丁酯、环孢素、胺碘酮、维拉帕米、劳卡胺、妥卡胺、美西律、普罗帕酮、丙吡胺、奎尼丁、雷诺嗪、口服降血糖药、促皮质素、氨苯砜、强心苷类、吉非替尼、厄洛替尼、伊马替尼、地西泮、苯妥英、喹硫平、他克莫司、吡喹酮等与利福平合用时，由于后者诱导肝微粒体酶活性，可使上述药物的代谢加快，药效减低。本品与抗凝药合用时应每日或定期测定凝血酶原时间，据以调整剂量。禁忌与雷诺嗪、洛匹那韦、沙奎那韦、替拉那韦、伏立康唑合用。

(3)对氨基水杨酸盐、抗酸药和降低胃肠动力药(如抗胆碱药和罂粟碱类)可影响利福平的吸收，导致利福平血药浓度减低；合用时，两药之间至少相隔6小时。

(4)利福平可促进雌激素的代谢或减少其肠肝循环，降低口服避孕药的作用，导致月经不规则，月经间期出血和计划外妊娠。因此服用利福平时，应改用其他避孕方法。

(5)利福平可诱导肝微粒体酶，增加抗肿瘤药达卡巴嗪(dacarbazine)、环磷酰胺的代谢与烷化代谢产物的形成，促使白细胞计数降低，因此需调整剂量。

(6)利福平与异烟肼合用可增加肝毒性发生的危险，尤其是原有肝功能损害者和异烟肼快乙酰化患者。

(7)利福平与酮康唑合用，可使二者的血药浓度均减低。

(8)利福平与乙硫异烟胺合用可加重肝脏毒性反应。

(9)利福平可增加美沙酮在肝脏中的代谢，引起美沙酮撤药症状。

(10)氯法齐明可减少利福平的吸收，延迟利福平的达峰时间并延长其消除半衰期。

(11)丙磺舒可与利福平竞争被肝细胞摄入，使利福平血药浓度增高并产生不良反应。故二者不宜合用。

【给药说明】 (1)利福平应于空腹时(餐前1小时或餐后2小时)用水送服，以保证最佳吸收。如出现胃肠道刺激症状则可在进食后服用。

(2)利福平单独用于治疗结核病时可能迅速产生细菌耐药，因此本品必须与其他抗结核药合用。利福平用于抗结核间歇疗法时，最高剂量不宜超过0.6 g。

(3)肝功能减退的患者常需减少剂量，每日按体重不超过8 mg/kg。

(4)肾功能减退者不需减量。此外，在肾小球滤过率减低或无尿患者中利福平的血药浓度无显著改变。发生急性肾功能衰竭时提示利福平有诱发过敏性间质性肾炎的可能。

【用法与用量】 (1)抗结核　口服　①成人，与其他抗结核药合用，一日0.45～0.6 g，一次性顿服。②1个月以上儿童，一日按体重10～20 mg/kg，一次性顿服，一日总量不超过0.6 g。③老年人，一日按体重10 mg/kg，一次性顿服。

(2)脑膜炎奈瑟菌带菌者(无症状)　①成人，每日5 mg/kg，每12小时1次，连续2日；②1个月以上儿童，每日10 mg/kg，每12小时1次，连服4次；③老年人，一日按体重10 mg/kg，一次性顿服。

【儿科用法与用量】 口服　一日10～20 mg/kg，空腹，一次性顿服或分2次服；一日总量不超过0.6 g。

【儿科注意事项】 (1)常与其他抗结核药联合治疗用于结核病初治及复治，亦可用于某些耐药革兰阳性菌治疗。

(2)不用于新生儿，少用于3个月内婴儿，因有肝功能及血液系统损伤。

【制剂与规格】 利福平片：0.15 g。

利福平胶囊：(1)0.15 g；(2)0.3 g。

注射用利福平：(1)0.15 g；(2)0.45 g；(3)0.6 g。

利福喷汀[医保(甲)]

Rifapentine

【适应证】 本品常与其他抗结核药联合用于结核病的初治与复治。半衰期长为其特点，更适合在直接观察下的短程化疗（directly observed treatment short-course，简称 DOTS）。本品不宜用于结核性脑膜炎的治疗。

本品与其他抗麻风药联合用于麻风病的治疗可能有效；亦可用于非结核分枝杆菌感染的治疗。

【药理】 (1)药效学　利福喷汀为半合成广谱杀菌药，其作用机制与利福平相同。体外对结核分枝杆菌有很强的抗菌活性，最低抑菌浓度（MIC）为 0.12～0.25 mg/L，比利福平强 2～10 倍。本品在小鼠体内的抗结核感染作用也优于利福平。麻风分枝杆菌和其他分枝杆菌如堪萨斯分枝杆菌、蟾分枝杆菌也对本品敏感，但鸟分枝杆菌对本品耐药。

利福喷汀对衣原体属的作用与红霉素、多西环素相仿，较利福平差；对耐甲氧西林葡萄球菌的作用较差，但对其他多数革兰阳性球菌有高度抗菌活性，其 MIC＜0.025 mg/L。本品对革兰阴性菌的作用差。利福喷汀和多西环素联合，对淋病奈瑟菌有协同作用；与异烟肼联合，对结核分枝杆菌的作用远远超过利福平与异烟肼联合。体外试验结果显示，衣原体属、金黄色葡萄球菌和淋病奈瑟菌都会对本品产生耐药性。

(2)药动学　口服吸收缓慢，t_{max}为 5～15 小时。该药在胃肠道中吸收不完全，但本品的生物利用度可提高。健康成人单次口服 4 mg/kg，C_{max}为 5.13 mg/L，$t_{1/2}$为 14.1 小时；单次口服 8 mg/kg，C_{max}为 8.5 mg/L，$t_{1/2}$为 19.9 小时。血浆蛋白结合率＞98%；本品在体内分布广，尤其在肝组织中分布最多，其次为肾，其他组织中亦有较高浓度，但不易透过血-脑屏障。主要在肝内去乙酰化，生成活性代谢产物 25-去乙酰利福喷汀，其血浆蛋白结合率为 93%；利福喷汀在肝脏内的去乙酰化过程比利福平慢。本品存在肝肠循环，由胆汁排入肠道的原形药物部分可被再吸收。本品和 25-去乙酰利福喷汀主要经胆汁随粪便排出，仅部分由尿中排出。

【不良反应】 本品不良反应比利福平轻微，可出现体液变为红色或橙色，白细胞、血小板减少，高尿酸血症、ALT 升高，皮疹、头晕、失眠、关节痛、脓原性蛋白尿等。胃肠道反应少见。应用本品过程中，应经常观察血象和肝功能的变化情况。应用本品未发现流感样综合征和免疫性血小板减少症，也未发现过敏性休克样反应，如果出现此类不良反应需及时停药。

【禁忌证】 (1)对本品及利福平、利福布汀过敏者禁用。

(2)美国 FDA 妊娠期用药安全性分级为口服给药 C。

【注意事项】 (1)本品对乳汁可能有影响，乳汁可能因服用本品而被染色。哺乳期妇女仍应充分权衡利弊后再决定是否用药。

(2)12 岁以下儿童使用本品的安全性和有效性尚未确定。

(3)酒精中毒、肝功能损害者慎用。

(4)利福喷汀引起白细胞和血小板减少者，应避免进行拔牙等手术，并注意口腔卫生，剔牙需谨慎，直至血象恢复正常。

(5)肝功能减退的患者，即使每周仅用 1～2 次利福喷汀，也必须密切观察肝功能的变化。

(6)曾间歇服用利福平者可因体内产生循环抗体而发生变态反应，如出现血压下降或休克、急性溶血性贫血、血小板减少症或急性间质性肾小管肾炎者，均不宜再用本品。

(7)不推荐用于 HIV 感染患者的抗结核治疗，因复发的风险增加。

(8)应用口服激素避孕药患者使用本品应改换其他避孕方法。

(9)对诊断的干扰　参阅“利福平”。

(10)逾量的处理　①洗胃，洗胃后给予活性炭糊剂，以吸收肠道内残余的利福喷汀；有严重恶心、呕吐者，给予止吐剂。②输液，给予利尿药以促进药物排泄。③出现严重肝功能损害达 24～48 小时以上者，可考虑进行胆汁引流，以切断本品的肝肠循环。

【药物相互作用】 (1)服用本品时每日饮酒，可导致肝毒性增加，故服药期间应戒酒。

(2)与其他药物联合应用时，参阅“利福平”。禁忌与雷诺嗪合用。慎与蛋白酶抑制药合用。

(3)对氨基水杨酸盐可影响本品的吸收，合用时，两者应间隔 6 小时服用。

(4)巴比妥类药也可能影响本品的吸收，故不宜合用。

(5)利福平会降低口服抗凝药的效果，故利福喷汀与抗凝药同时应用时，亦应同样加以注意。

【给药说明】 (1)本品应在空腹时(餐前 1 小时)用水送服。因本品为脂溶性，国外推荐给予高脂和少量糖类的早餐后服药,可提高生物利用度。如因服用利福平而出现胃肠道刺激症状者,可改服本品。

(2)本品单独用于治疗结核病可能迅速产生细菌耐药性,因此本品必须联合其他抗结核药治疗。

【用法与用量】 口服 成人 一次 0.6 g(体重<55 kg 或有不良反应出现者应酌减),一次性顿服;一周服药 1~2 次。需与其他抗结核药联合应用。

【制剂与规格】 利福喷汀胶囊:(1)0.15 g;(2)0.3 g。

利福布汀[医保(乙)]

Rifabutin

【适应证】 适用于与其他抗结核药联合治疗结核分枝杆菌所致各型结核病,亦可用于非结核分枝杆菌感染的治疗。本品还适用于晚期 HIV 感染患者预防鸟-胞内复合体分枝杆菌(MAC)的播散。

【药理】 (1)药效学 本品是由 S 类利福霉素衍生而来的半合成抗生素。本品能抑制大肠埃希菌的 DNA 依赖型 RNA 多聚酶,但不能对哺乳动物细胞发挥作用。目前还不清楚本品是否能抑制 MAC 及其 DNA 依赖型 RNA 多聚酶。

无论是 HIV 阳性或 HIV 阴性的人群,试管内均证实利福布汀具有抗 MAC 的活性,同时还具有抗结核的活性。耐利福平的结核分枝杆菌可能同时对利福布汀耐药,但有研究结果表明,耐利福平结核分枝杆菌对本品仍有 31%的敏感度。

(2)药动学 ①吸收 9 名健康的成年人口服 300 mg 利福布汀后,C_{max}为(375±267)ng/ml(141~1033ng/ml),t_{max}为(3.3±0.9)小时(2~4 小时)。12 名健康成年人口服利福布汀胶囊的生物利用度为 85%。高脂肪餐使胶囊的吸收减慢但并不影响其吸收总量。血药浓度达到峰值后以明显的双向曲线递降。9 名健康成年人口服利福布汀 300~600 mg 与 16 名 HIV 阳性患者口服 300~900 mg 后药代动力学显示呈剂量依赖性。

②分布 吸收后在体内分布广,易进入组织与细胞内。5 名 HIV 阳性患者静脉用药后表观分布容积是(9.3±1.5)L/kg,超过了全身体液的 15 倍。利福布汀在人、鼠体内组织细胞的浓度高于同期血药浓度,口服用药 12 小时肺中药物浓度与血药浓度之比约为 6.5。在 HIV 阳性患者和健康成年人,药物达稳态时平均谷浓度为 50~65ng/ml。血浆蛋白结合率约 85%。

③代谢 已证实本品在人体内有 5 种代谢产物,其中以 25-氧及 31-氢氧最为重要,前者的活性与母药相似,占药物全部抗菌活性的 10%。

④排泄 用^{14}C 标记利福布汀研究健康成年受试者的结果显示,53%的口服用药通过尿液排出,30%从粪便排出。健康成年人口服一次后平均全身清除率为(0.69±0.32)L/(h·kg)。未代谢药物在肾清除率约占总清除率的 5%。利福布汀在血浆中被缓慢清除,$t_{1/2}$约(45±17)小时。

⑤特殊人群 a. 老年人:与健康成年人相比,这组人群利福布汀的药代动力学更易发生变化,剂量的选择应该慎重。b. 尚未研究过 18 岁以下组利福布汀的药代动力学。c. 肾功能不全:研究了 18 例不同程度肾功能不全患者服用利福布汀 300 mg 后的药物分布情况。与肌酐清除率 61~74 ml/min 者相比,严重肾功能不全患者(肌酐清除率<30 ml/min)AUC 增加了 71%,轻、中度肾功能不全患者(肌酐清除率 30~61 ml/min)AUC 增加了 41%,所以建议对于肌酐清除率<30 ml/min 患者使用利福布汀剂量应减少。

【不良反应】 一般耐受性较好,患者的尿液、粪便、唾液、痰液、汗液、眼泪、皮肤可被利福布汀染成棕黄色,隐形眼镜常被持久染色。中断治疗的原因主要有皮疹,恶心、呕吐、食欲缺乏、味觉障碍、消化不良等胃肠道反应,中性粒细胞减少,偶尔出现血小板减少。发生率小于 1%的不良反应包括流感样综合征、肝炎、贫血、关节痛、骨髓炎、系统性红斑狼疮、呼吸困难。尚未完全确立的不良反应包括惊厥、麻木、失语、心电图非特异性 T 波改变。

HIV 阳性患者单用利福布汀做预防性治疗时偶尔出现葡萄膜炎,若剂量增大,发生率也增高。可使用氢化可的松眼药水治疗,重症者可能需要数周后症状才能缓解。一旦出现葡萄膜炎应暂停利福布汀。轻症者可以再次使用,若症状复现则必须停用。

【禁忌证】 对本品及利福霉素类过敏者禁用。

【注意事项】 (1)HIV/AIDS 合并活动性结核病患者在没有其他抗结核药物联合治疗的情况下,利福布汀不能用于预防 MAC,易导致结核分枝杆菌对利福布汀和利福平产生耐药。目前还没有证据说明利福布汀可用于结核病的预防治疗,需要同时预防结核病和 MAC 的患者应同时口服异烟肼和利福布汀。

(2)哺乳期妇女使用本品对乳儿的危害不能排除。

(3)1 岁以下婴儿每日平均剂量为 18.5 mg/kg,2~10 岁者每日平均剂量为 8.6 mg/kg,14~16 岁者每日平均剂量为 4 mg/kg。其不良反应主要包括白细胞减少和皮疹,还有角膜沉积症,但并不影响视力。喂药时最好与食物混合。

(4)合并严重肾功能损害者剂量应减半，而轻、中度肾功能损害者无需调整剂量。

(5)逾量处理　洗胃后向胃内注入活性炭糊剂，可以帮助吸收胃肠道内残存的药物。由于85%的利福布汀与血浆蛋白结合，它广泛分布于组织内，很少通过尿道排泄，因此血液透析和利尿都不能有效减少患者体内的残存药物。

(6)美国FDA妊娠期用药安全性分级为口服给药B。

【药物相互作用】　本品干扰细胞色素P_{450}3A酶系统，降低需要上述酶参与代谢的所有药物的血浆浓度。同时利福布汀本身又通过CYP3A代谢，故任何抑制CYP3A的药物都将增加利福布汀的血浆浓度。

(1)抗真菌药　利福布汀每日300 mg，用于接受每日氟康唑(fluconazole)200 mg的HIV感染者，利福布汀的AUC增加82%，血药峰浓度增加88%；但利福布汀并不影响氟康唑的药代动力学。与伊曲康唑(itraconazole)每日200 mg联用时，伊曲康唑的AUC和血药峰浓度分别下降70%～75%。与伏立康唑、泊沙康唑合用，伏立康唑、泊沙康唑的血药浓度下降，利福布汀的血药浓度上升。本品与伏立康唑合用为禁忌。

(2)抗肺孢菌药　HIV感染患者每日利福布汀300 mg/d与氨苯砜50 mg联用时，氨苯砜的AUC下降27%～40%；如与SMZ-TMP联用，可使后者的AUC下降15%～20%，但SMZ-TMP并不改变利福布汀的药代动力学。

(3)抗病毒药　HIV感染患者每日使用利福布汀300 mg时，地拉韦啶(delavirdine)的AUC下降80%，其血药峰浓度下降75%；地拉韦啶会使利福布汀的AUC增加100%。与安普那韦、福沙那韦、洛匹那韦、利托那韦等合用，利福布汀出现毒性反应的风险增加。与茚地那韦、那非那韦、沙奎那韦、替拉那韦等合用，利福布汀出现毒性反应的风险增加，茚地那韦、那非那韦、沙奎那韦等的血药浓度下降。与依法韦仑合用，利福布汀的代谢被诱导，血药浓度下降。与依曲韦林合用，依曲韦林的代谢被诱导，血药浓度下降。

(4)克拉霉素　HIV感染者每日利福布汀300 mg与克拉霉素联用，克拉霉素的AUC下降50%，而利福布汀的AUC则增加75%，利福布汀出现毒性反应的风险增加。

(5)口服避孕药　利福布汀使口服避孕药的AUC和血药峰浓度均降低。

(6)其他　华法林、环孢素、他克莫司、厄洛替尼、雷诺嗪等，利福布汀诱导这些药物的代谢，使这些药物的血药浓度降低，有效性下降。本品与雷诺嗪合用为禁忌。

【给药说明】　有恶心、呕吐或其他胃肠道反应者，可改为一次150 mg，每日2次或于饭后服用。

【用法与用量】　推荐剂量为一次300 mg，一日1次。

【制剂与规格】　利福布汀胶囊：0.15 g。

吡嗪酰胺[药典(二)；基；医保(甲)]

Pyrazinamide

【适应证】　与其他抗结核药(如链霉素、异烟肼、利福平及乙胺丁醇)联合用于治疗结核病。

【药理】　(1)药效学　本品为烟酰胺衍生物，仅对结核分枝杆菌有效，对其他分枝杆菌及其他微生物无效。对结核分枝杆菌具有抑菌或杀菌作用，取决于药物浓度和细菌敏感度。本品仅在pH偏酸性时(pH≤5.6)有抗菌活性。单独应用时结核分枝杆菌对其迅速产生耐药性，故需与其他抗结核药联合应用。

(2)药动学　口服后吸收快而完全，t_{max}为2小时，口服1.5 g和3 g后，C_{max}分别为33 mg/L和59 mg/L。广泛分布于全身组织和体液中，包括肺、脑脊液、肾、肝及胆汁；脑脊液内药物浓度可达同期血药浓度的87%～105%。血浆蛋白结合率为10%～20%。主要在肝中被代谢，水解生成活性代谢产物吡嗪酸，继而羟化成为无活性的代谢产物。经肾小球滤过排泄，24小时内用药量的70%主要以代谢产物从尿中排出(其中吡嗪酸约33%)，3%以原形排出。$t_{1/2}$为9～10小时，肝、肾功能减退时可能延长。血液透析4小时可消除吡嗪酰胺血药浓度的55%，血中吡嗪酸减低50%～60%。

【不良反应】　(1)发生较多者　关节痛(由于高尿酸血症引起，常呈轻度，有自限性)、食欲缺乏、恶心、呕吐。

(2)发生较少者　发热、异常乏力或软弱、巩膜或皮肤黄染(肝毒性)、畏寒、贫血。

【禁忌证】　(1)对本品过敏者禁用。

(2)急性痛风患者禁用。

(3)严重肝功能不全患者禁用。

(4)美国FDA妊娠期用药安全性分级为口服给药C。

【注意事项】　(1)对诊断的干扰　①本品可与硝基氰化钠作用产生红棕色，影响尿酮体测定结果；②可使ALT、AST、血尿酸浓度测定值增高。

(2)糖尿病或有痛风病史者慎用。本品具有较大毒性，儿童不宜应用。

(3)应用本品疗程中血尿酸常增高，可引起急性痛风发作，需进行血清尿酸值测定。

(4)妊娠期结核病患者可先用异烟肼、利福平和乙胺丁醇治疗9个月，如对上述药物中任何一种耐药而对本品可能敏感者应考虑采用本品。

(5)哺乳期妇女使用本品对乳儿的危害不能排除。

(6)肝功能减退者除非必要，通常不宜采用本品。肾功能减退者应用时不需减量。

(7)交叉过敏反应　对乙硫异烟胺、异烟肼、烟酸或其他化学结构相似的药物过敏者可能对本品也过敏。因此对上述药物过敏者均不宜应用本品。

(8)避免与其他肝毒性药物合用，包括非处方药中的对乙酰氨基酚。

【药物相互作用】　(1)本品可增加血尿酸浓度，从而降低别嘌醇、秋水仙碱、丙磺舒、磺吡酮对痛风的疗效。合用时应调整剂量以便控制高尿酸血症和痛风。

(2)与乙硫异烟胺合用时可增强不良反应。

(3)与环孢素合用时，可能使环孢素的血药浓度减低，需监测血药浓度，调整剂量。

(4)与利福平合用可引起严重的肝脏毒性，应在整个治疗过程中进行监测。

(5)与齐多夫定合用，可使本品的血药浓度显著降低，抗结核有效性降低。

【给药说明】　(1)本品亦可采用间歇给药法，一周用药2次，每次50 mg/kg。

(2)本品单用治疗结核病时，细菌易产生耐药性，因此需与其他抗结核药联合应用。通常采用短程治疗，疗程6～9个月；HIV感染者的疗程可能需持续1～2年，甚至数年或无限期应用。

【用法与用量】　口服　成人常用量　与其他抗结核药联合，一日15～30 mg/kg，一次性顿服；或一日1.5 g，间歇疗法可增至一日2 g，一次性顿服或分2～3次服用。

【儿科用法与用量】　口服　一日15～30 mg/kg，分3～4次服。除非必须，通常不宜应用。必须应用时须充分权衡利弊后再决定。

【儿科注意事项】　(1)为烟酰胺衍生物，常用于结核病的联合治疗。

(2)不良反应关节痛常见，由于高尿酸血症引起。

(3)糖尿病和肝损伤患者慎用。

【制剂与规格】　吡嗪酰胺片：(1)0.25 g；(2)0.5 g。

吡嗪酰胺胶囊：0.25 g。

乙硫异烟胺

Ethionamide

【适应证】　与其他抗结核药联合用于经一线抗结核药物(如链霉素、异烟肼、利福平和乙胺丁醇)治疗无效的结核病患者(复治)，包括结核性脑膜炎。

本品也可与其他抗麻风药联合用于治疗麻风病，还可用于非结核分枝杆菌感染如鸟-胞内复合体分枝杆菌病的治疗。

【药理】　(1)药效学　本品和丙硫异烟胺均为异烟酸衍生物，其作用机制尚不清楚，但可能抑制肽类的合成。本品是抗结核分枝杆菌的抑菌药。本品亦对非结核分枝杆菌属具有抗菌活性，如堪萨斯分枝杆菌、麻风分枝杆菌及某些鸟-胞内复合体分枝杆菌等。

(2)药动学　口服后吸收快，t_{max}为1.8小时，口服250 mg后C_{max}为2 mg/L；生物利用度约为100%。广泛分布于全身组织、体液中，在各种组织中和脑脊液内的药物浓度与同期血药浓度接近。可穿过胎盘屏障进入胎儿血液循环。血浆蛋白结合率约30%。主要在肝内代谢，代谢为亚砜，仍有部分活性；然后生成无活性代谢产物。主要经肾排泄，其中1%为原形，5%为活性代谢产物，其余均为失活性代谢产物。$t_{1/2}$约2～3小时。

【不良反应】　(1)发生较多者　有胃肠功能紊乱，如多涎、食欲缺乏、口中金属味、恶心或呕吐、口腔溃疡、腹痛和腹泻等。

(2)发生较少者　有步态不稳或麻木感、针刺感、烧灼感、手足疼痛(周围神经炎)，服用维生素B_6可使上述症状缓解；嗜睡、软弱、精神忧郁、精神错乱或其他精神改变(中枢神经系统毒性)；巩膜或皮肤黄染(黄疸、肝炎)。

(3)发生极少者　有复视、视物模糊或视力减退，合并或不合并眼痛(视神经炎)；月经失调、男性性欲减退、低血糖、男性乳腺肥大、皮肤干燥而粗糙；颈前部肿、体重异常增加(甲状腺肿、甲状腺功能减退)；关节疼痛、僵直、肿胀；眩晕，包括从卧位或坐位起身时(直立性低血压)；皮疹。

【禁忌证】　(1)对本品或本品中的任一成分过敏者禁用。

(2)严重肝功能损害者禁用。

(3)美国FDA妊娠期用药安全性分级为口服给药C。

【注意事项】　(1)虽然异烟肼、吡嗪酰胺和本品在化学结构上相似(都是异烟酸衍化物)，但是三者之间却并无交叉耐药；但对异烟肼、吡嗪酰胺和烟酸过敏者，可能对本品也过敏。氨硫脲常与乙（丙）硫异烟胺有部分交叉耐药，耐氨硫脲的结核分枝杆菌常对乙硫异烟胺敏感；但耐乙（丙）硫异烟胺的结核分枝杆菌则很少对氨硫脲敏感。

（2）哺乳期妇女使用本品对乳儿的危害不能排除。

（3）对诊断的干扰　可使 ALT、AST 测定值增高。

（4）可影响血糖的控制，糖尿病患者慎用。

（5）肝功能减退患者宜减量。

（6）治疗期间需进行检查与监测　①用药前和治疗过程中每 2～4 周测定 ALT、AST。但上述试验值增高不一定预示发生临床肝炎，并可能在继续治疗过程中恢复。②眼部检查，如治疗过程中出现视力减退或其他视神经炎症状时应立即进行眼部检查，并定期复查。

【药物相互作用】（1）与环丝氨酸合用可增加中枢神经系统不良反应发生率，尤其是全身抽搐症状。故应适当调整剂量，并严密观察。本品与其他可能引起神经系统不良反应药物同时使用，有增加神经系统不良反应的可能性，如视神经炎和周围神经炎。因乙胺丁醇可引起球后视神经炎，与之合用时，应非常谨慎。

（2）与其他抗结核药合用，可能加重其他抗结核药的不良反应。

（3）与利福平或吡嗪酰胺合用，不良反应叠加，肝毒性的风险增加。

（4）本品为维生素 B_6 拮抗药，因此在其用药期间，维生素 B_6 的需要量可能增加。

【给药说明】（1）每日剂量在晚餐后或睡前一次性顿服可增加血药浓度和疗效，但可能加重胃肠道刺激作用。为此可将每日剂量分 3 次在餐后立即服用。

（2）单用本品治疗结核病可迅速引起细菌耐药性，故必须与其他抗结核药合用。本品属复治结核病用药，故疗程一般为 1～2 年。

（3）成人在服用本品时，每次与维生素 B_6 50～100 mg 同服，有助于预防或减轻周围神经炎症状。

【用法与用量】　口服　（1）成人　与其他抗结核药合用，一日 500～600 mg，分 2～3 次在餐后立即服用。

（2）儿童　与其他抗结核药合用，一次按体重 4 mg/kg，每 8 小时 1 次。

【制剂与规格】　乙硫异烟胺片：0.1 g。

丙硫异烟胺[药典(二)；基；医保(乙)]

Protionamide

【适应证】　与其他抗结核药联合用于经一线抗结核药物（如链霉素、异烟肼、利福平和乙胺丁醇）治疗无效的结核病患者。本品仅对分枝杆菌有效。

【药理】（1）药效学　本品为异烟酸衍生物，其作用机制不明，可能对肽类合成具有抑制作用。本品对结核分枝杆菌的作用取决于感染部位的药物浓度，低浓度时仅具有抑菌作用，高浓度时则具有杀菌作用。本品可抑制结核分枝杆菌分枝菌酸的合成。本品与乙硫异烟胺有完全交叉耐药现象。

（2）药动学　口服迅速吸收（80%以上），t_{max} 为 1～3 小时。广泛分布于全身组织、体液中，在各种组织中和脑脊液内的药物浓度与同期血药浓度接近。可穿过胎盘屏障，进入胎儿血液循环。血浆蛋白结合率约 10%。有效血药浓度可持续 6 小时，$t_{1/2}$ 约 3 小时。主要在肝内代谢。经肾排泄，其中 1%为原形药物，5%为活性代谢产物，其余均为失活代谢产物。

【不良反应】（1）与乙硫异烟胺相比，本品不良反应较轻。

（2）发生较少者　步态不稳或麻木感、针刺感、烧灼感、手足疼痛（周围神经炎）；精神错乱或其他精神改变（中枢神经系统毒性）；巩膜或皮肤黄染（黄疸、肝炎）。

（3）发生极少者　视物模糊或视力减退，合并或不合并眼痛（视神经炎）；月经失调、性欲减退（男性）、皮肤干燥而粗糙；颈前部肿、体重异常增加（甲状腺肿、甲状腺功能减退）；关节疼痛、僵直、肿胀。

（4）如持续发生以下情况者应予注意　腹泻、唾液增多、流涎、食欲缺乏、口中金属味、恶心、口痛、胃痛、胃部不适、呕吐（胃肠道紊乱、中枢神经系统毒性）；眩晕（包括从卧位或坐位起身时）；嗜睡、软弱（中枢神经系统毒性）。

【禁忌证】（1）对本品或本品中的任一成分过敏者禁用。

（2）严重肝功能损害者禁用。

【注意事项】　参阅“乙硫异烟胺”。

（1）交叉过敏　患者对异烟肼、吡嗪酰胺、烟酸或其他化学结构相近的药物过敏者，可能对本品亦过敏。

（2）对诊断的干扰　可使 ALT、AST 测定值增高。

（3）糖尿病患者慎用。

（4）肝功能减退患者宜减量应用。

（5）治疗期间需进行检查与监测　①用药前和疗程中每 2～4 周测定 ALT、AST，但上述化验值增高不一定预示发生临床肝炎，并可能在继续治疗过程中恢复；②眼部检查，如治疗过程中出现视力减退或其他视神经炎症状时应立即进行眼部检查，并定期复查。

【药物相互作用】 参阅“乙硫异烟胺”。

(1)与环丝氨酸合用可使中枢神经系统不良反应发生率增加，尤其是全身抽搐症状。故应适当调整剂量，并严密观察。

(2)与其他抗结核药合用，可能加重其不良反应。

(3)与利福平或吡嗪酰胺合用，不良反应叠加，肝毒性的风险增加。

(4)本品为维生素 B_6 拮抗药，因此在其用药期间，维生素 B_6 的需要量可能增加。

【给药说明】 (1)如出现胃肠道刺激症状，可与食物同服或餐后服用；每日剂量于晚餐后或睡前一次性顿服，可增加血药浓度和疗效，但可能加重胃肠道刺激作用。

(2)本品单独用于治疗结核病时易引起细菌耐药性，故必须与其他抗结核药合用；治疗可能需持续 1～2 年甚至数年。

(3)成人每日服用维生素 B_6 50～100 mg(15～300 mg)，与丙硫异烟胺同服，有助于预防或减轻周围神经炎症状，尤其是既往曾有异烟肼引起周围神经炎病史者。

【用法与用量】 (1)成人　与其他抗结核药合用，一日 0.6～1.0 g，分 2～3 次口服或一次性顿服。

(2)儿童　与其他抗结核药合用，口服，一次按体重 4～5 mg/kg，每 8 小时 1 次。

【制剂与规格】 丙硫异烟胺肠溶片：0.1 g。

固定剂量复合抗结核药制剂

Fixed Dose Combined Antituberculosis Preparation

根据化疗方案的要求将几种不同抗结核药物按一定的剂量配方制成复合的抗结核药片或胶囊，这是防止单药治疗结核病产生耐药性的最重要方法之一。常用的有利福平、异烟肼、吡嗪酰胺复合制剂和利福平、异烟肼复合制剂。应用固定剂量复合制剂最大的优点为：防止单一用药而产生的耐药性，尤其是减少了利福平的单一使用或被用于其他非结核性疾病；便于直接观察下给药的短程化疗(DOTS)管理。

【适应证】 利福平、异烟肼、吡嗪酰胺复合制剂适用于结核病初治和复治(非耐多药性)结核病患者的 2～3 个月强化期治疗，而利福平、异烟肼复合制剂适用于上述患者的 4～6 个月维持期治疗。

【药理】 (1)药效学　异烟肼、利福平与吡嗪酰胺均为抑菌或杀菌药，异烟肼具有早期杀菌活性。

(2)药动学　研究表明，在固定剂量复合抗结核药制剂中，利福平、吡嗪酰胺、异烟肼的生物利用度不受影响。

【不良反应】 这两种复合制剂中的任何一药均可引致肝功能损害。其他不良反应请分别参阅“利福平”“吡嗪酰胺”“异烟肼”各药项下。

【禁忌证】 (1)急性痛风患者禁用。

(2)各种病因的急性肝病或严重肝脏损害患者禁用。

(3)对异烟肼、利福平、吡嗪酰胺，或复方中的任一成分过敏者禁用。

(4)对异烟肼有寒战、药物热、关节痛等严重不良反应者禁用。

(5)美国 FDA 妊娠期用药安全性分级为 C。

【注意事项】 参阅“利福平”“吡嗪酰胺”“异烟肼”各药项下。

(1)哺乳期妇女使用本品对乳儿的危害不能排除。

(2)15 岁以下儿童使用本品的安全性和有效性尚未确定。

(3)治疗后甚至治疗数个月之后，仍可发生严重的，有时甚至致死的肝炎，故必须定期复查肝功能与血常规，若有异常，应请医师及时处理。

(4)使用本品年龄越大，发生肝炎的风险越大。

(5)每日饮酒者使用本品，发生肝炎的风险增加。

(6)肝功能损害、慢性肝病及严重肾功能不全患者使用本品，应加强监测。

(7)糖尿病患者使用本品，可影响血糖控制治疗。

(8)治疗初期可出现胆红素血症。

(9)如出现高尿酸血症伴急性痛风性关节炎，应停药。

(10)利福平可加重血卟啉症。

(11)逾量处理　①洗胃，洗胃后给予活性炭糊剂，以吸收肠道内残余的药物；有严重恶心、呕吐者，给予止吐药。②输液，给予利尿药以促进药物排泄。③某些患者可进行血液透析。④因其中的利福平所致严重肝功能损害达 24～48 小时以上者，可考虑进行胆汁引流，以切断利福平的肝肠循环。

【药物相互作用】 参阅“利福平”“吡嗪酰胺”“异烟肼”各药项下。

(1)避免与氟烷同用。

(2)使用本品时，避免服用富含酪胺和组胺的食物(如鲣鱼、金枪鱼以及其他热带鱼类)。

【给药说明】 (1)利福平、异烟肼、吡嗪酰胺复合制剂应于饭前 1～2 小时一次性顿服。利福平、异烟肼复合制剂应于饭前 30 分钟或饭后 2 小时服用。

(2)营养不良患者、易罹患神经病变者(如糖尿病患者)及青少年患者服用本品时,建议加服维生素 B_6。

【用法与用量】 (1)利福平-异烟肼-吡嗪酰胺　①体重 30～39 kg 者,一日 3 片;②体重 40～59 kg 者,一日 4 片;③体重 60 kg 或以上者,一日 5 片。

(2)利福平-异烟肼(150)　体重＜60 kg 者,一日 3 片。

(3)利福平-异烟肼(300)　体重≥60 kg 者,一日 2 片。

【制剂与规格】 利福平-异烟肼-吡嗪酰胺片:每片含利福平 120 mg、吡嗪酰胺 250 mg 和异烟肼 80 mg。

利福平-异烟肼(150):每片含利福平 150 mg 和异烟肼 100 mg。

利福平-异烟肼(300):每片含利福平 300 mg 和异烟肼 150 mg。

硫酸卷曲霉素[药典(二);基;医保(乙)]

Capreomycin Sulfate

【适应证】 适用于结核分枝杆菌所致结核病,对链霉素耐药者仍可试用卷曲霉素。本品主要对分枝杆菌有效。

卷曲霉素单用时细菌可迅速产生耐药性,故本品只能与其他抗感染药联合用于结核病的治疗。

【药理】 (1)药效学　本品为多肽复合物,毒性与氨基糖苷类相似,对结核分枝杆菌有抑制作用,机制尚不明确。

(2)药动学　本品很少经胃肠道吸收,需肌内注射。在尿中浓度甚高,也可穿过胎盘屏障,不能渗透进入脑脊液(CSF)。肌注 1 g 后,t_{max}为 1～2 小时,C_{max}为 30 mg/L。$t_{1/2}$为 3～6 小时,肌注 1 g 后尿中平均浓度为 1680 mg/L。主要经肾小球滤过并以原形排出,给药 12 小时内以原形排出 50%～60%;少量可经胆汁排出。肾功能损害患者$t_{1/2}$延长,血清中可有卷曲霉素蓄积。可经血液透析清除。

【不良反应】 (1)发生较多者　血尿、尿量或排尿次数显著增加或减少,血尿素氮升高,食欲减低或极度口渴(低钾血症、肾毒性),嗜酸性粒细胞增多。

(2)发生较少者　皮疹、瘙痒、皮肤红肿或发热等过敏反应、听力减低、耳鸣或耳部胀满感(耳毒性)、听神经损伤、步态不稳、眩晕(耳毒性-前庭功能受损)、呼吸困难、嗜睡、极度软弱无力(神经-肌肉阻滞、肾毒性、低钾血症)、心律失常、精神改变、肌痛或肌痉挛、胃痛、胃胀气或脉弱(低钾血症)、恶心或呕吐(耳毒性-前庭功能受损、肾毒性、低钾血症)、肾脏损害、急性肾小管坏死、出血、注射局部疼痛等。

【禁忌证】 (1)对本品过敏者禁用。

(2)美国 FDA 妊娠期用药安全性分级为直肠给药 C。

【注意事项】 (1)哺乳期妇女应用本品对乳儿的危害不能排除。

(2)下列情况应慎用本品:①失水患者,由于血药浓度增高,可能增加中毒的危险;②听力减退、重症肌无力或帕金森病、肾功能不全患者剂量应进行调整;③老年人用量宜酌减。

(3)用药期间应注意检查与监测:①密切观察听力变化;②定期做前庭功能及肾功能测定,尤其是在肾功能减退或第Ⅷ对脑神经病变患者,每周 1～2 次,血尿素氮 30 mg/100 ml 以上需减量或停药;③肝功能测定,尤其是与其他具有肝毒性的抗结核药合用时;④血钾浓度测定,用药前、治疗中每个月测定一次。

(4)可引起肾功能损害,一旦肾功能下降,应减小剂量或考虑停药。

(5)肾功能不全者使用本品,可引起肾脏额外的损害,因此需做治疗的获益/风险评价。肾功能损害患者需根据其肌酐清除率调整剂量或停药。用药 2～3 周后如病情好转,患者仍需继续用完整个疗程。

(6)大剂量静脉用药可引起部分神经-肌肉阻滞作用。

(7)对诊断的干扰　酚磺酞及磺溴酞钠排泄试验的结果降低;血尿素氮及非蛋白氮的正常测定值可能增高。

【药物相互作用】 (1)与氨基糖苷类合用,可能增加耳毒性、肾毒性和神经-肌肉阻滞作用。一旦发生听力减退,停药后仍可继续进展至耳聋,可能是暂时性的,但往往呈永久性。神经-肌肉阻滞作用可导致骨骼肌软弱与呼吸抑制或呼吸肌麻痹(呼吸暂停),可用抗胆碱酯酶药或钙盐治疗。

(2)与两性霉素 B、万古霉素、杆菌肽、巴龙霉素、环孢素、卡氮芥、顺铂、布美他尼、依他尼酸、呋塞米同时或先后应用可增加耳毒性及肾毒性,因此卷曲霉素不应与具有耳毒性及肾毒性的药物合用,必须合用时需进行听力和肾功能测定。

(3)不推荐本品与链霉素、紫霉素合用。

(4)布克利嗪(buclizine)、赛克利嗪、美克利嗪等抗组胺药以及吩噻嗪类、曲美苄胺与卷曲霉素合用可能掩盖耳鸣、头晕或眩晕等耳毒性症状。

(5)本品与抗胆碱酯酶药合用时可拮抗后者对骨骼

肌的作用，因此合用时或合用后，需调整后者的剂量。

(6)甲氧氟烷或多黏菌素类注射剂与卷曲霉素同时或先后应用时，肾毒性或神经-肌肉阻滞作用可能增加，故应避免合用。神经-肌肉阻滞作用可致骨骼肌软弱和呼吸抑制或呼吸肌麻痹(呼吸暂停)；在外科手术过程中或手术后两者合用时亦应谨慎，用抗胆碱酯酶药或钙盐有助于阻滞恢复。

(7)本品与阿片类镇痛药合用时，两者的呼吸抑制作用可能相加，必须密切观察。

【给药说明】 本品临用时，加氯化钠注射液溶解。注射时需做深部肌内注射，注射过浅可加重疼痛并发生无菌性脓肿。

【用法与用量】 肌内注射，成人一日 1 g，疗程 60～120 日；然后一周 2～3 次，一次 1 g。

肾功能减退者按表 10-13 调整剂量。

表 10-13 硫酸卷曲霉素用于肾功能减退患者的剂量调整

肌酐清除率 [ml/min(ml/s)]	剂量(按盐基计算) (mg/kg)
≥110(1.84)	按正常人用量
100(1.67)	一日 1 次，12.7
80(1.33)	一日 1 次，10.4
60(1.00)	一日 1 次，8.2
50(0.83)	一日 7 或每 48 小时 14
40(0.67)	一日 5.9 或每 48 小时 11.7
30(0.50)	一日 4.7 或每 48 小时 9.5
20(0.33)	一日 3.6 或每 48 小时 7.2
10(0.17)	一日 2.4 或每 48 小时 4.9
0(0)	一日 1.3 或每 48 小时 2.6 或每 72 小时 3.9

【制剂与规格】 注射用硫酸卷曲霉素(按卷曲霉素计)：(1)0.5 g(50 万 U)；(2)0.75 g(75 万 U)；(3)1 g(100 万 U)。

环丝氨酸[基;医保(乙)]

Cycloserine

【适应证】 与其他抗结核药联合用于经一线抗结核药物(如吡嗪酰胺、链霉素、异烟肼、利福平和乙胺丁醇)治疗失败的结核病患者。

本品还可用于治疗非结核分枝杆菌感染如鸟-胞内复合体分枝杆菌病的治疗。

【药理】 (1)药效学 环丝氨酸的化学结构类似 D-丙氨酸。本品干扰细菌细胞壁合成的早期阶段，通过竞争性抑制 L-丙氨酸消旋酶和 D-丙氨酸合成酶而抑制细菌细胞壁的合成。对结核分枝杆菌和其他分枝杆菌具有活性。单独应用时结核分枝杆菌对其迅速产生耐药性。

(2)药动学 口服吸收快而完全(70%～90%)，t_{max} 为 3～4 小时；单次口服 250 mg，C_{max} 为 10 mg/L。广泛分布于多数体液和组织中，包括脑脊液、乳汁、胆汁、痰液、淋巴组织、肺、胸水、腹水及滑膜液中，脑脊液中的药物浓度接近血药浓度。能通过胎盘屏障而进入胎儿血液循环。也可经乳汁分泌。本品主要由肾小球滤过从肾脏清除，尿中的药物浓度高；少量从粪便排出。在 12 小时内以原形排出 50%，24～72 小时内排出 65%～70%，肾功能减退者本品可在体内蓄积。$t_{1/2}$ 为 10 小时，肾功能减退者延长。本品可通过血液透析清除。

【不良反应】 (1)常见的不良反应 有焦虑、精神错乱、头晕、头痛、嗜睡、神经兴奋性增高、烦躁不安、精神抑郁、肌肉抽搐或震颤、神经质、多梦、其他情绪改变或精神改变、语言障碍、自杀倾向(中枢神经系统毒性)。

(2)少见的不良反应 有皮疹(过敏反应)；麻木感、麻刺感、烧灼感或手足无力(周围神经病)；癫痫发作。

【禁忌证】 (1)对本品过敏者禁用。

(2)现患焦虑、抑郁、精神病或有其病史者禁用。

(3)癫痫发作或有癫痫发作史者禁用。

(4)严重肾功能减退(肌酐清除率＜50 ml/min)者禁用。

(5)酗酒者禁用。

【注意事项】 (1)本品可进入乳汁，浓度接近或超过母体血药浓度。哺乳期妇女使用本品对乳儿的危害不能排除。

(2)服用本品每日剂量超过 500 mg 时，应密切观察中枢神经系统毒性症状。

(3)有条件者应监测血药浓度，浓度应维持在 25～30 μg/ml，应避免高于 30 μg/ml。

(4)治疗期间需进行下列项目监测：①血红蛋白；②血清肌酐和尿素氮；③血清环丝氨酸药物浓度。肾功能减退但尚稳定且每日剂量超过 500 mg 的患者，或表现出毒性症状和体征者应至少每周检测 1 次，应避免血药浓度高于 30 mg/L。

(5)逾量的处理 ①洗胃，洗胃后给予活性炭糊剂，以吸收肠道内残余的环丝氨酸；②癫痫发作时用抗惊厥药控制；③每日服维生素 B_6 200～300 mg 以预防和治疗神经毒性损害；④必要时可进行血液透析。

(6)美国 FDA 妊娠期用药安全性分级为口服给药 C。

【药物相互作用】 (1)乙醇可增加癫痫发作的危险,服本品者需忌酒。

(2)本品可使ALT、AST测定值升高,特别是已患肝脏疾病的患者。

(3)同时服用异烟肼或乙硫异烟胺,可增高中枢神经系统不良反应的发生率。故应调整剂量,并密切观察。

(4)本品为维生素 B_6 拮抗药,可引起贫血或周围神经炎;服药期间,对维生素 B_6 的需要量增加。

【给药说明】 (1)若服本品产生胃肠道刺激症状者,可改在饭后服用。

(2)单用本品治疗结核病可迅速引起细菌耐药性,故必须与其他抗结核药合用。本品属结核病复治用药,故疗程一般为1～2年。

【用法与用量】 口服　成人　通常剂量每日500 mg,分2次服用,必要时可根据患者的耐受性谨慎加量,最大可加至每6～8小时250 mg,并监测血药浓度。一日最大剂量为1 g。

【儿科用法与用量】 口服　一日10 mg/kg,分2次服。

【儿科注意事项】 (1)本品抗一般细菌作用弱,只对结核杆菌作用强,是结核病联合治疗的一线用药。

(2)常见不良反应有焦虑等精神症状,癫痫儿童禁用。

(3)肾功能不全者慎用。

【制剂与规格】 环丝氨酸胶囊:250 mg。

第十五节　抗麻风药

氨苯砜[药典(二);基;医保(甲)]

Dapsone

【适应证】 本品与其他抗麻风药联合用于由麻风分枝杆菌所致各种类型麻风的治疗。本品也可用于其他皮肤病的治疗,参阅第二十五章第四节。

【药理】 (1)药效学　本品为砜类抑菌药,对麻风杆菌有较强的抑制作用。作用于细菌的二氢叶酸合成酶,干扰叶酸的合成,其作用可为氨基苯甲酸所拮抗。本品亦可用作二氢叶酸还原酶抑制药。

(2)药动学　口服吸收快而完全。血浆蛋白结合率为50%～90%。口服吸收后广泛分布于全身组织(如肝、肾、皮肤、肌肉等)和体液中。在肝脏中经N-乙酰转移酶代谢。慢乙酰化者服药后易产生不良反应,尤其是血液系统的不良反应,其血药峰浓度亦较高,但临床疗效未见增加。快乙酰化者用药时可能需调整剂量。口服后 t_{max} 为2～8小时, $t_{1/2}$ 为10～50小时(平均28小时)。给药量的70%～85%以原形和代谢产物由尿中逐渐排泄。本品存在肠肝循环,因此停药数周后在血中仍可持续存在。

【不良反应】 (1)发生率较高者　有背、腿痛;胃痛、食欲缺乏;皮肤苍白、发热、溶血性贫血、皮疹;异常乏力或软弱;变性血红蛋白血症。

(2)发生率极低者　可有皮肤瘙痒、剥脱性皮炎、精神紊乱、周围神经炎;咽痛、发热、中性粒细胞减少或缺乏症;砜类综合征及肝脏损害等。

(3)下列症状如持续存在需引起注意:眩晕、头痛、恶心、呕吐。

【禁忌证】 美国FDA妊娠期用药安全性分级为C。

【注意事项】 (1)交叉过敏反应　对一种砜类药过敏的患者,可能对其他砜类药亦过敏。对噻嗪类利尿药、磺酰脲类、碳酸酐酶抑制药或其他磺胺类药过敏的患者可能对本品亦过敏。对本品过敏者可发生严重的剥脱性皮炎,常在开始用药4～5周内发生周身麻疹样或猩红热样红斑、瘙痒等症状;如及时停药处理,症状可很快消失,否则可引起不良后果。

(2)本品可在乳汁中达有效治疗浓度,对新生儿具有预防作用。但砜类药物在G-6-PD(葡萄糖-6-磷酸脱氢酶)缺乏症新生儿中可能引起溶血性贫血。

(3)下列情况应慎用:严重贫血、G-6-PD缺乏症、肝功能减退、变性血红蛋白还原酶缺乏症、肾功能减退患者。

(4)随访检查与监测:①血常规计数,用药前和治疗第1个月中每周1次;以后每个月1次,连续6个月;以后每半年1次。②G-6-PD测定,如为G-6-PD缺乏症患者应慎用本品,因易发生溶血反应。③肝功能试验(如血胆红素和AST测定),治疗过程中如患者发生食欲缺乏、恶心或呕吐应做测定,有肝功能损害者应停用本品。④肾功能测定,有肾功能减退者在疗程中应定期测定肾功能,并据以调整剂量;如患者肌酐清除率低于4 ml/min时,应测定患者的血药浓度;尿闭患者应停用本品。

【药物相互作用】 (1)丙磺舒可减少本品从肾小管排泌,合用时需调整剂量。

(2)利福平可诱导肝脏微粒体酶的活性,使本品血药浓度降低至1/7～1/10;故服用利福平的同时或以后应用本品时，本品的剂量应进行调整。

(3)本品不宜与能引起骨髓抑制的药物合用，因可加重白细胞和血小板减少的程度，必须合用时应密切观察。

(4)本品如与其他可引起溶血的药物合用可加重其溶血不良反应。

(5)与甲氧苄啶合用时，两者的血药浓度均可增高。其机制可能为：①甲氧苄啶抑制本品在肝脏的代谢；②两者竞争在肾脏中的排泄。上述均导致本品的血药浓度增高，可加重不良反应，如变性血红蛋白血症和溶血性贫血。

(6)去羟肌苷可减少本品的吸收，因口服去羟肌苷需同时服用缓冲液以使胃酸中和，而本品则需在酸性环境中以增加吸收。故两者必须合用时，至少间隔2小时。

【给药说明】 (1)单用本品治疗麻风易产生细菌耐药性，因此应与其他药物如氯法齐明、利福平等联合应用。

(2)对查菌阴性即未定类麻风和结核样型麻风的治疗，需与其他抗麻风药联合服用，疗程持续半年；对查菌阳性的其他类型麻风，需联合用药，疗程持续2年。

(3)快乙酰化型患者本品的血药浓度可能较低；慢乙酰化型患者的血药浓度可能较高。均需调整剂量，坚持个体化用药。

(4)肾功能减退患者用药时需减量，如肌酐清除率在4 ml/min以下时需测定血药浓度，无尿患者应停用本品。

(5)用药过程中如出现新发或中毒性皮肤反应，须迅速停用本品，但如是皮肤所呈现的麻风反应状态时则不需停药。

(6)疗程中如出现Ⅰ型麻风反应或神经炎时，应合用肾上腺皮质激素。

(7)G-6-PD缺乏症患者用本品时需减量。

(8)治疗疱疹样皮炎时，应食用无麸质饮食，连续6个月后，本品的剂量可减少50%甚至停用。

(9)逾量的处理 ①洗胃，给予活性炭30 g，同时给予泻药每6小时1次，至少持续24～48小时。②紧急情况下，对正常及变性血红蛋白还原酶缺乏症的患者用亚甲蓝1～2 mg/kg缓慢静脉注射，如变性血红蛋白重新在体内蓄积，可重复注射。③非紧急情况时，用亚甲蓝3～5 mg/kg，每4～6小时口服1次，但G-6-PD缺乏症患者不能采用；亦可用活性炭，即使在服用本品数小时后仍可应用。

【用法与用量】 口服 (1)抗麻风 与一种或多种其他抗麻风药联合用药。成人，每日100 mg，一次性顿服；或每日按体重0.9～1.4 mg/kg，一次性顿服。儿童，每日按体重0.9～1.4 mg/kg，一次性顿服。

(2)治疗疱疹样皮炎 成人，起始每日50 mg；如症状未完全抑制，每日剂量可增加至300 mg；以后尽早减少至最低有效维持量。儿童，开始每日2 mg/kg，一次性顿服；如症状未完全控制，可逐渐增加剂量；一旦症状控制，应立即将剂量减至最低有效维持量。

(3)预防疟疾 本品100 mg与乙胺嘧啶12.5 mg联合，一次性顿服，每7日服药1次。

【制剂与规格】 氨苯砜片：(1)50 mg；(2)100 mg。

氯法齐明(氯苯吩嗪)[药典(二)；医保(乙)]

Clofazimine

【适应证】 本品适用于各种类型麻风的治疗，对耐砜类药物的麻风杆菌感染也有效；亦可用于因予其他药物而引起急性麻风反应的治疗。此外，也可用于治疗耐药结核杆菌感染及某些非结核分枝杆菌的感染。

【药理】 (1)药效学 本品可能通过干扰麻风杆菌的核酸代谢，与其DNA结合，抑制依赖DNA的RNA聚合酶，阻止RNA的合成，从而抑制细菌蛋白质合成，发挥其抗麻风杆菌作用。本品的抗炎作用可能与其稳定细胞溶酶体膜、呈剂量依赖性地抑制中性粒细胞迁移和淋巴细胞转化等有关。

(2)药动学 本品为砖红色结晶性粉末，熔点212 ℃～213 ℃，易溶解于三氯甲烷、苯，微溶解于乙醇，不溶于水。口服吸收率为45%～62%，个体差异大，与食物同服可增加其吸收。本品具有高亲脂性，主要沉积于脂肪组织和单核-吞噬细胞系统内，可被全身的巨噬细胞所摄取，其组织浓度高于血浆浓度。本品从组织中释放及排泄缓慢，每日口服100 mg和300 mg，平均血药浓度分别为0.7 mg/L和1 mg/L。单次给药后消除半衰期约为10日，反复给药后消除半衰期至少为70日。口服单剂300 mg后，3天内大多数药物经粪、胆汁排泄，少量由尿液、痰液、皮脂、汗液排泄，乳汁中也含有药物。

【不良反应】 (1)皮肤、黏膜出现红染等着色为其主要不良反应，可呈粉红色、棕色和褐黑色，着色程度与剂量、疗程呈正比。

(2)本品可致腹部和上腹部疼痛、恶心、呕吐、腹泻等胃肠道反应。

(3)本品可导致皮肤干燥和鱼鳞样改变，尤以四肢为著，冬季明显。

(4)服用本品的患者可出现眼部结膜和角膜色素沉着、干燥、瘙痒和刺痛。

(5)个别患者出现光敏、红皮病和痤疮样皮疹。

(6)偶见报道患者产生眩晕、嗜睡、肝炎、脾梗死、肠梗阻或消化道出血等。

【禁忌证】 (1)对本品过敏者禁用。

(2)严重肝、肾功能障碍及胃肠道疾病者禁用。

(3)美国 FDA 妊娠期用药安全性分级为口服给药 C。

【注意事项】 (1)有胃肠疾病史或肝功能损害及对本品不能耐受者慎用。

(2)妊娠期妇女应在严格的权衡利弊下慎用，哺乳期妇女不宜使用本品。

(3)目前尚无儿童应用本品的安全性和疗效评价，应慎用或不使用。

(4)对每日剂量超过 100 mg 的患者应严密观察，疗程应尽可能短。

(5)患者出现腹部绞痛、恶心、呕吐、腹泻时应减量，并延长给药间期或停药。

(6)本品可致患者血沉加快，血糖、血白蛋白、血清氨基转移酶与血胆红素升高以及血钾降低，易引起对诊断的干扰，应予以注意。

【药物相互作用】 (1)本品与氨苯砜合用时，其抗炎作用下降，但不影响抗菌作用。

(2)本品与利福平合用时，可能减少利福平的吸收并延迟其达峰时间。

【用法与用量】 口服　(1)对耐氨苯砜的各型麻风　一次 50～100 mg，一日 1 次，与其他一种或几种抗麻风药合用。

(2)对氨苯砜敏感的各型麻风　本品可与其他抗麻风药合用，疗程至少 2 年以上，直至皮肤涂片查菌转阴；此后继续采用一种合适的抗麻风药物维持治疗。

(3)伴麻风反应的各型麻风　有神经损害或皮肤溃疡征兆者，每日 100～300 mg，待反应控制后，逐渐递减至每日 100 mg；无神经损害或皮肤溃疡征兆时，按耐氨苯砜的各型麻风处理。

(4)成人每日最大量不超过 300 mg，儿童剂量尚未明确。

【制剂与规格】 氯法齐明胶囊：50 mg。

第十六节　抗真菌药

真菌感染中浅部真菌病的发病率高于深部真菌病，但后者病情大多严重，常危及生命。近年来随着免疫抑制药、肾上腺皮质激素、广谱抗生素等药物的应用增多，深部真菌病的发病率较以前增高，因此治疗深部真菌病具有重要的临床意义。然而目前高效、低毒、价廉的抗真菌药较少，两性霉素 B 虽仍为有效药物之一，但毒性大，限制了该药的应用；氟胞嘧啶毒性较低，但抗真菌谱窄，且真菌对其易产生耐药性，故常与两性霉素 B 联合应用治疗严重深部真菌病；吡咯类抗真菌药近年来进展较为迅速，除口服制剂外，尚有注射剂，如氟康唑等具有较广的抗真菌谱，临床应用较酮康唑等安全性高，但其抗真菌作用较两性霉素 B 明显为弱。近年来研制的两性霉素 B 含脂制剂既保留了高度抗菌活性，又降低了肾毒性，是一类有临床应用前途的抗真菌药新型制剂。吡咯类抗真菌新型药伏立康唑和泊沙康唑以及棘白菌素类新型药卡泊芬净、米卡芬净和阿尼芬净除对酵母菌有良好抗菌活性外，还增强了对曲霉等真菌的作用，为治疗侵袭性曲霉病等深部真菌病增加了新的选择。

浅部真菌病，即皮肤、毛发、甲床癣菌感染的治疗大多可采用抗真菌药局部应用，如吡咯类中的克霉唑、咪康唑等。少数药物如灰黄霉素、特比萘芬可供口服治疗癣病。

两性霉素 B[药典(二)；医保(乙)]

Amphotericin B

【适应证】 ①适用于下列真菌感染的治疗：隐球菌病、皮炎芽生菌病、播散性念珠菌病、球孢子菌病、组织胞浆菌病、马内菲青霉病，由毛霉属、根霉属、犁头霉属、内胞霉属、蛙粪霉属和暗色真菌、申克孢子丝菌、烟曲霉、黄曲霉、黑曲霉等所致血流感染、心内膜炎、脑膜炎(隐球菌及其他真菌)、腹腔感染(包括与透析有关或无关者)、尿路感染和眼内炎等；②亦可作为美洲利什曼原虫病的替代治疗药物。

【药理】 (1)药效学　本品为多烯类抗真菌药，可与敏感真菌细胞膜上的甾醇结合，损伤膜的通透性，导致细胞内重要物质如钾离子、核苷酸和氨基酸等外漏，从而破坏了细胞的正常代谢，抑制其生长，导致真菌死亡。常用剂量通常对真菌仅具有抑菌作用，加大剂量(治疗剂量范围内)可能对某些真菌起杀菌作用。

(2)药动学　口服吸收少且不稳定。静脉滴注起始剂量每日 1～5 mg 并逐渐递增至每日 0.4～0.6 mg/kg 时，C_{max}为 0.5～2 mg/L，C_{ss}为 0.5 mg/L。本品与组织结合量大，与组织结合后可逐渐释放，故有双相 $t_{1/2}$，开始 $t_{1/2}$ 为 24 小时，终末 $t_{1/2}$ 为 15 日。血浆蛋白结合率>90%。体内分布广，有炎症的胸水、腹水、滑膜液和眼房水中的药物浓度约为同期血药浓度的 2/3；但脑脊液中药物浓度极低，很少超过同期血药浓度的 2.5%；仅有微量可进入玻璃体液和正常的羊水中。本品在人体组织中的分布尚缺乏完整资料。氚标记本品应用于灵长类动物实验结果显示，组织中药物浓度最高者为肾，依次为肝、脾、肾上腺、肺、甲状腺、心、骨骼肌、胰腺、脑和骨组织，脑脊液中药物浓度约为同期血药浓度的 2%～4%。本品通过肾脏缓慢排泄(数周至数个月)，以活性形式自尿中排出给药量的 2%～5%。由于排泄缓慢，在停药后 7 周尚可自尿中检出该药。本品不易为透析所清除。在体内的代谢途径尚不清楚。

【不良反应】 (1)静滴过程中或静滴后数小时可发生寒战、高热、严重头痛、恶心和呕吐，有时可出现血压下降、呼吸急促、眩晕等。

(2)几乎所有患者在疗程中均可出现不同程度的肾功能损害，尿中可出现红细胞、白细胞、蛋白和管型，血尿素氮及肌酐升高，肌酐清除率降低，也可引起肾小管性酸中毒。

(3)可出现腹泻、消化不良、食欲缺乏、体重减轻等不良反应。

(4)由于引起大量钾离子排出，可致低钾血症。

(5)血液系统毒性反应　可发生正常细胞性贫血，白细胞或血小板减少也偶可发生。

(6)肝毒性　较为少见，偶可发生肝细胞坏死、急性肝功能衰竭。

(7)心血管系统反应　滴速过快可引起心室颤动或心脏骤停。本品所引起的低钾血症亦可导致心律失常。本品局部刺激性大，注射部位可发生血栓性静脉炎。

(8)神经系统毒性　视物模糊或复视、癫痫样发作，偶见引起多发性神经病变。鞘内注射本品可引起严重头痛、发热、呕吐、颈项强直、下肢疼痛、尿潴留等，严重者导致下肢截瘫。

(9)偶有过敏性休克、皮疹等发生。

【禁忌证】 对本品及其成分有过敏史者禁用。

【注意事项】 (1)本品毒性大、不良反应多见，故应限用于已确诊的深部真菌感染。由于本品又常是某些致命性全身性真菌感染的唯一有效治疗药物，因此必须充分权衡用药后的获益和可能的风险方可决定是否用药。

(2)应用本品时可发生过敏性休克。如果用药过程中出现呼吸窘迫时，应立即停药并予以相应抢救措施，并不可再使用本品。

(3)本品主要在体内灭活，仅在肾功能重度减退时其消除半衰期轻度延长，因此伴有肾损害的患者仍可每日或隔日静滴本品，重度肾功能损害者给药间期略予延长。然而由于应用本品时常发生肾功能损害，且肾毒性与剂量有关，故宜给予最小有效治疗剂量。当本品治疗累积量大于 4 g 时，可引起不可逆性肾功能损害。

(4)治疗期间应监测以下项目：①肾功能，定期检查尿常规、血尿素氮及血肌酐，疗程开始、剂量递增时需隔日测定 1 次，疗程进行中尿常规、血尿素氮及血肌酐至少每周检查 2 次；如血尿素氮或血肌酐值的升高具有临床意义时，则需减量或停药，直至肾功能改善。②周围血象，治疗过程中每周测定 1 次。③肝功能检查，如发现肝功能异常并逐渐加重者(血胆红素、碱性磷酸酶、血氨基转移酶升高等)应停药。④血钾测定，治疗过程中每周至少测定 2 次。

(5)哺乳期妇女使用本品，对乳儿的风险不能排除，应用本品时宜停止授乳。

(6)儿童如有指征应用本品时，应使用最小有效治疗剂量，并严密观察。

(7)美国 FDA 妊娠期用药安全性分级为注射给药 B。

【药物相互作用】 (1)由于本品可诱发低钾血症，因此：①除了为减轻本品的不良反应可合用肾上腺皮质激素(可加重低钾血症)外，一般不推荐两者合用；如需合用，则肾上腺皮质激素宜给予最小剂量和最短疗程，并需监测血钾浓度和心脏功能。②可增强潜在的强心苷类不良反应。③可增强神经-肌肉阻滞作用，与具有神经-肌肉阻滞作用的药物合用时应监测患者的血钾浓度。④避免与可延长 Q-T 间期的药物合用。

(2)本品与氟胞嘧啶合用可增强两者药效；但也可增强氟胞嘧啶的毒性，因本品可促使宿主细胞摄取氟胞嘧啶并影响其自肾排泄。

(3)氨基糖苷类、抗肿瘤药、卷曲霉素、多黏菌素类、万古霉素等具有肾毒性的药物以及环孢素等具有肾毒性的免疫抑制药与本品合用时将导致肾毒性增强。

(4)骨髓抑制药、放射治疗等均可加重患者贫血，与上述药物同用时需减少本品的剂量。

(5)同时应用使尿液碱化的药物可增加本品的排泄，并防止或减少肾小管性酸中毒的发生。同时应用利尿药可能增加引起低钾血症的发生风险，应监测血钾浓度。

(6)与三氧化二砷合用,Q-T 间期延长的发生风险增加。

【给药说明】 (1)本品治疗如中断 7 日以上者,需重新自小剂量(0.25 mg/kg)开始逐渐增加至所需治疗量。

(2)疗程中应考虑使真菌感染复发的可能性减至最小,治疗孢子丝菌病或曲霉菌病时疗程需 6～12 个月。

(3)静脉滴注本品前或静脉滴注时可给予小剂量肾上腺皮质激素以减轻不良反应,但后者宜用最小有效剂量及最短疗程。

【用法与用量】 成人 ①静脉滴注,开始给药时可先试从一次 1～5 mg 或按体重一次 0.02～0.1 mg/kg 给药,以后根据患者耐受情况每日或隔日增加 5 mg,当增加至一次剂量 0.6～0.7 mg/kg 时即可暂停增加剂量。最高单次剂量按体重不超过 1 mg/kg,每日或隔 1～2 日给药 1 次,总累积量 1.5～3.0 g,疗程 1～3 个月,也可延长至 6 个月,需视患者病情及感染种类而定。对敏感真菌所致感染宜采用较小剂量,即成人单次剂量 20～30 mg,疗程仍宜较长。②鞘内给药,首次为 0.05～0.1 mg,以后逐渐增至每次 0.5 mg,最大量每次不超过 1 mg,每周给药 2～3次,总量 15 mg 左右。鞘内给药时宜与小剂量地塞米松或琥珀酸氢化可的松同时给予,并需用脑脊液反复稀释药液,边稀释边缓慢注入以减少不良反应。③持续膀胱冲洗,每日 50 mg 加入 1000 ml 灭菌注射用水中,按每小时注入 40 ml 药液的速度进行膀胱冲洗 5～10 日。

【儿科用法与用量】 (1)静脉滴注　开始时,一日 0.1～0.25 mg/kg,以后渐增至一日 1 mg/kg,一日 1 次,疗程1～3个月。

(2)AMBL(两性霉素 B 脂质体)　一日 3～5 mg/kg,缓慢静脉滴注。

(3)ABLC(两性霉素 B 脂质复合体)　一日 2.5～5 mg/kg,静脉滴注时间宜在 2 小时以上。

【儿科注意事项】 (1)目前临床应用分 3 种,两性霉素 B 脂质复合体(ABLC)、两性霉素 B 胆固醇复合体(ABCD)和两性霉素 B 脂质体(AMBL)。

(2)含脂质复合制剂静脉滴注时全身反应较两性霉素 B 去氧胆酸盐为低。

(3)适用于隐球菌、念珠菌、毛霉菌等多种真菌感染。

(4)静脉滴注过程中可发生寒战、高热、头痛、恶心、呕吐。

(5)疗程中可出现肾损伤、血液系统毒性、心血管反应及神经系统症状。

(6)本品以注射用水溶解,再以 5%葡萄糖注射液稀释,按每小时 1 mg/kg 速度静脉滴注。

【制剂与规格】 注射用两性霉素 B:(1)5 mg(5000 U);(2)25 mg(25000 U);(3)50 mg(50000 U)。

两性霉素 B 阴道泡腾片:5 mg。

两性霉素 B 胆固醇复合体

Amphotericin B Cholesteryl Complex

[Amphotericin B Colloidal Dispersion(ABCD)]

【适应证】 适用于肾功能不全患者、不能耐受治疗剂量的两性霉素 B 去氧胆酸盐以及经后者治疗无效的侵袭性曲霉病患者。

【药理】 (1)药效学　本品有效成分两性霉素 B 为多烯类抗真菌药。本品对大多数曲霉和念珠菌属的 MIC_S≤1.0 mg/L。本品对其他真菌亦具有抗菌活性。本品在体外所表现的抑菌或杀菌作用取决于药物浓度和真菌对本品的敏感性。本品在动物实验模型中对烟曲霉、白色念珠菌、粗球孢子菌和新型隐球菌具有抗菌活性。

(2)药动学　本品的药动学为非线性。血药浓度达稳态时其分布容积和血浆总清除率随剂量增加而上升。每日 0.5～8.0 mg/kg 的剂量范围内血药浓度上升比例小于药物剂量的增加,分布容积的增加则反映了组织对药物的吸收。不同患者之间药动学参数的差异很大程度上是由于体重和剂量的不同所造成。本品经肾脏排泄量减少,经肝脏排泄量增多。每日给药 3～4 mg/kg,达稳态时分布容积为 3.8～4.1 L/kg,血浆总清除率为 105～112 ml/(h · kg),分布相半衰期($t_{1/2}$)为 3.5 分钟,消除半衰期($t_{1/2\beta}$)为 27.5～28.2 小时,C_{max}为 2.6～2.9 mg/L,AUC 为 29～36 μg/(ml · h)。

在肾功能损害、肝功能损害患者及各个年龄段人群进行的研究显示,本品的药动学不受肾功能损害、肝功能损害及年龄的影响。

【不良反应】 (1)静脉输注相关不良事件　指开始静脉滴注后 1～3 小时内发生的不良事件。在首次静脉滴注本品时最为常见,其发生频率和程度在后续给药时降低。研究显示约 35%的患者在首日给药时发生与本品可能相关或很可能相关的寒战或寒战伴发热;但在第 7 日给药时上述不良事件的发生率则降低至 14%。

(2)下列不良事件见于 5%或以上的患者,并且与应用本品可能相关或很可能相关　①全身反应,如寒战、发热、头痛;②心血管系统,如低血压、心动过速、高血压;③消化系统,如恶心、呕吐及肝功能异常;④血液及淋巴系统,如血小板减少;⑤代谢及营养紊乱,如血胆红素、尿素氮、碱性磷酸酶和血糖升高,血钾及血镁降低;

⑥呼吸系统，如呼吸困难、低氧血症。

(3)下列不良事件虽可见于5%或以上的患者，但与应用本品的关系尚不确定：①全身反应，如腹痛、背痛、胸痛、注射部位炎症、血流感染；②心血管系统，如心血管功能异常、出血、直立性低血压；③消化系统，如腹泻、口干、呕血、黄疸、胃炎；④血液系统，如贫血、凝血功能异常、凝血酶原减低；⑤代谢及营养紊乱，如水肿、低钙血症、低磷血症、体重增加；⑥神经系统，如意识模糊、头晕、失眠、嗜睡、思维异常、震颤；⑦呼吸系统，如呼吸暂停、哮喘、咳嗽、鼻出血、过度通气、肺部异常、鼻炎；⑧皮肤及其附件，如斑丘疹、瘙痒、皮疹、出汗；⑨特殊感官，如球结膜出血；⑩泌尿与生殖系统，如血尿等。

(4)下列不良事件可见于1%～5%的患者，但与应用本品的关系尚不确定：①心律失常、充血性心力衰竭、心搏骤停、静脉炎、休克、晕厥、静脉闭塞性肝病等；②食欲缺乏、血便、便秘、消化不良、大便失禁、血GGT升高、胃肠道功能紊乱、胃肠道出血、齿龈炎、舌炎、肝衰竭、黑粪症、口腔溃疡、口腔念珠菌病等；③瘀点、瘀斑、血纤维蛋白原增多、贫血、白细胞增多或减少等；④酸中毒、血尿素氮增高、脱水、电解质紊乱、高脂血症、血容量过多、低血糖、低蛋白血症、LDH增高、体重减轻等；⑤关节痛、肌痛；⑥兴奋、焦虑、惊厥、抑郁、幻觉、肌张力亢进、神经质、感觉异常、语言障碍、昏迷等；⑦咯血、肺水肿、咽炎、胸膜渗出、呼吸节律紊乱、鼻窦炎等；⑧痤疮、皮疹、溃疡、皮肤变色、脱发、皮肤结节等；⑨弱视、听力降低、耳鸣等；⑩蛋白尿、排尿困难、尿糖阳性、肾功能衰竭、尿失禁、尿潴留等。

【禁忌证】 对本品及其中任何组分过敏者禁用。

【注意事项】 (1)应用两性霉素B或其他含两性霉素B的药物可发生过敏反应，须立即停止本品滴注，并予以肾上腺素、静脉应用肾上腺皮质激素等，并保持气道通畅、吸氧，而且以后不得再次应用本品。

(2)本品需静脉滴注。静脉输注相关不良反应包括发热、寒战、缺氧、低血压、恶心及呼吸急促，通常发生在开始静脉滴注后1～3小时。初始数剂时反应更为频繁、严重，继续应用可能逐渐减弱。预先应用抗组胺药和肾上腺皮质激素和(或)减慢滴速可减少反应发生。应避免快速静脉滴注。

(3)实验室检查　用药期间需定期监测肝、肾功能与电解质、全血细胞计数和凝血酶原时间。

(4)美国FDA妊娠期用药安全性分级为B。妊娠期妇女仅限于有明确指征时方可应用。

(5)哺乳期妇女使用本品，对乳儿的风险不能排除，故应用本品时宜停止哺乳。

(6)深部真菌感染患儿应用本品治疗，未发生不可预测的不良反应。

(7)65岁以上老年患者应用本品治疗，未发生不可预测的不良反应。

(8)血液透析不能清除本品。有报道两性霉素B过量可导致心搏、呼吸停止。

【药物相互作用】 参阅“两性霉素B”。

【给药说明】 本品以注射用水溶解，再以5%葡萄糖注射液稀释，按1 mg/(kg·h)的速度静脉滴注。在开始新的疗程时，建议在首次给药前首先予以试验剂量，以本品5 mg(1.6～8.3 mg)溶解于10 ml稀释液中静脉滴注15～30分钟，然后再仔细观察30分钟。

如果患者可以耐受而且无输注相关反应，则输注时间最短可缩减至2小时。如患者发生急性反应或不能耐受输注容量，则输注时间需延长。

【用法与用量】 成人及儿童推荐剂量为每日3～4 mg/kg。若无改善或病情持续进展，最大剂量可增加至6 mg/kg。

【制剂与规格】 注射用两性霉素B胆固醇复合体：(1)50 mg；(2)100 mg。

两性霉素B脂质复合体

Amphotericin B Lipid Complex(ABLC)

【适应证】 适用于不能耐受两性霉素B去氧胆酸盐治疗或经后者治疗无效的侵袭性真菌感染。

【药理】 (1)药效学　本品有效成分两性霉素B为多烯类抗真菌药。本品对大多数曲霉和念珠菌属的MIC_S≤1.0 mg/L。本品对其他真菌亦具有抗菌活性。本品在体外所表现的抑菌或杀菌作用取决于药物浓度和真菌对本品的敏感性。本品在动物实验模型中对烟曲霉、白色念珠菌、吉列蒙念珠菌、星状念珠菌、热带念珠菌、球孢子菌、隐球菌属、组织胞浆菌和芽生菌具有抗菌活性。

(2)药动学　本品的药动学为非线性。分布容积和血总清除率随剂量增加而上升。本品每日5 mg/kg应用5～7日的血药峰浓度为(1.7±0.8) mg/L，谷浓度为(0.6±0.3) mg/L，AUC为(14±7) μg/(ml·h)，血浆总清除率为(436±188.5) ml/(h·kg)，表观分布容积为(131±57.7)L/kg，$t_{1/2\beta}$为(173.4±78)小时，24小时内经尿液排出给药量的(0.9±0.4)%。虽然两性霉素B排泄缓慢，但反复给药后血中很少有药物蓄积。本品每日5 mg/kg给药7日后，AUC增加约34%。

1例心脏移植患者尸解资料显示，本品每日5.3 mg/kg给药3剂后，脾脏的药物浓度为290 μg/g、肺脏222 μg/g、肝脏196 μg/g、淋巴结7.6 μg/g、肾脏6.9 μg/g、心脏5 μg/g、大脑1.6 μg/g。

【不良反应】 (1)最常见的不良反应　静脉滴注药物过程中一过性寒战和(或)发热。因不良事件停药者占9%。

(2)下列不良事件见于3%或以上的患者　①全身反应，如寒战、发热、多脏器功能衰竭、脓毒血症、感染、疼痛、胸痛、头痛；②低血压、心脏停搏、高血压等；③恶心、呕吐、腹泻、胃肠道出血、腹痛等；④血小板减少、贫血、白细胞减少等；⑤高胆红素血症、血肌酐值升高、低钾血症等；⑥呼吸困难，甚至呼吸衰竭。

(3)下列不良事件虽见于应用本品的患者，但与应用本品的关系尚不确定　①全身反应，如全身不适、体重减轻、耳聋、注射部位炎症；②支气管痉挛、喘息、哮喘及其他过敏反应；③心力衰竭、肺水肿、休克、心肌梗死、咯血、呼吸困难、血栓性静脉炎、肺栓塞、心肌病、胸膜渗出、心律失常等；④斑丘疹、瘙痒、剥脱性皮炎、多形性红斑等；⑤急性肝衰竭、肝炎、黄疸、黑粪症、消化不良、食欲缺乏、上腹部疼痛、静脉闭塞性肝病、腹泻、肝肿大、胆管炎、胆囊炎等；⑥凝血功能异常、白细胞增多、嗜酸性粒细胞增多等；⑦肌无力，骨骼、肌肉及关节疼痛；⑧惊厥、耳鸣、视力损害、听力丧失、周围神经病变、一过性眩晕、复视、脑病、脑血管意外、锥体外系综合征及其他神经系统症状；⑨氮质血症、肾功能减退、无尿、肾小管性酸中毒、阳痿、排尿困难等；⑩血电解质异常，如低镁血症、高钾血症、低钙血症、高钙血症；⑪肝功能异常，如AST、ALT、LDH及ALP增高；⑫肾功能异常，如BUN升高；⑬其他实验室检查异常，如酸中毒、血淀粉酶升高、高血糖症、高尿酸血症、低磷血症。

【禁忌证】 对本品及其中任何其他组分过敏者禁用。

【注意事项】 (1)本品过敏反应发生率<0.1%。如发生严重呼吸窘迫，应立即停止本品滴注，而且以后不得再应用本品。

(2)与其他含两性霉素B药物相同，初始治疗时应由专业人员密切观察。急性反应包括发热和寒战，可发生在开始静脉滴注后1～3小时。这些反应常见于初始数剂，继续应用可逐渐减弱。输注相关反应如低血压、气管痉挛、心律不齐和休克极少见。

(3)实验室检查　用药期间需定期监测肝、肾功能与血电解质(尤其是血钾)，以及全血细胞计数。

(4)美国FDA妊娠期用药安全性分级为B。妊娠期妇女仅限于有明确指征时方可应用。

(5)哺乳期妇女使用本品，对乳儿的风险不能排除，应用本品时宜停止哺乳。

(6)深部真菌感染患儿应用本品，治疗，未发生不可预测的严重不良反应。

(7)65岁及以上老年患者应用本品治疗，未发生不可预测的不良反应。

(8)有报道两性霉素B过量可导致心搏、呼吸停止。如怀疑药物过量应中止治疗，监测患者的临床情况，并予以支持、对症处理。血液透析不能清除本品。

【药物相互作用】 参阅“两性霉素B”。

【给药说明】 本品应按2.5 mg/(kg·h)的速度静脉滴注。如滴注时间大于2小时，应每2小时摇动输注袋1次。本品静脉滴注液的终浓度应为1 mg/ml，儿童及心脏病患者滴注液的终浓度可为2 mg/ml。

【用法与用量】 成人及儿童推荐剂量为每日5 mg/kg，每日单剂静脉滴注。

【制剂与规格】 两性霉素B脂质复合体注射液：20 ml：100 mg。

两性霉素B脂质体

Liposome Amphotericin B

(L-AmB，AmBisome，AMBL)

【适应证】 本品适用于：①中性粒细胞缺乏患者发热疑为真菌感染患者的经验性治疗；②HIV感染患者隐球菌脑膜炎的治疗；③经两性霉素B去氧胆酸盐治疗无效或肾功能不全患者或不能耐受两性霉素B去氧胆酸盐治疗的侵袭性曲霉、念珠菌和(或)隐球菌病；④作为内脏利什曼原虫病的替代治疗(但复发率高)。

【药理】 (1)药效学　本品有效成分两性霉素B为多烯类抗真菌药。本品可透入细胞内或细胞外敏感真菌的细胞壁。本品对曲霉属(烟曲霉、黄曲霉)、念珠菌属(白色念珠菌、克柔念珠菌、葡萄牙念珠菌、近光滑念珠菌、热带念珠菌)、新型隐球菌和皮炎芽生菌的体外抗菌活性与两性霉素B相仿。本品在实验动物模型中对烟曲霉、白念珠菌、克柔念珠菌、葡萄牙念珠菌、新型隐球菌、皮炎芽生菌、粗球孢子菌、荚膜组织胞浆菌、巴西副球孢子菌和婴儿利什曼原虫具有抗菌活性。

(2)药动学　本品的药动学为非线性。分布容积和血液总清除率随剂量增加而上升。在每日1.0～5 mg/kg的剂量范围内血药浓度上升比例小于药物剂量的增加。本品每日1～5 mg/kg的首日及达到稳态时C_{max}分别为7.3～57.6 mg/L和12.2～83.0 mg/L，AUC分别为27～269 μg/(ml·h)和60～555 μg/(ml·h)，$t_{1/2\beta}$分别为6.4～10.7小时和[(6.3～7.0)±2.1]小时，分布容积分别为0.16～0.44 L/kg和0.10～0.16 L/kg，总清除率分别为21～51 ml/(h·kg)和11～22 ml/(h·kg)。$t_{1/2}$为7～10小时，然而给药49日后，终末$t_{1/2}$为100～153小时。终末半衰期长很可能与组织中药物缓慢释放有关。给药4日后达稳态血浓度。在每日1～5 mg/kg的剂量范围内，两性霉素B的血药谷浓度相对稳定，提示血中无显著的药物蓄积。本品在稳态时的清除与剂量无关。

【不良反应】 (1)随机、双盲、多中心、对照研究显示，本品寒战、高血压、低血压、心动过速、低氧血症、低钾血症和各种与肾功能相关的事件均显著低于两性霉素B去氧胆酸盐。

(2)输注相关反应　首日静脉滴注本品与两性霉素B去氧胆酸盐的输注相关反应发生率为发热(17%：44%)、寒战/畏寒(18%：54%)及呕吐(6%：8%)。用本品治疗343例与两性霉素B去氧胆酸盐治疗344例的对照研究显示，除血管扩张(局部发红)外，低血压、心动过速、高血压、呼吸困难、过度通气和低氧血症等反应发生率在本品均低于两性霉素B去氧胆酸盐。

(3)本品与两性霉素B去氧胆酸盐随机对照研究显示，肾毒性发生率分别为18.7%(64/343)和33.7%(116/344)，低钾血症发生率分别为6.7%(23/343)和11.6%(40/344)。

(4)下列不良事件见于10%或以上的患者，但与应用本品的关系尚不确定　①全身反应，如衰弱、背痛、血液制品输注反应、寒战、感染、疼痛、血流感染；②胸痛、低血压、高血压、心动过速等；③腹泻、胃肠道出血、恶心、呕吐、腹痛等；④血碱性磷酸酶、ALT、AST、胆红素、BUN、血糖、血钠、血容量、血尿素氮及血肌酐值升高，水肿，低钾血症、低镁血症、低钙血症；⑤焦虑、意识混乱、肌强直、头痛、失眠等；⑥咳嗽、呼吸困难、鼻出血、低氧血症、肺功能紊乱、胸膜渗出、鼻窦炎等；⑦瘙痒、皮疹、出汗等；⑧血尿。

(5)下列不良事件见于2%～10%的患者，但与应用本品的关系尚不确定　①全身反应，如过敏反应、蜂窝织炎、面部水肿、移植物抗宿主反应、全身不适、颈部疼痛；②心律失常、心脏停搏、心脏扩大、出血、直立性低血压、瓣膜性心脏病、血管异常及血管扩张(面部发红)等；③食欲缺乏、便秘、口鼻发干、消化不良、吞咽困难、呃逆、大便失禁、胃肠胀气、痔疮、牙龈及口腔出血、呕血、胃肠道出血、肝细胞损害、肝脏肿大、肝功能异常、肠梗阻、肠黏膜炎症、直肠功能紊乱、胃炎、消化性溃疡、静脉闭塞性肝病等；④贫血、凝血功能异常、瘀点及瘀斑、凝血酶原减少或增多、血小板减少等；⑤酸中毒，淀粉酶、胆固醇、血钾、血镁、血磷增高，低钠、低磷、低蛋白血症，乳酸脱氢酶、非蛋白氮增高及呼吸性碱中毒；⑥兴奋、昏迷、惊厥、抑郁、感觉异常、头晕、幻觉、神经质、嗜睡、思维异常及震颤；⑦咳嗽、哮喘、肺膨胀不全、咯血、打嗝、过度通气、流感样综合征、肺水肿、咽炎、肺炎、呼吸功能不全及鼻窦炎；⑧脱发、皮肤干燥、单纯性疱疹、注射部位炎症、皮疹、紫癜、皮肤脱色、皮肤异常、皮肤溃疡等；⑨结膜炎、眼球干燥、眼部出血等；⑩肾功能异常、急性肾功能衰竭、无尿、中毒性肾病、尿失禁及阴道出血。

【禁忌证】 对两性霉素B及本品中任何其他组分过敏者禁用。

【注意事项】 (1)如发生严重过敏反应，须立即停止滴注本品，而且以后不得继续应用本品。

(2)初始治疗时应由专业人员密切观察。本品不良反应发生率显著低于两性霉素B去氧胆酸盐，但用药相关不良事件仍可能发生。

(3)用药期间需定期检测肝肾功能、血电解质(尤其是血钾)、全血细胞计数。

(4)美国FDA妊娠期用药安全性分级为B。妊娠期妇女仅限于有明确指征时方可应用本品。

(5)哺乳期妇女使用本品对乳儿的风险不能排除，应用本品时宜停止授乳。

(6)不推荐本品用于小于1个月的患儿。应用本品治疗1个月～16岁患儿深部真菌感染和利什曼原虫病，其安全性及有效性与成人相同。

(7)65岁及以上老年患者应用本品治疗不需调整剂量，但应密切观察。

(8)如偶有药物过量，应立即停药，并予以支持、对症处理，应特别注意监测肾功能。

【药物相互作用】 参阅"两性霉素B"。

【用法与用量】 本品需静脉滴注，每剂滴注时间为2小时。如患者耐受良好，滴注时间可缩短至1小时。如患者滴注期间感不适，滴注时间可适当延长。

成人及儿童中性粒细胞缺乏症伴发热患者的经验性治疗，推荐剂量为每日3 mg/kg；侵袭性曲霉菌病、念珠菌病和隐球菌病，推荐剂量为每日3～5 mg/kg。治疗免疫功能正常患者内脏利什曼原虫病第1～5日、第14日、第21日，每日3 mg/kg；治疗免疫功能缺陷患者内脏利什曼原虫病第1～5日、第10日、第17日、第24日、第31日、第38日，每日4 mg/kg。

【制剂与规格】 注射用两性霉素B脂质体：(1)10 mg(10000 U)；(2)20 mg；(3)100 mg。

氟胞嘧啶[药典(二);医保(乙)]

Flucytosine

【适应证】 适用于治疗念珠菌属心内膜炎、隐球菌属脑膜炎以及念珠菌属或隐球菌属真菌所致血流感染、肺部感染和尿路感染等。治疗播散性真菌病时通常与两性霉素B联合应用,因本品单独应用易致真菌发生耐药性。

【药理】 (1)药效学　本品穿透进入真菌细胞内而转变为具有抗代谢作用的氟尿嘧啶,后者可取代尿嘧啶进入真菌的脱氧核糖核酸,从而阻断核酸和蛋白质的合成。本品对真菌有选择性毒性作用,在人体细胞内并不能大量地将氟胞嘧啶转换为氟尿嘧啶。

(2)药动学　口服吸收完全,t_{max}为2～4小时,生物利用度为78%～90%。广泛分布在肝、肾、脾、心和肺组织中,其药物浓度与血药浓度大致相仿;脑脊液中的药物浓度可达同期血药浓度的60%～90%,也可进入感染的腹腔、关节腔和眼房水中。血浆蛋白结合率很低。口服2 g后,C_{max}为30～40 mg/L,$t_{1/2}$为2.5～6小时。约90%以上药物自肾小球滤过,以原形自肾清除。本品可经血液透析及腹膜透析清除。

【不良反应】 (1)本品可引起恶心、呕吐、腹泻和皮疹;并可引起精神错乱、幻觉、头痛、头晕、嗜睡和嗜酸性粒细胞升高。

(2)本品可致肝毒性,常无临床症状,多为血清氨基转移酶可逆性升高,偶可引起血清胆红素升高及肝肿大。

(3)本品可致血尿素氮、血肌酐值升高,也可致结晶尿。

(4)本品可致白细胞或血小板减少,偶可发生全血细胞减少、骨髓抑制和再生障碍性贫血。合用两性霉素B者较单用本品者为多见,此类不良反应的发生与血药浓度过高有关。

(5)本品可引起心脏毒性。

【禁忌证】 (1)对本品有过敏史者禁用。

(2)美国FDA妊娠期用药安全性分级为肠道外给药C。

【注意事项】 (1)已有肾功能损害患者应用本品时需特别注意,因氟胞嘧啶主要经肾排泄,肾功能减退时药物可在体内蓄积。因此该类患者均应进行血药浓度监测,据以调整剂量,以避免药物在体内蓄积。

(2)已有骨髓抑制的患者应用时需特别注意,下列患者均属此种情况:血液系统疾病患者,正在接受放射治疗者或接受抑制骨髓药物治疗者或有上述药物治疗史者。对免疫抑制患者的骨髓毒性可能不可逆转而致死亡。因此上述患者应避免使用该药,确有指征使用时宜在严密监测血液系统变化及肝功能情况下慎用。

(3)已有肝功能损害患者慎用本品,并严密随访肝功能变化。

(4)本品在人乳汁中的分泌缺乏资料,哺乳期妇女使用本品对乳儿的风险不能排除,应用本品宜停止授乳。

(5)不推荐本品在小儿患者中应用。

(6)用药期间应定期监测:①周围血象;②血清氨基转移酶、碱性磷酸酶和血胆红素等;③尿常规及血尿素氮和肌酐;④肾功能减退者需要监测血药浓度,最高不宜超过80 mg/L,应以40～60 mg/L为宜,血药浓度过高(>100 mg/L)者,易发生血液系统、肝脏等不良反应。

(7)单用本品在短期内真菌易对本品产生耐药性,因此宜联合用药。

【药物相互作用】 (1)禁止与左醋美沙多合用。与后者合用时Q-T间期延长、尖端扭转型室性心动过速、心脏停搏等心脏毒性反应的发生风险增加。

(2)与两性霉素B联合应用有协同作用。但两性霉素B也可增强氟胞嘧啶的毒性,此与两性霉素B可使细胞摄入药物量增加以及肾排泄受损有关。

(3)对肾小球滤过功能有损害的药物可使本品的半衰期延长。

(4)阿糖胞苷可通过竞争性抑制作用而使本品的抗真菌作用失活。

(5)同时应用抑制骨髓药物可增加本品的不良反应,尤其是对造血系统的不良反应。

【给药说明】 (1)如一次服用剂量较大时,宜间隔一定时间(如15分钟)分次服用,以减少恶心和呕吐等不良反应。

(2)肾功能损害者药物的消除半衰期明显延长,无尿患者可延长至85小时,因此宜减少剂量及延长给药间期,并监测血药浓度据以调整用药(表10-14)。

表10-14　氟胞嘧啶用于肾功能减退患者的剂量调整

肌酐清除率(ml/min)	每日剂量(mg/kg)	给药间期(h)
>40	150	6
40～20	75	12
20～10	37.5	24
<10	参照血药浓度测定结果	>24

(3)定期进行透析治疗的患者,每次血液透析后按体重应补给一次剂量37.5 mg/kg。腹膜透析者每24小时补给0.5～1.0 g。

【用法与用量】 (1)口服　一日按体重0.1～0.15 g/kg,

分4次服。

(2)静脉给药　剂量同口服，一日剂量分2～3次静脉滴注。

【儿科用法与用量】 (1)口服　一日50～150 mg/kg，分2～4次。

(2)静脉注射　剂量同口服，分2～3次。

【儿科注意事项】 (1)主要用于隐球菌、念珠菌等感染。

(2)主要不良反应有消化道症状以及神经系统、肝脏和肾脏毒性。

(3)儿科应用安全性尚不十分清楚。

【制剂与规格】 氟胞嘧啶片：(1)0.25 g；(2)0.5 g。

氟胞嘧啶注射液：250 ml：2.5 g。

酮康唑[药典(二)；医保(乙)]

Ketoconazole

【适应证】 适用于下列真菌感染性疾病的治疗：①念珠菌病，慢性皮肤与黏膜念珠菌病、口腔念珠菌感染、念珠菌尿路感染；②皮炎芽生菌病；③球孢子菌病；④组织胞浆菌病；⑤着色真菌病；⑥副球孢子菌病。由于本品可致严重肝毒性反应发生，目前已很少用于治疗侵袭性真菌感染。

本品也可用于经局部治疗或口服灰黄霉素无效，或难以接受灰黄霉素治疗的严重顽固性皮肤真菌感染。

由于本品对血-脑屏障穿透性差，故不宜用于治疗真菌性脑膜炎；酮康唑不推荐用于曲霉、毛霉或足分枝菌感染，因本品对上述真菌的抗菌作用差。

【药理】 (1)药效学　本品有抑制真菌作用，高浓度时也可具有杀菌作用。酮康唑可干扰细胞色素P_{450}的活性，从而抑制真菌细胞膜主要成分——麦角固醇的生物合成，损伤真菌细胞膜，改变其通透性，导致重要的细胞内物质外漏。本品也可抑制真菌的甘油三酯和磷脂的生物合成，抑制氧化酶和过氧化酶的活性，引起真菌细胞内过氧化氢积聚而导致细胞亚微结构的变性和细胞坏死，并可抑制白色念珠菌自芽孢转变为侵袭性菌丝的过程。

(2)药动学　本品在胃酸内溶解后易吸收，胃酸酸度降低时，吸收减少。药物吸收后在体内广泛分布于炎性关节液、唾液、胆汁、尿液、乳汁、肌腱、皮肤软组织、粪便等。不易通过血-脑屏障，脑脊液中药物浓度通常低于1 mg/L。可穿过胎盘进入胎儿血液循环。血浆蛋白结合率达99%以上。单次口服200 mg和400 mg后，C_{max}分别可达(3.6±1.65) mg/L和(6.5±1.44) mg/L。t_{max}为1～4小时。餐后服药约吸收给药量的75%。$t_{1/2\beta}$为6.5～9小时。部分药物在肝内被代谢为数种失活代谢产物。代谢产物和原形药物主要经粪便排泄，少量经尿排出(仅占给药量的13%，其中2%～4%为原形药物)。

【不良反应】 (1)肝毒性　本品可引起血清氨基转移酶(AST、ALT)升高，属可逆性。偶有发生严重肝毒性者，主要为肝细胞型，其发生率约为0.01%，临床表现为黄疸、尿色加深、白色陶土样便、异常乏力等，通常停药后可恢复，但也有死亡病例报道；儿童中亦有肝炎病例发生。

(2)胃肠道反应　如恶心、呕吐、腹痛及食欲缺乏等较为常见。

(3)男性乳房发育　此与本品抑制睾丸素和肾上腺皮质激素的合成有关。

(4)偶有患者发生过敏性休克，并可在应用第一剂后发生。

(5)其他　尚可发生皮疹、皮肤瘙痒、头晕、嗜睡、畏光等反应。偶有秃发、感觉异常、颅内压增高、高甘油三酯血症、严重精神抑郁状态等报道。

【禁忌证】 对本品及其成分有过敏史者禁用。

【注意事项】 (1)应用本品时可发生肝毒性，并有某些死亡病例的的报道，因此在使用本品期间应严密观察患者的临床表现并监测肝功能，一旦出现肝功能异常并持续，或伴乏力、食欲缺乏、恶心、呕吐、尿色加深等症状时应立即停药，原有肝病患者应避免使用本品，确有指征时亦需充分权衡利弊后再决定是否使用。

(2)美国FDA妊娠期用药安全性分级为C，妊娠期妇女宜避免应用，确有指征使用时必须权衡利弊后再决定是否用药。

(3)本品可分泌至乳汁中，对乳儿的风险不能排除。哺乳期妇女应用本品应停止授乳。

(4)酮康唑不宜用于2岁以下婴幼儿患者。本品在儿科患者中的应用尚无系统性研究，2岁以上儿童也应慎用本品，确有指征应用时必须权衡利弊后再决定是否应用。

(5)对诊断的干扰　可致血清ALT增高，也可引起血胆红素升高。

(6)下列情况应慎用本品：①胃酸缺乏(可能引起本品的吸收明显减少)；②酒精中毒或肝功能损害(本品可致肝毒性)。

(7)如同时应用呋喃硫胺，至少应于口服酮康唑后2小时再服用上述药物。

(8)本品可引起光敏反应，故服药期间宜避免过长时间暴露于日光或明亮光线下。

(9)服药期间禁饮含乙醇类饮料。如发生头晕、嗜睡时需引起注意。

【药物相互作用】 (1)与特非那定、西沙必利、阿司咪唑、三唑仑、匹莫齐特、雷诺嗪合用属禁忌，由于本品抑制了细胞色素 P_{450} 酶系统，以致上述药物代谢减少，血药浓度升高，可致 Q-T 间期延长，并有发生严重室性心律失常(包括尖端扭转型室性心动过速)致死病例的报道。

(2)与阿夫唑嗪、阿普唑仑、二氢麦角碱、麦角新碱、麦角胺、西洛多辛的合用属禁忌，由于本品抑制 CYP3A4，合用时可致上述药物代谢减少，血药浓度大幅升高。

(3)与氨氯地平、非洛地平、尼卡地平、硝苯地平等钙通道阻滞药合用，由于本品抑制了 CYP3A4，致使后者血药浓度升高，可出现头晕、头痛、面红、低血压、外周水肿等不良反应。

(4)与阿托伐他汀、洛伐他汀、辛伐他汀等 HMG-CoA 还原酶抑制药合用，发生肌病或横纹肌溶解症的风险增大。

(5)与胺碘酮、索他洛尔合用，Q-T 间期延长的作用相加，Q-T 间期延长、尖端扭转型室性心动过速、心脏停搏等心脏毒性反应的发生风险增加。

(6)乙醇与酮康唑合用，可使肝毒性发生机会增多。接受长程治疗或原有肝病的患者尤应严密观察，并应避免饮用含乙醇类饮料。

(7)抗凝药、香豆素或茚满二酮衍生物与酮康唑同时应用，可使前者血药浓度升高，抗凝作用增强，导致凝血酶原时间延长，对患者应严密观察，监测凝血酶原时间，在应用酮康唑时需调整此类药物的剂量。

(8)酮康唑可使环孢素的血药浓度增高，肾毒性发生的危险性增加，因此仅在非常严密观察以及监测血药浓度的情况下，才可考虑此两类药物的联合应用。

(9)本品与卡马西平、吉非替尼、厄洛替尼、红霉素、替硝唑、芬太尼、氟替卡松、泼尼松、咪达唑仑、米非司酮、瑞格列奈、沙美特罗、西地那非、伐地那非、西罗莫司、他克莫司、曲马多、伐地考昔等合用时，均由于本品抑制了 CYP3A4，从而使后者的血药浓度升高，出现上述各药不良反应的风险增加。

(10)与抗酸药、抗胆碱药、抗惊厥药、组胺 H_2 受体拮抗药、奥美拉唑、硫糖铝等合用可使本品的吸收明显减少，血药浓度降低，疗效减弱。应在服酮康唑后至少 2 小时方可服用上述药物。

(11)利福平、异烟肼等肝药酶诱导药可增强酮康唑的代谢，合用时可降低本品的血药浓度，导致治疗失败或病情复发。故应谨慎合用上述药物。

(12)苯妥英钠与吡咯类药物合用时，可使苯妥英钠的代谢减缓，致使其血药浓度明显升高，同时使吡咯类药物血药浓度降低，因此两类药物合用时应严密观察。

(13)本品中所含缓冲剂可使消化道 pH 升高，与去羟肌苷合用时可影响本品的吸收，故两者需间隔 2 小时以上服用。

【给药说明】 (1)本品可与食物同服，以减少恶心、呕吐等消化道反应并促进吸收。

(2)治疗念珠菌病疗程至少 2 周，治疗需持续至病原菌消失。慢性皮肤、黏膜念珠菌病通常需长期维持治疗。其他系统性真菌感染的疗程需 6 个月或更长。

(3)本品用于治疗肾功能损害患者时不需减量，因为仅有小量药物以原形自肾排出。

(4)逾量服用本品，无特殊解毒药，仅可用对症处理及支持疗法。

【用法与用量】 口服　成人常用量　一日 0.2～0.4 g，一次性顿服或分 2 次服用。

【儿科用法与用量】 口服　体重＜20 kg 者，一日 50 mg；体重 20～40 kg 者，一日 100 mg；体重＞40 kg 者，一日 200 mg；一次性顿服或分 2 次服用。

【儿科注意事项】 (1)属吡咯类抗真菌药，适用于念珠菌、球孢子菌及组织胞浆菌感染。

(2)长期应用有肝毒性和胃肠道反应，偶可致男性乳房发育。

(3)2 岁以下婴幼儿不宜使用，2 岁以上儿童慎用。

【制剂与规格】 酮康唑乳膏：10 g∶0.29。

酮康唑洗剂：(1)1％；(2)2％。

酮康唑片(胶囊)：0.2 g

氟康唑[药典(二)；基；医保(甲、乙)]

Fluconazole

【适应证】 ①念珠菌病，用于治疗口咽部和食管念珠菌病；播散性念珠菌病，包括念珠菌血流感染、腹膜炎、肺炎、尿路感染等；念珠菌外阴阴道炎。尚可用于骨髓移植患者接受细胞毒类药物或放射治疗时，预防念珠菌感染的发生。②隐球菌病，用于治疗脑膜以外的新型隐球菌病；在治疗艾滋病和非艾滋病患者的隐球菌脑膜炎时，本品可作为两性霉素 B 联合氟胞嘧啶初治后的长程维持治疗药物。③球孢子菌病。④用于芽生菌病、组织胞浆菌病，本品可作为伊曲康唑的替代选用药物。

氟康唑目前在免疫缺陷者中的长程预防用药，已导致了念珠菌属等对氟康唑等吡咯类抗真菌药耐药性的增加，故需严格掌握指征，避免无指征预防用药。

【药理】 (1)药效学　作用机制参阅"酮康唑"。本品具有广谱抗真菌作用，对白色念珠菌、近平滑念珠菌、热带念珠菌等念珠菌具有良好抗菌作用；但克柔念珠菌的大多数菌株对本品呈现耐药；本品对光滑念珠菌的作用亦较差，抑菌率约60%。本品对隐球菌属亦具有良好作用，曲霉属对本品多数耐药。本品对球孢子菌、皮炎芽生菌、荚膜组织胞浆菌亦具有抗菌作用。本品的体外抗菌活性低于酮康唑，但其体内抗菌活性明显高于体外，治疗上述敏感菌所致实验动物感染有效。

(2)药动学　口服吸收完全，t_{max}为1～2小时，生物利用度超过90%。单次口服或静脉给药100 mg后，C_{max}为4.5～8 mg/L。口服量在50～400 mg范围内，C_{max}成比例增加。多次给药后，C_{max}升高，5～10天达稳态血药浓度。血浆蛋白结合率低，仅为11%～12%。在体内广泛分布于皮肤、水疱液、腹腔液、痰液等组织、体液中。脑膜有炎症时，脑脊液中药物浓度可达同期血药浓度的54%～85%。主要自肾排泄，以原形药物自尿中排出给药量的80%以上。少量在肝脏代谢。$t_{1/2}$为27～37小时，肾功能减退时明显延长。本品可自血液透析、腹膜透析中被部分清除。

【不良反应】 本品不良反应发生率为10%～16%，主要表现在以下方面。

(1)消化道反应　如恶心、呕吐、腹痛或腹泻等。

(2)过敏反应　可表现为皮疹，偶可发生严重的剥脱性皮炎、渗出性多形性红斑，个别病例可发生过敏性休克。

(3)肝毒性反应　本品治疗过程中可发生轻度一过性血清ALT升高，偶可出现肝毒性症状，大多发生在原有严重肝脏基础疾病患者，但罕有死亡病例的报道。因此在本品治疗开始前、治疗过程中应定期检查肝功能，如肝功能持续异常或加重，或出现肝毒性临床症状时均需立即中止治疗。

(4)周围血象中性粒细胞减少和血小板减少偶可发生，多呈一过性。

(5)神经系统可发生头痛等不良反应。

【禁忌证】 (1)对本品有过敏史者禁用。

(2)美国FDA妊娠期用药安全性分级为口服、注射用药C。

【注意事项】 (1)尚无资料表明本品和其他吡咯类抗真菌药之间存在交叉过敏现象，但本品用于对其他吡咯类抗真菌药过敏者时必须谨慎。

(2)肝毒性反应　通常本品可致一过性肝功能异常，停药后可恢复正常，但偶可致严重肝毒性，并有死亡病例报道，发生于有严重肝脏基础疾病的患者。因此应用氟康唑疗程中应严密观察并监测肝功能，一旦出现临床症状或肝功能持续异常，需立即停用该药。

(3)本品偶可致严重的剥脱性皮炎，因此在治疗过程中，需密切观察，如出现较广泛皮疹并呈进展性，则需中止治疗。严重皮损在艾滋病和恶性肿瘤等严重基础疾病患者中易发生。

(4)本品可分泌至乳汁中，乳汁中药物浓度与血药浓度相仿，因此不推荐用于哺乳期妇女，必须采用时应停止授乳。

(5)不推荐本品用于6个月以下的婴儿患者。

(6)由于本品主要自肾排出，因此治疗过程中需定期检查肾功能。用于肾功能减退患者及老年患者时需减量应用。

(7)本品与肝毒性药物合用时，可使肝毒性的发生率增高，故需严密观察。

(8)本品应用疗程需视感染部位及个体治疗反应而定。一般治疗应持续至真菌感染的临床表现及实验室检查指标显示真菌感染消失为止。隐球菌脑膜炎或反复发作口咽部念珠菌病的艾滋病患者需用氟康唑长期维持治疗以防止复发。

(9)接受骨髓移植的患者，如先期已有严重中性粒细胞减少，则需预防性应用本品，直至中性粒细胞计数上升至1×10^9/L以上后7日。

【药物相互作用】 (1)与甲苯磺丁脲、格列本脲、格列美脲或格列吡嗪等口服降糖药合用时，本品可减少该类药物在肝脏的代谢，使其血药浓度升高，导致低血糖症，因此需监测血糖，并减少磺酰脲类降糖药的剂量。

(2)与华法林、双香豆素等抗凝药合用时本品可降低其代谢，增强其抗凝作用，致患者的凝血酶原时间延长，并可发生出血倾向，应监测凝血酶原时间并谨慎使用。

(3)与苯妥英钠合用时，可使苯妥英钠的血药浓度升高，因此两者同用时需监测苯妥英钠血药浓度，并据此调整本品剂量。

(4)高剂量本品与环孢素合用时，可使环孢素血药浓度升高，发生肾功能不全、胆汁淤积或感觉异常等毒性反应的风险增加，因此必须监测环孢素血药浓度，据以调整剂量。

(5)利福平、利福喷汀与本品合用时,可降低本品的血药浓度,应根据临床情况调整本品剂量。

(6)与茶碱合用时,茶碱血药浓度约可增高13%,可导致不良反应发生,需监测茶碱血药浓度,必要时调整剂量。

(7)阿司咪唑、匹莫齐特、苄普地尔、左醋美沙多、甲砜达嗪、甲硫达嗪、特非那定或西沙必利与氟康唑合用时,可使这些药物的血药浓度增高,引致Q-T间期延长,并可导致严重室性心律失常,包括尖端扭转型室性心动过速,因此禁止上述药物与氟康唑合用。

(8)由于本品抑制CYP3A4,与二氢麦角碱、麦角新碱、甲基麦角新碱、二甲麦角新碱或麦角胺合用后,可致后者血药浓度大幅升高,因此禁止上述药品与氟康唑合用。

(9)与胺碘酮、奎尼丁、阿普林定、溴苄胺、丙吡胺、普罗帕酮、普鲁卡因胺、氟卡胺、劳卡胺、阿米替林、多塞平、米帕明、氟西汀、利哌酮、齐拉西酮、氟哌啶醇、佐替平、水合氯醛、氯喹、氯丙嗪、磺胺甲基异噁唑、甲氧苄啶、克拉霉素、红霉素、螺旋霉素、吉米沙星、左氧氟沙星、索他洛尔、奥曲肽、多拉司琼、垂体后叶加压素、氟烷、异氟烷或三氧化二砷合用,Q-T间期延长的作用相加,严重室性心律失常如尖端扭转型室性心动过速、心脏停搏等心脏毒性反应的发生风险增加。

(10)与阿托伐他汀、洛伐他汀、辛伐他汀等HMG-CoA还原酶抑制药合用,发生肌病或横纹肌溶解症的风险增大。

(11)与西酞普兰合用,本品抑制了CYP2C19调节的药物代谢,导致发生5-羟色胺综合征的风险增加。

(12)与口服避孕药孕二烯酮合用时,可使孕二烯酮的AUC增高。

(13)氢氯噻嗪可使氟康唑血药浓度升高,可能与氢氯噻嗪使氟康唑的肾清除减少有关。

(14)在与阿普唑仑、三唑仑、芬太尼、西罗莫司、他克莫司、咪达唑仑、齐多夫定等合用时,均由于本品抑制了CYP3A4,从而升高后者的血药浓度,出现上述各药不良反应的风险增加。

【给药说明】 (1)由于氟康唑口服吸收完全,其每日口服剂量与静脉给药者相同。

(2)氟康唑静脉滴注给药时,滴注最大速率为每小时200 mg。

(3)肾功能损害的成年患者,可按表10-15所列调整用药剂量。血液透析患者应在每次透析后给予全量(一日量),因一次血液透析3小时后氟康唑血药浓度约降低50%。

表10-15　氟康唑用于肾功能减退患者的剂量调整

内生肌酐清除率[ml/min(ml/s)]	减为原治疗量的百分比(%)
>50(0.83)	100
11～50(0.18～0.83)	50

【用法与用量】 (1)成人　①系统性念珠菌感染,包括念珠菌血流感染、播散性念珠菌病,第1日800 mg,以后每日400 mg,均为一日1次给药,疗程视病情而定,一般至少4周,或症状缓解后至少持续2周。②食管念珠菌病,第1日400 mg,以后每日200 mg,一日1次,疗程至少3周,或症状缓解后至少持续2周;根据治疗反应,也可加大剂量至每日400 mg,一日1次。③口咽部念珠菌病,第1日200 mg,以后每日100 mg,一日1次,疗程至少2周。④念珠菌外阴阴道炎,150 mg单剂口服。⑤预防念珠菌病,有预防用药指征者(参阅"适应证"及"给药说明"),口服每日200～400 mg,一日1次给药。⑥隐球菌脑膜炎巩固治疗者,每日400～800 mg,一日1次静脉滴注;维持治疗每日200～400 mg,每日1次,用至脑脊液培养转阴后至少10～12周。艾滋病患者隐球菌脑膜炎防止复发时可长期应用本品,每日200 mg。

(2)儿童　①食管念珠菌病,第1日6 mg/kg,继以每日3 mg/kg,每日1次;根据病情亦可加大至每日12 mg/kg,每日1次;疗程至少3周,或症状缓解后至少持续2周。②系统性念珠菌病,治疗播散性念珠菌感染,每日6～12 mg/kg,疗程视病情而定。③隐球菌脑膜炎,首日12 mg/kg,继以每日6 mg/kg,每日1次;根据病情亦可增至12 mg/kg,每日1次;疗程为脑脊液培养转阴后10～12周。④艾滋病患者长期治疗抑制复发,每日6 mg/kg,每日1次。⑤儿童应用氟康唑的每日最高剂量不可超过600 mg,早产儿(26～29周出生者)出生后首2周内氟康唑每次剂量同年长儿,但给药间期为72小时,此后可改为每日给药1次。

氟康唑的治疗剂量口服及静脉给药者相同,重症感染或不能口服者可予静脉给药,病情好转或可以口服者需及时改为口服给药。治疗隐球菌脑膜炎初期宜静脉给药。静脉滴注最大速率为每小时200 mg。

【儿科用法与用量】 (1)口服　一日3～6 mg/kg,一日1次。

(2)静脉滴注　①浅表真菌感染:一日1～2 mg/kg,一日1次。②深部真菌感染:一日3～6 mg/kg,一日1次。

【儿科注意事项】 (1)适用于念珠菌、隐球菌及球孢子菌病。

(2)主要不良反应有消化道反应和肝毒性，亦有皮疹等过敏反应。

(3)6个月以下小儿用药安全性和有效性未确定。

【制剂与规格】 氟康唑胶囊：(1)0.05 g；(2)0.1 g；(3)0.15 g。

氟康唑片：(1)0.05 g；(2)0.1 g；(3)0.15 g。

氟康唑颗粒剂：(1)1 g：0.05 g；(2)2 g：0.1 g。

氟康唑注射液：(1)5 ml：0.2 g；(2)50 ml：0.1 g；(3)100 ml：0.1 g；(4)100 ml：0.2 g；(5)200 ml：0.4 g。

注射用氟康唑：(1)0.025 g；(2)0.05 g；(3)0.1 g。

氟康唑氯化钠注射液：(1)50 ml(氟康唑 0.1 g，氯化钠 0.45 g)；(2)100 ml(氟康唑 0.19，氯化钠 0.9 g)；(3)100 ml(氟康唑 0.2 g，氯化钠 0.9 g)。

伊曲康唑[药典(二)；医保(乙)]

Itraconazole

【适应证】 (1)胶囊剂　适用于治疗肺部及肺外芽生菌病；组织胞浆菌病，包括慢性空洞型肺部和非脑膜组织胞浆菌病；以及不能耐受两性霉素 B 或两性霉素 B 治疗无效的肺部或肺外曲霉病。本品还适用于皮肤真菌所致足趾和(或)手指甲癣。

(2)口服液　适用于中性粒细胞缺乏伴发热患者经广谱抗生素治疗无效，高度怀疑真菌感染的经验性治疗，应先用注射液滴注后继以口服液治疗；以及口咽部和食管念珠菌病的治疗。

(3)静脉注射液　适用于中性粒细胞缺乏伴发热患者经广谱抗生素治疗无效，高度怀疑真菌感染的经验性治疗；肺部及肺外芽生菌病；组织胞浆菌病，包括慢性空洞型肺部和非脑膜组织胞浆菌病；以及不能耐受两性霉素 B 或两性霉素 B 治疗无效的肺部或肺外曲霉菌病。

【药理】 (1)药效学　本品系通过干扰细胞色素 P_{450} 的活性，从而抑制真菌细胞膜主要成分麦角固醇的合成，从而损伤真菌细胞膜并改变其通透性，致细胞内重要物质外漏而使真菌死亡。

本品在体外对皮炎芽生菌、荚膜组织胞浆菌、烟曲霉、黄曲霉、白色念珠菌和新型隐球菌均具有抗菌活性。对申克孢子丝菌、毛发癣菌属、克柔念珠菌和其他非白色念珠菌的抗菌活性差异较大。本品对实验动物中皮炎芽生菌、杜氏组织胞浆菌、烟曲霉、粗球孢子菌、新型隐球菌、巴西副球孢子菌、申克孢子丝菌和毛发癣菌的感染具有抑制作用。本品代谢物羟基伊曲康唑具有一定抗真菌活性，但其对组织胞浆菌和皮炎芽生菌的作用缺乏资料。

(2)药动学　本品胶囊剂口服吸收甚差，在酸性环境中吸收增加；与食物同时服用，吸收量增多。单次空腹或餐后口服 100 mg 后，C_{max} 分别为 0.038 mg/L 和 0.13 mg/L，AUC 分别为 0.722 (mg・h)/L 和 1.899 (mg・h)/L，血浆蛋白结合率为 99.8%。本品在肺脏、肾脏、肝脏、骨骼、胃、脾脏和肌肉中的浓度约为同期血药浓度的 2～3 倍。本品在脑脊液中浓度甚低。在体内主要通过肝脏 CYP3A4 酶代谢为多种代谢产物，主要为羟基伊曲康唑，其抗真菌活性与伊曲康唑相似。本品以原形自粪便中排泄给药量的 3%～18%；<0.03% 的给药量以原形药物自尿排出，给药量的 40% 自尿中以无活性代谢产物形式排出。单次给药后本品的 $t_{1/2}$ 为 15～20 小时，多次给药后可延长至 30～40 小时。

伊曲康唑口服液的吸收较其胶囊剂有所改善，绝对生物利用度为 55%。与胶囊剂不同，空腹服用可达最高血药浓度，餐后服用吸收减少，因此口服液不宜与食物同服。健康志愿者单次服本品溶液(空腹)或胶囊(进食)200 mg 的平均 C_{max} 分别为(0.544±0.213) mg/L(溶液)和(0.302±0.119) mg/L(胶囊)，$AUC_{0\sim24}$ 为(4.51±1.67) (mg・h)/L(溶液)和(2.68±1.08) (mg・h)/L(胶囊)。健康志愿者口服该药溶液每日 200 mg，每日 1 次，15 日后达稳态血药浓度时 C_{max} 为(1.96±0.60) mg/L(空腹)和(1.44±0.48) mg/L(进食)，$AUC_{0\sim24}$ 分别为(29.37±10.29) (mg・h)/L(空腹)和(22.82±7.10) (mg・h)/L(进食)。多次给药后 $t_{1/2\beta}$ 为(39.7±13)小时(空腹)和(37.4±13)小时(进食)。

伊曲康唑注射液在 HIV 感染患者中进行药动学研究显示，伊曲康唑注射液静滴，每次 200 mg，一日 2 次，共 2 日；然后每次 200 mg，一日 1 次，共 5 日；随后口服该药胶囊，每次 200 mg，一日 2 次；其稳态血药浓度在第 4 剂量时到达，羟基伊曲康唑的稳态血药浓度在第 7 剂量时到达，C_{max} 分别为(2.86±0.87) mg/L 和(1.91±0.61) mg/L，$AUC_{0\sim24}$ 分别为(30.61±8.96) (mg・h)/L 和(42.45±13.38) (mg・h)/L。伊曲康唑静脉注射液中含赋形剂羟丙基-β-环糊精，80%～90%的羟丙基-β-环糊精自肾清除。

重度肾功能减退者(肌酐清除率≤19 ml/min)单次接受伊曲康唑注射剂 200 mg 后，羟丙基-β-环糊精的清除较正常肾功能者减少 6 倍，因此肌酐清除率<30 mg/min 的患者不可使用伊曲康唑注射液，但可用其口服制剂。

肝硬化患者应用本品胶囊剂 100 mg 后，平均 C_{max} 较健康者下降 47%，消除半衰期增加 2 倍。

在血液透析和腹膜透析患者中，对本品药动学的影响不明显。

【不良反应】 本品偶可致严重肝毒性，表现为肝功能衰竭和死亡，其中某些病例用本品前并无肝病史，也无严重的原发肝脏疾病。因此在使用本品时应监测肝功能。

本品胶囊剂治疗系统性真菌感染临床试验资料中，因不良事件中止治疗者占10.5%。不良事件发生率>1%者有恶心(11%)、呕吐(5%)、腹泻(3%)、皮疹(9%)、瘙痒(3%)、头痛(4%)、头晕(2%)、水肿(4%)、疲劳(3%)、发热(3%)、高血压(3%)、肝功能异常(3%)、低钾血症(2%)等。用于治疗甲癣时常见不良事件发生率>1%者有头痛、上呼吸道感染、腹泻和胃纳减退等胃肠道功能紊乱、皮疹等。因不良事件中止治疗者主要为肝酶升高、胃肠道功能紊乱、皮疹等。上市后不良事件监测资料显示常见者为胃纳减退、恶心、呕吐、腹泻等胃肠道功能紊乱，其他较少见者尚有四肢水肿、充血性心力衰竭、肺水肿、皮疹、渗出性多形性红斑、过敏性休克等过敏反应、周围神经病变、肝酶升高、肝衰竭、低钾血症、中性粒细胞缺乏症等。

本品口服液治疗口咽部或食管念珠菌病临床试验中发生的不良事件主要有恶心(11%)、腹泻(11%)、呕吐(7%)、发热(7%)、腹痛(6%)、皮疹(4%)、头痛(4%)；其他尚有便秘、疲劳、出汗增多、头晕、抑郁、皮肤瘙痒等，发生率为1%～2%。

本品注射液临床试验及药动学研究中，发生与药物有关的不良事件有恶心(8%)、腹泻(6%)、呕吐(4%)、低钾血症(5%)、胆红素血症(4%)、出汗增多(3%)、皮疹(3%)、腹痛、肝功能异常、肾功能异常、头痛、头晕、静脉反应等，发生率为1%～2%。

【禁忌证】 (1)对本品中任一成分过敏者禁用。

(2)伴有充血性心力衰竭或有充血性心力衰竭病史的患者禁用本品，因在动物实验和志愿者试验中已发现伊曲康唑注射剂可减弱心肌收缩力，左心室射血分数呈一过性下降。

(3)美国FDA妊娠期用药安全性分级为口服、肠道外给药C。

(4)本品禁止与西沙必利、多非利特、阿普唑仑、咪达唑仑、匹莫齐特、左醋美沙多、奎尼丁等由CYP3A4代谢的药物，洛伐他汀、辛伐他汀等HMG-CoA还原酶抑制药，麦角碱、麦角胺、甲基麦角新碱或三唑仑同时应用。

【注意事项】 (1)对于有充血性心力衰竭危险因素的患者，包括缺血性心脏病、瓣膜性心脏病、慢性阻塞性肺疾病、肾功能衰竭和其他水肿性疾病患者，应权衡利弊后谨慎使用伊曲康唑，并在使用中严密观察充血性心力衰竭的症状和体征，一旦出现充血性心力衰竭，立即停止本品的治疗。

(2)使用本品时偶有患者出现严重的肝毒性，包括肝衰竭和死亡，某些患者治疗前并无肝病史，也无严重的原发肝脏疾病，因此疗程中应监测肝功能。用药过程中如持续有肝病的症状和体征出现，需立即停药并进行肝功能检查。原有肝酶升高者、活动性肝病者，或接受过其他肝毒性药物者不宜应用本品，除非使用本品后患者的利大于弊。如应用本品，需严密监测肝功能变化，一旦患者出现肝功能不全的症状和体征，应立即停药，并予相应处理。

(3)吡咯类抗真菌药物之间是否存在交叉过敏反应尚无资料，但本品用于对其他吡咯类抗真菌药有过敏史者时需谨慎。

(4)如本品治疗过程中出现周围神经病变，且与服用伊曲康唑胶囊有关时，需停药。

(5)有报道在本品治疗过程中患者出现一过性或持续性的失聪，尤其是老年患者。一旦出现应停用。

(6)本品的胶囊剂及口服液不可互换使用，因为其吸收程度不同，胶囊剂的口服吸收较口服水溶液差，因此仅后者治疗食管念珠菌病有效。

(7)胃酸降低时可影响本品的吸收，因此接受抗酸药治疗者，应在服用本品后至少2小时方可服用抗酸药物。

(8)应用本品胶囊时，宜与食物同服，以增加吸收，但应用本品口服溶液时则宜空腹服用。

(9)本品主要自肝脏代谢，肝硬化患者消除半衰期延长，需调整剂量。

(10)哺乳期妇女应用本品时宜停止授乳。

(11)不推荐本品在儿童患者中应用。

(12)在年龄>65岁患者中应用本品注射剂的临床资料少，因此老年人应慎用本品。

(13)肺囊性纤维化患者如服用本品口服液治疗效果不佳，应改换其他治疗。

(14)本品的静脉注射液中含赋形剂羟丙基-β-环糊精，静脉注射后，80%～90%的羟丙基-β-环糊精自肾清除。因此肌酐清除率<30 mg/min的患者不可使用本品注射液。

【药物相互作用】 (1)与本品合用后可能引起Q-T间期延长或导致严重心律失常(如尖端扭转型室性心动过速、室性心动过速、心脏停搏)以及猝死等严重心血管事件的药物有：特非那定、阿司咪唑、匹莫齐特、奎尼丁、西沙必利、左醋美沙多等。

(2)与胺碘酮、溴苄胺、丙吡胺、伊布利特、卤泛群或索他洛尔合用，Q-T 间期延长的作用相加，严重室性心律失常如尖端扭转型室性心动过速、心脏停搏等心脏毒性反应的发生风险增加。

(3)本品干扰 CYP3A4 的代谢，可使下列药物的血药浓度增加：芬太尼、氟替卡松、伊沙匹隆、沙美特罗、华法林、茚地那韦、里托那韦、依曲韦林、长春花生物碱类、咪达唑仑、三唑仑、地西泮、二氢吡啶类钙通道阻滞药、克拉霉素、红霉素、依维莫司、西罗莫司、他克莫司、甲泼尼松、地高辛、文拉法辛、瑞格列奈、伊马替尼、吉非替尼、厄洛替尼、拉帕替尼、达沙替尼、舒尼替尼、尼罗替尼等。

(4)苯妥英钠、苯巴比妥、卡马西平、异烟肼、利福平、利福布汀、利福喷汀、依法韦仑、奈韦拉平等肝药酶诱导药，可降低本品血药浓度。抗酸药、质子泵抑制药、H_2受体拮抗药等可减少本品吸收，降低本品血药浓度。

(5)可以增加本品血药浓度的药物有：大环内酯类抗生素、HIV 蛋白酶抑制药等。

(6)与阿托伐他汀、洛伐他汀、辛伐他汀等 HMG-CoA 还原酶抑制药合用，产生肌病或横纹肌溶解症的风险增大。

(7)与环孢素同用，CYP3A4 调节环孢素的代谢被抑制，环孢素的血药浓度增高，发生肾功能障碍、胆汁淤积、感觉异常等毒性反应的风险增加。

(8)伊曲康唑等吡咯类抗真菌药先于多烯类抗真菌药(如两性霉素 B)应用时，可抑制后者的活性，但其临床意义尚不清楚。

【用法与用量】 (1)胶囊剂　治疗芽生菌病、组织胞浆菌病和曲霉病，成人常用剂量为每日 200～400 mg，剂量超过 200 mg 时宜分 2 次给药。治疗足趾甲癣，予以每次 200 mg，一日 1 次，连用 12 周；手指甲癣，每次 200 mg，一日 2 次，连服 7 日为一个疗程，停药 21 日后再予以第 2 个疗程。

(2)口服液　治疗口咽部念珠菌病，予以口服液每日 200 mg(20 ml)，连用 1～2 周。治疗食管念珠菌病，予以口服液每日 100 mg(10 ml)，连用 2 周。中性粒细胞缺乏症伴发热患者的经验性治疗，先用静脉制剂 200 mg，一日 2 次×2 日；继以 200 mg，一日 1 次×14 日；而后改为口服液 200 mg，一日 2 次，直至中性粒细胞计数恢复。

(3)静脉注射液　成人常用剂量为第 1、2 日，每日 2 次，每次 200 mg；从第 3 日起，每日 1 次，每次 200 mg。每次静脉滴注时间至少 1 小时。静脉滴注疗程为 14 日；以后继以口服液每次 200 mg，每日 2 次。治疗芽生菌病、组织胞浆菌病和曲霉病，伊曲康唑静脉滴注继以口服液序贯疗法的总疗程为 3 个月或用药至真菌感染的临床症状、体征消失及实验室检查恢复正常。

【儿科用法与用量】　口服　一日 3～5 mg/kg，分 1～2 次。

【儿科注意事项】 (1)适用于芽生菌病、组织胞浆菌病、曲霉菌病。

(2)不良反应　除有消化道反应，还有低钾血症、肝肾功能异常。

(3)本品禁止与经 $CYP_{450}3A$ 酶代谢的药物共用，因可导致其他与该酶代谢有关药物的血药浓度升高，增加药物不良反应。

【制剂与规格】　伊曲康唑胶囊：0.1 g。

伊曲康唑颗粒：0.1 g。

伊曲康唑口服液：150 ml∶1.5 g。

伊曲康唑注射液：25 ml∶0.25 g。

伏立康唑[医保(乙)]

Voriconazole

【适应证】　适用于治疗侵袭性曲霉病；食管念珠菌病；不能耐受其他药物或其他药物治疗无效的赛多孢菌和镰孢霉，包括腐皮镰孢霉所致严重真菌感染；非中性粒细胞缺乏症患者念珠菌属血流感染；念珠菌属所致播散性皮肤感染与腹部、肾脏、膀胱及伤口感染。

【药理】 (1)药效学　本品属三唑类抗真菌药，具有广谱抗真菌作用。对多数曲霉具有杀菌作用；对赛多孢菌和镰孢霉的作用在不同菌株间差异较大；对白色念珠菌及非白色念珠菌，包括耐氟康唑菌株均具有抗菌活性。对新型隐球菌、皮炎芽生菌、粗球孢子菌、马内菲青霉、组织胞浆菌和孢子丝菌属均具有抗菌作用。

(2)药动学　口服本品吸收迅速而完全，口服后生物利用度约为 96%，t_{max} 为 1～2 小时。第 1 日静滴 6 mg/kg，每 12 小时 1 次；继以 3 mg/kg 静滴，每 12 小时 1 次；共 10 日；其第 1 剂后和第 10 日的血药浓度分别为 4.7 mg/L 和 3.06 mg/L。分布容积为 4.6 L/kg。血浆蛋白结合率约为 58%。脑脊液中药物浓度约为同期血药浓度的 42%～67%。伏立康唑主要在肝脏通过细胞色素 P_{450} 酶系(CYP2C19、CYP2C9、CYP3A4)代谢。$t_{1/2}$ 约 6 小时。仅有少于 2% 的药物以原形经尿排出。血液透析可清除少量本品。

【不良反应】　最常见的不良反应为视物障碍、发热、皮疹、恶心、呕吐、腹泻、头痛、幻觉、周围性水肿和腹痛。这些不良反应通常为轻度到中度。最常导致中止治疗的用药相关不良事件为肝功能异常、皮疹和视物障碍。

(1)视物障碍　约30%的用药者曾出现视觉改变、视物模糊、色觉改变或畏光。视物障碍通常为轻度，罕有导致停药者。视物障碍可能与较高的血药浓度和(或)剂量有关。虽然本品的作用部位似乎主要局限于视网膜，但其作用机制仍不清楚。研究发现本品可减小视网膜电波波形的振幅。这种改变在疗程超过29天后不再进展，并且停药后可以完全恢复。

(2)皮肤及其附件　皮疹发生率约6%，皮疹、瘙痒、斑丘疹常见；皮肤的光敏反应、脱发、剥脱性皮炎、固定性药物疹、湿疹、银屑病、史-约综合征、荨麻疹少见；偶见有盘状红斑狼疮、多形性红斑、中毒性表皮坏死溶解。大多数皮疹为轻、中度，史-约综合征、中毒性表皮坏死溶解综合征和多形性红斑等严重皮肤反应极少见。一旦患者出现皮疹，必须进行严密观察，若皮损加重，则必须停药。

(3)血清氨基转移酶异常发生率为13.4%，肝功能试验异常可能与较高的血药浓度和(或)剂量有关。绝大部分患者不影响继续用药，或者调整剂量后继续用药(包括停药)均可缓解。在伴有其他严重肝脏基础疾病的患者中，偶可发生严重的肝毒性反应，包括黄疸。肝炎、肝昏迷或者致死性的肝衰竭极为少见。

(4)全身反应　常见者有发热、寒战、头痛、腹痛、胸痛等；少见者腹胀、衰弱、背痛、水肿、流感样症状、注射部位疼痛等。

(5)心血管系统　常见者有心动过速、高血压、低血压、血管扩张；少见者心律失常、房室传导完全性阻滞、深静脉血栓、Q-T间期延长、晕厥、室性心动过速(包括尖端扭转型室性心动过速)等。

(6)消化系统　常见者有恶心、呕吐、腹泻、肝功能异常、胆汁淤积性黄疸、口干；少见者有食欲缺乏、便秘、胰腺炎；偶见假膜性肠炎。

(7)血液系统　常见者有血小板减少症、贫血；少见者有中性粒细胞缺乏症、嗜酸性粒细胞增多、骨髓抑制；偶见淋巴管炎。

(8)神经系统　眩晕、幻觉等常见；精神错乱、抑郁、焦虑、震颤、激动、感觉异常、运动失调、复视、感觉障碍、眼球震颤、中毒性脑病少见。

(9)静脉滴注相关反应　有过敏性休克样的即刻反应，包括面红、发热、出汗、心动过速、胸闷、呼吸困难、晕厥、恶心、瘙痒和皮疹。

(10)泌尿与生殖系统　血肌酐及血尿素氮增高、蛋白尿及血尿发生率为1%～10%，有报道重症患者应用本品时可发生急性肾衰竭。本品与具有肾毒性的药物合用以及用于合并其他基础疾病的患者时，发生肾功能减退的可能性增加。

【禁忌证】　(1)对本品中任一成分过敏者禁用。有其他吡咯类抗真菌药过敏史者慎用。

(2)美国FDA妊娠期用药安全性分级为口服、肠道外给药D。

【注意事项】　本品禁止与CYP3A4底物如特非那定、阿司咪唑、西沙必利、匹莫齐特或奎尼丁合用，因为本品可增加上述药物的血药浓度，导致Q-T间期延长，可引起尖端扭转型室性心动过速。

(1)禁止与利福平、利福布汀、利托那韦、卡马西平和长效巴比妥类合用，因为这些药物可以显著降低本品的血药浓度。

(2)禁与麦角生物碱类药物(麦角胺、二氢麦角胺)合用。麦角生物碱类为CYP3A4的作用底物，二者合用会使麦角类药物的血药浓度增高而导致麦角中毒。

(3)与西罗莫司合用，本品可以使西罗莫司的血药浓度显著增加，因此二者禁止同时应用。

(4)用药期间应注意监测肝、肾功能，尤其是肝酶指标、胆红素和血肌酐值。

(5)哺乳期妇女应用本品时宜停止授乳。

(6)不推荐本品用于12岁以下的儿童患者。

(7)本品片剂含乳糖，不可用于罕见的遗传性半乳糖不耐受、乳糖酶缺乏症或葡萄糖-半乳糖吸收障碍患者。

(8)部分吡咯类，包括本品与心电图Q-T间期延长有关。极个别服用本品的患者可发生尖端扭转型室性心动过速。此类多为重症患者，存在多种复杂的危险因素，如采用心脏毒性药物化疗、心肌病、低血钾或合用其他药物。存在潜在心律失常情况的患者慎用本品。应用本品前应纠正血钾、血镁和血钙紊乱。

【药物相互作用】　本品通过CYP2C19、CYP2C9和CYP3A4代谢，这些CYP_{450}同工酶的抑制药或诱导药可以分别增加或降低本品的血药浓度。

(1)苯妥英钠可使本品的C_{max}和AUC显著降低。合用时可能需要调整本品的维持剂量。

(2)体内研究显示HIV蛋白酶抑制药茚地那韦对本品的C_{max}和AUC无显著影响。体外试验显示上述药物可抑制本品的代谢，使本品 C_{max} 和 AUC 增加。本品与茚地那韦合用时不需调整剂量，但应监测与本品相关的不良事件和毒性反应。

(3) 体外研究显示非核苷类逆转录酶抑制药(NNRTI)均可抑制本品的代谢，使本品 C_{max} 和 AUC 增加。本品与 NNRTI 合用时，应注意监测与本品相关的不良事件和毒性反应。

(4)本品可使环孢素的 AUC 显著增加，但对其 C_{max} 作用不显著。应用环孢素治疗的患者开始使用本品时，建议其环孢素的剂量减半，并严密监测其血药浓度。其血药浓度增高与肾毒性有关。当停用本品时，仍需严密监测环孢素的血药浓度，必要时逐渐增加环孢素的剂量。

(5)他克莫司、苯妥英钠、奥美拉唑、非核苷类逆转录酶抑制药(NNRTI)、苯二氮䓬类、他汀类、二氢吡啶钙通道阻滞药、磺酰脲类口服降糖药、长春花碱，本品可使上述药物的 C_{max} 和 AUC 显著增加。合用时应密切监测上述药物相关的不良事件和毒性反应，必要时调整上述药物的剂量，并监测他克莫司、苯妥英钠的血药浓度。

(6)本品可使应用华法林抗凝治疗患者的凝血酶原时间显著延长。因此当二者合用时，需严密监测凝血酶原时间，可能需要调整华法林的剂量。

【给药说明】 本品口服制剂应在餐前或餐后 1 小时服用。本品静脉制剂应静脉滴注给药，滴注速度不可超过每小时 3 mg/kg。

【用法与用量】 成人及儿童，无论静脉滴注或口服给药，第 1 天均应给予负荷剂量，使其血药浓度尽快达稳态浓度。详细剂量见表 10-16。

表 10-16　伏立康唑的给药剂量及方法

	静脉滴注	口服	
		患者体重≥40 kg	患者体重＜40 kg
负荷剂量（第 1 日）	每 12 小时 1 次，每次 6 mg/kg（适用于第 1 日）	每 12 小时 1 次，每次 400 mg（适用于第 1 日）	每 12 小时 1 次，每次 200 mg（适用于第 1 日）
维持剂量（第 1 日以后）	念珠菌感染，3 mg/kg，每 12 小时 1 次；曲霉、赛多孢菌、镰孢霉感染，4 mg/kg，每 12 小时 1 次	每 12 小时 1 次，每次 200 mg	每 12 小时 1 次，每次 100 mg

肝功能检查中 ALT、AST 升高不超过正常上限 5 倍者无需调整剂量，但应密切监测肝功能。轻、中度肝硬化者首次负荷剂量不变，但维持剂量减半。

肾功能减退(肌酐清除率＜50 ml/min)的患者不宜应用本品注射剂，因可导致其中赋形剂 SBECD 的蓄积，可选用口服制剂。

【儿科用法与用量】 2～12 岁儿童。

(1)静脉注射　一日 6～12 mg/kg，分 2 次。首日用 12 mg/kg，分 2 次；次日后改为 6 mg/kg，分 2 次。

(2)口服　一次 200 mg，一日 2 次。

【儿科注意事项】 (1)本品属三唑类抗真菌药，对各类曲霉、念珠菌均有抗菌活性。

(2)首日应给予负荷剂量，由于口服制剂生物利用度较高，静脉注射和口服可随时转换，血药浓度不受影响。

(3)最常见不良反应为视物障碍，亦有发热、皮疹、胃肠道反应以及肝功能异常。

【制剂与规格】 伏立康唑片：(1)0.05 g；(2)0.2 g。

伏立康唑胶囊：0.05 g。

伏立康唑干混悬剂：45 g：3 g。

注射用伏立康唑：(1)0.05 g；(2)0.1 g；(3)0.2 g。

卡泊芬净[医保(乙)]

Caspofungin

【适应证】 适用于治疗：①念珠菌属血流感染、腹腔脓肿、腹膜炎和胸腔感染；②食管念珠菌病；③难治性或不能耐受其他药物治疗[如两性霉素 B、两性霉素 B 含脂制剂和(或)伊曲康唑]的侵袭性曲霉病；④中性粒细胞缺乏伴发热而经广谱抗菌药治疗无效，可能为侵袭性真菌感染患者的经验性治疗。

【药理】 (1)药效学　本品在体外具有广谱抗真菌活性。本品对烟曲霉、黄曲霉、土曲霉和黑曲霉具有良好抗菌活性；对念珠菌属具有杀菌作用，对白色念珠菌、光滑念珠菌、吉列蒙念珠菌、克柔念珠菌、近平滑念珠菌和热带念珠菌具有高度抗真菌活性，明显优于氟康唑及氟胞嘧啶，与两性霉素 B 相仿。此外，本品对镰孢霉属、丝状真菌和一些双相真菌如顶孢霉属、拟青霉属等具有抗菌活性，其作用优于两性霉素 B。对组织胞浆菌和肺孢菌也有一定的作用。新型隐球菌对本品天然耐药。本品对镰孢霉属、根霉属、丝孢酵母属等作用差。

本品治疗免疫功能正常及免疫缺陷动物的白色念珠菌和烟曲霉感染，具有良好疗效。

作用机制：葡萄糖多聚物 β-(1,3)-D-葡聚糖是念珠菌属和曲霉细胞壁的基本组分，使其细胞壁结构完整，药物不易渗入。本品属半合成棘白菌素类，通过非竞争性抑制 β-(1,3)-D-糖苷合成酶，破坏真菌细胞壁糖苷的合成。哺乳动物无类似的细胞壁合成过程，因而此类药物在哺乳动物体内毒性较小。

体外及体内研究显示本品与两性霉素 B 联合应用无相互拮抗作用，其临床意义尚不清楚。

(2)药动学　随着静脉应用本品剂量的加大(从 5 mg 到 100 mg)，健康人的血药浓度亦成比例增加。单剂静脉滴注本品 70 mg1 小时，滴注结束时即刻血药峰浓度为 12.04 μg/ml，24 小时后的血药浓度为 1.42 μg/ml。$AUC_{0\sim24}$ 为 118.45 (μg·h)/ml。血浆清除率为 9.85 ml/min，主要受分布影响，受排泄及生物转化的影响较小。本品 $t_{1/2\beta}$ 为 9～11 小时，$t_{1/2\gamma}$ 为 40～50 小时。

首日 70 mg，继以每日 50 mg、每日 1 次，静脉滴注共 14 日，第 1 日 $AUC_{0\sim24}$ 为 97.63 (μg·h)/ml，第 14 日为 100.47 (μg·h)/ml；第 1 日静滴结束后血药浓度为 12.09 mg/L，第 14 日为 9.94 mg/L。

多剂静脉应用本品每日 15～70 mg×2 周或每日 70 mg×3 周，发现在体内有中度的药物累积现象(AUC_{24h} 增加 25%～50%)。

卡泊芬净的血浆蛋白结合率可高达 97%。肝、肾和大肠的 AUC_{24h} 组织-血浆比分别为 16、2.9 和 2。小肠、肺和脾的药物浓度与血药浓度相似，而心、脑和大腿的药物浓度低于血药浓度。

健康成人静脉应用本品 70 mg，本品也有自发的化学降解过程。本品消除半衰期为 9～10 小时。本品血浆总清除率为 0.72 L/h。

本品主要在肝脏经水解和 N-乙酰化代谢，代谢速度缓慢。约 35%给药量的本品及其代谢产物经粪便排泄；41%经尿液排泄，其中约 1.4%以原形从尿液中排泄，表明其母药的肾清除率甚低，仅为 0.15 ml/min；而本品的总清除率为 12 ml/min。

65 岁以上老年患者使用本品血药浓度有轻度增加，但不需调整剂量。

本品应用于轻度至终末期肾功能不全或轻度肝功能不全患者时，不需调整剂量。血液透析不能清除本品。对于中度肝功能不全患者，应适当减少剂量。

【不良反应】　本品临床相关及输注相关不良反应发生率分别为 28.9%和 20.2%，显著低于两性霉素 B 的 58.4%和 48.8%。药物相关的实验室检查异常发生率为 24.3%，显著低于两性霉素 B 的 54.0%。常见临床不良反应有发热、寒战、头痛、恶心、呕吐、皮疹以及静脉炎。常见的实验室检查异常有血清氨基转移酶、胆红素、碱性磷酸酶、血肌酐、血尿素氮升高，血钾、血细胞比容和血红蛋白含量降低。

【禁忌证】　(1)对本品或其任何成分过敏者禁用。

(2)美国 FDA 妊娠期用药安全性分级为注射给药 C。

【注意事项】　(1)本品不宜与环孢素合用，除非利大于弊。

(2)哺乳期妇女应用本品时宜停止授乳。

(3)不推荐本品用于 18 岁以下的患者。

【药物相互作用】　(1)本品可致他克莫司血药浓度减低。两者合用时应监测他克莫司的血药浓度，并调整他克莫司的剂量。

(2)环孢素可使本品的 AUC 增加 35%，但本品不影响环孢素的血药浓度。两者合用时可发生血清氨基转移酶水平升高，故应避免两者合用。

(3)应用利福平可使本品血药谷浓度降低 30%；故合用利福平的患者，应予以本品每日 70 mg。合用依法韦仑、奈韦拉平、苯妥英、地塞米松或卡马西平等肝药酶诱导药可使本品血药浓度降低，故合用上述药物的患者，应予以本品每日 70 mg。

【用法与用量】　(1)念珠菌血流感染及其他念珠菌感染　成人剂量为首日负荷剂量 70 mg，继以每日 50 mg，疗程为血培养阴性后 14 天。中性粒细胞缺乏症患者的疗程宜持续至中性粒细胞计数恢复正常。

(2)食管念珠菌病　每日 50 mg，缓慢静脉滴注至少 1 小时。

(3)侵袭性曲霉病　首日负荷剂量 70 mg，继以每日 50 mg。疗程依据患者基础疾病的严重程度、免疫缺陷恢复情况以及患者治疗后的反应而定。

(4)肾功能损害及轻度肝功能损害患者不需调整剂量；中度肝功能损害患者，首日负荷剂量为 70 mg，继以每日 35 mg；严重肝功能损害者尚无资料。

【儿科用法与用量】　3 个月～17 岁　第 1 日均应当给予 70 mg/m^2 的单次负荷剂量(日实际剂量不超过 70 mg)，之后给予 50 mg/m^2 的日剂量(日实际剂量不超过 70 mg)。

在儿童患者中，当本品和肝药酶诱导药(如利福平、依非韦伦、奈韦拉平、苯妥英、地塞米松或卡马西平)联合使用时，本品的日剂量可调整到 70 mg/m^2(日实际剂量不超过 70 mg)。

【制剂与规格】　注射用醋酸卡泊芬净：(1)0.05 g；(2)0.07 g。

米卡芬净[医保(乙)]

Micafungin

【适应证】 适用于:①治疗念珠菌属血流感染、急性播散性念珠菌病、念珠菌腹膜炎和脓肿;②食管念珠菌病;③造血干细胞移植患者移植前预防念珠菌病。

【药理】 (1)药效学 本品对白色念珠菌(包括氟康唑敏感及耐药菌株)、光滑念珠菌、克柔念珠菌、近平滑念珠菌、热带念珠菌具有杀菌作用;对曲霉属具有抑菌作用,可抑制孢子发芽和菌丝生长;对隐球菌属、镰刀霉菌属、毛孢子菌无效。实验动物中对念珠菌属、曲霉属感染有效,其疗效优于氟康唑、伊曲康唑。对小鼠播散性念珠菌病、口腔和食管念珠菌病、播散性曲霉病和肺部曲霉病具有良好而有效的预防和治疗作用。

(2)药动学 每日给药 50 mg、100 mg 和 150 mg 时血药峰浓度分别为 5.1 mg/L、10.0 mg/L 和 16.4 mg/L,达稳态时 AUC 分别为 54 (μg·h)/L、115 (μg·h)/L 和 167 (μg·h)/L。分布容积为(0.39±0.11)L/kg。多剂给药后蓄积系数为 1.5。血浆蛋白结合率大于 99%。脑脊液内药物浓度低。$t_{1/2}$ 14.0~17.2 小时。总清除率 1.5 L/min,本品主要经肝脏代谢,给药后 28 日经粪便和尿液共排出给药量的 82.5%,其中 71%经粪便排出,主要为代谢产物。

【不良反应】 本品耐受性好,不良反应有胃肠道反应、发热、血胆红素增高、肝酶增高、白细胞减少等。2042 例应用本品的患者有 717 例发生不良反应,发生率 29.9%。常见的不良反应有白细胞减少(1.6%)、中性粒细胞减少(1.2%)、血小板减少(0.8%)、贫血(0.8%),恶心(2.8%)、呕吐(2.4%)、腹泻(1.6%)、腹痛(1.5%)、发热(1.5%)、寒战(1.0%)、注射部位疼痛(0.9%),胆红素增高(1.0%)、AST 增高(2.7%)、ALT 增高(2.6%)、碱性磷酸酶增高(2.0%)、肝功能异常(1.5%)、血清肌酐值增高(0.6%)、尿素氮增高(0.5%),乳酸脱氢酶增高(0.5%),低钾血症(1.2%)、低钙血症(1.1%)、低镁血症(1.1%),头痛(2.4%)、头晕(0.7%)、嗜睡(0.5%)、皮疹(1.6%)、瘙痒(0.7%)、静脉炎(1.6%)、高血压(0.6%)和面部发红(0.5%)。严重的不良反应有:溶血反应、溶血性贫血、血管内溶血、血小板减少性紫癜、急性肾功能损害、过敏性休克等,但较少见。

【禁忌证】 (1)对本品中任一成分或其他棘白菌素类药物过敏者禁用。

(2)美国 FDA 妊娠期用药安全性分级为 C。

【注意事项】 (1)个别患者可对本品发生严重过敏反应,应立即停药,并予恰当治疗。

(2)患者使用本品的疗程中应监测肝、肾功能,如出现肝功能异常时,应严密监测肝功能有否恶化,并仔细权衡利弊后再决定是否继续使用。

(3)应用本品可发生血肌酐值和尿素氮增高,极个别患者发生肾功能不全或急性肾衰竭。患者使用本品出现肾功能异常时,应严密监测肾功能有否恶化。

(4)应用本品可能发生血管内溶血和血红蛋白尿症,如出现临床或实验室溶血反应或溶血性贫血的证据时,应严密监测病情有否恶化,并仔细权衡利弊后再决定是否继续使用。

(5)动物乳汁中可检出本品。哺乳期妇女应用本品时宜停止授乳。

(6)不推荐本品用于儿科患者。

(7)本品在老年患者的安全性和有效性与年轻患者并无差别。

【药物相互作用】 本品可使西罗莫司 AUC 增加 21%,但 C_{max} 不变;使硝苯地平 AUC 和 C_{max} 分别增加 18% 和 42%;使伊曲康唑 AUC 和 C_{max} 分别增加 22%和 11%。故本品与西罗莫司、硝苯地平或伊曲康唑合用时,需监测后三者的毒性,必要时减少后三者的给药剂量。

【给药说明】 (1)配制时注意:溶解本品时切勿用力摇晃输液袋,因本品容易起泡且泡沫不易消失。

(2)给药时注意:因本品在光线下可发生缓慢分解,应避免阳光直射。如果从配制到输液结束需时超过 6 小时,应将输液袋遮光。

(3)静脉输注本品时,应将其溶解于 0.9%氯化钠注射液或 5%葡萄糖注射液中,剂量为 75 mg 或低于 75 mg 时输注时间不少于 30 分钟,剂量为 75 mg 以上时输注时间不少于 1 小时,输注过快可导致组胺释放。切勿使用注射用水溶解本品。

【用法与用量】 治疗念珠菌血流感染、急性播散性念珠菌病、念珠菌腹膜炎和脓肿,每日 100 mg;治疗食管念珠菌病,每日 150 mg;预防造血干细胞移植患者移植前念珠菌病,每日 50 mg。均为每日 1 次,静脉滴注。

【制剂与规格】 注射用米卡芬净钠:0.05 g。

制霉菌素[医保(甲)]

Nystatin

【适应证】 适用于皮肤、黏膜念珠菌病的治疗,包括口服本品治疗肠道或食管念珠菌病;局部用药治疗口腔念珠菌感染、阴道念珠菌病和皮肤念珠菌病。

【给药说明】 (1)一旦疱疹症状与体征出现，应尽早给药。

(2)进食对口服胶囊的吸收无明显影响。口服给药时应给予患者充足的水分，防止本品在肾小管内沉淀。

(3)静脉给药　①阿昔洛韦钠专供静脉滴注，药液至少在1小时内匀速滴入，避免快速滴入或静脉推注，否则可发生肾小管内药物结晶沉积，引起肾功能损害的病例可达10%；②静滴后2小时，尿药浓度最高，此时应给患者充足的水分，防止药物沉积于肾小管内；③血液透析可使血药浓度降低60%，故每血液透析6小时应重复给予一次剂量；④配药方法：注射用阿昔洛韦钠0.5g中加入10ml注射用水，使药物浓度为50g/L，充分摇匀形成溶液后，再用0.9%氯化钠注射液或5%葡萄糖注射液稀释至100ml，使最后药物浓度不超过7g/L，否则易引起静脉炎。药物外溢时注射部位将出现炎症。新生儿不宜以含苯甲醇的稀释液配制静滴液，否则易引起致命性的各类并发症或综合征，包括酸中毒、中枢神经抑制、呼吸困难、肾功能衰竭、低血压、癫痫和颅内出血等。肥胖患者的剂量应按标准体重计算。

【用法与用量】 (1)口服　成人常用量　①生殖器疱疹初治和免疫缺陷者皮肤、黏膜单纯疱疹，一次200mg，一日5次，共10日；或一次400mg，一日3次，共5日。再发性感染，一次200mg，一日5次，共5日。反复发作性感染的慢性抑制疗法，一次200mg，一日3次，共6个月；必要时剂量可加至一次200mg，一日5次，共6～12个月。②带状疱疹，一次800mg，一日5次，共7～10日。③水痘，一次20mg/kg，一日4次，共5日，出现症状立即开始治疗。④肾功能不全的成人患者应按表10-17调整剂量。

表10-17　阿昔洛韦用于肾功能减退患者的剂量调整(口服)

肌酐清除率[ml/min(ml/s)]	剂量(mg)	给药间隔(h)
生殖器疱疹		
起始或间歇治疗		
>10(0.17)	200	4(一日5次)
0～10(0～0.17)	200	12
慢性抑制疗法		
>10(0.17)	400	12
0～10(0～0.17)	200	12
带状疱疹		
>25(0.42)	800	4(一日5次)
>10～25(0.17～0.42)	800	8
0～10(0～0.17)	800	12

(2)静脉滴注　成人　①重症生殖器疱疹初治，按体重每8小时5mg/kg(按阿昔洛韦计，下同)，共5日。②带状疱疹，每次500mg，每8小时1次；肌酐清除率25～49ml/min者，上述剂量每12小时1次；肌酐清除率10～24ml/min者，上述剂量每24小时1次；肌酐清除率<10ml/min者，剂量减半，每24小时1次。共7～10日。③免疫缺陷者皮肤、黏膜单纯疱疹或严重带状疱疹，每8小时5～10mg/kg，静脉滴注1小时以上，共7～10日。④单纯疱疹性脑炎，每8小时10mg/kg，共10日。⑤成人一日最高剂量按体重30mg/kg，或按体表面积1.5g/m²。

儿童　①重症生殖器疱疹初治，婴儿与12岁以下儿童，每8小时按体表面积250mg/m²，共5日。②免疫缺陷者皮肤、黏膜单纯疱疹，婴儿与12岁以下儿童，每8小时按体表面积250mg/m²，共7日；12岁以上按成人量。③单纯疱疹性脑炎，每8小时按体重10mg/kg，共10日。④免疫缺陷者合并水痘，每8小时10mg/kg或500mg/m²，共10日。⑤儿童最高剂量为每8小时按体表面积500mg/m²。

【儿科用法与用量】 (1)口服　一日10～20mg/kg，分3～4次。

(2)静脉滴注　一次5～10mg/kg，一日3次，每次最大量不超过500mg/m²(10mg/kg)。

【儿科注意事项】 (1)适用于单纯疱疹、带状疱疹治疗，主要抑制病毒复制。

(2)口服可致胃肠道反应，静脉滴注常致静脉炎，并有发生急性肾衰竭的报告。

(3)2岁以下小儿用药剂量未确定。

【制剂与规格】 阿昔洛韦胶囊：0.2g。

阿昔洛韦片：(1)0.1g；(2)0.2g；(3)0.4g。

阿昔洛韦咀嚼片：0.4g。

阿昔洛韦颗粒：0.2g。

阿昔洛韦葡萄糖注射液：(1)100ml(阿昔洛韦0.1g，葡萄糖5g)；(2)250ml(阿昔洛韦0.125g，葡萄糖12.5g)；(3)250ml(阿昔洛韦0.25g，葡萄糖12.5g)。

注射用阿昔洛韦(1)0.25g；(2)5g

阿昔洛韦注射液：(1)2ml：0.1g；(2)5ml：0.25g；(3)10ml：0.25g；(4)10ml：0.5g；(5)20ml：0.5g。

阿昔洛韦乳膏：3%。

阿昔洛韦凝胶：10g：0.1g(1%)。

阿昔洛韦滴眼液：(1)0.5ml：0.5mg；(2)5ml：5mg；(3)8ml：8mg。

阿昔洛韦眼膏：3%。

更昔洛韦(丙氧鸟苷)[药典(二)；医保(乙)]

Ganciclovir(Cytovene, DHPG)

【适应证】 适用于：①免疫缺陷者如艾滋病或器官

移植者合并巨细胞病毒视网膜炎而危及视力者，但本病易复发，因此需采用长期抑制治疗。单用本品无效者可采用本品与膦甲酸钠联合治疗。②艾滋病患者合并危及生命的巨细胞病毒感染，如肺炎或胃肠道感染，但确切疗效尚难评价。本品与免疫球蛋白或巨细胞病毒免疫球蛋白静脉给药联合应用，可降低巨细胞病毒性肺炎患者的病死率。③骨髓移植或实质性器官移植患者移植物对巨细胞病毒血清试验呈阳性，或接受移植骨髓的供者为排斥巨细胞病毒者，采用本品以预防发生巨细胞病毒感染性疾病。

临床上已出现更昔洛韦耐药性巨细胞病毒株，其机制是药物在细胞内不能形成活性型三磷酸化合物。

【药理】 (1)药效学　本品进入细胞内后迅速被磷酸化而形成单磷酸化合物，然后经细胞激酶的作用成为三磷酸化合物，本品在已感染巨细胞病毒的细胞内，其磷酸化的过程较正常细胞中更快。更昔洛韦三磷酸盐可竞争性抑制 DNA 多聚酶，并掺入病毒及宿主细胞的 DNA 中，从而抑制 DNA 合成。本品对病毒 DNA 多聚酶的抑制作用较宿主细胞 DNA 多聚酶为强。

(2)药动学　口服吸收差，空腹服药时生物利用度为5%，进食后服药为6%～9%。在体内广泛分布于各种组织中，可透过胎盘屏障进入胎儿血液循环；脑脊液内药物浓度为同期血药浓度的7%～67%；亦可进入眼内组织。分布容积为0.74 L/kg。血浆蛋白结合率低，为1%～2%。在体内不代谢，主要以原形经肾排出。正常成年人 $t_{1/2}$ 为2.5～3.6小时(静脉注射)和3.1～5.5小时(口服)；肾功能减退者 $t_{1/2}$ 分别延长至9～30小时(静脉注射)和15.7～18.2小时(口服)。成人静滴5 mg/kg(1小时内)后的 C_{max} 可达8.3～9 mg/L，一次口服3 g后 C_{max} 仅为1～1.2 mg/L。本品可经血液透析清除。

【不良反应】 (1)常见的不良反应为血液系统反应。用药后约40%的患者中性粒细胞计数减低至 1.0×10^9/L 以下，大多在用药后1～2周发生，通常可逆转，也有长期不逆转，导致致死性的感染；AIDS 患者的发生风险更大。约20%的患者血小板计数减低至 50×10^9/L 以下，此外可有贫血。

(2)中枢神经系统症状如精神异常、紧张、震颤等，发生率约5%，偶有昏迷、抽搐等。

(3)可出现皮疹、药物热、恶心、呕吐、腹痛、食欲缺乏、肝功能异常、血肌酐和血尿素氮升高等；静脉给药时可发生静脉炎。

【禁忌证】 (1)对本品及阿昔洛韦过敏者禁用。

(2)中性粒细胞计数 $<50\times10^9$/L 或血小板计数 $<25\times10^9$/L 者禁用。

(3)美国 FDA 妊娠期用药安全性分级为口服、肠道外给药 C。

【注意事项】 (1)本品化学结构与阿昔洛韦相似，故对后者过敏的患者也可能对本品过敏。

(2)哺乳期妇女用药期间应停止哺乳。

(3)12岁以下儿童及婴儿患者应充分权衡利弊后再决定是否用药。

(4)患者应根据其肾功能适当调整剂量。

(5)由于本品可引起中性粒细胞减少、血小板减少，故易引起感染和出血，用药期间应注意口腔卫生，疗程中应定期监测周围血象。如中性粒细胞计数在 0.5×10^9/L 以下或血小板计数低于 25×10^9/L 时应暂予停药，直至中性粒细胞计数增加至 0.75×10^9/L 以上方可重新给药。少数患者同时采用 GM-CSF 治疗粒细胞减少有效。

(6)本品只可缓慢静滴，并宜选择较粗静脉滴入。采用注射剂时患者应摄入充足水分。

(7)每1 g本品约含钠3.6 mmol。

【药物相互作用】 (1)影响造血系统的药物、可引起骨髓抑制的药物及放射治疗等与本品合用时，可增强对骨髓的抑制作用。

(2)本品与具有肾毒性药物合用时(如两性霉素 B、环孢素)可能加重肾功能损害，使本品经肾排出量减少而引起不良反应。

(3)与齐多夫定合用时，可增强对造血系统的毒性，故两者不宜合用。

(4)与去羟肌苷合用或先后使用，可使后者 AUC 显著增加(增加72%～111%)，但本品的药动学不受影响。如口服更昔洛韦2小时前服用去羟肌苷，可使本品的 AUC 减少21%，两者经肾清除量不变。

(5)本品与亚胺培南-西司他丁合用可发生全身抽搐，故两者不宜合用。

(6)与丙磺舒合用，可抑制肾小管分泌，使本品的肾清除量减少约22%、AUC 增加约53%；因而易产生不良反应。

(7)与氨苯砜、喷他脒、氟胞嘧啶、长春新碱、阿霉素、SMZ-TMP 或核苷类似物合用前应充分权衡利弊，因可能增加不良反应。

【给药说明】 (1)本品不能根治巨细胞病毒感染，因此用于艾滋病患者合并巨细胞病毒感染时往往需长期维持用药，防止复发。

(2)本品注射剂需静滴给药，不可肌内注射。每次剂量至少静滴 1 小时以上，患者需给予充足水分，以免增加毒性。

(3)本品胶囊应于进餐后服用，以增加吸收。

(4)肾功能减退患者剂量应酌减，血液透析患者用量每 24 小时不超过 1.25 mg/kg，每次透析后血药浓度约可减低 50%，因此在透析日宜在透析以后给予一次剂量。

(5)本品口服仅适用于巨细胞病毒视网膜炎患者经更昔洛韦注射剂治疗后病情已稳定者以作为维持治疗，此时患者的病情重新迅速进展的可能性很小，并可避免长期留置静脉导管给药的不便。

(6)注射液配制用 10 ml 灭菌注射用水加至 500 mg 瓶中，充分摇匀使其成澄清溶液，然后用 100 ml 氯化钠注射液或 5%葡萄糖注射液或林格注射液或乳酸钠林格注射液稀释，使最后药物浓度不超过 10 mg/ml。本溶液为碱性(pH=11)，应注意避免药液与皮肤或黏膜接触或吸入，如不慎溅及，应立即用肥皂和清水冲洗；不慎溅入眼内应用清水冲洗。

【用法与用量】 (1)诱导期　静脉滴注一次 5 mg/kg，每 12 小时 1 次，每次静脉滴注 1 小时以上，疗程 14～21 日。肾功能减退者剂量应酌减：肌酐清除率 50～69 ml/min 者，每 12 小时静脉滴注 2.5 mg/kg；肌酐清除率 25～49 ml/min 者，每 24 小时静脉滴注 2.5 mg/kg；肌酐清除率 10～24 ml/min者，每 24 小时静脉滴注 1.25 mg/kg；肌酐清除率<10 ml/min 者，一周给药 3 次，一次 1.25 mg/kg，于血液透析后给予。

(2)维持期　①静脉滴注，一日 1 次，5 mg/kg 静脉滴注 1 小时以上。肾功能减退者按肌酐清除率调整剂量：肌酐清除率 50～69 ml/min 者，每 24 小时 2.5 mg/kg；肌酐清除率 25～49 ml/min 者，每 24 小时 1.25 mg/kg；肌酐清除率 10～24 ml/min 者，每 24 小时 0.625 mg/kg；肌酐清除率<10 ml/min 者，一周 3 次，每次 0.625 mg/kg，于血液透析后给予。②口服，一日 3 次，每次 1 g，与食物同服。肾功能减退者按肌酐清除率调整剂量：肌酐清除率 50～69 ml/min 者，每次 1.5 g，一日 1 次或每次 0.5 g、一日 3 次；肌酐清除率 25～49 ml/min 者，每次 1 g，一日 1 次或一次 0.5 g、一日 2 次；肌酐清除率 10～24 ml/min 者，每次 0.5 g，一日 1 次；肌酐清除率<10 ml/min 者，一周 3 次，每次 0.5 g，血液透析后给予。

(3)预防用药　成人一次静脉滴注 5 mg/kg，至少 1 小时以上，每 12 小时 1 次，连续 7～14 日；继以一次 5 mg/kg，一日 1 次，共 7 日。

【儿科用法与用量】 口服或静脉滴注　诱导治疗，一次 5 mg/kg，每 12 小时 1 次，连用 14～21 日(缓慢滴注 1 小时以上)；维持治疗，一日 5 mg/kg，一日 1 次，每周用 3 次。

【儿科注意事项】 (1)为阿昔洛韦同类药，适用于巨细胞病毒感染的治疗和预防。

(2)不良反应有造血系统功能障碍、局部静脉炎。

【制剂与规格】 更昔洛韦片：0.5 g。

更昔洛韦胶囊：0.25 g。

更昔洛韦氯化钠注射液：(1)100 ml(更昔洛韦 0.05 g 与氯化钠 0.9 g)；(2)100 ml(更昔洛韦 0.1 g 与氯化钠 0.98)；(3)250 ml(更昔洛韦 0.25 g 与氯化钠 2.25 g)。

注射用更昔洛韦：(1)0.05 g；(2)0.125 g；(3)0.15 g；(4)0.25 g；(5)0.5 g。

更昔洛韦注射液：(1)1 ml∶0.05 g；(2)2 ml∶0.05 g；(3)2 ml∶0.1 g；(4)2 ml∶0.125 g；(5)2 ml∶0.2 g；(6)2 ml∶0.25 g；(7)2 ml∶0.3 g；(8)5 ml∶0.0625 g；(9)5 ml∶0.125 g；(10)5 ml∶0.15 g；(11)5 ml∶0.25 g；(12)10 ml∶0.125 g；(13)10 ml∶0.25 g；(14)10 ml∶0.5 g。

更昔洛韦钠注射液：5 ml∶0.25 g。

盐酸伐昔洛韦[医保(乙)]

Valacyclovir Hydrochloride

盐酸伐昔洛韦是阿昔洛韦的 L-缬氨酸酯的盐酸盐，在体内转变为阿昔洛韦而发挥抗病毒作用。

【适应证】 适用于：①带状疱疹的治疗；②生殖器疱疹的治疗或反复发作者的慢性抑制治疗。

【药理】 (1)药效学　本品在体内迅速转变为阿昔洛韦，后者在体内和体外对于Ⅰ型和Ⅱ型单纯疱疹病毒和带状疱疹病毒均有抗病毒作用。其作用机制与阿昔洛韦相同。对于单纯疱疹病毒的作用较对带状疱疹病毒作用强。

(2)药动学　口服本品薄膜包衣片后迅速经胃肠道吸收，吸收后的药物几乎完全在肠道或肝内转化为阿昔洛韦和 L-缬氨酸，口服 1 g 后生物利用度为 54.5%。食物不影响其生物利用度。口服本品 100 mg、250 mg、500 mg、750 mg 和 1 g 后的 C_{max}分别为 0.83 mg/L、2.15 mg/L、4.17 mg/L、5.33 mg/L 和 5.65 mg/L，平均 AUC 分别为 2.28(h·mg)/L、5.76(h·mg)/L、11.59(h·mg)/L、14.11(h·mg)/L和 19.52(h·mg)/L。肾功能正常的健康成人服用治疗剂量的本品后在体内无蓄积。血浆蛋白结合率为 13.5%～17.9%。口服本品后药物在体内转变为阿昔洛韦和 L-缬氨酸，其中小部分阿昔洛韦经醛氧化酶、乙醇和醛脱氢酶的作用转变为无活性代谢产物。伐昔洛韦和阿昔洛韦均不为肝脏细胞色素 P_{450} 酶所代谢。口服后3小时血中即不能测到本品。单剂口服1 g后，尿中排出阿昔洛韦88.6%，其肾清除率约(255±86) ml/min。口服本品后阿昔洛韦的消除半衰期为2.5～3.3小时；肾功能衰竭患者的平均半衰期为14小时；血液透析患者的半衰期为4小时。4小时的血液透析可清除体内约1/3的阿昔洛韦药量。

【不良反应】 参阅"阿昔洛韦"。常见的不良反应有头痛、眩晕、恶心、呕吐、腹痛等，此外可有抑郁、关节痛、月经紊乱等。偶有AST增高、白细胞或血小板减低、贫血、血肌酐增高等。

【禁忌证】 对本品及阿昔洛韦过敏者禁用。

【注意事项】 参阅"阿昔洛韦"。

(1)晚期艾滋病患者、接受同种异体骨髓移植、肾移植患者口服本品每日达8 g时曾有发生血小板减少性紫癜及溶血性尿毒症综合征的报道，并可导致死亡。

(2)肾功能损害的患者应减量应用。

(3)美国FDA妊娠期用药安全性分级为B。

(4)本品有少量经乳汁分泌，哺乳期妇女仅在确有指征时方可慎用本品，用药期间应停止授乳。

(5)青春期前儿童用药的安全性和有效性尚未建立，不推荐本品用于儿童患者。

(6)患者应按肾功能调整剂量。老年患者用药后较易产生肾脏不良反应或心悸、幻觉、精神紊乱、谵妄等。

【药物相互作用】 参阅"阿昔洛韦"。肾功能正常者服用本品时，如联合应用地高辛、抗酸药、噻嗪类利尿药、西咪替丁或丙磺舒，不需调整剂量。

【用法与用量】 (1)成人 ①生殖器单纯疱疹初发，一次1 g，一日2次，疗程7～10日。②生殖器疱疹复发，一次0.5 g，一日2次，疗程3日。③反复发作生殖器疱疹患者的慢性抑制治疗，用以减轻症状，一日0.5 g或1 g。④免疫缺陷患者(如艾滋病患者)或重症患者的口唇疱疹，一次0.5～1 g，一日2次，疗程7日，需在皮疹发生后3日内开始用药。⑤带状疱疹，一次1 g，一日3次，疗程7日。

(2)肾功能减退者 肌酐清除率>50～90 ml/min者，一次1 g，每8小时1次；肌酐清除率10～50 ml/min者，一次1 g，每12～24小时1次；肌酐清除率<10 ml/min者，一次0.5 g，每24小时1次。血液透析患者应在每次透析后给药，腹膜透析及连续动-静脉血液滤过患者不需另补给剂量。

【制剂与规格】 盐酸伐昔洛韦片：(1)0.15 g；(2)0.3 g；(3)0.5 g。

盐酸伐昔洛韦胶囊：0.15 g。

盐酸伐昔洛韦颗粒：(1)0.075 g；(2)0.15 g。

泛昔洛韦[药典(二)；医保(乙)]

Famciclovir

泛昔洛韦是喷昔洛韦的三乙酰酯化物，为一种前体药，本身并无抗病毒作用，口服后经肠壁吸收后去乙酰化和氧化而转变成为喷昔洛韦而发挥抗病毒作用。

【适应证】 适用于：①急性带状疱疹。②免疫功能正常者复发性外生殖器单纯疱疹的治疗或慢性抑制治疗；亦可用于HIV感染者反复发作性皮肤、黏膜单纯疱疹的治疗。

【药理】 (1)药效学 本品在体内迅速生物转化成喷昔洛韦，后者对Ⅰ型和Ⅱ型单纯疱疹病毒及带状疱疹病毒具有良好抑制作用。其作用机制为喷昔洛韦首先经病毒的胸苷激酶转变成单磷酸喷昔洛韦，继而在细胞内经细胞激酶的作用转变为三磷酸喷昔洛韦，后者为病毒DNA多聚酶的竞争性抑制药，因而抑制了病毒DNA的合成。病毒的胸苷激酶或DNA多聚酶产生突变时均可导致对本品耐药，但临床应用过程中产生耐药毒株者很少。

(2)药动学 口服本品后经肠壁吸收并迅速去乙酰化，并在肝脏氧化成为喷昔洛韦。口服后的生物利用度(转变成为喷昔洛韦)平均为77%，进食可延缓吸收，但不影响本品的吸收量；t_{max}为1小时。口服后血液及尿中均测不到本品。喷昔洛韦的血浆蛋白结合率约20%。健康成人单次口服本品125 mg、250 mg、500 mg后的C_{max}分别为0.8 μg/ml、1.6 μg/ml、3.3 μg/ml，AUC分别为2.24 (μg・h)/ml、4.48 (μg・h)/ml、8.95 (μg・h)/ml。口服本品500 mg，一日3次，连服7日，体内无药物蓄积。体内分布好，本品在体内的代谢并非通过细胞色素P_{450}酶系。喷昔洛韦的$t_{1/2}$为2～3小时，约70%以原形经肾小球滤过和肾小管分泌排出，给药量的约30%由肾外途径(主要为粪便)排出。单次口服泛昔洛韦500 mg后，喷昔洛韦的肾清除率为27.7L/h。本品可经血液透析清除。

【不良反应】 常见的是头痛、恶心。本品还可引起腹泻、呕吐、乏力、腹痛、皮肤瘙痒等。较少见的不良反应有麻木、偏头痛、头晕、嗜睡、意识模糊、幻觉、皮疹、荨麻疹、月经失调、黄疸等。实验室异常可有ALT与AST增高、血脂肪酶增高、淀粉酶增高、胆红素增高、白细胞减少、中性粒细胞减少，偶有血肌酐增高。曾有报道肾功能减退患者应用大剂量本品引起急性肾功能衰竭。

【禁忌证】 对本品及其制剂中其他成分或喷昔洛韦过敏者禁用。

【注意事项】 (1)老年患者及肾功能减退者(肌酐清除率<60 ml/min)应用本品应根据肾功能适当调整剂量。

(2)本品不能完全根治外生殖器单纯疱疹病毒感染,目前亦无资料显示泛昔洛韦可以预防本病的传播,因此患者用药期间应避免与他人发生性关系。

(3)哺乳期妇女用药时应停止授乳。

(4)青春期前儿童用药的安全性和有效性尚未建立,不推荐本品用于18岁以下儿童患者。

(5)代偿期肝病患者用本品时不需调整剂量,严重肝功能损害患者应用本品尚无资料。

(6)药物过量　采用对症及支持治疗,血液透析有助于消除本品。

(7)美国FDA妊娠期用药安全性分级为口服给药B级。

【药物相互作用】 (1)应用别嘌醇、西咪替丁、氨茶碱、齐多夫定的患者单次口服泛昔洛韦500 mg时,对体内喷昔洛韦的药动学无影响。多次口服泛昔洛韦与多次口服地高辛合用,也不影响体内喷昔洛韦的药动学。

(2)单次口服泛昔洛韦500 mg,不影响齐多夫定或葡萄糖醛酸齐多夫定的药动学。

(3)本品与丙磺舒或其他主要由肾小管分泌的药物同用,可能导致体内喷昔洛韦血药浓度增高。

【用法与用量】 肾功能正常和不同程度肾功能损害的患者用药见表10-18。

表10-18　泛昔洛韦用于肾功能减退患者的剂量调整

适应证及正常用药方案	肌酐清除率(ml/min)	调整剂量(mg)	给药间期
带状疱疹	>60	500	q.8h.
500 mg,q.8h.	40～59	500	q.12h.
	20～39	500	q.24h.
	<20	250	q.24h.
	血液透析	250	每次血透后
反复发作性生殖	≥40	125	q.12h.
器疱疹	20～39	125	q.24h.
125 mg,q.12h.	<20	125	q.24h.
	血液透析	125	每次血透后
反复发作生殖器疱疹	≥40	250	q.12h.
慢性抑制治疗	20～39	125	q.12h.
250 mg,q.12h.	<20	125	q.24h.
	血液透析	125	每次血透后
HIV患者复发性口	≥40	500	q.12h.
唇及生殖器单纯疱疹	20～39	500	q.24h.
500 mg,q.12h.	<20	250	q.24h.
	血液透析	250	每次血透后

【制剂与规格】 泛昔洛韦片:(1)0.125 g;(2)0.25 g。

泛昔洛韦颗粒:0.5 g∶0.125 g。

泛昔洛韦胶囊:0.125 g。

金刚烷胺[药典(二);基;医保(甲)]

Amantadine

【适应证】 主要适用于高危患者(包括心血管及肺部疾病、老年患者、护理院或疗养院居住者以及其他慢性病患者)由甲型流感病毒所致呼吸道感染的预防;也适用于医院病房中高危患者甲型流感密切接触者、免疫缺陷患者、从事危险的公众服务职业者(警察、救火员、医护工作人员)、高危患者不能接受流感病毒疫苗预防接种者、甲型流感病毒感染的预防以及用于甲型流感病毒感染患者的治疗。本品对甲型流感病毒的各种毒株均有效,包括俄罗斯毒株、巴西毒株、德克萨斯毒株等。本品亦可与灭活甲型流感病毒疫苗合用于预防目的,直至接种疫苗者体内产生抗体。必须强调对高危患者每年接种疫苗是减低流感发生风险的最重要措施。本品亦可用于原因不明的帕金森病,或由于脑炎后或一氧化碳中毒或脑动脉硬化等引起的帕金森综合征,但疗效不如左旋多巴。

【药理】 (1)药效学　本品能阻断甲型流感病毒脱壳及其核酸释放至呼吸道上皮细胞中;此外,本品尚可能影响已进入细胞的病毒的早期复制。本品的抗病毒作用并无宿主特异性。

(2)药动学　口服后吸收快而完全,成年人口服2.5 mg/kg后,t_{max}为2～4小时,C_{max}为0.3～0.4 mg/L。血浆蛋白结合率约67%。在体内分布至唾液、鼻分泌液、泪液及肺组织等,本品可透过胎盘和血-脑屏障,并可进入乳汁,有报道患者脑脊液中的药物浓度为同期血药浓度的52%。在体内几乎不代谢,仅有少量乙酰化代谢产物。给药后约90%以上的药物经肾小球滤过和肾小管分泌排出。$t_{1/2}$为11～15小时,老年人中可延长至24～29小时,血液透析患者的$t_{1/2}$为24小时,严重肾功能损害者其$t_{1/2}$可延长至7～10日。血液透析仅能清除微量(约4%)。

【不良反应】 口服一般耐受性好,大多数患者的不良反应类似于抗胆碱药物的反应。常见的不良反应有中枢神经系统和胃肠道反应,有头晕目眩、注意力不集中、头痛、失眠、焦虑和食欲缺乏、恶心等。停药后不良反应立即消失。少见的不良反应尚有便秘、口鼻干燥等。不良反应发生率为5%～10%,多与剂量及疗程有关。老年人及肾功能损害者偶见幻觉、意识障碍、抽搐或精神失常,减低剂量可减少不良反应的发生。长期服药可引起网状青斑、水肿、直立性低血压、心悸和尿潴留等。本品还可引起共济失调、嗜睡、言语不清、出汗、光敏反应、视物模糊等,并有充血性心衰、白细胞和中性粒细胞减少、运动障碍、眼球震颤等个别报道。

【禁忌证】 (1)对本品过敏者禁用。

(2)美国 FDA 妊娠期用药安全性分级为口服给药 C。

【注意事项】 (1)长期使用本品可能抑制唾液分泌,患者易发生龋齿、牙周病、口腔念珠菌病等。

(2)曾有本品过量引起中毒并死亡的报道。其最低致死量为 2 g。

(3)老年患者易发生抗胆碱样作用,因此老年患者应用本品时宜减量。本品不宜用于 1 岁以下的婴儿。

(4)少数患者服用本品后可发生定向力消失、精神紊乱、抑郁等精神症状,甚至产生自杀倾向,其机制不明,因此服药过程中出现中枢神经系统症状者应密切观察,并且不宜驾车或从事需精神高度集中或运动神经协调的工作。有癫痫病史的患者服用本品后可能加重症状。

(5)有充血性心力衰竭或周围性水肿病史者服用本品应注意有发生充血性心力衰竭的可能,需调整剂量。

(6)本品偶可引起肝酶升高,肝病患者应慎用。

(7)肾功能衰竭患者服用一次剂量后,有效血药浓度可维持 7～10 日,条件许可时应对上述患者进行血药浓度监测。

(8)1 岁以下新生儿和婴儿使用的安全性和有效性尚未确定,哺乳期妇女用本品时应暂停授乳。

【药物相互作用】 (1)服药期间不宜饮用含乙醇饮料,因可增加神经系统不良反应,如眩晕、头重脚轻、直立性低血压等。

(2)与抗胆碱药合用,可能增加抗胆碱作用而引起意识障碍、幻觉、噩梦等不良反应。

(3)与硫利达嗪合用,可加重帕金森病患者的震颤症状。

(4)与 SMZ TMP 合用,可减少本品经肾清除,使本品血药浓度增高;奎宁或奎尼丁可减少本品经肾清除。

(5)本品不宜与中枢兴奋药合用,以免引起烦躁、不安、易激惹、失眠、抽搐等神经兴奋症状,或心律失常等。

(6)氢氯噻嗪和氨苯蝶啶等利尿药与本品合用时,可能减少本品经肾清除量,导致血药浓度增高而引起不良反应。

【给药说明】 (1)成人一日口服本品 200 mg 时,不良反应发生率为 5%～10%。有资料表明每日剂量减少为 100 mg 时,其对于甲型流感的预防作用不变,不良反应则较少。每日剂量分 2 次用药时其不良反应较一次性用药者为轻。

(2)已知与甲型流感患者接触的患者应尽早给予本品以预防发病,治疗应至少持续 10 日。当发生甲型流感流行时,应每日服用本品(通常流行期 6～8 周)或直至接受灭活甲型流感病毒疫苗后在体内产生主动免疫为止(约接种后 2～4 周)。疫苗接种后 70%～80%的患者可获得免疫能力,老年患者或高危患者服用本品的时间宜适当延长。

(3)如患者出现甲型流感症状后,应在 24～48 小时内即服用本品,持续至主要症状消失后 24～48 小时。

【用法与用量】 (1)成人　一日 200 mg,或 100 mg 每 12 小时 1 次,65 岁以上患者剂量减半。肾功能减退者用量:肌酐清除率>50 ml/min 时,与正常成人剂量同;肌酐清除率 30～50 ml/min 者,第 1 日 200 mg,以后每日 100 mg;肌酐清除率 15～29 ml/min 者,第 1 日 200 mg,以后隔日一次 100 mg;肌酐清除率<15 ml/min 及血液透析患者,每 7 日服 200 mg。

(2)儿童　1～9 岁者,每 8 小时口服 1.5～3 mg/kg,一日剂量不超过 150 mg;9 岁以上者,每 12 小时服 100 mg。

【儿科用法与用量】 口服　一日 3～8 mg/kg(日总量不超过 150 mg),分 2～3 次服;9 岁以上儿童,每日不超过 200 mg。

【儿科注意事项】 (1)为三环癸烷类,能干扰病毒进入细胞,并阻止病毒脱壳及其核酸释放,主要适用于甲型流感病毒感染的预防。

(2)口服耐受性好,常见不良反应有中枢神经系统症状和胃肠道反应。

(3)本品不宜用于 1 岁以下婴儿。

【制剂与规格】 盐酸金刚烷胺片:0.1 g。

盐酸金刚烷胺胶囊:0.1 g。

盐酸金刚烷胺颗粒:(1)6 g:0.06 g;(2)12 g:0.14 g。

盐酸金刚烷胺糖浆:0.5%。

膦甲酸钠[医保(乙)]

Foscarnet(Phosphonoformate,PFA)

【适应证】 主要适用于:①免疫缺陷患者(如艾滋病患者)巨细胞病毒视网膜炎的治疗。但目前无资料证实本品用于治疗肺部、胃肠道及全身播散性巨细胞病毒感染以及先天性或新生儿或免疫功能正常巨细胞病毒感染者的安全性、有效性。②本品亦可用于 HIV 感染者中耐阿昔洛韦单纯疱疹病毒所致皮肤、黏膜感染。但目前尚无资料证实本品用于治疗单纯疱疹病毒视网膜炎、脑炎、先天性或新生儿或免疫功能正常单纯疱疹病毒感染者的安全性、有效性。

【药理】 (1)药效学　本品可以非竞争性地阻断病毒 DNA 多聚酶的磷酸盐结合部位,抑制病毒 DNA 链的延长。与阿昔洛韦和更昔洛韦不同,本品在细胞内不需依赖病毒胸腺嘧啶激酶的激活,停用本品后病毒复制仍可恢复。

体外试验显示本品可抑制所有疱疹病毒的复制,包括单纯疱疹病毒(HSV-Ⅰ型和 HSV-Ⅱ型)、带状疱疹病毒、EB 病毒、人疱疹病毒-6 和巨细胞病毒。本品尚可非竞争性抑制 HIV 的逆转录酶和乙型肝炎病毒 DNA 多聚酶。但本品对于上述各种病毒感染的治疗作用尚缺乏临床资料。膦甲酸钠也是磷酸钠在肾皮质刷状缘膜转运系统的特异性竞争性抑制药,可以减少肾小管对磷酸盐的重吸收,增加磷酸盐的排泄。

(2)药动学　口服吸收差,生物利用度为 12%～22%。给药后药物可浓集于骨和软骨组织中。脑脊液内药物浓度约为同期血药浓度的 43%(13%～68%),亦有报道为 35%～103%。血浆蛋白结合率为 14%～17%。在体内不代谢。成年人静滴 47～57 mg/kg、每 8 小时 1 次后,C_{max}可达 575 mmol/L。其血 $t_{1/2}$ 为 2～6 小时,主要经肾小球滤过和肾小管分泌排泄,80%～87%经肾排出。血液透析可清除本品,清除率为 80 ml/min;3 小时的透析使血药浓度减低 50%,故血液透析后应再次给予一次剂量。

【不良反应】 (1)肾功能损害　是本品最主要的不良反应,可引起急性肾小管坏死、肾源性尿崩症及出现膦甲酸钠结晶尿等。每次给药后补给 0.5～1 L 0.9%氯化钠注射液可减轻其肾毒性。此外尚可导致低钙血症或高钙血症、血磷过高或过低、低钾血症等。

(2)中枢神经系统症状　如头痛、眩晕、震颤、易激惹、幻觉、抽搐等,后者的发生率约 10%。可能与电解质紊乱有关。

(3)贫血　可发生于 33%的患者,但仍可继续给药。亦有发生中性粒细胞减少(约 17%)和血小板缺乏症,其抑制骨髓的程度通常较更昔洛韦轻。

(4)其他不良反应　如恶心、呕吐、食欲缺乏、腹痛、腹泻、不适、疲乏、发热、感觉异常、血压与心电图改变、肝功能异常及静脉炎等。

【禁忌证】 (1)对本品过敏者禁用。

(2)美国 FDA 妊娠期用药安全性分级为 C,

【注意事项】 (1)本品具有肾毒性,肾功能损害者和老年患者应根据肾功能情况调整用量。

(2)用药期间患者应摄取足量水分,有助于减轻肾毒性。疗程中应密切监测尿常规及肾功能,据以调整剂量;并应监测电解质,特别是血钙和血镁。

(3)静滴本品应选择较粗血管,以减少静脉炎的发生。

(4)哺乳期妇女必须应用本品时宜停止授乳。

(5)本品在儿童患者中应用的有效性和安全性尚未确立。

(6)本品每 1 g 约含钠 15.6 mmol,含磷酸盐 15.2 mmol。

【药物相互作用】 (1)本品与其他具有肾毒性的药物合用时可增加肾毒性。

(2)与喷他脒注射剂(静脉给药)合用,可能有发生贫血的危险,并可引起低血钙、低血镁和肾毒性,故两者不可合用。但本品合用喷他脒气雾剂吸入尚未见毒性反应的报道。

(3)与齐多夫定合用可能加重贫血,但未发现加重骨髓抑制的表现。

(4)疗程中应注意监测血清钙、磷、镁、钾等,并密切观察可能出现的电解质紊乱症状,一旦出现上述表现,立即予以相应处理。

(5)与利托那韦和(或)沙奎那韦合用,可导致肾功能异常。

【给药说明】 (1)本品不可静脉快速注射,必须用输液泵恒速静滴。快速静脉注射可导致血药浓度过高和急性低钙血症或其他中毒症状。一次剂量不超过 60 mg/kg,可于 1 小时内输入;较大剂量应至少静滴 2 小时以上。

(2)未经稀释的膦甲酸钠(24 mg/ml)必须经中心静脉导管输入;经周围静脉滴注时,药物必须用 0.9%氯化钠注射液或 5%葡萄糖注射液稀释成 12 mg/ml,以免刺激周围静脉。本品不可与其他药物同瓶滴注。

【用法与用量】 (1)成人　巨细胞病毒视网膜炎诱导期用药,每 8 小时静滴 60 mg/kg,用输液泵静滴 1 小时以上,连续 14～21 日或视治疗后的效果而定;也可用每 12 小时静滴 90 mg/kg,滴注 1.5～2 小时。维持期间用药,每日 90 mg/kg,用输液泵静滴 2 小时更为方便。

(2)免疫缺陷患者合并耐阿昔洛韦 HSV 感染　肾功能正常的成年患者,诱导期一次 40 mg/kg,静滴 1 小时以上,每 8～12 小时 1 次,连续 14～21 日或直至疱疹愈合。

(3)肾功能减退患者的剂量调整　见表 10-19。

表 10-19　膦甲酸钠用于肾功能减退患者的剂量调整

肌酐清除率*	单纯疱疹病毒诱导期		CMV 诱导期		CMV 维持期	
[ml/(min·kg)]	40 mg/kg,q.12h.	40 mg/kg,q.8h.	60 mg/kg,q.8h.	90 mg/kg,q.12h.	90 mg/(kg·d)	120 mg/(kg·d)
>1.4	40,q.12h.	40,q.8h.	60,q.8h.	90,q.12h.	90,q.24h.	120,q.24h.
>1.0～1.4	30,q.12h.	30,q.8h.	45,q.8h.	70,q.24h.	70,q.12h.	90,q.24h.
>0.8～1.0	20,q.12h.	35,q.8h.	50,q.12h.	50,q.12h.	50,q.24h.	65,q.24h.
>0.6～0.8	35,q.24h.	25,q.12h.	40,q.12h.	80,q.24h.	80,q.48h.	105,q.48h.
>0.5～0.6	25,q.24h.	40,q.24h.	60,q.24h.	60,q.24h.	60,q.48h.	80,q.48h.
≥0.4～0.5	20,q.24h.	35,q.24h.	50,q.24h.	50,q.24h.	50,q.48h.	65,q.48h.
<0.4	不推荐用	不推荐用	不推荐用	不推荐用	不推荐用	不推荐用

*肌酐清除率可根据血肌酐值用公式计算(参阅本章第四节氨基糖苷类概述部分)。

【儿科用法与用量】 (1)口服　一日 10～15 mg/kg,分 3～4 次服。

(2)肌内注射、静脉滴注、静脉注射　一日 10～15 mg/kg,分 2 次。

【儿科注意事项】 (1)主要用于呼吸道合胞病毒感染和流行性出血热,在体外可抑制甲型流感病毒、甲型肝炎病毒、腺病毒等生长。

(2)国外多用于吸入治疗,不良反应少。

(3)全身用药可致胃肠道反应、肝脏损害、造血系统损害,动物实验中有致畸、致癌的可能。

【制剂与规格】 膦甲酸钠注射液:(1)100 ml∶2.4 g;(2)250 ml∶3 g;(3)250 ml∶6 g。

注射用膦甲酸钠:0.64 g。

利巴韦林(三氮唑核苷)[药典(二);基(基);医保(甲、乙)]

Ribavirin(RBV)

【适应证】 适用于:①婴幼儿呼吸道合胞病毒(RSV)所致细支气管炎及肺炎的严重住院患者(气雾剂);②用于治疗拉沙热或流行性出血热(肾综合征出血热)(静脉滴注或口服);③用于慢性丙型肝炎的治疗(与重组干扰素 α2b 或 PEG 干扰素 α 合用);④防治病毒性上呼吸道感染(滴鼻剂)。

【药理】 (1)药效学　体外具有抑制呼吸道合胞病毒、流感病毒、甲肝病毒、腺病毒等多种病毒生长的作用,其机制不全清楚。本品并不改变病毒吸附、侵入和脱壳,也不诱导干扰素的产生。药物进入被病毒感染的细胞后迅速磷酸化,其产物作为病毒合成酶的竞争性抑制药,抑制肌苷单磷酸脱氢酶、流感病毒 RNA 多聚酶和 mRNA 鸟苷转移酶,从而引起细胞内三磷酸鸟苷的减少,损害病毒 RNA 并抑制蛋白质合成,使病毒的复制与传播受阻。

对呼吸道合胞病毒也可能具有免疫防御作用及中和抗体作用。

(2)药动学　口服吸收快,t_{max} 为 1.5 小时。生物利用度为 45%～65%,少量可经气溶胶吸入。单次口服 600 mg 后,C_{max} 为 1～2 mg/L。儿童每日以面罩吸药 2.5 小时,共 3 日,C_{max} 为 0.2 mg/L;每日吸药 20 小时,共 5 日,C_{max} 为 1.7 mg/L。本品与血浆蛋白几乎不结合。呼吸道分泌物中药物浓度大多高于血药浓度。药物能进入红细胞内,且蓄积量大。长期用药后脑脊液内药物浓度可达同期血药浓度的 67%。可透过胎盘屏障进入胎儿血液循环,也能通过乳汁分泌。本品主要在肝内代谢。口服和静脉给药时 $t_{1/2}$ 为 0.5～2 小时,吸入给药时为 9.5 小时。本品主要经肾排泄,72～80 小时尿药排泄量为给药量的 30%～55%。72 小时粪便内药物排泄量约 15%。药物在红细胞内可蓄积数周,终止治疗后 4 周,血浆中仍有药物存在。

【不良反应】 本品吸入用药可导致肺功能退化、细菌性肺炎、气胸和心血管反应(血压下降以及心脏停搏)等,罕见贫血和网织红细胞过多的报道。也有结膜炎、皮疹发生。静脉或口服给药后主要的不良反应有溶血性贫血、血红蛋白减低及贫血、乏力等,停药后可消失。较少见的不良反应有疲倦、头痛、失眠等,以及食欲缺乏、恶心等,多见于应用大剂量者。静脉推注可引起寒战。吸入用药时医护人员可发生头痛、皮肤瘙痒、皮肤发红、眼周水肿。

与干扰素 α2b 或 PEG 干扰素 α 合用可引起严重抑郁、自杀观念、溶血性贫血(约 10%)、骨髓抑制、自身免疫性和感染性疾病、肺功能紊乱(呼吸困难、肺浸润性病变、局限性肺炎等)、胰腺炎、糖尿病等不良反应。

【禁忌证】 (1)对本品过敏者禁用;妊娠期妇女及其男性伴侣禁用;血红蛋白病患者禁用;自身免疫性肝炎患者禁忌利巴韦林与干扰素 α2b 合用。

(2)美国 FDA 妊娠期用药安全性分级为吸入、口服及肠道外给药 X。妊娠试验阴性者才可开具处方应用本品。患者在用药期间及药物停用后 6 个月之内必须实施可靠避孕。

【注意事项】（1）哺乳期妇女在用药期间需停止授乳，所吸出乳汁也应丢弃。由于哺乳期妇女呼吸道合胞病毒感染具有自限性，故本品不用于此种病例。

（2）由于药物可能沉淀在呼吸器上，妨碍安全、有效地通气，因此施行辅助呼吸的婴儿不应采用本品气雾剂。

（3）肾功能损害者本品的毒性反应风险增大，用药期间应监测肾功能并相应调整剂量，不应使用于肌酐清除率≤50 ml/min 的患者。老年患者不推荐应用。

（4）用药期间和用药后的随访期，儿科用药患者（主要是青春期患者）的自杀观念或企图高于成年人。

（5）本品引起的贫血可继而导致心肌梗死，用药前应评估患者的心脏疾病发生可能性，有不稳定心脏病史的患者应避免使用。用药期间如出现心脏病恶化即应停药。有严重贫血者不宜应用。

（6）与干扰素 α2b 或 PEG 干扰素 α 合用患者，如出现胰腺炎的体征或症状应暂停用药，如确认为胰腺炎即应停药；如有肺浸润性病变或肺功能损害依据，应密切监测或停药。

（7）口服或静脉给药引起血胆红素增高者可高达25%。大剂量可引起血红蛋白含量下降。用药前及每用药 2 周或 4 周应检查血红蛋白或血细胞比容。

（8）本品气雾剂不应与其他气雾剂同时给药。

【药物相互作用】 本品与齐多夫定有拮抗作用，因本品可抑制齐多夫定转变成活性型的磷酸齐多夫定。

【给药说明】（1）本品气雾剂应采用指定的气雾发生器，颗粒为 1.2～1.6μ m。婴儿可通过氧气罩或氧气面罩给药，流量为 12.5 L/min，给药浓度为 20 mg/ml，12 小时内气雾吸入浓度约 190 μg/L 空气。目前国内无该种气雾发生器。

（2）尽早用药。呼吸道合胞病毒性肺炎病初 3 日内给药一般有效。本品不宜用于未经实验室检查确诊为呼吸道合胞病毒感染的患者。

【用法与用量】（1）口服　治疗慢性丙型肝炎，成人，每日 600 mg。儿童，一日按体重 10 mg/kg，分 4 次服。疗程 7～14 日。6 岁以下儿童口服剂量未定。

（2）静脉滴注　①成人，一日 500～1000 mg，疗程3～7日。②儿童，一日 10～15 mg/kg，分 2 次给药，每次静脉滴注 20 分钟以上。疗程 3～7 日。治疗拉沙热、流行性出血热等严重病例时，成人首剂静脉滴注 2 g，继以每 8 小时 0.5～1 g，共 10 日。

（3）气雾吸入　此用法必须严格按照给药说明中所述气雾发生器和给药方法进行。①儿童，给药浓度为 20 mg/ml，一日吸药 12～18 小时，疗程 3～7 日。对于呼吸道合胞病毒性肺炎和其他病毒感染，也可持续吸药 3～6 日；或一日 3 次，一次 4 小时，疗程 3 日。②成人，一日吸入 1 g。

（4）滴鼻　一次 1～2 滴，每 1～2 小时 1 次。

【制剂与规格】 利巴韦林片：（1）20 mg；（2）50 mg；（3）10 mg；（4）200 mg。

利巴韦林分散片：（1）50 mg；（2）100 mg；（3）200 mg。

利巴韦林含片：（1）20 mg；（2）50 mg；（3）100 mg。

利巴韦林胶囊：（1）0.1 g；（2）0.15 g。

利巴韦林颗粒：（1）50 mg；（2）0.1 g；（3）0.15 g。

利巴韦林口服溶液：（1）5 ml：0.15 g；（2）10 ml：0.3 g。

利巴韦林注射液：（1）1 ml：100 mg；（2）2 ml：100 g；（3）2 ml：200 mg；（4）2 ml：250 mg；（5）5 ml：250 mg；（6）5 ml：600 mg。

注射用利巴韦林：（2）0.1 g；（2）0.25 g；（3）0.5 g。

利巴韦林葡萄糖注射液：（1）100 ml（利巴韦林 0.1 g 与葡萄糖 5 g）；（2）100 ml（利巴韦林 0.29 与葡萄糖 5 g）；（3）100 ml（利巴韦林 0.5 g 与葡萄糖 5 g）；（4）250 ml（利巴韦林 0.25 g 与葡萄糖 12.5 g）；（5）250 ml（利巴韦林 0.5 g 与葡萄糖 12.5 g）；（6）500 ml（利巴韦林 0.5 g 与葡萄糖 25 g）。

利巴韦林氯化钠注射液：（1）100 ml（利巴韦林 0.2 g 与氯化钠 0.9 g）；（2）100 ml（利巴韦林 0.5 g 与氯化钠 0.8 g）；（3）100 ml（利巴韦林 0.5 g 与氯化钠 0.9 g）；（4）250 ml（利巴韦林 0.5 g 与氯化钠 1.95 g）；（5）250 ml（利巴韦林 0.5 与氯化钠 2.125 g）；（6）250 ml（利巴韦林 0.5 g 与氯化钠 2.25 g）。

利巴韦林气雾剂：每瓶 10.5 g，内含利巴韦林 0.075 g；每瓶 140 揿，每揿含利巴韦林 0.5 mg。

利巴韦林喷剂：0.4 g（每揿 3 mg）。

利巴韦林滴眼液：（1）0.5 ml：0.5 mg；（2）8 ml：8 mg；（3）10 ml：10 mg；（4）10 ml：50 mg。

利巴韦林滴鼻液：（1）8 ml：40 mg；（2）10 ml：50 mg。

奥司他韦[医保(乙)]

Oseltamivir Phosphate

【适应证】 适用于甲型和乙型流感病毒（包括各种亚型）患者的治疗和预防。

【药理】（1）药效学　本品为一种神经氨酸酶（涎酶）抑制药的乙酯前体药，口服后在体内经酯酶的作用转变成活性型的羧基奥司他韦，后者与流感病毒表面的神经氨酸酶结合，抑制该酶切断受感染细胞表面唾液酸的作用,因而阻止了新生的流感病毒颗粒从受染细胞释出。本品在体外对甲型和乙型流感病毒的各种亚型均有强大抑制作用,在实验动物感染中亦有效。人志愿者感染甲型或乙型流感病毒后服用本品5日,病毒脱壳量、脱壳持续时间及症状持续时间均有所减少或缩短。

(2)药动学　口服本品后大部分经肝脏酯酶转变为活性代谢产物羧基奥司他韦。口服奥司他韦与静滴羧基奥司他韦相比,其绝对生物利用度约80%。本品的消除半衰期为1~3小时。其活性代谢产物的血药峰浓度在给药后2~3小时到达,其消除半衰期约8.2小时(6~10小时)。与高脂肪食物同服不影响其生物利用度。活性代谢产物在体内各种组织分布广,分布容积为23~26 L。本品的血浆蛋白结合率约42%,但其活性代谢产物的血浆蛋白结合率则<3%。本品及其活性代谢产物均不影响肝脏细胞色素 P_{450} 同工酶或葡萄糖醛酰转移酶。正常人一次口服本品75 mg后血药峰浓度为456 μg/L,达峰时间5小时,总清除率438 ml/min,肾清除率333 ml/min。尿中排出原形药约5%,其中60%~70%为活性代谢产物。口服约20%由粪便排出,其中约50%为活性代谢产物。老年人的体内药代动力学过程与年轻人无显著差异,故无需调整剂量。

【不良反应】 口服本品后耐受性好,无药物引起的严重不良反应。常见的不良反应为轻度恶心、呕吐,大多在用药后2日内发生,疗程中逐渐减轻或消失。与食物同服可减少胃肠道反应。

【禁忌证】 (1)对本品过敏者禁用。

(2)美国FDA妊娠期用药安全性分级为口服给药C。

【注意事项】 (1)本品不能预防甲型或乙型病毒性流感病程中所发生的细菌感染性并发症。

(2)本品应在出现流感症状后48小时内服用。症状发生超过48小时后用药的疗效未经证实。

(3)免疫缺陷患者中本品的预防和治疗作用未经证实。

(4)老年及肝功能减退者不需要调整剂量。严重肾功能减退者(肌酐清除率<30 ml/min)需适当减量。

(5)哺乳期妇女用药时应停止授乳。

(6)1岁以下婴儿不宜采用本品。

【用法与用量】 口服　成人及13岁以上青少年每日服药2次,每次75 mg,疗程5日。治疗应在出现症状后2日内(48小时内)开始。

预防流感,每日75 mg,至少10日。应在接触流感患者后2日内开始。如有流感暴发流行时应每日口服75 mg,共6周或直至流行结束。

【儿科用法与用量】 (1)治疗用药　体重<15 kg者,每次30 mg,一日2次;体重15~23 kg者,每次45 mg,一日2次;体重24~40 kg者,每次60 mg,一日2次;体重>40 kg者,与成人剂量相同。

(2)预防用药　体重<15 kg者,每日1次,30 mg;体重15~23 kg者,每日1次,45 mg;体重24~40 kg者,每日1次,60 mg;体重>40 kg者,用成人剂量。

【儿科注意事项】 (1)本品为流感病毒神经氨酸酶抑制药。

(2)过敏者禁用,儿童剂量尚待进一步研究。

(3)不良反应　失眠、头痛等神经系统症状及消化道症状。

【制剂与规格】 磷酸奥司他韦胶囊:75 mg(以奥司他韦计,相当于磷酸奥司他韦98.5 mg)。

磷酸奥司他韦颗粒(以奥司他韦计):(1)15 mg;(2)25 mg。

拉米夫定[药典(二);基;医保(乙)]

Lamivudine

本品为化学合成核苷类似物,对人类免疫缺陷病毒(HIV)和乙型肝炎病毒(HBV)均具有抑制作用。

【适应证】 ①本品与其他抗逆转录病毒药物联合用于HIV感染患者;②本品亦可用于治疗慢性乙型肝炎患者,其HBsA g持续阳性6个月以上且HBV DNA阳性的患者。

【药理】 (1)药效学　本品对乙型肝炎病毒和人类免疫缺陷病毒有明显抑制作用。本品口服吸收后,在外周单核细胞和肝细胞内经磷酸激酶的作用,形成具有抗病毒作用的活性型5′-三磷酸拉米夫定。后者通过竞争性抑制作用,终止DNA链延长,从而抑制HIV和HBV的逆转录酶和HBV聚合酶,阻止HIV和HBV的DNA合成和病毒复制。体外试验中本品与齐多夫定联合,对抗HIV病毒有协同作用。

(2)药动学　口服吸收良好,成人的生物利用度为80%~85%,儿童为68%,t_{max}约1小时。口服100 mg后,C_{max}为1.1~1.5 mg/L,AUC为400~600 (μg·h)/L。与食物同服时,t_{max}延迟0.25~2.5小时,C_{max}降低10%~40%,但生物利用度和AUC不变。广泛分布于体内各组织,分布容积为1.3~1.5 L/kg,血浆蛋白结合率为16%~36%,$t_{1/2}$为5~7小时;其三磷酸化合物在肝细胞内半衰期为17~19小时,在HIV感染者血液单核细胞内为10.5~15.5小时。药物主要以原形在肾脏排泄,肾清除率为12~20 L/h;仅少量(<10%)在肝内

表 10-21 四项恩替卡韦和拉米夫定对照临床研究中的实验室检查异常(%)

指 标	核苷初治患者		拉米夫定治疗失效患者	
	恩替卡韦 (0.5 mg)n=679	拉米夫定 (100 mg)n=668	恩替卡韦 (1.0 mg)n=183	拉米夫定 (100 mg)n=190
任意3~4项实验室检查异常	3	36	37	45
ALT>10×ULN且>2×基线值	2	4	2	11
ATL>5.0×ULN	11	16	12	24
AST>5.0×ULN	5	8	5	17
白蛋白<25 g/L	<1	<1	0	2
总胆红素>2.5×ULN	2	2	3	2
淀粉酶≥2.1×ULN	2	2	3	3
脂肪酶≥2.1×ULN	7	6	7	7
肌酐>3.0×ULN	0	0	0	0
确认肌酐增高≥44.2μmol/L	1	1	2	1
高血糖(空腹血糖>13.875μmol/L)	2	1	3	1
糖尿	4	3	4	6
血尿	9	10	9	6
血小板计数<50×10^9/L	<1	<1	<1	<1

在上述实验室观察研究中，使用本品的患者在治疗过程中发生ALT增高至10倍的正常值上限(ULN)和基线值的2倍时，通常继续用药一段时间，ALT可恢复正常；在此之前或同时伴随有病毒载量约2个对数值的下降。故在用药期间，需定期检测肝功能。

有关停止治疗后的肝炎病情加剧方面，所有停止治疗(无论何种原因)的患者中，出现ALT复升(指ALT增高大于10倍正常值上限和大于2倍基线值)的患者例数均记录在表10-22中。如果未达到治疗应答而停用恩替卡韦，则停药后发生ALT复升的概率可能更高。

表 10-22 在三项临床验证研究中核苷类药物初治患者在停药后随访期发生的肝炎恶化(%)

	ALT增高大于10倍和2倍正常值上限的患者	
	恩替卡韦	拉米夫定
核苷类药物初治者		
HBeAg阳性	4/174	13/147
HBeAg阴性	24/302	30/270
拉米夫定失效者	6/52	0/16

在中国进行的临床试验中，本品最常见的不良反应有：ALT升高、疲劳、眩晕、恶心、腹痛、腹部不适、上腹痛、肝区不适、肌痛、失眠和风疹。这些不良反应多为轻到中度。在与拉米夫定的对照研究中，本品不良事件的发生率与拉米夫定相当。国外曾报道有乳酸性酸中毒、肝肿大伴脂肪变性、肝炎复发、过敏反应等严重不良反应。

【禁忌证】 (1)对本品或制剂中任何成分过敏者禁用。

(2)美国FDA妊娠期用药安全性分级为肠道外给药C。

【注意事项】 (1)一般患者 应在医生的指导下服用本品，并向医生报告任何新出现的症状及合并用药情况。医生应告知患者如果随意停药，有时会出现肝炎病情加重，所以应在专科医生的指导下调整治疗方法。

患者在开始本品治疗前，需要进行HIV抗体的检测。应告知患者如果感染了HIV而未接受有效的抗HIV药物治疗，本品可能会增加对抗HIV药物治疗耐药的机会。

使用本品治疗并不能降低经性接触或污染血源传播HBV的危险性。因此，需要采取适当的防护措施。

(2)伴肾功能不全患者 肌酐清除率<50 ml/min者，包括血液透析或连续便携式腹膜透析(CAPD)的患者，建议调整本品的给药剂量(参阅"用法与用量")。

(3)肝移植患者 本品治疗肝移植受体的安全性和有效性尚不清楚。如果肝移植患者需要接受恩替卡韦治疗，以及曾经或正在接受可能影响肾功能的免疫抑制药(如环孢素或他克莫司)治疗的患者，应在恩替卡韦给药前及给药过程中严密监测肝、肾功能。

(4)核苷类似物可引起乳酸性酸中毒和伴随脂肪变性的严重肝肿大。肥胖、女性、长期应用核苷类似物治疗者，或有已知肝病危险因素的患者，上述不良事件发生风险增加。一旦出现乳酸性酸中毒或肝毒性的体征和症状，应立即停药。

(5)本品停用时可出现严重的急性乙型肝炎恶化，应加强监测。

(6)哺乳期妇女使用本品对乳儿的风险不能排除。

(7)本品在16岁以下儿科患者中使用的安全性和有效性尚未确定。

【药物相互作用】 (1)体内和体外试验评价了本品的代谢情况。本品不是CYP酶系统的底物，对CYP酶无抑制或诱导作用。在药物浓度达到人体内浓度约10000倍时，本品不抑制任何主要的人CYP酶(CYP1A2、CYP2C9、CYP2C19、CYP2D6、CYP3A4、CYP2B6和CYP2E1)功能。在药物浓度达到人体内浓度约340倍时，本品不诱导人CYP酶(CYP1A2、CYP2C9、CYP2C19、CYP3A4、CYP3A5和CYP2B6)功能。因此同时服用通过抑制或诱导CYP酶系统而代谢的药物对本品的药代动力学无显著影响。而且，同时服用本品对已知的CYP酶代谢底物的药代动力学亦无显著影响。

(2)在研究本品与拉米夫定、阿德福韦和替诺福韦的相互作用时，发现上述药物的稳态药代动力学均无显著改变。

(3)由于本品主要通过肾脏清除，服用降低肾功能或竞争性通过肾小球主动分泌的药物同时，服用本品可能增加这两类药物的血药浓度。同时服用本品与拉米夫定、阿德福韦、替诺福韦，不会引起明显的药物相互作用。同时服用本品与其他通过肾脏清除或已知影响肾功能的药物，其相互作用尚未研究，故患者在同时服用本品与此类药物时要密切监测肾功能和相关不良反应的发生。

【用法与用量】 (1)慢性乙型肝炎患者　应在有经验的医生指导下服用本品。推荐剂量为成人和16岁及以上的青少年每次0.5 mg，每日1次口服。在拉米夫定治疗时发生病毒血症或出现拉米夫定耐药突变的患者为每日1次，每次1 mg。本品应空腹服用(餐前或餐后至少2小时)。

(2)伴肾功能不全者　在肾功能不全患者中，本品的表观口服清除率随肌酐清除率的降低而下降。肌酐清除率＜50 ml/min的患者(包括接受血液透析或CAPD治疗的患者)应调整用药剂量(表10-23)。

(3)肝功能不全者　肝功能不全患者无需调整用药剂量。

(4)药物过量　目前尚无使用本品过量的相关报道。在健康人群中单次给药达40 mg或连续14日多次给药20 mg/d后，未观察到不良事件发生的增多。如果发生药物过量，需监测患者的毒性指标，必要时进行支持疗法。

单次给药1.0 mg后，4小时的血液透析约可清除药物的13%。

(5)治疗疗程　关于本品的最佳治疗时间，以及与长期治疗结果的关系，如肝硬化、肝癌等，目前尚未明了。

表10-23　肾功能不全患者恩替卡韦推荐用药间隔时间调整

肌酐清除率(ml/min)	通常剂量(0.5 mg)	拉米夫定治疗失效者剂量(1 mg)
≥50	每次0.5 mg，每日1次	每次1 mg，每日1次
30～49	每次0.5 mg，每48小时1次	每次1 mg，每48小时1次
10～29	每次0.5 mg，每72小时1次	每次1 mg，每72小时1次
＜10或血液透析*或CAPD	每次0.5 mg，每5～7日1次	每次1 mg，每5～7日1次

*接受血液透析的患者，请在血液透析后用药。

【制剂与规格】 恩替卡韦片：(1)0.5 mg；(2)1 mg。恩替卡韦胶囊：0.5 mg。

替比夫定[医保(乙)]

Telbivudine

本品是一种人工合成的胸腺嘧啶核苷类似物，对乙型肝炎病毒(HBV)有抑制作用。

【适应证】 用于有病毒复制证据以及有血清氨基转移酶(ALT或AST)持续升高或肝组织活动性病变证据的慢性乙型肝炎患者。

【药理】 (1)药效学　本品对HBV病毒有明显的抑制作用。本品口服吸收后，可被细胞激酶磷酸化，转化为具有活性的三磷酸盐形式。替比夫定-5′-三磷酸盐通过与HBV DNA聚合酶(逆转录酶)的天然底物——胸腺嘧啶-5′-三磷酸盐竞争，从而抑制该酶活性。替比夫定-5′-三磷酸盐掺入病毒DNA而导致DNA链合成终止，抑制HBV复制。

(2)药动学　口服吸收良好，健康成年人生物利用度超过40%；每日1次口服替比夫定600 mg，稳态血药浓度在给药后1～4小时达到峰值，稳态时C_{max}为(3.69±1.25) μg/ml，AUC为(26.1±7.2) (μg·h)/ml，稳态时C_{min}为0.2～0.3 μg/ml。每日给药1次，5～7日后达到稳态，有效蓄积半衰期约为15小时。吸收和暴露均不受食物影响。本品在进食或空腹的条件下均可服用。

广泛分布于全身各组织，血浆蛋白结合率较低(3.3%)。服用本品后在体内检测不出代谢产物。本品不经CYP酶系统代谢，肝功能不全时，不影响本品的药动学。本品主要以原形通过尿液排泄，肾清除率为(7.6±2.9)L/h；单剂量口服600 mg后，约42%剂量在给药后的7日内通过尿排泄。肾功能不全时清除率降低，C_{max}和AUC也相应增高。本品可通过血-脑屏障而进入脑脊液；也可通过胎盘屏障进入胎儿血液循环，并在乳汁中分泌。

本品在体外试验和临床试验中均表现出强效抗病毒作用，本品治疗不仅可以获得强效病毒抑制，同时可获得高HBeAg血清转换。国际多中心Ⅲ期临床研究(GLOBE研究)显示，与拉米夫定组相比，替比夫定组具有更强的抗病毒效果。在HBeAg阳性的患者中，52周时HBV DNA检测不到(COBAS AMPLICOR PCR检测方法，≤300copy/ml)的比率，替比夫定组为60%，显著优于拉米夫定组的40%(P<0.0001)。HBV DNA载量下降在替比夫定组为6.5log10copy/ml，明显优于拉米夫定组的5.5log10copy/ml(P<0.0001)。替比夫定比拉米夫定具有更高的HBeAg转阴率和血清学转换率。在各种诊疗指南所推荐的治疗人群(基线ALT高于2倍正常值上限的HBeAg阳性患者)中，替比夫定组在104周时HBeAg转阴率达41%，显著高于拉米夫定组的33%(P<0.05)；HBeAg血清学转换率在两组分别为36%∶27%(P<0.05)。其中，达到治疗指标并且维持治疗至少6个月后停药的患者，经过52周的随访，替比夫定组HBeAg血清学转换持久应答率达86%。GLOBE研究中有关HBeAg阳性患者的亚组分析结果显示，在ALT水平≥2×ULN且HBV DNA≤9log10copy/ml的HBeAg阳性患者中，替比夫定治疗2年时HBV DNA检测不到的比率为77%，显著高于拉米夫定组(P<0.05)；HBeAg血清转换率达47%。GLOBE研究中有关HBeAg阴性患者的亚组分析结果显示，HBV DNA≤7log10copy/ml的HBeAg阴性患者中，替比夫定治疗2年时HBV DNA检测不到的比率为89%，显著高于拉米夫定组(P<0.05)；耐药发生率为3%，显著低于拉米夫定组。

【不良反应】 本品不良反应较轻，常见者主要有头晕、头痛、乏力、恶心、腹泻、血肌酸激酶(CK)升高、咳嗽、流感样综合征；偶见皮疹、血淀粉酶及ALT升高，但大多程度较轻，一般不需停药。曾有在开始治疗之后的几周到数个月使用本品出现肌病的病例报道(<1%)。严重的不良反应有：乳酸性酸中毒、肝肿大、脂肪肝、肌病、横纹肌溶解症。

【禁忌证】 对本品或其中任何辅料过敏者禁用。

【注意事项】 (1)曾报道核苷或核苷类似物单用或与抗逆转录病毒药物联用可导致乳酸性酸中毒和重度肝肿大伴脂肪变性，甚至死亡病例的报道。肥胖、女性或长期应用核苷治疗的患者风险增加。疗程中应监测肝功能及乳酸性酸中毒的发生可能。

(2)美国FDA妊娠期用药安全性分级为B。妊娠期患者用药前应充分权衡利弊，在利益大于风险时方可在妊娠期间使用。

(3)哺乳期妇女用药对乳儿的风险不能排除。

(4)老年患者用药时应监测肾功能，且按照肾功能进行剂量调整。

(5)尚未在16岁以下儿童中进行本品的用药研究，仅见少数病例报道，未见特殊不良反应，有待进一步观察，故目前尚不推荐在儿童中广泛使用。

(6)对于接受肝移植的患者如已经接受或正在接受可能影响肾功能的免疫抑制药治疗(如环孢素或他克莫司)，如果确定本品治疗是必须的，则应在治疗前及治疗中监测肝、肾功能。

(7)对于有肝功能受损的患者无需调整推荐剂量。

(8)肾功能减退患者口服本品后药物清除显著减少，血药C_{max}显著增加，AUC增加，清除半衰期($t_{1/2\beta}$)延长，因此肾功能减退患者使用本品剂量应适当调整。

(9)使用本品有可能发生肌病，如出现无法解释的肌无力、触痛或疼痛时，应及时就诊。如果怀疑发生肌病，应中断本品治疗；而如果诊断为肌病，则应停止本品治疗。在使用这类药物的同时给予其他一些与肌病发生有关的药物，是否会增加肌病的发生风险尚不清楚。因此，如果使用其他与肌病发生相关的药物进行伴随治疗，医师们应仔细权衡可能发生的益处和风险，且应监控患者出现任何原因未明性肌痛的体征或症状。

(10)本品单用或与干扰素同时使用，可引起周围神经病变。如果怀疑发生周围神经病变，应中断本品治疗；而如果诊断为周围神经病变，则应停止本品治疗。有关联合使用的报道主要见于本品与聚乙二醇干扰素(如PEG IFNα)联用时。因此应避免本品与任何干扰素产品同时使用。

(11)本品适用于治疗慢性乙型肝炎患者，在包括本品在内的核苷(酸)类似物停止抗乙型肝炎治疗的患者中，已经发现有重度急性肝炎发作的报道。对于停止抗HBV治疗患者的肝功能情况应从临床和实验室检查等方面严密监测，且应至少随访数个月。

【药物相互作用】 (1)本品主要通过肾排泄消除，同时服用可改变肾排泄功能的药物可能影响本品的血药浓度。

(2)本品与干扰素同时使用可能增加周围神经病变的风险(参阅"注意事项")。

【用法与用量】 (1)成人和青少年(≥16岁) 本品治疗慢性乙型肝炎的推荐剂量为一次600 mg,每日1次,口服。餐前或餐后均可,不受进食影响。

(2)肾功能减退患者 肌酐清除率≥50 ml/min者,无需调整推荐剂量,一次600 mg,每日1次;肌酐清除率为30~49 ml/min者,一次600 mg,每48小时1次;肌酐清除率<30 ml/min(无需透析)者,一次600 mg,每72小时1次;对于终末期肾病患者,应在血液透析后服用本品,一次600 mg,每96小时1次。

【制剂与规格】 替比夫定片:600 mg。

替比夫定口服溶液:20 mg/ml。

二、抗逆转录病毒药

抗逆转录病毒药物的研发与抗逆转录病毒治疗(anti-retroviral therapy,ART)的研究密不可分,其经历了多个阶段。第一个阶段,1987年第一个抗逆转录病毒药物(齐多夫定)首先问世,开始使用单一的核苷(酸)类逆转录酶抑制药(NRTI)治疗HIV/AIDS患者,对HIV的复制起到一定的抑制作用,但是几乎100%的服药者在治疗12周后出现病毒载量的反弹。第二个阶段,20世纪90年代早中期人们开始联用2种NRTIs治疗患者,两药联合治疗加强了抗病毒作用,并且作用维持的时间更长,但是仍不能维持长期的疗效。第三个阶段,20世纪90年代中后期开始应用1种蛋白酶抑制药(PI)联合2种NRTIs的三药联合疗法,其具有非常强大的抗病毒作用,可以使HIV RNA在血浆中达到检测不出的水平,并且可以长期维持这一疗效。经过几年的实践证明,一些不包括蛋白酶抑制药的组合,如1种非核苷类逆转录酶抑制药(NNRTI)联合2种NRTI的联合用药也可以达到相同或相似的效果。另外2种PI联合2种NRTI的四药联合疗法越来越受到重视,其利用药物相互作用的原理,即一种剂量的PI作为激动药,使另一种PI的血药浓度大幅增加,并且延长了药物的半衰期,可减少用药次数,提高患者服药的依从性,特别是对于既往使用过抗逆转录病毒药物的患者效果更佳,而不良反应却无明显的增加。合理且有效地联合用药被称之为高效抗逆转录病毒治疗(HAART,highly active anti-retroviral therapy)。

目前抗逆转录病毒药物可分为四类:核苷(酸)类逆转录酶抑制药(NRTIs)、非核苷类逆转录酶抑制药(NNRTIs)、蛋白酶抑制药(PI)及融合酶抑制药(表10-24)。

表10-24 抗逆转录病毒药物及其类别

1. **核苷(酸)类逆转录酶抑制药**(NRTIs)	2. **非核苷类逆转录酶抑制药**(NNRTIs)
齐多夫定(zidovudine,ZDV或AZT)	奈韦拉平(nevirapine,NVP)
去羟肌苷(didanosine,DDI)	地拉韦啶(delavirdine,DLV)
利托那韦(ritonavir,RTV)	依非韦伦(efavirenz,EFV)
司他夫定(stavudine,D4T)	3. **蛋白酶抑制药**(PIs)
拉米夫定(lamivudine,3TC)	沙奎那韦(saquinavir,SGC或HGC)
阿巴卡韦(abacavir,ABC)	茚地那韦(indinavir,IDV)
替诺福韦(tenofovir)	安普那韦(amprenavir,APV)
	4. **融合酶抑制药**
	目前只有T-20一种

去羟肌苷

Didanosine(DDI)

【适应证】 适用于成人或6个月以上感染HIV较严重的儿童,应与其他抗HIV药物联用。

【药理】 (1)药效学 本品是天然核苷——去氧腺苷3′-羟基被氢基所取代的人工合成核苷类似物。在细胞内本品通过细胞代谢酶转化成有抗病毒活性的代谢产物5′-三磷酸双脱氧腺苷(ddATP)。ddATP通过与天然底物——5′-三磷酸脱氧腺苷(dATP)竞争性抑制HIV-Ⅰ逆转录酶活性,并掺入病毒DNA,从而终止病毒DNA链的延伸。

(2)药动学 本品的药代动力学参数见表10-25。本品口服吸收迅速,t_{max}为0.25~1.50小时。在50~400 mg范围内,血药浓度与剂量呈正比。血浆蛋白结合率低(<5%)。不易通过血-脑屏障。根据体外和实验动物中研究推测本品在体内的代谢途径与嘌呤碱基相同。本品在细胞内代谢成有抗病毒活性的代谢产物5′-三磷酸双脱氧腺苷(ddATP)。本品经肾小球滤过和肾小管主动分泌而排泄,部分可经血液透析清除,但不为腹膜透析所清除(表10-25)。

食物对本品吸收的影响:进餐时服药比进餐后2小时服药的C_{max}及AUC低55%。进餐前半小时服药对生物利用度无明显影响。

表10-25 去羟肌苷的药代动力学参数

药动学参数	成年患者	儿童患者
口服生物利用度(%)	42	25
表观分布容积(L/kg)	1.08	(28±15)L/m²
脑脊液/血浆比率(%)	21	46(12~85)
总清除率[ml/(min·kg)]	13.0	(516±1842)ml/(min·m²)
肾清除率[ml/(min·kg)]	5.5	(240±90)ml/(min·m²)
消除半衰期(h)	1.5	0.8
肾小管重吸收率(%)	18	18

【不良反应】 约 34%的治疗患者在正常推荐剂量或低于推荐剂量情况下出现周围神经痛，有神经痛或神经毒性药物治疗史的患者发生率较高；约 9%的用药患者在推荐剂量或低于推荐剂量时发生胰腺炎，表现为麻刺感、灼烧感、手足麻木以及中上腹部疼痛等。此外，约 1/3 用药者有头痛和腹泻；20%～25%患者出现恶心、呕吐、腹痛、失眠、药物疹、瘙痒等；10%～20%患者可出现抑郁、便秘、口炎、味觉障碍、肌痛、关节炎和（或）药物代谢酶活性增强。另可出现脂肪代谢障碍、乳酸性酸中毒、肝肿大和（或）肝脏脂肪变性、视神经炎、视网膜病变等。

【禁忌证】 (1)对本品过敏者禁用。

(2)禁止本品与别嘌醇合用。

(3)禁止本品与利巴韦林合用。

【注意事项】 (1)曾有报道使用本品治疗时发生致死性胰腺炎，故使用本品出现胰腺炎征兆的患者需暂时中止用药，已确诊胰腺炎者需立即停药。发生胰腺炎的概率与剂量呈正相关。同时使用有胰腺毒性的药物以及严重的 HIV-Ⅰ感染者，尤其是老年患者发生胰腺炎的危险增加。儿童患者用药后胰腺炎发生率为 3%（初始剂量）和 13%（较高剂量）。

(2)单独或联用核苷类似物已有引起乳酸性酸中毒、肝肿大和（或）脂肪变性的报道，严重者可致命。肥胖、女性、长期治疗或已知有肝病危险因素者，上述不良事件发生风险增加。一旦出现相关体征或症状应立即停药。

(3)视网膜病变和视神经炎在儿童与成人患者中均有报道。疗程中应定期检查视网膜。

(4)周围神经痛表现为手或足麻木、麻刺感或烧灼感，在接受去羟肌苷疗法的患者中已有报道。周围神经痛在晚期艾滋病患者、有神经系统疾病史者或曾服用神经毒性药物者（包括司他夫定等）中发生的风险增加。

(5)本品应于空腹或餐前 30 分钟或餐后 2 小时服用，用药期间避免饮用含乙醇类饮料。

(6)哺乳期妇女用药对乳儿的风险不能排除。

(7)儿童用药 主要不良反应与成人相同，每日口服 300 mg/m^{2}时，7%患儿出现视网膜色素变性症。

(8)老年患者用药 应在医生指导下调整剂量。

(9)肝功能不全者使用本品应做监测。

(10)肾功能损害者使用本品应调整剂量。

(11)可出现免疫重建炎症综合征。

(12)美国 FDA 妊娠期用药安全性分级为口服给药 B。

【药物相互作用】 (1)抗酸药、酮康唑、伊曲康唑和氟喹诺酮类等药物，口服后会影响胃液的酸度，这些药物应在服用本品前 2 小时服用。

(2)更昔洛韦与本品同服，可使本品的稳态 AUC 提高(111±114)%，但对更昔洛韦的稳态 AUC 无影响。本品提前 2 小时服用时，更昔洛韦的稳态 AUC 减少(21±17)%。

(3)与别嘌醇合用，本品的生物利用度增加，血药浓度升高，属禁忌。

(4)与替诺福韦合用，本品的生物利用度增加、血药浓度升高，出现周围神经病变、腹泻、胰腺炎、严重的乳酸性酸中毒等药物不良反应的风险增加。

(5)与利巴韦林合用，增加本品或其活性代谢产物的血药浓度，本品对细胞线粒体 RNA 的毒性增加，可引起致死性的乳酸性酸中毒、肝衰竭、周围神经病变或胰腺炎，属禁忌。

(6)与羟基脲合用，可引起致死性胰腺炎和肝脏毒性，应避免两药合用。

(7)与司他夫定合用，可引起致死性胰腺炎和肝脏毒性，应严密监测。

(8)与扎西他滨合用，药理作用相加或协同，周围神经病变的风险增加。

【给药说明】 (1)本品应在空腹或进餐前 30 分钟或进餐后 2 小时服用。

(2)散剂需谨慎开启袋口，倒入盛有 120 ml 左右温水的杯子。不要加果汁或其他酸性饮料。

(3)搅拌至粉末全部溶解（大约需要 2～3 分钟），立即喝下全部溶液。

(4)片剂应充分咀嚼，或在服用前溶解在水中，充分搅拌后立即饮用。

【用法与用量】 口服 (1)成人 ①体重≥60 kg 者，片剂一次 200 mg，一日 2 次；或一次 400 mg，一日 1 次。散剂一次 250 mg，一日 2 次。②体重<60 kg 者，片剂一次 125 mg，一日 2 次；或一次 250 mg，一日 1 次。散剂一次 167 mg，一日 2 次。

(2)儿童 一次 120 mg/m^2，一日 2 次。

【制剂与规格】 去羟肌苷颗粒：0.05 g。

去羟肌苷咀嚼片：(1)0.025 g；(2)0.1 g。

去羟肌苷肠溶胶囊：0.1 g

司他夫定[药典(二)；基；艾滋病用药；医保(乙)]

Stavudine(D4T)

【适应证】 适用于 HIV/AIDS 的联合用药。

【药理】 (1)药效学 司他夫定是胸腺核苷类似

物，可抑制 HIV 在人体细胞内的复制，其作用机制是司他夫定通过细胞激酶磷酸化，形成司他夫定的三磷酸盐而发挥抗病毒活性。司他夫定三磷酸盐通过以下两种机制抑制 HIV 的复制：①通过与天然底物三磷酸脱氧胸苷竞争，抑制 HIV 逆转录酶的活性（$K_i = 0.0083 \sim 0.032\mu M$）；②由于司他夫定三磷酸盐缺乏 DNA 延伸所必需的 3′-羟基，因此可抑制病毒 DNA 链的延伸。司他夫定三磷酸盐也可抑制细胞 DNA 聚合酶β和γ，并显著减少线粒体 DNA 的合成。

（2）药动学　见表 10-26。本品口服吸收迅速，t_{max} 为 1 小时。在 0.03～4 mg/kg 剂量范围内，C_{max} 和 AUC 与剂量成比例增加。血浆蛋白结合率<1%。本品在人体内的代谢途径及代谢产物尚未了解。肾清除率占总剂量的 40%，可被血液透析所清除。

表 10-26　司他夫定的药代动力学参数

药动学参数	成年患者	儿童患者
口服生物利用度(%)	86.4	76.9
分布容积(L 或 L/m²)	58	18.5 L/m²
表观分布容积(L)	66	未确定
脑脊液/血浆比率(%)	0.4	59
总清除率[ml/(min·kg)]	8.3	247 ml/(min·m²)
表观清除率[ml/(min·kg)]	8.0	333 ml/(min·m²)
消除半衰期(静脉注射，h)	1.15	1.11
消除半衰期(口服，h)	1.44	0.96
尿排出率(%)	39	34

肾功能减退患者的司他夫定药代动力学参数见表 10-27，对肾功能减退和血液透析患者的用药剂量应进行调整。

表 10-27　司他夫定用于肾功能减退患者的药代动力学参数

	肌酐清除率(ml/min)			
	>50	26～50	9～25	血透患者
Ccr(ml/min)	104	41	17	—
CL/F(ml/min)	335	191	116	105
CLr(ml/min)	167	73	17	—
$t_{1/2}$(h)	1.7	3.5	4.6	5.4

注：Ccr：肌酐清除率；CL/F：总清除率；CLr：肾清除率；$t_{1/2}$：消除半衰期。

【不良反应】　服药后 18%～30%的患者出现皮疹，8%～52%的患者出现外周神经症状，89%的患者出现大红细胞症（未贫血），其他不良反应有过敏反应、寒战、发热、头痛、腹痛、腹泻、恶心、呕吐、失眠、食欲缺乏、胰酶升高，低于 1%的病例出现胰腺炎。此外有贫血、白细胞缺乏症、血小板缺乏症、格林-巴利综合征、乳酸性酸中毒、肝功能指标异常、肝肿大、肝脂肪变性、肝炎、肝衰竭、肌肉疼痛、肌无力、失眠、呼吸衰竭等。

【禁忌证】　（1）对本品及本品中的任一成分过敏者禁用。

（2）美国 FDA 妊娠期用药安全性分级为口服给药 C。

【注意事项】　（1）警惕周围神经痛　周围神经病变表现为手足麻木、刺痛感。有外周神经痛病史、晚期艾滋病或同时使用有神经毒性的药物（包括去羟肌苷），发生的风险增加。

（2）包括本品在内的抗逆转录酶核苷类似物单独或联合用药可能产生乳酸性酸中毒、肝脂肪变性、重度肝肿大，有报道甚至致命。肥胖、女性、长期应用核苷类似物治疗者，发生的风险增加。疗程中一旦发现乳酸性酸中毒或肝脂肪变性、重度肝肿大时应立即停止用药。

（3）与干扰素联用，不论是否再联用利巴韦林，均应监测出现毒性反应的可能性，尤其是肝脏功能的失代偿，必要时需调整剂量或中断治疗。

（4）哺乳期妇女使用本品对乳儿的风险不能排除。

（5）老年患者用药应根据肾功能调整剂量。

（6）患者可出现免疫重建炎症综合征，即出现无痛性炎症反应或部分机会性感染[如：鸟分枝杆菌感染、巨细胞病毒感染、金罗维肺孢子菌（*P. jeroveci*）肺炎、肺结核]等。

（7）肝病患者使用本品，出现乳酸性酸中毒和肝脂肪变性、肝肿大等肝功能异常的风险增大。

【药物相互作用】　（1）与多柔比星、利巴韦林或齐多夫定合用，本品的细胞内磷酸化激活被抑制，从而降低抗病毒作用。

（2）本品与去羟肌苷和（或）羟基脲联用时，可发生胰腺炎甚至致死。故有先期症状出现时，应立即停止用药。不推荐与去羟肌苷联用，尤其是对妊娠期妇女。

【用法与用量】　口服　（1）成人　体重≥60 kg 者，一次 40 mg，一日 2 次；体重<60 kg 者，一次 30 mg，一日 2 次。

（2）儿童　体重<30 kg 者，一次 1 mg/kg，一日 2 次；体重≥30 kg 者，按照成年患者给药。

如疗程中出现外周神经病变时，应立即中止司他夫定的治疗，症状可自动消失。待症状完全消失后，成年人可用以下剂量继续服药：体重≥60 kg 者，一次 20 mg，一日 2 次；体重<60 kg 者，一次 15 mg，一日 2 次。儿童用量为上述推荐剂量的一半。继续使用本品后，若再发生神经病变，需考虑完全停止本品治疗。

肾功能减退患者用量见表10-28。

表10-28　司他夫定用于肾功能减退患者的剂量调整

肌酐清除率(ml/min)	调整剂量	
	体重≥60 kg	体重<60 kg
>50	40 mg/12h	30 mg/12h
26～50	20 mg/12h	15 mg/12h
10～25	20 mg/24h	15 mg/24h

(3)血液透析患者　推荐剂量：体重≥60 kg者，每24小时20 mg；体重<60 kg者，每24小时15 mg。在完成血液透析后或非血液透析日的同一时间服用。

【制剂与规格】　司他夫定片：(1)20 mg；(2)30 mg；(3)40 mg。

司他夫定胶囊：(1)15 mg；(2)20 mg；(3)30 mg；(3)40 mg。

司他夫定散：0.1 g。

齐多夫定[药典(二)；基；艾滋病用药；医保(乙)]

Zidovudine(AZT)

【适应证】　本品胶囊与其他抗HIV药物联合使用，用于治疗人类免疫缺陷病毒(HIV)感染的成年人和儿童。由于本品显示出可降低HIV的母-婴传播率，故本品亦可用于HIV阳性的妊娠期妇女及其所娩新生儿。

【药理】　(1)药效学　本品为胸腺嘧啶核苷的合成类似物，其3′-羟基(—OH)被叠氮基(—N_3)取代。在宿主细胞内，本品在酶的作用下转化为活性型三磷酸齐多夫定。后者通过竞争性抑制HIV逆转录酶，抑制病毒DNA的合成、运输、整合至宿主细胞核及病毒复制。在细胞培养中本品与拉米夫定、去羟肌苷、扎西他滨、多种蛋白酶抑制药及非核苷类逆转录酶抑制药有协同抗HIV作用。

(2)药动学　口服吸收迅速，t_{max}为1小时。有明显首关代谢，其生物利用度为60%～70%。食物可延缓其吸收，但不影响其生物利用度。每4小时口服本品(溶液剂)5 mg/kg，其稳态C_{max}及C_{min}的均值分别为7.1 μM/L及0.4 μM/L(或1.9 μg/ml及0.1 μg/ml)。一项生物等效性研究结果显示，每4小时口服齐多夫定胶囊200 mg，其稳态C_{max}及C_{min}的均值分别为4.5μM/L(或1.2 μg/ml)及0.4μM/L(或0.1 μg/ml)。分布容积1.6 L/kg，血浆蛋白结合率为10%～30%，$t_{1/2}$为1.1小时。本品可通过血-脑屏障，脑脊液内药物浓度约为同时期血药浓度的60%。

本品先在细胞内代谢生成活性型三磷酸齐多夫定，其后主要在肝内代谢生成无活性的葡萄糖苷酸代谢物，口服后尿中排出原形药及其代谢产物分别为14%及74%。进餐对于药物吸收无影响，高脂饮食可减少吸收。肾功能减退患者肌酐清除率<20 ml/min时及血液透析患者应减量。严重肝功能减退患者亦应减量应用。

【不良反应】　(1)下述不良反应多见于接受大剂量治疗(一日1200～1500 mg)和晚期艾滋病患者(特别是治疗前骨髓功能储备差者)，尤其是当患者$CD4^+$ T淋巴细胞计数小于100个/mm^3时。必要时需减量或终止治疗。①心肌病；②恶心、呕吐、口腔黏膜色素沉着、腹痛、吞咽困难、食欲缺乏、腹泻、便秘、胃肠胀气等；③贫血(可能需要输血)、中性粒细胞缺乏症、白细胞减少、再生障碍性贫血等。

(2)接受本品治疗初期且中性粒细胞计数、血红蛋白含量及血清维生素B_{12}水平偏低者，中性粒细胞减少的发生率增加。可有血小板减少症、全血细胞减少(伴骨髓再生不良)和真性红细胞发育不良。

(3)肝功能紊乱如严重的脂肪变性和(或)肝肿大，血中肝酶水平和胆红素升高及胰腺炎。

(4)非低氧血症性乳酸性酸中毒。

(5)肌痛、肌病。

(6)头痛、头晕、失眠、感觉异常、嗜睡、智力丧失、惊厥、焦虑、抑郁等。

(7)呼吸困难、咳嗽。

(8)皮肤和指甲色素沉着、皮疹、荨麻疹、瘙痒、出汗等。

(9)尿频、味觉倒错、发热、不适、全身酸痛、寒战、胸痛、流感样综合征、男子女性型乳房、虚弱等。

【禁忌证】　(1)对本品及其药品中任一成分有严重过敏史者禁用。

(2)中性粒细胞计数异常低下(<0.75×10^9/L)或血红蛋白水平异常低下(<7.5 g/100 ml)者禁用。

(3)美国FDA妊娠期用药安全性分级为C。药物仅在潜在的受益超过对胎儿潜在的风险等情况下方能使用。妊娠14周内妊娠期妇女的用药需要在权衡利弊后方可做出决定。在妊娠期14～34周开始口服本品并持续至分娩开始。分娩过程中应静脉给药。

【注意事项】　(1)尽管妊娠期间使用本品可预防HIV的母-婴传播，但在某些病例中仍有发生母-婴传播的可能。

(2)疗程中应仔细监测周围血象。晚期HIV感染患者在治疗开始后的3个月内，至少每2周查1次血常规，此后至少每个月复查1次。早期HIV感染患者（通常骨髓功能储备较好），血液系统不良反应的发生率较低，可每1～3个月检查1次。

血红蛋白水平低至7.5～9 g/100 ml或中性粒细胞计数低至(0.75～1.0)×10^9/L时，应减少每日剂量，直至有骨髓恢复的迹象；否则，应停止用药2～4周以促进骨髓恢复。通常在减少用药剂量2周内，骨髓功能可得到恢复。

(3)肥胖、长期用核苷类似物治疗或女性患者出现乳酸性酸中毒及重度脂肪肝的风险更大。在用本品治疗的患者，如在临床上或实验室检验中出现乳酸性酸中毒或肝毒性的征象，应停止用药。

(4)哺乳期妇女使用本品对乳儿的风险不能排除。

(5)儿童用药　3～12个月的婴儿可服用本品口服溶液。3个月以上的儿童，推荐初始剂量为360～480 mg/m^2，分3～4次与其他抗HIV药物合用。

(6)长期使用本品可引起肌炎或肌病。

(7)使用本品可出现免疫重建炎症综合征。

(8)接受α-干扰素与抗逆转录病毒药联合治疗的HIV/HCV协同感染患者，有肝脏功能失代偿的风险，有时甚至可致死。

【药物相互作用】　(1)利福平可使本品的AUC减少(48±34)%。其临床意义尚不清楚。

(2)阿司匹林、可待因、吗啡、吲哚美辛、酮替芬、萘普生、奥沙西泮、劳拉西泮、西咪替丁、安妥明、氨苯砜可以通过竞争性抑制葡萄糖醛酸化过程或直接抑制肝脏微粒体代谢而影响本品的代谢。当上述药物与本品联合应用，特别是长期应用时，应充分考虑引起药物相互作用的可能。

(3)司他夫定、利巴韦林可拮抗本品的抗病毒活本品性，应避免同时应用。

(4)与具有细胞毒性或骨髓抑制作用的药物，如本品与全身应用喷他脒、氨苯砜、乙胺嘧啶、复方磺胺甲噁唑、两性霉素B、氟胞嘧啶、更昔洛韦、α-干扰素、长春新碱、长春碱及多柔比星同时应用，产生中性粒细胞减少、贫血或骨髓抑制等血液系统不良反应的风险增加。上述药物必须与本品同用时，应密切监测肾功能及周围血象。

(5)本品能使吡嗪酰胺的血药浓度显著降低，疗效降低。两者避免合用。

(6)与司他夫定合用，两者均由胸苷激酶调节单磷酸化，本品对胸苷激酶的亲和力更强，使司他夫定的有效性下降。

【用法与用量】　(1)成人　本品与其他抗逆转录病毒药物合用的推荐剂量：一日500 mg或600 mg，分2～3次给药。

(2)预防母-婴传播的剂量　妊娠期妇女（孕周>14周），一日500 mg，分次口服（一次100 mg，一日5次），直至分娩开始。在分娩过程中静脉用齐多夫定2 mg/kg，静滴1小时以上，继以每小时静滴1 mg/kg直至脐带结扎。新生儿应按2 mg/kg的剂量给予齐多夫定口服溶液，每6小时服药1次。出生后12小时内开始给药，并持续服用至6周。不能口服的婴儿应静脉给予齐多夫定1.5 mg/kg，每6小时给药1次，每次给药时间大于30分钟。

血红蛋白水平降至7.5～9 g/100 ml(4.65～5.59 mmol/L)或中性粒细胞计数降至(0.75～1.0)×10^9/L的患者，应减少齐多夫定的用量或中止齐多夫定的治疗。

(3)肾功能减退患者的用药剂量　晚期肾功能衰竭患者一日剂量为300～400 mg。治疗中应根据患者的周围血象及临床反应调整剂量。对于进行血液透析及腹膜透析的肾功能衰竭患者，推荐剂量为每6～8小时100 mg。

(4)肝功能减退患者的用药剂量　肝功能减退患者由于葡萄糖醛酸化作用的减弱而引起齐多夫定在体内蓄积，因此必须进行剂量调整，但目前尚无理想的推荐方案。如果无法监测齐多夫定的血药浓度，医师应特别注意观察患者有无药物不耐受的征象，并适当减量或延长用药间隔时间。

【制剂规格】　齐多夫定片：(1)0.1 g；(2)0.3 g。

齐多夫定胶囊：(1)0.1 g；(2)0.25 g；(3)0.3 g。

齐多夫定口服溶液：100 ml∶1 g。

注射用齐多夫定：0.1 g。

齐多夫定注射液：(1)20 ml∶0.2 g；(2)10 ml∶0.1 g。

齐多夫定-拉米夫定片：每片含齐多夫定300 mg及拉米夫定150 mg。本品为齐多夫定和拉米夫定的复方制剂，可用于HIV感染的成人和12岁以上儿童。12岁以下儿童禁用。用法与用量：一日2次，一次1片，可与或不与食物同服。肾功能减退患者由于肾脏对药物的清除率降低而使拉米夫定和齐多夫定的血药浓度升高。因此，对于肾功能减退患者（肌酐清除率≤50 ml/min），需要调整剂量。

阿巴卡韦
Abacavir

【适应证】　与其他抗HIV药物联合应用，治疗HIV感染的成年患者及3个月以上儿童患者。

【药理】　(1)药效学　本品是一种新型碳环2′-脱氧

鸟苷核苷类药物，口服吸收完全。其是一种无活性的前体药，在体内经代谢成为具有活性的三磷酸酯，并通过：①竞争性地抑制2′-脱氧鸟苷三磷酸酯(dGTP)结合进入核酸链；②阻止新碱基的加入并终止DNA链的合成，从而抑制HIV DNA的合成。

(2)药动学　口服后吸收迅速而充分。成年人口服生物利用度约为83%。口服片剂后，平均t_{max}为1.5小时；口服溶液后t_{max}为1小时。口服本品片剂300 mg、每12小时1次的稳态C_{max}为3 mg/ml，AUC为6 mg/(ml·h)。口服本品溶液的稳态C_{max}值稍高。进食不影响血药浓度。因此，本品在进食时或不进食时均可服用。静脉给药后，表观分布容积约为0.8 L/kg。阿巴卡韦能很好地穿透血-脑屏障而至脑脊液中，脑脊液中的药物浓度是同时期血药浓度的30%～44%。血浆蛋白结合率为50%。阿巴卡韦主要在肝脏代谢，约66%的药物经乙醇脱氢酶葡萄糖醛酸化作用生成5′-羧酸和5′-葡萄糖苷酸。本品主要经肾脏排泄，尿中原形药占1%～2%，粪便排出16%。

【不良反应】　不良反应表现为发热和(或)皮疹，胃肠道症状如食欲缺乏、恶心、呕吐、腹泻或腹痛等。其他主要有头痛、不适及疲劳。

严重的不良反应有：心肌梗死、乳酸性酸中毒、肝脏毒性、肝肿大、肝脂肪变性、严重过敏反应等。

【禁忌证】　(1)对本品过敏或对本品中任何成分过敏者禁用。

(2)肝功能中度及中度以上减退者禁用。

(3)曾出现严重过敏反应者禁用。

【注意事项】　(1)HLA-B*5701基因位点阳性患者，发生严重甚至有时可致死的高敏反应风险显著增高，故不应使用本品。

(2)如患者对本品的高敏反应史不能排除，不应使用本品。

(3)肾功能减退患者用药不必减量，但严重肾功能减退患者应避免服用本品。

(4)65岁以上老年患者用药尚无资料。

(5)哺乳期妇女使用本品对乳儿的风险不能排除。

(6)轻度肝功能减退患者需要调整剂量。

(7)疗程中可能发生乳酸性酸中毒(低氧血症)伴发严重肝肿大和脂肪肝的报道，可能引起死亡。疗程中如出现氨基转移酶迅速升高、进行性肝肿大或原因不明的代谢性或乳酸性酸中毒时应停止用药。患有肝肿大、肝炎和其他已知有危险因素的肝病患者(特别是肥胖、女性或长期应用核苷类似物治疗者)应慎用核苷类药物。

(8)使用本品后有可能出现免疫重建炎症综合征。

(9)美国FDA妊娠期用药安全性分级为口服给药C。

【药物相互作用】　(1)本品与大多数抗HIV药物如齐多夫定、奈韦拉平、拉米夫定有协同作用。

(2)与利巴韦林合用，可导致致死性的乳酸性酸中毒。

(3)乙醇与阿巴卡韦合用可使后者的消除减少，AUC增加。

【用法与用量】　(1)成人　推荐剂量为每次300 mg，一日2次。可在进食或不进食时服用。对于不宜服用片剂的患者，尚有口服溶液可供选择。

(2)3个月～12岁儿童　一次按体重8 mg/kg，一日2次，口服。

【制剂与规格】　硫酸阿巴卡韦片：300 mg。

硫酸阿巴卡韦口服溶液：240 ml：4.8 g。

阿巴卡韦-拉米夫定-齐多夫定片：每片含阿巴卡韦300 mg、拉米夫定150 mg和齐多夫定300 mg。本品可用于成人HIV感染患者。不宜用于儿童及青少年，65岁以上老年患者慎用。一日2次，一次1片。

奈韦拉平[药典(二)；基；艾滋病用药]

Nevirapine

【适应证】　适用于HIV-Ⅰ感染，应与其他抗逆转录酶药物联合用药，亦可单独用于阻断母-婴传播。

【药理】　(1)药效学　本品与HIV-Ⅰ的逆转录酶(RT)结合，阻断此酶的催化部位，抑制RNA和DNA依赖型DNA聚合酶活性。本品不会与RNA模板或三磷酸核苷产生竞争。本品对HIV-Ⅱ的逆转录酶及人类DNA聚合酶无抑制作用。

(2)药动学　口服后迅速吸收(>90%)。t_{max}与剂量呈线性关系，口服400 mg后C_{max}为(4.5±1.9) μg/ml。本品的吸收不受食物、抗酸药或去羟肌苷的影响。口服生物利用度超过90%。血浆蛋白结合率约45%，本品在人体内分布广泛，可透过胎盘屏障，并能在乳汁中检测到，脑脊液中的药物浓度是血药浓度的45%。本品主要经肝脏CYP3A4代谢，尿中排出81%，主要为羟化物的葡萄糖醛酸结合物，其中原形药<3%，粪便排出约10%。本品对CYP3A4有自身诱导作用，常用量用药2～4周后，清除率增加1.5～2倍，$t_{1/2}$由40小时缩短到25～30小时。

【不良反应】　(1)本品最严重的不良反应为肝毒性、肝衰竭以及史-约综合征、中毒性表皮剥脱性坏死等过敏反应。其他严重的不良反应有：贫血、中性粒细胞减少、粒细胞生成障碍、横纹肌溶解症等。

(2)由本品引起的肝炎、严重危及生命的肝脏毒性及致命的急性肝衰竭均有报道。在临床研究中肝炎发生率约1%。

(3)在Ⅱ、Ⅲ期临床研究中约16%的患者出现皮疹。皮疹通常为轻度至中度，皮肤有红斑或斑丘疹，有或无瘙痒症，分布于躯干、面部和手、足。皮疹主要在用药前6周内出现，25%严重皮疹患者需住院治疗，约7%的患者由于皮疹而停药。

(4)其他常见的不良反应有：腹泻、恶心、头痛、疲乏。脂肪代谢障碍相对少见。

【禁忌证】 (1)对本品过敏者禁用。

(2)中等或严重程度的肝脏损害者禁用。

【注意事项】 (1)本品开始治疗时 $CD4^+$ T淋巴细胞计数较高(成年女性＞250个/mm^3，成年男性＞400个/mm^3)者，发生肝脏毒性的风险大，尤其是在治疗初始12周，其中初始6周的风险最大。开始治疗前应做受益/风险评价，开始治疗后应加强监测，一旦出现肝脏不良反应，须终生停用本品。

(2)肝纤维化或肝硬化患者使用本品，肝脏毒性的程度加重。

(3)乙肝病毒和丙肝病毒混合感染者以及氨基转移酶升高者，开始治疗后的6周内发生肝毒性的风险大。

(4)女性患者(包括妊娠期妇女联合应用奈韦拉平与其他抗逆转录病毒药治疗HIV感染)发生肝毒性的风险更大，尤其是在治疗初始12周，其中初始6周以及在 $CD4^+$ T淋巴细胞计数大于250个/mm^3时风险最大。

(5)本品治疗的初始12周，皮肤反应的风险增加，尤其是在初始6周的风险最大。应加强监测，一旦出现严重皮肤反应，应终生停用本品。女性发生皮疹的风险更大。

(6)哺乳期妇女使用本品对乳儿的风险不能排除。

(7)应用本品必须先经历14日的引导期，每日服用200 mg(儿科患者每日4 mg/kg)，以减少发生皮疹的风险。若在引导期内发现皮疹，应待皮疹消失后增加用药剂量。

(8)在临床试验中，本品与泼尼松(治疗前14日内每日服用40 mg)联用会扩大治疗初始6周内皮疹的范围和程度。因此，不推荐用泼尼松预防奈韦拉平引起的皮疹。

(9)奈韦拉平主要由肝脏代谢，由肾进行代谢产物的消除。因此肝、肾功能不全患者用药时要特别注意。

(10)儿科患者应用本品联合齐多夫定，出现粒细胞缺乏症的风险更大。

(11)患者可出现免疫重建炎症综合征。

(12)美国FDA妊娠期用药安全性分级为口服给药B。

【药物相互作用】 (1)本品经肝脏CYP3A4代谢，与其他经此类酶代谢的药物发生竞争性抑制，可导致双方血药浓度升高和毒性增加。另外，肝药酶诱导药可使本品的血药浓度降低；本品本身也有轻至中度肝药酶诱导作用，可以降低其他药物的浓度。

(2)本品与利福布汀同用时，可使利福布汀血药浓度升高，只能在确有适应证及密切观察下联合使用。与利福平合用，可使本品血药浓度降低，禁止二者联合应用，可用利福布汀作为替代。

(3)禁止本品与酮康唑联合应用，因可引起酮康唑血药浓度明显下降，而奈韦拉平血药浓度升高。

(4)与氟康唑合用，奈韦拉平的血药浓度大幅上升，需加强监测不良反应的发生。

(5)与伏立康唑合用，奈韦拉平的血药浓度上升，伏立康唑的血药浓度也出现波动(上升或下降)。

(6)使用口服避孕药或其他激素避孕药的患者使用本品时，应改用其他非激素类避孕药，因为奈韦拉平可降低激素的血药浓度，使之失效而导致避孕失败。

(7)与美沙酮合用，奈韦拉平会增加肝脏代谢而降低美沙酮的血药浓度，需增加美沙酮的剂量，监测撤药综合征。

【给药说明】 若患者终止用药超过7日，重新用药时宜先口服，一次200 mg，一日1次(儿童患者一日4 mg/kg)；14日后，一次200 mg，一日2次(儿童患者根据年龄一日4～7 mg/kg)。

【用法与用量】 (1)成人　推荐剂量为初始14日，口服，一次200 mg，一日1次；然后一日2次。均与其他抗HIV药合用。

(2)儿童　推荐口服剂量为2个月～8岁(不含8岁)患儿，初始14日内，一日1次，每次4 mg/kg；然后一日2次，一次7 mg/kg。8岁及8岁以上患儿，初始14日内，一日1次，每次4 mg/kg；然后一次4 mg/kg，一日2次。任何患者一日的药量不超过400 mg。

【制剂与规格】 奈韦拉平片：0.2 g。

奈韦拉平缓释片：(1)100 mg；(2)400 mg。

奈韦拉平胶囊：0.2 g。

奈韦拉平口服混悬液：240 ml：2.4 g。

依非韦伦[基；艾滋病用药]

Efavirenz

【适应证】 用于HIV-Ⅰ感染的成人、青少年和儿童的抗病毒联合治疗。

【药理】（1）药效学　本品为 HIV-Ⅰ的非核苷类逆转录酶抑制药，可非竞争性地抑制 HIV-Ⅰ的逆转录酶而阻止该病毒的复制，但对 HIV-Ⅱ逆转录酶和人类细胞的 DNA 多聚酶 α、β、γ 和 δ 无作用。

（2）药动学　正常志愿者单剂口服 100～1600 mg 后，C_{max}和 AUC 的增高较剂量的增加为少，提示高剂量时本品的吸收减少。生物利用度为 50%。HIV 感染患者每日口服 200 mg、400 mg、600 mg 后，其平均稳态 C_{max}与 AUC 的增高与剂量呈正比，t_{max}为 3～5 小时。35 名 HIV 感染者每日口服 600 mg 后，其稳态 C_{max}为(12.9±3.7)μM，稳态 C_{min}为(5.6±3.2)μM，AUC 为(184±73)μM·h。进食可使 C_{max}及 AUC 增加。本品血浆蛋白结合率高(99.5%～99.7%)，主要与白蛋白结合。HIV-Ⅰ感染患者每日口服 200～600 mg，连续 1 个月以上，其脑脊液内药物浓度可达同时期血药浓度的 0.26%～1.19%(平均 0.69%)。本品主要在肝脏经 CYP3A4 和 CYP2B6 代谢成为无活性代谢产物。本品可诱导 CYP 酶系统的产生，加快自身的代谢。单剂口服本品后终末 $t_{1/2}$为52～76 小时，多剂口服后终末 $t_{1/2}$缩短为 40～55 小时(与酶诱导作用有关)。给药量的 14%～34%经尿排出，其中原形药<1%；16%～61%经粪便排出。

【不良反应】　本品一般耐受性良好。瘙痒、皮疹较为常见。皮疹通常是轻至中度的斑丘疹，发生于治疗的初始 2 周，大多数患者的皮疹随着继续治疗会在 1 个月内消退。出现严重皮疹时应停用本品。对于因皮疹而中断治疗的患者可重新开始服用本药。重新服用本药时，建议使用适当的抗组胺药和(或)皮质激素类药物。常见的神经系统症状包括：头痛、眩晕、失眠、嗜睡及噩梦。神经系统症状通常开始于治疗的初始 1～2 日，并且在 2～4 周后基本消失。睡前服药可减轻症状。其他较为多见的不良反应有：发热、血甘油三酯升高、恶心、腹泻、肝酶指标升高、抑郁和注意力降低。

严重的不良反应有：Q-T 间期延长、尖端扭转型室性心动过速、精神障碍、严重抑郁、自杀意念以及多形性红斑、史-约综合征等严重药物疹。

【禁忌证】（1）对本品或本品中的任一成分过敏者禁用。

（2）美国 FDA 妊娠期用药安全性分级为口服给药 D。

【注意事项】（1）本品需与其他抗 HIV 药物联合应用，单用易出现病毒耐药。不推荐与其他含本品的药物合用。

（2）肝病(及肝病史)患者或合用其他与肝毒性相关的药物，使用本品发生肝毒性的风险增加，应加强监测。

（3）疗程中应考虑监测血脂水平。

（4）哺乳期妇女使用本品对乳儿的风险不能排除。

（5）不推荐本品用于 3 岁以下或体重低于 13 kg 的儿童患者。

（6）本品在老年患者中的用药尚无资料。

（7）使用本品可出现免疫重建炎症综合征。

（8）精神病史患者或有本品注射史患者，使用本品出现精神症状的风险增加。

（9）癫痫病史患者使用本品，癫痫发作的风险增加，应加强监测。

【药物相互作用】（1）本品不得与特非那定、阿司咪唑、西沙必利、苄普地尔、匹莫齐特、麦角衍生物、咪达唑仑或三唑仑合用，因为本品竞争抑制 CYP3A4，可能导致这些药物的代谢抑制，血药浓度升高，可能造成严重的和(或)危及生命的不良反应，如尖端扭转型室性心动过速、持续的镇静作用或呼吸抑制。

（2）本品是 CYP3A4 诱导药，与安普那韦、依曲韦林、依曲康唑、伏立康唑、泊沙康唑、利福布汀、马拉韦罗等其他经 CYP3A4 代谢的药物合用时，后者的血药浓度可能降低。

（3）茚地那韦(每 8 小时 800 mg)与本品同时服用时，由于本品诱导肝药酶的作用，茚地那韦的 AUC 和 C_{max}分别降低约 31%和 16%。因而，茚地那韦的剂量应从每 8 小时 800 mg 增加到 1000 mg，而本品的剂量不需调整。

（4）沙奎那韦(每日 3 次，每次 1200 mg)与本品合用时，沙奎那韦的 AUC 和 C_{max}分别降低 62%和 45%～50%。本品不宜与沙奎那韦合用。

（5）与利福平或利福喷汀同服时，本品的血药浓度均下降。与利福平合用时，本品剂量应提高到一日 800 mg。与利福喷汀合用时，本品的剂量也应适当提高。

（6）克拉霉素与本品联合用药时，克拉霉素的 AUC 和 C_{max}分别降低约 39%和 26%，而克拉霉素羟基代谢产物的 AUC 和 C_{max}分别增高约 34%和 49%。故与克拉霉素联合用药时，不必调整本品的剂量，而应考虑调整克拉霉素的剂量。

【用法与用量】　本品与蛋白酶抑制药和(或)核苷(酸)类逆转录酶抑制药(NRTIs)合用时，推荐剂量为：成人，每次口服 600 mg，一日 1 次，可与或不与食物同服。儿童，体重 13～15 kg 者，一次 200 mg，一日 1 次；体重16～20 kg 者，一次 250 mg，一日 1 次；体重 21～25 kg 者，一次 300 mg，一日 1 次；体重 26～32 kg 者，一次 350 mg，一日 1 次；体重 33～40 kg 者，一次 400 mg，一日 1 次；体重＞40 kg者，一次 600 mg，一日 1 次。

【制剂与规格】 依非韦伦片：(1)50 mg；(2)200 mg；(3)600 mg。

茚地那韦[基；艾滋病用药]

Indinavir

【适应证】 用于成人 HIV-Ⅰ感染，应与抗逆转录病毒制剂(核苷和非核苷类逆转录酶抑制药)合用治疗成人的 HIV-Ⅰ感染。

【药理】 本品是一种特异性蛋白酶抑制药，能有效对抗人类免疫缺陷病毒(HIV-Ⅰ)。

(1)药效学　本品为 HIV 蛋白酶抑制药，可与 HIV 蛋白酶的活性部位结合后抑制蛋白酶，使 HIV 病毒的多蛋白前体不能分割成为不同功能的蛋白质，导致形成不成熟和无传染性的病毒颗粒。

(2)药动学　空腹服用本品可迅速吸收，生物利用度为 80%。t_{max}为(0.8±0.3)小时。在剂量为 200～1000 mg 范围内血药浓度的增高较剂量的增加更为显著。成人每 8 小时口服 800 mg 后稳态 AUC 为(30691±11407)nM·h，稳态 C_{max}为(12617±4037)nM，稳态 C_{min}为(251±178)nM，进食高热量、高脂和高蛋白食物后可使 C_{max}和 AUC 减低。血浆蛋白结合率为 60%。本品在肝脏经 CYP3A4 先进行氧化代谢，然后与葡萄糖醛酸结合，形成 7 种代谢产物。在尿中排出量不到给药量的 20%，其中一半为原形药；其余从粪便排出。$t_{1/2}$为(1.8±0.4)小时。轻至中度肝功能损害使本品在肝内代谢减少，一次口服 400 mg 后的 AUC 可增高 60%，$t_{1/2}$可延长至(2.8±0.5)小时。

【不良反应】 可有虚弱或疲劳、眩晕、头痛、感觉迟钝、失眠、味觉异常；恶心、呕吐、腹痛等胃肠道反应；皮肤干燥、瘙痒、药物疹等皮肤过敏反应；背痛、肾结石；无症状性高胆红素血症、肝炎、肝肾功能异常；血友病患者的自发性出血增加；急性溶血性贫血；血糖升高、糖尿病酮症酸中毒或者糖尿病加重；脂肪代谢障碍、血清甘油三酯增高。

【禁忌证】 (1)对本品及本品中的任一成分过敏者禁用。

(2)美国 FDA 妊娠期用药安全性分级为口服给药 C。

【注意事项】 (1)疗程中患者应注意摄取足够的水量。如果出现肾结石的症状和体征，可考虑暂停或中断治疗。儿科患者使用本品时出现肾结石的风险更大。

(2)如发生急性溶血性贫血，应给予相应的治疗，包括中断使用本品。

(3)轻至中度肝功能不全患者应用本品时须减量。

(4)哺乳期妇女使用本品对乳儿的风险不能排除。

(5)本品对儿童的安全性和有效性尚未建立。

(6)使用本品可出现免疫重建炎症综合征。

【药物相互作用】 (1)本品不可与特非那定、阿司咪唑、西沙必利、胺碘酮、雷诺嗪、西洛度新、麦角衍生物、匹莫齐特、伊洛哌酮、阿普唑仑、三唑仑及咪达唑仑合用，因为本品竞争抑制 CYP3A4，可能导致这些药物的代谢减少，血药浓度升高，从而造成严重的和(或)危及生命的不良反应，包括 Q-T 间期延长、尖端扭转型室性心动过速或心脏停搏等。如与去羟肌苷合用，则两者应在空腹时至少间隔 1 小时分开服用。

(2)利福平、利福喷汀均是肝脏细胞色素 P_{450}3A4 的强效诱导药，能显著降低本品的血药浓度，不可合用。

(3)与利福布汀合用，CYP3A4 调节的利福布汀代谢被抑制，血药浓度上升，出现药物毒性的风险增加。而本品的代谢被诱导，血药浓度下降。

(4)苯巴比妥、苯妥英、卡马西平、依曲韦林和地塞米松与本品合用时应谨慎，因为上述药物也可能降低本品的血药浓度。

(5)与阿扎那韦合用，增加高间接胆红素血症的风险。

(6)与沙美特罗、舒尼替尼、达沙替尼、拉帕替尼、尼罗替尼、依维莫司、辛伐他汀、洛伐他汀、瑞舒伐他汀、他达拉非、氟替卡松等合用，CYP3A4 调节的代谢被抑制，这些药物的血药浓度显著升高，出现毒性反应的风险增加。

(7)与奥美拉唑合用，本品 pH 依赖性的生物利用度降低，导致疗效降低。

(8)与大蒜合用，CYP 和 P-糖蛋白被大蒜所诱导，蛋白酶抑制药的浓度降低，逆转录病毒出现耐药和治疗失败的风险增加。

【用法与用量】 (1)推荐剂量　每 8 小时口服 800 mg。应用本品治疗必须自一日 2.4 g 的推荐剂量开始。无论是单独使用或与其他抗逆转录病毒制剂联合使用时的剂量都相同。

轻至中度肝功能减退患者，应减量至一日 3 次，一次 600 mg 口服。

(2)与利福布汀联合治疗　利福布汀与本品同时服用时，利福布汀的剂量应减少至标准剂量的一半，而本品剂量应增至每 8 小时 1000 mg。

(3)与酮康唑同时服用　本品的剂量应减少至每 8

小时 600 mg。

(4)肾结石患者 除摄取足够的水分外，患者在肾结石急性发作期可暂停治疗(如暂停 1～3 日)或者中断治疗。

【制剂与规格】 硫酸茚地那韦胶囊：(1)100 mg；(2)200 mg。

硫酸茚地那韦片：200 mg。

沙奎那韦[医保(乙)]

Saquinavir

【适应证】 与其他药物联合用于治疗 HIV(人类免疫缺陷病毒)感染。

【药理】 (1)药效学 本品为 HIV-蛋白酶抑制药，与蛋白酶的活性位点结合，抑制病毒多聚蛋白前体裂解为功能蛋白质，而形成无感染活性的病毒颗粒。本品的体外抗病毒活性是在淋巴母细胞、单核原始细胞及外周血淋巴细胞中测定的，本品对急性和慢性细胞感染的 HIV 均有效。与逆转录酶抑制药如齐多夫定、去羟肌苷、拉米夫定等合用时，呈相加或协同作用。蛋白酶编码基因的突变，主要为第 48 位及第 90 位氨基酸的变异，可导致病毒对本品的耐药。

(2)药动学 本品硬胶囊和软胶囊不具有生物等效性，后者的生物利用度大于前者；进食可使血药浓度和生物利用度增加；HIV 感染患者的血药浓度较正常志愿者高。正常人及 HIV 感染患者餐后服用沙奎那韦硬胶囊 600 mg 每日 3 次，其稳态 C_{max}分别为 90ng/ml 及 253ng/ml。高脂肪餐后服用，生物利用度明显提高，健康志愿者高脂肪餐后及空腹单剂口服本品硬胶囊 600 mg 的 24 小时 AUC 分别为161(ng・h)/ml及 24(ng・)h/ml。与利托那韦合用时，本品硬胶囊的吸收不受进食影响。沙奎那韦硬胶囊高脂肪餐后服用的生物利用度为 4%，软胶囊的生物利用度较硬胶囊提高 3～5 倍。正常人及 HIV 感染患者餐后服用软胶囊 1200 mg 每日 3 次，第 1 周的稳态 C_{max}分别为 1420ng/ml 及 2477ng/ml。软胶囊餐后服用的生物利用度也较空腹服用为高。本品吸收后广泛分布到组织，然而脑脊液中药物浓度极低。分布容积为 700 L，血浆蛋白结合率为 98%。本品迅速在肝脏经 CYP3A4 代谢生成失活代谢产物，主要经粪便排泄，沙奎那韦甲磺酸盐 600 mg 口服及静脉给药后，分别有 88%及 81%的药物由粪便排出，1%及 3%的药物由尿排出。本品的 $t_{1/2}$为 1～2 小时，终末消除半衰期为 13.2 小时。目前尚缺乏本品在肝、肾功能不全患者中的药动学资料。

【不良反应】 主要有脂肪营养障碍、腹泻(4%)、恶心(2%)和腹部不适(1%)、乏力。严重的反应有高血糖，引发或加重糖尿病。但本品不增强其他药物如叠氮胸苷和扎西胞苷(zalcitabine)的不良反应。

【禁忌证】 (1)对本品或其药品中的任何成分过敏者禁用。

(2)严重肝功能损害者禁用。

(3)禁止本品作为单一的蛋白酶抑制药使用(未与利托那韦合用)。

【注意事项】 (1)肝功能不全者慎用。

(2)有报道可引起糖尿病或使糖尿病加重，疗程中应注意血糖监测。

(3)血友病患者应用本品可能会引起自发性出血。

(4)肝功能异常者使用本品，可加重肝病，升高本品的血药浓度。

(5)严重肾损害患者使用，本品的肾清除率下降。

(6)乙型或丙型肝炎患者或慢性酒精中毒患者使用本品，可加重肝病，升高本品的血药浓度。

(7)高甘油三酯血症患者使用本品，甘油三酯水平继续升高，并可进一步发展为胰腺炎。

(8)本品在 HIV 耐药性产生后继续使用，出现对其他蛋白酶抑制药交叉耐药的可能性增加。

(9)缓慢或剩余的机会性感染患者使用本品，可出现炎症反应(免疫重建炎症综合征)。

(10)哺乳期妇女使用本品对乳儿的风险不能排除。

(11)本品在 16 岁以下儿科患者中使用的安全性和有效性尚未建立。

(12)美国 FDA 妊娠期用药安全性分级为口服给药 B。

【药物相互作用】 (1)特非那定、西沙必利、匹莫齐特或雷诺嗪等与本品合用，其通过 CYP3A4 途径的代谢被本品抑制，血药浓度升高，可引起 Q-T 间期延长、尖端扭转型室性心动过速、心脏停搏等心脏毒性作用。合用属禁忌。

(2)胺碘酮、氟卡尼、普罗帕酮或苄普地尔等与本品合用，其通过 CYP3A4 途径的代谢被本品抑制，血药浓度升高，可引起心律失常等严重的不良反应。合用属禁忌。

(3)麦角类药物与本品合用，其通过 CYP3A4 途径的代谢被本品抑制，血药浓度升高，麦角中毒的风险增加。合用属禁忌。

(4)奎尼丁、决奈达隆、咪达唑仑、三唑仑或托伐普坦等与本品合用，其通过 CYP3A4 途径的代谢被本品抑制，血药浓度升高，出现中毒的风险增加。合用属禁忌。

(5)与利福平合用，本品的代谢被诱导，血药浓度和药物有效性下降，肝毒性增加，合用属禁忌。

(6)夫西地酸与本品合用，两者的代谢被多重抑制，两者的血药浓度均增高，应避免合用。

(7)洛伐他汀或辛伐他汀与本品合用，其通过CYP3A4途径的代谢被本品抑制，血药浓度升高，出现肌病或横纹肌溶解症的风险增加。

(8)沙美特罗、他达拉非、依普利酮、依维莫司、伊沙匹隆、文拉法辛、拉帕替尼、尼罗替尼或舒尼替尼等与本品合用，其通过CYP3A4途径的代谢被本品抑制，血药浓度升高，出现不良反应的风险增加。

(9)氟替卡松等与本品合用，其通过CYP3A4途径的代谢被本品抑制，氟替卡松血药浓度升高，代谢产物可的松的血药浓度下降。

(10)秋水仙碱等与本品合用，其通过CYP3A4和P-糖蛋白途径的代谢被本品抑制，血药浓度升高，出现毒性反应的风险增加。

(11)与替拉那韦合用，本品由P-糖蛋白调节的代谢被诱导，血药浓度明显下降，不作推荐。

(12)托泊替康与本品合用，其由P-糖蛋白调节的代谢被本品抑制，血药浓度升高，应避免合用。

(13)地高辛与本品合用，其AUC可增加约50%，C_{max}可增加约30%，需严密监测地高辛血药浓度或减小其用量。

(14)氨普那韦、达芦那韦等与本品合用，其血药浓度或活性代谢产物的血药浓度下降，需调整剂量或不推荐合用。

(15)与大蒜合用，本品通过CYP3A4和P-糖蛋白途径的代谢被大蒜诱导，血药浓度下降，出现耐药或治疗失败的风险增加。

(16)与洛哌丁胺合用，本品的吸收被干扰，血药浓度下降；洛哌丁胺的代谢清除下降，血药浓度上升。

(17)与利福布汀合用，本品的代谢被诱导，血药浓度降低；而利福布汀的代谢被抑制，血药浓度上升。

【用法与用量】 口服　一次600 mg，每日3次，饭后服用。合用药物剂量：叠氮胸苷一次200 mg，每日3次；扎西胞苷一次0.75 mg，每日3次。

【制剂与规格】 甲磺酸沙奎那韦胶囊：0.2 g(以沙奎那韦计)。

甲磺酸沙奎那韦片：0.5 g。

利托那韦[基;艾滋病用药]

Ritonavir

【适应证】 单独或与抗逆转录病毒的核苷类药物合用治疗晚期或非进行性的艾滋病患者。

【药理】 (1)药效学　利托那韦为HIV蛋白酶抑制药，抑制病毒gag-pol多聚蛋白前体裂解为功能蛋白质，从而形成无感染活性的病毒颗粒。在体外细胞培养中，利托那韦与齐多夫定、去羟肌苷联合应用，对HIV-I呈相加作用。蛋白酶编码基因的突变，可导致病毒对本品的耐药，本品与其他蛋白酶抑制药呈部分交叉耐药。

(2)药动学　HIV感染患者服用利托那韦600 mg每日2次后的稳态C_{max}为11.2 mg/L。餐后口服本品胶囊制剂的吸收率较空腹口服高15%。血浆蛋白结合率为98%～99%，$t_{1/2\beta}$为3～5小时。利托那韦主要经肝脏CYP3A4和CYP2D6代谢，主要代谢产物有抗病毒活性，但血药浓度低。单剂给药本品600 mg后，86%由粪便排出，11%由尿排出，在粪便及尿中原形药物分别为33.8%及3.5%。轻度肝功能不全患者药动学参数与正常受试者大致相仿。中度肝功能不全患者血药浓度减低40%。目前尚缺乏本品在肾功能不全患者中的药动学资料。

【不良反应】 本品耐受性一般良好。常见的不良反应有恶心(23%～26%)、呕吐(13%～15%)、腹泻(13%～18%)、虚弱(9%～14%)、腹痛(3%～7%)、食欲缺乏(1%～6%)、味觉异常(1%～10%)、感觉异常(3%～6%)。此外还有头痛、乏力、口周感觉异常、末梢感觉异常、血管扩张和实验室检查异常，如甘油三酯与胆固醇、丙氨酸氨基转氨酶与天门冬氨酸氨基转氨酶、血尿酸值升高。本品不良反应发生率在治疗开始2～4周最高，因为在此时期内本品血药浓度高。

严重的不良反应有：房室传导阻滞、P-R间期延长、右束支传导阻滞、晕厥；红斑(<2%)、多形性红斑(<2%)、史-约综合征(罕见)；高血糖、糖尿病(<2%)；胰腺炎(<2%)；中性粒细胞减少；黄疸(<2%)、肝炎(<2%)、肝毒性；变态反应、免疫重建炎症综合征；急性肾功能衰竭(<2%)、肾毒性(<2%)。

【禁忌证】 (1)对本品或本品中的任何成分过敏者禁用。

(2)禁止本品与阿夫唑嗪、胺碘酮、苄普地尔、氟卡尼、普罗帕酮、奎尼丁、特非那定、麦角生物碱、西沙必利、匹莫齐特、咪达唑仑、三唑仑或伏立康唑合用。

【注意事项】 (1)由于本品对某些药物的肝脏代谢有影响，在与某些非镇静性抗组胺药、镇静催眠药、抗心律失常药或麦角生物碱制剂联合使用时，可导致严重的或威胁生命的不良反应。

(2)可引发心脏传导异常(如P-R间期延长、二度至三度房室传导阻滞)，器质性心脏病、原有心脏传导异常、缺血性心脏病、心肌疾病患者或合用延长 P-R 间期药物的患者发生风险增加。

(3)本品有肝毒性，曾报道有病例致死。危险因素有：合用替拉那韦、混合感染乙肝或丙肝以及原有肝病、肝酶异常或肝炎等。宜加强监测肝功能。

(4)可引起胰腺炎，曾报道有病例致死，宜加强监测。

(5)A 型或 B 型的血友病患者使用蛋白酶抑制药后可出现出血症状。

(6)使用蛋白酶抑制药可引发或加重高血糖、糖尿病酮症酸中毒。

(7)可显著升高总甘油三酯和胆固醇，宜加强监测。

(8)已观察到蛋白酶抑制药之间有交叉耐药性。

(9)缓慢或剩余的机会性感染患者使用本品，可出现炎症反应(免疫重建炎症综合征)。

(10)哺乳期妇女使用本品对乳儿的风险不能排除。

(11)美国 FDA 妊娠期用药安全性分级为口服给药 B。

【药物相互作用】 (1)西沙必利、特非那定、雷诺嗪或匹莫齐特等与本品合用，其通过 CYP3A4 介导的代谢被本品抑制，血药浓度升高，可出现 Q-T 间期延长、尖端扭转型室性心动过速或心脏停搏等心脏毒性。合用属禁忌。

(2)奎尼丁、西洛度新、考尼伐坦、托伐普坦、决诺达隆、依普利酮等与本品合用，其通过 CYP3A4 介导的代谢被本品抑制，血药浓度升高，出现不良反应的风险增加。合用属禁忌。

(3)普罗帕酮、恩卡尼、氟卡尼等与本品合用，其代谢下降，血药浓度升高，出现心律失常的风险增加。合用属禁忌。

(4)苄普地尔、咪达唑仑或三唑仑等与本品合用，其代谢下降，血药浓度升高，出现不良反应的风险增加。合用属禁忌。

(5)麦角衍生物与本品合用，其通过细胞色素 P_{450} 介导的麦角胺代谢被本品抑制，出现麦角中毒的风险增加。合用属禁忌。

(6)波生坦与本品合用，其通过 CYP3A4 和 OATP 介导的代谢被本品抑制，血药浓度大幅升高。合用属禁忌。

(7)本品小剂量与茚地那韦联合用作初始治疗，可引起肾结石发生率升高，不作推荐。

(8)洛伐他汀或辛伐他汀与本品合用，其通过 CYP3A4 介导的代谢被本品抑制，出现肌病或横纹肌溶解症的风险增加。

(9)氟替卡松与本品合用，其通过 CYP3A4 介导的代谢被本品抑制，其血药浓度升高，而代谢产物可的松血药浓度下降。后者可引起出现库欣(Cushing)综合征的风险增加。

(10)利福布汀、西地那非、长春碱、长春新碱、文拉法辛、阿瑞匹坦、依维莫司、芬太尼、伊沙匹隆、舒尼替尼、尼罗替尼、拉帕替尼或达沙替尼等与本品合用，其通过 CYP3A4 介导的代谢被本品抑制，血药浓度升高，出现毒性反应的风险增加。

(11)秋水仙碱等与本品合用，其通过 CYP3A4 和 P-糖蛋白介导的代谢被本品抑制，血药浓度升高，出现毒性反应的风险增加。

(12)依法韦仑等与本品合用，其通过 CYP3A4 介导的代谢被本品诱导，血药浓度下降。

(13)与地高辛合用，本品介导了 P-糖蛋白的抑制作用，地高辛的非肾清除率下降，AUC 显著增加，出现毒性反应的风险增加。

(14)夫西地酸与本品合用，两者的代谢相互抑制，血药浓度均增高，可出现肝毒性。

(15)与大蒜合用，大蒜诱导 CYP 酶系统和 P-糖蛋白，蛋白酶抑制药的血药浓度下降，出现病毒耐药和治疗失败的风险增加。

(16)托泊替康与本品合用，其 P-糖蛋白介导的代谢被本品抑制，血药浓度上升，宜加强监测。

(17)与利福平合用，本品通过 CYP3A4 介导的代谢被利福平诱导，本品的血药浓度降低。

(18)伏立康唑与本品合用，其 CYP2C9 和 CYP2C19 介导的代谢被本品诱导，伏立康唑血药浓度下降，有效性下降。

(19)常用于艾滋病患者的地塞米松、伊曲康唑、酮康唑(不推荐与剂量超过一日 200 mg 的酮康唑或伊曲康唑合用)、氯雷他定、美沙酮、奈法唑酮、奎宁和舍曲林等药物，也能与本品发生相互作用，与本品合用时需谨慎。

【用法与用量】 口服　一次 600 mg，一日 2 次，最好与食物同服。

【制剂与规格】 利托那韦片：100 mg。

利托那韦片：100 mg。

利托那韦口服溶液：75 ml：6 g。

洛匹那韦-利托那韦[基;艾滋病用药]

Lopinavir and Ritonavir

本品为两种蛋白酶抑制药组成的复方制剂，对人类免疫缺陷病毒(HIV)具有抑制作用。

【适应证】 本品适用于与其他抗逆转录病毒药物联合用药，治疗 HIV 感染。

【药理】 (1)药效学 本品的抗病毒活性是由洛匹那韦产生。洛匹那韦是一种 HIV-Ⅰ和 HIV-Ⅱ蛋白酶抑制药。作为复方制剂，利托那韦可以抑制 CYP3A4 介导的洛匹那韦代谢，从而提高洛匹那韦的血药浓度。作用机制：洛匹那韦可以阻断 gag-pol 多聚蛋白前体的分裂，导致产生未成熟且无感染力的病毒颗粒。

(2)药动学 进食并不影响药物的吸收。本品 400/100 mg，每日给药 2 次，连续 3 周，洛匹那韦的稳态 C_{max} 为(9.8±3.7) μg/ml，约在给药后 4 小时达到。清晨给药前的平均稳态 C_{min} 为(7.1±2.9) μg/ml。给药间期的最低血药浓度为(5.5±2.7) μg/ml，洛匹那韦在 12 小时给药间隔内的 AUC 平均为(92.6±36.7) (μg·h)/ml。稳态时，洛匹那韦有 98%～99%与血浆蛋白结合。洛匹那韦在肝脏经 CYP3A4 广泛代谢。利托那韦是一种强效 CYP3A4 抑制药，可抑制洛匹那韦的代谢，因此能够提高洛匹那韦的血药浓度。以原形从尿中排泄的洛匹那韦不到给药剂量的 3%，洛匹那韦的表观口服清除率(CL/F)为(5.98±5.75)L/h。

【不良反应】 发生频率最多且与本品治疗相关的不良反应是轻至中度的腹泻。另外比较常见的不良反应包括乏力；头痛，失眠；恶心，呕吐，腹痛，大便异常，消化不良，胃肠胀气；皮疹，脂肪代谢障碍。比较常见的实验室检查异常有中性粒细胞减少(2%)，血小板减少(4%)，血清氨基转移酶增高(ALT 或 AST)(7%～8%)，血胆红素增高(3%)，高血糖，血清淀粉酶增高(7%)，血胆固醇或甘油三酯增高(3%)等。严重的不良反应有：房室传导阻滞、P-R 间期延长、Q-T 间期延长、尖端扭转型室性心动过速等。本品上市后有报道可能出现肝炎、胰腺炎、史-约综合征、多形性红斑及缓慢型心律不齐。

【禁忌证】 (1)对洛匹那韦、利托那韦或本品中的任何成分过敏者禁用。

(2)美国 FDA 妊娠期用药安全性分级为口服给药 C。

【注意事项】 (1)有 A 型或 B 型血友病患者接受蛋白酶抑制药治疗时出血增多的报道，包括自发性皮肤血肿和关节积血，但与使用本品间的因果关系尚不明确。在接受抗逆转录病毒药治疗的患者中观察到血脂异常及体脂分布异常。

(2)哺乳期妇女使用本品对乳儿的风险不能排除。

(3)6 个月以下儿科患者不应同时使用依法韦仑、奈韦拉平、安普那韦和奈非那韦。

(4)有潜在的器质性心脏病、缺血性心脏病、心脏传导系统异常或心肌病的患者使用本品，或在使用本品的同时联合可致 P-R 间期延长的药物的患者，心脏传导异常的发生风险增加。

(5)潜在的乙型或丙型肝炎患者，使用本品可出现或加重氨基转移酶升高或肝脏功能失代偿的风险。

(6)潜在的慢性肝炎或肝硬化患者，使用本品致肝脏毒性反应的风险增加，尤其是在开始用药后的数个月中。

(7)使用本品可发生免疫重建炎症综合征。

(8)有胰腺炎病史的患者使用本品，复发的风险增加。

(9)先天性长 Q-T 间期综合征或低血钾患者使用本品，或是在使用本品的同时使用其他延长 Q-T 间期的药品的患者，发生 Q-T 间期延长或尖端扭转型室性心动过速的风险增加。

(10)使用本品后血甘油三酯明显升高者，发生胰腺炎的风险增加。

【药物相互作用】 (1)本品不能与那些主要依赖 CYP3A 清除且其血药浓度升高会引起严重和(或)致命性不良事件的药物同用。例如：抗组胺药物阿司咪唑、特非那定，麦角衍生物二氢麦角胺、麦角新碱、麦角胺、甲基麦角新碱，胃肠动力药西沙必利，精神抑制药物匹莫齐特，苯并二氮杂䓬类药咪达唑仑、三唑仑。

(2)本品不能与利福平合用，因其能够大幅降低洛匹那韦的血药浓度，从而显著降低本品治疗效果；本品与其他吸入型皮质类固醇(如布地奈德、氟替卡松丙酸酯)合用时会产生库欣(Cushing)综合征和包括肾上腺抑制症状在内的全身性皮质类固醇症状。西地那非、他达拉非和伐地那非与本品合用时被认为可导致这些药物浓度的连续增加，可引起低血压和勃起时间延长等不良事件发生风险增高。本品和贯叶连翘提取液制品同时使用会降低蛋白酶抑制药的浓度，可导致洛匹那韦疗效丧失，并使病毒对洛匹那韦等蛋白酶抑制药产生耐药性。如果在服用本品的同时使用其他经肝脏 CYP3A4 途径代谢的 HMG-CoA 还原酶抑制药(如阿托伐他汀等)，则发生肌病(包括横纹肌溶解症)等严重不良反应的风险可能会增高。

(3)本品是 CYP3A4 的体内，外抑制药。同时给予本品和主要由 CYP3A4 代谢的药物(例如二氢吡啶类钙通道阻滞药，瑞舒伐他汀等 HMG-CoA 还原酶抑制药，免疫抑制药和西地那非以及阿端匹坦、卡马西平、利多卡因、芬太尼、达沙替尼、拉帕替尼、尼罗替尼、舒尼替尼、地高辛、依维莫司、氟替卡松、夫西地酸、利福布汀、伊洛哌酮、伊立替康、伊沙匹隆、文拉法辛、长春碱、长春新碱)，可导致合用药物浓度升高，从而增强或延长合用药物的疗效和不良反应。当那些可被 CYP3A4 广泛代谢和具有较强首关效应的药物与本品合用时，其 AUC 可能会大幅增加(超过 3 倍)。

本品禁止与阿夫唑嗪、胺碘酮、普罗帕酮、恩卡胺、氟卡胺、奎尼丁、雷诺嗪、西洛度新、辛伐他汀、洛伐他汀、依普利酮、阿司咪唑、西沙必利、特非那定、利福平、考尼伐坦、苄普地尔、波生坦、麦角衍生物、咪达唑仑、三唑仑、匹莫齐特合用。

(4)本品与 CYP3A4 诱导药合用，会降低洛匹那韦的血药浓度，导致疗效降低。尽管本品与酮康唑合用时未见洛匹那韦的血药浓度升高，但同时给予本品和其他 CYP3A4 抑制药可能会升高洛匹那韦的血浆浓度。

(5)本品与苯巴比妥、苯妥英合用，可诱导 CYP3A4 的作用，增强洛匹那韦的代谢，使本品的有效性降低。

(6)本品与伏立康唑合用，诱导 CYP2C9 调节伏立康唑的代谢，使伏立康唑的血药浓度降低，从而减弱其疗效。

(7)本品与大蒜合用，可诱导 CYP 酶系统和 P-糖蛋白的作用，使蛋白酶抑制药的浓度降低，导致逆转录病毒耐药和治疗失败的风险增加。

【用法与用量】 (1)成人　推荐剂量为一次 2 片，每日 2 次。本品可以与或不与食物同服。本品应整片咽下，不能咀嚼、掰开或压碎。

合并依非韦伦、奈韦拉平、安普那韦，Fosampre 福沙那韦或奈非那韦治疗时，本品推荐剂量(一次 2 片，每日 2 次)和上述这些药物合并使用，而不需要调整剂量。

(2)儿童　体重≥40 kg 或体表面积{BSA=[身高(cm)×重量(kg)]/3600}大于 1.3 m^2的儿童，可以用成人的推荐剂量(一次 2 片，每日 2 次)；体重<40 kg 或体表面积(BSA)小于 1.3 m^2的儿童，推荐使用儿童剂量的洛匹那韦-利托那韦口服液。

【制剂与规格】 洛匹那韦-利托那韦片：(1)洛匹那韦 100 mg 和利托那韦 25 mg；(2)洛匹那韦 200 mg 和利托那韦 50 mg。

洛匹那韦-利托那韦软胶囊：洛匹那韦 133.3 mg 和利托那韦 33.3 mg。

洛匹那韦-利托那韦口服液：160 ml(1 ml：洛匹那韦 80 mg 和利托那韦 20 mg)。

替诺福韦酯[基;艾滋病用药]

Tenofovir Dipivoxil

本品为核苷酸类逆转录酶抑制药，对人类免疫缺陷病毒(HIV)及乙型肝炎病毒(HBV)具有抑制作用。

【适应证】 本品是针对 HIV-Ⅰ的核苷酸类逆转录酶抑制药，同时也是针对 HBV 多聚酶的抑制药。本品是用于成人 HIV-Ⅰ感染的联合治疗用药之一，也用于治疗成人的慢性乙型肝炎。

【药理】 (1)药效学　富马酸替诺福韦酯是腺苷单磷酸的无环核苷酸磷酸二酯类似物。本品首先水解为替诺福韦，继而形成替诺福韦二磷酸。后者竞争性抑制脱氧腺苷 5′-三磷酸，使 DNA 链延伸终止，阻止 HIV-Ⅰ逆转录酶及 HBV 多聚酶。

(2)药动学　在 HIV 感染者与健康对照者中本品药动学参数相似。本品为其有效成分替诺福韦的水溶性双酯前体。空腹口服生物利用度约 25%。单次空腹口服本品 300 mg 后，t_{max}为(1.0±0.4)小时，C_{max}为(0.30±0.09)(μg/ml)，AUC 为(2.29±0.69)(μg·h)/ml。在替诺福韦浓度为(0.01～25) μg/ml 时，体外血浆、血清蛋白结合率分别小于 0.7%、7.2%。静脉给予替诺福韦 1.0 mg/kg、3.0 mg/kg，稳态时药物分布容积分别为(1.3±0.6)L/kg、(1.2±0.4)L/kg。本品通过肾小球滤过及肾小管主动分泌排泄。静脉给予替诺福韦后 72 小时内 70%～80%原形经尿排泄。单次口服本品后，$t_{1/2}$为 17 小时。多次给药(300 mg，每日 1 次)后，24 小时经尿排率(32±10)%。高脂肪餐(700～1000 kcal 中含有 40%～50%的脂肪)可增加本品的生物利用度，替诺福韦 AUC 增加约 40%，C_{max}增加 14%。而清淡饮食较空腹时药动学参数并无显著差异，食物仅使药物达峰时间延长 1 小时。餐后多次口服给药 300 mg 每日 1 次后，C_{max}及 AUC 分别为(0.33±0.12) μg/ml、(3.32±1.37) (μg·h)/ml。

【不良反应】 在治疗 HIV 感染患者时最多见的不良反应(发生率大于 10%)包括：皮疹、腹泻、头痛、虚弱、乏力、抑郁、恶心、呕吐、胃肠气胀。有报道包含本品的联合抗逆转录病毒治疗可能造成乳酸性酸中毒、肝肿大、肝脂肪变性，严重者甚至可致死。这些病例多见于女性，肥胖、核苷类药物长期暴露可能是其危险因素。严重的不良反应尚有：过敏反应、乙型肝炎、骨质丢失、肾脏损害、急性肾小管坏死、急性肾功能衰竭、间质性肾炎、肾源性尿崩症等。

在治疗 HBV 感染患者时最多见的不良反应为恶心(发生率为 9%)。

【注意事项】 (1)美国 FDA 妊娠期用药安全性分级为口服给药 B。

(2)哺乳期妇女使用本品对乳儿的风险不能排除。

(3)儿童患者使用本品的安全性和有效性尚未建立。

(4)使用本品有可能造成肾功能损害,包括急性肾功能衰竭及范科尼综合征(Fanconi syndrome)。使用本品前需评估肌酐清除率,使用期间需监测肌酐清除率及血磷水平。在使用本品时应避免同时或近期使用其他可损害肾功能的药物(包括阿德福韦酯)。

(5)临床或实验室检测有乳酸性酸中毒、肝功能异常的患者需慎用本品。

(6)不要与含有本品成分的药物(例如:依非韦伦 600 mg+恩曲他滨 200 mg+富马酸替诺福韦酯 300 mg 组成的复方片剂 ATRIPLA;恩曲他滨 200 mg+富马酸替诺福韦酯 300 mg 组成的复方片剂 TRUVADA)同用。

(7)本品在用于治疗慢性乙型肝炎患者时应首先明确患者 HIV-Ⅰ抗体检测是否阳性。由于本品只能作为抗逆转录病毒治疗的联合用药之一,因此合并 HIV-Ⅰ感染的慢性乙型肝炎患者不可单独使用本品。

(8)乙型肝炎病毒感染患者中止本品治疗时,可出现严重的急性肝炎恶化。一旦停止治疗应加强监测,如必要,需重新开始抗乙型肝炎治疗。

(9)本品在用于 HIV 感染的患者时可能出现骨密度减低,既往存在病理性骨折或有骨量减少的患者应监测骨密度。

(10)接受包含本品的联合抗逆转录病毒治疗的患者可能出现体脂重新分布或体脂异常聚集。

(11)使用本品可出现免疫重建炎症综合征。

【药物相互作用】 (1)本品与去羟肌苷(didanosine)同用时会增加去羟肌苷的血药浓度,去羟肌苷的不良反应(如胰腺炎、周围神经病变、腹泻、严重的乳酸性酸中毒)发生风险增加。此外初始治疗时两药合用可迅速出现耐药变异选择,导致治疗无应答,致使早期抗病毒失败。

(2)阿扎那韦(atazanavir)与本品同用时会减低阿扎那韦血药浓度,增高本品的血药浓度。因此以上两药合用时需同时联合利托那韦(ritonavir),并注意监测本品的不良反应。

(3)本品与洛匹那韦-利托那韦片合用时,会增加本品的血药浓度,需监测本品的不良反应。

(4)与阿德福韦酯合用,由于两者竞争肾小管排泌,两药的肾清除均降低,血药浓度均升高,且可导致肾脏毒性,不推荐两者联用于乙型肝炎患者的治疗。

(5)本品应避免与拉米夫定和阿巴卡韦三药合用,因治疗失败率高,并可出现耐药。

【用法与用量】 (1)治疗 HIV 感染或慢性乙型肝炎　一次 300 mg,一日 1 次,药物吸收不受进食影响。

(2)肾功能受损患者推荐剂量　肌酐清除率 30～49 ml/min 者,一次 300 mg,每 48 小时 1 次;肌酐清除率 10～29 ml/min 者,一次 300 mg,每 72～96 小时 1 次;血液透析患者,一次 300 mg,每 7 日 1 次或每次透析后约 12 小时服药。

【制剂与规格】 富马酸替诺福韦二吡呋酯片:300 mg。

第十一章　抗寄生虫药

2001～2004年在全国31个省(区、市)(未包括台湾地区、香港特别行政区和澳门特别行政区)组织开展的人体重要寄生虫病现状调查,充分体现了我国重要寄生虫病的流行程度,阐明了我国人群寄生虫病分布特点和态势。共涉及356629人,查出感染蠕虫26种,单一寄生虫感染人数和多重寄生虫感染(1人同时感染2种或2种以上寄生虫)人数的构成比为75.14%和24.86%。1人同时感染寄生虫最多的达6种。蠕虫总感染率为21.74%,其中土源性线虫感染率为19.56%。

与1990年第一次寄生虫调查相比较,土源性线虫感染率、感染度、多虫感染人数有明显下降,但各省(区、市)间及省(区、市)内不同地区感染率差异很大,仍有11个省(区、市)感染率高于20%,部分县感染率高达50%～80%。食源性寄生虫病呈明显上升和向城市扩散的趋势:华支睾吸虫感染比10年前上升了75%,其中广东、广西、吉林等省区的上升幅度尤其显著。带绦虫病、棘球蚴病、利什曼病在西部地区流行仍然很严重。并且发现了3种人体新感染虫种:福建发现的东方次睾吸虫和埃及棘口吸虫,广西发现的扇棘单睾吸虫。该次调查未涉及的血吸虫病和疟疾仍是我国重点防治的寄生虫病。《中国消除疟疾行动计划(2010—2020年)》的实施将促使我国疟疾发病格局的变化,本土性疟疾病例逐渐减少,但输入性疟疾病例不容忽视。2007年5月9日世界卫生组织批准认可了我国递交的《中国消除淋巴丝虫病国家报告》,宣告淋巴丝虫病这种居致残病因第二位的寄生虫病在中国被彻底消除。

随着基础医学和化学工业的迅速发展,治疗寄生虫病的药物也取得了很大进展;加之前面介绍的中国寄生虫病的态势,致使抗寄生虫药物的种类和用药格局也出现了相应的变化。

寄生虫分为原虫和蠕虫两大类,蠕虫又包括线虫、吸虫和绦虫。

1. 抗原虫药

(1)国内抗疟药的应用情况变化较大。20世纪60年代发现疟疾对氯喹出现耐药性以来,国内外耐氯喹疟原虫株日趋增多,使氯喹的临床应用受到很大限制。奎宁的不良反应较大,且国内几无厂家生产,故国内已极少应用。青蒿素类药物是中国自行研制的抗疟药,目前已成为国内首选抗疟药物,应用较多的是双氢青蒿素、蒿甲醚和青蒿琥酯,其疗效良好,不良反应轻微,唯再燃率较高。现已有该药与其他药物合用的复方制剂,如青蒿琥酯阿莫地喹等应用于临床,可增强疗效,降低再燃率。其他抗疟药还有磷酸萘酚喹、咯萘啶、本芴醇、哌喹;复方制剂磺胺多辛乙胺嘧啶、复方磷酸萘酚喹等。根治间日疟的药物仍为伯氨喹。近年来,在大湄公河次区域的5个国家(柬埔寨、老挝、缅甸、泰国和越南)发现了疟原虫对青蒿素的耐药问题。抗疟药物的研发和应用仍任重而道远。

(2)治疗阿米巴病以甲硝唑为主,其衍生物替硝唑、塞克硝唑等广泛应用于临床,对肠道和肠外阿米巴病均有较好疗效。近年来,国外已采用二氯尼特(diloxanide)治疗肠阿米巴病,疗效较好,不良反应轻微。

(3)治疗黑热病以葡萄糖酸锑钠为首选,还可采用喷他脒,但国内无药。虽可应用两性霉素B,但不良反应较为严重。近年来,口服抗黑热病药物米替福新(miltefosine)在国外已用于临床,疗效较好,不良反应轻微。

(4)治疗弓形虫病主要采用抗菌药物。传统药物为磺胺嘧啶与乙胺嘧啶联合应用;其他还有复方磺胺甲噁唑、阿奇霉素、螺旋霉素、克林霉素、阿托伐醌(atovaguone)等。

2. 抗蠕虫药

(1)阿苯达唑为广谱抗线虫药物,其用途很广,除可治疗蛔虫、钩虫、鞭虫、蛲虫、旋毛虫、广州管圆线虫、粪类圆线虫等线虫病外,还可用来治疗肝吸虫病、囊虫病和包虫病。抗线虫药还有近年来我国自行研制的三苯双脒,此外,还有甲苯咪唑、噻嘧啶以及复方制剂复方甲苯咪唑等。治疗丝虫病采用乙胺嗪,还可选用伊维菌素。

(2)吡喹酮为广谱抗吸虫和绦虫药物,除可治疗血吸虫、肺吸虫、肝吸虫、姜片吸虫等吸虫病外,还可用于绦、囊虫病的治疗。此外,抗肺吸虫还可应用硫氯酚和三氯苯达唑(triclabendazol),驱绦虫药还可应用氯硝柳胺等。

这里,还需说明如下情况:①本"须知"选取的抗寄生虫药物品种基本上与《中国药典》2015 年版遴选的药物品种相同。②本"须知"选取的抗寄生虫药物品种,符合《国家基本药物目录》2012 年版和《国家基本医疗保险、工伤保险和生育保险药品目录》2009 年版。③本"须知"选取的抗寄生虫药物品种考虑到传统用药和国际用药等因素,对少部分虽国内已很少应用的药物品种予以了保留。④本"须知"概论中介绍的部分药物,由于种种原因,现国内无药品来源。

第一节 抗原虫药

一、抗疟原虫药

氯 喹[药典(二)]

Chloroquine

【适应证】 限于对本品敏感的恶性疟、间日疟等疟疾(耐本药虫株在国内外广泛出现),也用于肠外阿米巴病的治疗,还有抗风湿作用(参阅第十三章第二节)。

【药理】 (1)药效学 氯喹可使疟原虫的核碎裂,细胞浆出现空泡,疟色素聚成团块。已知氯喹并不能直接杀死疟原虫,但能干扰其繁殖。其作用机制在于本品与核蛋白有较强的结合力,插入到 DNA 的双螺旋两股之间,可与 DNA 形成复合物,从而阻止 DNA 的复制与 RNA 的转录。氯喹还能抑制磷酸掺入疟原虫的 DNA 与 RNA 而干扰疟原虫的繁殖。氯喹大量积聚于受感染的红细胞内,原虫的食物泡和溶酶体是其浓集的部位。使消化血红蛋白的血红蛋白酶受损失,疟原虫不能消化所摄取的血红蛋白,导致疟原虫生长发育所必需的氨基酸缺乏,并引起核糖核酸崩解。此外,氯喹还能干扰脂肪酸进入磷脂,控制谷氨酸脱氢酶和己糖激酶等。氯喹主要作用于红内期裂殖体,经 48~72小时,血中裂殖体被杀灭。本品对间日疟的红外期无效,故不能根治间日疟。恶性疟可根治。氯喹对配子体也无直接作用,故不能作病因预防及中断传播之用。

用氚标记氯喹的实验表明,抗氯喹株恶性疟原虫释放氯喹的速度要比敏感株恶性疟原虫快 40~50 倍,这种变化是由于恶性疟原虫基因的突变造成的。经过多年的研究,现已发现了疟原虫对氯喹产生耐药性的基因。这个基因位于疟原虫第 7 号染色体内 36kb 的 DNA 片段上,称为 *Cg*2 基因,它具有复杂的多态性。*Cg*2 基因含有特征性的 12 个有意义的突变位点和 3 个多态性重复区,其中 4~8 个发生微小的变异,即足以使疟原虫具有抗氯喹的能力。

(2)药动学 氯喹口服后,肠道吸收快而充分,服药后 1~2 小时血中浓度最高。约 55%的药物在血中与血浆成分结合。血药浓度维持较久,半衰期($t_{1/2}$)为 2.5~10 日,氯喹在红细胞中的浓度为血浆的 10~20 倍,而被疟原虫侵入红细胞内的氯喹浓度又比正常者高约 25 倍。氯喹与组织蛋白结合更多,在肝、脾、肾、肺中的浓度高于血浆浓度达 200 倍。在脑组织及脊髓组织中的浓度为血浆浓度的 10~30 倍。氯喹在体内的代谢转化是在肝脏进行的,其主要代谢产物是去乙基氯喹,此物仍有抗疟作用。小部分(10%~15%)氯喹以原形经肾排泄,其排泄速度可因尿液酸化而加快,碱化而降低。约 8%随粪便排泄,氯喹也可从乳汁中排出。

【不良反应】 (1)本品用于治疗疟疾时,不良反应较少,口服一般可能出现的反应有:头晕、头痛、眼花、食欲缺乏、恶心、呕吐、腹痛、腹泻、皮肤瘙痒、皮疹、耳鸣、烦躁等。反应大多较轻,停药后可自行消失。

(2)本品相当部分可在组织内蓄积,久服可致视网膜轻度水肿和色素聚集,出现暗点,影响视力,常不可逆。

(3)氯喹还可损害听力,妊娠期妇女大量服用可造成小儿先天性耳聋、智力迟钝等。

(4)氯喹偶可引起窦房结抑制,导致心律失常、休克,严重时可发生阿-斯综合征,甚至死亡。

(5)本品尚可导致药物性精神病、白细胞减少、紫癜、皮疹、皮炎、光敏性皮炎乃至剥脱性皮炎、银屑病、毛发变白、脱毛、神经肌肉痛、轻度短暂头痛等。

(6)溶血、再生障碍性贫血、可逆性粒细胞缺乏症、血小板减少等较为罕见。

【禁忌证】 妊娠期妇女禁用。

【注意事项】 (1)氯喹注射剂不宜做肌内注射,尤其是儿童,易致心肌抑制。禁止静脉注射。

(2)肝、肾功能不全,心脏病,重型多形性红斑,血卟啉病,银屑病及精神病患者慎用。

(3)本品可引起胎儿脑积水,四肢畸形及耳聋,故妊娠期妇女禁用。

(4)耐氯喹者效果不佳。

【药物相互作用】 (1)本品与保泰松同用,易引起过敏性皮炎。

(2)与氯丙嗪合用,易加重肝损害。

(3)本品对神经-肌肉接头有直接抑制作用,链霉素可加重药物不良反应。

(4)洋地黄化后应用本品易引起心脏传导阻滞。

(5)本品与肝素或青霉胺合用,可增加出血机会。

(6)本品与伯氨喹合用可根治间日疟。

【用法与用量】 成人 ①治疗疟疾:口服 首剂1 g,6小时后0.5 g,第2、3日各0.5 g。静脉滴注 第1日1.5 g,第2、3日均为0.5 g。一般每0.5～0.75 g氯喹加入5%葡萄糖注射液500 ml中,第1日药量于入院12小时内全部输完。②抑制性预防疟疾:口服 一周1次,一次0.5 g。③治疗肠外阿米巴病:口服 一日1 g,连服2日后改为一日0.5 g,疗程为3周。

【儿科用法与用量】 治疗恶性疟、间日疟:①口服 首剂10 mg/kg,治疗6～8小时后及第2～3日,各服1次,一次5 mg/kg。②静脉滴注 首日18～24 mg/kg,第2日12 mg/kg,第3日10 mg/kg(浓度1 mg/ml)。

预防:口服 一次4～5 mg/kg,每周1次。

【儿科注意事项】 (1)见抗阿米巴用药中注意事项。

(2)需慎用静脉注射。

【制剂与规格】 磷酸氯喹片:(1)0.075 g;(2)0.25 g。

磷酸氯喹注射液:5 ml∶322 mg。

羟氯喹[医保(乙)]

Hydroxychloroquine

【适应证】 本品用于疟疾的治疗与预防,还可用于红斑狼疮和类风湿关节炎的治疗。

【药理】 (1)药效学 本药化学结构与氯喹相似,是氯喹4位氮原子上的乙基被羟乙基取代的衍生物。其抗疟作用与氯喹相同,但毒性仅为氯喹的一半。

(2)药动学 本药口服生物利用度(F)约为74%。给药后2～4.5小时达血药浓度峰值。药物吸收后在眼、肝、肾、肺和肾上腺等组织、器官中广泛分布,红细胞中药物浓度高于血药浓度2～5倍。本药可透过胎盘屏障,少量药物可进入乳汁中。

本药血浆蛋白结合率约为50%。药物部分在肝脏代谢为具有活性的脱乙基代谢物。主要经肾缓慢排泄,其中23%～25%为原形药物,酸化尿液可增加药物随尿液排泄。

现血浆达峰浓度～10、10～48、48～504小时时分别为5.9个小时、26.1个小时和299个小时。

【不良反应】 (1)精神、神经系统 长期用药可出现异常兴奋、情绪改变、梦魇、精神障碍、头痛、头晕、眩晕、耳鸣、眼球震颤、神经性耳聋、惊厥、共济失调等。

(2)肌肉骨骼系统 长期用药可出现眼外肌麻痹、骨骼肌无力、腱反射消失或减退等。

(3)眼 本药引起的视觉及角膜改变发生率远低于氯喹。长期大剂量用药时可出现:①睫状体调节障碍伴视觉模糊。该反应具有剂量相关性,停药后可逆转。②角膜一过性水肿、点状至线状浑浊、角膜敏感度减小等。治疗3周后开始出现角膜色素沉着。③视网膜黄斑水肿、萎缩、异常色素沉着及中央凹反射消失等。视网膜改变患者最常见的视觉症状是阅读及视物困难、畏光、远距离视觉模糊、中心或周围视野有区域缺失或变黑、闪光。视网膜病变即使停药后仍会进展,且具有剂量相关性。

(4)皮肤 可出现白发、脱发、瘙痒、皮肤及黏膜色素沉着、皮疹(荨麻疹、麻疹样皮疹、苔藓样皮疹、斑丘疹、紫癜、离心性环形红斑和剥脱性皮炎)等。

(5)血液系统 可出现再生障碍性贫血、粒细胞缺乏、血小板减少、葡萄糖-6-磷酸脱氢酶(G-6-PD)缺乏的个体发生溶血。

(6)胃肠道可出现食欲缺乏、恶心、呕吐、腹泻及腹部痉挛等症状。

(7)其他 体重减轻、倦怠、卟啉症恶化或加速以及非光敏性牛皮癣。局部报道罕见心肌病变,其与羟氯喹的关系尚不明确。

【禁忌证】 (1)对任何4-氨基喹啉化合物治疗引起的视网膜或视野改变的患者禁用。

(2)已知对4-氨基喹啉化合物过敏的患者禁用。

(3)妊娠期妇女及哺乳期妇女禁用。

【注意事项】 (1)本品应放在儿童无法取到的地方。

(2)医师在开出本品处方前应当完全熟悉本说明书的全部内容。

(3)服用本品应进行初次(基线)以及定期(每3个月一次)的眼科检查(包括视觉灵敏度、裂隙灯、眼底镜以及视野检查)。

(4)接受长期或高剂量治疗的某些患者,已观察到有不可逆视网膜损伤,据报道视网膜病变具有剂量相关性。

(5)牛皮癣患者及卟啉症患者使用本品均可使原病症加重。故本品不应使用于这些患者,除非根据医师判断,患者的受益将超过其可能的风险。

(6)如果视觉灵敏度、视野或视网膜黄斑区出现任何异常的迹象(如色素变化,失去中央凹反射)或出现任何视觉症状(如闪光和划线),且不能用调节困难或角膜浑浊完全解释时,应当立即停药,并密切观察其可能的进展。即使在停止治疗之后,视网膜改变(及视物障碍)仍可能进展。

(7)使用本品长期治疗的所有患者应定期随访和检查,应定期检查骨骼肌功能和腱反射。如果出现骨骼肌功能和腱反射降低,应该停药。

(8)肝病或醇中毒患者,或者与已知有肝脏毒性的药物合用时,应慎用。

(9)对长期接受本品治疗的患者应定期作血细胞计数。如出现不能归因于所治疾病的任何严重血液障碍,应当考虑停药。缺乏G-6-PD的患者应慎用本药。

(10)服用本品可出现皮肤反应,因此对正在服用可能引起皮肤不良反应药物的患者应谨慎使用本品。

(11)早期诊断"硫酸羟氯喹视网膜病变"的推荐方法,包括①用眼底镜检查黄斑是否出现细微的色素紊乱或失去中央凹反射;②用小的红色视标检查中心,视野是否有中心周围或中心房的盲点,或者确定对于红色的视网膜阈。任何不能解释的视觉症状如闪光或划线,也应当怀疑是视网膜病变的可能表现。

(12)因过量或过敏而出现严重中毒症状时,建议给予氯化铵口服(成人每日8g,分次服用),每周3或4日,在停止治疗后使用数月,因为尿液酸化可使4-氨基喹啉化合物的肾排泄增加20%~90%,然而对肾功能损伤的患者及(或)代谢性酸中毒患者应当谨慎。

【药物相互作用】 (1)与西咪替丁合用可增加本药血药浓度。

(2)与地高辛合用可增加地高辛的血药浓度。

(3)与美托洛尔合用可增加美托洛尔的生物利用度。

(4)与抗酸药合用可减少本药吸收。

【给药说明】 (1)与食物或牛奶同时服用可以增加胃肠道的耐受性。

(2)如膝和踝反射检查中发现肌无力现象,或眼科检查中发现视觉灵敏度、视野或视网膜黄斑区出现任何异常现象时,应立即停药。

【用法与用量】 成人 ①预防疟疾:在进入疟疾流行区前1周口服400 mg,以后一周1次,一次400 mg。②治疗疟疾:首次800 mg,6小时后口服400 mg;第2~3日,一日1次,一次400 mg。

【儿科用法与用量】 口服 预防疟疾:每次5 mg/kg,一周1次。治疗疟疾:首次10 mg/kg,6小时后服药5 mg/kg,以后一日1次,一次5 mg/kg。

【儿科注意事项】 长期用药可出现异常兴奋、情绪改变、精神障碍、神经性耳聋、惊厥、共济失调、眼外肌麻痹、骨骼肌无力、腱反射消失或减退等。

【制剂与规格】 硫酸羟氯喹片:(1)100 mg;(2)200 mg。

伯氨喹[药典(二);基(基);医保(甲)]

Primaquine

【适应证】 主要用于根治间日疟和控制疟疾传播。

【药理】 (1)药效学 伯氨喹的抗疟机制可能与干扰DNA的合成有关,将疟原虫红外期虫株与组织细胞一起置伯氨喹溶液中培养48小时,电镜观察可见:疟原虫线粒体形态发生改变,表现为线粒体肿胀,并出现胞浆空泡。该药能抑制线粒体的氧化作用,使疟原虫摄氧量减少。伯氨喹在体内经过代谢,转变为具有较强氧化性能的喹啉醌衍生物,能将红细胞内的还原型谷胱甘肽转变为氧化型谷胱甘肽,当后者还原时,需要消耗还原型辅酶Ⅱ。由于疟原虫组织期在肝实质细胞内发育本已消耗辅酶Ⅱ,而伯氨喹的作用又干扰辅酶Ⅱ的还原过程,致使辅酶Ⅱ减少,严重破坏了疟原虫的糖代谢及氧化过程。

本品可杀灭间日疟、三日疟、恶性疟和卵形疟组织期的虫株,尤以间日疟为著,也可杀灭各种疟原虫的配子体,对恶性疟的作用尤强,使之不能在蚊体内发育,本品对红内期虫株的作用很弱。

(2)药动学 口服后在肠内吸收快而完全,生物利用度(F)约为96%,口服22.5 mg(基质),在1小时内血浆中浓度可达峰值(C_{max}),约250 μg/L。主要分布在肝组织内,其次为肺、脑和心等组织。半衰期($t_{1/2}$)为5.8

小时(3.7～7.4 小时)，大部分在体内代谢，仅 1%由尿中排出，一般于 24 小时内完成。因血中浓度维持不久，故需反复多次服药才能收效。

【不良反应】 (1)本品毒性反应较其他抗疟药为高。当一日用量超过 30 mg 时，易发生疲倦、头晕、恶心、呕吐、腹痛等不良反应；少数人可出现药物热、粒细胞缺乏等，停药后即可恢复。

(2)葡萄糖-6-磷酸脱氢酶缺乏者服用本品可发生急性溶血性贫血，这种溶血反应仅限于衰老的红细胞，并能自行停止，一般不严重，一旦发生应停药做对症治疗。当葡萄糖-6-磷酸脱氢酶缺乏时，会引起高铁血红蛋白过多症，出现发绀、胸闷等症状，应用亚甲蓝 1～2 mg/kg，做静脉注射，能迅速改善症状。

【禁忌证】 (1)有蚕豆病及其他溶血性贫血的病史及家族史、有葡萄糖-6-磷酸脱氢酶缺乏及烟酰胺腺嘌呤二核苷酸还原酶缺乏等病史者禁用。

(2)有粒细胞减少倾向的急性全身性疾病，例如系统性红斑狼疮及活动性类风湿关节炎患者禁用。

(3)妊娠期妇女禁用。

【注意事项】 (1)仔细询问有无蚕豆病及其他溶血性贫血的病史及家族史、有无葡萄糖-6-磷酸脱氢酶缺乏及烟酰胺腺嘌呤二核苷酸还原酶(NADH)缺乏等病史。

(2)肝、肾、血液系统疾患、急性细菌和病毒感染及糖尿病患者慎用。

(3)应定期检查红细胞计数及血红蛋白量。

(4)哺乳期妇女慎用。

【药物相互作用】 (1)本品作用于间日疟原虫的红外期，与作用于红内期的抗疟药合用，可根治间日疟。

(2)米帕林(阿的平)及氯胍可抑制伯氨喹的代谢，故伯氨喹与此两药同用后，其血药浓度大大提高，维持时间也延长，毒性增加，但疗效未见增加。

(3)不宜与其他具有溶血作用和抑制骨髓造血功能的药物合用。

【用法与用量】 口服　①根治间日疟　一次 13.2 mg，一日 3 次，连服 7 日。②消灭恶性疟原虫配子体(以阻断传播)　一日 26.4 mg，连服 3 日。

【儿科用法与用量】 治疗间日疟：口服　一次 0.2～0.3 mg/kg，一日 3 次，连服 7 日。

消灭恶性疟原虫配子体：一日 0.5～1 mg/kg，连用 3 日。

【儿科注意事项】 (1)需询问有无蚕豆病及溶血性贫血病史。

(2)定期检查血常规。

【制剂与规格】 磷酸伯氨喹片：13.2 mg(相当于伯氨喹 7.5 mg)。

奎　宁[药典(二)；医保(甲、乙)]

Quinine

【适应证】 用于治疗恶性疟、间日疟等各种疟疾。

【药理】 (1)药效学　奎宁是喹啉类衍生物，能与疟原虫的 DNA 结合，形成复合物，抑制 DNA 的复制和 RNA 的转录，从而抑制原虫的蛋白质合成，作用较氯喹为弱。另外，奎宁能降低疟原虫的耗氧量，抑制疟原虫内的磷酸化酶而干扰其糖代谢。

奎宁也引起疟色素凝集，但发展缓慢，很少形成大团块，并常伴随细胞死亡。电子显微镜观察，可见原虫的核和外膜肿胀，并有小空泡，血细胞颗粒在小空泡内聚合，此与氯喹的色素凝集有所不同。在血液中，一定浓度的奎宁可导致被寄生红细胞早熟破裂，从而阻止裂殖体成熟。本品对红外期无效，但长疗程可根治恶性疟，对恶性疟的配子体亦无直接作用，故不能中断传播。奎宁对心肌有抑制作用，延长不应期，减慢传导，并减弱其收缩力。本品对妊娠子宫有微弱的兴奋作用。

(2)药动学　口服后吸收迅速而完全。蛋白结合率约 70%。吸收后分布于全身组织，以肝脏浓度最高，肺、肾、脾次之，骨骼肌和神经组织中最少。一次服药后 1～3小时血药浓度达峰值，半衰期($t_{1/2}$)为 8.5 小时。奎宁在肝中被氧化分解，迅速失效，其代谢物及少量原形药(约 10%)均经肾排出，服药后 15 分钟即出现于尿液中，24 小时后几乎全部排出，故奎宁无蓄积性。

【不良反应】 (1)奎宁每日用量超过 1 g 或连用较久，常致金鸡纳反应，有耳鸣、头痛、恶心、呕吐、视力听力减退等症状，严重者产生暂时性耳聋，停药后常可恢复。

(2)24 小时内剂量大于 4 g 时，可直接损害神经组织并收缩视网膜血管，出现视野缩小、复视、弱视等。

(3)大剂量中毒时，除上述反应加重外，由于抑制心肌、扩张外周血管而致血压骤降，呼吸亦变慢变浅、烦躁、谵妄等，多死于呼吸麻痹，奎宁致死量为 8 g。

(4)少数患者对奎宁高度敏感，小量即可引起严重金鸡纳反应。

(5)奎宁还可引起皮疹、瘙痒、哮喘等。

(6)少数恶性疟患者使用小量奎宁可发生急性溶血(黑尿热)致死。

【禁忌证】 妊娠期妇女禁用。

【注意事项】 (1)对于哮喘、心房纤颤及其他严重心脏疾患、G-6-PD缺乏患者和妇女月经期均应慎用。

(2)哺乳期妇女慎用。

(3)对诊断的干扰:奎宁可干扰17-羟类固醇的测定。

(4)静脉推注易致休克,所以严禁静脉推注。

【药物相互作用】 (1)制酸药及含铝制剂能延缓或减少奎宁的吸收。

(2)抗凝药与奎宁合用后,抗凝作用可增强。

(3)肌肉松弛药如琥珀胆碱、筒箭毒碱等与奎宁合用,可能会引起呼吸抑制。

(4)奎尼丁与奎宁合用,金鸡纳反应可加重。

(5)尿液碱化剂如碳酸氢钠等,可增加肾小管对奎宁的重吸收,导致奎宁血药浓度与毒性的增加。

(6)与维生素K合用可增加奎宁的吸收。

(7)与布克利嗪、赛克利嗪、美克利嗪、吩噻嗪类、噻吨类、曲美苄胺合用可导致耳鸣、眩晕。

(8)与硝苯地平合用,游离的奎宁浓度增加。

【用法与用量】 成人 ①严重病例可采用二盐酸奎宁,按体重5~10 mg/kg(最大量500 mg),加入氯化钠注射液500 ml中静脉滴注,4小时滴完,12小时后可重复用药,病情好转后可改为口服药。②硫酸奎宁用于治疗耐氯喹虫株引起的恶性疟时,一日1.8 g,分次服用,疗程14日。

【儿科用法与用量】 ①治疗恶性疟及间日疟:口服一次5~10 mg/kg,重症可一日2次,最高量500 mg;连服7日。②硫酸奎宁用于治疗耐氯喹虫株所致的恶性疟时,小于1岁者一日0.1~0.2 g,分2~3次服;1~3岁0.2~0.3 g;4~6岁,0.3~0.5 g;7~11岁为0.5~1 g,疗程10日。

【儿科注意事项】 (1)制酸药及铝制剂能减缓奎宁的吸收。

(2)一日用量超过1 g或连用多日,可发生金鸡纳反应(类似水杨酸中毒)。

【制剂与规格】 硫酸奎宁片:0.3 g/片。

二盐酸奎宁注射液:(1)1 ml∶0.25 g;(2)1 ml∶0.5 g;(3)10 ml∶0.25 g。

哌　喹[药典(二)]

Piperaquine

【适应证】 用于疟疾的治疗,也可作症状抑制性预防用。尤其是耐氯喹虫株恶性疟的治疗与预防。

【药理】 (1)药效学 哌喹对伯氏疟原虫红内期超微结构影响的部位主要是滋养体食物泡膜和线粒体。线粒体及食泡腔内出现罗纹膜,这些变化呈进行性加重。该药可能是通过影响膜上有关酶系而改变膜的功能以及线粒体肿胀导致其生理功能的破坏,致使虫体死亡。

(2)药动学 经胃肠吸收,24小时内的吸收率为80%~90%,吸收后分布于肝、肾、肺、脾等组织内,给药后8小时,在肝内的药量可达给药总剂量的1/4左右。该药在体内缓慢消失,半衰期($t_{1/2}$)为9.4日。药物随胆汁排出,存在肝-肠循环的代谢途径,这可能是药物在体内积蓄时间较长的重要因素。

【不良反应】 (1)可引起头晕、嗜睡、乏力、胃部不适、面部和唇周麻木。

(2)对心血管系统的毒性明显小于氯喹。

【禁忌证】 严重肝、肾及心脏病患者禁用。

【注意事项】 (1)妊娠期妇女慎用。

(2)本品多积聚于肝脏,若给药剂量大、间隔时间短,则易引起肝脏不可逆性病变。

【用法与用量】 (1)抑制性预防疟疾 一月1次0.6 g,临睡前服,可连用4~6个月,但不宜超过6个月。

(2)治疗疟疾 本品对耐氯喹虫株所致的恶性疟有根治作用,但作用缓慢,宜在奎宁、咯萘啶、青蒿素类药物控制症状后继用本品,首次0.6 g,第2、3日分别服0.6 g及0.3 g,总量1.5~1.8 g。

【制剂与规格】 磷酸哌喹片:0.25 g。

乙胺嘧啶[药典(二);医保(甲、乙)]

Pyrimethamine

【适应证】 本品主要用于疟疾的预防,也用于治疗弓形虫病。

【药理】 (1)药效学 乙胺嘧啶对疟原虫的红外期有抑制作用,对红内期的抑制作用仅限于未成熟的裂殖体阶段,能抑制滋养体的分裂。疟原虫红内期不能利用环境中出现的叶酸,而必须自行合成,乙胺嘧啶是二氢叶酸还原酶的抑制药,使二氢叶酸不能还原为四氢叶酸,进而影响嘌呤及嘧啶核苷酸的生物合成,最后使核酸合成减少,使细胞核的分裂和疟原虫的裂殖受到抑制。乙胺嘧啶主要作用于进行裂殖体增殖的疟原虫,对已发育完成的裂殖体则无效。

(2)药动学 口服后在肠道吸收较慢但完全,6小时内血浆浓度达高峰,它的抗叶酸作用可持续48小时以上。主要分布于红、白细胞及肺、肝、肾、脾等器官中。本品能通过胎盘,经肾脏缓慢排出。服药后5~7日内有10%~20%的原形物自尿中排出,可持续30日以上。本品也可由乳汁排出,从粪便仅排出少量。半衰期($t_{1/2}$)

为 80～100 小时。血浆浓度为 10～100 μg/L 时，能抑制恶性疟原虫敏感株的血内裂殖体。

【不良反应】 (1)一般抗疟治疗量时，毒性很低，较为安全。

(2)大剂量应用时，如一日用 25 mg，连服 1 个月以上，就会出现叶酸缺乏现象。主要影响生长繁殖特别迅速的组织，如骨髓、消化道黏膜，引起造血功能障碍及消化道症状，如味觉改变或丧失，舌头疼痛、红肿、烧灼感及针刺感，口腔溃疡、白斑等，食管炎所致的吞咽困难、恶心、呕吐、腹痛、腹泻等。较为严重的是巨幼细胞贫血、白细胞减少症等，如及早停药，能自行恢复。四氢叶酸可改善骨髓功能，能减轻乙胺嘧啶的毒性作用。

(3)由于过敏所致的皮肤红斑较少见。

(4)乙胺嘧啶过量可引起急性中毒症状，儿童更易发生，本药具有香味，儿童可误作糖果而造成中毒事故。误服过量 1～2 小时内可出现恶心、呕吐、胃部烧灼感、口渴、心悸、烦躁不安等，重者出现眩晕、视物模糊、阵发性抽搐、惊厥、昏迷，可引起死亡，此乃药物对中枢神经系统的直接毒性作用所致。

【禁忌证】 (1)妊娠期妇女禁用。

(2)哺乳期妇女禁用。

【注意事项】 (1)下列情况应慎用：①有意识障碍者，因大剂量治疗弓形虫病时可引起中枢神经系统毒性反应；②葡萄糖-6-磷酸脱氢酶缺乏者，服用本品可能引起溶血性贫血；③巨幼细胞贫血患者。

(2)大剂量治疗时，应同服四氢叶酸，而且每周应检测白细胞及血小板。

【用法与用量】 口服　成人　①预防疟疾，应于进入疫区前 1 周开始服用，一周服 1 次 25 mg；②治疗弓形虫病，一日 50 mg 顿服，共 1～3 日(视耐受力而定)，然后一日服 25 mg，疗程 4～6 周。

【儿科用法与用量】 口服　①预防疟疾：0.9 mg/kg，一周 1 次，一次不超过 25 mg。②治疗弓形虫病：一日 1 mg/kg，分 2 次服，1～3 日后改为 0.5 mg/kg，分 2 次，疗程 4～6 周。

【儿科注意事项】 (1)因味甜，应防止小孩误服中毒。

(2)过量可引起急性中毒症状，主要表现为中枢神经毒性。

【制剂与规格】 乙胺嘧啶片：(1)6.25 mg；(2)25 mg。

乙胺嘧啶膜剂：每格 6.25 mg。

磺胺多辛乙胺嘧啶

Sulfadoxine and Pyrimethamine

【适应证】 用于耐氯喹虫株恶性疟的治疗，也可短期口服用于恶性疟的预防。

【药理】 (1)药效学　本品是磺胺多辛与乙胺嘧啶的复合制剂，磺胺多辛可竞争性作用于疟原虫的二氢叶酸合成酶，阻止疟原虫叶酸的合成；乙胺嘧啶可抑制二氢叶酸还原为四氢叶酸，使细胞核的分裂和疟原虫的裂殖受到抑制。乙胺嘧啶主要作用于进行裂殖体增殖的疟原虫，对已发育完成的裂殖体则无效。

(2)药动学　口服本药 1 片后约 4 小时血药浓度达峰，磺胺多辛血药浓度约为 60 mg/L，乙胺嘧啶血药浓度约为 0.2 mg/L。口服本药 1 片一周后，磺胺多辛血药浓度稳定于 98 mg/L，并可维持 7 周；乙胺嘧啶血药浓度稳定于 0.15 mg/L，并可维持 4 周。本药血浆蛋白结合率约为 90%。本药可透过胎盘屏障，亦可进入乳汁中。本药半衰期相对较长，磺胺多辛血药浓度半衰期($t_{1/2}$)为 200 小时，乙胺嘧啶血药浓度半衰期($t_{1/2}$)为 100 小时，两种成分均通过肾脏排泄。

【不良反应】 **磺胺多辛**

(1)过敏反应　较为常见，可表现为药疹，严重者可发生渗出性多形红斑、剥脱性皮炎和大疱表皮松解萎缩性皮炎等；也有表现为光敏反应、药物热、关节及肌肉疼痛、发热等血清病样反应。

(2)粒细胞减少或缺乏症、血小板减少症及再生障碍性贫血　患者可表现为咽痛、发热、苍白和出血倾向。因此在全身应用磺胺药时应定期检查周围血象，发现异常及时停药。

(3)溶血性贫血及血红蛋白尿　缺乏葡萄糖-6-磷酸脱氢酶患者应用磺胺药后易发生，在新生儿和小儿中较成人为多见。

(4)高胆红素血症和新生儿核黄疸　由于磺胺药与胆红素竞争蛋白结合部位，可致游离胆红素增高。新生儿肝功能不完善，对胆红素处理差，故较易发生高胆红素血症和新生儿黄疸，偶可发生核黄疸。

(5)肝脏损害　可发生黄疸、肝功能减退，严重者可发生急性重型肝炎。故有肝功能损害患者宜避免磺胺药的全身应用。

(6)肾脏损害　可发生结晶尿、血尿和管型尿。如应用本品疗程长，剂量大时宜同服碳酸氢钠并多饮水，以防止此不良反应。治疗中至少每周检查尿常规 2～3 次，如发现结晶尿或血尿时给予碳酸氢钠及饮用大量水，直至结晶尿和血尿消失。失水、休克和老年患者应用本品易致肾损害，应慎用或避免应用本品。肾功能减退患者不宜应用本品。偶有患者发生间质性肾炎或肾小管坏死的严重不良反应。

(7)恶心、呕吐、胃纳减退、腹泻、头痛、乏力等，一般症状轻微，不影响继续用药。偶有患者发生艰难梭菌肠炎，此时需停药。

(8)甲状腺肿大及功能减退偶有发生。

(9)中枢神经系统　毒性反应偶可发生，表现为精神错乱、定向力障碍、幻觉、欣快感或忧郁感。一旦出现均需立即停药。

磺胺药所致的严重不良反应虽少见，但可致命，如渗出性多形红斑、剥脱性皮炎、大疱表皮松解萎缩性皮炎、暴发性肝坏死、粒细胞缺乏症、再生障碍性贫血等血液系统异常。治疗时应严密观察，当皮疹或其他反应早期征兆出现时即应立即停药。艾滋病患者上述不良反应较非艾滋病患者为多见。

【禁忌证】 (1)对本品、其他磺胺类药或者乙胺嘧啶过敏者禁用。

(2)新生儿及2个月以下婴儿禁用。

(3)严重肝、肾功能损害或恶病质者禁用。

(4)由于叶酸缺乏引起的巨幼细胞性贫血患者禁用。

(5)妊娠期妇女、哺乳期妇女禁用。

【注意事项】 **磺胺多辛**

(1)交叉过敏反应　对一种磺胺药呈现过敏的患者对其他磺胺药也可能过敏。

(2)对呋塞米、砜类、噻嗪类利尿药、磺脲类、碳酸酐酶抑制剂呈现过敏的患者，对本品亦可过敏。

(3)本品可穿过胎盘屏障至胎儿体内，该类药物对胎儿的影响在人类中的研究尚缺乏资料。动物实验中发现磺胺甲噁唑有致畸作用，主要表现为腭裂。根据美国食品药品监督管理局(FDA)资料，磺胺药在妊娠期妇女中的应用属C类，即动物实验证实药物有毒性，而在人类研究中缺乏充足的资料，用于人类时该药物需权衡利弊，仅在利大于弊时给予。然而在围生期由于本药有引起新生儿核黄疸的可能，故不宜应用。

(4)本药可自乳汁中分泌，乳汁中浓度约可达母体血药浓度的50%～100%，药物可能对乳儿产生影响。磺胺药在葡萄糖-6-磷酸脱氢酶缺乏的新生儿中的应用有导致溶血性贫血的可能。鉴于上述原因，哺乳期妇女应用本品时应暂停哺乳。

(5)老年人　老年患者应用本品发生严重不良反应的机会增加。如严重皮疹、骨髓抑制和血小板减少等是老年人严重不良反应中常见者。因此老年患者宜避免应用，确有指征时需权衡利弊后决定。

(6)下列情况应慎用　葡萄糖-6-磷酸脱氢酶缺乏、肝功能损害、血卟啉症、肾功能损害患者。

(7)应用本药期间多饮水，保持高尿量，以防结晶尿的发生，必要时亦可服药碱化尿液。

(8)治疗中须注意检查　①全血象检查，对接受较长疗程的患者尤为重要；②治疗中定期尿液检查(每2～3日查尿常规一次)以发现长疗程或高剂量治疗时可能发生的结晶尿；③肝、肾功能检查。

乙胺嘧啶

乙胺嘧啶过量可引起急性中毒症状，误服过量1～2小时内可出现恶心、呕吐、胃部烧灼感、口渴、心悸、烦躁不安等，重者出现眩晕、视物模糊、阵发性抽搐、惊厥、昏迷，甚至可引起死亡，此为药物对中枢神经系统的直接毒性作用所致。

【药物相互作用】 有研究表明本品与氯喹联合使用可增加不良反应的发生率及严重程度；但本品可与奎宁或其他抗菌药物合用。抗叶酸药物如磺胺类药物、甲氧苄氨嘧啶、复方新诺明应避免与本品联合使用。本品不会干扰糖尿病药物的正常代谢。若叶酸持续缺乏时应暂停本药，并口服补充叶酸治疗。

【给药说明】 (1)恶性疟急性发作时只需口服一次。

(2)疟疾预防时需在赴疟区前1～2天开始，直至返回后4～6周，累计用药时间不超过2年。

【用法与用量】 (1)恶性疟急性发作：口服　成人一次2～3片。未成年人(2岁～18岁)　按千克体重给药，5～10 kg者每次0.5片；11～20 kg者每次1片；21～30 kg者每次1.5片；31～45 kg者每次2片；45 kg以上者每次3片。

(2)疟疾的预防：口服　成人　首剂1片，以后每2周服2片。未成年人(2岁～18岁)　按千克体重给药，5～10 kg者每次0.25片；11～20 kg者每次0.5片；21～30 kg者每次0.75片；31～45 kg者每次1片；45 kg以上者每次1.5片。

【制剂与规格】 每片含磺胺多辛500 mg和乙胺嘧啶25 mg。

青蒿素[药典(二)]

Artemisinin

【适应证】 可用于间日疟、恶性疟等各型疟疾，以及耐氯喹虫株疟疾的治疗。

【药理】 (1)药效学　青蒿素是从中药青蒿中提取的有过氧基团的倍半萜内酯药物。青蒿素及其衍生物是高效杀灭疟原虫红内期裂殖体的药物，对未成熟的配子体也有杀灭作用，是高效、速效、低毒的抗疟药。其对鼠疟原虫红内期超微结构的影响主要是疟原虫膜系结构的改变，该药首先作用于食物泡膜、表膜、线粒体，其次是核膜、内质网。此外，对核内染色质也有一定的影响。青蒿素的作用方式主要是干扰表膜-线粒体的功能。可能是青蒿素作用于食物泡膜，阻断了营养摄取的最早阶段，使疟原虫较快出现氨基酸饥饿，迅速形成自噬泡，并不断排出虫体外，使疟原虫损失大量胞浆而死亡；可能是通过其内过氧化物桥的作用，由血红蛋白分解后产生的游离铁介导，从而产生不稳定的有机自由基和其他亲电子的中介物，然后与疟原虫的蛋白质形成共价加合物，导致疟原虫死亡；体外培养的恶性疟原虫对氚标记的异亮氨酸的摄入情况也显示其起始作用方式可能是抑制原虫蛋白质合成。

(2)药动学　青蒿素及其衍生物在体内首先转化为双氢青蒿素，其抗疟作用主要由双氢青蒿素产生。口服青蒿素片剂 15 mg/kg 后，血药浓度达峰时间(t_{max})为 1.5 小时，峰浓度(C_{max})为 0.09 μg/ml，4 小时后下降一半，72 小时血中仅含微量。经直肠给药后，药物吸收良好。它在红细胞内的浓度低于血浆的浓度。吸收后分布于组织内，以肠、肝、肾的含量较多。本品为脂溶性物质，故可透过血-脑屏障进入脑组织。在体内代谢很快，主要从肾及肠道排除，24 小时可排出 84%，72 小时仅少量残留。由于代谢与排泄均快，有效血药浓度维持时间短，血药浓度半衰期($t_{1/2}$)为 2.27 小时，不利于彻底杀灭疟原虫，故复燃率较高。

【不良反应】　青蒿素毒性低，使用安全，一般无明显不良反应。少数病例出现食欲缺乏、恶心、呕吐、腹泻等胃肠道反应，但不严重；个别患者可出现轻度皮疹及外周血网织红细胞减少。

【禁忌证】　对本药过敏者禁用。

【注意事项】　(1)不推荐用于妊娠早期妇女。

(2)采用栓剂时，如塞肛后 2 小时内排便，应补用 1 次。

【药物相互作用】　(1)本品与伯氨喹合用可根治间日疟。

(2)与甲氧苄啶合用有增效作用，并可减少近期再燃或复发。

【用法与用量】　(1)口服　首次 1 g，6 小时后 0.5 g，第 2、3 日各 0.5 g。

(2)直肠给药　首次 0.6 g，4 小时后 0.6 g，第 2、3 日各 0.4 g。

【儿科用法与用量】　口服　治疗间日疟、恶性疟疾：首剂 15～20 mg/kg，6～8 小时后改半量，第 2、3 日再各给 1 次。

【儿科注意事项】　(1)本品为我国首创，毒性低，疗效高，少数有轻度胃肠道反应。

(2)也可用于红斑狼疮的治疗。

【制剂与规格】　青蒿素片：(1)50 mg；(2)100 mg。

青蒿素栓：(1)400 mg；(2)600 mg。

青蒿琥酯[药典(二)]

Artesunate

【适应证】　适用于脑型疟疾及各种危重疟疾的抢救。

【药理】　(1)药效学　本品为双氢青蒿素半琥珀酸酯衍生物，由青蒿素还原而得。青蒿琥酯片剂对鼠疟原虫红内期超微结构的影响，主要是疟原虫膜系结构的改变，该药首先作用于食物泡膜、表膜、线粒体，其次是核膜、内质网，此外对核内染色质也有一定的影响。提示本品的作用方式主要是干扰表膜-线粒体的功能。可能是本品作用于食物泡膜，从而阻断了营养摄取的最早阶段，使疟原虫较快出现氨基酸饥饿，迅速形成自噬泡，并不断排出虫体外，使疟原虫损失大量胞浆而死亡。体外培养的恶性疟原虫对氚标记的异亮氨酸的摄入情况也显示其起始作用方式可能是抑制原虫蛋白合成。动物毒理实验表明本品有明显胚胎毒作用。

在体外研究中青蒿琥酯的活性代谢物双氢青蒿素显示对恶性疟抗氯喹虫株和敏感株有同样的作用。

青蒿琥酯及其他青蒿素类药实际上对红外期的原虫、子孢子、肝裂殖体或裂殖子无作用。

(2)药动学　①口服后体内分布甚广，以肠、肝、肾较高。主要在体内代谢转化。仅有少量由尿、粪便排泄。②静脉注射本品后快速生物转化为活性代谢物双氢青蒿素，本品的半衰期($t_{1/2}$)不到 5 分钟，血药浓度峰值(C_{max})77 μmol/L。③肌注本品后吸收迅速，通常注射后 30 分钟内达峰值。肌注和静脉注射比较 C_{max} 儿童和成人分别为 1/45 和 1/20。消除率分别为 32 倍和 13 倍。④本品被血浆酯酶类广泛而快速水解，代谢物双氢青蒿素(DHA)在口服青蒿琥酯中的抗疟作用最强，然而静脉注射给药后青蒿琥酯的作用更强，双氢青蒿素在肝脏通过葡萄糖苷酸化进一步代谢，经尿排泄。在恶性疟患者的尿产物中鉴定出 α-双氢青蒿素-β-葡糖甘酸。

【注意事项】　(1)妊娠妇女应慎用。

(2)治疗后贫血　除了网织红细胞短暂性降低之外，临床试验未表明静脉用青蒿琥酯会引发显著的贫血症状。

(3)临床试验表明,无论是成人与儿童,通过静脉或肌内注射,其疗效与安全性均相近。

【给药说明】 (1)注射用青蒿琥酯,只能用于肌内注射或静脉注射。本品不得静脉滴注。

(2)本品使用前必须用专用的5%碳酸氢钠溶液溶解,再用5%葡萄糖注射液或0.9%氯化钠注射液稀释,制得一定浓度的注射用溶液后方可使用。

(3)本品肌内注射时,按所需药量吸取药液,进行肌内注射。通常大腿前部是首选的注射部位。如果肌注溶液的总量较大,可以采取在几个部位分量注射,例如大腿两侧。

(4)本品静脉注射时,按所需药量吸取药液,缓慢注射1~2分钟以上。

(5)需要特别强调的是,由于缺少研究数据,本品在静脉/肌内给药时不得与其他药物混用。

(6)由于本品在水溶液中不稳定,配制的溶液必须在配制后1小时内使用。如果超过1小时未使用,应弃之。如配制过程中出现浑浊或沉淀物不可使用。

【用法与用量】 (1)口服　首剂量100 mg,第2日起一日2次,一次50 mg,连服5日。

(2)肌内注射或静脉注射　成人　青蒿琥酯每次剂量按成人120 mg(2.4 mg/kg),分别于第0、12和24小时注射,然后一日一次,直至患者可以口服药物。使用注射用青蒿琥酯最少需要24小时(3次),患者能够口服治疗时,转为口服复方抗疟药以完成抗疟联合疗法的治疗过程。口服给药按照该复方治疗疟疾的方案进行。

【儿科用法与用量】 儿童每次剂量按照体重确定,推荐的剂量见下表。根据需要可以继续按同等剂量每日给药一次,直至第7天。或患者病情缓解并能口服给药后,转为口服复方抗疟药以完成抗疟联合疗法的治疗过程。口服给药按照该复方治疗疟疾的方案进行。

年龄组(岁)	第一天(单位:mg)		第二天(单位:mg)
	0小时	12小时	24小时
≥16	120	120	120
11~	90	90	90
7~	60	60	60
<7	2.4mg/kg	2.4mg/kg	2.4mg/kg

【制剂与规格】 青蒿琥酯片:(1)50 mg;(2)100 mg。

注射用青蒿琥酯:(1)60 mg;(2)120 mg。

阿莫地喹[药典(二)]

Amodiaquine

【适应证】 用于治疗恶性疟原虫(氯喹敏感或耐药株)引起的急性发作期(发热期)疟疾。该药治疗间日疟和疟疾感染也有效。

【药理】 (1)药效学　本品是一类人工合成的4-氨基喹啉类抗疟药。抗疟作用与氯喹相似,作用于红细胞内期疟原虫,能迅速控制临床症状。本品可穿透受感染的红细胞,阻止疟原虫将血红蛋白聚合成一种称为疟色素的不可溶物质,引起疟原虫死亡。本品对于抗氯喹的疟原虫也有效。

(2)药动学　健康受试者口服给药后,阿莫地喹迅速吸收并转化为主要活性物质去乙基阿莫地喹。一般认为阿莫地喹口服给药后的主要活性形式为其代谢产物去乙基阿莫地喹。它主要分布于血液中,其血浆浓度远高于未转化的阿莫地喹,其在全血中的浓度较血浆中浓度高出4~6倍。阿莫地喹具有高肝首过效应,在肝内主要通过CYP2C8同工酶作用代谢成为去乙基阿莫地喹。本品主要通过生物转化排出体外,仅有约2%的本品以药物原形从尿中排出。去乙基阿莫地喹排除速度缓慢,最长半衰期为9~18天。

【不良反应】 常见的不良反应为食欲缺乏、腹痛、恶心、全身无力、嗜睡、失眠和咳嗽等。严重不良反应为全身无力、贫血和眩晕。

下列不良反应多见于阿莫地喹高剂量和/或延长治疗:

(1)血液和淋巴系统异常　白血病和嗜中性粒细胞减少症(粒细胞缺乏症)。

(2)神经系统异常　偶见神经肌病。

(3)眼功能异常　形式多样且严重程度不一,如一过性调节异常、可逆性角膜浑浊等,治疗终止即可恢复;极少见不可逆的视网膜病变,但一旦出现需由专业眼科医生诊治。

(4)肝胆系统异常　严重肝炎,有时可致死。

(5)皮肤和皮下组织异常　色素沉着,手指和黏膜明显。

【禁忌证】 (1)对本品有效成分或任何辅料过敏者。

(2)有阿莫地喹治疗引起的肝损伤史者。

(3)有阿莫地喹治疗引起血液系统不良反应史者。

(4)有视网膜疾病史(如反复用药)。

【注意事项】 (1)阿莫地喹可引起粒细胞缺乏和严重肝损伤,因此,不得将青蒿琥酯阿莫地喹片用于疟疾预防。

(2)在阿莫地喹出现抗性地区禁用青蒿琥酯阿莫地喹片。在抗性地区联合用药的疗效等同于未足疗程的青蒿琥酯单方治疗，此时青蒿琥酯的血浆浓度低于青蒿琥酯单方治疗的血浆浓度。因此，恶性疟原虫对青蒿琥酯产生耐药性的可能性将被显著提高。

(3)虽然存在交叉耐药性，阿莫地喹对部分恶性疟原虫氯喹抗性株有效。

(4)阿莫地喹重复服用是否诱发粒细胞减少症和肝毒性尚不明确。

(5)有报道高剂量服用其他氨基喹啉衍生物有心血管系统不良反应。

(6)使用本品时应注意观察以下症状：①肝炎，黄疸前期，特别是黄疸出现后；②粒细胞缺乏症(如：症状包括发热和/或扁桃体炎和/或口腔溃疡)；③服用青蒿琥酯阿莫地喹片出现上述症状或症状恶化，须立即检查肝功能和/或血细胞计数，并终止治疗。如继续服用可增加死亡风险。

(7)青蒿琥酯和阿莫地喹联合使用可能导致中性粒细胞减少症并增加患感染风险。

(8)青蒿琥酯阿莫地喹片与抑制、减少或竞争CYP2C8的药物合用需慎重。曾有报道复方青蒿琥酯阿莫地喹片与依法韦仑合用导致严重肝毒性，故二者不得同时使用。

(9)青蒿琥酯阿莫地喹片不宜与高脂肪食物同服。

(10)青蒿琥酯阿莫地喹片的规范使用需同时参考官方发布的最新抗疟药使用指南和当地药物抗性资料。

(11)青蒿琥酯阿莫地喹片勿用于阿莫地喹耐药性广泛分布地区。

(12)服用青蒿琥酯阿莫地喹片后可能出现嗜睡、眩晕或全身无力等症状，此时不能开车或操控机器。

【药物相互作用】 (1)虽缺乏研究资料表明本品与治疗HIV药物和/或结核病药物存在相互作用，但医生仍需警惕相互作用引发不良反应的可能性，包括肝毒性和中性粒细胞减少。

(2)由于缺乏临床资料，不主张青蒿琥酯阿莫地喹片与抑制肝细胞色素2A6(如：甲氧沙林、毛果芸香碱、反苯环丙胺)和/或干细胞色素CYP2C8(如：甲氧苄啶、酮康唑、利托那韦、沙奎那韦、洛匹那韦、吉非罗齐、梦露斯特)同时使用。

(3)未发现青蒿琥酯和其他主要抗疟药之间存在相互作用，但由于缺乏同时服用青蒿琥酯阿莫地喹片和其他抗疟药的有效性和安全性资料，因此不主张本药与其他抗疟药同时使用。

(4)同时服用青蒿琥酯和阿莫地喹可在统计学上显著降低青蒿琥酯主要代谢产物双氢青蒿素(DHA)的含量。

(5)长期使用阿莫地喹预防疟疾发生粒细胞减少症和肝炎常见报道，因此含阿莫地喹的药物如青蒿琥酯阿莫地喹片与其他肝脏或血液系统毒性药物合用时需慎重。

【给药说明】 (1)若发现过量使用，需立即将患者送往医院实施监护和对症支持治疗。阿莫地喹的危险剂量因实验样本不足无法准确界定，以氯喹类推阿莫地喹的危险剂量约为成人一次服用2g。症状：头痛、眩晕、视觉障碍、循环衰竭和惊厥、伴有早期呼吸和心脏骤停。青蒿琥酯尚无药物过量的报道。

(2)妊娠期妇女是疟疾的高危人群。青蒿琥酯阿莫地喹片治疗妊娠期妇女疟疾的优势和风险须由医生评估。虽然经验表明阿莫地喹不会导致胎儿畸形，但其用于妊娠期妇女疟疾治疗的安全性尚未定论。

怀孕早期一般不应服用青蒿琥酯阿莫地喹片，除非必须治疗疟疾以挽救妊娠期妇女生命，或者妊娠期妇女对其他抗疟药失效或不耐受。怀孕中期和怀孕晚期妊娠期妇女在无其他合适抗疟药选择时可慎用青蒿琥酯阿莫地喹片。

(3)哺乳期妇女，母乳中药物浓度较低。因此，患有疟疾的哺乳期妇女可以接受抗疟药物治疗。

【用法与用量】 口服　(1)推荐剂量为每天口服阿莫地喹10 mg/kg，连续服用3日(总量30 mg/kg)。

(2)青蒿琥酯阿莫地喹片一日一次，连服三天。本品需用水送服。若无法整片吞服者，如低龄儿童，服用前可将药片溶于水，亦可将药片碾碎后以水送服。若服用半小时内发生呕吐，则需再次服用相同剂量的青蒿琥酯阿莫地喹片。若持续呕吐，请考虑采取重症疟疾的治疗方案。

【制剂与规格】 盐酸阿莫地喹片：0.15 g(按阿莫地喹计)。

青蒿琥酯阿莫地喹片为复方制剂，其组分为：

(1)每片含青蒿琥酯25.00 mg和盐酸阿莫地喹67.50 mg(以阿莫地喹计)。

(2)每片含青蒿琥酯50.00 mg和盐酸阿莫地喹135.00 mg(以阿莫地喹计)。

(3)每片含青蒿琥酯100.00 mg和盐酸阿莫地喹270.00 mg(以阿莫地喹计)。

蒿甲醚[药典(二)；医保(甲)]

Artemether

【适应证】 适用于各种疟疾，尤其是抗氯喹恶性疟的治疗和凶险型疟疾的急救。

【药理】 (1)药效学 作用机制同青蒿素。

(2)药动学 肌内注射后吸收快且完全。肌内注射 1 mg/kg 后，血药达峰时间(t_{max})为 7 小时，峰浓度(C_{max})可达到 0.8 mg/L 左右，半衰期($t_{1/2}$)约为 13 小时。在体内分布甚广，以脑组织最多，肝、肾次之。主要通过肠道排泄，其次为尿排泄。

【不良反应】 本品不良反应轻微，个别患者有 AST、ALT 轻度升高，网织红细胞可能有一过性减少。

【禁忌证】 (1)对本药过敏者禁用。

(2)不推荐用于早期妊娠期妇女。

【注意事项】 (1)妊娠期妇女慎用。

(2)本品遇冷如有凝固现象，可微温溶解后使用。

(3)严重呕吐者慎用。

(4)对于凶险型疟疾的急救，应考虑使用蒿甲醚注射液。

【用法与用量】 成人 ①口服 首剂 160 mg，第 2 日起一日 1 次，一次 80 mg，连服 5～7 日；②肌内注射 首剂 160 mg，第 2 日起一日 1 次，一次 80 mg，连用 5 日。

【儿科用法与用量】 肌内注射 首日 3.2 mg/kg，第 2～5 日 1.6 mg/kg，一日 1 次。

【儿科注意事项】 偶有 AST、ALT 轻度升高，网织红细胞可能有一过性减少。

【制剂与规格】 蒿甲醚片：40 mg。

蒿甲醚胶囊：(1)40 mg；(2)100 mg。

蒿甲醚注射液：1 ml∶80 mg。

本芴醇

Benflumetol

【适应证】 用于各种疟疾，尤其适用于抗氯喹虫株恶性疟疾的治疗。

【药理】 (1)药效学 本品能杀灭疟原虫红内期无性体，杀虫比较彻底，作用机制为该药与红内期疟原虫的溶酶体结合，再与消化血红蛋白产生的毒性血红素相结合，从而阻止了血红素聚合成疟色素，致使虫体死亡。该药对红细胞前期和配子体无效。

(2)药动学 口服吸收慢，给药后 4～5 小时血药浓度达峰值。在体内停留时间长，半衰期($t_{1/2}$)为 24～72 小时。

【不良反应】 (1)不良反应较轻，有头晕、乏力、食欲缺乏、恶心、呕吐、腹痛、心悸、肌痛、关节痛、头痛及皮疹等。

(2)少数患者可出现心电图 Q-T 间期一过性轻度延长。

【禁忌证】 (1)妊娠期妇女及哺乳期妇女禁用。

(2)对本药过敏者禁用。

【注意事项】 (1)心脏病和肾脏病患者慎用。

(2)不用于重症疟疾患者。

【给药说明】 间日疟患者，在症状控制及红内期原虫消灭后，即可用磷酸伯氨喹根治。

【用法与用量】 口服 成人 第 1 日 0.8 g 顿服，第 2～4 日各顿服 0.4 g。

【儿科用法与用量】 口服 一日 8 mg/kg，顿服，连服 4 日，首剂加倍(最大用量不超过 0.6 g)。

【儿科注意事项】 (1)心脏病和肾脏病患者慎用。

(2)不用于重症疟疾患者。

【制剂与规格】 本芴醇胶丸：0.1 g。

复方蒿甲醚片

Artemether Compound Tablets

【适应证】 本品是蒿甲醚与本芴醇按 1∶6 比例配伍的复方，具有杀灭疟原虫中裂殖体的作用。本品适用于由恶性疟原虫引起的体重在 5 千克及以上患者的急性非重症疟疾的治疗。有报告显示复方蒿甲醚片在对氯喹耐药的地区有效。

【药理】 (1)药效学 蒿甲醚是来源于青蒿素的一种手性乙缩醛。本芴醇是一种合成芴衍生物的消旋混合物，与其他抗疟药相似(奎宁、甲氟喹、卤泛群)，属于芳基-氨基-乙醇家族。两种成分的抗寄生虫作用部位均为疟原虫的食物泡，认为它们在该部位干扰了血红蛋白分解产生的毒性中间产物血红素转换为无毒的疟色素。本芴醇被认为干扰了聚合过程，蒿甲醚则因其过氧化物桥与血红素铁之间相互作用而产生了活性代谢产物。蒿甲醚与本芴醇均具有继发性抑制疟原虫内核苷酸与蛋白合成的作用。体外与体内研究的结果显示复方蒿甲醚不诱导抗药性。已证明通过组成复方，蒿甲醚和本芴醇单独的杀灭血中裂殖体的作用增强。复方蒿甲醚对恶性疟原虫抗药株也有效。

(2)药动学 蒿甲醚在服用后大约 2 小时达到吸收的血药峰浓度。本芴醇，是一种高度亲脂的化合物，延迟 2 小时后开始吸收，在服用之后大约 6～8 小时达到血药峰浓度。双氢青蒿素(DHA)是蒿甲醚的一种活性代谢产物。CYP2B6、CYP2C9 以及 CYP2C19 也在一定程度上催化蒿甲醚的代谢。蒿甲醚以及 DHA 的血浆清除半衰期大约为 2 小时。本芴醇清除更加缓慢，终末半衰期为 3～6 天。

【不良反应】 ①血液以及淋巴系统疾病：嗜酸性粒细胞增多症。②耳部以及迷路疾病：耳鸣。③眼部疾病：结膜炎。④胃肠道疾病：便秘，消化不良，吞咽困难，胃溃疡。⑤一般疾病：步态异常。⑥感染以及传染病：脓肿，肢端皮炎，支气管炎，耳部感染，胃肠炎，蠕虫感染，钩虫感染，脓疱病，流感，下呼吸道感染，疟疾，鼻咽炎，口腔疱疹，肺炎，呼吸道感染，皮下脓肿，上呼吸道感染，泌尿道感染。⑦实验室检查：ALT 水平升高，AST 水平升高，红细胞压积降低，淋巴细胞形态异常，血小板计数减少或增多，白细胞计数减少或增多。⑧代谢与营养障碍：低钾血症。⑨肌肉骨骼与结缔组织疾病：背痛。⑩神经系统疾病：共济失调，肌阵挛，精细运动延迟，反射亢进，感觉迟钝，眼球震颤。

【禁忌证】 (1)对蒿甲醚、本芴醇或者复方蒿甲醚片所有辅料过敏者禁用。

(2)复方蒿甲醚片与 CYP3A4 强诱导剂，例如，利福平、卡马西平、苯妥英，圣约翰草同时使用会导致蒿甲醚和/或本芴醇的浓度降低，抗疟疾药的疗效丧失。因此，使用这些药物的患者禁用本品。

(3)在可获得其他有效抗疟药的情况下，妊娠前三个月的妇女禁用。

(4)具有先天性 QTc 间期延长或者猝死的家族史，或者伴有任何已知延长 QTc 间期的临床疾病，例如伴有症状性心律失常，伴有临床相关性心动过速，或者伴有严重心脏病的患者禁用。

(5)服用已知能够延长 QTc 间期的药物的患者禁用。这些药物包括：①ⅠA 与Ⅲ类抗心律失常药；②神经镇静药与抗抑郁药；③某些抗生素，包括以下分类的某些药物：大环内酯类、氟喹诺酮类、咪唑类与三唑类抗真菌剂；④某些非镇静性抗组胺药(特非那定、阿司咪唑)；⑤西沙必利。

(6)已知伴有电解质平衡紊乱的患者禁用，例如低钾血症或者低镁血症。

(7)服用任何通过细胞色素酶 CYP2D6 代谢的药物(例如氟卡尼、美托洛尔、丙咪嗪、阿米替林、氯米帕明)的患者禁用。

(8)存在一种或者多种下列临床或实验室特征的患者禁用。具体如下：临床表现：衰竭、意识损害或者无法唤醒的昏迷、无法进食、深呼吸、呼吸窘迫(酸中毒性呼吸)、多发惊厥、循环衰竭或者休克、肺水肿(放射学)、异常出血、临床性黄疸或蛋白尿。实验室检验：重度正细胞性贫血、血尿、低血糖症、代谢性酸中毒、肾脏损害、高乳酸血症或高寄生虫血症。

【注意事项】 卤泛群(halofantrine)以及复方蒿甲醚片不应该在一个月内同时服用，因为本芴醇的清除半衰期较长(3～6 天)，并且对 QT 间期存在潜在的叠加效应。

由于安全性数据有限，除非没有其他的治疗选择，否则其他抗疟疾药物不应该与复方蒿甲醚片同时服用。

对 CYP3A4 有混合效应的药物，尤其是抗逆转录病毒药物，例如，HIV 蛋白酶抑制剂和非核苷类逆转录酶抑制剂，以及那些对 QT 间期有影响的药物，在与复方蒿甲醚片同时服用时应谨慎。

复方蒿甲醚片可能降低激素类避孕药的有效性。因此，对于正在使用口服药、经皮贴片，或者其他全身性激素类避孕药的患者，应该建议使用其他非激素类避孕措施。

再燃　在服用复方蒿甲醚片之后，食物会增强蒿甲醚与本芴醇的吸收。在治疗期间仍不愿进食的患者应该进行密切监测，因为再燃的发生风险可能更大。

在接受复方蒿甲醚片治疗之后出现恶性疟感染再燃现象时，患者应该接受一种不同的抗疟疾药物治疗。

【药物相互作用】 (1)利福平　口服利福平，一种强 CYP3A4 诱导剂，与复方蒿甲醚片的联合用药会导致蒿甲醚、双氢青蒿素(DHA，蒿甲醚的代谢产物)以及本芴醇的暴露量分别降低 89%、85%以及 68%。禁止同时使用 CYP3A4 强诱导剂，例如，利福平、卡马西平、苯妥英，以及圣约翰草与复方蒿甲醚片。

(2)酮康唑　口服酮康唑，一种强 CYP3A4 抑制剂，与单剂量复方蒿甲醚片的联合用药会导致蒿甲醚、DHA 以及本芴醇的暴露量出现中等程度增加。当同时服用酮康唑或者其他强效 CYP3A4 抑制剂时，不需要调整复方蒿甲醚片的剂量。

(3)抗逆转录病毒药物　抗逆转录病毒药物对于蒿甲醚、DHA 以及本芴醇暴露量的影响也是多变的。在接受抗逆转录病毒药物治疗的患者中，使用复方蒿甲醚片应谨慎，因为蒿甲醚、DHA 以及本芴醇浓度的降低可能导致复方蒿甲醚片的抗疟疾疗效降低，而增加本芴醇浓度可能导致 QT 间期延长。

【给药说明】 (1)复方蒿甲醚片应与食物同服。急性疟疾患者常常对食物反应不良。如患者对食物耐受正常，应尽可能鼓励患者正常饮食，因为这有助于改善蒿甲醚以及本芴醇的吸收。

对于无法吞咽片剂的患者，例如婴儿以及儿童，在使用之前可以将复方蒿甲醚片压碎，在一个干净的容器中与少量水(1至2茶匙)混合,立即服用。容器可以使用更多的水冲洗,并使患者将内容物吞服。压碎的片剂应该尽可能与食物/饮料(例如,牛奶,婴儿配方食品,布丁,肉汤,以及粥)一起服用。

如果在服药1～2小时内出现呕吐,则应再次服药。如果再次服用的药物仍被呕吐出来,则患者应服用另一种抗疟药。

在本品治疗期间应避免服用葡萄柚汁。

(2)对蒿甲醚、本芴醇或者任何辅料过敏的患者不应接受复方蒿甲醚片治疗。

告知患者复方蒿甲醚片会导致过敏反应。告知患者在首次出现皮疹、荨麻疹,或者其他皮肤反应,心跳加速、吞咽或者呼吸困难,任何表明血管性水肿的肿胀(例如,嘴唇、舌头、面部肿胀,喉部发紧、声音嘶哑),或者其他过敏反应症状时应中断药物治疗。

(3)正在接受任何延长QT间期的其他药物治疗,均应向主治医生说明,例如,例如IA类(奎尼丁、普鲁卡因胺、丙吡胺),或者Ⅲ类(胺碘酮、索他洛尔)抗心律失常药物;抗精神病药物(匹莫齐特、齐拉西酮);抗抑郁药;特定的抗生物类(大环内酯类抗生素、氟喹诺酮类抗生素,以及三唑类抗真菌制剂);特定的非镇静类抗组胺药(特非那定、阿司咪唑),或者西沙必利。

(4)告知患者在接受复方蒿甲醚片治疗期间避免接受经细胞色素酶CYP2D6代谢的药物治疗,因为这些药物也具有心脏影响(例如,氟卡尼、丙咪嗪、阿米替林或氯米帕明)。

(5)在正在接受其他CYP3A4底物、抑制剂或者诱导剂,包括葡萄柚汁治疗的患者中使用复方蒿甲醚片应谨慎,尤其是那些延长QT间期的药物或者抗逆转录病毒的药物。

(6)复方蒿甲醚片可能降低激素类避孕药的疗效。因此,对于正在使用口服药,经皮贴片,或者其他全身性激素类避孕药的患者,应该建议使用其他非激素类避孕措施。

【用法与用量】 (1)成人(＞16岁) 对于体重达35 kg及以上的成人患者,推荐为期3天的治疗方案,总共服用6剂。

首次初始剂量为4片,8小时之后再次服用4片,随后两天每天服用2次,每次4片(早晨与晚上各一次)。总共24片。

对于体重低于35 kg的患者,请参见儿童患者中的剂量。

(2)儿童 推荐为期3天的治疗方案,总共服用6剂。具体方案如下:

体重在5 kg至15 kg:首次初始剂量为1片,8小时之后再次服用1片,随后两天每天服用2次,每次1片(早晨与晚上各一次)。总共6片。

体重在15 kg至25 kg:首次初始剂量为2片,8小时之后再次服用2片,随后两天每天服用2次,每次2片(早晨与晚上各一次)。总共12片。

体重在25 kg至35 kg:首次初始剂量为3片,8小时之后再次服用3片,随后两天每天服用2次,每次3片(早晨与晚上各一次)。总共18片。

体重在35 kg以上:首次初始剂量为4片,8小时之后再次服用4片,随后两天每天服用2次,每次4片(早晨与晚上各一次)。总共24片。

【制剂与规格】 复方蒿甲醚片:每片含本芴醇0.12 g,蒿甲醚0.02 g。

双氢青蒿素[药典(二)]

Dihydroartemisinin

【适应证】 参阅“青蒿素”。

【药理】 (1)药效学 参阅“青蒿素”。

(2)药动学 口服吸收良好,起效迅速。口服双氢青蒿素2 mg/kg后,1.33小时后血药浓度达峰值,峰浓度(C_{max})为0.71 μg/L。血浆半衰期($t_{1/2}$)为1.57小时。体内分布广,排泄和代谢迅速。

【不良反应】 推荐剂量未见不良反应。少数病例有轻度网织红细胞一过性减少。

【禁忌证】 对本药过敏者禁用。

【注意事项】 妊娠期妇女慎用。

【用法与用量】 口服 一日1次。(1)成人60 mg,首剂加倍;连用5～7日。

(2)儿童 剂量按年龄递减。

【制剂与规格】 双氢青蒿素片:20 mg。

双氢青蒿素哌喹片:每片含双氢青蒿素40 mg,磷酸哌喹320 mg。

咯萘啶[药典(二);医保(乙)]

Pyronaridine

【适应证】 用于治疗各种疟疾,特别是耐氯喹虫株所致的恶性疟。

【药理】 (1)药效学 本品为苯并萘啶的衍生物,对间日疟和恶性疟原虫的裂殖体均有杀灭作用。咯萘啶对伯氏疟原虫红内期超微结构的影响首先见于复合膜肿胀，呈多层螺纹膜变；食物泡融合，色素凝集，这些变化呈进行性加重；随后影响线粒体、内质网，核糖体致密，染色质凝集。药物作用4小时后，已见滋养体结构瓦解。裂殖体受影响稍迟，亦出现线粒体肿胀及色素凝集。咯萘啶与氯喹的相同作用点是食物泡，而前者还有第2个作用点即复合膜。可能通过破坏复合膜的结构与功能以及食物泡的代谢活力而起迅速杀虫作用。

(2)药动学　口服与肌内注射后，分别约于1.5小时和0.75小时血药浓度达高峰。肌内注射生物利用度(F)>90%，口服则约为40%。半衰期($t_{1/2}$)为2～3日。吸收后以肝内含量最高。从尿中排泄1%～2%。

【不良反应】 口服后部分患者出现胃部不适、稀便，偶有恶心、呕吐、头昏、头痛等，偶见窦性心动过缓、心律不齐，偶见皮疹。反应均轻微，停药后即消失。肌内及静脉给药均未见不良反应。

【禁忌证】 对本药过敏者禁用。

【注意事项】 (1)严重心、肝、肾脏病患者慎用。

(2)严禁静脉注射。

(3)肌内注射后局部有硬块，每次注射应改变部位。

(4)用药后尿呈红色。

(5)孕期及哺乳期用药尚不明确。

【药物相互作用】 (1)与磺胺邻二甲氧嘧啶、乙胺嘧啶合用有增效作用，可减少再燃及防止、延缓耐药性的产生。

(2)与伯氨喹合用，有较好的根治间日疟作用。

【用法与用量】 成人　①口服　第1日服2次，一次0.3 g，间隔6小时，第2、3日各服1次，一次0.3 g。②肌内注射　首次160 mg，间隔6小时和24小时各给80 mg。③静脉滴注　把肌内注射每次用量加入5%葡萄糖注射液250～500 ml中，于2～3小时滴完。24小时总剂量320 mg。

【儿科用法与用量】 口服　一日总剂量24 mg/kg，分3次服。

【儿科注意事项】 (1)严重心、肝、肾脏病患者慎用。

(2)用药后尿呈红色。

【制剂与规格】 磷酸咯萘啶肠溶片：0.1 g。

磷酸咯萘啶注射液：2 ml∶80 mg。

萘酚喹[药典(二)]

Naphthoquine

【适应证】 适用于恶性疟、间日疟和抗药性疟疾的治疗。

【药理】 (1)药效学　本品对鼠、猴疟疾的红细胞内期有较好的抗疟作用，对鼠、猴疟疾孢子体感染有预防作用。对氯喹、哌喹有抗药性的恶性疟，使用本品亦有效。

(2)药动学　本品口服吸收较快且完全，服药后2～4小时血药浓度达到高峰，与血浆蛋白结合率为87%～89%。动物药代动力学试验结果表明本品组织分布较广，以肝脏最高，肾、肺和脾次之，脑中也有发现。血细胞内浓度高于血浆，球浆比值达2.6～3.9。本品以原形药排泄，其中从尿排出为主，约45%；粪次之，为23.8%～27.8%，胆汁排出为24%，并存在肝肠循环。

【不良反应】 在总量1.0 g以下，未见与药物有明显相关的不良反应。个别人服药后可能出现恶心、呕吐、腹胀、腹痛、腹泻、头痛、头晕、乏力、耳鸣、皮疹、皮肤瘙痒等，停药后可自行消失。

【禁忌证】 (1)对本品成分过敏者禁用。

(2)严重肝、肾功能不全者禁用。

【注意事项】 (1)肝功能不全患者慎用，严格按规定药量服用。

(2)不得随意增加剂量，一个月内不要重复用药。

(3)因本品起效较慢，不宜作为重症疟疾治疗的首选药物，但可与速效的抗疟药用，以降低再燃率。

【给药说明】 尚未进行过有关人类妊娠期间服用磷酸萘酚喹及服萘酚喹在人母乳中分布等研究，故不推荐本品用于妊娠期妇女及哺乳期妇女。

过量服用本品，可能会出现ALT、AST一过性的轻度升高，有增大不良反应的可能性。一旦过量服用，可进行诱导性呕吐、胃灌洗及支持疗法等常规处理。

【用法与用量】 (1)成人　①治疗恶性疟：总量10片(1 g)。首次服6片(0.6 g)，隔24小时再服4片(0.4 g)。②治疗间日疟：总量6片(0.6 g)1次口服。

(2)儿童　①治疗恶性疟：≥15岁：总量10片(1.0 g)，首次服6片(0.6 g)，隔24小时再服4片(0.4 g)。15～11岁：总量7.5片(0.75 g)，首次服4.5片(0.45 g)，隔24小时再服3片(0.3 g)。10～7岁：总量5片(0.5 g)，首次服3片(0.3 g)，隔24小时再服2片(0.2 g)。2岁：总量20.0 mg/kg，首次服12.0 mg/kg，隔24小时再服8.0 mg/kg。②治疗间日疟：≥15岁：总量6片(0.6 g)1次口服。15～11岁：总量4.5片(0.45 g)1次口服。

(3)老年患者用药　同成年人用量。

【制剂与规格】 磷酸萘酚喹片：0.1 g(按萘酚喹碱基计)。

复方磷酸萘酚喹片：萘酚喹100 mg，青蒿素250 mg；萘酚喹50 mg，青蒿素125 mg。

二、抗利什曼原虫药

葡萄糖酸锑钠[药典(二);医保(甲)]

Sodium Stibogluconate

【适应证】 治疗黑热病。

【药理】 (1)药效学 本品为五价锑化合物,其必须在体内还原成三价锑才能发挥作用。其作用机制尚不十分清楚。已知锑剂可通过与巯基结合而起作用。药物通过选择性细胞内胞饮摄入,进入巨噬细胞的吞噬溶酶体,利什曼原虫无鞭毛体接触本药后,其生物能量的产生受到损害,糖酵解及脂肪酸代谢受到抑制,也减少了其 ATP 及 GTP 的产生,进而利什曼原虫被杀灭。

(2)药动学 肌内注射吸收良好,注射后肝、脾中含量最高,五价锑的血浆浓度则远较三价锑化合物为高,但维持时间较短,较快由肾脏排出,肌内注射后 80%的药物于 6 小时内由尿中排出,静脉注射相同量药物后 95%以上由尿中排出,表明该药在体内无明显代谢蓄积现象;但如肾功能受损,则可妨碍锑的排泄。少量在肝内还原成三价锑。本药的清除呈双相,第一相半衰期($t_{1/2\alpha}$)为 2 小时,第二相半衰期($t_{1/2\beta}$)比较缓慢,为 33~76 小时,其延长的终末消除相可能反映五价锑转化为毒性较大的三价锑,后者集中在组织的血管外腔隙,在该处给药 5 日后即呈饱和状态,由此锑剂缓慢释放。

【不良反应】 (1)可出现恶心、呕吐、腹泻等消化道反应,一般患者多能耐受。

(2)特殊反应包括肌内注射局部痛、肌痛、关节僵直和消化道症状。

(3)后期出现心电图改变(如 T 波低平或倒置、Q-T 间期延长等),为可逆性,但也可能为严重心律失常的前奏。

(4)罕见休克和突然死亡。

【禁忌证】 肺炎、活动性肺结核,严重心、肝、肾疾病患者禁用。

【注意事项】 (1)肝、肾功能异常者,用药过程须加强监测。

(2)用药过程中,出血倾向加重、体温突然升高或末梢血中性粒细胞突然下降时应暂停治疗。

【用法与用量】 (1)肌内或静脉注射 成人 一日 1 次 6 ml(含五价锑 0.6 g),连用 6 日;或总剂量按体重 90~130 mg/kg(以 50 kg 为限),等分 6 次,一日 1 次。

(2)对敏感性较差的虫株感染,可重复 1~2 个疗程,间隔 10~14 日。

(3)对全身情况较差者,可每周注射 2 次,疗程 3 周或更长。

(4)对新近曾接受锑剂治疗者,可减少剂量。

(5)世界卫生组织推荐:一日 20 mg/kg,一日 1 次,至少 20 日,直至骨髓或脾穿刺涂片利什曼原虫转阴。

【儿科用法与用量】 肌内或静脉注射 总剂量按体重 150~200 mg/kg,分 6 次注射,一日 1 次。

【儿科注意事项】 (1)用于治疗黑热病。

(2)本品为五价锑,不良反应比三价锑少而轻。

(3)活动性肺结核及肝、肾功能异常者,用药过程须加强监测。

(4)用药过程中,出血倾向加重、体温突然升高或末梢血中性粒细胞突然下降时应暂停治疗。

【制剂与规格】 葡萄糖酸锑钠注射液:6 ml(含五价锑 0.6 g,相当于葡萄糖酸锑钠 1.9 g)。

喷 他 脒[医保(甲、乙)]

Pentamidine

【适应证】 治疗黑热病,亦用于治疗早期非洲锥虫病。

【药理】 (1)药效学 其杀虫作用机制尚不清楚,可能干扰核苷酸掺入 RNA 和 DNA,并抑制氧化磷酸化作用,从而影响 DNA、RNA、磷脂和蛋白质的生物合成,亦可能干扰叶酸盐的转换。

(2)药动学 肌内注射后血药浓度达峰时间(t_{max})为 0.5~1 小时,一日肌内注射 4 mg/kg,10~12 日后,峰浓度(C_{max})可达 0.3~0.5 mg/L。肾功能受损时,血药浓度可增高。延长的平均消除半衰期($t_{1/2}$)为 12 日。反复多次注射后本药聚集在组织中,肝、肾、脾内的药物浓度最高,肺内其次。不能通过血-脑屏障,可通过胎盘,但不能自乳汁中排出。在人体内的生物转化不详。动物实验表明,本品主要由尿中以原形排出。

【不良反应】 (1)肌内注射局部可发生硬结和疼痛,偶可形成脓肿。

(2)静脉注射易引起低血压以及严重即刻反应,只能缓慢静脉滴注。

(3)偶可引起肝、肾功能损害(均为可逆性),低血糖或高血糖,口中金属味,焦虑,头晕,头痛,神经质,晕厥,嗜睡,幻觉,乏力,恶心,口渴,饥饿感,皮肤发红,皮疹,心动过速或心律不齐,出血倾向等。

【禁忌证】 (1)妊娠期妇女禁用。

(2)血液病,心脏病,糖尿病,肝、肾功能不全等患者禁用。

【注意事项】 (1)患者接受注射后应卧床休息,监测血压,至少观察1小时。

(2)在用药期间宜做血糖,肝、肾功能,血常规,血清钙,心电图等监测。

【用法与用量】 (1)治疗黑热病 临用时新鲜配制成10%溶液,做深部肌内注射。剂量按体重4 mg/kg,一日1次,连用14日,必要时间隔1～2周后复治。

(2)治疗早期非洲锥虫病 连用10日。

【儿科用法与用量】 多用于黑热病及卡氏肺孢菌肺炎:肌内注射、静脉滴注 4 mg/kg,一日1次,连用一个疗程(10～15日),总量不超过60 mg/kg,必要时间隔1～2周复治。

【儿科注意事项】 (1)肌内注射可发生局部硬结和疼痛。

(2)偶可引起肝肾功能损害及血糖异常。

(3)静脉注射易引起低血压以及严重即刻反应,可能与组胺释放有关。

【制剂与规格】 注射用喷他脒:(1)200 mg;(2)300 mg。

三、抗阿米巴及滴虫药

甲硝唑[药典(二);基;医保(甲、乙)]

Metronidazole

【适应证】 用于治疗肠道和肠外阿米巴病,治疗阴道滴虫病、蓝氏贾第鞭毛虫病,还广泛用于厌氧菌的治疗(参阅第十章第十三节)。

【药理】 (1)药效学 本品为硝基咪唑衍生物,可抑制阿米巴原虫氧化还原反应,使原虫氮链断裂。体外实验证明,药物浓度为1～2 mg/L时,溶组织阿米巴于6～20小时即可发生形态改变,24小时内全部被杀灭,浓度为0.2 mg/L,72小时内可杀死溶组织阿米巴。本品还有强大的杀灭滴虫的作用。甲硝唑需要将其硝基被易感生物体还原激活后才能起作用。溶组织阿米巴、阴道毛滴虫和蓝氏贾第鞭毛虫及各种厌氧菌含有能转移电子的成分,例如铁氧还原蛋白等,这些成分具有充分给甲硝唑输送电子的负性还原氧化能力,电子的转移可使其形成具有高度活性的硝基阴离子,并通过以DNA和其他重要生物分子为目标,由根团介导的机制杀死易感的生物体。

(2)药动学 参阅第十章第十三节。

【用法与用量】 口服 成人 ①肠道阿米巴病,一次0.4～0.6 g,一日3次,疗程7日;肠道外阿米巴病一次0.6～0.8 g,一日3次,疗程20日。②蓝氏贾第鞭毛虫病,一次0.4 g,一日3次,疗程7～10日。③滴虫病,一次0.2 g,一日3次,疗程7日。可同时用栓剂,每晚0.5 g置入阴道内,连用7～10日;或同时用甲硝唑阴道泡腾片,每晚一次0.2 g,置入阴道内,疗程7～10日。

【儿科用法与用量】 抗阿米巴 口服 一日35～50 mg/kg,分3次服,连用10日。

抗厌氧菌、治滴虫 口服、静脉注射 一日20～50 mg/kg,分3次,连用5～7日。

【儿科注意事项】 (1)有中枢神经系统疾病及血液病要遵医嘱。

(2)目前主要用于治疗厌氧菌所致系统或局部感染,腹部、妇科手术预防用药。

【制剂与规格】 (1)甲硝唑胶囊:0.2 g。

(2)甲硝唑氯化钠注射液:①10 ml∶50 mg;②20 ml∶100 mg;③100 ml∶0.5 g;④250 ml∶500 mg;⑤250 ml∶1.25 g。

(3)甲硝唑栓:(1)0.5 g;(2)1 g。

(4)甲硝唑阴道泡腾片:0.2 g。

其余内容参阅第十章第十三节。

替硝唑[药典(二);医保(乙)]

Tinidazole

【适应证】 参阅"甲硝唑"。

【注意事项】 (1)用药期间忌酒。

(2)本品对阿米巴包囊作用不大,宜加用杀包囊药物。

【用法与用量】 口服 ①滴虫病:2 g顿服,疗程3日。②肠阿米巴病:一次500 mg,一日2次,疗程5～7日;或2 g顿服,一日1次,疗程3～5日。③肠外阿米巴病:2 g顿服,一日1次,疗程7～10日。④蓝氏贾第鞭毛虫病:2 g顿服,疗程3～5日。

【制剂与规格】 替硝唑片:(1)0.25 g;(2)0.5 g。

其余内容参阅第十章第十三节。

塞克硝唑[药典(二);医保(甲)]

Secnidazole

【适应证】 硝基咪唑类抗原虫药物。主要用于治疗:①由阴道毛滴虫引起的尿道炎和阴道炎;②肠阿米巴病;③肝阿米巴病;④贾第鞭毛虫病。

【药理】 本品为5-硝基咪唑类抗原虫/微生物药,其结构及药理作用与甲硝唑相似。塞克硝唑的体外抗原虫谱与甲硝唑相当,包括阴道毛滴虫、牛毛滴虫、痢疾阿米巴、蓝氏贾第鞭毛虫(十二指肠贾第鞭毛虫、肠贾第鞭毛虫)。本品对阴道毛滴虫的 MIC 与甲硝唑相似(0.7 μg/ml),二者对痢疾阿米巴的最小抑制浓度也相似(6 μg/ml)。本品对十二指肠贾第鞭毛虫的最小抑制浓度(0.2 μg/ml)明显低于甲硝唑(1.2 μg/ml),但其临床相关性不明确。

【不良反应】 (1)常见口腔金属异味。

(2)偶见消化道紊乱(如恶心、呕吐、腹泻、腹痛)皮肤过敏反应(如皮疹、荨麻疹、瘙痒)、深色尿、白细胞减少(停药后恢复正常)。

(3)罕见眩晕、头痛、中度的神经功能紊乱。

【禁忌证】 (1)对本品或一般硝基咪唑类药物过敏者。

(2)妊娠期及哺乳期妇女。

(3)有血液疾病史的患者。

【注意事项】 (1)血液异常既往史的患者慎服本品。

(2)服药期间禁饮酒精类饮料或饮酒。

(3)应放在儿童触不到的地方。

【药物相互作用】 (1)本品与双硫醒(又名戒酒硫)同服可引起谵妄或精神错乱,服用本品治疗期间或至少服药后一天内不可饮酒,以免发生双硫醒样反应。

(2)本品能抑制华法林等的代谢,加强其抗凝作用,可能引起凝血酶原时间延长。

【用法与用量】 餐前口服。

(1)阴道毛滴虫引起的尿道炎和阴道炎:成人 2 g(8 片),单次服用。配偶应同时服用。

(2)肠阿米巴病:①有症状的急性阿米巴病,成人 2 g(8 片),单次服用。儿童为 30 mg/kg,单次服用。②无症状的急性阿米巴病:成人 2 g(8 片),一日 1 次,连服 3 日。儿童为一次 30 mg/kg,一日 1 次,连服 3 日。

(3)肝阿米巴病:成人一日 1.5 g(6 片),一次或分次口服,连服 5 日。儿童为 30 mg/kg,一次或分次口服,连服 5 日。12 岁以上儿童可以服用本品,单次服用本品的剂量为 30 mg/kg 或在医生指导下使用。

(4)贾第鞭毛虫病:儿童 30 mg/kg,单次服用。

【制剂与规格】 塞克硝唑片:0.25 g;0.5 g。

塞克硝唑胶囊:0.25 g。

双碘喹啉[医保(乙)]

Diiodohydroxyquinoline

【适应证】 用于治疗轻型阿米巴痢疾,对慢性阿米巴痢疾及较顽固病例宜与甲硝唑联合应用。

【药理】 (1)药效学 本品只对阿米巴滋养体有作用,对包囊无杀灭作用。在培养基里需要高浓度方能杀灭溶组织内阿米巴,但治疗量不能达到这种浓度,因此,难以单用直接杀灭阿米巴作用来解释临床实际效果。因本品具有广谱抗微生物作用,其疗效可能与抑制肠内共生性细菌的间接作用有关。阿米巴需与肠内细菌共生,才有利于它的生长、繁殖,而本品抑制了肠内共生细菌,可使肠内阿米巴的生长、繁殖产生障碍。

(2)药动学 口服本品仅小部分经肠吸收,绝大部分直接由粪便排出,在肠腔内可达到较高浓度,产生较强的抗阿米巴作用。但在组织器官中分布较少,进入血液中的药物大部分以原形自尿排出,小部分分解释放出碘。被吸收药物的半衰期($t_{1/2}$)为 11～14 小时。

【不良反应】 本品治疗剂量较安全。最主要的不良反应为腹泻,但不常见,一般在治疗第 2、3 日开始,不需停药,数日后即可自动消失。此外,还可出现恶心、呕吐。大剂量可致肝功能减退。

【禁忌证】 对碘过敏,甲状腺肿大,严重肝、肾疾病患者禁用。

【注意事项】 (1)重复治疗需间隔 15～20 日。

(2)在治疗期间可使血清蛋白结合碘的水平增高,能干扰某些甲状腺功能试验。

【用法与用量】 成人 口服 一次 0.4～0.6 g,一日 3 次,连服 14～21 日。

【儿科用法与用量】 口服 一日 30～40 mg/kg,分 3 次服,连服 2～3 周。

【儿科注意事项】 对碘过敏及甲状腺肿大者禁用。

【制剂与规格】 双碘喹啉片:0.2 g。

第二节 抗蠕虫药

甲苯咪唑[药典(二);医保(甲)]

Mebendazole

【适应证】 治疗蛲虫病、蛔虫病、钩虫病、鞭虫病、粪类圆线虫病、旋毛虫病。

【药理】 (1)药效学 本品系苯并咪唑类药物,为广谱驱线虫药。可抑制肠道寄生虫对葡萄糖的摄取,导致虫体内的糖原耗竭,还可使虫体三磷酸腺苷形成减少。超微结构观察,本品引起虫体被膜细胞及肠细胞胞浆中微管变性,使高尔基体内分泌颗粒积聚,产生运输堵塞,胞浆溶解、吸收,细胞完全变性,从而引起虫体死亡。本品有完全杀死蛔虫卵的作用。体外试验证明 5 μg/ml可抑制钩虫幼虫的发育。

(2)药动学　口服后很少由胃肠道吸收(5%～10%),进食后(特别是脂肪性食物)可增加吸收。吸收后分布于血浆、肝、肺等部位,在肝内分布较多。口服2～5小时血药浓度可达峰值,但不到服药量的 0.3%。一日服用 200 mg,3 日后血药浓度不超过 0.3 μg/ml。肝功能正常时半衰期($t_{1/2}$)为 2.5～5.5 小时,肝功能不良时则可达 35 小时。本品口服后于 24 小时内以原形或2-氨基代谢物随粪便排出,5%～10%由尿中排出。

【不良反应】 (1)极少数患者可引起脑炎综合征,多为迟发性反应,逐渐出现神经和精神方面的症状和体征。

(2)因吸收少、排泄快,故不良反应少,极少数患者有胃肠刺激症状,如恶心、腹部不适、腹痛、腹泻等,尚可出现乏力、皮疹,偶见剥脱性皮炎、全身性脱毛症。均可自行恢复正常。

(3)本品可使 ALT、AST 及血尿素氮一过性增高。

【禁忌证】 (1)未满 2 岁的幼儿禁用。

(2)有对该类药物过敏史及家族过敏史者禁用。

(3)美国 FDA 妊娠期药物安全性分级为口服给药 C。

【注意事项】 (1)肝、肾功能不全者慎用。

(2)少数病例特别是蛔虫感染较重的患者服药后可引起蛔虫游走,造成腹痛或吐蛔虫,此时应加用噻嘧啶等驱虫药以避免上述情况发生。

(3)腹泻者因虫体与药物接触少,故治愈率低,应在腹泻停止后服药。

(4)食物(特别是脂肪性食物)可促进本药吸收。

【药物相互作用】 (1)西咪替丁可减慢本药的代谢,增加其血药浓度。

(2)卡马西平可加速本药的代谢,减低其效力。

(3)苯妥英钠可加速本药的代谢,减低其效力。

【用法与用量】 口服　成人　①治疗蛔虫、蛲虫病:200 mg 顿服。②治疗钩虫、鞭虫病:一次 200 mg,一日 2 次,连服 3 日;第 1 次治疗未见效者,可于 2 周后给予第 2 疗程。③治疗粪类圆线虫病:一次 300 mg,一日 3 次,连服 3 日。④治疗旋毛虫病:一次 300 mg,一日 3 次,连服 7 日。

【儿科用法与用量】 口服　①驱钩虫、鞭虫(4 岁以上):一次 100 mg,一日 2 次,连服 3～5 日,必要时 2 周后可复治。②驱蛔虫、蛲虫:顿服一次 200 mg。③驱粪类圆线虫:一次 300 mg,一日 2 次,连服 3 日。④驱旋毛虫:一次 300 mg,一日 3 次,连服 7 日。

【儿科注意事项】 (1)<2 岁慎用,2～4 岁用量减半。

(2)腹泻时因虫体与药物接触少,影响疗效。

【制剂与规格】 甲苯咪唑片:(1)50 mg;(2)100 mg。

甲苯咪唑胶囊:(1)50 mg;(2)100 mg。

甲苯咪唑咀嚼片:(1)100 mg;(2)200 mg。

左旋咪唑[药典(二);医保(甲)]

Levamisole

【适应证】 对蛔虫、钩虫、蛲虫和粪类圆线虫病有较好疗效。由于本品单剂量有效率较高,故适于集体治疗。对班氏丝虫、马来丝虫和盘尾丝虫成虫及微丝蚴的活性较乙胺嗪为高,但远期疗效较差。

【药理】 (1)药效学　本品为四咪唑的左旋体,可选择性地抑制虫体肌肉中的琥珀酸脱氢酶,使延胡索酸不能还原为琥珀酸,从而影响虫体肌肉的无氧代谢,减少能量产生。当虫体与之接触时,能使神经肌肉去极化,肌肉发生持续收缩而致麻痹;药物的拟胆碱作用有利于虫体的排出。其活性约为四咪唑(消旋体)的 1～2 倍,但毒副作用则较低。另外,药物对虫体的微管结构可能有抑制作用。左旋咪唑还有免疫调节和免疫兴奋功能。

(2)药动学　口服后迅速吸收,服用 150 mg 后 2 小时内,血药浓度达峰值(500 mg/ml),$t_{1/2}$为 4 小时。在肝内代谢,本品及其代谢产物可自尿(大部分)、粪和呼吸道排出,乳汁中亦可测得。

【不良反应】 一般轻微。有恶心、呕吐、腹痛等,少数可出现味觉障碍、疲惫、头晕、头痛、关节酸痛、神志混乱、失眠、发热、流感样症状、血压降低、脉管炎、皮疹、光敏性皮炎等,偶见蛋白尿,个别可见粒细胞减少、血小板减少,少数甚至发生粒细胞缺乏症(常为可逆性),常发生于风湿病或肿瘤患者。另尚可引起即发型和 Arthus 过敏反应,可能系通过刺激 T 细胞而引起的特应性反应。个体病例可出现共济失调,感觉异常或视物模糊。

【禁忌证】 肝肾功能、肝炎活动期、妊娠早期或原有血吸虫病者禁用。

【注意事项】 (1)类风湿关节炎患者服用本品后易诱发粒细胞缺乏症。

(2)干燥综合征患者慎用。

(3)类风湿关节炎和干燥综合征患者接受本品治疗,第一周每日 50 mg、第二周每日 100 mg、第三周每日 150 mg 后,多数发生不良反应,如红斑丘疹、关节痛加重伴肿胀、肌痛、流感样症状、失眠、神志混乱等,再予以攻击量后,上述症状又可重现。

【药物相互作用】 (1)与噻嘧啶合用可治疗严重的钩虫感染,并可提高驱除美洲钩虫的效果。

(2)与噻苯哒唑合用可治疗肠道线虫混合感染。

(3)与枸橼酸乙胺嗪先后顺序应用可治疗丝虫感染。

(4)不宜与四氯乙烯合用,以免增加其毒性。

【用法与用量】 (1)驱蛔虫:口服 成人 1.5~2.5 mg/kg,空腹或睡前顿服,小儿剂量为2~3 mg/kg。

(2)驱钩虫:口服 1.5~2.5 mg/kg,每晚1次,连服3日。

(3)治疗丝虫病:4~6 mg/kg,分2~3次服,连服3日。

【儿科用法与用量】 口服 ①驱蛔虫:一日3 mg/kg,晚饭后顿服。②驱蛲虫:一日2 mg/kg,晚饭后顿服,连服2日。

【儿科注意事项】 (1)有过敏体质慎用。

(2)<2岁禁用。

【制剂与规格】 盐酸左旋咪唑片剂:50 mg。

盐酸左旋咪唑颗粒:10 g∶50 mg。

盐酸左旋咪唑肠溶片:25 mg。

盐酸左旋咪唑丸:2 mg。

盐酸左旋咪唑糖浆:(1)10 ml∶20 mg;(2)100 ml∶200 mg;(3)100 ml∶800 mg。

复方甲苯咪唑片[药典(二);医保(甲)]

Compound Mebendazole Tablets

【适应证】 用于治疗蛲虫病、蛔虫病、钩虫病、鞭虫病、粪类圆线虫病、绦虫病。

【药理】 本品为广谱驱虫药,其组分的药理作用:①甲苯咪唑为广谱驱虫药,可抑制肠道寄生虫对葡萄糖的摄取,导致虫体内的糖原耗竭,使虫体三磷酸腺苷形成减少。但并不影响宿主血内葡萄糖水平。超微结构观察,甲苯咪唑引起虫体被膜细胞及其肠细胞浆中微管变性,使高尔基体内分泌颗粒积聚。产生运输堵塞、胞浆溶解,吸收细胞完全变性,从而引起虫体死亡。甲苯咪唑有完全杀死钩虫卵和鞭虫卵以及部分杀死蛔虫卵的作用。体外试验证明5 mg/L可抑制钩虫幼虫的发育。②左旋咪唑可选择性地抑制虫体肌肉中的琥珀酸脱氢酶,使延胡索酸不能还原为琥珀酸从而影响虫体肌肉的无氧代谢,减少能量产生。另外,药物对虫体的微管结构可能有抑制作用。左旋咪唑还有免疫调节和免疫兴奋功能。

【不良反应】 因吸收少、排泄快,故不良反应少,极少数患者有胃肠刺激症状,如恶心、腹部不适、腹痛、腹泻,尚可出现乏力、皮疹。偶见剥脱性皮炎、全身性脱毛症。均可自行恢复正常。

【禁忌证】 (1)本药在动物实验中见有致畸作用,故妊娠期妇女禁用。

(2)未满2岁的幼儿禁用。

(3)对本品有过敏史者禁用。

【注意事项】 (1)肝、肾功能不全者慎用。

(2)对诊断的干扰:本品可使ALT、AST及血尿素氮增高。

(3)腹泻者因虫体与药物接触少,故治愈率低,应在腹泻停止后服药。

【用法与用量】 口服 ①驱蛲虫:1片顿服,用药2周和4周后,各重复用药1次。②驱蛔虫:2片顿服。③驱鞭虫、钩虫或蛔虫、鞭虫、钩虫混合感染:一次1片,一日2次,连服3日。④4岁以下者用量减半。

【制剂与规格】 每片含甲苯咪唑100 mg,盐酸左旋咪唑25 mg。

阿苯达唑(丙硫咪唑)[药典(二);基;医保(甲)]

Albendazole

【适应证】 为广谱驱虫药。用于治疗蓝氏贾第鞭毛虫病,钩虫、蛔虫、鞭虫、蛲虫、粪类圆线虫、旋毛虫、广州管圆线虫等线虫病,还可用于治疗华支睾吸虫病、猪囊尾蚴病和棘球蚴病。

【药理】 (1)药效学 ①本品系苯并咪唑类的衍生物,在体内迅速代谢为亚砜、砜醇和2-胺砜醇。对肠道线虫选择性及不可逆性地抑制其葡萄糖摄取,使虫体内糖原耗竭,并抑制延胡索酸还原酶系统,从而阻止三磷酸腺苷的合成,导致虫体死亡。②与甲苯咪唑相似,本药引起虫体肠细胞胞浆微管变性,与其微管蛋白结合,造成细胞内运输堵塞,致使高尔基体内分泌颗粒积聚,胞浆逐渐溶解、吸收,细胞完全变性,引起虫体死亡。③本品有完全杀死钩虫卵与鞭虫卵以及部分杀死蛔虫卵的作用。

(2)药动学 本品不溶于水,故在肠道内吸收缓慢。原药在肝脏内转化为阿苯达唑-亚砜与阿苯达唑-砜,前者为杀虫成分,约70%的阿苯达唑-亚砜与血浆蛋白结合,具有可变的半衰期($t_{1/2}$)4~15小时。本品体内分布在肝、肾、肌肉,可透过血-脑屏障,脑组织内也有一定浓度,也可到达棘球蚴囊内,其浓度可达血浆药浓度的1/5。口服后2.5~3小时血药浓度达峰值。血液中半衰期($t_{1/2}$)为 8.5～10.5 小时。本品及其代谢产物在 24 小时内 87%从尿排出，13%从粪便排出，在体内无蓄积作用。

【不良反应】 (1)极少数人可引起脑炎综合征，多为迟发性反应，逐渐出现精神、神经方面的症状和体征。

(2)少数病例有口干、乏力、嗜睡、头晕、头痛以及恶心、上腹不适等症状。但均较轻微，不需处理可自行缓解。

(3)治疗猪囊尾蚴病时用药剂量较大，疗程较长，反应一般出现在服药后 2～7 日，有头痛、发热、皮疹、肌肉酸痛、癫痫发作等，这些症状与囊虫死亡释放异性蛋白等因素有关，须采取相应措施(应用肾上腺皮质激素、降颅压、抗癫痫等治疗)。

【禁忌证】 (1)2 岁以下儿童不宜服用。

(2)有蛋白尿、化脓性皮炎以及各种急性疾病者不宜服用。

(3)对该类药物过敏或有家族过敏史者禁用。

(4)美国 FDA 妊娠期药物安全性分级为口服给药 C。

【注意事项】 (1)本品杀灭旋毛虫的肠内成虫与脱囊期幼虫以及移行期幼虫的作用，优于成囊期幼虫，故应早期治疗。

(2)蛲虫病易自身重复感染，故在治疗后 2～4 周，应重复治疗 1 次。

(3)脑囊虫患者必须住院治疗，以免发生意外。

(4)合并眼囊虫病时，须先行手术摘除虫体，而后进行药物治疗。

【给药说明】 (1)适应证内的各种寄生虫在人体内寄生部位不同，本药口服后在肠道与组织中的浓度有很大差异，加之各种虫体皮层厚薄不一，因此临床上不同虫种所采用的剂量疗程相差悬殊。

(2)与噻嘧啶合用，可消除因虫体移动造成的不良反应(例如呕吐、腹痛、胆管蛔虫、口吐蛔虫等)，同时可增强驱虫效果。

【用法与用量】 口服　成人　①蛔虫和蛲虫病，一次 400 mg，顿服。②蓝氏贾第鞭毛虫病、钩虫病、鞭虫病、粪类圆线虫病一次 400 mg，一日 2 次，连服 3 日。③旋毛虫病，一日 800 mg，分 2 次服，疗程 1 周。④华支睾吸虫病，一次 10 mg/kg顿服，连服 7 日；或一日 20 mg/kg，分 3 次服，连服 3～4 日。⑤猪囊尾蚴病，按体重一日 20 mg/kg，分 3 次口服，10 日为一疗程，一般需 1～3 个疗程，疗程间隔视病情而定。⑥棘球蚴病，按体重 20 mg/kg，分 3 次口服，疗程 1 个月，一般至少需 6～12 个疗程。疗程间隔为 7～10 日。

【儿科用法与用量】 口服　①驱钩虫、鞭虫、粪类圆线虫：12 岁以上一次 400 mg，10 日后重复 1 次，＜12 岁减半。②驱蛔虫、蛲虫：顿服 12 岁以上 400 mg，12 岁以下 200 mg，顿服。

【儿科注意事项】 (1)＜2 岁慎用。

(2)服后少数有消化道症状，个别出现药物疹。

【制剂与规格】 阿苯达唑片：(1)100 mg；(2)200 mg。

阿苯达唑胶囊：(1)100 mg；(2)200 mg。

阿苯达唑颗粒：1 g∶0.1 g。

噻嘧啶[药典(二)；医保(乙)]

Pyrantel

【适应证】 用于治疗蛔虫病、蛲虫病、十二指肠钩虫病等。

【药理】 (1)药效学　本品是去极化神经肌肉阻滞药，具有明显的烟碱样活性，能使蛔虫产生痉挛，也能持久抑制胆碱酯酶，其作用相当于 1%乙酰胆碱；另外，它可使虫体单个细胞去极化，峰电位发放频率增加，肌张力亦增加，使虫体失去自主活动。其作用快，虫体先显著收缩，其后麻痹不动(痉挛性或收缩性麻痹)。

(2)药动学　口服很少吸收。口服后 1～3 小时血药浓度达峰值，一次口服 11 mg/kg 时，峰浓度(C_{max})为 0.05～0.13 μg/ml。50%～75%以上以原形药从粪便排出，约 7%以原形药从胆管及尿中排出。

【不良反应】 口服本品仅于大剂量时才出现不良反应，治疗剂量时毒性很低，发生率约 17%。可有恶心、呕吐、食欲缺乏、腹痛和腹泻等消化道症状；少数患者发生头痛、眩晕、嗜睡、胸闷、皮疹等；一般为时短暂，可以忍受，不需处理。偶有 AST 升高者。

【禁忌证】 (1)妊娠期妇女及 2 岁以下小儿禁用。

(2)肝功能不全者禁用。

(3)对本药有过敏者。

【注意事项】 (1)冠心病、严重溃疡病、肾脏病患者慎用。

(2)营养不良、贫血的患者应先给予支持疗法，然后应用本品。

【药物相互作用】 (1)本品与阿苯达唑合用，可增强驱虫效果，并避免用药后因虫体移动而造成的吐虫、腹痛、胆道蛔虫症等不良反应。

(2)本品与哌嗪类药物相互拮抗，不能合用。

【用法与用量】 口服　①蛔虫病：一次按体重 10 mg/kg(一般为 500 mg)，顿服，疗程 1～2 日。②钩虫病：剂量同蛔虫病，连服 3 日。③蛲虫病：一日按体重

5～10 mg/kg，顿服，连服 7 日。

【制剂与规格】 双羟萘酸噻嘧啶片：0.3 g(相当于噻嘧啶 0.104 g)。

双羟萘酸噻嘧啶颗粒：1 g：0.15 g。

伊维菌素

Ivermectin

【适应证】 本品是广谱抗线虫药。为治疗盘尾丝虫病的首选药物，还可治疗其他丝虫病以及粪类圆线虫病、蛔虫病、鞭虫病、蛲虫病。

【药理】 (1)药效学 本品抗线虫的作用机制尚未阐明，可能作为神经递质 γ-酪氨酸(GABA)的激动药，破坏 GABA 介导的中枢神经系统神经突触传递过程，导致虫体神经系统麻痹而死亡。本品对盘尾丝虫成虫虽无作用，但可影响盘尾丝虫微丝蚴在雌虫子宫内的正常发育，并抑制其从孕虫宫内释放，伊维菌素对微丝蚴的作用较乙胺嗪缓慢而持久。能迅速减少患者皮肤内的微丝蚴数量，但对患者角膜和眼前房内的微丝蚴作用较缓慢。此外，由于一次给药后，其杀灭微丝蚴的作用至少可持续 1 个月，故可能有宿主的免疫机制参与。

(2)药动学 口服后血浓度于 4 小时达峰值，在肝脏和脂肪组织中药物浓度甚高，不能透过血脑屏障。血浆蛋白结合率为 93%，半衰期($t_{1/2}$)为 10 小时，终末半衰期($t_{1/2\beta}$)为 57 小时。动物实验显示，仅口服剂量的 1%～2%以原形药出现于尿中，其余从粪便中排出。

【不良反应】 不良反应发生率低，患者耐受良好。有时出现轻度的眼睛刺激症状和短暂的非特异性心电图变化，偶见有短暂的头痛、皮疹、瘙痒、关节痛、肌肉痛、淋巴结肿痛、水肿、发热、乏力、恶心和呕吐等。剂量过大可引起瞳孔扩大、嗜睡、肌肉活动受抑制、震颤和共济失调等。

【禁忌证】 妊娠期妇女及哺乳期妇女禁用。

【药物相互作用】 与阿苯达唑合用可增强对马来丝虫和班氏丝虫病的疗效。

【给药说明】 (1)饭前 1 小时服药。

(2)本药可防止微丝蚴所致眼部病变的进一步发展，但不能根治。

(3)不推荐 5 岁以下儿童使用。

【用法与用量】 口服。

(1)盘尾丝虫病 0.15～0.2 mg/kg，顿服。视症状和微丝蚴重现时间，确定治疗间隔期(一般为 3～12 个月)。

(2)罗阿丝虫病 0.3～0.4 mg/kg，顿服。

(3)马来丝虫病和班氏丝虫病 0.2～0.4 mg/kg，顿服。

(4)粪类圆线虫病 0.2 mg/kg，顿服。

(5)蛔虫病和蛲虫病 0.1～0.2 mg/kg，顿服。

(6)鞭虫病 0.4 mg/kg，顿服，连服 2 日。

【儿科注意事项】 (1)本药属链霉菌属阿维菌素类，有广谱抗线虫作用。

(2)不良反应低，有时有轻度眼睛刺激症状和视觉模糊，偶可引起白细胞下降及心电图异常。

【制剂与规格】 伊维菌素片：6 mg。

伊维菌素咀嚼片：3 mg。

伊维菌素胶囊：3 mg。

氯硝柳胺[药典(二)；医保(乙)]

Niclosamide

【适应证】 治疗牛带绦虫、猪带绦虫、短小膜壳绦虫、阔节裂头绦虫等。

【药理】 (1)药效学 抑制绦虫细胞内线粒体的氧化磷酸化过程，阻碍虫体吸收葡萄糖，影响虫体的能量代谢，从而使之发生退变。药物可破坏绦虫的角质层，使虫体的头节和近端节片被宿主肠腔内的蛋白酶分解，排出时不易辨认。

(2)药动学 口服后极少吸收，肠道内能保持较高的有效药物浓度，最后从粪便排出。

【不良反应】 偶可引起乏力、头晕、胸闷、胃肠道功能紊乱、发热、瘙痒等。

【禁忌证】 妊娠期妇女及哺乳期妇女禁用。

【注意事项】 (1)服药时，应将药片充分嚼碎后吞下，并应尽量少喝水，使药物能在十二指肠上部达到较高浓度。

(2)服药前晚宜进软食。有慢性便秘者应给予泻药，使其排空后早餐空腹服药。

(3)为防止服药后呕吐，使节片破裂后的虫卵倒流入胃及十二指肠内引起囊虫病，可于服药前加服甲氧氯普胺等镇吐药，服药后 1～2 小时再加服泻药硫酸镁，使绦虫节片在未被消化前排出。

(4)如需重复治疗，须间隔 3～4 个月。

(5)在第二次服药后 2 小时，必需服硫酸镁导泻，以排除死去的成虫。

【给药说明】 (1)服药前晚餐宜进软食。

(2)有慢性便秘者治疗前最好先给一剂泻药。

(3)早晨空腹服药，应充分嚼碎，第 2 次服药后 2 小时，必须导泻，以排除死去的成虫。

【用法与用量】 口服　①驱牛带绦虫、猪带绦虫和阔节裂头绦虫：晨空腹口服，成人常用量为一次1g，隔1小时再服1g，2小时后服硫酸镁导泻。②驱短小膜壳绦虫：初剂2g，继以一日1g，连服7日，必要时隔1个月后复治。

【儿科用法与用量】 口服　①驱牛带绦虫、猪带绦虫和阔节裂头绦虫：儿童体重10～35kg者，同成人。体重<10kg者，每次0.5g，隔1小时再服1次，2小时后导泻。②驱短小膜壳绦虫：小儿2～6岁剂量较成人量减半。

【制剂与规格】 氯硝柳胺片：0.5g。

枸橼酸乙胺嗪[药典(二)；医保(甲)]

Diethylcarbamazine Citrate

【适应证】 适用于班氏丝虫病、马来丝虫病和罗阿丝虫病；也用于盘尾丝虫病，但不能根治。

【药理】 (1)药效学　本品对丝虫成虫(除盘尾丝虫外)及微丝蚴均有杀灭作用，对易感微丝蚴有两种作用：一为抑制肌肉活动，使虫体固定不动，此可能为本药哌嗪部分的过度极化作用，促进虫体由其寄居处脱开所致；二为改变微丝蚴体表膜，使之更易遭受宿主防御功能的攻击和破坏。对成虫杀灭作用的机制尚不十分清楚，药物可能影响丝虫对葡萄糖的吸收；通过对某些酶的抑制作用而影响虫体的能量代谢和叶酸代谢。

(2)药动学　口服后易吸收，服单剂0.2～0.4g后1～2小时血药浓度达峰值，代谢快。除脂肪组织外，药物在体内分布均匀。多次反复给药后，很少有蓄积现象。口服0.2g单剂后，药物的半衰期($t_{1/2}$)为2～10小时，服药后48小时内以原药或代谢产物(70%以上)形式由肾脏排泄。

【不良反应】 (1)乙胺嗪本身的毒性甚低，偶可引起食欲缺乏、恶心、呕吐、头晕、头痛、乏力、失眠等。

(2)治疗期间的反应多由于大量微丝蚴和成虫被杀灭后释放异性蛋白所致，可有畏寒、发热、头痛、肌肉关节酸痛、皮疹、瘙痒等。偶见过敏性喉头水肿、支气管痉挛、暂时性蛋白尿、血尿、肝肿大和压痛等。成虫死亡尚可引起局部反应，如淋巴管炎、淋巴结炎、精索炎、附睾炎等，并出现结节。马来丝虫病患者出现的反应常较班氏丝虫病者为重，血中微丝蚴数多者反应也较重。

(3)盘尾丝虫病患者反应亦较严重，重度感染的盘尾丝虫病患者，在接受单剂乙胺嗪后，可出现急性炎症反应综合征(Mazzotti反应)，表现为发热、心动过速、低血压、淋巴结炎和眼部炎症反应，多由微丝蚴死亡引起。

(4)重度罗阿丝虫感染者采用乙胺嗪治疗后可发生脑病和视网膜出血等。

【禁忌证】 妊娠期妇女禁用。

【注意事项】 (1)用以治疗盘尾丝虫感染时，应从小剂量开始，以减少因虫体破坏而引起的副作用。

(2)在治疗重度罗阿丝虫感染时，预防性给肾上腺皮质激素可减少副作用。

(3)对活动性肺结核、严重心脏病、肝脏病、肾脏病、急性传染病患者以及哺乳期妇女应暂缓治疗。

【用法与用量】 口服　(1)治疗班氏和马来丝虫病　①总量4.2g，7日疗法即一日0.6g，分3次服，7日为一疗程。间隔1～2个月，可应用2～3个疗程。②大剂量短疗程法(主要用于马来丝虫病)即1～1.5g，夜间顿服法，也可间歇服用2～3疗程。

(2)治疗罗阿丝虫病　宜用小剂量，每次按体重2mg/kg，一日3次，连服2～3周，必要时间隔3～4周可复治。

(3)治疗盘尾丝虫病　初期药物剂量宜小，按体重不超过0.5mg/kg，第1日1次，第2日2次，第3日1mg/kg，服用3次，如无严重反应，增至2mg/kg，日服3次，总疗程14日。如初治全身反应严重，可暂停用药或减少剂量。必要时可用肾上腺皮质激素。

(4)预防　在中国丝虫病流行区，将乙胺嗪掺拌入食盐中，制成药盐全民食用以杀死血液中微丝蚴，防治效果迅速可靠，为消灭丝虫病传染源的较好措施。

【制剂与规格】 枸橼酸乙胺嗪片：(1)50mg；(2)100mg。

吡喹酮[药典(二)；基；医保(甲)]

Praziquantel

【适应证】 为广谱抗吸虫和绦虫药物。适用于各种血吸虫病、华支睾吸虫病、并殖吸虫病、姜片虫病和绦虫病以及猪囊尾蚴病。

【药理】 (1)药效学　在体外，吸虫与绦虫接触吡喹酮后发生两种原发性变化：：①虫体肌肉发生强直性收缩与瘫痪。血吸虫接触低浓度吡喹酮后20秒钟虫体张力即增高，血药浓度达1mg/L以上时，虫体瞬即强烈挛缩。虫体肌肉收缩可能与吡喹酮增加虫体细胞膜的通透性，使细胞内钙离子丧失有关。②虫体皮层损害，吡喹酮对虫体皮层有迅速而明显的损害作用，引起合胞体外皮肿胀，出现空泡，形成大疱，突出体表，最终表皮糜烂溃破，分泌体几乎全部消失，环肌与纵肌亦迅速先后溶解。在宿主体内，服药15分钟即可见虫体外皮空泡变性。皮层破坏后，影响虫体吸收与排泄功能，更重要的是其体表抗原暴露，从而易遭受宿主的免疫攻击，大量嗜酸粒细胞附着皮损处并侵入，促使虫体死亡。

除上述原发性变化外，吡喹酮还能引起继发性变化，使虫体表膜去极化，皮层碱性磷酸酶活性明显降低，致使葡萄糖的摄取受抑制，内源性糖原耗竭。此外，吡喹酮尚可抑制虫体核酸与蛋白质的合成。

(2)药动学　口服后吸收迅速，80%以上的药物可从肠道吸收。血药峰值于1小时左右到达，口服10～15 mg/kg后的血药峰值(C_{max})约为1 mg/L。80%的药物与血浆蛋白结合，药物进入肝脏后很快代谢，主要形成羟基代谢物，极少量未代谢的原药进入体循环。门静脉血药浓度可较周围静脉血药浓度高10倍以上。脑脊液中的药物浓度为血药浓度的15%～20%左右，哺乳期患者服药后，其乳汁中药物浓度相当于血清中药物浓度的25%。药物主要分布于肝脏，其次为肾脏、肺、胰腺、肾上腺、脑垂体、唾液腺等，很少通过胎盘，无器官特异性蓄积现象。半衰期($t_{1/2}$)为0.8～1.5小时，其代谢物的半衰期($t_{1/2}$)为4～5小时。主要由肾脏以代谢物形式排出，72%于24小时内排出，80%于4日内排出。

【不良反应】　(1)常见的副作用有头晕、头痛、恶心、呕吐、腹痛、腹泻、乏力、四肢酸痛等，一般程度较轻，持续时间较短，不影响治疗，不需处理。

(2)少数病例出现心悸、胸闷等症状，心电图显示T波改变和期外收缩，偶见室上性心动过速、心房纤颤。

(3)少数病例可出现一过性氨基转移酶升高。

(4)偶可诱发精神异常或消化道出血。

【禁忌证】　对本药过敏者禁用。

【注意事项】　(1)哺乳期妇女服药期间，直至停药后72小时内不宜喂乳。

(2)严重心、肝、肾病患者及有精神病史者慎用。

(3)治疗寄生于组织内的寄生虫如血吸虫、并殖吸虫、猪囊尾蚴等，由于虫体被杀死后释放大量的抗原物质，可引起发热、嗜酸粒细胞增多、皮疹等，偶可引起过敏性休克，必须注意观察。

(4)重症脑猪囊尾蚴病患者需住院治疗，并辅以防治脑水肿和降颅压或防治癫痫的治疗措施，以防发生意外。

(5)合并眼猪囊尾蚴病时，须先行手术摘除虫体，而后进行药物治疗。

(6)美国FDA妊娠期药物安全性分级为口服给药B。

【给药说明】　(1)本品应吞服，不宜嚼碎。

(2)各种吸虫和绦虫在人体内寄生部位不同，吡喹酮口服吸收后在不同体液和组织中的浓度相差悬殊，加之虫体皮层厚薄不一，因此临床上对不同虫种所采用的剂量、疗程等有较大差异。

【用法与用量】　口服　(1)治疗吸虫病　①血吸虫病：各种慢性血吸虫病采用总剂量60 mg/kg的2日疗法，一日量分3次餐间服。急性血吸虫病总剂量120 mg/kg，一日量分3次服，连服4日。体重超过60 kg者按60 kg计算。②华支睾吸虫病：总剂量为150 mg/kg，一日3次，连服3日。③并殖吸虫病：一次25～30 mg/kg，一日3次，连服3日。④姜片虫病：15 mg/kg，顿服。

(2)治疗绦虫病　①牛带绦虫病和猪带绦虫病，20 mg/kg，清晨空腹顿服，1小时后服用硫酸镁。②短膜壳绦虫和阔节列头绦虫病，25 mg/kg，顿服。

(3)治疗囊虫病　总剂量120～180 mg/kg，分5日服，一日3次。

【儿科用法与用量】　口服　一次10 mg/kg，一日3次，连服2日，总剂量120～140 mg/kg。

治疗血吸虫病　一日30 mg/kg，分3次服，共2日；急性期可用上剂量，连用4日。

治疗华支睾吸虫病　一日50 mg/kg，分3次，共3日。

治疗并殖吸虫病　一日25～30 mg/kg，分3次，连用3日。

治疗姜片虫病　一日15 mg/kg，顿服。

以上治疗，对小于12岁儿童，适当减量。

【儿科注意事项】　(1)有严重心肝肾病者禁用。

(2)偶有头痛、头晕、恶心、呕吐、皮疹等副作用。

(3)<4岁小儿用药的安全性未肯定。

【制剂与规格】　吡喹酮片：0.2 g。

吡喹酮缓释片：0.2 g。

硫氯酚[医保(甲)]

Bithionol

【适应证】　主要用于治疗并殖吸虫病。

【药理】　(1)药效学　本品对并殖吸虫成虫和囊蚴有明显的杀灭作用，在试管中对并殖吸虫脱囊后的尾蚴也有明显的杀灭作用。其作用机制可能与阻止三磷酸腺苷合成，从而使能量代谢发生障碍有关。本药毒性甚低，大白鼠用药剂量高达一日300 mg/kg，连用30日，各重要脏器均未发现明显的病理变化。

(2)药动学　口服后易吸收，并可维持较高的血药浓度。动物实验中一次投药后4小时血药浓度达高峰，以后逐渐下降，24小时后仅为最高值的1/4。健康人口服50 mg/kg，分3次服用，首剂后27小时血药浓度达高峰，47 小时降至其最高浓度的 68%，75 小时后仍维持在 56% 以上，说明隔日服药可维持有效血药浓度。

【不良反应】 （1）副作用较轻，主要为消化道反应，如恶心、呕吐、腹痛、腹泻等，其次为头晕、头痛、荨麻疹等。

（2）偶有皮肤出血点及光敏反应。

（3）个别病例可出现赫氏反应：表现为不安、呼吸急促、发绀、血压下降、喉头水肿等，此系虫体被药物杀死后释放大量异性蛋白所致。此时应暂停用药，并用肾上腺皮质激素等进行紧急处理。

（4）偶可引起中毒性肝炎，使血胆红素、ALT、碱性磷酸酶等升高。

【禁忌证】 严重心、肝、肾疾病患者禁用。

【注意事项】 （1）妊娠期妇女慎用。

（2）治疗过程中嗜酸粒细胞可能有明显增高，不需处理，但经较长时间后可恢复正常。

【用法与用量】 口服 一日 50 mg/kg（成人一般用 3 g），分 3 次服，隔日服药，15～20 日为一疗程。脑型病例疗程延长至 25～30 日。

【制剂与规格】 硫氯酚片：0.25 g。

三苯双脒[药典(二)]

Tribendimidine

【适应证】 为广谱肠道驱虫药，用于治疗钩虫（尤其是美洲钩虫）、蛔虫感染。

【药理】 （1）药效学 临床研究显示，本药对多种肠道寄生虫有驱除作用，成人单次口服本品 0.4 g，对单纯十二指肠钩虫、单纯美洲钩虫和混合钩虫感染的治愈率分别为 84.21%、89.83% 和 82.89%；成人单次口服本品 0.3 g，对蛔虫感染的治愈率为 96.13%。本药对钩虫皮下组织的超微结构破坏严重，细胞核消失或破碎，线粒体消失，对其肠管的中心层线粒体及睾丸和卵巢的细胞结构均有破坏。

（2）药动学 本药吸收缓慢，吸收速率与剂量无关。口服后 3～12 小时开始排虫。药物分布在脾、肺、肠、心、肝等脏器的组织中，给药 4 小时后各脏器组织内药量明显下降，主要从尿中排泄。口服 0.4 g 和 0.6 g 肠溶片后消除半衰期（$t_{1/2}$）分别为（5.75±3.32）小时和（4.29±2.10）小时，表明三苯双脒在体内的消除随剂量增大而加快。

【不良反应】 恶心、腹痛、腹泻、头晕、头痛、困倦，程度较轻，无需特殊处理。

【禁忌证】 （1）对本品成分过敏者禁用。

（2）心脏病患者禁用。

【注意事项】 伴有严重肝、肾功能异常者慎用。

【给药说明】 本品为肠溶片，不能掰开或咬碎服用。

【用法与用量】 口服 ①钩虫感染：每次 0.4 g，一次顿服。②蛔虫感染：每次 0.3 g，一次顿服。

【制剂与规格】 三苯双脒肠溶片：（1）0.1 g；（2）0.2 g；（3）0.3 g。

第十二章 抗肿瘤药物

肿瘤(tumor)是机体在各种致癌因素作用下,组织细胞在基因水平上失去对生长的正常调控,导致其克隆性异常增生而形成的新生物。一般将肿瘤分为良性和恶性两大类。

抗肿瘤药(antitumor drugs)是可抑制肿瘤细胞生长,对抗和治疗恶性肿瘤的药物。传统上抗肿瘤药物依据其性质和来源分为 6 类,即烷化剂、抗代谢物、抗生素、植物药、激素类和其他(包括铂类、门冬酰胺等)。但以上分类不能代表药物的作用机制,来源相同的药物可能作用机制完全不同。这既未概括抗肿瘤药物的发展现状,也不足以指导临床应用。基于此种情况,中国学者于 2004 年根据临床用药的实际情况,对抗肿瘤药物重新进行了分类,见表 12-1。

近年来,随着分子生物学技术的提高,在分子水平对肿瘤发病机制和增殖有了比较深入的认识,开始了针对细胞受体、关键基因和调控分子为靶点的治疗。这些领域包括具有靶向性的表皮生长因子受体(EGFR)拮抗药、针对某些与增殖相关受体的单克隆抗体、针对某些癌基因和癌的细胞遗传学标志的药物、抗肿瘤血管生成的药物、抗肿瘤疫苗和基因治疗等等,并在不到 10 年内有了长足的进步。它们实际上超越了传统的细胞毒治疗,属于病理生理学治疗,也就是封闭肿瘤发展过程中的关键受体和纠正某些病理过程。它们在临床上的共同特点是:具有非细胞毒性和靶向性;起调节作用和细胞稳定性(cytostatic)作用;临床研究中不一定非达到剂量限制性毒性(DLT)和最大耐受剂量(MTD);不良反应的范围和临床表现与细胞毒性药物有很大区别;与常规治疗(化疗、放疗)合用有更好的效果等等。目前进入临床的有四种单克隆抗体,即利妥昔单抗(rituximab)、曲妥珠单抗(trastuzumab)、西妥昔单抗(cetuximab)和贝伐珠单抗(bevacizumab);信号转导抑制药(signal transduction inhibitor),最主要的有选择地抑制酪氨酸激酶及 BCR-ABL 异常融合蛋白的表达并抑制有 BCR-ABL 表达的白血病细胞增殖的伊马替尼(imatinib)、EGFR 酪氨酸激酶抑制药吉非替尼(gefitinib)和厄洛替尼(erlotinib);新生血管抑制药,包括重组人血管内皮抑素(recombinant human endostatin, YH-16)和参一胶囊(主要成分人参皂苷 Rg_3)等。事实说明,靶向治疗在一定程度上印证了中医学"异病同治"和"同病异治"的观点,也是通向治疗个体化的重要途径。

肿瘤的病因、发病机制、临床症状以及患者的身体状况均十分复杂,单一的治疗方法效果并不理想,需要合理地、有计划地联合应用多种治疗手段,取长补短。综合治疗就是根据患者的机体状况、肿瘤的病理类型、侵犯范围(病期)和发展趋势,有计划地、合理地应用现有的治疗手段,以期较大幅度地提高治愈率和延长生存期,提高患者的生活质量。综合治疗手段包括手术、放射、化疗药物、免疫、心理和中医药治疗。在化学治疗时仍然宜联合使用不同药理作用机制的抗肿瘤药组成联合化疗方案,杀灭肿瘤细胞或干扰其生成长和代谢。

医生必须对药物有比较深入的了解,包括药代动力学特点,药物之间的相互作用,是否有器官特异性毒性。有的药物在应用前需要采取预处理和谨慎观察过敏反应;处理措施预防不良反应一般都需要每周期检查血常规和肝、肾功能等。合理用药是相对的,要不断学习,不断提高业务水平,才能胜任临床工作。并根据循证医学、规范化和个体化的原则减少失误,使患者获益。

表 12-1 抗肿瘤药物

类别	作用机制	药 物
(一)细胞毒类药物	作用于脱氧核糖核酸(DNA)分子结构的药物	①烷化剂:氮芥、环磷酰胺、塞替派、亚硝脲类和甲基磺酸酯类(白消安)、替莫唑胺 ②铂类化合物:顺铂、卡铂、奥沙利铂 ③丝裂霉素 ④蒽环类:多柔比星、表柔比星、吡柔比星、柔红霉素
	影响核酸合成的药物	①二氢叶酸还原酶抑制药:甲氨蝶呤、培美曲塞 ②胸腺核苷合成酶抑制药:氟尿嘧啶、卡培他滨、替吉奥 ③嘌呤核苷合成酶抑制药:巯嘌呤、硫鸟嘌呤 ④核苷酸还原酶抑制药:羟基脲 ⑤DNA 聚合酶抑制药:阿糖胞苷、吉西他滨、安西他滨
	影响核酸转录的药物	放线菌素 D、阿克拉霉素、光辉霉素
	拓扑异构酶抑制药	①拓扑异构酶Ⅰ抑制药:依立替康、拓扑替康、羟喜树碱 ②拓扑异构酶Ⅱ抑制药:依托泊苷、替尼泊苷
	影响蛋白质合成和干扰有丝分裂的药物	①紫杉类:紫杉醇、多西他赛 ②长春碱类:长春瑞滨、长春新碱、长春花碱、长春地辛 ③高三尖杉酯碱 ④门冬酰胺酶
(二)激素类药物	性激素	①雌激素:己烯雌酚 ②雄激素:甲基睾丸酮、丙酸睾丸酮
	抗雌激素	他莫昔芬、托瑞米芬、氟维司群
	芳香化酶抑制药	氨鲁米特、福美斯坦、来曲唑、阿那曲唑、依西美坦
	孕激素	甲孕酮、甲地孕酮
	黄体生成素释放激素激动药和拮抗药	戈舍瑞林、醋酸亮丙瑞林
	抗雄激素	氟他胺
(三)生物靶向治疗药物	生物反应调节药	干扰素、白介素-2、胸腺肽类
	单克隆抗体	利妥昔单抗、西妥昔单抗、曲妥珠单抗、贝伐珠单抗、帕妥珠单抗
	酪氨酸激酶抑制药	吉非替尼、厄洛替尼
	其他靶点抑制药	索拉非尼、舒尼替尼、凡德他尼、拉帕替尼
(四)其他抗肿瘤药物	细胞分化诱导药	维甲酸类、亚砷酸
(五)治疗肿瘤辅助药物	升血药	粒细胞刺激因子、粒细胞巨噬细胞刺激因子、白介素-11、重组人促红素
	止呕药	盐酸昂丹司琼、盐酸格拉司琼、盐酸托烷司琼
	镇痛药	阿司匹林、对乙酰氨基酚、可待因、曲马多、吗啡、芬太尼
	抑制破骨细胞药物	双膦酸盐:帕米膦酸二钠、唑来膦酸

第一节 细胞毒类药物

细胞毒类药物主要作用机制为杀伤或抑制肿瘤细胞增殖的一类药物。不言而喻,对正常增殖细胞尤其是增殖活跃的骨髓、消化道上皮细胞具有不同程度的毒性。

一、作用于 DNA 分子结构的药物

直接与 DNA 结合,影响其结构与功能的药物,如烷化剂能与细胞中的亲核基团发生烷化反应,使 DNA 中鸟嘌呤被烷化,使 DNA 复制中碱基错误配对。双功能基的烷化剂常可与 DNA 双链上的各一鸟嘌呤结合形成交叉连接,妨碍 DNA 复制,也可使染色体断裂,导致细胞分裂、增殖停止或死亡;破坏 DNA 的金属化合物如顺铂,亦可与 DNA 结合破坏其结构与功能;DNA 嵌入剂多为抗生素,其可嵌入 DNA 碱基对之间,干扰转录过程。

多柔比星(阿霉素)[药典(二)]

Doxorubicin(Adriamycin)

【适应证】 用于急性白血病(淋巴细胞性和粒细胞性)、恶性淋巴瘤、乳腺癌、支气管肺癌(未分化小细胞

性）、卵巢癌、软组织肉瘤、成骨肉瘤、横纹肌肉瘤、尤文肉瘤、肾母细胞瘤、神经母细胞瘤、膀胱癌、甲状腺癌、前列腺癌、头颈部鳞癌、睾丸癌、胃癌、肝癌等。

【药理】（1）药效学　本品既含有脂溶性的蒽环配基，又有水溶性的柔红糖胺；并有酸性酚羟基和碱性氨基，因此具有很强的抗癌药理活性。可直接作用于DNA，插入DNA的双螺旋链，使后者解开，改变DNA的模板性质，抑制DNA聚合酶从而既抑制DNA，也抑制RNA合成。此外，本品具形成超氧基自由基的功能，并有特殊的破坏细胞膜结构和功能的作用。作为一种周期非特异性抗癌化疗药物，本品对各期细胞均有作用，但对S期的早期最为敏感，M期次之，而对G_1期最不敏感，对G_1、S和G_2期有延缓作用。

（2）药动学　本品仅可静脉给药。血浆蛋白结合率很低。进入体内迅速分布于心、肾、肝、脾、肺组织中，但不能透过血-脑屏障。主要在肝内代谢，经胆汁排泄，50%以原形、23%以具活性的13-羟-多柔比星酮排出，仅5%～10%在6小时内从尿液中排泄。本品分布相半衰期（$t_{1/2\alpha}$）、消除相半衰期（$t_{1/2\beta}$）和终末相半衰期（$t_{1/2\gamma}$）分别为0.5小时、3小时和40～50小时。

【不良反应】　对AIDS-KS患者的临床开放和对照研究显示，与本品相关的最常见的不良反应是骨髓抑制，几乎近一半患者发生。白细胞减少是患者最常见的不良反应，也可见贫血和血小板减少。这些反应一般在治疗早期便可见，而且是暂时的。临床试验中很少因骨髓抑制而停药。出现血液学毒性反应可能需要减少用量或暂停及推迟治疗。当中性粒细胞计数1000/mm^3，或血小板计数5万/mm^3时应暂停使用本品。当中性粒细胞计数1000/mm^3时，可同时使用G-CSF或GM-CSF来维持血液细胞数目。在临床研究中使用本品常见有临床意义的实验室检查异常（≥5%）包括碱性磷酸酶增加以及门冬酰胺转移酶和胆红素增加，这些反应被认为与基础疾病有关而与本品无关。根据报道，血红蛋白和血小板减少的发生率较低（5%）。以上某些异常的产生可能与HI感染有关，而非本品造成。其他发生率较高（≥5%）的不良反应有：恶心，无力，脱发，发热，腹泻，与滴注有关的急性反应和口腔炎。滴注反应主要有潮红，气短，面部水肿，头痛，寒战，背痛，胸部和喉部收窄感，低血压。在多数情况下，不良反应发生在第一个疗程。采用某种对症处理，暂停滴注或减缓滴注速率后经过几个小时即可消除这些反应。本品临床研究中常发生呼吸系统不良反应（≥5%），这可能与AIDS患者的机会性感染有关。KS患者使用本品后可见机会性感染，在HIV引起的免疫缺陷患者中常见发生。其他不很常见的不良反应（5%）有手掌-足底红斑性感觉迟钝，口腔念珠菌病，恶心，呕吐，体重下降，皮疹，口腔溃疡，呼吸困难，腹痛，过敏反应包括过敏症，血管扩张，头晕，食欲缺乏，舌炎，便秘，感觉异常，视网膜炎和意识模糊。一般患者在治疗6周或更多时间后会出现这种反应。该反应似乎与剂量和用法有关，通过延长给药间期1～2周或减量后得以缓解。多数患者1～2周后便会消除，可使用皮质激素。这种反应在一些患者身上显得严重并使人十分衰弱，因而可能需要停药。用常规多柔比星制剂治疗时充血性心衰的发生率高。建议AIDS-KS患者的用药剂量为每2或3周20 mg/m^2。当累积剂量400 mg/m^2时要注意心脏毒性。动物研究显示，盐酸多柔比星以脂质体形式给药减少了外渗伤害的可能。如果发生任何外渗的迹象（如刺痛，红斑）都应立即中止滴注，而从另一静脉重新开始。用冰敷外渗部位30分钟有助于减轻局部反应。本品不可用于肌内和皮下注射。由于先前的放疗而产生的皮肤不良反应在使用本品时偶见复发。

【禁忌证】（1）本品能透过胎盘，有引致流产的可能，因此严禁在妊娠初期的3个月内应用。妊娠期妇女用本品后，对胎儿的毒性反应有时可长达数年后才出现。

（2）在进行纵隔或胸腔放疗期间禁用本品。

（3）下列情况应禁用：周围血象中白细胞低于3.5×10^9/L或血小板低于50×10^9/L、明显感染或发热、恶病质、失水电解质或酸碱平衡失调、胃肠道梗阻、明显黄疸或肝功能损害者，心肺功能失代偿患者，水痘或带状疱疹患者。

（4）对本品过敏者禁用。

（5）美国FDA妊娠期药物安全性分级为肠道外给药D。

【注意事项】（1）本品在动物中有致癌作用，在人体也有潜在的致突变和致癌作用。本品对动物生殖功能有明显影响，但对人，其抑制作用较大白鼠实验大为减轻。

（2）本品的肾排泄虽较少，但在用药后1～2日内可出现红色尿，一般都在2日后消失。肾功能不全者用本品后要警惕高尿酸血症的出现；痛风患者，如应用本品，别嘌呤醇用量要相应增加。

（3）老年患者、2岁以下幼儿和原有心脏病患者要特别慎用。

（4）少数患者用药后可引起黄疸或其他肝功能损害，有肝功能不全者，用量应予酌减。

(5)用药期间需检查：①用药前后要测定心脏功能、监测心电图、超声心动图、血清酶学和其他心肌功能试验；②随访检查周围血象(每周至少1次)和肝功能试验；③应经常查看有无口腔溃疡、腹泻以及黄疸等情况，应劝患者多饮水，以减少高尿酸血症的可能，必要时检查血清尿酸或肾功能。

【药物相互作用】 (1)各种骨髓抑制药特别是亚硝脲类、大剂量环磷酰胺或甲氨蝶呤、丝裂霉素或放射治疗，如与本品同用，后者一次量与总剂量均应酌减。

(2)本品如与链佐星(streptozotocin)同用，后者可延长本品的半衰期，因此前者剂量应予酌减。

(3)任何可能导致肝脏损害的药物如与本品同用，可增加本品的肝毒性；与肝素、头孢菌素等混合应用易产生沉淀。

(4)本品与柔红霉素呈交叉耐药性。与甲氨蝶呤、氟尿嘧啶、阿糖胞苷、氮芥、丝裂霉素、博来霉素、环磷酰胺以及亚硝脲类等则不呈交叉耐药性。

(5)与环磷酰胺、氟尿嘧啶、甲氨蝶呤、顺铂以及亚硝脲类药物同用，有不同程度的协同作用。

(6)用药期间慎用活病毒疫苗接种。

(7)本品可降低肝素抗凝作用。复方枸橼酸钠注射液(ACD)及普卡霉素与本品同用，有可能导致致死性心脏毒性；本品与普萘洛尔合用，可加强抑制线粒体呼吸酶活性，增加心脏毒性。

【给药说明】 (1)与大剂量的环磷酰胺合用，本品的分次和总量应酌减。

(2)在进行纵隔或胸腔放疗期间禁用本品，以往接受过纵隔放射治疗者，本品每次用量和总剂量亦应酌减。

(3)过去曾用过足量柔红霉素或本品、表柔比星者不能再用本品。

(4)本品可用于浆膜腔内给药和膀胱灌注，但不能用于鞘内注射。

(5)严防本品漏出血管外。一旦发生，应尽量抽出局部渗药，局部立即注射50～100 mg氢化可的松，或碳酸氢钠及冷敷。

(6)每周分次用药的心肌毒性、骨髓抑制和胃肠道反应(包括口腔溃疡)较每3周用药一次为轻。

(7)联合化疗：①ABVD(本品、博来霉素、长春花碱和达卡巴嗪)，主要用于霍奇金淋巴瘤；②CAF(环磷酰胺、本品和氟尿嘧啶)，主要用于乳腺癌；③CAOP(环磷酰胺、本品、长春新碱和泼尼松)，主要用于恶性淋巴瘤；④FAM(氟尿嘧啶，本品和丝裂霉素)，主要用于胃癌；⑤AC(本品和阿糖胞苷)，主要用于成人急性髓性白血病；⑥AOP(本品、长春新碱和泼尼松)，主要用于淋巴母细胞型急性白血病的诱导缓解；⑦ACP(本品、环磷酰胺和顺铂)，主要用于卵巢癌和支气管肺癌以及头颈部癌、膀胱癌等；⑧CY-VA-DIC(环磷酰胺、长春新碱、本品和达卡巴嗪)，主要用于软组织肉瘤和成骨肉瘤；⑨MACC(甲氨蝶呤、本品、环磷酰胺和环己亚硝脲)，主要用于未分化小细胞肺癌或肺腺癌。

【用法与用量】 缓慢静脉注射或动脉注射。临用前加0.9%氯化钠注射液溶解，浓度一般为2 mg/ml。

成人 一次50～60 mg，每3～4周1次；或一次20～30 mg，一周1次，连用3周，停用2～3周后重复。

【儿科用法与用量】 静脉注射 一日20～25 mg/m^2，连续3日。

【儿科注意事项】 累计总量不超过400 mg/m^2，以免造成心肌损害。

【制剂与规格】 注射用盐酸多柔比星：(1)10 mg；(2)50 mg。

表柔比星(表阿霉素)[药典(二)；医保(乙)]

Epirubicin(Pharmorubicin)

【适应证】 主要用于各种急性白血病和恶性淋巴瘤、乳腺癌、支气管肺癌、卵巢癌、肾母细胞瘤、软组织肉瘤、膀胱癌、睾丸癌、前列腺癌、胃癌、肝癌(包括原发性肝细胞癌和转移性癌)以及甲状腺髓样癌等多种实体瘤。

【药理】 (1)药效学 本品为多柔比星的主体异构体，是多柔比星氨基糖部分中C'_4羟基的反式构型，它既可直接嵌入DNA，与DNA的双螺旋结构形成复合物，阻断依赖于DNA的RNA形成；又有其C'_4羟基易与葡糖醛酸酶结合，这可能是本品在体内清除较快而其毒性较同剂量多柔比星为低的主要原因。

(2)药动学 本品体内代谢和排泄较多柔比星快，其分布相半衰期($t_{1/2\alpha}$)、消除相半衰期($t_{1/2\beta}$)和终末相半衰期($t_{1/2\gamma}$)分别为3.1～4.8分钟、1.3～2.6小时和20～40小时。主要在肝脏代谢，经胆汁排泄。48小时内9%～10%的给药量由尿排出，4日内40%的给药量由胆汁排出。该药不通过血-脑屏障。对有肝转移和肝功能受损的患者，该药在血浆中的浓度维持时间较长，故应适当减小剂量。肾功能正常与否对本品的药代动力学特性影响不大。

【不良反应】 (1)常见者为脱发(见于70%～80%的患者)、骨髓抑制(见于50%～60%，白细胞可于用药后10～14日降至最低点，多在3周左右逐渐恢复，贫血和明显血小板减少罕见)，食欲缺乏、恶心、呕吐，但在与多柔比星相当剂量比较下，其程度较多柔比星为轻。

(2)心肌毒性也较多柔比星为轻，其发生率和严重程度与本品累积量成正比。用药后虽常见心律异常、心动过速等，但多为一过性而很快恢复；迟发的严重心力衰竭大多在用药后半年以后或总剂量逾700～800 mg/m^2时发生，应注意这种严重心肌损害有时可突发而无任何先兆，甚至常规心电图亦无异常发现。监测左心室射血分数(LVEF)和左室射血前期与左室射血时间之比(PEP/LVET)最为敏感。

(3)注射处如有药液外溢，可导致红肿、局部疼痛甚至蜂窝织炎或坏死。

(4)肝、肾功能损害罕见，但在本有慢性肝病或肝转移时可引起血清ALT升高甚或黄疸。

【禁忌证】 禁用于因用化疗或放疗而造成明显骨髓抑制的患者；已用过大剂量蒽环类药物(如多柔比星或柔红霉素)的患者禁用；近期或既往有心脏受损病史的患者禁用。禁用于血尿患者膀胱内灌注。美国FDA妊娠期药物安全性分级为肠道外给药D。

【注意事项】 (1)本品在动物中有潜在的致畸变、致突变和致癌作用，但对人则缺乏明确的证据。

(2)本品使用后有一定量经肾排泄，高龄患者或肾功能严重不全者宜酌减剂量。

(3)用本品后偶可出现肝功能损害，特别是丙氨酸氨基转移酶(ALT)的增高甚或出现黄疸。如有上述情况宜暂时停药，俟黄疸消退、肝功能恢复正常后再继续用药。如实在不能停药，用量应相应减少。

(4)下列情况慎用：以往用过足量柔红霉素、多柔比星，或对此二药呈过敏反应者；周围血象白细胞低于$3.5×10^9$/L或血小板低于$50×10^9$/L；发热或严重感染；心、肺或肝、肾功能失代偿者；年逾65岁或2岁以下幼儿以及原有心肌病变者。

(5)用药前需全面测定心脏功能，除监测心电图外，有条件时可加做超声心动图和血清肌酸磷酸激酶活力测定，LVEF和PEP/LVET等检查。每次用药前一定要监测心电图。本药总剂量不能超过800 mg/m^2。

(6)每7～10日检查周围血象1次，每1～2个月复查肝功能1次。

(7)用药期间应多饮水，用药后可给予止呕药预防胃肠道反应。

(8)本品在保存和用药时应避光。

【药物相互作用】 (1)如与其他化疗药同用，应避免相互接触和放入同一容器内给药，与严重抑制骨髓的亚硝脲类、丝裂霉素等同用应酌减用量，与大剂量环磷酰胺(大于1 g)或胸部放疗同用更应减量。

(2)不能与肝素溶液混合，否则可形成沉淀。也不能长期与碱性溶液接触。

(3)不宜与地塞米松或琥珀酸氢化可的松同时静脉滴注。

(4)氨茶碱与本品接触可使溶液变成紫蓝色。

(5)与头孢菌素类药物配伍产生沉淀。

(6)在用本品期间，最好避免同时应用任何可能导致心脏或肝脏功能损害的药物(含这类抗癌化疗药物)，以避免增加用本品后可能发生的心肌或肝功能损害。

(7)本品可能与柔红霉素和多柔比星呈交叉耐药性；与环磷酰胺、氟尿嘧啶、甲氨蝶呤、顺铂等可发生协同作用。

(8)用本品治疗时慎行疫苗接种。

【给药说明】 (1)给药期间同用大量维生素C、维生素E或辅酶Q_{10}有可能减轻本品心肌毒性和保护肝脏的作用。

(2)本品可经由动、静脉注射或滴注，也可浆膜腔内或膀胱内给药，但不能用作鞘内注射。

(3)胸腔内或膀胱内注射每次50～60 mg，前者可与顺铂同用，但胃肠道反应则明显增加，大多需于用药前静脉给予5-羟色胺受体抑制药和地塞米松，以避免可能出现的恶心、呕吐。如在腹腔内化疗时可每次用60 mg，联合应用顺铂和氟尿嘧啶或丝裂霉素，特别是大容量腹腔内联合化疗可提高疗效。动脉内给药也宜联合用药，特别是同用顺铂更佳，每2～3个月1次。联合化疗时可参阅多柔比星的联合化疗方案，以相应的较高剂量本品替代多柔比星即可。

(4)据报道，分次给药或静脉避光滴注可明显减轻不良反应。

【用法与用量】 缓慢静脉注射或动脉内注射。临用前用氯化钠注射液溶解制成2 mg/ml浓度的溶液。也可再用0.9%氯化钠注射液100～250 ml稀释后静脉滴注。在进行肝动脉插管介入治疗时，可用碘化油混合以期增强疗效。

成人　每疗程按体表面积50～60 mg/m^2，3～4周后重复(腔内化疗可于2～3周后重复)。①乳腺癌：每疗程按体表面积60～100 mg/m^2，2～3周重复。每疗程剂量可一次给予，也可等分于1～3日内分次给药或于每疗程第1、8日等分给药。②软组织肉瘤：每疗程按体表面积60～100 mg/m^2，持续静脉滴注72～96小时，每

3周重复。联合化疗时一般可用单剂量的2/3。总剂量不宜超过700～800 mg/m^2。

【儿科用法与用量】 静脉注射 25～45 mg/m^2，每3周1次。

【儿科注意事项】 总量不超过800 mg/m^2，以免造成心肌损害。

【制剂与规格】 盐酸表柔比星注射液：5 ml：10 mg。

注射用盐酸表柔比星：(1)10 mg；(2)50 mg。

吡柔比星(吡喃阿霉素)[医保(乙)]

Pirarubicin(PRA)

【适应证】 对恶性淋巴瘤和急性白血病有较好疗效，对乳腺癌、头颈部癌、胃癌、泌尿系统恶性肿瘤、卵巢癌、子宫内膜癌、子宫颈癌等有效。单用本品的有效率分别为20%～70%。与多种化疗药物如Ara-C、CTX、6-MP、MTX、5-FU、DDP等联合应用抗癌作用增加。

【药理】 (1)药效学 本品为半合成的蒽环类抗肿瘤抗生素，其化学结构与多柔比星相近，是多柔比星氨基糖部分第4′位羟基上的一个异构体。本品为细胞周期非特异性药物。对癌细胞的作用机制，主要是以很快的速度进入细胞内，迅速分布于细胞核，抑制DNA聚合酶α和DNA聚合酶β，阻止核酸的合成；药物嵌入DNA的双螺旋链，使肿瘤细胞终止在G_2期，不能进行到细胞分裂期，导致肿瘤细胞死亡。实验研究表明，本品对P388白血病、L1210白血病、Lewis肺癌、B16黑色素瘤和结肠癌38等多种动物移植性肿瘤细胞株的抑制作用与多柔比星相似或略高。本品对Lewis肺癌的肺转移有明显的抑制作用，在最大有效剂量5 mg/kg的治疗组，肺转移肿瘤结节平均数目不到1个；而在多柔比星对照组，肺转移肿瘤结节平均为46.7个，即使在低于最大有效剂量下的2.5 mg/kg和1.25 mg/kg时，肺转移肿瘤结节数目减少到31%和57%，而这个剂量下，多柔比星对照组对肺转移瘤几乎无作用。体外实验亦表明，本品抑制DNA、RNA合成的浓度明显低于多柔比星，用^{3}H标记的胸腺嘧啶脱氧核苷嵌入DNA，对L5178y小鼠淋巴瘤细胞DNA50%抑制浓度分别为0.1 μg/ml和4.2 μg/ml；对RNA50%抑制浓度分别为0.23 μg/ml和6.6 μg/ml。用荧光光谱法测定，本品以多柔比星170倍的速度进入细胞内。

在小鼠的急性毒性研究中，本品采用静脉、腹腔、皮下等不同给药途径，14日的LD_{50}为14～21 mg/kg。在狗的毒性研究中，本品采用静脉给药，剂量分别为0.125 mg/kg、0.25 mg/kg、0.5 mg/kg和1 mg/kg，观察2周，所有1 mg/kg组全部死亡，均出现血性腹泻、畏食、活动和体温降低，其他各剂量组仅引起呕吐和腹泻，没有死亡。大剂量时可引起白细胞、红细胞、血小板减少以及胸腺、脾、骨髓的进一步退化，心电图出现T波低平、QRS间期延长。本品和多柔比星对心脏产生相似的作用，但在同样的剂量水平下，本品对心脏的作用较多柔比星明显为轻。本品单次静脉注入，大田鼠的LD_{50}为27.8 mg/kg，毒性大约为多柔比星的1/3；在<6.25 mg/kg时，心脏毒性为多柔比星的1/4。

(2)药动学 静脉给药后细胞内的药物浓度高于血浆中的浓度。人静脉注射本品30 mg/m^2后血浆浓度迅速减少，6～8小时后为11 ng/ml左右。5分钟内药物在血浆中迅速被消除，转移到组织中，在脾、肺、肾的浓度高，在心脏的浓度较低；一次给药和多次给药，组织中药物浓度几乎相近。8小时内器官组织中药物浓度大幅度下降。分布相半衰期($t_{1/2\alpha}$)、消除相半衰期($t_{1/2\beta}$)和终末相半衰期($t_{1/2\gamma}$)分别为0.89分钟、0.46小时及14.2小时。在体内本品代谢成具有生物活性的糖苷和没有活性的苷元，主要经胆汁随粪便排出。

【不良反应】 (1)常见骨髓抑制、消化道反应和心脏毒性。本品的Ⅱ期临床研究的实体瘤558例中，白细胞减少、血红蛋白降低和血小板减少的发生率分别为73.6%、26.6%和15.6%。消化道反应主要是食欲缺乏、恶心及呕吐、口腔炎和腹泻，发生率分别为37.1%、29.7%、5.4%和3.2%。心脏毒性表现为心电图异常、心率过速、心律失常甚至心衰，尤其是用过其他蒽环类药物的患者，要十分注意心脏毒性。心电图异常改变的发生率2.8%。

(2)偶见静脉炎、皮疹及出血。

(3)其他不良反应包括乏力，脱发，发热，肝、肾功能损害，发生率分别为18.5%、9.7%、7.2%、5.3%和1.5%。

【禁忌证】 严重器质性心脏病或心功能异常者及对本品过敏者禁用；妊娠期、哺乳及育龄期妇女禁用。

【注意事项】 严格避免注射时渗漏至血管外，密切监测心脏、血象、肝肾功能及继发感染等情况。原则上每周期均要进行心电图检查，对合并感染、水痘等症状的患者应慎用本药，高龄者适当减量。溶解本品只能用5%葡萄糖注射液或注射用水，以免pH的原因影响效价或浑浊。溶解后药液，即时用完，室温下放置不得超过6小时。

【药物相互作用】 尚不明确。但本品为多柔比星异构体，故应注意同时并用与多柔比星存在着相互作用的药物的反应。

【给药说明】 (1)本品不能皮下及肌内注射。

(2)动、静脉给药勿漏于血管外。一旦漏出处理同多柔比星。

(3)本品溶解后宜尽快使用，室温保存不超过6小时。

【用法与用量】 一般用5%葡萄糖注射液或灭菌注射用水10 ml溶解后，小壶内静脉冲入，不宜用氯化钠注射液溶解。根据疾病的不同，可选用以下不同的给药方法。

(1)静脉注射 ①按体表面积一次40～50 mg/m²，3～4周重复。②按体表面积一次20～25 mg/m²，一周1次，连用2周，3周为1周期。③按体表面积一次20 mg/m²，一日1次，连用2日，3～4周为1周期。

(2)动脉注射(用于头颈部癌、膀胱癌) 将本品10～20 mg溶于灭菌注射用水10～20 ml中。按体表面积一次7～14 mg/m²，一日1次，连日或隔日应用5次。

(3)膀胱内注入(用于膀胱癌) 用导尿管导尿后，15～30 mg溶成0.5～1 mg/ml的溶液膀胱内灌注，一日1次，一周3次，每次膀胱内保留药液1～2小时。以此为1周期，反复2～3个周期。

【制剂与规格】 注射用吡柔比星：(1)5 mg；(2)10 mg；(3)20 mg。

柔红霉素(正定霉素)[药典(二)；医保(甲)]

Daunorubicin(Daunomycin)

【适应证】 主要用于各种类型的急性白血病(包括粒细胞性、淋巴细胞性和单核细胞性以及粒-单核细胞性)、红白血病、慢性粒细胞白血病、恶性淋巴瘤，也可用于神经母细胞病、尤文肉瘤和肾母细胞瘤等。

【药理】 (1)药效学 本品为第一代蒽环类抗肿瘤抗生素。其作用机制与多柔比星相似。本品为细胞周期非特异性药物，其抗瘤谱远较多柔比星为窄，对实体瘤疗效大不如多柔比星和表柔比星。

(2)药动学 本品不能透过血-脑屏障。静脉给药后40～45分钟，即在肝内代谢成具有抗癌活性的柔红霉素醇(daunorubicinol)，并与本品原形一起分布至全身，以肾脏、脾、肝和心脏浓度较高。本品分布相半衰期($t_{1/2\alpha}$)和消除相半衰期($t_{1/2\beta}$)分别为45分钟和18.5小时，柔红霉素醇$t_{1/2}$为26.7小时，其他代谢物为50～55小时，因此本品的血药浓度维持时间较长。13%～25%经肾排泄(其中约25%为具有抗癌活性的代谢物)，约40%经胆汁排泄。

【不良反应】 (1)较常见恶心、呕吐、口腔炎和食管炎。一般口腔和唇部可在给药后3～7日发生溃疡。白细胞减少几乎不可避免，大多在一次用药后10～14日降至最低点，而在3周内逐渐恢复。脱发虽常见，但大多在疗程结束后5～6周后可再生。血小板减少较罕见，且大多不严重而呈无症状性。

(2)其他不良反应主要为心肌毒性。心电图变化多呈一时性和可逆性，如出现心律异常、气急和下肢水肿，则应警惕充血性心力衰竭的可能。后者常在总累积剂量达400～500 mg/m²时发生；2岁以上儿童则为200～300 mg/m²以上；而2岁以下则为按体重10 mg/kg；60岁以上老人或本有心肌病变或以往接受过胸部放射治疗者更易发生。心肌损害大多在开始治疗后1～6个月发生，有时可发生猝死，而常规心电图无明显改变，如及早诊治多可获救。

(3)偶见胃痛、腹泻或胃肠炎，但其发生率似较多柔比星为低。高尿酸血症和肾脏损害偶可在白血病或恶性淋巴瘤患者中发生。过敏性皮炎、瘙痒或药物性发热则很罕见。用药后48小时内尿色可呈红色，但无特殊临床意义。

(4)若药液漏出血管外，可引起局部疼痛、组织坏死甚或蜂窝织炎。

【禁忌证】 (1)对本品以及多柔比星或表柔比星过敏者禁用。

(2)妊娠早期，尤其是在妊娠初期的3个月内禁用。

(3)哺乳期妇女禁用。

(4)美国FDA妊娠期药物安全性分级为肠道外给药D。

【注意事项】 (1)本品在动物和人体中有潜在的致畸、致突变和致癌作用，在动物中其三致作用更甚于人类。在小鼠用本品后可引发纤维肉瘤。

(2)本品在动物中可引起延迟的生殖功能减退和障碍。在雄狗中可导致睾丸萎缩。

(3)肝、肾功能不全，特别是伴临床黄疸者，本品用量应予酌减。

(4)本品的心肌毒性作用在幼儿和老年人比中青年明显，所以此类患者用药剂量要相应减少。

(5)用药期间和周围血象白细胞减少时禁行口腔科手术(包括拔牙)，当有血小板减少时更是如此。

(6)用药期间要保证每日有足够的排尿量，痛风患者当应用本品时宜酌加别嘌醇等药的每日剂量。

(7)下列情况慎用：周围血象中白细胞低于3.5×

10^9/L或血小板低于50×10^9/L、发热或伴明显感染、恶病质、失水、出血、电解质或酸碱平衡失调、胃肠道梗阻、明显黄疸或肝肾功能不全、心肺功能不全、2岁以下幼儿和60岁以上的患者。

(8)以往做过胸部放射治疗或用过大剂量环磷酰胺者,本品的每次用量和总累积剂量均应相应减少。

(9)用药前应测定心脏功能(包括心电图、超声心动图、血清酶学如AST、ALT、LDH和CPK等),有条件时如能监测LVEF和PEP与LVET之比,对了解心肌功能最为有效,当然尚不如心肌活检敏感。

(10)急性白血病伴明显血小板减少者,有时仍可应用本品,部分病例可使出血停止,周围血象血小板数反可上升,但最好同时予以输新鲜全血或血小板成分输血。

(11)应用本品期间不能进行放射治疗,特别是胸部放疗。至少停用放疗后3~4周才能应用本品。

(12)用药期间和每次化疗前均应监测血常规及心脏功能,定期做肝、肾功能检查。

【药物相互作用】 (1)对心脏或肝脏有毒性的药物不能与本品同用。

(2)本品可能与多柔比星有交叉耐药性,但与阿糖胞苷、甲氨蝶呤、环磷酰胺和亚硝脲类药物无交叉耐药性。

(3)用药期间及停用本品后3~6个月内禁用病毒疫苗接种。

【给药说明】 (1)本品仅能用作静脉注射,因对静脉有刺激,可致栓塞性静脉炎,所以不宜静脉滴注。如有红肿、疼痛或外溢,立即停用,并采取冷敷等相应措施。

(2)联合化疗 一次剂量酌减至单用常用量的2/3。血清胆红素在1.2~3 mg/100 ml时用3/4量;如大于3 mg/100 ml时仅能用半量。总累积剂量按体表面积应控制在400~500 mg/m^{2}内,2岁以下幼儿不能超过200~250 mg/m^2。常用联合化疗方案:CODP(环磷酰胺、长春新碱、柔红霉素和泼尼松)、DOAP(柔红霉素、长春新碱、阿糖胞苷和泼尼松)以及DAMP(柔红霉素、阿糖胞苷、巯嘌呤或硫鸟嘌呤和泼尼松)等。

【用法与用量】 临用前,将所需用量加5~10 ml氯化钠注射液振摇溶解后,再加氯化钠注射液适量使成2~5 mg/ml,缓慢静脉注射。

成人 按体表面积一次30~40 mg/m^2,一周1次,老年人酌减。

【儿科用法与用量】 治疗急性淋巴细胞白血病(ALL) 25~30 mg/m^2,每周1次,连用4周,或连用3日。

【儿科注意事项】 (1)严重骨髓抑制、胃肠道反应及心脏毒性。

(2)心肌损害,心电图异常,心律失常,严重者可有心力衰竭。

(3)漏出血管外可致局部组织坏死。

(4)总剂量不超过500 mg/m^2。

【制剂与规格】 注射用柔红霉素:(1)10 mg;(2)20 mg。

丝裂霉素(自力霉素)[药典(二);医保(甲)]

Mitomycin(Mutamycin)

【适应证】 主要用于胃癌、肺癌、乳腺癌,也用于肝癌、胰腺癌、结直肠癌、食管癌、卵巢癌及癌性腔内积液。

【药理】 (1)药效学 本品为细胞周期非特异性药物,对肿瘤细胞的G_1期,特别是晚G_1期及早S期最敏感。本品在组织中经酶活化后,它的作用似双功能或三功能烷化剂,可与DNA发生交叉连接,抑制DNA合成,对RNA及蛋白质合成也有一定的抑制作用。

(2)药动学 本品主要在肝脏中生物转化,不能透过血-脑屏障,静脉注射后分布相半衰期($t_{1/2\alpha}$)和消除相半衰期($t_{1/2\beta}$)分别为5~10分钟和50分钟。主要通过肾脏排泄。

【不良反应】 (1)主要不良反应 白细胞减少130/323例(40.2%),血小板减少75/304例(24.7%)、食欲缺乏58/266例(21.8%)、恶心呕吐41/266例(15.4%)、全身乏力感15/266例(5.6%)、体重减少18/329例(5.5%),出血倾向12/329例(3.6%)、贫血10/329例(3.0%)等。

(2)重大不良反应

①有时会出现溶血性尿毒综合征、微血管性溶血性贫血、故应定期进行检查并注意观察。若出现伴有破碎红细胞的贫血、血小板减少、肾功能降低等症状,应停药并适当处置。

②有时会出现急性肾功能衰竭等严重肾功能损害,故应注意观察。若出现BUN,肌酐及肌酐清除率值等异常,应停药并适当处置。

③有时会出现全血细胞减少,白细胞减少,中性粒细胞减少,血小板减少、出血、贫血等骨髓功能抑制,故应定期进行检查并注意观察,若出现异常应减量或暂停并适当处置。

④有时会出现间质性肺炎、肺纤维症(伴有发热、咳嗽,呼吸困难、胸部X线片异常。嗜酸性粒细胞增

多)等,若出现此类症状,应停药并给予肾上腺皮质激素进行适当处置。

⑤肝动脉内给药,有时会出现肝及胆道损害(胆囊炎、胆管坏死、肝实质损害等),故应用造影等方法充分确认药物的分布范围。另外,若出现异常应停药并适当处置。

(3)其他不良反应

①肾脏:少见:蛋白尿。罕见:血尿,浮肿,高血压。

②肝脏:罕见:肝损害。

③消化系统:常见:食欲缺乏,恶心,呕吐。少见:口内炎。罕见:腹泻。

④过敏症:少见:皮疹。

⑤泌尿系统(膀胱内灌注):常见:膀胱炎,血尿。少见:膀胱萎缩。

⑥其他:常见:乏力感。少见:脱发。

【禁忌证】 (1)妊娠早期,尤其是在妊娠初期的3个月内禁用。

(2)哺乳期妇女禁用。

(3)水痘或带状疱疹患者禁用,用药期间禁止活病毒疫苗接种。

【注意事项】 (1)下述患者应慎重用药

①肝损害或肾损害患者(可能出现严重不良反应)。

②骨髓功能抑制患者(可能加重骨髓功能抑制)。

③合并感染症患者(有可能因骨髓功能抑制而使感染恶化)。

④水痘患者(可能出现致死性全身障碍)。

(2)有时会引起骨髓功能抑制等严重不良反应,故应频繁进行临床检验(血液检查、肝功能及肾功能检查等),注意观察患者状态。若出现异常应减量或暂停并适当处置。另外,长期用药会加重不良反应呈迁延性推移,故应慎重给药。

(3)小儿及育龄患者需用药时,应考虑对性腺的影响。

【药物相互作用】 本品与多柔比星同时应用可增加心脏毒性。

【给药说明】 (1)本品一般经静脉注射给药,也可经动脉注射及腔内注射,但不可做肌内或皮下注射。

(2)由于本品有延迟性及累积性骨髓抑制,较大剂量应用时,2个疗程之间一般应至少间隔6周。

(3)静脉注射时药液若漏至血管外,应立即停止注射,并以1%盐酸普鲁卡因注射液局部封闭。

(4)联合化疗 FAM(氟尿嘧啶、多柔比星、丝裂霉素)主要用于胃肠道肿瘤。

【用法与用量】 (1)静脉注射 一次6~8 mg,以氯化钠注射液溶解后静脉注射,一周1次;也可一次10~20 mg,每3~4周重复疗程。

(2)动脉注射 剂量与静脉注射相同。

(3)腔内注射 使用前抽尽积液后,一次8~16 mg,以氯化钠注射液溶解后注射。

【制剂与规格】 注射用丝裂霉素:(1)2 mg;(2)4 mg;(3)8 mg;(4)10 mg。

博来霉素(争光霉素)[医保(乙)]

Bleomycin(Bleocin)

【适应证】 用于头颈部、食管、皮肤、宫颈、阴道、外阴、阴茎癌,霍奇金病及恶性淋巴瘤,睾丸癌及癌性胸腔积液等,亦用于银屑病。

【药理】 (1)药效学 本品属细胞周期非特异性药物,作用于增殖细胞周期的S期,与铁的复合物嵌入DNA,引起DNA单链和双链断裂使之破坏分解。作用的第一步是本品的二噻唑环嵌入DNA的G-C碱基对之间,同时末端三肽氨基酸的正电荷和DNA磷酸基作用,使其解链。作用的第二步是本品与铁的复合物导致超氧或羟自由基的生成,引起DNA链断裂。它不引起RNA链断裂。

(2)药动学 口服无效。肌内注射或静脉注射后在血中消失较快,广泛分布到肝、脾、肾等各组织中,尤以皮肤和肺较多,因该处细胞中酰胺酶活性低,本品水解失活少。在其他正常组织则迅速失活。部分药物可透过血-脑屏障。血浆蛋白结合率仅1%。连续静脉滴注4~5日,一日30 mg,24小时内血药浓度稳定在146 ng/ml。一次量静脉注射后,消除相半衰期($t_{1/2\beta}$)及终末相半衰期($t_{1/2\gamma}$)分别为24分钟及4小时,3岁以下儿童则为54分钟及3小时。静脉滴注后$t_{1/2\beta}$及$t_{1/2\gamma}$分别为1.3小时及8.9小时。肌内注射或静脉注射本品15 mg,血药峰浓度分别为1 μg/ml及3 μg/ml。有可能在组织细胞内由酰胺酶水解而失活。主要经肾排泄,24小时内排出50%~80%。不能被透析清除。

【不良反应】 (1)肺 ①10%~23%的用药患者可出现肺毒性,表现为呼吸困难、咳嗽、胸痛、肺部啰音等,导致非特异性肺炎和肺纤维化,甚至快速死于肺纤维化。②用药400 mg的患者,肺功能失常发生率约为10%,1%~2%患者死于肺纤维化;用药500 mg以上的患者死亡率可达3%~5%。③应随时注意肺部纤维化,尤其注意肺活量、一氧化碳扩散容积、动脉内氧气分压等指标、胸部放射科照片检查,当发现肺部异常时,应立即停止用药，并适当的对症治疗。④老年患者和心肺功能不良的患者，应特别注意，要减少用药剂量或延长用药间隔时间。

(2)皮肤毛发　可引起手指、脚趾、关节处皮肤肥厚和色素沉着，引起趾甲变色脱落、脱发。

(3)血液系统　本品引起骨髓抑制作用较轻微。

(4)心脏　本品可能引起心电图改变、心包炎症状，但可自然消失，无长期的心脏后遗症。

(5)肝　本品可能引起肝细胞脂肪浸润伴肝肿大。

(6)消化道　少数患者有食欲缺乏、恶心，少见呕吐、腹泻、口腔炎及口腔溃破。

(7)坏死引起出血　治疗期间可出现肿瘤坏死引起出血，应特别注意。

(8)口腔炎　用药量达至 150 mg(效价)时，有时可出现口腔炎，停药后可自行恢复。

(9)静脉炎　长期静脉用药，可出现注射部位周围静脉壁变硬，此时应改成肌内注射；反复肌内注射会引起局部硬结，应经常改变注射部位。

(10)其他　约 1/3 患者于用药后 3～5 小时可出现发热，一般 38 ℃左右，个别有高热，常在几小时后体温自行下降。还可出现肿瘤局部疼痛、头痛、头部沉痛感、恶性腹泻、残尿感、药物皮疹，偶见过敏性休克。

【禁忌证】 (1)对本品过敏者禁用。

(2)水痘患者禁用。

(3)白细胞计数低于 2.5×10^9/L 者禁用。

【注意事项】 (1)因所有抗癌药均可影响细胞动力学，并引起诱变和畸形形成，妊娠期妇女与哺乳期妇女应谨慎给药，特别是妊娠初期的 3 个月。

(2)下列情况应慎用　70 岁以上老年患者、肺功能损害、肝肾功能损害。发热患者及白细胞低于 2.5×10^9/L 不宜用。

(3)对诊断的干扰　本品可引起肺炎样症状，肺纤维化、肺功能损害，应与肺部感染作鉴别。

(4)用药期间应注意随访检查　肺部有无啰音、胸部 X 线检查、肺功能检查、血常规血小板、血胆红素、ALT、血尿素氮、血尿酸、肌酐清除率。

(5)本药总剂量不可超过 400 mg，因其可导致严重的与剂量相关的肺纤维化。

(6)注射本药前，先服吲哚美辛 50 mg 可减轻发热反应。

(7)首次用药，应先肌内注射 1/3 剂量，若无反应，再注射其余剂量。

(8)静脉注射应缓慢，每次时间不少于 10 分钟。

(9)淋巴瘤患者易引起高热、过敏，甚至休克，用药前应作好充分准备。

(10)用药后避免日晒。

【给药说明】 (1)总量不宜超过 400 mg。

(2)静脉注射应缓慢，不少于 10 分钟。

(3)淋巴瘤患者易引起高热、过敏、休克，用药前应做好充分准备。

【用法与用量】 成人　①肌内注射、静脉注射或动脉注射，一次 15 mg，一日 1 次，或一周 2～3 次，总量不超过 400 mg。②胸腔内注射，注射前抽净胸腔积液，一次 20～60 mg，并让患者变换体位使药液均匀分布。

【儿科用法与用量】 静脉注射　0.3～0.6 mg/kg，每周 1～2 次。

【儿科注意事项】 常有恶心、呕吐、口腔炎、皮肤反应、脱发、色素沉着，指甲变色，手足指趾红斑、硬结、肿胀、脱皮等。

【制剂与规格】 注射用盐酸博来霉素：(1)10 mg；(2)15 mg。

盐酸氮芥(恩比兴)[药典(二)；医保(甲)]

Chlormethine Hydrochloride(Embichin)

【适应证】 主要用于霍奇金淋巴瘤、非霍奇金淋巴瘤与肺癌，也用于癌性胸水。

【药理】 (1)药效学　本品为双功能烷化剂，与 DNA 交叉连接，或在 DNA 和蛋白质之间交叉连接，阻止 DNA 复制，造成细胞损伤或死亡。本品为细胞周期非特异性药物，对增殖细胞的各期和暂时静止的 G_0期均有杀伤作用。但对迅速分裂的细胞作用最大，因为这些细胞在进入 DNA 合成期前很少有时间修复损伤。细胞内修复酶活力的增加可能是产生耐药的原因。

(2)药动学　氮芥进入血中后迅速与水或细胞的某些成分结合，在血中停留时间只有 0.5～1 分钟，即有 90％以上从血中消除，静脉注射后，迅速分布于肺、小肠、脾、肾和肌肉中，脑中含量最少。本品半衰期很短，狗的实验证明，血药浓度在 48 分钟内减低 65％～90％。由于药物变化较快，原形物从尿中排出不到 0.01％。给药后 6 小时与 24 小时血中及组织中含量很低，20％的药物以二氧化碳形式经呼吸道排出，有多种代谢产物从尿中排除。

【不良反应】 (1)骨髓抑制　是最常见的毒性，可引起显著的白细胞及血小板减少，严重者能使全血细胞减少。白细胞下降最低值一般在注射后第 7～15 日，停药后 2～4 周多可恢复。

(2)胃肠道反应　有恶心、呕吐，常出现于注射后3～6小时后，可持续24小时，使用本品前宜加用止吐药。

(3)生殖系统　可致生殖系统功能紊乱，包括月经不调、卵巢功能衰竭、睾丸萎缩、精子减少等。

(4)对局部组织的刺激作用较强，多次注射可引起血管硬变、疼痛及血栓性静脉炎，如药物外溢可致局部组织坏死。高浓度局部灌注，可导致严重的外周静脉炎、肌肉坏死及脱皮。

(5)剂量按体重超过0.6 mg/kg可导致中枢神经系统毒性，高剂量也可引起低钙血症及心脏损伤。

(6)少见头晕、乏力及脱发等，局部应用常产生迟发性皮肤过敏反应。

(7)霍奇金淋巴瘤患者应用含有氮芥的MOPP(氮芥、长春新碱、甲基苄肼、泼尼松)方案，在2～3年后急性非淋巴细胞白血病及非霍奇金淋巴瘤发病率明显增加。

【禁忌证】 (1)对本品过敏者禁用。

(2)美国FDA妊娠期药物安全性分级为肠道外给药D。

【注意事项】 (1)应用本品期间应中止哺乳。

(2)本品有致癌性，如长期应用则继发性肿瘤发生的危险性增加。

(3)对诊断的干扰：本品可使血及尿中尿酸增加，血浆胆碱酯酶浓度减少。

(4)下列情况慎用：骨髓抑制、感染、肿瘤细胞浸润骨髓、曾接受过化疗或放射治疗。

(5)用药期间须定期检查白细胞计数及分类、血小板计数，定期做肝、肾功能检查，测定血清尿酸水平。有严重呕吐患者应测定氯化物、钠、钾、钙、镁。

【给药说明】 (1)可由动脉、静脉及腔内给药。因局部刺激作用明显，易引起组织坏死，故不能口服、肌内注射或皮下注射。

(2)用氯化钠注射液稀释后应立即使用，不可用作静脉滴注。

(3)注射过程中应严防药液漏至血管外。如因注射不慎溢出于血管外，应立即用硫代硫酸钠注射液或1%盐酸普鲁卡因注射液做局部注射，并在局部敷用冰袋6～12小时，以减轻局部损伤。

(4)用药后多数患者有胃肠道反应，可做对症处理，如给止吐剂、镇静剂以减轻反应。

(5)一般很少用于腹腔内，因可能引起严重疼痛、肠梗阻。

(6)本品限用于成人。

【用法与用量】 (1)静脉注射　一次5～10 mg，或按体重一次0.1～0.2 mg/kg，以氯化钠注射液10 ml稀释，由正在静脉滴注5%葡萄糖注射液的侧管内冲入，继续静脉滴注5%葡萄糖注射液50～100 ml，一周1次，一疗程总量30～60 mg。因本品有蓄积毒性，故疗程间歇不宜少于2～4周。

(2)动脉注射　一次5～10 mg，或按体重一次0.1～0.2 mg/kg，以氯化钠注射液10 ml稀释，一日或隔日1次，总量可较静脉注射量稍高。

(3)腔内注射　一次10～20 mg，或按体重一次0.2～0.4 mg/kg，以氯化钠注射液20～40 ml稀释，尽量抽去腔内积液后注入，注入后5分钟内应多次变换体位，以使药液在腔内分布均匀，每5～7日1次，2～3次为一疗程。

(4)创面冲洗　每次5～10 mg，用氯化钠注射液50～100 ml稀释后冲洗手术创面。

【制剂与规格】 盐酸氮芥注射液：(1)1 ml∶5 mg；(2)2 ml∶10 mg。

苯丁酸氮芥(瘤可宁)[药典(二);医保(乙)]

Chlorambucil(Leukeran)

【适应证】 主要用于慢性淋巴细胞白血病，也用于恶性淋巴瘤、多发性骨髓瘤、巨球蛋白血症、卵巢癌。

【药理】 (1)药效学　本品具有双功能烷化剂的作用，为细胞周期非特异性药物，形成不稳定的亚乙基亚胺而发挥其细胞毒作用，干扰DNA及RNA的功能。对增殖状态的细胞敏感，特别对G_1期及M期细胞作用最强。本品作用较慢，骨髓抑制的出现及恢复亦较慢，能选择性地作用于淋巴组织。低剂量时选择性地抑制淋巴细胞，较大剂量可致各类白细胞减少，造成严重的骨髓抑制。

(2)药动学　口服后吸收完全，生物利用度大于70%，血药浓度达峰时间为40～70分钟。本品及其代谢物与血浆蛋白结合广泛，蛋白结合率约99%。不能通过血-脑屏障。半衰期为1.5小时。主要由肾排泄，50%在24小时内随尿液排出。

【不良反应】 骨髓抑制：属中等程度不良反应，主要表现为白细胞减少，对血小板影响较轻，但大剂量连续用药时可出现全血象下降。胃肠道反应：较轻，多为食欲缺乏、恶心，偶见呕吐。生殖系统反应：长期应用本品可致精子缺乏或持久不育，月经紊乱或停经。其他少见的不良反应尚包括中枢神经系统毒性、皮疹、脱发、肝损害及发热等，长期或高剂量应用可导致间质性肺炎。

【禁忌证】 凡有严重骨髓抑制、感染者禁用。对本品过敏者禁用。

美国 FDA 妊娠期药物安全性分级为口服给药 D。

【注意事项】 (1)与其他骨髓抑制药物同时应用可增加疗效，但剂量必须适当调整。

(2)下列情况慎用：骨髓抑制、有痛风病史、感染或泌尿系结石史者。

(3)用药期间须定期检查：白细胞计数及分类，血小板计数，肾功能(尿素氮、肌酐清除率)，肝功能(血清胆红素及 ALT)和血清尿酸水平。

【给药说明】 (1)为防止用药期间出现尿酸性肾病或高尿酸血症，必要时可采用大量补液、碱化尿液，或给予别嘌醇。

(2)间歇给药比每日小剂量长期服用对骨髓毒性较小，前者用药方式在两疗程间可使骨髓恢复。

(3)如白细胞(特别是粒细胞)突然减少，应减少剂量。

(4)本品在治疗后 3 周左右才能在临床上看到疗效，不应在 4 周内因未见明显改善而停止治疗。

【用法与用量】 口服　成人　按体重一次 0.2 mg/kg，一日 1 次，或一日 0.2 mg/kg，分 3～4 次服。每 3～4 周连服 10～14 日。

【儿科用法与用量】 口服　诱导：一日 0.1～0.2 mg/kg 或一日 4.5 mg/m²，用 3～6 周。

维持：一日 0.03～0.1 mg/kg，分 1～3 次。

【儿科注意事项】 骨髓抑制为中度，可发生惊厥。

【制剂与规格】 苯丁酸氮芥片：2 mg。

苯丁酸氮芥纸型片：每格 2 mg。

甘磷酰芥(双甘氨酸乙酯磷酰胺氮芥)

Glyfosfin(Glyciphosphoramide)

【适应证】 主要用于乳腺癌、肺癌、恶性淋巴瘤，也用于宫颈癌、慢性粒细胞白血病。

【药理】 (1)药效学　本品为细胞周期非特异性药物，对大鼠吉田肉瘤(腹水型和实体型)以及瓦克癌肉瘤$_{256}$的抑制作用十分明显，抑制率可达 90%～100%；对小鼠肉瘤$_{180}$和梭形细胞肉瘤 B_{22} 也有一定程度的抑制作用。实验证明，环磷酰胺在体外即使很高浓度对 HeLa 细胞无明显抑制作用，而本品对 HeLa 细胞的增殖和有丝分裂具有明显的抑制作用。本品虽属环磷酰胺的衍生物，但无需经肝内活化，可直接起烷化作用。

(2)药动学　以 ^{14}C-甘磷酰芥给大鼠灌胃，8 小时后血药浓度达峰值，至 48 小时仍维持相当水平。在体内的分布以肝、肾为最高，肺、脾、胸腺、心脏次之，肌肉、睾丸、脑、脂肪中含量很低。口服 24 小时，从呼吸及粪、尿中排出给药量的 39%，96 小时体内总回收可达给药量的 50.4%，因此本品在体内潴留时间较长，排泄较缓慢。

【不良反应】 (1)骨髓抑制　是主要的毒性，可见白细胞及血小板下降，且多在用药后期发生。

(2)胃肠道反应　可见食欲缺乏、恶心、呕吐、腹胀等。

(3)少见头晕、乏力及色素沉着。

【禁忌证】 凡有严重骨髓抑制、感染者禁用。对本品过敏者禁用。

【注意事项】 (1)应用本品时应中止哺乳。

(2)本品吸收缓慢，体内潴留时间较长，排泄较慢。

(3)用药期间应密切随访血常规及血小板，由于骨髓抑制多在用药后期发生，故于停药后也应密切观察血常规变化。

【用法与用量】 (1)口服　成人一次 0.5 g，一日 2 次，连服 4 日，休息 3 日，总量 20 g 左右为一疗程；或一次 0.5 g，一日 2 次，连续服用，总量 15 g 为一疗程。

(2)外用　20%甘磷酰芥二甲亚砜溶液局部外用，一日 2 次，连用 20～30 日。

【制剂与规格】 甘磷酰芥片：(1)100 mg；(2)200 mg；(3)250 mg。

甘磷酰芥二甲亚砜溶液：20%(将甘磷酰芥溶于纯化的 90%二甲亚砜水溶液内，充分搅拌溶解，使甘磷酰芥浓度为 20%。因不稳定，须在使用前临时配制。)

硝卡芥(消瘤芥)[医保(乙)]

Nitrocaphane(Nitrocaphar)

【适应证】 主要用于肺癌、恶性淋巴瘤、头颈部癌、子宫颈癌及癌性腔内积液。

【药理】 (1)药效学　本品为细胞周期非特异性药物，对癌细胞分裂各期均有影响，其中以前期及中期的分裂相下降最为明显。抑制 DNA 及 RNA 的合成，对 DNA 的合成抑制更为显著。

(2)药动学　注射后在血中维持时间较长，24 小时后减少 54%。分布以胆囊和肾中最多，瘤、肝、肺次之，脑中最少。主要通过肾脏排泄，24 小时后排出 53%。

【不良反应】 (1)胃肠道反应　恶心、呕吐、食欲缺乏等。

(2)骨髓抑制　多数病例有白细胞及血小板减少，少数较严重。

(3)少见脱发、乏力、皮疹等。

【禁忌证】 妊娠期妇女及哺乳期妇女禁用。

【注意事项】 (1)用药期间应密切随访白细胞和血小板。

(2)下列情况慎用:骨髓抑制,严重感染,肿瘤细胞浸润骨髓,肝、肾功能不全,以前曾接受过化学治疗或放射治疗。

【给药说明】 应新鲜配制使用。一般给予静脉注射,也可用于动脉注射、腔内注射及外敷。

【用法与用量】 (1)静脉注射 一次20~40 mg,用氯化钠注射液40 ml溶解后注射,一日或隔日1次,总量为200~400 mg。

(2)动脉注射 剂量与静脉注射同。

(3)腔内注射 一次40~60 mg,氯化钠注射液30 ml溶解后注射,一周1~2次。

(4)外敷 用70%二甲亚砜溶液将硝卡芥溶解为20~30 mg/ml,一日1~2次,做肿瘤局部外敷。

(5)瘤内注射 一次20~40 mg,用氯化钠注射液适量溶解后于肿瘤四周分点注入。

【制剂与规格】 注射用硝卡芥:(1)20 mg;(2)40 mg。

甲氧芳芥(甲氧基溶肉瘤素)

Methoxymerphalan(Methoxysarcolysin)

【适应证】 用于慢性粒细胞白血病、恶性淋巴瘤、多发性骨髓瘤、骨转移性癌、乳腺癌、肺癌等。

【药理】 (1)药效学 本品主要抑制癌细胞的核分裂过程,使前、中、后及末期的分裂相减少。对癌细胞核酸代谢也有一定的抑制作用。

(2)药动学 口服吸收迅速,半小时后血药浓度达峰值,以后逐渐下降,3小时后即下降至较低水平。吸收后可分布在多脏器组织及肿瘤中,而以骨髓、肾和肝中最高。主要从尿中排出,24小时内约排出40%,亦有少量从粪便中排出。

【不良反应】 (1)主要为骨髓抑制,白细胞减少约占1/3,白细胞减少与一日剂量有关,白细胞下降至1.0×10^9/L以下的患者,大多数一日量大于75 mg。血小板减少占12%,少数病例有出血倾向,个别病例停药后白细胞仍继续下降,一般在停药后或采取服用碳酸氢钠可减少反应。

(2)个别病例出现皮肤瘙痒等反应。

【禁忌证】 妊娠期妇女禁用。

【注意事项】 (1)应用本品期间应中止哺乳。

(2)下列情况慎用:骨髓抑制、严重感染、肿瘤细胞浸润骨髓、以前曾接受过化学治疗或放射治疗。

(3)用药期间须定期检查白细胞计数及分类、血小板、血清尿酸水平。

【给药说明】 (1)本品有一定蓄积作用,故不宜大剂量连续用药,总剂量超过700 mg应密切注意血象变化,在停药后1~2周内仍应观察血象。

(2)为了减少胃肠道反应,可与碳酸氢钠1 g同服。

(3)一般一日量以不大于50 mg较安全;显效量500 mg左右,总量500~1000 mg。

(4)慢性粒细胞白血病,用本品维持治疗时,缓解期显著延长,对白消安耐药的病例应用本品仍然有效。

【用法与用量】 口服 一次25~50 mg(和碳酸氢钠1 g同服),一日1次,一般当剂量达500 mg以上时,应逐渐减量至一日25 mg,总量1000 mg为一疗程。维持量视白细胞数及耐受情况而定,一般一次25 mg,一周1~2次。慢性粒细胞白血病,起始剂量为一日50~100 mg,当白细胞迅速下降或低于20×10^9/L时,一日剂量须酌减,白细胞降至正常范围时即给予维持量。

【制剂与规格】 甲氧芳芥片:25 mg。

甲氧芳芥胶囊:25 mg。

尼莫司汀(尼氮芥)[医保(乙)]

Nimustine(ACNU)

【适应证】 用于脑瘤、肺癌、慢性白血病、恶性淋巴瘤、消化道癌。

【药理】 (1)药效学 主要作用机制是使细胞内DNA烷化而抑制DNA合成。临床前研究表明,对实验肿瘤具有很强的抗肿瘤效果和很广的抗瘤谱,且化疗指数高。对小鼠白血病L-1210、髓性白血病C-1498、浆细胞瘤X-5563、艾氏癌、乳腺肿瘤MM-102和FM3A、脑膜肉瘤MS-147、淋巴瘤LS-1、大鼠肝癌腹水型AH130和AH44有明显抗肿瘤作用。

(2)药动学 本品在血中浓度显示双相性衰减,肝肾浓度高于血中浓度,肿瘤组织内浓度稍高于血中浓度。本品为水溶性,由于在体内条件下变成适度的脂溶性游离碱,因而可通过血-脑屏障。动物实验表明,静脉注射本品后有7%~16%进入脑脊液,最高可达30%。脑肿瘤患者静脉注射本品100~150 mg,迅速分布于全身,肿瘤组织内分布良好,于给药30分钟后脑脊液内浓度达高峰,约为血中浓度的30%。一项研究于开颅手术后,从颈动脉注入本品,迅速测定脑皮质、白质及肿瘤内药物浓度,肿瘤组织内药物浓度最高,而其他亚硝脲类抗肿瘤药物的同样实验发现,脑组织内与脑肿瘤内的药物浓度相同。

【不良反应】 用药后会出现白细胞减少、血小板减少、贫血、出血倾向、过敏症，肝肾功能损害、食欲缺乏、恶心、呕吐、口内炎、腹泻。偶出现间质性肺炎。也可乏力、发热、头痛、眩晕、痉挛、脱发、低蛋白血症。有时出现 ALT、AST 和 BUN 上升、蛋白尿。

【禁忌证】 (1)妊娠期妇女及哺乳期妇女禁用。

(2)骨髓功能抑制者禁用。

(3)对本品有严重过敏史者禁用。

【注意事项】 (1)肝肾功能不全者及儿童、老人慎用。

(2)每周必须进行血液及肝肾功能检查，密切注意感染及出血倾向。

(3)本品不能肌内注射或皮下给药，静脉注射不可使药液外漏，以免局部硬结坏死。

【药物相互作用】 与其他抗肿瘤药、放射线照射合用，有时会加重骨髓抑制等作用。

【给药说明】 (1)不得用于皮下注射或肌内注射。

(2)静脉注射过程中应严防药液漏至血管外，以免局部硬结坏死。

(3)溶解后应尽快使用。

【用法与用量】 成人按体重一次 2～3 mg/kg，或按体表面积一次 90～100 mg/m^2，溶于灭菌注射用水中(5 mg/ml)静脉注射，或溶于氯化钠注射液、5%葡萄糖注射液 250 ml 中静脉滴注，6 周给药 1 次。

【制剂与规格】 注射用盐酸尼莫司汀：(1)25 mg；(2)50 mg。

卡莫司汀(卡氮芥)[药典(二)；医保(乙)]

Carmustine(BCNU)

【适应证】 因能够通过血-脑屏障，故对脑瘤(恶性胶质细胞瘤、脑干胶质瘤、成神经管细胞瘤、星形胶质细胞瘤、室管膜瘤)、脑转移瘤和脑膜白血病有效，对恶性淋巴瘤、多发性骨髓瘤，与其他药物合用对恶性黑色素瘤有效。

【药理】 (1)药效学　本品为细胞周期非特异性抗癌药，进入体内后，在生理条件下经过 OH^- 离子的作用形成异氰酸盐和重氮氢氧化物，异氰酸盐可使蛋白质氨甲酰化，抑制 DNA 聚合酶，抑制 DNA 修复和 RNA 合成；重氮氢氧化物生成正碳离子使生物大分子烷化。对增殖细胞各期均有作用，但对 G/S 过渡期细胞作用显著，对 S 期有延缓作用，也作用于 G_2 期。本品的特点是抗瘤谱较广，显效快，脂溶性高，与一般烷化剂无完全交叉耐药。

(2)药动学　本品口服迅速吸收，但仅在静脉注射时有效。患者静脉注射本品 60～170 mg/m^2，早期血浆峰浓度可达 5 nmol/ml，分布相半衰期($t_{1/2\alpha}$)和消除相半衰期($t_{1/2\beta}$)分别为 6 分钟和 68 分钟；在体外血浆内的分解半衰期约 15 分钟，在体内的半衰期比体外延长，可能由于分布于周边室内的药物重新回到血浆中所致。本品可通过血-脑屏障，在脑脊液中的浓度为血浆浓度的 50%或更高些。由肝脏代谢，代谢物可在血浆中停留数日，造成延迟骨髓毒性。可能有肝-肠循环。60%～70%由肾排出(其中原形不到 1%)，1%由粪排出，10%以二氧化碳形式由呼吸道排出。

【不良反应】 (1)骨髓抑制。一次静脉注射后，白细胞、血小板减少在 3～4 周后出现。白细胞最低值见于 5～6 周，在 6～7 周内逐渐恢复，但多次用药后，可延迟至 10～12 周恢复；一次静脉注射后，血小板最低值见于 4～5 周，在 6～7 周内恢复。

(2)大剂量可产生脑脊髓病。

(3)长期治疗可产生肺间质炎或肺纤维化。有时甚至 1～2 疗程后即出现肺并发症，部分患者不能恢复。此外，可产生恶心、呕吐等消化道反应。

(4)本品有继发白血病、致畸胎的可能性。

(5)本品可抑制睾丸或卵巢功能，引起闭经或精子缺乏。

(6)静脉注射部位可产生血栓性静脉炎。

【禁忌证】 (1)妊娠期妇女禁用。

(2)严重骨髓抑制者禁用。

(3)美国 FDA 妊娠期药物安全性分级为肠道外给药 D。

【注意事项】 (1)应用本品期间应中止哺乳。

(2)老年人常因肾功能减退而影响排泄，应慎用。

(3)对诊断的干扰：本品可引起肝、肾功能异常。

(4)下列情况慎用：骨髓抑制，感染，肝、肾功能不全，接受过放射治疗或抗癌药治疗，有白细胞低下史者。

(5)用药期间应注意检查血常规，肝、肾功能，肺功能。

(6)本品可抑制身体免疫机制，使疫苗接种不能激发身体抗体产生。化疗结束后 3 个月内不宜接种活疫苗。

(7)预防感染，注意口腔卫生。

【药物相互作用】 以本品组成联合化疗方案时，应避免合用有严重降低白细胞、血小板作用或产生呕吐反应的抗癌药。

【给药说明】（1）有感染的患者应先治疗感染。

（2）本品有延迟骨髓抑制作用，两次给药间歇不宜短于6周。

（3）本品有局部刺激作用，应稀释后静脉滴注1～2小时。

【用法与用量】 静脉滴注 成人 按体表面积一次75～100 mg/m²，一日1次，加入5%葡萄糖注射液200 ml中，于1～2小时内滴完。连用2日，6～8周重复。

【制剂与规格】 卡莫司汀注射液：2 ml：125 mg。

洛莫司汀（罗氮芥）[药典(二)；医保(乙)]

Lomustine(CCNU)

【适应证】 ①常用于脑部原发肿瘤（如成胶质细胞瘤）及继发肿瘤。②用于实体瘤，如与氟尿嘧啶合用治疗胃癌及直肠癌；与甲氨蝶呤、环磷酰胺合用治疗支气管肺癌。③用于霍奇金病。

【药理】 （1）药效学 本品为细胞周期非特异性药，作用于G_1期，对处于G_1/S过渡期的细胞或S早期的细胞最敏感，对G_2期细胞亦有抑制作用。本品进入人体后，其分子从氨甲酰胺键处断裂为两部分：一为氯乙胺部分，将氯解离，形成乙烯碳正离子（$CH_2=CH^+$），发挥烃化作用，致使DNA链断裂，抑制RNA及蛋白质的合成，这些作用主要与抗瘤有关；另一为氨甲酰基部分转化为异氰酸酯，或再转化为氨甲酸，以发挥氨甲酰化作用，主要与蛋白质、特别是与其中的赖氨酸末端氨基等反应，据认为这一作用主要与骨髓毒性有关，但氨甲酰化作用还可破坏一些酶蛋白，使DNA受烃化破坏后较难于修复，有助于抗癌作用。本品虽具烷化剂作用，但与一般烷化剂无交叉耐药性，与长春新碱、丙卡巴肼及抗代谢药亦无交叉耐药性。

（2）药动学 口服后30分钟内可完全吸收，体内迅速转化为代谢产物，代谢产物3小时可达血药浓度高峰。器官分布以肝（胆汁）、肾、脾为多，次为肺、心、肌肉、小肠、大肠等。能透过血-脑屏障，脑脊液中药物浓度为血浆浓度的15%～30%。在肝内代谢完全，代谢产物可经胆汁排入肠道，形成肝肠循环，故药效持久。代谢物血浆蛋白结合率为50%。本品半衰期为15分钟，其代谢产物血浆半衰期为16～48小时。其持久存在于体内可能引起迟发性骨髓抑制。在尿、血浆、脑脊液均无原形药存在。口服24小时内，本品的50%以代谢物形式从尿中排泄，但4日排泄量小于75%；从粪中排泄少于5%；从呼吸道排出约10%。

【不良反应】 （1）胃肠道反应 口服后6小时内可发生恶心、呕吐，预先用镇静药或甲氧氯普胺并空腹服药可减轻；少数患者发生胃肠道出血及肝功能损害。

（2）骨髓抑制 服药后3～5周可见血小板减少，白细胞降低可在服药后第1及第4周先后出现2次，第6～8周才恢复；但骨髓抑制有累积性。

（3）可能抑制睾丸或卵巢功能 引起闭经或精子缺乏。

（4）其他 偶见全身性皮疹，有致畸胎的可能。

【禁忌证】 有肝功能损害、白细胞低于4×10^9/L、血小板低于80×10^9/L者禁用。合并感染时应先治疗感染。美国FDA妊娠期药物安全性分级为口服给药D。

【注意事项】 （1）对诊断的干扰：本品可引起肝功能一过性异常。

（2）下列情况慎用：骨髓抑制、感染、肾功能不全、经过放射治疗或抗癌药治疗的患者，有白细胞低下史者。

（3）用药期间应注意随访检查血常规、血尿素氮、血尿酸、肌酐清除率、血胆红素、ALT。

【药物相互作用】 以本品组成联合化疗方案时，应避免合用有严重降低白细胞和血小板作用的抗癌药。

【用法与用量】 口服 成人 按体表面积一次80～100 mg/m²，顿服，每6～8周1次，3次为一疗程。

【儿科用法与用量】 口服 一次75～150 mg/m²，每6～8周1次。

【儿科注意事项】 消化道反应及迟发的骨髓抑制。

【制剂与规格】 洛莫司汀胶囊：（1）40 mg；（2）50 mg；（3）100 mg。

司莫司汀（西氮芥）[药典(二)；医保(甲)]

Semustine(Me-CCNU)

【适应证】 ①常用于脑部原发肿瘤（如成胶质细胞瘤）及继发肿瘤。②用于实体瘤（如与氟尿嘧啶合用治疗胃癌及直肠癌）。③用于霍奇金病。

【药理】 （1）药效学 本品为洛莫司汀的衍生物，为亚硝脲类抗瘤谱较广的药物，其作用机制与洛莫司汀相似。动物实验疗效优于卡莫司汀及洛莫司汀，而毒性为后两者的1/4～1/2。本品为细胞周期非特异性药，作用于G_1期，对处于G_1/S过渡期细胞或S早期的细胞最敏感，对G_2期细胞亦有抑制作用。本品进入人体后，其分子从氨甲酰胺键处断裂为两部分：一为氯乙胺部分，将氯解离，形成乙烯碳正离子（$CH_2=CH^+$），发挥烃化作用，致使DNA链断裂，抑制RNA及蛋白质的合成，这些作用主要与抗瘤有关；另一为氨甲酰基部分转化为异氰酸酯，或再转化为氨甲酸，以发挥氨甲酰化作用，主要与蛋白质、特别是与其中的赖氨酸末端氨基等反应，据认为这一作用主要与骨髓毒性有关，但氨甲酰化作用还可破坏一些酶蛋白，使DNA受烃化破坏后较难于修复，有助于抗癌作用。本品虽具烷化剂作用，但与一般烷化剂无交叉耐药性，与长春新碱、丙卡巴肼及抗代谢药亦无交叉耐药性。

(2)药动学 本品口服吸收迅速，口服以^{14}C标记的本品，在胃中迅速分解进入血液，并分解为氯乙基及4-甲基环己基两部分，用药后10分钟，血浆中即可测到此两种物质，氯乙基部分6小时达峰浓度，环己基部分3小时达峰浓度。将环己基及氯乙基分别标记的本品120～290 mg/m^{2}给患者服用，血浆环己基分布相半衰期($t_{1/2\alpha}$)为24小时，消除相半衰期($t_{1/2\beta}$)为72小时；氯乙基的半衰期为36小时。由于本品与血浆蛋白结合，并存在肝-肠循环，因此口服34小时后，血中仍可测得放射性。血浆中代谢产物浓度持续较久，可能是造成本品延迟性毒性的原因。本品脂溶性强，可进入脑脊液，给药30分钟即可在脑脊液中测出相当强的放射活性，为血浆中浓度的15%～30%。本品体内分布以肝、胃、肠、肺、肾中浓度最大。约有47%的药物以代谢产物的形式在24小时中从尿排泄，此外，粪便排泄＜5%，＜10%自呼吸道排出。

【不良反应】 (1)胃肠道反应 可见恶心、呕吐等。

(2)肝、肾功能 肝脏与肾脏均可因与较高浓度的药物接触而影响其功能。

(3)骨髓抑制 呈延迟性反应，有累积性。血小板减少或白细胞降低可在服药后的第1周及第4周出现，于第6～8周恢复正常。

(4)其他 偶见全身性皮疹；有致畸可能；亦可能抑制睾丸或卵巢功能，引起闭经或精子缺乏。

【禁忌证】 (1)妊娠期妇女禁用。

(2)严重骨髓抑制者及肝、肾功能障碍者禁用。

【注意事项】 (1)应用本品期间应暂停哺乳。

(2)对诊断的干扰：本品可引起肝功能一时性异常。

(3)下列情况慎用：骨髓抑制，感染，肝、肾功能不全，有白细胞低下史者。

(4)用药期间应注意随访检查血常规及血小板、血尿素氮、血尿酸、肌酐清除率、血胆红素、ALT等。

(5)合并感染时应先治疗感染。

【药物相互作用】 以本品组成联合化疗方案时，应避免合用有严重降低白细胞和血小板作用的抗癌药。

【用法与用量】 口服 成人 按体表面积一次100～120 mg/m^2，间隔6～8周，临睡前与止吐剂、安眠药同服。

【制剂与规格】 司莫司汀胶囊：(1)10 mg；(2)50 mg。

环磷酰胺(癌得星)[药典(二)；医保(甲)]

Cyclophosphamide(Endoxan)

【适应证】 本品为目前广泛应用的抗癌药物，对恶性淋巴瘤、急性或慢性淋巴细胞白血病、多发性骨髓瘤有较好的疗效，对乳腺癌、睾丸肿瘤、卵巢癌、肺癌、头颈部鳞癌、鼻咽癌、神经母细胞瘤、横纹肌肉瘤及骨肉瘤均有一定的疗效。

【药理】 (1)药效学 本品为氮芥的衍生物，其作用与氮芥类似，但抗瘤谱比氮芥广，毒性亦比氮芥小，亦为细胞周期非特异性药物。本品在体外无抗瘤活性，在体内经肝细胞微粒体混合功能氧化酶细胞色素P_{450}活化后方具有烷化活力。首先是其环N原子邻近的C被氧化，生成4-羟基环磷酰胺，继而开环生成为醛磷酰胺，4-羟基环磷酰胺与醛磷酰胺两者维持动态平衡，经可溶性酶分别氧化成4-酮基环磷酰胺和羧基磷酰胺，后两者无细胞毒作用，是从尿中排泄的失活性产物，约占本品用量的80%。未经氧化的醛磷酰胺可自发生成丙烯醛和磷酰胺氮芥，磷酰胺氮芥是本品的活性代谢物，具有烷化活性和细胞毒作用。4-羟基环磷酰胺和醛磷酰胺不具有烷化活性，是一种转运型化合物，将高度极性的磷酰胺氮芥转运到细胞内和血液循环中，磷酰胺氮芥和DNA形成交叉连接，影响DNA功能，抑制肿瘤细胞生长与繁殖。

(2)药动学 本品口服后吸收完全，血药浓度1小时后达高峰，生物利用度为74%～97%。吸收后迅速分布到全身，在肿瘤组织中浓度较正常组织高，脏器中以肝脏浓度较高。本品能少量通过血-脑屏障，脑脊液中的浓度仅为血浆浓度的20%。本品本身不与清蛋白结合，其代谢物约50%与血浆蛋白结合。静脉注射后血浆半衰期为4～6.5小时。50%～70%在48小时内通过肾脏排泄，其中68%为代谢物，32%为原形。

【不良反应】 (1)骨髓抑制为最常见的毒性，白细胞往往在给药后10～14日最低，多在第21日恢复正常，血小板减少比其他烷化剂少见；常见的不良反应还有恶心、呕吐。严重程度与剂量有关。

(2)本品的代谢产物可引起严重的出血性膀胱炎，大量补充液体可避免。本品也可致膀胱纤维化。

(3)当大剂量本品(按体重50 mg/kg)与大量液体同时给予时，可产生水中毒，同时给予呋塞米有预防作用。

(4)常规剂量本品不产生心脏毒性，但当高剂量时可产生心肌坏死，偶有发生肺纤维化。

(5)本品可引起生殖系统毒性，如停经或精子缺乏，妊娠初期用药可致畸胎。

(6)长期给予环磷酰胺可产生继发性肿瘤。

(7)本品可产生中等至严重的免疫抑制。

(8)用于白血病或淋巴瘤治疗时，易发生高尿酸血症及尿酸性肾病。

(9)少见发热、过敏、皮肤及指甲色素沉着、黏膜溃疡、ALT升高、荨麻疹、口咽部感觉异常或视物模糊。

【禁忌证】 凡有骨髓抑制、感染、肝肾功能损害者禁用或慎用。对本品过敏者禁用。妊娠及哺乳期妇女禁用。

【注意事项】 (1)本品可在乳汁中排出，在开始用本品治疗时必须中止哺乳。

(2)对诊断的干扰：本品可使血中假胆碱酯酶减少，血及尿中尿酸水平增加。

(3)下列情况慎用：骨髓抑制、有痛风病史、肝功能损害、感染、肾功能损害、肿瘤细胞浸润骨髓、泌尿道结石史、以前曾接受过化疗或放射治疗。

(4)用药期间须定期检查白细胞计数及分类、血小板计数、肾功能(尿素氮、肌酐清除率)、肝功能(血清胆红素、ALT)及血清尿酸水平。

【药物相互作用】 (1)本品可增加血清尿酸水平，与抗痛风药如别嘌醇、秋水仙碱、丙磺舒等同用，应调整抗痛风药的剂量，使能控制高尿酸血症与痛风疾病；别嘌醇可增加本品的骨髓毒性，如必须同用，应密切观察其毒性作用。

(2)与大剂量巴比妥或皮质激素同用，可增加急性毒性。

(3)与多柔比星同用时，可增加心脏毒性。

(4)本品可抑制胆碱酯酶而延缓可卡因的代谢，因此可延长可卡因的作用并增加毒性。

(5)本品可降低血中假胆碱酯酶的浓度，因此加强琥珀胆碱的神经-肌肉阻滞作用，可使呼吸暂停延长。

【给药说明】 (1)肝、肾功能不全的患者剂量应适量减少。

(2)白血病、淋巴瘤患者出现尿酸性肾病时，可采用以下方法预防：大量补液、碱化尿液及(或)给予别嘌醇。

(3)由于肿瘤细胞浸润或以往化疗、放射治疗引起骨髓抑制时剂量应适量减少。

(4)本品在治疗中，如有明显的白细胞减少(特别是粒细胞减少)或血小板减少应停用，直至白细胞及血小板恢复至正常水平。

(5)本品口服一般空腹给予。如发生胃部不适，可分次或与食物一起给予。

(6)由于本品需在肝内活化成活性化合物，因此腔内给药无直接作用。

【用法与用量】 成人 ①静脉注射，按体表面积一次500 mg/m²，一周1次，2～4周为一疗程。②口服一日按体重2～3 mg/kg。

【儿科用法与用量】 静脉滴注 ①诱导治疗：一日10～20 mg/kg，或一日150～400 mg/m²，用1～5天。联合用药单剂可用一日0.6～1 g/m²。

②维持治疗：50～150 mg/m²，一周2次。大剂量：一日250～1800 mg/m²，每3～4周用1～4日。

【儿科注意事项】 (1)可引起严重骨髓抑制及胃肠道反应。

(2)大剂量应用时可引起出血性膀胱炎，用水化碱化尿液及美司钠注射液来预防。

【制剂与规格】 环磷酰胺片：50 mg。

注射用环磷酰胺：(1)100 mg；(2)200 mg。

异环磷酰胺[药典(二)；医保(乙)]

Ifosfamide

【适应证】 用于睾丸癌、卵巢癌、乳腺癌、肉瘤、恶性淋巴瘤和肺癌等。

【药理】 (1)药效学 本品是环磷酰胺的同分异构体，化学结构与环磷酰胺相似，其区别仅在一个氯乙基移位至环上N处，使其水溶性较环磷酰胺大，也较稳定。在体外无抗肿瘤活性，在体内经肝内活化后，活性代谢产物可与细胞内许多分子结构产生烷化或连接，通过与DNA和RNA交叉连接干扰二者功能从而产生细胞毒作用，也具有抑制蛋白质合成作用。属氮芥类烷化剂以及细胞周期非特异性药物。

(2)药动学 体内主要通过肝脏激活，并可在肝脏内降解。活性代谢物仅少量可通过血-脑屏障。按体表面积一次3.8～5.0 g/m²，血药浓度曲线呈双相，终末相半衰期为15小时；按体表面积一次1.6～2.4 g/m²，血药浓度曲线呈单相，半衰期为7小时。70%～86%通过肾脏清除，按体表面积一次5.0 g/m²高剂量时，61%以原形排出，按体表面积一次1.2～2.4 g/m²剂量时，仅12%～18%以原形排出。

【不良反应】 (1)骨髓抑制为主要毒性，表现为轻至中度白细胞减少和血小板减少，给药后7～14日为最低，大多可在第21日恢复正常。

(2)代谢产物可产生出血性膀胱炎，表现为尿血、排尿困难、尿频和尿痛，可在给药后几小时或几周内出现，通常停药后几天内消失。若给保护药美司钠，分次给药和适当水化可减少这一不良反应的发生率。

(3)中枢神经系统毒性，与剂量有相关性，通常表现为焦虑不安、神情慌乱、幻觉和乏力等，少见晕厥、癫痫样发作甚至昏迷。

(4)少见一过性无症状肝、肾功能损害，若高剂量给药可因肾毒性产生代谢性酸中毒。注射部位可产生静脉炎。心脏和肺毒性罕见。

(5)其他不良反应包括脱发、恶心和呕吐等。

(6)长期用药可产生免疫抑制、垂体功能低下、不育症和继发性肿瘤(第二肿瘤)。

【禁忌证】 (1)妊娠期妇女及哺乳期妇女禁用。

(2)严重骨髓抑制者禁用。

(3)对本品过敏者禁用。

【注意事项】 (1)本品应与泌尿系统保护药美司钠合用，同时应水化利尿。

(2)低蛋白血症，肝、肾功能不全，骨髓抑制及育龄期患者应慎用。

(3)用药期间应定期检查白细胞、血小板计数和肝、肾功能测定。

【药物相互作用】 (1)曾应用顺铂的患者骨髓抑制、神经毒性及肾毒性明显。

(2)同时使用抗凝血药物，可能引起凝血机制紊乱而导致出血危险。

(3)同时使用降血糖药物例如磺酰脲类，可增强降血糖作用。

(4)与其他细胞毒药物联合应用时，应酌情减量。

【给药说明】 (1)与放疗同时应用，可使放疗引起的皮肤反应加重。

(2)本品用灭菌注射用水溶解后的浓度不能超过4%，可将本品200 mg溶于5 ml灭菌注射用水供静脉注射。若采用静脉滴注，可将上述溶液加入复方氯化钠注射液或氯化钠注射液500～1000 ml中，滴注3～4小时。

(3)本品溶解后应尽快使用。

【用法与用量】 静脉注射或静脉滴注。

(1)单药治疗　按体表面积一日1.2～2.5 g/m^2，连续5日为一疗程。

(2)联合用药　按体表面积一日1.2～2.0 g/m^2，连续3～5日为一疗程。治疗肉瘤时，也可6～10.0 g/m^2，持续静脉给药72～96小时。

(3)每一疗程3～4周。

(4)给予本品的同时及其后第4、第8小时，将美司钠400 mg溶于氯化钠注射液10 ml内，静脉注射(美司钠剂量为异环磷酰胺的20%)。

【儿科用法与用量】 静脉注射　(1)单药治疗　一日1.2～2.5 g/m^2，连续3～5日为一疗程。

(2)联合用药　一日1.2～2.0 g/m^2，连续5日为一疗程，每一疗程间歇3～4周。

【儿科注意事项】 除严重骨髓抑制、胃肠道反应及出血性膀胱炎，还可引起中枢神经系统毒性，表现为焦虑不安、神情慌乱、幻觉等。

【制剂与规格】 注射用异环磷酰胺：(1)0.5 g；(2)1.0 g。

顺铂(顺氯氨铂)[药典(二)；医保(甲)]

Cisplatin(DDP)

【适应证】 本品对膀胱癌、卵巢癌、睾丸癌有较好的疗效，对乳腺癌、宫颈癌、子宫内膜癌、肾上腺皮质癌、胃癌、肺癌、前列腺癌、头颈部鳞癌以及儿童的神经母细胞瘤、骨肉瘤、卵巢生殖细胞瘤均有一定疗效。本品与放射治疗联合应用时，有增敏作用。

【药理】 (1)药效学　本品分子中的中心铂原子对其抗肿瘤作用具有重要意义，只有顺式有效，反式则无效。本品的作用与双功能烷化剂类似，可能与DNA有交叉连接而干扰其功能，在用药后持续数日之久，对RNA的影响较小。由于瘤细胞比正常细胞的增殖和合成DNA更为迅速，瘤细胞对本品的细胞毒作用则更为敏感。本品是细胞周期非特异性药，可能对宿主的免疫系统有刺激作用。

(2)药动学　本品仅能由静脉、动脉或腔内给药。给药后迅速吸收，分布于全身各组织，肾、肝、卵巢、子宫、皮肤、骨等含量较多，脾、胰、肠、心、肌肉、脑中较少，瘤组织无选择性分布。大部分和血浆蛋白结合，代谢呈双相性：分布相半衰期($t_{1/2\alpha}$)为25～49分钟，表示游离铂的血浆清除率；消除相半衰期($t_{1/2\beta}$)为58～73小时，表示结合铂的排泄率。药物自体内消除缓慢，5日内尿中回收铂为给药量的27%～54%，胆道也可排除本品与其降解产物，但量较少。腹腔给药时腹腔器官的药物浓度较静脉给药时高2.5～8倍，对治疗卵巢癌有利。

【不良反应】 (1)肾脏毒性　一次注射顺铂50 mg/m^2，有25%～30%患者出现氮质血症，较大剂量与连续用药，则可产生严重而持久的肾脏毒性，表现为血中尿素氮、肌酐升高，肌酐清除率可由112 ml/min降至63 ml/min。原有肾功能不全或曾接受过对肾脏有毒性的抗生素(如链霉素、卡那霉素、庆大霉素等)的患者,使用本品后肾脏受损程度更为严重,主要损害在肾小管,使细胞空泡化、上皮脱落、管腔扩张、出现透明管型,肾小球的病变较轻。在一般剂量下,肾小管的损伤是可逆的,但剂量过大或用药过频,可因蓄积中毒而产生肾衰竭,甚至死亡。为了防止肾脏毒性,在用药前后,目前广泛采用大量输液的水化疗法,以降低顺铂血浆浓度,增加其肾脏清除率;并加用甘露醇和呋塞米,以加速肾脏的排泄功能,减少顺铂在肾小管中的积聚。据研究,甘露醇除利尿作用外,还能显著地降低顺铂对小鼠的急性毒性,而呋塞米则无此效应。在采用大量输液的过程中,要密切观察液体超负荷的症状,并及时处理。在治疗中经常检测血清电解质,特别是镁、尿素氮和肌酐。在每一周期开始前,检测血清肌酐清除率,观察肾功能是否正常。

(2)消化道毒性　包括恶心、呕吐、食欲缺乏和腹泻等,恶心、呕吐的发生率为17%～100%,反应常在给药后1～6小时内发生,最长不超过24～48小时。采用5-羟色胺受体拮抗药或联合地塞米松或苯海拉明等,可获得较好止吐的效果。

(3)骨髓抑制　表现为白细胞和(或)血小板的减少,一般与用药剂量有关,疗程剂量在按体重2.5 mg/kg以下,发生率为10%～20%,剂量在3 mg/kg以上,发生率为40%左右。对骨髓抑制病例,可按常规处理。

(4)过敏样反应　少见,在给药后数分钟内发生,表现为脸面水肿、喘鸣、心动过速等。应迅速给予抗组胺药、肾上腺皮质激素或肾上腺素等。

(5)耳毒性　可出现耳鸣和高频听力降低,多为可逆性,不须特殊处理。

(6)神经毒性　多见于总量超过300 mg/m^{2}的患者,周围神经损伤多见,表现为肌痛、上下肢感觉异常等;亦可出现癫痫、球后视神经炎和运动失调等。

【禁忌证】 肾功能严重损害患者、妊娠期妇女和对本品过敏者禁用。美国FDA妊娠期药物安全性分级为肠道外给药D。

【注意事项】 (1)对既往有肾病史或中耳炎史者慎用。

(2)在治疗中,出现下列症状之一者停用:①周围白细胞低于3.5×10^9/L或血小板低于80×10^9/L;②用药后持续性严重呕吐;③早期肾脏毒性的表现,如血清肌酐大于2 mg/100 ml或尿素氮大于20 mg/100 ml;或尿镜检在每高倍视野中有白细胞10个、红细胞5个或管型5个。

(3)在治疗过程中应注意检查:①听力测验与神经功能检查;②血液尿素氮、肌酐清除率与血清肌酐;③血细胞比容、血小板计数、白细胞总数与分类、血清氨基转移酶、γ-谷氨酰转肽酶、胆红素与尿酸。

【药物相互作用】 (1)与秋水仙碱、丙磺舒或磺吡酮(sulfinpyrazone)合用时,由于本品可能提高血液中尿酸的水平,必须调节其剂量,以控制高尿酸血症与痛风。

(2)抗组胺药、吩噻嗪类药或噻吨类药(thioxanthene)与本品合用,可能掩盖耳毒性的症状,如耳鸣、眩晕等。

(3)本品诱发的肾功能损害可导致博来霉素(甚至小剂量)的毒性反应;由于此两药常合并应用,尤应注意。

(4)与各种骨髓抑制剂或放射治疗同用,可增加毒性作用,用量应减少。

【用法与用量】 临用前用氯化钠注射液溶解。静脉注射或静脉滴注。成人,按体表面积一次20 mg/m^2,连用5日,间隔3～4周可重复用药;亦可一次80～100 mg/m^2,每3～4周1次或动脉注射。

【儿科用法与用量】 静脉注射　20～30 mg/m^2,连用4～5日,大剂量时可用至50～100 mg/m^2,3周1次。

【儿科注意事项】 (1)神经毒性:神经损害如听神经损害所致耳鸣、听力下降较常见。

(2)末梢神经毒性,肾毒性(主要为肾小管损伤)。

【制剂与规格】 注射用顺铂:(1)10 mg;(2)20 mg;(3)50 mg。

卡　铂[药典(二);医保(甲)]

Carboplatin

【适应证】 本品对卵巢癌、小细胞肺癌、非小细胞肺癌、头颈部鳞癌、食管癌、睾丸癌、精原细胞瘤、膀胱癌、间皮瘤、小儿脑瘤等有一定疗效。

【药理】 (1)药效学　本品与双功能烷化剂类似,可能与DNA交叉连接而妨碍其功能。为细胞周期时相非特异性药。

(2)药动学　血浆蛋白结合率很低,卡铂中的铂与血浆蛋白的结合是不可逆的,缓慢排出体外,终末相半衰期($t_{1/2\gamma}$)至少为5日,分布相半衰期($t_{1/2\alpha}$)为1.1～2小时,消除相半衰期($t_{1/2\beta}$)为2.6～5.9小时。肌酐清除率60 ml/min时,24小时内由肾脏清除71%。

【不良反应】 (1)常见的不良反应　①骨髓抑制为剂量相关性毒性,在一次用药后,白细胞与血小板在用药21日后达最低点,通常在用药后30日左右恢复;粒细胞的最低点发生于用药后21～28日后，通常在35日左右恢复；白细胞与血小板减少与剂量相关，有蓄积作用；②注射部位疼痛。

(2)较少见的不良反应 ①过敏反应(皮疹或瘙痒，偶见喘鸣)，发生于使用后几分钟之内；②周围神经毒性，指(趾)麻木或麻刺感，有累积作用；③耳毒性，高频率的听觉丧失首先发生，耳鸣偶见；④视物模糊、黏膜炎或口腔炎；⑤恶心及呕吐、便秘或腹泻、食欲缺乏等。

【禁忌证】 (1)有明显骨髓抑制和肝肾功能不全者。

(2)对顺铂或其他含铂化合物过敏者。

(3)对本品中辅料(右旋糖酐或甘露醇)过敏者。

(4)美国FDA妊娠期药物安全性分级为肠道外给药D。

【注意事项】 (1)妊娠期、哺乳期妇女与老年患者不用或慎用。

(2)有水痘、带状疱疹、感染、肾功能不全患者慎用。

(3)由于注射用卡铂在其配方中含有甘露醇，不能耐受甘露醇的患者可能也不能耐受卡铂的注射。

(4)用药期间应随访检查：①听力；②神经功能；③血液尿素氮、肌酐清除率与血清肌酐测定；④血细胞比容、血红蛋白测定、白细胞分类与血小板计数；⑤血清钙、镁、钾、钠含量的测定。

【给药说明】 (1)应用本品前后应检查血常规及肝、肾功能，治疗期间至少每周检查1次白细胞与血小板。

(2)目前已经明确用药-时曲线下面积(AUC)计算卡铂的剂量更为准确，而以往主张根据患者血肌酐水平、体表面积、年龄及性别进行肌酐清除率计算，然后再计算卡铂用量。

【用法与用量】 临用前用5%葡萄糖注射液制成每1 ml中含本品10 mg的浓度，再加入5%葡萄糖注射液250～500 ml中，静脉滴注，按体表面积一次0.3～0.4 g/m^{2}或AUC进行计算，3～4周1次，2～4周期为一疗程。第1次用药后的剂量需根据用药后白细胞、血小板计数调节。

【制剂与规格】 卡铂注射液：10 ml：50 mg。

注射用卡铂：(1)50 mg；(2)100 mg。

奥沙利铂[医保(乙)]

Oxaliplatin

【适应证】 主要用于大肠癌晚期一、二线治疗和早期患者术后的辅助治疗，对卵巢癌、乳腺癌、胃癌、胰腺癌、非小细胞肺癌、黑色素瘤、睾丸肿瘤和淋巴瘤等也均有效。

【药理】 (1)药效学 本品铂原子可与DNA链形成链内和链间交联，阻断DNA的复制和转录。本品和DNA结合较快，对RNA亦有一定作用。本品对多种人和鼠肿瘤细胞均有抑制作用，包括L_{1210}和P_{388}白血病、Lewis肺癌、B16黑色素瘤、结肠癌$_{26}$和结肠癌$_{28}$等。其中对已经对顺铂耐药的瘤株如卵巢癌A_{2780}、鼠白血病L_{1210}、大肠癌细胞株HT_{29}等有显著抑制作用，与氟尿嘧啶有协同作用。体内和体外研究均表明本品与顺铂无交叉耐药。本品对骨髓抑制轻微，易和其他抗肿瘤药物联合应用。

(2)药动学 临床以130 mg/m^{2}静脉连续滴注2小时，血药浓度峰值为(5.1±0.8) μg/ml，曲线下面积(AUC)为(189±45)(μg·h)/ml。50%的铂与红细胞结合，而另50%存在于血浆中，其中25%呈游离状态，75%与蛋白结合。给药后5日蛋白结合稳定在95%水平。分布相迅速在15分钟内完成，排除却很慢，给药3小时后仍可测出残余铂。分布相半衰期($t_{1/2\alpha}$)为(0.28±0.06)小时，消除相半衰期($t_{1/2\beta}$)为(16.3±2.90)小时，终末相半衰期($t_{1/2\gamma}$)为(273±19.0)小时。给药28小时，尿内排出率为40%～50%，粪排泄很少。在以后用药周期中，血浆铂水平并无升高，但红细胞结合铂有一定蓄积趋向。

【不良反应】 (1)胃肠道反应 包括恶心、呕吐和腹泻，但较顺铂轻微。恶心、呕吐发生率64.9%，其中3或4度为10.7%；腹泻发生率为30.4%，3、4度为4%；口腔炎发生率为6%。

(2)神经系统毒性 本品的神经毒性为剂量限制性、蓄积性、可逆性周围神经毒性。主要表现为感觉迟钝和(或)感觉异常，遇冷加重。发生率为82%，其中12%出现功能障碍。停药后症状逐渐缓解。偶尔可有急性咽喉感觉障碍，但为可逆性。当剂量超过800 mg/m^2(8～10个周期)时出现功能障碍的概率增高，应当适当休息后再给。

(3)骨髓抑制 多为轻、中度，很少3、4度骨髓抑制。本品对红细胞、血小板和粒细胞均有影响，可导致贫血、血小板低下和白细胞减少。与氟尿嘧啶并用骨髓抑制有一定程度加重。

(4)其他 少数患者可有注射后不适、发热、便秘和皮疹。本品可以引起轻度肝功能改变，对心、肾功能无影响。单用本品不引起脱发。无导致明显听力毒性的报道。如果不慎滴注在血管外可以引起轻度局部反应。

【禁忌证】(1)对铂类衍生物有过敏者禁用。

(2)美国 FDA 妊娠期药物安全性分级为肠道外给药 D。

【注意事项】(1)本品在对其他铂类药物过敏,肝、肾功能不全,外周神经疾病和严重骨髓抑制的患者应当慎用。老年患者未发现特殊不良反应时可以常规应用,但应当谨慎观察。

(2)由于本品的神经毒性和寒冷有关,应用本品期间应当注意保暖。滴注期间不可食用冷食,饮用冷水。为了减低神经毒性,患者可以服用维生素 B_1、维生素 B_6 和烟酰胺等。

(3)文献报道本品罕见(低于 0.5%)过敏,出现皮肤红斑甚至过敏性休克。

【药物相互作用】(1)本品与依立替康合用时发生胆碱能综合征的危险增高,应注意观察并应用阿托品预防。

(2)本品有导致活疫苗感染的可能,化疗后 3 个月始能注射活疫苗。

【给药说明】(1)本品不能用氯化钠注射液溶解,应当用灭菌注射用水或 5% 葡萄糖注射液稀释,50 mg需加入稀释液 10~20 ml,使本品浓度为 2.5~5.0 mg/ml。这样的溶液在原包装于 2~8 ℃冰箱中保存 4~48 小时,但未进一步稀释的溶液不可直接静脉注射。

(2)静脉滴注前应当用 5% 葡萄糖注射液 250~500 ml进一步稀释。这样的溶液一般应尽快滴注,在室温中只能保存 4~6 小时。

(3)在配制液体和输注时应当避免接触铝制品。

(4)禁止和碱性液体或碱性药物配伍滴注。最好不要和其他药物混合滴注,包括氟尿嘧啶和亚叶酸钙。

【用法与用量】(1)单药应用　一次 130 mg/m^2,静脉滴注 2 小时,每 3 周重复一次;或一次 80~85 mg/m^2,静脉滴注 2 小时,每 2 周重复一次。一次本品剂量应当不超过 200 mg/m^2,以避免神经毒性。剂量的调整:对轻、中度肾功能不全或轻度肝功能不全的患者也不需调整剂量,对严重肝、肾功能不全的患者需要谨慎应用。

(2)与氟尿嘧啶联合应用　应当根据骨髓抑制的程度调整下次给药的剂量。如果出现 4 度腹泻,3~4 度粒细胞减少和(或)3~4 度血小板减少,本品的剂量应当降低 25%,同时氟尿嘧啶的剂量也应当降低。

(3)联合化疗　主要与亚叶酸钙(CF)、氟尿嘧啶联合,近年来也有与吉西他滨联合应用。所用本品剂量同上,和氟尿嘧啶滴注不能应用同一输液瓶,最好间隔 1 小时。

【制剂与规格】奥沙利铂注射液:20 ml∶40 mg。

奥沙利铂葡萄糖注射液:100 ml∶奥沙利铂 50 mg 与葡萄糖 5 g。

注射用奥沙利铂:(1)50 mg;(2)100 mg。

氮甲(甲酰溶肉瘤素)[医保(乙)]

Formylmerphalan

【适应证】本品对睾丸精原细胞瘤的疗效最好,近期有效率为 96%,对多发性骨髓瘤的疗效较好,恶性淋巴瘤也比较有效。

【药理】(1)药效学　①实验表明,在 12 种动物移植性肿瘤中,本品对 9 种有明显的抑制作用,其中对大鼠吉田肉瘤的腹水型、实体型以及对瓦克癌肉瘤$_{256}$的作用最为明显,对小鼠网状细胞肉瘤 L_2、腹水瘤 L_1、Kreb 癌及小鼠白血病 L_{615} 也有明显疗效,对 Ehrich 实体癌及梭形细胞肉瘤 B_{22} 有抑制作用;组织培养实验证明,本品能抑制 HeLa 细胞的繁殖和分裂,使染色体发生畸变;②本品口服给药对吉田腹水肉瘤的化疗指数比溶肉瘤素高 1 倍多,而且在等剂量下,对动物骨髓及小肠上皮的损害也较溶肉瘤素轻;③本品除能发挥氮芥的烷化作用外,还能抑制 DNA 的合成。

(2)药动学　口服吸收迅速,1 小时后血药浓度达最高峰。吸收后分布于各组织脏器中,以肾含量最高,肝、脾、肺、血液次之。

【不良反应】毒性反应中以胃肠道反应最多,但通常程度很轻,维持时间也短,不影响治疗。对骨髓的抑制也较其他细胞毒药轻和缓和,虽然对白细胞的影响较突出,但治疗后将近半数患者白细胞仍在正常范围。一般白细胞下降多在治疗开始后 2~3 周出现,大约较开始出现疗效的时间晚 1 周左右,故本品的有效剂量与中毒剂量似有一定距离。大多数白细胞下降的病例在停药后 2~4 周左右即可恢复,此药对血小板的影响比白细胞为轻。其他反应有乏力、头晕及脱发等,对肝、肾功能则无明显影响。

【禁忌证】妊娠期妇女禁用。

【注意事项】(1)下列情况慎用:骨髓抑制、严重感染、肿瘤细胞浸润骨髓、以前曾接受过化疗或放射治疗。

(2)用药期间应定期随访检查白细胞计数及分类,测定血清尿酸水平。

(3)应用本品应停止哺乳。

【给药说明】(1)用药期间如白细胞下降速度较快,则应暂停用药或减少剂量。

(2)为了减少胃肠道反应,可与 1 g 碳酸氢钠同服。

【用法与用量】 成人　按体重一日 3～4 mg/kg，加碳酸氢钠 1 g 同服，睡前 1 次或分 3 次口服，总剂量为 5～7 g。

【儿科用法与用量】 按体重一日 3～4 mg/kg，睡前 1 次或分 3 次口服。

【制剂与规格】 氮甲片：50 mg。

白消安(马利兰)[药典(二)；医保(甲、乙)]

Busulfan

【适应证】 主要用于慢性粒细胞白血病的慢性期，亦可用于治疗原发性血小板增多症、真性红细胞增多症等慢性骨髓增殖性疾病。

【药理】 (1)药效学　属双甲基磺酸酯类的双功能烷化剂，是细胞周期非特异性药物。进入人体内，其磺酸酯基团的环状结构打开后，通过与细胞核中 DNA 内的鸟嘌呤起烷化作用而破坏 DNA 的结构与功能。以^{14}C标记白消安的研究表明，当本品与 DNA 相互作用时，形成 7-(4′-羟丁基)鸟嘌呤和 1′，4′-二(7-鸟嘌呤基)丁烷，而其主要的反应有可能发生在螺旋链内而不在连接鸟嘌呤残基的链间。本品的细胞毒作用，几乎完全表现为对造血功能的抑制，主要表现为对粒细胞生成的明显抑制作用，其次为对血小板及红细胞系列的一定抑制作用，但对淋巴细胞的抑制作用很弱。因此，对治疗慢性粒细胞白血病疗效较为显著，缓解率可达 85%～90%，但本品对该病的急变期或急性粒细胞性白血病均无效。

(2)药动学　易经胃肠道吸收，口服吸收良好。吸收后很快自血浆消失，反复给药则逐渐在体内累积。在体内水解为 4-甲磺基氧丁醇，然后经环化作用变为 4-羟呋喃等中间产物。主要代谢在肝内进行。半衰期为 2～3 小时。主要经肾脏以代谢产物形式排出。以^{35}S 标记，白消安全部以甲烷磺酸形式的代谢产物形式排出，以^{14}C 或^{3}H 标记，则主要以 1，1-二氧-3-羟基四氢噻吩的形式由尿中排出。

【不良反应】 不良反应与剂量、疗程有关。

(1)常见的为造血系统不良反应，可致粒细胞缺乏、血小板减少，长期用药可产生骨髓抑制，并发药物性再生障碍性贫血，严重者需及时停药。

(2)长期用药或用药量过大可出现肺纤维化、皮肤色素沉着、高尿酸血症及性功能减退、男性乳房女性化、睾丸萎缩、女性月经不调等。

(3)白内障、多形性红斑、结节性多动脉炎为罕见的不良反应。

【禁忌证】 妊娠期妇女禁用。美国 FDA 妊娠期药物安全性分级为口服给药 D。

【注意事项】 (1)应用本品时应中止哺乳。

(2)对诊断的干扰：白血病时有大量白血病细胞被破坏，在服本品时则破坏更多，血液及尿中尿酸浓度可明显增高，严重者可产生尿酸性肾结石。

(3)下列情况慎用：骨髓有抑制现象、痛风病史、感染、尿酸性肾结石病史、以往曾接受过细胞毒药物或放射治疗。

(4)于开始治疗前及疗程中要每周 1～2 次定期密切随访血象与肝、肾功能的动态变化，以便及时调整药物剂量。应定期检查肾功能(血尿素氮、内生肌酐清除率)、肝功能(血清胆红素、ALT)及测定血清尿酸量。

【药物相互作用】 由于服用本品可增加血及尿中的尿酸量，因此对原合并痛风或服本品后血尿酸增加的患者，可服适量的抗痛风药物。如患者在服本品的同时或曾于短期内用过其他抑制骨髓的药物或放射治疗，则会增加总的作用，因而可根据病情酌减剂量。

【给药说明】 (1)服用本品时，需根据患者对药物的反应、骨髓抑制的程度、个体的差异而调节剂量。

(2)要告诫患者多摄入液体，并使尿碱化，或口服别嘌醇，以防止高尿酸血症及尿酸性肾病的产生。

(3)发现粒细胞或血小板数大幅度下降时，应立即停止服药或减少用药剂量，以防止骨髓产生不可逆性抑制。

(4)近期内曾接受全疗程的放射治疗或足量的其他化疗药物者暂不宜选用本品。

【用法与用量】 成人　①慢性粒细胞白血病，总量按体表面积一日 4～6 mg/m^2，直至白细胞计数下降至 15×10^9/L 以下停药。如服药 3 周，白细胞计数仍不见下降，可适当增加剂量。对缓解期短于 3 个月的患者，可给维持量一周 2 次，一次 2 mg 以维持白细胞计数在 10×10^9/L 左右。②真性红细胞增多症，一日 4～6 mg，分次口服，以后根据血常规、病情及疗效调整剂量。

【儿科用法与用量】 口服　一日 1.8～4.6 mg/m^2，分 3 次服。

【儿科注意事项】 长期使用可发生骨髓抑制、肺纤维化。

【制剂与规格】 白消安片：(1)0.5 mg；(2)2 mg。

塞替派[药典(二)；医保(甲)]

Thiotepa

【适应证】 主要用于乳腺癌、卵巢癌、癌性体腔积液的腔内注射以及膀胱癌的局部灌注等，也可用于原发性肝癌、子宫颈癌、胃肠道癌和黑色素瘤等。

【药理】 (1)药效学　本品为细胞周期非特异性药物，在生理条件下，形成不稳定的亚乙基亚胺基，具有较强的细胞毒作用。本品干扰 DNA 和 RNA 的功能，也能与 DNA 发生交叉连接。

(2)药动学　注射后广泛分布在各组织内。主要通过肾脏排泄。

【不良反应】 (1)骨髓抑制　是最常见的剂量限制毒性，多在用药后 1～6 周发生，停药后大多可恢复。有些病例在疗程结束时开始下降，少数病例抑制时间较长。

(2)其他　可有食欲缺乏、恶心及呕吐等，个别有发热及皮疹。

【禁忌证】 对本药过敏者，有严重肝肾功能损害，严重骨髓抑制者。

【注意事项】 (1)妊娠初期的 3 个月应避免使用此药，因其有致突变或致畸胎作用，可增加胎儿死亡及先天性畸形。

(2)下列情况应慎用或减量使用　骨髓抑制、肝功能损害、感染、肾功能损害、肿瘤细胞浸润骨髓、有泌尿系结石或痛风病史。

(3)用药期间每周都要定期检查外周血象，白细胞与血小板及肝、肾功能。停药后 3 周内应继续进行相应检查，以防止出现持续的严重骨髓抑制。

(4)肝肾功能较差时，本品应用较低的剂量。

(5)在白血病、淋巴瘤患者中为防止尿酸性肾病或高尿酸血症，可给予大量补液或别嘌呤醇。

(6)尽量减少与其他烷化剂联合使用，或同时接受放射治疗。

【给药说明】 (1)肝、肾功能不全时，本品应用较低的剂量。

(2)在白血病、淋巴瘤患者中为防止尿酸性肾病或高尿酸血症，可给予大量补液、碱化尿液及(或)给予别嘌醇。

【用法与用量】 (1)肌内注射或静脉注射　一次 10 mg，或按体重一次 0.2 mg/kg，用氯化钠注射液溶解，一日 1 次，连续 5 次后改为一周 3 次，一疗程总量 300 mg，如血象良好，在第一疗程结束后 1.5～2 个月可重复疗程。

(2)动脉注射　一次 10～20 mg，一日 1 次，总量 200～300 mg。

(3)胸腹腔注射或心包腔内注射　一次 10～30 mg，一周 1～2 次。

(4)膀胱腔内灌注　每次排空尿液后将导尿管插入膀胱腔内，再自导尿管内注入，一次 50～100 mg(溶于 50～100 ml 氯化钠注射液中)，一周 1～2 次，10 次为一疗程。

【制剂与规格】 塞替派注射液：1 ml：10 mg。

注射用塞替派：(1)5 mg；(2)10 mg。

六甲蜜胺(六甲三聚氰胺)[药典(二)；医保(乙)]

Altretamine(Hexamethylmelamine)

【适应证】 主要治疗卵巢癌，也可用于治疗支气管肺癌、乳腺癌和恶性淋巴瘤等。

【药理】 (1)药效学　本品抗肿瘤作用机制仍不清楚，化学结构与烷化剂三乙烯三聚氰胺(TEM)相似，但作用方式不同，与烷化剂无交叉抗药性，类似抗代谢类药物作用，抑制 DNA、RNA 和蛋白质合成。

(2)药动学　本品因高度脂溶性，口服给药后吸收快，1～3 小时血药浓度达高峰，血浆半衰期 2.9～10.2 小时，生物利用度个体差异大，脑脊液中浓度是血浆浓度的 6%。在肝脏微粒体混合功能氧化酶作用下迅速去甲基化，形成一类 *N*-去甲基代谢物，主要经尿排出，24 小时内尿中排出 61%，72 小时内排出 89%。尿中无原形药存在。代谢物更易进入脑脊液中，这可能与神经毒性有关。

【不良反应】 骨髓抑制较轻，包括白细胞减少和血小板减少，见于给药后 3～4 周，停药后 1 周内可恢复。胃肠道和神经系统毒性与剂量有关，前者主要表现为畏食、恶心、腹泻和腹痛，后者主要表现为感觉异常、肌无力、共济失调、静止性震颤、反射亢进、焦虑不安、幻觉、抑郁症、锥体外系症状和癫痫，以上不良反应是可逆的，停药后可恢复。

【禁忌证】 妊娠期妇女禁用。美国 FDA 妊娠期药物安全性分级为口服给药 D。

【注意事项】 (1)本品有刺激性，避免与皮肤和黏膜直接接触。

(2)用药期间定期检查白细胞、血小板计数。

(3)用药期间注意肝脏损害，肝脏病患者慎用。

(4)餐后或睡前服用可减轻胃肠道反应。

(5)应用本品期间应中止哺乳。

【药物相互作用】 (1)因有骨髓抑制作用，与其他细胞毒药物联合应用需减量。

(2)本品与抗抑郁药联合应用，可产生直立性低血压。

(3)与甲氧氯普胺合用可产生肌张力障碍,应慎用。

(4)本品与维生素 B_6 同时使用,可能减轻周围神经毒性。

【给药说明】 目前常与其他细胞毒药物例如环磷酰胺、多柔比星和顺铂等联合应用治疗晚期卵巢癌,剂量减少。

【用法与用量】 (1)单药治疗 口服 按体重一日 4～12 mg/kg,或按体表面积一日 150～300 mg/m²,分 3～4 次服,连续 14～21 日为一疗程,间隔 2～3 周开始下一疗程。

(2)联合化疗 口服 按体表面积一日 100～200 mg/m²,连续 14 日为一疗程。

【制剂与规格】 六甲蜜胺片:(1)50 mg;(2)100 mg。

六甲蜜胺胶囊:(1)50 mg;(2)100 mg。

阿柔比星

Aclarubicin

【适应证】 用于急性白血病(淋巴细胞性和粒细胞性)、恶性淋巴瘤,也可适用于其他实体恶性肿瘤。

【药理】 (1)药效学 本品是一种新蒽环类抗肿瘤抗生素,对各种移植性动物肿瘤如 L_{310}、P_{388}、Ehlrich 腹水癌、Lewis 肺癌、S_{100} 肉瘤、B_{16} 黑色素瘤和 CDF_8 及 C_3H 乳癌等均有较强的抗瘤活性。本品能抑制癌细胞的生物大分子合成,特别对 RNA 合成的抑制作用强。

(2)药动学 本品静脉注射后,能很快分布到全身组织中,以肺浓度为最高,其次为脾、胸腺、小肠、心脏;在肝、肾中以配基类代谢物为主;瘤组织中也有一定分布。虽然本品在注射后,血药浓度迅速降低,但能较久地维持在一定浓度。原形药和糖苷类代谢物在胆汁中排泄较多,在尿粪中排泄较少;配基类代谢物主要由尿、粪排泄。

【不良反应】 (1)心脏毒性 本品心脏毒性较阿霉素轻,如总剂量>1000 mg/m² 时,少数患者出现窦性心动过速,期前收缩,传导阻滞等,心电图异常可有 QT 间期延长,ST-T 段改变。停药后即可以恢复,偶有严重者出现心力衰竭。

(2)骨髓抑制 表现为白细胞、血小板减少,少数人可以出现贫血。

(3)胃肠反应 食欲缺乏、恶心、呕吐、口腔黏膜炎或腹泻等。一般停药后 1～2 天消退。

(4)其他 少数病例可见发热、皮疹、脱发、色素沉着及肝肾功能损害等。

【禁忌证】 心功能异常或有心功能不全病史的患者、对本药有严重过敏史者禁用。

【注意事项】 (1)应注意累积剂量与心脏毒性的关系。

(2)用药期间应严密监测血象、肝、肾功能和心电图变化。必要时停止用药或减少用量。

(3)本品不能作皮下或肌内注射,静脉注射时要避免药液外渗。若漏于血管外,会引起局部坏死。

(4)肝、肾疾病、骨髓功能受损或合并感染者慎用。

(5)本品有生殖毒性,妊娠期妇女使用本品前必须充分权衡利弊。哺乳期妇女在用药期间需暂停哺乳。

(6)老人由于生理性肾功能的衰退,剂量与用药间期需调整。小儿慎用。

【用法与用量】 静脉注射或静脉滴注,用氯化钠注射液或 5%葡萄糖注射液溶解。

(1)对实体瘤和恶性淋巴瘤 每次 40～50 mg(0.8～1.0 mg/kg)静脉内给药,一周 2 次,第 1、2 天或 1、4 天给药。或一天 20 mg(0.4 mg/kg),给药 7 天,间隔一周后重复。

(2)对急性白血病 20 mg(0.4 mg/kg)一天 1 次,共 10～15 天,间隔 2～3 周后重复。

【制剂与规格】 注射用盐酸阿柔比星:(1)10 mg;(2)20 mg。

福莫司汀

Fotemustine

【适应证】 原发性脑内肿瘤和播散性恶性黑色素瘤(包括脑内部位)。①恶性黑色素瘤和晚期癌症。②不宜手术的原发性脑肿瘤。③多发性淋巴转移性恶性肿瘤和白血病。

【药理】 (1)药效学 本品为亚硝基脲中的抑制细胞增殖的抗肿瘤药物,具有烷基化和氨甲酰化活性,在动物模型中具有广谱抗肿瘤活性。其化学结构式含有一个丙氨酸的生物电子等配体(氨基-1-乙基磷酸),使其容易穿透细胞及透过血脑屏障。

(2)药动学 人体静脉输注后,血浆消除动力学呈单指数或双指数消除,终末半衰期短。药物分子几乎完全被代谢。血浆蛋白结合率低(25%～30%)。本品可以穿过血脑屏障,用 ^{14}C 标记后,有 50%～60%放射活性在尿中检测到(其中 30%～40%是在 24 小时检测到的),在尿中未检测到代谢物。约 5%的放射活性在粪便中检测到,不到 0.2%以 CO_2 形式排除。

本品有较好的细胞膜穿透性及组织分布,能透过血-脑屏障,在亚硝脲类药物中,其穿透力最强。

【不良反应】 (1)主要为血液学方面的影响,以血小板减少(40.3%)和白细胞减少(46.3%)为特征,发生晚,分别在应用首剂诱导治疗后4～5周和5～6周达最低点。

(2)若在本品治疗之前进行过其他化疗和/或与其他可能诱发血液毒性的药物联合应用时,可加重血液学毒性。

(3)用药后2小时内出现中度恶心和呕吐(46.7%)、中度暂时性可逆性转氨酶、碱性磷酸酶及胆红素升高(29.5%)、发热(3.3%)、注射部位静脉炎(2.9%)、腹泻(2.6%)、腹痛(1.3%)、暂时性血尿素氮升高(0.8%)、瘙痒(0.7%)、暂时性可逆性神经功能障碍(意识障碍、感觉异常、味觉缺失)(0.7%)。

【禁忌证】 (1)对本品过敏,造血功能不良和妊娠期妇女禁用。

(2)本品通常不推荐与减毒活疫苗联合使用。

【注意事项】 (1)不推荐将本品用于过去4周内接受过化疗(或6周内用过亚硝基脲类药物治疗)的患者。

(2)只有患者在血小板和/或粒细胞计数分别等于或大于 100×10^9/L 和 2×10^9/L 的情况才考虑使用本品。

(3)每次新给药前,均需进行血细胞计数,并根据血液学状态调整用药剂量。

(4)建议从诱导治疗开始和维持治疗开始之间,推荐的间隔期是8周,每两次维持治疗周期之间,间隔期是3周。

(5)建议在诱导及其后治疗期间进行肝功能检查。

(6)配制的溶液应避免接触皮肤和黏膜,以及任何药物溶液吸收的可能性,建议配制溶液时戴口罩和保护手套,如果意外溅出,用水彻底冲洗。

【药物相互作用】 (1)本品与大剂量的达卡巴嗪(400～800 mg/m^2)合用出现肺部毒性表现(成人呼吸窘迫综合征)。

(2)与所有细胞毒药物有相同的相互作用。

(3)与阿霉素、柔红霉素、卡铂、顺铂、卡莫司汀、长春新碱、长春碱、博来霉素、甲氨蝶呤合用时,由于细胞增殖抑制剂导致苯妥英在消化道吸收的减少,从而诱发惊厥的发作。可短时间与抗惊厥的苯二氮䓬类药合用。

(4)黄热病疫苗引致广泛致命的疫苗疾病的危险。

(5)本药与环孢菌素,阿霉素、依托泊苷合用可能有过度的免疫抑制,导致淋巴组织增生的危险性。

(6)本药与免疫抑制剂(由环孢菌素外推法得出)合用可造成过度的免疫抑制,导致淋巴细胞增生的危险性。

【用法与用量】 静脉滴注 (1)在使用前立即配制溶液。溶液一经配制,必须在避光条件下给予;静脉滴注控制在1小时以上。

(1)诱导治疗 每次福莫司汀100 mg/m^2,连续用药3次,各间隔1周,然后治疗休息4～5周。

(2)维持治疗 每次福莫司汀100 mg/m^2,每3周用药1次。

(3)联合化疗 诱导治疗的第3次用药必须免去,每次剂量仍保持100 mg/m^2 体表面积。

【制剂与规格】 注射用福莫司汀:208 mg。

氯氧喹

Chloroxoquinoline

【适应证】 用于乳腺癌、肺癌、肝癌、白血病、直肠癌、结肠癌、膀胱癌、胃癌、肾癌、胰腺癌、骨肉瘤、恶性淋巴瘤、脑肿瘤等的治疗。

【药理】 (1)药效学 动物实验显示,本品对小鼠肉瘤 S_{180} 和艾氏癌腹水型有一定的抑制作用,其作用机制可能与抑制肿瘤细胞DNA合成有关。

(2)药动学 健康志愿者的药代动力学符合口服给药二室开放模型。胃肠道吸收快,1.25小时血药浓度达峰值;分布较快 $t_{1/2\alpha}$ 为(2.094±0.958)小时,消除半衰期 $t_{1/2\beta}$ 为(20.283±1.491)小时。鼻咽癌患者药代动力学结果符合一级吸收、二室开放模型。1.6小时血药浓度达峰值,$t_{1/2\alpha}$ 为(1.91±0.07)小时,$t_{1/2\beta}$ 为(16.93±1.29)小时。

【不良反应】 胃肠道反应为胃部不适,食欲缺乏、恶心、呕吐等。血液系统反应为白细胞减小,血红蛋白减少。

【禁忌证】 对本药过敏者。

【注意事项】 对肝病和肾病患者,要定期检查血象、肝功、肾功能。

【药物相互作用】 与中枢抑制药合用时,后者剂量应酌减。本品具有肝药酶诱导作用。

【用法与用量】 口服 每次400 mg,每日3次;或以体重计每日20～30 mg/kg,分3次服。连服4周为一疗程。

【制剂与规格】 氯氧喹胶囊:0.2 g。

奈达铂

Nedaplatin

【适应证】 小细胞肺癌,非小细胞肺癌,食管癌、头颈部癌等实体瘤。

【药理】 (1)药效学　本品为顺铂类似物，以与顺铂相同的方式与 DNA 结合，并抑制 DNA 复制，从而产生抗肿瘤活性。另外，已经证实本品在与 DNA 反应时，所结合的碱基位点与顺铂相同。

(2)药动学　静脉滴注本品 80 mg/m² 或 100 mg/m² 后，用原子吸收光谱分析法直接测定总铂的方法研究本品的体内动态，结果显示，奈达铂单次静脉滴注后，血浆中铂浓度呈双相性减少，$t_{1/2\alpha}$约为 0.1～1 小时，$t_{1/2\beta}$约为 2～13 小时，AUC 随给药量增大而增大。

本品在血浆内主要以游离形式存在，动物试验可见本品在肾脏及膀胱分布较多，组织浓度高于血浆浓度。本品的排泄以尿排泄为主，24 小时尿中铂的回收率在 40%～69%之间。

【不良反应】 (1)主要不良反应为骨髓抑制，表现为白细胞、血小板、血红蛋白减少。

(2)较常见的不良反应包括恶心、呕吐、食欲不振等消化道症状以及肝肾功能异常、耳神经毒性、脱发等。

(3)其他不良反应虽发生率较低，但应引起关注。

【禁忌证】 (1)有明显骨髓抑制及严重肝、肾功能不全者。

(2)对其他铂制剂或右旋糖酐过敏者。

(3)妊娠期妇女、可能妊娠及有严重并发症的患者。

【注意事项】 (1)对恶心、呕吐、食欲缺乏等消化道不良反应应注意观察，并进行适当的处理。

(2)合用其他抗恶性肿瘤药物氮芥类、代谢拮抗类、生物碱、抗生素等及放疗可能使骨髓抑制加重。

(3)本品配制时，不可与其他抗肿瘤药混合滴注，也不宜使用氨基酸输液、pH 5 以下的酸性输液如电解质补液，5%葡萄糖输液或葡萄糖氯化钠输液等。

(4)本品忌与含铝器皿接触。本品在存放及滴注时应避免直接日光照射。

【药物相互作用】 (1)本品与其他抗肿瘤药如烷化剂、抗代谢药、抗肿瘤抗生素等及放疗并用时，骨髓抑制作用可能增强。

(2)与氨基糖苷类抗生素及盐酸万古霉素合用时，对肾功能和听觉器官的损害可能增加。

【用法与用量】 临用前，用 0.9%的氯化钠注射液溶解后，再稀释至 500 ml，静脉滴注，滴注时间不应少于 1 小时。

每次给药 80～100 mg/m²，每疗程给药一次，间隔 3～4 周。

【制剂与规格】 注射用奈达铂：10 mg。

替莫唑胺

Temozolomide

【适应证】 胶质瘤，胶质母细胞瘤，星形细胞瘤。

【药理】 (1)药效学　本品为咪唑并四嗪类具有抗肿瘤活性的烷化剂。在体循环生理 pH 状态下，迅速转化为活性产物 MTIC(3-甲基-(三嗪-1-)咪唑-4-甲酰胺)。MTIC 的细胞毒作用主要表现为 DNA 分子上鸟嘌呤第 6 位氧原子上的烷基化以及第 7 位氮原子的烷基化。通过甲基化加成物的错配修复，发挥细胞毒作用。

(2)药动学　临床前数据提示本品能迅速通过血-脑屏障，进入脑脊液。成年患者口服本品后，被迅速吸收，最早在服药后 20 分钟就可达到血药峰浓度(平均时间为 0.5～1.5 小时)。血浆清除率、分布容积和半衰期都与剂量无关。本品的蛋白结合率低(10%～20%)，因此估计不会与蛋白结合率高的药物发生相互作用。口服 ^{14}C-本品后 7 天内粪便内排泄的 ^{14}C 为 0.8%，表明药物是完全吸收的。口服后，24 小时尿内的原形药占剂量的 5%～10%左右，其余是以 AIC(4-氨基-5-咪唑-盐酸羧酰胺)形式或其他极性代谢物排泄到尿中。

本品药代动力学的群体分析表明本品血浆清除率与年龄、肾功能或吸烟无关。

儿科患者的 AUC 比成人患者高，但是儿童和成人每周期的最大耐受剂量(MTD)都是 1000 mg/m²。

【不良反应】 (1)主要的不良反应包括恶心、呕吐、倦怠和血液学反应。恶心、呕吐、头痛和倦怠的发生频率最高。这些不良反应通常为 NCI 通用毒性标准(NCI common toxicity criteria，CTC)1 或 2 级(轻至中度)，且为自限性，用止吐药即可控制恶心和呕吐。重度恶心和呕吐(CTC 3 或 4 级)的发病率分别为 10%和 6%。

(2)骨髓抑制(血小板减少症和中性粒细胞减少症)为剂量限制性不良反应。通常在治疗的第 1 个周期发生，不累积。

【禁忌证】 (1)对本品及辅料过敏者禁用。

(2)由于替莫唑胺与达卡巴嗪均代谢为 MTIC，对达卡巴嗪过敏者禁用。

(3)对本药或达卡巴嗪过敏、严重骨髓抑制的患者、妊娠期妇女禁用。

【注意事项】 (1)对于接受 42～49 天合并治疗者需要预防卡氏肺囊虫性肺炎发生。严重肝功能异常或肾功能异常者慎用。本药不应用于哺乳期妇女。

(2)对重度肝肾功能不全的患者和 70 岁以上患者给药时，应谨慎。

(3)不得咀嚼和打开胶囊。如果无意间打开或破坏了胶囊，须对胶囊内容物万分小心，避免吸入或与皮肤、黏膜接触。应避免让儿童和宠物接近本品。

【药物相互作用】 (1)服用雷尼替丁不改变替莫唑胺及 MTIC 的 C_{max} 及 AUC；

(2)服用丙戊酸可使替莫唑胺清除率降低 5%；

【给药说明】 如果治疗周期内，第 22 天与第 29 天下一周期的第一天测得的绝对中性粒细胞数 ANC≥1.5×10^9/L，血小板数为≥100×10^9/L 时，下一周期剂量为按体表面积口服一次 200 mg/m²，一日 1 次，在 28 天的治疗周期内连续服用 5 天。在治疗期间，第 22 天首次给药后的 21 天或其后 48 小时内检测患者的全血细胞数，之后每星期测定一次，直到测得的绝对中性粒细胞数 ANC≥1.5×10^9/L，血小板数≥100×10^9/L 时，再进行下一周期的治疗。在任意治疗周期内，如果测得的绝对中性粒细胞数 ANC1.0×10^9/L 或者血小板数 50×10^9/L时，下一周期的剂量将减少 50 mg/m²，但不得低于最低推荐剂量 100 mg/m²。

【用法与用量】 口服　本药每一疗程 28 天，最初剂量为按体表面积一次 150 mg/m²，一日 1 次，在 28 天为一治疗周期内连续服用 5 天。

【制剂与规格】 替莫唑胺胶囊：(1)5 mg；(2)20 mg；(3)50 mg；(4)100 mg。

二、影响核酸合成的药物

这类药物在不同环节阻止核酸代谢，抑制细胞分裂、增殖，属于抗代谢药物，如二氢叶酸还原酶抑制药；胸苷酸合成酶抑制药；嘌呤核苷酸互变抑制药；DNA 聚合酶抑制药。

盐酸阿糖胞苷[药典(二)；医保(甲)]
Cytarabine Hydrochloride

【适应证】 用于急性淋巴细胞及非淋巴细胞白血病的诱导缓解期及维持巩固期，慢性粒细胞白血病的急变期。本品亦适用于恶性淋巴瘤。

【药理】 (1)药效学　本品为主要作用于细胞 S 增殖时相的嘧啶类抗代谢药物，通过抑制细胞 DNA 的合成，干扰细胞的增殖；对单纯疱疹病毒、牛痘病毒的繁殖及免疫反应亦均有抑制作用。阿糖胞苷进入人体后经激酶磷酸化后转为阿糖胞苷三磷酸及阿糖胞苷二磷酸，前者能强有力地抑制 DNA 聚合酶的合成，后者能抑制二磷酸胞苷转变为二磷酸脱氧胞苷，从而抑制细胞 DNA 聚合及合成。适当浓度的阿糖胞苷在体外能导致人急性髓性白血病 HL-60 细胞等出现凋亡现象及其 DNA 修复酶的降解。本品为细胞周期特异性药物，对处于 S 增殖期细胞的作用最为敏感，对抑制 RNA 及蛋白质合成的作用则十分轻微。

(2)药动学　口服吸收量少，又极易被胃肠道黏膜及肝脏的胞嘧啶脱氨酶的脱氨作用而失去活性，故不宜口服。可经静脉、皮下、肌内或鞘内注射而吸收。静脉注射后能广泛分布于体液、组织及细胞内，静脉滴注后约有中等量的药物可透入血-脑屏障，其浓度约为血浆浓度的 40%。本品在肝、肾等组织内代谢，在血及组织中很容易被胞嘧啶脱氨酶迅速脱氨而形成无活性的尿嘧啶阿拉伯糖苷。在脑脊液内，由于脱氨酶含量较低，故其脱氨作用较缓慢。静脉给药时，分布相半衰期($t_{1/2\alpha}$)为 10～15 分钟，消除相半衰期($t_{1/2\beta}$)2～2.5 小时；鞘内给药时，半衰期可延至 11 小时。在 24 小时内约 10%以阿糖胞苷，90%以尿嘧啶阿糖胞苷为主的无活性物质形式从肾脏排泄。

【不良反应】 (1)造血系统　白细胞及血小板减少，严重者可发生再生障碍性贫血。

(2)白血病、淋巴瘤患者　治疗初期可发生高尿酸血症，严重者可发生尿酸性肾病。

(3)较少见的有口腔炎、食管炎、肝功能损害、血栓性静脉炎。阿糖胞苷综合征多出现于用药后 6～12 小时，有骨痛或肌痛、咽痛、发热、全身不适、皮疹、眼睛发红等表现。

(4)采用中剂量或大剂量的本品治疗时，部分患者可能发生严重的胃肠道及神经系统不良反应，如胃肠道溃疡、胃肠囊样积气、坏死性结肠炎、腹膜炎、周围神经病变、大脑或小脑功能障碍如性格改变、肌张力减退、癫痫、嗜睡、昏迷、定向力障碍、眼球震颤、语音失调、步态不稳；其他尚可发生出血性结膜炎、皮疹、脱发、脱皮、严重心肌病、肺脓肿、毒血症等。如出现上述各项严重的不良反应，应立即停用本品，并即采用各种有效措施治疗。部分患者给肾上腺皮质激素可能减轻中剂量或大剂量阿糖胞苷的不良反应。

【禁忌证】 本品有增加胎儿死亡及先天性畸形的危险，故应避免在妊娠初期的 3 个月内使用。美国 FDA 妊娠期药物安全性分级为肠道外给药 D。

【注意事项】 (1)哺乳期妇女慎用。

(2)由于老年患者对化疗药物的耐受性差，用药需减量，并注意根据体征等及时调整剂量。

(3)对诊断的干扰：使用本品时可引起血清 ALT、血及尿中尿酸量的增高。

(4)下列情况慎用：骨髓抑制，白细胞及血小板显著降低，肝、肾功能不全，有胆道疾患，有痛风病史，尿酸盐肾结石病史，近期接受过细胞毒药物治疗或放射治疗。

(5)用药期间应定期检查：血细胞和血小板计数以及肝、肾功能。

【给药说明】 (1)使用本品时，应适当增加患者液体的摄入量，使尿液保持碱性，必要时可同用别嘌醇，以防止血清尿酸增高及尿酸性肾病的形成。

(2)本品快速静脉注射虽引起的恶心、呕吐反应较严重，但对骨髓的抑制较轻，患者亦更能耐受较大的剂量。

【用法与用量】 (1)成人　①诱导缓解：静脉注射，按体重一日 2 mg/kg，连用 10 日，如无明显不良反应，剂量可增大至按体重一日 4 mg/kg；静脉滴注按体重一日 0.5～1 mg/kg，持续 1～24 小时，连用 10 日，如无明显不良反应，剂量可增大至按体重一日 2 mg/kg。②维持巩固：完全缓解后改用继续治疗量，皮下注射，按体重一次 1 mg/kg，一日 1～2 次。

(2)中、大剂量阿糖胞苷方案　静脉滴注　①中剂量：按体表面积一次 0.5～1.0 g/m^2，一般静脉滴注 1～3 小时，每 12 小时 1 次，以 2～6 日为一疗程。②大剂量：按体表面积一次 1～3 g/m^2，静脉滴注 1～3 小时，每 12 小时 1 次，以2～6 日为一疗程。由于阿糖胞苷的不良反应随剂量增大而加重，有时反而限止了其疗效，故现多偏向用中剂量方案。中或大剂量阿糖胞苷主要用于治疗难治性或复发性急性白血病，亦可用于急性白血病的缓解后，试以延长其缓解期。

(3)小剂量阿糖胞苷方案　皮下注射　按体表面积一次 10 mg/m^2，皮下注射，每 12 小时 1 次，以 14～21 日为一疗程，如不缓解而患者情况允许，可于 2～3 周重复一疗程。本方案主要用于治疗原始细胞增多或转化型原始细胞增多的骨髓增生异常综合征患者，亦可治疗低增生性急性白血病、老年性急性非淋巴细胞白血病等。

(4)鞘内注射　本品为鞘内注射防治脑膜白血病的第二线药物，剂量为一次 10～25 mg，加地塞米松 5 mg 鞘内注射，一周 2 次，共约 5 次，如为预防性则每 4～8 周 1 次，中枢神经系统已有病变者，则应加用放射治疗。

【儿科用法与用量】 皮下注射或静脉注射　一日 75～200 mg/m^2，5～7 日，可用至 10 日。

鞘内注射　25～30 mg/m^2。

静脉滴注　大剂量 1～3 g/m^2，12 小时 1 次，2～3 日为一疗程。

【儿科注意事项】 胃肠道反应、骨髓抑制及脱发、皮疹，肝肾功能损害。

【制剂与规格】 注射用盐酸阿糖胞苷：(1)50 mg；(2)100 mg。

盐酸吉西他滨[医保(乙)]

Gemcitabine Hydrochloride

【适应证】 主要用于非小细胞肺癌和胰腺癌，也用于膀胱癌、乳腺癌、卵巢癌、小细胞肺癌。

【药理】 (1)药效学　本品为脱氧胞嘧啶核苷的类似物，其化学结构与阿糖胞苷相似，为核苷酸还原酶抑制剂。在细胞内通过脱氧胞嘧啶核苷激酶磷酸化，转化成具有活性的二磷酸核苷(dFdCDP)及三磷酸核苷(dFdCTP)，发挥抗肿瘤作用。dFdCDP 抑制核苷酸还原酶，致使细胞内合成 DNA 所需的三磷酸脱氧核苷(dCTP)产生减少，同时 dFdCDP 还与 dCTP 竞争结合 DNA，从而抑制 DNA 合成。结合了 dFdCTP 的 DNA 链延长受阻，引起细胞程序化死亡，即凋亡。本品为细胞周期特异性药，作用于 S 期，可阻止 G_1期向 S 期转化。

(2)药动学　本品在体内与血浆蛋白结合极少，半衰期 32～94 分钟，药物分布容积与性别有关。总清除率为 30～90 L/(h・m^2)，受年龄和性别影响。药物在体内代谢为无活性的双氟脱氧尿苷(dFdU)，99%经尿排泄，原药的排泄不足 10%。

【不良反应】 (1)骨髓抑制　为剂量限制性毒性。主要为血小板减少，多为Ⅰ～Ⅱ度，重度(Ⅲ～Ⅳ度)占 9%。Ⅲ、Ⅳ度粒细胞减少及贫血发生率分别为 25%、11%。

(2)胃肠反应　多为轻度(88%)，严重(Ⅲ、Ⅳ度)仅 12%。

(3)肝功能损害　一过性 ALT 升高(50%)，可自行恢复，胆红素升高少见。

(4)肾功能损害　常见轻度蛋白尿及血尿，偶见类似溶血性尿毒症综合征临床表现。

(5)皮肤毒性　躯干、四肢斑疹及斑丘疹(21%)，通常为短期，一过性，必要时可服激素或抗组胺药。脱发罕见。

(6)其他　流感样综合征(22%)、呼吸困难(18%)，极少数出现成人呼吸窘迫综合征(ARDS)、过敏反应(5%)、周围性或面部水肿(35%)、乏力(32%)、嗜睡(11%)。

【禁忌证】 妊娠期妇女及哺乳期妇女禁用。美国 FDA 妊娠期药物安全性分级为肠道外给药 D。

【注意事项】 (1)用药期间应定期检查肝、肾、骨髓功能，当证实有骨髓抑制时，应暂停化疗或调整方案。

患者在用药期间必须禁止驾驶和操纵机器。

(2)高龄患者不需特别调整剂量。

(3)肝功能失代偿或肾功能损害者,应慎用。

【药物相互作用】 与其他抗肿瘤药物进行联合化疗或序贯化疗时,应考虑对骨髓抑制作用的蓄积。

【给药说明】 (1)要求用不含防腐剂的氯化钠注射液溶解本品,1000 mg 用氯化钠注射液 25 ml,200 mg 用氯化钠注射液 5 ml 溶解。本品配制的最大浓度为 40 mg/ml,超过该浓度可能不完全溶解。

(2)与放疗联用,有可能引起严重的肺或食管病变。

【用法与用量】 (1)非小细胞肺癌及其他肿瘤　按体表面积一次 800～1000 mg/m^2 溶于氯化钠注射液 250 ml,静脉滴注 30 分钟,一周 1 次,连用 2 周休息 1 周(3 周方案),或连用 3 周休息 1 周(4 周方案)。

(2)胰腺癌　按体表面积一次 800～1000 mg/m^2,溶于氯化钠注射液 250 ml,静脉滴注 30 分钟,一周 1 次,连用 7 周休息 1 周,以后一周 1 次,连用 3 周休息 1 周或用 4 周方案。

【制剂与规格】 注射用盐酸吉西他滨:(1)200 mg;(2)1000 mg。

卡培他滨[医保(乙)]

Capecitabine

【适应证】 主要用于晚期乳腺癌和结、直肠癌。

【药理】 (1)药效学　本品为氟尿嘧啶(5-FU)的前体物。口服后吸收迅速,并能以原形经肠黏膜进入肝脏。在肝脏经羧基酯酶转化为无活性中间体 5′-脱氧-5-氟胞苷,接着在肝脏和肿瘤组织胞苷脱氨酶的作用下,产生最终中间体 5′-脱氧-5-氟尿苷。最后,在肿瘤组织中经胸苷磷酸化酶催化,将 5′-脱氧-5-氟尿苷转化为 5-FU。人体有许多组织表达胸苷磷酸化酶,一些人类肿瘤表达这种酶的浓度高于周围正常组织。单药化疗时,本品比 5-FU 静脉给药更为有效,对荷乳腺癌(5 种细胞系)与结肠癌(2 种细胞系)等 7 种无胸腺小鼠肿瘤模型的肿瘤生长抑制率>50%,相比之下,5-FU 仅对两种肿瘤模型的疗效超过卡培他滨。在 12 种人肿瘤移植物中,本品联合用药组均有相加作用,而 5-FU 联合用药组只有 7/12 有相加作用。另外,紫杉类药与本品联合治疗对数种移植物模型有协同作用,可以使肿瘤消退。本品对 5-FU 敏感和耐药的细胞系有抗肿瘤活性,在荷 5-FU 耐药的结肠癌$_{26}$小鼠中,给予本品一日 480 mg/kg,可使 80%动物的肿瘤完全消退,相反,应用最大耐受剂量 5-FU,未观察到肿瘤消退。

(2)药动学　于动物模型给本品后,与正常组织相比,肿瘤组织内 5-FU 浓度显著增高。在结肠癌细胞株 HCT-116 动物模型中,给予最大耐受性剂量(MTD)本品和 5-FU 后,肿瘤组织内本品和 5-FU 的 AUC 值分别为 39.4(μg·h)/ml 和 1.11(μg·h)/ml。另外,给予本品后,肿瘤组织内 5-FU 浓度显著高于血浆(127 倍)和肌肉(22 倍)内浓度。相比之下,给予 5-FU 之后,未观察到有何选择性分布。口服后,本品迅速和完全地转化为最初两种代谢物 5′-脱氧-5-氟胞苷(5′-DFCR)和 5′-脱氧-5-氟尿苷(5′-DFUR),其后浓度呈指数下降,半衰期为 0.5～1.0 小时。给药后 70%经尿排除。

【不良反应】 不良反应较轻,大多数为轻度至中度,且易于处理和可逆。

(1)腹泻(严重者需给对症治疗)、恶心、呕吐、腹痛。

(2)半数患者发生手足综合征,表现为麻木、感觉迟钝、感觉异常、麻刺感、无痛感或疼痛感。

(3)皮炎、脱发、黏膜炎、发热、乏力、嗜睡、头痛、下肢水肿、中性粒细胞减少。

【禁忌证】 对本品及其代谢产物有过敏史者禁用。

【注意事项】 (1)对于出现严重腹泻的患者应给予密切监护,若患者开始出现脱水,应立即补充液体和电解质。在适当的情况下,应及早开始使用标准止泻治疗药物(如洛哌丁胺)。必要时需降低给药剂量。

(2)本品的心脏毒性与氟尿嘧啶药物类似,包括心肌梗死、心绞痛、心律不齐、心脏停搏、心功能衰竭和心电图改变。既往有冠状动脉疾病史的患者中这些不良事件可能更常见。

(3)转移性肿瘤患者接受本品单药治疗,手足综合征出现的中位时间为 79 天(范围从 11 到 360 天),严重程度为 1 到 3 级。出现 2 或 3 级手足综合征时应暂停使用卡培他滨,直至恢复正常或严重程度降至 1 级。出现 3 级手足综合征后,再次使用卡培他滨时应减低剂量。

(4)应严密监测卡培他滨治疗的毒性反应。大多数不良反应是可逆的,虽然剂量可能需要限制或降低,但无须终止用药。

【药物相互作用】 本品与其他药物相互作用的可能性很小,这是因为本品及其代谢产物并不与血浆蛋白广泛结合,也不诱导或抑制细胞色素 P_{450}酶活性。

【给药说明】 为预防手足综合征,可同时口服维生素 B_6,一日量可达 200 mg。

【用法与用量】 口服　按体表面积一日 2500 mg/m^2,分 2 次口服,于饭后半小时用水吞服,连用 14 日,休息 7 日,21 日后重复应用。根据患者情况和不良反应调整剂量。联合用药时剂量可酌减。

【制剂与规格】 卡培他滨片：500 mg。

氟尿嘧啶[药典(二);医保(甲、乙)]

Fluorouracil(5-FU)

【适应证】 ①用于乳腺癌、消化道癌肿(包括原发性和转移性肝癌、胆道系统癌肿和胰腺癌)、卵巢癌。②为治疗恶性葡萄胎和绒毛膜上皮癌的主要化疗药物。③浆膜腔癌性积液和膀胱癌的腔内化疗。④头颈部恶性肿瘤和肝癌的动脉内插管化疗。⑤局部治疗，如瘤内注射，其软膏用于皮肤癌以及乳腺癌的胸壁转移等。⑥尚可外用治疗多种皮肤疾病(参阅第二十五章第一节)。

【药理】 (1)药效学　本品在体内先转变为5-氟-2-脱氧尿嘧啶核苷酸，后者抑制胸腺嘧啶核苷酸合成酶，阻断脱氧尿嘧啶核苷酸转变为脱氧胸腺嘧啶核苷酸，从而抑制DNA的生物合成。此外，还能掺入RNA，通过阻止尿嘧啶和乳清酸掺入RNA而达到抑制RNA合成的作用。

(2)药动学　本品主要经由肝脏分解代谢，大部分分解为二氧化碳，经呼吸道排出体外。约15%在给药1小时内经肾以原形排出体外。本品为细胞周期特异性药，主要抑制S期瘤细胞，大剂量用药能透过血-脑屏障，静脉注射后于半小时内到达脑脊液中，并可维持3小时。分布相半衰期($t_{1/2\alpha}$)为10～20分钟，消除相半衰期($t_{1/2\beta}$)为20小时。

【不良反应】 (1)食欲缺乏、恶心、呕吐，一般剂量多不严重。偶见口腔黏膜炎或溃疡、腹部不适或腹泻。常见周围血白细胞减少(大多在疗程开始后2～3周内达最低点，在3～4周内恢复正常)，罕见血小板减少。极少见咳嗽、气急或小脑共济失调等。脱发或注入药物的静脉上升性色素沉着相当多见。

(2)长期应用可导致神经系统毒性。

(3)长期动脉插管使用本品，可引起动脉栓塞或血栓形成、局部感染、脓肿形成或血栓性静脉炎等。

(4)偶见用药后心肌缺血，可出现心绞痛和心电图变化。

【禁忌证】 人类有极少数由于在妊娠初期三个月内应用本品而致先天性畸形者，并可能对胎儿产生远期影响。故在妇女妊娠初期三个月内禁用本药。

当伴发水痘或带状疱疹时禁用本品。

本品禁忌用于衰弱患者。

美国FDA妊娠期药物安全性分级为肠道外给药D，局部/皮肤外用X。

【注意事项】 (1)由于本品潜在的致突、致畸和致癌性和可能在婴儿中出现的不良反应，因此在应用本品期间不允许哺乳。

(2)除有意识地单用本品较小剂量作放射增敏剂外，一般不宜和放射治疗同用。

(3)下列情况慎用：①肝功能严重不全；②周围血白细胞计数低于3.5×10^9/L、血小板低于50×10^9/L者；③感染、出血(包括皮下和胃肠道)或发热超过38 ℃者；④明显胃肠道梗阻者；⑤失水或(和)酸碱、电解质平衡失调者。

(4)开始治疗前及疗程中应每周定期检查周围血象。

(5)静脉注射或静脉滴注处药物外溢可引起局部疼痛、坏死或蜂窝织炎，要及时处置。

【药物相互作用】 (1)本品与甲氨蝶呤合用，应先给后者，4～6小时后再给予本品，否则会减效。

(2)先给予亚叶酸钙静脉滴注，继用本品可加强本品疗效。

【给药说明】 (1)可口服、局部应用(瘤体内注射、腔内注射、外用)、静脉注射或静脉滴注，但由于本品具神经毒性，不可用作鞘内注射。

(2)口服虽能吸收，但血药浓度达峰时间较长，而体液分布和浓度不恒定，其生物利用度不如静脉给药。

(3)用本品时不宜饮酒或同用阿司匹林等非甾体类抗炎药，以减少消化道出血的可能。

(4)老年患者剂量应减少。

(5)肝、肾功能不全，特别是有骨髓抑制患者，剂量应减少。

【用法与用量】 (1)成人　①静脉滴注，一日0.5～1 g，每3～4周连用5日；或一次0.5～0.75 g，一周1次，连用2～4周后休息2周作为1个疗程。滴注速度愈慢，疗效较好而毒副反应相应较轻。②动脉插管注射，一次0.75～1 g。

(2)联合化疗　常用的有：①丝裂霉素、氟尿嘧啶和长春新碱(MFO)，用于消化道腺癌；②环磷酰胺、甲氨蝶呤和氟尿嘧啶(CMF)，用于乳腺癌；③氟尿嘧啶、多柔比星、丝裂霉素(FAM)或氟尿嘧啶、多柔比星和亚硝脲类(CCNU或甲基CCNU)，用于胃癌或胆道系统和胰腺癌。

(3)浆膜腔内注射　尽量抽尽积液后，注入500～1000 mg(溶于氯化钠注射液50～100 ml中)，也可加用丝裂霉素10 mg(置另一注射器中)和顺铂50～60 mg，然后转动体位使药物与胸、腹膜腔多方面接触，每7～10

日可重复1次，连用3～5次为一疗程。动、静脉给药可用氯化钠注射液或5%葡萄糖注射液稀释，浓度不高于50 mg/ml。

【儿科用法与用量】 静脉注射 起始量一日12 mg/kg，用4～5日；维持量减半。

【儿科注意事项】 可生成神经毒性代谢物——氟代柠檬酸而致脑瘫，故不作鞘内注射。

【制剂与规格】 氟尿嘧啶注射液：10 ml∶0.25 g。

注射用氟尿嘧啶：0.25 g。

安西他滨(环胞苷)
Ancitabine(Cyclocytidine)

【适应证】 对急性白血病、实体瘤、脑膜白血病、恶性淋巴瘤、上皮浅层型单纯疱疹病毒角膜炎等有效。

【药理】 (1)药效学 本品为细胞周期特异性药物，主要作用于S期，并对G_1期向S期及S期向G_2期转换也有作用。本品为阿糖胞苷衍生物，在体内转变为阿糖胞苷，本身可磷酸化而阻碍脱氧核糖核酸的合成，抑制细胞合成，具有抗肿瘤作用。它的特点是不直接被胞苷脱氨酶脱氨而失活，而且对其他代谢酶也较稳定。在实验抗肿瘤药中，本品治疗指数最高为50(阿糖胞苷为12，甲氨蝶呤为12，柔红霉素为83)，对多种动物肿瘤如小鼠S_{180}、艾氏腹水癌、白血病L_{165}等均有明显抑制作用。对单纯疱疹病毒也有抑制作用。

(2)药动学 本品在体内作用时间较长，在血液和脏器内停留时间亦长，口服有效。半衰期为8小时。单次静脉注射本品20 mg/m^2，于24小时内排泄95%，其中85%为原形，10%为阿糖胞苷和阿糖尿苷。

【不良反应】 (1)骨髓抑制 白细胞、血小板减少，严重者可有全血象下降。

(2)胃肠道 食欲缺乏、恶心、呕吐。

(3)本品用量过大可出现腮腺痛，冷敷局部可减轻疼痛。

(4)本品在唾液腺分布较多，出现流涎现象。

(5)偶见直立性低血压、结膜充血、鼻黏膜肿胀，个别患者出现头痛、皮疹。

(6)静脉注射部位可出现静脉炎。

(7)偶见肝功能损害。

【注意事项】 (1)用本品期间应定期检查血常规、肝功能等。

(2)偶尔可引起一过性肺部炎症变化，应注意。

【给药说明】 本品曾经广泛用于治疗急性白血病。由于能有效抑制细胞免疫功能，目前主要用于脏器移植后抑制排斥反应。

【用法与用量】 (1)口服 按体重一次4～12 mg/kg，一日1次。

(2)肌内注射 按体重一次4～12 mg/kg，一日1次。

(3)静脉滴注 按体重一次4～12 mg/kg，一日1次，溶于5%葡萄糖注射液或氯化钠注射液500 ml中，连用5～10日为一疗程。

(4)鞘内注射 脑膜白血病：每次50～100 mg，溶于氯化钠注射液2 ml。

(5)滴眼 单纯疱疹病毒角膜炎，每1～2小时滴眼1次，晚间加眼膏1次，或单用眼膏4～6次，溃疡愈合实质层浸润消失后，再减量为一日4次，维持用药2周以上。用本品期间合并用抗生素和抗真菌药，以防止细菌及真菌感染。

【制剂与规格】 安西他滨片：100 mg。

注射用盐酸安西他滨：(1)50 mg；(2)100 mg；(3)200 mg。

安西他滨滴眼液：0.05%。

安西他滨眼膏：(1)0.05%；(2)0.1%。

培美曲塞
Pemetrexed

【适应证】 与顺铂联用，用于治疗无法手术的恶性胸膜间皮瘤。

【药理】 (1)药效学 本品系一种多靶点抗叶酸代谢的抗肿瘤药物，它通过干扰细胞复制过程中叶酸依赖性的正常代谢过程，从而抑制肿瘤的生长。体外试验显示，本品可以抑制胸苷酸合成酶、二氢叶酸还原酶、甘氨酰胺核苷酸甲酰转移酶的活性，这些酶都是合成叶酸所必需的酶，参与胸腺嘧啶核苷酸和嘌呤核苷酸的生物再合成过程。

(2)药动学 本品主要经尿清除。肾功能正常的患者(肌酐清除率为90 ml/min)总清除率为91.8 ml/min，清除半衰期为3.5小时。体内药物大约81%与血浆蛋白结合。曲线下面积(AUC)和血药峰浓度随剂量等比增高。与顺铂、叶酸、维生素B_{12}联合应用时，不影响本品的药动学参数。在26～80岁之间，未发现年龄对本品代谢有影响。无儿童相关资料。药物代谢无性别差异。肝功能不全者，门冬氨酸氨基转移酶(AST)、丙氨酸氨基转移酶(ALT)升高、胆红素不影响培美曲塞的代谢。

【不良反应】 (1)主要为骨髓抑制，表现为中性粒细胞和血小板减少症、贫血。

(2)可见发热、感染、口腔炎和咽炎、皮疹、脱皮等。

(3)对怀孕妇女可能影响胎儿。

【禁忌证】 禁用于对本品或药品其他成分有严重过敏史的患者。

【注意事项】 (1)接受培美曲塞治疗同时应接受叶酸和维生素B的补充治疗可以预防或减少治疗相关的血液学或胃肠道不良反应。

(2)所有准备接受培美曲塞治疗的患者用药前需完成包括血小板计数在内的血细胞检查和血生化检查给药后需监测血细胞最低点及恢复情况临床研究时每周期的开始第8天和第15天需检查上述项目患者需在中性粒细胞≥1.5×10^9/L、血小板≥100×10^9/L肌酐清除率≥45 ml/min时才能开始培美曲塞治疗。

(3)培美曲塞只建议用0.9%的氯化钠注射液(不含防腐剂)溶解稀释培美曲塞溶液配好后应用。

(4)0.9%氯化钠注射液稀释至100 ml静脉滴注超过10分钟。

(5)配好的培美曲塞溶液置于冰箱冷藏或置于室温无须避光其物理及化学特性24小时内保持稳定。

【用法与用量】 静脉滴注 与顺铂联用。

推荐剂量:本品按体表面积一次500 mg/m^2,每21日1次,滴注时间不少于10分钟,在本品滴注结束后30分钟静脉滴注顺铂按体表面积一次75 mg/m^2,滴注时间不少于2小时。每21日重复1个周期。

接受本品治疗的患者应同时应用叶酸和维生素B_{12},可减少治疗相关的血液学毒性和胃肠道毒性。具体用量,推荐在开始用药前一日口服叶酸一次至少400 μg,并在整个治疗期间持续服用,至治疗结束后20日;在第1次静脉滴注本品前肌内注射维生素B_{12} 1000 μg,以后每9周给予维生素B_{12}一次1000 μg。

【制剂与规格】 注射用培美曲塞二钠:500 mg。

替吉奥[医保(乙)]

Tegafur, Gimeracil and Oteracil Potassium

【适应证】 用于晚期胃癌、晚期头颈部癌。

【药理】 本品为复方制剂,其主要组成成分为替加氟(FT)、吉美嘧啶(CDHP)和奥替拉西钾(Oxo),并按照1∶0.4∶1的摩尔比组成。其三种成分的作用如下:FT是5-FU的前体药物,具有优良的口服生物利用度,能在活体内转化为5-FU。CDHP通过抑制5-FU的代谢酶DPD(二氢嘧啶脱氢酶)活性从而抑制替加氟分解,增加血中5-FU的浓度。Oxo对5-FU的代谢酶具有选择性的抑制作用,在肠道中的浓度远高于肿瘤和血清中,因此在抑制5-FU在胃肠道中的磷酸化,降低其消化道毒性的同时,对5-FU的抗肿瘤作用没有明显影响。

【不良反应】 常见白细胞减少(发生率45.8%)、血红蛋白减少(37.0%)、中性粒细胞减少(44.0%)、血小板减少(10.5%)、食欲缺乏、恶心、呕吐、腹泻、色素沉淀、黏膜炎、皮疹。

【用法与用量】 口服 成人,首次应用应依照体表面积来确定用量:体表面积<1.25 m^{2}者,初始剂量40 mg;体表面积在1.25~1.5 m^2,初始剂量50 mg;体表面积>1.5 m^2,初始剂量60 mg,早饭后和晚饭后分别口服1次,一日2次,连续服用28日,停药14日,为1周期。

若服用本药后的各项临床检查值(血液检查、肝、肾功能检查)和消化系统都没有出现异常症状,在没有出现安全性问题的情况下,可缩短停药时间,但至少应停药7日。此外,临床应用时可根据患者的状况适当增减剂量,增减剂量每次依次为40 mg、50 mg、60 mg、75 mg。在没有出现安全性问题的情况下,判断可增减剂量时,从初次标准量开始逐级增加或减少,最大剂量限定为一次75 mg。最低服药量为一次40 mg。

【制剂与规格】 替吉奥胶囊 (1)每粒含替加氟20 mg、吉美嘧啶5.8 mg与奥替拉西钾19.6 mg;(2)每粒含替加氟25 mg、吉美嘧啶7.25 mg与奥替拉西钾24.5 mg。

替加氟(喃氟啶)[药典(二);医保(甲、乙)]

Tegafur(FT-207)

【适应证】 主要治疗消化道肿瘤,例如胃癌、结肠癌、直肠癌和胰腺癌,也可用于治疗乳腺癌、支气管肺癌和肝癌等。

【药理】 (1)药效学 本品为氟尿嘧啶的衍生物,在体内经肝脏活化逐渐转变为氟尿嘧啶而起抗肿瘤作用,在体内干扰、阻断DNA、RNA及蛋白质合成,是抗嘧啶类的细胞周期特异性药物,化疗指数为氟尿嘧啶的2倍,毒性仅为氟尿嘧啶的1/4~1/7。

(2)药动学 口服吸收良好,给药后2小时作用达最高峰,血浆半衰期为5小时,以较高的浓度均匀分布于肝、肾、小肠、脾和脑,以肝、肾中的浓度为最高。本品具有较高的脂溶性,可通过血-脑屏障,在脑脊液中浓度比氟尿嘧啶高。本品经肝脏代谢,主要由尿和呼吸道排出,给药后24小时内由尿中以原形排出23%,由呼吸道以CO_2形式排出55%。

【不良反应】 (1)轻度骨髓抑制,表现为白细胞和血小板减少。

(2)轻度胃肠道反应,以食欲缺乏和恶心为主,个别患者可出现呕吐、腹泻和腹痛,停药后可消失。

(3)其他反应,可见乏力、寒战、发热、头痛、眩晕、运动失调、皮肤瘙痒、色素沉着、黏膜炎及注射部位血管疼痛等。

【禁忌证】 妊娠初期3个月以内妇女禁用。

【注意事项】 (1)用药期间定期检查白细胞、血小板计数,若出现骨髓抑制,轻者对症处理,重者需减量,必要时停药。

(2)轻度胃肠道反应可不必停药,给予对症处理,严重者需减量或停药,餐后服用可减轻胃肠道反应。

(3)肝、肾功能不全的患者使用时应慎重,酌情减量。

(4)替加氟注射液若遇冷析出结晶,温热可使溶解并摇匀后使用。

【药物相互作用】 注射用替加氟呈碱性且含碳酸盐,避免与含钙、镁离子及酸性较强的药物合用。

【给药说明】 本品可单药或与其他抗肿瘤药物联合应用。

【用法与用量】 (1)口服　成人,一日0.6～1.2 g,分2～4次服用,总量20～40 g为一疗程。

(2)静脉滴注　按体重一日15～20 mg/kg或按体表面积一日1 g/m^2,总量20～40 g为一疗程。

(3)直肠用药　替加氟栓,一次0.5～1 g,一日1次,总量20～40 g为一疗程。

【制剂与规格】 替加氟片:(1)50 mg;(2)100 mg。

替加氟胶囊:(1)0.1 g;(2)0.2 g。

替加氟注射液:5 ml∶0.2 g。

注射用替加氟:0.2 g。

替加氟栓:(1)0.5 g;(2)0.75 g。

*替加氟尿嘧啶片:每片含替加氟50 mg和尿嘧啶112 mg。替加氟尿嘧啶片为复方制剂,主要用于胃癌、大肠癌、乳腺癌,也用于食管癌、头颈部癌。动物实验表明,它在相当程度上增强对于肿瘤如S_{180}、AH_{130}及U_{140}宫颈癌的抑制作用。提高疗效的原因可能是:二者配合后,抑制了5-FU在肿瘤组织中的分解,达到了相对提高5-FU在肿瘤中浓度的结果。如在给AH_{130}大鼠口服1∶4 UFT后4小时,测得肿瘤组织中5-FU浓度最高,其他正常组织如脾、肺、脑、肌肉、肾等的浓度均较低。胃癌患者服用UFT4～5小时后手术,测定血和肿瘤组织中5-FU浓度,结果显示胃癌组织中的浓度为血中的8.2倍,为正常胃壁的3.2倍,有转移的淋巴结中也高于无转移的淋巴结。用法与用量为口服,一次2～4片,一日3次,6～8周为一疗程。作放射治疗增敏剂,以2片一日3次口服,共4～6周。如与其他药物联合应用,一次2～4片,一日3次。

其余内容参阅"替加氟"。

卡莫氟[药典(二);医保(乙)]

Carmofur

【适应证】 主要用于消化道癌(食管癌,胃癌,结、直肠癌),乳腺癌亦有效。

【药理】 (1)药效学　本品为氟尿嘧啶的衍生物,口服吸收迅速,在体内缓慢释放出氟尿嘧啶,干扰或阻断DNA、RNA及蛋白质合成而发挥抗肿瘤作用。

(2)药动学　本品口服后,能在体内经多种途径代谢,逐渐释放出5-氟尿嘧啶,并能较长时间维持氟尿嘧啶于有效的血药浓度范围内,血药浓度达峰时间2～4小时,肝、肾及胃壁浓度较高,主要由尿排出。

【不良反应】 (1)血液系统　偶见白细胞、血小板减少。

(2)神经系统　偶见言语、步行及意识障碍、锥体外系反应等。

(3)消化道反应　有恶心、呕吐、腹痛、腹泻,罕见消化道溃疡。

(4)肝、肾功能异常,有时出现胸痛、心电图(ECG)异常。

(5)其他　有皮疹、发热、水肿等。

【禁忌证】 对本品过敏者禁用。

【注意事项】 (1)高龄、骨髓功能低下、肝肾功能不全、营养不良者以及妊娠期妇女慎用。

(2)服药后避免摄入酒精性饮料。

(3)用药期间定期检查白细胞、血小板,若出现骨髓抑制,应酌情减量或停药。

【用法与用量】 口服　成人,一次200 mg,一日3～4次;或按体表面积一日140 mg/m^2,分3次口服。联合化疗一次200 mg,一日3次。

【规格与制剂】 卡莫氟片:50 mg。

去氧氟尿苷[医保(乙)]

Doxifluridine(5′-DFUR)

【适应证】 本品用于治疗乳腺癌、胃癌、结肠直肠癌、鼻咽癌、宫颈癌。

【药理】 (1)药效学　本品进入人体后,通过嘧啶磷酸化酶活化，转变成氟尿嘧啶(5-FU)而起作用。动物实验表明，嘧啶磷酸化酶在肿瘤组织中含量较正常组织高，因而5′-DFUR更易在肿瘤组织中被活化为5-FU。5′-DUFR对小鼠S_{180}、Lewis肺癌和化学致癌物所致的皮肤鳞癌均有很强的抑制作用。本品的治疗指数是5-FU和其他氟尿嘧啶类药物的10～15倍以上，并可改善动物的一般状况。

(2)药动学　本品能通过胃肠道很好地吸收。口服800 mg，原形药的血药浓度1～2小时达峰值C_{max}(1 g/ml)，5-FU的浓度也在1～2小时达峰值，其浓度为原形药的1/10。肿瘤组织中氟尿嘧啶浓度较高，所有代谢物均由尿排出。

【不良反应】(1)血液　白细胞减少或有时出现血小板减少多偶有全血细胞减少的症状。

(2)肝脏　时有AST、ALT、碱性磷酸酶(ALP)、尿胆红素(BIL)等的上升。

(3)肾脏　时有血尿、蛋白尿、尿素氮上升等症状。

(4)消化系统　腹泻、恶心、食欲缺乏或有时腹痛、口腔炎、腹部不适、胃痛、腹胀、麻痹性肠淤胀、口渴、口角炎、心前区痛、便秘、肠胀气、偶有胃溃疡、舌炎等症状。

(5)精神神经系统　时有定向障碍、听觉障碍或偶有健忘、步行障碍、感觉障碍、麻痹、尿失禁等类似于脑白质炎的症候，时有倦怠感、摇晃、味觉减弱，偶有味觉异常等症状。

(6)过敏　时有发痒或偶有对光过敏症、湿疹、荨麻疹等过敏症状。

(7)循环系统　时有胸部压迫感、心电图异常(ST段上升)等症状。

(8)其他　时有发热、咽喉部不适、眼睛疲劳或偶有浮肿。恶心，呕吐，腹泻，乏力，脱发，肝、肾功能损害，白细胞、血红蛋白、血小板下降等。

【禁忌证】　对本品有过敏或正接受抗病毒药索立夫定(sorivudine)治疗的患者禁用。

【注意事项】(1)不可与抗病毒药索立夫定合用，因此药可使氟尿嘧啶类药物代谢障碍，血药浓度增高而导致严重血液毒性。

(2)高龄患者慎用。

(3)治疗中定期检查血常规，肝、肾功能。

(4)应注意感染症状、出血倾向的发生，可能会引起严重的肠炎(出血性肠炎、缺血性肠炎、坏死性肠炎)与脱水。

【药物相互作用】　抗病毒药索立夫定与去氧氟尿苷合并使用时，后者的代谢会受阻碍，血液中药物浓度升高，导致严重的血液毒性等不良反应，故不得合并使用。

【用法与用量】　一日剂量为800～1200 mg，分3～4次于饭后服用，6～8周为一疗程。

【制剂与规格】　去氧氟尿苷片：(1)100 mg；(2)200 mg。

去氧氟尿苷胶囊：200 mg。

甲氨蝶呤[药典(二)；医保(甲)]

Methotrexate

【适应证】　用于各类型急性白血病，特别是急性淋巴细胞白血病、恶性葡萄胎、绒毛膜上皮癌、乳腺癌、恶性淋巴瘤特别是非霍奇金恶性淋巴瘤和蕈样肉芽肿、头颈部癌、卵巢癌、宫颈癌、睾丸癌、支气管肺癌、多发性骨髓瘤和各种软组织肉瘤，高剂量用于骨肉瘤。鞘内注射可用于预防和治疗脑膜白血病以及恶性淋巴瘤的神经系统侵犯。本品对银屑病也有一定疗效。

【药理】(1)药效学　由于四氢叶酸是在体内合成嘌呤核苷酸和嘧啶脱氧核苷酸的重要辅酶，本品作为一种叶酸还原酶抑制药，主要抑制二氢叶酸还原酶而使二氢叶酸不能被还原成具有生理活性的四氢叶酸，从而使嘌呤核苷酸和嘧啶核苷酸的生物合成过程中一碳基团的转移作用受阻，导致DNA的生物合成明显受到抑制。此外，本品也有对胸苷酸合成酶的抑制作用，但抑制RNA与蛋白质合成的作用则较弱。本品主要作用于细胞周期的S期，属细胞周期特异性药物，对G_1/S期的细胞也有延缓作用，对G_1期细胞的作用较弱。

(2)药动学　用量按体表面积小于30 mg/m^{2}时，口服吸收良好，1～5小时血药浓度达最高峰；肌内注射后达峰时间为0.5～1小时。血浆蛋白结合率约为50%。本品透过血-脑屏障的量甚微，但鞘内注射后则有相当量可达全身循环。部分经肝细胞代谢转化为多谷氨酸盐，部分通过胃肠道细菌代谢。主要经由肾(40%～90%)排泄，大多以原形药排出体外；≤10%通过胆汁排泄。分布相半衰期($t_{1/2\alpha}$)、消除相半衰期($t_{1/2\beta}$)和终末相半衰期($t_{1/2\gamma}$)分别为1小时、2～3小时和8～10小时。小量甲氨蝶呤及其代谢产物可以结合型形式贮存于肾脏和肝脏等组织中，有时可长达数月。在有胸腔或腹腔积液情况下，本品的清除速度明显延迟；清除率个体差别极大，老年患者更甚。

【不良反应】(1)胃肠道反应　包括口腔炎、口唇溃疡、咽喉炎、恶心、呕吐、腹痛、腹泻、消化道出血。食欲缺乏常见，偶见假膜性或出血性肠炎等。

(2)肝功能损害　包括黄疸、ALT、碱性磷酸酶、γ-谷氨酰转肽酶等增高，长期口服可导致肝细胞坏死、脂肪肝、纤维化甚或肝硬化。

(3)大剂量应用时，由于本品和其代谢产物沉积在肾小管而致高尿酸血症性肾病，此时可出现血尿、蛋白尿、尿少、氮质血症甚或尿毒症。

(4)长期用药可引起咳嗽、气短、肺炎或肺纤维化。

(5)骨髓抑制主要引起白细胞和血小板减少，尤以应用大剂量或长期口服小剂量后易引起明显骨髓抑制，甚或贫血和血小板下降而致皮肤或内脏出血。

(6)脱发、皮肤发红、瘙痒或皮疹，后者有时为对本品的过敏反应。

(7)在白细胞低下时可并发感染。

(8)鞘内注射后可能出现视物模糊、眩晕、头痛、意识障碍，甚至嗜睡或抽搐等。

(9)本品的致突变性、致畸形和致癌性较烷化剂为轻，但长期服用后，有潜在的导致继发性肿瘤的危险。

(10)对生殖功能的影响，虽也较烷化剂类抗癌药为小，但确可导致闭经和精子减少或缺乏，尤以长期应用较大剂量后，但一般多不严重，有时呈不可逆性。

【禁忌证】　妊娠期妇女禁用。

【注意事项】　(1)本品的致突变性，致畸性和致癌性较烷化剂为轻，但长期服用后，有潜在的导致继发性肿瘤的危险。

(2)对生殖功能的影响，虽也较烷化剂类抗癌药为小，但确可导致闭经和精子减少或缺乏，尤其是长期应用较大剂量后。但一般多不严重，有时呈不可逆性。

(3)全身极度衰竭、恶病质或并发感染及心肺肝肾功能不全时，禁用本品，周围血象如白细胞低于 3.5×10^9/L 或血小板低于 50×10^9/L 时不宜用。

(4)有肾病史或发现肾功能异常时，禁用大剂量甲氨蝶呤疗法，未准备好解救药四氢叶酸钙(CF)，未充分进行液体补充或碱化尿液时，也不能用大剂量甲氨蝶呤疗法。

(5)大剂量甲氨蝶呤疗法易致严重副反应，须经住院并可能随时监测其血药浓度时才能谨慎使用。滴注时不宜超过 6 小时，太慢易增加肾脏毒性。大剂量注射本品 2～6 小时后，可肌内注射甲酰四氢叶酸钙 3～6 mg，每 6 小时 1 次，注射 1～4 次，可减轻或预防副作用。

【药物相互作用】　(1)乙醇和其他对肝脏有损害药物与本品同用，可增加对肝脏的毒性。

(2)由于用本品后可引起血液中尿酸水平增高，在痛风或高尿酸血症患者应相应增加别嘌醇等剂量。

(3)本品可增加抗凝血作用，甚至引起肝脏凝血因子的缺少或(和)血小板减少症，因此与其他抗凝药同用时宜谨慎。

(4)与保泰松和磺胺类药物同用后，因与蛋白质结合的竞争，可能会引起本品血清浓度的增高而导致毒性反应的出现。

(5)口服卡那霉素可增加口服本品的吸收，而口服新霉素则可减少其吸收。

(6)与弱有机酸和水杨酸盐等同用，可抑制本品的肾排泄而导致血药浓度增高，应酌予减小用量。

(7)氨苯蝶啶、乙胺嘧啶等药物均有抗叶酸作用，如与本品同用可增加其毒副作用。

(8)与氟尿嘧啶同用，或先用氟尿嘧啶后用本品，均可产生拮抗作用，但如先用本品，4～6 小时后再用氟尿嘧啶则可产生协同作用。同样本品如与左旋门冬酰胺酶同用也可导致减效，如用后者 10 日后或于本品用药后 24 小时内给左旋门冬酰胺酶，则可增效而减少对胃肠道和骨髓的毒副作用。据报道如在用本品前 24 小时或 10 分钟后用阿糖胞苷，可增加本品的抗癌活性。本品与放疗或其他骨髓抑制药同用时宜谨慎。

【给药说明】　(1)有肾病史或发现肾功能异常时，禁用大剂量甲氨蝶呤疗法；未准备好解救药亚叶酸钙(CF)、未充分进行液体补充和碱化尿液时，也不能用大剂量甲氨蝶呤疗法。

(2)大剂量甲氨蝶呤疗法易致严重不良反应，须经住院并有可能随时监测其血药浓度时才能谨慎使用。静脉滴注时不宜超过 6 小时，滴注速度太慢易增加肾毒性。

【用法与用量】　(1)口服　①成人　一次 10～15 mg，一周 1～2 次；蕈样肉芽肿患者可一日 2.5～5 mg，连服数周甚或数月。

(2)肌内注射或静脉注射　①成人　一次 15～50 mg，一周 1～2 次。②甲氨蝶呤大剂量疗法：按体表面积一次 1～5 g/m²，溶于氯化钠注射液或葡萄糖氯化钠注射液中于 4～6 小时滴完。自用药前 1 日开始至用药后1～2日每天补液 3000 ml，并用碳酸氢钠碱化尿液，每日尿量应不少于 2000 ml。开始用药后 24 小时起每 3 小时肌内注射亚叶酸钙 9～12 mg，连用 3～6 次或直至甲氨蝶呤血药浓度降至 5×10^{-8} mol/L 以下。

(3)鞘内注射　一次 10～15 mg，每 3～7 日 1 次，注射速度宜缓慢，注入溶液量不能超过抽出脑脊液量。

(4)腔内注射　一次 30～40 mg，一周 1 次，抽出胸腔积液量少于 500 ml 时酌减。

(5)联合化疗　CMF(环磷酰胺、甲氨蝶呤和氟尿嘧啶)，主要用于乳腺癌；CMC(环己亚硝脲、甲氨蝶呤和环磷酰胺)，主要用于支气管肺癌；COMP(环磷酰胺、长春新碱、甲氨蝶呤和泼尼松)以及 CAMP(环磷酰胺、多柔比星、甲氨蝶呤和泼尼松或丙卡巴肼)，主要用于恶性淋巴瘤等。

【儿科用法与用量】　口服、肌内注射、静脉注射　诱导每日 3.3 mg/m^2，维持 15～20 mg/m^2，每周 2 次。

静脉注射　白血病时可达 1～5 g/m^2，实体瘤 8～12 g/m^2，每 3 周 1 次，需用四氢叶酸钙解救。

鞘内注射　根据不同年龄一次可用 8～15 mg。

【儿科注意事项】　(1)骨髓抑制、肝肾功能损害及胃肠道反应。

(2)大剂量应用可引起高尿酸血症肾病，长期用药可引起咳嗽、气短、肺炎或肺纤维化。

【制剂与规格】　甲氨蝶呤片：2.5 mg。

甲氨蝶呤注射液：10 ml：1000 mg。

注射用甲氨蝶呤：5 mg。

硫鸟嘌呤[药典(二)；医保(乙)]

Tioguanine(6-TG)

【适应证】　用于急性淋巴细胞白血病及急性非淋巴细胞白血病的诱导缓解期及继续治疗期，慢性粒细胞白血病的慢性期及急变期。

【药理】　(1)药效学　本品属于抑制嘌呤合成途径的另一常用嘌呤代谢拮抗物，是细胞周期特异性药物，对处于 S 周期的细胞最敏感，除能抑制细胞 DNA 的合成外，对 RNA 的合成亦有轻度抑制作用。本品是鸟嘌呤的同类物，在人体内必须由磷酸核糖转移酶转为 6-TG 核糖核苷酸后方具活性。本品的作用环节与巯嘌呤相似。此外，6-TG 核糖核苷酸通过对鸟苷酸激酶的抑制作用，可阻止一磷酸鸟苷(GMP)磷酸化为二磷酸鸟苷(GDP)。本品经代谢为脱氧核糖三磷酸后，能掺入 DNA，因而进一步抑制核酸的生物合成，巯嘌呤无此作用。本品与巯嘌呤有交叉耐药性，而与阿糖胞苷等药物合用，可提高疗效。

(2)药动学　口服吸收不完全，约 30%。本品仅较小量能过血-脑屏障，因而一般口服量不足以预防和治疗脑膜白血病。本品的活化及分解过程均在肝脏内进行，经甲基化作用转为氨甲基巯嘌呤或经脱氨作用转为巯嘌呤而失去活性，但灭活的代谢过程与黄嘌呤氧化酶无关，因而服用别嘌醇对本品的代谢并无明显的抑制作用。静脉注射的半衰期为 25～240 分钟，平均为 80 分钟。经肾脏排泄，一次口服，约 40%的药物在 24 小时内以代谢产物形式经尿排出，尿中仅能测出微量的硫鸟嘌呤。

【不良反应】　(1)常见骨髓抑制，可有白细胞及血小板减少。

(2)消化系统反应有恶心、呕吐、食欲缺乏等胃肠道反应及肝功能损害，可伴有黄疸。

(3)开始治疗的白血病及淋巴瘤患者可出现高尿酸血症，严重者可发生尿酸性肾病。

(4)本品有抑制睾丸或卵巢功能的可能，引起闭经或精子缺乏，与药物的剂量和疗程有关，反应可能是不可逆性。

【禁忌证】　本品有增加胎儿死亡及先天性畸形的危险，应避免在妊娠初期的 3 个月内服用。美国 FDA 妊娠期药物安全性分级为口服给药 D。

【注意事项】　(1)哺乳期妇女慎用。

(2)老年患者对化疗药物的耐受性较差，故用药时需加强支持疗法，并严密观察病情及可能出现的不良反应，及时调整剂量。

(3)下列情况慎用：①骨髓已有显著的抑制征象，白细胞减少或血小板显著降低，并出现相应严重的感染或明显的出血现象者；②有肝、肾功能损害，胆道疾患者；③有痛风病史、尿酸盐结石病史者；④4～6 周内已接受过细胞毒药物或放射治疗者。

(4)用药期间应注意随访检查血常规，每周应随访白细胞计数及分类、血小板计数、血红蛋白量 1～2 次，如血细胞在短期内有急骤下降现象者，应每日检查血常规；检查肝功能，包括血清 1 分钟胆红素(即直接胆红素)、总胆红素等；其他包括血尿素氮、血尿酸、内生肌酐清除率试验等。

【药物相互作用】　(1)本品有增加血尿酸含量的作用，因而和抗痛风药物同用时，须调节抗痛风药的剂量，以控制高尿酸血症及痛风病。

(2)本品与其他对骨髓有抑制的抗肿瘤药或放射疗法合并应用时，会增强本品的效应，因而须考虑调节本品的剂量与疗程。

【给药说明】　(1)本品有抑制骨髓造血功能及免疫功能的反应，因而必须根据具体需要给予适当的支持疗法。

(2)服用本品时，应适当增加患者水的摄入量，并使尿液保持碱性，或同时服用别嘌醇以防止患者血清尿酸含量的增高及尿酸性肾病的形成。

(3)本品可有迟缓作用,因此在疗程中首次出现血细胞减少症特别是粒细胞减少症、血小板减少症、黄疸、出血或出血倾向时,即应迅速停药,当各实验值恢复后可从小剂量开始重新服药。

【用法与用量】 口服 成人 开始时按体重一日 2 mg/kg或按体表面积一日 100 mg/m²,一日 1 次或分次服用,如 4 周后临床未见改进,白细胞未见抑制,可慎将一日剂量增至按体重一日 3 mg/kg。维持量按体重一日2～3 mg/kg 或按体表面积一日 100 mg/m²。

【儿科用法与用量】 白血病常用剂量:一日 2～3 mg/kg,一次或分次口服。

【儿科注意事项】 可引起高尿酸血症,可能抑制睾丸或卵巢功能。

【制剂与规格】 硫鸟嘌呤片:(1)25 mg;(2)50 mg;(3)100 mg。

巯嘌呤[药典(二);医保(乙)]

Mercaptopurine

【适应证】 用于绒毛膜上皮癌、恶性葡萄胎、急性淋巴细胞白血病及急性非淋巴细胞白血病、慢性粒细胞白血病的急变期。

【药理】 (1)药效学 本品属于抑制嘌呤合成途径的细胞周期特异性药物,化学结构与次黄嘌呤相似,因而能竞争性地抑制次黄嘌呤的转变过程。本品进入体内,在细胞内必须由磷酸核糖转移酶转为 6-巯基嘌呤核糖核苷酸后方具有活性。其主要的作用环节有二:①通过负反馈作用抑制酰胺转移酶,因而阻止 1-焦磷酸-5-磷酸核糖(PRPP)转为 1-氨基-5-磷酸核糖(PRA)的过程,干扰了嘌呤核苷酸合成的起始阶段;②抑制复杂的嘌呤物间的相互转变,即能抑制次黄嘌呤核苷酸转为腺嘌呤核苷酸及次黄嘌呤核苷酸转为黄嘌呤核苷酸、鸟嘌呤核苷酸的过程,同时本品还抑制辅酶Ⅰ(NAD^+)的合成,并减少了生物合成 DNA 所必需的脱氧三磷酸腺苷(dATP)及脱氧三磷酸鸟苷(dGTP),因而肿瘤细胞不能增殖,本品对处于 S 增殖周期的细胞较敏感,除能抑制细胞 DNA 的合成外,对细胞 RNA 的合成亦有轻度的抑制作用。用本品治疗白血病常产生耐药现象,其原因可能是体内出现了突变的白血病细胞株,因而失去了将巯嘌呤转变为巯嘌呤核糖核苷酸的能力。

(2)药动学 口服后可迅速经胃肠道吸收。广泛分布于体液内,仅有较少量可渗入血-脑屏障,因而一般口服的剂量,对预防和治疗脑膜白血病无效。血浆蛋白结合率约为 20%。本品吸收后的活化分解代谢过程主要在肝脏内进行,在肝内经黄嘌呤氧化酶等氧化及甲基化作用后分解为硫尿酸等产物而失去活性。静脉注射半衰期约为 90 分钟。约半量经代谢后在 24 小时即迅速从肾脏排出,其中 7%～39%以原形药排出,最慢的于开始服药后 17 日才经肾脏排出。

【不良反应】 (1)较常见的为骨髓抑制,可有白细胞及血小板减少,常在服药后的第 5、6 日出现,停药后仍可持续 1 周左右。

(2)肝脏损害 可致胆汁淤积,出现黄疸。

(3)消化系统 恶心、呕吐、食欲缺乏、口腔炎、腹泻,但较少发生,可见于服药量过大的患者。

(4)高尿酸血症 多见于白血病治疗初期,严重的可发生尿酸性肾病。

(5)其他 少见间质性肺炎及肺纤维化。

【禁忌证】 本品有增加胎儿死亡及先天性畸形的危险,故妊娠初期 3 个月内禁用本品。美国 FDA 妊娠期药物安全性分级为口服给药 D。

【注意事项】 (1)由于老年患者对化疗药物的耐受性较差,老年性白血病确须服用本品时,则需加强支持疗法,并严密观察症状、体征及周围血象等动态改变,及时调整剂量。

(2)对诊断的干扰:白血病时有大量白血病细胞破坏,在服本品时则破坏更多,血液及尿中尿酸浓度明显增高,严重者可产生尿酸性肾结石。

(3)下列情况慎用:骨髓已有显著的抑制现象,血象表现有白细胞减少或血小板显著降低,并出现相应的严重感染或明显的出血现象者;有肝功能损害、肾功能损害、胆道疾患者;有痛风病史、尿酸盐肾结石病史者;4～6 周内已接受过细胞毒药物或放射治疗者。

(4)用药期间应注意定期检查血常规及肝、肾功能。每周应随访白细胞计数及分类、血小板计数、血红蛋白量 1～2 次,如血细胞在短期内有急骤下降现象者,应每日检查血常规。

【药物相互作用】 (1)本品与别嘌醇同时服用时,由于后者抑制了本品的代谢,除了明显地增强本品的作用外,其毒性也增加。因此在两药同时服用时,应仔细观察药物的不良反应,并适当减少本品的剂量。

(2)本品与对肝细胞有毒性的药物同用时,有增加本品对肝细胞损害的危险,因而需权衡两药合用的利弊及必要性。

(3)本品与其他对骨髓有抑制作用的抗肿瘤药物或放射治疗合并应用时,会增强本品的效应,因而须酌情调整本品的剂量与疗程。

【给药说明】 (1)本品无论单用或联合应用时，均有抑制骨髓造血及免疫功能的反应，因而必须根据具体需要给予适当的支持疗法。

(2)肾功能或肝功能不全患者应适当减少剂量。

(3)服用本品时，应适当增加患者水的摄入量，并使尿液保持碱性，以阻止患者血清尿酸含量的增高及尿酸性肾病的发展。但加用别嘌醇时则应谨慎，仅限用于血尿酸含量显著增高的患者，如一日加服 300～600 mg 的别嘌醇时，本品剂量应减少至一日常用量的 1/3～1/4，这样既能减慢本品的代谢，减少该药的毒性，又能阻止或减少高尿酸血症的产生。由于本品会出现迟缓作用，因此在疗程中首次出现显著的粒细胞减少症、粒细胞缺乏症、血小板减少症，出血或出血倾向、黄疸等征象时，应立即停药，当白细胞不再继续下降而保持稳定 2～3 日或已上升时，再恢复给原来药物剂量的一半，继续服药。

【用法与用量】 口服　成人　①绒毛膜上皮癌，按体重一日 6～6.5 mg/kg，分 2 次口服，以 10 日为一疗程，疗程间歇为 3～4 周。②白血病，开始按体重一日 2.5 mg/kg 或按体表面积一日 80～100 mg/m^2，顿服或分 2 次服，一般于用药后 2～4 周可见显效，如用药 4 周后，仍未见临床改进及白细胞数下降，则可考虑在仔细观察下，加至按体重一日 5 mg/kg；维持，按体重一日 1.5～2.5 mg/kg 或按体表面积一日 50～100 mg/m^2。

【儿科用法与用量】 一日 50～100 mg/m^2，一次或分次口服。

【儿科注意事项】 (1)胃肠道反应及骨髓抑制。

(2)可引起高尿酸血症。

【制剂与规格】 巯嘌呤片：(1)25 mg；(2)50 mg；(3)100 mg。

羟基脲[药典(二)；医保(甲)]

Hydroxycarbamide(Hydroxyurea)

【适应证】 对慢性粒细胞白血病(CML)有效，并可用于对白消安耐药的 CML；对黑色素瘤、肾癌、头颈部癌有一定疗效；与放疗联合对头颈部及宫颈鳞癌有效。

【药理】 (1)药效学　本品是一种核苷二磷酸还原酶抑制剂，可阻止核苷酸还原为脱氧核苷酸，干扰嘌呤及嘧啶碱基生物合成，有选择性地阻碍 DNA 合成，但对 RNA 及蛋白质的合成无阻断作用。本品为细胞周期特异性药物，作用于 S 期，并能使部分细胞阻滞在 G_1 与 S 期的边缘，故可用作使癌细胞部分同步化或放射增敏的药物。

(2)药动学　本品口服吸收较快，血药浓度达峰时间(t_{max})为 1～2 小时，半衰期为 3～4 小时，6 小时从血中消失，可透过血-脑屏障。20%在肝内代谢，80%由尿中排泄，4 小时内能排出 60%，12 小时内排出 80%。

【不良反应】 (1)骨髓抑制，为剂量限制性毒性，可致白细胞和血小板减少，停药后 1～2 周可恢复。

(2)偶见胃肠道反应。

(3)尚有致睾丸萎缩和致畸胎的报道。

(4)偶见中枢神经系统症状和脱发，亦有本品可引起药物性发热的报道，重复给药时可再出现。

【禁忌证】 (1)水痘、带状疱疹及各种严重感染患者禁用。

(2)本品有诱变、致畸胎、致癌的潜在可能，妊娠期妇女及哺乳期妇女禁用。

(3)美国 FDA 妊娠期药物安全性分级为口服给药 D。

【注意事项】 (1)服用本品可使患者免疫功能受到抑制，故用药期间避免接种死或活病毒疫苗，一般停药 3 个月～1 年才可考虑接种疫苗。

(2)服用本品时应适当增加水的摄入量，以增加尿量及尿酸的排泄。

(3)定期监测白细胞、血小板、血中尿素氮、尿酸及肌酐浓度。

(4)老年患者肾功能可能较差，服用本品时需减少剂量。

【药物相互作用】 (1)本品可能减少氟尿嘧啶(5-FU)转变为活性代谢物(Fd-UMP)，二者并用应慎重。

(2)本品对中枢神经系统有抑制作用，故用本品时慎用巴比妥类、地西泮类、麻醉药等。

(3)本品有可能提高患者血中尿酸的浓度，故与别嘌呤醇、秋水仙碱、丙磺舒等合用治疗痛风时，须调整上述药物剂量。

(4)本品与别嘌呤醇合用能预防并逆转其所致的高尿酸血症，与烷化剂无交叉耐药。

【给药说明】 (1)本品的使用剂量必须根据患者对治疗的反应、耐受性等而调节。

(2)若服用本品已达 6 周仍未见效，应考虑停服本品而改换其他药物治疗。

(3)在服用本品过程中，若出现显著的粒细胞或血小板减低，例如白细胞下降至 $2.5\times10^9/L$ 或血小板下降至 $100\times10^9/L$ 以下，应暂停服用本品，并予相应的处理。

(4)与放疗合用时,应在放疗前7日开始给药,并严密观察血象,若出现严重的放疗不良反应,亦应考虑减少或暂停服用本品。

【用法与用量】 口服 (1)慢性粒细胞白血病按体重一次20～60 mg/kg,一周2次,6周为一疗程。

(2)头颈癌、宫颈鳞癌等 按体重一次80 mg/kg,每3日1次,需与放疗合用。

【制剂与规格】 羟基脲片:0.5 g。

羟基脲胶囊:0.5 g。

地西他滨
Decitabine

【适应证】 适用于IPSS评分系统为中危-1、中危-2和高危的初治、复治骨髓增生异常综合征(MDS)患者,包括原发性和继发性的MDS,按照FAB分型所有的亚型:难治性贫血,难治性贫血伴环形铁粒幼细胞增多,难治性贫血伴原始细胞增多,难治性贫血伴原始细胞增多-转化型,慢性粒-单核细胞白血病。

【药理】 (1)药效学 本品是通过磷酸化后直接掺入DNA,抑制DNA甲基化转移酶,引起DNA低甲基化和细胞分化或凋亡来发挥抗肿瘤作用。体外试验显示本品抑制DNA甲基化,在产生该作用的浓度下不会明显抑制DNA的合成。本品诱导肿瘤细胞的低甲基化,从而恢复控制细胞分化增殖基因的正常功能。在快速分裂的细胞中,掺入DNA的本品可与DNA甲基转移酶共价结合从而产生细胞毒性作用。而非增殖期细胞则对本品相对不敏感。

(2)药动学 本品表现为线性药代动力学,静脉输注后,在0.5小时内达到稳态浓度。基于模型仿真,药代动力学参数与时间无关(即周期之间无变化),该给药方案下未观察到蓄积。地西他滨的血浆蛋白结合可忽略不计(<1%)。

对癌症患者静脉给予本品后,平均血浆清除率>200 L/h,并具有中度个体间变异性(CV大约为50%)。原药排泄仅占本品消除的很少一部分。

对癌症患者给予放射性^{14}C-地西他滨的质量平衡研究结果显示,地西他滨给药剂量的90%(原药占4%)经尿液排泄。

【不良反应】 最常见的需要临床干预的不良反应

(1)停药:血小板减少症、中性粒细胞减少症、肺炎、鸟结核分枝杆菌复合感染、心跳-呼吸骤停、血胆红素升高、颅内出血、肝功能异常。

(2)延迟用药:中性粒细胞减少症、肺水肿、房颤、中心静脉导管相关感染、发热性中性粒细胞减少症。

(3)剂量减少:中性粒细胞减少症、血小板减少症、贫血、困倦、水肿、心动过速、抑郁、咽炎。

【禁忌证】 (1)已知对地西他滨或其赋形剂过敏的患者禁用。

(2)哺乳期妇女禁用。

【注意事项】 (1)发生中性粒细胞减少症和血小板减少症,应根据需要进行全血和血小板计数以监测缓解率和毒性,至少应保证在每个给药周期前进行监测。

(2)在用药的第一或第二个周期较常出现骨髓抑制和中性粒细胞减少症,但并不一定意味着基础疾病MDS的病情进展。

(3)育龄期妇女在接受本品治疗期间避免怀孕。

(4)有育龄期女性伴侣的男性患者在此期间应采取有效的避孕措施。基于其作用机制,本品可改变DNA合成,从而对胎儿造成潜在危害。

【药物相互作用】 本品可能与其他药物发生相互作用,这些药物经连续磷酸化作用(通过细胞内磷酸激酶活动)激活,并且/或者被酶代谢,这些酶与地西他滨失活有关(如胞啶脱氨酶)。因此,当本品与这些药物联合时,应谨慎。

【给药说明】 本品经静脉输注给药。不要求中央静脉插管。

本品为单次使用制剂。应避免皮肤与溶液接触,必须佩戴保护手套。必须采用处理抗癌药物的标准程序。

本品应当在无菌条件下用10 ml无菌注射用水重溶,配制成每1 ml约含5.0 mg地西他滨,pH6.7～7.3的溶液。重溶后溶液立即再用0.9%的氯化钠注射液、5%葡萄糖注射液或乳酸林格氏液进一步稀释成终浓度为0.1～1.0 mg/ml的溶液。如果不能在15分钟内开始使用,则应当用低温注射液(2～8 ℃)稀释制备,并贮存在2～8 ℃,最多不超过7小时。

如果溶液和包装容器允许,给药前目检不溶性颗粒和颜色。如果有不溶性颗粒或变色,不得使用。

无相容性研究的情况下,本品不得与其他药物相混合。本品不得与其他药物使用相同的静脉注射通路/管线。

【用法与用量】 经静脉输注给药。

对于MDS治疗,推荐两种给药方案:3天或5天给药方案,至少治疗4个周期,缓解可能在治疗4个以上周期后获得。如果患者能持续获益或无明显的疾病进展,则可以持续用药。4个治疗周期后,如果认为患者未获得受益,应考虑其他替代疗法。

3 天方案：推荐剂量为 15 mg/m²，连续静脉输注 3 小时以上，每 8 小时一次，连续 3 天(即每个治疗周期给药 9 次)。根据患者的临床缓解和观察到的毒性，每 6 周重复一个周期。

5 天方案：推荐剂量为 20 mg/m²，连续静脉输注 1 小时以上，每天重复一次，连续 5 天(即每个治疗周期给药 5 次)。根据患者的临床缓解和观察到的毒性，每 4 周重复一个周期。

为了最优化患者获益，该用药方案不推荐降低剂量。可以预防性给予抗菌药物，早期给予生长因子，以预防或治疗 MDS 患者的感染。出血的情况下给予血小板输注。

【制剂与规格】 注射用地西他滨：50 mg。

克拉屈滨

Cladribine

【适应证】 适用于经干扰素治疗失败后活动性的伴有临床意义的贫血、中性粒细胞减少、血小板减少以及疾病相关症状的毛细胞白血病(HCL)治疗。

【药理】 (1)药效学　本品的抑瘤活性与脱氧胞苷激酶和脱氧核苷酸激酶活性有关。它主要以被动转运进入细胞，在细胞内被脱氧胞苷激酶磷酸化，转化为克拉屈滨三磷酸，掺和到 DNA 分子中，妨碍 DNA 断裂后的修复作用，造成 NAD 和 ATP 的耗竭，破坏细胞代谢，影响细胞的 DNA 合成。因此本品对分化或静止期的淋巴细胞和单核细胞均有抑制 DNA 合成和修复的作用。

(2)药动学　尚缺乏克拉屈滨按目前临床推荐剂量用药时的中国人药代动力学资料。

一项研究中包括各种血液恶性病患者 8 名，克拉屈滨按 0.12 mg/kg 的剂量作 2 小时的静滴。滴注完毕时的平均血浆浓度为(48±19)ng/ml。可用双相或三相消除模型解释克拉屈滨在其中 5 位患者体内的消除过程。肾功能正常患者的终末半衰期为 5.4 小时，清除率为(978±422) ml/(kg·h)，稳态分布容积为(4.5±2.8) L/kg。本品可以透过血-脑屏障，脑脊液中的浓度约为血浆浓度的 25%。血浆蛋白结合率约为 20%。

除已知的细胞毒作用机制外，目前尚不清楚本品在人体的代谢情况。实体瘤患者，按克拉屈滨每日 3.5～8.1 mg/m² 的剂量连续静脉滴注 5 日，其尿排泄率平均为 18%。目前尚未在肾功和肝功损伤患者体内进行克拉屈滨的消除研究。

【不良反应】 尚缺乏在中国人使用的安全性数据。安全性数据主要来源于国外 196 位毛细胞白血病患者的临床研究。开始治疗的第一个月，严重中性白细胞减少率为 70%，发热率为 69%，感染率为 28%。其他常见不良反应包括：疲劳(45%)、恶心(28%)、皮疹(27%)、头痛(22%)和注射部位反应(19%)。大多数非血液学不良反应为轻至中度。

(1)骨髓抑制　70%的患者出现Ⅳ度中性粒细胞减少，37%的患者出现严重贫血(血红蛋白<8.5 g/100 ml)，12%的患者出现血小板减少(血小板<20×10⁹/L)。

(2)感染　开始治疗的第一个月 28%的患者出现感染，6%的患者出现严重感染(例如败血症、肺炎)，余下的为轻或中度。治疗第二个月感染的发生率为 6%，这些感染为轻至中度，未出现严重的系统感染。三个月后每月感染发生率均小于或等于治疗前的发生率。

(3)发热　治疗第一个月 11%的患者出现严重发热，不到 1/3 的发热患者出现感染。

【禁忌证】 对本品过敏的患者禁用。

【注意事项】 (1)本品为有效抗肿瘤药，同时也具有严重的潜在毒副作用。应在有抗肿瘤治疗经验的临床医生指导下使用。

(2)在用本品治疗的患者(特别是高剂量时)通常可观察到严重骨髓抑制，包括中性白细胞减少、贫血和血小板减少。本品从给药开始最初 4 至 8 周内，除了连续注意患者的体征变化外，须定期作血液学检查，以便及时发现患者是否出现贫血、中性白细胞减少、血小板减少以及潜在继发的感染或出血。与使用其他有效化疗药一样，应监测患者(特别是肝、肾功能失调患者)的肝、肾功能。

(3)本品不得以含有葡萄糖的注射液作为稀释剂，因葡萄糖可以促进克拉屈滨的分解。本品的输液中不得随意加入其他药物。

(4)由于本品为潜在的细胞毒药物，因此处理、配置和使用本品时都应加以注意。

妊娠期妇女及哺乳期妇女用药：不得将本品用于妊娠期妇女。建议育龄妇女避免怀孕。哺乳期妇女知需使用本品、应停止哺乳。

老年患者对本品的骨髓抑制和肾脏毒性等比较敏感，应谨慎用药。

【药物相互作用】 给予本品期间如同时使用对骨髓造血功能、免疫功能和肾功能有损害作用的药物，可能加重本品在这些方面的毒性。

尚不明确克拉屈滨与其他药物的相互作用。

【用法与用量】 静脉滴注　治疗多毛细胞白血病时的建议剂量为克拉屈滨 0.09 mg/(kg·d)，24 小时连续滴注，连用7天。不推荐其他的用药方案。根据已有经验，如患者对初始疗程无效，增加疗程不会获得更大利益。临用前抽取克拉屈滨注射液，加入到500 ml0.9%氯化钠注射液中，混匀后静脉滴注。全部程序须严格按无菌操作常规进行，每天配药一次，供当天静脉滴注使用。

【制剂与规格】 克拉屈滨注射液：10 ml∶10 mg。

雷替曲塞

Raltitrexed

【适应证】 在患者无法接受联合化疗时，本品可单药用于治疗不适合5-FU/亚叶酸钙的晚期结直肠癌患者。

【药理】 (1)药效学 本品为抗代谢类叶酸类似物，特异性地抑制胸苷酸合酶(TS)。与5-FU或氨甲蝶呤相比，雷替曲塞是直接的和特异性的TS抑制剂。TS是胸腺嘧啶脱氧核苷三磷酸盐(TTP)合成过程的关键酶，而TTP又是DNA合成的必须核苷酸。抑制TS可导致DNA断裂和细胞凋亡。雷替曲塞经还原叶酸载体摄入细胞被叶酰聚谷氨酸合成酶转化成谷氨酸盐形式贮存细胞中，发挥更强TS抑制作用。雷替曲塞聚谷氨酸盐通过增强TS抑制能力，延长抑制时间而提高其抗肿瘤活性。但其在正常组织中的潴留可能会使毒性增加。

(2)药动学 国外临床研究资料显示，患者注射3 mg/m^{2}雷替曲塞，药物浓度与时间呈三室模型。注射结束时浓度达最高峰，然后迅速下降，之后进入慢消除相。

最初分布相(α)的$t_{1/2\alpha}$约为10min，反映雷首曲塞在体内的分布变化非常迅速，由于时间短，这项测定结果的可靠性不如$t_{1/2}$β和$t_{1/2\gamma}$，消除半衰期$t_{1/2\gamma}$也即最长半衰期代表了药物从体内清除的速率。

虽然患者间存在一些差异，雷替曲塞的平均最大浓度在1.6～3 mg/m^{2}剂量范围内成比例地增加。

在临床剂量范围内雷替曲塞的C_{max}与用药剂量呈线性关系。肾功能正常者3周间期连续用药血浆中无明显药物蓄积。除在细胞内被聚谷氨酸化外，雷替曲塞不被代谢，主要以原形经尿出(40%～50%)。10天约15%雷替曲塞经粪便排泄。观察期间碳-14标识的雷替曲塞约-半没有回收到，即部分(以聚谷氨酸盐的形式)潴留于组织中。29天红细胞中检测到微量放射标记。

【不良反应】 (1)胃肠道系统 最常见的不良反应为恶心(58%)、呕吐(37%)、腹泻(38%)和食欲缺乏(28%)。较少见的不良反应包括黏膜炎、口炎(包括口腔溃疡)、消化不良和便秘。

(2)造血系统 临床试验中报道的可能与药物有关的不良反应为白细胞减少(特别是中性粒细胞减少)、贫血和血小板减少(发生率分别为22%、18%和5%)，可单独发生或并发。

(3)肝脏 临床试验中报道的常见药物不良反应为AST和ALT的可逆性升高(发生率分别为16%和14%)，当这些变化与潜在的恶性肿瘤的进展无关时，通常表现为无症状和自限性。其他较少见的不良反应包括体重下降、脱水、外周性水肿、高胆红素血症和碱性磷酸酶升高。

(4)心血管系统 据报道，在治疗晚期结直肠癌临床试验中一些患者出现心律和心功能异常，范围从窦性心动过速、室上性心动过速到房颤和充血性心衰。

(5)全身 临床试验中最常见的反应为乏力(发生率49%)和发热(发生率22%)，通常为轻到中度，在用药一周内发生，且可逆。有可能发生重度乏力并伴有身体不适和流感样症状，其他较少见的反应为腹痛、疼痛、头痛、蜂窝织炎和败血症。

【禁忌证】 妊娠期妇女、治疗期间妊娠或哺乳期妇女禁用。在使用本药之前，应排除妊娠可能。

重度肾功能损害者禁用。

【注意事项】 (1)本品须由掌握肿瘤化疗并能熟练处理化疗相关的毒性反应的临床医师给药或在其指导下使用。接受治疗的患者应配合监护，以便及时发现可能的不良反应(尤其是腹泻)并处理。

(2)与其他细胞毒性药物一样，造血功能低下、一般状况差、既往经放疗者慎用。

(3)老年患者更易出现毒性反应，尤其是胃肠道毒性(腹泻或黏膜炎)，应严格监护。

(4)本药部分经由粪便排泄，因此轻度到中度的肝功能损害者应慎用，而重度肝功能损害者不推荐使用。

(5)夫妻任何一方接受本药治疗期间以及停药后至少6个月内应避孕。

(6)无药液外渗的临床经验，但动物试验时药液外渗无明显刺激性反应。

(7)雷替曲塞系细胞毒性药物，药物配制及操作按同类药物常规进行。

(8)此前使用5-氟尿嘧啶治疗方案疾病仍然进展的晚期肿瘤患者可能会对雷替曲塞产生耐药性。

【给药说明】 只能单独给药，避免与其他药物混合使用。用0.9%氯化钠注射液或5%葡萄糖水溶液稀释后应避光保存，在24小时内使用。

【用法与用量】 成人　推荐剂量为3 mg/m^2，用50～250 ml0.9%氯化钠注射液或5%葡萄糖注射液溶解稀释后静脉输注，给药时间15分钟，如果未出现毒性，可考虑按上述治疗每3周重复给药1次。

增加剂量会致使危及生命或致死性毒性反应的发生率升高，所以不推荐剂量大于3 mg/m^2。

【制剂与规格】 注射用雷替曲塞：2 mg。

磷酸氟达拉滨
Fludarabine

【适应证】 用于B细胞性慢性淋巴细胞白血病(CLL)患者的治疗，这些患者接受过至少一个标准的含烷化剂方案的治疗，但在治疗期间或治疗后，病情没有改善或持续进展。还可用于白血病和淋巴瘤的治疗。

【药理】 (1)药效学　本品为抗病毒药阿糖腺苷的氟化核苷酸类似物，9-β-D-阿拉伯酸-呋喃基腺嘌呤(ara-A)，可相对地抵抗腺苷脱氨基酶的脱氨基作用。磷酸氟达拉滨被快速地去磷酸化成为2F-ara-A，后者可以被细胞摄取，然后被细胞内的脱氧胞苷激酶磷酸化后成为有活性的三磷酸盐2F-ara-ATP。该代谢产物可以通过抑制核苷酸还原酶、DNA聚合酶α、δ和ε，DNA引物酶和DNA连接酶从而抑制DNA的合成。此外，还可以部分抑制RNA聚合酶Ⅱ从而减少蛋白的合成。

(2)药动学　2F-ara-AMP是氟达拉滨(2F-ara-A)的水溶性前体药物，在人体内可以被快速定量的脱磷酸化为核苷酸2F-ara-A。另外一种代谢产物，2F-ara-次黄嘌呤在狗中是主要的代谢物，而在人体中仅仅观测到微量。

通过2F-ara-A药代动力学研究之间的比较得出，2F-ara-A平均血浆总清除率(CL)是79 ml/(min·m^2)，个体间的数据差异很大。静脉注射磷酸氟达拉滨后，2F-ara-A血浆浓度和血浆浓度时间曲线下面积(AUC)增加均与药物剂量呈线性关系，而半衰期、血浆清除率和分布容积保持不变，提示与药物剂量无关。

2F-ara-A主要靠肾脏排出，静脉注射剂量的40%～60%通过尿液排出。在实验室动物中用3H-2F-ara-AMP进行的药物总出入量实验发现，从尿液中可以完全回收放射性标记物。

【不良反应】 (1)全身症状　常见报告有发热、寒战、感染、不适、虚弱和疲倦等症状。

(2)血液和淋巴系统　骨髓抑制可以是严重和有累积效应的。磷酸氟达拉滨长时间减少T淋巴细胞计数的作用可以导致机会性感染的危险性增加，机会性感染包括由于潜伏病毒的活化，如进行性多灶性脑白质病。

(3)代谢与营养异常　在接受磷酸氟达拉滨治疗的患者中有肿瘤溶解综合征的报告，包括高尿酸血症、高磷酸血症、低钙血症、代谢性酸中毒、高钾血症、血尿、尿酸结晶尿症和肾衰。胁腹疼痛和血尿可以是该综合征的首发症状。

(4)常见有水肿的报告。

(5)呼吸系统　常见肺炎发生与磷酸氟达拉滨治疗有关。

(6)消化系统　胃肠紊乱，如恶心、呕吐、食欲缺乏、腹泻和胃炎常见。

【禁忌证】 对本品或其所含成分过敏的患者；肌酐清除率小于30 ml/min的肾功能不全患者；失代偿性溶血性贫血的患者；妊娠期及哺乳期妇女。

【注意事项】 (1)注意神经毒性。

(2)健康状况差的患者慎用。

(3)注意骨髓抑制，需要严密的血液学监测。

(4)大量肿瘤负荷的患者在接受磷酸氟达拉滨治疗时出现肿瘤溶解综合征。因为磷酸氟达拉滨可以早在治疗的第1周就诱发这一综合征，所以对这种综合征的高危患者应采取预防措施。

(5)在磷酸氟达拉滨治疗期间或治疗后，会出现威胁生命、有时甚至致死的自身免疫现象(如自身免疫性溶血性贫血、自身免疫性血小板减少、血小板减少性紫癜、天疱疮、Evan's综合征)。

(6)如果临床可疑肾功能不全，或是年龄大于70岁的患者均应该检测肌酐清除率。如果肌酐清除率在30～70 ml/min之间，药物的剂量应该减半而且要严密监测血液学改变以评价药物毒性。如果肌酐清除率小于30 ml/min，应禁用磷酸氟达拉滨治疗。

(7)避孕 有生育功能的女性或男性在接受治疗期间或治疗停止后至少6个月必须采取避孕措施。

【药物相互作用】 磷酸氟达拉滨的治疗效果会被双嘧达莫及其他腺苷吸收抑制剂所减弱。

临床研究和体外试验表明，磷酸氟达拉滨和阿糖胞苷联合使用可增加Ara-CTP(阿糖胞苷的活性代谢产物)在白血病细胞内的浓度和细胞外的量。对Ara-C的血液浓度和代谢率无影响。

【给药说明】 本品应在无菌条件下加入灭菌注射用水配制，用于肠道外注射。磷酸氟达拉滨没有含抗菌防腐剂。必须小心操作以保证配制溶液的无菌。操作和配制磷酸氟达拉滨溶液时应谨慎。推荐使用乳胶手套和防护眼镜以避免因小瓶破损或其他偶然的溢出而引起的暴露。如果溶液接触到皮肤或黏膜，应该用水和肥皂彻底清洗该部位。

【用法与用量】 静脉使用 成人 推荐剂量为磷酸氟达拉滨每日 25 mg/m²，连用 5 天，每 28 天为 1 个静脉疗程。

每支药品用 2 ml 注射用水配制，每 1 ml 配制溶液含有 25 mg 磷酸氟达拉滨。使用注射器抽出按照体表面积计算出的所需药物剂量。如需静脉推注，需再用 10 ml0.9%氯化钠注射液稀释；如需静脉输注，则使用 0.9%氯化钠将所需剂量的药物稀释成 100 ml 溶液，输液时间应持续 30 分钟以上。

口服 每日40 mg/m² 体表面积，每 28 天连续服用 5 天。磷酸氟达拉滨可以空腹服用或伴食物服用。必须用水吞服，不可嚼服或把药片弄碎后服用。

【制剂与规格】 磷酸氟达拉滨片：10 mg。

注射用磷酸氟达拉滨：50 mg。

三、影响核酸转录的药物

放线菌素 D(更生霉素)[药典(二)；医保(甲)]

Dactinomycin

【适应证】 (1)对霍奇金病(HD)及神经母细胞瘤疗效突出，尤其是控制发热。

(2)对无转移的绒癌初治时单用本药，治愈率达 90%～100%，与单用 MTX 的效果相似。

(3)对睾丸癌亦有效，一般均与其他药物联合应用。

(4)与放疗联合治疗儿童肾母细胞瘤(Wilms 瘤)可提高生存率，对尤文肉瘤和横纹肌肉瘤亦有效。

【药理】 (1)药效学 体外研究显示，本品主要作用于 RNA，高浓度时则同时影响 RNA 与 DNA 合成。作用机制为嵌合于 DNA 双链内与其鸟嘌呤基团结合，抑制 DNA 依赖的 RNA 聚合酶活力，干扰细胞的转录过程，从而抑制 mRNA 合成。为细胞周期非特异性药物，以 G_1期尤为敏感，阻碍 G_1期细胞进入 S 期。

(2)药动学 本品静脉注射后迅速分布至各组织，广泛与组织结合，但不易透过血-脑屏障。半衰期为 36 小时。体内代谢很少。原形药 10%～20%由尿排出，50%～90%由胆道随粪便排出。

【不良反应】 (1)骨髓抑制 为剂量限制性毒性，血小板及粒细胞减少，最低值见于给药后 10～21 日，尤以血小板下降为著。

(2)胃肠道反应 多见于每次剂量超过 500 μg 时，表现为恶心、呕吐、腹泻，少数有口腔溃疡，始于用药数小时后，有时严重，为急性剂量限制性毒性。

(3)脱发 始于给药后 7～10 日，可逆。

(4)少数出现胃炎，肠炎或皮肤红斑，脱屑，色素沉着，肝、肾功能损害等，均可逆。

(5)静脉注射时如药液漏至血管外，对软组织损害显著。

【禁忌证】 (1)有出血倾向者慎用或禁用。

(2)有患水痘病史者禁用。

(3)本品有致突变、致畸和免疫抑制作用，妊娠期妇女禁用。

【注意事项】 (1)静脉注射时注意防止药液漏至血管外，当本品漏出血管外时，应即用 1%普鲁卡因局部封闭，或用 50～100 mg 氢化可的松局部注射，及冷湿敷。

(2)骨髓功能低下、有痛风病史、肝功能损害、感染、有尿酸盐性肾结石病史、近期接受过放疗或抗癌药物者慎用本品。

【药物相互作用】 (1)维生素 K 可降低本品的效价，故用本品时慎用维生素 K 类药物。

(2)本品有放疗增敏作用，但有可能在放疗部位出现新的炎症，而产生"放疗再现"的皮肤改变，应予注意。

【给药说明】 静脉注射时如药液漏至血管外，应立即停止注射，并以氯化钠注射液稀释，或以 1%盐酸普鲁卡因注射液局部封闭，温湿敷或冷敷，发生皮肤破溃后按溃疡处理。

【用法与用量】 (1)静脉注射 成人 一日 300～400 μg，或按体重一日 6～8 μg/kg，溶于氯化钠注射液 20～40 ml 中，一日一次，10 日为一疗程，间歇期 2 周，一疗程总量 4～6 mg。

(2)腔内注射 胸、腹腔注射，一次 400～600 μg。

(3)联合化疗 剂量及时间尚不统一。

【儿科用法与用量】 静脉注射 一日 15 μg/kg，连用 5 日。

【儿科注意事项】 胃肠道反应、骨髓抑制、脱发、皮炎、发热或肝功损害。

【制剂与规格】 注射用放线菌素 D：(1)200 μg；(2)500 μg。

美法仑(左旋苯丙氨酸氮芥)[医保(乙)]

Melphalan(L-phenylalanine)

【适应证】 适用于治疗多发性骨髓瘤及晚期卵巢腺癌。本品单独应用或与其他药物合用，对于部分晚期乳腺癌患者有显著疗效。对部分真性红细胞增多症患者有效。本品亦曾作为外科治疗乳腺癌的辅助药。

【药理】（1）药效学　基本作用与环磷酰胺相同，为双功能烷化剂，细胞周期非特异性药物。直接与DNA结合，导致细胞死亡。耐药机制为谷胱甘肽水平提高，药物运转缓慢，DNA修复增强。抑制谷胱甘肽S转移酶可加强本品抗肿瘤作用。

（2）药动学　口服吸收很不一致，个体差异较大。分布相半衰期（$t_{1/2\alpha}$）6～10分钟，消除相半衰期（$t_{1/2\beta}$）40～120分钟。尿中以原形排出的不足15%，大部分以代谢物形式排出。脑脊液浓度不足血浆浓度的10%。

【不良反应】（1）骨髓抑制　为剂量限制性毒性。主要表现为白细胞、血小板减少及贫血，白细胞减少可在首次用药后的第2周至第3周出现；有时老年患者骨髓抑制可延续5～6周。

（2）胃肠道反应　食欲缺乏、恶心及呕吐。

（3）长期应用可致脱发、皮炎及及肺纤维化。偶可引起白血病。

（4）静脉大剂量使用可致腹泻及口腔黏膜炎。

【禁忌证】（1）对本品曾有过敏反应者禁用。

（2）近期患过水痘或带状疱疹者禁用。

（3）妊娠及哺乳期妇女禁用。

（4）美国FDA妊娠期药物安全性分级为口服给药D，肠道外给药D。

【注意事项】（1）肾功能不全、有痛风史、泌尿系结石患者慎用。

（2）长期使用有致癌作用，一定要遵医嘱用药。

（3）用药期间注意检查白细胞、血小板、血尿酸、肌酐、尿素氮。

（4）近期内用过化疗或放疗而白细胞减少者不宜使用。

【药物相互作用】　本品可引起血尿酸增加，别嘌醇可防止或缓解本品所引起的高尿酸血症。

【用法与用量】　口服　（1）多发性骨髓瘤：每日每千克体重0.15 mg，分次服用，连用4天，6周后重复下一疗程。对于治疗有反应者延长治疗超过一年，未见病情改进。

（2）卵巢腺癌：按体重每日每千克体重0.2 mg，共5天，每4～8周或当外周血象恢复时给予下一疗程的治疗。也可使用美法仑静脉注射治疗。晚期乳腺癌：按体重每日每千克体重0.15 mg或按体表面积每日6 mg/m²，连用5日，每六周重复疗程，当出现骨髓毒性时应减低剂量。

（3）真性红细胞增多症：诱导缓解期，每日6～10 mg，共5～7天，之后可每日2～4 mg，直至能满意地控制症状。维持剂量可每周一次，一次2～6 mg，其间必须对患者仔细、谨慎地进行血象监测，根据血细胞计数结果，适当调整剂量。

【制剂与规格】　美法仑片：2 mg。

平阳霉素[药典(二)；医保(甲)]

Bleomycin A5

【适应证】　本品主治唇癌、舌癌、齿龈癌、鼻咽癌等头颈部鳞癌。亦可用于治疗皮肤癌、乳腺癌、宫颈癌、食管癌、阴茎癌、外阴癌、恶性淋巴癌和坏死性肉芽肿等。对肝癌也有一定疗效。对翼状胬肉有显著疗效。

【药理】（1）药效学　本品为博来霉素多组分中的单一组分A5。其作用机制与博来霉素相同。主要抑制胸腺嘧啶核苷掺入DNA，与DNA结合使之被破坏。另外也能使DNA单链断裂，破坏DNA模板，阻止DNA复制。

（2）药动学　本品静脉注射后30分钟血药浓度达高峰，以后迅速下降，半衰期为1.5小时。24小时内由尿中排出25%～50%。

【不良反应】（1）发热　少数患者于用药后1小时左右发生，一般38℃左右，个别可达40℃，并伴有寒战，3～4小时后可自行退热。

（2）胃肠道反应　可有食欲缺乏、恶心，少数有呕吐、腹泻和口腔炎，但一般较轻微。

（3）肝、肾功能损伤。

（4）指、趾关节皮肤肥厚、色素沉着较常见，有的还有指（趾）感觉过敏和指甲变形。

（5）轻度脱发。

（6）肿瘤处疼痛。

（7）静脉炎和血管痛。

（8）少见肺炎样症状和肺纤维化。

（9）过敏反应，极个别患者可发生过敏性休克。

【禁忌证】　对本品过敏者禁用。

【注意事项】（1）发热，给药后如患者出现发热现象，可给予退热药。对出现高热的患者，在以后的治疗中应减少剂量，缩短给药时间，并在给药前后给予解热药或抗过敏剂。为预防发热，可于用药前1小时口服氯苯那敏、吲哚美辛和地塞米松，仍有高热者则应停用本药。对有肺、肝、肾功能障碍的患者慎用。

（2）患者出现皮疹等过敏症状时应停止给药，停药后症状可自然消失。

（3）患者如出现咳嗽、咳痰、呼吸困难等肺炎样症状，同时胸部X-线片出现异常，应停止给药，并给予甾体激素和适当的抗生素。

(4)偶尔出现休克样症状(血压低下，发冷发热、喘鸣、意识模糊等)，应立即停止给药，对症处理。

(5)本品不宜用于肺功能差或做肺部放疗的患者。肺部放疗可增加本品肺毒性。

(6)本品副作用虽小，但也不宜长期滥用，以免引起不良后果。

【给药说明】 (1)预防发热。

(2)密切监视过敏反应。

(3)特别注意肺毒性，一旦发生立即停药，并服泼尼松等。

【用法与用量】 (1)静脉内注射　用0.9%氯化钠注射液或葡萄糖溶液注射液5～20 ml溶解本品4～15 mg(效价)/ml。

(2)肌内注射　用0.9%氯化钠注射液5 ml以下溶解本品4～15 mg(效价)/ml。

(3)动脉内注射　用3～25 ml添加抗凝血剂(如肝素)的0.9%氯化钠注射液溶解本品4～8 mg(效价)作一次动脉内注射或持续动脉内注射。

(4)成人每次剂量为8 mg(效价)，通常每周给药2～3次。根据患者情况可增加或减少至每日一次到每周一次。显示疗效的剂量一般为80～160 mg(效价)。一个疗程的总剂量为240 mg(效价)。

(5)肿瘤消失后，应适当加给药，如每周1次8 mg(效价)静脉注射10次左右。

(6)治疗血管瘤及淋巴管瘤　本品瘤体内注射治疗淋巴管瘤：每次4～8 mg，溶入注射用水2～4 ml，有囊者尽可能抽尽囊内液后注药，间歇期至少1个月，5次为1个疗程。治疗血管瘤：每次注射平阳霉素4～8 mg，用0.9%氯化钠注射液或利多卡因注射液3～5 ml稀释。注入瘤体内，注射1次未愈者，间歇7～10天重复注射，药物总量一般不超过70 mg(效价)。

(7)治疗鼻息肉　取平阳霉素1支(含8 mg)用0.9%氯化钠注射液4 ml溶解，用细长针头行息肉内注射，每次息肉注射2～4 ml，即一次注射1～2个息肉。观察15～30分钟有无过敏反应，每周1次，五次为1个疗程，一般1～2个疗程

【制剂与规格】 注射用盐酸平阳霉素：(1)4 mg；(2)8 mg；(3)15 mg。

四、拓扑异构酶抑制药

拓扑替康[医保(乙)]

Topotecan

【适应证】 用于小细胞肺癌、一线治疗失败的转移性卵巢癌。

【药理】 (1)药效学　本品是喜树碱的人工半合成衍生物，为拓扑异构酶Ⅰ抑制药。进入体内后，与拓扑异构酶Ⅰ形成复合物，导致DNA不能正常复制，引起DNA双链损伤。哺乳类动物细胞不能有效修复这种DNA损伤，因此抑制细胞增殖。本品属于S期特异性药物。

(2)药动学　本品在体内代谢呈二室模型。很容易分布到肝、肾等血流灌注好的组织。分布相半衰期($t_{1/2\alpha}$)为4.1～8.1分钟，消除相半衰期($t_{1/2\beta}$)为2.4～4.3小时。与血浆蛋白结合率为6.6%～21.3%。26%～80%经肾排泄，其中90%在用药后12小时内由尿中排出，其余部分由胆汁排出。本品可透过血-脑屏障进入脑脊液，并在脑脊液中蓄积。

【不良反应】 (1)骨髓抑制　是剂量限制性毒性，主要表现为白细胞、血小板和血红蛋白降低。

(2)胃肠反应　恶心、呕吐、腹泻、便秘、肠梗阻、腹痛、口腔炎、畏食。

(3)皮肤及附件　脱发、偶见严重的皮炎及瘙痒。

(4)神经肌肉　头痛、关节痛、肌肉痛、全身痛、感觉异常。

(5)呼吸系统　可致呼吸困难。

(6)肝脏　有时出现肝功能异常，氨基转移酶升高。

(7)全身　疲乏、不适、发热。

(8)局部　静脉注射时，若药液漏在血管外部可产生局部刺激、红肿。

(9)过敏反应　罕见过敏反应及血管神经性水肿。

【禁忌证】 (1)对喜树碱类药物或其任何成分过敏者禁用。

(2)严重骨髓抑制，中性粒细胞 $<1.5\times10^9$/L者禁用。

(3)妊娠及哺乳期妇女禁用。美国FDA妊娠期药物安全性分级为肠道外给药D。

【注意事项】 (1)本品必须在对癌症化学治疗有经验的专科医师的特别观察下使用，对可能出现的并发症必须具有明确的诊断和适当处理的设施与条件。

(2)由于可能发生严重的骨髓抑制，出现中性粒细胞减少，可导致患者感染甚至死亡。因此，治疗期间要监测血常规，并密切观察患者有无感染、出血倾向等临

床症状，如有异常则做减量或停药等适当处理。

(3)肝功能不全者　肝功能不全(血胆红素 1.5～10 mg/100 ml)患者，血浆清除率降低，但一般不需要调整剂量。

(4)肾功能不全者　对轻微肾功能不全者(Ccr 40～60 ml/min)一般不需要调整剂量，中度肾功能不全者(Ccr 20～39 ml/min)剂量应调整为 0.6 mg/m^2，没有足够资料证明在严重肾功能不全者可否使用。

(5)老年人　除非肾功能不全，一般不做剂量调整，但应当注意观察。

【给药说明】 骨髓抑制(主要是中性粒细胞)是本品的剂量限制性毒性，治疗期间要监测外周血象，在治疗中中性粒细胞恢复至＞1.5×10^9/L，血小板恢复至 100×10^9/L，血红蛋白恢复至 90 g/L 方可继续使用，必要时可使用粒细胞集落刺激因子(G-CSF)或输注成分血。与其他细胞毒药物联合应用时可加重骨髓抑制。注射液配制：灭菌注射用水按 1 ml/mg 溶解本品，再用氯化钠注射液或 5%葡萄糖注射液稀释后静脉滴注。

【用法与用量】 成人　推荐剂量为 1.2 mg/m^2，静脉滴注 30 分钟，持续 5 天，21 天为一疗程，治疗中严重的中性粒细胞减少症患者，在其后的疗程中剂量减少 0.2 mg/m^2或与 G-CSF 同时使用，使用从第 6 天开始，即在持续 5 天使用本品后 24 小时后再用 G-CSF。

【儿科用法与用量】 静脉滴注　2～1.5 mg/m^2，每日 1 次，连用 5 天，每 3 周为一周期。

【儿科注意事项】 与烷化剂尤其是 DDP 联合应用产生协同。

【制剂与规格】 注射用盐酸拓扑替康：(1)2 mg；(2)4 mg。

伊立替康[医保(乙)]

Irinotecan

【适应证】 ①用于晚期大肠癌的治疗：与氟尿嘧啶和亚叶酸钙联合治疗既往未接受化疗的晚期大肠癌患者；作为单一用药，治疗经含氟尿嘧啶化疗方案治疗失败的患者。②对肺癌、乳腺癌、胃癌、胰腺癌、宫颈癌、卵巢癌也有一定的疗效。

【药理】 (1)药效学　本品是喜树碱的半合成衍生物。本品及其活性代谢产物 SN-38 是拓扑异构酶Ⅰ(TOPOⅠ)抑制药，其与 TOPOⅠ及 DNA 形成的复合物能引起 DNA 单链断裂，阻止 DNA 复制及抑制 RNA 合成，是细胞周期 S 期特异性药物。

(2)药动学　本品静脉注射后，大部分迅速转化为活性代谢产物 20(S)-7-乙基-10-羟基喜树碱(SN-38)，其消除呈三相，分布相半衰期($t_{1/2\alpha}$)约 6 分钟，消除相半衰期($t_{1/2\beta}$)2.5 小时，终末相半衰期($t_{1/2\gamma}$)16.5 小时。主要代谢产物 SN-38 与之有平行的血浆分布，半衰期为 13.8 小时。药物主要经胆道排泄，24 小时尿中本品排泄量为原药量的 20%。可透过血-脑屏障。SN-38 的主要代谢途径是与葡糖醛酸结合，产生的葡糖醛酸 SN-38(SN38G)可在胆汁中发现。24 小时尿中 SN-38 排泄量仅为 0.1%～0.2%。

【不良反应】 (1)骨髓抑制　是剂量限制性毒性，主要表现为中性粒细胞减少、血小板下降及贫血，联合用药时更明显。粒细胞减少低谷的中位时间为 8 日。

(2)迟发性腹泻　多发生在用药后 5 日，平均持续 4 日，严重者可致死。

(3)胃肠道反应　常见恶心、呕吐，但不严重。

(4)急性胆碱能综合征　用药后 24 小时内出现，表现为急性腹泻、腹痛、流泪、唾液增多、瞳孔缩小、低血压、多汗等症状。

(5)其他　气短、肌肉痉挛、感觉异常、脱发。注射区域皮肤过敏反应较常见。肾功能不全、低血压、低血容量者极为罕见。

【禁忌证】 (1)慢性肠炎和(或)肠梗阻的患者禁用。

(2)既往对盐酸伊立替康三水合物或本品中的赋形剂有严重过敏史者禁用。

(3)胆红素超过正常值上限的 3 倍者禁用。

(4)严重骨髓功能不全者禁用。

(5)妊娠期妇女或哺乳期妇女禁用。

(6)世界卫生组织(WHO)一般状态评分＞2 分的患者禁用。

【注意事项】 (1)迟发性腹泻　24 小时后出现的腹泻均应视为迟发性腹泻。出现第 1 次水样便或腹部异常蠕动，应立即开始口服洛哌丁胺，首剂 4 mg，以后 2 mg，每 2 小时 1 次，至少 12 小时，直到末次水样便后继续用药 12 小时，最长用药时间不超过 48 小时。若 48 小时后仍有腹泻，应开始预防性服用广谱抗生素(喹诺酮类)7 日，并换用其他止泻治疗(如奥曲肽)。下列情况之一者，应口服喹诺酮类抗生素：①4 度腹泻；②腹泻伴 3/4 度中性粒细胞减少；③腹泻伴发热。洛哌丁胺不能预防腹泻的发生，故不能作预防用药。

(2)中性粒细胞减少　不推荐预防性应用粒细胞集落刺激因子(G-CSF)或粒细胞-巨噬细胞集落刺激因子(GM-CSF)。

(3)出现急性胆碱能综合征("早期"腹泻、腹痛、结膜炎、鼻炎、低血压、血管舒张、多汗、晕厥、头晕、视物模糊、肌炎、流泪等症状),给予硫酸阿托品 0.25 mg 皮下注射治疗。

(4)本品制剂含山梨醇,不适用于遗传性果糖不耐受的患者。

【药物相互作用】 本品与神经-肌肉阻滞药之间的相互作用不可忽视。本品具有抗胆碱酯酶的活性,凡具有抗胆碱酯酶活性的药物可延长琥珀胆碱的神经-肌肉阻滞作用,非去极化神经-肌肉阻滞药可能被拮抗。

【用法与用量】 推荐剂量为 350 mg/m²,静脉滴注 30~90 分钟,每三周一次。剂量调整:对于无症状的严重中性粒细胞减少症(中性粒细胞计数 0.5×10^9/L),中性粒细胞减少伴发热或感染(体温超过 38 ℃,中性粒细胞计数<1×10^9/L,或严重腹泻(需静脉输液治疗)的患者,下周期治疗剂量应从 350 mg/m² 减至 300 mg/m²,若这一剂量仍出现严重中性粒细胞减少症,或如上所述的与中性粒细胞减少相关的发热及感染或严重腹泻时,下一周期治疗剂量可进一步从 300 mg/m² 减量至 250 mg/m²。延迟给药:患者中性粒细胞计数未恢复至 1.5×10^9/L 以上前请勿使用本品。

【制剂与规格】 盐酸伊立替康注射液:(1)2 ml∶40 mg;(2)5 ml∶100 mg。

注射用盐酸伊立替康:(1)40 mg;(2)100 mg。

羟喜树碱[医保(甲)]

Hydroxycamptothecin

【适应证】 主要用于原发性肝癌、胃癌、头颈部癌、膀胱癌、直肠癌及白血病。

【药理】 (1)药效学 本品通过抑制拓扑异构酶Ⅰ而发挥细胞毒作用,使 DNA 不能复制,造成不可逆的 DNA 链破坏,从而导致细胞死亡。

(2)药动学 静脉注射本品后,药物浓度以胆囊及小肠内最高,其次为癌细胞、肝、骨髓、胃及肺组织。分布相半衰期($t_{1/2\alpha}$)为 4.5 分钟,消除相半衰期($t_{1/2\beta}$)为 29 分钟。主要通过粪便排泄,24 小时排出 29.6%,48 小时为 47.8%。

【不良反应】 (1)骨髓抑制 是最常见的毒性,表现为白细胞下降,对红细胞及血小板无明显影响。

(2)胃肠道反应 主要表现为恶心、呕吐、食欲缺乏等。

(3)泌尿系统 有少数病例出现尿急、尿痛及血尿,停药 1 周后逐渐消失。

(4)其他反应 有少数病例出现脱发,停药后可逐渐恢复。

【注意事项】 妊娠期妇女慎用,本品用药期间应严格检查血象。本品仅限用 0.9%氯化钠注射液稀释。静脉给药时,药液切勿外溢,否则会引起局部疼痛及炎症。

【给药说明】 本品一般经静脉注射给药,也可腔内注射。本品不宜用葡萄糖等酸性药液溶解和稀释。

【用法与用量】 (1)原发性肝癌 静脉注射,一日 4~6 mg,用 0.9%氯化钠注射液 20 ml 溶解后,缓缓注射,或遵医嘱。肝动脉给药,用 4 mg 加 0.9%氯化钠注射液 10 ml 灌注,每日一次,15~30 天为一疗程。

(2)胃癌 静脉注射,一日 4~6 mg,用 0.9%氯化钠注射液 20 ml 溶解后,缓缓注射,或遵医嘱。

(3)膀胱癌 膀胱灌注后加高频透热 100 分钟,剂量由 10 mg 逐渐加至 20 mg,每周 2 次,15~20 次为一疗程。

(4)直肠癌 经肠系膜下动脉插管,以羟喜树碱 6~8 mg,加入 0.9%氯化钠注射液 500 ml,动脉注入,每日一次,15~20 次为一疗程。头颈部上皮癌:静脉注射,一日 4~6 mg,用 0.9%氯化钠注射液 20 ml 溶解后,缓缓注射,或遵医嘱。

(5)白血病:成人剂量按体表面积一日 6~8 mg/m²,加入氯化钠注射液中静脉滴注,连续给药 30 天为一疗程,或遵医嘱。

【制剂与规格】 羟喜树碱注射液:(1)2 ml∶2 mg;(2)2 ml∶5 mg;(3)5 ml∶10 mg。

注射用羟喜树碱:5 mg。

依托泊苷[药典(二);基(基);医保(甲、乙)]

Etoposide

【适应证】 主要用于治疗小细胞肺癌,恶性淋巴瘤,恶性生殖细胞瘤,白血病,对神经母细胞瘤,横纹肌肉瘤,卵巢癌,非小细胞肺癌,胃癌和食管癌等有一定疗效。

【药理】 (1)药效学 本品是细胞周期特异性抗肿瘤药物。研究表明,本品作用于晚 S 期或 G_2 期,其作用位点是拓扑异构酶Ⅱ,形成一种药物-酶-DNA 三者之间稳定的可裂性复合物,干扰 DNA 拓扑异构酶Ⅱ,致使受损的 DNA 不能修复。拓扑异构酶Ⅱ插入 DNA 中,产生一般细胞功能所需的断裂反应;本品似乎可通过稳定脱氧核糖核酸断裂复合物,引起 DNA 和拓扑异构酶Ⅱ的双线断裂。本品在体内激活某些内切酶,或通过其代谢物作用于 DNA。本品的非糖苷同系物 4-去甲基表鬼臼毒素则可抑制微管的组装和拓扑异构酶Ⅱ,使 DNA 不能修复。

(2)药动学　静脉滴注本品，其分布相半衰期($t_{1/2\alpha}$)为1.4小时，消除相半衰期($t_{1/2\beta}$)为5.7小时，97%与血浆蛋白结合，脑脊液中的浓度(给药2～20小时后)仅为血药浓度的1%～10%。由于本品与DNA拓扑异构酶Ⅱ的结合是可逆性的，并作用于细胞周期中持续时间较长的S期及G_2期，因此血药浓度持续时间长短比峰浓度高低更重要。一般采用静脉滴注，而不用静脉注射。44%～60%由肾排泄(其中67%以原形排泄)。粪便排泄仅占16%。

口服本品后0.5～4小时血药浓度可达高峰，生物利用度48%(25%～74%)，血药浓度仅为静脉注射的(52±8)%，半衰期为(4.9±0.4)小时。体内药物代谢变异很大，与消化道的pH等因素相关。

【不良反应】 (1)骨髓抑制　此为剂量限制性毒性，包括白细胞及血小板减少，多发生在用药后7～14日，20日左右恢复正常。

(2)胃肠道反应　食欲缺乏、恶心、呕吐、口腔炎等。

(3)皮肤反应　脱发亦常见，但具可逆性。

(4)其他　若静脉滴注过快(<30分钟)，可有低血压、喉痉挛等过敏反应。

【禁忌证】 妊娠期妇女禁用。

【注意事项】 (1)哺乳期妇女应用本品期间应中止哺乳。

(2)用药期间应定期检查周围血象和肝、肾功能。

(3)注意口腔卫生及口腔炎发生。

【药物相互作用】 (1)本品可抑制机体免疫防御机制，使疫苗接种不能激发人体抗体产生，化疗结束后3个月以内，不宜接种病毒疫苗。

(2)本品与血浆蛋白结合率高，因此，与血浆蛋白结合的药物可影响本品的排泄。

【给药说明】 (1)本品不宜静脉注射，浓度不超过0.25 mg/ml静脉滴注时间不宜少于30分钟，否则易引起低血压、喉痉挛等过敏反应。

(2)用药过程中宜密切随访周围血象及肝、肾功能。

(3)本品有给药方案从属性，疗效高低受给药方案影响。

【用法与用量】 成人　①口服　按体表面积一次70～100 mg/m²，一日1次，连用5日；或一次30 mg/m²，一日1次，连用10～14日。每3～4周为1个疗程。②静脉滴注　睾丸肿瘤及支气管肺癌等联合化疗方案中，按体表面积一日50～100 mg/m²静脉滴注，连续3～5日，每3～4周为1个疗程。

【制剂与规格】 依托泊苷胶囊：(1)25 mg；(2)50 mg；(3)100 mg。

依托泊苷软胶囊：50 mg。

依托泊苷注射液：5 ml∶100 mg。

注射用依托泊苷：40 mg。

替尼泊苷[医保(乙)]

Teniposide

【适应证】 本品适用于治疗恶性淋巴瘤，急性淋巴细胞白血病，中枢神经系统恶性肿瘤如神经母细胞瘤，胶质瘤和星形细胞瘤及转移瘤，膀胱癌及神经母细胞瘤等。

【药理】 (1)药效学　本品为依托泊苷的衍生物，是细胞周期特异性抗癌药物，通过阻止细胞的有丝分裂而起作用。其作用机制是抑制DNA拓扑异构酶Ⅱ，导致DNA双链或单链破坏，使细胞不能通过S期，停于晚S期或早G_2期。与依托泊苷有交叉耐药。

(2)药动学　经肌内注射或口服吸收慢而不完全，主要用于静脉注射。静脉注射后骨髓内的浓度最高，肾、肝、肺、脾、心及胃、肠次之，肌肉及脑组织最低。在静脉注射2小时后，本品在各组织的浓度迅速下降，而在骨髓的浓度下降较慢。本品进入体内后>99%与蛋白结合，在脑脊液中的浓度低于同时测定的血药浓度。血浆消失呈三室模型，分布相半衰期($t_{1/2\alpha}$)、消除相半衰期($t_{1/2\beta}$)和终末相半衰期($t_{1/2\gamma}$)分别为56分钟、4.45小时和20.3小时。本品可通过血-脑屏障，虽然在脑脊液中很难测出，但在脑组织中可测出。在体内的代谢较为活跃，主要代谢在肝内进行，但其代谢物尚不明确。经肾脏及胆道排泄，少量经粪便排泄，在排出物中，原形药占1/3。给药后24小时内的排出量约占给药总量的50%，其中42.2%经尿排出，6.3%经粪便排出。在肾脏的清除率仅占总清除率的10%左右。

【不良反应】 (1)骨髓毒性　为剂量限制毒性，用药7～14日后常见白细胞和血小板降低。

(2)胃肠道反应　恶心呕吐是最常见的消化道不良反应，但通常是轻度和中度的。

(3)脱发也较常见。

(4)低血压　快速输注时会发生一过性的低血压。

(5)过敏反应　可发生急性过敏反应：寒战，发热，心动过速，支气管痉挛，呼吸困难，低血压，潮红，出汗，水肿，高血压和荨麻疹。

(6)其他　口腔炎，头痛和精神障碍罕见。

【禁忌证】 (1)本品及聚乙基代蓖麻油过敏者禁用。

(2)严重白细胞减少或血小板减少者禁用。

(3)美国 FDA 妊娠期药物安全性分级为肠道外给药 D。

【注意事项】 (1)对肝、肾功能损害的患者或肿瘤已侵犯骨髓的患者使用该药要谨慎。因有低血压的报道,在输注本药的开始 30～60 分钟内仔细观察,监测主要的体征。

(2)患唐氏综合征的患者对骨髓抑制性的化疗药物特别敏感,对这些患者应减少用量。

【药物相互作用】 (1)苯巴比妥和苯妥英钠可以增加本品的清除率,导致本品在体内作用的时间缩短,故对抗惊厥治疗的患者可增加本品的用量。

(2)已经观察到甲苯磺丁脲、水杨酸钠和磺胺甲噻二唑在体外可以置换与血浆蛋白结合的本品。

【用法与用量】 静脉滴注 (1)单药治疗 一次 50～100 mg,一日 1 次,每个疗程总剂量为 300 mg,在 3～5 日内给予,每 3～4 周待骨髓恢复后可重复 1 个疗程。

(2)联合用药 本品可与其他化疗药物联合使用,当与其他骨髓抑制药物联合使用时应适当降低本品剂量。

(3)老年及骨髓功能欠佳、多次化疗患者酌情减量。

【制剂与规格】 替尼泊苷注射液:5 ml:50 mg。

五、影响蛋白质合成和干扰有丝分裂的药物

此类药物包括:①影响微管蛋白装配的药物,干扰有丝分裂中纺锤体的形成,使细胞停止于分裂中期,如长春新碱、长春碱、紫杉醇等;②干扰核蛋白体功能,阻止蛋白质合成的药物,如高三尖杉酯碱;③影响氨基酸供应,阻止蛋白质合成的药物,如门冬酰胺酶。

长春碱(长春花碱)[药典(二);医保(乙)]

Vinblastine

【适应证】 主要用于实体瘤的治疗。对恶性淋巴瘤、睾丸肿瘤、绒毛膜癌疗效较好,对肺癌、乳腺癌、卵巢癌、皮肤癌、肾母细胞瘤及单核细胞白血病也有一定疗效。

【药理】 (1)药效学 本品是细胞毒性药物,通过与有丝分裂中的微管蛋白结合,阻止其进一步聚集形成纺锤体而起作用,能使细胞生长停于分裂中期。本品作用方式与浓度有关。低浓度时,本品与微管蛋白的低亲和点结合,由于空间阻隔等因素,抑制微管聚合。高浓度时,本品与微管蛋白上高亲和点结合,使微管聚集,形成类结晶。

(2)药动学 口服吸收差,需静脉注射。静脉注射后迅速分布至各组织,但很少透过血-脑屏障。血浆蛋白结合率为 75%,大部分与 α 及β-球蛋白结合。静脉注射后,分布相半衰期($t_{1/2\alpha}$)为 3.7 分钟,消除相半衰期($t_{1/2\beta}$)为 1.64 小时,终末相半衰期($t_{1/2\gamma}$)为 24.8 小时。在肝内代谢成脱乙酰长春碱。本品的代谢物主要由尿排泄。

【不良反应】 (1)骨髓抑制作用较显著,静脉注射后白细胞下降迅速,但可在 2～3 周内恢复正常。

(2)偶见恶心、呕吐等胃肠道反应。

(3)静脉反复注射可致血栓性静脉炎。

(4)注射时药液漏至血管外可造成局部组织坏死。

(5)本品在动物中有致癌作用。

(6)长期应用可抑制睾丸或卵巢功能,引起闭经或精子缺乏。

【禁忌证】 (1)妊娠期妇女禁用。

(2)严重骨髓抑制、过敏者禁用。

【注意事项】 (1)应用本品期间应中止哺乳。

(2)对诊断的干扰:本品可能使血及尿内尿酸升高。

(3)下列情况慎用:骨髓抑制、有痛风病史、肝功能损害、感染、肿瘤已侵犯骨髓、有尿酸盐性肾结石病史、经过放射治疗或抗癌药治疗的患者。

(4)用药期间应注意定期检查以下项目:血常规、血胆红素、ALT、乳酸脱氢酶、血尿素氮、血尿酸、肌酐清除率。

【药物相互作用】 (1)与别嘌醇、秋水仙碱或丙磺舒合用,本品可升高血中尿酸浓度。

(2)伊曲康唑可降低细胞色素 P_{450} 介导的代谢及 P-糖蛋白泵,从而增加本品所致的神经毒性。此外,红霉素、丝裂霉素、齐多夫定也可增加本品的毒性。

【给药说明】 (1)肝功能不全时,若同时合用其他由胆汁排泄的抗癌药(如多柔比星),应减量。用药过程中,出现白细胞过低、肝功能损害,应停药或减量,并采取治疗措施。

(2)本品不能做肌内、皮下或鞘内注射。

(3)静脉注射:滴入时避免日光直接照射,药液漏至血管外,应立即停止注射,以氯化钠注射液稀释局部,或以 1%盐酸普鲁卡因注射液局封,温湿敷或冷敷,发生皮肤破溃后按溃疡处理。

【用法与用量】 成人 静脉注射 一次 10 mg,用氯化钠注射液溶解后静脉注射,一周 1 次。总量 60～80 mg。

【儿科用法与用量】 静脉注射 2.5～10 mg/m^2,一周 1 次。

【儿科注意事项】 (1)周围神经炎较长春新碱轻,注射部位血栓性静脉炎。

(2)如漏于血管外,可引起局部组织坏死。

【制剂与规格】 硫酸长春碱注射液:10 ml:10 mg。

注射用硫酸长春碱:10 mg。

长春新碱[药典(二);医保(甲)]

Vincristine

【适应证】 (1)急性白血病,尤其是儿童急性白血病,对急性淋巴细胞白血病疗效显著。

(2)恶性淋巴瘤。

(3)生殖细胞肿瘤。

(4)小细胞肺癌,尤文肉瘤、肾母细胞瘤、神经母细胞瘤。

(5)乳腺癌、慢性淋巴细胞白血病、消化道癌、黑色素瘤及多发性骨髓瘤等。

【药理】 (1)药效学　与长春碱同。本品作用方式与浓度有关。低浓度时,本品与微管蛋白的低亲和点结合,由于空间阻隔等因素,抑制微管聚合。高浓度时,本品与微管蛋白上高亲和点结合,使微管聚集,形成类结晶。

(2)药动学　口服吸收差。静脉注射后迅速分布至各组织,进入肝内较多,瘤组织可选择性地浓集药物,由于浓集于神经细胞较血细胞多,神经毒性较严重。很少透过血-脑屏障。血浆蛋白结合率75%。静脉注射分布相半衰期($t_{1/2\alpha}$)为0.07小时,消除相半衰期($t_{1/2\beta}$)为2.27小时,终末相半衰期($t_{1/2\gamma}$)为85小时。在肝内代谢,通过胆汁排泄。可进入肠肝循环。70%随粪便排泄,5%~16%经尿排泄。

【不良反应】 (1)有轻微的骨髓抑制作用。

(2)神经系统毒性,如四肢麻木、腱反射消失、麻痹性肠梗阻、腹绞痛、脑神经麻痹。神经系统毒性常持续很久,发生率与每次剂量及总剂量成正比。

(3)静脉反复注射可致血栓性静脉炎。注射时药液漏至血管外可造成局部组织坏死。

(4)本品在动物中有致癌作用,长期应用可抑制睾丸或卵巢功能,引起闭经或精子缺乏。

(5)可见脱发,偶见血压的改变。

【禁忌证】 妊娠期妇女禁用。

【注意事项】 (1)应用本品期间应中止哺乳。

(2)2岁以下儿童周围神经的髓鞘形成尚不健全,应慎用。

(3)对诊断的干扰:本品可使血钾、血及尿的尿酸升高。

(4)下列情况慎用:有痛风病史、肝功能损害、感染、白细胞减少、神经肌肉疾病、有尿酸盐性肾结石病史、近期用过放射治疗或抗癌药治疗的患者。

(5)用药期间应定期检查周围血象,肝、肾功能。注意观察心率、肠鸣音及腱反射等。

【药物相互作用】 (1)本品可阻止甲氨蝶呤从细胞内渗出,提高后者的细胞内浓度,故常先注射本品,再用甲氨蝶呤。

(2)与门冬酰胺酶、异烟肼、脊髓放射治疗合用可加重神经系统毒性。

(3)与非格司亭、沙莫司亭合用,可能导致严重的周围神经病。

(4)本品可改变地高辛的吸收而降低其疗效。

【给药说明】 (1)用药过程中,如出现严重四肢麻木、膝反射消失、麻痹性肠梗阻、腹绞痛、心动过速、脑神经麻痹、白细胞过低、肝功能损害时,应停药或减量。

(2)本品不能做肌内、皮下或鞘内注射。

(3)注射时药液漏至血管外,应立即停止注射,以氯化钠注射液稀释局部,或以1%盐酸普鲁卡因注射液局封,温湿敷或冷敷,发生皮肤破溃后按溃疡处理。

【用法与用量】 本品临用前加氯化钠注射液适量使溶解。

成人　静脉注射　按体表面积一次1~1.4 mg/m^2,或按体重一次0.02~0.04 mg/kg,一次量不超过2 mg,一周1次,一疗程总量20 mg。

【儿科用法与用量】 静脉注射　1.5~2 mg/m^2,一周1次,最大2 mg。

【儿科注意事项】 周围神经系统炎,有局部刺激作用,不能外漏。

【制剂与规格】 注射用硫酸长春新碱:1 mg。

长春地辛(长春花碱酰胺)[药典(二);医保(乙)]

Vindesine

【适应证】 对非小细胞肺癌、小细胞肺癌、恶性淋巴瘤、乳腺癌、食管癌及恶性黑色素瘤等恶性肿瘤有效。

【药理】 (1)药效学　本品是细胞周期特异性药物,抑制细胞内微管蛋白的聚合,阻止增殖细胞有丝分裂中的纺锤体形成,使细胞分裂停止于有丝分裂中期。本品对移植性动物肿瘤抗瘤谱较广,与长春碱、长春新碱无完全交叉耐药。

(2)药动学　本品在体内代谢符合三室模型:分布相半衰期($t_{1/2\alpha}$)为0.037小时,消除相半衰期($t_{1/2\beta}$)为

0.912 小时，终末相半衰期($t_{1/2\gamma}$)为 24.2 小时。静脉注射后，血浆中的药物浓度迅速下降，广泛分布于脾脏、肺和肝脏，周围神经和淋巴结等的浓度高于血浆浓度数倍，但在脑脊液中浓度很低。与血浆蛋白不结合。大部分以未代谢物由胆汁分泌到肠道排出，约有 10%由尿中排出。

【不良反应】 (1)骨髓抑制　最常见的为白细胞降低，其次为血小板降低，对血红蛋白有一定影响。

(2)胃肠道反应　轻度食欲缺乏、恶心、呕吐。

(3)神经系统毒性　可表现为感觉异常，腱反射消失或降低，肌肉无力等。骨髓毒性低于硫酸长春碱，神经系统毒性低于硫酸长春新碱。

(4)有局部组织刺激反应　可引起静脉炎，应避免漏出血管外和溅入眼内。

(5)其他　便秘、脱发、静脉炎等。

【禁忌证】 妊娠期妇女禁用，骨髓功能低下和严重感染者禁用或慎用。

【注意事项】 (1)应用本品期间应中止哺乳。

(2)对诊断的干扰：本品可使血及尿内尿酸升高。

(3)下列情况慎用：骨髓抑制、有痛风病史、胆管阻塞、感染、经过放射治疗或抗癌药治疗的患者。

(4)用药期间应注意定期检查以下项目：血常规，肝、肾功能。注意观察心率、肠鸣音及肌腱反射等。

(5)有痛风病史、胆管阻塞、感染、白细胞减少、尿酸盐性肾结石病史者慎用。

(6)肝功能不全时，若同时合用其他由胆汁排泄的抗癌药(如多柔比星)应减量。

(7)本品不可鞘内注射。

【药物相互作用】 (1)联合化疗若有其他降低白细胞药物时应减量。

(2)与脊髓放射治疗等合用可加重神经系统毒性。

【用法与用量】 静脉滴注　按体表面积一次 3 mg/m²，一周1次，连续用药3次为一周期。用氯化钠注射液或5%葡萄糖注射液溶解后缓慢静脉滴注(滴注时间 6～12 小时)。

【制剂与规格】 注射用硫酸长春地辛：(1)1 mg；(2)4 mg。

长春瑞滨(去甲长春花碱)[药典(二)；医保(乙)]

Vinorelbine

【适应证】 用于晚期乳腺癌、非小细胞肺癌、卵巢癌、恶性淋巴瘤、食管癌、头颈部癌等。

【药理】 (1)药效学　本品属于抗有丝分裂的细胞周期特异性药物，对微管蛋白具有高度的亲和力，通过阻滞微管蛋白聚合形成微管，并可诱导微管的解聚，使纺锤体不能形成，使肿瘤细胞分裂增殖停止于有丝分裂中期(M)，从而产生抗肿瘤作用。长春瑞滨(NVB)与长春碱(VLB)、长春新碱(VCR)、长春地辛(VDS)同属长春花生物碱类，由于其结构上的差异，因此 NVB 的抗瘤谱也与 VLB、VCR、VDS 有所不同。NVB 对小鼠白血病 L_{1210} 的细胞毒作用较 VLB 和 VCR 低；对人卵巢癌 A_{2780} 的活性与 VLB 相同；对人支气管上皮癌 N_{6L2} 的活性分别是 VLB、VDS 和 VCR 的 2 倍、2.2 倍和 22 倍。本品与 VCR 相比，有较高的治疗指数，神经毒性及造血系统毒性较低。本品具有广谱抗肿瘤活性，对人类肿瘤均有较好的治疗效果。

(2)药动学　本品静脉给药后组织吸收迅速，在肝脏中药物浓度最高，其次为肺脏、脾、淋巴结和骨骼，并在肺组织中维持较高浓度数天，肺内浓度为 VDS 和 VCR 的 3.4 倍和 14.8 倍。药动学符合三室模型，分布容积高达 43 L，血浆清除率约为一小时 0.8 L/kg 体重。终末相半衰期($t_{1/2\gamma}$)为 40 小时。主要经胆管由粪便排出，尿排泄 10%～15%。

【不良反应】 (1)骨髓抑制　为剂量限制性毒性，主要为白细胞及中性粒细胞减少，对红细胞也有一定影响，血小板下降少见。

(2)神经毒性　主要表现为腱反射减弱或消失，感觉异常少见，可见腹胀、便秘，麻痹性肠梗阻罕见。

(3)消化道反应　较轻微，可见恶心、呕吐、便秘，少见腹泻。

(4)局部刺激及静脉炎　药液漏至血管外，可引起灼痛、局部组织坏死、溃疡、蜂窝织炎，静脉炎发生率相对较高。

(5)其他　肝功能损害、脱发、下颌痛，偶见呼吸困难和支气管痉挛，多于注射药液后数分钟内或数小时内发生。

【禁忌证】 (1)妊娠期妇女及哺乳期妇女禁用。

(2)严重骨髓抑制者禁用。

(3)在进行包括肝脏放射治疗时禁用。

(4)严重肝功能不全者禁用。

【注意事项】 (1)本品须在严密的血液学监测下使用，在联合用药时尤其要注意药物剂量的选择。

(2)肝功能不全时应减少用药剂量。

(3)静脉注射时药液外渗可引起局部刺激、灼痛，甚至可能出现坏死性改变。一旦药液外渗，应立即停止注射，局部冷敷并注射透明质酸酶。最好采用深静脉插管给药。

(4)有痛风病史、胆管阻塞、感染、白细胞减少、尿酸盐性肾结石病史者慎用。

(5)肝功能不全时,若同时合用其他由胆管排泄的抗癌药时应注意减量。

【给药说明】 (1)本品应在有经验的肿瘤化疗医师指导下使用。

(2)本品只能静脉给药,不能用于肌内、皮下或鞘内注射。

(3)避免任何意外的眼球污染。在一定压力下,药液喷射至眼球时,可产生严重的刺激性,甚至角膜溃疡,遇到这种情况,应立即进行冲洗。

【用法与用量】 本品只能静脉给药。

(1)单药治疗 最大耐受量按体表面积一周 30 mg/m^2,低于 20 mg/m^{2}时疗效下降或无效。

(2)联合化疗 常用剂量按体表面积一周 25 mg/m^2。

用药时应该用氯化钠注射液稀释至 50～100 ml,并在短时间(10 分钟)内经静脉输入。注药后给予充分的氯化钠注射液冲洗静脉。为避免静脉炎的发生,建议深静脉给药。必须确认注射针头在静脉内方可开始注射。

【儿科用法与用量】 静脉注射 25～30 mg/m^2,一周 1 次。

【儿科注意事项】 应避免漏于血管外,注药完毕应再给 0.9%氯化钠注射液冲洗静脉。

【制剂与规格】 酒石酸长春瑞滨注射液:1 ml∶10 mg。

注射用酒石酸长春瑞滨:10 mg。

重酒石酸长春瑞滨注射液:(1)1 ml∶10 mg;(2)5 ml∶50 mg。

注射用重酒石酸长春瑞滨:10 mg。

紫杉醇[药典(二);医保(乙)]

Paclitaxel

【适应证】 用于卵巢癌、乳腺癌、肺癌、头颈部肿瘤、食管癌和胃癌及软组织肉瘤等。

【药理】 (1)药效学 本品为新型的抗微管药物,可促进微管双聚体装配成微管,并通过干扰去多聚化过程而使微管稳定,从而抑制微管网正常动力学重组,导致细胞分裂受阻。另外,此药还具有放射增敏效应,可促进离子照射所致细胞损害。

(2)药动学 本品静脉滴注后,血浆中药物呈双相消除,消除相半衰期($t_{1/2\beta}$)为 5.3～17.4 小时,有广泛的血管外分布和组织结合的效应。本品 89%～98%可与血浆蛋白结合。本品仅有少量以原形从尿中排出,约占给药剂量的 13%,体内转化可能以肝脏内代谢为主,经胆道排泄。

【不良反应】 (1)过敏反应 发生率为 39%,其中严重过敏反应发生率为 2%。多数为 1 型变态反应,表现为支气管痉挛性呼吸困难,荨麻疹和低血压。几乎所有的反应发生在用药后最初的 10 分钟。

(2)骨髓抑制 为主要剂量限制性毒性,表现为中性粒细胞减少,血小板降低少见,一般发生在用药后 8～10 日。严重中性粒细胞发生率为 47%,严重的血小板降低发生率为 5%。贫血较常见。

(3)神经毒性 周围神经病变发生率为 62%,最常见的表现为轻度麻木和感觉异常,严重的神经毒性发生率为 6%。

(4)心血管毒性 可有低血压和无症状的短时间心动过缓。肌肉关节疼痛:发生率为 55%,发生于四肢关节,发生率和严重程度呈剂量依赖性。

(5)胃肠道反应 恶心,呕吐,腹泻和黏膜炎发生率分别为 59%,43%和 39%,一般为轻和中度。

(6)肝脏毒性 为 ALT,AST 和 AKP 升高。

(7)脱发 发生率为 80%。

(8)局部反应 输注药物的静脉和药物外渗局部的炎症。

【禁忌证】 (1)对本品或其赋形剂(如聚氧乙烯化蓖麻油 cremophor EL)有过敏反应者禁用。

(2)妊娠期及哺乳期妇女禁用。

(3)严重骨髓抑制患者禁用。

【注意事项】 (1)为避免出现严重的过敏反应,本品治疗前应先给予相应处理:治疗前应用地塞米松,苯海拉明和 H_2 受体拮抗剂进行预处理。

(2)育龄妇女和心脏传导功能异常患者慎用。

(3)用药期间应定期检查白细胞计数,血小板计数,肝、肾功能和心电图等。

【药物相互作用】 (1)倘若先给予顺铂,之后再给予紫杉醇时可产生更为严重的骨髓抑制,因为前者使后者的清除率降低约 1/3。

(2)对接受酮康唑治疗的患者,本品的代谢有可能受到抑制。

(3)与其他细胞毒药物联合应用时,应酌情减量。

【给药说明】 (1)为预防有可能发生的过敏反应,所有患者在本品给药之前 12 小时和 6 小时口服地塞米松 20 mg,本品给药之前 30～60 分钟时肌内注射或口服苯海拉明 50 mg 和静脉注射西咪替丁 300 mg 或雷尼替丁 50 mg。

(2)本品配制时必须加以注意，宜戴手套操作。倘若皮肤接触本品，立即应用肥皂彻底清洗皮肤，一旦接触黏膜应用水彻底冲洗。

(3)静脉注射时一旦药液漏至血管外应立即停止注入，局部冷敷和以1%盐酸普鲁卡因注射液局封等相应措施。

(4)本品静脉滴注开始后1小时内，每15分钟测血压、心率和呼吸1次，注意过敏反应。

(5)静脉滴注本品时，应采用非聚氯乙烯材料的输液瓶和输液管，并通过所连接的过滤器，过滤器微孔膜的孔径应<0.22μm。

(6)紫杉醇浓缩注射液在静脉滴注前必须加以稀释，可稀释于氯化钠注射液、5%葡萄糖注射液或葡萄糖氯化钠注射液中，最后稀释浓度为0.3～1.2 mg/ml。

(7)本品应在有经验的肿瘤化疗医师指导下使用，患者必须住院，注射本品前须备有抗过敏反应的药物以及相应抢救器械。

【用法与用量】 静脉滴注　单药治疗按体表面积一次135～200 mg/m^2，联合用药按体表面积一次135～175 mg/m^2，每3～4周1次；或按体表面积一次60～90 mg/m^2，每周1次，连用2周停1周，或连用6周停2周。

【制剂与规格】 紫杉醇注射液：(1)5 ml∶30 mg；(2)10 ml∶60 mg。

注射用紫杉醇脂质体：30 mg。

注射用紫杉醇(白蛋白结合型)：100 mg

多西他赛(多西紫杉醇)[医保(乙)]

Docetaxel

【适应证】 主要治疗晚期乳腺癌、卵巢癌、非小细胞肺癌，对头颈部癌、小细胞肺癌；对胃癌、胰腺癌、黑色素瘤等也有一定疗效。

【药理】 (1)药效学　本品的作用机制与紫杉醇相同，可促进微管双聚体装配成微管，并通过干扰去多聚化过程而使微管稳定，从而抑制微管网正常动力学重组，导致细胞分裂受阻。为细胞周期特异性药物，可将细胞阻断于M期。体外试验表明，本品对多种肿瘤细胞株有细胞毒作用，抗瘤谱广。体内试验显示，对肺癌、乳腺癌、卵巢癌、结肠癌、黑色素瘤等多种小鼠移植人体肿瘤有效。

(2)药动学　本品的药动学特点与剂量无关，符合三室药代动力学模型。分布相半衰期($t_{1/2\alpha}$)为4分钟，消除相半衰期($t_{1/2\beta}$)为36分钟，终末相半衰期($t_{1/2\gamma}$)为11.2小时。血浆蛋白结合率95%以上。在肝中代谢，主要经胆道从粪便排出，而经尿排泄仅占所给量5%～7%。肝功能不全者使本品在体内清除率减少，但年龄差异对本品在体内的药动学参数无明显改变。

【不良反应】 (1)骨髓抑制　为剂量限制性毒性，可见白细胞和中性粒细胞减少，最低值多见于用药后第8日；贫血常见；重度血小板减少少见。

(2)过敏反应　轻度过敏反应，可见瘙痒、潮红、红斑、药物热、寒战等；严重过敏反应，可见低血压、支气管痉挛、荨麻疹和血管神经性水肿，发生率约为4%。

(3)体液潴留　一般发生于用药累积量达400 mg/m^2以后，主要表现为下肢水肿，体重增加，少数患者可出现鞘膜腔积液。

(4)皮肤反应　主要见于手足，也可发生于臂、面及胸部，表现为红斑、皮疹有时伴瘙痒，发生率约为36%。

(5)其他　可见乏力、脱发、恶心、呕吐、腹泻、黏膜炎、肌肉关节痛、注射局部反应、神经毒性、肝脏酶类升高、指甲改变等。心脏节律异常发生率较低。

【禁忌证】 (1)妊娠期妇女及哺乳期妇女禁用。

(2)严重骨髓抑制者禁用。

(3)对本品或聚山梨酯-80有严重过敏者禁用。

(4)肝功能严重不全者禁用。

【注意事项】 (1)多西他赛必须在有癌症化疗药物应用经验的医生指导下使用。由于可能发生较严重的过敏反应，应具备相应的急救设施，注射期间建议密切监测主要功能指标。

(2)在肝功能异常患者、使用本品高剂量治疗患者和既往接受铂类药物治疗的非小细胞肺癌患者，使用多西他赛剂量达100 mg/m^2时，与治疗相关的死亡的发生率会增加。

(3)所有患者在接受多西他赛治疗前需预服药物以减轻体液潴留的发生，预服药物只包括糖皮质激素类，如地塞米松，在多西他赛注射头一天开始服用，每日16 mg，服用4～5天。

(4)中性粒细胞减少是最常见的副反应。多西他赛治疗期间应经常对白细胞数目进行监测。当患者中性粒细胞数目恢复至$>1.5\times10^9$/L以上时才能接受多西他赛的治疗，多西他赛治疗期间如果发生严重的中性粒细胞减少($<0.5\times10^9$/L并持续7天或7天以上)，在下一个疗程中建议减低剂量，如仍有相同问题发生，则建议再减低剂量或停止治疗。

(5)在多西他赛开始滴注的最初几分钟内有可能发生过敏反应。如果发生过敏反应的症状轻微如脸红或局部皮肤反应则不需中止治疗。如果发生严重过敏反应，如血压下降超过 20 mmHg，支气管痉挛或全身皮疹/红斑，则需立即停止滴注并进行对症治疗。对已发生严重不良反应的患者不能再次应用多西他赛。

(6)多西他赛治疗期间可能发生外周神经毒性。如果反应严重，则建议在下一个疗程中减低剂量。

(7)如已观察到的皮肤反应有肢端(手心或足底)局限性红斑伴水肿、脱皮等。此类毒性可能导致中断或停止治疗。

(8)肝功能有损害的患者　如果血清氨基转移酶(ALT 和/或 AST)超过正常值上限 1.5 倍，同时伴有碱性磷酸酶超过正常值上限 2.5 倍，存在发生严重不良反应的高度危险，如毒性死亡，包括致死的脓毒症，胃肠道出血，以及发热性中性粒细胞减少症，感染，血小板减少症，口炎和乏力。因此，这些患者不应使用，并且在基线和每个化疗周期前要检测肝功能。

【药物相互作用】　(1)与顺铂联合使用时，宜先用本品后用顺铂，以免降低本品的清除率；而与蒽环类药物联合使用时，给药顺序与上述相反，宜先予蒽环类药物后予本品。

(2)本品与其他细胞毒类药物联合应用时，应酌情减量。

(3)本品与酮康唑同用，应注意可能发生的相互作用。体外研究表明 CYP3A4 抑制剂可能干扰本品的代谢，因此当与此类药物(如酮康唑、红霉素、环孢素等)同时应用时应格外小心。

【给药说明】　(1)静脉滴注本品时，开始 10 分钟滴速宜在每分钟 20 滴以内。

(2)静脉滴注本品时，起初 10 分钟内应密切注意生命体征，测血压 4 次，此后也应注意过敏反应。

(3)对胆红素超过正常值上限和(或)AST 及 ALT 超过正常值上限 3.5 倍，并伴碱性磷酸酶超过正常值上限 6 倍的患者，原则上不应使用本品。

【用法与用量】　静脉滴注。单药治疗按体表面积一次 75～100 mg/m^2(国内用 75 mg/m^2)，联合用药按体表面积一次 60～75 mg/m^2，静脉滴注 1 小时，每 3 周重复 1 次；或单药治疗按体表面积一次 35～40 mg/m^2，一周 1 次，连用 6 周，停 2 周。推荐：在使用本品前一日开始口服地塞米松 8 mg，每 12 小时 1 次，连用 3 日。根据计算患者所用药量，用注射器吸入混合液，注入氯化钠注射液或 5%葡萄糖注射液中，轻轻摇动，混合均匀，最终浓度为 0.3～0.9 mg/ml。

【制剂与规格】　多西他赛注射液 1 ml：20 mg；2 ml：40 mg；4 ml：80 mg。

注射用多西他赛：(1)20 mg(附有 1.5 ml 溶剂)；(2)80 mg(附有 6 ml 溶剂)。临用前将多西他赛所对应的溶剂全部吸入对应的药品。

伊沙匹隆
Ixabepilone

【适应证】　①单药用于蒽环类、紫杉类和卡培他滨治疗失败的转移性或局部晚期乳腺癌。②与卡培他滨联合用于蒽环类和紫杉类治疗失败的转移性或局部晚期乳腺癌。

【药理】　(1)药效学　本品是一种微管抑制药。属于从黏细菌 *Sorangium cellulosum* 中分离出来的埃坡霉素及其类似物一类抗肿瘤药。本品为半合成的埃坡霉素 B 类似物，其化学结构是一个多聚乙酰大环内酯(macrolides)，经化学修饰的内酰胺取代了自然存在的内酯，半合成制成。本品直接与微管的 β 微管蛋白亚单位结合，抑制微管动力学，将细胞周期阻滞在有丝分裂期，从而导致细胞死亡。体外实验发现，本品对多种人类肿瘤移植模型有抗肿瘤活性，包括过度表达 P-gp、MRP-1、βⅢ微管蛋白单体，或具有微管蛋白突变的耐药肿瘤类型。本品对紫杉类、蒽环类和生物碱类等多种药物耐药的肿瘤模型仍显示出抗肿瘤活性。体内研究证明，本品与卡培他滨有协同抗肿瘤作用。除了直接的抗肿瘤活性，本品还有抗血管形成作用。

(2)药动学　肿瘤患者中，静脉滴注 3 小时结束时血药浓度达到峰值。单剂给予 40 mg/m^{2}后，平均血药峰浓度为 252 ng/ml，平均曲线下面积(AUC)为 2143(ng・h)/ml。在 15～75 mg/m^{2}范围内本品药动学呈线性。血浆蛋白结合率为 67%～77%。稳态时平均分布容积超过 1000 L。本品主要在肝内代谢。体外研究显示，本品主要经过 CYP3A3 氧化代谢。30 多种代谢物被分泌到尿和粪便中，其中任何一种代谢产物的量也不超过给药剂量的 6%。这些代谢产物无抗肿瘤活性。本品 86%于 7 日内经粪便(65%)和尿(21%)排泄，原形药在粪便和尿中分别约占 1.6%和 5.6%。终末相半衰期约 52 小时。每 3 周给药 1 次无血浆药物蓄积。

【不良反应】　(1)最常见的(≥20%)不良反应　包括外周神经病、疲乏或衰弱、肌痛或关节痛、脱发、恶心、呕吐、口腔炎或黏膜炎和骨痛。

(2)联合治疗时其他常见(>20%)不良反应　包括手足综合征、食欲缺乏、腹痛、指甲改变和便秘。

(3)药物相关血液学异常(>40%)　包括中性粒细

胞下降、白细胞下降、贫血和血小板减少。

【禁忌证】 (1)对含聚氧乙烯蓖麻油的药物有过敏史的患者禁用。

(2)中性粒细胞计数 1.5×10^9/L 或血小板计数 $<100\times10^9$/L 的患者禁用。

(3)与卡培他滨联合应用时,丙氨酸氨基转移酶(ALT)或门冬氨酸氨基转移酶(AST)超过正常值上限的 2.5 倍,或胆红素超过正常值上限 1 倍的患者禁用。

【注意事项】 (1)外周神经病　是最常导致治疗终止的不良反应。在治疗的早期即可出现。注意监测神经病变的症状,尤其是感觉神经。神经病变是累积性的。通常可逆,治疗包括剂量调整或延迟给药。糖尿病患者或已经存在中、重度神经病变的患者应密切监测。

(2)骨髓抑制　主要是中性粒细胞下降。与卡培他滨联合治疗时 4 度中性粒细胞发生率为 36%,单药发生率为 26%。联合治疗时,粒细胞减少相关的死亡在肝功能正常或轻度异常患者中是 1.9%,在 ALT 或 AST 超过正常值上限的 2.5 倍,或胆红素超过正常值上限 1.5 倍的患者中死亡率为 29%。因此,治疗中需严密监测外周血细胞计数,必要时进行剂量调整。

(3)肝功能损伤　ALT 或 AST 超过正常值上限的 2.5 倍,或胆红素超过正常值上限 1.5 倍的患者,本品导致不良反应的发生率更高,程度更重。因此本品联合卡培他滨治疗禁用于 ALT 或 AST 超过正常值上限的 2.5 倍,或胆红素超过正常值上限 1 倍的患者。单药治疗时剂量应下调。单药治疗禁用于 ALT 或 AST 超过正常值上限的 10 倍,或胆红素超过正常值上限 3 倍。ALT 或 AST 超过正常值上限的 5 倍的患者,单药治疗时需谨慎。

(4)过敏反应　所有患者必须于治疗前 1 小时给予 H_1 和 H_2 受体拮抗药预防过敏反应(如潮红、皮疹、呼吸困难、支气管哮喘等)。一次用药中发生过过敏反应的患者,在以后的治疗周期中应加用皮质类固醇,并延长滴注时间,以减少过敏反应的发生。

(5)妊娠期妇女应用本品对胎儿有损伤作用。应用本品治疗的妇女应避孕。

(6)心脏不良反应:与卡培他滨联合治疗的患者发生心脏不良反应(包括缺血性心脏病和心室功能不全)高于单药。有心脏病史的患者应慎用。出现心肌缺血或心功能受损的患者应考虑停药。

(7)本品含无水乙醇(USP),应考虑乙醇对中枢神经系统可能的作用和其他效应。

(8)本品是否分泌至母乳中尚不清楚。许多药物能分泌至母乳并可能导致婴儿严重不良反应。接受本品治疗的哺乳期妇女,或停止哺乳,或停止本品治疗。

(9)本品在儿童患者中的疗效和安全性尚未进行评价。

(10)本品尚未在足够数量的 65 岁以上老年人中进行研究。已有资料显示,本品与卡培他滨联合治疗时,65 岁以上老年患者不良反应发生率更高。

【药物相互作用】 (1)CYP3A4 抑制剂　酮康唑、氟康唑、红霉素、维拉帕米等均为 CYP3A4 的抑制剂。可提高本品血药浓度,与 CYP3A4 抑制剂合用时本品需减量。

(2)CYP3A4 诱导剂　地塞米松、苯妥英、卡马西平、利福平、利福布汀、苯巴比妥均为 CYP3A4 的诱导药。可降低本品血药浓度,需考虑换用酶诱导活性低的药物替代。

(3)本品不抑制 CYP3A4 酶,不影响其他药物的血药浓度。

【给药说明】 (1)为减少过敏反应的发生,所有患者用药前 1 小时应给予预处理,包括 H_1 受体拮抗药(如苯海拉明 50 mg 口服或肌内注射)和 H_2 受体拮抗药(如雷尼替丁 100～300 mg 口服或肌内注射)。曾对本品过敏并出现过过敏反应的患者,除了应用 H_1 和 H_2 受体拮抗药外,还应在治疗前 30 分钟静脉给予或治疗前 1 小时口服地塞米松 20 mg。

(2)用所提供的溶剂溶解后,以 250 ml 乳酸钠林格注射液稀释至终浓度为 0.2～0.6 mg/ml。

【用法与用量】 按体表面积一次 40 mg/m^2,静脉滴注至少 3 小时,每 3 周 1 次。对于体表面积超过 2.2 m^2 的患者按 2.2 m^2 计算。

【制剂与规格】 注射用伊沙匹隆:(1)15 mg;(2)45 mg。

高三尖杉酯碱[药典(二);医保(甲)]

Homoharringtonine

【适应证】 用于各型急性非淋巴细胞白血病的诱导缓解期及继续治疗阶段,尤其对急性早幼粒细胞白血病、急性单核细胞白血病、急性粒细胞白血病疗效更佳,对骨髓增生异常综合征(MDS)、慢性粒细胞白血病及真性红细胞增多症等亦有一定疗效。

【药理】 (1)药效学　本品是从三尖杉属植物提取的有抗癌作用的生物酯碱,能抑制真核细胞蛋白质的合成,使多聚核糖体解聚,是干扰核糖体功能的抗癌药物。本品对细胞内 DNA 的合成亦有抑制作用。体外实验显示，本品对从MDS转化的急性髓性白血病细胞有细胞毒或使之分化成熟的效能，并发现有部分白血病细胞出现了凋亡现象。本品能抑制慢性粒细胞白血病慢性期细胞生长，高浓度的本品还能促使产生更多的慢粒凋亡细胞。从本品对同步化KB（人类口腔表皮样癌）细胞的研究显示，本品对G_1、G_2期细胞杀伤作用最强，而对S期细胞作用较小，是否属周期特异性药物各报告的看法并不一致。本品与阿糖胞苷、巯嘌呤等无交叉耐药性。体外显示，与阿糖胞苷、干扰素α联用对抑制慢性粒细胞白血病慢性期细胞生长有协同作用。

（2）药动学　经肌内注射或口服吸收慢而不完全，主要用于静脉注射。静脉注射后骨髓内的浓度最高，肾、肝、肺、脾、心及胃、肠次之，肌肉及脑组织最低。在静脉注射2小时后，本品在各组织的浓度迅速下降，而在骨髓的浓度下降较慢。半衰期为3～50分钟。本品在体内的代谢较为活跃，主要代谢在肝内进行，但其代谢物尚不明确。经肾脏及胆道排泄，少量经粪便排泄。在排出物中，原形药占1/3。给药后24小时内的排出量约占给药总量的50%，其中42.2%经尿排出，6.3%经粪便排出。

【不良反应】（1）骨髓抑制　本品对骨髓各系的造血细胞均有抑制作用。对粒细胞系的抑制较重，红细胞系次之，对巨核细胞系的抑制较轻。

（2）心脏毒性　较常见窦性心动过速、房性或室性期前收缩、心电图出现ST段变化及T波平坦等心肌缺血表现，极少数患者可出现奔马律，程度不一的房室传导阻滞及束支传导阻滞、心房颤动等。

（3）低血压　当高三尖杉酯碱每次剂量>3.0 mg/m²时，部分患者于给药后4小时左右会出现血压降低的现象。

（4）消化系统　常见厌食、恶心、呕吐，少数患者可产生肝功能损害。

（5）个别患者可产生脱发、皮疹，偶见疑为严重过敏性休克的个案。

【禁忌证】（1）妊娠期及哺乳期妇女禁用。

（2）严重或频发的心律失常及器质性心血管疾病患者禁用。

【注意事项】（1）由于老年患者对化疗耐受性较差，因而选用本品时亦需加强支持疗法，并严密观察各种不良反应。

（2）对诊断的干扰：白血病时有大量白细胞破坏，采用本品时破坏会更增多，血液及尿中尿酸浓度可能增高。

（3）心血管疾病　静脉滴注速度过快，长期持续或重复给药时，会产生各种心脏毒性。动物实验表明，大剂量本品静脉注射，明显减少冠状动脉的血流量，故使用本品时，静脉滴注速度宜慢，对原有心律失常及各类器质性心血管疾病患者，应慎用本品；对严重或频发的心律失常及器质性心血管疾病患者则不宜选用本品。上述各项心脏毒性，除十分严重者，一般多于停用本品后消失。

（4）下列情况慎用：骨髓功能显著抑制，血象呈严重粒细胞减少或血小板减少，肝功能或肾功能不全，有痛风或尿酸盐肾结石病史患者。

（5）对有心律失常、器质性心血管病、肝肾功能不全的患者应慎用本品，并适当减少本品的剂量。

（6）用药期间应定期随访检查下列各项：①周围血象，每周应随访白细胞计数及分类、血小板、血红蛋白量1～2次，如血细胞在短期内有急骤下降现象者，则应每日检查血常规；②肝功能，包括血胆红素、总胆红素、ALT等；③心脏体征及心电图检查。

【药物相互作用】（1）本品与其他可能抑制骨髓功能的抗癌药物或放射疗法合并应用时，应调节本品的剂量与疗程。

（2）蒽醌类抗生素有慢性心肌毒性作用，因此在本品用量偏大或用于老年的患者时会产生急性心肌毒性，应避免对已反复采用多柔比星或柔红霉素等蒽醌类抗生素治疗的患者应用高三尖杉酯碱，以免增加心脏毒性的可能。

【给药说明】（1）当本品作为治疗急性白血病联合化疗方案组成药物时，其具体剂量及疗程必须参考有关规定。

（2）本品适用于白细胞不增多而骨髓增生的急性白血病，但宜先从小剂量开始。

（3）本品静脉滴注时滴速要慢，要求稀释为500 ml的本品要滴注3小时以上。

（4）使用本品及联合化疗方案时应适当增加患者水摄入量，以防止血清尿酸含量的增高及尿酸性肾病的发生。

（5）对已合并弥散性血管内凝血（DIC）的患者，在处理DIC的同时，仍可考虑小剂量选用本品。

【用法与用量】　临用时，加5%葡萄糖注射液250～500 ml使溶解。

成人　①静脉滴注　一日1～4 mg，缓慢滴入，速度应控制在每小时1 mg，如血细胞无急骤下降，可连续滴注40～60日，或间歇给药，一日1～4 mg静脉滴注，以

4～6日为一疗程，停药1～2周再重复用药。②肌内注射　一日1～2 mg，加于苯甲醇注射液2 ml中注射，以4～6个月为一疗程，间歇1～2周重复用药。

【儿科用法与用量】 静脉滴注　按体重一日0.05～0.1 mg/kg，以4～6日为1个疗程。

【儿科注意事项】 可出现心脏不良反应，如窦性心动过速、房性或室性期前收缩及ST段改变。

【制剂与规格】 高三尖杉酯碱注射液：(1)1 ml∶1 mg；(2)2 ml∶2 mg。

注射用高三尖杉酯碱：(1)1 mg；(2)2 mg。

门冬酰胺酶(左旋门冬酰胺酶)[药典(二)；医保(甲)]

Asparaginase(L-ASP)

【适应证】 用于治疗急性淋巴细胞白血病、急性粒细胞白血病、急性单核细胞白血病、慢性淋巴细胞白血病、霍奇金病及非霍奇金淋巴瘤、黑色素瘤等。

【药理】 (1)药效学　本品为取自大肠埃希菌的酶制剂类抗肿瘤药物，能将血清中的门冬酰胺水解为门冬氨酸和氨，而门冬酰胺是细胞合成蛋白质及增殖生长所必需的氨基酸。正常细胞有自身合成门冬酰胺的功能，而急性白血病等肿瘤细胞则无此功能，因而当用本品使门冬酰胺急剧缺失时，肿瘤细胞因既不能从血中取得足够门冬酰胺，亦不能自身合成，使其蛋白质合成受障碍，增殖受抑制，细胞大量破坏而不能生长、存活。本品亦能干扰细胞DNA、RNA的合成，可能作用于细胞G_1增殖周期中，为抑制该期细胞分裂的细胞周期特异性药。

(2)药动学　本品经肌内或静脉途径吸收，血浆蛋白结合率约为30%，吸收后能在淋巴液中测出，但在脑脊液中的浓度很低。注射本品后，血中门冬酰胺浓度几乎立即下降到不能测出的水平，说明本品进入体内后，很快就开始作用。经肌内注射的血浆半衰期为39～49小时，静脉注射的血浆半衰期为8～30小时。肌内注射后的达峰时间为12～24小时，但停用本品后的23～33日，血浆中还可以测出门冬酰胺。本品排泄似呈双相性，仅有微量呈现于尿中。

【不良反应】 (1)较常见的不良反应　①过敏反应，主要表现为突然发生的呼吸困难、关节肿痛、皮疹、皮肤瘙痒、面部水肿，严重者可发生呼吸窘迫、休克甚至致死。过敏反应一般在多次反复注射者易发生，但曾有在皮内敏感试验(简称皮试)阴性的患者发生。另某些过敏体质者，即使注射做皮试剂量的门冬酰胺酶时，偶然也会产生过敏反应。②肝脏损害，通常在开始治疗的2周内发生，可能出现多项肝功能异常，包括血清ALT、AST、胆红素等升高，血清清蛋白等降低，曾有经肝穿刺活检证实有脂肪肝病变的病例。③胰腺炎、胃肠道反应，患者如感觉剧烈的上腹痛并伴有恶心、呕吐，应疑有急性胰腺炎，其中暴发型胰腺炎很危重，甚至可能致命。其他尚有恶心、呕吐、腹泻等。

(2)少见的不良反应　血糖过高、高尿酸血症、高热、精神及神经毒性等。血糖过高患者有多尿、多饮、口渴症状，其血浆渗透压可能升高而血酮含量正常。高血糖经停用本品，或给适量胰岛素及补液可以减轻或消失，但少数严重的可以致死。高尿酸血症常发生在开始治疗时，由于大量肿瘤细胞快速被破坏，致使释放出的核酸分解的尿酸量增多，严重的可引起尿酸性肾病、肾衰竭。来自大肠埃希菌的门冬酰胺酶含的内毒素可引起高热、畏寒、寒战，严重的甚至可致死。精神及神经毒性表现为程度不一的嗜睡、精神抑郁、精神错乱、情绪激动、幻觉，偶可发生帕金森综合征等。其他尚有白细胞减少、免疫抑制、口腔炎等。

(3)罕见的不良反应　因低纤维蛋白原血症及凝血因子减少的出血、低脂血症、颅内出血或血栓形成、下肢静脉血栓及骨髓抑制等。凝血因子减少与本品抑制蛋白质合成有关。

(4)其他　尚有血氨过高、脱发、血小板减低、贫血等。

【禁忌证】 (1)对本品过敏者禁用。

(2)有胰腺炎病史或现患胰腺炎者禁用。

(3)现患水痘、广泛带状疱疹等严重感染者禁用。

(4)由于不能排除本品有潜在的致畸胎、致突变和致继发性癌的作用，妊娠期妇女禁用。

【注意事项】 (1)来源于埃希大肠埃希菌与来源于欧文菌族 *Erwinia carotora* 的门冬酰胺酶间偶有交叉过敏发生。

(2)由于考虑到本品对婴儿的危害，在哺乳期间接受治疗的乳母应停止哺乳。

(3)对诊断的干扰：①甲状腺功能试验，首次注射本品的2日内，患者血清中的甲状腺结合球蛋白浓度可能下降，直至最后一次注射本品后的4周内，浓度才恢复正常；②由于门冬酰胺的分解，血氨及尿素氮浓度可能增加；③血糖、血尿酸及尿尿酸可能增加；④在治疗的最初3周内，部分凝血活酶时间、凝血酶原时间、凝血酶时间等可能延长，血小板计数可能增加；⑤由于本品抑制血浆蛋白的合成，患者的血浆纤维蛋白原、抗凝血酶、纤维蛋白溶酶原、血清清蛋白的浓度可能降低；⑥如有肝功能异常提示为肝毒性、肝损害的征兆；⑦血清钙可能降低。

(4)下列情况慎用:①糖尿病;②痛风或肾尿酸盐结石史;③肝功能不全、感染等;④以往曾用细胞毒或放射治疗的患者。

(5)在治疗开始前及治疗期间定期随访下列检测:血常规、血浆凝血因子、血糖、血清淀粉酶、血尿酸、肝功能、肾功能、骨髓涂片分类、血清钙、中枢神经系统功能等。

(6)由于本品能进一步抑制患者的免疫机制,并增加所接种病毒的增殖能力、毒性及不良反应,故在接受本品治疗3个月内不宜接受活病毒疫苗接种,另与患者密切接触者的口服脊髓灰质炎疫苗时间亦应推迟。

【药物相互作用】 (1)泼尼松、促皮质素或长春新碱与本品同用时,会增强本品的致高血糖作用,并可能增加本品引起的神经病变及红细胞生成紊乱的危险性。但有报告,如先用前述各药后再用本品,则毒性似较先用本品或同时用两药者为轻。

(2)由于本品可增高血尿酸的浓度,故当与别嘌醇或秋水仙碱、磺吡酮等抗痛风药合用时,要调节上述抗痛风药的剂量以控制高尿酸血症及痛风。一般抗痛风药选用别嘌醇,因该药可阻止或逆转门冬酰胺酶引起的高尿酸血症。

(3)糖尿病患者用本品时及治疗后,均须注意调节口服降糖药或胰岛素的剂量。

(4)本品与硫唑嘌呤、苯丁酸氮芥、环磷酰胺、环孢素、巯嘌呤、单克隆抗体CD3或放射疗法合用时,可提高疗效,因而应考虑减少化疗药物、免疫抑制剂或放射疗法的剂量。

(5)本品与甲氨蝶呤同用时,可通过抑制细胞复制的作用而阻断甲氨蝶呤的抗肿瘤作用。有研究说明,如本品在给甲氨蝶呤9～10日前应用或在给甲氨蝶呤后24小时内应用,可以避免产生抑制甲氨蝶呤的抗肿瘤作用,并可减少甲氨蝶呤对胃肠道和血液系统的不良反应。

【给药说明】 (1)患者必须住院,在对肿瘤化疗有经验的医生指导下治疗,每次注射前须备有抗过敏反应的药物(包括肾上腺素、抗组胺药物、静脉用的类固醇药物如地塞米松等)及抢救器械。

(2)凡首次采用本品或已用过本品但已停药1周或1周以上的患者,在注射本品前须做皮试。皮试的药液可按下列方法制备:加5 ml的灭菌注射用水或氯化钠注射液入小瓶内摇动,使小瓶内1万IU的门冬酰胺酶溶解,抽取0.1 ml(每1 ml含2000 IU),注入另一含9.9 ml稀释液的小瓶内,制成浓度约为每1 ml含20 IU的皮试药液。用0.1 ml皮试液(约为2.0 IU)做皮试,至少观察1小时,如有红斑或风团即为皮试阳性反应。患者必须皮试阴性才能接受本品治疗。

(3)应大量补充水,碱化尿液,口服别嘌醇,以预防白血病或淋巴瘤患者发生高尿酸血症和尿酸性肾病。

(4)由于使用本品后会很快产生抗药性,故本品不宜用作急性淋巴细胞白血病等患者缓解后的维持治疗方案。

【用法与用量】 (1)静脉注射　静脉注射给药时,本品应经正在输注的氯化钠注射液或5%葡萄糖注射液的侧管注入,静脉注射的时间不得短于半小时。

(2)静脉滴注　本品要先用等渗液如氯化钠注射液或5%葡萄糖注射液稀释,然后加入氯化钠注射液或5%葡萄糖注射液中滴入。

(3)肌内注射　先要在含本品1万IU的小瓶内加入2 ml氯化钠注射液加以稀释,每一个注射部位每一次的注射量不应超过2 ml。不论经静脉或肌内注射,稀释液一定要澄清才能使用,且要在稀释后8小时内应用。

根据不同病种,不同的治疗方案,本品的用量有较大差异。以急性淋巴细胞白血病的诱导缓解方案为例:按体表面积一日500 IU/m^2或1000 IU/m^2,最高可达2000 IU/m^2,10～20日为1个疗程。

【儿科用法与用量】 肌内注射或静脉注射　6000～10000 IU/m^2,每2～3日1次。

【儿科注意事项】 可发生过敏及坏死性胰腺炎、低蛋白血症、高血糖等。

【制剂与规格】 注射用门冬酰胺酶:1万IU。

槐定碱

Sophoridine Hydrochloride

【适应证】 本品可试用于不能耐受标准化疗的恶性滋养细胞肿瘤的治疗。

【药理】 药效学　本品是从豆科槐属植物苦豆子中提取的单体生物碱。对本品作用机制的初步研究表明:槐定碱能轻度抑制肿瘤细胞的DNA合成,使细胞增殖阻断在G_2期;槐定碱对DNA拓扑异构酶Ⅰ有抑制作用,但未观察到对DNA拓扑异构酶Ⅱ的抑制作用。

药动学　本品在体内过程符合二房室模型。静脉注射后在体内迅速分布和消除,在组织内分布广泛。三个剂量的末端消除相半衰期$t_{1/2\beta}$分别为5.22、7.42及7.41小时,平均滞留时间MRT(消除给药量63.2%所需的时间)分别为7.64、7.73及7.16小时,提示本品在

144 mg/m^{2}剂量以下消除呈非剂量依赖性，随剂量增加药物的清除率基本不变。静滴结束后5分钟血药浓度C_{5min}分别为5.46、13.75、17.06 mg/L，药时曲线下面积$AUC_{0\to\infty}$值分别为17.35、41.50及45.97(mg·h)/L，C_{5min}及$AUC_{0\to\infty}$均随剂量增加而增加，与剂量呈线性相关。本品主要以原形经肾脏排泄，三个剂量组24小时尿排泄率分别为93.3%、74.8%、98.1%。

【不良反应】 本品不良反应较轻。对主要脏器(心、肝、肺、肾)功能无明显损害。

【禁忌证】 对喹诺里西啶类生物碱有过敏史者禁用。

【注意事项】 (1)静脉点滴给药时要均速给药，滴速不宜过快，本品每日量加入500 ml5%葡萄糖，应不少于6小时滴完。神经系统反应的发生，与静脉点滴过快有关。

(2)每天开始给本品前半小时内口服2.5～5 mg安定片，可有效预防肌颤抽搐的发生。安定也可有效缓解已发生的肌颤抽搐症状，如发生四肢抽搐，应立即静脉推注安定。

(3)肾功能已Ⅱ°受损者慎用本品，以免影响本品经尿排泄，引起蓄积而产生副作用。

(4)对有脑转移、癫痫史患者慎用，或用安定预防抽搐。

【用法与用量】 本品单药治疗推荐剂量为每次125 mg/m^2，加入5%葡萄糖溶液500 ml中，持续均速静脉滴注不少于6小时，每天一次，连续给药10天，停药休息5天后重复疗程。根据患者耐受情况，也可在第二阶段将剂量调整为125～150 mg/m^2。至少使用2个疗程，病情稳定(SD)者可继续使用。

【制剂与规格】 槐定碱注射液：2 ml：25 mg。

第二节　激素类药物

与激素相关的肿瘤如乳腺癌、前列腺癌、子宫内膜腺癌等可通过激素治疗或内分泌腺的切除而使肿瘤缩小。这说明这些起源于激素依赖性组织的肿瘤，仍部分地保留了对激素的依赖性和受体。通过内分泌或激素治疗，直接或间接通过垂体的反馈作用，改变原来机体的激素平衡和肿瘤生长的内环境，可以抑制肿瘤的生长。另一类药物如他莫昔芬则是通过竞争肿瘤表面的受体干扰雌激素对乳腺癌的刺激。而肾上腺皮质激素则可通过影响脂肪酸的代谢而引起淋巴细胞溶解，因之对急性白血病和恶性淋巴瘤有效。激素类药包括雌、孕、雄激素和拮抗药。这类药物的不良反应不同于前述细胞毒类药物。

戈舍瑞林[医保(乙)]

Goserelin

【适应证】 ①前列腺癌：适用于可用激素治疗的前列腺癌。②乳腺癌：适用于可用激素治疗的绝经前期及绝经期妇女的乳腺癌。③子宫内膜异位症：参阅第二十三章第六节。

【药理】 (1)药效学　本品为促黄体生成素释放激素(LHRH)类似物，长期使用抑制脑垂体促黄体生成素的合成，从而引起男性血清睾丸酮和女性血清雌二醇的下降，这一作用是可逆的，停药后其抑制作用消失。初用本品时会有与同其他LHRH激动剂相同的反应，暂时增加男性血清睾丸酮和女性血清雌二醇的浓度。男性患者在初次用药21日左右血清睾丸酮浓度下降达到去势水平，并在以后的治疗中维持此浓度，会使大多数患者的前列腺肿瘤消退，症状改善。女性患者在初次给药后21日左右血清雌二醇水平下降，并在28日后血清雌二醇达到绝经水平，可导致子宫内膜变薄及多数患者闭经，从而治疗激素依赖性的乳腺癌、子宫肌瘤和子宫内膜异位症。本品和铁剂伍用可使贫血的子宫肌瘤患者产生闭经，并改善血红蛋白浓度及相关的血液学参数。本品和铁制剂伍用与单独铁剂疗法相比较，前者血红蛋白浓度的增高较后者多1 g/100 ml。在急性毒性试验中，大鼠、小鼠对一次性大剂量给予本品耐受性良好。在家兔和狗中进行的长达6个月的慢性毒性试验中，未观察到毒性表现；在动物试验中，除对黄体生成素(LH)和雌二醇产生预期的内分泌效应外，本品对心血管系统、肾脏、呼吸系统、胃肠道、中枢神经系统功能均无任何影响。

(2)药动学　本品具有几乎完全的生物利用度。每4周用药1次，在无组织蓄积的情况下保持有效的血药浓度。本品与血浆蛋白的结合能力较弱。在肾功能正常情况下，消除相半衰期($t_{1/2\beta}$)为2～4小时；对肾功能不全的患者其半衰期将会增加，但对此种改变在每月1次的治疗中影响很小，故不需要调整剂量。在肝功能不全的患者中，其药动学参数无明显变化。

【不良反应】 (1)可见皮疹，多为轻度，不需中断治疗即可恢复。

(2)偶见局部反应，包括在注射位置上有轻度淤血。

(3)男性患者　包括皮肤潮红和性欲下降，需中断治疗。偶见乳头肿胀和触痛，给药初期前列腺癌患者可能有一过性骨痛加重，应对症处理后缓解。个别病例出现尿道梗阻和脊髓压迫。

(4)女性患者　会有皮肤潮红、多汗及性欲下降，但无须中止治疗。个别病例出现情绪变化如抑郁，阴道干燥及乳房大小的变化和乳头痛。初治乳腺癌患者偶有症状的加重，应对症处理。

【禁忌证】 (1)已知对 LHRH 类似物过敏者禁用。

(2)妊娠期妇女禁用。虽然动物生殖毒理研究没有提供致畸证据，但如果在妊娠期间使用 LHRH 激动药有可能增加流产或致畸风险。

【注意事项】 (1)对有可能出现尿道阻塞或脊髓压迫风险的男性患者应慎用本品，在治疗的第一个周期应密切随访，如出现尿道梗阻、脊髓压迫或肾脏损伤，应停用本品。

(2)女性患者使用 LHRH 激动药可引起骨密度降低。对已有骨代谢异常的妇女使用本品应慎重。

(3)对肾或肝功能不全者及老年患者不需调整剂量。

(4)哺乳期妇女：哺乳期间不推荐使用本品。

(5)育龄妇女在使用本品前应先排除妊娠可能后方可使用。治疗期间应采用非激素的避孕方法，直到治疗结束且月经恢复。

(6)本品仅限成人使用。

(7)醋酸戈舍瑞林缓释植入剂：为无菌、白色或乳白色圆柱形，含醋酸戈舍瑞林(相当于 3.6 mg 的戈舍瑞林)散布在可生物降解的乳酸-乙醇酸交酯共聚物中，供注射器单一剂量给药。

【用法与用量】 成人　一次 3.6 mg，做腹前壁皮下注射，每 28 日 1 次。

【制剂与规格】 醋酸戈舍瑞林缓释植入剂：3.6 mg(以戈舍瑞林计)。

亮丙瑞林[医保(乙)]

Leuprorelin

【适应证】 绝经前雌激素受体阳性的乳腺癌、前列腺癌。

【药理】 (1)药效学　①作用机制：本品为促黄体生成素释放激素(LHRH)的高活性衍生物，在首次给药后大剂量重复给药能产生一过性的垂体-性腺系统兴奋作用(急性作用)，抑制垂体生成和释放促性腺激素；它还进一步抑制卵巢和睾丸对促性腺激素反应，从而降低雌二醇和睾丸酮的生成(慢性作用)。本品的促黄体生成激素(LH)释放活性约为 LHRH 的 100 倍，它的抑制垂体-性腺系统功能的作用也强于 LHRH。本品是高活性的 LHRH 衍生物，由于它对蛋白分解酶的抵抗作用和对 LHRH 受体的亲和作用均比 LHRH 更强，所以能有效抑制垂体-性腺系统的功能。醋酸亮丙瑞林微球是一种缓释制剂，它恒定地向血液中释放醋酸亮丙瑞林，故能有效地降低卵巢和睾丸的反应，产生高度有利的垂体-性腺系统的抑制作用。②对性腺激素浓度的抑制作用：a. 对绝经前乳腺癌患者，每 4 周皮下注射醋酸亮丙瑞林 1 次，血清中雌二醇下降并接近绝经期的水平。因此本品有卵巢功能抑制作用，可抑制正常排卵并使月经停止。b. 对前列腺癌患者皮下注射醋酸亮丙瑞林，每 4 周 1 次，血清睾丸酮浓度比去势水平还低。

(2)药动学　①血药浓度：前列腺癌皮下给予本品 3.75 mg，分别每 4 周共 6 次、每 4 周共 3 次及每 4 周共 12 次，原形药物和代谢物 M-I(酪-D-亮-亮-精-脯氨酰胺乙基)的血药浓度显示没有蓄积作用。②尿中排泄：给前列腺癌患者(2 例)1 次注射醋酸亮丙瑞林 3.75 mg，给药后观察 28 日原形药物及代谢物 M-I 在尿中排出率分别为 2.9%和 1.5%。

【不良反应】 (1)间质性肺炎　发生率约为<0.1%。

(2)过敏样症状　发生率约为<0.1%。

(3)绝经前乳腺癌患者，由于雌激素降低出现更年期综合征样精神抑郁发生率为 0.1%～5%。

(4)前列腺癌治疗后伴发抑郁者<0.1%。

(5)由于本品对垂体-性腺系统的刺激作用而引起的血清睾丸酮浓度升高，致骨痛一过性加重，泌尿道梗阻或脊髓压迫约≥5%。

(6)已有因使用本品引起血栓及肺栓塞症的报告。

【禁忌证】 (1)对本品的成分、合成的 LHRH 或 LHRH 衍生物有过敏史者禁用。

(2)妊娠期妇女或未排除怀孕可能的育龄妇女和哺乳期妇女禁用。

(3)性质不明、异常阴道出血者(可能为恶性肿瘤)禁用。

【注意事项】 本品对早产儿、新生儿和乳儿的安全性尚未确定。

【给药说明】 (1)给药方法　①注射针头用 5/7 号或更粗者。②注射部位应选择上臂、腹部或臀部；注射部位应每次变更，不得在同一部位重复注射；注射针头不得扎入血管内；不得按摩注射部位。

(2)药液配制　临用时配制，混悬后立即使用。在混悬液中发现有沉积物，轻轻振荡使颗粒再度混悬均匀后使用，避免形成泡沫。

(3)只作为皮下给药,静脉注射可能会引起血栓形成。

【用法与用量】 皮下注射　前列腺癌、绝经前乳腺癌,成人一次 3.75 mg,每 4 周 1 次。

【制剂与规格】 注射用醋酸亮丙瑞林微球:(1)1.88 mg(每瓶附带注射用溶剂 1 支 2 ml);(2)3.75 mg(每瓶附带注射用溶剂 1 支 2 ml)。

其余内容参阅第二十三章第六节。

氟他胺(氟硝丁酰胺)

Flutamide

【适应证】 用于前列腺癌。

【药理】 (1)药效学　本品是一种口服的非甾体类雄激素拮抗剂。本品及其代谢产物 2-羟基氟他胺可与雄激素竞争雄激素受体。与雄激素受体结合成复合物,进入细胞核与核蛋白结合抑制雄激素依赖性前列腺癌细胞的生长。本品可抑制大鼠睾丸微粒体 17α-羟化酶和 17、20-裂合酶的活性,从而抑制雄激素的生物合成。

(2)药动学　口服吸收迅速而完全。大部分在体内进行生物转化。单次口服 250 mg 后 1 小时,血药浓度达峰值,10～20 μg/L;服药后 2 小时,其主要活性代谢产物 2-羟基氟他胺的血浓度达峰值,约 1.3 mg/L。组织分布中,原形药及 2-羟基氟他胺均以前列腺及肾上腺最高,其他组织含量较低。原药及 2-羟基氟他胺的血浆蛋白结合率均在 85%以上,后者的半衰期为 6 小时,老年患者半衰期可延长至 8 小时。本品及 2-羟基氟他胺在尿、粪、胆汁中的累积排泄百分率均甚少。本品不能被透析清除。

【不良反应】 (1)少数患者有食欲缺乏、呕吐、腹泻等胃肠道反应。

(2)个别患者有 ALT 升高等肝功能损害。

(3)少数患者有心悸、面潮红、乳头痛、精子数减少、血清睾丸酮反馈性升高等内分泌紊乱现象。

【禁忌证】 对本品过敏者禁用。

【注意事项】 (1)肝功能不全者慎用。

(2)老年人半衰期延长。

(3)服药期间定期监测肝功能及血压。

【药物相互作用】 促性腺激素释放激素类似物如醋酸亮丙瑞林等可抑制睾丸酮分泌,与本品合用可增加疗效。

【给药说明】 服药期间应定期检查肝功能及血压。

【用法与用量】 口服　一次 250 mg,一日 3 次。

【制剂与规格】 氟他胺片:250 mg。

氟他胺胶囊:125 mg。

枸橼酸他莫昔芬(三苯氧胺)[医保(甲)]

Tamoxifen Citrate

【适应证】 用于乳腺癌,对雌激素受体或孕激素受体阳性患者疗效更好。

【药理】 (1)药效学　本品为非甾体类抗雌激素类抗癌药。其结构与雌激素相似,存在 Z 型和 E 型两个异构体。两者物理化学性质各异,生理活性也不同,E 型具有弱雌激素活性,Z 型则具有抗雌激素作用。如果乳腺癌细胞内有雌激素受体(ER),则雌激素进入肿瘤细胞内,与其结合,促使肿瘤细胞的 DNA 和 mRNA 的合成,刺激肿瘤细胞生长。而他莫昔芬 Z 型异构体进入细胞内,与 ER 竞争结合,形成受体复合物,阻止雌激素作用的发挥,从而抑制雌激素依赖性的乳腺癌生长。

(2)药动学　本品口服吸收迅速。口服 20 mg 后 6～7.5 小时血药浓度达高峰,半衰期 7～14 小时,4 日或 4 日后出现血中第二高峰,可能是肝肠循环引起,半衰期大于 7 日。其排泄较慢,主要从粪便排泄,约占 4/5,尿中排泄较少,约 1/5。口服后 13 日时仍可从粪便中检测得到。

【不良反应】 (1)一般可产生面部潮红。

(2)可由于雌激素作用引起体重增加、脂肪肝及水肿。

(3)可引起食欲缺乏、恶心、呕吐、月经周期紊乱、阴道分泌物增加及出血等。

(4)大剂量(一日 240～320 mg)应用 1 年以上会导致视网膜疾患、视觉失敏。

(5)少数患者可引起血栓形成。

(6)在动物中曾引起肝癌等肿瘤。在服用本品的乳腺癌妇女中有子宫内膜癌发病率增加的报道。

【禁忌证】 美国 FDA 妊娠期药物安全性分级为口服给药 D。

【注意事项】 (1)用药期间应定期检查周围血象、肝超声检查。骨转移患者应做血钙测定。

(2)大剂量长期服用应定期做眼科检查。乳腺癌手术后作为辅助化疗不超过 5 年。

(3)定期做妇科检查,以及时发现继发子宫内膜癌。

【给药说明】 本品治疗晚期乳腺癌的有效率为 30%～40%,雌激素受体或孕激素受体阳性患者较易见效。化疗后患者疗效不受影响。本品一般在用药 4～10 周显效,骨转移病变显效较晚。本品亦可作为乳腺癌中雌激素受体及孕激素受体阳性患者手术后辅助治疗。

【用法与用量】 口服　一次 20 mg，一日 1 次，或一次 10 mg，一日 2 次。

【制剂与规格】 枸橼酸他莫昔芬片：10 mg(按他莫昔芬计)。

枸橼酸他莫昔芬口服溶液：10 ml：20 mg(按他莫昔芬计)。

枸橼酸托瑞米芬[医保(乙)]

Toremifene Citrate

【适应证】 用于治疗绝经妇女雌激素受体阳性或不详的转移性乳腺癌。

【药理】 (1)药效学　本品为选择性雌激素受体调节剂(SERM)，竞争性结合雌激素受体，抑制雌激素受体阳性的乳腺癌生长。本品与雌激素竞争性地与乳腺癌细胞浆内雌激素受体相结合，阻止雌激素诱导的癌细胞DNA 的合成及增殖。本品的抗乳腺癌作用主要是抗雌激素作用，还可能有其他抗癌机制(改变肿瘤基因表达、分泌生长因子、诱导细胞凋亡及影响细胞动力学周期)。本品对子宫和骨、心血管则有雌激素样作用(维持骨中矿物质、增加血中高密度脂蛋白水平、减少低密度脂蛋白水平)，绝经后乳腺癌患者应用本品后引致血清总胆固醇和低密度脂蛋白中度下降。本品急性毒性低，小鼠和大鼠 LD_{50} 超过 2000 mg/kg。重复的毒性研究表明，大鼠致死原因是胃扩张。在急性和慢性的毒性研究中，大多数的发现是与本品的雌激素样作用有关。而其他的发现无毒理学意义。本品在大鼠中未发现致畸毒性，也未发现致癌作用。而雌激素可诱发小鼠卵巢和睾丸肿瘤，以及骨肥大和骨肉瘤。本品在小鼠具有动物种类特殊的雌激素作用引起同样的肿瘤，这些发现对本品应用在人的安全性意义不大，因为本品对人主要是抗雌激素作用。

(2)药动学　本品口服后被迅速吸收。单次给药 4 小时(介于 2～5 小时)达血药峰浓度(C_{max})。本品与血清蛋白(主要是清蛋白)结合(>99.5%)。在肝内由细胞色素 P_{450} 酶代谢，主要经肝肠循环后经粪便清除。分布相半衰期($t_{1/2\alpha}$)为 4(2～12)小时，消除相半衰期($t_{1/2\beta}$)为 5(2～10)日。每日口服本品 11～680 mg，血清枸橼酸托瑞米芬药动学性质呈线性关系。本品口服一日 60 mg，其稳态血药浓度平均为 0.9(0.6～1.3) μg/ml。血药峰浓度(C_{max})、曲线下面积(AUC)呈剂量依赖。肝功能不全患者清除率降低，半衰期延长，但对肾功能不全的个体这种变化不明显。

【不良反应】 (1)常见的不良反应为面部潮红、多汗、子宫出血、白带、疲劳、皮疹、瘙痒、头晕及抑郁。一般都为轻微。

(2)不太普遍出现的症状有子宫肥大、体重增加、头痛、食欲缺乏、便秘、失眠、呼吸困难、血栓栓塞。

(3)子宫息肉、眩晕、氨基转移酶异常、子宫内膜增生、子宫内膜癌、脱发、一过性角膜不透明、黄疸等非常罕见。

【禁忌证】 (1)预先患有子宫内膜增生或严重肝功能不全患者禁止长期服用本品。

(2)已知对本品及辅料过敏者禁用。

(3)美国 FDA 妊娠期药物安全性分级为口服给药 D。

【注意事项】 (1)治疗前进行妇科检查，严谨检查是否已预先患有子宫内膜异常，之后每年最少进行一次妇科检查。

(2)即往有血栓性疾病史的患者，一般不应接受本品治疗。

(3)对非代偿性心功能不全及严重心绞痛患者要密切观察。

(4)骨转移患者在治疗刚开始时可能出现高钙血症，故对这类患者要严密监测。

(5)本品推荐用于绝经后妇女。

(6)如过量使用(日用 600 mg)出现眩晕，无需解毒治疗，对症处理后缓解。

【药物相互作用】 (1)减少肾排泄钙的药物如噻嗪类利尿药，可增加高钙血症的风险。

(2)酶诱导药例如苯妥英钠、苯巴比妥和卡马西平可加速本品的排泄，使稳态血药浓度下降。出现这种情况时可能要将每日剂量加倍。

(3)本品与华法林类抗凝血药物合用有协同作用，引起出血时间明显延长，所以本品应避免与此类药物同时服用。

(4)理论上本品的主要代谢途径为 CYP3A 酶系统，对该酶系统有抑制作用的药物例如酮康唑及类似的抗真菌药、红霉素、三乙酰夹竹桃霉素等均可抑制本品的代谢，故本品与此类药物同时使用应慎重。

【用法与用量】 口服　推荐量：一次 60 mg，一日 1 次。肾功能不全患者不需调整剂量，肝功能不全患者则应谨慎。

【制剂与规格】 枸橼酸托瑞米芬片：60 mg。

来曲唑[医保(乙)]

Letrozole

【适应证】 ①用于绝经后雌激素受体阳性、孕激素受体阳性或受体状况不明的晚期乳腺癌患者，这些患者应为自然绝经或人工诱导绝经。②用于绝经后雌激素受体及孕激素受体阳性的乳腺癌患者手术后辅助治疗。

【药理】 (1)药效学　本品是一种高选择性非甾体类芳香化酶抑制剂。通过竞争性地与细胞色素 P_{450} 酶亚单位的血红素结合，从而抑制芳香化酶，导致雌激素在所有组织中的生物合成减少。在健康绝经后女性中，单次应用 0.1 mg、0.5 mg、2.5 mg 的本品，可以分别从基线水平将雌酮和雌二醇的血清浓度降低 75%～78%和 78%。在 48～78 小时可达到最强效果。在绝经后晚期乳腺癌患者中，所有接受一日 0.1～5 mg 剂量的患者，其血浆雌二醇、雌酮水平可以分别从基线水平下降 75%～95%，抑制雌激素对肿瘤生长的刺激作用。未观察到对肾上腺皮质激素合成的抑制作用。因此，不必补充糖皮质激素和盐皮质激素。本品抑制雌激素的生物合成并不会导致雄激素前体的聚集。本品对血浆黄体生成素(LH)和促卵泡刺激素(FSH)水平亦无负面影响，通过促甲状腺激素(TSH)、四碘甲状腺原氨酸(T_4)和三碘甲状腺原氨酸(T_3)的摄取实验证实，它同样不会对甲状腺功能产生影响。

(2)药动学　本品口服后在胃肠道吸收迅速、完全。生物利用度达 99.9%，与食物同服可轻度降低本品的吸收速率，但不影响吸收程度。口服后 1 小时达血药浓度峰值。服药 2～6 周达到血浆稳态浓度。本品在组织中分布迅速、广泛，稳态时的表观分布容积为(1.87±0.47)L/kg。本品 60%与血浆蛋白结合，主要是清蛋白(55%)。本品主要的消除途径是转变为无药理活性的葡糖醛酸化的甲醇代谢物(清除率=2.1 L/h)。本品通过肾脏排泄，主要是代谢产物和约 6%的原形药。终末相半衰期($t_{1/2\gamma}$)为 75～110 小时。

【不良反应】 (1)主要为轻度或中度的恶心、骨关节痛、潮热、疲倦和体重增加。

(2)其他反应　便秘、腹泻、瘙痒、皮疹、头疼、背痛、胸痛、腹痛、乳房痛、失眠、头晕、水肿、高血压、心律失常、血栓形成、呼吸困难、阴道流血等，较少见。

【禁忌证】 (1)对本品过敏的患者禁用。

(2)妊娠期和哺乳期妇女禁用。

(3)儿童禁用。

【注意事项】 (1)肝功能和(或)肾功能不全(肌酐清除率≥10 ml/min)者无须调整剂量，尚无肌酐清除率<10 ml/min 女性患者用药临床资料。

(2)服用时可不考虑进食时间，即来曲唑可在进食前、后或同时服用。

(3)老年患者无须调整剂量。

(4)本品对患者驾驶和机械操作能力无明显影响，但若服药过程中出现疲乏和头晕时，应提醒注意。

【药物相互作用】 经细胞色素 P_{450}(CYP)3A4 酶代谢的药物有可能影响本品的生物转化。与经 CYP2C19 酶代谢的药物合用时应非常谨慎，而与经 CYP2A6 酶代谢的药物合用时不太可能产生临床相互作用。尚无与其他抗肿瘤药物合用的临床资料。

【给药说明】 应选择绝经后的乳腺癌患者。

【用法与用量】 口服　一次 2.5 mg，一日 1 次。可在三餐的餐前、餐后或进餐同时服用。

【制剂与规格】 来曲唑片：2.5 mg。

阿那曲唑[医保(乙)]

Anastrozole

【适应证】 ①绝经后雌激素受体阳性的晚期乳腺癌。②雌激素受体阴性，但他莫昔芬治疗有效的患者也可考虑使用。③可用于绝经后乳腺癌的辅助治疗。

【药理】 (1)药效学　本品为高效、高选择性的非甾体类芳香酶抑制剂，可以抑制绝经后妇女外周组织中芳香化酶复合物的作用，减少循环中的雌二醇水平，间接地抑制肿瘤生长。高灵敏度分析实验显示，绝经后妇女一日服用本品 1 mg 可以降低 80%以上的雌二醇水平。本品无孕激素、雄激素及雌激素样作用。即使一日用量用至 10 mg 也不会影响皮质醇和醛固酮的分泌。

(2)药动学　本品口服吸收完全，空腹血药浓度达峰时间为 2 小时。服药 7 日以后血药浓度可达稳态浓度的 90%～95%。血浆蛋白结合率为 40%。服药后 72 小时内大部分经过 N-脱烷基化、羟基化和葡糖醛酸化而代谢，主要代谢产物包括三氮唑、羟基阿那曲唑葡萄糖苷结合物、阿那曲唑葡萄糖苷结合物。本品的代谢产物在服药 72 小时后，通过放射性核素标记测得从尿和粪便中排出 85%～87%，仅 10%以原形经尿液排出。消除速度较慢，消除相半衰期($t_{1/2\beta}$)为 40～50 小时。

【不良反应】 通常为轻度或中度，包括皮肤潮红、阴道干涩、头发减少及胃肠功能紊乱(畏食、恶心、呕吐和腹泻)、乏力、关节痛或强直、嗜睡、头痛或皮疹。偶有阴道出血、肝功能异常。

【禁忌证】 (1)绝经前、妊娠期或哺乳期妇女及儿童禁用。

(2)有严重肝、肾功能不全的患者禁用。

(3)已知对本品过敏的患者禁用。

【注意事项】 (1)轻度至中度肾功能不全患者及轻度肝功能不全患者无须调整用药剂量。中度至重度肝功能不全和重度肾功能不全患者(肌酐清除率<20 ml/min),尚无有关本品应用安全性方面的资料。

(2)本品对患者驾驶和机械操作能力无明显影响,但有乏力和忧郁症状持续出现时应特别注意。

【药物相互作用】 含有雌激素的疗法可降低本品疗效,不宜同时使用。

【给药说明】 本品对雌激素受体(ER)和(或)孕激素受体(PR)阳性或受体状况不明的绝经后晚期乳腺癌一线、二线治疗均有效。多数研究者认为,本品一线治疗的有效率高于他莫昔芬,二线治疗的有效率高于甲地孕酮。此外,对于不能耐受他莫昔芬辅助治疗的早期乳腺癌患者,可用本品代替。

【用法与用量】 成人(包括老年人)　口服　一次1 mg,一日1次。

【制剂与规格】 阿那曲唑片:1 mg。

依西美坦[医保(乙)]

Exemestane

【适应证】 用于经他莫昔芬治疗后病情仍然进展的绝经后雌激素受体(ER)阳性的晚期乳腺癌患者,也可用于绝经后早期乳腺癌患者的术后辅助治疗。

【药理】 (1)药效学　本品为一种不可逆性甾体芳香酶灭活剂,结构上与该酶的自然底物雄烯二酮相似,为芳香酶的伪底物,可通过不可逆地与该酶的活性位点结合而使其失活(该作用也称"自毁性抑制"),从而明显降低绝经妇女血液循环中的雌激素水平,但对肾上腺中皮质类固醇的生物合成无明显影响。在高于抑制芳香酶作用浓度的600倍时,对类固醇生成途径中的其他酶不产生明显影响。

(2)药动学　绝经的健康女性口服放射标记的依西美坦后,吸收迅速,至少42%的依西美坦在胃肠道被吸收;食用高脂肪餐后,其血浆水平上升约40%。本品在各组织中广泛分布,其血浆蛋白结合率为90%。本品主要通过6位亚甲基的氧化和17位酮基的还原进行代谢,代谢产物无活性或活性较弱。其代谢物主要通过尿和粪便排泄,各占40%左右,尿中排出的原形药物低于给药量的1%。本品终末相半衰期($t_{1/2\gamma}$)为24小时。乳腺癌晚期绝经后女性的吸收较健康绝经女性快,血药浓度达峰时间分别为1.2小时和2.9小时。重复给药后,乳腺癌晚期患者的平均口服清除率较健康绝经女性低45%,而循环中的水平较高;其平均曲线下面积(AUC)较健康女性高约2倍。中度或重度肝、肾功能不全者,单次口服本品后的AUC较健康志愿者高3倍。

【不良反应】 (1)主要有恶心、口干、便秘、腹泻、头晕、失眠、皮疹、疲劳、发热、水肿、疼痛、呕吐、腹痛、食欲增加、体重增加等;其次有高血压、抑郁、焦虑、呼吸困难、咳嗽。

(2)其他　淋巴细胞计数下降、肝功能指标(如ALT等)异常等。

在临床试验中,只有3%的患者由于不良反应终止治疗,主要在本品治疗的前10周内;由于不良反应在后期终止治疗者不常见(0.3%)。

【禁忌证】 (1)对本品过敏的患者禁用。

(2)妊娠期妇女及哺乳期妇女禁用。

(3)儿童禁用。

【注意事项】 (1)本品一般不用于绝经前的女性患者。

(2)本品不可与雌激素类药物连用,以免出现干扰作用。

(3)中、重度肝功能或肾功能不全者慎用。

(4)超量服用本品可使其非致命性不良反应增加。

【用法与用量】 口服　一次25 mg,一日1次,饭后服。轻度肝、肾功能不全者不需调整剂量。

【制剂与规格】 依西美坦片:25 mg。

依西美坦胶囊:25 mg。

氟维司群

Fulvestrant

【适应证】 本品可用于在抗雌激素辅助治疗后或治疗过程中复发的,或是在抗雌激素治疗中进展的绝经后(包括自然绝经和人工绝经)雌激素受体阳性的局部晚期或转移性乳腺癌。

【药理】 (1)药效学　许多乳腺癌细胞中都有雌激素受体(ER),雌激素可刺激此类肿瘤的生长。本品是一类新的ER抑制剂,可与ER竞争性结合,与ER的亲和力接近雌二醇,是他莫昔芬的100倍,是唯一在他莫昔芬作用失败后可广泛用于临床的抗雌激素药物。本品可阻断ER,抑制其与雌激素的结合,并激发受体发生形态改变,降低ER浓度,抑制肿瘤细胞生长。由于该药为内分泌疗法,不会引起化疗常见的不良反应,故具有较好的患者依从性。

(2)药动学　本品静脉注射后在体内广泛而快速分布，稳态时表观分布容积为3～5 L/kg，并快速清除。单次肌内注射后血药浓度约在7日后达峰值，并维持至少1个月，谷浓度约为峰浓度的1/3，半衰期约为40日。一月1次肌内注射250 mg，血药浓度在3～6次剂量后达稳态，多次剂量后的曲线下面积(AUC)是单次剂量的2.5倍，谷浓度与单次剂量的峰浓度相当。本品与血浆蛋白结合率高达99%，主要与极低密度脂蛋白(VLDL)、低密度脂蛋白(LDL)和高密度脂蛋白(HDL)结合。肌内注射或静脉注射后在体内进行与内源性甾体激素相似的多种途径的生物转化，包括氧化、芳香化、羟化等，在已确定的代谢物中大多数无活性或与母体活性相似，并主要从粪便中排泄，经肾清除者不到1%，主要的代谢酶为CYP3A4。

【不良反应】 最常见的为胃肠道反应(恶心、呕吐、便秘、腹泻和腹痛)，头痛、背痛、潮红和咽炎，注射部位反应多为轻微及一过性疼痛和炎症。其他与剂量有关的反应还有血栓栓塞、肌痛、眩晕和白细胞减少，但发生率不到1%。另外，在治疗的头6周里，从激素治疗转为本品治疗者可能出现阴道出血。

【禁忌证】 (1)已知对本品活性成分或任何辅料过敏的患者。

(2)儿童禁用。

【注意事项】 (1)轻度肝、肾功能不全者无须调整剂量。对肝功能中、重度不全及肾功能严重不全者未进行评价。

(2)服药前应排除怀孕的可能，服药期间应采取有效的避孕措施。本品对胎儿有毒性作用。

(3)不能用于出血质、血小板减少或进行抗凝治疗者。

(4)目前未发现有药物相互作用，但未进行与强的CYP3A4抑制剂之间相互作用的研究。

【用法与用量】 成年女性(包括老年妇女)：推荐剂量为每月给药一次，一次250 mg。

【制剂与规格】 氟维司群注射液：(1)2.5 ml∶125 mg；(2)5 ml∶250 mg。

氨鲁米特[药典(二)；医保(甲)]

Aminoglutethimide

【适应证】 主要用于绝经后或卵巢切除后的晚期乳腺癌，对雌激素受体或孕激素受体阳性患者疗效较好，对乳腺癌骨转移有效，也可用于皮质醇增多症。

【药理】 (1)药效学　本品为肾上腺皮质激素合成抑制药和抗肿瘤药。对胆固醇转变为孕烯醇酮的裂解酶系具有抑制作用，从而阻断肾上腺皮质激素的合成。对皮质激素合成和代谢的其他转变过程也有一定抑制作用。在外周组织中能通过阻断芳香化酶抑制雌激素的生成，从而减少雌激素对乳腺癌的促进作用，达到抑制肿瘤生长作用。

(2)药动学　口服吸收良好，用药1.5小时后血药浓度达高峰。半衰期为12.5小时，治疗2～32周后降为7小时左右。本品血浆蛋白结合率20%～25%。经肝脏代谢，其主要代谢产物为N-乙酰氨鲁米特。本品具有肝酶诱导作用，可加速其自身代谢，50%以原形经尿排泄。服药3～5日后，肾上腺皮质功能开始受抑制。停药36～72小时后，肾上腺皮质恢复正常分泌功能。

【不良反应】 (1)本品可引起发热、皮疹等过敏反应。

(2)有嗜睡、眩晕、共济失调、眼球震颤等神经系统毒性，亦可有恶心、呕吐、腹泻等胃肠反应。

(3)个别患者有骨髓抑制、甲状腺功能减退、直立性低血压、皮肤发黑及女性性征男性化等。

(4)由于本品有肝酶诱导作用，可加速其自体代谢，因此连续服药2～6周后，不良反应的发生率及严重程度可减轻。

【禁忌证】 (1)患感染、未控制的糖尿病、甲状腺功能严重减退、对本品严重过敏者禁用。

(2)儿童禁用。

【注意事项】 (1)本品能透过胎盘，妊娠期及哺乳期妇女慎用。

(2)老年人肾功能减退，可使药物在体内积聚而引起神经系统毒性，应慎用。

(3)休克期不宜使用本品。

(4)若出现严重药疹或药疹持续1周以上，应予停药并对症治疗。

(5)对诊断的干扰：血浆皮质激素、尿醛固酮值可减少；血清碱性磷酸酶、胆红素、AST、促甲状腺激素有不同程度的增加。

(6)用药期间应定期复查血常规、血电解质、血清碱性磷酸酶、AST。

【药物相互作用】 (1)本品影响皮质类激素或香豆素类抗凝药的体内代谢，同时使用时应适当调整剂量。

(2)由于本品可诱导肝微粒体酶，洋地黄及茶碱类药物使此类药物药效降低。

【用法与用量】 口服　一次250 mg，一日2～3次；2～3周后，剂量逐增至一日4次。治疗期间需同时口服氢化可的松，一日 40 mg，分 3 次服（早晨及下午 5 时各 10 mg，临睡前 20 mg），以防止因肾上腺皮质功能抑制产生氢化可的松减少而引起脑垂体对肾上腺皮质激素反馈性增加。用于皮质醇增多症时，应根据病情增减剂量。

【制剂与规格】 氨鲁米特片：(1)0.125 g；(2)0.25 g。

比卡鲁胺

Bicalutamide

【适应证】 与促黄体生成素释放激素（LHRH）类似物或外科睾丸切除术联合应用于晚期前列腺癌的治疗。

【药理】 药效学　本品属于非甾体类抗雄激素药物，没有其他内分泌作用，它与雄激素受体结合而不激活基因表达，从而抑制了雄激素的刺激，导致前列腺肿瘤的萎缩。临床上停用本品可在部分患者中引起抗雄激素撤药性综合征。本品是消旋物，其抗雄激素作用仅仅出现在（R）-结构对映体上。

药动学　本品口服吸收良好。没有证据表明食物对其生物利用度方面存在任何临床相关的影响。（S）-对映体相对（R）-对映体消除较为迅速，后者的血浆清除半衰期为一周。在本品的每日（50 mg 和 150 mg）用量下，（R）-对映体因其半衰期长，在血浆中蓄积了约 10 倍。当每日服用本品 50 mg 时，（R）-对映体的稳态血浆浓度约 9 μg/ml，稳态时有效（R）-对映体占总循环内药量的 99%。当每日服用本品 150 mg 时，（R）-对映体的稳态血浆浓度约为 22 μg/ml，在稳态时有效（R）-对映体占总循环内药量的 99%。（R）-对映体的药代动力学不受年龄、肾损害或轻、中度肝损害的影响。有证据表明在严重肝损害病例中，（R）-对映体血浆清除较慢。

接受本品治疗的男性患者精液中 R-比卡鲁胺均浓度为 4.9 μg/ml，通过性生活到达女性体内量低，约 0.3 μg/kg。动物试验表明此浓度不足以对子代产生影响。

本品与蛋白高度结合（消旋体 96%，R-比卡鲁胺 99.6%）并被广泛代谢（经氧化及葡萄糖醛酸化），其代谢产物以几乎相同的比例经肾及胆消除。

【不良反应】 (1)面色潮红，瘙痒，乳房触痛和男性乳房女性化，腹泻、恶心、呕吐，乏力。暂时性肝功改变（转氨酶升高，黄疸）。

(2)心血管系统　心力衰竭。

(3)消化系统　食欲缺乏、口干、消化不良、便秘、腹痛、胃肠胀气。

(4)中枢神经系统　头晕、失眠、嗜睡、性欲减低。

(5)呼吸系统　呼吸困难。

(6)泌尿生殖系统　阳痿、夜尿增多。

(7)血液系统　贫血。

(8)皮肤　脱发、皮疹、出汗、多毛。

(9)代谢及营养　糖尿病、高血糖、周围性水肿、体重增加或减轻。

(10)其他　胸痛、头痛、骨盆痛、寒战。

【禁忌证】 本品禁用于妇女和儿童。本品不能用于对本品过敏的患者。本品不可与特非那定，阿司咪唑或西沙比利联合使用。

【注意事项】 本品广泛在肝脏代谢。数据表明严重肝损害的患者药物清除可能会减慢，由此可能导致蓄积。所以本品对有中、重度肝损伤的患者应慎用。由于可能出现肝脏改变，应考虑定期进行肝功能检测。主要的改变一般在本品治疗的最初 6 个月内出现。严重的肝功能改变很少见于本品的治疗。如果出现严重改变应停止本品治疗。本品显示抑制细胞色素 P_{450}（CYP3A4）活性，因此当与主要由 CYP3A4 代谢的药物联合应用时应谨慎。

【药物相互作用】 本品与 LHRH 类似物之间无任何药效学或药代动力学方面的相互作用。体外试验显示 R-比卡鲁胺是 CYP3A4 的抑制剂，对 CYP2C9，2C19 和 2D6 的活性有较小的抑制作用。本品联合使用特非那定，阿司咪唑或西沙比利，且当本品与环孢菌素和钙离子通道阻滞药联合应用时应谨慎。尤其当出现增加药效或药物不良反应迹象时，可能需要减低这些药物的剂量。对环孢菌素，推荐在本品治疗开始或结束后密切监测血浆浓度和临床状况。当本品与抑制药物氧化的其他药物，如西咪替丁和酮康唑同时使用时应谨慎。理论上，这样可以引起本品血浆浓度增加，从而理论上增加药物的副作用。体外研究表明本品可以与双香豆素类抗凝剂，如：华法令，竞争其蛋白结合点。因此建议在已经接受双香豆素类抗凝剂治疗的患者，如果开始服用本品，应密切监测凝血酶原时间。

【用法与用量】 成人　成人男性包括老年人：一片（50 mg），每日 1 次，用本品治疗应与 LHRH 类似物或外科睾丸切除术治疗同时开始。

【制剂与规格】 比卡鲁胺片：(1)50 mg；(2)150 mg。

比卡鲁胺胶囊：50 mg。

第三节　生物靶向治疗药物

以干扰素为主的生物治疗药物主要通过调节机体免疫功能抑制肿瘤生长；针对某些特定细胞标志物的单克隆抗体，具有明确的靶向性。其共同特点是具有非细胞毒性和靶向性、对机体的免疫功能具有调节作用和细胞稳定作用。生物靶向治疗药物的毒性、作用谱及临床表现与细胞毒性药物有很大区别，与常规治疗（化疗、放疗）合用有更好的效果。

A 群链球菌
Group A Streptococcus

参阅第十八章第二节。

短棒杆菌
Corynebacterium Parvum

参阅第十八章第二节。

卡介苗（结核活菌苗）
Bacillus Calmette-Guerin Vaccine(BCG)

参阅第十八章第二节。

铜绿假单胞菌
Pseudomonas Aeruginosa

参阅第十八章第二节。

假单胞菌
Pseudomonas

参阅第十八章第二节。

红色诺卡菌细胞壁骨架
Nocadia Rubra Cell Wall Skeleton

参阅第十八章第二节。

金葡素
Staphylococcal Enterotoxin C

参阅第十八章第二节。

重组人干扰素 α1b
Recombinant Human Interferon α1b

参阅第十八章第四节。

重组人干扰素 α2a
Recombinant Human Interferon α2a

参阅第十八章第四节。

重组人干扰素 α2b
Recombinant Human Interferon α2b

参阅第十八章第四节。

重组人干扰素 β
Recombinant Human Interferon β

参阅第十八章第四节。

重组人干扰素 γ
Recombinant Human Interferon γ

参阅第十八章第四节。

重组人粒细胞刺激因子
Recombinant Human Granulocyte Colony-stimulating Factor(rhG-CSF)

美国 FDA 妊娠期药物安全性分级为肠道外给药 C。参阅第十八章第四节。

重组人粒细胞-巨噬细胞刺激因子
Recombinant Human Granulocyte-Macrophage Colony-stimulating Factor(rhGM-CSF)

参阅第十八章第四节。

重组人白介素-2
Recombinant Human Interleukin-2

参阅第十八章第四节。

曲妥珠单抗
Trastuzumab

【适应证】 用于治疗人表皮生长因子受体-2（HER-2）过度表达的乳腺癌：单药治疗或与紫杉类等药物联合治疗。

【药理】　(1)药效学　本品是一种重组DNA衍生的人源化单克隆抗体，高选择性地作用于HER-2的细胞外部位。此抗体属免疫球蛋白G(IgG)kappa型。本品在体外及动物实验中均显示可抑制HER-2过度表达的肿瘤细胞增殖。该单抗是抗体依赖性细胞介导的细胞毒作用(ADCC)的潜在介质。体外研究表明，对HER-2过度表达的癌细胞本品介导的ADCC能优先发挥作用。

(2)药动学　研究表明，短时间静脉输入10 mg、50 mg、100 mg、250 mg和500 mg本品每周1次的药代动力学呈剂量依赖性。随剂量水平的提高，平均半衰期延长，清除率下降。在临床试验中，使用了本品4 mg/kg的首次负荷量和2 mg/kg每周维持量，观察到其平均半衰期为5.8日(1～32日)，在16～32周之间本品血药浓度达到稳态，平均谷浓度约75 μg/ml。

【不良反应】　(1)单药治疗有HER-2过度表达的转移癌患者213例的不良反应(发生率≥5%)　①全身症状：腹痛、意外损伤、乏力、背痛、胸痛、寒战、发热、感冒样症状、头痛、感染、颈痛、疼痛。②心血管系统：血管扩张、心功能不全在单独使用本品治疗的患者中，中至重度心功能不全(Ⅲ或Ⅳ度)的发生率为5%。③消化系统：单独使用本品治疗的患者中25%发生腹泻、畏食、便秘、消化不良、胃肠胀气、恶心、呕吐。④代谢系统：水潴留、水肿。⑤肌肉骨骼系统：关节痛、肌肉疼痛。⑥神经系统：焦虑、抑郁、眩晕、失眠、感觉异常、嗜睡。⑦呼吸系统：哮喘、咳嗽增多、呼吸困难、鼻出血、肺部疾病、胸腔积液、咽炎、鼻炎、鼻窦炎。⑧皮肤表现：瘙痒、皮疹。⑨输液相关症状：第1次输注本品时，约40%的患者出现轻或中度寒战和(或)发热等症状。其他症状和(或)体征包括：恶心、呕吐、疼痛、寒战、头痛、眩晕、呼吸困难、低血压、皮疹和乏力。⑩血液毒性：单独本品治疗血液学毒性反应很少见。WHO分级Ⅲ度的白细胞减少、血小板减少和贫血的发生率<1%。未见WHOⅣ级的血液学毒性反应。⑪肝、肾毒性：单独使用本品治疗观察到有12%发生了WHOⅢ或Ⅳ度肝毒性反应，但60%的患者其肝毒性与肝转移瘤进展相关，未见WHOⅢ或Ⅳ度肾毒性反应。

(2)严重不良反应　在使用本品单独治疗或本品与化疗药合用[一种蒽环(多柔比星或表柔比星)加环磷酰胺，或紫杉醇]治疗的患者中至少发生过一次。①全身症状：过敏反应、中毒反应、腹水、肿瘤、蜂窝织炎、黏膜紊乱、脓毒血症、猝死。②心血管系统：房颤、心肌病、血栓性静脉炎、心衰、肺栓塞、血栓病。③消化系统：吞咽困难、食管溃疡、呕血、肝炎、肝衰竭、肝肿大、肠梗阻、黄疸、肝损害、肝区疼痛。④血液系统：急性白血病、贫血、骨髓抑制、髓系成熟停滞、全血细胞减少。⑤代谢：高钙血症、高血糖症。⑥骨骼肌肉系统：骨坏死、骨折。⑦神经系统：焦虑、精神错乱、惊厥、神经病变、思维异常。⑧呼吸系统：呼吸暂停、哮喘、肺功能紊乱、气胸、胸腔积液、肺炎。⑨泌尿生殖系统：急性肾衰、肾盂积水。⑩特殊感觉：耳聋、肾动脉闭塞。

【禁忌证】　对本品过敏者禁用。

【注意事项】　(1)本品治疗必须在很有经验的内科医生的监测下开始进行。

(2)在使用本品治疗的患者中观察到有心脏功能减退的症状和体征，如呼吸困难，咳嗽增加，夜间阵发性呼吸困难，周围性水肿，S奔马律或射血分数减低。与本品治疗相关的充血性心衰可能相当严重，并可引起致命性心衰、死亡、脑栓塞。特别在本品与蒽环类药(多柔比星或表柔比星)和环磷酰胺合用治疗转移乳腺癌的患者中，观察到中至重度的心功能减退(Ⅲ或Ⅳ级)。在治疗前就有心功能不全的患者需特别小心。选择使用本品治疗的患者应进行全面的基础心脏评价，包括病史、物理检查和以下一项或多项检查：心电图检查(ECG)、超声心动图、多时相心室造影检查(MUGA)。目前尚无数据显示有合适的评价方法可确定患者有发生心脏毒性危险。在本品治疗过程中，左室功能应经常评估。若患者出现临床显著的左室功能减退应考虑停用本品。监测并不能全部发现将发生心功能减退的患者。

(3)约2/3有心功能减退的患者因有症状需治疗，大多数治疗后症状好转。治疗通常包括利尿药、强心苷类药和(或)血管紧张素转换酶抑制药类药。绝大多数用本品治疗的临床有效的有心脏症状和表现的患者继续每周使用本品，并未产生更多的临床心脏问题。

(4)在灭菌注射用水中，苯乙醇作为防腐剂，它对新生儿和3岁以下的儿童有毒性。当本品用于已知对苯乙醇过敏的患者时，应用灭菌注射用水重新配制。

(5)美国FDA妊娠期药物安全性分级：肠道外给药B。

【药物相互作用】　本品联合紫杉醇与本品联合蒽环类、环磷酰胺相比，本品的平均血药谷浓度升高约1.5倍。在灵长类动物实验中，本品联合紫杉醇，本品的清除率减少1/2。与顺铂、多柔比星或表柔比星、环磷酰胺联合用药时，对本品的血药浓度没有任何影响。

【给药说明】　(1)若患者出现临床显著的左室功能减退应考虑停用本品。治疗通常包括利尿药、强心类药和(或)血管紧张素转换酶抑制药。

(2)出现过敏反应时给予适当的处理,包括停止本品注射,给肾上腺素、肾上腺皮质酮、苯海拉明、吸氧。

(3)出现肺部反应应停止注射和给予支持治疗,包括给氧、静脉输注液体、β受体激动药和肾上腺皮质酮。

(4)对于寒战、发热等输液相关反应,一般为轻或中度,可用解热镇痛药如对乙酰氨基酚、抗组胺药如苯海拉明对症处理。这些症状在以后的输注过程中很少出现。

(5)本品请勿静脉注射或静脉冲入。

【用法与用量】 静脉滴注。单药治疗,建议按下列初次负荷量和标准剂量给药。

(1)初次负荷量 按体重一次 4 mg/kg,90 分钟内静脉滴注。应观察患者是否出现发热、寒战或其他与输注相关的症状。如出现上述症状应先停止静脉滴注,待症状消失后可继续静脉滴注。

(2)标准剂量 按体重一次 2 mg/kg,一周 1 次。如初次负荷量可耐受,则此剂量可于 30 分钟内输完。

疗程:本品可一直用到疾病出现进展。

输液准备:①本品用附带的专用灭菌注射用水 20 ml 稀释,其浓度为 21 mg/ml,pH 约 6.0。②根据本品初次负荷量 4 mg/kg 或标准量 2 mg/kg,按下式计算所需药液的体积:所需药液的体积=体重(kg)×剂量(4 mg/kg 负荷量或 2 mg/kg 维持量)/21(mg/ml,配置好溶液的浓度)。③药液的稀释,将所需药液量从小瓶中吸出后加入 250 ml 氯化钠注射液中,轻轻摇匀,防止气泡产生。不可使用 5%葡萄糖注射液稀释本品。一旦输注液配好即应马上使用。如果在无菌条件下稀释的,可在 2~8 ℃冰箱中保存 24 小时。使用聚氯乙烯或聚乙烯袋未观察到本品失效。本品不可与其他药混合。

【制剂与规格】 注射用曲妥珠单抗:440 mg。

尼妥珠单抗

Nimotuzumab

【适应证】 用于与放疗联合治疗表皮生长因子受体(EGFR)表达阳性的Ⅲ或Ⅳ期鼻咽癌。

【药理】 (1)药效学 EGFR 是一种跨膜糖蛋白分子,当它与其特异性配体表皮生长因子(EGF)结合后,导致胞内酪氨酸激酶及其下游一系列信号传递通路的活化,并通过多种机制引起基因转录和蛋白质活性的改变,从而影响细胞的增殖、凋亡及细胞分化等多种功能。本品能够与 EGFR 特异性结合,并通过占据 EGFR 分子的表位,竞争性抑制 EGFR 的天然配体 EGF、TGFα(转化生长因子 α)等与 EGFR 的结合,有效地阻断经 EGFR 介导的信号传递和细胞学效应,进而抑制肿瘤细胞的增殖、诱导肿瘤细胞的凋亡、抑制肿瘤新生血管生成。在古巴、德国、加拿大等国家进行过本品单药或联合放化疗治疗头颈部肿瘤、神经胶质瘤、胰腺癌、结直肠癌和非小细胞肺癌等肿瘤的临床试验均显示有一定疗效。

(2)药动学 对 12 例古巴晚期恶性肿瘤患者进行了药动学观察,其中女性 11 例,男性 1 例,平均年龄 59 岁,静脉注射 50 mg、100 mg、200 mg 和 400 mg 本品,其对应的消除相半衰期($t_{1/2\beta}$)分别为 62.92 小时、82.60 小时、302.95 小时和 304.52 小时。用药后 24 小时内,不同剂量本品经尿排出量占注射剂量(ID)的比例分别为:50 mg 排出 21.08%,100 mg 排出 28.20%,200 mg 排出 27.36%,400 mg 排出 33.57%。本品在人体内生物学分布的主要器官为肝脏、脾脏、心脏、肾脏和胆囊,其中肝脏摄取量最高。动物药动学数据证实,给药后 24 小时肿瘤组织药物浓度最高。尚缺乏本品在中国人群中进行药动学的研究数据。

【不良反应】 (1)在中国进行的晚期鼻咽癌Ⅱ期临床试验中,共有 137 例晚期鼻咽癌患者入组,试验组 70 例用药,本品一周给药 1 次,一次 100 mg,共 8 周。与本品相关的不良反应主要表现为轻度发热(4.28%)、血压下降、头晕(2.86%)、恶心(1.43%)、皮疹(1.43%),均为Ⅰ、Ⅱ级。

(2)在古巴、德国、加拿大等国家进行了本品单药或联合放化疗治疗头颈部肿瘤,神经胶质瘤,胰腺癌,结、直肠癌和非小细胞肺癌的临床试验,共 89 例患者,本品剂量范围为一次 100~400 mg,用药 1~6 次,其中 86.5%的患者用药 6 次,一周 1 次。与药物相关的常见不良反应为发热(16.8%)、寒战(16.8%)、恶心和呕吐(13.5%)、发冷(13.5%)、血压降低(7.8%)、虚弱(7.8%)、头痛(5.6%)、贫血(5.6%)、肢端青紫(5.6%),其中Ⅰ、Ⅱ级不良反应占多数,均可自行缓解或使用常规剂量的镇痛药和(或)抗组胺药对症治疗,未见皮疹和其他皮肤毒性的报告。罕见不良反应有:吞咽困难、口干、潮红、心前区痛、嗜睡、定向障碍、肌痛、血尿、氨基转移酶升高、肌酐升高。

【禁忌证】 对本品过敏者禁用。

【注意事项】 (1)本品应在具有同类药品使用经验的临床医师指导下使用,并具备相应抢救措施。

(2)冻融后抗体的大部分活性丧失,故本品在储存和运输过程中严禁冷冻。

(3)本品稀释于氯化钠注射液后,在 2~8 ℃可保持稳定12小时，在室温下可保持稳定8小时。如稀释后储存超过上述时间，不宜使用。

(4)本品可透过胎盘屏障，研究提示EGFR与胎儿组织分化、器官形成有关，故妊娠期妇女或没有采取有效避孕措施的妇女应慎用。

(5)本品属于免疫球蛋白G_1类抗体，由于人IgG_1能够分泌至乳汁，建议哺乳期妇女在本品治疗期间以及在最后一次给药后60日内停止哺乳。

(6)尚未确定18岁以下儿童使用本品的安全性和疗效。

(7)尚未确定老年患者使用本品安全性和疗效方面的特殊性。

【药物相互作用】　尚缺乏本品与其他药物相互作用的数据。

【用法与用量】　静脉滴注。将本品100 mg加入250 ml氯化钠注射液中静脉滴注60分钟以上。在给药过程中及给药结束后1小时内，需密切监测患者的状况。首次给药应在放射治疗的第1日，并在放射治疗开始前完成。以后一周给药1次，共8次。患者同时接受标准的放射治疗。

【制剂与规格】　尼妥珠单抗注射液：10 ml∶50 mg。

利妥昔单抗

Rituximab

【适应证】　①用于复发或耐药的滤泡中央型淋巴瘤的治疗。②用于CD20抗原阳性的弥漫性大B细胞性非霍奇金淋巴瘤时，应与标准CHOP(环磷酰胺、多柔比星、长春新碱、泼尼松)化疗联合治疗。

实践中利妥昔单抗的应用并不仅限于上述适应证，理论上表达CD20的B细胞淋巴瘤均可应用利妥昔单抗，如套细胞淋巴瘤、边缘带B细胞淋巴瘤等，已经有很多临床证据改善了疗效。

【药理】　(1)药效学　本品是一种人鼠嵌合性单克隆抗体，能够与跨膜CD20抗原特异性结合。CD20抗原位于前B淋巴细胞和成熟B淋巴细胞的表面，但在造血干细胞、前B细胞、正常浆细胞或其他正常组织中不存在。95%以上的B细胞性非霍奇金淋巴瘤瘤细胞表达CD20。与抗体结合后，B淋巴细胞表面CD20抗原不会发生内化，或从细胞膜上脱落进入到周围环境中。CD20不会作为游离抗原在血浆中循环，因此也就不可能与抗体竞争性结合。本品与B淋巴细胞上的CD20抗原结合后，启动介导B细胞溶解的免疫反应。B细胞溶解的机制，可能包括补体依赖的细胞毒作用(CDC)和抗体依赖性细胞介异的细胞毒作用(ADCC)。此外，体外研究证明，本品可使耐药的人B淋巴细胞系对某些化疗药物细胞毒作用的敏感性增强。

(2)药动学　对滤泡性非霍奇金淋巴瘤的患者，本品按体表面积125 mg/m^2、250 mg/m^{2}或375 mg/m^{2}静脉滴注，每周1次，共4次，血清抗体浓度随着剂量的增加而升高。对于接受375 mg/m^{2}剂量的患者，第1次滴注后本品的平均血浆半衰期为68.1小时，血药峰浓度(C_{max})是238.7 μg/ml，平均血浆清除率为0.0459 L/h；第4次静脉滴注后的血浆半衰期、血药峰浓度和清除率的平均值分别为189.9小时、480.7 μg/ml和0.0145 L/h。另外，在病情缓解的患者体内，本品的浓度显著高于治疗无效的患者。通常3～6个月后仍可在血清中检测到本品。在弥漫大B细胞性非霍奇金淋巴瘤患者中，本品与CHOP合用时的清除和分布尚未进行研究。首次治疗后，外周血B淋巴细胞计数的中位值显著下降，低于正常水平，并于6个月后开始恢复。在完成治疗后9～12个月恢复到正常水平。

【不良反应】　(1)肿瘤负荷较大(单个病灶直径＞10 cm)的患者，发生严重(3～4度)不良反应的危险性升高，使用本品应极其慎重。

(2)静脉滴注相关的不良反应　常见于第1次输注开始后的1～2小时。不良反应主要包括发热、寒战。其他症状包括面部潮红、血管性水肿、恶心、荨麻疹或皮疹、疲乏、头痛、瘙痒、呼吸困难、咽喉刺激、鼻炎、呕吐以及肿瘤疼痛。约10%合并有低血压和支气管痉挛。个别发生心绞痛、充血性心衰。再次滴注时相关不良反应的发生率会降低。出现严重细胞因子释放综合征的患者，可因多脏器功能衰竭、呼吸功能衰竭和肾衰竭而致死。

(3)血液学不良反应　较少出现异常，且一般为轻度。严重的血小板减少、中性粒细胞减少、贫血的发生率分别为1.3%、1.9%和1.0%。治疗后，可发生短暂再生障碍性贫血(单纯红细胞再生障碍)和极偶然发生的溶血性贫血。

(4)肺部不良反应　包括支气管痉挛和罕见的由于呼吸功能衰竭导致的死亡。

(5)过敏反应。

(6)感染　严重感染的机会明显低于常规化疗。

(7)肝、肾功能损害　可以引起轻度、暂时性的肝功能异常。

(8)发生率＞1%的不良反应　①全身反应：无力、腹痛、背痛、胸痛、全身不适、腹胀以及输注部位疼痛。

②心血管系统：高血压、心动过缓、心动过速、心律不齐、直立性低血压，严重的心血管事件包括心功能不全、心肌梗死，这些反应主要见于既往有心血管疾病史和（或）接受过对心脏有毒性的化疗药物者。③胃肠道：腹泻、消化不良、食欲缺乏。④血液和淋巴系统：淋巴结病，全血细胞减少的病例罕有报道。⑤代谢和营养失调：高血糖、水肿、乳酸脱氢酶（LDH）升高、低钙血症。⑥肌肉骨骼系统：关节痛、肌痛、疼痛。⑦神经系统：头晕、焦虑、感觉异常、感觉减退、不安、失眠、神经质。⑧呼吸系统：咳嗽、鼻窦炎、气管炎。⑨皮肤及附件：盗汗、多汗、单纯性疱疹、带状疱疹，但严重的大疱性皮肤反应，包括中毒性表皮坏死导致死亡的病例极为罕见。⑩特殊感觉：泪腺分泌紊乱、结膜炎、味觉障碍。⑪泌尿生殖系统：排尿困难、血尿。

（9）发生率＜1％的不良反应　①血液和淋巴系统：凝血障碍。②呼吸系统：哮喘、肺部疾病。③神经系统：颅神经病变合并或不合并周围神经病变的病例罕有报道。颅神经病变的症状和体征，如严重的视力丧失、听力丧失、其他感觉丧失以及面神经麻痹，可在治疗的不同时期出现，甚至治疗完成后几个月还会发生。

（10）国内临床试验发生的不良反应　国内一项多中心临床研究在63例CD20阳性的初治的弥漫大B细胞性非霍奇金淋巴瘤患者中进行（试验组32例利妥昔单抗＋标准CHOP化疗方案，对照组31例标准CHOP化疗方案）。试验组和对照组不良反应发生率分别为51.6％和50.0％，差异无统计学意义。试验组不良反应以白细胞下降最为常见，约25％，其次是寒战和发热，约20％。其他不良反应包括恶心、呕吐、氨基转移酶升高、脱发、腹部不适、腹痛、皮肤发红（过敏）、病毒性乙肝、呼吸急促、口干、心动过速、胸闷、头晕、牙痛、注射部位反应。其中包括1例严重不良反应，为肝衰竭死亡，该患者有肝炎病史。

（11）非霍奇金淋巴瘤患者中合并乙肝病毒（HBV）感染较为常见，尤其是在中国。含有利妥昔单抗的免疫化疗方案可能导致HBV激活，甚至发生药物激活乙肝后的急性重症肝炎，后者的死亡率极高。此种严重不良事件已引起相当重视，建议在合并乙肝病毒感染的淋巴瘤患者应用含有利妥昔单抗的免疫化疗方案前，应考虑适时开始抗乙肝病毒治疗。

【禁忌证】（1）已知对本品过敏的患者禁用。

（2）对本品的任何组分或对鼠蛋白过敏的患者禁用。

（3）美国FDA妊娠期药物安全性分级为肠道外给药C。

【注意事项】（1）循环中恶性肿瘤细胞数目较多（＞25000/mm^3）或肿瘤负荷较大的患者，如慢性淋巴细胞淋巴瘤（CLL）和套细胞淋巴瘤（MCL），其发生严重的细胞因子释放综合征的危险性较高，必须在非常谨慎并且其他治疗手段无效时才考虑应用。这些患者在第1次静脉滴注时需严密观察。第1次静脉滴注时的速度也应缓慢。严重的细胞因子释放综合征的主要特征表现为严重呼吸困难、发热、寒战、强直、荨麻疹和血管性水肿之外，通常伴有支气管痉挛和缺氧。高尿酸血症、高钾血症、低钙血症、急性肾衰竭、LDH升高，有时还会出现急性呼吸功能衰竭甚至死亡，且通常在第1次静脉滴注开始的1或2小时内出现。既往有肺功能不全或肿瘤肺侵犯的患者，发生的危险性更高。出现严重细胞因子释放综合征的患者应立即停止输注，并给予进一步的对症治疗。这些临床症状改善后，可能会重新恶化，因此应对患者严密观察直到肿瘤溶解综合征和肺浸润好转或被控制。重新开始治疗极少再次出现严重的细胞因子释放综合征。静脉滴注本品时发生以发热、低血压、支气管痉挛为特征的细胞因子释放综合征，在停止输注并应用解热镇痛药、抗组胺药等措施后可缓解，偶尔需要吸氧、静脉输注氯化钠注射液或支气管扩张药，必要时应用肾上腺皮质激素。

（2）接受静脉滴注的患者还可能发生过敏反应。典型的过敏反应通常在静脉滴注开始后几分钟之内出现。治疗过敏反应的药物包括肾上腺素、抗组胺药、肾上腺皮质激素。

（3）由于本品治疗中可能会出现低血压，因此在治疗前12小时以及治疗过程中应避免应用抗高血压药物。有心绞痛和心律失常的报道，应严密观察。

（4）虽然本品没有骨髓抑制作用，但中性粒细胞计数＜1.5×10^9/L和（或）血小板计数＜75×10^9/L的患者中使用应非常谨慎。本品治疗过程中，应考虑给患者进行常规的全血细胞计数检查。

（5）对驾驶和操作机器能力的影响目前尚不清楚。

（6）育龄妇女在接受本品治疗过程中及治疗结束后12个月之内，应采取有效的避孕措施。目前尚不清楚本品是否能从乳汁中分泌。但是，由于母亲的免疫球蛋白G（IgG）可以进入乳汁，因此哺乳妇女不应接受本品治疗。

【药物相互作用】目前尚无关于本品的可能药物相互作用的资料。特别是本品与联合化疗（例如CHOP）合用的药物相互作用尚未研究。人抗鼠抗体（HAMA）或人抗嵌合抗体(HACA)滴定阳性的患者，在接受其他诊断性或治疗性单克隆抗体时可发生过敏反应。同时或序贯使用本品和其他倾向于引起正常B细胞耗竭的药物的耐受性尚未得到足够的研究。

【给药说明】 (1)在无菌条件下抽取本品，用氯化钠注射液或5%葡萄糖注射液稀释，浓度为1～4 mg/ml。轻轻倒转输注袋以使溶液混合，同时避免出现泡沫。配制好的液体应缓慢静脉滴注，应备有完善心肺复苏设备，首次滴注时最好在经验丰富的肿瘤内科和(或)血液科医生的严密观察下使用。

(2)治疗前用药 包括解热镇痛药(如对乙酰氨基酚)和抗组胺药(如盐酸苯海拉明)，应在每次滴注本品之前30～60分钟使用。也可考虑治疗前用肾上腺皮质激素进行预处理。应严密监视患者是否出现细胞因子释放综合征。一旦患者出现严重反应，尤其是严重的呼吸困难、支气管痉挛和缺氧应立即停止输注，并立即评价患者是否出现肿瘤溶解综合征，包括做相应的实验室检查，应拍胸部X线片了解患者是否有肺的浸润。只有当所有症状消失后、各项实验室检查以及胸片检查恢复正常后，方可重新开始治疗。此时，本品注射液的输注速度不应超过以前速度的一半。如果第2次再出现同样的严重不良反应，考虑停止治疗。通常减慢滴注速度后，各种与治疗相关的轻至中度不良反应会减轻。当症状改善后，滴注速度可重新提高。

(3)本品采用静脉滴注。①第1次滴注：推荐的初始滴注速度为50 mg/h，自开始输注后每30分钟输注速度可增加50 mg/h(即每30分钟剂量增加25 mg)，直到达到最大滴注速度400 mg/h。②随后的滴注：随后滴注本品的开始速度为100 mg/h，每30分钟滴注速度可增加100 mg/h(即每30分钟剂量增加50 mg)，直到达到最大滴注速度400 mg/h。③复发后的再治疗：如果患者初次用本品治疗有效，复发后可再次接受本品治疗，这些患者再次治疗的缓解率可与第1次治疗相当。④特别提示：不相容性。没有观察到本品和聚氯乙烯或聚乙烯包装或静脉滴注设备出现不相容性。由于本产品不含有抗微生物防腐剂和抗菌药物，因此在配制时应采用严格的无菌技术，并应在使用前肉眼观察溶液中有无颗粒或变色。

【用法与用量】 静脉滴注 成人 单药治疗：推荐剂量按体表面积一次375 mg/m^2，一周1次，共用4周。

【制剂与规格】 利妥昔单抗注射液：(1)10 ml：100 mg；(2)50 ml：500 mg。

西妥昔单抗

Cetuximab

【适应证】 本品单用或与伊立替康联合用于表皮生长因子受体(EGFR)过度表达的并经以伊立替康为基础的化疗方案耐药的转移性结、直肠癌的治疗。

【药理】 (1)药效学 本品可与表达于正常细胞和多种肿瘤细胞表面的EGFR特异性结合，并竞争性阻断表皮生长因子(EGF)和其他配体，如转化生长因子α(TGFα)的结合。本品是针对EGFR的免疫球蛋白G_1(IgG_1)单克隆抗体，两者特异性结合后，通过对与EGFR结合的酪氨酸激酶(TK)的抑制作用，阻断细胞内信号转导途径，从而抑制肿瘤细胞的增殖，诱导肿瘤细胞的凋亡，减少基质金属蛋白酶和血管内皮细胞生长因子的产生。据临床研究显示，本品联合化疗一线治疗晚期结、直肠癌明显延长了无病生存期。另外美国FDA也批准了本品联合放疗一线治疗局部晚期不能手术的头颈部鳞癌，以及单药或联合化疗治疗复发或晚期头颈部鳞癌。

(2)药动学 本品单药治疗或与化疗、放疗联合治疗时的药动学呈非线性特征。当剂量从20 mg/m^{2}增加到400 mg/m^{2}时，曲线下面积(AUC)的增加程度超过剂量的增长倍数。当剂量从20 mg/m^{2}增加到200 mg/m^{2}时，清除率(CL)从0.08 L/(m^2·h)下降至0.02 L/(m^2·h)，当剂量>200 mg/m^{2}时，CL不变。表观分布容积(V_d)与剂量无关，接近2～3 L/m^2。本品400 mg/m^{2}静脉滴注2小时后，平均最大血药浓度(C_{max})为184 μg/ml (92～327 μg/ml)，平均消除相半衰期($t_{1/2β}$)为97小时(41～213小时)。按250 mg/m^{2}静脉滴注1小时后，平均C_{max}为140 μg/ml (120～170 μg/ml)。在推荐剂量下(初始400 mg/m^2，以后一周250 mg/m^2)到第3周时，本品达到稳态血药浓度，峰值、谷值波动范围分别为168～235 μg/ml和41～85 μg/ml。平均消除相半衰期($t_{1/2β}$)为114小时(75～188小时)。

【不良反应】 本品耐受性好，不良反应大多可耐受。在接受本品单药治疗和本品与伊立替康联合治疗的患者中，分别为5%和10%的患者因不良反应退出。

(1)最常见的是痤疮样皮疹、疲劳、腹泻、恶心、呕吐、腹痛、发热和便秘等。

(2)皮肤毒性反应，如痤疮样皮疹、皮肤干燥、裂伤和感染等，多数可自然消失。

(3)其他反应还有白细胞计数下降、呼吸困难等。

(4)少数患者可能发生严重过敏反应、输液反应、败血症、肺间质疾病、肾衰、肺栓塞和脱水等。

【禁忌证】 (1)已知对有严重超敏反应(3 级或 4 级)的患者禁用。

(2)本品对儿童患者的安全性尚未得到确认前，儿童禁用。

(3)使用本品期间如发生肺间质疾病，则禁止继续使用。

【注意事项】 (1)本品常可引起不同程度的皮肤毒性反应，此类患者用药期间应注意避光。轻至中度皮肤毒性反应无须调整剂量，发生重度皮肤毒性反应者，应酌情减量。

(2)研究发现女性患者的药物清除率较男性低 25%，但疗效和安全性相近，无须根据性别调整剂量。因本品能透过胎盘屏障，可能会损害胎儿或影响妇女的生育能力，故妊娠期妇女及未采取避孕措施的育龄妇女慎用。因本品可通过乳汁分泌，故哺乳期妇女慎用。

(3)严重的输液反应发生率为 3%，致死率低于 0.1%。其中 90%发生于第 1 次使用时，以突发性气道梗阻、荨麻疹和低血压为特征。因部分输液反应发生于后续用药阶段，故应在医生监护下用药。发生轻至中度输液反应时，可减慢输液速度或服用抗组胺药物；若发生严重的输液反应须立即停止输液，并采取静脉注射肾上腺素、糖皮质激素、抗组胺药物并给予支气管扩张剂及输氧等治疗措施。部分患者应禁止再次使用本品。此外，在使用本品期间如发生急性发作的肺部症状，应立即停用，查明原因，若确系肺间质疾病，则禁用并进行相应的治疗。

【药物相互作用】 实验证明本品与依立替康间不存在药动学上的相互作用。

【给药说明】 (1)在用药过程中及用药结束后 1 小时内，必须密切监察患者的状况，并必须配备复苏设备。

(2)首次静脉滴注本品之前，患者必须接受抗组胺药物治疗，建议在随后每次使用本品之前都对患者进行这种治疗。

【用法与用量】 静脉滴注　首次按体表面积 400 mg/m^2，静脉滴注 120 分钟(滴注速度不得超过 5 ml/min)；以后按体表面积一次 250 mg/m^2，静脉滴注 60 分钟，每周 1 次。

【制剂与规格】 西妥昔单抗注射液：50 ml：100 mg。

贝伐珠单抗

Bevacizumab

【适应证】 本品用于转移性结直肠癌的一、二线治疗和转移性乳腺癌、晚期非小细胞肺癌(NSCLC)、进展或转移性肾细胞癌的一线治疗。

【药理】 (1)药效学　本品为抑制血管生成的药物，是一种重组的人单克隆免疫球蛋白 G_1(IgG_1)抗体，通过抑制人血管内皮细胞生长因子的生物学活性而起作用。本品可结合血管内皮细胞生长因子(VEGF)并防止其与内皮细胞表面的受体(Flt-1 和 KDR)结合。在体外血管生成模型上，VEGF 与其相应的受体结合可导致内皮细胞增殖和新生血管形成。在接种了结肠癌的裸(无胸腺)鼠模型上，使用本品可减少微血管生成并抑制转移病灶进展。

(2)药动学　本品的药代动力学曲线，只检测其血清总浓度(即不区分游离的贝伐珠单抗和结合到 VEGF 配体上的贝伐珠单抗)。基于一定人群的药动学分析：491 名患者接受 1～20 mg/kg 贝伐珠单抗，每周 1 次、每 2 周 1 次或每 3 周 1 次，本品半衰期大约为 20 日(11～50 日)，血药浓度达到稳态的时间约为 100 日。本品采用剂量为 10 mg/kg，每 2 周 1 次治疗时，其血清蓄积率为 2.8。本品的血清清除率因患者的体重、性别和肿瘤负荷的不同而有所不同。通过体重较正后，男性较女性有较高的清除率(0.262 L/d 对 0.207 L/d)和较大的清除体积(3.25 L 对 2.66 L)。肿瘤负荷大的(大于或等于肿瘤体表面积中位值)患者较肿瘤负荷小的(小于肿瘤体表面积中位值)患者有较高的清除率(0.249 L/d 对 0.199 L/d)。

在一项 813 名患者参加的临床随机实验研究中，没有证据证明，在应用本品时，相对于女性和肿瘤负荷小的患者，男性或肿瘤负荷大的患者的疗效差。临床疗效与本品暴露量之间的关系目前还没有定论。

【不良反应】 (1)最严重的不良反应　胃肠穿孔或伤口并发症、出血、高血压危象、肾病综合征、充血性心力衰竭。

(2)最常见不良反应　无力、疼痛、腹痛、头痛、高血压、腹泻、恶心、呕吐、食欲缺乏、口腔炎、便秘、上呼吸道感染、鼻衄、呼吸困难、剥脱性皮炎、蛋白尿。

(3)最常见的严重不良反应(NCI-CTC3～4 级)为无力、疼痛、高血压、腹泻、白细胞减少。

(4)FDA 有关改动贝伐珠单抗药物说明书中的警告及副作用：①会引起一种非常罕见的脑部毛细血管溢漏综合征(RPLS)。主要表现为：头痛、癫痫、嗜睡、意识不清、失明和其他一些视觉与神经系统的疾患。可能并发轻度到重度高血压。据报道这些症状是在服用贝伐珠单抗 16 个小时到 1 年中发生的。②鼻中隔穿孔。

【禁忌证】 目前尚不明确本品的禁忌证。

【注意事项】 (1)胃肠穿孔或伤口愈合并发症　使用本品可并发胃肠道穿孔和伤口开裂,有时甚至是致命的。胃肠穿孔,有时伴有腹腔内脓肿,可发生在应用本品的全过程(但和使用时间的长短没有相关性)。本品和 IFL(伊立替康、氟尿嘧啶、亚叶酸钙)方案联用时,胃肠穿孔的发生率为 2%。如果患者在应用本品的过程中出现胃肠穿孔或需要医疗干预的伤口开裂时,本品应永久停用。为了避免本品治疗影响伤口愈合或伤口开裂,在应用本品治疗结束后要间隔多长时间再进行选择性手术,目前还没有定论。

(2)出血　在应用本品和化疗联合治疗非小细胞肺癌患者中出现出血,在一个小型的采用本品和化疗联合治疗非小细胞肺癌研究中发现,病理组织学为鳞癌的严重或致命出血发生率为 31%,而腺癌的发生率仅为 4%,但单独采用化疗的无一例发生。近期发生过出血的患者不应接受本品治疗。

(3)免疫原性　作为一种治疗用的蛋白质,必然存在潜在的免疫原性。在接受本品治疗的患者中抗体的发生率目前还没有充分的结论。500 名接受本品治疗的患者的血清中,采用酶联免疫吸附法检测,没有高滴度的抗贝伐珠单抗抗体存在。

(4)血压监测　在接受本品治疗期间,应每 2～3 周监测其血压。如果出现高血压的患者应更加频繁监测其血压。由于接受本品治疗而诱发或加重高血压而停药的患者,应继续定期监测其血压。

(5)实验室检查　接受本品治疗的患者应进行系统的尿液检查,以监测是否诱发或加重蛋白尿。患者出现 2+或更严重的蛋白尿时,应检查 24 小时尿并做进一步评价。

【药物相互作用】 尚缺乏本品与其他药物相互作用的数据。

【用法与用量】 静脉滴注。

推荐剂量:结、直肠癌患者按体重一次 5 mg/kg,用氯化钠注射液 100 ml 稀释,每 2 周 1 次,直至疾病进展。本品应在术后 28 日以后使用,且伤口完全愈合。第 1 次静脉滴注应在化疗后,滴注时间应超过 90 分钟;若第 1 次滴注耐受良好,第 2 次滴注时间应超过 60 分钟;若仍然耐受良好,以后滴注时间超过 30 分钟即可。

【制剂与规格】 贝伐珠单抗注射液:(1)4 ml∶100 mg;(2)16 ml∶400 mg。

索拉非尼

Sorafenib

【适应证】 用于治疗不能手术的晚期肾细胞癌和无法手术或远处转移的原发肝细胞癌。

【药理】 (1)药效学　本品是一种多激酶抑制剂。临床前研究显示,本品能同时抑制多种存在于细胞内和细胞表面的激酶活性,包括 RAF-1、B-RAF 的丝氨酸/苏氨酸激酶活性,以及血管内皮细胞生长因子受体-2 (VEGFR-2)、血管内皮细胞生长因子受体-3(VEGFR-3)、血小板衍生生长因子受体 β(PDGFRβ)、c-kit 受体和 FLT-3 等多种受体的酪氨酸激酶活性。由此可见,本品具有双重抗肿瘤效应,一方面,它可以通过抑制 RAF/MEK/ERK 信号转导通路,直接抑制肿瘤生长;另一方面,它又可通过抑制 VEGFR 和 PDGFR 而阻断肿瘤新生血管的形成,间接抑制肿瘤细胞的生长。本品抑制肿瘤细胞增殖,包括小鼠肾细胞癌、RENCA 肿瘤模型和无胸腺小鼠移植多种人肿瘤模型,并抑制肿瘤血管生成。

(2)药动学　与口服溶液相比,本品片剂平均相对生物利用度为 38%～49%。中度脂肪饮食与禁食状态下的生物利用度相似。高脂饮食时,本品的生物利用度较禁食状态时降低 29%。本品口服后约 3 小时达血药浓度峰值。与单剂量给药相比,重复给药 7 日可达到 2.5～7 倍的蓄积。给药 7 日后,索拉非尼血药浓度达到稳态,平均血药浓度峰谷比小于 2。当口服剂量超过 0.4 g一日 2 次时,平均血药峰浓度(C_{max})和曲线下面积(AUC)的升高不呈线性关系。血药浓度达到稳态时,本品在血浆中占全部血液分析物 70%～85%的比例。本品消除相半衰期($t_{1/2\beta}$)为 25～48 小时。在体外,本品与人血浆蛋白结合率为 99.5%。本品主要在肝脏内通过 CYP3A4 介导的氧化作用代谢,除此之外,还有尿苷二磷酸葡醛酸转移酶 UGT1A9 介导的糖苷酸代谢。本品有 8 个已知代谢产物,其中 5 个在血浆中被检出。本品在血浆中的主要循环代谢产物为吡啶类-N-氧化物。体外试验表明,该物质的效能与索拉非尼相似。口服100 mg 本品后,96%在 14 日内被消除,其中 77%通过粪便排泄,19%以糖苷酸化代谢产物的形式通过尿液排泄。有 51%的原形药物随粪便排泄,尿液中未发现原形药物。

【不良反应】 (1)最常见的不良反应　腹泻、皮疹、脱发和手足皮肤反应。

(2)很常见的不良反应(>10%)　淋巴细胞减少、低磷血症、出血(包括胃肠道出血、呼吸道出血及脑出血)、高血压、腹泻、恶心、呕吐、皮疹、脱发、手足皮肤反应、瘙痒、红斑、乏力、疼痛(包括口痛、腹痛、骨痛、头痛和癌痛)、淀粉酶升高、脂肪酶升高。

(3)常见的不良反应(>1%,≤10%)　白细胞减少、中性粒细胞减少、贫血、血小板减少、畏食、抑郁、外周感觉神经病变、耳鸣、声嘶、便秘、口腔炎(包括口干和舌痛)、消化不良、吞咽困难、皮肤干燥、剥脱性皮炎、痤疮、脱屑、关节痛、肌痛、勃起功能障碍、虚弱、发热、流行性感冒症状、体重减轻、氨基转移酶短暂升高。

(4)不常见的不良反应(>0.1%,≤1%)　毛囊炎、感染、超敏反应(包括皮肤反应和荨麻疹)、甲状腺功能减退、低钠血症、脱水、可逆性后部脑白质病、心肌缺血和心肌梗死、充血性心力衰竭、高血压危象、鼻溢、胃食管反流、胰腺炎、胃炎、胃肠道穿孔、胆红素升高和黄疸、湿疹、轻微多形性红斑、角化棘皮瘤、皮肤鳞状上皮细胞癌、男性乳房发育、碱性磷酸酶短暂升高、凝血时间国际标准化比值(INR)异常、凝血酶原异常。

【禁忌证】 对索拉非尼或药物的非活性成分有严重过敏症状的患者禁用。

【注意事项】 (1)由于缺乏在晚期肝细胞癌患者中本品与介入治疗如肝癌介入治疗(TACE)比较的随机对照临床研究数据,因此尚不能明确本品相对介入治疗的优势,也不能明确对既往接受过介入治疗后患者使用本品是否有益。建议医生根据患者具体情况综合考虑,选择适宜治疗手段。

(2)在动物实验中,已经发现本品有致畸性和胚胎-胎儿毒性(包括流产危险增加、发育障碍),并且这些危害作用在明显低于临床剂量时即出现。基于本品对多种激酶抑制的机制和动物实验结果,从而推测妊娠服用本品会危害胎儿。哺乳期妇女在本品治疗期间应停止哺乳。

(3)皮肤毒性　手足皮肤反应和皮疹是服用本品最常见的不良反应。皮疹和手足皮肤反应通常多为NCI-CTCAEv3.0(常见不良事件评价标准)1～2级,且多于开始服用本品后的6周内出现。对皮肤毒性反应的处理包括局部用药以减轻症状,暂时性停药或(和)对本品进行剂量调整。对于皮肤毒性严重或反应持久的患者需要永久停用本品。

(4)高血压　服用本品的患者高血压的发病率会增加。高血压多为轻到中度,多在开始服药后的早期阶段就出现,用常规的降压药物即可控制。应定期监控血压,如有需要则按照标准治疗方案进行治疗。对应用降压药物后仍严重或持续的高血压或出现高血压危象的患者需考虑永久停用本品。

(5)出血　服用本品治疗后可能增加出血机会。严重出血并不常见。一旦出血需治疗,建议考虑永久停用本品。

(6)华法林　部分同时服用本品和华法林治疗的患者偶发出血或国际标准化比率(INR)升高。对合用华法林的患者应定期监测凝血酶原时间的改变、INR值并注意临床出血迹象。

(7)对于发生心肌缺血和(或)心肌梗死的患者,应该考虑暂时或永久停用本品的治疗。

【药物相互作用】 (1)CYP3A4诱导药　利福平与本品持续联合应用可导致本品的AUC平均减少37%。其他CYP3A4诱导药如贯叶连翘(或贯叶金丝桃,俗称圣约翰草)、苯妥英、卡马西平、苯巴比妥和地塞米松等可能加快本品的代谢,因而降低本品的血药浓度。

(2)与其他抗肿瘤药物的相互作用　临床试验中,本品和其他常规剂量的抗肿瘤药物进行了联合应用,包括吉西他滨、奥沙利铂、多柔比星和伊立替康。本品不影响吉西他滨和奥沙利铂的药物代谢。

(3)紫杉醇($225\ mg/m^2$)及卡铂(AUC=6)伴随本品(一日2次,一次0.1g、0.2g或0.4g)使用时(在使用紫杉醇、卡铂前后,停用本品3日),不会对紫杉醇的药动学产生明显影响。

(4)本品和多柔比星联合应用时,可引起患者体内多柔比星的AUC值增加21%。本品和伊立替康合用时,由于伊立替康活性代谢产物SN-38通过尿苷二磷酸葡醛酸转移酶(UGT)1A1途径进一步代谢,两者合用导致SN-38的AUC升高67%～120%,同时伊立替康的AUC值升高26%～42%。与此相关的临床意义尚未知。

(5)多西他赛($75\ mg/m^2$或$100\ mg/m^2$,每21日一次)与本品(在21日的治疗周期中,从第2天到第19天,0.2g或0.4g一日2次给药)联合应用时(本品在多西他赛用药时停用3日),可导致多西他赛的AUC增加36%～80%,C_{max}提高16%～32%。建议本品与多西他赛联合应用时,需谨慎。

【给药说明】 对疑似不良反应的处理,包括暂停或减少本品用量。如必需,本品用量减为一日1次,一次0.4g。建议根据皮肤毒性做相应的剂量调整。

【用法与用量】 口服　一次0.4g,一日2次。空腹或伴低脂、中脂饮食服用。

【制剂与规格】 甲苯磺酸索拉非尼片:0.2g。

伊马替尼

Imatinib

【适应证】 ①用于治疗费城染色体阳性的慢性粒细胞白血病(CML)慢性期、急变期、加速期或者干扰素治疗无效的慢性期患者。②用于治疗c-kit(CD117)基因阳性不能手术切除的和(或)转移性恶性胃肠道间质瘤(GIST)的患者。

【药理】 (1)药效学　本品是一种酪氨酸蛋白激酶抑制剂,抑制 Bcr-Abl 酪氨酸激酶,该酶是在慢性髓性白血病患者中由于费城染色体异常所产生的一种异常酪氨酸激酶。本品能选择性抑制 Bcr-Abl 酪氨酸激酶阳性细胞系细胞、费城染色体阳性的慢性髓性白血病患者的新鲜白血病细胞增殖和诱导其凋亡。本品也是血小板衍生生长因子(PDGF)和干细胞因子(SCF)、c-kit 的酪氨酸激酶抑制药,并且抑制 PDGF 和 SCF 介导的细胞事件。体外试验证实,本品能抑制表达 c-kit 突变的胃肠道间质肿瘤细胞增殖和诱导其凋亡。

(2)药动学　本品口服给药后吸收良好,给药后 2～4 小时内达到最大血药浓度。平均绝对生物利用度是 98%。健康志愿者在口服给药后,本品和它的主要活性代谢产物 *N*-去甲基哌嗪衍生物的消除半衰期分别为 18 小时和 40 小时。在口服给药 25～1000 mg 剂量范围,随剂量递增,本品的平均曲线下面积(AUC)相应地增加。反复给药,本品的药动学性质没有明显的改变。体外试验表明,本品的血浆蛋白结合率约 95%,主要与清蛋白和 α_1-酸性糖蛋白结合。CYP3A4 是本品的主要代谢酶,其他的细胞色素 P_{450} 酶如 CYP1A2、CYP2D6、CYP2C9 和 CYP2C19 在代谢中发挥的作用较小。循环中主要的活性代谢物 *N*-去甲基哌嗪衍生物主要由 CYP3A4 代谢酶产生。该活性代谢产物的 AUC 是本品 AUC 的 15%。本品主要以代谢产物的形式通过粪便清除。7 日内大约清除剂量的 81%,68%以粪便的形式,13%通过尿液排除。本品和它的代谢产物很少通过肾排泄。通常对于体重为 50 kg、50 岁男性,本品的清除率为 8 L/h;体重为 100 kg、50 岁,男性本品的清除率为 14 L/h。个体间的清除率上有 40%的差异,因此需要密切监测治疗相关的毒性。

【不良反应】 (1)很常见不良反应(>10%)　中性粒细胞减少症、血小板减少症、贫血、头痛、恶心、呕吐、腹泻、消化不良、眼眶周围水肿、皮炎、湿疹、皮疹、肌肉痉挛、骨骼肌疼痛、关节肿胀、液体潴留和水肿。

(2)常见不良反应(>1%,≤10%)　中性粒细胞减少性发热、全血细胞减少症、食欲缺乏、头晕、味觉异常、感觉异常、失眠、结膜炎、流泪增加、胸腔积液、鼻出血、腹部疼痛、腹胀、肠胃胀气、便秘、口唇干燥、面部水肿、眼睑水肿、瘙痒症、红斑、皮肤干燥、秃发症、盗汗、发热、疲劳、虚弱、寒战、体重增加。

(3)罕见不良反应(>0.1%,≤1%)　败血症、肺炎、单纯疱疹、带状疱疹、上呼吸道感染、脱水、高尿酸血症、低钾血症、高钾血症、低钠血症、食欲增加、抑郁、出血性脑卒中、晕厥、外周神经病、感觉减退、嗜睡、偏头痛、眼睛刺激、视觉模糊、结膜出血、眼睛干燥、眼眶水肿、眩晕、心力衰竭、肺水肿、心动过速、血肿、高血压、低血压、面色潮红、外周冰冷、呼吸困难、咳嗽、胃肠道出血、黑便、腹水、胃溃疡、胃炎、胃食管反流、口唇溃疡、黄疸、肝酶升高、高胆红素血症、瘀点、出汗增加、风疹、甲真菌病、光过敏反应、紫癜、血管水肿、坐骨神经疼痛、肾脏功能衰竭、男子女性型乳房、乳房增大、阴囊水肿、感觉不适、出血、血清碱性磷酸酶增高、血肌酐增高、体重下降。

【禁忌证】 对本品过敏的患者禁用。美国 FDA 妊娠期药物安全性分级为口服给药 D。

【注意事项】 (1)还不清楚本品或其代谢物是否在人乳中分泌。服药期间建议不要哺乳。育龄妇女建议避孕,对妊娠期妇女,没有充足的、质量控制良好的临床研究。如妊娠期妇女中使用本品应评价其对胎儿的潜在风险。

(2)还没有确定本品对儿童患者疗效和安全性。

(3)年龄超过 65 岁与年轻的患者相比,除了水肿的发生率较高外,在安全性方面没有差别。本品在年轻和年老的患者中的疗效相似。

(4)本品可引起水肿,偶为严重的水潴留,应监测患者水潴留的症状和体征。仔细检查意外的体重增加并给予合适的治疗。水肿的发生与剂量和 CML 患者年龄有关。新诊断的 CML 患者服用本品严重水肿的发生率为 0.9%,而服药的其他成人患者发生率为 2%～5%。另外,在服药的其他成年 CML 患者中严重的水潴留(如胸腔积液、心包积液、肺水肿、腹水)发生率为 2%～8%。已经有药品上市后出现包括脑水肿死亡、颅内压增高、视神经乳头水肿反应的报道。服用本品治疗 GIST,严重水肿和水潴留(胸腔积液、肺水肿、腹水)发生率为 1%～6%。

(5)本品有时引起胃肠刺激,服药时饮水或进食能减少此症状。

(6)在新诊断的 CML 的临床试验中有 0.7%的患者有 3 或 4 度的出血,GIST 患者中 7/147 例发生出血,4 例发生在 600 mg 剂量组,3 例发生在 400 mg 剂量组。胃肠出血 3 例,肿瘤内出血 3 例,胃肠合并肿瘤内出血 1 例。

(7)本品治疗可引起贫血、中性粒细胞减少、血小板减少。第 1 个月全血细胞计数应每周 1 次,第 2 个月应每2周1次，随后根据临床表现定期复查(例如每2～3个月1次)。在CML中，血细胞减少的发生率取决于疾病的分期，并且在CML的加速期和急变期血细胞减少的发生比慢性期更常见。

(8)偶尔出现严重的肝毒性。治疗期间、每月1次或有临床表现时检查肝功能。实验室检查发现异常应终止治疗或减量，并密切监测肝功能。

(9)长期使用本品的毒性　动物试验表明，有明显的肝、肾毒性和免疫抑制。肝毒性如肝酶升高、肝细胞坏死、胆管坏死、胆管增生；肾毒性包括肾小管的灶性扩张和肾小管坏死、尿素氮(BUN)和肌酐升高。长期口服本品增加机会性感染的发生率。

【药物相互作用】 (1)体外研究表明，本品是肝微粒体酶CYP2C9、CYP2D6、CYP3A4/5有效的竞争性抑制剂。

(2)可增加本品血药浓度　使用本品同时服用CYP3A4家族抑制药(如酮康唑、伊曲康唑、红霉素、克拉霉素)要谨慎。抑制细胞色素P_{450}同工酶(CYP3A4)的物质可以减少本品代谢，并增加其血药浓度。

(3)可减少本品血药浓度　CYP3A4活性的诱导药(如地塞米松、苯妥英、利福平、苯巴比妥)可以促进本品代谢和减少其血药浓度，同时服用CYP3A4诱导药可以降低本品的作用时间。

(4)本品可改变其他药物血药浓度　本品分别升高辛伐他汀(CYP3A4底物)的浓度。当同时服用本品和CYP3A4底物(如环孢素或匹莫齐特)时尤其应谨慎。本品升高CYP3A4所代谢的药物[如三唑酮苯二氮、二氢嘧啶钙通道阻滞药、3-羟基-3-甲基戊二酰辅酶A(HMG-CoA)还原酶抑制药等]的血药浓度。由于华法林的代谢受CYP2C9和CYP3A4影响，因此抗凝的患者应该使用低分子量的或标准的肝素治疗。

(5)联用本品还可提高CYP2D6酶的底物浓度。

【给药说明】 (1)本品进餐时口服，同时大量饮水。

(2)对于不能吞服薄膜糖衣片剂的患者，可将药片溶于一杯水或橘汁服。

(3)剂量超过800 mg的经验有限。出现用药过量，应将患者留观，给予适当的支持治疗。

【用法与用量】 口服　在慢性髓性白血病患者慢性期和恶性胃肠道间质肿瘤，推荐剂量一次400 mg，一日1次，加速期和急变期一次600 mg，一日1次，只要治疗有效就继续使用。如果血象许可，没有严重药物不良反应，在下列情况下剂量可考虑慢性期的患者剂量从一日400 mg递增到600 mg；加速期和急变期的患者从一日从600 mg递增到800 mg。

【制剂与规格】 甲磺酸伊马替尼片：100 mg。

甲磺酸伊马替尼胶囊：100 mg。

拉帕替尼

Lapatinib

【适应证】 用于联合卡培他滨治疗生长因子受体2(HER-2)过度表达的，既往接受过一线治疗的晚期或转移性乳腺癌。

【药理】 (1)药效学　本品是一种口服的小分子表皮生长因子酪氨酸激酶抑制剂，这种抑制是可逆性的。本品通过多种途径发挥作用，使乳腺癌细胞不能接收到生长所需的信号。它能够同时作用于人表皮生长因子受体-1(HER-1)和人表皮生长因子受体-2(HER-2)两个靶点，这种作用方式所产生的抑制肿瘤细胞增殖和生长的生物学效应要远远大于仅抑制其中一个靶点。本品在体外实验中显示了对多种人类肿瘤细胞有活性，在动物实验中还发现，与他莫昔芬联合能够使用抑制他莫昔芬抵抗的HER-2过度表达的乳腺癌生长。而后在Ⅰ、Ⅱ期临床试验确立的本品剂量范围为一日口服500～1600 mg，毒副反应可耐受，并证实了对乳腺癌、头颈部癌、膀胱癌、子宫内膜癌等多种实体肿瘤有效，尤其在对曲妥珠单抗抵抗的局部晚期和转移性乳腺癌患者中显示了较好疗效。在体外实验中，对HER-2过度表达乳腺癌细胞系的生长抑制作用明显。

(2)药动学　口服吸收不完全，而且个体差异较大，约4小时后达到最大血药浓度(C_{max})，半衰期24小时，每日给药后6～7日达到稳态。每日给药1250 mg，C_{max}为2.43 μg/ml(1.57～3.77 μg/ml)，曲线下面积(AUC)为36.2(μg·h)/ml[23.4～56(μg·h)/ml]。分开较一日1次服用AUC增加1倍；与食物同服，AUC增加3～4倍。本品与清蛋白及α_1-酸性糖蛋白结合率高(>99%)。体外研究证实，本品是乳腺癌抗癌蛋白转运及P-糖蛋白的底物。单剂量终末相半衰期($t_{1/2\gamma}$)为14.2小时，多次给药后，有效半衰期延长至24小时。本品主要在肝脏中被CYP3A4和CYP3A5代谢，小部分由CYP2C19和CYP2C8完成。肾脏排泄极微，粪便中回收率约为口服剂量的27%。

【不良反应】 (1)大于10%的不良反应，主要为胃肠道反应，包括腹泻(42%)、恶心、口腔炎和消化不良等；皮肤方面的包括皮疹(31%)、皮肤干燥、红肿、瘙痒、疼痛；其他还有背痛、疲倦、呼吸困难及失眠等。

(2)与卡培他滨合用，不良反应有恶心、腹泻及呕吐、掌跖肌触觉不良等。

(3)极少见但是严重的副作用,如个别患者可出现左心室射血分数下降、间质性肺炎。

【注意事项】 (1)当出现二级以上的心脏左心室射血分数(LVEF)下降时,必须停止使用,以避免产生心脏衰竭。当LVEF回复至正常值或病患无症状后2个星期可以以较低剂量重新用药。与蒽环类的化疗药品相比,本品的心脏毒性为可逆,不像蒽环类的不可逆并有终生最大限制用量,本品并没有终生最大限制用量。

(2)由于本品是以肝脏CYP酶系统代谢的药物,在使用其他具有诱导或是抑制CYP酶的药物时,必须要注意剂量的调整。

(3)毒理学研究中,本品对胎儿有害,因此如果没有绝对的需要或是对母体有极大的利益,否则不建议妊娠或欲妊娠者使用。是否通过乳汁分泌尚不清楚,哺乳期妇女应停止授乳。

(4)老年人用药与年轻患者相比,未发现有明显差异。儿童的安全性和药效资料还未建立。

(5)未对严重肾功能不全及肾透析患者做过临床试验。中、重度肝功能不全的患者应酌减剂量,建议减量到一日750 mg,以保持AUC在正常范围,但此调整剂量并无临床资料。

(6)在一项耐受性研究中监测到Q-T间期延长,在低钾、低镁、先天长Q-T间期综合征、服用抗心律失常药物、接受过高积累剂量蒽环类药物治疗等情况下,容易引起Q-T间期延长。在用药之前应纠正低钾、低镁,监测心电图。

【药物相互作用】 (1)在体外,本品在治疗浓度可抑制CYP3A4和CYP2C8,并且主要由CYP3A4代谢,抑制此酶活性的药物能显著提高拉帕替尼的血药浓度。酮康唑,一次0.2 g,一日2次,7日后可提高拉帕替尼AUC3～7倍,半衰期延长1.7倍。如果必须使用CYP3A4抑制药,根据药动学研究,建议减量到一日500 mg。

(2)健康志愿者口服CYP3A4诱导剂,一次100 mg,一日2次,3日后改为一次200 mg,一日2次,共用17日,拉帕替尼AUC降低72%。应避免使用强的CYP3A4诱导剂(地塞米松、苯妥英、卡马西平、苯巴比妥等)。

(3)本品能抑制人P-糖蛋白,因此本品与作为P-糖蛋白的转运底物的药物合用,可能增加该药的血药浓度。同时,本品也是人P-糖蛋白的转运底物,与抑制P-糖蛋白的药物合用时,可能增加本品的血药浓度。

【用法与用量】 口服　一次1250 mg,一日1次,21日为一个周期;每周期的前14日联用卡培他滨(按体表面积一日2000 mg/m^2,分2次服用)。本品应每日服用1次,不推荐分次服用。饭前1小时或饭后2小时后服用。如漏服1剂,第2天不需剂量加倍。

【制剂与规格】 二甲苯磺酸拉帕替尼片:250 mg。

吉非替尼

Gifitinib

【适应证】 用于治疗既往接受过铂类药品治疗失败后的晚期非小细胞肺癌。

【药理】 (1)药效学　本品是一种选择性表皮生长因子受体(EGFR)酪氨酸激酶抑制药,该酶通常表达于上皮来源的实体瘤。对于EGFR酪氨酸激酶活性的抑制可妨碍肿瘤的生长、转移和血管生成,并增加肿瘤细胞的凋亡。EGFR是一种糖蛋白的跨膜受体,这个家族共有4个成员,分别叫HER-1、HER-2、HER-3和HER-4。这些受体在调节细胞生长、分化和存活上有重要作用。一旦特异性配体(ligand)如表皮生长因子(EGF)或转化生长因子α(TGFα)结合上去,就能够通过相应酪氨酸激酶的自身磷酸化作用(autophosphorylation)而激活受体。现在已知EGFR在肿瘤细胞的生长、修复和存活等方面起着极重要的作用,它的过度表达常与预后差、转移快、生存短等相关。EGFR在相当一部分肿瘤中都有不同程度的表达,如结直肠癌、头颈鳞癌、胰腺癌、肺癌、乳腺癌、肾癌和脑胶质母细胞瘤等。本品为苯胺喹唑啉化合物(anilinoquinazoline),一个强有力的EGFR酪氨酸激酶抑制剂,对癌细胞的增殖、生长、存活的信号转导通路起阻断的作用。EGFR抑制剂可能是通过促凋亡、抗血管生成、抗分化增殖和抗细胞迁移等方面而实现抗癌的。它们常可与化疗和放疗起到协同作用,从而激发了细胞内的信号转导连锁反应,使DNA合成、细胞生长和存活。临床前研究表明,阻断EGFR可以使肿瘤生长停止。EGFR酪氨酸激酶活性可以被药物选择性地从胞膜内抑制或被单克隆抗体从细胞外的配体结合位点竞争性地阻断。本品口服给药在动物的LD_{50}分别是大于2000 mg/kg(小鼠和大鼠)和大于1000 mg/kg(犬)。经研究发现,它可以增加多种化疗药物的抑瘤效果。

(2)药动学　口服给药后,本品的血浆峰浓度出现在给药后的3～7小时,生物利用度为59%。进食对本品吸收的影响不明显。本品稳态时的平均分布容积为1400 L,表明组织分布广泛。血浆蛋白结合率约为90%。口服不同剂量本品后血药浓度呈二室模型,单次给药225 mg,血药峰浓度(C_{max})(188±120)(ng/ml),血药浓度达峰时间(t_{max})4.0小时,半衰期($t_{1/2}$)(30.1±4.6)小时,曲线下面积(AUC)(4968±2125)(ng/ml);多次给药,一日225 mg和525 mg 7~10日后血药浓度呈稳定状态。饭后给药比空腹给药C_{max}和AUC均提高32%和37%。本品进入血浆后转变为5种代谢物(M1~M5),经肝酶代谢特别是和CYP3A4酶的活性相关。单次口服后10日内有90%主要由粪便中排出,尿中排出量不足4%。

【不良反应】 (1)最常见不良反应 腹泻、皮疹、瘙痒、皮肤干燥和痤疮,发生率20%以上,一般见于服药后一个月内,通常是可逆性的。大约8%的患者出现严重的不良反应(CTC标准3或4级)。因不良反应停止治疗的患者仅有1%。

(2)非常常见不良反应(>10%) ①消化系统:腹泻,主要为轻度(CTC1级),少有中度(CTC2级),个别报道严重腹泻伴脱水者(CTC3级);恶心,主要为轻度(CTC1级)。②皮肤反应主要为轻或中度(CTC1或2级),多泡状突起的皮疹,在红斑的基础上有时伴皮肤干燥发痒。

(3)常见不良反应(>1%,≤10%) ①消化系统:呕吐,主要为轻度或中度(CTC1或2级)。畏食,轻或中度(CTC1或2级);口腔黏膜炎,多数轻微(CTC1级);继发于腹泻、恶心、呕吐或畏食引起的脱水。②肝功能损害,主要包括无症状性轻或中度氨基转移酶升高(CTC1或2级)。③指甲毒性。④脱发、乏力,多为轻度(CTC1级)。⑤结膜炎和眼睑炎,主要为轻度(CTC1级)。

(4)不常见不良反应(>0.1%,≤1%) ①血液和淋巴:在服用华法林的一些患者中出现国际标准化比率(INR)升高及(或)出血事件。②眼科:角膜糜烂,可逆,有时伴异常睫毛生长。③呼吸:常见呼吸困难。间质性肺病,常较严重(CTC3~4级),已有致死性病例的报道。在全球范围的临床研究和上市后应用(仅在日本)中,接受吉非替尼治疗的约66000例患者中,间质性肺病总的发生率在日本以外的患者大约为0.3%(包括3.9万例患者),在日本约为2%(大约2.7万例患者)。

(5)罕见不良反应(>0.01%,≤0.1%) 胰腺炎。

(6)极罕见不良反应(<0.01%) 皮肤及附件:过敏反应,包括血管性水肿和风疹,毒性表皮坏死溶解和多形性红斑,仅有个案报道。

【禁忌证】 (1)对本品过敏者禁用。

(2)美国FDA妊娠期药物安全性分级为口服给药D。

【注意事项】 (1)接受本品治疗的患者,偶尔可发生急性间质性肺病,部分患者可因此死亡。伴发先天性肺纤维化、间质性肺炎、肺尘埃沉着病、放射性肺炎及药物诱发性肺炎的患者出现这种情况时死亡率增加。如果患者气短、咳嗽和发热等呼吸道症状加重,应中断治疗,及时查明原因。当证实有间质性肺病时,应停止使用本品并对患者进行相应的治疗。

(2)据报道,已观察到无症状性肝氨基转移酶升高,因此建议定期检查肝功能。肝氨基转移酶轻、中度升高的患者慎用。

(3)据报道,在服用华法林的一些患者中出现国际标准化比率(INR)升高及(或)出血事件。服用华法林的患者应定期监测凝血酶原时间或INR的改变。能使胃的pH持续升高的药物可降低本品的血药浓度并进而降低疗效。

(4)应告诫患者,当以下情况加重时即刻就医:任何眼部症状严重或持续的腹泻、恶心、呕吐或畏食,这些症状应按临床需要进行处理。

【药物相互作用】 (1)体外试验证实,本品通过CYP3A4代谢。本品与利福平(已知的强CYP3A4诱导药)同时给药,本品AUC平均降低83%。将本品与伊曲康唑(一种CYP3A4抑制药)合用,本品AUC平均增加80%。由于药物不良反应与剂量及作用时间相关,该结果可能有临床意义。

(2)与能引起胃pH持续升高≥5的药物合用,可使本品AUC平均降低47%。

【给药说明】 现有资料说明,本品与化疗药物并用不能增加疗效,所以不应和化疗同时应用。本品在正在进行的大规模维持缓解的临床试验中也是阴性。有资料表明,本品在亚洲患者中由于表皮生长因子受体(EGFR)基因突变较多疗效也较好,目前正在进一步观察中。

【用法与用量】 口服 一次250 mg,一日1次。

【制剂与规格】 吉非替尼片:250 mg。

厄洛替尼

Erlotinib

【适应证】 用于两个或两个以上化疗方案失败的局部晚期或转移性非小细胞肺癌(NSCLC)的三线治疗。美国FDA批准用于至少一个化疗方案失败的局部晚期或转移性非小细胞肺癌的治疗,对于中国人非小细胞肺癌二线治疗的适应证尚待SFDA审批。

【药理】 (1)药效学 本品的临床抗肿瘤作用机制尚未完全明确。本品可抑制与表皮生长因子受体

(EGFR)相关的细胞内酪氨酸激酶的磷酸化，对其他酪氨酸激酶受体是否有特异性抑制作用尚未完全明确。EGFR表达于正常细胞和肿瘤细胞的表面。在临床前研究中没有观察到潜在致癌性的证据。在基因毒性研究中，本品既无遗传毒性，也无致畸变作用。

(2)药动学　本品口服后大约60%吸收。口服本品150 mg的生物利用度大约为60%，用药后4小时达到血药峰浓度。食物可显著提高生物利用度，几乎达到100%。半衰期($t_{1/2}$)大约为36小时，因此达到稳态血药浓度需要7～8日。主要通过CYP3A4代谢清除，另有小部分通过CYP1A2代谢。吸收后大约93%与清蛋白和α_1-酸性糖蛋白(AAG)结合。本品的表观分布容积为232 L。体外细胞色素酶P_{450}分析表明，本品主要通过CYP3A4代谢，少量通过CYP1A2和肝外同工酶CYP1A1代谢。口服100 mg剂量后，可以回收到91%的药物，其中在粪便中为83%(1%剂量为原形)，尿液中为8%(0.3%剂量为原形)。清除率与年龄之间无明显相关性。吸烟者本品的清除率增高24%。本品主要在肝脏清除。目前无肝功能不全或肝脏转移对本品药动学影响的资料。在肾功能不全的患者中未进行临床试验。

【不良反应】　安全性资料来自国外856例厄洛替尼单药治疗的癌症患者，308例接受厄洛替尼100 mg或150 mg联合吉西他滨治疗胰腺癌的患者和1228例厄洛替尼与化疗同时治疗的患者。

(1)非小细胞肺癌(NSCLC)　①最常见的不良反应：是皮疹(75%)和腹泻(54%)。多为1度或2度，无须中断用药即可处理。本品治疗的患者3或4度的皮疹和腹泻发生率分别为9%和6%。本品治疗的患者因皮疹或腹泻而终止试验的比例均为1%。分别有6%和1%的患者因皮疹和腹泻需要减量。出现皮疹的中位时间为8日，出现腹泻的中位时间为12日。②其他发生率≥10%的不良反应：食欲缺乏、乏力(52%)、呼吸困难(41%)、咳嗽、恶心(33%)、感染(24%)、呕吐(23%)、口腔炎(17%)、瘙痒(13%)、结膜炎、干燥性角结膜炎、皮肤干燥(12%)、腹痛(11%)。在本品150 mg单药治疗的NSCLC患者中可观察到肝功能检查异常(包括ALT、AST和胆红素升高)。升高主要为一过性或与肝脏转移有关。本品治疗的患者中未出现3度ALT升高。肝功能损害严重时要考虑减少剂量或暂停治疗。

(2)胰腺癌　①接受100 mg厄洛替尼联合吉西他滨治疗的胰腺癌患者中最常见的不良反应：是乏力、皮疹、恶心、食欲缺乏和腹泻。在厄洛替尼联合吉西他滨的治疗组中，接受治疗患者3或4度皮疹和腹泻的发生率各为5%，中位发生时间分别为10日和15日，各导致2%的患者须减量治疗，有不超过1%的患者须停药。本品150 mg组(23例)中特定的一些不良反应，如皮疹，发生率更高，以致减量或者停药。②100 mg厄洛替尼联合吉西他滨治疗组发生率≥10%的不良反应：疲劳、皮疹、恶心、食欲缺乏、腹泻、腹痛、呕吐、体重下降、感染、水肿、发热、便秘、骨痛、呼吸困难、口腔黏膜炎、肌痛、抑郁、消化不良、咳嗽、眩晕、头痛、失眠、脱发、焦虑、神经病变、肠胃胀气、寒战。③发生率在5%以下的严重不良反应(≥NCI-CTC3度)：包括晕厥、心律不齐、肠梗阻、胰腺炎、溶血性贫血(包括血小板减少引起的微血管溶血性贫血)、心肌梗死、心肌缺血、脑血管意外包括脑出血以及肾功能不全。接受厄洛替尼联合吉西他滨治疗的胰腺癌患者中观察到肝功能检查异常(包括ALT、AST和胆红素升高)。

(3)其他　在NSCLC试验和胰腺癌的联合用药试验中，常见消化道出血，一些病例与同时服用华法林或者非甾体抗炎药有关。角膜炎在本品的临床试验中经常发生。结膜炎在胰腺癌的试验中经常发生。角膜溃疡非常罕见，为接受本品治疗患者黏膜炎症的并发症。本品治疗NSCLC和其他进展性实体瘤时，患者发生严重的间质性肺病(ILD)样不良反应包括死亡。鼻出血在NSCLC和胰腺癌试验中均有报道。总体上，无论是单药治疗还是与吉西他滨联合使用，本品的安全性在女性与男性之间以及年轻人与65岁以上老年人之间无显著差别，在白种人和亚洲患者之间也无差别。

【禁忌证】　(1)对本品过敏者禁用。

(2)美国FDA妊娠期药物安全性分级为口服给药D。

【注意事项】　(1)肺毒性　因NSCLC、胰腺癌或其他实体瘤接受本品治疗的患者偶有报道严重间质性肺病样事件，包括致命的情况。所有试验中共4900例本品治疗患者总的发生率约为0.6%。症状可在服用本品后5日到9个月以上(中位39日)出现。大多数病例合并有其他引起间质性肺病的因素，如同时或既往的化疗、既往放疗、之前存在的间质性肺病、转移性肺疾病或肺部感染。一旦出现新的急性发作或进行性的不能解释的肺部症状如呼吸困难、咳嗽和发热时，在诊断评价时要暂时停止本品治疗。一旦确诊是间质性肺病，如果必要则停止本品治疗，并给予适当的治疗。

(2)腹泻、脱水、电解质失衡和肾衰竭　接受本品治疗的患者可能发生腹泻，中度或重度腹泻应给予洛哌丁胺治疗。部分患者可能需要减量。对发生严重腹泻或持续腹泻、甚至脱水的患者，特别是存在高危险因素的患者群，应中断本品治疗，并采取适当措施对患者进行静脉补液。

(3)心肌梗死、心肌缺血　在胰腺癌临床试验中，在厄洛替尼/吉西他滨组中6例患者(发生率2.3%)发生心肌梗死、心肌缺血，其中1例患者由于心肌梗死死亡。相比之下，在安慰剂/吉西他滨组中3例患者发生心肌梗死(发生率1.2%)。

(4)脑血管意外　在胰腺癌临床试验中，在厄洛替尼/吉西他滨组中6例患者(发生率2.3%)发生脑血管意外，其中出血1次，是唯一的致命事件。相比之下，在安慰剂/吉西他滨组中没有脑血管意外。

(5)血小板减少引起的微血管溶血性贫血　在胰腺癌临床试验中，在厄洛替尼/吉西他滨组中2例患者(发生率0.8%)发生血小板减少引起的微血管溶血性贫血。两位患者均为同时使用了厄洛替尼和吉西他滨。相比之下，在安慰剂/吉西他滨组中没有发生血小板减少引起的微血管溶血性贫血。

(6)肝炎、肝衰竭　本品使用期间报道了肝功能衰竭(包括死亡)的罕见病例。高危因素包括先前存在的肝脏疾病或合用肝毒性药物。因此，这类患者应定期进行肝功能检查。出现严重肝功能不全者应停止服用本品。

(7)妊娠期妇女及哺乳期妇女用药　未在妊娠期妇女中进行本品的充分、对照性研究。生育期妇女服用本品期间应避免妊娠。如果妊娠期间使用本品，患者应了解对胎儿的潜在危害和可能导致流产。哺乳期妇女不宜使用，或用药期间宜暂停哺乳。

【药物相互作用】　本品经肝脏代谢，主要通过CYP3A4，少量通过CYP1A2和肺同工酶CYP1A1。任何通过这些酶代谢或者酶的抑制药或诱导药均有可能与本品发生相互作用。

(1)CYP3A4强抑制剂可以降低本品代谢，使其血药浓度升高。与单独使用本品相比，酮康唑通过抑制CYP3A4代谢活性导致本品暴露量增加(平均增加86% AUC)，C_{max}增加69%。本品与CYP3A4和CYP1A2抑制药环丙沙星联合时，本品的暴露量AUC及C_{max}分别增加39%和17%。因此，本品与CYP3A4强抑制药或与CYP3A4、CYP1A2抑制药联合时应注意，一旦发现毒性作用，应当减少本品剂量。

(2)CYP3A4强诱导药可提高本品的代谢，显著降低本品的血药浓度。与单独使用本品相比，给予本品150 mg后，利福平(600 mg，一日1次，服用7日)通过诱导CYP3A4代谢活性，导致本品的平均AUC降低69%。若治疗前已使用或治疗中并用利福平，单剂给药450 mg后本品的平均暴露量(AUC)是未经利福平治疗时单剂给药150 mg本品后的57.5%。如可能，应选择其他不具强CYP3A4诱导性的药物治疗。对于需要采用本品联合强CYP3A4诱导药(如利福平)治疗的患者，应在密切监控药物安全性情况下考虑将剂量增至300 mg，如能良好耐受2周以上，可考虑将剂量进一步增至450 mg，同时密切监控药物安全性。此条件下未对更高的剂量进行研究。

(3)本品的溶解度与pH相关。pH升高时本品溶解性降低。本品与质子泵抑制剂奥美拉唑合用，其暴露量和最大血药浓度分别降低了46%和61%。血药浓度达峰时间或半衰期无变化。因此，影响上消化道pH的药物可能会改变本品的溶解度，从而改变其生物利用度。在与这些药物同用时增加本品的剂量不太可能补偿暴露量的减少。

(4)吸烟可能会降低本品的血药浓度，建议吸烟者戒烟。

【用法与用量】　口服　(1)非小细胞肺癌　一次150 mg，一日1次，至少在进餐前1小时或餐后2小时服用。持续用药直到疾病进展或出现不能耐受的毒性反应。无证据表明进展后继续治疗能使患者受益。

(2)晚期胰腺癌　与吉西他滨联用，一次100 mg，一日1次，至少在进餐前1小时或餐后2小时服用。持续用药直到疾病进展或出现不能耐受的毒性反应。

【制剂与规格】　盐酸厄洛替尼片：(1)25 mg；(2)100 mg；(3)150 mg。

舒尼替尼
Sunitinib

【适应证】　①用于甲磺酸伊马替尼治疗失败或不能耐受的胃肠道间质瘤(GIST)。②用于不能手术的晚期肾细胞癌(RCC)。

【药理】　(1)药效学　本品是一种可以抑制多种参与肿瘤生长、血管增生以及肿瘤转移的受体酪氨酸激酶(RTKs)的小分子。本品对血小板衍生生长因子受体α型和β型(PDGFRα和PDGFRβ)、血管内皮细胞生长因子受体(VEGFR-1，VEGFR-2和VEGFR-3;)、干细胞因子受体、FMS样酪氨酸激酶3(FMS-3)、集落刺激因子受体1和胶质细胞源性神经营养因子受体等活性均具有抑制作用，且其主要代谢产物的抑制效果与原药相当。本品可以抑制多种受体酪氨酸激酶(PDGFR-1，VEGFR-2 和 c-kit)的磷酸化，证明其在一些癌症实验模型中可抑制肿瘤的生长和抑制癌细胞转移。体外研究表明，本品可抑制受体酪氨酸激酶(PDGFR，RET 或 c-kit)表达异常的肿瘤细胞的生长；体内实验表明，本品对 PDGFRβ 和 VEGFR-2 依赖性肿瘤血管增生具有抑制作用。

(2)药动学　一般在口服给药后 6～12 小时达最大血药浓度。进食对其生物利用度无影响。本品及其主要代谢物的血浆蛋白结合率分别为 95%和 90%；终末相半衰期($t_{1/2\gamma}$)分别为 40～60 小时和 80～110 小时。每日重复给药后，本品蓄积 3～4 倍，而其主要代谢物蓄积 7～10 倍，并在 10～14 日内达稳态血药浓度。本品 61%通过粪便排泄，16%通过肾脏排泄。人种、性别、体重、肌酐清除率或按东部肿瘤协作组(Eastern Cooperative Oncology Group，ECOG)体力状况评分标准评定的体力状态对本品及其活性代谢物的药动学没有临床相关性影响。

【不良反应】 (1)最常见不良反应　疲乏、食欲缺乏、恶心、腹泻。

(2)常见不良反应　疲劳、乏力、腹泻、腹痛、便秘、味觉改变、食欲缺乏、呕吐、黏膜炎、口腔炎、消化不良、高血压、皮疹、手足综合征、皮肤变色、出血、甲状腺功能减退。

(3)潜在严重不良反应　左心室功能障碍、Q-T 间期延长、出血、高血压和静脉血栓事件；可逆性后脑白质脑病综合征(RPLS)。

(4)代谢/营养　食欲缺乏、无力。

(5)胃肠道　腹泻、便秘、恶心、呕吐、黏膜炎、口腔炎、消化不良。

(6)心血管　高血压。

(7)皮肤　皮疹、手足综合征、皮肤变色。

(8)神经系统　味觉改变。

(9)实验室检查异常　AST、ALT、脂肪酶、碱性磷酸酶、淀粉酶、总胆红素、间接胆红素、肌酐升高；低血钾、高血钠、左室射血分数下降。

【禁忌证】 对本品或药物的非活性成分严重过敏者禁用。

【注意事项】 (1)若出现充血性心力衰竭的临床表现，建议停药。

(2)无充血性心力衰竭临床证据，但射血分数＜50%以及射血分数低于基线 20%的患者也应停药和(或)减量。

(3)本品可延长 Q-T 间期，且呈剂量依赖性。应慎用于已知有 Q-T 间期延长病史的患者、服用抗心律失常药物的患者或有相应基础心脏疾病、心动过缓和电解质紊乱的患者。

(4)使用期间如果发生严重高血压，应暂停使用，直至高血压得到控制。

(5)育龄妇女接受本品治疗时应避孕；哺乳期妇女接受本品治疗时，应权衡利弊后决定是否停止哺乳或停止治疗。

【药物相互作用】 CYP3A4 强抑制药：如酮康唑，可增加舒尼替尼的血浆浓度。建议选择对此类酶没有或只有最小抑制作用的合并用药。如果必须与 CYP3A4 强抑制药同时应用时，需要考虑降低本品剂量。健康志愿者服用单剂量苹果酸舒尼替尼，同时给予 CYP3A4 强抑制剂(酮康唑)，可导致总体(舒尼替尼及其主要活性代谢产物)的 C_{max} 和 $AUC_{0\to\infty}$ 分别增加 49% 和 51%。舒尼替尼与 CYP3A4 酶系强抑制药(例如：酮康唑、伊曲康唑、克拉霉素、atazanavir、印地那韦、萘法唑酮、那非那韦、利托那韦、沙奎那韦、泰利霉素、伏立康唑)同时应用时，可增加舒尼替尼浓度，葡萄柚也可增加舒尼替尼的血药浓度。如果必须与 CYP3A4 强抑制药同时应用时，需要考虑降低本品剂量。

CYP3A4 诱导药：如利福平，可降低舒尼替尼的血浆浓度。建议选择对此类酶没有或只有最小诱导作用的合并用药。健康志愿者服用单剂舒尼替尼，同时给予 CYP3A4 强诱导剂(利福平)，可导致总体(舒尼替尼及其主要活性代谢产物)的 C_{max} 和 $AUC_{0-\infty}$ 分别降低 23%和 46%。舒尼替尼与 CYP3A4 酶系诱导剂(例如：地塞米松、苯妥英、卡马西平、利福平、利福布汀、利福喷汀、苯巴比妥、圣约翰草)同时应用时，可降低舒尼替尼浓度。圣约翰草可能会突然降低舒尼替尼的血药浓度，患者在接受舒尼替尼治疗时不能同时服用圣约翰草。如果必须与 CYP3A4 诱导剂同时应用时，需要考虑增加本品剂量。

CYP 抑制和诱导的体外研究：体外研究结果表明舒尼替尼不会诱导或抑制主要的 CYP 酶。对人肝微粒体和肝细胞 CYP 亚型(CYP1A2、CYP2A6、CYP2B6、CYP2C8、CYP2C9、CYP2C19、CYP2D6、CYP2E1、CYP3A4/5 和 CYP4A9/11)的体外研究表明舒尼替尼和其主要活性代谢物不会与依赖这些酶代谢的药物发生有临床意义的相互作用。

【用法与用量】 口服　本品治疗胃肠间质瘤和晚期肾细胞癌的推荐剂量是 50 mg，每日一次，服药 4 周，停药 2 周(4/2 给药方案)。与食物同服或不同服均可。

剂量调整：建议根据药物在个体中的安全性和耐受性情况，以 12.5 mg 为梯度单位增加或减少的调整或者中断治疗。

【制剂与规格】 苹果酸舒尼替尼胶囊：(1)12.5 mg；(2)25 mg；(3)50 mg。

乌苯美司[药典(二)；医保(乙)]

Ubenimex

【适应证】 ①本品可增强免疫功能，用于抗癌化疗、放疗的辅助治疗，老年性免疫功能缺陷等。②可配合化疗、放疗和联合应用于白血病、多发性骨髓瘤、骨髓增生异常综合征及造血干细胞移植后，以及其他实体瘤患者。

【药理】 (1)药效学　本品从链霉菌属(*Streptomyces ofivoreticuli*)的培养液中分离所得的二肽化合物，可竞争性地抑制氨肽酶 B(aminopeptidase B)及亮氨酸肽酶(leucineamino peptidase)。增强 T 细胞的功能，使 NK 细胞的杀伤活力增强，且可使集落刺激因子合成增加而刺激骨髓细胞的再生及分化。抗肿瘤作用机制尚不十分明确，可能干扰肿瘤细胞的代谢，抑制肿瘤细胞增生，使肿瘤细胞凋亡，并激活人体细胞免疫功能，刺激细胞因子的生成和分泌，促进抗肿瘤效应细胞的产生和增殖。

(2)药动学　本品口服吸收良好、迅速，1 小时后血药浓度可达峰值。本品约有 15%在肝中被代谢为羟基乌苯美司。给药量的 80%～85%以原形自尿排出。

【不良反应】 (1)偶有皮疹、瘙痒、头痛、面部浮肿和一些消化道反应，如恶心、呕吐、腹泻、软便。个别服用者可出现氨基转移酶(AST、ALT)升高，均属轻度，一般在口服过程中或停药后消失。

(2)日本对 2164 例用药者(上市前考察 939 例，上市后考察 1225 例)的不良反应进行统计，不良反应及临床实验室检查值异常的发生率约为 4.2%，不良反应发生率仅为 2.3%，主要为肝功能损害异常(AST、ALT)上升约占 1.8%，皮肤异常(出疹、发红、瘙痒感等)约为 1.3%、消化道异常(恶心、呕吐、食欲缺乏等)约为 0.9%。

其他少见的不良反应包括肝脏 AST 上升、ALT 上升、皮疹、发红、瘙痒感、脱毛、恶心、呕吐、食欲缺乏、腹痛、腹部饱胀感、腹泻、头痛、颤抖感、麻痹感其他口腔内异样感、浮肿。

【给药说明】 (1)妊娠期妇女及哺乳期妇女用药　动物实验表明，本品可能导致胎儿发育不全，妊娠期或有妊娠可能的妇女应权衡利弊，慎重用药。动物实验表明本品可经乳汁分泌，哺乳期妇女应避免使用本品。

(2)儿童用药的安全性尚未确定，应慎重用药。

(3)老年用药　一般高龄患者的生理功能有所下降，应慎重用药。

【用法与用量】 成人，一日 30 mg，1 次(早晨空腹口服)或分 3 次口服；儿童酌减。症状减轻或长期服用，也可每周服用 2～3 次，10 个月为一疗程。

【制剂与规格】 乌苯美司片：10 mg。

乌苯美司胶囊：10 mg。

达沙替尼

Dasatinib

【适应证】 适用于对包括甲磺酸伊马替尼在内的治疗方案耐药或不能耐受的慢性髓细胞样白血病(CML)所有病期(慢性期、加速期、淋巴细胞急变期和髓细胞急变期)的成人患者。另外，达沙替尼片可用于对以往治疗药物耐药或不能耐受的费城染色体阳性急性淋巴细胞性白血病(PH＋ALL)成年患者。

【药理】 (1)药效学　达沙替尼抑制 BCR-ABL 激酶和 SRC 家族激酶以及许多其他选择性的致癌激酶，包括 c-kit、ephrin(EPH)受体激酶和 PDGFβ 受体。达沙替尼是一种强效的、次纳摩尔(subnanomolar)的 BCR-ABL 激酶抑制剂，其在 0.6～0.8nM 的浓度下具有较强的活性。它与 BCR-ABL 酶的无活性及有活性构型均可结合。

体外研究中，达沙替尼在表达各种伊马替尼敏感和耐药疾病的白血病细胞系中具有活性。这些非临床研究的结果表明，达沙替尼可以克服由下列原因导致的伊马替尼耐药：BCR-ABL 过表达、BCR-ABL 激酶区域突变、激活包括 SRC 家族激酶(LYN，HCK)在内的其他信号通道，以及多药耐药基因过表达。此外，达沙替尼可在次纳摩尔浓度下抑制 SRC 家族激酶。在使用鼠 CML 模型所单独进行的体内试验中，达沙替尼能够防止慢性期 CML 向急变期的进展，同时延长了荷瘤小鼠(源于生长在不同部位的患者 CML 细胞系，包括中枢神经系统)的生存期。

(2)药动学　本品经口服后可被快速吸收，在 0.5～3 小时内达到峰值浓度。患者中达沙替尼的总体平均终末半衰期大约为 5～6 小时。

本品是 CYP3A4 的一种较弱的时间依赖性抑制剂。在临床相关的浓度下，本品不能抑制 CYP1A2、2A6、2B6、2C8、2C9、2C19、2D6 或 2E1。本品不是人类 CYP

酶的诱导剂。

该药主要通过粪便清除，大部分是以代谢产物的形式。达沙替尼及其代谢产物很少通过肾脏清除。

【不良反应】 最常见严重不良反应包括发热、胸腔积液、肺炎、血小板减少症、发热性中性粒细胞减少症、胃肠道出血、血小板减少症、呼吸困难、贫血和腹泻等。

最常见不良反应包括体液潴留(胸腔积液)、胃肠道反应(包括腹泻、恶心、腹痛和呕吐)及出血事件。

【禁忌证】 对本品或任何一种辅料过敏的患者，禁用本品。

【注意事项】 达沙替尼片可导致严重的血小板减少症、中性粒细胞减少和贫血。骨髓抑制在晚期 CML 或 PH＋ALL 患者中发生率较慢性期 CML 患者高。此外，达沙替尼片在体外还可导致血小板功能不良，在接受达沙替尼片治疗的患者中约有 1%发生严重中枢神经系统出血，甚至死亡。

【药物相互作用】 吡咯类抗真菌药、大环内酯类抗菌素、HIV-蛋白酶抑制剂或萘法唑酮会导致本品的血浆浓度升高。卡马西平、地塞米松、苯巴比妥、苯妥英、利福平、抗酸剂和质子泵抑制剂会导致本品的血浆浓度降低。

【给药说明】 服药不受进食影响(整吞)。片剂不得压碎或切割，必须整片吞服。本品可与食物同服或空腹服用。

【用法与用量】 应当由具有白血病诊断和治疗经验的医师进行治疗。

(2)PH＋慢性期 CML 的患者：推荐起始剂量为达沙替尼 100 mg，每日 1 次，口服。服用时间应当一致，早上或晚上均可。

(3)PH＋加速期、急变期(急粒变和急淋变)CML 的患者：推荐起始剂量为 70 mg，每日 2 次，分别于早晚口服。

【制剂与规格】 达沙替尼片：(1)20 mg；(2)50 mg；(3)70 mg；(4)100 mg。

盐酸埃克替尼

Icotinib Hydrochloride

【适应证】 本品单药适用于治疗既往接受过至少一个化疗方案失败后的局部晚期或转移性非小细胞肺癌(NSCLC)，既往化疗主要是指以铂类为基础的联合化疗。

【药理】 (1)药效学　本品是一种选择性表皮生长因子受体酪氨酸激酶抑制剂(EGFR-TKI)。本品抑制 EGFR 酪氨酸激酶活性的半数有效浓度(IC50)为5nM，本品是一个高选择性的 EGFR 激酶抑制剂。体外研究和动物实验表明本品可抑制多种人肿瘤细胞株的增殖。

(2)药动学　口服后吸收迅速，分布广泛。平均血浆半衰期为 6 小时。本品在人体主要经肝脏代谢，存在 29 种代谢产物，其中 19 种Ⅰ相代谢产物，10 种Ⅱ相代谢产物。Ⅰ期代谢反应为 4-羟基喹啉环的侧链开环与开环后氧化反应、苯乙炔环 15 位羟基化和 14 位乙炔氧化，Ⅱ相代谢反应为葡萄糖醛酸与硫酸结合反应。

空腹和餐后服用本品总的血浆清除率分别为 46 L/h 和 22 L/h。主要通过粪便与尿液排泄(79.5%)，其中粪便排泄占 74.7%。排出形式以代谢产物为主(81.4%)，药物原形药物占 18.6%。

【不良反应】 最常见不良反应为皮疹、腹泻和氨基转移酶升高，绝大多数为Ⅰ～Ⅱ级，一般见于服药后 1～3 周内，通常是可逆性的，无须特殊处理，可自行消失。

【禁忌证】 已知对本品活性物质或该产品任一赋形剂有严重过敏反应者。

【注意事项】 (1)治疗期间密切监测间质性肺病发生的迹象，如果患者出现新的急性发作或进行性加重的呼吸困难、咳嗽，应中断本品的治疗，立即进行相关检查。当证实有间质性肺病时，应停止用药，并对患者进行相应的治疗。

(2)已观察到少数患者一过性肝氨基转移酶升高。因此，建议定期检查肝功能，特别是在用药的前一个月内。肝脏氨基转移酶轻度升高的患者应慎重本品，氨基转移酶中度升高或以上的患者需要、暂停用药，监测氨基转移酶直至其身高缓解会消失可恢复用药。

【药物相互作用】 与下列药物合用时应注意潜在的药物相互作用：CYP2C19 诱导剂(如氨鲁米特)和 CYP3A4 诱导剂(如奈夫西林、奈韦拉平、苯巴比妥和利福霉素类)；CYP2C9 底物(如华法林)和 CYP3A4 底物(如苯二氮䓬类、钙通道阻滞药、那格列奈、麦角碱衍生物等)。

【用法与用量】 口服　本品的推荐剂量为每次 125 mg(1 片)，一日 3 次。空腹或与食物同服，高热量食物可能明显增加药物的吸收。剂量调整：当患者出现不能耐受的皮疹、腹泻等不良反应时，可暂停(1～2 周)用药直至症状缓解或消失；随后恢复每片 125 mg(1 片)，一日 3 次的剂量；对氨基转移酶升高比较明显(ALT 及 AST 在 100 IU/L 以上)的患者，可暂停给药并密切监测氨基转移酶，当氨基转移酶恢复(ALT 及 AST 均低于

100 IU/L,或正常)后可恢复给药。

【制剂与规格】 盐酸埃克替尼片:125 mg。

第四节　其他抗肿瘤药物与治疗肿瘤辅助药物

盐酸丙卡巴肼(盐酸甲基苄肼)[药典(二);医保(甲)]

Procarbazine Hydrochloride

【适应证】 用于霍奇金病和其他恶性淋巴瘤,对小细胞肺癌(SCLC)、恶性黑色素瘤、多发骨髓瘤、脑瘤等亦有一定疗效。

【药理】 (1)药效学　本品在体内通过红细胞及肝微粒体酶作用,氧化成具抗肿瘤作用的代谢产物偶氮甲基苄肼,通过其末端N-甲基的转甲基作用,将甲基移转到鸟嘌呤的7位及腺嘌呤的1位上,使之烷化,甲基亦可转移到tRNA上,除抑制DNA、RNA合成外,对蛋白质合成亦有抑制作用。

(2)药动学　口服吸收完全。吸收后迅速分布至各组织,肝、肾中浓度最高,并易透过血-脑屏障。30～60分钟达血药浓度峰值。半衰期约为10分钟,在肝内代谢,尿中排泄70%,仅5%为原形物。亦可自呼吸道随呼气排出。

【不良反应】 (1)主要为骨髓抑制,可致白细胞及血小板减少,出现较晚,也可引起溶血。

(2)胃肠道反应　可见恶心、呕吐、食欲缺乏及口腔炎等。

(3)中枢神经系统毒性反应　可见眩晕、嗜睡、精神错乱及脑电图异常等。

(4)其他　可见肝功能损害、皮炎、色素沉着、外周神经炎及脱发等。

【禁忌证】 美国FDA妊娠期药物安全性分级为口服给药D。

【注意事项】 (1)下列情况慎用:骨髓功能低下,糖尿病(本品能加强降血糖药的作用),肝、肾功能不全,感染,经过放射治疗或抗癌药治疗的患者,白细胞或血小板减少,出血,过敏,口腔炎。

(2)服用安眠药、降压药、噻嗪类利尿药、抗组胺药、麻醉药等患者慎用。

(3)用药期间应注意定期检查周围血象、肝肾功能及测定血尿酸值。

(4)肝肾功能不全患者应减量。

【药物相互作用】 (1)本品为单胺氧化酶抑制剂,在服用本品前14日内,不可服其他单胺氧化酶抑制剂,7日内不宜服三环类抗抑郁药(如丙米嗪等)。

(2)由于抑制单胺氧化酶,还可影响某些依赖单胺氧化酶破坏的药物(或食物)的反应。不宜与拟交感胺类药物如苯丙胺、麻黄碱合用,以防血压升高。

(3)若同时服用巴比妥类药、抗组胺药、麻醉药及降压药(如利血平、胍乙啶、甲基多巴、噻嗪类利尿药),应减少剂量,以免造成中枢神经过度抑制。

(4)本品可加强降血糖药的作用,糖尿病患者用药需调整降糖药剂量。

【用法与用量】 口服　成人　一日100～150 mg,分2～3次,服药2周,停药2周。

【儿科用法与用量】 口服　一日50～100 mg/m^2,每28日用10～14日。

【儿科注意事项】 胃肠道反应及骨髓抑制,神经系统毒性,表现为周围神经炎。

【制剂与规格】 盐酸丙卡巴肼肠溶片:(1)25 mg;(2)50 mg。

盐酸丙卡巴肼胶囊:50 mg。

达卡巴嗪(氮烯脒胺)[医保(乙)]

Dacarbazine

【适应证】 本品主治恶性黑色素瘤、软组织肉瘤和霍奇金病等。亦用于神经内分泌肿瘤的治疗。

【药理】 (1)药效学　本品为烷化剂类抗肿瘤药,进入体内后,在肝内经细胞色素P_{450}代谢,通过N-去甲基反应活化,然后在靶细胞裂解代谢物,产生$CH_3-N=NOH$,再释放出甲基正碳离子(C),起甲基化的作用,使DNA的鸟嘌呤烷基化。它杀死细胞周期所有相的细胞,为细胞周期非特异性药物。本品主要作用于G_2期,除抑制嘌呤、RNA和蛋白质的合成外,也影响DNA的合成。

(2)药动学　本品口服吸收不良,故用静脉注射。本品血浆蛋白结合率为20%～28%,仅少量可通过血-脑屏障。本品具有双相的消除,分布相半衰期($t_{1/2\alpha}$)为19分钟,消除相半衰期($t_{1/2\beta}$)为5小时。在6小时内30%～45%以原形由尿中排出。

【不良反应】 (1)消化道反应　如食欲缺乏、恶心呕吐、腹泻等,2～8小时后可减轻或消失。

(2)骨髓抑制　可致白细胞和血小板下降、贫血,以大剂量时更为明显。一般在用药2～3周出现血象下降,第4～5周可恢复正常。

(3)少数患者可出现“流感”样症状如全身不适、发热、肌肉疼痛,可发生于给药后7日,持续1～3周。也可有面部麻木、脱发。

(4)局部反应 注射部位可有血管刺激反应。

(5)偶见肝肾功能损害。

【禁忌证】 (1)妊娠期妇女禁用。

(2)水痘或带状疱疹患者及有严重过敏史者禁用。

【注意事项】 (1)肝肾功能损害、感染患者慎用本品。

(2)因本品对光和热极不稳定、遇光或热易变红,在水中不稳定,放置后溶液变浅红色。需临时配制,溶解后立即注射。并尽量避光。

(3)对诊断的干扰 使用本品时可引起血清尿素氮、碱性磷酸酶、ALT及AST、乳酸脱氢酶暂时性升高。

(4)用药期间禁止活性病毒疫苗接种,用药期间应停止哺乳。

(5)静脉滴注速度不宜太快。

(6)防止药物外漏,避免对局部组织刺激。

(7)用药期间应定期检查血清尿素氮、肌酐、尿酸、血清胆红素、ALT、AST、乳酸脱氢酶。

【药物相互作用】 本品与其他对骨髓有抑制的药物或放射联合应用时,应减少本品的剂量。

【给药说明】 (1)静脉注射时药液如漏至血管外,应立即停止注射,并以1%盐酸普鲁卡因注射液局封。

(2)用药期间应避免口服脊髓灰质炎疫苗。

【用法与用量】 (1)静脉注射 ①一日1次,2.5～6 mg/kg或200～400 mg/m^2,用0.9%氯化钠注射液10～15 ml溶解后用5%葡萄糖溶液250～500 ml稀释后滴注。30分钟以上滴完,连用5～10日为1疗程,一般间歇3～6周重复给药。②单次大剂量:650～1450 mg/m^2,每4～6周1次。

(2)静脉滴注 每次200 mg/m^2,一日1次,连用5日,每3～4周重复给药。

(3)动脉灌注 恶性黑色素瘤,如位于四肢,可用同样剂量动脉注射。

【儿科用法与用量】 静脉注射 一日200～400 mg/m^2,连用5天。

【儿科注意事项】 骨髓抑制及胃肠道反应,应避光使用。

【制剂与规格】 注射用达卡巴嗪:(1)100 mg;(2)200 mg;(3)400 mg。

替莫唑胺[医保(乙)]

Temozolomide

【适应证】 用于新诊断的多形性胶质母细胞瘤,开始先与放疗联合治疗,随后作为辅助治疗;常规治疗后复发或进展的多形性胶质母细胞瘤或间变性星形细胞瘤。

【药理】 (1)药效学 本品为咪唑并四嗪类具有抗肿瘤活性的烷化剂。在体循环生理pH状态下,迅速转化为活性产物5-(3-甲基三嗪-1-基)咪唑-4-酰胺(MTIC)。MTIC的细胞毒作用主要表现为DNA分子上鸟嘌呤第6位氧原子上的烷基化以及第7位氮原子的烷基化。通过甲基化加成物的错配修复,发挥细胞毒作用。

(2)药动学 临床前数据提示,本品能迅速通过血-脑屏障,进入脑脊液。成年患者口服本品后,被迅速吸收,最早在服药后20分钟就可达到血药峰浓度(平均时间为0.5～1.5小时)。血浆清除率、分布容积和半衰期都与剂量无关。本品的蛋白结合率低(10%～20%),因此估计不会与蛋白结合率高的药物发生相互作用。口服^{14}C-本品后7日内粪便内排泄的^{14}C为0.8%,表明药物是完全吸收的。口服后,24小时尿内的原形药占剂量的5%～10%左右,其余是以4-氨基-5-咪唑-盐酸羧酰胺(AIC)形式或其他极性代谢物排泄到尿中。本品药动学的群体分析表明,本品血浆清除率与年龄、肾功能或吸烟无关。儿科患者的曲线下面积(AUC)比成人患者高,但是儿童和成人每周期的最大耐受剂量(MTD)都是1000 mg/m^2。

【不良反应】 (1)最常发生的不良反应 ①轻、中度胃肠道功能紊乱,特别是恶心(43%)、呕吐(36%),具有自限性,或标准止吐药易于控制,重度恶心呕吐的发生率为(4%)。胶质瘤患者的3/4级血小板减少和中性粒细胞减少的发生率分别是19%和17%。②骨髓抑制是可预见的(一般在开始几个周期的第21～28日),通常在1～2周内迅速恢复,未发现有累积的骨髓抑制。

(2)其他常见的不良反应 包括疲乏(22%)、便秘(17%)、头痛(14%)、食欲缺乏(11%)、腹泻(8%)、皮疹(6%)、发热(6%)、无力和瞌睡(6%)。

(3)其他不常见的不良反应 包括口腔念珠菌病、感染,体重降低,焦虑、抑郁、情绪不稳定、失眠、惊厥、头晕等神经系统症状,视力障碍,听力损害、耳鸣,下肢水肿、出血、深静脉血栓形成,咳嗽、呼吸困难,脱发、皮肤干燥,肌无力,尿失禁,疲乏、疼痛、过敏反应、放射损伤、味觉异常,ALT升高。

【禁忌证】 (1)对本品过敏者禁用。

(2)对达卡巴嗪(因其同样代谢为MTIC)过敏者禁用。

(3)严重骨髓抑制的患者禁用。

(4)妊娠期或计划妊娠的妇女禁用。

【注意事项】 (1)对于接受42～49日合并治疗者需要预防卡氏肺囊虫性肺炎发生。在较长期的给药方案治疗期间,卡氏肺囊虫性肺炎发生率可能较高。

(2)严重肝功能不全或肾功能不全者尚无服用本品的资料。根据本品药动学特征,对严重肝、肾功能不全的患者不必降低本品用量,但应倍加小心。

(3)本品具有遗传毒性,男性患者在治疗过程及治疗结束后6个月之内应避孕。

(4)由于本品治疗有导致不可逆不育的可能,在接受该治疗之前应冰冻保存精子。

(5)本品是否经母乳分泌尚不可知,因此本品不应用于哺乳期妇女。

(6)目前尚无3岁以下多形性胶质母细胞瘤患儿使用该药的临床经验。

(7)与年轻患者相比,老年患者(>70岁)中性粒细胞减少及血小板减少的可能性较大。

(8)药物过量　在患者中已进行了剂量为500 mg/m²、750 mg/m²、1000 mg/m²和1250 mg/m²(每治疗周期服药5日的总剂量)的临床评价。剂量限制性毒性为血液学毒性,在任一剂量下均有报道,但在较高剂量时较为严重。一患者5日中每日过量服用2000 mg,所报道的不良事件为全血细胞减少症、发热、多器官衰竭及死亡。在服药超过5日(最长达64日)的患者中所发生的不良事件包括骨髓抑制(伴随或不伴随感染),某些严重且持久的病例最终死亡。在药物过量事件中,应进行血液学评价。必要时应采取支持性措施。

【药物相互作用】 (1)同时服用雷尼替丁或食物对本品吸收程度的影响无临床意义。

(2)同时服用丙戊酸,本品清除率轻度降低。

(3)与其他可导致骨髓抑制的药物联合应用时,骨髓抑制可能加重。

【给药说明】 应空腹(进餐前至少1小时)服用本品。服用本品前后可使用止吐药。如果服药后出现呕吐,当天不能服用第2剂。不能打开或咀嚼本品,应用一杯水整粒吞服。如果胶囊有破损,应避免皮肤或黏膜与胶囊内粉状内容物接触。

【用法与用量】 成人　口服　(1)新诊断的多形性胶质母细胞瘤　同步放化疗期,按体表面积一日75 mg/m²,共42日,同时接受放疗。根据患者耐受程度可暂停用药,但无须降低剂量。同步放化疗期结束后4周,进行6个周期的本品单药辅助治疗,起始剂量按体表面积一日150 mg/m²,共5日,然后停药23日,一周期为28日。从第2周期开始,根据前一周期不良反应,剂量可增至按体表面积一日200 mg/m²,或减至按体表面积一日100 mg/m²。

(2)常规治疗后复发或进展的多形性胶质母细胞瘤或间变性星形细胞瘤　以前曾接受过化疗者的起始剂量按体表面积一日150 mg/m²,没有接受过其他化疗者的起始剂量按体表面积一日200 mg/m²,共5日,然后停药23日,一周期为28日。治疗可继续到病变出现进展,最多为2年。

【儿科用法与用量】 口服　一日100～240 mg/m²,每月连用5日。

【儿科注意事项】 不良反应为恶心、呕吐、骨髓抵制、便秘、头痛、眩晕、呼吸短促、脱发。

【制剂与规格】 替莫唑胺胶囊:(1)5 mg;(2)20 mg;(3)50 mg;(4)100 mg。

美司钠[医保(乙)]

Mesna

【适应证】 用于接受环磷酰胺或异环磷酰胺治疗的患者,作为泌尿系统保护药,预防上述药物的代谢产物所致以出血性膀胱炎等为主的泌尿道毒性。

【药理】 (1)药效学　环磷酰胺类化疗药在体内产生的丙烯醛和4-羟基代谢物对泌尿道有一定的毒性。本品可与丙烯醛的双链结合,形成稳定的硫醚化合物;另外,本品可减低尿中4-羟基代谢产物的降解速度,形成一种相对稳定的4-羟基环磷酰胺或4-羟基异环磷酰胺与美司钠缩合而成的物质,此物质对膀胱无毒性。

(2)药动学　本品静脉注射后主要分布于肾脏,并可迅速在组织中转化为无生物活性的二硫化物,经肾小球滤过后,在肾小管上皮又转变成巯乙磺酸钠。本品吸收后立即开始代谢,并于8小时内大部分清除。人体血浆半衰期约为1.5小时。24小时内约有80%的药物从尿中排泄。

【不良反应】 (1)常规剂量给药,一般无不良反应,若大剂量按体重每次超过60～70 mg/kg时,可能出现恶心、呕吐、腹痛和腹泻等。

(2)极少数可出现静脉刺激和皮肤或黏膜过敏反应。

【禁忌证】 对含巯基化合物过敏者禁用。

【注意事项】 (1)本品的保护作用只限于泌尿系统的损害。

(2)当使用本品治疗时可引起尿酮试验假阳性反应。

(3)妊娠期妇女及哺乳期妇女慎用。

(4)易于呕吐或恶心以及胃肠道吸收障碍患者,不宜口服本品。

【药物相互作用】 本品与华法林合用，出血的危险性增加。本品与顺铂和氮芥不能配伍。

【给药说明】 (1)本品常与异环磷酰胺同时使用。若使用大剂量环磷酰胺(按体重超过 10 mg/kg)时也可给用本品。

(2)以往曾接受骨盆区放疗或环磷酰胺治疗时发生过膀胱炎以及曾有泌尿道损伤的患者，给予环磷酰胺时应同时给用本品。

(3)因本品排泄速度较异环磷酰胺或环磷酰胺代谢产物为快，应于第 4 及第 8 小时后重复用药。

【用法与用量】 静脉注射　常用量为异环磷酰胺或环磷酰胺的 20%，例如异环磷酰胺一次 2000 mg，则本品一次 400 mg，注射时间分别于异环磷酰胺给药后的 0 小时(即应用抗肿瘤制剂的同一时间)、4 小时和 8 小时。

【制剂与规格】 美司钠注射液：(1)2 ml∶200 mg；(2)4 ml∶400 mg。

米托蒽醌[药典(二)；医保(乙)]

Mitoxantrone(NVT)

【适应证】 本品主要用于恶性淋巴瘤、乳腺癌和急性白血病。对肺癌、黑色素瘤、软组织肉瘤、多发性骨髓瘤、肝癌、大肠癌、肾癌、前列腺癌、子宫内膜癌、睾丸肿瘤、卵巢癌和头颈部癌也有一定疗效。

【药理】 (1)药效学　作用机制尚不清楚，可能抑制脱氧核糖核酸(DNA)及核糖核酸(RNA)合成。有报道在体外实验中可抑制^{3}H-胸腺嘧啶核苷掺入 DNA 和^{3}H-尿嘧啶核苷掺入 RNA 的能力。本品与 DNA 有两种结合形式：一是与碱基强有力结合而嵌入 DNA，引起 DNA 链间和链内交叉连接，导致 DNA 单链及双链断裂；另一较弱的结合是通过与螺旋链外部阴离子的静电作用，此外对 RNA 聚合酶也有抑制作用。本品对各细胞周期肿瘤细胞均有抑制作用，但主要作用于 S 后期。

(2)药动学　本品静脉滴注后，血药浓度下降很快，并迅速分布于各组织中，消除缓慢。本品分布容积为 522 L/m^2，血浆蛋白结合率为 78%。半衰期为 40～120 小时，有腹水者半衰期可进一步延长。本品主要在肝脏代谢，分解为一羧基酸与二羧基酸。代谢物主要由粪便排出，6%～11%经肾脏排泄(其中 65%为原形药)，可分泌入乳汁。

【不良反应】 (1)骨髓抑制　主要是白细胞及血小板减少。

(2)胃肠道反应　食欲缺乏、恶心、呕吐等。

(3)心脏毒性　本品还原力强，不易形成氧自由基及脂质体超氧化，故心脏毒性较多柔比星轻，主要表现为心肌肥大和纤维化。心脏毒性发生率与本品总剂量有关，总剂量超过 140～160 mg/m^2，心肌损害增加；在用过多柔比星、纵隔部位接受过放射治疗或原有心脏疾病的患者，总剂量不宜超过 100～120 mg/m^2。本品发生心力衰竭的最低剂量为 55～255 mg/m^2，发生左心室排血量减少的最低剂量为 21～150 mg/m^2。在多柔比星总剂量超过 450 mg/m^{2}的患者不宜再用本品，在总剂量超过 350 mg/m^{2}的患者，也应在严密观察下使用本品。

(4)偶见乏力、脱发、皮疹、口腔炎等。

【禁忌证】 (1)对本品有过敏史者禁用。

(2)妊娠期妇女及哺乳期妇女禁用。

【注意事项】 (1)用药过程中，应注意有无咳嗽、气急、水肿等提示心力衰竭的症状。应密切随访周围血象，肝、肾功能，心电图，必要时还需测定左心室排血量、超声心动图等。

(2)不宜做鞘内注射，可能会引起截瘫。

(3)本品由尿排出，可使尿呈蓝色，不需处理。

【药物相互作用】 (1)与多柔比星同用可加重心脏毒性。

(2)本品有骨髓抑制作用，与其他抗肿瘤药物联合应用时应注意。

【给药说明】 总剂量不宜超过 140～160 mg/m^2。当总剂量超过 140～160 mg/m^{2}时，应警惕心脏毒性。

【用法与用量】 静脉滴注　(1)单药治疗　成人按体表面积一次 10 mg/m^2，溶于 5%葡萄糖注射液 100 ml 内，静脉滴注 30 分钟，每 3～4 周 1 次。

(2)联合用药　成人按体表面积一次 6～8 mg/m^2。其他同单药治疗。

【制剂与规格】 盐酸米托蒽醌注射液：(1)2 ml∶2 mg；(2)5 ml∶5 mg；(3)10 ml∶10 mg。

注射用盐酸米托蒽醌：(1)2 mg；(2)5 mg；(3)10 mg；(4)20 mg；(5)25 mg。

盐酸曲马多[药典(二)；医保(乙)]

Tramadol Hydrochloride

【适应证】 用于癌症引起的中、重度急性和慢性疼痛。

【药理】【不良反应】【禁忌证】【注意事项】【药物相互作用】【给药说明】 参阅第二章第六节。

【用法与用量】 (1)片剂、胶囊剂、滴剂　口服　成人一次 50～100 mg，一日 2～3 次。一日不超过 400 mg，老年患者一日不超过 300 mg。重度疼痛首次 100 mg。

(2)注射剂　皮下注射、肌内注射、静脉注射　成人一次 50～100 mg,一日 2～3 次。一日不超过 400 mg,老年患者一日不超过 300 mg。重度疼痛首次 100 mg。

(3)栓剂　成人一次 100 mg,一日 1～2 次,直肠内给药。

【制剂与规格】 盐酸曲马多片:(1)50 mg;(2)100 mg。

盐酸曲马多分散片:50 mg。

盐酸曲马多泡腾片:50 mg。

盐酸曲马多缓释片:100 mg。

盐酸曲马多胶囊:50 mg。

盐酸曲马多缓释胶囊:100 mg。

盐酸曲马多注射液:(1)2 ml:50 mg;(2)2 ml:100 mg。

注射用盐酸曲马多:100 mg。

盐酸曲马多栓:100 mg。

安吖啶(胺苯吖啶)[医保(乙)]

Amsacrine(m-AMSA)

【适应证】 ①用于成人急性白血病,尤其是成人急性非淋巴细胞白血病的诱导缓解及缓解后继续治疗阶段的治疗。②本品与其他类型的抗急性白血病药物组成联合化疗方案,用于治疗成人复发性、难治性的急性白血病、慢性髓性白血病急变期。

【药理】 (1)药效学　本品为 DNA 嵌入型细胞毒类抗癌药。本品通过插入肿瘤细胞 DNA 的碱基对之间,干扰 DNA 的复制及 RNA 的合成;改变肿瘤细胞细胞膜蛋白质的结构等,从而阻止肿瘤细胞的增殖。本品在细胞周期中主要作用于 G_2期及 G_2与 M 边界期细胞,对 G_1期和 S 周期作用较小,属细胞周期特异性药物。

(2)药动学　本品经口服途径的吸收差而缓慢,通常静脉给药。口服血药浓度高峰于 4～6 小时才出现。本品静脉给药后血浆蛋白结合率为 98%,主要分布于肝、胆、肾,在肺、睾丸、肌肉、胆、胰、结肠、脑组织的浓度较低,在脑脊液中浓度极低。吸收后在肝脏代谢,与谷胱甘肽结合形成代谢物胺苯吖啶-5′-谷胱甘肽。本品静脉滴注体内血浆清除呈双相曲线,分布相半衰期($t_{1/2\alpha}$)为 10～15 分钟,消除相半衰期($t_{1/2\beta}$)为 8～9 小时。但有报道,肝及肾功能正常者按体表面积静脉注射本品 30～200 mg/m^2,发现本品半衰期呈三相,$t_{1/2\alpha}$为 32 分钟,$t_{1/2\beta}$为 11 小时,终末相半衰期($t_{1/2\gamma}$)62 小时。本品以原形或代谢物形式从尿道或胆汁排出。

【不良反应】 (1)造血系统　本品最多见和重要的不良反应是骨髓抑制,其中以表现为周围血白细胞减低最常见,其次为血小板减少,严重者可出现全血细胞减少。造血抑制的程度与药物剂量,亦可能与用药前的骨髓造血功能情况相关。当本品的疗程总量＞200 mg/m^{2}时多伴程度不一的骨髓抑制。有报告血白细胞及血小板多于应用本品后 7～10 日下降至最低数,部分患者受抑制的血细胞于用药后的 21～23 日可能恢复。

(2)消化系统　较常见的是口腔炎、黏膜炎、食欲缺乏,较少见的有恶心、呃逆、呕吐、腹泻等。

(3)心血管系统　不良反应虽较少,但如发生也可能很严重,可见心电图呈现 T 波改变、室性及房性心律不齐、充血性心力衰竭、传导阻滞及窦性心率过缓等;心律失常多发生在有低钾血症或以往用过蒽环类化疗药物的患者,严重的心律失常偶然可导致猝死,故用药期间需严密观察心脏的情况。

(4)其他　可见肾脏毒性、血胆红素增高,约 30%患者血清丙氨酸氨基转移酶(ALT)会轻度升高,少数肝功能损害十分严重,另用药剂量大时可有脱发,个别患者可发生癫痫等。

凡有上述严重的不良反应,如严重的骨髓抑制、严重的心律失常以及肝、肾功能损害者应立即停用本品,并对症治疗。

【注意事项】 (1)妇女妊娠早期应避免使用,哺乳期妇女应慎用。

(2)在使用本药期间,应密切观察周围血的白细胞数、白细胞分类、血小板数、血红蛋白量,血清 ALT,血清碱性磷酸酶,血尿素氮、肌酐、尿酸,肝、肾功能和血清钾、钠、氯等血电解质等动态改变。

(3)对有血钾低等电解质紊乱的患者,在用本品前应予纠正,以免发生心律失常等心脏毒性。

(4)当应用较大剂量的本品或本品与其他抗白血病药物联合应用时,可能产生严重的骨髓抑制,应重视防治感染和出血的处理。

(5)要防止本品静脉滴注时药液漏至血管外,以免药液外漏可能使周围组织产生坏死。在使用本品静脉滴注前,可先用葡萄糖注射液冲洗静脉通道。

【给药说明】 (1)本品注射液用前须先用所附含 L-乳酸的专用溶剂稀释,然后再用 5%右旋糖酐注射液 500 ml或 5%葡萄糖注射液 500 ml 进一步稀释(不能用氯化钠注射液稀释),在 1～1.5 小时内静脉滴注,滴速不能太快或药液浓度过高,以免引起静脉炎。

(2)本品注射液未经稀释应避免接触塑料制品,包括注射器,最好用玻璃注射器吸药。

(3)肾功能不全的急性白血病患者，其消除半衰期较肾功能正常者稍延长，肝功能严重不全者半衰期则较正常者显著延长。肝功能不全，血总胆红素高于 2 mg/ml 者或有严重肾功能不全者，如必须应用本品时，其剂量应比常用剂量减少 25%～30%。

【用法与用量】 (1)诱导缓解　静脉滴注　成人须根据患者血常规、病情及耐受程度，按体表面积一日 70 mg/m²、100 mg/m²或 120 mg/m²。如患者能耐受则可连用 5 日，一疗程总量约 350 mg/m²为宜，每 3～4 周重复一疗程。如患者不能耐受则用药日数可减少。

(2)缓解后继续治疗　静脉滴注　成人按体表面积一日 35 mg/m²、50 mg/m²或 60 mg/m²，每 4～8 周重复一疗程。

【制剂与规格】 安吖啶注射液：(1)1 ml：50 mg；(2)1.5 ml：75 mg。(供稀释安吖啶注射液用的 L-乳酸溶液 13.5 ml：42.93 mg)

靛玉红

Indirubin

【适应证】 主要用于慢性粒细胞白血病的慢性期。有少量报道初步认为，本品对缩小伴有巨脾的骨髓纤维化患者的脾脏亦可能有一定疗效。

【药理】 (1)药效学　本品是从中药青黛 *Indigofera tintcora* L 中分离出来的抗白血病的有效成分，为一双吲哚类抗肿瘤药物。本品对多种移植性动物肿瘤有抑制作用，能抑制 L_{7212}小鼠白血病细胞的增殖。本品能破坏白血病细胞。在本品的作用下，变性坏死的细胞多呈现脱核、肿胀、溶解、变性等坏死，但在治疗前和治疗缓解后很少发现有此现象。实验研究发现，本品还能增强动物的单核巨噬细胞系统的吞噬能力。本品治疗慢性粒细胞白血病的基础可能是通过抑制肿瘤细胞 DNA 的合成，从而抑制恶性细胞的增殖。本品对蛋白质合成无直接影响，其对 DNA 合成的抑制是由于对 DNA 聚合酶的抑制，影响 DNA 的聚合。

服用本品的患者治疗后达到完全或部分缓解需 30～108 日，平均 65.1 日，其疗效出现的顺序大多是先有症状好转、脾脏缩小，继之白细胞数下降，骨髓象恢复后，血中幼稚粒细胞才完全消失，未见肝、肾、心电图等异常现象，无骨髓抑制作用。

(2)药动学　以放射性核素氚标记靛玉红在小鼠体内的药动学显示，给小鼠灌胃后吸收慢、吸收差而分布广，消除慢。血药浓度达峰时间(t_{max})15.1 小时，灌胃的半衰期为 21 小时；经静脉注射后吸收快，在小鼠体内分布亦广，消除相半衰期($t_{1/2\beta}$)为 17.5 小时；经灌胃清除率为 1.38 ml/h，静脉途径的清除率为 6.38 ml/h。本品在肝胆代谢，主要从粪便排出。生物利用度约 46.48%，口服仅约半量被吸收。

【不良反应】 (1)常见轻重程度不一的腹痛、脐周阵痛，另有轻度恶心、呕吐、大便次数增多和里急后重等胃肠道反应，少数严重的不良反应有便血，大多数胃肠道反应于停药即消失。

(2)个别患者可发生白细胞减少，骨髓轻度抑制。

(3)个别患者于长期用药后 2～3 年发生胸闷、气促、心脏扩大、肺动脉增宽、心电图显示电轴右偏、肺型 P 波、肺动脉高压等心血管异常现象，停药后即消失。

(4)个别患者出现头痛、面部及下肢水肿、失眠、关节痛、骨痛、咳嗽、肝功能损害、肠套叠等。

【禁忌证】 (1)对本品过敏者禁用。

(2)妊娠期妇女及哺乳期妇女禁用。

(3)婴幼儿禁用。

【注意事项】 (1)下列情况慎用：肝、肾及心功能不全，肠胃道活动性溃疡或炎症病变者。

(2)对需长期服用本品巩固疗效者，应定期随访心血管的动态改变，如发现异常心血管或心电图表现即应考虑停服本品。

(3)本品剂量需根据患者的耐受性及疗效做调整。

(4)在服药过程中如出现严重的腹泻、腹痛、便血、呕吐、肠套叠、头痛和心血管异常等症状应立即停用。对因各种不良反应停药者，均应严密观察其病情，采取相应的处理并作出鉴别诊断。

(5)若慢性粒细胞白血病等患者服本品已达 6～8 周，而临床症状及血或骨髓象均未见明显改善者，则应考虑停服本品，改用其他治疗。

(6)虽尚未见到有关服用本品对胎儿健康及安全性影响的资料，但考虑到本品可能和其他类型抗肿瘤药物相似，有可能干扰胎儿生长发育或有诱变致畸胎作用，故应避免在妊娠期或哺乳期选用本品。

【用法与用量】 口服　成人一日 50～300 mg，一般一日 200 mg，分 3～4 次口服，至缓解或以 3 个月为 1 个疗程。缓解后需较长期维持服用，维持量视白细胞总数和血小板数进行调整，若服本品无效或见效后亦可考虑改用其他抗慢性粒细胞白血病药物。

【制剂与规格】 靛玉红片：(1)25 mg；(2)50 mg；(3)100 mg。

三氧化二砷(亚砷酸)[医保(乙)]

Arsenic Trioxide(Arsenious Acid)

【适应证】 用于急性早幼粒细胞白血病，原发性肝癌晚期。

【药理】（1）药效学　本品对急性早幼粒细胞白血病（APL）有一定疗效，其作用机制尚不明确。目前的研究显示，染色体t易位（15∶17）是APL的重要细胞遗传学特征，该易位导致APL基因PML和维甲酸受体a（RARa）基因融合，表达PML-RARa蛋白，这种融合蛋白的过度表达是APL发病的主要机制之一，过度表达的PML-RARa可抑制细胞的分化凋亡。实验发现，本品通过调节NB4细胞内PML-RARa的水平，使细胞重又纳入程序化死亡的正常轨道。经维甲酸预处理的NB4细胞，本品诱导其发生凋亡的作用并没有受到影响，这说明该药以一种不依赖于维甲酸调节途径的方式在发挥作用，二者之间不存在交叉耐药。本品可显著抑制人肝癌细胞株SMMC-7721细胞生长，其机制与诱导肝癌细胞发生凋亡有关，且凋亡呈剂量依赖性和时间依赖性。细胞周期分析显示，1 μg/ml本品作用24～72小时，使该细胞生长阻止于G_2/M期。经本品处理4日的食管癌细胞株EC8712和EC 1.71出现显著的凋亡特征，并表现为剂量和时间依赖关系。动物毒性试验结果表明：比格犬以0.1 mg/kg、0.3 mg/kg、3.0 mg/kg连续静脉注射给药90日，低、中剂量组动物在给药末期出现心率下降；高剂量组动物红细胞和血红蛋白均显著降低。停药时进行病理组织学检查，见该组动物多数出现肝细胞变性，少数发生肝细胞坏死、肾小球萎缩，肾小球囊内可见嗜酸粒细胞、坏死细胞及炎性细胞浸润。睾丸中大部分曲细精管细胞层次减少、精子生成受抑制。

（2）药动学　本品静脉给药，组织分布较广，停药时检测组织中砷含量由高到低依次为皮肤、卵巢、肝脏、肾脏、脾脏、肌肉、睾丸、脂肪、脑组织等。停药4周后检测，皮肤中砷含量与停药时基本持平，脑组织中含量有所增加，其他组织中砷含量均有所下降。本品治疗APL患者的药动学检测：持续2小时静脉滴注本品10 mg，血药浓度高峰（C_{max}）为（0.94±0.37）mg/L，达峰时间为4小时，达峰后血浆砷被迅速清除，分布相半衰期（$t_{1/2\alpha}$）为（0.89±0.29）小时，消除相半衰期（$t_{1/2\beta}$）为（12.13±3.31）小时；系统清除率（CL_S）为（1.43±0.17）L/h，分布容积（V_d）为（3.83±0.45）L。在持续用药过程中，药动学参数基本保持一致。治疗中，24小时尿排砷量为每日给药量的1%～8%。指（趾）甲和毛发砷蓄积明显增加，可高达治疗前5～7倍。停药后，尿排泄的砷和末梢蓄积的砷则逐渐下降，结果表明，本品是治疗APL较安全有效的药物。停药后尿砷即开始下降，停药1～2个月尿砷排泄可下降25%～75%不等。

【不良反应】　本品的不良反应与患者个体对砷化物的解毒和排泄功能以及对砷的敏感性有关，出现的不良反应如下。

（1）白细胞过多综合征：在As_2O_3缓解APL的过程中，部分患者出现外周血白细胞增多（为异常中幼粒细胞），此时可出现类似维甲酸综合征的表现。因白细胞过多引起DIC或加重DIC、纤溶亢进、脑血管栓塞引起脑出血、肺血管栓塞导致呼吸窘迫综合征、浸润症状加重，如出现视力下降、骨关节疼痛及尿酸肾病。

（2）体液潴留：患者治疗时出现体重增加、胸膜渗出、心包渗出及颜面浮肿等。

（3）消化系统：恶心、呕吐、食欲缺乏、腹痛、腹泻等为常见的不良反应，对症处理，停药后可消失。一部分患者可出现肝脏损害，包括转氨酶升高、黄疸，停药后肝功能可恢复正常。在巩固治疗的患者肝功能变化是温和的。

（4）泌尿系统：急性肾功能衰竭较少见，可出现肾功能变化，一般停药后可恢复。

（5）神经系统损害：在用药后10～20天左右出现多发生性神经炎和多发性神经根炎症。患者四肢疼痛、麻木，感觉由过敏或异常发展到痛、温、触觉的迟钝、消失，甚至感觉性共济失调。同时，有肢体无力、远端肌肉萎缩，可有明显的自主神经障碍。砷中毒性周围神经炎与一般周围神经炎无区别。大约34%患者于用药的早期出现程度不等的一过性脑血管痉挛性头痛。

（6）心血管系统：可出现心悸、胸闷、心电图变化，包括窦性心动过速，ST段下移，T波倒置或低平，PR间期延长或完全性房室传导阻滞，但多为可逆的；QT间期延长及在此基础上的室性心律失常已有多次报道。

（7）皮肤干燥、红斑或色素沉着。

【禁忌证】（1）对本品过敏者禁用。

（2）严重肝、肾功能不全者禁用。

（3）妊娠期妇女禁用。

【注意事项】（1）本品为医疗毒性药品，必须在专科医生指导下使用。

（2）在用本品治疗前，需对患者进行12-导联的心电图检查、血清内电解质（钾、钙、镁）和肌酐的检查。矫正已存在的电解质异常。患者体内的电解质、血液及血凝数据至少每周检查2次，心电图（ECG）记录至少每周一次。心电图严重异常者（包括QT间期延长者、具有潜在致命性的尖端扭转型室性心动过速和APL分化综合征）慎用本品。

（3）使用本品期间，不宜同时使用能延长QT间期的药物(一些抗心律失常药,硫利达嗪)或导致电解质异常的药物(利尿剂或两性霉素 B)。

(4)用药期间出现外周血白细胞过高时,可酌情选用白细胞单采分离,或应用羟基脲、高三尖杉酯碱、阿糖胞苷等化疗药物。

(5)如出现其他不良反应时,可对症治疗,严重时需停药观察。

(6)遇未按规定用法用量用药而发生急性中毒者,可用二巯基丙醇等药物解救。

【药物相互作用】 在本品的使用过程中,未发现与其他药品之间有药物相互作用。

【用法与用量】 (1)治疗白血病成人　一日 1 次,一次 5～10 mg(或按表面积每次 7 mg/m^2),用 5%葡萄糖注射液或 0.9%的氯化钠注射液 500 ml 溶解稀释后静脉滴注 3～4 小时。四周为一疗程,间歇 1～2 周,也可连续用药。勿将本品与其他药物混合使用。注射后勿存留残余本品以后继续使用。儿童每次 0.16 mg/kg,用法同上。

(2)治疗肝癌　一日 1 次给药,每次 7～8 mg/m^2,用 5%葡萄糖注射液或 0.9%氯化钠注射液溶解稀释后静脉滴注 3～4 小时,两周为一疗程,间歇 1 至 2 周可进行下一疗程。

【制剂与规格】 三氧化二砷注射液:(1)5 ml∶5 mg;(2)10 ml∶10 mg。

注射用三氧化二砷:(1)5 mg;(2)10 mg。

榄香烯[医保(乙)]

Elemene

【适应证】 ①注射给药用于治疗肺癌、肝癌、食管癌、鼻咽癌、脑瘤、骨转移癌等恶性肿瘤,与放、化疗联合可以增强疗效,降低放、化疗的毒副作用;也用于介入、腔内化疗及癌性胸腹水的治疗。②口服给药用于治疗食管癌、贲门癌、胃癌、肠癌等消化道恶性肿瘤。

【药理】 (1)药效学　榄香烯是从姜科植物温郁金挥发油中提取的抗癌有效成分。其主要生物学活性为降低肿瘤细胞有丝分裂能力,诱发肿瘤细胞凋亡,抑制肿瘤细胞的生长。药理实验表明,腹腔注射榄香烯乳对肿瘤细胞的 DNA、RNA 及蛋白质合成有明显的抑制作用。该药还能直接作用于细胞膜,使肿瘤细胞破裂,可以改变和增强肿瘤细胞的免疫原性,诱发和促进机体对肿瘤细胞的免疫反应。与放疗或其他化疗药物及生物反应调节剂联合应用有协同作用。本品毒副作用较小,对正常细胞和周围白细胞影响较小。静脉注射半数致死量(LD_{50})为(270.07±18.93) mg/kg,口服 LD_{50} 大于 5 g/kg。常用量对小鼠无致畸、致突变作用。

(2)药动学　本品血浆中药物的动态变化属二室模型。药物自血浆消除较快,且呈线性动力学。本品分布相半衰期($t_{1/2\alpha}$)为 11.2 小时,消除相半衰期($t_{1/2\beta}$)为 10.5 小时,在各组织中药物浓度降低速度较慢。静脉注射本品 15 分钟后,药物在脑、心、肺、肾、脾、肝和脂肪中含量较多。腹腔注射后,药物在脂肪组织含量最高。口服吸收差,生物利用度仅为 18.8%。该药自尿、粪、胆汁中的排出量很小,从呼吸道排出及体内生物转化是其重要消除途径。本品平均血浆蛋白结合率为 97.7%。

【不良反应】 (1)注射给药　部分患者用药后可有静脉炎、发热、局部疼痛、过敏反应、轻度消化道反应。

(2)口服给药　可能有消化道反应,如恶心、腹泻等,偶有食欲缺乏。不良反应多为轻度,不影响治疗。

【禁忌证】 对本品过敏者禁用。

【注意事项】 (1)严重血小板减少症或有严重进行性出血倾向患者慎用。

(2)部分患者初次用药后,可有轻微发热、多在 38 ℃以下,于给药之前 30 分钟口服泼尼松或解热镇痛药可预防或减轻发热。

(3)本品腔内注射时可致少数患者疼痛,如使用前根据患者的具体情况使用局部麻醉药和止痛药则可减轻或缓解疼痛,使患者能够耐受。

(4)妊娠期及哺乳期妇女慎用。

(5)高热、胸腹水合并严重感染的患者慎用。

【用法与用量】 (1)口服　一次 20 ml,一日 3 次。饭前半小时空腹小口吞服,连服 4～8 周为一疗程。治疗食管癌时,为增加药物与食管壁的接触时间,可将药液拌入米粉、粥、藕粉中服用。

(2)静脉滴注　单药治疗或与常规放、化疗方案联合使用,一次 400～600 mg,用氯化钠注射液或 5%葡萄糖注射液 300～400 ml 稀释,也可用 10%脂肪乳注射液或 20%脂肪乳注射液 150 ml 稀释后静脉滴注,一日 1 次,2～3周为 1 周期,4 个周期为一疗程。

(3)胸、腹腔内注射　用于恶性胸腹水,放尽胸水或尽量放出腹水后(抽取胸腹水需根据具体情况 1 次或分多次完成),先肌内注射哌替啶 50 mg(或使用阿片类药物),20 分钟后胸、腹腔内注射 2%盐酸利多卡因注射液 5～10 ml 及硫酸庆大霉素 8 万 U,然后胸水患者,胸腔注射本品按体表面积 200～300 mg/m^2;腹水患者,将本品按体表面积 300～400 mg/m²用 250 ml 氯化钠注射液稀释，然后缓慢注入腹腔。用药后让患者变换体位，一周 1～2 次，2 周为一疗程。

【制剂与规格】 榄香烯口服乳液：(1)10 ml∶100 mg；(2)20 ml∶200 mg。

榄香烯注射液：(1)5 ml∶25 mg；(2)20 ml∶100 mg。

盐酸昂丹司琼

Ondansetron Hydrochloride

【适应证】 止吐药。用于：①细胞毒性药物化疗和放射治疗引起的恶心呕吐；②预防和治疗手术后的恶性呕吐。

【药理】 (1)药效学　本品是一强效、高选择性的 5-羟色胺($5\text{-}HT_3$)受体拮抗药，有强镇吐作用。药物化疗和放射治疗可造成小肠释放 5-羟色胺(5-HT)，经由 $5\text{-}HT_3$受体激活迷走神经的传入支，触发呕吐反射。一般认为，本品能阻断此处的 $5\text{-}HT_3$受体而发挥止吐作用的。由于本品的高选择性作用，因而不具有其他止吐药的副作用，如锥体外系反应、过度镇静等。

(2)药动学　本品口服后血药浓度达峰时间为 1.5 小时，其生物利用度约为 60%(老年人则更高)，血浆蛋白结合率为 75%。口服或静脉给药时，本品的体内情况大致相同，消除相半衰期($t_{1/2\beta}$)为 3 小时，老年人可能延长至 5 小时。药物彻底代谢，代谢物经肾脏(75%)与肝脏(25%)排泄。

【不良反应】 可有头痛，头部和上腹部有温热感，腹部不适、便秘、口干、皮疹、注射部位局部反应，偶见支气管哮喘或过敏反应，暂时性无症状转氨酶升高。上述反应一般轻微，不需特殊处理。偶见运动失调，癫痫发作，胸痛、心律不齐、低血压及心动过缓等罕见报告。

【禁忌证】 对本品过敏者禁用。胃肠梗阻者禁用。

【注意事项】 (1)妊娠期妇女及哺乳期妇女慎用。

(2)胃肠道梗阻者不宜应用。

【用法与用量】 成人　一日 8 mg。

(1)对于高度催吐的化疗药引起的呕吐在化疗前 30 分钟，化疗后 4 小时、8 小时各静脉滴注本品8 mg，停止化疗以后每 8～12 小时口服片剂 8 mg。

(2)对催吐程度不太强的化疗药引起的呕吐，化疗前 30 分钟静脉滴注本品 8 mg，以后每 8～12 小时口服片剂 8 mg，连用 5 天。

(3)对于放射治疗引起的呕吐，首剂应于放疗前 1～2 小时口服片剂 8 mg，以后每 8 小时口服8 mg。

(4)对于预防和治疗手术后呕吐，成人可于麻醉诱导同时静脉滴注本品 4 mg，对已出现术后恶心呕吐时，可缓慢静脉滴注本品 4 mg 进行治疗。输注时间应不小于 15 分钟。

【制剂与规格】 盐酸昂丹司琼片：(1)4 mg；(2)8 mg。

盐酸昂丹司琼胶囊：(1)4 mg；(2)8 mg。

盐酸昂丹司琼注射液：(1)2 ml∶4 mg；(2)4 ml∶8 mg。

盐酸格拉司琼[药典(二)；医保(乙)]

Granisetron Hydrochloride

【适应证】 用于预防和治疗细胞毒类药物化疗或放射治疗引起的恶心和呕吐，也用于预防和治疗手术引起的恶心和呕吐。

【药理】 (1)药效学　本品是一强效、高选择性的外周神经元和中枢神经系统内 5-羟色胺$_3$($5\text{-}HT_3$)受体拮抗药。对因化疗、放疗及手术引起的恶心和呕吐具有良好的预防和治疗作用。化疗、放疗及外科手术等因素可引起肠嗜铬细胞释放 5-羟色胺(5-HT)，5-HT 可激活中枢或迷走神经的 $5\text{-}HT_3$受体触发呕吐反射。本品可选择性地阻断这一反射的触发。由于本品的高选择性作用，因而不具有其他止吐药的副作用，如锥体外系反应、过度镇静等。止吐作用较昂丹司琼强。

(2)药动学　本品口服吸收迅速且完全。血药浓度达峰时间为 3 小时。健康受试者静脉注射本品 20 μg/kg 或 40 μg/kg 后，平均血药浓度峰值分别为 13.7 μg/L 和 42.8 μg/L。消除相半衰期($t_{1/2\beta}$)3.1～5.9 小时。本品在体内分布广泛，血清蛋白结合率约为 66%。大部分药物可迅速代谢，主要代谢途径为 N-去烷基化及芳香环氧化后再被共轭化。剂量的 8%～9%以原形、70%以代谢物的形式从尿中排出，15%从粪便中排出，几乎全部为代谢物。老年人用药后药动学参数与年轻人无异。

【不良反应】 常见头痛、倦怠、发热、便秘及胃肠道功能紊乱，偶有短暂性肝氨基转移酶增高。上述反应轻微，无须特殊处理。

【禁忌证】 (1)对本品过敏者禁用。

(2)胃肠道梗阻者禁用。

(3)妊娠期妇女禁用。

【注意事项】 (1)哺乳期妇女慎用。

(2)儿童的安全性尚未确定。

(3)本品不宜与其他药物混合使用。

【药物相互作用】 与利福平或其他肝酶诱导药物

同时使用，其血药浓度降低，可适当增加剂量。

【用法与用量】 (1)口服　成人一次 1 mg，一日 2 次。第 1 次于化疗前 1 小时服用，第 2 次于第 1 次服药后 12 小时服用。肝、肾功能不全者无须调整剂量。

(2)静脉滴注　成人一次 3 mg，于化疗前 30 分钟给药。大多数患者只需给药 1 次，对恶心和呕吐的预防作用可超过 24 小时。必要时可增加给药次数 1～2 次，但一日最大剂量不应超过 9 mg。老年人和肝、肾功能不全者无须调整剂量。

【制剂与规格】 盐酸格拉司琼片：1 mg。

盐酸格拉司琼分散片：1 mg。

盐酸格拉司琼胶囊：1 mg。

盐酸格拉司琼注射液：(1)1 ml∶1 mg；(2)3 ml∶3 mg。

盐酸格拉司琼氯化钠注射液：50 ml∶格拉司琼 3 mg与氯化钠 0.45 g。

盐酸格拉司琼葡萄糖注射液：100 ml∶格拉司琼 3 mg与葡萄糖 5 g。

注射用盐酸格拉司琼：3 mg。

盐酸托烷司琼[医保(乙)]

Tropisetron Hydrochloride

【适应证】 用于预防和治疗癌症化疗引起的恶心和呕吐。

【药理】 (1)药效学　本品是一种外周神经元及中枢神经系统 5-羟色胺($5\text{-}HT_3$)受体的高效、高选择性竞争拮抗剂。本品能选择性地阻断该反射中外周神经元突触前 $5\text{-}HT_3$受体兴奋功能，并直接调节中枢神经系统传入迷走神经的 $5\text{-}HT_3$受体的作用。本品作用时限为 24 小时，只需每天给药 1 次。本品可预防化疗引起的恶心和呕吐，无锥体外系反应。

(2)药动学　本品口服后在胃肠道吸收迅速而完全，生物利用度与给药剂量有关。用药剂量 5 mg 时，生物利用度约为 60%；每次给药 45 mg 时，生物利用度几乎为 100%。口服 100 mg 后，血药浓度达峰时间(t_{max})为 2～3.5 小时，血药浓度峰值(C_{max})为 21.7～29 μg/L；静脉注射为 C_{max}为 82～84 μg/L，作用维持 24 小时。本药约 71%以非特异性方式与血浆蛋白结合，成人表观分布容积(V_d)为 400～600 L。儿童表观分布容积较小，3～6 岁约为 145 L，7～15 岁约为 265 L。代谢正常者静脉给药后消除相半衰期($t_{1/2\beta}$)为 7.3 小时，口服给药后为 42 小时。代谢不良者，静脉给药后 $t_{1/2\beta}$为 30 小时，口服给药后 42 小时。代谢正常者，本品约 8%以原形尿中排泄，70%以代谢物尿中排泄，15%的代谢产物经粪便排出。代谢异常者尿中原形排出比例大于正常代谢者。代谢正常者，总体清除率 1000 ml/min，经肾清除率 10%。代谢不良者总体清除率为 100～200 ml/min，但肾清除率不变，清除率降低导致药物清除半衰期延长 4～5 倍，曲线下面积(AUC)升高 5～7 倍，而 C_{max}及 V_d却与代谢正常者无显著差别。儿童的绝对生物利用度及终末相半衰期与健康志愿者相似。老年人药动学参数与年轻人无异。

【不良反应】 推荐剂量下的不良反应为一过性的。常见的不良反应有头痛、便秘、眩晕、疲劳及胃肠功能紊乱(如腹痛和腹泻)。

【禁忌证】 (1)对本品过敏者禁用。

(2)妊娠期妇女禁用。

【注意事项】 (1)高血压未控的患者，用药后可能引起血压进一步升高。

(2)本品是否泌入人乳尚未阐明，故哺乳妇女不应授乳。

(3)多次大剂量使用可有幻视，高血压患者的血压可升高。应给予对症治疗，并对患者重要生命体征进行监测。

【药物相互作用】 本品与利福平或其他肝酶诱导剂同时使用，可导致本品的血药浓度降低。

【用法与用量】 (1)口服　成人　一次 5 mg，一日 1 次，于进食前至少 1 小时服用，或于早上起床后立即用水送服。疗程 2～6 日，轻症者可适当缩短疗程。

(2)静脉滴注或静脉注射　成人　一次 5 mg，一日 1 次，疗程为 6 日。化疗前 30 分钟静脉滴注或缓慢静脉注射。

【制剂与规格】 盐酸托烷司琼片：5 mg。

盐酸托烷司琼胶囊：5 mg。

盐酸托烷司琼口服溶液：10 ml∶5 mg。

盐酸托烷司琼注射液：(1)2 ml∶2 mg；(2)5 ml∶5 mg。

注射用盐酸托烷司琼：(1)2 mg；(2)5 mg。

盐酸托烷司琼氯化钠注射液：(1)100 ml∶盐酸托烷司琼 2 mg 与氯化钠 0.9 g；(2)100 ml∶盐酸托烷司琼 5 mg与氯化钠 0.9 g。

盐酸托烷司琼葡萄糖注射液：(1)100 ml∶托烷司琼 2 mg与葡萄糖 5 g；(2)100 ml∶托烷司琼5 mg与葡萄糖 5 g。

亚叶酸钙(甲酰四氢叶酸钙)[药典(二)；医保(乙)]

Calcium Folinate(Leucovorin Calcium)

【适应证】 (1)主要用作叶酸拮抗剂(如甲氨蝶呤、

乙胺嘧啶或甲氧苄啶等)的解毒剂。

(2)用于预防甲氨蝶呤过量或大剂量治疗后所引起的严重毒性作用。

(3)由叶酸缺乏所引起的巨幼细胞性贫血。

(4)与氟尿嘧啶联合应用时,用于治疗晚期结肠癌、直肠癌。

【药理】 (1)药效学　高剂量甲氨蝶呤-亚叶酸钙解救(HD MTX-CF)疗法使甲氨蝶呤的剂量比常规剂量提高100倍以上,血液中药物浓度达到较高水平,促使甲氨蝶呤更多进入肿瘤细胞内,提高疗效。高剂量甲氨蝶呤可产生严重的毒性反应,高剂量甲氨蝶呤联合亚叶酸钙(CF)的解毒治疗,可显著降低其毒性反应。亚叶酸钙系四氢叶酸的同系物,进入体内后转变为亚甲基四氢叶酸和N^{10}-甲酰四氢叶酸,可绕过甲氨蝶呤阻断代谢途径,从旁路解毒。亚叶酸钙与甲氨蝶呤共用一主动转运系统,肿瘤细胞缺乏主动转运四氢叶酸的能力,亚叶酸钙在瘤组织达不到解救水平。亚叶酸钙的另一应用是与氟尿嘧啶同时应用提高氟尿嘧啶疗效。在DNA合成过程中脱氧尿苷酸(dUMP)需在胸苷酸合成酶(TMPS)催化下接受亚甲基四氢叶酸还原酶转来的甲基,形成脱氧胸苷酸(dMPS)。同时需要二氢叶酸还原酶使二氢叶酸转变为亚甲基四氢叶酸还原酶。氟尿嘧啶进入体内后先变为氟嘧啶脱氧核苷酸抑制胸苷酸合成酶。在此过程中脱氧胸苷酸、亚甲基四氢叶酸还原酶和磷酸脱氧尿苷三者形成一个过渡性复合物。当复合物分解,释放二氢叶酸、脱氧胸苷酸合成酶和三磷酸脱氧腺苷。氟尿嘧啶形成三联复合物后不能分解,脱氧胸苷酸的功能受到抑制,不能生成胸腺嘧啶核苷酸。氟尿嘧啶脱氧核苷酸与酶的结合力与亚甲基四氢叶酸还原酶的浓度成正比,因此提高亚甲基四氢叶酸还原酶的浓度可使氟尿嘧啶抑制脱氧胸苷酸的作用增强。

(2)药动学　参阅第八章第一节。

【不良反应】【注意事项】【药物相互作用】 参阅第八章第一节。

【用法与用量】 规定的剂量和给药时间均应严格遵守,不得随意改变。补加剂量或停药必须经负责医师同意。

(1)肌内注射　①甲氨蝶呤的"解救"疗法,本品剂量最好根据血药浓度测定。一般采用剂量按体表面积为9～15 mg/m^2,每6～8小时一次,持续2日,直至甲氨蝶呤血清浓度在5×10^{-8} mol/L以下。②乙胺嘧啶或甲氧苄啶等的解毒剂,每次剂量肌注9～15 mg,视中毒情况而定。③用于贫血,每日肌注1 mg。

(2)静脉注射　结肠-直肠癌的辅助治疗,与氟尿嘧啶联合应用。本品静脉注射200 mg/m^2,注射时间不少于3分钟,接着用氟尿嘧啶300～400 mg/m^{2}静脉注射,一日1次,连续5日为一疗程,根据毒性反应,每隔4～5周可重复一次,以延长存活期。

小儿剂量可酌情参照成人用量。

【制剂与规格】 亚叶酸钙注射液:(1)1 ml∶3 mg;(2)1 ml∶5 mg;(3)1 ml∶15 mg;(4)1 ml∶25 mg;(5)1 ml∶100 mg;(6)1 ml∶300 mg。

甘氨双唑钠
Glycididazole Sodium

【适应证】 本品为放射增敏药,适用于对头颈部肿瘤、食管癌、肺癌等实体肿瘤进行放射治疗的患者。

【药理】 (1)药效学　甘氨双唑钠为肿瘤放疗的增敏剂,属于硝基咪唑类化合物,可将射线对肿瘤乏氧细胞DNA的损伤固定,抑制其DNA损伤的修复,从而提高肿瘤乏氧细胞对辐射的敏感性。

(2)药动学　人静脉滴注甘氨双唑钠后,药物原形药在注药后即刻达到高峰,随后迅速下降,4小时后一般已测不出原药。给药后1～3小时其代谢产物甲硝唑达峰值,24～48小时已测不出代谢产物。给药剂量为800 mg/m^{2}的C_{max}为(36.54±9.62) μg/ml,$t_{1/2\beta}$为(0.9956±0.5)小时,AUC为(25.3780±7.1)(μg·h)/ml。给药后4小时内可由尿中排出总药量的53.1%～77.5%。甘氨双唑钠平均蛋白结合率为14.2%±2.2%。

【不良反应】 使用中有时会出现ALT、AST的轻度升高和心悸、窦性心动过速、轻度ST段改变。偶尔出现皮肤瘙痒、皮疹和恶心、呕吐等。

【禁忌证】 肝肾功能和心脏功能严重异常者禁用。

【注意事项】 (1)本品必须伴随放射治疗使用,单独使用本品无抗癌作用。

(2)在使用本品时若发生过敏反应,应立即停止给药并采取适当的措施。

(3)使用本品时应注意监测肝功能和心电图变化,特别是肝功能、心脏功能异常者。

(4)包装破损或稀释液不澄明者禁止使用。

【用法与用量】 静脉滴注　按体表面积每次800 mg/m^2,于放射治疗前加入到100ml 0.9%氯化钠注射液中充分摇匀后,30分钟内滴完。给药后60分钟内进行放射治疗。建议于放射治疗期间按隔日一次,每周3次用药。

【制剂与规格】 注射用甘氨双唑钠:(1)0.25 g;(2)0.6 g。

奥替拉西钾

Potassium Oxonate

【适应证】 抗癌新药替吉奥组成成分之一，可抑制抗肿瘤药物替加氟的毒副作用。

【药理】 (1)药效学　本品口服给药后主要对消化道内分布的乳清酸磷酸核糖基转移酶有选择性拮抗作用，从而选择性地抑制 5-FU 转变为 5-FUMP。上述作用的结果使本品口服后抗肿瘤作用增强，但消化道毒性降低。

(2)药动学　给药后 72 小时内尿中奥替拉西钾累积排泄率为 2.2%。口服替吉奥 25～200 mg/人后，奥替拉西钾的 AUC 值和 C_{max} 呈剂量依赖性上升。一日 2 次，连续 28 天口服替吉奥 32～40 mg/m^2，分别于第 1、7、14、28 天测定血药浓度，结果显示血药浓度迅速达稳态。

【不良反应】 使用中有时会出现 ALT、AST 的轻度升高和心悸、窦性心动过速、轻度 ST 段改变。偶尔出现皮肤瘙痒、皮疹和恶心、呕吐等。

【注意事项】 对本品过敏者禁用，过敏体质者慎用。

【制剂与规格】 替吉奥胶囊：(1)20 mg：替加氟 20 mg，吉美嘧啶 5.8 mg，奥替拉西钾 19.6 mg；(2)25 mg：替加氟 25 mg，吉美嘧啶 7.25 mg，奥替拉西钾 24.5 mg。

吉美嘧啶

Gimestat

【适应证】 抗癌新药替吉奥组成成分之一，可抑制抗肿瘤药物替加氟的毒副作用。

【药理】 (1)药效学　本品主要在肝脏分布，对 5-FU 分解代谢酶 DPD 具有选择性拮抗作用，从而使由替加氟转变成 5-FU 的浓度增加，继而使肿瘤内 5-FU 的磷酸化代谢产物 5-FUMP 以高浓度持续存在，增强了抗肿瘤作用。

(2)药动学　给药后 72 小时内尿中吉美嘧啶累积排泄率为 52.8%。

口服替吉奥 25～200 mg/人后，吉美嘧啶的 AUC 值和 C_{max} 呈剂量依赖性上升。一日 2 次，连续 28 天口服替吉奥 32～40 mg/m^2，分别于第 1、7、14、28 天测定血药浓度，结果显示血药浓度迅速达稳态。此外，连续给药后内源性尿嘧啶迅速减少，表明吉美嘧啶对 DPD 的可逆性抑制作用增强。

【不良反应】 使用中有时会出现 ALT、AST 的轻度升高和心悸、窦性心动过速、轻度 ST 段改变。偶尔出现皮肤瘙痒、皮疹和恶心、呕吐等。

【注意事项】 对本品过敏者禁用，过敏体质者慎用。

【制剂与规格】 替吉奥胶囊：(1)20 mg：替加氟 20 mg，吉美嘧啶 5.8 mg，奥替拉西钾 19.6 mg；(2)25 mg：替加氟 25 mg，吉美嘧啶 7.25 mg，奥替拉西钾 24.5 mg。

香菇多糖

Lentinan, LNT

【适应证】 用于恶性肿瘤的辅助治疗。

【药理】 (1)药效学　本品是一种具有免疫调节作用的抗肿瘤辅助药物，能促进 T、B 淋巴细胞增殖，提高 NK 细胞活性。动物试验显示，本品对动物肿瘤(如 S_{180} 肉瘤及 EC 实体瘤)有一定抑制作用。

(2)药动学　尚无人体试验的数据。小鼠、大鼠静脉注射本品后，香菇多糖在血中的浓度迅速下降($t_{1/2\alpha}$<3 小时)，以后缓慢减少($t_{1/2\alpha}$>50 小时)。在血中的分布呈二相型。给药后 5 分钟各脏器中的分布，大部分在肝，其次为脾、肺、肾。放射活性在肝、脾中消失缓慢，但在肺、肾中迅速减少。给大鼠及犬本品后，初期大部由尿中排出，以后在相当长时间内有小量由尿和粪中慢慢排出。但很难由呼吸道测出。大鼠中由胆汁中排出很少。只有少量或不能通过胎盘进入胚仔中，在乳汁中也未能测出。在皮下接种肉瘤$_{180}$的小鼠，香菇多糖注射后 5 分钟在体内的分布为肝(给药量的 11%)、脾(4%)、肾(0.6%)和肿瘤(0.2%)，在肿瘤内无特异性吸收。在用药后 24 小时后和 1 周期后再次观察，其结果都相同。

【不良反应】 (1)休克　较为罕见，因此在患者用药后应密切观察。出现口内异常感、畏寒、心律失常、血压下降、呼吸困难等症状时应立即停药并适当及时处理。

(2)皮肤　偶见皮疹、发红，应及时停药，必要进行处理。

(3)呼吸系统　偶见胸部压迫感、咽喉狭窄感，应密切观察。发生时应减慢给药速度，如改静脉推注为滴注或减慢滴注速度。

(4)消化系统　偶见恶心、呕吐、食欲缺乏。

(5)神经系统　偶见头痛，头重、头晕。

(6)血液　偶见红、白细胞及血红蛋白减少。

(7)其他　偶见发热，出汗、面部潮红等症状。

【禁忌证】 尚不明确。

【注意事项】 (1)虽然临床试验仅有很少数患者发

生头晕胸闷、面部潮红等一过性反应，临床仍应注意过敏反应的可能性。

(2)对于本人或家族中容易发生支气管哮喘、荨麻疹等过敏症状的特异性体质患者应慎用。

(3)本品加入溶剂后要用力振摇使完全溶解即能使用。

【药物相互作用】 本品应避免与维生素A制剂混用。

【用法与用量】 静脉滴注 一次1瓶(1 mg)，一周两次或遵医嘱。用2 ml注射用水振摇溶解，加入250 ml0.9%氯化钠注射液或5%葡萄糖注射液中，或用5%葡萄糖注射液5～10 ml完全溶解后静脉注射。

【制剂与规格】 香菇多糖片：0.1 g。

香菇多糖胶囊：每粒装0.185 g。

香菇多糖注射液：2 ml：1 mg。

注射用香菇多糖：1 mg。

盐酸替利定

Tilidine

【适应证】 镇痛解痉。适用于慢性关节痛、恶性肿瘤疼痛、消化道痉挛疼痛、尿道及胆道疼痛、术后疼痛、矫形、外伤、妇科疾病、口腔疾病引起的疼痛、神经痛，尤其用于三叉神经痛。

【药理】 (1)药效学 镇痛解痉。本品镇痛作用明显，使用后5～20分钟起效，药效持续4～6小时。

(2)药动学 本品吸收良好。经肝脏代谢，90%以代谢物形式从尿液中排出，只有少量以原形排出。

【不良反应】 眩晕、恶心、呕吐、精神恍惚。

【禁忌证】 (1)妊娠及肾功能不全者禁用。

(2)驾驶员慎用。

【注意事项】 (1)用药期间不得饮酒。

(2)在15～30 ℃保存。

【药物相互作用】 与乙醇、兴奋剂及其他镇痛剂、巴比妥类药物、镇静剂、三环抗抑郁药合用时可增强中枢抑制作用。

【用法与用量】 盐酸替利定口服液含量10%，口服：常用量一日5～20 ml，一日15～80 ml；每张处方最大量105～560 ml。

【制剂与规格】 盐酸替利定口服溶液剂：10 ml：500 mg。

氨磷汀

Amifostine

【适应证】 对于反复接受顺铂治疗的晚期卵巢癌或非小细胞肺癌的患者，氨磷汀用于降低顺铂对肾脏的蓄积性毒性，而不降低上述病例中顺铂的治疗效果。

对于进行术后放疗且照射窗包括大部分腮腺的头颈部癌患者，氨磷汀用于降低中度至重度口腔干燥的发生率，而不降低放疗的疗效。

【药理】 (1)药效学 本品为一种有机硫化磷化合物。它在组织中被与细胞结合的碱性磷酸酶水解脱磷酸后，成为具有活性的代谢产物WR-1065，其化学结构式 $H_2N\text{-}(CH_2)_3\text{-}NH\text{-}(CH_2)_2\text{-}SH$，因巯基具有清除组织中自由基的作用，故能减低顺铂、环磷酰胺及丝裂霉素等的毒性。

(2)药动学 肿瘤患者按体表面积静脉注射本品740 mg/m^2 或910 mg/m^2，15分钟能达到最大的血药浓度。本品在血浆中快速地被清除，其分布半衰期($t_{1/2\alpha}$)小于1分钟，清除半衰期约8分钟。本品在用药6分钟后仅有少于10%在血浆中残存，它被快速地代谢为活性的游离巯基化合物。一个二硫化合物的代谢产物随后生成，其活性弱于游离的巯基化合物。10秒钟内一次推注150 mg/m^2 本品，原药、巯基化合物及二硫化合物的排出量在给药后的那段时期是很低的，分别是注射量的0.69%、2.64%、2.22%。静脉注射输注本品5～8分钟后，骨髓细胞中已发现游离的巯基化合物，用地塞米松或甲氧氯普胺预先处理，对本品的药代动力学无影响。

【不良反应】 (1)头晕、恶心、呕吐、乏力等，但患者可耐受。

(2)用药期间，一过性的血压轻度下降，一般5～15分钟内缓解，小于3%的患者因血压降低明显而需停药。

(3)推荐剂量下，小于1%的患者出现血钙浓度轻度降低。

(4)个别患者可出现轻度嗜睡、喷嚏、面部温热感等。

【禁忌证】 对本品及异丙醇过敏者禁用。

【注意事项】 (1)患者在接受输注前应保证足够水化并在输注时监测血压变化。本品应输注15分钟。

(2)未研究过本品与0.9%氯化钠注射液以外溶液的相容性。不推荐使用其他溶液。

(3)对细胞毒药物疗效的影响 本品先于顺铂给药除应用于晚期卵巢癌及非小细胞肺癌外，目前只有有限的资料说明其在其他肿瘤时仍保持抗肿瘤疗效。尽管一些动物实验数据表明该药可能干扰治疗，但在大多数肿瘤模型中，化学治疗的作用并不因本品的作用而降低。鉴于干扰肿瘤治疗的可能性，对于化疗可以产生显著治疗效果或治愈的肿瘤如：某些生殖细胞起源的肿瘤患者，则不建议使用氨磷汀。

(4)对放疗疗效的影响　只是在进行常规分次放疗且仅当≥75%的双侧腮腺暴露于照射野时，对氨磷汀进行了研究。在联合化疗和放疗以及在加速高分格治疗的条件下，氨磷汀对口腔干燥的发生率以及毒性的影响尚无系统的研究。因此，对于接受根治性放疗的患者，由于目前尚无充分的资料可以排除在该情况下的肿瘤保护效应，所以不应当使用氨磷汀。

(5)低血压　处于低血压或脱水状态的患者避免应用本品。接受抗高血压治疗的患者如果在使用本品24小时前不能停止抗高血压治疗者，同样不能接受本品治疗。患者应当在输注本品之前保证足够的水化，并在注射用药时保持平卧。在输注药物时，应每5分钟监测一次血压。应持续输注15分钟，长于15分钟注射可能会产生较多的副作用。如果发生低血压需要中断治疗时，患者应被保持垂头仰卧位并输注0.9%氯化钠注射液。

(6)恶心和呕吐　当本品与高效致吐的化疗药物同时应用时，应仔细监测患者的体液平衡。

(7)低血钙　临床中有关应用本品而致低血钙的报告很少，应监测有低血钙危险患者的血清钙水平，如那些有肾病综合征的患者，如需要应补充钙。

【药物相互作用】　尚未发现本品对其他药物的影响。然而，本品慎用于服用降压药或其他可增强降压作用药物的患者。

【给药说明】　静脉滴注，每次化疗或放疗前应用一次。

【用法与用量】　(1)对于化疗患者，本品起始剂量为按体表面积一次500～600 mg/m^2，溶于0.9%氯化钠注射液50 ml中，在化疗开始前30分钟静脉滴注，15分钟滴完。

(2)对于放疗患者，本品起始剂量为按体表面积一次200～300 mg/m^2，溶于0.9%氯化钠注射液50 ml中，在放疗开始前30分钟静脉滴注，15分钟滴完。

(3)推荐用止吐疗法，即在给予本品前及同时静脉注射地塞米松5～10 mg及5-HT_3受体拮抗剂。

(4)如果收缩压比表中所列基准值降低明显，应停止本品输注。

基础收缩压(mmHg)	<100	100～119	120～139	140～179	≥180
输注氨磷汀时收缩压降低(mmHg)	20	25	30	40	50

如血压在5分钟内恢复正常且患者无任何症状可重新开始输注，氨磷汀可给全剂量。如果不能全剂量用药，下一疗程剂量应酌情减低。

【制剂与规格】　注射用氨磷汀：(1)0.4 g；(2)0.5 g。

因卡膦酸二钠

Incadronate Disodium

【适应证】　恶性肿瘤引起的骨转移疼痛。

【药理】　(1)药效学　本品为双膦酸盐类药物。本品静脉滴注可以治疗恶性肿瘤引起的高钙血症。本品在小鼠颅骨培养试验中抑制骨吸收，抑制移植肿瘤大鼠尿液中脱氧吡啶磷酸盐浓度的升高。在大鼠和小鼠试验性高钙血症试验中，本品能够降低血中游离钙离子的浓度。

(2)药动学　健康成人静脉滴注给药2小时，α和β半衰期分别为0.26～0.40小时和1.58～1.98小时，药代动力学呈线性，给药后24小时有55%～70%原形药物通过尿液排泄；肿瘤患者滴注2小时至24小时有10.5%的药物以原形从尿中排出，未排出的药物大部分进入骨组织。动物试验表明：给药后迅速从循环系统清除，主要分布在骨骼、肝脏、肾脏和脾脏中，本品可长期滞留于骨组织中，半衰期长达351天。

【不良反应】　(1)最常见的不良反应为发热。

(2)其他不良反应包括①血压降低。血压降低只是偶然发生，如观察到异常情况，应作处理。②意识障碍：意识障碍很少发生，如观察到异常情况，应作处理。③急性肾功能不全：二膦酸盐的使用中这种报道极少，如出现这种情况，应适当处理。④低血钙：低血钙伴有手足抽搐，双手麻木等临床症状，在二膦酸盐的使用中这些报道极少，如出现这种情况，应注射钙剂等处理。

【禁忌证】　对本药物过敏者禁用。

【注意事项】　(1)下列患者使用本品需谨慎：严重肾功能障碍患者(可能有较高的血药浓度)，身体状况极度不良的患者(身体状况可能恶化)，心脏疾病患者(静脉滴注0.9%氯化钠注射液增加心脏负荷，可能导致左心室不全或充血性心脏不全)，老年患者。

(2)其他注意事项：使用本品后，需做肾功能检查(血清肌酐、BUN等)。使用本品后，需注意观察与高钙血症相关的一些指标，如钙、磷、镁、钾。由于使用本品可能引起低血钙，需特别注意观察血清钙水平。

【药物相互作用】　本品与降钙类制剂合用时如出现血钙降低，表现出低血钙症状时，应给予滴注钙剂。

【用法与用量】　用0.9%氯化钠注射液溶解后稀释于500～1000 ml 0.9%氯化钠注射液中，静脉滴注2～4小时。一般患者一次用量不超过10 mg，65周岁以上患者推荐剂量为一次 5 mg。

【制剂与规格】 注射用因卡膦酸二钠：(1)10 mg；(2)5 mg。

左亚叶酸钙

Calcium Levofolinate

【适应证】 与5-氟尿嘧啶合用，用于治疗胃癌和结直肠癌。

【药理】 (1)药效学　亚叶酸是四氢叶酸(THF)的5-甲酰衍生物的非对映体混合物，其生物活性物质为左旋体称为左亚叶酸。亚叶酸不需要经过二氢叶酸还原酶的还原作用而直接参与使用叶酸作为体内转移“一碳基团”载体的生物反应。L-亚叶酸(L-5甲酰四氢叶酸)快速代谢(依次为5,10-甲基四氢叶酸，5,10-亚叶酸四氢叶酸)为L-5-甲基四氢叶酸，L-5-甲基四氢叶酸能够通过其他途径代谢为5,10-亚甲基四氢叶酸，5,10-亚甲基四氢叶酸通过PDAH2和NADPH辅酶的催化还原，不可逆的转化为5-甲基四氢叶酸。使用亚叶酸能够抵消抑制二氢叶酸还原酶的盐酸拮抗剂(例如甲氨蝶呤)的治疗效果和毒性。亚叶酸能够增强氟嘧啶(如5-氟尿嘧啶)在肿瘤治疗中的疗效和毒性作用。同时使用亚叶酸似乎不改变5-氟尿嘧啶在血浆中的药代动力学过程。5-氟尿嘧啶在体内代谢为脱氧氟尿嘧啶核苷酸，结合并抑制胸苷酸合成酶(该酶在DNA修复和复制中十分重要)。亚叶酸在体内很容易转化成5,10-亚甲基四氢叶酸，该转化物能够稳定脱氧氟尿嘧啶核苷酸与胸苷酸合成酶的结合，进而增强对该酶的抑制作用。

(2)药动学　在日本进行的人体药代动力学研究显示，健康受试者静脉滴注左亚叶酸按125 mg/m²2小时，血药浓度为7.5 μg/ml，半衰期为0.67小时。肿瘤患者静脉滴注左亚叶酸按125、250 mg/m²2小时，血药浓度分别为9.7、25.9 μg/ml，半衰期分别为0.92、1.17小时。静脉给药后，血浆中代谢产物S-methyl-tetrahydrofolate(S-5-CH_3-THF)C_{max}及AUC与左亚叶酸呈相关性。健康受试者给药24小时左亚叶酸或S-5-CH_3-THF尿中排泄率分别为46.4%和31.8%。

【不良反应】 (1)剧烈的腹泻，剧烈的腹泻有时会引起脱水，应严密监测，出现腹泻应停止用药，进行补液等适当处理。

(2)严重的肠炎，有时会出现出血性肠炎、缺血性肠炎、坏死性肠炎等严重肠炎，应严密监测，出现剧烈的腹痛、腹泻等症状时，应停止给药并进行适当处理。

(3)骨髓抑制，有时会出现全血细胞减少、白细胞减少、中性粒细胞减少、贫血、血小板减少等骨髓抑制情况，应严密监视，发现异常时，应减量停药并进行适当处理。

(4)休克、过敏样症状，有时会出现休克、过敏样症状，应严密监视，发现出疹、呼吸困难、血压降低等症状时，应立即停药并进行适当处理。

(5)大脑白质症状、神经、精神系统障碍，有时会出现大脑白质症状(初期步态蹒跚、四肢末端麻木、舌不灵活等)，同时有锥体外系症状、言语障碍、运动失调、眼震颤、意识障碍、痉挛、颜面麻痹、健忘、谵妄、记忆力降低、尿失禁等精神神经症状，应严密监测，出现这些症状时要停止给药。

(6)充血性心衰、心肌梗死、稳定性心绞痛，有时会出现充血性心衰、心肌梗死、稳定性心绞痛，应严密监测，发现异常时，应减量停药并进行适当处理。

(7)肝功能损害、黄疸，出现AST、ALT、AL-P、r-GTP升高等肝功能损害以及黄疸时，应停止给药并进行适当处理。

(8)急性肾功能不全，有时会出现急性肾功能不全的严重肾功能损害，应严密监测，发现异常时，应停止给药并进行适当处理。

(9)间质性肺炎，有时会出现间质性肺炎，因此当出现有发热、咳嗽、呼吸困难等呼吸道症状时，应停止给药，进行X线等检查，同时给予肾上腺皮质激素等。

(10)消化道溃疡、严重的口腔黏膜炎(0.1%～5%以下)，有时会出现消化道溃疡、严重的口腔黏膜炎，应严密监测，发现异常时，应停止给药并进行适当处理。

(11)手足综合征，有时会出现手足综合征(手掌、足跖红斑、红肿、胀痛、感觉障碍等)，应严密监测，出现异常时，应停止给药并进行适当处理。

(12)弥漫性血管内凝血(DIC)，有时会出现弥漫性血管内凝血，应定期进行血液检查，发现其症状时，应停止给药并进行适当处理。

(13)嗅觉丧失，有时会出现嗅觉障碍(长期给药病例居多)，甚至嗅觉丧失，应严密监测，出现异常时，应停止给药并进行适当处理。

(14)重症肝炎、肝硬化、室性期前收缩、急性胰腺炎、肾病综合征、皮肤黏膜眼综合征(Stevens-Johnson综合征)、中毒性表皮坏死症(Lyell综合征)、溶血性贫血。

【禁忌证】 (1)严重骨髓抑制患者。

(2)腹泻患者。

(3)合并重症感染的患者。

(4)胸水、腹水多的患者。

(5)严重心脏疾病患者或有既往史患者。

(6)全身情况恶化的患者。

(7)对本品成分或氟尿嘧啶有严重过敏症的既往史患者。

(8)与替加氟等合用或停止使用后 7 天之内的患者。

(9)不宜用于治疗恶性贫血或维生素 B_{12} 缺乏引起的巨幼细胞贫血。

【注意事项】 (1)以下患者应慎重给药:①骨髓抑制患者;②合并感染症患者;③心脏疾病患者或有其既往史患者;④肝损害患者;⑤肾损害患者;⑥肝转移患者;⑦消化道溃疡或出血患者;⑧水痘患者;⑨高龄者;⑩正在用其他化学疗法和放射线疗法的患者;⑪以前用过化学疗法的患者。

(2)重要注意事项　应严密检测白细胞、血小板。给药当天,应予以白细胞或血小板计数等检查,如严重骨髓抑制表现时,应停药,待骨髓机能恢复后,再继续给药。

腹泻患者,需待腹泻停止后再继续给药。

高龄患者用药时,要特别关注不良反应,慎重给药。

对处在生殖年龄的患者,必需用药时,要考虑到对性腺的影响。

【药物相互作用】 联合使用替加氟时,至少要停药 7 天以上的间隔期才可使用本品。

【给药说明】 (1)左亚叶酸与氟尿嘧啶联用可增强氟尿嘧啶细胞毒性。临床试验中曾出现死亡病例。本疗法有高度危险性,必须在有充分经验的医师指导下使用。

(2)本疗法有时会引起严重的骨髓抑制和腹泻,并可能致命,故要定期(特别是给药初期数次给药)严密监测,出现异常应及时采取适当处置。

(3)给药时:本品为静脉给药,可能会引起血管痛,血栓性静脉炎,故应注意注射部位和注射方法。

(4)配制方法:本品不含防腐剂,故配制时充分注意细菌污染,配制后 24 小时内使用。

【用法与用量】 静脉滴注　左亚叶酸钙 100 mg 加入 0.9%氯化钠注射液 100 ml 中静脉滴注 1 小时,之后予以 5-氟尿嘧啶 375～425 mg/m^2 静脉滴注 4～6 小时。或遵医嘱。

【制剂与规格】 左亚叶酸钙:(1)25 mg;(2)50 mg;(3)100 mg;(4)150 mg。

唑来膦酸
Zoledronic Acid

【药理】 (1)药效学　本品属于含氮双膦酸化合物,主要作用于人体骨骼,通过对破骨细胞的抑制,从而抑制骨吸收。双膦酸化合物对矿化骨具有高度亲和力,可以选择性的作用于骨骼。唑来膦酸静脉注射后可以迅速分布于骨骼当中并像其他双膦酸化合物一样,优先聚集于高骨转化部位。唑来膦酸的主要分子靶点是破骨细胞中法尼基焦磷酸合成酶,但并不排除还存在其他作用机制。雌激素缺乏的动物的长期试验表明,在给药剂量相当于人体剂量 0.03～8 倍的范围,唑来膦酸可以抑制骨细胞的重吸收,增加骨密度。

(2)药动学　在开始输注唑来膦酸后,活性成分的血浆浓度迅速上升。在输液结束时达到峰值。

在最初 24 小时,给药剂量的 39%±16%以原形形式出现在尿中。而剩余药物主要与骨骼组织结合。活性成分非常缓慢地从骨骼组织释放入全身循环系统中,并经肾脏消除。仅约 43%～55%的唑来膦酸与血浆蛋白结合,并且蛋白结合率与浓度无关。

唑来膦酸不能被人体代谢。机体总清除率为(5.04±2.5)L/h,与剂量无关,并且不受患者性别、年龄、种族或体重的影响。

唑来膦酸经肾脏以原形排泄。静脉内给予唑来膦酸经三相过程消除:从全身循环中迅速的二相消除,半衰期 $t_{1/2\alpha}$0.24 小时和 $t_{1/2\beta}$=1.87 小时,随后出现一个很长的清除期,最终清除半衰期是 146 小时。在每 28 天多次给药后,血浆中未发现药物活性成分蓄积。

【制剂与规格】 唑来膦酸注射液:(1)5 ml∶4 mg(以无水唑来膦酸计);(2)1 ml∶1 mg(以无水唑来膦酸计);(3)4 ml∶4 mg(以无水唑来膦酸计);(4)100 ml∶5 mg(以唑来膦酸无水物计)。

注射用唑来膦酸:4 mg。

第十三章　解热、镇痛、抗炎与抗风湿药以及抗痛风药

第一节　解热、镇痛、抗炎药

解热镇痛抗炎药物又名非甾体类抗炎药（non-steroidal anti-inflammatory drugs，NSAIDs），除镇痛抗炎作用外尚有抑制血小板聚集功能，但无控制或改变原疾病病情的作用。NSAIDs 主要通过抑制炎症细胞的花生四烯酸代谢物——环氧酶（cyclo-oxygenase，COX），减少炎症介质——各类前列腺素和血栓素的合成。在炎症部位的前列环素（PGI_2）具有的血管扩张作用促使局部组织充血肿胀，前列腺素 E 又可增强该处受损组织痛觉阈的敏感度，构成炎症部位肿痛炎症症状。当 COX 被 NSAIDs 抑制后，各类前列腺素的合成减少，临床肿痛症状得以改善，这与中枢镇痛药单纯镇痛的作用机制不同。

COX 有两种同工酶——COX-1 和 COX-2。引起炎症反应的主要是 COX-2，而在人体组织如胃壁、肾、血小板则有 COX-1 的存在，它维护了相应器官的功能，具有生理作用。如胃壁 COX-1 产生的各类前列腺素有促进胃壁血流、分泌黏液和 HCO_3^- 离子以中和胃酸，保护胃黏膜不受损伤及维持胃正常功能。又如血小板的 COX-1 代谢产生的血栓素有使血小板聚集和血管收缩的作用，它与代谢物 PGI_2 是共同保持人体出血、凝血平衡的成分。肾组织内同时具有 COX-1 和 COX-2，它们共同维护着肾小球和肾小管的生理功能。

NSAIDs 类药物因抑制 COX 而具有镇痛抗炎作用，但因其化学结构不同而有不同类别。如属酸性衍生物的有水杨酸类、丙酸类、乙酸类、芬那酸类、昔康类、吡唑酮类、昔布类，非酸类的有萘丁美酮。同类药品又因结构的变化而有多种不同产品。如布洛芬、萘普生、氟比布芬同属丙酸类，但结构并不完全相同。即使结构完全相同的药品由于生产厂家不同而有不同药名，如布洛芬在市面上有 20 多个不同名字，因此在选用时必须根据其通用名和化学名，以免在临床应用中出现偏差。

NSAIDs 因其作用机制相同，疗效亦大致相同，唯其不良反应的严重性差异甚大，其中以胃肠不良反应最常见。因此，既往人们把关注的焦点更多放在如何减少胃肠道不良反应上。在治疗剂量上由于各品种自身特点如抑制 COX-1 和 COX-2 的强弱程度、药代、生物利用度及日服用量和疗程的不同，所产生的不良反应亦不同。据现有资料显示，当某 NSAID 在抗炎镇痛即抑制 COX-2 时所需的剂量大于抑制 COX-1 时，则严重胃肠道不良事件包括症状性胃溃疡、胃出血、胃穿孔等就会增多。为减少这类事件，20 世纪末研制上市了 COX-2 选择性抑制药（简称 COX-2 抑制药），指在治疗剂量时基本不抑制 COX-1 的新型 NSAIDs，就是针对减少胃肠道不良反应而设计的，如昔布类的塞来昔布、罗非昔布等。然而，由于多个药物试验观察到 COX-2 抑制药在较长时间连续服用后出现心脑血管事件（心肌梗死、脑卒中、猝死）明显多于对照组，特别是罗非昔布，因此导致 2004 年 9 月罗非昔布撤出市场。由于肾脏同时具有两种 COX，因此某些 NSAIDs 有下肢浮肿、血压上升、电解质紊乱等不良反应，在有潜在性肾病变（休克、肝功能受损、老龄等）时甚至可引起一过性肾功能不全。

至此，医药界对以往一直认为安全性较大，疗效明

显的这类镇痛抗炎药需要有重新的认识。尤其是在服用常规剂量萘普生预防阿尔茨海默病(Alzheimer 病)的临床试验及若干观察性研究中出现了某些传统 NSAIDs 的心脑血管事件明显多于对照组的结果后，需思考 NSAID 类药物(包括传统 NSAIDs 及昔布类)在服用过程中的风险不仅是严重胃肠事件，尚可能在长期服用者诱发心脑血管意外。胃肠及心血管的严重不良事件可能属于本类药物的类反应，但各个 NSAID 因化学结构差异可能其不良反应也有差别。随着人们对心血管事件的认识，加强了对心血管不良反应的重视，发生心血管不良反应的并不多见，但由于心血管事件对患者的风险巨大，相关的监测仍然要高度重视。

为保证 NSAIDs 的安全性，2005 年 4 月美国 FDA 的声明要求在其本土生产的 COX-2 抑制药及各种需处方的 NSAIDs 修改其药品说明书。增添该药有增加心血管及胃肠事件风险性内容的黑框警告，作为医患选择和应用本类药物时的必有认识。非处方 NSAIDs 的说明书也需纳入含有以上风险性警示的内容并要求服用者严格按非处方药注意事项用药。

NSAIDs 的风险性与个体特点、服用疗程、药物剂量相关。选择 NSAIDs 时个体特点要首先考虑：年龄≥65 岁，并有其他疾病同时需服其他类药物者发生 NSAIDs 不良事件多，风险性高。有胃肠疾病史者发生胃肠事件风险性高则倾向用 COX-2 抑制药。有心肌梗死、脑梗死病史者则避免用 COX-2 抑制药，对需要长期使用非特异性 NSAIDs 也同样应重视心脑血管风险的可能，掌握服用者以往用 NSAIDs 的情况。欧洲药物管理委员会(EMA)在 2005 年 2 月建议医师用最低的有效剂量和尽量短的疗程以减少 NSAIDs 风险。总之在选择用哪一种 NSAID 时要考虑到用药后出现的效益和风险。2008 年美国风湿病学会(American College of Rheumatology，ACR)针对 NSAIDs 的使用情况做出了较有权威的建议：如果患者的药物毒性风险低，那么应该首先考虑使用价格最低的最小有效剂量治疗；低剂量 NSAIDs 比高剂量安全，目前没有有力的证据证明一种 NSAID 比另外一种 NSAID 疗效更好，患者对不同的药物可以反应不同。在使用 NSAIDs 时除对其引起的心血管及胃肠道不良反应重视外，还应警惕 NSAIDs 所致的肝毒性、肾毒性、肺毒性以及神经系统和皮肤的不良反应。但就 NSAIDs 所出现的各方面不良反应而言，胃肠道不良反应仍是第一位的。

NSAIDs 除镇痛抗炎外尚可能有其他作用，如阿司匹林由于其较多的不良反应现已很少作为抗风湿的对症药应用。然而，小剂量阿司匹林，有特异性抑制 COX-1 的作用，是当前最常用且被公认的预防心血管血栓形成的抗血小板药物。循证医学证明，即使是小剂量阿司匹林(一日量＜150 mg)亦会出现较安慰剂更多的胃肠不良反应。不论是用非选择性 COX 抑制药(亦称传统 NSAIDs)或 COX-2 抑制药的患者如有应用小剂量阿司匹林指征者必须坚持两者同服。

阿司匹林(乙酰水杨酸)[药典(二)；基；医保(甲、乙)]

Aspirin(Acetylsalicylic Acid)

【适应证】 本品为 NSAIDs。临床可用于下列情况。①镇痛、解热：可缓解轻度或中度的疼痛，如头痛、牙痛、神经痛、肌肉痛及月经痛，也用于感冒和流感等退热。本品仅能缓解症状，不能治疗引起疼痛和发热的病因，故需同时应用其他药物对病因进行治疗。②抗炎、抗风湿：为治疗风湿热的常用药物，用药后可解热、使关节症状好转并使血沉下降，但不能去除风湿热的基本病理改变，也不能治疗和预防心脏损害及其他合并症。③关节炎：除风湿性关节炎外，本品也用于治疗类风湿关节炎，可改善症状，但须同时进行病因治疗。此外，本品也用于骨关节炎、强直性脊柱炎、幼年型关节炎以及其他非风湿性炎症的骨骼肌肉疼痛，也能缓解症状。但近年在这些疾病已很少应用本品。④抗血栓：本品对血小板聚集有抑制作用，可防止血栓形成，临床用于预防心脑血管疾病以及心房颤动、人工心脏瓣膜、动静脉瘘或其他手术后的血栓形成。参阅第八章第三节。⑤儿科用于皮肤黏膜淋巴结综合征(川崎病)的治疗。

【药理】 (1)药效学　①镇痛作用：主要是通过抑制前列腺素及其他能使痛觉对机械性或化学性刺激敏感的物质(如缓激肽、组胺)的合成，属于外周性镇痛药。但不能排除中枢镇痛(可能作用于下视丘)的可能性；②抗炎作用：确切的机制尚不清楚，可能由于本品作用于炎症组织，通过抑制前列腺素或其他能引起炎性反应的物质(如组胺)的合成而起抗炎作用。抑制溶酶体酶的释放及白细胞趋化性等也可能与其有关；③解热作用：可能通过作用于下视丘体温调节中枢引起外周血管扩张，皮肤血流增加，出汗，使散热增加而起解热作用。此种中枢性作用可能与前列腺素在下视丘的合成受到抑制有关；④抗风湿作用：本品抗风湿的机制，除解热、镇痛作用外，主要在于抗炎作用；⑤抑制血小板聚集的作用：是通过抑制血小板的环氧酶，减少前列腺素的生成而起作用。

(2)药动学　口服后吸收迅速、完全。在胃内已开始吸收，在小肠上部可吸收大部分。吸收率和溶解度与胃肠道 pH 值有关。食物可降低吸收速率，但不影响吸收量。肠溶片剂吸收慢。本品与碳酸氢钠同服吸收较快。吸收后分布于各组织，也能渗入关节腔和脑脊液中。阿司匹林的蛋白结合率低，但水解后的水杨酸盐蛋白结合率为 65%～90%。血药浓度高时结合率相应地降低。肾功能不全及妊娠时结合率也低。$t_{1/2}$ 为 15～20 分钟；水杨酸盐的 $t_{1/2}$ 长短取决于剂量的大小和尿 pH 值，一次服小剂量时约为 2～3 小时；大剂量时可达 20 小时以上，反复用药时可达 5～18 小时。一次口服阿司匹林 0.65 g 后，在乳汁中的水杨酸盐 $t_{1/2}$ 为 3.8～12.5 小时。

本品在胃肠道、肝及血液内大部分很快水解为水杨酸盐，然后在肝脏代谢。代谢物主要为水杨尿酸(salicyluric acid)及葡糖醛酸结合物，小部分氧化为龙胆酸(gentisic acid)。一次服药后 1～2 小时达血药峰值。镇痛、解热时血药浓度为 25～50 μg/ml；抗风湿、抗炎时为 150～300 μg/ml。血药浓度达稳定状态所需的时间随每日剂量而增加，在大剂量用药(如抗风湿)时一般需 7 天，但需 2～3 周或更长时间以达到最佳疗效。长期大剂量用药的患者，因药物主要代谢途径已经饱和，剂量微增即可导致血药浓度较大的改变。本品以结合的代谢物和游离的水杨酸从肾脏排泄。服用量较大时，未经代谢的水杨酸的排泄量增多。个体间可有很大的差别。尿的 pH 值对排泄速度有影响，在碱性尿中排泄速度加快，而且游离的水杨酸量增多，在酸性尿中则相反。

【不良反应】 一般用于解热镇痛的剂量很少引起不良反应。长期大量用药(如治疗风湿热)，尤其当药物血浓度>200 μg/ml 时较易出现不良反应。血药浓度愈高，不良反应愈明显。

(1)胃肠道反应 较常见的有恶心、呕吐、上腹部不适或疼痛(由于本品对胃黏膜的直接刺激引起)等胃肠道反应(发生率 3%～9%)，停药后多可消失。长期或大剂量服用可有胃肠道出血或溃疡。

(2)中枢神经 出现可逆性耳鸣、听力下降，多在服用一定疗程，血药浓度达 200～300 μg/ml 后出现。

(3)过敏反应 发生率 0.2%，表现为哮喘、荨麻疹、血管神经性水肿或休克。多为易感者，服药后迅速出现呼吸困难，严重者可致死亡，称为阿司匹林哮喘。有的过敏反应是阿司匹林过敏、哮喘和鼻息肉三联症，往往与遗传和环境因素有关。

(4)肝、肾功能损害 与剂量大小有关，尤其是剂量过大使血药浓度达 250 μg/ml 时易发生。损害均是可逆性的，停药后可恢复，但有引起肾乳头坏死的报道。

【禁忌证】 (1)活动性溃疡病或其他原因引起的消化道出血。

(2)血友病或血小板减少症。

(3)有阿司匹林或其他 NSAIDs 过敏史者，尤其是出现哮喘、神经血管性水肿或休克者。

(4)美国 FDA 妊娠期药物安全性分级为口服给药 C；如在妊娠晚期大量使用 D。

本品易通过胎盘。动物试验在妊娠头 3 个月应用本品可致畸胎，如脊椎裂、头颅裂、面部裂、腿部畸形以及中枢神经系统、内脏和骨骼的发育不全。在人类也有报道在应用本品后发生胎儿缺陷者。此外，在妊娠后 3 个月长期大量应用本品可使妊娠期延长，有增加过期产综合征及产前出血的危险。在妊娠的最后 2 周应用，可增加胎儿出血或新生儿出血的危险。在妊娠晚期长期用药也有可能使胎儿动脉导管收缩或早期闭锁，导致新生儿持续性肺动脉高压及心力衰竭。曾有报道，在妊娠晚期因过量应用或滥用本品而增加了死胎或新生儿死亡的发生率(可能由于动脉导管闭锁、产前出血或体重过低)。但是应用一般治疗剂量尚未发现上述不良反应。

【注意事项】 (1)交叉过敏反应 对本品过敏时也可能对另一种水杨酸类药或另一种非水杨酸类的非甾体抗炎药过敏，但非绝对。必须警惕交叉过敏的可能性。

(2)本品可在乳汁中排泄，哺乳期妇女口服 650 mg，5～8 小时后乳汁中药物浓度可达 173～483 μg/ml。故长期大剂量用药时婴儿有可能产生不良反应。

(3)老年患者由于肾功能下降服用本品易出现毒性反应。

(4)小儿患者，尤其有发热及脱水者，易出现毒性反应。急性发热性疾病，尤其是流感及水痘患儿应用本品，可能与发生瑞氏综合征(Reye's syndrome)有关，中国尚不多见。

(5)由于本品在小剂量服用时(一日<300 mg)时有抑制血小板聚集功能，可使出血时间延长。剂量小到 40 mg/d也可能影响血小板功能，有抗血小板作用。

(6)对诊断的干扰 ①长期每日用量超过 2.4 g 时，硫酸铜尿糖试验可出现假阳性，葡萄糖酶尿糖试验可出现假阴性；②可干扰尿酮体试验；③当血药浓度超过 130 μg/ml时，用比色法测定血尿酸可得假性高值，但用尿酸酶法则不受影响；④用荧光法测定尿 5-羟吲哚醋酸(5-HIAA)时可受本品干扰；⑤尿香草基杏仁酸(VMA)

的测定，由于所用方法不同，结果可高可低；⑥肝功能试验，当血药浓度＞250 μg/ml 时，ALT、AST 及血清碱性磷酸酶可有异常改变，剂量减小时可恢复正常；⑦大剂量应用，尤其是血药浓度＞300 μg/ml 时凝血酶原时间可延长；⑧每天用量超过 5 g 时血清胆固醇可降低；⑨由于本品作用于肾小管，使钾排泄增多，可导致血钾降低；⑩大剂量应用本品时，用放射免疫法测定血清甲状腺素（T_4）及三碘甲状腺素（T_3）可得较低结果；由于本品与酚磺酞在肾小管竞争性排泄，而使酚磺酞排泄减少（即PSP 排泄试验）。

（7）下列情况应慎用　①有哮喘及其他过敏性反应时；②葡萄糖-6-磷酸脱氢酶缺陷者（本品偶见引起溶血性贫血）；③痛风（本品可影响其他排尿酸药的作用，小剂量时可能引起尿酸滞留）；④肝功能减退时可加重肝脏毒性反应，加重出血倾向，肝功能不全和肝硬化患者易出现肾脏不良反应；⑤心功能不全或高血压，大量用药时可能引起心力衰竭或肺水肿；⑥肾功能不全时有加重肾脏毒性的危险；⑦血小板减少者。

（8）长期大量用药时应定期检查血细胞比容、肝功能及血清水杨酸含量。

（9）逾量或中毒表现　①轻度，即水杨酸反应（salicylism），多见于风湿病用本品治疗者，表现为头痛、头晕、耳鸣、耳聋、恶心、呕吐、腹泻、嗜睡、精神紊乱、多汗、呼吸深快、烦渴、手足不自主运动（多见于老年人）及视力障碍等；②重度，可出现血尿、抽搐、幻觉、重症精神紊乱、呼吸困难及无名热等，儿童患者精神及呼吸障碍更明显。过量时实验室检查可有脑电图异常、酸碱平衡改变（呼吸性碱中毒及代谢性酸中毒）、低血糖或高血糖、酮尿、低钠血症、低钾血症及蛋白尿。

过量时的处理：包括催吐或洗胃，给予活性炭，监测及维持生命功能，纠正高热、水、电解质、酸碱失衡以及酮症等，保持血糖正常及监测水杨酸盐血药浓度降至中毒水平以下。一般说来，服药后 2 小时血药浓度为 500 μg/ml 表明严重中毒，超过 800 μg/ml 可能致死。给予大量碱性药利尿可促使本品排泄，但不应给予碳酸氢钠口服，因反而促使本品吸收。严重过量者可考虑进行血液透析或腹腔透析等。如有出血，给予输血或维生素 K。

【药物相互作用】（1）与其他 NSAIDs 同用时疗效并不加强，因为本品可以降低其他 NSAIDs 的生物利用度。再则胃肠道不良反应（包括溃疡和出血）却增加；此外，由于对血小板聚集的抑制作用加强，还可增加其他部位出血的危险。本品与对乙酰氨基酚长期大量同用有引起肾脏病变包括肾乳头坏死、肾癌或膀胱癌的可能。

（2）与任何可引起低凝血酶原血症、血小板减少、血小板聚集功能降低或胃肠道溃疡出血的药物同用时，可有加重凝血障碍及引起出血的危险。

（3）与抗凝药（双香豆素、肝素等）、溶栓药（链激酶、尿激酶）同用，可增加出血的危险。

（4）尿碱化药（碳酸氢钠等）、抗酸药（长期大量应用）可增加本品自尿中排泄，使血药浓度下降。但当本品血药浓度已达稳定状态而停用碱性药物，又可使本品血药浓度升高到毒性水平。碳酸酐酶抑制药可使尿碱化，但可引起代谢性酸中毒，不仅能使血药浓度降低，而且使本品透入脑组织中的量增多，从而增加毒性反应。

（5）尿酸化药可减低本品的排泄，使其血药浓度升高。本品血药浓度已达稳定状态的患者加用尿酸化药后可能导致本品血药浓度升高，毒性反应增加。

（6）糖皮质激素（以下简称激素）可增加水杨酸盐的排泄，同用时为了维持本品的血药浓度，必要时应增加本品的剂量。本品与激素长期同用，尤其是大量应用时，有增加胃肠溃疡和出血的危险性。为此，目前临床上不主张将此两种药物同时应用。

（7）胰岛素或口服降糖药物的降糖效果可因与本品同用而加强。

（8）与甲氨蝶呤（MTX）同用时，可减少甲氨蝶呤与蛋白的结合，减少其从肾脏的排泄，使血药浓度升高而增加毒性反应。

（9）丙磺舒或磺吡酮（sulfinpyrazone）的排尿酸作用，可因同时应用本品而降低；当水杨酸盐的血药浓度大于50 μg/ml 时即明显降低，血药浓度大于 100～150 μg/ml 时更甚。此外，丙磺舒可降低水杨酸盐自肾脏的清除率，从而使后者的血药浓度升高。

【给药说明】①应与食物同服或用水冲服，或采用肠溶片可以减少对胃肠的刺激；②扁桃体摘除或口腔手术后 7 日内应整片吞服，以免嚼碎后接触伤口，引起损伤；③外科手术患者，应在术前 7 天停用本品，以免引起出血倾向；④用于治疗关节炎时，剂量应逐渐增加，直到症状缓解，达有效血药浓度（其时可出现轻度毒性反应如耳鸣、头痛等，在小儿、老年人或耳聋患者中，这些症状不是可靠指标）后开始减量。当然，如出现了不良反应还应迅速减量；水杨酸类药血药浓度达稳态一般需要7 天。由于本品用至有效治疗剂量时往往伴发严重不良反应，以及长期应用不仅消化道溃疡病的发生率可高达40%左右，还可使有的关节炎（如骨关节炎）病变加重，因此，目前临床上对慢性关节炎的治疗，基本上用其他NSAIDs 替代本品；⑤有脱水的患者（尤其是小儿）应减少剂量。

【用法与用量】 成人 (1)口服 ①解热、镇痛:一次口服0.3～0.6 g,一日3次,必要时每4小时1次。②抗风湿:一日3～6 g,分4次口服。③抑制血小板聚集:应用小剂量,一次口服75～150 mg,一日1次,在急性心肌梗死或做血管重建手术可以开始用较高剂量(160～325 mg)作为负荷量,以后改为正常用的低剂量。④治疗胆管蛔虫病:一次口服1 g,一日2～3次,连用2～3日;阵发性绞痛停止24小时后停用,然后进行驱虫治疗。

(2)肌内注射或静脉注射 解热镇痛,①注射用精氨酸阿司匹林。一次1 g,一日1～2次,临用前加0.9%氯化钠注射液或灭菌注射用水2～4 ml,溶解后立即注射。②注射用赖氨酸阿司匹林,肌内注射或静脉滴注,一次0.9～1.8 g,一日2次,肌内注射溶媒同上,静脉滴注,以0.9%氯化钠注射液溶解。

【儿科用法与用量】 (1)解热:口服 一次5～10 mg/kg,每4～6小时一次。

(2)风湿热及幼年特发性关节炎:口服 急性期一日80～100 mg/kg,分3～4次,之后逐步减量维持。

(3)川崎病:口服 一日30～50 mg/kg,分3～4次,体温稳定3日后逐步减量,2周内减量至一日3～5 mg/kg顿服,减量维持2～3月,如有冠状动脉病变则维持至冠状动脉正常。

【儿科注意事项】 (1)不良反应:胃肠道反应,个别引起胃出血和溃疡,抗血小板凝集可导致出血。

(2)个别可引起哮喘、荨麻疹及血管神经性水肿并产生过敏反应。

(3)剂量过大可导致肝、肾功能损害。

(4)小儿发热时应用,尤在流感和水痘患儿可导致瑞氏综合征。

(5)不推荐作为儿童退热药及控制风湿活动的首选用药。

【制剂与规格】 阿司匹林片:(1)50 mg;(2)0.1 g;(3)0.3 g;(4)0.5 g。

阿司匹林肠溶片:(1)10 mg;(2)25 mg;(3)40 mg;(4)50 mg;(5)75 mg;(6)100 mg;(7)300 mg。

阿司匹林泡腾片:(1)0.1 g;(2)0.3 g;(3)0.5 g。

阿司匹林肠溶胶囊:(1)0.75 g;(2)0.1 g;(3)0.15 g;(4)0.3 g。

阿司匹林栓:(1)0.1 g;(2)0.15 g;(3)0.3 g;(4)0.45 g;(5)0.5 g。

注射用精氨酸阿司匹林:(1)0.5 g;(2)1.0 g。

注射用赖氨酸阿司匹林:(1)0.25 g;(2)0.5 g;(3)0.9 g;(4)1.8 g。

贝诺酯[药典(二)]

Benorilate

【适应证】 为解热镇痛药。适用于发热、头痛、神经痛、牙痛及手术后轻中度疼痛等。

【药理】 (1)药效学 本品为对乙酰氨基酚与阿司匹林的酯化物,每片含两种药品各半。具有解热、镇痛及抗炎作用,其作用机制基本同阿司匹林及对乙酰氨基酚。疗效与阿司匹林相似。

(2)药动学 口服后在胃肠道不被水解,以原形吸收,很快达有效血药浓度。吸收后很快代谢成为水杨酸和对乙酰氨基酚,分解前 $t_{1/2}$ 约为1小时。作用时间较阿司匹林及对乙酰氨基酚长。主要以水杨酸及对乙酰氨基酚的代谢产物自尿中排出。极少量从粪便排出。

【不良反应】 (1)胃肠道反应较轻微,可有恶心、烧心、消化不良及便秘,也有报道引起腹泻者。

(2)可引起皮疹。

(3)用量过大时,有些患者可发生耳鸣或耳聋。

(4)可引起嗜睡、头晕及定向障碍等神经精神症状。

(5)在小儿急性发热性疾病,尤其是流感及水痘患儿有引起瑞氏综合征的危险。中国尚不多见。

(6)长期用药可影响肝功能,并有引起肝细胞坏死的报道。

【禁忌证】 (1)对阿司匹林过敏者或对本品也过敏。

(2)妊娠期妇女及哺乳者。

(3)不满3个月的婴儿及肝、肾功能不全者。

【注意事项】 (1)老年人应用本品时,疗程不宜长于5天,以防肾脏受损。

(2)本品仅为对症药物,因此在服本品3天后仍发热或服本品10天后仍疼痛者,必须就医检查。

(3)必须在医生医嘱下方能作为抗风湿药物较长期应用。

(4)长期应用有可能引起镇痛药性肾病。

【用法与用量】 口服 成人 一次0.5～1.0 g,一日3～4次,疗程不超过10日。老年人用药每日不超过2.5 g,疗程不超过5日。

【儿科用法与用量】 解热镇痛 口服 一次20～25 mg/kg,每日3～4次。

【儿科注意事项】 (1)对阿司匹林过敏禁用,少数有恶心、头晕症状;

(2)3月以下小儿及肝肾功能不全慎用。

【制剂与规格】 贝诺酯片 (1)0.2 g;(2)0.4 g;

(3)0.5 g。

贝诺酯分散片:0.5 g。

贝诺酯胶囊:250 mg。

贝诺酯颗粒:0.5 g。

双水杨酯[药典(二)]

Salsalate

【适应证】 本品属非乙酰化水杨酸。可用于缓解各类疼痛,包括头痛、牙痛及神经痛等中等度疼痛。对各类急、慢性关节炎和软组织风湿亦有一定疗效。

【药理】 (1)药效学　本品抗炎、镇痛作用类似阿司匹林,但不具有抑制血小板聚集的作用。

(2)药动学　口服后不溶于胃液,但溶于小肠液中,并在肠道内逐渐分解出2个分子水杨酸而起治疗作用。每日口服2次,一般即可维持血药浓度达10～30 mg/100 ml(12小时内)。最后一次给药后,有效血药浓度可维持16小时。大约13%以结合物排泄。

【不良反应】 本品对胃刺激性较阿司匹林为小,与其他NSAIDs发生交叉过敏反应较阿司匹林少。大剂量或与口服抗凝药合用时,有发生出血的可能性。

【禁忌证】 (1)对本品及阿司匹林过敏者禁用。

(2)妊娠期妇女及哺乳期妇女。

【注意事项】 (1)对其他NSAIDs有过敏史者慎用。

(2)有慢性肾功能不全及消化性溃疡者慎用。

【用法与用量】 口服　成人　①用于解热镇痛:一次0.3～0.6 g,一日2～3次。也可开始0.5～1 g,一日2～3次,以后视病情调整用量。②用于风湿性关节炎:剂量可稍大,即一次0.9～1.2 g,一日2～3次。

【制剂与规格】 双水杨酯片:0.3 g。

水杨酸镁[药典(二)]

Magnesium Salicylate

【适应证】 本品属非乙酰化水杨酸。适用于治疗各种关节炎,因不含钠离子,尤其适用于伴有高血压或心力衰竭的患者,亦可用于滑囊炎和其他软组织风湿症。

【药理】 本品具有解热、镇痛和抗炎作用。作用机制及治疗作用基本与阿司匹林相同。本品545 mg相当于650 mg阿司匹林的水杨酸含量。主要特点是不良反应较阿司匹林少,对血小板聚集作用几无影响。

【禁忌证】 参阅“阿司匹林”。

【注意事项】 除与阿司匹林的一般注意事项相同外,还须注意在慢性肾功能不全患者有引起高镁血症的危险,大量应用本品时应做血清镁含量监测。

【用法与用量】 口服　成人　一次0.5～1 g,一日3次,必要时可增加剂量以达理想疗效。每日最大剂量为3～4 g。

【制剂与规格】 水杨酸镁片:0.25 g。

水杨酸镁胶囊:0.25 g。

呱西替柳

Guacetisal

【适应证】 用于由感冒、急性支气管炎及慢性支气管炎急性发作等引起的头痛、发热、咳嗽、多痰等症状的对症治疗。

【药理】 (1)药效学　属于非甾体类抗炎镇痛药,具有非特异性抗炎解热作用。

(2)药动学　本品在胃肠道内部分转变为水杨酸愈创木酚酯、愈创木酚及水杨酸。大部分被吸收后以水杨酸和水杨酸愈创木酚酯的形式分布在脑、肌肉、脂肪、睾丸、血浆、心、肝、脾、肺、肾中。主要以水杨酸的形式经肾排泄,水杨酸愈创木酚酯与血浆蛋白结合率为25.8%。

【不良反应】 偶见食欲缺乏、上腹不适、血小板减少、血清ALT升高等。

【禁忌证】 对水杨酸及本品过敏者禁用。

【用法与用量】 口服　成人一次0.5 g,一日3次。

【制剂与规格】 呱西替柳片:0.25 g。

呱西替柳胶囊:(1)0.125 g;(2)0.25 g。

呱西替柳干混悬剂:(1)0.165 g;(2)0.25 g;(3)0.5 g。

二氟尼柳[药典(二)]

Diflunisal

【适应证】 适用于类风湿关节炎、骨关节炎以及各种轻、中度疼痛。

【药理】 (1)药效学　本品为水杨酸衍生物,属非甾体抗炎药,具有镇痛、抗炎及解热作用,其机制是抑制前列腺素合成。

(2)药动学　本品口服吸收良好,服药后2～3小时可达血浆峰浓度。本品的血浆蛋白结合率为99%,表观分布容积为7.5L,肾功能中度或严重损害时,其分布容积增加,本品血浆半衰期为8～12小时。本品口服剂量的90%以两种可溶性葡糖醛酸苷——(酚和酰)结合物的形式自尿排出,总清除率为7.9 ml/min。

【不良反应】(1)胃肠道反应　部分患者有恶心、食欲缺乏、腹痛、腹胀、便秘和腹泻。

(2)中枢神经系统反应　一般极少发生,主要有眩晕、头痛、嗜睡、失眠,症状较轻,很少需要中断治疗。

(3)偶见皮疹、水肿、鼻炎、短暂视觉障碍。

【禁忌证】(1)对本品或其他 NSAIDs(包括阿司匹林)过敏者。

(2)活动期消化性溃疡、哮喘患者,哺乳期妇女。

(3)美国 FDA 妊娠期药物安全性分级为口服给药 C;如在妊娠晚期或临近分娩时用药 D。

(4)严重肝、肾功能损害的患者。

【注意事项】(1)有出血时间延长倾向者和有消化道疾病史患者慎用。

(2)心功能不全、高血压或其他有体液潴留倾向的患者慎用,因有可能导致水肿。

(3)肝、肾功能不良患者应用本品时,应使用较低剂量,并严密观察,以避免药物蓄积进一步损害肝肾功能。

(4)老年患者由于肝、肾功能发生减退,易发生不良反应,应慎用或适当减量使用。

(5)12 岁以下儿童不推荐使用。

(6)药物过量　已有药物过量和因此发生死亡的报道。药物过量时常见的症状包括嗜睡、恶心、呕吐、腹泻、过度换气、心动过缓、耳鸣、定向障碍、木僵和昏迷。尿量减少和心肺功能障碍也有报道。有报道在未应用其他药物的情况下,服用本品 15 g 而致死。同时服用其他药物时,服用本品 7.5 g 而致死。发生药物过量应及时催吐或洗胃,同时给予对症和支持治疗。由于本品与血浆蛋白结合率高,故血液透析可能无效。

【药物相互作用】(1)本品与口服抗凝血药同时服用,可延长凝血酶原时间,故应慎用,并应监测凝血酶原时间,适当调节口服抗凝药剂量。

(2)本品不宜与其他 NSAIDs 同时应用。

(3)与氢氯噻嗪同时服用,可显著增加后者的血浆浓度。

(4)与环孢素合用时,可增加环孢素肾毒性,故应监测肾功能。

(5)本品与抗酸药同服可降低后者的生物利用度。

【用法与用量】　口服　(1)骨关节炎　成人,一次 0.5 g,一日 2 次,饭后服。每日维持剂量不应超过 1.5 g。

(2)镇痛　成人,首次 1 g,以后每 8～12 小时服 0.5 g。有的患者一次 0.25 g,一日 2～3 次即可见效。

【制剂与规格】　二氟尼柳片:0.25 g。

二氟尼柳分散片:0.25 g。

二氟尼柳胶囊:(1)0.125 g;(2)0.25 g。

依托芬那酯

Etofenamate

【适应证】　肌肉僵硬,伴发肩周炎、腰痛、坐骨神经痛、腱鞘炎、滑囊炎、由脊柱或关节过度紧张和侵蚀所引起的损伤(椎关节强直,骨关节炎)、挫伤(如运动损伤)、碰伤、扭伤、劳损、骨骼肌肉系统等软组织风湿病。

【药理】(1)药效学　本品为皮肤外用的 NSAIDs,属邻氨基苯甲酸的衍生物。它主要作用于炎症过程的各个阶段,除了抑制前列腺素合成外,还抑制组胺的释放,对缓激肽和 5-羟色胺具有中和作用,抑制补体活动和透明质酸酶的释放。

(2)药动学　在使用含有依托芬那酯霜剂 300 mg 后 12～14 小时,可测得其血浆浓度达峰值。在肾功能不全患者血浆中依托芬那酯的水平与正常志愿者相同(药物主要靠胆管排出)。蛋白结合率为 98%～99%。本品外用生物利用度有很大的个体差异,在同一个体也可因用药部位、皮肤湿度不同而有较大差异,药物对炎症部位、滑膜组织及滑液有高亲和性(比非炎症部位高 5～20倍)。依托芬那酯通过肾、胆汁和粪便以代谢产物(氢氧化物、醚裂解物、酯裂解物等)和它们的结合物形式排出。

【不良反应】(1)少数情况会出现皮肤发红。

(2)极少数情况下出现皮肤过敏反应(例如:剧烈瘙痒、皮疹、红斑、肿胀、水疱等)。上述症状停药后通常迅速减退。

【禁忌证】(1)对依托芬那酯、氟灭酸和其他 NSAIDs 过敏者禁用。

(2)妊娠期妇女禁用。

【注意事项】(1)本品为外用制剂,仅可用于完整皮肤,不用于皮肤破损或湿疹性炎症部位。

(2)勿与眼睛及黏膜接触。

(3)本品仅供外用,切勿入口。

【药物相互作用】　正确使用时尚未发现与其他药物有相互作用。

【给药说明】(1)本品可以通过胎盘屏障。哺乳期妇女仅允许小面积、短期使用。因为临床研究资料尚不充足,故不能用于儿童。

(2)药物过量　如果未正确使用,则可能发生以下情况:在短时间内全身皮肤使用一支乳膏或更多,可引起头痛、眩晕或上腹不适。处理方法:用水洗去皮肤上依托芬那酯。由于药物的味道,口服通常不会达到中毒剂量，否则应予洗胃、催吐或给予药用活性炭治疗。

【用法与用量】 外用　乳膏用量：根据疼痛部位大小，一次1～2 g（挤出乳膏长度5～10 cm），一日3～4次，涂在疼痛部位并轻轻按摩。

【制剂与规格】 依托芬那酯乳膏(10%)：(1)20 g∶2 g；(2)40 g∶4 g。

依托芬那酯凝胶(10%)：20 g∶2 g。

布洛芬(异丁苯丙酸)[药典(二)；基；医保(甲、乙)]

Ibuprofen

【适应证】 本品属丙酸类NSAIDs。适用于：①缓解类风湿关节炎、骨关节炎、脊柱关节病、痛风性关节炎、风湿性关节炎等各种慢性关节炎的急性发作期或持续性的关节肿痛症状，无病因治疗及控制病程的作用；②治疗非关节性的各种软组织风湿性疼痛，如肩痛、腱鞘炎、滑囊炎、肌痛及运动后损伤性疼痛等；③急性的轻、中度疼痛，如：手术后、创伤后、劳损后疼痛、原发性痛经、牙痛、头痛、偏头痛等；④对成人和儿童的发热有解热作用。

【药理】 (1)药效学　本品具镇痛、抗炎、解热作用。其作用机制通过对环氧酶的抑制而减少前列腺素的合成，由此减轻因前列腺素引起的组织充血、肿胀，降低周围神经痛觉的敏感性。它通过下丘脑体温调节中枢而起解热作用。

(2)药动学　口服易吸收，与食物同服时吸收减慢，但吸收量不减少。与含铝和镁的抗酸药同服不影响吸收。血浆蛋白结合率为99%。服药后1.2～2.1小时血药浓度达峰值，用量200 mg时血药浓度为22～27 μg/ml，用量400 mg时为23～45 μg/ml，用量600 mg时为43～57 μg/ml。一次给药后$t_{1/2}$一般为1.8～2小时。服药5小时后关节液浓度与血药浓度相等，以后的12小时内关节液浓度高于血浆浓度。本品在肝内代谢，60%～90%经肾由尿排出，100%于24小时内排出，其中约1%为原形物，一部分随粪便排出。

【不良反应】 (1)消化道症状　包括消化不良、胃烧灼感、胃痛、恶心、呕吐，出现于16%长期服用者，停药上述症状消失，不停药者大部分亦可耐受。少数(<1%)出现胃溃疡和消化道出血，亦有因溃疡穿孔者。

(2)神经系统症状　如头痛、嗜睡、晕眩，耳鸣少见，出现在1%～3%的患者。

(3)肾功能不全　很少见，多发生在有潜在性肾病变者；但少数服用者可出现下肢水肿。

(4)其他　少见症状有皮疹、支气管哮喘发作、肝酶升高、白细胞减少等。

【禁忌证】 (1)对本品过敏者及阿司匹林过敏的哮喘患者。

(2)用于晚期妊娠期妇女可使孕期延长，引起难产及产程延长。

(3)美国FDA妊娠期药物安全性分级为口服给药B；如在妊娠晚期或近分娩时用药D。哺乳期妇女禁用。

(4)鼻息肉综合征、血管性水肿患者。

【注意事项】 (1)交叉过敏　对阿司匹林或其他非甾体抗炎药过敏者对本品可有交叉过敏反应。

(2)对血小板聚集有抑制作用，可使出血时间延长，但停药24小时即可消失。

(3)可使血尿素氮及血清肌酐含量升高，肌酐清除率可下降。

(4)有下列情况者应慎用　①原有支气管哮喘者，用药后可加重；②心功能不全、高血压，用药后可致水潴留、水肿；③血友病或其他出血性疾病(包括凝血障碍及血小板功能异常)，用药后出血时间延长，出血倾向加重；④有消化道溃疡病史者，应用本品时易出现胃肠道副作用，包括产生新的溃疡；⑤肾功能不全者用药后肾脏不良反应增多，甚至导致肾功能衰竭。

(5)长期用药时应定期检查血象及肝、肾功能。

(6)对长期应用糖皮质激素的患者加用本品时，皮质激素需缓慢停药，以免病情加重或引起皮质功能不全。

【药物相互作用】 (1)饮酒或与其他NSAIDs同用时增加胃肠道不良反应，并有致溃疡的危险。长期与对乙酰氨基酚同用时可增加对肾脏的不良反应。

(2)与阿司匹林或其他水杨酸类药物同用时，药效不增强，而胃肠道不良反应及出血倾向发生率增高。

(3)与肝素、双香豆素等抗凝药及血小板聚集抑制药同用时有增加出血的危险。

(4)与呋塞米同用时，后者的排钠和降压作用减弱。

(5)与维拉帕米、硝苯地平同用时，本品的血药浓度增高。

(6)本品可增加地高辛的血药浓度，同用时须注意调整地高辛的剂量。

(7)本品可增强抗糖尿病药(包括口服降糖药)的作用。

(8)本品与抗高血压药同用时可影响后者的降压效果。

(9)丙磺舒可降低本品的排泄，增加血药浓度，从而增加毒性，故同用时宜减少本品剂量。

(10)本品可降低甲氨蝶呤的排泄，增加其血浓度，甚至可达中毒水平，故本品不应与中或大剂量甲氨蝶呤同用。

(11)药物的不良反应与所服用的剂量呈正相关，因此服药超量时应做紧急处理，包括催吐或洗胃、口服活性炭、抗酸药或(和)利尿药，并给予监测及其他支持疗法。

【给药说明】 (1)应用阿司匹林或其他非甾体抗炎药引起胃肠道不良反应的患者，可试用本品，但仍应密切注意不良反应。

(2)治疗类风湿关节炎等多种慢性关节炎病时，本品应与其他慢作用抗风湿药同时应用以控制类风湿关节炎的活动性和病情进展。

(3)用药期间如出现胃肠出血，肝、肾功能损害，视力障碍，血象异常以及过敏反应等情况，即应停药。

(4)近期国外个别文献报道本药有引起心血管事件风险，故不宜剂量过大及疗程过长。

【用法与用量】 (1)口服　成人　①抗风湿：一次0.4～0.6 g，一日3～4次，类风湿关节炎比骨关节炎用量要大些；②轻或中度疼痛及痛经的止痛：一次0.2～0.4 g，每4～6小时1次。成人用药一日最大限量一般为2.4 g。缓释片：一次0.3～0.6 g，一日2次。缓释胶囊：一次0.3 g，一日2次。

(2)栓剂　塞肛门内　成人　一次100 mg，如需要再次用药应间隔4小时以上。1～3岁小儿一次50 mg，如症状无缓解，每4～6小时重复给药1次，24小时不超过200 mg。3岁以上小儿，一次100 mg。

(3)搽剂　外用。

【儿科用法与用量】 解热镇痛　口服　一次5～10 mg/kg，每6小时1次，每日≤4次；

抗风湿　口服　一日30～40 mg/kg，分3～4次。

【儿科注意事项】 (1)不良反应发生率低，偶见消化不良、皮疹、氨基转移酶升高等，严重肝病、活动性溃疡，特别出血患者不宜应用。

(2)用于3个月以上儿童。

【制剂与规格】 布洛芬片：(1)0.1 g；(2)0.2 g；(3)0.3 g；(4)0.4 g。

布洛芬胶囊：0.2 g。

布洛芬缓释胶囊：0.3 g。

布洛芬口服溶液：10 ml∶0.1 g。

布洛芬糖浆：(1)10 ml∶0.2 g；(2)20 ml∶0.4 g；(3)60 ml∶1.2 g；(4)90 ml∶1.8 g。

布洛芬混悬滴剂：(1)15 ml∶0.6 g；(2)20 ml∶0.8 g。

小儿布洛芬栓：(1)50 mg；(2)100 mg。

布洛芬搽剂：5 ml∶250 mg。

复方制剂

精氨洛芬颗粒：0.6 g。

布洛伪麻片：每片含布洛芬200 mg，盐酸伪麻黄碱30 mg。

布洛伪麻胶囊：每粒含布洛芬200 mg，盐酸伪麻碱30 mg。

萘普生[药典(二)；医保(乙)]

Naproxen

【适应证】 本品为NSAIDs。适用于缓解各种轻度至中等度的疼痛，如拔牙及其他手术后的疼痛、原发性痛经及头痛等。也适用于类风湿关节炎、骨关节炎、强直性脊柱炎、幼年型关节炎(juvenile arthritis)、肌腱炎、滑囊炎及急性痛风性关节炎，对于关节炎的疼痛、肿胀及活动受限均有缓解症状的作用。与阿司匹林和吲哚美辛比较，症状缓解的效应相仿，但胃肠道和神经系统的不良反应的发生率和严重程度均较低。

【药理】 (1)药效学　本品为非甾体类抗炎镇痛药，疗效与布洛芬基本相同，抗炎和镇痛的机制也是由于抑制前列腺素的合成。

(2)药动学　口服后吸收迅速而完全，t_{max}为2～4小时，与食物、含镁和铝物质同服吸收率降低，与碳酸氢钠同服吸收加快。蛋白结合率高于99%。$t_{1/2}$一般为13小时。止痛作用开始时间为1小时，持续7小时。抗风湿作用最长可达14天，在肝内代谢，不干扰代谢酶活性。经肾脏排泄，约有95%以原形及其结合物随尿排出。

【不良反应】 (1)皮肤瘙痒、呼吸短促、呼吸困难、哮喘、耳鸣、下肢水肿、胃烧灼感、消化不良、胃痛或不适、便秘、头晕、嗜睡、头痛、恶心及呕吐等，发生率一般为3%～9%。

(2)视物模糊或视觉障碍、听力减退、腹泻、口腔刺激或痛感、心慌及多汗等，发生率为1%～3%。

(3)胃肠出血、肾脏损害(过敏性肾炎、肾病、肾乳头坏死及肾功能衰竭等)、荨麻疹、过敏性皮疹、精神抑郁、肌肉无力、出血或粒细胞减少及肝功能损害等较少见，发生率为1%～3%。

(4)近期一个临床观察发现，长期使用本品，一次220 mg，一日2次，其心血管事件危险性高于安慰剂。

【禁忌证】 (1)对本品或同类药有过敏史，对阿司匹林或其他NSAIDs引起过哮喘、鼻炎及鼻息肉综合征者，均应禁用。

(2)本品对胎儿的影响研究尚不充分，由于其他非甾体抗炎药可使胎儿动脉导管早闭，又因可抑制前列腺素合成导致难产或产程延长，故除非另有原因，否则妊娠期妇女禁用。美国FDA妊娠期药物安全性分级为口服给药B；如在妊娠晚期或临近分娩时用药D。

(3)本品分泌入乳汁中的浓度相当于血药浓度的1%，哺乳期妇女禁用。

【注意事项】 (1)交叉过敏　对阿司匹林或其他NSAIDs过敏者，对本品也过敏。

(2)对诊断的干扰　可影响尿5-羟吲哚醋酸(5-HIAA)及17-酮的测定值。

(3)下列情况应慎用　有凝血机制或血小板功能障碍时，哮喘、心功能不全或高血压、肝和肾功能不全、活动性胃肠出血或活动性消化道溃疡及老年人。

(4)长期用药应定期进行肝、肾功能，血象及眼科检查。

(5)超量中毒时应予以紧急处理，包括催吐或洗胃，口服活性炭及抗酸药，给予对症及支持疗法，并合理使用利尿药。

【药物相互作用】 (1)饮酒或与其他抗炎药同用时，胃肠道的不良反应增多，并有溃疡发生的危险。

(2)与肝素及双香豆素等抗凝药同用，出血时间延长，可出现出血倾向，并有导致胃肠道溃疡的可能。

(3)与阿司匹林或其他水杨酸制剂同用时，对症状缓解并无增效，反而增加胃肠道不良反应。

(4)本品可降低呋塞米的排钠和降压作用。

(5)本品可抑制锂随尿排泄，使锂的血药浓度升高。

(6)与丙磺舒同用时，本品的血药浓度升高，$t_{1/2}$延长，可增加疗效，但毒性反应也相应加大，故无实用价值也不宜推荐于临床。

【给药说明】 (1)肾功能不全者用量减小。

(2)抗风湿治疗长期给药时，须根据患者对药物的反应而调整剂量，一般疗程不超过10天，应用最低的有效量。

(3)用药期间，如患者出现胃肠出血、肝肾功能异常、过敏反应、水潴留、血液异常、视物模糊、听力下降以及精神状态异常等情况时，应立即停药，并做相应处理；其他不良反应持续存在也应予以注意。超量中毒时应予以紧急处理，包括催吐或洗胃，口服活性炭及抗酸药，给予对症及支持疗法，并合理使用利尿药。

【用法与用量】 (1)成人　口服　①抗风湿：一次0.25 g，每日早晚各1次，如无医师意见疗程不超过10日。②止痛：首次0.5 g，必要时重复，以后一次0.25 g，每6～8小时1次。缓释片(胶囊)，一次0.5 g，一日1次。

(2)肌内注射　一次0.1～0.2 g，一日1次。

(3)直肠给药　一次0.25 g，睡前塞入肛门。

【儿科用法与用量】 抗风湿：一日10～20 mg/kg，分2次口服，单日剂量≤2 g。

【儿科注意事项】 (1)对阿司匹林及其他非甾体类抗炎药过敏者禁用。

(2)不良反应：胃肠道反应、皮疹、视听障碍、肝肾功能损害，白细胞及血小板减少。

(3)可增加抗凝剂活性，可使呋塞米的利尿及降压作用减弱。

(4)肝肾功能不全者慎用，需定期监测肝肾功。

【制剂与规格】 萘普生片：(1)0.1 g；(2)0.125 g；(3)0.25 g。

萘普生胶囊：(1)0.1 g；(2)0.125 g；(3)0.2 g；(4)0.25 g。

萘普生缓释片：(1)0.25 g；(2)0.5 g。

萘普生缓释胶囊：0.25 g。

萘普生颗粒：10 g：0.25 g。

萘普生栓：(1)0.25 g；(2)0.3 g；(3)0.4 g。

萘普生注射液：(1)2 ml：0.1 g；(2)2 ml：0.2 g。

萘普待因片：每片含萘普生150 mg，磷酸可待因15 mg。

非诺洛芬钙(苯氧布洛芬钙)[药典(二)]

Fenoprofen Calcium

【适应证】 参阅“同布洛芬”。适用于各种关节炎，包括类风湿关节炎、骨关节炎、强直性脊柱炎、痛风性关节炎及其他软组织疼痛。亦用于其他疼痛如痛经、牙痛、损伤及创伤性痛等。

【药理】 (1)药效学　本品亦为苯丙酸衍生物，属NSAIDs。其作用机制同其他NSAIDs，参阅“布洛芬”。

(2)药动学　口服后吸收快，与食物、奶类同服时吸收减慢，与含铝和镁的抗酸药同服不影响吸收。一次给药600 mg后1～2小时血药浓度达峰值，峰浓度为50 μg/ml。蛋白结合率为99%。$t_{1/2}$为3小时，90%于24小时内从尿中排出(主要以葡糖醛酸结合物形式排出)。约2%自粪便排出。

【不良反应】 (1)胃肠道症状　最为常见，包括恶心、呕吐、烧心、便秘、消化不良等。严重者可有胃溃疡、出血和穿孔。

(2)其他　有头痛、头晕、困倦、下肢水肿。偶有使白细胞、血小板减少，有时肝酶可以一过性升高。

(3)过敏性皮疹、皮肤瘙痒亦有发生。

【禁忌证】 (1)参阅“布洛芬”。

(2)美国FDA妊娠期药物安全性分级为口服给药B；如在妊娠晚期或临近分娩时用药D。

【注意事项】 (1)交叉过敏　对阿司匹林或其他NSAIDs过敏者，本品可能有交叉过敏反应。对阿司匹林过敏的哮喘患者，本品也可引起支气管痉挛。

(2)本品在乳汁中仅有微量排出，乳母用药问题尚缺乏资料。

(3)小儿及老年人用药问题尚缺乏资料。

(4)慎用情况基本同布洛芬。

(5)对诊断的干扰　①因本品对血小板聚集有抑制作用，出血时间可延长；②本品可使血钾浓度增高；③本品可致血清碱性磷酸酶、乳酸脱氢酶及氨基转移酶升高；④本品可影响T_3的测定结果(假性升高)。

【药物相互作用】 参阅“布洛芬”。此外，本品与制酸药长期共用时，血药浓度可明显下降。与阿司匹林同用时可降低本品的生物利用度。与苯巴比妥同用时本品的排泄半衰期缩短，可能与肝酶活性增加使本品代谢加速有关，此时本品的剂量需加以调整。

【给药说明】 参阅“布洛芬”。

【用法与用量】 口服　成人　(1)抗风湿　一次0.3～0.6 g，依病情轻重每日服3～4次。

(2)镇痛(轻至中度疼痛或痛经)　一次0.2 g，每4～6小时1次。成人一日最大限量为3.2 g。

【制剂与规格】 非诺洛芬钙片：(1)0.2 g；(2)0.3 g。

非诺洛芬钙胶囊：(1)0.2 g；(2)0.3 g。

非诺洛芬钙肠溶胶囊：0.15 g。

芬布芬[药典(二)]

Fenbufen

【适应证】 本品用于类风湿关节炎、风湿性关节炎、骨关节炎、脊柱关节病、痛风性关节炎的痛肿治疗。还可用于牙痛、手术后疼痛及外伤性疼痛的止痛。

【药理】 (1)药效学　本品为一种长效的NSAIDs。本身属前体药，进入体内后代谢成为联苯乙酯后具有抑制环氧酶的活性，使前列腺素的合成减少而起作用。动物实验表明，本品的抗炎镇痛作用比吲哚美辛弱，但比阿司匹林强。

(2)药动学　本品口服后2小时左右80%被吸收。在肝内代谢为具有活性的联苯乙酯。活性物质的血浓度在6～8小时达峰值。$t_{1/2}$较长，约7小时，但72小时仍在血中可以测到浓度。98%～99%与血浆蛋白结合。66%由尿排出，10%则呼出体外，10%由粪便排出。

【不良反应】 本品不良反应主要为胃肠反应，表现为胃痛、胃烧灼感、恶心，发生率约12%～13%，少数(2%)出现严重不良反应包括胃溃疡、出血甚至穿孔。头晕、皮疹、白细胞数轻度下降、氨基转移酶微升等较少见。

【禁忌证】 (1)消化性溃疡，严重肝、肾功能损害，阿司匹林引起哮喘者禁用。

(2)妊娠期妇女、哺乳期妇女禁用。

(3)对本品或其他NSAIDs过敏者禁用。

【注意事项】 交叉过敏反应，同其他NSAIDs。

【相互作用】 本品可增加喹诺酮类抗感染药物的中枢副作用。参阅“布洛芬”。

【用法与用量】 口服　成人　一日0.6 g，1次或分2次服用。成人每日总量不超过1.0 g。

【制剂与规格】 芬布芬片：(1)0.15 g；(2)0.3 g。

芬布芬胶囊：(1)0.15 g；(2)0.2 g。

氟比洛芬[药典(二)；医保(乙)]

Flurbiprofen

【适应证】 适用于类风湿关节炎、骨关节炎、强直性脊柱炎等，也可用于软组织病，如扭伤及劳损，以及轻度至中度疼痛，如痛经和手术后疼痛、牙痛等。眼科用于抑制内眼手术时的瞳孔缩小及术后抗炎。

【药理】 (1)药效学　本品为芳基丙酸类非甾体抗炎药，可能主要通过抑制前列腺素的合成而产生镇痛、抗炎、解热作用。它的抗炎和镇痛作用均比阿司匹林和布洛芬强，对血小板的黏附和聚集反应也有轻度抑制作用。本品滴眼能抑制前列腺素，故可抑制手术时的瞳孔缩小。

(2)药动学　本品口服200 mg后吸收良好，血药浓度达峰时间(t_{max})约为(5.33±2.42)小时，血浆蛋白结合率为90%，消除相半衰期($t_{1/2}$)约为5.7小时。本品在肝脏主要通过羟基化和结合作用代谢，主要经尿排泄。

【不良反应】 较常见的不良反应是胃肠道反应，如消化不良、腹泻、腹痛、恶心、便秘、胃肠道出血、腹胀、呕吐、肝酶升高等。偶见中枢神经系统反应(如头痛、嗜睡等)以及其他系统反应(如皮疹、视力变化、头晕、白细胞及血小板减少、肾功能异常等)。本药滴眼液可能延缓伤口愈合，滴眼时可有轻度刺痛、烧灼感。

【禁忌证】 (1)对本品过敏者禁用。

(2)服用本品、阿司匹林或其他 NSAIDs 曾引起哮喘、鼻炎、荨麻疹或其他过敏性反应的患者禁用。

(3)活动性消化道溃疡患者、单纯疱疹病毒性角膜炎及有该病史者均禁用。

(4)过敏体质和儿童禁用。

(5)美国 FDA 妊娠期药物安全性分级为眼部给药 B;如在妊娠晚期或临近分娩时用药 D。

【注意事项】 (1)有胃肠溃疡病患者慎用。

(2)有支气管哮喘病史患者或因服用其他 NSAIDs 曾发生支气管痉挛的患者应慎用。

(3)心、肝、肾功能不全及高血压、血友病患者慎用。

(4)类风湿关节炎常可观察到贫血,故长期用药时应定期检查血象及肝、肾功能。

(5)据报道本品可以引起视力变化,故有眼病的患者应慎用并进行眼科检查。

(6)本品可以抑制血小板凝集,延长出血时间,故出血时间延长时患者应慎用。

(7)哺乳期妇女慎用。

【药物相互作用】 (1)参阅“布洛芬”。

(2)本品与锂盐合用时,后者的清除率降低,中毒的危险性增加。

(3)本品与环孢素合用时,后者的毒性增加,可能出现肾功能损害、胆汁淤积、感觉异常反应。

(4)本品与氧氟沙星和左氧氟沙星合用,可使癫痫发生的危险性增加。可能的机制是抑制 γ-氨基丁酸对中枢的抑制作用,导致中枢神经系统兴奋。

(5)本品与免疫抑制药合用,可能引起急性肾衰。

(6)虽然临床及动物实验显示氟比洛芬与氯化乙酰胆碱无相互作用,也无相互作用的药理基础,但有报道指出,外科在使用本品时,氯化乙酰胆碱可失去作用。

【用法与用量】 (1)口服　①类风湿关节炎、骨关节炎　一次 50 mg,一日 3～4 次,餐后服用。必要时可增加剂量。②强直性脊柱炎　一次 100 mg,一日 3 次。缓释片为一日 0.2 g,宜于晚餐后服用。

(2)眼科用药　抑制内眼手术时瞳孔缩小。术前 2 小时开始滴眼,每半小时点 1 滴,共 4 次。一般抗炎及术后抗炎,一次 1 滴,每 4 小时滴眼 1 次,维持 2～3 周。

【制剂与规格】 氟比洛芬片:(1)50 mg;(2)100 mg。

氟比洛芬缓释片:200 mg。

氟比洛芬酯注射液:5 ml∶50 mg

氟比洛芬巴布膏:每贴含氟比洛芬 40 mg(面积 13.6 cm×10.0 cm,含膏量 12 g)。(以氟比洛芬酯计)

氟比洛芬滴眼液:5 ml∶1.5 mg。

酮洛芬(酮基布洛芬)[药典(二)]

Ketoprofen

【适应证】 用于各种关节炎:类风湿关节炎、骨关节炎、强直性脊柱炎、痛风性关节炎等的关节痛、肿以及各种疼痛(如痛经、牙痛、手术后痛、癌性疼痛等)。

【药理】 (1)药效学　本品和布洛芬均为芳香基丙酸衍生物,属 NSAIDs,适应证与布洛芬基本相同,但其作用比布洛芬强,不良反应亦多些。本品除抑制环氧酶外尚有一定抑制脂氧酶及减少缓激肽的作用,因缓激肽与前列腺素一样可引起疼痛,故而有较强的减轻炎症损伤部位疼痛感觉的作用。缓激肽还可引起子宫收缩,故本品用于痛经,主要是通过抑制缓激肽,从而抑制子宫收缩而起到镇痛疗效。本品尚有一定的中枢性镇痛作用。

(2)药动学　口服吸收完全。与食物、奶类同服减慢吸收,但仍较完全。与含铝和镁的抗酸药同服不影响吸收。一次给药后约 1.0～2 小时血药浓度达峰值,1 天内即达稳定状态。血浆蛋白结合率为 99%(老年人可较低)。$t_{1/2}$为 1.6～4 小时(平均 3 小时),60%于 24 小时内自尿中排出,主要以葡糖醛酸结合物形式排出,以原形物排出可达 10%。老年人、肝肾功能不全者其清除率下降 22%～50%。

【不良反应】 以胃肠道反应为主,如胃部疼痛或不适、胀气、恶心、呕吐、腹泻、便秘等严重者出现胃溃疡、出血甚至穿孔。其次有水潴留(体重增加快、尿量减少、面部水肿等),发生率低于 3%;过敏性皮炎、口腔炎、耳鸣、精神抑郁、头晕、嗜睡、视物模糊等亦可出现;其他如心律不齐、血压升高、心悸、幻觉、偏头痛、听力下降、四肢麻木、皮肤瘙痒、剥脱性皮炎、鼻出血、肝酶上升、间质性肾炎、肾功能下降、粒细胞减少、血小板减少、溶血性贫血等的发生率均有报道。

【禁忌证】 (1)目前有活动性消化道出血症者。

(2)对本品及其他 NSAIDs 过敏者。

(3)美国 FDA 妊娠期间安全性分级为口服给药 B;如在妊娠晚期或临近分娩时用药 D。

【注意事项】 (1)交叉过敏　对阿司匹林或其他 NSAIDs 过敏者,本品可有交叉过敏反应。对阿司匹林过敏的哮喘患者,本品也可引起支气管痉挛。

(2)哺乳者不宜应用。

(3)小儿用药问题尚未见有关资料,老年人应用本品时血浆蛋白结合率及药物排出速度可减低,导致血药浓度升高及半衰期延长，因而需注意剂量调整。

(4)对诊断的干扰　①由于本品对血小板聚集有抑制作用，可使出血时间延长3～4秒；②本品可使血钠浓度降低，血红蛋白及血细胞比容降低；③本品可致血清碱性磷酸酶、乳酸脱氢酶及氨基转移酶升高；④由于本品在尿中代谢产物的干扰，可影响尿17-羟皮质醇(17-OHCS)的测定结果。

(5)慎用的情况参阅"布洛芬"。此外，本品用于肝硬化患者尤应慎重，因血中游离的药物（未结合药物）浓度可升高，必要时可用最小有效量，并应密切监测。

(6)服药过量的紧急处理参阅"布洛芬"。

【药物相互作用】　参阅"布洛芬"。尚需强调的是，本品不应与丙磺舒同用，因后者可明显降低本品肾脏清除率（降低66%）和蛋白结合率（降低28%），导致血药浓度增高，而有引起中毒的危险。本品也不应与阿司匹林同用，因后者也可降低本品的蛋白结合率，降低本品结合物的形成及排出。

【给药说明】　(1)本品治疗关节炎，用药几天至1周见效，达最大疗效需连续用药2～3周。

(2)老年人（尤其大于70岁者）开始可用半量，如无效且耐受好，可逐渐增加至常用量，但应密切监护。

(3)肾功能低下者用量应减少33%～50%。

(4)为了减少对胃肠道刺激，可与食物同服或饭后服用。对急需止痛患者，可于进食前30分钟或进食后2小时服药。

(5)长期用药时应定期随诊。一旦出现胃肠出血、黑便、肝肾功能损害、视力障碍、精神异常（幻觉、嗜睡、精神呆滞等）、血象异常及过敏反应等异常情况，应即停药就诊。

【用法与用量】　口服　(1)成人　①抗风湿：一次50 mg，一日3～4次，一日最大用量200 mg；②治疗痛经：一次50 mg，每6～8小时1次，必要时可增至每次75 mg。控、缓释制剂：一次75 mg，一日2次，或一次200 mg，一日1次，一日剂量不超过200 mg。

外用　(1)凝胶　一次涂约1 g制剂于痛处，一日3～4次（先洗净皮肤，涂药后按摩，使药物渗入皮内，再涂一层）。

(2)搽剂　均匀涂搽于患处，一次1～3 ml，一日2～3次。

(3)贴剂　除去防粘纸，粘附于患处，一日1次，一日量不超过8贴。

【儿科用法与用量】　口服　儿童用药按成人折算。

【儿科注意事项】　儿童用药安全性尚不明确，不良反应主要为胃肠道反应，心悸、出汗、嗜睡、皮肤瘙痒等，肝肾功能损害，诱发哮喘（外用亦可能导致）。

【制剂与规格】　酮洛芬片：50 mg。

酮洛芬肠溶胶囊：(1)25 mg；(2)50 mg。

酮洛芬缓释片：75 mg。

酮洛芬缓释胶囊：(1)75 mg；(2)0.1 g；(3)0.2 g。

酮洛芬凝胶：(1)1 g∶25 mg；(2)20 g∶0.6 g；(3)30 g∶0.9 g。

酮洛芬搽剂：(1)10 ml∶0.3 g；(2)30 ml∶0.9 g。

酮洛芬贴剂：30 mg(70 cm×10 cm)。

奥沙普嗪[药典(二)]

Oxaprozin

【适应证】　用于各种关节炎包括类风湿关节炎、骨关节炎、强直性脊柱炎、风湿性关节炎、痛风性关节炎、慢性非风湿性疼痛等。也可用于不同病因引起的疼痛，包括牙痛、手术后痛、挫（外）伤后痛等。

【药理】　(1)药效学　本品属丙酸类NSAIDs，它通过抑制环氧酶而减少炎症介质前列腺素的合成，使局部组织因前列腺素引起的肿胀疼痛得以控制。从动物实验中观察到本药的抗炎作用强于布洛芬，镇痛作用优于布洛芬、保泰松和阿司匹林，而胃黏膜损伤作用低于阿司匹林和保泰松。本药品兼有中枢性肌肉松弛作用。

(2)药动学　口服后吸收良好，血药浓度在3～4小时达峰值，食物对药物在体内过程的影响很小。每日1次服药和分2次服药的血药浓度、稳态时间基本相似。本品半衰期约为50小时。一次服药后5日内尿中排泄率为31%～38%，15天内为60%，尿内含有本品原形及其他代谢物，连续多次服药后原形排泄逐渐减少。

【不良反应】　(1)胃肠症状包括胃痛、胃不适、恶心、食欲缺乏、腹泻、便秘等是本品主要不良反应，发生率约5%～10%，大多不需停药或予以对症药物即可耐受。

(2)少见的有头痛、头晕、一过性肝功能异常。

【禁忌证】　(1)有活动性消化性溃疡、出血者及严重肝肾功能不全者。

(2)对本品及其他NSAIDs过敏者禁用。

(3)美国FDA妊娠期药物安全性分级为口服给药C；如在妊娠晚期或临近分娩时用药D。

(4)哺乳期妇女禁用。

【注意事项】　(1)有消化性溃疡史、出血史者慎用。

(2)长期服用者有肝肾功能、血象异常则宜停药观察。

(3)有消化道出血、穿孔宜停药采取相应紧急措施。

(4)对同时服用地高辛、利尿药、抗凝药、降压药者必须注意因药物相互作用而造成的血药浓度改变。

【药物相互作用】 与布洛芬基本相同。(1)在老年及肾功能下降者将降低地高辛的清除率使该药血药浓度增高而增加其毒性。

(2)大剂量用于肿瘤时，影响甲氨蝶呤的排出，使甲氨蝶呤血药浓度增高而致中毒。

(3)影响降压药(血管紧张素转换酶抑制药和β受体拮抗药)的降压效果。

(4)降低利尿药的利尿及排钠效果。

【给药说明】 参阅“布洛芬”。

【用法与用量】 口服　成人　(1)抗风湿　一次0.4 g，一日1次，一日最大量为0.6 g。

(2)止痛　一次0.2～0.4 g，必要时可重复1次。

【制剂与规格】 奥沙普嗪肠溶片：0.2 g。

奥沙普嗪片：0.2 g。

奥沙普嗪分散片：0.2 g。

奥沙普嗪肠溶胶囊：0.2 g。

洛索洛芬[医保(乙)]

Loxoprofen

【适应证】 适用于：①类风湿关节炎、骨关节炎、强直性脊柱炎、反应性关节炎、腰痛症、肩周炎及颈肩腕综合征等疾病的抗炎和镇痛治疗。属症状性治疗而非病因治疗。②手术后、外伤后及拔牙后的疼痛。③急性上呼吸道炎症的解热和镇痛治疗。

【药理】 (1)药效学　本品为丙酸衍生物，属NSAIDs，具有显著的镇痛、抗炎及解热作用。其镇痛作用为外周性，主要机制是通过抑制环氧酶，减少花生四烯酸转化为前列腺素，并因此减少由前列腺素介导的组织充血及肿胀等炎症反应以及降低周围神经对疼痛的敏感性。

(2)药动学　本品为前体药，经消化道吸收后迅速转化为反式-羟基活性代谢物而发挥疗效。成人一次口服洛索洛芬60 mg，迅速吸收，血中除有洛索洛芬原形外，还以活性反式-羟基代谢物存在。服药后血药浓度达峰时间在洛索洛芬大约为30分钟，在反式-羟基代谢物大约50分钟，$t_{1/2}$大约为1小时15分钟。给药1小时后的洛索洛芬原形及反式-羟基代谢物的血浆蛋白结合率分别为97.0%和92.8%。本药80%以原形药物和反式-羟基代谢物的葡糖醛酸结合物形式自尿中排出。服药8小时内，约给药量的50%经尿排泄，大部分为洛索洛芬或反式-羟基代谢物的葡糖醛酸形式。健康成人口服本品每次60 mg，一日3次，连续5天，其吸收和排泄均与单次给药无明显差异，未见蓄积性。

【不良反应】 (1)消化道症状包括食欲缺乏、恶心、呕吐、上腹部不适或疼痛，发生率为2.25%，通常为轻度，可自行消退。消化性溃疡、出血及休克偶有发生，但发生率不详。

(2)水肿占0.59%，但由本品引起急性肾功能不全，肾病综合征及间质性肾炎等肾损害的发生率不详。

(3)发热、瘙痒、皮疹及荨麻疹占0.12%，其他少见的有皮肤-黏膜-眼综合征。

(4)嗜睡和头痛分别占0.1%和0.5%。

(5)肝酶(如ALT、AST、γ-GT)增高者不超过1%，另偶见黄疸。

(6)溶血性贫血、白细胞减少及血小板减少可见，但缺少详细数据。

(7)其他发生率不详的有哮喘及间质性肺炎。

【禁忌证】 (1)对阿司匹林或对其他NSAIDs过敏者可能对本品发生过敏反应，故这类患者禁用本品。

(2)妊娠晚期妊娠期妇女不得使用本品，因动物实验显示本品可延迟分娩，胎儿可出现动脉导管狭窄。哺乳期妇女避免用药，因本品能分泌到乳汁。如必须用本品应停止哺乳。

(3)活动性消化性溃疡、严重血液系统异常、严重肝或肾功能损伤、严重心功能不全禁用本品。

【注意事项】 (1)本品用于急性疾患时，应根据急性炎症、疼痛及发热程度用药，若有明确病因应同时进行病因治疗，如感染性疾病应并用抗生素。

(2)用本品治疗急性炎症和疼痛或发热时，其剂量应根据患者病情而定。有下列情况者应慎用：①有消化性溃疡病史者；②有血液系统异常或有既往史者；③有肝或肾损害及其既往史者；④心功能不全者；⑤有过敏反应或支气管哮喘者；⑥高龄者。

(3)原则上不长期使用同一药物，避免与其他NSAIDs并用。长期服药者应定期复查血和尿常规、肾和功能和肝功能。

【药物相互作用】 (1)本品可增强抗凝药如华法林的抗凝血作用，应密切观察，必要时适当减量。

(2)本品可增强磺酰脲类药物(如甲苯磺丁脲)的作用。

(3)本品有可能增强新喹诺酮类抗感染药物(如依诺沙星等)诱发的痉挛作用。

(4)本品可能通过减少碳酸锂的肾排泄，使血中锂浓度上升而引起锂中毒。

(5)本品可能减弱噻嗪类利尿药(如氢氟噻嗪及氢氯噻嗪)的利尿及降压作用。

【给药说明】 (1)服药前应将药品的外包装取掉,以免误服垫片损伤食管。

(2)类风湿关节炎患者服用本品控制关节疼痛和肿胀时,应并用其他改变病情药物。

(3)老年患者易发生不良反应,应以小剂量开始。

(4)有报道长期使用NSAIDs可能导致女性暂时不育,故对育龄期妇女应掌握疗程。

(5)用药期间如出现胃肠出血、肝或肾功能损害、过敏、血象异常及其他不良反应时,应立即停药,并予以对症处理。

【用法与用量】 口服 成人 (1)治疗类风湿关节炎、骨关节炎、腰痛症、肩周炎及颈肩腕综合征 一次60 mg,一日3次。顿服时,一次60～120 mg。可根据年龄及病情适当增减。成人一日最大用量一般为180 mg。

(2)用于解热或镇痛 一次60 mg,一日2次。

【制剂与规格】 洛索洛芬钠片:60 mg。

洛索洛芬钠胶囊剂:60 mg。

洛索洛芬钠颗粒:2 g∶60 mg。

洛索洛芬钠贴剂:(1)100 mg/贴(10 cm×14 cm);50 mg/贴(7 cm×10 cm)。

洛索洛芬钠凝胶膏:100 mg/贴。

甲芬那酸[药典(二)]

Mefenamic Acid

【适应证】 用于轻度及中等度疼痛,如牙科、产科或矫形科手术后的疼痛,以及软组织运动性损伤(劳损或扭伤)引起的肌肉、骨骼疼痛。此外,还适用于痛经、血管性头痛的防治。可在月经期前和月经期应用本品,以预防伴随月经而发生的偏头痛。也可用于癌转移引起的轻至中等度骨痛,但应用化疗的患者应慎用,因可增加胃肠及肾脏毒性及抑制血小板功能。本品现已较少应用。

【药理】 (1)药效学 本品为芬那酸(fenamate)的衍生物,属于邻氨基苯甲酸类NSAIDs。具有镇痛、退热和抗炎作用,其抗炎作用较强。

(2)药动学 口服1 g后血药浓度2～4小时达高峰,峰值为10 μg/ml。每日口服4次,2日可达稳定状态(血浆浓度为20 μg/ml)。由肝脏代谢,$t_{1/2}$为2小时。67%由肾排出,25%由胆汁、粪便排出。

【不良反应】 (1)较常见腹部不适、胃烧灼感、恶心、痉挛性腹痛、腹泻、消化不良。

(2)少见过敏性皮疹、胃肠溃疡。

(3)有报告可致精神抑郁、头晕、头痛、易激惹、视物模糊、多汗、气短、睡眠困难、食欲下降等。

【禁忌证】 (1)对本品和其他NSAIDs过敏者。

(2)美国FDA妊娠期间安全性分级为口服给药C;如在妊娠晚期或临近分娩时用药D。

【注意事项】 (1)老年人用药更应注意毒性,开始用量宜小。

(2)胃肠炎、消化性溃疡、癫痫患者、肝肾功能不全、支气管哮喘患者及哺乳妇女不宜使用。

(3)对诊断的干扰 应用本品的患者,测血清尿素氮和钾浓度时可升高,凝血酶原时间可延长,血清氨基转移酶活性可增高。

【药物相互作用】 基本与布洛芬相似。与之不同的是,本品可加强抗凝药、溶栓药的作用,合用时须加强监测凝血指标及必要时调整用量,但对血小板聚集功能影响较小,故与阿司匹林同用时,引起胃肠道外出血的危险性比其他NSAIDs小。

【给药说明】 (1)本品宜于饭后或与食物同服,以减少对胃肠道的刺激。

(2)本品不宜长期应用,一般每次用药疗程不应超过7日。

(3)用药期间一旦出现腹泻及皮疹,应及时停用。

【用法与用量】 口服 成人 镇痛或治疗痛经,开始0.5 g,继用0.25 g,每6小时1次,一疗程用药不超过7日。

(2)小儿 尚未正式建立。推荐用量为口服,每次按体重5 mg/kg,一日3次。

【制剂与规格】 甲芬那酸片:0.25 g。

甲芬那酸胶囊:0.25 g。

甲氯芬那酸

Meclofenamic Acid

【适应证】 本品属于NSAIDs,适用于类风湿关节炎、骨关节炎及其他原因关节炎的关节痛肿,并可缓解其他疾病的轻至中度疼痛,如牙痛、痛经、手术、外伤及创伤后的疼痛,以及软组织损伤所致的肌肉骨骼疼痛。本品现已较少应用。

【药理】 (1)药效学 本品为芬那酸(fenamate)第三代的衍生物,通过对环氧酶抑制、减少前列腺素合成而具有抗炎、镇痛及解热作用。

(2)药动学 口服后吸收快,与食物同服吸收率降低。血药浓度1～2小时达高峰。峰值为5～9 μg/ml

(口服 100 mg 时)。1 次服药后 $t_{1/2}$ 为 2 小时,多次服药后为 3.3 小时。98%与血浆蛋白结合。本品在肝内代谢,通过氧化、水解、脱卤和葡糖醛酸结合物从尿中排泄。66%经肾排出。33%经胆汁、粪便排出。

【不良反应】 (1)最常见　胃肠症状并与用药剂量相平行。腹泻发生率 11%,腹痛 7%。长期服用者甚至有 2.8%出现胃肠黏膜溃疡。

(2)少见(发生率 1%～3%)　皮肤瘙痒、耳鸣、肾功能受损、水潴留、口干、口腔炎、便秘、食欲减低等。

(3)极少见(发生率<1%)　精神抑郁、手足发麻、剥脱性皮炎、多形性红斑、结节性红斑、粒细胞减少、贫血、血小板减少、血清病样反应等。

【禁忌证】 参阅"甲芬那酸"。

【注意事项】 (1)本品是否由母乳排出不详,但一般主张哺乳期妇女不用本品。

(2)本品含钠较多,限制钠盐摄入量的患者慎用。

(3)对诊断的干扰　本品可使血清尿素氮、肌酐及钾浓度增高,肌酐清除率降低,血清碱性磷酸酶活性、乳酸脱氢酶同工酶(LDH)及氨基转移酶活性升高。

(4)其他注意事项参阅"甲芬那酸"。

【药物相互作用】 阿司匹林可降低本品的生物利用度,不宜同服。其他参阅"甲芬那酸"。

【给药说明】 (1)急需镇痛时可空腹服,吸收快;慢性用药宜与食物同服。宜用一满杯水送服,以免药品停留在食管引起局部刺激。

(2)治疗关节炎,需几天至 1～2 周见效,达最大疗效需 2～3 周。

(3)长期用药需定期随诊。

(4)其余参阅"甲芬那酸"。

【用法与用量】 口服　成人　(1)抗风湿　一日 200 mg,分 3～4 次口服,必要时一日量可增至 400 mg,达满意疗效后逐渐减至能控制症状的维持量。

(2)镇痛　一次 50 mg,每 4～6 小时口服 1 次,必要时可增至一次 100 mg,每 4～6 小时 1 次。

(3)小儿　尚未建立。推荐剂量为一次按体重 5 mg/kg,一日 3 次。

【制剂与规格】 甲氯芬那酸钠片:250 mg。

甲氯芬那酸钠胶囊:(1)50 mg;(2)100 mg。

吲哚美辛[药典(二);基;医保(甲、乙)]

Indometacin

【适应证】 本品为吲哚乙酸类非甾体抗炎药,适用于①关节炎,可缓解类风湿关节炎、骨关节炎、强直性脊柱炎及赖特(Reiter)综合征等的症状,使疼痛和肿胀减轻,关节活动功能改善,但不能控制疾病过程的进展。②痛风,可用于缓解急性痛风性关节炎的疼痛及炎症,但不能纠正高尿酸血症,不适用于慢性痛风的长期治疗。③滑囊炎、肌腱炎及肩周炎等非关节软组织炎症,在应用一般药物无效时可试用。④高热的对症解热,可迅速大幅度短暂退热。⑤偏头痛、痛经、手术后痛及创伤后痛等的镇痛对症治疗。⑥本品滴眼液用于眼科手术及非手术因素引起的非感染性炎症。

【药理】 (1)药效学　本品具有抗炎、解热及镇痛作用,其作用机制为通过对环氧酶的抑制而减少前列腺素的合成。制止炎症组织痛觉神经冲动的形成,抑制炎性反应,包括抑制白细胞的趋化性及溶酶体酶的释放等。至于退热作用,由于作用于下视丘体温调节中枢,引起外周血管扩张及出汗,使散热增加。这种中枢性退热作用也可能与在下视丘的前列腺素合成受到抑制有关。

(2)药动学　口服吸收迅速而完全,4 小时可达给药量的 90%,食物或服用含铝及镁的制酸药可使吸收稍延缓,直肠给药较口服更易吸收,吸收入血后,约有 99%与血浆蛋白结合。口服 1～4 小时血药浓度达峰值,用量 25 mg 时血药浓度为 1.4 μg/ml,50 mg 时为 2.8 μg/ml;$t_{1/2}$ 平均为 4.5 小时,早产儿明显延长。本品在肝脏代谢为去甲基化物和去氯苯甲酰化物,又可水解为吲哚美辛重新吸收再循环。60%从肾脏排泄,其中 10%～20%以原形排出;33%从胆汁排泄,其中 1.5%为原形药;在乳汁中也有排出(每天可达 0.5～2.0 mg)。本品不能被透析清除。

【不良反应】 本品的不良反应较布洛芬、萘普生及双氯芬酸多。

(1)胃肠道　出现消化不良、胃痛、胃烧灼感、恶心反酸等症状者有 12.5%～44%。出现溃疡、胃出血及胃穿孔为 2%～5%。

(2)神经系统　出现头痛、头晕、焦虑及失眠等约 10%～25%,严重者可有精神行为障碍或抽搐等。

(3)肾　出现血尿、水肿、肾功能不全,在老年人多见。

(4)各型皮疹　最严重的为大疱性多形红斑(Stevens-Johnson 综合征)。

(5)造血系统　造血系统受抑制而出现再生障碍性贫血、白细胞减少或血小板减少等。

(6)过敏反应　哮喘、血管性水肿及休克等。

【禁忌证】 (1)对本品、阿司匹林及其他非甾体类抗炎镇痛药过敏者禁用。

(2)美国 FDA 妊娠期药物安全性分级为眼部、口服、肠道外、直肠给药 B；如持续使用 48 小时或在妊娠 34 周以后用药 D。本品用于妊娠期的后 3 个月时可使胎儿动脉导管闭锁，引起持续性肺动脉高压，禁用。

(3)本品可自乳汁排出，对婴儿可引起毒副反应。哺乳期妇女禁用。

(4)活动性溃疡病、溃疡性结肠炎及其他上消化道疾病或有上述病史者禁用。

(5)癫痫、帕金森病及精神病患者，本品可使病情加重，禁用。

【注意事项】 (1)用于高热时，需防止退热时的大汗而虚脱，脱水，宜及时补充液体。

(2)老年患者易发生毒性反应，应慎用。

(3)对诊断的干扰 本品因对血小板聚集有抑制作用，可使出血时间延长，停药后此作用可持续 1 天。用药期间血尿素氮及血肌酐含量也常增高。

(4)下列情况应慎用 ①本品能导致水钠潴留，故心功能不全及高血压等患者应慎用；并及时调整剂量。②本品由肝脏代谢，经肾脏排泄，对肝肾均有一定毒性。故肝、肾功能不全时应慎用或禁用；③因本品可使出血时间延长，加重出血倾向，故血友病及其他出血性疾病患者应慎用，此外，本品对造血系统有抑制作用，再生障碍性贫血、粒细胞减少等患者也应慎用。

(5)用药期间应定期随访检查 ①血象及肝、肾功能；②长期用药者应定期进行眼科检查，本品能导致角膜沉着及视网膜改变(包括黄斑病变)。遇有视物模糊时应立即做眼科检查。

【药物相互作用】 (1)与对乙酰氨基酚长期合用可增加肾脏毒副反应。与其他 NSAIDs 同用时消化道溃疡的发病率增高。

(2)与阿司匹林或其他水杨酸盐同用时并不能加强疗效，而胃肠道不良反应则明显增多；由于抑制血小板聚集的作用加强，可增加出血倾向。

(3)饮酒或与糖皮质激素、促肾上腺皮质激素同用，可增加胃肠道溃疡或出血的危险。

(4)与洋地黄类药物同用时，本品可使洋地黄的血药浓度升高(因抑制从肾脏的清除)而增加毒性，因而需调整洋地黄剂量。

(5)与肝素、口服抗凝药及溶栓药合用时，因本品与之竞争结合蛋白，使抗凝作用加强。同时本品有抑制血小板聚集作用，因此有增加出血的潜在危险。

(6)本品与胰岛素或口服降糖药合用，可加强降糖效应，须调整降糖药物的剂量。

(7)与呋塞米同用时，可减弱后者排钠及抗高血压作用。其原因可能是由于抑制了肾脏内前列腺素的合成。本品还有阻止呋塞米、布美他尼及吲达帕胺等对血浆肾素活性(PRA)增强的作用，对高血压患者评议其 PRA 的意义时应注意此点。

(8)与氨苯蝶啶合用时可致肾功能减退(肌酐清除率下降、氮质血症)。

(9)本品与硝苯地平或维拉帕米同用时，可致后二者血药浓度增高，因而毒性增加。

(10)丙磺舒可减少本品自肾及胆汁的清除，增高血药浓度，使毒性增加，合用时须减量。

(11)与秋水仙碱、磺吡酮合用时可增加胃肠溃疡及出血的危险。

(12)与锂盐同用时，可减少锂自尿排泄，使血药浓度增高，毒性加大。

(13)本品可使甲氨蝶呤血药浓度增高，并延长高血药浓度时间。正在用本品的患者如需以中或大剂量甲氨蝶呤治疗，应于 24～48 小时前停用本品，以免增加其毒性。

(14)与抗病毒药齐多夫定(zidovudine)同用时，可使后者清除率降低，毒性增加。同时本品的毒性也增加，故应避免合用。

【给药说明】 (1)应选用最小有效量，因用量过大(尤其是每日超过 150 mg 时)容易引起毒性反应，而治疗效果并不相应增加。

(2)用药期间应注意观察(尤其是老年患者)，防止严重毒副作用发生，一旦发生应即停药。

(3)为减少药物对胃肠道的刺激，本品宜于饭后服用或与食物或制酸药同服。

(4)国外报道本品有促发血管事件的风险性，故剂量不宜过大，疗程不宜过长。

【用法与用量】 成人 (1)口服 ①抗风湿，初量一次 25～50 mg，一日 2～3 次口服，一日最大量不应超过 150 mg。关节炎患者如有持续性夜间疼痛或晨起时关节发僵，可在睡前给予吲哚美辛栓剂 50～100 mg 塞进肛门内。②抗痛风，初量一次 25～50 mg，继之 25 mg，一日 3 次，直到疼痛缓解，可停药。③退热，一次 12.5～25 mg，一日不超过 3 次。

(2)直肠给药 一次 50～100 mg，一日 50～100 mg。不论口服或(和)直肠给药，一日剂量不宜超过 200 mg。

(3)外用 ①乳膏 一次 1.5～2 g(制剂)，涂于患处，轻轻按摩，一日 2～3 次。②搽剂 以适量涂于患处，轻轻揉搓，一日 3～4 次。③滴眼液 眼科手术前，一次 1 滴，术前 3、2、1 和 0.5 小时各滴 1 次。术后，一次 1 滴，一日 1～4 次。其他非感染性炎症：一次 1 滴，一日 4～6 次。

【儿科用法与用量】 口服、直肠给药 每次 0.5～1.0 mg/kg，每日 2～3 次。

抗风湿 一日 1～3 mg/kg，分3～4次口服。

早产儿动脉导管未闭 口服或灌肠：每次 0.2 mg/kg，如无效，8 小时以后可重复，总量<0.6 mg/kg(<3 次)。

【儿科注意事项】 (1)不良反应：胃肠道反应、头痛、眩晕、精神症状、造血抑制、过敏、肝功能损害。

(2)肝肾功能不全、癫痫、哮喘患者禁用；抗风湿治疗儿童慎用。

(3)与阿司匹林有交叉过敏。

【制剂与规格】 吲哚美辛肠溶片：25 mg。

吲哚美辛缓释片：(1)25 mg；(2)75 mg。

吲哚美辛胶囊：25 mg。

吲哚美辛缓释胶囊：(1)25 mg；(2)75 mg。

吲哚美辛栓：(1)25 mg；(2)50 mg；(3)100 mg。

吲哚美辛乳膏：10 g∶100 mg。

吲哚美辛凝胶：每克含吲哚美辛 0.01 g 与 1-薄荷醇 0.03 g。

吲哚美辛贴片：(1)7.2 cm×7.2 cm 含吲哚美辛 12.5 mg；(2)每贴(7 cm×10 cm)，含膏量 3.5 g，含吲哚美辛 35 mg。

吲哚美辛搽剂：(1)20 ml∶200 mg；(2)50 ml∶500 mg。

吲哚美辛滴眼液：8 ml∶40 mg。

阿 西 美 辛

Acemetacin

【适应证】 本品属吲哚乙酸类 NSAIDs，为症状性治疗药物，用于以下情况：①急性和慢性炎性关节炎：如类风湿关节炎、强直性脊柱炎、骨关节炎、痛风性关节炎、反应性关节炎、赖特综合征、银屑病关节炎和儿童慢性关节炎等。②软组织风湿病：常见的如肩周炎、网球肘、颈肩臂综合征、腰肌劳损、坐骨神经痛、纤维肌痛症、肌腱炎、肌腱端炎和腱鞘炎等。③手术后、拔牙后、钝挫伤后疼痛、肿胀。④其他：浅表性静脉炎、寻常型天疱疮、痛经等。

【药理】 (1)药效学 ①抗炎、镇痛和解热作用：本品通过抑制炎症组织的蛋白变性，稳定溶酶体膜抑制蛋白酶释放，抑制肥大细胞释放组胺，抑制花生四烯酸转化为前列腺素，及拮抗 5-羟色胺和缓激肽等炎性介质，发挥抑制炎症反应，减少渗出，减轻组织损伤，提高痛阈，增加皮肤血流量和促进散热的作用，起到抗炎、镇痛和解热效果。②抑制血小板聚集：本品通过抑制血小板的前列腺素而减少血栓素 A_2 的形成，从而抑制血小板聚集，预防血栓性病变。

(2)药动学 本品口服吸收完全。重复给药后生物利用度几乎 100%。在滑液、滑膜和肌肉中的活性成分浓度明显高于血中的活性成分浓度，并达到有效的治疗浓度。本品口服后经肝脏代谢，其主要活性代谢产物为吲哚美辛。长期服用后，血中的阿西美辛和吲哚美辛的浓度比率约为 1∶1。阿西美辛及其主要代谢产物吲哚美辛的血药浓度达峰时间分别为 2.4 小时和 4 小时，$t_{1/2}$ 分别为 1.1 小时和 7.1 小时，血浆蛋白结合率在 87.6% 和 93.7%之间。口服剂量的 40%经肾排泄，剩余部分从粪便排出。经肾排出的部分为原形(游离的及与葡糖醛酸结合的)，部分为无活性代谢物。末次服药后 48 小时两种活性成分在血中均消失。

【不良反应】 (1)本品的不良反应主要表现为恶心、呕吐、食欲缺乏、腹痛和腹泻，发生率约 13%～15%。在健康志愿者对比试验本品和吲哚美辛在 7 天中引起的胃肠平均失血总量，本药品组为 4.5 ml，吲哚美辛组为 12.4 ml。另有健康志愿者经内窥镜观察发现，引起胃和十二指肠黏膜损伤的平均积分亦明显低于吲哚美辛。

(2)头痛、头晕、眩晕、嗜睡、水肿亦可见到。

(3)少见不良反应有胃肠道溃疡、焦虑、意识模糊、精神障碍、幻觉、耳鸣、肌无力、外周神经病变、肾脏损害、高血压、高钾血症、荨麻疹、瘙痒和脱发。

(4)个别病例出现血小板减少、粒细胞减少、再生不良性贫血、听力障碍、严重皮肤反应、哮喘发作、肝损害、急性肾功能衰竭、高血糖、咽痛综合征及长期使用后视网膜色素沉着和角膜浑浊。

【禁忌证】 (1)对本品和其他 NSAIDs 过敏者。

(2)患哮喘、花粉症、黏膜水肿或慢性呼吸道疾病者。

(3)有活动性消化性溃疡病、严重肝或肾功能损害、心力衰竭、癫痫、帕金森病或精神异常者。

(4)妊娠期妇女及哺乳期妇女。

【注意事项】 (1)与其他中枢神经系统药物合用或饮酒时使用本品应特别慎重。

(2)有出血倾向的患者服用本品因其抑制血小板聚集，会加重出血倾向。

(3)本品可能引起头晕、眩晕和嗜睡，故司机或机器操作者使用本品可能影响工作能力。

(4)长期服用宜监测肝、肾功能,血压,血象。

(5)有超量中毒者需紧急处理。

【药物相互作用】 (1)本品和地高辛并用时可增加血中地高辛浓度,应注意调整后者的剂量。

(2)本品和抗凝药如苯丙羟基香豆素并用,需警惕增加出血的可能性。

(3)本品和糖皮质激素或(和)另一 NSAIDs 并用时可增加胃肠出血或溃疡的危险性。与阿司匹林并用可降低本品的血药浓度。

(4)与丙磺舒同时使用可使阿西美辛的清除减慢,呋塞米可加快阿西美辛的排出。本品可减弱利尿剂和抗高血压药物的降压作用。

(5)与保钾利尿药并用时可引起高钾血症,应监测血钾水平。

(6)服本品并接受锂治疗者,应监测锂的清除率。

【给药说明】 (1)接受本品治疗者应停用其他 NSAIDs,亦不建议与糖皮质激素并用。

(2)一般病情按常规给药,对不同病期或症状轻重不同患者用药量可适当增加或减少。

(3)餐后立即或用餐中服药。

【用法与用量】 口服 成人 (1)一次 30 mg,一日 3 次。对体重大或病情重者可增至一次 60 mg,一日 3 次。

(2)一次 90 mg,一日 1 次,或酌情增为一次 90 mg,一日 2 次。

【制剂与规格】 阿西美辛胶囊:30 mg。

阿西美辛缓释胶囊:90 mg。

舒林酸[药典(二);医保(乙)]

Sulindac

【适应证】 本品为吲哚乙酸类 NSAIDs。适用于:①各种慢性关节炎,尤其对老年人、肾血流量有潜在不足者。②各种原因引起的疼痛,如痛经、牙痛、外伤和手术后疼痛等。③轻中度癌性疼痛。

【药理】 (1)药效学 本品是一个活性极小的前体药,进入人体后代谢为有抑制环氧酶、减少前列腺素合成作用的活性物质(硫化物),后者对环氧酶的抑制作用较舒林酸强 500 倍。具有镇痛、消肿、解热的作用。本品的另一特点是对肾脏的生理性前列腺素的抑制不明显,因此对肾血流量和肾功能的影响较小。

(2)药动学 口服后至少 88%被吸收,服后血药浓度达峰时间为 1~2 小时,食物可延缓其达峰时间。活性物的半衰期为 14 小时。约 95%与血浆蛋白结合。药物最终以母药或无活性代谢物或与葡糖醛酸结合物形式通过粪便及尿液排出,活性成分大部分转回母药。大约 50%通过粪便排出,其余从尿中排出。

【不良反应】 (1)胃肠症状 是最常见的不良反应,上腹痛约 10%,消化不良、恶心、腹泻、便秘约 9%,食欲缺乏约 3%。出现胃溃疡者约为 0.4%,引起胃肠道潜血至出血者较阿司匹林低 7~8 倍。

(2)中枢神经症状 如头晕、头痛、嗜睡、失眠很少见。

(3)更少见的不良反应 骨髓抑制,急性肾功能衰竭,心力衰竭,无菌性脑膜炎,肝损害和 Steven-Johnson 综合征。

【禁忌证】 (1)对本品、阿司匹林或其他 NSAIDs 过敏者。

(2)有活动性消化性溃疡或曾有溃疡出血或穿孔史者。

(3)美国 FDA 妊娠期药物安全性分级为口服给药 C;如在妊娠晚期或临近分娩时用药 D。

(4)哺乳期妇女及 2 岁以下幼儿。

【注意事项】 (1)本品可能与阿司匹林有交叉过敏反应,故对阿司匹林或其他 NSAIDs 过敏者也可对本品过敏。

(2)本品对血小板凝集的抑制作用低于阿司匹林。

(3)有消化道溃疡史,而目前无活动性者,宜在严密观察下应用。

(4)肝功能不良者的血药浓度比正常者升高,必要时应降低剂量,慎用。

(5)肾结石患者应慎用本品。在接受本品治疗时应充分补水。

(6)超量中毒时应给以紧急处理包括洗胃、催吐、服用活性炭,同时予以对症支持疗法。

【药物相互作用】 (1)与降血压药无明显相互作用。

(2)与抗凝药华法林同时服用时可致凝血酶原恢复正常所需的时间延长。

(3)与降糖药(甲苯磺丁脲)同服可使空腹血糖下降明显。

(4)与阿司匹林同服可降低本药活性成分的 AUC20%~25%,使本药的疗效反而降低。且可能出现周围神经病变。

(5)本品与锂盐合用,后者的血药浓度升高,应监测调整剂量。

(6)本品与喹诺酮类抗感染药合用,可抑制 γ-氨基丁酸对中枢的抑制作用，使中枢兴奋性增高。

【给药说明】 (1)用药期间应定期监测服药者大便潜血、血常规、肝肾功能。

(2)出现较明显不良反应给以对症治疗甚至停药。

(3)本品仅是镇痛、抗炎的对症治疗，务须同时进行病因治疗。

【用法与用量】 口服　(1)成人　①抗风湿，一次0.2 g，每日早晚各服一次。②镇痛，首次服0.2 g，8小时后重复。

(2)2岁以上儿童　一日按体重4.5 mg/kg，分2次服，一日剂量不得超过6 mg/kg。

【制剂与规格】 舒林酸片：(1)0.1 g；(2)0.2 g。

舒林酸胶囊：0.1 g。

双氯芬酸钠[药典(二)；基；医保(乙)]

Diclofenac Sodium

【适应证】 本品为NSAIDs。适用于：①缓解类风湿关节炎、骨关节炎、脊柱关节病、痛风性关节炎、风湿性关节炎等各种慢性关节炎的急性发作期或持续性的关节肿痛症状，无病因治疗及控制病程的作用。②治疗非关节性的各种软组织风湿性疼痛，如肩痛、腱鞘炎、滑囊炎、肌痛及运动后损伤性疼痛等。③急性的轻、中度疼痛如：手术后、创伤后、劳损后、原发性痛经、牙痛、头痛等。④对成人和儿童的发热有解热作用。⑤本品滴眼液用于眼科手术及非手术因素引起的非感染性炎症及疼痛；亦用于抑制白内障手术中缩瞳反应；预防和治疗白内障及人工晶体术后炎症及黄斑囊样水肿。

【药理】 (1)药效学　本品为异丁芬酸类的衍生物，双氯芬酸钠在水中略溶；双氯芬酸钾溶于水。其镇痛、抗炎及解热作用比吲哚美辛强2～2.5倍，比阿司匹林强26～50倍。本品的镇痛、消炎作用除通过对环氧酶有抑制作用而减少前列腺素合成外，尚有一定抑制环氧酸而减少白三烯、缓激肽等产物的作用。在动物实验和人的临床实践中都证实本品有解热作用。

(2)药动学　口服吸收快，完全。与食物同服降低吸收率。血药浓度空腹服药平均1～2小时达峰值，与食物同服时6小时达峰值，缓释口服药在约4小时后血药浓度达峰值，直肠给药时0.5～2小时达峰值。与食物同服时血浆浓度降低。药物半衰期约2小时。血浆蛋白结合率为99%。在乳汁中药浓度极低而可忽略，在关节滑液中，服药4小时，其水平高于当时血清水平并可维持12小时。大约50%在肝脏代谢，40%～65%从肾排出，35%从胆汁、粪便排出。用药后12小时总的排出量约为给药剂量的90%。长期应用无蓄积作用。

【不良反应】 (1)胃肠反应　为最常见的不良反应，约见于10%服药者，主要为胃不适、烧灼感、反酸、食欲缺乏、恶心等，停药或对症处理即可消失。其中少数可出现溃疡、出血、穿孔。

(2)神经系统　表现有头痛、眩晕、嗜睡、兴奋等，发生率<1%。

(3)肾脏引起水肿、少尿、电解质紊乱等严重肾不良反应在国外统计为每100万张处方中有5.2起，轻者停药并相应治疗后消失。

(4)其他　少见的有肝酶一过性升高，极个别出现黄疸、皮疹、心律不齐、粒细胞减少、血小板减少等均为可逆性。

【禁忌证】 (1)有其他NSAIDs过敏史或以往对本药有过敏者。

(2)美国FDA妊娠期药物安全性分级为眼部给药C；如在妊娠晚期或分娩时用药D。口服及肠道外给药B；如在妊娠晚期或临近分娩时用药D。

(3)12个月以下的婴儿。

(4)有活动性消化性溃疡出血者。

(5)有肛门炎症，禁用直肠给药。

【注意事项】 (1)有肝、肾功能损害或溃疡病史者慎用，尤其是老年人。

(2)用药期间应常规随访检查肝、肾功能。

(3)本品因含钠，对限制钠盐摄入量的患者应慎用。

(4)对诊断的干扰　本品可致血清肝酶一过性升高，血清尿酸含量下降，尿尿酸含量升高(因肾清除功能增高)。

【药物相互作用】 参阅“布洛芬”，此外应注意以下几个方面。

(1)本品可降低胰岛素和其他降糖药作用，使血糖升高。

(2)与保钾利尿药同用时可引起高钾血症。

(3)阿司匹林可降低本品的生物利用度。

【给药说明】 (1)参阅“布洛芬”。本品肠溶片口服起效迅速但排出亦快，待急性疼痛控制后宜用缓释剂型，减少服药次数，维持稳定血药浓度。

(2)近期国外个别文献报道，本药引起心血管事件的风险较安慰剂高，故服用剂量不宜过大(最低有效量)，疗程不宜过长。

【用法与用量】 (1)口服　①肠溶片，成人　关节炎，一日75～150 mg，分3次服，疗效满意后可逐渐减量；急性疼痛：首次50 mg，以后25～50 mg，每6～8小时1次。②缓释片　成人　关节炎，一日75～100 mg，一次服用。

(2)外用　①栓剂，成人每次 50 mg(塞入肛门内)。②凝胶或乳膏，涂患处，一日 3 次。每次用量依据病变范围及不同产品的浓度而定。③搽剂，根据疼痛部位大小一次 1～3 ml 均匀涂于患处，一日 2～4 次。一日总量不超过 15 ml。

(3)肌内注射　深部注射，一次 50 mg，一日 1 次，必要时数小时后再注射 1 次。

(4)经眼给药　①一般情况，一次 1 滴，一日 4～6 次。②眼科手术用药，一次 1 滴，术前 3、2、1、0.5 小时各 1 次。③白内障手术，手术后 24 小时开始用药，一次 1 滴，一日 4 次，持续使用 2 周。

【儿科用法与用量】　抗风湿　1 岁以上儿童一日 2～3 mg/kg，分 2～3 次饭后吞服。

【儿科注意事项】　不良反应　胃肠道反应、过敏、出血倾向等。

【制剂与规格】　双氯芬酸钠肠溶片：(1)25 mg；(2)50 mg。

双氯芬酸钠肠溶胶囊：50 mg。

双氯芬酸钠缓释片：(1)75 mg；(2)0.1 g。

双氯芬酸钠缓释胶囊：50 mg。

双氯芬酸钠栓：(1)12.5 mg；(2)50 mg。

双氯芬酸钠乳膏：25 g∶0.75 g。

双氯芬酸钠凝胶：(1%)(1)20 g∶0.2 g；(2)30 g∶0.3 g。

双氯芬酸钠搽剂：(1)(0.1%) 20 ml∶0.2 g；(2)(1%)45 ml∶0.45 g。

双氯芬酸钠滴眼液：(1)5 ml∶5 mg；(2)8 ml∶8 mg。

双氯芬酸钠注射液：2 ml∶50 mg。

吡罗昔康[药典(二)；医保(乙)]

Piroxicam

【适应证】　本品为昔康类 NSAIDs。适用于缓解各种关节炎及炎性软组织风湿病变的疼痛和肿胀，是对症治疗。

【药理】　(1)药效学　本品具有镇痛、抗炎及解热作用。本品通过抑制环氧酶使组织局部前列腺素的合成减少及抑制白细胞的趋化和溶酶体酶的释放而发挥药理作用。本品治疗关节炎时的镇痛、消肿等疗效与吲哚美辛、阿司匹林、萘普生相似。但由于本品抑制环氧酶-2 所需的浓度高于抑制环氧酶-1 的浓度，因此胃肠道的不良反应较多。

(2)药动学　口服吸收好。食物可降低吸收速度，但不影响吸收总量。血浆蛋白结合率高达 90%以上。经肝脏代谢。$t_{1/2}$平均为 50 小时(30～86 小时)，肾功能不全患者 $t_{1/2}$延长。由于半衰期较长，一次给药即可维持 24 小时的血药浓度相对稳定，多次给药易致蓄积。一次服药 20 mg，3～5 小时血药浓度达峰值，有效血药浓度为 1.5～2 μg/ml。在开始治疗后 7～12 天方能达到稳定血药浓度。66%自肾脏排泄，33%自粪便排泄，原形物＜5%。

【不良反应】　(1)恶心、胃痛、食欲缺乏及消化不良等胃肠不良反应最为常见，发生率约为 20%，其中 3.5%需为此撤药。服药量大于每日 20 mg 时胃溃疡发生率明显增高，有的合并出血，甚至穿孔。

(2)中性粒细胞减少、嗜酸粒细胞增多、血尿素氮增高、头晕、眩晕、耳鸣、头痛、全身无力、水肿、皮疹或瘙痒等，发生率 1%～3%。

(3)肝功能异常、血小板减少、多汗、皮肤瘀斑、脱皮、多形性红斑、中毒性上皮坏死、Stevens-Johnson 综合征、皮肤对光过敏反应、视物模糊、眼部红肿、高血压、血尿、低血糖、精神抑郁、失眠及精神紧张等，发生率＜1%。

【禁忌证】　(1)对本品、阿司匹林或其他 NSAIDs 过敏的患者禁用。

(2)美国 FDA 妊娠期药物安全性分级为口服给药 C；如在妊娠晚期或临近分娩时用药 D。妊娠后 3 个月服药的妊娠期妇女可抑制分娩，造成难产，同时可出现胃肠道毒性反应。此外，在妊娠后期长期用药可能致胎儿动脉导管早期闭锁或狭窄，以致新生儿出现持续性肺动脉高压和心力衰竭。

(3)活动性胃肠出血、消化性溃疡或肝、肾功能不全者禁用。

【注意事项】　(1)交叉过敏　对阿司匹林或其他 NSAIDs 过敏者，对本品也可能过敏。

(2)本品可引起乳汁分泌减少，与药物有关，哺乳期妇女不宜用。

(3)下列情况应慎用　①有凝血机制或血小板功能障碍时；②哮喘；③心功能不全或高血压；④有消化性溃疡史的患者；⑤老年人。

(4)长期用药者应定期复查肝、肾功能及血象。

(5)对诊断的干扰　①能抑制血小板聚集，作用比阿司匹林弱，但可持续到停药后 2 周。②肝功能试验尤其是氨基转移酶可异常，但继续应用时又可恢复正常，当肝功能明显异常时，提示有肝脏损害，应即停药。

(6)过量中毒时应即行催吐或洗胃，并进行支持和对症治疗。

【药物相互作用】 (1)饮酒或与其他抗炎药同服时，胃肠道不良反应增加。

(2)与双香豆素等抗凝药同用时，后者效应增强，出血倾向显著，用量宜调整。

(3)与阿司匹林同用时，本品的血药浓度可下降到一般浓度的 80%，同时增加胃肠道溃疡形成和出血倾向的危险性。

【给药说明】 (1)饭后给药或与食物或抗酸药同服，以减少胃肠刺激。

(2)每日量超过 20 mg 时，发生胃肠溃疡的危险明显增高。

(3)一般在用药开始后 7～12 天，方达到稳定的血药浓度，因此，疗效的评定常须在用药 2 周后。

(4)用药期间如出现过敏反应、血象异常、视物模糊、精神症状、水潴留及严重胃肠反应时，应即停药。

【用法与用量】 成人　(1)口服　①关节炎，一次 20 mg，一日 1 次，或一次 10 mg，一日 2 次。②急性痛风一次40 mg，一日 1 次，连用 4～6 日。

(2)肌内注射　一次 10～20 mg，一日 1 次。

【制剂与规格】 吡罗昔康片：(1)10 mg；(2)20 mg。

吡罗昔康胶囊：(1)10 mg；(2)20 mg。

吡罗昔康肠溶片：(1)10 mg；(2)20 mg。

吡罗昔康注射液：(1)1 ml：10 mg；(2)2 ml：20 mg。

吡罗昔康凝胶：(1)10 g：50 mg；(2)12 g：60 mg；(3)20 g：100 mg；(4)25 g：125 mg。

吡罗昔康软膏：(1)10 g：0.1 g；(2)20 g：0.2 g。

吡罗昔康贴片：48 mg。

美洛昔康[药典(二)；医保(乙)]

Meloxicam

【适应证】 慢性关节病变，包括：类风湿关节炎、骨关节炎、脊柱关节病等。

【药理】 (1)药效学　本品在治疗剂量的范围内抑制 COX-2 所需的浓度明显低于其抑制 COX-1 的浓度，因此减少了炎症部位前列腺素的合成，而胃肠壁生理性前列腺素的合成和功能受影响小。在发挥镇痛抗炎作用的同时减少了 NSAIDs 所普遍存在的胃肠黏膜损害。据国外报道，本品引起胃肠道严重不良反应包括溃疡、出血、穿孔的合并症明显低于双氯芬酸、吡罗昔康和萘普生。动物实验显示本品对肾脏的 COX-1 无抑制作用。

(2)药动学　本品口服吸收完全，生物利用度为 89%，镇痛抗炎起效时间为 30 分钟，每日剂量为 7.5～15 mg 时，血药浓度分别为 0.4～1 mg/L 和 0.8～2 mg/L。达到稳态血药浓度为 3～5 天，其渗入炎症性滑膜的浓度约为血浓度的 50%，与血浆蛋白结合率>99%，其 $t_{1/2}$ 为 20 小时。本品在肝脏内代谢，代谢物无活性，50%经肾脏(尿液)排出，余 50%经胆管(粪便)排出。

【不良反应】 (1)胃肠道　消化不良、腹痛、恶心、腹泻等最为常见(约 15%)，严重胃肠道反应如溃疡、出血、穿孔约 0.1%。

(2)肝酶升高　见于约 10%患者，停药恢复。

(3)水肿、血压升高　见于 1%患者。

(4)肾损害　见于约 0.4%患者，出现轻度血肌酐或尿素氮异常，停药消失。偶有出现急性肾功能衰竭。

(5)其他不良反应有头晕、头痛(7.7%)、皮疹(6%)，极少出现多形性红斑、毒性上皮坏死、Stevens-Johnson 综合征。

【禁忌证】 (1)对本品阿司匹林或其他 NSAIDs 过敏的患者禁用。

(2)对活动性消化性溃疡、严重肝、肾功能不全者禁用。

(3)美国 FDA 妊娠期药物安全性分级为口服给药 C；如在妊娠晚期或临近分娩时用药 D。

(4)哺乳期妇女禁用。

【注意事项】 (1)有消化性溃疡史者应慎用，出现胃肠症状或出血者立即停用。

(2)对中度心、肝、肾病者剂量宜酌情调整。

(3)服药者宜定期随诊其肝肾功能，尤其是 65 岁以上老年患者。

(4)过量服用本品，可口服消胆胺，以加快本药排出。

【药物相互作用】 (1)本品在治疗剂量时与地高辛、西咪替丁、抗酸药、呋塞米并用时不出现明显的临床相互影响疗效和毒性的症状。

(2)与华法林并用应注意本品可加强华法林的抗凝作用。

(3)与甲氨蝶呤并用应注意本品可能增加后者的毒性作用，宜监测血象及肝功能。

(4)本品可使同时服用的降糖药、抗高血压药的作用下降，宜监测并调整用药的剂量。

(5)本品可使锂盐的血药浓度升高，故在开始使用时，调节锂盐的剂量或停用本品时应监控血浆中锂盐的水平。

【给药说明】 (1)本品对老年人、肝肾功能轻度异常者不需改变剂量，但应定期随诊。

(2)有心肝肾功能异常、同时服用多类药物者减量服用。

【用法与用量】 成人 (1)口服 ①骨关节炎，一次7.5～15 mg，一日1次；②类风湿关节炎等，一次15 mg，一日1次。

(2)直肠给药 一次15 mg，一日1次，塞入肛门内。

【儿科用法与用量】 抗风湿 一日7.5～15 mg/kg，每日1次口服。

【儿科注意事项】 (1)不良反应有胃肠道反应、贫血、皮疹、头晕头痛、水肿，肾功能损害。

(2)15岁以下儿童禁用。

【制剂与规格】 美洛昔康片：(1)7.5 mg；(2)15 mg。

美洛昔康胶囊：(1)7.5 mg；(2)15 mg。

美洛昔康分散片：7.5 mg。

美洛昔康注射液：1.5 mg∶15 mg。

美洛昔康栓：15 mg。

美洛昔康凝胶：10 g∶50 mg。

氯诺昔康[药典(二)；医保(乙)]

Lornoxicam

【适应证】 用于手术后及各类急性或慢性关节炎及软组织损害的疼痛和炎症。

【药理】 (1)药效学 属于非甾体类抗炎镇痛药，系噻嗪类衍生物，具有较强的镇痛和抗炎作用。它的作用机制包括：①通过抑制环氧酶(COX)活性进而抑制前列腺素合成，起到镇痛抗炎作用。但本品不抑制5-脂氧酶的活性，不抑制白三烯的合成，故不改变花生四烯酸向5-脂氧酶的转化途径。动物研究显示，本品在治疗剂量范围内，可以刺激猪耳软骨中蛋白聚糖的合成。因为蛋白聚糖是参与软骨生成的主要蛋白质，因此可能会减弱类风湿关节炎的破坏作用，对防止骨变性有一定作用。②激活阿片神经肽系统，发挥中枢镇痛作用。

(2)药动学 肌内注射后，吸收迅速而完全，0.4小时后血药浓度达峰值，无首关效应，绝对生物利用度(以AUC计算)为97%，平均半衰期3～4小时。口服4 mg后，吸收迅速而完全，在2.5小时内达血药峰值浓度270 μg/L，在2～6 mg每日2次的剂量范围下，显示剂量依赖性的药代动力学特征。与食物同时服用，药物吸收减慢并减少约20%。生物利用度基本为100%，平均半衰期3～5小时。本品在血浆中以原形和羟基化代谢物的形式存在，其羟基化代谢物不显示药理活性。本品的血浆蛋白结合率为99%，并且不具浓度依赖性。本品代谢完全，1/3经尿排出，2/3经粪便排出。在老年人、连续给药时、肝肾功能损害不严重时或与抗酸药合用时，其药代动力学参数无显著性差异。

【不良反应】 注射给药后约有10%的不良反应，包括与注射部位的疼痛、发热、刺痛样紧张感、胃痛、恶心、呕吐、眩晕、嗜睡、嗜睡加重、头痛、皮肤潮红。口服不良反应约在1%以下，包括胃肠胀气、躁动、消化不良、腹泻、血压增高、心悸、寒战、多汗、味觉障碍、口干、白细胞减少、血小板减少、排尿障碍。

【禁忌证】 (1)对本品或其他NSAIDs(如阿司匹林)过敏者。

(2)有出血性素质、凝血障碍或手术中有出血危险或止血机制不健全者。

(3)急性胃/肠出血或急性胃或肠溃疡者。

(4)中度到重度肾功能受损者。

(5)脑出血或疑有脑出血者。

(6)大量失血或脱水者。

(7)肝、肾功能严重受损者。

(8)心功能严重受损者。

(9)妊娠期妇女和哺乳期妇女。

(10)年龄小于18岁者。

【注意事项】 (1)有支气管哮喘史或过敏反应史者慎用。

(2)有心肌梗死史、脑卒中史者慎用。

(3)不宜连续长期服药。

(4)过量服用者宜输液促进排出，早期者需洗胃。

【药物相互作用】 (1)本品与其他NSAIDs合用，不一定提高疗效，但增加不良反应。

(2)阿司匹林使本品的C_{max}、AUC和清除半衰期减少20%。本品使阿司匹林的C_{max}、AUC和清除半衰期减少6%～15%，而且不良反应增强。

(3)铋的螯合物使本品的生物利用度降低。

(4)西咪替丁抑制本品在肝代谢，因而使本品血浆水平和生物利用度增加，清除率减少。

(5)地高辛使本品的C_{max}和清除半衰期增加，而地高辛的肾清除率减少。

(6)本品可对抗血管紧张素转换酶抑制药的抗高血压作用。

(7)本品通过血浆蛋白置换而增强磺脲类的降糖作用。

(8)本品通过血浆蛋白置换而增强华法林的抗凝作用。

(9)本品减少锂的清除，可使其血浆浓度增高

(≤50%)。

(10)由于本品抑制肾前列腺素的合成,可使呋塞米的利尿和促尿钠排出作用减低。

(11)本品可使甲氨蝶呤的排泄减少,AUC 增加 20%~30%。

(12)抗酸药不会减少本品的胃肠道吸收。

【给药说明】 (1)本品有镇痛抗炎的对症疗效,无根治风湿病的作用,故应与治疗原发风湿病的措施同时进行。

(2)长期服药者,需监测肝肾功能、血象。

【用法与用量】 (1)口服 一次 8 mg。一日 2 次。一日最大剂量 16 mg。

(2)肌内注射 第一次 8 mg,当日最大剂量 24 mg。以后一次 8 mg,一日 2 次。一日剂量不超过 16 mg。

【制剂与规格】 氯诺昔康片:(1)4 mg;(2)8 mg。

注射用氯诺昔片:8 mg。

萘丁美酮[药典(二);医保(甲、乙)]

Nabumetone

【适应证】 ①各种急、慢性炎性关节炎:类风湿关节炎、强直性脊柱炎、骨关节炎、痛风性关节炎、银屑病关节炎、反应性关节炎、赖特综合征、风湿性关节炎以及其他关节炎或关节痛。本品可明显改善上述各种症状。②软组织风湿病:包括肩周炎、颈肩综合征、网球肘、纤维肌痛症、腰肌劳损、腰椎间盘脱出、肌腱炎、腱鞘炎和滑囊炎等。③运动性软组织损伤、扭伤和挫伤等。④其他如手术后疼痛、外伤后疼痛、牙痛、拔牙后痛、痛经等。

【药理】 (1)药效学 本品为非酸性 NSAIDs,具有抗炎、镇痛和解热作用。①抗炎镇痛解热的作用与其他 NSAIDs 相似,与萘丁美酮的活性代谢产物抑制了炎症组织中的前列腺素合成有关。在体外还有抑制多形核白细胞和单核细胞向炎症组织迁移的能力,并抑制炎症渗出物中某些水解酶活性。②对胃黏膜影响小:本品是一种非酸性、非离子性前体药物,因此在吸收过程中对胃黏膜无明显的局部直接影响,同时本品对胃黏膜生理性环氧酶-1 的抑制作用较小。因此本品引起的胃肠黏膜糜烂和微量出血的发生率低。③对出血和凝血无影响:本品对健康志愿者的血标本,在体外进行诱导的血小板聚集作用无影响,对出血时间、凝血试验均亦无显著改变。

(2)药动学 本品口服后以非酸性前体药在十二指肠被吸收,经肝脏转化为主要活性产物,6-甲氧基-2-萘乙酸(6-MNA)。口服萘丁美酮 1 g,其中约 35%转化为 6-MNA,及 50%转化为未定性代谢物随后从尿排出。本品口服后 4~6 小时血药浓度达峰值。与食物或牛奶同时服可增加吸收率,使 6-MNA 的血浆浓度峰值增加 1/3。6-MNA 的血浆浓度略低于萘丁美酮。每日 1 次用药大约在 3~6 天达到稳态。6-MNA 与血浆蛋白结合率可达 99%,表观分布容积平均为 7.5L。6-MNA 在体内分布广泛,主要分布在肝脏、肺、心和肠道;易于扩散至滑膜组织、滑液、纤维囊组织和各种炎性渗出物中,其浓度有效地抑制前列腺素合成;它可进入乳汁和胎盘。6-MNA 的清除半衰期在年轻人为 23 小时,在老年人为 30 小时。6-MNA 的稳态血浆浓度不受肾功能不全的影响。但严重肾功能受损时,其清除 $t_{1/2}$ 延长。严重肝功能受损影响药物代谢,需慎用。老年人达到的血浆浓度高于年轻人,然而每日 1 次给药不会引起药物蓄积。6-MNA 经肝转化为非活性产物,80%从尿排泄,10%从粪便排出。

【不良反应】 (1)胃肠道 恶心、呕吐、消化不良、腹泻、腹痛和便秘约 1%~3%,上消化道出血约 0.7%。用本品的病例中,溃疡发生率在短疗程(6 周~6 个月)组和在长疗程(8 年)组分别为 0.1%和 0.95%。每日口服萘丁美酮 2 g 的腹泻发生率增加。

(2)神经系统 表现有头痛、头晕、耳鸣、多汗、失眠、嗜睡、紧张和多梦,发生率小于 1.5%。

(3)皮肤 皮疹和瘙痒约 2.1%,水肿约 1.1%。

(4)少见或偶见的不良反应有黄疸、肝功能异常、焦虑、抑郁、感觉异常、震颤、眩晕、大疱性皮疹、荨麻疹、呼吸困难、哮喘、过敏性肺炎、蛋白尿、血尿及血管神经性水肿等。

【禁忌证】 (1)以往对萘丁美酮制品或对阿司匹林和其他 NSAIDs 有过敏表现者,应禁用本品。

(2)有活动性消化道溃疡或出血,有严重肝功能异常者禁用本品。

(3)美国 FDA 妊娠期药物安全性分级为口服给药 C;如在妊娠晚期或临近分娩时用药 D。

(4)哺乳期妇女禁用。

【注意事项】 (1)肾功能不全者可适当减少剂量。

(2)有心力衰竭、水肿或有高血压者应慎用本品。

(3)有过敏性哮喘及对其他药物有过敏史者慎用。

(4)65 岁以上的老年人对本品的疗效和安全性与年轻人对比无差别。但和其他 NSAIDs 一样,老年人用本品应维持最低的有效剂量。

(5)本品在儿童的安全性和疗效尚未肯定,故不推荐使用。

【药物相互作用】（1）和氢氧化铝凝胶、阿司匹林或对乙酰氨基酚并用不影响本品的吸收率。但通常不主张同时用两种或多种 NSAIDs。

（2）在健康志愿者中本品与抗凝剂华法林之间无相互作用，但是尚无在患者中合并应用这两种药物的资料。由于本品的主要活性代谢产物与血浆蛋白有较高的结合率，故二药合用应监测后者血药浓度。

（3）本品与乙酰脲类抗惊厥药及磺脲类降血糖药并用时应适当减少后二者剂量。

【给药说明】（1）餐中服用本品的吸收率可增加，应在餐后或晚间服药。

（2）本品不良反应发生率与年龄和剂量无明显相关性。唯一有量效关系的是本品每日服用量超过 2 g 时腹泻发生率增加。

（3）本品常用剂量为每日 1 g，对于症状严重或持续存在或急性加重的患者可酌情加量，并可将总量分为 2 次服用。

【用法与用量】 口服　成人　一次 1 g，一日 1 次。一日最大量为 2 g，分 2 次服。体重不足 50 kg 的成人第一日可以从 0.5 g 起始，逐渐上调至有效剂量。

【制剂与规格】 萘丁美酮片：(1)0.5 g。

萘丁美酮胶囊：(1)0.25 g；(2)0.5 g。

依托度酸[药典(二)]

Etodolac

【适应证】 ①镇痛、解热：本品可迅速而有效地缓解以下急性疼痛，如痛风性关节炎、肩痛、下背痛、运动性软组织损伤、腱鞘炎、滑囊炎、痛经、拔牙后及手术后疼痛等。也可用于发热疾病的退热。本品仅能缓解症状，对疼痛和发热的病因治疗还需采用其他措施。②抗炎、抗风湿：本品广泛用于治疗骨关节炎、类风湿关节炎、强直性脊柱炎，其他脊柱关节病和反应性关节炎等以及关节周围的软组织风湿症（如网球肘、肩周炎、腰痛症、颈肩腕综合征和纤维肌痛等），可减轻缓解病变部位的疼痛、肿胀、发僵及活动受限，并可使血沉和 C-反应蛋白水平下降。

【药理】（1）药效学　①镇痛作用：主要通过抑制前列腺素及其他使痛阈降低的物质（如组胺和缓激肽等）的合成而发挥镇痛作用。其镇痛活性与其他非甾体抗炎药和可待因相当，但有优于阿司匹林的实验资料。②抗炎作用：实验资料提示，本品可通过阻断炎症部位前列腺素合成，降低巨噬细胞迁移性及抑制白介素-1 和白介素-6 而起抗炎作用，但对生理情况下胃黏膜和肾脏产生的前列腺素无明显影响。③解热作用：本品解热作用可能与抑制前列腺素的萘普生的剂量相同。④抗风湿作用：实验证实本品对鼠实验性关节炎的软组织肿胀、关节间隙狭窄及骨膜反应均有明显抑制作用，并对已有破坏的骨关节病变有减缓或阻止发展的作用。其作用机制或许可参考以下资料：如有报告，本品可显著降低骨关节炎患者滑液中前列腺素和白介素-6 水平，另外，本品对关节软骨细胞代谢及基质蛋白聚糖合成无不良影响，此特点是阿司匹林和吲哚美辛所不及的。

（2）药动学　口服后吸收良好，大约 1.2 小时达到峰值水平（平均 $C_{max}=15.9\ \mu g/ml$），缓释片则延长至大约 7 小时。本品在 30 分钟内产生镇痛作用，多剂量不产生显著蓄积作用。平均清除 $t_{1/2}$ 约为 7.3 小时，缓释片 $t_{1/2}$ 约为 8.3 小时。每天多次用药不改变清除半衰期。本品吸收过程存在肠-肝循环，药-时曲线出现双峰。本品在肝脏几乎完全代谢，大约 73%经尿排泄，少数由胆汁排出。本品用于特殊人群，如老年患者，轻度肾损伤或肝病稳定期患者，无须调整剂量。

【不良反应】（1）消化道反应　表现有消化不良、恶心、上腹部灼热感、腹痛及腹泻，发生率在 1.0%～14.3%；胃肠道溃疡的发生率为 0.06%。

（2）过敏反应　皮疹在<1.0%～2.6%之间。

（3）神经和精神　头痛、头晕和嗜睡在<1.0%～2.8%之间。

（4）其他　肝、肾和血液系统不良反应发生率均小于 1.0%。

【禁忌证】（1）对本品、阿司匹林以及其他 NSAIDs 过敏者。

（2）美国 FDA 妊娠期药物安全性分级为口服给药 C；如在妊娠晚期或临近分娩时用药 D。

（3）哺乳期妇女禁用。

（4）活动性消化性溃疡或胃肠出血的患者。

【注意事项】（1）长期服用本品，可能出现胃肠出血、溃疡或穿孔，尤其在年老或体弱者，故应在医师指导下用药并注意随访观察。

（2）有心肌梗死及脑卒中者慎用或者避免连续服药时间过长。

（3）如同其他 NSAIDs，对肾、肝功能损害，心功能不全，老年多病者，应谨慎用本品并密切观察。如有不良反应，应即停用。

（4）本品可能使肝酶升高，引起贫血，出现液体潴留和肢体水肿。因此，对长期用本品治疗的患者应定期检查血、尿常规和肝肾功能。高血压或心衰患者应慎用。

（5）过量用药的处理　没有特效的解毒药，用对症和支持疗法处理过量患者，包括对摄入大剂量（常用剂量的5～10倍）或摄入后4小时内有症状者给予洗胃，同时使用催吐剂和（或）活性炭（成人剂量60～100 g，儿童1～2 g/kg）以及渗透性导泻治疗。因本品的蛋白结合率很高，其他如利尿、碱化尿液或血液透析疗法等对排出本品可能无效。

【药物相互作用】（1）不建议本品与阿司匹林或其他NSAIDs同时用，以免增加不良事件的发生。

（2）本品和抗酸药同时服用不会影响本品的吸收程度，达峰时间也不出现可测出的影响，但可使血药峰浓度降低15%～20%。

（3）有数例报道，用本品治疗的患者同时接受华法林治疗可使华法林蛋白结合率下降，使患者的凝血酶原时间延长（不论是否伴发出血），故应慎用并应加强观察。

（4）保泰松可使依托度酸的游离部分增加约80%，因此不主张这两种药物同时使用。

（5）本品可能引起环孢素、地高辛、锂剂和甲氨蝶呤血药浓度升高，建议本品不与后几种药物并用。

【给药说明】（1）可与食物同服或饭后用水冲服，以减少胃肠反应。

（2）治疗慢性肌肉关节疾病，本品的镇痛疗效可在1～2周出现。在获得一定疗效后应适当调整药物剂量。

（3）不宜长期连续服用。

【用法与用量】口服　成人　（1）解热、镇痛　普通片，一次0.2～0.4 g，一日2次；缓释片，一次0.4～0.8 g，一日1次，必要时12小时后重复1次。

（2）治疗关节炎　缓释片，一次400～800 mg，一日1次，但应根据每例患者病情和临床疗效增减剂量。

【制剂与规格】依托度酸片：（1）200 mg；（2）400 mg。

依托度酸缓释片：400 mg。

依托度酸胶囊：0.2 g。

尼美舒利[药典(二)；医保(甲)]

Nimesulide

【适应证】①关节与结缔组织疾病如骨关节炎、类风湿关节炎及其他炎性关节炎；滑囊炎、肌腱炎、腱鞘炎、腰背痛、肩周炎及其他软组织风湿病。②牙痛、痛经、手术后痛及癌性疼痛等。③鼻炎、喉炎、耳炎、扁桃体炎及呼吸道感染。④口腔炎、牙龈炎、牙周炎及脓肿。⑤前列腺炎及尿道炎。⑥与运动有关的关节和软组织损伤。

【药理】（1）药效学　本品是磺酰苯胺的衍化物，以磺酰苯胺作为活性基团，使其具有很强的抗炎、止痛和解热作用，且胃肠道不良反应较少，属非甾体抗炎药。本品可通过选择性抑制环氧酶COX-2减少前列腺素合成，降低由多形核白细胞激活而产生的活性过氧化物（氧自由基$O_2^-\cdot$），抑制金属蛋白酶合成，及抑制组胺释放等环节发挥抗炎、止痛及解热作用。本品抑制组胺释放，也不会促使白三烯合成，因而不会产生像阿司匹林等引起过敏反应导致支气管痉挛。

（2）药动学　本品口服吸收迅速和完全。健康成年人一次口服本品100 mg后1.2～3.8小时血药浓度达峰值，平均峰浓度2.86～4.58 mg/L。与口服给药对比，直肠给药100～200 mg后，血药峰浓度约为2.14～2.32 mg/L，达峰时间稍推迟，约为3～4.58小时。本品与食物同服不会降低吸收速度及程度。本品在血浆中绝大部分与血浆蛋白结合，其结合率大于95%，游离型药物仅占0.7%～4%。本品主要分布在细胞外液，表观分布容积为0.19～0.39L/kg。在肝脏代谢，其代谢产物大部分随尿液排出，其余约20%从粪便排出，$t_{1/2}$约为2～3小时。有效的治疗浓度持续6～8小时。

【不良反应】（1）胃肠道不良反应　最为常见，约占8.5%。表现为恶心、上腹部灼热感及疼痛。

（2）皮肤过敏反应　如皮疹、红斑和面部潮红，约占0.2%。

（3）中枢神经系统　约占0.3%，如失眠、兴奋、头痛和眩晕等。

（4）肝损伤　表现为肝酶升高、黄疸。欧洲已有几例因本品引起急性肝坏死导致患者死亡的报告。

（5）个别病例有轻度肾毒性表现。

【禁忌证】（1）对本品、阿司匹林、磺胺及其他NSAIDs过敏者。

（2）妊娠期妇女及哺乳妇女。

（3）有活动性消化性溃疡及中度或严重肝损伤及严重肾功能不全者。

【注意事项】（1）老年人和轻、中度肾功能不全者使用本品时尽管耐受性较好，但仍应注意观察。

（2）有胃肠溃疡或出血史者宜慎用。

（3）有心肌梗死或脑卒中史者宜慎用。

【药物相互作用】（1）本品可降低口服利尿药呋塞米的生物利用度及血药浓度，减少其排钠作用。

（2）本品可置换水杨酸、非诺贝特、呋塞米及甲苯磺丁脲与血浆蛋白的结合。

(3)在少数患者可见本品增强口服抗凝药的抗凝作用。

(4)氟康唑及氟伐他汀与本品同服时，可使本品代谢减慢而使血药浓度升高。

(5)本品可抑制细胞色素 CYP2D6 的活性，因而可使通过该酶代谢的β受体拮抗药、抗抑郁药及抗精神病药的血药浓度升高。因此，本品与上述各种药物合用时应注意观察或调整剂量。

(6)本品可干扰茶碱的肝代谢。

【给药说明】 (1)本品用于炎性关节炎的对症治疗。在用药几天后开始见效，达到明显疗效需要用药2～4周。

(2)类风湿关节炎患者用本品控制关节症状时，应同时使用改变病情药物。

(3)80 岁以下老年人与成年人用量相近。

(4)有心、脑、肝、肾病患者应密切监测其功能，调整剂量。

(5)长期服用者应定期随诊并复查血、尿常规和肝、肾功能。

【用法与用量】 外用、口服 ①抗风湿，一次 100 mg，一日 2 次。餐后服。②止痛 口服 一次 100 mg，一日 2 次；外用 直肠给药一次 200 mg，一日 2 次。

【儿科用法与用量】 口服 抗风湿 一日 5 mg/kg，每日分 2～3 次。

【儿科注意事项】 (1)注意肝肾功能、血常规及神经系统症状随访。

(2)12 岁以下儿童禁用。

【制剂与规格】 尼美舒利片：(1)50 mg；(2)100 mg。

尼美舒利混悬液(1%)：(1)60 ml；(2)100 ml；(3)200 ml。

尼美舒利栓：200 mg。

塞来昔布[医保(乙)]

Celecoxib

【适应证】 ①改善骨关节炎、类风湿关节炎的关节肿痛症状。②对拔牙、手术后、原发性痛经、软组织风湿病等的急性、中轻度疼痛有镇痛作用。本药对急、慢性疼痛均无病因治疗作用。

【药理】 (1)药效学 本品是第一个合成的昔布类药物，具抗炎、镇痛、解热作用，属 NSAIDs。根据 COX 理论，本药通过抑制 COX-2 而阻止导致炎症的前列腺素的产生，减少局部组织的水肿和疼痛。又因本药在治疗剂量时抑制 COX-1 的程度弱，不干扰组织中与 COX-1 相关的生理过程，尤其是胃肠壁中 COX-1，因此本药引起的全胃肠严重不良反应较非选择性 NSAIDs 低，故本品又称为选择性 COX-2 抑制药。分子生物学研究证明，多种肿瘤组织具有 COX-2，国外临床试验提示本品可以延缓 35%家族性腺瘤性息肉的恶变过程。

(2)药动学 空腹服用 3 小时后血浆浓度达峰值。食物，尤其是高脂食物，可以延迟其吸收，即血浆达峰时间为 4 小时，曲线下面积(AUC)则增加 10%～20%。多次服用则在第 5 天或之前达到稳态。与镁或铝同服可减少本品的吸收。本品的半衰期为 11 小时。主要通过肝药酶 CYP2C9 代谢，其主要代谢物不具活性，由尿和粪便排出。只有少于 3%的原药由尿、粪排出。在治疗剂量时，本品 97%和血浆蛋白结合，主要是白蛋白，在组织中广泛分布。本品可以通过血-脑屏障。

【不良反应】 (1)磺胺过敏反应 常见的表现为皮疹、瘙痒、荨麻疹等。国外有报道服用者出现对本品磺胺成分的过敏反应。严重者出现 Stevens-Johnson 综合征、中毒性表皮坏死溶解、剥脱性皮炎等。

(2)消化道 长期(6 个月)应用最多见的为消化道不良反应，有腹痛(9.1%)、腹泻(9.1%)、消化不良(13.5%)、腹胀(2.2%)、恶心(6.8%)。胃肠严重不良反应则包括症状性溃疡、胃肠出血、胃穿孔，年发生率为 2.22%。而传统 NSAIDs 为 3.68%。

(3)神经系统 头痛(15.8%)、头晕(2.0%)、嗜睡(2.3%)。

(4)由于水钠潴留可出现下肢水肿(2.9%)、血压升高(1.6%)。

(5)心血管系统 在预防肠腺瘤的复发及恶变的2000余例临床试验中，平均疗程 33 个月时，心脑血管事件包括心肌梗死及卒中的发生率在日 800 mg 组为 3.4%，日 400 mg 组为 2.2%，而对照组为 0.9%。

(6)肝酶(ALT、AST)升高(0.6%)。

(7)肾功能不全可出现在老龄、原有心肾肝病变和同时服用多种药物的患者。

【禁忌证】 (1)对磺胺类药物、其他 NSAIDs 或本品过敏者。

(2)美国 FDA 妊娠期药物安全性分级为口服给药 C；如在妊娠晚期或临近分娩时用药 D。

(3)妊娠期妇女及哺乳期妇女。

(4)有心肌梗死史或脑卒中史者。

(5)重度肝肾损害者。

【注意事项】 (1)支气管哮喘、过敏性鼻炎、荨麻疹病史者慎用。

(2)有中等度肝肾损害者，本品剂量减低而慎用。

(3)服用本品时不能停服因防治心血管病所需服用的小剂量阿司匹林(80～150 mg/d),但两者同服会增加胃肠道不良反应。

(4)本品引起胃肠黏膜损伤较传统 NSAIDs 明显减少。通过数千人的随机双盲内镜临床试验显示服药 3 个月时,本品 100 mg 一日 2 次组的内镜下胃十二指肠溃疡为 3.1%,200 mg 一日 2 次组为 5.9%,美国 FDA 建议本品适用于有消化道出血的高风险者及对传统 NSAIDs 疗效不满意或不耐受者,用时应采用最低有效剂量。

(5)本品的心血管事件发生率与服药疗程及剂量呈正相关。

(6)本品用于镇痛抗炎的对症治疗,无根治风湿病疗效。

(7)过量服用可出现嗜睡、恶心、呕吐、上腹痛。严重者出现昏迷、肾功能衰竭、胃肠出血等症状。解救措施包括洗胃(服药 4 小时内者)、催吐、导泻、口服活性炭(成人顿服 60～100 g,儿童剂量为 1～2 g/kg),支持疗法有输液。对出现过敏反应者立即停药。对严重过敏反应者宜给肾上腺皮质激素及支持治疗。有胃肠出血等急腹症者应按急腹症处理,不宜用洗胃、催吐、导泻等措施。

【药物相互作用】 (1)因本品主要经 CYP2C9 代谢,故 CYP2C9 抑制剂氟康唑、扎鲁司特、氟伐他汀等能抑制其代谢而使其血药浓度增高。氟康唑可使本品血药浓度升高约 1 倍。

(2)抗酸剂降低本品的吸收。

(3)本品不干扰类风湿关节炎患者服用甲氨蝶呤的生物利用度及肾清除率。

(4)本品与苯妥英钠、甲苯磺丁脲、格列本脲不出现相互作用。

(5)本品与华法林或其他抗凝药联合应用的开始几天,或当本品剂量改变时,应密切监测抗凝血作用。

(6)本品可使锂制剂血药浓度升高,故二者合用或已经合用撤出本品时,应进行密切监测。

(7)本品可抑制 CYP2C9 的活性,因而可使通过该酶代谢的 β 受体拮抗药、抗抑郁药及抗精神病药的血药浓度升高,因此本品与上述各药合用时应予以注意。

【给药说明】 (1)本品导致的胃黏膜溃疡及其他部位出血的风险较其他 NSAIDs 低。

(2)本药长期服用导致心血管事件(心肌梗死、脑卒中、周围血管栓塞)的风险性较不服药者高。

(3)医师要结合患者具体情况来选择应用,需用最低的有效剂量,疗程不宜过长。疗效不佳者可咨询医师。

【用法与剂量】 成人 (1)关节炎 一日 0.2 g,一次服,疗效不明显者可增加至一日 0.4 g,分 2 次服。一日最大剂量为 0.4 g。

(2)镇痛 一日 0.4 g,一次服,疗程不超过 7 日。

【制剂与规格】 塞来昔布胶囊:(1)0.1 g;(1)0.2 g。

依托考昔[医保(乙)]

Etoricoxib

【适应证】 目前中国大陆批准用于治疗急性痛风性关节炎,而在其他国家和地区,还被批准用于治疗骨关节炎、类风湿关节炎、强直性脊柱炎、原发性痛经和缓解急性疼痛。

【药理】 (1)药效学 本品是一种 NSAIDs,具有抗炎、镇痛和解热作用。在临床剂量范围之内或以上,本品是口服具有活性的选择性 COX-2 抑制药,因此本药引起的全胃肠严重不良反应较非选择性 NSAIDs 为低。在每日剂量 150 mg 之内本品对 COX-2 的抑制作用呈现剂量依赖性,但对 COX-1 无抑制作用。单剂量服药 250 mg 或 500 mg 对出血时间没有影响。体内研究显示,在 150 mg 剂量下,血药浓度达到稳态时,体外花生四烯酸或胶原介导的血小板聚集均未受到抑制。

(2)药动学 生物利用度 100%,蛋白结合率 92%,本品的半衰期为 22 小时。主要通过肝脏 CYP3A4 代谢,其主要代谢物不具活性,由尿(70%)和粪便(20%)排出。

【不良反应】 (1)大于 1%的不良反应 包括无力(疲乏)、头晕、下肢水肿、高血压、消化不良、胃灼热、恶心、头痛、肝酶(ALT、AST)增高。

(2)其他少见不良反应 过敏性或过敏性样反应、焦虑、失眠、嗜睡、味觉障碍、充血性心力衰竭、高血压危象、支气管痉挛、腹痛、口腔溃疡、消化道溃疡(包括穿孔和出血,主要发生在老年患者)、呕吐、腹泻、肝炎、血管性水肿、瘙痒、皮疹,Stevens-Johnson 综合征、风疹、肾功能不全(一般停药后可恢复)。

【禁忌证】 (1)对本品中任何一种成分过敏者。

(2)充血性心力衰竭(纽约心脏病学会心功能分级 Ⅱ～Ⅳ)。

(3)确诊的缺血性心脏病和(或)脑血管病,包括近期进行过冠状动脉搭桥术或血管成形术者。

【注意事项】 (1)伴有明显的心血管事件危险因素(如高血压、高血脂、糖尿病、吸烟)或末梢动脉病的患者必须慎重考虑之后才能使用本品治疗。

(2)用本品治疗的患者中有上消化道溃疡/溃疡并发症发生。既往有胃肠道穿孔、溃疡和出血(PUB)史以及年龄大于65岁的患者是发生PUB的高危人群。

(3)对晚期肾脏疾病患者,不推荐用本品治疗。已患有明显肾功能不全、失代偿性心衰或肝硬化的患者。应监测肾功能,对明显脱水患者,应当谨慎使用本品,建议在开始用本品治疗前进行补液。对原有水肿、高血压或心衰的患者使用本品时应考虑到体液潴留、水肿或高血压加重的可能性。

(4)对症状和(或)体征提示肝功能异常,或经化验证实肝功能异常的患者,应评估有无肝功能持续异常。如果肝功能持续异常(正常上限的3倍),应当停用本品治疗。

(5)如发生过量,可采取常规的处理措施,如从胃肠道中清除未被吸收的药物,给予临床监测,使用支持治疗。本品不能被血液透析清除,目前尚不清楚是否可被腹膜透析清除。

【药物相互作用】 (1)本品每日120 mg与华法林合用,可使凝血酶原时间国际标准化比率(INR)增高13%。故初始治疗的前几天,应当监测INR值。

(2)利福平是肝代谢的强诱导剂,本品与之合用可使本品血浆曲线下面积(AUC)降低65%。

(3)本品在60 mg和90 mg水平对甲氨蝶呤血浆浓度及肾脏清除率没有影响。本品120 mg使甲氨蝶呤血浆浓度增加了28%,肾脏清除率降低了13%。当本品使用剂量大于90 mg/d并与甲氨蝶呤合用时,应考虑监测甲氨蝶呤相关的不良反应。

(4)所有NSAIDs可降低血管紧张素转换酶抑制药和血管紧张素Ⅱ受体拮抗药的降压效应。对肾功能不全患者,两者合用可能会导致肾功能的进一步受损。

(5)所有NSAIDs可使锂盐血浆水平增高。

(6)本品可以与预防心血管事件的小剂量阿司匹林同时应用。然而与小剂量阿司匹林合用时,胃肠道溃疡或其他并发症发生率比单独使用本品增加。在稳定状态下,本品120 mg每日1次对小剂量的阿司匹林(81 mg,每日1次)的抗血小板活性没有影响。

(7)口服避孕药与本品合用,可使雌激素浓度升高,后者浓度升高会增加口服避孕药相关不良事件(如在高危女性中的静脉血栓事件)的发生率。

(8)本品对泼尼松/泼尼松龙或地高辛的药动学不产生具有临床意义的影响。抗酸剂和酮康唑(CYP3A4强抑制药)对本品的药动学不产生具有临床意义的影响。

【给药说明】 (1)本品用于口服,可与食物同服或单独服用。

(2)急性痛风性关节炎推荐剂量为120 mg,每日1次。本品120 mg只适用于症状急性发作期,最长使用8天。

(3)肝功能不全 轻度肝功能不全患者(Child-Pugh评分5~6),本品使用剂量不应超过60 mg每日1次。中度肝功能不全患者(Child-Pugh评分7~9),应当减量,不应超过隔日60 mg。对重度肝功能不全患者(Child-Pugh评分>9),目前尚无临床或药代动力学资料。肾功能不全、患有晚期肾脏疾病(肌酐清除率<30 ml/min)的患者不推荐使用本品。对于轻度肾功能不全(肌酐清除率≥30 ml/min)不需要调整剂量。

【用法与用量】 口服 (1)急性痛风 一次120 mg,一日1次。

(2)慢性疼痛 一次30~90 mg,一日1次。

【制剂与规格】 依托考昔片:(1)30 mg;(2)60 mg;(3)90 mg;(4)120 mg。

对乙酰氨基酚[药典(二);基;医保(甲、乙)]

Paracetamol(Acetaminophen)

【适应证】 本品为乙酰苯胺类解热镇痛药,适用于:①缓解轻度至中度疼痛,如头痛、关节痛、肌痛、神经痛、偏头痛、牙痛、痛经及癌症或术后疼痛等。②退热,如感冒或其他原因引起的高热。③治疗轻、中度骨关节炎。④本品可用于对阿司匹林过敏、不耐受或不适于应用阿司匹林的病例,如水痘、血友病及其他出血性疾病患者(包括应用抗凝治疗的病例)以及轻型消化性溃疡及胃炎等。⑤本品仅可作对症治疗,故应用本品时须同时治疗疼痛或发热的原因。

【药理】 (1)药效学 本品镇痛作用可能是通过抑制中枢神经系统中前列腺素的合成以及阻断痛觉神经末梢的冲动而产生镇痛。解热作用则可能是通过下视丘体温调节中枢产生周围血管扩张、出汗与散热而起作用。本品能缓解疼痛和发热症状,与NSAIDs相比其抗炎作用弱。

(2)药动学 口服后自胃肠道吸收迅速而完全(在高糖饮食后服药可能降低吸收),吸收后在体液中分布均匀,约有25%与血浆蛋白结合。小量时(血药浓度<60 μg/ml)与蛋白结合不明显,大量或中毒量则结合率较

高，可达43%。本品90%～95%在肝脏代谢，主要与葡糖醛酸、硫酸及半胱氨酸结合。中间代谢产物对肝脏有毒性作用。$t_{1/2}$一般为1～4小时(平均2小时)，肾功能不全时不变，但在某些肝病患者可能延长，老年人和新生儿可有所延长，而小儿则有所缩短。口服后0.5～2小时血药浓度可达峰值，剂量在650 mg以下时血药浓度为5～20 μg/ml，作用持续时间为3～4小时。哺乳期妇女服用本品650 mg，1～2小时后乳汁中浓度为10～15 μg/ml；$t_{1/2}$为1.35～3.5小时。本品主要以与葡糖醛酸结合的形式从肾脏排泄，24小时内约有3%以原形随尿排出。

【不良反应】 (1)一般剂量较少引起不良反应　对胃肠刺激小，不会引起胃肠出血。少数病例可发生粒细胞缺乏症、贫血、过敏性皮炎(皮疹、皮肤瘙痒等)、肝炎或血小板减少症等。

(2)长期大量用药，尤其是在肾功能低下者，可出现肾绞痛或急性肾功能衰竭(少尿、尿毒症)或慢性肾功能衰竭(镇痛药性肾病)。

【禁忌证】 对本品过敏者禁用。

【注意事项】 (1)交叉过敏反应　对阿司匹林过敏者对本品一般不发生过敏反应。但有报告在因阿司匹林过敏发生哮喘的患者中，少数(<5%)可于服用本品后发生轻度支气管痉挛性反应。

(2)美国FDA妊娠期药物安全性分级口服给药B。

(3)虽然哺乳期妇女服用本品后在乳汁中可达一定浓度，但在哺乳婴儿尿中尚未发现过本品或本品的代谢产物排出。

(4)对诊断的干扰　①血糖测定，应用葡萄糖氧化酶(过氧化酶)法测定时可得假性低值，而用己糖激酶(6-磷酸脱氢酶)法测定时则无影响。②血清尿酸测定，应用磷钨酸法测定时可得假性高值。③尿5-羟吲哚醋酸(5-HIAA)测定，应用亚硝基萘酚试剂作定性过筛试验时可得假阳性结果，定量试验不受影响。④肝功能试验，应用一次大剂量(>8～10 g)或长期应用较小剂量(>3～5 g/d)时，凝血酶原时间、血清胆红素浓度、血清乳酸脱氢酶浓度及血清氨基转移酶均可增高。

(5)下列情况应慎用　①乙醇中毒、肝病或病毒性肝炎时，本品有增加肝脏毒性作用的危险。②肾功能不全，长期大量应用有增加肾脏毒性的危险。

(6)不宜大量或长期用药以防引起造血系统和肝、肾损害。

(7)逾量(一日量>10 g)中毒的处理　服药过量时应洗胃或催吐，并给予拮抗药*N*-乙酰半胱氨酸(*N*-acetylcysteine)，不得给予活性炭，因后者可影响拮抗药的吸收。*N*-乙酰半胱氨酸开始用时按体重给予140 mg/kg口服，然后以70 mg/kg每4小时1次，共用17次。病情严重时可静脉给药，将药物溶于5%葡萄糖注射液200 ml中静脉注射。拮抗药宜尽早应用，12小时内给药疗效满意，超过24小时疗效较差。治疗中应进行血药浓度监测，并给予其他疗法，如用血液透析或血液滤过。

【药物相互作用】 (1)在长期饮酒或应用其他肝酶诱导药，尤其是应用巴比妥类或其他抗痉药的患者，长期或超量服用本品时，更有发生肝脏毒性反应的危险。

(2)抗凝药　大量或长期应用本品时，因可减少凝血因子在肝内的合成，有增强抗凝药的作用，故抗凝药的用量应根据凝血酶原时间进行调整。

(3)长期大量与阿司匹林、其他水杨酸盐制剂或其他NSAIDs合用时(如每年累积用量至1000 g，应用3年以上时)，可明显增加肾毒性(包括肾乳头坏死、肾及膀胱癌等)的危险。

(4)与抗病毒药齐多夫定(zidovudine)合用时，由于两药可互相降低与葡糖醛酸的结合作用而降低清除率，从而增加毒性，因此应避免同时应用。

(5)本品与氯霉素并用，可延长后者的半衰期，增强其毒性。

(6)二氟尼柳可使本品的血药浓度增加50%，因此可增加本品的肝毒性。

【给药说明】 (1)给药前应注意患者的肝、肾功能，对长期较大剂量用药者应定期复查血象及肝肾功能。

(2)服用后，疗效不显著者宜就医改用其他药物。

(3)本品与水杨酸类或其他类NSAIDs不宜同时长期(>5天)服用。

【用法与用量】 成人　(1)口服　①退热镇痛　一次0.3～0.6 g，每4小时1次，或一日4次；一日量不宜超过2 g。退热疗程一般不超过3日，镇痛不宜超过10日。②骨关节炎　一次0.65～1.3 g，每8小时1次，一日最大量不超过4 g，疗程按医嘱。

(2)肌内注射　一次0.15～0.2 g，不宜长期应用，退热疗程不超过3日，镇痛疗程不超过10日。

(3)直肠给药　将栓剂塞入肛门。一次0.3 g，若持续高热或疼痛，可间隔4～6小时重复1次。24小时内不超过1.2 g。

【儿科用法与用量】 解热镇痛　口服　一次10～15 mg/kg(总量<600 mg)，每4～6小时1次；每日≤4

次，连续用药不超过3天；新生儿一次10 mg/kg，每6～8小时1次，如果有黄疸应减量至5 mg/kg。

【儿科注意事项】 (1)长期大量用药会导致肝肾功能异常，黄疸、血小板减少，重症者可导致肝性脑病、DIC，严重肝肾功能不全者禁用。

(2)与巴比妥类等肝酶诱导剂合用毒性增加，与抗凝药合用增加抗凝作用，乙酰半胱氨酸可拮抗本药。

【制剂与规格】 对乙酰氨基酚片：(1)0.1 g；(2)0.12 g；(3)0.16g；(4)0.3 g；(5)0.5 g。

对乙酰氨基酚咀嚼片：(1)80 mg；(2)160 mg。

对乙酰氨基酚泡腾片：(1)0.1 g；(2)0.3 g；(3)0.5 g。

对乙酰氨基酚缓释片：0.65 g。

对乙酰氨基酚胶囊：0.3 g。

对乙酰氨基酚颗粒剂：(1)0.1 g；(2)0.16 g；(3)0.25 g；(4)0.5 g；(5)1 g：0.1 g；(6)2 g：0.3 g；(7)80 mg。

对乙酰氨基酚滴剂(10%)：(1)10 ml：1 g；(2)15 ml：1.5 g；(3)16 ml：1.6 g；(4)0.8 ml：80 g。

对乙酰氨基酚注射液：(1)1 ml：0.075 g；(2)1 ml：0.15 g；(3)2 ml：0.15 g；(4)2 ml：0.25 g。

对乙酰氨基酚栓剂：(1)0.125 g；(2)0.15 g；(3)0.3 g；(4)0.6 g。

对乙酰氨基酚凝胶：5 g：0.12 g。

酚咖片：(1)对乙酰氨基酚250 mg；咖啡因32.5 mg；(2)对乙酰氨基酚500 mg，咖啡因65 mg。

对乙酰氨基酚的其他复方制剂参阅第二章第七节。

安乃近[药典(二)；医保(乙)]

Metamizole Sodium(Analgin)

【适应证】 适用于高热时的紧急对症退热，偶用于婴幼儿的发热。也可用作头痛、偏头痛、肌肉痛、关节痛及痛经等的对症治疗。

【药理】 本品为氨基比林和亚硫酸钠相结合的化合物，易溶于水，其解热和镇痛作用较氨基比林快而强。口服吸收完全，于2小时内血药浓度达峰值，$t_{1/2}$约1～4小时。注射给药可迅速见效。

【不良反应】 (1)血液　可引起粒细胞缺乏症，发生率约为1.1%，重者有致命危险；亦可引起免疫性溶血性贫血、血小板减少性紫癜及再生障碍性贫血等。

(2)皮肤　可引起荨麻疹、渗出性红斑等过敏性表现，严重者可发生剥脱性皮炎及中毒性表皮松解症等。

(3)局部反应　注射部位可有红肿及疼痛，数天后消退。

(4)个别病例可发生过敏性休克，甚至导致死亡。

(5)大剂量肌注(1～2 g)可使注射部位产生大面积无菌性坏死。

【禁忌证】 对本品或吡唑酮类药物有过敏史者禁用。

【注意事项】 (1)本品与阿司匹林有交叉过敏反应。

(2)不得与其他药物混合注射，不宜长期应用。

(3)本品肌内注射可引起肌肉萎缩及局部糜烂，现已不用。

【给药说明】 (1)本品一般不作首选用药，仅在急性高热且病情急重，又无其他有效解热药可用的情况下，用于紧急退热。

(2)注射给药时偶致大汗淋漓和虚脱症状，须注意观察和处理，并应严格控制剂量。老年人及体弱者慎用。

(3)本品用药超过1周时应定期检查血象，一旦发生粒细胞减少或溶血性贫血，血小板减少，应立即停药，并及时采取相应措施。

【用法与用量】 成人　(1)口服　一次0.25～0.5 g，需要时服1次，一日最多3次。

(2)深部肌内注射　一次0.25～0.5 g。

【儿科用法与用量】 ①口服　一次按体重10～20 mg/kg，一日2～3次。②滴鼻　取平卧位，头稍低。应用10%～20%溶液。婴儿每次每侧鼻孔1～2滴，2岁以上每次每侧鼻孔2～3滴。5～6岁以上者一般不用此法。③深部肌内注射　一次按体重5～10 mg/kg。

【制剂与规格】 安乃近片：(1)0.25 g；(2)0.5 g。

安乃近注射液：(1)1 ml：0.25 g；(2)2 ml：0.5 g。

安乃近滴液：1 ml：0.2 g。

安乃近滴鼻液：10%，20%。

滴鼻用安乃近溶液片：溶液片0.2 g，溶液2 ml。

辣椒碱[医保(乙)]

Capsaicin

【适应证】 用于缓解由软组织损伤引起的肌肉、肌腱等疼痛，如腰背部疼痛、扭伤拉伤引起的疼痛，也适用于由风湿病引起的肌肉和关节慢性疼痛，如骨关节炎、类风湿关节炎、强直性脊柱炎、风湿性多肌痛等疼痛。可改善带状疱疹后遗神经痛、糖尿病末梢神经痛、落枕、冻伤等疼痛。

【药理】 (1)药效学　辣椒碱是从茄科植物红辣椒

的果实中提取出的单体成分，其化学名称为：(反)-*N*-[(4-羟基-3-甲氧基苯基)-甲基]-8-甲基-6-壬烯基酰胺(香草壬烯酰胺)。辣椒碱主要是通过影响神经肽P物质的释放、合成和贮藏而起镇痛作用。

(2)药动学　辣椒碱是脂溶性的，可制成水包油的软膏制剂，吸收好。作为外用局部用药，很少进入体内影响全身代谢。连续使用4周疗效最佳，每次用药后作用时间达到3～6小时，通过肝脏内的微粒体细胞色素P_{450}代谢清除。

【不良反应】　偶有在用药部位产生烧灼感和刺痛感，但随时间的延长和反复用药减轻或消失。

【禁忌证】　对本品及其成分过敏者禁用。

【注意事项】　使用本品软膏应注意：(1)本品仅可用于完整皮肤，不用于皮肤损伤部位。

(2)使用本品后请用肥皂将手洗净，勿与眼睛及黏膜接触。

(3)本品仅供外用，切勿入口。

(4)请妥善保管，避免儿童接触。

(5)不建议大面积使用和热敷治疗。

(6)不推荐妊娠期妇女及哺乳期妇女使用本品。儿童用药，遵医嘱，儿童必须在成人监护下使用。

【用法与用量】　外用　成人及2岁以上儿童外用。依据疼痛范围大小取适量，均匀涂抹于疼痛部位，局部按摩5分钟以上，使全部吸收，效果更佳。关节部位涂抹，一日3～4次，首日6次。2岁以下儿童使用须遵医嘱。

【制剂与规格】　辣椒碱乳膏：(1)10 g：2.5 mg(辣椒碱)；(2)30 g：22.5 mg(辣椒碱)。

辣椒碱凝胶：(1)10 g：7.5 mg(辣椒碱)；(2)20 g：1.5 mg(辣椒碱)。

艾瑞昔布[医保(乙)]

Imrecoxib

【适应证】　本品用于缓解骨关节炎的疼痛症状。

【药理】　(1)药效学　本品为非甾体抗炎药(NSAIDs)，通过抑制环氧酶(COX)发挥镇痛作用。体外试验显示，本品对环氧酶(COX)的同工酶环氧酶-1(COX-1)和环氧酶-2(COX-2)的抑制作用具有选择性，对环氧酶-2(COX-2)的抑制作用强于环氧酶-1(COX-1)。在小鼠热板法诱导的镇痛试验和小鼠醋酸扭体法镇痛试验中，本品显示出镇痛作用。本品对大鼠佐剂性关节炎原发性病变有一定的预防作用，对佐剂诱导的大鼠关节炎继发性病变也有一定的预防及治疗作用。此外，本品对角叉菜胶导致的大鼠炎症有不同程度的抑制作用。

(2)药动学　本品符合二室药代动力学模型。单次给药30、60、90和200 mg4个剂量组AUC和C_{max}呈线性动力学。空腹状态下，口服单剂量本品后约2小时可达到C_{max}，C_{max}和AUC与给药剂量大致成正比。本品在人体血浆中主要生成羟基代谢产物M1和羧基代谢产物M2。空腹状态下，原形药物的血浆中半衰期约为20小时。尿中游离型代谢物排泄率为40%，经酶水解后，尿中代谢物的总排泄率为50%。餐后给药的AUC和C_{max}明显大于空腹给药，但t_{max}和$t_{1/2}$无显著性差异。

【不良反应】　在本品的临床试验中，没有观察到发生率大于10%的不良反应。

(1)常见药物不良反应(发生率大于1%)有：上腹不适、大便潜血、ALT升高。

(2)少见药物不良反应(发生率0.1%～1%)有：腹痛、便秘、消化道溃疡、恶心、呕吐、胃灼烧感、慢性浅表性胃炎、剑突下阵发疼痛、胃糜烂灶、胃底/胃体出血点、皮疹、浮肿、胸闷、心悸、镜下血尿、血清尿素氮(BUN)升高、白细胞下降、AST升高、尿蛋白阳性、尿糖阳性、尿红细胞阳性。

【禁忌证】　(1)已知对本品或其他昔布类药物及磺胺过敏的患者。

(2)服用阿司匹林或其他NSAIDs后诱发哮喘、荨麻疹或过敏反应的患者。

(3)禁用于冠状动脉搭桥手术围手术期疼痛的治疗。

(4)有应用NSAIDs药后发生胃肠道出血或穿孔病史的患者。

(5)有活动性消化道溃疡/出血，或者既往曾复发溃疡/出血的患者。

(6)重度心力衰竭患者。

(7)有生育要求的妇女。

【注意事项】　(1)避免与其他NSAIDs，包括选择性环氧酶-2(COX-2)抑制剂合并用药。

(2)根据控制症状的需要，在最短治疗时间内使用最低有效剂量，可以使不良反应降到最低。

(3)本品的致癌性试验尚未完成，累积用药时间暂限定在24周内(含24周)。

【给药说明】　(1)心血管风险　本品可能引起严重心血管血栓性不良事件、心肌梗死和中风的风险增加，其风险可能是致命的。所有的NSAIDs，包括COX-2选择性或非选择性药物，可能有相似的风险。有心血管疾病或心血管疾病危险因素的患者，其风险更大。

（2）胃肠道风险　在使用所有 NSAID 治疗过程中的任何时候，都可能出现胃肠道出血、溃疡和穿孔的不良反应，其风险可能是致命的。当患者服用本品发生胃肠道出血或溃疡时，应停药。老年患者使用 NSAIDs，出现不良反应的频率增加，尤其是胃肠道出血和穿孔，其风险可能是致命的。

【用法与用量】 口服　成人　一次 0.1 g，一日 2 次，餐后用药，疗程 8 周。多疗程累积用药时间暂限定在 24 周内（含 24 周）。

【制剂与规格】 艾瑞昔布片：0.1 g。

艾拉莫德[医保(乙)]

Iguratimod

【适应证】 活动性类风湿关节炎。

【药理】（1）药效学　本品具有免疫调节和骨保护作用。它可抑制免疫球蛋白和多种炎性细胞因子（白介素-1、白介素-6、白介素-8 和肿瘤坏死因子-α（TNF）的生成；在分子水平上，它可抑制 NF-κB。艾拉莫德还可抑制环氧酶-2 的活性，发挥抑制疼痛和炎症的短期协同作用。

（2）药动学　本品在体内符合一室模型的药代动力学特性，在治疗剂量范围内（25～50 mg），本品暴露程度与剂量呈比例，主要药代动力学参数无性别差异。本品的生物利用度不受食物影响。

口服治疗剂量的本品后，于 3.1～4.6 小时达血药浓度峰值。一日 2 次，多次给药后 3 日内达到稳态浓度。平均稳态浓度为（0.76±0.19）μg/ml，平均表观分布容积 0.20 L/kg，平均血浆清除率 0.0133 L/（kg·h）。消除半衰期为 10.5 小时，观察到血浆中有一定的药物蓄积。口服后以药物原形药从肾脏排除的＜0.1 g。

【不良反应】（1）很常见药物不良反应（＞10%）主要有 ALT 升高。

（2）常见药物不良反应（＞1%，＜10%）主要有白细胞减少、胃部不适、食欲缺乏、皮疹、上腹部不适、恶心、腹胀、胃痛、血小板减少、反酸、腹痛、胃胀、视物模糊、皮肤瘙痒、十二指肠炎、胃炎、大便潜血、脱发、失眠、心电图异常、月经失调、血红蛋白下降。

（3）少见药物不良反应（1%）主要有腹泻、消化不良、嗳气、胃溃疡、反流性食管炎、十二指肠溃疡、胃窦部出血、呕吐、发热、咳嗽、口干、口腔溃疡、面部水肿、皮肤水肿、疲乏、胸闷、胸痛、尿蛋白阳性、总胆红素升高、流感样症状、上呼吸道感染、痘疹样胃炎。

（4）以上多数不良反应均在停药后自行缓解或消失。

【禁忌证】（1）妊娠期妇女或有怀孕可能性的妇女。

（2）患有严重肝病的患者。

（3）患有消化性溃疡的患者，或有消化性溃疡既往史的患者。

（4）对本品所含成分有过敏既往史的患者。

【注意事项】（1）对以下患者应慎重用药　哺乳期妇女；有肝病或有肝病既往史的患者；低体重患者；伴有贫血、白细胞减少症、血小板减少症的患者；骨髓功能低下患者；肾病的患者。

（2）基本注意事项　①肝毒性：在服用本品前必须进行肝功能检查。大多数患者 ALT 升高发生在用药 3 个月内，服药初始阶段应定期检查血液 ALT 和 AST。②活动性胃肠道疾病：对于有活动性胃肠疾病的患者慎用。③在服用本品前必须进行血液、肾功能等检查。当出现红细胞减少、白细胞减少、血小板减少等血液疾病时，应根据需要中止或暂停本品的使用，并进行妥善处理。④有可能会出现间质性肺炎。⑤由于在单独使用本品的临床试验中发现低体重（不足 40 kg）患者的不良反应发生率较高，因此，当发现异常时进行妥善处理。⑥与甲氨蝶呤以外抗风湿药联合用药时，应需要特别留意联合用药临床观察。⑦服药期间不应使用免疫活疫苗。

【药物相互作用】（1）本品与华法林联合用药时华法林的作用被增强，进而引发严重出血的病例报告。当患者必须使用华法林进行治疗时，应优先使用华法林进行治疗，禁止给予本品。

（2）与非甾体抗炎药联用　当出现消化道溃疡时，应停止非甾体抗炎药和本品的使用。

（3）与西咪替丁联用　可能导致本品的血浆中药物浓度升高，不良反应发生率升高。当异常出现时，应降低本品用量、停药等措施妥善处理。

（4）与苯巴比妥联用　可能导致本品的血浆中药物浓度降低。

【给药说明】（1）如果用药期间出现 ALT 升高，①如果 ALT 升高在正常值上限的 2～3 倍，在密切监测下可继续给予本品，剂量降低至 25 mg/日。②ALT 升高 2～3 倍正常值上限，如果剂量降低后 ALT 仍维持在 2～3 倍正常值上限及 3 倍以上，须停药，并加强护肝治疗且密切观察。

（2）需告知患者一旦发生黑便、贫血、异常胃/腹疼痛等症状，及时通知医生并尽早去医院就诊，一旦确诊为胃溃疡或十二指肠溃疡，应立即停药并进行对症治疗。

【用法与用量】 口服　一次 25 mg，饭后服用，一日 2 次，早、晚各 1 次。

【制剂与规格】 艾拉莫德片：25 mg。

第二节　抗风湿药物

用于治疗风湿性疾病的药物，大致可分为四大类，即：非甾体类抗炎药（NSAIDs）、糖皮质激素、改变病情抗风湿药（diseasemodifying anti-rheumatic drugs，DMARDs）及免疫抑制药等。

糖皮质激素是治疗风湿性疾病的常用药物，特别是弥漫性结缔组织病，已成为必不可少的药物。近十余年的临床研究中，证明其有明显抑制类风湿关节炎的炎症反应以及骨破坏的作用，在国际上普遍认为糖皮质激素可归类为改变类风湿关节炎病情的药物，因此在本章中把糖皮质激素归类在免疫抑制剂中描述。近十年针对自身免疫性疾病发病环节中的关键位点而研究使用的生物制剂，具有针对性强、起效迅速的特点，能显著抑制疾病的进展，因此也称为生物制剂靶向治疗。

一、改变病情抗风湿药

DMARDs 是可以减轻类风湿关节炎（RA）或其他原因所致的炎性关节病的关节症状和体征并延缓关节病变的进展，甚至阻止关节结构继续破坏的药物，本组药物包括多种传统上原未用于关节炎的药物如青霉胺、金制剂、柳氮磺胺吡啶、抗疟药（氯喹、羟基氯喹），以及近年来国内生产的植物药如雷公藤、青风藤、白芍总苷。研究证明它们具有改变风湿性疾病病情的作用，总的说来这些药物各自的作用机制不相同，各自抑制免疫反应中某一环节或成分而控制病变的进展。有的机制尚不完全清楚。由于这组药物起效时间平均在 6 周以上，且其中多数药物并不具备阻止关节破坏的性能，故曾称本组药物为慢作用抗风湿药（slow acting anti-rheumatic drug，SAARD）。

临床进行治疗有时会选用两个或三个 DMARD 联合疗法。要根据病情、以往用药史及其他并发病（心、肝、肾）而选用恰当的剂量。不论是不良反应还是疗效，都与本组药物剂量成正相关。

金诺芬

Auranofin

【适应证】 用于类风湿关节炎，控制其活动性并维持其病情稳定。

【药理】（1）药效学　起效较慢，通常在用药 3 个月以后见效。金制剂对机体的免疫调节和炎症过程产生多方面的影响，可抑制淋巴细胞和 DNA 合成，抑制单核和中性粒细胞的趋化反应，抑制溶酶体酶释放，降低免疫球蛋白的产生，还可抑制一氧化氮和前列腺素 E 的产生。在治疗剂量范围内无明显量效关系。临床疗效存在个体差异。

（2）药动学　金诺芬口服后，所含金的 30% 被吸收，其中约 40% 与红细胞结合，60% 与血清蛋白结合。金吸收后广泛分布于单核-吞噬细胞系统的各组织和器官中，以骨髓和肝脏最多。金制剂易进入有炎症的关节腔内。金的血清清除半衰期为 17～25 天。金诺芬的主要清除途径是通过粪便（84%～92%），而经过尿液的只占服用量的 9%～17%（约为吸收剂量的 60% 左右）。组织中的金排泄缓慢，停药后，金仍可在体内滞留长达 1 年以上。长期服用恒量的金诺芬，血金浓度约在 12 周达峰值，并维持稳态。

【不良反应】（1）胃肠道反应　最常见，主要表现有腹泻、稀便，偶伴有腹痛、恶心或其他胃肠道不适，通常较轻微短暂，无须停药。必要时可对症治疗。

（2）过敏反应　皮疹、瘙痒，一般不需停药，但严重的皮疹需停药。

（3）肾脏反应　暂时性蛋白尿或血尿、肾小球肾炎和肾病综合征。出现肾损害者应停药，通常都能恢复。

（4）血液系统反应　白细胞减少、血小板减少、紫癜、单纯红细胞发育不全、再生障碍性贫血等。应定期复查血常规。

（5）肝脏反应　可出现 ALT 和 AST 升高和黄疸等，一般停药后可恢复正常。

（6）其他反应　口腔炎、结膜炎亦偶见。乏力、眩晕、间质性肺炎、角膜/晶体金盐沉积等。

【禁忌证】（1）对金有过敏反应者。

（2）坏死性小肠结肠炎。

（3）肺纤维化。

（4）剥脱性皮炎。

（5）骨髓再生障碍。

（6）进行性肾病。

（7）严重肝病和其他血液系统疾病患者。

（8）哺乳期妇女。

(9)美国 FDA 妊娠期药物安全性分级为口服给药 C。

【注意事项】 (1)本品须在医师指导下服用。

(2)本品起效较慢,疗效判定需在服药后至少 3 个月。

(3)本品作用不强,现已较少单独用于治疗类风湿关节炎,必要时与另一改变病情的抗风湿药合用。

(4)本品在治疗前和疗程中宜定期(1～3 个月)监测血、尿常规及肝、肾功能。

【用法与用量】 口服 饭后服 初始剂量一日 3 mg,1 次服,2 周后增至一日 6 mg(分 2 次服);如服用 6 个月后疗效不显著,剂量可增加至一日 9 mg,分 3 次服用;一日 9 mg 连服 3 个月效果仍不显著,应停止用药。病情稳定者维持量为每日 3～6 mg。

【制剂与规格】 金诺芬片:3 mg。

青霉胺[药典(二);医保(甲)]

Penicillamine

【适应证】 类风湿关节炎、硬皮病。亦用来治疗重金属中毒、肝豆状核变性(Wilson 病)。

【药理】 (1)药效学 ①通过络合铁和铜,使单胺氧化酶、赖氨酸氧化酶和赖氨酸羟化酶活性降低,抑制胶原纤维的生成。②与胶原分子上的醛基结合,抑制胶原纤维的交联。③抑制淋巴细胞活性和免疫球蛋白的合成。④抑制金属蛋白酶、胶原酶、氧自由基的活性,抑制炎症对组织的破坏作用。⑤诱导关节滑膜细胞凋亡。

(2)药动学 青霉胺口服吸收快(约 57%),服药后 45 分钟～2 小时达血浆高峰浓度,血浆中有少部分以结合形式存在。富含胶原的组织对本品有较大的亲和力,主要聚积在皮肤、肌腱、肝脏、肾脏。本品在体内代谢缓慢,有蓄积作用,血浆中青霉胺半衰期可长达 90 小时。大部分在肝脏代谢,代谢产物为二磷化物从尿和粪便中排出,少数以原形从尿中排出,24 小时排出 80%的二硫化物。

【不良反应】 (1)皮肤、黏膜 可出现皮疹、瘙痒、黏膜溃疡,一般无须特殊处理可缓解。如出现类似天疱疮的疱疹,应立即停药。

(2)胃肠道反应 恶心、食欲缺乏、味觉缺失或金属异味较常见,一般不重,短期可消失,必要时对症处理,不需减药或停药。

(3)骨髓抑制 可出现白细胞减少、血小板减少、再生障碍性贫血。应定期检查血常规,必要时可停药。

(4)肾脏损害 10%～20%患者治疗数月后可出现蛋白尿。肾脏病理改变为膜性肾小球肾炎。停药后病变可恢复正常。应定期检查尿常规和肾功能。

(5)其他 肌无力、黄疸、肝功能异常、神经根炎、类狼疮综合征等,较少见,一般为可逆性。

【禁忌证】 (1)美国 FDA 妊娠期药物安全性分级为口服给药 D。

(2)哺乳期妇女。

(3)粒细胞缺乏症、再生障碍性贫血和肾功能不全者。

(4)对本品过敏者。

【注意事项】 (1)65 岁以上老人易出现骨髓抑制,应慎用。

(2)在服药初 6 个月内每 2 周检查 1 次血尿常规,以后每月 1 次;每 1～2 个月查肝、肾功能 1 次,以便早期发现中毒性肝病和胆汁潴留及肾脏损害。

【给药说明】 (1)长期服用本品可引起视神经炎,应加用维生素 B_6,每日 25 mg,以补偿所需要的增加量。手术患者在创口未愈合时,每日剂量限制在 250 mg,因不良反应与日服剂量相关,因此,出现不良反应要减少剂量或停药。有过敏反应、造血系统和肾功能损害应视为严重不良反应,必须停药。

(2)类风湿关节炎服用本品 3 个月开始起效,若治疗 3～4 个月无效时,则应停服本品,改用其他药物治疗。

(3)青霉胺的吸收受食物、抗酸剂和铁剂的影响,故宜饭后 1～2 小时后服用。

【相互作用】 (1)本品可加重抗疟药、金制剂、免疫抑制药、保泰松对造血系统和肾脏的不良反应。

(2)口服铁剂患者,本品宜在服铁剂前 2 小时口服,以免减弱本品疗效。

【用法与用量】 口服 成人 类风湿关节炎患者初用时,一日 125～250 mg,分 2 次服,以后每 1～2 个月增加 125～250 mg,日平均剂量为 500～750 mg,分2～3 次服,一日最大量一般不超过 1.0 g。一日常用维持量为 250 mg。

【儿科用法与用量】 抗风湿 口服 一日 10 mg/kg (总量<750 mg),分 2～3 次。

治疗肝豆状核变性 口服 一日 20～30 mg/kg,分 3～4 次于饭前半小时服。

【儿科注意事项】 (1)不良反应 过敏反应、消化道症状、血白细胞减少甚至骨髓抑制,是引起药物性红斑狼疮的主要药物之一。

(2)应从小剂量(50 mg/d)开始,逐渐增加剂量。

【制剂与规格】 青霉胺片:0.125 g。

其余内容参阅第二十章第二节。

柳氮磺吡啶[药典(二);基;医保(甲)]

Sulfasalazine

【适应证】 类风湿关节炎、幼年型类风湿关节炎、强直性脊柱炎和银屑病关节炎。也用于溃疡性结肠炎、克罗恩病，关于后一部分适应证详见相关章节。

【药理】 (1)药效学　①抗菌作用：本品在肠道内被该处细菌分解为磺胺吡啶和5-氨基水杨酸。磺胺吡啶是一种磺胺类的抗菌药，有抑制大肠埃希菌和梭状芽孢杆菌等抗菌的作用。有证据表明某些肠道细菌感染在强直性脊柱炎和Reiter综合征的致病过程中起一定作用，研究发现这类患者的肠道肺炎克雷伯杆菌数量及其血清中抗体量均明显增高。服用本品后这些细菌的数量减少，是其发挥作用的途径之一。②免疫调节作用：本品可抑制类风湿因子的合成及淋巴细胞的有丝分裂。服用本药12周后IgM及IgG类风湿因子滴度可下降。③抗炎作用：服用本品后结肠及血清中前列腺素水平下降，可能与5-氨基水杨酸抑制环氧酶，使花生四烯酸转化为前列腺素减少有关。抑制血栓素合成酶和脂氧酶从而抑制中性粒细胞的趋化性和溶蛋白酶的活性，清除氧自由基。

(2)药动学　口服后小部分在胃肠道吸收，经肠-肝循环随胆汁排入胆管后重新进入肠道，大部分未被吸收的本品被回肠末段和结肠的细菌分解为5-氨基水杨酸与磺胺吡啶，残留部分自粪便排出。5-氨基水杨酸几乎不被吸收，大部分以原形自粪便排出，小部分被吸收入血，经尿排出，尿中可测得其*N*-乙酰衍生物。本品吸收后有小部分以原形从尿中排出。服药4～5天后达恒定的血药浓度。药品毒性与其血清药品及代谢产物的浓度有关，浓度超过50 μg/ml时有毒性，应减少剂量。本品及其代谢产物也可出现于母乳中。

【不良反应】 不良反应常见于用药后的2～3个月内。常见的不良反应主要累及消化、血液、中枢神经系统和皮肤，降低剂量可减少不良反应的发生。

(1)消化系统　恶心、食欲缺乏、腹痛、上腹不适、黄疸、一过性肝酶升高。常在用药的第1个月内发生，从低剂量开始，逐渐加量可减少此类不良反应。罕见的有胰腺炎、中毒性肝炎、高胆红素血症、新生儿胆红素脑病。

(2)血液系统　溶血性贫血、粒细胞减少、血小板减少等可出现于用药的任何时刻，但常见于用药的前六个月，在治疗的头3个月可2～4周复查一次血常规，以后可减少复查次数。本品对血液系统的抑制作用较轻，在大多数情况下，经减少剂量或暂时停药常可很快恢复。

(3)药物过敏　较常见，可引起发热和非特异性皮疹，严重者引起皮肤坏死(Lyell综合征)。一般认为与特异质过敏反应有关。

(4)中枢神经系统　可有头晕、头痛、耳鸣，偶有周围神经病变、定向力障碍等。

(5)肾脏损害　可发生结晶尿、血尿、管型尿。偶有发生间质性肾炎。

(6)对男性生殖功能影响　本品对男性生殖腺的抑制作用已经得到肯定，表现为精子数目减少、运动和形态异常，一般停药后可恢复。

(7)偶有甲状腺肿大及功能减退。

【禁忌证】 (1)对磺胺及水杨酸盐过敏者。

(2)美国FDA妊娠期药物安全性分级为口服及直肠给药B；如在临近分娩时用药D。

(3)哺乳期妇女。

(4)2岁以下儿童禁用，因可导致胆红素脑病。

(5)拟生育的男性患者。

【注意事项】 (1)交叉过敏　对磺胺类药过敏患者对本品也会过敏。对呋塞米、砜类、噻嗪类利尿药、磺脲类、碳酸酐酶抑制药、水杨酸类过敏者慎用。

(2)服药期间宜多饮水，必要时可碱化尿液，以防尿液结晶的发生。

(3)通过胎盘，替代胎儿血浆中与蛋白结合的胆红素，但临床上明显的新生儿高胆红素血症与胆红素脑病并不多见，原因是母体肝脏有结合胆红素的能力。

(4)可分泌入乳汁，但其量仅1%左右。对葡萄糖-6-磷酸脱氢酶缺乏的新生儿可能引起溶血性贫血。

(5)下列情况应慎用　①血小板、粒细胞减少；②肠道或尿路阻塞；③葡萄糖-6-磷酸脱氢酶缺乏；④血紫质病；⑤肝功能损害；⑥肾功能不全等。

(6)治疗过程中应注意　①治疗前做全血检查，以后每月复查一次；②尿液检查，观察有无磺胺结晶，长期服用可出现尿路结石。

【药物相互作用】 (1)与尿碱化药合用时，可增加磺胺在尿液中的溶解度，促使其排出。

(2)与抗凝药、苯妥英钠、口服降糖药、硫喷妥钠、甲氨蝶呤等合用时，作用延长，毒性增加，要注意调整用量。

(3)与洋地黄苷类或叶酸合用时，后者的吸收减少，血药浓度降低，因此须随时观察洋地黄苷类的作用与疗效。

(4)与保泰松合用时,本品可取代其血浆蛋白结合部位,增强保泰松的作用。

(5)与丙磺舒合用,会降低肾小管磺胺排泌量,致血中磺胺浓度上升,作用延长,容易中毒。

(6)与新霉素合用,新霉素抑制肠道菌群,影响本品在肠内分解,使作用降低。

【给药说明】 (1)遇有胃肠道刺激症状,除强调餐后服药外,也可分成小量多次服用,使症状减轻。

(2)根据患者对本药的反应与耐药性,调整剂量。

(3)肾功能不全患者要减量。

(4)当每天用量达到或超过4 g,或血清药浓度超过50 μg/ml,不良反应或毒性反应明显增多。

【用法与用量】 口服 成人 一日2 g左右(1.5~3.0 g),分2次服用,餐中服用。初始一日用量宜小,1周或2周内递增剂量,达到一日所需剂量。通常肠溶片为一次1 g,一日2次口服。

【儿科用法与用量】 口服 初始剂量一日10 mg/kg,逐渐递增至30~50 mg/kg(总量<2 g),分3~4次口服,2岁以上服用。

【儿科注意事项】 不良反应 一类是与剂量有关,如恶心、头痛、呕吐、乏力、溶血性贫血、血红蛋白尿等。另一类为变态反应性,包括皮疹、再生障碍性贫血、自身免疫性溶血等。

【制剂与规格】 柳氮磺吡啶肠溶片:0.25 g。

柳氮磺吡啶肠溶胶囊:0.25 g。

柳氮磺吡啶栓:0.5 g。

磷酸氯喹[药典(二);基;医保(甲)], 硫酸羟氯喹[医保(乙)]

Chloroquine Phosphate, Hydroxychloroqine Sulfate

【适应证】 类风湿关节炎、轻症的系统性红斑狼疮、盘状红斑狼疮、干燥综合征等。

【药理】 (1)药效学 ①免疫调节作用:体内细胞对抗原的加工需要酸性环境,而本品呈弱碱性,进入溶酶体等细胞器后使之pH值升高,干扰酶的活性,从而阻止抗原的加工,使组织相容抗原的结合不易被自身抗原所替代,阻断自身抗体的生成。类风湿因子的生成减少可能与此有关。两者对巨噬细胞分泌的细胞因子如IL-1、IL-2和TNFα有明显抑制作用,对Th细胞分泌的细胞因子如IL-2、IL-4、IL-5有一定抑制作用。能减少IL-1、IL-6、TNFα和TNFγ的生成。与DNA交联,防止DNA与抗DNA抗体结合。更重要的是氯喹能持续不断地消耗细胞表面的受体,使细胞表面的膜受体减少约一半,使细胞对有丝分裂原刺激的反应下降。②抗炎作用:胞质pH的升高可稳定溶酶体膜,抑制包括磷脂酶A_2在内的许多酶的活性,减少前列腺素、白三烯的生成。氯喹是前列腺素强有力的抑制剂。本品能抑制IL-1诱导的软骨降解。氯喹在体外还能抑制血管的新生而发挥抗炎作用。③局部应用氯喹能阻止紫外线引起的皮肤红斑,能减轻紫外线引起的皮肤损害。④降血脂作用和抗血小板聚集作用:动物实验显示氯喹能降低血清胆汁酸和胆固醇水平10%~20%。本品在血小板内积聚可抑制血小板聚集和黏附。

(2)药动学 氯喹口服吸收迅速且完全,服药后1~2小时达到血药浓度峰值。约55%的药物在血中与血浆蛋白结合,但与组织蛋白结合度更高,在肝、脾、肾、肺中的浓度远高于血浆浓度达200~700倍,也较多分布于含黑色素的细胞中(如眼和皮肤的细胞中)。本品血药浓度维持较久,$t_{1/2\alpha}$约为2.5~10日,$t_{1/2\beta}$约为20~60日。大部分药在肝脏代谢为具有活性的去乙基氯喹。部分代谢物及小部分(10%~50%)氯喹以原形经肾排泄,其排泄速度可因尿液酸化而加快,碱化而降低。约10%随粪便排泄。氯喹可通过胎盘屏障,并在乳汁中有少量分泌。

羟氯喹和氯喹的药动学相似,但半衰期较短。口服药物生物利用度约为74%。给药后2~4.5小时达血药浓度峰值。药物吸收后在眼、肝、肾、脾、肺和肾上腺等组织、器官中广泛分布,50%与血浆蛋白结合。$t_{1/2\alpha}$约为3日,$t_{1/2\beta}$约为18~32日。羟氯喹主要肝脏代谢,部分分泌入胆汁;40%经肾脏排泄,20%经粪便排泄,3%经皮肤排泄。羟氯喹可通过胎盘屏障,少量进入乳汁中。它的疗效是氯喹的2/3,但毒性作用是氯喹的1/2。

【不良反应】 (1)眼反应 ①睫状体调节障碍,伴视物模糊。该反应与剂量有关,停药后可逆转。②角膜一过性水肿、点状至线状浑浊、敏感度减小。表现为视物模糊,在光线周围出现光晕、畏光。③视网膜可出现黄斑水肿、萎缩、异常色素沉着("牛眼"征)、中心凹反射消失等,还可出现视神经乳头苍白和萎缩,视网膜小动脉变细等。常见症状是:阅读及视物困难,远距离视物模糊,中心或周围视野有区域消失或变黑、闪光及划线。④视野缺损表现为中心旁盲点、中心盲点伴视敏度下降、罕见视野狭窄。视网膜病变即使停药后仍会进展。但早期视网膜病变如黄斑色素沉着等停药后可缓解或完全消失。

(2)中枢神经系统 情绪改变、兴奋、神经过敏、精神病、头痛、头昏、耳鸣、神经性耳聋、眩晕、共济失调等。

(3)胃肠道反应　恶心、呕吐、食欲缺乏、腹泻、腹痛。

(4)神经肌肉反应　骨骼肌软弱、深肌腱反射减弱或消失、眼外肌麻痹等。

(5)皮肤反应　皮疹、皮肤黏膜色素沉着、脱发、瘙痒等。

(6)血液学反应　再生障碍性贫血、白细胞减少、血小板减少。

【禁忌证】 以下情况禁用该类药品:(1)曾有 γ-氨基喹啉化合物引起视网膜或视野异常者。

(2)已知对 γ-氨基喹啉化合物过敏者。

(3)美国 FDA 妊娠期药物安全性分级为口服给药及肠道外给药 C。

(4)哺乳期妇女。

【注意事项】 (1)本品可使银屑病及卟啉症患者原病症加重,一般不应使用,除非患者的获益超过其可能的风险。

(2)长期大剂量治疗可出现不可逆视网膜损伤。如出现视敏度、视野或视网膜黄斑区任何异常或出现视觉症状,应停药。

(3)用药前及用药后每 3 个月后应行眼科检查,包括:视敏度、输出裂隙灯、眼底镜及视野检查。

(4)长期用药的患者应定期检查膝和踝反射,如出现肌软弱应停药。

(5)肝病患者或与有肝脏损害的药品合用时应慎重。

(6)应定期做血常规检查,出现严重异常应停药。

(7)服药过量或过敏而出现严重中毒症状时,建议给予氯化氨口服。

(8)对有肾功能损伤或代谢性酸中毒的患者应慎用。

【用法与用量】 口服　(1)磷酸氯喹　成人　用于治疗红斑狼疮或类风湿关节炎,开始一次口服 0.25 g,一日1～2次,经 2～3 周后改为一日 1 次,一般用药 2 个月左右起效,长期维持。

(2)硫酸羟氯喹　成人　一次 200 mg,一日 1～2 次服用,疗程持续数周或数月。长期维持治疗一日 200 mg。一日最大剂量 400 mg。

【制剂与规格】 磷酸氯喹片:(1)75 mg;(2)100 mg;(3)250 mg。

硫酸羟氯喹片:(1)0.1 g;(2)0.2 g。

磷酸氯喹注射液:5 ml∶322 mg。

其余内容参阅第十一章第一节。

雷公藤[基;医保(甲)]

Tripterygium Wilfordii Hook

【适应证】 适用于类风湿关节炎、结缔组织病、肾病综合征。

【药理】 (1)药效学　本品为卫矛科雷公藤属木质藤本植物,其制剂包括雷公藤多苷、雷公藤甲素及各种浸膏、酊剂和冲剂等。中医文献记载雷公藤具有杀虫、消炎、解毒、祛风湿之功效。现代研究证明雷公藤具有抗炎和较强的免疫抑制作用。国内 20 世纪 80 年代开始用于自身免疫性疾病的治疗,对类风湿关节炎有一定治疗效果,可改善临床症状。研究还发现雷公藤具有抗移植物排斥反应和抑制性细胞(精子和卵子)的作用。

(2)药动学　目前临床上应用的各种剂型的雷公藤都是复合物,即含有多种成分,尚没有人体内药代动力学报告。动物试验表明雷公藤甲素口服后以小肠吸收为主,吸收后主要分布于血流量较大的器官,如肝、脾、肺、心和脑。未吸收的药物以原形从粪便中排出,吸收部分以原形或代谢产物形式通过肾脏排出,少部分雷公藤甲素通过胆汁排泄。雷公藤甲素口服给药,小鼠的吸收峰为 40 分钟,大鼠为 1 小时,体内代谢缓慢,半衰期分别为 58.6 小时和 59.9 小时。

【不良反应】 (1)生殖系统　雷公藤对于生殖系统有明显的影响,不仅影响女性卵巢功能,也影响男性睾丸精子的发育。育龄妇女一般服药 2～3 个月后出现月经紊乱,服药半年后至少一半出现闭经,停药后约 70%的患者月经恢复正常。年过 40 岁者或者年轻女性服药 3 年以上者可以发生永久性闭经,且可伴性欲减退。男性患者服常规剂量 1 个月后可使精子数目明显减少、活动力下降甚至完全消失,一般在停药 2～3 个月后可逐渐恢复。

(2)消化系统　可引起恶心、呕吐、腹痛、腹泻、食欲缺乏等症状,偶可引起消化道出血。停药后大多数症状可自行缓解。可引起 ALT 和 AST 升高,一般为可逆性。

(3)皮肤、黏膜　发生皮肤、黏膜反应者较多见。可出现皮肤变薄、色素沉着、皮疹、口腔溃疡、痤疮、指甲变软等。

(4)血液系统　有骨髓抑制作用,可引起白细胞及血小板减少,但较少见。严重者可发生粒细胞缺乏、贫血和再生障碍性贫血。

(5)其他　①偶可引起心悸、胸闷、气短和心律失常。②可出现肾肌酐清除率下降，一般停药可恢复，也有严重者发生急性肾功能衰竭。③少部分患者可出现头晕、头痛、耳鸣、脱发、口干、乏力、失眠等症状。

停药后这些不良反应多可逐渐消失，但对生殖系统的影响如月经失调、闭经及精子减少等有可能较难恢复，因此，育龄患者应慎用。

【禁忌证】 (1)对本品过敏者。

(2)妊娠期妇女及哺乳期妇女。

(3)严重心血管病，肝、肾和造血系统病变和功能障碍者。

【注意事项】 (1)儿童、未婚女性和希望生育的青年男女应慎用。

(2)用药过程中应定期检查血象、肝肾功能，必要时停药。

(3)老年患者适当减量。

(4)急性中毒及解救　过量中毒时可出现心源性休克，危及生命。急性中毒者以尽早洗胃，同时输液，维持血压，促进排出，并进行相应急救措施，如纠正心律失常或昏迷等。

【药物相互作用】 与糖皮质激素合用可增强疗效，使激素用量降低，也可减少本品所致白细胞降低等不良反应。

【给药说明】 (1)向患者说明本品可影响性器官功能。

(2)性腺受抑与服药剂量及疗程相关，不宜长期服用。

(3)首剂宜足量，病情控制后应减量，间歇治疗或停药。用药可以骤停，无反跳现象。复发后再用仍有效。

(4)出现各种严重不良反应或不能耐受者应该停药。

【用法与用量】 口服　成人　①雷公藤多苷片，一日按体重1～1.5 mg/kg，分次口服。一般为一次10 mg，一日4次，或一次20 mg，一日3次。必要时在医生密切观察下可短期按体重1.8～2.0 mg/kg应用。病情控制后可减量或采用间歇疗法，疗程根据病种及病情而定。②雷公藤甲素，一次33 μg，一日3次。老年患者应适当减量。

【儿科用法与用量】 口服　一日按体重1 mg/kg，分2～3次服。一日最大量为60 mg，儿童用药3个月一疗程，一年一般只用一个疗程。

【儿科注意事项】 对青春期儿童要特别注意性腺损伤。

【制剂与规格】 雷公藤多苷片：10 mg。

雷公藤片：每片含雷公藤甲素33 μg。

白芍总苷[医保(乙)]

Total Glucosides of White Paeony

【适应证】 临床上用于类风湿关节炎。国内有报道还可用于系统性红斑狼疮、干燥综合征、白塞病和强直性脊柱炎等。

【药理】 (1)药效学　具有抗炎、免疫调节、镇痛和保护肝脏作用。本品为抗炎免疫调节药，对多种炎症性病理模型如大鼠佐剂性关节炎、角叉莱胶诱导的大鼠足爪肿胀和环磷酰胺诱导的细胞和体液免疫增高或降低模型等具有明显的抗炎和免疫调节作用。临床药理研究表明，本品能改善类风湿关节炎患者的病情，减轻患者的症状和体征，并能调节患者的免疫功能。

(2)药动学　白芍总苷经胃肠吸收后，主要以原形从肾脏排泄，经粪便和胆汁排泄较少。动物实验显示：其中的芍药苷(PF)静脉注射给药后，大鼠血药浓度-时间曲线呈二室开放模型，分布相$t_{1/2\alpha}$为(2.6±0.9)分钟，消除相$t_{1/2\beta}$为(27.4±14.4)分钟；兔体内的血药浓度-时间曲线也呈二室开放模型，分布相$t_{1/2\alpha}$为(5.9±2.7)分钟，消除相$t_{1/2\beta}$为(66.0±27.6)分钟。在狗体内的表观分布容积为(539±104) ml/kg，表明芍药苷在体内分布迅速、广泛，且消除也较快。本品静脉给药后迅速以原形出现在尿中。

【不良反应】 本品不良反应轻微，以消化道反应为主，主要表现为大便性状改变，如大便变软或稀，大便次数增多，多属轻度，无需处理。其他少见不良反应有腹胀、食欲缺乏、腹痛、恶心、头昏等，停药后即可恢复。无肝、肾功能损害。

【禁忌证】 对白芍及其相关成分过敏者禁用。

【注意事项】 (1)妊娠期妇女　动物生殖毒性试验研究发现，白芍总苷在高达2160 mg剂量时，仍无致畸作用。对人体的影响尚不明确。

(2)哺乳期妇女　不详。

(3)缺少与其他抗炎药或免疫抑制药联合用药的研究资料，因而最好不要与这些药物联合使用。

【药物相互作用】 白芍总苷可拮抗环磷酰胺对小鼠外周血T淋巴细胞的抑制作用，使其恢复正常水平。可以促进非特异性Th细胞的诱导，明显拮抗环孢素的抑制作用，还可促进非特异性Ts细胞的诱导，拮抗左旋咪唑的抑制作用。

【给药说明】 (1)应饭后用水冲服。

(2)少数患者服药初期可能出现大便性状改变，可小剂量开始，一日 2 次，一次 0.3 g，一周后加到常规量。

【用法与用量】 口服　成人　一次 0.6 g，一日 2～3 次。建议在开始的 3 个月内一日 3 次，一次 0.6 g；起效后改为一日 2 次，一次 0.6 g。

【儿科用法与用量】 口服　推荐用量为一日 15～50 mg/kg，分 2～3 次服用。

【儿科注意事项】 不良反应　偶有软便，大多可自行消失。

【制剂与规格】 白芍总苷胶囊：0.3 g（含芍药苷不少于 104 mg）。

双醋瑞因

Diacerein

【适应证】 用于治疗退行性关节疾病（骨关节炎及相关疾病）。

【药理】 (1)药效学　本品为致骨关节炎的白介素-1(IL-1)的抑制药。经细胞实验及动物实验证实：①本品可诱导软骨生成、具有止痛、抗炎及退热作用；②不抑制前列腺素合成；③对骨关节炎有延缓疾病进程的作用。

(2)药动学　在动物和人体内，口服本品在进入体循环前经脱乙酰基作用生成活性代谢产物大黄酸。健康成人单次口服给药达峰时间约为 2.4 小时，血浆蛋白结合率大于 99%，血浆半衰期约为 4.2 小时，生物利用度为 35%～56%。代谢产物大黄酸主要经肾脏排泄，小部分也经胆汁排泄。

【不良反应】 轻度腹泻是本品最常见的不良反应，发生率约 7%，一般会在治疗后的最初几天内出现，多数情况下会随着继续治疗而自行消失。上腹疼痛的发生率为 3%～5%，恶心或呕吐的发生率少于 1%。服用本品偶尔会导致尿液颜色变黄，这是本品的特性，无临床意义。

【禁忌证】 对本品过敏或有蒽醌衍生物过敏史的患者禁用。

【注意事项】 (1)对曾出现过肠道不适（尤其是过敏性结肠炎）的患者，必须考虑使用本品的益处及相对风险后再决定是否使用。

(2)肾功能不全会影响本品的药动学，因此建议在这种情况下（肌肝清除率＜30 ml/min）减小剂量。

(3)饭后服用本品可以提高它的吸收率约 24%；另一方面，严重的营养不良会降低本品的生物利用度。

(4)不良反应（例如加速肠道转运）的发生率与未吸收的本品的量直接相关，在禁食或摄入食物很少时，服用本品会增加不良反应的发生率。

(5)泻药不应与本品共同服用。

【药物相互作用】 (1)在服用改善肠道转运和（或）肠道内容物性质的药物时，禁服本药。

(2)为提高本品的生物利用度应避免同时服用含有氢氧化铝和（或）氢氧化镁的药物。

(3)服用本品后会增加使用抗生素治疗和（或）化学疗法的患者患小肠结肠炎的可能性，因为抗生素和化学疗法会影响肠道的菌群。

【给药说明】 (1)由于本品起效慢（于治疗后 2～4 周显效）以及良好的胃肠道耐受性，建议在给药的开始 2～4 周可与其他止痛药或非甾体类抗炎镇痛药联合应用。

(2)医生应根据疗效来决定治疗时间，但疗程不应短于 3 个月。

(3)临床试验中，患者曾连续服用本品 2 年而无任何安全问题。若治疗中需要合用其他药物进行长期治疗，应每 6 个月进行一次包括肝脏生化酶在内的全面血液及尿液化验。

【用法与用量】 口服　长期治疗（不短于 3 个月）：一日 1～2 次，一次 50 mg，餐后服用。由于服用本品的首 2 周可能引起轻度腹泻，因此建议在治疗的首 4 周每日 50 mg，晚餐后口服。患者对药物适应后，剂量便应增加至一次 50 mg，一日 2 次，餐后口服。

【制剂与规格】 双醋瑞因胶囊：50 mg。

玻璃酸钠（透明质酸钠）[医保(乙)]

Sodium Hyaluronate

【适应证】 骨关节炎。

【药理】 (1)药效学　本品是广泛存在于人体内的具有生理活性物质，是关节滑液的主要成分，是软骨基质的成分之一。本品无抗原性，不引起炎症反应。关节腔内注入高分子量、高浓度、高黏弹性的本品，能明显改善滑液组织的炎症反应，提高滑液中玻璃酸钠含量，增强关节液的黏稠性和润滑功能，重新形成自然屏障，防止软骨基质进一步破坏消失，保护关节软骨，促进其愈合与再生。改善病理状态下滑膜的生物学功能，减轻或消除关节摩擦及疼痛。本品对轻中度的关节骨关节炎具有良好的疗效。

(2)药动学　本品在消化道很快降解，因此不能口服。本品注射液注入动物的关节腔内 24 小时，即进入滑膜、软骨表面和相邻的部分肌肉组织以及肌间空隙，在滑液、半月板及软骨表面的浓度达到峰值，其半衰期为 12～24 小时，玻璃酸钠的半衰期高分子量长于低分子量。关节腔内玻璃酸钠逐步从关节腔经滑膜层进入软骨,并在局部降解和吸收。无论是单次给药还是多次给药,玻璃酸钠在体内的清除速率是相同的。本品注入关节腔 9 天后,可发现极少量的代谢产物从尿中排出,绝大多数参加呼吸氧化产生二氧化碳而代谢。

【不良反应】 (1)过敏反应　罕见有皮疹、荨麻疹、瘙痒等症状发生,一旦发生了这些症状,应停止治疗并采取适当的措施。

(2)注射的关节部位　偶有注射后一过性的疼痛,一般 2～3 天内可自行消失,若症状持续不退,应停止用药,进行必要的处理。罕有水肿、发热以及压迫症状。

【禁忌证】 (1)对玻璃酸钠或类似药物过敏者禁用。

(2)腿部静脉和淋巴回流障碍患者,膝关节感染或炎症的患者禁用。

【注意事项】 (1)肝功能障碍者或有肝脏病史者慎用。

(2)本品与苯扎氯铵等季铵盐及氯己定(洗必泰)可形成沉淀物。

(3)负重关节注射后前 2 天宜控制活动,以免药物渗出关节囊,引起局部肿痛。即使注射后出现明显肿痛现象,症状控制后玻璃酸钠仍存在疗效。

(4)注射前宜拍 X 线片以协助诊断,以抽取关节液为鉴别诊断方法。

(5)勿将药物注入滑膜和韧带内,以防增加疼痛,勿过深刺入以免损伤关节软骨。不得将药物注射到血管中。

(6)注射后嘱患者屈伸膝关节十余次,使药物充分涂布于软骨和滑膜表面然后走动,嘱患者当日避免过劳。

(7)各关节腔内注药几乎没有阻力,如遇阻力可能未穿入关节腔,要仔细检查,再行穿刺。

(8)注射过程应该严格按照无菌操作进行。

(9)如果出现了关节液滞留现象,必要时可抽出多余的关节液。

(10)尚未确立妊娠期妇女用药的安全性,故妊娠期妇女或可能妊娠的妇女应慎重使用,本品使用期间应避免哺乳。

【给药说明】 (1)对于重度骨关节炎患者,建议待炎症消除以后,再给予玻璃酸钠注射液治疗。

(2)用药一疗程后如果症状没有得到改善,则停用。

(3)由于玻璃酸钠注射液非常黏,建议使用 18～20G 针头。

(4)注射器内的药物只能一次使用,剩余药物不可再用。

【用法与用量】 关节腔内注射　成人　一次 20～25 mg,一周 1 次,小关节酌减,一般 4～6 周为一疗程。

【制剂与规格】 玻璃酸钠注射液:(1)0.5 ml : 5 mg;(2)0.55 ml : 5.5 mg;(3)2 ml : 20 mg;(4)2.5 ml : 25 mg。

玻璃酸钠滴眼液:(1)0.4 ml : 0.4 mg;(2)0.8 ml : 0.8 mg;(3)5 ml : 5 mg;(1)0.4 ml : 1.2 mg。

硫酸氨基葡萄糖,盐酸氨基葡萄糖[医保(乙)]

Glucosamine Sulfate, Glucosamine Hydrochloride

【适应证】 原发性及继发性骨关节炎。

【药理】 (1)药效学　本品为天然的氨基单糖,是人体关节软骨基质中合成蛋白聚糖所必需的重要成分。本品可改善关节软骨的代谢,有利于关节软骨的修复,有抗炎镇痛作用,可缓解骨关节炎的疼痛症状,改善关节功能,阻止骨关节炎病程的发展。氨基葡萄糖主要有硫酸氨基葡萄糖和盐酸氨基葡萄糖,两者在化学结构、生产工艺、作用特点等方面均有一定差异。

(2)药动学　本品为稳定的化合物。口服后 90%被吸收,通过生物屏障迅速弥散到血液,并分布到组织和器官,尤其对关节软骨有亲和性,可弥散到关节软骨基质,达到软骨细胞。本品的血浆蛋白结合率低于 10%。口服后 4 小时血浓度达峰值。$t_{1/2}$ 为 18 小时。70%以上的氨基葡萄糖经肝脏代谢为较小的分子,最终成二氧化碳、水和尿素。口服量的 10%从尿排泄,只有 11%的药物以原形从粪便排出,其余大部分以二氧化碳形式从呼气排出。

【不良反应】 极少数病例有轻微而短暂的胃肠道不适,如恶心和便秘。偶见轻度嗜睡。偶有过敏反应,可出现皮疹。

【禁忌证】 对本品过敏者禁用。

【注意事项】 (1)妊娠期妇女和哺乳期妇女用药　在动物实验中,未观察到本品对生殖功能和哺乳的不良影响。由于缺乏在人体的研究,妊娠期妇女和哺乳期妇女应在权衡利弊后使用本品。怀孕头 3 个月内应避免使用。

(2)肝、肾功能不全者慎用。

【给药说明】 (1)最好在进餐时服药。

(2)一般 4～12 周为一疗程,或根据需要延长。每年可重复治疗 2～3 个疗程。

【用法与用量】 口服　成人　(1)硫酸氨基葡萄糖

胶囊　一次 0.25～0.5 g，一日 3 次。

(2)盐酸氨基葡萄糖胶囊　一次 0.48 g，一日 3 次。

【制剂与规格】 硫酸氨基葡萄糖片：0.25 g。

硫酸氨基葡萄糖胶囊：0.25 g。

盐酸氨基葡萄糖片：(1)0.24 g；(2)0.75 g。

盐酸氨基葡萄糖胶囊：(1) 0.24 g；(2) 0.48 g；(3)0.75 g。

二、免疫抑制药

广义上这一类免疫抑制药在用于抗风湿病的治疗时也可以归类在 DMARDs 范畴，它们共同点是抑制淋巴细胞的活化增殖以达到免疫抑制作用，其不同点是各个药物通过不同途径，抑制不同的但为细胞合成 DNA 所需的核苷酸而达到抑制淋巴细胞的作用。如甲氨蝶呤干扰嘌呤和嘧啶核苷酸，硫唑嘌呤干扰腺嘌呤及鸟嘌呤核苷酸，来氟米特干扰嘧啶核苷酸，吗替麦考酚酯干扰鸟嘌呤核苷酸，环磷酰胺交叉联结干扰 DNA 合成，环孢素抑制 IL-2 的合成及释放以抑制 T 淋巴细胞活化增殖。本组药物对活化的淋巴细胞的免疫抑制作用更明显且随剂量而增大。但本组药同时亦损伤人体其他正常细胞的生长。因此，往往出现骨髓抑制、周围血细胞减少、肝功能损害、肺纤维化、脱发、胃肠症状、感染等多方面的不良反应。在用药期间务必定期监测不良反应，按病情而调整剂量或停用。本组药物原属抗肿瘤或器官移植后抗排异反应药物，只是在对它们的作用机制更多的了解后，经过调整剂量，并通过大量临床实践证明它们的免疫抑制作用后才应用于自身免疫病。恰当地应用免疫抑制药可使自身免疫病缓解，但不是这类疾病的根治药。免疫抑制药需一定时间方能起效，多与糖皮质激素或其他改变病情抗风湿药联合应用，很少单独应用。

甲氨蝶呤[药典(二)；基；医保(甲)]

Methotrexate

【适应证】 ①类风湿关节炎，②银屑病关节炎及银屑病，③幼年型类风湿关节炎，④对以下疾病有效：脊柱关节病的周围关节炎、多肌炎及皮肌炎、系统性红斑狼疮有中枢神经受累(鞘内注射)。

【药理】 (1)药效学　本药及其代谢物(甲氨蝶呤多种谷氨酸盐)抑制二氢叶酸还原酶，干扰嘌呤核苷酸合成，亦抑制胸腺嘧啶合成酶干扰胸腺嘧啶核苷酸合成。由于多个核苷酸的受抑直接影响细胞合成所需的 DNA，使活化淋巴细胞的生成和增殖受到抑制。本品通过对 IL-1、IL-6 等炎症细胞因子的抑制而具有抗炎作用。因本品亦影响除免疫细胞以外的正常细胞的代谢，因此有许多不良反应。

(2)药动学　本品口服后大多数人吸收良好，但有个体差异，生物利用度为 25%～100%。本品在肝内代谢，其活性成分除本品外，尚有其羟基代谢物和存在于细胞内的谷氨酸盐代谢物，使血浓度和其作用不易估测。

【注意事项】 (1)作为结缔组织病的免疫抑制剂，本品用的剂量明显低于抗肿瘤的剂量。因此，其不良反应亦相对少，但仍不容忽视而需严密观察服药前及服药后定期(每 1～3 个月)监测血象、肝肾功能，每 1～2 年查一次肺 X 线片。

(2)本药治疗各种关节炎的起效期为 6～8 周，故评价本药疗效必须在 8 周后。对口服吸收不良者可改用肌内注射或静脉注射。

(3)本药控制关节炎症状，尤其是类风湿关节炎的效果明显，但阻止其骨破坏的作用有待证实。

(4)服用叶酸是否影响本药疗效或能改善本药的不良反应目前尚无定论。

(5)本药有引起肝及肺纤维化的报道，但发生于类风湿关节炎治疗过程中尚未见报道，应密切注意观察。

(6)长期服用本药可能抑制性腺功能。

(7)医生药师必须提醒患者，本药用法为每周 1 次，以免用药过量而中毒。

【用法与用量】 成人①口服　初始剂量一次 7.5 mg，一周 1 次；可酌情增加至一周 20 mg，分 1 次或 2 次服。②肌内注射　一次 10～15 mg，一周 1 次。③静脉注射　一次 10～15 mg，一周 1 次。④鞘内注射　一次 10 mg，一周 1 次；注射速度宜慢，注入速度不能超过抽出的脑脊液流量。

【儿科用法与用量】 口服　10～15 mg/m^2，每周 1 次。早饭前 60 分钟空腹服用。

【儿科注意事项】 不良反应　胃肠道反应，胃炎，口腔溃疡，贫血和粒细胞减少等；服用当日或次日加服叶酸片。

【制剂与规格】 甲氨蝶呤片：2.5 mg。

甲氨蝶呤注射液：(1)10 ml : 1 g；(2)20 ml : 0.5 g；(3)50 mg : 2 ml；(4)500 mg : 20 ml；(5)1000 mg : 10 ml。

注射用甲氨蝶呤：(1)5 mg；(2)0.1 g；(3)1 g。

其余内容参阅第十二章第一节。

来氟米特[药典(二)；医保(乙)]

Leflunomide

【适应证】 ①类风湿关节炎；②系统性红斑狼疮；③抗器官移植排异；④其他：如韦格纳肉芽肿病。

【药理】 (1)药效学 本品为一个具有抗增殖活性的异噁唑类免疫抑制药，其作用机制主要是抑制二氢乳酸脱氢酶的活性，从而影响活化淋巴细胞的嘧啶合成。体内外试验表明本品具有抗炎作用。本品的体内活性主要通过其活性代谢产物 A771726(M_1)而产生。

(2)药动学 本品口服吸收迅速，在胃肠黏膜与肝脏迅速转变为活性代谢产物 A771726(M_1)，口服后 6～12 小时内 M_1 的血药浓度达峰值，口服生物利用度(F)约 80%。吸收不受高脂肪饮食影响。单次口服 50 mg 或 100 mg 后 24 小时，血浆 M_1 浓度分别为4 μg/ml或 8.5 μg/ml。M_1 主要分布于肝、肾和皮肤组织，而脑组织分布较少；M_1 血浆浓度较低，血浆蛋白结合率大于 99%，稳态分布容积为 0.13L/kg。M_1 在体内进一步代谢，并从肾脏与胆汁排泄，其半衰期约 10 天。

【用法与用量】 成人 口服 ①类风湿关节炎、系统性红斑狼疮及银屑病关节炎，一次 20 mg，一日 1 次。病情控制后可以一日 10～20 mg。②韦格纳肉芽肿病，一日 20～40 mg，分 1～2 次服。

【儿科用法与用量】 口服 最初 3 天给予负荷剂量，一般一日 10～30 mg(或者一日 1 mg/kg)，以后改为一日 0.3 mg/kg 维持。

【儿科注意事项】 不良反应 腹泻、瘙痒、肝酶升高、脱发和皮疹等，特别是与 MTX 或非甾体类抗炎药联合应用更易出现；用药期间不宜使用免疫活疫苗。

【制剂与规格】 来氟米特片：(1)5 mg；(2)10 mg；(3)20 mg。

来氟米特胶囊：10 mg。

其余内容参阅第十七章第一节。

环磷酰胺[药典(二)；基；医保(甲)]

Cyclophosphamide

【适应证】 适用于系统性红斑狼疮、大动脉炎、韦格纳肉芽肿病、结节性动脉周围炎、显微镜下多动脉炎、类风湿关节炎等风湿性疾病。

【药理】 在体外无活性，进入体内后经肝脏中 P_{450} 酶水解成醛磷酰胺，后者再运转至组织中形成磷酰胺氮芥而发挥作用。它可减少 T 和 B 淋巴细胞数目，减少抗体生成，抑制淋巴细胞增殖，抑制迟发性过敏反应。

【禁忌证】 (1)妊娠期妇女禁用，由于环磷酰胺有致突变或致畸作用，可造成胎儿死亡或先天性畸形。

(2)本品可在乳汁中排出，用环磷酰胺治疗时必须中止哺乳。

(3)对本品过敏者。

【用法与用量】 成人 (1)静脉给药 一次按体表面积 500～1000 mg/m^2，每 3～4 周 1 次，或一次 200 mg，隔日 1 次。

(2)口服 一日 100 mg，一次服，维持量减半。

【儿科用法与用量】 口服 一日 2 mg/kg，分 2～3 次，连用 10～14 天，休息 1～2 周后重复。

静脉给药 一日 8～12 mg/kg，连用 2 日；2～4 周后重复。

【儿科注意事项】 不良反应 骨髓抑制，胃肠道反应，出血性膀胱炎，生殖毒性等；如有严重感染，WBC＜4×10^9/L时慎用。静脉冲击当天进行水化(增加补液＞20 ml/kg)。

【制剂与规格】 环磷酰胺片：50 mg。

注射用环磷酰胺：(1)100 mg；(2)200 mg。

其余内容参阅第十二章第一节。

硫唑嘌呤[药典(二)；基；医保(甲)]

Azathioprine

【适应证】 多系统受累的自身免疫性疾病，如系统性红斑狼疮、皮肌炎、多肌炎、系统性血管炎、类风湿关节炎、贝赫切特病(白塞病)、自身免疫性溶血性贫血、特发性血小板减少性紫癜、自身免疫性肝炎、溃疡性结肠炎、天疱疮、类天疱疮及重症肌无力等。

【用法与用量】 口服 成人 自身免疫病：起始剂量一日 100 mg，一次服用，一日最大剂量为 150 mg。见效后，将剂量减至一日 50 mg。

【儿科用法与用量】 口服 一日 1～2 mg/kg(总量＜150 mg)，一日 1 次。

【儿科注意事项】 不良反应 肝功能损害，胃肠道反应，骨髓抑制等。

【制剂与规格】 硫唑嘌呤片：(1)50 mg；(2)100 mg。

其余内容参阅第十七章第一节。

环孢素[药典(二)；基；医保(甲、乙)]

Ciclosporin

【适应证】 难治性弥漫性结缔组织病、类风湿关节炎等。

【用法与用量】 口服 成人 一日按体重 3～3.5 mg/kg，一日 1 次(也可分为 2 次)。4～6 周疗效不佳，可增量至一日 5 mg/kg，病情稳定后减量。

【儿科用法与用量】 口服 一日 4～6 mg/kg，分 2 次服用，1 岁以上服用。

【儿科注意事项】 (1)不良反应　肾功能损害，高血压，震颤，胃肠道反应；需定期复查肝肾功及血常规。

(2)服药1～2周查血药浓度(维持在120～200 ng/ml)。

【制剂与规格】 环孢素胶囊：(1)25 mg；(2)50 mg；(3)100 mg。

环孢素软胶囊：(1)10 mg；(2)25 mg；(3)50 mg；(4)100 mg。

环孢素注射液：5 ml∶250 mg。

环孢素口服溶液：50 ml∶5 g。

环孢素滴眼液：3 ml∶30 mg。

其余内容参阅第十七章第一节。

吗替麦考酚酯[药典(二)；医保(乙)]

Mycophenolate Mofetil

【适应证】 不能耐受其他免疫抑制药或疗效不满意或有严重器官损害的(弥漫性)结缔组织病。

【注意事项】 本品在20世纪90年代初与环孢素和糖皮质激素联合用于器官移植抗排斥反应，其剂量明显高于自身免疫病的剂量。

【给药说明】 (1)用于器官移植抗排斥反应包括骨髓移植时的本品剂量与用于治疗结缔组织病和(或)肾病时的剂量不同。

(2)本品多用于狼疮肾炎、重症难治性结缔组织病、难治性肾病患者，经环磷酰胺治疗后疗效不满意或出现白细胞低下、肝肾功能异常等不能耐受者，可考虑换用本品。

(3)本品价格昂贵且必须连续服用至少3个月方能判断其疗效，故不常作为结缔组织病的首选免疫抑制剂。

(4)本品在病情稳定后可以减量维持使用，疗程需遵医嘱。

(5)本品应用于结缔组织病及肾病治疗虽有一定的时间，但尚需更多资料加以证实。

【用法与用量】 口服　成人　常用量：一次口服0.75～1.0 g，一日2次。维持量：一次0.25～0.5 g，一日2次，空腹服用。

【儿科用法与用量】 口服　①2～6岁：一日0.5 g，分2次服；②7～12岁：一日1.0 g，分2次服；③13～16岁：一日1.5 g，分2次服。或一日15～30 mg/kg，分2次。

【儿科注意事项】 不良反应　骨髓抑制、胃肠道反应和肝功能损害，血小板减少，再生障碍性贫血等。

其余内容参阅第十七章第一节。

【制剂与规格】 吗替麦考酚酯片：(1)0.25 g；(2)0.5 g。

吗替麦考酚酯分散片：(1)0.25 g；(2)0.5 g。

吗替麦考酚酯胶囊：0.25 g。

吗替麦考酚酯干混悬剂：0.5 g。

注射用吗替麦考酚酯：0.5 g。

沙利度胺[药典(二)；医保(乙)]

Thalidomide

【适应证】 为一种镇静剂，对于各型麻风反应如发热、结节红斑、神经痛、关节痛、淋巴结肿大等，有一定疗效，对结核样的麻风反应疗效稍差。对麻风本病无治疗作用，可与抗麻风药同用以减少反应。

近年来国内外尝试用沙利度胺治疗移植物抗宿主病、克罗恩病、难治性多发性骨髓瘤、白血病、强直性脊柱炎、类风湿关节炎、系统性红斑狼疮、白塞病、硬皮病及成人斯蒂尔病等，并取得了较好的临床疗效。

【注意事项】 (1)对于育龄妇女，有效的避孕措施要开始于服药前的至少4周，第1个月应每周做怀孕测试，测试阴性方可继续服药，此后，如果患者月经周期规律，可1个月做1次怀孕测试，不规律则要每2周检查1次。患者停药至少4周后方许怀孕。服药期间不允许母乳喂养。

(2)男性患者服药期间性生活时最好使用避孕套，服药期间不允许献血。

(3)用于心血管疾病高发患者时，注意患者心衰及血栓形成情况。若患者同时服用β受体拮抗药，则更要注意。必要时停药及对症治疗。

(4)用药期间定期检查血象，中性粒细胞的绝对值低于$0.75\times10^9/L$的患者不要服用。

【用法与用量】 口服　成人　常用量由小剂量开始，一日25 mg，睡前服用，无不良反应可逐渐增加剂量，具体剂量根据病情调整，一日可达300 mg。

【制剂与规格】 沙利度胺片：(1)25 mg；(2)50 mg。

沙利度胺胶囊：25 mg。

其余内容参阅第二十五章第四节。

肾上腺糖皮质激素

Corticosteroids

【适应证】 (1)弥漫性结缔组织病、系统性红斑狼疮、多肌炎/皮肌炎。混合型结缔组织病、未分化结缔组织病、重叠综合征、干燥综合征、系统性硬化病等。

(2)血管炎综合征　风湿性多肌痛、巨细胞动脉炎、大动脉炎、韦格纳肉芽肿病、变应性肉芽肿血管炎、结节性多动脉炎、显微镜下多血管炎、贝赫切特病、皮肤血管炎、抗中性粒细胞胞浆抗体相关小血管炎等。

(3)其他风湿性疾病　成人斯蒂尔病、复发性多软骨炎、脂膜炎、风湿热、反应性关节炎、腹膜后纤维化、自身免疫性肝病等。

【注意事项】 (1)肾上腺糖皮质激素(以下简称激素)类似双刃剑,有强有力的抗炎症和免疫抑制作用,又有许多不良反应,有的甚至不可逆。为此,选用时要有明确适应证,考虑药物的疗效和风险。

(2)不同的自身免疫病对激素反应不同,要根据疾病类别及病情选择最低的有效剂量。在病情稳定后逐渐减为维持量。

(3)长期服用者为预防出现库欣综合征、血糖增高、血压上升,避免摄入过多的含糖食品并定期检测体重、血糖、血压。

(4)长期服用者,尤其是中老年人为预防骨质疏松宜补充钙和维生素 D,必要时加二膦酸盐类药。

(5)本品在少数患者可引起股骨头坏死,宜为随诊监测项目之一。

(6)合并有糖尿病、高血压、感染等服用者应尽可能降低激素用量,同时控制合并症。

(7)本品非自身免疫病的根治药,停止服用后可能出现疾病复发。

(8)进行静脉输入激素冲击治疗时,曾有发生致命性心律失常的报道,应警惕。

【给药说明】 (1)本品全日剂量宜在晨起一次服用以模拟生理皮质激素分泌的节律。

(2)激素有自然与人工合成两大类制剂。在风湿免疫病中宜选用半衰期中等而潴钠作用不强及其他不良反应较少的人工合成制剂,常用的有泼尼松、泼尼松龙、甲泼尼龙。

(3)服本品的患者宜定期随诊。根据病情调整药物剂量,同时监测可能出现的不良反应。

(4)本品也用于免疫反应引起的关节炎(关节腔内注射)、中枢神经病变(鞘内注射)、眼炎(球后注射及局部滴眼)、皮炎(外用)等。

【用法与用量】 (1)口服　①泼尼松(或泼尼松龙)一日按体重 0.5～1.0 mg/kg,一日 1 次服或分 3 次(有发热、病重者)服。②甲泼尼龙按体重 0.4～0.8 mg/kg。

(2)静脉注射　初始量:疗程按病种而不同,一般为 4～6 周。递减过程:①泼尼松(或泼尼松龙)每 1～2 周将日剂量减少 5 mg,至一日 20 mg 后每 2～4 周将日剂量减少 2.5 mg。②甲泼尼龙类推。

维持量:①泼尼松(或泼尼松龙)一日量 7.5～10 mg,一日 1 次或隔日 1 次。②甲泼尼龙日剂量 6～8 mg,一日 1 次或隔日 1 次。儿童常用量及用法与成人大致相同。

(3)静脉滴注　冲击疗法　甲泼尼龙,一日 800～1000 mg,加入 5%葡萄糖注射液 500 ml 中,4 小时滴完,一日 1 次,3 日为一疗程,3～4 周后可重复。

(4)局部用药　①鞘内注射:地塞米松,一次 10 mg,一周 1 次,连续 3 周,必要时 6 周。②关节腔内注射:地塞米松,一次 5～10 mg,每次间隔 1 个月,一年不得超过 3 次。

其余内容参阅第九章第七节。

第三节　靶向治疗药物

20 世纪后半叶,基础生物学研究取得了巨大的进展,导致生物制剂靶向性治疗的出现,使得临床医学发生了重大的变革。靶向性治疗是指药物靶向性地以引起疾病发病的不同特异性环节为靶点,与这些靶点选择性地作用从而阻断疾病的发生和发展,是目前最为理想的治疗模式。特别是在肿瘤和自身免疫病的治疗领域被越来越多的使用。在风湿性疾病中,根据生物制剂所针对的自身免疫或者产生的炎症过程的不同阶段,生物制剂可大致归为三类:①针对炎症反应过程中的上游细胞因子,这些因子被阻断后引起下游大量其他炎症调节因子活动的下调,使炎症过程被抑制,如肿瘤坏死因子(TNFα)拮抗药;②针对炎症反应过程中下游的炎症因子;③针对自身免疫反应过程中的细胞调节信号,如细胞毒性 T 淋巴细胞抗原 4(CTLA-4)免疫球蛋白,针对 B 淋巴细胞识别信号 CD20 的抗 CD20 单克隆抗体,这些细胞调节信号在致病性自身免疫和炎症反应过程中发挥重要作用,当被抑制后其所致的自身免疫病也得以抑制。目前在国内已经上市并被广泛使用的主要是 TNFα 拮抗药,用于治疗类风湿关节炎、强直性脊柱炎、银屑病关节炎等,抗 CD20 单克隆抗体已被批准用于治疗类风湿关节炎。并且在国内外正开展 CTLA-4 免疫球蛋白和抗 CD20 单克隆抗体治疗类风湿关节炎和系统性红斑狼疮的临床研究。相信将会有越来越多的生物制剂用于治疗风湿性疾病,其使用的适应证也将会越来越广泛。但是任何事物都有两面性，随着生物制剂的使用，研究也证实生物靶点在维持人类健康中同样起着积极的作用，因此过度抑制它们的生物活性，也会导致相应风险的出现，在使用时同样应引起高度的重视。

依那西普(重组人Ⅱ型肿瘤坏死因子受体-抗体融合蛋白)

Etanercept(Recombinant Human Tumor Necrosis Factor-α Receptor Ⅱ:IgGFc Fusion Protein,rhTNFR:Fc)

【适应证】 适用于中度及重度活动性类风湿关节炎(RA)与强直性脊柱炎(AS)，在欧美等国还被批准用于银屑病、银屑病关节炎患者。

【药理】 (1)药效学 已知 TNFα 是 RA 病理过程中的一个主要炎性介质，其参与调控的炎症反应可导致关节的病理改变。本品的作用机制为竞争性地与血中 TNFα 结合，阻断它和细胞表面 TNFα 受体结合，降低其活性。

(2)药动学 本品经皮下注射后，在注射部位缓慢吸收。单次给药后，约 48 小时可达血药浓度峰值。绝对生物利用度约为 76%。每周给药 2 次，达稳态时的血药浓度约为单次给药峰度的 2 倍。11 名活动性 RA 患者皮下注射 25 mg/次，每周 2 次，连续给药 6 周后，rhTNFR:Fc 达稳态时间为(408±20)小时，达稳态时峰浓度(C_{max})为(3.0±0.2) μg/ml，达稳态时谷浓度(C_{min})为(2.6±0.2) μg/ml，平均稳态浓度 C_{ss}为(2.8±0.3) μg/ml，波动系数 FI 为 12.8%±3.3%。最后一次给药后 rhTNFR:Fc 的半衰期 $t_{1/2}$为(74±4)小时，t_{max}为(53±6)小时，清除率为(102.8±10.4) ml/h。

在健康人和急性肝脏功能或肾脏功能异常的患者中观察到的血药浓度没有显著差别，因此，对于肾功能受损的患者无须调整剂量。在研究中未观察到 MTX 对本品的药动学影响。

【不良反应】 最常见不良反应是注射部位局部反应，包括轻至中度红斑、瘙痒、疼痛和肿胀等，注射部位反应通常发生在开始治疗的第 1 个月内，随后的治疗中发生频率降低。注射部位反应平均持续 3～5 天。其他不良反应为头痛、眩晕、皮疹、咳嗽、腹痛、白细胞减少、中性粒细胞减少、鼻炎、发热、关节酸痛、肌肉酸痛、困倦、面部肿胀和面部过敏等。此外，以下几个方面不良反应也应引起重视。

(1)感染 最常见的感染是上呼吸道感染。在与安慰剂对照试验中，没有观察到严重感染的发生率有显著升高。在所有临床试验中，RA 患者中发生的严重感染有：肾盂肾炎、支气管炎、化脓性关节炎、腹部脓肿、蜂窝织炎、骨髓炎、伤口感染、肺炎、足脓肿、腿部溃疡、腹泻、鼻窦炎和败血症。在上市以后的应用中，严重感染包括败血症和死亡都有报道。

(2)免疫原性 对接受过依那西普治疗的患者进行了多时间点的抗本品抗体的检测，大约 6%患者至少一次检测出针对 TNF 受体和其他依那西普成分的抗体，均为非中和性抗体。但未发现抗体产生与临床疗效及不良事件的相关关系。依那西普的长期免疫原性尚不清楚。

(3)自身抗体 接受本品治疗的患者抗核抗体(ANA)、抗双链 DNA(ds-DNA)抗体阳性率均较安慰剂组为高。

(4)恶性肿瘤 在对照试验中(对照治疗时间 3～6 个月)发现，本品治疗患者中发生淋巴瘤是正常人群预期淋巴瘤发生率的 2 倍。

(5)血液系统 有发生较罕见的红细胞、白细胞、血小板下降及极为罕见再生不良性贫血的报道。

(6)中枢神经系统 在本品治疗的患者中有发生中枢神经系统的脱髓鞘病变者，不过与本品的关系尚不明确。

【禁忌证】 (1)已知对本品及本品制剂中成分过敏的患者。

(2)败血症、活动性结核病患者。

(3)妊娠期妇女及哺乳期妇女。

【注意事项】 (1)在同类产品上市使用过程中发生了严重的感染(败血症、致死和危及生命的感染)，因此，当医生发现患者有反复发作的感染史或者有易导致感染的潜伏疾病时，在考虑使用本品时应极为慎重。

(2)在使用本品过程中患者出现上呼吸道反复感染或其他明显感染倾向时，应及时到医院就诊，由医生根据具体情况指导治疗。

(3)当发生严重感染如糖尿病继发感染，结核感染等时，患者应暂停使用本产品。

(4)在使用本品的过程中，应注意过敏反应的发生，包括血管性水肿、荨麻疹及其他严重反应，一旦出现过敏反应，应立即终止本产品的治疗，并予适当处理。

(5)由于 TNF 可调节炎症及细胞免疫反应，因此在使用本产品时，应充分考虑到可能会影响患者的抗感染及恶性肿瘤的作用。

(6)目前尚未有接受本产品治疗的患者在接种活疫苗后造成传播感染的数据，但在使用本产品期间不可接种活疫苗。

(7)在同类产品上市后的报道中发现有可能导致充血性心衰的患者病情恶化,因此,对于有充血性心力衰竭的患者在需要使用本品时应极为慎重。

(8)特殊人群　对儿童尚无明确的用药资料,由于老年患者通常易发生感染,因此在治疗中应予以注意。

【给药说明】 (1)注射前,用1 ml灭菌注射用水缓缓加入,轻轻旋转摇匀震荡使形成的泡沫最少。溶解需要约10分钟。

(2)注射时应交替使用上肢、大腿、腹部等注射部位。新注射点与上次注射点至少相隔2.5 cm,同时避开瘀伤、红肿或有硬块的皮肤。

【用法与用量】 皮下注射　成人推荐剂量为一次25 mg,每周2次。注射前用1 ml注射用水溶解,溶解后可冷藏72小时。

【制剂与规格】 注射用依那西普:25 mg。

英夫利昔单抗

Infliximab

【适应证】 适用于类风湿关节炎(RA)、强直性脊柱炎(AS)、克罗恩病(CD),欧美等国还被批准用于银屑病(PSO)、银屑病关节炎(PsA)、溃疡性结肠炎(UC),以及在日本被批准用于合并葡萄膜炎的贝赫切特病。

【药理】 (1)药效学　本品是一种人鼠嵌合的抗肿瘤坏死因子的单克隆抗体,可与可溶性TNFα及跨膜形式的TNFα高亲和力结合,中和TNFα的生物学活性,并抑制TNFα与受体结合。

(2)药动学　单次静脉滴注3～20 mg/kg本品显示给药剂量和血清峰浓度的线性关系。稳态分布容积与剂量无关,而且本品主要分布在血管腔内。RA患者给3～10 mg/kg和克罗恩病给5 mg/kg,药代动力学结果表明终末半衰期8.0～9.5日。首次给本品后在2周和6周重复输注,每次治疗后都可预测浓度-时间图形。间隔4周或8周,连续重复用3 mg/kg或10 mg/kg治疗时,本品无全身蓄积。出现对本品的抗体时,本品清除率增加。在给予本品3～10 mg/kg维持剂量后,血清本品浓度中位数范围约0.5～6 μg/ml;但抗本品抗体阳性的患者中,不能检测到本品浓度(<0.1 μg/ml)。

【不良反应】 (1)输注相关反应　约20%本品治疗的患者会出现输注反应,在所有输注反应中,3%伴随非特异性症状如发热或寒战,1%伴随心肺反应(主要是胸痛、低血压、高血压或呼吸困难),而<1%伴随瘙痒、荨麻疹或瘙痒与荨麻疹联合症状和心肺反应。<1%患者发生严重输注反应并包括过敏反应,如喉(咽)水肿和严重支气管痉挛及癫痫发作,惊厥、红斑疹和低血压。大约3%患者因输注反应而停用本品。②再次给药后反应:在临床研究中发现,再次使用英夫利昔单抗后,一部分患者出现不良反应,症状和体征有发热和(或)皮疹的肌痛和(或)关节痛,有些患者还包括瘙痒,颜面、手或唇水肿,吞咽困难,荨麻疹,喉痛和头痛。

(2)感染　最频发的感染是呼吸道感染(包括鼻窦炎、喉炎和支气管炎)和尿路感染。严重感染包括结核菌感染、肺炎、蜂窝织炎、脓肿、皮肤溃疡和脓毒血症。

(3)自身抗体(狼疮样综合征):在临床试验中,英夫利昔单抗治疗基线抗核抗体阴性的患者,约有半数患者发展为抗核抗体阳性,约20%英夫利昔单抗治疗患者新检测到抗ds-DNA抗体,但仍可出现狼疮和狼疮样综合征。

(4)恶性疾病　在对照试验中,接受英夫利昔单抗治疗的患者比接受安慰剂治疗的患者发生恶性疾病的概率更高,最常见是淋巴瘤、乳腺癌、直肠结肠癌和黑色素瘤。

(5)免疫原性　用英夫利昔单抗治疗可能出现抗英夫利昔单抗的抗体。给3次诱导方案后维持剂量治疗,经1～2年后抗英夫利昔单抗抗体发生率约为10%。抗体阳性患者比抗体阴性患者很可能清除率增高、有效性减低和更易发生输注反应。同时接受免疫抑制药如甲氨蝶呤(MTX)的患者抗体发生率较低。

(6)肝脏毒性　乙肝病毒长期携带者(表面抗原阳性)患者接受英夫利昔单抗曾发生乙型肝炎重新活动。在临床试验中,接受英夫利昔单抗的患者都观察到比对照组更常出现的氨基转移酶升高(ALT比AST更常见)。患者出现ALT和AST升高一般都是无症状的,不管继用或停用英夫利昔单抗,这些异常都会降低或消失。

(7)其他　①全身情况:变态反应、横膈疝、水肿、外科手术后遗症、脓毒血症、血清病。②心血管系统:循环衰竭、低血压、晕厥、心律失常、心动过缓(速)。③消化系统:便秘、胃肠道出血、小肠穿孔、小肠狭窄、胰腺炎、腹膜炎、肛门部痔痛、胆管疼痛、胆囊炎、胆石症、肝炎。④内分泌系统:甲状旁腺疾病。⑤血液和淋巴系统:全血细胞减少症、血小板减少症、溶血性贫血、白细胞减少、淋巴结病变。⑥代谢和营养疾病:脱水。⑦肌肉、骨骼系统:椎间盘疝、肌腱疾病。⑧肿瘤形成:基底细胞瘤。⑨神经系统:脑膜炎、神经炎、周围神经病变、眩晕。⑩呼吸系统:成年呼吸窘迫综合征、下呼吸道感染(包括肺炎)、胸膜渗出、胸膜炎、肺水肿、呼吸困难。⑪皮肤和附件:出汗增多、溃疡、蜂窝织炎。⑫血栓形成:脑梗死、肺栓塞、血栓性静脉炎、下肢血栓形成。⑬泌尿生殖系统:肾结石、肾衰、月经紊乱。

【禁忌证】 (1)已知对任何鼠类蛋白或本品及其他组分过敏的患者。

(2)有中度至重度心力衰竭的患者禁用超过 5 mg/kg 的本品。

(3)有严重的临床活动性感染者。

【注意事项】 (1)下列情况慎用:①有慢性或复发性感染史者;②轻度充血性心力衰竭(NYHA 分级的Ⅰ～Ⅱ级)者(剂量不宜超过 5 mg/kg);③以往或新近中枢神经系统脱髓鞘疾病或癫痫患者(可加重病情);④有血清病样反应者(可导致复发)。

(2)如果患者用本品治疗后提示发生狼疮样综合征症状,应立即中断治疗。

(3)目前不推荐同时给活疫苗。

(4)在考虑药物对母亲的重要性的情况下,再做出决策是否继续哺乳或停止用药。

(5)尚未确定英夫利昔单抗在儿童患者中的安全性和有效性。

(6)老年人群一般感染发生率较高,在老年人中使用时应小心。

(7)药物过量,曾单剂量至 20 mg/kg 无直接毒性效应。在过大剂量情况下,建议监视患者不良反应或效应的任何体征和症状,并立即用适宜的对症治疗。

【药物相互作用】 (1)同时接受免疫抑制药的患者趋向于比未应用免疫抑制药物患者较少发生输液反应。血清中英夫利昔单抗浓度似乎不受治疗的基础用药影响,包括皮质激素、抗生素和氨基水杨酸等。

(2)由于同时给依那西普(etanercept)和阿那白滞素(anakinra,IL-1 拮抗药)时,曾伴随严重感染增加的危险和增加中性粒细胞减少的危险,而与单用依那西普相比并不增加效益。阿那白滞素和其他 TNFα 阻断药联用也可能造成相似的危险,所以不推荐英夫利昔单抗和阿那白滞素联用。

【给药说明】 (1)用无菌技术　本品小瓶不含抗细菌防腐剂。用 10 ml 无菌注射用水配制。配置好产品总剂量必须进一步用 0.9%氯化钠注射液稀释至 250 ml。输注浓度范围应在 0.4～4 mg/ml 之间。

(2)输注溶液必须在 2 小时以上的时间内给药,且必须经消毒、无热源、有低蛋白结合的滤器(孔大小 1.2 μm 或更小)的输注器输注。应丢弃未使用部分,不应贮存再次使用。

(3)不应在相同的静脉输注器同时输注英夫利昔单抗与其他药物。

(4)有严重不良反应者要立即停药,对症抢救。

【用法与用量】 (1)类风湿关节炎　推荐的量是一次按体重静脉滴注 3 mg/kg,随后在第 2、6 周给予相同的剂量,然后每 8 周给药 1 次。英夫利昔单抗必须与 MTX 联用。对反应不佳的患者可调整剂量至 10 mg/kg 或每 4 周 1 次,要记住较高剂量时严重感染的危险增加。

(2)克罗恩病或瘘管性克罗恩病　推荐量是在第 1、2、6 周按体重 5 mg/kg 作为诱导方案,继以维持方案,每 8 周 1 次按体重 5 mg/kg。对第 14 周仍无疗效的患者很可能继续给药也无疗效,应考虑停止给药。

(3)AS、银屑病关节炎、溃疡性结肠炎　推荐量是在第 1、2、6 周按体重 5 mg/kg 作为诱导方案,继以维持方案,AS 为每 6 周 1 次按体重 5 mg/kg,PsA 和 UC 为每 8 周 1 次按体重 5 mg/kg。银屑病关节炎可同时用或不用 MTX。

【制剂与规格】 注射用英夫利昔单抗(冻干粉):100 mg。

阿达木单抗

Adalimumab

【适应证】 用于成人中度至重度活动性类风湿关节炎(RA)、强直性脊柱炎、重度克罗恩病,以及银屑病和银屑病关节炎的治疗。

【药理】 (1)药效学　本品是一种人源化的抗人肿瘤坏死因子(TNF)单克隆抗体,可以与 TNFα 特异性结合,阻断 TNFα 与细胞表面 p55 和 p75TNF 受体相互作用。RA 和银屑病关节炎患者的滑膜液中 TNF 水平升高,并在病理性炎症和关节破坏中起重要作用,并且是这些疾病的标志性特点。RA 患者经阿达木单抗治疗后,不仅临床症状如关节肿痛明显缓解,急性时相反应物 C-反应蛋白(CRP)、红细胞沉降率(ESR)及血清细胞因子 IL-6 水平比治疗前也迅速减低,患者的生活质量明显改善。近年已有大量循证医学证据显示,阿达木单抗可以延缓 RA 和银屑病关节炎患者骨质破坏与疾病进展。

(2)药动学　成年健康受试者单次皮下给 40 mg 本品后,血清峰浓度(C_{max})和达峰时间(t_{max})分别是(4.7±1.6) μg/ml 和(131±56)小时。在 3 个研究中单次皮下给 40 mg 后估算阿达木单抗的平均绝对生物利用度是 64%。单次静脉注射剂量 0.25～10.0 mg/kg 范围内阿达木单抗的药代动力学呈线性。阿达木单抗稳态表观分布容积(V_{ss})范围4.7～6.0L,全身清除率一般在12 ml/h以下。平均末端半衰期约为2周,变动范围10～20天。在一些RA患者测得滑液中阿达木单抗浓度范围是血清浓度的31%～96%。

【不良反应】 (1)注射部位反应　本品治疗患者约15%发生注射部位反应:红斑和(或)瘙痒、出血、疼痛或肿胀,使用安慰剂的患者该数据为9%。大多数注射反应是轻度,一般不需要停药。

(2)感染　主要包括上呼吸道感染、支气管炎和泌尿系感染等,大多数患者在感染消失后可继续使用阿达木单抗。严重感染包括肺炎、脓毒性关节炎、术后感染、丹毒、蜂窝织炎、憩室炎和肾盂肾炎等。

(3)恶性疾病　RA患者,尤其是高活动度疾病的患者是发生淋巴瘤的高危人群。其他较常观察到的恶性肿瘤有非黑色素皮肤癌、乳腺、结肠、前列腺、肺和子宫肿瘤。

(4)自身抗体　在RA对照试验中,用阿达木单抗治疗有11.9%的患者,安慰剂和活性对照药治疗有8.1%患者,从基线抗核抗体阴性发展成第24个月时的滴度阳性。3441例阿达木单抗治疗患者中有2例出现新发狼疮样综合征的临床特征,停止治疗后情况改善。

(5)免疫原性　在临床试验中,成人RA患者在接受阿达木单抗治疗6～12个月期间约有5.5%至少发生过1次抗阿达木单抗的低滴度抗体,体外试验表明是中和抗体。同时使用MTX的患者比单用阿达木单抗治疗抗体发生率较低(分别是0.6%和12.4%)。

(6)其他不良反应　在阿达木单抗治疗RA患者中发生率≥5%的其他不良反应:①消化系统:腹泻、恶心。②全身:乏力。③注射部位反应。④感染:支气管炎、流行性感冒、鼻咽炎、鼻窦炎、上呼吸道感染、尿路感染。⑤实验室检查:胆固醇升高、血红蛋白降低、淋巴细胞减少。⑥肌肉、骨骼系统:关节痛、背痛、类风湿关节炎。⑦神经系统:神经系统紊乱、头痛。⑧呼吸系统、胸腔和纵隔异常:咳嗽。⑨皮肤和皮下组织异常:皮疹。⑩心血管系统血管异常、高血压。

【禁忌证】 已知对阿达木单抗或制剂中其他成分过敏的患者。

【注意事项】 (1)在开始使用阿达木单抗之前,应进行结核菌素皮试,评价患者是否有活动性或潜伏性结核感染。如诊断潜伏感染,应按照疾病控制中心和预防指南进行适当预防。

(2)用TNF阻断药后有充血性心力衰竭(CHF)恶化和新发生心力衰竭的报道。用阿达木单抗也曾观察到CHF恶化的病例。因此,对曾有心力衰竭的患者,医生应慎用阿达木单抗并小心随访。

(3)TNF阻断药,包括阿达木单抗,可能影响宿主抗感染和抗恶性病的能力。

(4)用TNF阻断药包括阿达木单抗,曾报道伴随脱髓鞘疾病临床症状新发作或加重的罕见病例(影像学证据)。已存在或最近发生中枢神经系统脱髓鞘疾病的患者,用阿达木单抗时应该谨慎。

(5)目前认为用阿达木单抗时不应接种活疫苗。

(6)因为阿达木单抗是TNFα抑制药,因此在妊娠过程中会对新生儿的正常免疫反应产生影响。不推荐在妊娠期使用阿达木单抗。

(7)在考虑到药物对母亲的重要性,应做出是否中断哺乳或停止用药的决定。

(8)老年人在使用阿达木单抗时应小心。

(9)药物过量　在过大剂量情况下,建议监测患者任何不良反应的症状和体征,并开始适宜的对症治疗。

【药物相互作用】 (1)MTX　在RA患者中曾研究同时使用阿达木单抗和MTX,没有资料提示需要调整阿达木单抗或MTX的剂量。

(2)阿那白滞素(anakinra,IL-1拮抗药)　阿那白滞素和另一种TNF阻断药联用曾伴随严重感染,中性粒细胞减少风险增高,且与单用这些药物相比时不增加治疗获益。不推荐阿达木单抗和阿那白滞素联用,因为阿达木单抗和阿那白滞素联用也可能引起相似的毒性。

【给药说明】 (1)应在医生指导和随访下使用阿达木单抗。必要时经过适当的注射技术训练后,患者可自己注射阿达木单抗。

(2)应轮流更换注射部位,而且不要注射至有触痛、起疱、发红或发硬区的皮肤。

【用法与用量】 皮下注射　推荐剂量隔周1次,一次40 mg皮下注射。在单一药物治疗时,如某些RA患者出现治疗效果下降,可以将阿达木单抗剂量增加为每周注射40 mg以改善疗效。

【制剂与规格】 阿达木单抗注射液:0.8 ml∶40 mg。

利妥昔单抗

Rituximab

【适应证】 成人类风湿关节炎。

【药理】 (1)药效学　本品是一种人鼠嵌合性单克隆抗体,能特异性地与跨膜抗原CD20结合。CD20抗原位于前B和成熟B淋巴细胞的表面,而造血干细胞、前前B细胞、正常浆细胞或其他正常组织不表达CD20。

本品与B细胞上的CD20抗原结合后，启动介导B细胞溶解的免疫反应。B细胞溶解的可能机制包括：补体依赖的细胞毒作用(CDC)，抗体依赖细胞的细胞毒作用(ADCC)。第一次输注利妥昔单抗后，外周B淋巴细胞计数明显下降，低于正常水平，6个月后开始恢复，治疗完成后通常12个月之内恢复正常，尽管某些患者可能需要时间更长.

(2)药动学　按2周间隔2次静脉滴注1000 mg本品后，平均终末半衰期为20.8天(范围8.58～35.9天)，平均系统清除率为0.23 L/day(范围0.091～0.67 L/day)，平均稳态分布容积为4.6L(范围1.7～7.51 L)。群体药代动力学分析发现，体表面积和性别是解释药代动力学参数的个体间差异最重要的协变量。

【禁忌证】(1)对本品以及本品的任何成分或鼠源性蛋白过敏者。

(2)获得性严重感染。

严重心力衰竭(NYHA Class Ⅳ)或严重未控制的心脏疾病。

【注意事项】(1)利妥昔单抗可能引发输注反应，包括窒息和其他过敏反应。静脉糖皮质激素预先用药可明显降低这些事件的发生率和严重程度。发生输注反应时应立即使用治疗过敏的药物，如肾上腺素、抗组胺药和糖皮质激素。

(2)具有已知心脏病史的患者应慎重考虑，使用期间应密切观察。

(3)不要给活动性和(或)严重感染的患者，或严重免疫缺陷的患者用药。

(4)接种疫苗应至少在使用利妥昔单抗前4周完成，B细胞清除时活疫苗不推荐使用。

(5)基于RA患者治疗经验有限，出现实体肿瘤的潜在风险不能排除。

(6)妊娠期妇女及哺乳妇女避免应用本品。

(7)本品不可静脉推注。

【用法与用量】　静脉滴注　类风湿关节炎　推荐剂量为每个疗程1000 mg×2。分2次输注：第1日和第15日分别给予1000 mg。在每次输注前预先使用退热药、抗组胺药和100 mg甲泼尼龙等药物。

【制剂与规格】　利妥昔单抗注射液：(1)10 ml：100 mg；(2)50 ml：500 mg。

托组单抗(托珠单抗)

Tocilizumab

【适应证】　本品可与甲氨蝶呤(MTX)或其他改善病情的抗风湿药物DMARDs联用治疗对DMARDs治疗应答不足的中到重度活动性类风湿关节炎的成年患者。

【药理】(1)药效学　本品是免疫球蛋白IgG_1亚型的重组人源化抗人白介素6(IL-6)受体单克隆抗体。本品特异性结合可溶性及膜结合的IL-6受体(sIL-6R和mIL-6R)，并抑制sIL-6R和mIL-6R介导的信号传导。IL-6是一个多功能细胞因子，由多种类型的细胞产生，其具有局部的旁分泌功能，可以调节全身的生理和病理过程，如诱导分泌免疫球蛋白，激活T细胞，诱导分泌肝脏急性反应蛋白及刺激红细胞生成。IL-6还与一些疾病的发病机制相关，包括炎性疾病、骨质疏松症及肿瘤。

(2)药动学　在每4周给予本品4 mg/kg和8 mg/kg的曲线下面积(AUC)和最低血药浓度(C_{min})呈超剂量成比例增加，最大血药浓度(C_{max})随剂量成比例增加。稳态时，预测8 mg/kg组的AUC和C_{min}分别比4 mg/kg组高2.7和6.5倍。以下参数来自于每4周给予一次托珠单抗4 mg/kg的数据。托珠单抗稳态AUC、C_{min}和C_{max}的预测平均值(±SD)分别为(13000±5800)(μg·h)/ml、(1.49±2.13) μg/ml和(88.3±41.4) μg/ml；AUC和C_{max}的蓄积率较低，分别为1.11和1.02；C_{min}的蓄积率(1.96)较高。在第一次使用托珠单抗治疗后，C_{max}和AUC即可达到稳态，在治疗16周后，C_{min}可达到稳态。在接受托珠单抗静脉注射后，托珠单抗通过血液循环进行双相清除。在类风湿关节炎患者中，托珠单抗中央室分布容积为3.5L，外周分布容积为2.9L，故稳态分布容积为6.4L。托珠单抗的总清除率呈浓度依赖性，包括线性和非线性清除。采用群体药代动力学分析估测的线性清除率为12.5 ml/h。托珠单抗在类风湿关节炎患者的$t_{1/2}$呈浓度依赖性，稳态下RA患者每4周一次给药的浓度依赖性表观$t_{1/2}$在4 mg/kg剂量组为11天，8 mg/kg剂量组为13天。

【不良反应】(1)感染　严重感染(其中一些含致死性结局)包括肺炎、蜂窝织炎、带状疱疹、胃肠炎、憩室炎、脓毒症、细菌性关节炎。

(2)胃肠穿孔　一般将胃肠穿孔报告为憩室炎并发症(包括全身化脓性腹膜炎、下消化道穿孔、瘘和脓肿)。

(3)输液反应　在输液期间发生的主要不良反应为高血压发作，而在完成输液24小时内发生的主要不良反应为头痛和皮肤反应(如皮疹，荨麻疹)。这些反应不影响治疗。

(4)其他　可见免疫原性、恶性肿瘤、中性粒细胞降低、血小板降低、肝酶升高、血脂参数升高等不良反应。

【禁忌证】 (1)对托珠单抗或者对任何辅料发生超敏反应的患者禁用。

(2)感染活动期患者。

【注意事项】 (1)超敏反应最早可发生在托珠单抗的首次输注。使用托珠单抗治疗期间如发生速发超敏反应,应立即采取适当的治疗。如发生速发超敏反应或其他严重超敏反应,应立即停止托珠单抗,并永久终止托珠单抗治疗。

(2)活动期肝病和肝功能损伤　应用托珠单抗,特别是合用甲氨蝶呤时,可能会使肝转氨酶升高。所以需慎重考虑对有活动期肝病或肝功能损伤的患者进行治疗。

(3)病毒激活　治疗类风湿关节炎时,可致病毒激活(如乙型肝炎病毒)。

(4)脱髓鞘病　应警惕患者中出现的中枢脱髓鞘病发作的潜在征象。

【药物相互作用】 体外试验数据表明,IL-6可降低多种细胞色素 P_{450}(CYP)同工酶(包括CYP1A2、CYP2B6、CYP2C9、CYP2C19、CYP2D6和CYP3A4)的mRNA表达水平,通过与临床相关浓度的托珠单抗共同培养可逆转这种表达水平的下降。相应地,使用托珠单抗治疗的RA患者可抑制IL-6信号传导,使CYP活性恢复至较高水平,高于不使用托珠单抗治疗的患者,结果导致CYP底物药物的代谢增加。使用这类药物治疗的患者在开始托珠单抗治疗时,应对其药效(如华法林)或药物浓度(环孢素或茶碱)进行治疗监测,需要时对这类药物进行个体化剂量调整。当托珠单抗与不能降低疗效的药物(如口服避孕药(CYP3A4底物))合并用药时应慎重。

【给药说明】 配好的注射液:0.9%氯化钠注射液配制好后的托珠单抗注射液最好立即使用。如果不能立即使用,应由使用者负责存储在2~8℃下不超过24小时。

【用法与用量】 (1)托珠单抗的成人推荐剂量是8mg/kg,每4周静脉滴注1次,可与MTX或其他DMARDs药物联用。出现肝酶异常、中性粒细胞计数降低、血小板计数降低时,可将托珠单抗的剂量减至4mg/kg。

(2)需由医疗专业人员以无菌操作方法将托珠单抗用0.9%氯化钠注射液稀释至100ml。

(3)建议托珠单抗静脉滴注时间在1小时以上。

(4)对于体重大于100kg的患者,每次推荐的滴注剂量不得超过800mg。

【制剂与规格】 托瑞单抗注射液:80mg∶4ml;200mg∶10ml;400mg∶20ml。

第四节　抗痛风药

痛风是因血尿酸增高及尿酸盐结晶在关节和组织沉积而引起的一组综合征,它包括关节炎、痛风石、泌尿道尿酸性结石及痛风性肾病。引起痛风的原因为体内嘌呤代谢的最终产物——尿酸过剩,高于正常值。这可因尿酸氧化酶(或尿酸酶)的缺乏使尿酸不能被氧化而增多;亦可因肾脏功能不全使尿酸排泄减少,两者都可造成高尿酸血症。抗痛风药针对痛风的不同临床阶段分为控制急性关节炎症状和抗高尿酸血症两大类药物。后一类药物通过抑制尿酸的生成或促使尿酸通过肾脏排出两种不同机制达到降低血尿酸,控制和预防痛风反复发作的目的。控制痛风性关节炎症状的药物有NSAIDs、糖皮质激素和秋水仙碱;抑制尿酸生成的有别嘌醇和非布司他;促进尿酸排出的有苯溴马隆和丙磺舒。

秋水仙碱[药典(二);基;医保(甲)]

Colchicine

【适应证】 适用于痛风性关节炎的急性发作、预防复发性痛风性关节炎的急性发作、家族性地中海热。

【药理】 (1)药效学　①本品与中性白细胞微管蛋白的亚单位结合而改变细胞膜功能,包括抑制中性白细胞的趋化、黏附和吞噬作用;②抑制磷脂酶 A_2,减少单核细胞和中性白细胞释放前列腺素和白三烯;③抑制局部细胞产生IL-6等,从而达到控制关节局部的疼痛、肿胀及炎症反应。

(2)药动学　口服后在胃肠道迅速吸收,蛋白结合率低,仅为10%~34%,服药后0.5~2小时血药浓度达峰值。口服2mg的血药峰值为2.2ng/ml。静脉注射本品后其浓度可在血清、尿液及外周血的中性白细胞内测出。在分离出的中性粒细胞内的药物浓度高于血浆浓度并可维持10天之久。本品在肝内代谢,从胆汁及肾脏排出,原形及代谢物主要从粪便排出,10%~20%经肾排泄。肝病患者从肾脏排泄增加。停药后药物排泄持续约10天。急性痛风于口服后12~24小时起效,90%的患者在服药24~48小时疼痛消失。

【不良反应】 与剂量大小有明显相关性,口服较静脉注射安全性高。

(1)胃肠道症状　腹痛、腹泻、呕吐及食欲缺乏为常见的早期不良反应，发生率可达 80%，严重者可造成脱水及电解质紊乱等表现。长期服用者可出现严重的出血性胃肠炎或吸收不良综合征。

(2)肌肉、周围神经病变　有近端肌无力和(或)血清肌酸磷酸激酶增高。在肌细胞受损同时可出现周围神经轴突性多神经病变，表现为麻木、刺痛和无力。肌神经病变并不多见，往往在预防痛风而长期服用者和有轻度肾功能不全者出现。

(3)骨髓抑制　出现血小板减少，中性粒细胞下降，甚至再生障碍性贫血。口服者少见，多见于静脉用药者，有时是致命性危险。

(4)休克　表现为少尿、血尿、抽搐及意识障碍，死亡率高，多见于静脉用药及老年人。

(5)对生育影响　长期用药女性痛经或闭经，男性精子减少或消失。

(6)静脉炎、蜂窝织炎　多发生在本品经静脉注射的部位。

(7)致畸　文献报道 2 例 Down 综合征婴儿的父亲均因家族性地中海热而有长期服用秋水仙碱史者。

(8)其他　脱发、皮疹、肝损伤及发热等。

【禁忌证】　(1)美国 FDA 妊娠期药物安全性分级为口服及肠道外给药 D。

(2)哺乳期妇女。

(3)对本品过敏者。

(4)骨髓增生低下及肾和肝功能不全者。

【注意事项】　(1)尽量避免静脉注射和长期口服给药。即使在痛风发作期也不要静脉和口服途径并用。

(2)对老年人及肾和肝功能有潜在损害者应减少剂量。因为本品的中毒量常与其体内蓄积剂量有关，当肾排泄功能下降时容易造成积蓄中毒。本品又需经肠肝循环解毒，肝功能不良时解毒能力下降，易促使毒性加重。

(3)秋水仙碱可抑制细胞的正常分裂，对胎儿有致畸作用。服药夫妇必须在停药数月后方能妊娠。

(4)消化性溃疡、炎症性肠炎、心功能不全者慎用。

(5)患者在服药期间必须进行血常规及肝和肾功能的定期监测。

【药物相互作用】　(1)本品可导致可逆性的维生素 B_{12} 吸收不良。

(2)本品可使中枢神经系统抑制药增效，拟交感神经药的反应性加强。

(3)本品可降低口服抗凝药、降压药的作用，合用时需调整剂量。

【给药说明】　(1)本品过量口服和静脉给药时会出现严重的毒性反应甚至导致死亡。为预防痛风长期服用本品可引起肌炎和周围神经病变，后者往往不易恢复，目前已不主张将本品作为长期预防痛风性关节炎发作的药物。

(2)静脉注射本品只用于禁食患者，如手术后有痛风发作。药物一定要适量地稀释(如用 0.9% 氯化钠注射液 20 ml 稀释)，在 10～20 分钟内注入，否则会引起局部静脉炎。

(3)出现胃肠道症状时可适当给予对症治疗，补充液体和纠正电解质紊乱。

(4)有严重不良反应者要立即停药，对症抢救。

【用法与用量】　口服　成人　急性期常用量为：①一次 1 mg，一日 3 次，症状缓解后酌情减量；或②每 1～2 小时服 0.5～1 mg，直到关节症状缓解，或出现腹泻或呕吐。

治疗量 24 小时内不宜超过 6 mg，并在 48 小时内不需服本品。以后每日量为 0.5～1.5 mg，分次服用，共 7～14日。

【制剂与规格】　秋水仙碱片：(1)0.5 mg；(2)1 mg。

别嘌醇[药典(二)；基；医保(甲、乙)]

Allopurinol

【适应证】　适用于：①原发性和继发性高尿酸血症，尤其是尿酸生成过多而引起的高尿酸血症；②反复发作或慢性痛风者；③痛风石；④尿酸性肾结石和(或)尿酸性肾病；⑤伴有肾功能不全的高尿酸血症。

【药理】　(1)药效学　本品为黄嘌呤氧化酶抑制药，是目前唯一能抑制尿酸合成的药物。可控制高尿酸血症。别嘌醇及其代谢产物氧嘌呤醇均能抑制黄嘌呤氧化酶，阻止次黄嘌呤和黄嘌呤代谢为尿酸，从而减少了尿酸的生成。使血和尿中的尿酸含量降低到溶解度以下水平，防止尿酸形成结晶沉积在关节及其他组织内，也有助于痛风患者组织内的尿酸结晶重新溶解。别嘌醇亦通过对次黄嘌呤-鸟嘌呤磷酸核酸转换酶的作用抑制体内新的嘌呤的合成。

(2)药动学　口服本品后在胃肠道内吸收 80%～90%，在肝脏内约 70% 代谢为有活性的氧嘌呤醇，两者都不能和蛋白结合。别嘌呤醇 1～2 小时血药浓度达峰值，$t_{1/2}$ 1～3 小时。其代谢产物氧嘌呤醇 5.2～6.5 小时血药浓度达峰值，$t_{1/2}$ 14～28 小时。肾功能损害者 $t_{1/2}$ 大大延长。用药量的 70% 左右以氧嘌呤醇、10% 以别嘌醇由肾脏排泄，其余由肠道排出。并用促尿酸排泄药可促进氧嘌呤醇的排泄。但肝肾功能减退者，排出量减少。24小时血尿酸浓度就开始下降，而在2～4周时下降最为明显。

【不良反应】 发生率为5%～20%，其中约有半数需停药，停药后一般均能恢复正常。

(1)皮疹　发生率为3%～10%，可呈瘙痒性丘疹或荨麻疹。如皮疹广泛而持久，及经对症处理无效，并有加重趋势时必须停药。

(2)胃肠道反应　发生率为1%～3%。包括腹泻、恶心、呕吐和腹痛等。

(3)白细胞减少或血小板减少或贫血　不论出现一系或几系明显减少，或骨髓抑制都应停药。

(4)周围神经炎　如手、足麻木，刺痛或疼痛等，发生率小于1%。

(5)其他　脱发、头痛、嗜睡、眩晕、乏力、发热、淋巴结肿大、肝毒性、间质性肾炎及过敏性血管炎等。

(6)国外曾报道数例患者在服用本品期间发生原因未明的突然死亡。

【禁忌证】 (1)美国FDA妊娠期药物安全性分级为口服及肠道外给药C。

(2)哺乳期妇女。

(3)对本品有过敏史者。

【注意事项】 (1)本品必须由小剂量开始，逐渐递增至有效量维持正常血尿酸和尿尿酸水平。以后逐渐减量，用最小有效量维持较长时间。

(2)与排尿酸药合用可加强疗效。

(3)不用于痛风性关节炎的急性发作期，因为本品促使尿酸结晶重新溶解时可再次诱发并加重关节炎急性期症状。

(4)用药前及用药期间要定期检查血尿酸及24小时尿尿酸水平，以此作为调整药物剂量的依据。

(5)有肾、肝功能损害者及老年人应谨慎用药，并应减少每日用量。

(6)用药期间应定期检查血象及肝肾功能。

【药物相互作用】 (1)乙醇、氯噻酮、依他尼酸、呋塞米、美托拉宗(metolazone)、吡嗪酰胺或噻嗪类利尿药均可增加血清中尿酸含量。本品与上述药物同用或饮酒就会降低其控制痛风和高尿酸血症的效力，应用本品要注意用量的调整。对高血压或肾功能差的患者，本品与噻嗪类利尿药同用时，有发生肾功能衰竭及出现过敏的报道。

(2)与氨苄西林同用时，皮疹的发生率增多，尤其在高尿酸血症患者。

(3)与抗凝药如双香豆素、茚满二酮衍生物等同用时，后者的效应可加强，应注意调整剂量。

(4)与硫唑嘌呤或巯嘌呤同用时，因酶的氧化受阻更显著，用量一般要减少1/4～1/3。

(5)与环磷酰胺同用时，对骨髓的抑制可更明显。

(6)与尿酸化药同用时，可增加肾结石形成的可能。

【给药说明】 (1)本品不能控制痛风性关节炎的急性炎症症状，不能作为抗炎药使用。

(2)本品必须在痛风性关节炎的急性炎症症状消失后(一般在发作后2周左右)方开始应用。

(3)用本品期间可发生尿酸转移性痛风性关节炎发作，如有发生应采用急性发作期的治疗方法。

(4)用药期间出现不良反应应停药。

(5)本品适用于血尿酸和24小时尿尿酸过多，或有痛风石或有泌尿系结石及不宜用促尿酸排出药者。

【用法与用量】 口服　成人　初次剂量一次口服50 mg，一日1～2次，以后每周可递增50～100 mg，至一日200～300 mg，分2～3次服。每2周测血和尿酸水平，如已达正常水平，则不再增量，如仍高可再递增。但一日最大量一般不超过600 mg。维持量：一次100～200 mg，一日2～3次。

【儿科用法与用量】 继发性高尿酸血症　口服　6岁以下每次50 mg，6～10岁每次100 mg，一日1～3次。

【儿科注意事项】 不良反应　偶有腹泻、间歇性腹痛、低热、肝酶升高、皮疹、齿龈出血、胃及口腔溃疡等。

【制剂与规格】 别嘌醇片：0.1 g。

别嘌醇缓释片：0.25 g。

别嘌醇缓释胶囊：0.25 g。

丙磺舒[药典(二)；医保(乙)]

Probenecid

【适应证】 适用于发作频繁的痛风性关节炎伴高尿酸血症者及痛风石，但必须：①肾小球滤过率大于50～60 ml/min；②无肾结石或肾结石史；③酸性尿不强；④不服用水杨酸类药物者。

【药理】 (1)药效学　本品抑制近端肾小管对尿酸盐的重吸收，使尿酸排出增加，从而降低血尿酸浓度，减少尿酸沉积。

(2)药动学　口服后吸收迅速而完全。蛋白结合率为65%～90%，主要与白蛋白结合。成人一次口服1 g，2～4小时血药浓度达峰值，血药峰值为30 μg/ml以上；一次口服2 g时4小时达峰值，血药峰值为150～200 μg/ml。小儿按体重一次口服 25 mg/kg,3～9 小时血药浓度达峰值。$t_{1/2}$随用药量而改变,口服 0.5 g 为 3～8 小时,2 g 为 6～12 小时。排尿酸有效血药浓度需 100～200 μg/ml,最高疗效时间为 2 小时。本品在肝内代谢成羧化代谢物及羟基化合物,这些代谢物均具有促尿酸排泄的活性。代谢物主要经肾排出,在 24～48 小时中约有 5%～10%的给药量以原形由尿排出。在肾功能下降时,本品的促尿酸排泄作用明显减弱或消失。

【禁忌证】 (1)有磺胺药过敏史及对本品过敏者。

(2)肾功能不全者,尤其是肾小球滤过率低于 30 ml/min者。

(3)2 岁以下儿童。

(4)美国 FDA 妊娠期药物安全性分级为口服给药 C。

【不良反应】 (1)胃肠道症状如恶心或呕吐等,见于约 5%的服用者。偶有引起胃溃疡。

(2)能促进肾结石形成,故必须保证尿 pH 值在 6.0～6.5,大量饮水并同服枸橼酸钾,以防止形成肾结石。

(3)呼吸困难、发热、皮肤瘙痒、皮疹等过敏反应。

(4)偶引起白细胞减少、骨髓抑制及肝坏死等少见不良反应。

【注意事项】 (1)本品与磺胺有交叉过敏反应,包括皮疹、皮肤瘙痒及发热等,但少见。

(2)老年人、伴肿瘤的高尿酸血症、肝功能不全、活动性消化性溃疡或有消化性溃疡病史及肾结石者不宜服用。

(3)痛风性关节炎急性发作症状尚未控制时不宜用本品。

(4)服用本品时应保持摄入足量水分(日 2500 ml 左右),保持尿流通畅,防止形成肾结石,必要时同时服用枸橼酸钾。

(5)服用本品期间不宜服水杨酸类制剂。

(6)定期检测血和尿 pH 值、肝肾功能及血尿酸和尿尿酸等。

(7)根据临床表现及血和尿尿酸水平调整药物用量。原则上以最小有效量维持较长时间。

【药物相互作用】 (1)应用本品时可抑制肾小管对青霉素、吲哚美辛、萘普生及氨苯砜的排出,使它们的血药浓度增高而加大毒性。

(2)本品与水杨酸盐和阿司匹林并用时可抑制本品的排尿酸作用。

(3)本品可影响利福平和肝素的代谢,使后者的毒性增大。

(4)有痛风石的患者同时使用本品与别嘌醇时,本品可加速别嘌醇的排出,而别嘌醇则可延长本品的半衰期。因此别嘌醇的有效剂量需适当增高,而本品发挥的疗效则有增加。

(5)利尿药可增加血尿酸浓度,与本品同用时需调整本品剂量。

(6)与甲氨蝶呤同用可使甲氨蝶呤血药浓度增高,毒性加大。

(7)与磺胺同用时使磺胺排出减慢,血浓度升高。

(8)与口服降糖药同用时,使降糖药的效应增强。

【给药说明】 (1)用本品前应检测肾功能。

(2)为了调整药物达到有效治疗量,应定期(如 2～4 周)做血尿酸和 24 小时尿尿酸浓度测定。

(3)为减少痛风患者尿酸结石形成的危险,摄入的液体量每天不小于 2500～3000 ml,并适当补充碳酸氢钠以维持尿呈碱性,或补充枸橼酸钾,预防肾结石。

(4)治疗痛风性关节炎,有轻度肾功能不全,而 24 小时尿酸排泄量又未超过 700 mg 的患者,一般每天剂量不超过 2 g。

【用法与用量】 口服 成人 治疗痛风,开始一次 0.25 g,一日 2 次,共 1 周;以后一次口服 0.5 g,一日 2 次;1 周后可增至一次 0.5～1.0 g,一日 2 次,一日最大剂量 2.0 g。老年患者因肾功能减退,用量应适当减少。

【儿科用法与用量】 口服 1.5 岁以上首次 25 mg/kg,维持量每次 10 mg/kg,每 6 小时 1 次。

【儿科注意事项】 不良反应 可有轻度胃肠道反应、药物热和皮疹等。不可以与水杨酸钠同服。肾功能减退者忌用。

【制剂与规格】 丙磺舒片:0.25 g。

苯溴马隆[药典(二);医保(乙)]

Benzbromarone

【适应证】 本品为强有力的促尿酸排泄药,适用于反复发作的痛风性关节炎伴高尿酸血症及痛风石。

【药理】 (1)药效学 本品作用机制与丙磺舒相似,即抑制肾小管对尿酸的重吸收而达到降低高尿酸血症和组织中尿酸结晶的沉着,亦促进尿酸结晶的重新溶解。本品促尿酸排出的作用比丙磺舒强,并与丙磺舒有协同作用。

(2)药动学 本品口服吸收好。口服本品 50～100 mg,吸收约 50%,其余以原形从粪便中排出。由于在肠内排泄,此药亦可用于血肌酐至 5 mg/100 ml 的肾功能不全者。口服 100 mg,6 小时血药浓度达峰值,而在 6～12 小时稍降,其蛋白结合率为 99%。本品在肝脏代谢,其代谢物为有效型。服药 24 小时血中尿酸降为服药前的 66.5%。在肝内去溴离子后以游离型或结合型主要从胆汁排出，其次从粪便少部分从尿液排出。

【不良反应】 (1)胃肠反应　恶心、腹泻及腹部不适等。

(2)引起肾结石形成和肾绞痛。

(3)偶见粒细胞减少，激发关节炎急性发作。

以上不良反应都不常见。其他如发热、皮疹和肝肾功能损害则更为少见。

【禁忌证】 对本品过敏者。肾结石者(肾小球滤过率<20 ml/min)、妊娠期妇女及哺乳期妇女禁用。

【注意事项】 (1)服用过程中应多饮水，碱化尿液。对肾功能下降，血肌酐大于 130 μmol/L 者仍然有效，但必须保持每日尿量在 2000 ml 以上。

(2)定期检测肾功能以及血尿酸和尿尿酸的变化。长期用药应定期检测肝功能。

(3)必须在痛风性关节炎的急性症状控制后方能应用本品。

【药物相互作用】 (1)本品的促尿酸排泄作用可因水杨酸盐、吡嗪酰胺等拮抗而减弱。

(2)本品可增强口服抗凝药的作用，故合用时应调整后者剂量。

【给药说明】 (1)轻中度肾功能不全者需增加本品剂量。严重的肾功能不全者慎用。

(2)在用本品过程中如有痛风性关节炎急性发作，可加用 NSAIDs。

【用法与用量】 口服　成人　由小剂量开始，一次 25 mg，一日 1 次，无不良反应可逐渐递增至一日 100 mg。早餐后服，同时加服碳酸氢钠一日 3 g。

【制剂与规格】 苯溴马隆片：50 mg。

苯溴马隆胶囊：50 mg。

非布司他[医保(乙)]

Febuxostat

【适应证】 适用于痛风患者高尿酸血症的长期治疗。

【药理】 (1)药效学　本品为 2-芳基噻唑衍生物，是一种黄嘌呤氧化酶抑制剂，通过抑制尿酸合成降低血清尿酸浓度。非布司他常规治疗浓度下不会抑制其他参与嘌呤和嘧啶合成与代谢的酶。

(2)药动学　在健康受试者中，10～120 mg 剂量范围内，单次和多次给药，非布司他的最大血浆浓度(C_{max})和 AUC 呈剂量相关性增加。每 24 小时给予治疗剂量时，体内无蓄积。非布司他半衰期($t_{1/2}$)约为 5～8 小时。通过群体药代动力学分析，非布司他在痛风的高尿酸血症患者中的药代动力学参数与健康受试者相似。口服给药后，放射性标记的非布司他的吸收率至少为 49%(根据尿液中总回收的放射性标记物)。服药后 1～1.5 小时能达到最大血浆浓度。多次口服非布司他 40 mg/d 或 80 mg/d，C_{max}分别是(1.6±0.6) μg/ml，(2.6±1.7) μg/ml。

【不良反应】 (1)肝异常：肝功能衰竭(有些是致命的)、黄疸、肝功能检查结果严重异常、肝脏疾病。

(2)免疫系统：过敏反应。

(3)肌肉骨骼和结缔组织：横纹肌溶解症。

(4)精神异常：包括攻击性倾向的精神病行为。

(5)泌尿系统：肾小管间质性肾炎。

【禁忌证】 本品禁用于正在接受硫唑嘌呤、巯嘌呤治疗的患者。

【注意事项】 (1)痛风发作　为预防治疗初期的痛风发作，建议同时服用非甾体类抗炎药或秋水仙碱。在非布司他治疗期间，如果痛风发作，无须中止非布司他治疗。应根据患者的具体情况，对痛风进行相应治疗。

(2)心血管事件　用药时注意监测心肌梗死和脑卒中的症状及体征。

(3)肝脏的影响　首次使用非布司他之前患者应该进行一次肝功能测试，将此结果作为基线水平。

如果患者被发现有肝功能异常(ALT 超过参考范围上限的 3 倍以上)，应该中止服药，并调查以确定可能的原因。

(4)继发性高尿酸血症　不建议将本品应用于尿酸盐大量升高的患者(如恶性疾病、Lesch-Nyhan 综合征)。少数病例显示，尿中黄嘌呤浓度明显升高后可在泌尿道沉积。

【药物相互作用】 (1)黄嘌呤氧化酶底物类药物：非布司他是一种黄嘌呤氧化酶(XO)抑制剂。由非布司他引起的 XO 抑制可能会提高这些药物在血浆中的浓度，从而导致中毒。因此非布司他禁用于正在接受硫唑嘌呤或巯嘌呤治疗的患者。

(2)非布司他与秋水仙碱、萘普生、吲哚美辛、氢氯噻嗪、华法林、地昔帕明合用时无显著相互作用。因此，非布司他可与这些药物联用。

【用法与用量】 口服　推荐 40 mg 或 80 mg 一日一次，起始剂量为 40 mg，一日一次。如果 2 周后，血尿酸水平仍不低于 6 mg/100 ml(约 360 μmol/L)，建议剂量增至 80 mg，一日一次。

【制剂与规格】 非布司他片：(1)40 mg；(2)80 mg。

第十四章　抗过敏药

过敏反应（又称变态反应）是人体接触过敏原后出现的不正常的免疫应答。过敏反应可分为四型，即Ⅰ型（速发型）、Ⅱ型（细胞毒性型）、Ⅲ型（免疫复合物型）和Ⅳ型（迟发型）。通常所说的过敏反应指的是Ⅰ型过敏反应，即速发型过敏反应，该型又可分为速发相和迟发相，其机制为过敏原进入过敏者的体内后产生特异性的IgE，后者结合在肥大细胞的表面，使机体呈致敏状态，当再次接触过敏原时，肥大细胞脱颗粒，释放多种化学介质，其中以组胺、白三烯最为重要。这些介质诱发的病理改变和症状，称为速发型过敏反应的速发相，在上述过敏介质、细胞因子、黏附因子及炎性细胞（特别是嗜酸粒细胞）的参与下，引发的过敏反应性炎症，称为速发型过敏反应的迟发相。

抗过敏药通常包括三大类：抗组胺药、抗白三烯以及其他介质药、肥大细胞膜稳定剂。

第一节　抗组胺药

组胺是过敏性疾病的主要介质。过敏反应发生时，肥大细胞和嗜碱粒细胞脱颗粒释放出组胺及其他介质，导致平滑肌收缩，毛细血管扩张及通透性增加等作用，从而引起过敏反应的相关症状。

人体内多数细胞都有 H_1 和 H_2 两种组胺受体，但不同细胞含两种受体的比例不同，H_1 受体与过敏反应有关，H_2 受体与胃酸分泌有关，抗组胺药亦称 H_1 受体拮抗药，只能与组胺竞争 H_1 受体，对 H_2 受体没有作用。新型抗组胺药可与周围组胺 H_1 受体结合，而较少通过血-脑屏障，故新型抗组胺药中枢抑制作用较轻；而传统抗组胺药可通过血-脑屏障进入中枢，当其与中枢的 H_1 受体结合后，会出现明显的中枢抑制作用。

根据化学结构，可将抗组胺药分为以下几类。

（1）烷基胺类　氯苯那敏、曲普利啶、溴苯那敏等。

（2）单乙醇胺类　苯海拉明、氯马斯汀等。

（3）乙二胺类　吡苄明等。

（4）吩噻嗪类　异丙嗪、甲喹吩嗪等。

（5）哌嗪类　羟嗪、去氯羟嗪、西替利嗪等。

（6）哌啶类　氯雷他定、地氯雷他定、特非那定、赛庚啶、依巴斯汀、左卡巴斯汀、咪唑斯汀、奥洛他定等。

（7）其他　多塞平、氮䓬斯汀等。

新型抗组胺药由于特异性强，主要用于治疗组胺介导的过敏性疾病如荨麻疹、过敏性鼻炎、过敏性结膜炎以及其他由组胺介导的过敏性疾病的对症治疗；传统的抗组胺药，由于特异性较差，除了可阻滞 H_1 受体外，还可与其他多种受体结合，故除了上述适应证外，还可有多种其他用途，如麻醉合并用药（异丙嗪）、晕动病（苯海拉明、茶苯海明）、抗焦虑（羟嗪）、抗抑郁（多塞平）。抗组胺药主要用于Ⅰ型过敏反应，对于其他类型的过敏性疾病，不应滥用。

抗组胺药的不良反应主要有中枢抑制、抗胆碱作用、心脏毒性及体重增加四大类。

（1）中枢抑制作用　在中枢神经系统和周围组织中均有 H_1 受体，前者与警觉有关，后者与过敏有关。传统的抗组胺药可通过血-脑屏障与中枢神经系统 H_1 受体结合，引起嗜睡的不良反应。对抗过敏来说中枢抑制作用是其不良反应，但在某些情况下，该不良反应又可能转化为药理作用：由于中枢抑制可提高痒觉的阈值，故止痒作用更好。有些传统的抗组胺药本身就有抗焦虑、抗抑郁等中枢作用，如羟嗪和多塞平等(参阅第三章)。新型抗组胺药少有嗜睡作用，但并非绝对，因患者存在个体差异，对多数人无中枢抑制，对少数人却可产生困倦，对从事危险工种者尤其要注意。

(2)抗胆碱作用　多数抗组胺药都有轻重不等的抗胆碱作用，具体表现为口干、舌燥，对闭角型青光眼患者可引起眼压增高，对患有良性前列腺增生的老年人，可能引起尿潴留。某些情况下抗胆碱作用也可能转化为药理作用，如胆碱能性荨麻疹就应选择抗胆碱作用明显的美喹他嗪或异丙嗪。

(3)心脏的不良反应　某些抗组胺药可引起心脏的不良反应，表现为Q-T间期延长，在此基础上，可发展为尖端扭转型室性心动过速(torsade de pointes，TDP)，后者是一种严重的心律失常，如处理不当可发生心室颤动，甚至因心脏停搏而死亡。国外文献曾有特非那定及阿司咪唑引起上述心脏毒性而致死的报道，但多在超大剂量服用时发生，如同时应用CYP3A4抑制药(见药物相互作用)，亦可使血药浓度升高，患者同时罹患心脏疾患(如严重的心律失常)或存在电解质紊乱(如低血钾)以及严重的肝脏疾患时，也易于发生。

(4)体重增加是某些抗组胺药的另一不良反应，国内以阿司咪唑的报道较多，其机制可能与长期大量应用此药后加速胃排空，使患者食欲增加有关。长期服用赛庚啶、酮替芬等抗组胺药也会使体重增加，国外文献曾有将赛庚啶作为食欲促进剂的报道，但缺乏国内临床资料。

马来酸氯苯那敏[药典(二)；基；医保(甲、乙)]

Chlorpheniramine Maleate

【适应证】 ①用于过敏性鼻炎；②荨麻疹；③各种过敏性皮肤病。

【药理】 (1)药效学　为烷基胺类抗组胺药，主要作用机制为：①抗组胺作用，可与组胺竞争性拮抗H_1受体，从而抑制组胺介导的过敏反应；②抗胆碱作用。

(2)药动学　可口服或注射给药，口服吸收迅速完全，生物利用度25%～50%，血浆蛋白结合率为72%。口服给药后15～60分钟起效，肌内注射后5～10分钟起效，清除相半衰期($t_{1/2\beta}$)为12～15小时，作用可维持4～6小时。本品主要经肝脏代谢，其代谢物经尿液、粪便、汗液排泄。本品亦可随乳汁分泌。

【不良反应】 (1)有嗜睡、疲劳、口干、咽干、咽痛，少见有皮肤瘀斑及出血倾向、胸闷、心悸。

(2)少数患者出现药疹。

(3)个别患者有烦躁、失眠等中枢兴奋症状，甚至可能诱发癫痫。

【禁忌证】 (1)新生儿和早产儿、癫痫患者、接受单胺氧化酶抑制药治疗者禁用。

(2)对本品及辅料过敏者禁用。

【注意事项】 (1)婴幼儿、妊娠期妇女、闭角型青光眼、膀胱颈部或幽门十二指肠梗阻或消化性溃疡致幽门狭窄者、心血管疾病患者及肝功能不良者慎用。

(2)老年人酌减量。

(3)美国FDA妊娠期药物安全性分级为口服给药B。

(4)哺乳期妇女慎用。

【药物相互作用】 (1)与中枢神经系统抑制药并用，可加强本品的中枢抑制作用。

(2)可增强金刚烷胺、氟哌啶醇、抗胆碱药、三环类抗抑郁药、吩噻嗪类以及拟交感神经药的药效。

(3)与奎尼丁合用，可增强本品抗胆碱作用。

(4)本品能增加氯喹的吸收和药效，从而提高寄生虫病的治愈率。

(5)本品可抑制代谢苯妥英的肝微粒体酶，合用时可引起苯妥英蓄积中毒，应注意监测苯妥英的浓度。

(6)本品不宜与哌替啶、阿托品等药合用，亦不宜与氨茶碱作混合注射。

(7)本品与普萘洛尔有拮抗作用。

【给药说明】 可与食物、水或奶同服，以减少对胃的刺激。

【用法与用量】 成人　①口服　一次4～8 mg，一日3次。②肌内注射　一次5～20 mg。

【儿科用法与用量】 口服　一日0.3～0.4 mg/kg，一日3～4次。

【儿科注意事项】 (1)早产儿或新生儿不宜使用，婴幼儿慎用。

(2)有嗜睡、疲劳等不良反应，个别有兴奋作用。

【制剂与规格】 马来酸氯苯那敏片：(1)1 mg；(2)4 mg。

马来酸氯苯那敏滴丸：(1)2 mg；(2)4 mg。

马来酸氯苯那敏注射液：(1)1 ml∶10 mg；(2)2 ml∶20 mg。

盐酸苯海拉明[药典(二)；基；医保(甲)]

Diphenhydramine Hydrochloride

【适应证】 ①皮肤、黏膜的过敏如荨麻疹、血管神经性水肿、过敏性鼻炎、各种皮肤瘙痒及过敏症；②急性过敏反应如输血或血浆所致的急性过敏反应；③晕动病的防治；④曾用于辅助治疗帕金森病和锥体外系症状；⑤镇静作用：术前给药；⑥牙科局麻。

【药理】（1）药效学　本品为乙醇胺的衍生物，作用机制为：①抗组胺可与组胺竞争性拮抗 H_1 受体，从而抑制组胺释放介导的过敏反应；②中枢抑制作用镇静、减轻眩晕、恶心、呕吐；③镇咳作用直接作用延髓咳嗽中枢，抑制咳嗽反射；④本品还有局麻作用；⑤镇吐等抗 M 胆碱样受体及降低毛细血管渗出、消肿、止痒等作用。

（2）药动学　口服或注射给药，吸收迅速完全，在肺、脾、肾、肝、脑和肌肉中浓度最高，血浆蛋白结合率为98%。口服给药后，15～60 分钟起效，清除半衰期（$t_{1/2\beta}$）为 4～7 小时。本品由肝脏代谢，大部分水解生成二苯基甲醇后，再与葡糖醛酸结合，经尿、粪便、汗液排出。本品亦可随乳汁分泌。

【不良反应】（1）最常见的有嗜睡、头晕、头痛、口干、恶心、呕吐、食欲缺乏、倦乏、共济失调。停药后可消失。

（2）少见呼吸困难、胸闷、咳嗽、肌张力障碍等，曾有给药后发生牙关紧闭并伴喉痉挛的报道。

（3）偶可引起粒细胞减少。长期应用（6 个月以上）可引起贫血。

（4）有对本品过敏（如药疹）的报道。

【禁忌证】（1）新生儿和早产儿禁用。

（2）对本品及辅料过敏者禁用。

【注意事项】（1）本品有阿托品样作用，故慎用于闭角型青光眼、胃肠道或泌尿生殖系统梗阻的患者。

（2）本品可影响神经-肌肉接头的传导，故重症肌无力患者慎用。

（3）美国 FDA 妊娠期药物安全性分级为口服及肠道外给药 B。

（4）哺乳期妇女慎用。

（5）应用本品后避免驾驶车辆及操作精密或危险机器。

（6）老年人慎用。

【药物相互作用】（1）可短暂影响巴比妥类药物和磺胺醋酰钠的吸收。

（2）与对氨基水杨酸同用时可减低后者肠道的吸收而降低其血药浓度。

（3）可增强中枢神经系统抑制药（如催眠、镇静等）的作用，应避免合用。

（4）单胺氧化酶抑制药能增强本品的抗胆碱作用，使不良反应增加。

（5）大剂量可降低肝素的抗凝作用。

（6）可拮抗肾上腺素能神经阻滞药的作用。

【用法与用量】　口服　成人　一次25～50 mg，一日2～3次，餐后服用。

肌内注射　一次20 mg，一日 1～2 次。用于预防晕动病，宜在旅行前 1～2 小时，最少 30 分钟前服用。

【儿科用法与用量】　口服　一次 1～2 mg/kg，一日3 次。

【儿科注意事项】（1）新生儿、早产儿禁用。

（2）重症肌无力，闭角型青光眼禁用。

（3）最常见不良反应有嗜睡、倦困、头晕、头痛，偶见皮疹、粒细胞减少。

【制剂与规格】　盐酸苯海拉明片：25 mg。

苯海拉明注射液：1 ml：20 mg。

茶苯海明[药典(二)；医保(乙)]

Dimenhydrinate

【适应证】　①主要用其抗晕动症；②对妊娠、梅尼埃病、放射线治疗等引起的恶心、呕吐、眩晕也有一定效果。

【药理】（1）药效学　本品为苯海拉明与 γ-氨茶碱的复盐，抗组胺效应比苯海拉明弱，但有较强的抗晕动作用，能防治因乘车、船、飞机引起的恶心、呕吐、眩晕等，也可防治因手术、药物引起的呕吐和妊娠呕吐。

（2）药动学　口服后吸收迅速且完全，15～60 分钟起效，作用可持续 3～6 小时，清除相半衰期（$t_{1/2\beta}$）4～6 小时，血浆蛋白结合率较高。主要在肝脏代谢，肝功能不全的患者服用本品，可在体内产生蓄积，应予减量。

【不良反应】（1）大剂量服用可产生嗜睡、头晕，偶有药疹发生。

（2）长期使用可能引起造血系统的疾病。

【禁忌证】（1）新生儿及早产儿禁用。

（2）对本品及辅料过敏者禁用。对苯海拉明或茶碱过敏者亦应禁用。

【注意事项】（1）用药期间不宜驾驶车辆及从事有危险的机器操作。

（2）妊娠初期 4 个月妇女慎用。美国 FDA 妊娠期药物安全性分级为口服给药 B。

（3）不宜与其他中枢抑制药物同服。

【药物相互作用】（1）对乙醇、中枢抑制药、三环类抗抑郁药的药效有促进作用。

（2）能短暂影响巴比妥类和磺胺醋酰钠等的吸收。

(3)与对氨基水杨酸钠同用时,后者的血药浓度降低。

【给药说明】 与食物或牛奶同服,可减少药物对胃的刺激。

【用法与用量】 口服 ①预防晕动病 一次 50 mg,于乘车、船、飞机前 0.5～1 小时服,必要时可重复 1 次;②抗过敏 成人一次 50 mg,一日 2～3 次。

【儿科用法与用量】 口服 1～6 岁,一次 12.5～25 mg,一日 2～3 次;7～12 岁,一次 25～50 mg,一日 2～3 次。

【儿科注意事项】 (1)新生儿、早产儿禁用。

(2)常见不良反应 迟钝、嗜睡、注意力不集中、头晕,罕见:幻觉,视力下降,排尿困难,皮疹等。

【制剂与规格】 茶苯海明片:(1)25 mg;(2)50 mg。

盐酸异丙嗪[药典(二);基;医保(甲)]

Promethazine Hydrochloride

【适应证】 ①常用于荨麻疹、血管神经性水肿、过敏性鼻炎等过敏性疾病;②防治晕动病、镇静、催眠,治疗恶心、呕吐及术后止痛,亦可作为全麻的辅助用药。

【药理】 (1)药效学 本品属吩噻嗪类药物。具明显的中枢抑制作用,并有增强麻醉药、催眠药、镇痛药的作用和降低体温的作用。具体作用机制为:①抗组胺作用:组胺 H_1 受体拮抗;②止吐作用:可能与抑制延髓的催吐化学受体触发区有关;③抗晕动作用:作用于前庭和呕吐中枢及中脑髓质感受器,从而阻断前庭核区胆碱能突触迷路冲动的兴奋;④镇静催眠作用:可能与间接降低脑干网状激动系统的应激性有关。

(2)药动学 口服后吸收迅速且完全,口服、肌内注射、直肠给药后 20 分钟起效,静脉注射 3～5 分钟起效,抗组胺作用持续 6～12 小时,镇静作用持续 2～8 小时。本品主要在肝脏代谢,肝首过效应显著,主要代谢产物经尿液中排出。

【不良反应】 (1)常见的有嗜睡、反应迟钝、眩晕及低血压。

(2)较少见的有视物模糊或轻度色盲,头晕,口、鼻、咽干燥,痰液黏稠等抗胆碱作用。

(3)少见心率加快或减慢、白细胞减少等。

(4)增加皮肤的光敏性。

【禁忌证】 (1)早产儿、新生儿禁用。

(2)美国 FDA 妊娠期药物安全性分级为口服及肠道外给药 C。

(3)对本品及辅料过敏者、对吩噻嗪类过敏者禁用。

【注意事项】 (1)老年人慎用。

(2)闭角型青光眼及前列腺肥大者慎用。

【药物相互作用】 (1)与中枢神经抑制药合用时,可相互加强效应。

(2)碳酸氢钠等碱性药物能降低本品的排泄。

(3)与溴苄胺、异喹胍或胍乙啶等同用时,后者的降压作用增强。

(4)与抗胆碱类药物(特别是阿托品类药)同用时,二者的抗胆碱作用互相增强。

【用法与用量】 口服 ①抗过敏,一次 6.25～12.5 mg,一日 1～3 次;②防晕动病,旅行前 1 小时服 12.5 mg,必要时一日内可重复 1～2 次;③用于恶心、呕吐,一次 12.5 mg,必要时每 4～6 小时 1 次;④用于镇静、催眠,一次 12.5 mg,睡前服。

肌内注射 一次 25～50 mg,必要时 2～4 小时重复。

【儿科用法与用量】 口服、肌内注射、静脉注射 一次 0.5～1 mg/kg,一日 1～3 次。

【儿科注意事项】 (1)早产儿、新生儿禁用。

(2)本品抑制呼吸中枢,故＜2 岁以下小儿慎用,其他不良反应参阅“氯苯那敏”。

【制剂与规格】 盐酸异丙嗪片:(1)12.5 mg;(2)25 mg;(3)50 mg。

盐酸异丙嗪注射剂:(1)1 ml∶25 mg;(2)2 ml∶50 mg。

小儿盐酸异丙嗪片:5 mg

盐酸西替利嗪[药典(二);医保(乙)]

Cetirizine Hydrochloride

【适应证】 ①用于过敏性鼻炎、过敏性结膜炎;②荨麻疹;③各种过敏性瘙痒性皮肤疾患。

【药理】 (1)药效学 本品为羟嗪的衍生物,可选择性拮抗 H_1 受体,可抑制由组胺介导的过敏反应的初始期,同时还可明显减少与迟发性皮肤过敏反应相关的炎性细胞(如嗜酸粒细胞)的迁移及炎性介质的释放。本品不易通过血-脑屏障,有一定抗胆碱作用。

(2)药动学 口服本品在 5～60 mg 剂量范围内,血浆浓度水平与给药剂量呈线形关系。成年人清除相半衰期($t_{1/2\beta}$)约为 10 小时,给药剂量的 2/3 以原形由尿液排出。本品的吸收不受进食的影响。

【不良反应】 ①偶见嗜睡、头晕、头痛、激动、口干、胃肠不适;②罕见过敏反应报道。

【禁忌证】 (1)对本品及辅料过敏者禁用。

(2)对羟嗪过敏者也应禁用。

【注意事项】 (1)驾驶及操作精密或危险机械者慎用。

(2)肾功能不全者慎用。

(3)美国 FDA 妊娠期药物安全性分级为口服给药 B。

【药物相互作用】 同服镇静剂(安眠药)及乙醇时需小心。

【用法与用量】 口服　一次 10 mg,一日 1 次,或一次 5 mg,一日 2 次。

【儿科用法与用量】 口服　2～6 岁,一日 5 mg,分 1～2 次;6～12 岁,一日 10 mg,分 1～2 次。

外用　1～2 岁可用滴剂,一次 2.5 mg,一日 1～2 次。

【儿科注意事项】 偶见嗜睡等镇静作用。

【制剂与规格】 盐酸西替利嗪片:10 mg。

盐酸西替利嗪滴剂:(1)5 ml∶50 mg;(2)10 ml∶100 mg。

盐酸西替利嗪糖浆:0.1%(g/ml)

盐酸西替利嗪口服溶液:10 ml∶10 mg。

盐酸西替利嗪胶囊:(1)5 mg;(2)10 mg

盐酸左西替利嗪[医保(乙)]

Levocetirizine Hydrochloride

【适应证】 ①季节性过敏性鼻炎、常年性过敏性鼻炎;②过敏性结膜炎;③慢性特发性荨麻疹。

【药理】 (1)药效学　本品是西替利嗪的 R-对映体,也是西替利嗪的活性成分。对 H_1 受体具有高度选择性,可竞争性拮抗 H_1 受体。

(2)药动学　本品吸收迅速,单次口服 5 mg 本品后约 0.75 小时血药浓度达峰,峰值为 0.27 μg/ml,服药后 1 小时血浆蛋白结合率为 96.1%。本品在吸收和消除过程中不发生手性转换。

本品的清除与肌酐清除相关,中至重度肾功能损伤患者需调整日剂量或延长给药间隔。肝功能损伤伴发肾功能下降的患者也需要调整剂量。

【不良反应】 一般为轻至中度的嗜睡、疲劳、虚弱、头痛、口干等。

【禁忌证】 (1)对本品或西替利嗪、羟嗪过敏者禁用。

(2)哺乳期妇女禁用。

【注意事项】 (1)肾功能不全患者慎用本品。

(2)驾驶或操作机械的患者慎用本品。

(3)美国 FDA 妊娠期药物安全性分级为口服给药 B。

(4)老年患者在服用本品时需监测肾功能,并根据肌酐清除率调整剂量。

【用法与用量】 口服　(1)成人　一次 5 mg,一日 1 次。

(2)肾功能损伤患者,肌酐清除率≥50 ml/min 时,无须调整剂量;肌酐清除率为 30～49 ml/min 时,减量至每 2 日 5 mg;肌酐清除率<30 ml/min 时,减量至每 3 日 5 mg。肾功能不全终末期需进行透析的患者减量至每 3～4 日 5 mg,透析后无须补充剂量。

(3)仅有肝功能损伤患者无须调整剂量,肝功能损伤伴肾功能损伤患者剂量调整同肾功能损伤患者。

【儿科用法与用量】 口服　6～11 岁根据症状轻重可一次 2.5～5 mg,一日 1 次。12 岁以上或体重在 30 kg 以上,一次 5mg,一日 1 次。

【儿科注意事项】 轻至中度的嗜睡、疲劳、虚弱、头痛、口干等。

【制剂与规格】 盐酸左西替利嗪片:5 mg。

盐酸左西替利嗪分散片:5 mg。

盐酸左西替利嗪胶囊:5 mg。

盐酸左西替利嗪口服溶液:0.05%。

盐酸左西替利嗪口服滴剂:10 ml∶50 mg。

盐酸去氯羟嗪[药典(二);医保(乙)]

Decloxizine Hydrochloride

【适应证】 ①用于荨麻疹、血管性水肿、过敏性鼻炎及其他过敏性瘙痒性皮肤病;②也可用于哮喘的辅助治疗。

【药理】 (1)药效学　本品为羟嗪的衍生物,属哌嗪类抗组胺药,有较强的选择性 H_1 受体拮抗作用,对白三烯等过敏反应介质也有一定的抑制作用,且有一定的中枢神经抑制和抗胆碱作用。

(2)药动学　口服后从胃肠道吸收,约 30 分钟到 1 小时起效,药效可维持 6～12 小时,药物经肝脏首关代谢降解,由尿液、粪便及汗液排出。

【不良反应】 (1)有明显的中枢抑制作用(如困倦)和抗胆碱作用(如口干、视物模糊、痰液变稠、大便秘结等)。

(2)少见兴奋、易激动、失眠等反常现象。

【禁忌证】 (1)对本品及辅料过敏者。

(2)对羟嗪或西替利嗪过敏者禁用。

【注意事项】 (1)妊娠期妇女及哺乳期妇女慎用。

(2)长期服用本品的患者一旦停药,少数患者可出现烦躁、失眠、出汗、心悸等。

(3)服药期间应避免驾驶和高空作业。

【药物相互作用】 (1)与中枢抑制药合用时，可增强中枢抑制作用。

(2)与β受体激动药、麻黄碱或氨茶碱等合用能增强平喘作用。

(3)乙醇与本品可相互增强中枢抑制作用。

【用法与用量】 口服 一次25～50 mg，一日3次。

【儿科用法与用量】 口服 一次1～2 mg/kg，一日3次。

【儿科注意事项】 (1)有较强的选择性 H_1受体拮抗作用。

(2)有明显中枢抑制作用，少见兴奋激动、失眠等反常现象。

【制剂与规格】 盐酸去氯羟嗪片：(1)25 mg；(2)50 mg。

盐酸羟嗪[医保(甲)]

Hydroxyzine Hydrochloride

【适应证】 ①慢性特发性荨麻疹等过敏性疾患；②治疗神经疾病或躯体疾病所致的焦虑、紧张、激动等症状。

【药理】 本品为哌嗪类化合物，具有中枢镇静、弱抗焦虑及肌肉松弛作用，并有抗组胺作用。

【不良反应】 (1)常见嗜睡、晕眩、无力、头痛、低血压与心悸。

(2)偶见本品引起的药疹，罕见骨髓抑制。

【禁忌证】 (1)美国FDA妊娠期药物安全性分级为口服给药C。

(2)哺乳期妇女禁用。

(3)婴幼儿禁用。

(4)对本品及其中辅料过敏者禁用。

【注意事项】 (1)长期使用可产生依赖性。

(2)肝肾功能不全者、肺功能不全者慎用，应定期检查肝功能与白细胞计数。

(3)用药期间不宜驾驶车辆、操作机械或高空作业。服药期间勿饮酒。

(4)可能诱发癫痫。

(5)6岁以下儿童慎用。

(6)老年患者慎用。

【药物相互作用】 (1)与巴比妥类、阿片类或其他中枢抑制药合用，能增强其他中枢抑制药的作用，增强阿片类的镇痛和镇静作用，但不增加呼吸抑制作用。

(2)术前使用本品可延长麻醉药——氯胺酮的麻醉恢复时间(延长约30%～40%)。

【用法与用量】 口服 一次25～50 mg，一日2～3次。

【儿科注意事项】 (1)常见嗜睡，可见无力、头痛、眩晕、低血压和心悸。

(2)婴幼儿禁用，6岁以下儿童慎用。

【制剂与规格】 盐酸羟嗪片(糖衣)：25 mg。

美喹他嗪

Mequitazine

【适应证】 ①用于过敏性鼻炎；②过敏性结膜炎；③荨麻疹(特别是胆碱能性荨麻疹)；④支气管哮喘的辅助治疗；⑤各种过敏性瘙痒性皮肤病。

【药理】 (1)药效学 本品为吩噻嗪类抗组胺药，具中等强度的 H_1受体拮抗作用，抗毒蕈碱样胆碱作用和镇静作用。本品可选择性阻断组胺 H_1受体，抑制释放过敏反应介质，对乙酰胆碱、5-羟色胺、缓激肽等神经递质以及过敏原引起的荨麻疹均有抑制作用。还可调节迷走神经紧张度，从而抑制过敏反应。

(2)药动学 本品口服后从胃肠道吸收较快，2～4小时起效，清除相半衰期($t_{1/2\beta}$)为18小时，在肝脏代谢，排泄缓慢，48小时尿中排泄量约20%。

【不良反应】 (1)偶见困倦、乏力、头痛、口干、口苦、多汗、视物模糊、胃肠不适、便秘、腹泻、ALT及AST升高、血小板减少等。

(2)罕见对本品过敏的报道。

【禁忌证】 对本品及辅料过敏者、对吩噻嗪类药物过敏者禁用。

【注意事项】 (1)青光眼、肝病、前列腺良性增生及癫痫患者慎用。

(2)本品对妊娠及哺乳的影响尚不明确。

(3)服药期间不宜驾驶和进行危险的机械作业。

【药物相互作用】 (1)中枢抑制药可加强本品的中枢抑制作用。

(2)与单胺氧化酶抑制剂合用可致严重不良反应。本品可增强拟交感胺的作用。

【用法与用量】 口服 成人及12岁以上儿童：一次3～5 mg，一日2次。或睡前顿服10 mg，一日1次。

【制剂与规格】 美喹他嗪片：(1)3 mg；(2)5 mg。

阿伐斯汀[医保(乙)]

Acrivastine

【适应证】 ①急性荨麻疹、慢性荨麻疹急性发作；②过敏性鼻炎；③各种皮肤过敏症。

【药理】 (1)药效学　本品为曲普利啶的衍生物，可与组胺竞争 H_1 受体，从而抑制组胺释放介导的过敏反应，其丙酸代谢产物也有抗 H_1 受体作用。

(2)药动学　口服吸收迅速完全，在体内分布广，但不易通过血-脑屏障。服药后，约 0.5 小时起效，清除相半衰期($t_{1/2\beta}$)为(1.9±0.3)小时，其丙酸代谢物清除相半衰期($t_{1/2\beta}$)为(3.8±1.4)小时，服药 12 小时后，代谢产物及原药的 80%随尿液排出。

【不良反应】 (1)少有嗜睡、乏力等中枢抑制症状。

(2)偶见皮疹、恶心、腹泻及消化系统症状。

【禁忌证】 对本品和曲普利啶过敏的患者禁用。

【注意事项】 (1)妊娠期妇女及哺乳期妇女不宜使用。

(2)重度高血压、严重冠状动脉疾病、肾功能不良者及同时应用单胺氧化酶抑制药者慎用。

(3)老年人慎用。

(4)12 岁以下儿童不推荐使用。

【药物相互作用】 (1)本品与中枢神经系统抑制药合用，可增加后者的不良反应，应避免合用。

(2)同时服用含乙醇饮料或药物，会增加中枢抑制作用，应避免合用。

【给药说明】 老年人肾功能正常者不必减量，但应监测肾功能。

【用法与用量】 口服　成人及 12 岁以上儿童：一次 8 mg，一日 1～3 次。

【制剂与规格】 阿伐斯汀胶囊：8 mg。

盐酸氮䓬斯汀[药典(二)]

Azelastine Hydrochloride

【适应证】 ①预防和治疗季节性过敏性鼻结膜炎；②慢性特发性荨麻疹；③常年性过敏性鼻炎；④用于哮喘的辅助治疗。

【药理】 (1)药效学　本品为 H_1 受体拮抗药，并能稳定肥大细胞膜从而抑制炎性介质从肥大细胞释放，拮抗多种炎性介质如白三烯、血小板活化因子等，还可抑制嗜酸粒细胞的浸润，从多渠道发挥抗组胺作用。

(2)药动学　口服后，吸收迅速完全，4～5 小时达血药浓度峰值。经肝脏代谢，其主要代谢产物为去甲基氮䓬斯汀，后者仍具抗组胺活性。氮䓬斯汀及其代谢产物的血浆清除半衰期($t_{1/2\beta}$)约为 25 小时，其血浆蛋白结合率分别为 88%和 97%。氮䓬斯汀及其代谢产物主要从粪便排出，在尿中亦有排泄。口服给药后，药代动力学参数不受年龄、性别或肝功能损害的影响。

【不良反应】 (1)口服本品可有困倦、口干、鼻干、口苦，偶见便秘、头痛、ALT 升高。

(2)滴眼剂可有轻微、短暂的局部刺激感、苦味等。

(3)喷鼻剂可有鼻黏膜刺激感、鼻出血等一过性反应。

【禁忌证】 (1)对本品及辅料过敏者禁用。

(2)美国 FDA 妊娠期药物安全性分级为眼部给药 C。

【注意事项】 (1)服药期间不要驾驶车辆、操作机器及进行高空作业。

(2)本品应避免与乙醇或其他中枢抑制药物同时服用。

(3)哺乳期妇女不推荐服用本品。

(4)低龄儿童及老人不推荐服用本品。

(5)应用本品滴眼剂期间不能配戴角膜接触镜。

【药物相互作用】 西咪替丁可增加口服本品峰浓度(C_{max})和曲线下面积(AUC)约 65%；酮康唑干扰本品血药浓度的测定，但对 Q-T 间期无影响；口服雷尼替丁、红霉素、氨茶碱对本品药代动力学无明显影响。

【用法与用量】 口服　片剂　①成人一次 1～4 mg，一日 2 次。②6～12 岁儿童一次 2 mg，一日 2 次。

外用　(1)喷鼻剂　成人及 6 岁以上儿童一次每鼻孔 1 喷，一日 2 次，或遵医嘱，可用至症状消除，但不能连续使用超过 6 个月。

(2)滴眼剂　一次 1 滴滴眼，一日 2～4 次。

【制剂与规格】 盐酸氮䓬斯汀片：(1)1 mg；(2)2 mg。

盐酸氮䓬斯汀鼻喷雾剂：(1)10 ml∶10 mg。70 喷，每喷 0.14 mg；(2)10 ml∶10 mg；140 喷，每喷 0.07 mg。

盐酸氮䓬斯汀滴眼液：(1)5 ml∶2.5 mg；(2)8 ml∶4 mg(0.05%)；(3)6 ml∶3 mg。

富马酸氯马斯汀[药典(二)]

Clemastine Fumarate

【适应证】 ①主要用于过敏性鼻炎；②荨麻疹；③其他过敏性瘙痒性皮肤病。

【药理】 (1)药效学　本品为 H_1 受体拮抗药，能抑制毛细血管的渗透性，可迅速止痒。本品尚具抗胆碱和镇静作用。

(2)药动学　口服经消化道迅速吸收，30 分钟后起效，血药浓度于 2～5 小时达峰，作用可持续 12 小时，分布于肝、肾、肺、脾等脏器较多。本品清除相半衰期($t_{1/2\beta}$)为 21 小时，在肝中代谢的单甲基化、双甲基化产物可与葡糖醛酸结合，以代谢物和少量原形药物形式主要由尿和粪便中排泄，少量药物可出现于乳汁中。

【不良反应】 (1)一般有嗜睡、眩晕、食欲缺乏、恶心、呕吐、口干等。

(2)尚可见低血压、心悸、心动过速、疲乏、神经质、不安、震颤、失眠、欣快、视物模糊、抽搐、尿频、排尿困难、月经提前、痰液黏稠、鼻塞、胸闷、血小板减少、粒细胞减少、溶血性贫血、皮肤瘙痒、荨麻疹、过敏性休克等。

【禁忌证】 (1)新生儿、早产儿禁用。

(2)对本品及辅料过敏者禁用。

【注意事项】 (1)用药期间不宜驾驶车辆,高空作业,从事危险工种,操作精密机器。

(2)下呼吸道感染及哮喘患者慎用。

(3)美国 FDA 妊娠期药物安全性分级为口服给药 B。

(4)哺乳期妇女慎用。

(4)老年人对成人常规剂量较敏感,易发生低血压、精神错乱、呆滞和头晕,应酌情减量。

【药物相互作用】 可增强乙醇、中枢神经抑制药和抗胆碱药的作用。

【用法与用量】 口服 片剂:一次 1.34 mg,一日 2 次。

干混悬剂:一日 2 次。

【儿科注意事项】 (1)新生儿、早产儿禁用。

(2)下呼吸道感染(包括哮喘)患儿禁用。

【制剂与规格】 富马酸氯马斯汀片:1.34 mg。

富马酸氯马斯汀干混悬剂:每包 0.67 mg(含氯马斯汀 0.5 mg)。

依巴斯汀[医保(乙)]

Ebastine

【适应证】 ①过敏性鼻炎;②荨麻疹;③其他过敏性瘙痒性皮肤病。

【药理】 (1)药效学 本品为组胺 H_1受体拮抗药。对组胺 H_1受体具有选择性拮抗作用,对中枢神经系统的 H_1受体拮抗作用和抗胆碱作用很弱。本品与 H_1受体结合牢固,属中长效的抗组胺药。

(2)药动学 本品经口服给药,吸收较完全,极难通过血-脑屏障,其在体内代谢物为有抗组胺活性卡巴斯汀,用药 4～6 小时,卡巴斯汀的血浆浓度达峰值。食物因素对上述血药浓度几乎无影响。本品清除半衰期($t_{1/2\beta}$)为 14～16 小时,其代谢产物经尿和粪便排出。

【不良反应】 (1)有时困倦,偶见头痛、头晕。

(2)过敏症,罕见皮疹、水肿发生。

(3)口干及胃部不适。

(4)偶见 ALT、ALP 升高。

(5)罕见心动过速。

(6)罕见嗜酸粒细胞增多及对本品过敏者。

【禁忌证】 对本品及辅料过敏者禁用。

【注意事项】 (1)有肝功能障碍者或障碍史者慎用。

(2)驾驶或操纵机器期间慎用。

(3)妊娠期妇女用药的安全性尚未确定。本品可进入乳汁,故服药期间应避免哺乳。

(4)儿童用药的安全性尚未确定。

(5)老年人剂量酌减。

(6)服用本品者如需做皮肤试验停药 3～5 天,以免引起假阴性反应。

【药物相互作用】 红霉素可使本品的代谢物卡巴斯汀的血浆浓度上升至 2 倍。

【用法与用量】 口服 ①成人 一次 10～20 mg,一日 1 次;②6～11 岁儿童 一次 5 mg,一日 1 次;③2～5 岁儿童一次 2.5 mg,一日 1 次。

【制剂与规格】 依巴斯汀片:10 mg。

咪唑斯汀[医保(乙)]

Mizolastine

【适应证】 ①慢性特发性荨麻疹,急性荨麻疹,血管神经性水肿等过敏性皮肤疾患;②季节性过敏性鼻炎(花粉症)及常年性过敏性鼻炎;③过敏性结膜炎等。

【药理】 (1)药效学 本品具有较强的抗组胺活性,其选择性也较高,人体皮肤组胺抑制试验显示,口服本品 10 mg,1 小时后,组胺诱导的风团和红斑即可受到明显抑制,4 小时抑制 80%,24 小时为 50%。

本品具有抑制 5-脂氧酶的作用,可减少白三烯生成;本品对肥大细胞有保护作用,可抑制肥大细胞脱颗粒;对黏附分子-1(ICAM-1)的表达有抑制作用,对炎性细胞的活化、趋化和迁移都有抑制作用。

(2)药动学 健康志愿者单剂量口服 10 mg 咪唑斯汀片后,吸收迅速,其与血浆蛋白的结合率约为 98.4%,达峰时间(t_{max})约为 1.5 小时,血药浓度峰值(C_{max})为 276 ng/ml,清除相半衰期($t_{1/2\beta}$)约为 13 小时。其生物利用度约为 65.5%。在肝功能不全的患者体内,咪唑斯汀的吸收减慢,分布相延长,曲线下面积(AUC)增加 50%。

咪唑斯汀主要在肝脏通过葡糖醛酸化进行代谢,已确定的代谢产物均无药理活性。只有极少量(0.5%)的药物以原形从尿中排出。

【不良反应】 (1)少见 困倦、乏力和口干。

(2)偶见　长期服用者偶见食欲增加并伴有体重增加。

(3)罕见　腹泻、腹痛、消化不良和头痛。

(4)极为罕见　低血压、晕厥(可能与迷走神经异常有关)、焦虑、抑郁、白细胞计数减少、氨基转移酶升高。对本品过敏者可表现为血管性水肿、荨麻疹、皮疹、瘙痒。与某些抗组胺药物合用时,曾观察到Q-T间期延长的现象。极罕见血糖或电解质水平的轻微变化。

【禁忌证】　对本品及其辅料过敏者禁用。

【注意事项】　(1)在个别病例中观察到,咪唑斯汀可致Q-T间期轻微延长,故原有器质性心脏病者、心律失常者及严重肝病患者应慎用。

(2)从事驾驶和复杂工作者应慎用,以避免可能出现的困倦影响正常工作。

(3)妊娠期妇女及哺乳期使用咪唑斯汀的安全性尚未建立。

(4)尚无12岁以下儿童用药方面的资料。

(5)老年患者用药同成人。但应注意老年患者对咪唑斯汀可能的镇静作用和对心脏复极化作用较为敏感。

【药物相互作用】　(1)与全身给药的咪唑类抗真菌药(如酮康唑)或大环内酯类抗生素(如红霉素、醋竹桃霉素、克拉霉素或交沙霉素)同时使用时,咪唑斯汀的血浆浓度会有一定程度的升高。

(2)与肝药酶CYP3A4的强效抑制药或底物如西咪替丁、环孢素、硝苯地平等合用时,应谨慎。

【用法与用量】　口服　成人及12岁以上儿童。一次10 mg,一日1次,或遵医嘱。本品为控释片,不能掰开服用。

【制剂与规格】　咪唑斯汀控释片:10 mg。

盐酸左卡巴斯汀[医保(乙)]

Levocabastine Hydrochloride

【适应证】　本品只有喷鼻剂和滴眼剂两种剂型。喷鼻剂用于缓解和解除过敏性鼻炎的典型症状。滴眼剂用于过敏性结膜炎。

【药理】　(1)药效学　本品为卡巴斯汀的左旋体,是一种局部应用的强效、速效、具有高度选择性的新型组胺H_1受体拮抗药。局部应用起效迅速,作用可持续数小时。

(2)药动学　鼻腔给药后,一般5～10分钟起效,清除相半衰期($t_{1/2\beta}$)为35～40小时。

【不良反应】　(1)偶有暂时而轻微的局部刺激(鼻刺痛和烧灼感)。

(2)偶有轻微的头痛、嗜睡、口干。

(3)罕见对本品过敏者。

【禁忌证】　(1)对本品及其辅料过敏者禁用。

(2)正使用角膜接触镜者禁用。

(3)美国FDA妊娠期药物安全性分级为眼部给药C。

【注意事项】　(1)肾功能损伤患者慎用。

(2)哺乳期妇女应用前应考虑使用本品的必要性。因本品有少量进入乳汁,故哺乳期妇女应慎用。

(3)司机及操作机器者可使用本品。

(5)12岁以下儿童不宜使用。

【药物相互作用】　本品与乙醇可能有轻微的相互作用。

【用法与用量】　(1)喷鼻　每侧鼻孔一次2喷,一日2次,症状严重者也可增加到一次2喷,一日3～4次。

(2)滴眼　一次双眼各1滴,一日2次,如需要可增加至一日3～4次。

【制剂与规格】　盐酸左卡巴斯汀喷鼻剂:10 ml∶5 mg。

盐酸左卡巴斯汀滴眼剂:1 ml∶0.5 mg。

氯雷他定[药典(二);基;医保(甲、乙)]

Loratadine

【适应证】　用于治疗过敏性鼻炎、慢性荨麻疹及其他过敏性瘙痒性皮肤病。

【药理】　(1)药效学　氯雷他定为哌啶类化合物,可选择性拮抗外周H_1受体。起效快,作用强。氯雷他定或其代谢物均不能通过血-脑屏障,无明显的中枢抑制和抗胆碱能作用。

(2)药动学　空腹口服后吸收迅速,1～3小时内起效,8～12小时达最大效应,持续作用达24小时以上,食物可使血药浓度达峰时间延迟约1小时,分别使氯雷他定及其代谢物的曲线下面积AUC(吸收量)增加约40%和15%,但血药的峰值浓度不受食物影响。在正常成年人,本品的清除相半衰期($t_{1/2\beta}$)为8.4小时(3～20小时),其代谢物去羧酸乙氧基氯雷他定的清除相半衰期($t_{1/2\beta}$)为28小时(8.8～92小时)。本品及其代谢物地氯雷他定与血浆蛋白的结合率分别为98%和73%～77%。本品及其代谢产物可在乳汁中检出,但不通过血-脑屏障。

【不良反应】　治疗剂量未见明显的镇静作用。罕见报道的有视觉模糊、血压降低或升高、心悸、晕厥、运动功能亢进、肝功能改变、黄疸、肝炎、肝坏死、脱发、癫痫发作、乳房肿大、多形性红斑及全身性过敏反应等。

【禁忌证】 对本品及辅料过敏者禁用。

【注意事项】 (1)对肝功能受损者,应减低剂量。

(2)美国 FDA 妊娠期药物安全性分级为口服给药 B。

(3)哺乳期妇女慎用。

(4)2 岁以下儿童服用氯雷他定的安全性及疗效目前尚未确定。

(5)老年患者用药量与成人相同。

(6)药物过量中毒时,如患者清醒可予催吐。可用 0.9%氯化钠注射液洗胃,并给予活性炭吸附物。也可考虑用盐类泻药(硫酸钠)以阻止药物经肠道吸收。血液透析不能使本品清除,腹膜透析能否使本品消除尚不明确。

【药物相互作用】 抑制肝药物代谢酶活性的药物能使本品的代谢减慢。一日同服酮康唑 400 mg,可使氯雷他定及其活性代谢物去羧酸乙氧基氯雷他定的血浆浓度升高,但未观察到心电图改变。与大环内酯类抗生素、西咪替丁、茶碱等药物并用也可抑制氯雷他定的代谢。

【用法与用量】 口服 成人 一次 10 mg,一日 1 次。

【儿科用法与用量】 口服 2～12 岁,体重＞30 kg,一日 10 mg;体重＜3 kg,一日 5 mg,一日 1 次。

【儿科注意事项】 (1)为哌啶类 H_1受体拮抗药。

(2)治疗剂量未见明显镇静作用,偶见乏力,头痛,口干,恶心等。

(3)＜2 岁儿童用药的安全性尚不清楚。

【制剂与规格】 氯雷他定片:10 mg。

氯雷他定糖浆:(1)1 ml∶1 mg;(2)10 ml∶10 mg;(3)50 ml∶50 mg;(4)60 ml∶60 mg。

氯雷他定胶囊:(1)5 mg;(2)10 mg。

氯雷他定颗粒:(1)5 mg;(2)10 mg。

地氯雷他定[医保(乙)]

Desloratadine

【适应证】 ①季节性和常年性过敏性鼻炎;②过敏性结膜炎;③荨麻疹。

【药理】 (1)药效学 本品(去羧甲基乙氧基氯雷他定)是氯雷他定在体内的具有抗过敏活性的代谢物,属哌啶类化合物。该药与受体结合能力强,选择性高,不易通过血-脑屏障。

另据文献报道,本品可抑制炎性细胞因子 IL-4、IL-6、IL-8 和 IL-13 的释放;对炎症趋化因子、活性氧自由基、嗜酸粒细胞的黏附及趋化作用、某些黏附分子的表达,也有抑制作用。

(2)药动学 地氯雷他定口服后 30 分钟可测得其血浆浓度,吸收较好,地氯雷他定与血浆蛋白结合率为 83%～87%。约 3 小时后达到血药峰浓度。

【不良反应】 (1)最常见不良反应为疲倦、口干和头痛。

(2)迄今罕有过敏性反应及心悸、氨基转移酶升高及胆红素增加的报道。

【禁忌证】 对本品及其辅料过敏者、对氯雷他定过敏者禁用。

【注意事项】 (1)严重肝功能不全患者慎用。

(2)尚无妊娠期妇女及哺乳期妇女用药的研究资料。

(3)对 12 岁以下的儿童患者的有效性和安全性尚未确定。

(4)尚缺乏老年患者用药的研究资料。

【药物相互作用】 本品的代谢酶尚未确定,因此与其他药物的相互作用尚不能完全排除。地氯雷他定与乙醇同时使用时不会强化乙醇对人认知能力和执行功能的损害作用。

【用法与用量】 口服 成人及 12 岁以上的青少年:一次 5 mg,一日 1 次。

【制剂与规格】 地氯雷他定片:(1)2.5 mg;(2)5 mg。

地氯雷他定干混悬剂:(1)0.5 g∶2.5 mg;(2)1 g∶5 mg

地氯雷他定糖浆:100 ml∶50 mg

盐酸非索非那定

Fexofenadine Hydrochloride

【适应证】 ①过敏性鼻炎;②过敏性结膜炎;③慢性特发性荨麻疹。

【药理】 (1)药效学 本品是特非那定在体内的代谢产物,具有抗组胺作用,比特非那定有更强的选择拮抗性,属哌啶类化合物。不能穿透血-脑屏障。本品与明显的心电图异常无关。

(2)药动学 服用本品一次 60 mg,一日 2 次,连续给药 5 天,最大血药浓度(C_{max})为 286 μg/L,达到最大血药浓度的时间为给药后 1.3 小时,血浆浓度时间曲线下面积(AUC)为 1521(μg·h)/L,本品清除半衰期($t_{1/2\beta}$)为 14.4 小时。性别对本品的药动学性质有一定影响,口服清除率女性比男性减少 30%。

【不良反应】 主要不良反应有头痛、消化不良、疲乏、恶心以及咽部刺激感等。

【禁忌证】 对本品、特非那定及其辅料过敏者禁用。

【药物相互作用】 本品与红霉素或酮康唑合用，可能使本品的血药浓度增加 2～3 倍，但对红霉素或酮康唑的药动学性质无影响。

【用法与用量】 口服　一次 60 mg，一日 2 次，或 120 mg 一日 1 次。

【制剂与规格】 盐酸非索非那定片：60 mg。

盐酸非索非那定胶囊：60 mg。

盐酸赛庚啶[药典(二)；基；医保(甲)]

Cyproheptadine Hydrochloride

【适应证】 (1)用于荨麻疹、血管性水肿、过敏性鼻炎、过敏性结膜炎、其他过敏性瘙痒性皮肤病。

(2)曾用于库欣综合征、肢端肥大症等的辅助治疗，目前已较少应用。

(3)国外有文献报道本品可作为食欲刺激剂，用于神经性食欲缺乏，但国内未见相关报道。

【药理】 (1)药效学　本品为哌啶类 H_1 受体拮抗药，并有轻、中度的抗 5-羟色胺和抗胆碱作用。本品分子结构与酮替芬相似，可能有一定的保护肥大细胞及嗜碱粒细胞或阻释介质的作用。由于具有抗 5-羟色胺作用，本品一方面能阻断 5-羟色胺对血管、肠道和其他部位平滑肌的效应，从而抑制血管性头痛；另一方面还可能抑制下丘脑的“饱食”中枢，从而刺激食欲，使服用本品后食欲增加，体重增加。

(2)药动学　本品口服后经胃肠道吸收入血，约 30 分钟～1 小时起效，2～3 小时达到血药浓度峰值，药效可维持 6～8 小时。本品在体内分布广泛，并可通过血-脑屏障。本品经肝脏代谢，除尿液及粪便外，还可经汗液、乳汁排出。

【不良反应】 (1)可有药疹、光敏性皮炎、低血压、心动过速、期外收缩、过敏性休克；溶血性贫血、白细胞减少、血小板减少；嗜睡、乏力、头痛、失眠、感觉异常、惊厥等其他神经精神症状，罕见消化功能紊乱。

(2)本品还可引起口干、口苦、痰液黏稠、便秘、泪腺分泌下降、支气管分泌物黏稠、尿潴留等不良反应。

(3)长期服用本品可致食欲增加，而增加体重，药物使用剂量过大还可发生精神错乱和共济失调。

【禁忌证】 (1)闭角型青光眼患者禁用。

(2)对本品及辅料过敏者禁用。

【注意事项】 (1)消化道溃疡、幽门梗阻及尿潴留者慎用。

(2)美国 FDA 妊娠期药物安全性分级为口服给药 C。

(3)哺乳期妇女慎用。

(4)2 岁以下儿童不宜使用。

(5)机动车驾驶员、高空作业人员等不宜使用。

(6)用药期间应避免长时间暴露于阳光下或日光灯下。

【药物相互作用】 (1)与单胺氧化酶抑制药和具有单胺氧化酶抑制作用的药物合用时，可导致本品的作用和毒性增强，故不宜合用。

(2)与促甲状腺激素释放激素合用时，有可能使血清淀粉酶和催乳素水平增高而影响诊断。

(3)与中枢神经系统抑制药合用，可增强中枢抑制作用。

(4)缬草可增强本品作用。

(5)与抗胆碱药合用时可使阿托品样不良反应增加。

(6)与舒托必利合用，会增加室性心律失常，尤其是增加尖端扭转型室速的危险。

(7)本品可降低吗啡的镇痛作用。

(8)乙醇可增强本品的中枢抑制作用，故服药期间应避免饮酒或饮用含乙醇类饮料。

【给药说明】 老年人对成年人常规剂量较敏感，可酌情减量。

【用法与用量】 口服　成人　一次 2～4 mg，一日 2～3 次。

【儿科用法与用量】 口服　一次 0.1 mg/kg，一日 3 次；极量：一次 0.2 mg/kg。

【儿科注意事项】 (1)<6 岁儿童一次剂量不超过 1 mg。

(2)不良反应有药疹、过敏性皮炎及神经抑制或兴奋等。

(3)2 岁以下儿童不宜使用。

【制剂与规格】 盐酸赛庚啶片：2 mg。

奥洛他定[医保(乙)]

Olopatadine

【适应证】 ①滴眼液用于过敏性结膜炎；②口服片剂用于过敏性鼻炎、荨麻疹、皮肤瘙痒症。

【药理】 (1)药效学　本品主要对组胺 H_1 受体具有选择性拮抗作用，并抑制化学递质(白三烯、血栓素、

PAF 等)的生成和游离,对神经递质速激肽的游离具有抑制作用。

(2)药动学　健康成人单次口服本药 5 mg 和 10 mg,48 小时的原形药物的累积尿排泄率为给药量的 71.8%。另外,多次给药时一次 10 mg,尿中排泄率与单次服药基本相同。本药滴眼液经眼给药治疗过敏性结膜炎,起效时间短于 30 分钟,单次给药作用可维持 8 小时。经眼给药只有极少量进入全身循环。

【不良反应】 口服本药的主要不良反应为:嗜睡、倦怠感、口渴;AST、ALT、γ-GT、LDH 上升;腹痛、腹部不适感;尿潜血、尿蛋白阳性。偶见头痛、头重感、头晕、麻木感,注意力低下;红斑、瘙痒、水肿(颜面、四肢等)、呼吸困难。个别病例月经异常,发生概率不详。本药滴眼液的不良反应有:眼烧灼感或刺痛感、眼干、异物感、瘙痒,发生率均低于 5%。头痛发生率约为 7%。其他尚有感冒症状、咽炎、鼻炎、鼻窦炎及味觉异常,发生率均低于 5%。

【禁忌证】 (1)对本药过敏者禁用。

(2)美国 FDA 妊娠期药物安全性分级为眼部给药 C。

【注意事项】 滴眼液:使用本药滴眼液,请勿配戴角膜接触镜。

口服片剂:(1)肾功能低下患者慎用。

(2)老年人,特别是高龄老人,慎用。

(3)肝功能损害的患者:有可能造成肝功能恶化,慎用。

(4)药物对哺乳的影响尚不明确。

(5)机动车驾驶员、高空作业人员等不宜使用。

(6)儿童用药尚无经验。

【用法与用量】 口服　片剂:成人　一次 5 mg,一日 2 次,早晨和晚上睡前各服 1 次。根据年龄和症状适宜增减。

滴眼　滴眼液:成人　一次 1～2 滴,一日 2 次(应间隔 6～8 小时)滴患眼。推荐 3 岁或 3 岁以上儿童剂量同成人。

【制剂与规格】 盐酸奥洛他定片:(1)2.5 mg;(2)5 mg。

盐酸奥洛他定胶囊:5 mg。

盐酸奥洛他定滴眼液:5 ml : 5 mg(以奥洛他定计 0.10%)。

曲普利啶[医保(乙)]

Triprolidine

【适应证】 ①用于过敏性鼻炎;②荨麻疹;③其他过敏性瘙痒性皮肤疾患。

【药理】 (1)药效学　本品为烷基胺类抗组胺药,在体内与组胺竞争结合靶细胞上的 H_1 受体,从而抑制过敏反应发生。

(2)药动学　口服后经胃肠道吸收迅速完全,起效快,1～3 小时达到血药浓度峰值,药效可维持 8～12 小时。本品在体内分布广泛,局部以肺、脾、肾浓度较高。清除相半衰期($t_{1/2\beta}$)为 6～24 小时。本品部分经肝脏代谢,降解物由肾排出,也可经乳汁排出。

【不良反应】 有中枢镇静作用及胃肠道反应。

【禁忌证】 对本品及其辅料过敏者、对阿伐斯汀过敏者禁用。

【注意事项】 (1)前列腺增生、幽门梗阻、膀胱颈梗阻、哮喘、慢性阻塞性肺疾病、眼内压增高、甲状腺功能亢进症、心脏病、高血压及老年患者慎用。

(2)妊娠期妇女慎用,药物对哺乳的影响尚不明确。

(3)机动车驾驶员、高空作业人员等不宜使用。

【药物相互作用】 乙醇可加强本品的中枢抑制作用。

【用法与用量】 口服　一次 2.5～5 mg,一日 3 次。

【儿科注意事项】 (1)早产儿、新生儿及急性哮喘发作期内患儿禁用。

(2)12 岁以下儿童慎用。

【制剂与规格】 曲普利啶片:5 mg。

曲普利啶胶囊:5 mg。

盐酸多塞平[药典(二);基;医保(甲、乙)]

Doxepin Hydrochloride

【适应证】 用于过敏性瘙痒性皮肤疾患。

【药理】 (1)药效学　本品为三环类抗抑郁药,并具潜在 H_1、H_2 受体拮抗作用,本品的霜剂可作为湿疹等过敏性皮肤病的对症治疗。

(2)药动学　本品乳膏极易经皮吸收,当涂布面积较大时可产生全身性作用。

【不良反应】 因本品乳膏经皮极易吸收,当涂布面积较大时特别有破损时可产生全身性作用,因而亦可引起全身性不良反应。常见的不良反应有:口干、困倦或轻度兴奋、失眠、排尿困难、便秘、视物模糊、光敏性增加等。

【注意事项】 心血管疾患、肝功能不全者及 12 岁以下儿童和老年人不宜用本品治疗过敏性疾病。

【用法与用量】 口服　片剂:开始一次 25 mg,一日 2～3 次,以后逐渐增加至一日总量 100～250 mg、日最高剂量不超过 300 mg。

外用　乳膏：适量涂于患处，一日 2 次。

【制剂与规格】 盐酸多塞平乳膏：10 g：500 mg。

盐酸多塞平片：25 mg

盐酸多塞平乳膏：5%

其余内容参阅第三章第三节。

富马酸芦(卢)帕他定

Rupatadine Fumarate

【适应证】 过敏性鼻炎；荨麻疹。

【药理】 (1)药效学：本品是非镇静类的第二代抗组胺药物，具有长效的选择性拮抗外周组胺 H_1 受体的作用。同时，体内外的研究均证实本品还具有阻断血小板活化因子的作用。本品通过抑制肥大细胞脱颗粒，抑制中性粒细胞和嗜酸性粒细胞的迁移及细胞因子的释放发挥抗变态反应的作用。

(2)药动学：健康志愿者单剂量口服 10 mg 本品后，吸收迅速，达峰时间(t_{max})为 0.75 至 1 小时。血浆蛋白结合率达 98%～99%，10 mg 单次给药或重复给药的血药浓度峰值(C_{max})分别为 2.2 和 2.0 ng/ml。其口服生物利用度为 50%以上，清除相半衰期约为 5.9 小时(4.3～14.3 小时)。当每日剂量低于 40 mg 时，卢帕他定的 C_{max} 和 AUC 随剂量增加成比例增加，而清除率和 $t_{1/2}$ 保持恒定。

卢帕他定的主要代谢途径是一种氧化过程，它的一些代谢产物仍保持抗组胺活性，可能部分参与药物的药效及延长药效时间过程。健康志愿者在服用 40 mg 卢帕他定的排泄试验中，7 天后共有 34.6%排泄至尿中，60.9%排泄至粪便中，胆汁排泄是药物最重要的消除途径。

【不良反应】 (1)常见：困倦、头痛、头晕、口干、感觉疲乏或虚弱。

(2)偶见：食欲增加、易激惹、注意力不集中、鼻衄、鼻干、咽喉痛、咳嗽、鼻炎、恶心、呕吐、腹痛、腹泻、消化不良、便秘、皮疹、背痛、关节痛、肌肉痛、口渴、全身不适、发热、肝功能异常、体重增加。

【禁忌证】 对本品及其辅料过敏者禁用。

【注意事项】 (1)肝功能或肾功能损伤的患者不建议服用。

(2)不推荐用于 12 岁以下儿童。

(3)65 岁以上老年人服药应咨询医生或药师。

(4)除非在医生指导下，妊娠期妇女及哺乳期应避免使用。

(4)在推荐剂量时，本品不会影响从事驾驶和操作机器的能力，但在首次服用时应注意观察其反应。

(5)本品中含有乳糖成分，乳糖不耐受患者用药前应咨询医生。

【药物相互作用】 (1)尽管与酮康唑或红霉素同时服用未发现任何不良事件，例如包括 QTc 间期在内的 ECG 参数变化、实验室检测指标的改变或生命体征的变化。但与酮康唑、红霉素(或其他可能的 CYP3A4 抑制剂)同时服用会导致卢帕他定血药浓度增加。在治疗剂量时，卢帕他定与阿奇霉素或氟西汀合并使用是安全的。

(2)卢帕他定与葡萄柚汁同时服用会引起药物原形药物 AUC 增加 3 倍左右。

【用法与用量】 口服　成人及 12 岁以上儿童。一次口服 10 mg，一日 1 次，可单独服用或与食物同服。服药时需要足够的水(例如一杯水)。

【制剂与规格】 富马酸芦(卢)帕他定片：10 mg。

富马酸芦(卢)帕他定胶囊：10 mg。

马来酸右溴苯那敏

Dexbrompheniramine Maleate

【适应证】 ①过敏性鼻炎；②其他上呼吸道过敏病；③感冒(用于复方制剂中)。

【药理】 (1)药效学　本品是马来酸溴苯那敏的活性药物右旋异构体，属烷基胺类的第一代抗组胺药物。本品通过与胃肠道、血管和呼吸道上效应细胞的组胺 H_1 受体竞争性结合达到抑制组胺活性的作用。

(2)药动学　马来酸右溴苯那敏口服后经胃肠道吸收良好，清除相半衰期($t_{1/2}$)为 25 小时。主要在肝脏通过细胞色素 P_{450} 系统进行代谢，部分经肾脏代谢。

【不良反应】 包括镇静(例如困倦、头晕)，中枢神经系统刺激症状(例如坐立不安、失眠、焦虑、紧张、神经质)，眩晕，虚弱，视物模糊，恶心，口干，心悸，颜面充血，气道分泌物黏稠等。

【禁忌证】 (1)对本品及其辅料过敏者禁用。

(2)哺乳期妇女禁用。

(3)禁用于单胺氧化酶抑制药治疗期或停药 2 周内。

(4)禁用于闭角型青光眼、尿潴留、消化性溃疡患者。

【注意事项】 (1)在眼压升高、支气管哮喘、甲状腺功能亢进、糖尿病、心血管疾病(例如高血压、缺血性心脏病)患者中应慎用。

(2)与其他中枢神经系统抑制剂合用时应注意镇静作用的增强。也可能出现兴奋作用(尤其在儿童中)。

(3)由于存在可能的抗胆碱能作用(例如,重度口鼻咽干、排尿困难、尿潴留等),因此前列腺肥大、幽门十二指肠梗阻或膀胱颈梗阻的患者应慎用。

(4)由于对新生儿或早产儿存在严重反应(例如癫痫)的风险,因此不应用于晚期妊娠。

(5)本品尤其在儿童患者中可能产生反常刺激或兴奋作用(例如,坐立不安、失眠、震颤、欣快、神经质、谵妄、心悸或癫痫等)。

(6)对于60岁以上的老年患者,可能会增加困倦、镇静、低血压、过度兴奋或抗胆碱能作用。

【药物相互作用】 (1)与中枢神经系统抑制剂(酒精、催眠药、镇静剂、三环类抗抑郁药)合用可能会加重中枢神经系统的抑制作用,且三环类抗抑郁药会延长和加重抗组胺药的抗胆碱能作用,因此应避免合并使用。

(2)单胺氧化酶抑制剂也能延长和加重抗组胺药的抗胆碱能作用,因此应避免合并使用,或单胺氧化酶抑制剂停药小于2周内使用。

【用法与用量】 口服 可与食物、水或牛奶同服以减少胃部刺激。成人及12岁以上儿童。一次口服2 mg,每4～6小时1次,每日最多不超过12 mg。

【儿科用法与用量】 6岁至12岁以下儿童,一次口服1 mg,每4～6小时1次,每日最多不超过6 mg。6岁以下儿童遵医嘱。

【制剂与规格】 马来酸右溴苯那敏片:2 mg。

枸地氯雷他定

Desloratadine Citrate Disodium

【适应证】 用于缓解慢性特发性荨麻疹及常年性过敏性鼻炎的全身及局部症状。

【药理】 (1)药效学 本品为地氯雷他定与枸橼酸氢二钠结合形成的一种新的盐类化合物,在体内迅速转化为地氯雷他定。①选择性地拮抗外周 H_1 受体,缓解季节性过敏性鼻炎或慢性荨麻疹的相关症状;②抑制组胺从人体肥大细胞释放,从而抑制组胺释放介导的过敏反应;③本品为水溶性,不易通过血-脑屏障,中枢镇静作用轻微。

(2)药动学 在Ⅰ期临床试验中,男女各5名健康志愿者口服本品,每日一次,每次一片。其药代动力学参数如下:C_{max}分别为3.172 ng/ml和3.167 ng/ml,t_{max}分别为2.5小时和2.7小时。$t_{1/2\alpha}$分别为2.60小时和3.50小时,$t_{1/2\beta}$分别为26.70小时和23.58小时。

【不良反应】 (1)本品主要不良反应为口干、嗜睡、困倦、乏力等。

(2)罕有过敏性反应报道,包括过敏和皮疹。另外罕有心动过速、心悸、肝酶升高及胆红素增加的报道。

【禁忌证】 对本产品活性成分及其辅料过敏者禁用。

【注意事项】 (1)由于抗组胺药能清除或减轻皮肤对所有变应原的阳性反应,因而在进行任何皮肤过敏性试验前72小时,应停止使用本品。

(2)肝功能不良、膀胱颈阻塞或尿潴留、尿道张力过强、前列腺肥大、青光眼患者应遵医嘱用药。

(3)若发生嗜睡或头晕,请避免开车和操作机器。

(4)严重肾功能不全患者慎用。

(5)除非潜在的益处超过可能的风险,怀孕期妇女不应使用枸地氯雷他定。

不建议哺乳期妇女使用枸地氯雷他定。

(6)枸地氯雷他定对12岁以下的儿童患者的疗效和安全性尚未确定。

【药物相互作用】 参阅“地氯雷他定”。

【用法与用量】 口服 成人及12岁以上的青少年:每日一次,每次一片。

【制剂与规格】 枸地氯雷他定片:8.8 mg

枸地氯雷他定胶囊:8.8 mg

苯磺贝他斯汀

Bepotastine Besilate

【适应证】 ①过敏性鼻炎;②荨麻疹;③皮肤疾病引起的瘙痒(湿疹皮炎、痒疹、皮肤瘙痒症)。

【药理】 (1)药效学 试验显示:本品能抑制组胺导致的皮肤反应;体外试验可抑制组胺引起的豚鼠离体平滑肌的收缩,抑制Ⅰ性过敏反应模型的被动皮内过敏反应(PCA),抑制过敏性鼻炎模型的鼻腔抵抗上升和抗原诱发的鼻黏膜血管渗透性亢进,抑制血小板激活因子及抗原引起的嗜酸性粒细胞浸润,抑制抗原诱发的末梢血中嗜酸性粒细胞的增多。

(2)药动学 健康成年男子10 mg单次给药,1小时和2小时后的血浆蛋白结合率分别为55.9%和55.0%。血浆及尿中几乎没发现代谢物,用药后24小时内,75%～90%以药物原形(贝他斯汀)从尿中排泄。

【不良反应】 (1)主要的不良反应包括困倦、口渴、恶心、胃痛、腹泻、胃部不适感、疲倦感、呕吐等。此外,可能的其他不良反应为ALT升高、尿潜血、γ-GTP升高、AST升高等。

(2)儿童患者(5岁以上～不到15岁)报告有不良反

应，主要包括困倦、口渴、荨麻疹等。

(3)发生率在 0.1%～5%的不良反应有：白细胞数量变化，嗜酸性粒细胞增多，头痛，头晕，腹泻，皮疹，LDH、总胆红素升高。

(4)发生率不到 0.1%的不良反应有：头重感，口干，舌炎，腹痛，肿胀，尿中出现尿蛋白、尿糖、尿胆原。

【禁忌证】 对本品的成分有过敏史的患者。

【注意事项】 (1)有肾功能障碍的患者应慎重给药，可能使本品的血中浓度上升，并可能持续维持高血药浓度，因此应从低剂量(例如 1 次量 5 mg)开始慎重给药，出现异常时采取适当的处置，如减量，停药等。

(2)重要的基本注意事项　①因可能引起困倦，服用本品的患者，在进行汽车驾驶等伴有危险的机械操作时，应加以注意。②长期接受类固醇疗法的患者，想通过本品的使用来减少类固醇剂量时，应严格管理缓慢进行。③对季节性患者，应考虑多发季节因素，最好在发病季节到来之前开始给药，并持续到多发季节结束。④使用本品不见效果时，应注意不要盲目长期服用。

【用法与用量】 口服　成人　一次 10 mg，一日 2 次。根据年龄、症状适当增减剂量，或遵医嘱。

【制剂与规格】 苯磺贝他斯汀片：10 mg

第二节　白三烯受体拮抗药

除组胺外，近年来的研究表明白三烯在过敏反应的发生中也起着非常重要的作用。两种介质的不同之处在于：组胺是预先合成并贮存于肥大细胞的颗粒中；白三烯则是在肥大细胞激活后新合成。过敏反应发生时，肥大细胞膜上的磷脂在磷脂酶的作用下降解为花生四烯酸，后者在 5-脂氧酶的作用下形成白三烯，其中以 LTC_4、LTD_4、LTE_4最为重要。现已证明，许多过敏反应的症状与白三烯有关，如过敏性鼻炎，特别是其鼻塞症状主要由白三烯引起，另外非甾体类抗炎药诱发的阿司匹林哮喘、过敏性哮喘及运动性哮喘中的支气管痉挛也主要由白三烯所致。有两种途径可拮抗白三烯的作用，其一为抑制 5-脂氧酶；其二为拮抗半胱氨酰白三烯受体。本节介绍的孟鲁司特钠和扎鲁司特均为白三烯受体拮抗药。

孟鲁司特钠

Montelukast Sodium

本品是一种选择性白三烯受体拮抗药，能特异性拮抗半胱氨酰白三烯($CysLT_1$)受体。白三烯是阿司匹林哮喘发生的重要机制，过敏性鼻炎患者的鼻塞症状也与白三烯有密切关系。

其适应证为：①成人和儿童慢性哮喘的预防和长期治疗；②阿司匹林哮喘及过敏性哮喘的预防和维持治疗，亦可用于运动性哮喘的预防；③用于过敏性鼻炎特别是鼻塞严重者。

其余内容参阅第五章第三节。

扎鲁司特[医保(乙)]

Zafirlukast

扎鲁司特选择性拮抗白三烯 D_4和 E_4受体。因阿司匹林哮喘的发病机制主要与白三烯有关，故白三烯受体拮抗药可用于哮喘的预防、治疗，特别是阿司匹林哮喘及过敏性哮喘。

其余内容参阅第五章第三节。

第三节　肥大细胞膜稳定剂

肥大细胞(或嗜碱性粒细胞)脱颗粒是过敏反应的最重要环节。当过敏原再次进入致敏者体内，可与两个或以上的 IgE 分子结合，发生桥联反应，触发肥大细胞膜上的一系列生化反应。由于钙离子向肥大细胞内流动，触发一系列酶促反应。

色甘酸钠是第一个肥大细胞膜稳定剂，该药很难经胃肠吸收，故需采用吸入途径，过去曾用粉雾器，由于使用不便，现已改为气雾剂。色甘酸钠可阻滞钙离子内流，还可通过抑制肥大细胞内的磷酸二酯酶，使 cAMP 浓度下降，进一步减少钙离子内流，从而达到稳定肥大细胞膜的作用。酮替芬和曲尼司特是可口服的肥大细胞膜稳定剂，此外酮替芬还有较强的抗组胺作用。

色甘酸钠[药典(二)；医保(乙)]

Sodium Cromoglicate

【适应证】 ①气雾剂用于支气管哮喘可预防各型哮喘发作；②滴鼻剂及滴眼剂分别可用于季节性及常年性过敏性鼻炎、过敏性结膜炎。

【药理】 (1)药效学　本品为双色酮类，能稳定肥大细胞膜，有组织专一性，只对人肺组织中的肥大细胞有阻释作用。本品对皮肤和血液的嗜碱粒细胞无作用。色甘酸钠可能与肥大细胞膜的特种蛋白质结合，阻断钙离子通道,使细胞内的许多酶促反应难于进行,本品还可抑制肥大细胞内的磷酸二酯酶的活性,使 cAMP 浓度升高,可进一步抑制钙离子内流。本品还可能通过抑制迷走神经兴奋性使气道高反应性降低。本品无支气管扩张作用,无抗组胺作用。

(2)药动学　本品口服后极少吸收(小于 1%),故应用气雾剂。粉雾吸入 20 mg 后,有 5%～10%经肺吸收,清除相半衰期($t_{1/2\beta}$)约为 80 分钟。本品以原形排出,50%经过肾脏,50%经过胆汁。喷雾吸入时被吞咽的药物随粪便排出。体内无蓄积。

【不良反应】　本品毒性甚低,不良反应较少。

(1)吸入时可致刺激性咳嗽、胸部紧迫感,甚至诱发哮喘。

(2)对少数患者初次应用滴眼剂时有局部刺激感。

(3)偶见排尿困难。

【禁忌证】　对本品过敏者禁用。

【注意事项】　美国 FDA 妊娠期药物安全性分级为吸入给药 B。

【用法与用量】　(1)支气管哮喘　①粉末喷雾吸入:一次 20 mg,一日 3～4 次。②气雾吸入:一次 3.5～7 mg,一日 3 次。

(2)过敏性鼻炎　干粉吸入:一次 5 mg,一日 3～4 次。

(3)过敏性结膜炎　滴眼,一次 1～2 滴,一日数次。

【制剂与规格】　色甘酸钠气雾剂:(1)每瓶含量14 g,内含色甘酸钠 0.7 g,每揿含色甘酸钠 3.5 mg;(2)每瓶含量 19.97 g,内含色甘酸钠 0.7 g,每揿含色甘酸钠 5 mg。

色甘酸钠滴眼液:(1)8 ml∶0.16 g;(2)6 ml∶0.12 g。

色甘酸钠滴鼻液:0.20%。

富马酸酮替芬[药典(二);医保(乙)]

Ketotifen Fumarate

【适应证】　①可用于预防成人及小儿支气管哮喘发作;②可用于过敏性鼻炎、荨麻疹及其他过敏性瘙痒性皮肤病的治疗。

【药理】　(1)药效学　本品为肥大细胞膜稳定药,作用与色甘酸钠相似。本品的特点为兼有 H_1 受体拮抗及拮抗 5-羟色胺和白三烯的作用。本品不仅可作用于呼吸道的肥大细胞,对于皮肤肥大细胞也有作用,此外对于血液中的嗜碱粒细胞也有作用。

(2)药动学　本品口服后经胃肠道可迅速完全吸收,1 小时后即可在血中测得药物的药物原形及其代谢物,3～4 小时达血药浓度峰值。清除相半衰期($t_{1/2\beta}$)为 1 小时。

【不良反应】　(1)可出现嗜睡、困倦、倦怠、恶心、头晕、头痛、口干、体重增加等。

(2)个别患者服药后出现皮疹、皮肤瘙痒、局部皮肤水肿等过敏症状。

【注意事项】　(1)妊娠期妇女及哺乳期妇女慎用。

(2)禁止驾驶车辆或操作精密仪器,尤其在用药的初期。

(3)乙醇可增强本品的中枢抑制作用,合用时应减少剂量。

【禁忌证】　(1)对本品及其辅料过敏者禁用。

(2)6 月龄以下小儿禁用。

(3)美国 FDA 妊娠期药物安全性分级为眼部给药 B。

【药物相互作用】　(1)与抗组胺药物有一定协同作用。

(2)与激素合用可减少激素的用量。

(3)可增加阿托品类药物的阿托品样不良反应。

(4)与其他中枢神经系统抑制药合用,可增强中枢抑制作用。

【用法与用量】　口服　片剂或胶囊　成人　一次 1 mg(按酮替芬计),一日 2 次。一日极量 4 mg。

(2)滴鼻　每侧鼻孔一次 1～2 滴,一日 1～3 次。

【儿科用法与用量】　口服　口服溶液　一次 0.5～1mg,一日 2 次。

【儿科注意事项】　本品为肥大细胞稳定药,可引起嗜睡、倦困、头晕、头痛等不良反应。

【制剂与规格】　富马酸酮替芬片:1 mg。

富马酸酮替芬胶囊:1 mg。

富马酸酮替芬口服溶液:5 ml∶1 mg。

富马酸酮替芬滴鼻液:10 ml∶15 mg。

富马酸酮替芬滴眼液:5 ml∶2.5 mg。

曲尼司特[药典(二)]

Tranilast

【适应证】　①用于预防支气管哮喘和过敏性鼻炎发作;②对荨麻疹、血管性水肿及其他过敏性瘙痒性皮肤疾患有一定疗效。

【药理】　(1)药效学　本品为口服的肥大细胞稳定剂,药理作用与色甘酸钠相似,可稳定肥大细胞和嗜碱粒细胞细胞膜,抑制其脱颗粒,从而阻滞多种过敏反应介质的释放。本品对组胺、乙酰胆碱、5-羟色胺无直接拮抗作用。

（2）药动学　口服易吸收，2～3 小时后血药浓度达峰值，清除半衰期（$t_{1/2\beta}$）为 8.6 小时，本品由肝脏代谢，代谢产物经尿液排出。

【不良反应】（1）少见　食欲缺乏、恶心、呕吐、腹痛、腹泻、便秘、黄疸等。

（2）偶见　头痛、眩晕、失眠、嗜睡以及尿频、尿痛、血尿等膀胱刺激症状。

（3）过敏反应　如皮疹、全身瘙痒；红细胞及血红蛋白减少。

【禁忌证】 对本品及其辅料过敏者禁用。

【注意事项】（1）肝功能异常者、哺乳及准备怀孕的妇女、司机及精密仪器操作者、高空作业者慎用。

（2）用药期间可见 ALT 升高。

（3）给药期间应定期检查血象（因肝功能异常者常伴外周血嗜酸粒细胞增多）。

【用法与用量】 口服　一次 0.1 g，一日 3 次。

【制剂与规格】 曲尼司特片：0.1 g。

曲尼司特胶囊：0.1 g。

曲尼司特颗粒剂：1.0 g∶0.1 g。

曲尼司特滴眼液：0.5%。

吡嘧司特钾

Pemirolast Potassium

【适应证】 本品滴眼液用于治疗过敏性结膜炎。

【药理】（1）药效学　本品为具有肥大细胞膜稳定作用的抗过敏药物，药效学与色甘酸钠相似。本药可抑制肺组织和腹腔内肥大细胞释放组胺、白三烯、血栓素，该作用呈剂量依赖性，本药还可抑制嗜酸粒细胞的活化。但并不抑制结膜肥大细胞释放组胺。本药无直接的支气管扩张作用，它不是 H_1受体拮抗药。

（2）药动学　本药用于过敏性结膜炎时滴眼后 1 周内起效，不良反应的资料提示有显著的全身性吸收。在肝脏代谢为吡嘧司特葡萄糖苷酸（推测无活性），84%～90%经肾脏主要以该代谢物形式排泄，母体化合物半衰期 4～5 小时。无药物蓄积作用。

【不良反应】（1）滴眼时常见头痛。

（2）眼刺激感，眼干，异物感，眼睑炎，结膜充血，眼睑瘙痒等。

（3）偶见 ALT 及 AST 升高。

（4）过敏反应　可出现瘙痒，偶见皮疹、荨麻疹、面部潮红。

【禁忌证】（1）对本品过敏者禁用。

（2）妊娠期妇女不宜使用。

【注意事项】（1）儿童用药安全性尚不明确。

（2）哺乳期妇女用药安全性尚不明确。

【用法与用量】 滴眼　过敏性结膜炎　0.1%滴眼液每侧眼一次 1～2 滴，一日 4 次。

【制剂与规格】 吡嘧司特钾片：（1）5 mg；（2）10 mg。

吡嘧司特钾滴眼液（0.1%）：（1）5 ml∶5 mg；（2）10 ml∶10 mg。

第四节　变应原制剂

屋尘螨变应原制剂

Dermatophagoides Pteronyssinus House Dust Mite

【成分】 活性成分：屋尘螨变应原提取物。辅料：氢氧化铝、氯化钠、碳酸氢钠、苯酚 5 mg/ml、注射用水。

【性状】 无色、白色至淡棕色或淡绿色水溶性混悬液。

【适应证】 用于有屋尘螨致敏史的轻中度过敏性哮喘及（或）过敏性鼻炎患者的脱敏治疗。

【药理】（1）药效学　屋尘螨变应原制剂用于 IgE 介导的过敏性疾病，如过敏性鼻炎和哮喘的治疗。本品作用于免疫系统，是抑制患者对屋尘螨特异性变应原的过敏反应，从而减轻鼻炎和哮喘的症状。抑制 T 淋巴细胞和嗜酸粒细胞在靶器官的聚集，可见 Th_2细胞因子的产生向 Th_1细胞因子的转移。另外 IL-10 的合成增加，这可能导致 T 淋巴细胞无反应性。最后，从周围嗜碱粒细胞释放的组胺减少，是再循环嗜碱粒细胞数目减少的结果。

（2）药动学　屋尘螨变应原制剂是大分子量蛋白的混合物。吸附在氢氧化铝上，从而达到缓慢释放，长久刺激免疫系统的作用。因此维持阶段的注射间隔可以延长至 6～8 周。

【不良反应】（1）局部过敏反应　包括注射部位周围局部肿胀、发红和瘙痒及弥漫的局部肿胀，伴中央皮肤弥漫性发红。

（2）全身过敏反应　轻度可出现眼周发红、肿胀及芬粉症症状；中度可出现荨麻疹或哮喘，可给予对症治疗。重度全身过敏反应的特征是全身不适，常常在注射后前 15 分钟内出现，需积极治疗。

（3）过敏性休克　是极其罕见的严重不良反应，需立即实施抢救。

（4）局部不良反应　在注射部位皮下可能出现结节。

【禁忌证】 (1)患者除了过敏性疾病以外的免疫性疾病或慢性心肺疾病,或肾功能障碍的患者禁用。

(2)接受β受体拮抗药治疗的患者禁用。

【注意事项】 (1)本品每次注射后,患者必须观察至少30分钟。

(2)关于患者情况的注意事项 ①如果对症抗过敏治疗有变化,患者对本品的耐受水平也可能受影响;②在注射当天,患者应当避免体育运动、热水淋浴或喝酒;③对前一次注射本品出现的任何过敏反应需引起注意并进行评估。

(3)关于治疗的注意事项 ①本品仅供皮下注射应避免任何其他使用途径;②每次注射以前必须再次核对变应原、浓度、体积与上次注射的日期(剂量间隔);③本品只能在配备有完整的心肺复苏设备的医院或门诊注射;④本品注射前的1周以及最后一次注射后的1周不应注射其他疫苗。

(4)治疗期间出现下列情况时应暂停注射 ①发热或出现其他感染症状;②注射前有过敏反应发作;③肺功能显著下降;④异位性皮炎发作;⑤最近接触过大量变应原;⑥注射了其他疫苗。

(5)妊娠期妇女及哺乳期妇女用药 由于有出现过敏反应的风险,妊娠期间不应开始治疗。如患者在本品脱敏治疗期间怀孕,在特别的情况下继续治疗应给予足够的安全风险考虑。哺乳期可使用本品。

(6)儿童用药 按照世界卫生组织的指导文件,5岁以上儿童可以使用。认为5岁以上儿童与成人一样,使用是安全的。

(7)老年人用药 老年患者在使用前应非常慎重的评价任何禁忌证。

【药物相互作用】 (1)合并使用对症抗过敏药物如抗组胺药、皮质激素和肥大细胞稳定药可以增加对变应原注射的耐受水平。

(2)本品治疗期间应避免使用大量含铝药物,如一些抗酸药。

【给药说明】 屋尘螨变应原制剂的脱敏治疗是一种基于皮下注射的治疗。本品注射必须在医生指导下或由医生进行。本品治疗分为起始治疗阶段和维持治疗阶段。

【用法与用量】 皮下注射 起始治疗阶段每周注射1次,共15周;第1周～第3周,用第1瓶,剂量分别为0.2 ml、0.4 ml、0.8 ml;第4周～第6周用第2瓶,剂量分别为0.2 ml、0.4 ml、0.8 ml;第7周～第9周用第3瓶,剂量分别为0.2 ml、0.4 ml、0.8 ml;第10周～第15周用第4瓶,剂量分别为0.1 ml、0.2 ml、0.4 ml、0.6 ml、0.8 ml、1 ml;维持治疗阶段:第17周、第21周、第27周、第33周、第39周、第45周、第51周各注射1次维持剂量,用第4瓶,剂量为1 ml;之后每4～8周注射1次维持剂量。出现下述情况时应对剂量进行调整。如果需要减小剂量,调整后的剂量可以间隔半小时分2次注射。如果在起始治疗阶段必须减小剂量,则起始治疗阶段应延长。

(1)上次注射出现全身反应 如果出现严重全身反应,只有与患者一起磋商后才能继续治疗。如果引起严重全身反应的原因显而易见,而且将来可以避免,下次剂量减为引起反应剂量的1/10。如果原因不明,必须终止治疗。

(2)迟发的大的局部反应 上次注射后注射局部肿胀一日或几日,建议进行如下剂量调整。

5岁以上儿童局部反应肿块的最大直径与相应的剂量调整建议依次是:<5 cm,可以增加剂量;5～7 cm,剂量不变;7～12 cm,剂量退1步;12～17 cm,剂量退2步;>17 cm,剂量退3步。

成人局部反应肿块的最大直径与相应的剂量调整建议依次是:<8 cm,可以增加剂量;8～12 cm,剂量不变;12～20 cm,剂量退1步;>20 cm,剂量退2步。

(3)注射间隔增加 超过了两次注射之间的时间间隔,建议进行如下剂量调整:在初始阶段,距离上次注射时间与相应的剂量调整建议依次是:不到2周,可以增加剂量;2～3周,剂量不变;3～4周,剂量减少50%;>4周,重新开始。

在维持阶段,距离上次注射时间与相应的剂量调整建议依次是:不到8周,剂量不变;8～10周,剂量减少25%;10～12周,剂量减少50%;12～14周,剂量减少75%;14～16周,剂量减少90%;>16周,重新开始。

【制剂与规格】 (1)屋尘螨变应原制剂起始治疗用:4瓶/盒 第1瓶(灰盖):浓度100 SQ-U/ml,5.0 ml/瓶;第2瓶(绿盖):浓度1000 SQ-U/ml,5.0 ml/瓶;第3瓶(黄盖):浓度10000 SQ-U/ml,5.0 ml/瓶;第4瓶(红盖):浓度100000 SQ-U/ml,5.0 ml/瓶。

(2)屋尘螨变应原制剂维持治疗用:浓度100000 SQ-U/ml,5.0 ml/瓶。

螨变应原注射液

Dust Mite Extract

【成分】 主要成分:螨变应原提取物。辅料:氢氧化铝、氯化钠、苯酚、注射用水。

【性状】 皮下注射用混悬液。

【适应证】 由屋尘螨和(或)粉尘螨诱发、IgE 介导的变态反应性疾病，如过敏性鼻炎、过敏性结膜炎、支气管哮喘。

【药理】 本品为变应原提取物，用于特异性脱敏治疗，通过剂量递增性给予引起患者变态反应的变应原，而改善患者的变态反应症状。

【不良反应】 如果严格遵循建议的注射间隔时间，使用适当的个体递增剂量，过敏性反应是罕见的，但是应预期可能出现严重的局部和(或)全身反应。如果注射时发生不能耐受性症状，应立即停止治疗。

个别患者注射部位会出现迟发型局部反应，可解释为免疫应答体征。

过敏性休克，可能在注射变应原后几秒至几分钟，局部反应出现之前发生。其典型的警觉症状是舌头上下、咽部特别是手心和脚底有烧灼感、痒感和热感，因而“休克治疗箱”必须随时在身旁。曾报道发生皮肤症状(如肉芽肿形成、特应性湿疹)。

【禁忌证】 以下情况禁用：呼吸道炎症、哮喘发作状态、反应器官不可逆性病变(肺气肿、支气管扩张等)、严重急性或慢性病、炎症及发热、多发性硬化病、免疫系统疾病(自体免疫病、抗原-抗体复合物所致的免疫病、免疫缺陷等)、活动期肺结核、严重精神紊乱、同时服用 β 受体阻滞药(包括滴眼剂)或 ACE 抑制药、妊娠(可能引起过敏性休克)。严重的急性或慢性心血管功能不全者慎用。

肾上腺素常用于治疗过敏反应，故应注意肾上腺素禁忌证。5 岁以下儿童慎用，特别是因其顺从性和合作性不如成人。如果同时接种抗病毒或抗细菌疫苗，应在最后一次脱敏注射后 1 周进行；接种疫苗后 2 周，可继续脱敏治疗，使用最后一次脱敏剂量的半量。随后根据剂量准则，每隔 7～14 天递增剂量。

【注意事项】 (1)注射前，患者必须无急性病症状，特别是无哮喘症状。每次注射前，要询问并记录患者对上一次注射的耐受情况及其伴随治疗、禁忌证和医嘱隔绝变应原等病史。

(2)必要时测定哮喘患者肺功能(如最大呼气流量)。根据患者治疗期病史数据，决定下次注射剂量。

(3)每次注射前，注射瓶要摇匀，核对制剂瓶上的患者姓名、制剂组成和浓度。

(4)如果变应原组成改变，或患者用过另一种脱敏制剂(包括口服剂)，必须从最低浓度重新开始治疗。

(5)注射后偶见疲乏，开车、从事机器操作或悬空作业的患者尤其要注意。虽然对婴儿治疗可能无危险性，但哺乳期仍要权衡利弊，因为对哺乳妇女使用经验不足。

(6)避免血管内注射(有呼吸困难危险)。

(7)妊娠期妇女用药尚不明确。

(8)5 岁以下依从性好者可用。

(9)老年患者用药尚不明确。

【药物相互作用】 (1)如果同时使用抗变应剂(如抗组胺药、皮质类固醇、肥大细胞膜稳定剂等)对症治疗，患者的耐受极限会受到影响；停用这些抗变应药后，有必要减少本品剂量，以避免过敏反应的发生。

(2)过量使用脱敏制剂时，体内会释放组胺；而同时使用降压药，会增强组胺的血管扩张作用(相加作用)。

(3)脱敏治疗期间，尽可能避免接触致敏物和引起交叉反应的变应原。

【用法与用量】 必须根据各个患者的反应确定剂量。以下推荐剂量仅作为参考。根据患者既往史和试验反应结果，确定其敏感度。

(1)初始治疗　尽可能在症状轻微时开始。

①普通敏感患者依次注射：1 级浓度的 0.1 ml、0.2 ml、0.4 ml、0.8 ml，2 级浓度的 0.1 ml、0.2 ml、0.4 ml、0.8 ml，3 级浓度的 0.1 ml、0.2 ml、0.4 ml、0.6 ml、0.8 ml、1.0 ml，每次注射间隔时间为 1～2 周。

②儿童和高度敏感患者依次注射 0 级浓度的 0.2 ml、0.4 ml、0.6 ml、0.8 ml，1 级浓度的 0.05 ml、0.1 ml、0.2 ml、0.4 ml、0.6 ml、0.8 ml，2 级浓度的 0.05 ml、0.1 ml、0.2 ml、0.4 ml、0.6 ml、0.8 ml，3 级浓度的 0.05 ml、0.1 ml、0.2 ml、0.3 ml、0.4 ml、0.5 ml、0.6 ml、0.7 ml、0.8 ml、0.9 ml、1.0 ml，每次注射间隔时间为 1～2 周。

为安全起见，如果初始治疗中断 2～4 周，继续治疗的注射量不得超过上次剂量的一半；如果初始治疗中断 4 周以上，必须以最低浓度(1 级或 0 级)的最小剂量重新开始。

即使间歇期也要谨慎地增大剂量至其耐受量(即各个患者的最大剂量)，不得超过，否则可能出现过敏反应，特别是对儿童和高敏患者。虽然绝对最大剂量是 3 级浓度的 1.0 ml，但各个患者的最大剂量不同。

(2)维持治疗　达到个体最大剂量后，逐渐延长注射间隔时间至 4～6 周，1 年内给予此量作为加强剂量。

使用新包装首剂量，不得超过上次剂量的 50%，随后增加剂量至个体最大剂量。根据患者的敏感度和对上次剂量的耐受程度，确定注射间隔时间。

在维持治疗期间，如果超过预定的注射时间达 2 周注射，继续治疗的剂量不得超过上次剂量的一半；如果超过2周以上，剂量不得超过上次剂量的5%；如果超过1年，必须重新开始治疗(见“初始治疗”项下)。

在患者很好耐受上次剂量的基础上递增剂量；如果上次剂量不能很好耐受，就用上次剂量或减量。可根据以下准则用药：①强烈局部反应：重复使用上次耐受剂量。②轻微全身反应：把上次剂量降低2～3级。③严重全身反应：以1级(或0级)浓度重新开始。

根据变态反应病程和严重程度，做出继续治疗的决定！

(3)注射方法和疗程　在无菌条件下，由医生在上臂伸侧肘上一手宽处，用短套管针缓慢皮下深部注射。稍提起皮肤皱襞有助于插入皮下深部。注射后压迫注射部位5分钟。下次在另一臂注射。注射后，至少要监护患者30分钟，随后由医生做出评价。

为了改善耐受性，约0.5～1 ml的剂量可分为2次，分别在两臂注射。

疗程一般3年；可能的话，在症状明显改善或消失后再治疗1年。

【制剂与规格】　(1)螨变应原注射液：初始治疗用3种浓度，分别为5TU/ml,50 TU/ml,500 TU/ml；维持治疗用1种浓度：5000TU/ml。

(2)粉尘螨滴剂：每瓶2 ml。粉尘螨滴剂1号：蛋白浓度1 μg/ml；粉尘螨滴剂2号：蛋白浓度10 μg/ml；粉尘螨滴剂3号：蛋白浓度100 μg/ml；粉尘螨滴剂4号：蛋白浓度333 μg/ml；粉尘螨滴剂5号：蛋白浓度1000 μg/ml。

第十五章　肠外肠内营养制剂

维生素是一类维持机体正常代谢和身体健康必不可少的小分子有机化合物，在人体内含量甚微，既不能提供能量，也不是机体构成成分。大部分维生素在人体内不能合成，或合成量不足，因此不能满足机体需要，需要通过膳食甚至疾病状态下需要特殊制剂补充。维生素或维生素前体广泛存在于肉类、蔬菜、水果、粮食等食物中，如饮食适当，机体吸收能力正常，且无特殊需要，一般可由饮食摄入满足需要。

维生素通常按其溶解性能分为水溶性和脂溶性两大类，常用的水溶性维生素有维生素 B_1、B_2、B_6、B_{12}，烟酸、烟酰胺、维生素 C、叶酸（也有包括卡尼汀在内的）等，这类维生素在食物烹调过程中容易损失，机体吸收后不能贮存，一旦体内达到饱和后，多余部分随尿排出。脂溶性维生素有维生素 A、D、E、K 等，不溶于水，在食物内常与脂类共存，其吸收也与脂类相关，过量易致蓄积中毒。造成维生素缺乏的原因除膳食摄入不足外，还可因消化吸收障碍、生理需要增加及细菌合成障碍和经常摄入不平衡饮食引起。

钙、磷除参与骨代谢外，钙离子在细胞内作为第二信使与机体许多功能密切相关，如神经-肌肉兴奋性；而磷则是体内能量代谢和合成蛋白质时所必需。镁是细胞内仅次于钾的重要阳离子，作为很多酶的辅因子，并与肌肉收缩、神经传导等有重要关系。长期肠外营养支持的患者可能出现镁缺乏引起的并发症，故镁的补充是接受长期肠外营养支持患者所需要的。

人体内各种元素，按它们在体内含量的多少，分为宏量、微量两大类。微量元素已引起了医学界的关注，其重要生理功能有：参与酶的构成与激活，构成体内重要的载体及电子传递系统，参与激素及维生素的合成，调控自由基的水平等。目前微量元素约有 70 种，包括必需、非必需、有害、无害四类，约占人体内元素总质量的万分之五。必需微量元素包括铁（Fe）、铜（Cu）、锌（Zn）、锡（Sn）、锰（Mn）、硒（Se）、碘（I）、钴（Co）、铬（Cr）、钼（Mo）、钒（V）、镍（Ni）、氟（F）、硅（Si）等 26 种，具有特殊的营养价值及生理功能，缺乏时可引起疾病、干扰疾病的治疗或影响正常生长发育。长时间的肠外、肠内营养支持时，补充微量元素是需要的。

第一节　维　生　素

一、单剂

维生素 A（视黄醇醋酸酯）[药典（二）；医保（乙）]

VitaminA（Reinol Acetate）

本品为脂溶性维生素，由维生素 A 醋酸酯结晶与植物油配制成所需浓度的淡黄色油溶液。

【适应证】（1）维生素 A 缺乏的预防与治疗　如角膜软化、眼干燥症、夜盲症、麻疹、皮肤角化过度、皮肤过度增生、动脉粥样硬化等。

（2）维生素 A 需要量增加时或摄入不足情况　①妊娠期、哺乳期妇女和婴儿；②持续紧张状态；③感染、长期发热；④吸收综合征伴有胰腺功能不良；⑤糖尿病和甲状腺功能亢进症、严重蛋白质营养不良、脂肪吸收不良时，β-胡萝卜素转化为维生素 A 减少；⑥严格控制或选择饮食，或长时间接受肠道外营养的患者，体重骤降而致营养不良患者、经济欠发达地区人群。

【药理】 (1)药效学　维生素 A 是一种较复杂的不饱和一元醇，包括维生素 A_1(视黄醇)和 A_2(3-脱氧视黄醇)。主要存在于动物肝、脂肪、乳汁、蛋黄内。食物中的维生素 A 含量用视黄醇当量(RE)表示，1 单位(U)的维生素 A＝0.3 μg 维生素 A＝0.3RE，凡能转化为视黄醇的类胡萝卜素(存在于有色蔬菜及黄色水果中，主要为β-胡萝卜素)，都称为维生素 A 原，人体约能吸收食物中摄入维生素 A 原的 1/3。1 μg 胡萝卜素＝0.167RE。维生素 A 具有促进生长、繁殖、维持正常骨骼上皮组织视力和黏液分泌等生理功能。视黄醇在体内可转化为视黄酸和视黄醛。视黄醛与视蛋白合成视紫红质，视紫红质是感光的物质。视网膜中的视紫红质在感光过程中不断分解与再生，维生素 A 缺乏时视紫红质合成减少，暗适应视觉减低，严重时产生夜盲。

(2)药动学　维生素 A 口服易吸收，胆汁酸、胰脂酶、中性脂肪、维生素 E 及蛋白质均促进维生素 A 的吸收，吸收部位主要在十二指肠、空肠。正常情况下，体内维生素 A＜5%与血浆脂蛋白结合，大量摄入维生素 A 时，肝内贮存已达饱和，蛋白结合率可达 65%。高脂蛋白血症时维生素 A 与脂蛋白结合量增高。维生素 A 主要贮存于肝内(约含成人 2 年需要量)，少量贮于肾、肺。肝内维生素 A 动员需锌参与。维生素 A 自肝释出后与视黄醇结合蛋白结合进入血循环。维生素 A 在肝内代谢，随粪便、尿液排出。哺乳期妇女有部分维生素 A 分泌于乳汁中。

【不良反应】 摄入过量维生素 A，可致严重中毒，甚至死亡，可以分为急性中毒、慢性中毒，故处方前应评估饮食、保健品与合并用药中维生素 A 的影响。

(1)急性中毒可发生于口服单剂量摄入维生素 A(成人 100 万～150 万 U，小儿超过 7.5 万～30 万 U)6 小时后，患者出现异常激动或骚动、头晕、嗜睡、复视、严重头痛、呕吐、腹泻、脱皮(特别是唇和掌)，婴儿头部可出现凸起肿块，并有骚动、惊厥、呕吐等颅内压增高、脑积水、假性脑瘤表现。

(2)慢性中毒　可发生于长期服用剂量大于 10 倍推荐剂量人群。可表现为共济失调、脱发、高脂血症、肝毒性、骨头和肌肉疼痛、视觉障碍、肿胀、皮肤瘙痒、口唇干裂、疲劳、软弱、全身不适、发热、头痛、呕吐、颅内压增高、视乳头水肿、皮肤对阳光敏感性增高及其他非典型症状。停药后中毒症状多在 1 周内缓解，亦可持续数周，肝脏发生纤维化则不可逆。

【禁忌证】 维生素 A 过多症时禁用。

【注意事项】 (1)妊娠期对维生素 A 需要量略增多，但不宜大量摄入。妊娠期妇女摄入大量维生素 A 时有报道可能致胎儿畸形，如小头畸形、心脏畸形、泌尿道畸形、生长迟缓、早期骨骺愈合等。维生素 A 能从乳汁分泌，哺乳期妇女摄入增加时，应注意婴儿自母乳中摄取的维生素 A 量。妊娠动物服过量维生素 A 可能致胎仔中枢神经系统、脊柱、肋骨、心脏、眼及泌尿道畸形。维生素 A 过量摄入期间应避孕。妊娠期妇女如有维生素 A 摄入过量中毒，应进行有无胎儿致畸风险的咨询。

(2)婴幼儿对大量或超量维生素 A 较敏感，应谨慎使用。

(3)老年人长期服用维生素 A，可能因视黄基醛廓清延迟而致维生素 A 过量。

(4)大剂量或长期服用维生素 A 可能引起齿龈出血，唇干裂。

(5)肝脏功能不全、肾衰竭、酗酒或者使用某些药物如米诺环素等四环素类时慎用维生素 A。

(6)对诊断的干扰　慢性中毒时，血糖、尿素氮、血钙、血胆固醇和甘油三酯浓度增高。大剂量应用时红细胞和白细胞计数可下降；血沉增快，凝血酶原时间缩短。

(7)监测　维生素 A 主要贮存在肝脏中，血浆中的水平可能无法反映其真实浓度。

(8)随访监测　暗适应试验，眼震颤电动图，血浆胡萝卜素及维生素 A 含量测定。

【药物相互作用】 (1)制酸药　氢氧化铝可使小肠上段胆酸减少，影响维生素 A 的吸收。

(2)抗凝药　大量维生素 A(25000 IU/d，30 日以上)与华法林或肝素合用，可能增加出血风险。

(3)口服避孕药可提高血浆维生素 A 浓度。

(4)降胆固醇树脂如考来烯胺(colestyramine)、矿物油、新霉素、硫糖铝能干扰维生素 A 吸收。

(5)与维生素 E 合用时，可促进维生素 A 吸收，增加肝内贮存量，加速利用和降低毒性，但大量维生素 E 服用可耗尽维生素 A 在体内的贮存。

(6)与米诺环素合用时可能导致假性脑瘤及相关不良反应。

【给药说明】 (1)无肠道吸收障碍时均采取口服给药。

(2)脂肪吸收不良或胆酸缺乏时，起初阶段可用肠外途径给药。

(3)胆酸减少时维生素 A 用量适当增加。

(4)水溶性维生素 A 注射液不得用于静脉注射，误用有发生过敏性休克的危险，严重时可致死。

(5)维生素A广泛存在于黄色及绿色果蔬中，肝、黄油、蛋黄中含量较丰富，菜蔬中维生素A烹饪中不会被破坏，成人长期每日服用维生素A过量，凡血中维生素A浓度超过100 μg/100 ml时，可考虑为中毒应立即停用。

【用法与用量】 口服　(1)预防用量　男性青年及成人每日5000 U(1500 RE)，女性青年及成人每日4000 U(1200 RE)，妊娠期妇女4000 U(1200 RE)，乳母每日6000 U(1800 RE)。

(2)治疗用量　成人维生素A缺乏，每日口服1万～2.5万U(3000～7500 RE)，服用1～2周；眼干燥症，每日口服2.5万～5万U(7500～15000 RE)，服用1～2周。

(2)胃肠道外给药　患者如有呕吐、恶心或手术前后、吸收不良综合征、眼损害较严重时，可给维生素A肌内注射，成人每日6万～10万U(1.8万～3万RE)，连用3日，继用每日5万U(1.5万RE)，共2周。

【儿科用法与用量】 口服　维生素A缺乏：维生素A胶丸每日5000 U/kg。

肌内注射　伴有干眼病及消化道吸收不良时，可肌内注射维生素A注射剂，每日2.5万～5万U(7500～15000 RE)，至症状体征好转。

WHO推荐用量：对营养不良等，6个月～1岁口服维生素A10万U(单剂量)；1岁以上口服20万U(单剂量)。眼干燥症，6个月～1岁首日口服10万，第2日及4周后各服10万U；1岁以上口服20万U，次日及第4周各服20万U。

【儿科注意事项】 (1)长期大剂量应用可引起维生素A过多症，甚至发生急性或慢性中毒。

(2)婴幼儿对大量或超量维生素A较敏感，应谨慎使用。

(3)制剂有胶丸、注射液等。

【制剂与规格】 维生素A胶丸：(1)5000单位；(2)2.5万单位。

倍他胡萝卜素

Beta Carotene

【适应证】 维生素A缺乏，光敏皮炎及肿瘤、免疫性疾病的辅助治疗。

【药理】 (1)药效学　本品是维生素A的前体，对日光照射原卟啉所产生的过氧化基有清除作用。在人体内胡萝卜素通过氧化酶的作用，游离出两分子维生素A。

(2)药动学　口服本品后，以食物中脂肪为载体，在含胆汁的小肠液中被吸收，大部分以原形贮存在各种组织，特别是贮于脂肪中，小部分在肝脏通过氧合酶的作用，转变为维生素A，主要经肠道代谢，由粪便排出。

【不良反应】 服药期间可能出现不同程度的皮肤黄染，大便溏薄，个别患者可有瘀斑、关节痛，停药后均可自行消失。

【禁忌证】 对本品过敏者禁用。

【注意事项】 (1)有严重肝、肾功能损害者，妊娠期妇女和哺乳期妇女慎用。

(2)服用本品期不宜再服用维生素A。

(3)治疗红细胞生成性原卟啉症多在服药2～6周起效，如6周后未见疗效者，可适当增大剂量，直至掌心皮肤出现黄染，然后逐渐减量。

(4)不能代替防晒霜。

【药物相互作用】 与奥利司他合用，会降低本品的效用。

【用法与用量】 口服　用于红细胞生成性原卟啉症，每次60 mg，每日3次，剂量范围每日30～200 mg，饭后服用，一个疗程8周左右。

【儿科用法与用量】 口服　一日30～150 mg，分2～3次。

【制剂与规格】 咀嚼片：15 mg。

软胶囊：15 mg。

维生素B_1(盐酸硫胺)[药典(二)；基；医保(甲、乙)]

Vitamin B_1 (Thiamine Hydrochloride)

为水溶性维生素。维生素B_1广泛存在于谷类、肉类、干果等食物中，烹饪中可损失含量的50%。

【适应证】 (1)适用于维生素B_1缺乏的预防和治疗，如维生素B_1缺乏所致的维生素B_1缺乏症(脚气病)或Wernicke脑病、酒精戒断综合征、器质性遗忘综合征、妊娠相关神经炎。亦用于周围神经炎、消化不良等的辅助治疗。

(2)胃肠道外营养或摄入不足引起的营养不良时维生素B_1的补充。

(3)下列情况时维生素B_1的需要量增加：妊娠或哺乳期、甲状腺功能亢进症、烧伤、血液透析、长期慢性感染、发热、重体力劳动、吸收不良综合征伴肝胆系统疾病(肝功能损害、乙醇中毒伴肝硬化)、小肠疾病(乳糜泻、热带口炎性腹泻、局限性肠炎、持续腹泻、回肠切除)及胃切除后。

(4)大量维生素B_1对下列遗传性酶缺陷病可改善症状：亚急性坏死性脑脊髓病(Leigh病)、支链氨基酸病(枫糖尿症，maple syrup urine disease)，乳酸性酸中毒和间歇性小脑共济失调。

(5)无确切疗效　小脑综合征、皮肤病、慢性腹泻、精神病、多发性硬化症。

【药理】 (1)药效学　维生素 B_1 参与体内辅酶的形成，能维持正常糖代谢及神经、消化系统功能。摄入不足可致维生素 B_1 缺乏，严重缺乏可致"脚气病"以及周围神经炎。

(2)药动学　胃肠道吸收，主要在十二指肠。吸收不良综合征或饮酒过多能阻止吸收。吸收后分布于各组织，$t_{1/2}$为 0.35 小时。肝内代谢，经肾排泄，正常人每日吸收维生素 B_1 5～15 mg。

【不良反应】 维生素 B_1 对正常肾功能者几乎无毒性。过量使用可以出现发绀、坐立不安、消化道出血、恶心、喉部紧缩感、乏力。注射用药时可产生过敏反应如出现皮疹、瘙痒、哮鸣、血管神经性水肿、肺水肿等个别过敏性休克，故仅重症者补充的少才采用注射用药。

【注意事项】 (1)大剂量应用时，测定血清茶碱浓度可受到干扰，测定尿酸浓度可呈假性增高，尿胆原可呈假阳性。

(2)治疗 Wernicke 脑病注射葡萄糖前，应先应用维生素 B_1。

(3)维生素 B_1 一般可由正常食物中摄取，较少发生单一维生素 B_1 缺乏表现，使用复合维生素 B 制剂较宜。

(4)本品常见用法为口服和肌注，不宜静脉注射。注射时偶见过敏反应，个别可发生过敏性休克，故除急需补充的情况外，很少采用注射。

(5)肝肾功能不全时无须调整剂量；老年人剂量参照成人用法。

【药物相互作用】 维生素 B_1 在碱性溶液中易分解，与碱性药物如碳酸氢钠、枸橼酸钠配伍，易引起变质。本品不宜与含鞣质的中药和食物合用。

【用法与用量】 (1)预防用量　推荐膳食中每日摄入维生素 B_1 量，女性青年及成人 1～1.1 mg，妊娠期妇女 1.5 mg，乳母 1.6 mg。正常膳食均可达上述需要量。

(2)治疗用量　①口服　成人　维生素 B_1 缺乏症(轻型或重型维持量)：一次 5～10 mg，每日 3 次，至症状改善。妊娠期由于维生素 B_1 缺乏而致神经炎：每日 5～10 mg。嗜酒而致维生素 B_1 缺乏：每日 40 mg。

②肌内注射　成人　重型维生素 B_1 缺乏症：一次 50～100 mg，每日 3 次。

肌内注射或缓慢静脉注射，症状改善后改口服。

【儿科用法与用量】 小儿维生素 B_1 缺乏症：轻型，一日 10 mg 口服；重型，一日 10～25 mg 肌内注射，症状改善后口服。

维生素 B_1 缺乏症：一日 10～50 mg，分次口服。

【儿科注意事项】 对正常肾功能几乎无毒性。

【制剂与规格】 维生素 B_1 片：10 mg。

维生素 B_1 注射液：(1)2 ml：50 mg；(2)2 ml：100 mg。

维生素 B_2(核黄素)[药典(二)；基；医保(甲、乙)]

Vitamin B_2(Riboflavine)

本品为水溶性维生素。维生素 B_2 广泛存在于乳类、鱼类、肉类、绿叶蔬菜及谷麦中，烹饪中仅少量损失。

【适应证】 (1)用于防治口角炎、唇干裂、舌炎、阴囊炎、角膜血管化、结膜炎、脂溢性皮炎等维生素 B_2 缺乏症。

(2)胃肠道外营养及因摄入不足所致营养不良，进行性体重下降时应补充维生素 B_2。

(3)偏头痛。

(4)下列情况对维生素 B_2 需要量增加：妊娠期及哺乳期妇女、甲状腺功能亢进症、烧伤、长期慢性感染、发热、新生儿高胆红素血症接受蓝光治疗时、恶性肿瘤、吸收不良综合征伴肝胆系统疾病(乙醇中毒伴肝硬化、阻塞性黄疸)及肠道疾病(乳糜泻、热带口炎性腹泻、局限性肠炎、持续腹泻)或胃切除术后。

【药理】 (1)药效学　维生素 B_2 转化为黄素单核苷酸(flavinemononucleotide，FMN)和黄素腺嘌呤二核苷酸(flavine adenine denucleotide，FAD)均为组织呼吸的重要辅酶，并可激活维生素 B_6，将色氨酸转换为烟酸，并可能与维持红细胞的完整性有关。

(2)药动学　由胃肠道吸收，主要在十二指肠，嗜酒可减少维生素 B_2 的吸收，吸收后分布到各种组织及乳汁，仅极少量贮于肝、脾、肾、心组织。蛋白结合率中等。$t_{1/2}$为 66～84 分钟。肝内代谢，经肾排泄。血液透析可清除维生素 B_2，但比肾排泄慢。

【不良反应】 少见，水溶性维生素 B_2 在正常肾功能状况几乎不产生毒性。

【注意事项】 饭后口服吸收较完全，不宜与甲氧氯普胺同服。对诊断的干扰：尿中荧光测定儿茶酚胺浓度可呈假性增加，尿胆原测定呈假阳性。极低体重新生儿慎用。大量服用时尿呈黄色。

妊娠用药儿无风险，为 A 类。

【药物相互作用】 (1)肝炎及肝硬化患者同时服用丙磺舒可减少维生素 B_2 的吸收。

(2)长期应用吩噻嗪类及其衍生物、三环类抗抑郁

药的患者维生素 B_2需要量大。

(3)饮酒(乙醇)影响肠道吸收维生素 B_2，应用吩噻嗪、三环类抗抑郁药、丙磺舒等药，维生素 B_2 需要量增加。

【用药说明】 防治维生素 B_2缺乏症，因常伴有 B 族其他维生素缺乏，故推荐应用复合维生素 B。

【用法与用量】 (1)预防用量　推荐每日膳食中摄入量：男性青年与成人 1.4～1.8 mg，女性青年与成人 1.2～1.3 mg，妊娠期妇女 1.6 mg，乳母 1.7～1.8 mg。正常膳食均可达上述推荐需要量。

(2)治疗用量　①口服　治疗维生素 B_2缺乏：成人一次 5～10 mg，一日 10～35 mg；数日后减为补充膳食所需量，每日 1～4 mg；②肌内注射　成人　一次 1～10 mg，一日 10～30 mg。

【儿科用法与用量】 治疗维生素 B_2缺乏：①口服 12 岁以下，一日 3～10 mg，分 2～3 次服用。12 岁及 12 岁以上，一次 5～10 mg，一日 3 次。②肌内注射　一次 2.5～5 mg，一日 1 次。

预防维生素 B_2缺乏：口服　一日 1～2 mg。

【儿科注意事项】 (1)在正常肾功能状况几乎不产生毒性。

(2)大量服用时尿呈黄色。

【制剂与规格】 维生素 B_2 片：(1)5 mg；(2)10 mg。

维生素 B_2 注射液：(1)2 ml : 5 mg；(2)2 ml : 10 mg。

维生素 B_6(盐酸吡多醇)[药典(二)；基；医保(甲、乙)]

Vitamin B_6(Pyridoxine Hydrochloride)

【适应证】 (1)防治因大量或长期服用异烟肼等引起的周围神经炎、抽搐、昏迷。

(2)可能减轻部分患者妊娠、抗癌药和放射治疗引起的恶心、呕吐。

(3)可能有助于白细胞减少症。

(4)局部涂搽治疗痤疮、酒糟鼻和脂溢性湿疹等。

(5)与烟酰胺合用治疗糙皮病。

(6)其他维生素 B_6缺乏症患者。

【药理】 (1)药效学　维生素 B_6 在体内与 ATP 经酶的作用，转变成具有生理活性的磷酸吡哆醛及磷酸吡哆胺，它是某些氨基酸的氨基酸转移酶，脱羧酶及消化酶的辅酶，参与糖、蛋白质和脂肪的正常代谢，并与白细胞、血红蛋白的生成有关。

(2)药动学　维生素 B_6 口服后经胃肠道吸收，原形药与血浆蛋白几乎不结合，转化为活性产物磷酸吡哆醛可较完全的与血浆蛋白结合，血浆半衰期可长达 15～20 天。本品在肝内代谢，经肾排出，磷酸吡哆醛可透过胎盘屏障，并经乳汁泌出。

【禁忌证】 对该药或其辅料过敏者禁用。

【不良反应】 维生素 B_6在肾功能正常时几乎不产生毒性。若每天服用 200 mg，持续 30 天以上，曾报道可产生维生素 B_6依赖综合征。每日应用 2～6 g，持续几个月，可引起严重永久的周围神经病变，进行性步态不稳至足麻木、手不灵活，停药后可缓解，但仍软弱无力。

【注意事项】 (1)妊娠期妇女接受大量维生素 B_6，可致新生儿产生维生素 B_6依赖综合征和致畸胎。

(2)不宜应用大剂量维生素 B_6超过 RDA(1980)规定的 10 倍以上量治疗某些未经证实有效的疾病。

(3)维生素 B_6影响左旋多巴治疗帕金森病的疗效，但对卡比多巴无影响。

(4)对诊断的干扰　尿胆原试验呈假阳性。

(5)美国 FDA 妊娠期药物安全分级为 A。

【药物相互作用】 (1)氯霉素、环丝氨酸、盐酸肼酞嗪、免疫抑制药包括肾上腺皮质激素、环磷酰胺、环孢素、异烟肼、青霉胺等药物可拮抗维生素 B_6或增加维生素 B_6经肾排泄，可引起贫血或周围神经炎。

(2)服用雌激素时应增加维生素 B_6用量。

(3)不能与左旋多巴同用，因本品呈多巴脱羧酶的辅酶，可促进左旋多巴在外周即转变成多巴胺，从而减少能通过血-脑屏障的左旋多巴浓度，减弱左旋多巴对中枢的作用。

(4)大剂量应用时易增加苯巴比妥、磷苯妥英代谢。

【给药说明】 推荐膳食一日摄入量，成人 1.7～2 mg(男)或 1.4～1.6 mg(女)，妊娠期妇女 2.2 mg，乳母 2.1 mg。

【用法与用量】 (1)口服　成人　①维生素 B_6依赖综合征：开始一日 30～600 mg，维持量一日 50 mg，终身服用；②维生素 B_6缺乏症：一日 10～20 mg，共 3 周，以后一日 2～3 mg，持续数周；③先天性代谢障碍病(胱硫醚尿症、高草酸尿症、高胱氨酸尿症、黄嘌呤酸尿症)：一日 100～500 mg；④药物引起维生素 B_6缺少：预防一日 10～50 mg(使用青霉胺)，或一日 100～300 mg(使用环丝氨酸、乙硫异烟胺或异烟肼)；治疗一日 50～200 mg，共 3 周，然后一日 25～100 mg；⑤遗传性铁粒幼细胞贫血：一日 200～600 mg，共 1～2 个月，然后一日 30～50 mg，终生应用；⑥乙醇中毒：一日 50 mg。

(2)肌内或静脉注射　成人　①药物性维生素 B_6缺乏：治疗每日 50～200 mg，共 3 周，然后根据需要每日 25～

100 mg;③解毒环丝氨酸中毒:每次 300 mg 或 300 mg 以上;异烟肼中毒:每 1 g 异烟肼给 1 g 维生素 B_6 静脉注射。

【儿科用法与用量】 口服 维生素 B_6 依赖综合征:婴儿维持量,一日 2～10 mg,终生应用,1 岁以上小儿用量同成人。

维生素 B_6 缺乏症:一日 2.5～10 mg,共 3 周,然后一日 2～5 mg,持续数周。

【儿科注意事项】 在肾功能正常时几乎不产生毒性。

【制剂与规格】 维生素 B_6 片:10 mg。

维生素 B_6 缓释片:50 mg。

维生素 B_6 注射液:(1)1 ml∶25 mg;(2)1 ml∶50 mg;(3)2 ml∶100 mg。

泛酸钙(维生素 B_5)

Calcium Pantothenate

【适应证】 (1)适用于泛酸缺乏(如吸收不良综合征、热带口炎性腹泻、乳糜泻、局限性肠炎或应用泛酸钙拮抗药物时)的预防和治疗。

(2)维生素 B 缺乏症的辅助治疗。

【药理】 (1)药效学 泛酸是辅酶 A 的前体,为多种代谢环节中所必需,包括糖类、蛋白质和脂类,参与类固醇、卟啉、乙酰胆碱等物质的合成,以及正常的上皮细胞功能的维持。

(2)药动学 由胃肠道吸收,肝、肾上腺、心、肾组织中含量丰富。在体内不被代谢,70%以原形随尿排除,30%随粪便排除。

【不良反应】 水溶性泛酸盐在肾功能正常时几乎没有毒性,泛酸无不良反应。

【注意事项】 (1)患热带口炎性腹泻、乳糜泻或局限性肠炎的吸收不良综合征时,泛酸需求量增加。

(2)血友病患者用药时应谨慎,因泛酸可延长出血时间。

【用法与用量】 (1)泛酸缺乏时根据严重程度给药,一般一次 10～20 mg,一日 30～60 mg,口服。

【儿科用法与用量】 口服 ①预防用量:出生 1～3 岁,一日 2～3 mg;4～6 岁,一日 3～4 mg;7～10 岁,一日 4～10 mg。

②泛酸钙缺乏:一般每次 10～20 mg,一日 3 次。

【制剂与规格】 泛酸钙片:(1)5 mg;(2)10 mg。

维生素 B_{12}(氰钴胺)[药典(二);医保(甲)]

VitaminB_{12}(Cyanocobalamin)

维生素 B_{12} 是一种含钴的红色化合物,氰钴胺、甲钴胺、腺苷钴胺、羟钴胺都是维生素 B_{12} 中的一种,但结构有别、功能基本相同,只是效果有些差异。氰钴胺为维生素 B_{12} 的别称;甲钴胺为维生素 B_{12} 的甲基化活性制剂,为周围神经病变的治疗药物,它通过促进神经细胞内核酸和蛋白质以及神经髓鞘的合成,修复受损伤的周围神经。甲钴胺的吸收速度明显快于腺苷钴胺,且吸收后转化为腺苷钴胺的速度不一定比直接吃腺苷钴胺慢。羟钴胺为长效维生素 B_{12},大剂量用于解救氰化物中毒,促进氰化物转变为氰钴胺。腺苷钴胺是氰钴胺型维生素 B_{12},可被直接吸收利用,体内利用率高于维生素 B_{12},与组织细胞亲和力强,体内存留较久。

【适应证】 (1)主要用于治疗巨幼细胞贫血,饮食或者吸收不良性急性等各种原因导致的维生素 B_{12} 缺乏,内因子合成或者分泌障碍,热带性或非热带性口炎性腹泻,肠道切除后引起的自端形成和小肠憩室以及短二叶裂头绦虫肠道寄生虫等所致维生素 B_{12} 吸收障碍。

(2)神经系统疾病,如多发性神经炎、神经痛、神经萎缩等。

(3)用于对维生素 B_{12} 需求增加的情况:妊娠及哺乳期妇女、长期素食者、吸收不良综合征、肝硬化及其他肝脏疾病、反复发作的溶血性贫血、甲状腺功能亢进、慢性感染、胰及肠道肿瘤、肾脏疾病等。

【药理】 (1)药效学 ①维生素 B_{12} 为一种含钴的红色化合物,需转化为甲基钴胺和辅酶 B_{12} 后才具有活性。缺乏时致 DNA 合成障碍而影响红细胞的成熟,引起巨幼细胞贫血。维生素 B_{12} 还间接参与了胸腺嘧啶脱氧核苷酸的合成。②当维生素 B_{12} 缺乏时,可导致甲基丙二酸排泄增加和脂肪酸代谢异常。这很可能是神经系统病变的原因之一。

(2)药动学 口服本品后 8～12 小时血药浓度达到高峰;肌内注射 40 分钟后,约有 50%吸收入血液。肌内注射维生素 B_{12} 1 mg 后,血药浓度在 1 ng/ml 以上的时间平均 2.1 个月。维生素 B_{12} 吸收入血后即与转钴胺相结合,进入组织中。转钴胺有三种,其中转钴胺Ⅱ是维生素 B_{12} 转运的主要形式,占血浆中维生素 B_{12} 总含量的 2/3。

人体内维生素 B_{12} 贮存总量为 3～5 mg,肝脏是其主要贮存部位,约有 1～3 mg 贮于肝脏。维生素 B_{12} 口服 24 小时后在肝脏中的浓度达到高峰,5～6 日后仍有口服量的 60%～70%集中在肝脏。除机体需求量外,维生素 B_{12} 几乎皆以原形经肾脏随尿液排出。肌内注射维生素 B_{12} 1 mg,72 小时后,总量的 75%以原形从尿液中排出。尿中排出量随注入量增加而增加,肌内注射 5 μg

后，8小时排出3～4 μg；肌注1 mg后，8小时排出量可达330～470 μg。

【注意事项】（1）慎用　心脏病患者（注射维生素B_{12}可能增加血容量，导致肺水肿或充血性心力衰竭）。

（2）药物对妊娠的影响　尚不明确，水溶性维生素可以透过胎盘，妊娠期间需求量增加。

（3）药物对哺乳的影响　可以进入乳汁。

（4）药物对检验值或诊断的影响　抗生素可影响血清和红细胞内维生素B_{12}测定，特别是应用微生物学检查方法时，可产生假性低值，应加注意。

（5）中枢神经系统缺乏维生素B_{12}超过3个月可以导致不可逆转的中枢神经系统损伤；补充叶酸时需要同时补充维生素B_{12}，否则神经系统异常不会改善。

（6）治疗严重缺乏维生素B_{12}导致的巨幼细胞贫血时，可能会导致严重低血钾，注意补充钾，机制是贫血改善是细胞内钾的转移。

（7）补充过程中可能发生血小板增多。

（8）恶性贫血时皮下或者肌内注射补充维生素B_{12}；只有当血液学改善并且没有神经系统受损时可以口服或者经鼻给药。

【禁忌证】（1）对本药过敏者。

（2）恶性肿瘤患者（本药可促进恶性肿瘤生长）。

（3）家族遗传性球后视神经炎（利伯病）及抽烟性弱视症患者。

（4）美国FDA妊娠期药物安全性分级为C。

【不良反应】（1）肌内注射偶可引起皮疹、瘙痒以及过敏性哮喘，但发生率很低。极个别有过敏性休克。

（2）可引起低血钾及高尿酸血症。

（3）长期应用可出现缺铁性贫血。

（4）冠状动脉性心脏病，周围血管疾病、外周血管栓塞。

（5）步态异常、焦虑、头晕、共济失调、头痛、感觉异常、反应迟钝。

（6）腹泻、食欲减低、恶心、呕吐、舌炎、咽痛。

（7）真红细胞增多症。

（8）肌肉与骨骼：背痛、关节炎、肌痛、乏力。

（10）呼吸困难、肺水肿、鼻炎。

（11）注射部位感染。

【药物相互作用】（1）本药与叶酸有协同作用，可同时合用治疗巨幼细胞贫血。

（2）本药可加速核酸降解，导致痛风患者血尿酸升高，诱发痛风发作。

（3）与氯霉素合用，可抵消维生素B_{12}具有的造血反应。

（4）氨基苷类抗生素、氨基或对氨基水杨酸类药、抗惊厥药（如苯巴比妥、苯妥英钠、扑米酮）及秋水仙碱等可减少维生素B_{12}从肠道吸收。

（5）消胆胺、活性炭与本药合用时可吸附本药，减少其吸收。

（6）维生素B_{12}与氯丙嗪、维生素C、维生素K、葡萄糖注射液等可发生配伍变化，不能混合给药。

（7）大量饮酒可导致维生素B_{12}吸收障碍。

【给药说明】（1）本药不得作静脉注射。

（2）临床常见用量过大现象，不但浪费资源，更易产生不良反应。

（3）恶性贫血者口服普通维生素B_{12}无效，必须肌内注射，并终身使用。

（4）与维生素B_{12}代谢无关的各种贫血、营养不良、病毒性肝炎、多发性硬化症、三叉神经痛、皮肤或精神疾患等，用本药治疗均无效，不应滥用。

（5）有神经系统损害者，在诊断未明确前不宜应用维生素B_{12}，以免掩盖亚急性联合变性的临床表现。

【用法与用量】　成人　肌内注射　①维生素B_{12}缺乏症：一日25～100 μg或隔日50～200 μg，共2周。②维生素B_{12}缺乏伴神经系统表现者：每日用量可增加至500 μg，以后每周肌内注射2次，每次50～100 μg，直到血象回复正常；维持量为每月肌注100 μg。

【儿科用法与用量】　肌内注射　维生素B_{12}缺乏症：每次25～50 μg，隔日1次，共2周；以后每月肌内注射1次。

【儿科注意事项】（1）恶性肿瘤、家族遗传性球后视神经炎（利伯病）及抽烟性弱视症者禁用。

（2）心脏病患者慎用。

【制剂与规格】　维生素B_{12}注射液：（1）1 ml∶0.05 mg；（2）1 ml∶0.1 mg；（3）1 ml∶0.25 mg；（4）1 ml∶0.5 mg；（5）1 ml∶1 mg。

维生素B_{12}滴眼液：（0.02%）5 ml。

叶　酸[药典（二）；基；医保（甲、乙）]

Folic Acid

【适应证】　抗贫血药，适用于治疗各种原因引起的叶酸缺乏和巨幼细胞贫血，预防胎儿先天性神经管畸形，妊娠期、哺乳期妇女预防用药。

【药理】（1）药效学　本品由蝶啶、对氨基苯甲酸和谷氨酸组成的水溶性B族维生素，为机体细胞生长和繁殖必需物质。叶酸经二氢叶酸还原酶及维生素B_{12}的作用，形成四氢叶酸（THFA），后者与多种一碳单位（包括CH3、CH2、CHO等)结合成四氢叶酸类辅酶,传递一碳单位,参与体内很多重要反应及核酸和氨基酸的合成。THFA在丝氨酸转羟基酶的作用下,形成N5、N10甲烯基四氢叶酸,能促使尿嘧啶核苷酸(dUMP)形成胸腺嘧啶苷酸(dTMP),后者可参与细胞的DNA合成,促进细胞的分裂与成熟。在DNA合成过程中,脱氧尿苷酸转变为脱氧胸苷酸,期间所需的甲基由亚甲基四氢叶酸提供。叶酸缺乏时,DNA合成减慢,但RNA合成不受影响,结果在骨髓中生成细胞体积较大而细胞核发育较幼稚的血细胞,尤以红细胞最为明显,及时补充本品有治疗效应。

(2)药动学　口服后主要以药物原形在空肠近端吸收,5～20分钟即出现于血中,1小时后达高峰,其$t_{1/2}$约为0.7小时。贫血患者吸收速度较正常人快。叶酸由门静脉进入肝脏,以活性代谢物N_5-甲基四氢叶酸的形式储存于肝脏中和分布到其他组织器官,在肝脏中储存量约为全身总量的1/3～1/2。肾清除率30%。

【不良反应】 (1)心血管:脸红(轻微)。

(2)中枢神经系统:不安(中度)。

(3)皮肤:红斑、皮疹、瘙痒。

(4)呼吸系统:气管痉挛。

(5)其他:在肾功能正常患者,本品很少发生中毒现象,偶见过敏反应。长期用药可出现畏食、食欲缺乏、恶心、腹胀等胃肠道症状。大量服用叶酸时,可引起黄色尿。

【禁忌证】 (1)对本品或其成分过敏者。

(2)维生素B_{12}缺乏引起的巨幼红细胞贫血不能单用叶酸治疗。

【禁忌证】 (1)对本品或其成分过敏者。

(2)维生素B_{12}缺乏引起的巨幼红细胞贫血不能单用叶酸治疗。

【注意事项】 (1)叶酸口服可以迅速改善巨幼细胞贫血,但不能阻止由维生素B_{12}缺乏所致的神经损害的进展,例如脊髓亚急性联合变性。如果大剂量持续服用叶酸,可进一步降低血清维生素B_{12}的含量,反可使神经损害向不可逆转方面发展。因此,在明确排除维生素B_{12}缺乏所致恶性贫血前,不宜贸然单独使用叶酸治疗。

(2)抗生素类药物影响微生物法测定血清或红细胞中叶酸浓度,常出现浓度偏低的假象,用药前应加注意。

(3)美国FDA妊娠期药物安全性分级为口服给药A。可以透过胎盘屏障并进入乳汁。

(4)某些剂型中含有铝,警惕铝中毒,尤其是大剂量、长期使用或者有肾功能不全的患者。某些剂型中含有苯甲醇及其衍生物,警惕潜在毒性,包括呼吸系统致命性毒性(喘息综合征;代谢性酸中毒、呼吸抑制、呼吸系统痉挛)、中枢神经系统功能障碍(包括抽搐、颅内出血)、低血压、心血管功能衰竭等。

【药物相互作用】 (1)与维生素C同服,后者可能抑制叶酸在胃肠中的吸收。

(2)叶酸与苯妥英钠、扑米酮同用,可降低后者的抗癫痫作用。

(3)甲氨蝶呤、乙胺嘧啶等对二氢叶酸还原酶有较强的亲和力,阻止叶酸转化为四氢叶酸,中止叶酸的治疗作用。反之在甲氨蝶呤治疗肿瘤、白血病时,如使用大剂量叶酸,也会影响甲氨蝶呤的疗效。

(4)叶酸可以降低镇静安眠药物、柳氮磺胺吡啶血药浓度。

(5)绿茶可以增加叶酸血药浓度。

(6)口服大剂量叶酸,可以影响微量元素锌的吸收。

【给药说明】 遇有口服叶酸片剂出现恶心或(和)呕吐较剧,或处于手术前后禁食期,或胃切除后伴有吸收不良等情况,可选用叶酸钠或亚叶酸钙(甲酰四氢叶酸钙)作肌内注射。

【用法与用量】 成人　口服　治疗用:一次5～10 mg,一日15～30 mg,每一疗程为14日,或用到红细胞数量恢复正常为止;维持量一日2.5～10 mg。预防胎儿先天性神经管畸形:育龄妇女从计划怀孕时起至怀孕后三个月末,一次0.4 mg,一日1次。

妊娠期、哺乳期妇女预防用药:一次0.4 mg,一日1次。

【儿科用法与用量】 参阅“抗贫血及升细胞药”。

【制剂与规格】 叶酸片:(1)0.4 mg;(2)5 mg。

注射用叶酸:30 mg。

烟　酸[药典(二);医保(乙)]

Nicotinic Acid(Niacin)

【适应证】 (1)用于预防和治疗烟酸缺乏症和治疗糙皮病。

(2)用于治疗偏头痛、头痛、脑动脉血栓形成、肺栓塞、内耳眩晕症、冻伤、中心性视网膜脉络膜炎。

(3)大剂量还可与其他血脂调节药合用于降血脂、减少高脂血症心肌梗死患者心肌梗死再发生;延缓冠状动脉硬化的进展;治疗有胰腺炎发生风险的高甘油三酯症。

【药理】 (1)药效学　烟酸在体内转化为烟酰胺,再与核糖腺嘌呤等组成烟酰胺腺嘌呤二核苷酸(辅酶Ⅰ)和烟酰胺腺嘌呤二核苷酸磷酸(辅酶Ⅱ),为脂质氨基酸、蛋白、嘌呤代谢，组织呼吸的氧化作用和糖原分解所必需。烟酸可减低辅酶A的利用；通过抑制极低密度脂蛋白(VLDL)的合成而影响血中胆固醇的运载，大剂量可降低血清胆固醇及甘油三酯浓度。烟酸有周围血管扩张作用。

(2)药动学　胃肠道吸收。口服后30～60分钟血药浓度达峰值，广泛分布到各组织 $t_{1/2}$ 约为45分钟。肝内代谢。治疗量的烟酸仅有小量以原形及代谢物由尿排出，用量超过需要时，绝大部分经肾排出。食物中色氨酸通过肠道细菌作用转换为烟酸。

【不良反应】 (1)在肾功能正常时几乎不会发生毒性反应。

(2)静脉注射可有过敏反应。皮肤红斑或瘙痒，甚至出现哮喘。

(3)不良反应有感觉温热、皮肤发红(特别在脸面和颈部)、头痛。缓释片潮红发生率>10%，通常出现在治疗初期和剂量调整阶段。发作表现如发热、发红、瘙痒和/或麻刺感，在接受治疗数周后将耐受。罕见比较严重的潮红伴有头晕、心跳加速、心悸、呼吸急促、出汗、发冷和/或水肿，罕见晕厥发生。必要时应给予相应的治疗。

(4)心血管：心律失常、心房颤动、水肿、低血压、晕厥(罕见)。

(5)中枢神经系统：颤抖、头晕、头痛、失眠、偏头痛、紧张。

(6)皮肤：黑棘皮病、皮肤灼烧感、皮肤干燥、色素沉着、斑状丘疹、皮肤瘙痒、荨麻疹。

(7)内分泌与代谢：糖耐量减低、高尿酸血症、痛风、低磷血症。

(8)消化系统：腹痛、淀粉酶升高、腹泻、消化不良、恶心、消化性溃疡、呕吐、呃逆、腹胀、肝坏死(罕见)、肝炎、黄疸、转氨酶升高(一过性)、PT延长、总胆红素升高。

(9)肌肉骨骼：CPK升高、腿痉挛、肌痛、肌无力、肌病、偏瘫、横纹肌溶解(罕见)、乏力。

(10)眼：视物模糊、黄斑囊样水肿、中毒性弱视。

(11)血液系统：血小板减低。

【禁忌证】 (1)对烟酸、烟酰胺及其辅料过敏者。

(2)活动性肝脏疾病或者持续显著或者无法解释的肝酶升高；活动性消化溃疡；动脉性出血者。

(3)美国FDA妊娠期药物安全性分级为C。

【注意事项】 (1)对诊断的干扰　荧光测定尿中儿茶酚胺浓度呈假阳性，尿糖班氏试剂测定呈假阳性，血尿酸测定可增高(仅在应用大剂量烟酸时发生)。

(2)下列情况应慎用：①动脉出血；②糖尿病(烟酸用量大可影响糖耐量)；③青光眼；④痛风；⑤高尿酸血症；⑥肝病；⑦溃疡病(用量大可引起溃疡活动)；⑧低血压。

(3)给药过程中应注意检查肝功能、血糖，避免大量饮酒。

(4)烟酸在儿童中降血脂作用未经临床试验，2岁以下小儿胆固醇为正常发育所需，不推荐应用烟酸降低血脂。

(5)烟酸因不良反应较大，非调血脂应用时，一般可用烟酰胺替代。

【药物相互作用】 (1)异烟肼可阻止烟酸与辅酶Ⅰ结合，而致烟酸缺少。

(2)烟酸会加强神经节阻滞药(如经皮吸收的尼古丁或血管活性药物如硝酸盐、钙离子通道阻滞药和类肾上腺素的抑制药)的降血压作用，可产生直立性低血压。

(3)与降糖药物合用时，可以降低降糖药的效果。

(4)与胆酸螯合剂应分开服用，因胆汁酸螯合剂可以降低烟酸吸收。

(5)可以增加HMG-CoA抑制剂的不良反应。

【给药说明】 缓释片应在晚餐后睡前服用，应整片吞服，服用前不得折断、碾碎或咀嚼。同时在服药前后应避免摄入酒精或热饮，以免增加潮红和瘙痒症的发生率。

【用法与用量】 (1)糖皮病的治疗：成人①口服　一次50～100 mg，一日500 mg，如有胃部不适，宜与牛奶同服或进餐时服，一般同时服用维生素 B_1、B_2、B_6 各5 mg。②肌内注射　一次50～100 mg，一日5次。静脉缓注　一次25～100 mg，一日2次或多次。

(2)调血脂(一般使用缓释片)：晚餐后睡前服，初始治疗从低剂量开始，随后逐渐增加剂量。较长时间中止本品的治疗或先前接受过其他烟酸制品治疗的患者，也应如此。在治疗期间，不能用烟酸制品替代本品。维持治疗7周后，由医生确定适合个体的用药剂量及用药持续时间。如患者对1000 mg/d的应答不足，剂量可增加至2000 mg/d。4周内日剂量的增加不得超过500 mg，每日的最大用药剂量为2000 mg。

【儿科用法与用量】 口服　小儿糖皮病常用量为一次25～50 mg，一日2～3次。

静脉注射　一次25～100 mg，一日2次，缓慢静脉注射。

【儿科注意事项】 (1)动脉出血、糖尿病、青光眼、痛风、高尿酸血症、肝病、溃疡病及低血压者慎用。

(2)大量烟酸可导致腹泻、头晕、乏力、皮肤干燥、瘙痒、眼干燥、恶心、呕吐、胃痛等。

【制剂与规格】 烟酸片:(1)50 mg;(2)100 mg。

烟酸缓释片:1000 mg。

烟酸注射液:2 ml∶20 mg。

注射用烟酸:25 mg。

烟酰胺[药典(二);医保(乙)]

Nicotinamide(Niacinamide)

【适应证】 用于防治糙皮病等烟酸缺乏病,也用于防治心脏传导阻滞。

【药理】 (1)药效学 在体内本品与核糖、磷酸、腺嘌呤形成烟酰胺腺嘌呤二核苷酸(辅酶Ⅰ)和烟酰胺腺嘌呤二核苷酸(辅酶Ⅱ),为脂质代谢、组织呼吸的氧化作用和糖原分解所必需。本品还有防治心脏传导阻滞和提高窦房结功能的作用。

(2)药动学 胃肠道易吸收,肌内注射吸收更快,吸收后分布到全身组织,$t_{1/2}$约为45分钟。经肝脏代谢,治疗量仅少量以原形自尿排出,用量超过需要量时排泄增多。

【不良反应】 (1)肌内注射可引起局部疼痛。

(2)个别有头晕、恶心、食欲缺乏等,可自行消失。

【药物相互作用】 烟酰胺与异烟肼有拮抗作用,长期服用异烟肼时,应适当补充烟酰胺。

【给药说明】 推荐膳食一日摄入量,男性青少年及成人15～20 mg,女性青少年及成人13～15 mg,乳母20 mg。

【注意事项】 (1)烟酰胺无扩张血管作用,高血压患者需要时可用烟酰胺。

(2)美国FDA妊娠期药物安全性分级为A。

【用法与用量】 防治糙皮病:①口服 一次50～200 mg,一日500 mg。②肌内或静脉注射 一次50～200 mg。

【制剂与规格】 烟酰胺片:(1)50 mg;(2)100 mg。

烟酰胺注射液:(1)1 ml∶50 mg;(2)1 ml∶100 mg。

维生素C(抗坏血酸)[药典(二);基;医保(甲、乙)]

VitaminC(Ascorbic Acid)

【适应证】 (1)用于防治坏血病,也可用于各种急慢性传染性疾病及紫癜等辅助治疗,克山病患者发生心源性休克时,可用大剂量本品治疗。

(2)慢性铁中毒的治疗。维生素C促进去铁胺对铁的螯合,使铁排出加速。

(3)特发性高铁血红蛋白血症的治疗,维生素C有效。

(4)下列情况对维生素C的需要量增加:①患者接受慢性血液透析,胃肠道疾病(长期腹泻、胃或回肠切除术后),艾滋病,结核病,癌症,溃疡病,甲状腺功能亢进症,发热,感染,创伤,烧伤,手术后等;②因严格控制或选择饮食、接受肠道外营养的患者,营养不良,体重骤降,以及在妊娠期和哺乳期,维生素C需要量均需增加;③应用巴比妥类、四环素类、水杨酸类,或以维生素C作为泌尿系统酸化药时(维生素C可提高乌洛托品效应),维生素C需要量增加。

【药理】 (1)药效学 本品是抗体及胶原形成、组织修补(包括某些氧化还原作用)、叶酸的代谢、铁及碳水化合物的利用、脂肪及蛋白质的合成、维持免疫功能、保持血管的完整、促进非血红素铁吸收等功能所必需的物质。

(2)药动学 胃肠道吸收,主要在空肠。蛋白结合率低。以腺体组织、白细胞、肝、眼球晶体中含量较高。人体摄入维生素C每日推荐需要量时,体内约贮存1500 mg,如每日摄入200 mg维生素C时,体内贮量约2500 mg。肝内代谢,极少量以原形或代谢产物经肾排泄。当血浆浓度>14 μg/ml时,尿内排出量增多。可经血液透析清除。

【不良反应】 (1)长期服用每日2～3 g突然停药引起停药后坏血病。

(2)长期服用大量维生素C偶可引起尿酸盐、半胱氨酸盐或草酸盐结石。

(3)快速静脉注射可引起头晕、晕厥。

(4)大量应用(每日用量1 g以上)可引起腹泻、皮肤红而亮、头痛、尿频(每日用量600 mg以上时)、恶心、呕吐、胃痉挛。

(5)过多应用维生素C咀嚼片可致牙釉质损坏。

【注意事项】 (1)本品可通过胎盘,可分泌入乳汁。

(2)对诊断的干扰 大量服用将影响以下诊断性试验的结果:①大便隐血可致假阳性;②能干扰血清乳酸脱氢酶和血清氨基转移酶浓度的自动分析结果;③尿糖(硫酸铜法)、葡萄糖(氧化酶法)均可致假阳性;④尿中草酸盐、尿酸盐和半胱氨酸等浓度增高;⑤血清胆红素浓度上升;⑥尿pH下降。

(3)下列情况应慎用:①半胱氨酸尿症;②痛风;③高草酸盐尿症;④草酸盐沉积症;⑤尿酸盐性肾结石;⑥糖尿病(因维生素C可能干扰血糖定量);⑦葡萄糖-6-磷酸脱氢酶缺乏症(可引起溶血性贫血);⑧血色病;⑨铁

粒幼细胞性贫血或地中海贫血(可致铁吸收增加);⑩镰状细胞贫血(可致溶血危象)。

(4)美国 FDA 妊娠期药物安全性分级为 C。

(5)含维生素 C 的肠外营养液贮存及应用时应避光。

(6)避免快速静脉注射,可以引起一过性头晕或眩晕。

(7)部分剂型可含有铝或者苯甲醇,警惕铝中毒或者苯甲醇中毒。部分剂型含钠,限制钠摄入患者应用时注意。

【药物相互作用】 (1)口服大剂量(>10 g/d)维生素 C 可干扰抗凝药的抗凝效果。

(2)与巴比妥或扑米酮等合用,可促使维生素 C 的排泄增加。

(3)长期或大量应用维生素 C 时,能干扰双硫仑对乙醇的作用。

(4)水杨酸类能增加维生素 C 的排泄。

(5)可以降低硼替佐米疗效;降低环孢素的血药浓度。

(6)铜可以降低维生素 C 的血药浓度。

(7)可以增加去铁胺的不良反应,尤其警惕左心衰的发生。

(8)可以增加雄激素衍生物的血清浓度。

(9)本品注射液与氨茶碱、博来霉素、头孢唑林、右旋糖酐、多沙普仑、红霉素、甲氧西林、青霉素、维生素 K、碳酸氢钠有配伍禁忌。

【给药说明】 (1)推荐每日摄入量:青少年及成人 50～60 mg,妊娠期妇女 70 mg,乳母 90～95 mg,吸烟者 100 mg。

(2)服用泡腾片一般宜用 100～150 ml 水浸泡,待药物完全溶解或气泡消失后再饮用;用水不能超过 80 ℃,现喝现泡,不应让儿童自行服用,严禁直接含服或吞服;储存时应注意密闭,避免受热或受潮。

【用法与用量】 (1)一般治疗　①口服　饮食补充:一日 50～100 mg;慢性透析患者:一日 100～200 mg;维生素 C 缺乏:每次 100～200 mg,一日 3 次。至少服 2 周。②静脉注射　治疗维生素 C 缺乏时:一次 0.5～1 g,临用时宜用 5%或 10%葡萄糖注射液稀释后滴注。

(2)酸化尿　口服　一日 4～12 g,分次服用,每 4 小时 1 次。

(3)特发性高铁血红蛋白血症治疗　一日 300～600 mg,分次服用。

(4)克山病心源性休克　首剂 5～10 g,加入 25%葡萄糖注射液中缓慢静脉注射,以后视病情 2～4 小时重复 1 次,24 小时总量可达 15～30 g。

【儿科用法与用量】 口服　一日 100～300 mg。

肌内或静脉注射　一日 100～300 mg,分次注射。

【儿科注意事项】 长期大量服用偶可引起尿酸盐、半胱氨酸盐或草酸盐结石、腹泻、皮肤红而亮、头痛、尿频、恶心、呕吐、胃痉挛等。

【制剂与规格】 维生素 C 片:(1)25 mg;(2)50 mg;(3)100 mg。

维生素 C 泡腾片:(1)1 g;(2)0.5 g。

维生素 C 注射液:(1)2 ml : 0.1 g;(2)2 ml : 0.25 g;(3)2.5 ml : 1 g;(4)5 ml : 0.5 g;(5)20 ml : 2.5 g。

维生素 C 钠注射液:(1)2 ml : 0.5 g(含无水碳酸钠 0.125 g);(2)2 ml : 1 g(含无水碳酸钠)。

维生素 D[药典(二);基;医保(甲、)]

Vitamin D

本品是具有胆骨化醇(cholecalciferol)生物活性的类固醇衍生物,主要包括维生素 D_2(ergocalciferol)与维生素 D_3(cholecalciferol),维生素 D 的同类衍生物(活性代谢产物)有骨化二醇(25-羟胆骨化醇,calcifediol)、骨化三醇(1,25-双羟骨化醇,calcitriol)及双氢速甾醇(dihydrotachysterol,简称 DHT),阿法骨化醇(alfacalcidol)为前体药物,经肝及成骨细胞转化为骨化三醇而起效。

【适应证】 (1)维生素 D 缺乏症的预防与治疗。

(2)用于慢性低钙血症、低磷血症。

(3)手足搐搦症的预防与治疗　维生素 D_2、DHT、骨化三醇可用于治疗急、慢性及潜在手术后手足搐搦症及特发性手足搐搦症。预防及治疗早产婴低钙搐搦。

有关各种病理状况时选用维生素 D 及其衍生物,列举如下:①维生素 D 缺乏的预防与治疗:维生素 D_2、骨化二醇、骨化三醇。②维生素 D 依赖性佝偻病的治疗:同①。③家族性低磷血症(抗维生素 D 佝偻病)的治疗:骨化二醇、骨化三醇。④低钙血症伴甲状旁腺功能低下的治疗:骨化二醇、骨化三醇、DHT。⑤慢性肾功能衰竭的治疗:骨化二醇、骨化三醇、DHT。⑥急性、慢性、潜在性手术后及特发性手足搐搦症的治疗:DHT、维生素 D_2。⑦早产婴低钙搐搦的预防及治疗:骨化三醇。

【药理】 (1)药效学　本品促进小肠黏膜刷状缘对钙的吸收及肾小管重吸收磷,提高血钙、血磷浓度,协同甲状旁腺激素(PTH)、降钙素(CT),促进旧骨释放磷酸钙,维持及调节血浆钙、磷正常浓度。维生素 D 促使钙沉着于新骨形成部位，使枸橼酸盐在骨中沉积，促进骨钙化及成骨细胞功能和骨样组织成熟。高钙血症时，CT分泌增多，1-羟化酶活性受抑，使骨化二醇转变成骨化三醇减少，证实骨化三醇代谢受PTH和CT的调节，磷酸盐、钙亦能调节1-羟化酶的活性。

(2)药动学　本品由小肠吸收，维生素D_3比D_2吸收更迅速、完全。维生素D_2的吸收需胆盐与特殊α-球蛋白结合后转运到身体其他部位，贮存于肝和脂肪。维生素D_2和D_3的代谢、活化，首先通过肝脏，其次为肾脏。骨化二醇代谢活化于肾脏，DHT活化于肝脏，骨化三醇不需代谢活化，部分降解于肾脏。维生素$D_2 t_{1/2}$为19～48小时，在脂肪组织内可长期贮存，骨化二醇10～22天，平均16天，骨化三醇口服3～6小时。作用开始时间，维生素D_2和D_3均为12～24小时，治疗效应可持续10～14天，骨化三醇(口服)2～6小时，DHT数小时(最长1～2周后)。血药浓度达峰时间：骨化二醇约4小时，骨化三醇口服约3～6小时。作用持续时间：骨化二醇15～20天，肾功能衰竭时作用时间增长2～3倍；骨化三醇3～5天；DHT最长达9周，维生素D_2最长6个月，重复剂量有累积作用。维生素D及其代谢物主要经胆汁及粪便排泄，少量经尿液排出。

【不良反应】(1)短期内摄入超量或长期服用大量维生素D，可导致严重中毒反应(如成人摄入维生素D每日20万～60万U、小儿每日20万～40万U数周或数月可致严重毒性反应)。

(2)维生素D中毒引起的高钙血症，可引起全身性血管钙化、肾钙质沉淀及其他软组织钙化，而致高血压及肾功能衰竭，上述不良反应多发生于高钙血症伴有高磷血症时。儿童可致生长停滞，屡见于长期应用维生素D_2每日1800U后。中毒剂量可因个体差异而不同，但每日应用1万U超过数月后，对正常人亦可致毒性反应。维生素D中毒可因肾、心血管功能衰竭而致死。

(3)治疗中发现下列情况时需高度警惕维生素D中毒表现：早期症状食欲缺乏、恶心、呕吐、极度口渴、多尿、便秘和腹泻交替发生，以后逐渐消退，易烦躁，进一步发展至抑郁状态。

【禁忌证】高钙血症、维生素D增多症、高磷血症伴肾性佝偻病禁用。

【注意事项】(1)维生素D妊娠用药几无风险，为A类。但对各种活性维生素D美国FDA妊娠期药物安全性分级多为C。

(2)全母乳喂养婴儿易发生维生素D缺乏，皮肤黝黑母亲婴儿尤易发生。婴儿对维生素D敏感性个体间差异大，有些婴儿对小剂量维生素D即很敏感。

(3)对诊断的干扰　维生素D可促使血清磷酸酶浓度降低，血清钙、胆固醇、磷酸盐和镁的浓度可能升高，尿液内钙和磷酸盐的浓度亦增高。

(4)下列情况应慎用　动脉硬化、心功能不全、高胆固醇血症、高磷血症(可引起钙质转移)；对维生素D高度敏感及肾功能不全(肾性佝偻病患者维生素D的需要量减小，婴儿可因此引起特发性高钙血症)；非肾脏病用维生素D治疗时，如患者对维生素D异常敏感，也可产生肾脏毒性。

(5)疗程中应注意检查　血清尿素氮、肌酐和肌酐清除率、血清碱性磷酸酶、血磷、24小时尿钙、尿钙与肌酐的比值/血钙(用治疗量维生素D时应定期做监测，维持血钙浓度2.00～2.50 mmol/L左右)，以及骨X线检查等，治疗家族性低磷血症或甲状旁腺功能低下时，应定期检查上述指标。

【药物相互作用】(1)含镁的制酸药与维生素D同用，特别在慢性肾功能衰竭患者，可引起高镁血症。

(2)巴比妥、苯妥英钠、抗惊厥药、扑米酮等可降低维生素D效应(通过诱导肝细胞微粒体酶，促进维生素D代谢而致)，因此长期服用抗惊厥药时应补给维生素D，以防骨软化症。

(3)降钙素(calcitonin)与维生素D同用可抵消前者对高钙血症的疗效。

(4)大量钙剂或利尿药与常用量维生素D并用，有发生高钙血症的危险。

(5)考来烯胺、考来替泊、矿物油、硫糖铝等，均能减少小肠对维生素D的吸收。

(6)洋地黄与维生素D同用时应谨慎，因维生素D如引起高钙血症，容易诱发心律失常。

(7)大量的含磷药与维生素D同用，可诱发高磷血症。

(8)维生素D_3可以轻度抑制CYP2C19，CYP2C9，CYP2D6代谢。

【给药说明】(1)用以治疗低钙血症时需定期复查血钙等有关指标；除非遵医嘱，避免同时应用钙、磷和维生素D制剂。

(2)治疗低钙血症前，应先控制血清磷的浓度，由于个体差异，维生素D用量应依据临床反应作调整；有些婴儿对小量即很敏感，为了防止过量导致高钙血症，并继发高磷血症和高尿钙，用量应慎重酌定，血清钙和磷浓度的乘积[Ca]×[P](mg/100 ml)不得大于60，血液透析时可用碳酸钙控制血磷浓度，维生素D疗程中磷的吸收增多，钙制剂的用量可以酌增。

(3)短时间摄入超量或长时间服用大量维生素 D，可导致严重的中毒反应。慢性维生素 D 中毒引起的高钙血症可引起眩晕、呕吐、便秘、腹痛、肌无力、骨痛等，并可导致全身血管钙化、肾钙质沉积、软组织钙化、高血压和肾衰竭、小儿生长发育停止(多见于长期应用维生素 D 后)。出现上述不良反应时，应及时停药，并停止补钙，给予低钙饮食，大量饮水，保持尿液酸性，同时对症支持治疗，如高钙血症危象时需静脉注射氯化钠溶液，增加尿钙排出，必要时应用利尿药、糖皮质激素如泼尼松或降钙素，甚至做血液透析。并应避免暴晒阳光，直至血钙浓度降至正常时才改变治疗方案。

(4)患者胃肠道吸收不良时，应从胃肠道外给药。

(5)在治疗上，维生素 D 不等同于活性维生素 D，前者是一种营养素，仅用于骨质疏松的预防，后者才是有效的治疗药物。临床上，90%的骨质疏松患者并非由单一因素所引起，因此，同时给予维生素 D 和活性维生素 D 也是合理的治疗策略。

【用法与用量】【制剂与规格】 参阅具体品种项下。

维生素 D_2

Vitamin D_2

【用法与用量】 (1)预防维生素 D 缺乏　成人口服一日 0.01～0.02 mg(400～800 U)。早产儿、双胎或人工喂养婴儿一日饮食摄入维生素 D 含量不足 0.0025 mg(100 U)时，需于出生后 1～3 周起一日口服维生素 D0.0125～0.025 mg(500～1000 U)，如不能坚持口服者，可每月或隔月注射维生素 D5 mg(20 万 U)；母乳喂养婴儿一日 0.01 mg(400 U)。

(2)治疗维生素 D 缺乏，成人　口服　一日 0.025～0.05 mg(1000～2000 U)，以后减至一日 0.01 mg(400 U)。小儿一日 0.025～0.1 mg(1000～4000 U)，以后减至一日 0.01 mg(400 U)。

(3)维生素 D 依赖性佝偻病　成人　口服　一日 0.25～1.5 mg(1 万～6 万 U)，最高量一日 12.5 mg(50 万 U)。小儿口服一日 0.075～0.25 mg(3000～1 万 U)，最高量一日 1.25 mg(5 万 U)。

(4)骨软化症(长期应用抗惊厥药引起)　成人　口服一日 0.025～0.1 mg(1000～4000 U)，小儿一日 0.025 mg(1000 U)。

(5)家族性低磷血症　成人　口服　一日 1.25～2.5 mg(5 万～10 万 U)。

(6)甲状旁腺功能低下　成人　口服　一日 1.25～3.75 mg(5 万～15 万 U)，小儿 1.25～5 mg(5 万～20 万 U)。

(7)肾功能不全　成人　口服　一日 1～2.5 mg(4 万～10 万 U)。

(8)肾性骨萎缩　成人开始剂量一日口服 0.5 mg(2 万 U)，维持量一日口服 0.25～0.75 mg(1 万～3 万 U)，小儿一日口服 0.1～1 mg(4000～4 万 U)。

【制剂与规格】 维生素 D_2 软胶囊：(1)0.125 mg(5000 U)；(2)0.25 mg(1 万 U)。

维生素 D_2 片：5000 U。

维生素 D_2 注射液：(1)1 ml：5 mg(20 万 U)；(2)1 ml：10 mg(40 万 U)。

维生素 AD 滴剂：维生素 A 1500 U、维生素 $D_2$500 U。

维生素 D_3[药典(二)；医保(甲、乙)]

Vitamin D_3

【用法与用量】 口服　成人与儿童　一日 1～2 粒。

肌内注射　佝偻病(不能口服及重症患者)，一次 7.5～15 mg(30 万～60 万 U)，病情严重者可于 2～4 周后重复注射 1 次。

【儿科用法与用量】 口服

预防维生素 D 缺乏症：母乳喂养的婴儿，一日 0.01 mg(400 U)。

骨软化症(由于长期服用抗惊厥药引起)：一日 0.025 mg(1000 U)。

婴儿手足搐搦症：一日 0.05～0.125 mg(2000～5000 U)，1 个月后改为一日 0.01 mg(400 U)。

甲状旁腺功能减退：一日 1.25～12.5 mg(5 万～50 万 U)。

【儿科注意事项】 剂量过大可致中毒。

【制剂与规格】 维生素 D_3 胶丸：1 μg。

维生素 D 胶囊型滴剂：每粒含维生素 $D_3$400 U。

维生素 D_3 注射液：(1)0.5 ml：3.75 mg(15 万 U)；(2)1 ml：7.5 mg(30 万 U)；(3)1 ml：15 mg(60 万 U)。

阿法骨化醇[药典(二)；医保(乙)]

Alfacalcidol

【适应证】 可用于慢性肾脏病导致的矿物质代谢异常与骨病等。

【用法与用量】 口服　成人开始剂量　一日 0.001 mg，每 2～4 周增加 0.0005～0.002 mg/d，必要时可增至

0.003 mg/d,维持量 0.00025～0.001 mg/d。

(1)骨质疏松症:首剂量 0.5 μg/d。

(2)其他指征:首剂量成人 1 μg/d。老年患者 0.5 μg/d。体重 20 kg 以上的儿童无肾性骨病者 1 μg/d。为防止高血钙的发生,应根据生化指标调节阿法骨化醇的剂量。服药初期须每周测定血钙水平,剂量可按 0.25～0.5 μg/d 的增量逐步增加,大多数成年患者的剂量可达 1～3 μg/d。当剂量稳定后,每 2～4 周测定一次血钙。对于骨软化症患者,不能因为其血钙水平没有迅速升高而加大阿法骨化醇的用量,其他疗效指标,如血浆碱性磷酸酶水平,可作为调整剂量更有用的指标。

【儿科用法与用量】 口服 一日 0.00025 mg。

【儿科注意事项】 剂量过大可致中毒。

【制剂与规格】 阿法骨化醇片:(1)0.25 μg;(2)0.5 μg。

阿法骨化醇胶囊:0.25 μg。

阿法骨化醇软胶囊:0.25 μg。

骨 化 二 醇

Calcifediol

【用法与用量】 成人开始剂量一周口服 0.3～0.35 mg,分为一日或隔日服药 1 次,需要时 4 周后增加用量。大多数患者一日口服 0.05～0.1 mg 或隔日服 0.1～0.2 mg 可有疗效。血钙正常患者隔日服 0.02 mg 已可奏效。

【儿科用法与用量】 口服 2 岁以上,一日 0.02～0.05 mg;2～10 岁,一日 0.05 mg;10 岁以上参考成人用量。

【儿科注意事项】 剂量过大可致中毒。

【制剂与规格】 骨化二醇胶囊:(1)0.02 mg;(2)0.05 mg。

骨化三醇(1α,25-双羟骨化醇)[医保(乙)]

Calcitriol

【适应证】 ①绝经后和老年性骨质疏松;②慢性肾功能衰竭尤其是接受血液透析患者之肾性骨营养不良症;③甲状旁腺功能低下(术后、特发性、假性);④维生素 D 依赖性佝偻病;⑤低血磷性维生素 D 抵抗型佝偻病;⑥静脉给药用于治疗慢性肾透析患者的低钙血症,减低已升高的甲状旁腺激素(PTH)水平。

【不良反应】 小剂量单独使用(<0.5 μg/d)一般无不良反应,长期大剂量服用或钙剂合用可能会引起高钙血症和高钙尿症。

【禁忌证】 (1)对维生素 D 及其类似物过敏、具有高钙血症、有维生素 D 中毒征象者禁用。

(2)美国 FDA 妊娠期药物安全性分级为 C。

【注意事项】 (1)治疗开始时,补钙是必要的。用药过程中应注意检测血钙、血尿素氮、肌酐,及尿钙、尿肌酐。

(2)青年患者只限于青年特发性骨质疏松症及糖皮质激素过多引起的骨质疏松症。

(3)甲状旁腺功能低下者,偶见吸收不佳现象,因此这类患者需要较大剂量。

(4)医生决定对患有甲状旁腺功能低下的妊娠期妇女用本品治疗时,在妊娠后期应加大剂量,在产后及哺乳期应减小剂量。

【药物相互作用】 ①钙剂:与钙剂合用可能会引起血钙的升高,应检测血钙。②噻嗪类利尿药:可促进肾脏对钙的吸收,合用时有发生高钙血症的危险。③洋地黄类:应用洋地黄类药物者若出现高钙血症易诱发心律失常,故合用应严密监测血钙。④巴比妥类、抗惊厥药:可加速骨化三醇的代谢,降低药效,故同时服用时应适当加大骨化三醇剂量。⑤胃肠道吸收抑制药:消胆胺可减少本药吸收,两者不宜同服,应间隔 2 小时后服。⑥本品可能刺激肠道磷吸收,对服用磷制剂的维生素 D 对抗型佝偻病患者(家族性低磷血症)者,可能诱发高磷血症。应根据血磷浓度(正常值 2～5 mg/100 ml,或 0.6～1.6 mmol/L)调节磷结合剂的用量。⑦与含镁抗酸药合用,有升高血镁的可能。对透析患者,增加高镁和高磷的风险,应避免和含镁制剂、高磷饮食同服。⑧光疗(自然光或紫外线照射)同时应限制或避免使用本品的软膏。

【给药说明】 出现高钙血症时必须停药,并给予有关处理,待血钙恢复正常,按末次剂量减半给药。肾功能不全无须调整剂量。

开始治疗时,应尽可能使用最小剂量,且在监测血钙水平的情况下增加用量。确定了每日最佳剂量后,应按月复查一次血钙水平。若血钙超过正常范围(9～11 mg/100 ml 或 2250～2750 μmol/L)1 mg/100 ml(250 μmol/L),或血肌酐大于 120 μmol/L,则须减量或完全中止治疗直至血钙正常。在血钙增高期间,须每日测定血钙及血磷水平。血钙正常后可服用本品,但日剂量应低于前剂量 0.25 g。并估计钙日摄入量酌情调整。本品最佳疗效的先决条件是钙摄入量足够但不过量(成人日均钙总摄入量约 800 mg,包括从食物和药物来源,不应超过 1000 mg)。

【用法与用量】 (1)口服 成人用量 ①绝经后和老年性骨质疏松:推荐剂量为每次 0.25 μg,每日 2 次。

服药后分别于第4周、第3个月、第6个月监测血钙和血肌酐浓度，以后每6个月监测一次。②肾性骨营养不良(包括透析)：起始阶段日剂量0.25 μg。血钙正常或略有降低的患者隔日0.25 μg。如2～4周内生化指标及病情未见明显改善，则每隔2～4周日剂量增加0.25(期间至少每周测定血钙2次)。多数患者最佳用量为每日0.5～1.0 μg。③甲状旁腺功能低下和佝偻病：推荐起始剂量为每日0.25 μg，晨服。如生化指标和病情未见明显改善，则每隔2～4周增加剂量。此间，每周至少测定血钙2次。

(2)静脉注射　抗低钙，推荐剂量是0.5 μg(0.01 μg/kg)，每周3次，隔天一次静脉推注，在透析后从血液透析管给予。必要时每2～4周增加0.25～0.5 μg。维持量，一次0.5～3 μg(0.01～0.05 μg/kg)，一周3次。

【儿科用法与用量】　口服　一日0.25 μg，必要时每2～4周增加0.25 μg，最高至下列剂量：

维生素D依赖佝偻病：一日1 μg；

慢性透析患者低钙：一日0.25～2 μg；

甲状腺功能低下：一日0.04～0.08 μg/kg；

肾性骨萎缩：一日0.014～0.041 μg/kg；

患肝病小儿开始一日口服量可提高至0.01～0.02 μg/kg。

【儿科注意事项】　剂量过大可致中毒。

【制剂与规格】　骨化三醇软胶囊：(1)0.25 μg；(2)0.5 μg；(3)1 μg。

骨化三醇胶丸：0.25 μg。

骨化三醇软膏：3 μg/g。

骨化三醇注射液：(1)1 ml∶1 μg；(2)1 ml∶2 μg。

双氢速甾醇

Dihydrotachysterol(DHT)

【用法与用量】　成人　口服　一日0.125～2 mg。家族性低磷血症：开始一日0.5～2 mg，维持一日0.2～15 mg。低钙抽搐：开始剂量，急性一日0.75～2.5 mg，共3日；维持量每周0.25 mg必要时一日1 mg。甲状旁腺功能低下：开始剂量一日0.75～2.5 mg，数日后改为剂量0.2～1 mg。肾性骨萎缩：开始剂量一日0.1～0.25 mg，维持量一日0.2～1 mg。

【儿科用量与用法】　家族性低磷血症同成人用量。甲状旁腺功能低下：开始剂量一日口服1～5 mg共4日，以后渐减至1/4量，维持量一日0.5～1.5 mg。

【制剂与规格】　双氢速甾醇片：(1)0.125 mg；(2)0.2 mg；(3)0.4 mg；

双氢速甾醇胶囊：0.123 mg。

双氢速甾醇口服溶液：1 ml∶0.2 mg。

维生素E[药典(二)]

Vitamin E

【适应证】　(1)用于未进食强化奶粉或有严重脂肪吸收不良母亲的新生儿、早产儿、低出生体重儿。

(2)脂肪吸收异常等引起的维生素E缺乏症。

(3)用于心、脑血管疾病及习惯性流产、先兆流产、不育症及更年期障碍的辅助治疗。

(4)用于维生素E需要量增加的情况　①甲状腺功能亢进、吸收不良综合征伴胰腺功能低下(囊性纤维病)、肝胆系统疾病(肝硬化、胆道闭锁、阻塞性黄疸)、小肠疾病(乳糜泻、慢性吸收不良综合征、局限性肠炎)、胃切除术后、β-脂蛋白缺乏血症、棘红细胞增多症，蛋白质缺乏症。②接受肠外营养者、进行性体重下降者，妊娠期妇女及哺乳期妇女。

【药理】　(1)药效学　维生素E是一种基本营养素，确切功能尚不明，属于抗氧化剂，可结合饮食中的硒，保护细胞膜及其他细胞结构的多价不饱和脂酸，使其减少自由基损伤。

(2)药动学　维生素E约50%～80%在肠道吸收(十二指肠)，吸收需要有胆盐与饮食中脂肪存在，以及正常的胰腺功能。与血浆β-脂蛋白结合，贮存于全身组织，尤其是脂肪中，贮存量可高达供4年所需。在肝内代谢，多量经胆汁排泄，少数从肾脏排出。

【不良反应】　(1)长期应用本药易引起血小板聚集。

(2)长期大剂量服用本药(每日量400～800 mg)，可引起视物模糊，乳腺肿大、腹泻、头晕、流感样综合征、头痛、恶心及胃痉挛，乏力软弱。一日量在800 mg以上者，可能引起高血压、荨麻疹、糖尿病和加重心绞痛，甚至可导致乳癌和使免疫功能下降。

(3)本品外用可引起接触性皮炎。

(4)国外有报道本品可导致下列临床疾病：严重的肺栓塞，此外尚有阴道出血、肠绞痛、肌无力及肌病(伴有血清肌酐激酶浓度升高及肌酸尿)、创伤痊愈速度减慢(动物实验)。

【禁忌证】　低体重婴儿禁用静脉给药。

【注意事项】　(1)慎用　①由于维生素K缺乏而引起的低凝血酶原血症患者；②缺铁性贫血患者。

(2)药物对检验值或诊断的影响　大量维生素E可致血清胆固醇及血清甘油三酯浓度升高。

(3)美国FDA妊娠期药物安全性分级为口服给药A。

【药物相互作用】　(1)维生素E可促进维生素A的

吸收，肝内维生素A的贮存和利用增加，并降低维生素A中毒的发生；但超量时可减少维生素A的体内贮存。

(2)香豆素及其衍生物与大剂量维生素E(大于300 U)合用，可增加出血风险。

(3)考来烯胺和考来替泊、矿物油及硫糖铝等药物可干扰维生素E的吸收。

(4)维生素E与雌激素并用时，诱发血栓性静脉炎的机会增加。

【给药说明】 (1)肠外用药仅适用于棘红细胞增多症或吸收不良综合征。

(2)缺铁性贫血补铁时对维生素E的需要量增加。

(3)应限制大剂量维生素E的应用。长期服用，每日剂量不超过200 mg。

(4)维生素E活性现以mg(α-生育酚当量，α-TE)来替代以往用的维生素E单位(U)，维生素E1U相当于1 mg合成-α-生育酚醋酸酯。

(5)根据《中国居民膳食营养素参考摄入量表》，维生素E每日需要量，0.5岁以内婴儿3 mg，0.5～1岁为4 mg，1～4岁的6 mg，4～7岁的7 mg，7～11岁的9 mg，11～14岁的13 mg，14岁以上及成人为14 mg，乳母一般为17 mg。男性成人10 mg(16.7 U)，女性成人8 mg(13 U)，妊娠期妇女10 mg(16.7 U)，乳母11～12 mg(18～20 U)。上述剂量在正常膳食中可供给，但在不平衡饮食中仍有不足的可能。

【用法与用量】 成人 (1)口服给药 一般用量，一次10～100 mg，每日2次。

(2)肌内注射 一次5～10 mg。

【儿科用法与用量】 口服 维生素E缺乏：每日1 mg/kg，早产儿每日15～20 mg。慢性胆汁淤积：每日服水溶性制剂15～25 mg。

【儿科注意事项】 长期使用易引起血小板聚集。

【制剂与规格】 维生素E片：(1)5 mg；(2)10 mg。

维生素E胶丸：(1)50 mg；(2)0.1 g；(3)天然型：0.1 g。

维生素E软胶囊：(1)5 mg；(2)10 mg；(3)50 mg。维生素E烟酸酯软胶囊：0.1 g。

维生素E注射液：(1)1 ml∶5 mg；(2)1 ml∶50 mg。

天然型维生素E制剂的药理功能和临床疗效研究尚缺乏“高质量的临床研究报告”，推测其功能与合成产品不会有明显的差别。

维生素K[药典(二)；基；医保(甲、乙)]

Vitamin K

【适应证】 适用于维生素K缺乏或活力降低，导致凝血因子Ⅱ、Ⅶ、Ⅸ或Ⅹ合成障碍性疾病。

(1)新生儿出血 母体的维生素K不易通过胎盘，而产后2～8日新生儿肠道内合成维生素K的细菌，如母体内原来维生素K量不足，产后容易发生新生儿出血症；早产体重低于标准的婴儿更容易出现新生儿出血，此类婴儿出生后即应给予足量维生素K以预防低凝血酶原血症。

(2)肠道吸收不良所致维生素K缺乏 各种原因所致的阻塞性黄疸(肠道内缺乏胆盐、影响维生素K的吸收)、慢性溃疡性结肠炎、口炎性腹泻、慢性胰腺炎和广泛小肠切除后肠道吸收功能减低(致维生素K缺乏)、长期口服液状石蜡或蓖麻油(可使脂溶性的维生素K来不及吸收即排出体外)。

(3)其他各种原因导致的维生素K缺乏，如华法林所致INR过高时可以使用维生素K拮抗。

【药理】 (1)药效学 维生素K是肝脏合成因子Ⅱ、Ⅶ、Ⅸ、Ⅹ所必需的物质。维生素K缺乏可引起这些凝血因子合成障碍或异常，临床可见出血倾向和凝血酶原时间延长。通常称这些因子为维生素K依赖性凝血因子。维生素K如何促使因子Ⅱ、Ⅶ、Ⅸ和Ⅹ合成的确切机制尚未阐明。

(2)药动学 天然的维生素K_1和K_2为脂溶性，口服后必须依赖胆汁或胆盐协助才能被吸收；人工合成的维生素K_3和K_4为水溶性，口服直接吸收，活性也较强。口服维生素K_1后6～12小时即发生作用；注射后1～2小时起效，3～6小时止血效果明显，12～14小时后凝血酶原时间恢复正常。维生素K_4注射后约8～24小时作用才开始明显。本品在肝内代谢，经肾及胆汁排泄，大多不在体内贮藏。肠道细菌合成的维生素K_2可随粪便排出。

维生素K_1、K_3和K_4都有止血的作用，但K_1的作用较K_3和K_4强，K_3和K_4的作用弱，作用时间也短。K_1用于注射，K_4用于口服。

【不良反应】 偶见过敏反应，静脉注射过快(超过5 mg/min)可引起面部潮红、出汗、支气管痉挛、心动过速、低血压等，曾有因快速静脉注射致死的报道。即静脉注射时应控制注药速度。肌内注射可引起局部红肿和疼痛。新生儿用药后可能出现高胆红素血症、黄疸和溶血性贫血。口服后可有恶心、呕吐，大剂量时可引起蛋白尿。

【禁忌证】 严重肝脏疾患或肝功不良者禁用。

【注意事项】 (1)新生儿出血症以维生素K_1治疗较为合适，因为其他维生素K制剂比较容易引起高胆红素和溶血并发症，维生素K_4有引起肝毒性危险。新生儿因为肝脏发育不成熟，容易发生维生素K缺乏，注意监测、补充。

(2)下列情况应引起注意：①葡萄糖-6-磷酸脱氢酶缺陷者，补给维生素K_4时应特别慎重，有诱发溶血的可能；②肝功能损伤时，维生素K的疗效不明显，凝血酶原时间极少恢复正常如盲目大量使用维生素K_1反易加重肝脏损害；③肝素引起的出血倾向及凝血酶原时间延长，用维生素K治疗无效。

(3)用药期间应定期测定凝血酶原时间，以调整维生素K的用量及给药次数。

(4)广谱抗生素或肠道灭菌药可杀灭或抑制正常肠道内细菌群落，致使肠道内细菌合成的维生素K减少或缺乏

(5)双香豆素等抗凝药的分子结构与维生素K相似，在体内干扰其代谢，使环氧叶绿醌不能被还原成维生素K，致使体内维生素K不能发挥作用，造成与维生素K缺乏相类似的后果。

(6)大剂量维生素A和维生素E可以导致维生素K缺乏，具体机制尚不明确。

(7)脂肪营养不良可导致维生素K缺乏，比如胆道疾病、胰腺疾病、各种原因所致肠道黏膜损伤或缺如。

【药物相互作用】 (1)口服抗凝药如双香豆素类可干扰维生素K代谢。两药同用，作用相互抵消。

(2)较大剂量水杨酸类、磺胺药、奎宁、奎尼丁、硫糖铝、考来烯胺、放线菌素影响维生素K效应。

【给药说明】 (1)由于维生素K有过敏反应的危险，故不宜与其他维生素制成复合剂。

(2)当患者因维生素K依赖因子缺乏而发生严重出血时，短期应用常不足以即刻生效，可先静脉输注凝血酶原复合物、血浆或新鲜血。

(3)肠道吸收不良患者，以采用注射途径给药为宜；如仍采用口服，宜同时给予胆盐，以利吸收。

(4)用于纠正口服抗凝剂引起的低凝血酶原血症时，应先试用最小有效剂量，通过凝血酶原时间测定再加以调整；过多量的维生素K可暂时影响以后抗凝治疗。

【用法与用量】【制剂与规格】 参阅具体品种项下。

维生素K_1[药典(二)；基；医保(甲、乙)]

Vitamin K_1

【用法与用量】 (1)低凝血酶原血症：肌内或深部皮下注射，每次10 mg，一日1～2次，24小时内总量不超过40 mg。

(2)预防新生儿出血：可于分娩前12～24小时给母亲肌注或缓慢静脉注射2～5 mg。也可在新生儿出生后肌内或皮下注射0.5～1 mg，8小时后可重复。仅病情严重时采用静脉注射，给药速度不应超过1 mg/min。长期使用肠外营养液时，应补充维生素K，成人每周肌内注射5～10 mg。

【制剂与规格】 维生素K_1片：5 mg。

维生素K_1注射液：1 ml：10 mg。

维生素K_4

Vitamin K_4

【用法与用量】 口服　每次2～4 mg，一日3次。

【制剂与规格】 醋酸甲萘氢醌片：4 mg。

二、合剂

复合维生素B

Complex Vitamin B

本品为含有多种维生素B类的药品。

【适应证】 预防和治疗B族维生素缺乏所致的营养不良、食欲缺乏、脚气病、糙皮病等。

【药理】 参阅维生素B_1、B_2、B_6、烟酰胺等。

【不良反应】 (1)大剂量服用可出现烦躁、疲倦、食欲缺乏等。

(2)偶见皮肤潮红、瘙痒。

【注意事项】 (1)用于日常补充和预防时，宜用最低量；用于治疗时，应咨询医师。

(2)尿液可能呈黄色。

【用法与用量】 (1)口服　每次1～3片，一日3次。

(2)注射剂　按病情需要给予。

【儿科用法与用量】 口服　片剂：一次1～2片，一日3次。溶液剂：10岁以下，一次1 ml/岁，一日3次；10岁及10岁以上，一次10 ml，一日3次。

【儿科注意事项】 大剂量服用可出现烦躁、疲倦、食欲缺乏等。

【制剂与规格】 (1)复合维生素B片：每片含量维生素B_1 3 mg、维生素B_2 1.5 mg、维生素B_6 0.2 mg、烟酰胺10 mg、泛酸钙2 mg。

(2)复合维生素B注射液：2 ml含维生素B_1 20 mg、维生素B_2 2 mg、维生素B_6 2 mg、烟酰胺30 mg。

维生素AD[药典(二)]

Vitamin A and D

本品为黄色或深黄色油状液。

【适应证】(1)治疗佝偻病和夜盲症。

(2)治疗小儿手足抽搐症。

(3)预防维生素 AD 缺乏症。

【药理】 参阅维生素 A、维生素 D_2 和维生素 D_3。

【不良反应】【注意事项】 一次大剂量或长期过量服用可引起中毒反应。参阅维生素 A、维生素 D_2 和维生素 D_3。

【用法与用量】 维生素 AD 胶丸 口服 一次 1 丸,一日 3～4 次。

维生素 AD 滴剂 口服 预防用量 3～9 滴/日,治疗用量 15～60 滴/日。

【儿科用法与用量】 口服 一次 1 粒,一日 1 次。1 岁以下服小剂量,1 岁以上服大剂量。

【儿科注意事项】 (1)慢性肾衰、高钙血症、高磷血症伴肾性佝偻病者禁用。剂量过大可致中毒。

(2)大剂量:维生素 A2000 U/维生素 D500 U。

小剂量:维生素 A 1500 U/维生素 D 500 U。

【制剂与规格】 维生素 AD 糖丸:每丸含维生素 A 1800 U 和维生素 D_2 600 U。

维生素 AD 软胶囊:(1)每粒含维生素 A 3000 U＋维生素 D 300 U;(2)每粒含维生素 A 10000 U＋维生素 D 1000 U。

维生素 AD 滴剂:(1)每 1 g 含维生素 A 5000 U＋维生素 D 500 U;(2)每 1 g 含维生素 A 9000 U 与维生素 D 3000 U;(3)每克含维生素 A 5 万 U,维生素D 5000 U;(4)每丸含维生素 A 15000 U＋维生素D500 U;(5)每粒含维生素 A 1800 U,维生素 D3600 U;(6)每粒含维生素 A_1 200 U,维生素 D 400 U。

维生素 AD 滴剂(胶囊型):(1)每粒含维生素 A 1500 U 与维生素 D_2 500 U;(2)每粒含维生素 A 2000U＋维生素 D 700 U。

多维元素片

Multivitamin And

【成分】 本品为复方制剂,每片含:维生素 A(醋酸酯)4000 IU、β-胡萝卜素(相当于维生素 A)1000 IU、维生素 D400 IU、维生素 E30 IU、维生素 B_1 1.5 mg、维生素 B_2 1.7 mg、维生素 B_6 2 mg、维生素 C 60 mg、维生素 B_{12} 6 mg、维生素 K_1 25 mg、生物素 30 mg、叶酸 400 mg、烟酰胺 20 mg、泛酸10 mg、钙 162 mg、磷 125 mg、钾 40 mg、氯 36.3 mg、镁 100 mg、铁 18 mg、铜 2 mg、锌 15 mg、锰 2.5 mg、碘 150 mg、铬 25 mg、钼 25 mg、硒 25 mg、镍 5 mg、锡 10 mg、硅 10 mg、矾 10 mg。

【适应证】 用于预防和治疗因维生素与矿物质缺乏引起的各种疾病。

【不良反应】 偶见胃肠不适。

【禁忌证】 慢性肾功能衰竭、高钙血症、高磷血症伴肾性佝偻病患者禁用。对本品过敏者禁用。

【注意事项】 (1)严格按规定的剂量服用,需要大量服用时,请咨询医师或药师。如果服用过量或出现严重不良反应,应停服并立即就医。

(2)本品含维生素 A,可以从乳汁中分泌,哺乳期妇女过量服用可致婴儿产生食欲缺乏、易激动、颅压增高等不良反应。

(3)过敏体质者慎用。

(4)本品性状发生改变时禁止使用。

(5)请将本品放在儿童不能接触的地方。

(6)妊娠期及哺乳期妇女服用本品前请咨询医师或药师。

(7)如正在使用其他药品,使用本品前请咨询医师或药师。

【药物相互作用】 (1)抗酸药可影响本品中维生素 A 的吸收,故不应同服。

(2)不应与含有大量镁、钙的药物合用,以免引起高镁、高钙血症。

(3)如与其他药物同时使用可能会发生药物相互作用,详情请咨询医师或药师。

【用法与用量】 口服 成人 一日 1 片。

注射用水溶性维生素

Water-soluble Vitamin Injection

本品为复方制剂,主要成分是多种水溶性维生素,不同厂牌的产品组分或含量略有差异。

【适应证】 本品系肠外营养的组成部分之一,用以满足成人和儿童每日对水溶性维生素的生理需要。

【不良反应】 对本品中任何一种成分过敏的患者,使用时均可能发生过敏反应。

【禁忌证】 对本品中任何一种成分过敏的患者禁用。

【注意事项】 某些高敏患者可发生过敏反应。

本品加入葡萄糖注射液中进行输注时,应注意避光。

【药物相互作用】 (1)本品所含维生素 B_6 能降低左旋多巴的作用。

(2)本品所含叶酸可降低苯妥英钠的血药浓度和掩盖恶性贫血的临床表现。

(3)本品所含维生素 B_{12} 对大剂量羟钴铵治疗某些视神经疾病有不利影响。

【给药说明】 成人和体重 10 kg 以上儿童，每日 1 瓶；新生儿及体重不满 10 kg 的儿童，按千克体重一日 1/10 瓶。

在无菌条件下，在可配伍性得到保证时，本品可用下列溶液 10 ml 加以溶解。

(1)脂溶性维生素注射液(Ⅱ)(供成人和 11 岁以上儿童使用)。

(2)脂溶性维生素注射液(Ⅰ)(供 11 岁以下儿童使用)。

(3)脂肪乳注射液。

(4)无电解质的葡萄糖注射液。

(5)注射用水。

用上述方法(1)(2)或(3)配制的混合液须加入脂肪乳注射液后再经静脉输注，而用方法(4)或(5)配制的混合液可加入脂肪乳注射液中也可加入葡萄糖注射液中再经静脉输注。

本品溶解后应在无菌条件下立即加入输液中，并在 24 小时内用完。

【儿科用法与用量】 静脉注射　>10 kg 儿童每日 1 瓶，新生儿及<10 kg 的儿童按体重每千克一日 1/10 瓶。

【儿科注意事项】 (1)加入葡萄糖注射液中进行输注时，应注意避光。

(2)本品 10 ml 含维生素 B_1 为 3.0 mg、维生素 B_2 为 3.6 mg，盐酸胺 40 mg、维生素 B_6 4.0 mg，维生素 C100 mg，维生素 B_{12} 5.0 μg 等。

【制剂与规格】 注射用水溶性维生素(每瓶)：硝酸硫胺 3.1 mg、核黄素磷酸钠 4.9 mg、烟酰胺 40 mg、盐酸吡哆辛 4.9 mg、泛酸钠 16.5 mg、维生素 C 钠 113 mg、生物素 60 μg、叶酸 0.4 mg、维生素 B_{12} 5.0 μg。

脂溶性维生素注射液(Ⅱ)

Fat-soluble Vitamin Injection(Ⅱ)

【适应证】 本品为肠外营养的组成部分，为患者提供脂溶性维生素 A、D、E、K。

【禁忌证】 本品含维生素 K_1，可与香豆素类抗凝血药发生相互作用，不宜合用。

【注意事项】 (1)必须稀释后静脉滴注。

(2)用前 1 小时内配制，24 小时内用完。

【给药说明】 成人一日 1 支(10 ml)。

在可配伍性得到保证的前提下，使用前在无菌条件下，将本品加入脂肪乳注射液 500 ml 内，轻轻摇匀后即可输注，并在 24 小时内用完。

本品可用于溶解注射用水溶性维生素。使用前在无菌条件下，将本品 10 ml 加入 1 瓶注射用水溶性维生素内，溶解后再加入脂肪乳注射液中。

【儿科用法与用量】 适用于 11 岁以下儿童及婴儿，一日 1 ml/kg，一日最大剂量 10 ml。

【儿科注意事项】 (1)偶见体温上升和寒战；经 6～8 周输注后，可能出现血清氨基转移酶、碱性磷酸酶和胆红素升高，减量或暂停药即可恢复正常。

(2)不宜与香豆素类抗凝血药合用。

(3)必须稀释后静脉滴注。

(4)用前 1 小时内配制，24 小时内用完。

【制剂与规格】 脂溶性维生素注射液(Ⅱ)：每支(10 ml)中组分为：维生素 A 0.99 mg、维生素 D_2 5 μg、维生素 E 9.1 mg、维生素 K_1 0.15 mg。

脂溶性维生素注射液(Ⅰ，儿童剂型)：每支(10 ml)中组分为：维生素 A 0.69 mg；维生素 D_2 10 μg；维生素 E 6.4 mg；维生素 K_1 0.20 mg。

左卡尼汀

Levocarnitine

【适应证】 用于预防与治疗左卡尼汀缺乏症状。适用于慢性肾衰长期血透患者因继发性肉碱缺乏产生的一系列并发症状，临床表现如心肌病、骨骼肌病、心律失常、高脂血症以及低血压和透析中肌痉挛等。也用于先天性代谢异常导致的继发性卡尼汀缺乏症的短期和长期治疗。临床还可用于因精子能量代谢障碍导致的男性不育等相关疾病。

【药理】 (1)药效学　本品是哺乳动物能量代谢中必需的体内天然物质，其主要功能是促进脂类代谢。在缺血、缺氧时，脂酰-CoA 堆积，线粒体内的长链脂酰卡尼汀也堆积，足够量的游离卡尼汀可以使堆积的脂酰-CoA 进入线粒体内，减少其对腺嘌呤核苷酸转位酶的抑制，使氧化磷酸化得以顺利进行。左卡尼汀是肌肉细胞尤其是心肌细胞的主要能量来源，脑、肾等许多组织器官亦主要靠脂肪酸氧化供能。卡尼汀还能增加 NADH 细胞色素 C 还原酶、细胞色素氧化酶的活性、加速 ATP 的产生，参与某些药物的解毒作用。对于各种组织缺血缺氧，左卡尼汀通过增加能量产生而提高组织器官的供能。左卡尼汀的其他功能有：中等长链脂肪酸的氧化作用；脂肪酸过氧化物酶的氧化作用；对结合的辅酶 A 和游离辅酶 A 二者比率的缓冲作用；从酮类物质、丙酮酸、氨基酸(包括支链氨基酸)中产生能量，去除过高辅酶 A 的毒性，调节血中氨浓度。

(2)药动学 一次口服本品 0.5 g,健康受试者血浆最大浓度为 48.5 μmol/L。单一口服或静脉给予左卡尼汀 0.5～2 g,对健康受试者,其生物半衰期大约为 2～15 小时。左卡尼汀不与血浆蛋白或白蛋白结合。其排泄途径取决于给药途径,静脉注射 12 小时内从尿中回收大约 70%,24 小时内大约 80%;口服给药,尿中回收 10%。

【不良反应】 (1)主要为一过性的恶心和呕吐,身体出现特殊气味。长期口服左卡尼汀的过程中有可能出现各种轻度胃肠道反应,包括短暂性恶心和呕吐、腹部痛性痉挛和腹泻。轻度肌无力仅见于接受卡尼汀治疗的尿毒症患者。

(2)口服或静脉注射左卡尼汀可引起癫痫发作,不论先前是否有癫痫病史,先前有癫痫发作的患者,可诱发癫痫或使癫痫加重。

【禁忌证】 对本品过敏者禁用。

【注意事项】 (1)用胰岛素或口服降糖药物治疗的糖尿病患者,由于改善葡萄糖的利用,在服用本品时,可能引起低血糖现象,因此,这些患者在接受治疗中血糖应当保持在经常控制的数值以内。

(2)本品含少量乙醇,对乙醇过敏者慎用。

(3)FDA 妊娠期药物安全性分级为 B。

(4)在胃肠外治疗前,建议先测定血浆卡尼汀水平,并建议每周和每月监测,监测内容包括血生化,生命体征,血浆卡尼汀浓度(血浆游离卡尼汀水平为 35～60 mmol/L)和全身状况。

(5)目前尚未在肾功能不全患者中评价口服左卡尼汀的安全性和有效性。由于左卡尼汀的有潜在毒性的代谢产物三甲胺(TMA)和三甲胺 N-氧化物(TMAO)主要通过尿液排泄,因此,肾功能严重受损或接受透析的晚期肾病患者长期口服大剂量的左卡尼汀可能会导致这些代谢产物在体内蓄积。

【药物相互作用】 根据临床潜在的意义,接受丙戊酸的患者需增加左卡尼汀的用量。

【给药说明】 临床使用期间,身体可能出现特殊气味,停药后即可消失。通过缓慢给药或稀释后给药可避免胃肠道不良反应。降低给药剂量常可缓解或消除用药相关的体臭或胃肠道症状。用药第一周及每次增加剂量后,应注意观察用药的耐受性。

【用法与用量】 (1)口服,用餐时服用。成人一日 1～3 g,分 2～3 次服用,起始剂量应为 1 g/d(10 ml/d),根据耐受性和治疗反应缓慢提高治疗剂量。在临床和生化角度考虑患者可能获益的情况及谨慎用药的原则下,才可考虑更高的剂量。餐间或餐后服用最佳,口服溶液可单独服用,也可溶于其他饮品或液态食物中服用。服用过程中应缓慢地小口吞服以达到最大程度的耐受,且用药中应合理安排用药间隔时间(每 3～4 小时一次)。

(2)每次血透后推荐起始剂量是 10～20 mg/kg,溶于 5～10 ml 注射用水中,2～3 分钟 1 次静脉推注,血浆左卡尼汀波谷浓度低于正常(40～50 μmol/L)立即开始治疗,在治疗第 3 或第 4 周时调整剂量(如在血透后 5 mg/kg)。

【儿科用法与用量】 儿童起始剂量为每日 50 mg/kg,根据需要和耐受性缓慢加大剂量,通常剂量为每千克体重 50～100 mg(最大剂量一日不超过 3 g)。

【制剂与规格】 左卡尼汀口服溶液:10 ml:1 g。

左卡尼汀注射液:5 ml:1 g;5 ml:2 g。

第二节 矿物质与微量元素

氟化钠
Sodium Fluoride

【适应证】 用于饮水中缺乏氟化物地区儿童预防龋齿。防治牙颈部过敏和龋齿。

有应用本品、钙磷酸盐、维生素 D_2 及雌激素治疗绝经期女性骨质疏松症,但也有负面的报告。

【药理】 (1)药效学 氟离子结合于牙及骨骼的磷石灰结晶,使其稳定,附着于牙釉质表面,增加抗酸防龋能力。氟化物可使脱钙或钙化不全的釉质再矿化,对牙釉及骨骼的坚度、钙、磷的利用均十分重要。在牙菌斑中,氟能抑制龋菌,有显著抗龋作用。

(2)药动学 溶解于溶液或快速溶解的氟化物盐类,均易在胃肠道吸收,进入机体后贮积于骨骼及生长中的牙齿,经肾由尿液中排泄,少量随粪便、汗中排出。在唾液、头发、指甲中含少量,氟可经胎盘转运。

【不良反应】 摄入氟化钠 5～20 mg 可发生胃肠道不适,成人一次摄入本品 5～10 g,儿童一次摄入氟离子 5 mg/kg,可能致死。

【注意事项】 (1)本品有一定毒性,配制和使用时须仔细慎重,以防中毒。本品能缓慢腐蚀玻璃,故须密闭避光储存于内壁涂有石蜡层的广口玻璃瓶中。

(2)妊娠期妇女服用氟化物是否可预防小儿龋齿尚有争论,氟化物仅部分经胎盘转运,微量氟化物经乳汁分泌,因量极微,对婴儿补充氟化物无效。

(3)牙齿生长形成期如摄入过量氟,如饮水中含氟量超过百万分之二(2 mg/L),可致牙齿氟过量,表现为牙面出现白、黄棕、黑色斑,表面有凹陷损害;饮水中含氟4～14 mg/L,致骨骼氟过多而表现肢体僵硬。

(4)对诊断的干扰　可致血清碱性磷酸酶及血清AST假性增高。

(5)氟过量　急性氟过量可表现出黑色柏油样便、血性呕吐物、腹泻、嗜睡、晕厥、唾液分泌增多;因低钙而致手足抽搐、骨痛;胃痉挛、胃痛、震颤;慢性氟过量亦可有上述黑便、呕吐血性物、便秘、食欲缺乏、恶心、呕吐、骨痛、肢体僵硬、体重减轻、牙齿釉缺损出现白、棕或黑色斑点。并偶有过敏性皮疹、口唇黏膜溃疡。氟过量的治疗可给予静脉注射葡萄糖、氯化钠注射液及石灰水洗胃,以沉淀氟化物。如有低钙可静脉注射葡萄糖酸钙,保持充足尿量排泄。

【药物相互作用】　(1)与奶制品同用,氟化物的吸收会延迟,峰浓度降低,故应避免与牛奶和奶制品同服。

(2)钙离子可减少氟化物的吸收。

【用法与用量】　饮水内含有氟0.7 mg/L以上时,不必补充氟化钠,饮水含氟<0.3 mg/L地区,出生至3岁小儿一日补给氟离子0.25 mg(每2.2 mg氟化钠含1 mg氟离子)。预防龋齿,5岁以上小儿可用0.02%～0.05%氟化钠溶液口腔含漱1～2分钟,然后吐出。

或用小棉球或适当器械蘸取本品75%的糊剂反复摩擦涂布患部1～2分钟,每周1次,每4次为一个疗程。

【制剂与规格】　氟化钠甘油糊剂20 g:氟化钠15 g与甘油5 g。

氯化钙[药典(二);医保(乙)]

Calcium Chloride

参阅第九章第八节。

葡萄糖酸钙[药典(二);医保(甲)]

Calcium Gluconate

参阅第九章第八节。

乳酸钙[药典(二)]

Calcium Lactate

【适应证】　适用于防治钙缺乏症及妊娠、哺乳期妇女的钙盐补充。

【用法与用量】　口服　成人一次0.5～1 g,一日2～3次。

其他内容参阅第九章第八节。

【儿科用法与用量】　口服　一日45～65 mg/kg,分2～3次服。

碳酸钙[药典(二);医保(乙)]

Calcium Carbonate

【适应证】　①用于预防和治疗钙缺乏症,如骨质疏松、手足抽搐症、骨发育不全、佝偻病以及儿童、妊娠和哺乳期妇女,更年期妇女、老年人等钙的补充;②肾功能衰竭时纠正低钙、高磷血症;③继发性甲状旁腺功能亢进、纤维骨炎、高磷血症、磷酸滞留时本品可用作磷酸盐结合剂。

【药理】　本品参与骨骼的形成与骨折后骨组织的再建以及肌肉收缩、神经传递、凝血机制并降低毛细血管的渗透性等。

【禁忌证】　高钙血症、高钙尿症、含钙肾结石或有肾结石病史者禁用。

【注意事项】　(1)心肾功能不全患者慎用。

(2)长期大量用药应定期测血钙浓度。

(3)FDA妊娠期药物安全性分级为C。

【药物相互作用】　(1)与噻嗪类利尿药合用,可增加肾小管对钙的重吸收。

(2)本品不宜与洋地黄类药物合用。

(3)维生素D、避孕药、雌激素能促进钙的吸收。

(4)大量饮用含酒精和咖啡因的饮料及大量吸烟,均会抑制钙剂的吸收。

【用法与用量】　口服　一日1.5～3.0 g,分次进餐时或饭后服用。对维生素D缺乏引起的低钙,应同时服用维生素D。

其他内容参阅第六章第一节和第九章第八节。

【制剂与规格】　碳酸钙片:0.5 g(相当于钙0.2 g)。

碳酸钙胶囊:1.5 g。

碳酸钙咀嚼片:(1)0.125 g(以元素钙计);(2)0.5 g(以元素钙计)。

碳酸钙颗粒:5 g:0.25 g(以元素钙计)。

碳酸钙维生素D_3片　每片含维生素D_3 125 IU,碳酸钙1.5 g(含元素钙600 mg)。

碳酸钙维生素D咀嚼片　每片含碳酸钙维生素D 60 IU,碳酸钙750 mg(含元素钙300 mg)。

磷酸氢钙[药典(二)]

Calcium Hydrogen Phosphate

【适应证】　补钙药,用于钙缺乏症,对急性低钙无效,对低钙、低磷患者,由于形成不溶性磷酸钙,对低磷血症疗效不理想。3%本品加于糖果内可预防龋齿。

【不良反应】 可引起便秘,因不溶于水,吸收少,全身反应少。

【用法与用量】 口服 成人一次0.6~2g,一日3次。

【制剂与规格】 磷酸氢钙片:0.15g;0.3g。

磷酸氢钙咀嚼片:0.15g。

硫酸锌[药典(二);医保(乙)]

Zinc Sulfate

【适应证】 用于锌缺乏引起的食欲缺乏、贫血、生长发育迟缓、营养性侏儒及肠病性肢端皮炎。也可用于异食癖、类风湿关节炎、间歇性跛行、肝豆状核变性(适用于不能用青霉胺者)、痤疮、慢性溃疡、结膜炎、口疮等的辅助治疗。

【药理】 (1)药效学 锌参与多种酶(如碳酸酐酶、DNA及RNA聚合酶、乳酸脱氢酶、胸腺嘧啶核苷脱氢酶、碱性磷酸酶、胰肽酶等)的合成与激活,对蛋白质、核酸合成、肠道蛋白的吸收和消化发挥重要生理功能,促进生长发育;通过对味蕾中味觉素的合成及防止颊黏膜上皮细胞角化不全,维持正常饮食及味觉,增强吞噬细胞吞噬能力,趋化活力及杀菌功能;并通过增加超氧化物歧化酶而减少自由基;发挥杀菌作用,加速创伤、烧伤、溃疡的愈合;锌对维生素A的代谢及视觉起重要作用;促进及维持性功能,稳定细胞膜,改善组织能量代谢及组织呼吸,补锌能改善下肢血流灌注,减少乳酸积蓄,是治疗间歇性跛行的生化基础;锌离子能沉淀蛋白,外用有收敛防腐作用,帮助肉芽组织形成。

(2)药动学 锌盐主要由十二指肠与小肠吸收,贮存于红、白细胞及肌肉、骨、皮肤等组织,入血后60%绝大部分与血清白蛋白结合,主要90%有由粪便排出,微量由尿、汗、皮肤脱屑及毛发脱落排出。

【不良反应】 本品有胃肠道刺激性,口服可有轻度恶性、呕吐、便秘,服用0.2~2g可催吐;超量服用中毒反应表现如急性胃肠炎、恶心、呕吐、腹痛、腹泻。腹泻后症状可迅速消失,偶见严重者有胃肠道出血,为胃液中盐酸与本品生成有腐蚀作用的氯化锌引起,曾有引起肠穿孔的报道。

【禁忌证】 消化道溃疡患者禁用。

【注意事项】 餐后服用,以减少胃肠刺激,外用药按规定浓度用药。本品勿与牛奶同服。

【药物相互作用】 本品与铝、钙、锶、硼砂、碳酸盐和氢氧化物(碱)、蛋白银和鞣酸等有配伍禁忌。锌盐与青霉胺共用可使后者作用减弱。

【用药说明】 1g硫酸锌含元素锌227mg。根据《中国居民膳食营养素参考摄入量表,2001年》日平均膳食营养素元素锌的摄入量参考值为:0.5岁以内婴儿13mg,0.5~1岁为23mg,1~7岁的23mg,7~11岁的28mg,11岁后按男女(M/F)不同:11~14岁的37/34mg,14~18岁的42/35mg,18~50岁的45/37mg,50岁以上37/37mg,妊娠期妇女一般为35mg。

【用法与用量】 (1)口服 成人 治疗量:一次50~100mg,一日3次。长期服用剂量可据血浆锌浓度不高于30.6μmol/L进行调整。儿童每日每千克体重口服2~4mg,分3次服,或遵医嘱。

溶液或糖浆剂:10岁以上儿童及成人一日30ml;1~10岁儿童一日20ml;妊娠期妇女一日40ml;哺乳期妇女一日50ml。可分次服用。

(2)外用 0.5%~1%硫酸锌溶液,用作伤口冲洗或热敷。

(3)滴眼 一日3次。

【制剂与规格】 硫酸锌片:(1)25mg;(2)50mg。

硫酸锌颗粒(1)2g:8mg;(2)5g:20mg。

硫酸锌口服溶液:(1)1%;(2)100ml:0.2g(以$ZnSO_4 \cdot 7H_2O$计)

硫酸锌糖浆:(1)每100ml含硫酸锌0.2g;(2)0.2%。

硫酸锌外用溶液:(1)0.5%;(2)1%。

硫酸锌滴眼液:0.25%。

葡萄糖酸锌[药典(二)]

Zinc Gluconate

【适应证】 用于预防及治疗锌缺乏。

【药理】 参阅“硫酸锌”。

【用药说明】 葡萄糖酸锌胃肠道刺激较轻。

【用法与用量】 口服 成人 一日140~280mg,分次口服。小儿一日3.5~14mg/kg,预防用量参照生理需要量。

【制剂与规格】 葡萄糖酸锌颗粒剂:(1)每袋含本品70mg(相当于元素锌10mg);(2)0.1g葡萄糖酸锌35mg:70mg。

枸橼酸锌[药典(二)]

Zinc Citrate

【适应证】 参阅“硫酸锌”。

【不良反应】 参阅“硫酸锌”。

【用法与用量】 成人一次1片，一日2～3次。小儿2 mg/(kg·d)，分2～3次服用，或遵医嘱。

【制剂与规格】 枸橼酸锌片：每片含锌39 mg。

碘 化 物

Iodides

常用的药物有碘化钾、碘化钠、碘化油、碘酸钾、复方碘口服液等，多用于内分泌科疾病，参阅第九章第四节。

氯 化 镁

Magnesium Chloride

【适应证】 治疗镁缺乏、低镁血症。因进食不佳、吸收不良、呕吐、腹泻、肠瘘引流、乙醇中毒、用利尿药后肾小管坏死、灌注无镁液体等多种原因引起的低镁，也可用以治疗便秘。尚用于配制透析液。

【药理】 (1)药效学　口服镁盐因在胃肠道吸收少，在小肠内起高渗作用，使水分积聚肠腔，刺激肠蠕动而致泻。镁离子可抑制中枢神经活动，减低神经-肌肉接头乙酰胆碱的释放，减低横纹肌收缩作用，从而可预防或治疗尿毒症或子痫引起的惊厥。镁维持心肌离子平衡，调节钾通道。低镁可引起多种心律失常。注射过量镁离子可直接舒张外周血管平滑肌及引起交感神经节冲动传递障碍，使血管扩张、血压下降。

(2)药动学　本品为可溶性镁盐，口服后约1/3自小肠缓慢吸收，吸收后经肾排泄，乳汁、唾液内分泌少量，并可通过胎盘屏障。

【不良反应】 口服镁盐吸收少，一般不产生镁中毒。肾动能不全患者可致高镁血症，产生恶心、呕吐、皮肤发红、口干，因周围血管扩张而血压降低、精神错乱、谵妄、腱反射消失、肌软弱、呼吸抑制、心律失常、昏迷甚至心脏停搏。严重肾功能不全伴高镁血症时，应考虑透析治疗。

【药物相互作用】 (1)与氯氮䓬、氯丙嗪、双香豆素、地高辛或异烟肼等同用，上述药物效应减低。

(2)与多西环素等四环素类药物合用，可形成不吸收性复合物。

(3)同时注射钙剂，可减低镁盐对制止抽搐的效果。

(4)与罗库溴铵等肌松药同用，可使神经-肌肉阻滞延长、呼吸抑制、呼吸暂停等。

【给药说明】 正常人血浆镁约0.65～1.0 mmol/L，成人一日镁需要量约11～14 mmol(270～350 mg)。

【用法与用量】 单纯性镁缺乏　一日口服镁盐最高50 mmol，相当于氯化镁10 g(每1 g氯化镁含镁120 mg)。血液透析液中氯化镁0.1 g/L；腹透析液中含氯化镁0.15 g/L。

复方磷酸氢钾

Compound Postassium Hydrogen Phosphates

【适应证】 用于肠外营养，作为磷的补充剂，需禁食5日以上。患者的磷补充剂亦可用于某些疾病所致的低磷血症。

【药理】 (1)药效学　磷参与糖代谢中的糖磷酸化，构成膜成分中的磷脂质，是组成细胞内RNA、DNA及许多辅酶的重要成分之一。磷还参与能量的转换、贮藏、输送及体液缓冲功能调节。

(2)药动学　健康成人一日约需磷0.9 g，一日排泄量亦为0.9 g。食物中磷主要在空肠吸收。维生素D、甲状旁腺激素促进磷的吸收。降钙素可抑制磷的吸收。食物中钙、镁、铝等金属离子过多，能与磷酸盐结合成不溶性磷酸盐，影响磷的吸收。肾脏为调节磷平衡的主要器官，一日尿中排出摄入磷的90%，其余由肠道及皮肤排泄。

【不良反应】 逾量可致高磷血症、低钙血症、肌肉颤动、痉挛、胃肠道不适等。出现上述中毒表现时应立即停药。

【禁忌证】 严重肾功能不全、休克和脱水患者禁用。对本品过敏者禁用。

【注意事项】 (1)本品系高渗溶液，未经稀释不能输注。(2)肾功能不全者应慎用。注意控制给药速度。长期用药时应注意血磷、血钙浓度的变化。

【用法与用量】 肠外营养支持治疗中，每1000 kcal热量加入本品2.5 ml(相当于磷酸根8 mmol)，控制滴速。

有机磷制剂静脉滴注，每日用量通常为10 ml。对接受肠外营养治疗的患者则应根据其实际需要酌情增减。经周围静脉给药时，在可配伍性得到保证的前提下，本品10 ml可加入复方氨基酸注射液或5%、10%葡萄糖注射液500 ml中，4～6小时内缓慢滴注。稀释应在无菌条件下进行，稀释后应在24小时内用完，以免发生污染。

【制剂与规格】 复合磷酸氢钾注射液：2 ml或2 ml∶磷酸二氢钾0.4354 g与磷酸氢二钾0.639 g。

甘油磷酸钠注射液：10 ml∶2.16 g[(为α-甘油磷酸钠与β-甘油磷酸钠的混合物，10 ml含无水甘油磷酸钠2.16 g(相当于磷10 mmol，钠20 mmol)]。

复合微量元素
Compound Microelement

【适应证】 肠外营养补给，用以添加微量元素。

【药理】 本品为微量元素的复方制剂，可供应铬、铜、铁、锰、钼、硒、锌、氟和碘的正常每日需要量，发挥各种电解质和微量元素的特有作用，以便机体内有关生化反应正常进行。

【禁忌证】 果糖不耐受者禁用。

【注意事项】 (1)胆囊疾病、肾功能障碍者慎用。

(2)本品具高渗透压和低 pH，未经稀释不能输注；外周静脉输注液 500 ml 中最多可以加入本品 10 ml；输注速率不宜过快，稀释后应于 24 小时内用完。

【给药说明】 成人推荐剂量为一日 1 支(10 ml)。10 ml 能满足成人每天对铬、铜、铁、锰、钼、硒、锌、氟和碘的基本和中等需要。妊娠期妇女对微量元素的需要量轻度增高，所以本品也适用于妊娠期妇女补充微量元素。

【用法与用量】 成人一日 10 ml。体重大于 15 kg 的儿童一日 0.1 ml/kg，静脉输注。本品 10 ml 可加入复方氨基酸注射液或葡萄糖注射液 500 ml 内，6～8 小时内输注。

【制剂与规格】 复合微量元素注射液(Ⅱ)：10 ml。每 10 ml 含铬 0.2 μmol、铜 20 μmol、铁 20 μmol、锰 5 μmol、钼 0.2 μmol、硒 0.4 μmol、锌 100 μmol、氟 50 μmol、碘 1 μmol、山梨醇 3 g，用于静脉补充微量元素。

谷氨酸钠[药典(二)]
Sodium Glutamate

【适应证】 用于血氨过多所致的肝性脑病、肝昏迷及其他精神症状。可静脉滴注，一次 11.5 g，一日不超过 23 g，用 5% 葡萄糖注射液稀释后缓慢滴注。

其余内容参阅第六章第九节。

谷氨酸钾[药典(二)]
Potassium Glutamate

【适应证】 用于血氨过多所致的肝性脑病、肝昏迷及其他精神症状。

【用法与用量】 可将谷氨酸钾 6.3～18.9 g 溶于 5% 或 10% 葡萄糖注射液 500～1000 ml 中缓慢滴注，一日 1～2 次。

其余内容参阅第六章第九节。

第三节　肠外营养药物

人体所需要的营养素包括氨基酸或蛋白质、脂肪乳、碳水化合物、维生素(水溶性和脂溶性)、微量元素、电解质和水等七大类。规范的营养支持治疗可改善住院患者的临床结局和节省医疗费用，分为肠外营养和肠内营养。

营养支持治疗对患者的功能表现在以下三方面：①营养补充：一般常用经口营养补充(oral nutrition supplement，ONS)，在特殊情况下也可以经静脉途径补充。②营养支持：有营养风险的患者需要营养支持，如大手术后患者、重症感染患者等，一般常用经口途径；经胃肠导管途径；经周围静脉途径或经中心静脉途径来提供平衡的营养素或特殊的营养素。③营养治疗：如对短肠综合征的患者提供肠外或肠内营养；对先天性苯丙氨酸酶缺乏患者提供不含苯丙氨酸的肠内营养剂；对患者提供药理营养素如谷氨酰胺双肽(glutamine dipeptide)和鱼油脂肪乳剂等。前者是肠黏膜细胞再生的重要燃料、可改善肠黏膜屏障功能；后者具有调控机体炎症反应，维护脏器功能等功效。两者合理应用，均可改善住院患者，特别是重症患者的临床结局(如减少感染并发症和缩短住院时间等)。

目前肠外营养支持的适应证包括：①合并营养不良或存在营养风险的成年住院患者。国内外指南推荐住院患者应用营养支持前，先进行营养风险筛查(NRS2002)。存在营养风险(评分≥3 分)的患者，给予营养支持；胃肠道功能如基本正常，首选肠内营养。②肠外营养适用于胃肠道功能严重障碍或不能使用(如肠瘘、短肠综合征、炎性肠病或接受胃肠道手术等)的各类患者。③合并中等或严重的营养不良患者，入院后 72 小时内无法进行口服或肠内摄入，或摄取不能充分满足患者营养需要。④原先营养良好的患者，经过 7 天的肠内营养后，仍无法满足其营养需要(<60%)。

国内外指南建议，应用全肠外营养的患者，非蛋白热卡供给量在 25～30kcal/(kg·d)；脂肪供热不超过 50%；氨基酸在 1～1.5 g/(kg·d)。肠外营养处方根据患者病情、营养及代谢状态、静脉输入途径及药物代谢特点等确定，应包括宏营养素(脂肪乳、氨基酸和葡萄糖)和微营养素(维生素和微量元素)等，建议将所需营养素以“全合一”形式，即在规定的场所(如符合标准的静脉药物配置中心)，按照规定的配伍原则，混合在一个容器中，或应用工业化生产的“多腔袋”产品。研究显示，欧洲接受“全合一”肠外营养的患者中80%使用“多腔袋”，此举有益于减少肠外营养相关血流感染和缩短住院时间。经外周静脉输注是肠外营养首选的途径，但受药品渗透压影响。多数肠外营养治疗通过中心静脉完成，经周围静脉中心静脉置管技术(PICC)持续输注(16～24小时/日连续使用)是国内外指南推荐的方法。

一、氨基酸类

本类制剂按含氨基酸种类划分有3种、6种、9种、14种、15种、17种、18种、20种等；按含总氨基酸的浓度可分为3%～12%不等。

(一)平衡型氨基酸制剂

1. 成人型制剂 有18AA、18AA-Ⅰ、18AA-Ⅱ、18AA-Ⅲ、18AA-Ⅳ，以及18AA-Ⅴ、Ⅶ、Ⅸ等，配方如下。

复方氨基酸注射液(18AA)[医保(甲);基]

Compound Amino Acid Injection(18AA)

【成分】 本品为无色或几乎无色的澄明灭菌水溶液制剂，由18种氨基酸及山梨醇配制而成。

【适应证】 (1)用于改善消化道摄取、吸收不足或消化功能障碍引起的蛋白质营养不良，以及如消化道狭窄、梗阻、瘘、短肠综合征、消化液排泌或利用障碍，以及各种原因所致的长时间频繁剧烈呕吐或难治性腹泻、食欲缺乏或吞咽困难等。

(2)围手术禁食期营养支持。

(3)分解代谢旺盛疾病的营养支持，如大面积烧伤、严重创伤、危重感染等。

(4)经口虽能进食，但又必须限制食物通过消化道，减少肠道负荷，有利于病情缓解，如炎性肠病、消化道大出血等。

【药理】 氨基酸参与人体新陈代谢和各种生理功能，在代谢过程中连续不断地合成和分解，保持动态平衡。各种氨基酸都有共同的α-氨基与羧基基团，有相似的代谢过程，脱去氨基生成氨和α-酮酸。氨生成尿素经肾排出；α-酮酸提供能量生成水及二氧化碳，也可转为糖或脂肪。当各种疾病状态导致机体外源性氨基酸摄入不足，内源性氨基酸的产生不够，难以满足体内对氨基酸需求增加的情况下，若外源能量供给充足，则此时输入的氨基酸可迅速进入组织细胞，参与蛋白质合成代谢，有利于获得正氮平衡，并生成酶类、激素、抗体、结构蛋白，促进组织愈合，促进器官生理功能恢复和机体康复。本品可提供完全、平衡的18种必需和非必需氨基酸，用以满足机体合成蛋白质的需要。山梨醇与氨基酸一起输入后，可改善氨基酸的代谢，提供蛋白质合成的能量，抑制氨基酸异生糖原的浪费，促使氨基酸充分利用。因此18种氨基酸山梨醇注射液比单独氨基酸注射液更为合理，对糖尿病患者(尤其是2型)和胰岛素抵抗所致应激性高血糖患者更适宜。

【不良反应】 本品输注过快可引起恶心、呕吐、胸闷、心悸、发冷、发热、头痛、面部潮红、多汗、给药部位疼痛。同所有高渗溶液一样，从周围静脉输注时(尤其本品12%)也可能导致血栓性静脉炎。肝肾功能不全患者可能出现高氮血症和血浆尿素氮的升高。长期大量输注可能导致胆汁淤积、黄疸。大量快速给药可引起酸中毒。由于含有抗氧化剂焦亚硫酸钠，因此偶有可能会诱发疹样过敏反应(尤其哮喘患者)，此时应中止给药。

【禁忌证】 (1)严重氮质血症、肝性脑病昏迷、有向肝性脑病昏迷发展趋势、严重肝功能不全的患者禁用。本品可能使氨基酸不平衡，并且可能恶化或诱发肝昏迷。

(2)严重肾功能衰竭或尿毒症的患者禁用。由于体内氮含量和水负荷增加，本制剂可能使肾功能进一步恶化。

(3)对氨基酸有代谢障碍的患者禁用。

(4)对本品过敏者禁用。

【注意事项】 (1)用前必须详细检查药液，如发现瓶身有破裂、漏气、变色浑浊、发霉、沉淀、变质等异常现象时绝对不应使用。开瓶药液一次用完，剩余药液切勿贮存再用。

(2)遇冷可能出现结晶，可将药液置50～60℃水浴中缓慢摇动，使结晶完全溶解并冷至37℃后再用。

(3)本品输液时必须缓慢，尤其当加入葡萄糖注射液而呈高渗状态，并由外周静脉输注时，必须严格控制滴注速度。

(4)本品含盐酸盐，大量输入可能导致酸碱失衡。大量应用或并用电解质输液时，应注意电解质与酸碱平衡。严重酸中毒患者慎用。

(5)将氨基酸溶液与其他液体或药物混合，会增加理化性不相容和微生物污染的危险。混合过程应在无菌条件下进行，并且混合物之间应是可配伍的。

(6)本品对妊娠期妇女怀孕期安全性的评估尚不明确，故仅在治疗益处明显大于危险性时才能给药。哺乳期妇女患者用药的安全性尚不明确，故哺乳期的妇女如果给药不可避免，则最好避免哺乳。

(7)对儿童安全性评价尚未确立(没有儿科使用经验)。

(8)由于高龄患者的生理功能通常减退，有必要对这些患者予以特殊关照，如减小剂量或减慢给药速度。

(9)密闭置暗处不超过25℃贮藏。

【给药说明】 (1)为使氨基酸注射液在体内被充分利用并合成蛋白质，而非当作能源消耗掉，宜同时给予足量中等浓度葡萄糖注射液或脂肪乳注射液作能源。补充适量电解质、维生素和微量元素等，对于完全依赖静脉营养的危重患者之长期营养尤为必要。

(2)中心静脉滴注适用于需要补充大量高浓度高渗氨基酸注射液、高浓度葡萄糖注射液的重症患者或长期营养支持患者。

(3)氨基酸溶液大多是高渗的，经周围静脉滴注时，可与中等浓度葡萄糖注射液、或和脂肪乳注射液通过Y型管混合后输入静脉，以降低渗透压，减少静脉炎的发生。本品与其他营养素按照适当的比例混合均匀成“全合一(all in one)”营养液后，经中心或周围静脉连续输注为佳。

(4)根据年龄、病情、症状、体重等情况，决定适当用量。最可靠的每日输入剂量计算基于患者的氮平衡、氨基酸保有率、血中尿素氮(BUN)和体重变化等客观指标的测定数据，加强动态监测。

【用法与用量】 一般情况下，一日输入0.1～0.2g氮/kg体重较为适宜。非蛋白热卡和氮之比为(120～150)∶1.0%者，每日一般500～2000ml，按每分钟40～50滴静脉滴注。12%者，每日一般250～750ml，静脉缓慢滴注。因为渗透压高，最好经中心静脉或与其他渗透压较低的溶液混合后滴注，每分钟20～30滴。一般本品直接输入静脉时，5%1000ml的适宜输注时间为5～8小时；12%1000ml的适宜输注时间为至少8小时以上。

【制剂与规格】 复方氨基酸注射液(18AA)：(1)250ml∶12.5g(总氨基酸)；(2)500ml∶25g(总氨基酸)；(3)250ml∶30g(总氨基酸)。

复方氨基酸注射液(18AA-Ⅰ)

Compound Amino Acid Injection(18AA-Ⅰ)

【成分】 本品为无色或微黄色澄明灭菌水溶液制剂，由18种氨基酸与含钾、钠、钙、镁的无机盐复方配制而成。

【适应证】【药理】【不良反应】【禁忌证】【注意事项】【给药说明】 参阅“复方氨基酸注射液(18AA)”。

【用法与用量】 本品用于新生儿和婴幼儿患者时，应在开始使用的一周内逐渐增加剂量。最大剂量为按体重一日30ml/kg。余参阅“复方氨基酸注射液(18AA)”。

【制剂与规格】 复方氨基酸注射液(18AA-Ⅰ)：(1)玻璃瓶250ml∶17.5g(总氨基酸)；(2)玻璃瓶500ml∶35g(总氨基酸)。

复方氨基酸注射液(18AA-Ⅱ)

Compound Amino Acid Injection(18AA-Ⅱ)

【成分】 本品为无色或微黄色澄明灭菌水溶液制剂，由18种氨基酸复方配制而成。

【适应证】【药理】【不良反应】【禁忌证】【注意事项】【给药说明】 参阅“复方氨基酸注射液(18AA)”。

【用法与用量】 本品5%与8.5%可经中心静脉或周围静脉输注。11.4%单独使用须经中心静脉输注，但与其他营养制剂混合使用也可经周围静脉输注。余参阅“复方氨基酸注射液(18AA)”。

【制剂与规格】 复方氨基酸注射液(18AA-Ⅱ)：(1)(5%)250ml∶12.5g(总氨基酸)；500ml∶25g(总氨基酸)；

(2)(8.5%)250ml∶21.25g(总氨基酸)；500ml∶42.5g(总氨基酸)；

(3)(11.4%)250ml∶28.5g(总氨基酸)；500ml∶57g(总氨基酸)。

复方氨基酸注射液(18AA-Ⅲ)

Compound Amino Acid Injection(18AA-Ⅲ)

【成分】 本品为无色或微黄色的澄明液体，主要成分由十八种氨基酸组成，总氨基酸含量为10.36%

【适应证】【药理】【不良反应】【禁忌证】【给药说明】【用法与用量】 参阅“复方氨基酸注射液(18AA)。”

【注意事项】 本品含60meq/L的醋酸，大量应用或并用电解质输液时，应注意电解质与酸碱平衡。余参阅“复方氨基酸注射液(18AA)”。

【制剂与规格】 复方氨基酸注射液(18AA-Ⅲ)：(10.36%)250ml∶25.90g(总氨基酸)。

18种氨基酸葡萄糖注射液(18AA-Ⅳ)

Amino Acid and Glucose Injection(18AA-Ⅳ)

【成分】 本品为无色或微黄色澄明灭菌水溶液制剂，由18种氨基酸与葡萄糖复方配制而成。

【适应证】【药理】【不良反应】【禁忌证】【给药说明】【用法与用量】 参阅“复方氨基酸注射液(18AA)”。

【注意事项】 因本品含有葡萄糖(7.5%)，糖尿病患者应慎用。余参阅“复方氨基酸注射液(18AA)”。

【制剂与规格】 18种氨基酸葡萄糖注射液(18AA-Ⅳ):(1)250 ml∶8.70 g(总氨基酸);(2)500 ml∶17.40 g(总氨基酸)。

复方氨基酸注射液(18AA-Ⅴ)

Compound Amino Acid Injection(18AA-Ⅴ)

【成分】 本品为无色或微黄色澄明灭菌水溶液制剂,由18种氨基酸与木糖醇组成,总氨基酸含量为3.2%。

【适应证】【不良反应】【禁忌证】【给药说明】【用法与用量】 参阅“复方氨基酸注射液(18AA)”。

【药理】 参阅“复方氨基酸注射液(18AA)”。木糖醇与氨基酸一起输入后有明显改善氨基酸代谢作用,提供蛋白质合成的能量,并抑制氨基酸异生糖原的浪费,促使氨基酸的充分利用。因此,18种氨基酸木糖醇注射液比单独氨基酸注射液更合理,对糖尿病患者(尤其是2型)和胰岛素抵抗所致应激性高血糖患者更适宜。

【注意事项】 含盐酸盐,大量输入可能导致酸碱失衡。余参阅“复方氨基酸注射液(18AA)”。

【制剂与规格】 参阅“复方氨基酸注射液(18AA-Ⅱ)”。

复方氨基酸注射液(18AA-Ⅸ)

Compound Amino Acid Injection(18AA-Ⅸ)

【成分】 本品为无色或微黄色澄明灭菌水溶液制剂,由18种氨基酸与木糖醇组成,总氨基酸含量为3.2%。

【适应证】【不良反应】【禁忌证】【给药说明】【用法与用量】 参阅“复方氨基酸注射液(18AA)”。

【药理】【注意事项】 参阅“复方氨基酸注射液(18AA-Ⅱ)”。

【制剂与规格】 参阅“复方氨基酸注射液(18AA-Ⅱ)”。

复方氨基酸注射液(安平10%)

Aminoplasmal-Hepa10%

【成分】 本品为含有20种左旋结构氨基酸,无色或几乎无色的澄明灭菌水溶液制剂。

【适应证】【药理】【不良反应】【禁忌证】【给药说明】【用法与用量】 参阅“复方氨基酸注射液(18AA)”。

【制剂与规格】 复方氨基酸注射液(安平10%):500 ml(10%)∶50 g(总氨基酸)。

2. 小儿型制剂 目前有18AA-Ⅰ、18AA-Ⅱ等配方。

小儿复方氨基酸注射液(18AA-Ⅰ)

Paediatric Compound Amino Acid Injection(18AA-Ⅰ)

【成分】 本品为无色或几乎无色的澄明灭菌水溶液制剂,由18种氨基酸配制而成,总氨基酸含量为6.74%(按盐计算)。

【适应证】 适用于小儿、早产儿、低体重儿的肠外营养。参阅“复方氨基酸注射液(18AA)”。

【药理】 氨基酸在婴幼儿与成人体内有不同的代谢作用。使用普通的氨基酸输液,婴幼儿肝酶系统不健全,体内苯丙氨酸羟化酶的活性低,难以有效代谢成酪氨酸,易产生高苯丙氨酸血症,酪氨酸不足。蛋氨酸是半胱氨酸和牛磺酸的前体,牛磺酸能生成胱氨酸,对小儿神经系统发育有重要作用。但婴幼儿肝酶系统不健全,使胱硫醚酶的活性低,蛋氨酸代谢不全,易产生高蛋氨酸血症、半胱氨酸和牛磺酸不足。组氨酸合成速度慢易产生低组氨酸血症;甘氨酸含量高会出现血氨过高。小儿未成熟的氨基酸代谢特点使酪氨酸和半胱氨酸成为不可缺少的氨基酸,因此小儿使用氨基酸输液应降低苯丙、蛋、甘氨酸的用量,增加半胱、酪、组氨酸用量,这样才能使血浆氨基酸谱保持正常。本品适应婴幼儿代谢的特点,降低了苯丙、蛋、甘氨酸的用量,增加半胱氨酸、酪氨酸、组氨酸用量,满足了小儿营养需要。余参阅“复方氨基酸注射液(18AA)”。

【不良反应】【禁忌证】【注意事项】【给药说明】 参阅“复方氨基酸注射液(18AA)”。

【用法与用量】 正常人血浆氨基酸浓度不高,总浓度约为2 mmol/L,小儿更低,可能与儿童生长快,氨基酸摄入组织较多有关。因此,小儿按体重对氨基酸的摄取量应高于成人。静脉注射:输注量应以小儿的年龄、体重、病情等不同而定。一般用量,开始时每日15 ml/kg体重(相当氨基酸约1 g/kg),以后递增至每日30 ml/kg(相当氨基酸2 g/kg)。疗程将结束时应注意逐渐减量,防止产生低血糖症。可根据临床情况进行调整。输注速度:完全依赖静脉营养支持时,若外周静脉输注,可将药液稀释后用,全日用量不少于16小时均匀滴注;需部分静脉营养支持时,外周及中心静脉输注速度遵医嘱。

【儿科用法与用量】 静脉滴注　开始时一日15 ml/kg(相当氨基酸约1 g/kg),以后按一日7.5 ml/kg递增,足月儿递增至一日45 ml/kg(相当氨基酸3 g/kg),早产儿递增至一日54 ml/kg(相当氨基酸3.6 g/kg),疗程将结束时逐渐减量。

【儿科注意事项】 (1)严重氮质血症、肝性脑病昏迷、有向肝性脑病昏迷发展趋势、严重肝功能不全、严重肾功能衰竭、尿毒症、氨基酸代谢障碍者禁用。

(2)输注过快可引起恶心、呕吐、胸闷、心悸、发冷、发热、头痛、面部潮红、多汗、给药部位疼痛。

【制剂与规格】 小儿复方氨基酸注射液(18AA-Ⅰ):(1)100 ml∶6.47 g(总氨基酸);(2)250 ml∶16.85 g(总氨基酸)。

小儿复方氨基酸注射液(18AA-Ⅱ)

Paediatric Compound Amino Acid Injection(18AA-Ⅱ)

【成分】 本品为无色或几乎无色的澄明灭菌水溶液制剂,由18种氨基酸配制而成,

【适应证】 参阅"小儿复方氨基酸注射液(18AA-Ⅰ)"。

【药理】 牛磺酸在人乳中含量丰富,有保护细胞膜、促进脑发育、维持视网膜正常功能和防止胆汁淤积及增强心肌细胞功能等作用。此外,人乳中谷氨酸和天门冬氨酸含量较高。因此,本品为适应婴幼儿代谢的特点,含有适量的谷氨酸和天门冬氨酸,满足了小儿营养需要。余参阅"复方氨基酸注射液(18AA)"及"小儿复方氨基酸注射液(18AA-Ⅰ)"。

【不良反应】【禁忌证】【注意事项】【给药说明】 参阅"复方氨基酸注射液(18AA)"。

【用法与用量】 每日用35～50 ml/kg,或遵医嘱。余参阅"小儿复方氨基酸注射液(18AA-Ⅰ)"。

【儿科用法与用量】 静脉滴注 一日35～50 ml/kg,或遵医嘱。余参阅"小儿复方氨基酸注射液(18AA-Ⅰ)"

【儿科注意事项】 参阅"小儿复方氨基酸注射液(18AA-Ⅰ)"

【制剂与规格】 小儿复方氨基酸注射液(18AA-Ⅱ):(1)50 ml∶3.0 g(总氨基酸);(2)100 ml∶6.0 g(总氨基酸);(3)250 ml∶15.0 g(总氨基酸)。

(二)疾病适用型氨基酸制剂

疾病适用型氨基酸注射液成分见表15-1。

1. 肝病适用型氨基酸制剂 肝脏是机体分解及转变各种氨基酸最重要的器官。氨基酸代谢主要通过3种途径:转氨基或脱氨基作用、氨基酸碳链的氧化分解、脱羧基作用。除支链氨基酸外,几乎所有其他氨基酸均主要在肝内进行氧化分解。肝功能不全患者的营养支持较特殊,氨基酸制剂选择不当会导致肝昏迷。肝功能衰竭时,血中芳香氨基酸浓度升高,进入脑组织增多,是导致肝昏迷的重要原因。针对这些特点,出现了一些肝病适用型氨基酸制剂,如精氨酸、3AA、6AA(肝醒灵)、15AA、20AA(安平)等。

精氨酸[药典(二);医保(甲)]

Arginine

【适应证】 用于肝性脑病,适用于忌钠的患者,也适用于其他原因引起血氨增高所致的精神症状治疗。

【药理】 本品为氨基酸类药,在体内参与鸟氨酸循环,促进尿素形成,使人体内产生的氨,经鸟氨酸循环转变为无毒的尿素,由尿中排出,从而降低血氨水平。

【不良反应】 (1)可引起高氯性酸中毒,以及血中尿素、肌酸、肌酐浓度升高。

(2)静脉滴注太快可引起流涎、皮肤潮红、呕吐等。

【禁忌证】 高氯性酸中毒、肾功能不全及无尿患者禁用。

【注意事项】 用药期间宜进行血气监测,注意患者的酸碱平衡。

【用法与用量】 滴注 静滴 一日15～20 g,以5%葡萄糖注射液500～1000 ml稀释,缓慢滴注(4小时以上滴完)。

【制剂与规格】 20 ml∶5 g(精氨酸)。

复方氨基酸注射液(3AA)[医保(乙)]

Compound Amino Acid Injection(3AA)

【成分】 本品为无色澄明灭菌水溶液复方制剂,其组分为每1000 ml含:L-缬氨酸12.6 g,L-亮氨酸16.5 g,L-异亮氨酸13.5 g。

【适应证】 对预防和治疗各种原因引起的肝性脑病有一定作用。

重症肝炎以及肝硬化、慢性迁延性肝炎、慢性活动性肝炎、亚急性及慢性重症肝炎引起的氨基酸代谢紊乱比较难纠正。

【药理】 肝功能衰竭包括氨基酸失调,以支链氨基酸与芳香氨基酸之间的不平衡为特征。缬氨酸、亮氨酸及异亮氨酸为支链氨基酸,进入体内后能纠正血浆中支链氨基酸和芳香氨基酸失衡,可能防止因脑内芳香氨基酸浓度过高引起的肝昏迷。本品氨基酸的配方一般尚不能满足肝功能衰竭状态下的营养代谢需要。余参阅"复方氨基酸注射液(18AA)"。

【不良反应】【禁忌证】 参阅"复方氨基酸注射液(18AA)"。

表 15-1 疾病适用型氨基酸注射液成分(g/1000 ml)

成分及指标 \ 制剂名	肝病适用型	肾病适用型	损伤适用型	
	复方氨基酸注射液(20AA)	复方氨基酸注射液(9AA)	复方氨基酸注射液(15AA)	复方氨基酸注射液(18AA-Ⅶ)
L-亮氨酸	13.6	8.8	13.78	2.58
L-缬氨酸	10.6	6.4	8.86	2.80 g
L-异亮氨酸	8.8	5.6	7.66	1.82 g
L-苯丙氨酸	1.6	8.8	3.20	1.40
L-丙氨酸	8.3		4.00	1.42
L-蛋氨酸	1.2	8.8	2.50	0.88
L-脯氨酸	7.1		6.30	
L-谷氨酸	5.7			
L-精氨酸	8.8		5.80	1.80
L-赖氨酸	7.51	9.0△	4.10 5.8△	2.00△
L-酪氨酸	0.67			
L-门冬氨酸	2.5			
L-门冬酰胺	0.48			
L-鸟氨酸	1.3			
L-色氨酸	1.5	2.0	0.90	0.26 g
L-丝氨酸	3.7		3.30	
L-苏氨酸	4.6	4.0	2.00	1.50 g
L-组氨酸	4.7	2.5	1.60	
L-半胱氨酸	0.59	0.1*	<0.2*	
甘氨酸	6.3		3.30	
氯化物	10 mmol/L			
醋酸盐	51 mmol/L			
焦亚硫酸钠		1.0		
总氨基酸	100		69(其中支链氨基酸为45% 其他氨基酸为55%)	103.25
支链氨基酸比率				35.90%
必需氨基酸/非必需氨基酸				1.7
总氮量	15.3		9.75	15.2
电解质浓度(mEq/L)			Na^+约10 Cl^-约<3 CH_3COO^-约57	Na^+<2.9 Cl^-不含 CH_3COO^-约80
热量	1675kJ/L(400 kcal/L)			
渗透压	875 mOsm/L		约620	
pH值			约6.5	

注:*代表盐酸盐,△代表醋酸盐。

【注意事项】 (1)重度食管静脉曲张患者使用本品时,应控制输注速度和用量,以防静脉压过高而致破裂出血。

(2)患者有大量腹水、胸水时,应避免输入量过多。

(3)本品不加稀释或输注速度过快时可引起患者胸闷、恶心、呕吐,甚至引起呼吸、循环衰竭,表现比较严重,故输注速度宜慢。

(4)非肝病使用氨基酸时要注意肝功能和精神症状的出现。

(5)妊娠期妇女及哺乳期妇女用药尚不明确。

(6)儿童患者可减量使用。

(7)老年患者易发生过敏反应,使用时应慎重。

(8)余参阅“复方氨基酸注射液(18AA)”。

【给药说明】 参阅“复方氨基酸注射液(18AA)”。

【用法与用量】 静脉滴注。对紧急或危重患者,一日2次,一次250 ml,同时与等量10%葡萄糖注射液稀释后缓慢静脉滴注，1分钟不超过40滴。病情改善后一天1瓶，连用1周为1个疗程。其他肝病引起的氨基酸代谢紊乱者，一日1次，一次250 ml，加等量10%葡萄糖注射液缓慢静脉滴注。

【制剂与规格】 复方氨基酸注射液(3AA)：250 ml：10.65 g(总氨基酸)。

复方氨基酸注射液(6AA)[医保(乙)]

Compound Amino Acid Injection(6AA)

【成分】 本品为无色或几乎无色的澄明灭菌水溶液制剂，其组分为每1000 ml含：L-缬氨酸12.2 g，L-亮氨酸16.6 g，L-异亮氨酸11.0 g，L-精氨酸22.0 g，L-谷氨酸18.6 g，L-门冬氨酸4.0 g。

【适应证】【注意事项】【用法与用量】 参阅“复方氨基酸注射液(3AA)”。

【药理】 本品除支链氨基酸为主外，再加上精氨酸、谷氨酸及门冬氨酸，可以加强去氨作用。余参阅“复方氨基酸注射液(3AA)”。

【不良反应】【禁忌证】【给药说明】 参阅“复方氨基酸注射液(18AA)”。

【制剂与规格】 复方氨基酸注射液(6AA)：250 ml：21.1 g(总氨基酸)。

2. 肾病适用型复方氨基酸注射液 如复方氨基酸注射液(9AA)。

复方氨基酸注射液(9AA)[医保(乙)]

Compound Amino Acid Injection(9AA)

【适应证】 用于急性和慢性肾功能不全患者的肠道外支持；大手术、外伤或脓毒血症引起的严重肾功能衰竭以及急性和慢性肾功能衰竭。

【药理】 慢性肾衰时，体内大多数必需氨基酸血浆浓度下降，而非必需氨基酸血浆浓度正常或升高。本品补充必需氨基酸，可使体内下降的必需氨基酸血浆浓度恢复，使蛋白质合成增加而可能改善营养状况。如同时供给足够能量，可加强同化作用，使蛋白质无须作为能源被分解利用，不产生或极少产生氮的终末代谢产物，有利于减轻尿毒症症状，亦有降低血磷，纠正钙磷代谢紊乱作用。本品经静脉注射，通过血循环分布于体内各组织。余参阅“复方氨基酸注射液(18AA)”。

【不良反应】 静脉静滴速度过快能引起恶心、呕吐、心悸、寒战等反应，应及时减慢给药速度(静脉滴注每分钟15滴为宜)，老年人和危重患者尤要注意。余参阅“复方氨基酸注射液(18AA)”。

【禁忌证】 氨基酸代谢紊乱、严重肝功能损害、心功能不全、水肿、低血钾、低血钠患者禁用。余参阅“复方氨基酸注射液(18AA)”。

【注意事项】 (1)凡用本品的患者，均应低蛋白、高热量饮食。热量摄入应为每日2000 kcal左右，否则本品进入体内转变为热量，而不能合成蛋白。

(2)应严格控制给药速度，不超过每分钟15滴。

(3)使用过程中，应监测血糖、血清蛋白、肾功能、肝功能、电解质、二氧化碳结合力、血钙、血磷等，必要时检查血镁和血氨。如出现异常，应注意纠正。

(4)注意水平衡，防止血容量不足或过多。

(5)尿毒症患者宜在补充葡萄糖同时给予少量胰岛素，糖尿病患者应给以适量胰岛素，以防出现高血糖。

(6)尿毒症性心包炎、尿毒症脑病、无尿、高钾血症等应首先采用透析治疗。

(7)余参阅“复方氨基酸注射液(18AA)”。

【给药说明】 参阅“复方氨基酸注射液(18AA)”。

【用法与用量】 静脉滴注 成人一日250～500 ml，缓慢滴注。进行透析的急、慢性肾功能衰竭患者每日不超过1000 ml，滴速不超过每分钟15滴。

【制剂与规格】 复方氨基酸注射液(9AA)：250 ml：13.98 g(总氨基酸)。

3. 颅脑损伤适用型氨基酸注射液 如赖氨酸注射液。

赖氨酸注射液[药典(二)]

Lysine Injection

【适应证】 适用于颅脑损伤综合征、脑血管病、记忆力减退等，但缺乏循证医学研究的证明。

【药理】 本品为人体必需氨基酸之一，具有促进脑组织新陈代谢的作用。余参阅“复方氨基酸注射液(18AA)”。

【不良反应】 少数患者出现轻度胃肠反应。余参阅“复方氨基酸注射液(18AA)”。

【禁忌证】【注意事项】【给药说明】 参阅“复方氨基酸注射液(18AA)”。

【用法与用量】 静脉滴注 每日1次，每次10 ml，稀释于250 ml静脉滴注液中缓慢滴注，20次为1个疗程。

【制剂与规格】 赖氨酸注射液：10 ml：3 g(赖氨酸)。

4. 创伤(应激)适用型复方氨基酸注射液 如

15AA、18-B 等。

复方氨基酸注射液(15AA)[医保(乙)]

Compound Amino Acid Injection(15AA)

【适应证】 用于大面积烧伤、创伤、大手术后及严重感染等患者的营养支持。是否优于其他平衡型氨基酸的肠外营养,尚缺乏足够的循证医学研究的证据。

【药理】 支链氨基酸较高可能更适合应激状态下的代谢需求,余参阅“复方氨基酸注射液(18AA)”。

【不良反应】【禁忌证】【注意事项】【给药说明】【用法与用量】 参阅“复方氨基酸注射液(18AA)”。

【制剂与规格】 复方氨基酸注射液(15AA):玻璃瓶 250 ml∶17.25 g(总氨基酸)。

复方氨基酸注射液(18-B)[医保(乙)]

Compound Amino Acid Injection(18-B)

【适应证】【药理】【不良反应】【禁忌证】【注意事项】【药物相互作用】【给药说明】【用法与用量】 参阅“复方氨基酸注射液(15AA)”。

【制剂与规格】 复方氨基酸注射液(18-B):玻璃瓶 200 ml∶20.650 g(总氨基酸)。

5. 免疫调节型 如丙氨酰谷氨酰胺注射液、复方氨基酸(15)双肽(2)注射液。

丙氨酰谷氨酰胺注射液[医保(乙)]

Alanyl－Glutamine Injection

【适应证】 由于目前市售的其他复方氨基酸注射液不含谷氨酰胺,故本品主要用来补充其他氨基酸注射液的不足,为接受肠外营养的患者提供谷氨酰胺,包括处于分解代谢和高代谢状况者。余参阅“复方氨基酸注射液(18AA)”。

【药理】 (1)药效学　谷氨酰胺是机体免疫细胞和黏膜细胞等快速生长细胞的主要能源,但其不能耐受高温高压的灭菌过程。而 N(2)-L-丙氨酰-L-谷氨酰胺双肽可在体内分解为谷氨酰胺和丙氨酸的特性,使经由肠外营养输液补充谷氨酰胺成为可能。双肽分解释放出的氨基酸作为营养物质各自储存在身体的相应部位,并随机体的需要进行代谢。许多病症可出现体内谷氨酰胺的耗减,应用肠外营养支持时输注本品可阻遏这一情况的出现。

(2)药动学　本品输注后在体内迅速分解为谷氨酰胺和丙氨酸,其人体半衰期为 2.4～3.8 分钟(晚期肾功能不全患者为 4.2 分钟),血浆清除率为每分钟 1.6～2.7L。此双肽的消失伴随等克分子数的游离氨基酸的增加。它的水解过程可能仅在细胞外发生。当输液量恒定不变时,通过尿液排泄的 N(2)-L-丙氨酰-L-谷氨酰胺低于 5%,与其他输注的氨基酸相同。

【不良反应】 正确使用时,没有发现不良反应。当本品输注速度过快时,将出现寒战、恶心、呕吐,出现这种情况应立即停药。

【禁忌证】 严重肾功能不全(肌酐清除率＜25 ml/min)或严重肝功能不全的患者禁用。

【注意事项】 (1)对于代偿性肝功能不全的患者,建议定期监测肝功能。

(2)妊娠期妇女、哺乳期妇女和儿童使用本品的临床资料不足,故这类患者不推荐使用。

(3)应监测碱性磷酸酶、ALT、AST 和酸碱平衡。

其余参阅“复方氨基酸注射液(18AA)”。

【给药说明】 本品渗透压为 900～1180 mOsm/kg,为高浓度、高渗溶液,不可直接输注。在输入前必须与可配伍的氨基酸溶液或含有氨基酸的输液相混合。一体积的本品应与至少五体积的载体溶液混合(例如:100 ml 本品应加入至少 500 ml 氨基酸溶液)混合液中本品的最大浓度不应超过 3.5%;连续使用时间不超过 3 周。剂量根据分解代谢的程度和氨基酸的需要量而定,胃肠外营养每天供给氨基酸的最大剂量一般为 2 g/kg 体重。通过本品供给的丙氨酸和谷氨酰胺的量应计算在内,通过本品供给的氨基酸量不应超过全部氨基酸供给量的 20%。

【用法与用量】 每日剂量:1.5～2.0 ml/kg 体重,相当于 0.3～0.4 g N(2)-L-丙氨酰-L-谷氨酰胺(例如 70 kg 体重患者每日需本品 100～140 ml)。

加入载体溶液时用量的调整:当氨基酸需要量为 1.5 g(kg·d)时,其中 1.2 g 氨基酸由载体溶液提供,0.3 g 氨基酸由本品提供。当氨基酸需要量为 2 g(kg·d)时,其中 1.6 g 氨基酸由载体溶液提供,0.4 g 氨基酸由本品提供。输注速度依载体溶液而定,但氨基酸不应超过 0.1 g(kg·h)。

【儿科用法与用量】 静脉滴注　一日 300 mg/kg。混合液中最大浓度不应超过 3.5%。本品供给的氨基酸量不应超过全部氨基酸供给量的 20%。

【儿科注意事项】 (1)严重肝肾功能不全(每分钟肌酐清除率＜25 ml)或严重肝功能不全患儿禁用。

【制剂与规格】 丙氨酰谷氨酰胺注射液:(1)50 ml∶10 g(丙氨酰谷氨酰胺);(2)100 ml∶20 g(丙氨酰谷氨酰胺)。

复方氨基酸(15)双肽(2)注射液

Compound Amino Acids(15) and Dipeptides(2) Injection

【成分】 本品为复方制剂，是一种含有甘氨酰-L-谷氨酰胺的复方氨基酸制剂。但其谷氨酰胺的含量偏低，所以谷氨酰胺的摄入量受到限制，临床疗效受到影响。

【适应证】【药理】【不良反应】【禁忌证】【给药说明】【用法与用量】 参阅“复方氨基酸注射液(18AA)或丙氨酰谷氨酰胺注射液”。

【制剂与规格】 复方氨基酸(15)双肽(2)注射液：(1)500 ml：67 g(氨基酸/双肽)；(2)1000 ml：134 g(氨基酸/双肽)。

二、脂肪乳类

脂肪乳剂按其中甘油三酯所结合的脂肪酸链的长短分为长链甘油三酯脂肪乳剂(简称长链脂肪乳剂，LCT)和中/长链甘油三酯脂肪乳剂(简称中/长链脂肪乳剂，MCT/LCT)。脂肪乳类制剂成分见表 15-2。中/长链脂肪乳剂分为等质量物理混合型，以及通过化学反应将中链及长链脂肪酸随机结合到甘油三酯的 3 个碳键上，而形成的结构型中/长链脂肪乳剂。后者结构稳定，代谢效果较优。

脂肪乳剂为机体提供能量(1 g 脂肪可提供 9 kcal 热量)和必需脂肪酸，后者参与细胞膜的构成，维护细胞正常功能。机体所需的必需脂肪酸主要由长链脂肪乳提供。与其比较，中链脂肪酸有代谢较快、供能迅速、进入肝脏线粒体代谢不依赖肉毒碱转运、较少影响免疫系统等优点，但属于饱和脂肪酸且，不含必需脂肪酸。长链脂肪乳剂多以大豆油(富含 ω-6 脂肪酸)为原料，橄榄油(富含 ω-9 脂肪酸)及鱼油(富含 ω-3 脂肪酸)来源的长链脂肪乳，除了提供热量外还有一定的药理作用。如 ω-3 脂肪酸可下调炎症反应；ω-9 脂肪酸可减轻脂质过氧化反应等。

脂肪乳剂多为等渗液体，与氨基酸、葡萄糖、电解质等混合后还可降低后者的渗透压，使部分患者可经周围静脉输注。肠外营养中应用脂肪乳剂，可明显减少单独应用葡萄糖所带来的高血糖风险，有益于降低代谢并发症和感染并发症的发生。脂肪乳呼吸商低于葡萄糖，氧化后产生的 CO_2 少，可减轻肺功能不良患者的负荷。鱼油脂肪乳中的 ω-3 脂肪酸可改善急性肺损伤患者的通气功能。

虽然各种静脉脂肪乳剂的适应证、用法用量、不良反应、禁忌证、注意事项等方面基本相似，但是由于成分和制造工艺的差别，也带来临床效果和不良反应的差别，在选用时需注意各种产品的说明书和观察质量情况等资料。

表 15-2 脂肪乳类制剂成分表(g/L)

药品名称 / 成分及指标	长链脂肪乳剂					中/长链脂肪乳剂				
	脂肪乳注射液($C_{14\sim24}$)			长链脂肪乳注射液(OO)	ω-3 鱼油脂肪乳注射液	中/长链脂肪乳注射液($C_{6\sim24}$)		中/长链脂肪乳注射液($C_{6\sim24}$ Ve)		结构脂肪乳注射液($C_{6\sim24}$)
	10%	20%	30%	20%	10%	10%	20%	10%	30%	20%
大豆油	100	200	300	40		50	100	50	100	
橄榄油				160						
鱼油					100					
中链甘油三酯						50	100	50	100	
结构甘油三酯								200		
α-维生素 E								0.2	0.2	
卵磷脂	12	12	12	12	12	6	12	12	12	12
甘油	22	22	16.7	22.5	25	25	25	25	25	22.2
折合磷，mmol/L	15	15	15	15	15	7.5	15	14.5	14.5	15
总能量，MJ/L (kcal/L)	4.6 (1100)	8.4 (2000)	12.6 (3000)	8.36 (2000)	4.7 (1120)	4.3 (1030)	8.15 (1950)	4.43 (1058)	7.99 (1908)	8.2 (1960)
pH 值	约为 8	约为 8	约为 8	7～8	7.5～8.7	6.5～8.8	6.0～8.7			约 8
渗透压，mOsm/(kg·H_2O)，mOsm/L	300	350	300	270	308～376，273	272	273～380	345	380	350

(一)长链脂肪乳

脂肪乳注射液($C_{14\sim24}$)

Fat Emulsion Injection

【成分】 本品系由注射用大豆油经注射用卵磷脂乳化并加注射用甘油制成的灭菌乳状液体。其中大约60%的脂肪酸是必需脂肪酸,其粒径大小和生物特性与天然乳糜微粒相似。本品30%浓度规格中,磷脂与甘油三酯比值低于10%和20%的。在相等能量情况下,30%者供给磷脂量较少。

【适应证】 (1)能量补充药。本品是肠外营养的组成部分之一,为机体提供能量和必需脂肪酸,用于胃肠外营养补充能量及必需脂肪酸,预防和治疗人体必需脂肪酸缺乏症,也为经口服途径不能维持和恢复正常必需脂肪酸水平的患者提供必需脂肪酸。

(2)对糖尿病患者、糖耐量差或有胰岛素抵抗的患者,本品既可补充能量又可减轻血糖的升高。

(3)对肾功能损害者,供给足够的能量来降低蛋白质的分解。

(4)补充肿瘤恶病质患者的能量需求。

(5)30%脂肪乳注射液($C_{14\sim24}$)更适合输液量受限制和能量需求高度增加的患者。

【药理】 脂肪酸是人体的主要能源物质,其氧化是体内能量的重要来源。在氧供给充足的情况下,脂肪酸可在体内分解成 CO_2 及 H_2O 并释出大量能量,以 ATP 形式供机体利用。除脑组织外,大多数组织均能氧化脂肪酸,尤以肝及肌肉最活跃。某些不饱和脂肪酸,机体自身不能合成,需主要从植物油中摄取,是机体不可缺少的营养素,故称必需脂肪酸。必需脂肪酸又是前列腺素、血栓烷及白三烯等生理活性物质的前体。本品必需脂肪酸含量较高(约60%)。

【不良反应】 (1)可引起体温升高、面部潮红,偶见发冷、畏寒以及恶心、呕吐、腹泻、口渴、嗜睡及胸骨痛。偶可发生静脉炎、血管痛。

(2)比较罕见的即刻和早期不良反应 高过敏反应(变态反应、皮疹、荨麻疹)、呼吸影响(如呼吸急促、困难、发绀)和循环影响(如高血压、低血压、心动过速)。溶血、出血倾向、网织红细胞增多、静脉栓塞、腹痛、头痛、疲倦、阴茎异常勃起等。

(3)比较罕见的迟发不良反应 长期输注本品,婴儿可能发生血小板减少及出血倾向。另外,虽然长期肠外营养时,即使不用本品也会有短暂的肝功能指标的异常,但在用本品6～8周输注后,曾观察到有氨基转移酶、碱性磷酸酶和胆红素升高的情况,如果减少剂量(每2～3天给药1次)或暂时停止输注就会迅速恢复正常。

(4)其他比较罕见的迟发型不良反应 脂肪浸润、肝脏肿大、中央小叶胆汁淤积性黄疸、脾肿大、贫血、白细胞减少、血小板减少、出血倾向和出血、凝血参数的改变或下降(如出血时间、凝血时间、凝血酶原时间)等。有报道,单核-吞噬细胞系统褐色素沉着,也称“静脉性脂肪色素”,原因未明。

(5)比较罕见的不良反应 还出现在患者脂肪廓清能力减退时。尽管输注速度正常仍可能导致脂肪超载综合征,甘油三酯浓度常高于3 mmol/L。脂肪超载综合征偶尔也可发生于肾功能障碍和感染患者。脂肪超载综合征表现为:高脂血症、发热、头痛、胃痛、疲倦,但一般只要停止输注,上述症状即可消退,待检查血中三酰甘油酯水平恢复正常后方可再使用或减低剂量后再输入。

(6)严重过量并且没有同时给予糖类,可能会发生代谢性酸中毒。

(7)可能会出现显著的反应性血糖升高(此时应停止输入脂肪乳)。

【禁忌证】 休克和严重脂质代谢紊乱(如高脂血症)患者禁用。

【注意事项】 (1)本品慎用于脂肪代谢功能减退的患者,如肝肾功能不全、糖尿病酮症酸中毒、胰腺炎、甲状腺功能低下(伴有高脂血症)及败血症患者。这些患者输注本品时,应密切观察血清甘油三酯浓度。

(2)对大豆蛋白、鸡蛋蛋白和蛋黄、花生或处方中任一成分过敏者慎用本品,使用前必须做过敏试验。

(3)新生儿和未成熟儿伴有高胆红素血症或可疑肺动脉高压者应谨慎使用本品。

(4)新生儿,特别是未成熟儿,长期使用本品必须监测血小板计数、肝功能、凝血状况和血清甘油三酯浓度。

(5)采血时,如本品还没有从血流中完全清除,则将干扰其他实验室检测项目(如胆红素、乳酸脱氢酶、氧饱和度、血红蛋白等)。绝大多数患者从血液中清除本品的时间为输注后5～6小时。

(6)连续使用本品1周以上的患者,应做脂肪廓清试验以检查患者的脂肪廓清能力。血脂应在2次(天)输液之间清除。具体操作如下:输注前采血样,离心,如血浆呈乳状,则原定的输注计划应延期实施(此法不适用于高脂血症的患者)。当发现患者脂肪廓清能力降低时,最好再查血清甘油三酯。对于婴儿和儿童,监测脂肪廓清能力的最可靠的办法是定期测定血清甘油三酯水平。

(7)当以超过最大推荐输注速率输注时可能会出现恶心、呕吐、出汗。太快或过量输入脂肪乳剂会引起液体和(或)脂肪负荷过重,导致血浆中电解质浓度稀释、高血糖、血渗透压升高、体内水潴留、肺水肿、肺弥散功能受损。如出现过速、过量使用症状时,则减慢输注速率或停止输注。极少数严重患者可能需要血液透析,血液过滤。

(8)水、电解质代谢紊乱(如异常高或低的血清电解质水平)的患者在使用本品前须对有关指标予以纠正。

(9)妊娠期妇女及哺乳期妇女用药　已有报道表明,妊娠期妇女使用10%和20%脂肪乳剂(英脱利匹特)是安全和成功的。不过在妊娠头3个月可能不宜用药,除非用药的好处大于给胎儿带来的危害。理论上30%与10%和20%脂肪乳剂(英脱利匹特)一样,也能用于妊娠期妇女,但尚缺乏动物生殖研究的证据。

(10)儿童用药　因缺乏30%脂肪乳注射液($C_{14\sim24}$)用于婴儿和儿童的经验,所以30%脂肪乳注射液($C_{14\sim24}$)暂不推荐给婴儿和儿童使用。

(11)本品开瓶后一次未使用完的药液应予丢弃,不得再次使用。

(12)如瓶内液体出现油、水分离,则不能应用。

(13)本品在加入其他成分后不能继续贮存。

(14)25 ℃以下室温贮藏,不得冰冻。

【药物相互作用】　只有在相容性得到证实的前提下,且所有的添加操作在严格无菌条件下,其他治疗药物或营养药物方可加入到本品中。从用药的安全性出发,从微生物学的角度来看,添加药物后的混合液应立即使用。若不能立即使用,则正常情况下在2~8 ℃下放置时间不宜超过24小时。输注本品可能引起出血时间延长,抑制血小板聚集,因而对于需要抗凝的患者应慎用,或者减少抗凝药的用量。使用抗凝药的患者还应检测出血时间。

【给药说明】　(1)本品虽然可单独输注,但应该用于配制含葡萄糖、脂肪、氨基酸、电解质、维生素和微量元素等的"全合一"营养混合液。

(2)本品也可与葡萄糖注射液或氨基酸注射液通过"Y"型管道混合后输入体内。该法既适用于中心静脉也适用于外周静脉。这三种营养液在进入血管前迅速混合,每一种液体的流量可分别控制,如有输液泵会更方便。

(3)一般来说,脂肪乳剂不宜与电解质药物或其他附加剂在同一瓶内混合。只有在可配伍性得到保证、混合物是相容和稳定的前提下,才能将其他药品加入本品内或可与其他营养素在混合袋内混合。在无菌操作条件下,下列药品可加入本品内:脂溶性维生素注射液(Ⅱ,维他利匹特,成人)、脂溶性维生素注射液(Ⅰ,维他利匹特,儿童)、注射用水溶性维生素(水乐维他),有关配制方法详见产品说明书)。

【用法与用量】　患者在使用肠外营养期间均可使用本品,应按患者廓清脂肪的能力来调整剂量。

(1)成人静脉滴注　按脂肪量计,最大推荐剂量为按体重一日3 g(甘油三酯)/kg。本品提供的能量可占总能量的70%。10%和20%脂肪乳注射液($C_{14\sim24}$)者,开始10分钟内输注速度应为每分钟20滴,然后逐渐增加,30分钟后可以稳定在每分钟40~60滴,输注时间不能少于5小时。30%脂肪乳注射液($C_{14\sim24}$)250 ml的输注时间不少于4小时。

(2)为预防和治疗必需脂肪酸缺乏症(EFAD)时,本品至少应占非蛋白热量的4%~8%,以供给足够量的亚油酸和亚麻酸。当EFAD合并应激时,治疗EFAD所需脂肪乳注射液($C_{14\sim24}$)的量也应相应增加。

【儿科用法与用量】　10%、20%的脂肪乳一日0.5~3 g(甘油三酯)/kg,输注速度不超过每小时0.17 g/kg。

早产儿及低体重新生儿,最好是24小时连续输注,开始时为每日0.5~1 g/kg,以后逐渐增加到每日3 g/kg。

【儿科注意事项】　(1)肝功能障碍(总胆红素>10 mg/100 ml)和凝血功能障碍患者禁用。

(2)新生儿和未成熟儿伴有高胆红素血症或可疑肺动脉高压者慎使用。

(3)新生儿长期使用本品须监测血小板数目、肝功能、凝血状况和血清甘油三酯浓度。

【制剂与规格】　脂肪乳注射液:(1)100 ml:10 g(大豆油):1.2 g(卵磷脂);(2)250 ml:25 g(大豆油):3 g(卵磷脂);(3)500 ml:50 g(大豆油):6 g(卵磷脂);(4)100 ml:20 g(大豆油):1.2 g(卵磷脂);(5)250 ml:50 g(大豆油):3 g(卵磷脂);(6)500 ml:100 g(大豆油):6 g(卵磷脂);(7)100 ml:30 g(大豆油):1.2 g(卵磷脂);(8)250 ml:75 g(大豆油):3 g(卵磷脂);(9)250 ml[长链脂肪乳注射液(OO)]:50 g(橄榄油):3 g(卵磷脂);(10)500 ml[长链脂肪乳注射液(OO)]:100 g(橄榄油):6 g(卵磷脂)。

ω-3鱼油脂肪乳注射液[医保(乙)]

ω-3Fish Oil Fat Emulsion Injection

【适应证】　当口服或肠内营养不可能、功能不全或有禁忌时，补充长链 ω-3 脂肪酸，特别是二十五碳五烯酸(EPA)与二十二碳六烯酸(DHA)。余参阅“脂肪乳注射液($C_{14\sim24}$)”。

【药理】 长链 ω-3 脂肪酸(EPA 和 DHA)可作为血浆和组织脂质的组成部分。其中 DHA 是膜磷脂结构中重要的组成部分；EPA 则是二十烷类(如前列腺素、血栓烷、白介素及其他脂类介质)合成的前体物质，增加 EPA 衍生的介质类物质的合成能够促进抗凝和抗炎作用，调节免疫系统。卵磷脂中含有磷，为生物膜的组成成分，可保证膜的流动性和生物学功能。

本品所含甘油三酯在体内的半衰期为 54 分钟。余参阅“脂肪乳注射液($C_{14\sim24}$)”。

【不良反应】 (1)有可能造成患者出血时间延长及血小板聚集抑制。极少数患者可能感觉鱼腥味。

(2)余参阅“脂肪乳注射液($C_{14\sim24}$)”。

【禁忌证】 脂质代谢受损、严重出血性疾病、未控制的糖尿病禁用。虚脱与休克、近期心肌梗死、卒中、栓塞、不明原因昏迷等急症及危及生命的状况禁用。由于缺乏临床经验，故暂不能输注于严重肝、肾功能不足的患者、早产儿、新生儿、婴幼儿、儿童、妊娠和哺乳期。余参阅“脂肪乳注射液($C_{14\sim24}$)”。

【注意事项】 (1)应每日检查血清甘油三酯水平，定期检查血糖、酸碱平衡情况、体液平衡、血清电解质、血细胞计数，接受抗凝治疗的患者还应定期检查出血时间。

(2)因本品有可能延长出血时间，抑制血小板凝集，接受抗凝治疗的患者应慎用。

(3)如有可能，输注过程中应使用不含邻苯二甲酸盐的装置。

(4)本品连续使用时间不应超过 4 周。

余参阅“脂肪乳注射液($C_{14\sim24}$)”。

【药物相互作用】 (1)与多价阳离子(如钙离子)混合使用时，可能出现不相容性，尤其是与肝素合用时。

(2)使用本品有可能延长出血时间，抑制血小板凝集，接受抗凝治疗的患者应特别小心，可以考虑减少抗凝剂的使用量。余参阅“脂肪乳注射液($C_{14\sim24}$)”。

【给药说明】 本品应与其他脂肪乳同时使用。余参阅“脂肪乳注射液($C_{14\sim24}$)”。

【用法与用量】 按体重一日 1～2 ml/kg，相当于鱼油 0.1～0.2 g/kg，以体重 70 kg 患者为例，一日用量不超过 140 ml。最大输注速度按体重不得超过每小时 0.5 ml/kg。与其他类型脂肪乳剂同时输注时，推荐的每日脂肪总输入量按体重为 1～2 g/kg，鱼油应占其中的 10%～20%。使用前轻摇本品，与其他输液混合时，应注意配伍性。余参阅“脂肪乳注射液($C_{14\sim24}$)”。

【制剂与规格】 ω-3 鱼油脂肪乳注射液：(1)50 ml；(2)100 ml。(每 100 ml 含精制鱼油 10 g；每 10 g 精制鱼油含二十碳五烯酸(EPA)1.25～2.82 g、二十二碳六烯酸(DHA)1.44～3.09 g)。

长链(橄榄油)脂肪乳注射液(OO)

Long Chain Fat Emulsion Injection(OO)

【适应证】 适用于口服或肠内营养摄取不能、不足或禁忌的患者，通过肠外营养补充脂肪。

【药理】 本品为橄榄油及大豆油混合物，可提供的脂肪酸大约比例如下：15% 的饱和脂肪酸(SFA)；65% 的单不饱和脂肪酸(MUFA)；20% 多不饱和必需脂肪酸(EPUFA)。富含单不饱和脂肪酸和 α-生育酚(维生素E)可明显减轻患者的脂质过氧化反应，有益于维护组织和器官功能。

【不良反应】【禁忌证】【注意事项】【药物相互作用】 参阅“脂肪乳注射液($C_{14\sim24}$)”。

【用法与用量】 成人剂量范围为 1～2 g(kg·d)。开始输注的 10 分钟内，输注速率必须缓慢且不超过每分钟 0.1 g 或 0.5 ml，随后逐渐增加，直到半小时后达到要求的速率。最大输注速率不得超过 0.15 g 脂质/(kg·h)[0.75 ml/(kg·h)]。儿童使用本品，应连续 24 小时输注给药。建议每天输注剂量不超过 3 g 脂质/kg 体重，且输注速率为 0.15 g 脂质/(kg·h)。在治疗第一周内，逐渐增加每日剂量。对妊娠 28 周以上的早产儿和低体重的新生儿，起始每日剂量为 0.5～1.0 g 脂质/kg 体重。该剂量可每 24 小时增加 0.5～1.0 g 脂质/kg 体重，最高至每日剂量为 2 g 脂质/kg 体重。

【制剂与规格】 长链(橄榄油)脂肪乳注射液(OO)：非 PVC 多层共挤输液用袋，包括 100 ml：20 g 脂肪(橄榄油约 80%和大豆油约 20%的混合物)与 1.2 g(卵磷脂)；250 ml：50 g(脂肪)与 3 g(卵磷脂)；1000 ml：200 g(脂肪)与 12 g(卵磷脂)。

(二)中/长链脂肪乳注射液

中/长链脂肪乳注射液($C_{6\sim24}$)[医保(乙)]

Medium and Long Chain Fat Emulsion Injection($C_{6\sim24}$)

【适应证】 用于需要接受胃肠外营养和(或)必需脂肪酸缺乏的患者。

【药理】 长链甘油三酯(LCT)和可快速转换的中链甘油三酯(MCT),输入体内既能满足机体能量的需求,LCT又能保证必需脂肪酸的供给。正常人输入本品后的甘油三酯半衰期是16分钟,短于单纯输注长链脂肪乳后的甘油三酯半衰期(约33分钟),表明使用本品后机体能够更快地利用甘油三酯。余参阅"脂肪乳注射液($C_{14\sim24}$)"。

【不良反应】【禁忌证】【药物相互作用】 参阅"脂肪乳注射液($C_{14\sim24}$)"。

【注意事项】 (1)本品不能用于妊娠期妇女。

(2)目前尚无将本品用于新生儿、婴幼儿或儿童的经验。有资料显示,在光照疗法中,同时输入脂肪乳,由光所引起的脂质过氧化物不能被完全消除。因此,作为预防措施,建议对新生儿进行光照疗法期间,输入脂肪乳应避光。

(3)余参阅"脂肪乳注射液($C_{14\sim24}$)"。

【给药说明】 本品可单独输注或配制成"全合一"营养混合液进行输注。只有在可配伍性得到保证的前提下,才能将其他药品加入本品内。通过静脉输注时,如果需要,可与复方氨基酸注射液和葡萄糖注射液一起输注。本品与氨基酸和(或)糖溶液一起输注时,应使用单独的输注系统和静脉。如本品要通过一个共同的最后输注通道时(旁路,Y型管),必须保证所有溶液具有可配伍性。不能使用孔径为0.2μm的终端滤器,因脂肪乳不能通过这些滤器。余参阅"脂肪乳注射液($C_{14\sim24}$)"。

【用法与用量】 除非另外规定或根据能量需要而定,建议用量为:按体重一日静脉滴注本品10%10～20 ml/kg或本品20%5～10 ml/kg,相当于1～2 g(2 g为最大推荐剂量)脂肪/kg。输注速度:最大速度为按体重1小时静脉滴注本品10%1.25 ml/kg或本品20%0.625 ml/kg(相当于0.125 g脂肪/kg)。

【制剂与规格】 中/长链脂肪乳注射液($C_{6\sim24}$):(1)250 ml:大豆油12.5 g与中链甘油三酯12.5 g与卵磷脂1.5 g;(2)250 ml:大豆油25 g与中链甘油三酯25 g与卵磷脂3 g;(3)500 ml:大豆油25 g与中链甘油三酯25 g与卵磷脂3 g;(4)500 ml:大豆油50 g与中链甘油三酯50 g与卵磷脂6 g。

中/长链脂肪乳注射液($C_{8\sim24}$):250 ml:25 g(大豆油):25 g(中链甘油三酯):3 g(卵磷脂):6.25 g(甘油)。

中/长链脂肪乳注射液($C_{8\sim24}V_e$)[医保(乙)]

Medium and Long Chain Fat Emulsion Injection($C_{8\sim24}V_e$)

【适应证】【药理】 参阅"中/长链脂肪乳注射液($C_{6\sim24}$)"。

【不良反应】【禁忌证】 参阅"脂肪乳注射液($C_{14\sim24}$)"。

【注意事项】【药物相互作用】 参阅"中/长链脂肪乳注射液($C_{6\sim24}$)"。

【给药说明】 (1)使用终端滤器时应注意其脂肪渗透性。

(2)通过柔韧的乳剂袋输注时,必须将输注器械上的空气阀关闭。

(3)完全肠外营养时,本品的用药期限一般为1～2周。如果仍存在通过脂肪乳剂进行肠外营养的指征,在适当监控条件下也可延长用药期。

【用法与用量】 (1)成人 1～2 g脂肪(kg·d),相当于5～10 ml/(kg·d)。原则上应尽可能均匀地缓慢输注脂肪乳剂。特别是在最初的15分钟内,脂肪输注速度不应超过0.05～0.1 g脂肪/(kg·h)(相当于0.25～0.5 ml/(kg·h))。最大输注速度0.25滴/(kg·min)。对于体重70 kg的患者,相当于50 ml/h(点滴速度最多18滴/分),24小时内输注,至少是在16小时内输入。

【儿科用法与用量】 静脉滴注 新生儿每日10～15 ml/kg,学龄儿童每日5～10 ml/kg,静滴速度在最初15分钟不应超过每小时0.25～0.5 ml/kg。

【儿科注意事项】 (1)参阅"脂肪乳注射液"。

(2)连续输注期间,如血清甘油三酯浓度超过1.7 mmol/L,须降低滴速。

【制剂与规格】 中/长链脂肪乳注射液($C_{8\sim24}V_e$):(1)100 ml:5 g大豆油与5 g中链甘油三酯与0.8 g卵磷脂与2.5 g甘油;(2)250 ml:12.5 g大豆油与12.5 g中链甘油三酯与2.0 g卵磷脂与6.25 g甘油;(3)10%:500 ml;(4)20%:100 ml或标称为100 ml:10 g大豆油与10 g中链甘油三酯与1.2 g卵磷脂与2.5 g甘油;(5)20%:250 ml或标称为250 ml:25 g大豆油与25 g中链甘油三酯与3.0 g卵磷脂与6.25 g甘油。

结构脂肪乳注射液($C_{6\sim24}$)

Structural Fat Emulsion Injection($C_{6\sim24}$)

【适应证】 作为肠外营养的组成部分,提供能量和必需脂肪酸。

【药理】 结构甘油三酯是将等摩尔数的长链甘油三酯(LCT)和中链甘油三酯(MCT)混合后,在一定的条件下,进行水解和酯化反应后形成的混合物。其中约75%为混合链甘油三酯,即结构脂肪乳中大部分甘油三酯的结构为同一甘油分子,既结合长链脂肪酸(LCFA)又结合中链脂肪酸(MCFA)。LCFA 和 MCFA 呈随机分布,其余少部分为 LCT 和 MCT。本品通过 LCFA 提供亚油酸和亚麻酸,防止必需脂肪酸缺乏症。通过 LCFA 和 MCFA 作为代谢底物,提供能量。

对健康志愿者的研究显示,结构脂肪乳的清除速率快于 LCT 脂肪乳剂。对患者研究的回顾分析显示,本品的清除速率快于只含 LCT 以及 LCT 和 MCT 物理混合的脂肪乳剂。

【不良反应】 罕见不良反应(发生率<1%)。滴注过快,可能引起背部疼痛,原因不明。余参阅“脂肪乳注射液($C_{14\sim24}$)”。

【禁忌证】【注意事项】【药物相互作用】 参阅“脂肪乳注射液($C_{14\sim24}$)”。

【给药说明】 (1)本品应作为含葡萄糖注射液的肠外营养混合液的组成部分,与其他成分一起,通过中心静脉或周围静脉滴注。

(2)每袋直接接触本品的,是由多聚复合材料制成的内袋。内外袋之间有氧吸收剂和外袋完整性指示剂。

【用法与用量】 根据患者临床状况及其清除所输脂肪的能力,决定滴注剂量和速度。推荐剂量:按体重一日静脉滴注本品 5～7.5 ml/kg,相当于 1～1.5 g 甘油三酯/kg;一般于 10～24 小时内滴注完毕。滴注速度:按体重不应超过一小时 0.75 ml/kg,相当于 0.15 g 甘油三酯/kg。

【制剂与规格】 结构脂肪乳注射液($C_{6\sim24}$)(塑料袋装):(1)250 ml∶结构甘油三酯 50 g;(2)500 ml∶结构甘油三酯 100 g。

多种油脂肪乳注射液($C_{6\sim24}$)

Multi-oil Fat Emulsion Injection($C_{6\sim24}$)

【成分】 本品为复方制剂。每 1000 ml 中组分为:精制大豆油 60 g、中链甘油三酸酯 60 g、橄榄油 50 g、鱼油 30 g。本品辅料为 α-生育酚(维生素 E)、蛋黄卵磷脂、甘油、油酸钠和注射用水,用适量氢氧化钠调节 pH。

【适应证】 用于肠外营养,为经口/肠道摄取营养不能、不足或有禁忌时的患者提供能量、必需脂肪酸和 ω-3 脂肪酸。

【药理】 本品中的大豆油含有必需脂肪酸,包括 ω-6 脂肪酸(亚油酸)和 ω-3 脂肪酸(亚麻酸)等。中链脂肪酸能够被快速氧化,可以直接向人体提供能量。橄榄油主要以单不饱和脂肪酸的形式提供能量。鱼油含有二十碳五烯酸(EPA)和二十二碳六烯酸(DHA)。DHA 是细胞膜结构的重要组成成分;EPA 则是二十烷类酸(如前列腺素、血栓烷、白三烯类化合物)合成的前体物质。

【不良反应】【禁忌证】【注意事项】【药物相互作用】 本品过量使用会使甘油三酯廓清能力下降并引起“脂肪超载综合征”发生。脂肪超载综合征的特征症状包括高血脂、发热、脂肪浸润、有或没有黄疸的肝肿大、脾肿大、贫血、白细胞减少、血小板减少、凝血机制障碍、溶血、网织红细胞过多、肝功能检查异常和昏迷。如停止脂肪乳输注,这些症状通常可以逆转。

【用法与用量】 本品可用于中心或外周静脉输注。根据患者的脂肪廓清能力调整本品的用量和输注速度。

(1)成人　标准剂量为 1.0～2.0 g 脂肪/(kg·d)。推荐输注速率为 0.125 g 脂肪/(kg·h)。最大输注速率不超过 0.15 g 脂肪/(kg·h)。

(2)新生儿和婴儿　起始剂量为 0.5～1.0 g 脂肪/(kg·d)。在此剂量基础上,持续增加 0.5～1.0 g 脂肪/(kg·d)至 3.0 g 脂肪/(kg·d)。推荐剂量不超过 3 g 脂肪/(kg·d)(相当于本品 15 ml/(kg·d))。最大输注速率不超过 0.125 g 脂肪/(kg·h)。在早产和出生体重较低的新生儿中,应持续 24 小时输注本品。

(3)儿童　推荐剂量为不超过 3 g 脂肪/(kg·d)(相当于本品 15 ml/(kg·d))。在第一周给药期间,每日用量应持续增加。最大输注速率不超过 0.15 g 脂肪/(kg·h)。

【制剂与规格】 多种油脂肪乳注射液(钠钙玻璃输液瓶和注射液用卤化丁基橡胶塞装):(1)100 ml/瓶;(2)250 ml/瓶;(3)500 ml/瓶。

三、糖类

糖类是肠外营养中的主要能量来源,以葡萄糖最常用。使用中可升高血糖,必要时需加用胰岛素。果糖、山梨醇和木糖醇等在体内代谢不依赖胰岛素的参与,较少升高血糖,但过量应用有可能导致酸碱失衡和肾功能损害。成人每天的用量在 100 g 以内是较为安全的。

目前肠外营养中使用最多的糖类是葡萄糖注射液(GS)、葡萄糖氯化钠注射液(GNS)、复方乳酸钠葡萄糖注射液(有高氯酸中毒时可考虑用此制剂)、复方乳酸钠山梨醇注射液等。其他也可应用复方电解质葡萄糖注射液(MG3)、复方电解质葡萄糖注射液(R4A)、混合糖电解质注射液(葡萄糖、果糖和木糖醇)等。葡萄糖的代谢阈值为 4 mg/(kg·min),临床应用应注意避免高血糖的发生。

四、多腔袋肠外营养制剂

工业化生产的“多腔袋”肠外营养“全合一”制剂,具有使用安全、方便、有效的特点，是病情稳定和短期肠外营养患者的首选方式。

(一)双腔袋类

肠外营养注射液组合物(25)

Total Parenteral Nutrition Injection(25)

【成分】 本品为复方制剂，混合后无色、澄明，pH约5，渗透压比约4。腔袋Ⅰ为葡萄糖电解质溶液；腔袋Ⅱ为氨基酸溶液，混合后每1000 ml含葡萄糖120.0 g，浓度12.00%。总氨基酸含量20.720 g，浓度2.072%。

【适应证】【药理】【禁忌证】 参阅“复方氨基酸注射液(18AA)”。

【不良反应】 使用本品后，葡萄糖超负荷综合征偶有报道，肝功异常有少量报道。可能发生严重的酸中毒、高钙血症。大量快速给药可能引起脑水肿、肺水肿、外周水肿或水中毒。由于本品是高浓度葡萄糖制剂，输注时有时可能出现高糖血症、高渗糖尿症和口渴，一旦出现这种情况，需采取相应举措，如使用胰岛素。本品含电解质，慎用于严重电解质异常的患者。余参阅“复方氨基酸注射液(18AA)”。

【注意事项】 不要毁坏外包装，即用即开，以避免溶液变色(包装内附有一氧气吸收剂以维持制剂的稳定性)。如制剂变色、泄漏或在外包装上发现水滴，请不要使用。在橡胶塞上的密封膜被撕掉的情形下，制剂不能使用。如果两个腔袋之间的隔膜部分已经被打开，制剂不能使用。余参阅“复方氨基酸注射液(18AA)”。

【药物相互作用】 钙是本品的成分，可诱发强心苷类中毒，通过加强心肌作用而导致心律失常。洋地黄中毒时全身倦怠、食欲缺乏、恶心、头痛、呕吐、腹泻、黄视症、心律不齐。如出现上述症状，停止给药。

【给药说明】 (1)给药前打开隔离部分，混合溶液Ⅰ和溶液Ⅱ，并且立即使用，不需要进气针。

(2)在橡胶塞上“O”标记点垂直插入注射针头，如果针刺入时成角度，可能刺穿容器并引起漏液。

(3)不要和其他含有碳酸根离子、磷酸根离子的药品混合使用，因为这些离子可以引起沉淀。

(4)避免直接在本品容器内混入脂肪乳。

(5)避免直接滴注末梢静脉。

(6)仔细阅读塑胶袋上印的度量并作为标准。

(7)其余参阅“复方氨基酸注射液(18AA)”。

【用法与用量】 本品用作中心静脉营养开始时，且糖耐量未知或已降低时的初始液。或者当糖耐量由于发病而降低和需要限制热量输入时，作为中心静脉营养的维持液。使用时打开隔离层，使Ⅰ和Ⅱ混合制成初始液或维持液。一般来说，60 kg体重的成年患者通过中心静脉连续24小时滴注2000 ml的初始液或维持液。根据患者的年龄、症状和体重，剂量可适当增减。

在临床应用时可以和10%～20%的脂肪乳剂(LCT或MCT/LCT)并联使用，其脂肪和糖的比例按常规剂量或按医嘱来制定。应用两台输液泵控制速率比较理想。如用重力滴注，则需要医护人员密切观察和控制其滴注速率。加脂肪乳剂(LCT或MCT/LCT)并联使用后，渗透压有所降低，对部分患者可以从周围静脉输入，注意有无周围静脉炎的发生。

【制剂与规格】 肠外营养注射液组合物(25)(袋装)：1000 ml。

(二)三腔袋类

脂肪乳氨基酸(17)葡萄糖(11%)注射液[医保(乙)]

Fat Emulsion, Amino Acids(17) and Glucose(11%) Injection

本品的包装袋分为内袋与外袋。在内袋与外袋之间放置吸氧剂。内袋由两条可剥离封条分隔成三个独立的腔室，分别装有葡萄糖注射液、氨基酸注射液及脂肪乳注射液。其优点是既能使氨基酸、葡萄糖、脂肪乳注射液长期稳定，不需冷藏地保存在一个容器内，又可使其快速完全混合，并在补充一定的微量元素和维生素等微量营养素后，迅速配制成比较理想的“全合一”营养液，同时避免了配制可能带来的颗粒和微生物的污染，能满足多数患者对肠外营养的需求。医院内使用简单、安全、有效、不受节假日限制，也为家庭肠外营养、急救、野战等特殊情况下的患者提供了极大的方便。

【成分】 本品三种不同包装规格所含葡萄糖注射液、氨基酸注射液和脂肪乳注射液的总容积、总能量见表15-3。

表15-3 脂肪乳氨基酸(17)葡萄糖成分

总容积(ml)	2400	1920	1440
葡萄糖(11%，ml)	1475	1180	885
氨基酸(ml)	500	400	300
脂肪乳(ml)	425	340	255
总能量(kcal)	1700	1400	1000

使用前，须开通可剥离封条，并将三个腔室中的液体混匀。混合均匀后，每1000 ml混合重量渗透压约830 mOsm/(kg·H_2O)，容积渗透压约750 mOsm/L， pH 约 5.6。

【适应证】 用于不能或功能不全或被禁忌经口/肠道摄取营养的成人患者。

【药理】 为了降低高血糖的危险，减轻对液体负荷过重的担心，保证必需脂肪酸的供给，非蛋白能源葡萄糖和脂肪乳的双能源同时输入方式是比较理想的。此外，要使机体能有效利用输入的能量底物、蛋白质合成的原料、维持正常生理功能，重要电解质的输入是不可或缺的。余参阅“复方氨基酸注射液(18AA)”及“脂肪乳注射液($C_{14\sim24}$)”。

【禁忌证】 新生儿、2 岁以下婴幼儿不宜使用。

【不良反应】【药物相互作用】 参阅“复方氨基酸注射液(18AA)”及“脂肪乳注射液($C_{14\sim24}$)”。

【注意事项】 (1)当三腔内液体混合均匀后，在 25 ℃下其物理与化学性质能稳定 24 小时。

(2)只有在氨基酸溶液与葡萄糖溶液澄清且无色或微黄，脂肪乳溶液呈白色均质状态方可使用本品。使用前需将本品充分混匀。

(3)鉴于假性凝集作用，禁止本品与输血或血制品同用一根(套)输液管(器)。

(4)须经常检测脂肪廓清能力。推荐检测方法是在输注结束 5～6 小时后进行，输注期间血清甘油三酯不宜超过 3 mmol/L。

(5)对脂质代谢受损，如肾功能不全、失代偿性糖尿病、高糖血症(胰岛素治疗超过 6U/h)、胰腺炎、肝功能损害、甲状腺功能低下(伴有高脂血症)以及败血症患者，应谨慎使用本品。如需使用则应密切观察血清甘油三酯浓度。

(6)应监测血糖、血电解质、血浆渗透压、水、电解质与酸碱平衡，以及肝酶(如碱性磷酸酶、ALT、AST)的情况。如患者出现高糖血症需另外补充胰岛素。

(7)长期输注脂肪，还应检测血细胞计数与凝血状况。

(8)当患者伴有肾功能不全，则应密切监测磷、钾的摄入以防产生高磷血症与高钾血症。

(9)对代谢性酸中毒、乳酸性酸中毒、细胞供氧不足、血浆渗透压增高的患者，应谨慎给予肠外营养。

(10)对有电解质潴留的患者，应谨慎使用本品。

(11)余参阅“复方氨基酸注射液(18AA)”及“脂肪乳注射液($C_{14\sim24}$)”。

【给药说明】 本品混合液在 25 ℃下可放置 24 小时。从中心静脉输注时，由于中心静脉输注可能会增加感染的机会，因此应注意在无菌条件下进行静脉插管，并且一旦输注过程出现任何异常现象，应立即停止输注。如采用周围静脉输注高渗溶液，有可能发生静脉炎。根据患者电解质实际水平，可另补充电解质，但应密切监测血电解质变化情况。静脉输注氨基酸时可能伴有微量元素尿中排出的增加，尤其是锌。对需要进行长期静脉营养的患者，应注意微量元素的补充。

余参阅“复方氨基酸注射液(18AA)”及“脂肪乳注射液($C_{14\sim24}$)”。

【用法与用量】 患者总的能量需要量由其实际临床状况决定。通常情况下，普通成人按体重一日 20～30 kcal/kg；肥胖患者则根据其理想体重决定。本品用于老年患者时，其蛋白质与能量的单位体重需要量可能会小于普通成人的需要量。

本品输注速率按患者体重不宜超过一小时 3.7 ml/kg(相当于 0.25 g 葡萄糖/kg、0.09 g 氨基酸/kg、0.13 g 脂肪/kg)。推荐输注时间为 12～24 小时。为避免可能发生的静脉炎，建议每日更换输液针刺入的位置。本品使用时间长短由患者临床营养状况而定。

【制剂与规格】 脂肪乳氨基酸(17)葡萄糖(11%)注射液(三腔袋装)：(1)2400 ml；(2)1920 ml；(3)1440 ml。

脂肪乳氨基酸(17)葡萄糖(19%)注射液[医保(乙)]

Fat Emulsion,Amino Acids(17)and Glucose(19%)Injection

【成分】 四种不同包装规格所含葡萄糖注射液、氨基酸注射液和脂肪乳注射液的总容积、总能量见表 15-4。

表 15-4 脂肪乳氨基酸(17)葡萄糖(19%)组合物成分

总容积(ml)	2566	2053	1540	1026
葡萄糖(葡萄糖 19%，ml)	1316	1053	790	526
氨基酸(凡命 18Novum，ml)	750	600	450	300
脂肪乳(英脱利匹特 20%，ml)	500	400	300	200
总能量(kcal)	2300	1900	1400	900

使用前，须拉开腔室间的可分离封条，将三个腔室中的液体混匀。混合均匀后，重量渗透压约 1230 mOsm/(kg·H_2O)；容积渗透压约 1060 mOsm/L,pH 约 5.6。

【适应证】【药理】【不良反应】【禁忌证】【注意事项】【药物相互作用】【给药说明】 参阅“脂肪乳氨基酸(17)葡萄糖(11%)注射液”。

【用法与用量】 因渗透压较高，本品仅推荐经中心静脉进行输注。输注速率按患者体重不宜超过一小时 2.0 ml/kg。推荐输注时间为 12～24 小时。余参阅“脂肪乳氨基酸(17)葡萄糖(11%)注射液”。

【制剂与规格】 脂肪乳氨基酸(17%)葡萄糖(19%)注射液(三腔袋装)：(1)2566 ml；(2)2053 ml；(3)1540 ml；(4)1026 ml。

脂肪乳(20%)氨基酸(15)葡萄糖(30%)注射液[医保(乙)]

Lipid Emulsion(20%)Amino Acids(15) and Glucose(30%)Injection

【成分】 本品为复方制剂,其组份为分装于三腔袋容器中的,用于静脉注射的脂肪乳、复方氨基酸和葡萄糖溶液。氨基酸中必需氨基酸占40.5%;支链氨基酸占19%。脂肪乳为大豆油来源的长链脂肪酸。

三腔中的内容物混和后,主要营养素的总量见表15-5。

表 15-5 脂肪乳(20%)/氨基酸(15)/葡萄糖(30%)组合物营养素

每袋装	2 L	1.5 L	1 L
氮	11.2 g	8.4 g	5.6 g
氨基酸	68 g	51 g	34 g
非蛋白热量	1760 kcal	1320 kcal	880 kcal
碳水化合物热量	960 kcal	720 kcal	480 kcal
脂肪热量	800 kcal	600 kcal	400 kcal
钠	56 mmol	42 mmol	28 mmol
钾	48 mmol	36 mmol	24 mmol
镁	4 mmol	3 mmol	2 mmol
钙	3.6 mmol	2.7 mmol	1.8 mmol
磷酸盐	24 mmol	18 mmol	12 mmol
醋酸盐	112 mmol	84 mmol	56 mmol
氯化物	64 mmol	48 mmol	32 mmol
pH	6	6	6
渗透压	1190 mOsm/L	1190 mOsm/L	1190 mOsm/L

【适应证】【药理】【不良反应】【禁忌证】【注意事项】【药物相互作用】 参阅"脂肪乳氨基酸(17)葡萄糖(11%)注射液"。

必须根据剂量、输注溶液的性质、24小时摄入的总液量和输注持续时间调节输注速度。为预防高糖血症,输注速度不能超过每小时每千克体重脂肪0.15 g和(或)葡萄糖0.25 g。最大输注速度2 ml/(kg·h)(相当于每小时每千克体重氨基酸0.07 g,葡萄糖0.24 g和脂肪0.08 g)。

使用前一起挤压三腔使隔离密封条破裂,立即混合三腔的内容物。从裂口垂直撕开外包装,检查药袋和隔离密封条的完整性,确保药袋在室温下保存。水平放置药袋(悬挂小孔朝向操作者),向上翻转药袋,施加持续的压力使中间密封条沿着一半的长度消失。翻转药袋至少3次以上混合药液。需加入其他成分时,如补充含微量营养素(电解质、微量元素、维生素)的溶液,必须在三腔内容物混合之后,在严格无菌条件下通过加药针加入。允许加入溶液内已有的电解质溶液,每1000 ml不能超过下列总量:钠80 mmol,钾60 mmol,镁5.60 mmol,钙3 mmol。三腔药液混合后,无论是否加药应立即使用。然而,在5 ℃时可保持稳定7天,继以25 ℃保存48小时。

【用法与用量】 仅用于中央静脉输注和使用于2岁以上的儿童和成人。应根据患者的代谢需求、能量消耗和临床状况来确定剂量。成人最大剂量是40 ml/(kg·d)(相当于1.36 g的氨基酸,4.8 g的葡萄糖和1.6 g的脂肪)。2岁以上的儿童剂量平均氮需求在0.35~0.45 g/(kg·d)(氨基酸约2~3 g/kg),输入量须逐日增加。推荐的每日液体摄入量(除肾病患者和/或心脏病患者)为:体重11~20 kg:1000 ml。超过10 kg每增加1 kg体重就增加本品50 ml。体重≥21 kg:1500 ml,超过20 kg每增加1 kg体重就增加本品25 ml。液体的摄入不可超过100 ml/(kg·d)。最大剂量除特殊病例,应避免氨基酸超过3 g/(kg·d)和(或)葡萄糖超过17 g/(kg·d)和(或)脂肪超过3 g/(kg·d)。

【制剂与规格】 脂肪乳(20%)氨基酸(15)葡萄糖(30%)注射液(塑料袋装):2 L:20%脂肪乳400 ml+8.5%氨基酸800 ml+30%葡萄糖800 ml;1.5 L:20%脂肪乳300 ml+8.5%氨基酸600 ml+30%葡萄糖600 ml;1 L:20%脂肪乳200 ml+8.5%氨基酸400 ml+30%葡萄糖400 ml。

脂肪乳(10%)氨基酸(15)葡萄糖(20%)注射液[医保(乙)]

Lipid Emulsion(10%)Amino Acids(15) and Glucose(20%)Injection

【成分】 本品为复方制剂,其组分为:装于三腔袋容器中的用于静脉注射的长链脂肪乳、复方氨基酸和葡萄糖溶液。氨基酸中必需氨基酸占40.5%,支链氨基酸占19%。三腔中的内容物混和后,主要营养素的总量见表15-6。

【适应证】【药理】【不良反应】【禁忌证】【注意事项】【药物相互作用】 参阅"脂肪乳氨基酸(17)葡萄糖(11%)注射液"。

【给药说明】 不可将未经预先检查其溶液相容性的药物加入溶液内。对任何补充剂,建议可加入经检测与混合液相容和稳定的产品(尤其是脂肪乳不稳定性的风险)。不可在输注该溶液之前,之间或之后输注血或血制品,以避免引起假凝集作用。

表 15-6　脂肪乳(10%)氨基酸(15)葡萄糖(20%)注射液组合物营养素

每袋装	2 L	1.5 L	1 L
氮	7.3 g	5.5 g	3.6 g
氨基酸	44 g	33 g	22 g
非蛋白热量	1080 kcal	810 kcal	540 kcal
碳水化合物热量	640 kcal	480 kcal	320 kcal
脂肪热量	400 kcal	300 kcal	200 kcal
钠	56 mmol	42 mmol	28 mmol
钾	48 mmol	36 mmol	24 mmol
镁	4 mmol	3 mmol	2 mmol
钙	3.6 mmol	2.7 mmol	1.8 mmol
磷酸盐	24 mmol	18 mmol	12 mmol
醋酸盐	80 mmol	60 mmol	40 mmol
氯化物	64 mmol	48 mmol	32 mmol
pH 值	6	6	6
渗透压	810 mOsm/L	810 mOsm/L	810 mOsm/L

【用法与用量】 可经中央或外周静脉输注。仅使用于2岁以上的儿童和成人。应根据患者的代谢需求、能量消耗和临床状况来确定剂量。成人和2岁以上的儿童用法与用量参阅"脂肪乳氨基酸(17)葡萄糖(19%)注射液"。因为研究数据的缺乏，处方医生给妊娠期妇女和哺乳期妇女输液治疗时，应评估受益和危险的比率。

【制剂与规格】 脂肪乳(10%)氨基酸(15)葡萄糖(20%)注射液(塑料袋装)：2 L：10%脂肪乳 400 ml+5.5%氨基酸 800 ml+20%葡萄糖 800 ml；1.5 L：10%脂肪乳 300 ml+5.5%氨基酸 600 ml+20%葡萄糖 600 ml；1 L：10%脂肪乳 200 ml+5.5%氨基酸 400 ml+20%葡萄糖 400 ml。

第四节　肠内营养用药

肠内营养(EN)制剂用途是对有正常或有部分正常肠管功能的患者进行基本营养补充及营养治疗。EN 制剂按蛋白质来源分为三大类：氨基酸型(amino acid type)、短肽型(peptidel type)和整蛋白型(intact proteintype)。近年来，EN 制剂分类有所调整，分为通用型和疾病特异型两大类。通用型(standard，balanced)：一般营养型，包括含膳食纤维、不含膳食纤维、含中链甘油三酯或不含。疾病特异型(disease specific，disease oriented)：糖尿病型、肿瘤型、肺病型、免疫增强型、蛋白过敏型、胃肠功能障碍型、低蛋白血症型、创伤型等。两型下又各自均包括氨基酸型及短肽型、整蛋白型。

EN 制剂有液体制剂(乳剂、混悬剂)和粉剂制剂。虽然粉剂产品有便于运输的特点，保质期较长，但应用不方便，容易被污染。液体制剂便于临床使用，减少产品被微生物污染的机会，也减少医护人员的工作量。通用型肠内营养制剂成分见表 15-7，疾病特异型肠内营养制剂成分见表 15-8。

一、通用型肠内营养剂

(一)氨基酸型肠内营养剂

肠内营养粉(AA)[医保(乙)]

Enteral Nutritional Powder(AA)

【适应证】 氨基酸为氮源的肠内营养剂，不需要消化就能被肠黏膜吸收。适用于重症代谢障碍及胃肠道功能障碍的患者的肠内营养支持。但更侧重于消化道仅有部分功能、胰病的患者，如：有营养风险的轻型胰腺炎、重症胰腺炎的恢复期、有营养风险的慢性胰腺功能故障患者、短肠综合征的患者(小肠的长度短于 60 cm)、有营养风险的炎性肠道患者(克罗恩病、溃疡性结肠炎)、吻合口瘘(导管顶端在瘘的远侧，咽部瘘、食管瘘、胃瘘、结肠瘘等)、白蛋白低下患者(小于 2.5 g/100 ml)、慢性肾病患者、放射性肠炎的癌症患者以及手术后患者等。

【不良反应】 按标准配置以防高渗性腹泻。少数患者有腹胀、腹痛和腹泻，通过调整给药温度、浓度和速度可以得到很好改善。极个别患者通过上述措施不能缓解的，暂停给药，待胃肠功能恢复后可继续使用。

【禁忌证】 肠梗阻及肠功能紊乱的患者禁用。

【注意事项】 (1)严禁静脉使用。

(2)肠道完全梗阻者、有高血糖倾向者(请以胰岛素或降血糖药物控制)、肾衰未进行透析者都应慎用本品。

(3)渗透压高于整蛋白肠内营养剂(620 mOsm/L 左右)，一般需要 2～4 天才达到全份需要量。用肠内营养输液泵比较容易控制输入速率，每天总量在 22～24 小时输完为宜。

(4)不宜用于 10 岁以下儿童；不得用 50 ℃以上的热水配制营养剂。大量配制溶液时，溶液应不超过容器的 3/4，需更长时间振荡溶液。如需要，可搅拌溶液。本品可室温保存，配制好的配方可在室温下贮藏 8 小时。配制后冰箱中 4 ℃下冷藏，贮藏不超过 48 小时。

表 15-7　通用型肠内营养制剂成分表

分类	氨基酸型		短肽型	整蛋白型								
药品名称	肠内营养粉(AA)	肠内营养粉(AA)	短肽型肠内营养剂	肠内营养乳剂(TP)	肠内营养混悬液(TP)	肠内营养粉剂(TP)	肠内营养混悬液(TPF)	肠内营养混悬液(TPF)	肠内营养混悬液(TPF)	肠内营养乳剂(TPF)	肠内营养混悬液(TPF－FOS)	整蛋白型肠内营养剂(粉剂)
商品名	维沃	爱伦多	百普素	瑞素	纽荃历	安素	能全力 1.5	能全力 1.0	能全力 0.75	瑞先	佳维体	能全素
配置或计算单位	100ml 含粉剂 26.8g	100ml 含粉剂 26.7g	100ml 含粉剂 25g	100ml	100ml	100g	100ml	100ml	100ml	100ml	100ml	100ml 含粉剂 21.5g
能量(kcal)	100	100	100	100	100	450	150	100	75	150	105	100
渗透压(mOsm/L)	610	760	470	250	260	379	335	250	188	300		363
碳水化合物(g)	20.5	20.1	17.7	13.8	12.3	60.7	18.5	12.3	9.24	17	14.05	12.1
糖(g)			1.5	0.5	1		1.47	0.97	0.75	1		2.2
特殊糖			多糖 15.9g 乳糖 0.1g	乳糖 0.01g	乳糖 <0.02g	不含乳糖	多糖 16.6g 乳糖 <0.025g	多糖 11.1g 乳糖 <0.025g	多糖 8.28g 乳糖 <0.02g	乳糖 0.06g		乳糖 <0.03g
膳食纤维(g)	0	0	0		0	—	1.5	1.5	1.5	0	1.06	0
脂肪(g)	0.27	0.17	1.7	3.4	3.9	15.9	5.83	3.89	2.92	5.8	3.47	3.9
饱和脂肪酸			1	1.6	1.8		0.44	0.29	0.22	3.5		1.8
必需脂肪酸	0.2		0.454	1.3	0.732		1.669	1.113	0.835			0.736
中链甘油三酯(g)			0.8	1.2						3.3		
单不饱和脂肪酸(g)			0.2		2.3		3.47	2.31	1.73			1.4
多不饱和脂肪酸(g)			0.5		1.2		1.84	1.23	0.92	1.6		0.8
ω-3 脂肪酸(g)			0.055		0.112		0.287	0.192	0.14			0.112
蛋白质(g)	3.8	4.5	3.7	3.8	4	15.9	6	4	3	7.5	4	4
谷氨酰胺(g)	0.65	0.64	0.703		1		1.5	1	0.75	1.44		0.951
精氨酸(g)			0.128		0.16		0.24	0.16	0.12			0.152
维生素 A	250IU	216IU	0.082mg	0.06mg	273IU	1170IU	410IU	273IU	203IU	0.07mg	51μg RE	0.082mg
维生素 D_3	20IU	0.4μg	0.7μg	0.35μg	0.7μg	95IU	1.06μg	0.7μg	0.53μg	0.46μg	0.75μg	0.7μg
维生素 E	1.5IU	1.1mg	1.3mg	0.75mg	1.94mg	10.7IU	2.81mg	1.87mg	1.4mg	1mg	2.3mg	1.3mg α-TE
维生素 K_1(μg)	4	3	5.3	5	5.3	18	8	5.3	4	6.7	6.2	5.3
维生素 B_1(mg)	0.15	0.65	0.15	0.1	0.15	0.72	0.23	0.15	0.11	0.13	0.17	0.15
维生素 B_2(mg)	0.17	0.08	0.16	0.13	0.16	0.8	0.24	0.16	0.12	0.17	0.2	0.16
维生素 B_6(mg)	0.2	0.09	0.17	0.12	0.17	1	0.26	0.17	0.13	0.16	0.23	0.17
维生素 B_{12}(μg)	0.6	0.2	0.21	0.2	0.21	3.1	0.32	0.21	0.16	0.26	0.39	0.21
烟酸(mg)	2	0.73	1.8	0.9	0.87	10	1.3	0.87	0.65	1.2	1.8	1.8
叶酸(μg)	40	14.7	27	10	27	200	40	27	20	13	27	27
泛酸(mg)		0.4	0.53	0.35	0.53	5	0.8	0.53	0.4	0.46	0.93	0.53
生物素(μg)	30	13	4	10	4	150	6	4	3	13	5	4
维生素 C(mg)	6	2.6	10	4.5	10	68	15	10	7.5	6	10	10
钠(mg)	60		100	75	100	360	134	100	75	120	93	100
氯(mg)	85		125	85	125	610	167	125	93.8	184	131	130
钾(mg)	95		150	125	150	670	201	150	113	234	157	150
钙(mg)	50		80	60	80	230	108	80	60	80	92	80
镁(mg)	20		21	20	23	90	34	23	16.9	27	22	23
磷(mg)	50		66	47	72	230	108	72	54	63	72	72
铁(mg)	0.9		1.6	1	1.6	4.37	2.4	1.6	1.2	1.33	1.4	1.6
碘(μg)	8		13	10	13	34	20	13	10	13.3	13	13
硒(μg)	3.7		5.7	3.75	5.7	20	8.6	5.7	4.28	5	5.3	5.7
锌(mg)	1.1		1.2	0.75	1.2	5.4	1.8	1.2	0.9	1	1.1	1.2
锰(mg)	0.1		0.33	0.2	0.33	1.2	0.5	0.33	0.25	0.27	0.35	0.33
铜(mg)	0.1		0.18	0.1	0.18	0.52	0.27	0.18	0.135	0.13	0.15	0.18
钼(μg)	3.7		11	7.5	10	38	15	10	7.5	10	11	10
铬(μg)	6		6.7	5	6.7	20	10	6.67	5	6.67	6.8	6.7
胆碱(mg)	20	6	37	20	37	136	55	37	27.5	26.7	46	36
左旋肉碱(mg)	6										8.4	
牛磺酸(mg)	6		10								10	

表 15-8　疾病特异型肠内营养制剂成分表

分类	氨基酸型	短肽型	整蛋白型							
药品名称	肠内营养粉剂(AA-PA)	肠内营养混悬液(SP)	肠内营养混悬液(TPF-DM)	肠内营养乳剂(TPF-D)	肠内营养混悬液(TPF-D)	肠内营养乳剂(TPF-T)	肠内营养乳剂(TF-HE)	肠内营养混悬液(TP-MCT)	肠内营养混悬液(TPSPA)	肠内营养混悬液Ⅱ(TP)
商品名	纽英特	百普力	康全力	瑞代	伊力佳	瑞能	瑞高	康全甘	士强	益菲佳
主要适应证	蛋白过敏	胃肠道功能障碍	糖尿病高血糖	糖尿病高血糖	糖尿病高血糖	肿瘤	低蛋白血症	低蛋白血症	免疫增强危重病人	慢阻肺
配置或计算单位	100ml 含粉剂 15g	100ml	100ml	100ml	100ml	100ml	100ml	100ml	100ml	100ml
能量(kcal)	71	100	75	90	99kcal	130	150	100	125	150
渗透压(mOsm/L)	360	455	225	320		350	300	265	380	372
碳水化合物(g)	8.1	17.6	8.4	12	8.14g	10.4	17	12.6	14.5	10.5
糖(g)	0.7	1.69	1.79	3.5		0.6	1	1	0.53	
特殊糖	多糖 5.9 无乳糖	多糖 14.6g 乳糖 0.1g	多糖 6.52g 乳糖<0.01	木薯及谷物淀粉 7g		乳糖≤0.1g	乳糖 0.06g	多糖 11.2g 乳糖<0.02g	乳糖 0.01g	乳糖 0g
膳食纤维(g)		<500ppm	1.5	1.5	1.44	1.3	0	0	0.9	
脂肪(g)	3.5	1.7	3.2	3.2	5.44	7.2	5.8	3.3	4.17	9.32
饱和脂肪酸	1	0.96	0.37	0.5		2.9	3.5	2.3	2.09	
必需脂肪酸		0.473	0.53	1.9		0.9		0.333	1.261	
中链甘油三酯(g)		0.76				2.3	3.3	2	1.72	
单不饱和脂肪酸(g)	1.6	0.19	2.23					0.6	0.68	
多不饱和脂肪酸(g)	0.6	0.52	0.6				1.6	0.4	1.4	
ω-3 脂肪酸(g)		0.0397	0.0595			0.3		0.0515	0.3	
蛋白质(g)	1.95	4	3.2	3.4	4.18	5.85	7.5	5	7.5	6.24
谷氨酰胺(g)		0.768	0.656				1.44	1.25	1.3	
精氨酸(g)		0.14	0.25					0.2	0.89	
维生素 A	0.079mg	273IU	0.06mgRE	0.06mg	546IU	0.2mg	0.07mg	0.08mgRE	223IU	1198IU
维生素 D_3	1.3μg	0.7μg	0.53μg	0.35μg	28 IU	0.46μg	0.46μg	0.7μg	0.5μg	42IU
维生素 E	0.5mg α-TE	1.94mg	1.9mgα-TE	0.75mg	3.2 IU	2.7mg	1mg	1.3mgα-TE	4.92mg α-TE	8.4IU
维生素 K_1(μg)	3.2	5.3	4	5	5.6	6.6	6.7	5.3	4	8.4
维生素 B_1(mg)	0.06	0.15	0.11	0.1	0.16	0.13	0.13	0.15	0.1	0.32
维生素 B_2(mg)	0.09	0.16	0.12	0.13	0.18	0.17	0.17	0.16	0.11	0.36
维生素 B_6(mg)	0.08	0.17	0.13	0.12	0.21	0.16	0.16	0.17	0.13	0.42
维生素 B_{12}(μg)	0.19	0.21	0.38	0.2	0.30	0.26	0.26	0.21	0.2	1.3
烟酸(mg)	0.68	0.8	1.35	0.9	1.7	1.2	1.2	1.8	1.2	4.2
叶酸(μg)	5.7	27	28.5	10	42	13	13	27	13	84
泛酸(mg)	0.4	0.53	0.4	0.35	0.75	0.46	0.46	0.53	0.4	2.1
生物素(μg)	3.9	4	3	10	4.0	13	13	4	10	63.3
维生素 C(mg)	6	10	11	4.5	11	8	6	10	13.3	32
钠(mg)	18	100	75	63	93	160/80	120	100	115	131
氯(mg)	43.5	125	94	64	125	160/124	184	125	125	169
钾(mg)	63	150	113	107	130	240/172	234	150	233	196
钙(mg)	49	80	60	60	70	67/52	80	80	67	105
镁(mg)	5.1	23	17	20	20	27/22	27	22.6	20	42.2
磷(mg)	35	72	54	47	65	62/52	63	72	67	105
铁(mg)	1.05	1.6	1.2	1	1.3	1.3	1.33	16	1	1.9
碘(μg)	7	13	10	10	11	13.3	13.3	13.3	10	16
硒(μg)	1.65	5.7	5.6	3.75	4.9	6.7	5	5.7	5	7.6
锌(mg)	0.75	1.2	0.9	0.75	1.2	1	1	1.2	1	2.4
锰(mg)	0.06	0.33	0.25	0.2	0.35	0.27	0.27	0.33	0.3	0.55
铜(mg)	0.06	0.18	0.14	0.1	0.14	0.13	0.13	0.18	0.15	0.21
钼(μg)	2.14	10	7.5	10	10	10	10	10	8	16
铬(μg)	1.5	6.7	9	5	7.0	6.6	6.67	6.68	7	13
胆碱(mg)	7.5	37	28	20	42	26.6	26.7	37	20	63.3
左旋肉碱(mg)	9.5mg/100g				7.8					15
牛磺酸(mg)	30mg/100g	10			11					15

【药物相互作用】 本品不宜与其他药物混合使用。

【用法与用量】 口服或管饲 配制 300 ml 全浓度本品方法如下:将 250 ml 温水倒入适量容器中,加入 1 袋(80.4 g)本品,盖上盖振荡 20 秒,静置 5～10 分钟后,颗粒充分溶解后使用。

管饲:室温下应用,连续滴注。口服:与调味剂混和,冷藏。通过连续管饲或缓慢口服可达到患者理想的耐受程度,获得高输入量。

【制剂与规格】 肠内营养粉(AA):每包 80.4 g(300 ml);每瓶 80g(300 ml)。总能量为 300 kcal,能量密度为 1 kcal/ml。

(二)短肽型肠内营养剂

短肽型肠内营养剂[医保(乙)]

Short Peptide Enteral Nutrition Powder

【成分】 本品为微黄色至黄色粉末,略带芳香气味,易溶于水,形成乳状液体,味略苦涩。pH 为 6.0 左右。其主要成分为麦芽糊精、水解乳清蛋白、植物油、矿物质、维生素和微量元素等。

【适应证】 适用于胃肠道功能有损失,而不能或不愿进食足够数量的常规食物以满足机体营养需求的,应进行肠内营养治疗的患者。主要用于代谢性胃肠道功能障碍(胰腺炎、感染性肠道疾病、放射性肠炎及化疗、肠瘘、短肠综合征、艾滋病病毒感染/艾滋病)、危重疾病(严重烧伤、创伤、脓毒症、大手术后的恢复期)、营养不良患者的手术前喂养、肠道准备。

【药理】 补充人体日常生理功能所需的营养素。成分均为日常饮食中存在的营养要素,其体内吸收代谢过程类似正常食物。

【不良反应】 摄入过快或严重超量时,可能会出现恶心、呕吐、腹泻等胃肠道不适反应。

【禁忌证】 肠道功能衰竭、完全性肠道梗阻、严重腹腔内感染、对本品中任一成分过敏者或有先天性代谢障碍的、顽固性腹泻等需要进行肠道休息处理的患者禁用。

【注意事项】 (1)严禁经静脉输注。

(2)溶解配置时应谨慎操作,以保证产品的卫生。溶解配置好的产品应尽量一次用完。若有剩余,应置于有盖容器中,4 ℃条件下保存,但不得超过 24 小时。

(3)严重糖代谢异常、严重肝肾功能不全的患者慎用。

(4)不适用于 1 岁以内的婴儿和 1～5 岁儿童的单一营养来源。

【药物相互作用】 本品不宜与其他药物混合使用。

【用法与用量】 口服或管饲 在洁净的容器中先注入 50 ml 冷水,加入本品 1 袋,充分混合。待粉剂完全溶解后,再加冷水至 500 ml,轻轻搅拌混匀即可。管饲时,先置一根喂养管到胃、十二指肠或空肠上端部分。能量密度是 1 kcal/ml,正常滴速为每小时 100～125 ml(开始时滴速宜慢)。剂量和使用方法根据患者的需要,由医师处方而定。

(1)一般患者,每天给予 2000 kcal (4 袋)即可满足机体对营养成分的需求。

(2)高代谢患者(烧伤,多发性创伤),每天可用到 4000 kcal(500 ml 为 8 瓶)以适应机体对能量需求的增加。

(3)对初次胃肠道喂养的患者,初始剂量最好从每天 1000 kcal(500 ml 为 2 瓶)开始,在 2～3 天内逐渐增加至需要量。

【制剂与规格】 短肽型肠内营养剂:125 g/袋(4kcal/g)。

(三)整蛋白型肠内营养剂

肠内营养乳剂(TP)[医保(乙)]

Enteral Nutritional Emulsion(TP)

【成分】 本品为淡黄色至深黄色乳状液体,具有谷味。能量密度为 1 kcal/ml。

【适应证】 本品不含膳食纤维,可用于严重胃肠道狭窄和肠瘘患者。

【药理】 本品为营养成分完全的营养制剂,可提供人体必需的营养物质和能量,满足患者对必需氨基酸、必需脂肪酸、维生素、矿物质和微量元素的需要。

【禁忌证】 不可应用于不适于肠内营养的、有严重消化和吸收功能障碍的患者。禁忌静脉内输入。

【注意事项】 对于以本品为唯一营养来源的患者,必须监测其液体平衡。应根据患者不同的代谢状况,决定是否需要另外补钠。本品提供长期营养时,只适用于禁用膳食纤维的患者。否则应选用含纤维的营养制剂。使用前摇匀。有效期内使用。处于妊娠期前 3 个月的妊娠期妇女和育龄妇女,每日摄入维生素 A 不应超过 10000IU。本品与含维生素 A 的其他营养制剂一起使用时,应考虑这一因素。25 ℃以下密闭保存。开启后冰箱内(2～10 ℃)保存 24 小时。

【药物相互作用】 本品含维生素 K,对使用香豆素类抗凝剂的患者应注意药物相互作用。

【用法与用量】 管饲或口服 应按照患者体重和营养状况计算每日用量。

(1)以本品为唯一营养来源的患者,推荐剂量为一日 30 ml(30 kcal)/kg,平均剂量 2000 ml(2000 kcal)/日。

(2)以本品补充营养的患者，根据患者需要，每日使用 500～1000 ml。

(3)管饲给药时，应逐渐增加剂量。第一天的速度约为 20 ml/h，以后逐日增加 20 ml/h。最大滴速 125 ml/h，通过重力或泵调整输注速度。

【制剂与规格】 肠内营养乳剂(TP)：500 ml/袋。

肠内营养混悬液(TP)[医保(乙)]

Enteral Nutritional Emulsion (TP)

【成分】 本品为灰白色至微黄色乳状混悬液，味微甜。

【适应证】 适用于有胃肠道功能或有部分胃肠道功能，但不能或不愿仅是足够数量的常规食物以满足机体营养的需求而应进行肠内营养治疗的患者。本品可用于糖尿病患者。

【禁忌证】 (1)肠道功能衰竭。

(2)完全性肠道梗阻。

(3)严重腹腔内感染。

(4)对本品中任一成分过敏或有先天性代谢障碍的患者禁用。

(5)顽固性腹泻等需要进行胃肠休息处理的患者禁用。

【注意事项】 (1)严禁经静脉输注。

(2)应谨慎操作确保产品卫生。产品开启后应尽量一次用完，时间不应超过 8 小时。若有剩余，应在 4℃条件下保存，但打开包装 24 小时后的产品应丢弃。

(3)严重糖代谢异常的患者慎用。

(4)严重肝肾功能不全的患者慎用。

【药物相互作用】 本品不应与其他药品混合使用。

【用法与用量】 口服或管饲　管饲时，先置一根喂养管到胃、十二指肠或空肠上端部分。正常滴速为每小时 100～125 ml(开始时滴速宜慢)，在进行十二指肠或空肠喂养时应使用肠内营养输注泵以精确控制流速。剂量可根据患者需要，由医生处方而定。一般患者，每天给予 1500～2000kcal 即可。高代谢患者(烧伤、多发性创伤)，每天可用到 4000kcal 以适应机体对能量需求的增加。对初次胃肠道喂养的患者，初始剂量最好从每天 500kcal 开始，在 2～3 天内逐渐增加至需要量。

【制剂与规格】 肠内营养混悬液(TP)，500ml/瓶。

肠内营养粉剂(TP)[医保(乙)]

Enteral Nutritional Powder(TP)

【成分】 本品为淡黄色粉末，气芳香、味甜。能量密度为1 kcal/ml。含有蛋白质、糖类、脂肪、维生素和矿物质，没有麸质。容积渗透压为 379 mOsm/L。热氮比为 177：1；非蛋白热氮比为 152：1。

【药理】 本品与水混合后为低渣流质，可作为日常营养补充或完全饮食替代，口服或管饲后能提供均衡的营养供给。

【不良反应】 参阅“肠内营养乳剂”。

【禁忌证】 参阅“肠内营养乳剂”。半乳糖血症患者及牛乳或大豆蛋白过敏者禁用。4 岁以下儿童不宜服用。

【注意事项】 (1)参阅“肠内营养乳剂”。如不耐受果糖等患者慎用。

(2)本品的正确混合，对于防止插管堵塞和保证全部的营养转运是重要的。

(3)本品不能胃肠外注射或静脉注射。

(4)打开容器后注意防腐以避免污染。

(5)本品在室温下或冷却后服用。

【用法与用量】 口服或管饲。(1)营养补充：每次 250 ml，一日 3 次。

(2)全营养：剂量应该根据个体的热量需要。①口服　制备 250 ml 服用量，在杯中加入本品 55.8 g，用凉水(或温开水)200 ml，缓慢地搅拌直到溶解为 250 ml。400 g 粉剂分 7 份。②管饲　在医生的指导下服用。根据患者的条件和耐受量调整流速、体积和稀释量。额外需要的液体，应通过每餐和两餐之间的给水来满足。在服用时通过常规的管饲给予，也可通过治疗前后给水来补足所需水分。连续管饲时，胃内的残留物应每 2 或 4 小时检查一次。间歇管饲时，在每次管饲前检查一次。如患者表现出不能忍受(比如恶心，腹部绞痛，腹胀或腹泻)，给药速度应减至 25 ml/h，接着再缓慢地增加至正常速度。此时患者应全浓度供给，速度和浓度不宜同时改变。如患者仍不能忍受，可将配方稀释。在连续进食时，每 3 到 6 小时或每次间歇进食后，用水(如 25 至 100 ml)清洗管道，预防管道堵塞并且提供额外的水分。

【制剂与规格】 肠内营养粉剂(TP)：400 g/罐。

肠内营养乳剂(TPF)[医保(乙)]

Enteral Nutritional Emulsion (TPF)

【成分】 本品每 500 ml 中的主要成分包括：蛋白质 28 g，脂肪 29 g，糖类 94 g，膳食纤维 10 g 以及电解质、多种维生素和微量元素等。能量密度为 1.5 kcal/ml。

【适应证】 参阅肠内营养乳剂(TP-HE)。本品含丰富的膳食纤维，有利于维持患者肠道结构和功能，适于长期应用。

【不良反应】【禁忌证】【注意事项】【药效相互作用】【用法与用量】 参阅肠内营养乳剂(TP-HE)。

【制剂与规格】 肠内营养乳剂(TPF)。500 ml/瓶。

肠内营养混悬液(TPF)[医保(乙)]

Enteral Nutritional Suspension (TPF)

【成分】 本品为微黄色至黄褐色乳状混悬液,含膳食纤维,味微甜。

【药理】【不良反应】【禁忌证】【药物相互作用】 同肠内营养乳剂。

【适应证】 含膳食纤维,适宜长期营养支持。

【注意事项】 (1)不宜用于要求低渣膳食的患者。

(2)在使用过程中,须注意液体平衡,保证足够的液体摄入,以补充由纤维素排泄所带走的水分。

(3)余参阅肠内营养乳剂。

【用法与用量】 参阅肠内营养乳剂。若患者的耐受能力较差,也可从使用 0.75kcal/ml 的低浓度开始,以使机体逐步适应;心、肾功能不全者,可使用能量密度为 1.5kcal/ml 的产品,以达到限制入量的目的。

【制剂与规格】 肠内营养混悬液(TPF):(1)0.75 kcal/ml;(2)1.0 kcal/ml;(3)1.5 kcal/ml。

肠内营养混悬液(TPF-FOS)[医保(乙)]

Enteral Nutritional Suspension (TPF-FOS)

【成分】 本品为淡黄色不透明液体。

【适应证】 适用于有胃肠道功能或部分胃肠道功能而不能或不愿吃足够数量的常规的食物以满足机体营养需求的肠内营养治疗的患者。主要用于:①代谢性胃肠道功能障碍、胰腺炎、肠道炎性疾病、放射性肠炎和化疗、肠癌、短肠综合征、艾滋病病毒/艾滋病;②危重疾病、大面积烧伤、创伤、脓毒血症、大手术后的恢复期;③营养不良患者的手术前喂养;④肠道准备本品能用于糖尿病患者。

【不良反应】 少数患者可出现恶心、呕吐、食欲减退、腹泻等消化道反应,一般不影响治疗。偶出现皮疹、斑疹、紫癜等,应立即停药。

【禁忌证】 (1)不适用于肠梗阻、短肠综合征及药物治疗难于缓解的腹泻。

(2)不适用于已知对本品任一成分过敏的患者,不适用于半乳糖血症患者和对牛奶或大豆蛋白质敏感的患者。

【注意事项】 (1)用药前必须进行青霉素钠皮内敏感试验,阳性反应者禁用。

(2)伴有单核细胞增多和淋巴细胞增多的患者,出现皮疹的机会多一些。

(3)与青霉素类和头孢菌素类之间存在交叉过敏性和交叉耐药性。

(4)类似其他广谱抗生素,有可能发生由白念珠菌等非敏感微生物引起的二重感染,尤其是慢性病患者和自身免疫功能失调者。

【用法与用量】 管道喂养　先植入一根喂养管到胃、十二指肠或空肠上段部分,能量密度是 1kcal/ml;正常速度是 100～125ml/h(开始时速度宜慢),剂量根据患者的需要,由医师处方而定。①一般患者,每天给予 2000kcal(4 瓶)可满足机体对营养的需求。②高代谢病人(烧伤,多发性创伤),每天可用 4000kcal(8 瓶)以适应机体对能量需求的增加。③对初次胃肠道喂养的患者,初始剂量最好从 1000kcal(2 瓶)开始,在 2～3 天内逐渐增加至需要量。本品在室温下使用,打开前先摇匀,适应全浓度喂养者,本品不需要稀释,操作过程须谨慎,以保证产品的无菌。

【制剂与规格】 肠内营养粉剂(TPF-FOS):500ml/瓶。

整蛋白型肠内营养剂(粉剂)[医保(乙)]

Intacted Protein Enteral Nutrition Powder

【成分】 本品为微黄色至黄色粉末,味微甜,有纯正香草芳香。

【适应证】【不良反应】【禁忌证】【注意事项】【药物相互作用】 参阅“肠内营养乳剂”。

【用法与用量】 口服或管饲　参阅“肠内营养混悬液”。混合方法:在洁净的容器中注入 500 ml 温开水,加入 320 g 本品,充分混合。待粉剂完全溶解后,再加温开水至 1500 ml,轻轻搅拌混匀。或用所附的小匙,取 9 平匙,溶于 50 ml 温开水中充分混合,待完全溶解后,加温开水至 200 ml 以满足少量使用的要求。

【制剂与规格】 整蛋白型肠内营养剂(粉剂):320 g/听。

二、疾病特异型肠内营养剂

(一)氨基酸型肠内营养剂

肠内营养粉剂(AA-PA)[医保(乙)]

Enteral Nutritional Powder(AA-PA)

【成分】 本品为白色至微黄色细粉,略有芳香气。

【适应证】 本品适用于:①1 岁以下婴儿,在医师指导下使用;②牛奶蛋白过敏、多种食物蛋白不耐受患儿的营养支持，可以作为单一的营养来源；③其他需要要素膳食者的营养支持。

【不良反应】 一般无严重不良反应，初期使用偶见胃肠道有不适应的反应，一般可以耐受。若不耐受，可通过少量多次或改变浓度来适应。

【禁忌证】 对本品任何一成分过敏或有先天性代谢障碍的患者禁用。

【注意事项】 (1)粉状产品，没有灭菌。应在临用前配制，在使用前振摇或搅拌均匀，配好的溶液在使用前温热不能超过15分钟，不能煮沸也不能使用微波炉配制和加热溶液。

(2)不能用于静脉注射。

【用法与用量】 口服、管饲 喂养量和稀释度由医师或营养师决定，并且和年龄、体重以及婴幼儿的身体状况有关。建议喂养浓度为15%w/v(15g粉末加水至100ml)，在此浓度时的渗透压为360mOsm/kg，每平勺(5 g)用30ml水稀释，可配制成15%的推荐浓度。

【制剂与规格】 肠内营养混悬液（AA－PA）：400g/听。

(二)短肽型肠内营养剂

肠内营养混悬液(SP)[医保(乙)]

Enteral Nutritional Suspension(SP)

【成分】 本品pH4.2～4.8，渗透压400 mOsm/L。其主要成分为水、麦芽糊精、乳清蛋白水解物、植物油、矿物质、维生素和微量元素等人体必需的营养要素。

【适应证】【药理】【不良反应】【禁忌证】【药物相互作用】 参阅"短肽型肠内营养剂"。

【注意事项】 (1)口服混悬剂为浅黄色至淡黄棕色乳状混悬液，味微酸。久置液体上层有脂肪层析出，下层有少量沉淀，振摇后允许有少量粘壁和析出物。

(2)本品操作过程须谨慎，以保证产品的无菌。余参阅"短肽型肠内营养剂"。

【用法与用量】 口服或管饲 室温下使用。混悬剂打开前先摇匀，不需要稀释。如瓶盖为皇冠盖，则先卸去皇冠盖，插上专用胶塞，插进输液导管；如瓶盖为输液瓶盖，则直接插进输液导管。连接前置入一根喂养管到胃、十二指肠或空肠上段部分。能量密度是1 kcal/ml，正常滴速是100～125 ml/h(开始时滴速宜慢)，剂量和用法见短肽型肠内营养剂。

【制剂与规格】 肠内营养混悬液(SP)：500 ml。

(三)整蛋白型肠内营养剂

肠内营养混悬液(TPF-DM)[医保(乙)]

Enteral Nutritional Suspension (TPF-DM)

【成分】 本品为微黄色至黄褐色乳状混悬液，味微甜，久置后液体上层有脂肪层析出，下层有少量沉淀，振摇后允许有少量粘壁。

【适应证】 本品适用于有部分胃肠道功能，而不能或不愿进食足够数量常规食物以满足机体营养需求，并且需要控制血糖水平的患者，主要适用人群为糖尿病患者。

【不良反应】 包括恶心、呕吐、腹胀、腹痛、腹泻等胃肠道不适反应。

【禁忌证】 (1)完全性胃肠道功能衰竭的患者。

(2)完全性胃肠道梗阻的患者。

(3)果糖不耐受的患者。

(4)对本品中任一成分过敏的患者。

(5)对本品中任一成分有先天性代谢障碍的患者。

(6)严重腹腔内感染(严重腹腔内脓毒病)的患者。

(7)顽固性腹泻等需要进行肠道休息处理的患者。

(8)不适用于不可摄入膳食纤维的患者。

【注意事项】 (1)仅供肠内使用，严禁静脉输注。

(2)使用前请摇匀。

(3)一旦开启，在无菌输注条件下，请于24小时内使用完毕。

(4)伴有重度胃麻痹的患者，请实施空肠喂养。

(5)在使用过程中，须注意液体平衡，保证足够的液体摄入，以补充由纤维素排泄所带走的水分。

(6)肠道功能衰竭的患者慎用。

(7)严重肝肾功能不全的患者慎用。

【药物相互作用】 不应稀释本品，或将其他药物与本品相混合使用，以免本品因物理化学性质的改变而使稳定性发生变化。

【用法与用量】 口服、管饲 管饲时，滴速建议从每小时20 ml开始，由慢到快；最高不宜超过每小时125 ml。剂量应由医师或营养师决定，并且根据患者的个体需要不同而调整。作为单一营养来源时：推荐剂量为平均每日25 kcal/kg，平均每日2000 ml(1500 kcal)；作为营养补充时：根据患者需要使用，推荐剂量为平均每日1000 ml(750 kcal)。

【制剂与规格】 肠内营养混悬液(TPF-DM)：0.75 kcal/ml，500 ml/瓶；铝塑复合膜袋，500ml/袋。

肠内营养乳剂(TPF-D)[医保(乙)]

Enteral Nutritional Emulsion(TPF-D)

【成分】 本品为淡黄色或淡棕色乳状液。能量密度为0.9 kcal/ml。其中糖类主要来源于木薯淀粉和谷物淀粉,因此能减少糖尿病患者与糖耐受不良患者的葡萄糖负荷。

【适应证】 适用于患有糖尿病或糖耐量异常的患者。本品不含牛奶蛋白,适用于对牛奶蛋白过敏的患者。

【不良反应】【禁忌证】【药物相互作用】【用法与用量】 参阅"肠内营养乳剂(TP)"。

【注意事项】 必要时按照本品的用法来适当调节降糖药用量,尤其是本品的用量和给予的时间有变化时。对2型糖尿病患者,最好采用持续管饲,或将每天用量分成几个小部分的方法给药。对手术后和创伤后的糖尿病患者,应作相应的代谢检查。应保证足够的液体补充,如饮水或输液。本品含钠较低,可以满足糖尿病患者的需要。但单用本品补充营养时,应适当补充钠。使用前摇匀。

【制剂与规格】 肠内营养乳剂(TPF-D):500 ml/袋。

肠内营养混悬液(TPF-D)[医保(乙)]

Enteral Nutritional Suspension(TPF-D)

【成分】 本品为浅棕黄色不透明溶液,具牛奶香草样气味。能量密度为1kcal/ml。

【适应证】 本品是高纤维、低糖营养配方,主要适用于糖尿病患者。

【不良反应】【药物相互作用】 参阅"肠内营养乳剂"。

【禁忌证】 本品不适用于半乳糖血症患者和对牛奶或大豆蛋白质敏感的患者。余参阅"肠内营养乳剂"。

【注意事项】 (1)参阅"肠内营养混悬液"。

(2)使用前须仔细振摇,以使在运输和贮藏过程中沉淀的成分混合均匀。

(3)一旦装配管饲设备,本品必须在24小时后丢弃;如果本品被转移至其他容器,未使用的部分可在冰箱中保存48小时。

【用法与用量】 管饲或口服 需遵医嘱进行。胰岛素和(或)口服降血糖药物的剂量和使用方法,须随管饲方法的改变而调整。持续管饲是糖尿病患者较好的选择。因为持续超过24小时给予营养素可能会提高血糖的控制水平并降低胰岛素需要量。对应用管饲进行营养支持的患者,重点监视血糖和水、电解质平衡。管饲高黏度管饲产品(纤维素补充剂或热量密度>1.0 kcal/ml的配方)须在室温下使用,因为低温可增加产品黏度。采用重力法管饲时,由于产品的高黏度,推荐使用10F或更大的管饲设备。超过500 ml产品需30分钟以上时,不要使用重力法管饲。需采用低管饲速率时,或使用小直径管饲管(小于8F)时,或管饲至较小肠道时,推荐使用管饲泵。

【制剂与规格】 肠内营养混悬液(TPF-D):250 ml/罐;500 ml/瓶。

肠内营养乳剂(TPF-T)[医保(乙)]

Enteral Nutritional Emulsion(TPF-T)

【成分】 本品为淡灰黄色至淡棕色乳状液体,分别有四种不同的味道,淡蘑菇香味(香草口味)、淡水果香味(水果口味)、淡蔬菜香味(蔬菜口味)和淡谷味(中性口味),四种成分基本相似。渗透压分别为:香草口味330 mOsm/L、水果口味350 mOsm/L、蔬菜口味330 mOsm/L、中性口味390 mOsm/L。能量密度1.3 kcal/ml。

【适应证】 适用于营养不良的肿瘤患者,包括恶病质、食欲缺乏症、咀嚼及吞咽障碍等病症,也适用于脂肪或ω-3脂肪酸需要量增高的其他疾病患者,为患者提供全部营养或营养补充。

【药理】 本品为高脂肪、高能量、低碳水化合物含量的肠内全营养制剂,特别适用于癌症患者的代谢需要。

【用法与用量】 管饲或口服 应按照患者体重和营养状况计算每日剂量。对于恶病质患者,推荐剂量为按30~40 ml(40~50 kcal)/(kg·d)。以本品补充营养的患者,推荐剂量为400~1200 ml(520~1560 kcal)/(kg·d)。

【制剂与规格】 肠内营养乳剂(TPF-T):200 ml/瓶(水果味);500 ml/瓶(水果味)。

肠内营养乳剂(TP-HE)[医保(乙)]

Enteral Nutritional Emulsion(TP-HE)

【成分】 本品每500 ml的主要成分包括:蛋白质37.5 g,脂肪29 g(饱和脂肪酸17.5 g,多不饱和脂肪酸8 g,中链甘油三酯16.5 g),糖类85 g,电解质,维生素和微量元素等。渗透压300 mOsm/L,能量密度1.5 kcal/ml。

【适应证】 适用于需要高蛋白、高能量、易于消化的脂肪,以及液体入量受限的患者,包括代谢应激患者,特别是烧伤患者、心功能不全的患者、持续性腹膜透析患者和胰纤维性囊肿病。

【药理】 本品含有小肠容易吸收的中链甘油三酯,

为创伤后的代谢提供大量的优质的能量底物。

【不良反应】【禁忌证】【药物相互作用】 参阅“肠内营养乳剂”。

【注意事项】 以本品提供全部营养的患者，应监测液体平衡。根据个体代谢状态，决定是否需要额外补充钠。以本品提供长期营养时，适用于禁用膳食纤维的患者，否则应选用含膳食纤维的营养制剂。

【用法与用量】 管饲或口服　补充营养的患者：一日使用 500 ml(750 kcal)。

【制剂与规格】 肠内营养乳剂(TP-HE)：500 ml/瓶。

肠内营养混悬液(TP-MCT)[医保(乙)]

Enteral Nutritional Suspension(TP-MCT)

【成分】 本品为微黄色至黄棕色乳状混悬液，味微甜。

【适应证】 适用于有部分胃肠道功能同时伴有脂质代谢障碍的，不能或不愿进食足够数量的食物以满足机体营养需求患者。包括胆盐缺乏、胰酶缺乏、淋巴转运异常患者。

【不良反应】【药物相互作用】【用法与用量】 参阅肠内营养乳剂。

【禁忌证】 不适用于 1 岁以下婴儿以及 1～6 岁儿童的单一营养来源。

【注意事项】 对 MCT 不耐受引起的酮症患者慎用。

【制剂与规格】 肠内营养混悬液(TP-MCT)：500 ml/瓶(袋)，1 kcal/ml。

肠内营养混悬液(TPSPA)[医保(乙)]

Enteral Nutritional Suspension(TPSPA)

【成分】 本品为乳黄色浅黄棕色乳状混液。主要成分包括水、麦芽糊精、水解小麦蛋白(谷氨酰胺肽)、酪蛋白、中链脂肪酸甘油三酯、膳食纤维、L-精氨酸、鱼油、大豆磷脂、植物油、各种矿物质和维生素(包括 β-胡萝卜素)及微量元素等。

【适应证】 因危重疾病不能或不愿正常进食，而不能满足机体营养需求的患者，如外科重症患者(外科手术术后及相关并发症，包括腹部手术、瘘口修复术、动脉瘤手术、肿瘤手术、心外科搭桥手术)、内科重症(如肺部感染或慢性阻塞性肺病引起的呼吸衰竭、脑膜炎、败血症、心功能衰竭、急慢性肾功能衰竭、急性感染性多神经炎)、创伤患者如各种事故造成的创伤、中毒、烧伤。

【药理】 本品主要针对 ICU 的重症监护患者，能促进蛋白质合成，减轻负氮平衡，增强机体细胞和体液免疫力，减少并发症，加快伤口愈合，改善危重患者的预后。

【禁忌证】 未经肾功能替代治疗的肾功能衰竭、完全性肠道梗阻、存在肝性脑病风险的肝功能衰竭、肝硬化、严重酸中毒禁用。

【注意事项】 危重症患者及重症感染性患者慎用。有报告观察到，危重症患者及重症感染性患者应用后，“炎症反应放大”死亡率增高等现象，不建议用于需要免疫抑制的患者。

【制剂与规格】 肠内营养混悬液(TPSPA)：每袋装 500 ml(1.25 kcal/ml)。

肠内营养混悬液Ⅱ(TP)[医保(乙)]

Enteral Nutritional Suspension Ⅱ(TP)

【成分】 本品为浅棕黄色不透明的溶液，具牛奶香草样气味。

【适应证】 适用于慢性阻塞性肺部疾病；呼吸衰竭；呼吸机依赖；囊性纤维化等肺部疾患。

【注意事项】 肾功能不全，肝昏迷，特殊代谢紊乱，如不耐受果糖等患者慎用。

【用法与用量】 口服　作为全营养单独使用或和食物同时使用或在两餐间作为营养补充给予。

【制剂与规格】 肠内营养混悬液Ⅱ(TP)，237ml/听。

第十六章　糖类、盐类与酸碱平衡调节药

正常机体通过神经、内分泌等调节作用，维持体液容量、渗透压、各种电解质浓度和酸碱度处于正常范围。在病理状态下上述平衡被打破并出现相应的临床表现，严重时甚至危及生命，必须及时予以纠治。另外，水、电解质和酸碱平衡失常同时存在并相互转化。因此在治疗过程中，首先应明确平衡失常的类型和程度，以决定治疗策略。

常用的糖类、盐类和酸碱平衡调节药有以下几类。

(1)糖类　以葡萄糖最常用，可提供热能、补充体液；与胰岛素合用，可治疗高钾血症。高渗葡萄糖注射液尚有组织脱水作用，可用作脱水药。另外，葡萄糖尚可作为维持和调节腹膜透析液渗透浓度的主要物质。

(2)钠盐　钠是细胞外液最重要的阳离子，是维持恒定的体液渗透浓度和细胞外液容量的主要物质，临床常用的钠盐是氯化钠，根据病情需要可将氯化钠配制成各种复方溶液，适合临床不同需要。

(3)钾盐　钾是细胞内主要的阳离子，对保持正常的神经-肌肉兴奋性有重要作用，临床常用的钾盐有氯化钾、谷氨酸钾、磷酸钾、枸橼酸钾和门冬氨酸钾镁。临床上选择何种钾盐主要根据是否伴随其他电解质紊乱和酸碱平衡紊乱而决定。以氯化钾应用最为广泛，因其口服吸收好。但同时存在高氯血症或代谢性酸中毒时，不宜应用氯化钾，而应改用枸橼酸钾、谷氨酸钾等。枸橼酸钾还同时能纠正酸中毒。肝病伴低钾血症时以选用谷氨酸钾为佳。伴有低磷血症时选用磷酸钾盐、门冬氨酸与细胞亲和力强，有助于 K^+ 进入细胞内，故门冬氨酸钾镁纠正细胞内缺钾较其他钾盐为快，在伴低镁血症时，尚能同时补充镁。

(4)钙盐和磷酸盐　钙磷除参与骨代谢外，钙离子在细胞内作为第二信使与机体许多功能密切相关，如神经肌肉兴奋性；而磷则是体内能量代谢所必须。常用的钙盐和磷酸盐有葡萄糖酸钙、氯化钙、乳酸钙、磷酸钙、磷酸氢二钠和磷酸二氢钾。碳酸钙尚可降低血磷，同时能纠正酸中毒，并作为制酸药与补钙药。

(5)镁盐　镁是细胞内仅次于钾的重要阳离子，作为很多酶的辅助因子，并与肌肉收缩、神经传导等有重要关系。镁的活性常与钙有竞争性。常用镁盐有硫酸镁、氯化镁、氧化镁和三硅酸镁等。后两者仅作为制酸药，硫酸镁还用于治疗妊娠高血压综合征、抗惊厥、利胆导泻等。

(6)酸碱平衡调节药　治疗代谢性酸中毒推荐用碳酸氢钠和醋酸电解质注射液(即复方电解质注射液)。醋酸电解质注射液含有碳酸氢根前体物质醋酸根和葡萄糖酸根，有助于纠正人体的酸中毒。

代谢性碱中毒常由失氯、失钾引起，一般补给足够的0.9%氯化钠注射液和氯化钾即可，偶可应用氯化铵口服协助治疗严重的代谢性碱中毒。

纠正水、电解质和酸碱平衡紊乱不能矫枉过正，治疗过程中需密切监测治疗反应并反馈调整治疗策略。

第一节　糖　　类

葡萄糖[药典(二);基;医保(甲、乙)]

Glucose

【适应证】 ①补充能量和体液,用于各种原因引起的进食不足或大量体液丢失(如呕吐、腹泻等),肠外营养,饥饿性酮症;②低糖血症;③高钾血症;④高渗溶液用作组织脱水药;⑤配制腹膜透析液、极化液,或静脉用药品稀释剂。

【药理】 (1)药效学　葡萄糖是人体主要的热量来源之一,每1g葡萄糖可产生4cal(16.7kJ)热能,被用来补充热量,治疗低糖血症。当葡萄糖和胰岛素一起静脉滴注,糖原的合成需利用钾离子,从而钾离子进入细胞内,血钾浓度下降,故被用来治疗高钾血症。高渗葡萄糖注射液快速静脉注射有组织脱水作用,可用作组织脱水药。另外,葡萄糖是维持和调节腹膜透析液渗透压的主要物质。

(2)药动学　静脉注射葡萄糖直接进入血液循环,在体内完全氧化生成CO_2和水,经肺和肾排出体外,同时产生能量。口服吸收迅速,进入人体后被组织利用,也可转化成糖原和脂肪贮存。一般正常人每分钟利用葡萄糖的能力为6 mg/kg。

【不良反应】 (1)胃肠道反应　如恶心、呕吐等,见于口服浓度过高、过快时。

(2)静脉炎　发生于高渗葡萄糖注射液滴注时。改用大静脉滴注,静脉炎发生率下降。

(3)高浓度溶液注射外渗可致局部肿痛。

(4)反应性低血糖　合并使用胰岛素过量、原有低血糖倾向及肠外营养疗法突然停止时易发生。

(5)高血糖非酮症昏迷　多见于糖尿病、应激状态、使用大剂量糖皮质激素、尿毒症腹膜透析患者腹腔内给予高渗葡萄糖溶液及肠外营养疗法时。

(6)电解质紊乱　长期单纯补给葡萄糖时易出现低钾、低钠及低磷血症。

【禁忌证】 (1)糖尿病酮症酸中毒未控制者。

(2)高血糖非酮症性高渗状态。

(3)葡萄糖-半乳糖吸收不良症(避免口服)。

【注意事项】 (1)分娩时注射过多葡萄糖可刺激胎儿胰岛素分泌,发生产后婴儿低血糖。

(2)下列情况慎用　①胃大部分切除患者做口服糖耐量试验时易出现倾倒综合征及低血糖反应,应改为静脉葡萄糖试验;②周期性麻痹、低钾血症患者;③应激状态或应用糖皮质激素时容易诱发高血糖。

【用法与用量】 (1)补充热能　患者因某些原因进食减少或不能进食时,一般可给予25%葡萄糖注射液静脉注射,并同时补充体液。葡萄糖用量根据所需热能计算。

(2)肠外营养　葡萄糖是肠外营养最重要的能量供给物质。在非蛋白质热能中,葡萄糖与脂肪供给热量之比为2∶1。具体用量依临床热量需要量决定。根据补液量的需要,葡萄糖可配成25%～50%的不同浓度,必要时加胰岛素,每5～10 g葡萄糖加胰岛素(普通、正规)1U。由于正常应用高渗溶液对静脉刺激性较大,并需输注脂肪乳剂,因此可考虑配制成肠外营养混合液(TNA)经锁骨下中心静脉或经外周静脉置入中心静脉的PICC导管输入。

(3)低糖血症　轻者口服。严重者可先给予50%葡萄糖注射液20～40 ml静脉注射。

(4)饥饿性酮症　轻者口服。严重者则可应用5%～25%葡萄糖注射液静脉滴注,每日100 g葡萄糖可基本控制病情。

(5)失水　等渗性失水给以5%葡萄糖注射液静脉滴注。

(6)高钾血症　一般情况下,可用10%～25%葡萄糖注射液。每2～4 g葡萄糖加1U(普通、正规)胰岛素输注,可降低血清钾浓度。特殊情况下可根据临床情况酌情调整。但此疗法仅使细胞外钾离子进入细胞内,体内总钾含量不变。如不采取排钾措施,仍有再次出现高钾血症的可能。

(7)组织脱水　高渗溶液(一般采用50%葡萄糖注射液)快速静脉注射20～50 ml,但作用短暂。临床上应注意防止高血糖,目前少用。用于调节腹膜透析液渗透压时,50%葡萄糖注射液20 ml即10 g葡萄糖可使1 L透析液渗透压提高55 mOsm/(kg・H_2O),亦即透析液中糖浓度每升高1%,渗透压提高55 mOsm/(kg・H_2O)。

(8)葡萄糖耐量试验　无水葡萄糖75 g(或一水葡萄糖82.5 g)溶于250～300 ml水中,清晨空腹口服。从服糖第一口开始计时,于服糖前和服糖后0.5、1、2、3小时抽血测血糖。血葡萄糖浓度正常上限分别为服前6.9 mmol/L,服后0.5、1、2和3小时分别为11.1、10.5、8.3和6.9 mmol/L。如儿童则予1.75 g/kg体重,总量不超过75 g。糖水在5分钟之内服完。

【制剂与规格】 葡萄糖注射液:(1)10 ml∶0.5 g;

(2)10 ml∶2 g;(3)20 ml∶1 g;(4)20 ml∶5 g;(5)20 ml∶10 g;(6)250 ml∶12.5 g;(7)250 ml∶25 g;(8)500 ml∶25 g;(9)500 ml∶125 g。

葡萄糖氯化钠注射液:(1)100 ml∶葡萄糖5 g与氯化钠0.9 g;(2)100 ml∶葡萄糖10 g与氯化钠0.9 g;(3)250 ml∶葡萄糖12.5 g与氯化钠2.25 g;(4)250 ml∶葡萄糖25 g与氯化钠2.25 g;(5)500 ml∶葡萄糖25 g与氯化钠4.5 g;(6)500 ml∶葡萄糖50 g与氯化钠4.5 g;(7)1000 ml∶葡萄糖50 g与氯化钠9 g。

为方便临床应用,减少临时配制时的微粒和微生物污染机会,有市售复方(糖)电解质注射液,如复方电解质葡萄糖注射液M3A,M3B,MG3,R2A,R4A,葡萄糖钠钾等可供临床选用。

果　糖[药典(二);医保(乙)]

Fructose

【适应证】 (1)注射剂的稀释剂。

(2)用于有胰岛素抵抗患者,如烧伤(或)创伤、大手术后及糖尿病等需要混合能源的患者。

【药理】 (1)药理学　果糖注射液是一种能量和体液补充剂。果糖比葡萄糖更易于代谢为乳酸,迅速转化为能量。过量应用时导致酸中毒。

(2)药动学　健康志愿者以0.1 g/(kg·h)的速度输注10%果糖30分钟,停止输注后血药浓度呈一级动力学形式迅速下降。清除速度常数为3.5;清除率为750 ml/min;$t_{1/2}$平均为18.4分钟。2小时左右完全从血浆中清除,尿排泄量平均小于输入量的4%。

果糖和葡萄糖不同的是,果糖磷酸化和转化为能量,不受胰岛素的调节。

果糖主要在肝脏、肾脏、小肠通过胰岛素非依赖途径代谢,有报告肾脏组织中的含量较高。过量的果糖以药物原形从肾脏排出。

【不良反应】 (1)循环和呼吸系统　过量输入可引起水肿,包括周围水肿和肺水肿。

(2)内分泌和代谢　滴速过快[≥1 g/(kg·h)]可引起乳酸性酸中毒、高尿酸血症以及脂代谢异常。

(3)电解质紊乱　稀释性低钾血症。

(4)胃肠道反应　偶有上腹部不适、疼痛或痉挛性疼痛。

(5)偶有发热、荨麻疹。

(6)局部不良反应包括注射部位感染、血栓性静脉炎等。

【禁忌证】 遗传性果糖不耐受症、痛风和高尿酸血症患者禁用。

警告:使用时应警惕,本品过量使用可能引起危及生命的乳酸性酸中毒。未诊断的遗传性果糖不耐受症患者,使用本品时可能有致命的危险。

【注意事项】 (1)肾功能不全者、有酸中毒倾向以及高尿酸血症患者慎用。

(2)本品过量使用可引起严重的酸中毒,因此不能在一般输液和肠外营养中过多替代葡萄糖。

(3)使用过程中应监测临床和实验室指标,以评价体液平衡、电解质浓度和酸碱平衡。

(4)慎用于预防水分过多和电解质紊乱。

(5)过量输注无钾果糖可引起低钾血症。本品不用于纠正高钾血症。

(6)本品能加剧甲醇氧化成甲醛,故本品不得用于甲醇中毒的治疗。

(7)本品注射速度宜缓慢,以不超过0.5 g/(kg·h)为宜。一日总量为50 g时是安全的。

【用法与用量】 缓慢静脉滴注。一般每日10%果糖注射液500 ml或5%果糖注射液1000 ml。剂量可根据患者的年龄、体重和临床情况适当调整。

在合适剂量、合适的输入环境时,本品有改善、维持血糖理想水平的临床价值。

【制剂与规格】 果糖注射液:(1)250 ml∶12.5 g;(2)250 ml∶25 g;(3)500 ml∶25 g;(4)500 ml∶50 g。

果糖氯化钠注射液:(1)250 ml∶果糖12.5 g与氯化钠2.25 g;(2)500 ml∶果糖25 g与氯化钠4.5 g。

混合糖电解质注射液

Carbohydrates and Electrolytes Injection

【适应证】 本品含葡萄糖、果糖和木糖醇等三种糖类,在患者不能口服给药或口服给药不能充分摄取时,可以起到补充并维持水分和电解质,并补给能量的作用。合理应用时,对应激状态的患者维持血糖水平有一定帮助。

【药理】 (1)药理学　实验用兔的研究表明,本品与7.5%葡萄糖电解质输液比较,其血液总酮体明显降低,肝脏糖原升高。本品中混合的葡萄糖、果糖及木糖醇在体内均可有效地被利用。使用手术侵袭负荷中等程度糖尿病大鼠的实验表明,本品与10%葡萄糖电解质输液比较,手术后的血液葡萄糖浓度及尿液中总糖分排泄率明显降低,即使在耐糖作用降低时糖分的利用也很良好。

(2)药动学　本品以3.9 ml/(kg·h)速度对4位成

年男子静脉滴注 8 小时，在此期间，他们的血糖水平有轻微升高，在末期时，血糖浓度又逐渐降低，需在治疗后 2 小时恢复到治疗前水平。果糖和木糖醇最高血液浓度各为 8.5 mg/100 ml 和 6.8 mg/100 ml，但输液后一小时就无法检测。葡萄糖肾代谢量为 0.1%；果糖为 0.8%；木糖醇为 14.2%，总计 2.3%混合糖被代谢。

将用^{14}C标记的混合糖电解质注射液以 5 ml/(kg·h)和 10 ml/(kg·h)的剂量分别通过静脉注射入正常小鼠和手术导致的中度糖尿病小鼠。放射性迅速分布全身，在肝部和脑部尤为集中，放射活性物质主要通过呼出气体排出，24 小时总共排出的$^{14}CO_2$约为 58%。

【不良反应】 发现不良反应时，应当采取中止给药等适当的处理措施(表 16-1)。

表 16-1　混合糖电解质注射液的不良反应

种类、频度	5%以上或频度不明	低于 1%～5%
过敏		出疹
大量急速给药	脑水肿、肺水肿、末梢水肿、水中毒、高钾血症、血栓性静脉炎、肝功能障碍和肾功能障碍	
其他	血管痛	

【注意事项】 (1)以下患者必须谨慎给药：①肾功能不全的患者；②心功能不全的患者；③因闭塞性尿路疾病引起尿量减少的患者；④有肝功能障碍和肾功能障碍的患者；⑤糖尿病患者。

(2)使用注意事项　①对于只能通过使用胰岛素控制血糖的患者(胰岛素依赖型糖尿病)，建议使用葡萄糖制剂。②配置时，磷酸根离子和碳酸根离子会产生沉淀，所以不能混入含有磷酸盐及碳酸盐的制剂。③给药前尿液量最好在每天 800 ml 以上。

寒冷季节应注意保持一定体温后再用药；包装启封后应立刻使用。残液绝不能再使用。

【用法与用量】 缓慢静脉滴注。通常成人每天 500～1000 ml。

给药速度(按葡萄糖计)通常成人每小时不得超过 0.5 g/kg。

给药量根据年龄、症状及体重的不同可酌量增减。

【制剂与规格】 混合糖电解质注射液：500 ml 规格。本品为复方制剂，其组分为每 1000 ml 含：

葡萄糖(按无水物计)：60 g　氯化钠：1.460 g
果糖：30 g　乙酸钠：0.820 g
木糖醇：15 g　氯化钙：0.370 g
(糖分合计：105 g)　氯化镁：0.510 g
磷酸氢二钾：1.740 g
硫酸锌：1.400 mg

第二节　盐　　类

一、钠盐

氯化钠[药典(二)；基；医保(甲)]

Sodium Chloride

【适应证】 ①各种原因所致的失水和失盐，包括低渗性、等渗性和高渗性失水。②高渗性非酮症昏迷。应用等渗或低渗氯化钠可纠正失水和高渗状态。③低氯性代谢性碱中毒。④外用可作冲洗剂，冲洗手术创面、冲洗眼部和洗涤伤口等。⑤作为注射剂溶媒和稀释剂。

【药理】 (1)药效学　氯化钠是一种电解质补充药物。钠和氯是机体重要的电解质，主要存在于细胞外液，对维持正常的血液和细胞外液的容量和渗透压起着非常重要的作用。人体正常血清钠浓度为 135～145 mmol/L，占血浆阳离子的 92%，总渗透压的 90%，故血浆钠量对渗透压起着决定性作用。正常血清氯浓度为 98～106 mmol/L。人体中钠、氯离子主要通过下丘脑、垂体后叶和肾脏进行调节，维持体液容量和渗透压的稳定。

(2)药动学　氯化钠静脉注射后直接进入血液循环，在体内广泛分布，但主要存在于细胞外液。钠、氯离子均可被肾小球滤过，并部分被肾小管重吸收。由肾脏随尿排泄。仅少部分从胆汗排出。

【不良反应】 (1)输注或口服过多、过快，可致水钠潴留，引起水肿、血压升高、心率加快、胸闷、呼吸困难，甚至急性左心衰竭，也可导致具有临床意义的电解质紊乱和酸碱平衡紊乱。

(2)不适当地给予高渗氯化钠可致高钠血症。

(3)过多、过快给予低渗氯化钠可致溶血、脑水肿等。

【禁忌证】 妊娠高血压综合征禁用。

【注意事项】 (1)下列情况慎用　①水肿性疾病，如肾病综合征、肝硬化、腹水、充血性心力衰竭、急性左心衰竭、脑水肿及特发性水肿等；②严重肾功能损害、急性肾功能衰竭的少尿期、慢性肾功能衰竭尿量减少而对利尿药反应不佳者；③高血压；④低钾血症；⑤高钠血症；⑥高氯血症；⑦代谢性酸中毒；⑧血容量过多；⑨可能引起钠潴留、液体过剩和水肿（中枢性和外周性水肿）的病症；⑩正在接受可能会增加钠潴留和液体潴留的药物治疗（如皮质激素）的患者。

（2）随访检查：①血清钠、钾、氯浓度；②血液酸碱平衡指标；③肾功能；④血压和心肺功能。

（3）老年人和小儿补液量和速度应严格控制。

【给药说明】（1）患者因某种原因不能进食或进食减少而需补充每日生理需要量时，一般可给予氯化钠注射液或复方氯化钠注射液等。

（2）治疗失水时，应根据其失水程度、类型等，决定补液量、种类、途径和速度。

【用法与用量】（1）口服　适用于轻度急性胃肠炎患者恶心、呕吐不严重者。

（2）高渗性失水　高渗性失水时患者脑细胞和脑脊液渗透浓度升高，若治疗使血浆和细胞外液钠浓度和渗透浓度下降过快，可致脑水肿。故一般认为，在治疗开始的48小时内，血浆钠浓度每小时下降不超过0.5 mmol/L。

若患者存在休克，应先予氯化钠注射液，并酌情补充胶体。待休克纠正，血钠＞155 mmol/L，血浆渗透浓度＞350 mOsm/L时，可予0.6%低渗氯化钠注射液。待血浆渗透浓度＜330 mOsm/L时，改用0.9%等渗氯化钠注射液。

如果在住院阶段发生水与电解质不平衡，为开医嘱，可以参考K^+和Na^+的平衡资料。即留24小时尿，测尿K^+和Na^+的水平，结合尿总量，就可以得到排出的大概量。与K^+和Na^+的摄入量对比，就能得到临床的K^+和Na^+的平衡，可以帮助开医嘱。

补液总量参考下列公式计算，结合临床实况才能投入使用：

$$\text{所需补液量(L)}=\frac{[\text{血钠浓度(mmol/L)}-142]}{\text{血钠浓度(mmol/L)}}\times 0.6\times\text{体重(kg)}$$

其中，0.6为国人的总体液（细胞内液和细胞外液的总和）占体重的一般比例。数据来自北京协和医院外科代谢与营养实验室，用稳定同位素重氢（重水）和其他示踪物测量的国人体液研究资料。

因为是以总体液为基础，故第1日补给1/3～1/2的计算量，余量在以后2～3日内补给，并根据心、肺、肾功能酌情调节。

（3）等渗性失水　原则给予等渗溶液，如0.9%氯化钠注射液或复方氯化钠注射液，但上述溶液氯浓度明显高于血浆，单独大量使用可致高氯血症，故可将0.9%氯化钠注射液和1.25%碳酸氢钠，或1.86%(1/6M)的乳酸钠以7∶3的比例配制后补给。后者氯浓度为107 mmol/L，并可纠正代谢性酸中毒。

补给量可按体重或血细胞比容推算，作为参考。①按体重计算：补液量（L）＝体重下降（kg）×142/154。②按血细胞比容计算：补液量（L）＝（实际血细胞比容-正常血细胞比容）×体重（kg）×0.2/正常血细胞比容。正常血细胞比容男性为48%；女性为42%。其中，0.2为细胞外液占体重的一般性比例，即国人的细胞外液占体重的23%～25%，与方法有关。

（4）低渗性失水　严重低渗性失水时，脑细胞内溶质减少以维持细胞容积。若治疗使血浆和细胞外液钠浓度和渗透浓度迅速回升，可致脑细胞损伤。

一般认为，当血钠低于120 mmol/L时，治疗使血钠上升速度在每小时0.5 mmol/L，不超过每小时1.5 mmol/L（稀释性低钠血症无须补钠）。当急性血钠低于120 mmol/L或出现中枢神经系统症状时，可给予3%～5%氯化钠注射液缓慢滴注。一般要求在6小时内将血钠浓度提高至120 mmol/L以上。补钠量(mmol/L)＝[142-实际血钠浓度(mmol/L)]×体重(kg)×0.2。待血钠回升至120～125 mmol/L以上时，可改用等渗溶液或等渗溶液中酌情加入高渗葡萄糖注射液或10%氯化钠注射液。慢性缺钠补钠速度要慢，剂量要小，使血钠浓度逐日回升至130 mmol/L。

（5）低氯性碱中毒　给予0.9%氯化钠注射液或复方氯化钠注射液（林格液）500～1000 ml，以后根据碱中毒情况决定用量。

（6）外用　用生理氯化钠溶液洗涤伤口、冲洗眼部。

（7）严重颅脑损伤、脑水肿和严重肝脏功能受损的患者，不适用乳酸林格溶液。推荐使用碳酸氢钠注射液或醋酸电解质注射液。

【制剂与规格】 氯化钠注射液：(1)10 ml∶0.09 g；(2)100 ml∶0.9 g；(3)250 ml∶2.25 g；(4)500 ml∶4.5 g；(5)1000 ml∶9 g。

浓氯化钠注射液：(1)10 ml∶0.3 g；(2)10 ml∶1 g；(3)100 ml∶10 g。

复方氯化注射液（林格液）：(1)250 ml；(2)500 ml；(3)1000 ml（内含氯化钠0.85%、氯化钾0.03%、氯化钙0.003%）。各组分浓度，Na^+为145 mmol/L；K^+为4 mmol/L；Ca^{2+}为3 mmol/L；Cl^-为156 mmol/L。

乳酸钠林格注射液：500 ml（内含氯化钠1.5 g、氯化钾0.75 g、氯化钙0.05 g、乳酸钠1.55 g）。其各组分浓度为Na^+ 130 mmol/L；K^+ 4 mmol/L；Ca^{2+} 3 mmol/L；Cl^- 109 mmol/L；乳酸根28 mmol/L。273 mOsm/L为轻低渗（等渗的范围为280～320 mOsm/L）。

复方电解质注射液（即醋酸电解质注射液）：其各组

分浓度为 Na^+ 140 mmol/L、K^+ 5 mmol/L、Ca^{2+} 0 mmol/L、Mg^{2+} 3 mmol/L、Cl^- 98 mmol/L、醋酸根 27 mmol/L、葡萄糖酸根 23 mmol/L。294 mOsm/L 为等渗液。

生理氯化钠溶液：(1)250 ml ∶ 2.25 g；(2)500 ml ∶ 4.5 g；(3)1000 ml ∶ 9 g；(4)2000 ml ∶ 18 g；(5)3000 ml ∶ 27 g。

钾　盐

Potassium Salts

临床上应用的钾盐主要有氯化钾、枸橼酸钾、谷氨酸钾和门冬氨酸钾镁。前两者主要应用于低钾血症的治疗和预防，而以氯化钾应用较多，因其胃肠道吸收较好。但在肾小管性酸中毒时，由于常同时存在高氯血症，不能应用氯化钾，需改用其他钾盐。谷氨酸钾主要应用于肝性脑病的治疗；门冬氨酸钾镁则可用于洋地黄中毒引起的心律失常。高钾血症可引起心脏抑制，故使用钾盐时要密切随查血清钾离子浓度。钾盐不可直接静脉注射。

【适应证】 ①治疗低钾血症：各种原因引起的低钾血症，如进食不足、呕吐、严重腹泻、应用排钾利尿药、低钾性家族性周期性麻痹、长期应用糖皮质激素和补充高渗葡萄糖等。②预防低钾血症：当患者存在失钾情况，尤其是如果发生低钾血症对患者危害较大时（如洋地黄化的患者），需预防性补充钾盐，如进食很少、严重或慢性腹泻、长期服用肾上腺皮质激素、失钾性肾病以及 Bartter's 综合征等。③洋地黄中毒引起频发、多源性期前收缩或快速性心律失常。

【药理】 (1)药效学　钾在细胞代谢、维持细胞内液渗透压、保持细胞内外酸碱平衡、神经冲动的传递、肌肉收缩、心肌兴奋性、心肌自律性和传导性及正常脏器功能的维持等方面都起重要作用。钾离子主要分布在细胞内，其浓度为 150～160 mmol/L。正常人血清钾浓度为 3.5～5 mmol/L。机体主要依靠细胞膜上的 Na^+，K^+-ATP 酶来维持细胞内外的 Na^+、K^+ 浓度差。体内的酸碱平衡状态对钾代谢有影响：如酸中毒时，H^+ 进入细胞内，为了维持细胞内外的电位差，K^+ 释出到细胞外，从而引起或加重高钾血症。

(2)药动学　钾 90%由肾脏排泄，10%由肠道排泄。排出速度随摄入量的增加而增加，但钾摄入不足时每天仍有相当量的钾排出。

【不良反应】 (1)口服可有胃肠道刺激症状，如恶心、呕吐、咽部不适、胸痛（食管刺激）、腹痛、腹泻，甚至消化性溃疡及出血。在空腹、剂量较大及原有胃肠道疾患时更易发生。

(2)静脉滴注浓度较高，速度较快或静脉较细时，易刺激静脉引起疼痛。

一旦出现高钾血症，应立即处理。①停止补钾、避免应用含钾饮食、药物及保钾利尿药；②静脉输注高浓度葡萄糖注射液和胰岛素，以促进 K^+ 进入细胞内；③若存在代谢性酸中毒，应立即使用 5%碳酸氢钠注射液。无酸中毒者，特别是 QRS 波增宽者，可使用 11.2%乳酸钠注射液；④应用钙剂对抗 K^+ 的心脏毒性。给予 10%葡萄糖酸钙注射液 10 ml 缓慢静脉注射（2 分钟）；⑤口服降钾树脂以阻滞肠道 K^+ 的吸收，促进肠道排 K^+。降钾树脂起效慢，不适用于严重高钾的治疗；⑥伴有肾功能衰竭的严重高钾血症，可行血液透析或腹膜透析，而以血透清除 K^+ 效果好，速度快；⑦应用袢利尿药，必要时同时补充 0.9%氯化钠注射液。

【禁忌证】 高钾血症时禁用。

【注意事项】 (1)老年人肾脏清除 K^+ 功能下降，应用钾盐时较易发生高钾血症。

(2)下列情况慎用　①代谢性酸中毒伴有少尿时；②肾上腺皮质功能减弱者；③慢性肾功能不全；④急性脱水，严重时可致尿量减少，尿 K^+ 排泄减少；⑤家族性周期麻痹中，低钾性麻痹应予补钾，但须鉴别高钾性或正常血钾性周期性麻痹；⑥慢性或严重腹泻可致低钾血症，但同时可致脱水和低钠血症，引起肾前性少尿；⑦胃肠道梗阻、慢性胃炎、溃疡病、食管狭窄、憩室、肠张力缺乏、溃疡性肠炎者，不宜口服补钾，因此时钾对胃肠道的刺激增加，可加重病情；⑧传导阻滞性心律失常，尤其是应用洋地黄类药物时；⑨大面积烧伤、肌肉创伤、严重感染、大手术后 24 小时内和严重溶血，上述情况本身可引起高钾血症；⑩肾上腺性征异常综合征伴盐皮质激素分泌不足。

(3)用药期间需做以下随访检查　①血钾；②心电图；③血镁、钠、钙；④酸碱平衡指标；⑤肾功能和尿量。

(4)高钾血症　应用过量、滴注速度较快或原有肾功能损害时易发生，表现为软弱、乏力、手足口唇麻木、不明原因的焦虑、意识模糊、呼吸困难、心率减慢、心律失常、传导阻滞，甚至心脏骤停。心电图表现为高而尖的 T 波，并逐渐出现 P-R 间期延长，P 波消失，QRS 波变宽，出现正弦波。

【药物相互作用】 (1)肾上腺糖皮质激素，尤其是具有较明显盐皮质激素作用者、肾上腺皮质激素和促肾上腺皮质激素（ACTH）能促进尿钾排泄，合用时会降低钾盐疗效。

(2)抗胆碱药能加重口服钾盐,尤其是氯化钾的胃肠道刺激作用。

(3)非甾体抗炎药可加重口服钾盐的胃肠道反应。

(4)与库存血(库存 10 日以下含钾 30 mmol/L;10 日以上含钾 65 mmol/L)、含钾药物和保钾利尿药合用时,发生高钾血症的机会增多,尤其是有肾功能损害者。

(5)血管紧张素转换酶抑制剂和环孢素能抑制醛固酮分泌,尿钾排泄减少,故合用时易发生高钾血症。

(6)肝素能抑制醛固酮的合成,造成尿钾排泄减少,合用时易发生高钾血症。

(7)缓释型钾盐制剂能抑制肠道对维生素 B_{12}的吸收。

【给药说明】 (1)应密切随查血钾,以免补钾过量引起高钾血症。

(2)正常成人的血钾浓度为 3.5~5 mmol/L。新生儿较高,可达 7 mmol/L。血清钾浓度在某些情况下不能代表真正的体内钾含量。如在碱中毒和慢性酸中毒时,由于钾的排泄增多和钾进入细胞内,血钾下降。而在急性酸中毒时,细胞内钾释出,血钾升高。

(3)肾功能不全患者易发生高钾血症,故补钾时应了解肾功能情况,密切观察尿量。

(4)在体内缺钾或钾丢失情况未得到纠正,尤其是应用洋地黄类药物治疗时,不应突然停止补充钾盐。

(5)静脉补钾的同时滴注钠盐和高浓度葡萄糖会降低钾的作用。故需迅速纠正低钾血症时,应以 5%葡萄糖溶液稀释。

(6)静脉补钾浓度一般不超过 40 mmol/L,最高不超过 80 mmol/L。在使用高浓度治疗体内缺钾引起的严重快速性室性心律失常时,应在心电图监护下静脉滴注。

氯 化 钾[药典(二);基;医保(甲)]

Potassium Chloride

【药理】 (1)药效学 口服钾盐用于治疗轻型低钾血症或预防性用药,以及无胃肠道反应的病例。口服钾盐的优点是可避免使用葡萄糖或氯化钠注射液静脉滴注时,抵消钾盐的作用。其缺点是易引起腹部不适、恶心等胃肠道反应。

(2)药动学 氯化钾缓释制剂体外第 2 小时、4 小时和 8 小时缓释片的释放量分别为标示量的 10%~35%、30%~70%和 80%以上。口服后氯化钾缓释片在消化道中缓慢释放,达峰时间较氯化钾溶液迟,服药后 1 小时,血清钾显著升高;第 2 小时血钾继续上升至接近血钾最高限。血钾浓度持续保持在较高水平至 12 小时后才下降,服药后6~8小时尿排钾量逐渐增加。即血钾浓度较稳定,相对生物利用度高。肾功能正常且尿量正常者,口服常用量钾盐不易导致高钾血症。每日 2 次给药可有效防治长期利尿所致的低血钾,特别适合重症或需长期服用者。

【注意事项】 美国 FDA 妊娠期药物安全性分级为口服给药 A。

【用法与用量】 本品每 1 g 氯化钾的含钾量为 13.4 mmol。

目前常用的口服制剂有片剂和口服溶液两种,胶囊剂型已较少用。成人常规剂量为每次 0.5~1 g(6.7~13.4 mmol),每日 2~4 次,饭后服用,并按病情需要调整剂量。一般成人每日最大剂量为 6 g(80 mmol)。对口服片剂出现胃肠道反应者可改用口服溶液,稀释于冷开水或饮料中内服。

氯化钾注射液(忌用直接静脉注射)适用于严重低钾血症或不能口服者。一般用法为将 10%氯化钾注射液 10~15 ml加入 5%葡萄糖注射液 500 ml 中滴注。补钾剂量、浓度和速度根据临床病情和血钾浓度及心电图缺钾图形改善等而定。钾浓度不超过 3.4 g/L(45 mmol/L),补钾速度不超过 0.75 g/h(10 mmol/h),每日补钾量为 3~4.5 g(40~60 mmol)。在体内缺钾引起严重快速室性异位心律失常时,如尖端扭转型心室心动过速、短阵、反复发作多型性室性心动过速、心室扑动等威胁生命的严重心律失常时,钾盐浓度要高(0.5%,甚至 1%),滴速要快,1.5 g/h(20 mmol/h),补钾量可达每日 10 g 或 10 g 以上。如病情危急,补钾浓度和速度可超过上述规定,但需严密动态观察血钾及心电图等,防止高钾血症发生。

【儿科用法与用量】 口服 小儿宜用溶液,一日 0.075~0.22 g/kg(1~3 mmol/kg),稀释于冷开水或饮料中,分次服用。

静脉滴注 每日 0.075~0.22 g/kg(1~3 mmol/kg),用葡萄糖或葡萄糖盐水稀释,一般氯化钾浓度不超过 3 g/L。

【儿科注意事项】 氯化钾注射液严禁直接静脉注射。

【制剂与规格】 氯化钾片:(1)0.25 g;(2)0.5 g。

氯化钾缓释片:0.5 g。

氯化钾颗粒:1.6 g(相当于钾 0.524 g)。

氯化钾口服液:100 ml∶10 g。

氯化钾注射液:10 ml∶1 g; 10 ml∶1.5 g。

谷 氨 酸 钾[药典(二)]

Potassium Glutamate

【适应证】 适用于伴高氯血症或代谢性酸中毒的

低钾血症。用于血氨过多所致的肝性脑病、肝昏迷及其他精神症状伴低钾血症。

【用法与用量】 静脉滴注　治疗肝昏迷：将谷氨酸钾 18.9 g 溶于 5%或 10%葡萄糖注射液 500～1000 ml 中缓慢滴注，一日 1～2 次。

为维持电解质平衡，谷氨酸钾常与谷氨酸钠合用，以 1∶3 或 1∶2 的比例混合应用。

【制剂与规格】 谷氨酸钾注射液：20 ml∶6.3 g。注射用谷氨酸钾：18.9 g。

其余内容参阅第六章第九节。

门冬氨酸钾镁[医保(乙)]

Potassium Aspartate and Magnesium Aspartate

【适应证】 电解质补充药。用于预防和治疗低钾血症和洋地黄中毒引起的心律失常（主要是室性心律失常），以及对心肌炎后遗症、充血性心力衰竭和心肌梗死的辅助治疗。

【药理】 镁和钾是细胞内的重要阳离子，在多种酶反应和肌肉收缩过程中起重要作用。细胞内外钾离子、钙离子、钠离子、镁离子浓度的比例影响心肌收缩性。门冬氨酸是体内草酰乙酸的前体，在三羧酸循环中起重要作用。同时，门冬氨酸也参加鸟氨酸循环，促进氨和二氧化碳的代谢，使之生成尿素，降低血中氨和二氧化碳的含量。门冬氨酸与细胞亲和力强，可作为钾和镁进入细胞内的载体，使钾离子重返细胞内，促进细胞除极化和细胞代谢，维持其正常功能。镁离子是生成糖原及高能磷酸酯不可缺少的物质，可增强门冬氨酸钾盐的治疗作用。

【禁忌证】 高钾血症、急性和慢性肾功能衰竭、Addison 氏病、三度房室传导阻滞、心源性休克（血压低于 90 mmHg）禁用。

【注意事项】 (1)本品不能肌内注射和静脉推注。静脉滴注速度宜缓慢。

(2)本品未经稀释不得进行注射。

【用法与用量】 口服　须餐后服用。一次 1～2 片，每日 3 次。根据具体情况剂量可增加至每次 3 片，每日 3 次。

静脉滴注　一次 10～20 ml，加入 5%葡萄糖注射液 250 ml 或 500 ml 中缓慢滴注。如有需要可在 4～6 小时后重复此剂量，或遵医嘱。

【制剂与规格】 本品有 2 种制品，一为门冬氨酸钾盐和门冬氨酸镁盐的混合物；二为门冬氨酸、氧化镁和氢氧化钾的混合物；各种制剂的含量有所不同。

门冬氨酸钾镁片：无水门冬氨酸钾 158 mg、无水门冬氨酸镁 140 mg 或 无水门冬氨酸钾 79 mg、无水门冬氨酸镁 70 mg。

门冬氨酸钾镁口服溶液：5 ml，10 ml。

门冬氨酸钾镁注射液：本品为复方制剂，其组分为：10 ml∶400 mg 无水门冬氨酸镁与 452 mg 无水门冬氨酸钾；或 10 ml∶L-门冬氨酸 850 mg、钾 114 mg、镁 42 mg。

注射用门冬氨酸钾镁：每瓶含 L-门冬氨酸 850 mg、钾 114 mg、镁 42 mg。

其余内容参阅第六章第九节。

二、钙盐与磷酸盐

钙　盐

Calcium Salts

钙盐主要用于治疗和预防急、慢性钙缺乏所致的疾病，也用于钾和镁中毒的解救、过敏性疾病，以及作为抗酸药，治疗消化性溃疡等。目前临床应用的钙剂种类较多，包括氯化钙、葡萄糖酸钙、碳酸钙和乳酸钙、有口服和注射剂，根据临床情况选择不同种类和剂型。

【适应证】 ①治疗急性低钙血症　静脉注射或滴注氯化钙或葡萄糖酸钙。用于治疗急性低钙血症需要迅速提高血中钙离子浓度，如新生儿低钙性搐搦、甲状旁腺功能低下所致的搐搦；甲状旁腺功能亢进手术后“饥饿骨”综合征（骨的再矿化）所致的低钙血症，以及维生素 D 缺乏症和碱中毒所致的急性低钙血症。②慢性低钙血症的治疗　口服钙剂用于治疗一些因长期慢性钙丢失或钙吸收不良而致的慢性低钙血症，如慢性甲状旁腺功能低下、假性甲状旁腺功能低下、骨软化症、佝偻病、慢性肾功能衰竭和继发于应用抗惊厥药所致的低钙血症。当低钙血症为维生素 D 缺乏所致者，则需同时补充维生素 D。磷酸钙不用于甲状旁腺功能低下或肾功能衰竭所致的低钙血症，因为患上述疾病时同时存在高磷血症。③预防钙缺乏　当某些原因导致机体从日常饮食中得不到足够钙时，应予口服钙剂，以防止低钙血症。当机体对钙的需要增加时，也可酌情口服钙剂，如儿童、妊娠期妇女、青春发育期少年（尤其是女性）、绝经前后的妇女以及老年人，亦应用于大量输血所致的低钙血症。④高钾血症的辅助治疗　氯化钙或葡萄糖酸钙静脉注射用于治疗高钾血症所致的心律失常，提高心肌兴奋性。⑤心脏骤停的复苏　氯化钙或葡萄糖酸钙静脉注射，用于心脏手术等原因所致心脏骤停的复苏，以增加心肌收缩力。⑥高镁血症的辅助治疗 氯化钙或葡萄糖酸钙静脉注射治疗硫酸镁中毒等所致的中枢神经抑制等情况。⑦过敏性疾病的治疗 如虫咬、药物过敏等。⑧治疗铅中毒所致的肠痉挛。⑨碳酸钙可作为制酸药治疗消化性溃疡等。⑩高磷血症的治疗 近年来口服碳酸钙尚可用于治疗慢性肾功能衰竭所致的高磷血症，在胃肠道与磷结合为磷酸钙，不被吸收，起到消除磷作用，亦同时纠正轻度代谢性酸中毒。

【药理】 (1)药效学 钙离子是保持神经、肌肉和骨骼正常功能所必需的，对维持正常的心、肾、肺和凝血功能，以及细胞膜和毛细血管通透性也起重要作用。另外，钙还参与调节神经递质和激素的分泌和贮存、氨基酸的摄取和结合、维生素 B_{12} 的吸收等。正常人体 99% 的钙以羟磷灰石，少量为碳酸钙和非晶体型磷酸氢钙的形式存在于骨。骨钙和血钙不断地交换，保持动态平衡。当机体摄取钙不足或需要突然增加时，骨中的贮存钙释放出来，以满足机体的需要。

(2)药动学 正常时，口服钙剂 1/5～1/3 被小肠吸收。维生素 D 和酸性环境促进钙的吸收；食物中的纤维素和植物酸则减少钙的吸收。当机体存在的钙缺乏或饮食中钙含量低时，钙的吸收增加。老年人对钙的吸收减少。钙的血浆蛋白结合率约 45%。口服量的 80% 自粪便排泄，其中主要为未吸收的钙；20% 自肾脏排泄，其排泄量与肾功能及骨钙含量有关。

【不良反应】 易发生于大剂量(每日超过 2000～2500 mg)或长期应用，或患者存在肾功能损害时。

(1)常见的不良反应 仅见于静脉用药，尤其是推注速度较快时，包括低血压(仅见于氯化钙)，全身发热或皮肤发红、心律失常、恶心、呕吐、出汗、皮肤刺麻感。注射部位皮肤发红、皮疹和疼痛，提示可能有钙剂外渗，并可随后出现脱皮和皮肤坏死。如发现钙剂渗出血管外，应立即停止注射，并用氯化钠注射液作局部冲洗注射，局部予氢化可的松、1% 利多卡因和透明质酸，并抬高局部肢体及热敷。

(2)少见的不良反应 包括高钙血症和肾结石。高钙血症的早期表现有严重的便秘、进行性口干、持续头痛、食欲缺乏、烦躁、精神抑郁、口中金属味、肌肉软弱无力。高钙血症的后期表现有嗜睡、意识模糊、高血压、眼睛和皮肤对光的敏感性增高(尤其在血液透析患者)、心律失常、恶心、呕吐，并常有尿量增多和排尿次数增多。在严重的高钙血症，心电图 Q-T 间期可缩短。

【禁忌证】 (1)高钙血症和高钙尿症。

(2)含钙肾结石或有肾结石病史。

(3)类肉瘤病(可加重高钙血症)。

(4)洋地黄中毒时禁止静脉应用钙剂。

【注意事项】 (1)妊娠期妇女 妇女怀孕时，由于胎儿骨骼形成和母体骨骼内贮存钙增多以备哺乳，故对钙的需要量明显增多。尽管维生素 D 和甲状旁腺激素分泌增多，肠道吸收钙和肾小管重吸收钙增多，但在某些妊娠期妇女还不能满足机体对钙的需求量，因此需补充钙剂。另外有研究证实，在妊娠第 4 个月开始服用钙剂，还能帮助控制妊娠引起的高血压和先兆子痫。目前尚无钙剂对胎儿影响的动物和人体实验。

(2)某些钙剂(氯化钙和葡萄糖酸钙除外)能经乳汁分泌，但其浓度不足引起新生儿和婴儿出现钙剂的不良反应。

(3)小儿 ①由于氯化钙具有强烈刺激性，静脉注射时外渗可致脱皮和组织坏死，故不应用于小儿；②在婴儿，除非紧急情况，葡萄糖酸钙不作肌内注射，而应静脉注射，因可致组织坏死。

(4)老年人可能由于活性维生素 D_3 分泌减少，肠道对钙的吸收降低，故口服剂量应相应增大。

(5)对诊断的干扰 长期或大剂量应用钙剂可致血清磷浓度下降。

(6)下列情况慎用 ①脱水或低钾血症等电解质紊乱时应先纠正低钾，再纠正低钙，以免增加心肌应激性。②慢性腹泻或胃肠道吸收功能障碍。钙的吸收较差，而肠道排钙增多，此时对钙剂的需要量增加。③慢性肾功能不全，肾脏对钙排泄减少，注意高钙血症。④胃酸降低或缺乏时，对碳酸钙和磷酸钙的吸收减少，应在进食的同时使用。⑤心室颤动。

(7)随访检查 ①血清钙浓度；②尿钙排泄量；③血清钾、镁、磷浓度；④血压；⑤心电图。

(8)钙剂过量的处理 轻度高钙血症只需停用钙剂和其他含钙药物，减少饮食中钙含量。当血钙浓度超过 2.9 mmol/L 时，需立即采取下列措施：①输注氯化钠注射液，并应用高效利尿药，如呋塞米、布美他尼等，以迅速增加尿钙排泄；②测定血清钾和镁浓度。如降低，应予纠正；③监测心电图，并可应用 β 受体拮抗药，以防止严重的心律失常；④必要时进行血液透析，应用降钙素和肾上腺皮质激素治疗；⑤密切随访血钙浓度。

【药物相互作用】 (1)大量饮用含乙醇和咖啡因的饮料以及大量吸烟，会抑制口服钙的吸收。

(2)大量进食富含纤维素的食物可抑制钙的吸收，因钙可与纤维素结合成不易吸收的化合物。

(3)合用苯妥英时，两者结合成不被吸收的化合物，两药的吸收均减少。故两药合用时，间隔最少 2 小时。

(4)与氟化物合用可生成氟化钙，吸收减少。两药合用时，间隔最少 1～2 小时。

(5)维生素 D 能增加钙的吸收。

(6)避孕药和雌激素增加钙的吸收。

(7)与含铝的制剂合用时，铝的吸收增多。

(8)与降钙素合用，后者的降钙作用减弱。但在应用降钙素治疗骨质疏松症和湿疹样癌(Paget 病)时，应常规服用钙剂，以免发生低钙血症。

(9)碳酸钙或磷酸钙与铁剂合用，铁的吸收降低，故两药合用时，间隔不少于 1～2 小时。但是在多种纤维素和矿物质合剂(含碳酸钙)中，铁的吸收不受影响，此与合剂中的维生素 C 使铁以二价铁存在，便于胃肠道吸收有关。

(10)钙剂与硫酸镁同时静脉应用时，前者可降低后者的疗效，并形成硫酸钙沉淀。

(11)与钙通道阻滞药合用，血钙可明显升高至正常以上，而钙通道阻滞药的作用则降低。

(12)静脉注射钙剂可降低肌松药(琥珀胆碱除外)的作用。

(13)与其他含钙或含镁药物合用，易发生高钙血症或高镁血症，尤其是肾功能不全时。

(14)与噻嗪类利尿药合用易发生高钙血症。

(15)与含钾药物合用时，应注意心律失常。

【给药说明】 (1)钙剂的治疗作用与剂量有关，表 16-2 是各种钙剂的含钙量。

表 16-2　各种钙剂的含钙量

钙盐	分子量	含钙量(%)
碳酸钙	100	40
醋酸钙	158	25
氯化钙	111	27.2
葡萄糖酸钙	430	9
乳酸钙	308	13

(2)在补充钙剂的同时，应做其他相应治疗。

(3)氯化钙刺激性较大，应选择静脉缓慢推注或滴注。

(4)除非紧急情况，否则钙剂注射前应加热至 37 ℃。

(5)注射应缓慢，因血钙浓度突然升高可致心律失常。

(6)注射后应平卧片刻，以免头晕等。

(7)当静脉注射出现明显心电图异常或不适时，应立即停止注射，待上述异常消失后再酌情缓慢注射或停用。

(8)每日人体对钙的需求量　成人 800 mg；妊娠期妇女和哺乳期妇女 1200～1600 mg；绝经前妇女 1000 mg；绝经后妇女(不服用雌激素时)和老年男性 1500 mg。

氯 化 钙[药典(二)；医保(乙)]

Calcium Chloride

每 1 g 氯化钙含钙量为 272 mg。

【用法与用量】 成人　①治疗低钙血症：500～1000 mg(含 Ca^{2+} 136～272 mg)缓慢静脉注射，速度不超过每分钟 50 mg。根据反应和血钙浓度，必要时 1～3 天后重复。②心脏复苏：静脉或心室腔内注射，每次 200～400 mg。应避免注入心肌内。③治疗高钾血症：在心电图监视下用药，并根据病情决定剂量。一般可先应用 500～1000 mg 缓慢静脉注射，以后酌情用药。④治疗高镁血症：先静脉注射 500 mg，每分钟迅速不超过 100 mg，以后酌情用药。

【儿科用法与用量】 ①治疗低钙血症：按体重 25 mg/kg(6.8 mg Ca^{2+})缓慢静脉注射。但一般情况下本品不用于小儿，因刺激性较大。②心脏复苏：心室内注射，一次 10 mg/kg，间隔 10 分钟可重复注射。

【制剂与规格】 氯化钙注射液：(1)10 ml∶0.3 g；(2)10 ml∶0.5 g；(3)20 ml∶0.6 g。

共余内容参阅第九章第八节。

葡萄糖酸钙[药典(二)；医保(甲)]

Calcium Gluconate

每 1 g 葡萄糖酸钙含钙量为 90 mg。

【用法与用量】 口服　成人一日 0.5～2 g，分次服用。

静脉注射　注射液浓度为 10%，注射速度不超过每分钟 5 ml。

成人　①急性低钙血症和过敏性疾病，首先应用1 g，必要时重复；②高钾血症和高镁血症，首先应用 1～2 g，必要时重复。最大剂量每日不超过 10 g。

【儿科用法与用量】 口服　一日 0.5～1 g，分次服用。

静脉注射　低钙血症首剂 100 mg/kg，以后每日 500 mg/kg，缓慢静脉注射。

新生儿输血　每 100 ml 血(含枸橼酸)加用 97 mg 葡萄糖酸钙(9.5 mgCa^{2+})。

【儿科注意事项】 (1)药物渗出血管外会造成局部

软组织坏死。

(2)静脉注射速度过快可致心动过缓。

【制剂与规格】 葡萄糖酸钙片:(1)0.1 g;(2)0.5 g。

葡萄糖酸钙含片:(1)0.1 g;(2)0.15 g;(3)0.2 g。

葡萄糖酸钙注射液:10 ml∶1 g。

其余内容参阅第九章第八节。

乳酸钙[药典(二)]

Calcium Lactate

【适应证】 用于小儿、妊娠期妇女、哺乳期妇女以及钙缺乏及慢性肾功能衰竭患者治疗低钙血症。

【用法与用量】 每1 g乳酸钙含钙量为130 mg。成人 口服 一日1～2 g,分2～3次口服。

【儿科用法与用量】 口服 根据年龄及膳食钙摄入酌情补充,一次0.3～0.6 g,一日2～3次。

【制剂与规格】 乳酸钙片:(1)0.25 g;(2)0.5 g。

磷酸盐

Phosphate Salts

【适应证】 ①低磷血症的预防和治疗。亦作为肠外营养疗法磷添加剂,预防低磷血症。②尿路感染的辅助用药。本药能使尿液酸化,从而增强杏仁酸乌洛托品和马尿酸乌洛托品的抗菌活性,并能消除和防治尿路感染时尿液的含氨气味和浑浊。③含钙肾结石的预防。本药能酸化尿液,增加钙的溶解度,阻止尿中钙沉积,从而预防含钙肾结石的复发。④高钙血症的治疗。近年来已不常用本药治疗高钙血症,而应用其他更为安全和有效的方法。

【药理】 (1)药效学 人体内磷以有机和无机两种形式存在,临床上测定的血磷为血液中的无机磷,后者大部分为游离磷,仅12%与血浆蛋白结合。正常成年人血磷浓度为0.87～1.45 mmol/L,儿童为1.45～1.78 mmol/L。某些原因导致磷摄入减少或磷需求量增加,可引起低磷血症,并出现相应的临床表现,届时须予补充磷。每日人体对磷的需求量:3岁以下为300～800 mg;4～10岁为800 mg;青春期和成年人为800～1200 mg;妊娠期妇女和哺乳期妇女为1200 mg。血磷和血钙浓度有密切关系,正常时两者的乘积维持在一定范围。当血钙浓度升高时,给予磷酸盐可降低血钙浓度。

(2)药动学 口服吸收率为70%左右,吸收部位主要在空肠。维生素D能增加磷的吸收。同时进食大量钙或铝时,因形成不溶性的盐而影响磷的吸收。磷90%从尿排泄,10%从粪便排泄。

【不良反应】 (1)口服时可出现恶心、呕吐、腹痛、大便次数增多或腹泻。

(2)高钠血症 出现口渴、心率加快、尿量减少、头痛、眩晕及神志改变。

(3)高钾血症 出现心律失常、口唇麻木或刺痛、四肢乏力等。

(4)高磷血症并诱发低钙血症 出现手足麻木、搐搦、肌痉挛、呼吸困难等。

(5)水钠潴留 水肿、体重增加等。

【禁忌证】 (1)高磷血症。

(2)肾结石,指感染所致的含磷酸铵镁盐结石。

(3)严重的肾功能损害,内生肌酐清除率小于正常的30%。

【注意事项】 (1)本药对胎儿的影响目前尚缺乏人体和动物研究。

(2)磷能否经乳汁分泌尚不清楚。

(3)下列情况慎用:①可能发生高磷血症的情况,如甲状旁腺功能减退、慢性肾脏疾病;②可能发生低钙血症的情况,如甲状旁腺功能减退、骨软化症、急性胰腺炎、慢性肾脏疾病;③下列情况对磷酸钠盐应慎用:水肿性疾病,如充血性心力衰竭、急性肺水肿、严重的肝病、高血压、高钠血症、肾功能损坏,妊娠高血压综合征;④下列情况时对磷酸钾盐应慎用:心脏疾患,尤其是应用洋地黄类药物时,以及有高钾血症倾向的患者,如严重的肾上腺皮质功能减退、急性失水、严重的肾功能不全、严重的组织损伤(如重度烧伤或挤压伤)、先天性肌强直。

(4)随访检测:①肾功能;②血磷、钙、钠、钾等。

【药物相互作用】 (1)同时服用钙盐、氢氧化铝或氧化镁等药物能减少磷的吸收。

(2)与肾上腺皮质激素,尤其是盐皮质激素、促肾上腺皮质激素、雄激素等合用,可增加水钠潴留。

(3)维生素D能增加磷的吸收,合用时易发生高磷血症。

【给药说明】 (1)应在餐后立即服用或进餐同时服用,以减少胃肠道反应。

(2)服用本药前应将其完全溶解于水中。

甘油磷酸钠注射液[药典(二);医保(乙)]

Sodium Glycerophosphate Injection

【适应证】 用于成人肠外营养的磷补充剂、磷缺乏患者。

【药理】 (1)药效学　人体内磷以有机和无机两种形式存在，临床所测得血磷为血液中无机磷，多以游离磷形式存在，12%与血浆蛋白结合。正常人血磷浓度为0.87～1.45 mmol/L，儿童为1.45～1.78 mmol/L。磷摄入减少或需求量增加，均可引起低磷血症。血磷和血钙浓度密切相关，钙磷浓度乘积不大于60。当血钙浓度升高时，给予磷酸盐可降低血钙浓度。本品为α-甘油磷酸钠和β-甘油磷酸钠的混合溶液，为肠外营养的磷补充剂，用于满足人体每天对磷的需要。磷参与骨质的形成，以磷脂形式参与细胞膜的组成。同时，磷与许多代谢中的酶活性有关，在能量代谢中的作用至关重要。

(2)药动学　磷约90%由肾脏排泄，10%经粪便排泄。

【不良反应】 长期用药可引起血磷、血钙浓度变化。

【禁忌证】 严重肾功能不全、休克和脱水患者、对本品过敏者禁用。

【注意事项】 肾功能不全患者慎用。本品系高渗溶液，未经稀释不能输注，应加入肠外营养液、复方氨基酸注射液或5%～10%葡萄糖注射液中缓慢滴注。注意控制给药速度。长期用药时应注意血磷、血钙浓度的变化。

【用法与用量】 静脉滴注。本品每天用量通常为10 ml。对接受肠外营养治疗的患者则应根据其实际需要酌情增减。通过周围静脉给药时，在可配伍性得到保证的前提下，本品10 ml可加入复方氨基酸注射液或5%、10%葡萄糖注射液500 ml中，4～6小时内缓慢滴注。稀释应在无菌条件下进行，稀释后应在24小时内用完，以免发生污染。

【制剂与规格】 甘油磷酸钠注射液：10 ml(含无水甘油磷酸钠2.16 g，相当于磷10 mmol，钠20 mmol)。

磷 酸 钾

Potassium Phosphate

本品主要应用的有磷酸二氢钾(potassium dihydrogen phosphate)和磷酸氢二钾(hydrogen phosphate)。前者除用于防治低磷血症外，尚用于酸化尿液。

【用法与用量】 成人　①低磷血症　口服　相当于250 mg(8 mmol)磷的磷酸钾口服液，一日2～4次；静脉滴注　按磷计每日应用310 mg(10 mmol)。

(2)酸化尿液　口服　将1 g磷酸二氢钾(含磷228 mg)溶于180～240 ml水中，一日4次，一次1 g。

【儿科用法与用量】 口服　4岁以下者，相当于200 mg(6.4 mmol)磷的磷酸钾口服液，一日4次。4岁或以上者剂量参见成人。

静脉滴注　按磷计每日按体重31～62 mg/kg(1～2 mmol/kg)。

【制剂与规格】 磷酸二氢钾片：500 mg[含磷114 mg(3.7 mmol)、含钾144 mg(3.7 mmol)]。

磷酸钾口服液：75 ml[含磷250 mg(8 mmol)、含钾556 mg(14.25 mmol)]。

磷酸钾注射液：每1 ml含磷93 mg(3 mmol)，其中磷酸二氢钾224 mg、磷酸氢二钾236 mg。

三、镁盐

镁　盐

Magnesium Salts

镁是人体细胞内第二重要的阳离子，是很多酶的辅因子，与肌肉收缩、神经传导等有重要关系。目前常用的镁盐有硫酸镁、氯化镁、氧化镁及三硅酸镁等。后两者仅用作制酸药，详见第六章第一节。硫酸镁和氯化镁则用于治疗低镁血症。硫酸镁还用于导泻、利胆，治疗惊厥、妊娠高血压综合征等。

硫 酸 镁[药典(二);基;医保(甲)]

Magnesium Sulfate

【适应证】 ①低镁血症的预防与治疗，尤其是急性低镁血症伴有肌肉痉挛、手足搐搦时。也用于全静脉营养时，以防镁缺乏。②先兆子痫和子痫的治疗。③早产子宫肌肉痉挛的治疗。④口服作为导泻和利胆药。

【不良反应】 高镁血症。可见于静脉内应用，以及作为导泻利胆及制酸药口服应用，尤其是在肾功能不全时。一般当血浆镁浓度超过2 mmol/L时，就可出现临床表现，包括皮肤潮红、口渴、血压下降、倦怠乏力、腱反射消失、呼吸抑制、心律失常、心电图示P-R间期延长及QRS波增宽，甚至心脏骤停、昏迷、体温不升。

高镁血症的治疗可应用葡萄糖酸钙注射液10～20 ml静脉注射。透析疗法可迅速清除体内镁离子，纠正机体低容量状态，增加尿量以促进镁的排泄。也有应用毒扁豆碱注射液皮下注射，但不作为常规应用。

【禁忌证】 (1)心脏传导阻滞。

(2)心肌损害。

(3)严重肾功能不全,内生肌酐清除率低于 20 ml/min。

【注意事项】 (1)对诊断的干扰 应用^{99m}Tc胶态硫做单核-吞噬细胞系统显像时,本品能使^{99m}Tc胶态硫凝集,从而大量积聚在肺血管,而进入肝、脾、骨髓等减少。

(2)下列情况慎用:①肾功能不全。因肾功能下降导致镁排泄减少,镁蓄积而易发生镁中毒。一般当肾功能严重受损时,48 小时剂量不超过 20 g(81 mmol 镁),并密切随访血镁浓度。②呼吸系统疾病,特别是呼吸功能不全。

(3)随访检查 ①心电图。②肾功能。③血镁浓度,治疗浓度为 2～3 mmol/L。④腱反射,每次重复用药前均应检查膝反射和跟腱反射,如腱反射已明显抑制者应停止重复应用,直至反射恢复正常。⑤呼吸频率至少大于每分钟 16 次才能考虑重复用药。

【药物相互作用】 (1)同时静脉注射钙剂时,可减弱本品的中枢抑制和骨骼肌松弛作用。

(2)本品可加强氯丙嗪、氯氮䓬等药物的中枢抑制作用,故服用中枢抑制药中毒需导泻时,应改用硫酸钠。

(3)与其他具有神经-肌肉阻断的药物合用时,可致严重的神经-肌肉传导阻滞。

(4)在已洋地黄化的患者应用本品时,可发生严重的心脏传导阻滞甚至心脏骤停,应引起高度重视。

【用法与用量】 成人 防治低镁血症:①轻度镁缺乏,1 g 硫酸镁(4 ml,25%注射液),肌内注射,或溶于 5%葡萄糖注射液 500 ml 中静滴,每日总量 2 g。②重度镁缺乏,一次按体重 0.25 mmol/kg 硫酸镁也可静脉滴注,将 2.5 g 硫酸镁溶于 5%葡萄糖注射液或氯化钠注射液中,缓慢滴注 3 小时,严密观察呼吸等生命体征。③全静脉内营养,按体重一日 0.125～0.25 mmol/kg 镁。

【儿科用法与用量】 低镁血症:20～40 mg/kg,配成 20%溶液肌内注射。

全静脉内营养:按镁元素计算,一日 0.125 mmol/kg。

【制剂与规格】 硫酸镁注射液:(1)10 ml:1 g;(2)10 ml:2.5 g。

其余内容参阅第六章第六节及第二十三章第三节。

氯化镁
Magnesium Chloride

【适应证】 ①防治低镁血症;②用于配制血液透析液和腹膜透析液。

【用法与用量】 (1)静脉滴注 防治低镁血症:①轻度镁缺乏,1 g 氯化镁(10.4 mmol)溶于 5%葡萄糖注射液500 ml 内缓慢滴注。②重度镁缺乏,2 g 氯化镁(20.8 mmol)溶于 5%葡萄糖注射液 500 ml 内缓慢滴注。

(2)配制腹膜透析液和血液透析液 一般腹膜透析液镁浓度为 0.75 mmol/L,血液透析液镁浓度为 0.5～0.85 mmol/L。

【制剂与规格】 氯化镁注射液:(1)3 ml:0.5 g;(2)6 ml:1 g。

其余内容参阅第十五章第二节。

第三节 酸碱平衡调节药

碳酸氢钠[药典(二);基;医保(甲)]
Sodium Bicarbonate

【适应证】 ①治疗代谢性酸中毒。用于轻至中度代谢性酸中毒,以口服为宜。重度代谢性酸中毒则应静脉滴注,如严重肾脏病、循环衰竭、心肺复苏、体外循环及严重的原发性乳酸性酸中毒、糖尿病酮症酸中毒等;②碱化尿液。用于尿酸性肾结石的预防,减少磺胺类药物的肾毒性及急性溶血,防止血红蛋白沉积在肾小管;③作为制酸药,治疗胃酸过多引起的症状;④静脉滴注对某些药物中毒有非特异性的治疗作用,如巴比妥类、水杨酸类药物及甲醇等中毒;⑤用作肠外营养、配制腹膜透析液或血液透析液。

【药理】 (1)药效学 ①静脉给药后使血浆内碳酸氢根离子(HCO_3^-)浓度升高,中和氢离子,从而纠正酸中毒;②另外,本品可碱化尿液。应用本品时,由于尿中 HCO_3^- 浓度升高,尿液 pH 升高,使尿酸、磺胺类药物及血红蛋白等不易在尿中形成结晶或聚集;③此外,口服后有制酸作用,能迅速中和或缓冲胃酸,但不直接影响胃酸分泌,使胃内 pH 迅速升高,缓解高胃酸引起的症状。

(2)药动学 本品可以 HCO_3^- 形式由肾脏排泄,也可以 CO_2形式由肺排出体外。

【不良反应】 (1)大剂量静脉注射时可出现心律失常、肌肉痉挛、疼痛、异常疲倦虚弱等,主要由于代谢性碱中毒引起低钾血症所致。

(2)剂量偏大或存在肾功能不全时，可出现水肿、精神症状、肌肉疼痛或抽搐、呼吸减慢、口内异味、异常疲倦虚弱等，主要由代谢性碱中毒所致。

(3)长期应用时可引起尿频、尿急、持续性头痛、食欲缺乏、恶心、呕吐、异常疲倦虚弱等。

(4)口服时，由于在胃内产生大量 CO_2，可引起呃逆、胃肠充气等。较少见的有胃痉挛、口渴(细胞外钠浓度过高引起细胞脱水)。

【禁忌证】 (1)禁用于吞食强酸中毒时的洗胃，因本品与强酸反应产生大量二氧化碳，导致急性胃扩张甚至胃破裂。

(2)美国 FDA 妊娠期药物安全性分级为口服给药 C。

【注意事项】 (1)长期或大量应用可致代谢性碱中毒，并且钠负荷过高会引起水肿，妊娠期妇女应慎用。

(2)对 6 岁以下小儿一般不用作制酸药。因小儿对腹部症状不易叙述清楚，而易将本品所致的腹胀腹痛等与其他腹部疾病混淆。

(3)对诊断的干扰　对胃酸分泌试验或血、尿 pH 测定结果有明显影响。

(4)下列情况慎用：①少尿或无尿，因能增加钠负荷；②钠潴留并有水肿时，如肝硬化、充血性心力衰竭、肾功能不全、妊娠高血压综合征；③高血压，因钠负荷增加可能加重高血压；④阑尾炎或有类似症状而未确诊者及消化道出血原因不明者，不作口服用药，因本品所致的腹胀、腹痛会影响疾病诊断。

(5)下列情况时不作静脉内用药：①代谢性或呼吸性碱中毒；②因呕吐或持续胃肠负压吸引导致大量氯丢失，极有可能发生代谢性碱中毒；③低钙血症，碱中毒可加重低钙表现。

(6)随访检查　①动脉血气分析；②血清 HCO_3^- 浓度测定；③肾功能；④尿 pH。

【药物相互作用】 (1)与肾上腺皮质激素(尤其是具有较强盐皮质激素作用者)、促肾上腺皮质激素、雄激素合用时，易发生高钠血症和水肿。

(2)本品与水杨酸盐、巴比妥类酸性药物合用，后两者经肾脏排泄增多；与苯丙胺、奎尼丁等碱性药物合用，后两者经肾排泄减少，易出现不良反应。本品也可影响肾对麻黄碱的排泄，故合用时麻黄碱剂量应减小。

(3)与抗凝药如华法林和 M 受体拮抗药等合用，后者吸收减少。

(4)与含钙药物、乳及乳制品合用，可致乳-碱综合征。

(5)与西咪替丁、雷尼替丁等 H_2受体拮抗药合用，后者的吸收减少。

(6)与排钾利尿药合用，发生低氯性碱中毒的危险性增加。

(7)本品可减少口服铁剂的吸收，两药服用时间应尽量分开。

(8)本品可增加左旋多巴的口服吸收。

(9)钠负荷增加使肾脏排泄锂增多，故与锂制剂合用时，锂制剂的用量应酌情调整。

(10)碱化尿能抑制乌洛托品转化成甲醛，从而治疗作用减弱，避免合用。

【给药说明】 (1)口服本品后 1～2 小时内不宜服用任何药物。

(2)本品疗程不宜过长，以免发生代谢性碱中毒和钠大量潴留。

(3)治疗轻至中度酸中毒时，宜作口服；而治疗严重酸中毒时，应静脉内用药。

(4)口服用药还应注意下列问题：①本品制酸作用迅速而强烈，但作用短暂。②成人每日最大用量，60 岁以下者为 16.6 g(200 mmol 钠)；60 岁以上者为 8.3 g(100 mmol)。③用作制酸，应用最大剂量时一般不超过 2 周，除非在医生的监护下。④用作制酸药，应于餐后 1～3 小时及睡前服用。

(5)静脉用药还应注意下列问题：①静脉应用的浓度范围为 1.5%(等渗)～8.4%；②应从小剂量开始，根据血 pH、碳酸氢根浓度变化决定追加剂量；③短时期大量静脉输注可致严重碱中毒、低钾血症和低钙血症。当用量超过每分钟 10 ml 高渗溶液时，可导致高钠血症、脑脊液压力下降甚至颅内出血，在新生儿及 2 岁以下小儿更易发生。故以 5%溶液输注时，速度不能超过每分钟 8 mmol 钠。但在心肺复苏时，因存在致命的酸中毒，应快速静脉输注。

【用法与用量】 成人　①制酸：口服　一次 0.25～2 g，一日 3 次。②碱化尿液：口服　首次 4 g，以后每 4 小时 1～2 g。静脉滴注　2～5 mmol/kg，4～8 小时内滴注完毕。③代谢性酸中毒：口服　一次 0.5～2 g，一日 3 次。静脉滴注　所需剂量按下式计算：补碱量(mmol)＝(-2.3－实际测得的 BE 值)×0.25×体重(kg)，一般先给计算剂量的 1/2，4～8 小时内滴注完毕。心肺复苏抢救时，首次1 mmol/kg，以后根据血气分析结果调整用量。每 1 g 碳酸氢钠相当于 12 mmol 碳酸氢根。

【儿科用法与用量】 制酸　6 岁以下小儿尚无统一剂量。6～12 岁口服 0.5 g，半小时可重复一次；，12 岁以上，一次 0.5～1.0 g，一日 3 次。

碱化尿液　口服　一日 1～10 mmol/kg。

治疗酸中毒　静脉滴注　所需补碱量(mmol)＝BE 值×0.25×体重(kg)，一般先给计算剂量的 1/3～1/2。

【儿科注意事项】 (1)静脉注射或滴注时应先用液体稀释为等渗液。

(2)用于纠正代谢性酸中毒时要保证有效通气。

【制剂与规格】 碳酸氢钠片：(1)0.25 g；(2)0.3 g；(3)0.5 g。

碳酸氢钠注射液：(1)10 ml ∶ 0.5 g；(2)100 ml ∶ 5 g；(3)250 ml ∶ 12.5 g。

乳酸钠[药典(二)；医保(甲)]

Sodium Lactate

【适应证】 用于纠正代谢性酸中毒、腹膜透析液中缓冲剂、高钾血症伴严重心律失常、QRS 波增宽者。

【药理】 (1)药效学　人体在正常情形下血液中也有少量乳酸，主要由葡萄糖酵解生成。乳酸可转化为糖原或丙酮酸，或进入三羧酸循环被分解为水及二氧化碳，因此乳酸钠的最终代谢产物为碳酸氢钠，可纠正代谢性酸中毒。高钾血症伴酸中毒时，乳酸钠可纠正酸中毒并使钾离子自血液及细胞外液进入细胞内。降解乳酸的主要脏器为肝及肾脏，当体内乳酸代谢异常或发生障碍时，疗效不佳。

(2)药动学　乳酸钠的 pH 为 6.5～7.5，在 1～2 小时内经肝脏氧化、代谢转变为碳酸氢钠。

【不良反应】 (1)在纠正酸中毒后易出现手足发麻、疼痛、搐搦、呼吸困难等症状，常因血清钙离子浓度降低所致。

(2)心率加速、胸闷、气急等肺水肿、心力衰竭表现。

(3)血压升高。

(4)水肿。

(5)血钾浓度下降，有时出现低钾血症表现。

【禁忌证】 (1)心力衰竭及急性肺水肿。

(2)脑水肿。

(3)乳酸已有堆积的患者。

(4)重症肝功能不全。

(5)严重肾功能衰竭，少尿或无尿。

【注意事项】 (1)妊娠期妇女有妊娠中毒症者可能加剧水肿、增高血压，有水肿及高血压患者应用时宜谨慎。

(2)下列情况应慎用：①糖尿病患者服用双胍类药物(尤其是苯乙双胍)，阻碍肝脏对乳酸的利用，易引起乳酸中毒；②水肿患者伴有钠潴留倾向时；③高血压患者可增高血压；④心功能不全；⑤肝功能不全时乳酸降解速度减慢；⑥缺氧及休克，组织血供不足及缺氧时，乳酸氧化成丙酮酸进入三羧酸循环，代谢速度减慢，以致延缓酸中毒的纠正速度；⑦酗酒、水杨酸中毒、Ⅰ型糖原沉积病时有发生乳酸性酸中毒倾向，不宜再用乳酸钠纠正酸碱平衡；⑧糖尿病酮症酸中毒时，乙酰乙酸、β-羟丁酸及乳酸均升高，且常可伴有循环不良或脏器血供不足，乳酸降解速度减慢；⑨肾功能不全，容易出现水、钠潴留，增加心血管负荷；⑩老年患者常有隐匿性心、肾功能不全，也应慎用。

(3)逾量时出现碱中毒。

(4)用药时应作下列检查及观察：①血 pH 及(或)二氧化碳结合力；②血清钠、钾、钙、氯浓度测定；③肾功能测定，包括血肌酐、尿素氮等；④血压；⑤心肺功能状态，如水肿、气急、发绀、肺部啰音、颈静脉充盈，肝颈静脉反流等，按需做静脉压或中心静脉压测定；⑥肝功能不全，表现黄疸、神志改变、腹水等，应于用乳酸钠前后及过程中，经常随时进行观察。

【给药说明】 (1)轻至中度代谢性酸中毒一般予以碳酸氢钠口服即可，无需静脉输注乳酸钠。

(2)给药速度不宜过快，以免发生碱中毒、低钾及低钙血症。

(3)制剂为 11.2%高渗溶液，临床应用时可根据需要配制成不同渗透压浓度。等渗液浓度为 1.86%。

【用法与用量】 高钾血症　首次可予静脉滴注 11.2%注射液 40～60 ml，以后酌情给药。严重高钾血症导致缓慢异位心律失常，特别是心电图 QRS 波增宽时，应在心电图监护下给药，有时需高达 200 ml 才能奏效，此时应注意血钠浓度及防止心衰。

【制剂与规格】 乳酸钠注射液：(1)20 ml ∶ 2.24 g；(2)50 ml ∶ 5.60 g。

常用复方(糖)电解质注射液

Common Use Glucose Eletrolytes Solutions

常用复方(糖)电解质注射液见表 16-3。

表 16-3　常用的(糖)电解质注射液

名称	用途	电解质浓度(mmol/L)							糖分含量(g/L)	渗透浓度(mOsm/L)
		Na^+	K^+	Ca^{2+}	Mg^{2+}	Cl^-	HCO_3^-	乳酸盐		
葡萄糖氯化钠注射液	主要用于细胞外液缺乏时的电解质及水分补充；含糖液体也补充部分热量(目前以醋酸钠林格注射液最接近细胞外液成分)	154				154				50
复方氯化钠(林格)注射液		146	4	2.5		155				307.5
乳酸钠林格注射液		130	4	1.5		109		28		272.5
醋酸钠林格注射液		140	5		3	98	27	23		294
复方乳酸钠葡萄糖注射液		130	4	1.5		109		28	50	551
复方乳酸钠山梨醇注射液		130	4	1.5		109		28	50	551
复方电解质葡萄糖注射液 M3A	用于经口摄取不足时的热量、水分和电解质补充(葡萄糖氯化钠钾多用于儿童)	60	10			50		20	27	
复方电解质葡萄糖注射液 M3B		50	20			50		20	27	
复方电解质葡萄糖注射液 MG3		50	20			50		20	100	
葡萄糖氯化钠钾		30	20			50			80	
复方电解质葡萄糖注射液 R2A	用于脱水(可以补充细胞内液)	60	25		1	49		25	23.5	297
复方电解质葡萄糖注射液 R4A	用于术后早期及婴幼儿水分、电解质补充	30				20		10	40	282

【适应证】 应用复方(糖)电解质输液的主要目的是调节体液平衡，同时补充部分电解质及能量。输液总量的计算应根据生理维持量＋既往丢失量＋预计丢失量×安全系数全面考虑。应根据不同的需要选择处方合理的产品。工业化生产的制剂使用方便、快捷，减少临床配制可能造成的污染及输液差错的发生。

此外，近年国内上市了用醋酸代替乳酸的复合电解质溶液，是乳酸林格液的替代产品。对已有乳酸堆积患者，再增加乳酸的输入是有害的。还有含复合糖(包括葡萄糖、果糖、木糖等)的复方糖电解质输液，对某些临床情况有其适应证。

【不良反应】 快速大量给药时，可能出现水肿、血压升高、心率加快、胸闷、呼吸困难，甚至急性左心衰竭。静脉滴注浓度较高，速度较快，或静脉较细时，易刺激静脉内膜引起疼痛。滴注速度较快或原有肾功能损害时，应注意发生高钾血症。

【禁忌证】 乳酸血症患者禁用乳酸盐。

【注意事项】 高钾血症、少尿、Addison 病、重症烧伤、高氮血症患者及糖尿病患者应慎用。最好在患者的尿量为一日 600 ml 或每小时 20 ml 以上时使用。用药时根据临床需要可作下列检查及观察：血气分析或血二氧化碳结合力检查；血清 Na^+、K^+、Ca^{2+}、Cl^- 浓度测定；肾功能测定，包括血尿素氮、肌酐等；血压；心肺功能状态，如水肿、气急、发绀、肺部啰音、颈静脉充盈、肝颈静脉反流等，按需做静脉压或中心静脉压测定。妊娠期及哺乳期妇女用药：有妊娠高血压综合征者应注意避免水钠潴留。儿童及老年患者用药：补液量和速度应严格控制。

【用法与用量】 静脉滴注按年龄、体重及症状可适当增减。成人用量一次 500～1000 ml，每小时不超过 500 ml；儿童每小时 50～100 ml。

【制剂与规格】 常用复方(糖)电解质注射液：250 ml 或 500 ml 复合输液袋装或瓶装。

氯化铵[药典(二)]

Ammonium Chloride

【适应证】 ①重度代谢性碱中毒，应用足量氯化钠注射液不能满意纠正者。②氯化铵负荷试验可了解肾小管酸化功能，用于肾小管性酸中毒的鉴别诊断。

【药理】 氯化铵进入体内，分子中的铵离子迅速在肝脏生成尿素，从尿排出。氯离子与氢结合成盐酸，从而纠正碱中毒。

【不良反应】 (1)肝功能不全时,因肝脏不能将氨离子转化为尿素而发生氨中毒。

(2)口服氯化铵可有胃肠道反应。

【禁忌证】 肝功能不全时禁用。

【注意事项】 (1)肾功能不全时慎用,以防高氯性酸中毒。

(2)随访检查　①酸碱平衡分析指标;②血氯、钾、钠浓度测定。

(3)氯化铵过量可致高氯性酸中毒,低钾及低钠血症。

(4)美国 FDA 妊娠期药物安全性分级为口服给药 B。

【药物相互作用】 与碱性药物、金霉素、新霉素、呋喃妥因、磺胺嘧啶、华法林等呈配伍禁忌。

【给药说明】 (1)轻、中度代谢性碱中毒仅需给予足量氯化钠注射液,或同时给予氯化钾即可纠正。本品仅用于重度代谢性碱中毒。

(2)用于远端肾小管性酸中毒的鉴别诊断时,已有酸中毒者不需再做氯化铵负荷试验,以免加重酸中毒。

【用法与用量】 重度代谢性碱中毒　口服　一次 1～2 g,一日 3 次。必要时静脉输注,按体重 1 ml/kg 2%氯化铵能使 CO_2CP 降低 0.45 mmol/L 计算出应给铵量,以 5%葡萄糖注射液稀释成 0.9%(等渗)浓度,分 2～3次静脉滴入。

【制剂与规格】 氯化铵片:0.3 g。

其余内容参阅第五章第二节。

枸橼酸与枸橼酸盐

Citric Acid and Citrate Salts

临床上应用的包括枸橼酸、枸橼酸钠和枸橼酸钾。可单独应用,也可两种或三种联合应用。

【适应证】 ①预防和治疗肾结石,如胱氨酸肾结石,尿酸肾结石,枸橼酸可碱化尿液,用于上述两类肾结石的预防和治疗。对于含钙肾结石、低枸橼酸尿症,本品可增加尿枸橼酸的排泄,用于预防和治疗含钙肾结石(磷酸钙和草酸钙)、尿酸肾结石、肾小管酸中毒伴含钙肾结石、任何原因引起的低枸橼酸尿性草酸钙盐结石、尿酸或胱氨酸肾结石伴或不伴含钙结石。②治疗肾小管酸中毒。枸橼酸钾和枸橼酸合用、枸橼酸钠和枸橼酸合用或三种药物合用治疗不同类型的肾小管酸中毒。尤其Ⅰ型肾小管酸中毒多伴体液缺钾。服用氯化钾因易出现高氯血症,加重代谢性酸中毒,故以枸橼酸钾防治低钾血症。③预防吸入性肺炎。枸橼酸钠和枸橼酸或两药合用可作为麻醉前用药,以中和胃酸,减少酸性胃内容物反流吸入引起的吸入性肺炎。在择期手术时,可应用制酸作用更强的 H_2受体拮抗药代替枸橼酸盐。但在急诊手术时,因枸橼酸盐中和酸的作用快而被更多地选用。

【药理】 (1)药效学　①碱化尿液;预防和治疗尿酸肾结石和胱氨酸肾结石。枸橼酸钠和枸橼酸钾在体内代谢生成 HCO_3^-,使尿 HCO_3^- 排泄增加,尿 pH 升高,从而使胱氨酸和尿酸溶解度增加,组织尿中胱氨酸和尿酸结晶析出,并使已形成的结石易被溶解。②预防和治疗含钙肾结石。枸橼酸钾一方面可抑制存于低枸橼酸尿的草酸钙和磷酸钙的结晶形成和成核作用。但枸橼酸钾并不影响磷酸钙的饱和度,因其可使游离的磷酸根增多。③治疗代谢性酸中毒。在体内代谢生成 HCO_3^-,使血 HCO_3^- 升高。④中和胃酸,但不抑制胃酸分泌。

(2)药动学　单次口服枸橼酸钾,1 小时内起效,单次口服枸橼酸片剂后作用持续 12 小时,多次给药可长达 3 天。枸橼酸钾和枸橼酸口服液作用持续达 24 小时,每次服 10～15 ml,每日 4 次,使尿 pH 维持在 6.5～7.4。每次服 15～20 ml,每日 4 次,可使尿 pH 维持在 7.0～7.6。本品从尿液排泄,其中药物原形药物不到 5%。

【不良反应】 (1)下列不良反应尽管罕见,但应引起重视:①代谢性碱中毒,可见于应用枸橼酸钾和枸橼酸钠时;②肠梗阻和肠穿孔,仅见于应用枸橼酸钾片剂时,因局部钾离子浓度过高所致;③高钾血症,仅见于应用枸橼酸钾时;④高钠血症,仅见于应用枸橼酸钠时。

(2)下列情况较少见,仅在症状持续存在时才需停药或减少剂量:①腹泻或肠蠕动减慢,见于应用枸橼酸钠和枸橼酸钾时;②胃肠道不适。表现为腹痛、恶心、呕吐,见于应用枸橼酸钾时,因局部刺激作用所致。

【禁忌证】 (1)下列情况禁用枸橼酸钾和枸橼酸钠:①铝中毒。本品可增加铝的吸收,尤其在肾功能不全时;②心力衰竭或严重心肌损害。此时机体对钾的清除减少,易发生高钾血症,而枸橼酸钠则加重钠潴留;③肾功能损害伴少尿或肾小球滤过率<0.7 ml/(kg·min)。此时易出现高钾血症、代谢性碱中毒及软组织钙化;④尿路感染未控制时,尤其是由分解尿素的细菌引起者,伴含钙或感染性尿路结石者。细菌分解枸橼酸盐可阻止尿枸橼酸盐升高,而尿 pH 升高还有利于细菌生长。

(2)下列情况禁用枸橼酸钾:①高钾血症或易发生高钾血症的情况,如肾上腺皮质功能不全、急性失水、慢性肾功能不全,严重的组织分解;②消化性溃疡。本品片剂对胃肠道有损伤作用。

【注意事项】 (1)对妊娠和生殖系统的影响及本品是否可经乳汁分泌尚无有关研究资料。

(2)小儿及老年人应用本品后更应注意电解质和酸碱平衡。

(3)下列情况慎用枸橼酸钾和枸橼酸钠:①严重的肾小管酸中毒;②慢性腹泻,如溃疡性结肠炎、节段性肠炎、空回肠旁路术后。有这些情况时,尿枸橼酸盐排泄量很低(<100 mg/d),此时本品增加尿枸橼酸盐排泄作用很弱,而需应用较大剂量。当肾小管酸中毒、尿 pH 很高时,本品仅能使尿 pH 轻度升高。慢性腹泻时,本品在肠道滞留时间很短,以至片剂降解减少,应使用溶液剂型。

(4)下列情况慎用枸橼酸钠:①外周水肿或肺水肿;②高血压;③妊娠高血压综合征。

(5)下列情况应用枸橼酸钾片剂时对胃肠道的刺激作用增强:①胃排空延缓;②食管缩窄;③肠梗阻或肠缩窄。

【药物相互作用】 (1)枸橼酸盐可抑制苯丙胺、麻黄碱、伪麻黄碱和奎尼丁等弱碱性药物从尿的排泄,这些药物作用时间延长。

(2)制酸药,尤其是含铝的制酸药和碳酸氢钠,与枸橼酸盐合用易致代谢性碱中毒;与碳酸氢钠合用可引起高钠血症。尿酸结石患者尚可促进含钙结石的形成,主要是由于钠对抗了枸橼酸碱化尿液使 Ca^{2+} 溶解度增高。枸橼酸盐可促进铝的吸收,引起铝中毒,尤其在肾功能不全的患者。

(3)抗胆碱药可使枸橼酸钾在胃的排空时间延长,从而增加后者的胃肠道刺激作用。

(4)血管紧张素转换酶抑制药、非甾体类抗炎药、环孢素、保钾利尿药、肝素、低盐牛奶中含钾量可达 60 mmol/L。含钾药物与枸橼酸钾合用可导致高钾血症。

(5)强心苷类药物,在洋地黄化的患者与枸橼酸钾合用使发生高钾血症的危险性增加。

(6)肌松药与枸橼酸盐合用肌松作用增强。

(7)枸橼酸钠可增加锂经肾脏排泄,而降低后者的疗效。

(8)本品可碱化尿液,使乌洛托品的抗菌作用减弱。

(9)本品可碱化尿液,使水杨酸盐排泄增多、作用减弱。

(10)含钠药物与枸橼酸钠合用,发生高钠血症的危险性增加,尤其是肾病患者。

【给药说明】 (1)为碱化尿液,需限钠的患者应选用枸橼酸钾,而需限钾的患者则选用枸橼酸钠。

(2)应用本类药物时需使枸橼酸根的排泄率升至正常范围(>320 mg/d),并尽可能接近正常均值(640 mg/d),维持尿 pH 在6.0～7.0。

(3)增加尿枸橼酸根排泄量的作用与剂量有关,长期治疗的患者,6.5 g/d 枸橼酸钾(60 mmol K^+)可使尿枸橼酸盐排泄增加约 400 mg/d,尿 pH 升高 0.7。

(4)需在进食时服用或餐后 30 分钟内服用,以减少胃肠道刺激。

(5)一般需保证尿量每 24 小时在 2.5 L 以上,以防止尿过饱和状态的形成。

(6)出现高钾血症、高钙血症和代谢性碱中毒时需及时停用。

【用法与用量】 每 1 g 枸橼酸钾含钾 9.1 mmol;每 1 g 枸橼酸钠含钠 10.2 mmol。成人　枸橼酸和枸橼酸钠、枸橼酸和枸橼酸钾或三者复方溶液 10～15 ml,一日 3 次。①需限钠者:可应用枸橼酸盐和枸橼酸钾复方溶液。②需限钾者:可应用枸橼酸和枸橼酸钠复方溶液。③需补钾者可应用枸橼酸钾和枸橼酸复方溶液或枸橼酸、枸橼酸钠和枸橼酸钾复方溶液。

【儿科用法与用量】 口服　①碱化尿液　枸橼酸和枸橼酸钾复方溶液　开始 5～15 ml,一日 4 次,以后可酌情调整。

枸橼酸、枸橼酸钠和枸橼酸钾复方溶液　开始 5～15 ml,一日 4 次,以后可酌情调整。

②治疗代谢性酸中毒:枸橼酸和枸橼酸钠复方溶液　开始 5～15 ml,一日 3～4 次,以后可酌情加量。

枸橼酸、枸橼酸钠和枸橼酸钾复方溶液　开始 5～15 ml,一日 3～4 次,以后酌情加量。

【制剂与规格】 枸橼酸和枸橼酸钾复方溶液:5 ml。含 1.1 g 枸橼酸钾(10 mmol K^+)和 334 mg 枸橼酸。

枸橼酸和枸橼酸钠复方溶液:5 ml。含 490 mg 枸橼酸钠(5 mmol Na^+)和 640 mg 枸橼酸。

枸橼酸、枸橼酸钾和枸橼酸钠复方溶液:5 ml。含枸橼酸钾 550 mg(5 mmol K^+)、枸橼酸钠 500 mg(5 mmol Na^+)和枸橼酸 334 mg。

枸橼酸钾颗粒剂:2 g:1.45 g(加适量液体冲服)。

临床上可根据需要(如血钾浓度等)配置不同比例的复方溶液。常用者为 1000 ml 水溶液中含枸橼酸 100 g,枸橼酸钠 140 g、枸橼酸钾 50～100 g。枸橼酸钾用量可按补钾需要调整。或 1000 ml 水溶液内含枸橼酸 140 g,枸橼酸钠 98 g。

第四节 其 他

口服补液盐

Oral Rehydration Salts(ORS)

【适应证】 预防和治疗体内失水。对腹泻、呕吐、经皮肤和呼吸道等液体丢失引起的轻、中度失水的防治，可补充水、钾和钠。重度失水需静脉补液。

【药理】 除补充水、钠和钾外，尚对急性腹泻有治疗作用。ORS中含有葡萄糖，肠黏膜吸收葡萄糖的同时可吸收一定量的钠离子，从而使肠黏膜对肠液的吸收增加。用药后8～12小时作用达高峰。

【不良反应】 (1)高钠血症。

(2)水过多。出现上述两种情况应立即停药。

(3)呕吐，多为轻度，常发生于开始服用时。此时可分次少量服用。

【禁忌证】 (1)少尿或无尿。

(2)严重失水、有休克征象时应静脉补液。

(3)严重腹泻，粪便量超过每小时30 ml/kg。此时患者往往不能口服足够量的ORS。

(4)葡萄糖吸收障碍。

(5)由于严重呕吐等原因不能口服者。

(6)肠梗阻、肠麻痹和肠穿孔。

【注意事项】 (1)一般不用于早产儿。

(2)老年人应用本品无特殊注意事项。

(3)随访检查 ①血压；②体重；③血电解质(主要为 Na^+ 和 K^+)；血pH；④失水体征；⑤粪便量。

【给药说明】 (1)婴幼儿应用本品时需少量多次给予。当剂量超过每日100 ml/kg时，需给予饮水，以免发生高钠血症。

(2)严重失水，或应用本品后失水无明显纠正者需改为静脉补液。

【用法与用量】 成人 ①轻度失水，开始时50 ml/kg，4～6小时内饮完。以后酌情调整剂量。②中度失水，开始时50 ml/kg，6小时内饮完，其余应予静脉补液。③轻度腹泻，每日50 ml/kg。④严重腹泻，应以静脉滴注为主，直至腹泻停止。

【儿科用法与用量】 口服 治疗轻度脱水，开始时50 ml/kg，4小时内服用，直至腹泻停止。

【儿科注意事项】 中度以上脱水应以静脉补液为主。

【制剂与规格】 (1)ORSⅠ 每包总量为13.75 g。其中NaCl 1.75 g，KCl 0.75 g，$NaHCO_3$ 1.25 g，无水葡萄糖10.0 g。

(2)ORSⅡ 每包总量为13.95 g。其中NaCl 1.75 g，KCl 0.75 g，枸橼酸钠1.45 g，无水葡萄糖10.0 g，应用时溶解于500 ml水中。

ORS电解质浓度见表16-4。

表16-4 口服补液盐的电解质浓度(mmol/L)

项目	Na^+	K^+	Cl^-	HCO_3^-	枸橼酸根
ORSⅠ	90	20	80	30	
ORSⅡ	90	20	80		30

聚苯乙烯磺酸钠

Sodium Polystyrene Sulfonate

【适应证】 用于急、慢性肾功能不全所致轻度高钾血症。

【药理】 (1)药效学 本品为钠型阳离子交换树脂，口服后在胃部酸性环境中，其分子上的钠离子被氢离子取代成氢型树脂。当氢型树脂进入肠内即与肠道中的钾、胺等离子进行交换，吸附钾后随粪便排出体外，从而清除体内钾离子。本品尚可与少量镁、钙离子交换。开始作用时间需数小时至数日。虽然每克干树脂含4.1 mmol钠，15 g树脂含46.5 mmol钠可等量交换46.5 mmol钾，但本品实际有效交换量约为33%。

(2)药动学 口服不吸收，主要在大肠内与钾离子等交换后，随粪便排出体外。

【不良反应】 恶心、呕吐、腹痛、食欲缺乏、便秘等。长期过量使用可致低钾血症、高钠血症及低钙、低镁血症。对老年病例尚应注意长期服用引起肠腔阻塞、结肠坏死等。

【禁忌证】 美国FDA妊娠期药物安全性分级为口服给药C，直肠给药C。

【注意事项】 (1)下列情况慎用：严重高血压、水肿、心力衰竭。

(2)随访检查血钾、钠、钙浓度和酸碱平衡。

【药物相互作用】 与下列任一药物应用可影响疗效，如抗酸药、缓泻剂、血管紧张素Ⅱ受体拮抗药、血管紧张素转化酶抑制药、潴钾利尿药等。

【给药说明】 适用于轻型高钾血症的治疗与高血钾的预防。对严重高血钾者降低血钾有限，故不适用于严重高钾血症的治疗。

【用法与用量】 成人 ①口服 一次15～30 g用

温水或饮料 20～100 ml 调匀，一日 1～3 次。连用 2～3 日，复查血钾后酌情调整剂量。②经肛门给药 若患者呕吐、禁食或上消化道病变不能口服给药，先灌肠清洗肠腔后，将本品 30～60 g 溶解于 50～100 ml 液体（水或 20%甘露醇），经 Foley 导管注入直肠腔，保留时间从 30～45 分钟至 4～10 小时，愈长愈好。本品经肛门给药，其效果逊于口服者。

【儿科用法与用量】 ①口服 每日 1 g/kg，用温水或饮料 20～100 ml 调匀，一日 1～3 次。连用 2～3 日，复查血钾后酌情调整剂量。

②经肛门给药 同成人。

【制剂与规格】 聚苯乙烯磺酸钠：15 g。

聚苯乙烯磺酸钙

Calcium Polystyrene Sulfonate

【适应证】 参阅“聚苯乙烯磺酸钠”。用以治疗轻型高钾血症。对需严格限制钠摄入及低钙患者尤为适用。

【药理】 (1)药效学 口服在胃部酸性环境下，其分子上的钙离子被氢离子取代成氢型树脂。后者进入肠道与钾离子及少量铵、镁离子进行交换，从而清除钾离子。每克干树脂可清除钾离子 0.9 mmol。

(2)药动学 本品在肠道不易吸收。

【不良反应】 本品不引起高钠血症和低钙血症。但偶可引起高钙血症。口服离子交换树脂在肠内易形成团块，产生便秘。余参阅“聚苯乙烯磺酸钠”。

【注意事项】 需随访血钾、钠、钙、镁和酸碱平衡情况。本品仅用于治疗轻型高钾血症。

【给药说明】 参阅“聚苯乙烯磺酸钠”。

【用法与用量】 成人 口服 一次 15～20 g，用温开水或饮料（牛奶、咖啡、蜂蜜）50～150 ml，调匀，一日 1～3次，2～3 日后复查血钾后酌情调整剂量。

【儿科用法与用量】 口服 每日不超过 1 g/kg，用温开水或饮料（牛奶、咖啡、蜂蜜）50～150 ml，调匀，分 1～3 次，2～3 日后复查血钾后酌情调整剂量。

【制剂与规格】 聚苯乙烯磺酸钙：10 g。

羟乙基淀粉

Hydroxyethyl Starch

本品为复方制剂，有效成分为羟乙基淀粉和 0.9%氯化钠注射液。不同制剂中羟乙基淀粉的分子量和羟基化比例略有差别。由于本品分子量较大，在血管内存留时间较长，可有效提升血浆胶体渗透压，所以主要作为血液容量扩张剂使用，不建议作为常规补充水、电解质药物应用。

【适应证】 治疗和预防血容量不足，急性等容血液稀释(ANH)。

【药理】 (1)药效学 本品为血液容量扩充剂，其容量扩充效应和血液稀释效应取决于分子量大小、取代度、取代方式和药物浓度，以及给药剂量和输注速度。

健康志愿者 30 分钟内输注本品 500 ml 后，其容量扩充效应为本品输注体积的 100%，该 100%容量效应可稳定维持 4～6 小时。用本品进行等容血液置换，可维持血容量至少 6 小时。

(2)药动学 羟乙基淀粉的药动学较为复杂，与分子量和摩尔取代度密切相关。当静脉给予本品时，低于肾阈（60000～70000 道尔顿）的小分子很容易通过肾脏经尿排泄。大分子羟乙基淀粉在通过肾脏排泄之前，被血浆 α 淀粉酶降解为小分子。

本品分布容积约为 5.9 升，输注本品 30 分钟后，血药浓度为最大血液浓度的 75%，6 小时后降至 14%。单次给予羟乙基淀粉 500 ml，血药浓度在 24 小时后几乎回到基线水平。

单次给予本品 500 ml 后，药物的血浆清除率为 31.4 ml/min；AUC 为 14.3 mg/(ml · h)；$t_{1/2\alpha}$为 1.4 小时；$t_{1/2\beta}$为 12.1 小时，药物的体内药动学显示非线性特征。

【不良反应】 (1)极个别患者可能发生过敏性样反应（类似流感症状为心动过缓、心动过速、支气管痉挛、非心源性肺气肿）。

(2)给予羟乙基淀粉时，患者血淀粉酶浓度将升高，可能干扰胰腺炎的诊断。

(3)长期大剂量使用羟乙基淀粉，患者会出现皮肤瘙痒。

(4)大剂量使用时，由于稀释效应，可能引起血液成分如凝血因子、血浆蛋白的稀释及红细胞压积的下降。

(5)使用羟乙基淀粉时，可能发生与剂量相关的血液凝结异常。

【禁忌证】 (1)液体负荷过重（水分过多），包括肺水肿。

(2)少尿或无尿的肾功能衰竭。

(3)接受透析治疗者。

(4)颅内出血。

(5)严重高钠或高氯血症。

(6)已知对羟乙基淀粉和/或本品中其他成分过敏者。

【注意事项】 (1)避免过量使用引起液体负荷过重,特别是心功能不全和严重肾功能不全的患者,应调整剂量。

(2)为防止重度脱水,使用本品前应先给予晶体溶液,补充充足的液体,定期监测肾功能和液体平衡,密切监测血清电解质水平。

(3)严重肝脏疾病或严重凝血功能紊乱的患者慎用,如严重Willebrand病的患者。运动员慎用。

(4)避免与其他药物混合。如在特别情况下需要与其他药物混合,要注意相容性(无絮状或沉淀)、无菌及均匀混合。

【用法与用量】 静脉输注 初始的10～20 ml应缓慢输入,并密切观察患者,防止可能发生过敏性样反应。每日剂量及输注速度应根据患者失血量、血流动力学参数的维持或恢复及稀释效果确定。在进行快速扩容治疗时,应在密切监测血流动力学的情况下快速输注,以尽快达到血流动力学治疗目标。

没有心血管或肺功能危险的患者使用胶体扩容剂时,红细胞压积应不低于30%。

每日最大剂量不能超过50 ml/kg。

【制剂与规格】 羟乙基淀粉:(1)500 ml:羟乙基淀粉(130/0.4)30 g与氯化钠4.5 g;(2)250 ml:羟乙基淀粉(130/0.4)15 g与氯化钠2.25 g;(3)500 ml:羟乙基淀粉(200/0.5)30 g与氯化钠4.5 g;(4)250 ml:羟乙基淀粉(200/0.5)15 g与氯化钠2.25 g。

琥珀酰明胶注射液

Succinylated Gelatin Injectim

【药理】 (1)药效学 本品是临床广泛应用的血浆代用品之一。用以扩充血容量,改善微循环。

本品是4%(W/V)的琥珀酰明胶(改良明胶溶液),在输注后约3～4小时内,将产生最大的扩容效应。本品补充了由于血或血浆丢失所造成的血管容量不足。因此平均动脉压、左心室舒张末期压、心搏量、心脏指数、氧供应和利尿均有增加。本品虽是血浆代用品,但不具有血浆扩充效应,不能补充丢失的血浆蛋白。其容量效应和稀释效应,可能会限制其最大剂量的使用。

(2)药动学 输液后,本品会迅速分布血管内。大部分通过肾排泄,5%通过粪便,代谢量不超过1%。较小的分子是直接由肾小球滤出的,而较大的分子首先在肝脏中进行蛋白降解,最后通过肾脏排出体外。蛋白分解代谢的适应性非常强,以至于在肾功能不全的情况下仍然没有观察到明胶蓄积的现象。

【不良反应】 输注本品后出现严重过敏反应也曾有发生,发生率在1/6000和1/3000之间。由血管活性物质释放引起,患者通常表现为变态反应。如出现过敏反应则须立即停止输入本品,进一步处理根据反应严重程度而定。

【禁忌证】 (1)对本品过敏者。

(2)血容量过大、水分过多、严重心功能不全、严重凝血功能障碍。

【注意事项】 血清电解质浓度和液体平衡的检查是必要的,特别是对患有高钠血症、低钾血症、脱水或肾功能不全的患者。尤其要注意低钙血症的出现(如手足抽搐、感觉异常),一旦出现,应及时纠正。在脱水状态下,首先必须纠正缺失的体液,根据需要补充电解质。在严重失血时输注大剂量本品的过程中,必须随时检测红细胞压积。同样情况下应观察对凝血因子的稀释效应,特别是存在凝血障碍的患者。

本品能有效地维持血容量,但并不能补充失血或血浆引起的蛋白缺乏。因此,如果术前或术中输入本品的量大于2000～3000 ml时,建议术后检查血浆蛋白浓度。

本品输液期间可能对下列临床化验产生影响,导致检测值偏高:红细胞沉降率、特异性尿比重、非特异性蛋白检测如双缩脲法。

有关妊娠期或哺乳期妇女用本品的资料不多,不过迄今尚未观察到对胎儿有影响。但是仍存在很低的过敏反应的危险,故应用时应权衡利弊。

【药物相互作用】 本品一般不应与其他输注液混合使用。

【用法与用量】 静脉滴注 滴注时间和剂量根据患者脉搏、血压、外周灌注及尿量而定。如果血液或血浆丢失不严重,或术前及术中预防性治疗,一般1～3小时滴注500～1000 ml。休克时容量补充和维持时,可在24小时内滴注10～15 L(红细胞压积不应低于25%,年龄大者不低于30%,同时避免血液稀释引起的凝血异常)。

【制剂与规格】 琥珀酰明胶注射液:500 ml∶20 g。

第十七章 免疫调节药

免疫调节药通过影响机体的免疫应答反应和免疫病理反应而调节机体的免疫功能，防治免疫功能异常所致的疾病。依其作用方式不同，主要可分为免疫抑制药和免疫增强药。前者主要用于防治免疫病理反应，主要用于器官移植时的排斥反应、结缔组织病(CTD)或其他自身免疫性疾病和过敏反应；后者则主要用于免疫缺陷性疾病以及增强抗感染和抗肿瘤免疫力。

第一节 免疫抑制药

依来源不同，临床常用免疫抑制药可分为以下5类：①肾上腺皮质激素类；②细胞毒类，如硫唑嘌呤、环磷酰胺、甲氨蝶呤；③钙调磷酸酶抑制药类，如环孢素、他克莫司、西罗莫司、依维莫司；④生物制剂类，如抗淋巴细胞球蛋白和抗胸腺细胞球蛋白、莫罗单抗、肿瘤坏死因子α抑制药(依那西普、英利昔单抗)、白细胞介素-2受体抑制药(达利珠单抗、巴利昔单抗)；⑤其他，如吗替麦考酚酯、沙利度胺、来那度胺、雷公藤总苷。

免疫抑制药主要用于：①器官移植的排斥反应，效果较肯定。常采用2～4种免疫抑制药合用，如三联疗法，即钙调磷酸酶抑制药(环孢素或他克莫司)，硫唑嘌呤或吗替麦考酚酯以及皮质激素(氢化泼尼松)三类药联合，用于肾、心、肝、肺、胰和骨髓移植。②结缔组织病(CTD)或其他自身免疫性疾病，如类风湿关节炎、系统性红斑狼疮、肾病型肾炎、自身免疫性溶血性贫血、特发性血小板减少性紫癜、葡萄膜炎、银屑病、皮肌炎、胰岛素依赖性糖尿病等，可暂时缓解症状，延缓病变的进展，但不能根治。通常首选肾上腺皮质激素类药物，无效者或耐受者再加用或改用其他免疫抑制药。

尽管不同类型的免疫抑制药其免疫抑制作用及其机制各异，但它们具有共同的特点：①多数免疫抑制药的免疫抑制作用缺乏选择性，既抑制免疫病理反应，也抑制正常免疫反应，对细胞免疫和体液免疫也较少有选择性。少数药物如环孢素、他克莫司对T细胞有选择性抑制作用。②免疫抑制药对正在增殖的免疫细胞的抑制作用强，故免疫应答反应中的抗原递呈、细胞增殖与分化、细胞因子合成阶段对免疫抑制作用最为敏感。对已分化成熟的免疫细胞如记忆细胞、浆细胞作用较弱。③免疫抑制药的作用还取决于给药时间与抗原刺激时间间隔和先后次序，如在抗原刺激前24～48小时内使用肾上腺皮质激素、抗淋巴细胞球蛋白免疫抑制作用强。硫唑嘌呤、环磷酰胺在抗原刺激后24～48小时给药免疫抑制作用强。④不同类型的免疫病理反应对免疫抑制药敏感性不同，如Ⅰ型过敏反应对细胞毒类药物不敏感，而Ⅳ型过敏反应对免疫抑制药较敏感，前者可能是因为药物对已形成的IgE无效，而后者是由于药物能使致敏淋巴细胞和单核-巨噬细胞减少，因而减轻免疫性炎症反应。⑤一些免疫抑制药如甲氨蝶呤尚具有显著的抗炎作用，故可抑制免疫性炎症反应。

常用免疫抑制药共同的不良反应如下：①长期用药抑制机体的免疫功能，显著降低机体的抗感染免疫力，导致常见细菌、病毒和真菌感染，有时还可引起罕见的机会性感染。②致畸胎及不育，以细胞毒类药物如环磷酰胺、硫唑嘌呤最为严重，妊娠期用药可致胎儿畸形，也可引起女性卵巢功能降低和闭经，男性精子缺乏或无精子症。③长期用药可增加肿瘤的发病率，尤以器官移植患者为著。此类药物除前述共同的不良反应外，尚各具有特殊的毒副作用，应用时须严格掌握适应证。为增强疗效，减少毒副作用，宜采用多种药物小剂量联合应用。

甲氨蝶呤[药典(二)；医保(甲)]

Methotrexate

【适应证】 本药原为抗肿瘤药，经剂量用法调整后用作免疫抑制药。除抗肿瘤外，其适应证为：①类风湿关节炎；②银屑病关节炎；③脊柱关节病的周围关节炎；④多肌炎及皮肌炎；⑤系统性红斑狼疮伴有中枢神经受累(鞘内注射)等。

【注意事项】 (1)作为免疫抑制药，本药一周只服用一日(一日内可以分次)或一周注射1次。

(2)本药治疗各种关节炎的起效期为6～8周，故评价本药疗效必须在8周后。对口服吸收不良者可改用肌内注射或静脉注射。其余内容参阅第十二章第一节及第十三章第二节。

(3)本药控制关节炎症状，尤其是类风湿关节炎的效果明显，但阻止其骨破坏的作用尚待定。

【用法与用量】 (1)口服 始量一次7.5 mg，维持量7.5～20 mg，一周1次。

(2)肌内注射 一次10 mg，一周1次。

(3)静脉注射 10～15 mg，一周1次。

(4)鞘内注射 10 mg，一周1次，注射速度宜慢，注入流量不能超过抽出的脑脊流量。

【儿科用法与用量】 口服 一次0.5～1 mg/kg或一次10 mg/m²，一周1次，早饭前60分钟空腹服用。异基因骨髓移植后预防移植物抗宿主病时一日10 mg/m²，+3，+6，+11，+18日。

【制剂与规格】 甲氨蝶呤片：2.5 mg，5 mg。

注射用甲氨蝶呤：5 mg。

其余内容参阅第十二章第一节。

环磷酰胺[药典(二)；医保(甲)]

Cyclophosphamide

【适应证】 细胞毒类抗肿瘤药，其免疫抑制作用亦适用于系统性红斑狼疮、大动脉炎、韦格纳肉芽肿、结节性动脉周围炎、显微镜下多动脉炎、类风湿关节炎以及抗器官移植时的排斥反应。

【药理】 本品在体外无活性，进入体内后经肝脏中P_{450}药酶水解成醛磷酰胺，后者再转运至组织中形成磷酰胺氮芥而发挥作用。本品是双功能烷化剂及细胞周期非特异性药物，它与DNA发生交叉连接，抑制DNA合成和细胞分裂，对快速增殖组织其细胞毒性最强，对S期作用最明显。它可减少T和B淋巴细胞数目，减少抗体生成，抑制淋巴细胞增殖，抑制迟发性过敏反应。

【用法与用量】 (1)弥漫性结缔组织病 ①静脉注射，按体表面积1次500～1000 mg/m²，每3～4周1次，应注意多饮水。②口服，一日2～3 mg/kg。

(2)器官移植 ①静脉注射，0.2 g，一日1次或隔日1次，总量8～10 g为一疗程。②口服，常用量一日50～15 mg。

【制剂与规格】 环磷酰胺片：50 mg。

注射用环磷酰胺：(1)100 mg；(2)200 mg。

其余内容参阅第十二章第一节。

硫唑嘌呤[药典(二)；基；医保(甲)]

Azathioprine

【适应证】 适用于：①器官移植时抑制排斥反应，如肾移植、心脏移植及肝移植；②多系统的自身免疫性疾病，如系统性红斑狼疮、皮肌炎、多肌炎、系统性血管炎、类风湿关节炎、白塞综合征、自身免疫性溶血性贫血、特发性血小板减少性紫癜、慢性活动性肝炎、溃疡性结肠炎、天疱疮和类天疱疮及重症肌无力等。

【药理】 (1)药效学 本品是6-巯嘌呤的咪唑衍生物，进入人体后迅速分解为6-巯嘌呤和甲基硝化咪唑。6-巯嘌呤可迅速通过细胞膜，并在细胞内转化为几种硫代嘌呤类似物，导致嘌呤合成障碍。进而抑制核酸的生物合成，并向脱氧核糖核酸(DNA)链内掺入硫代嘌呤类似物，而导致DNA破坏，阻止参与免疫识别和免疫放大的细胞的增殖。本品对T淋巴细胞的抑制作用较强。

(2)药动学 本品口服吸收良好，经放射性核素^{35}S-硫唑嘌呤测定，血浆放射性达峰时间为1～2小时，$t_{1/2}$为4～6小时。虽然此半衰期值并非本品的实测值，但也反映出本品和^{35}S-结合代谢物的血浆消除情况。由于本品代谢广泛，许多代谢产物均有活性，故仅测本品的血药浓度几无参考价值。静脉注射硫唑嘌呤后，其平均血浆$t_{1/2}$为6～28分钟，6-巯嘌呤的平均血浆$t_{1/2}$为38～114分钟。本品主要以6-硫脲酸从尿液排泄。在尿中同时还有少量1-甲基-4-硝基-5-硫代咪唑。仅有少量的硫唑嘌呤以原形经尿排泄。

【不良反应】 (1)过敏反应 偶见数种不同的过敏反应综合征，主要表现为全身不适、头晕、恶心、呕吐、腹泻、发热、寒战、皮疹、脉管炎、肌痛、关节痛、低血压及肝和肾功能异常。

(2)骨髓抑制 最常见白细胞减少,有时有贫血或血小板减少,罕见粒细胞缺乏和再生障碍性贫血。此系统不良反应与用药剂量有相关性。

(3)增加感染的易感性 单独接受本品,或与糖皮质激素或其他免疫抑制剂联合使用时,患者对病毒、真菌和细菌等微生物感染的易感性增加。

(4)肝毒性 本品引起的肝损害发生率较高,有报道达71.4%。主要表现有氨基转移酶增高、黄疸、肝大、腹水、肝硬化及肝性脑病等。

(5)胃肠道 少数患者首次服用本品出现恶心和呕吐,餐后服药可减轻此反应。

(6)其他 少见的有胰腺炎、脱发、黏膜溃疡、腹膜出血、视网膜出血和肺水肿等;与其他免疫抑制药相似,发生淋巴瘤和其他肿瘤的危险性增加。

【禁忌证】 对本品过敏者禁用。对巯嘌呤过敏者也可能对本品过敏。

【注意事项】 (1)为监测本品对血液系统的影响,在患者治疗的前8周内应至少每周检查1次包括血小板在内的血常规,并根据病情及时调整药物。

(2)接受大剂量药物治疗,或有肝、肾功能异常的患者,在治疗的头3个月内,应每半月～1个月检查1次肝肾功能,如有变化应减少药品剂量或停用。

(3)有证据显示,使用本品的男女患者均可出现染色体异常,但停药后可逐渐恢复。除极罕见的病例外,接受本品治疗患者的下一代中,未观察到明显的身体异常的证据。

(4)接受本品治疗的各种疾病患者,用长波紫外线照射会产生协同的致畸作用。

(5)在慎重权衡利弊之前不应给妊娠期妇女使用本品。妊娠期妇女服用本品后,在胎儿血液和羊水中均可测出低浓度硫唑嘌呤和其代谢产物。此外,部分妊娠期服用过本品的妊娠期妇女所产下的新生儿有白细胞或血小板减少。哺乳期妇女服用本品后,在乳汁中可测出6-巯嘌呤。

(6)有限的证据显示,服用本品对患有次黄嘌呤-鸟嘌呤-磷酸核糖转移酶缺乏综合征(莱施-奈恩综合征,Lesch-Nyhan syndrome)的患者不利,故应慎用本品。

(7)老年患者宜采用推荐剂量范围的下限量,并注意观察血常规。

(8)本品过量的表现有:不明原因的感染、喉部溃疡、紫癜和出血等,多见于用药9～14日,多因骨髓抑制所致,应立即停药;本品尚无有效的解毒药,洗胃、透析对用药过量患者的效果不能确定;对药物过量的患者,应针对所出现的不良反应迅速进行相应的处理。

【药物相互作用】 (1)与别嘌醇合用能增加本品的疗效与毒性,故本品剂量应减至原剂量的1/4。

(2)本品可增强去极化药物如琥珀胆碱的神经-肌肉阻滞作用,及减弱非去极化药物如筒箭毒碱的神经-肌肉阻滞作用。

(3)本品可减弱华法林的抗凝血作用。

(4)使用本品时,尽量避免并用细胞生长抑制药和骨髓抑制药如青霉胺。个案报道指出本品与曲莫沙明或与卡托普利合用可致血液系统异常。

(5)巯甲丙脯酸与本品并用可引起血液学改变。

(6)体外试验资料显示,氨基水杨酸衍生物(如柳氮磺吡啶、奥沙拉秦)对硫嘌呤甲基转移酶有抑制作用,故患者正在使用硫唑嘌呤时应慎用上述药物。

(7)本品的免疫抑制作用对活疫苗能够引起一种非特异的潜在性损害。因此,接受本品治疗的患者在理论上是禁止使用活疫苗的。本品可能减弱无活性疫苗的作用。

(8)硒对本品的肝损伤有防护作用。

【给药说明】 用药期间如出现皮肤、黏膜出血,肤色发白,血细胞减少,肝或肾功能异常,以及过敏反应等,应即停药。

【用法与用量】 口服 ①器官移植,开始一日2～5 mg/kg,口服或静脉注射。维持剂量须按临床需要、患者的个体反应以及血液系统的耐受性调整,通常为一日0.5～3 mg/kg;兼有肝和(或)肾功能不全者,剂量酌减。老年人用药的副作用发生率较其他患者高,应采用推荐剂量范围的低限值。②自身免疫性疾病,起始剂量一日1～3 mg/kg,疗效明显时应将剂量减至最小有效维持量,如3个月内病情无改善应停用。

【儿科用法与用量】 (1)器官移植 一日开始2～5 mg/kg,口服或静脉注射。维持剂量通常为一日0.5～3 mg/kg。

(2)类风湿 起始剂量一日1 mg/kg,用6～8周,后可每月增加0.5 mg/kg,至一日2.5 mg/kg。

【儿科注意事项】 不良反应:有骨髓抑制、胃肠道反应及白细胞减少,停药后或减量后上述症状均可恢复。长期应用白细胞应维持在$>3\times10^9$/L,$<2\times10^9$/L应立即停药。

【制剂与规格】 硫唑嘌呤片:50 mg。

环孢素[药典(二);医保(甲)]

Ciclosporin

【适应证】 ①预防器官移植时异体移植物的排斥反应,包括肾、肝、心、肺、心肺联合和胰腺移植;治疗曾接受其他免疫抑制剂的患者所发生的移植物排斥反应。②预防骨髓移植排斥反应;预防和治疗移植物抗宿主病(GVHD)。③非移植性适应证:包括内源性葡萄膜炎、银屑病、异位性皮炎、类风湿性关节炎、肾病综合征等。

【药理】 (1)药效学　本品是一种含 11 个氨基酸的环状多肽,为 T 淋巴细胞功能调节药。它可特异性地抑制辅助性 T 淋巴细胞的活性但不抑制抑制性 T 淋巴细胞的活性反而促进其增殖;抑制 B 淋巴细胞的活性;能选择性抑制 T 淋巴细胞所分泌的白细胞介素-2、干扰素-γ,亦能抑制单核巨噬细胞所分泌的白细胞介素-1;在明显抑制宿主细胞免疫的同时,对体液免疫亦有抑制作用;能抑制体内抗移植物抗体的产生,因而具有抗排斥反应的作用;不影响吞噬细胞的功能,不产生明显的骨髓抑制作用。

(2)药动学　与给予非乳化型环孢素相比,本品可提高环孢素暴露(AUC_B)的剂量线性,具有更一致的吸收曲线,受食物共同服用和昼夜节律的影响较小,故不再需要考虑进餐的时间。与非乳化型环孢素给药后 1～6 小时血药浓度达峰相比,本品吸收更迅速,平均达峰时间提前 1 小时,平均血药峰浓度提高 59%,生物利用度平均提高 29%。分布大大超过血容量。在血液中,33%～47%分布于血浆,4%～9%分布于淋巴细胞,5%～12%分布于粒细胞及 41%～58%分布于红细胞。在血浆中,约 90%与蛋白质(主要为脂蛋白)结合。经广泛生物转化为大约 15 种代谢物。主要经胆汁消除,只有 6%口服给药剂量经尿排泄;尿中排泄的原形药物只有 0.1%。其终末半衰期具有很高的变异性,健康志愿者为 6.3 小时,严重肝病患者可延长至 20.4 小时。

【不良反应】 (1)常见不良反应　肾功能障碍、震颤、头痛、高血压、压食、恶心、呕吐、腹部不适、腹泻、牙龈增生、多毛症等。

(2)较常见不良反应　白细胞减少症、惊厥、感觉异常、潮红、消化性溃疡、肝毒性、痤疮、皮疹、发热、水肿等。

(3)少见不良反应　脑病征兆、运动性多发性神经病、胰腺炎、高血糖症、肌无力、肌病、微血管溶血性贫血、溶血性尿毒症综合征、贫血、血小板减少、体重增加、月经失调、男性乳腺发育等。

【禁忌证】 (1)对环孢素及其任何赋形剂过敏者禁用。

(2)禁用于 3 岁以下儿童和 18 岁以下类风湿性关节炎的患者。

(3)环孢素不能与他克莫司同时服用。

(4)肾功能异常、患高血压未得到控制或患有恶性肿瘤的类风湿关节炎患者、银屑病患者禁用。

【注意事项】 (1)由于本品有肾损害,因此在治疗前应通过至少 2 次测定来确定可靠的血清肌酐基线水平,并在治疗的前 3 个月期间里每隔 2 周以及之后每月 1 次监测血清肌酐水平。若出现异常值时应降低给药剂量。

(2)对于老年患者,应特别注意肾功能的监测。

(3)本品可引起血清胆红素及肝酶呈剂量依赖性和可逆性升高。应密切监测肝功能,若出现异常应降低给药剂量。

(4)测定全血环孢素浓度时,优先选用一种特异性单克隆抗体(测定母体药物),也可使用一种同样测定母体药物的 HPLC 方法。如果使用血浆或血清,应采用一种标准的分离方案(时间和温度)。对于肝移植患者的最初监测,应使用特异性单克隆抗体或采用特异性和非特异性单克隆抗体的平行测定以确保提供充分的免疫抑制剂量。但全血、血浆或血清中的环孢素浓度只是影响患者临床状况的众多因素之一,所以其结果只能与其他临床和实验室参数相结合用以指导给药剂量。

(5)环孢素可增加发生淋巴瘤和其他恶性肿瘤、特别是皮肤癌的风险。考虑到皮肤恶性病变的潜在危险,应该提醒使用本品的患者,避免过度暴露在紫外线下。

(6)治疗期间要定期监测血压,如果出现高血压,应进行适当的降压治疗。

(7)使用本品偶见血脂轻微可逆性升高,建议在治疗前及治疗 1 个月后进行血脂测定。如果发现血脂升高,应考虑限制含脂肪食物或降低给药剂量。

(8)本品可增加高钾血症的风险,特别是有肾功能障碍的患者。因此当本品与保钾药(如保钾利尿药、血管紧张素转换酶抑制药、血管紧张素Ⅱ受体拮抗药)和含钾药物合用时,以及食用富含钾食物的患者使用环孢素时应谨慎,在这些情况下建议控制钾的水平。

(9)环孢素可增加镁的清除。这可导致症状性低镁血症,特别是移植期间。因此建议在移植期间控制血清镁的水平,特别是在出现神经系统症状或体征时。如果认为必要,应补充镁。

(10)在治疗有高尿酸血症的患者时要谨慎。

(11)使用环孢素治疗期间可能降低疫苗接种的效果,应避免使用减毒活疫苗。

(12)与其他免疫抑制药一样,环孢素可使患者易受各种细菌、真菌、寄生虫和病毒感染,并经常伴有条件致病菌。由于这可能导致严重或致命的结果,因此应采取有效的预防和治疗策略,特别是对长期应用多种免疫抑制剂治疗的患者。

【药物相互作用】 (1)本品与葡萄柚汁同时服用可增加本品的生物利用度。

(2)与卡马西平、奥卡西平、苯巴比妥、苯妥英、萘夫西林、甲哌力复霉素、奥曲肽、奥利司他、噻氯匹定、苯磺唑酮、特比萘芬、波生坦、贯叶连翘提取物合用时可降低血中环孢素水平。

(3)与大环内酯类抗生素(红霉素、阿奇霉素和克拉霉素)、抗真菌药(酮康唑、氟康唑、伊曲康唑、伏立康唑)、钙离子通道阻滞剂(地尔硫䓬、尼卡地平、维拉帕米)、糖皮质激素(甲基强的松龙)、甲氧氯普胺、口服避孕药、达那唑、别嘌醇、胺碘酮、溴隐亭、萘法唑酮、伊马替尼、秋水仙碱合用时可增加血中环孢素水平。

(4)本品与氨基糖苷类抗生素、两性霉素 B、酮康唑、环丙沙星、万古霉素、非甾体抗炎药、H_2受体拮抗药、甲氨蝶呤、纤维酸衍生物(如苯扎贝特、非诺贝特)、他克莫司合并用药会增加肾毒性发生的几率。

(5)与硝苯地平合并给药可增加牙龈增生的发生率。

(6)环孢素可能会使地高辛、秋水仙碱、泼尼松龙和 HMG-CoA 还原酶抑制药(他汀类药物)和阿利吉仑、瑞格列奈、NSAIDs、西罗莫司、依托泊苷等药物的清除率下降。

(7)类风湿性关节炎患者在合用本品和 NSAIDs 时,应密切观察临床病情,严密监测血清肌酐浓度。本品与双氯芬酸合并用药可显著提高双氯芬酸的生物利用度,可能导致可逆性肾功能损害。

(8)环孢素不得与保钾利尿剂合用,以免出现高血钾症。患者使用保钾类药物(如血管紧张素转换酶抑制药、血管紧张素Ⅱ受体拮抗药)、含钾药物或富含钾的饮食,须慎用环孢素。当必须合用时,建议对钾浓度进行控制。

(9)HIV 蛋白酶抑制药(如茚地那韦、奈非那韦、利托那韦和沙奎那韦)已知能抑制细胞色素 P-4503A,可能会使环孢素浓度增加,在合用这些药物时应当谨慎。

【给药说明】 除了某些情况需静脉滴注环孢素浓缩液外,对大部分病例,推荐口服环孢素治疗。

【用法与用量】 环孢素的一日总用量应分 2 次服用(早上和晚上)。下列剂量范围仅作为用药的指南。环孢素血浓度的常规监测很重要,可用单克隆抗体的方法测定。该结果可用于决定本品的剂量,以达到预期的血药浓度。

(1)器官移植　本品的治疗应于移植手术前 12 小时开始,一日 10～15 mg/kg,分 2 次给药,此用量应维持至术后 1～2周。再根据血药浓度逐渐减量至一日 2～6 mg/kg,分 2 次口服。在肾移植的受者中,当接受低于一日3～4 mg/kg 的较低剂量时,可因环孢素血药浓度低于 50～100 ng/ml,从而增加发生排斥反应的危险。当本品与其他免疫抑制药合用时(如与皮质类固醇合用,作为三联或四联用药的一部分),开始用量为一日 3～6 mg/kg,分 2 次口服。

(2)骨髓移植　移植前一日开始用药,最好采用静脉滴注。如果开始时即准备口服本品,则应于移植前一天给药,推荐用量为一日 12.5～15 mg/kg。维持剂量约为一日 12.5 mg/kg,应持续 3～6 个月(最好为 6 个月)。然后逐渐减量,直至移植后 1 年停药。胃肠道疾患可能减少药物吸收,该类患者需加大本品剂量或经静脉给药。本品的一日总用量应分 2 次口服(早上和晚上)。部分患者在停用环孢素后可能发生 GVHD,但通常对再次用药反应良好。此时,应给予 10～12.5 mg/kg 的首次口服负荷剂量,然后每日服用以前适宜的维持剂量。治疗慢性轻度 GVHD 时,宜采用较小剂量的本品。

(3)静脉给药　当静脉注射环孢素时,根据反复监测术后 C2 的结果提示,按移植物的初始功能计算初始剂量,比根据千克体重给予剂量更为精确。建议用量为 3～5 mg/kg,约相当于口服剂量的 1/3。本品浓缩液应用 0.9%氯化钠注射液或 5%葡萄糖注射液按 1∶20 或 1∶100 比例稀释,然后缓慢静脉输入,时间应超过 2～6 小时。一经稀释,溶液必须于 48 小时内使用或遗弃。相当多的患者短期大量静脉给药会发生过敏反应。

【制剂与规格】 环孢素软胶囊:(1)10 mg;(2)25 mg;(3)50 mg;(4)100 mg。

环孢素胶囊:(1)10 mg;(2)25 mg;(3)50 mg;(4)100 mg。

环孢素口服溶液:50 ml∶5 g。

环孢素注射液:5 ml∶250 mg。

吗替麦考酚酯[医保(甲)]

Mycophenolate Mofetil

【适应证】 适应于接受同种异体肾脏或肝脏移植

的患者中预防器官的排斥反应。吗替麦考酚酯应该与环孢素A或他克莫司和皮质类固醇同时应用。也可用于有以下临床情况的自身免疫病：①狼疮肾炎；②原发性小血管炎导致的肾损害；③难治性肾病综合征；④不能耐受其他免疫抑制药或疗效不佳或有严重器官损害的(弥漫性)结缔组织病(CTD)。

【药理】 (1)药效学　本药是活性成分霉酚酸(MPA)的前体。MPA是强效的、选择性的、非竞争性和可逆性的次黄嘌呤单核苷酸脱氢酶(IMPDH)抑制剂，因此能够抑制鸟嘌呤核苷的从头合成途径使之不能形成DNA。因为T和B淋巴细胞的增殖严格依赖于嘌呤的从头合成，而其他的细胞可以利用补救途径，因此MPA有抑制淋巴细胞增殖的作用。MPA可以抑制有丝分裂原和同种特异性刺激物引起的T和B淋巴细胞增殖。MPA还可以抑制B淋巴细胞产生抗体。MPA可以抑制淋巴细胞和单核细胞糖蛋白的糖基化，而糖蛋白的糖基化是细胞与内皮细胞黏附相关的，因此可抑制白细胞进入炎症和移植物排斥反应的部位。吗替麦考酚酯不能抑制外周血单核细胞活化的早期反应，如白细胞介素-1和白细胞介素-2的产生等，但可以抑制这些早期反应所导致的DNA合成和增殖反应。

(2)药动学　口服或静脉给药后，吗替麦考酚酯迅速并完全代谢为活性代谢产物MPA。药物口服吸收迅速，基本完全吸收，MPA代谢为酚化葡糖醛麦考酚酸(MPAG)的形式，后者无药理活性。在体内，MPAG通过肝肠循环被转化成MPA。口服吗替麦考酚酯的平均绝对生物利用度相当于静脉注射的94%，在肾移植患者一日用药1.5 g，一日2次时，食物对吸收的程度无影响，但食物使MPA的C_{max}降低40%。静脉注射和口服的MPA的平均(±标准差)表观分布容积分别为(3.6±1.5)L/kg和(4.0±1.2)L/kg，97%的MPA与血浆白蛋白结合。MPA的半衰期和血浆清除率的平均值(±标准差)在口服给药分别为(17.9±6.5)小时和(193±48)ml/min，在静脉给药分别为(16.6±5.8)小时和(177±31)ml/min。本品只有少量以MPA形式从尿液中排出(不足剂量的1%)，大多数(约87%)药量以MPAG的形式从尿液中排出。MPA和MPAG通常不能通过血液透析清除。

【不良反应】 (1)全身反应　虚弱无力、发热、头痛、疼痛(包括腹部、背部和胸部)、水肿、感染、脓肿、腹膜炎和败血症、囊肿、腹胀、面部消肿、流感样综合征等。

(2)血液和淋巴系统　贫血(包括低色素性贫血)、白细胞增多症、白细胞减少症、血小板减少症、瘀斑和红细胞增多症等。

(3)泌尿系统　血尿、肾小管坏死、泌尿道感染、蛋白尿、排尿困难、肾盂积水、肾盂肾炎、肾功能异常(肾功能下降、血清肌酐升高)、阴囊水肿、少尿、尿频、尿失禁等。

(4)心血管系统　高血压、心律失常、心动过缓、心力衰竭、低血压、心包积液、心绞痛、房颤、心脏停搏、晕厥、血管痉挛和静脉压升高等。

(5)代谢、营养　高胆固醇血症、高血糖血症、高钾血症、低钾血症、低磷酸血症、酸中毒、碱性磷酸酶升高、脱水、高钙血症、低钙酸血症、低血糖症、低蛋白血症、高尿酸血症、低钠血症、体重增加、体重减轻等。

(6)消化系统　便秘、腹泻、消化不良、恶心和呕吐、口腔念珠菌病、牙龈炎、牙龈增生、AST升高、ALT升高、胀气、胃肠炎、胃肠道出血、肠梗阻、食管炎和口炎等。

(7)呼吸系统　咳嗽增多、呼吸困难、咽炎、肺炎、支气管炎、哮喘、胸腔积液、肺水肿、鼻炎和鼻窦炎等。

(8)皮肤和附件　痤疮、单纯疱疹、脱发、皮肤的良性肿瘤、真菌性皮炎、带状疱疹、多毛症、瘙痒、皮肤癌、皮肤增生、出汗、皮肤溃疡和皮疹等。

(9)神经系统　头晕、失眠、震颤、焦虑、抑郁、张力亢进、感觉异常、嗜睡、思维异常等。

(10)其他　关节痛、腿部抽搐、肌肉疼痛、肌肉无力、弱视、白内障、耳鸣、耳聋、糖尿病、甲状腺功能亢进等。

【禁忌证】 (1)禁用于对吗替麦考酚酯、麦考酚酸或药物中的其他成分有超敏反应的患者。

(2)吗替麦考酚酯静脉制剂禁用于对聚山梨酯80有超敏反应的患者。

(3)妊娠期妇女及哺乳期妇女禁用。

【注意事项】 (1)本品发生皮肤癌的危险性增加，可通过穿防护衣或含高防护因子的防晒霜来减少暴露于阳光和紫外线下。

(2)接受本品治疗的患者，在出现任何感染症状、意外瘀肿、出血或其他骨髓抑制表征时应立即汇报。

(3)免疫系统的过度抑制可增加对感染的易感性，包括条件致病菌感染、致死感染和败血症、这种感染包括潜伏病毒的再激活如乙肝或丙肝病毒的再激活，或多瘤病毒引起的感染。已有使用免疫抑制剂治疗的肝炎病毒携带者因乙肝或丙肝再激活引发肝炎的病例报道。

(4)使用本品治疗的患者中报告的与JC病毒相关的进行性多灶性白质脑病(PML)病例中有患者死亡，

PML 通常表现为轻偏瘫、冷淡、意识模糊、认知障碍和共济失调、对于免疫抑制剂患者，应考虑对有神经症状的患者采取 PML 鉴别诊断，还应考虑将神经病学专家的会诊意见作为临床指证。

(5)在肾移植术后使用本品的患者中有 BK 病毒相关性肾病的报道，这种感染可能造成肾功能恶化和肾移植失败。应对患者进行监测，有发生 BK 相关性肾病迹象的患者应考虑降低免疫抑制剂的用量。

(6)在每日接受 3 g 本品治疗的肾移植、心脏移植和肝移植患者中，分别有 2.0%、2.8%、3.6%的患者出现严重嗜中性粒细胞减少症。如果出现嗜中性粒细胞减少症（ANC<$1.3\times10^3/\mu l$），应中断本品治疗或降低剂量，完成事宜的诊断性检验，并给予适当治疗。预防肾移植、心脏移植和肝移植排异反应患者最常出现嗜中性粒细胞减少症的时间是移植后 31～180 天。

(7)在接受本品联合其他免疫抑制剂治疗的患者中有报道发生单纯红细胞再生障碍性贫血（PRCA），但机制尚不清楚。在一些病例中，随着本品剂量减少或中止，PRCA 是可逆的，但患者可能遭受移植物排异风险。

(8)在本品治疗中疫苗接种可能效果欠佳，且应避免使用减毒活疫苗。

(9)有活动性严重消化系统疾病的患者慎用 。

(10)本品是次黄嘌呤单磷酸脱氢酶（IMPDH）抑制剂。因此在理论上应当避免用于患有罕见的次黄嘌呤-鸟嘌呤磷酸核糖基转移酶（HGPRT）遗传缺陷的患者，如 Lesch-Nyhan 综合征和 Kelley-Seegmiller 综合征。

(11)不推荐本品和硫唑嘌呤联合使用，因两者都可能引起骨髓抑制。

【药物相互作用】 (1)同时服用吗替麦考酚酯和阿昔洛韦，MPAG 和阿昔洛韦的血药浓度均较单独用药时有所升高。

(2)与含氢氧化镁和氢氧化铝的抗酸药或质子泵抑制剂（包括兰索拉唑和泮托拉唑）同时服用，吗替麦考酚酸（MPA）暴露量降低。

(3)避免本品与考来烯胺或其他影响肝-肠循环的药物合用，以减少 MPA 的 AUC 下降。

(4)丙磺舒抑制 MPAG 从肾小管排出，并用时可使 MPAG 血药浓度升高 3 倍。

(5)在肾移植患者中，合并使用本品和环孢素 A 可将 MPA 降低 30～50%。

(6)在肾损伤的患者中，本品与更昔洛韦或它的前药，如缬更昔洛韦联合给药时，应进行密切监视。

(7)在合并使用利福平时，应对 MPA 暴露水平进行监测，并相应调整本品剂量，以维持疗效。

(8)在肝移植患者中，给予他克莫司服用者多剂本品（1.5 g，一日 2 次）时，他克莫司的 AUC 大约增加 20%。

(9)单剂本品与诺氟沙星和甲硝唑联合使用时，MPA 的 $AUC_{0\sim48}$降低 30%。

(10)合并使用司维拉姆可使 MPA 的 C_{max} 和 $AUC_{0\sim12}$分别降低 30%和 25%，故应在使用本品 2 小时后应用司维拉姆和其他钙游离磷酸盐结合剂。

【给药说明】 在肾脏、心脏或肝脏移植后应尽早开始口服吗替麦考酚酯治疗。食物对 MPA AUC 无影响，但使 MPA C_{max}下降 40%。因此推荐吗替考酚酯空腹服用。但是对稳定的肾脏移植患者，如果需要吗替麦考酚酯可以和食物同服。伴有严重肝实质病变的肾脏移植患者不需要做剂量调整。

【用法与用量】 (1)肾脏移植　成人，推荐口服剂量为 1 g，一日 2 次（日剂量为 2 g）。对于有严重慢性肾功能损害的肾移植患者，在度过了术后早期后，应避免使用大于每次 1 g ，一日 2 次的剂量。而且这些患者需要严密观察。肾移植后移植物功能延迟恢复的患者，无需调整剂量。

(2)肝脏移植　成人，推荐口服剂量为 0.5～1 g，一日 2 次（一日剂量 1～2 g）。

静脉给药主要用于口服不能耐受的患者，每次注射时间应多于 2 小时。

【儿科用法与用量】 肝脏移植　推荐剂量为 600 mg，一日 2 次；最大至 1 g，一日 2 次。

【制剂与规格】 吗替麦考酚酯胶囊：(1)250 mg；(2)500 mg。

吗替麦考酚酯分散片：(1)250 mg；(2)500 mg。

注射用吗替麦考酚酯：500 mg。

他克莫司[医保(乙)]

Tacrolimus

【适应证】 预防肾脏或肝脏等器官移植术后的移植物排斥反应。治疗肝脏或肾脏等器官移植术后应用其他免疫抑制药物无法控制的移植物排斥反应。

【药理】 (1)药效学　他克莫司是大环内酯类强效免疫抑制药。抑制造成移植物排斥反应的细胞毒淋巴细胞的形成。抑制 T 细胞活化及 Th 细胞依赖型 B 细胞的增殖以及抑制淋巴细胞因子的生成如白细胞介素-2、白细胞介素-3 和干扰素 γ，以及白细胞介素-2 受体的表达。在分子水平，他克莫司的作用是由细胞质内与之结合的蛋白 FKBP12 介导。FKBP12 使他克莫司进入细胞内，并形成复合物，该复合物竞争性与钙调素特异性结合并抑制钙调素，后者介导T细胞内钙依赖性抑制性信号传递系统，从而阻止一系列淋巴因子基因转录。

（2）药动学　口服吸收不完全，个体差异大。口服生物利用度15%～20%较为常见，在肝脏移植患者中平均生物利用度约为21.8%，肾移植患者约为20.1%。空腹吸收速率和程度最大，当进食中等程度的脂肪食物后再给药，口服生物利用度下降，AUC（全血为27%，血浆为35%）和C_{max}（全血为50%，血浆为57%）降低，t_{max}增加（全血和血浆均为173%）。肾移植患者单次口服0.10 mg/kg、0.15 mg/kg和0.20 mg/kg的他克莫司，血中最高浓度分别为19.2 ng/ml、24.2 ng/ml、47.9 ng/ml。血浆蛋白结合率约99%，血药浓度达峰时间约1～3小时。胆汁不会影响他克莫司的吸收。他克莫司半衰期长，差异大，清除率低。在健康受试者全血半衰期（$t_{1/2}$）约为43小时，成人和儿童肝移植患者平均半衰期分别为11.7小时和12.4小时，成人肾移植患者为15.6小时。他克莫司由肝脏代谢清除，口服或静脉给药后仅有低于1%的他克莫司原形在尿中出现。他克莫司能透过胎盘，可通过分泌进入乳汁。

【不良反应】（1）由于免疫抑制，发生淋巴瘤和其他恶性肿瘤，尤其是皮肤癌的风险增加；对病毒、细菌、真菌和（或）原虫感染的易感性增加。

（2）肾功能损害　常见血肌酐升高、肾衰竭、肾小管坏死、少尿症，少见无尿、溶血性尿毒症（HUS）。

（3）内分泌系统　很常见高血糖、糖尿病、高钾血症。

（4）中枢神经系统　频发震颤、头痛、感觉异常和失眠，大多数为中等程度，不影响日常活动。其他如不安、焦虑和情绪不稳、混乱、抑郁和陶醉感、多梦及思维异常、嗜睡、眩晕和反应降低、偏头痛、惊厥、肌阵挛、脑梗、昏迷、脑病、幻觉、狂躁反应、脑膜炎、麻痹、精神病和言语障碍等，可单独出现或同时出现。

（5）心血管系统　常出现高血压。其他如ECG改变、心动过速、外周浮肿、血管扩张、心脏扩大、血管炎、血栓、心搏停止、心衰、心肌梗死、水肿、心律失常和晕厥等。

（6）血液及淋巴系统　常见贫血、白细胞减少、血小板减少、白细胞增多；少见凝血性疾病、全血细胞减少等；罕见血栓性血小板减少性紫癜、低凝血酶原血症等。

（7）电解质及其他代谢性疾病　高血钾或低血钾、血镁、血钙、磷酸、血钠浓度下降，高尿酸血症，酸中毒，碱中毒和酮症等。

（8）消化系统　呼吸困难、胸腔积液、咽炎、鼻炎、鼻充血、哮喘、和呼吸衰竭等。

（9）呼吸系统　呼吸困难、胸腔积液、咽炎、鼻充血、哮喘和呼吸衰竭等。

（10）感觉系统　弱视、畏光、白内障，听觉疾病包括耳鸣、听觉迟钝和耳聋等。

（11）其他　脱发、多毛、瘙痒、出汗、皮疹、关节痛、肌痛、腿痛性痉挛、肌肉张力过高、虚弱、发热以及局部疼痛等。

【禁忌证】（1）妊娠者禁用。

（2）对他克莫司或其他大环内酯类药物过敏者、对胶囊中其他成分过敏者禁用。

【注意事项】（1）应由有免疫治疗经验及对器官移植患者有管理经验的医师调整剂量和血药浓度。

（2）监测血压、心电图、视力、血糖浓度、血钾及其他电解质浓度、血肌酐、尿素氮、血液学参数、凝血值及肝功能。

（3）应经常进行肾功能检测。在移植术后的头几天内，应特别监测尿量。如有必要，须调整剂量。

（4）本品不能与环孢素合用。对于先前接受过环孢素治疗的患者给药他克莫司时应谨慎。

（5）本品与视觉及神经系统紊乱有关。服用本品并已出现上述不良作用的患者，不应驾车或操作危险器械。酒精可加剧这种作用。

（6）使用本品的妇女患者不应哺乳。

（7）本品口服胶囊中含有乳糖，应特别注意患有伴乳糖不耐症、乳糖酵素缺乏症或葡萄糖-半乳糖吸收障碍等罕见遗传疾病的患者。

（8）患者应维持他克莫司单一剂型及相应的日给药方案，防止因用药错误导致的用量不足或过量引起的副作用。

（9）患皮肤癌风险增加的患者平常应穿着防护性医务，使用保护系数高的防晒油，以限制阳光和紫外线暴露。

（10）他克莫司注射液中含有蓖麻油衍生物，少数患者（0.6%）在使用时发生过敏反应。因此，应至少在开始输注前30分钟内进行连续观察，之后应频繁观察。如发生过敏症状或体征，应停止输注。床旁应备有肾上腺素注射液和氧气源。

（11）他克莫司能降低激素类避孕药的清除率，导致激素暴露增加，因此在选择避孕措施时需特别注意。

（12）口服过量者，在服药后短时间内洗胃及使用吸附剂（如活性炭）可能有帮助，但不能由血液透析清除。

【药物相互作用】（1）与甲泼尼龙合用，可以降低或升高他克莫司的血药浓度。

（2）与环孢素同时给药时，他克莫司增加环孢素的半衰期，出现协同或累加的肾毒性。故不推荐他克莫司和环孢素联合应用，且患者由原来环孢素转换为本品时应特别注意。

(3)本品与经肝药酶 CYP3A4 代谢的药物如氟康唑、酮康唑、伊曲康唑、伏立康唑、红霉素、HIV 蛋白酶抑制剂(如利托那韦)发生较强的相互作用，几乎所用的患者都需要降低他克莫司的剂量。与克霉唑、克拉霉素、交沙霉素、硝苯地平、尼卡地平、地尔硫䓬、维拉帕米、达那唑、炔雌醇、奥美拉唑、奈法唑酮发生较弱的相互作用。葡萄柚汁能增加他克莫司的血药深度，应避免同时服用。与肝药酶 CYP3A4 诱导剂如利福平、苯妥英钠或贯叶连翘发生较强的相互作用，几乎所有患者可能都需要增加他克莫司的剂量。与巴比妥类(如苯巴比妥)发生有临床意义的相互作用。

(4)本品与血浆蛋白广泛结合，因此可能与血浆蛋白结合率高的药物有相互作用(如口服抗凝剂，口服抗糖尿病药等)。

(5)使用本品时，疫苗的效能会减弱或无效，应避免使用减毒活疫苗。

(6)本品与已知有肾毒性的药物联合应用时应注意，如氨基糖苷类、两性霉素 B、旋转酶抑制药、万古霉素、复方磺胺甲噁唑和非甾体类抗炎药。

(7)本品可增强有潜在神经毒性的化合物(如阿昔洛韦或更昔洛韦)的神经毒性。

(8)本品可能导致高血钾或加重原有的高血钾症，应避免摄入大量钾或服用保钾利尿药(如阿米洛利、氨苯蝶啶及螺内酯)。

(9)服用本品期间应避免同时服用含贯叶连翘的草药制剂或其他草药制剂，相互作用的风险可能导致本品血药浓度的下降和临床疗效的降低。

【用法与用量】 (1)口服 一般情况下，他克莫司在肝移植中的起始剂量低于肾移植。成人：肝移植起始剂量为按体重一日 0.1～0.2 mg/kg，分两次口服(如早晨和晚上)，给药间隔为 12 小时。术后 6 小时开始用药；肾移植起始剂量为按体重一日 24 小时内开始用药。为达到最大口服吸收率。

建议空腹，或餐前 1 小时或餐后 2～3 小时用水送服。如必要可将胶囊内容物悬浮于水，经鼻饲管给药。因本品与 PVC 不相容，用于制备、给药的导管、注射器和其他设备不能含有 PVC。

(2)静脉滴注 若患者不能口服或胃肠内给药才考虑静脉用药，24 小时持续静脉滴注。首剂总量：肝移植为一日 0.01～0.05 mg/kg，心脏移植患者为一日 0.01～0.02 mg/kg，根据血药浓度调整剂量。首次剂量于移植后 24 小时内给予。应持续使用以维持移植物的存活，但剂量常可减少，主要依据临床上对排斥的估计和患者的耐受性来调整。但应尽早(一般 2～3 日内)转为口服给药。从静脉转口服时，首次口服剂量应在停止静脉用药后 8～12 小时给予。

对于儿童患者，通常需用成人推荐剂量的 1.5～2 倍才能达到与成人相同的血药浓度。对于肝肾移植的儿童服用剂量为按体重计算一日 0.3 mg/kg，如不能口服给药，则应给予持续 24 小时静脉滴注。有证据表明，丙型肝炎患儿平均所需他克莫司剂量，为无丙型肝炎患儿的三分之一。

(3)特殊人群用药调整 ①对于严重肝损伤患者可能需要降低剂量以维持全血谷浓度在推荐的目标范围内。②肾损伤患者药代动力学不受肾功能影响，因此不需要调整剂量。③老年用药，目前尚无证据表明需要调整老年患者的剂量。

(4)他克莫司属于治疗窗狭窄的药物，治疗剂量和中毒剂量相当接近，用药个体间和个体内差异较大，因此，移植术后应监测全血谷浓度。口服给药时，应在给药后约 12 小时左右即在下次给药前测定谷浓度。目前最常用的目标全血谷浓度为 5～20 ng/ml。①肝移植后第 1 个月内，目标全血谷浓度为 10～15 ng/ml；第 2、3 个月，目标浓度为 7～11 ng/ml；3 个月以后，目标浓度为 5～8 ng/ml并维持。②肾移植术后 1 个月内目标全血谷浓度为 6～15 ng/ml，第 2、3 个月，目标浓度为 8～15 ng/ml；第 4～6 个月为 7～12 ng/ml，6 个月后为 5～10 ng/ml 并维持。国外不同移植中心在移植后早期和维持治疗期的目标谷浓度略有不同。

【制剂与规格】 他克莫司胶囊：(1)0.5 mg；(2)1 mg；(3)5 mg。

他克莫司注射液：1 ml：5 mg。

巴利昔单抗[医保(乙)]

Basiliximab

【适应证】 巴利昔单抗用于预防肾移植术后的早期急性移植物排斥。本品通常与环孢素和皮质类固醇激素为基础的二联免疫抑制药治疗方案(成人和儿童)或长期的环孢素、皮质类固醇激素和硫唑嘌呤、吗替麦考酚酯为基础的三联免疫抑制药治疗方案(仅成人)联合使用。

【药理】 (1)药效学 巴利昔单抗是一种鼠-人嵌合的单克隆抗体，它能定向拮抗白细胞介素-2(IL-2)的受体α链(CD25抗原),CD25抗原在机体对外来抗原刺激的反应中,表达于T淋巴细胞表面。激活的T淋巴细胞对IL-2具极高的亲和力,巴利昔单抗则能特异地与激活的T淋巴细胞上的CD25抗原高亲和性地结合,从而阻断IL-2与IL-2受体结合,亦即阻断了T细胞增殖信息的传导。当血清巴利昔单抗浓度维持在0.2 μg/ml以上时,就能完全并稳定地阻断循环中T淋巴细胞表面的IL-2受体。当血清巴利昔单抗浓度低于0.2 μg/ml时,CD25抗原的表达在1～2周内回复到治疗前水平。本品不会造成骨髓抑制。

(2)药动学　在成人肾移植患者中进行了单剂量和多剂量的药代动力学研究,其累积剂量为15～150 mg。在静脉注射巴利昔单抗20 mg后的30分钟内,其血清的峰值浓度为(7.1±5.1)mg/L,在单次剂量不断增加至最高60 mg的过程中,峰浓度(C_{max})与浓度-时间曲线下面积(AUC)的增加与剂量成正比。巴利昔单抗的稳态分布容积为(8.6±4.1)L。其向人体各部位分布的范围和程度尚未全面研究。应用人体组织进行的体外研究显示,巴利昔单抗仅与淋巴细胞以及巨噬细胞或单核细胞结合。临床上未发现成年患者的体重或性别对其分布容积或清除的影响。终末半衰期为(7.2±3.2)日,总人体清除率为(41±19)ml/h。清除半衰期不受年龄(20～69岁)、性别和种族的影响。婴儿和儿童的稳态分布容积为(4.8±2.1)L,半衰期为(9.5±4.5)日,清除率为(17±6)ml/h。分布容积和清除率均约为成人肾移植患者的50%。青少年的稳态分布容积为(7.8±5.1)L,半衰期为(9.1±3.9)日,清除率为(31±19)ml/h。巴利昔单抗在青少年患者中的药代动力学参数与成年患者相似。

【不良反应】　(1)常见的不良反应　便秘、泌尿道感染、疼痛、恶心、外周性水肿、高血压、贫血、头痛、高钾血症、高胆固醇血症、术后创口并发症、体重增加、血肌酐增高、低磷血症、多毛症、鼻炎、病毒感染、败血症、腹泻和上呼吸道感染。

(2)罕见不良反应　过敏反应,如皮疹、荨麻疹、喷嚏、喘息、支气管痉挛、肺水肿、心脏功能衰竭、呼吸功能衰竭和毛细血管漏综合征。

(3)非常罕见不良反应　细胞因子释放综合征。

(4)巴利昔单抗采用静脉快速注射(弹丸注射)给药可致恶心、呕吐和局部反应(如疼痛)。

【禁忌证】　对巴利昔单抗或处方中其他任何成分过敏者均禁用。

【注意事项】　(1)本品仅限于对器官移植后进行免疫抑制治疗有经验的医师使用。

(2)如发现严重过敏反应,必须立即停用本品并且不能再次使用。如果患者以前使用过本品,当再次使用该药进行治疗时需谨慎。因此患者接受本品治疗时,需在具备足够的实验室和临床条件的地方,包括有治疗严重过敏反应的药物。

(3)器官移植后,患者接受免疫抑制治疗,会增加患淋巴细胞增殖性疾病和机会性感染的风险。

(4)因无本品与其他静脉注射物质的相容性资料,故本品不应与其他药物、物质混合使用,且通常应使用单独的输液系统给药。

(5)由于本品是一种免疫球蛋白G抗体,它可以通过胎盘及乳汁排出,故妊娠期妇女不应使用本品,除非本品对母亲的预期益处超过胎儿的潜在危险。育龄妇女须采用足够的避孕措施,且须持续至服用最后一剂巴利昔单抗4个月。哺乳期妇女应避免进行母乳喂养,直至服用最后一剂巴利昔单抗4个月。

(6)初次用药和再次用药均可出现不良反应。在用巴利昔单抗开始治疗之后,如果患者的免疫抑制反应被过早地停止,则可增加超敏反应的发生风险,如发生严重的反应则因永久地停药。

【药物相互作用】　(1)本品与硫唑嘌呤加环孢素微乳化剂及皮质类固醇激素合用,人体巴利昔单抗总清除率平均减少22%。

(2)本品与吗替麦考酚酯加环孢素微乳化剂及皮质类固醇激素合用,人体巴利昔单抗总清除率平均减少51%。

【用法与用量】　(1)成人　标准总剂量为40 mg,分2次给予,一次20 mg。首次20 mg应于移植术前2小时内给予,第2次20 mg应于移植术后4日给予。

(2)如果发生了移植物功能丧失或发生严重的超敏反应时,则第二次给药应予终止。

(3)给药方式可采用静脉推注法,或采用0.9%氯化钠或5%葡萄糖溶液稀释成通常浓度0.4 mg/ml,经20～30分钟以上静脉滴注。

【儿科用法与用量】　本品与环孢素、皮质类固醇激素联用,预防1岁以上儿童同种异体肾移植急性排斥反应。体重35 kg以下的儿童患者,推荐总剂量为20 mg,分2次给予,一次10 mg,4日后重复给药一次,4日后重复给药一次。体重为35 kg或35 kg以上的儿童患者,推荐剂量与成人相同。

【制剂与规格】　注射用巴利昔单抗:(1)10 mg;(2)20 mg。

鼠抗人 T 淋巴细胞 CD3 抗原单克隆抗体

Monoclonal Antibody of Mouse Anti-Human CD3 Antigen of T Lymphocyte

【适应证】 适用于肾脏或其他器官移植患者的急性排斥反应的预防和治疗。

【药理】 (1)药效学　本品免疫抑制作用的作用机制可能是阻断急性同种异体排斥反应中起主要作用的 T 细胞功能。体外试验结果表明，本品可作用于存在人 T 细胞膜上并与其抗原识别结构相结合的 CD3 分子，从而影响该分子传递活化信号的功能，导致细胞因子释放，并因此阻断效应细胞的增殖和功能；体内试验结果表明，本品可与大部分外周血液和组织中的 T 细胞发生反应，但尚未发现本品可与其他血液成分或人体其他组织发生反应。

(2)药动学　研究显示注射本品后，患者血清中本品浓度明显上升，治疗期间维持在 900 ng/ml 左右，同时血液中 CD3 阳性细胞及 CD3/CD8 的比值明显下降。停止本品治疗后，血药浓度明显下降，一般 2～5 日降至用药前的水平，同时 T 细胞亚群开始恢复至用药前水平或正常水平。

【不良反应】 (1)少数患者出现以下不良反应：发热(9.46%)，皮疹(1.35%)，肺部感染(5.41%)，白细胞下降(8.11%)，单纯疱疹(1.35%)，恶心、呕吐(2.7%)，胃部痉挛(1.35%)，腹泻(1.35%)，鼻塞、四肢发酸(1.35%)，其中有的不良反应可能与联合使用其他免疫抑制剂有关。

(2)据文献报道，在抗 CD3 单抗治疗的头两天发生不良反应的比例较常规治疗为多，大部分患者有发热(73%，其中 2%体温升至 40 ℃或更高)，寒战(57%)，另外至少有 8%患者出现其他不良反应，包括呼吸困难(21%)、胸痛(14%)、呕吐(13%)、哮喘(11%)、恶心(11%)、腹泻(10%)及震颤(10%)，低于 2%的患者在第 1 次注射后有致命性严重肺水肿，这种副反应通常与液体超负荷有关。

【禁忌证】 (1)对本品或其他鼠源制品过敏的患者禁用。

(2)在单抗治疗前 1 周内体重增加超过 3%的患者禁用。

(3)经胸部透视证实液体超负荷的患者禁用。

【注意事项】 (1)本制品应在对肾移植患者处理及免疫抑制治疗有经验的医生主持下使用，制订治疗方案前应仔细阅读使用说明。

(2)目前尚不清楚妊娠期妇女使用本品是否对胎儿有害以及是否会影响生殖能力，故不推荐妊娠期妇女使用本品。

(3)对儿童使用本品的安全性及有效性尚未确定，故不推荐儿童使用本品。

(4)接受本品治疗的患者应在有心肺功能复苏设备、急救药品及人员监护下进行，因为本品注射时，常有发热、寒战、呼吸困难及其他不适症状发生，特别是第 1、2 针注射时，应密切监视及处理。

(5)本品注射前 1 周内体重增加不得超过 3%，在开始治疗前的 24 小时内应进行胸部透视，证实无液体负荷过重现象，因为据 OKT3 早期临床研究经验，液体超负荷可引起严重致命性肺水肿。

(6)本品为异种蛋白，可诱发抗体产生，停药后再次使用时将限制其疗效，并可能发生过敏反应等严重后果，一般不再次使用，遇特殊情况需再次使用者，应谨慎，并事先进行鼠抗体检查。有变态反应史、过敏体质的患者，不宜使用本品。

(7)本品注射前患者体温不得超过 37.8 ℃，否则应先用解热药使体温降低。

(8)使用免疫抑制药常增加患者对感染原的易感性，应考虑控制及治疗感染的发生，对有任何脑膜炎体征及脑膜炎综合征的患者，在鉴别诊断时要考虑到感染的可能性。

(9)在本品治疗过程中应定期检查白细胞及分类，检测循环 T 细胞上 CD3 抗原表达情况，以及患者血清中本品浓度及鼠抗体的产生。

(10)应告知患者本制剂的可能疗效，第 1、2 次注射时可能发生的不良反应，这些不良反应在以后连续注射中会明显减少等，以取得患者合作，提高治疗成功的机会。

【药物相互作用】 本品为一种免疫抑制药，与其他免疫抑制药同时应用时，常增加患者对感染原的易感性，应考虑控制及治疗感染的发生。

【用法与用量】 (1)用 1 ml 0.9%氯化钠注射液溶解本品，溶液应清亮、无颗粒、沉淀及异物，再稀释于 100 ml 0.9%氯化钠注射液中，立即静脉滴注，30～60 分钟滴注完毕，滴注速度由医生根据情况掌握，本制剂勿与其他药物混合滴注。

(2)在第 1、2 针注射时应密切监视 48 小时，为减少第 1 针注射反应，在本品使用前可静脉注射甲泼尼龙琥珀酸钠 1.0 mg/kg 或地塞米松 5～10 mg。

(3)在本品使用期间，其他免疫抑制药的使用应遵医嘱。

(4)静脉滴注,本品用量一般一日 5～10 mg,连续 5～14 日,具体用法用量由医生酌情掌握。

【制剂与规格】 注射用鼠抗人 T 淋巴细胞 CD3 抗原单克隆抗体:5.0 mg。

甲泼尼龙[医保(甲)]

Methylprednisolone

【适应证】 用于:①抗感染治疗,包括风湿性疾病、胶原疾病(免疫复合物疾病)、皮肤疾病、过敏状态、眼部疾病、胃肠道疾病、呼吸道疾病和水肿状态等;②免疫抑制治疗,包括器官移植、血液疾病、肿瘤;③其他,包括休克、神经系统疾病、预防癌症化疗引起的恶心和呕吐、内分泌失调等。

【药理】 (1)药效学 本品是一种合成的中效糖皮质激素,其高浓度的溶液特别适合治疗一些需要强效并具有快速激素作用的病变。具有强力抗炎、免疫抑制及抗过敏活性。它能扩散透过细胞膜,并与胞浆内特异的受体相结合,进入细胞核内,与 DNA(染色体)结合,启动 mRNA 的转录,继而合成各种酶蛋白,并依靠这些酶来发挥其多种全身作用。糖皮质激素不仅影响炎症及免疫过程,亦影响糖类、蛋白质及脂肪代谢,对心血管系统、骨骼肌肉系统及中枢神经系统也有作用。4 mg 的甲泼尼龙的糖皮质激素作用(抗炎作用)与 20 mg 氢化可的松,5 mg 泼尼松龙相同。甲泼尼龙仅有很低的盐皮质激素作用(200 mg 甲泼尼龙等价于 1 mg 脱氧皮质酮)。

(2)药动学 甲泼尼龙的药代动力学呈线性,不受给药途径的影响。在体内,甲泼尼龙琥珀酸钠由胆碱酯酶迅速地水解为游离的甲泼尼龙,与白蛋白及皮质素转运蛋白形成弱的、可解离的结合,结合型甲泼尼龙为 40%～90%。以 20 分钟静脉输注本品 30 mg/kg 或以 30～60 分钟静脉输注 1 g,约 15 分钟后血浆峰浓度接近 20 μg/ml。静脉注射本品 40 mg 后 25 分钟可测得血浓度峰值为 42～47 μg/100 ml。肌内注射 40 mg 约 120 分钟后可测得血浓度峰值为 34 μg/100 ml。肌内注射的血浆峰浓度低于静脉注射,但肌内注射后血浆药物水平持续时间较长。本品生物半衰期为 12～36 小时,经肝脏代谢,主要代谢产物为 20-羟基甲泼尼龙和 20-羟基-6-甲泼尼龙,这些代谢产物以葡糖醛酸盐、硫酸盐和非结合型化合物的形式随尿液排出。

【不良反应】 (1)体液与电解质紊乱 钠潴留、体液潴留、充血性心力衰竭、低钾性碱中毒和高血压等。

(2)肌肉骨骼系统 肌无力、类固醇性肌病、骨质疏松、压迫性脊椎骨折、无菌性坏死和病理性骨折等。

(3)消化系统 消化道溃疡、消化道出血、胰腺炎、食管炎和肠穿孔等。

(4)皮肤 妨碍伤口愈合、皮肤薄脆、瘀点和瘀斑、皮肤萎缩等。

(5)神经系统 颅内压升高、假性脑肿瘤、癫痫发作和精神紊乱等。

(6)内分泌系统 月经失调、糖耐量降低、糖尿病和抑制儿童生长等。

(7)免疫系统 掩盖感染、潜在感染发作、机会性感染和过敏反应等。

(8)其他 青光眼、眼球突出、负氮平衡、心脏停搏、心律不齐和支气管痉挛等。

【禁忌证】 (1)全身性霉菌感染、已知对药物成分过敏者、鞘内注射途径禁用。

(2)禁止对正在接受皮质类固醇类免疫抑制剂量治疗的患者使用活疫苗或减毒活疫苗。

【注意事项】 (1)对于儿童、糖尿病患者、高血压患者及有精神病史患者应用时,应采取严密的医疗监护并应尽可能缩短疗程。

(2)眼部单纯疱疹患者、非特异性溃疡性结肠炎患者和运动员慎用本品。

(3)为减少因用药而产生的肾上腺皮质功能不全现象,可采用逐量递减用药量。

(4)甲状腺功能减退和肝硬化会增强皮质类固醇作用。

(5)动物研究表明,妊娠期间使用大剂量的皮质类固醇,可能会导致胎儿畸形。已经发现,怀孕期间接受过长期皮质类固醇治疗的母亲所生的婴儿出生时患有白内障。此药可随乳汁分泌。用药时应权衡利弊。

(6)应注意观察长期接受皮质类固醇治疗的婴儿和儿童的生长发育,此类人群还具有颅内压升高的特殊风险,且高剂量的皮质类固醇可能会引发儿童胰腺炎。

(7)由于对骨质疏松症的潜在风险增加,以及对体液潴留伴随可能产生高血压的风险增加,所以建议对老年人采用长期皮质类固醇治疗应谨慎。

(8)对于肾功能衰竭的患者不需要调整剂量,本品可经血透析。

【药物相互作用】 (1)同时服用甲泼尼龙和环孢素会引起惊厥。因为上述两种药物会互相抑制对方的代谢,所以服用任一药物时引起的不良反应在同时服用两种药物时更易发生。

(2)本品与他克莫司合用时,可以降低或升高他克莫司的血浆浓度。

【用法与用量】 (1)静脉注射　器官移植排斥反应，首剂可在移植物循环再灌注前静脉注射 500～1000 mg，术后第 1～5 日以一日 240 mg、200 mg、160 mg、120 mg、80 mg 分 4 次静脉注射递减，以后可改为口服给药。肝移植可酌情减量。儿童患者：10～20 mg/kg，每日 1 次，连用 3 日。

(2)口服　静脉注射改为口服给药，一般为甲泼尼龙一日 8～16 mg，分 2 次服用，1～3 个月后酌情减量，维持剂量为一日 4～8 mg。3～6 个月后可考虑停用。

【制剂与规格】 甲泼尼龙片：(1)4 mg；(2)16 mg。

注射用甲泼尼龙琥珀酸钠：(1)20 mg；(2)40 mg；(3)125 mg；(4)250 mg；(5)500 mg。

来氟米特[药典(二)；医保(乙)]

Leflunomide

【适应证】 ①类风湿关节炎。②国内外报告广泛用于银屑病关节炎、强直性脊柱炎、狼疮性肾病及难治性肾病。

【药理】 (1)药效学　本品的活性代谢产物(A771726)在体内发挥免疫抑制及抗增殖作用，主要作用机制包括以下几方面：①抑制嘧啶的合成途径。本品通过抑制二氢乳清酸脱氢酶的活性，阻断嘧啶的从头合成途径，影响 DNA 和 RNA 的合成，使活化的淋巴细胞停滞在细胞周期的 G_1/S 期交界处。而正常细胞可通过旁路途径获得所需的嘧啶保持正常功能。在治疗浓度下，A771726 对细胞的抑制作用是可逆的，不会引起细胞凋亡。A771726 的抑制作用解除后，增生的细胞可以恢复正常。这种抑制作用可被外源性嘧啶所逆转。②抑制酪氨酸激酶的活性，阻断细胞信号转导过程，以及抑制 T 细胞的激活和增殖。③抑制 NF-κB 的活化及抑制 NF-κB 所调控的基因(如 IL-1 和 TNF)的表达；而 IL-1 及 TNF 等对类风湿关节炎的发生及发展具有重要影响。A771726 通过抑制 NF-κB 进而抑制 TNF 生成，是本品治疗类风湿关节炎的机制之一。④抑制 B 细胞增殖和抗体的产生。A771726 可抑制淋巴细胞和非淋巴细胞的增殖，如 B 淋巴细胞、T 淋巴细胞、上皮细胞、肿瘤细胞和成纤维细胞等，其中以 B 细胞最为敏感，从而减少抗体生成。⑤抑制细胞黏附分子的表达，阻止炎性细胞的附壁和向毛细血管外的游走。⑥抑制金属蛋白酶的表达，减少骨关节破坏。⑦抗病毒特性。A771726 通过干扰病毒颗粒的组装抑制巨细胞病毒和单纯疱疹病毒-1 的生长。

(2)药动学　本品口服后在肠壁和肝脏内迅速转化为其主要活性代谢物 A771726 及许多微量代谢物。A771726 主要分布在肝、肾和皮肤组织，脑组织中含量低。血浆蛋白结合率达 99.3%，达峰时间为(0.558±0.506)日，$t_{1/2}$为(8.79±0.77)日。本品一日 20 mg 连服 30 日，A771726 血药浓度接近稳态。在临床上，一日 100 mg，连服 3 日的负荷量，可以快速达到稳态浓度。使 A771726 半衰期较长的主要原因是药物的肠肝循环；而活性炭和考来烯胺可促进药物代谢，使 A771726 的半衰期从大于 1 周减少到大约 1 日。本品口服的生物利用度达 80%。高脂饮食对活性成分的血浆浓度影响不大。A771726 在体内进一步代谢，43%经肾从尿排泄，48%经胆汁从粪便排出。在尿中的代谢物是葡糖苷酸和 A771726 的苯胺羧酸衍生物，在粪便的主要代谢物是 A771726。以上 2 个代谢途径中，最初 96 小时主要是经肾排泄，以后以粪便排泄为主。

【不良反应】 治疗剂量下不良反应轻微，且少见严重的不良反应，但不良反应随用药剂量增加而增加。A771726 的血浆水平低于 0.02 μg/ml 时其危险性极小；在器官移植的患者，A771726 的血药浓度在 60～70 μg/ml 时，大部分患者耐受性良好，因此可以此水平作为安全和有效的血药浓度，再根据患者的病情和耐受性调整剂量。

(1)本品在国内 RA 患者观察到的总的不良反应发生率、重度不良反应发生率和因不良反应的撤药率分别为 16.8%、0.7%和 0.3%。

(2)胃肠反应较常见，发生率为 5.2%，表现为恶心、呕吐、食欲缺乏及腹泻。

(3)一过性转氨酶增高和白细胞下降，可逆性脱发。

(4)国外报道：在用本品治疗的 76000 多例患者中，发生可能与药物有关的全血细胞减少 16 例和严重的皮疹 9 例，无死亡病例。

【禁忌证】 (1)妊娠期妇女及尚未采取可靠避孕措施的育龄妇女及哺乳期妇女禁用。

(2)对本品及其代谢产物过敏者禁用。

【注意事项】 (1)少数患者服用本品可出现一过性 ALT 升高。ALT 升高在正常值的 2 倍以内可继续服药；ALT 升高在正常值的 2～3 倍，减半量服药，继续观察；ALT 升高超过正常值的 3 倍应停药观察。ALT 恢复正常后可继续用药，同时加用保肝治疗及随访，多数患者转氨酶不会再次升高。基于以上情况，接受本品治疗的患者，在用药前及用药期间前 3 个月内应每 2～4 周检查一次肝功能，如无不良反应则可延长复查时间。

(2)少数患者在服药期间出现白细胞下降，如白细胞不低于 3.0×10^9/L，可继续服药观察；白细胞在 $(2.0\sim3.0)\times10^9$/L，减半量观察；白细胞低于 2.0×10^9/L 应停止治疗。因此，接受本品治疗者在治疗前及治疗期间的前3个月内应定期复查血常规。

(3)动物实验发现本品有致畸作用，绝经前妇女在服药期间应避免妊娠，做好避孕措施。由于本品有较长的半衰期，其潜在的致畸作用可能在停药后继续存在，因此年轻妇女服药时更应注意。目前尚无足够临床资料证实男性服用本品与胎儿畸形的相关性。

(4)肾功能受损者用药后总的 A771726 浓度无变化，但在单一剂量试验中，A771726 的浓度可增加一倍。因此对肾功不全者需要监测药物不良反应及调整药物剂量。

(5)吸烟可增加 A771726 的清除率，但不影响临床疗效。

(6)下列情况应慎用：①严重肝损害和乙型肝炎或丙型肝炎血清学指标阳性的患者；②免疫缺陷、未控制的感染、活动性胃肠道疾病、肾功能不全及骨髓发育不良的患者；③用药期间有生育计划的男性应考虑中断治疗，同时服考来烯胺。

(7)口服，饭后即刻用水冲服，以减少对肠胃的刺激。如果剂量过大或出现毒性时，可给予考来烯胺或活性炭快速降低 A771726 浓度。

【药物相互作用】 (1)国外报道，本品与甲氨蝶呤联合应用治疗 RA，疗效明显高于单用甲氨蝶呤，但不良反应率也略高于单独用药组，ALT 升高为主要不良反应。

(2)国内对单用泼尼松而病情仍活动的系统性红斑狼疮患者并用本品，部分患者病情获得改善并可减少泼尼松用量。少数患者出现恶心、呕吐和腹泻，经使用多潘立酮处理可缓解，另见可逆性脱发及白细胞降低。

(3)国外将本品分别与环孢素和他克莫司(FK506)联合应用于肾或肝移植患者，可促进病情控制及减少并用药物用量，大部分患者耐受良好。主要不良反应为贫血(非骨髓抑制)和 ALT 增高。

【用法与用量】 口服 (1)治疗类风湿关节炎、银屑病关节炎和狼疮性肾病 开始3天给予负荷剂量一日 50 mg，此后给予维持剂量，一日 20 mg。

(2)器官移植 患者前5～7日接受本品负荷剂量为一日 200 mg，维持剂量一日 40～60 mg，并可根据血药浓度监测调整剂量。当 A771726 的血药浓度在 60～70 mg/ml 时，大部分患者的耐受良好。

【制剂与规格】 来氟米特片：10 mg。

咪唑立宾[医保(乙)]

Mizoribine

【适应证】 预防肾移植时的排斥反应。

【药理】 (1)药效学 本品为咪唑核苷类抗代谢药，有免疫抑制作用。通过抑制嘌呤合成途径中的次黄苷酸脱氢酶(IMPDH)和单磷酸鸟嘌呤核苷合成酶(GMP)，使鸟苷酸合成减少，细胞内 RNA 和 DNA 合成减少，可阻止增殖的淋巴细胞由 G_1 期进展为 S 期，抑制抗体的产生及记忆 B 细胞和记忆辅助性 T 细胞的产生，抑制初始应答反应及次级应答反应的抗体产生，延长移植物的存活时间。

(2)药动学 本品需在细胞内磷酸化后方产生作用。肾功能良好的肾移植患者，口服 100 mg 时，t_{max} 为 2 小时，C_{max} 为 2.38 μg/ml，$t_{1/2}$ 为 2.2 小时，6 小时内尿中排泄量为口服量的约 80%。肌酐清除率与从血中的消除速率常数高度相关。肾功能损害者排泄延迟。

【不良反应】 (1)主要有腹痛、食欲缺乏等消化系统障碍(4.97%)、白细胞减少等血液系统障碍(2.46%)、皮疹等过敏反应(2.42%)。

(2)抑制嘌呤合成，从而增加尿酸生成，使血尿酸上升。

(3)感染(1.28%) 有时出现肺炎、脑膜炎、败血症、带状疱疹等；间质性肺炎(不明频度)有时出现伴有发热、咳嗽、呼吸困难、胸部 X 线异常的间质性肺炎，若出现此类症状，应停药并给糖皮质激素等处置。

(4)急性肾衰竭(0.04%) 有时出现急性肾衰竭。肾损害患者会随尿酸值上升而出现，应定期检查，若出现异常，应停药并进行血液透析等。

(5)其他 肾功能异常(蛋白尿、血尿、尿素氮、肌酐上升等)、肝功能异常(ALT、AST、ALP、LDH、γ-GT、胆红素上升等)、食欲缺乏、恶心呕吐、腹泻、腹部胀满感、消化道出血、消化性溃疡、便秘、口腔炎、舌炎；皮疹、瘙痒感；恶性肿瘤(尤其淋巴瘤、皮肤癌等)发生率增高。

【禁忌证】 (1)妊娠期妇女或可能妊娠的妇女禁用。

(2)对本品过敏者、白细胞数 3.0×10^9/L 以下者(有可能加重骨髓功能抑制，出现严重感染症、出血倾向等)禁用。

【注意事项】 (1)本品主要从肾脏排泄，应考虑肾功能及年龄、体重等，从低剂量开始给药并注意用量。

(2)合并细菌、病毒、真菌等感染症患者(因骨髓功能抑制，有可能加重感染症）、出血素质患者（因骨髓功能抑制，有可能出现出血倾向）慎用。

（3）本品有时引起骨髓功能抑制等严重副作用，应进行临床检验监测（血液检查、肝功能及肾功能检查等），如有异常，应减量或停药。

（4）儿童及育龄患者有必要用药时，应考虑对性腺的影响。

【用法与用量】　口服　初始剂量一日 2～3 mg/kg，维持量为一日 1～3 mg/kg，分 1～3 次口服。本药耐药量及有效量随患者而异，必须慎重增减用量。

【制剂与规格】　咪唑立宾片：（1）25 mg；（2）50 mg。

西罗莫司[医保(乙)]

Sirolimus

【适应证】　用于肾移植时的器官抗排斥反应，应与环孢素和糖皮质激素合用。涂西罗莫司的血管内支架广泛用于冠心病介入治疗的洗脱支架，用于减少冠状动脉支架置入术后再狭窄的发生。

【药理】　（1）药效学　通过与环孢素和他克莫司不完全相同的机制抑制抗原和细胞因子（IL-2、IL-4 和 IL-15）激发的 T 淋巴细胞的活化和增殖，亦抑制 B 细胞增殖和抗体的产生。在细胞中，它与 FK 结合蛋白（FKBP）结合，生成一个免疫抑制复合物。该复合物与哺乳动物的靶分子结合并抑制其活性，从而阻遏了细胞因子活化的 T 细胞的增殖，即抑制细胞周期中 G_1期向 S 期发展。尚可抑制血管内皮细胞增殖。

（2）药动学　口服后吸收快，经 CYP 和 P-糖蛋白代谢，91％经粪便排泄。一日 2 mg 剂量时，血谷浓度均值为 8.59 ng/ml。一日给药 2 次，连续 6 日达到 C_{ss}，此时平均谷浓度增加了 2～3 倍，一次给予负荷量，多数可在一日内接近 C_{ss}。在稳定的肾移植患者中，多剂量给药后，$t_{1/2}$平均为 62 小时。

【不良反应】　（1）发生率在 20％以上的有：高脂血症、高血压和皮疹、贫血、关节痛、腹泻、低钾血症和血小板减少，三酰甘油和胆固醇的升高及血小板和血红蛋白的下降，与服用本品的剂量相关。

（2）发生率在 3％～20％以下的有：①全身，腹胀、寒战、面部水肿、感冒综合征、感染；②神经系统，焦虑、抑郁、神经错乱、失眠等；③心血管系统，房颤、充血性心衰、直立性低血压、心动过速、血栓性静脉炎、血管舒张等；④消化系统，食欲缺乏、吞咽困难、食管炎、肠胃炎、牙龈增生、肝功能试验异常、口腔溃疡、口腔炎等；⑤库欣综合征、糖尿病；⑥血液和淋巴系统，白细胞增多、溶血性尿毒症综合征、淋巴腺瘤；⑦骨骼肌肉系统，关节痛、骨坏死、腿部痉挛、骨质疏松等；⑧泌尿与生殖系统，蛋白尿、膀胱痛、排尿困难、血尿等。

【禁忌证】　（1）禁用于对本品及其衍生物或口服液中任何成分过敏的患者。

（2）美国 FDA 妊娠期药物安全性分级为肠道外给药 C。

【注意事项】　（1）本品仅用于口服。

（2）囊状淋巴管瘤在接受本品治疗的患者中更为常见，并与剂量相关，应采取合适的术后治疗方法以减少并发症。

（3）免疫抑制增加了发生淋巴瘤和其他恶性肿瘤的易感性，尤其是皮肤癌，因此患者应减少在阳光和紫外线下接触，可穿防护衣、使用高保护系数的防晒用品达到目的。

（4）对已有高脂血症的患者应用本品前应权衡利弊，一旦发生高血脂，应采取相应干预治疗。

（5）同时服用本品、环孢素和 HMG-CoA 还原酶抑制药和（或）贝特类药品时，应监测横纹肌溶解的发生情况。

（6）本品和环孢素合用较环孢素单用或环孢素与硫唑嘌呤合用组血肌酐值高，应监测肾功能，血肌酐升高者应调整治疗方案。

（7）建议在移植后进行为期 1 年的预防卡氏肺囊虫性肺炎的抗微生物治疗；在移植后进行 3 个月的巨细胞病毒预防治疗，特别是对该病毒易感者。

（8）使用本品时，疫苗的效能会减弱，应避免使用减毒活疫苗。

【给药说明】　（1）本品瓶装口服液应避光保存于 2～8 ℃的冰箱内。药瓶一旦开启，应在 1 个月内用完，如必要，患者可将药瓶置于室温下（最高 25 ℃）短期贮存。

（2）提供琥珀色给药器和盖帽用于服药，本品贮存于给药器内，置于室温中（最高为 25 ℃）或 2～8 ℃的冰箱内，不得超过 24 小时，给药器为一次性使用，用完即弃去，药物稀释后应立即服用。

（3）本品瓶装口服液在冷藏时可能会产生轻度浑浊，如有浑浊出现，可将本品置于室温中，轻轻振摇直至浑浊消失，出现浑浊并不影响本品的质量。

（4）稀释和服法　应使用琥珀色口服给药器从瓶中吸取本品口服液的处方量，将给药器中准确量的本品注入一装有至少 60 ml 水或橙汁的玻璃或塑料容器中（不可用其他液体，特别是西柚汁稀释），充分搅拌，立即饮毕。另取水或橙汁至少 120 ml,加至同一容器内冲洗,并立即全部饮用。

【用法与用量】 (1)给药途径 建议与环孢素和糖皮质激素合并使用。本品供口服,一日 1 次。

(2)用法 移植后尽早开始服用,首次应服用负荷量,肾移植患者建议:①成人负荷量为 6 mg,维持量为 2 mg/d。可于服用环孢素后 4 小时服用本品。②年龄在 13 岁以上但体重不超过 40 kg 的患者起始剂量应根据体表面积,按一日 1 mg/m^2 调整,负荷剂量应为一日 3 mg/m^2。③肝功能损伤者维持量减少约为 1/3,但不需调整负荷剂量。肾功能损害患者剂量不需调整。

【制剂与规格】 西罗莫司片:1 mg。

西罗莫司口服溶液:1 ml:1 mg。

依维莫司

Everolimus

【适应证】 用于预防肾移植、心移植术后患者移植物排斥反应发作,用于靶向治疗药舒尼替尼或索拉非尼失败的晚期肾细胞癌治疗,涂依维莫司的洗脱支架用于减少冠状动脉支架置入术后再狭窄的发生。

【药理】 (1)药效学 与西罗莫司相似,依维莫司通过与细胞中的 FK 结合蛋白(FKBP)结合,抑制 T 淋巴细胞增殖以及抑制细胞因子的信号转导而发挥免疫抑制作用,与环孢素以及他克莫司之间有协同作用。亦可抑制血管内皮细胞增殖。

(2)药动学 口服依维莫司 1～2 小时后,达到血浆峰浓度。血浆蛋白结合率约为 74%。主要在肝脏经 CYP 代谢,部分在胃肠道代谢;大部分代谢产物经粪便排出,少量经尿液排出。

【不良反应】 (1)主要常见不良反应 包括白细胞减少、血小板减少及贫血等,偶见溶血现象。

(2)其他常见不良反应 有高脂血症、高胆固醇血症、高三酰甘油血症、高血压、囊性淋巴管瘤、静脉血栓形成以及胃肠道不适,亦可发生肺炎、肝炎、黄疸、肾小管坏死、肾盂肾炎等;常见痤疮及浮肿;偶见皮疹及肌痛。

【禁忌证】 对本品及其衍生物或片剂中任何成分过敏的患者禁用。

【注意事项】 (1)肝损伤患者依维莫司清除率明显降低。对于轻度至中度肝损伤患者,用药剂量应减少 50%。

(2)使用本品时应进行血药浓度监测。

(3)使用本品时,疫苗的效能会减弱,应避免使用减毒活疫苗。

【药物相互作用】 (1)维拉帕米、环孢素可增加本品口服生物利用度。

(2)与诱导或抑制 CYP3A4 的药物合用可影响本品的血药浓度,酮康唑、氟康唑、咪康唑、红霉素、克拉霉素、地西泮、维拉帕米可增加本品血药浓度;苯巴比妥、苯妥英、利福平、利福喷汀、卡马西平可降低本品的血药浓度。

(3)利福平可增加本品清除率,使其血药浓度降低。

【用法与用量】 (1)给药途径 口服,建议与环孢素和糖皮质激素合并使用。

(2)用法 预防肾移植、心移植术后患者移植物排斥反应发作,成人推荐用量为 750 μg,一日 2 次,口服,移植术后尽早服用;治疗肾细胞癌,推荐剂量为 10 mg,每日一次,若出现药物毒性,可减少为 5 mg,每日一次。

【制剂与规格】 依维莫司片:(1)2.5 mg;(2)5 mg;(3)10 mg。

抗人 T 细胞免疫球蛋白[药典(三)]

Anti-human T Lymphocyte Glubin(ALG)

参阅第十八章第三节。

麦考酚钠[医保(乙)]

Mycophenolate Sodium

【适应证】 本品适用于与环孢素和皮质类固醇合用,用于对接受同种异体肾移植成年患者急性排斥反应的预防。

【药理】 (1)药效学 麦考酚钠是活性成分霉酚酸(MPA)的钠盐。MPA 是强效的、选择性的、非竞争性和可逆性的次黄嘌呤单核苷酸脱氢酶(IMPDH)抑制剂,能够抑制鸟嘌呤核苷酸的经典合成途径而不损伤 DNA 的合成,参阅"吗替麦考酚酯"。

(2)药动学 肠溶麦考酚钠可被广泛吸收。MPA 达到最高浓度的时间大约在 1.5～2.75 小时,MPA 浓度上升的滞后时间为 0.25～1.25 小时。在使用以环孢素微乳剂为基础的免疫抑制剂的稳定期肾移植患者中,MPA 经胃肠道吸收为 93%,绝对生物利用度为 72%。麦考酚钠药代动力学具有剂量相关性,在 180～2160 mg 的研究剂量范围内呈线性。

麦考酚酸和麦考酚酸葡萄糖醛酸苷都具有高度蛋白结合的特征,分别为>98%和 82%。游离的 MPA 浓度可能随着蛋白结合位点的降低(尿毒症,肝功能衰竭,血白蛋白减少)而增加。

MPA主要通过葡萄糖醛酰基转移酶代谢，生成MPA的葡萄糖醛酸苷。MPA酚羟位的葡萄糖醛酸苷，即MPAG，是主要的代谢物，它并不具有生物活性。而MPA羧酸位的葡萄糖醛酸苷却具有与MPA相当的生物活性，但它只是一个微量代谢物。在使用以环孢素微乳剂为基础的免疫抑制剂的肾移植患者中，大约28%口服剂量的麦考酚钠在进入系统前代谢转化为MPAG。MPA，MPAG，及MPA羧酸位的葡萄糖醛酸苷的三者间的稳态暴露量比为1∶24∶0.28。麦考酚酸(MPA)平均清除率为(140±30)ml/min。

在稳定期肾移植患者中，MPA绝大多数以MPAG的形式通过尿清除(＞60%)，而只有少量的剂量以麦考酚酸(MPA)的形式在尿中出现(3%)。MPAG的平均肾清除率为(15.5±5.9)ml/min。MPAG也有部分分泌在胆汁中并可以通过肠道菌群分解。分解后的MPA可以被再次吸收。在麦考酚钠给药大约6～8小时后，可以测量到MPA浓度的第二个峰，与分解的MPA被重新吸收一致。MPA和MPAG的平均消除半衰期分别为8～16小时和13～17小时。

【不良反应】 临床试验研究过程中发现的不良反应如下。

(1)最常见(≥10%)的药物不良反应与麦考酚钠、环孢素微乳剂和皮质激素联合用药有关，包括白细胞减少症和腹泻。

(2)接受免疫抑制剂治疗，包括接受麦考酚钠联合用药方案治疗的患者，有增加发生淋巴瘤或其他恶性肿瘤的风险，特别是皮肤癌。

(3)所有接受移植的患者都有增加机会感染的风险；风险随免疫抑制剂的总使用量的增加而增加。在对肾移植患者进行的临床对照研究中，接受麦考酚钠和其他免疫抑制剂治疗的新肾移植患者1年后最常见的机会感染是巨细胞病毒(CMV)感染、念珠菌感染和单纯疱疹。在麦考酚钠临床研究中观察到的CMV感染(血清学、病毒血症或疾病)总发生率在初次肾移植术后患者中为21.6%，在维持治疗的肾移植患者中为1.9%。

(4)其他药物不良反应：非常常见的不良反应包括病毒、细菌和真菌感染、低钙血症，低钾血症，高尿酸血症、高血压、低血压等；常见的不良反应包括上呼吸道感染，肺炎、贫血、血小板减少症、高钾血症，低镁血症、焦虑、头晕，头痛、高血压加重、咳嗽，呼吸困难，劳力性呼吸困难、腹胀，腹痛，便秘，消化不良，胃肠胀气，胃炎，稀便，恶心，呕吐、肝功能检查异常、关节痛，无力，肌痛、血肌酐升高、疲倦，外周性水肿，发热等。

上市后不良反应(自发和文献报告)如下。

(1)皮肤及皮下组织：皮疹。

(2)胃肠道：结肠炎、食管炎(包括巨细胞病毒引起的结肠炎和食管炎)、巨细胞病毒胃炎、胰腺炎、肠穿孔、胃肠出血、胃溃疡、十二指肠溃疡、肠梗阻。

(3)感染：严重的、有时会威胁生命的感染，包括脑脊髓膜炎，感染性心内膜炎，结核和非典型性分枝杆菌感染。多瘤病毒感染相关肾病(PVAN)，尤其是BK病毒感染导致的PVAN。有进行性多灶性脑白质病的报道，该病有时是致命的。

(4)血液系统：粒性白细胞缺乏症，中性粒细胞减少症，全血细胞减少症。在服用吗替麦考酚酯同时选择其他免疫抑制剂联合治疗的患者中有发生单纯红细胞再生障碍性贫血的报告。

【禁忌证】 对麦考酚钠、麦考酚酸和吗替麦考酚酸酯，以及对本品所含任何赋形剂成分过敏者禁用。

【注意事项】 (1)麦考酚钠是次黄嘌呤单磷酸脱氢酶(IMPDH)抑制剂。因此在理论上应当避免用于患有罕见的次黄嘌呤-鸟嘌呤磷酸核糖基转移酶(HGPRT)遗传缺陷的患者，如Lesch-Nyhan综合征和Kelley-Seegmiller综合征。

(2)育龄妇女患者应避孕。妊娠期妇女使用本品可能增加流产和胎儿先天畸形的风险。哺乳期不应使用本品。

(3)接受免疫抑制剂治疗(包括与麦考酚钠联合用药)的患者，有增加发生淋巴瘤或其他恶性肿瘤的风险，特别是皮肤癌。暴露在阳光下和紫外光下应该穿着保护衣和使用高防晒指数的防晒霜。

(4)免疫系统的过度抑制增加了感染的易感性，包括机会感染、致命性感染和败血症。致命性感染会出现在接受免疫抑制的患者中。应认真监测接受麦考酚钠治疗的患者。

(5)患者一旦出现任何感染迹象、意外擦伤、流血或骨髓抑制现象应立即报告。应当根据医生的判断调整剂量。

(6)在接受免疫抑制剂，包括麦考酚酸(MPA)衍生物，Myfortic和MMF治疗的患者中，报告了乙肝(HBV)或丙肝(HCV)病毒再活化的病例。建议监控感染了乙肝(HBV)或丙肝(HCV)病毒，并伴有活动性乙肝(HBV)或丙肝(HCV)临床和实验室体征的患者。

(7)使用吗替麦考酚酯(MMF)患者中已有进行性多灶性脑白质病(PML)的病例报道，有时该疾病是致命的，吗替麦考酚酯代谢产物即为本品的活性成分 MPA，故本品可能也存在导致 PML 的潜在危险。医生在对免疫抑制患者报告的神经系统症状鉴别诊断时需考虑 PML 的可能性，并请神经专科医师会诊。应注意发生多瘤病毒相关肾病（PVAN）（可造成严重后果包括肾功能恶化和肾移植失败。患者监测可能会对检查 PVAN 风险的患者有帮助），尤其是 BK 病毒感染所致 PVAN 患者，在使用免疫抑制剂时发生肾功能恶化的鉴别诊断。发生 PML 或 PVAN 的患者需减少免疫抑制剂总量，但降低免疫抑制剂用量可能会增加移植器官排斥反应的风险。

（8）接受麦考酚钠治疗的患者需要注意可能出现的中性粒细胞减症，该病症可能与服用的麦考酚钠、联合给药方案、病毒感染有关或者与以上诱因的综合作用有关。服用麦考酚钠的患者应当在第一个月内每周、第二、三个月内每两周进行完整的血细胞计数检查，然后在第一年内每月进行完整的血细胞计数检查。如果发现中性粒细胞减少症（中性粒细胞绝对计数＜1.5×10^{3}/ml）恶化，则需要暂停或停用麦考酚钠。

（9）在服用吗替麦考酚酯（MMF）同时选择其他免疫抑制联合治疗的患者中，有发生单纯红细胞再生障碍性贫血（RPCA）的报告。在一些发生单纯红细胞再生障碍性贫血（RPCA）的病例中发现降低 MMF 使用剂量或者停用 MMF 可以逆转 RPCA 的发展。然而在移植患者中，降低免疫抑制剂的剂量会增加移植排斥反应的风险。为了最大限度降低发生移植排斥反应的风险，只有在适当的监控下才可以改变本品的治疗。

（10）在接受麦考酚钠治疗期间疫苗的作用会减弱并且应该避免使用减毒活疫苗。

（11）由于已经证明麦考酚钠的衍生物与消化系统不良反应发生的增加有关，包括罕见的胃肠溃疡和出血穿孔，患有严重消化系统疾病的患者应当谨慎使用麦考酚钠。

（12）麦考酚钠在临床研究中已经与以下多种药物联合使用：抗胸腺细胞球蛋白、巴利昔单抗、环孢素微乳剂和皮质激素。尚未研究麦考酚钠与其他免疫抑制剂联合使用的有效性和安全性。

【药物相互作用】（1）硫唑嘌呤：由于尚未进行与该药物联合使用的研究，建议不要将麦考酚钠与硫唑嘌呤联合使用。

（2）活疫苗：活疫苗不能用于免疫反应低下的患者。对其他疫苗的抗体反应也可能会削弱。

（3）阿昔洛韦：在肾功能不全时可能出现麦考酚酸葡萄糖醛酸苷（MPAG）和阿昔洛韦的血浆浓度升高。因此，可能存在这两种药物的肾小管分泌竞争，导致 MPAG 和阿昔洛韦浓度的进一步升高。在此种情况下，患者应当接受仔细的追踪观察。

（4）含有镁和铝氢氧化物的抗酸剂：使用抗酸剂会减少麦考酚钠的吸收。麦考酚钠和含有镁和铝氢氧化物的抗酸剂联合使用会导致 MPA 整体暴露量降低 37%和 MPA 最大浓度降低 25%。当麦考酚钠与抗酸剂（含有镁和铝氢氧化物）联合使用时应谨慎使用。

（5）质子泵抑制剂：健康志愿者同服 MMF1000 mg 与泮托拉唑 40 mg，每日 2 次，使 MPA AUC 降低 27%，MPA C_{max}降低 57%。然而，同一研究中，麦考酚钠与泮托拉唑同服未观察到 MPA 药动学的改变。

（6）考来烯胺和其他干扰肝肠循环的药物：由于具有阻断药物肠循环的作用，考来烯胺可能会降低 MPA 的整体暴露量。与考来烯胺和其他干扰肝肠循环的药物联合用药时可能会降低麦考酚钠的效果，应谨慎使用。

（7）更昔洛韦：MPA 和 MPAG 的药代动力学性质不受加入更昔洛韦而影响。MPA 治疗剂量对更昔洛韦的清除率没有影响。然而，对肾功能不全患者联合使用麦考酚钠和更昔洛韦时，应当仔细观察更昔洛韦的推荐剂量和进行患者监护。

（8）他克莫司：一项在稳定期肾移植患者中进行的钙调神经磷酸酶交叉研究中，在环孢素及他克莫司治疗过程中测量麦考酚钠的稳态药代动力学参数。MPA 的平均曲线下面积（AUC）提高 19%，最大浓度（C_{max}）降低大约 20%。相反，与使用环孢素治疗相比，使用他克莫司治疗时 MPAG 的 AUC 和 C_{max}都降低了约 30%。

（9）口服避孕药：口服避孕药经过氧化代谢，而麦考酚钠经过葡萄糖苷酸化代谢。临床上口服避孕药应不会对麦考酚钠药代动力学产生影响。然而，尚不知道麦考酚钠对口服避孕药药代动力学的长期影响，口服避孕药的有效性有可能会受到不利影响。

（10）环孢素 A：对稳定期肾移植患者进行研究时，环孢素 A 的药代动力学不受稳定剂量的麦考酚钠影响。

【给药说明】（1）本品与吗替麦考酚酯片剂或胶囊吸收的速度不同，没有医生指导，两者不可以互换。基于口服麦考酚钠和吗替麦考酚酯后，体内的有效治疗成分都是麦考酚酸（MPA），在 MPA 的暴露水平相同，治疗效果相当，或者上述联合的情况下，方可在医生指导下替换。

（2）与禁食状态比较，伴随高脂肪饮食（脂肪 55 g，热量1000卡)服用麦考酚钠肠溶片720 mg对MPA的系统暴露(AUC)没有影响。但是,MPA最大浓度(C_{max})降低33%,滞后时间延迟3.5小时(6~18小时),t_{max}延迟5.0小时(9~20小时)。为避免各次服药时MPA吸收的差异,本品应空腹服用。

(3)不要碾碎、咀嚼或切割本品,应整片吞服以保持片剂肠溶衣的完整性。

【用法与用量】 麦考酚钠肠溶片推荐的起始剂量为一日2次,每次720 mg(总剂量1440 mg/d)在进食前1小时或进食后2小时空腹服用;随后可根据患者的临床表现及医生的判断进行剂量调整。老年患者(≥65岁)最大推荐剂量为每日两次,每次720 mg

【儿科用法与用量】 稳定期儿童患者中本品的推荐剂量为一日2次,每次按体表面积400 mg/m^2。最大剂量720 mg,每日两次给药。

【制剂与规格】 麦考酚钠肠溶片:180 mg。

第二节　免疫增强药

免疫增强药能激活免疫细胞,增强机体的非特异性和特异性免疫功能,使低下的免疫功能恢复正常;或具有免疫佐剂作用,增强与之合用的抗原的免疫原性,加速诱导免疫应答反应;或能代替体内缺乏的免疫活性物质,具有免疫替代作用等。依其来源不同,免疫增强药可分为4类:①微生物来源的药物,如卡介苗(BCG)和分枝杆菌成分胞壁酰二肽(MDP)、短棒杆菌苗、溶血性链球菌制剂(OK432)等;②人或动物免疫系统产物,如胸腺素类、转移因子、干扰素类、白介素类、丙种球蛋白等,其中一些产品已能人工合成,如基因工程技术重组干扰素制剂;③化学合成药,如左旋咪唑、异丙肌苷、聚肌苷酸-聚胞苷酸(poly I∶C)、咪喹莫特、匹多莫德等;④中药和天然药物及其有效组分,如灵芝、人参、黄芪、枸杞子、香菇多糖、云芝多糖K、裂褶菌多糖、银耳多糖、白芍总苷等。临床主要用于:①原发性或继发性免疫缺陷性疾病:此类疾病共同的特点是反复不断地感染,免疫增强药通过增强抗感染免疫力,可增强抗感染药的疗效。对以细胞免疫缺陷为主者,如艾滋病(AIDS)、先天性无胸腺症、重症联合免疫缺陷病、毛细血管扩张性运动失调症等,用胸腺素、转移因子、干扰素、白介素-2等治疗有一定疗效。对体液免疫缺陷性疾病如先天性无丙种球蛋白血症,用丙种球蛋白有效。②难治性感染,一些细菌性、真菌性、病毒性感染,单用抗感染药难于控制时,可并用免疫增强药如胸腺素、转移因子、异丙肌苷及聚肌苷酸-聚胞苷酸等进行治疗。③肿瘤,应用免疫增强药可增强肿瘤患者的抗肿瘤免疫力,减轻或防止放射治疗或化学治疗对免疫系统的损伤,增强其疗效。微生物来源的药物和人及动物免疫系统产物的不良反应较多,如注射局部的严重反应、过敏反应、发热等(详见各药),化学合成药和中药与天然药物类药物的不良反应相对较少。应注意避免免疫增强药的潜在危险性,如引起自身免疫性疾病、毛细血管渗漏综合征、过敏反应等。

A群链球菌

Group A Streptococcus

参阅第十八章第二节。

短棒杆菌

Corynebacterium Parvum

参阅第十八章第二节。

卡介苗(结核活菌苗)

Bacillus Calmette-Guerin Vaccine(BCG)

参阅第十八章第二节。

A型链球菌甘露聚糖

α-Polyresistin, Polyactin A

【适应证】 用于抗肿瘤药物的辅助治疗,以提高其疗效,减少不良反应。

【药理】 本品是从A型链球菌培养液中提得的α-肽甘露聚糖,能增强巨噬细胞功能,提高脾脏单核-吞噬细胞系统的吞噬功能,促进骨髓中造血干细胞功能,增加外周血细胞。

【不良反应】 偶有发热反应。曾有报道静脉注射时发生速发型(Ⅰ型)过敏反应。

【用法与用量】 (1)肌内注射　一次2~20 mg,一周2~3次,或一次10~20 mg,隔日一次,1个月为一疗程。

(2)口服　一次5~20 mg,一日2~3次。

【制剂与规格】 A型链球菌甘露聚糖片:5 mg。

A型链球菌甘露聚糖口服溶液:(1)10 ml∶5 mg;(2)10 ml∶10 mg;(3)10 ml∶25 mg。

A型链球菌甘露聚糖注射液:(1)1 ml∶2.5 mg;(2)10 ml∶10 mg。

注射用A型链球菌甘露聚糖：1 ml∶10 mg。

假单胞菌
Pseudomonas Preparation

参阅第十八章第二节。

转移因子
Transfer Factor

【适应证】 用于某些抗生素难以控制的病毒性感染和霉菌性细胞内感染（如带状疱疹、流行性乙型脑炎、白色念珠菌感染等），对恶性肿瘤可作为辅助治疗药，对自身免疫性疾病、细胞免疫功能低下或缺陷有关的疾病也有一定治疗作用。

【药理】 转移因子是从健康人或动物脾脏提取的多核苷酸肽，分子量小于5000，可将细胞免疫活性转移给受体以提高后者的细胞免疫功能。由于没有抗原性，所以不存在输注免疫活性细胞的配型和相互排异问题。本品能特异或非特异地调节机体免疫状态，增强细胞免疫和骨髓造血功能，对机体免疫功能呈双向调节作用，使机体的免疫紊乱获得纠正，具有调节和增强机体细胞免疫的功能。

【不良反应】 注射部位往往有酸、涨、痛感；个别患者使用后出现皮疹、皮肤瘙痒等反应；少数患者可出现短暂发热；个别慢性活动性肝炎患者用药后，偶见一过性肝功能损害加重，但会逐渐自行恢复。

【注意事项】 (1)肝病患者慎用。

(2)本品浑浊或变色勿用。

【用法与用量】 皮下注射　成人一次1～2U，每周1～2次，1个月后改为每2周1次或遵医嘱。对带状疱疹，一般只需注射1次。注射部位以上臂内侧腋窝处或大腿内侧腹股沟下端注射为宜。

【制剂与规格】 转移因子注射液：(1)2 ml∶1 U；(2)2 ml∶3 U。

胸腺素
Thymosin

【适应证】 ①试用于胸腺发育不全综合征、运动失调性毛细血管扩张症、慢性皮肤黏膜真菌病等免疫缺陷病；②对胸腺发育不全症患儿可长期应用作替代性治疗；③对全身性红斑狼疮、类风湿关节炎等自身免疫性疾病有一定疗效。国内猪胸腺素试用于治疗复发性口疮、麻风、重症感染、慢性肾炎等伴有细胞免疫功能低下的患者时，发现对麻风和重症感染的效果较满意，对病毒性肝炎、恶性肿瘤、某些眼病也有一定疗效。

【药理】 胸腺素是由小牛或猪胸腺分离精制的蛋白质组分，其主要作用是促进T细胞分化、成熟。能诱导前T细胞转化为T细胞，并进一步分化为Th、Ts、Tc等T细胞亚群。能增强成熟T细胞对抗原或其他刺激的反应，如增强PHA或ConA诱导的淋巴细胞增殖反应，促进羊红细胞(SRBC)、破伤风类毒素脑膜炎球菌等抗原刺激的抗体生成，促进白细胞介素-2生成，增强免疫排斥和移植物抗宿主反应。对体液免疫的影响甚微。动物实验表明，它能使去胸腺小鼠萎缩的淋巴组织复生，淋巴细胞增殖，使幼淋巴细胞成熟，变为有免疫功能的淋巴细胞。

【不良反应】 常见为发热。少数患者有荨麻疹、皮疹，个别患者出现头晕等。

【注意事项】 注射前或停药后再次注射时须做皮试。

【用法与用量】 肌内注射　一次2～10 mg，每日或隔日1次。

【儿科用法与用量】 肌内注射　用于胸腺发育不良症幼儿：一日1 mg/kg，症状改善后，改维持量为一周1 mg/kg，做长期替代治疗。

【制剂与规格】 胸腺素注射液(猪胸腺素)：(1)2 ml∶2 mg；(2)2 ml∶5 mg。

胸腺五肽
Thymopertin，TP_5

【适应证】 用于18岁以上的慢性乙型肝炎患者；各种原发性或继发性T细胞缺陷病；某些自身免疫性疾病；各种细胞免疫功能低下的疾病；肿瘤的辅助治疗。

【药理】 胸腺五肽是胸腺分泌的一种胸腺生成素的有效部分。胸腺生成素是49个氨基酸的多肽，具有促进胸腺细胞和外周T细胞及B细胞分化发育，调节机体免疫功能等生物活性。胸腺生成素的32～36位氨基酸(TP_5，由精氨酸、赖氨酸、天门冬氨酸、缬氨酸、酪氨酸五种氨基酸组成)是其重要的功能活性部分。动物实验和临床研究表明，TP_5对免疫功能低下动物和自身免疫性疾病患者的免疫功能具有调节作用。TP_5能使过度或受到抑制的免疫反应趋向正常。TP_5的另一个显著特点是其半衰期短，在体内只有1分钟左右，却能具有较长时间的免疫调节效果。TP_5对因年龄和其他因素造成的胸腺萎缩及功能减退具有重要的调节作用。

【不良反应】 可见恶心、发热、头晕、胸闷、无力等不良反应，少数患者偶有嗜睡感。

【注意事项】 (1)幼儿及青少年慎用。

(2)本品通过增强患者的免疫功能而发挥治疗作用的,故而对正在接受免疫抑制治疗的患者(例如器官移植受者)应慎重使用本品。

(3)慢性乙型肝炎患者治疗期间应定期检查肝功能。

(4)18岁以下患者慎用。

【用法与用量】 肌内注射,或加入250 ml0.9%氯化钠注射液静脉慢速单独滴注。每次1 mg,每日或隔日一次,一般15日为一个疗程,或者疗程根据病情决定。

【制剂与规格】 胸腺五肽注射液:1 ml∶1 mg。

重组人白介素-2

Recombinant Human Interleukin-2

参阅第十八章第四节。

重组人干扰素

Recombinant Human Interferon(rIFN)

干扰素(IFN)是宿主细胞受到病毒感染或干扰素诱生剂等激发后,通过受阻遏的基因而产生的一类具有多种生物活性的糖蛋白,其分子量2万～16万。它进一步启动另一基因,从而产生抗病毒蛋白,阻止病毒在宿主细胞内繁殖。干扰素不被免疫血清中和,也不被核酸酶破坏,但可被蛋白酶灭活。根据其理化性质及抗原特性,干扰素可分为α、β、γ三种大类型:

人白细胞产生的干扰素为干扰素α(IFN-α),又称人白细胞干扰素。由于其蛋白分子的变异和肽类氨基酸序列第23位和第34位的不同,又可分为α-2a(23位为赖氨酸、34位为组氨酸)、α-2b(23位为精氨酸、34位为组氨酸)、α-2c(23位及34位均为精氨酸)三种。人纤维母细胞产生者为干扰素β(IFN-β),又称人纤维母细胞干扰素,其结构与α者相似。干扰素α和干扰素β又统称为Ⅰ型干扰素。均可由病毒感染或应用多核苷酸后产生。由特异性抗原刺激T淋巴细胞可产生干扰素γ(IFN-γ),亦称为免疫干扰素或Ⅱ型干扰素,其结构与Ⅰ型者不同。

干扰素无抗原性而有高度种属特异性,只有人的干扰素才对人有效。干扰素也可通过大肠杆菌、酵母菌基因工程重组(recombinant)而得。这些基因重组人源化干扰素制品常冠以"r",如rIFN-α-2b。它们的纯度均较高。

【药理】 干扰素具有抗病毒、抗肿瘤活性和免疫调节作用。干扰素通过与细胞表面特异性受体结合而发挥其作用,干扰素α和干扰素β具有共同的受体,干扰素γ的受体与干扰素α和干扰素β的受体均不同,因此干扰素α和干扰素β二者无协同作用,而干扰素α或干扰素β与干扰素γ均有协同作用。多个研究表明,干扰素一旦与细胞膜结合后,就会在细胞间产生一系列复杂的变化,包括对某些酶的诱导作用,如诱导外周血中单核细胞的2'5'-寡核苷酸合成酶,抑制细胞增殖,阻止受病毒感染细胞中病毒的复制及保护未感染的细胞免遭病毒的攻击,此种免疫调节活性亦可增强NK细胞和巨噬细胞等的吞噬活性,同时增强T淋巴细胞对靶细胞的毒性。最近的研究表明,干扰素对内皮细胞和血管生成亦具有特殊作用,能抑制内皮细胞增殖,它们的一些抗肿瘤作用被认为与抑制血管生成有关。

重组人干扰素是一类药品,包括重组人干扰素α1b、重组人干扰素α2a、重组人干扰素α2b、重组人干扰素β、重组人干扰素γ等。各具体品种参阅第十八章第四节。

聚肌苷酸-聚胞苷酸(原肌胞)

Polyinosinic Acid-Polycytidylic Acid(poly I∶C)

【适应证】 用于带状疱疹、疱疹性角膜炎、病毒性肝炎、各种疣类和预防流感等。

【药理】 聚肌苷酸-聚胞苷酸是人工合成的核苷酸二聚物,为一种高效的干扰素诱导剂,有广谱抗病毒、增强淋巴细胞免疫功能和抑制核酸代谢的作用。

【不良反应】 注射后少数患者可发生一过性低热。

【用法与用量】 肌内注射　①肝炎,一周2次,一次1～2 mg,2～3个月为一疗程。②预防流感,应用滴鼻剂。

【制剂与规格】 聚肌苷酸-聚胞苷酸注射液:(1)2 ml∶1 mg;(2)2 ml∶2 mg。

盐酸左旋咪唑

Levamisole Hydrochloride

【适应证】 用于肺癌、乳腺癌手术后或急性白血病、恶化淋巴瘤化疗后的辅助治疗,尚可用于自身免疫性疾病如类风湿关节炎、红斑狼疮以及上呼吸道感染、小儿呼吸道感染、支气管哮喘。

【药理】 本品为驱肠虫药四咪唑的左旋体,其活性约为四咪唑混旋体的1～2倍。能使免疫缺陷或免疫抑制的宿主恢复其免疫功能,对正常机体的影响并不显著。它能使年老小鼠免疫功能低下状态恢复到正常。在体外,可使巨噬细胞数增加并使巨噬细胞吞噬的颗粒增多。可提高宿主对细菌及病毒感染的抵抗力。

【不良反应】 偶见头晕、恶心、呕吐、腹痛、食欲缺乏、发热、嗜睡、乏力、皮疹、发痒等。停药后可消失。

【禁忌证】 美国FDA妊娠期药物安全性分级为口服给药C。

【用法与用量】 (1)肿瘤辅助治疗:一日量150～250 mg,连服3日,休息11日,然后再进行下一疗程。

(2)类风湿关节炎等:一次50 mg,一日2～3次,可连续服用。

(3)支气管哮喘:一次50 mg,一日3次,连服3日,停药7日,6个月为一疗程。

【制剂与规格】 盐酸左旋咪唑片:(1)25 mg;(2)50 mg。

异丙肌苷

Inosine Pranobex

【适应证】 用于单纯疱疹病毒感染、多发性口角炎、局源性生殖器炎。

【药理】 本品是由肌苷和*N*,*N*-二甲氨基丙醇的对乙酰氨基苯甲酸盐以1∶3比例合成的药物,原为一抗病毒药,对人体疱疹、流感及鼻病毒感染有效。本品的抗病毒疗效,除由于其直接的抗病毒作用外,也与其免疫增强作用有关。异丙肌苷具有增强机体免疫功能的作用,主要是增强细胞免疫功能。临床研究表明,在接触流感病毒致病的志愿者或感染Ⅰ型或Ⅱ型单纯疱疹病毒患者,它可增加有丝分裂原所致的淋巴细胞增殖,增加抗体的生成,以及增加淋巴因子如白细胞介素-2的生成。

【用法与用量】 口服 一次1～1.5 g,一日2～3次。

【制剂与规格】 异丙肌苷片:0.5 g。

匹多莫德

Pidotimod

【适应证】 用于成人及儿童(2周岁以上)反复发生的呼吸道感染(如咽炎、气管或支气管炎)、耳鼻喉科感染(如鼻炎、扁桃体炎、鼻窦炎、中耳炎)、泌尿系统感染、妇科感染等,亦可用于伴有病毒感染、肿瘤及其他机体免疫功能低下的患者。

【药理】 (1)药效学 本品是一种全合成的免疫增强药,可促进巨噬细胞和中性粒细胞的吞噬活性,提高其趋化性;激活自然杀伤细胞,促进有丝分裂原引起的淋巴细胞增殖,使免疫功能低下时降低的辅助性T细胞($CD4^+$)与抑制性T细胞($CD8^+$)的比值升高恢复正常;通过刺激白细胞介素-2(IL-2)和干扰素γ(IFN-γ)促进细胞免疫反应。故既可促进机体的非特异性免疫反应,又可促进特异性免疫反应,但无直接的抗菌、抗病毒作用。

(2)药动学 口服400 mg匹多莫德后,血药浓度达峰时间为(1.8±0.1)小时,生物利用度为42%,半衰期$t_{1/2}$为(4.4±0.2)小时。口服后不被代谢分解,以原形经肾排出。颗粒剂和片剂具有生物等效性。

【不良反应】 偶见头晕、头痛、恶心、呕吐、皮疹等。

【注意事项】 (1)食物可影响匹多莫德的吸收,故宜在两餐间服用。

(2)伴有既往过敏史的患者慎用。

(3)妊娠期妇女尤其是妊娠前3个月慎用。

【用法与用量】 口服 成人 一次800 mg,一日2次,与抗感染药物联合应用。

【儿科用法与用量】 口服 儿童用量减半,每日2次,共2周。

反复发作的上下呼吸道感染:①急性期用药,开始2周,一次0.4 g,一日2次,随后减为一次0.4 g,一日1次,连续用药60日;②预防用药,一次0.4 g,一日1次,连续用药60天。

【儿科注意事项】 适用于2岁以上的儿童。

【制剂与规格】 匹多莫德片:400 mg。

匹多莫德颗粒:(1)400 mg;(2)2.0 g。

匹多莫德粉剂:400 mg;

匹多莫德口服溶液:400 mg。

咪喹莫特

Imiquimod

【适应证】 外用用于治疗成人外生殖器、肛周疣或尖锐湿疣,日光性角化病(位于头、面部)以及表浅的原发性基底细胞皮肤癌。治疗皮肤癌仅限于瘤体小于2.0 cm的躯干部(不包括肛门及生殖器)、颈部、四肢(不包括手足)基底细胞癌,尤其是不适合外科手术治疗的肿瘤患者。

【药理】 咪喹莫特亦为人工合成的免疫调节药,可诱导细胞因子如干扰素α、白细胞介素-6、肿瘤坏死因子α等的基因转录;增加肿瘤组织中淋巴细胞、树突细胞、巨噬细胞浸润;显著减少人乳头状瘤病毒(HPV)DNA、mRNA水平,但并无直接的抗病毒活性。目前该药活化免疫系统的机制尚未完全清楚。

【不良反应】 用药后常见局部皮肤反应,如刺痒、灼热、疼痛、红斑、水肿、渗出、糜烂等。可伴有“流行性感冒”样症状，如头痛、不适、发热、恶心、肌痛、背痛等，此时可暂停给药。局部皮肤亦可能出现永久性色素沉着或色素减退。

【注意事项】 (1)用药期间应尽量避免光照。

(2)若出现过敏反应则需停药。

(3)合并自身免疫性疾病的患者需慎用此药。

(4)妊娠期妇女及哺乳期妇女慎用。

(5)美国FDA妊娠期药物安全性分级为局部/皮肤外用B。

【用法与用量】 (1)治疗外生殖器疣：一周用药3次，共不超过16周。

(2)治疗日光性角化病：单独用于头、面部病变(面积小于5 cm×5 cm)，一周用药2次，共不超过16周。

(3)治疗表浅的基底细胞皮肤癌：每周用药5次，共不超过6周，需在治疗后12周进行随访观察疗效。每次用药可在临睡前使用，用药前使用温肥皂水清洗患处，使其完全干燥至少10分钟，用药后约8小时用温肥皂水清洗将其去除。

【制剂与规格】 5%咪喹莫特乳膏：5 g∶250 mg。

香菇多糖

Lentinan

【适应证】 ①急、慢性白血病、胃癌、肺癌、乳腺癌等肿瘤的辅助治疗，提高患者的免疫功能，减少放射治疗和化学治疗的副作用；②尚用于乙型病毒性肝炎。

【药理】 本品为香菇子实体或菌丝体提取的多糖(高分子葡聚糖)，分子量约50万。对多种动物移植性肿瘤具有抗肿瘤作用，但无直接细胞毒作用，其抗肿瘤作用是由胸腺依赖性免疫机制介导的。它能增强动物、健康人和肿瘤患者的淋巴细胞增殖反应，促进白细胞介素1和白细胞介素2的生成，诱导干扰素产生，使荷瘤小鼠或注射免疫抑制剂所致免疫功能低下小鼠的迟发性过敏反应部分或完全恢复正常。香菇多糖主要影响Th和Tc细胞，使被抑制的Th和Tc细胞恢复。此外，它还能增强单核-巨噬细胞和自然杀伤细胞(NK)的功能。

【不良反应】 偶见胸闷、休克、皮疹、恶心、呕吐等。停药后即可消失。

【注意事项】 应选用最适剂量范围，剂量过大疗效反降低。

【用法与用量】 (1)肿瘤：静脉注射，一次2 mg，每周1次。一般3个月为一疗程。

(2)慢性肝炎：口服，成人一次12.5 mg，一日2次。

【儿科用法与用量】 (1)口服：儿童一日0.5 mg/kg，分2次服。

(2)静脉注射：一次0.01～0.1 mg/kg，一周1～2次，一般3个月为一疗程。

【儿科注意事项】 不良反应：有出血倾向者慎用。

【制剂与规格】 香菇多糖片剂：2.5 mg。

注射用香菇多糖：1 mg。

猪苓多糖

Polysaccharide of Polyporus Umbellatus

【适应证】 用于肺癌，减轻化疗的某些不良反应，并可延长患者生存期。

【药理】 本品为由中药猪苓提取的多糖类物质，系以β(1→3)糖苷链为主、β(1→4)糖苷链为辅的葡聚糖。与已知的担子菌类多糖药物相似，主要是提高机体的细胞免疫功能，可明显增强巨噬细胞功能，并能提高E玫瑰花结形成率。正常人连续给药10日，可见淋巴细胞增殖率显著上升。实验表明，能增强荷瘤小鼠的免疫功能，使单核-吞噬细胞系统的吞噬活力增高。

【用法与用量】 (1)口服 一次0.5 g，一日3次。(2)肌内注射 一次40 mg，一日1次。

【制剂与规格】 猪苓多糖片：(1)0.1 g；(2)0.5 g。

猪苓多糖注射液：(1)2 ml∶20 mg；(2)2 ml∶40 mg。

云芝多糖K

Polysaccharide of Coriolus Versicolor(Krestin, PS-K)

【适应证】 ①用于胃癌、食管癌、结肠癌、直肠癌、肺癌、乳腺癌等，有改善症状的效果，如改善食欲，体重增加，疼痛减轻，有时可见胸、腹水减少。②对食管癌、肺癌、子宫癌、乳腺癌等术后复发有一定预防效果。与小剂量局部放射线合用于治疗子宫颈癌，其效果与大剂量放射线照射治疗效果相同。

【药理】 系由担子菌纲云芝(*Coriolus versicolor*)CM-101菌株培养的菌丝体中提取的多糖，蛋白质含量占25%。动物实验表明，云芝多糖K能增强细胞免疫功能，如促进淋巴细胞增殖，促进干扰素、白细胞介素、肿瘤坏死因子等淋巴因子生成，增强迟发型超敏反应。对正常小鼠抗体生成无影响，但对接种肉瘤180后的抗体下降，可使之恢复。尚能增强带瘤鼠巨噬细胞吞噬功能。增强NK细胞、巨噬细胞的活力。有报道指出，云芝多糖K能增强因带瘤状态而降低的迟发型皮肤反应。

与化疗药物合用，能增强其效果。如在放射治疗时使用，则可使肿瘤细胞对放射线更为敏感。

【用法与用量】 口服，一日 3 g，1 次或 3 次分服，连服数月，剂量可视症状增减。

【制剂与规格】 云芝多糖片：(1)0.1 g；(2)0.5 g；(3)1 g。

静脉注射用人免疫球蛋白

Human Immunoglobulin for Intravenous Injection

参阅第十八章第三节。

人免疫球蛋白(丙种球蛋白)

Human Normal Immunoglobulin(γ-Globulin)

参阅第十八章第三节。

第十八章　生物制品

生物制品是用基因工程、细胞工程、发酵工程等生物学技术制成的免疫制剂或有生物活性的制剂。可用于疾病的预防、诊断和治疗。生物制品不同于一般医用药品，它是通过刺激机体免疫系统，在人体内主要是通过体液免疫、细胞免疫或细胞介导免疫发挥其作用。根据生物制品的用途，可将其分为预防用生物制品、治疗用生物制品和诊断用生物制品三大类。

预防用生物制品用于传染病的预防，包括疫苗、类毒素和免疫球蛋白。

现代疫苗除采用传统技术研究开发减毒活疫苗或灭活疫苗，或从病原体提取有效成分制备亚单位疫苗外，随着生物技术的进展，利用DNA重组技术已可研究开发多种基因工程疫苗。疫苗是针对疾病的致病原或其蛋白、多糖或核酸，以单一实体或通过载体经免疫接种进入机体，诱导产生特异的体液和细胞免疫，使机体获得预防该病的免疫力。目前全球使用的疫苗大约有40余种，到2015年，预计世界范围内将有更多新的或更为完善的疫苗可以使用。本章中收录的疫苗指的是为了预防、控制传染病的发生、流行，用于人体预防接种的预防性生物制品（包括类毒素）。类毒素是将一些细菌在培养过程中产生的外毒素，对其进行化学处理后，使其失去毒力保留免疫原性的生物制品，如破伤风类毒素、白喉类毒素。接种人体后，使人体产生相应保护性抗体，获得对疾病的免疫。

治疗用生物制品包括各种血液制剂、重组治疗用生物技术产品、免疫制剂。按治疗作用机制又可分为特异性治疗用生物制品（如抗毒素和特异性免疫球蛋白）和非特异性治疗用生物制品（如干扰素和人白蛋白等）。临床上抗毒素及免疫球蛋白制品作为常规治疗用药品，需要时也可用于相关疾病的预防。

诊断用生物制品用于检测抗原、抗体或机体免疫状态，属于免疫学方法诊断。随着免疫学技术的发展，诊断用生物制品的种类不断增多，主要包括两类：

（1）诊断血清　包括细菌类、病毒立克次体类、抗毒素类、肿瘤类、激素类、血型及HLA、免疫球蛋白诊断血清、转铁蛋白、红细胞溶血素、生化制剂等。

（2）诊断抗原　包括细菌类、病毒立克次体类、毒素类、梅毒诊断抗原、鼠疫噬菌体等。此外还有红细胞类、荧光抗体、酶联免疫的酶标记制剂、放射性核标记的放射免疫制剂、妊娠诊断制剂（激素类）、诊断用单克隆抗体。

第一节　毒素、抗毒素及免疫血清

A型肉毒毒素[医保(乙)]

Botulinum Toxin Type A(BTX-A)

【适应证】 适用于治疗原发性眼睑痉挛、口-下颌肌张力障碍、痉挛性斜颈、痉挛性构音障碍、偏侧面肌痉挛、书写痉挛、扭转痉挛等。

【药理】 A型肉毒毒素（BTX-A）是一种神经肌肉拮抗药，注入肌肉终板区后，抑制突触前运动神经释放乙酰胆碱，从而导致肌肉无力。在异常兴奋的肌肉直接注射少量BTX-A，通过化学性去神经作用，消除或缓解异常及过度的肌肉收缩，重建主动肌与拮抗肌之间的力量平衡，达到减轻症状、矫正姿势、提高和改善运动能力的目的。

【不良反应】 BTX-A 注射治疗的副作用主要是疼痛、肌肉无力、头痛等。注射于不同肌肉而产生并发症会有不同。例如:治疗眼睑痉挛,可出现眼睑下垂、复视等;治疗口-下颌肌张力障碍,可出现吞咽困难、构音障碍、咀嚼无力;治疗痉挛性斜颈,可出现颈肌无力、口干、呼吸困难、吞咽困难、讲话困难、眼障碍等;治疗痉挛性构音障碍,可出现失声、吞咽困难、饮水呛咳及喘鸣;治疗偏侧面肌痉挛和(或)书写痉挛,可出现面肌、手部肌肉短暂无力或瘫痪。

【禁忌证】 (1)对本品任何成分过敏者。

(2)对牛乳蛋白过敏者。

(3)拟注射部位感染者。

(4)美国 FDA 妊娠期药物安全性分级为 C 级,即对动物的研究已显示对胚胎有不良作用(致畸或杀死胚胎等),在妇女中没有对照研究,或是没有在妇女和动物中研究的资料。仅在可能的受益超过对胎儿潜在的危害的情况下方可使用。

【注意事项】 (1)本品的作用可从注射部位扩展,在注射后数小时至数周才能显示。使用本品可引起威胁生命的吞咽困难和呼吸困难,并已有致死的报告。很可能在儿童中使用的风险最大,但在成人中也有发生,尤其是那些有潜在易患因素的患者。

(2)肌萎缩性侧索硬化等运动神经元病患者在局部注射常规剂量后,出现严重吞咽困难和呼吸损害等全身不良反应的风险增加。

(3)重症肌无力或兰伯特-伊顿综合征等神经-肌肉接头疾病患者在局部注射常规剂量后,可出现严重吞咽困难和呼吸损害等全身不良反应。

(4)超过推荐剂量使用,眼睑下垂的风险增加。

(5)应掌握适应证,选择明确的治疗目标,如消除肌肉异常收缩、矫正姿势畸形、增加关节活动范围,缓解痛性痉挛及改善书写、发音功能等。

(6)治疗应遵循个体化原则,注意全面应用药物、心理、外科等综合治疗以谋求最佳疗效。

(7)治疗前须向患者及家属交代清楚,BTX-A 注射治疗尚属对症措施,对一些复杂的运动功能障碍很难完全恢复正常,避免不切实际地追求完全缓解,盲目地多次追加注射。

(8)正确选择注射的肌肉、位点及剂量是决定疗效的关键。应尽可能将药物注射于神经肌肉接头处,即不自主肌肉收缩、肌电发放最明显处。一次足量的 BTX-A 可以很快减轻或消除肌肉痉挛,纠正姿势异常,而不适当的少量多次则达不到应有的疗效,剂量过大则会使肌肉发生明显无力。

(9)大剂量、频繁注射及患者年轻是产生 BTX-A 抗体的主要因素,故宜尽可能小剂量注射和尽可能长的注射间期,原则上注射间期不应短于 3 个月。

(10)哺乳期妇女使用对乳儿的危害不能排除。

(11)儿科患者使用的安全有效性尚未建立。

(12)本品的生物活性单位不能与其他肉毒杆菌毒素的单位作比较或转换。

【药物相互作用】 慎用于凝血性疾病或同时抗凝治疗者,氨基糖苷类抗生素及其他干扰神经-肌肉传递的药物能加强肉毒素的作用,禁止合用。

【给药说明】 (1)制品稀释 根据瓶、盒签实际标示的单位量,参照表 18-1 进行稀释,按需要选用不同稀释度。

表 18-1 稀释 A 型肉毒毒素时氯化钠注射液加量(ml)举例

0.1 ml 稀释毒素含量,U(单位)	每瓶标示量,U(单位)			
	50	100	120	150
10.0	0.5	1.0	1.2	1.5
5.0	1.0	2.0	2.4	3.0
2.5	2.0	4.0	4.8	6.0
1.25	4.0	8.0	9.6	12.0

加氯化钠注射液后,轻轻振荡直至完全溶解。毒素释后立即使用,亦可置 2~8 ℃冰箱于 4 小时内用完。残液、容器、注射用具等应消毒处理。

(2)本品有剧毒,必须由专人保管、发放、登记造册,按规定适应证使用。

(3)使用本品者,特别是治疗斜视者应为受过专门训练人员。操作者应熟悉眼外肌的解剖位置,熟练掌握肌电放大器使用技术,并尽量做到准确、定量、慢注、减少渗漏。

【用法与用量】 (1)眼睑痉挛的注射部位 共注射 6 个点,上下眼睑中内 1/3 段交界处及中外 1/3 段交界处,注射点距眼缘 2~3mm,共 4 个注射点,第 5 个注射点为外眦部颞侧眼轮匝肌,注射点距外眦 1 cm,眉弓中央部为第 6 个注射点。每点注射 2.5 U。

(2)口-下颌肌张力障碍的注射部位 选择咬肌、颞肌、翼内外肌、二腹肌,每块肌肉分 3~5 点注射,严重者可在口腔内上腭部分 5 点注射,还可注射颏下肌,每点注射 6.25 U。

(3)痉挛性斜颈的注射部位 胸锁乳突肌、斜方肌、头肌、颈后肌、背阔肌及必要时颈部深层肌肉都应在考虑之列。每次选择两、三块肌肉进行 BTX-A 治疗,每个注射点 6.2～12.5 U，一般一次总剂量为 110～220 U，不主张超过 280 U。

(4)痉挛性构音障碍　须经耳鼻喉科医生用纤维喉镜，在 EMG 指导下，选择相应的肌内注射点，如内收肌型选择甲勺肌、外展肌型选择勺后肌，重者尚需选择环甲肌注射。一般每次注射总量为 5～10 U(Botox)。

(5)书写痉挛和其他局限性四肢肌张力障碍　书写痉挛最常注射于手和前臂肌肉，因其肌腹薄且肌肉多交叠，要把针置于大块肌肉的终板区注射，需要肌电图仪引导。注射剂量为每块肌肉 10～200 U(Botox)，每次总量 10～300 U。

【制剂与规格】 国产 BTX-A：(1)50 U；(2)100 U。美国产 Botox：100 U。

白喉抗毒素[药典(三)；医保(乙)]

Diphtheria Antitoxin

【适应证】 本品用于预防和治疗白喉。已出现白喉症状者应及早注射抗毒素治疗，白喉患者密切接触者且未接种过白喉疫苗(包括含白喉类毒素的联合疫苗)或免疫史不清者，应及时注射抗毒素进行紧急预防，但也应同时进行白喉疫苗预防注射，以获得持久免疫。

【药理】 本品含有特异性抗体[包括特异性 IgG 及 F(ab′)2]，具有中和白喉毒素的作用，用于白喉杆菌感染的治疗和被动免疫预防。预防注射是使可疑感染者及时、快速地获得保护水平的抗体，从而起到预防作用，但其效果维持时间不长且可能引发过敏反应(5%～10%)，因此不能代替常规白喉疫苗免疫。

【不良反应】 (1)过敏性休克　可在注射中或注射后数分钟至数十分钟内突然发生。患者突然表现沉郁或烦躁、全身皮肤瘙痒、潮红、荨麻疹、血管性水肿、哮喘、喉头水肿、呼吸困难、窒息、血压下降、心律失常、意识丧失，严重者如不及时抢救可以迅速死亡。治疗的关键是迅速缓解呼吸道阻塞和循环衰竭，并首选肌内注射肾上腺素，同时根据病情辅以输液、吸氧，使用升压药物维持血压及抗过敏药物等。

(2)血清病　多在患者治疗过程 1～2 周内发病，成延缓型，少数可在 4 天内发生，称加速型。主要症状为广泛性淋巴结肿、皮疹(多数为荨麻疹)、可伴有低热、关节痛及脾肿大等，注射部位可出现红斑、瘙痒及水肿。此外，血检可见中性粒细胞增多和红细胞沉降率加快，常有一过性蛋白尿，个别人有血尿，严重的可发生血管性水肿或器官水肿。多数病例可自愈，严重时可使用钙剂或抗组胺药物等对症治疗，必要时应用肾上腺皮质激素。

【注意事项】 (1)液体或冻干注射剂复溶后应充分摇匀，如浑浊，有摇不散的沉淀、异物或瓶体有裂纹，标签不清或超过有效期均不可使用。

(2)开瓶后立即使用，如剩余均应废弃。冻干制品应按标签标示量加入灭菌注射用水，轻摇使完全溶解。

(3)注射前须详细询问既往过敏史(或病史)。凡曾患有支气管哮喘、枯草热、湿疹或血管神经性水肿等病史，或对某种物质过敏，或过去注射过马血清制剂者，均须特别提防过敏反应的发生。

(4)每次注射时应详细记录，包括姓名、性别、年龄、住址、注射次数、上次注射后的反应情况、本次过敏试验结果及注射后反应情况、所用抗毒素的生产单位名称及批号等。

(5)如需同时注射类毒素，应在不同部位注射，注射器须分开。

(6)注射抗毒素后，应观察至少 30 分钟。

【给药说明】 本品系源自动物血清蛋白，给药时应特别注意防止过敏反应。注射前必须先做过敏试验，阴性者方可按【用法与用量】给药，阳性者应采用脱敏注射法。

(1)过敏试验　用氯化钠注射液将抗毒素稀释 20 倍(取 0.1 ml 抗毒素，加 1.9 ml 氯化钠注射液混匀)，在前臂掌侧皮内注射 0.05～0.1 ml，观察 30 分钟，注射部位无明显反应或皮丘小于 1 cm、红晕小于 2 cm，同时无其他不适反应，即为阴性。即使为阴性，也应先注射 0.3 ml原液，观察 30 分钟无反应，可全量注射本品。如注射局部出现皮丘≥1 cm、红晕≥2 cm，特别是形似伪足或有痒感者，为弱阳性反应，必须用脱敏法进行注射。如注射局部皮丘≥1.5 cm，或除局部反应外，并伴有全身症状，如荨麻疹、鼻咽刺痒、喷嚏等，为强阳性反应，则建议改用白喉人免疫球蛋白；如不能实施，必须使用本品时，则必须采用脱敏注射，并做好一切准备，一旦发生过敏休克，立即抢救。

(2)脱敏注射法　在一般情况下，可用氯化钠注射液将抗毒素稀释 10 倍，分小量数次作皮下注射，每次注射后观察 30 分钟。第 1 次可注射 0.2 ml，观察无紫绀、气喘或显著呼吸短促、脉搏加速时，即可注射第 2 次 0.4 ml，如仍无反应则可注射第 3 次 0.8 ml，如仍无反应即可将瓶中未稀释的抗毒素全量作缓慢地肌内注射。

(3)无过敏史或过敏试验阴性者，也并非没有发生过敏休克的可能。为慎重起见，可先用小剂量作皮下注射，观察 30 分钟，无异常反应，再将全量注射于皮下或肌内。

【用法与用量】 (1)预防用　皮下或肌内注射,一次1000～2000 IU。皮下注射应在上臂外侧三角肌下缘附着处,肌内注射应在上臂三角肌处或臀部。

(2)治疗用　肌内注射或静脉注射(应力争早期大量注射,治疗用量见表18-2)。只有经过皮下或肌内注射未发生异常反应者方可作静脉注射。静脉注射应缓慢,开始每分钟不超过1 ml,以后每分钟亦不宜超过4 ml。一次静脉注射不应超过40 ml,亦可将抗毒素加入葡萄糖注射液、氯化钠注射液等溶液中静脉滴注。静脉注射前应将安瓿在温水中加温至接近体温,注射中如发现异常反应,应立即停止。

【儿科用法与用量】 儿童不宜超过0.8 ml/kg,皮下或肌内注射。

表18-2　白喉抗毒素治疗用量(供参考)

假膜所侵范围	注射与发病相距时间(h)	应注射抗毒素剂量(IU)
一侧扁桃体	24	8000
	48	16000
	72	32000
双侧扁桃体	24	16000
	48	32000
	72	48000
双侧扁桃体、悬雍垂、鼻咽或喉部白喉病变(仅限鼻部)	24	24000
	48	48000
	72	72000
	—	8000～16000

【制剂与规格】 白喉抗毒素注射液:(1)预防用,0.5 ml∶1000 IU;(2)治疗用,2.0 ml∶8000 IU。

破伤风抗毒素[药典(三);基;医保(甲、乙)]

Tetanus Antitoxin

【适应证】 本品用于治疗和预防破伤风。已出现破伤风或其可疑症状时,应在进行外科处理及其他疗法的同时,及时使用抗毒素治疗。开放性外伤(特别是创口深、污染严重者)有感染破伤风的危险时,应及时注射抗毒素进行紧急预防。

(1)当伤口较小、表浅、清洁、无异物或坏死组织时,若无免疫、免疫不全、免疫史不清或加强免疫超过10年,应注射一针破伤风类毒素,接受或完成全程免疫接种或加强免疫;若全程免疫和加强免疫未超过10年,原则上可以不再给予免疫预防用药。

(2)当伤口较大、深、污染不洁、有大量异物或坏死组织或未彻底清创伤口时,若未免疫或免疫不足或末次加强免疫已超过10年,应加强注射一针破伤风类毒素,同时在对侧部位注射破伤风抗毒素(破伤风免疫球蛋白);若末次加强免疫时间在10年内,加强注射一针破伤风类毒素。

【药理】 本品含有特异性抗体[包括特异性IgG及F(ab')2],具有中和破伤风毒素的作用,用于破伤风梭菌感染的治疗和被动免疫预防。作预防注射是使可疑感染者及时、快速地获得保护水平的抗体,从而起到预防作用,但其效果维持时间不长。为避免使个体受到异体蛋白的致敏或可能引发过敏反应(5%～10%),此种应急预防措施不能用以代替常规的破伤风疫苗免疫。

【不良反应】 (1)过敏性休克　可在注射中或注射后数分钟至数十分钟内突然发生。患者突然表现沉郁或烦躁、全身皮肤瘙痒、潮红、荨麻疹、血管性水肿、哮喘、喉头水肿、呼吸困难、窒息、血压下降、心律失常、意识丧失、严重者如不及时抢救可以迅速死亡。治疗的关键是迅速缓解呼吸道阻塞和循环衰竭,并首选肌内注射肾上腺素,同时根据病情辅以输液、吸氧,使用升压药物维持血压及抗过敏药物等。

(2)血清病　多在患者治疗过程1～2周内发病,成延缓型,少数可在4天内发生,称加速型。主要症状为广泛性淋巴结肿、皮疹(多数为荨麻疹)、可伴有低热、关节痛及脾肿大等,注射部位可出现红斑、瘙痒及水肿。此外,血检可见中性粒细胞增多和红细胞沉降率加快,常有一过性蛋白尿,个别人有血尿,严重的可发生血管性水肿或器官水肿。多数病例可自愈,严重时可使用钙剂或抗组胺药物等对症治疗,必要时应用肾上腺皮质激素。

(3)发热反应　主要是抗血清中的非特异性物质和致热原引起的,一般出现于注射后1小时至几小时,少数在5～6小时发生,以中等热度偏多,亦可见高热。退热较快,大多注射当天即可退去,一般不须特殊处理。

【注意事项】 (1)液体或冻干注射剂复溶后如浑浊,有摇不散的沉淀、异物或瓶壁有裂纹,标签不清或超过有效期者均不可使用。

(2)开瓶后应一次用完,如剩余均应废弃。

(3)每次注射时须保存详细记录,包括姓名、性别、年龄、住址、注射次数、上次注射后的反应情况、本次过敏试验结果及注射后反应情况、所用抗毒素的生产单位名称及批号等。

(4)注射器及注射部位须经严格消毒。同时注射疫苗时，注射器须分开。

(5)注射前须详细询问既往过敏史。凡曾患有支气管哮喘、枯草热、湿疹或血管神经性水肿等病史，或对某种物质过敏，或过去注射过马血清制剂者，均须特别提防过敏反应的发生。

(6)患者注射抗毒素后，须观察至少 30 分钟方可离开。

【给药说明】 本品系源自动物血清蛋白，给药时应特别注意防止过敏反应。注射前必须先做过敏试验，阴性者方可按【用法与用量】给药，阳性者必须采用脱敏注射法。

(1)过敏试验　用氯化钠注射液将抗血清稀释 10 倍(0.1 ml 血清加 0.9 ml 氯化钠注射液，混匀)，在前臂掌侧皮内注射 0.05～0.1 ml，观察 30 分钟，注射部位无明显反应或皮丘小于 1 cm、红晕小于 2 cm，同时无其他不适反应，即为阴性。即使为阴性，也应先注射 0.3 ml 原液，观察 30 分钟无反应，可全量注射本品。如注射局部出现皮丘≥1 cm、红晕≥2 cm，特别是形似伪足或有痒感者，为弱阳性反应，必须用脱敏法进行注射。如注射局部皮丘≥1.5 cm，或除局部反应外，并伴有全身症状，如荨麻疹、鼻咽刺痒、喷嚏等，为强阳性反应，则建议改用破伤风人免疫球蛋白；如不能实施，必须使用本品时，则必须采用脱敏注射，并做好一切准备，一旦发生过敏休克，立即抢救。

(2)脱敏注射法　在一般情况下，可用氯化钠注射液将抗血清稀释 10 倍，分小量数次做皮下注射，每次注射后观察 20～30 分钟。第 1 次可注射 0.2 ml，观察无紫绀、气喘或显著呼吸短促、脉搏加速时，即可注射第 2 次 0.4 ml，如仍无反应可第 3 次注射 0.8 ml，若仍无反应，则可将全量作缓慢地皮下或肌内注射。

(3)无过敏史或过敏反应阴性者，也并非没有发生过敏休克的可能。为慎重起见，可先用小剂量作皮下注射，观察 30 分钟，无异常反应，再将全量注射于皮下或肌内。

【用法与用量】 (1)预防用　皮下或肌内注射，一次 1500～3000 IU，伤势严重者可增加用量 1～2 倍。经 5～6 日，如破伤风感染危险未消除，应重复注射。皮下注射应在上臂外侧三角肌下缘附着处，同时注射疫苗时注射部位须分开。肌内注射应在上臂三角肌处或臀部。

(2)治疗用　肌内注射或静脉注射，第 1 次肌内或静脉注射 50000～200000 IU，以后视病情决定注射剂量与间隔时间，同时还可将适量的抗毒素注射于伤口周围的组织中。只有经过皮下或肌内注射未发生异常反应者方可作静脉注射。静脉注射应缓慢，开始每分钟不超过 1 ml，以后每分钟亦不宜超过 4 ml。一次静脉注射不应超过 40 ml，亦可将抗毒素加入葡萄糖注射液、氯化钠注射液等溶液中静脉滴注。静脉注射前应将容器置温水浴中加温至接近体温，注射中如发现异常反应，应立即停止。

【儿科用法与用量】 (1)预防　每次 1500～3000 IU，创面污染严重者可加倍，5～6 日后可重复。

(2)治疗　1 万～2 万 IU，分 1～2 次皮下注射或肌内注射新生儿破伤风，24 小时内分次或 1 次肌内或静脉注射20000～100000 IU。

【儿科注意事项】 (1)只有经过皮下或肌内注射未发生异常反应者方可作静脉注射。

(2)一次静脉注射不应超过 40 ml，在儿童不宜超过 0.8 ml/kg。

【制剂与规格】 破伤风抗毒素注射液：(1)预防用：0.75 ml：1500 IU；(2)治疗用：2.5 ml：10000 IU。

多价气性坏疽抗毒素[药典(三)；医保(甲)]

Gas-gangrene Antitoxin(Mixed)

【适应证】 本品用于预防和治疗气性坏疽。当受严重外伤，认为有发生气性坏疽危险或不能及时进行外科处理，应及时注射本品预防。一旦病症出现，要尽快使用大量抗毒素进行治疗。

【药理】 本品含有特异性抗体[包括特异性 IgG 及 F(ab')2]，具有中和相应气性坏疽毒素的作用，用于产气荚膜、水肿、败毒、溶组织等梭菌感染的治疗和被动免疫预防。可使可疑感染者及时、快速获得保护水平的抗体，起到预防作用，但其效果维持时间短，且可能引发过敏反应(5%～10%)，因此应急预防措施不能用作常规的免疫预防。

【不良反应】 (1)过敏性休克　可在注射中或注射后数分钟至数十分钟内突然发生。患者突然表现沉郁或烦躁、全身皮肤瘙痒、潮红、荨麻疹、血管性水肿、哮喘、喉头水肿、呼吸困难、窒息、血压下降、心律失常、意识丧失、严重者如不及时抢救可以迅速死亡。治疗的关键是迅速缓解呼吸道阻塞和循环衰竭，并首选肌内注射肾上腺素，同时根据病情辅以输液、吸氧，使用升压药物维持血压及抗过敏药物等。

(2)血清病　多在患者治疗过程 1～2 周内发病，成延缓型，少数可在 4 天内发生，称加速型。主要症状为广泛性淋巴结肿、皮疹(多数为荨麻疹)、可伴有低热、关节痛及脾肿大等,注射部位可出现红斑、瘙痒及水肿。此外,血检可见中性粒细胞增多和红细胞沉降率加快,常有一过性蛋白尿,个别人有血尿,严重的可发生血管性水肿或器官水肿。多数病例可自愈,严重时可使用钙剂或抗组胺药物等对症治疗,必要时应用肾上腺皮质激素。

【注意事项】 (1)液体或冻干注射剂复溶后应充分摇匀,如浑浊,有摇不散的沉淀、异物或瓶壁有裂纹,标签不清或超过有效期者均不可使用。

(2)开瓶后立即使用,如剩余均应废弃。冻干制品应按标签标示量加入灭菌注射用水,轻摇使完全溶解。

(3)注射前须详细询问既往过敏史(或病史)。凡曾患有支气管哮喘、枯草热、湿疹或血管神经性水肿等病史,或对某种物质过敏,或过去注射过马血清制剂者,均须特别提防过敏反应的发生。

(4)每次注射时应详细记录,包括姓名、性别、年龄、住址、注射次数、上次注射后的反应情况、本次过敏试验结果及注射后反应情况、所用抗毒素的生产单位名称及批号等。

(5)如需同时注射类毒素,应在不同侧的部位注射,注射器必须分开。

(6)注射抗毒素后,应观察至少 30 分钟。

【给药说明】 本品系源自动物血清蛋白,给药时应特别注意防止过敏反应。注射前必须先做过敏试验,阴性者方可按【用法与用量】给药,阳性者必须采用脱敏注射法。

(1)过敏试验　用氯化钠注射液将抗血清稀释 10 倍(0.1 ml 血清加 0.9 ml 氯化钠注射液,混匀),在前臂掌侧皮内注射 0.05～0.1 ml,观察 30 分钟,注射部位无明显反应或皮丘小于 1 cm、红晕小于 2 cm,同时无其他不适反应,即为阴性。即使为阴性,也应先注射 0.3 ml 原液,观察 30 分钟无反应,可全量注射本品。如注射局部出现皮丘≥1 cm、红晕≥2 cm,特别是形似伪足或有痒感者,为弱阳性反应,必须用脱敏法进行注射。如注射局部皮丘≥1.5 cm,或除局部反应外,并伴有全身症状,如荨麻疹、鼻咽刺痒、喷嚏等,为强阳性反应,应尽量避免使用抗毒素。必须使用本品时,则必须采用脱敏注射,并做好一切准备,一旦发生过敏休克,立即抢救。

(2)脱敏注射法　在一般情况下,可用氯化钠注射液将抗毒素稀释 10 倍,分小量数次作皮下注射,每次注射后观察 30 分钟。第 1 次可注射 0.2 ml,观察无紫绀、气喘或显著呼吸短促、脉搏加速时,即可注射第 2 次 0.4 ml,如仍无反应则可注射第 3 次 0.8 ml,如仍无反应即可将瓶中未稀释的抗毒素全量作缓慢地肌内注射。

(3)无过敏史或过敏试验阴性者,也并非没有发生过敏休克的可能。为慎重起见,可先用小剂量作皮下注射,观察 30 分钟,无异常反应,再将全量注射于皮下或肌内。

【用法与用量】 (1)预防用　皮下或肌内注射,一次 10000 IU 左右。在紧急情况下,可增加用量,亦可采用静脉注射。伤口感染危险未消除者,可每隔 5～6 天注射一次。皮下注射应在上臂外侧三角肌下缘附着处,肌内注射应在上臂三角肌处或臀部。

(2)治疗用　肌内注射或静脉注射,第 1 次肌内或静脉注射 30000～50000 IU,同时还可将适量的抗毒素注射于伤口周围的组织中。以后可根据病情,经适当的间隔时间(如 4～6 或 24～48 小时)反复注射。病情开始好转后,可酌情减量(如减半)或延长间隔时间(例如 24～48 小时)直至确认无需继续注射为止。只有经过皮下或肌内注射未发生异常反应者方可作静脉注射。静脉注射应缓慢,开始每分钟不超过 1 ml,以后每分钟亦不宜超过 4 ml。一次静脉注射不应超过 40 ml,亦可将抗毒素加入葡萄糖注射液、氯化钠注射液等溶液中静脉滴注。静脉注射前应将安瓿在温水中加温至接近体温,注射中如发现异常反应,应立即停止。

【儿科用法与用量】 一次静脉注射儿童不宜超 0.8 ml/kg。

【制剂与规格】 多价气性坏疽抗毒素注射液:5.0 ml:5000 IU。

抗蛇毒血清

Snake Antivenins

【适应证】 用于毒蛇咬伤中毒。

【药理】 抗蛇毒血清是用某种蛇毒或经减毒处理的蛇毒免疫马,使其产生相应的抗体,采集含有抗体的血清或血浆精制而成。抗蛇毒血清可中和相应的蛇毒,是一种特异性被动免疫反应。

【不良反应】 因马血清为异体蛋白,故可发生过敏反应,即刻表现为胸闷、气短、恶心、呕吐、腹痛、抽搐及血压下降,迟发表现为发热、皮疹、荨麻疹等。

【注意事项】 (1)使用前应询问马血清制品注射史和过敏史,并做皮肤过敏试验。过敏试验法:取本品 0.1 ml 加氯化钠溶液 1.9 ml,在前臂掌侧皮内注射 0.1 ml,经 20～30 分钟判定结果。可疑阳性者,预先注射扑尔敏 10 mg(儿童酌减),15分钟再注射本品。

(2)皮肤试验阴性者,可缓慢静脉注射抗蛇毒血清,但不排除发生严重过敏反应的可能性。如注射过程中发生过敏反应,立即停止注射,并按过敏反应处理原则治疗,如注射肾上腺素、输液、静脉滴注地塞米松 5 mg(或氢化可的松 100 mg)等。

(3)皮肤过敏试验阳性者,应权衡利弊,作风险与效益分析。对严重毒蛇咬伤中毒、有生命危险者,可作脱敏注射法。脱敏注射法:抗蛇毒血清以氯化钠注射液稀释20倍,分次皮下注射,每次观察20～30分钟;第一次注射0.4 ml,如无反应酌情增量,3次以上无反应,即可静脉、肌内或皮下注射。注射前应使本品的温度接近体温,缓慢注射,开始每分钟不超过1 ml,以后不超过4 ml。注射时如反应异常,应立即停止,及时处理。

(4)毒蛇咬伤时,应立即作局部处理、服用中成药(蛇药)及对症治疗。

(5)静脉给药前,应做好抗过敏反应的准备。注射过程中,应严密监护患者,有过敏反应立即停止,及时处理。

【给药说明】 (1)本品一般不作首选药物,症状不发展的蛇咬伤不需注射抗蛇毒血清。但亦应根据症状及时作出判断,争取早期注射,最好在4小时之内静脉给药。

(2)应详细了解咬伤的毒蛇种类,用单价抗蛇毒血清治疗。如为未知的毒蛇咬伤,则给予多价抗蛇毒血清。

【用法与用量】 稀释后静脉注射或静脉滴注,也可肌内注射或皮下注射。用量根据被咬伤者受毒量及血清效价而定。

抗蝮蛇毒血清[药典(三)]

Agkistrodon Halys Antivenin

【适应证】 用于蝮蛇、竹叶青蛇、龟壳花蛇等蝮蛇科毒蛇咬伤。

【药理】【不良反应】【注意事项】【给药说明】 参阅“抗蛇毒血清”。

【用法与用量】 静脉注射。临用前,将本品6000～16000 U用氯化钠注射液或25%葡萄糖注射液20～40 ml稀释后缓慢静脉注射,注射速度每分钟4 ml。成人常用量一次6000～12000 U。

【儿科用法与用量】 与成人相同,不应减少。

【制剂与规格】 抗蝮蛇毒血清注射液:10 ml:6000 U。

冻干蝮蛇毒血清:6000U。

抗五步蛇毒血清[药典(三)]

Agkistrodon Acutus Antivenin

【适应证】 用于五步蛇及蝮蛇科的其他毒蛇咬伤。

【药理】【不良反应】【注意事项】【给药说明】 参阅“抗蛇毒血清”。

【用法与用量】 静脉注射。临用前,将本品4000～8000 U用氯化钠注射液40～80 ml稀释后缓慢静脉注射,注射速度每分钟4 ml。成人常用量一次4000～8000 U。

【儿科用法与用量】 与成人相同。

【制剂与规格】 抗五步蛇毒血清注射液:10 ml:2000 U。

冻干五步蛇毒血清:2000 U。

抗银环蛇毒血清[药典(三)]

Bungarus Multicinctus Antivenin

【适应证】 用于银环蛇咬伤。

【药理】【不良反应】【注意事项】【给药说明】 参阅“抗蛇毒血清”。

【用法与用量】 静脉注射。临用前,将本品10000 U用氯化钠注射液20～40 ml稀释后缓慢静脉注射。成人常用量一次10000 U。

【儿科用法与用量】 与成人相同。

【制剂与规格】 抗银环蛇毒血清注射液:10 ml:10000 U。

冻干银环蛇毒血清:10000 U。

抗眼镜蛇毒血清[药典(三)]

Naja Naja(atra)Snake Antivenin

【适应证】 用于眼镜蛇咬伤。

【药理】【不良反应】【注意事项】【给药说明】 参阅“抗蛇毒血清”。

【用法与用量】 缓慢静脉注射。成人常用量一次2500～10000 U。

【儿科用法与用量】 与成人相同。

【制剂与规格】 抗眼镜蛇毒血清注射液:10 ml:1000 U。

冻干眼镜蛇毒血清:1000 U。

抗炭疽血清[药典(三);医保(甲、乙)]

Anthrax Antiserum

【适应证】 用于预防和治疗炭疽。

【药理】 本品含有特异性抗体[含特异性 IgG 及 F(ab′)2],具有中和炭疽杆菌的作用,用于炭疽病的治疗和被动免疫预防。预防注射是使有炭疽感染危险者及时、快速地获得保护水平的抗体,从而起到预防作用,但其效果维持时间不长且可能引发过敏反应(5%～10%),此种应急预防措施不能用以代替常规的炭疽疫苗免疫。

【不良反应】 (1)过敏性休克　可在注射中或注射后数分钟至数十分钟内突然发生。患者突然表现沉郁或烦躁、全身皮肤瘙痒、潮红、荨麻疹、血管性水肿、哮喘、喉头水肿、呼吸困难、窒息、血压下降、心律失常、意识丧失、严重者如不及时抢救可以迅速死亡。治疗的关键是迅速缓解呼吸道阻塞和循环衰竭,并首选肌内注射肾上腺素,同时根据病情辅以输液、吸氧,使用升压药物维持血压及抗过敏药物等。

(2)血清病　多在患者治疗过程 1～2 周内发病,成延缓型,少数可在 4 天内发生,称加速型。主要症状为广泛性淋巴结肿、皮疹(多数为荨麻疹)、可伴有低热、关节痛及脾肿大等,注射部位可出现红斑、瘙痒及水肿。此外,血检可见中性粒细胞增多和红细胞沉降率加快,常有一过性蛋白尿,个别人有血尿,严重的可发生血管性水肿或器官水肿。多数病例可自愈,严重时可使用钙剂或抗组胺药物等对症治疗,必要时应用肾上腺皮质激素。

【注意事项】 (1)液体如浑浊,有摇不散的沉淀、异物或瓶壁有裂纹,标签不清或超过有效期者均不可使用。

(2)开瓶后立即使用,如剩余均应废弃。

(3)注射前须详细询问既往过敏史(或病史)。凡曾患有支气管哮喘、枯草热、湿疹或血管神经性水肿等病史,或对某种物质过敏,或过去注射过马血清制剂者,均须特别提防过敏反应的发生。

(4)每次注射时应详细记录,包括姓名、性别、年龄、住址、注射次数、上次注射后的反应情况、本次过敏试验结果及注射后反应情况、所用抗毒素的生产单位名称及批号等。

(5)注射血清后,应观察至少 30 分钟。

【给药说明】 本品系源自动物血清蛋白,给药时应特别注意防止过敏反应。注射前必须先做过敏试验,阴性者方可按【用法与用量】给药,阳性者必须采用脱敏注射法。

(1)过敏试验　用氯化钠注射液将血清稀释 20 倍(0.1 ml 血清加 1.9 ml 氯化钠注射液),在前臂掌侧皮内注射 0.05～0.1 ml,观察 30 分钟,注射部位无明显反应或皮丘小于 1 cm、红晕小于 2 cm,同时无其他不适反应,即为阴性。即使为阴性,也应先注射 0.3 ml 原液,观察 30 分钟无反应,可全量注射本品。如注射局部出现皮丘≥1 cm、红晕≥2 cm,特别是形似伪足或有痒感者,为弱阳性反应,必须用脱敏法进行注射。如注射局部皮丘≥1.5 cm,或除局部反应外,并伴有全身症状,如荨麻疹、鼻咽刺痒、喷嚏等,为强阳性反应,应尽量避免使用抗毒素。必须使用本品时,则必须采用脱敏注射,并做好一切准备,一旦发生过敏休克,立即抢救。

(2)脱敏注射法　一般情况下,可用氯化钠注射液将抗毒素稀释 10 倍,分小量数次作皮下注射,每次注射后观察 30 分钟。第 1 次可注射 0.2 ml,观察无紫绀、气喘或显著呼吸短促、脉搏加速时,即可注射第 2 次 0.4 ml,如仍无反应则可注射第 3 次 0.8 ml,如仍无反应即可将瓶中未稀释的抗毒素全量作缓慢地肌内注射。

(3)无过敏史或过敏试验阴性者,也并非没有发生过敏休克的可能。为慎重起见,可先用小剂量作皮下注射,观察 30 分钟,无异常反应,再将全量注射于皮下或肌内。

【用法与用量】 (1)预防用　皮下或肌内注射,一次 20 ml;皮下注射应在上臂外侧三角肌下缘附着处,肌内注射应在上臂三角肌处或臀部。

(2)治疗用　根据病情肌内注射或静脉注射。早期应给予大剂量,第 1 天注射 20～30 ml。只有经过皮下或肌内注射未发生异常反应者,方可作静脉注射(静脉注射应缓慢,开始每分钟不超过 1 ml,以后每分钟亦不宜超过 4 ml。一次静脉注射不应超过 40 ml,儿童每 1 kg 体重不宜超过 0.8 ml,亦可将抗毒素加入葡萄糖注射液、氯化钠注射液等溶液中静脉滴注)。待体温恢复正常,水肿消退后,临床医生可根据病情给予维持量。注射中如发现异常反应,应立即停止。

【制剂与规格】 抗炭疽血清注射液:20 ml。

抗狂犬病血清[药典(三);基;医保(甲、乙)]

Rabies Antiserum

【适应证】 与人用狂犬病疫苗联合使用,用于对被可疑疯动物严重咬伤(Ⅲ级暴露)的患者进行预防注射。被可疑疯动物咬伤后注射愈早愈好。咬伤后 7 日之内注射本品仍然有效。

【药理】 本品含有特异性抗体[包括特异性 IgG 及 F(ab′)$_2$],具有中和狂犬病毒的作用,用于狂犬病的被动免疫预防。伤口局部注射本品可快速、及时中和污染伤口内的病毒,从而降低发生狂犬病的风险。同时,可使可疑感染者及时、快速地获得保护水平的抗体,从而起到预防作用,但本品效果维持时间不长,故应在使用同时联合应用人用狂犬病疫苗,以获得持久性免疫。

对已有狂犬病症状的患者,注射本品无效。

【不良反应】 (1)过敏性休克 可在注射中或注射后数分钟至数十分钟内突然发生。患者突然表现沉郁或烦躁、全身皮肤瘙痒、潮红、荨麻疹、血管性水肿、哮喘、喉头水肿、呼吸困难、窒息、血压下降、心律失常、意识丧失、严重者如不及时抢救可以迅速死亡。治疗的关键是迅速缓解呼吸道阻塞和循环衰竭,并首选肌内注射肾上腺素,同时根据病情辅以输液、吸氧,使用升压药物维持血压及抗过敏药物等。

(2)血清病 多在患者治疗过程 1～2 周内发病,成延缓型,少数可在 4 天内发生,称加速型。主要症状为广泛性淋巴结肿、皮疹(多数为荨麻疹)、可伴有低热、关节痛及脾肿大等,注射部位可出现红斑、瘙痒及水肿。此外,血检可见中性粒细胞增多和红细胞沉降率加快,常有一过性蛋白尿,个别人有血尿,严重的可发生血管性水肿或器官水肿。多数病例可自愈,严重时可使用钙剂或抗组胺药物等对症治疗,必要时应用肾上腺皮质激素。

(3)发热反应 主要是抗血清中的非特异性物质和致热原引起的,一般出现于注射后 1 小时至几小时,少数在 5～6 小时发生,以中等热度偏多,亦可见高热。退热较快,大多注射当天即可退去,一般不须特殊处理。

【注意事项】 (1)注射液体或冻干注射剂复溶后如浑浊,有摇不散的沉淀、异物或瓶壁有裂纹,标签不清或过期失效均不可使用。

(2)开瓶后应一次用完。

(3)每次注射应保存详细记录,包括姓名、性别、年龄、住址、注射次数、上次注射后反应情况、本次过敏试验结果及注射后反应情况、所用血清的生产单位名称及批号等。

(4)注射前须详细询问既往过敏史,凡曾有支气管哮喘、枯草热、湿疹或血管神经性水肿等病史,或对某种物质过敏,或过去曾注射过马血清制剂者,均须特别提防过敏反应的发生。

(5)同时注射人用狂犬病疫苗时,注射器械及注射部位须分开。

(6)已单独应用人用狂犬病疫苗者,如未能及时给予抗狂犬病血清,在 7 天内仍应注射。

(7)患者注射本品后,须观察至少 30 分钟方可离开。

【给药说明】 本品系源自动物血清蛋白,给药时应特别注意防止过敏反应。注射前必须先做过敏试验,阴性者方可按【用法与用量】给药,阳性者必须采用脱敏注射法。

(1)过敏试验 用氯化钠注射液将抗血清稀释 10 倍(0.1 ml 血清加 0.9 ml 氯化钠注射液,混匀),在前臂掌侧皮内注射 0.05～0.1 ml,观察 30 分钟,注射部位无明显反应或皮丘小于 1 cm、红晕小于 2 cm,同时无其他不适反应,即为阴性。即使为阴性,也应先注射 0.3 ml 原液,观察 30 分钟无反应,可全量注射本品。如注射局部出现皮丘≥1 cm、红晕≥2 cm,特别是形似伪足或有痒感者,为弱阳性反应,必须用脱敏法进行注射。如注射局部皮丘≥1.5 cm,或除局部反应外,并伴有全身症状,如荨麻疹、鼻咽刺痒、喷嚏等,为强阳性反应,则建议改用狂犬病免疫球蛋白;如不能实施,必须使用本品时,则必须采用脱敏注射,并做好一切准备,一旦发生过敏休克,立即抢救。

(2)脱敏注射法 在一般情况下,可用氯化钠注射液将抗血清稀释 10 倍,分小量数次做皮下注射,每次注射后观察 20～30 分钟。第 1 次可注射 1 ml,观察无紫绀、气喘或显著呼吸短促、脉搏加速时,即可注射第 2 次 2 ml,如注射量达到 4 ml 仍无反应,则可将全量作缓慢地皮下或肌内注射。

(3)无过敏史或过敏反应阴性者,也并非没有发生过敏休克的可能。为慎重起见,可先用小剂量作皮下注射,观察 30 分钟,无异常反应,再将全量注射于皮下或肌内。

【用法与用量】 首先对受伤部位进行处理,应用肥皂水、灭菌注射用水或清水彻底冲洗伤口(至少 15 分钟)。将本品尽可能全部用于伤口周围的浸润注射;如难以达到上述要求,可将剩余血清注射于伤口远处肌肉(当伤口在头面部、上肢及胸部以上躯干时,可将剩余部分注射于伤口同侧背部肌肉内如斜方肌;当伤口在下肢及胸部以下躯干时,剩余部分注射于伤口的同侧大腿外侧肌群)。

注射总剂量按体重计算,每千克体重注射 40 IU。可同时注射狂犬病疫苗,但注射部位须分开。

【制剂与规格】 抗狂犬病血清注射液:(1)2.0 ml:

400 IU;(2)5.0 ml : 1000 IU。

肉毒抗毒素[药典(三);医保(甲)]

Botulinum Antitoxins

【适应证】 用于应急预防及治疗肉毒中毒。凡已出现肉毒中毒症状者,应尽快使用本抗毒素进行治疗。对可疑中毒者亦应尽早使用本抗毒素进行预防。在一般情况下,人的肉毒中毒多为A型、B型或E型,中毒的毒素型别尚未得到确定之前,可同时使用2个型,甚至3个型的抗毒素。

【药理作用】 本品主要为经胃酶消化后的马肉毒(A型、B型、C型、D型、E型或F型)免疫球蛋白,含有特异性抗体,具有中和相应型肉毒毒素的作用,可用于A、B、C、D、E、F型肉毒中毒的预防和治疗。

【不良反应】 可能发生罕见的过敏性休克。

(1)过敏性休克　可在注射中或注射后数分钟至数十分钟内突然发生。患者突然表现沉郁或烦躁、脸色苍白或潮红、胸闷或气喘、出冷汗、恶心或腹痛、脉搏细速、血压下降、重者神志昏迷虚脱,如不及时抢救可以迅速死亡。轻者注射肾上腺素后即可缓解;重者需输液输氧,使用升压药维持血压,并使用抗过敏药物及肾上腺皮质激素等进行抢救。

(2)血清病　主要症状为荨麻疹、发热、淋巴结肿大、局部浮肿,偶有蛋白尿、呕吐、关节痛,注射部位可出现红斑、瘙痒及水肿。一般系在注射后7～14天发病,称为延缓型。亦有在注射后2～4天发病,称为加速型。对血清病应对症治疗,可使用钙剂或抗组织胺药物,一般数日至十数日即可痊愈。

【注意事项】 (1)本品为液体制品。制品浑浊、有摇不散的沉淀、异物或安瓿有裂纹、标签不清,过期失效者均不能使用。安瓿打开后应一次用完。

(2)每次注射须保存详细记录,包括姓名、性别、年龄、住址、注射次数、上次注射后的反应情况、本次过敏试验结果及注射后反应情况、所用抗毒素的生产单位名称及批号等。

(3)注射器专用,同时注射类毒素时,注射器须分开。

(4)注射前必须做过敏试验并详细询问既往过敏史,过敏试验为阳性反应者慎用。凡本人及其直系亲属曾有支气管哮喘、枯草热、湿疹或血管神经性水肿等病史,或对某种物质过敏,或本人过去曾注射马血清制剂者,均须特别提防过敏反应的发生。①过敏试验:用氯化钠注射液将抗毒素稀释10倍(0.1 ml抗毒素加0.9 ml氯化钠注射液),在前臂掌侧皮内注射0.05 ml,观察30分钟。注射部位无明显反应者,即为阴性,可在严密观察下直接注射抗毒素。如注射部位出现皮丘增大、红肿、浸润,特别是形似伪足或有痒感者,为阳性反应,必须用脱敏法进行注射。如注射局部反应特别严重或伴有全身症状,如荨麻疹、鼻咽刺痒、喷嚏等,则为强阳性反应,应避免使用抗毒素。如必须使用时,则应采用脱敏注射,并做好抢救准备,一旦发生过敏休克,立即抢救。无过敏史者或过敏反应阴性者,也并非没有发生过敏性休克的可能。为慎重起见,可先注射小量于皮下进行试验,观察30分钟,无异常反应,再将全量注射于皮下或肌内。②脱敏注射法:在一般情况下,可用氯化钠注射液将抗毒素稀释10倍,分小量数次作皮下注射,每次注射后观察30分钟。第1次可注射10倍稀释的抗毒素0.2 ml,观察无紫绀、气喘或显著呼吸短促、脉搏加速时,即可注射第2次0.4 ml,如仍无反应则可注射第3次0.8 ml,如仍无反应即可将安瓿中未稀释的抗毒素全量作皮下或肌内注射。有过敏史或过敏试验强阳性者,应将第1次注射量和以后的递增量适当减少,分多次注射,以免发生剧烈反应。

(5)患者注射抗毒素后,须观察30分钟后,方可离开。

【用法与用量】 皮下注射,上臂三角肌附着处;肌内注射,上臂三角肌中部或臀大肌外上部。同时注射类毒素时,注射部位须分开。只有经过皮下或肌内注射未发生异常反应者方可作静脉注射。静脉注射应缓慢,开始每分钟不超过1 ml,以后每分钟不宜超过4 ml。一次静脉注射不应超过40 ml,亦可将抗毒素加入葡萄糖注射液、氯化钠注射液中静脉滴注。静脉注射前将安瓿在温水中加热至接近体温,注射中发生异常反应,应立即停止。

(1)预防　皮下注射或肌内注射,一次1000～20000 U(指1个型)。若情况紧急,亦可酌情增量或采用静脉注射。

(2)治疗　肌内注射或静脉滴注,第一次注射10000～20000 U(指1个型),以后视病情决定,可每隔约12小时注射1次。只要病情开始好转或停止发展,即可酌情减量(例如减半)或延长间隔时间。

【儿科用法与用量】 一次静脉注射在儿童不应超过0.8 ml/kg。

【制剂与规格】 肉毒抗毒素注射液(冻干肉毒抗毒素):(1)A型,4.0 ml : 10000 IU;(2)B型,2.0 ml : 5000 IU;(3)C型,7.0 ml : 5000 IU;(4)D型,2.0 ml : 5000 IU;(5)E型,4.0 ml : 5000 IU;(6)F型,7.0 ml : 5000 IU。

第二节　细菌类制剂

短棒杆菌

Corynebacterium Parvum

【适应证】 用于恶性黑色素瘤、乳腺癌、肺癌。腔内注射用于癌性胸水、腹水。对银屑病、再生障碍性贫血、女阴白斑、感染性哮喘等也有一定疗效。

【药理】 本品为短棒杆菌的死菌悬液，是一种非特异性免疫增强药。其作用机制尚不清楚，可能主要通过激活巨噬细胞，使其吞噬活性加强，亦可能刺激B细胞增生，促进高效价IgM、IgG抗体的合成。

【不良反应】 注射局部常有肿痛、硬结，持续约两周，有时出现一过性发热。胸腔注射可有一过性反应加重及发热，可对症处理。较少见的不良反应有：恶心、呕吐、血压升高、头痛、嗜睡、呼吸困难、肝功能障碍、白细胞减少、血小板减少性紫癜。

【注意事项】 用药后体温高于39℃时，可给解热剂或物理降温。必要时给予输液或其他支持治疗。在静脉滴注本品前可给予氢化可的松100 mg，以减轻不良反应。

【给药说明】 (1)皮内、皮下或肌内注射。腔内注射以氯化钠注射液进行适当稀释。

(2)肌内、腔内及多点注射可酌情增量，最多4.0 ml(皮下不宜超过2.0 ml)。

【用法与用量】 (1)皮内注射　最好注射在淋巴结引流区内，每点0.5 ml，共8点，后可增加到12点，两点相距1～2 cm，每周1～2次。

(2)皮下注射或肌内注射　一般选择三角肌处注射，一次3.5～4 ml，一周2次。注射前加等量的2%盐酸利多卡因注射液以减轻疼痛。

(3)静脉滴注　一次4～10 ml，加入250～500 ml氯化钠注射液或5%葡萄糖注射液中，1～4小时内滴完。

(4)瘤内或瘤周注射　一般采用多点注射以减轻局部反应。初次注射0.5～1.0 ml，以后可酌情逐次增加0.5 ml，直至2 ml。一般注射4～5次，即可达到治疗目的。

(5)外用　女阴白斑等可在患部涂抹，一次1.0～2.0 ml，一日1次；如症状减轻，可根据需要，延长用药间隔。

【制剂与规格】 短棒杆菌注射液：(1)1 ml(含6.0×10^{9}个菌)；(2)2 ml(含1.2×10^{10}个菌)。

治疗用布氏菌

Brucella Vaccine for Therapeutic Use

【适应证】 用于亚急性布氏菌病以及慢性布氏菌病的治疗。

【药理】 治疗用布氏菌系弱毒牛型或羊型布氏菌经加热杀菌后，再用灭菌0.9%氯化钠注射液稀释制成。成品浓度为每毫升含菌30亿个，用于治疗亚急性布氏菌病以及慢性布氏菌病患者免疫治疗。该制剂可提高机体的细胞免疫与体液免疫功能。通过剂量由小到大，浓度由低到高的注射布氏菌制剂，可提高患者对此类特异性过敏物质的耐受性，进行特异性脱敏，起到治疗作用。

【不良反应】 (1)注射布氏菌制剂后，体温可有升高，有的高达40℃左右，个别人伴有休克样反应。

(2)肌内注射部位可出现脓肿，但要注意避免肌肉坏死。

【禁忌证】 (1)有严重心、肝、肾器质性疾病者、活动性结核、妊娠后期等。

(2)极度衰弱及重症贫血者，免疫功能低下者。

(3)消化道及呼吸系统有反复出血者。

(4)重症布氏菌病患者。

(5)有骨骼损害者，布氏菌病性脊椎炎、骨髓炎、髋关节炎、脓瘘者。

【注意事项】 (1)使用前需用力振摇安瓿使疫苗均匀。凡有摇不散的凝块、异物，安瓿有裂纹，标签不清或过期失效者不得使用。

(2)本品不含防腐剂，安瓿开封后一次用不完应予废弃。

(3)患者应住院治疗。治疗室应备有急救药品。

【给药说明】 (1)特异性脱敏疗法适用于慢性期过敏症状较强者，静脉注射法疗法反应较大，应慎重进行。

(2)根据需要按标明的菌液浓度，用氯化钠注射液进行稀释，可采用静脉注射或肌内注射。

【用法与用量】 (1)肌内注射　注射处以臀部为宜。可在臀部两侧肌内交替注射。每个疗程约为6～10次，第1次可注射含菌1.0×10^{8}，渐次增大，最后可用含菌5.0×10^{9}。间隔2天、3天或5天。如效果不良时，还可考虑加大剂量。

(2)静脉注射　注射部位为肘部正中静脉。每次注射分作两针注入，间隔1.5～2小时。如患者可以耐受，可酌情加大下一次注射剂量。例如：第 1 次 1、2 针剂量均为含菌 3.0×10^4，第 2 次 1、2 针可分别加至含菌 1.0×10^5 和 1.5×10^5。但最后 1、2 针的最大剂量分别不应超过含菌 5.0×10^6 和 1.0×10^7。每个疗程包括数次以至十余次注射不等，每次间隔 3 天、5 天或 7 天。所有剂量及注射间隔应视反应及效果决定。

【制剂与规格】 治疗用布氏菌疫苗：1 ml（含 3.0×10^9 个菌）。

卡介菌多糖、核酸

BCG Polysaccharide and Nucleic Acid

【适应证】 本品系免疫调节剂，主要用于预防和治疗慢性支气管炎、感冒和哮喘。

【药理】 以卡介菌悬液经热酚法提取多糖、核酸配制而成。具有免疫佐剂作用，能增强抗原的免疫原性，加速诱导免疫应答反应。能增强巨噬细胞的吞噬功能，促进白介素（IL-1）生成。促进 T 细胞增殖，增强 T 细胞功能，增强 T 细胞介导的迟发型超敏反应、宿主抗移植物反应等。

【禁忌证】 患急性传染病（如麻疹、百日咳、肺炎等）、急性眼结合膜炎、急性中耳炎及对本品过敏者禁用。

【注意事项】 （1）不应有摇不散的凝块及异物。

（2）安瓿有裂纹或有异物者不可使用。

【用法与用量】 肌内注射，一次 1 ml，一周 2～3 次，3 个月为一疗程。

【制剂与规格】 卡介苗多糖核酸注射液：1 ml（含卡介菌多糖 0.35 mg、核酸不低于 30 μg）。

卡介苗（结核活菌苗）

Bacillus Calmette-Guerin Vaccine（BCG）

【适应证】 （1）用于恶性黑色素瘤，或在膀胱癌、急性白血病、恶性淋巴瘤化疗后作为辅助治疗。

（2）死卡介苗还用于小儿哮喘性支气管炎的治疗、小儿感冒的预防以及成人慢性气管炎的防治。

（3）皮肤划痕接种用于预防结核病。

【药理】 以无毒牛型结核菌悬液制成。具有免疫佐剂作用，能增强抗原的免疫原性，加速诱导免疫应答反应。能增强巨噬细胞的吞噬功能，促进白介素生成。促进 T 细胞增殖，增强 T 细胞功能，增强 T 细胞介导的迟发型超敏反应、宿主抗移植物反应等。也能增强体液免疫反应和天然杀伤细胞（NK）活性。

【不良反应】 （1）皮内接种局部易致红肿，甚至溃疡。

（2）本品瘤内注射、胸腔内注射、膀胱内注射及皮肤划痕均可引起过敏反应，表现为过敏性皮炎、过敏性肺炎、肉芽肿性肝炎及过敏性休克样反应。

（3）腔内注射、瘤内注射还可引起恶寒、发热、盗汗、骨关节痛等全身性反应。

（4）严重免疫功能低下者，可见卡介苗播散性感染。

【注意事项】 （1）皮内注射时避免注射到皮下，否则会引起严重深部脓肿，长期不愈。

（2）活菌苗用时禁止日光曝晒。注射器要专用。

（3）活动性结核病的患者禁用，结核菌素反应强阳性的患者慎用。

（4）制剂应在 2～10 ℃暗处保存。液体菌苗有效期 4～6 周；冻干燥菌苗有效期为 1～2 年。

【用法与用量】 （1）用于肿瘤的辅助治疗 ①皮肤划痕：在四肢皮肤上纵横划痕各 10 条，每条长 5 cm，交叉成为方块，以刺破表皮微微渗血为度，向划痕处置卡介苗 1～2 ml（每毫升含 75 mg 活菌），每周 1～2 次，10～20 次为一疗程。②皮内针刺：用无针注射器作 20 点、40 点或 60 点针刺接种卡介苗于四肢。③瘤内注射：将卡介苗注入肿瘤结节内，多用于恶性黑色素瘤，剂量为卡介苗悬液 0.05～0.15 ml。④口服：每周口服 75～150 mg（最多 200 mg）1～2 次，1 个月后改为每周或 2 周 1 次，第 3 个月后每月 1 次，直至 1 年以上。服用时或将卡介苗置于胶囊中或混于一杯水中一次服下。⑤胸腔内注射：应用于肺癌手术后，在术后 3～5 天由胸腔引流管内注入卡介苗 10^7 活菌。

（2）预防结核 皮内注射法：三角肌处皮肤，用乙醇消毒，待干后注射 0.1 ml。有明显结核病接触史及 1 岁以上的儿童或成年人，必须先做结核菌素试验，阴性者方可接种。接种后 4～8 周才产生免疫力。

【儿科用法与用量】 预防结核 上臂三角肌外侧皮内注射 0.1 ml（5～10 U）。2～3 个月后再做结核菌素试验，阳性的表示接种成功，阴性的应再补种。

【儿科注意事项】 （1）严禁皮下或肌内注射。

（2）结核病、急性传染病、肾炎、心脏病、免疫缺陷症、湿疹或皮肤病或者使用免疫抑制药的患者禁用。

【制剂与规格】 卡介苗口服混悬液 10 mg（1 ml）：10 mg。

卡介苗注射剂（供皮内注射用）：（1）0.5 ml：0.25 mg（含活菌 2.5×10^5 CFU）；（2）1.0 ml：0.5 mg（含活菌 5.0×10^5 CFU）。

卡介苗注射剂(供皮肤划痕用):(1)0.5 ml;(2)1 ml。

卡介苗冻干粉:每支 60 mg 活菌。

A 群链球菌

Group A Streptococcus

【适应证】 本品系抗肿瘤生物反应调节剂。配合手术、放疗或化疗可用于恶性肿瘤的辅助治疗。用于癌性胸水及恶性肿瘤的免疫治疗。

【药理】 A 群链球菌具有直接杀伤肿瘤细胞,激活宿主细胞免疫功能,并可提高 T 细胞和 NK 细胞活性;可能具有减轻化疗药物对骨髓抑制的作用;可调节 T 细胞亚群使 T_3、T_4、及 T_4/T_8 比值上升。

【不良反应】 (1)注射部位可出现不同程度疼痛、红肿硬结、水疱等不良反应。反复注射应注意避开同一部位,疼痛剧烈时可用 0.2%盐酸利多卡因注射液稀释本品。

(2)发热、过敏反应。必要时对症处理,发生过敏反应应及时停药。

(3)食欲缺乏、恶心、呕吐、腹泻等症状。

(4)轻度、暂时性的血红蛋白或红细胞减少,也可能有轻度、暂时性的白细胞增多。

(5)偶有 AKP、ALT、AST 上升现象,若发生此类反应,应采取停药等适当措施。

(6)本品大剂量,长期应用,可能产生类似于溶血性链球菌感染所致的心、肾功能损害。

【禁忌证】 (1)有青霉素过敏史者禁用。

(2)患有心脏病、肾脏病、特别是患过风湿性心脏病者禁用。

(3)本人或其直系亲属有容易产生哮喘、皮疹、荨麻疹等情况者禁用。

【注意事项】 妊娠期妇女,乳母,小儿,有严重心、脑、肾合并症的老年人慎用。

【给药说明】 (1)本品含有青霉素 G 钾盐,注射前应进行皮试。使用时亦应注意观察过敏反应的发生。如发生不适、口内异常感、眩晕、耳鸣及其他休克样症状,应立即停药,并对症治疗。停药 1 周以上者,再使用本品须重新做青霉素皮试,给药剂量仍宜从小剂量开始,慎重用药。

(2)溶解后,应按规定一次用完,不得多次使用。

(3)腔内注射治疗恶性胸水时,应先抽尽胸水。

【用法与用量】 (1)肌内注射或皮下注射　起始剂量为 0.1 mg,逐日递增 0.1 mg,第 5 日增至 0.5 mg,第 6 日起每日均用 0.5 mg;视耐受情况,剂量可增至每日 1.0 mg(一般皮下注射量不宜超过 0.5 ml,充分摇匀后注射)。30 日为一个疗程,根据患者情况,可考虑第二个疗程,一次 0.5～1.0 mg,一周 2～3 次,连续 4 周。

(2)瘤内或肿瘤边缘注射　可先皮下注射,一日 1 次,起始剂量为 0.1 mg,逐日递增 0.1 mg,第 5 天增至 0.5 mg;对体表肿瘤病灶视肿瘤大小和患者情况掌握,瘤内或肿瘤边缘多点注射,一次 1.0～2.0 mg,一周 1 次,视患者耐受情况可适当加大剂量,4 周为一疗程,两次瘤内注射间隔期间应继续皮内、皮下注射,一次 0.5～1.0 mg,一日 1 次。

(3)腔内注射　①胸腔内注射:先皮内或皮下注射,一日 0.1 mg,逐日递增至一日 0.5 mg 后开始同时腔内注射,一次 0.5～1.0 mg,用 10～20 ml0.9%氯化钠注射液将其溶解后注射,一周 1～2 次,4 周为 1 个疗程。腔内注射后应让患者变换体位,以增加药液与病灶接触面积。②浆膜腔内注射:第 1 次 0.1 mg,第 2 次 0.2 mg,第 3 次 0.5 mg,维持量每次 0.5～1.0 mg,用 10～20 ml 氯化钠注射液溶解后注射,一周 2～3 次,2 周为一个疗程。

【制剂与规格】 注射用 A 群链球菌(1KE=0.1 mg 干菌丝 A 群链球菌):(1)0.1 mg(1KE);(2)0.5 mg(5KE);(3)1.0 mg(10KE);(4)2.5 mg(25KE)。

铜绿假单胞菌

Pseudomonas Aeruginosa

【适应证】 恶性肿瘤的辅助治疗,改善机体免疫状况,降低感染的发生。

【药理】 假单胞菌制剂具有双向免疫调节作用。本品可提高荷瘤小鼠巨噬细胞和 NK 细胞活性,维持 T 辅助细胞与 T 抑制细胞比值在正常水平,另外可提高小鼠对铜绿假单胞菌、变形杆菌、肺炎杆菌和大肠杆菌感染致死的存活率。能调整人体体液及细胞免疫的不平衡状态,增加巨噬细胞和 NK 细胞活性,调节白细胞介素-2、干扰素与抗体的协同作用。

【不良反应】 注射后局部有轻度红肿,罕见低热症状。

【禁忌证】 有过敏史或对本品任何成分有过敏反应者禁用。

【注意事项】 (1)存放后可有少量沉淀,但不应有摇不散凝块或异物。

(2)不得与其他药液混合注射。

(3)尚无婴儿使用本品临床资料,需慎用。

【给药说明】 须将冷藏药液恢复至室温并充分摇匀后使用。

【用法与用量】 上臂三角肌皮下注射或局部注射，成人第1次注射0.5 ml,以后一次1 ml,隔日注射1次，30次为一疗程。

【儿科用法与用量】 儿童为成人用药量的1/2,幼儿为成人用药量的1/4,尚无婴儿使用本品的资料。

【制剂与规格】 铜绿假单胞菌注射液(每毫升含菌 1.6×10^9～2.0×10^9):(1)0.5 ml;(2)1 ml。

假单胞菌

Pseudomonas

【适应证】 主要用于治疗恶性胸腔积液。

【药理】 在动物实验中证实假单胞菌对免疫系统有促进作用,使巨噬细胞功能增强,并产生特异性抗体,对动物转移瘤有明显的抑制作用,还可诱导机体产生干扰素及肿瘤坏死因子等。

【不良反应】 本品可出现发热、寒战症状;部分患者胸腔内给药后有胸痛;少数人有轻度消化道反应。

【禁忌证】 (1)对本品任何成分有过敏反应者禁用。

(2)发热38 ℃以上者、心血管患者特别是冠心病患者、过敏体质和肝肾功能明显异常者禁用。

【注意事项】 (1)安瓿在打开前应充分摇匀,不应有凝块或异物,安瓿有破裂不可使用。

(2)为防止发热反应,可同时服用对乙酰氨基酚0.5 g或吲哚美辛25 mg,一日3次;或吲哚美辛栓25～50 mg,6～8小时1次,连续3天;如3天后仍有发热,可视情况继续给退热药物;对发热较高,解热镇痛药物不能完全控制者,可酌情使用皮质激素。

(3)注射部位皮肤红肿、胸痛等不良反应不需要特殊处理可自行消失。

(4)年老体弱者慎用。

【给药说明】 胸腔注射应尽量抽尽胸水后使用本品。

【用法与用量】 胸腔内注射:成人取本品2～4 ml(含 1.2×10^{10}～2.4×10^{10} 个菌)以10～20 ml氯化钠注射液稀释后注射,每周1次,2～3次为1个疗程。注射后使患者平卧,变换体位,使药物与胸膜均匀接触。

【制剂与规格】 假单胞菌注射液:2 ml(含菌体 1.2×10^{10})。

红色诺卡菌细胞壁骨架

Nocadia Rubra Cell Wall Skeleton

【适应证】 用于恶性胸水、腹水的控制,也可用于肺癌、恶性黑色素瘤、膀胱癌、恶性淋巴瘤、晚期胃癌和食管癌的辅助治疗,亦可治疗宫颈糜烂。

【药理】 本品能增强体内巨噬细胞和自然杀伤细胞的免疫活力,具有抑制癌细胞、减少肿瘤复发的功能,能显著地延长肿瘤患者的生存期。该制剂具有抗感染作用。

【不良反应】 (1)部分患者皮下注射后出现局部红肿(轻至中度)。

(2)个别患者注射局部出现溃疡。

(3)个别患者注射后出现轻度和中度发热。必要时给予对症治疗。

【禁忌证】 对本品过敏者禁用。

【注意事项】 (1)使用时应溶解均匀,缓慢注射。

(2)高热患者慎用。

【给药说明】 胸腹水灌注遇剧痛时,可用适量利多卡因缓解。

【用法与用量】 (1)用于肺癌、恶性黑色素瘤、恶性淋巴瘤、晚期胃癌、食管癌患者,手术后辅助治疗 皮下注射,成人一次200～400 μg,一周1次,一个月为1个疗程。停药2周后重复疗程或改为一个月1次。

(2)恶性胸、腹水患者 应预先尽量抽净胸、腹水后使用本品,胸腔内注射1次600 μg(以氯化钠注射液20 ml稀释后注入)。腹腔内注射1次800 μg(以氯化钠注射液50 ml稀释后注入)。胸、腹腔注射均为一周1～2次,共2～4次。

(3)膀胱癌患者手术后使用 膀胱保留灌注,灌注后膀胱内保留2小时后抽出。一次800 μg(以氯化钠注射液50 ml稀释后注入)。一周1次,连续5～6次后改为一个月1次,第2年改为两个月1次。

(4)用于宫颈糜烂患者 除去宫颈表面分泌物后,用2.0 ml氯化钠注射液溶解本品60 μg冻干粉,用药物浸湿无菌带尾绳棉球,置于宫颈糜烂处,24小时后取出。一周2次,共6次。如糜烂面尚未完全消失,可再用一疗程。

【制剂与规格】 注射用红色诺卡菌细胞壁骨架:200 μg。

红色诺卡菌细胞壁骨架搽剂:60 μg(用于宫颈糜烂)。

金葡素

Staphylococcal Enterotoxin C

【适应证】 (1)本品用于治疗骨折,促进骨痂生长,加速骨折愈合。

(2)用于肿瘤的辅助治疗。

【药理】 本品是特定的金黄色葡萄球菌,采用牛心浸液培养基在适宜条件下进行培养，培养物经过滤除菌、稀释后制成。其主要成分除金黄色葡萄球菌培养代谢物，如肠毒素成分等外，还含有一定的培养基营养成分。由于该制剂是一混合物，故其作用机制不清，由于其细菌培养物滤液中有抗原成分，推测可能通过激活机体的免疫调节系统，促进相关因子分泌，从而发挥治疗作用。本品促进毛细血管生长、促进血肿吸收、并加速骨痂形成促进骨折愈合。

【不良反应】 由于本品是细菌培养后的除菌滤液，成分中还含有细菌的毒性代谢物，因此，使用本品可有局部肿胀疼痛、发热(37.5～38.5 ℃)等，一般 6～12 小时左右可自行消退，对严重者或持续不退者应给予对症处理。

【禁忌证】 过敏体质，心、肾、肝功能严重不良者禁用。

【注意事项】 (1)妊娠期妇女及局部皮肤条件不好的闭合骨折慎用。

(2)使用本品前应进行过敏试验。

(3)对陈旧性骨折应用无菌的粗针头刺入骨折端或造成新创面后再注入药液。

(4)严禁静脉注射。

(5)本品应在有经验的专科医生指导下使用。

【用法与用量】 骨折断端局部肌内注射，一次 1～2 ml，每 5 日一次，1 个月为 1 个疗程，根据病情可适当延长或缩短。

【制剂与规格】 金葡素注射液：(1)1 ml(含金葡菌肠毒素 C 10 ng)；(2)2 ml(含金葡菌肠毒素 C 20 ng)。

第三节 血液制品

人血白蛋白[药典(三)；医保(乙)]

Human Albumin

【适应证】 用于因失血、创伤及烧伤等引起的休克，脑水肿及大脑损伤所致的颅内压增高，防治低蛋白血症以及肝硬化或肾病引起的水肿或腹水。

【药理】 本品有增加循环血容量和维持血浆渗透压的作用。白蛋白占血浆胶体渗透压的 80%，主要调节组织与血管之间水分的动态平衡。由于白蛋白分子量较大，透过膜的速度较慢，使白蛋白的胶体渗透压与毛细血管的静力压抗衡，以此维持正常与恒定的血容量；同时，在血循环中，1 g 白蛋白可保留 18 ml 水，每 5 g 白蛋白在维持机体内的胶体渗透压方面，约相当于 100 ml 血浆或 200 ml 全血的功能，从而起到增加循环血容量和维持血浆渗透压的作用。白蛋白能结合阴离子和阳离子，可以输送不同的物质，也可以将有毒物质输送到解毒器官，具有运输和解毒作用。由于组织蛋白和血浆蛋白可互相转化，在氮代谢障碍时，白蛋白可作为氮源为组织提供营养。

【不良反应】 偶见寒战、发热、颜面潮红、皮疹、恶心、呕吐等症状和过敏反应。快速输注时可引起血管超负荷，导致肺水肿。

【禁忌证】 急性肺水肿患者禁用。

【注意事项】 (1)本品打开后，应一次用完，不得分次使用或给第二人使用。

(2)输注过程中如发现患者有不适反应，应立即停止输注。

【给药说明】 (1)本品仅供静脉滴注用，滴注时应选用有滤网的输液器。

(2)冻干制剂可用 5%葡萄糖注射液或注射用水溶解，液量根据需要而定。一般根据白蛋白装量加入适量溶解液使成 10%(g/ml)白蛋白溶液，可在 15 分钟内溶解完毕。当需要获得 20%～25%(g/ml)的高浓度白蛋白时，则溶解时间较长。

(3)为防止大量注射本品时导致机体组织脱水，必要时可用 5%葡萄糖注射液适当稀释作静脉滴注。滴注速度每分钟以不超过 2 ml(约 60 滴)为宜，但在开始 15 分钟内，应特别注意速度要缓慢，逐渐加速至上述速度。

(4)本品不宜过量使用，以免引起循环血量过大和组织脱水。

(5)严重贫血、心力衰竭者应严格掌握用量。

(6)本品不能与其他药物混溶使用。

【用法与用量】 静脉滴注，使用剂量由医师酌情考虑。一般因严重烧伤或失血等所致休克，可直接注射本品 5～10 g，隔 4～6 小时重复注射一次。在治疗肾病及肝硬化等慢性白蛋白缺乏症时，可每日注射本品 5～10 g，直至水肿消失、血清白蛋白含量恢复正常为止。

【制剂与规格】 人血白蛋白注射液：(1)10 ml∶1 g；(2)10 ml∶2 g；(3)10 ml∶2.5 g；(4)20 ml∶5 g；(5)50 ml∶10 g；(6)50 ml∶12.5 g；(7)125 ml∶25 g。

冻干人血白蛋白：(1)10 g；(2)20 g。

人免疫球蛋白(丙种球蛋白)[药典(三)；医保(乙)]

Human Normal Immunoglobulin(γ-Globulin)

【适应证】 主要用于预防麻疹和甲型肝炎等病毒性感染。

【药理】 本品系采用经乙肝疫苗免疫的健康人血浆或血清分离、纯化,经灭活、去除病毒步骤加工制备而成。人免疫球蛋白中丙种球蛋白(主要为 IgG)含量占 90%以上,含有多种抗体。其作用机制有两种:一种是"被动免疫",注射较大剂量的被动抗体后,使受者得到完全保护而不被感染;另一种是"被动-自动免疫",注射小剂量后使受者得到部分保护,虽被感染,但在被动抗体的保护下症状轻,甚至没有明显的临床症状而产生自动免疫。

【不良反应】 偶见过敏反应如荨麻疹、喉头水肿,严重者可见过敏性休克。剂量大或输注速度过快时,可见头痛、心悸、恶心和暂时性体温升高。

【禁忌证】 美国 FDA 妊娠期药物安全性分级为肠道外给药 C。

【注意事项】 (1)本品为肌内注射制剂,不可静脉注射。

(2)制剂过期、安瓿破裂或有摇不散的沉淀禁用,开启后一次用完。

【用法与用量】 (1)预防麻疹 0.05~0.15 ml/kg,成人不超过 6 ml,预防效果 1 个月。

(2)预防甲型肝炎 0.05~0.1 ml/kg,成人每次 3 ml,预防效果 1 个月。

【制剂与规格】 人免疫球蛋白注射液:(1)3 ml∶300 mg;(2)1.5 ml∶150 mg。

冻干人免疫球蛋白:(1)150 mg;(2)300 mg。

静脉注射用人免疫球蛋白[药典(三);医保(乙)]

Human Immunoglobulin for Intravenous Injection

【适应证】 (1)原发性免疫球蛋白缺乏症,如 X829 连锁低免疫球蛋白血症,常见变异性免疫缺陷病、免疫球蛋白 G 亚型缺陷病等。

(2)继发性免疫球蛋白缺陷病,如重症感染、新生儿败血症和艾滋病等。

(3)自身免疫性疾病,如原发性血小板减少性紫癜、川崎病。

(4)其他,如重症系统性红斑狼疮、原发和继发性抗磷脂综合征等。

【药理】 (1)药效学 ①Fc 受体介导的效应:IgG 分子通过 Fc 段与造血细胞表面的 Fcy 受体结合,阻断巨噬细胞表面的 Fcy 受体,被认为是静脉注射免疫球蛋白(IVIG)在特发性血小板减少性紫癜和其他自身介导的血细胞减少症中的主要作用机制。阻断 Fc 受体也可抑制抗体依赖的细胞介导的细胞毒作用。②抗炎症反应:调节补体系统,通过与免疫复合物中的游离或抗体结合,减少免疫复合物的炎症反应活性。③调节细胞因子和细胞因子拮抗物的合成和释放。有报道表明川崎病患者应用 IVIG 后,血浆炎性细胞因子 IL-1 的水平下降而 IL-1 受体拮抗药的水平大大增加。IVIG 中存在大量的抗独特型抗体,能中和致病性自身抗体,调节血浆中自身抗体的自身反应性。

(2)药动学 IVIG 是从人血浆中分离、纯化制成,经静脉注射后,血浆中 IgG 水平迅速达到峰值(15 分钟),半衰期 3~4 周。

【不良反应】 (1)一般反应 少数患者在输注过程中出现中度头痛,或发生寒战、肌痛及胸部不适、恶心、乏力、发热、关节痛和血压升高。减慢输液速度或停止输注可缓解。

(2)输注 IVIG 可使大多数患者的血黏滞性增加。伴有心血管或肾脏疾病的老年患者,输注者应特别注意减慢速度,保证溶液量充足,以防发生中风、肺栓塞或心肌梗死。

(3)无菌性脑膜炎 极少数患者在输注 IVIG 后 48~72 小时内可发生无菌性脑膜炎伴有脑脊液细胞数增多。症状可自行缓解,应用强止痛药有效。

(4)由于本品原料为人血浆,故有传播血源病毒性疾病的可能。严格筛查献血员和在加工工艺中引入去除、灭活病毒的步骤,可使产品传播病毒性传染病的概率大大减少。

【禁忌证】 (1)对本品过敏或有其他严重过敏史者。

(2)选择性 IgA 缺乏而 IgA 抗体阳性者。

【注意事项】 (1)本品供静脉输注用,且应单独使用,不得与其他药物混合输注。

(2)液体制剂和冻干制剂加入灭菌注射用水溶解后,应为无色或淡黄色澄清液体,如有异物、浑浊、絮状物或沉淀不得使用。

(3)本品应一次输注完毕,不得分次或给第二人使用。

(4)输注过程中若出现寒战、发热,应暂停或减缓滴注速度,并加用盐酸异丙嗪或皮质激素。

【用法与用量】 (1)用法 冻干制剂采用严格的无菌操作,按规定量加入灭菌注射用水,轻轻旋摇(避免出现大量泡沫)使完全溶解。使用时,用带有滤网的输液器进行静脉滴注。输注速度:首次使用本品开始要慢,成人每分钟 1 ml(10~20 滴);15 分钟后,可增加到每分钟 2 ml(20~30 滴);30 分钟后,每分钟 3~5 ml(40~50 滴)。在输注过程中要观察患者的血压、脉搏、呼吸及其他症状和体征，特别要注意有无过敏反应的临床表现。

(2)用量　①免疫球蛋白缺乏或低下症：按体重一日 400 mg/kg 静脉滴注，维持剂量按体重一日 200～400 mg/kg，用药间隔视血清中 IgG 水平而定。②特发性血小板减少性紫癜：初始剂量按体重一日 400 mg/kg 连续 5 天，维持剂量按体重一次 400 mg/kg，间隔视血小板计数和病情而定，一般每周一次。③川崎病：发病 10 日内使用。儿童治疗剂量按体重 2.0 g/kg 静脉滴注，一次输完。④严重感染：按体重一日 200～400 mg/kg 连续 3～5 日。

【制剂与规格】　静脉注射用人免疫球蛋白注射液(pH4)：(1)1 g；(2)1.25 g；(3)2.5 g；(4)5 g。

冻干静脉注射用人免疫球蛋白(pH4)：(1)1 g；(2)1.25 g；(3)2.5 g；(4)5 g。

乙型肝炎人免疫球蛋白[药典(三)]

Human Hepatitis B Immunoglobulin

【适应证】　本品主要配合乙肝疫苗用于乙型肝炎的预防。主要用于：①乙型肝炎表面抗原阳性母亲的新生儿；②预防意外感染人群，如血友病患者、肾透析患者、医务人员或皮肤破损被乙型肝炎表面抗原阳性的血液或分泌物污染的人员等；③与乙型肝炎患者或携带者密切接触的易感人群。④预防乙型肝炎病毒相关疾病肝移植患者术后 HBV 再感染。

【药理】　(1)药效学　本品系用乙型肝炎疫苗免疫的健康献血员进行免疫后，获得的特异免疫血浆，经过低温乙醇法分离提取，经病毒灭活处理的高效价免疫球蛋白制剂，丙种球蛋白含量在 90%以上。本品含有高效价的乙型肝炎表面抗体，能与表面抗原结合，起到被动免疫作用，提高人体对乙型肝炎病毒免疫功能的作用。注射乙型肝炎免疫球蛋白可在乙型肝炎疫苗主动免疫尚未产生前，为 HBV 感染者提供被动免疫保护作用。

(2)药动学　乙型肝炎免疫球蛋白在人体的半衰期为 17.5～25 天，一般人在注射 100～200 IU/ml 乙型肝炎免疫球蛋白后，血清中表面抗体(抗-HBs)可达 38.9%，7 天为 41.7%，14 天为 11.1%，21 天为 8.3%。因为乙型肝炎免疫球蛋白在体内半衰期较短，应多次连续注射，以获得持久的保护作用。一般多次注射后 12 个月内可维持一定水平，以后抗体滴度即迅速下降。

【不良反应】　偶有注射部位红肿，疼痛，可自行恢复。

【禁忌证】　(1)对人免疫球蛋白过敏或有其他严重过敏史者禁用。

(2)有 IgA 抗体的选择性 IgA 缺乏者禁用。

【注意事项】　(1)液体制剂和冻干制剂溶解后应为无色或淡黄色澄清液体，可带乳光，如有异物、浑浊或摇不散沉淀、安瓿破裂、过期失效禁用。

(2)冻干制剂按规定量加入灭菌注射用水轻摇，溶解后使用。

(3)本品打开后应一次用完。

【给药说明】　本品应多次连续注射，以获得持久的保护作用。与乙型肝炎疫苗联合使用，可获得较为满意的预防效果。

【用法与用量】　肌内注射。(1)母婴阻断　乙型肝炎表面抗原阳性妊娠期妇女，从产前 3 个月起每月注射 1 次，每次剂量 200～400 IU。

(2)乙型肝炎预防　一次注射量成人 200 IU，间隔 1 个月再注射一次，必要时按免疫程序全程注射乙型肝炎疫苗。

(3)意外暴露感染　应立即注射，最迟不超过 7 天，按体重注射 8～10 IU/kg，间隔 1 个月再注射 1 次。如已接种过乙型肝炎疫苗，且已知抗-HBs≥10 mIU/ml 者，可不进行特殊处理。如未接种过乙型肝炎疫苗，或虽接种过乙型肝炎疫苗，但抗-HBs＜10 mIU/ml 或抗-HBs 水平不详，应立即注射 HBIG200～400 IU，并同时在不同部位接种一针乙型肝炎疫苗(20 μg)，于 1 和 6 个月后分别接种第 2 和第 3 针乙型肝炎疫苗(各 20 μg)。

【儿科用法与用量】　乙型肝炎表面抗原阳性母亲所生婴儿，于出生 24 小时内注射 100～200 IU，间隔 1 个月再注射一次，同时按乙型肝炎疫苗免疫程序全程注射。

【制剂与规格】　乙型肝炎人免疫球蛋白注射液：(1)100 IU；(2)200 IU；(3)400 IU。

冻干乙型肝炎人免疫球蛋白：(1)100 IU；(2)200 IU；(3)400 IU。

静脉注射乙型肝炎人免疫球蛋白(pH4)[药典(三)]

Human Hepatitis B Immunoglobulin(pH4)for Intravenous Injection

【适应证】　本品与拉米夫定联合用于预防乙型肝炎病毒(HBV)相关疾病肝移植患者术后 HBV 再感染。

【药理】　本品含高效价的抗-HBs，能与 HBsAg 专一结合，起到被动免疫的作用，其作用机制可能是通过阻断 HBV 受体来保护肝细胞不受感染，也可能通过免疫复合物的形式中和循环血中的病毒颗粒，触发抗体依赖性白细胞介导的毒性反应后杀伤靶细胞发生溶解。

【不良反应】 一般无不良反应。

(1)极个别患者在输注时偶尔可能出现寒战、头痛、发热、呕吐、皮疹、腹泻、恶心、关节痛、低血压和中低程度背痛，但极为少见。可能与输注速度过快或个体差异有关。上述反应大多轻微且常发生在输液开始一小时内，因此建议在输注的全过程密切观察患者的一般情况和生命体征，必要时减慢或暂停输注，一般无需特殊处理即可自行恢复。个别患者可能在输注结束后发生上述反应，一般在24小时内均可自行恢复。

(2)本品可能引起血压的突然下降，但极为少见；在独立的病例可能引发休克，尽管患者以前使用该药时没有发生过敏；一旦发生可疑的变态或过敏反应时要立即中止药物的使用，对休克的病例，遵照标准的休克治疗方法给予及时治疗。

【禁忌证】 (1)对人免疫球蛋白过敏或有其他严重过敏史者。

(2)有IgA抗体的选择性IgA缺乏者。

【注意事项】 (1)本品专供静脉输注用。应在具备急性过敏反应抢救措施的条件下使用，一旦出现低血压或过敏反应立即停止用药，并给予支持性治疗。

(2)血管栓塞性并发症可能与使用静脉注射人免疫球蛋白有关。因此，有血管栓塞危险因素的患者在使用时应特别谨慎。

(3)本品有加重肾功能障碍的可能，肾功能障碍的患者慎用。药物使用后发生肾功能损伤时应减少药物用量或停药。治疗期间注意肾功能监测。

(4)本品使用时可发生频度不明的ALT、AST升高，此时应适当减少药物剂量或延长给药间隔时间。

(5)有严重酸碱代谢紊乱的患者应慎用。

(6)极少数患者因HBV DNA聚合酶的YMDD变异导致病毒产生对拉米夫定的耐药性，从而引起HBV复发。肝移植术前使用拉米夫定治疗的患者应常规定期监测血清HBV DNA，如果发现HBV DNA滴度先降低后明显升高(多数大于10^5copies/ml)则应改换其他抗病毒药物。

(7)本品对抗病毒药物诱生的HBV耐药性变异株无效，长期使用本品可能诱生HBV变异株，使用本品后患者血清HBsAg滴度没有明显下降时提示发生HBV变异的可能，此时应不再继续使用本药物。

(8)药液呈现浑浊、沉淀、异物或玻璃瓶有裂纹、瓶盖松动、过期失效等情况不得使用。

(9)本品开启后，应一次输注完毕，不得分次或给第二人输用。

(10)本品含有的麦芽糖可能会干扰某些血糖检测方法。

(11)运输及储存过程中严禁冻结。

【用法与用量】 (1)用法 静脉滴注。开始滴注速度为每分钟1.0 ml(约20滴/分钟)持续15分钟后若无不良反应，可逐渐加快速度，最快滴注速度不得超过每分钟3.0 ml(约60滴/分钟)。

(2)用量 推荐剂量：术后1周和术后每天使用拉米夫定100 mg。静脉注射乙型肝炎人免疫球蛋白给药剂量为无肝期4000 IU，术后HBV脱氧核糖核酸(HBV DNA)与HBV表面抗原(HBsAg)转阴前每天2000 IU。HBV DNA或HBsAg转阴后1次2000 IU，给药间隔是4周。由于乙型肝炎人免疫球蛋白的半衰期个体差异较大，建议临床上根据监测的血药浓度调整给药间隔。治疗周期为术后至少持续使用3年。对术前未使用拉米夫定治疗，手术时HBV DNA与HBsAg均为阳性的病例应在无肝期至HBV DNA或HBsAg转阴前适当增加静脉注射乙型肝炎人免疫球蛋白的给药剂量。本品使用时应监测抗-HBs血药浓度，无肝期至术后HBV DNA与HBsAg转阴前，使患者血清中抗-HBs效价维持在≥500 IU/L；HBV DNA与HBsAg转阴后使患者血清抗-HBs效价维持在≥150 IU/L。无效或复发的患者不推荐继续使用静脉注射乙型肝炎人免疫球蛋白。

【制剂与规格】 静脉注射乙型肝炎人免疫球蛋白注射液：(1)500 IU(10 ml)；(2)2000 IU(40 ml)；(3)2500 IU(50 ml)。

冻干静脉注射乙型肝炎人免疫球蛋白(pH4)：(1)500 IU(10 ml)；(2)2000 IU(40 ml)；(3)2500 IU(50 ml)。

狂犬病人免疫球蛋白[药典(三)]

Human Rabies Immunoglobulin

【适应证】 与狂犬病疫苗联合使用，用于对被可疑疯动物严重咬伤(Ⅲ级暴露)的患者进行预防注射。愈早注射愈好。咬伤后7日之内注射本品仍然有效。

【药理】 本品系用人狂犬病疫苗对健康献血员进行免疫后，获得的特异免疫血浆经低温乙醇法提纯制成的高效价狂犬病免疫球蛋白制剂，其中90%以上为丙种球蛋白；为保证临床使用安全性，生产工艺中已增加了特定的清除和灭活病毒的步骤。本品含特异性狂犬病抗体，伤口局部注射本品可快速、及时中和污染伤口内的病毒，从而减少狂犬病发生率，同时，可使可疑感染者及时、快速地获得保护水平的抗体，从而起到预防作用，但本品效果维持时间不长，故应在使用同时联合应用狂犬病疫苗，以获得持久性免疫。

对已有狂犬病症状的患者，注射本品无效。

【不良反应】 偶有注射部位红肿，疼痛感，少数病例可出现发热，可自行恢复。

【禁忌证】 因狂犬病为致死性疾病，故无绝对禁忌，但对人免疫球蛋类制剂有过敏史者慎用。

【注意事项】 (1)液体制剂或冻干注射剂复溶后后如浑浊，有摇不散的沉淀、异物或瓶体有裂纹，标签不清和过期者均不可使用。

(2)安瓿打开后，应一次用完，如剩余应废弃。冻干制剂按规定量加入灭菌注射用水轻摇，溶解后使用。

(3)本品不得用于静脉注射，肌内注射时无需皮试。

(4)已单独应用人用狂犬病疫苗者，如未能及时给予抗狂犬病免疫球蛋白，在7天内仍应注射。

(5)本品应尽可能在伤口周围浸润注射，如不能执行，应在远离疫苗注射点的肌内注射。

(6)与人用狂犬病疫苗同时注射时，注射器械及注射部位须分开。

【用法与用量】 首先进行受伤部位处理，应用肥皂水、灭菌注射用水或清水彻底冲洗伤口(至少15分钟)。将本品尽可能全部用于伤口周围的浸润注射；如难以达到上述要求，可将剩余免疫球蛋白注射于远处肌肉(当伤口在头面部、上肢及胸部以上躯干时，可将剩余部分注射于伤口同侧背部肌肉内如斜方肌；当伤口在下肢及胸部以下躯干时，剩余部分注射于伤口的同侧大腿外侧肌群)。

注射总剂量按体重计算，每千克体重注射20 IU。可同时注射狂犬病疫苗，但注射部位须分开。

【制剂与规格】 狂犬病人免疫球蛋白注射液：(1)100 IU；(2)200 IU；(3)500 IU。

冻干狂犬病人免疫球蛋白：(1)100 IU；(2)200 IU；(3)500 IU。

破伤风人免疫球蛋白[药典(三)]

Human Tetanus Immunoglobulin

【适应证】 用于预防和治疗破伤风；尤其适用于对破伤风抗毒素(TAT)有过敏反应者。

【药理】 破伤风免疫球蛋白是由经破伤风类毒素免疫的健康供血浆者血浆，经低温乙醇分离提取制备而成的特异性免疫球蛋白，其中90%以上为丙种球蛋白；为保证临床使用的安全性，生产工艺中已增加了特定的清除和灭活病毒的步骤。本品含特异性破伤风抗体，具有中和破伤风毒素的作用。进入机体后，使患者及时、快速的获得高效价的破伤风抗体，从而起到急救治疗和被动免疫预防作用，但作用维持时间不长，可使用吸附破伤风疫苗进行主动免疫，以取得持久的免疫效果。

【不良反应】 严重过敏反应较为罕见，偶有注射部位红肿，疼痛感，少数病例可出现发热，可自行恢复。

【禁忌证】 对人免疫球蛋白类制剂有过敏史者禁用。

【注意事项】 (1)液体或冻干注射剂复溶后如浑浊，有摇不散的沉淀、异物或瓶壁有裂纹，标签不清或超过有效期者均不可使用。

(2)开瓶后应一次用完，如剩余均应废弃。冻干制剂按标签规定量加入灭菌注射用水，轻摇，溶解后使用。

(3)应用本品作被动免疫同时，可使用吸附破伤风疫苗进行自动免疫，但注射部位和用具应分开。

(4)限于臀部肌内注射，不需作皮试，禁止静脉注射。

【用法与用量】 臀部肌内注射。(1)预防用量　成人一次用量250 IU。创面严重或有严重感染者可增加注射。

(2)参考治疗用量　3000～6000 IU，可多点注射。

【儿科用法与用量】 (1)预防　一次用量250 IU，创面严重或创面感染严重者可加倍注射。

(2)治疗　一次3000～6000 IU。

【儿科注意事项】 仅限于臀部肌内注射。

【制剂与规格】 破伤风人免疫球蛋白注射液：250 IU。

冻干破伤风人免疫球蛋白：250 IU。

重组人活化凝血因子Ⅶ

Recombinant Human Activated Factor(rhⅦa)

【适应证】 (1)血友病甲或血友病乙患者，血液中存在因子Ⅷ或因子Ⅸ抑制物时并发出血事件。

(2)血友病甲或血友病乙患者，血液中存在因子Ⅷ或因子Ⅸ抑制物时，需进行有创性操作中预防出血。

(3)先天性因子Ⅶ缺乏患者，需进行有创性操作中预防出血。

(4)先天性因子Ⅶ缺乏患者发生出血事件。

(5)重症肝病患者进行肝移植、肝肿瘤切除术的预防出血或并发出血事件。

【药理】 (1)药效学　rhⅦa为一种凝血因子，是维生素K依赖性糖蛋白，由406个氨基酸残基组成，分子量为50000。因子Ⅶ基因在幼仓鼠肾细胞(BHK细胞)

中克隆及表达，生成的 rhⅦa 以单链形式分泌至含新生小牛血清的培养介质，经色谱纯化制成。rhⅦa 和体内组织因子结合后可激活因子Ⅹ及因子Ⅸ，分别生成Ⅹa及Ⅸa。而Ⅹa在因子Ⅴ的辅助下使凝血酶原转化为凝血酶。凝血酶一旦生成则使纤维蛋白酶原转化为纤维蛋白，并进一步网络血小板和红细胞，最终形成牢固的红色血栓，即通过外源性凝血途径；同时凝血酶还直接激活血小板，发生血小板聚集，形成白色血栓。此外，被 rhⅦa 激活的Ⅸa 在因子Ⅷ的辅助下，通过内源性凝血途径激活因子Ⅹ，同样经凝血酶纤维蛋白生成而最终形成红色血栓。体外研究显示，随加入血液中的 rhⅦa 量的增高，凝血酶的生成也增多，呈剂量依赖效应。由于只在体内损伤部位存在组织因子，故 rhⅦa 输注后的凝血仅发生于损伤部位，而不会引起全身性的凝血。此外，rhⅦa 只与活化的血小板有低亲和力的结合，随后独立于组织因子直接激活因子Ⅹ，循上述途径最终生成红色血栓。但活化的血小板也存在于损伤部位，故由此造成的凝血也只发生于损伤部位。

(2)药动学　血友病患者中药动学研究结果：15 例患者单剂 rhⅦa17.5 μg/kg、35 μg/kg 及 70 μg/kg 给药后检测稳态表观分布容积(V_{ss})的中位数为 103 ml/kg，清除率中位数为 33 ml/(h·kg)、半衰期($t_{1/2\beta}$)2.3 小时。在先天性因子Ⅶ缺乏症患者药动学研究结果：单剂 rhⅦa15 μg/kg 和 30 μg/kg 给药后检测 V_{ss}为 280 ml/kg～290 ml/kg、总 CLs 为 70.8 ml/(h·kg)～79.1 ml/(h·kg)、$t_{1/2}$为 2.82～3.11 小时。

【不良反应】 (1)最常见的不良反应是发热、注射部位反应、关节痛、头痛、恶心、呕吐、全身酸痛、皮疹、水肿、低血压及出血。严重不良反应：在一组 298 例血友病患者中，有 2 例发生血栓形成，1 例弥散性血管内凝血(DIC)，胃肠道出血和腹膜后出血各 1 例。其他尚有心肌缺血、心肌梗死、血栓性静脉炎、肺栓塞及超敏反应的个案报道。

(2)因子Ⅶ缺乏患者使用 rhⅦa 后，有个别患者产生抗因子Ⅶ抗体，但这些患者既往曾使用过人血浆和(或)人血浆来源的因子Ⅶ。某些病例的抗体在体外显示有抗因子Ⅶ效应。

【禁忌证】 已知对 rhⅦa 或其中任何组分过敏者禁用，已知对小鼠、仓鼠或牛蛋白过敏者也禁用。

【注意事项】 (1)本品应在有使用血液制品丰富经验的医师指导下应用。

(2)动脉粥样硬化、血液高凝状态或易栓症、有确定的心脑血管病史应慎用。

(3)给予 rhⅦa 前后应检测凝血酶原时间(PT)，有条件时同时测定因子Ⅶ活性。用药后应动态观察上述指标，随时调整剂量，使其控制在预期水平范围之内。

(4)用药后除观察有无达到预防或治疗出血的目的外，应密切监查患者是否发生凝血激活或血栓形成的症状和体征，并结合实验室监测结果，决定是否减低剂量或停用。

(5)不宜和凝血酶原复合物合用，否则有可能增加血栓事件的发生。

(6)临床达到止血后，应维持给药一段时间，但宜尽量缩短止血后的给药时间。

(7)用药过程中一旦发生过敏反应(广泛皮疹、胸部紧迫感、呼吸困难、低血压、休克等)应立即停药，同时采取紧急救治措施。

(8)临床前的体内、外研究未见 rhⅦa 有致染色体断裂活性。在雄性和雌性大鼠的生殖研究中，3 mg/kg 剂量时交配行为、生育能力、或同窝仔鼠特征均无影响。无致畸胎证据。

(9)尚无妊娠期妇女临床研究的对照资料，妊娠期妇女应慎用，只有潜在效益大于对胎儿的潜在风险时才选用。国际上将本品的妊娠安全性分级定位 C 级。

(10)本品是否经人乳分泌尚无资料，哺乳期妇女应用本品时原则上应中断哺乳。

(11)本品尚无在儿童及老年人进行临床研究的资料，故应慎用。

【药物相互作用】 本品与其他药物的相互作用尚未充分肯定。应避免和凝血酶原复合物同时应用。有报告本品和抗纤维蛋白溶解药物同时应用，已发生 50 次以上的不良事件，故不宜合用。本品也不应和其他药物混合后输注。

【给药说明】 (1)为出血事件用药　有抑制物的血友病甲或乙患者，或先天性因子Ⅶ缺乏患者，推荐剂量为每 2 小时按体重给予 90 μg/kg，直至止血，或判断疗效不佳。也可根据出血严重性和止血效果调整剂量和给药间隔时间，大多数患者经 8 个剂量给药即可判断疗效，更多的剂量有可能发生不良反应。

(2)重症肝病手术用药　初始剂量为按体重 50 μg/kg 或 100 μg/kg，继而每 2 小时给予 50 μg/kg 或 100 μg/kg，直至手术结束。

(3)止血后给药　未曾研究止血后维持用药的适当时间。但严重出血者应给予维持治疗，通常在止血后间隔 3～6 小时继续给药，以维持损伤处的血栓，究竟何时停药，需有丰富临床经验的专科医师决定。

(4)先天性因子Ⅶ缺乏患者　需补充rhⅦa达正常水平的15%～25%即足以止血，如患者体重为70 kg(血浆容量为3000 ml)，而正常rhⅦa浓度为0.5 μg/ml，补充rhⅦa的血浆回收率为20%，故达到止血需补充rhⅦa按体重16～20 μg/kg。

【用法与用量】 按下列规定用灭菌注射用水配制：①1.2 mg(1200 μg)＋2.2 ml灭菌注射用水，②2.4 mg(2400 μg)＋4.3 ml灭菌注射用水，③4.8 mg(4800 μg)＋8.5 ml灭菌注射用水。配制时稀释液应沿小瓶侧壁流下，不应直接注射在rhⅦa冻干粉剂上。配制时宜轻轻旋转小瓶，直至粉剂全部溶解，避免剧烈振荡小瓶。配制后溶液呈无色透明，应在3小时内使用，已抽入注射器的药液应立即使用，不能贮存。已配制的rhⅦa抽入注射器后，应更换适宜的静脉注射针，在2～5分钟内经静脉缓慢推注给药。

【制剂与规格】 rhⅦa以白色冻干粉剂包装在密闭的白色玻璃小瓶内，瓶塞为溴丁基橡皮，再用铅盖封闭。rhⅦa有三种规格：(1)1.2 mg(1200 μg)；(2)2.4 mg(2400 μg)；(3)4.8 mg(4800 μg)。

人凝血因子Ⅷ[药典(三)；医保(甲、乙)]

Human Blood Coagulation FactorⅧ

【适应证】 用于防治甲型血友病和获得性因子Ⅷ缺乏症伴发的出血，包括该类患者手术中及手术后的出血。其冷沉淀物亦可用于治疗血管性血友病(von Willebrand disease)、低纤维蛋白原血症及因子Ⅷ缺乏症，并可作为纤维蛋白原的来源用于弥散性血管内凝血。

【药理】 (1)药效学　本品主要参与内源性凝血途径，与活化的因子Ⅸ(Ⅸa)、Ca^{2+}结合形成复合物，促使因子Ⅹ转化为活化的因子Ⅹ(Ⅹa)。进而与因子Ⅴ、Ca^{2+}结合形成内源性凝血酶原激活物。正常血浆因子Ⅷ的活动度定为100%，来自血浆产品其因子Ⅷ或von Willebrand因子的含量为新鲜血浆的25～150倍。因子Ⅷ浓度在25%以上即不会出现凝血障碍。轻度血友病甲因子Ⅷ浓度5%～25%，严重创伤时才引起出血。中度血友病甲因子Ⅷ浓度介于2%～5%，一般创伤下即可出血。若其浓度低于2%，可发生自发性出血。补充本品用于替代缺乏的凝血因子，以预防或治疗由此而引起的出血。

(2)药动学　本品静脉注射后1～2小时作用可达高峰。消除半衰期8.4～19.3小时。若体内已存在相应抗体或正值活动性出血致凝血因子消耗时，其半衰期会明显缩短。

【不良反应】 (1)过敏反应表现为寒战、发热、荨麻疹、恶心、面红、皮疹、眼睑水肿及呼吸困难等。严重者可有血压下降及休克。

(2)由纯化猪血浆制备的产品尚可引起血小板减少及出血。

(3)注射局部可有烧灼感或炎症反应。

(4)偶有头晕、疲乏、口干、鼻出血、恶心及呕吐等。

(5)因制品中含有红细胞凝集素(抗A、抗B)，A、B或AB型患者大量输注时偶见溶血或肺水肿。此外有高纤维蛋白原血症或血栓形成的报道。

【注意事项】 (1)对蛋白过敏者，使用本品时可能发生过敏反应。

(2)用药过程中应定期作抗体测定。若出现抗体且其浓度低于10BU/ml，须加大因子Ⅷ用量方见效。若其浓度高于10BU/ml，即使加大因子Ⅷ用量亦不会见效。因此，必须更换其他方式治疗。

(3)当大量或多次使用因子Ⅷ时，应监测血细胞比容以及时发现贫血，并注意高容量性心衰的发生。

(4)用药过程中应定期监测血浆因子Ⅷ浓度，以确保达到有效浓度并确定其维持量。

(5)用药前及给药中应监测脉搏。若明显加快，应减慢速度或暂停，直至脉搏恢复正常。

(6)使用猪血浆纯化的因子Ⅷ时，应监测血小板计数。

【给药说明】 (1)因玻璃注射器可吸附因子Ⅷ，故稀释本品时应用塑料注射器操作。

(2)静脉输入此药应用单独的输液管道。勿与其他静脉输液或药物相混。输液器应带有滤网装置。配制的溶液(通常以注射用水100 ml溶解本品)勿剧烈振荡。配制后的溶液不能再置入冰箱，宜在3小时内使用，最好维持1小时输完，每分钟输入2～4 ml。

(3)患者接受外科或口腔科手术(包括拔牙)时，术中及术后应同时使用抗纤维蛋白溶解药物以减少出血。

【用法与用量】 静脉注射，其用量视病情、患者体重、出血类型、需要提高的因子Ⅷ血浆浓度及体内是否存在抗体而定。以人血浆制品为例，提供下列公式供输注剂量参考。

$$\text{需要提高的因子Ⅷ血浆浓度}=\frac{\text{因子Ⅷ}}{\text{体重(kg)}}\times 2$$

因子Ⅷ剂量(IU)＝体重(kg)×需要提高的因子Ⅷ浓度×0.5

按世界卫生组织(WHO)标准，1 IU因子约相当于

1 ml新鲜血浆中因子Ⅷ的活性,1 IU/kg 的因子Ⅷ可提高血浆因子Ⅷ浓度 2%。

(1)预防自发性出血　静脉注射 25～40 IU/kg,一周 3 次。

(2)治疗出血　①轻度出血:静脉注射 8～15 IU/kg 或将血浆因子Ⅷ浓度提高至正常之 20%～40%的剂量。多数单次用药即可奏效。若出血仍不止,可每 8～10 小时重复上述剂量,根据需要维持 1～3 日。②中度出血:首次静脉注射 15～20 IU/kg 或将血浆因子Ⅷ浓度提高至正常之 30%～50%的剂量。之后根据需要每 8～12 小时注射 10～15 IU/kg,需维持 3～7 天。③严重出血或出血累及重要器官:首次静脉注射 30～50 IU/kg 或血浆因子Ⅷ浓度提高至正常之 60%～100%的剂量。之后每 8～12 小时注射 20～25 IU/kg,至少维持 7 天。

(3)控制围手术期的出血　①拔牙:术前 1 小时注射使血浆因子Ⅷ浓度提高至正常之 30%～50%的剂量。术后若发生出血,可再重复上述剂量。②小型手术:术前 1 小时注射相当于上述治疗中度出血的剂量。必要时 8～12 小时后再予 10～15 IU/kg。③大型手术:术前 1 小时注射相当于上述治疗严重出血的剂量。5 小时再给半量。术后 10～14 天应将血浆因子Ⅷ浓度维持在正常的 30%或以上。

(4)体内存在抗因子Ⅷ抗体时,为治疗出血药剂用 5000～10000 IU/kg,后维持量为 300～1000 IU/kg,使因子Ⅷ水平保持在 30～50 IU/ml。

【制剂与规格】　注射用人凝血因子Ⅷ:(1)50 IU;(2)100 IU;(3)200 IU;(4)250 IU;(5)300 IU;(6)400 IU;(7)500 IU;(8)1000 IU。

注射用人血浆因子Ⅷ浓缩剂:(1)200 IU;(2)250 IU;(3)500 IU;(4)750 IU;(5)1000 IU;(6)1500 IU。

重组人凝血因子Ⅷ:(1)250 IU;(2)500 IU;(3)1000 IU。

重组人凝血因子Ⅷ

Recombinant Human Blood Coagulation Factor Ⅷ(rhFⅧ)

rhFⅧ是采用基因工程技术,将FⅧ基因引入幼仓鼠肾(BHK)细胞或中国仓鼠卵巢(CHO)细胞,表达产生的一种糖蛋白。1 IU 的 rhFⅧ相当于 1 ml 新鲜混合人血浆内的 FⅧ活性水平。rhFⅧ和人血浆来源的 FⅧ的适应证、药理、不良反应、抑制物的产生、用法与用量等基本相同,在此不再详述。下面列出和人血浆来源 FⅧ的不同之处:①rhFⅧ不含有 von Willebrand 因子,故不适用于血管性血友病(von Willebrand 病);②rhFⅧ含 BHK 或 CHO 蛋白,虽然患者输注后尚未检出相应的抗体,但理论上仍有发生过敏反应的可能,临床应用时要警惕此类过敏反应的早期征象,一旦发生应停止使用,并进行相应的处理;③rhFⅧ制品不含红细胞凝集素(抗A、抗B),故A、B或AB型血型患者定量输注时不会发生溶血及贫血。其他有关内容参阅“人凝血因子Ⅷ”。

人纤维蛋白原[药典(三);医保(乙)]

Human Fibrinogen

【适应证】　(1)遗传性纤维蛋白原减少症,包括遗传性异常纤维蛋白原血症及遗传性纤维蛋白原减少或缺乏症。

(2)获得性纤维蛋白原减少症,主要见于严重肝脏损害所致纤维蛋白原合成不足及局部或弥散性血管内凝血导致纤维蛋白原消耗量增加。

【药理】　本品亦称凝血因子Ⅰ,是由肝细胞合成的 340000 的糖蛋白。它参与血液凝固的最后阶段,即纤维蛋白生成阶段。在凝血酶作用下,纤维蛋白原丢失酸性纤维蛋白肽后,其单体先聚合成不稳定的纤维蛋白聚合体,继而在因子ⅩⅢa 与钙离子作用下进一步相互交联,形成稳定性纤维蛋白。正常血浆纤维蛋白原含量约 1600～4000 mg/L。临床血浆纤维蛋白原有效止血浓度约 500～1000 mg/L。

【不良反应】　少数病例使用本品出现过敏反应或畏寒、发热。

【注意事项】　(1)本品专供静脉滴注,以注射用水溶解后应立即使用。静脉滴注速度一般以每分钟 40～60 滴左右为宜。

(2)配置前应先将本品与溶解液放至室温,温度过低会造成溶解困难,并导致蛋白变性。

(3)加入溶液后应将瓶轻轻转动直至完全溶解。切忌剧烈摇动以免引起蛋白变性。

(4)输注本品所用输液器应带有滤网。若发现块状不溶物时则不宜使用。

【给药说明】　用于弥散性血管内凝血时,最好在肝素化基础上给予本品。

【用法与用量】　静脉滴注,其用量视血浆纤维蛋白原水平及欲达到止血所需的纤维蛋白原水平(>1 g/L)而定。由于纤维蛋白原的生物半衰期长达 96～144 小时,故开始时每 1～2 天,以后每 3～4 天滴注一次即可。按每 2 g纤维蛋白原可使血浆纤维蛋白原水平升至 0.5 g/L 的原则推算所需剂量,一般首次用量 1～2 g,必要时可加量。

大出血时应立即给予 4～8 g。

【制剂与规格】 注射用人纤维蛋白原：(1)0.5 g；(2)1.0 g；(3)1.5 g；(4)2.0 g。

人纤维蛋白黏合剂[药典(三)]

Human Fibrin Sealant Kit

【适应证】 局部止血药。用于烧伤创面、普通外科腹部切口、肝脏手术创面和血管外科手术创面渗血的临床辅助治疗。或遵医嘱使用本品。

【药理】 本品主要由人血浆制备的纤维蛋白原/ⅩⅢ因子和凝血酶组成。两种成分混合时，模拟血液凝固过程的最后一步，通过凝血酶对纤维蛋白原的激活作用，使纤维蛋白原逐渐聚合，最终形成纤维蛋白网络，起到术前和术后止血和组织粘合作用。

【不良反应】 临床试验未见不良反应。据文献报道，反复多次用药，有可能会发生过敏反应。

【禁忌证】 (1)对本品过敏者禁用。

(2)动脉及大静脉的大出血禁用，以免延误处理，应紧急采用其他外科止血措施。

【注意事项】 本品仅供局部使用，严禁血管内注射！

一般注意事项：

(1)本品所附针头、针管及双联注射系统装置均为一次性使用，使用完毕，应妥善按生物废料处理，不可重复使用。

(2)人纤维蛋白原和人凝血酶两种组分配制后应在 4 小时内使用。本品一旦开启，应尽快使用，未用完部分应废弃，不要留作下次使用。

(3)用药时，应尽量使给药部位干燥。涂胶体之前，吸干伤口表面，提供一个干爽的表面，涂胶体后 10 秒内就会开始凝固。涂上胶体后，最少在 60 秒内不要吸干或压迫伤口。

(4)国外同类品种临床使用过程中，至今尚未发现任何致栓的报道。据文献报道，反复多次用药，有可能会发生过敏反应。如不慎静脉使用，可能造成严重的血栓并发症。

配制和使用时注意事项：

(1)应使用与本品配套的注射器和注射针，分别抽吸冻干人纤维蛋白原溶解液和冻干人凝血酶溶解液。

(2)制备纤维蛋白原溶液的器具绝对不能与制备凝血酶溶液的混用，以免凝胶提前形成。

(3)复溶纤维蛋白原前，先将制品及其溶解液的温度平衡至 30～37 ℃，注入该溶解液后充分振摇至冻干制剂完全溶解。

(4)用连接针座牢固地将两个注射器和注射针连接一起。

(5)使用过程中，若发现注射针针管或喷嘴被蛋白凝块阻塞，请更换一个新的注射针或喷嘴。

(6)一旦开始输送胶体，就不能往回拨针管活塞，否则会使胶体回到“Y”型转换器中，堵塞涂药器的尖端，一旦出现堵塞，需要打开一个新的“Y”型转换器。

【药物相互作用】 为避免本品和消毒剂中的酒精、碘或其他重金属接触后引起变性，所以涂两种成分之前应清除伤口表面所有杂质。

【用法与用量】 (1)用法　使用前先将冻干人纤维蛋白原和灭菌注射用水预温 30～37 ℃，然后按瓶签标示量注入相应的溶解液，用配套注射器将预温的灭菌注射用水注入冻干人纤维蛋白原，充分振摇；用配套注射器将氯化钙溶液注入冻干人凝血酶，轻轻转动。然后用专用注射器分别抽取人纤维蛋白原溶液和人凝血酶溶液，使用双联注射器装置，喷洒或涂布于伤口或创面上。

两支配套注射器和针头不可混用，否则会造成纤维蛋白粘合剂在使用前凝结，引起堵塞。

(2)用量　取决于所需使用的面积和使用方法。

10 ml(含凝血酶和纤维蛋白原均为 10 ml)可用于 80 cm^2 面积，如果用于喷洒，可用于 250～1000 cm^2；

5 ml(含凝血酶和纤维蛋白原均为 5 ml)可用于 40 cm^2 面积，如果用于喷洒，可用于 125～500 cm^2。

2 ml(含凝血酶和纤维蛋白原均为 2 ml)可用于 16 cm^2 面积，如果用于喷洒，可用于 50～200 cm^2。

1 ml(含凝血酶和纤维蛋白原均为 1 ml)可用于 8 cm^2 面积，如果使用喷洒，可用于 25～100 cm^2。

0.5 ml(含凝血酶和纤维蛋白原均为 0.5 ml)可用于 4 cm^2 面积，如果用于喷洒，可用于 12.5～50 cm^2。

【制剂与规格】 人纤维蛋白黏合剂：0.5 ml/套、1 ml/套、2 ml/套、5 ml/套、10 ml/套。

人凝血酶原复合物[药典(三)；医保(乙)]

Human Prothrombin Complex

【适应证】 (1)预防和治疗因凝血因子Ⅱ、Ⅶ、Ⅸ及Ⅹ缺乏导致的出血，如乙型血友病、严重肝病及弥散性血管内凝血(DIC)等。

(2)用于逆转抗凝剂如香豆素类及茚满二酮等诱导的出血。

(3)预防和治疗已产生因子Ⅷ抑制性抗体的甲型血友病患者。

【药理】 (1)药效学 本品包含凝血因子Ⅱ、Ⅶ、Ⅸ及Ⅹ,系由健康人混合血浆提取制成。另含适量肝素、枸橼酸钠、氯化钠。因子Ⅸ参与内源性凝血系统,在因子Ⅺa及Ca^{2+}存在下,使其转化为因子Ⅸa,进而促进因子Ⅹ转化为Ⅹa。乙型血友病为遗传性因子Ⅸ缺乏症,其轻、中及重型患者血浆因子Ⅸ浓度各大于正常的>5%、1%~5%及小于1%。给予因子Ⅸ使其血浆浓度维持在正常之25%~40%为止血所必需。因子Ⅶ参与外源性凝血系统,在因子Ⅹa和Ⅸa存在下使其转化为因子Ⅶa,并与组织因子共同活化因子Ⅹ。当因子Ⅶ缺乏时,补充本品亦可预防及治疗出血。本品治疗甲型血友病出血的机制尚不清楚,但其中的凝血因子可绕过因子Ⅷ而直接活化因子Ⅹ,进而促进凝血酶的生成。香豆素类药物及茚满二酮抑制维生素K合成,从而影响因子Ⅱ、Ⅶ、Ⅸ及Ⅹ的活化。给予本品可拮抗其抗凝作用。

(2)药动学 本品静脉注射后达峰时间为10~30分钟。因子Ⅸ的分布半衰期为3~6小时,清除半衰期为18~32小时。

【不良反应】 (1)少数患者会出现颜面潮红、眼睑水肿、皮疹及呼吸急促等过敏反应,严重者甚至血压下降或过敏性休克。

(2)快速滴注本品可出现一过性发热、寒战、头痛、耳鸣、嗜睡、冷漠、潮红或刺激感、恶心、呕吐及气短,减慢输注速度常可缓解。

(3)本品含红细胞凝集素(抗A、抗B),A、B或AB型患者大量输注时,偶可发生溶血。

【注意事项】 (1)输入过量可出现血管内凝血及血栓与栓塞性疾患,如心肌梗死、肺梗死、深静脉血栓及弥散性血管内凝血。

(2)本品对人类孕期的安全性及是否由乳汁分泌尚无资料,故妊娠期妇女及哺乳期妇女应慎用。

(3)婴幼儿对该产品较成人更敏感,易发生血栓性合并症,宜慎用。

(4)肝功能损害或近期接受过外科手术的患者,易发生血栓、血管内凝血或纤维蛋白溶解,应权衡利弊,斟酌使用。

(5)用药期间应定期进行活化部分凝血活酶时间、纤维蛋白原、血小板及凝血酶原时间监测,以早期发现血管内凝血等合并症。

(6)乙型血友病用药期间应每日检测因子Ⅸ血浆浓度,并据此调整用量。

(7)本品对丙型血友病无效。

【药物相互作用】 氨基己酸或氨甲环酸等抗纤溶药与本品同时应用可增加发生血栓性合并症的危险。因此,上述药物宜在给予本品8小时后使用。

【给药说明】 (1)溶解本品时应用塑料注射器操作,因玻璃空针表面可吸附其中的蛋白以致影响实际输入的药量。

(2)配置前应将本品及稀释液(注射用水)放于室温。稀释后将瓶轻轻旋转(切勿用力振摇,以免蛋白变性)直至完全溶解。配置好的药物不宜再置入冰箱,且应于3小时内开始使用,输液器应带有滤网装置。

(3)本品每1 IU相当于1 ml新鲜血浆因子Ⅱ、Ⅶ、Ⅸ及Ⅹ的含量。

(4)本药来自混合血浆,虽经病毒灭活(去除)处理,理论上存在传播某些已知和未知病原体的潜在风险。

【用法与用量】 静脉滴注,根据患者体重、出血类型及需要提高的凝血因子血浆浓度而定其用量。

(1)乙型血友病 ①预防自发性出血:可给予20~40 IU/kg,一周2次。②治疗出血:轻至中度出血者给予25~55 IU/kg,或足以将因子Ⅸ血浆浓度提高到正常的20%~40%的量,一日1次,1~2日。严重出血者则需给予60~70 IU/kg,或将因子Ⅸ血浆浓度提高到正常的20%~60%的量,每10~12小时1次,连续2~3日。③围手术期止血:拔牙前1小时给予50~60 IU/kg,或足以将因子Ⅸ血浆浓度提高到正常40%~60%的剂量。若术后仍有出血,可重复此量。其他手术前1小时给予50~95 IU/kg,或足以将因子Ⅸ血浆浓度提高到正常之25%~60%的剂量。术后每12~24小时重复此量,至少持续7日。

因子Ⅸ:每1 IU/kg可提高其血浆浓度1%。下列公式可供计算用量参考:

因子Ⅸ剂量(U)=体重(kg)×需要提高的因子Ⅸ血浆浓度(%)×IU/kg。

(2)甲型血友病 已产生因子Ⅷ抗体的患者,预防及控制出血可给予75 IU/kg。必要时12小时后再重复使用。

(3)因子Ⅶ缺乏症 为控制围手术期出血,术前可给予足以提高因子Ⅶ血浆浓度到正常的25%的剂量。术后每4~6小时重复1次,必要时持续7日。下列公式可供计算用量参考:

凝血酶原复合物剂量=体重(kg)×需要提高的因子Ⅶ血浆浓度(%)×0.5 IU/kg

(4)抗凝剂诱发的出血 严重病例必要时可给予1500 IU,并同时加用维生素K。

【制剂与规格】 注射用人凝血酶原复合物:(1)100 IU;

(2)200 IU;(3)300 IU;(4)400 IU;(5)1000 IU。

抗人 T 细胞免疫球蛋白[药典(三)]

Anti-human T Lymphocyte Glubin(ALG)

【适应证】 用于耐激素排斥反应和器官移植后预防移植排斥反应,急性移植物抗宿主病,以及治疗再生障碍性贫血。

【药理】 (1)药效学 ALG 是人的淋巴样细胞免疫猪或兔所获的抗血清(ALS)精制而成。它可抑制经抗原识别后的淋巴细胞激活过程;特异性破坏淋巴细胞。本品去除淋巴细胞的途径是:直接的淋巴细胞毒性;补体依赖性细胞溶解;调理素作用,然后通过网状内皮系统破坏;抑制免疫应答反应中的酶链以灭活细胞。

(2)药动学 第一次滴注兔抗人胸腺细胞免疫球蛋白 1.25 mg/kg 后(肾移植患者),血清兔 IgG 水平可达 10～40 μg/ml。在大约 2～3 天清除半衰期后,逐渐降低。IgG 水平在治疗 11 天时,逐渐增高至 20～170 μg/ml。停药后逐渐降低。在 2 个月内,80% 患者可测出残存兔 IgG。大约 40%的患者表现出对兔 IgG 有显著免疫。绝大多数病例在最初治疗的 15 天内出现免疫。具有免疫力的患者表现为迅速的兔 IgG 水平降低。

【不良反应】 (1)寒战、发热、头昏、低血压、心动过速、呕吐和呼吸困难。

(2)输液处局部疼痛及末梢血栓性静脉炎。

(3)罕见有迟发性过敏反应,以及速发性严重过敏反应。

(4)中性粒细胞降低和淋巴细胞降低,继发感染。

【禁忌证】 (1)对本品及异种蛋白过敏者。

(2)严重病毒感染、寄生虫感染、全身性霉菌感染,免疫功能减退的患者。

(3)恶性肿瘤及细胞免疫功能减退的患者。

(4)妊娠期妇女。

(5)血小板严重缺乏的患者,如血小板小于 50000/mm^3。

(6)本品能诱导产生与其他免疫球蛋白发生反应的抗体,因此接种减毒活疫苗者禁用。

【注意事项】 (1)本品专供静脉输注用,必须在住院严密监护状态下使用。

(2)注射期间需对患者进行密切的临床症状及血液学检查,如红细胞、白细胞、血小板等,治疗 1～2 周后需进行肾功能检查。

(3)初用本品常可见循环淋巴细胞减少,故应特别注意防止患者感染。血小板和红细胞减少的情况不多见。故使用后前几天,发生这些症状时应暂减少剂量。如发生在后期,应考虑是否由本制品引起的症状,严重时应停用。

(4)注射本品时,应避免同时输用血液、血液制品。

(5)必须准备急救治疗设备以防治过敏性休克。

(6)治疗结束后,应继续观察 2 周血细胞计数;血小板计数＜8 万/mm^3,或白细胞计数＜2500/mm^{3}时,应考虑减量;当发生严重和持续的血小板降低(＜5 万/mm^3),或白细胞减少(＜1500/mm^3)时,应中止治疗。

【给药说明】 (1)谨慎联合用免疫抑制药,以免发生过度免疫抑制。

(2)采用周边末梢静脉输注,为了预防局部血栓性静脉炎反应的发生,必须小心监控。在输液前 2 小时给予氢化可的松或抗组胺药,可以改善局部和全身的耐受性。

(3)使用本药 2 个月内,会干扰与兔抗体相关的 ELISA 检测结果。

【药物相互作用】 与其他免疫抑制药(皮质类固醇、硫唑嘌呤、环孢素)合用,有协同作用,有造成过度抑制的危险。

【用法与用量】 静脉滴注,必须以 250～500 ml 氯化钠注射液稀释(幼儿酌减稀释用的氯化钠注射液量),可通过周边末梢血管(大的静脉和血管通路)或经中心静脉输注。开始速度每分钟 5～10 滴,如 10 分钟后无反应,再逐渐加速,全量在 1～2 小时内输完。①预防移植排斥反应:移植手术当天起 10～14 天使用,一日 2～5 mg/kg。②治疗移植排斥反应和急性移植物抗宿主病:一日 3～5 mg/kg,至临床症状和生物学指标改善。

【制剂与规格】 注射用抗人 T 细胞兔免疫球蛋白:5 ml∶25 mg。

注射用抗人 T 细胞猪免疫球蛋白:5 ml∶250 mg。

第四节 细胞因子

重组人干扰素 α1b[药典(三)]

Recombinant Human Interferon α1b(IFN α1b)

【适应证】 (1)用于病毒性疾病和某些恶性肿瘤。用于治疗慢性乙型肝炎、丙型肝炎和多毛细胞白血病。

(2)已有临床试验结果或文献报告用于治疗病毒性疾病如带状疱疹、尖锐湿疣、流行性出血热和小儿呼吸道合胞病毒肺炎等。

(3)可用于治疗恶性肿瘤如慢性粒细胞白血病、黑色素瘤、淋巴瘤等。

(4)滴眼液可用于眼部病毒性疾病。

【药理】 (1)药效学　干扰素 α1b 具有广谱的抗病毒、抗肿瘤及免疫调节功能。

(2)药动学　健康志愿者单次皮下注射本品 60 μg,注射后 3.99 小时血药浓度达高峰,吸收半衰期为 1.86 小时,清除半衰期 4.53 小时。本品吸收后分布于各脏器,于注射局部含量最高,其次为肾、脾、肺、肝、心脏、脑及脂肪组织,然后在体内降解。尿、粪、胆汁中排泄较少。

【不良反应】 常在用药初期出现发热、疲劳等反应,多为一过性反应;其他可见头痛、肌痛、关节痛、食欲缺乏、恶心等;少数患者出现颗粒白细胞减少、血小板减少等血象异常,停药后可恢复。如出现上述患者不能忍受的严重不良反应时,应减少剂量或停药,并给予对症治疗。

【禁忌证】 (1)已知对干扰素制品过敏者禁用。

(2)有心绞痛、心肌梗死病史以及其他严重心血管病史者禁用。

(3)癫痫和其他中枢神经系统功能紊乱者禁用。

(4)有其他严重疾病不能耐受本品的副作用者禁用。

【注意事项】 (1)过敏体质,特别是对抗生素有过敏者,应慎用。

(2)本品在妊娠期妇女及哺乳妇女中使用经验不多,应慎用。在病情十分需要时由医生指导使用。

(3)本品治疗儿童病毒性疾病是可行的,未发现任何不良反应,但目前经验尚不多,使用时应在儿科医师严密观察下,适当控制剂量。

(4)年老体衰耐受性差,应在医师严密观察下应用。当使用较大剂量尤应谨慎,必要时可先用小剂量,逐渐加大剂量可以减少不良反应。

(5)瓶或瓶塞有裂缝、破损,有不能溶解物不可使用。

【药物相互作用】 使用本品时应慎用安眠药及镇静药。

【给药说明】 (1)使用前应仔细检查瓶子,如瓶或瓶塞有裂缝、破损不可使用。在加入灭菌注射用水后稍加振摇,制品应溶解良好,如有不能溶解的块状或絮状物,不可使用。

(2)每支制品用灭菌注射用水 1 ml 溶解,溶解后应一次用完,不得分次使用或给第二人使用。

【用法与用量】 肌内或皮下注射。

(1)慢性乙型肝炎　一次 30～50 μg,隔日 1 次,疗程 4～6 个月,可根据病情延长疗程至 1 年。可进行诱导治疗,即在治疗开始时,每天用药 1 次,0.5～1 个月后改为每周 3 次,直至疗程结束。

(2)慢性丙型肝炎　一次 30～50 μg,隔日 1 次。治疗 4～6 个月,无效者停用。有效者可继续治疗至 12 个月。根据病情需要,可延长至 18 个月。在治疗的第 1 个月,一日 1 次。疗程结束后随访 6～12 个月。急性丙型肝炎应早期使用本品治疗,可减少慢性化。

(3)慢性粒细胞白血病　一次 30～50 μg,一日 1 次,连续用药 6 个月以上。可根据病情适当调整,缓解后可改为隔日注射。

(4)多毛细胞白血病　一次 30～50 μg,一日 1 次,连续用药 6 个月以上。可根据病情适当调整,缓解后可改为隔日注射。

(5)尖锐湿疣　一次 10～30 μg 或一次 10 μg,疣体下局部注射,隔日 1 次,连续 3 周为 1 个疗程。可根据病情延长或重复疗程。

(6)肿瘤　视病情可延长疗程。如患者未出现病情迅速恶化或严重不良反应,应当在适当剂量下继续用药。

【制剂与规格】 重组人干扰素 α1b 注射液:(1)10 μg∶10 万 IU;(2)20 μg∶20 万 IU;(3)30 μg∶30 万 IU;(4)50 μg∶50 万 IU。

注射用人干扰素 α1b:(1)10 μg∶10 万 IU;(2)20 μg∶20 万 IU;(3)30 μg∶30 万 IU;(4)50 μg∶50 万 IU。

重组人干扰素 α2a[药典(三)]

Recombinant Human Interferon α2a(IFN α2a)

【适应证】 (1)用于病毒性疾病　伴有 HBV-DNA、DNA 多聚酶阳性或 HBeAg 阳性等病毒复制标志的成年慢性活动性乙型肝炎患者、伴有 HCV 抗体阳性和丙氨酸氨基转移酶(ALT)增高但不伴有肝功能代偿失调(Child 分类 A)的成年急慢性丙型肝炎患者以及尖锐湿疣、带状疱疹、小儿病毒性肺炎和上呼吸道感染、慢性宫颈炎、丁型肝炎等。

(2)用于某些恶性肿瘤　多毛细胞白血病、多发性骨髓瘤、非霍奇金淋巴瘤、慢性白血病以及卡波西肉瘤、肾癌、喉乳头状瘤、黑色素瘤、蕈样肉芽肿、膀胱癌、基底细胞癌等。

【药理】 (1)药效学　人干扰素 α2a 具有广谱抗病毒、抗肿瘤及免疫调节功能。

(2)药动学　肌内注射或皮下注射重组人干扰素

α2a 后吸收大于 80%，肌内注射 3600 万 IU 后，平均达峰时间 3.8 小时，血药峰浓度为 1500～2580pg/ml（平均：2020pg/ml）。皮下注射 3600 万 IU 后，平均达峰时间 7.3 小时，血药峰浓度范围为 1250～2320pg/ml（平均：1730pg/ml）。

肾脏分解代谢为主要清除途径，胆汁分泌与肝脏代谢的清除是次要途径。在健康人静脉滴注重组人干扰素 α2a 后，消除半衰期为 3.7～8.5 小时（平均 5.1 小时）。总体清除率为 2.14～3.62 ml/(min·kg)，平均为 2.79 ml/(min·kg)。

【不良反应】（1）多数患者出现流感样症状，包括发热、疲乏及寒战，皮下给药较肌内给药的发生率相对低并与剂量相关。随着用药时间延长，发生率会降低。

（2）胃肠道反应　恶心、呕吐发生率约 40%，发生率与剂量相关。

（3）神经系统反应　主要表现为嗜睡和乏力，随给药时间延长，神经系统毒性会降低，对神经系统的影响是可逆的，通常停药 1～2 周后可恢复。

（4）血液学毒性　主要表现为白细胞和粒细胞减少，抑制程度较轻，停药后很快恢复。

（5）其他　轻度脱发也较常见。少数患者用药后出现低血压、心律不齐或心悸等，故对心血管疾病患者应小心使用。极少数出现一过性肝功能损害，表现为 ALT 和 AST 升高，一般不需停药。皮肤干燥及皮疹偶见。

（6）阴道局部用药可有烧灼感，一般无需处理。

【禁忌证】（1）对重组人干扰素 α2a 或该制剂的任何成分有过敏史者禁用。

（2）患有严重心脏疾病或有心脏病史者禁用。

（3）严重的肝、肾或骨髓功能不正常者禁用。

（4）癫痫及中枢神经系统功能损伤者禁用。

（5）伴有晚期失代偿性肝病或肝硬化的肝炎患者禁用。

（6）正在接受或近期内接受免疫抑制剂治疗的慢性肝炎患者禁用。

（7）即将接受同种异体骨髓移植的 HLA 抗体识别相关的慢性髓性白血病患者禁用。

【注意事项】（1）动物试验提示重组人干扰素 α2a 有导致畸胎作用，但尚不能排除其对人类胚胎的伤害性。尚不明确本品能否分泌于人乳中，是否中止哺乳或中止用药应视具体情况而定。

（2）对有心脏病的老年患者，老年癌症晚期患者，在接受本制剂治疗前及治疗期间应作心电图检查，根据需要作剂量调整或停止用药。

（3）对儿童的安全性和疗效尚未定论，故不推荐儿童使用。

（4）用本品栓剂治疗期间避免性交；月经期应停止治疗；妊娠期不宜引导局部用药。

【药物相互作用】　重组人干扰素 α2a 可能会通过降低肝内微粒体细胞色素 P_{450} 的活性影响氧化代谢过程。有报告证实，用本品后体内茶碱的清除率降低。在以前或近期服用过的药物所产生的神经毒性、血液毒性及心脏毒性，都会由于使用干扰素 α2a 而使毒性增加。与具有中枢作用的药物合并使用时会产生相互作用。

【给药说明】（1）干扰素 α2a 治疗已有严重骨髓抑制患者时，应极为谨慎，因为重组人干扰素 α2a 有骨髓抑制作用，使白细胞，特别是粒细胞、血小板减少，其次是血红蛋白的降低，从而增加感染及出血的危险。

（2）对血小板减少症患者（血小板计数少于 50×10^9/L）或有出血危险的患者，建议以皮下注射重组人干扰素 α2a。

（3）本品冻干制剂为白色疏松体，溶解后为无色透明液体，如遇有浑浊、沉淀等异常现象，则不得使用。

（4）以注射用水溶解时应沿瓶壁注入，以免产生气泡，溶解后宜于当日用完，不得放置保存。

【用法与用量】（1）多毛细胞白血病　一次 300 万 IU，一日 1 次，连续用药 6 个月以上。可根据病情适当调整，缓解后可改为隔日注射。

（2）多发性骨髓瘤　应用重组人干扰素 α2a300 万 IU，一周 3 次，根据不同患者的耐受性，可将剂量逐周增加至最大耐受量（900 万 IU）。除病情迅速发展或耐受性极差外，这一剂量可持续使用。

（3）低度恶性非霍奇金淋巴瘤　重组人干扰素 α2a 作为化疗的辅助治疗（伴随或不伴随放疗），可以延长低度恶性非霍奇金淋巴瘤患者的生存期。推荐剂量：在常规化疗结束后（伴随或不伴随放疗），一周 3 次，一次 300 万 IU，至少维持治疗 12 周。

（4）慢性髓性白血病　推荐剂量为 300 万～900 万 U。皮下或肌内注射 8～12 周。由医生推荐逐渐增加剂量。

（5）慢性活动性乙型肝炎　通常以 500 万 IU，一周 3 次，皮下注射，共用 6 个月。如用药 1 个月后病毒复制标志或 HBeAg 无下降，则可逐渐加大剂量并可进一步将剂量调整至患者能够耐受的水平，如治疗 3～4 个月后没有改善，则应考虑停止治疗。

（6）急慢性丙型肝炎　本品 1 次 300 万～500 万 IU，皮下或肌内注射，每天 1 次，连用 4 周后改为隔日 1

次，治疗6～12个月。根据病情需要，可延长至18个月。疗程结束后随访6～12个月。急性丙型肝炎应早期使用本品治疗，可减少慢性化。

(7)尖锐湿疣　以重组人干扰素α2a100万～300万IU，一周3次，皮下或肌内注射，共1～2个月。或于患处基底部隔日注射100万IU，连续3周。

(8)宫颈糜烂　非月经期睡前用手指将1枚栓剂放入阴道贴近子宫颈处，隔日一次，9次为一疗程。如糜烂面尚未完全消失，可再用一疗程。

【制剂与规格】 注射用重组人干扰素α2a：(1)100万IU；(2)300万IU；(3)500万IU。

重组人干扰素α2a注射液：(1)100万IU；(2)300万IU；(3)500万IU。

重组人干扰素α2a(酵母)注射液：(1)300万IU；(2)600万IU。

重组人干扰素α2a栓：(1)6万IU；(2)50万IU。

重组人干扰素α2b[药典(三)]

Recombinant Human Interferon α2b(IFN α2b)

【适应证】 (1)用于某些病毒性疾病，如急慢性病毒性肝炎、带状疱疹、尖锐湿疣。

(2)用于某些肿瘤，如多毛细胞白血病、慢性髓性白血病、多发性骨髓瘤、非霍奇金淋巴瘤、恶性黑色素瘤、肾细胞癌、喉乳头状瘤、卡波西肉瘤、卵巢癌、基底细胞癌、表面膀胱癌等。

【药理】 (1)药效学　干扰素α2b具有广谱抗病毒、抗肿瘤、抑制细胞增殖以及提高免疫功能等作用。

(2)药动学　通过肌内或皮下注射，血液浓度达峰时间为3.5～8小时，消除半衰期为4～12小时。肾脏分解代谢为干扰素主要消除途径，而胆汁分泌与肝脏代谢的消除是重要途径。肌内注射或皮下注射的吸收超过80%。

【不良反应】 参阅“重组人干扰素α2a”。

【禁忌证】 (1)对本品或其中的任何成分有过敏史者禁用。

(2)患有严重心脏疾病者禁用。

(3)严重的肝、肾或骨髓功能不正常者禁用。

(4)癫痫及中枢神经系统功能损伤者禁用。

(5)有其他严重疾病对本品不能耐受者禁用。

【注意事项】 (1)妊娠期妇女用药，须在病情十分需要，并由临床医生仔细斟酌后确定。

(2)儿童应权衡利弊后遵医嘱用药。

(3)老年心脏病患者、老年晚期癌症患者，在接受本剂治疗前及治疗期中都应做心电图检查，根据需要做剂量调整或停止用本品。

【药物相互作用】 干扰素α2b可降低细胞色素P_{450}的活性，因此西咪替丁、华法林、茶碱、地西泮、普萘洛尔等药物代谢受到影响。在与具有中枢作用的药物合并使用时，会产生相互作用。

【给药说明】 (1)本品冻干制剂为白色疏松体，溶解后为无色透明液体，如遇有浑浊、沉淀、包装瓶有损坏均不能使用。

(2)注射用水溶解时，应沿瓶壁注入，以免产生气泡，溶解后宜于当日用完，不得放置保存。

【用法与用量】 肌内注射、皮下注射或病灶注射。具体用法用量参阅“重组人干扰素α2a”。

【制剂与规格】 注射用重组人干扰素α2b：(1)100万IU；(2)300万IU；(3)500万IU。

重组人干扰素α2b注射液：(1)100万IU；(2)300万IU；(3)500万IU；(4)600万IU。

重组人干扰素α2b栓：50万IU。

重组人干扰素α2b(假单胞菌)喷雾剂：(1)10 ml∶100万IU；(2)20 ml∶200万IU。

重组人干扰素α2b滴眼液：5 ml∶100万IU。

重组人干扰素α2b(假单胞菌)软膏：5 g∶100万IU。

重组人干扰素α2b乳膏：(1)5 g∶100万IU；(2)10 g∶200万IU。

重组人干扰素α2b凝胶：5 g∶50万IU。

重组人干扰素β

Recombinant Human Interferon β(IFN-β)

【适应证】 (1)用于病毒性疾病的防治，对RNA、DNA病毒均敏感，注射给药用于治疗慢性活动性肝炎、新生儿巨细胞病毒性脑炎。外涂、滴鼻等用于防治流感A2和B病毒、鼻病毒感冒、疱疹、带状疱疹、青年疣、寻常疣病毒感染等。

(2)用于肿瘤，对成骨瘤、多毛细胞白血病、红斑狼疮、多发性骨髓瘤、喉乳头状瘤。

(3)用于多发性硬化。

【药理】 干扰素β具有广谱抗病毒、抗肿瘤及免疫调节功能。

【不良反应】 多见发热、畏寒、全身倦怠感等全身症状。部分患者可出现白细胞减少，血小板减少，ALT上升及胃肠道反应。偶见BUN上升、蛋白尿。偶见皮疹、瘙痒感等过敏症状。局部用药可出现疼痛，偶见发红肿胀、色素沉着，注射部位可出现强烈疼痛，可用

0.5%～1%盐酸普鲁卡因注射液1～3 ml混合注射，但不能用利多卡因注射液。

【禁忌证】 对本品及其他生物制品有过敏史的患者禁用。

【注意事项】 (1)有严重肝、肾功能不全者以及白细胞或血小板严重减少患者慎用。

(2)小儿和妊娠期妇女慎用。

【药物相互作用】 因为可改变细胞色素 P_{450} 酶代谢，因此该药有干扰其他药物的可能。

【用法与用量】 (1)成胶质细胞瘤　注射于鞘内（包括肿瘤内），成人常用量一日100万～600万IU；静脉滴注，成人常用量一日100万～600万IU，用500 ml氯化钠注射液溶解本品。

(2)恶性黑色素瘤　注射于肿瘤内或周围，成人常用量为每一病灶40万～80万IU，一日1次，一日总量可达100万～300万IU。

(3)用于病毒性疾病　肌内注射，一日200万IU，连续10日。

(4)多发性硬化　皮下注射，一次800万IU，隔日1次。

【制剂与规格】 注射用重组人干扰素β：(1)100万IU；(2)300万IU。

重组人干扰素γ[药典(三)]

Recombinant Human Interferon γ(IFN-γ)

【适应证】 本品用于类风湿关节炎。有临床结果表明治疗骨髓增生异常综合征、异位性皮炎和尖锐湿疣有效。美国FDA批准用于治疗转移性肾癌、创伤、异位性皮炎和肉芽肿。日本批准用于治疗肾细胞癌和蕈样霉菌病。欧洲批准用于治疗类风湿关节炎。

【药理】 (1)药效学　干扰素γ具有较强的免疫调节功能，能增强抗原递呈细胞功能，加快免疫复合物的清除和提高吞噬异物功能。对淋巴细胞具有双向调节功能，提高抗体依赖的细胞毒反应，增强某些免疫活性细胞HLA类抗原表达。对星状细胞(HSC)的活化、增生和分泌细胞外基质具有抑制作用。并能抑制胶原合成，促进胶原降解。本品对类风湿关节炎患者的滑膜纤维母细胞有抑制作用。

(2)药动学　本品肌内或皮下注射后被缓慢吸收达89%以上，皮下注射的消除半衰期 $t_{1/2\beta}$ 为9.35小时，皮下注射后的浓度最高峰出现在3.4小时以后，最高峰浓度达37.4 IU/ml。

【不良反应】 常见发热，在注射后数小时出现，持续数小时自行消退，多为低热，偶见高热，发热时患者伴有头痛、肌肉痛、关节痛等流感样症状。一般用药3～5天后即不再有发热。其他不良反应有疲劳、食欲缺乏、恶心等。常见的化验异常有白细胞、血小板减少和ALT升高，一般为一过性，能自行恢复。如患者出现上述不能耐受的严重不良反应，应减少剂量或停药，并给予对症治疗。

【禁忌证】 (1)已知对干扰素制品、大肠杆菌来源的制品过敏者禁用。

(2)有心绞痛、心肌梗死病史以及其他严重心血管病史者禁用。

(3)有其他严重疾病，不能耐受本品不良反应者禁用。

(4)癫痫和其他中枢神经系统功能紊乱者禁用。

【注意事项】 (1)妊娠期妇女及哺乳期妇女应在医师严密观察下谨慎使用。

(2)儿童（特别是幼龄儿童）应在儿科医师严密观察下谨慎使用。

(3)对年老体衰者应慎重考虑是否能耐受本品可能发生的不良反应，应在医师严密观察下应用。必要时可先用小剂量，然后逐渐加大剂量可减少不良反应。

【药物相互作用】 不能与抑制骨髓造血功能的药物同时使用。

【给药说明】 (1)凡有明显过敏体质，特别是对抗生素有过敏史者应慎用，必须使用时应先用本品做皮肤试验(5000 IU皮内注射)，阴性者方可使用。在使用过程中如发生过敏反应，应立即停药，并给予相应治疗。

(2)使用前应仔细检查瓶子，如瓶或瓶塞有裂缝、破损不可使用。在加入灭菌注射用水后稍加振摇，制品应溶解良好，如有不能溶解的块状或絮状物，不可使用。

(3)每瓶制品用灭菌注射用水1 ml溶解，溶解后应一次用完，不得分次或给第二人使用。

(4)本品应在临床医师指导下使用。

【用法与用量】 皮下或肌内注射。开始时每天注射50万IU，连续3～4天后，无明显不良反应，将剂量增到每天100万IU，第2个月开始改为隔天注射150万～200万IU，总疗程3个月，如能延长疗程为6个月效果更好或遵医嘱。

【制剂与规格】 注射用重组人干扰素γ：(1)50万IU；(2)100万IU；(3)200万IU。

重组人粒细胞刺激因子[药典(三)；医保(乙)]

Recombinant Human Granulocyte Colony-stimulating Factor(rhG-CSF)

【适应证】 (1)各种原因引起的中性粒细胞减少

症，如恶性肿瘤和白血病化疗与放疗引起的中性粒细胞减少、造血干细胞或祖细胞移植后髓系造血功能的受抑及延迟植活与移植排斥。

(2)周围血造血干细胞或祖细胞移植前的干细胞或祖细胞动员等。

(3)骨髓增生异常综合征(MDS)、再生障碍性贫血伴发的中性粒细胞减少，先天性、特发性、周期性中性粒细胞减少症，但远期疗效不肯定。

(4)各种严重感染，包括艾滋病及并发的感染。

(5)抗艾滋病药物引起的中性粒细胞减少症。

【药理】 (1)药效学　本品系由174或175个氨基酸组成的蛋白质，分子量分别为18798.88及20000。其通过重组DNA技术，分别经中华仓鼠卵巢细胞或埃希大肠杆菌表达产生。前者为糖基化蛋白，后者为非糖基化蛋白。上述二种产品的药效相同，作用机制为与粒系祖细胞及成熟中性粒细胞表面的特异性受体结合，促进前者的增殖分化，增强后者的趋化、吞噬及杀伤功能。本品属Ⅱ类造血生长因子，有细胞系特异性，仅作用于中性粒细胞及其祖细胞。无种族特异性。

(2)药动学　皮下注射本品吸收良好，5分钟内血清中即可测得。血药浓度达峰时间为2～8小时(静脉注射为30分钟)，分布容积为150 ml/kg，血药峰浓度为(478±66.1)pg/ml。消除相半衰期静脉注射为1.4小时，皮下注射为2.15小时，曲线下面积分别为21.6 ng·h/ml及11.7 ng·h/ml。本品起效迅速，静脉注射5分钟即出现周围血中性粒细胞减少，4小时后开始上升，24小时内达高峰。连续静脉或皮下注射其血药浓度变化与单次给药相似，表明无蓄积作用。皮下或静脉注射后24小时尿中均未测出本品浓度。

【不良反应】 (1)较常见骨痛、关节肌肉酸痛，发生率为1%～5%，反应为轻至中度，大多无需临床处理而自行消退。

(2)<1%的患者可出现可逆性ALT、AST、ALP及血尿酸升高、一过性低血压及室上性心动过速。

(3)偶见急性发热性白细胞增多性皮肤病(Sweets综合征)，表现为发热伴皮损及疼痛。

(4)长期用药者有时出现脾肿大，大多经影像学检查才发现。本品过敏反应属罕见，表现为用药后迅速出现的休克、间质性肺炎、呼吸窘迫综合征等严重不良反应，应及时停药和采取紧急抢救措施。

【禁忌证】 对本品过敏者禁用。

【注意事项】 (1)对大肠杆菌蛋白过敏的患者，应用大肠杆菌重组的rhG-CSF后可能出现交叉过敏反应。

(2)体外研究证实，rhG-CSF对某些肿瘤细胞，尤其是髓性白血病细胞有刺激增殖作用，故急、慢性髓性白血病化疗后及MDS中难治性贫血伴原始细胞增多型(RAEB)和转变中的RAEB(RAEB-t)患者应慎用，并进行严密监测，如原始细胞明显增多，应及时停药。

(3)本品在人类孕期的安全性以及是否由乳汁分泌尚未明确，因此妊娠期妇女不宜使用，哺乳妇女应停止哺乳，否则不宜使用。

(4)早产儿、新生儿及婴儿的用药安全性尚未确认，不宜应用。儿童用药应慎重及严密观察。

【药物相互作用】 若与化疗药同时应用，迅速分化的造血祖细胞对化疗药及放疗敏感，故本品不宜与化疗药同时使用。

【给药说明】 (1)应在对造血生长因子及肿瘤化、放疗有经验的医师指导下应用本品。

(2)用药过程中若出现过敏反应，应立即停药并给予适当处理。

(3)由于本品迅速分化造血祖细胞，增加后者对化疗或放疗的敏感性，故本品不应在化疗或放疗前后24小时内使用，更不应与化疗或放疗同时应用。

(4)为避免造成中性粒细胞过多，用药过程中应定期监测血象。

(5)本品用灭菌注射用水溶解后应避免振荡，否则可起泡致部分药液黏附于瓶壁。若溶液已起泡，可静置数分钟后再抽取。本品供静脉注射需用5%葡萄糖注射液稀释至≥15 μg/ml，若rhG-CSF终浓度<15 μg/ml，须在加本品之前于5%葡萄糖注射液中先加入终浓度为0.2%的人血白蛋白，以避免输液系统对rhG-CSF的吸附。本品滴注速度不宜过快，每次至少持续1小时以上，快速滴注可降低其作用。稀释后的rhG-CSF应于6小时内用完。

【用法与用量】 静脉注射或皮下注射，皮下注射血药浓度维持时间较长，且用药方便，故更应推广。剂量及疗程视适应证与病情而定。

(1)白血病化疗后及造血干细胞或祖细胞移植　按体重一日2.5～5 μg/kg，待白细胞升至$>2\times10^9$/L即可停用。

(2)实体瘤化、放疗后，每日剂量可适当减少，一日2～3 μg/kg，待白细胞升至$>5\times10^9$/L停用。

(3)再生障碍性贫血、MDS等骨髓衰竭性疾患伴中性粒细胞减少　一次2～5 μg/kg，一日1次，通常以2周为一疗程。

(4)自体外周血造血干(祖)细胞移植前的干(祖)细

胞动员，宜于化疗后白细胞降至最低点（一般为停化疗后2周左右）时开始用药，剂量为一日5～10 μg/kg，至白细胞升至≥5×10⁹/L时开始采集，并继续用至采集结束，异体外周血造血干（祖）细胞移植前的干细胞或祖细胞动员，每日5～10 μg/kg，皮下注射，连续4～6天后开始采集血样，并再持续1～3天，至采集结束。

（5）严重感染伴中性粒细胞减少　一日3～5 μg/kg，用至中性粒细胞≥1×10⁹/L，通常需连用5～7天。

（6）先天性、特发性或周期性中性粒细胞减少症　一日2 μg/kg，至白细胞≥5×10⁹/L时减量或停药，仅有近期效果。

【制剂与规格】　重组人粒细胞刺激因子注射液：（1）75 μg；（2）150 μg；（3）300 μg。

重组人粒细胞巨噬细胞刺激因子[药典（三）；医保（乙）]

Recombinant Human Granulocyte-Macrophage Colony-stimulating Factor（rhGM-CSF）

【适应证】　（1）恶性肿瘤、白血病化疗或放疗引起的白细胞减少及其并发的感染。

（2）造血干细胞或祖细胞移植后髓系造血功能受抑及延迟植活与移植排斥。

（3）与rhG-CSF等造血生长因子联合或单独应用于外周血造血干细胞或祖细胞移植前的干细胞或祖细胞动员。

（4）再生障碍性贫血等骨髓衰竭性疾患及各种严重感染并发的中性粒细胞减少。

（5）也可用于艾滋病本身，或因药物治疗所致的中性粒细胞减少。

【药理】　（1）药效学　本品是一种调节造血和白细胞功能的造血生长因子，主要由127个氨基酸组成的非糖基化蛋白质，通过重组DNA技术经埃希大肠杆菌表达产生。属Ⅰ类造血生长因子，其作用无细胞系特异性。本品与粒系及单核巨噬细胞前体细胞表面的特异性受体相结合，促进其增殖、分化，产生粒细胞及单核-巨噬细胞。体外研究表明，本品尚可促进单核-巨噬细胞对肿瘤细胞的裂解作用。本药有种族特异性。

（2）药动学　本品注射后体内分布广泛。皮下注射达峰时间为3～4小时，静脉与皮下注射的$t_{1/2\beta}$分别为2小时及3小时。以不同剂量分别皮下及静脉注射，其血药峰浓度和曲线下面积均随剂量增加而增高。用药后外周血粒细胞及单核细胞即有下降，半小时内达最低点，继而回升，2小时后升至基础值或更高。用药3～7日白细胞达高峰。

【不良反应】　（1）常见发热、骨痛及关节肌肉酸痛、皮疹和（或）瘙痒、腹痛、腹泻，多数患者连续几次用药可逐渐减轻或消失。

（2）少数患者初次用药可出现首次剂量反应，表现为面部潮红、出汗及血压下降、血氧饱和度降低，再次用药则通常不重现。

（3）罕见的严重不良反应有支气管痉挛、血管神经性水肿、过敏性休克、心功能不全、室上性心动过速、毛细血管渗漏综合征（包括浮肿、多浆膜腔积液、肺水肿等）、脑血管疾病、精神错乱、惊厥、晕厥、高血压或低血压、颅内高压等。

【禁忌证】　对本品过敏者禁用。

【注意事项】　（1）对酵母制品或大肠杆菌蛋白过敏的患者，应用此药可能出现交叉过敏反应。

（2）接受本品的患者少数情况下可发生急性过敏反应，表现为过敏性休克、血管神经性水肿及支气管痉挛等，应立即停药及时应急处理。

（3）本品对人类孕期的安全性以及是否由乳汁排泌尚未确认，故妊娠期妇女及哺乳期妇女除非指征十分明确，且病情危重，否则不宜使用，或停止哺乳后再应用。

（4）体外实验证实，本品对某些肿瘤细胞，尤其是髓性白血病细胞有刺激增殖作用，故急、慢性髓性白血病及MDS的RAEB及RAEB-t型不宜应用，通常首选rhG-CSF。实体瘤及其他白血病应用本品过程中，也应严密监测，若肿瘤病情进展或外周血原始细胞增多，应及时停用。

（5）本品多次用药后有时可产生中和抗体，发生率＜4%。重复使用时应注意监测及观察。

【药物相互作用】　（1）本品若与化疗药同时应用，由于其使造血祖细胞迅速分化，可增加对化疗药的敏感性，有可能影响本品的效果。

（2）接受细胞毒药物治疗的肿瘤患者，或用抗病毒药物的艾滋病患者，应用本品时有可能出现血小板减少，此可能由于化疗或抗病毒药物对造血的抑制，但尚不能完全排除药物间的相互作用。

（3）本品可引起血浆白蛋白降低，如同时使用和血浆白蛋白具有高结合力的药物，应注意调整剂量。

【给药说明】　（1）患者接受本品应在对造血生长因子及肿瘤化、放疗有丰富经验的医师指导下进行。

（2）由于迅速分化的造血细胞对放疗或化疗敏感，故本品不宜在化疗前后24小时及放疗前后12小时内应用，更不应与化疗或放疗同时应用。

(3)为避免造成中性粒细胞及单核细胞过多，用药过程中应定期监测血象。

(4)本品供静脉注射前先用灭菌注射用水溶解，再以氯化钠注射液或5%葡萄糖注射液稀释，其终浓度应不低于7 μg/ml。若低于此浓度，应在加本品前在稀释液中先加入终浓度为0.1%的人血白蛋白，以避免输液系统对本品的吸附。本品滴注速度宜慢，每次剂量应持续4小时，输注过快易出现不良反应。稀释后的药物宜在6小时内用完。

【用法与用量】 静脉注射或皮下注射，其剂量及疗程视适应证与病情而定。

(1)造血干细胞或祖细胞移植及白血病化疗患者的推荐剂量为每日5 μg/kg，待白细胞升至≥2×10^9/L即可停药。

(2)实体瘤患者每日剂量可适当减少，常用剂量为每日2～3 μg/kg，待白细胞升至≥5×10^9/L时停药。

(3)再生障碍性贫血等骨髓衰竭性疾患及严重感染伴中性粒细胞减少患者，每日剂量一般不超过肿瘤患者，但疗程宜长。

(4)若与rhG-CSF联合用于自体外周血干细胞移植前的干细胞或祖细胞动员，宜于化疗后白细胞降至最低点(一般为停化疗后2周左右)时开始用药，剂量为二者各每日5 μg/kg，至血白细胞升至≥5×10^9/L时开始采集，并继续用药至采集结束。

【制剂与规格】 注射用重组人粒细胞巨噬细胞刺激因子：(1)50 μg；(2)75 μg；(3)100 μg；(4)150 μg；(5)300 μg。

重组人粒细胞巨噬细胞注射液：(1)75 μg；(2)150 μg；(3)300 μg。

重组人表皮生长因子[药典(三)；医保(乙)]

Recombinant Human Epidermal Growth Factor(rhEGF)

【适应证】 (1)难愈性创面的治疗，如足部溃疡、糖尿病性溃疡、褥疮、窦道、肛门会阴部创面及其他难以愈合的创面。

(2)切口愈合障碍的治疗，如切口感染、切口脂肪液化、切口张力过大、术后使用糖皮质激素、化疗药物、合并低蛋白血症、贫血以及重要脏器功能障碍。

(3)预防和减少手术瘢痕。

【药理】 (1)药效学 趋化作用：促进上皮细胞、成纤维细胞等多种细胞向创面迁移，提供组织再生与修复的基础，缩短创面愈合时间。促增殖作用：①促进RNA及DNA的复制和蛋白质的合成，②调节细胞糖酵解及Ca^{2+}浓度，③促进创面细胞再上皮化，加速创面愈合速度。重建作用：①促进胞外基质如透明质酸、纤维连接蛋白、胶原蛋白等的合成，②调节胶原的降解及更新、增强创面抗张强度，③提高上皮细胞的完全再生度和连续性，预防和减少疤痕形成，提高创面修复质量。

(2)药动学 本品广泛存在于正常人体体液，尚缺乏体表局部外用本品给药的药代动力学资料。

【不良反应】 偶见轻度刺激症状，如刺痛、灼热感。

【禁忌证】 对天然和重组rhEGF、甘油、甘露醇过敏者禁用。

【注意事项】 (1)感染创面可局部联合使用抗生素或磺胺嘧啶银，也可系统使用抗生素。

(2)对于各种慢性创面，如溃疡、褥疮等，在应用本品前，应先行彻底去除坏死组织有利于本品与创面肉芽组织的充分接触，提高疗效。

(3)乳液和婴幼儿唾液、尿液内均含rhEGF，体表局部外用rhEGF对胎儿和婴幼儿有无影响尚不清楚。

【用法与用量】 (1)外用喷剂 常规清创后，用本品局部均匀喷湿创面，一日1次，约4万IU/(10×10)cm^2(每喷次约200 IU rhEGF)。再根据创面情况需要作相应处理。

(2)凝胶 常规清创后，用0.9%灭菌氯化钠溶液清洗创面，取本品适量，均匀涂于患处。需要包扎者，同时将本品均匀涂于适当大小的内层消毒纱布，覆盖于创面，常规包扎，一日1次，推荐剂量为10 g/100 cm^2。

【制剂与规格】 重组人表皮生长因子外用溶液：(1)15 ml∶3万IU；(2)5 ml∶1万IU。

重组人表皮生长因子凝胶：(1)5 g∶50 μg；(2)10 g∶100 μg；(3)20 g∶200 μg。

外用重组人表皮生长因子衍生物：(1)15 ml∶3万IU；(2)5 ml∶1万IU。

重组人表皮生长因子滴眼液[药典(三)]

Recombinant Human Epidermal Growth Factor Eye Drops(Yeast)(rhEGF)

【适应证】 各种原因引起的角膜上皮缺损，包括角膜机械性损伤、各种角膜手术后、轻度干眼症伴浅层点状角膜病变、轻度化学烧伤等。

【药理】 (1)药效学 本品为局部用重组人表皮生长因子(rhEGF)。rh-EGF可促进角膜上皮细胞的再生，从而缩短受损角膜的愈合时间。临床结果显示，本品能加速眼角膜创伤的愈合。致癌性研究文献提示，EGF有促进某些肿瘤细胞生长的作用，但也有一些动物和体外研究文献提示，EGF作为一种具有多种功能的细胞因子，可以抑制某些肿瘤细胞的生长。

（2）药动学　遗传毒性 rh-EGFAmes 试验、CHL 染色体畸变试验、小鼠骨髓细胞微核试验结果均为阴性。生殖毒性小鼠腹腔注射给予 rh-EGF2.5 mg/kg、5 mg/kg，连续5天，用药后28天取附睾检测，未见精子形态明显改变。SD大鼠在妊娠后6～15天肌内注射给予 rhEGF 衍生物 500 μg/kg、1000 μg/kg，对母鼠、胎仔未见明显影响。

【不良反应】　未观察到局部刺激现象及全身性不良反应。

【禁忌证】　对天然和 rhEGF、甘油、甘露醇有过敏史者禁用。

【注意事项】　（1）需根据病情，合并应用抗生素或抗病毒药物，针对病因进行治疗。

（2）使用过程中应避免污染。

【药物相互作用】　未发现与其他药物有协同或拮抗作用。

【给药说明】　（1）使用前应仔细检查瓶子，如有裂缝、破损不可使用。

【用法与用量】　将本品直接滴入眼结膜囊内，每次1～2滴，每日4次，或遵医嘱。

【制剂与规格】　重组人表皮生长因子滴眼液（酵母）：（1）5000 IU（10 μg）/0.5 ml；（2）20000 IU（40 μg）/2 ml；（3）30000 IU（60 μg）/3 ml；（4）40000 IU（80 μg）/4 ml。

重组牛碱性成纤维细胞生长因子[药典（三）；医保（乙）]

Recombinant Bovine Basic Fibroblast Growth Factor

【适应证】　用于各种原因引起的角膜上皮缺损和点状角膜病变，复发性浅层点状角膜病变和轻中度干眼症、大疱性角膜炎、角膜擦伤、轻中度化学烧伤、角膜手术及术后伤口愈合不良、地图状（或营养性）单疱性角膜溃疡等。

【药理】　（1）药效学　本品主要组成成分为重组牛碱性成纤维细胞生长因子。牛碱性成纤维细胞生长因子（bFGF）对来源于中胚层和外胚层的细胞，具有促进修复和再生作用。动物试验结果表明，本品对家兔碱烧伤角膜上皮的再生、角膜基质层和内皮层的修复均有促进作用，未见增加角膜新生血管的生成。

（2）药动学　研究结果显示，健康志愿者单次或多次给药，在房水和血清样本中均未检测到 bFGF，表明 bFGF 局部滴眼给药没有房水吸收，亦无循环系统吸收。

【注意事项】　（1）过敏体质者慎用。

（2）本品单独使用无局部抗菌、消炎作用。对感染性或急性炎症期角膜病患者，须同时局部或全身使用抗生素或抗炎药，以控制感染和炎症。

（3）对某些角膜病，应针对病因进行治疗，如联合应用维生素及激素类等药物。

【用法与用量】　滴入结膜囊，一次1～2滴，一日4～6次。

【制剂与规格】　重组牛碱性成纤维细胞生长因子外用溶液：5 ml∶21000 IU。

重组牛碱性成纤维细胞生长因子眼用凝胶：5 g∶21000 IU。

重组牛碱性成纤维细胞生长因子滴眼液[药典（三）]

Recombinant Bovine Basic Fibroblast Growth Factor Eye Drops（bFGF）

【适应证】　各种原因引起的角膜上皮缺损和点状角膜病变，复发性浅层点状角膜病变、轻中度干眼症、大泡性角膜炎、角膜擦伤、轻中度化学烧伤、角膜手术及术后愈合不良、地图状（或营养性）单庖性角膜溃疡等。

【药理】　（1）牛碱性成纤维细胞生长因子对来源于中胚层和外胚层的细胞具有促进修复和再生作用。动物试验结果表明，本品对家兔碱烧伤角膜上皮的再生、角膜基质层和内皮层的修复均有促进作用；未见增加角膜新生血管的生成。

（2）人体药代动力学研究结果显示，健康志愿者单次或多次给药，在房水和血清样本中均未检测到 bFGF，表明 bFGF 局部滴眼给药没有房水吸收和系统吸收。

【不良反应】　尚不明确。

【禁忌证】　尚不明确。

【注意事项】　（1）本品为蛋白类药物，应避免置于高温或冰冻环境。

（2）对感染性或急性炎症期角膜病患者，须同时局部或全身使用抗生素或抗炎药，以控制感染和炎症。

（3）对某些角膜病，应针对病因进行治疗。如联合应用维生素及激素类等药物。

【给药说明】　使用前应仔细检查瓶子，如有裂缝、破损不可使用。

【用法与用量】　滴眼，每次1～2滴，每日4～6次或遵医嘱。

【制剂与规格】　重组牛碱性成纤维细胞因子滴眼液：（1）1680 IU/0.4 ml；（2）21000 IU/5 ml。

重组人促红素[药典(三);医保(乙)]
Recombinant Human Erythropoietin(rhEPO)

【适应证】 用于肾功能不全合并的贫血,艾滋病本身或因治疗引起的贫血及风湿性疾病引起的贫血等。另外,为择期手术储存自体血而反复采血的患者,同时应用本品可预防发生贫血。恶性肿瘤伴发的贫血是否采用 rhEPO 已有诸多争议,有报告 rhEPO 可促进肿瘤生长,应用者寿命反缩短,故目前主张应慎用。

【药理】 (1)药效学 本品为 165 个氨基酸组成的糖蛋白,由重组 DNA 技术产生。其作用机制为刺激红系祖细胞的分化,包括红系爆式集落形成单位(BFU E)、红系集落形成单位(CFU E)及原红细胞。本品亦可促使组织红细胞自骨髓向血中释放,进而转化为成熟红细胞。内源性 EPO 主要由肾脏产生,少量自肝脏产生。慢性肾功能不全合并贫血,其主要原因为 EPO 不足。故外源性的补充可矫正肾性贫血。凡体内 EPO 浓度明显增高的贫血一般无作用。

(2)药动学 慢性肾功能不全患者静脉或皮下注射本品,达峰时间分别为 15 分钟及 5~24 小时,峰浓度可维持 12~16 小时。反复注射其峰浓度不变。清除半衰期平均 4~13 小时,且随用药时间的延长而缩短,最初用药>7.5 小时,7 次后为 6.2 小时,24 次后为 4.6 小时。起效时间分别为:网织红细胞计数升高为 7~10 天,而红细胞计数、血细胞比容及血红蛋白回升通常需 2~6 周。另外,其疗效与剂量及铁储存、血维生素 B_{12}、叶酸水平有关,若一次给予 100~150 IU/kg,每周 3 次,两月内作用可达高峰,停药后约 2 周血细胞比容开始下降。

【不良反应】 较常见的不良反应为高血压、心动过速、头痛、胸痛、肌痛、骨关节痛、水肿、疲乏、恶心及呕吐。有时尚见气短或流感样症状。包括血红蛋白过度升高,一过性脑缺血或脑血管意外。

【禁忌证】 (1)对本品或人血白蛋白或哺乳动物细胞来源的产品过敏者禁用。

(2)美国 FDA 妊娠期药物安全性分级为肠道外给药 C。

【注意事项】 (1)未控制的高血压病患者,一般不应使用此药。

(2)哺乳期妇女不宜使用。

(3)本品使用过程中应同时补充铁剂,因血红蛋白的合成可出现铁相对不足,并进而影响 EPO 的作用。

(4)用药过程中应随时监测血压、血红蛋白、血细胞比容、血清铁、铁蛋白与转铁蛋白饱和度及肾功能等。当血红蛋白>120 g/L 时应停用或减量,否则有促发血栓形成的风险。

(5)可能会引起高钾血症,适当调节饮食及给药剂量。

【药物相互作用】 (1)本品有升高血压的作用,尤其在血细胞比容迅速升高时。故在 EPO 用药的同时,应加强原有的抗高血压治疗。

(2)由于 EPO 可使红细胞数量增多,血液易于凝固,同时接受血液透析的患者肝素用量应相应增加。

(3)应用 EPO 时由于红细胞造血动用储存铁,铁的需求增加。除反复输血致铁过量者外,皆应补充铁剂。

【给药说明】 (1)若用药后未达预期的效果,常指示缺铁以致不能支持红细胞造血。首先应补铁。另外,叶酸和(或)维生素 B_{12} 缺乏亦可延迟或减低 EPO 的疗效,有时也需补充上述药物。

(2)慢性肾功能不全贫血使用 EPO 纠正后,患者食欲及自觉症状改善,此时仍要严格饮食控制,否则常导致需要透析或透析次数增加。

(3)用药后若出现血压升高,可加用或调整原有的抗高血压药物,有时尚须将 EPO 减量或停用。

(4)慢性肾功能不全患者发生铝中毒时,应增加 EPO 用量。

(5)本品用前勿振摇,因振荡可使糖蛋白变性而减低其生物效价。每瓶应一次性应用,剩余部分应弃去。

【用法与用量】 静脉注射、皮下注射。

(1)初始剂量 按体重一日 50~100 IU/kg,一周 3 次。若 8 周后血细胞比容提高不足 5%~6%且仍低于 30%~33%,可将日剂量再提高 25 IU/kg。亦可开始用较低剂量,一日 40 IU/kg,一周 3 次。观察 4 周,不足时再按上述原则调整。若血细胞比容 2 周内提高超过 4%,则需减量。若血细胞比容达到或超过 36%,则需停药。待降至要求的范围后再开始用药,可将原日量减少 25 IU/kg。

(2)维持剂量 达到预期疗效后,可将 EPO 逐渐减量。速度每 4 周或更长减少日剂量 25 IU/kg,直至维持血细胞比容在 30%~33%、血红蛋白 100~120 g/L 的最低剂量。某些患者可将每周剂量一次皮下注射。

【制剂与规格】 重组人促红素注射液(CHO 细胞):(1)1 ml : 2000 IU;(2)1 ml : 3000 IU;(3)2 ml : 3000 IU;(4)1 ml : 5000 IU;(5)1 ml : 6000 IU;(6)1 ml : 10000 IU。

注射用重组人促红素(CHO 细胞):(1)2000 IU;

(2)3000 IU；(3)4000 IU；(4)10000 IU。

重组人白介素-2[药典(三)；医保(乙)]

Recombinant Human Interleukin-2

【适应证】 (1)用于肾细胞癌、黑色素瘤，用于控制癌性胸腹水及其他晚期肿瘤。

(2)用于先天或后天免疫缺陷症，如艾滋病等。

(3)对某些病毒性疾病、细菌性疾病、胞内寄生菌感染性疾病，如乙型肝炎、麻风病、肺结核、白色念珠菌感染等有一定作用。

【药理】 (1)药效学　白介素-2是由133个氨基酸组成的多肽，分子量15420，可作用于白介素-2受体而发挥作用。本品能促进T细胞的增殖与分化；诱导及增强自然杀伤细胞(NK)的活力；可诱导及增强淋巴因子活化的杀伤细胞；诱导及增强杀伤性T细胞、单核细胞、巨噬细胞的活力；增强B淋巴细胞的增殖及抗体分泌；诱导产生干扰素，通过以上机制提高患者细胞免疫功能和抗感染能力。

(2)药动学　白介素-2在体内主要分布于肾脏、肝脏、脾脏和肺部。肾脏是主要的代谢器官，肾组织细胞的组织蛋白酶D分解白介素-2。血清中分布半衰期约为13分钟，消除相半衰期约为85分钟。

【不良反应】 常见有寒战、发热、乏力、食欲缺乏、恶心、呕吐、腹泻和皮疹。大剂量可致低血压、肺水肿、肾功能损伤、骨髓抑制、嗜睡、谵妄等严重不良反应。本品的不良反应与剂量、输注速度和疗程长短有关，减量可减少不良反应。

【禁忌证】 对本品过敏者禁用。

【注意事项】 (1)妊娠期妇女、哺乳期妇女、小儿、有严重心脑肾等合并症的老年人需慎用。

(2)药物过量可引起毛细血管渗漏综合征，表现为低血压、末梢水肿、暂时性肾功能损害等，应立即停用，对症处理。

【给药说明】 (1)本品必须在有经验的专科医生指导下谨慎使用。

(2)药瓶有裂缝、破损者不能使用。溶解后如遇有浑浊、沉淀等现象，不宜使用。

(3)药瓶开启后，应一次使用完，剩余量应废弃。

(4)使用本品从小剂量开始，逐渐增大剂量。应严格掌握安全剂量。使用本品低剂量、长疗程可降低毒性，并且可维持抗肿瘤活性。

(5)为预防患者发热，可于给药前使用对乙酰氨基酚0.5 g，每小时1次，或吲哚美辛栓50 mg。

【用法与用量】 (1)皮下注射　按体表面积一次20万～40万IU/m²用灭菌注射用水2 ml溶解，一日1次，每周连用4天，4周为一疗程。

(2)肌内注射　慢性乙型肝炎，一次20万IU，隔日1次。

(3)静脉滴注　按体表面积一次20万～40万IU/m²，加入氯化钠注射液500 ml，一日1次，每周连用4天，4周为一疗程。

(4)腔内灌注　先抽去腔内积液，再将本品按体表面积一次40万～50万IU/m²，加入氯化钠注射液20 ml溶解后注入，一周1～2次，3～4周为一疗程。

(5)瘤内或瘤周注射　按体表面积一次10万～30万IU/m²加入氯化钠注射液3～5 ml使溶解，分多点注射到瘤内或瘤体周围，一周2次，连用2周为一疗程。

【制剂与规格】 注射用重组人白介素-2：(1)50万IU；(2)100万IU；(3)200万IU；(4)1800万IU。

重组人白介素-2注射液：(1)50万IU；(2)100万IU；(3)200万IU；(4)1800万IU。

重组人白介素-11[药典(三)]

Recombinant Human Interleukin-11　(rhIL-11)

【适应证】 用于实体瘤、非髓系白血病化疗后Ⅲ、Ⅳ度血小板减少症的治疗；实体瘤及非髓性白血病患者，前一疗程化疗后发生Ⅲ、Ⅳ度血小板减少症(即血小板≤50×109/L)者，下一疗程化疗前使用本品，以减少患者因血小板减少引起的出血和对血小板输注的依赖性。同时有白细胞减少症的患者必要时可合并使用粒细胞集落刺激因子(rhG-CSF)。

【药理】 (1)药效学　本品是应用基因重组技术生产的一种促血小板生长因子，可直接刺激造血干细胞和巨核祖细胞的增殖，诱导巨核细胞的成熟分化，增加体内血小板的生成，从而提高血液血小板计数，而血小板功能无明显改变。临床前研究表明，体内应用本品后发育成熟的巨核细胞在超微结构上完全正常，生成的血小板的形态、功能和寿命也均正常。

(2)药动学　文献报道：重组人白介素-11 50 μg/kg单剂量皮下注射给药，血浆药物浓度的峰值(C_{max})为17.4±5.4 ng/ml，t_{max}为3.2±2.4小时，终末半衰期为6.9±1.7小时。25 μg/kg单剂量皮下注射或静脉注射，结果提示男性和女性健康受试者在药代动力学参数上没有差别；皮下注射，生物利用度65%～80%，未观察到药物体内蓄积或清除率降低的现象。在大鼠模型中，放射标记的重组人白介素-11给药后从血浆中很快被清除并分布到一些血液灌流量大的组织器官，肾脏是主要的药物清除途径。但尿液中以药物原形排泄的重组人 IL-11 量很少，提示药物在排泄前经过代谢处理。

【不良反应】 国外临床研究报道：(1)除了化疗本身的不良反应外，重组人 IL-11 的大部分不良反应均为轻至中度，且停药后均能迅速消退。

(2)约有 10%的临床患者在观察期间有下列一些不良事件出现，包括乏力、疼痛、寒战、腹痛、感染、恶心、便秘、消化不良、瘀斑、肌痛、骨痛、神经紧张及脱发等。其中大部分事件的发生率与安慰剂对照组相似，发生率高于安慰剂对照组的临床不良反应如下。①全身性：水肿、头痛、发热及中性粒细胞减少性发热。②心血管系统：心动过速、血管扩张、心悸、晕厥、房颤及房扑。③消化系统：恶心、呕吐、黏膜炎、腹泻、口腔念珠菌感染。④神经系统：眩晕、失眠。⑤呼吸系统：呼吸困难、鼻炎、咳嗽次数增加、咽炎、胸膜渗出。⑥其他：皮疹、结膜充血，偶见用药后一过性视物模糊。

(3)此外，弱视、感觉异常、脱水、皮肤褪色、表皮剥脱性皮炎及眼出血等不良反应，治疗组患者中的发生率也高于安慰剂对照组。但统计处理不能确定这些不良反应事件的发生与重组人 IL-11 的作用有关联性。除了弱视的发生治疗组(10 例[14%])显著高于对照组(2 例[3%])外，两组间其他一些严重的或危及生命的不良反应事件的发生率大致相当。

(4)两例患者在观察期间发生猝死，研究人员认为患者死亡的原因可能部分与用药有关。这两例患者均使用了大剂量异环磷酰胺进行化疗，当时仍每日使用利尿剂，且均伴有严重的低钾血症(<3.0 meq/L)。因此，猝死的发生与重组人 IL-11 的使用之间的关系仍无法确定。

(5)实验室检查中用药组患者最常见的化验指标异常为因血浆容量的扩张引起的血红蛋白浓度降低。血浆容量的扩张还引起白蛋白等其他一些血浆蛋白如铁蛋白和 γ 球蛋白浓度的降低，血钙浓度也出现相应的降低，但无临床表现。

(6)每日皮下注射给药，重组人 IL-11 可以引起血浆纤维蛋白原浓度升高 2 倍。其他一些急性期蛋白的血浆浓度也相应升高。停药后这些指标均可回复正常。此外，健康受试者中，观察到重组人 IL-11 可以引起血浆中以正常多聚体形式存在的 Von Willebr 因子(vWF)的浓度升高。

【禁忌证】 同类产品国外曾发生严重过敏反应。因此，对白介素-11 及本品中其他成分过敏者禁用，对血液制品及大肠杆菌表达的其他生物制剂有过敏史者慎用。

【注意事项】 (1)本品稀释后应立即皮下注射。溶解时，将注射用水直接沿壁注入，轻微振荡，不可过度或剧烈振晃。

(2)本品应在化疗后使用，不宜在化疗前或化疗疗程中使用。

(3)使用本品过程中应定期检查血象(一般隔日一次)，注意血小板数值的变化，在血小板升至 100×10^9/L 时应及时停药。

(4)器质性心脏病患者，尤其充血性心衰及心房纤颤、心房扑动病史的患者慎用。

(5)使用期间应注意毛细血管渗漏综合征的监测，如体重、浮肿、浆膜腔积液等。

(6)该药仅供医嘱或在医生指导下使用。

【药物相互作用】 未发现使用重组人白介素-11 的同时使用 G-CSF 对二者疗效产生任何不良影响。目前尚未对重组人白介素-11 与其他一些药物之间的相互作用进行评价，根据已有的体外和动物试验的数据，重组人白介素-11 与 P_{450} 药酶的一些已知底物之间不会有相互作用。

【给药说明】 使用前应仔细检查瓶子，如瓶或瓶塞有裂缝、破损不可使用。在加入灭菌注射用水后，制品应溶解良好，可有少量蛋白絮状物。

【用法与用量】 根据本品临床研究结果，推荐本品应用剂量为 25～50 μg/kg，于化疗结束后 24～48 小时开始或发生血小板减少症后应用，用前每支白介素-11 以1 ml注射用水稀释后立即皮下注射。每天一次，疗程一般 7～14 天。血小板计数恢复后应及时停药。

【制剂与规格】 注射用重组人白介素-11：(1)0.75 mg(0.6×10^6 AU)/支；(2)1.5 mg(1.2×10^7 AU)/支；(3)3.0 mg(2.4×10^7 AU)/支；2400 万 AU(3 mg)/瓶；(4)1.5 mg(1200 万 AU)/支；(5)1 mg(800 万 AU)/支；(6)2 mg(1600 万 AU)/支；(7)3 mg(2400 万 AU)/支；(8)5 mg(4000 万 AU)/支。

重组人血小板生成素[医保(乙)]

Recombinant Human Thrombopoietin(rhTPO)

【适应证】 防治实体瘤患者化、放疗后血小板的明显减少。

【药理】 (1)药效学　本品为由 332 个氨基酸组成的蛋白质，通过重组 DNA 技术由中国仓鼠卵巢细胞(CHO)表达，再经纯化制成含全长糖基化血小板生成素的无色澄清溶液。rhTPO和内源性血小板生成素一样，能特异地增加人骨髓单个核细胞CD_{41}分化抗原的表达，促进巨核细胞集落(CFU-Meg)形成，并进一步使巨核细胞增殖分化，直至生成血小板。此外，rhTPO还提高粒-巨噬细胞系集落(CFU-GM)的产率，提示可能扩增造血干/祖细胞。临床试验证实rhTPO可减轻肿瘤患者化疗后血小板下降的程度，加速血小板计数的恢复，减少化疗后输注血小板的次数和数量。同时，对血小板形态及功能则无明显影响；也不影响血红细胞及白细胞的数量。临床前研究中未发现本品具致突变毒性。

(2)药动学　正常人按千克体重0.5 μg/kg、1.0 μg/kg及2.0 μg/kg单剂皮下注射给药后呈线性药动学特征；血浆峰浓度分别为0.298 mg/ml、0.438 mg/ml及0.831 mg/ml；达峰时间分别为9小时、10.8小时及11.8小时；血药曲线下面积分别为17.6(ng・h)/ml、31.7(ng・h)/ml及55.6(ng・h)/ml；消除半衰期分别为46.3小时、40.2小时及38.7小时；清除率分别为0.0296L/(h・kg)、0.0398L/(h・kg)及0.0414L/(h・kg)。

【不良反应】 TPO的不良反应发生率低，程度轻，绝大多数无需停药，也无需特殊处理，在连续用药数次后，或疗程结束时消失。Ⅲ期临床试验中311例受试者共发生18例次不良反应，发生率为5.8%。其中发热4例、寒战2例、全身不适1例、乏力2例、关节痛2例、头晕3例、血压升高2例。

74例受试者用药后进行抗TPO抗体的动态监测，仅3例(4%)出现低滴度(1∶5)血清抗TPO抗体，且经检测均不具有中和TPO的活性，即非中和抗体。因此，不会引起用药后体内血小板长期持续减少。

【禁忌证】 对TPO及其赋形剂过敏者禁用。

【注意事项】 (1)对中国仓鼠卵巢细胞蛋白过敏者，应用rhTPO后可能出现交叉过敏反应。

(2)为防止用药后血小板过高，在用药过程中应定期(每2～3天1次)监测血常规，当血小板回升至100×10^9/L或较疗前上升50×10^9/L时，应立即停药，以免血小板过度升高导致血栓性并发症。

(3)本品在人类孕期的安全性，以及是否经乳汁分泌尚无相关资料。因此妊娠期妇女应在权衡利弊后慎重应用，哺乳期妇女使用本药应停止哺乳。

(4)儿童使用本品的安全性尚未确定。

(5)老年患者使用本品的安全性尚未确定，考虑老年人常伴有动脉硬化、糖尿病等易发生血管壁损害的状况，应用本品尤应加强血小板的监测，切勿过度升高而并发血栓性疾病。

(6)患血栓性疾病或有血栓病史者、伴严重感染者慎用；后者宜在感染控制后应用。

【药物相互作用】 本品若与放疗或化疗药同时应用，由于迅速增殖、分化的巨核系祖细胞对化放疗敏感，从而影响rhTPO的效果。故本品宜在疗程结束后开始应用。

本品与其他药物的相互作用尚未充分肯定。

【给药说明】 (1)应在对细胞因子及肿瘤化、放疗有经验的医师指导下使用本品。

(2)本品促使巨核系祖细胞迅速增殖、分化，增加其对化、放疗的敏感性，易被损伤。本品不宜在化疗前后24小时内或放疗前后12小时内使用。

(3)本品不能和其他注射药物混合后使用。

(4)本品为生物制剂，虽临床试验中未发生过敏反应，在应用中仍应注意，一旦发生过敏反应要立即停用，并给予相应的处理。

【用法与用量】 为预防使用，宜在化疗、放疗结束后24小时开始给药。按体重300 U/kg，每日1次，皮下注射，连用14日。在用药过程中如血小板较疗前增加50×10^9/L时，应立即停药。为治疗使用，则当血小板明显减少，且已有明显出血倾向时立即给药，剂量及用法同预防用药。由于本品不能升高白细胞，包括中性粒细胞，故合并粒细胞减少时应同时选用粒细胞集落刺激因子。

【制剂与规格】 重组人血小板生成素：(1)1 ml∶7500 U；(2)1 ml∶15000 U。

鼠神经生长因子[药典(三)]

Mouse Nerve Growth Factor(mNGF)

【适应证】 本品具有促进神经损伤恢复的作用。

【药理】 (1)药效学　大鼠体内试验结果表明：本品可改善由己二酮和丙烯酰胺造成的大鼠中毒性周围神经病所致的肢体运动功能障碍，缩短神经-肌肉动作电位潜伏期，并提高神经-肌肉动作电位幅度。组织病理学检查结果表明，本品有减轻动物胫神经的髓鞘肿胀发生率和降低变性胫神经纤维数量等作用。以上结果提示本品可能有促进损伤神经的恢复作用。

(2)药动学　目前尚无人体药动学资料。

【不良反应】 (1)无严重不良反应。临床试验中未发现有肝、肾、心脏等功能损害。

(2)用药后常见注射部位痛或注射侧下肢疼痛(发生率分别为85%和29%)，一般不需处理。个别症状较重者，口服镇痛剂即可缓解。

(3)偶见其他症状(如头晕、失眠等)，发生率与安慰剂组比较无明显差别。

【禁忌证】 对本品过敏者禁用。

【注意事项】 (1)过敏体质者慎用。

(2)本品加注射用水振荡后即可完全溶解,如有不溶的沉淀、浑浊或絮状物时不可使用。

(3)使用前应仔细检查药瓶,如有裂缝或破损等异常情况时不可使用。

(4)用药过程中,如有任何不适症状及时与医生联系询问。

【药物相互作用】 尚不明确。

【给药说明】 使用前应仔细检查瓶子,如瓶或瓶塞有裂缝、破损不可使用。在加入灭菌注射用水后稍加振摇,制品应溶解良好,如有不能溶解的块状或絮状物,不可使用。

【用法与用量】 本品用2 ml氯化钠注射液(或注射用水)溶解,肌内注射。一天1次,3～6周为一疗程,根据病情轻重可遵医嘱多疗程连续给药。

【制剂与规格】 注射用鼠神经生长因子:(1)30 μg(生物学活性≥15000AU)/瓶;20 μg(不低于9000AU)/2 ml;18 μg(不低于9000AU)/2 ml。

第五节 溶栓药

链激酶[药典(三);医保(甲)]

Streptokinase

【适应证】 (1)急性ST段抬高心肌梗死(AMI)患者的溶栓治疗,越早使用疗效越好(一般应在发病12小时之内、心电图有ST段抬高和有胸痛的患者应用)。

(2)肺动脉栓塞 用于经客观检查(如血管造影或肺核素扫描)诊断的大块肺栓塞或伴有血流动力学不稳定患者的溶栓治疗。

(3)深静脉血栓 可用于累及髂-股静脉的急性深静脉血栓的溶栓治疗。

(4)动脉血栓或栓塞 用于溶解急性动脉血栓和栓塞,但不适于栓子来源自左心的患者,因可能使血栓脱落导致新的栓塞如脑栓塞。

(5)动静脉通路的闭塞 本品可做为外科手术的替代治疗,用于动静脉通路完全或部分闭塞、不能维持足够血流者。

【药理】 (1)药效学 本品为C组β溶血性链球菌的菌体蛋白的提纯产物(可称野生链激酶),近年来也可经基因重组技术制备,称为重组链激酶(recombinant streptokinase)。本品不直接激活纤溶酶原,需与纤溶酶原结合成为链激酶-纤溶酶原复合物,再激活纤溶酶原,使之转变为有活性的纤溶酶,将血栓中的纤维蛋白溶解成为纤维蛋白降解产物(FDP),而发挥溶栓作用。纤溶酶原除降解纤维蛋白凝块外也降解纤维蛋白原和其他血浆蛋白,因此,本品的溶栓作用无选择性。静脉输注本品后纤维蛋白溶解活性增强,纤维蛋白原降低可持续24～36小时。停药后数小时,这种纤溶亢进作用消失,但由于纤维蛋白原降低和循环中纤维蛋白降解产物增加,凝血酶时间延长可持续24小时。

(2)药动学 本品静脉注射后在肝脏被代谢清除,其代谢产物尚不清。链激酶-纤溶酶原复合物的半衰期约为23分钟。链激酶-纤溶酶原复合物部分被抗链球菌抗体灭活。纤溶酶可被循环中的α_2-纤溶酶原抑制物或α_2-巨球蛋白灭活,本品在大剂量注射后,这些抑制物被迅速耗竭。在某些近期链球菌感染的个体,血中可存在一定量的循环抗链激酶抗体,但在本品使用推荐剂量时通常不需测定抗体滴度。

【不良反应】 (1)出血 出血发生率各家报道差异很大,轻度出血通常局限于血管穿刺部位。严重内脏出血,可发生在胃肠道(包括肝出血)、泌尿生殖道、腹膜后以及颅内出血,可导致死亡。本品高剂量静脉输注治疗AMI时,需输血的严重出血并发症发生率为0.3%～0.5%,与小剂量阿司匹林联用不增加严重出血发生率。发生不能控制的出血时,应立即停止本品静脉输注,必要时输血或输红细胞、纤维蛋白原等,也可试用氨基己酸,但作用尚不能确定。

(2)过敏反应 本品为异体蛋白质,静脉输注时,约1%～4%的患者。出现发热、寒战等过敏反应。偶见严重过敏反应如支气管痉挛和血管神经性水肿。其他轻度过敏反应尚有荨麻疹、瘙痒、潮红、恶心、头痛和肌痛等。过敏性休克极为少见(文献报道<0.1%)。轻至中等度过敏反应可给予抗组胺药和(或)皮质激素。严重过敏反应需立即停药,静脉注射肾上腺素、抗组胺药和(或)皮质激素。早年曾主张本品输注前给以地塞米松2.5～5 mg静脉注射,近年来已不主张常规预防性应用。

(3)其他不良反应 个别报道输注后有一过性血清氨基转移酶升高,其发生机制、临床意义尚不明。个别报道由于溶栓后可发生继发性栓塞或胆固醇结晶栓塞,导致相关器官的损害。

【禁忌证】 由于溶栓治疗会导致严重出血甚至脑

出血，在下列情况下应禁忌溶栓治疗。

(1)活动性内脏出血(月经除外)。

(2)既往任何时间的出血性脑卒中和1年以内的缺血性脑卒中和1年以内的缺血性脑卒中或脑血管事件(包括TIA)。

(3)颅内肿瘤。

(4)可疑主动脉夹层。

(5)入院时严重且不能控制的高血压(>170/110 mmHg)或严重高血压病史。

(6)近期(1个月)内外伤(包括头部外伤)和大手术。

(7)不能压迫的大血管穿刺。

(8)近期(2～4周)脏器出血史。

(9)活动性消化性溃疡。

(10)已知出血倾向或目前正在使用治疗剂量的抗凝剂。

(11)糖尿病合并视网膜病变。

(12)感染性心内膜炎、二尖瓣病变伴心房颤动且疑有左心房内血栓者。

(13)严重肝、肾功能障碍及进展性疾病。

(14)凝血功能障碍及出血性疾病患者。

(15)创伤性或较长时间(>10分钟心肺复苏)。

【注意事项】 (1)溶栓成功后可发生再灌注性心律失常，溶栓过程中必须严密监测，并给予相应治疗。

(2)由于本品输注后可产生抗体，在5天～1年内重复给药，其疗效可能降低，故一年中内不宜重复用药。

(3)用本品血管再通后，发生再梗死，可用其他溶栓药。

(4)本品输注过快可引起低血压，其发生率约1%～10%。在输注时必须严密观察血压，发现血压降低应减慢本品滴速。

(5)妊娠期妇女　本品是否对胎儿有害及是否影响生育能力目前尚不清楚，只在非常必要时才应用。

【药物相互作用】 (1)抗血小板药物　本品与阿司匹林联合应用，可增加疗效，且不显著增加严重出血的发生率。

(2)肝素　本品与肝素联用，可能轻度降低再梗死发生率，但也增加出血发生率。

【给药说明】 (1)本品应用前需先建立静脉输液和取血通道，开始输注本品后应尽量减少不必要的穿刺，并避免肌内注射。

(2)本品溶栓治疗应与阿司匹林联用。使用本品溶栓治疗后是否使用肝素可由医生决定，一般可皮下注射低分子量肝素，若给予肝素静脉滴注，需监测APTT，调整剂量。

【用法与用量】 (1)急性心肌梗死　给予本品150万U，溶于0.9%氯化钠注射液或5%葡萄糖注射液100 ml中，在60分钟内匀速静脉输注完毕。冠状动脉内溶栓目前已不主张应用，仅用于造影或冠状动脉介入治疗时发生血栓栓塞者，可先给予2万IU推注，继之以2000 U/min的速率匀速注入，共60分钟。

(2)肺栓塞　给予本品25万U于30分钟内输入作为负荷量，继之1万U/h，共输注24小时。国内尚缺乏使用本品进行肺栓塞治疗的经验。

(3)深静脉血栓　给予本品25万U于30分钟内输入，继之1万U/h共72小时，国内也无应用经验。

(4)动脉血栓栓塞　给予本品25万U于30分钟内输入，继之10万U/h，共24～72小时，给药时间取决于血栓溶解情况，国内也无应用经验。

【制剂与规格】 注射用链激酶：(1)10万U；(2)15万U；(3)20万U；(4)25万U；(5)30万U；(6)50万U；(7)75万U；(8)150万U。

尿激酶[药典(甲)]

Urokinase

【适应证】 (1)本品用于血栓栓塞性疾病的溶栓治疗。包括急性ST段抬高心肌梗死(发病12小时内，仍有胸痛及心电图ST段抬高者)、急性肺栓塞(大面积肺栓塞或伴血流动力学不稳定者)、周围动脉栓塞、症状严重的髂-股静脉血栓形成、中央视网膜动脉栓塞以及缺血性脑卒中(发病3～6小时内)等。

(2)局部用于保持血管插管或引流管通畅。

【药理】 (1)药效学　本品为一内源性纤溶物质，直接作用于机体纤溶系统，使纤溶酶原转化为有活性的纤溶酶，从而将纤维蛋白凝块降解为纤维蛋白降解产物，使血栓溶解。尿激酶的纤溶作用无特异性，也会使血浆纤维蛋白原和某些其他血浆蛋白质降解。尿激酶为肾脏产生的一种蛋白质，可从尿中提取(国产尿激酶均通过此途径制成)，也可经人类肾细胞组织培养技术制成。静脉注射溶栓剂量的本品后，血液纤溶活性增高，停止给药后数小时作用消失，但血浆纤维蛋白原和纤溶酶原水平降低及循环中纤维蛋白降解产物升高可持续12～24小时，溶栓效应与药物剂量、给药时间窗明显相关。本品主要用于新鲜血栓，病程超过7天者效果不佳。

(2)药动学　本品在人类的药动学研究仍很不全面。静脉注射本品可迅速经肝脏清除，血浆半衰期约20分钟。肝功能损害患者预期半衰期延长，小部分药物经胆汁和尿排泄。

【不良反应】 (1)出血　可为表浅部位的出血(主要在皮肤、黏膜和血管穿刺部位),也可为内脏出血(消化道出血、咯血、尿血、腹膜后出血、脑出血等),严重者需输血,甚至导致死亡。严重出血的发生率约1%～5%,其中脑出血的发生率一般<1%。发生严重出血并发症时需立即停止输注,必要时输新鲜血或红细胞、纤维蛋白原等,也可试用氨基已酸等抗纤溶药注射止血,但通常效果不显著。预防出血主要是严格选择适应证和禁忌证,事先建立好静脉通路,开始输注本品后禁止肌内注射给药。

(2)本品为内源性纤溶酶原激活剂,无抗原性,但个别患者可发生轻度过敏反应,如皮疹、支气管痉挛、发热等。

(3)少见恶心、呕吐、食欲缺乏。

【禁忌证】 由于溶栓治疗会导致严重出血甚至脑出血,在下列情况下应禁忌溶栓治疗。

(1)活动性内脏出血(月经除外)。

(2)既往任何时间的出血性脑卒中和1年以内的缺血性脑卒中或脑血管事件(包括TIA)。

(3)颅内肿瘤。

(4)可疑主动脉夹层。

(5)入院时严重且不能控制的高血压(>170/110 mmHg)或严重高血压病史。

(6)近期(1个月)内外伤(包括头部外伤)和大手术。

(7)创伤性或较长时间(>10分钟)心肺复苏。

(8)不能压迫的大血管穿刺。

(9)近期(2～4周)脏器出血史。

(10)活动性消化性溃疡。

(11)已知出血倾向或目前正在使用治疗剂量的抗凝剂。

(12)糖尿病合并视网膜病变。

(13)感染性心内膜炎、二尖瓣病变伴心房颤动且疑有左心房内血栓者。

(14)严重肝、肾功能障碍及进展性疾病。

(15)凝血功能障碍及出血性疾病。

【注意事项】 (1)冠状动脉内血栓的快速溶解,可发生再灌注性心律失常,因此溶栓过程中必须严密监测,并给予相应处理。

(2)妊娠期妇女　虽然本品在大鼠和小鼠的研究未见影响受精和损害胚胎,但动物的生殖研究不总能预示人类的反应。本品在妊娠期妇女未经适宜的有良好对照的研究,对妊娠期妇女只在非常必要时使用。

(3)老年用药　本品在老年患者中应用的安全性和有效性尚未见确切报道。但年龄>70岁者慎用。

【药物相互作用】 急性心肌梗死时,本品与阿司匹林联合应用,可增加溶栓疗效,不显著增加严重出血的发生率。与肝素合用可能轻度减少再梗死发生,但也轻度增加出血的发生。

【给药说明】 (1)本品仅供静脉注射,用药前应先建立好静脉输液和抽取血标本的通道,用药后不再反复穿刺,若必须穿刺血管需谨慎压迫止血。避免肌内注射。

(2)本品必须在临用前新鲜配制,随配随用。先用灭菌注射用水5 ml溶解(不可用其他溶液溶解),制成的药液允许呈浅稻草黄色(色深或不能完全溶解者不能应用)。溶解时应将药瓶轻轻倾斜和转动,切勿用力振荡(因可产生不溶物)。制得的药液要求通过0.45 μm过滤器或小型赛璐珞过滤器,以除去不溶性颗粒,再按用法要求稀释后应用。

(3)本品应与阿司匹林联合应用(缺血性脑卒中时例外)。溶栓后可给以肝素或低分子量肝素皮下注射,若用肝素静脉输注,需监测APTT,调整肝素用量。

【用法与用量】 (1)急性心肌梗死　以本品150万U溶于50～100 ml0.9%氯化钠注射液或5%葡萄糖注射液中,在30分钟内静脉滴注,剂量可随体重情况略做调整。冠状动脉内溶栓治疗目前已不主张应用,仅造影或冠状动脉介入治疗时在冠状动脉发生血栓栓塞者,于梗死相关动脉内缓慢注射本品20万～100万U(每分钟1万～2万U)。

(2)急性肺栓塞　仅在大面积肺栓塞、尤其伴血流动力学不稳定者应用,治疗方案有两种:①给予本品负荷量4400 U/kg在10分钟内静脉注入,继之以每小时2200 U/kg的速率持续静脉滴注12小时;②20000 U/kg在2小时内静脉注射。目前指南推荐短时间给药法。

(3)深静脉血栓　可每日给予20万～25万U,自患肢静脉注射,连续数日。也有人主张采用急性肺栓塞相似的溶栓方案,但给药时间可适当延长,继以肝素和华法林抗凝治疗。近年来已不推荐对深静脉血栓患者常规采用静脉溶栓治疗,仅在巨大髂-股静脉血栓有肢体坏疽危险时建议使用。

(4)缺血性脑卒中超早期(发病3小时内),超过6小时可增加颅内出血的危险。100万～150万U溶于100～200 ml0.9%氯化钠注射液或5%葡萄糖注射液,半小时内静脉注入。需注意阿司匹林必须在溶栓治疗24小时后使用!

【制剂与规格】 注射用尿激酶:(1)1万U;(2)5万U;(3)10万U;(4)20万U;(5)25万U;(6)50万U;(7)100万U;(8)150万U。

阿替普酶[医保(乙)]

Alteplase

【适应证】 (1)急性ST段抬高心肌梗死(AMI)的溶栓治疗。

(2)伴有血流动力学不稳定的急性肺栓塞及经客观检查(如肺动脉造影或肺核素扫描等)诊断的大块肺栓塞(阻断一个肺叶或多个肺段血流者)。

(3)急性缺血性脑卒中(发病3小时内)的溶栓治疗。

【药理】 (1)药效学 组织型纤溶酶原激活药为内皮细胞合成的一种内源性纤溶酶原激活药,其活性成分为糖蛋白,含526个氨基酸。现由基因重组技术制造,称为重组组织型纤溶酶原激活药(rt-PA)。rt-PA在无纤维蛋白存在时无活性,与纤维蛋白结合后该复合物与纤溶酶原有高度亲和性,从而在血栓表面激活纤溶酶原,使之转化为有活性的纤溶酶,而将血栓内的纤维蛋白溶解,成为纤维蛋白降解产物。其对循环中纤维蛋白原的影响较小,因此rt-PA为一选择性溶栓剂。由于rt-PA的纤维蛋白特异性,静脉注射100 mg后4小时循环纤维蛋白原水平仅中等度降低至溶栓前水平的60%,通常在24小时后恢复至80%以上。纤溶酶原和α_2-抗纤溶酶在用药4小时后分别减少至20%和35%,24小时增加至80%以上。

(2)药动学 rt-PA在血循环中迅速清除,主要经肝脏代谢(血浆清除率550～680 ml/min),其血浆半衰期为4～5分钟,用药后20分钟血浆中剩余药量少于总给药量的10%。

【不良反应】 (1)最常见的不良反应为出血,包括表浅出血,如穿刺或损伤的血管部位的出血,以及内脏出血,如胃肠道、泌尿生殖道、腹膜后、中枢神经系统或实质性脏器出血。

(2)AMI成功的溶栓治疗,梗死相关动脉再通后可发生再灌注心律失常,可采用常规抗心律失常治疗。

(3)少数病例可引起血栓栓塞或胆固醇结晶栓塞,而导致相关器官的损害。

(4)极少数患者可发生恶心、呕吐、血压下降和发热,但这些反应也可能与心肌梗死本身有关。

【禁忌证】 本品不可用于有高危出血倾向者。

(1)目前或过去6个月中有显著的出血疾病。

(2)已知出血体质。

(3)口服抗凝血药,如华法林。

(4)显著的或是近期有严重的或危险的出血。

(5)已知有颅内出血史或疑有颅内出血、出血性卒中或不明起因的卒中。

(6)疑有蛛网膜下隙出血或处于因动脉瘤而导致蛛网膜下隙出血状态。

(7)有中枢神经系统病变史或创伤史(如肿瘤、动脉瘤以及颅内或椎管内手术)。

(9)严重的未得到控制的高血压。

(10)细菌性心内膜炎或心包炎。

(11)急性胰腺炎。

(12)最近3个月有胃肠溃疡史、食管静脉曲张、动脉瘤或动脉/静脉畸形史。

(13)出血倾向的肿瘤。

(14)最近3个月内有严重的创伤或大手术。

(15)过去3～6个月中有缺血性脑卒中或短暂性脑缺血发作(TIA)的病史,3小时内发生的缺血性脑卒中除外。

(16)缺血性脑卒中症状发作已超过3小时尚未开始静脉滴注治疗或无法确知症状发作时间。

(17)开始治疗前神经功能缺陷轻微或症状迅速改善。

(18)经临床(NIHSS＞25)和(或)影像学检查评定为严重脑卒中。

(19)脑卒中发作时伴随癫痫发作。

(20)48小时内曾使用肝素且凝血活酶时间高于实验室正常值上限。

(21)血小板计数低于100×10^9/L。

(22)收缩压高于185 mmHg或舒张压高于110 mmHg,或需要强力(静脉内用药)治疗手段以控制血压在限制范围内。

(23)血糖低于50 mg/100 ml或高于400 mg/100 ml。

【注意事项】 (1)老年人颅内出血的危险性增加,在应用本品前应权衡利弊后再决定是否应用。

(2)妊娠及哺乳时使用本品的经验非常有限,在患危及生命的严重疾病时是否应用,也需权衡利弊,决定是否应用。

(3)本品尚无在儿童应用的经验。

【药物相互作用】 本品与华法林、血小板聚集抑制剂、肝素和其他影响凝血的药物合用,可增加出血的危险。但在溶栓治疗中本品需与阿司匹林和肝素联合应用(缺血性脑卒中除外),由于本品半衰期短、循环中纤维蛋白原降低较少,与肝素联合应用可降低再梗死发生率,但也轻度增加出血发生率,因此,必须严密监测APTT,调整肝素剂量。

【给药说明】 如其他溶栓药物一样，本品注射前应先建立好静脉输液及取血的通路，开始用药后尽量避免不必要的静脉穿刺，并避免肌内注射。

【用法与用量】 (1)AMI 目前国际上通常采用GUSTO加速给药方案，对体重>67 kg的患者，给予15 mg静脉注射，继之50 mg在30分钟内静脉滴注，35 mg在随后的60分钟内滴注，总剂量100 mg(在90分钟内静滴完毕)。对体重≤67 kg的患者，用药量应按体重调整，15 mg静脉注射，继之0.75 mg/kg在30分钟内输入(最大不超过50 mg)，0.5 mg/kg在随后的60分钟内输入(最大不超过35 mg)。辅助治疗：在溶栓治疗开始前必须尽快口服阿司匹林150～300 mg，以后可减量为一次75～150 mg，一日1次，长期服用。并推荐溶栓开始前肝素60 U/kg(最大剂量4000 U)静脉注射，继之每小时12 U/kg(最大1000 U)静脉滴注，至少48小时，监测APTT，调理肝素滴注速度，使APTT维持在50～75秒。据国内的临床研究，应用半量(50 mg)rt-PA溶栓治疗可能降低严重出血(包括脑出血)发生率，但冠状动脉通畅率低于常规剂量，其方法如下：本品8 mg静脉推注，42 mg在90分钟内输入。阿司匹林及肝素的用法同常规治疗方案。

(2)肺栓塞 国外推荐的用法为本品100 mg在2小时内滴注，其中10 mg在1～2分钟内静脉注射，90 mg在2小时内静脉输注。溶栓以后当APTT值低于正常上限2倍时开始肝素静脉滴注，监测APTT，调整肝素剂量，使APTT维持在基础值的1.5～2.5倍。我国推荐50～100 mg，在2小时内输入，肝素用法同前。

(3)缺血性脑卒中 由于目前本品用于脑梗死尚处于探索性阶段，因此须在有经验的医师监督下谨慎选用，且严格掌握用药指征，应在急性脑梗死发病3小时内应用，超过6小时可增加颅内出血的危险。剂量不超过0.9 mg/kg，先将总量的10%于2～5分钟内静脉注射，然后将剩余的90%于60～90分钟内静脉滴注。阿司匹林、肝素须在溶栓24小时之后才能使用。

【制剂与规格】 注射用重组组织型纤溶酶原激活剂：(1)20 mg；(2)50 mg。

替奈普酶

Tenecteplase(TNK-tPA)

【适应证】 用于急性ST段抬高心肌梗死(AMI)患者的溶栓治疗以降低病死率，本品应在发病后尽早应用。

【药理】 (1)药效学 替奈普酶是一种重组的具有纤维蛋白特异性的纤溶酶原激活剂，经对天然组织型纤溶酶原激活药(t-PA)蛋白的三个位点修饰后衍生而来。它结合于血栓(血凝块)中的纤维蛋白成分，选择性地将血栓结合的纤溶酶原转化为纤溶酶，后者能降解血栓中的纤维蛋白基质。与天然t-PA相比，替奈普酶对纤维蛋白具有更高度的特异性，而且更不易受内源性抑制药(PAI-1)的影响而失活。替奈普酶给药后剂量依赖性地消耗α_2-抗纤溶酶(纤维酶的抑制药)，导致全身血浆纤溶酶升高，这与纤溶酶原活化的疗效一致。比较研究发现，受试者应用最大剂量(10000 U，相当于50 mg)导致的纤维蛋白原降低小于15%，纤溶酶原降低小于25%，而t-PA使纤维蛋白原和纤溶酶原降低约50%。治疗后30天时未检出临床相关的抗体。

(2)药动学 替奈普酶通过静脉给药，这一重组蛋白会激活纤溶酶原。替奈普酶结合于肝脏的特异性受体，分解为短肽后从血浆清除。和天然t-PA比较，替奈普酶与肝脏受体结合力下降，导致半衰期延长，因此可单次给药。急性心肌梗死患者静脉单剂量负荷量给药后，替奈普酶抗原表现为从血浆双相清除，在治疗剂量范围内不呈剂量依赖性清除。给药起始的快相清除半衰期为(24±5.5)(均数+/－SD)分钟，比天然t-PA长5倍，终末清除半衰期为(129±87)分钟，血浆清除率为(119±49) ml/min。体重增加会使替奈普酶清除率中度升高，年龄增加则使清除率轻度下降，女性的清除率普遍低于男性，这主要归因于女性的体重较轻。肾脏及肝脏功能不全对替奈普酶药代动力学的影响尚不明确，如何调整肝脏功能不全及严重肾脏功能不全患者的用药剂量经验有限，但动物实验表明肾功能不全并未影响替奈普酶的药代动力学特性。

【不良反应】 (1)出血是常见的不良反应，主要表现为注射部位出血、胃肠道出血、泌尿生殖道出血和瘀斑。死亡及永久致残见于发生卒中(包括颅内出血)及其他严重出血的患者。发生严重出血，尤其是脑出血时，应立即停用肝素。出血前4小时使用肝素者需考虑使用鱼精蛋白进行中和，对于少数使用保守疗法无效的患者，可输注新鲜冰冻血浆和血小板，每次使用后应进行临床及实验室的再次评估。纤维蛋白原水平为1 g/L时可输注冷凝蛋白。抗纤维蛋白溶解药可作为最后一种治疗选择。

(2)较少见过敏样反应(包括皮疹、风疹、支气管痉挛、喉头水肿)。

【禁忌证】 (1)本品溶栓治疗的禁忌证参阅“尿激酶”。

(2)对替奈普酶活性成分及赋形剂过敏者。

【注意事项】 (1)冠状动脉溶栓后可出现再灌注心

律失常，对心动过缓和(或)室性心动过速进行抗心律失常治疗(必要时应用起搏器、除颤器)。

(2)妊娠及哺乳妇女用药　缺乏妊娠期应用本品的试验，动物实验显示替奈普酶增加妊娠动物阴道出血危险，这可能源于胎盘出血及流产。因其能导致严重威胁生命的急症，如需使用，须谨慎权衡利弊。

【药物相互作用】　未进行替奈普酶与急性心肌梗死常用药的相互作用的正式研究，但对入选Ⅰ、Ⅱ和Ⅲ期临床试验的12000例患者资料分析结果并未发现本品与急性心肌梗死常用药物之间存在临床相关的相互作用。在替奈普酶治疗前、中或后应用影响凝血或血小板功能的药物(如噻氯匹定、氯吡格雷、低分子量肝素)会增加出血危险。

【给药说明】　(1)如其他溶栓药物一样，本品注射前应先建立好静脉输液及抽血的通路，开始用药后不再进行不必要的静脉穿刺，并避免肌内注射。

(2)替奈普酶只能溶于0.9%氯化钠注射液中，不能使用葡萄糖溶液进行配置。

【用法与用量】　(1)替奈普酶应由有溶栓经验的医生在具备监测设备的条件下使用，并于急性心肌梗死症状出现后尽快实施。应根据患者体重选择替奈普酶剂量，最大剂量为10000 U(50 mg替奈普酶)，可依据表18-3配制药液和给药。所需药物剂量约在10秒左右由静脉注射完毕。

表18-3　根据患者体重选择的替奈普酶剂量(国外资料)

患者体重(kg)	替奈普酶(U)	替奈普酶(mg)	配置液的相应体积(ml)
<60	6000	30	6
≥60～<70	7000	35	7
≥70～<80	8000	45	8
≥80～<90	9000	45	9
≥90	10000	50	10

(2)辅助治疗　一旦确诊应尽早应用阿司匹林和肝素以阻断血栓形成。阿司匹林推荐的口服起始剂量为150～300 mg，以后一日75～150 mg(一般1日100 mg)。肝素应根据体重调整剂量，持续应用至少48小时。体重≤67 kg的患者肝素起始静脉负荷量不应超过4000 U，维持量不应超过800 U/h。体重>67 kg者肝素起始静脉负荷量不应超过5000 U，维持量不应超过1000 U/h。对于正在接受肝素治疗的患者，不应给予起始静脉负荷量。调整输液速度以维持APTT在50～75秒之间(对照值的1.5～2.5倍)。

【制剂与规格】　注射用替奈普酶：10000 U(50 mg)。

瑞替普酶

Reteplase(rPA)

【适应证】　瑞替普酶适用于成人急性心肌梗死(AMI)的溶栓治疗，用以改善心肌梗死后的心室功能，降低病死率。本药应在症状发生后尽早使用。

【药理】　(1)药效学　本品为一重组的具有纤维蛋白特异性的纤溶酶原激活药，是天然组织型纤溶酶原激活药(t-PA)的缺失突变体，可以通过催化裂解纤溶酶原的Arg560-Val561肽键，使纤溶酶原激活成为有纤溶活性的纤溶酶，从而将血栓中的纤维蛋白凝块降解为可溶性的碎片，产生溶栓作用。

(2)药动学　本品静脉给药起效时间为30分钟，出现峰反应的时间为30～90分钟。血浆活性药物浓度、曲线下面积和峰值血药浓度的增加与剂量呈线性正相关。本品主要经肝、肾清除，血浆清除率为250～450 ml/min，有效半衰期为13～16分钟，较天然t-PA长3.3倍。

【不良反应】　(1)出血　系溶栓治疗最常见的不良反应，可分为二类。①内脏出血：包括颅内、腹膜后或消化道、泌尿道、呼吸道等部位出血。根据国外临床研究报道，INJECT试验中颅内出血的发生率为0.8%，与其他溶栓药一样，颅内出血的风险随年龄的增大和血压的升高而增加；除颅内出血外，其他各种类型的出血的总的发生率约为21.1%。②浅表或体表出血：主要有穿刺或破损部位(如静脉切开插管部位、动脉穿刺部位、新近外科手术部位)。

(2)过敏反应　过敏反应发生率较低，国外早期临床试验3856例患者中无过敏反应发生；INJECT试验中3004例接受瑞替普酶治疗的患者有3例出现严重过敏反应，其中一例出现呼吸困难和低血压；GUSTO Ⅲ结果表明，在10138例接受瑞替普酶治疗的患者中，过敏反应发生率为0.05%。

(3)有恶心、呕吐、发热及低血压等其他不良反应的报道。

(4)罕有胆固醇栓塞的报告。

【禁忌证】　本品溶栓治疗的禁忌证参阅“尿激酶”。

【注意事项】　(1)冠状动脉溶栓后可出现再灌注心律失常，对心动过缓和(或)室性心动过速进行抗心律失常治疗(必要时应用起搏器、除颤器)。

(2)一旦发生严重出血(颅内、消化道、呼吸道、心包及局部无法加压止血部位的出血)，必须立即停用抗凝药；必要时输入新鲜全血或血浆及抗纤溶药物。对抗肝素的作用可使用鱼精蛋白。若出血发生在第1次静脉注射后，第 2 次静脉注射应该停用。

(3)妊娠及哺乳妇女用药　怀孕家兔试验结果表明给予人剂量的 3 倍时瑞替普酶可导致流产。对于妊娠期妇女毒性，尚无研究报道，妊娠期间用药必须权衡受益及可能引起流产的危险。本品可经乳汁分泌，哺乳期妇女应用需权衡利弊。

(4)儿童用药　尚无瑞替普酶在儿童使用时的安全性及疗效的研究资料。

(5)老年用药　对≥70 岁的患者，尤其血压增高者(收缩压高于 160 mmHg)，使用瑞替普酶应谨慎。

【药物相互作用】　没有研究瑞替普酶与其他心脏活性药物的相互作用。在瑞替普酶治疗前及治疗后使用肝素、维生素 K 拮抗药及抗血小板药(阿司匹林、双嘧达莫等)可能增加出血的危险。

【用法与用量】　该药只能静脉注射。国外推荐 10 U＋10 U(1 U＝1000000 U)，2 次静脉注射，第 1 次静脉注射 10 U，间隔 30 分钟再注射 10 U，每次缓慢推注 2 分钟以上。国人应用剂量有待探讨。

瑞替普酶注射时应该使用单独的静脉通路，若需与其他药物共用一条静脉通路先后注射时，两种药物之间，应该用 0.9％氯化钠注射液或 5％葡萄糖注射液冲洗管道。在溶栓治疗期间同时使用肝素和阿司匹林。药物需用无菌注射用水溶解(10 U 用 10 ml 无菌注射用水)。一经溶解稀释后，应尽快使用。

【制剂与规格】　注射用瑞替普酶：(1)10.4 U(18.4 mg，1 U＝1000000 U)；(2)5 U(9.1 mg，5 ml，1 U＝1000000 U)；(3)5MU(1MU＝1000000 U)。

第六节　单克隆抗体

尼妥珠单抗注射液[药典(三)]

Nimotuzumab Injection

【适应证】　本品适用于与放疗联合治疗表皮生长因子受体(EGFR)表达阳性的Ⅲ/Ⅳ期鼻咽癌。

【药理】　(1)药效学　本品是人源化单抗，IgG_1 类型；其通过重组技术，由含有高效表达抗人表皮生长因子受体单克隆抗体基因的小鼠骨髓瘤(NS0)细胞表达产生。EGFR 是一种跨膜糖蛋白，分子量为 170kD，其胞内区具有特殊的酪氨酸激酶活性。体内和体外研究显示，尼妥珠单抗可阻断 EGFR 与其配体的结合，并对 EGFR 过度表达的肿瘤具有抗血管生成、抗细胞增殖和促凋亡作用。

(2)药动学　以下数据来自国外研究。对 12 例古巴晚期恶性肿瘤患者进行了药代动力学观察，其中女性 11 例，男性 1 例，平均年龄 59.33 岁，卵巢癌患者 4 例、乳腺癌患者 4 例、肺癌患者 2 例、胃癌患者 1 例、肾癌患者 1 例，静脉注射 50 mg、100 mg、200 mg 和 400 mg 尼妥珠单抗，其对应的清除半衰期分别为 62.92、82.60、302.95 和 304.52 小时。用药后 24 小时内，不同剂量尼妥珠单抗经尿排出量占注射剂量(ID)的比例分别为：50 mg排出 21.08％，100 mg 排出 28.20％，200 mg 排出 27.36％，400 mg 排出 33.57％。本品在人体内生物学分布的主要器官为肝脏、脾脏、心脏、肾脏和胆囊，其中肝脏摄取量最高。动物药代动力学数据证实给药后 24 小时肿瘤组织药物浓度最高。尚缺乏本品在中国人群中进行药代动力学的研究数据。

【不良反应】　在中国进行的晚期鼻咽癌Ⅱ期临床试验中，共有 137 例晚期鼻咽癌患者入组，试验组 70 例用药，尼妥珠单抗注射液每周给药 1 次，每次 100 mg，共 8 周。与本品相关的不良反应主要表现为轻度发热、血压下降、恶心、头晕、皮疹，见表 18-4。

表 18-4　与药物相关的不良反应发生率

不良反应	发生率％Ⅰ/Ⅱ级	发生率％Ⅲ/Ⅳ级	总发生率％Ⅰ～Ⅳ级	缓解方法/是否影响治疗
发热	4.28％(发热，最高 39 ℃)	—	4.28％	用药缓解，未影响治疗
血压下降、头晕	2.86％(最低 80/50 mmHg)	—	2.86％	休息后缓解，未影响治疗
恶心	1.43％	—	1.43％	自行缓解，未影响治疗
皮疹	1.43％	—	1.43％	自行缓解，未影响治疗

在古巴、德国、加拿大等国家进行了本品单药或联合放化疗治疗头颈部肿瘤、神经胶质瘤、胰腺癌、结直肠癌和非小细胞肺癌的临床试验。尼妥珠单抗的剂量范围为每次 100～400 mg，用药 1～6 次，其中 86.5％的患者用药 6 次，每周 1 次。患者平均年龄 55 岁(20～75 岁)，男性 57 例，女性 32 例，共 89 例。与药物相关的常

见和罕见不良反应详见表 18-5 和表 18-6，其中Ⅰ、Ⅱ级不良反应占多数，均可自行缓解或使用常规剂量的镇痛药和(或)抗组胺药对症治疗，未见皮疹和其他皮肤毒性的报告。

表 18-5　常见不良反应发生率

不良反应	发生率%Ⅰ/Ⅱ级	发生率%Ⅲ/Ⅳ级	总发生率%Ⅰ～Ⅳ级
发热	14.2%	2.6%	16.8%
寒战	11.6%	5.2%	16.8%
恶心和呕吐	10.9%	2.6%	13.5%
发冷	12.2%	1.3%	13.5%
血压降低	5.2%	2.6%	7.8%
虚弱	7.8%	0.0%	7.8%
头痛	5.6%	0.0%	5.6%
贫血	4.3%	1.3%	5.6%
肢端青紫	3.0%	2.6%	5.6%

表 18-6　罕见不良反应发生率

不良反应	总发生率%Ⅰ/Ⅱ级
吞咽困难	1.1%
口干	1.1%
潮红	1.1%
心前区痛	1.1%
嗜睡	1.1%
定向障碍	1.1%
肌痛	1.1%
血尿	1.1%
转氨酶升高	1.1%
肌苷升高	1.1%

【禁忌证】　对本品或其任一组分过敏者禁用。

【注意事项】　本品应在具有同类药品使用经验的临床医师指导下使用，并具备相应抢救措施。

(1)多次反复冻融后抗体的大部分活性丧失，故本品在储存和运输过程中严禁多次反复冷冻。本品稀释于 0.9%氯化钠注射液后，在 2～8 ℃可保持稳定 12 小时，在室温下可保持稳定 8 小时。如稀释后储存超过上述时间，不宜使用。

(2)应由熟练掌握 EGFR 检测技术的专职人员进行 EGFR 表达水平的检验。检验中若出现组织样本质量较差、操作不规范、对照使用不当等情况，均可导致结果偏差。

【药物相互作用】　尚缺乏本品与其他药物相互作用的数据。

【给药说明】　(1)应在有经验的医师指导下应用本品。

(2)用药过程中若出现过敏反应，应立即停药并给予适当处理。

(3)妊娠期妇女及哺乳期妇女用药：本品可透过胎盘屏障，研究提示 EGFR 与胎儿组织分化、器官形成有关，故妊娠期妇女或没有采取有效避孕措施的妇女应慎用。本品属于 IgG_1 类抗体，由于人 IgG_1 能够分泌至乳汁，建议哺乳期妇女在本品治疗期间以及在最后一次给药后 60 天内停止哺乳。

(4)药物过量：在每人每次 200～800 mg 剂量下可以耐受，目前尚未获得使用超过 800 mg 剂量时的安全性数据。

【用法与用量】　将四瓶(200 mg)尼妥珠单抗注射液稀释到 250 ml 0.9%氯化钠注射液中，静脉输液给药，给药过程应持续 60 分钟以上。在给药过程中及给药结束后 1 小时内，需密切监测患者的状况。首次给药应在放射治疗的第一天，并在放射治疗开始前完成。之后每周给药 1 次，共 8 周，患者同时接受标准的放射治疗。

【制剂与规格】　尼妥珠单抗注射液：50 mg/瓶(10 ml)。

第七节　微生态制剂

双歧杆菌活菌制剂[医保(乙)]

Live Bifidobacterium Preparation

【适应证】　(1)用于急慢性腹泻，各种肠炎及肠道菌群失调症的防治。

(2)用于炎症性肠病的辅助用药。

(3)用于便秘、肠功能紊乱的防治。

(4)用于菌群失调所致血内毒素升高有关的疾病

(如急慢性肝炎,肝硬化等)的辅助治疗。

【药理】 本品为双歧杆菌活菌制剂,系革兰阳性无芽孢厌氧菌。双歧杆菌是人体内正常有益的生理性细菌,其在肠道内占有绝对优势,对人体具有营养及保护等功能。双歧杆菌通过脂磷壁酸与肠黏膜上皮细胞结合,与其他厌氧菌共同占据肠黏膜表面,形成生物学屏障,阻止致病菌的入侵和定植。它在代谢过程中产生乳酸和醋酸,降低肠道内 pH 和氧化还原电位(EH),有利于抑制致病菌生长,维持肠道菌群平衡。临床与 DSS 结肠炎动物模型研究均提示,溃疡炎性结肠炎的患者、动物服用双歧杆菌,通过抑制介导炎症的转录因子 NF-κB 表达,减少炎性细胞因子的产生,有利于肠道炎症的改善。

【禁忌证】 对本品过敏史者禁用。

【药物相互作用】 与抗生素合用有可能降低本药疗效。

【给药说明】 服用本药期间应停用其他抗生素。

【用法与用量】 口服,一天 3 次,一次 1～2 粒,饭后服用。

【制剂与规格】 双歧杆菌活菌胶囊:0.35 g(含活菌不低于 3.3×10^6CFU)。

双歧杆菌活菌散:1 g(含活菌不低于 1.0×10^6CFU)。

双歧杆菌三联活菌制剂

Bifid Triple Viable Preparation

【适应证】 本品适用于各种原因引起的肠菌群失调所致的腹泻和腹胀,亦可用于治疗轻、中型急性腹泻及慢性腹泻。

【药理】 (1)药效学 本品可由双歧杆菌、嗜酸乳杆菌、粪链球菌,或由长双歧杆菌、保加利亚乳杆菌、嗜热链球菌经适当配合而成的活菌制剂。这些菌为健康人肠道正常菌群成员。给药后,通过重建宿主肠菌群间的微生态平衡,治疗由内源性或外袭性微生物引起的感染。其联合的优点在于:前组菌分别定植在肠道的上、中、下部位,能抑制整个肠道中的有害菌;3 个菌种各有特点:粪链球菌为需氧菌繁殖速度最快,12 小时达到高峰;嗜酸乳杆菌为兼性厌氧菌,24 小时进入生长稳定期;双歧杆菌为厌氧菌,繁殖速度慢,48 小时进入生长稳定期。这样就组成了一个在不同条件下都能生长,作用快而持久的联合菌群。后组菌通过发酵碳水化合物产生大量的乙酸、乳酸,分解肠道内结合状态的胆酸为游离胆酸,降低肠道 pH 和 EH 值,形成化学屏障;通过分泌产生细胞外糖苷酶,降解肠黏膜上皮细胞上的复杂多糖,清除潜在致病菌及其内毒素与之结合的受体。两种组合在整个肠道黏膜表面形成一道生物屏障,阻止致病菌对人体的侵袭,抑制有害菌产生的内毒素和致癌物质,维持人体正常的生理功能。

(2)药动学 前组菌口服后可完全、迅速地到达肠道,第 2 天从服用者的粪便中可检出内服的菌种,第 4 天菌量达到高峰,第 8 天维持正常。

【禁忌证】 对微生态制剂过敏史者禁用。

【药物相互作用】 本品不宜与抗菌药物同用。

【给药说明】 服用本药期间应停用其他抗生素。

【用法与用量】 (1)胶囊剂 成人,口服,一次 2～3 粒,一日 2～3 次。儿童,口服,<1 岁一次半粒,1～6 岁一次 1 粒,6～13 岁一次 1～2 粒,以上均为一日 2～3 次(婴幼儿可剥开胶囊倒出药粉用温水冲服)。

(2)片剂 成人口服,一次 4 片,一日 2 次,重症加倍或遵医嘱。幼儿可直接嚼服,婴儿可将药片碾碎溶于温热(约 40 ℃)牛奶中服用。6 个月内婴儿一次 1 片,一天 2～3 次;6 个月～3 岁小儿一次 2 片,一天 2～3 次;3～12 岁小儿一次 3 片,一天 2～3 次。

【制剂与规格】 双歧杆菌三联活菌胶囊:210 mg,含活菌分别不低于 1.0×10^6CFU。

双歧杆菌三联活菌散:(1)1 g;(2)2 g,含活菌均不低于 2.0×10^6CFU。

双歧杆菌三联活菌肠溶胶囊:210 mg。

双歧杆菌乳杆菌三联活菌片:0.5 g。每片含长双歧杆菌活菌不低于 0.5×10^6CFU,保加利亚乳杆菌和嗜热链球菌活菌均不低于 0.5×10^6CFU。

双歧杆菌四联活菌片

Bifid Four Viable Tablet

【适应证】 (1)用于各种原因所致的肠菌群失调引起的腹泻和腹胀,亦可用于治疗轻、中型急性腹泻及慢性腹泻。

(2)慢性便秘。

(3)各种肝病辅助治疗。

(4)小儿食欲缺乏、消化不良、婴幼儿腹泻。

【药理】 本品为婴儿双歧杆菌、嗜酸乳杆菌、肠球菌和蜡样芽孢杆菌经适当配合而成的活菌制剂。这 4 种菌为健康人肠道正常菌群成员。给药后,通过重建宿主肠菌群间的微生态平衡,治疗由内源性或外袭性微生物引起的感染。其联合的优点在于:4 个菌种分别定植在肠道的上、中、下部位,能抑制整个肠道中的有害菌。4 个菌种各有特点:肠球菌为需氧菌繁殖速度最快,12 小时达到高峰;乳杆菌为兼性厌氧菌,24 小时进入生长稳定期;双歧杆菌为厌氧菌,繁殖速度慢,48 小时进入生长稳定期；蜡样芽孢杆菌，有利于乳杆菌和双歧杆菌的定植，这样就组成了一个在不同条件下都能生长，作用快而持久的联合菌群，在整个肠道黏膜表面形成一道生物屏障，阻止致病菌对人体的侵袭，抑制有害菌产生的内毒素和致癌物质，维持人体正常的生理功能。

【禁忌证】 对本品有过敏史者禁用。

【药物相互作用】 本品不宜与抗菌药物同用。

【给药说明】 饭后温开水送服；服用本药期间应停用其他抗生素。

【用法与用量】 成人口服：一次3片，一日3次。婴幼儿酌减、重症加倍或遵医嘱。幼儿可直接嚼服，婴儿可将药片碾碎溶于温热（约40℃）水或牛奶中服用。

【制剂与规格】 双歧杆菌四联活菌：0.5 g。

地衣芽孢杆菌制剂

Bacillus Licheniformobiogen Preparation

【适应证】 主要用于急慢性腹泻，各种肠炎及肠道菌群失调症的防治。

【药理】 是治疗肠道感染或菌群失调的一种安全可靠的微生态制剂。本品系采用我国首次分离的地衣芽孢杆菌制成的一种活菌制剂，能调整肠道菌群，拮抗致病菌的作用。口服后该菌进入肠道，对葡萄球菌及酵母菌均有抗菌作用，而对双歧杆菌、乳酸杆菌、拟杆菌、粪链球菌的生长，则有促进作用。本品具有起效快、疗效高的特点。

【不良反应】 不良反应轻微，偶见大便干结、腹胀。大剂量服用可发生便秘。

【禁忌证】 对本品有过敏史者禁用。

【药物相互作用】 与抗生素合用有可能降低本药疗效。

【给药说明】 抗菌药品不可与本品同时服用，必要时可间隔3小时服用。不宜同时使用喹诺酮类与亚胺培南西拉司丁钠。

【用法与用量】 口服　成人一次0.5 g，一日3次，首剂加倍。小儿减半，或遵医嘱。

【制剂与规格】 地衣芽孢杆菌活菌胶囊：0.25 g（含2.5亿活菌）。

地衣芽孢杆菌活菌颗粒：0.5 g。

蜡样芽孢杆菌活菌

Live Aerobic Bacillus

【适应证】 婴幼儿腹泻、轮状病毒胃肠炎、婴幼儿菌痢、成人急性肠炎；慢性肝炎、肝硬化引起的腹胀及其他原因引起的肠道菌群失调。对老年人食欲缺乏、胃脘胀满、大便稀溏、腹泻与便秘交替出现，且经久不愈者有保健预防作用。

【药理】 蜡样芽孢杆菌DM423菌株系需氧菌，当繁殖时大量吸收肠腔内的氧气，造成厌氧环境，促进正常菌群中厌氧菌的生长繁殖。其作用机制为争夺氧气和营养，调节菌群失调，消除气体，发挥屏障作用和调节生态平衡。

【禁忌证】 对本品有过敏史者禁用。

【注意事项】 （1）本品不宜与抗菌药物同用。

（2）对腹泻严重的婴幼儿应注意采取措施预防脱水。

【药物相互作用】 服用本药期间应停用其他抗生素。

【给药说明】 （1）服用的时间，以在饭前1小时为宜，并用温的凉开水服；本品应与果汁或含乙醇的饮料混合后服用。

（2）婴幼儿服用时，可取药粉加入少量温开水或奶液服用。

【用法与用量】 口服　（1）成人　一次1～2粒，一日2～3次，连续用药5～7天。

（2）儿童　减半或遵医嘱。

【制剂与规格】 蜡样芽孢杆菌活菌胶囊剂（片剂）：0.25 g（含活菌数2亿）。

枯草杆菌-肠球菌二联活菌制剂

Live Combined Bacillus Subtilis and Enterococcus Faecium Preparation

【适应证】 治疗肠道菌群失调（抗生素、化疗药物等）引起的肠炎、腹泻、腹胀、便秘、消化不良，食欲缺乏等。

【药理】 本品含有两种活菌——屎肠球菌和枯草杆菌，是健康人肠道中的正常菌群。服用本品可直接补充正常生理活菌，抑制肠道内有害细菌过度繁殖，调整肠道菌群。临床研究显示，本品对成人急、慢性腹泻有一定的治疗作用。

【不良反应】 儿童极罕见有服用本品腹泻次数增加的现象，停药后可恢复。

【禁忌证】 对本品有过敏史者禁用。

【注意事项】 （1）治疗1个月，症状仍无改善时，应停止用药，或与医师商议。

（2）3个月以下婴儿用药，应在医师指导下服用，小于3岁的婴幼儿，不宜直接服用；如需直接服用，注意避免呛咳。

（3）请将此药品放在儿童不能接触的地方。

（4）妊娠期妇女及哺乳期妇女用药尚不明确。

【药物相互作用】 服用本药期间应停用其他抗生素。

【用法与用量】 口服　（1）12岁以上儿童及成人，一次1～2粒，一日2～3次。

（2）12岁以下儿童可服用枯草杆菌、肠球菌二联活菌多维颗粒剂。2周岁以下，一次1袋，一日1～2次。2岁以上，一次1～2袋，一日1～2次。

【制剂与规格】（1）成人　肠溶胶囊：250 mg，含活菌5亿个（含屎肠球菌4.5×10^8个，枯草杆菌5.0×10^7个）。

（2）儿童　复方颗粒剂活菌冻干粉：37.5 mg，含屎肠球菌1.35×10^8个，枯草杆菌1.5×10^7个和维量生素B_1、B_2、B_6、B_{12}、C及烟酰胺等维生素，以及微量元素锌和矿物质钙。

嗜酸性乳杆菌制剂

Lactobacillus Acidophilus Preparation

【适应证】用于急慢性腹泻的对症治疗。

【药理】本品为灭活的嗜酸乳杆菌菌体及其代谢产物，为健康人肠道中的正常菌。由于采用真空冷冻干燥法，细菌经过热处理已被灭活，故本品含菌量高且稳定。

体外及动物实验证明，嗜酸乳杆菌代谢过程中产生的乳酸及结构未明的抗生素有直接的抑菌作用。本品所含维生素B能刺激肠道内正常产酸菌丛的生长。嗜酸乳杆菌的代谢产物对肠黏膜有非特异性免疫刺激作用，能增强免疫球蛋白的合成。实验还证明，嗜酸乳杆菌菌株有粘附于培养中人体结肠细胞刷状缘的特性，这一作用可抗拒产毒素和侵入性生物对肠的粘附。

【禁忌证】对本品有过敏史者禁用。

【注意事项】妊娠期间用药无致畸作用的报告。

【药物相互作用】本品所含菌株已经灭活，故与抗生素同服时不影响本品疗效。本品亦不诱导致病菌产生耐药性。

【用法与用量】（1）胶囊剂　成人及儿童一次2粒，一日2次，成人首剂量加倍；婴儿一日2次，一次1～2粒，首剂量2粒。胶囊剂可用水吞服，亦可倒出内容物混合于水中饮服。

（2）散剂　成人及儿童一次1袋，一日2次，成人首剂量加倍；婴儿一次1袋，一日2次。

【制剂与规格】嗜酸性乳杆菌胶囊：含灭活冻干的嗜酸乳杆菌50亿和中和后冻干的培养基80 mg。

嗜酸性乳杆菌散：含灭活冻干的嗜酸乳杆菌50亿和中和后的冻干培养基160 mg。

酪酸梭状芽孢杆菌制剂

Clostridium Butyricum Preparation

【适应证】用于急慢性腹泻，肠易激综合征，伪膜性肠炎，消化不良等疾病的对症治疗。

【药理】本品为含有酪酸芽孢杆菌的活菌制剂。酪酸菌为人体肠道内的正常菌群，它不但与双歧杆菌，乳酸杆菌等有益菌共生并促进其繁殖，而且还抑制肠道内有害菌的生长和阻止有害毒素的产生。服用本品后，补充肠道内正常菌群的数量，能纠正菌群失调。并在肠道黏膜表面定植，建立起强大的生物屏障，阻止有害菌的侵入。还可产生维生素B及酪酸，后者为肠上皮组织再生的重要能源之一。

【禁忌证】对本品有过敏史者禁用。

【药物相互作用】本品多不宜与抗菌药物同用。但对氨基糖苷类抗生素、部分β-内酰胺、大环内酯类抗生素等不敏感，同用不影响其活性。

【给药说明】服用本药期间应停用其他抗生素。

【用法与用量】口服　成人一次2片，一日3次。

【制剂与规格】酪酸梭状芽孢杆菌片：含芽孢酪酸菌0.5亿个。

酪酸梭状芽孢杆菌细粒：40 mg，含芽孢酪酸菌0.5亿个。

阴道用乳杆菌活菌胶囊

Live Lactobacillus Capsule for Vaginal Use

【适应证】用于菌群紊乱而引起的细菌性阴道病的治疗。

【药理】本品可直接补充阴道内正常生理细菌，调节阴道内菌群平衡，抑制并消除阴道中的有害细菌。

【禁忌证】尚无资料报道。

【药物相互作用】本品对多种抗生素如β-内酰胺类、大环内酯类、氨基糖苷类等敏感，如使用应错开用药时间。

【给药说明】（1）治疗期间应避免性生活。

（2）勿同时使用抗生素类药物。

（3）用药期间不可冲洗阴道。

（4）本品适宜于冷藏保存。

（5）本品不能用于由滴虫、霉菌、淋球菌、衣原体等引起的阴道感染的治疗。

【用法与用量】清洁外阴后，戴上指套，将本品放入阴道深部，每次一粒，每晚一次，连用10天为一个疗程。

【制剂与规格】阴道用乳杆菌活菌胶囊：0.25 g，每粒内含乳杆菌活菌应不低于2.5×10^5CFU。

第八节　体内诊断试剂

结核菌素纯蛋白衍生物[药典(三)]

Purified Protein Derivative of Tuberculin(TB-PPD)

【适应证】 适用于儿童、成人检查结核菌感染或是否具有免疫力。本品5 U用于结核病的临床诊断,卡介苗接种对象的选择及卡介苗接种后机体免疫反应的监测。2U制品用于结核病的临床诊断及流行病学监测。

【药理】 本品系由结核杆菌培养物提取的蛋白,经皮内试验对已感染结核菌或已接种卡介苗者可引起特异性局部皮肤变态反应,为迟发型超敏反应。致敏机体注射结核菌素后,24小时出现红晕,48～72小时反应明显,表现为血管充血扩张,细胞渗出浸润,主要是淋巴浸润。第一阶段反应是抗原与致敏淋巴细胞结合的阶段,当致敏机体注入结核菌素时,由于其刺激或趋化作用,有大量多核白细胞和淋巴细胞渗出,出现渗出反应的基础是抗原与致敏淋巴细胞结合后致敏淋巴细胞合成释放淋巴因子,其中移动抑制因子(MIF)抑制单核细胞或巨噬细胞的移动,在局部造成细胞积聚。第二反应阶段主要以单核细胞浸润为主。第一阶段反应中致敏淋巴细胞除释放MIF外,还释放趋化因子、凝集因子、皮肤反应因子等,由于趋化因子的作用,使单核细胞积极渗出,向反应局部移动,当到达局部时,由于MIF作用而停止移动,在局部停留集聚,发育繁殖,形成更多巨噬细胞,使皮肤反应达到可见程度。这一阶段是释放淋巴因子的非特异性作用阶段。由于注射部位血管外组织间隙内纤维蛋白原从血管进入周围组织中后变成纤维蛋白;由于注射部位血管外组织间隙内纤维蛋白的沉积和T细胞及单核细胞的聚集而引起组织红肿和硬结。硬结为DTH反应的最主要特征。

【不良反应】 曾患过重结核病者或过敏体质者,局部可出现水泡、浸润或溃疡,可出现发热,一般自行消退或自愈。偶有严重者,可作局部消炎或退热处理。偶见过敏反应。

【禁忌证】 患急性传染病,急性眼结合膜炎,急性中耳炎,广泛皮肤病者及过敏体质者禁止使用。

【注意事项】 (1)注射器及针头应当专用,不可作任何其他注射之用。

(2)安瓿有裂纹、制品内有异物者不可使用。

(3)安瓿开启后30分钟内使用。

【给药说明】 进行PPD皮试试验时,个别受种者在注射后数分钟可能出现头晕、心慌、脸色苍白、出冷汗等现象,甚至晕倒,失去知觉,大多为精神因素和刺激引起的血管神经性晕厥。一旦发生,应让患者平躺、头部放低、松解领扣及腰带、保持安静,同时针刺和捏压人中、合谷、足三里穴,稍好转时可喝些开水或糖水。一般不需其他特殊处理,短时间内即可恢复。如数分钟内未恢复正常者,可皮下注射1∶1000肾上腺素,其剂量按说明书。

【用法与用量】 皮内注射,吸取本品0.1 ml(5 U),皮内注射于前臂掌侧。注射后48～72小时检查注射部位反应。测量硬结的横径及其垂直径,5 U制品反应平均直径≥5mm为阳性反应。有水泡、坏死、淋巴管炎或硬结纵、横直径平均≥1.5 cm者均属强阳性反应,应详细注明。

【制剂与规格】 (1)每安瓿装量1 ml或2 ml,每人用剂量0.1 ml含5 U TB-PPD;(2)每安瓿装量1 ml或2 ml,每人用剂量0.1 ml含2U TB-PPD。

卡介菌纯蛋白衍生物[药典(三)]

Purified Protein Derivative of BCG(BCG-PPD)

【适应证】 用于卡介苗接种对象的选择及卡介苗接种后机体免疫反应的监测,结核病的临床诊断。

【药理】 本品系由卡介菌培养物中提取的蛋白制剂,经皮内试验后,对已接种卡介苗或曾受结核菌感染者可引起特异性局部皮肤变态反应,即迟发型超敏反应。其作用机理参阅"结核菌素纯蛋白衍生物"。

【不良反应】 曾患过重结核病者或过敏体质者,局部可出现水泡、浸润、溃疡或淋巴管炎,可出现发热,一般能自行消退或自愈。偶有严重者可作局部消炎或退热处理。

【禁忌证】 患急性传染病,急性眼结合膜炎,急性中耳炎,广泛皮肤病者及过敏体质者禁用。

【注意事项】 (1)注射前具体询问被试者的健康状况、曾否患过结核病、是否接种过卡介苗等。

(2)注射器及针头应当专用。

(3)安瓿有裂纹、内有异物不可使用。

(4)安瓿开启后30分钟内使用,剩余量废弃。

【给药说明】 该制品由卡介菌培养物中提取,其功能与结核菌素纯蛋白衍生物一致,但免疫原性略低于结核菌素纯蛋白衍生物,对结核菌感染者注射后引起的不良反应也低于结核菌素纯蛋白衍生物，由于其抗原提取自卡介菌，更适合用于卡介苗接种后阳转考核。其他参阅“结核菌素纯蛋白衍生物”。

【用法与用量】 (1)皮内注射　吸取本品 0.1 ml (5 U)，注射于前臂掌侧。注射后 48～72 小时检查注射部位反应。测量硬结的横径及垂直径，并记录。反应平均直径≥5mm 为阳性反应。凡有水泡、坏死、淋巴管炎或硬结纵、横直径平均≥1.5 cm 者均属强阳性反应，应详细注明。

(2)皮试方法及结果观察　选择前臂屈侧关节上 6.6 cm 处，皮内注射 0.1 ml 结核菌素液，成一皮丘。通常从 1：1000 开始，如无反应可用较大浓度。最后判断有无结核菌感染，需做 1：100 浓度的试验。如患者有疱性结膜炎、皮肤结节性红斑或胸腔积液，应从 1：10000 开始。注射后 48～72 小时观察反应强度，以(＋)号表示。阴性：不发红和硬结直径不超过 0.5 cm 或仅发红无硬结。可疑：(t)发红和硬结直径为 0.5 cm 以下。阳性：(＋)发红和硬结直径为 0.5～0.9 cm；(＋＋)发红和便结直径为 1～1.9 cm；(＋＋＋)发红和硬结直径为 2 cm以上；(＋＋＋＋)除发红和硬结外有水泡或坏死。

【制剂与规格】 每安瓿 1 ml 或 2 ml，每人用剂量 0.1 ml 含 5 U TB-PPD。

布氏菌纯蛋白衍生物[药典(三)]

Purified Protein Derivative of Brucellin(Br-PPD)

【适应证】 用于布氏菌疫苗接种对象的选择及布氏菌疫苗接种后机体免疫反应的监测和布氏病的临床诊断。

【药理】 本品系由布氏菌培养物中提取的蛋白制剂，经皮内试验后，对已接种布氏菌疫苗或曾受布氏菌感染者可引起特异性局部皮肤变态反应，为迟发型超敏反应。无反应者对布氏菌无免疫力。其作用机理详见结核菌素纯蛋白衍生物。

【不良反应】 曾患过重布氏病者或过敏体质者，局部可出现水泡、浸润或溃疡，可有发热，一般能自行消退或自愈。偶有严重者可作局部消炎或退热处理，个别受种者可出现皮肤过敏症状。

【禁忌证】 患急性传染病，急性眼结合膜炎，急性中耳炎，广泛皮肤病者及过敏体质者禁用。

【注意事项】 (1)注射前具体询问被试者的职业、健康状况、曾否患过布氏菌病、是否接种过布氏菌苗等。

(2)注射器及针头应当专用，不可作任何其他注射之用。

(3)安瓿有裂纹、制品内有异物者不可使用。

(4)安瓿开启后 30 分钟内使用。

【给药说明】 参阅“结核菌素纯蛋白衍生物”。

【用法与用量】 吸取本品 0.1 ml(1 U)，皮内注射于前臂掌侧。注射后 48～72 小时检查注射部位反应。测量硬结的纵、横直径，并记录。反应平均直径≥5mm 为阳性反应。凡有水疱、坏死、淋巴管炎者均属强阳性反应，应详细注明。应以硬结的横径及其垂直径的毫米数记录之。局部无反应或红肿在 2 cm×2 cm 以下者为阴性反应。反应平均直径应不低于 5 mm 为阳性反应。凡有水疱、坏死、淋巴管炎者均属强阳性反应，应详细注明。

【制剂与规格】 每安瓿分装 1 ml 或 2 ml，每人用剂量 0.1 ml 含 1 U Br-PPD。

锡克试验毒素[药典(三)]

Toxin for Schick Test

【适应证】 主要用于测定儿童及成人对白喉毒素是否具有免疫力。阴性反应表示人体对白喉毒素有免疫力，阳性反应表示无免疫力，需接种白喉疫苗。

【药理】 本品系由白喉杆菌的培养液中提取其外毒素，精制而成。白喉毒素有一定的细胞毒性作用，当人体无白喉毒素抗体或抗体水平很低时，皮试部位产生红肿反应，结果为阳性。抗体水平较高时，抗体可将白喉毒素中和，皮试部位就不会出现红肿反应。

【不良反应】 注射后局部有红肿、硬结、触痛、发痒，一般较轻微，全身反应如低热、嗜睡、不适、呕吐、头痛、休克等偶有发生。

【禁忌证】 严重疾病、发热或有过敏史者禁用。

【注意事项】 (1)注射前具体询问被试者的健康状况、曾否患过白喉、是否接种过白喉疫苗等。

(2)本品如果出现浑浊、沉淀、有异物、曾经冻结、标签不清或超过有效期者均不可使用。

(3)应备有 1：1000 肾上腺素，用于罕见休克发生时的急救。

【给药说明】 本品可被白喉抗毒素中和，不得与白喉抗毒素同时使用，亦不需在白喉抗毒素使用后使用。

【用法与用量】 皮内注射，取本品 0.1 ml 前臂掌侧下 1/3 处皮内注射，观察注射部位有无小皮丘隆起。注射后 72 小时判定结果，注射部位呈 10 mm×10 mm 或以上的红肿反应，判为阳性，10 mm×10 mm 以下或无反应者判为阴性。

【制剂与规格】 每安瓿 1 ml，含白喉毒素 0.2MLD。

第十九章　消毒防腐药

消毒防腐药是指用化学方法来达到杀菌、抑菌和防腐目的的抗菌药，它能杀灭或抑制病原微生物的生长，但不一定能杀灭所有的微生物，而是降低到一个水平下，既对健康无害，又对被消毒物的质量无影响。

消毒药可杀灭病原微生物，而防腐药是能抑制病原微生物生长繁殖的药物。两者之间没有严格界限，消毒药低浓度时仅有抑菌作用，而防腐药高浓度时有杀菌作用。

本类药物作用机制多种多样，有的药物能使病原微生物蛋白质凝固变性；有的与微生物酶系统结合，干扰其功能；有的能降低细菌表面张力，增加其细胞膜通透性，造成溃破或溶解，结果使病原微生物生长受到阻抑或死亡。

本类药物的作用与药物本身的理化性质和使用的浓度有关。一般来说药物浓度越高，其杀菌或抑菌效果越好；但有的药物需选择适宜的浓度，如 70%～75%(V/V)浓度的乙醇比 90%的杀菌效果要高。药物作用的时间亦能影响其效能；药物浓度越高和作用时间越长，对机体组织的刺激性就越大，容易产生不良反应。有时药物的剂型亦能影响其疗效，如苯酚的水溶液有强大的杀菌作用，其甘油剂和油溶液则作用显著降低。此外作用部位存在有机物的多少亦能影响其效果，如使用重金属盐类药物时，病变部位有大量脓血等蛋白质分泌物，则其杀菌效能会减弱。病变部位的 pH 值亦能影响其疗效，如苯甲酸在微酸性环境下比在碱性环境中有效。又如三氯叔丁醇制剂用于防腐时，制剂的 pH 不能超过 5，以免影响效果。病原微生物本身对本类药物的敏感性亦不相同，如苯酚的杀菌作用强，但对病毒无效；病毒对碱类敏感，对酚类耐药；又如真菌对羟苯乙酯敏感，对氧化剂效果差。有些药物如阳离子表面活性剂和阴离子表面活性剂共用，可使其作用减弱。总之，选用本组药物时，需从多方面考虑，才能达到满意的预期效果。

乙　醇[药典(二)]

Alcohol

【适应证】 用作注射、穿刺或手术前的皮肤消毒，也用来消毒手和清洁表面。消毒常用浓度为 70%(V/V)。稀释的乙醇对高热患者可涂擦皮肤，降低体温；对长期卧床患者涂擦皮肤可防止褥疮发生。本品广泛用作外用制剂的溶剂和防腐剂。也用作神经破坏剂，用于治疗严重的和慢性疼痛。本品注射剂作为液态栓塞剂和硬化剂，临床用于肝囊肿、肾囊肿及各种恶性肿瘤和血管畸形等疾病的栓塞硬化治疗。

【药理】 (1)药效学　本品是最常用的消毒防腐药，能作用于菌体使其蛋白质变性而杀死。40%～60%(V/V)浓度对葡萄球菌最有效，但比 70%(V/V)浓度要缓慢。70%(V/V)浓度杀菌效果最强，在 2 分钟内能将皮肤表面 90%细菌杀死。过高浓度可使菌体表层蛋白质凝固，从而阻碍乙醇向内渗透而影响杀菌作用。对芽孢菌无效。乙醇擦拭皮肤能扩张局部血管，增强血液循环，由于乙醇能挥发，有助热量散发。

(2)药动学　本品通过胃肠道快速吸收并分布到全身体液，吸收速率受食物、乙醇的浓度和摄入的时间长短等多种因素影响。例如食物可延迟胃的排空，从而延缓乙醇的吸收。禁食状态下，约 10%～20%的乙醇由胃吸收、80%从小肠吸收。口服吸收达峰时间约1小时，空腹服用0.8 g/kg乙醇，血中乙醇峰浓度为100 mg/100 ml。乙醇蒸气可通过肺吸收；乙醇经完整皮肤的吸收可被忽略。

乙醇的组织和体液分布与水的含量有关，组织的水分含量越高，乙醇的分布愈广；乙醇易于通过胎盘。乙醇的表观分布容积为0.53L/kg。

本品主要(90%～98%)经肝脏乙醇脱氢酶(ADH)和CYP2E1氧化代谢；CYP2E1可被乙醇诱导，因此对于大剂量乙醇的消除过程，CYP2E1可发挥更大作用。本品经ADH或CYP2E1氧化成乙醛，乙醛具有毒性；乙醛经乙醛脱氢酶(ALDH)转化为乙酸，乙酸以乙酰CoA的形式进入三羧酸循环，最终氧化成二氧化碳和水排出体外。其余(2%～10%)以原形由肾排出，少量的可从肺排出(血清浓度的0.05%)，也可经乳汁、汗液、泪液、唾液等排泄。重复大量摄入本品时，某些物质如胰岛素可加速本品的代谢速率。

本品的消除符合米曼氏(Michaelis-Menten)动力学，速率常数(V_{max})和米氏常数(K_m)分别是0.232 mg/(ml·h)和0.0821 mg/ml。乙醇的消除半衰期呈剂量依赖性。

【不良反应】 偶有皮肤刺激性。

【注意事项】 口服吸收后可通过胎盘。避免接触眼睛。本品易燃。本品不能用于手术和牙科器械的消毒，因杀菌效力低。

【给药说明】 (1)本品有刺激性，勿使用在皮肤破损处以及糜烂和渗液部位。

(2)穿刺或手术前用可减少局部菌群，清洁皮肤后并以消毒纱布轻轻摩擦局部能加速其抗菌作用。

(3)勿用本品作大面积涂擦，因本品引起周围血管扩张，导致热量散失，老年人可发生体温低下。

(4)因本品能使蛋白质凝固，故消毒物品前应擦去有机物。

(5)本品易挥发，使用后瓶塞要塞紧。

【用法与用量】 根据需要稀释成不同浓度应用。

(1)高热患者　用20%～30%(V/V)乙醇擦拭皮肤降温。

(2)预防褥疮　用40%～50%(V/V)乙醇涂擦。

(3)皮肤消毒　常用70%～75%(V/V)的溶液。

【制剂与规格】 稀乙醇：75%(V/V)。

甲醛溶液[药典(二)]

Formaldehyde Solution

本品为含甲醛36%(g/g)的溶液。

【适应证】 适用于跖疣、多汗症、包虫病、龋齿，器械、房屋等消毒，病理标本防腐保存。

【药理】 (1)药效学　本品为强有力的挥发性广谱杀菌药，能与菌体蛋白质中氨基结合，使其变性而发挥作用。对细菌、真菌和许多病毒均有效。对细菌芽孢和抗酸杆菌作用缓慢，但对细菌芽孢杀灭作用随温度升高而显著增加。与蛋白质结合后可减低其对微生物的活力。增加温度可加速其杀芽孢菌的功能。在相对湿度75%时，甲醛气体对微生物的作用最显著。本品外涂能使皮肤硬化、粗糙并发白，产生局部麻醉作用。

(2)药动学　少量自皮肤和黏膜吸收。在组织液特别是肝和红细胞中迅速代谢成甲酸，然后转化为二氧化碳和水排泄，或以甲酸盐从肾排泄。

【不良反应】 接触可使皮肤变白、变硬和过敏，发生接触性皮炎。甲醛蒸气强烈刺激眼和呼吸道引起流泪、咳嗽，甚至结膜炎、鼻炎和气管炎。误服本品可刺激口腔、咽喉和消化道黏膜，引起疼痛、呕吐和腹泻等。大量吸收可出现中枢神经系统症状，意识丧失或惊厥，致中枢抑制，导致死亡。

【禁忌证】 已有证据表明本品可使一些实验动物致畸，但尚需进一步完善评价。暴露在含本品的工作环境中尚未证明对人胎儿有致畸作用，但发现会引起月经紊乱。故妊娠期妇女禁用。

【注意事项】 短期或长期暴露于本品浓度大于1×10^{-6}(1ppm)的环境或工作场所时，会对呼吸道、眼睛和暴露的皮肤产生刺激，离开则可缓解。使用时务必严格规定浓度，避免有本品的蒸气吸入。

【药物相互作用】 本品与氨、明胶、苯酚和氧化剂等配伍禁忌。

【给药说明】 注意本品及各种稀释液的标示浓度，一般市售甲醛即为甲醛溶液。如3%甲醛溶液是指3份甲醛溶液(36%)加水稀释到100份所得的溶液。应严格按照规定浓度使用。药液污染皮肤可以肥皂和水洗净，或以稀氨水中和成乌洛托品。避免蒸气吸入，刺激眼和呼吸道。摄入后可给予水、牛奶、活性炭和(或)缓和剂，应避免洗胃和催吐。甲醛气体穿透力差，物品消毒宜摊开摆放，充分暴露，不宜包装消毒。

【用法与用量】 (1)成人常用量　①跖疣，采用3%甲醛溶液，用药前将病变部位清洁，浸在热水中15～30分钟，将松软组织以软刷除去，然后滴药，一日1次，直至病损消失。②治疗多汗症，可将1份甲醛溶液加3份甘油和5～10份乙醇外搽，一日1次。

(2)对房屋等消毒，以500 ml甲醛溶液加1000 ml水在不锈钢容器中放于电热板上加热，可供30 m^{2}容积空间消毒，亦可用以喷洒。床垫和毯子等亦以甲醛蒸气消毒。器械消毒以5%～10%的甲醛溶液浸泡1～2小时。10%的甲醛溶液用作病理标本的保存剂。

需要指出的是，经甲醛消毒过的任何设备在使用前需确保没有痕量甲醛的残留。

【制剂与规格】 甲醛溶液：含甲醛36%(g/g)。

甲醛甲酚溶液：每1 ml含甲酚0.43 g，甲醛0.54 g。

苯　酚[药典(二)]

Phenol

【适应证】 用于消毒外科器械和排泄物的处理，也用于皮肤杀菌、止痒及中耳炎。

【药理】 (1)药效学　本品系原浆毒，使菌体蛋白变性起杀菌作用。不同浓度有不同的作用：0.2%为抑菌作用；1%有杀菌作用，对革兰阳性菌和革兰阴性菌有效；1.3%可杀灭真菌；5%可在24小时内杀灭结核杆菌。稀溶液能使感觉神经末梢麻痹，发挥局部麻痹作用；0.5%～1.5%浓度有止痒作用，对芽孢、病毒无效。

(2)药动学　本品从皮肤、黏膜和消化道都能吸收。在体内代谢为葡醛酸以及硫酸和酚的结合物，少量氧化成儿茶酚和对苯二酚。代谢产物从尿中排泄，代谢成醌可使尿带绿色。

【不良反应】 本品对组织有腐蚀性和刺激性。曾报道在通风较差的场所，以苯酚消毒清洁摇篮和床垫等，引起新生儿高胆红素血症，对婴儿已证实有致命性。

【禁忌证】 尿布皮炎患儿及6个月以下婴儿禁用。避免应用在破损皮肤和伤口。

【注意事项】 误服本品可引起广泛的局部组织腐蚀、疼痛、恶心、呕吐、出汗和腹泻，可出现短暂的兴奋，随之知觉丧失、中枢神经系统抑制、循环和呼吸衰竭、肺水肿、肝肾坏死和功能衰竭。曾报道口服1 g以下可发生死亡，10%水溶液有腐蚀性。

【给药说明】 本品对组织穿透力强，仅在小面积皮肤上使用。高浓度外用可引起组织损伤，甚至坏死。水溶液用于体表，浓度不宜超过2%，外用后不加封包。

【用法与用量】 (1)器械消毒及排泄物处理用1%～5%水溶液。

(2)皮肤杀菌与止痒用2%软膏涂患处。

(3)中耳炎用1%～2%苯酚甘油滴耳，一日3次。

【制剂与规格】 苯酚软膏：2%。

苯酚甘油：(1)1%；(2)2%。

樟脑苯酚溶液：每1 ml中含樟脑0.6 g，苯酚0.3 g。

水杨酸苯酚贴膏：每克含水杨酸0.78 g、苯酚40 mg。

复方间苯二酚苯酚搽剂：每1 ml中含有间苯二酚80 mg，苯酚40 mg，硼酸8 mg，丙酮0.042 ml，乙醇0.084 ml。

苯甲酸[药典(二)；医保(乙)]

Benzoic Acid

【适应证】 局部用药，本品与水杨酸合用治疗成人皮肤真菌病，浅部真菌感染如体癣、手癣及足癣等，但因目前有更多的高效抗真菌药(如咪唑类)，本品可作为二线治疗药。也用于食品和药物制剂的防腐剂，一般浓度为0.2%，或用0.5%的苯甲酸钠替代，溶解度更好。

【药理】 (1)药效学　本品为消毒防腐药，局部使用，具有抗真菌和抗细菌作用，其抗真菌和抗细菌的机理与未解离的酸有关；在酸性环境中，0.1%浓度即有抑菌作用。通常pH低时效果较好，如pH3.5时，0.125%的浓度在1小时内可杀灭葡萄球菌；在碱性环境下作用减弱。将0.05%～0.1%浓度加入药品制剂和食品作防腐药，可阻抑细菌和真菌生长。

(2)药动学　口服迅速从消化道吸收，与甘氨酸在肝内结合形成马尿酸，后者在12小时内迅速从尿中排出，在最初4小时内即达用量97%。如口服剂量大，部分可以耦合为苯甲酰基葡糖醛酸从尿中排泄。

【不良反应】 口服可发生哮喘、皮疹、唇和舌水肿、鼻炎、荨麻疹，及血管性水肿等过敏反应(发生率3%～7%)。外涂可发生接触性皮炎，还能刺激眼睛和黏膜。较大剂量口服可引起水杨酸盐类样反应。

【注意事项】 外用本品局部可能有轻度刺激。勿用于眼周围及黏膜部位。油膏剂不宜贮存于温度过高处。

【药物相互作用】 本品与铁盐和重金属盐配伍禁忌。

【给药说明】 应用本品时不仅需注意浓度，尚需注意pH，在微酸性环境下比在碱性环境中有效。

【用法与用量】 (1)本品常以6%～12%浓度与水杨酸配制成酊剂和软膏治疗皮肤浅部真菌感染，外涂皮损，一日1～2次，治疗周期可根据感染情况为数周或数月。

(2)作为药物制剂和食物防腐药，有效浓度为0.05%～0.3%。

【制剂与规格】 水杨酸苯甲酸松油搽剂：每1 ml含水杨酸44 ml，苯甲酸60 mg，松馏油0.3 ml。

乳　酸[药典(二)]

Lactic Acid

【适应证】 用于空气消毒、食物防腐药，也用于滴虫性阴道炎、寻常疣。

【药理】 本品为酸性防腐药，抑菌作用不强。能迅速从胃肠道吸收，在血循环中转变成碳酸氢盐。

【不良反应】 高浓度本品对皮肤和黏膜有强刺激性和腐蚀性。

【药物相互作用】 与氧化剂配伍禁忌。

【给药说明】 用时严格掌握浓度，避免接触眼睛，遇有高浓度的本品接触眼睛和皮肤时速以清水冲洗。空气消毒对金属等有腐蚀性，应注意避免。

【用法与用量】 (1)以 0.5%～2%溶液作阴道冲洗治疗滴虫性阴道炎。

(2)以 1 份本品和 1 份水杨酸加 4 份火棉胶治疗寻常疣，周围正常皮肤涂一薄层凡士林保护，避免刺激。

(3)用于空气消毒时，以 10%溶液 12 ml，加水 20 ml，放入蒸发皿中，加热蒸发 30 分钟，可消毒 100 m^3 房间。

【制剂与规格】 乳酸阴道栓：5%。

硼　酸[药典(二)；医保(乙)]

Boric Acid

【适应证】 用作皮肤和黏膜损害的清洁药，包括急性湿疹和急性皮炎伴大量渗液、口腔炎和咽喉炎、外耳道真菌病、脓疱疮、小腿慢性溃疡、褥疮。FDA 批准用于外耳道炎。可用于治疗对一线药物耐药的慢性真菌性阴道炎。

【药理】 (1)药效学　本品为弱防腐药，对细菌和真菌有弱的抑制作用，刺激性小，常用作皮肤、鼻腔、口腔、膀胱、阴道冲洗以及治疗细菌和真菌感染。

(2)药动学　本品口服可经胃肠道吸收，局部使用不易穿透完整皮肤，但可从破损皮肤、伤口和黏膜等处吸收。阴道途径给药，本品生物利用度为 0.06；主要分布在脑、肝和肾；约有 50%吸收量在 12 小时内从尿中排出，其余于 3～7 天内排泄；血浆置换和腹透可加速消除，半衰期 10.5～21 小时。

【不良反应】 外用一般毒性不大。用于大面积损害，吸收后可发生急性中毒，早期症状为呕吐、腹痛和腹泻、皮疹、中枢神经系统先兴奋后抑制，可有脑膜刺激症状和肾损伤，严重者发生循环衰竭或(和)休克，于 3～5 天内死亡。致死量成人约为 15～20 g，小儿为 3～6 g。由于本品排泄缓慢，反复应用可产生蓄积，导致慢性中毒，表现为食欲缺乏、乏力、精神错乱、皮炎、秃发、贫血和月经紊乱。

【禁忌证】 大面积皮肤损害禁用本品。婴儿禁用。

【注意事项】 避免用于 3 岁以下的儿童，避免长期应用(包括成人)，避免用于大面积体表。含超过 5%的硼酸的化妆品不得用于婴儿和破损皮肤。注意切勿将硼酸粉撒布在小儿破损的皮肤上。市售的硼酸软膏不得用于眼睛。

【药物相互作用】 本品与聚乙烯醇和鞣酸呈配伍禁忌。勿与碘苷合用于眼睛，会导致沉积形成，刺激眼睛。

【给药说明】 本品溶液不能口服，特别是幼儿，以免发生中毒。滑石粉中硼酸浓度规定在 0.5%～5%，不得超过。

【用法与用量】 (1)3%～4%溶液用于皮肤、鼻腔、阴道、膀胱以及角膜伤口的冲洗清洁，口腔炎和咽喉炎时含漱，急性湿疹和急性皮炎伴大量渗液时湿敷。

(2)以 3%硼酸乙醇溶液或硼酸甘油作滴耳药，一次 1～2 滴，一日 3 次，治疗外耳真菌病。

(3)以 5%～10%软膏治疗脓疱疮、小腿慢性溃疡和褥疮，一日外涂 1～2 次。

【制剂与规格】 硼酸甘油：含硼酸 31%(g/g)。

硼酸溶液：250 ml：7.5 g。

硼酸软膏：5%。

硼酸洗液：3%。

硼酸滴耳液：3%硼酸乙醇溶液。

硼酸氧化锌软膏：每 1 g 含硼酸 50 mg，氧化锌 50 mg。

硼酸氧化锌冰片软膏：每支含硼酸 0.2 g、氧化锌 1.8 g、冰片 50 mg。

硼酸氧化锌软膏：每 1 g 含硼酸 50 mg，氧化锌 50 mg。

硼酸冰片滴耳液：硼酸 9%，冰片 0.4%。

硼　砂[药典(二)；医保(乙)]

Borax

【适应证】 用于口疮、口腔黏膜炎症、扁桃体炎、咽喉炎、结膜炎。

【药理】 作用与硼酸相似，为一弱防腐药，有弱的抑菌作用。毒性极低。

【不良反应】 可引起脱发，参阅“硼酸”。

【禁忌证】【注意事项】【给药说明】 参阅“硼酸”。

【药物相互作用】 本品与生物碱的盐、氯化汞、硫酸锌和其他金属盐配伍禁忌。

【用法与用量】 含漱，一次 10 ml，一日 4 次。如是五倍浓的溶液，需稀释后用。

【制剂与规格】 复方硼砂含漱液：每 100 ml 含硼砂、碳酸氢钠各 1.5 g，液化酚和甘油各 0.3 ml。

羟苯乙酯

Ethylparaben

【适应证】 用作食物、药品和化妆品的防腐药。

【药理】 本品为防腐药，抗真菌效果显著，对细菌效果较差。对羟基苯甲酸酯中的烷基链较长者效果更好，但溶解度低，应用时受到一定限制。两种或两种以上酯合用比单独应用一种为优。在 pH7～9 时有效。进入体内羟苯甲、乙、丙酯总耐受量每天约为 10 mg/kg。

【不良反应】 可引起接触性皮炎、荨麻疹、血管性水肿，接触眼睛可引起疼痛和刺激。接触口唇可有发麻的感觉。

【药物相互作用】 (1)与非离子表面活性剂(如聚山梨酯－20、聚山梨酯－80)、聚乙二醇－6100 合用时，能增加本品的水溶醉度，但也能形成络合物而影响其抑菌作用，使防腐作用降低。

(2)不同烷基的酯之间存在着交叉敏感。

(3)遇铁变色，遇强酸、强碱易水解。

【用法与用量】 0.2%溶液作为食物的防腐药，0.3%浓度作为各种制剂的防腐药。

三氯叔丁醇

Chlorobutanol

【适应证】 用作制剂中的防腐药；牙髓暴露或感染时作杀菌和局部止痛用。

【药理】 本品为消毒防腐药，有抗细菌和真菌作用，对革兰阳性和革兰阴性菌(包括铜绿假单胞菌)均有效。此外尚有轻度镇静和局部止痛作用。本品吸收后的 $t_{1/2}$ 为 13.2 天。

【不良反应】 急性中毒可发生中枢神经系统抑制，伴有乏力、知觉丧失、呼吸抑制。曾有报道作为肝素注射液中防腐药，注射后发生延迟过敏反应。

【注意事项】 用作注射剂、滴眼剂等制剂或化妆品的防腐药时，制剂的 pH 不能超过 5，以免影响效果。

【用法与用量】 (1)镇痛用：0.3%～0.5%。

(2)防腐用：0.5%。

碘[药典(二)]

Iodine

【适应证】 2%碘酊用作完整皮肤消毒，可减少皮肤上大约 80%菌群，并能杀灭铜绿假单胞菌，是对小伤口和擦伤的一线治疗药物。含碘制剂用于口腔科疾病参阅第二十八章第三节；复方碘溶液用于甲状腺疾病参阅第九章第四节。

【药理】 (1)药效学　具强有力的消毒防腐作用。因其能氧化细菌细胞浆的活性基因，并与蛋白质的氨基结合，使其变性，能杀死细菌、真菌、病毒和阿米巴原虫。但因碘的组织穿透能力弱，只用于组织表面消毒。杀菌力与浓度成正比，对机体的腐蚀性与刺激性也与浓度成正比。

(2)药动学　少量能经皮肤吸收，口服后迅即转成碘化物，以甲状腺球蛋白等形式贮存在甲状腺内，经弥散可通过胎盘。主要从尿排泄(85%～90%)，少量从粪便、唾液、汗液和乳汁中排出。血透可清除碘。外用碘酊一般杀菌活性可维持在 15 分钟内。

【不良反应】 长期应用碘和碘化物可发生精神抑郁、神经过敏、失眠、阳痿和黏液性水肿。碘中毒或过敏的表现为头痛、唾液腺肿痛、结膜炎、喉头炎、气管炎、发热、乏力，可发生碘疹，呈轻度红斑、痤疮样疹、荨麻疹、化脓性或出血性疹。外用碘溶液可产生接触性皮炎。小儿和青年可发生痤疮加剧或甲状腺肿，吸入碘蒸气对黏膜有刺激。

【禁忌证】 对碘过敏者禁用。

【注意事项】 (1)碘对皮肤、黏膜有强烈的刺激作用，浓度过高可引起皮肤发疱及皮炎。

(2)用碘酊消毒皮肤后常需用乙醇脱碘。

(3)外用可能引起刺激和灼伤，因酊剂含 44%～50%的乙醇，有被聚维酮碘取代的倾向。

(4)服用过量碘可产生急性中毒症状，主要是对消化道的腐蚀作用，有呕吐、腹痛、腹泻、1～3 天后发生尿闭，可因循环衰竭、喉头水肿而引起窒息、吸入性肺炎或肺水肿死亡。后遗症可发生食管狭窄，致死量约为 2～3 g。

【药物相互作用】 本品与碱、生物碱、水合氯醛、酚、硫代硫酸钠、汞盐、淀粉、鞣酸和植物性收敛药配伍禁忌。与浓氨和许多挥发油形成爆炸性混合物，与丙酮形成的化合物奇臭刺鼻。不可配伍的药物有羧苄西林、可待因、硫酸镁、哌替啶、间羟胺、美沙酮、吗啡、去甲肾上腺素、普鲁卡因。

【用法与用量】 (1)皮肤灭菌,用2%碘酊局部涂擦作用1分钟再用70%乙醇脱碘。

(2)口腔科用法用量参阅第二十八章第三节。

(3)甲状腺疾病用法用量参阅第九章第四节。

【制剂与规格】 碘酊:(1)含碘2%与碘化钾1.5%;(2)含碘3%与碘化钾1.8%;(3)含碘5%与碘化钾3%。

碘甘油:(1)含碘1%和碘化钾1%;(2)含碘2%和碘化钾2%;(3)含碘5%与碘化钾3%。

西地碘片:1.5 mg。

聚维酮碘[药典(二)]

Povidone Iodine

本品为一种应用较普遍的碘附。碘附(iodophors或碘伏)是指元素碘和聚合物载体相结合的一种疏松复合物。这种载体不仅有助于增强碘的溶解度,而且为持续释放碘提供一个贮存库,其中80%～90%的结合碘可解聚释放出游离碘,发挥杀菌作用。

严格意义上说碘附是指碘与任何载体相结合的一大类物质(聚维酮碘应属于其中较为常用的一种)。因此碘附类药物可根据载体的种类不同,或因碘与载体结合方式的不同而有不同品种。可作为碘附载体的化合物有很多,如表面活性剂、聚合物、淀粉水解产物、某些氨基酸等,目前应用较多的是聚乙烯吡咯烷酮、聚乙二醇、聚氧乙烯醚、聚乙烯醇等。目前市场上有许多以络合碘、碘附命名的碘制剂,或将聚维酮碘(PVP-I)等同于碘附(或碘伏)来标示。这种提法是不够准确的。

【适应证】 本品用于皮肤消毒、黏膜冲洗,医务人员刷手、泡手,注射、手术部位皮肤消毒。用于治疗皮肤黏膜细菌性感染,如治疗烫伤、滴虫性阴道炎、真菌性阴道炎、化脓性皮肤炎、皮肤真菌感染等;也用于公共卫生和食品工业中的消毒。

【药理】 (1)药效学 本品是碘以聚乙烯吡咯烷酮(PVP)为载体,经反应生成的聚维酮碘复合物。以干燥体计算含有效碘9%～12%。PVP性质稳定,有极好的生理惰性和生物相容性,具有成膜、黏合、解毒、慢性释放以及水溶性强的特点,对微生物降解性特佳,是广谱杀菌药。碘可直接卤化菌体蛋白质,与蛋白质的氨基酸结合,而使菌体的蛋白质和酶受到破坏,微生物因代谢功能发生障碍而死亡。聚维酮碘为广谱强效杀菌药,对细菌、病毒、真菌、原虫和芽孢都有效,大多数微生物不会对元素碘耐药。本品起效迅速,5%本品在10分钟可使菌落数降低1个log值。

(2)药动学 正常个体外用很少会吸收,但可通过阴道黏膜吸收并在乳汁中浓缩,乳汁中的浓度要比母体血清浓度高8倍。

【不良反应】 可引起过敏反应和对皮肤、黏膜的刺激,但比碘的刺激要轻。不良反应罕见,然而,外用于婴儿可能导致碘的明显吸收(也包括用于妊娠和哺乳期妇女后的吸收),局部刺激、痒和烧灼感是常见的反应,大面积和长期应用偶可导致中性粒细胞减少症;烧伤严重的病例会有代谢性酸中毒,大面积烧伤患者也有肝损伤的报告,其他不良反应有接触性皮炎、甲状腺功能减退和碘中毒。

【禁忌证】 (1)对碘或聚维酮碘过敏者禁用。

(2)美国FDA妊娠期药物安全性分级为局部/皮肤外用D。

【注意事项】 (1)妊娠期妇女尽量避免使用聚维酮碘,以免引起胎儿继发性甲状腺机能减退。儿童特别是新生儿应慎用。仅可外用。烧伤面积大于20%者、大的开放性伤口、用锂治疗的患者、肾衰竭(因本品有代谢性酸中毒和肾毒性等潜在危害)、甲状腺疾病患者不宜局部或长期用。建议不要用于烧伤患者或肝功不良者(导致AST水平升高,特别是大面积烧伤者)。对患有非毒性甲状腺瘤患者不适用。

(2)本品10%水溶液pH为1.5～5,避光保存。

(3)临床应用毒性监测参数:蛋白结合率、肾功能、电解质。因为通过聚维酮碘可吸收碘,对用本品的新生儿应每7～10天测定T_4和TSH;早产儿有诱发甲状腺功能减退的高危性,一般不用于极低体重的新生儿。婴儿外用本品可见碘明显地经皮吸收,故应慎用于婴儿,因为血浆碘升高可能干扰代谢和甲状腺功能、增加肾衰竭的危险。

【药物相互作用】 (1)在高pH下杀菌活性降低。本品与过氧化氢混合可引起爆炸。

(2)不宜与碱性溶液及还原性物质合用。

(3)有机物能影响本品的消毒,故不应用于含有机物的排泄物消毒。对铜、铝、银等金属有一定腐蚀作用,对镀锡和不锈钢制品不产生腐蚀,故不应做相应金属制品的消毒。

【给药说明】 (1)对妊娠期妇女和新生儿使用于大面积时应谨慎。

(2)本品如无特殊标记,一般不得加温使用,因加热可能会导致碘与溶解的氧作用引起碘浓度的降低,也可能由于水分蒸发而导致碘浓度增加。

(3)与室温25 ℃相比,10%的本品贮于32 ℃环境中,杀菌效果无差异,但患者对温热状态顺应性更好些,在行无痛麻醉下(经腹壁)羊膜穿刺术时可考虑温热本品。

(4)消毒时，若存在有机物，应提高药物浓度或延长消毒时间。

(5)尽管0.9%氯化钠注射液可能有弱抗菌作用，但尚无用0.9%氯化钠注射液或无菌水稀释聚维酮碘何者更好的对比数据，厂家建议用无菌去离子水稀释本品。

【用法与用量】 本品的用法与用量见表19-1。

表19-1　聚维酮碘的用法与用量

消毒对象	有效碘浓度	消毒方法
细菌繁殖体污染物品	0.05%	浸泡30分钟
外科洗手用	0.25%～0.5%	擦拭3分钟
手术部位及注射部位的皮肤	0.25%～0.5%	局部擦拭2遍，作用共2分钟
口腔黏膜及创口黏膜创面	0.05%～0.1%	擦拭，作用3～5分钟
注射部位消毒也可用	0.2%	擦拭，作用2～3分钟
阴道黏膜及伤口黏膜创面	0.025%	冲洗3～5分钟

【制剂与规格】 聚维酮碘溶液：(1)5%100 ml；(2)5%500 ml；(3)1%500 ml；(4)0.5%60 ml(浓度为按有效碘计)。

聚维酮碘软膏：10 g∶1 g。

聚维酮碘栓：每枚含有效碘0.02 g。

聚维酮碘凝胶：(1)5 g∶0.25 g；(2)5 g∶0.5 g。

过氧乙酸

Peracetic Acid

【适应证】 0.5%～2.5%浓度可用于消毒室内表面、病房用品、医疗器械、水果、蔬菜、餐具、纺织品、皮肤等。

【药理】 本品为酸性强氧化性消毒药，遇有机物放出新生态氧而起氧化作用，能杀灭各种病原微生物，包括细菌、孢子、真菌和病毒。

【不良反应】 对皮肤、黏膜有刺激性。

【注意事项】 (1)稀溶液不稳定，宜随配随用。保存于阴凉处，防止阳光直射，远离火源。要保证消毒剂的正确使用：①配制正确；②达到足够的浓度；③盛放容器要清洁，并要加盖；④放入物品要干燥，不能带水分；⑤按时更换，不过期使用；⑥气温低于10℃时，应延长消毒时间。

(2)因有腐蚀作用，勿用于金属器械的消毒。

(3)因有漂白作用，应用于有色织物可引起褪色和损坏作用。

【药物相互作用】 本品遇热、金属离子、碱性物质和有机物可加速分解，分解产物多为无毒物质。

【给药说明】 若为二元瓶装，可将A、B液混合摇匀后放置24～48小时后浓度可达16%以上。如不慎沾染到皮肤和眼睛时，立即用清水冲洗，必要时请医生处理。

【用法与用量】 注意使用浓度，因其不稳定，配制时要保证浓度，随用随配。

【制剂与规格】 过氧乙酸溶液：16%～20%。

冰醋酸[药典(二)]

Glacial Acetic Acid

【适应证】 本品不同浓度用以治疗各种皮肤浅部真菌感染，灌洗创面及鸡眼、疣的治疗。冰醋酸可用作腐蚀药。

【药理】 醋酸为36%～37%(g/g)的冰醋酸。不同浓度的冰醋酸具有局部抗细菌和真菌作用。2%～5%的溶液滴耳用可有效对抗铜绿假单胞菌、念珠菌属和曲霉菌属，缓解外耳炎肿胀等症状。

【不良反应】 可引起接触性皮炎。以30%的冰醋酸溶液治疗甲癣可引起化学性甲沟炎。也有刺痛或烧灼感。

【禁忌证】 对本品过敏和中耳炎穿孔者禁用。

【给药说明】 (1)治疗甲癣，病甲清洁后以刀片将病甲削薄后用药，注意不要接触甲沟，指甲邻近皮肤可涂一薄层凡士林作保护。

(2)面部癣病勿用本品治疗。

(3)高浓度醋酸有腐蚀作用，除甲癣外，勿作其他癣病治疗。

(4)治疗鸡眼和疣，用药前将病变部位清洁，并浸在热水中15～30分钟，邻近正常皮肤以凡士林涂抹保护，然后上药。

【用法与用量】 (1)甲癣　以浸有30%冰醋酸溶液的棉花球放在病甲上，一日1次，一次10～15分钟，直至病甲去除，继续治疗2周。

(2)手、足癣　用10%冰醋酸溶液浸手足，一日1次，一次10分钟，连续10日，如未痊愈，隔1周可重复1次。

(3)花斑癣　用5%冰醋酸溶液外涂，一日2次。

(4)体癣　用5%～10%冰醋酸溶液外擦，一日2次。

(5)鸡眼和疣　用30%冰醋酸溶液滴患处，一日1次。

(6)灌洗创面　0.5%～2%溶液。

【制剂与规格】 水杨酸冰醋酸溶液：每毫升含冰醋酸10%、水杨酸10%。

过氧苯甲酰[药典(二);医保(乙)]

Benzoyl Perxide

参阅第二十五章第一节。

【制剂与规格】 过氧苯甲酰凝胶:(1)10 g∶0.5 g;(2)15 g∶0.75 g。

过氧苯甲酰乳膏:5%。

苯扎氯铵[药典(二)]与苯扎溴铵[药典(二)]

Benzalkonium Chloride, Benzalkonium Bromide

【适应证】 本品用于手术前皮肤的消毒、黏膜和伤口的清洗消毒、创伤和烧伤感染的治疗,手术器械的消毒和保存。一般经浓溶液稀释后配制而成。本品还可用作药用防腐剂。

【药理】 苯扎氯铵和苯扎溴铵均属季铵类阳离子表面活性剂,是一种快速广谱杀菌药,低浓度对各种革兰阳性菌和革兰阴性菌即有杀菌作用,革兰阳性菌更为敏感,而对后者则需较高浓度。本品对芽孢、结核杆菌和铜绿假单胞菌无效。有抗真菌作用,对某些病毒有效。在中性和弱碱性溶液中抗菌活性最佳,在酸性介质中显著降低,乙醇可加强本品的杀菌效果。因此酊剂比水溶液更有效。能与蛋白质迅速结合,遇有血、纤维素、棉花(如外科纱布或海绵等疏松多孔物质)和有机物存在,作用显著降低。对皮肤无刺激性。

【不良反应】 (1)本品外用溶液的浓度一般不会造成皮肤刺激,但部分患者反复使用后可发生过敏反应。作为防腐药用于滴眼药时,曾报道引起变态反应性结膜炎、视力减退等。含麻醉剂的滴眼剂可减少患者的瞬目反射,延长眼睛与滴眼药的接触时间,而增加防腐药对眼部的损害。干眼症患者不能产生足够的泪液去稀释滴眼药中的抑菌剂而易造成角膜损害,应避免使用含本品的滴眼药。因此应尽量避免采用本品作为眼药抑菌剂,而采用单剂量小包装产品。

(2)本品具有去极化肌松药的特性,服用后毒性症状包括因呼吸肌麻痹引起的呼吸困难和发绀,甚至导致窒息。中枢神经系统抑制、低血压、昏迷和死亡也可发生。

【注意事项】 (1)本品应避免长期、反复使用,以防引起过敏反应。

(2)使用本品时应避免接触眼、脑、脑膜、中耳等部位。

(3)本品口服可造成恶心和呕吐,浓溶液可导致食管损伤或坏死。

(4)意外的子宫内或静脉内用药可造成溶血。

(5)对于本品中毒反应可采用对症治疗,如有必要可使用一些能缓和胃肠道刺激的药物,但应避免使用催吐药,特别是在吞服了浓溶液后。如服药时间不超过1小时且口腔内无灼伤表现,可考虑洗胃。中枢神经系统兴奋药和胆碱酯酶抑制药不能扭转本品造成的呼吸肌麻痹。皮质激素类药物可减轻口咽部水肿。

【药物相互作用】 本品与肥皂和其他阴离子表面活性剂、枸橼酸盐、碘化物、硝酸盐、高锰酸盐、水杨酸盐、银盐、酒石酸盐、氧化锌、硫酸盐和生物碱有配伍禁忌。与铝、棉质敷料、荧光素钠、过氧化氢、羟丙甲纤维素、白陶土、含水羊毛脂和有些磺胺药配伍禁忌。与某些合成橡胶和塑料中的成分可有配伍禁忌。

【给药说明】 (1)季铵类表面活性剂,其杀菌强度中等,作为外科手术器械和不耐热物品的杀菌剂,其药效不确切,因此目前已多被其他低毒高效的消毒药所代替,尽量不用于上述物品的消毒。

(2)本品溶液剂不能用于软质角膜接触镜的清洗消毒和保存。

(3)本品水溶液可被微生物污染,为降低污染发生的危险,应采用无菌操作或在使用前再进行稀释,按所需浓度新鲜配制,并在保存和稀释过程中,采取适当措施防止本品可能受到的污染。

(4)勿与肥皂、盐类或其他合成洗涤剂同时使用,避免使用铝制容器。消毒金属器械需加0.5%亚硝酸钠防锈。

(5)水溶液不得贮存于聚氯乙烯瓶内,避免与其所含增塑剂起反应,使药效消失。

(6)不宜用于膀胱镜、眼科器械及合成橡胶的消毒。

【用法与用量】 (1)皮肤、黏膜消毒　0.1%溶液。

(2)创面消毒　0.01%溶液。

(3)深部伤口灌洗　0.005%溶液。

(4)阴道灌洗　0.02%～0.05%溶液。

(5)膀胱和尿道灌洗　0.005%～0.02%溶液。

(6)膀胱保留液　0.0025%～0.005%溶液。

(7)手术器械的消毒和保存　0.1%溶液,可加入亚硝酸钠防锈。

(8)滴眼药抑菌剂　0.005%～0.02%溶液。

(9)滴耳和滴鼻药防腐剂　0.002%～0.02%溶液。

(10)手术前洗手　0.05%～0.1%溶液浸泡5分钟。

【制剂与规格】 苯扎氯铵溶液:(1)150 ml∶0.15 g(0.10%);(2)500 ml∶0.05 g(0.01%);(1)500 ml∶0.25 g

(0.05%)。

苯扎溴铵溶液:5%。

度米芬[药典(二)]

Domiphen Bromide

【适应证】 本品 0.1%~1.0%的水溶液用于皮肤消毒、创伤和烧伤感染的消毒等,一般经浓溶液稀释后配制而成。含片用于口腔和咽喉的轻度感染,如咽喉炎、扁桃体炎。

【药理】 本品为季铵类表面活性剂,属广谱杀菌药,其作用参阅"苯扎氯铵"。

【不良反应】 参阅"苯扎氯铵"。

【药物相互作用】 本品与肥皂和其他阴离子表面活性剂、无机碱、毒扁豆碱和荧光素有配伍禁忌。水溶液可与金属发生反应。抗菌活性可因被吸收、与其他有机物相结合或 pH 降低而减弱。

【给药说明】 (1)季铵类表面活性剂,其杀菌强度中等,作为外科手术器械和不耐热物品的杀菌剂,其药效不确切,因此目前已多被其他低毒高效的消毒药所代替,尽量不用于上述物品的消毒。

(2)本品溶液剂不能用于软质角膜接触镜的消毒。

(3)本品水溶液可被微生物污染,为降低污染发生的危险,应采用无菌操作或在使用前再进行稀释,按所需浓度新鲜配制,并在保存和稀释过程中,采取适当措施防止本品可能受到的污染。

(4)勿与肥皂、盐类或其他合成洗涤剂同时使用,避免使用铝制容器。消毒金属器械需加 0.5%亚硝酸钠防锈。

【用法与用量】 (1)清洁伤口、处理感染(湿敷) 0.02%~0.05%溶液。

(2)消毒皮肤　0.05%~0.1%溶液。

(3)治疗咽喉炎和扁桃体炎　含片,每次口含 1~2 片。

【制剂与规格】 度米芬滴丸:20 mg。

度米芬含片:0.5 mg。

氯己定[医保(乙)]

Chlorhexidine

【适应证】 本品可作为洗液或霜剂的成分,适用于皮肤及黏膜的消毒;创面感染、阴道感染和子宫颈糜烂的冲洗。或用于制备口腔凝胶、喷剂或漱口液,治疗口腔感染(参阅第二十八章),又用作器械的消毒药、滴眼药的防腐药。

【药理】 (1)药效学　本品为阳离子表面活性剂,有广谱杀菌、抑菌作用。抗菌谱包括革兰阳性菌和革兰阴性菌、真菌(如白念珠菌)以及某些病毒(如 HIV、HBV)。对革兰阳性菌的作用较革兰阴性菌更强。对某些葡萄球菌、变形链球菌、唾液链球菌、白念珠菌、大肠杆菌和厌氧丙酸菌呈高度敏感;对嗜血链球菌中度敏感,对变形杆菌属、假单胞菌属、克雷伯杆菌属和革兰阴性球菌(如韦永球菌属)低度敏感。室温下对细菌芽孢无效。对革兰阳性菌和革兰阴性菌的抗菌作用,比苯扎溴铵等消毒药强。即使在有血清、血液等存在时仍有效。在中性及弱酸性溶液中抗菌活性最佳。氯己定吸附于细菌细胞壁后,改变其表面结构和渗透平衡,胞浆成分渗漏,高浓度时可使胞浆凝固,抑制了细胞壁修复,这种作用方式不易产生耐药性。在目前常见的消毒药中,氯已定的有效性和安全性很好。

(2)药动学　本品口服吸收差,动物实验表明漱口后,经黏膜和齿龈穿透极少。局部使用,经成人完整皮肤吸收极少;氯已定在体内无蓄积,极少代谢;约 10%经肾脏排泄,其他 90%经粪便排泄。

【不良反应】 (1)偶可引起速发型过敏反应(包括急性荨麻疹,血管性水肿,心动过速,低血压,支气管痉挛和过敏性休克等)和迟发型过敏反应(包括接触性皮炎、固定型药物疹和光过敏等)。因此应警惕经氯已定浸泡的静脉导管,或含氯已定的抗菌敷料或植入性的心脏修补网状织物可能引起的过敏反应。

(2)高浓度溶液对眼结膜或其他敏感性组织刺激性强,长期使用可造成眼部损害。

(3)开始使用含氯已定的牙用凝胶或漱口剂时,会有短暂的味觉紊乱和舌头灼热感,有报道漱口可引起口腔脱屑和偶尔的腮腺肿胀,稀释 1 倍后,反应会减轻。

【注意事项】 (1)因本品具有刺激性,故建议勿用于脑、脑膜、中耳及其他敏感性组织。

(2)避免高浓度溶液接触眼睛和其他敏感组织。除非必需时使用其稀溶液。本品可被某些软质角膜接触镜吸收,而对眼睛产生刺激。

(3)误用高浓度溶液作膀胱灌洗可引起血尿,意外静脉用药可造成溶血。

(4)本品误服后黏膜刺激症明显,而系统性毒性罕见。在误服的急性期可考虑洗胃及使用胃肠道保护剂。

【药物相互作用】 (1)本品与肥皂、阴离子物质、碘化钾等有配伍禁忌。

(2)当遇到悬浮剂如藻酸盐、黄蓍胶,不溶性粉末如白陶土或不溶性化合物如钙、镁和锌时，药效会降低。

(3)0.05%浓度的本品与硼酸盐、碳酸氢盐、碳酸盐、氯化物、枸橼酸盐、硝酸盐、磷酸盐和硫酸盐有配伍禁忌，因可形成低溶解度的盐而沉淀析出。本品遇硬水可形成不溶性盐。

(4)本品遇软木(塞)可失去药物活性。

【给药说明】 (1)用本品消毒前宜首先洗去物品表面黏附的有机物，不宜用于粪便、痰液等排泄物及分泌物的消毒。

(2)本品水溶液可被微生物污染，为降低污染发生的危险，应采用无菌操作或在使用前再进行稀释，按所需浓度新鲜配制，并在保存和稀释过程中，采取适当措施防止本品可能受到的污染。

(3)用本品浸泡过的针头和针筒，在使用前必须用清水彻底冲洗干净。

(4)盛放本品的容器不能用软木塞盖，以免本品失活。

(5)在本品水溶液中存放金属器械时应加入0.1%的亚硝酸钠起防锈作用，且每隔7天更换1次。

(6)儿童在误饮牙漱液后，可出现酒精中毒症状(如口齿不清、嗜睡、步态摇晃等)，应送急诊处理。

(7)本品经长时间的热处理可分解，故浓度较高的溶液(1%以上)不能高压灭菌。稀溶液(1%以下)高压灭菌时间不得超过115 ℃、30分钟。

【用法与用量】 (1)创伤、烧伤、皮肤损伤或疾患的消毒　0.05%的醋酸氯己定或葡萄糖酸氯己定水溶液。

(2)手术区皮肤准备　0.5%的乙醇(70%)溶液。

(3)滴耳　0.05%溶液。

(4)灌洗液　0.02%和0.05%溶液，0.02%溶液可作为膀胱灌洗液用于尿路感染。

(5)滴眼药抑菌剂　0.01%溶液。

(6)医疗器械消毒　紧急消毒：在0.5%的醋酸氯己定或葡萄糖酸氯己定的70%乙醇溶液中，浸泡2分钟。洁净器械的保存和消毒：在0.05%的氯己定水溶液中，浸泡30分钟，并加入0.1%的亚硝酸钠以防止金属生锈。

(7)冲洗创伤伤口　0.05%水溶液。

【制剂与规格】 葡萄糖酸氯己定含漱液：0.008%。

葡萄糖酸氯己定溶液：250 ml∶50 g。

葡萄糖酸氯己定软膏：0.2%。

醋酸氯己定溶液：(1)0.05%；(2)0.02%。

醋酸氯己定软膏：0.5%。

醋酸氯己定栓：20 mg。

高锰酸钾[药典(二)；医保(乙)]

Potassium Permanganate

【适应证】 用于急性皮肤炎症或急性湿疹(特别是继发感染时)的湿敷或冲洗，清洁溃疡、脓肿或伤口。还用于口服吗啡、阿片、马钱子碱或有机毒物等中毒时洗胃及蛇咬伤急救治疗。也用于水果、食具等的消毒。

【药理】 本品为强氧化剂，具有杀菌和抑菌作用。杀菌作用较过氧化氢强。本品用后被还原成二氧化锰，产生的亚锰、高锰离子有收敛作用。可与皮肤、黏膜的蛋白结合成复合物，覆盖于皮肤、黏膜的受损面上。体外实验表明，其杀菌效果易被体液干扰而迅速减弱。

低浓度本品有收敛作用，高浓度则有腐蚀作用。本品可氧化许多药物，因此有时用于某些食物或药物中毒时的洗胃。

【不良反应】 (1)本品结晶和高浓度溶液有腐蚀性，即使是稀溶液仍对组织有刺激性，可使皮肤发红、疼痛和有烧灼感并可染成棕色，反复多次使用亦可引起腐蚀性灼伤。

(2)本品可使皮肤、指(趾)甲着色，亦能使衣服染色。

(3)阴道用药可引起腐蚀性灼伤、严重阴道出血或阴道壁穿孔，进而导致腹膜炎。

(4)与眼睛接触可造成眼部刺激和灼伤。

【注意事项】 (1)口服本品稀溶液后可出现口腔及咽喉染色、咽痛、吞咽困难、腹痛、腹泻和呕吐等症状。

(2)口服本品结晶或浓溶液可致口腔、咽喉、胃肠道和上呼吸道的水肿和坏死。

(3)吸入本品可导致咽喉痛、咳嗽和气短气促。长期吸入或服用可导致中枢神经系统症状，如嗜睡、腿软、震颤、痉挛步态和跌倒等。

(4)中毒症状除恶心、呕吐棕色样物、口腔黏膜腐蚀、水肿等，还包括胃肠出血，甚至肝肾损伤和心血管功能抑制、循环衰竭等多器官功能障碍。致死量约为5～10 g，死亡原因多是咽喉水肿及心血管或多器官功能衰竭。死亡时间可延迟到中毒后1个月。误服或中毒后可对症处理，禁止催吐，活性炭及糖皮质激素、乙酰半胱氨酸疗效不确切，谨慎服用水或牛奶进行稀释。

【药物相互作用】 与碘化物、还原剂和大多数有机物有配伍禁忌。

【给药说明】 (1)药液需新鲜配制。

(2)需严格掌握用药浓度，针对不同适应证采用不同浓度，过浓溶液有刺激性，会损伤皮肤。

(3)本品与某些有机物或易被氧化的物质接触可能会发生爆炸反应，应谨慎操作。

【用法与用量】 (1)急性皮肤病或急性湿疹伴继发感染　以0.025%溶液进行湿敷，湿敷料放置患处0.5～1小时，一日重复3～5次，若损害广泛，渗出液多可用本品药浴。

(2)冲洗溃疡或脓肿用0.1%溶液。

(3)用于吗啡等中毒时的洗胃液用0.01%～0.02%溶液。

(4)处理蛇咬伤用0.1%溶液。

(5)水果等食物消毒用0.1%溶液。

【制剂与规格】 高锰酸钾外用片：(1)0.1 g；(2)0.2 g。

过氧化氢[医保(乙)]

Hydrogen Peroxide

【适应证】 用于化脓性外耳道炎和中耳炎、口腔科疾病、扁桃体炎及清洁伤口，也可与其他消毒剂联合用于正常皮肤和黏膜的消毒。可作除臭剂和止血药。

【药理】 本品为氧化性消毒剂，含过氧化氢(H_2O_2)2.5%～3.5%。外用溶液剂可作为弱抗菌药、伤口清洁药和除臭剂。对病毒有效，包括艾滋病病毒。过氧化氢的杀菌能力相对较弱，用于组织时，在过氧化氢酶的催化下迅速分解，释放出新生态氧，对细菌组分起强氧化作用，干扰其酶系统而发挥抗菌效果。但对组织和伤口的穿透力差，且作用时间短暂，抗菌作用随氧气的挥散而消失。有机物质存在时杀菌作用降低。局部涂抹或冲洗后能产生气泡，有利于松解和清除伤口上的附着物，如脓块、血块、坏死组织和蘸血的敷料等。本品新生氧的释放和起泡效应在皮肤的伤口、剥脱区域和黏膜表面较正常皮肤更易发生。因此，本品的起泡效应及因之而产生的对坏死组织的清除作用是减轻伤口感染症状的主要原因，而强于药品本身的氧化抗菌作用。本品还具有轻度的止血作用，当涂在出血的细小伤口上时可以止血。本品用于口腔科牙齿漂白，参阅第二十八章第三节。

【不良反应】 (1)高浓度溶液可对皮肤和黏膜产生刺激性灼伤，形成一疼痛“白痂”，但疼痛可在1小时后消失。

(2)本品溶液灌肠时，当含过氧化氢(H_2O_2)浓度≥0.75%可发生气栓、直肠炎、溃疡性肠炎或肠坏疽甚至穿孔。

(3)长期用本品漱口，可导致可逆性舌乳头肥大。

【注意事项】 本品遇光、热、搅动易分解变质，应密闭、避光保存。本品不宜长时间存放，如溶液中不含稳定剂，应在15℃下保存。本品在略微偏酸情况下相对稳定，浓溶液比稀溶液稳定。

【药物相互作用】 过氧化氢与还原剂，包括有机物和易被氧化的物质，某些金属、金属盐类、碱、碘化物、高锰酸盐和其他较强氧化剂配伍禁忌。

【给药说明】 (1)避免皮肤和黏膜接触高浓度溶液，包括用手直接接触浓溶液。

(2)勿用本品灌肠以免发生气栓和肠坏疽。

(3)勿将本品注入体内的死腔囊，因释放出的氧无排出渠道。

(4)浓过氧化氢溶液较稳定，约含30% H_2O_2，一般稀释成3%溶液(以H_2O_2计)后直接用于创伤清洗等。

【用法与用量】 (1)滴耳用1.5%～3%溶液。

(2)清洁伤口用3%溶液。

(3)止血用5%溶液。

【制剂与规格】 浓过氧化氢溶液：含H_2O_2 26%～28%(g/g)，稀释后使用。

过氧化氢溶液：含H_2O_2　3%(g/g)。

乌洛托品[药典(二)]

Methenamine

【适应证】 本品属于抗菌药，用于预防慢性尿路感染和尿路感染的复发。亦可用于手足多汗及腋臭(狐臭)。传统上还用于留置尿管患者的预防治疗，但现有研究表明，其预防作用功效甚微。

【药理】 (1)药效学　本品为6个甲醛分子与4个氨分子缩合而成的化合物，极易溶于水。本品在酸性尿中分解析出甲醛而起消毒作用。本品通常对大肠杆菌、肠球菌和葡萄球菌有效，但是产气肠杆菌通常对本品耐药。

(2)药动学　口服本品30分钟内发挥抗菌作用，尿中甲醛水平在服药后2小时达峰。表观分布容积为0.56L/kg，消除半衰期为2～6小时，肝代谢比例较小，有大约84%的药物以原形化合物的形式在24小时内经尿排泄。在生理pH下，本品几乎不水解，因此在体内没有活性。只有在酸性尿中，有20%的药物转化成甲醛，它是主要起抗菌作用的成分。

【不良反应】 (1)常见不良反应包括胃肠道不适，如腹痛、恶心和呕吐，以及皮肤反应；在治疗剂量下的不良反应，多数较轻，可恢复且不经常发生。长期或大量用药后，可产生大量甲醛，对泌尿道特别是膀胱有刺激性，导致疼痛、尿频、血尿或蛋白尿等。

(2)有发生过敏反应的报道。

(3)有报道可引起无尿、尿结晶、肝酶升高。

【禁忌证】 (1)美国FDA妊娠期药物安全性分级为口服给药C。

(2)本品可造成胃肠道产氨增加,因此肝功能障碍患者禁用。中到重度肾功能不全患者禁用。严重脱水或服用磺胺类药物患者禁用。

【注意事项】 (1)本品可影响尿中儿茶酚胺和香草扁桃酸的荧光测定,使测定结果偏高。

(2)本品可透过胎盘并少量分泌进入乳汁。

(3)严重脱水、代谢性酸中毒和痛风患者应避免使用。

【药物相互作用】 (1)抗酸药、枸橼酸钾、乙酰唑胺及噻嗪类利尿药可降低本品的疗效,因其可碱化尿液,升高尿液的pH,阻断了本品向游离甲醛的转化,进而降低了抗菌作用。本品应尽量避免与抗酸药合用,如必须合用,则应在服用本品至少几小时后再服用抗酸药。

(2)本品与磺胺甲二唑合用可增加尿路结晶的危险性,因磺胺甲二唑在酸性尿中可形成不溶性沉淀物。如必须使用磺胺类药物,可选择磺胺异噁唑等溶解性高的药物。

【给药说明】 需要在服用本品前2小时服氯化铵1g或磷酸二氢钠0.5g。

【用法与用量】 (1)乌洛托品片剂 一次0.3~1g,一日3~4次。

(2)乌洛托品注射剂 40%(2g),用50%葡萄糖液20ml稀释后静脉注射。

(3)乌洛托品溶液 用于手足多汗一日1次,每次适量,用手指均匀涂于患处;用于腋臭,一周1次,每次适量涂搽腋下。

【制剂与规格】 乌洛托品片:0.3g。

乌洛托品注射液:5ml:2g。

乌洛托品溶液:(1)40%;(2)39.5%。

戊二醛
Glutaral

【适应证】 用于器械消毒,亦可用于治疗寻常疣和多汗症。

【药理】 本品为消毒防腐药。对革兰阳性和革兰阴性细菌均具有迅速的杀菌作用,对结核杆菌、某些真菌和病毒,包括乙肝和艾滋病病毒也有效,对细菌芽孢有缓慢杀菌作用。本品2%碱性异丙醇水溶液(70%异丙醇加0.3%碳酸氢钠)能在数分钟内杀灭结核杆菌,于2~3小时内杀灭枯草杆菌、短小杆菌、破伤风杆菌、产胞杆菌等的芽孢。水溶液在pH为7.5~8.5时,抗菌效果最佳,该溶液在14天内可保持其化学稳定性。本品溶液剂pH较低时更稳定。

【不良反应】 (1)常规治疗浓度下,本品溶液剂可引起接触性皮炎或皮肤过敏反应,浓溶液可造成皮肤变白和变硬。

(2)本品蒸气对鼻、眼和上呼吸道有刺激性,可引起咳嗽、吞咽困难、喉头痉挛和水肿、气管炎或肺炎,甚至导致罕见肺水肿,反复吸入可发生哮喘。

【注意事项】 (1)勿用于面部、肛门、生殖器等部位,以免引起黏膜刺激。

(2)误服可使消化道黏膜产生炎症、坏死和溃疡,引起剧痛、呕吐、呕血、便血、血尿、尿闭、酸中毒、眩晕、抽搐、意识丧失和循环衰竭。误服后可服用水、牛奶、活性炭或其他可缓和胃肠道刺激的药物,但应避免洗胃和使用催吐药,如有必要可进行辅助通气并治疗休克,纠正酸中毒。

【药物相互作用】 本品对绝大多数材质不具有腐蚀性。

【给药说明】 (1)为达到更理想的消毒效果,应在消毒前将器械彻底清洗干净,而后再浸泡于消毒液中。消毒完成后应用蒸馏水或乙醇冲洗,确保在使用时器械上没有戊二醛残留物。如内镜冲洗不彻底,可引起戊二醛诱导的大肠炎。

(2)工作人员在接触和使用本品时,应采取恰当的防护措施,保护皮肤和眼睛,避免吸入本品蒸气和接触高浓度溶液。

(3)皮肤接触本品后可用肥皂和水清洗。

【用法与用量】 (1)器械消毒 将本品的2%水溶液pH调整至7.5~8.5,可用于内镜、口腔科用器械、体温表、橡胶、塑料制品和其他不能加热的器械的消毒,金属器械需加0.5%亚硝酸钠以防锈蚀,完全浸泡10~20分钟,对于经初步仔细清洗过的器具可起到迅速消毒作用,但通常需要浸泡10小时以上才能达到完全灭菌的效果。

(2)治疗多汗症 10%溶液,一日外涂2次。对皮肤和黏膜的刺激性比甲醛小。

(3)治疗寻常疣 5%或10%溶液,一日外涂2次。但不适于面部寻常疣的治疗。

【制剂与规格】 浓戊二醛溶液剂:(1)20%(g/g);(2)25%(g/g),稀释后使用。

稀戊二醛溶液(由浓戊二醛溶液加适量强化剂稀释

制成）：2%（g/ml）。

乳酸依沙吖啶[药典(二);医保(甲、乙)]

Ethacridine Lactate

【适应证】 用于外科创伤、皮肤黏膜感染等的冲洗和湿敷。并可用于化脓性皮肤病。口腔科适应证参阅第二十八章第三节，本品还可用于妊娠中期引产。

【药理】 本品主要对革兰阳性及少数阴性菌有较强抑制作用，尤其是对链球菌有效，多用于防腐杀菌。

【不良反应】 一般治疗浓度对组织无刺激性。

【药物相互作用】 本品与含氯溶液、升汞、苯酚、碘制剂、碱性药物配伍禁忌。

【给药说明】 (1)如果用于伤口患处，依沙吖啶溶液应经灭菌处理。

(2)本品水溶液不稳定，遇光逐渐变色。

(3)粉针剂要用灭菌注射用水溶解，忌用氯化钠注射液溶解，以免析出沉淀。

【用法与用量】 (1)外用消毒　用片剂配成0.1%～0.2%的溶液，洗涤、湿敷，也可口腔含漱、滴鼻。1%软膏剂也用于皮肤化脓性感染，适量涂于患处，每日一次或数次，亦可用灭菌纱布覆盖固定。用于黏膜湿敷时，浸液棉片要保持药液饱和状态，湿敷后若病损结痂未变软，则应继续湿敷，直至结痂变软。

(2)口腔科用药方法参阅第二十八章第三节。

(3)妊娠中期引产参阅第二十三章第一节。

【制剂与规格】 乳酸依沙吖啶片：100 mg。

乳酸依沙吖啶溶液：0.1%。

乳酸依沙吖啶注射液：(1)10 ml∶100 mg；(2)2 ml∶50 mg。

注射用乳酸依沙吖啶：100 mg。

乳酸依沙吖啶软膏：1%10 g∶100 mg。

甲紫(龙胆紫)[药典(二);医保(乙)]

Methylrosaniline Chloride(Methyl Violet)

【适应证】 本品0.25%～2%的水溶液可外用，治疗皮肤或黏膜的细菌或真菌性感染，如化脓性感染、白念珠菌性口腔炎(口腔科适应证参阅第二十八章第三节等。但目前因考虑到动物实验的致癌性，英国已将本品适应证限制在只用于没有破损的皮肤表面，并禁止在食品中使用。

【药理】 本品属三苯甲烷类抗菌性染料，对某些革兰阳性菌，特别是葡萄球菌有杀菌作用。还对一些致病性真菌如念珠菌有效。对革兰阴性菌作用较差，对抗酸菌或芽孢没有作用。抗菌活性随pH升高而升高。能与坏死组织结合形成保护膜起收敛作用。

【不良反应】 (1)本品外用可产生黏膜刺激或溃疡，包括外生殖器和口腔黏膜的坏死性溃疡。有报道本品1%水溶液外用造成坏死性皮肤反应。

(2)长期或反复使用本品治疗口腔念珠菌病，可因摄入本品而导致食管炎、喉炎、喉头阻塞和气管炎，还可引起恶心、呕吐、腹泻和腹痛等症。

(3)污染衣物和皮肤。

(4)意外的尿道或膀胱用药(1%水溶液)，可引起严重出血性膀胱炎。

【禁忌证】 (1)动物实验表明本品有致癌性，因此限制了本品的使用。

(2)在英国本品已不再推荐用于黏膜和开放性伤口，并避免与眼睛及破损的皮肤接触。

【注意事项】 (1)本品可能与卟啉症的急性发作有关，因此患有卟啉症的患者应慎用。

(2)面部有溃疡损害时应慎用(可造成皮肤纹身)。

(3)勿长期使用。

【药物相互作用】 本品的抗菌活性会因不恰当的药物配伍、pH降低或与有机物相结合而降低，如与皂土悬浮液可形成稳定的复合物，从而抑制了本品的抗菌活性。

【给药说明】 (1)治疗鹅口疮时，只在患处涂药，因本品吞下时可引起食管炎、喉炎或气管炎。

(2)治疗婴儿口腔念珠菌病时，涂药后需将患儿面向下以减少本品咽下的可能性。

【用法与用量】 (1)治疗黏膜感染用1%水溶液外涂，一日2～3次。

(2)用于烧伤、烫伤用0.1%～1%水溶液外涂。

【制剂与规格】 甲紫溶液：1%。

呋喃西林

Nitrofural

【适应证】 本品可局部用于皮肤的创伤、烧伤、溃疡和感染等疾患，还可用于皮肤移植前的表面准备。呋喃西林溶液可用于膀胱灌洗。

【药理】 本品为呋喃类药物。具有广谱抗菌活性，对革兰阳性、阴性菌均有作用，但对假单胞菌属疗效甚微，对真菌和病毒无效，同时本品还具有抗锥虫效果。其作用机制是干扰细菌氧化酶系统而起抑菌作用。对敏感菌的杀菌浓度为13～20 μg/ml，抑菌浓度为5～

10 μg/ml。LD_{50}为 3 g/kg(小鼠皮下)。

【不良反应】 (1)本品口服具有较大毒性,可导致严重不良反应,如严重周围神经病变,在葡萄糖-6-磷酸脱氢酶缺乏的患者还可导致溶血。

(2)外用可致接触性皮炎或皮肤过敏反应。

【禁忌证】 禁用于高血压及对本品过敏的患者。

【注意事项】 葡萄糖-6-磷酸脱氢酶缺乏的患者,如需口服本品时应慎用,因存在溶血的危险。

【药物相互作用】 有机物如血、脓、血清和氨基苯甲酸能抑制本品的抗菌作用。

【给药说明】 口服毒性较大,目前仅作外用。

【用法与用量】 (1)表面消毒用 0.001%～0.01%水溶液,冲洗、湿敷患处,冲洗腔道或用于滴耳、滴鼻。

(2)外用配成 0.2%软膏。

【制剂与规格】 呋喃西林溶液:0.02%。

呋喃西林乳膏:(1)0.2%;(2)0.1%。

呋喃西林贴:(1)18 mm×70 mm;(2)18 mm×24 mm;(3)50 mm×75 mm;(4)24 mm×50 mm。

鱼石脂[药典(二);基;医保(甲)]

Ichthammol

【适应证】 用于疖肿等多种皮肤病、外耳道炎。

【药理】 本品具有温和的消炎防腐作用。局部外用制剂用于治疗皮肤疾病;也可用于栓剂中,治疗肛门直肠疾病。

【不良反应】 对皮肤有轻微刺激,偶可引起接触性皮炎,但罕有皮肤过敏反应的报道。

【药物相互作用】 与酸、碱、生物碱、碘化物、铁和铅盐有配伍禁忌。

【用法与用量】 (1)疖肿 10%软膏外涂,一日 2 次。

(2)外耳道炎 10%滴耳液,一日滴药 3 次,一次 2 滴。

【制剂与规格】 鱼石脂软膏:10%。

鱼石脂甘油滴耳剂:10%。

第二十章　解毒药

解毒药(antidote)是指通过物理、化学或药理作用机制除去附着于体表或胃肠道及吸收的毒物，阻止其吸收，降低或拮抗毒物的毒性作用的药物。根据药物作用机制，解毒药可分为特异性解毒药与非特异性解毒药两大类。特异性解毒药是指对某一类特定毒物有解毒作用的药物，疗效确定，如盐酸纳洛酮是阿片类中毒的特异性解毒药。非特异性解毒药通过阻止吸收和促进排泄发挥解毒作用，可用于各种毒物的中毒，但无针对性解毒作用，多用作辅助治疗，如吸附剂活性炭就是一种常用的非特异性解毒药。

急性中毒时应尽快使用非特异性解毒药。当毒物明确后，有特异性解毒药者应及早合理使用。

第一节　非特异性解毒药

非特异性解毒药没有特异性解毒作用，也没有专一性。口服毒物中毒时，可根据毒物的物理与化学性质，选用某种物质与其发生理化反应，以达到减少毒物吸收、促进毒物排泄和降低毒物毒性及防止毒物对胃肠道黏膜的直接损伤的目的。这种非特异性解毒作用的种类有：吸附、沉淀、中和及氧化。相应的药品则被称之为吸附剂、沉淀剂、中和剂及氧化剂。广义的非特异性解毒药还包括催吐剂、保护剂、泻剂及利尿剂。

1. 吸附剂　常用的吸附剂是活性炭(药用炭)。活性炭口服后不被人体吸收，无药理活性作用。本品具有丰富的微孔隙结构，其表面积大，约 1000～3000 m^2/g，根据凡德荷夫原理，具有强大的吸附作用。对绝大多数物质(包括毒物、药物)，不论其为有机物或无机物，大分子或小分子，都能迅速结合在活性炭的微孔壁，从而阻止毒物由胃肠道吸收。未解离的盐类和水溶性小的化合物最容易被吸附，小的、离子化的和水溶性化合物最难被吸附。对于经过肠-肝循环或被分泌到胃肠道的物质，活性炭能加速它们的清除。活性炭吸附毒物后形成的复合物比较稳定，解吸附过程较慢，至少 24 小时内不会解离，而且活性炭无任何毒性，十分安全，所以它是一个常用的非特异性解毒药。活性炭吸收量与微孔的尺寸和数量密切相关，表面积越大，毒物吸收能力越强。活性炭对分子量在 100～1000 道尔顿的毒物吸收能力最强。1 g 活性炭能吸附毒物的量(单位：mg)如下：氯化汞(升汞)1800，磺胺 1000，硝酸士的宁 950，盐酸吗啡 800，硫酸阿托品 700，烟碱 700，巴比妥 700，巴比妥钠 150，苯巴比妥钠及异戊巴比妥钠 300～500，水杨酸 550，苯酚 400，乙醇 300，硫酸奎宁 120，氰化钾 35。活性炭还能吸附阿的平、氨基比林、阿司匹林、伯氨喹啉、苯妥英钠、苯海拉明、碘、格鲁米特、氯丙嗪、氯喹、甲丙氨酯、秋水仙碱、奎尼丁、洋地黄等，并能少量吸附对硫磷、马拉硫磷、DDT、硼酸、硫酸亚铁。活性炭的剂量越大，吸附越完全，一般认为活性炭与被吸附物质的比例以 10∶1 最合适。

活性炭在毒物进入胃肠道 1 小时内使用解毒效果最佳，它适合患者在清醒的状态下使用。口服或灌胃用活性炭剂量，成人为 50～100 g(1～2 g/kg)，以 300～400 ml水搅拌成悬浮液(每 30 g 活性炭至少用 240 ml 水)，在洗胃后从胃管灌入胃中。儿童剂量也为1～2 g/kg,加水100～200 ml。活性炭也可用作洗胃液,用量4～8 g,加水500～1000 ml供洗胃用。对某些吸收后从肠道排泄的毒物,可用活性炭增加其排除;用法为每4小时服50 g或每2小时服25 g,重复给药至血药浓度下降到适当水平。活性炭与山梨醇或甘露醇同服,可减少活性炭引起的小肠阻塞。血液灌流用的活性炭罐装有包膜的活性炭珠,每罐装200～250 g,可供灌流2小时。

2. 沉淀剂 常用的沉淀剂是鞣酸。鞣酸可与部分有机或无机毒物结合成难溶性复合物而形成沉淀,但结合能力弱,易于解离。沉淀作用受pH影响,在胃的酸性环境中作用较强,在肠道碱性环境中,其沉淀作用明显减弱。鞣酸能沉淀的毒物有:奎宁、奎尼丁、士的宁、洋地黄、铅、银、铜和锌等。对毒扁豆碱、阿托品、吗啡、可卡因、烟碱、砷、锑、汞等无沉淀作用。鞣酸及其代谢产物对肝脏有损害,故不应留置胃内以免吸收。与活性炭比较,鞣酸的解毒效果和安全性均不如活性炭,现已主张以活性炭代替鞣酸。临床上常用2%～4%鞣酸溶液洗胃或灌入浓茶一大杯。硫酸钠或硫酸镁用于可溶性钡盐(如氯化钡、硝酸钡)及铅盐口服中毒,可形成不吸收的硫酸盐沉淀。剂量:一次口服30～60 g,或以2%～5%溶液洗胃。0.2%～0.5%硫酸铜用于黄磷口服中毒或皮肤污染,硫酸铜在黄磷表面形成不溶性磷化铜薄膜,可阻止黄磷的吸收及氧化。15%乳酸钙或0.5%氯化钙用于氟化物及草酸盐中毒,可形成不溶性氟化钙或草酸钙。0.9%氯化钠(0.9%氯化钠注射液)用于硝酸银中毒,可形成无腐蚀作用的氯化银。碳酸氢钠溶液可使胃内的铁盐形成不易吸收的碳酸亚铁,甲醛化次硫酸钠使升汞(二氯化汞)还原为难于吸收的金属汞。新配制的氢氧化铁溶液可与砷形成不溶性络合物砷酸铁,用法为每5～10分钟服5 ml,直至发生呕吐为止。0.1%亚铁氰化钾溶液用于铜盐中毒的洗胃、解毒,使形成不溶性亚铁氰化铜沉淀,用量600 ml。含钙溶液(如10%葡萄糖酸钙)可用于卤水(主要成分为氯化镁)中毒的洗胃。氢氧化钙溶液(石灰水)可用于阿片类中毒。误服碘中毒可用淀粉溶液洗胃,至洗出液不变色为止。

3. 中和剂 中和剂系指在摄入强酸性或强碱性毒物时,采用对机体无害的弱碱性或弱酸性物质与其起中和作用,达到降低毒物毒性及防止毒物对胃肠道黏膜的直接损伤的目的。口服强酸时,其中和剂为弱碱性溶液,如氢氧化铝凝胶40～60 ml、氧化镁乳40～60 ml,忌用碳酸氢钠,以免形成大量二氧化碳气体引起胃扩张,导致胃穿孔。口服强碱时,中和剂为弱酸性溶液,如1%～5%醋酸、淡醋或橘子汁等。

4. 氧化剂 氧化剂用于洗胃,将毒物氧化而起解毒作用。常用的氧化剂为高锰酸钾,与有机物相遇即释放氧而将有机物氧化,本身还原为二氧化锰,后者可与蛋白结合成蛋白盐类复合物而起收敛作用。此外由于呈紫红色的高锰酸钾溶液还原为二氧化锰溶液后,呈淡黄色或无色,观察高锰酸钾洗胃液是否变色可作为洗胃是否彻底的标志。高锰酸钾对巴比妥类、水合化氯醛、吗啡、可待因、士的宁、奎宁、毒扁豆碱、印防己毒素、乌头碱等中毒效果较好;对阿托品、可卡因等中毒无效。硫代磷酸酯类有机磷农药(如对硫磷),因可氧化为毒性更大的磷酸酯类(如对氧磷),故禁用高锰酸钾洗胃。高锰酸钾洗胃液的浓度以1∶5000为好,浓度低时氧化作用减弱,浓度高则刺激性增大,可腐蚀胃黏膜。过氧化氢溶液(3%过氧化氢10 ml加水100 ml)可用于有机物(如生物碱、阿片、士的宁)、高锰酸钾及黄磷中毒。但过氧化氢对胃黏膜有刺激作用,且可引起胀气,故一般不用。

第二节　特异性解毒药

特异性解毒药根据其针对的毒物以及发挥作用的机制可分为:①金属、类金属中毒解毒药;②有机磷化合物中毒解毒药;③氰化物中毒解毒药;④亚硝酸盐中毒解毒药;⑤鼠药中毒解毒药;⑥药物中毒解毒药;⑦蛇毒中毒解毒药;⑧肉毒中毒解毒药。

一、金属、类金属中毒解毒药

对金属、类金属类毒物中毒有解毒作用,实质上是一类金属络合剂。常用的金属络合剂根据其化学结构可分为以下几类。

1. 氨羧络合剂 为分子中含—COOH基的氨基多羧酸化合物,能与金属离子结合成环状络合物,使金属毒物毒性降低或成为无毒的可溶性物质由肾脏排出。络合后所形成的络合物越稳定,解毒作用越好。络合物的稳定性与金属的稳定常数($\log K$)和配体数有关。如依地酸钙钠与三价钒形成离子金属络合物的稳定常数为25.9,表示稳定度高,络合物不易解离。而与钠的稳定常数为1.7,则稳定度低,易解离,容易被稳定常数大的金属所取代。与钙的稳定常数为10.8,故静脉注射依地酸钙钠速度过快或剂量过大,可引起血液中游离钙浓度迅速下降。稳定常数大于钙的金属,理论上均能取代依地酸钙钠中的钙,随尿排出而解毒,但对汞、锶无效。

氨羧络合剂主要有依地酸钙钠、喷替酸钙钠、五醋三胺钠锌、羟依地酸钠、乙基乙烯二胺三乙酸等。

2. 巯基络合剂　这类络合剂的特点是分子碳链上的巯基能和人体组织中蛋白质和酶的巯基竞争与金属络合，并能络合已被酶结合的金属，使酶重新恢复活性而起解毒作用。巯基络合剂主要有二巯丙醇、二巯丁二钠、二巯丙磺钠、青霉胺和β-巯乙胺等。β-巯基乙胺可解除金属对细胞中慢性酶系统活性的抑制作用。用以治疗急性四乙铅及铊中毒，对解除四乙铅中毒的神经系统症状有效，并可预防和治疗由射线引起的放射病。

3. 羟肟酸络合剂　主要有去铁胺和红酵母酸（rhodoforulic acid），但后者尚未在临床广泛使用。

4. 其他　二乙基二硫代氨基甲酸钠（sodium diethyldithiocarbamate trihydrate）对羰基镍中毒有效，早期应用能防止肺水肿的发生。对氨基水杨酸（p-aminosalisalic acid）可与锰形成复合物后由尿排出，与喷替酸钙钠合用对驱钚的作用比单用喷替酸钙钠好。

依地酸钙钠[药典(二);医保(甲,乙)]

Calcium Disodium Edetate

【适应证】　本品主要用于治疗铅中毒，亦可治疗镉、锰、铬、镍、钴和铜中毒，以及作诊断用的铅移动试验。

【药理】　(1)药效学　本品能与多种二价和三价重金属离子络合形成可溶性复合物，由组织释放到细胞外液，通过肾小球滤过，由尿排出。其金属络合物在尿中排泄的高峰为用药后24～48小时。本品和各种金属的络合能力不同，可用稳定常数来表示（表20-1）。稳定常数低的金属较易离解，能被其他稳定常数高的金属所替代，例如钙（log*K*10.8）可被铅（log*K*18.0）替代；但本品在体内与金属的络合能力不完全与其稳定常数相符合，其中以铅为最有效，其他金属效果较差，而对汞、砷则无效。这可能与汞和砷在体内与含巯基（—SH）酶牢固结合，或本品不易与组织内的金、汞和砷络合有关。依地酸钙钠是细胞外液中铅的有效络合剂，经尿排泄速度增加20～50倍。铅与依地酸钙钠中的氮和氧元素结合，形成5元杂环。

表20-1　依地酸钙钠-金属络合物的稳定常数(log*K*)

金属名称	log*K*	金属名称	log*K*	金属名称	log*K*
钠	1.7	锰	14.0	镍	18.6
银	7.3	铁	14.3	铜	18.8
钡	7.8	钴	16.3	汞	21.8
锶	8.6	镉	16.5	钍	23.2
镁	8.7	锌	16.5	钚	24.0
钙	10.8	铅	18.0	铁$^{3+}$	25.1
钒$^{2+}$	12.7	钇	18.1	钒$^{3+}$	25.9

(2)药动学　本品口服吸收差。静脉注射后，本药在血循环消失很快，半衰期为20～60分钟；肌内注射半衰期为90分钟。存在于血浆，主要在细胞外液；脑脊液中甚微，仅占血浆的5%。本品在体内几乎不进行代谢，1小时内从尿排出50%，24小时内排出95%。静脉注射本品1g，24小时内可从尿中排出，血浆和肝、脾、肌肉等软组织中可络合铅的14%，最多可排出铅3～5mg。

【不良反应】　有头昏、前额痛、食欲缺乏、恶心、畏寒、发热。组胺样反应有鼻黏膜充血、喷嚏、流涕和流泪。少数有尿频、尿急、蛋白尿、低血压和心电图T波倒置。过大剂量可引起肾小管上皮细胞损害，导致急性肾衰竭。肾脏病变主要在近曲小管，亦可累及远曲小管和肾小球。不良反应和肾脏损害一般在停药后恢复。有患者应用本品后出现高钙血症，应予以注意。

【禁忌证】　禁用于少尿、无尿、肝炎和肾功能不全的患者。

【注意事项】　(1)本品与乙二胺有交叉过敏反应。

(2)动物实验证明本品增加小鼠胚胎畸变率，但可通过增加饮食中锌含量而预防。组织培养中加入本品可影响早期鸡胚上皮细胞的发育。

(3)老年人的肾脏和心脏潜在代偿功能减退，故应慎用本品，并应适当减少剂量和疗程。

(4)对各种肾脏病患者应慎用本品。

(5)每一疗程治疗前后应检查尿常规和肾功能，多疗程治疗过程中要监测血尿素氮、肌酐、钙和磷。

(6)本品对正在接触铅的患者不宜口服，因反可增加铅在胃肠道的吸收。本品可络合体内锌、铁、铜等微量金属，但无实际临床意义。

【药物相互作用】　本品能络合锌，干扰精蛋白锌胰岛素的作用时间。

【给药说明】　注射剂为20%水溶液，肌内注射可引起局部疼痛。一般用0.5%～1%盐酸普鲁卡因溶液稀释到0.5%～1.5%浓度，以减轻疼痛。一日剂量不宜超过1.5g，每一疗程连续用药不超过5天。需要应用第二疗程前应停药间歇4～7天。剂量过大和疗程过长不一定成比例地增加尿中金属的排泄量，相反可引起急性肾小管坏死。严重中毒患者不宜应用较大剂量，否则使血浆中金属络合物大量增加，来不及从尿中排出，反而增加对人体的毒性。儿童急性严重铅脑病如不及时治疗，其死亡率高达65%，存活者常遗留脑损伤后遗症。单独应用本品效果不理想，一般采用本品和二巯丙醇联合治疗，具体用药：二巯丙醇按体重一次 4 mg/kg，每4～6小时1次，同时应用本品按体重 12.5 mg/kg，一日2次，疗程3～5天。

【用法与用量】 (1)成人常用量 ①静脉滴注：本品1g加入5%葡萄糖注射液250～500 ml中，静脉滴注，4～8小时滴完，每日1次。连续用药3天，停药4天为一疗程。②肌内注射：用本品0.5g加1%盐酸普鲁卡因注射液2ml，稀释后作深部肌内注射，一日1次，疗程参考静脉滴注。

(2)铅移动试验 成人一次使用本品1g，加入5%葡萄糖注射液500 ml中，4小时静脉滴注完毕。自用药开始起留取24小时尿液，24小时尿铅排泄量超过2.42 μmol (0.5 mg)，认为体内有过量铅负荷。

【儿科用法与用量】 静脉用药方法参考成人用法，剂量按体重一日25 mg/kg计算。

【制剂与规格】 依地酸钙钠注射液：5 ml：1 g。

依地酸钙钠片：0.5 g。

喷替酸钙钠[医保(甲)]

Calcium Tri-Sodium Pentetate

【适应证】 主要用于治疗铅、铁、锌、钴、铬等金属中毒，也用于钍、铀、钚、钇、锶、镨等放射性核素的促排。

【药理】 (1)药效学 能与多种金属离子结合成稳定的、可溶性络合物，由尿排出。络合物稳定常数大于钙的金属，理论上均能取代喷替酸钙钠中的钙而解毒。本品与重金属形成的络合物稳定性较高，治疗急、慢性铅中毒效果比依地酸钙钠好。除用于铅、铁、锌、钴、铬中毒外，本品对放射性同位素有促排作用，例如静脉注射后增加钚的尿排出量达50～100倍。

(2)药动学 口服不易吸收，注射起效快，主要分布在细胞外液，由尿排出，注射后2小时自尿中排出40%，24小时排出90%以上，34小时几乎完全排出。

【不良反应】 可发生恶心、呕吐、食欲缺乏、腹泻、头晕、无力、皮肤红斑丘疹等，大剂量可损害肝、肾功能。

【禁忌证】【注意事项】【药物相互作用】 参阅"依地酸钙钠"。

【给药说明】 肌内注射时可加入2%普鲁卡因2 ml以减轻局部疼痛。

【用法与用量】 成人 ①静脉滴注：本品0.5～1.0 g，加入5%葡萄糖注射液250～500 ml中，4～8小时内静脉滴注，一日1次，连续使用3～5日，间隔2～4日为一疗程。②肌内注射：本品一次0.5 g，一日2次，3日为一疗程；或隔日1次，一周3次。

【儿科用法与用量】 按体重一日25 mg/kg，用法参见成人。

【制剂与规格】 喷替酸钙钠注射液：4 ml：1 g。

注射用喷替酸钙钠：(1)0.25 g；(2)0.5 g；(3)1.0 g。

二巯丙醇[药典(二)；医保(甲)]

Dimercaprol(BAL)

【适应证】 本品主要用于治疗砷、汞和金中毒，与依地酸钙钠合用治疗儿童急性铅中毒性脑病。

【药理】 (1)药效学 本品具有两个巯基(—SH)。一个分子的本品结合一个金属原子形成不溶性复合物，两个分子的本品与一个金属原子结合形成较稳定的水溶性复合物。复合物在体内可重新离解为金属和本品。本品被氧化后失去作用。要在血浆中保持本品与金属2：1的优势和避免本品过高浓度的毒性反应，需要反复给药，一直用到金属排尽和毒性作用消失为止。本品的巯基与金属的结合能力比细胞酶的巯基强，可预防金属与细胞酶的巯基结合，并可以使已与金属络合的细胞酶复活而解毒，所以在金属中毒后应用越早越好，最好在接触金属后1～2小时内给药，4小时内有用，超过6小时再给本品，作用将减弱。因此本品对急性金属中毒有效；对慢性中毒，虽能增加尿中金属排泄量，但已被金属抑制的巯基酶的活性已不能恢复，临床症状常无明显好转。对其他金属的促排效果而言，其排铅不及依地酸钙钠，排铜不及青霉胺，对锑和铋无效。

(2)药动学 本品口服不吸收。肌内注射后30～60分钟血药浓度达高峰，维持2小时。动物研究表明，本品在肝脏和肾脏中的药物浓度最高。本品的消除半衰期很短，4小时后几乎完全代谢降解和排泄。动物注射本品后尿内中性硫含量迅速增多，其中约50%是由于注射本品的结果。尿中葡糖醛酸含量增多，提示本品部分以葡糖醛酸苷形式由尿排出。

【不良反应】 本品有特殊气味。常见不良反应依次有恶心、呕吐、头痛、唇和口腔灼热感、咽和胸部紧迫感、流泪、流涕、流涎、多汗、腹痛、肢端麻木和异常感觉、肌肉和关节酸痛。剂量超过5 mg/kg时出现心动过速、血压升高、抽搐和昏迷，暂时性ALT和AST增高。持续应用可损伤毛细血管，引起血浆渗出，导致低蛋白血症、代谢性酸中毒、血浆乳酸增高和肾脏损害。儿童不良反应与成人相同，且可有发热和暂时性中性粒细胞减少。一般不良反应常在给药后 10 分钟出现，30～60 分钟后消失。

【禁忌证】 (1)对花生或花生制品过敏者禁用。

(2)严重高血压、心力衰竭和肾衰竭的患者禁用。

(3)严重肝功能障碍者禁用(砷引起的黄疸除外)。

(4)铁、硒、镉、银、铀中毒禁用。

(5)甲基汞和其他有机汞化合物中毒时禁用。

【注意事项】 (1)老年人心脏和肾脏代偿功能减退，应慎用。

(2)对有心脏病、高血压、肾脏病、肝病和营养不良的患者应慎用。

(3)应用本品前后应测量血压和心率。治疗过程中要检查尿常规和肾功能。大剂量长期应用时应定期检查血浆蛋白。

【给药说明】 本品与金属结合的复合物，在酸性条件下容易解离，故应碱化尿液，保护肾脏。两次给药间隔时间不得少于 4 小时。本品肌内注射局部可引起疼痛，并可引起无菌性坏死，注射部位应交替进行，并注意局部清洁消毒。

【用法与用量】 肌内注射，按体重一次 2～3 mg/kg，第 1、第 2 日每 4 小时 1 次，第 3 日改为 6 小时 1 次，第 4 日后每 12 小时 1 次。疗程一般为 10 日。

【儿科用法与用量】 同成人。治疗儿童急性铅中毒性脑病时，与依地酸钙钠合用的剂量，参阅“依地酸钙钠”。

【制剂与规格】 二巯丙醇注射液：2 ml：0.2 g。

二巯丁二钠[药典(二);医保(甲)]

Sodium Dimercaptosuccinate

【适应证】 本品用于治疗锑、汞、砷、铅、铜等金属中毒及肝豆状核变性。

【药理】 (1)药效学　与二巯丙醇相似，在碳链上带有两个巯基(—SH)，能与机体组织蛋白质和酶的巯基竞争结合金属离子，并能夺取已与酶结合的金属离子，从而保护和恢复酶的活性。本品与金属离子结合形成的复合物主要由尿排出。本品能提高体内金属尿排泄量，解毒效果较好，如在锑中毒时，其解毒作用是二巯丙醇的 10 倍，对汞、砷等中毒的解毒作用亦较好。

(2)药动学　雄性小鼠肌内注射用 ^{35}S 标记的本品，血药浓度 5 分钟即达高峰，分布以肾为最高，依次为肺、肝、心、肠、脾等。尿中排泄以最初 1 小时最快，以后逐渐减少，粪便中亦有少量排泄。静脉给药本品血中半衰期仅 4 分钟。尿中排泄巯基在初始 30 分钟为 40%，4 小时约 80%。应用本品治疗铅中毒患者时，最初 8 小时尿中铅含量占 24 小时尿铅总量的 91.2%。

【不良反应】 约有 50%的患者在静脉注射本品过程中出现轻度头昏、头痛、四肢无力、口臭、恶心、腹痛等。少数患者有皮疹，皮疹呈红色丘疹，有瘙痒，以面部、颈部、前胸多见。其他不良反应有咽喉干燥、胸闷、食欲缺乏等。个别患者有血清 ALT 和 AST 暂时增高。不良反应大多与静脉注射速度有关，停用本品后可自行消失。

【禁忌证】 严重肝功能不全者禁用。

【注意事项】 (1)本品应用过程中对血浆蛋白、红细胞、白细胞、血小板、血糖、钾、钠、氯化物、尿素氮、肌酐、尿酸、二氧化碳结合力、胆固醇、钙、磷、碱性磷酸酶、乳酸脱氢酶、肌酐磷酸激酶、铜蓝蛋白以及心电图均无影响。少数患者应用本品后有短暂的血清 ALT 和 AST 暂时增高，因此对有肝脏疾病者应慎用。

(2)在应用本品前和用药过程中，应根据情况定期检查肝功能。

【给药说明】 本品为无色或略带微红色粉末状结晶，变色后不能应用。本品水溶液极不稳定，久放后的溶液可降低药效并出现毒性，故不可静脉滴注。

【用法与用量】 (1)成人常用量　本品 1 g，于临用时用 0.9%氯化钠注射液或 5%葡萄糖注射液 10 ml 溶解，立即缓慢静脉注射，10～15 分钟注射完毕。

(2)对急性重金属及急性锑中毒引起的心律失常患者　本品首次剂量为 2 g，用 5%葡萄糖注射液 20 ml 溶解后，立即静脉缓缓注射。以后每小时 1 g，共 4～5 次。

(3)亚急性金属中毒，每次 1 g，每日 2～3 次，共 3～5 日。

(4)慢性金属中毒，每日 1 g，共 5～7 日；或每日 1 g，连续 3 日，停药 4 日为一疗程，按病情可用 2～4 疗程。

【儿科用法与用量】 按体重 20 mg/kg。

【制剂与规格】 注射用二巯丁二钠：(1)0.5 g；(2)1 g。

二巯丁二酸[药典(二);医保(甲)]

Dimercaptosuccinic Acid(DMSA,Succimer)

【适应证】 本品用于治疗铅、汞、砷、锑、铜等金属中毒及肝豆状核变性。

【药理】 (1)药效学　与二巯丁二钠相同。但较二巯丁二钠稳定，在室温中长期保存不易变质。

(2)药动学　口服吸收迅速，但不完全。主要分布于胃肠道、肝、肾、血液和尿中。雄性小鼠用本品灌胃后，15 分钟血浆巯基水平已有明显增高；半小时达高峰，超过 70 μg/ml，可维持 1～2 小时；以后逐渐下降，5 小时降至 10 μg/ml。半衰期为 48 小时。24 小时尿中排出巯基约 19%～24%，肺和便中有少量排出。本品可使铅、汞、铜等金属染毒动物尿中排出的金属量增加约 10 倍。

【不良反应】 服药后，口、鼻呼出气及汗、尿和便常带有大蒜样臭味。可有轻微胃肠道不适、食欲缺乏、腹胀、恶心、呕吐、腹泻。个别患者出现皮疹或暂时性血清 ALT 和 AST 增高。

【禁忌证】 (1)严重肝功能不全者。

(2)妊娠期妇女。

【注意事项】 (1)应用前和应用过程中，应根据情况定期检查肝功能。

(2)出现血清 ALT 和 AST 增高时停止用药。

(3)治疗时应监测血铅浓度。因治疗后血铅浓度降低，但有些人再次接触铅和治疗时，血铅反而升高。此外，经短期治疗后，可引起血铅反跳性升高，这是因铅从骨中游离出来重新分布的结果。所以应反复用药，才能保证疗效。

(4)监测尿铅的排出。

(5)每周监测全部血细胞计数，发现有中性粒细胞减少时应停药。

(6)对一些缺乏葡萄糖-6-磷酸脱氢酶和镰状细胞贫血儿童用本品治疗无效。

(7)服用本品的同时应饮足量水。脱水患者应在水分补足后再用药。

【药物相互作用】 尚不确定。

【给药说明】 可选用下述三种给药方法之一：①一次使用本品 0.5 g，一日 3 次，连服 3 日，停服 4 日，7 日为一疗程；②一次使用本品 0.5 g，一日 2 次，隔日服药，共 10 日，停服 5 日，15 日为一疗程；③按体重一次 10 mg/kg，每 8 小时 1 次，连服 5 日，以后每 12 小时 1 次，连服 14 日，停服 2 周，33 日为一疗程。根据病情，一般应用药 2～3 个疗程。

【用法与用量】 口服 成人常用量 一次 0.5 g，一日 2～3 次。

【儿科用法与用量】 按体重一次 10 mg/kg，用法同成人。

【制剂与规格】 二巯丁二酸胶囊：(1)50 mg；(2)0.1 g；(3)0.25 g。

二巯丙磺钠[医保(甲)]

Sodium2,3-Dimercaptopropane Sulfonate

【适应证】 ①治疗砷、汞、锑、铋、铬等中毒和路易剂中毒。②治疗毒蘑菇毒素的毒肽、毒伞肽中毒。③治疗沙蚕毒素类农药中毒。

【药理】 (1)药效学 二巯丙磺钠与二巯丙醇的药理作用相似，同为具有 2 个巯基的化合物，能与一些金属或类金属形成不易解离的无毒性的络合物后从尿中排出。重金属或其盐类中毒时，金属离子与体内含巯基的酶及蛋白质结合，使细胞代谢受抑制。二巯丙磺钠对某些重金属的亲和力比酶或蛋白质的巯基更大，能竞争性与金属离子结合，形成稳定、毒性低的络合物，并经尿和胆汁排出。本品比二巯丙醇作用强，全身应用疗效比二巯丙醇好，对砷、汞中毒疗效显著，对汞中毒的疗效比二巯丁二钠强，对铋、铬中毒也有效。此外，二巯基类药物可与毒蘑菇毒素如毒肽(phallotoxin)、毒伞肽(amanitine)结合，阻断其分子中的硫巯键，使其毒性减弱而保护体内含巯基酶的活性，甚至恢复部分已与毒素结合的酶的活性。本品毒性小，只有二巯丙醇的 1/8。

(2)药动学 本品水溶液性质稳定，可作肌内及静脉注射，肌内注射后 30 分钟达到血药浓度峰值，24 小时完全排出。

【不良反应】 静脉注射速度快时可引起恶心、呕吐、头晕、面色苍白、口唇发麻、心跳加快等。个别病例有过敏反应如皮疹、寒战、发热或剥脱性皮炎、过敏性休克。

【禁忌证】 对本品过敏的患者。

【注意事项】 (1)本品注射液为无色、透明液体，浑浊、变色时不能使用。

(2)静脉注射速度要慢，应在 5 分钟以上注射完毕。

【给药说明】 (1)静脉注射速度快时可引起不良反应，一般多采用肌内注射。

(2)由于本品与金属形成的络合物仍有一定解离度，如排泄慢，解离出来的二巯基化合物可很快被氧化，而游离出的金属仍能产生中毒现象，故本品在金属中毒时，需反复给予足量的药物。

【用法与用量】 肌内注射 (1)成人常用量 ①急性中毒，使用本品 250 mg，第 1 日 3～4 次，第 2 日 2～3 次，以后一日 1～2 次，连用 7 日。严重中毒者可酌情增加剂量并可静脉注射。②慢性中毒，本品一次 125～250 mg，一日 1～2 次，连用 3 日，间隔 4 日为一疗程；一般需 2～3 个疗程。③毒蕈中毒：一次 250 mg，一日 2 次，连用 5～7日。④沙蚕毒素类农药中毒：轻、中度中毒，一次 250 mg，6 小时 1 次，用 1 日即可；重度中毒，首剂静脉注射，剂量不变，其后仍肌内注射，第 2 日如病情需要再肌内注射，一次 250 mg，用 2～3 次即可，间隔时间可延长至 8～12 小时。

【儿科用法与用量】 按体重 5 mg/kg。

【制剂与规格】 二巯丙磺钠注射液：(1) 2 ml ∶ 0.125 g。

青霉胺[药典(二)；医保(甲)]

Penicillamine

【适应证】 适用于重金属中毒、肝豆状核变性、胱氨酸尿及其结石，亦治疗其他药物无效的严重活动性类风湿关节炎。

【药理】 (1)药效学 ①络合作用：当用于重金属中毒时，本品能络合铜、铁、汞、铅、砷等重金属，形成稳定、可溶性复合物由尿排出。其驱铅作用不及依地酸钙钠，驱汞作用不及二巯丙醇；但本品可口服，不良反应稍小，可供轻度重金属中毒或其他络合剂有禁忌时选用。针对胱氨酸尿及其结石的治疗，本品能与胱氨酸反应形成半胱氨酸-青霉胺二硫化物的混合物，从而降低尿中胱氨酸浓度。该混合物的溶解度要比胱氨酸大 50 倍，因此能预防胱氨酸结石的形成。持续服用 6～12 个月，可能使已形成的胱氨酸结石逐渐溶解。②抗类风湿关节炎：治疗类风湿关节炎的机制尚未明了。用药后发现有改善淋巴细胞功能，明显降低血清和关节囊液中的 IgM 类风湿因子和免疫复合物的水平，但对血清免疫球蛋白绝对值无明显影响。体外有抑制 T 细胞的活力的作用，而对 B 细胞无影响。本品还能抑制新合成原胶原交叉连接，故也用于治疗皮肤和软组织胶原病。

(2)药动学 在胃肠道吸收约 40%～70%，食物对本品的吸收有较大影响，与空腹比较，食物可降低 52% 的本品吸收。另外，含有镁、铝的抗酸药和硫酸亚铁等药物可会降低本品的吸收。血药浓度 1 小时达峰值。主要贮存于皮肤和血浆，半衰期为 90 小时。由于与蛋白质结合，即使停药 3 个月，体内仍有痕迹存在。本品在肝脏代谢，氧化为二硫化物，迅速由尿排出，24 小时排出 80%。半衰期是 1～7.5 小时。

【不良反应】 本药不良反应与给药剂量相关，发生率较高且较为严重，部分患者在用药 18 个月内因无法耐受而停药。最初的不良反应多为胃肠道功能紊乱，味觉减退，中等程度的血小板计数减少，但严重者不多见。长期大剂量服用，皮肤胶原和弹性蛋白受损，导致皮肤脆性增加，有时出现穿孔性组织瘤和皮肤松弛。大多数不良反应可在停药后自行缓解和消失。

(1)过敏反应：可出现全身瘙痒，皮疹、荨麻疹、发热、关节疼痛和淋巴结肿大等过敏反应。重者可发生狼疮样红斑和剥脱性皮炎。

(2)消化系统：可有恶心、呕吐、食欲缺乏、腹痛、腹泻、味觉减退、口腔溃疡、舌炎、牙龈炎及溃疡病复发等。少数患者出现肝功能异常(转氨酶升高)。

(3)泌尿生殖系统：部分患者出现蛋白尿，少数患者可出现肾病综合征。用药 6 个月后，有的患者出现严重的肾病综合征。

(4)血液：可导致骨髓抑制，主要表现为血小板和白细胞减少，粒细胞缺乏，严重者可出现再生障碍性贫血。也可见嗜酸细胞增多，溶血性贫血。

(5)神经系统：可有眼睑下垂、斜视、动眼神经麻痹等。少数患者在用药初期可出现周围神经病变。长期服用可引起视神经炎。治疗肝豆状核变性时，易加重神经系统症状，可导致痉挛、肌肉挛缩、昏迷甚至死亡。

(6)代谢/内分泌系统：本药可与多种金属形成复合物，可能导致铜、铁、锌或其他微量元素的缺乏。

(7)呼吸系统：可能加重或诱发哮喘发作。

(8)其他：本药可是皮肤变脆和出血，并影响创口愈合。据报道，本药尚可导致狼疮样综合征、重症肌无力、Goodpasture 综合征，多发性肌炎、耳鸣。也可导致 IgA 检验值降低。

【禁忌证】 (1)美国 FDA 妊娠期药物安全性分级为口服给药 D。

(2)对本品过敏者。

(3)肾功能不全者。

(4)粒细胞缺乏症、再生障碍性贫血。

【注意事项】 (1)交叉过敏反应 青霉素过敏患者，对本品可能有过敏反应。为防止过敏反应的产生，使用前先进行青霉素皮试。

(2)本品可影响胚胎发育。动物实验发现有骨骼畸形和腭裂等。患有类风湿关节炎和胱氨酸尿的妊娠期妇女，在妊娠期服用本品曾报道其出生婴儿有发育缺陷。因此，妊娠期妇女应忌服。若必须服用，则每日剂量不超过 1 g。预计妊娠期妇女需作剖宫产者，应在妊娠末 6 周起，到产后伤口愈合前剂量每日限在 250 mg。

(3)65 岁以上老人服用容易有造血系统毒性反应。

(4)白细胞计数和分类、血红蛋白、血小板和尿常规等检查应在服药初 6 个月内至少每 2 周检查 1 次，以后至少每月 1 次。肝功能检查应至少每 6 个月 1 次，以便早期发现中毒性肝病和胆汁淤留。

(5)Wilson 患者初次应用本品时应在服药当天留 24 小时尿测尿铜，以后每 3 个月如法测定 1 次。

【药物相互作用】 本品可加重抗疟药、金制剂、免疫抑制药、保泰松对造血系统和肾脏的不良反应。口服铁剂患者，宜在服铁剂前 2 小时口服本品，以免减弱本品疗效。

【给药说明】 本品应每日连续服用。即使暂时停药数日，再次服用时亦可能发生过敏反应，因此又要从小剂量开始。长期服用本品应加用维生素 B_6 每日 25 mg，以补偿所需要的增加量。手术患者在创口未愈合时，每日剂量限制在 250 mg。出现不良反应要减少剂量或停药。有造血系统和肾功能损害应视为严重不良反应，必须停药。治疗 Wilson 病详见本书第一章。类风湿关节炎服本品 2～3 个月奏效，若治疗 3～4 个月无效时，则应停服本品，改用其他药物治疗。

【用法与用量】 口服　成人　本品一日 1 g，分 4 次服。胱氨酸尿患者的本品用量可参考尿中胱氨酸排出量而定，最大量为一日 2 g。有结石的患者，每日要求尿中排出胱氨酸 100 mg 以下，无结石患者每日尿中排出胱氨酸 100～200 mg。重金属中毒用量为一日 0.5～1.5 g。

【制剂与规格】 青霉胺片：0.125 g

甲磺酸去铁胺[医保(甲)]

Deferoxamine Mesilate

【适应证】 本品主要用于急性铁中毒和地中海性贫血、铁粒幼细胞贫血、溶血性贫血、再生障碍性贫血和其他慢性贫血因反复输血引起的继发性含铁血黄素沉着症；亦用于特发性血色病有放血禁忌证者。对慢性肾功能衰竭伴有铝负荷过量引起的脑病、骨病和贫血，在进行透析过程中亦可应用。本品还可用作铁负荷试验。

【药理】 (1)药效学　本品可与游离或蛋白结合的三价铁(Fe^{3+})和铝(Al^{3+})形成稳定的水溶性铁胺或铝胺复合物，在 pH 酸性条件下其结合作用加强。本品 1 g 可结合铁离子 85 mg 或铝离子 41 mg。本品能清除铁蛋白和含铁血黄素中的铁离子，而对转铁蛋白中的铁离子清除作用不强，更不能清除血红蛋白、肌球蛋白和细胞色素中的铁离子。对钙离子的亲和力很弱；其他金属在尿中排泄仅微量增加，不增加电解质的排泄。

(2)药动学　本品在胃肠道吸收甚少，可通过皮下、肌内或静脉注射给药，并迅速分布到各组织。体外测定本品与血清蛋白的结合力不超过 10%。在血浆和组织中很快被酶代谢，其代谢机制尚未阐明。本品肌内注射 10 mg/kg，30 分钟血药浓度达高峰，为 15.5 μmol/L(8.7 μg/ml)。注射后 1 小时，血浆铁胺浓度为 3.7 μmol/L(2.3 μg/ml)。本品血浆半衰期为 1 小时，铁胺半衰期为 2.4 小时。注射本品后 6 小时，尿中本品排泄量占注射量 22%，铁胺占 1%。血色病患者肌内注射本品 10 mg/kg 后，1 小时本品血浆高峰浓度为 7 μmol/L(3.9 μg/ml)，铁胺高峰浓度为 15.7 μmol/L(9.6 μg/ml)。注射 6 小时后，铁胺血浆浓度先有上升，而后逐渐下降。本品加入透析液中，可在腹膜透析期间吸收。

【不良反应】 (1)肌内注射局部有疼痛。对本品过敏的患者或静脉注射速度过快时可出现皮肤潮红、心动过速甚至休克。此时，及时用抗组胺药或抗休克药物，可使反应缓解。

(2)长期用药可导致视力减退、视野缩小、辨色和夜视困难、视网膜色素异常，个别患者可发生白内障。耳鸣和听力减退可在视力受影响时同时出现，亦可急性起病。眼和耳的损害在停药后可有部分或完全恢复。

(3)少数患者可有眩晕、惊厥、腿部肌肉痉挛、腹痛、腹泻、心动过速、心律失常、血小板减少、排尿困难和发热。

(4)本品可激发和加重隐匿性肾盂肾炎，还可加重耶雪尼肠结肠菌引起的肠道感染。发生肠炎时应停药，并用抗生素治疗。

【禁忌证】 (1)对本品过敏的患者禁用。

(2)严重肾功能不全患者禁用。

【注意事项】 (1)少数患者对本品有过敏反应。

(2)动物实验证明本品可致胎儿骨骼畸形，故妊娠期妇女不宜应用，尤其对妊娠 3 个月内的妊娠期妇女。

(3)本品在乳汁分泌的情况不明，应用本品要慎重。

(4)3 岁以下小儿一般不用本品。这是因为地中海性贫血患儿体内铁负荷量不多，同时本品对小儿容易引起眼和耳的损害。

(5)老年人应用本品时，不宜同时加用大剂量维生素 C，否则容易导致心脏失去代偿功能。

(6)肾盂肾炎患者慎用。

(7)注射本品时应注意过敏反应和静脉滴注速度。在长期用药过程中要随访血浆铁蛋白和肝肾功能，每 3 个月检查视力和听力。

【药物相互作用】 每日口服维生素 C500 mg，有增加本品与铁离子的结合的作用和增加去铁胺排泄的作用，但同时增加铁对组织的毒性，尤其可影响心脏的代偿功能。

【给药说明】 (1)肌内注射时，应在临用前加灭菌注射用水 2 ml 使其溶解。静脉注射时，应将已溶解的本品再用 250～500 ml 的氯化钠注射液、5%葡萄糖注射液或林格注射液稀释。静脉滴注速度按体重每小时不可超过 15 mg/kg。

(2)维生素 C 最适宜的给药时间是在开始应用本品 1～2 周后，每日剂量不超过 200 mg。

(3)治疗急性铁中毒的给药途径应肌内注射；在休克时，可用静脉滴注；一旦休克控制，应改为肌内注射，以避免药物不良反应。给药前、给药后 2～6 小时和以后应测定血清铁、总铁结合力、铁蛋白和尿铁胺(呈橘红色)。若给药后 2 小时尿无变色，且患者无中毒症状，提示体内铁负荷无过量，无需继续给药。但要警惕有些严重中毒患者的尿色在用药后不一定变色。急性铁中毒患者即便无中毒症状，亦应观察至少 24～48 小时。

(4)慢性铁负荷过量的给药途径以肌内注射或皮下注射为宜。皮下给药效果与静脉注射相似，要比肌内注射效果大 2～3 倍。皮下注射部位可选择腹壁，需用微型泵作为驱动力。

【用法与用量】 (1)急性铁中毒：肌内注射，首次 0.5～1 g，隔 4 小时 0.5 g，共 2 次，以后根据病情给药 0.5 g，4～12 小时 1 次，24 小时总量不超过 6 g；静脉滴注，一次 0.5 g，加入 250～500 ml 葡萄糖、氯化钠注射液或复方氯化钠注射液中滴注，滴注速度按体重一小时不超过 15 mg/kg，24 小时总量不超过 120 mg/kg。②慢性铁负荷过量：肌内注射一日 0.5～1 g。腹壁皮下注射，按体重 20～40 mg/kg，8～24 小时，以微型泵作为动力。

(2)慢性肾衰竭伴铝负荷过量　按体重一次 20 mg/kg，一周 1～2 次，在透析初 2 小时通过动脉留置导管滴注，一周总量一般不超过 6 g。

(3)铁负荷试验　成人肌内注射本品 0.5 g。注射前排空膀胱内剩余尿，注射后留 6 小时尿。尿铁超过1 mg提示有过量铁负荷；超过 1.5 mg，对机体可引起病理性损害。

【儿科用法与用量】 ①急性铁中毒：按体重一次 20 mg/kg，静脉滴注，隔 6 小时 1 次；滴注速度按体重一小时不超过 15 mg/kg。②慢性铁负荷过量：按体重一日 10 mg/kg，腹壁皮下注射 8～12 小时或 24 小时，用微型泵作为动力。

【制剂与规格】 注射用甲磺酸去铁胺：0.5 g。

二、有机磷毒物中毒解毒药

有机磷毒物系指一类分子结构中含有机磷酸酯的化合物，可用作有机磷农药和战时用作神经性毒剂。有机磷毒物进入机体后主要表现为对乙酰胆碱酯酶和丁酰胆碱酯酶的活性具有强力的抑制作用，其磷酰根与酶的活性部分紧密结合，形成磷酰化胆碱酯酶(中毒酶)，使胆碱酯酶失去水解神经递质乙酰胆碱的能力，致使组织中乙酰胆碱过量蓄积，引起中枢神经系统和胆碱能神经过度兴奋，而后抑制或衰竭，引起一系列症状、体征等中毒反应。

有机磷毒物中毒的反应有三种：毒蕈碱(muscarine，M)样作用，烟碱(nicotine，N)样作用，中枢神经系统作用。有机磷毒物中毒的治疗主要是根据中毒过程的不同环节采取相应的治疗措施：①按中毒途径(皮肤、胃肠道)进行皮肤清洗或洗胃，中断毒物的接触途径，清除未被机体吸收的毒物；②应用胆碱酯酶复活药(重活化药)，使中毒酶恢复活性，即恢复催化水解乙酰胆碱的能力；③应用生理拮抗药，对抗各种中毒作用；④对症支持治疗。其中第②条和第③条通称为解毒治疗，所应用的药物即为有机磷中毒的解毒药。从上可知，有机磷中毒的解毒药有两类，即：胆碱酯酶复活药与生理拮抗药。胆碱酯酶复活药是在有机磷毒物中毒过程中，恢复未老化的被抑制的胆碱酯酶的活性。常用的重活化药为吡啶醛肟类化合物，有氯解磷定、碘解磷定、甲磺磷定、双复磷及双解磷等，我国最常用的是前两种。甲磺磷定的分子结构与氯解磷定相同，但为甲磺酸盐，作用与氯解磷定类似，主要应用于英国，我国无生产。双复磷为双季铵肟类，分子中有两个肟基，因此在使用相同剂量时，重活化作用比碘解磷定和氯解磷定强，且有较弱的阿托品样作用，脂溶性较高，能部分透过血-脑屏障，中枢作用较其他吡啶醛肟类重活化剂好，但目前国内尚无生产，所以较少使用。双解磷也为双季铵肟类，因此在使用相同剂量时重活化作用比碘解磷定大 3.5～6 倍，与双复磷相当，但不能透过血-脑屏障。阿托品样作用及对神经-肌肉接头的作用比碘解磷定强，特别在缓解毒蕈碱样症状方面较好。但副作用大，对心脏、肝脏均有损害，所以目前我国已很少使用。生理拮抗药主要为抗胆碱药，常用的有以周围抗胆碱能作用为主的阿托品、以中枢抗胆碱能作用为主的东莨菪碱与近年上市的我国自行研制的新型抗胆碱药盐酸戊乙奎醚。其他如贝那替秦(苯那辛)、苄托品、丙环定等皆为以中枢抗胆碱能作用为主的抗胆碱药，多在组成复方(如解磷注射液)中使用，极少单独应用。解磷注射液是由阿托品、贝那替秦与氯解磷定三药组成的复方制剂。组成药物间有很好的协同作用，既可对抗有机磷中毒的外周毒蕈碱(M)样和烟碱(N)样作用，也能对抗中枢神经系统中毒症状，同时能使中毒酶重活化，起到标本兼治的作用。具有抗毒作用全面、疗效高和使用方便等优点。

碘解磷定(解磷定)[药典(二);基;医保(甲)]

Pralidoxime Iodide(PAM-I)

【适应证】 治疗有机磷毒物中毒。单独应用疗效差,应与抗胆碱药物联合应用。

【药理】 (1)药效学　有机磷化合物进入机体后,与体内的胆碱酯酶结合形成磷酰化酶,使之失去水解乙酰胆碱的作用,因而体内神经递质乙酰胆碱蓄积,出现一系列中毒症状。碘解磷定等吡啶醛肟类重活化剂都含有季铵基和肟基两个不同的功能基团。季铵基是一个阳离子基团,能通过静电引力与磷酰化酶中的阴离子部位更牢固地结合,促使药物靠近磷酰化酶,也使药物的肟基与磷酰化酶的磷酰基接近。肟基和磷酰化酶的磷原子亲和力较强,结合形成肟类-磷酰化酶复合物。最后,肟基与磷酰基结合而成磷酰肟从磷酰化酶上脱落下来,使胆碱酯酶游离出来,恢复水解乙酰胆碱的活性,从根本上解除有机磷化合物的毒性作用。

(2)药动学　本品口服吸收不规则,水中溶解度5%,只能用作静脉注射。血中半衰期 54 分钟,静脉注射后 24 小时内完全经肾排出。

【不良反应】 (1)注射速度过快可引起恶心、呕吐、心率增快,严重时有乏力、头痛、眩晕、视物模糊、复视、动作不协调等。

(2)有时可引起咽痛和腮腺肿大等碘反应。

(3)大剂量或注射速度过快时可引起血压波动、呼吸抑制等。

(4)局部刺激性较强,注射时漏至皮下可致剧痛及周围皮肤发麻。

【禁忌证】 对碘过敏的患者禁用。

【注意事项】 (1)本品的特点　①只对中毒时间不长的患者疗效较好,因为此时形成不久的磷酰化酶尚可以被重活化。如果经过一定时间,磷酰化酶已脱烷基(老化),酶将不再能被重活化,其活性也将难于恢复。故应用肟类重活化剂治疗有机磷化合物中毒时,用药越早越好。不同有机磷化合物中毒时酶"老化"的时间不同。②对不同的有机磷化合物中毒作用不同。一般认为对沙林、对硫磷、内吸磷、硫特普、马拉硫磷、乙硫磷的疗效较好,对塔崩、敌敌畏、美曲膦酯的效果较差,对索曼无效,对乐果、氧化乐果尚有争议。③不同的重活化药重活化作用强弱不同,即对有机磷的抗毒效价不同。④给药后虽能迅速消除肌肉震颤、肌无力等外周性烟碱样症状,但不能直接对抗乙酰胆碱的大部分效应,即不能消除中枢症状、毒蕈碱样症状及其他烟碱样症状,故对中、重度有机磷中毒患者,必须与抗胆碱药合用。⑤肟类重活化药都是季铵盐,脂溶性差,不易透过血-脑屏障进入中枢神经系统,对中枢的中毒酶没有明显的重活化作用,故对中毒的中枢症状无明显效果。⑥口服吸收很差且不规则,一般通过静脉注射给药。

(2)根据病情掌握剂量及间隔时间,用药过程中密切观察病情变化及测定血液胆碱酯酶活性,以作为用药指标。有机磷农药口服中毒时,由于有机磷可在下消化道吸收及排泄较慢,因此这类患者应用本品至少要维持48～72 小时。停药指征以烟碱样症状(肌颤、肌无力)消失为主,血液胆碱酯酶活性应维持在 50%～60%以上。

(3)对碘过敏者禁用本品,改用氯解磷定。

(4)本品在碱性溶液中容易水解,不能与碱性药物配伍使用。

(5)老年中毒患者应适当减少用量和减慢静脉注射速度。

(6)因生物半衰期短,给药途径以静脉注射为好,不宜静脉滴注,特别是首次给药忌用静脉滴注。

【药物相互作用】 胆碱酯酶复能药可恢复胆碱酯酶水解乙酰胆碱的能力,直接减少乙酰胆碱的积聚,且对 N_2受体(骨骼肌神经-肌肉接头)有拮抗作用,可治疗肌颤、肌无力,而抗胆碱药(如阿托品)直接拮抗积聚的乙酰胆碱对 M 受体的作用。故二者联合应用有明显的协同作用,联合应用时要适当减少阿托品的用量。

【给药说明】 粉针剂可用 5%或 10%葡萄糖或氯化钠注射液溶解,不易溶解时可振摇或加温至 40～50 ℃。

【用法与用量】 静脉注射　成人　(1)轻度中毒:0.4～0.8 g 缓慢静脉注射,必要时 1 小时后重复一次。

(2)中度中毒:首次 0.8～1.6 g 缓慢静脉注射,以后每 1 小时重复 0.4～0.8 g,肌颤缓解或血液胆碱酯酶活性恢复至正常的 60%以上后酌情减量或停药。

(3)重度中毒:首次 1.6～2.4 g 缓慢静脉注射,以后每 1 小时重复 0.8～1.6 g,肌颤缓解或血液胆碱酯酶活性恢复至正常的 60%以上后酌情减量或停药。

【儿科用法与用量】 用法与成人相同。①轻度中毒按体重 15 mg/kg。②中度中毒按体重 20～30 mg/kg。③重度中毒按体重 30 mg/kg。

【制剂与规格】 碘解磷定注射液:20 ml∶0.5 g。

氯解磷定(氯磷定)[基;医保(甲)]

Pralidoxime Chloride(PAM-Cl)

【适应证】 治疗有机磷毒物中毒。但单独应用疗效差,应与抗胆碱药联合应用。

【药理】（1）药效学　氯解磷定的抗毒机制与碘解磷定相同，但重活化作用较强，1 g 氯磷定的作用与 1.53 g 碘解磷定的作用相当。对人体的副作用较小。由于其不含碘，可用于对碘过敏者。本品含肟量 79.5%，重活化作用较强。小鼠腹腔注射 LD_{50} 为 116 mg/kg，水中溶解度大于 50%，肌内注射易吸收，迅速分布全身，不与血浆蛋白结合，不透过血-脑屏障。因其重活化作用强、疗效好、起效快、副作用小、水溶性高、溶液较稳定、可供肌内注射或静脉注射，是治疗有机磷中毒时酶重活化剂中的首选药物。氯解磷定的有效血药浓度为 4 mg/L，相当于 2.3×10^{-5} mol/L；最高的重活化作用的浓度是 17.2 mg/L（1×10^{-4} mol/L）。由于排泄快，半衰期短，静脉滴注不能达到有明显疗效的血药浓度，故治疗有机磷中毒时不宜采用静脉滴注方式给药。比较三种给药途径，口服吸收不规则，不能达到有效的血药浓度；剂量相同时，静脉注射较肌内注射能达到更高的血药浓度，较高的血药浓度维持时间也较长；肌内注射吸收迅速，能达到有效的血药浓度，应用比较方便，不易出现副作用；人肌内注射氯磷定 30 mg/kg，5 分钟血浆浓度为 20 mg/L，20 分钟为 15 mg/L，90 分钟为 9 mg/L，说明肌内注射效果不低于静脉注射。总结既往有机磷农药中毒的治疗经验，氯解磷定首次用量以 30 mg/kg（1.5～2.0 g）肌内注射或静脉注射效果较好。

（2）药动学　肌内或静脉注射本品，血中浓度很快升高，高峰可维持 2～3 小时，以后逐渐下降。肌内注射 7.5 mg/kg 或 10 mg/kg，可达血浆有效治疗浓度 4 μg/ml。血中半衰期为 77 分钟。在肝脏代谢，4 小时内由肾脏排泄 83%，以原形排出为主，主要通过肾小管排出，在体内无积蓄作用。

【不良反应】（1）健康人肌内注射后自觉面部发热、咽部发凉与面肌无力。静脉注射的反应与碘解磷定相同，注射速度过快可引起恶心、呕吐、心率增快，严重时有头痛、眩晕、视物模糊、复视、动作不协调等，但比碘解磷定反应小。

（2）药物的局部刺激性大，肌内注射局部疼痛，但通常能忍受。

【禁忌证】对本品过敏者。

【注意事项】（1）对马拉硫磷、甲氟磷、丙胺葡磷、八甲磷、美曲膦酯、敌敌畏、乐果等中毒效果较差，对氨基甲酸酯杀虫剂所抑制的胆碱酯酶无复活作用。

（2）根据病情掌握剂量及间隔时间，用药过程中密切观察病情变化及测定血液胆碱酯酶活性，以作为用药指标。有机磷农药口服中毒时，由于有机磷可在下消化道吸收及排泄较慢，因此口服患者应用本品至少要维持 48～72 小时。停药指征以烟碱样症状（肌颤、肌无力）消失为主，血液胆碱酯酶活性应维持在 50%～60% 以上。

（3）因生物半衰期短，给药途径以肌内注射或稀释后静脉注射为好，不宜静脉滴注，特别是首次给药忌用静脉滴注。

（4）本品在碱性溶液中容易水解失效，不能与碱性药物配伍使用。

（5）老年中毒患者应适当减少用量和减慢静脉注射速度。

（6）口服中毒患者用 2.5% 碳酸氢钠溶液彻底洗胃；眼部用 2.5% 碳酸氢钠溶液和灭菌氯化钠等渗溶液冲洗。

【药物相互作用】维生素 B_1 能抑制肾小管排出氯解磷定和碘解磷定，延长其半衰期而增加血药浓度。与抗胆碱药的药物相互作用参阅“碘解磷定”。

【用法与用量】肌内注射或静脉注射。用于肌内注射时，本品可直接使用；用于静脉注射时，临用前，应将本品用氯化钠注射液 20～40 ml 稀释后缓慢静脉注射，注射时间 5～10 分钟。

成人　（1）轻度中毒：0.5～0.75 g 肌内注射，必要时 1 小时后重复一次。

（2）中度中毒：首次 0.75～1.5 g 肌内注射或稀释后缓慢静脉注射，以后每 1 小时重复 0.5～1.0 g，肌颤消失或血液胆碱酯酶活性恢复至正常的 60% 以上后酌情减量或停药。

（3）重度中毒：首次 1.5～2.5 g 分两处肌内注射或稀释后缓慢静脉注射，以后每 0.5～1 小时重复 1.0～1.5 g，肌颤消失或血液胆碱酯酶活性恢复至正常的 60% 以上后酌情减量或停药。

【儿科用法与用量】用法与成人相同。①轻度中毒：按体重 15～20 mg/kg。②中度中毒：按体重 20～30 mg/kg。③重度中毒：按体重 30 mg/kg。

【制剂与规格】氯解磷定注射液：（1）2 ml∶0.5 g；（2）2 ml∶0.25 g。

复方氯解磷定注射液：2 ml∶氯解磷定 0.4 g，硫酸阿托品 3 mg，盐酸苯那辛 3 mg。

硫酸阿托品[药典(二);基;医保(甲,乙)]

Atropine Sulfate

【适应证】作为解毒药使用时其适应证有：①治疗有机磷毒物（包括有机磷农药及军用神经性毒剂）与氨基甲酸酯类农药中毒。应与胆碱酯酶复能剂联合应用，单独使用疗效差（除西维因中毒外）。②治疗胃肠型毒蕈（如捕蝇蕈）中毒。③治疗中药乌头中毒。④治疗锑剂中毒引起的心律失常与钙离子通道阻滞药过量引起的心动过缓。

【药理】 (1)药效学　阿托品是选择性毒蕈碱样胆碱受体拮抗药，但对受体亚型无选择性。因此，阿托品能对抗有机磷毒物中毒引起的外周M样症状与中枢症状，如腺体分泌增加、平滑肌收缩痉挛、瞳孔缩小、心率减慢、血压下降、呼吸中枢麻痹等。但不能对抗烟碱样作用，对中枢作用弱，抗惊厥作用及兴奋呼吸中枢作用较差，不能对抗外周性呼吸肌麻痹。

(2)药动学　本品肌内注射后15～20分钟血药浓度达峰值。吸收后广泛分布全身组织，表观分布容积约为230.79L。本品能透过血-脑屏障，0.5～1小时在中枢神经可达显著浓度，静脉注射后45分钟和105分钟，脑脊液中药物浓度分别是血清浓度的50%和29.7%。作用一般持续4～6小时，扩瞳时效更长。消除相半衰期为3.7～4.3小时，主要通过肝细胞酶的水解代谢，约有13%～50%在12小时内以原形随尿排出。

【禁忌证】 美国FDA妊娠期药物安全性分级为眼部给药、口服给药及肠道外给药C。

【注意事项】 (1)治疗有机磷毒物中毒及氨基甲酸酯类农药中毒(特别是经口严重中毒时)时，要求达到阿托品化，即：出现口干、皮肤干燥、面色潮红，心率增快至100次/分钟左右，体温37.3～37.5℃，或有小躁动(此为正常的治疗反应，不属于药物不良反应范畴)。但治疗锑剂中毒阿-斯综合征、乌头中毒及钙拮抗药过量中毒时出现上述表现则为阿托品过量引起的副作用。

(2)严重的阿托品过量或中毒可出现谵妄、狂躁、两手抓空、胡言乱语、幻听幻视、定向力丧失、昏迷，心率增快至120次/分钟以上，体温高达38～40℃，甚至可发生肺水肿及脑水肿而危及生命。

(3)治疗有机磷毒物中毒时，为了获得最好的疗效，阿托品必须与胆碱酯酶复能剂伍用。复能剂不仅能恢复中毒胆碱酯酶的活性起治本作用，且对有机磷毒物引起的外周N样症状(肌颤、肌无力、肌麻痹等)有直接对抗作用，弥补了阿托品作用的不足。

(4)治疗有机磷毒物中毒所需阿托品化剂量、维持量及总量与毒物种类、中毒程度、染毒途径、急救时机、伍用复能剂的情况、并发症、年龄及个体差异均有关，使用阿托品期间必须密切观察病情变化，及时调整剂量，既要防止阿托品用量不足又要避免阿托品过量中毒。

【药物相互作用】 治疗有机磷毒物中毒时，阿托品直接拮抗积聚的乙酰胆碱对M受体的作用。胆碱酯酶复能剂可恢复磷酰化酶水解乙酰胆碱的能力，直接减少乙酰胆碱的积聚，且对N_2受体(骨骼肌神经-肌肉接头)有拮抗作用，可治疗肌颤、肌无力等。故二者联合应用有协同作用，联合应用时要适当减少阿托品的用量。

【用法与用量】 (1)治疗有机磷毒物中毒：首次用量轻度中毒2.0～4.0 mg，中度中毒4.0～10.0 mg，重度中毒10.0～20.0 mg。重复用药剂量为其半量，重复的次数根据病情而异，达到阿托品化后减量或改用维持量。

(2)治疗氨基甲酸酯类农药中毒：根据病情给药，首次应给足量，用量范围为0.5～3.0 mg，经口严重中毒可用5 mg；如毒蕈碱样症状未消失，可重复给予0.5～1.0 mg，除经口严重中毒外一般不需达到阿托品化。

(3)治疗锑剂中毒引起的阿-斯综合征：立即静脉注射1～2 mg，15～30分钟后再注射1 mg。

(4)治疗乌头中毒及钙拮抗药过量：按消化系统用药的用量给药，一次0.5～1 mg，肌内注射，1～4小时1次，至中毒症状缓解为止。

【儿科用法与用量】 用量可根据体重折算，用法与成人相同。

【制剂与规格】 硫酸阿托品片：0.3 mg。

硫酸阿托品注射液：(1)1 ml：0.5 mg；(2)1 ml：1 mg；(3)1 ml：2 mg；(4)1 ml：5 mg；(5)2 ml：1 mg；(6)2 ml：5 mg；(7)2 ml：10 mg；(8)5 ml：25 mg。

其余内容参阅第六章第三节。

氢溴酸东莨菪碱[药典(二)；医保(乙)]

Scopolamine HydroBromide

【适应证】 东莨菪碱主要是消化系统用药，作为解毒药的适应证是有机磷毒物中毒的治疗。

【药理】 (1)药效学　东莨菪碱的药理作用与阿托品相似——具有抗胆碱作用，不但有外周与中枢抗M作用，且有中枢性抗N作用。其对中枢神经系统的作用是对呼吸中枢有兴奋作用；对大脑皮质有明显的抑制作用。本药小剂量可镇静，大剂量可产生睡眠；其抗震颤作用为阿托品的10～20倍。该药的外周作用如扩瞳、抑制腺体分泌等也比阿托品强。因此有专家推荐其作为治疗有机磷农药中毒的首选药物，认为可补充阿托品对中枢抗N作用的不足，但由于其中枢作用较强，有时副作用也较大。

(2)药动学　本品易从胃肠道和结膜吸收。口服后1小时达峰值，约4～6小时作用消失。注射给药作用出现较快。半衰期约(2.9±1.2)小时。药物主要在肝脏转化，一次口服量仅约1%以原形从尿中排出。

【不良反应】 与阿托品相同，但中枢神经系统症状更明显。

【禁忌证】 美国 FDA 妊娠期药物安全性分级为经皮、口服给药及肠道外给药 C。

【用法与用量】 成人首次剂量为：轻度中毒 0.3～0.5 mg，中度中毒 0.5～1.0 mg，重度中毒 2.0～4.0 mg；重复用药剂量 0.3～0.6 mg。儿童用药的方法目前尚不明确。

【制剂与规格】 氢溴酸东莨菪碱片：0.3 mg。

氢溴酸东莨菪碱注射液：(1)1 ml：0.3 mg；(2)1 ml：0.5 mg。

其余内容参阅第六章第三节。

盐酸戊乙奎醚[医保(乙)]

Penehyclidine Hydrochloride

【适应证】 治疗有机磷毒物中毒。但单独应用疗效差，应与酶重活化剂联合应用。

【药理】 (1)药效学　盐酸戊乙奎醚是一种新型的抗胆碱药，其药理作用与阿托品相似，但本品既有较强的中枢抗 M 和抗 N 作用，也有较强的外周抗 M 作用，且选择性作用于 M_1 和 M_3 受体亚型，对 M_2 受体亚型无明显作用，半衰期较长。因此其抗胆碱作用比阿托品强，作用持续时间长，用药量和次数比阿托品少，药物不良反应比阿托品少或发生率低，特别适用于毒理作用持续较长或中毒胆碱酯酶易老化的有机磷农药中毒。

(2)药动学　本品肌内注射后吸收很快，20～30 分钟达到峰值，1 小时后血药浓度缓慢下降，24 小时降至峰值的 1.3/10。24 小时总排泄率为给药量的 94.17%，主要以无药理活性的代谢产物经尿排出，其次是胆汁，粪便排出最少。本品的临床药代动力学参数为：分布相半衰期(0.403±0.314)小时，清除相半衰期(10.345±1.216)小时，峰浓度(13.203±2.113) μg/L，达峰时间(0.561±0.172)小时，曲线下面积(133.162±14.753) μg·h/L，清除率(6.289±0.679)L/h。

【不良反应】 与阿托品相同，但口干、皮肤干燥和中枢神经系统症状比阿托品明显，持续时间较长。如用量过大，可出现头晕、尿潴留、谵妄和体温升高等。一般不须特殊处理，停药后可自行缓解。

【禁忌证】 青光眼患者禁用。

【注意事项】 (1)本品对心脏 M_2 受体无明显作用，故对心率无明显影响。

(2)用本品治疗有机磷毒物中毒时，不能以心跳加快来判断是否“阿托品化”，而应以口干和出汗消失或皮肤干燥等症状判断“阿托品化”。

(3)心跳不低于正常值时，一般不需伍用阿托品。

(4)妊娠期妇女及哺乳期妇女每次用药间隔时间不宜过短，剂量不宜过大。

(5)本品对前列腺肥大的老年患者可加重排尿困难，用药时应严密观察。

【药物相互作用】 与阿托品相同。与其他抗胆碱药伍用有协同作用，应酌情减量。

【给药说明】 急性有机磷毒物轻、中、重度中毒的用药总量分别为 2～3 mg、5～7 mg、10～14 mg。

【用法与用量】 肌内注射　成人　首次用量轻度中毒 1～2 mg、中度中毒 2～4 mg、重度中毒 4～6 mg，并分别伍用氯解磷定 250～750 mg、750～1500 mg、1500～2500 mg。重复用药剂量为 1～2 mg。

【儿科用法与用量】 参照成人用量，但儿童对本药较敏感，应当慎用，特别是伴有高热的患者更应当慎重。

【制剂与规格】 盐酸戊乙奎醚注射液：(1)1 ml：0.5 mg；(2)1 ml：1 mg。

三、氰化物中毒解毒药

氰化物指分子式中含有氰基(—CN)的无机及有机的化合物。氰化物进入体内后释放出氰离子(CN^-)，可抑制线粒体中细胞色素氧化酶的活性。在生理情况下氧化型细胞色素氧化酶分子中的三价铁(Fe^{3+})获得电子后变为还药物原形细胞色素氧化酶(Fe^{2+})；后者遇氧分子时，又变为氧化型细胞色素氧化酶，并把电子传给氧分子生成氧离子，氧离子与氢结合成水。通过这一可逆的氧化还原反应，细胞色素氧化酶起着传递电子的作用。氰化物中毒时，CN^- 与氧化型细胞色素氧化酶的 Fe^{3+} 有高度亲和力，结合生成氰化高铁细胞色素氧化酶，阻止 Fe^{3+} 还原为 Fe^{2+}，使电子传递中断，抑制细胞的有氧代谢，导致细胞内窒息。组织细胞不能利用氧，而出现全身各系统的缺氧症状，以中枢神经系统最为突出。治疗氰化物中毒时，有两种途径可迅速恢复细胞色素氧化酶的活性，并使氰化物转变为无毒的物质。①因为 CN^- 与 Fe^{3+} 有高度亲和力，可利用高铁血红蛋白与氰离子结合形成氰化高铁血红蛋白，使被抑制的细胞色素氧化酶恢复活性，解除组织缺氧。使正常的血红蛋白变成高铁血红蛋白(Fe^{3+})的化合物称为高铁血红蛋白形成剂，有亚硝酸钠、亚硝酸异戊酯、4-二甲基氨基苯酚(4-dimethylaminophenol，4-DMAP)、对氨基苯丙酮(p-aminopiophenone，PAPP)与亚甲蓝等。由于高铁血红蛋白与氰离子的结合不牢固，氰基又可游离出来与细胞色素氧化酶结合，致使毒性复发。因此，应与供硫剂硫代硫酸钠联合用药，通过酶的作用与氰基结合生成低毒的硫氰酸盐从尿中排出。②利用钴螯合物直接与氰离子结合，形成稳定的、无毒的化合物。此类药物有羟钴胺（hydroxocobalamine，vitamine B_{12a}）、乙二胺四乙酸二钴（dicobalt edetate，Co_2-EDTA）。亚硝酸钠和亚硝酸异戊酯是目前我国常用的高铁血红蛋白形成剂。亚硝酸钠催化高铁血红蛋白形成的作用时间为 4.5～9 分钟。PAPP 形成高铁血红蛋白的速度比亚硝酸钠还要缓慢，因此不适合氰化物中毒的急救使用，但其形成高铁血红蛋白后维持时间长、副作用小、口服吸收好，可作为氰化物中毒的预防药。亚甲蓝形成高铁血红蛋白的作用快、副作用小，但其形成高铁血红蛋白的能力不如亚硝酸钠，且作用时间短，大剂量能导致溶血，现已不采用。羟钴胺和乙二胺四乙酸二钴在体内直接与氰离子结合的能力大于细胞色素氧化酶与氰离子的结合能力。羟钴胺与氰离子作用形成无毒的氰钴胺（维生素 B_{12}），乙二胺四乙酸二钴与氰离子结合形成无毒的钴氰螯合物，从尿中排出；两者均作用快、解毒能力强，但前者制剂不稳定、用量太大、可出现过敏反应，用前需作过敏试验，后者毒性大，我国市场皆无供应。

亚 硝 酸 钠[药典(二);医保(甲)]

Sodium Nitrite

【适应证】 治疗氰化物及硫化氢中毒。

【药理】 (1)药效学　亚硝酸钠为氧化剂，能使血红蛋白氧化为高铁血红蛋白。高铁血红蛋白分子中的 Fe^{3+} 与氰离子的亲和力较强，与细胞色素氧化酶竞争与 CN^- 结合为氰化高铁血红蛋白，使细胞色素氧化酶恢复活性，细胞功能得以恢复，故可用于氰化物及硫化氢中毒的救治。本品形成高铁血红蛋白的量可随剂量而增多，作用比较充分，注射 400 mg 形成 10.1%高铁血红蛋白，注射 600 mg 可形成 17.5%。短时间内可使血中高铁血红蛋白达到 10%～20%，有效地解除 CN^- 对细胞色素氧化酶的抑制作用。治疗硫化氢中毒的机制与氰化物中毒类似。本品能舒张血管平滑肌，注射速度过快可引起血压下降。

(2)药动学　制剂为水溶液，静脉注射后立即起作用，约维持 1 小时，60%在体内代谢，代谢产物部分为氨，大部以原形由尿中排出。

【不良反应】 (1)本品有扩张血管作用，注射速度过快时，可致血压下降、心动过速、头痛、出冷汗，甚至晕厥、休克、抽搐。

(2)用量过大时，形成过多的高铁血红蛋白而出现严重紫绀、呼吸困难等症状。对儿童要特别注意本品的使用剂量，国外报道曾有儿童氰化物中毒不严重，却因本品用量过大，形成过多的高铁血红蛋白而致死者。必要时应同时抗休克治疗。

【禁忌证】 休克患者。

【注意事项】 (1)患者出现休克时应当充分抗休克后再使用本品。

(2)注射中出现严重不良反应立即停药。

(3)治疗氰化物中毒时，本品与硫代硫酸钠均可引起血压下降，应密切观察血压变化。

(4)如用量过大，导致过多的高铁血红蛋白形成，可静脉注射 1%亚甲蓝 5～10 ml(0.1～0.2 ml/kg)以促进高铁血红蛋白还原为血红蛋白。

(5)对有心血管病和动脉硬化的患者需要应用时，要适当减少剂量和减慢注射速度。

【给药说明】 (1)本品为 3%水溶液，仅供静脉注射用，每次 10～20 ml(6～12 mg/kg)，每分钟注射 2～3 ml；必要时在 1 小时后可重复半量或全量。

(2)氰化物中毒单用本品时仅可暂时性延迟其毒性。因此要在应用本品后，立即通过原静脉注射针头注射硫代硫酸钠，使其与 CN^- 结合变成毒性较小的硫氰酸盐由尿排出。

(3)必须在中毒早期应用，使用愈早效果愈好。

【用法与用量】 3%溶液 10～15 ml，缓慢静脉注射，或用氯化钠注射液稀释到 100 ml 后静脉注射(5～20 分钟)，随后静脉注射 25%硫代硫酸钠 40 ml(硫化氢中毒不需注射硫代硫酸钠)。必要时 0.5～1 小时后可重复给半量或全量。

【儿科用法与用量】 按体重 3%溶液 0.15～0.30 ml/kg。最好按表 20-2 所示，根据血液中血红蛋白的含量来调整亚硝酸钠的用量。

表 20-2　根据血红蛋白含量调整亚硝酸钠的儿童用量

血红蛋白(g/L)	3%亚硝酸钠用量(ml/kg)
70	0.19
80	0.22
90	0.25
100	0.27
110	0.30
120	0.33
130	0.36
140	0.39

【制剂与规格】 亚硝酸钠注射液：10 ml∶0.3 g。

亚硝酸异戊酯[医保(甲)]

Isoamyl Nitrite

【适应证】 用于氰化物中毒的急救，在静脉注射亚硝酸钠前的应急措施。并可用于治疗心绞痛发作。

【药理】 (1)药效学 亚硝酸异戊酯的药理作用与亚硝酸钠相同，为氧化剂和高铁血红蛋白形成剂，使正常的血红蛋白氧化为高铁血红蛋白，而起治疗氰化物中毒的作用，但作用较弱。本品能舒张血管平滑肌，吸入过量可引起血压下降。

(2)药动学 本品经吸入法给药，吸入后在肺内迅速吸收，10～30 秒后奏效，作用维持 3～5 分钟。

【不良反应】 (1)吸入后因血管扩张可致剧烈头痛、暂时性血压下降、心动过速，甚至晕厥。

(2)用量过大时，形成过多的高铁血红蛋白而出现头晕、心悸、气短等缺氧症状。

【禁忌证】 (1)休克患者。

(2)本品可增加眼内压和颅内压，因此，青光眼、近期颅脑外伤或脑出血患者禁用。

【注意事项】 本品易燃烧，不可近火。接触本品可导致接触性皮炎。其余参阅“亚硝酸钠”。

【给药说明】 将玻璃管包在一层手帕或纱布内，折断玻璃管，经鼻腔吸入本品，每次 15 秒，2～3 分钟可重复 1 次，总量不超过 1～1.2 ml(5～6 支)。

【用法与用量】 经鼻腔吸入。

(1)氰化物中毒 一次 0.2～0.4 ml(1～2 支)，直至开始静脉注射亚硝酸钠或肌内注射 4-二甲基对氨基酚为止，总量可用至 5～6 支。

(2)心绞痛发作 一次 0.2 ml(1 支)。

【制剂与规格】 亚硝酸异戊酯吸入剂：0.2 ml。

硫代硫酸钠[药典(二);基;医保(甲)]

Sodium Thiosulfate

【适应证】 (1)与高铁血红蛋白形成剂联合应用治疗氰化物中毒。

(2)治疗降压药物硝普钠过量中毒。

(3)治疗可溶性钡盐(如硝酸钡)中毒。

(4)治疗砷、汞、铋、铅等金属中毒，但首选二巯基类药物及依地酸类药物。

(5)治疗皮肤瘙痒症、慢性荨麻疹、药疹等。

【药理】 (1)药效学 硫代硫酸钠具有活泼的硫原子，可作为供硫剂在硫氰酸生成酶的催化下，与体内游离 CN^-，或氰化高铁血红蛋白中的 CN^- 结合，形成硫氰酸盐排出体外。由于本品透过细胞膜较慢，发挥解毒作用较晚，单独应用疗效不高。在静脉注射亚硝酸钠等高铁血红蛋白形成剂后给药，可相互加强作用，疗效明显提高。氰化物中毒时，氰离子与细胞色素氧化酶结合，细胞失去氧化还原功能而引起内窒息。先注射作用迅速的高铁血红蛋白形成剂后，体内形成一定量的高铁血红蛋白，与氧化型细胞色素氧化酶竞争与氰离子结合生成氰化高铁血红蛋白，细胞色素氧化酶得以恢复活性。但氰化高铁血红蛋白的氰离子在短时间内可逐渐解离出来，重新出现中毒症状。注射硫代硫酸钠作为供硫剂，在酶的参与下，硫原子与氰基生成低毒的硫氰酸盐，由尿排出体外。在可溶性钡盐中毒时，硫代硫酸钠与钡离子结合为不溶性的硫酸钡而起解毒作用。但钡中毒时首选硫酸钠。本品在体内尚能与砷、汞、铋、铅等金属结合，形成无毒的硫化物排出体外，但疗效不如二巯基化合物及依地酸钙钠类络合剂。动物实验中硫代硫酸钠可作为芥子气的解毒药，但必须在染毒后 30 分钟内静脉注射，且剂量较大(推算到人相当于每人 100 g 以上)，因此无临床实用价值。此外，本品还有抗过敏作用，临床曾用于皮肤瘙痒症、慢性荨麻疹、药疹等。

(2)药动学 本品不易由消化道吸收。静脉注射后迅速分布到全身各组织的细胞外液，血中半衰期约 15～20 分钟，大部以原形由尿排出。

【不良反应】 偶见头晕、乏力、恶心、呕吐等，尤其是注射速度过快时，还可引起血压下降。

【注意事项】 (1)静脉注射量大时，应注意不良反应，注射速度不宜过快，以免引起血压下降。

(2)不能与亚硝酸钠混合同时静脉注射，因两者的解毒机制不同，应先后作静脉注射。

(3)不能与其他药物混合注射，否则发生沉淀或降低疗效。

【给药说明】 在亚硝酸钠静脉注射后，不需拔出针头，立即由原注射针头注射本品。

【用法与用量】 静脉注射 成人 (1)氰化物中毒：注射高铁血红蛋白形成剂后，立即缓慢静脉注射 25%溶液 40～60 ml，每分钟 5 ml 以下。必要时，1 小时后再与高铁血红蛋白形成剂联合重复使用半量或全量。

(2)硝普钠过量中毒：单独使用 25%溶液 20～40 ml 缓慢静脉注射。

(3)可溶性钡盐中毒：缓慢静脉注射 25%溶液 20～40 ml。

(4)治疗砷、汞、铋、铅等金属中毒：静脉注射，一次

0.5～1.0 g。

(5)治疗过敏性疾病：0.5～1.0 g，静脉注射，每日1次，10～14日为一疗程。

【儿科用法与用量】 按体重计算25%溶液1.0～1.5 ml/kg(250～375 mg/kg)。

【制剂与规格】 硫代硫酸钠注射液：(1)10 ml：0.5 g；(2)20 ml：1 g；(3)20 ml：10 g。

注射用硫代硫酸钠：(1)0.32 g(相当于 $Na_2S_2O_3 \cdot 5H_2O$ 0.5 g)；(2)0.64 g(相当于 $Na_2S_2O_3 \cdot 5H_2O$ 1 g)。

四、亚硝酸盐中毒解毒药

亚甲蓝[药典(二)；基；医保(甲)]
Methylthioninium Chloride

【适应证】 小剂量治疗高铁血红蛋白血症，对亚硝酸盐、硝酸盐、苯的氨基及硝基化合物、苯肼、醌类、氯酸盐、产生芳香胺的药物(如乙酰苯胺、对乙酰氨基酚、非那西丁、苯佐卡因等)中毒及肠源性紫绀症等引起的高铁血红蛋白血症的各种中毒有效。大剂量用于治疗氰化物中毒。

【药理】 (1)药效学　本品是氧化还原剂，根据其在体内的不同浓度，对血红蛋白有两种相反的作用。小剂量、低浓度时，在6-磷酸葡萄糖脱氢过程中，氢离子经还药物原形辅酶Ⅱ(NADPH)传递给亚甲蓝，使其转变为还药物原形的白色亚甲蓝；还药物原形亚甲蓝又将氢离子传递给带三价铁的高铁血红蛋白，使其还原为带二价铁的正常血红蛋白，而还药物原形亚甲蓝又被氧化为亚甲蓝。在此反应过程中，亚甲蓝起电子接受体的作用，由还药物原形转为氧化型，此反应过程可反复进行。大剂量、高浓度时，大量本品进入体内，还药物原形辅酶Ⅱ生成减少，不能将亚甲蓝完全转变为还药物原形亚甲蓝，因而氧化型亚甲蓝在体内起氧化剂作用，将正常的血红蛋白氧化为高铁血红蛋白。由于高铁血红蛋白能夺取与组织细胞色素氧化酶结合的氰基，与氰基结合形成氰化高铁血红蛋白，可用以治疗氰化物中毒，其机制与亚硝酸钠相同，但疗效较差，现已不采用。氰化物中毒时应首选4-DMAP或亚硝酸钠，只有无亚硝酸钠或4-DMAP的情况下，才考虑使用亚甲蓝。

(2)药动学　本品口服可被吸收，但反应大。皮下注射及肌内注射可引起组织坏死，只能通过静脉给药。注射后在组织中被迅速还原成还药物原形亚甲蓝，缓慢由尿和胆汁中排出，6天内排出74%，部分可发生不完全去甲基代谢。少量本品通过胆汁，由粪便排出。

【不良反应】 静脉注射过快，可引起头晕、恶心、呕吐、胸闷、腹痛等；剂量过大时除上述症状加剧外，还可引起头痛、呼吸困难、血压降低、心率增快和心律失常、大汗淋漓、意识障碍，严重时有心肌损害。用药后尿呈蓝绿色，有时可产生尿路刺激症状，如尿道灼痛等。

【注意事项】 (1)本品皮下及肌内注射可引起注射局部组织坏死，椎管内注射可引起中枢神经系统器质性损害，故不能用作皮下、肌内或椎管内注射。静脉注射速度不可过快，一般注射稀释后溶液每分钟2 ml左右。一次注射剂量不得超过200 mg，24小时总量不得超过500 mg。治疗高铁血红蛋白血症时，本品一日用量约120 mg即可，重者可用2～3日，不需大量反复应用。因本品完全排泄需3～5日，大量反复使用可导致体内蓄积产生副作用。

(2)对先天性还药物原形辅酶Ⅱ及高铁血红蛋白还原酶缺乏引起的高铁血红蛋白血症效果差。对异常血红蛋白M伴有高铁血红蛋白血症无效。

(3)葡萄糖-6-磷酸脱氢酶缺乏患者和小儿应用剂量过大可引起溶血。肾功能不全者慎用。

【给药说明】 (1)本品为1%溶液，应用时需用25%葡萄糖注射液20～40 ml稀释后，缓慢静脉注射，约10分钟注射完毕。

(2)对化学物质和药物引起的高铁血红蛋白血症，若注射后30～60分钟发绀不消退，可重复注射首次剂量1次。3～4小时后根据病情重复注射半量。

(3)对先天性还药物原形辅酶Ⅱ及高铁血红蛋白还原酶缺陷引起的高铁血红蛋白血症，可每日口服本品300 mg并给予大剂量维生素C。

【用法与用量】 (1)治疗高铁血红蛋白血症：1%亚甲蓝5～10 ml(1～2 mg/kg)加入25%葡萄糖注射液20～40 ml中，缓慢静脉注射。若1～2小时未见好转或有反复，可于2小时后重复注射1次全量或半量，或延长给药时间，直至紫绀基本消退，病情平稳。

(2)治疗氰化物中毒：1%亚甲蓝50～100 ml(5～10 mg/kg)，以25%～50%葡萄糖注射液20～40 ml稀释后，缓慢静脉注射，之后再注射25%硫代硫酸钠20～40 ml。

【儿科用法与用量】 按体重一次1～2 mg/kg，缓慢静脉注射5～10分钟以上。氰化物中毒一次10 mg/kg，加5%葡萄糖注射液20～40 ml稀释后缓慢静脉注射，直至口周发绀消退，再给硫代硫酸钠。

【制剂与规格】 亚甲蓝注射液：(1)2 ml：20 mg；(2)5 ml：50 mg；(3)10 ml：0.1 mg。

五、鼠药中毒解毒药

乙 酰 胺[药典(二);基;医保(甲)]

Acetamide

【适应证】 治疗氟乙酰胺和氟乙酸钠等有机氟化合物中毒。

【药理】 氟乙酰胺与氟乙酸钠等有机氟化合物毒性很大,进入机体后,氟乙酰胺可被酰胺酶分解形成氟乙酸;氟乙酸钠可转化成氟乙酸。氟乙酸与细胞内线粒体的辅酶A结合形成氟乙酰辅酶A,后者和草酰乙酸缩合形成氟柠檬酸,此过程被称为"致死的合成"(正常应是乙酸与辅酶A结合生成乙酰辅酶A)。氟柠檬酸可竞争性抑制乌头酸酶,从而阻断三羧酸循环中柠檬酸经顺乌头酸转变为异柠檬酸及氧化为草酰琥珀酸,破坏正常的三羧酸循环。由于三羧酸循环被阻断,导致三磷酸腺苷合成障碍及柠檬酸积聚,中枢神经系统和心脏首先受害。乙酰胺的化学结构与氟乙酰胺的结构相似,乙酰胺的乙酰基与有机氟产生的氟乙酰基竞争酰胺酶,使氟乙酰胺不能脱胺形成氟乙酸;另一方面,乙酰胺被酰胺酶分解生成乙酸,后者可阻碍已生成的氟乙酸的作用,阻断氟乙酸对三羧酸循环的破坏,恢复组织正常代谢功能。乙酰胺用于氟乙酰胺和氟乙酸钠等有机氟化合物中毒的治疗,可延长中毒潜伏期,减轻症状,控制发病。

【不良反应】 本品毒性较低,使用安全,但可能引起注射局部疼痛,剂量过大或长期用药可引起血尿。

【注意事项】 (1)所有氟乙酰胺和氟乙酸钠等有机氟化合物中毒患者,包括可疑中毒者,不管发病与否,更不要等待毒物检查结果,应及时给予本品,以免贻误治疗时机。早期应给予足量。

(2)据临床报道,对有机氟化合物中毒患者,不论病程早晚,给予本品后都有一定作用。早期给药可挽救生命、控制发病,晚期可减少后遗症。有报道迟至中毒后5~7天给药仍有一定效果。

【给药说明】 与2%普鲁卡因或4%利多卡因1~2 ml混合注射,可缓解局部刺激症状,减轻注射局部疼痛及防治有机氟引起的心律失常。

【用法与用量】 肌内注射　成人　一次2.5~5.0 g,一天2~4次;或一天总量0.1~0.3 g/kg,分2~4次肌内注射;连用5~7天。对严重中毒者首次给全日量的一半(10 g),疗效更佳。

【儿科用法与用量】 按体重一日0.1~0.3 g/kg,分2~4次肌内注射,连用5~7天。

【制剂与规格】 乙酰胺注射液:(1)2 ml:1 g;(2)5 ml:2.5 g;(3)10 ml:5 g。

维 生 素 K_1[药典(二);基;医保(甲,乙)]

Vitamin K_1 (Phytomenadione)

【适应证】 本品为促凝血药,用于治疗抗凝血类杀鼠剂中毒及其他维生素K缺乏引起的凝血障碍。

【药理】 (1)药效学　中毒时血液中有活性的凝血酶原浓度显著下降而导致出血,因此维生素K可拮抗此类出血。但只有维生素K_1作用明显,维生素K_3、K_4无效。

(2)药动学　本品静脉注射4~6小时可发生作用,维持时间较长。半衰期26~193小时。

【不良反应】 静脉注射可有过敏反应,如出现面部潮红、出汗、胸闷,严重时有支气管痉挛和血压下降。少数人可出现皮疹。

【禁忌证】 对本品过敏者禁用。

【注意事项】 (1)静脉注射速度应缓慢,每分钟4~5 mg。

(2)严重的凝血酶原减少并发严重的出血时,维生素K的作用延迟,必须同时使用凝血因子或新鲜血浆以迅速止血。

(3)大剂量注射本品时,可有暂时性抗维生素K作用,此时应重新使用抗凝药如肝素等。

【用法与用量】 静脉注射,一次10~20 mg。

【制剂与规格】 维生素K_1注射液:1 ml:10 mg。

六、药物中毒解毒药

氟 马 西 尼[药典(二);基;医保(甲)]

Flumazenil

【适应证】 治疗苯二氮䓬类药物中毒,也用于治疗乙醇中毒。

【药理】 (1)药效学　本品为苯二氮䓬受体拮抗药。苯二氮䓬类药物与苯二氮䓬受体结合,出现抗焦虑、抗惊厥、镇静、注意力不集中、记忆缺失、肌肉松弛、催眠和麻醉等中枢神经系统抑制作用。氟马西尼则选择性竞争苯二氮䓬受体,迅速逆转苯二氮䓬类药物的上述效应,不影响其生物利用度和药物代谢动力学。对地西泮、劳拉西泮、咪达唑仑、替马西泮等苯二氮䓬类药物中毒有特异性解毒作用,还能对抗苯二氮䓬类药物引起的呼吸、循环抑制。对受体的亲和力与咪达唑仑相当,比地西泮强9倍,可将激动剂的剂量-效应曲线推向右移。此外，还能部分拮抗丙戊酸钠的抗惊厥作用。

(2)药动学　本品为弱亲脂性碱，口服吸收超过95%，达到血浆浓度峰值的时间为20～90分钟。但生物利用度低(15%～17%)，只能静脉注射。血浆蛋白结合率约50%。在体内迅速经肾排出，代谢物无活性，排泄半衰期53分钟，稳态分布容积0.95L/kg。单次注射作用时间为15～140分钟，根据中毒药物种类与剂量而异。

【不良反应】 有面部潮红、恶心、呕吐，快速注射后可见焦虑、心悸、恐惧。

【禁忌证】 (1)对本品过敏的患者禁用。

(2)美国FDA妊娠期药物安全性分级为肠道外给药C。

(3)麻醉后肌松剂作用未消失的患者禁用。

【注意事项】 (1)混合性药物中毒慎用。

(2)哺乳期妇女慎用。

(3)对长期使用苯二氮䓬类药物者，如快速注射本品可出现戒断症状，如焦虑、心悸、恐惧等，故应缓慢注射。如出现严重戒断症状，应静脉注射5 mg地西泮或5 mg咪达唑仑。

【给药说明】 首次0.2 mg，以氯化钠注射液或5%葡萄糖液稀释后静脉注射；重复给药每次增加0.1 mg，或每小时0.1～0.4 mg静脉滴注，至患者清醒为止。一般最大剂量0.5 mg，但大剂量苯二氮䓬类药物中毒可用至1～2 mg以上。

【用法与用量】 静脉注射　成人　0.5～2 mg。

【儿科用法与用量】 0.01 mg/kg，静脉注射，最大剂量1 mg。

【制剂与规格】 氟马西尼注射液：5 ml∶0.5 mg。

乙酰半胱氨酸[药典(二)；医保(乙)]

Acetylcysteine(NAC)

【适应证】 用于治疗对乙酰氨基酚中毒。

【药理】 (1)药效学　对乙酰氨基酚大部分在肝脏内通过葡糖醛酸化和硫酸化代谢，小部分直接经肾脏排泄，还有少部分被细胞色素P_{450}氧化为有毒的代谢产物*N*-乙酰-*P*-苯醌亚胺(NAPQI)。NAPQI迅速被肝脏储存的谷胱甘肽解毒，然后经肾脏排出。对乙酰氨基酚过量中毒时，肝脏的葡萄糖醛酸化和硫酸化代谢能力迅速饱和，大量的对乙酰氨基酚主要在肝小叶中央区被P_{450}代谢为NAPQI，因而使肝脏储存的谷胱甘肽耗竭，NAPQI直接与肝细胞蛋白质结合，导致肝小叶中央区坏死。当肝脏的谷胱甘肽储备降至正常水平的30%以下时，就出现肝脏毒性反应。临床表现肝功能异常、黄疸、肝衰竭和间质性肾炎、肾乳头坏死、肾衰竭等。*N*-乙酰半胱氨酸(NAC)在对乙酰氨基酚中毒早期可抑制NAPQI与肝细胞蛋白质的结合，并可作为谷胱甘肽的前体或代替物或硫酸盐的前体与NAPQI结合。在中毒的后期，NAC可通过非特异性机制减轻肝细胞坏死，因而对对乙酰氨基酚中毒有解毒作用。

(2)药动学　本品口服吸收生物利用度6%～10%，血浆蛋白结合率大于80%，表观分布容积为0.5L/kg，经肝代谢，血浆半衰期约2～6小时。

【不良反应】 口服偶见恶心、呕吐，罕见皮疹和支气管痉挛等过敏反应。静脉注射或过量可引起血管扩张、皮肤潮红、恶心、呕吐、支气管痉挛和水肿、心动过速及血压降低。

【注意事项】 (1)严重支气管哮喘及糖尿病患者慎用。

(2)在中毒后8～10小时内使用效果最好，超过15小时疗效降低，24小时后可能无效。

(3)与铁、铜等金属、橡胶、氧气接触时间较长易失效。

【药物相互作用】 (1)活性炭可吸附本品，故口服本品时不要再给活性炭。

(2)本品禁与青霉素、头孢菌素类混合使用。

【给药说明】 颗粒剂或泡腾片以软饮料(如果汁)溶解后口服，首次按体重140 mg/kg，然后每4小时给70 mg/kg，共给17次(共68小时)。注射液首次按体重150 mg/kg，加入5%葡萄糖200 ml中缓慢静脉滴注(15分钟以上)；然后50 mg/kg，加入5%葡萄糖注射液500 ml中静脉滴注(历时4小时)；继之16小时给100 mg/kg，加入5%葡萄糖1000 ml中静脉滴注。

【用法与用量】 口服　成人　首次按体重140 mg/kg，然后每4小时给70 mg/kg，共给17次。

【儿科用法与用量】 同成人，按体重给药。

【制剂与规格】 乙酰半胱氨酸片：(1)200 mg；(2)600 mg。

乙酰半胱氨酸胶囊：0.2 g(20万单位)。

乙酰半胱氨酸颗粒剂：(1)3 g∶0.1 g；(2)3 g∶0.2 mg。

乙酰半胱氨酸泡腾片：600 mg。

乙酰半胱氨酸注射液：20 ml∶4 g。

吸入用乙酰半胱氨酸溶液：3 ml∶0.3 g。

亚叶酸钙(甲酰四氢叶酸钙)[药典(二)；基；医保(甲)]

Calcium Folinate(Leucovorin Calcium)

【适应证】 本品为抗贫血药，作为解毒药主要用于：①抗叶酸代谢药过量中毒；②甲醇中毒的辅助治疗；③用于高剂量甲氨蝶呤-亚叶酸钙（HDMTX-CF）解救疗法以提高甲氨蝶呤的疗效。

【不良反应】 静脉注射容易发生不良反应，但肾功能正常者很少发生中毒。个别患者长期应用出现食欲缺乏、腹胀、恶心等，偶尔发生过敏反应。大量服用尿呈黄色。

【注意事项】 亚叶酸制剂含有防腐剂，偶可致变态反应。对叶酸过敏者，可出现皮疹和支气管痉挛，甚至诱发癫痫。

【禁忌证】 美国 FDA 妊娠期药物安全性分级为口服给药、肠道外给药 C。

【药物相互作用】 不宜与甲氨蝶呤同时使用。与氟脲嘧啶合用，可提高氟脲嘧啶的疗效。

【用法与用量】 (1)抗叶酸代谢药过量中毒　使用相当于抗叶酸代谢药的剂量（15～100 mg），静脉注射。以后，如为甲氨蝶呤过量中毒，每 3～6 小时再注射或口服 15 mg，共 8 次；如为甲氧苄啶过量中毒，口服 15 mg，一日 1 次，共 5～7 天。

(2)甲醇中毒　本品 50 mg，静脉注射，每 4 小时 1 次，共 2 天。

【制剂与规格】 亚叶酸钙注射液：(1)1 ml∶3 mg；(2)1 ml∶6 mg；(3)3 ml∶30 mg；(4)5 ml∶50 mg；(5)10 ml∶0.1 g。

注射用亚叶酸钙：(1)5 mg；(2)50 mg；(3)100 mg；(4)0.35 g。

其余内容参阅第八章第一节。

氢溴酸烯丙吗啡[药典(二)；医保(甲)]

Nalorphine HydroBromide

【适应证】 (1)吗啡、哌替啶等镇痛药逾量中毒。

(2)复合全麻结束时拮抗阿片受体激动药的残余作用。

(3)激发戒断症状，用于麻醉性镇痛药成瘾的诊断。

【药理】 镇痛强度与吗啡相似，不产生欣快感，且对 δ 受体有强的激动效应，反可引起烦躁不安等症，故不用于镇痛。烯丙吗啡有拮抗阿片受体激动药的作用，包括镇痛、欣快感、呼吸抑制、缩瞳等作用，但对镇痛作用拮抗不完全，拮抗效价大致是烯丙吗啡 1 mg 可拮抗吗啡 3～4 mg。对于麻醉性镇痛药成瘾者，烯丙吗啡激发戒断症状，故可用于麻醉性镇痛药成瘾的诊断。对于喷他佐辛和其他阿片受体激动-拮抗药引起的呼吸抑制，烯丙吗啡不仅无拮抗作用，反可使之加重。口服吸收很差，皮下和静脉注射很快进入脑组织，皮下注射后 90 分钟脑内浓度为相同剂量吗啡的 3～4 倍。一般 1 分钟或 2～3 分钟内即起效，$t_{1/2}$ 为 2～3 小时，随着用量加大而延长。在肝内代谢，经肾排泄，用量的 2%～6% 在尿中呈原形排出。可通过胎盘屏障进入胎儿体内。

【禁忌证】 美国 FDA 妊娠期药物安全性分级为肠道外给药 D。

【用法与用量】 皮下注射或静脉注射。成人常用量，一次 5～10 mg。极量，一日 40 mg。

【制剂与规格】 氢溴酸烯丙吗啡注射液：1 ml∶10 mg。

纳洛酮[药典(二)；基；医保(甲)]

Naloxone

【适应证】 (1)治疗阿片类药物及其他麻醉性镇痛剂（如哌替啶、阿法罗定、美沙酮、芬太尼、二氢埃托啡、依托尼秦等）中毒。

(2)治疗镇静催眠药及急性酒精中毒。

(3)阿片类及其他麻醉性镇痛剂药物依赖的诊断。

(4)用于吗啡类复合麻醉术后，解除呼吸抑制及催醒。

【药理】 (1)药效学　在正常人体内，有恒量的内源性阿片样物质（内啡肽、强啡肽与 β-内啡肽等）通过阿片受体及阿片肽系统调节体内的一系列神经-体液系统，如去甲肾上腺素系统、多巴胺系统、5-羟色胺系统、胆碱能系统等，保持体内的正常功能平衡。内源性阿片样物质中最强有力的是 β-内啡肽，对痛觉的感知、垂体激素分泌、心血管活动等生理功能均有重要作用。当机体处于应激状态时，下丘脑释放因子促使腺垂体释放 β-内啡肽和 ACTH，使其在脑脊液和血液中含量增加。β-内啡肽通过上述系统特别是抑制前列腺素和儿茶酚胺的效应产生病理生理变化。昏迷、缺氧属于应激状态，所以伴有 β-内啡肽的释放增加。纳洛酮是阿片受体的纯拮抗药，对神经突触膜阿片受体的亲和力为 10^{-8} 水平、钠反应比率在 1 以下，其亲和力大于吗啡和内啡肽，能阻断阿片样物质与受体的结合，解除阿片类药物的中毒症状和非常量 β-内啡肽产生的病理生理效应。纳洛酮对常量内源性阿片样物质无拮抗作用。纳洛酮可用于以下情况。①阿片类药物中毒的治疗：纳洛酮为阿片受体的纯拮抗剂，对中枢神经系统三种阿片受体亚型均能拮抗，阻断外源性阿片样物质与阿片受体结合，是治疗阿片类药物中毒的特效药物。②镇静催眠药中毒的治疗：镇静催眠药中毒导致的昏迷、呼吸抑制等应激状态，使体内内源性阿片样物质释放增加，纳洛酮可阻断内源性阿片样物质(如β-内啡肽)增多产生的效应而起治疗作用。③急性酒精中毒的治疗：乙醇进入脑内后，一方面激活内源性阿片肽系统产生酒精强化作用和一系列与酒精中毒有关的症状，另一方面乙醇还直接或间接刺激伏隔核释放多巴胺。纳洛酮既可阻断乙醇所激活的内源性阿片肽系统的作用，减弱酒精强化作用，改善酒精中毒症状，又可对抗酒精引起的多巴胺释放效应，阻止酒精正性强化作用的产生。④阿片类及其他麻醉性镇痛剂药物依赖的诊断：阿片类及其他麻醉性镇痛药成瘾者，注射本品时立即出现戒断症状。

(2)药动学　本品口服吸收好，但经肝脏代谢迅速失效，估计口服剂量要为注射的50倍才能产生相同效应；皮下、肌内、静脉注射和气管内给药均可采用。给药后吸收迅速，静脉和气管内给药1～3分钟产生效应，肌内注射或皮下注射5～10分钟见效。人血浆半衰期90分钟，作用时间持续45～90分钟(有报道作用时间持续3～4小时)，所以常需重复给药，以保持拮抗所需血药浓度。本品主要代谢途径是在肝脏内与葡糖醛酸结合，然后经尿排出，静脉注射后48～72小时约65%从尿中排出，分布相半衰期为4.7分钟，清除相半衰期平均65分钟。

【不良反应】 个别患者出现口干、恶心、呕吐、食欲缺乏、困倦或烦躁不安、血压升高和心率加快，大多数不用处理自行恢复。有报道个别患者诱发心律失常、肺水肿和心肌梗死。

【禁忌证】 对本品过敏的患者禁用。

【注意事项】 (1)应根据病情和患者具体情况选用适当的剂量和给药速度。

(2)密切观察生命体征的变化，如呼吸、心律和心率、血压等，如有变化应及时采取相应措施。

(3)高血压和心功能不全患者慎用。

(4)阿片类及其他麻醉性镇痛药成瘾者，注射本品时立即出现戒断症状，因此要注意掌握剂量。

【药物相互作用】 尚不明确。

【给药说明】 (1)治疗阿片类药物、镇静催眠类药与急性酒精中毒，首剂0.4～0.8 mg，无效时可重复1次。因纳洛酮作用只持续45～90分钟，以后必须根据病情重复用药以巩固疗效。

(2)丁丙诺啡与阿片受体的结合率低、分离速度慢决定了其作用时间长，因此在拮抗丁丙诺啡的作用时应使用大剂量纳洛酮，对丁丙诺啡的拮抗作用需要逐渐增强逆转效果，缩短呼吸抑制的时间。

(3)甲己炔巴比妥可阻断纳洛酮诱发阿片成瘾者出现的急性戒断症状。

(4)本品不能与含有硫酸氢钠、亚硫酸氢钠、长链高分子阴离子或任何碱性的制剂混合。

【用法与用量】 皮下、肌内或静脉注射。

(1)常用量　成人一次0.4～0.8 mg；小儿同成人用量。

(2)用于促使吗啡或芬太尼全麻后自发呼吸恢复按体重1.3～3 μg/kg。

(3)用于阿片类中毒　一次400 μg或按体重10 μg/kg，需要时2～3分钟可重复1次。

【制剂与规格】 盐酸纳洛酮注射液(1)1 ml：0.4 mg；(2)1 ml：1 mg；(3)2 ml：2 mg；(4)10 ml：4 mg。

盐酸纳曲酮

Naltrexone Hydrochloride

【适应证】 纳曲酮可阻断外源性阿片类物质的药理作用，作为阿片类依赖者脱毒后预防复吸的辅助药物。

【药理】 本品是阿片受体拮抗药，对μ、κ和δ三种阿片受体均有阻断作用。口服生物利用度约50%。被吸收药物的95%在肝脏被转化成多种代谢产物。主要代谢产物6-β-纳曲醇，与纳曲酮一样是阿片受体纯拮抗剂。两者的达峰时间都为1小时，平均清除半衰期分别为3.9小时和12.9小时。纳曲酮长期给药无蓄积性，不产生耐受性和依赖性。对阿片类依赖者，纳曲酮可催促产生戒断综合征。

【给药说明】 须在停用阿片类药物7～10天后开始纳曲酮治疗，以免意外催瘾。脱毒后的患者常有睡眠障碍、焦虑、食欲缺乏、周身酸痛等稽延症状。纳曲酮无助于这些症状的改善，但也不会影响这些症状的消退。纳曲酮可导致少数用药者氨基转移酶增高。因此治疗期间应定时进行肝脏功能检查。

【禁忌证】 美国FDA妊娠期药物安全性分级为口服给药C。

【用法与用量】 (1)脱毒诱导期　尿吗啡检查和纳洛酮激发试验均为阴性的患者始能用纳曲酮。第1天用2.5～5 mg，3～5天内逐日增加至每天40～50 mg。

(2)脱毒维持期　一日口服40～50 mg。一次顿服，至少半年。

【制剂与规格】 盐酸纳曲酮片：(1)5 mg；(2)50 mg。

维生素 B_6[药典(二)；基；医保(甲，乙)]

Vitamin B_6

【适应证】 (1)治疗肼类化合物中毒，如偏二甲基肼、甲基肼、肼、异烟肼及含有甲基肼的毒蘑菇(鹿花菌菇)中毒。

(2)治疗青霉胺中毒所致惊厥。

(3)乙二醇中毒的辅助治疗。

【药理】 (1)药效学　维生素 B_6 同系物包括吡多醇、吡多醛和吡多胺,三者可相互转化。在体内与 ATP 作用生成磷酸吡多醛和磷酸吡多胺,是多种酶类(如转氨酶、脱羧酶、脱氨酶等)的辅酶,参与许多代谢过程,包括生成神经递质 γ-氨基丁酸(GABA)、儿茶酚胺和 5-羟色胺等。肼类化合物进入体内后,与吡多醛生成腙类,消耗体内的维生素 B_6,阻碍磷酸吡多醛生成,导致上述酶类失活,发生代谢紊乱,如不能合成 GABA 等。GABA 为中枢神经系统的抑制性递质,GABA 缺乏使中枢神经系统处于兴奋状态,出现不安、惊厥等中毒症状。给予大剂量维生素 B_6 可拮抗肼类中毒引起的惊厥。此外,维生素 B_6 可以减少乙二醇代谢毒性产物乙二酸(草酸)的生成,故可作为乙二醇中毒的辅助治疗。

(2)药动学　本品口服易吸收,但治疗肼类中毒时多经静脉途径给药。吡哆醇和吡哆胺在体内被转化为吡哆醛,后者约 70%在肝内被氧化为 4-吡哆酸从尿中排出,少数以原形排出。

【注意事项】 超大剂量可引起外周神经病变,出现感觉异常、肌无力、肢体运动障碍等,多发生在一日总量超过 15 g 以上者,剂量越大发病率越高。

【用法与用量】 (1)肼类化合物中毒惊厥:以维生素 B_6 1～5 g 加入葡萄糖注射液中静脉注射,后继续静脉滴注 1～5 g 至惊厥停止,一日总量不宜超过 10 g。异烟肼口服中毒时,可按每摄入 1 g 异烟肼给 1 g 维生素 B_6 计算。

(2)毒蘑菇中毒:按体重一次 25 mg/kg 静脉注射,必要时可重复使用,一日总量不超过 10 g。

(3)其他毒物中毒引起的恶心、呕吐:口服 10～20 mg,一天 3 次;或静脉滴注 1 次 50～100 mg。

【儿科用法与用量】 参照成人。

【制剂与规格】 维生素 B_6 片:10 mg。

维生素 B_6 注射液:(1)1 ml∶25 mg;(2)1 ml∶50 mg;(3)2 ml∶100 mg。

其余内容参阅第十五章第一节。

七、蛇毒中毒解毒药

当毒蛇咬伤人体时,其毒液注入人体,通过血液循环,分布至全身而引起各种不同的局部和全身中毒症状,严重者会很快引起死亡。毒蛇咬伤后现场急救很重要,应采取各种措施,迅速排出毒液并防止毒液的吸收与扩散。到达有抢救条件的医院后,应继续采取综合措施,如彻底清创,内服及外敷有效的蛇药片,注射抗蛇毒血清及全身的支持疗法。抗蛇毒血清可中和相应的蛇毒,该过程是一种特异性被动免疫反应,因此,抗蛇毒血清是专供治疗毒蛇咬伤的特效药物,患者应在 30 分钟内使用最好。

我国现已生产的有抗蝮蛇毒血清、抗五步蛇毒血清、抗银环蛇毒血清及抗眼镜蛇毒血清。抗五步蛇毒血清也适用于烙铁头蛇、竹叶青蛇、蝮蛇等咬伤的治疗。这些血清均能特异治疗相应的蛇种咬伤所致的毒素中毒;在鉴别蛇伤的蛇种后,尽快使用特异的抗蛇毒血清。抗蛇毒血清注射后可迅速起效,约 30 分钟至数小时后神经症状和出血有好转。半衰期为 26～95 小时,因此抗蛇毒血清需连用 3～4 天。

抗蛇毒血清的其他内容参阅第十八章第一节。

抗蝮蛇毒血清[药典(三);基;医保(甲)]

Agkistrodon Halys Antivenin

参阅第十八章第一节。

抗五步蛇毒血清[药典(三);基;医保(甲)]

Agkistrodon Acutus Antivenin

参阅第十八章第一节。

抗银环蛇毒血清[药典(三);基;医保(甲)]

Bungarus Multicinctus Antivenin

参阅第十八章第一节。

抗眼镜蛇毒血清[药典(三);基;医保(甲)]

Naja Naja(atra)Snake Antivenin

参阅第十八章第一节。

八、肉毒中毒解毒药

肉毒抗毒素[医保(甲)]

Botulinum Antitoxins

参阅第十八章第一节。

第二十一章　医学影像对比剂用药

人体不同部位因厚度及组织密度不同，X 线穿透时，可以在荧光屏或胶片上形成明暗不同或黑白不同的影像，从而为疾病的诊断和鉴别诊断提供重要依据。但是，人体内许多部位，特别是腹腔和颅脑，因构成组织的密度近似，缺乏自然对比，使 X 线检查的应用受到限制。人工将某些对人体无害的低密度或高密度的物质导入体内，改变正常组织和器官间以及病灶与正常组织和器官的对比，以显示其形态和功能的检查方法，称为造影检查。所采用的提高对比度的物质称为对比剂。

1. X 线与电子计算机断层扫描(CT)对比剂　可分为阴性和阳性两种。传统的阴性造影剂有空气、氧气、二氧化碳和二氧化氮(笑气)，这类气体造影剂在临床的应用范围已逐渐缩小。胃肠道 CT 检查时使用的口服对比剂如水和脂肪乳剂，亦可归为阴性对比剂，近年来应用较为广泛。阳性对比剂在检查中应用广泛，可分为钡剂和碘剂。钡剂主要用于消化道检查。消化道单纯钡剂检查已为双对比检查技术取代，可以反映胃肠道功能以及解剖结构。消化道双对比造影是检出消化道疾病的主要检查方法，它能更清晰的显示黏膜表面的细微结构，从而达到早期诊断的目的。碘剂大体分为油脂类和水制剂两类。油脂类碘剂包括早年使用的碘油和碘苯酯，尚用于子宫碘油造影。碘水制剂可分为无机碘剂(如碘化钠)和有机碘剂，后者根据排泄方式不同而分为经胆道排泄型和经尿路排泄型。经胆汁排泄的对比剂，依给药方式不同而分为口服型和静脉型两种。多用于逆行肾盂造影，膀胱、尿道造影及 T 管造影，也可用于窦道和脓肿造影。胆道排泄型对比剂有胆影酸和碘番酸，目前其使用也逐渐减少。经尿路排泄的水溶性有机碘制剂临床应用最为广泛，依其在水中有无离子化而分为离子型(泛影酸盐)和非离子型(三碘苯甲酸酰胺类)两类。离子型对比剂常用的是三碘苯环化合物，如泛影葡胺、碘肽葡胺、双碘肽葡胺等。离子型对比剂为高渗性对比剂，其渗透压远高于人体正常血浆渗透压，可以导致：①内皮和血-脑屏障的破坏；②红细胞损害；③高血容量；④肾脏毒性；⑤心脏毒性；⑥疼痛及血管扩张；⑦局部热感不适。离子型对比剂的分子上都有一个羧基(—COOH)，在水溶液中很容易电离产生一个阳离子(H^+)，和一个三碘苯环阴离子(—COO^-)，因而水溶性较强，这些电荷对神经组织和心肌传导组织损害最大，可表现为：①致癫痫性；②与钙离子的拮抗作用导致心肌负性肌力作用和动脉血压降低；③与血清蛋白结合。离子型对比剂的水溶性主要来自于阳离子的盐，一般为钠盐及葡胺盐，这些离子基团使水溶性增强，也带来了离子毒性和高渗毒性的危害。离子型对比剂的黏稠度较大。非离子型对比剂为低渗对比剂，因其多个含羟基的侧链使空间分布对称，均匀包绕了碘原子，既保证了水溶性，又有效地屏蔽了化学毒性。目前临床上常用的有碘海醇、碘普罗胺、碘曲仑等。

2. 磁共振(MRI)对比剂　组织的 MR 信号强度可因扫描参数和脉冲序列的不同而有差别。为提高 MR 图像组织对比度，利于病变的检出和定性，尚可用引入磁共振(MRI)对比剂的方式改变组织微环境，实现上述目的。目前 MR 对比剂可分为：

(1)细胞外间隙 MR 对比剂　是目前应用最多的一类。钆喷葡胺即磁显葡胺(Gd-DTPA)是这类对比剂的典型代表。其特点及原理为：仅分布于细胞外间隙(包括血液中)，不进入细胞内；无组织器官特异性；为顺磁性金属离子与较大分子的螯合物；在常用剂量下明显缩短 T_1 时间，在 T_1WI 上提高信号强度；肾脏是这类对比剂的主要排泄器官；组织增强效应主要与其血流灌注特点和血脑屏障（BBB）破坏有关。

（2）器官特异性 MR 对比剂　是指选择性地作用于某一器官（靶器官）的 MR 对比剂。这种对比剂必须主要由靶器官摄取和排泄，而其他器官无或少量摄取和排泄。肝胆系统特异性 MR 对比剂研究最为活跃。这类对比剂中，锰福地匹三钠（Mn-DPDP）已进入临床应用，可被正常肝细胞和肝细胞性肿瘤摄取，肝实质得到明显增强，与未曾增强的肿瘤之间形成鲜明对比。

（3）肿瘤靶向性 MR 对比剂　分金属卟啉类和单克隆抗体铬螯合物两类，因技术原因和毒性较大，尚处于动物实验阶段，未能进入临床应用。

（4）网状内皮系统（RES）MR 对比剂　主要包括超顺磁性的氧化铁微粒，并由右旋糖酐外衣包裹。经静脉滴注到体内后被 Kuppfer 细胞吞噬，肝脏和脾脏是体内具有强大吞噬能力的 RES 器官，因此主要用于肝脾疾病的诊断，为 T_2 作用阴性对比剂。

（5）血池显像 MR 对比剂　主要包括超微颗粒超顺磁性氧化铁（US-SPIO），能较长时间停留于血液中，使血管显影，最后由淋巴系统清除，或滞留于淋巴系统和骨髓中。

（6）胃肠道 MR 对比剂　包括口服阳性对比剂和口服阴性对比剂，口服阳性对比剂能提高胃肠道 MR 信号，主要包括顺磁性物质、脂肪和油剂。口服阴性对比剂，能降低胃肠道 MR 信号，主要包括硫酸钡、高岭土铁氧微粒和气体。

第一节　X 线与 CT 对比剂

一、心、血管造影与血管内给药增强对比剂

（一）离子型含碘水溶性对比剂

泛影酸钠[医保(乙)]

Sodium Diatrigoate

本品为离子型含碘水溶性对比剂

【适应证】　主要用于排泄性尿路造影及各种血管造影。此剂还可用于术中胆道造影、关节腔造影、子宫输卵管造影以及瘘道造影等。

【药理】（1）药效学　本品为经肾排泄的离子型对比剂，在体内比周围软组织结构吸收较多量的 X 线，从而在 X 线照射下能形成密度对比而显影。当其注入血管或其他腔道后能显出其管腔形态，随后经肾脏排泄时可显示出泌尿道形态。

（2）药动学　血管内注射后，小部分附于血浆蛋白及红细胞上，体内主要分布于各脏器，经肾排泄。

【不良反应】　其毒性、刺激性较小。但对血管壁、细胞壁的通透性及血脑屏障有损害作用，并减少脑脊液的产生，可引起暂时性低血压，偶可发生过敏性休克。

【禁忌证】　严重肝、肾功能损害，活动性肺结核，甲状腺功能亢进和碘过敏者禁用。

【注意事项】　用后可有恶心、呕吐、流涎、眩　晕、荨麻疹等反应。轻者不必处理，中度反应者给予抗过敏药。

【用法与用量】（1）肾盂造影：静脉肾盂造影用 50％制剂 20～30 ml。逆行性肾盂造影则用 50％制剂 20 ml加注射用水 30 ml 稀释后，成人 6～7 ml。

（2）心血管造影：50％制剂 40 ml。

（3）脑血管造影：45％制剂 40 ml。

【制剂与规格】　泛影酸钠注射液：（1）1 ml：0.3 g；（2）20 ml：10 g。

泛影葡胺[基；医保(甲)]

Meglumine Diatrizoate

本品为离子型含碘水溶性对比剂。

【适应证】　适用于泌尿道造影，心血管造影，脑血管造影，其他脏器和周围血管造影，CT 增强扫描和其他各种腔道、瘘管造影。但不能用于脑及脊髓造影。

【不良反应】　轻而少见。少数患者可出现荨麻疹、哮喘和喉头水肿等过敏症状。

【禁忌证】　对碘过敏者、严重肝肾功能损害、活动性肺结核、甲状腺功能亢进及多发性骨髓瘤患者禁用。

【注意事项】（1）本品注入冠状动脉易诱发室颤，不可用作选择性冠状动脉造影。

（2）该对比剂在室温下黏稠度较高，不易快速注射，不适宜成人心脏大血管造影。

【用法与用量】（1）排泄性尿路造影：60％或 76％溶液均可，每次用量 20 ml。

（2）周围血管造影：60％或 76％溶液均可，每次用量控制在 40 ml 以内。

（3）脑血管造影：60％溶液，每次 20 ml。

（4）胃肠造影：76％溶液，每次 30～90 ml。

【制剂与规格】　泛影葡胺注射液：（1）1 ml：0.3 g；（2）20 ml：12 g；（3）20 ml：15.2 g；（4）50 ml：30 g；（5）50 ml：32.5 g；（6）100 ml：60 g。

复方泛影葡胺注射液：(1)1 ml：0.3 g；(2)20 ml：12 g；(3)20 ml：15.2 g。

(二)非离子型含碘水溶性对比剂

碘 海 醇[药典(二)；基；医保(甲)]

Iohexol

本品为非离子型含碘水溶性对比剂。

【适应证】 可用于心血管造影、尿路造影、CT增强检查、椎管造影、经椎管蛛网膜下隙注射后CT脑池造影、关节腔造影、经内窥镜胰胆管造影(ERCP)、疝或瘘道造影、子宫输卵管造影、涎腺造影、经皮肝胆管造影(PTC)、窦道造影、胃肠道造影和"T"型管造影等。

【药理】 (1)药效学 本品对脏器和血管有增强效应。

(2)药动学：据报道，本品静脉注射后，24小时内以原状在尿液中排出的近乎百分之百，尿液中本品最高浓度出现在注射后的一小时内，没有代谢物产生。

【不良反应】 (1)常见的不良反应为轻度的感觉异常，如热感或暂时性的金属味觉。胃肠道反应如恶心、呕吐也很少见。过敏样反应较少见，通常表现为轻度的呼吸道和皮肤反应，如呼吸困难、皮疹、红斑、荨麻疹、瘙痒和血管神经性水肿，它们可在注射后立即出现也可在几天后出现。严重的反应如喉头水肿、支气管痉挛或肺水肿非常少见。

(2)在动脉内注射造影剂所引起的不良反应性质与注射的部位和剂量有关。外周血管造影常会引起远端的热感和疼痛(发生率>1：10)。

(3)鞘内注射后的不良反应可能在检查后几小时甚至几天后延迟出现。其发生率与单独腰穿相似。头痛、恶心、呕吐和头晕很常见，主要与穿刺点脑脊液渗漏引起蛛网膜下隙压力下降有关。

【禁忌证】 对碘过敏者禁用。

【注意事项】 (1)有过敏、哮喘和对含碘制剂有过不良反应的需特别注意。对这些病例可考虑使用预防用药，如糖皮质激素，H_1、H_2组胺受体拮抗剂等。

(2)碘对比剂可激发过敏样反应或其他过敏反应的表现要做好急救准备。

(3)体外试验中，非离子型对比剂对凝血系统的影响较离子型对比剂为轻。在施行血管造影术时，应十分小心在血管内的技术操作，不时地用肝素化的氯化钠注射液灌洗导管以减少与操作技术相关的血栓形成和栓塞。

(4)实验性动物研究的结果并不直接或间接表明在人类生殖、胚胎或胎儿发育中的损害作用。碘海醇不应用于妊娠期妇女，除非临床医生认为利远大于弊时。造影剂在人类的乳汁中排出极少，再者通过胃肠道吸收的量也极少。因此对吃奶的婴儿损害的可能性很小。

(5)使用对比剂可能会导致短暂性肾功能不全，这可使服用双胍类降糖药(二甲双胍)的糖尿病患者发生乳酸性酸中毒。作为预防，在使用对比剂前48小时应停服双胍类降糖药，只有在肾功能稳定后再恢复用药。

(6)所有的碘对比剂都会影响甲状腺功能的测定，甲状腺碘结合能力下降会持续几周。

(7)血清和尿中高浓度的对比剂会影响胆红素、蛋白或无机物(如铁、铜、钙和磷)的实验室测定结果。在使用对比剂的当天不应做这些检查。

(8)虽然没有明确的配伍禁忌，碘海醇仍不应与其他药物直接混合使用。应使用单独的注射器。

【药物相互作用】 二周内用白细胞介素-2治疗的患者其延迟反应的危险性会增加(感冒样症状和皮肤反应)。

【用法与用量】 给药剂量取决于检查的种类、患者的年龄、体重、心输出量和全身情况及使用的技术，参阅表21-1至表21-4。

表21-1 碘海醇静脉内注射剂量

适用范围	浓度	用量	说明
尿路造影			
成人	300 mgI/ml或350 mgI/ml	40～80 ml	在大剂量的尿路造影中可高于90 ml
儿童<7 kg	300 mgI/ml	3 ml/kg	
>7 kg	300 mgI/ml	2 ml/kg(最高40 ml)	
下肢静脉造影	300 mgI/ml	每条腿20～100 ml	
数字减影造影	300 mgI/ml或350 mgI/ml	一次20～60 ml	
CT增强			
成人	300 mgI/ml	100～180 ml	通常含碘量为30～60 g
	350 mgI/ml	100～150 ml	
儿童	300 mgI/ml	1.5～2 ml/kg	

表 21-2　碘海醇动脉内注射剂量

适用范围	浓度	用量	说明
动脉造影			
主动脉造影	300 mgI/ml	一次 30～40 ml	根据注射部位选择每次注射的用量
选择性脑动脉造影	300 mgI/ml	一次 5～10 ml	
	350 mgI/ml	一次 25～40 ml	
下肢动脉造影	300 mgI/ml 或 350 mgI/ml	一次 30～50 ml	
各种动脉造影	300 mgI/ml	取决于检查的类型	
心血管造影			
成人左心室和主动脉根注射	350 mgI/ml	一次 30～60 ml	
选择性冠状动脉造影	350 mgI/ml	一次 4～8 ml	
儿童	300 mgI/ml 或 350 mgI/ml	最高 3 ml/kg	取决于年龄、体重和病情

表 21-3　碘海醇脊髓造影剂量

适用范围	浓 度	用 量	说 明
椎管造影	300 mgI/ml	7～10 ml	为减少可能的不良反应，使用总量不应超过 3 g 的碘

表 21-4　碘海醇体腔内使用剂量

适用范围	浓度	用量	说明
关节腔造影	300 mgI/ml	5～15 ml	
	350 mgI/ml	5～10 ml	
子宫输卵管造影	300 mgI/ml	15～25 ml	
涎管造影	300 mgI/ml	0.5～2 ml	
胃肠道检查（口服）		成人、儿童、因人和临床要求而异	可稀释

【制剂与规格】 碘海醇注射液（按碘计）：(1)10 ml∶3 g；(2)20 ml∶6 g；(3)20 ml∶7 g；(4)50 ml∶7 g；(5)50 ml∶9 g；(6)50 ml∶12 g；(7)50 ml∶15 g；(8)50 ml∶17.5 g。

碘 普 胺[医保(甲)]

Iopromide

本品为单聚体非离子型对比剂。

【适应证】 可用于 CT 增强检查、数字减影血管造影(DSA)、动脉造影、静脉造影、静脉尿路造影及体腔造影（如关节腔造影、瘘道造影、子宫输卵管造影等），但不能用于蛛网膜下隙造影、脑室造影或脑池造影。

【不良反应】 部分患者可出现轻微的不良反应，如灼烧感，皮肤潮红及少见的恶心、呕吐等症状，但均在注射后很快消失。很少数患者可以出现严重的过敏反应，甚至休克。极个别的患者对比剂外渗可引起明显的组织反应。对有些可能是先兆的轻微反应如瘙痒、胸闷等应引起重视，发现这些情况立即停止注射，并采取急救措施。

【禁忌证】 (1)碘过敏患者，严重的甲状腺功能亢进患者禁用。

(2)急性盆腔炎及妊娠期妇女忌用于子宫输卵管造影。

【注意事项】 (1)有过敏倾向的患者应事先预防性的给予抗组胺药或糖皮质激素。但对比剂与预防性药物不可混合注射。

(2)肾功能不全、婴幼儿及老年人使用前应注意避免脱水。

(3)嗜铬细胞瘤患者术前宜给予 α 受体拮抗剂，以防止高血压危象。

(4)妊娠期妇女使用本品的安全性尚无定论，妊娠期尽量避免使用。

【用法与用量】 (1)静脉尿路造影：成人该药(300 mg/ml)剂量应不少于 1 ml/kg。在特殊情况下，如患者肥胖或有肾功能不全时，剂量可增加或减少。

(2)CT 增强：碘普胺 3001～2 ml/kg。

(3)血管造影：对比剂用量视患者年龄、体重、检查部位、临床需要而定，可参考“碘海醇”。

【儿科用法与用量】 静脉尿路造影　儿童肾脏的肾单位尚未成熟，浓缩功能生理性不足，需要较高剂量的对比剂，如：新生儿剂量 1.5 gI/kg，相当于碘普胺 300 5 ml；婴儿 1.0 gI/kg，相当于碘普胺 300 3.0 ml；幼儿 0.5 gI/kg，相当于碘普胺 300 1.5 ml。

【制剂与规格】 碘普胺注射液(以碘计):(1)20 ml∶6 g;(2)50 ml∶15 g;(3)100 ml∶30 g;(4)75 ml∶22.5 g;(5)100 ml∶37 g;(6)50 ml∶18.5 g。

碘佛醇[药典(二);医保(甲)]

Ioversol

本品为含三碘低渗非离子型对比剂。

【适应证】 参阅“碘海醇”。

【药理】 (1)药效学 血管内注射后,由于含碘量高,使X线衰减,能使途经的血管显像清楚直至稀释后为止。

(2)药动学 快速静脉注射后,血液内碘浓度立即升至峰值,在5～10分钟内迅速下降,血管内的半衰期约为20分钟。血浆内浓度急剧下降。静脉注射后20分钟,与细胞外间隙达到平衡,然后浓度下降呈指数性。静脉注射对比剂后15～120秒钟,正常和异常组织的对比增强达到最大程度,因此在注射后30～90秒钟内进行的动态CT扫描可以提高增强效果及诊断效率,这在CT增强检查时尤为有用。正常人血管内注射碘佛醇后,其清除药物动力学呈两室模型(药物分布的快速α期及药物排出的较慢β期)。血管内注射后,碘佛醇主要通过肾脏排泄。尿液中药物浓度在注射后2小时达峰值。通过粪便排出量极小。碘佛醇不与血浆蛋白结合,不发生代谢。碘佛醇可能以单纯扩散方式通过胎盘屏障,通过乳汁排泄情况尚不清楚。

【制剂与规格】 碘佛醇注射液:(1)20 ml∶13.56 g(每1 ml含碘320 mg);(2)50 ml∶33.9 g(每1 ml含碘320 mg);(3)100 ml∶67.8 g;(4)100 ml∶74.1 g;(5)20 ml∶6.4 g;(6)50 ml∶16 g。

其余内容参阅“碘海醇”。

碘曲仑[医保(乙)]

Iotrolan

本品为非离子双体对比剂。

【适应证】 由于其优越的理化特性,使其神经耐受性很高,临床广泛用于脊神经根、颈段、胸段、腰段脊髓及全脊髓造影术,CT脑室造影术和其他体腔造影。

【药理】 该对比剂有极好的亲水性,血浆蛋白结合率极低,抑制酶系和降低血清补体活性作用轻微。分子含碘量46.82%,在浓度300 mgI/ml时,其渗透压与血液和脑脊液相等。由于其双体分子量比非离子单体高一倍,所以它的水溶液黏滞度较大,这个特性非常适合于脊髓造影,胃肠造影及其他体腔造影,因为它与体液混合缓慢,显影时间长。但黏滞度大使其不适合血管内注射使用。由于碘曲仑优越的理化特性,使其神经耐受性很高,临床广泛用于脊神经根、颈段、胸段、腰段脊髓及全脊髓造影术,CT脑室造影术和其他体腔造影。

【不良反应】 常见的不良反应有恶心、呕吐、头痛,较少发生的是惊厥、疼痛和原有的背痛颈痛或肢体疼痛加剧,极短暂的非特异性的脑电图变化。严重的碘过敏反应如休克有可能发生,但很罕见。

【注意事项】 (1)过敏体质患者,潜在的甲状腺功能亢进和结节性甲状腺肿患者慎用。

(2)造影前使用地西泮及抗抑郁药物可降低癫痫阈,应停药后48小时后使用本对比剂。

(3)如患者发生惊厥,应立即缓慢肌内注射10 mg地西泮注射液,控制后给予0.2 g苯巴比妥以防复发。

【用法与用量】 根据检查项目及部位而定。

(1)神经根造影(不包括脊髓圆锥):浓度240 mgI/ml,剂量7～10 ml。

(2)腰段椎管造影:浓度240 mgI/ml,剂量10～15 ml;浓度300 mgI/ml,剂量7～12 ml。

(3)胸段椎管造影:同上。

(4)颈段椎管造影:浓度240 mgI/ml,剂量15 ml;浓度300 mgI/ml,剂量8～15 ml。

(5)全椎管造影:浓度300 mgI/ml,剂量10～15 ml。

(6)脑室造影:浓度240或300 mgI/ml,剂量3～5 ml。

(7)CT脑室造影:浓度240 mgI/ml,剂量4～12 ml。

(8)关节造影:浓度240(或300)mgI/ml,剂量2～15 ml。

(9)子宫输卵管造影:浓度240(或300)mgI/ml,剂量10～15 ml。

【制剂与规格】 碘曲仑注射液:(1)10 ml∶0.9 g(每1 ml含碘90 mg);(2)10 ml∶2.4 g(每1 ml含碘240 mg);(3)20 ml∶4.8 g(每1 ml含碘240 mg);(4)10 ml∶3 g(每1 ml含碘300 mg)。

碘克沙醇[医保(乙)]

Iodixanol

【适应证】 用于成人的心血管造影、脑血管造影[常规的与动脉减影数学减影血液造影(i. a. DSA)]、外周动脉造影(常规的与i. a. DSA)、腹部血管造影(i. a. DSA)、尿路造影、静脉造影以及CT增强检查。

【药理】 (1)药效学 注射后,有机结合碘在血管、组织中吸收射线,从而产生人工对比度。

(2)药动学　碘克沙醇在体内快速分布，平均分布半衰期约为 21 分钟。表观分布容积与细胞外液量(0.26 L/kg 体重)相同，这表明碘克沙醇仅分布在细胞外。蛋白结合率低于 2%。平均排泄半衰期约为 2 小时。碘克沙醇主要由肾小球滤过经肾脏排泄。健康志愿者经静脉注射后，约 80% 的注射量在 4 小时内以原形从尿中排出，97%在 24 小时内排出。只有约 1.2%的注射量在 72 小时内从粪便中排泄。最大尿药浓度在注射后约 1 小时内出现。

【不良反应】　不良反应轻微。最常见的是在注射部位有热感、冷感或疼痛感等短暂的不适。短暂的副作用如视觉紊乱、头痛、恶心、呕吐以及味觉紊乱偶有发生。皮疹、荨麻疹、瘙痒、嗅觉异常、血管神经性水肿和呼吸道症状也可能发生。

【禁忌证】　严重肝、肾功能不全者禁用。

【注意事项】　(1)碘对比剂可引起短暂的肾功能障碍或肾衰。先天性肾功能障碍患者，尤其是患有糖尿病的肾病患者和骨髓瘤患者在使用碘对比剂时有危险。在注射对比剂前应避免脱水。

(2)肾功能障碍患者的对比剂清除会延迟。对严重的肝肾功能紊乱患者需特别留意，因为它们会显著地延迟对比剂的清除。

(3)对老年患者、甲亢患者以及心血管患者也需特别注意。

(4)有过敏反应史、哮喘史或对碘对比剂有不良反应史的需特别注意。对这类病例可以考虑预先给予糖皮质激素或抗组胺药。

【用法与用量】　给药剂量取决于检查的类型、年龄、体重、心输出量和患者全身情况及所使用的技术(表 21-5)。与其他对比剂一样，在给药前后应保证充足的水分。

表 21-5　碘克沙醇在正常成年人的平均剂量

适用范围	浓度	用量
动脉造影		
选择性脑动脉造影	270/320 mgI/ml	一次 5～10 ml
选择性脑 i. a. DSA	150 mgI/ml	一次 5～10 ml
主动脉造影	270/320 mgI/ml	一次 40～60 ml
外周动脉造影	270/320 mgI/ml	一次 30～60 ml
外周 i. a. DSA	150 mgI/ml	一次 30～60 ml
选择性内脏 i. a. DSA	270 mgI/ml	一次 10～40 ml
心血管造影		
左心室与主动脉根注射	320 mgI/ml	一次 30～60 ml
选择性冠状动脉造影	320 mgI/ml	一次 4～8 ml
静脉内造影		
尿路造影	270/320 mgI/ml	40～80 ml
静脉造影	270 mgI/ml	每条腿 50～150 ml
CT 增强		
头部 CT	270/320 mgI/ml	50～120 ml
体部 CT	270/320 mgI/ml	75～150 ml

【制剂与规格】　每 1 ml 含碘 270 mg：(1)20 ml∶5.4 g；(2)50 ml∶13.5 g；(3)100 ml∶27 g。

每 1 ml 含碘 320 mg：(1)20 ml∶6.4 g；(2)50 ml∶16 g；(3)100 ml∶32 g。

碘帕醇[医保(甲)]

Iopamidol

本品为非离子型水溶性对比剂。

【适应证】　本品用于腰、胸及颈段脊髓造影，脑血管造影，周围动脉造影及静脉造影；也用于心血管、冠状动脉、尿路、关节等的造影及 CT 增强。

【药理】　本品为非离子型水溶性对比剂，对血管壁及神经毒性低，局部及全身耐受性好，渗透压低，体内脱碘少，适用于脊髓造影和有造影剂反应高危因素的患者使用。

【制剂与规格】　碘帕醇注射液：(1)100 ml∶30 g(碘)；(2)50 ml∶15 g(碘)；(3)50 ml∶7.5 g(碘)；(4)200 ml∶74 g(碘)；(5)100 ml∶37 g(碘)；(6)30 ml∶11.1 g(碘)；(7) 50 ml∶18.5 g(碘)；(8) 200 ml∶60 g(碘)；(9)30 ml∶9 g(碘)；(10)250 ml∶37.5 g(碘)；(11)250 ml∶60 g(碘)。

其余内容参阅“碘海醇”。

碘他拉酸钠(异泛影钠)

Sodium Iotalamate

【适应证】　适用于心脏、大血管造影，腹部脏器血管选择性造影，周围血管造影，泌尿道造影，各种直接法胆道造影和胃肠道造影等。

【药理】　参阅“碘他拉葡胺”。

【不良反应】　血管内注射给药后可出现恶心、呕吐、热感、皮肤潮红、头晕、头疼、出汗、寒战、口干、视觉模糊、流泪、皮肤瘙痒、口内异味等症状， 一般较短暂，但需要密切观察。少数患者可出现严重反应，包括：惊厥、喉头水肿、支气管痉挛、肺水肿、心律失常、心绞痛、休克等症状。

【禁忌证】　(1)本品禁止注入蛛网膜下隙或与蛛网

膜下隙相通的囊腔或窦道内。

(2)注入冠状动脉易诱发心室颤动，不宜用作冠状动脉造影。

(3)注入脑血管和其他神经系统血管内易引起神经组织损害，不宜用作选择性脑血管造影。

【用法与用量】 (1)心血管和主动脉造影：①经心导管直接注入造影部位，成人用量40～50 ml(66.8%)，小儿常用量按体重1 ml/kg(80%)；②肘静脉注射，成人用量50～100 ml(66.8%)；小儿常用量按体重1～1.5 ml/kg(66.8%)。

(2)肾动脉造影：经导管注入，成人常用量 10～25 ml(66.8%)，儿童酌减。

(3)周围血管造影：直接穿刺或经导管注入，成人常用量8～30 ml(66.8%)。

(4)排泄性尿路造影：①经静脉注入成人常用量20～40 ml(66.8%)。②小儿常用量按体重0.5 ml/kg(66.8%)。

(5)胃肠道造影：口服或灌肠，成人常用量 30～100 ml(66.8%)。

【制剂与规格】 碘他拉酸钠注射液：(1)20 ml：13.36 g(66.8%)；(2)50 ml：33.4 g(66.8%)；(3)20 ml：16 g(80%)。

碘他拉葡胺(异泛影葡胺)

Meglumine Iotalamate

【适应证】 适用于心脏、大血管造影，腹部脏器血管选择性造影，周围血管造影，泌尿道造影和CT增强扫描。也可供胆道、子宫输卵管或其他窦腔内直接注射作相应部位造影。

【药理】 本品为泛影葡胺的异构体，其药理作用及体内过程与之相似。静脉注射后很少与血浆蛋白相结合，绝大多数经肾排出，尿中浓度高。特点是水溶性较大，渗透压较低，适用于心脏和大血管及周围血管造影。

【不良反应】 有恶心、呕吐、荨麻疹、咽部瘙痒及灼热感。

【禁忌证】 (1)对碘过敏者。

(2)肝、肾功能不良及活动性肺结核、多发性骨髓瘤、甲状腺功能亢进患者。

【注意事项】 (1)严重高血压、严重动脉硬化、心功能不良、近期脑血管栓塞或血栓形成等患者，应慎作脑血管造影。

(2)作脑室造影，只限于脑脊液循环有梗死时。

【用法与用量】 (1)心血管造影：经心导管直接注入心腔，①成人常用量，40～50 ml(78%)。②小儿常用量，14岁以下按体重0.5～1.0 ml/kg，14岁以上用成人量，2个月以下的婴儿总量不宜超过3 ml/kg。

(2)主动脉造影：经导管注射，成人常用量20～50 ml/kg(78%)，儿童酌减。

(3)选择性冠脉造影：一次4～7 ml(78%)，可重复注射。

(4)选择性肾动脉造影：一次4～8 ml(78%)，可重复注射。

(5)选择性腹腔动脉造影：一次30～50 ml(78%)，可重复注射。

(6)排泄性尿路造影：静脉注射，①成人常用量，25～50 ml(78%)。②小儿常用量按体重0.5 ml/kg，1～2分钟注完。

【制剂与规格】 碘他拉葡胺注射液：(1)1 ml：0.125 g；(2)10 ml：6 g；(3)20 ml：12 g；(4)50 ml：30 g；(5)100 ml：60 g。

碘克沙酸葡胺

Meglumine Ioxaglate

【适应证】 ①320 mgI/ml规格的适用于腹部血管造影，周围血管造影，心血管造影，大脑血管造影，数字减数血管造影，尿路造影，输卵管造影，关节造影。②160 mgI/ml规格的适用于动脉数字减数血管造影。③200 mgI/ml规格的用于各种静脉造影。

【药理】 本品为水溶性含碘对比剂。脉管内给药，分布在脉管与间隙空间中，主要经肾排泄。如肾功能不全，部分从胆汁中排出，少量从唾液、汗腺和结肠排泄。与一般高渗透造影剂相比，具有对血流动力学影响小，对电解质及水平衡影响小，痛楚及灼热感轻。

【不良反应】 静脉用药有时引起急性肾功能衰竭，婴儿尤其在反复给药时易引起惊厥、呼吸困难、心动过缓。老年、氮质血症者、身体衰弱患者使用中易加剧脱水，也有引起休克和死亡的报道，此外，可见恶心、呕吐、头痛、头晕等反应发生。

【禁忌证】 (1)蛛网膜下隙(或硬膜外)禁用。

(2)对碘过敏者、甲状腺功能亢进患者等禁用。

【注意事项】 (1)肝肾功能不全、心脏病、呼吸困难、糖尿病及有过敏史者慎用。

(2)用药期间应监测心率和血压。

(3)对易引起过敏者应先进行过敏试验。

【用法与用量】 (1)血管造影：剂量及注射速度取决于造影部位，但重复注射时，不能超过4～5 ml/kg。

(2)尿路造影:剂量根据体重及肾功能决定。

(3)子宫输卵管造影:10～20 ml,根据子宫容积决定。

(4)关节造影:20±2 ml,根据其部位决定。

【制剂与规格】 碘克沙酸葡胺注射液:(1)50 ml∶16 g(碘);(2)100 ml∶32 g(碘)。

二、胃肠道对比剂

硫酸钡[药典(二);基;医保(甲,乙)]

Barium Sulfate

X线双重对比剂。

【适应证】 适用于上、下消化道造影。

【药理】 (1)药效学　为高密度胃肠道对比剂,可制成不同比例混悬液单独使用,但通常与低密度气体一起使用,达到双重造影之目的。国内报道显示粗细不均匀型硫酸钡优于细而均匀型硫酸钡。

(2)药动学　本品本身无毒,人体不吸收,不积累,原形从粪便排泄。

【不良反应】 一般无不良反应,偶尔有排便困难、恶心、腹泻等症状。

【禁忌证】 (1)疑有消化道穿孔者禁用。

(2)肠梗阻患者、急性胃肠出血患者禁用。

(3)全身衰弱等患者禁用。

(4)加泻剂禁用甘露醇。

【注意事项】 (1)为了防止排便困难及便秘,检查后应充分饮水,必要时可服缓泻剂处理。

(2)加泻剂禁用甘露醇。

(3)其他　①肠瘘管形成。②容易产生穿孔的某些肠道疾病如阑尾炎、憩室炎、溃疡性肠炎、寄生虫感染等慎用。

【用法与用量】 (1)上消化道造影,根据检查部位和检查方法不同,加适量水调成不同浓度的混悬液(成人见表21-6)。

(2)下消化道造影:按常规结肠清洁准备(控制饮食、大量饮水、加泻剂法)进行灌肠前准备,造影前肌注低张药物或丁溴东莨菪碱(可根据医院临床经验及习惯选择)用前加适量水调成混悬液,按硫酸钡浓度180%(w/v),每次250～300 ml经肛门灌入肠内。

表21-6　硫酸钡使用量

检查部位	检查方法	硫酸钡浓度%(w/v)	用量(ml)
食道	经口	100～180	50～150
胃、十二指肠	经口	100～180	50～150

【制剂与规格】 硫酸钡(Ⅰ型)干混悬剂:(1)200 g;(2)500 g;(3)1000 g。

硫酸钡混悬剂:(1)100%(w/v);(2)120%(w/v);(3)130%(w/v);(4)140%(w/v)。

硫酸钡(Ⅰ型)混悬液:160%(w/v)。

硫酸钡(Ⅰ型)混悬液:70%(w/v)。

硫酸钡(Ⅱ型)干混悬液:(1)200 g;(2)250 g;(3)300 g。

三、胆道对比剂

胆影葡胺[药典(二);医保(甲)]

Meglumine Adipiodone

【适应证】 用于胆管和胆囊造影。

【药理】 本品为有机碘化合物,为胆道造影剂,静脉注入后20分钟,胆道开始显影,45～90分钟显影最佳。2～2.5小时后,胆囊中浓度达最高。

【不良反应】 较少见,静脉内注射可能有短暂的烧灼感。偶可出现烦躁不安,周身发热感觉,上腹压迫感以及恶心等症状,这些不良反应多于注药后不久后消失。缓慢注射,可以减少不良反应出现的几率。

【禁忌证】 (1)肝、肾功能严重减退、甲状腺功能亢进及碘过敏者禁用。

(2)黄疸患者及妊娠期妇女禁用。

【注意事项】 (1)静脉注射必须缓慢,也可在20分钟内静脉滴注。

(2)本品具有渗透性利尿作用,可加重患者的失水状况。

(3)造影当日早晨禁食,造影前1日可用缓泻剂排除肠中积气。

【用法与用量】 本品静脉缓慢注射:成人20 ml(50%);小儿0.3～0.6 ml(50%)/kg。静脉滴注,0.6 ml(50%)/kg加入5%的葡萄糖注射液150 ml,缓慢滴注30分钟以上。

【制剂与规格】 胆影葡胺注射液:(1)1 ml∶0.3 g;(2)20 ml∶6 g;(3)20 ml∶10 g。

碘番酸[药典(二);医保(甲)]

Iopanoic Acid

【适应证】 胆囊造影。

【药理】 本品为口服胆囊对比剂。口服后由肠道吸收,经门静脉入血循环,再随胆汁排入胆管及胆囊,被胆囊浓缩而显影。

【不良反应】 恶心、呕吐和腹泻等，皆较轻微。极少有较明显的不良反应。

【禁忌证】 严重甲状腺功能亢进者禁用。

【注意事项】 (1)本品仅供口服。

(2)凡有幽门梗阻、呕吐、腹泻、急性胃肠炎者，服药后影响吸收，不宜作此检查。

(3)严重肝功能减退者不能显影，故不宜使用。

【用法与用量】 本品在晚餐后用温开水吞服，每隔5分钟1片，半小时内服完6片，直至次日清晨拍片前不可进食。在服本品前6小时，进高脂肪餐1份，晚餐宜少量且忌脂肪，在服药后14小时开始拍片。

【制剂与规格】 碘番酸片：0.5 g。

四、淋巴对比剂

乙碘油

Ethiodized Oil

【适应证】 用于淋巴管、输卵管及窦道造影。

【药理】 口服 $t_{1/2}$ 为1.6个月，肌内注射则为5.7个月。注入支气管内的碘化油，在3～4小时内60%～80%从气管咳出，在24～48小时内基本排完。注入子宫、输卵管内的碘化油大部分从阴道排出，小部分进入腹腔缓慢吸收、消除。

【不良反应】 大量吞入碘化油可引起碘中毒，症状有食欲缺乏、恶心、呕吐、唾液腺肿胀、流涎、口内铜臭味、喉部烧灼感、咳嗽、气急、胸闷、眼炎、鼻窦炎、皮疹等。可引起肉芽肿。并可促使肺结核病灶恶化。

【禁忌证】 (1)甲状腺功能亢进、甲状腺肿瘤患者禁用。

(2)有严重心、肝、肺疾患，急性支气管炎症和发热患者禁用。

【注意事项】 有碘过敏史者慎用。应做相应的碘过敏试验。

【用法与用量】 淋巴管造影：单侧不超过15 ml，双侧同时注射总量不超过25 ml，注射速度要慢。

【制剂与规格】 乙碘油注射液：(1)36%5 ml；(2)36%10 ml。

五、其他

碘化油[药典(二)；基；医保(甲)]

Iodinated Oil

X线诊断用阳性对比剂。

【适应证】 用于子宫输卵管造影，鼻窦、腮腺管以及其他腔道和瘘管造影，也用于肝恶性肿瘤的栓塞治疗。

【药理】 (1)药效学 注入体内后由于其能比周围软组织结构吸收更多X线，从而在X线照射下形成密度对比，显示出所在腔道的形态结构。

(2)药动学 注入子宫输卵管内几乎不被吸收，绝大部分直接由注入部位排出体外。进入腹腔内的少量碘化油主要被吞噬细胞缓慢吞噬，注入子宫输卵管内的碘化油大部分从阴道排出，小部分经输卵管进入腹腔缓慢吸收。

【不良反应】 (1)偶见碘过敏反应，在给药后即刻或数小时发生，主要表现为血管神经性水肿、黏膜刺激、肿胀和分泌物增多等症状。

(2)碘化油对组织刺激轻微，一般不引起局部症状，析出游离碘后刺激性增大，且易发生碘中毒。

(3)本品进入腹腔等组织内可引起异物反应，生成肉芽肿。

(4)子宫输卵管碘油造影有可能引起碘化油进入血管，发生肺动脉栓塞，进入盆腔可引起局部黏连。

【注意事项】 (1)少数患者对碘发生过敏反应。用本品作子宫输卵管造影，应先做口服碘过敏试验。瘘管、窦道造影等，碘化油不在体内贮留，可免做过敏试验。

(2)下列情况慎用本品：①有对其他药物、食物过敏史或过敏性疾病者。②下列情况慎作子宫输卵管造影：子宫癌(有导致扩散可能)、子宫内膜结核(易引起碘化油返流入血管产生肺动脉碘油栓塞)。③碘化油对组织刺激轻微，一般不引起局部症状，析出游离碘后刺激性增大，且易发生碘中毒。造影结束后利用体位引流并鼓励患者吐出对比剂，不能咽下。若有大量碘化油误入消化道宜采用机械刺激催吐或洗胃吸出，以免碘中毒。

(4)子宫输卵管造影时要控制注射量和压力，在透视下进行，避免挤破血窦引起肺血管栓塞，对子宫结核宫腔黏连者尤需注意。

【用法与用量】 (1)子宫输卵管造影：经宫颈管直接注入子宫腔内，5～20 ml(40%)。

(2)各种腔室(如鼻旁窦、腮腺管、泪腺管等)和窦道、瘘管造影：依据病灶大小酌量直接注入。

(3)肝癌栓塞治疗：先作选择性或超选择性肝动脉插管造影，将与抗癌药混匀的碘化油5～10 ml注入肿瘤供血动脉内。

【制剂与规格】 碘化油注射液：(1)2 ml；(2)5 ml；(3)10 ml。

碘化油软胶囊（按碘计）：(1) 10 mg；(2) 20 mg；(3)50 mg；(4)100 mg；(5)200 mg。

碘化油胶丸：(1)20 mg；(2)50 mg；(3)100 mg。

碘化油咀嚼片：50 mg。

氧　气[药典(二)]

Oxygen

性能介于空气和二氧化碳之间。

【制剂与规格】 医用氧气：(1)8 L；(2)10 L；(3)15 L；(4)40 L。

二 氧 化 碳[药典(二)]

Carbon Dioxide

溶解度大，吸收快，很少有形成气栓的危险。但吸收快，必须尽快完成检查。常用于脑室造影、椎管造影、关节腔造影、纵隔造影、腹腔造影、盆腔造影、膀胱造影、腹膜后造影等。

第二节　磁共振显像(MRI)对比剂

磁共振对比剂的种类很多，目前大部分使用和开发的对比剂都是迅速改变质子的 T_1 和 T_2 弛豫时间，来增强或降低组织或病变的信号强度达到造影目的。常用的 MRI 造影剂有顺磁性和超顺磁性物质以及磁铁性物质。顺磁性物质含有不成对电子，它与质子一样具有磁矩，使 T_1 和 T_2 弛豫时间缩短。磁铁性物质为一组具有磁矩且紧密排列的原子组成的晶体，主要应用超磁性物质 Fe_3O_4，与顺磁性物质的区别在于使 T_2 弛豫时间缩短，而对 T_1 弛豫时间影响较小。目前钆剂的临床应用研究发展迅速，钆类磁共振对比剂除去一些常见的不良反应外，少数患者可引起的肾源性系统纤维化。不含钆剂的特异性对比剂，主要应用于肝脏，副作用发生率较钆剂略高。

一、心、血管造影与血管内给药的顺磁性对比剂

钆喷酸葡胺[药典(二)；医保(乙)]

Dimeglumine Gadopentetate(Gd-DTPA)

【适应证】 用于中枢神经（脑及脊髓）、腹、胸、盆腔、四肢等人体脏器和组织的磁共振成像，以及增强 MR 血管造影检查。

【药理】 (1)药效学　本品是一种用于磁共振成像的顺磁性对比剂，进入体内后能缩短组织中质子的 T_1 及 T_2 弛豫时间，从而增强图像的清晰度和对比度。

(2)药动学　本品经静脉注射后迅速分布于细胞外液，约 1 分钟血和组织中浓度已达到高峰，注药后 10 分钟，血浆内药物浓度仅为原来的 20%。消除半衰期($t_{1/2}$)约 20～100 分钟，24 小时内约 90%以原形由尿排出。从乳汁等其他途径的排泄率＜1%。血液透析可将本品从体内排出。

【不良反应】 磁共振对比剂不良反应极少，个别患者给药后出现面部潮红，荨麻疹，恶心、呕吐、味觉异常、注射部位轻度热、痛感、支气管痉挛、心悸、头晕、头疼、寒战、惊厥及低血压等不良反应。极少数患者有过敏、喉头水肿、休克等反应，亦有重症肌无力急剧恶化的报道。

【禁忌证】 对本品过敏者禁用。

【注意事项】 (1)对有严重肾损害、癫痫、低血压、哮喘及其他变态反应性呼吸道疾病患者及有过敏倾向者慎用。

(2)注射时注意避免药液外渗，防止引起组织疼痛。

(3)部分患者用药后血清铁及胆红素值略有升高，但无症状，可在 24 小时内恢复正常。

(4)妊娠期妇女及哺乳期妇女慎用。

(5)本品的有效增强时间为 45 分钟，静脉注射后，应立即进行 MRI 检查。

(6)一次检查后所剩下的药液不应再使用。

(7)应用本品时应遵守磁共振检查中有关的安全规定。

(8)其他：①2～16 岁的儿童在进行中枢神经系统、颅外组织及躯体的磁共振成像时，可以使用本品。②因本品主要经肾脏消除，婴幼儿的肾功能尚未发育成熟，本品在婴幼儿体内的药代动力学尚未研究，故 2 岁以下儿童使用本品的安全性和有效性还未得到证实。

【用法与用量】 (1)静脉注射。成人及 2 岁以上儿童，按体重一次 0.2 ml/kg(或 0.1 mmol/kg)，最大用量为按体重一次 0.4 ml/kg。①颅脑及脊髓磁共振成像：必要时可在 30 分钟内再次给药。②全身磁共振成像：为获得充分的强化，可按体重一次 0.4 ml/kg 给药。最佳强化时间一般在注射后数分钟之内，不超过 45 分钟。

(2)将 1 ml 钆喷酸葡胺(相当于 2 mmol/L Gd-DTPA)

加 249 ml 氯化钠注射液或用 1 ml Gd-DTPA 加 49 ml 氯化钠注射液稀释后，可直接用于体腔的造影，如关节腔造影或腹腔造影等。

(3)将 1 ml 钆喷酸葡胺+15 g/L 甘露醇和 25 mmol/L 缓冲剂枸橼酸钠配成有较佳造影效果、胃肠涂布即穿透能力强、不易产生腔内浓缩的胃肠道阳性磁共振造影剂。尽管钆喷酸葡胺在大鼠脑池内注射的神经毒性低于一般离子型含碘水溶性对比剂(泛影葡胺)及非离子型含碘水溶性对比剂(碘普罗胺)，但目前仍不主张钆喷酸葡胺直接鞘内注射造影。

(4)利用钆喷酸葡胺中 Gd 元素原子序数高(157.3)有吸收 X 线的特点，可用于部分碘过敏患者的肾动脉 X 线造影或肾排泄性造影(即代替 X 线含碘造影剂)。

【制剂与规格】 钆喷酸葡胺注射液(按钆喷酸双葡甲胺计)：(1)10 ml∶4.69 g；(2)12 ml∶5.63 g；(3)15 ml∶7.04 g；(4)20 ml∶9.38 g。

钆双胺[医保(甲)]

Gadodiamide(Gd-DTPA-BMA)

【适应证】 参阅“钆喷酸葡胺”。

【药理】 (1)药效学　钆双胺是顺磁性 MRI 对比剂与钆喷酸葡胺相似。本品不能通过健全的血-脑屏障。注射钆双胺后，疾病所致血-脑屏障失常区域可以明显增强。

(2)药动学　钆双胺很快分布到细胞外液，分布量与细胞外液中水量相等，分布半衰期为 4 分钟，排泄半衰期约为 70 分钟。肾功能不全患者(GFR＜30 ml/min)排泄半衰期的延长程度与 GFR 值成反比。钆双胺通过肾小球过滤而经肾脏排泄。对肾功能正常的患者注射钆双胺 4 小时后有约 85%的注射剂量通过尿液排泄掉，静脉注射后 24 小时有 95%～98%被排泄掉。钆双胺的肾脏清除率和其总清除率几乎相同，与其他主要经肾小球滤过排泄的物质相似。注射 0.1～0.3 mmol/kg 时，未见与剂量有关的药代动力学变化。本品无代谢物测出。未观察到与蛋白结合。

其余内容参阅“钆喷酸葡胺”。

钆布醇

Gadobutrol

【适应证】 颅脑和脊髓磁共振成像(MRI)的对比增强，对比增强磁共振血管造影(CE-MRA)。

【药理】 本品是一个非分子型化合物。在临床剂量下，能导致组织液中质子的弛豫时间缩短，弛豫率仅轻度依赖磁场强度。它不能通过血-脑屏障。

【不良反应】 恶心、呕吐、皮疹、过敏反应等。

【禁忌证】 对本品的组成成分过敏者禁用。

【注意事项】 过敏反应已在其他含钆对比剂中有过报道，在使用钆布醇注射液后也观察到类似反应。对过敏反应进行医疗处理并建立急救措施是必要的。如果存在下列情况，发生过敏反应的危险性会升高：①既往对比剂过敏反应史；②支气管哮喘史；③过敏性疾病史。在有限的临床试验病例数中尚未观察到对肾功能的损害。由于数据有限，不能排除引起肾毒性或加重肾损伤的可能性。除非明确必需的情况下，钆布醇注射液不应该用于妊娠期妇女。应用钆布醇注射液后，母乳喂养应至少停止 24 小时。

【用法与用量】 静脉内给药　(1)颅脑和脊髓磁共振成像　成人一次推荐给药剂量为按体重 0.1 mmol/kg，相当于 0.1 ml/kg 的 1.0M 溶液。如果 MRI 增强扫描未见异常而临床仍高度怀疑有病灶存在，或更精确的信息会影响患者的治疗时，可在第一次给药后的 30 分钟内再注射至多按体重 0.2 mmol/kg 的钆布醇注射液，来提高诊断的准确率。

(2)对比增强磁共振血管成像(CE-MRA)　①一个观察视野的成像：成人体重＜75 kg，使用 7.5 ml；体重≥75 kg，使用 10 ml(相当于 0.1～0.15 mmol/kg)；②多于一个观察视野的成像：成人体重＜75 kg，使用 15 ml；体重≥75 kg，使用 20 ml(相当于 0.2～0.3 mmol/kg)。

【制剂与规格】 钆布醇注射液：(1)7.5 ml(相当于钆布醇 4.5354 g)；(2)15 ml(相当于钆布醇 9.0708 g)。

钆塞酸二钠

Gadoxetate Disodium

【适应证】 用于检测肝脏局灶性病变，在 T_1 加权磁共振成像中提供病灶特征信息。

【不良反应】 头痛、头晕、呕吐、恶心、皮疹、注射部位热感等。使用本品后，在少于 1%的患者中观察到血清铁和胆红素水平轻度升高，但均在 1～4 天内恢复到其原值，且无任何临床症状。

【禁忌证】 对活性成分或任何辅料过敏的患者禁用。

【注意事项】 (1)在下列情况下发生过敏反应的风险较高：有对比剂过敏史；有支气管哮喘病史；有过敏性疾病史。

(2)心血管疾病　由于目前获得的数据有限，因此在有严重心血管疾病的患者中使用本品时应谨慎。

(3)肾功能损害　曾有报道,在严重的急性或慢性肾损伤[肾小球滤过率<30 ml/(min·1.73 m^2)]或由于肝肾综合征引起的或在肝移植手术期间出现的任何程度的急性肾功能不全的患者中使用某些含钆对比剂与肾源性系统纤维化(NSF)的发生有关。虽然在本品的诊断剂量下,钆在全身的暴露量很低,同时本品具有双重清除途径(包括肾脏和肝胆系统),但在使用本品时仍有发生 NSF 的可能性,因此在本品应用于上述患者之前必须认真评估风险/收益。

(4)对于妊娠、哺乳期妇女,必须在进行认真的收益-风险评估后方可使用本品。

(5)对 18 岁以下患者尚无临床使用经验。

【用法与用量】　仅供静脉内给药。推荐剂量:成人 0.1 ml/kg(相当于 0.025 mmol/kg)。18 岁以下患者尚无临床使用经验,老年人群及肝损害患者无需调整剂量。

【制剂与规格】　10 ml 预装玻璃注射器,每 1 ml 中含钆塞酸二钠 181.43 mg。

锰福地吡三钠

Mangafodipir Trisodium(Mn-DPDP)

【适应证】　诊断用磁共振(MRI)对比剂,用于检查肝脏局灶性病变,鉴别肝细胞性与非肝细胞性病变。也可用于胆道、肾上腺和胰腺检查。

【药理】　(1)药效学　为顺磁性磁共振对比剂。锰福地吡是一含金属锰的螯合物,锰有顺磁性并且在磁共振造影中具增强造影效果,配体是二磷酸福地吡(dipyridoxyl diphosphate)。正常的肝实质优先摄取锰,所以能够产生异常组织与正常肝脏组织间的对比增强。在磁共振造影时,本产品的作用是缩短靶组织的纵向弛豫时间(T_1),加强信号强度(亮度),例如肝脏实质信号强度的加强。肝脏的增强约在注射结束后 2～4 小时达到最大,临床研究表明锰福地匹三钠有利于转移性以及肝细胞癌这类病灶的检出。

(2)药动学　Mn-DPDP 进入体内后,首先经过二步脱磷酸作用,第一步脱磷酸作用变成了 Mn-DPMP(单磷酸吡多醛锰);再经第二步脱磷酸作用而形成 MnPLED(双乙酸乙二胺吡多醛锰);其次 Mn^{2+} 被内源性金属元素 Zn^{2+} 置换形成 ZnDPDP、ZnDPMP、ZnPLED。注射 Mn-DPDP 后 5 分钟内血浆的主要代谢物为 MnPLED,10 分钟时达高峰浓度,2 小时后浓度显著下降,ZnPLED 在注药后浓度逐渐增加,30 分钟时达峰值,40 分钟后成为血中唯一能检出的代谢产物。Mn-DPDP 中的 Mn^{2+} 被内源性 Zn^{2+} 置换出来后,血中游离的 Mn^{2+} 会很快与蛋白质结合(98%与巨球蛋白结合,1%～2%与白蛋白结合),然后迅速被肝脏摄取。静脉注射后,锰福地吡三钠经去磷酸代谢后,锰离子通过与血浆锌(主要)交换,从锰福地匹中释放出来。锰和配体(福地匹)的药代动力学不同,两者通过不同的途径排泄。锰的初期平均血浆半衰期为 20 分钟或更短,被肝脏、胰腺、肾脏和脾脏大量摄取。螯合体的最初血浆半衰期为 50 分钟左右。锰的分布容积在 0.5～1.5 L/kg 之间,福地匹为 0.17～0.45 L/kg 之间。随其代谢,几乎所有的配体(福地匹)在 24 小时内通过尿液排泄,仅很少部分通过粪便排出。约 15%～20%的锰在最初 24 小时内经尿液排泄,其余大多数在随后的 4 天内经粪便排出。

【不良反应】　大多数报告的副作用是短暂且轻微的。通常有热感潮红、头痛、恶心、呕吐,腹痛,腹泻,胃肠胀气和味觉症状。过敏反应(如皮肤反应、鼻炎、咽炎)、眩晕、心悸、胸痛、高血压和注射引起的不适较少发生。很少有视觉紊乱、发热和麻痹的报道。本品能引起短暂的胆红素和肝脏转氨酶的上升以及短暂的血浆锌的下降。如果注射速度超过所建议的速度,非重度副作用就可能是轻微和中度短暂的热感和潮红。

【禁忌证】　(1)孕期与哺乳期妇女禁用。对本品或其成分过敏者禁用。

(2)嗜铬细胞瘤;严重肝功能减退(Child-Pugh　C 级),特别是严重的肝胆管阻塞性疾病以及严重的肾功能减退者禁用。

【注意事项】　(1)使用本品时须特别注意严重的心脏病、血-脑屏障损伤和严重的脑部疾病患者。

(2)长期使用非肠道营养,锰补充会引起锰在基底神经节的积聚,当接受这类治疗的患者注射锰福地吡三钠时应予以注意。

【用法与用量】　0.5 ml/kg,经静脉单次输注,速度为 2～3 ml/min,输注时间大约 8～20 分钟。

【制剂与规格】　锰福地吡三钠注射液:0.01 mmol/ml:50 ml。

钆贝葡胺[医保(乙)]

Gadobenate Dimeglumine Multihance(Gd-BOPTA)

【适应证】　钆贝葡胺是一种双功能对比剂,具有 Gd-DTPA 同样的性能和适应证,且剂量可以减半。另外,它又是肝脏的特异性对比剂。

【药理】　(1)药效学　钆贝葡胺 529 mg,其中钆贝酸 334 mg+葡甲胺 195 mg。钆贝葡胺为钆喷酸葡胺(Gd-DTPA)的衍生物，是一种顺磁性磁共振对比剂。人体在注射 0.1 mmol/kg 剂量本品后 1 小时，肝脏强化浓度达到 100%，而肿瘤(特别是转移瘤)却不能像正常肝细胞那样正常转运本品进入肝细胞内，并且不能分泌含有 Gd-BOPTA 的胆汁。因此肿瘤组织的强化不明显，与正常强化的肝实质形成鲜明对比。钆贝葡胺主要缩短人体组织水质子的纵向弛豫时间(T_1)，并在较小程度上同时缩短横向弛豫时间(T_2)。钆贝葡胺在水溶液中的弛豫率为 20MHz 时 $r_1=4.4$，$r_2=5.6\ mM^{-1}s^{-1}$。钆贝葡胺在血清蛋白溶液中的弛豫率较水溶液有明显的增大。在人类血浆中 r_1 和 r_2 值分别为 9.7 和 12.5 $mM^{-1}s^{-1}$。

(2)药动学　人体药代动力学描述呈 2 指数衰变形式。静脉注射钆贝葡胺，其分布和清除半衰期分别为 0.085～0.117 小时和 1.17～1.68 小时。总的分布容积从 0.170～0.248 L/kg，化合物分布于血浆及细胞外。钆贝酸离子快速从血浆中清除，并且主要从尿中排出，很少量的从胆汁中排出。在 24 小时内，注射剂量 78%～94% 的钆贝酸离子以原形从尿中排除。总血浆清除率为 0.098～0.133 L/kg，肾脏清除率为 0.082～0.104 L/kg，由肾小球过滤排出。给药剂量的 2%～4% 可从粪便中检出。钆贝酸离子不能穿过完整的血-脑屏障。因此，它不会在正常脑组织或具有正常血-脑屏障的损伤脑组织中累积。然而，当血-脑屏障遭到破坏或血管不正常时则钆贝酸离子渗入到损伤的部位中。

【不良反应】　本品不良反应发生率<1%。主要表现为：①头痛、恶心、呕吐，味觉异常。②心动过速、心律不齐、心电图异常。③肝肾功能轻度改变。④过敏反应等。

【注意事项】　(1)目前尚无钆贝葡胺用于肾功能损伤(肌酐清除率<30 ml/min)患者的研究。因此，不建议在此患者群中使用。

(2)尚未在妊娠期妇女和哺乳期妇女中确定钆贝葡胺的安全性和有效性。因此，不建议在妊娠期和哺乳期使用该品。

【用法与用量】　肝脏造影对成年患者的推荐剂量为 0.1 mmol/kg，相当于 0.5M 的溶液 0.2 ml/kg。对比剂团注后，可以立刻进行动态增强成像。在肝脏，完成早期动态增强成像，可以在注射后 40～120 分钟之间进行延迟成像。

【制剂与规格】　钆贝葡胺注射液：(1)10 ml：5.29 g 钆贝葡胺(相当于钆贝酸 3.34 g，葡甲胺 1.95 g)；(2)15 ml：7.935 g 钆贝葡胺(相当于钆贝酸 5.01 g；葡甲胺 2.925 g)；(3)20 ml：10.58 g 钆贝葡胺(相当于钆贝酸 6.68 g，葡甲胺 3.90 g)。

二、心、血管造影与血管内给药的微粒型对比剂

超顺磁性氧化铁

Superparamagnetic Iron Oxide(SPIO)

【适应证】　用于伴有网状内皮系统改变的肝脏病变的检出和定性评价。

【药理】　(1)药效学　超顺磁性氧化铁(SPIO)类对比剂，是一种网状内皮系统特异性 MRI 对比剂。注射后主要被体内的网状内皮系统摄取，缩短周围氢质子的弛豫时间，降低正常组织的信号强度，使 T_2 加权图像信号明显下降。网状内皮系统(RES)功能减弱的组织(如转移瘤、原发性肝癌、囊肿和各种良性肿瘤、腺瘤和增生等)保留了自身的信号强度，因此加大了与正常组织的信号对比。

(2)药动学　动物实验表明，注射 1 小时后，83% 被肝脏摄取，6% 被脾吸收。被细胞吞噬后输送到溶媒体降解，释放出的铁不断被血红蛋白结合。健康志愿者按 0.56 mg/kg 静脉注射菲立磁后，受试者血清铁浓度的峰值为(5.5±0.6) μg/ml，半衰期是(2.4±0.2)小时。静脉注射后，0～3.5 小时内，肝脏的信号强度无差别。24～48 小时后信号强度缺失的程度开始下降。

【不良反应】　(1)发生率≥5% 的不良反应　恶心，后背痛、腿痛、头痛、胸痛，血管扩张等超敏性反应。

(2)发生率<5%的不良反应　①消化道：腹泻、呕吐、食欲缺乏。②身体疼痛：腹痛、颈痛，乏力、发热。③心血管：高血压、低血压、心绞痛。④神经系统：眩晕感觉异常。⑤皮肤及其附属物：瘙痒症、发汗。⑥特殊反应：异常的视觉、味觉。⑦呼吸系统：咳嗽、鼻出血、鼻炎。

【禁忌证】　对已知注射用铁剂、右旋糖酐、右旋糖酐铁和多聚糖铁前体过敏或高敏者禁用。

【注意事项】　(1)部分患者注射后会出现过敏或低血压反应，发生率约为 0.5%，包括呼吸困难等呼吸系统症状，血管水肿，风疹和低血压等，需要治疗。

(2)一些患者发生急性严重的后背、腿部或腹股沟疼痛，发生率约为 2.5%。疼痛可单独发生或与呼吸困难、低血压同时发生，应分别给予治疗。

(3)自身免疫性疾病的患者注射铁剂有较高的不良反应发生率。

(4)如果发生高血压或中、重度疼痛，注射需要停止，并给予对症治疗。

(5)致畸胎作用:对鼠的致畸形剂量是临床标准体表面积下剂量的6倍,未进行足够和较好设计的妊娠期妇女试验研究。只有在权衡增强后影像的优势大于风险时才进行增强检查。

(6)哺乳期妇女:未知母乳中有无菲立磁分泌,同样只有在权衡增强后影像的优势大于风险时才进行增强检查。

【药物相互作用】 动物实验发现同时给予鼠肝素会延长其血液半衰期。

【用法与用量】 推荐剂量0.56 mg/kg的铁稀释于5%葡萄糖溶液100 ml中,注射时间大于30分钟,速率为2～4 ml/min。增强图像可以在注射菲立磁后即开始采集和注射后的0.5小时开始,T_2加权可获得最好的增强效果。

【制剂与规格】 超顺磁性氧化铁注射液:5 ml∶56 mg。

三、胃肠道对比剂

有代表性的阴性对比剂:有高岭土类($AL_2O_3 \cdot SiO_2 \cdot H_2O$)、硫酸钡($BaSO_4$)和全氟溴辛烷(perflurooctylbromide,PFOB)。高岭土类($AL_2O_3 \cdot SiO_2 \cdot H_2O$)为抗磁质,使$T_1$和$T_2$均缩短,缺点是口感差,但十分安全。硫酸钡($BaSO_4$)产生负性强化的机制为产生磁化率效应和使局部氢质子浓度降低。口服浓度为81%(wt/wt)$BaSO_4$ 150 ml,灌肠用66%(wt/wt)400 ml。$BaSO_4$是目前显示直肠、乙状结肠等较佳的造影方法之一。PFOB为不含氢原子的8碳链化合物,在各种扫描序列上均呈低信号。口服后快速通过小肠,30分钟后达结肠,3小时后全部从结肠排出。主要毒副反应为恶心、呕吐、腹泻,占15%。

主要的阳性胃肠道对比剂有:①Gd-DTPA,最佳浓度1.0 mmol/L。可口服和灌肠,十分安全有效。②枸橼酸铁铵[$(NH_4)_3Fe(C_6H_5O_7)_2$,简称FAC],为一种广泛应用的补铁剂。用法为8 ml%FAC稀释至500 ml口服或灌肠,也可制成奶制品等用于胃肠道造影。

第二十二章　放射性药物

放射性药物系指能够安全用于诊断或治疗人类疾病的含有放射性核素的制剂或其标记化合物。放射性药物有些是放射性核素的简单无机化合物，如碘[$^{131}I/^{123}I$]化钠、氯化亚铊[^{201}Tl]、氯化锶[^{89}Sr]等，大多数由两部分组成：放射性核素和非放射性被标记的部分，后者可以是化合物、抗生素、血液成分、生化制剂（激素、多肽、单克隆抗体和寡核苷酸）等。

放射性药物的基本性质取决于两个基本要素：①放射性核素；②药物，利用放射性核素作为示踪剂，结合药物在脏器中选择性的聚积或参与生理、生化代谢功能来达到诊断和治疗疾病的目的。

1. 放射性药物特点　放射性药物与其他药物不同之处主要有以下几点。

(1)能够发射射线　主要射线有3种。①α射线：即氦原子核流。②β粒子：从放射性核素中发出的高速电子或正电子（β^-与β^+）流。③γ射线：从核中发出的一种电磁辐射，其波长比X射线短，能量比X射线高。除上述三种以外，常见的还有俄歇电子。上述射线除在疾病诊断或治疗中发挥作用外，有时射线对非标记的药物部分，导致辐射自分解（radioautolysis），这是高放射性浓度的放射性药物观察其稳定性需考虑的问题。

遵循放射性核素的衰变规律。放射性核素衰变速度常以物理半衰期（$t_{1/2}$）来表示，即放射性核素的原子核衰变一半所需要的时间。对于生物体还有生物半衰期（t_b），指放射性核素由于生物代谢，从体内排除到原来的半数所需要的时间；有效半衰期（t_e），指放射性核素由于生物代谢和放射性衰变共同的作用减少到原来半数所需要的时间。三者之间关系可由下式表示：

$$t_e=(t_{1/2}\cdot t_b)/(t_{1/2}+t_b)$$

放射性活度反映核素的衰变率，是以单位时间内核衰变数表示。1975年第15届国际计量大会确定的国际单位为贝可勒尔（Becquerel），简称贝可，符号Bq。$1Bq=1s^{-1}$，每秒衰变一次。居里（Ci）为常用的特殊的专用单位。Bq与Ci的关系为$1Bq=2.703\times10^{-11}Ci$，$1Ci=3.7\times10^{10}Bq$。

(2)化学量少　纳克到毫克水平，并且多是一次性使用，因此对体内聚积而引起的化学危害可不必太多顾虑，但对某些放射性药物因加入载体或标记配体过量，仍需考虑药理、毒理问题，比如来昔决南钐[^{153}Sm]（^{153}Sm-EDTMP）中游离EDTMP过多时，很可能将体内微量元素络合排出体外。

(3)医用放射性核素可制备成密封源（例如^{125}I密封籽源）与开放源两种。无论哪类，若使用不当都会引起不必要的非医疗性的内照射或外照射。在使用放射性药物时必须遵守有关放射性防护的法规。

2. 放射性核素的生产方式主要有：①核反应堆生产；②加速器生产；③从辐照过的核燃料中提取裂变核素；④放射性核素发生器。

3. 常用放射性药物的种类

(1)反应堆生产的放射性核素见表22-1。利用核反应堆强大的中子流轰击靶核，吸收中子后的靶核发生重新排列，变为不稳定（放射性）新核素。核反应可分为(n,p)，(n,α)，(n,γ)及(n,f)等。n为中子，p为质子，α为α粒子或氦核，γ为γ射线，f表示裂变。目前锝[^{99m}Tc]的应用最为广泛，由钼[^{99}Mo]-锝[^{99m}Tc]发生器得到。由于它在衰变过程中发射单一的能量为140keV的γ射线，半衰期为6小时，无β射线，故可以显著地减少患者在检查中所受到的辐射剂量。γ射线能量适中，非常适合于现有的γ照相机及单光子发射计算机断层仪（single-photon emission computed tomography，SPECT）探测。$^{99m}TcO_4^-$的另一个优点是能够标记合成多种供临床使用的脏器显像的放射性药物。20世纪70年代后，^{99m}Tc的标记化合物已取代了大部分铟[^{113m}In]、^{131}I的标记化合物。目前^{99m}Tc标记的脏器显像剂已能应用于人体大部分脏器的检查。在核素治疗方面除^{131}I治疗甲状腺功能亢进症（Graves病）及分化型甲状腺癌有摄^{131}I功能的转移灶外，尚有氯化锶[^{89}Sr]、来昔决南钐[^{153}Sm-EDTMP]用于恶性肿瘤骨转移灶的止痛治疗，磷[^{32}P]-$CrPO_4$用于腔内治疗，^{125}I、钯[^{103}Pd]密封籽源用于难治性肿瘤的放射性粒子植入治疗等。

表22-1　核反应堆生产的临床应用的放射性核素

放射性核素	半衰期	核反应
^{32}P	14.3日	$^{31}P(n,\gamma)^{32}P$
^{51}Cr	27.7日	$^{50}Cr(n,\gamma)^{51}Cr$
^{89}Sr	50.5日	$^{88}Sr(n,\gamma)^{89}Sr$
^{99}Mo	2.73日	$^{98}Mo(n,\gamma)^{99}Mo$
^{131}I	8.04日	$^{130}Te(n,\gamma)^{131}I$
^{133}Xe	5.24日	$^{235}U(n,f)^{133}Xe$
^{153}Sm	46.7小时	$^{152}Sm(n,\gamma)^{153}Sm$
^{186}Re	90.6小时	$^{185}Re(n,\gamma)^{186}Re$

（2）回旋加速器生产的放射性核素　回旋加速器是使带电粒子在磁场中得到加速的装置。以足够能量克服靶原子核吸力，引起不同核反应，生成放射性核素，这些核反应可表示为(d,p)、(α,d)、(α,np)、(p,n)等。n为中子，d为氘核，p为质子、α为氦核。回旋加速器生产医用放射性核素（表22-2），大致有两种形式，一是地区性回旋加速器，能量在30MeV，生产的核素镓[^{67}Ga]、^{111}In、^{201}Tl、^{123}I供地区范围内医疗机构或全国应用，此类放射性核素半衰期在13.2～78.4小时，在运输上有可能；另一是超短半衰期正电子放射性核素，供正电子发射断层（positron emission tomography，PET）显像用，因其半衰期仅2～110分钟之间，长途运输困难，此类医用回旋加速器多安装在医院内、临近PET或PET/CT显像设备，但氟[^{18}F]因其半衰期109.8分钟，^{18}F-FDG仍有可能供应邻近几家医院PET、PET/CT显像用，医用加速器能量多在10～18MeV之间，主要生产^{18}F、碳[^{11}C]、氮[^{13}N]、氧[^{15}O]四种正电子核素，按国家食品药品监督管理总局（SFDA）与原卫生部颁布的“关于医疗机构制备超短半衰期正电子放射性药物暂行规定”，按医院制剂使用，但必须具备国家食品药品监督管理总局颁发的Ⅳ类放射性药品使用许可证。从20世纪90年代以来，由于PET、PET/CT检查在美国、欧洲、日本纳入医疗保险逐年增加，特别在肿瘤诊断、分期、再分期、疗效评估、预后估测和辅助精细放疗；神经系统和精神疾病以及冠心病心肌活力检测临床应用，以美国药典为例，正电子放射性药物已有12种纳入医疗保险。国内2015年调查报告显示目前有PET、PET/CT200多台，^{18}F-FDG PET年检查约460000例。SFDA已批准2个30MeV医用回旋加速器生产的^{18}F-FDG新药证书，而医疗机构制备临床应用的正电子药物按SFDA等国家有关主管部门规定，必须取得第Ⅳ类《放射性药品许可证》及制备资格认证。制备的^{18}F-FDG要符合SFDA制订的《正电子类放射性药品质量控制指导原则》的要求（国食药监安[2004]324号）。

（3）放射性核素发生器　放射性核素发生器是一种从放射性核素母子体系中周期性地分离出子体的装置，放射性核素母子体系中，母体核素不断衰变（例如钼[^{99}Mo]-锝[^{99m}Tc]发生器中的母体^{99}Mo），子体核素不断增加（^{99m}Tc），最后达到母、子体放射性平衡，由于母、子体不是同位素，元素周期表中处于不同位置，易于用放射化学方法分离，一个发生器可反复使用多天，具有经济实用的优点，而且^{99m}Tc发射单能140keV射线，最适于SPECT显像，而钨[^{188}W]-铼[^{188}Re]发生器用于治疗放射性药物的标记（表22-3）。

表22-2　回旋加速器生产的放射性核素

放射性核素	半衰期	核反应	应用范围
^{11}C	20.4分钟	$^{14}N(p,\alpha)^{11}C$	PET显像
^{13}N	9.965分钟	$^{12}C(d,n)^{13}N$	PET显像
^{15}O	2.37分钟	$^{14}N(\alpha,n)^{15}O$	PET显像
^{18}F	109.8分钟	$^{18}O(p,n)^{18}F$	PET显像
^{201}T	173.2小时	$^{203}Tl(p,3n)$ $^{201}Pb\rightarrow{}^{201}Tl$	SPECT显像
^{123}I	13.2小时	$^{124}Te(P,2n)^{123}I$	SPECT显像
^{111}In	2.807日	$^{109}Ag(\alpha,2n)^{111}In$	SPECT显像
^{67}Ga	3.26日	$^{65}Cu(\alpha,2n)^{67}Ga$	SPECT显像

表22-3　核医学临床应用的部分放射性核素发生器

母体核素	半衰期	子体核素	半衰期	色谱柱洗脱剂
^{99}Mo	67小时	^{99m}Tc	6小时	0.9%NaCl
^{188}W	69.4日	^{188}Re	16.9小时	0.9%NaCl
^{68}Ge	270.8日	^{68}Ga	68分钟	0.005 mol/L EDTA

4. 放射性药物的容器包装、领用和贮存要求　放射性核素及其标记物，除应根据不同标记化合物的特性注意防潮、避光、低温、防氧化、防微生物生长以及降低放

射性核素辐射自分解外，还必须在包装容器、领用、贮存以及运输过程中采取必要的防护措施，严格遵守国家有关的放射卫生防护法规。

放射性药物溶液应装于盖有胶塞、能供多次抽用的小玻璃瓶内，按放射防护规定，贮存于适当厚度的防护容器内，容器表面剂量应符合规定。

各单位领取放射性核素时，应有主管部门的许可证，领用时必须按标签和说明书逐项核实。使用单位应有专人负责接收和保管，并有相应的记录。

放射性药物应存放在专用的贮存室内，贮存室必须有抽出式通风装置（发生事故时使用，防止空气污染），或特殊的铅防护装置。有可能产生放射性气体或蒸汽的物质，应存放在通风橱内的密闭容器中。通风橱应有抽风式通风装置，并定期检查贮存场所内空气中的放射性浓度是否超过规定。

5. 有效期 系从标签上标示放射性测定的日期开始计算，一般半衰期在 60 天以下的放射性核素，有效期不超过 6 个月。已过有效期的药品应停用。在有效期内产品如有异常情况，亦应停用。

6. 放射性废物处理 放射性废物是指含有放射性核素的固体废物、废液和废气，必须按国务院第 449 令《放射性同位素及射线装置安全和防护条例》以及国家主管部门相应的法规严格妥善处理使其放射性比度达到国家允许标准。

7. 放射性药物应用原则 (1)放射性药物使用单位应取得《放射性诊疗许可证》、《辐射安全许可证》和《放射性药品使用许可证》，使用品种应在《放射性药品使用许可证》规定的应用范围内。

(2)放射性药物应用场所的洁净度和防护设施应符合《放射性药品使用许可证》相关类别的规定。

(3)医用内照射剂量必须低于国家有关法规的规定。

(4)遵循放射防护的三个基本原则，即实践的正当化、放射防护最优化和个人剂量限制。在决定是否给患者使用放射性药物进行诊断或治疗时，首先要作出正当性判断，即权衡预期的需要或治疗后的好处与辐射引起的危害，得出进行这项检查或治疗是否值得的结论。即掌握放射性药物的适应证。

(5)对于某些放射剂量较高的放射性药物，可采用必要的保护（如封闭某些器官）和促排措施，以尽量减少不必要的照射。

(6)对小儿、妊娠期妇女、哺乳妇女、近期准备生育的妇女应用放射性药物要慎重考虑。

小儿使用剂量应低于成年人，可根据年龄组估算用药量：

1 岁以内用成人用量的 20%～30%；

1～3 岁用成人用量的 30%～50%；

3～6 岁用成人用量的 40%～70%；

6～15 岁用成人用量的 60%～90%。

原则上妊娠期妇女应禁用放射性药物。准备生育的育龄妇女需要进行放射性检查时，要将检查时间安排在妊娠可能性不大的月经开始后的 10 天内进行，即世界卫生组织提出的“十日法则”。哺乳期妇女应慎用放射性药物。必要时可根据放射性药物的有效半衰期，在用药后 5～10 个有效半衰期内停止哺乳。

8. 放射性药物不良反应与防治 放射性药物的不良反应系指注射了一般人群皆能耐受而且没有超过一般用量的放射性药物之后发生的异乎寻常的生理反应，拿错药物或取量错误，药物质量明显低劣（物理性状、粒度异常、明显的微生物、热原污染），未掌握好适应证（如心内有右至左分流者，慎用放射性微粒作肺显像，以免较大的微粒直接进入左心而致肾、脑小动脉栓塞），以及因作负荷试验（药物介入），例如潘生丁、腺苷等心肌灌注显像负荷试验而带来的不良后果不包括在内。放射性药物不良反应的症状，据报告多数具有变态反应的性质、血管迷走反应、热原反应等，多数在给药后数分钟或数小时内发生，亦有少数在 10～48 小时内发生，绝大多数经对症处理后即行缓解或消除，严重的典型的过敏性休克国内外偶有发生，但近年罕见。防治原则包括：对静脉或鞘内注入的放射性药物严格进行质量控制；医院制备放射性药物时应严格遵守无菌操作；应了解患者有否过敏史并进行记录；注射室及检查室应备有急救箱（车）或必要的抢救设备；除了“弹丸”式注射外，注射速度要慢，并在注射过程中观察患者神态变化；核医学科医护人员应加强心、肺复苏知识培训，若发生不良反应要保持镇静，切勿惊慌，并及时地有条不紊地进行抢救。

随着放射性药物的不断研发，许多放射性新药进入临床研究，并展示出良好的应用前景。其中，氟[^{18}F]胆碱、镓[^{68}Ga]-轮环藤宁-乙二胺四乙酸-奥曲肽、^{18}F-AV45、^{18}F-FPβCIT、^{11}C-甲基-N-2β-甲基酯-3β-(4-F-苯基)托烷、[O-甲基-^{11}C]雷氯必利、[^{11}C]PIB、氟[^{18}F]-雌二醇已应用于临床正电子发射断层显像(PET)，本版中增补了该 8 种 PET、PET/CT 用药物；在单光子放射性药物中，^{99m}Tc-TRODA-1 用于多巴胺转运蛋白显像、^{99m}Tc-HL-91 用于乏氧显像等均具有良好的临床应用价值；单光子或正电子放射性核素标记的含精氨酰-甘氨酰-天冬氨酸(RGD)小分子多肽用于肿瘤血管生成显像已进入临床研究，其在肿瘤诊断及疗效评价等方面具有重要作用；在放射性治疗药物中，发射 α 射线的药物近年来受到重视，其中，$^{223}RaCl_2$治疗前列腺癌、乳腺癌、肺癌等肿瘤骨转移的临床研究显示出良好的结果，表明其具有良好的应用前景。

第一节　单光子发射计算机断层(包括 γ 照相机)显像放射性药物

锝[^{99m}Tc]亚甲基二膦酸盐[药典(二)；医保(乙)]

Technetium [^{99m}Tc] Methylenediphosphonate

(^{99m}Tc-MDP)

【适应证】 主要用于全身骨显像(平面、断层和骨三相显像)，诊断：①转移性骨肿瘤；②原发性骨肿瘤(骨肉瘤、软骨肉瘤、骨软骨瘤、骨巨细胞瘤)；③代谢性骨病(骨质疏松、骨软化、畸形性骨炎、Paget 病、甲状旁腺功能亢进症)；④骨创伤及骨关节疾病等。

【药理】 骨显像的原理为骨骼的无机成分中有一种六角形的羟基磷灰石结晶(hydroxypatite crystal)，羟基磷灰石结晶的表面对^{99m}Tc-MDP 有很高的亲和力，病变局部由于这些成分的增多而呈现放射性浓聚区。影响骨骼浓聚放射性药物的主要因素是骨骼的血供状态和新骨的形成速率。此外，本品还能够定位于梗死的心肌细胞或钙化的软组织内，其他还有钙化的软骨、血管及肾脏。^{99m}Tc-MDP 是目前公认的较理想的骨显像剂。它的主要优点是：制备容易，对患者的辐射剂量低(表 22-4)，无药理效应，经血流一次通过骨的摄取率高，软组织清除快，因此，靶/本底比值高。γ 照相机或单光子发射断层(SPECT)显像效率高，^{99m}Tc-MDP 静脉注射后，自血液中清除为三室模式，半衰期分别为(6.13±1.06)分钟、(46.8±9.2)分钟及(398±71)分钟。自血液至骨骼的转移速率为(0.0163±0.0038)分钟，骨骼至血液的转移速率为(0.0043±0.0019)分钟、骨骼至软组织的迁移速率为(0.0497±0.0061)分钟，软组织至血液的迁移速率为(0.0515±0.0064)分钟，血液至尿的迁移速率为(0.0133±0.0031)分钟。静脉注射后 3 小时骨骼的聚集量达到高峰，约为 40%～50%，可持续 2 小时以上，软组织内的聚集量 30 分钟达到高峰。然后逐渐下降，因此，最理想的显像时间为静脉注射后 3 小时左右。注射后 2～3小时约 10%与骨髓结合。它与血浆蛋白和红细胞结合少，加速了尿排泄与骨骼摄取，增加了骨骼/软组织的比值。注射后 3～6 小时由尿中排泄量为 50%以上。

【不良反应】 不良反应有红斑(特别是在四肢)、恶心、呕吐和不适等，通常在注射后 2～3 小时内发生，一般为轻微的一过性反应。有文献报道发生率约为 1/800。

【禁忌证】 妊娠期妇女禁用。

【注意事项】 (1)本品如发生变色或沉淀，应停止使用。

(2)避免尿液对患者体表的污染。如发现已经污染，应先清除后再显像，或作断层显像予以鉴别。

(3)显像前去除身体上的金属物品以防导致伪影。

(4)显像前患者排空小便。对因病不能排空小便者，如诊断需要，条件许可，可在显像前给患者导尿。

【药物相互作用】 (1)磷苏打、双磷化合物可使骨摄取减少、肾内放射性增多、血本底增高。

(2)铁盐，如硫酸亚铁、葡萄糖铁可使血池和肾脏放射性增高，放射性蓄积在肌内注射点，弥漫性肝摄取。

(3)阿霉素可使心肌弥漫吸收，肾滞留增加。

(4)含铝药物、氢氧化铝等可使骨摄取减少，肝、肾摄取增加。

(5)雌激素、口服避孕药、可的松、己烯雌酚、螺内酯、酚噻嗪类、西咪替丁可使乳房放射性聚集。

(6)局部注射含铁、钙药物可使局部放射性浓聚。

(7)两性霉素 B、环磷酰胺、庆大霉素、长春新碱，由于肾毒性作用可使肾滞留增加(显像在用药一周内)。甲氨蝶呤由于肝脏毒性，可使肝脏呈弥漫性摄取。

(8)硝苯地平、二膦酸盐化合物，如羟基亚乙基膦酸可使骨摄取减少。

(9)维生素 D_3、右旋糖酐铁、碘化抗菌剂能影响软组织摄取。

【给药说明】 (1)注射后多饮水以加速清除非骨组织的显像剂。

(2)对肾脏功能严重受损患者、严重水肿患者，如图像质量差，根据需要，在条件许可下可适当推迟显像时间。

(3)小儿用量按体重计算，老年人按成人用量。

【用法与用量】 成人静脉注射 555～925 MBq (15～25 mCi)^{99m}Tc-MDP，3 小时后显像。取适合的体位检查，检查时应包括相对称的健康侧，以便与患侧作比较。正常骨浓聚显像剂的量各部位不同，一般扁平及各大关节部位显像清晰。

表 22-4 人体内有关组织的辐射吸收剂量

年龄(岁)	平均注入量(MBq)	吸收剂量(mGy/MBq)				
		卵巢	睾丸	红骨髓	骨骼	肾
0	52	0.150	0.078		0.170	
1	100	0.051	0.059		0.054	
5	140	0.032	0.057		0.038	
10	200	0.022	0.051		0.024	
成人	370	0.0041	0.0041	0.0095	0.011	0.0081

锝[^{99m}Tc]甲氧异腈

Technetium [^{99m}Tc]Methoxylsonitrile(^{99m}Tc-MIBI)

【适应证】 (1)冠状动脉疾患如心肌缺血的诊断与鉴别诊断、心肌梗死后心肌活力检测、心肌梗死的定位诊断,并指导治疗,有助于了解冠状动脉血管重建术或溶栓治疗后的效果。采用门电路控制显像软件,可同时进行门控心肌显像和测定左心室和局部射血分数,评估局部室壁运动,较全面地了解心脏功能。

(2)甲状旁腺显像定位诊断甲状旁腺功能亢进(增生、腺瘤和腺癌)。

【药理】 心肌摄取^{99m}Tc-MIBI为被动扩散过程。被动摄取的过程与药物的膜通透性和血管床的表面积有关,^{99m}Tc-MIBI主要浓聚在心肌细胞的线粒体中,心肌的摄取决定于心肌的血流量和线粒体的功能。心肌的潴留机制仍未完全明了。心肌内的分布基本上与^{201}Tl相类似。静态注射后,^{99m}Tc-MIBI存在于成活的心肌内,梗死的部位无聚集。负荷试验(运动或药物扩张血管)^{99m}Tc-MIBI的聚集主要与心肌血流量有关。因此,缺血(如狭窄血管的供应部位)聚集较少。

本品静脉注射后血液内的清除迅速。血液清除快成分的半衰期为4.3分钟(静态)和1.6分钟(运动负荷)。注射后5分钟约8%的注入量潴留在血液循环内,心肌内放射性在静脉给药1.5小时及6小时后,分别占全身剂量的4%和2%。心肌无再分布,正常心肌的聚集主要与血流量成正比。注射1小时心/肺比值大于0.5,^{99m}Tc-MIBI主要从肝胆排泄。在鉴别心肌缺血和梗死作负荷试验时,必须进行两次注射。静脉注射后其在心肌的生物半衰期为6小时,肝脏为30分钟,负荷试验时心肌的有效半衰期为3小时,肝脏为28分钟。

甲状旁腺及甲状腺显像肿瘤定位的详细机制仍不清楚,可能的机制是^{99m}Tc-MIBI被动性的通过细胞膜,主要位于细胞浆和线粒体内。因为肿瘤细胞的代谢率增加且清除缓慢,因此增加了细胞内的聚集。^{99m}Tc-MIBI聚集于甲状腺内但清除速率较快,而在甲状旁腺中清除较慢,利用两者清除速率的差异,可诊断甲状旁腺腺瘤和甲状旁腺腺癌。

【不良反应】 给药后有一过性异腈臭味,伴口苦,偶有面部潮红,但均自行消退;有头痛、呕吐等不良反应的报道;有个别病例报道,第二次注射^{99m}Tc-MIBI后2小时发生严重过敏反应,出现呼吸困难、低血压、心悸、无力与呕吐。

【禁忌证】 (1)只要患者能耐受检查,心肌灌注显像无绝对禁忌证,但运动与药物负荷试验除外。

(2)妊娠期妇女禁用

【注意事项】 (1)游离$^{99m}TcO_4^-$分泌于乳汁内,故哺乳期妇女应用后应断奶24小时。

(2)放射治疗可以影响^{99m}Tc-MIBI与细胞内的蛋白质结合,可以减少心肌细胞的摄取。

(3)作负荷心肌灌注显像时,必须由医师执行,并有心电监护,并备急救措施(如除颤器等)。

(4)静脉注射后30分钟进食脂肪餐,以排除胆囊内放射性干扰。

【药物相互作用】 (1)阿霉素由于心肌毒性,可使^{99m}Tc-MIBI在心肌中呈弥漫性摄取。

(2)β受体拮抗药(普萘洛尔等)、亚硝酸盐类,可减少运动试验的灌注缺损区的数量和大小。

(3)加压素可使心肌显像呈假阳性。

【给药说明】 (1)使用新鲜洗脱液进行标记,即^{99}Mo-^{99m}Tc发生器是在24小时以内淋洗过的,洗脱液室温下放置时间小于2小时。

(2)检查前停服抗心律失常药、减慢心律的药物以及硝酸酯类药物。

(3)检查当天患者空腹。

(4)儿童用量按体重计算,老年人按成人用量。

【用法与用量】 静脉注射740～925 MBq(20～25 mCi)。注射药物后30分钟进食脂肪餐,1小时后显像。心肌显像时如做一天法检查以区别缺血和梗死,第一次检查用小剂量296～333 MBq(8～9 mCi)做静息显像,1～4小时后再注射 814～925 MBq(22～25 mCi)做运动试验。所得结果与二天法相似。人体内各有关脏器辐射吸收量见表 22-5。

表 22-5 人体内有关组织的辐射吸收剂量

组织	负荷显像		静息显像	
	mGy/MBq	rad/mCi	mGy/MBq	rad/mCi
胆囊壁	0.026	0.096	0.022	0.081
小肠	0.025	0.093	0.026	0.096
大肠(上部)	0.042	0.155	0.043	0.159
大肠(下部)	0.029	0.107	0.030	0.111
心壁	0.005	0.019	0.005	0.018
肾	0.015	0.056	0.018	0.067
肝	0.004	0.014	0.005	0.020
肺	0.002	0.009	0.003	0.009
脾	0.004	0.016	0.005	0.020
甲状腺	0.007	0.027	0.006	0.021
卵巢	0.011	0.041	0.012	0.044
睾丸	0.003	0.010	0.003	0.010
红骨髓	0.006	0.024	0.007	0.026
膀胱壁	0.014	0.052	0.017	0.063
全身	0.004	0.015	0.004	0.016

注:假定负荷显像中放射性自尿液清除 24.1%(2 小时排空膀胱),自粪便清除 29.1%;静息显像中自尿液清除 29.5%,自粪便清除 36.9%。自粪便清除的放射性进入小肠部位。

高锝[^{99m}Tc]酸钠

Sodium Pertechnetate [$Na^{99m}TcO_4$]

【适应证】 主要用于甲状腺显像、唾液腺显像、异位胃黏膜显像及"即时"制备锝[^{99m}Tc]标记化合物。

【药理】 口服或静脉注射高锝[^{99m}Tc]酸钠后,可被甲状腺所摄取,其摄取方式与碘化物相似,但高锝酸钠不参与碘的有机化,因此$^{99m}TcO_4^-$ 被甲状腺的摄取率可以反映甲状腺对碘的摄取功能。本品在正常人甲状腺中达到峰值的时间为 15 分钟至 2 小时,可通过泌尿系统和消化道两种途径清除,静脉注射后其在正常人血浆和甲状腺中的清除速率常数分别为 7.98 h^{-1}与 0.0246 h^{-1}。本品可分泌到乳汁中,故哺乳期妇女应用本品后应停止哺乳。但甲状腺对$^{99m}TcO_4^-$ 的摄取率易受$^{99m}TcO_4^-$ 从甲状腺内释放到血液循环中的影响,所以测量 20～30 分钟时,甲状腺对$^{99m}TcO_4^-$ 的摄取率可以作为甲状腺功能摄取指标,$^{99m}TcO_4^-$ 尚可被唾液腺、脉络膜、胃黏膜等摄取,其余分布于循环系统及细胞外空间,所以,用$^{99m}TcO_4^-$ 可作甲状腺、脑、唾液腺和异位胃黏膜显像等。

不同年龄人体内各有关组织的辐射吸收剂量见表 22-6。

【不良反应】 无明显不良反应。

【禁忌证】 妊娠期妇女禁用。

【注意事项】 (1)泌乳素瘤可引起乳腺摄取。

(2)过去曾用过亚锡还原剂显像者影响胃摄取。

(3)血液透析能使显像呈假阳性。

【药物相互作用】 (1)含碘、溴药物可减少甲状腺及胃的摄取。

(2)高氯酸盐、铝制剂、地塞米松、糖皮质激素能使显像呈假阴性。

(3)甲氨蝶呤能使显像呈假阳性。

(4)轻泻药可导致腹部局部放射性药物摄取,使美克尔憩室显像呈假阳性。

(5)磺胺类药物可减少梅克尔憩室摄取。

【给药说明】 (1)若近期食用含碘量较高的食物(如海带)或含碘药物,一般需在停用该食物或药物 1 周后进行该检查。

(2)口服给药患者需空腹;静脉给药无需空腹。

【用法与用量】 (1)^{99m}Tc 快速测定甲状腺功能的计数率比值法 静脉注射 3.7～7.4 MBq(0.1～0.2 mCi)$^{99m}TcO_4^-$,随即用闪烁探头自动描计仪,连续描计甲状腺^{99m}Tc 曲线 3 分钟,以甲状腺部位 3 分钟计数率与 0.5 分钟计数率之比(R_3)作为判断甲状腺功能指标方法。甲状腺功能亢进者 R_3值大于正常值。

(2)甲状腺显像 静脉注射或口服$^{99m}TcO_4^-$ 74～185 MBq(2～5 mCi),20～30 分钟进行显像(静脉给药)或 1～2 小时显像(口服给药)。

(3)唾液腺显像 静脉注射$^{99m}TcO_4^-$ 185～370 MBq(5～10 mCi)后,分别于 5、10、20、40 分钟显像,然后含服维生素 C300～500 mg,促使唾液腺分泌后,嘱患者漱口清洗口腔,并于清洗口腔前后分别显像。显像应在唾液腺 X 射线造影前进行,因后者可影响腺体摄取$^{99m}TcO_4^-$ 的功能。

(4)异位胃黏膜 儿童:空腹,按体重静脉注射 2.6～3.7 MBq(0.07～0.10 mCi)/kg$^{99m}TcO_4^-$,成人剂量为 370 MBq(10 mCi),可采用动态显像方式(如,动态相 5 分钟/帧,持续 30 分钟,60 分钟时再采集 1 帧)或间隔显像方式(如,分别于注射后即刻、5、10、30、60 分钟显像)进行腹部显像,在有异位胃黏膜的梅克尔憩室部可见到放射性浓聚区,较常规 X 射线检查法的阳性率高。

表 22-6 人体内有关组织的辐射吸收剂量

年龄(岁)	平均注入量(MBq)	吸收剂量(mGy/MBq)				
		卵巢	睾丸	红骨髓	甲状腺	大肠
0	52	0.059	0.027			0.510
1	110	0.021	0.021			0.180
5	160	0.012	0.020			0.120
10	220	0.0086	0.018			0.089
15	320	0.0059	0.0038			0.062
成人	440	0.0046	0.0032	0.0060	0.092	

【制剂与规格】 高锝[^{99m}Tc]酸钠注射液:(1)18.5GBq(裂变锝[^{99m}Tc]发生器);(2)29.6GBq(裂变锝[^{99m}Tc]发生器);(3)37GBq(裂变锝[^{99m}Tc]发生器)。

高锝[^{99m}Tc]酸钠注射液(^{99}Mo-^{99m}Tc)发生器注射剂:(1)18.5GBq;(2)29.6GBq;(3)37GBq。

锝[^{99m}Tc]双半胱乙酯

Technetium [^{99m}Tc] Ethylcysteinate Dimer(^{99m}Tc-ECD)

【适应证】 本品为脑血流灌注显像剂,用于脑血管疾病、脑外伤、癫痫、阿尔茨海默病等的诊断;亦用于精神疾患的脑功能及正常脑生理活动的研究。

【药理】 ^{99m}Tc-ECD为脂溶性化合物,首次通过的清除率高,潴留在脑组织的量与血流量成正比例。对该放射性药物在脑组织内的分布进行体外显像,可用于探测脑局部血流灌注的改变。进入脑组织的^{99m}Tc-ECD在脑内代谢时发生去酯化,水溶性增加,成为非扩散性化合物(一价酸和二价酸)而滞留在脑内。

该化合物静脉注射后即迅速被脑组织所摄取,血液中的清除快,注射后3分钟约有5%~8%潴留于脑组织内,1小时内变化不大。注射后5~60分钟脑组织的清除约20%。以后每小时约10%。未进脑的^{99m}Tc-ECD经肝、肾代谢成为水溶性物质,从肾脏排出。注射后10分钟至6小时均可以进行体外显像,最佳显像时间为30~60分钟。此时面部肌肉与唾液腺的放射性已基本清除,这样可以增加脑和软组织的放射性摄取比值。

【不良反应】 无明显不良反应,偶见静脉注射后面部轻度潮红,可自行消退。其他少见的有心绞痛、呼吸困难、幻觉、高血压、皮疹、激动或焦虑、眩晕、头痛、恶心、嗜睡和嗅觉倒错等。

【禁忌证】 妊娠期妇女禁用。

【注意事项】 (1)检查前需服用过氯酸钾封闭脉络丛、鼻黏膜,若未进行封闭,可见鼻黏膜放射性浓聚,有时可见脉络丛轻度显影,影响影像质量。

(2)检查前封闭视听。

【药物相互作用】 (1)改变脑血流量及血流分布的药物,如烟酸(血管扩张药)、乙酰唑胺、己可可碱等可使脑血流量增加,^{99m}Tc-ECD摄取增高。

(2)增强胆碱能活性的药物(如毒扁豆碱)可使额叶皮质区和外侧皮质区脑血流量降低,前侧视皮质区脑血流量增高;尼莫地平可使^{99m}Tc-ECD摄取降低。

(3)中药制剂白花猪母菜(具有抗氧化和增强认知功能作用)可增加放射性药物在脑、肝、肺和小肠中的摄取,降低在心、肾、肌肉和脾中的摄取。

(4)药物滥用 可卡因滥用者可见皮质区和深部灰质区脑血流量降低,额叶白质和苍白球脑血流量增高;甲基苯异丙胺滥用者可见右侧顶部脑血流降低,左颞顶部白质、左枕部、右后顶部脑血流增加。

【给药说明】 (1)使用新鲜洗脱液进行标记,即^{99}Mo-^{99m}Tc发生器是在24小时以内淋洗过的,洗脱液室温下放置时间小于2小时。

(2)药物标记后在6小时内使用。

(3)注射显像剂前30分钟至1小时空腹口服过氯酸钾400 mg,以封闭甲状腺、脉络丛、鼻黏膜。

(4)检查前封闭视听,令受检者闭目带黑色眼罩,用耳塞塞住外耳耳道口,5分钟后静脉注射显像剂。

(5)检查后应尽量多饮水,以增加尿流量,减少对膀胱的辐射剂量(表22-7)。

(6)发作期癫痫灶的定位,静脉注射最佳在30秒内完成,若超过1分钟,则因原发灶脑电的播散而影响原发病灶定位的精确性。

【用法与用量】 静脉注射。成人一次用量为740~1100 MBq(20~30 mCi),体积小于4 ml。此药物配制后在室温下稳定,6小时内均有效。注药后30~60分钟显像。

表 22-7　人体内有关组织的辐射吸收剂量

组织	2 小时排尿		4.8 小时排尿	
	mGy/MBq	rad/mCi	mGy/MBq	rad/mCi
膀胱壁	0.03	0.11	0.073	0.27
胆囊壁	0.025	0.091	0.025	0.091
大肠壁(上部)	0.016	0.061	0.017	0.063
大肠壁(下部)	0.013	0.047	0.015	0.055
小肠	0.0094	0.035	0.01	0.038
肾	0.0073	0.027	0.0074	0.027
子宫	0.0063	0.023	0.011	0.041
脑	0.0055	0.02	0.0054	0.02
卵巢	0.0054	0.022	0.008	0.03
肝	0.0053	0.020	0.0054	0.02
甲状腺	0.0035	0.013	0.0035	0.013
骨表面	0.0034	0.013	0.0038	0.014
肾上腺	0.0025	0.009	0.0025	0.009
胰腺	0.003	0.011	0.003	0.011
红骨髓	0.0024	0.009	0.0027	0.01
胃	0.0024	0.009	0.0025	0.0098
睾丸	0.0022	0.008	0.0036	0.013
肌肉	0.002	0.007	0.0024	0.009
脾	0.002	0.007	0.002	0.007

锝[^{99m}Tc]依沙美肟

Technetium [^{99m}Tc] Exametazime(^{99m}Tc-HMPAO)

【适应证】 脑血流灌注显像剂，用于脑血管疾病、脑外伤、癫痫、阿尔茨海默病等的诊断；亦用于精神疾患的脑功能及正常脑生理活动的研究。

本品标记自体白细胞可以诊断隐匿性炎症病灶、大肠炎症疾患等。

【药理】 ^{99m}Tc-HMPAO 为小分子量、电中性的亲脂络合物。静脉注射后能够透过血-脑屏障，被脑组织，主要被脑灰质及基底节摄取。在正常脑组织的分布与局部脑血流成正比。其摄取机制尚不清楚，可能与血流及脑组织中的谷胱甘肽含量有关。滞留在脑组织里的药物在代谢作用下失去亲脂性，因此不能通过血-脑屏障返回血液。

本品静脉注射后迅速从血液中清除，1 分钟内给药量的 3.5%～7%进入脑组织，随后的 2 分钟排出进入量的 15%。以后的 24 小时几乎不再从脑组织内排出。未被脑摄取的药物主要分布在肌肉和软组织内。48 小时之内 50%由胆道系统排出。其余大部分由肾脏排出。

本品与患者自体白细胞孵育，由于其脂溶性可通过被动扩散穿透白细胞膜，之后变为亲水性，结合在白细胞上。用于诊断炎症病灶及确定正常白细胞聚集的部位。

人体内各有关组织的辐射吸收剂量见表 22-8。

【不良反应】 偶有过敏反应及轻度血压上升发生。

【禁忌证】 妊娠期妇女禁用。

【注意事项】 (1)本品是否从乳汁分泌尚不清楚，但游离$^{99m}TcO_4^-$ 可以从乳汁泌出，因此哺乳期妇女在做此检查后应停止哺乳 60 小时。

(2)尚未进行本品对儿科患者的安全性及有效性的研究，从辐射危害而言儿童应慎用。

【药物相互作用】 (1)改变脑血流量及血流分布的药物，如烟酸(血管扩张药)、乙酰唑胺、己可可碱等可使脑血流量增加，^{99m}Tc-HMPAO 摄取增高。

(2)增强胆碱能活性的药物(如毒扁豆碱)可使额叶皮质区和外侧皮质区脑血流量降低，前侧视皮质区脑血流量增高；尼莫地平可使^{99m}Tc-HMPAO 摄取增加。

(3)药物滥用　可卡因滥用者可见皮质区和深部灰质区脑血流量降低，额叶白质和苍白球脑血流量增高；甲基苯异丙胺滥用者可见右侧顶部脑血流降低，左颞顶部白质、左枕部、右后顶部脑血流增加。

【给药说明】 (1)使用新鲜洗脱液进行标记，即^{99}Mo-^{99m}Tc发生器是在 24 小时以内淋洗过的，洗脱液室温下放置时间小于 2 小时。

(2)药物标记后在 30 分钟内使用。

(3)注射显像剂前 30 分钟至 1 小时空腹口服过氯酸钾 400 mg，以封闭甲状腺、脉络丛、鼻黏膜。

(4)注射前后保持安静，封闭视听，令受检者闭目带黑色眼罩，用耳塞塞住外耳耳道口，以避免声、光刺激。5 分钟后静脉注射显像剂。

【用法与用量】 (1)脑血流灌注显像　注射剂量：成人，740～1110 MBq(20～30 mCi)；儿童，5～10 MBq/kg(0.14～0.28 mCi/kg)，最小用量 185 MBq(5 mCi)，注射后 10 分钟显像。

(2)诊断炎症病灶　静脉注射 259～925 MBq(7～25 mCi)^{99m}Tc 标记的自体白细胞。^{9m}Tc-HMPAO 体外标记自体白细胞要在有条件的实验室进行。

表 22-8　人体内有关组织的辐射吸收剂量

组织	mGy/MBq	rad/mCi
泪腺	0.070	0.26
胆囊壁	0.051	0.19
肾	0.035	0.13
甲状腺	0.027	0.10
上端结肠壁	0.021	0.079
肝	0.015	0.054

续表

组织	mGy/MBq	rad/mCi
下端结肠壁	0.015	0.054
膀胱壁 2 小时	0.013	0.047
4 小时	0.019	0.070
小肠壁	0.012	0.044
脑	0.0069	0.026
眼	0.0069	0.026
卵巢	0.0063	0.023
骨表面	0.0048	0.018
红骨髓	0.0034	0.013
睾丸	0.0018	0.007
全身	0.0036	0.013
有效当量剂量	0.0092	0.034

锝[^{99m}Tc]双半胱氨酸[医保(乙)]

Technetium [^{99m}Tc]-L[L-Ethylenedicysteine(^{99m}Tc-EC)]

【适应证】 肾功能显像剂(肾小管分泌型),测定肾有效血浆流量。用于诊断各种肾脏疾病引起的肾脏血流灌注、肾功能变化和了解尿路通畅性,肾移植的监护和评估。

【药理】 本品经静脉注射后约 15 秒腹主动脉显影,双肾清晰可见,肾的首次通过清除率高,功能期 3～5 分钟双肾实质内放射性浓聚达峰值,分别为肝及血放射性的 6.6 倍和 2.4 倍,随后集合系统显影,并可见放射性排入膀胱,20 分钟双肾内放射性 70%排出。本品经静脉注射后,在肾中迅速聚积。注射后 1 分钟,肾、肝、血的放射性(%I. D/organ)分别为 19.14±2.34,2.90±0.28,8.04±0.85,本品血浆蛋白结合率低(31±7)%,排泄快,其血液清除率为邻碘[^{131}I]马尿酸钠的(75±5)%。

人体内各有关组织的辐射吸收剂量见表 22-9。

【禁忌证】 妊娠期妇女禁用。

【注意事项】 本品如发生浑浊,变色或沉淀不得使用。

【用法与用量】 静脉注射,注射后立即显像。成人一次用量 148～370 MBq(4～10 mCi)。本品用于肾功能动态检查时,宜采用"弹丸"注射,体积应小于 1 ml。

表 22-9 人体内有关组织的辐射吸收剂量

组织	mGy/MBq	组织	mGy/MBq
肾上腺	1.6	肺	1.4
膀胱壁	1.4	肌肉	1.1
骨	1.6	心壁	1.4
小肠壁	1.6	胰	1.6
上结肠壁	1.9	脾	1.4
下结肠壁	1.9	睾丸	1.1
肾	1.9	甲状腺	0.8
肝	1.4	全身	1.4

锝[^{99m}Tc]巯替肽

Technetium [^{99m}Tc] Mercaptoacetyl Triglycine(^{99m}Tc-MAG_3)

【适应证】 作为动态肾显像剂,观察肾脏灌注、大小、位置、形态及功能。用于肾血管性高血压,各种肾实质病变所致的肾功能损害,肾盂积水,尿路梗阻等多种肾脏疾病的诊断和鉴别诊断;用于移植肾的监护。此外,尚可用于膀胱显像诊断膀胱输尿管的反流,有效肾血浆流量的测定。

【药理】 本品静脉注射后主要由肾小管摄取分泌,少量由肾小球滤过。1 分钟时皮质浓聚达高峰,2 分钟时双肾盂、输尿管显影,20 分钟双肾内放射性大部分排出,20 分钟排泄率右肾为 88.0%,左肾为 86.0%,其被肾脏浓聚和排泄的速度显著高于目前常用的滤过型显像剂^{99m}Tc-DTPA。

人体内各有关组织的辐射吸收剂量见表 22-10。

【禁忌证】 妊娠期妇女禁用。

【注意事项】 (1)本品如发生浑浊及标记率小于 80%时不得使用。

(2)MAG_3及冻干药盒内加入$^{99m}TcO_4^-$ 后续在沸水中加热 5 分钟。

(3)检查后 4～6 小时多饮水以减少膀胱的辐射剂量。

【用法与用量】 (1)肾图检查 用肾图仪检查者,静脉注射每次 80 kBq/kg,最大注入容积宜不超过 1.0 ml。

(2)肾显像 静脉弹丸注射每次 185～555 MBq(5～15 mCi),最大注入量容积不宜超过 1.0 ml。

表 22-10 人体内有关组织的辐射吸收剂量

组织	辐射剂量	
	mGy/MBq	mrad/mCi
膀胱壁	0.13	481.0
大肠壁下部	0.0086	31.82
卵巢	0.0070	25.90
大肠壁上部	0.0051	18.87
胆囊壁	0.0044	16.28
小肠	0.0044	16.28
睾丸	0.0044	16.28
肾	0.0039	14.43
红骨髓	0.0013	4.81
全身	0.0018	6.66

注:成人静脉注射

锝[^{99m}Tc]依替菲宁[医保(乙)]

Technetium [^{99m}Tc] Etifenin (^{99m}Tc-EHIDA)

【适应证】 用于肝胆系统显像。对肝移植、肝外胆管阻塞、胆管炎、先天性胆管闭塞、胆系手术后观察胆道是否通畅等。

【药理】 静脉注射后迅速被肝脏实质细胞所浓聚，随之排泄至胆管及胆囊，然后进入肠道内。正常人静脉注射后血液中的清除为二项指数曲线，快成分的半衰期为0.93分钟，慢成分为57.47分钟。肝脏摄取的高峰时值，正常人为(12.43±5.90)分钟，黄疸患者为(16.00±10.02)分钟。由此可见EHIDA被肝脏细胞摄取快，并且迅速被排入胆道和肠道，约为注入剂量的60%～70%，在注射后30分钟，排泄至小肠，注射后2小时，70%～80%排泄至大肠。

人体内各有关组织的辐射吸收剂量见表22-11。

【禁忌证】 妊娠期妇女禁用。

【注意事项】 (1)18岁以下青少年应减少使用剂量。(2)本制剂制备后1小时内使用。

【给药说明】 用药前禁食2～4小时。

【用法与用量】 肝胆显像时，如胆红素正常，静脉注射的剂量为1.11 MBq(0.03 mCi)/kg；胆红素不正常时，剂量可增加至7.4 MBq(0.2 mCi)/kg。静脉注射后1、5、10、15、20、30、40、50分钟及60分钟，用γ照相机或SPECT进行连续动态显像。正常人注射60分钟内，胆囊和肠道可显像。如60分钟后仍无放射性，2～18小时后需进行延迟显像。

表22-11　人体内有关组织的辐射吸收剂量

平均注入量(MBq)	吸收剂量(mGy/MBq)								
	胆囊	小肠	上端大肠	下端大肠	肾	膀胱	肝	骨髓	全身
74～185	0.240	0.049	0.100	0.068	0.011	0.245	0.021	0.070	0.038

锝[^{99m}Tc]植酸盐

Technetium [^{99m}Tc] Phytate[^{99m}Tc-Phy]

【适应证】 诊断用药，主要用于肝、脾及骨髓显像。

【药理】 ^{99m}Tc-植酸盐为澄明非胶体溶液。静脉注射后，此化合物与血清钙络合成微胶体，即不溶性的植酸钙，它能被网状内皮细胞所吞噬。植酸盐分子带有高的负电性。^{99m}Tc-植酸盐的生物学分布与植酸和亚锡离子的浓度比率有关，当此比率为5∶1时，注射后15～30分钟，85%～90%的放射性定位于肝脏，肝脏的放射性最高，其次为脾脏和骨髓；增加植酸盐量时，比率改变，肝脏的放射性减少，30%～50%的注入剂量定位于骨髓内。因此，使用^{99m}Tc-植酸盐可以进行肝、脾、骨髓及淋巴结显像。

人体内各有关组织的辐射吸收剂量见表22-12。

【禁忌证】 妊娠期妇女禁用。

【注意事项】 本品如发生变色或沉淀应停止使用。

【用法与用量】 静脉注射^{99m}Tc-植酸盐37～111 MBq(1～3 mCi)后5～10分钟即可开始检查。肝功能受损的患者检查的时间适当推迟。一般常用前后位、右侧位及前位检查，必要时进行斜位显像。

表22-12　人体内有关组织的辐射吸收剂量

年龄(岁)	平均注入量(MBq)	吸收剂量(mGy/MBq)				
		卵巢	睾丸	红骨髓	肝	脾
0	7.8	0.076	0.043		1.200	
1	17	0.026	0.035		0.035	
5	24	0.016	0.032		0.025	
10	33	0.011	0.027		0.015	
15	46	0.0076	0.0062		0.011	
成人	56	0.0015	0.0003	0.0073	0.092(肝功能正常)	0.057(肝功能正常)
成人	56	0.0022	0.00057	0.012	0.057(中度弥漫性病变)	0.076(中度弥漫性病变)
成人	56	0.0032	0.00086	0.0021	0.043(重度弥漫性病变)	0.011(重度弥漫性病变)

锝[^{99m}Tc]喷替酸盐[医保(乙)]

Technetium [^{99m}Tc] Pentetate(^{99m}Tc-DTPA)

【适应证】 (1)肾动态显像和肾小球滤过率测定　作为肾显像剂显示肾脏的大小、位置、形态、功能以及上尿路通畅情况。肾小球滤过率测定是Ⅱ型糖尿病性肾病以及各种肾病和移植肾的肾功能评价、疗效观察的灵敏指标。

(2)脑显像　作为血-脑屏障剂诊断颅内病变,主要诊断脑死亡;作为脑脊液显像剂,诊断脑脊液漏(耳漏或鼻漏)。

(3)制备锝[^{99m}Tc]喷替酸盐气溶胶,用于肺通气显像(参阅"锝[^{99m}Tc]喷替酸盐气溶胶")。

【药理】 (1)静脉注射本品后,^{99m}Tc-DTPA 迅速从血中转运至细胞外液,然后经肾脏从血循环中清除。体内排出机制主要是通过肾小球滤过,因此可以通过放射性检测并根据经验公式计算肾小球滤过率,在给药初始几分钟,显像所见为肾内血池,然后是集尿系统,通过肾显像显示^{99m}Tc-DTPA 经腹主动脉、肾动脉灌注并迅速浓聚于肾实质,然后随尿液逐渐流经肾盏、肾盂、输尿管并进入膀胱的全过程系列影像。

(2)正常人由于血-脑屏障的存在,静脉注射^{99m}Tc-DTPA15～20 分钟后,脑皮质不显影,只显示头皮静脉窦影;当脑部罹患病变时,由于血-脑屏障功能破坏或损伤,病变部位可出现放射性浓聚区(热区)。

【不良反应】 无明确不良反应。

【禁忌证】 妊娠期妇女禁用。

【注意事项】 (1)哺乳期妇女,游离^{99m}Tc 可以由乳汁中排泄,故应在乳汁内无放射性后(>4 小时)才可授乳。

(2)小儿慎用。

(3)脑脊液显像应慎用,并严格掌握适应证。

(4)脱水导致尿流量减少,可使肾显像不清晰,减少肾小球滤过率。

(5)检查后嘱患者多饮水和排尿,以减少对膀胱的辐射剂量。

【药物相互作用】 (1)乙酰唑胺可使交通性脑积水假阳性。

(2)利尿药、巯甲丙脯酸可使肾动态显像失真。

(3)阿片类药物、抗胆碱类药物可使胃排空延长。

(4)肾上腺皮质类固醇如糖皮质激素可以减少^{99m}Tc-DTPA 在脑肿瘤中的摄取。

【给药说明】 (1)肾动态显像和肾小球滤过率测定时需高质量的静脉"弹丸"式注射。

(2)腰穿鞘内给药应严格保证无菌条件。以^{111}In-DTPA 为首选放射性示踪剂,因鞘内给药对细菌内毒素及 pH 要求严格,且现有^{99m}Tc-DTPA 内药盒组分 DTPA 含量较高,易与镁、锰等形成络合物,造成对中枢神经系统毒性,药物制备应在层流室内进行。

【用法与用量】 (1)肾动态显像　患者检查前 30～60 分钟饮水 300～500 ml,显像前排空膀胱。患者一般取坐位或仰卧位,背靠 γ 照相机探头,使脊柱中线对应于探头的中线,置双肾和膀胱于探头视野内(肾移植者取仰卧位,探头前置以移植肾为中心)。静脉"弹丸"式注入^{99m}Tc-DTPA111～185 MBq(3～5 mCi)。启动 γ 照相机,计算机系统以每帧 1～2 秒速度连续采集 1 分钟,然后以每帧 1 分钟采集 20～30 分钟,分别得到肾动脉灌注与肾功能动态系列影像,必要时可采集延迟影像。应用计算机局部感兴趣区(region of insterent,ROI)技术分别勾画出双肾及腹主动脉区,获取双肾血流灌注和实质功能的时间-放射性曲线(time activity curve,TAC)半排时间等肾功能参数。

肾小球滤过率(glomerular filtration rate,GFR)测定时,以 1～2 帧/秒,采集 1 分钟,随即以 1 帧/分钟,采集 14 分钟,总采集时间 15 分钟。分别将注射前、后的注射器置于探头中央,测量其放射性计数率,两者相减得到注入体内的总放射性计数率。显像结束后,利用 ROI 技术分别勾画影像中左、右肾轮廓及其本底区,输入受检者身高、体重和检查前、后注射器内示踪剂的活度(MBq 或 mCi),并按照程序提示进行操作,即可自动计算出双肾与分肾 GFR。

$$\mathrm{GFR}=\frac{\dfrac{C_{\mathrm{LK}}-C_{\mathrm{LB}}}{e^{-0.153(13.2W/H)+0.7}}+\dfrac{C_{\mathrm{RK}}-C_{\mathrm{RB}}}{e^{-0.153(13.2W/H)+0.7}}}{C_{\mathrm{pa}}-C_{\mathrm{pt}}}$$

式中,C_{LK}和 C_{RK}分别为左右肾 ROI 计数;C_{LB}和 C_{RB}分别为经面积校正后的左右肾"本底"区 ROI 计数率;W 是体重(kg);H 是身高(m);C_{pa}和 C_{pt}分别为注射器注射后的放射性计数率。

(2)脑显像　核素脑血管造影显像时患者一般取前位,头部靠近准直器,"弹丸"式静脉注入^{99m}Tc-DTPA 555～740 MBq(15～20 mCi)/ml,并立即开启 γ 照相机摄影,每帧采集 1～2 秒,连续摄影 30～60 秒。15 分钟后做脑平面静态头位摄影,即前位、后位、左侧位或右侧位及顶位等。必要时进行延迟静态显像,在注射后 3～6 小时进行,可以提高阳性检出率。

70 kg 成人静脉注射 740 MBq(20 mCi)^{99m}Tc-DTPA 后,辐射吸收剂量为肾脏 4.400 mGy(0.44rad);全身 1.500 mGy(0.15rad);膀胱壁,2.4 小时排尿 28.000 mGy(2.8rad),4 小时排尿 56.000 mGy(5.6rad)。

锝[^{99m}Tc]聚合白蛋白[医保(乙)]

Technetium [^{99m}Tc] AlbuminAggregated

(^{99m}Tc-MAA)

【适应证】 (1)肺灌注显像　用于了解局部肺灌注，主要用于肺栓塞诊断及肺部疾患的鉴别诊断；评价肺肿瘤、肺结核和肺气肿时的肺血流情况。

(2)静脉造影　用于显示血管系统特定部位的血流情况，特别是诊断下肢深静脉血栓。

(3)腹腔静脉分流的估价　用于腹水患者腹腔静脉分流的诊断。

(4)肿瘤动脉内灌注和栓塞治疗　可以估计血流量、导管位置、肿瘤的灌注情况和化疗药物的分布区域。

【药理】 (1)药效学　静脉注射^{99m}Tc-MAA可以暂时被毛细血管捕获，得到肺部血流的影像。^{99m}Tc-MAA注射于足背静脉后，可以沿血流至肺被肺毛细血管床捕获。周围血管疾患时，白蛋白颗粒可以浓聚在病变部位出现“热点”，并且在周围血管内显示出血流异常的部位，如延缓或侧支循环。^{99m}Tc-MAA腹腔内注入后，如有腹腔静脉分流，则^{99m}Tc-MAA分流进入体循环内，肺部很快即出现放射性浓聚。^{99m}Tc-MAA动脉内注入后(肿瘤血液供应部位)，与化学药物注入的部位相似，即被毛细血管床捕获，可以观察肿瘤的灌注情况及其大小和形态。

(2)药动学　^{99m}Tc-MAA静脉注射后80%～90%被肺部的小动脉和毛细血管捕获。分布取决于颗粒大小，1～10 μm颗粒定于网状内皮系统；10～15 μm颗粒被小动脉和毛细血管捕获。$t_{1/2}$约3.8小时，40%～75%的注射量在24小时内由肾脏排泄。

成人和小儿体内各有关组织的辐射吸收剂量见表22-13及表22-14。

【不良反应】 (1)可能出现过敏反应。

(2)皮肤发绀(紫色)。

(3)肺部紧缩感，喘息或呼吸困难。

(4)经常发生面部潮红。

(5)出汗增多和恶心，较少见。

【禁忌证】 (1)严重的肺动脉高压症患者禁用。

(2)心脏右到左分流患者禁用。

(3)有明显过敏史者或过敏体质者禁用。

(4)妊娠期妇女禁用。

【注意事项】 (1)如有心脏右到左分流者禁用，以免^{99m}Tc-MAA颗粒进入左心，导致脑、肾脏小动脉栓塞。

(2)^{99m}Tc-MAA容易沉淀，注射前应充分摇匀，如发现有变色，或不能分散的圆块状物，不可使用。

(3)长期动物实验观察^{99m}Tc-MAA无致癌和致突变后遗症。

(4)哺乳期妇女，^{99m}Tc-MAA分解后游离^{99m}Tc可由乳汁中排泄，母体接受148 MBq(4 mCi)^{99m}Tc-MAA，受乳婴儿可接受到接近20 mrem的辐射剂量。此等情况下小儿可暂时用代乳品喂养。

【药物相互作用】 无明确药物相互作用。

【给药说明】 (1)注射时患者应采取仰卧位，注射速度要缓慢。

(2)静脉穿刺后不应抽回血以避免在针筒内形成血块，使肺显像时出现局部放射性浓聚区。

(3)每次注入的颗粒数应控制在20万～70万。儿童或有严重肺血管床损伤的患者，注射颗粒量相应减少。

【用法与用量】 (1)肺灌注显像　静脉注射，每次成人注入MAA颗粒数应控制在20万～40万，注入放射性活度为111～185 MBq(3～5 mCi)。注入前轻轻摇动药瓶，避免抽回血。药物标记后可放置3小时。小儿注入量根据体重按成人注入量相应减少。

(2)静脉造影　患者取仰卧位。自双下肢足背建立三通静脉通路，静脉注射氯化钠注射液。在双膝以下部位用压脉带加>8kPa(60 mmHg)的压力，以阻断浅静脉的回流。γ照相机以每分钟50 cm的速度自足部开始作全身扫描。同时从双下肢静脉滴注管内匀速推入^{99m}Tc-MAA185 MBq(5 mCi)/4 ml，注射后继续静脉注射氯化钠注射液。全身扫描后再作肺部显像。

(3)腹腔内注射和动脉内灌注　注入^{99m}Tc-MAA111 MBq(3 mCi)，然后进行γ显像。

表22-13　成人体内有关组织辐射吸收剂量

注入方式	辐射源(摄入放射性)	吸收剂量		
		组织	mGy/MBq	rad/mCi
静脉注入	膀胱	肺	0.06	0.22
	肝(4.5%)	膀胱壁		
	肺(80%)	2小时排尿	0.0081	0.030
		4.8小时排尿	0.014	0.055
		肝	0.0048	0.018
		脾	0.0045	0.017
		肾	0.0029	0.011
		睾丸		
		2小时排尿	0.0016	0.0060
		4.8小时排尿	0.0017	0.0065
		卵巢		
		2小时排尿	0.00200	0.0075
		4.8小时排尿	0.0022	0.0085
		全身	0.0040	0.015

表 22-14　小儿体内有关组织辐射吸收剂量

注入方法	组织	吸收量[(mGy/MBq)/(rad/mCi)]				
		新生儿体重 3.5 kg	1 岁体重 12.1 kg	5 岁体重 20.1 kg	10 岁体重 33.5 kg	15 岁体重 55.0 kg
静脉注射	肺	0.19/19	0.006/6.6	0.058/5.8	0.087/8.7	0.077/7.7
新生儿	膀胱	0.021/2.1	0.015/1.5(1)	0.031/3.1(2)	0.039/3.9(2)	0.041/4.1(2)
18.5 MBq(500 μCi)	肝	0.014/1.4	0.006/0.6	0.0062/0.62	0.018/1.8	0.012/1.2
(最大剂量)	卵巢	0.0038/0.38	0.002/0.20	0.0019/0.19	0.0044/0.44	0.0041/0.41
儿童 1.85 MBq	睾丸	0.003/0.3	0.0013/0.13	0.0019/0.19	0.002/0.2	0.0036/0.36
(50 μCi/kg)	全身	0.006/0.6	0.003/0.3	0.0031/0.31	0.0048/0.48	0.0041/0.41

注:(1)2 小时排尿(间隙);(2)4.8 小时排尿(间隙)。

锝[^{99m}Tc]二巯丁二酸[医保(乙)]

Technetium [^{99m}Tc] Dimercaptosuccinate

(^{99m}Tc-DMSA)

【适应证】 肾静态显像。

【药理】 ^{99m}Tc-DMSA 有两种组分,即快成分(复合物Ⅰ)占 20%～30%,慢成分(复合物Ⅱ)占 70%～80%,静脉注射后大部分与血浆蛋白相结合,在血液中的半排期分别为 45 分钟及 56～62 分钟。血液中大约有 4%～5%的^{99m}Tc-DMSA 连续通过肾脏被清除,经肾小管重吸收 1 小时后约有 50%的^{99m}Tc-DMSA 牢固地结合在肾皮质内,而且在肾皮质内的浓度在 1～5 小时内保持平衡,据此进行肾脏皮质显像。肾皮质的显像甚为清晰,显像结果与汞[^{197}Hg]新醇相似,患者所受的辐射剂量却大为减少,仅为^{197}Hg 新醇的 1/10 左右。

人体内各有关组织的辐射吸收剂量见表 22-15。

表 22-15　人体内有关组织的辐射吸收剂量

平均注入剂量(MBq)	吸收剂量(mGy/MBq)			
	卵巢	睾丸	红骨髓	肾
74	0.0062	0.0038	0.0095	0.200

【不良反应】 不良反应轻微,偶有晕厥、皮肤发红、恶心及胃部疼痛。

【禁忌证】 妊娠期妇女禁用。

【注意事项】 (1)^{99m}Tc-DMSA 的 pH,如果大于 3.5 以上时则出现肝影,pH 小于 2.4 以下时,则血液本底较高,两者均影响肾显像的清晰度,在产品制备时,应按厂家说明的方法操作,产品的 pH 应控制在 2.4～3.5 之间。

(2)脱水及肾衰竭患者,肾显影不佳。

【药物相互作用】 (1)肾动脉狭窄患者服用巯甲丙脯酸后,使^{99m}Tc-DMSA 在肾中的定位减少,但不影响尿排泄。

(2)未标记 DMSA 降低^{99m}Tc-DMSA 的肾清除,但不影响尿清除。

【给药说明】 (1)成人剂量 74～185 MBq(2～5 mCi),儿童剂量为 1.85 MBq/kg(最小为 22.2 MBq)。

(2)注射显像剂后,建议患者多饮水,将未与肾小管细胞结合的显像药物排出体外。

【用法与用量】 检查前患者无需特殊准备,静脉注射^{99m}Tc-DMSA74～185 MBq(2～5 mCi)后 2～3 小时显像,必要时可行延迟至 3～6 小时显像。肾影的浓淡与肾实质的功能有关。正常时肾皮质内浓度基本均匀,上下极内侧和肾门有时较淡,两侧基本对称。本法可用于了解肾脏的位置、大小和形态,鉴别腹部肿块,比较两肾的功能,观察肾实质内有无占位性病变。

锝[^{99m}Tc]焦磷酸盐

Technetium [^{99m}Tc] Pyrophosphate

(^{99m}Tc-PYP)

【适应证】 主要用于心肌"热"区显像,即急性心肌梗死显像。

【药理】 ^{99m}Tc-PYP 静脉注射后血液的清除为双指数模型,指数Ⅰ的血液清除是由于骨骼的摄取,半排期为 13.6 分钟。指数Ⅱ的血液清除是由于泌尿系的排泄,半衰期为 380 分钟。注射后 2 小时,肾脏内的滞留量为 2.6%,软组织的滞留量少于 0.6%。骨骼内的放射性为 12.9%(相当于注入剂量的 40%～50%)。急性心肌梗死时,每 1 g 梗死组织的摄取量 0.01%～0.02%。本品与血浆蛋白结合率为 84.3%,但结合不牢固,很易与蛋白质解离,迅速被骨骼摄取。血浆蛋白放射性的大部分结合在球蛋白部分。注射后 4 小时,血液放射性为 9.5%,尿为 31.7%,骨骼及其他组织为 58.8%。24 小时排泄注入量的 40%。

人体内各有关组织的辐射吸收剂量见表 22-16。

表 22-16　人体内有关组织的辐射吸收剂量

组织	mGy/MBq	rad/mCi
肺	0.0013	0.0048
胃	0.0012	0.0045
肝	0.0013	0.0048
肾	0.0073	0.027
肾上腺	0.0019	0.007
膀胱壁	0.050	0.19
小肠壁	0.0023	0.0085
上段大肠壁	0.002	0.0074
下段大肠壁	0.0038	0.014
骨表面	0.063	0.23
卵巢	0.0035	0.013
胰腺	0.0016	0.0059
红骨髓	0.0096	0.036
脾	0.0014	0.0052
睾丸	0.0024	0.0089
子宫	0.0061	0.023
有效剂量	0.0058 mSv/MBq	0.021

【不良反应】 偶有支气管痉挛、喘息、低血压及皮疹、瘙痒、荨麻疹等过敏反应。

【禁忌证】 妊娠期妇女禁用。

【注意事项】 (1)药盒放置于冰箱内。本品发生变色或沉淀，应停止使用。

(2)显像时患者体位必须仔细摆放，心脏下横膈和胸骨可作为前后位和左前斜位显像时的参考位置。

(3)心肌炎、心肌心包病变、心脏电转复术后、外科手术后、乳腺疾患、骨骼和骨骼肌损伤及有些不稳定型心绞痛会造成^{99m}Tc-PYP 摄取导致假阳性。

【药物相互作用】 (1)双膦化合物可使心肌梗死显像呈假阴性。

(2)用盐酸柔红霉素或阿霉素治疗时，有显著的^{99m}Tc-PYP 心肌摄取。

【给药说明】 心肌梗死灶显像对显像剂要求较高，^{99m}Tc-PYP 须新鲜配制，标记后在 10 分钟内静脉注射。

【用法与用量】 成人静脉注射^{99m}Tc-PYP550～740 MBq(15～20 mCi)后 1.5～2 小时进行心前区平面或断层显像。^{99m}Tc-PYP 显像探测急性心肌梗死的灵敏度取决于梗死后显像的时间、心肌坏死组织的数量及局部血流量。^{99m}Tc-PYP 在急性心肌梗死发生 12 小时后方能显影，48～72 小时阳性率最高，5 天内可持续显影，2 周内阳性率为 95%左右，特异性大于 90%，2 周后转阴性。梗死区中央由于血流量最少，^{99m}Tc-PYP 浓聚量少，周边血流量相对多而浓聚量高，可形成“炸面圈”征图形。

锝[^{99m}Tc]右旋糖酐

Technetium [^{99m}Tc] Dextran(^{99m}Tc-DX)

【适应证】 淋巴系统显像剂。用于肢体水肿鉴别，肿瘤部位前哨淋巴结的定位，以及其他淋巴系统受累程度和范围监测等。

【药理】 家兔后肢趾间注射本品 37～148 MBq (1～4 mCi)后 70 分钟左右，淋巴结中放射性摄取达高峰，此时淋巴结与肝、肺、肾、心、脾、肌肉及血液等脏器组织的放射性摄取比依次为 40、255、490、527、874、408 和 1748。家兔后肢趾间间歇注射本品 37 MBq(1 mCi)，活动数分钟后每隔 10 分钟显像一次，共 120 分钟。结果显示，锝[^{99m}Tc]右旋糖酐很难通过毛细血管，主要浓集于淋巴系统。显像速度快，大、小淋巴结和淋巴管显像清晰，甲状腺和胃未见显影，体内稳定性好。^{99m}Tc 右旋糖酐注射部位清除 95%时约需 6.5 小时。

【不良反应】 无明确不良反应。

【禁忌证】 妊娠期妇女禁用。

【注意事项】 (1)因注射部位特殊，检查前应向患者解释清楚，取得配合。

(2)进针后注药前应回抽针芯，以确认针头不在血管内，不致将显像剂注入体循环。

(3)肢体远端注射给药，患者肢体应做主动运动；其他部位注射给药，应在注射点不断按摩，以促进淋巴回流。

(4)双侧对称分布的淋巴结构显像，原则上应先在患侧注射和显像，然后在对侧同法注射和显像。

(5)如淋巴链不显影者，应观察膈淋巴结(胸骨旁)、耳后淋巴结及肝脏显像情况，以排除注射的技术误差。

【药物相互作用】 氨基糖苷类药物可加强肾毒性。

【给药说明】 (1)下肢、盆、腹腔与上肢、腋部等　为趾(指)间向皮下间隙注射，每一注射点小于 37～148 MBq (1～4 mCi)。

(2)乳内等部位淋巴显像　剑突下 3cm，左右旁开 3cm，行腹直肌鞘注射。

(3)颈部等淋巴结显像　为头顶皮下或双侧耳后乳突部皮下注射。

【用法与用量】 成人用量 74～222 MBq(2～6 mCi)。淋巴显像有多种给药方式，如皮下、组织内、黏膜下或皮内等。根据需要可以联合应用不同给药方式，也可以同一部位多点位注射。注射显像剂后 30 分钟可行局部或全身显像，必要时行延迟显像。确定体表标志，有利于淋巴结解剖位置定位。

(1)局部显像　探头配置低能通用型或高分辨准直器:能峰,140keV;矩阵,128×128;窗宽 20%。采集计数:一帧 100~200K。对腋窝、锁骨上淋巴显像时,可用针孔准直器采集。

(2)全身显像　扫描速度为 10~20 cm/min。

(3)动态显像　为观察淋巴引流功能,应用小颗粒、淋巴引流快的显像剂,在远端注射后即刻以 30~60 秒/帧的速度进行动态采集,共 20~30 分钟。

^{99m}Tc-DX 对乳内注射的辐射吸收剂量 0.15 mGy/MBq(0.555rad/mCi),有效剂量为 0.0106 mGy/MBq(0.0392rad/mCi)。

锝[^{99m}Tc]硫胶体

Technetium [^{99m}Tc] Sulfur Colloid(^{99m}Tc-SC)

【适应证】 (1)消化道出血显像　对出血部位定性和定位诊断。

(2)食管通过显像　诊断贲门失弛缓症;原发性、继发性食管运动障碍性疾病;药物和手术等疗效观察。

(3)胃食管反流显像　诊断有无胃食管反流及反流的程度,尤其适合儿童的非创伤性检查。

(4)胃排空试验　评价胃正常生理功能;探讨胃排空障碍原因;促胃肠动力药物及手术治疗后的疗效观察。

(5)骨髓显像　再生障碍性贫血等血液病的诊断和辅助诊断;观察白血病患者骨髓的分布和活性、化疗后骨髓缓解过程和外周骨髓有无残余病灶。

(6)脾显像　确定脾脏的位置与大小;异位脾脏或副脾的定位;脾脏功能及损伤程度判断;脾内的占位病变的诊断。

(7)淋巴显像　用于肢体水肿鉴别,肿瘤部位前哨淋巴结的定位,以及其他淋巴系统受累程度和范围监测等。

【药理】 (1)静脉注射的^{99m}Tc-SC 后,被肝脏、脾脏和骨髓中的单核吞噬细胞吞噬并迅速清除。^{99m}Tc-SC 在血清中的 $t_{1/2}$ 约为 3 分钟。注射后 15 分钟,绝大部分的放射性胶体已从血液中清除。活动性消化道出血时,放射性胶体通过出血部位进入肠道并随肠内容物移行,形成异常的放射性浓聚影。在这过程中,由于血本底被快速清除,因此在出血点可以得到很高的靶/本底比值,从而清晰显示出血部位。

^{99m}Tc-SC 颗粒直径 300~1000 nm,胶体颗粒越大,肝脏摄取越多;胶体颗粒越小,脾脏和骨髓摄取越多。该类显像剂可使肝(80%~90%)、脾(5%~10%)和骨髓(5%)同时显影。骨髓单核细胞的吞噬活性在骨髓中与红细胞生成相一致,故可间接反映骨髓的造血功能。利用显像剂在三个组织器官中的不同浓度分布变化来了解和判断各自的功能和结构状态,以及腹部肿物与肝、脾的关系。

(2)^{99m}Tc-SC 不被食管和胃黏膜吸收,将其与水溶液、酸性饮料、固体或液体食物混合制成显像剂试验餐,动态连续采集显像剂从吞咽由食管到胃的一系列过程的影像,可分别进行食管通过显像、胃食管反流显像和胃排空试验。用计算机 ROI 技术计算出全食管通过时间及各段(上、中、下)通过时间和 5 分钟内食管通过率,以此评价食管运动功能;计算胃内放射性食物排出一半的所需要的时间,用以判断胃动力功能有无障碍;显像剂进入胃部后,在上腹部加压,同时对食管下段和胃进行动态连续显像,根据食管下段是否出现放射性及放射性与压力的关系,判断有无胃食管反流及反流的程度。如果贲门上方出现异常放射性,为胃食管反流的典型表现。

(3)^{99m}Tc-SC 注入机体皮下组织间隙,其不能通过毛细血管基底膜而主要经过毛细淋巴管吸收转运,随淋巴液向心引流至淋巴结与淋巴管,一部分被淋巴窦单核-吞噬细胞吞噬滞留在淋巴结,另一部分随淋巴液归入体循环,被肝脾等处的单核-吞噬细胞系统清除。淋巴显像可以显示各级淋巴(链)的分布、形态及淋巴液流动的功能状态。

人体内各有关组织的辐射吸收剂量见表 22-17。

【不良反应】 无明确不良反应。

【禁忌证】 妊娠期妇女禁用。

【注意事项】 (1)静脉注射时患者应采取仰卧位,注射速度要缓慢。

(2)^{99m}Tc-SC 作消化道出血显像,只有在注射当时伴有活动性出血时才能被探测到。此外,该方法往往难以判断横结肠脾曲的出血。

(3)胃食管反流显像成人和婴幼儿的检查方法不完全相同,婴幼儿不用加腹带和增加腹压,因为这是非生理性的,婴幼儿不能忍受,同时也并不能增加检测率。

(4)试餐的组成是影响胃排空率的首要因素。试餐种类不同,体积不同,所得结果也各不相同。只有尽可能的遵循各实验室制定的常规方法,其数据才与正常值具有可比性。

(5)淋巴显像注意事项参阅“锝[^{99m}Tc]右旋糖酐”。

【药物相互作用】 影响胃肠道功能的药物均能影响胃食管反流的显像。

表 22-17　人体内有关组织的辐射吸收剂量

组织	mGy/MBq	rad/mCi
肾上腺	0.002	0.0074
脑	0.00015	0.00056
乳内注射	0.80	2.96
胆囊壁	0.0015	0.0056
肾上腺	0.0019	0.007
上段大肠壁	0.00054	0.002
下段大肠壁	0.00018	0.00067
小肠壁	0.00037	0.0014
胃壁	0.0026	0.0096
心壁	0.011	0.041
肾	0.00083	0.0031
肝	0.0028	0.01
肺	0.0079	0.029
肌肉	0.0017	0.0063
膀胱壁	0.00015	0.00056
甲状腺	0.0013	0.0048
卵巢	0.00018	0.00067
胰腺	0.0024	0.0089
红骨髓	0.0019	0.007
脾	0.0017	0.0063
子宫	0.00019	0.0007
全身	0.0041	0.015
有效当量剂量	0.025 mSv/MBq	0.093

【给药说明】（1）消化道出血显像　患者平卧，探头视野包括整个腹部和盆腔，以“弹丸”注射。

（2）食管通过显像　患者禁食 4～12 小时，仰卧位，环状软骨部位作放射性标志，练习吞咽动作。显像剂“弹丸”式吞咽。

（3）胃食管反流显像　成人空腹 8 小时以上，48 小时内禁服影响胃肠道功能的药物。3 分钟内饮完显像剂，再服 15～30 ml 清水去除食管残留放射性物质。

（4）胃排空试验　受检者空腹 12 小时，5 分钟内全部吃完固体或液体试验餐。

（5）骨髓显像　患者取仰卧位，静脉注射。

（6）脾显像　患者取仰卧位，静脉注射。

（7）淋巴显像　参阅“锝[^{99m}Tc]右旋糖酐”。

【用法与用量】（1）消化道出血显像　静脉注射 ^{99m}Tc-SC370 MBq(10 mCi)，血流灌注影像每秒 1 帧持续 1 分钟，然后以每 1～2 分钟/帧的速度连续采集 500～750K 计数的腹部和盆腔影像，持续 20～30 分钟。在必要时增加斜位、侧位和后位影像，以确定出血部位。如果未发现出血部位，拍摄 1000K 计数的斜位影像以避免肝脏和脾脏的干扰；如果仍然没有阳性发现，15 分钟后重复下腹部影像，以进一步排除肝、脾的影响。

（2）食管通过显像　^{99m}Tc-SC18.5～37 MBq(0.5～1 mCi)，加入到 15 ml 溶液中。患者将显像剂含入口中，嘱咐患者作一次性“弹丸”吞咽，同时启动 SPECT，0.8 秒/帧，共 240 帧。每 30 秒干吞咽一次。用 ROI 技术获得时间放射性曲线和连续的动态影像，计算食管通过率和通过时间。

食管通过率(%)＝(食管最大计数-T 时食管计数)/食管最大计数×100%

（3）胃食管反流显像　在 300 ml 酸性饮料中加入 ^{99m}Tc-SC37～74 MBq(1～2 mCi)制备成酸性显像剂，3 分钟内饮完，再服 15～30 ml 清水去除食道残留放射性。如食管不出现放射性，可用腹带加压，观察食管内有无放射性出现。以 2 秒/帧的速度动态显像至 1 小时。用 ROI 技术勾出不同压力时胃贲门处的轮廓，获得时间-放射性曲线，并计算胃食管反流指数(gastro esophageal retention index，GERI)。婴幼儿剂量 3.7～37 MBq(0.1～1.0 mCi)。

$$GERI(\%)=(E_n-E_B)/G_0\times100\%$$

式中，G_0 为压力 0 时胃内放射性计数；E_n 为不同压力时食管内放射性计数；E_B 为不同压力时食管周围本底计数。

（4）胃排空试验　各实验室用 ^{99m}Tc-SC37～74 MBq(1～2 mCi)建立标准试验餐。患者 5 分钟内全部吃完固体或液体试验餐，并以 1 帧/分钟的速度采集 1～2 小时，用 ROI 技术计算胃内放射性排出 50%所需的时间。

（5）骨髓显像　静脉注射 ^{99m}Tc-SC555～740 MBq(15～20 mCi)。20 分钟～2 小时后，患者取仰卧位，大视野γ照相机或 SPECT 仪配置低能通用型或低能高分辨准直器，能峰 140keV，窗宽 20%，Zoom1.0。全身前位和后位显像，矩阵 256×1024，局部显像矩阵 256×256 或 128×128。

（6）脾显像　静脉注射 ^{99m}Tc-SC74～185 MBq(2～5 mCi)。注射后约 15～20 分钟开始行脾显像。患者取仰卧位，一般采用多体位局部静态平面显像，如前位、后位和左侧位，必要时加做左前斜位和左后斜位。局部断层显像：能峰 140 keV，窗宽 20%，矩阵 128×128，Zoom 为 1，可用椭圆形或圆形轨迹 360°采集，步进 5.6°～6.0°，20～30 秒/帧，共采集 60～64 帧图像。所获数据经图像重建处理后得到横断面、矢状面和冠状面影像。脾动脉灌注显像：“弹丸”式静脉注射，即刻以 1 秒/帧的速度连续采集 60 秒。

（7）淋巴显像　用量 37～74 MBq(1～2 mCi)，方法

参阅“锝[^{99m}Tc]右旋糖酐”。最佳显像时间：①盆腔、颈部、特殊部位分别在注射后 30、60、120 分钟显像；②腹膜后、腋窝、胸廓内部位在注射后 120、180 分钟显像。

(8)前哨淋巴结的定位　①方案 1(不与活性兰联合方法)：术前 24 小时左右，将^{99m}Tc-硫胶体 18.5～37 MBq (0.5～1 mCi，体积 4～6 ml，粒径 200 nm 左右)分 4～6 点于癌周皮下注射，2～18 小时后进行 SPECT 显像，并在皮肤上作体外标记。22 小时左右进行手术，术中用 γ 探测器探测腋窝等区域的放射性，以放射性计数最高部位淋巴结为前哨淋巴结。②方案 2(与活性兰联合方法)：术前 2 小时同方案 1 注射^{99m}Tc-硫胶体，手术准备时癌周皮下注射活性兰(1%)5 ml，术中进行活性兰检查和区域放射性探测，根据显示淋巴引流路径和放射性计数找出前哨淋巴结。

锝[^{99m}Tc]喷替酸盐气溶胶

Compound Technetium [^{99m}Tc] Pentetate Aerosol(^{99m}Tc-DTPA)

【适应证】 肺通气显像，用于了解呼吸道的通畅情况及各种肺疾病的通气功能变化；评价药物或手术治疗前后的局部通气功能，观察疗效和指导治疗；与肺灌注显像配合鉴别诊断肺栓塞(灌注降低，通气正常，呈不匹配显像为特征)和 COPD；监测患者肺呼吸功能及对治疗的反应等。

【药理】 ^{99m}Tc-DTPA 雾化为直径 1～10 μm 的微粒后吸入(气溶胶吸入)，可分布于细支气管和肺泡，分布取决于雾粒直径，气溶胶微粒在 3～10 μm 时分布于细支气管，1～3 μm 的颗粒分布于肺泡中，然后呼出。一次吸入的气溶胶颗粒肺内沉积 5%～10%。其在气道内的有效半衰期为 1～6 小时。

人体内各有关组织的辐射吸收剂量见表 22-18。

【不良反应】 无明确不良反应。

【禁忌证】 妊娠期妇女禁用。

【注意事项】 对于哺乳期妇女，由于游离^{99m}Tc 可以由乳汁中排泄，故应在乳汁内无放射性后(>4 小时)才可授乳。

【药物相互作用】 胺碘酮和某些化疗药物(如 MTX)具有肺毒性，可使^{99m}Tc-DTPA 气溶胶的肺清除半衰期延长；哮喘患者吸入甾体药物后^{99m}Tc-DTPA 在肺内分布均匀，清除率加快；肺表面活性剂(如棕榈胆磷)可使^{99m}Tc-DTPA 气溶胶的清除半衰期延长。

【给药说明】 (1)受检者要练习空白吸入。受检者吸入气溶胶时要平稳呼吸，使气溶胶均匀分布于末梢肺组织，以免呼吸频率加快，使中央气道沉积增多。

(2)吸入过程中应嘱受检者减少吞咽动作，以免放射性气溶胶进入上消化道，影响图像质量。

(3)如有痰时，应随时咳出后再行吸入气溶胶。

(4)对于哮喘患者，必要时可在雾化剂中加入少量解痉药。

【用法与用量】 将 740～1480 MBq(20～40 mCi) ^{99m}Tc-DTPA 溶液，体积为 2～4 ml，注入雾化器，控制氧气流速 8～10L/min，使其充分雾化，经过过滤，产生大小合适的气溶胶。患者坐位，吸入气溶胶 5～8 分钟，于大视野 γ 照相机探头下，常规取前、后、左后、右后、左侧、右侧、后倾位显像，每个体位计数 4×10^5。

表 22-18　人体内有关组织的辐射吸收剂量

	组织	2.4 小时排尿		4.8 小时排尿	
		rad/mCi	mGy/MBq	rad/mCi	mGy/MBq
坐位吸入	气管	0.30	0.081	0.30	0.081
	膀胱壁	0.083	0.022	0.16	0.043
	肺	0.12	0.032	0.12	0.032
	肾	0.0093	0.0025	0.0094	0.0025
	卵巢	0.0052	0.0014	0.0088	0.0024
	红骨髓	0.0050	0.0014	0.0056	0.0015
	睾丸	0.0035	0.00094	0.0060	0.0016
	甲状腺	0.0036	0.00098	0.0036	0.00098
	全身	0.0063	0.0017	0.0071	0.0019
卧位吸入	气管	0.30	0.081	0.30	0.081
	膀胱壁	0.093	0.025	0.18	0.050
	肺	0.080	0.022	0.080	0.022
	肾	0.0095	0.0026	0.0096	0.0026
	卵巢	0.0058	0.0016	0.0010	0.0027
	红骨髓	0.0041	0.0011	0.0048	0.0013
	睾丸	0.0039	0.0011	0.0069	0.0019
	甲状腺	0.0029	0.00078	0.0029	0.00078
	全身	0.0051	0.0014	0.0061	0.0016

锝[^{99m}Tc]气体

Technetium [^{99m}Tc]Technegas

【适应证】 与肺灌注显像配合鉴别诊断肺栓塞和肺阻塞性疾病；慢性阻塞性肺疾病的患者肺减容手术适应证选择、手术部位和范围确定及预测术后残留肺功能；了解呼吸道的通畅情况及各种肺疾病的通气功能变化，诊断气道阻塞性疾病；评估药物或手术治疗前后的局部肺通气功能，观察疗效和指导治疗。

【药理】 锝气体又称锝粉雾，是一种^{99m}Tc 标记纳米级碳粒子形成的超微细悬浮剂。十多年前在国外已成为临床常用的肺通气显像剂。锝气体的制备在特殊设计的锝气体发生器中进行，将高比度的高锝酸钠洗脱液（$^{99m}TcO_4^-$）吸附于石墨碳棒上在充满氩气的密闭装置内通电加温，在2500℃条件下获得锝气体，即^{99m}Tc标记纯碳微粒的超细分散体。根据测定，锝气体粒子为紧密包被在石墨碳薄层内的金属^{99m}Tc形成的六边形平片，锝气体粒子的大小约30～60 nm，80%的粒子大小低于100 nm。由于其颗粒小且更为均匀，故中央气道沉积较少，肺通气影像质量更佳。

人体内各有关组织的辐射吸收剂量见表22-19。

【禁忌证】 妊娠期妇女禁用。

【注意事项】 (1)严格按照锝气体发生器厂家提供的说明书操作制备锝气体。

(2)长期储存的锝气体能够聚集为大颗粒并迁移至腔室壁上，因此锝气体应在产生后10分钟内应用于患者。为防止使用过期的锝气体诊断剂，锝气体发生器10分钟后将禁止向患者输送气体，腔室通过过滤系统自动清除剩余气体。

(3)在锝气体发生器制备锝气体时，推荐坩埚高锝酸钠洗脱液，放射性浓度为4000～9000 MBq/ml(100～250 mCi/ml)，如果没有这样高放射性浓度的洗脱液，可进行多次坩埚灌注。

(4)其他参阅“锝[^{99m}Tc]喷替酸盐气溶胶”。

【用法与用量】 严格按照操作说明书将0.14 ml含4000～9000 MBq(100～250 mCi)的高锝酸钠洗脱液灌注到锝气发生器制备纳米颗粒锝气体。患者应尽可能取仰卧位，通过连接管及口罩吸入3～5次[吸入剂量大约是37 MBq(2kcps)]，于大视野γ照相机探头下，常规取前、后、左后、右后、左侧、右侧、后斜位显像。

表22-19　人体内有关组织的辐射吸收剂量(mGy/MBq)

组织	mGy/MBq	组织	mGy/MBq
肾上腺	0.0075±0.0012	卵巢	0.0017
脑	0.00054±0.00026	胰腺	0.0074±0.0019
乳腺	0.0063±0.00046	红骨髓	0.0036±0.00052
胆囊壁	0.0038±0.0017	骨表面	0.0054±0.00095
上段大肠壁	0.0010±0.00048	皮肤	0.0014±0.00024
小肠	0.0013±0.00040	脾	0.0063±0.0012
胃	0.017±0.012	睾丸	0.00047±0.00018
下段大肠壁	0.0015±0.00042	胸腺	0.0075±0.00038
心脏壁	0.012±0.0017	甲状腺	0.0083±0.0059
肾	0.0076±0.0030	膀胱壁	0.0051±0.0013
肝脏	0.0078±0.0028	子宫	0.0020
肺	0.098±0.012	全身	0.0047±0.00074
肌肉	0.0031±0.00057	有效剂量当量*	0.016±0.0028

*有效剂量当量单位为mSv/MBq。

锝[^{99m}Tc]奥曲肽

[^{99m}Tc-EDDA-HYNIC-D-Phe^1,Tyr^3]-Octreotide(^{99m}Tc-EDDA/HYNIC-TOC)

【适应证】 用于神经内分泌肿瘤，如嗜铬细胞瘤或副神经节瘤、垂体瘤、胰岛素瘤、内分泌胰腺癌、小细胞肺癌、类癌、神经母细胞瘤及表达生长抑素受体的非神经内分泌肿瘤，如导致骨软化症的间质肿瘤、甲状旁腺肿瘤、淋巴瘤等肿瘤的阳性显像。

【药　理】 D-Phe^1，Tyr^3-奥曲肽(D-Phe^1，Tyr^3-Octreotide，TOC)为生长激素抑制素(somatostation，SS)的类似物，在神经内分泌肿瘤细胞膜上广泛存在生长抑素受体(somato station receptor，SSR)，这种受体有5种亚型($SSR_{1\sim5}$)。在SSR的5种亚型中，TOC对SSR_2和SSR_5有高度的亲和力，对SSR_3有中度亲和力，对SSR_1和SSR_4没有亲和力。通过配体-受体结合，锝[^{99m}Tc]奥曲肽可用于表达SSR_2、SSR_5和SSR_3受体的神经内分泌肿瘤和部分非神经内分泌肿瘤的阳性显像。

静脉注射^{99m}Tc-EDDA/HYNIC-TOC(简称^{99m}Tc-HYNIC-TOC)后体内血中放射性迅速降低；双肾放射性分布较高，肝、脾摄取较高，泌尿系统排泄快，注射后2小时和4小时肌肉和血本底下降至较低水平，肠道排泄不明显，脑垂体影像清晰可见，注射后1小时肿瘤部位即可显影，随时间的延长，肿瘤部位放射性摄取逐渐增加，本底放射性逐渐降低，肿瘤与非肿瘤部位的对比度加大，显像清晰易辨，注射后4小时肿瘤浓聚最高，显像效果最佳。

人体内各有关组织的辐射吸收剂量见表22-20。

【禁忌证】 妊娠期妇女禁用。

【注意事项】 对奥曲肽过敏者禁用，肾、胰腺功能异常者慎用。

【用法与用量】 静脉注射　成人　298～444 MBq(8～12 mCi)。

表22-20　人体内各有关组织辐射吸收剂量(均值±*SD*)

器官	mGy/MBq	器官	mGy/MBq
双肾	$(2.88\pm0.49)\times10^{-2}$	红骨髓	$(1.43\pm0.24)\times10^{-3}$
肝	$(7.45\pm1.34)\times10^{-3}$	肌肉	$(1.14\pm0.17)\times10^{-3}$
脾	$(3.25\pm0.45)\times10^{-2}$	卵巢(女性)	$(2.42\pm0.36)\times10^{-3}$
肠	$(1.05\pm0.22)\times10^{-2}$	睾丸(男性)	$(4.26\pm0.68)\times10^{-4}$
肺	$(1.67\pm0.15)\times10^{-3}$		

注：吸收剂量当量：$(6.0\pm0.8)\times10^{-3}$(mSv/MBq)。

氯化亚铊[^{201}Tl]

Thallous [^{201}Tl] Chloride

【适应证】 (1)心肌缺血　是^{201}Tl负荷心肌显像主

要的适应证；除判断缺血外，还有助于评估冠状动脉狭窄的范围；评价心肌细胞活力；观察冠状动脉搭桥术(coronary artery bypassgraft，CABG)及介入性治疗后心肌缺血的改善情况。

(2)心肌梗死。

(3)扩张型心肌病与肥厚型心肌病的辅助诊断。

(4)肿瘤诊断　用于脑肿瘤、甲状旁腺腺瘤等。

【药理】 铊元素虽然不是碱金属，但其生物学分布情况与单价离子很相似，主要分布在细胞内。其早期药物动力学与钾相似，倾向于结合在肌肉纤维内。

静脉注射后血液清除曲线呈双指数曲线，分布相半衰期为5分钟，消除相半衰期为40小时。注射后10～20分钟正常心肌的摄取即达到高峰，约为注射剂量的4%，10分钟后心肌与血液的放射性比值可达50∶1，铊[^{201}Tl]在心肌内的浓度可保持恒定约1小时，然后逐渐减少。^{201}Tl的心肌摄取取决于冠状动脉血流量、心肌摄取量和存活程度。心肌缺血时，^{201}Tl的摄取量减少。由于细胞内和细胞间液不断交换的结果，^{201}Tl在缺血但存活的心肌区域有再分布现象。4小时后胃肠道及肾脏的放射性增高。

^{201}Tl主要由尿中排出，24小时约有20%的^{201}Tl经肾脏排泄，^{201}Tl能排泄至人乳中。^{201}Tl自全身排泄出的半衰期约为10天。生物半衰期细胞内为36小时，正常人全身有效半衰期为58.8小时，睾丸为20小时。除心脏外，主要浓聚于肝(15%)、肾脏(3.5%)、甲状腺(0.2%)、睾丸(0.15%)、脾、脑、大肠和骨骼肌，注射后初期肺内沉积较多(8%～10%)，一般在再分布时放射性清除，但肺部摄取与心肌受损程度和各种类型的冠状动脉缺血，特别是运动时有明显相关。

人体内各有关组织的辐射吸收剂量见表22-21。

【禁忌证】 妊娠期妇女禁用。

【注意事项】 (1)如需重复检查至少相隔4天，否则残留的放射性将影响对图像的解释。

(2)负荷试验时，应有心内科医师或在心内科进行过专门培训合格的医师在场，并有心电监护及急救设备。

【用法与用量】 (1)心肌显像　静脉注射或滴注，儿童按体重0.74 MBq(0.02 mGi)/kg，成人按体重0.74～1.11 MBq(0.02～0.03 mCi)/kg。

静息显像在注射后5分钟即可开始。

药物负荷或运动负荷试验显像能发现静息时不能探测到的局部的心肌缺血。一般采用次极量运动负荷，达到预期量大心率的90%或心绞痛发作，尽快注射^{201}Tl，注射后继续运动1分钟，运动结束后5分钟作断层显像或取前后位、30°左前斜位、70°左前斜位和左侧位进行显像，3小时后重复显像，以观察^{201}Tl在心肌组织内的再分布影像。如运动时显示某一部位缺损，3小时后静息显像恢复正常，则为心肌缺血的典型表现。如运动时缺损，再分布图像仍然显示该部位缺损，则为心肌坏死或心肌瘢痕形成。

(2)甲状旁腺瘤定位诊断　常用^{201}Tl/$^{99m}TcO_4^-$双核素减影法，通过SPECT仪的γ射线能峰设置，分别对^{99m}Tc和^{201}Tl进行采集、显像。静脉注射$Na^{99m}TcO_4$ 74 MBq(2 mCi)10分钟后，进行甲状腺SPECT显像。显像结束后，患者颈部位置不移动，再次静脉注射^{201}TlCl74 MBq(2 mCi)5分钟后SPECT再次采集图像。^{201}Tl图像减去$Na^{99m}TcO_4$图像则为甲状旁腺图像，腺瘤呈高浓集区。

【制剂与规格】 氯化亚铊[^{201}Tl]注射液：(1)185 MBq(5 mCi)；(2)370 MBq(10 mCi)。

表22-21　人体内各有关组织辐射吸收剂量

组织	卵巢	睾丸	红骨髓	肝	肾	大肠	心脏	甲状腺
吸收剂量(mGy/MBq)	0.081	0.081	0.068(全身)	0.140	0.110	0.243	0.54	0.278

枸橼酸镓[^{67}Ga][药典(二)]

Gallium [^{67}Ga] Citrate

【适应证】 适用于肿瘤和炎症的定位诊断和鉴别诊断。

【药理】 (1)药效学　正常人体内^{67}Ga可聚集在肝、脾、肾等组织，此外可浓集于增殖活跃的淋巴系统肿瘤和其他软组织肿瘤组织内。经放疗、化疗后肿瘤组织浓集减少或停止，可借以判断治疗效果。

(2)药动学　无载体^{67}Ga静脉注射后，大部分与血浆蛋白相结合，特别是与血浆中的载铁蛋白、肝球蛋白及白蛋白相结合。然后，^{67}Ga聚集在活细胞的溶菌体样的胞浆结构内，但其摄取机制尚不清楚，有人使用超离心技术，观察到^{67}Ga与一种特殊的微粒亚细胞的结合比溶菌体更多。^{67}Ga静脉注射后血液清除曲线为双相，快速清除部分的半衰期为7小时，缓慢清除部分的$t_{1/2}$为6.5天，有效半衰期为53～74小时，生物半衰期为2～3周。^{67}Ga静脉注射后一天，自肾脏排泄约12%，以后随粪便排泄，约 10%～15%。注入量的 1/3 在第一周内排出体外；1/3 分布在骨骼包括骨髓（24%）、肝（6%）；肾（2%）、脾（1%）。另外，唾液腺、泪腺及鼻咽部也可见到放射性浓聚现象，其他脏器如肾上腺、肠道及肺部浓聚亦较高。妇女妊娠或哺乳期，可见乳腺有放射性浓聚，哺乳期乳腺对^{67}Ga 的摄取量比非哺乳期高 4 倍。注射后服泻药可使结肠内的^{67}Ga 排出，这样可以避免或减少肠道内^{67}Ga 对显像的干扰，同时静脉注射枸橼酸钠 200 mg，可以减少肝脏的放射性浓聚，使^{67}Ga 在骨骼及肿瘤组织内的聚集更为明显。

肿瘤组织能浓聚^{67}Ga 的原理尚不十分清楚，有人用电子显微镜观察发现它主要浓聚在细胞浆中的溶菌体内。^{67}Ga 浓集在肿瘤细胞内的程度与细胞的活性有关，增殖活跃的肿瘤细胞浓集多，坏死的癌组织浓集少，纤维化的组织呈中等程度浓集。

人体内各有关组织的辐射吸收剂量见表 22-22。

【禁忌证】 妊娠期妇女禁用。

【注意事项】 （1）^{67}Ga 显像可以影响抗 DNA 抗体放射免疫分析测定，产生假阳性或假阴性的结果。

（2）下列因素对本品的分布有影响　①化学治疗及血液透析影响骨吸收；②铁缺乏症影响肝摄取；③溢乳及男子女性型乳房影响乳腺摄取；④移植肾排斥影响肾脏摄取；⑤假膜性结肠炎影响结肠摄取；⑥外科病变、放射治疗影响软组织摄取。

【药物相互作用】 （1）当使用较大剂量的皮质甾醇类治疗时，中枢神经系统肿瘤的摄^{67}Ga 率可以降低。

（2）下列药物对本品的分布有影响　①硝酸镓影响骨吸收；②苯巴比妥、右旋糖酐铁影响肝摄取；③硫代二苯胺影响乳腺摄取；④淋巴管造影剂影响淋巴摄取；⑤顺铂、博来霉素、长春碱、阿霉素影响肾脏摄取；⑥顺铂、博来霉素、长春碱、阿霉素影响胃脏摄取；⑦克林霉素影响结肠摄取；⑧长春碱、盐酸氮芥、泼尼松治疗 5～7 个月以后恶性肿瘤可较多放射性滞留。

【给药说明】 （1）静脉注射枸橼酸镓[^{67}Ga]55.5～92.5 MBq(1.5～2.5 mCi)后 24～72 小时显像，随时间延迟，肿瘤内聚集逐渐增多，正常组织逐渐减少。由于^{67}Ga发射出多能 γ 射线，因此，单道的窗应选择宽一些，把主要能量均包括进去，一般选 80～310keV 的能量范围。为排除肠道干扰，检查前一天应给予缓泻剂。

（2）^{67}Ga 对淋巴瘤、肺癌、肝癌等有一定的诊断价值，对炎症病灶的定位诊断，特别是隐匿性炎症的定位诊断亦有一定的价值。但不能鉴别肿瘤和炎症，^{67}Ga 尚缺乏特异性。

（3）^{67}Ga 对淋巴瘤诊断的灵敏度高，可达 83%以上。对淋巴系统肿瘤的定位诊断和分期均有较大的价值。对淋巴瘤治疗后的疗效观察亦有帮助。

（4）此外，^{67}Ga 亦可用于甲状腺癌、上颌窦及腮腺肿瘤的诊断。

【用法与用量】 静脉注射，成人常用量为 74～185 MBq(2～5 mCi)。

【制剂与规格】 枸橼酸镓[^{69}Ga]注射液：(1)185 MBq；(2)370 MBq；(3)740 MBq。

表 22-22　人体各有关组织的辐射吸收剂量

静脉注射量 MBq(mCi)	吸收剂量(mGy/MBq)						
	骨髓	肾	下部大肠	上部大肠	肝	脾	全身
74(2)	36	10.8	16.8	11	12.6	14	5.2
185(5)	90	27	42	28	31.5	35	13

氙[^{133}Xe]

Xenon [^{133}Xe]

【适应证】 主要用于脑局部血流量测定及肺通气显像。

【药理】 氙[^{133}Xe]为惰性气体，化学性质不活泼，在血浆及水中溶解度很低。它不与血中蛋白等物质结合，不参与代谢，为脂溶性，故细胞膜的脂类物质对^{133}Xe 不起屏障作用，它可以自由穿过、扩散，均匀分布在肺、脑等组织中。吸入或静脉注射后迅速通过肺部，由肺泡中排出。它能够自由通过血-脑屏障扩散至脑组织内，然后再通过血-脑屏障自由返回至血液循环中。

【禁忌证】 妊娠期妇女禁用。

【注意事项】 ^{133}Xe 发货后于 5 日内使用。

【给药说明】 （1）^{133}Xe 肺动态显像的方法　在 γ 照相机下，吸入^{133}Xe 气体或自肘静脉以“弹丸式”注入^{133}Xe 氯化钠注射液的灭菌溶液 370 MBq(10 mCi)，采集分吸入、平衡及清除三个时相进行。

（2）局部脑血流量的测定方法　受试者仰卧位，γ 探头（16～32 个探头）对准各相应的脑区，每侧大脑半球分 16～32 个测量区。吸入^{133}Xe 或将^{133}Xe185～370 MBq (5～10 mCi)溶于 2～4 ml 氯化钠注射液中，从颈内动脉注入,闪烁照相机采用低能高分辨率平行孔准直器,能量选择在70～90keV。每个测量区测到的数据通过一对模拟数字转换器,变成数字资料,随后再通过微处理器计算即得到相应局部的脑血流量。其计算公式如下:

$$r_{CBF}=\frac{H_{max}-H_{10}}{A}100\cdot\lambda$$

式中,r_{CBF}为局部平均脑血流量,ml/(100 g·min);H_{max}为清除曲线的最高放射性计数率,min^{-1};H_{10}为时间为10分钟时测得的放射性计数率,min^{-1};A为曲线与基线之间的面积,即从t_0到t_{10}范围内积分的总放射性;λ为^{133}Xe在血液中和脑中的分配系数。

【用法与用量】 (1)吸入给药　注入通气装置^{133}Xe溶液555～740 MBq(15～20 mCi)。

(2)静脉注射　18.5～370 MBq(0.5～10 mCi)。

(3)颈内动脉注射　185～370 MBq(185～370 mCi),临床上很少应用。

【制剂与规格】 氙[^{133}Xe]注射液:1 ml:37～740 MBq。

第二节　正电子发射断层显像放射性药物(正电子放射性药物)

氟[^{18}F]脱氧葡萄糖

Fludeoxyglucose [F-18](^{18}F-FDG)

【适应证】 作为正电子发射断层显像(positron emission tomography,PET)的显像剂使用,用于^{18}F-FDG PET、PET/CT、PET/MR显像。①恶性肿瘤的葡萄糖代谢:在临床怀疑或证实恶性肿瘤,有必要了解葡萄糖代谢是否异常,^{18}F-FDG PET、PET/CT显像可用于恶性肿瘤的诊断、分期、再分期、疗效监测、放射治疗生物靶区确定和预后评估。②探测心肌代谢,配合心肌灌注显像,进行血流-代谢匹配(flow-metabolismmatch)检查,测定心肌存活,用于冠心病血管重建术前及术后随访评估。③脑局部葡萄糖代谢,如难治性癫痫术前定位和阿尔茨海默病的诊断等。④炎症、感染性疾病。⑤其他与葡萄糖代谢异常相关疾病的评估。

【药理】 ^{18}F-FDG是放射性标记的葡萄糖类似物,静脉给药后,迅速分布于全身各器官。^{18}F-FDG通过与葡萄糖相同的转运载体Glut-1～Glut-5转运入细胞,在胞浆内经己糖激酶Ⅱ催化生成6-磷酸-^{18}F-FDG后,与葡萄糖代谢途径不同的是,其不被果糖-1-激酶识别和催化,无法生成相应的二磷酸己糖参加有氧和无氧糖代谢而停留聚集在胞浆,因此^{18}F-FDG的摄取和清除反映了该组织器官中葡萄糖转运蛋白和己糖激酶活性。肿瘤组织因乏氧,葡萄糖转运蛋白和己糖激酶活性增高,表现为^{18}F-FDG摄取增加,同样炎症细胞也会摄取^{18}F-FDG,但一般说来两者的^{18}F-FDG利用率和随时间变化过程有所不同;心肌缺血时,游离脂肪酸的氧化代谢降低,外源性葡萄糖成为心肌的主要能量底物,表现为心肌对^{18}F-FDG摄取增加;正常情况下,葡萄糖是脑的主要能量来源,癫痫发作期病灶可呈葡萄糖代谢增加,而发作间期病灶葡萄糖代谢相对减低。

本品静脉注射后,血中放射性以三指数模型清除,有效清除时间$t_{1/2\alpha}$、$t_{1/2\beta}$和$t_{1/2\gamma}$分别为0.2～0.3分钟、10～13分钟和80～95分钟,在心肌中的清除需96小时以上,肝、肺和肾清除快,并大多以药物原形从尿中排出,^{18}F-FDG不能被肾小管重吸收。注射后33分钟,尿中放射性为注射剂量的3.9%,膀胱中放射性在注射后2小时为注射剂量的20.6%。本品与血浆蛋白的结合程度尚不明确。

人体内各有关组织的辐射吸收剂量见表22-23。

【禁忌证】 妊娠期妇女禁用。

【注意事项】 (1)注射^{18}F-FDG一般要求至少禁食4～6小时以上(除水和治疗用药外),以减少人体正常组织器官的葡萄糖生理利用(如心脏、肌肉等),并保证肿瘤组织对^{18}F-FDG的优先摄取。如果怀疑患者心脏周围存在原发癌病灶或关键性的转移病灶,可建议患者禁食12小时以上,以减少心肌摄取的可能性。高血糖水平不仅会降低肿瘤组织对FDG的摄取率,而且会增加正常组织(如肌肉、心脏等)对FDG的生理性摄取和利用,因此在注射FDG时要使患者的空腹血糖浓度在正常范围内。注射^{18}F-FDG20分钟后,患者可适量饮水。

(2)若必要可在注射^{18}F-FDG前采用指尖采血一次法测定患者血糖。在120 mg/100 ml以下最佳,若>150 mg/100 ml,则考虑应用胰岛素。但一般情况尽量不用胰岛素,因为胰岛素会引起肌肉摄取FDG增加,增加本底噪声,对肿瘤病变的检出有一定影响,糖尿病患者血糖水平需稳定至少2天。

(3)注射^{18}F-FDG前后,嘱咐患者尽量保持放松体位和静息状态,避免不必要的运动和言谈。

(4)疼痛需用药者,PET、PET/CT检查前应继续用药,预约PET、PET/CT检查时应向患者说明携带检查当日所需的镇痛药。

(5)注射^{18}F-FDG一般取病灶的对侧上肢静脉或下肢静脉作为注射点。上肢置有静脉导管者,也应取对侧上肢静脉或下肢静脉作为注射点。

(6)诊断癫痫时，儿童推荐剂量为按体重 3.7 MBq/kg(0.10 mCi/kg)。

(7)^{18}F-FDG 用于心肌活性的评价多在葡萄糖负荷状态下进行。

(8)本品如发生浑浊、变色或沉淀，应停止使用。

【用法与用量】 静脉注射。剂量大小一般取决于患者的年龄和体重、PET、PET/CT 显像仪的固有特性。一般认为在采用专用型 PET 仪或 PET/CT 行肿瘤显像时，成人^{18}F-FDG 的剂量范围宜在 370～550 MBq(10～15 mCi)之间，不超过 15 mCi。^{18}F-FDG 的剂量过高或过低均会影响图像质量。成人剂量推荐为按体重 3.7～7.4 MBq/kg(0.10～0.20 mCi/kg)。

表 22-23　人体内各有关组织的辐射吸收剂量(mGy/MBq)

组织	新生儿(3.4 kg)	1 岁(9.8 kg)	5 岁(19 kg)	10 岁(19 kg)	15 岁(57 kg)
膀胱壁	0.116	0.046	0.025	0.016	0.011
心肌壁	0.065	0.032	0.019	0.012	0.008
胰腺	0.059	0.018	0.009	0.007	0.004
脾	0.059	0.023	0.012	0.008	0.005
肺	0.026	0.010	0.005	0.004	0.002
肾	0.022	0.010	0.005	0.004	0.0025
卵巢	0.022	0.022	0.005	0.003	0.002
子宫	0.021	0.010	0.005	0.003	0.002
大肠下段肠壁	0.019	0.008	0.004	0.003	0.002
肝	0.019	0.008	0.005	0.003	0.002
胆囊壁	0.019	0.007	0.004	0.003	0.002
小肠	0.018	0.008	0.004	0.003	0.002
大肠上段肠壁	0.018	0.007	0.004	0.002	0.002
胃壁	0.018	0.007	0.004	0.002	0.002
肾上腺	0.018	0.008	0.004	0.003	0.002
睾丸	0.017	0.007	0.004	0.002	0.001
红骨髓	0.017	0.007	0.004	0.002	0.002
胸腺	0.016	0.007	0.004	0.0024	0.002
甲状腺	0.016	0.007	0.004	0.002	0.001
肌肉	0.016	0.007	0.004	0.002	0.001
骨表面	0.015	0.006	0.003	0.002	0.001
乳腺	0.015	0.006	0.003	0.002	0.001
皮肤	0.013	0.005	0.003	0.002	0.001
脑	0.008	0.004	0.002	0.002	0.002
其他组织	0.016	0.007	0.004	0.002	0.001

氟[^{18}F]氟化钠

Sodium Fluoride F-18(^{18}F-NaF)

【适应证】 作为 PET 显像剂，用于全身或局部骨显像。①原发或转移性骨肿瘤全身或局部骨显像。②诊断骨关节疾病。③评价骨良性病变。

【药理】 ^{18}F 离子能浓聚于骨组织中，在椎骨和盆骨中的沉积量高于四肢骨，在骨关节周围的积聚高于长骨。当发生关节炎、骨损伤、骨折、骨髓炎、结核性脊椎炎、Paget 病、额骨内板增生症、骨化性肌炎、骨原发和转移肿瘤时，^{18}F 离子在骨中的摄取增加，病灶部位放射性浓聚。

本品静脉注射后，不与血浆蛋白结合，在血中分布很快达平衡并清除。^{18}F 离子随血流迅速沉积于骨中，放射性通过肾排泄。注射后 2 小时，尿中放射性占总注射剂量的 20%以上。

人体内各有关组织的辐射吸收剂量见表 22-24。

【禁忌证】 妊娠期妇女禁用。

【注意事项】 患者在注射前需适量饮水排尿，以降低辐射。

【用法与用量】 静脉注射。推荐成人一次用量为 16.5～74.0 MBq(0.5～2 mCi)，最大不得超过 148.0 MBq(4 mCi)。注射后 1～2 小时显像。

表 22-24 人体内有关组织的辐射吸收剂量

器官	mGy/MBq	rad/mCi	器官	mGy/MBq	rad/mCi
肾上腺	0.0062	0.023	肌肉	0.0060	0.022
脑	0.0056	0.021	卵巢	0.011	0.039
乳腺	0.0028	0.010	胰腺	0.0048	0.018
胆囊壁	0.0044	0.016	红骨髓	0.028	0.010
大肠下段肠壁	0.012	0.043	骨表面	0.060	0.22
小肠	0.0066	0.025	皮肤	0.004	0.015
胃	0.0038	0.014	脾	0.0042	0.015
大肠上段肠壁	0.0058	0.021	睾丸	0.0078	0.029
心肌壁	0.0039	0.015	胸腺	0.0035	0.013
肾	0.019	0.071	甲状腺	0.0044	0.016
肝	0.0040	0.015	膀胱壁	0.25	0.91
肺	0.0041	0.015	子宫	0.019	0.070

氟[^{18}F]-2-羟基丙基-2-硝基咪唑

^{18}F-Fluoromisonidazole(^{18}F-FMISO)

【适应证】 检测肿瘤组织内的肿瘤细胞乏氧程度和分布，为制定优化的肿瘤生物靶区(biological tumor volume,BTV)实行个体化放疗提供依据。①预测头颈部肿瘤放疗的疗效。②准确区分存活(缺血)和坏死(梗死)的心肌及诊断脑血管疾病。③测定乏氧感染。

【药理】 ^{18}F-FMISO为一种硝基咪唑化合物，可选择性地与肿瘤乏氧细胞结合，主动扩散通过细胞膜进入细胞，在硝基还原酶的作用下硝基被还原，在非乏氧细胞内，硝基还原产物可立即被氧化并排出细胞；而在乏氧细胞内，硝基还原产物则不能发生再氧化，还原产物与细胞内大分子物质发生不可逆结合，滞留于乏氧细胞中，其浓聚程度与乏氧程度成正比。

人体内各有关组织的辐射吸收剂量见表 22-25。

【不良反应】 无明显不良反应。

【禁忌证】 妊娠期妇女禁用。

【注意事项】 (1)患者在注射前需适量饮水排尿，以降低辐射。

(2)哺乳期妇女用药后应停止授乳 4～6 小时。

(3)本品在正常组织内清除相对较慢，脂溶性较高，具有一定的神经毒性，临床使用需慎重。

【用法与用量】 静脉注射 74～370 MBq(2～10 mCi)；静脉注射后 45 分钟开始显像。

表 22-25 人体内有关组织的辐射吸收剂量

靶器官	mGy/MBq	靶器官	mGy/MBq
肾上腺	0.0166	卵巢	0.0176
脑	0.0086	胰腺	0.0179
乳腺	0.0123	红骨髓	0.0109
胆囊壁	0.0148	骨表面	0.0077
大肠下段肠壁	0.0143	皮肤	0.0048
小肠	0.0132	脾	0.0163
胃	0.0126	睾丸	0.0146
大肠上段肠壁	0.0140	胸腺	0.0155
心肌	0.0185	甲状腺	0.0151
肾	0.0157	膀胱壁	0.0210
肝脏	0.0183	子宫	0.0183
肺	0.0099	晶体	0.0154
肌肉	0.0142	全身	0.0126

注：为 2 小时膀胱排尿后所得数据。

氟[^{18}F]胸腺嘧啶脱氧核苷

3′-Deoxy-3′-^{18}F-Fluorothymidine(^{18}F-FLT)

【适应证】 (1)^{18}F-FLT在肿瘤组织有比较高的摄取，而在炎性组织无明显摄取，与^{18}F-FDG相比可能具有更高的肿瘤特异性，可用于肺癌、乳腺癌、食管癌、脑肿瘤、结肠癌、淋巴转移癌等多种恶性肿瘤的诊断。

(2)预测肿瘤放化疗的疗效。

【药理】 核酸的合成和代谢可反映细胞分裂增殖状况。3′-脱氧-3′-^{18}F-氟代胸苷(3′-Deoxy-3′-^{18}F-Fluorothymidine,^{18}F-FLT)作为一种胸腺嘧啶类似物，在核苷转运蛋白作用下进入细胞，作为内源性胸腺嘧啶核苷激酶1(TK-1)的底物，发生磷酸化生成^{18}F-FLT-磷酸盐，因3位缺少参与DNA合成必需的羟基而滞留在细胞内。TK-1是DNA补救合成途径中一种重要的酶，在静止细胞中无酶活性，但在肿瘤增殖细胞的G_1期后期和S期活性明显增高。^{18}F-FLT通过反映细胞质内TK-1的活性而间接反映肿瘤细胞的增殖状况。

人体内各有关组织的辐射吸收剂量见表22-26。

【不良反应】 无明显不良反应。

【禁忌证】 妊娠期妇女禁用。

【注意事项】 (1)患者在注射前需适量饮水排尿，以降低辐射。

(2)哺乳期妇女用药后应停止授乳4～6小时。

【用法与用量】 静脉注射。推荐成人一次用量为370～740 MBq(10～20 mCi)。注射后60分钟采集，采集时间15～20分钟。

表22-26　人体内有关组织的辐射吸收剂量

靶器官	mGy/MBq	靶器官	mGy/MBq
肾上腺	0.0207	肌肉	0.0168
脑	0.00339	胰腺	0.0230
乳腺	0.00839	红骨髓	0.0240
胆囊壁	0.0169	骨表面	0.0158
大肠下段肠壁	0.0129	皮肤	0.00444
小肠	0.0142	脾	0.0171
胃	0.0141	睾丸	0.0132
大肠上段肠壁	0.0124	胸腺	0.0111
心肌	0.0167	甲状腺	0.0104
肾	0.0356	膀胱壁	0.0791
肝脏	0.0454	晶体	0.0105
肺	0.0101	全身	0.0126

注：男性，于2小时、6小时排尿，每次膀胱残留10%时的平均辐射吸收量。

O-(2-[^{18}F]氟代乙基)-L-酪氨酸

O-(2-[^{18}F] Fluoroethyl)-L-Tyrosine(^{18}F-FET)

【适应证】 脑肿瘤显像，主要用于低级别胶质瘤复发的鉴别；肺癌和乳腺癌的诊断。

【药理】 ^{18}F-氟乙基酪氨酸在肿瘤细胞内的摄取受L-氨基酸转运系统的调节，依其浓度差在细胞膜上进行交换转运进入细胞，能与肿瘤组织快速结合，靶/本比高，由于其不与蛋白质结合，在骨髓、肾和胰腺中摄取相当低。

人体内各有关组织的辐射吸收剂量见表22-27。

【不良反应】 无明显不良反应。

【禁忌证】 妊娠期妇女禁用。

【注意事项】 (1)患者在注射前需适量饮水排尿，以降低辐射。

(2)哺乳期妇女用药后应停止授乳4～6小时。

【用法与用量】 静脉注射。推荐成人一次用量为185～740 MBq(5～20 mCi)。静脉注射后10～15分钟开始显像，采集时间15～20分钟。有效吸收剂量为0.0165 mSv/MBq。

表22-27　体内有关组织的辐射吸收剂量

靶器官	mGy/MBq	靶器官	mGy/MBq
肾上腺	0.0141	卵巢	0.0161
脑	0.0097	胰腺	0.0139
乳腺	0.0087	红骨髓	0.0116
小肠	0.0166	骨表面	0.0080
大肠上段肠壁	0.0143	皮肤	0.0096
大肠下段肠壁	0.0156	脾	0.0139
心肌	0.0175	睾丸	0.0132
肾	0.0204	甲状腺	0.0131
肝脏	0.0147	膀胱壁	0.0600
肺	0.0160	子宫	0.0215
肌肉	0.0121	全身	0.0119

氟[^{18}F]L-多巴注射液

6-[^{18}F]Fluorolevodopa Injection(6-[^{18}F]-L-DOPA)

【适应证】 评价体内突触前多巴胺能神经的功能；帕金森病及帕金森综合征等的早期诊断和鉴别诊断；脑垂体肿瘤的诊断；神经内分泌肿瘤的诊断和生长抑素受体显像剂的重要补充。

【药理】 ^{18}F-FDOPA为L-多巴的类似物，是多巴胺能神经递质前体，它能透过血-脑屏障进入脑内，通过L型氨基酸转运体(L-type amino acid transporten)进入嗜铬细胞(chromaffin cell)，并被L-氨基酸酶脱羟变成^{18}F-氟代多巴胺。此过程受甲基多巴肼(脱羟酶抑制药)所抑制，^{18}F-氟代多巴胺通过囊状单胺转运体(vsiculanmonoamine transporten)进入囊泡中，在多巴胺-β-水解酶作用下最终产生^{18}F-氟代去甲肾上腺素(^{18}F-fluoro-norepinephrine)。囊泡多分布在黑质、纹状体内，正常生理情况下囊泡内多巴胺的摄取、储存和释放保持动态平衡。^{18}F-FDOPA诊断脑胶质瘤的主要机制是由于脑瘤细胞氨基酸转运体的高表达或许还有血-脑屏障破坏因素的参与，因而导致摄取增加。对于神经内分泌瘤及胰腺B细胞瘤(局限型胰岛素瘤)，^{18}F-FDOPA经氨基酸转运体进入神经内分泌肿瘤细胞内系通过 ATP 敏感的 K^+ 通道机制(ATP-sensitive potassium channel),并受 L-芳香氨基酸脱羧酶(L-anomatic amino acid decarboxylase)活性的调节。故 ^{18}F-FDOPA 是一个多靶点的分子显像剂。

人体内各有关组织的辐射吸收剂量见表 22-28。

【不良反应】 无明显不良反应。偶见静脉注射后面部轻度潮红,可自行消退。

【禁忌证】 妊娠期妇女禁用。

【注意事项】 (1)显像前常规服用卡比多巴(200 mg,注射前 90 分钟服用),以增加脑内摄取。

(2)注射 6-氟[^{18}F]-DOPA 前禁食 6 小时,否则天然氨基酸会影响脑对 6-氟[^{18}F]-DOPA 的摄取。

(3)患者需适量喝水,以降低血本底放射性。

(4)^{18}F-FDOPA 用于脑瘤诊断,推荐静脉注射后 15～30 分钟内显像,此时纹状体内聚集较少,随时间增加,易受纹状体高放射性干扰。

【用法与用量】 静脉注射。推荐成人一次用量为 74～555 MBq(2～15 mCi)。静脉注射后 90 分钟开始显像。采集时间 20～30 分钟。

表 22-28 人体内有关组织的辐射吸收剂量

靶器官	mGy/MBq	靶器官	mGy/MBq
肾上腺	0.0150	红骨髓	0.0105
膀胱壁	0.150	肌肉	0.0089
骨	0.0107	卵巢	0.0141
胃壁	0.0121	胰腺	0.0197
小肠	0.0141	皮肤	0.0085
大肠上段肠壁	0.0140	脾	0.0117
大肠下段肠壁	0.0160	睾丸	0.0148
肾	0.0274	甲状腺	0.0103
肝脏	0.0154	子宫	0.0186
肺	0.0127	全身	0.0105

碳[^{11}C]蛋氨酸

[^{11}C]Methionine(^{11}C-MET)

【适应证】 原发、复发脑肿瘤,特别是低级别胶质瘤的诊断、放疗效果的评价及预后评价;软组织肿瘤的分级、分期和良恶性鉴别;肺癌诊断。

【药理】 ^{11}C-MET 注射入体内后,发生 ^{11}C-甲基的转移,被转化为 S-腺苷蛋氨酸,主要反映氨基酸的转运和吸收利用及代谢过程,但难以准确反映蛋白质的合成速率。静脉注射后在胰腺、肝和膀胱中摄取最高,清除很快。

人体内各有关组织的辐射吸收剂量见表 22-29。

【禁忌证】 妊娠期妇女禁用。

【注意事项】 患者在注射前需适量饮水排尿,以降低辐射。

【用法与用量】 静脉注射。推荐成人一次用量为 555～740 MBq(15～20 mCi)。

表 22-29 人体内有关组织的辐射吸收剂量

组织	mGy/MBq	组织	mGy/MBq
膀胱壁	0.027	肾	0.011
肺	0.0074	骨盆	0.0024
肝	0.018	心肌壁	0.0076
小肠	0.0045	脊骨	0.0028
大肠上段肠壁	0.0033	乳腺	0.002
大肠下段肠壁	0.0025	甲状腺	0.0021
胸腺	0.0024	肾上腺	0.0037
脾	0.0079	脑	0.0034
睾丸	0.0022	胰腺	0.019
胃壁	0.0029	鼻腔	0.0034
骨表面	0.0011	肋骨	0.0024
红骨髓	0.00084		

碳[^{11}C]乙酸钠

[^{11}C]Sodium Acetate(^{11}C-Acetate)

【适应证】 前列腺癌及其转移灶的诊断。①原发性肝细胞癌。②肾脏肿瘤。③评价心肌组织活性和心脏代谢贮备功能。

【药理】 乙酸盐作为三羧酸代谢循环(TCAC)的直接底物,在线粒体内被合成酶转变为 ^{11}C-乙酰辅酶 A,然后经 TCAC 氧化,产生 ^{11}C-CO_2,其量反映 TCAC 流量,与心肌氧耗量成正比。^{11}C-乙酸盐可用于肿瘤显像的机制:①作为代谢中间体进入三羧酸循环;②酯化成乙酰辅酶 A 作为脂肪酸 β 氧化的主要前体;③与甘氨酸结合生成血红素;④通过枸橼酸参与胆固醇合成。其中参与脂肪酸合成可能是组织结合的最主要方法。

人体内各有关组织的辐射吸收剂量见表 22-30。

【禁忌证】 妊娠期妇女禁用。

【用法与用量】 静脉注射。推荐成人一次用量为 555～740 MBq(15～20 mCi)。患者空腹 6 小时,PET、PET/CT 显像宜在注射后 10～20 分钟进行。

有效吸收剂量为 0.0049 mSv/MBq,有效剂量当量 0.0062 mSv/MBq。

表 22-30　人体内有关组织的辐射吸收剂量

组织	mGy/MBq	组织	mGy/MBq
肾上腺	0.0034	卵巢	0.0036
脑	0.0021	胰腺	0.0017
乳腺	0.0022	红骨髓	0.0057
胆囊壁	0.0037	骨表面	0.0044
大肠下段肠壁	0.0100	腮腺	0.0034
小肠	0.0100	皮肤	0.0020
胃	0.0033	脾	0.0092
大肠上段肠壁	0.0110	睾丸	0.0023
心肌	0.0066	胸腺	0.0026
肾	0.0092	甲状腺	0.0024
肝脏	0.0060	膀胱壁	0.0028
肺	0.0046	子宫	0.0033
肌肉	0.0025	全身	0.0029

碳[^{11}C]胆碱

^{11}C-Choline

【适应证】 ^{11}C-胆碱是一种非常重要的肿瘤 PET、PET/CT 显像剂，可用于脑瘤、肺癌、食道癌、结肠癌、前列腺癌及膀胱癌等诊断。在脑肿瘤显像方面优于目前常用的^{18}F-FDG。

【药理】 在肿瘤细胞内，胆碱的代谢途径是参与膜磷脂的合成，胆碱通过特异性转运载体进入肿瘤细胞，入胞后的代谢途径为：胆碱→磷酸胆碱→胞嘧啶二磷酸胆碱→磷脂酰胆碱，作为终末代谢产物的磷脂酰胆喊最终整合到细胞膜上，即“化学滞留”。许多肿瘤细胞膜上的磷酸单酯（主要是磷脂酰胆碱和磷脂酰乙醇胺）成分增多，胆碱摄取速率反映细胞膜的合成速率，因而也是肿瘤细胞增殖的指标。^{11}C-胆碱于注射后 20 分钟显像，瘤/本底比值较高。

人体内（70 kg 体重患者）各脏器辐射吸收剂量见表 22-31。

【不良反应】 无明显不良反应。

【禁忌证】 妊娠期妇女禁用。

【注意事项】 (1)患者在注射前需适量饮水排尿，以降低辐射。

(2)哺乳期妇女用药后应停止授乳 4～6 小时。

【用法与用量】 静脉注射。推荐成人一次用量为 370～740 MBq(10～20 mCi)。静脉注射后 10～15 分钟开始显像，采集时间 15～20 分钟。

表 22-31　人体内各脏器^{11}C-胆碱的辐射吸收剂量

靶器官	mGy/MBq	靶器官	mGy/MBq
肾上腺	0.00388	卵巢	0.00274
脑	0.00146	胰腺	0.01330
乳腺	0.00210	红骨髓	0.00283
胆囊壁	0.00474	骨骼表面	0.00311
大肠下段壁	0.00237	皮肤	0.00193
小肠壁	0.00431	脾	0.00803
胃壁	0.00561	睾丸	0.00204
大肠上段壁	0.00315	胸腺	0.00236
心肌壁	0.00408	甲状腺	0.00229
肾脏	0.01803	膀胱壁	0.00262
肝	0.01731	子宫	0.00272
肺	0.00234	全身	0.00279
肌肉	0.00208		

氮[^{13}N]氨水

Ammonia [^{13}N]

【适应证】 (1)冠状动脉疾病诊断，联合^{18}F-FDG 心肌代谢显像，进行血流代谢匹配显像，以评价心肌活力。

(2)冠状动脉血流储备测定。

(3)局部脑血流测定。

【药理】 静脉注射氮[^{13}N]氨水注射液后，很快分布于全身各组织。在血液中以 N 的形式存在，静脉注射后，它迅速从血液中清除并滞留于心肌，给予后 5 分钟，血液中^{13}N-N 浓度极低。N 在心肌潴留时间较长，^{13}N-NH_3的心肌首次通过提取几乎为 100%，在高血流量时，心肌对^{13}N-NH_3的摄取与血流量呈正比。心肌对^{13}N-NH_3的摄取是经细胞膜的被动扩散方式。^{13}N-NH_3在细胞内通过谷氨酸-谷胺途径被代谢，尽管^{13}N-NH_3参与细胞内代谢，但它的首次通过摄取不受代谢的影响。心肌中生物半衰期小于 2 分钟，脑中生物半衰期小于 3 秒，血中生物半衰期为 2.84 分钟。氮[^{13}N]氨水与血浆蛋白结合率尚不明确，注射后 6～8 分钟内肝的摄取与心肌摄取相同，但迅速排入尿中。血清除快，在注射后 1 分钟内大约 85%的放射性从血中清除。

人体内各有关组织的辐射吸收剂量见表 22-32。

【不良反应】 无明显不良反应。

【禁忌证】 妊娠期妇女禁用。

【注意事项】 (1)患者在注射前需适量饮水排尿，以降低辐射。

(2)哺乳期妇女用药后应停止授乳 4～6 小时。

【用法与用量】 静脉注射。

(1)静息显像 推荐成人一次用量为 370～740 MBq (10～20 mCi),注射后 3 分钟采集,采集时间 10～15 分钟。

(2)负荷显像 注射氮[13N]氨水注射液后 40 分钟,给负荷药物,8 分钟再注射 370～740 MBq,采集 10～15 分钟。

表 22-32 人体内有关组织的辐射吸收剂量(mGy/mCi)

器官	1岁	5岁	10岁	15岁	成人
肾上腺	0.048	0.025	0.016	0.0096	0.0085
膀胱壁	0.17	0.089	0.056	0.037	0.030
骨表面	0.037	0.019	0.011	0.0070	0.0059
脑	0.027	0.019	0.017	0.016	0.016
乳腺	0.033	0.017	0.010	0.0067	0.0067
胃壁	0.037	0.019	0.012	0.0078	0.0063
小肠	0.041	0.021	0.013	0.0081	0.0067
大肠上段肠壁	0.037	0.021	0.013	0.0078	0.0067
大肠下段肠壁	0.037	0.020	0.013	0.078	0.0070
心	0.041	0.023	0.015	0.0096	0.0078
肾	0.089	0.048	0.031	0.021	0.017
肝	0.085	0.044	0.029	0.018	0.015
肺	0.056	0.029	0.018	0.011	0.0093
卵巢	0.041	0.021	0.014	0.0085	0.0063
胰腺	0.041	0.021	0.014	0.0085	0.0070
红骨髓	0.037	0.020	0.012	0.0078	0.0063
脾脏	0.056	0.030	0.019	0.011	0.0093
睾丸	0.035	0.018	0.011	0.0070	0.0067
甲状腺	0.041	0.021	0.013	0.0081	0.0063
子宫	0.041	0.023	0.014	0.0089	0.0070
其他组织	0.035	0.018	0.011	0.0070	0.0059

氧[15O]水

$^{15}O-H_2O$

【适应证】 局部心肌血流量(rMBF)测定和局部脑血流量(rCBF)测定;脑认知激活试验。

【药理】 $^{15}O-H_2O$ 是接近理想的 PET 血流显像剂,静脉注射后通过被动扩散进入心肌组织和细胞,在体内不被代谢和滞留,由于毛细血管对其有足够大的通透性,因此其首次通过摄取分数接近于 1,且不受心肌血流量变化的影响,故心肌对 $^{15}O-H_2O$ 的净摄取与心肌血流量呈正比。

人体内各有关组织的辐射吸收剂量见表 22-33。

【不良反应】 无明显不良反应。

【禁忌证】 妊娠期妇女禁用。

【注意事项】 患者需适量喝水,以降低血本底放射性。

【用法与用量】 推荐剂量 925 MBq(25 mCi)。通常采用静脉连续输注或"弹丸式"注射方式给药,静脉注射后即刻显像。

表 22-33 人体内有关组织的辐射吸收剂量

靶器官	mGy/MBq	靶器官	mGy/MBq
脑	0.00071	卵巢	0.00179
乳腺	0.00116	胰腺	0.00121
胆囊壁	0.00120	红骨髓	0.00149
大肠下段肠壁	0.00154	骨表面	0.00112
小肠	0.00105	皮肤	0.00107
胃	0.00121	脾	0.00119
大肠上段肠壁	0.00126	睾丸	0.00111
心肌	0.00067	甲状腺	0.00111
肾	0.00095	膀胱壁	0.00116
肝脏	0.00075	子宫	0.00120
肺	0.00057	全身	0.00042
肌肉	0.00015		

铷[82Rb]氯化铷

Rubidium-82(^{82}Rb)

【适应证】 冠心病诊断;冠状动脉血流储备测定;与 FDG PET 显像联合评价心肌活力。

【药理】 ^{82}Rb 由 ^{82}Sr-^{82}Rb 发生器产生，是单价阳离子 K^+ 的类似物，通过 Na^+，K^+-ATP 酶泵以主动转运的机制被心肌细胞摄取。正常血流情况下，^{82}Rb 首次通过心肌的提取分数为 65%～70%。

人体内各有关组织的辐射吸收剂量见表 22-34。

【不良反应】 无明显不良反应。

【禁忌证】 妊娠期妇女禁用。

【注意事项】 (1)隔夜禁食，检查前 24 小时禁用含咖啡因的饮料和含茶碱的药物，检查当日早上停用抗心绞痛药物（β 受体拮抗药、钙通道阻滞药、硝酸酯类药物）。

(2)患者在注射前需适量饮水排尿，以降低辐射。

(3)哺乳期妇女用药后应停止授乳 4～6 小时。

【用法与用量】 静脉注射。推荐成人一次用量为 1480～2220 MBq(40～60 mCi)。静脉注射后 90～120 秒开始门控采集，采集模式多采用列表模式，时间 5～8 分钟。药物负荷显像常用药物为腺苷[0.14 mg/(kg·min)，6 分钟]和双嘧达莫[0.142 mg/(kg·min)，4 分钟]。

表 22-34　体内有关组织的辐射吸收剂量

组织	mGy/MBq×10^{-4}	组织	mGy/MBq×10^{-4}
肾上腺	5.4	肾脏	51
膀胱	4.6	肝	7.3
骨皮质	4.3	肺	19
骨小梁	4.3	骨髓	4.6
脑	0.68	肌肉	2.6
眼睛	0.017	胰腺	6.2
脂肪	2.5	皮肤	4.1
胃	5.7	脾	4.9
小肠	13	睾丸	1.6
大肠上段肠壁	6.7	甲状腺	4.3
大肠下段肠壁	7.0	全身	4.3
心脏	35		

氟[^{18}F]胆碱

^{18}F-Fluorocholine

【适应证】 ^{18}F-胆碱（FCH，氟甲基胆碱）作为正电子发射计算机断层（PET）显像剂使用，主要用于脑瘤、前列腺癌的诊断、分期及疗效评估，亦可用于肺癌、食道癌、头颈部肿瘤、膀胱癌、肝癌等诊断。

【药理】 胆碱是一种具有季铵盐结构的化合物，所有的细胞都利用胆碱作为前体，参与细胞膜的重要组成成分膜磷脂的生物合成。胆碱通过特异性转运载体进入细胞，入胞后的代谢途径为：胆碱→磷酸胆碱→胞嘧啶二磷酸胆碱→磷脂酰胆碱，作为终末代谢产物的磷脂酰胆碱最终整合到细胞膜上，即“化学滞留”。许多肿瘤细胞膜上的磷酸单酯（主要是磷脂酰胆碱和磷脂酰乙醇胺）成分增多，细胞的恶性转化与细胞内胆碱激酶活性增加有关，胆碱摄取速率反映细胞膜的合成速率，因而也是肿瘤细胞增殖的指标。^{18}F-胆碱的代谢途径与 ^{11}C-胆碱极为相似，在脑内本底摄取低，在肾脏、肝脏及脾脏具有较高的摄取，多种肿瘤的瘤/本底比值较高。^{18}F-胆碱半衰期较长（110 分钟），有利于克服 ^{11}C-胆碱半衰期短的不足。

人体内各脏器辐射吸收剂量见表 22-35。

【不良反应】 无明显不良反应。

【禁忌证】 妊娠期妇女禁用。

【注意事项】 (1)患者空腹 6 小时以上，检查前需适量饮水排尿，以降低辐射。

(2)哺乳期妇女用药后应停止授乳 4～6 小时。

【用法与用量】 静脉注射。推荐成人一次用量为 4 MBq/kg。静脉注射后 15 分钟开始显像，采集时间 15～20 分钟。

表 22-35　人体各脏器 ^{18}F-胆碱的辐射吸收剂量

靶器官	mGy/MBq×10^{-2}	靶器官	mGy/MBq×10^{-2}
肝脏	8.49	胆囊壁	2.27
脾脏	4.07	结肠壁	0.91
胰腺	6.29	胃壁	1.15
肾脏	9.66	大肠上段肠壁	1.23
小肠	1.92	心肌壁	1.07
肺	1.42	骨	1.23
睾丸	1.02	皮肤	0.52
肌肉	1.18	胸腺	0.74
膀胱壁	2.77	甲状腺	0.65
肾上腺	1.76	红骨髓	1.42
脑	0.42	唾液腺	4.2
乳腺	0.58	全身	1.25

镓[^{68}Ga]-轮环藤宁-乙二胺四乙酸-奥曲肽

^{68}Ga-DOTATATE

【适应证】 ^{68}Ga-DOTATATE 作为正电子发射计算机断层（PET）显像剂使用，主要用于胃、肠道、胰腺肿瘤、小细胞肺癌、嗜铬细胞瘤、副神经节瘤、甲状腺髓样癌等神经内分泌肿瘤（NETs）的诊断和定位、转移、复发探测及疗效评估，表达生长抑素受体的非神经内分泌肿瘤，如导致骨软化症的间质肿瘤、甲状旁腺肿瘤、淋巴瘤等肿瘤的阳性显像。对于 NETs 肿瘤，^{68}Ga-DOTATATE 灵敏度优于 ^{18}F-FDG。

【药理】 神经内分泌肿瘤是起源于神经嵴的一大类肿瘤性病变，其特征是可高水平表达生长抑素受体(SSTR)。生长抑素及其类似物能通过与细胞膜上的生长抑素受体结合发挥抑制肿瘤细胞增殖等作用。SSTR目前发现有6种亚型，即SSTR1、SSTR2A、SSTR2B、SSTR3、SSTR4、SSTR5。DOTATATE是生长抑素的类似物，在肿瘤内主要同SSTR2亚型特异性结合。研究表明^{68}Ga-DOTATATE 不仅能够探测肿瘤SSTR的表达，还能提供预后信息，还可以了解肿瘤组织SSTR的表达量，有助于判断奥曲肽和SST类似物治疗的效果。

人体各脏器^{18}F-胆碱的辐射吸收剂量见表22-36。

表22-36 人体各脏器^{18}F-胆碱的辐射吸收剂量

靶器官	mGy/MBq×10^{-2}	靶器官	mGy/MBq×10^{-2}
肾上腺	1.46	垂体	4.16
脑	0.98	造血细胞	0.96
乳腺	0.99	成骨细胞	1.55
胆囊壁	1.49	唾液腺	1.17
胃壁	1.38	皮肤	0.96
大肠上段肠壁	1.29	脾脏	2.28
心肌壁	1.23	睾丸	1.12
肾脏	9.21	胸腺	1.09
肝脏	4.50	甲状腺	1.87
肺	1.15	膀胱壁	1.25
肌肉	1.13	子宫	1.47
卵巢	1.31	全身	1.34
胰腺	1.67		

【不良反应】 无明显不良反应。

【禁忌证】 妊娠期妇女禁用。

【注意事项】 (1)必要时检查前给予呋塞米促进药物排泄、口服泛影葡胺等造影剂增加肠道对比。

(2)哺乳期妇女用药后应停止授乳4～6小时。

【用法与用量】 静脉注射。推荐成人一次用量为111～185 MBq(3～5 mCi)。静脉注射后45～60分钟开始显像，采集时间15～20分钟。

F-18注射液(^{18}F-AV45)

(Florbetapir, Amyvid)

【适应证】 本品是一种靶向β-淀粉样斑块的PET显像剂，用于阿尔茨海默病(Alzheimer's disease, AD)或其他认知障碍疾病的诊断和疗效监测。

【药理】 β-淀粉样斑块是AD和其他认知下降的主要原因。匹兹堡化合物^{18}F-AV45可与淀粉样斑块特异结合，通过监测斑块的变化，实现对AD患者认知损伤的评估及疾病进展的预测。

人体为主要脏器辐射剂量见表22-37。

表22-37 人体内主要脏器辐照剂量

靶器官	辐照剂量估算(mGy/MBq)
肾上腺	0.014
骨髓	0.014
骨	0.028
脑	0.010
乳腺	0.006
小肠	0.066
胃	0.012
心	0.013
肾	0.014
肝	0.064
肺	0.009
肌肉	0.009
胰	0.014
脾	0.009
胆	0.143
甲状腺	0.007
全身	0.012
有效剂量	0.019 μSv/MBq

【不良反应】 无明显不良反应，少数人可出现头痛、肌肉骨骼痛、疲乏和恶心。

【禁忌证】 妊娠期妇女禁用。

【注意事项】 (1)患者在注射前需适量饮水，以降低辐射。

(2)哺乳期妇女应停止授乳4～6小时。

【用法与用量】 静脉注射，受试者在检查前排尿。成人^{18}F-AV45剂量370 MBq(10 mCi)。推荐在给药后30～50分钟行10分钟PET静态显像。

^{18}F-N-(3-氟丙基)-2β-甲酯基-3β-(4′-碘苯)去甲基托烷(^{18}F-FPβCIT)

N-(3-^{18}F-fluoropropyl)-2β-carbomethoxy-3β-(4-iodophenyl)nortropane

【适应证】 神经系统放射性诊断用药，为多巴胺转运蛋白显像剂，用于多巴胺转运蛋白相关疾病PET显像，包括帕金森病(PD)的早期诊断、分型、严重程度判断，以及帕金森病的鉴别诊断，帕金森病治疗后的随访。

【药理】 多巴胺转运蛋白(DAT)是位于多巴胺能神经末梢细胞膜上的单胺特异转运蛋白，其功能是将突触间隙的多巴胺运回突触前膜，是控制脑内多巴胺水平的关键因素。因此这类转运蛋白的变化要比受体的变化更为敏感、直接。^{18}F-FPβCIT 人体 PET 显像结果示纹状体/小脑比值高，在显像过程中出现短暂的平衡，可用于 DAT 的定量。

人体内各有关组织的辐射吸收剂量见表 22-38。

表 22-38　人体各脏器^{18}F-FPβCIT 的辐射吸收剂量

靶器官	mGy/MBq×10^{-2}	靶器官	mGy/MBq×10^{-2}
膀胱壁	5.86	骨表面	0.674
肺	1.92	大肠下段肠壁	0.663
肝脏	1.86	红骨髓	0.511
小肠	1.84	肾脏	0.482
大肠上段肠壁	1.84	卵巢	0.329
脾	1.02	睾丸	0.329
心肌壁	0.820	全身	0.440
脑	0.811	有效剂量当量	0.012 mSv/MBq

【不良反应】　无明显不良反应。

【禁忌证】　妊娠期妇女禁用。

【注意事项】　本品为乙醇水溶液，注射时有疼痛感，酒精过敏者禁用。

【用法与用量】　一次静脉注射 185～370 MBq(5～10 mCi)，注射体积应小于 10 ml，1～2 分钟内静脉缓注，注射后 60 分钟显像。

[*N*-甲基-^{11}C]-2-[4′-(甲氨基)苯基]-6-羟基苯并噻唑

[*N*-methyl-^{11}C]-2-(4′-methylaminophenyl)-6-hydroxybenzothiazole([^{11}C]PIB)

【适应证】　神经系统放射性诊断用药，为一种 Aβ 淀粉样斑块特异性的 PET 显像剂，评价脑内淀粉样蛋白沉积，用于 AD 的早期诊断、痴呆鉴别诊断及严重程度的判断，评价治疗药物疗效和随访病情进展情况。

【药理】　[^{11}C]PIB 对 Aβ 有很好的结合力，在有 Aβ 斑沉积的区域保留值显著升高，而在 Aβ 斑沉积较少的区域如白质、桥脑和小脑保留值减低。AD 临床早期的 Aβ 沉积已达到一个平台期，此后才出现 rCMRGlc 和认知的下降，因此与传统的 FDG PET 相比，[^{11}C]PIB PET 对 AD 的诊断更为灵敏，特异性也更好。

人体内各脏器辐射吸收剂量见表 22-39。

【不良反应】　无明显不良反应。

【禁忌证】　妊娠期妇女禁用。

【注意事项】　(1)必要时检查前给予呋塞米促进药物排泄、口服泛影葡胺等造影剂增加肠道对比。

(2)哺乳期妇女用药后应停止授乳 4～6 小时。

【用法与用量】　静脉注射。推荐成人一次用量为 185～370 MBq(5～10 mCi)，注射体积应小于 10 ml，1～2 分钟内静脉缓注。静脉注射后 60 分钟开始显像，采集时间 15～20 分钟。

表 22-39　人体各脏器^{11}C-PIB 的辐射吸收剂量

靶器官	mGy/MBq×10^{-3}	靶器官	mGy/MBq×10^{-3}
肾上腺	3.97	卵巢	3.24
脑	3.10	胰腺	4.06
乳腺	2.33	红骨髓	2.84
胆囊壁	41.5	骨表面	2.71
大肠下段肠壁	3.00	皮肤	2.10
小肠	3.46	脾脏	4.31
胃壁	3.46	睾丸	2.44
大肠上段肠壁	9.00	胸腺	2.54
心肌壁	4.76	甲状腺	2.35
肾脏	12.6	膀胱壁	16.6
肝脏	19.0	子宫	3.52
肺	3.39	全身	2.83
肌肉	1.83	有效剂量当量	4.74 μSv/MBq

氟[^{18}F]-雌二醇

16α-[^{18}F]-fluoro-17β-estradiol(^{18}F-FES)

【适应证】　放射性诊断用药，用于体内雌激素受体表达和分布的 PET/CT 检测，常用于乳腺癌的 PET/CT 显像诊断、疗效预测。

【药理】　本品为雌二醇类似物，静脉注射后能够特异性靶向雌激素受体从而反映体内雌激素受体的表达水平和分布情况。

人体内各有关组织的辐射吸收剂量见表 22-40。

【不良反应】　无明显不良反应。

【禁忌证】　妊娠期妇女禁用。

【注意事项】

(1)患者在注射前需适量饮水排尿，以降低辐射。

(2)酒精过敏者禁用。

【用法与用量】　一次静脉注射 111～222 MBq(3～6 mCi)，用 0.9%氯化钠注射液稀释至 25 ml 后注射，1～2分钟内静脉缓注，注射后 60 分钟显像。

表 22-40　氟[^{18}F]-雌二醇的辐射吸收剂量

靶器官	mGy/MBq	靶器官	mGy/MBq
肾上腺	0.023	大脑	0.010
乳房	0.009	胆囊壁	0.102
下大肠	0.012	小肠	0.027

续表

靶器官	mGy/MBq	靶器官	mGy/MBq
胃	0.014	上大肠	0.030
心脏壁	0.026	肾	0.035
肝	0.126	肺	0.017
肌肉	0.021	卵巢	0.018
胰腺	0.023	红骨髓	0.013
骨表面	0.014	皮肤	0.005
甲状腺	0.012	脾	0.015
膀胱壁	0.050	睾丸	0.012
子宫	0.039	胸腺	0.014
晶状体	0.009		

[O-甲基-^{11}C]雷氯必利

^{11}C-Raclopride

【适应证】 本品作为正电子发射计算机断层(PET)多巴胺D2受体显像剂，显示D2受体的分布、密度及变化情况，主要用于帕金森病、精神分裂症、垂体腺瘤、酗酒、缺氧缺血脑损伤等。

【药理】 本品是一种苯甲酰胺类精神安定类药物，为多巴胺D2受体的特异性拮抗剂，由于其低分子量及高亲脂性，本品可自由通过血-脑屏障。本品的结合可以阻断D2受体对腺苷环化酶的抑制作用。本品对多巴胺D2受体具有高度的选择性和亲和力。

人体内各脏器辐射吸收剂量见表22-41。

表22-41 人体各脏器^{11}C-Raclopride的辐射吸收剂量

靶器官	mGy/MBq×10^{-2}	靶器官	mGy/MBq×10^{-2}
肝脏	1.36	胆囊壁	2.46
脾脏	0.281	结肠壁	0.151
胰腺	0.343	胃壁	0.265
肾脏	4.06	大肠上段肠壁	1.09
小肠	0.342	心肌壁	0.238
肺	0.214	骨	0.262
睾丸	0.207	皮肤	0.161
肌肉	0.216	甲状腺	0.176
膀胱壁	2.52	红骨髓	0.318
肾上腺	0.361	纹状体	0.306
脑	0.155		

【不良反应】 无明显不良反应。

【禁忌证】 妊娠期妇女禁用。

【注意事项】

(1)患者空腹6小时以上，检查前需适量饮水排尿，以降低辐射。

(2)哺乳期妇女用药后应停止授乳4～6小时。

【用法与用量】 静脉注射。推荐成人一次用量为222～390 MBq。静脉注射后60～120分钟开始显像，采集时间15～20分钟。

^{11}C-甲基-N-2β-甲基酯-3β-(4-F-苯基)托烷

2β-carbomethoxy-3β-(4-fluorophenyl)-(N-^{11}C-methyl) tropane(^{11}C-CFT)

【适应证】 ^{11}C-CFT为神经系统放射性诊断用药，为多巴胺转运蛋白显像剂，用于多巴胺转运蛋白相关疾病PET显像，包括帕金森病(PD)的早期诊断、分型、病情严重程度判断以及帕金森病的鉴别诊断，帕金森病治疗后的随访、监测疾病进展等。

【药理】 本品为^{11}C-β-CFT的乙醇水溶液。静脉注射后，经多巴胺转运体(DAT)转运至脑中纹状体内，1小时达到最大值。与^{18}F-FPCIT相比，^{11}C-CFT与DAT的亲和力低($Ki = 14.7 \pm 2.9$ nmol/l)，与5-羟色胺、去甲肾上腺素受体结合率更低。实验表明本品是无毒、安全的显像剂。人体内各脏器辐射吸收剂量建议参阅"^{18}F-FPβCIT"。

人体内各脏器辐射吸收剂量见表22-42。

表22-42 人体各脏器^{11}C-CFT的辐射吸收剂量

靶器官	mGy/MBq×10^{-2}	靶器官	mGy/MBq×10^{-2}
肝脏	0.999	胆囊壁	0.259
脾脏	5.66	胃壁	2.15
胰腺	5.43	心肌壁	0.436
肾脏	2.92	肾上腺	0.154
小肠	0.840	脑	0.692
肺	0.361	全身	0.514
膀胱壁	6.32		
有效剂量当量(mSv/MBq)	1.74	有效剂量(mSv/MBq)	0.889

【不良反应】 无明显不良反应。

【禁忌证】 妊娠期妇女禁用。

【注意事项】 (1)哺乳期妇女用药后应停止授乳4～6小时。

(2)本品为乙醇水溶液，注射时有疼痛感，乙醇过敏者请注意。

【用法与用量】 静脉注射。推荐成人一次用量为185～370 MBq(5～10 mCi)，注射体积应小于10 ml。静脉注射后45～60分钟开始显像，采集时间15～30分钟。

第三节 放射性核素治疗用放射性药物

碘[^{131}I]化钠[医保(乙)]

Sodium Iodide [^{131}I]

【适应证】 主要用于诊断和治疗甲状腺疾病及制备碘[^{131}I]标记化合物。

【药理】 (1)药效学 碘是甲状腺合成甲状腺素的主要原料,因而碘[^{131}I]能被甲状腺滤泡上皮摄取和浓聚,摄取量及合成甲状腺激素的速度与甲状腺功能有关。用甲状腺功能仪体外测量口服本品后2、4、24小时甲状腺摄^{131}I率,判断甲状腺功能。口服本品后24小时,大部分^{131}I由尿排出体外,存留在体内部分几乎全部浓集在有功能的甲状腺组织中,因此本品是具有很高特异性的有功能甲状腺组织的显像剂。正常情况下,碘[^{131}I]被吸收后进入血液内,10%~25%被甲状腺摄取。甲状腺内碘化物与血液内碘化物能自由交换,甲状腺内的浓度可达血浆浓度的25~500倍。促甲状腺激素(TSH)及促甲状腺激素受体抗体(TRAb)等刺激时可使摄取量增加。大部分碘在甲状腺内参与甲状腺素的合成。甲状腺每天大约需要用70~100 μg碘合成甲状腺激素。

(2)药动学 在正常情况下,口服碘[^{131}I]化钠后,3~6分钟即开始被胃肠道所吸收,1小时后可吸收75%,3小时则几乎全部被吸收。一般成年人每日自胃肠道吸收的碘化钠约为100~300 μg。碘[^{131}I]被吸收后进入血液内,10%~25%能被甲状腺摄取,甲状腺内碘量约占全身总碘量的1/5(约8 mg),其他组织如唾液腺、胃黏膜、乳腺、脉络膜丛、皮肤、骨骼和肌肉也含有极少量的碘。甲状腺内碘的有效半衰期为7.6天。口服后,未被甲状腺摄取的碘[^{131}I]由尿排出体外。

【不良反应】 (1)碘[^{131}I]治疗甲状腺功能亢进症后,大多数患者无不良反应,少数人在1周内有甲状腺肿胀感、乏力、食欲缺乏、恶心等轻微反应,一般在数天内即可消失。服碘[^{131}I]后,由于β射线破坏甲状腺组织,释放出较多的甲状腺激素进入血液,2周左右可能出现甲状腺功能亢进症状加剧的现象,个别患者甚至发生甲状腺危象,其原因可能是在电离辐射作用下甲状腺球蛋白大量释放至血液以及精神刺激、诱发感染等之故。但据国内20多年的临床经验观察,只要做好治疗前准备,可以避免发生严重反应及甲状腺危象。国内外30~50多年的研究资料表明,碘[^{131}I]治疗的患者中,甲状腺癌和白血病的发生率并不高于它们的自然发生率。碘[^{131}I]治疗后对生育能力也无影响。

(2)碘[^{131}I]治疗后可能发生永久性甲状腺功能低下症。随时间延长,发生率越高,每年约递增2%~3%,10年后可高达30%~70%。

(3)碘[^{131}I]治疗甲状腺癌转移灶,由于剂量较大可能出现下列的不良反应:放射病、骨髓抑制、放射性唾液腺炎、急性白血病、贫血、染色体异常、甲状腺危象、再生障碍性贫血、白细胞减少或血小板减少。治疗后,3天左右可以发生颈部疼痛和肿胀、吞咽时疼痛、喉部疼痛及咳嗽,且用止痛药后往往不易生效,2~3个月可能发生头发脆性增加或部分变薄,或者脱落等。

【禁忌证】 妊娠期妇女禁用。

【注意事项】 服用碘[^{131}I]后需停用影响甲状腺摄碘[^{131}I]率的药物、食物和其他制剂。

(1)含碘中草药、化学药、及食物(如海带、紫菜、海蜇)等,可以阻止或抑制甲状腺对碘[^{131}I]的摄取。一般饮食中含碘每天超过0.5 mg即可影响甲状腺对碘[^{131}I]的摄取,故服用本品后需停服上述食物及药物2~6周,复方碘溶液需停服4~5周。

(2)硫氰酸盐和硝酸盐,小剂量服用后数小时能增加甲状腺的摄取功能,大剂量服用后能抑制甲状腺的摄取功能,需停服3~7天。

(3)甲状腺素片及含甲状腺素的药物可以抑制甲状腺对碘[^{131}I]的摄取,需停服2~8周;三碘甲状腺原氨酸应停服3~7天。

(4)抗甲状腺药物,如甲基硫氧嘧啶、丙基硫氧嘧啶、甲硫咪唑(他巴唑)和卡比马唑等,应停药2~4周;碘[^{131}I]治疗前至少需停药3~4天。

(5)肾上腺皮质激素等激素类药物应停药1~4周。

(6)溴剂应停药2~4周。

(7)含钴的补血药和抗结核药物应停药2~4周。

(8)乙酰唑胺需停药2~3天。

【给药说明】 (1)甲状腺吸碘[^{131}I]试验 方法:空腹口服碘[^{131}I]74~370kBq(2~10 μCi),服药后2小时方可进食,以免因进食而影响碘[^{131}I]的吸收;服药后3小时(或2、4、6小时)及24小时用闪烁探头(距离颈部15~20 cm)测量甲状腺部位的计数率;然后取与服用量相等的碘[^{131}I]标准源进行比较,计算出甲状腺摄碘[^{131}I]率,以判断甲状腺的功能状态,如下式所述:

甲状腺摄碘[^{131}I]率(%)=(甲状腺部位的计数率/

此刻标准源的计数率)×100%

(2)甲状腺摄碘[131 I]率的正常值范围各地区、各实验室的测量结果有所差异,这是因为各地区饮水、食物和食盐中含碘量不同。所用的测量方法不同,所测得的正常值亦不相同,故各实验室应建立自己的正常值。甲状腺摄碘[131 I]功能是根据甲状腺摄碘[131 I]率和摄碘[131 I]率到达高峰的时间来判断的。甲状腺功能正常者,其摄碘[131 I]率到达高峰的时间常在服药后24小时。

(3)甲状腺功能亢进(甲亢)时摄碘[131 I]率高,高峰常前移。

(4)碘[131 I]治疗甲状腺功能亢进适应人群:①最好年龄在25岁以上。②甲亢患者有心脏、肝脏等合并症。③甲状腺功能亢进患者,不愿手术或有手术禁忌证,或术后复发。④对甲状腺治疗无效或有药物过敏者。⑤患者合并有其他的内分泌疾病,如糖尿病等。禁忌证为:妊娠或哺乳期,白细胞过低者;伴发肝肾功能不全者,一般可按每1 g甲状腺组织实际摄取2590~3700kBq(70~100 μCi)计算。有效剂量为40~50Gy(4000~5000rad)。结节性甲状腺肿时,剂量相应加大。患者服碘[131 I]前至少空腹3小时,一次口服,服药后至少2小时方可进食。有条件尽可能住院治疗,门诊治疗的患者2~3天内勿接触婴儿及妊娠期妇女,不到公共场所活动。

(5)碘[131 I]治疗甲状腺癌转移灶 适应证: ①滤泡性或乳头状甲状腺癌手术未能全部切除者用碘[131 I]去除残留甲状腺组织;②转移性病灶有吸碘[131 I]功能者;尿排碘[131 I]试验证明碘[131 I]在体内有滞留现象。禁忌证:①原发灶可以手术全切除;②甲状腺全切除术后,用各种方法刺激或诱导转移灶都不能浓聚碘[131 I]者;③白细胞计数低于3×10^9/L以下者。

(6)口服碘[131 I]化钠后,约40%的有效半衰期为0.34天,60%的有效半衰期为7.16天。根据此参数计算出70 kg成年人口服碘[131 I]化钠370 MBq(10 mCi)后,辐射吸收量为:甲状腺组织350 Gy(35000rad)、睾丸0.092 Gy(9.2rad)、卵巢 0.093 Gy(9.3rad)、全身0.16Gy(16.0rad)。

【用法与用量】 空腹口服 (1)甲状腺功能测定 74~333kBq(2~9 μCi),服用时应用50~150 ml温开水送下。

(2)甲状腺功能亢进治疗 用药剂量一般可按每1 g甲状腺组织实际摄取2590~3700kBq(70~100 μCi)计算。结节性甲状腺肿时,剂量相应加大。患者服碘[131 I]前至少空腹3小时,一次口服,服药后至少2小时方可进食。

(3)甲状腺癌治疗 甲状腺手术后尚有残余正常甲状腺组织,先用碘[131 I]去除正常甲状腺组织,然后再用碘[131 I]治疗甲状腺癌转移灶. 剂量为每疗程2775~7400 MBq(75~200 mCi),3~6个月左右复查以后再确定治疗方案。大多数患者总剂量约为14800 MBq(400 mCi)左右,其转移病灶可望消失。一般首次治疗后如仍有功能性转移病灶存在,则可进行再次碘[131 I]治疗,如无吸碘[131 I]功能或出现明显黏液性水肿,则不必要再用碘[131 I]治疗。

【制剂与规格】 碘[131 I]化钠胶囊:333kBq(9 μCi)。

碘[131 I]化钠口服溶液:(1)925 MBq(25 mCi);(2)1850 MBq(50 mCi);(3)3700 MBq(100 mCi);(4)7400 MBq(2 00 mCi)。

氯化锶[89 Sr][医保(乙)]

Strontium [89 Sr] Chloride

【适应证】 治疗由前列腺癌、乳腺癌、及其他癌症骨转移灶引起的疼痛。

【药理】 锶和钙是同族元素,有相似的化学性质,体内过程也类似。锶参与骨骼代谢,聚集在成骨活性增加的区域,但不进入骨髓细胞。原发骨肿瘤和骨转移癌的部位有反应性骨生成,锶能够大量进入这些部位,聚集量高于周围正常骨组织(2~25倍),而且锶滞留在病灶部位可达100天。^{89}Sr衰变类型是β^-(100%),物理半衰期50.5天,β射线最大能量1.463MeV,其β射线射程短。因此,含^{89}Sr区域的细胞和组织将受到很高剂量的照射,从而达到姑息治疗作用。

锶在血中清除较快,以磷酸锶的形式选择定位在骨组织中。骨转移的患者注入本品后,其2/3由肾小球滤过排泄,1/3由粪便排出。治疗后2天内由尿中排出最多。正常骨初期的生物半衰期为14天,其在转移病灶内聚集时间较长。根据骨累及程度不同,广泛转移的患者可以聚集注入量的50%~100%,排泄较无骨转移者的时间长。全身滞留时间与尿、血浆流量和转移病变有关,12%~90%的摄入量可以滞留三个月。

给药后7~21天疼痛可以缓解。每次给药后疼痛缓解的有效时间为4~12个月,平均6个月。

人体内各有关组织的辐射吸收剂量见表22-43。

【不良反应】 (1)有轻度的骨髓抑制现象,部分患者注射后出现血红蛋白、血小板、白细胞、红细胞等降低,一般是一过性的,可逐渐恢复。根据病情发展,可能观察到一些患者的血小板水平出现较严重的降低。对出现严重骨髓毒性反应的患者宜特殊处理。

(2)部分患者注射后出现恶心、便秘、多尿。少数患者注射后出现疼痛加剧(“反跳痛”)，一般持续时间短于1周。这是一过性反应，可暂时用止痛药或遵医嘱治疗。

(3)个别患者给药后12小时发冷和发热。应及时观察，注意有无合并感染。

【禁忌证】 (1)对于有严重骨髓损伤症状，特别是中性粒细胞和血小板计数低的患者，不推荐使用本品，除非认为治疗的益处大于风险。

(2)对于由于脊柱转移引起的脊髓压迫，可能需要更快速的治疗，本品不能作为主要治疗手段。

(3)肾功能障碍患者禁用。

(4)妊娠期妇女禁用。

【注意事项】 (1)有关本品治疗及相关的注意事项均须以书面形式告知患者、家属和医护人员。

(2)本品不适用于无骨转移癌的患者，故治疗前应对骨转移进行确认。建议通过进行^{99m}Tc-MDP骨显像进行确认。

表 22-43　人体内有关组织的辐射吸收剂量

组织	mGy/MBq	rad/mCi	组织	mGy/MBq	rad/mCi
骨表面	17.0	62.96	肺	0.78	2.89
红骨髓	11.0	40.74	卵巢	0.78	2.89
结肠壁(下段)	4.7	17.41	胰腺	0.78	2.89
结肠壁(上段)	1.8	6.67	腺	0.78	2.89
膀胱壁	1.3	4.81	睾丸	0.78	2.89
乳腺	0.96	3.55	甲状腺	0.78	2.89
肾上腺	0.78	2.89	子宫	0.78	2.89
胃壁	0.78	2.89	小肠	0.023	0.085
肾	0.78	2.89	其他	0.78	0.89
肝	0.78	2.89			
有效剂量 2.9 mSv/MBq(10.73rem/mCi)					

(3)注射本品前，应停止使用钙剂至少2周。

(4)在使用本品后8周内，应注意定期监测血象，特别要注意血小板的水平。治疗期间至少每隔一周检测一次血细胞计数。对于已接受过大剂量骨放射治疗和(或)接受过另一种亲骨性放射性核素治疗的患者，也应在使用本品前进行谨慎评估。

(5)对于已接受过放射治疗或化疗的患者，由于存在骨髓抑制效应累积的可能，在使用本品时应注意。

(6)注射本品后，可能会出现某种程度的骨髓抑制，偶尔会达到严重程度，故本品不适用于骨髓严重抑制的患者，对血小板低于140×10^{9}/L，白细胞低于60×10^{9}/L的患者慎用本品。一般情况下，相对于给药前水平，血小板将下降30%(95%置信区间，10%～55%)。大多数患者的血小板下降的低谷出现在本品注射后4～6周内。此后，除非患者疾病进展或使用其他治疗方法，血象在6个月内会逐渐恢复，但往往只是部分地恢复，且恢复缓慢。白细胞计数也会出现不同程度下降，有导致严重继发性感染的潜在危险。骨髓受到病变累及的患者更容易出现严重的血小板和白细胞计数的降低。对需要进行重复注射本品的患者，应详细评估其血象，并考虑最初剂量、当前血小板及血细胞水平和骨髓检查结果等因素的影响。

(7)锶主要经肾脏与肝胆系统排泄。本品注射后几天内，尿液及粪便将带有放射性。患者、家属和工作人员应采取适当的防护措施，以减少对其自身的辐射危害。

(8)对于患有明显大小便失禁的患者，在注射本品后应采取特殊的预防措施，如插导尿管，以尽量减少放射性物质污染衣物、床单及环境等风险。尤其在注射本品后48～72小时内，更应注意防护。

(9)在评价本品疗效时应注意，由于在骨转移癌性骨痛患者中，存在一定的安慰剂效应(最高可达30%～50%)，注射后很快出现的疼痛缓解很有可能是安慰剂效应。非安慰剂效应应出现在注射后10～20天。在10%～20%的患者中疼痛可以完全消失。

(10)少数患者的疼痛在注射本品后36～72小时内短暂加重的“反跳”现象。这种疼痛一般较轻，通常可用止痛剂缓解。

(11)目前尚未进行过重复给药的临床对照研究。如果患者出现复发，并且血小板计数已经基本恢复，可以考虑重复给药，但给药间隔不少于3个月。对于首次使用本品无效者，不适合再次给药。

(12)使用本品前后,使用局部放射治疗止痛是可行的,但没有足够的临床研究数据支持这一方案。密切监测血象变化是至关重要的。

(13)接受本品的患者可以接受细胞毒药物,前提是血象稳定,并在正常范围内。建议两种治疗间隔至少12周。

(14)肝功能障碍患者慎用本品。

(15)使用本品的单位必须获得《放射性药品使用许可证》,使用人员必须经专业技术培训并持有《放射性工作人员证》。

(16)操作者应注意切致辐射防护(与^{32}P类似),用低密集的材料作为屏蔽材料(玻璃或塑料)。

(17)致癌和致突变性　动物实验报道,40只大鼠每月按体重给予^{89}Sr9.25 MBq(250 μCi)/kg或2.95 MBq(350 μCi)/kg,33只发生骨肿瘤,潜伏期约9个月。

【用法与用量】 静脉缓慢注射(1～2分钟)。成人1.5～2.2 MBq(40～60 μCi)/kg或总量148 MBq(4 mCi)。可以重复给药,但一般间隔应不少于3个月。

【制剂与规格】 氯化锶[^{89}Sr]注射液:(1)111 MBq;(2)148 MBq;(3)222 MBq;(4)296 MBq。

来昔决南钐[^{153}Sm]

Samarium-153 EDTMP(^{153}Sm-EDTMP)

【适应证】 用于缓解肿瘤骨转移性疼痛。

【药理】 静脉注射^{153}Sm-EDTMP后,摄取进入骨的羟基磷灰石晶体。注射后2～3小时,50%～66%的注射剂量定位并长期保留在骨中,2%以下的注射剂量存在于非骨组织,主要在肝脏。^{153}Sm-EDTMP血中清除快,在注入后2小时和4小时,血中放射性分别为5.2%和2.1%。^{153}Sm-EDTMP主要通过肾排泄,注入后24小时后经肾排泄量为(56.0±10.5)%;大量排泄出现在注射后8小时,为(53.4±16.4)%。

人体内各有关组织的辐射吸收剂量见表22-44。

表22-44　人体内有关组织的辐射吸收剂量

组织	mGy/MBq	rad/mCi
骨表面	6.757	25.000
肺	0.008	0.031
睾丸	0.005	0.019
肾	0.018	0.065
红骨髓	1.540	5.700
膀胱壁	0.973	3.600
卵巢	0.009	0.032

【不良反应】 (1)对血液的毒副作用　静脉注射^{153}Sm-EDTMP后,外周血中的白细胞和血小板计数都会有所下降,在一定程度内这种下降与剂量有关。一般在3～4周时血象降至低点,并可持续8周,在6～8周后恢复至治疗前水平,在多次注射时应密切观察。骨髓吸收剂量与血小板减少相关。

(2)对骨髓的作用　^{153}Sm-EDTMP对骨髓的作用轻、时间短,多见于伴广泛多发的骨转移灶的前列腺癌患者。

(3)其他反应　^{153}Sm-EDTMP注射后发生急性毒性不良反应较少见。个别患者偶见潮红、恶心、呕吐、蛋白尿或血尿、皮疹、发热等,及时对症处理可迅速缓解。

【禁忌证】 妊娠期妇女禁用。

【注意事项】 (1)患者有血管内栓塞,新近有脊髓压迫,软组织有广泛转移,骨转移灶骨显像呈阴性,或在做一次治疗后完全无效的,应慎用。

(2)白细胞及血小板计数低的患者应慎用。

(3)因放、化疗后严重骨髓抑制者,或已截瘫者,应慎用。

(4)由于^{153}Sm-EDTMP主要通过肾排泄,肝也有少量摄取,肝肾功能不全者应慎用。

(5)哺乳期妇女应慎用或停止授乳。未成年儿童慎用。

(6)对骨髓的抑制应在多次注射期间严密观察。

【用法与用量】 静脉缓慢注射。推荐剂量按体重18.5～37 MBq/kg(0.5～1.0 mCi/kg)。

胶体磷[^{32}P]酸铬[医保(乙)]

Colloidal Chromium Phosphate[^{32}P]

胶体磷[^{32}P]酸铬是一种不溶性的放射性胶体溶液,胶体颗粒大小与临床疗效有关,故规定20～50 nm胶体颗粒应占60%以上。无化学毒性,可与氯化钠注射液、麻醉剂及X射线造影剂混合,但与某些金属离子相遇(如Al^{3+}),则易产生絮状沉淀。

【适应证】 用于控制癌性胸、腹水和某些恶性肿瘤的辅助治疗。

【药理】 在体内的分布主要依靠单核-吞噬细胞系统吞噬细胞的机械传送,如注射于肿瘤组织内,大部分停留在注射部位,小部分被吞噬细胞吞噬,沿淋巴管进入血液内。如将其注入体内腔道(如胸腔、腹腔、膀胱或心包腔等),则大部分较均匀地分布在相应的腔道内,小部分流入淋巴管及血液内。静脉注入后,即迅速地被单核-吞噬细胞系统吞噬细胞所吞噬,主要聚集在肝脏,小部分聚集在脾脏、淋巴结及骨髓内。

胶体磷[^{32}P]酸铬注入体腔内后即附着于体腔内脏

层表面或停留在肿瘤转移灶旁。β射线不但对体腔内游离的癌细胞有直接致死作用，而且能直接破坏浆膜表面粟粒样转移灶，使其趋向纤维化。此外，还可促使内皮下层纤维化，局部血管和淋巴管闭塞，浆膜脏层和壁层黏合而使渗出液减少。胶体本身则被巨噬细胞和单核-巨噬细胞所吞噬。

【不良反应】 腔内放射胶体治疗很少出现全身反应，偶尔乏力、食欲缺乏、头晕或恶心等胃肠道反应，并发症有白细胞减少，误入肠道和粘连包裹腔时可引起放射性肠炎或局部放射性炎症。

【禁忌证】 下列情况禁用：癌肿晚期极度恶病质者；胸腹腔术后已有一定时间，形成局限性粘连或包裹性积液者；伤口渗出液或因引流无法暂时关闭体腔者；白细胞、血小板明显下降，肝脏功能极度不良者；妊娠期妇女禁用。

【注意事项】 (1)治疗前检查 血常规(白细胞、血小板等)；肝肾功能；用^{99m}Tc-胶体显像，以确定有无腹腔内粘连。

(2)尽量减少腔内积液以免使注入的放射性胶体被稀释，此外，治疗后短期内不要抽液。

(3)如误注入血管内，可使肝、脾及骨髓受到有害的照射。

【给药说明】 (1)胸腔内注入的操作方法基本上与胸腔穿刺放液相同。

(2)腹腔内注入有三种情况，即手术后立即注入，手术后2周内注入和手术2周后注入。最好在手术中于腹腔内放置并保留塑料导管，然后注入放射性胶体，如患者有腹水，则应抽液后注入放射性胶体。

(3)本法疗效显现缓慢。预防性治疗时，早期卵巢癌的5年生存率可达82%。粟粒样转移灶可全部消失，对晚期患者，存活率亦有所提高。但对癌性胸、腹水仅为姑息治疗。

(4)膀胱腔内灌注治疗，对膀胱的表面肿瘤、多发性小乳头瘤和弥漫性恶性乳头瘤有效。

(5)关节腔内注射疗法，可治疗骨性关节炎和类风湿关节炎等引起的顽固性或复发性的滑膜渗出液。

【用法与用量】 (1)腔内注射 一次296～444 MBq(8～12 mCi)，用氯化钠注射液稀释后注入。注射后24小时内必须经常变动体位，以使放射性胶体在体腔内均匀分布。

(2)胸腔注射 一次148～222 MBq(4～6 mCi)，用氯化钠注射稀释后注入。一般4～6周后可重复注射。

【制剂与规格】 胶体磷[^{32}P]酸铬注射液：(1)185 MBq(5 mCi)；(2)370 MBq(10 mCi)。

磷[^{32}P]酸钠

Sodium Phosphate[^{32}P]

^{32}P是一种β放射性核素。其物理半衰期为14.3天；其β射线的最大能量为1.709MeV，平均能量为0.695MeV；在组织中的最大射程为8.6mm，平均射程为3.2mm。医用放射性磷[^{32}P]酸钠溶液可口服或静脉注射，分为：无载体注射液和有载体注射液两种。

【适应证】 (1)治疗真性红细胞增多症，红细胞＞6.0×10^{12}/L，血红蛋白＞180 g/L，或同时伴有白细胞增多(＞11.0×10^{9}/L)和血小板增多(3400×10^{9}/L)等疾病。

(2)外用敷贴治疗皮肤病等。

【药理】 (1)药效学 ^{32}P在细胞内聚集的程度与细胞分裂的速度成正比，恶性肿瘤分裂较正常细胞迅速，因此聚集^{32}P较多，故可用于治疗恶性肿瘤。用^{32}P治疗血液病和恶性肿瘤的基础，就是病态或肿瘤组织对^{32}P具有选择性的吸收能力，而且病态和恶性肿瘤组织对β射线的敏感性也高于正常组织。因此，利用^{32}P的局部照射可以破坏和抑制肿瘤组织的生长，缓解症状，甚至消除病灶，以达到治疗的目的。^{32}P治疗皮肤病在原理上与X线或γ线外照射没有区别，所不同的只是作用方式，X线和γ线是外照射治疗，而^{32}P是敷贴照射治疗。

(2)药动学 口服后，胃肠道平均吸收73.8%。静脉注射后，在最初24小时内有5%～10%随尿排出，4～6天内约25%从尿排出，粪便内排出极少，其有效半衰期约为8天。当进入人体内无机磷代谢库以后，开始数日内均匀分布于体内，以后则主要聚集在骨、骨髓、肝、脾和淋巴结内，其浓度可较其他组织高10倍。

人体内各有关组织的辐射吸收剂量见表22-45。

表22-45 人体内有关组织的辐射吸收剂量

组织	mGy/MBq	rad/mCi
骨表面	11.0	40.70
红骨髓	11.0	40.70
乳腺	0.92	3.41
肾上腺	0.74	2.63
膀胱壁	0.74	2.63
胃壁	0.74	2.63
小肠	0.74	2.63
上段大肠壁	0.74	2.63

续表

组织	mGy/MBq	rad/mCi
肾	0.74	2.63
肝	0.74	2.63
肺	0.74	2.63
头发	0.74	2.63
胰	0.74	2.63
脾	0.74	2.63
睾丸	0.74	2.63
甲状腺	0.74	2.63
子宫	0.74	2.63

【不良反应】 一般无特殊反应。体质较差者可有头晕、恶心、呕吐和食欲不佳等，可对症处理。一般疗效出现较为缓慢，2～4 周后才见到症状改善，一个月后才出现白细胞明显下降，白细胞和血小板的抑制较红细胞明显。

【禁忌证】 (1)白细胞计数低于 3.0×10^{9}/L，血小板低于 100×10^{9}/L。

(2)脑出血急性期。

(3)严重肝肾功能不全者。

(4)活动性肺结核。

(5)妊娠期妇女禁用。

【注意事项】 (1)由于^{32}P 抑制骨髓造血功能，因此，使用治疗剂量的^{32}P 时，可引起再生障碍性贫血、白细胞减少症及血小板减少性紫癜等，应用大剂量^{32}P 治疗真性红细胞增多症时，急性白血病的发病率增加。但是由疾病本身转化还是^{32}P 引起，目前尚无定论。有些病例也可出现放射病的症状。

(2)用^{32}P 治疗白血病时，如红细胞计数少于 3.0×10^{9}/L 应特别注意。当网织细胞低于 0.2%、白细胞低于 3.0×10^{9}/L 或血小板少于 100×10^{9}/L 时，应禁用。

【给药说明】 (1)治疗真性红细胞增多症，^{32}P 可口服或静脉注射，口服量比静脉注射量多 1/5～1/3 左右。治疗前后 1～2 周用低磷饮食。一个疗程总活度为 148～296 MBq(4～8 mCi)，分 2～3 次给药，隔 2～7 天给药 1 次。

(2)给药方式有一次给药和分次给药两种。分次给药较为安全。由于^{32}P 作用比较缓慢，并有持续作用，如真性红细胞增多症的红细胞已降至 5.0×10^{12}/L 左右，慢性白血病的白细胞已降至 3.0×10^{9}/L 左右，原发性血小板增多症的血小板下降到 $(300～400)\times10^{9}$/L 左右，即应及时停药，以防血细胞进一步下降。若治疗后细胞已恢复正常，应定期随访。如血细胞有所上升，一定时间间隔内给予小剂量的维持量可得到满意的效果。

治疗原发性血小板增多症的注意事项同真性红细胞增多症。活度 74～148 MBq(2～4 mCi)，观察 2～4 周如无明显疗效再给 74～111 MBq(2～3 mCi)。

(3)治疗效果以真性红细胞增多症和原发性血小板增多症为佳，对慢性淋巴性白血病效果尚可，对其他慢性白血病、淋巴瘤、霍奇金病和多发性骨髓瘤疗效较差，只能起一定的缓解作用，但骨髓抑制应加以注意。

【用法与用量】 治疗真性红细胞增多症。

(1)口服 每一疗程 148～222 MBq(4～6 mCi)。

(2)静脉注射 第 1 次 111～185 MBq(3～5 mCi)，2 周～3 个月后根据病程需要可再给 111～148 MBq(3～4 mCi)。

【制剂与规格】 磷[^{32}P]酸钠口服溶液：(1)370 MBq；(2)740 MBq；(3)1850 MBq；(4)3700 MBq。

磷[^{32}P]酸钠注射液：(1)185 MBq(5 mCi)；(2)370 MBq(10 mCi)；(3)925 MBq(25 mCi)；(4)1850 MBq(50 mCi)。

碘[^{125}I]植入密封籽源

Iodide[^{125}I]Seeds

【适应证】 (1)用于永久性植入治疗浅表腹腔和胸腔肿瘤，以及局部生长速度慢，并对放射治疗的敏感度为低到中等的肿瘤，如：早期前列腺癌、头颈部癌、肺癌、胰腺癌。

(2)用于临时性植入治疗局部不可切除，对放射治疗的敏感度为中等强度的肿瘤。

(3)用于外照射放射治疗后，对残存肿瘤以及复发肿瘤的植入治疗。

【药理】 碘[^{125}I]植入籽源通过将其植入组织中发射电离辐射而起治疗作用。钛合金包装配合银条具有很好的组织兼容性，自身吸收可达到 35%。

^{125}I 密封籽源的表观活度从 0.1～6.0 mCi。主要发射 27.4 及 31.4keV 的 X 射线和 35.5keV 的 γ 射线。它长期、间歇地作用于无法切除、未浸润、生长速率慢及对低、中度放射线敏感的肿瘤，通过射线杀伤肿瘤细胞。

【不良反应】 (1)在治疗前列腺癌时，偶见刺激尿路疾病综合征，包括尿频、尿急和尿路不畅，以及并发症，包括膀胱炎、尿道炎、血尿、尿失禁和阳痿。

(2)文献报告，少数病例(约 1%的患者)植入^{125}I 密封籽源后，因在植入时可能伤及肿瘤组织的静脉，籽源随静脉回流进入循环，形成肺的栓子，宜在治疗中注意(可采用 X 线胸片或 CT 观察其变化)。

(3)植入部位可有短时烧灼感。

【禁忌证】 (1)与其他近距离放射治疗源相同，本品不适用于治疗局部情况不佳(如有溃疡形成)时的肿瘤。

(2)妊娠期妇女禁用。

【注意事项】 (1)^{125}I密封籽源系长期植入。

(2)不要强行放入或从植入用的管子、针头或籽源夹中拿出籽源，这样会损坏籽源的外壁或焊接处，可造成^{125}I释放到周围环境或进入人的体液。损坏的籽源都不能植入人体内。为了保证籽源的密封性不受破坏，建议使用者在使用之前用擦试实验来检验。步骤为：用一张干的滤纸彻底地擦拭其表面，然后测量一下滤纸的活度。如果小于185kBq(5 μCi)，那么说明籽源没有泄漏。如果对擦拭实验的方法有疑问，可与供应商联系。

(3)本品的钛合金包壳在正常使用情况下有很好的防腐性能。但籽源不能接触浓度超过1 mol/L酸或碱。籽源不受一般溶剂的影响(如丙酮、酒精或温和的去污剂)。

(4)^{125}I密封籽源的消毒　^{125}I密封籽源在出厂时，是未经消毒的。所有的籽源和器具在使用前应该消毒。推荐使用干热高压灭菌法。高压蒸汽灭菌温度：121 ℃，102.9kPa，15～30分钟；或快速高压蒸汽灭菌：133 ℃，205.8kPa，3分钟。严禁将碘[^{125}I]植入籽源置于温度高于138 ℃，压力大于241.1kPa的环境。高压灭菌器应配有防止籽源落入排水或排气孔的装置。

(5)操作人员安全注意事项　①碘[^{125}I]密封籽源有放射性，操作时必须有适当的防护。只有经过培训，有安全使用放射物质的经验，并通过国家政府机构认证有资格操作放射性同位素的人员才能够操作碘[^{125}I]密封籽源。②植入程序的所有步骤要事先设计好，使之对人的辐射影响减小到最低。对操作人员要进行辐射剂量监测，必须佩戴放射剂量计。③碘[^{125}I]密封籽源的操作应该在足够厚的屏蔽条件下进行。铅对^{125}I射线的屏蔽半厚层为0.025 mm，组织为20 mm。因此0.25 mm厚的铅层能够屏蔽99％以上的辐射。用镊子操作时，操作者和籽源应保持一定的距离。轻轻夹取以使籽源不被破坏。籽源不能直接用手拿取。如果不能用防护隔离，操作者必须保持一定的距离且用最快的速度完成，将辐射减小到最低程度。④操作碘[^{125}I]密封籽源时，应该配备能检查到30keV的放射线探测器，如发生籽源掉落，可及时找到。如发生籽源遗失或其他意外事故，通知相关部门。⑤碘[^{125}I]密封籽源的偶然损坏会使籽源释放出^{125}I。如果发生了这种情况，要把损坏的籽源放入密封的容器中，要限制人员的走动，防止放射污染扩散，有关人员和区域按制定的程序去除污染。如有必要，对事故现场及周围的人员应进行甲状腺检查。

(6)治疗患者的防护　所有的患者、家属应该被告知植入的碘[^{125}I]密封籽源的特性和采取适当辐射防护措施的必要性。并应告知，在治疗的过程中由于肿瘤萎缩变小，一粒或几粒的籽源可能会脱离。无论何时何地发现了籽源，必须使用工具把它捡起来，放在密封的罐子或其他容器中，然后放到家中不易碰到的地方。并立即通知医院负责治疗的医师。

(7)未使用^{125}I密封籽源的处置　对未使用的剩余碘[^{125}I]密封籽源，如果需要处理，应该运送到授权的放射性废物处理部门，而不能当普通的垃圾处理。

【用法与用量】 应按照有关专业学会或卫生主管部门制定的技术操作规程进行，严格、合理地掌握适应证和禁忌证。^{125}I密封籽源可通过18号注射针(或使用配有18号或更大规格注射针的植入器)经皮植入或手术中放置于肿瘤内达到治疗目的。治疗剂量取决于肿瘤的体积、肿瘤的位置以及接受过放射治疗的历史。实际操作时，其植入量的计算应建立在植入的总活度、组织内植入的确切部位和放射剂量的分布评价的基础上。每个籽源的剂量分配并非相同，这种差别应该在计算用量时加以考虑。同时应考虑^{125}I的半衰期(60.1天)。

【制剂与规格】 碘[^{125}I]植入密封籽源(粒)：18.5 MBq(500 μCi)。

碘[^{131}I]肿瘤细胞核人鼠嵌合单克隆抗体(唯美生)

Iodine [^{131}I] Tumor Necrosis Therapy Monoclonal Antibody

本品为放射性碘[^{131}I]标记的用基因工程方法由NS0细胞生产的嵌合型肿瘤细胞核人鼠嵌合单克隆抗体(chTNT)注射液，TNT分子量约为150000。辅料包括0.02 mol/L磷酸缓冲液(pH7.4)、0.15 mol/L氯化钠、4％人血清白蛋白，^{131}I-chTNT放射性浓度约为370 MBq/ml(10 mCi/ml)。

【适应证】 用于放化疗不能控制或复发的晚期肺癌的放射免疫治疗。

【药理】 本品是一种用于实体瘤放射免疫治疗的^{131}I标记的人鼠嵌合型单抗，该单抗靶向作用于肿瘤坏死区中变性、坏死细胞的细胞核，将其荷载的放射性^{131}I输送到实体瘤坏死部位，通过其局部放射性电离辐射而对实体瘤组织细胞产生杀伤作用。

(1)毒理　SD大鼠每周一次静脉注射；连续给药4周，主要毒性反应为骨髓抑制所致的白细胞下降，主要毒性靶器官为甲状腺、脾脏和骨髓。无明显毒性反应剂量为1.0 mCi/200 g(按体表面积折算，相应的人用剂量为0.80 mCi/kg)；当剂量≥8.0 mCi/200 g时，可产生严重的毒性反应，且不能完全恢复。

(2)药动学　动物实验表明，本品经静脉注射后，在血液内以二室模型分布和清除。荷瘤动物模型显像研究表明，[131]I-chTNT对多种实体瘤均有亲和性，定位良好，肿瘤病灶中有放射性摄取。给药3天后，肿瘤/非瘤比值可达5～30左右，正常器官无放射性抗体积聚。

用本品治疗21例晚期肺癌患者，其中，10例静脉注射给药，11例局部给药。结果，两种给药途径的条件下，本品在人体血液中均符合二室模型。静脉注射给药 $t_{1/2\alpha}$ 为4.43小时、$t_{1/2\beta}$ 为78.37小时；局部给药有明显的吸收过程，其 $t_{1/2\alpha}$ 为0.891小时、$t_{1/2\beta}$ 为86.88小时。经高效液相分析，本品在血液中呈结合态，游离[131]I主要由尿排出。经静脉注射或局部给药后，对部分肺癌患者进行动态显像，结果显示，肺癌患者静脉给药后肿瘤部位逐步浓聚放射性，并保持相当长时间；肿瘤局部给药后，放射性药物持续浓聚于肿瘤组织，肿瘤/非瘤比值较静脉注射给药更高。

(3)内辐射吸收剂量　9例静脉给药患者肿瘤组织的平均吸收剂量为(8.45±3.60)Gy(4.26～14.5Gy)；5例肿瘤局部注射患者肿瘤组织的平均吸收剂量是(30.0±14.4)Gy(13.7～46.3Gy)；静脉给药患者肺组织的平均吸收剂量小于肿瘤局部注射患者，前者为1.69 mGy/MBq，后者为2.49 mGy/MBq。此外，静脉给药患者的其他正常组织器官的平均吸收剂量均为大于肿瘤局部注射患者。其中，静脉给药患者红骨髓的平均吸收剂量为(0.37±0.07)mGy/MBq；肿瘤局部注射患者红骨髓的平均吸收剂量为(0.19±0.11)mGy/MBq(表22-46)。

【不良反应】(1)骨髓抑制是[131]I-chTNT最主要的不良反应，两种给药途径出现的所有严重不良反应(Ⅲ、Ⅳ)均为骨髓抑制，对于局部给药途径来说发生率在5%以上的不良反应均为骨髓抑制。

表22-46　两种给药途径的骨髓抑制情况

不良反应		全身给药(n=62)		局部给药(n=45)	
		例数	%	例数	%
血红蛋白	Ⅰ	21	33.9	6	13.3
	Ⅱ	3	4.8	2	4.4
	Ⅲ	2	3.2	1	2.2
	Ⅳ	0	0	0	0
白细胞	Ⅰ	10	16.1	13	28.9
	Ⅱ	6	9.7	4	8.9
	Ⅲ	8	12.9	0	0
	Ⅳ	0	0	0	0
粒细胞	Ⅰ	6	9.7	12	26.7
	Ⅱ	5	8.1	2	4.4
	Ⅲ	5	8.1	1	2.2
	Ⅳ	1	1.6	0	0
血小板	Ⅰ	17	27.4	9	20
	Ⅱ	8	12.9	0	0
	Ⅲ	7	11.3	2	4.4
	Ⅳ	5	8.1	0	0

(2)一般不良反应发生情况见表22-47和表22-48。

表22-47　[131]I-chTNT静脉注射用药治疗肺癌的不良反应发生率(n=62)

不良反应	所有不良反应		严重不良反应(Ⅲ/Ⅳ)	
	例数	%	例数	%
血液系统				
血红蛋白降低	26	41.9	2	3.2
白细胞降低	24	38.7	8	12.9
粒细胞降低	17	27.4	6	9.7
血小板降低	37	59.7	12	19.4
出血	1	1.6	0	
消化系统				
肝功能异常	3	4.8	0	0
恶心	4	6.5	0	0
呕吐	4	6.5	0	0

续表

不良反应	所有不良反应		严重不良反应(Ⅲ/Ⅳ)	
	例数	%	例数	%
泌尿系统				
肌酐升高	1	1.6	0	0
蛋白尿	1	1.6	0	0
血尿	2	3.2	0	0
其他				
心律不齐	3	4.8	0	0
困倦	1	1.6	0	0
感觉异常	1	1.6	0	0
暂时性呼吸困难	1	1.6	0	0
便秘	1	1.6	0	0
脱发	2	3.2	0	0

表 22-48　^{131}I-chTNT 局部用药治疗肺癌的不良反应发生率($n=45$)

不良反应	所有不良反应		严重不良反应(Ⅲ/Ⅳ)	
	例数	%	例数	%
血液系统				
血红蛋白降低	9	20.0	1	2.2
白细胞降低	17	37.8	0	0
粒细胞降低	15	33.3	1	2.2
血小板降低	11	24.4	2	4.4
消化系统				
肝功能异常	1	2.2	0	0
恶心	1	2.2	0	0
呕吐	1	2.2	0	0
其他				
尿素氮升高	1	2.2	0	0
心包炎	1	2.2	0	0
发热	1	2.2	0	0
感染	1	2.2	0	0

(3)免疫原性　分别采用 ELISA 和 BIACORE 方法检测经^{131}I-chTNT 治疗的 78 例肺癌患者的血清抗 TNT 抗体反应(HAMA 反应)。ELISA 方法检测结果表明,4 例患者血清中含抗 TNT 抗体,发生率为 5.13%;BIACORE 方法检测结果有 7 例阳性患者,发生率为 8.97%。两种方法检测均为抗 TNT 抗体反应阳性的患者有 4 例,发生率为 5.13%。患者进行下一个疗程治疗前应该检测抗 TNT 抗体反应,阳性患者禁止再次使用本品。

【禁忌证】(1)肝肾功能异常者、心肌损害或有充血性心衰者。

(2)妊娠期妇女禁用。

(3)碘过敏患者或抗 TNT 抗体反应阳性者。

(4)曾用过鼠源性抗体者。

(5)造血功能不良者。近期化疗、放疗患者,需要依靠造血恢复药物维持外周血患者。白细胞、血小板等血细胞计数低于正常范围者。

(6)有明显胸腹水者,或者肿块表面红肿热痛伴有白细胞>10×10^9/L 者。

(7)各种急性或慢性炎症患者。

【注意事项】(1)本品必须在有开放性核素工作许可证和核医学医师执业证的单位使用。

(2)患者停用本药后应随访甲状腺功能。

【药物相互作用】　尚无该药与放化疗联合使用的临床试验资料。本品不得与放化疗同时使用,亦不可在放化疗或其他因素造成的血象下降未完全恢复时使用。

【给药说明】　妊娠期妇女、哺乳期妇女、儿童及 80 岁以上患者不宜使用本品。

【用法与用量】(1)用药前处理　每次治疗前 3 天开始口服复方碘液,一次 10 滴,一日 3 次,直到治疗结束后 7 天,以封闭甲状腺,减少放射性对甲状腺的损伤。为防止过敏反应发生,可在治疗前半小时肌注地塞米松 5 mg、非那根 25 mg。

(2)给药方法　①静脉注射给药:本品可以直接推注,或用 0.9%氯化钠注射液建立静脉通道后推注或滴注。②局部给药:在影像学(CT、X 线透视或 DSA)引导下经肺穿刺将药物注入瘤体。

(3)用量　每疗程用药二次，之间间隔 2～4 周。①静脉注射：剂量按体重为 29.6 MBq(0.8 mCi)/kg。②局部给药：每次剂量为按瘤体大小为 18.5～37.0 MBq (0.5～1 mCi)/cm^3，最大给药量为 1850 MBq(50 mCi)。

【制剂与规格】 碘[^{131}I]-chTNT 注射液：1850 MBq (50 mCi)∶5 ml。

碘[^{131}I]美妥昔单抗注射液(利卡汀)

Iodine[^{131}I] Metuximab Injection

【适应证】 不能手术切除或术后复发的原发性肝癌，以及不适宜作动脉导管化学栓塞(TACE)或经TACE 治疗后无效、复发的晚期肝癌患者。

【药理】 本品是一种用于导向放射治疗肝癌的碘[^{131}I]标记的新型单抗。美妥昔单抗-HAb18F(ab′)$_2$可与分布在肝癌细胞膜蛋白中的 HAb18G 抗原结合，将其荷载的放射性碘[^{131}I]输送到肿瘤部位，从而产生抗肿瘤作用。

在 24 例原发性肝癌患者中进行了本品药代动力学研究，经肝动脉插管注入本品 18.5 MBq/kg、27.75 MBq/kg、37.0 MBq/kg 三种剂量，5～10 分钟内给药完毕，结果显示本品代谢符合二室模型，所获得的药代动力学参数见表 22-49。

表 22-49　^{131}I 美妥昔单抗注射液的药代动力学参数

	K_{10} (L/h)	V_d (L/kg)	$t_{1/2\alpha}$ (h)	$t_{1/2\beta}$ (h)	CL [L/(h·kg)]	AUC(0～t_n) [h/(min·L)]	$AUC_{0\sim\infty}$ [h/(min·L)]
18.5 MBq/kg	0.0292	0.2503	5.942	90.56	0.0020	1.021×10^{11}	1.428×10^{11}
27.75 MBq/kg	0.0271	0.3120	6.829	80.9	0.0027	1.124×10^{11}	1.456×10^{11}
37.0 MBq/kg	0.0326	0.3264	5.402	63.93	0.0038	1.501×10^{11}	1.847×10^{11}

代谢产物主要以游离碘[^{131}I]的形式通过肾脏排泄，注入本品后 120 小时内尿液的放射性占注入剂量的 47.70%～51.16%。生物学分布研究显示，碘[^{131}I]美妥昔单抗明显被肝癌组织摄取，早期主要浓聚于肝癌组织及肝组织中，体内其他组织的浓聚甚少；随着时间的延长，肝癌组织的放射性浓聚持续增强，而肝脏摄取的放射性逐渐减少；在显像期间(8 天)，除肝外的其他正常组织的 T/NT 值为 1.04～3.79，而肝脏的 T/NT 值随时间推延而增加，至第 8 天时为 1.09。

【不良反应】 在 29 例原发性肝癌患者进行的Ⅰ期临床耐受性研究，分别给予本品 9.25 MBq/kg、18.5 MBq/kg、27.75 MBq/kg、37 MBq/kg 四个剂量。

在整个试验中，未见因严重不良事件而中止试验者、未见过敏、发热、寒战、乏力等。受试者体重与基线比较有所下降，差异有统计学意义。血液学检查显示，随剂量的增加，血液学毒性略有增加，个别病例在给药后一度达到 WHOⅢ 级毒性，但 28 天时均恢复到正常或Ⅰ级水平。肝功能检查其毒性也随剂量增加而有所增加，以 37 MBq/kg 最为明显。本品对肾脏功能未见明显影响。对甲状腺功能检查显示，在用药前 3 天到用药后 7 天使用 Lugol 液封闭甲状腺的前提下，药物对甲状腺功能的影响并不十分明显。对于血电解质检查、心肌酶谱检查均未发现药物的明显影响。对于患者的免疫功能检查发现，用药后患者的免疫功能有明显好转，表现为 CD4、CD3、CD8 较用药前明显上升，且有显著性差异。

在 103 例原发性肝癌患者中进行的Ⅱ期临床研究中，观察到主要不良反应为 PLT 减少(25.24%)、ALT 升高(21.36%)、AST 升高(21.36%)、WBC 降低(18.45%)、直接胆红素升高(14.56%)、血红蛋白减低(13.59%)、中性粒细胞减少(8.74%)、蛋白尿(8.74%)、总胆红素升高(8.74%)、HAMA 反应(3.88%)、体温升高(2.91%)。该临床研究中仅考察了单独使用本品 1～2 次的安全性，对于 2 次以上以及与其他治疗方法联合使用的安全性未予以考察。

上市后使用中观察到极少数患者出现皮炎、心率减慢和血压下降等症状。

尚缺乏大规模的随机对照临床研究安全性数据。

【禁忌证】 妊娠期妇女禁用。

【注意事项】 (1)应按严格的适应证和用法用量范围使用本品，不得随意更改适应证和用法用量。

(2)本品使用过程应严格按照 GB/8703-88《辐射防护规定》有关条款进行。

【药物相互作用】 尚不明确。

【用法与用量】 (1)用药前处理　①治疗前 3 天开始口服 Lugol 液，一次 0.5 ml，一日 3 次，连续 10 天，以封闭甲状腺。②用药前，需先进行皮试，阴性者方可使用。方法：取皮试制剂 1 瓶，加入 0.9%氯化钠注射液 1 ml溶解后，抽取溶解液 0.1 ml，前臂皮内注射，15 分钟后观察结果，注射点皮丘红晕直径>0.5 cm 或其周围出现伪足者为阳性。

(2)给药方法 经肝动脉插管达固有动脉或肿瘤供血动脉后注入指定剂量的碘[^{131}I]美妥昔单抗注射液,5～10分钟内完成注射,立即用 0.9%0.9%氯化钠注射液 10 ml 冲洗插管,以确保治疗药物全部进入。

(3)用量 按患者体重计算,一般推荐剂量为 27.75 MBq/kg(0.75 mCi/kg),每次用药时间至少间隔 4 周以上。

Ⅰ期临床耐受性研究中,29 例原发性肝癌患者给予 9.25 MBq/kg、18.5 MBq/kg、27.75 MBq/kg、37 MBq/kg 四个剂量,结果患者在最大剂量 37 MBq/kg 时仍可耐受。Ⅱ期无对照开放的临床研究用药剂量:如肿瘤直径小于 8 cm,则用药剂量为 27.75 MBq/kg;肿瘤直径大于 8 cm 时,用药剂量为 37 MBq/kg。用药周期为 28 天,若患者病情稳定或部分缓解,且全身情况允许,则增加一次用药。

本品最佳用药次数尚不明确。已完成的Ⅱ期临床研究结果表明,多数患者第二周期时在瘤体缩小方面与第一周期相比未见明显变化。第一周期和第二周期的核素显像、AFP 定性变化、KPS 评分也基本一致。

【制剂与规格】 碘[^{131}I]美妥昔单抗注射液:1 人份/瓶。

锝[^{99m}Tc]亚甲基二膦酸盐[药典(二);医保(乙)]

Technetium [^{99m}Tc] Methylenediphosphonate

【适应证】 用于治疗类风湿关节炎等自身免疫性疾病及骨科疾病。

临床上用于治疗类风湿关节炎、银屑病关节炎、强直性脊柱炎、骨性关节炎、痛风、骨质疏松、大骨节病、骨转移癌以及甲亢伴浸润性突眼等。这些疾病大多数都具有免疫功能亢进、免疫复合物增加、容易引起不同程度的骨质破坏等相似病理。

【药理】 本品为类风湿关节炎治疗药物,具有抗炎、镇痛、免疫调节及破骨修复作用。

采用萘普生为阳性对照药开展随机双盲双模拟试验,每天静脉注射一次,20 天为一个疗程,治疗类风湿关节炎。主要疗效观察指标为症状和体征(包括休息痛、晨僵、肿胀关节指数、压痛关节数、压痛关节指数、握力、25 米行走时间及关节功能)。试验结果表明,在改善晨僵、减少肿胀关节数、压痛关节数、增加握力、减轻关节肿胀程度上,试验组疗效优于对照组;在改善休息痛、关节压痛指数及 25 米行走时间上,两组疗效相当。实验室指标主要有血常规、尿常规(包括血小板技术及尿糖)、肝功能(SGPT)、肾功能(BUN,Cr)、AKP 和大便隐血试验,以及血沉(Westergren 法)、C-反应蛋白(CRP),血清类风湿因子(RF)和 X 线检查等,两组对实验室指标的改善显著($P<0.01$),疗效相似。不良反应主要有过敏性皮疹、恶心、呕吐、注射局部红肿、静脉炎、食欲缺乏、乏力、月经增多及罕见全身水肿等,两组耐受性均好。试生产期间的补充单盲试验进行了三个剂量组(5 mg、10 mg、20 mg)和两个不同治疗疗程(20 天,40 天)的对比试验,结果表明,随着剂量增加疗效有所提高,不良反应变化不大,疗程增长能明显提高显效率。因此在临床使用中,可根据病情需要,适当增加剂量和延长疗程。

上市后进一步的基础和临床研究证实,云克可抑制 RA 患者 PBMC 中 IL-1 和 IL-6 的表达和分泌,可抑制实验性关节炎的关节肿胀和骨质破坏,可抑制实验性关节炎大鼠血清的 TNFα 和 IL-1 水平,可减轻 MMP-3 与 TIMP-1 之间的失衡,能在 mRNA 和蛋白质水平抑制 RANKL 的表达;可能通过抑制 HMGB1 在胞浆中的表达和降低血清 HMGB1 水平,云克抑制 MAPK 信号通路而发挥治疗作用。

临床试验研究还证明,本品显著抑制白介素 1(IL-1)和肿瘤坏死因子(TNFα)等免疫调节因子,明显抑制破骨细胞活性并促进成骨细胞分裂增殖,可用于治疗类风湿关节炎等自身免疫性疾病和骨科疾病。

云克对于炎变的骨生成区有亲和性,注药后 2 小时血中含药物为注药量的 5%,3 小时为 3%,24 小时小于 0.5%。血液中 70%以上药物由尿液排泄。被骨吸收的药物体内半排期因个体差异而有所不同,但都大于 1 年。

【不良反应】 偶见皮疹、注射局部红肿、静脉炎、食欲缺乏、乏力、月经增多及罕见全身水肿。上述不良反应多为一过性,严重时需停药并对症处理。

【禁忌证】 (1)过敏体质(特异质)、血压过低、肝肾功能异常患者禁用。

(2)妊娠期妇女禁用。

【注意事项】 (1)本品如发生变色或沉淀,应停止使用。

(2)本品不应与 0.9%氯化钠注射液之外的其他药物在同一容器、同一时间给药。

(3)心功能不全者慎用。

【药物相互作用】 联合钙剂使用能够使显效时间有效提前,避免低血钙的产生,同时有效提高骨质疏松的治疗效果。在云克的治疗中,推荐将 10%葡萄糖酸钙 10～20 ml 加入 5%葡萄糖注射液 100 ml 中静脉滴注,每日 1 次,但给药时间应该与云克给药时间间隔 3 小时以上，并换管。

【给药说明】 药物配制完成后放置时间不应超过2小时，超过时间药物应做失效处理。

【用法与用量】 临用前，在无菌操作条件下，将A剂5 ml注入到B剂瓶中，充分振摇，使冻干物溶解，室温静置5分钟，即制得锝[^{99m}Tc]亚甲基二膦酸钠注射液。静脉注射，每日1次，20日为一个疗程。也可根据病情，适当增加剂量和延长疗程，或遵医嘱。

(1)根据上市后临床使用统计，成人常用量为一次使用3套，加入到0.9%氯化钠注射液200 ml中，缓慢静脉滴注(大于1小时)，每天一次，连续使用15天为一个疗程；间隔10～15天进行下一个疗程，至少连续使用3个疗程。

(2)儿童常用量为一次使用2套，加入到0.9%氯化钠注射液100 ml中缓慢静脉滴注(大于1小时)，每天1次，连续使用21天为一个疗程；间隔10天进行下一个疗程，至少连续使用3个疗程。

(3)建议从治疗次年开始，每年进行一个疗程的治疗，以维持疗效。

【制剂与规格】 锝[^{99m}Tc]-亚甲基二膦酸盐注射液：A剂每瓶5 ml，内含锝[^{99m}Tc]0.05 μg。B剂冻干粉，每瓶内含亚甲基二膦酸5 mg、氯化亚锡0.5 mg。

第四节 其他药物

碘[^{123}I]化钠
Sodium Iodide[^{123}I]

【适应证】 用于甲状腺疾病的诊断及制备^{123}I标记化合物。

【药理】【不良反应】【注意事项】 参阅“碘[^{131}I]化钠”。^{123}I物理半衰期为13.2小时，没有β辐射，故对受检者辐射剂量小，允许用量较^{131}I大。而且^{123}I的γ射线能量为159keV，可以更有效地被γ照相机或单光子发射计算机断层(SPECT)探测，因此显像质量较好。

人体内各有关组织的辐射吸收剂量见表22-50。

【禁忌证】 妊娠期妇女禁用。

【用法与用量】 (1)甲状腺功能检查 口服碘[^{123}I]化钠185～370kBq(5～10 μCi)。

(2)甲状腺显像 静脉注射740～1850kBq(20～50 μCi)(按甲状腺实际摄取量计)后16～19小时进行显像。

表22-50 人体内有关组织的辐射吸收剂量

甲状腺最高吸碘率	甲状腺		卵巢		睾丸		红骨髓	
	mGy/MBq	rad/mCi	mGy/MBq	rad/mCi	mGy/MBq	rad/mCi	mGy/MBq	rad/mCi
0%	0.0015	0.019	0.0098	0.036	0.0069	0.026	0.0094	0.035
5%	0.63	2.33	0.012	0.044	0.0055	0.020	0.0092	0.034
15%	1.9	7.12	0.012	0.044	0.0053	0.020	0.0093	0.034
25%	3.2	11.84	0.011	0.041	0.0052	0.019	0.0098	0.036
55%	7.0	25.9	0.011	0.041	0.0046	0.017	0.011	0.041

【制剂与规格】 碘[^{123}I]化钠注射液：(1)37 MBq(1 mCi)；(2)111 MBq(3 mCi)；(3)185 MBq(5 mCi)。

邻碘[^{131}I]马尿酸钠
Sodium Iodohippurate[^{131}I]

【适应证】 主要用于肾功能检查。

【药理】 邻碘[^{131}I]马尿酸钠静脉注射后，立即随血液进入肾脏并迅速被肾脏清除。其中80%由肾小球分泌，无重吸收，20%由肾小球滤过，通过肾单位的邻碘[^{131}I]马尿酸钠经集合管随尿液进入至肾盏及肾盂，经输尿管流入膀胱，静脉注射后30分钟，尿中邻碘[^{131}I]马尿酸钠可达注入剂量的70%。

由于碘[^{131}I]发射γ射线，故邻碘[^{131}I]马尿酸钠从血液流经肾尿路的全过程，可用体外放射性探测仪器追踪记录，并以时间放射性曲线(肾图)反映这一过程。

【不良反应】 应注意有过敏反应发生的可能性，使用邻碘[^{131}I]马尿酸钠后偶有恶心、呕吐、皮肤发红、发痒及偶有晕厥等病例报告。

【禁忌证】 妊娠期妇女禁用。

【注意事项】 邻碘[^{131}I]马尿酸钠的放射化学纯度应不低于95%。

【药物相互作用】 近期内曾使用过磺胺类药物、肾盂造影剂、扩张及收缩血管的药物及利尿剂者，其肾图结果将受到影响。

【用法与用量】 静脉注射邻碘[131I]马尿酸钠 185～370kBq(5～10 μCi)，用肾图仪描计 15～20 分钟。

70 kg 患者，静脉注射 1295kBq(35 μCi)邻碘[131I]马尿酸钠后机体各有关组织的辐射吸收量：甲状腺组织 40.600 mGy(4.06rad)，肾脏 0.028 mGy(0.002rad)，膀胱壁 0.100 mGy(0.01rad)，睾丸 0.040 mGy(0.004rad)，全身 0.039 mGy(0.0039rad)。

【制剂与规格】 邻碘[131I]马尿酸钠注射液：(1)37 MBq；(2)111 MBq；(3)185 MBq；(4)370 MBq。

碘[123I]邻碘马尿酸钠

Sodium Iodohippurate [123I]

【适应证】 用于泌尿系统功能的检查。

【药理】【不良反应】【注意事项】 参阅“邻碘[131I]马尿酸钠”。^{123}I 物理半衰期为 13.2 小时，没有 β 辐射，故对受检者辐射剂量小，允许使用剂量较邻碘[131I]马尿酸钠大。而且^{123}I 的 γ 射线能量为 159keV，可以更有效地被 γ 相机或单光子发射计算机断层探测，因此显像质量较好。

人体内各有关组织的辐射吸收剂量见表 22-51。

【禁忌证】 妊娠期妇女禁用。

【用法与用量】 静脉注射。

(1)肾功能检查　成人，一次 37～74 MBq(1～2 mCi)。婴儿，0.2 MBq(5.4 mCi)/kg。儿童，0.5 MBq(13.5 mCi)/kg。

(2)肾动态显像　一次 148～222 MBq(4～6 mCi)。

表 22-51　人体内各有关组织的辐射吸收剂量

器官	mGy/MBq	rad/mCi
肾	0.0064	0.024
膀胱壁	0.200	0.74
子宫	0.017	0.063
卵巢	0.0073	0.027
胃壁	0.0008	0.003
小肠	0.0032	0.012
大肠上部	0.0025	0.009
大肠下部	0.0075	0.028
睾丸	0.0046	0.017
红骨髓	0.0025	0.009
骨表面	0.0013	0.005
肾上腺	0.0009	0.003
胰腺	0.0009	0.003
脾	0.0008	0.003
肝	0.0007	0.003
乳腺	0.0004	0.001
甲状腺	0.0004	0.001

【制剂与规格】 碘[123I]邻碘马尿酸钠注射液：185 MBq(5 mCi)。

铬[51Cr]酸钠

Sodium Chromate[51Cr]

【适应证】 用于标记红细胞，进行红细胞、血小板寿命、脾功能和血容量测定。

【药理】 六价铬[51Cr](^{51}CrO)能透过红细胞膜很快与血红蛋白的球蛋白牢固结合，红细胞破坏后释出的^{51}Cr 已还原成三价正离子，不透过红细胞膜，不会再标记。因此，静脉注入的^{51}Cr 标记红细胞在血液内混合匀后，浓度很稳定，一次取血测定放射性，即可计算出全血容量，根据红细胞压积再计算红细胞容量。

^{51}Cr 标记红细胞静脉注入后，观察红细胞在血液循环中消失的情况测定标记红细胞生存数随时间的变化曲线，就可以计算出红细胞寿命，红细胞外表半生存时间的正常值为 20～29 天。^{51}Cr 标记红细胞注入血循环后，可因破坏而将^{51}Cr 释放。^{51}Cr 就在破坏部位积聚。脾脏是红细胞破坏的主要场所，若在脾区体表逐日测定积聚在脾内^{51}Cr 的浓度，可以判断脾脏有无过度破坏的情况，以判断脾脏功能。未结合的三价^{51}Cr 由尿中排泄。正常人粪中每日约排泄 1%。

^{51}Cr 标记血小板静脉注入后，观察^{51}Cr 血小板自血中的消失情况可以计算血小板寿命。正常人的血小板的寿命为(9.5±0.6)天。利用体表测定脏器放射性的方法，可以确定血小板的破坏部位。

【禁忌证】 妊娠期妇女禁用。

【注意事项】 (1)抗坏血酸的使用　$Na_2^{51}CrO_4$ 标记过程中加入抗坏血酸，使六价^{51}Cr 还原成三价^{51}Cr，以终止红细胞摄取^{51}Cr。此法有两个缺点：①抗坏血酸可影响红细胞代谢，使测定结果产生误差；②三价铬主要沉积在肝内，使体表测定脏器放射性比值受到干扰。

(2)输血问题　在检查过程中应避免输血，否则可因红细胞浓度被稀释而影响测定结果的准确性。

(3)本品如发生沉淀，应停止使用。

【给药说明】 (1)抗凝剂　常用 ACD 溶液抗凝。血液与 ACD 溶液的比例应为 10∶15，此比例降低可以损伤红细胞活力。

(2)^{51}Cr 的比活度　铬是一种潜在的毒性物质，每毫升红细胞的铬量应小于 2 μg，否则将影响红细胞的活性，故^{51}Cr 的比活度应大于 1.85～3.7 MBq/μg(50～100 μCi/μg)。

(3)某些溶血性疾病标记红细胞时需特殊操作　如

遗传性球型红细胞增多症，由于红细胞脆性增加，需用高渗盐水洗涤，以防止标记中产生溶血。

【用法与用量】 (1)^{51}Cr标记红细胞方法 ①取被检查者静脉血 10～15 ml，用 ACD 溶液（由含双结晶水的枸橼酸三钠 2.2 g、枸橼酸 0.8 g 和葡萄糖 2.5 g 加水至 100 ml 制成）抗凝。②加入 3.7～4.7 MBq(0.1～0.2 mCi) $Na_2^{51}CrO_4$，$Na_2^{51}CrO_4$ 的放射性度浓度大于 37 MBq(1 mCi)/ml，在 37 ℃下放置 30 分钟，每 15 分钟轻轻摇匀一次，使充分混匀。③加入适量抗坏血酸，每 3.7 MBq(0.1 mCi)^{51}Cr 加 30 mg 抗坏血酸，混匀并在室温下放置 15 分钟，使六价^{51}Cr还原成三价，中止对红细胞的标记。④将上述全部标记血液注入被检查者静脉内。⑤注射后 30 分钟另一侧静脉取血 2.5 ml，测定其放射性，即可计算出全血容量及红细胞容量。24 小时后取血，注射后第 3 天再次取血，以后每隔 3～5 天取血一次，直至血样中放射性减少至原始时的一半为止。各次血样均用肝素抗凝。取其中 1 ml 全血做血细胞比容测定，另取 1 ml 于测定器中封口置冰箱内保存，待抽取最后一次血样后，一次完成血样的放射性测量，这样需做作^{51}Cr的衰变校正。⑥利用血细胞比容将每毫升全血放射性换算成每毫升红细胞放射性（放射性计数/分）。⑦以 0 天血样（本法即第 24 小时血样）的每毫升红细胞放射性为 100%，按下式可算出任何一天^{51}Cr红细胞生存百分率。^{51}Cr红细胞生存百分率＝×100%。⑧以^{51}Cr红细胞生存百分率为纵坐标，时间为横坐标，将测得数据描绘成红细胞生存曲线。如果在普通坐标纸上呈直线，则将该直线外推到时间轴，交点的时间即代表红细胞的平均寿命。如果在半对数的坐标纸上呈直线，则推求出红细胞外表半生存时间。

(2)^{51}Cr脾功能的测定方法 ①用 $Na_2^{51}CrO_4$标记红细胞。②被检查者静脉注射 3.7～7.4 MBq(0.1～0.2 mCi)^{51}Cr红细胞。③静脉注射后 20～30 分钟，用具有张角型准直器的闪烁探头在心前区（胸骨左侧第 3 肋间）、肝区（右锁骨中线肋骨缘上 2～4 cm）和脾区（左腋中线第 2 肋间）体表分别进行放射性计数测量。以后每隔 2～3 天测定一次，直到心前区放射性减少一半或测至红细胞外表半生存时间为止。④数据处理和诊断标准：脾/心、肝/心、脾/肝比值法，每次测得的心前区和脾区放射性减去本底后计算比值。正常时，脾/心比值小于 1.5，肝/心比值小于 1.0，脾/肝比值小于 2。脾功能亢进时，脾/心、脾/肝比值增大。

【制剂与规格】 铬[^{51}Cr]酸钠注射液：(1)37 MBq(1 mCi)；(2)185 MBq(5 mCi)。

尿　素[^{14}C]

Urea[^{14}C]

【适应证】 作为尿素[^{14}C]呼吸试验(^{14}C-UBT)的试剂，诊断幽门螺杆菌感染。

【药理】 口服[^{14}C]尿素后，如果胃中有幽门螺杆菌，其产生的尿素酶能迅速将尿素分解为二氧化碳和氨气，二氧化碳经血液进入肺而排出体外，将排出的$^{14}CO_2$收集后在仪器上测量，即可判断胃内有无感染幽门螺杆菌。口服[^{14}C]尿素吸收迅速，0.11 小时即可达峰，清除较快，消除相半衰期为 5.15 小时，肾脏清除率为 0.617L/(kg·h)。排泄很快，以泌尿系统排泄为主，24 小时粪尿排出达 65%。

【禁忌证】 妊娠期妇女禁用。

【注意事项】 (1)受试者应在早上空腹或进食两小时以后受试，受试前漱口。

(2)CO_2集气剂在使用前不得开启，以免因吸收空气中CO_2而影响测量结果。

(3)每次取胶囊后应随即盖紧盖子，避免造成胶囊潮解黏连。

(4)胶囊如有破损，不得使用。

(5)集气剂如有渗漏，不得使用。

(6)集气剂变为无色，不得使用。

(7)CO_2集气剂与闪烁液有一定毒性，严禁内服。

(8)如在试验操作中将闪烁液洒到眼睛的敏感部位，请立即用大量清水冲洗。

(9)装有闪烁液的液闪瓶需集中回收处理。

(10)集气剂从冰箱取出后，须放至室温后方可使用，以免水汽进入。

(11)吹气管在使用时要注意方向，滴斗内有突出吸管的一端（较短）插入液面。

(12)吸收剂如有少量吸入口中，应立即吐出，并用清水漱口。

(13)以下因素可能影响该试验的诊断结果 ①上消化道急性出血可能造成试验假阴性，应予注意。消化道出血 1 周以上，不影响诊断。②部分胃切除手术可能造成同位素从胃中快速排空或患者胃酸缺乏。

【药物相互作用】 1 个月以内使用过抗生素，铋制剂、质子泵抑制药等幽门螺杆菌敏感药物可影响该试验的诊断结果。

【用法与用量】 (1)用约 20 ml 温水送服尿素[^{14}C]胶囊 1 粒后，静坐 25 分钟。

(2)开启 CO_2集气剂一瓶，插入一洁净的有防倒流装置的气体导管，导管下端应浸入集气剂液内，受试者通过导管吹气，力度适中以免液体溅出，严禁倒吸！当CO_2集气剂由紫红色变为无色时停止吹气（约2～3分钟），若超过3分钟颜色不变，亦停止吹气，此时CO_2集气剂饱和，但因唾液等进入干扰非水滴定系统而影响变色，并不影响测试结果。

(3)气体样品收集完毕，在瓶盖上做好标记编号（不可在瓶壁标记），用洁净吸管（甲醇冲洗）向样品瓶内加入稀释闪烁液4.5 ml。加盖密封，用洁净卫生纸擦净瓶底。若加入闪烁液后出现分层不溶现象，再加数滴甲醇即可溶解。

(4)测定每个样品瓶之前用随测定机器配备的本底瓶测量本底瓶每分钟计数（dpm）。

(5)溶解摇匀后于液闪仪上测定样品碳[^{14}C]放射性计数2分钟。

(6)阳性判断值：^{14}C-UBT≥100dpm/mmol CO_2时，可判定受试者为幽门螺杆菌阳性。

【制剂与规格】 尿素[^{14}C]胶囊：(1)37kBq(1 μCi)；(2)27.8kBq(0.75 μCi)。

碘[^{131}I]间碘苄胍

[^{131}I]Meta-iodofenzylguanidine(^{131}I-MIBG)

【适应证】 (1)嗜铬细胞瘤的定位诊断。

(2)确定恶性嗜铬细胞瘤转移灶的部位及范围。

(3)嗜铬细胞瘤术后残留病灶或复发病灶的探测。

(4)肾上腺髓质增生的辅助诊断。

(5)CT或超声显像有可疑的肾上腺病变，需进一步提供病变性质和功能状态者。

(6)神经母细胞瘤、副神经节细胞瘤及其转移病灶的辅助诊断。

(7)不明原因高血压的鉴别诊断。

(8)心肌病和心脏移植排异反应的诊断。

(9)恶性嗜铬细胞瘤^{131}I-MIBG治疗后随访观察。治疗适应证：不断手术切除者或术后仍有残余病灶，症状不能改善且经诊断性显像证实病灶摄取^{131}I-MIBG者，有远端转移病灶或骨转移，疼痛、药物治疗无效者或化疗、放疗无效者。治疗禁忌证：病灶或转移灶不摄取^{131}I-MIBG者，预计生存期少于一年者，骨髓严重抑制者，妊娠期妇女。

【药理】 间碘苄胍是一种胍乙啶衍生物，结构上类似于去甲肾上腺素，其转运、潴留与释放机制均与去甲肾上腺素相似。它能与肾上腺素能受体结合，聚集于受交感神经支配的富含肾上腺素能神经元的组织和器官中。进入血液后经过与去甲肾上腺素相同的摄取机制被髓质细胞摄取并进入到囊胞内贮存，因此应用放射性碘标记的MIBG就可使肾上腺髓质显像。与去甲肾上腺素不同，MIBG不被单胺氧化酶和儿茶-O-甲基转移酶降解，而滞留在肾上腺髓质的囊泡中。MIBG显像对嗜铬细胞瘤、神经母细胞瘤等的诊断有特异性。

^{131}I-MIBG的作用机制有特异性主动摄取和非特异性被动扩散两种。主动摄取是通过去甲肾上腺素跨膜转运蛋白运输的过程，具有高亲和力和饱和性，而且是能量和温度依赖性的，该主动摄取对哇巴因敏感，并可被拟交感神经药物如丙米嗪竞争性阻滞。而非特异性摄取是非能量依赖性的，对哇巴因不敏感，而且在浓度小于5 mmol/L时不会饱和。

^{131}I-MIBG心肌显像的原理：心肌对^{131}I-MIBG的摄取过程包括神经元性和非神经元性摄取过程。由于^{131}I-MIBG不被体内单胺氧化酶和儿茶酚-O-甲基转移酶所代谢，从而滞留在交感神经末梢内，因此，其分布代表了心脏交感神经末梢的分布，并且^{131}I-MIBG从非神经元部分消除的速度比从神经元部分消除得快，注射^{131}I-MIBG后3～4小时获得的图像可以代表心脏神经元的分布。故^{131}I-MIBG显像能显示局部心肌交感神经分布，从而评价病变心肌交感神经受损的部位、范围及程度。

静脉注射后，^{131}I-MIBG血清除较慢，30分钟至72小时血中浓度基本保持不变。正常分布在24小时可见唾液腺、肝、脾和膀胱显影。心脏摄取强度随血浆和尿中的儿茶酚胺量增加而减少。在儿茶酚胺含量正常时显影，肺中部和下部、结肠、鼻咽部等显影不够清晰或较少显影，肺上部、肾和其他部位很少显影。正常肾上腺髓质在注射^{131}I-MIBG48小时后显影者低于20%。^{131}I-MIBG在肝脏中摄取通常在24小时达到最大，72小时基本清除。^{131}I-MIBG由肾脏排泄，前24小时内约有40%～60%注射剂量的放射性由尿中排泄，4天内达到70%～90%。4天内注射剂量的1%～4%由粪便排泄。

人体内各有关组织的辐射吸收剂量见表22-52。

【禁忌证】 妊娠期妇女禁用。

【注意事项】 (1)给药前1天至给药后4天（显像）或28天（治疗），每天给患者Lugol溶液，每天两次，每次3滴。

(2)^{131}I-MIBG治疗注意事项　①治疗前3天常规封闭甲状腺；②先作^{131}I-MIBG诊断性显像，证实有^{131}I-MIBG摄取者才能治疗；③要有监护装置（心电，血压、儿茶酚胺生化测定）及符合放射防护要求的专用病房，及发生高血压危象后及时有效抢救措施及人员配置;④不良反应有治疗过程中高血压危象、远期骨髓抑制。

【用法与用量】 显像:静脉注射 37～74 MBq(1～2 mCi),于注射后 24、48 和(或)72 小时显像。

表 22-52　人体内各有关组织的辐射吸收剂量

器官	吸收剂量	
	mGy/MBq	rad/mCi
肾上腺髓质	0.027	100
甲状腺	0.0095	35
脾	0.00043	1.6
卵巢	0.00027	1.0
心壁	0.00019	0.7
肝	0.00011	0.4
全身	0.00003	0.1

【制剂与规格】 碘[^{131}I]间碘苄胍注射液:37 MBq(1 mCi)。

碘[^{123}I]间碘苄胍

[^{123}I]Meta-iodofenzylguanidine(^{123}I-MIBG)

【适应证】【药理】【禁忌证】【注意事项】 参阅"碘[^{131}I]间碘苄胍"。^{123}I 物理半衰期为 13.2 小时,没有 β 辐射,故对受检者辐射剂量小,允许使用剂量较碘[^{131}I]间碘苄胍大。而且^{123}I 的 γ 射线能量为 159keV,可以更有效地被 γ 照相机或单光子发射计算机断层探测,因此显像质量较好。

人体内各有关组织的辐射吸收剂量见表 22-53。

【用法与用量】 静脉注射,注射剂量 370 MBq(10 mCi),下午 3 时左右注射,间隔 18 小时后(即第二天上午)显像。

表 22-53　人体内各有关组织的辐射吸收剂量

器官	吸收剂量	
	mGy/MBq	rad/mCi
肾上腺髓质	0.00022	0.8
甲状腺	0.00059	2.2
脾	0.00004	0.14
卵巢	0.00002	0.06
心壁	0.00001	0.03
肝	0.00001	0.05
全身	0.000005	0.02

【制剂与规格】 碘[^{123}I]间碘苄胍注射液:370 MBq(10 mCi)。

第二十三章　妇产科用药

第一节　子宫收缩药及引产药

这是一类能选择性地兴奋子宫平滑肌的药物，有垂体后叶制剂、麦角制剂、前列腺素等。由于药物的品种不同、用药的剂量不同和子宫所处的生理状态不同，对子宫产生的效应也不同，可使子宫产生节律性收缩或强直收缩，可用于引产和分娩时的催产，也可用于流产和产后止血或产后子宫复旧。

常用的子宫兴奋药有以下三类。

1. 缩宫素（催产素）　由丘脑下部某些神经细胞合成后从垂体后叶分泌的多肽类激素，对子宫平滑肌有较强的兴奋作用，可引起子宫收缩。共有两种激素：一是缩宫素（催产素），另一是加压素（又称抗利尿素）。目前用于产科临床的含缩宫素制剂的来源有人工合成和从牛（或猪）的脑垂体后叶中分离提纯两种。垂体后叶素（pituitrin）是从动物脑垂体后叶中提取，因含加压素量较多，现在产科不用。缩宫素提取制品仅有少量的加压素，而化学合成品内无加压素，目前常用。

垂体后叶制剂口服后，在体内经肝脏和肾脏而失活，仅大剂量时在尿中才能检出缩宫素。因此一般是经胃肠外的途径给药。肌内注射后吸收良好；静脉注射生效更快，但维持的时间很短，用药后效果好，不良反应少。

缩宫素作用于子宫收缩的强度和性质，取决于子宫的生理状态和用药剂量。妊娠早期的子宫对缩宫素不甚敏感；随着孕龄增大，子宫对它的反应也逐渐增强；临产时达高峰，产后又逐渐减弱，这是由于雌激素能提高子宫对缩宫素的敏感性，而孕激素则降低其对缩宫素的敏感性。小剂量缩宫素可激发并增强子宫的节律性收缩，其性质和正常分娩相似，故可用于引产和临产后子宫收缩乏力时加强宫缩；大剂量则引起子宫强直性收缩，压迫子宫肌肉内的血管而止血，可用于产后出血或难免流产及不全流产后的出血，也可与麦角新碱配合用来止血。缩宫素能促使乳腺的腺泡导管周围的肌上皮细胞收缩，使乳汁排出，是一种特异和敏感的反应。

缩宫素的一般治疗剂量对心血管系统无不良影响。人工合成的纯制剂也含有微弱的加压活力。大剂量应用时可能引起高血压和脉率增快，一般剂量对体内水电解质的代谢并无影响。大剂量注射时可因抗利尿作用出现水潴留。应用时需掌握好适应证与禁忌证。

2. 麦角制剂　麦角中含有多种生物碱，重要的有麦角新碱、麦角胺（ergotamine）和麦角毒（ergotoxin），其药理作用各不相同。

麦角新碱难溶于水，甲基麦角新碱的分子较小且易溶于水。它们对子宫平滑肌有强大的兴奋作用，产生长时间的强直性收缩，因而机械地压迫肌纤维间的血管而止血，并促进破裂血管内血栓的形成。临床上多用于防止或治疗产后子宫出血和治疗产后子宫复旧不良等，也适用于月经或流产时出血过多或胎盘未排出时已有出血的产妇。麦角胺和麦角毒对子宫的选择性作用不强，产科临床不用。

麦角新碱无论口服、皮下或肌内注射都吸收完全，能迅速生效。但有使胎儿因供血障碍引起死亡和危害母体的可能，现已不作引产和催产用。其不良反应有呕吐、血压升高，偶有过敏反应。大量使用麦角碱类可产生急性中毒，发生呕吐、腹泻、脉微弱和昏迷等。

使用时应注意适应证和禁忌证。妊娠期高血压疾病的妊娠期妇女慎用；妊娠期妇女有血管硬化、冠状动脉疾病者禁用。

3. 前列腺素(PG) 前列腺素类药物的发展经历了以下三个阶段。①天然前列腺素 E 和 $F_{2\alpha}$，起初是从羊精囊中提取，以后发展成人工合成。因此类 PG 的 15 位羟基很容易受肺内大量存在的 15-羟基脱氢酶的作用而失活，半衰期很短，以秒计算，故用药量很大，因而引起的胃肠道反应(呕吐和腹泻)也很严重。②第一代合成前列腺素 E_2 和 $F_{2\alpha}$，此类 PG 的 15 位羟基以甲基替代，改造化学结构而成，不易受酶的破坏，半衰期延长至 8 分钟，生物活性比天然 PG 强 20～100 倍，用药量明显减少，胃肠道不良反应也明显减轻。这类 PG 称为 15-甲基 PG，卡前列甲酯属于此类。③第二代合成 PG，主要为 E 类药物。E 类 PG 引起的胃肠道不良反应较 F 类轻，但其化学结构不稳定。以后化学合成技术解决了 E 类 PG 的不稳定问题，如磺前列酮(sulprostone)(PGE2 类似物)和吉美前列素(gemeprost，16，16-双甲基-反式^2 PGE 甲酯，又称 ONO-802)。前者为肌内注射，后者为阴道给药，比较方便，生物活性的强度与第一代 PG 相似，胃肠道反应更轻。

缩宫素(催产素)[药典(二)；基；医保(甲)]

Oxytocin

【适应证】 用于引产、催产、产后及流产后因宫缩无力或缩复不良而引起的子宫出血；了解胎盘储备功能(催产素激惹试验)；滴鼻可促使排乳。

【药理】 (1)药效学 ①刺激子宫平滑肌收缩，模拟正常分娩的子宫收缩作用，导致子宫颈扩张，子宫对缩宫素的反应在妊娠过程中逐渐增加，足月时达高峰。②刺激乳腺的平滑肌收缩，有助于乳汁自乳房排出，但并不增加乳腺的乳汁分泌量。

(2)药动学 口服极易被消化液所破坏，故口服无效；滴鼻经黏膜则很快吸收，作用时效约 20 分钟；肌内注射在 3～5 分钟起效，作用持续 30～60 分钟；静脉滴注立即起效，15～60 分钟内子宫收缩的频率与强度逐渐增加，然后稳定。滴注完毕后 20 分钟，其效应渐减退。半衰期($t_{1/2}$)一般为 1～6 分钟。本品经肝、肾代谢，经肾排泄，极少量是原形物。

【不良反应】 偶有恶心、呕吐、心率增快或心律失常。

【禁忌证】 分娩时明显的头盆不称、脐带先露或脱垂、完全性前置胎盘、前置血管、胎儿窘迫、宫缩过强、需要立即手术的产科急症或子宫收缩乏力，反复用药无效。

【注意事项】 (1)用于催产时必须指征明确，以免产妇和胎儿发生危险。

(2)下列情况应慎用：用高渗盐水中止妊娠的流产、胎盘早剥、重度子痫前期、心脏病、临界性头盆不称、多胎经产、子宫过大、曾有宫腔内感染史、受过损伤的难产史、子宫或宫颈曾经手术治疗(包括剖宫产史)、宫颈癌、部分性前置胎盘、早产、胎头未衔接、胎位或胎儿的先露部位不正常、妊娠期妇女年龄已超过 35 岁。

(3)骶管阻滞时用缩宫素，可发生严重的高血压，甚至脑血管破裂。

(4)用药前及用药时需检查及监护：①子宫收缩的频率、持续时间及强度；②妊娠期妇女脉搏及血压；③胎儿心率；④静止期间子宫肌张力；⑤胎儿成熟度；⑥骨盆大小及胎儿先露下降情况；⑦出入液量的平衡，尤其是长时间使用了缩宫素。

【药物相互作用】 (1)环丙烷等碳氢化合物吸入全麻时，使用缩宫素可导致产妇出现低血压，窦性心动过缓或(和)房室节律失常。恩氟烷浓度＞1.5%，氟烷浓度＞1.0%吸入全麻时，子宫对缩宫素的效应减弱。恩氟烷浓度＞3.0%可消除反应，并可导致子宫出血。

(2)其他宫缩药与缩宫素同时用，可使子宫张力过高，产生子宫破裂或(和)宫颈撕裂。

【给药说明】 (1)用于引产或催产加强宫缩，必须稀释后作静脉滴注，不可肌内注射。因肌内注射时用量难以调节，可造成子宫收缩过强及胎儿窘迫。

(2)静脉滴注时需使用滴速调节器控制用量。

(3)滴速应根据患者的具体情况而定。

(4)有心脏病、肾脏病或高血压患者，用量要减小。

(5)不能同时多途径给药及并用多种宫缩药。

(6)遇有子宫收缩乏力，注药时间不宜超过 6～8 小时。

(7)当出现宫缩过强或胎儿窘迫时必须立即停药。

(8)静脉滴注时出现胎儿心率明显下降，则表示子宫胎盘储备不足，应终止妊娠。

【用法与用量】 (1)引产或催产 静脉滴注，一次 2.5～5 U，用 5%葡萄糖注射液或 0.9%氯化钠注射液稀释至每 1 ml 中含有 0.005～0.01 U。静脉滴注开始时每分钟不超过 0.001～0.002 U，每 15～30 分钟增加 0.001～0.002 U，至达到宫缩与正常分娩期相似，最快每分钟不超过 0.02 U，通常为每分钟 0.002～0.005 U。

(2)控制产后出血 每分钟静脉滴注 0.02～0.04 U，胎盘排出后可肌内注射 5～10 U。

(3)24 小时用药量不宜超过 80 U。

【制剂与规格】 宫缩素注射液：(1)0.5 ml∶2.5 U；(2)1 ml∶5 U；(3)1 ml∶10 U。

卡贝缩宫素[医保(乙)]

Duratocin

【适应证】 卡贝缩宫素用于选择性硬膜外或腰麻下剖宫产术后，以预防子宫收缩乏力和产后出血。对于急诊剖宫产，产妇有明显的心脏病、高血压史、已知的凝血疾病或肝、肾和内分泌疾病(不包括妊娠糖尿病)的情况使用卡贝缩宫素还没有进行研究。经阴道分娩后给予卡贝缩宫素治疗也没进行适当的研究，其剂量还未确定。

【药理】 (1)药效学　卡贝缩宫素是一种合成的，具有激动剂性质的长效催产素九肽类似物。硬膜外或腰麻下剖宫产术后可以立即单剂量静脉给药，其与子宫平滑肌的催产素受体结合，引起子宫的节律性收缩，在原有的收缩基础上，增加其频率和增加子宫张力。在非妊娠状态下，子宫的催产素受体含量很低，在妊娠期间增加，分娩时达高峰。因此卡贝缩宫素对非妊娠的子宫没有作用，但是对妊娠的子宫和刚生产的子宫具有有效的子宫收缩作用。

(2)药动学　静脉或肌内注射卡贝缩宫素后，子宫迅速收缩，可在 2 分钟内达到一个明确强度。单剂量静脉注射卡贝缩宫素对子宫的活性作用可持续大约 1 小时。卡贝缩宫素从体内的清除和分布容积没有剂量依赖。其分布和清除半衰期分别为(5.5±1.6)分钟和(41±11.9)分钟。主要由非肾脏途径清除，极少量(0.7%)以原形通过肾脏清除。

【不良反应】 静脉注射卡贝缩宫素后常发生(10%～40%)的是恶心、腹痛、瘙痒、面红、呕吐、热感、低血压、头痛和震颤。不常发生(1%～5%)的不良事件包括背疼、头晕、金属味、贫血、出汗、胸痛、呼吸困难、寒战、心动过速和焦虑。

【禁忌证】 (1)禁止用于妊娠期和婴儿娩出前，不论任何原因都不能给予卡贝缩宫素。不推荐用于老年患者。

(2)不能用于对催产素和卡贝缩宫素过敏的患者。

(3)不能用于有血管疾病的患者，特别是冠状动脉疾病。

(4)不能用于儿童。

【注意事项】 单剂量注射卡贝缩宫素后，在一些患者可能没有产生足够的子宫收缩。对于这些患者，不能重复给予卡贝缩宫素。

【药物相互作用】 因为卡贝缩宫素的结构与催产素非常相近，故类似药物的某些相互作用有可能发生。参阅“缩宫素”。

【用法与用量】 单剂量静脉注射 100 μg(1 ml)卡贝缩宫素，只有在硬膜外或腰麻下剖宫产术完成婴儿娩出后，缓慢地在 1 分钟内一次性给予。卡贝缩宫素可以在胎盘娩出前或娩出后给予。

【制剂与规格】 注射液：1 ml∶100 μg。

麦角新碱[药典(二)；基；医保(甲)]

Ergometrine Maleate(Ergonovine Maleate)

【适应证】 ①主要用在产后或流产后预防和治疗由于子宫收缩无力或缩复不良所致的子宫出血。②用于产后子宫复旧不全，加速子宫复原。

【药理】 (1)药效学　直接作用于子宫平滑肌，作用强而持久。大剂量可使子宫肌强直收缩，能使胎盘种植处子宫肌内血管受到压迫而止血，在妊娠后期可使子宫对缩宫药的敏感性增加。

(2)药动学　口服或肌内注射后吸收快而完全。口服约 6～15 分钟，肌内注射 2～3 分钟，宫缩开始生效，作用持续 3 小时，静脉注射立即见效，作用约 45 分钟，节律性的收缩可持续达 3 小时。本品在肝内代谢，经肾脏随尿排出。

【不良反应】 (1)由于产后或流产后子宫出血的用药时间较短，药物的某些不良反应较其他麦角生物碱少见。但静脉给药时，可出现头痛、头晕、耳鸣、腹痛、恶心、呕吐、胸痛、心悸、呼吸困难、心率过缓；也有可能突然发生严重高血压，在用氯丙嗪后可以有所改善甚至消失。

(2)如使用不当，可能发生麦角中毒，表现为持久腹泻、手足和下肢皮肤苍白发冷、心跳弱、持续呕吐、惊厥。

【禁忌证】 在胎盘未剥离娩出前不用，否则可使胎盘嵌留宫腔内。如胎儿娩出前使用本品，可能发生子宫强直收缩，以致胎儿缺氧或颅内出血，应禁用。

【注意事项】 (1)交叉过敏反应。患者不能耐受其他麦角制剂，同样也不能耐受本品。

(2)本品能经乳汁排出，又有可能抑制泌乳，在婴儿可出现麦角样毒性反应，虽临床上尚未发现多大危害，但哺乳期妇女应用时应权衡利弊。

(3)下列情况应慎用　①冠心病。血管痉挛时可造成心绞痛或心肌梗死；②肝功能损害；③严重的高血压，包括子痫前期；④低血钙；⑤可能加重闭塞性周围血管病；⑥肾功能损害；⑦脓毒症。

【药物相互作用】 (1)避免与其他麦角碱同用。

(2)不得与血管收缩药(包括局麻药液中含有的)同用。

(3)与升压药同用，有出现严重高血压甚至脑血管破裂的危险。

(4)禁止吸烟过多，因可致血管收缩或挛缩。

【给药说明】 (1)用量不得过大和时间过长，超量时可发生麦角样中毒及麦角性坏疽。

(2)用药期间不得吸烟，因烟碱(尼古丁)可使本品的血管收缩加剧。

(3)如有感染存在，用药应慎重，因感染可增强本品的敏感性。

(4)遇有低钙血症，麦角新碱的效应减弱，应谨慎静脉注射钙盐，以恢复宫缩。

(5)患者在用本品时勿用洋地黄。

【用法与用量】 (1)口服或舌下含服　一次 0.2～0.4 mg，一日 2～4 次，至子宫收缩满意和流血明显减少。

(2)肌内或静脉注射　一次 0.2 mg，必要时可 2～4 小时重复注射 1 次，最多 5 次。静脉注射时需稀释后缓慢注入，至少 1 分钟。

【制剂与规格】 马来酸麦角新碱片：(1)0.2 mg；(2)0.5 mg。

马来酸麦角新碱注射液：(1)1 ml∶0.2 mg；(2)2 ml∶0.5 mg。

甲麦角新碱

Methylergometrine Maleate

【适应证】 用于产后或流产后由于子宫收缩无力或恢复不佳引起的子宫出血。

【药理】 (1)药效学　参阅“麦角新碱”。

(2)药动学　口服或肌内注射后吸收快而完全。口服后 6～15 分钟起效，作用持续约 3 小时；肌内注射后 2～5 分钟起效，持续约 3 小时；静脉注射几乎立即起效，持续 45 分钟，节律性收缩可持续达 3 小时。半衰期($t_{1/2}$)为 0.5～2 小时。本品经肝脏代谢失效，仅少量(低于 5%)经肾随尿排出。

【不良反应】【注意事项】【药物相互作用】【给药说明】 参阅“麦角新碱”。

【用法与用量】 (1)口服　一次 0.2～0.4 mg，一日 2～4 次，直到纠正宫缩无力和流血停止。一般 48 小时为一疗程。

(2)肌内或静脉注射　一次 0.2 mg，必要时每 2～4 小时注射 1 次，最多注射 5 次。静脉给药用于子宫大出血时。静脉注射时需稀释后缓慢注入，至少 1 分钟。

【制剂与规格】 马来酸甲麦角新碱片：0.2 mg。

马来酸甲麦角新碱注射液：1 ml∶0.2 mg。

前列腺素

Prostaglandins

前列腺素(PGs)广泛存在于人和动物的组织和体液中，是一类具有多种生理活性，是调节机体局部功能的一种重要活性物质。PGs 对心血管的平滑肌有显著的抑制作用，可降低血压；对非血管的平滑肌有显著的兴奋作用，例如对呼吸系统和消化系统有生理和药理作用。与子宫收缩有关的主要是前列腺素 E(PGE)和 F(PGF)两型。其中 PGE_2 和 $PGF_{2\alpha}$ 活性最强，对各期妊娠子宫均有收缩作用。

天然 PG 因 15 位的羟基容易被肺中的前列腺素脱氢酶所破坏而灭活，血循环中 PG 通过一次肺循环约有 95% 被破坏。肝脏也有破坏作用，通过一次约摄取 55%～90%。其代谢产物大部分经肾排出，小部分由胆汁排出。

有的前列腺素已能人工合成，并在化学结构上加以改造，成为新的衍生物。如在 15 位的羟基经化学改造以甲基替代，就不易受酶的破坏，半衰期延长，生物活性增强，用药量减少，副作用相应减少。

地诺前列酮(前列腺素 E_2)[医保(乙)]

Dinoprostone(PGE_2)

【适应证】 ①中期妊娠及足月妊娠的引产；过期妊娠、先兆子痫以及胎儿宫内生长迟缓时的引产。②促宫颈成熟。本药栓剂用于妊娠足月时(孕 38 周后)，其宫颈 Bishop 评分≤6 分。本药凝胶用于有内科或产科并发症而需引产的足月或近足月妊娠期妇女。

【药理】 (1)药效学　可能直接作用于子宫平滑肌，刺激妊娠的子宫平滑肌产生类似足月临产后的子宫收缩，致使流产，也可直接使宫颈变软，有利于宫颈扩张。

(2)药动学　阴道栓放入阴道后，10 分钟开始宫缩，作用持续 2～3 小时，平均流产时间约为 17 小时(12～24 小时)。控释阴道栓剂(10 mg)，每小时释放 0.3 mg。本品在肺、肾、脾及其他组织中经酶的降解而失活，代谢物主要由肾脏排泄，少量自粪便排出。

【不良反应】 (1)常见的有　腹泻、恶心、呕吐、发热(常在用药后 15～45 分钟出现,停药或药栓取出后2～6小时恢复正常)。

(2)少见的有　畏寒、头痛、发抖;流产发生后第 3 天出现畏寒或发抖、发热。

(3)用量过大或同时用其他宫缩药都可致子宫痉挛及张力过高,甚至挛缩,因而导致宫颈撕裂、宫颈后方穿孔、子宫破裂或(和)大出血。

(4)约 10%用药妇女舒张压可降低 2.67 kPa (20 mmHg),也可伴有血压升高。

【禁忌证】　下列情况禁用:①妊娠晚期有头盆不称、子宫收缩过强、胎位异常者;②胎儿窘迫;③子宫手术史;④多胎妊娠;⑤盆腔炎。

【注意事项】　(1)动物实验表明,某些前列腺素对胎仔有致畸作用,故用前列腺素阴道栓终止妊娠失败后,必须改用其他方法终止妊娠。

(2)同时使用宫缩药或缩宫素,可使宫缩过强或张力过大,使子宫破裂或宫颈撕裂,尤其当子宫颈扩张不全时更容易发生。不建议本药与催产药合用。

(3)下列情况应慎用　贫血史、哮喘史、活动性肺病、癫痫病史、活动性心脏病、心血管病史、高血压史、宫颈硬化、子宫肌瘤、胎膜早破、宫颈炎或阴道炎、糖尿病史、青光眼、肝病及肾病史者。

(4)用药时需注意严密观察:①子宫收缩的频率、时间、张力和强度等;临产或出现强直宫缩、胎儿窘迫等,应立即取出。②测量体温、脉搏、血压等。

(5)在用药前或同时服用止吐药和止泻药,可降低胃肠道副作用。

(6)流产或分娩后常规查宫颈,及时发现宫颈裂伤,予以修补。

【给药说明】　(1)胎膜已破者,选用本药控释阴道栓。

(2)避免同时使用非甾体类抗炎药,包括阿司匹林。

(3)患者放置栓剂或凝胶后应保持卧位 2 小时,药物吸收后再下地活动。

【用法与用量】　(1)宫颈给药,促宫颈成熟　通过导管将本药凝胶(含 0.5 mg 地诺前列酮)注入宫颈管,低于宫颈内口。如无反应,可在 6 小时后重复给药 1 次,24 小时累积量不超过 1.5 mg。

(2)栓剂用于促宫颈成熟或足月引产。如引产前宫颈不成熟,于前一日晚阴道内置入 10 mg 的控释阴道栓剂,以促宫颈成熟。足月引产首次剂量为 10 mg,如 8～12 小时,无效可重复 10 mg。通常 10～20 mg 即有效。第 2 枚放置时间不超过 12 小时,一个疗程不超过 20 mg。

【制剂与规格】　地诺前列酮阴道栓:(1)10 mg,控释;(2)10 mg,非控释。

地诺前列酮凝胶:每 3 g(2.5 ml)凝胶含地诺前列酮 0.5 mg。

地诺前列素(前列腺素 $F_{2\alpha}$)

Dinoprost($PGF_{2\alpha}$)

【适应证】　①妊娠中期人工流产(16～20 周)。也适用于过期流产、胎死宫内或较明显的胎儿先天性畸形的引产;②低浓度药液静脉滴注可用于足月妊娠时引产;③动脉造影时可做为血管扩张药动脉注射。

【药理】　(1)药效学　可直接作用于子宫肌层,刺激妊娠子宫使子宫肌收缩。这种收缩与足月妊娠分娩时宫缩相似,足以导致流产。子宫对前列腺素的反应随着妊娠时间而逐渐增加,并可使子宫颈变软和扩张。

(2)药动学　羊膜腔内给药后,吸收缓慢进入体循环,在羊水中半衰期($t_{1/2}$)为 3～6 小时,静脉注射时半衰期($t_{1/2}$)短于 1 分钟。羊膜腔内注射 40 mg 后,血药浓度峰值为 3～7 μg/ml,持续 6～10 小时,平均流产时间约为 20～24 小时,在肺与肝内通过酶降解而活性消失,代谢产物主要从肾脏排出,约 5%随粪排出。

【不良反应】、**【注意事项】**　参阅“地诺前列酮”。

【给药说明】　(1)羊水抽出后如为血性,切勿用药。

(2)如本品引产无效,要等待宫缩停止后才可改用其他方法引产。

(3)在给药前,可同时给予止吐、止泻药,以减少胃肠道反应。

(4)如妊娠 13～15 周时羊膜腔内注射困难,可以羊膜腔外宫腔内用药,缺点是需保留导管,如超过 36 小时容易发生宫腔感染。

(5)如为胎儿死亡而流产或引产者,用药前须确知是否为过期流产或宫内死胎。

(6)用于足月妊娠引产时,可稀释后静脉滴注。

【用法与用量】　(1)中期引产羊膜腔内给药,一次注入量为 40 mg。

(2)中期引产羊膜腔外宫腔内给药,每次注入 750 μg,2～3小时一次,根据宫缩情况而调整用量。

(3)足月妊娠引产时,可用 5%葡萄糖注射液配成 50 μg/ml 的溶液静脉滴注,每分钟滴速为 2.5 μg,总量 1～4 mg。

【制剂与规格】　地诺前列素注射液:(1)4 ml∶20 mg;(2)8 ml∶40 mg。

卡前列甲酯[药典(二);医保(乙)]

Carboprost Methylate

【适应证】 ①用于终止早期或中期妊娠;②扩张宫颈,用于早期人工流产和终止12～14周妊娠钳刮术前;③预防和治疗子宫收缩乏力所引起的产后出血。

【药理】 (1)药效学　对子宫平滑肌有直接引起收缩的作用。与抗孕激素药物米非司酮(mifepristone)或丙酸睾酮合并使用,有协同抗早孕作用。

(2)药动学　吸收、代谢快,静脉和肌内给药,半衰期($t_{1/2}$)约为30分钟,停药后血药浓度迅速下降。栓剂给药直接到达作用部位,部分通过阴道黏膜吸收进入循环系统,血药浓度低,给药后约6～9小时主要由尿中排出。

【不良反应】 (1)常见的胃肠反应为恶心、呕吐、腹泻,但较天然前列腺素轻。

(2)少数妊娠期妇女宫缩强,宫口扩张不良,可导致宫颈阴道部裂伤,胎儿由此排出。

【注意事项】 (1)参阅"地诺前列酮"项下【注意事项】(1)(2)(3)条。

(2)不得用于足月引产。

【给药说明】 (1)参阅"地诺前列酮"项下【给药说明】(2)(3)条。

(2)单独用本品抗早孕,完全流产率较低,用药量较大,胃肠道不良反应较重。目前多与抗孕激素药物米非司酮或丙酸睾酮联合序贯用药,明显升高完全流产率,用药量减少,胃肠不良反应也减轻。但妊娠停经天数不能超过49天。

【用法与用量】 置于阴道后穹窿处。

(1)中期引产　一次1 mg,2～3小时重复1 mg,直至流产(平均用量约为6 mg)。

(2)抗早孕　①与米司非酮联合用药。第1日服米非司酮200 mg,第3日放置本品1 mg。或第1天服米非司酮25～50 mg,一日2次,连续服用2～3日,总量150 mg。第3～4日放置本品1 mg。②与丙酸睾酮联合用药,第1天肌内注射丙酸睾酮注射液100 mg,连续3日,总量300 mg。第4天放置本品1 mg,2～3小时后重复1 mg,直至流产(平均用量约为4 mg)。

(3)产后出血　于胎儿娩出后,立即带无菌手套,将卡前列甲酯栓1枚(0.5～1 mg)放入阴道,贴附于阴道前壁上1/3处,约2分钟。

【制剂与规格】 卡前列甲酯栓:(1)0.5 mg;(2)1 mg。

卡前列素氨丁三醇[医保(乙)]

Carboprost Tromethamine

卡前列素氨丁三醇是含有天然前列腺素F2α的(15S)-15甲基衍生物氨丁三醇盐的无菌水溶液,用于肌内注射。

【适应证】 ①适用于妊娠期为13～20周的流产,此妊娠期从正常末次月经的第1天算起。②亦适用于下述与中期流产有关的情况:其他方法不能将胎儿排出;采用宫内方法时,由于胎膜早破导致药物流失,子宫收缩乏力;需要进行子宫内药物重复滴注的流产;胎儿尚无生存活力时出现意外的或自发性胎膜早破,但无力将胎儿排出。③本药适用于常规处理方法无效的子宫收缩弛缓引起的产后出血现象。常规处理方法应包括静脉注射缩宫素、子宫按摩以及肌内注射非禁忌使用的麦角类制剂。研究显示在这些病例中,本药的使用可满意地控制出血。但此效果是否与先前使用缩宫素的后继作用有关尚不明确。在大多数病例中,以此种方式给药可终止致命性的出血,且可避免进行紧急手术。

【药理】 (1)药效学　肌内注射卡前列素氨丁三醇可刺激妊娠子宫肌层收缩,类似足月妊娠末的分娩收缩,尚无法确定这些收缩是否由于卡前列素直接作用于子宫肌层而引起。尽管如此,大多数情况下,这些收缩均可使妊娠产物排出。产后妇女使用后,子宫肌肉收缩可在胎盘附着部位发挥止血作用。

(2)药动学　不同的研究人员从10例流产患者中采集末梢血液样本,用放射性免疫方法测定药物血浆浓度,患者每隔2小时肌内注射250 μg的卡前列素。第1次注射后半小时达到血药峰浓度2060 pg/ml,于第1次注射后2小时(正好在第2次注射前)平均血药浓度降至770 pg/ml。第2次注射后半小时的平均血药峰浓度(2663 pg/ml)比第1次注射后半小时的稍高些,且在第2次注射后2小时平均浓度再次降至1047 pg/ml。连续注射前列腺素后,从10例患者中收集5例的血浆样本。每次前列腺素注射后药物的平均峰浓度都略微升高,但注射2小时后的浓度总是降至比前次峰浓度低。5例足月自然分娩的妇女产后立即注射250 μg的卡前列素氨丁三醇,治疗后4小时内数次收集末梢血样,并用放射性免疫方法测定卡前列素氨丁三醇的浓度。其中2例患者在15分钟时卡前列素氨丁三醇达到最高浓度(3009和2916 pg/ml);2例患者在30分钟时达到最高浓度(3097和2792 pg/ml);1例患者在60分钟时达到最高浓度(2718 pg/ml)。

【不良反应】 本药注射液的不良反应一般为暂时性的,治疗结束后可恢复。最常见的不良反应多与它对平滑肌的收缩作用有关。试验患者中约2/3表现出呕吐和腹泻;1/3有恶心;1/8体温上升、潮红。用药前或同时给予止吐剂及止泻剂,可使前列腺素类药物的胃肠道不良反应发生率大为降低。故对用本药进行流产的患者而言,止吐剂及止泻剂应视为治疗中不可缺乏的一部分。体温升高患者中有1/16临床诊断为子宫内膜炎,其余患者在最后1次注射后数小时内体温恢复正常。本药用于流产或产后出血时出现的不良反应,并非全部由本品引起。这些不良反应按出现次数递减列出如下:呕吐、腹泻、恶心、面部潮红或红热、寒战或颤抖、咳嗽、头痛、子宫内膜炎、呃逆、痛经样疼痛、感觉异常、背痛、肌肉痛、乳房触痛、眼痛、嗜睡、肌张力障碍、哮喘、注射部位疼痛、耳鸣、眩晕、血管-迷走神经综合征、口干、通气过度、呼吸窘迫、呕血、味觉改变、尿路感染、败血症性休克、斜颈、昏睡、高血压、心动过速、宫内避孕器引起的子宫内膜炎、神经质、流鼻血、睡眠障碍、呼吸困难、胸部紧迫感、喘息、子宫颈后壁穿孔、虚弱、发汗、目眩、视觉模糊、上腹痛、过度口渴、眼睑抽搐、干呕、喉干、窒息感、甲状腺危象、晕厥、心悸、皮疹、上呼吸道感染、小腿痉挛、子宫穿孔、焦虑、胸痛、胎盘部分残留、呼吸急促、喉部充塞感、子宫小囊、虚弱、轻微的头痛、子宫破裂以及肺水肿。使用本品用于流产后,出院的患者出现需进一步治疗的最常见的并发症为子宫内膜炎、胎盘部分残留、子宫大量出血。每50例患者中约有1例会发生上述情况。

【禁忌证】 对卡前列素氨丁三醇注射液过敏的患者、急性盆腔炎的患者,以及有活动性心、肺、肾、肝疾病的患者禁用。

【药物相互作用】 本品可能会加强其他宫缩药的活性,故不推荐与其他宫缩药合用。

【用法与用量】 (1)难治性产后子宫出血 起始剂量为250 μg(1 ml),做深部肌内注射。临床实验显示,大部分成功的病例(73%)对单次注射即有反应。然而在某些选择性的病例中,间隔15~90分钟多次注射,也可得到良好的疗效。而注射次数和间隔的需要,应由专职医师根据病情来决定。24小时总剂量不得超过2 mg(8次剂量)。胃肠外给药的药物在使用前,如果溶液和容器允许,应先目测是否有颗粒物质或变色的现象。

(2)流产 起始剂量为250 μg(1 ml),用结核菌注射器做深部肌内注射,此后依子宫反应,间隔1.5~3.5小时再次注射250 μg。开始时亦可使用选择性的测试剂量100 μg(0.4 ml)。数次注射250 μg(1 ml)剂量后子宫收缩力仍不足时,剂量可增至500 μg(2 ml)。卡前列素氨丁三醇的24小时总剂量不得超过12 mg,且不建议连续使用超过2天以上。

【制剂与规格】 卡前列素氨丁三醇注射液:1 ml:250 μg。

米索前列醇[医保(乙)]

Misoprostol

【适应证】 本品与抗孕激素药物米非司酮序贯应用,用于终止早期妊娠。

【用法与用量】 服用米非司酮36~48小时后,顿服米索前列醇0.6 mg。

【制剂与规格】 米索前列醇片:0.2 mg。

其余内容参阅第六章第一节。

米非司酮[药典(二);医保(乙)]

Mifepristone

【适应证】 本品与前列腺素序贯联合使用,用于终止停经49天内的正常宫内妊娠。

【药理】 (1)药效学 本品为孕激素受体水平的拮抗剂,具有终止早孕、抗着床、诱导月经和促进宫颈成熟的作用。抗早孕机制主要是通过与孕酮竞争受体,使孕酮维持蜕膜发育的作用受到抑制,胚囊从蜕膜剥离。米非司酮能明显增加妊娠子宫对前列腺素的敏感性。米非司酮和前列腺素类药物序贯用药,可提高完全流产率,与糖皮质激素受体亦有一定结合力。

(2)药动学 本品吸收迅速,半合成和全合成米非司酮血药浓度达峰值时间分别为15小时和50分钟,血药峰值分别为0.8 μg/ml和2.34 μg/ml,但有明显个体差异。本品体内消除缓慢,消除半衰期约20~34小时。非妊娠期妇女一般达峰时间较快,血药浓度较高,消除半衰期较长。在人的生物利用度为40%。人血清中α_1-酸性糖蛋白与米非司酮有高度亲和力,结合达到饱和状态后,其剩余部分和血清白蛋白结合,导致药物动力学发生相应变化。

【不良反应】 (1)部分妊娠期妇女有恶心、呕吐、眩晕、乏力和下腹痛。

(2)个别妇女可出现一过性肝功能异常。

(3)偶可有皮疹。

【禁忌证】 (1)有心、肝、肾疾病及肾上腺皮质功能不全者禁用。

(2)因本品必须与前列腺素序贯用药,故有前列腺素类药物禁忌证,如青光眼、哮喘、过敏体质时不宜使用。

(3)异位妊娠。

【注意事项】 (1)早孕有严重反应,恶心、呕吐频繁者不宜用本品,以免加重反应。

(2)确诊为早孕者,停经时间不应超过 49 天。孕期越短,效果越好。

(3)用本品和前列腺素序贯用药抗早孕时,少数妇女发生不全流产,能引起大量出血,故必须在医生监护下使用,及时进行处理。

(4)服药后,一般会出现少量阴道流血。少数妇女在用前列腺素药物前发生流产;约 80%妊娠期妇女在使用前列腺素类药物后 6 小时内排出绒毛胎囊;约 10%妊娠期妇女在服药后 1 周内排出胎囊。流产后一般出血时间较长,约 2 周左右。出血量多时,需及时就诊。

(5)服药后 8～15 天应就诊,确定流产效果,必要时可超声检查或测定血绒毛膜促性腺激素(hCG)。如确诊为流产失败或不全流产,应作负压吸宫术终止妊娠或清理宫腔。如患者出现发热、腹痛、血常规异常,则需除外感染。

【用法与用量】 停经≤49 天的健康早妊娠期妇女女,于空腹或进食后 2 小时服用米非司酮,服用方案有两种:①顿服 200 mg。②每次 25～50 mg,每天 2 次,连续2～3 天,总量 150 mg。服药后禁食 2 小时。第 3 或第 4 天清晨于阴道后穹窿放置卡前列甲酯栓 1 mg(1 枚),或使用其他同类前列腺素药物,卧床休息 1 小时后再起床,以免药物流出。如使用米索前列醇口服片,则服用 400～600 μg (2～3 片),在门诊观察 6 小时。注意用药后出血情况,有无胎囊排出。

【制剂与规格】 米非司酮片:(1)10 mg;(2)25 mg。

米非司酮胶囊:(1)5 mg;(2)25 mg。

其余内容参阅第二十四章第一节。

依沙吖啶[药典(二);医保(乙)]

Ethacridine Lactate

【适应证】 中期妊娠引产药,用于终止 12～26 周妊娠。

【药理】 本品经羊膜腔内给药和宫腔内给药。药物可引起子宫内蜕膜组织坏死而产生内源性前列腺素,引起子宫收缩。依沙吖啶直接对子宫肌肉也有兴奋作用。

【不良反应】 (1)中毒时表现为少尿、无尿及黄疸、肝肾功能严重损害。

(2)约有 3%～4%妊娠期妇女发热达 38 ℃以上。

(3)本品引产容易发生胎盘滞留或部分胎盘、胎膜残留而引起大量出血。

(4)软产道损伤发生率为 0.5%～3%,常见为宫颈撕裂或宫颈管前壁或后壁穿孔。

(5)极个别妊娠期妇女有过敏反应。

【禁忌证】 (1)有肝肾功能不全者严禁使用本品。

(2)对本品过敏者禁用。

【注意事项】 (1)羊膜腔内注药不良反应轻,但必须在妊娠 16 周以后,经腹壁能注入羊膜腔内者才能使用此种给药途径。

(2)妊娠小于 16 周,常用宫腔内注药,将导管经阴道放入宫腔内羊膜腔外,经导管将药物注入,这种途径不良反应较大,感染发生率也较高,故现已少用。

(3)本品的安全剂量为 50～100 mg,极量 120 mg,中毒剂量为 500 mg,一般用量为 100 mg 以内,故目前将药分装为 100 mg 一安瓿,以免过量。

(4)用本品引产同时,慎用其他引产药(如催产素静脉滴注),以免导致软产道损伤。

(5)如出现体温 39 ℃以上,白细胞计数超过 2 万/mm^3时,应给以抗生素。

(6)粉针剂临用前,以注射用水 10 ml 溶解,不可用氯化钠注射液。

【用法与用量】 (1)羊膜腔内给药　排空膀胱后,妊娠期妇女取仰卧位,选择宫体最突出部位,羊水波动明显处为穿刺点,用纱布持 7 号腰穿针垂直刺入腹壁,进入羊膜腔时有落空感,再继续进针 0.5～1 cm 后拔出针芯,有羊水涌出后,将装有本品 100 mg 溶液的注射器接在穿刺针上,再回抽羊水证实无误后将药液缓缓注入,拔针前须回抽羊水。拔针前将针芯插入针内,快速拔针后,敷盖消毒纱布,轻压针眼。

(2)宫腔内羊膜腔外注药　妊娠期妇女排空膀胱后取膀胱截石位,常规外阴、阴道、宫颈消毒后,用宫颈钳夹住宫颈前唇,将橡皮导管沿宫颈向宫腔送入,将已配制的本品溶液(内含 100 mg 药物)100 ml 注入导管。导管下端双折用线扎紧,卷折在阴道内,塞纱布一块以固定,术后 24 小时取出纱布和导管。

【制剂与规格】 注射用乳酸依沙吖啶:100 mg。

硫酸普拉睾酮钠[药典(二);医保(乙)]

Sodium Prasterone Sulfate

【适应证】 妊娠足月引产前使宫颈成熟。

【药理】（1）药效学　本品为脱氢表雄酮，在体内代谢成雌二醇，该激素可促进宫颈组织型纤维芽细胞增生和平滑肌细胞增大，在脱氢表雄酮和雌二醇共同作用下，使颈管组织血管通透性增加，水分增多，同时细胞基质酸性黏多糖增加。激素又增强组织胶原蛋白酶活性，促使胶原纤维分解，使纤维间隙扩大，以及组织纤维断裂，最终导致宫颈管组织软化，伸展性增强，宫口松弛。

（2）药动学　药物经静脉注射进入体内，经肝脏分解成脱氢表雄酮，再经 $\Delta^{5,4}$ 异构酶作用后转化为雄烯二酮，然后再经卵巢内芳香化酶作用转化成雌酮及雌二醇。雌激素和雄激素在血中 95％与性激素结合球蛋白（SHBG）特异结合。游离部分才具生物活性，与靶细胞特异受体结合后形成“活化”复合体，产生生物效应。

【不良反应】　眩晕、行走乏力、口干、胸闷、注射部位一过性反应。

【禁忌证】　动物实验中发现有胎仔致死作用，故妊娠初期禁用。

【给药说明】（1）本品必须在医生指导下使用。

（2）本品系硫酸盐，不可用 0.9％氯化钠注射液溶解，应采用注射用水或 5％葡萄糖注射液溶解，须充分振荡使其完全溶解后方可使用，且须立即使用。必要时可用 30～40 ℃温水加热溶解。

（3）本品宜在宫缩诱发剂和宫缩促进剂前列腺素、催产素给药前使用。

（4）胎儿发育迟缓及经产道分娩产力有困难的妊娠期妇女应慎用。

（5）心功能不全、肝肾功能损害者慎用。

【用法与用量】　用 5％注射用葡萄糖液 10 ml 溶解后静脉注射。注射时间不少于 1 分钟，每日一次，一次 100～200 mg，连续用药 3 天。

【制剂与规格】　注射用硫酸普拉睾酮钠：100 mg。

第二节　子宫松弛药

利托君[医保(乙)]

Ritodrine Hydrochloride

【适应证】　治疗先兆早产。

【药理】（1）药效学　盐酸利托君是一种肾上腺素β受体激动药，动物体外和体内实验均证明作用于肾上腺素 β_2 受体。子宫含有大量的肾上腺素 β_2 受体，这种受体的激活可抑制子宫平滑肌的收缩。临床上静脉滴注 0.05～0.30 mg/min 盐酸利托君，可降低子宫收缩的强度和频率。此作用可被肾上腺素β受体拮抗药所对抗。

（2）药动学　静脉注药 60 分钟期间用放免法测定血浆利托君浓度，分布半衰期为 6～9 分钟；有效半衰期为 1.7～2.6 小时。24 小时内 99％排出。药物能透过胎盘到达胎儿血循环。

【不良反应】（1）80％～100％用药者出现与剂量有关的，母亲和胎儿心率增快，母亲血压升高。静脉滴注每分钟限于 0.35 mg。母亲和胎儿心率增快，分别平均为 130 次/分和 164 次/分。

（2）母亲收缩压平均增高 12 mmHg，舒张压下降 23 mmHg。

（3）有 1/3 用药者出现心悸。

（4）10％～15％的用药者出现震颤、恶心、呕吐、头痛或出现红斑。

（5）5％～10％的用药者出现神经过敏、紧张不安、情绪沮丧、烦躁、焦虑或全身不适。

（6）1％～3％的用药者出现胸痛或胸部发紧。

（7）1％～2％的用药者出现心律不齐。

（8）其他罕见的不良反应有过敏性休克、皮疹、心脏杂音、上腹部压迫感、肠绞痛、腹胀、便秘、腹泻、呼吸困难、换气过度、溶血性黄疸、尿糖、乳酸性酸中毒、出汗、寒战、瞌睡、衰弱感和肝功能损害。

（9）有报道用药时间 2～3 周的患者白细胞减少和（或）粒性白细胞减少，停止治疗后能恢复正常。

（10）极个别因肺水肿死亡。

【禁忌证】（1）小于 20 周妊娠。

（2）产前出血需立即结束妊娠。

（3）子痫或严重先兆子痫。

（4）死胎。

（5）绒毛膜羊膜炎。

（6）妊娠期妇女有心脏病。

（7）肺性高血压。

（8）妊娠期妇女甲状腺功能亢进。

（9）未控制的糖尿病。

（10）心律不齐伴有心动过速或洋地黄中毒。

（11）未控制高血压。

（12）嗜铬细胞瘤。

（13）支气管哮喘。

【注意事项】（1）必须在有抢救条件的医院住院。应在熟悉本药可能发生的不良反应和正确处理的医生密切观察下使用。

(2)严格观察水分出入量，避免摄入液体过多。

(3)如母亲心率持久超过 140 次/分，为肺水肿先兆，应停止用药。一旦发生肺水肿，应积极常规处理。

(4)如胎膜早破，要在推迟分娩和可能发生绒毛膜羊膜炎之间权衡利弊后再用药。

【药物相互作用】 (1)同时使用皮质激素易发生肺水肿。

(2)与以下药物同时使用容易发生心脏问题，特别是心律不齐和高血压，如硫酸镁、二氮嗪、哌替啶、强效的全身麻醉药、阿托品等抗交感神经药物。

【给药说明】 (1)如药液变色、出现沉淀或颗粒则不能用于静脉注射。

(2)一旦诊断确定并除外禁忌证后应立即用药。

(3)药物制备后应立即使用，不得超过 48 小时。

(4)给药期间应保持左侧卧位以减少高血压的危险。

(5)为准确调节静脉滴注速度(按每分钟滴数计算)，需用可控的点滴装置。其静脉滴注微型药室(60 滴/分)可提供方便的用药量计算。

(6)药物稀释液应尽量避免用含氯化钠的液体，减少发生肺水肿危险。

(7)用药过程中应严密监测宫缩情况、母亲心率、血压和胎儿心率。

(8)如用药过程中需静脉给其他药，则从"三通"给药，不能影响利托君的滴注速度。

【用法与用量】 (1)将每支含 50 mg 的盐酸利托君 3 支药(150 mg)稀释在 500 ml 的 5%葡萄糖液内，配成 0.3 mg/ml 的溶液。静脉滴注起始用量为 0.05 mg/min (0.17 ml/min 或 10 滴/分)，以后每隔 10 分钟增加滴数 10 滴/分，直到出现需要的效果或母亲心跳达 130 次/分。通常有效剂量为 0.15～0.35 mg/min(0.50～1.17 ml/min 或 30～70 滴/分)。剂量调整时应严密监测宫缩情况、母亲心率、血压和胎儿心率，根据反应调整。用药通常继续到宫缩停止后 12～24 小时。

(2)如以后又出现先兆早产症状，可重复用药。

【制剂与规格】 盐酸利托君注射液：(1)5 ml：50 mg；(2)10 ml：150 mg。

硫酸镁[药典(二)；基；医保(甲)]

Magnesium Sulfate

【适应证】 硫酸镁注射液可作为抗惊厥药，常用于妊娠期高血压疾病，降低血压，治疗先兆子痫和子痫，也可用于治疗早产。

【药理】 (1)药效学　镁离子可抑制中枢神经的活动，抑制运动神经-肌肉接头乙酰胆碱的释放，阻断神经肌肉联接处的传导，降低或解除肌肉收缩作用，同时对血管平滑肌有舒张作用，使痉挛的外周血管扩张，降低血压，因而对子痫有预防和治疗作用。对子宫平滑肌收缩也有抑制作用，可用于治疗早产。

(2)药动学　肌内注射后 20 分钟起效；静脉注射几乎立即起效，作用时间持续 30 分钟。治疗先兆子痫和子痫的有效血镁浓度为 2～3.5 mmol/L；治疗早产的有效血镁浓度为 2.1～2.9 mmol/L，个体差异比较大。肌内注射和静脉注射，药物均由肾脏排出。排出的速度与血镁浓度和肾小球滤过率相关。

【不良反应】 (1)静脉注射硫酸镁常引起潮热、出汗、口干等症状。快速静脉注射时可引起恶心、呕吐、心慌、头晕，个别出现眼球震颤。减慢注射速度症状可消失。

(2)肾功能不全、用药剂量大，可发生血镁积聚。血镁浓度达 5 mmol/L 时，可出现肌肉兴奋性受抑制，感觉反应迟钝，膝腱反射消失，呼吸开始受抑制。血镁浓度达 6 mmol/L 时，可发生呼吸停止和心律失常，心脏传导阻滞，浓度再升高，可使心跳停止。

(3)连续使用硫酸镁可引起便秘。部分患者可出现麻痹性肠梗阻，停药后好转。

(4)极少数血钙降低，出现低钙血症。

(5)镁离子可自由透过胎盘，造成新生儿高镁血症，表现为肌张力低，吸吮力差，不活跃，哭声不响亮等，少数有呼吸抑制现象。

(6)少数妊娠期妇女出现肺水肿。

【注意事项】 (1)应用硫酸镁注射液前须查肾功能。肾功能不全应慎用，用药量应减少。

(2)有心肌损害、心脏传导阻滞时应慎用或不用。

(3)每次用药前和用药过程中，定时做膝腱反射检查，测定呼吸次数，观察排尿量，抽血查血镁浓度。如出现膝腱反射明显减弱或消失，或呼吸次数每分钟少于 14～16 次，每小时尿量少于 25～30 ml，或 24 小时少于 600 ml，应及时停药。

(4)用药过程中突然出现胸闷、胸痛、呼吸急促，应及时听诊，必要时胸部 X 线摄片，以便及早发现肺水肿。

(5)如出现急性镁中毒现象，可用钙剂静脉注射解救。常用的为 10%葡萄糖酸钙注射液 10 ml 缓慢注射。

(6)保胎治疗时，不宜与肾上腺素 β 受体激动药，如利托君同时使用，否则容易引起心血管的不良反应。

【药物相互作用】 与硫酸镁配伍禁忌的药物有硫酸多黏菌素 B、硫酸链霉素、葡萄糖酸钙、盐酸多巴酚丁胺、盐酸普鲁卡因、四环素、青霉素和萘夫西林（乙氧萘青霉素）。

【用法与用量】 (1)治疗中、重度子痫前期和子痫　首次剂量为2.5～4 g，用25%葡萄糖注射液20 ml稀释后5分钟内缓慢静脉注射。以后根据膝腱反射、呼吸次数和尿量监测，每小时1～2 g静脉滴注维持。24小时总量为30 g。

(2)治疗早产与妊娠期高血压疾病　用药剂量和方法相似。首次负荷量为4 g，用25%葡萄糖注射液20 ml稀释后5分钟内缓慢静脉注射，以后用25%硫酸镁注射液60 ml，加于5%葡萄糖注射液1000 ml中静脉滴注，速度为每小时2 g，直到宫缩停止后2小时。以后口服β肾上腺受体激动药维持。

【制剂与规格】 硫酸镁注射液：(1)10 ml∶1 g；(2)20 ml∶2 g；(3)10 ml∶2.5 g。

其余内容参阅第六章第六节及第十六章第二节。

第三节　产科特殊用药

氨甲环酸[药典(二)；医保(甲，乙)]

Tranexamic Acid

【适应证】 预防阴道分娩产后出血。

【用法与用量】 预防阴道分娩产后出血：催产素10U，用10%葡萄糖注射液20 ml稀释，于胎肩娩出后缓慢静脉注射。之后立即予氨甲环酸注射液1 g，用5%葡萄糖注射液稀释至20 ml后，于胎儿娩出后缓慢静脉注射，静脉注射时间为2～3分钟。

【制剂与规格】 氨甲环酸注射液：10 ml∶1 g。

其余内容参阅第八章第二节。

蔗糖铁[医保(乙)]

Iron Sucrose

【适应证】 本品适用于口服铁剂效果不好而需要静脉铁剂治疗的缺铁性贫血患者，如口服铁剂不能耐受的患者或口服铁剂吸收不好的患者。

【用法与用量】 (1)本品只能与0.9%氯化钠注射液混合使用。以静脉滴注或缓慢注射的方式静脉给药，或直接注射到透析器的静脉端。本品不适合肌内注射，或按照患者需要铁的总量，一次全剂量给药。在新患者第一次治疗前，应按照推荐的方法先给予一个小剂量进行测试。

(2)本品必须根据患者的血红蛋白水平和体重计算给药量。如果总需要量超过了最大单次给药剂量500 mg铁，则应分次给药。

【制剂与规格】 蔗糖铁注射液：5 ml∶100 mg铁与1600 mg蔗糖。

其余内容参阅第八章第一节。

第四节　子宫颈局部用药

聚甲酚磺醛[医保(乙)]

Policresulen

【适应证】 ①适用于治疗宫颈慢性炎症、柱状上皮外移（糜烂）；②也可用于阴道感染（细菌性阴道病、滴虫性阴道炎和念珠菌性外阴阴道炎的治疗；③宫颈取活检或息肉后止血；④外科皮肤伤口或肢体溃疡的局部治疗；⑤外阴尖锐湿疣的治疗。

【药理】 聚甲酚磺醛是一种高酸性物质，对坏死或病变组织有选择性凝固和排除作用，能使病变组织易于脱落，使局部收敛止血，促进组织再生和上皮重新覆盖。而对正常鳞状上皮组织无作用，在阴道内可杀死多种病原微生物，如厌氧菌、滴虫和念珠菌，又能维持阴道酸性环境。

【不良反应】 上药时，有的会发生轻度局部刺激症状，阴道烧灼感和肛门下坠感，一般不需处理，大多继续用药症状自行消失。

【注意事项】 (1)本品只能局部用药，严禁内服。

(2)阴道用药时，会发生大片白色坏死组织脱落，为治疗后正常现象。老年患者慎用。

(3)治疗期间避免性交。

(4)月经期间停止治疗。

(5)妊娠期间不宜阴道局部用药。

(6)治疗时避免在局部同时使用其他药物。

【给药说明】 (1)用阴道栓时，应放入阴道深部贴近宫颈处。

(2)如为皮肤伤口，不宜用刺激性肥皂清洗。

(3)本品有刺激性，注意避免接触到眼睛。

(4)因本品为高酸性，所有织物沾上药后应立即用水洗净。治疗用具用完后应浸泡在水中。

(5)阴道栓剂如出现斑点，是其基质产生的自然现象，不影响药物使用。

【用法与用量】 (1)宫颈慢性炎症、柱状上皮外移(糜烂) 先用1：5稀释液阴道冲洗，然后用沾稀释液的长棉棒伸入宫颈管1分钟后取出，再用沾稀释液的棉片贴在糜烂(柱状上皮外移)局部，待局部变白色后取下棉片，大约需2～3分钟，隔1～2日上药1次，共3次，以后改为隔日上阴道栓1枚，共6枚。如糜烂面尚未完全消失，可再用1疗程。

(2)阴道感染 用阴道栓1枚放入阴道深部贴近宫颈，隔日1次，共6次为1个疗程。

(3)尖锐湿疣 将浸有原液的药棉直接贴在疣体上，待疣体变白，约需5分钟，再将药棉移至根部加压涂搽，一日1次，至疣体完全脱落。

(4)宫颈或皮肤伤口止血或肢体溃疡 将浸有原液的纱布直接贴在伤口或溃疡上1～2分钟，止血后搽干药液。

【制剂与规格】 聚甲酚磺醛溶液：36%。

聚甲酚磺醛栓：90 mg。

干扰素α2a[医保(乙)]

Interferon α2a

【适应证】 治疗宫颈慢性炎症、柱状上皮外移(糜烂)及宫颈、阴道HPV感染。

【药理】 干扰素是由细胞产生的一类诱生性蛋白质，具有广谱抗病毒、免疫调节及抗肿瘤功能。其抗病毒作用为通过诱导细胞产生抗病毒蛋白来发挥活性的。自然干扰素是含有不同型别和亚型的多种干扰素混合体。基因工程干扰素大幅提高了产量、纯度和生物活性。重组人干扰素α2a和α2b栓为两种不同型别干扰素的制剂。宫颈慢性炎症中的宫颈糜烂，由于糜烂覆盖面为宫颈管内膜的柱状上皮层，比较薄，抵抗力弱，病原体易于侵入或潜藏在此，常见的病毒有人乳头状瘤病毒(HPV)6,11,16,18型，单纯疱疹病毒(HSV)-2型，巨细胞病毒等。故干扰素可治疗由病毒引起的宫颈病变。

【不良反应】 上药时有轻度外阴阴道烧灼感，一般不需处理。

【注意事项】 (1)治疗期间避免性交。

(2)月经期间停止治疗。

(3)妊娠期间不宜阴道局部用药。

【给药说明】 (1)本品只能局部用药。

(2)本品需储存在2～8℃。

【用法与用量】 非月经期睡前用手指将1枚栓剂放入阴道贴近宫颈处，隔日1次，6～10次为一疗程。如糜烂面尚未完全消失，可再用一疗程。

【制剂与规格】 人干扰素α2a栓：6.0×10^4U。

其他内容参阅第十八章第四节。

干扰素α2b[医保(乙)]

Interferon α2b

【适应证】【药理】【不良反应】【注意事项】【给药说明】【用法与用量】 参阅“干扰素α2a”。

【制剂与规格】 人干扰素α2b栓：5.0×10^5U。

重组人干扰素α2b阴道泡腾胶囊：8.0×10^5U。

重组人干扰素α2b栓：1.0×10^5U。

其余内容参阅第十八章第四节。

第五节 阴道局部用药

一、抗滴虫药

甲硝唑[药典(二)；基；医保(甲，乙)]

Metronidazole

【适应证】 治疗滴虫性阴道炎和细菌性阴道病。

【不良反应】 阴道上药时有轻度外阴阴道烧灼感，一般不需处理，个别对本品过敏。

【注意事项】 (1)滴虫性阴道炎和细菌性阴道病治疗期间需严格遵守个人卫生，避免性生活，以免交叉感染，否则使用避孕套或男方口服甲硝唑一次200 mg，一日3次，连续7日。

(2)因在月经后容易复发，故下次月经后需再治疗一疗程预防复发。其他参阅第十章第十三节。

【给药说明】 阴道用药时为避免药物流出最好在睡前用药，应放在阴道后穹窿处。

【用法与用量】 (1)全身用药 甲硝唑2 g顿服，或一次200 mg，一日3次，共7日。

(2)局部用药 月经后睡前用手指将一枚0.2 g药物放入阴道后穹窿处，一日1次，7次为一疗程。

【制剂与规格】 甲硝唑片：(1)0.2 g；(2)0.5 g。

甲硝唑胶囊：0.2 g。

甲硝唑阴道泡腾片：0.2 g。

甲硝唑阴道栓：0.2 g。

其余内容参阅第十章第十三节。

二、抗厌氧菌药

克林霉素[药典(二);基;医保(甲,乙)]

Clindamycin

【适应证】 治疗细菌性阴道病。

【药理】 细菌性阴道病为阴道生态系统平衡失调而造成阴道内正常存在的多种细菌(主要为厌氧菌)过度繁殖,发生无阴道黏膜炎症表现的综合征。克林霉素为林可霉素类抗生素,口服吸收迅速,生物利用度高达90%、对大多数厌氧菌有良好的抗菌作用。体外抑菌试验证明,它对阴道内常见的厌氧菌有良好的抑菌作用。

【不良反应】 阴道用药时有轻度外阴阴道烧灼感,一般不需处理。个别患者对本品过敏。口服用药参阅第十章第八节。

【注意事项】 (1)治疗期间需严格遵守个人卫生,避免性生活或使用避孕套。

(2)因细菌性阴道病在月经后容易复发,故下次月经后最好再治疗一疗程预防复发。

(3)早期妊娠3个月内慎用本药。

其余参阅第十章第八节。

【给药说明】 阴道用药在非月经期使用,为避免药物流出最好在睡前用药。外阴清洁后,应放在阴道后穹窿处。

【用法与用量】 (1)口服　一次300 mg,一日2次,7日为一疗程。

(2)阴道用药　将一枚泡腾片放入阴道后穹窿处,一日1次,7次为一疗程。

【制剂与规格】 克林霉素片:300 mg。

克林霉素泡腾片:200 mg。

盐酸克林霉素棕榈酸酯分散片:75 mg。

其余内容参阅第十章第八节。

替硝唑[药典(二);医保(乙)]

Tinidazole

【适应证】 治疗细菌性阴道病、滴虫性阴道炎。

【药理】 本药为硝基咪唑衍生物,具有抗厌氧菌及抗原虫感染的作用。在体内外抗厌氧菌及原虫的活性较甲硝唑高、起效快,毒副作用比甲硝唑低。

【不良反应】 阴道给药偶有疼痛、刺激、瘙痒等局部反应。

【注意事项】 ①妊娠期妇女(特别是妊娠早期)慎用;②哺乳妇女慎用。

【用法与用量】 口服。滴虫性阴道炎:单次口服2 g。细菌性阴道病:2 g单次用药。也可一日2 g,连续用药2日。

【制剂与规格】 替硝唑片:500 mg。

替硝唑栓:0.2 g。

替硝唑阴道泡腾片:0.2 g。

其余内容参阅第十章第十三节。

奥硝唑[医保(乙)]

Ornidazole

【适应证】 阴道栓用于细菌性阴道病、滴虫性阴道炎。

【药理】 为第三代硝基咪唑类衍生物,局部使用500 mg阴道栓剂后12小时,最大血浆浓度为5 μg/ml。

【不良反应】 阴道给药偶见外阴灼痛、肿胀、瘙痒、丘疹、发红、白带增多等。

【注意事项】 (1)对本药或硝基咪唑类药物过敏者禁用。

(2)妊娠期妇女(特别是妊娠早期)慎用。

(3)哺乳妇女慎用。

【给药说明】 ①月经期间不宜阴道给药;②治疗阴道疾病期间应避免性生活;③储存不当可引起阴道栓软化或融化,可放入冰箱或冷水中使其冷却成型后使用,不影响疗效。

【用法与用量】 (1)口服　①细菌性阴道病:一次500 mg,一日2次,连用3～5日。②滴虫性阴道炎:一次500 mg,一日2次,疗程5日。滴虫性阴道炎患者的性伙伴应接受同样的治疗,避免重复感染。

(2)阴道用药　每晚睡前阴道给药,将外阴洗净,用干净手将栓剂置入阴道深处。一次500 mg,每晚1次,连续5～7日。可与口服用药联合治疗。

【制剂与规格】 奥硝唑栓:500 mg。

三、抗真菌药

克霉唑[药典(二);医保(甲,乙)]

Clotrimazole

【适应证】 治疗念珠菌性外阴阴道炎(外阴阴道假丝酵母菌病)。

【药理】 念珠菌性外阴阴道炎的病原体为念珠菌属,是条件致病菌。正常健康妇女阴道分泌物培养可发现此病原体。其中以白念珠菌最常见。其他菌种中以光滑念珠菌和热带念珠菌较多见。克霉唑为咪唑类抗真菌药，对白念珠菌作用强，对其他念珠菌效果差。阴道用药后吸收量甚微。

【不良反应】 用药时有轻度外阴阴道烧灼感，一般不需处理。个别患者对本品过敏。

【注意事项】 (1)因念珠菌性外阴阴道炎容易复发，治疗期间需遵医嘱完成治疗疗程。

(2)广谱抗生素可诱发本病，应停用。

(3)妊娠期可选择局部用药。

(4)对首次感染者首选局部用药。

(5)对反复发作者应除外糖尿病。

(6)疗效不良者应做阴道分泌物培养，除外非白色念珠菌感染。

(7)急性期应避免性生活。

(8)对多次复发患者的性伴侣应同时检查，必要时给予治疗。

(9)有滴虫混合感染者应同时治疗。

【给药说明】 为避免药物流出，最好在睡前阴道用药，应放在阴道深部。

【用法与用量】 局部用药在非月经期使用，睡前外阴清洁后，将1枚药片或药栓放入阴后穹窿处。如为每枚含0.15 g的栓剂，一日1枚，7日为一疗程；如为含0.5 g片剂，单次使用。外阴病变较重时，可同时使用1%或3%软膏涂抹外阴。

克霉唑药膜阴道给药。使用前洗净外阴，将手洗净擦干，从包装的二层彩纸中取出药膜1片或2片，将其对折或揉成软的小团，用示指或中指(戴指套)推入阴道深处。一次1～2片，每晚1次，连续7日为一疗程。

【制剂与规格】 克霉唑片：0.5 g。

克霉唑栓：0.15 g。

克霉唑阴道栓：0.1 g。

克霉唑阴道片：500 mg。

克霉唑药膜：0.05 g。

克霉唑软膏：(1)1%；(2)3%。

咪康唑[药典(二)；基；医保(甲,乙)]

Miconazole

【适应证】 治疗念珠菌性外阴阴道炎(外阴阴道假丝酵母菌病)。

【用法与用量】 局部用药：非月经期睡前外阴清洁后，将1枚药栓放入阴道深部。如为每枚含0.2 g栓剂，一日1枚，7日为一疗程；如为含0.4 g栓剂，3日为一疗程。如为1.2 g栓剂，单次使用；如外阴病变较重时，可同时使用2%乳膏涂抹外阴。

【制剂与规格】 咪康唑栓：(1)0.2 g；(2)0.4 g；(3)1.2 g。

咪康唑乳膏：2%。

其余内容参阅“克霉唑”。

制霉菌素

Nystatin

【适应证】 治疗念珠菌性外阴阴道炎(外阴阴道假丝酵母菌病)。

【注意事项】 (1)因念珠菌性外阴阴道炎容易复发，治疗期间需严格遵守完成治疗疗程。

(2)广谱抗生素可诱发本病，应停用。

(3)早期妊娠3个月内慎用本药。妊娠期选择局部用药。

(4)对反复发作者应除外糖尿病。

(5)急性期应避免性生活。

(6)对多次复发患者的性伴侣应同时检查，必要时给予治疗。

(7)有滴虫混合感染者应同时治疗。

【给药说明】 阴道用药为避免药物流出，最好在睡前用药，应放在阴道深部。

【用法与用量】 (1)口服　制霉菌素片一日1次，一次10万U，连续用14天。

(2)阴道用药　在非月经期，睡前外阴清洁后，将一枚药片或药栓放入阴道深部，一日1枚，14天为一疗程。

【制剂与规格】 制霉菌素片：10万U。

制霉菌素阴道栓：10万U。

制霉菌素泡腾片：10万U。

其余内容参阅第十章第十六节。

布康唑

Butoconazole Nitrate

【适应证】 治疗念珠菌性外阴阴道炎(外阴阴道假丝酵母菌病)。

【药理】 (1)药效学　作用机制与其他咪唑类药物类似，可能通过抑制真菌细胞膜类固醇-麦角固醇的生物合成，破坏真菌细胞膜，并改变其通透性，使细胞内物质外泄，导致真菌死亡。硝酸布康唑体外能够抑制念珠菌属，临床上证实对白色念珠菌引起的阴道感染有效。

(2)药动学　本品局部阴道给药后，有微量药物吸收，平均吸收量为1.7%(1.3%～2.2%)；阴道给药后，12～24小时达到最大血浆浓度13.6～18.6ng/ml。

【不良反应】 偶见在用药区域出现瘙痒、刺痛、肿胀，鲜有盆腔、腹部疼痛等反应发生。

【禁忌证】 (1)对硝酸布康唑有过敏史者禁用。

(2)儿童用药的安全性和有效性评价尚未建立，故儿童禁用。

【注意事项】 (1)禁止非阴道途径使用。

(2)本品配方中含有的矿物油能够降低乳胶产品(如避孕套和女性用避孕袋)以及阴道杀精剂的功效和安全性，建议在应用本品72小时内尽量避免使用上述产品。

(3)妊娠期妇女、哺乳期妇女慎用。无研究证实可否用于妊娠期妇女；无研究证实是否分泌至乳汁。

【给药说明】 本品仅限阴道局部用药。

【用法与用量】 晚上临睡前用投药器将乳膏(5 g)放入阴道深处。一日1次，一次5 g，连续3日给药。

【制剂与规格】 硝酸布康唑乳膏：20 g。每盒装有20 g铝管1支，一次性投药器3支。

四、其他

硝 呋 太 尔

Nifuratel

【适应证】 治疗由细菌、滴虫、霉菌和念珠菌引起的外阴、阴道感染和白带增多。

【药理】 (1)药效学　硝呋太尔为硝基呋喃类衍生物，具有广谱抗微生物作用。硝呋太尔对导致女性生殖系统感染的细菌、原虫和霉菌等具有杀灭作用，但对维持阴道正常生态平衡的乳酸菌抑制作用却不强，很少产生急、慢性不良反应。硝呋太尔对抑制阴道滴虫、大肠埃希菌、念珠菌都有效。体外抗溶组织内阿米巴的疗效与盐酸依米丁，克痢酰胺和甲硝唑相比，最小有效剂量分别为：1.2、36.0、0.8和6.0 μg/ml。

(2)药动学　硝呋太尔口服后经胃肠道吸收。吸收迅速，口服200 mg后2小时即达血药峰浓度，为9.48 μg/L。血浆半衰期2.75小时。大部分通过肾脏排泄。在血、尿、生殖器组织中的浓度较高，其代谢产物仍有抗菌活性，且自尿中排出。硝呋太尔体外给药不通过皮肤和阴道黏膜吸收。

【不良反应】 大量临床使用本品很少发生急、慢性不良反应。

【注意事项】 (1)为获得良好疗效，请尽量将阴道片置于阴道深处。

(2)为防止阴道片折碎，请小心拿放，并用剪刀沿线剪开包装材料。

(3)治疗期间应避免性生活。

(4)使用硝呋太尔治疗期间勿饮用酒精饮料。酒精会引起不适或恶心，但这种反应会自行消失。

【给药说明】 为避免药物流出，最好在睡前阴道用药，应放在阴道深部。

【用法与用量】 阴道感染：于每晚休息前将硝呋太尔阴道片放于阴道深部，连续使用10天；或硝呋太尔片，一次1片(0.2 g)，一日3次，连续口服7天，饭后服用。如外阴同时有感染，可用2～3 g油膏涂于外阴和肛门周围。

【制剂与规格】 硝呋太尔阴道片：0.25 g。

硝呋太尔胶囊：(1)0.1 g；(2)0.2 g。

硝呋太尔片：0.2 g。

硝呋太尔制霉素

Nifuratel and Nysfungin

【适应证】 细菌性阴道病、滴虫性阴道炎、念珠菌性外阴阴道炎、阴道混合感染。

【药理】 (1)药效学　硝呋太尔制霉素为硝呋太尔和制霉素的复方制剂。硝呋太尔为硝基呋喃类衍生物，具有广谱抗微生物作用，对滴虫、细菌、白色念珠菌等均具有活性。制霉菌素为多烯类抗真菌药，对念珠菌属具较强活性。硝呋太尔制霉素在体外具有抗真菌、抗滴虫、抗细菌的广谱活性。两种成分之间无负性相互作用，在治疗混和性阴道感染(念珠菌、滴虫及细菌)，无法和不能及时明确诊断病原体，防止出现霉菌二重感染以及其他药物治疗后的复发时，可提供更安全的作用。

(2)药动学　尚无人体内药代动力学研究资料。体外试验表明，本品不通过皮肤和黏膜吸收。

【不良反应】 临床使用本品后可能出现轻度外阴灼热、阴道干涩和恶心。

【注意事项】 (1)本品仅供阴道给药，切忌口服。

(2)为获得较好的疗效，尽量将本品置入阴道深处。

(3)连续使用本品1～2个疗程后，如症状未缓解或消失，应明确病因。

(4)妊娠期妇女应在医师指导下使用，哺乳期妇女慎用。

(5)无性生活史的女性应在医师指导下使用。

(6)使用本品期间勿饮用酒精饮料。酒精会引起不适或恶心，但这种反应会自行消失。

(7)给药时应洗净双手或戴指套或手套。

(8)用药期间注意个人卫生,防止重复感染,避免性生活。

(9)用药部位如有烧灼感、红肿等情况应停药,并将局部药物洗净,必要时酌情抗过敏治疗。

(10)使用本品时应避开月经期。

(11)对本品过敏者禁用,过敏体质者慎用。

(12)本品性状发生改变时禁止使用。

(13)将此药品放在儿童不能接触的地方。

(14)如正在使用其他药品,使用本品前应停用其他药品。

【给药说明】 阴道用药为避免药物流出,最好在睡前用药,应放在阴道深部。

【用法与用量】 阴道给药,每日一次,于晚上临睡前清洗外阴后,将本品1粒放入阴道深处,连用6天为一个疗程。

【制剂与规格】 硝呋太尔制霉素阴道软胶囊:硝呋太尔 500 mg、制霉素 20 万单位。

乳杆菌活菌

Living Preparation of Lactobacillus

【适应证】 用于由菌群紊乱而引起的细菌性阴道病的治疗。

【药理】 (1)药效学 本品为阴道用活菌制剂,其所含乳杆菌活菌为健康妇女阴道内正常菌群,可定植于阴道并生长繁殖。其代谢产物乳酸和过氧化氢等物质能保持阴道正常酸性环境,抑制并消除阴道中有害菌的生长。

(2)药动学 尚不明确。

【注意事项】 (1)治疗期间应避免性生活。

(2)本品对多种抗生素,如β-内酰胺类、大环内酯类、氨基糖苷类等敏感。如使用应错开用药时间。

(3)用药期间不可冲洗阴道。

(4)适宜于 2～8 ℃冷藏、避光、干燥处保存。

(5)本品不能用于由滴虫、霉菌、淋球菌、衣原体等引起的非细菌性阴道病的治疗。

【给药说明】 阴道用药为避免药物流出,最好在睡前用药。应放在阴道深部。

【用法与用量】 清洁外阴后戴上指套,将本品放入阴道深部,每次 1 粒,每晚 1 次,连用 10 天为一个疗程。

【制剂与规格】 阴道用乳杆菌活菌胶囊:0.25 g,每粒内含乳杆菌活菌应不低于 0.25×10^6CFU。

莪术油

Zedoary Turmeric Oil

【适应证】 用于治疗霉菌性阴道炎、滴虫性阴道炎、老年性阴道炎、宫颈炎等。

【药理】 (1)药效学 本品为含有莪术油的复方制剂。莪术油具有行气活血、消积止痛、活血化瘀、去腐生肌、增强机体免疫能力之功效。对细菌、霉菌、滴虫、病毒等病原微生物具有杀灭作用,并有利于修复病变组织,促进创面愈合。

(2)药动学 尚不明确。

【不良反应】 个别患者有恶心、局部瘙痒、烧灼感、冰凉感或下腹冷痛等,停药即消失。

【注意事项】 (1)如遇天热,栓剂变软,切勿挤压。可在用药前将药放入冰箱内或冷水中冷冻 5～10 分钟,即可使用。外形改变不影响疗效。

(2)妊娠 3 个月内妇女及哺乳期妇女禁用。

(3)月经期间不宜使用本品。

(4)各种阴道炎症,如霉菌性、滴虫性、老年性、细菌性等,可使用 2 个疗程。

(5)宫颈炎呈中、重度宫颈糜烂者,可适当增加至 3～6个疗程。

【给药说明】 阴道用药为避免药物流出,最好在睡前用药。应放在阴道深部。

【用法与用量】 阴道给药,一次 1 粒,每日 1 次;重症每日 2 粒。6～8 次为一疗程。

【制剂与规格】 复方莪术油栓:100 mg(硝酸益康唑 50 mg、莪术油 0.21 ml、冰片 3 mg)。

保妇康栓(莪术油、冰片):1.74 g。

第六节 促性腺激素释放激素类似物

本类制剂为合成的 9 肽促性腺激素释放激素类似物,其活性较天然 LHRH 强 100 倍。主要药理作用为:注射药物后使垂体释放黄体生成素(LH)和卵泡刺激素(FSH)增加,约两周后,因降调节作用,垂体进入不应期,垂体释放黄体生成素和卵泡刺激素明显减少,使卵巢内卵泡发育受抑制,雌激素降低到去势水平,停药后可恢复。内源性黄体生成素过高影响诱发排卵效果,用药使垂体释放黄体生成素明显减少后,可提高诱发排卵效果。雌激素降低到去势水平，对雌激素依赖性疾病有治疗作用。

醋酸丙氨瑞林

Alarelin Acetate

【适应证】 ①治疗子宫内膜异位症；②子宫肌瘤；③性早熟；④也可用于辅助生育技术。

【不良反应】 (1)用药初期会使原有症状加重。

(2)卵巢不应期主要出现雌激素低下症状，潮热、出汗、外阴阴道萎缩引起的阴道干燥、性欲减退和性交困难。

(3)治疗超过6个月会造成骨量丢失。

(4)个别妇女出现头痛、虚弱、情绪变化等症状。

【禁忌证】 妊娠期妇女禁用。

【注意事项】 (1)如因雌激素低下引起的症状难以坚持治疗时，可补充少量雌激素(反向添加疗法)缓解症状。

(2)孕期用药可引起流产，用药前应除外妊娠。

【给药说明】 本品仅有短效剂型，须每日注射，连续时间较长。应注意每次变换注射部位。

【用法与用量】 每支含150 μg，用0.9%氯化钠注射液溶解1 ml后，每日1次，皮下注射。

(1)子宫肌瘤　连续用12周。

(2)子宫内膜异位症　连续用12～24周。

【制剂与规格】 注射用醋酸丙氨瑞林：(1)25 μg；(2)150 μg。

醋酸曲普瑞林[医保(乙)]

Triptorelin Acetate

【适应证】 ①治疗子宫内膜异位症；②子宫肌瘤；③性早熟；④也可用于辅助生育技术。

【不良反应】 (1)用药初期会使原有症状加重。

(2)卵巢不应期主要出现雌激素低下症状，潮热、出汗、外阴阴道萎缩引起的阴道干燥、性欲减退和性交困难。

(3)治疗超过6个月会造成骨量丢失。少数妇女出现头痛、虚弱、情绪变化等症状。

(4)极个别出现瘙痒、皮疹、高热、过敏症。

【禁忌证】 妊娠期禁用。因孕期用药可引起流产，用药前应除外妊娠。

【注意事项】 如因雌激素低下引起的症状难以坚持治疗时，可补充少量雌激素(反向添加疗法)缓解症状。

【给药说明】 本药有多种不同商品名的控释注射剂，其控释材料、所用的注射稀释液成分和用量各不相同，可按说明书制备和应用。

【用法与用量】 皮下或肌内注射，一次3.75 mg，每28日注射1次，连续使用12～24周。

【制剂与规格】 注射用曲普瑞林控释剂：3.75 mg。

其余内容参阅第七章第三节。

醋酸亮丙瑞林[医保(乙)]

Leuprolide Acetate

【适应证】 ①治疗子宫内膜异位症；②子宫肌瘤；③性早熟；④也可用于辅助生育技术。

【不良反应】 (1)用药初期会使原有症状加重。

(2)卵巢不应期主要出现雌激素低下症状，潮热、出汗、外阴阴道萎缩引起的阴道干燥、性欲减退和性交困难。

(3)治疗超过6个月会造成骨量丢失。

(4)少数妇女出现头痛、虚弱、情绪变化等症状。

(5)极个别出现发痒、皮疹、高热、过敏。

(6)极个别妇女停药后仍持续闭经。

【禁忌证】 妊娠期禁用。因孕期用药可引起流产，用药前应除外妊娠。

【注意事项】 如因雌激素低下引起的症状难以坚持治疗时，可补充少量雌激素(反向添加疗法)缓解症状。

【给药说明】 (1)用药前需用附加的悬浮液2 ml调制，悬浮后立即使用，悬浮液的粒子沉降时，摇动以不起泡为限，使粒子充分再混悬后使用。

(2)注射针头应用23标准规格或更粗的。

(3)皮下注射部位选择上臂部、腹部、臀部，注射后不得搓揉注射局部。

(4)开封后应立即使用。

【用法与用量】 成人，控释注射剂每支含3.6 mg，用已配备的悬浮液2 ml调制后皮下注射，每28日注射1次，连续使用12～24周。

【制剂与规格】 注射用醋酸亮丙瑞林控释剂：3.75 mg。

其他内容参阅第七章第三节。

醋酸戈舍瑞林[医保(乙)]

Goserelin Acetate

【适应证】 ①治疗子宫内膜异位症；②子宫肌瘤；③性早熟；④也可用于辅助生育技术。

【不良反应】【禁忌证】【注意事项】 参阅“亮丙瑞林”。

【给药说明】 本品为白色或乳白色圆柱形含药的、可降解的乳酸-乙醇酸交酯皮下埋植剂，故必须用特殊的皮下埋植推进器推入腹壁皮下。推注时注意将埋植物完全推出，否则拔出针头时易将埋植物带出。

【用法与用量】 腹壁皮下埋植，每28日推入1次，连续使用12～24周。

【制剂与规格】 醋酸戈舍瑞林皮下埋植剂：3.6 mg。

其他内容参阅第七章第三节。

戈那瑞林

Gonadorelin

【适应证】 ①用于垂体兴奋试验，以鉴别诊断闭经、生育障碍病因（下丘脑性或垂体性）。如性腺萎缩导致的性腺功能不足、乳溢性闭经、原发性和继发性闭经、绝经和早熟绝经、垂体肿瘤、垂体的器官损伤和下丘脑功能性障碍。②下丘脑异常所致无排卵性女性不育。③子宫内膜异位症。

【药理】 本药为一种人工合成的10肽促性腺激素释放激素（GRH）。与垂体促性腺激素分泌细胞膜的特异性受体结合后，促进促性腺激素的生物合成及释放，以此可测定垂体促性腺激素储备功能。正常人用后，黄体生成素（LH）的升高明显高于卵泡刺激素（FSH）。青春期前女性FSH反应高于LH。GnRH不足者注射本药后可出现延迟反应。如模拟生理状况时下丘脑分泌GnRH的分泌节律（脉冲式释放GnRH），小剂量脉冲式给药，可以治疗下丘脑疾病所致的青春期发育迟缓、闭经和不育。如采用大剂量连续给药，则在短期兴奋垂体促性腺激素，使血浆中LH、FSH、E_2升高，继而抑制垂体-性腺功能。对女性则阻断雌激素的合成与分泌，达到相当于切除卵巢的效果，治疗子宫内膜异位症。

【不良反应】 (1)消化系统 少见的胃肠道反应，如恶心、腹痛或腹部不适。

(2)过敏反应 全身或局部过敏，如支气管痉挛、荨麻疹、瘙痒、面部潮红、注射局部红肿等。

(3)泌尿生殖系统 可引起多囊卵泡、多胎妊娠、月经过多、阴道干燥、性欲减退、黄体解体、卵巢迅速肥大、卵巢癌等。

(4)精神神经系统 可引起头痛、头昏。

(5)代谢、内分泌系统 可出现骨质疏松（注射超过6个月）。

【禁忌证】 (1)对本药过敏者。

(2)腺垂体瘤患者。

(3)因卵巢囊肿或非下丘脑性不排卵者。

(4)患有激素依赖性肿瘤者，以及其他任何可由于性激素增加而导致病情恶化的疾病患者。

(5)妊娠期妇女。

(6)本药可分泌入乳汁，哺乳者禁用。

【药物相互作用】 氯米芬与本药合用，可引起卵巢过度刺激综合征。

【给药说明】 (1)给药条件 ①女性进行垂体兴奋试验时，宜选择在卵泡期及早给药。②闭经合并肥胖者，应在体重减轻后再行治疗。③以本药做垂体兴奋试验时，不能使用肾上腺糖皮质激素、性激素，螺内酯、左旋多巴、地高辛、吩噻嗪以及能够升高催乳素水平的多巴胺拮抗药。④在正常经期的卵泡期给药，应做好避孕措施。⑤在用药早期，本药对垂体-性腺起兴奋作用，继续用药则起抑制作用，因此在开始几周常加用雄激素拮抗药环丙孕酮，以对抗用药早期睾酮浓度的增高。

(2)减量/停药条件 本药注射液可能含有苯甲醇，对苯甲醇过敏者不能使用。

(3)其他 本药注入后，先出现LH峰，后出现FSH峰，LH峰值远高于FSH峰值。①正常反应：注入后25～45分钟，LH值上升至其基值的3倍以上，FSH升高2倍以上。②延迟反应：注入后120～180分钟，LH才达峰值。③低弱反应：注入后LH的峰值仅2倍或不足2倍于基值。④无反应：注入前后LH峰值不变或变化甚微。

【用法与用量】 (1)静脉注射 ①垂体兴奋试验：一次25 μg（女性），溶于0.9%氯化钠注射液2 ml内静脉注射，分别于注射前和注射后25、45、90、180分钟测定LH、FSH值。②下丘脑异常所致无排卵性女性不育，使用定时注射泵，每隔90～120分钟注入5～15 μg，昼夜不停，连续使用14日，期间监测卵泡发育。排卵后2日可改用肌内注射人绒促性素（HCG）1000U，一周2次，共3～4次，以支持黄体功能。

(2)皮下注射 下丘脑异常所致无排卵性女性不育：同静脉注射。

(3)静脉滴注 不孕，一次按5～20 μg/min的速度，共给药90分钟，于月经周期的第2～4日给药。如无排卵（测基础体温），可重新给药。排卵后肌内注射HCG 1500 U，一般2～4个周期后可受孕。

国外资料参考：①皮下注射 评价下丘脑-垂体功能：单次给药100 μg，弹丸式注射。给药前15分钟和给药后立即抽取患者静脉血，分别测其LH浓度，将两次结果平均后可得到LH的基线值。注射后分别于15、

30、45、60和120分钟抽取静脉血，采取同样的方法测LH浓度，根据LH的6次测试值评价下丘脑-垂体功能。②静脉给药 评价下丘脑-垂体功能：同皮下注射。原发性下丘脑性闭经：将本药800 μg/8 ml加入脉冲泵内给药，该泵每一脉冲释放本药50 μl(即5 μg)，调节给药频率，保证每90分钟静脉给药5 μg。推荐一个疗程使用21日。治疗3个疗程仍无效的患者，可逐渐加量。出现排卵后，应持续治疗2周，以维持黄体期。

【制剂与规格】 戈那瑞林注射液：(1)1 ml∶100 μg；(2)1 ml∶500 μg。

注射用戈那瑞林：(1)25 μg；(2)50 μg；(3)100 μg；(4)200 μg；(5)500 μg。

戈那瑞林喷鼻液：10 g∶20 mg(相当于100次使用剂量，另含苯甲醇100 mg)。

第七节 促性腺激素

人绒促性素(人绒毛膜促性腺激素)[药典(二)；基；医保(甲)]

Human Chorionic Gonadotropin(HCG)

【适应证】 ①垂体促性腺激素功能不全所致的无排卵性不孕症，本品需与尿促性腺素联合应用以促进排卵。②体外受精，也需与尿促性腺素联合应用。③黄体功能不全。

【给药说明】 (1)用于促排卵，一般先用氯米芬(clomiphene)治疗，如无效可联合应用本品与尿促性素。有卵巢过度刺激综合征的表现时，应立即做盆腔、腹腔、卵巢检查和雌激素测定，如发现卵巢明显胀大或血清雌激素显著升高时，应停止治疗。注射本品18小时后常可发生排卵，故须每日或隔日试行受孕，如用本品治疗3～6周而仍不出现有排卵月经，应重新考虑治疗方案。

(2)治疗黄体功能不全，应于易受孕期开始注射，且必须持续应用，直到妊娠7～10周时为止。

【用法与用量】 (1)促排卵 氯米芬末次给药后5～7日，或尿促性素末次给药后一日，一次肌内注射5000～10000 U，可连续治疗3～6个周期。如无效应停药。

(2)黄体功能不全 于排卵之日开始隔日肌内注射1500 U，根据患者的反应剂量可作调整。妊娠后，须维持原剂量直至7～10孕周。

【制剂与规格】 注射用人绒促性素：(1)1000 U；(2)2000 U；(3)5000 U。

其余内容参阅第九章第一节。

尿促性素(绝经后促性腺激素)[药典(二)；医保(乙)]

Menotrophin(HMG)

本品为绝经妇女尿中提取的促性腺激素，主要含卵泡刺激素(FSH)与黄体生成素(LH)。

【适应证】 治疗垂体功能低下的无排卵患者，可使卵泡发育。与绒促性素合用，可促使排卵功能恢复。

【禁忌证】 在诱导排卵时有原因不明的异常阴道出血、子宫肌瘤、卵巢囊肿或增大、肾上腺功能不全、甲状腺功能不全。

【给药说明】 (1)在其他促排卵药(如氯米芬)治疗无效时，再选择本品促排卵，用量需个体化。

(2)注射前用2 ml氯化钠注射液溶解。

【用法与用量】 诱发排卵：撤药性流血或月经的第3～5日，肌内注射2支(每支含FSH75U，LH75 U)，一日1次，连续7日，同时超声监测卵泡大小。当卵泡直径达20 mm，尿雌激素24小时总量达100～200 μg，则于末次用本品的后一日注射HCG5000～10000 U，诱导排卵。未能妊娠者可重复治疗2个周期。如尿雌激素24小时超过200 μg，则不宜再用HCG，以免发生卵巢过度刺激。如仍无排卵，则在超声监测或尿雌激素监测下，增加到每日注射3～4支，大部分患者疗程在10天以内。如单纯用FSH，则开始用量为150 U，一日1次肌内注射。

【制剂与规格】 以卵泡刺激素(FSH)效价计：(1)75 U；(2)150 U。

其余内容参阅第九章第一节。

第八节 退乳药

溴隐亭[医保(乙)]

Bromocriptine Mesylate

【适应证】 ①垂体泌乳素瘤及其所致的女性闭经、溢乳。为治疗泌乳素微腺瘤的首选用药，也可作为大腺瘤的手术前用药，以缩小肿瘤。对无法手术的大腺瘤常作为放射治疗的辅助治疗。②高泌乳素血症所致的女性不育或不孕的治疗。③用作抑制流产后、死胎后及产后不需或不宜哺乳者的乳汁分泌。

【用法与用量】 (1)产后回乳 如为预防性用药，

分娩后4小时开始服用2.5 mg，以后改为每次2.5 mg，一日2次，连用14日；如已有乳汁分泌，则每日服用2.5 mg，2～3日后改为每次2.5 mg，一日2次，连用14日。

(2)高泌乳素血症引起的闭经溢乳和不孕不育　常用起始量为1.25～2.5 mg，一日2次，餐中口服。维持量为每次2.5 mg，一日2～3次，口服。闭经者月经恢复常需6～8周，溢乳明显减少往往需6～7周，完全停止则需12～13周。当溢乳与闭经症状消失后可以酌情减量。若服时不良反应大，可阴道用药，每日1片(2.5 mg)。

(3)垂体泌乳素瘤　起始量为每日1.25 mg；维持量为每日5～7.5 mg；最大量每日为15 mg。

【制剂与规格】　甲磺酸溴隐亭片：2.5 mg。

其余内容参阅第九章第一节。

第九节　雌激素、孕激素与有关药物

详见第九章第三节。

第二十四章　计划生育用药

生殖是一个复杂的过程，包括精子和卵子的形成、成熟、受精、着床及胚胎发育等许多环节，阻断其中任何一个环节，就可以达到避孕或终止妊娠的目的。目前女性避孕方法中，甾体类避孕药是应用最广的避孕方法之一。此外还有供避孕用的杀精子药，如壬苯醇醚等。

第一节　女性甾体激素

甾体类避孕药是利用雌激素或雌激素和孕激素的合并使用的作用，抑制排卵或使受精卵难以着床而达到避孕目的。避孕药大多为复方制剂，有口服的短效制剂、长效的注射液、事后避孕片、供分居两地临时探亲夫妇使用的制剂。制剂剂型有片剂、膜剂、丸剂、油制注射液。近年来研制成模拟正常月经周期中内分泌变化的复方短效三相口服避孕片，每个服药周期摄入的雌激素、孕激素量降低，使长期用药更为安全。还有缓释药物的皮下植埋剂及宫内节育器等。

一、复方短效口服避孕药

复方口服避孕药自20世纪60年代上市以来，最显著的发展是雌激素的减量和孕激素的更新换代。现代复方口服避孕药中雌激素的含量已经降到30 μg或以下，而且19-去甲基睾酮类孕激素已经发展到了第三代。

复方短效口服避孕药的种类从原来的几种发展到现在的十几种，从第一代发展到第三代。

【适应证】 女用避孕药。

【药理】 (1)避孕药中雌激素的作用机制　乙炔雌二醇(炔雌醇)是口服避孕药中最常见的雌激素成分，活性是雌二醇的10～39倍。主要作用包括：抑制FSH，从而抑制卵巢的活性和卵泡发育；维持内膜的完整性，防止突破性出血；刺激肝脏合成性激素结合球蛋白(SHBG)，有抗雌激素作用，可升高高密度脂蛋白(HDL)、甘油三酯(TG)。

(2)避孕药中孕激素的作用机制　在避孕药中抑制排卵的主要是孕激素。现代避孕药中的孕激素大多是由19-去甲基睾酮类衍生而来，具有与孕激素受体选择性高、结合力强、雄激素作用小的特点。主要作用包括：抑制LH及FSH，协同雌激素对HPO轴的抑制，抑制排卵；还有转变(保护)内膜作用；降低输卵管收缩频率和振幅，从而抑制受精卵的输送；使宫颈黏液分泌量少且高度黏稠，防止精子穿透。

【不良反应】 (1)类早孕反应　表现为恶心、呕吐、困倦、头晕、食欲缺乏。

(2)突破性出血(多发生于漏服时)、闭经(少数停药后仍继续闭经)。

(3)精神压抑、头痛、疲乏。

(4)体重增加。

(5)面部色素沉着。

(6)肝良性腺瘤相对危险性增高。

(7)年龄大于35岁的吸烟妇女患缺血性心脏疾病危险性增加。

(8)高血压。

(9)肝功能损害。

(10)高剂量雌激素复方片增加血栓栓塞性疾病的

危险性。

【禁忌证】 乳腺癌、生殖器官癌、肝功能异常或近期有肝病或黄疸史、深静脉血栓、脑血管意外、高血压、心血管病、糖尿病、高脂血症、抑郁症患者及 40 岁以上妇女;哺乳者。

【注意事项】 (1)出现下列症状时应停药:怀疑妊娠、血栓栓塞性疾病、视觉障碍、原因不明剧烈性头痛或偏头痛、高血压、肝功能异常、精神抑郁、缺血性心脏病等。

(2)严格按规定方法服药,漏服药不仅可发生突破性出血,还可导致避孕失败。一旦发生漏服,除按常规服药外,应在 24 小时内加服 1 片。

(3)要在医务人员指导下服用,服药期间,每年定期体检,发现异常反应则及时停药。

(4)服药期限,以连续 3～5 年为宜,停药观察数月,体检正常者,可再服用。

【药物相互作用】 (1)影响避孕效果的药物 ①抗生素类药抑制肠内细菌繁殖,减少激素结合物的分解,减少肠-肝循环;②诱导肝药酶的药物如利福平、催眠和抗惊厥药、解热镇痛药;③三环类抗抑郁药在肝脏与本品竞争共同的代谢酶。

(2)与避孕药合并应用,药效受影响的药物 ①降压药的降压效果降低;②抗凝药的抗凝效果降低;③降糖药(如胰岛素及口服降糖药)控制糖尿病的疗效降低;④三环类抗抑郁药的效果增强。

【给药说明】 (1)在睡前服,不良反应可减轻。

(2)服药前半期发生突破性出血,可每晚加服炔雌醇 0.01 mg,直到服完这周期为止;如出血发生在服药后半期,可每日加服 1 片避孕药,到停药为止;如出血量似月经量,则应停药按行经对待。

(3)在停药 7 日内仍未行经时,可开始服下一周期的药。

(4)连服两个周期未行经者,应查明闭经原因,排除妊娠。

(5)每日服用避孕药时间应相同,以免血药浓度波动大,影响避孕效果。

(6)服药一个月可以避孕 1 个月,因此需要每个月服药。

【用法与用量】 (1)单相短效口服避孕药 口服避孕片 1 号、2 号、0 号,于月经第 5 日开始,一日服 1 片(或 1 格),连服 22 日,停药后 3～7 日内行经;于行经的第 5 日再服下一周期的药。产后或流产后在月经来潮后再服。

(2)三相口服避孕药的应用方法 于月经第 3 日开始服第一相棕色片,一日 1 片,共 6 日,第 11 日起服第二相白色片,一日 1 片,共 5 日,第 16 日起服第三相黄色片,一日 1 片,共 10 日。以后各服药周期均于停药第 8 日按上述顺序重复服用。

(3)妈富隆、敏定偶、达英-35、美欣乐、优思明、优思悦(Yaz)等,自月经来潮后第一天开始服用,一日 1 片,连续服 21 天。

【制剂与规格】 (1)单相片 ①第一代复方短效口服避孕药:复方炔诺酮片(口服避孕片 1 号):炔雌醇 0.035 mg,炔诺酮 0.6 mg(孕激素类别属 19-去甲睾酮类第一代),22 片/板。

复方醋酸甲地孕酮片(口服避孕片 2 号/宜尔婷):炔雌醇 0.035 mg,醋酸甲地孕酮 1.0 mg(孕激素类别属 17α-羟孕酮类第一代),22 片/板。

复方避孕片(0 号避孕片):炔雌醇 0.035 mg,炔诺酮 0.3 mg,甲地孕酮 0.5 mg,22 片/板。

复方左旋 18 甲基炔诺酮:炔雌醇 0.030 mg,左炔诺孕酮 0.15 mg(孕激素类别属 19-去甲睾酮类第二代),22 片/板(滴丸,糖衣片)。

②第三代复方短效口服避孕药:复方去氧孕烯片(妈富隆):炔雌醇 0.030 mg,去氧孕烯 0.15 mg(孕激素类别属 19-去甲睾酮类第三代),21 片/板。

复方孕二烯酮片(敏定偶):炔雌醇 0.030 mg,孕二烯酮 0.075 mg(孕激素类别属 19-去甲睾酮类第三代),21 片/板。

炔雌醇环丙孕酮片(达英-35):炔雌醇 0.035 mg,环丙孕酮 2.0 mg(孕激素类别属 17α-羟孕酮类),21 片/板。

复方去氧孕烯片(美欣乐):炔雌醇 0.020 mg,去氧孕烯 0.15 mg(孕激素类别属 19-去甲睾酮类第三代),21+7 片/板。

屈螺酮炔雌醇片(优思明):炔雌醇 0.030 mg,屈螺酮 3.0 mg(孕激素类别属 17α-螺内酯类)21 片/板。

屈螺酮炔雌醇片(优思悦/Yaz):炔雌醇 0.020 mg,屈螺酮 3.0 mg(孕激素类别属 17α-螺内酯类)24+4 片/板。

(2)左炔诺孕酮炔雌醇(三相)片(特居乐):21 片/板。

第一相棕色片(1～6 片):炔雌醇 0.03 mg,左炔诺孕酮 0.05 mg(孕激素类别属 19-去甲睾酮类第二代)。

第二相白色片(7～11 片):炔雌醇 0.04 mg,左炔诺孕酮 0.075 mg(孕激素类别属 19-去甲睾酮类第二代)。

第三相黄色片(12～21 片):炔雌醇 0.03 mg,左炔诺孕酮 0.125 mg(孕激素类别属 19-去甲睾酮类第二代)。

二、长效注射用避孕药

【适应证】 女用避孕药。

【药理】 主要是通过对下丘脑-垂体的反馈机制抑制卵巢排卵。对少数仍有排卵者的避孕作用,是由于药物改变宫颈黏液的理化性质和对子宫内膜的影响,干扰了子宫内膜和受精卵发育的同步作用,从而影响卵子的受精和受精卵的着床过程。

【不良反应】 (1)对月经的影响　一次注入大剂量雌、孕激素干扰了正常月经周期的生理调节,出现的出血实际为撤退性出血,因而有周期缩短(短于 20 天)或经期延长,甚至形成不规则阴道出血,发生率为 1%～5%,此外闭经者占 1%左右。发生不规则出血时,可于注射后 10 天,每日服短效口服避孕药 1～2 片,连服 5 天以延长周期,减少经量或缩短经期。

(2)类早孕反应:恶心、呕吐、头昏、乏力等,比口服药轻。

(3)其他可有乳房胀痛、心悸、潮红、腰酸、腹痛等。有的可发生高血压,停药后多可恢复正常。如乳房有肿块出现,应立即停止。

(4)个别可有过敏反应,注射后不久即发生过敏性休克。不可再注射。

【禁忌证】 肝肾病患者、心血管疾病和血栓史、高血压、糖尿病、高血脂、甲状腺功能亢进、精神病或抑郁症、子宫肌瘤、乳房肿块患者及孕妇禁用。

【注意事项】 (1)需按时注射,以免影响避孕效果和引起月经的改变。

(2)为防止过敏性休克,注射后应留看观察 15～20 分钟。

(3)定期体检,包括乳腺、肝功能、血压和宫颈刮片的检查,发现异常者应立即停药。

(4)一般注射后 14 天左右月经来潮,如注射后闭经,可隔 28 天再注射一次,如闭经达 2 个月,应停药,等待月经来潮,闭经期间要采用其他方法避孕。

(5)由于长效注射用避孕药对生殖内分泌及全身影响较大,不良反应较多,现在临床不推荐应用。

【用法与用量】 深部肌内注射,每月 1 次。具体方法如下:第一周期,注射 2 次,分别于月经来潮当天算起的第 5 天和第 12 天各注射 1 支;或于月经来潮第 5 天同时注射 2 ml。第二周期,按第二次注射日期计算,每隔 30～31 天注射 1 支,或于每月行经第 10～12 天注射 1 支。

【制剂与规格】 复方甲地孕酮注射液:1 ml 中含醋酸甲地孕酮 25 mg,雌二醇 3.5 mg。

复方己酸羟孕酮注射液:1 ml 中含己酸羟孕酮 250 mg,戊酸雌二醇 5 mg。

复方庚酸炔诺酮注射液:1 ml 中含炔诺酮庚酸酯 50 mg,戊酸雌二醇 5 mg。

三、事后避孕药

左炔诺孕酮[药典(二)]

Levonorgestrel

【适应证】 用于事后紧急避孕。

【药理】 本品可通过抑制卵泡发育和排卵,影响子宫内膜正常发育而干扰孕卵的埋入和着床等环节避免妊娠。

【注意事项】 (1)如服药后 2 小时内发生呕吐,应立即补服 1 片。

(2)事后避孕不能作为长期避孕措施。该药对月经周期影响较大,可能出现不规则阴道出血等,且该药避孕失败率较高(明显高于米非司酮)。

(3)紧急避孕服药会使下次月经提前或错后,如推后超过 1 周应检查是否妊娠。

(4)服药后到下次月经来潮期间,如再有性生活,必须使用有效避孕措施。

【药物相互作用】 参阅第九章第三节。

【给药说明】 无避孕措施的性交后 72 小时内的效果最好,最长不得超过 120 小时。

【用法与用量】 口服,在无避孕措施的性交后 72 小时内服第 1 片,隔 12 小时后服第 2 片。

【制剂与规格】 左炔诺孕酮片:(1)0.75 mg;(2)1.5 mg。

其余内容参阅第九章第三节。

米非司酮[药典(二);医保(乙)]

Mifepristone

【适应证】 用于无避孕措施的性交后或避孕失败后预防妊娠的补救措施(又称紧急避孕)。

【注意事项】 (1)如服药后 2 小时内发生呕吐,应立即补服 1 片。

(2)事后避孕不能作为长期避孕措施。

(3)紧急避孕服药会使下次月经提前或错后,如推后超过一周应检查是否妊娠。

(4)服药后到下次月经来潮期间，如再有性生活，必须使用有效避孕措施。

【给药说明】 无避孕措施的性交或避孕失败后72小时内越早服用本品，效果越好，最长不得超过120小时。

【用法与用量】 在无防护性性生活或避孕措施失败72小时以内，服药越早，预防妊娠效果越好，空腹或进食2小时后口服25 mg(1片)，服药后禁食1～2小时。

【制剂与规格】 米非司酮片(即婷)：25 mg。

其余内容参阅第二十三章第一节。

四、探亲避孕药

【适应证】 供分居两地夫妇探亲时使用。

【药理】 孕激素通过综合性环节达到避孕目的。①抑制排卵，如于月经前半期服药，对部分人有抑制排卵作用；②排卵前或排卵期服药时，孕激素有改变宫颈黏液理化性质的作用，例如可使宫颈的黏液分泌量减少，变黏稠和浑浊，干燥后黏液为细胞型，不利于精子穿透；③影响子宫内膜的正常发育，如在排卵前服药，子宫内膜受激素影响，其增生受抑制，而过早表现分泌现象，但分泌功能不良，从而干扰受精卵的着床；④改变输卵管正常的分泌活动与蠕动，改变受精卵在输卵管内的正常运行速度，从而干扰受精卵的着床。

双炔失碳酯的作用为抗着床作用，主要促使子宫内膜与受精卵发育不同步。在排卵前服用，有明显的抗排卵作用。

【不良反应】 (1)孕激素类探亲避孕药的副反应轻微，少数人出现类早孕反应，但程度较轻，不需处理。

(2)复方双炔失碳酯片的不良反应较明显，可表现为恶心、呕吐、头昏、乏力和嗜睡等。有的有白带增多、乳胀、口干等。有不规则出血或月经周期延长趋势，服药越多，周期延长者越多见。

【注意事项】 (1)探亲避孕药只作为夫妇分居两地探亲时服用。按规定要求服用，探亲时间短者也应服满10～12片，1年内最多服两个周期，不应作为房事后药长期服用，以免影响肝脏功能。

(2)复方双炔失碳酯片(53号探亲避孕药)还可作为工具避孕失败或突发性性交的补救药品。如避孕套破裂后，应即服1片，或次日晨服1片，当晚再服1片，以后每日1片，连服3日，可阻碍受精卵的发育和着床。需多次服药，不良反应大，效果差。

【用法与用量】 (1)炔诺孕酮探亲避孕片与炔诺酮探亲避孕丸　最好于探亲前一日开始服用，每晚服1片(丸)，连服14片(丸)，如探亲时间不足10日者，应服满10日，以保证效果，14天后如继续探亲者可改服短效避孕药。

(2)复方双炔失碳酯片(53号探亲避孕药)口服，于第一次房事后立即服1片，次日早晨必须加服1片，以后房事后最多每天服1片，每个月经周期不少于12片，如果探亲结束还没服用完12片，则需要每天服用1片，直至服用完12片。如果服用完12片，但探亲没结束，每次房事后仍需要服用1片。

【制剂与规格】 炔诺孕酮探亲避孕片：每片含炔诺孕酮(消旋体)3 mg。

炔诺酮探亲避孕丸(天津探亲避孕药)：每丸含炔诺酮5 mg或3 mg。

复方双炔失碳酯片(53号探亲避孕药)：每片含双炔失碳酯7.5 mg、咖啡因20 mg、维生素B_6 30 mg。

五、黄体酮、左炔诺孕酮避孕药缓释系统

含黄体酮宫内节育器，每支含黄体酮38 mg，每日缓慢释放50～60 μg。含左炔诺孕酮宫内节育器，每个含左炔诺孕酮43 mg，每日恒释20 μg。含左炔诺孕酮皮下植埋剂，Ⅰ型每支含左炔诺孕酮36 mg，6支总量216 mg，植入后每日释放68 μg，以后每日释放量逐渐下降，一年末为40 μg，5年末为30 μg；Ⅱ型每支含70 mg，2支总量140 mg。

【药理】 (1)药效学　抑制垂体功能，LH峰消失，抑制排卵；子宫内膜萎缩，其活动受抑制，不利于受精卵着床；宫颈黏液变稠量少，精子不易穿透。偶有排卵发生，但黄体发育不良。

(2)药动学　均为药物零级释放型。

【不良反应】 (1)月经紊乱，表现为月经过少、闭经、不规则出血，少数有出血过多，为终止使用的主要原因(约占60%～80%)。

(2)其他参阅"孕激素"。

【注意事项】 (1)需进行随访，定期观察药效和不良反应。

(2)如闭经天数超过60天，应检查是否妊娠。如妊娠，应终止妊娠，宫内节育器或皮下植埋剂应在施行人工流产时同时取出。

(3)到有效期应及时取出。如需继续使用，应更换新的宫内节育器或皮下植埋剂。

(4)左炔诺孕酮宫内节育系统，如果出现放置困难和/或在放置时或之后出现异常疼痛或出血，应该立即

进行体格检查和超声检查排除子宫穿孔。

【用法与用量】 (1)含黄体酮宫内节育器　于月经后第3～7日时,经阴道从宫颈外口置入宫腔底部,使用期1年。

(2)含左炔诺孕酮宫内节育器　育龄妇女,左炔诺孕酮宫内节育系统必须在月经开始的7天以内放入宫腔。更换新的左炔诺孕酮宫内节育系统可以在周期的任何时间进行。该系统也可以在妊娠早期流产后立即放置。产后放置应推迟至子宫完全复旧,最早不应早于分娩后6周。如果子宫复旧时间后推,应考虑等待直至产后12周再放置。经阴道从宫颈外口置入宫腔底部,有效期5年。

(3)皮下植埋剂　植入部位通常选择左上臂内侧为宜,于肘弯线上2～3cm处,局麻后切一小切口(约0.15 cm长),将特制的套管针注入皮下,拔去针芯,将植埋物从套管中依次推入Ⅰ型6根或Ⅱ型2根管呈扇形排列,刀口不缝,用创可贴将切口拉紧,盖住创口。取出时,用手指感觉植入物的下缘,局麻后,再切小口,由此依次取出2支或6支植入药管。Ⅰ型使用期为5年。Ⅱ型有效期为4年。

【制剂与规格】 含左炔诺孕酮皮下植埋剂:(1)Ⅰ型:每支含左炔诺孕酮36 mg,共6支。(2)Ⅱ型:每支含左炔诺孕酮70 mg,共2支。

含黄体酮宫内节育器:为聚乙烯T形宫内节育器,纵臂内含黄体酮38 mg。

含左炔诺孕酮宫内节育器:为聚乙烯支架呈NovaT型宫内节育器,纵臂硅橡胶囊内含左炔诺孕酮43 mg,每日恒释20 μg。

第二节　女性用阴道杀精药

壬苯醇醚[药典(二)]

Nonoxinol

【适应证】 本品为杀精子药,用于阴道避孕。

【药理】 本品为非离子型表面活性剂,对精子细胞膜有破坏作用,改变精子细胞渗透性,从而杀死精子或使精子失去活力,达到避孕效果。

【不良反应】 (1)个别使用者发生过敏反应,女性外阴和阴道、男性阴茎发生较重的刺激症状,局部充血、水肿。

(2)少数使用者局部有轻度刺激症状,阴道分泌物增多。

【注意事项】 (1)应将药物放置在阴道深部。

(2)各种制剂有不同的溶解时间,故必须在药物溶解后才开始性交。

(3)如为栓剂或片剂,放置阴道内后不宜起立或走动,以免药物流出。

【用法与用量】 (1)壬苯醇醚膜可男用也可女用,一般以女用为好,房事前取药膜一张,内含50 mg壬苯醇醚,对折二次或揉成松软小团,以食指推入阴道深部,10分钟后行房事。如男用则将药膜贴于阴茎头,推入阴道深处,房事开始时间与女用同。

(2)壬苯醇醚片或栓,于房事前将1枚药放入阴道深处,5分钟后药片或栓溶解方可进行房事,如阴道分泌物较少妇女,可以洁净水稍湿药片或栓后,迅速放入阴道,如用药30分钟未行房事,应再放入1枚,以保证避孕效果。

(3)壬苯醇醚凝胶,每次3～5 g,用注入器注入阴道深处。

【制剂与规格】 壬苯醇醚片:100 mg。

壬苯醇醚膜:(1)50 mg;(2)75 mg;(3)100 mg。

壬苯醇醚栓:100 mg。

壬苯醇醚凝胶(安芳欣/乐乐迷):(1)3 g;(2)5 g;(3)30 g。

壬苯醇醚阴道片:200 mg。

第二十五章　皮肤科用药

第一节　抗感染药

莫匹罗星[医保(乙)]

Mupirocin

【适应证】 局部外用抗生素。适用于各种细菌性皮肤感染，主要用于革兰阳性球菌引起的皮肤感染，如脓疱疮、疖肿、毛囊炎等，以及湿疹、各型溃疡合并感染和创伤等基础上的继发性细菌感染。

【药理】 本品是由荧光假单胞菌产生的一种物质，即假单胞菌酸A，其抗菌作用是通过可逆性结合于异亮氨酸转移RNA合成酶，阻止异亮氨酸渗入，从而使细胞内异亮氨酸的所有蛋白质合成停止而起到杀菌和抑菌作用。对与皮肤感染有关的各种革兰阳性球菌，尤其对葡萄球菌和链球菌高度敏感，对耐药金黄色葡萄球菌亦有效。对某些革兰阴性菌有一定的抗菌作用。

外用于皮肤后，吸收很少。吸收后可迅速代谢成无活性的首一酸，并经肾脏排出。

【不良反应】 局部应用一般无不良反应，偶见烧灼感、刺痛或瘙痒等。

【禁忌证】 对莫匹罗星或含聚乙二醇等成分过敏者禁用。

【注意事项】 ①有中度或严重肾损伤者慎用。②孕妇慎用。③不适于眼内和鼻内使用。

【用法与用量】 局部涂于患处，必要时患处可用敷料包扎或敷盖，每日2～3次。5日为1疗程，必要时可重复1疗程。

【制剂与规格】 莫匹罗星软膏2%　5g：0.1g。

夫西地酸[医保(乙)]

Fucidic Acid

【适应证】 主要用于敏感菌引起的皮肤感染，主要包括脓疱疮、疖、痈、甲沟炎、创伤感染、褥疮、汗腺炎、红癣、毛囊炎和寻常性痤疮等。

【药理】 本品为一种真菌胭脂色梭链孢菌产生，为窄谱抗革兰阳性细菌抗生素，对本品敏感的致病菌为金黄色葡萄球菌，包括产β-内酰胺酶金黄色葡萄球菌、甲氧西林耐药金黄色葡萄球菌(MRSA)与表皮葡萄球菌(MRSE)。革兰阴性杆菌对本品耐药。作用机制为抑制蛋白质合成，导致细菌死亡。

【不良反应】 用药局部皮肤反应，包括接触性皮炎、湿疹、红斑、斑丘疹、瘙痒、皮肤过敏反应等。偶尔会有轻微的刺激感，对腿部深度溃疡的治疗会伴有疼痛，但通常无须停药。罕见黄疸、紫癜、表皮坏死、血管性水肿。

【禁忌证】 对夫西地酸或其赋形剂过敏者禁用。

【注意事项】 ①不宜长时间、大面积使用。②实验证明夫西地酸经吸收后能透过胎盘屏障并能分泌入乳汁，哺乳期妇女，应注意勿用于乳房部位的皮肤感染。

【用法与用量】 每日2～3次，涂于患处，一般疗程为7日。夫西地酸乳膏治疗痤疮时可根据病情的需要延长疗程。

【儿科注意事项】 不宜长期、大面积使用。

【制剂与规格】 夫西地酸乳膏：2%(1)5 g∶0.1 g；(2)15 g∶0.3 g。

磺胺嘧啶银[药典(二)；基；医保(甲，乙)]

Sulfadiazine Silver

【适应证】 外用于预防或治疗Ⅱ、Ⅲ度烧伤继发的创面感染。控制感染外，还可促使创面干燥、结痂和促进愈合。

【药理】 (1)药效学　本品为磺胺类抗菌药，具有磺胺嘧啶和银盐的双重作用。抗菌谱较广，对多数革兰阳性菌和革兰阴性菌均有抗菌活性，阳性菌如链球菌、葡萄球菌，阴性菌如铜绿假单胞菌、大肠埃希菌等，对酵母菌及其他真菌也有良好的抗菌作用。

(2)药动学　当本品与创面渗出液接触时缓慢代谢，部分药物可自局部吸收入血，一般吸收量低于给药量的1/10，磺胺嘧啶血药浓度约可达10～20 mg/L，当创面广泛，用药量大时，吸收增加，血药浓度可更高。一般情况下本品中银的吸收量不超过其含量的1%。本品对坏死组织的穿透性较差。吸收的药物主要经肾滤过随尿排出。

【不良反应】 (1)局部有轻微刺激性，偶可发生短暂性疼痛。

(2)本品自局部吸收后可发生与磺胺药全身应用时相同的不良反应，包括①过敏反应。较为常见，包括药物性皮炎，严重者可表现为重症多形红斑型、剥脱性皮炎型和大疱表皮松解萎缩坏死型皮炎；也可表现为光敏反应，药物热、关节及肌肉疼痛、发热等血清病样反应。②中性粒细胞减少或缺乏症、血小板减少症及再生障碍性贫血。③溶血性贫血及血红蛋白尿，缺乏葡萄糖-6-磷酸脱氢酶患者应用磺胺药后易发生，新生儿和小儿较成人为多见。④高胆红素血症和新生儿核黄疸。由于磺胺药与胆红素竞争蛋白结合部位，可致游离胆红素增高。新生儿肝功能不完善，对胆红素处理差，故较易发生高胆红素血症和新生儿黄疸，偶可发生核黄疸。⑤肝脏损害。可发生黄疸、肝功能减退，严重者可发生急性重型肝炎。⑥肾脏损害。可发生磺胺结晶尿、血尿和管型尿。偶有患者发生间质性肾炎或肾小管坏死的严重不良反应。⑦恶心、呕吐、胃纳减退、腹泻、头痛、乏力等。一般症状轻微，不影响继续用药。偶有患者发生艰难梭菌肠炎，此时需停药。⑧偶有发生甲状腺肿大及功能减退。⑨中枢神经系统毒性反应偶可发生，表现为精神错乱、定向力障碍、幻觉、欣快感或抑郁感。一旦出现均需立即停药。

【禁忌证】 (1)对磺胺类药物过敏者禁用。

(2)孕妇、哺乳期妇女禁用。

(3)2个月以下婴儿禁用。

(4)肝、肾功能不良者禁用。

【注意事项】 (1)本品可自局部部分吸收，其注意事项包括药物相互作用与系统用磺胺嘧啶相同(参阅“磺胺嘧啶”)。

(2)以下情况应慎用：缺乏葡萄糖-6-磷酸脱氢酶、血卟啉症、失水、休克、艾滋病患者和老年患者。

(3)交叉过敏反应。可见局部刺激性、皮疹、皮炎、药物热、肌肉疼痛、血清病样反应等过敏反应。对磺胺药过敏的患者不应使用本品。

(4)对呋塞米、砜类、噻嗪类利尿药、磺脲类、碳酸酐抑制药呈现过敏的患者，对磺胺药亦可过敏，不应使用本品。

(5)外用本药期间应多饮水，保持高尿流量，以防结晶尿的发生，必要时亦可服药碱化尿液。

(6)在用药治疗过程中须注意定期做以下检测。①全血象检查，对接受较长疗程的患者尤为重要。②尿液检查，以发现长疗程或高剂量治疗时可能发生的结晶尿。③肝、肾功能检查。

(7)老年患者应用磺胺药发生严重不良反应的机会增加。如严重皮疹、骨髓抑制和血小板减少等，因此老年患者确有应用指征时需权衡利弊后决定。

(8)磺胺血浓度不应超过200 mg/L，如超过此浓度，不良反应发生率增高，毒性增强。

(9)本药应避光保存。

【用法与用量】 局部外用　将乳膏直接涂于创面，约1.5毫米厚度，也可以混悬液制成油纱布敷用，1～2天换一次药。每日的最大用量为乳膏30 g。

【儿科注意事项】 (1)缺乏葡萄糖-6-磷酸脱氢酶患者应用磺胺药后易发生溶血性贫血及血红蛋白尿，新生儿和小儿较成人为多见。

(2)可引起高胆红素血症和新生儿胆红素脑病。

(3)对磺胺类药物过敏者禁用。

(4)2个月以下婴儿禁用。

【制剂与规格】 磺胺嘧啶银或软膏：1%(1)500 g∶5 g；(2)10 g∶0.1 g。

磺胺嘧啶银乳膏：(1)10 g∶0.1 g；(2)20 g∶0.2 g；(3)50 g∶0.5 g；(4)500 g∶5 g。

磺胺嘧啶银混悬液：2%。

磺胺嘧啶银散：20%。

磺胺嘧啶锌[药典(二)；医保(乙)]

Sulfadiazine Zinc

【适应证】 外用于预防及治疗Ⅱ、Ⅲ度烧伤继发创面感染，包括对该药呈现敏感的肠杆菌科细菌、铜绿假单胞菌、金黄色葡萄球菌、肠球菌属，念珠菌等真菌所致者。

【药理】 (1)药效学　磺胺嘧啶具抑菌性能，其中锌因能破坏细菌的 DNA 结构，亦具有抑菌作用。烧伤患者体内锌大量丢失，使用本品可补偿锌损失，从而增强机体抵抗感染和创面愈合的能力，因此具有控制感染和促进愈合的双重功能。

(2)药动学　用药后血清锌浓度逐渐增加，4～8 小时血药浓度达峰值，而后逐渐下降，从尿中排出，在 18～24 小时内尿中锌排出明显，48 小时后呈下降趋势。

【不良反应】 应用本品后部分患者可引起接触性皮炎，表现为短暂性疼痛和皮疹。本品自局部吸收后偶可发生与磺胺药全身应用时相同的各种不良反应。

【禁忌证】 对磺胺类药物过敏者禁用。

【注意事项】 如使用面积过大、用时过长，需注意检查肾功能。

【用法与用量】 用消毒溶液清洁创面后，将软膏直接涂于创面上，然后用无菌纱布覆盖包扎；或将软膏涂于无菌纱布上，贴于创面，再覆盖无菌纱布包扎；或将涂有软膏的无菌纱布直接放入脓腔引流脓液，外加纱布包扎，视脓液量多少，1～3 日更换一次。对于烧伤创面，采用半暴露疗法，每日检查有无积液、积脓。如有积液或积脓，则需更换敷料，否则不需更换。采用包扎疗法的，如为新鲜创面，1～2 日后检查，如无感染征象，可延长换药时间，直到创面愈合；如有感染，则需 1～2 日更换一次，直到感染控制再延长换药时间；如为感染创面，则需每日换药一次，以后视分泌物的多少，逐步延长换药时间，直至创面愈合为止。对于供皮区创面，在切取皮片后，即将涂有软膏的纱布贴于创面上，外用无菌纱布加压包扎，待创面愈合，纱布会自行脱落。切勿强行剥离，以免损伤新生上皮。软膏用量随创面的大小及感染情况而定，一日不超过 500 g。

【制剂与规格】 磺胺嘧啶锌软膏：5%　10 g：0.5 g。

过氧苯甲酰[药典(二)；医保(乙)]

Benzoyl Peroxide

【适应证】 局部外用治疗寻常痤疮。

【药理】 (1)药效学　本品是一个氧化剂，外用于皮肤后，能缓慢释放出新生态氧，对痤疮丙酸杆菌具有抗菌作用。过氧苯甲酰还具有轻度的角质溶解作用、脱屑作用及降低毛囊皮脂腺内游离脂肪酸的作用。

(2)药动学　本品通过皮肤吸收，代谢成苯甲酸，以苯甲酸盐形式经尿排出。

【不良反应】 用药后局部可有轻度痒感或灼热感，也可发生轻度红斑，脱皮和皮肤干燥等。偶有接触性皮炎发生。

【禁忌证】 (1)皮肤急性炎症、破损者不应使用。

(2)对本药过敏者禁用。

【注意事项】 (1)皮肤高度敏感者慎用。

(2)若用药后局部出现明显的刺激症状，应暂停用药，并给予相应处理。反应消退后降低药物浓度，减少用药次数，大多能继续用药。

(3)勿接触眼睛、口唇与其他部位黏膜。不慎接触后，应立即清洗。

(4)本药能漂白头发，故不要用在毛发部位。接触衣服后，也可因氧化作用而脱色。

(5)本品应遮光密闭保存。

【用法与用量】 均匀涂搽于患部皮肤，每日早晚各搽 1 次。用药前应将病变部位以肥皂和清水洗净，擦干。

【儿科注意事项】 皮肤急性炎症或破溃者禁用。

【制剂与规格】 过氧苯甲酰乳膏：(1)5%　10 g：0.5 g；(2)10%　10 g：1 g。

过氧苯甲酰凝胶：(1)10 g：0.5 g；(2)15 g：0.75 g；(3)18 g：0.9 g。

二硫化硒[药典(二)；医保(乙)]

Selenium Sulfide

【适应证】 外用于头皮屑、头皮脂溢性皮炎、花斑糠疹的治疗。

【药理】 具有抗皮脂溢出、抗真菌的作用。本品还有抑制表皮细胞生长的作用。

【不良反应】 ①偶可引起接触性皮炎。②对黏膜有刺激作用。

【禁忌证】 (1)皮肤有急性炎症、糜烂渗出时禁用；外生殖器部位禁用。

(2)对本品过敏者禁用。

【注意事项】 (1)使用前应充分振荡。

(2)染发和烫发后两天内不得使用本品。

(3)不能与金属物件接触。在使用期间，所有银器首饰、发夹和其他金属物体应除去。

(4)使用本品后，应仔细洗手。

(5)药物不得直接接触眼睛。

【用法与用量】 (1)治疗头皮屑及头皮脂溢性皮炎用温水浸湿头发及头皮，然后将药液洒于头部，用手轻轻搓擦使起泡沫，保留 3～5 分钟后用水洗净，1 周 2 次。

皮损控制后每1～2周1次。

（2）治疗花斑糠疹　将药液均匀涂于患部，加少量水使起泡沫，保留5～10分钟后彻底冲洗全身，每日1次，连续7日。

【制剂与规格】　二硫化硒洗剂：2.5%，（1）50 ml：1.25 g；（2）100 ml：2.5 g。

间苯二酚（雷琐辛）[药典（二）]

Resorcinol

【适应证】　外用于脂溢性皮炎、痤疮、浅部皮肤真菌感染、糠疹、胼胝、鸡眼、寻常疣的治疗。

【药理】　（1）药效学　本品具有抗细菌、抗真菌和角质促成作用，高浓度（20%以上）具有角质溶解作用，能使角质层剥脱。

（2）药动学　本品可经皮肤或溃疡面吸收。

【不良反应】　可引起接触性皮炎。因本品可以经皮肤或溃疡面吸收，在婴儿和幼儿不宜高浓度、大面积使用；中毒症状有腹泻、恶心、呕吐、胃痛、头晕、剧烈或持续头痛、疲乏或软弱、易激动或烦躁、昏沉嗜睡、盗汗、心动过缓、呼吸短促；儿童在伤口上应用本品可发生正铁血红蛋白血症。

【注意事项】　避免接触眼睛。本品可使淡色发染黑，用药后数天内可使皮肤发红和脱屑。

【药物相互作用】　本品与肥皂、清洁剂、治痤疮制剂、含有酒精制剂或维A酸等共用，可引起皮肤过度刺激或干燥作用。

【给药说明】　①本品有抗甲状腺作用；长期应用（特别应用在溃疡面上）可导致黏液性水肿。②皮肤黝黑患者，因可刺激色素生成，需慎用本品。③本品可使淡色发变黑。

【用法与用量】　制成洗剂或软膏后外涂。

【制剂与规格】　间苯二酚洗剂　3%。

间苯二酚软膏　2%～20%。

复方间苯二酚杨酸町：（1）20 ml：1 g；（2）100 ml：5 g。

酞丁安[药典（二）]

Ftibamzone

【适应证】　外用于带状疱疹、单纯疱疹，对尖锐湿疣也有一定的治疗作用。可用于治疗浅部真菌感染，如体癣、股癣、手足癣等。

【药理】　能抑制单纯疱疹病毒复制，而对正常细胞DNA合成影响甚微，因此是一种选择性较高的低毒药物。还具有一定的抗真菌作用。

【不良反应】　偶见局部刺激症状，如皮肤红斑、丘疹及刺痒感。

【禁忌证】　对酞丁安过敏者禁用。孕妇禁用。

【注意事项】　（1）育龄妇女慎用。

（2）使用时注意勿入口及眼内。

【用法与用量】　用于带状疱疹、单纯疱疹，尖锐湿疣时，外涂于患处，一日3次。用于浅部真菌感染时，外涂于患处，早晚各1次，体癣、股癣连续外用3周，手癣、足癣连续外用4周。

【制剂与规格】　酞丁安搽剂：（1）5 ml：25 mg；（2）10 ml：50 mg。

酞丁安乳膏：（1）10 g：0.1 g；（2）10 g：0.3 g。

鬼臼毒素[医保（乙）]

Podophyllotoxin

【适应证】　局部外用治疗男、女外生殖器或肛门周围的尖锐湿疣。

【药理】　本品为细胞毒性药物，活性成分为足叶草酯毒素。它是一种容易穿过细胞膜的脂溶性化合物，能抑制正常皮肤角质生成细胞的分裂增殖，抑制细胞对核苷酸的摄取和去氧核糖核酸（DNA）的合成。外用时，通过抑制被人乳头瘤病毒（HPV）感染上皮细胞的分裂增殖，使之坏死脱落，起到治疗尖锐湿疣的作用。

【不良反应】　局部外用后常有灼热、疼痛。疣体脱落后出现浅表溃疡或糜烂面。男性尤其是有包皮的，少数患者外用药后出现明显水肿、糜烂，应暂停用药，局部作冷湿敷处理。

误服可引起系统性毒性作用。大面积、过量涂搽亦可发生吸收中毒，产生肝脏毒性及肾脏毒性，还可出现中枢神经系统中毒症状。一旦误服，应立即催吐并洗胃，对症处理，危及生命时作血液透析。

【禁忌证】　孕妇、哺乳期妇女禁用。

【注意事项】　（1）本药仅供外用，不可口服。

（2）药液应避免接触正常皮肤、黏膜和眼睛，若不慎接触，应立即用大量流动水洗净。

（3）目前尚无儿童用药的资料，建议儿童不宜用该药。

（4）疣体直径大于2 cm或病损巨大、范围广泛的不宜使用。

【用法与用量】　（1）涂药前先用消毒、收敛溶液（如高锰酸钾溶液等)清洗患处、擦干;以牙签、棉签或玻璃棒蘸药液后,均匀涂布于疣体表面,等待 2～3 分钟使药液挥发干燥。尽量减少接触正常皮肤与黏膜。

(2)每日用药 2 次,连续 3 天,然后停用药观察 4 天为 1 疗程。若疣体未消退,可同法重复治疗,最多不超过 3 疗程。

(3)对复发病例,仍可按上法外用治疗。

【制剂与规格】 鬼臼毒素酊:(1)3 ml∶15 mg;(2)5 ml∶25 mg;(3)8 ml∶40 mg。

鬼臼毒素软膏:0.5%　5 g∶25 mg。

鬼臼毒素溶液:3.5 ml∶17.5 mg。

升华硫[药典(二);医保(乙)]

Sublimed Sulfur

【适应证】 外用于痤疮、脂溢性皮炎、酒渣鼻、单纯糠疹、疥疮、头癣的治疗。

【药理】 本品有杀细菌、杀真菌和杀虫作用,能去除油脂,并有角质促成和角质溶解作用。其杀菌活力是表皮细胞或某些微生物将其转变成连五硫酸(pentathionic acid, $H_2S_5O_6$)的结果。

【不良反应】 可引起接触性皮炎,高浓度时对皮肤有刺激作用。

【注意事项】 (1)与其他外用痤疮制剂及含汞制剂共用,在用药数天后皮肤可能有发红和脱屑。

(2)不可用于眼部。

【药物相互作用】 (1)本品与肥皂或清洁剂、含有酒精制剂、维 A 酸等共用,可过度刺激皮肤或使皮肤更为干燥。

(2)与汞制剂共用可引起化学反应,释放有臭味的硫化氢,对皮肤有刺激性且能形成色素,使皮肤变黑。

【用法与用量】 (1)抗脂溢或角质溶解外涂 5%～10%软膏,每日 1～2 次。

(2)疥疮　5%～10%软膏外搽自颈部以下皮肤,包括所有皮肤褶皱部位、指、趾部。每晚 1 次,连续 3 天,之后洗澡、更衣,必要时 3 天后重复第二疗程。儿童用 5%软膏,成人用 10%软膏。

【儿科注意事项】 (1)儿童用 5%软膏。

(2)不可用于眼部。

【制剂与规格】 硫黄软膏:5%;10%。

林旦(丙体六六六)[药典(二);医保(乙)]

Lindane(γ-Hexachlorocyclohexane)

【适应证】 疥疮、阴虱病。

【药理】 本品是杀灭疥虫的有效药物,亦有杀灭虱和虱卵的作用。本品与疥虫和虱体体表直接接触后,透过体壁,引起神经系统麻痹而致死。

【不良反应】 (1)少数患者皮肤局部可有轻度刺激。

(2)搽药后偶见头晕,1～2 天后消失。

【禁忌证】 (1)4 岁以下婴幼儿禁用。

(2)孕妇及哺乳期妇女禁用。

(3)有癫痫病史者禁用。

【注意事项】 (1)不用于皮肤破损处。

(2)避免与眼和黏膜接触。

【用法与用量】 (1)疥疮　自颈部以下将药均匀涂擦全身,无皮疹处亦需搽到,尤其是皮肤的褶皱部位。成人一次不超过 30 g(儿童酌减量)。擦药 12 小时后洗澡,同时更换衣被及床单。首次治疗 1 周后,如未治愈,可再用药作第 2 次治疗。

(2)阴虱病　剃去阴毛后涂擦本药,一日 3～5 次。

【制剂与规格】 林旦乳膏:1%　30 g∶0.3 g。

克罗米通[药典(二);医保(乙)]

Crotamiton

【适应证】 外用于疥疮及皮肤瘙痒的治疗。

【药理】 杀灭疥螨机制尚不明。

【不良反应】 偶可引起接触性皮炎。

【禁忌证】 急性炎症性、糜烂或渗出性皮肤损害禁用。

【注意事项】 (1)勿接触眼和黏膜。用药部位如有烧灼感、红肿等情况应停药,并将局部药物洗净,必要时向医师咨询。

(2)若误服本品,需立即洗胃。

【用法与用量】 治疗前洗澡,揩干,将本品从颈部以下涂搽全身皮肤,特别在褶皱部位如腋下和腹股沟、手足、指趾间;24 小时后涂第 2 次,再隔 48 小时洗澡将药洗去,换上干净衣服,更换床单等;配偶和家中的患者应同时治疗。必要时,1 周后重复 1 次。

【制剂与规格】 克罗米通乳膏:10%(1)10 g∶1 g;(2)30 g∶3 g。

克罗米通洗剂:10%。

苯甲酸苄酯

Benzyl Benzoate

【适应证】 外用治疗疥疮;涂于皮肤上可防止血吸虫尾蚴入侵体内,亦可用于防止虱虫等叮咬。

【药理】 高浓度时杀灭疥虫，作用较硫黄优。

【不良反应】 偶可引起接触性皮炎。

【注意事项】 婴幼儿及儿童应慎用或忌用，必须应用时，应稀释后再用，以免刺激皮肤。

【用法与用量】 外用治疗疥疮，可用25%乳剂均匀涂于颈以下全身皮肤，并保持24小时后洗去，必要时可重复1～3次。

【制剂与规格】 苯甲酸苄酯乳剂：25%　100 ml：25 g。

苯甲酸苄酯凝胶：28%(8/g)。

克霉唑[药典(二)；基；医保(甲，乙)]

Clotrimazole

【适应证】 外用于治疗由皮肤癣菌如红色毛癣菌、须癣毛癣菌、絮状表皮癣菌和犬小孢子菌等所致的浅表皮肤真菌感染，如手癣、足癣、体癣、股癣，亦可用于头癣。外用于由念珠菌如白色念珠菌等所致的皮肤念珠菌感染和念珠菌性外阴阴道炎以及念珠菌性甲沟炎。外用于由马拉色菌属所致的花斑糠疹。

【药理】 本品为唑类广谱抗真菌药，其作用类似咪康唑。局部应用后可渗入表皮，但仅微量吸收至全身。

【不良反应】 外用后偶可引起皮疹、皮肤烧灼感、瘙痒或其他皮肤刺激症状。使用阴道栓剂患者，少数可发生局部烧灼感等刺激症状。偶见过敏反应。

【禁忌证】 对咪唑类药物过敏或对本药过敏者禁用。

【注意事项】 (1)用药过程中一旦局部皮肤过敏，皮疹加重，瘙痒，应立即停用。

(2)在妊娠的第4～9个月阴道用药，未发现对胎儿有不良影响。在小鼠和大鼠的研究中，按体重50～120 mg/kg口服，见本品有胎盘毒性，但未发现有畸变。孕妇应权衡利弊后决定是否用药。

(3)外用对儿童和老年人未发现有不良影响。

(4)外用后有可能小量分泌进入哺乳期妇女的乳汁。

(5)动物实验未发现有致癌和精子染色体诱变。

【给药说明】 (1)避免接触眼睛。

(2)治疗念珠菌病，需避免封包，否则可促使酵母菌生长。

(3)对念珠菌感染、股癣和体癣治疗2周，手癣、足癣治疗4周，以免复发。

【用法与用量】 (1)皮肤感染　将乳膏或软膏涂于患处，轻轻揉擦，一日2～3次。

(2)阴道念珠菌病　将阴道栓每晚1粒放于阴道内，连续7天。

【儿科注意事项】 治疗念珠菌病，需避免封包，否则可促使酵母菌生长。

【制剂与规格】 克霉唑乳膏：(1)1%　10 g：0.1 g；(2)3%　10 g：0.3 g。

克霉唑软膏：(1)1%　10 g：0.1 g；(2)3%　10 g：0.3 g。

克霉唑溶液：1%；1.5%。

克霉唑阴道栓：150 mg。

克霉唑阴道片：(1)0.1 g；(2)0.15 g；(3)0.25 g；(4)0.5 g。

克霉唑口腔药膜：4 mg。

克霉唑药膜：50 mg。

克霉唑喷雾剂：1.5%。

克霉唑倍他米松乳膏：5 g：克霉唑50 mg与二丙酸倍他米松3.215 mg(以倍他米松计2.5 mg)。

硝酸咪康唑[药典(二)；基；医保(甲，乙)]

Miconazole Nitrate

【适应证】 外用于治疗由皮肤癣菌如红色毛癣菌、须癣毛癣菌、絮状表皮癣菌和犬小孢子菌等所致的浅表皮肤真菌感染，如手癣、足癣、体癣、股癣，亦可用于头癣。外用于由念珠菌如白念珠菌等所致的皮肤念珠菌感染和念珠菌性外阴阴道炎。外用于由马拉色菌属所致的花斑糠疹。

【药理】 属于咪唑类广谱抗真菌药物，其作用机制是抑制真菌细胞膜的麦角固醇生物合成，影响真菌细胞膜的通透性，抑制真菌生长，导致死亡。在4 μg/ml以下的浓度可抑制大部分临床分离的真菌。此外，咪康唑对葡萄球菌、链球菌和炭疽杆菌等革兰阳性菌也有一定抗菌作用。

【不良反应】 个别患者可出现局部刺激，如红斑、烧灼感，偶见过敏反应。

【禁忌证】 对咪唑类药物过敏或对本药过敏者禁用。

【注意事项】 (1)用药过程中一旦局部皮肤过敏，皮疹加重、瘙痒，应立即停用。

(2)在妊娠、哺乳、儿童和老年人应用未发现有特殊问题。

【给药说明】 (1)避免接触眼睛。

(2)治疗念珠菌病，需避免封包，否则可促使酵母菌生长。

(3)对念珠菌感染、股癣和体癣治疗 2 周,手癣、足癣治疗 4 周,以免复发。

【用法与用量】 体癣、股癣和手癣、足癣,外涂患处,轻轻揉擦,早晚各 1 次。皮肤念珠菌病,宜用乳膏剂,早晚各 1 次。花斑糠疹,宜用乳膏剂,每日 1 次。阴道栓每粒 100 mg,每晚 1 粒放于阴道内,用于阴道念珠菌病的治疗。

【制剂与规格】 硝酸咪康唑胶囊:0.25 g。

硝酸咪康唑乳膏:2%　20 g∶0.4 g。

硝酸咪康唑搽剂:2%。

硝酸咪康唑栓剂:(1)100 mg;(2)200 mg。

硝酸咪康唑阴道片:0.1 g。

硝酸咪康唑阴道胶囊:0.4 g。

硝酸咪康唑阴道泡腾片:0.2 g。

硝酸益康唑[药典(二);医保(乙)]

Econazole Nitrate

【适应证】 外用于治疗由皮肤癣菌如红色毛癣菌、须癣毛癣菌、絮状表皮癣菌和犬小孢子菌等所致的浅表皮肤真菌感染,如手癣、足癣、体癣、股癣,亦可用于头癣。外用于由念珠菌如白念珠菌等所致的皮肤念珠菌感染和念珠菌性外阴阴道炎。外用于由马拉色菌属所致的花斑糠疹。

【药理】 属于咪唑类广谱抗真菌药物,药理作用参阅“见克霉唑”。硝酸益康唑是硝酸咪康唑去氯的衍生物,外用后大部进入表皮,也可达到真皮,仅 1%吸收入血,其抗真菌作用与咪康唑相似。

【不良反应】 个别患者可出现局部刺激,如红斑、烧灼感,偶见过敏反应。

【禁忌证】 对咪唑类药物过敏或对本药过敏者禁用。

【注意事项】 用药过程中一旦局部皮肤过敏、皮疹加重、瘙痒,应立即停用。

【给药说明】 (1)避免接触眼睛。

(2)治疗念珠菌病,需避免封包,否则可促使酵母菌生长。

(3)对念珠菌感染、股癣和体癣治疗 2 周,手癣、足癣治疗 4 周,以免复发。

【用法与用量】 1%霜剂和溶液剂供外用治疗体表皮肤癣菌病和皮肤念珠菌病,每日 2 次,疗程 2～4 周。

栓剂治疗阴道念珠菌病,每晚 1 次,50 mg,连续使用 15 日为 1 疗程;150 mg,连续使用 3 日为 1 疗程。

【制剂与规格】 硝酸益康唑乳膏:1%　10 g∶0.1 g。

硝酸益康唑栓剂:(1)50 mg;(2)150 mg。

硝酸益康唑溶液:1%　10 g∶0.1 g。

硝酸益康唑喷雾剂:1%。

酮康唑[药典(二);医保(乙)]

Ketoconazole

【适应证】 外用于治疗由皮肤癣菌如红色毛癣菌、须癣毛癣菌、絮状表皮癣菌和犬小孢子菌等所致的浅表皮肤真菌感染,如手癣、足癣、体癣、股癣,亦可用于头癣。外用于由念珠菌如白念珠菌等所致的皮肤念珠菌感染和念珠菌性外阴阴道炎。外用于由马拉色菌属所致的花斑糠疹、脂溢性皮炎。

【药理】 (1)药效学　属咪唑类广谱抗真菌药物,通过抑制细胞色素 P_{450} 氧化酶而抑制真菌麦角固醇生物合成,并改变细胞膜其他脂类化合物的组成,对皮肤癣菌、酵母菌(念珠菌、马拉色菌)、双相真菌有抑菌和杀菌作用。

(2)药动学　在正常人胸、背和臂部,外涂 1 次,72 小时内血液检测未发现有系统吸收(5ng/ml 的敏感水平)。

【不良反应】 个别患者可出现局部刺激,如红斑、烧灼感,偶见过敏反应。

【禁忌证】 对咪唑类药物过敏或对本药过敏者禁用。

【注意事项】 (1)本品动物实验未发现有致癌和诱变。

(2)本品可通过胎盘屏障,给大鼠每日口服 10 mg/kg,发现鼠仔有缺指畸变。

(3)外用未见分泌进入乳汁。

(4)儿童和老人外用未发现有特殊问题。

【给药说明】 (1)避免接触眼睛。

(2)治疗念珠菌病,需避免封包,否则可促使酵母菌生长。

(3)对念珠菌感染、股癣和体癣治疗 2 周,手癣、足癣治疗 4 周,以免复发。

(4)头皮脂溢性皮炎至少需 4 周,或至临床治愈。

【用法与用量】 (1)乳膏　体癣、股癣、花斑糠疹、皮肤念珠菌病,每日 1～2 次;脂溢性皮炎,每日 2 次;头癣和手癣、足癣,每日 3 次。

(2)洗剂　花斑糠疹,每日 1 次,洗澡时将洗剂均匀涂于患处,轻擦使起泡沫,保留 5～10 分钟后彻底冲洗,连续 5 天。头皮脂溢性皮炎每周洗头 2～3 次,应使药液在头皮上起泡沫数分钟后洗去,连续 4～6 周。

【制剂与规格】 酮康唑乳膏:2%　10 g∶0.2 g。

酮康唑洗剂：(1)2%　50 ml；(2)1%。

联苯苄唑[药典(二)；医保(乙)]

Bifonazole

【适应证】 外用于治疗由皮肤癣菌如红色毛癣菌、须癣毛癣菌、絮状表皮癣菌和犬小孢子菌等所致的浅表皮肤真菌感染，如手癣、足癣、体癣、股癣，亦可用于头癣。外用于由念珠菌如白念珠菌等所致的皮肤念珠菌感染和念珠菌性外阴阴道炎。外用于由马拉色菌属所致的花斑糠疹。

【药理】 属咪唑类广谱抗真菌药物，具有抗皮肤癣菌、酵母菌、丝状菌和双相真菌的功效，并具有较强的抗真菌活性，对马拉色菌属和革兰阳性球菌亦有效。而且在皮肤存留时间长，每日用药一次即可。仅供外用，吸收很少。和其他唑类药物一样，此药有抑制真菌细胞色素 P_{450} 所介导的14α-甾醇去甲基作用，使之不能形成麦角固醇。还可减少甲羟戊酸的产生使之不能形成角鲨烯，而影响麦角固醇的合成。

【不良反应】 少数患者有局部红斑、烧灼感或刺痛感等刺激症状，偶可发生接触性皮炎。

【禁忌证】 对咪唑类药物过敏或对本药过敏者禁用。

【注意事项】 用药过程中一旦局部皮肤过敏、皮疹加重、瘙痒，应立即停用。

【给药说明】 (1)避免接触眼睛。

(2)治疗念珠菌病，需避免封包，否则可促使酵母菌生长。

(3)对念珠菌感染、股癣和体癣治疗2周，手癣、足癣治疗4周，以免复发。

【用法与用量】 涂于患处，每日1次，2～4周为一疗程。

【制剂与规格】 联苯苄唑乳膏：1%　15 g：150 mg。

联苯苄唑溶液：1%　10 ml：0.1 g。

联苯苄唑洗剂：1%　10 ml：0.1 g。

联苯苄唑粉剂：1%　10 g：0.1 g。

舍他康唑

Sertaconazole

【适应证】 外用于治疗由皮肤癣菌所致的浅表皮肤真菌感染，由念珠菌所致的皮肤念珠菌感染，由马拉色菌属所致的花斑糠疹。

【药理】 属于咪唑类广谱抗真菌药物，其作用机制是抑制真菌细胞膜的麦角固醇生物合成，影响真菌细胞膜的通透性，抑制真菌生长，导致死亡。在4 μg/ml以下的浓度可抑制大部分临床分离的真菌。此外，舍他康唑对金黄色葡萄球菌、链球菌和革兰阳性球菌也有效。本品对白念珠菌的抑菌活性与咪康唑和克霉唑相似，比联苯苄唑、酮康唑及其他抗真菌药高。

【不良反应】 个别患者可出现局部刺激，如红斑、烧灼感，偶见过敏反应。

【禁忌证】 对咪唑类药物过敏或对本药过敏者禁用。

【注意事项】 (1)用药过程中一旦局部皮肤过敏，皮疹加重、瘙痒，应立即停用。

(2)在妊娠、哺乳、儿童和老年人应用未发现有特殊问题。

【给药说明】 (1)避免接触眼睛。

(2)治疗念珠菌病，需避免封包，否则可促使酵母菌生长。

(3)对念珠菌感染、股癣和体癣治疗2周，手癣、足癣治疗4周，以免复发。

【用法与用量】 涂于患处　每日2次，疗程2～4周。

【制剂与规格】 硝酸舍他康唑乳膏：2%(1)10 g：0.2 g(以硝酸舍他康唑计)；(2)20 g：0.4 g。

卢立康唑

Luliconazole

【适应证】 适用于敏感真菌所致手癣、足癣、体癣、股癣等浅表真菌感染，也可用于皮肤念珠菌病和花斑糠疹。

【药理】 本品对于皮肤癣菌(毛癣菌、小孢子菌和表皮癣菌)有良好的体外抗真菌活性，其MIC介于0.00012～0.004 μg/ml之间。

卢立康唑对其他的病原性真菌，如念珠菌及马拉色菌等酵母类真菌以及曲霉和暗色真菌等，也有强抗真菌活性。

卢立康唑通过抑制真菌细胞膜麦角甾醇的合成来发挥抗真菌作用。

【不良反应】 主要发生在用药局部，表现为瘙痒感、红斑、刺激感、疼痛感及接触性皮炎、湿疹等。发生率小于0.1%的不良反应有皮肤局部发热、灼热感，BUN上升和尿蛋白增加。

【禁忌证】 禁用于已知对本品活性成分或其中任何赋形剂成分过敏者。

【注意事项】 (1)仅限于皮肤局部使用,不可用于角膜、结膜。

(2)不能用于高度溃烂的皮肤表面。

(3)涂布部位如出现瘙痒、发红、刺激感、疼痛、皮疹等症状,应停止用药,必要时向医师咨询。

(4)当药品性状发生改变时禁止使用。

(5)请将药品置于儿童不能接触到的地方。

【用法与用量】 局部外用,每天1次涂于患处。体股癣用药1~2周,手足癣用药2~4周。

【制剂与规格】 卢立康唑乳膏1%(1)5 g∶0.05 g;(2)10 g∶0.1 g。

利拉萘酯

Liranaftate Cream

【适应证】 适用于敏感真菌所致手癣、足癣、体癣、股癣等浅表真菌感染。

【药理】 本品能够抑制真菌细胞的角鲨烯环化反应,抑制细胞膜的构成成分麦角甾醇的生物合成,从而发挥抗真菌作用。

【不良反应】 临床安全性评价表明不良反应发生率约为1.86%,主要为局部用药的刺激反应,如接触性皮炎(1.06%)、瘙痒(0.25%)、发红(0.19%)、红斑、疼痛和刺激感均为(0.12%)。

【禁忌证】 对利拉萘酯及本品所含其他化学成分过敏者。

【注意事项】 (1)角膜、结膜等部位禁用。

(2)不慎入眼时,用大量水冲洗,并立即到医院接受医生检查。

(3)禁用于有明显糜烂的部位。

【用法与用量】 外用 每天1次涂于患处。体股癣用药2周,手足癣用药4周。

【制剂与规格】 利拉萘酯乳膏:2% 10 g∶0.2 g。

环吡酮胺[药典(二);医保(乙)]

Ciclopirox Olamine

【适应证】 外用于治疗由皮肤癣菌如红色毛癣菌、须癣毛癣菌、絮状表皮癣菌和犬小孢子菌等所致的浅表皮肤真菌感染,如手癣、足癣(尤其是角化增厚型)、体癣、股癣;亦可用于头癣;也适用于治疗甲真菌病。外用于由念珠菌如白念珠菌等所致的皮肤念珠菌感染和念珠菌性外阴阴道炎。外用于由马拉色菌属所致的花斑糠疹。

【药理】 (1)药效学 本品为人工合成的吡啶酮类化合物,主要作用于真菌细胞膜。高浓度使细胞膜的渗透性增加,钾离子和其他内容物漏出,细胞死亡。此药渗透性强,可渗透过甲板。体外抑菌试验对皮肤癣菌、酵母菌、放线菌及其他真菌均有较强的抑制作用,对球菌、杆菌和阴道滴虫亦有抑制作用。

(2)药动学 1%霜剂外用于志愿者后背,仅有给药量的1.3%吸收入血。半衰期为1小时,表皮角质层吸收较多。真皮层较少,但仍高于最小抑菌浓度。甲表面涂用该药,可渗入甲下,部分可进入甲床。

【不良反应】 少数患者出现局部发红、瘙痒、刺痛或烧灼感等刺激症状。偶可发生接触性皮炎。

【禁忌证】 (1)儿童忌用。

(2)对本品过敏者禁用。

【注意事项】 (1)孕妇及哺乳妇女慎用。

(2)不可用于眼睛。

(3)用药过程中若局部皮肤过敏、皮疹加重、瘙痒,应立即停用。

【用法与用量】 (1)外用软膏剂和溶液剂治疗皮肤真菌病 每日1~2次,疗程2~4周。

(2)治疗甲真菌病,先用温水泡软甲板,尽可能把病甲削薄,将药膏用胶布包扎固定在患处,每日1次,需坚持治疗3~6个月。

(3)甲涂剂外涂治疗甲真菌病,先用温水泡软甲板,尽可能把病甲削薄,涂于病甲表面,第1个月,每日1次,第2个月,隔日1次,第3个月开始每周1次,一般需6~12个月,治疗期间应定期锉薄病甲,同时治疗手癣、足癣。

【制剂与规格】 环吡酮溶液:1% 10 g∶0.1 g。

环吡酮甲涂剂:8% 10 g∶0.8 g。

环吡酮软膏:1% (1)10 g∶0.1 g;(2)15 g∶0.15 g。

萘替芬

Naftifine

【适应证】 外用于治疗由皮肤癣菌如红色毛癣菌、须癣毛癣菌、絮状表皮癣菌和犬小孢子菌等所致的浅表皮肤真菌感染,如手癣、足癣(尤其是角化增厚型)、体癣、股癣;亦可用于头癣。外用于由念珠菌如白念珠菌等所致的皮肤念珠菌感染和念珠菌性外阴阴道炎。外用于由马拉色菌属所致的花斑糠疹。

【药理】 属丙烯胺类外用抗真菌药物。作用机制是抑制角鲨烯环氧酶,使角鲨烯在真菌细胞内聚集,导致细胞死亡。体外抗真菌试验,对毛癣菌属、小孢子菌属和表皮癣菌属均有较强的抑制作用。对曲霉、孢子丝菌、念珠菌也有一定的抑制作用。

【不良反应】 少数患者有局部轻度烧灼感、瘙痒感等刺激症状，偶可发生过敏，引起接触性皮炎。

【禁忌证】 对本品过敏者禁用。

【注意事项】 (1)用药过程中一旦局部皮肤过敏、皮疹加重、瘙痒，应立即停用。

(2)避免接触眼睛。

【用法与用量】 外用于患处，每日 2 次，3～4 周为一疗程。

【制剂与规格】 盐酸萘替芬溶液：10 ml∶0.1 g。

盐酸萘替芬乳膏：1%　10 g∶0.1 g。

盐酸萘替芬凝胶：1%　10 g∶0.1 g。

布替萘芬[医保(乙)]

Butenafine

【适应证】 外用于治疗由皮肤癣菌所致的浅表皮肤真菌感染，如手癣、足癣(尤其是角化增厚型)、体癣、股癣；亦可用于头癣。外用于由念珠菌所致的皮肤念珠菌感染。由马拉色菌属所致的花斑糠疹。

【药理】 布替萘芬属于苄甲胺衍生物，是在萘替芬基础上发展起来的广谱抗真菌药物，其化学结构和作用模式类似于丙烯胺类抗真菌药，兼具抑菌和杀菌作用，抗真菌活性与萘替芬和特比萘芬相似或略强，同时有较强的抗炎作用。作用机制是抑制角鲨烯环氧酶活性，使真菌麦角固醇的合成受抑制。过多的角鲨烯聚集于真菌细胞内，杀灭真菌。同时，高浓度的角鲨烯也可干扰细胞膜的功能和细胞壁的合成。该药对皮肤癣菌有杀菌作用，对念珠菌酵母相不如菌丝相敏感，为抑菌作用。使用布替萘芬一次后在皮肤尤其在角质层产生杀真菌浓度可维持至少 72 小时，由于该药具有强大的杀菌活性并可持续滞留于皮肤角质层，故停药后具有抗菌后效应，治愈后复发率低。

【不良反应】 少数患者可出现局部轻度烧灼感、瘙痒感等刺激症状。偶可发生接触性皮炎。

【禁忌证】 对本品过敏者禁用。

【注意事项】 (1)用药过程中一旦局部皮肤过敏、皮疹加重、瘙痒，应立即停用。

(2)避免接触眼睛。

【用法与用量】 外涂于患处，治疗体癣、股癣，每日 1 次，连用 1～2 周。手癣、足癣、花斑糠疹，每日 1 次，连用 2～4 周。

【制剂与规格】 盐酸布替萘芬乳膏：1%(1)10 g∶0.1 g；(2)15 g∶0.15 g。

盐酸布替萘芬凝胶：1%(1)10 g∶0.1 g；(2)6 g∶0.06 g；(3)15 g∶0.15 g。

盐酸布替萘芬搽剂：10 ml∶0.1 g。

盐酸布替萘芬喷剂：10 ml∶0.1 g。

盐酸特比萘芬[药典(二)；医保(乙)]

Terbinafine Hydrochloride

【适应证】 外用于治疗由皮肤癣菌如红色毛癣菌、须癣毛癣菌、絮状表皮癣菌和犬小孢子菌等所致的浅表皮肤真菌感染，如手癣、足癣(尤其是角化增厚型)、体癣、股癣；亦可用于头癣。外用于由念珠菌如白念珠菌等所致的皮肤念珠菌感染和念珠菌性外阴阴道炎。外用于由马拉色菌属所致的花斑糠疹。内服可用于治疗皮肤癣菌病，特别是甲真菌病、头癣等，还可用于孢子丝菌病及着色芽生菌病等。

【药理】 本品分子结构中有烯丙胺结构，能抑制真菌麦角固醇合成过程中角鲨烯环氧酶的作用，致使角鲨烯在真菌细胞中蓄积而起制菌作用。

【不良反应】 少数患者可出现局部轻度烧灼感、瘙痒感等刺激症状或局部皮肤干燥。偶可引起接触性皮炎。

【禁忌证】 对本品过敏者禁用。

【注意事项】 (1)用药过程中一旦局部皮肤过敏、皮疹加重、瘙痒，应立即停用。

(2)避免接触眼睛。

【用法与用量】 外涂于患处　治疗体癣、股癣，每日 2 次，连用 1～2 周。手癣、足癣、花斑糠疹，每日 2 次，连用 2～4 周。

【儿科注意事项】 体股癣 2～4 周，手癣、足癣、花斑癣 4～6 周。

【制剂与规格】 盐酸特比萘芬乳膏：1%　10 g∶0.1 g。

盐酸特比萘芬凝胶：1%(1)10 g∶0.1 g；(2)5 g∶50 mg。

盐酸特比萘芬溶液：1%(1)5 ml∶50 mg；(2)10 ml∶0.1 g。

盐酸特比萘芬搽剂：15 ml∶0.15 g。

阿莫罗芬[医保(乙)]

Amorolfine

【适应证】 外用于治疗由皮肤癣菌如红色毛癣菌、

须癣毛癣菌、絮状表皮癣菌和犬小孢子菌等所致的浅表皮肤真菌感染，如手癣、足癣、体癣、股癣；亦可用于头癣；也适用于治疗甲真菌病。外用于由念珠菌如白念珠菌等所致的皮肤念珠菌感染和念珠菌性外阴阴道炎。由马拉色菌属所致的花斑糠疹。

【药理】 作用机制为干扰真菌细胞膜麦角固醇的合成而导致真菌死亡。本药对多种致病真菌有抗菌活性，如皮肤癣菌、念珠菌、皮炎芽生菌、荚膜组织浆胞菌、孢子丝菌，对曲霉菌属也有不同的抗菌活性。由于全身给药无活性，因此本药只限于局部应用治疗浅表真菌感染。

【不良反应】 不良反应轻微，仅见一过性局部瘙痒、轻微烧灼感等。

【禁忌证】 对本品过敏者禁用。

【注意事项】 (1)用药过程中一旦局部皮肤过敏、皮疹加重、瘙痒，应立即停用。

(2)避免接触眼睛。

【用法与用量】 外用乳膏涂于患处，治疗体癣、股癣，每日1次，连用1～2周。手癣、足癣、每日1次，连用2～4周。治疗甲真菌病，先用温水泡软甲板，尽可能把病甲削薄，将药膏用胶布包扎固定在患处，每日1次，需坚持治疗6～12个月。甲搽剂外涂治疗甲真菌病，先用温水泡软甲板，尽可能把病甲削薄，涂于病甲表面，每周1～2次，一般需要6～12个月，治疗期间应定期锉薄病甲，同时治疗手癣、足癣。甲搽剂还可为甲真菌病治愈后的预防用药。推荐用法：5%阿莫罗芬搽剂，每周1次或2次外用，连续48周。

【制剂与规格】 盐酸阿莫罗芬搽剂：5%　2.5 ml：0.125 g(以阿莫罗芬计)。

盐酸阿莫罗芬乳膏：0.25%。

制霉菌素

Nystatin

【适应证】 适用于由念珠菌属引起的皮肤、口腔及阴道感染。

【不良反应】 偶见局部刺激，可引起接触性皮炎。阴道片或阴道栓可引起白带增多。

【用法与用量】 (1)皮肤念珠菌病　软膏外涂，每日2次。

(2)口腔念珠菌病　用水混悬液洗漱，每次10 ml。

(3)耳真菌病　用滴耳液滴耳，每日2～3次。④阴道念珠菌病：用阴道栓或阴道片，每晚1粒(或1片)(内服方法参阅“抗真菌药”)。

【制剂与规格】 制霉菌素片：(1)10万U；(2)25万U；(3)50万U。

制霉菌素软膏：1 g：10万U。

制霉菌素水混悬液：1 ml：10万U。

制霉菌素滴耳液：1 ml：5万U。

制霉菌素阴道栓：10万U。

制霉菌素阴道片：10万U。

制霉菌素阴道泡腾片：10万U。

其余内容参阅第十章第十六节。

两性霉素B[药典(二)；医保(乙)]

Amphotericin B

【适应证】 外用于着色芽生菌病、灼烧伤后皮肤真菌感染、呼吸道念珠菌、曲菌或隐球菌感染、真菌性角膜溃疡。

【不良反应】 可有局部刺激等。

【用法与用量】 灼烧伤后皮肤真菌感染，以0.1%溶液外涂；呼吸道真菌感染，以5～10 mg配成0.2～0.3 mg/ml溶液，每日分2次喷雾，疗程1个月；真菌性角膜溃疡，用1%眼膏或0.1%滴眼液外涂，每日2次。

【制剂与规格】 两性霉素B溶液：3%。

两性霉素B软膏：3%。

两性霉素B滴眼液：0.1%；0.25%。

两性霉素B眼膏：0.25%；0.5%；1%。

其余内容参阅第十章第十六节。

十一烯酸[药典(二)；医保(乙)]

Unecylenic Acid

【适应证】 外用于治疗头癣、体癣、股癣、手癣、足癣等浅表皮肤真菌感染，也可治疗由念珠菌引起的阴道感染。

【药理】 具有中等强度的杀菌及抑制真菌作用。只有在高浓度、长时间作用下才能杀灭真菌。十一烯酸锌抗真菌作用与十一烯酸相似，两者常合用。十一烯酸锌中的锌起收敛作用，可帮助减轻炎症和刺激。

【不良反应】 少数患者可出现局部轻度烧灼感、瘙痒感等刺激症状。偶可引起接触性皮炎。

【禁忌证】 对本品过敏者禁用。

【给药说明】 (1)症状消失后继续用药2周，如治疗4周未见好转，应向医生咨询。

(2)对持久的真菌感染，白天使用撒布剂，晚上使用软膏。

(3)感染缓解、消失后，可继续使用撒布剂，以防止再次感染。

(4)不可用于眼睛。

【用法与用量】 外用于患处，每日 2 次，需连续应用数周。

【制剂与规格】 十一烯酸酊：10%。

复方十一烯酸锌软膏：含十一烯酸 5%及十一烯酸锌 20%。

复方十一烯酸锌乳膏：含十一烯酸 3%及十一烯酸锌 20%。

复方十一烯酸锌撒布剂：含十一烯酸 2%、十一烯酸锌 20%及硼酸 1%。

氯碘羟喹[药典(二)]

Clioquinol

【适应证】 主要用于皮肤、黏膜真菌病，如头癣、股癣、体癣、足癣及皮肤擦烂型念珠菌病的治疗。可用于细菌感染性皮肤病，如毛囊炎和脓皮病治疗；肛门生殖器瘙痒和湿疹类炎症性皮肤病，以及这类疾病伴发感染。此外也用于皮脂溢出的治疗。

【药理】 本品为卤代 8-羟喹啉衍生物，可直接杀灭阿米巴滋养体，局部外用对细菌、真菌也有杀灭作用。有防腐、收敛、消毒、刺激肉芽组织新生及上皮修复等作用。皮肤和阴道局部应用能抗真菌、抗细菌和抗毛滴虫。

【不良反应】 少数敏感性皮肤患者可引起皮肤刺激，表现为局部红斑、灼痛感和痒感。

【禁忌证】 对碘过敏者以及甲状腺肿大者禁用。

【注意事项】 ①该药可引起衣物染色。②该药过量吸收可能引起碘中毒。

【给药说明】 应清洁皮损后涂药。

【用法与用量】 局部外用，一日 2～3 次。

【制剂与规格】 氯碘羟喹乳膏：3%　10 g：0.3 g。

氟尿嘧啶[药典(二)；基；医保(甲，乙)]

Fluorouracil

【适应证】 外用于治疗光线性角化、日光性唇炎、鲍温病、Queyrat 红斑增殖病、鲍温样丘疹病、尖锐湿疣、白癜风、皮肤淀粉样变病、播散性表浅性汗孔角化症、寻常疣、扁平疣、银屑病、着色性干皮病、表浅性基底细胞上皮瘤等。

【药理】 用^{14}C 同位素标记进行人的经皮吸收研究结果表明，整个面颈部单次涂药 5%制剂 1 g(含药 50 mg)并保留 12 小时，约有用药剂量 5.98%的药物被吸收；如每日涂药两次(含药为 100 mg)，其进入系统循环的药量为 5～6 mg。

【不良反应】 (1)局部的不良反应有：接触性皮炎、皮肤红肿、糜烂、炎症后色素沉着、刺激、疼痛、光敏、瘙痒、疤痕、皮疹、溃疡、甲床变黑(可恢复)。

(2)白细胞减少是口服用药最经常发生的血液学不良反应。

【禁忌证】 孕妇及用药其间可能怀孕的妇女禁用。应用本品期间禁止哺乳。

【注意事项】 (1)面部损害涂药时可引起色素沉着。

(2)角化明显的疾病可提高给药浓度。

(3)用药期间应定期检查血象。

(4)肝肾功能不良、感染、水痘、心脏病等慎用。

(5)不可用于黏膜。

(6)用药期间出现毒性反应，立即停药。

【用法与用量】 局部外用，一日 1～2 次。

【制剂与规格】 氟尿嘧啶乳膏：(1)0.5%　4 g：20 mg；(2)2.5%　4 g：0.1 g。

第二节　糖皮质激素

氢化可的松[药典(二)；基；医保(甲)]

Hydrocortisone

【适应证】 外用适于对糖皮质激素有效的非感染性、炎症性及瘙痒性皮肤病，如特应性皮炎、湿疹、神经性皮炎、接触性皮炎及脂溢性皮炎等。

【药理】 本品外用为弱效糖皮质激素，具有抗炎、抗过敏、抗增生及止痒作用。外用后可经皮肤吸收，尤其在皮肤破损处吸收更快。可以减轻和防止组织对炎症的反应，能消除局部非感染性炎症引起的发热、发红及肿胀，从而减轻炎症的表现。经皮吸收后的药代动力学与全身给药相似(参阅第九章第七节)。

【不良反应】 可有烧灼感、皮肤刺激感。偶可引起接触性皮炎，长期外用局部可出现毛细血管扩张、多毛、皮肤萎缩，并使皮肤容易发生继发感染，如毛囊炎及真菌感染；长期外用于面部可出现痤疮样疹、口周皮炎等。

【禁忌证】 (1)对本药及基质成分过敏者或对其他糖皮质激素过敏者禁用。

(2)原发性细菌性、真菌性及病毒性皮肤病禁用。

【注意事项】 (1)不宜长期、大面积使用。因为长期大量使用,由于全身性吸收作用可造成可逆性下丘脑-垂体-肾上腺(PHA)轴的抑制,部分患者可出现库欣综合征、高血糖等表现。

(2)若用药部位发生局部皮肤过敏,皮疹加重、瘙痒,应立即停用。

(3)孕妇、哺乳期妇女应考虑用药利弊,慎重使用。

【用法与用量】 涂于患处,成人一日 2～3 次;儿童一日 1～2 次。

【儿科注意事项】 不宜长期、大面积使用。

【制剂与规格】 氢化可的松乳膏:(1)0.25%　10 g∶25 mg;(2)0.5%　10 g∶0.05 g;(3)1%　10 g∶0.1 g。

醋酸氢化可的松[药典(二);基;医保(甲)]

Hydrocortisone Acetate

【适应证】 用于过敏性、非感染性皮肤病和一些增生性皮肤疾患。如皮炎、湿疹、神经性皮炎、脂溢性皮炎及瘙痒症等。

【药理】 (1)药效学　本品外用为弱效糖皮肤激素,具有抗炎、抗过敏、抗增生、止痒及减少渗出作用;可以减轻和防止组织对炎症的反应,能消除局部非感染性炎症引起的发热、发红及肿胀,从而减轻炎症的表现;免疫抑制作用:防止或抑制细胞介导的免疫反应,延迟性的过敏反应,并减轻原发免疫反应的扩展。

(2)药动学　本品可经皮肤吸收,尤其在皮肤破损处吸收更快。本品主要经肝脏代谢,转化为四氢可的松和四氢氢化可的松,大多数代谢产物结合成葡糖醛酸酯,极少量以药物原形经尿排泄(具体请参阅“内分泌系统用药章肾上腺皮质激素节”)。

【不良反应】 长期使用可引起局部皮肤萎缩,毛细血管扩张、色素沉着、毛囊炎、口周皮炎以及继发感染。

【禁忌证】 (1)对本药及基质成分过敏者和对其他糖皮质激素过敏者禁用。

(2)原发性细菌性、真菌性及病毒性等感染性皮肤病禁用。

【注意事项】 (1)不宜长期、大面积使用。因为长期大量使用,由于全身性吸收作用可造成可逆性下丘脑-垂体-肾上腺(PHA)轴的抑制,部分患者可出现库欣综合征、高血糖等表现。

(2)用药 1 周后症状未缓解,应向医师咨询。

(3)涂布部位如有灼烧感、瘙痒、红肿等,应停止用药,洗净。必要时向医师咨询。

【用法与用量】 局部外用,一日 2～4 次。

【制剂与规格】 醋酸氢化可的松乳膏:1%　10 g∶0.1 g。

醋酸泼尼松龙(醋酸强的松龙)[药典(二);基;医保(乙)]

Prednisolone Acetate

【适应证】 外用于治疗过敏性、非感染性皮肤病和一些增生性皮肤疾患。如皮炎、湿疹、神经性皮炎、脂溢性皮炎及瘙痒症等。

【药理】 (1)药效学　本品外用为中效糖皮质激素,具有抗炎、抗过敏、抗增生、止痒及减少渗出作用;可以减轻和防止组织对炎症的反应,能消除局部非感染性炎症引起的发热、发红及肿胀,从而减轻炎症的表现。

(2)药动学　本品的软膏剂可经皮肤吸收,尤其在皮肤破损处吸收更快。本品无需经肝脏代谢即可发挥作用(参阅第九章第七节)。

【不良反应】 长期使用可引起局部皮肤萎缩,毛细血管扩张、色素沉着、毛囊炎、口周皮炎以及继发感染。

【禁忌证】 (1)对本药及基质成分过敏者和对其他糖皮质激素过敏者禁用。

(2)原发性细菌性、真菌性及病毒性等感染性皮肤病禁用。

【注意事项】 涂布部位如有灼烧感、瘙痒、红肿等,应停止用药,洗净。必要时向医师咨询。

【给药说明】 不宜长期使用,并避免全身大面积使用。用药一周后症状未缓解,应向医师咨询。

【用法与用量】 局部外用,一日 2～4 次。

【制剂与规格】 醋酸泼尼松龙乳膏:0.5%　(1)4 g∶0.02 g;(2)10 g∶0.05 g。

丁酸氢化可的松[药典(二);基;医保(乙)]

Hydrocortisone Butyrate

【适应证】 外用适用于对糖皮质激素外用有效的皮肤病,如接触性皮炎、特应性皮炎、脂溢性皮炎、湿疹、神经性皮炎、银屑病等瘙痒性及非感染性炎症性皮肤病。可适于儿童及面部皮损的使用。

【药理】 是一个不含氟的中效糖皮质激素。外用能降低毛细血管通透性,抑制角质生成和细胞增殖,具有抗过敏、抗炎症的作用。由于在化学结构中不含氟,局部外用不良反应的发生率低,可适于儿童及面部皮肤的使用。

【不良反应】 偶可出现瘙痒、干燥及烧灼感。用药部位如有烧灼感、红肿等情况应停药，并将局部药物洗净，必要时向医师咨询。长期局部外用，可引起糖皮质激素类的不良反应，如痤疮样皮炎、毛细血管扩张、色素脱失或沉着、增加对感染的易感性等。

【禁忌证】 (1)对本药及基质成分过敏者和对其他糖皮质激素过敏者禁用。

(2)原发性细菌性、真菌性及病毒性等感染性皮肤病禁用。

(3)不宜用于破损皮肤。

【注意事项】 (1)婴儿及儿童勿长期、大面积使用或采用封包治疗，以免抑制下丘脑-垂体-肾上腺轴，产生继发性肾上腺功能不足。

(2)孕妇、哺乳期妇女应考虑用药的利弊，慎重使用。

(3)避免与眼接触。

(4)久用可产生耐受性。

【用法与用量】 外用均匀涂于患处，用后轻轻揉搽，每日 2～3 次。对顽固、肥厚性皮损可采用封包疗法。

【儿科注意事项】 (1)可适于儿童及面部皮损。

(2)婴儿及儿童勿长期、大面积使用或封包治疗。

【制剂与规格】 丁酸氢化可的松乳膏：0.1%　10 g：10 mg。

地塞米松[药典(二)；基；医保(甲，乙)]

Dexamethasone

【适应证】 外用适于对糖皮质激素有效的非感染性、炎症性及瘙痒性皮肤病，如特应性皮炎、湿疹、神经性皮炎、接触性皮炎、脂溢性皮炎及局限性瘙痒症等。

【药理】 本品为中效糖皮质激素，具有抗炎、抗过敏、抗增生及止痒作用。外用后可经皮肤吸收，尤其在皮肤破损处吸收更快。经皮吸收后的药代动力学与全身给药相似(参阅第九章第七节)。

【不良反应】 (1)可有烧灼感、皮肤刺激感。偶可发生接触性皮炎。

(2)长期外用局部可出现毛细血管扩张、多毛、皮肤萎缩、创伤愈合障碍等。

(3)长期外用于面部可出现痤疮样疹、酒渣样皮炎、颜面毛细血管扩张、口周皮炎等。

(4)长期外用于皮肤皱褶部位，如股内侧可出现萎缩纹，尤其在青少年容易发生。

【禁忌证】 (1)对本药及基质成分过敏者或对其他糖皮质激素过敏者禁用。

(2)原发性细菌性、真菌性及病毒性等感染性皮肤病禁用。

【注意事项】 (1)不宜长期、大面积使用。因为长期大量使用，由于全身性吸收作用可造成可逆性下丘脑-垂体-肾上腺(PHA)轴的抑制，部分患者可出现库欣综合征、高血糖等表现。

(2)面部、皮肤褶皱部位如腹股沟、腋窝及儿童，连续使用不应超过 2 周。

(3)若用药部位发生烧灼感、瘙痒，局部红肿，应立即停药。

(4)本品不可用于眼部。

(5)孕妇、哺乳期妇女应考虑用药利弊，慎重使用。

【用法与用量】 涂于患处，一日 1～2 次。

【儿科注意事项】 (1)不宜长期、大面积使用。

(2)儿童连续使用不应超过 2 周。

【制剂与规格】 醋酸地塞米松乳膏：0.05%(1)4 g：2 mg；(2)5 g：2.5 mg；(3)10 g：5 mg。

复方醋酸地塞米松乳膏：(1)10 g：7.5 mg；(2)20 g：15 mg。

醋酸氟氢可的松[药典(二)]

Fludrocortisone Acetate

【适应证】 外用适用于对糖皮质激素有效的皮肤病，如接触性皮炎、特应性皮炎、脂溢性皮炎、湿疹、皮肤瘙痒症、银屑病、神经性皮炎等。

【药理】 外用为中效糖皮质激素。具有抗炎、抗过敏、止痒、抑制免疫等作用。局部应用能降低毛细血管壁和细胞膜的通透性，减少炎性渗出，并能抑制组胺及其他炎症介质的形成和释放。本品可经皮肤吸收，尤其在皮肤破损处吸收更快。经皮吸收后的药代动力学与全身给药相似(参阅第九章第七节)。

【不良反应】 (1)可有烧灼感、皮肤刺激感。偶可发生接触性皮炎。

(2)长期局部外用，可出现毛细血管扩张、多毛、皮肤萎缩，增加对感染的易感性等，封包治疗时更多见。

(3)长期外用于面部可出现痤疮样疹、酒渣样皮炎、颜面红斑、口周皮炎等。

(4)长期、大面积使用可因药物的累积吸收作用出现皮质功能亢进征(库欣综合征)，表现为多毛、痤疮、满月脸、高血压、骨质疏松、精神抑郁、伤口愈合不良等。儿童长期使用可抑制生长和发育。

【禁忌证】 (1)对本药及基质成分过敏者和对其他

糖皮质激素过敏者禁用。

(2)禁用于由细菌、真菌、病毒等所致的原发性感染性皮肤病,如脓疱疮、体癣、股癣等。

【注意事项】 (1)不能长期或大面积使用,以免由于全身性吸收作用,造成可逆性下丘脑-垂体-肾上腺(PHA)轴的抑制。

(2)本品具较强的钠潴留作用,外用时偶见钠潴留及水肿。

(3)皮肤有化脓感染和真菌感染时须同时使用抗感染药物。如同时使用后,感染的症状没有及时改善,应停用本药直至感染得到控制。

【用法与用量】 外用涂于患处,一日2次。

【制剂与规格】 醋酸氟氢可的松乳膏:0.025% 10 g:2.5 mg。

地奈德[医保(乙)]

Desonide

【适应证】 外用适于对糖皮质激素有效的非感染性、炎症性及瘙痒性皮肤病,如特应性皮炎、接触性皮炎、神经性皮炎、脂溢性皮炎、湿疹、银屑病、扁平苔藓等的治疗。

【药理】 本品外用为中效糖皮质激素,具有抗炎、抗过敏、止痒及减少渗出作用;可以减轻和防止组织对炎症的反应,能消除局部非感染性炎症引起的潮红及肿胀,从而减轻炎症的表现;具有防止或抑制细胞免疫反应及抑制初次免疫应答的作用。本品经正常和患处皮肤均可吸收,皮肤炎症或皮肤破损能增加经皮吸收,封包治疗也可使吸收增加。吸收后本品的代谢途径与系统给药相同,主要在肝脏代谢,经肾脏排泄,部分原药和代谢产物也可分泌入胆汁排泄。

【不良反应】 (1)可有烧灼感、皮肤刺激感。偶可发生接触性皮炎。

(2)长期外用局部可出现毛细血管扩张、多毛、皮肤萎缩及创伤愈合障碍,并使皮肤容易发生继发感染,如毛囊炎及真菌感染。

(3)长期外用于面部可出现痤疮样疹、酒渣样皮炎、颜面红斑、口周皮炎等。

【禁忌证】 (1)对外用皮质激素或本品中含有的其他成分过敏的患者禁用。

(2)原发性细菌性、真菌性及病毒性等感染性皮肤病禁用。

【注意事项】 (1)本品需在医生指导下使用,仅供外用,避免接触眼睛。

(2)长期、大面积外用糖皮质激素的系统吸收可导致下丘脑-垂体-肾上腺皮质轴(HPA)功能可逆性的抑制、库欣综合征、高血糖和糖尿等。如果出现HPA轴的抑制则应停药,或换用作用较弱的糖皮质激素。儿童由于体表面积和体重的比值比成人大,外用糖皮质激素治疗时吸收率更高,增加了发生系统毒性的可能性。HPA轴功能通常在停药后可较快地完全恢复正常。

(3)如果出现局部接触性皮炎症状,应停药并采取相应的治疗措施。

(4)若用药后继发感染性皮肤病,应停用糖皮质激素至感染被完全控制。

(5)封包疗法只适用于掌跖及肥厚的皮损,应在医务人员指导下使用。封包后若出现毛囊炎等不良反应,则应停用。

(6)孕妇、哺乳期妇女应考虑用药利弊,慎重使用。孕妇不应大剂量,大面积长期使用本品。

(7)儿童长期、大面积使用可导致生长发育迟缓。外用于尿布覆盖区域不宜使用紧束的尿布和塑料裤。

【用法与用量】 均匀涂搽于患处,每日2~4次。发生在掌跖及肥厚的皮损可采用封包治疗。

【儿科注意事项】 儿童使用本品应在有效前提下选择最低剂量。

【制剂与规格】 地奈德乳膏:0.05% 15 g:7.5 mg。

地奈德洗剂:0.05%。

丁酸氯倍他松

Clobetasone Butyrate

【适应证】 用于短期治疗和控制各种湿疹和皮炎,包括特应性、原发刺激性和过敏性皮炎。

【药理】 本品为糖皮质激素类药物,外用具有抗炎、抗过敏、止痒及防止渗出作用,能迅速有效地消除和改善局部非感染性炎症引起的红斑、瘙痒、干燥、发热及发红等症状。本品的乳膏基质还具有持久保湿作用,皮肤保湿作用长达24小时。

【不良反应】 (1)可有烧灼感、皮肤刺激感。偶可发生接触性皮炎。

(2)长期局部外用,可出现皮肤毛细血管扩张、多毛、皮肤萎缩,增加对感染的易感性等,封包治疗时更多见。

(3)长期外用于面部可出现痤疮样疹、酒渣样皮炎、颜面红斑、口周皮炎等。

(4)长期、大面积使用可因药物的累积吸收作用出现皮质功能亢进征(库欣综合征),表现为多毛、痤疮、满月脸、高血压、骨质疏松、精神抑郁、伤口愈合不良等。儿童长期使用可抑制生长和发育。

【禁忌证】 (1)对本品任一成分过敏者禁用。

(2)禁用于由病毒、真菌或细菌引起的原发性皮肤感染，如单纯疱疹、水痘、皮肤浅表癣菌病和脓疱疮等。

(3)痤疮患者禁用。

【注意事项】 (1)12岁以下儿童使用本品前请咨询医师。儿童必须在成人监护下使用。将本品放在儿童不能接触的地方。

(2)7天内症状消除，即可停止治疗；若7天后症状缓解但仍需继续治疗时，请咨询医师；7天后症状未缓解或加重，请咨询医师。若症状复发，除非得到医生的建议，同一部位的治疗不应超过两次。

(3)用于眼皮治疗时，注意不要让本品进入眼内，因糖皮质激素类外用药可能导致青光眼；不要用于腹股沟、阴部和趾间等易受真菌感染的部位。

(4)不用于脂溢性皮炎的治疗，脂溢性皮炎患者请就医治疗。

(5)使用本品时，请勿封包，因为封包可增加皮肤对药物的吸收；勿合用其他糖皮质激素类外用药，合用这些药物可能会增加不良反应的发生率。

(6)不建议孕妇及哺乳期妇女使用本品。

(7)不宜长期、全身大面积使用。

【用法与用量】 外用。成人及12岁以上儿童用量：一日2次，轻涂于患处。连续使用最长为7天。

【制剂与规格】 丁酸氯倍他松乳膏：0.05％(1)5 g∶2.5 mg；(2)10 g∶5 mg；(3)15 g∶7.5 mg。

醋酸曲安奈德[药典(二)；医保(乙)]

Triamcinolone Acetonide Acetate

【适应证】 外用适用于接触性皮炎、脂溢性皮炎、神经性皮炎、湿疹、银屑病、盘状红斑狼疮等糖皮质激素外用治疗有效的皮肤病。局部注射可用于瘢痕疙瘩、肥厚性疤痕、腱鞘炎、滑囊炎、肩周炎等的治疗。

【药理】 为中效糖皮质激素类外用药。外用能降低毛细血管通透性，抑制角质生成，抑制角质形成细胞增殖，具有抗过敏、抗炎症的作用。作用时间较长，抗炎作用为氢化可的松的5倍。本品可经皮肤吸收，尤其在皮肤破损处吸收更快。经皮吸收后的药代动力学与全身给药相似，在肝、肾和组织中代谢为无活性代谢物，经肾脏排出(参阅第九章第七节)。

【不良反应】 (1)可有烧灼感、皮肤刺激感。偶可发生接触性皮炎。

(2)长期外用局部可出现毛细血管扩张、多毛、皮肤萎缩、创伤愈合障碍，并使皮肤容易发生继发感染，如毛囊炎及真菌感染，封包治疗时更多见。

(3)长期外用于面部可出现痤疮样疹、酒渣样皮炎、颜面红斑、口周皮炎等。

(4)长期、大面积使用可因药物的累积吸收作用出现皮质功能亢进征(库欣综合征)，表现为多毛、痤疮、满月脸、高血压、骨质疏松、精神抑郁、伤口愈合不良等。儿童长期使用可抑制生长和发育。

(5)皮损内局部注射可引起局部皮肤萎缩，凹陷。

【禁忌证】 (1)对本药及基质成分过敏者和对其他糖皮质激素过敏者禁用。

(2)原发性细菌性、真菌性及病毒性等感染性皮肤病禁用。

(3)作局部注射时：有高血压、心脏病、糖尿病、溃疡病、骨质疏松症、青光眼、肝肾功能不全等的患者视病情慎用乃至禁用。

【注意事项】 (1)本品不宜大面积或长期局部外用。因为长期大量使用，由于全身性吸收作用可造成可逆性下丘脑-垂体-肾上腺(PHA)轴的抑制。

(2)面部、腋下、腹股沟等皮肤细嫩部位慎用。长期使用，可发生皮肤萎缩变薄和毛细血管扩张等。

(3)孕妇、哺乳期妇女应考虑用药利弊，慎重使用。

(4)儿童慎用，婴儿不宜使用。

(5)患处涂药后不需封包。封包疗法只适于掌跖及肥厚的皮损，应在医务人员指导下使用。

(6)本品不可用于眼部。

(7)皮肤有化脓感染和真菌感染时须同时使用抗感染药物。如同时使用后，感染的症状没有及时改善，应停用本药直至感染得到控制。

【用法与用量】 外用软膏：涂于患处　每日2～3次。

注射液：皮损局部注射　每次10～40 mg。每3～4周一次。局部注射剂使用前应充分摇匀。

【制剂与规格】 醋酸曲安奈德乳膏：0.1％(1)4 g∶4 mg；(2)10 g∶2.5 mg；(3)10 g∶5 mg；(4)10 g∶40 mg。

曲安奈德注射液：(1)1％　5 ml∶50 mg；(2)4％　5 ml∶200 mg；(3)4％　1 ml∶40 mg。

糠酸莫米松[医保(乙)]

Mometasone Furoate

【适应证】 外用适用于对糖皮质激素外用治疗有效的皮肤病，如接触性皮炎、特应性皮炎、湿疹、神经性皮炎及银屑病等瘙痒性及非感染性炎症性皮肤病。

【药理】 是中强效糖皮质激素外用制剂。具有抗炎、抗过敏、止痒及减少渗出作用。局部外用经皮吸收率仅0.4%(乳膏)～0.7%(软膏),因此全身不良反应的发生率极低。吸收后与其他糖皮质激素在体内的代谢一样,主要在肝脏代谢,在肾脏排泄。

【不良反应】 偶见烧灼感,瘙痒、刺痛等刺激反应。长期局部外用可发生皮肤萎缩、毛细血管扩张、增加对感染的易感性等。长期外用于面部可发生痤疮样皮炎、口周皮炎。

【禁忌证】 (1)对本药及基质成分过敏者和对其他糖皮质激素过敏者禁用。

(2)原发性细菌性、真菌性及病毒性等感染性皮肤病禁用。

【注意事项】 (1)如大面积,长期外用或采用封包使用本品,会增加药物的全身吸收,同时会增加造成肾上腺皮质抑制不良后果的危险性,必须加以注意。尤其对于婴儿及儿童,由于其体表面相对较大,使用本品对产生下丘脑-垂体-肾上腺轴抑制及库欣综合征的敏感大于成年人,且可影响儿童的生长发育,因此对于儿童,使用本品应注意尽可能减少药物的用量。

(2)如伴有皮肤感染,抗感染药物必须同时使用。如临床症状没有及时得到改善,应停用本品直至感染得到控制。

(3)不可用于眼部。

(4)使用过程中发生刺激和过敏反应时,应停止用药并适当治疗。

(5)孕妇及哺乳期妇女:本品对孕妇的安全性尚未确定,对于孕妇需考虑用药的利弊,慎重使用。尚不知局部使用糖皮质激素是否可以从乳汁中排出。对于哺乳期妇女使用本品仍需考虑停止哺乳或停止用药。

(6)过量使用:过量、长期局部使用糖皮质激素类药物可能抑制下丘脑-垂体-肾上腺轴,造成继发性肾上腺功能不足。

【用法与用量】 外用均匀涂于患处,每日1次。可短期外用于面部、皮肤皱褶部位及儿童,时间不应超过2周。

【儿科注意事项】 儿童使用本品应注意尽可能减少药物的用量。

【制剂与规格】 糠酸莫米松乳膏:0.1%(1)5 g∶5 mg;(2)10 g∶10 mg。

糠酸莫米凝胶:5 g∶5 mg。

醋酸氟轻松[药典(二);基;医保(甲)]

Fluocinolone Acetonide

【适应证】 外用适用于对糖皮质激素有效的皮肤病,如接触性皮炎、特应性皮炎、脂溢性皮炎、湿疹、皮肤瘙痒症、银屑病、神经性皮炎等瘙痒性及非感染性炎症性皮肤病。

【药理】 是一个含氟糖皮质激素。0.01%外用制剂为中效、0.025%外用制剂为强效糖皮质激素。可使真皮毛细血管收缩,抑制表皮细胞增殖或再生,抑制结缔组织增生,稳定细胞内溶酶体膜,减少炎性渗出,并能抑制组胺及其他炎症介质的形成和释放,具有抗过敏、抗炎及止痒的作用。外用后可通过完整皮肤吸收。吸收后与系统给予糖皮质激素在体内的代谢一样,主要在肝脏代谢,经肾脏排出。

【不良反应】 长期或大面积应用,可引起皮肤萎缩、毛细血管扩张、毛囊炎,增加对感染的易感性等。应用于面部可发生痤疮样皮炎、口周皮炎等。偶可引起接触性皮炎。

【禁忌证】 (1)对本药及基质成分过敏者和对其他糖皮质激素过敏者禁用。

(2)禁用于由细菌、真菌、病毒等所致的原发性感染性皮肤病,如脓疱疮、体癣、股癣等。

【注意事项】 (1)对于强效糖皮质激素外用制剂,不能长期、大面积应用。若长期、大面积应用或采用封包治疗,由于全身性吸收作用,可造成可逆性下丘脑-垂体-肾上腺(PHA)轴的抑制,部分患者可出现库欣综合征、高血糖等表现。

(2)应用于面部及皮肤皱褶部位,应慎重权衡利弊,因为即便短期应用也可造成皮肤萎缩,毛细血管扩张等不良反应。

(3)如伴有皮肤感染,必须同时使用抗感染药物。如同时使用后,感染的症状没有及时改善,应停用本药直至感染得到控制。

(4)孕妇及哺乳期妇女应权衡利弊后慎用。孕妇不能长期、大面积或大量使用。

(5)不可用于眼部。

(6)儿童及婴儿由于体表面积相对较大,使用本药对PHA轴的抑制更敏感,应权衡利弊后慎用。应尽可能减少药物的用量,且不能采用封包治疗。

【用法与用量】 外用 均匀涂于患处,一日2次。封包仅适于慢性肥厚或掌跖部位的皮损。

【制剂与规格】 醋酸氟轻松乳膏:(1)4 g∶1 mg;

(2)10 g∶2.0 mg;(3)20 g∶5 mg。

丙酸倍他米松[药典(二);医保(乙)]

Betamethasone Dipropionate

【适应证】 外用适于对糖皮质激素有效的非感染性、炎症性及瘙痒性皮肤病,如特应性皮炎、湿疹、神经性皮炎、接触性皮炎、脂溢性皮炎及寻常型银屑病等。

【药理】 本品外用为强效糖皮质激素,具有抗炎、抗过敏、抗增生及止痒作用。可以降低毛细血管壁和细胞膜的通透性,减少炎性渗出,减轻组织对炎症的反应。能消除局部非感染性炎症引起的潮红及肿胀,从而减轻炎症的表现。还有免疫抑制作用,能抑制细胞介导的免疫反应。本品可经皮肤吸收,尤其在皮肤破损处吸收更快。经皮吸收后的药代动力学与全身给药相似(参阅第九章第七节)。

【不良反应】 (1)可有烧灼感、皮肤刺激感。偶可发生接触性皮炎。

(2)长期外用局部可出现毛细血管扩张、多毛、皮肤萎缩、创伤愈合障碍,并使皮肤容易发生继发感染,如毛囊炎及真菌感染,封包治疗时更多见。

(3)长期外用于面部可出现痤疮样疹、酒渣样皮炎、颜面红斑、口周皮炎等。

(4)长期外用于皮肤皱褶部位,如股内侧可出现萎缩纹,尤其在青少年容易发生。

【禁忌证】 (1)对本药及基质成分过敏者或对其他糖皮质激素过敏者禁用。

(2)原发性细菌性、真菌性及病毒性皮肤病禁用。

【注意事项】 (1)本品不宜大面积或长期局部外用。因为长期大量使用,由于全身性吸收作用可造成可逆性下丘脑-垂体-肾上腺(PHA)轴的抑制,部分患者可出现库欣综合征、高血糖等表现。

(2)面部、腋下、腹股沟等皮肤细嫩部位慎用。

(3)孕妇、哺乳期妇女应考虑用药利弊,慎重使用。

(4)儿童慎用。

(5)患处涂药后不需封包。封包疗法只适于掌跖及肥厚的皮损,应在医务人员指导下使用。

(6)本品不可用于眼部。

【用法与用量】 外用:一日 1～2 次,涂于患处,并轻揉片刻。

【制剂与规格】 丙酸倍他米松软膏:0.05% 10 g∶5 mg。

克霉唑倍他米松乳膏:5 g:克霉唑 50 mg 与二丙酸倍他米松 3.215 mg(以倍他米松计 2.5 mg)。

丙酸氟替卡松[医保(乙)]

Fluticasone Propionate

【适应证】 外用适于对糖皮质激素有效的非感染性、炎症性及瘙痒性皮肤病,如特应性皮炎、湿疹、神经性皮炎、接触性皮炎、脂溢性皮炎及寻常型银屑病等。

【药理】 本品外用为强效糖皮质激素,具有抗炎、抗过敏、抗增生及止痒作用。外用后可经皮肤吸收,尤其在皮肤破损处吸收更快。

【不良反应】 不良反应通常较轻,可有瘙痒、干燥及烧灼感。偶可引起接触性皮炎。长期外用局部可出现毛细血管扩张、多毛、皮肤萎缩、创伤愈合障碍,并使皮肤容易发生继发感染,如毛囊炎及真菌感染;长期外用于面部可出现痤疮样疹、酒渣样皮炎、颜面红斑、口周皮炎等。封包治疗时更多见。

【禁忌证】 (1)对本药及基质成分过敏者或对其他糖皮质激素过敏者禁用。

(2)原发性细菌性、真菌性及病毒性皮肤病禁用。

【注意事项】 (1)本品仅供外用,避免接触眼睛。

(2)患处涂药后不需封包。

(3)本品不宜大面积或长期局部外用。因为长期大量使用,由于全身性吸收作用可造成可逆性下丘脑-垂体-肾上腺(PHA)轴的抑制,部分患者可出现库欣综合征、高血糖等表现。

(4)面部、腋下、腹股沟等皮肤细嫩部位慎用。

(5)孕妇、哺乳期妇女应考虑用药的利弊,慎重使用。

(6)儿童慎用。

【用法与用量】 涂于患处,一日 2 次。

【制剂与规格】 丙酸氟替卡松乳膏:0.05% 10 g∶5 mg。

氯氟舒松(哈西奈德)[药典(二);医保(乙)]

Halcinonide

【适应证】 外用适用于低效或中效糖皮质激素治疗无效的亚急性或慢性非感染性皮肤病,如接触性皮炎、特应性皮炎、脂溢性皮炎、神经性皮炎、湿疹、银屑病、盘状红斑狼疮等。

【药理】 为糖皮质激素外用制剂。0.025%为强效、0.1%为最强效外用糖皮质激素。具有较强的抗炎、抗过敏、止痒、抑制免疫等作用。局部应用能降低毛细血管壁和细胞膜的通透性,减少炎性渗出,并能抑制组胺及其他炎症介质的形成和释放。本品可经皮肤吸收，尤其在皮肤破损处吸收更快。经皮吸收后的药代动力学与全身给药相似。

【不良反应】 (1)少数患者在涂药部位可出现局部烧灼感、刺痛、暂时性瘙痒，偶可发生接触性皮炎。

(2)长期外用局部可出现毛细血管扩张、多毛、皮肤萎缩、紫癜、创伤愈合障碍，并使皮肤容易发生继发感染，如毛囊炎及真菌感染，封包治疗时更多见。

(3)长期外用于面部可出现痤疮样疹、酒渣样皮炎、颜面红斑、口周皮炎等。长期外用于皮肤皱褶部位，如股内侧可出现萎缩纹，尤其在青少年容易发生。

(4)长期大面积使用、皮肤破损或封包治疗，可由于全身性吸收作用出现库欣综合征、高血糖等表现。

【禁忌证】 (1)禁用于由细菌、真菌、病毒等所致的原发性感染性皮肤病，如脓疱疮、体癣、股癣等。

(2)对本药及基质成分过敏者或对其他糖皮质激素过敏者禁用。

(3)溃疡性病变者禁用。

(4)禁用于痤疮，酒渣鼻。

【注意事项】 (1)本品应避免接触眼睛及其周围部位。

(2)不宜大面积或长期局部外用。

(3)面部、腋下、腹股沟等部位慎用。

(4)孕妇、哺乳期妇女应考虑用药的利弊，慎重使用。

(5)婴幼儿及儿童皮肤细薄，外用易被吸收，应慎用，1岁以内儿童尽量不用。

(6)若用药部位发生烧灼感、瘙痒，局部红肿，应立即停药。

【用法与用量】 涂于患处，一日1～2次。

【制剂与规格】 氯氟舒松乳膏：(1)0.1%　10 g∶10 mg；(2)0.05%。

氯氟舒松软膏：0.1%　10g∶10 mg。

氯氟舒松溶液剂：(1)0.1%　10 ml∶10 mg；(2)0.025%。

丙酸倍氯米松[药典(二)；医保(甲，乙)]

Beclomethasone Dipropionate

【适应证】 外用适用于对糖皮质激素外用有效的各种非感染性炎症性皮肤病，例如：亚急性和慢性湿疹、脂溢性皮炎、接触性皮炎、特应性皮炎、局限性神经性皮炎、寻常型银屑病、盘状红斑狼疮、掌跖脓疱病和扁平苔藓等。

【药理】 是外用强效糖皮质激素，具有较强的抗炎、抗过敏、止痒、抑制免疫等作用。局部应用能降低毛细血管壁和细胞膜的通透性，减少炎性渗出，并能抑制组胺及其他炎症介质的形成和释放。抑制细胞介导的免疫反应，延迟性过敏反应，并减轻原发免疫反应的扩展。局部抗炎作用强，是氟轻松和曲安奈德的5倍。亲脂性较强，易渗透，涂于患处30分钟后即生效，软膏剂的 $t_{1/2}$ 约为3小时。本品可经皮肤吸收，尤其在皮肤破损处吸收更快。经皮吸收后的药代动力学与全身给药相似(参阅第九章第七节)。

【不良反应】 (1)少数患者在涂药部位可出现局部烧灼感、刺痛、暂时性瘙痒，偶可发生接触性皮炎。

(2)长期外用局部可出现毛细血管扩张、多毛、皮肤萎缩、紫癜、创伤愈合障碍，并使皮肤容易发生继发感染，如毛囊炎及真菌感染，封包治疗时更多见。

(3)长期外用于面部可出现痤疮样疹、酒渣样皮炎、颜面红斑、口周皮炎等。长期外用于皮肤皱褶部位，如股内侧可出现萎缩纹，尤其在青少年容易发生。

(4)长期大面积使用、皮肤破损或封包治疗，可由于全身性吸收作用出现库欣综合征、高血糖等表现。

【禁忌证】 (1)禁用于由细菌、真菌、病毒等所致的原发性感染性皮肤病，如脓疱疮、体癣、股癣等。

(2)对本药及其基质成分过敏者或对其他糖皮质激素过敏者禁用。

【注意事项】 (1)本品不宜长期、大面积应用，亦不宜采用封包治疗，大面积使用不能超过2周。

(2)治疗顽固、斑块状银屑病。若用药面积仅占体表面积的5%～10%，可连续应用4周，每周用量均不能超过50 g。

(3)不宜用于溃疡、二度及以上烫伤、冻伤、湿疹性外耳道炎等。

(4)本品不能用于眼部。

(5)对孕妇及婴儿须慎用。

【用法与用量】 涂于患处，一日2～3次，必要时予以封包。

【制剂与规格】 丙酸倍氯米松乳膏：0.025%　10 g∶2.5 mg。

卤米松[医保(乙)]

Halometasone

【适应证】 外用适用于对糖皮质激素外用有效的各种非感染性炎症性皮肤病，例如：亚急性和慢性湿疹、脂溢性皮炎、接触性皮炎、特应性皮炎、局限性神经性皮炎、寻常型银屑病和扁平苔藓等。

【药理】 为含卤素的最强效外用糖皮质激素，具有较强的抗炎、抗过敏、止痒、收缩血管降低血管通透性和抗表皮增生的作用。对于非感染性炎症性皮肤病，能迅速地减轻和消除如瘙痒等症状。本品的透皮吸收率平均为所用剂量的1.2%。

【不良反应】（1）可有烧灼感、皮肤刺激感。偶可发生接触性皮炎。

（2）长期外用局部可出现毛细血管扩张、多毛、皮肤萎缩、创伤愈合障碍，并使皮肤容易发生继发感染，如毛囊炎及真菌感染，封包治疗时更多见。

（3）长期外用于面部可出现痤疮样疹、酒渣样皮炎、颜面红斑、口周皮炎等。

（4）长期外用于皮肤皱褶部位，如股内侧可出现萎缩纹，尤其在青少年容易发生。

【禁忌证】（1）原发性细菌性、真菌性及病毒性等感染性皮肤病，如脓疱疮、体癣、股癣、单纯疱疹、皮肤结核等禁用。

（2）对本药及基质成分过敏者或对其他糖皮质激素过敏者禁用。

（3）玫瑰痤疮、口周皮炎、寻常痤疮患者禁用。

【注意事项】（1）本品长期应用可出现皮肤萎缩、毛细血管扩张、色素沉着及毛发增生等。对于慢性皮肤疾患（如银屑病或慢性湿疹），使用本品时不应突然停用，应交替换用润肤剂或药效较弱的另一种皮质类固醇，逐渐减少本品用药剂量。

（2）大面积使用，或用于皮肤破损处以及封包治疗可造成药物大量吸收，而引起全身性反应，继发急性肾上腺功能不全。

（3）不可用于眼部，勿接触眼结膜。

（4）慎用于面部或皱褶部位如腋窝、腹股沟，且只能短期使用。

（5）孕妇和哺乳期妇女应慎用。

（6）2岁以下的儿童应慎用，治疗不应超过7天。

（7）用药的皮肤面积不应超过体表面积的10%，不应使用封包疗法。

（8）如伴有皮肤感染，必须同时使用抗感染药物。如同时使用后，感染的症状没有及时改善，应停用本药直至感染得到控制。

【用法与用量】 将本药薄薄地涂敷于患处，轻轻揉擦，每日1～2次。对顽固、肥厚的皮损，可采用封包治疗。封包应限于短期和小面积皮损。

【儿科注意事项】（1）2岁以下的儿童应慎用，治疗不应超过7日。

（2）用药的皮肤面积不应超过体表面积的10%，不应使用封包疗法。

【制剂与规格】 卤米松乳膏：0.05%　10 g：5 mg。

卤米松三氯生乳膏：卤米松一水合物（0.05%），三氯生（1%）。

丙酸氯倍他索[药典（二）；医保（乙）]

Clobetasol Propionate

【适应证】 外用适用于慢性顽固性湿疹和神经性皮炎、斑块状银屑病、掌跖脓疱病、扁平苔藓、盘状红斑狼疮等糖皮质激素外用治疗有效的瘙痒性及非感染性炎症性皮肤病。

【药理】 本品作用迅速，是最强效糖皮质激素外用制剂。外用能降低毛细血管通透性，抑制角质生成，抑制角质形成细胞增殖，具有抗过敏、抗炎症的作用。具有较强的毛细血管收缩作用，抗炎作用为氢化可的松的112.5倍，氟轻松的18.7倍。外用后可通过完整皮肤吸收。吸收后与系统给予糖皮质激素在体内的代谢一样，主要在肝脏代谢，经肾脏排出。

【不良反应】（1）可在用药部位产生红斑、灼热、瘙痒等刺激症状，偶可引起接触性皮炎。

（2）长期外用局部可出现毛细血管扩张、多毛、皮肤萎缩、创伤愈合障碍，并使皮肤容易发生继发感染，如毛囊炎及真菌感染，封包治疗时更易发生。

（3）长期外用于面部可出现痤疮样疹、酒渣样皮炎、颜面红斑、口周皮炎等。

（4）长期外用于皮肤皱褶部位，如股内侧可出现萎缩纹，尤其在青少年容易发生。

（5）长期、大面积使用可因药物的累积吸收作用，出现糖皮质激素所致的全身性反应，出现库欣综合征，表现为多毛、痤疮、满月脸、高血压、骨质疏松、精神抑郁、伤口愈合不良等。儿童长期使用可抑制生长发育。

【禁忌证】（1）原发性细菌性、真菌性及病毒性等感染性皮肤病，如脓疱疮、体癣、股癣、单纯疱疹等禁用。

（2）对本药及基质成分过敏者或对其他糖皮质激素过敏者禁用。

【注意事项】（1）本品不宜大面积或长期局部外用。大面积使用，不能超过2周，以免全身性吸收而造成可逆性下丘脑-垂体-肾上腺（PHA）轴的抑制。

（2）不能应用于面部、腋下、腹股沟等皮肤细嫩部位。即便短期应用也可造成皮肤萎缩等不良反应。

（3）孕妇、哺乳期妇女应考虑用药利弊，慎重使用。孕妇不能长期、大面积或大量使用。

（4）婴儿及儿童不宜使用。

（5）本品不可用于眼部。

（6）如伴有皮肤感染，必须同时使用抗感染药物。

如同时使用后，感染的症状没有及时改善，应停用本药直至感染得到控制。

【用法与用量】 外用，薄薄一层均匀涂于患处，一日1～2次。除手掌、足跖及角化肥厚的皮损外，一般不宜采用封包治疗。每周软膏用量不能超过50 g。

【制剂与规格】 丙酸氯倍他索乳膏：(1)0.05% 10 g∶5 mg；(2)0.02% 10 g∶2 mg。

丙酸氯倍他索搽剂：(1)5 ml∶1 mg；(2)10 ml∶2 mg；(3)20 ml∶4 mg。

第三节　抗角化药

水杨酸[药典(二)；基；医保(甲)]

Salicylic Acid

【适应证】 用于寻常痤疮、脂溢性皮炎、银屑病、皮肤浅部真菌病、寻常疣、鸡眼、胼胝及局部角质增生。

【药理】 浓度不同药理作用各异，1%～3%具角质促成和止痒作用，5%～10%具角质溶解作用，能将角质层中细胞间粘合质溶解，从而使角质松开而脱落，由此亦可产生抗真菌效能。本品尚有助于其他药物在皮肤的渗透，并能抑制细菌生长。25%～60%具有腐蚀作用。

【不良反应】 可引起接触性皮炎。大面积使用吸收后可出现水杨酸全身中毒症状，如头晕、神志模糊、精神错乱、呼吸急促、持续性耳鸣、剧烈或持续头痛、刺痛。

【注意事项】 (1)使用高浓度、具有腐蚀作用的制剂，应注意对周围正常皮肤的保护。有糖尿病、四肢周围血管疾病患者应慎用，因可引起急性炎症和溃疡。

(2)避免接触眼睛和其他部位黏膜。

(3)本品可经皮肤吸收，不宜长时期使用，特别是年轻患者，不宜大面积应用。

(4)涂药后应洗手。

【药物相互作用】 本品与肥皂、清洁剂、痤疮制剂、含酒精制剂、维A酸共用，可引起附加的刺激或干燥作用。

【给药说明】 不同皮肤病选用不同浓度的制剂。

(1)治疗脂溢性皮炎和银屑病，采用2%～10%浓度。

(2)治疗浅部真菌病，采用3%～6%浓度，对甲癣可用15%浓度。

(3)治疗寻常疣、跖疣，采用5%～15%浓度，用药前将病变部位清洁，并浸在热水中5分钟，组织松软后以小刀刮除其上的角质层后，涂上药物，周围邻近正常皮肤涂一薄层凡士林保护。

(4)治疗鸡眼或胼胝，采用15%或更高浓度，用药前将病变部位清洁，并浸在热水中15分钟，邻近正常皮肤涂抹凡士林保护，然后将本品涂上，每日一次，直至病变去除；如连续治疗14日后仍不见效，可改用本品硬膏制剂，剪成与病损同等大小后覆盖贴48小时。若病损尚未去除，可重复上面步骤。但在14日内不能超过5次用药，硬膏贴5～7天后去掉，再以小刀轻轻刮除其上松软组织。

(5)25%～60%软膏仅在医师指导下使用，必要时可加封包，应避免接触周围正常皮肤。

【用法与用量】 (1)角质促成和止痒　以1%～3%软膏，每日外涂1～2次。

(2)角质溶解　以5%～10%软膏、15%硬膏，每日外涂1～2次。

(3)腐蚀作用　以25%～60%软膏或40%硬膏外用。

(4)浅部真菌病　3%～6%酊剂、软膏，每日外涂1～2次。

(5)痤疮　0.5%～2%溶液外涂。

(6)甲癣以15%软膏外涂。

【儿科注意事项】 (1)不能用于破溃皮肤。

(2)儿童不宜长期、大面积使用。

(3)慎用于皮肤皱褶部位。

(4)大面积使用吸收后可出现水杨酸全身中毒症状。

【制剂与规格】 水杨酸酊剂：3%；6%。

水杨酸软膏：2%；2.5%；5%；10%；15%；25%；60%。

水杨酸硬膏剂：40%。

煤焦油[医保(乙)]

Coal Tar

【适应证】 适用于治疗头屑增多、脂溢性皮炎、特应性皮炎、湿疹及银屑病等。也可与紫外线联合治疗银屑病。

【药理】 煤焦油是含有多种成分的芳香类化合物的混合物。在某些增生性疾病中能抑制皮肤增生，具防腐、抗菌、止痒、角质促成、抗棘层增生和血管收缩作用。

【不良反应】 较常见的有局部轻度刺激感。不常见的有接触性皮炎、毛囊炎等。

【禁忌证】 (1)对煤焦油或其他焦油过敏者禁用。

(2)婴幼儿禁用。

【注意事项】（1）对任何焦油不耐受者对本品往往亦不耐受。

（2）动物实验显示本品能增加表皮癌的发生率和角化棘皮瘤，但在银屑病患者以煤焦油治疗未发现增加皮肤癌的发生率。

（3）未发现有致畸作用。

（4）对急性炎症、开放性伤口或皮肤感染，使用本品应权衡利弊。

（5）光敏感皮肤病患者应慎用。

【药物相互作用】　与光敏药物如甲氧沙林共用，可增强光敏感作用。

【给药说明】（1）本品可暂时将头发染色，皮肤或衣服着色。

（2）避免接触眼睛。

【用法与用量】　用于治疗银屑病，先涂煤焦油制剂，1～2小时后接受紫外线（UVB）照射，照射前应对每一患者先测定最小红斑量（MED），开始照射不应超过最小红斑量，以后逐渐增大照射剂量。

使用软膏，将本品涂在病变部位，继以轻擦，每日1～2次。

使用洗剂，可将本品直接涂在皮损上。用于头皮时，先以温水将头发和头皮浸湿，涂药，轻揉，使起泡沫，保留3～5分钟，冲洗干净。每周2～3次。

【制剂与规格】　煤焦油洗剂：1%。

煤焦油软膏：5%～20%。

浓煤焦油溶液：8%（按苯酚计）。

地蒽酚（蒽林）[药典（二）；医保（乙）]

Dithranol（Anthralin）

【适应证】　外用治疗寻常型银屑病、斑秃等。

【药理】　本品通过抑制酶代谢、降低增生表皮的有丝分裂活动，使表皮细胞增殖恢复正常。外用后能通过皮肤少量吸收，代谢后从尿中排出。

【不良反应】　较常见的反应是在用药部位出现皮肤发红、灼热及瘙痒等刺激症状，一般不妨碍继续用药。本品接触眼后能发生严重结膜炎，乃至角膜炎。

【禁忌证】（1）对地蒽酚及其制剂基质过敏者禁用。

（2）急性皮炎、有糜烂或渗出的皮损部位禁用。

（3）面部、外生殖器部位和皱褶部位禁用。

【注意事项】（1）勿接触眼和其他黏膜。

（2）与内服具有光敏感性的药物共用，能引起光敏感作用。

（3）本品可将皮肤、头发、衣服、床单、浴缸染成红色。

（4）外用药后应立即洗手。

（5）肝功能障碍者慎用。

【给药说明】　首次用药，应从低浓度（如0.1%）、小面积开始，以后根据皮肤的耐受性及皮损的反应逐渐提高浓度（如0.5%，1.0%），并扩大使用范围。若皮损或邻近的正常皮肤出现明显的红斑、灼热，提示药物浓度、涂药次数和药物保留时间需缩减。

【用法与用量】（1）银屑病　涂药于患处，通常每日1次，以晚上为合适，过夜，第2日清晨或在第2次涂药前洗掉。对短期接触治疗，通常以0.1%～1.0%药膏涂在皮损上，保留20～30分钟后洗去。

（2）斑秃　每日涂1次。

【制剂与规格】　地蒽酚软膏：(1)0.1%　10 g∶10 mg；(2)0.5%　10 g∶50 mg；(3)1%　10 g∶100 mg。

地蒽酚蜡棒：(1)0.5%　10 g∶50 mg；(2)1%　10 g∶100 mg。

维胺酯

Viaminate

【适应证】　口服适用于中、重度痤疮，对鱼鳞病、银屑病及某些角化异常性皮肤病也有一定疗效。

【药理】　为维A酸衍生物，结构式近似全反式维A酸，作用机制与13-顺维A酸及芳香维A酸较相似，但副作用较全反式维A酸轻。口服具有调节和控制上皮细胞分化与生长，抑制角化，减少皮脂分泌，抑制角质形成细胞的角化过程，使角化异常恢复正常；具有抑制痤疮丙酸杆菌生长，有抗炎作用。

【不良反应】（1）本药的不良反应与维生素A过量的临床表现相似，常见的副作用包括皮肤干燥、脱屑、瘙痒、皮疹、皮肤脆性增加、掌跖脱皮、瘀斑、继发感染等；口腔黏膜干燥、结合膜炎、严重者角膜混浊、视力障碍、视乳头水肿，头痛、头晕、精神症状、抑郁、良性脑压增高。

（2）骨质疏松、肌肉无力、疼痛、胃肠道症状、鼻出血等。

（3）内服有致畸作用。妊娠服药可导致自发性流产及胎儿发育畸形。

（4）实验室检查可引起血沉快、肝酶升高、血脂升高、血糖升高、血小板下降等。

（5）上述不良反应与异维A酸引起的不良反应相似，但相对较轻，且大多为可逆性，停药后可逐渐得到恢复。不良反应的轻重与本药的剂量大小、疗程长短及个体耐受有关。

(6)轻度不良反应可不必停药,或减量使用,重度不良反应应立即停药,并去医院由医师作相应处理。

【禁忌证】 内服禁用于:①肝肾功能不全者;②孕妇;③患脂代谢障碍和重症糖尿病者;④禁与维生素 A 同服。

外用禁用于急性和亚急性皮炎、湿疹类皮肤病患者。

【注意事项】 (1)内服 ①女性患者服药期间及停药后半年内应采取严格避孕措施。②服药期间应定期作血、尿常规、血脂、肝功能等检查。③在服药期间应避免过度日光照晒。④酗酒者慎用。⑤对儿童的安全性尚不清楚,过量服药可产生骨骼改变,如儿童骨骺盘的早熟融合。

(2)外用 ①不宜使用于皮肤皱褶部位如腋窝、腹股沟等。②避免接触眼和黏膜。③用药部位应避免强烈日光照晒。

【药物相互作用】 (1)与四环素类抗生素合用时,可导致“假性脑瘤”引起脑压增高,头痛和视力障碍。

(2)与维生素 A 合用时,可产生维生素 A 过量的相似症状。

(3)与甲氨蝶呤合用时可使甲氨蝶呤的血药浓度升高而加重肝脏的毒性。

【用法与用量】 (1)内服 一日按体重 1.0～2.0 mg/kg 分 2～3 次服用,或成人一次 25～50 mg,一日 2～3次。治疗痤疮疗程为 6 周。

(2)外用 涂搽于患处,每日 1 次,宜夜间使用。

【制剂与规格】 维胺脂胶囊:(1)25 mg;(2)50 mg。

维胺脂乳膏:每 100 g 含维胺脂 3 g、维生素 E 5 g。

维 A 酸[药典(二);基;医保(甲)]

Tretinoin

【适应证】 外用治疗寻常痤疮、鱼鳞病及银屑病,亦可用于其他角化异常性皮肤病。如扁平苔疣、黏膜白斑、毛发红糠疹及毛囊角化病的辅助治疗。

【药理】 (1)药效学 主要是调节表皮细胞的有丝分裂和表皮的细胞更新,使病变皮肤的增生和分化恢复正常。能促进毛囊上皮的更新,抑制角蛋白的合成,防止角质栓的形成。

(2)药动学 外用可有少量经皮吸收。吸收后与维生素 A 在体内的主要代谢产物和活性形式相同,主要是在葡糖醛酸转移酶的催化下生成葡糖醛酸酯代谢物而排出体外。

【不良反应】 治疗最初几周,可能会出现红斑、灼痛、瘙痒或脱屑现象,待皮肤适应之后这些现象将消失。若红斑、脱屑等持续存在,应降低药物浓度或减少用药次数。

【禁忌证】 (1)孕妇禁用。

(2)急性和亚急性皮炎、湿疹类皮肤病患者禁用。

【注意事项】 (1)不宜使用于皮肤皱褶部位如腋窝、腹股沟等。

(2)避免接触眼和黏膜。

(3)日光可加重维 A 酸对皮肤的刺激导致维 A 酸分解,用药部位应避免强烈日光照晒,本品宜夜间睡前使用。

(4)使用后应洗手。

(5)儿童应考虑用药利弊,慎用。

【药物相互作用】 (1)与光敏感药物共用有增加光敏感的危险性。与过氧苯甲酰在同一时间、同一部位外用有物理性配伍禁忌证。

(2)避免同时使用含乙醇的制剂及碱性强的肥皂,以免加剧皮肤干燥和刺激作用。

【给药说明】 (1)治疗痤疮,起初可能会出现红斑、灼痛或脱屑现象,继续治疗,效果在 2～3 周后出现,一般需 6 周以上达到最大疗效。

(2)开始治疗时宜采用浓度低(如 0.025%)的制剂,耐受后改用较高或高浓度(0.1%)的制剂。

(3)与过氧苯甲酰合用时,应早晚交替使用,即夜间睡前用维 A 酸制剂,晨起洗漱后用过氧苯甲酰制剂。

(4)不宜大面积使用,制剂日用量不应超过 20 g。

【用法与用量】 外用,涂于患处。寻常痤疮:一日 1 次,于睡前用手将药轻轻涂于患处。鱼鳞病、银屑病等,一日 1～2 次。

【儿科注意事项】 (1)晒伤、酒渣鼻患者不宜使用。

(2)不宜用于皮肤皱褶部位。

(3)避免同时采用光疗照射。

(4)避免用于大面积严重痤疮。

(5)避免接触眼、鼻、口腔黏膜。

【制剂与规格】 维 A 酸乳膏或凝胶:(1)0.025% 10 g : 2.5 mg;(2)0.05% 10 g : 5 mg;(3)0.1% 10 g : 10 mg;(4)0.1% 20 g : 20 mg。

阿达帕林[医保(乙)]

Adapalene

【适应证】 外用适用于以粉刺、丘疹和脓疱为主要表现的寻常痤疮。

【药理】 本品是一种维A酸类化合物，同全反式维A酸一样与特异的维A酸细胞核受体结合，与全反式维A酸不同的是阿达帕林不与维A酸细胞浆受体(CRABP)结合。

在小鼠动物模型证明，阿达帕林对粉刺具有治疗作用，作用机制是通过使毛囊上皮细胞分化正常化，而减少微粉刺形成。在体内与体外的标准抗炎分析中，阿达帕林可抑制多形核白细胞的趋化反应，可缓解细胞介导的炎性反应。人体临床研究表明阿达帕林可缓解痤疮的炎性反应(如脓疱和丘疹等)。

阿达帕林很少经皮吸收：临床试验中，对大面积粉刺患处的皮肤长期用药，血浆中阿达帕林浓度水平低至无法测出(敏感度为0.15ng/ml)。阿达帕林在动物体内主要是通过O-脱甲基、羟基化和结合反应而代谢，主要通过胆汁排泄。

【不良反应】 在用药初期，部分患者会发生红斑、灼热、脱屑等刺激反应。当减少用药次数或停止用药后，不良反应将消失。

【禁忌证】 (1)孕妇禁用。

(2)有显著渗出的皮肤损害、有创伤的皮肤、湿疹及皮炎部位禁用本品。

【注意事项】 (1)避免本品接触眼睛、口腔黏膜或其他部位的黏膜。如果本品接触以上黏膜，应立即用温水冲洗。

(2)使用表皮剥脱剂的患者，应待皮肤刺激反应完全消退后再使用本品。

(3)不能同时使用酒精或香水。

(4)应避免强烈日晒。

(5)哺乳妇女应慎用本品。若必须使用本品时，请勿涂抹于胸部。

【给药说明】 睡前清洗痤疮患处，待干燥后涂一薄层本品，注意避免接触眼、口唇。对于必须减少用药次数或暂停用药的患者，当证实患者已恢复对本品的耐受时可恢复用药次数，严禁同时使用可导致粉刺产生和有收缩性的化妆品。

【药物相互作用】 目前尚未发现与其他化学物质存在相互作用。但不宜同时使用其他维A酸类药物。与角质剥脱剂、收缩剂或刺激性物质同时使用时可导致额外的刺激反应。

【用法与用量】 局部外用，每日晚上将本品轻轻涂于患处，使之成为一薄层，一日1次。使用本品时，要保证皮肤干燥。

【儿科注意事项】 (1)用药期间如果暴露在日光下应将剂量降低到最小用量。

(2)避免接触眼、鼻、口腔黏膜。

(3)不宜用于外伤、湿疹、晒伤或十分严重的痤疮患者。

(4)治疗最初的2～4周内可有局部刺激症状，严重时应减少用药次数或暂停用药。

【制剂与规格】 阿达帕林凝胶：0.1%(1)30 g∶30 mg；(2)15 g∶15 mg。

他扎罗汀[药典(二)]

Tazarotene

【适应证】 外用治疗寻常性斑块型银屑病及寻常痤疮。

【药理】 本品为皮肤外用维A酸类的前体药。

(1)药效学　具有调节表皮细胞分化和增殖以及减少炎症等作用。在动物和人体中通过快速的脱酯作用而被转化为他扎罗汀酸，该活性产物可相对选择性地与维A酸受体的β和γ亚型结合，但其治疗银屑病和寻常痤疮的确切机理尚不清楚。

(2)药动学　外用他扎罗汀，其结构中的酯被水解生成活性代谢物他扎罗汀酸，在血浆中几乎不能检测出原药。他扎罗汀酸与血浆蛋白高度结合(>99%)。他扎罗汀和他扎罗汀酸最终代谢为砜、亚砜以及其他极性化合物，所有这些代谢物均通过尿和粪便排泄。无论健康人、银屑病、寻常痤疮患者外用他扎罗汀时，他扎罗汀酸的半衰期相似，均为18小时。

【不良反应】 银屑病：本品外用后主要不良反应为瘙痒、红斑和灼热，少数患者(10%以下)有皮肤刺痛、干燥和水肿，有的出现皮炎、湿疹和银屑病恶化。

寻常痤疮：用药后主要的不良反应有脱屑、皮肤干燥、红斑、灼热，少数患者(1%～5%)出现瘙痒、皮肤刺激、疼痛和刺痛。

【禁忌证】 (1)孕妇、哺乳期妇女及近期有生育愿望的妇女禁用。

(2)对本品或其他维甲酸类药物过敏者禁用。

【注意事项】 (1)由于本药有致畸作用，育龄妇女在开始用他扎罗汀乳膏治疗前2周内，必须进行血清或尿液妊娠试验，确认为妊娠试验阴性后，在下次正常月经周期的第2天或第3天开始治疗。在治疗前，治疗期间和停止治疗后一段时间内，必须使用有效的避孕方法。治疗期间，如发生妊娠，应考虑中止妊娠。

(2)避免药物与眼睛、口腔等处黏膜接触，并尽量避免药物与正常皮肤接触。如果与眼接触，用水彻底冲洗。

(3)外用部位若出现瘙痒、灼热、红斑、肿胀等皮肤刺激现象,可涂少量润肤剂,改为隔日用药;严重时,应停用本品。

(4)本品不宜用于急性湿疹、皮炎类皮肤病。

(5)治疗期间,要避免在阳光下过多暴露。

(6)18 岁以下银屑病患者及 12 岁以下痤疮患者慎用。

【药物相互作用】 (1)患者同时服用具有光敏性药物时(例如四环素、氟喹诺酮、酚噻嗪、磺胺),应小心使用,因为该类药物增加光敏性。

(2)应避免同时使用能使皮肤变干燥的药物和化妆品。

【用法与用量】 (1)银屑病　外用,每晚临睡前半小时将适量本品涂于患处。用药前,先清洗患处;待皮肤干爽后,将药物均匀涂布于皮损上,形成一层薄膜;涂药后应轻轻揉擦,以促进药物吸收;之后再用肥皂将手洗净。

(2)痤疮　清洁面部,待皮肤干爽后,取适量(2 mg/cm^2)他扎罗汀乳膏涂于患处,形成一层薄膜,每日 1 次,每晚用药。

【制剂与规格】 他扎罗汀乳膏:0.1%(1)15 g : 15 mg;(2)30 g : 30 mg。

他扎罗汀凝胶:(1)15 g : 7.5 mg;(2)30 g : 15 mg;(3)30 g : 30 mg。

他扎罗汀倍他米松乳膏:15 g : 他扎罗汀 7.5 mg 与二丙酸倍他米松(以倍他米松计)7.5 mg。

异维 A 酸[药典(二);医保(乙)]

Isotretinoin

【适应证】 口服适用于重型痤疮,尤其是结节囊肿型痤疮;聚合性痤疮,重症酒渣鼻。亦可用于毛发红糠疹、掌跖角化症等角化异常性皮肤病。外用适于粉刺、寻常痤疮的治疗。

【药理】 (1)药效学　具有缩小皮脂腺,抑制皮脂腺活性,减少皮脂分泌,以及减轻上皮细胞角化和减少毛囊中痤疮丙酸杆菌的作用。内服后,皮肤,尤其是头面部的油脂分泌会明显减少。

(2)药动学　口服后迅速由胃肠道吸收,2～4 小时达血浓度高峰,药物的消除半衰期为 10～20 小时,在肝脏或肠壁代谢,以原形及代谢产物由肾脏和胆汁排出。

【不良反应】 口服后常见的有口唇干燥、脱屑,口干,皮肤干燥、脱屑、瘙痒等。少见的反应有精神抑郁、皮肤对日光敏感性增加、掌跖脱皮、眼干、胃不适、疲乏等。可引起血脂升高。偶见肝、肾功能受损。

局部外用常见不良反应为皮肤刺激现象,发红、灼热及脱屑等。

【禁忌证】 (1)妊娠期妇女、哺乳期妇女禁用。

(2)儿童禁用。

(3)肝、肾功能不全,维生素 A 过量及高脂血症患者禁用。

【注意事项】 (1)本药有致畸胎作用,育龄期妇女或其配偶服药期间及服药前、后三个月内应严格避孕。接受治疗前 2 周应作妊娠试验,以后每月 1 次,确保无妊娠。

(2)服药期间应定期作血、尿常规、血脂、肝功能等检查。

(3)可发生光敏感反应,在服药期间应避免日晒。

【药物相互作用】 ①本药应避免与四环素同时服用。②与阿维 A、维胺酯或维 A 酸类共用,可增加不良反应的发生率及严重程度。③与光敏感药物共用,可发生加剧的光敏反应。

【用法与用量】 本品应在医生指导下使用。口服一次10～20 mg(按体重每日 0.5～1.0 mg/kg),一日2～3次。一个月后视病情可减为一日 1～2 次,一次10～20 mg,饭后服用。疗程一般为 3 个月,视病情遵医嘱增减。

【制剂与规格】 异维 A 酸胶丸:10 mg。

异维 A 酸凝胶:0.05%　10 g : 5 mg。

阿维 A(阿维 A 酸)[药典(三);医保(乙)]

Acitretin

【适应证】 ①严重的银屑病,包括红皮病型银屑病、脓疱型银屑病。②其他角化性皮肤病,如毛发红糠疹、毛囊角化病、严重鱼鳞病等。

【药理】 (1)药效学　本品具有促进表皮细胞分化和增殖等作用,但其对银屑病及其他角化性皮肤病的作用机理尚不清楚。

(2)药动学　健康志愿者一次口服 50 mg 阿维 A,最大血浆浓度范围为 196～728 ng/ml(平均 416 ng/ml),达峰时间为 2 至 5 小时(平均 2.7 小时)。连服多次剂量后,其血浆浓度在 2 周内可达到一个稳定的水平。银屑病患者服用阿维 A(10～50 mg/d)8 周,阿维 A 平均稳定在低浓度状态,范围在 6～25 ng/ml 之间。患者每日多次口服阿维 A 9 个月以上,半衰期($t_{1/2}$)为33～92小时(平均为 48 小时)。而顺式异构体为 28～123 小时(综合平均为 64 小时)。对健康志愿者和老年受试者的多剂量研究中,发现老年受试者的血浆阿维 A 浓度增加。其终末半衰期范围，老年受试者为37～96小时(平均54小时)，青年受试者为39～70小时(平均53小时)。口服吸收后，阿维A经过代谢和简单的同分异构化转变为13-顺式异构体，通过代谢分解成短链产物和结合物，主要从身体中排出。阿维A98%以上主要与血浆白蛋白结合。

服用阿维A后，在患者的血浆中，可发现有小量的阿维A酯，阿维A酯是其活性产物。在这些患者中，酒精的应用可能是造成阿维A酯存在的一个因素。对健康志愿者作两种方法的交叉研究，在有酒精存在后，单独口服100 mg阿维A后，10例志愿者均有阿维A酯存在(乙醇1.4 g/kg，时间超过3小时)，阿维A酯的峰值浓度范围为22～105 ng/ml之间(平均55 ng/ml)。在此研究中，无酒精存在前，服用阿维A，就检测不出阿维A酯。阿维A酯消除期长，把它用作主要治疗药物时，一些患者在停止治疗2.9年后，其血液中仍可发现阿维A酯。阿维A与食物同服，口服吸收最佳。

【不良反应】 常见的为维生素A过多综合征样反应，主要表现为以下方面。

(1)皮肤　瘙痒、感觉过敏、光过敏、红斑、干燥、鳞屑、甲沟炎等。

(2)黏膜　唇炎、鼻炎、口干等。

(3)眼　眼干燥、结膜炎等。

(4)肌肉骨骼　肌痛、背痛、关节痛、骨增生等。

(5)神经系统　头痛、步态异常、颅内压升高、耳鸣、耳痛等。

(6)其他　疲劳、妊娠期妇女、食欲改变、恶心、腹痛等。

(7)实验室异常　可见AST、碱性磷酸酶、三酰甘油、胆红素、尿酸、网织红细胞等短暂性轻度升高；也可见高密度脂蛋白及磷、钾等电解质减少。继续治疗或停止用药，以上改变可逐渐恢复正常。

【禁忌证】 (1)妊娠期妇女、哺乳期妇女及两年内有生育愿望的妇女禁用。

(2)对阿维A或其他维A酸类药物过敏者禁用。

(3)严重肝肾功能不全者、高脂血症者，维生素A过多症或对维生素A及其代谢物过敏者禁用。

【注意事项】 (1)育龄妇女在开始阿维A治疗前2周内，必须进行血液或尿液妊娠试验，确认妊娠试验为阴性后，在下次正常月经周期的第2天或第3天开始用阿维A治疗。在开始治疗前、治疗期间和停止治疗后至少2年内，必须使用有效的避孕方法。治疗期间，应定期进行妊娠试验，如妊娠试验为阳性，应立即与医生联系，共同讨论对胎儿的危险性及是否继续妊娠等。

(2)服药期间或治疗后2个月内，应避免饮用含酒精的饮料，并忌酒。

(3)在服用阿维A前和治疗期间，应定期检查肝功能。若出现肝功能异常，应每周检查。若肝功能未恢复正常或进一步恶化，必须停止治疗，并继续监测肝功能至少3个月。

(4)对有脂代谢障碍、糖尿病、肥胖症、酒精中毒的高危患者和长期服用阿维A的患者，必须定期检查血清胆固醇和三酰甘油。

(5)对长期服用阿维A的患者，应定期检查有无骨异常。

(6)正在服用维A酸类药物治疗及停药后2年内，患者不得献血。

(7)阿维A在儿童应用的疗效和安全性尚未确认，因而阿维A只用于患有严重角化异常性疾病、脓疱型银屑病，且无有效替代疗法的儿童。

(8)治疗期间，不要使用含维生素A的制剂或保健食品，要避免在阳光下过多暴露。

(9)如发生过量服用，应立即停药，采取将本品从体内排出的措施，并密切监视颅内压升高的体征。

【药物相互作用】 不能与四环素、甲氨蝶呤、维生素A及其他维A酸类药物并用。

【用法与用量】 本品个体差异较大，剂量需要个体化，才能取得最大的临床治疗效果，同时不良反应最小。常用剂量是一日0.5～1.0 mg/kg，分次服用。

开始治疗：阿维A应为一日25 mg或30 mg，作为一个单独剂量与主餐一起服用。如果经过4周治疗效果不满意，又没有毒性反应，一日最大剂量可逐渐增加至60～75 mg。

维持治疗：治疗开始有效后，可给予一日20～30 mg的维持剂量。维持剂量应以临床效果和耐受性作为根据。一般来说，当皮损已充分消退，治疗应该停止。如果复发可按开始治疗时的方法再治疗。

其他角化性疾病：角化性疾病的维持剂量为一日10 mg，最大为一日50 mg。

【制剂与规格】 阿维A胶囊：(1)10 mg；(2)25 mg。

喜树碱

Camptothecine

【适应证】 外用治疗寻常性银屑病。

【药理】 (1)药效学　为广谱抗癌药，主要抑制DNA的合成，使癌细胞停止于S期(DNA合成期)，抑制进一步分裂，而对 G_0 期细胞无作用。喜树碱外用治疗银屑病的机制是能抑制分裂较快角质形成细胞的有丝分裂，使增生的棘细胞层变薄，角化不全消失，颗粒层恢复形成而达到治疗作用。

(2)药动学　大鼠腹腔注射喜树碱后，15 分钟血药浓度达到峰值，药物迅速分布于消化道、肝、肾、骨髓、脾等组织，以肠中分布最高，停留时间最长。脑中未检出喜树碱。主要经胆道排泄，也从尿中排泄。本品外用后，在血液、肝、肾、骨髓、脾、脑等组织中均未检出喜树碱，仅在表皮层中检出。

【不良反应】　主要是局部刺激症状，在用药部位可出现红斑、水肿、糜烂、瘙痒、疼痛等，必要时应停药。待症状消退后可继续使用。皮损消退后，常遗留暂时性色素沉着。

【禁忌证】　(1)禁用于阴囊、外阴、腋下、腹股沟等皮肤皱褶部位和头面部。

(2)妊娠期妇女、哺乳期妇女及儿童禁用。

(3)禁用于黏膜部位。

(4)禁用于皮肤破损部位。

(5)有严重肝、肾、血液系统疾病者禁用。

【注意事项】　(1)长期反复和大面积使用时，应注意对肝、肾的毒性，并需定期检查肝、肾功能及血尿常规等，若有异常则应及时停用。

(2)慎用于有生育要求的青年男女，尤其需大面积使用时，更应注意。

【给药说明】　本药应在医生指导下使用。尽可能避免涂在正常皮肤上。用药时勿用力摩擦。用药后应及时洗手。

【用法与用量】　将软膏薄涂于病损处，一日 1 次，一日用量不超过 10 g 软膏，一疗程不超过 6 周。

【制剂与规格】　喜树碱软膏：0.03%(1)10 g：3 mg；(2)30 g：9 mg。

钙泊三醇(卡泊三醇)[医保(乙)]

Calcipotriene

【适应证】　外用于寻常性银屑病。

【药理】　(1)药效学　本品是合成的、在侧链上带有双键和环结构的 1,24-二羟维生素 D_3 类似物，能抑制皮肤角质形成细胞的过度增生和诱导其分化，从而使银屑病表皮细胞的增生及分化异常得以纠正。外用于银屑病患者的皮损后，约 6%被全身吸收，吸收后 24 小时内在体内转变成无活性的代谢物。钙泊三醇较 1,25-二羟维生素 D_3 类安全有效，它在引起高尿钙症和高血钙症的作用较 1,25-二羟维生素 D_3 弱 200 倍，而对维生素 D 受体的亲和力与 1,25-二羟维生素 D_3 相当。

(2)药动学　动物药代动力学研究表明口服给药经肝脏代谢，半衰期很短。人肝脏匀浆体外实验显示人的代谢途径与鼠、豚鼠、兔相似，主要代谢物无药理活性，钙泊三醇经皮肤吸收为给药剂量的 1%～5%。

【不良反应】　常见皮肤刺激症状，如红斑、烧灼感和瘙痒。

【禁忌证】　(1)对本品或其基质过敏者禁用。

(2)钙代谢性疾病禁用。

【注意事项】　(1)动物试验未发现本品有任何致畸作用，但妊娠期妇女及哺乳期妇女应慎用。儿童慎用。

(2)不宜全身大面积、长期使用。

(3)不宜用于面部，在擦伤部位使用也应谨慎。

(4)勿用于眼及其他黏膜部位。

(5)用药后应洗手。

(6)在用药期间，有发生一过性、可逆性血钙升高的报告。如果血钙高于正常水平，则应暂停用药直至恢复正常。

【给药说明】　每周使用本品制剂不应超过 100 g，否则可能导致血钙升高，停药后可恢复正常。

【用法与用量】　外用，将软膏涂于患处皮肤，轻轻揉搽，一日 1～2 次。有效后可减为一日 1 次。治疗头部银屑病，将少量搽剂涂于头部患处皮肤，早晚各一次，每周用量不超过 60 ml。

【儿科注意事项】　(1)避免用于面部。

(2)不能与水杨酸制剂合用。

(3)可有局部皮肤刺激症状，还可引起光敏反应。

【制剂与规格】　钙泊三醇软膏：0.005%(1)15 g：0.75 mg；(2)30 g：1.5 mg。

钙泊三醇搽剂：0.005%　30 ml：1.5 mg。

他卡西醇(他骨化醇)

Tacalcitol

【适应证】外用于寻常性银屑病。

【药理】本品是 1α,24(R)-二羟维生素 D_3 类衍生物，能抑制皮肤角质形成细胞的过度增生和诱导其分化，从而使银屑病表皮细胞的增生及分化异常得以纠正。对表皮培养细胞及正常人或银屑病患者患部取材的人表皮培养细胞的研究，他卡西醇对 DNA 合成及细胞增殖有抑制作用。银屑病患者涂抹软膏 4 周，发现对 DNA 合成及细胞分裂有抑制作用，对表皮细胞增殖有抑制作用。对表皮细胞 1,25-二羟维生素 D_3 的受体，他卡西醇有强的亲和性。

【不良反应】 主要是皮肤刺激症状，包括红斑、烧灼感和瘙痒。

【禁忌证】 (1)对本品或其基质过敏者禁用。

(2)患有钙代谢性疾病者禁用。

(3)有关妊娠期妇女的安全性尚未确立，在妊娠期妇女或可能怀孕的妇女避免大量或长期大面积的使用。

【注意事项】 (1)因本品为活性型维生素 D_3 制剂，大量涂抹有使血清钙值上升的可能性。尚未有血清钙值上升的临床报告，如果血钙高于正常水平，则应暂停用药直至恢复正常。在症状未得到改善的情况下停止使用。

(2)注意不要涂在眼角膜、结膜上。

(3)不宜全身大面积、长期使用。

(4)高龄者注意不要过量使用。

(5)有关妊娠期妇女的安全性尚未确立。妊娠期妇女或可能怀孕的妇女、哺乳期妇女应慎用。

(6)对小儿的安全性尚未确立，应慎用。

【给药说明】 (1)在擦伤部位使用应谨慎，因可导致刺激。

(2)用药后应洗手。

【用法与用量】 外用　将软膏涂于患处皮肤，轻轻揉搽，每日 2 次。有效后可减为每日 1 次。

【儿科注意事项】 可有局部皮肤刺激症状，避免入眼。

【制剂与规格】 他卡西醇软膏：2 μg/g(1)10 g∶0.02 mg；(2)100 g∶0.2 mg。

第四节　其　　他

樟　脑[药典(二)；医保(乙)]

Camphor

【适应证】 外用适用于瘙痒性皮肤病，冻疮、纤维组织炎、神经痛。

【药理】 (1)药效学　外用有增进局部血液循环，消除炎症作用。用力涂擦为发红剂或刺激剂，有轻度止痛及止痒作用，涂在皮肤有清凉感。

(2)药动学　身体各个部位都可吸收，在肝内羟化形成羟化樟脑代谢产物。与葡糖醛酸结合从肾排出。

【不良反应】 可引起接触性皮炎。误服樟脑油或樟脑搽剂可引起恶心、呕吐、腹绞痛、头痛、头晕、发热感、谵妄、肌肉颤搐、癫痫样抽搐、中枢神经系统抑制和昏迷，亦可有呼吸困难、尿闭，偶见呼吸衰竭，并可导致死亡。小儿服 1 g 可致死。

【禁忌证】 (1)婴幼儿禁用。

(2)对本品过敏者禁用。

【注意事项】 (1)本品可透过胎盘屏障，妊娠期妇女慎用。

(2)本品有挥发作用，药物使用后宜将瓶塞塞紧。

(3)避免接触眼睛和其他黏膜。

【给药说明】 面部避免应用。小儿和老人避免采用高浓度，避免大面积使用，特别在寒冷天气。

【用法与用量】 局部外搽，一日 2～3 次。

【儿科注意事项】 (1)婴幼儿禁用。

(2)面部避免应用。

(3)小儿避免采用高浓度，避免大面积使用，特别在寒冷天气。

【制剂与规格】 樟脑搽剂：樟脑 20 g，花生油 80 g。

樟脑酊：2%～10%樟脑的乙醇溶液。

樟脑软膏：10%　20 g∶2 g。

炉 甘 石[医保(甲)]

Calamine

【适应证】 外用于急性皮炎、急性湿疹、荨麻疹等急性瘙痒性皮肤病。

【药理】 本品具有收敛、止痒作用。

【不良反应】 较强的收敛作用，可使皮肤变得干燥。本药对完整皮肤的刺激性不大，用药后可能引起短暂的轻微疼痛，一般不会引起剧痛，如果患处皮肤有破损或渗液，就有可能会引起明显的疼痛，此时应慎用。

【注意事项】 涂抹时应注意皮肤有破损，不能使用。对有显著渗出的皮肤损害，不宜使用本品。

【用法与用量】 用前需振荡混匀，外搽于皮损处，每日可多次使用。

【儿科注意事项】 (1)显著渗出的皮损不宜应用。

(2)寒冷季节不宜大面积涂用，否则易受凉。

(3)有较强收敛作用可使皮肤变得干燥。

【制剂与规格】 炉甘石洗剂　为炉甘石、氧化锌与甘油一起配成的混悬剂，其中炉甘石浓度在 8%～15%。1 ml∶炉甘石 0.08 g 或 0.15 g，氯化锌 50 mg，甘油 0.05 ml。

薄荷脑

Menthol

【适应证】 外用于各种原因引起的皮肤瘙痒和瘙痒性皮肤病。

【药理】 具有止痒、清凉和局部扩张血管作用。

【不良反应】 偶有局部刺激作用。

【禁忌证】 婴幼儿禁用。

【注意事项】 勿用于眼及黏膜部位。

【药物相互作用】 常与樟脑合用,以增强止痒效果。

【用法与用量】 外搽于皮肤瘙痒处,每日可多次使用。

【制剂与规格】 薄荷脑粉剂、软膏剂或酊剂:1%～2%。

复方薄荷脑软膏:每克含水杨酸甲酯 3.33 mg、樟脑 90 mg、薄荷脑 13.5 mg、松节油 0.83 mg。

无极膏:每 10 g 含薄荷脑 0.35 g、合成樟脑 0.56 g、水杨酸甲酯 0.3 g、冰片 0.05 g、麝香草酚 0.025 g、丙酸倍氯米松 0.001 g。

氧化锌[药典(二);医保(乙)]

Zinc Oxide

【适应证】 外用于皮炎、湿疹、痱子、溃疡等。

【药理】 本品有弱的收敛和抗菌作用,对皮肤既有消炎和保护作用,又有轻度收敛及干燥性能,常与硼酸、滑石粉等配合成撒布剂、混悬剂、糊剂或软膏。

【注意事项】 放在空气中可缓慢吸收二氧化碳并潮解。与油脂中的脂肪酸可生成油酸锌、硬脂酸锌的团块,如先用少量液状石蜡研成糊状后再混入软膏中,即可避免。

【用法与用量】 (1)配制成撒布剂,扑在患处,一日数次。

(2)配制成洗剂,外涂皮肤损害区,一日数次。

(3)配制成糊剂、软膏剂,外涂,一日 2 次。

【制剂与规格】 氧化锌软膏:15%(1)20 g∶3 g;(2)500 g∶15 g。

氧化锌油:40%。

复方氧化锌糊:含氧化锌 25%。

复方氧化锌撒布剂:含氧化锌 25 g、硼酸 5 g、淀粉 35 g 及滑石粉 35 g。

尿囊素

Allantion

【适应证】 外用于皮肤干燥、手足皲裂、鱼鳞病、老年性皮肤瘙痒症等皮肤病。

【药理】 本品能增强皮肤角质形成细胞的吸湿能力,同时也直接作用于角质层的蛋白,加强其结合水的能力,以吸收更多的水分,使角质蛋白分散,鳞屑松解、脱落,使皮肤变得润泽、光滑。本品还具有局部麻醉作用,减轻疼痛,缓和刺激;还能刺激上皮增生,促进肉芽组织生长,加速创伤愈合。

【不良反应】 罕见有皮肤刺激症状。

【注意事项】 外用时,注意勿进入眼内。

【用法与用量】 外用 涂于患处,每日 2～3 次。

【制剂与规格】 尿囊素乳膏或软膏:1% 20 g∶0.2 g。

复方肝素钠尿囊素凝胶:每 10 g 含 500 U 肝素钠,1 g葱头溶液,0.1 g 尿囊素。

尿 素[药典(二);基;医保(甲)]

Urea

【适应证】 外用于鱼鳞病、手足皲裂、皲裂性湿疹、老年性皮肤瘙痒症;掌跖角化症、毛发红糠疹等角化性皮肤病。

【药理】 本品能增加皮肤角质层蛋白质的水合作用,使皮肤润泽、光滑,并有止痒、抗菌等作用。高浓度尿素(30%以上)可溶解角蛋白,用以治疗角化异常性皮肤病。另外,它能增加药物的经皮吸收。

【不良反应】 偶有轻度局部刺激。

【禁忌证】 大面积外用可增加血中非蛋白氮,对肾功能不全者禁用。

【注意事项】 若皮损部位合并细菌或真菌感染时,应注意适当增加抗细菌药或抗真菌药物。

【用法与用量】 外用 涂于患处后轻轻搓擦,每日 2～3 次。

【制剂与规格】 尿素软膏:10% 20 g∶2 g。

尿素乳膏:(1)10 g∶0.2 g;(2)10 g∶1 g;(3)10 g∶2 g。

二氧化钛

Titanium Dioxide

【适应证】 外用防晒药。光敏性皮肤病患者等外出活动时涂于外露部位。

【药理】 具有吸收紫外线的作用，是物理遮光剂。

【不良反应】 偶有轻度刺激作用。

【注意事项】 对有显著渗出的皮肤损害，不宜使用本品。

【使用说明】 本品为防晒药，因此应在外出前外搽于日光暴露部位，如面颈部及前臂等。尤适用春夏季节及对日晒敏感者。

【用法与用量】 外用，每日 1～2 次。

【制剂与规格】 二氧化钛乳膏或软膏：5%。

复方二氧化钛软膏：含 5%二氧化钛。

他克莫司[医保(乙)]

Tacrolimus

【适应证】 外用于对常规治疗反应较差或不能耐受的儿童(2 岁和 2 岁以上)及成人中至重度特应性皮炎的治疗。

文献表明本品还用于局限性白癜风、硬化性苔藓、黏膜扁平苔藓、面部激素依赖性皮炎等的治疗。

【药理】 (1)药效学　本品是一种钙调磷酸酶抑制剂。本品与特异性胞浆内免疫亲和蛋白(FKBP-12)结合后，抑制 T 细胞内钙依赖性信号传导途径，从而阻止 IL-2、IL-3、IL-4、IL-5 以及其他细胞因子如 GM-CSF、TNF-α、IFN-γ 的转录与合成。体外研究显示，本品可以降低从正常人体皮肤分离出的朗格罕斯细胞对 T 细胞的刺激活性，同时还可以抑制皮肤肥大细胞、嗜碱性细胞和嗜酸性细胞释放炎性介质。

(2)药动学　资料显示外用本品后其血药浓度很低；即使能够测得，其持续时间非常短暂。没有证据显示长期(长达 1 年)外用治疗的成人与儿童患者会出现他克莫司的系统性蓄积。不能检测到本品在人体皮肤中的代谢。系统使用的他克莫司主要在肝脏经 CYP 3A4 代谢。成人和儿童反复外用他克莫司软膏的平均半衰期分别为 75 小时和 65 小时。

【不良反应】 约有半数患者在用药部位会出现皮肤刺激症状，最常见的有皮肤灼热感、瘙痒和红斑，通常严重程度为轻至中度，治疗开始 1 周内趋于消退。其他常见的皮肤刺激征包括皮肤敏感性增加、皮肤刺痛感。酒精不耐受(饮用含酒精饮料后出现面部潮红或皮肤刺激)也较常见。

【禁忌证】 (1)对大环内酯类、他克莫司或任何赋形剂成分过敏者禁用。

(2)妊娠期内禁用。

【注意事项】 (1)慎用于黏膜部位。避免与眼睛黏膜接触。若不小心接触到该部位时，应将其彻底擦除和(或)用水冲洗。

(2)不推荐使用封包治疗。

(3)治疗期间，应尽量减少暴露在日光下，并避免使用紫外线灯、UVB 或 PUVA 治疗。建议患者采取适当的日光防护措施，避免强烈日晒，外用防晒品并穿适当衣服遮盖皮肤。

(4)保湿剂可与普特彼软膏一起使用。但要首先咨询医生所用产品是否适合。因为特应性皮炎患者的皮肤可能很干燥，保持良好的皮肤护理是很重要的。如果要用保湿剂，需在普特彼软膏后再用。

(5)特应性皮炎患者易发生浅表皮肤感染。外用他克莫司软膏可能增加发生单纯疱疹病毒感染[包括单纯疱疹和疱疹性湿疹(Kaposi 水痘样疹)]的风险。

(6)若治疗 2 周后仍未见任何改善征象，应考虑采取进一步的治疗措施。儿童应使用 0.03%他克莫司软膏，在患处皮肤涂上一薄层本品，轻轻擦匀，并完全覆盖，一天两次。本品应采用能控制特应性皮炎症状和体征的最小量，当特应性皮炎的症状和体征消失时应停止使用。

(7)如果不是用于手部的治疗，患者用药后应洗手。

(8)哺乳期不推荐使用。

【药物的相互作用】 (1)由于本品不会在人体皮肤中代谢，不存在经皮相互作用影响本品代谢的潜在可能性。

(2)本品经由肝脏细胞色素酶 P_{450} 3A4(CYP 3A4)代谢。虽然外用他克莫司软膏的系统吸收水平很低(<1.0ng/ml)，对皮损广泛和/或红皮病患者同时系统性使用已知的 CYP3A4 抑制剂(如红霉素、伊曲康唑、酮康唑和地尔硫䓬)时应该谨慎。

(3)尚未对疫苗与他克莫司软膏间潜在的相互作用进行研究。疫苗接种应在治疗开始前进行，或在治疗间歇期内进行，最后一次外用他克莫司与疫苗接种之间应间隔 14 天。若为减毒灭活疫苗，间隔时间应延长至 28 天或考虑使用其他疫苗。

【用法与用量】 本品可用于体表的任何部位，包括面部、颈部和屈侧部位。将软膏在受损皮肤处涂薄薄一层。通常在开始治疗 1 周内即出现病情改善。成人可用 0.03%和 0.1%他克莫司软膏。治疗开始时应使用 0.1%他克莫司软膏，每日两次，持续 3 周，然后改为 0.03%他克莫司软膏，每日用药两次。儿童(2 岁和 2 岁以上)应用 0.03%他克莫司软膏治疗，开始时每日用药两次，持续3周，然后应减少用药次数至每日一次，直至病变痊愈。若临床情况允许，应尽量减少用药次数。应治疗至皮损痊愈后再停药。间歇性长期治疗时，根据医生指导用药。

【儿科注意事项】 (1)2岁以下儿童禁用。

(2)约有半数患者出现皮肤刺激症状，治疗开始1周内趋于消退。

【制剂与规格】 他克莫司软膏：(1)0.03%　30 g∶9 mg；10 g∶3 mg；(2)0.1%　30 g∶30 mg；10 g∶10 mg；。

吡美莫司[医保(乙)]

Pimecrolimus

【适应证】 外用于2岁及2岁以上轻度至中度特应性皮炎(湿疹)患者。

文献表明本品还用于限局性白癜风、硬化性苔藓、黏膜扁平苔藓、面部激素依赖性皮炎等的治疗。

【药理】 本品是一种钙调磷酸酶抑制剂。它是巨内酰胺类子囊霉素衍生物。本品可与macrophilin 12(FKBP-12)结合，抑制钙依赖性钙调神经磷酸酶，通过阻断T细胞的早期细胞因子转录而抑制T细胞的活化，特别是毫微克水平的本品即可抑制T细胞的IL-2和IFN-γ(Th1细胞来源)合成，还可抑制IL-4和IL-10(Th2细胞来源)的合成。此外，在体外实验中，本品还可抑制抗原或IgE刺激的肥大细胞释放炎症性细胞因子和炎症介质。

资料显示外用吡美莫司乳膏后血药浓度很低，一般在检出值以下，或刚刚达到检出值(＜0.5ng/ml)。没有随时间出现药物蓄积现象。

【不良反应】 最常见的不良反应是用药局部刺激症状，如烧灼感。这些反应通常发生于治疗早期，一般为轻度或中度，且持续时间短。常见的有用药局部反应(刺激、瘙痒、红斑)，皮肤感染(毛囊炎)。不常见的有脓疱病、病情加重、单纯疱疹、传染性软疣、用药局部不适，如皮疹、疼痛、麻木、脱屑、干燥、水肿等。

【禁忌证】 对本品或其他巨内酰胺类药物过敏或对赋形剂过敏者禁用。

【注意事项】 (1)不能用于急性皮肤病毒感染部位(单纯疱疹、水痘)。

(2)特应性皮炎的患者易患浅表皮肤感染，包括疱疹性湿疹(Kaposi水痘样疹)，吡美莫司乳膏治疗也许会使皮肤单纯疱疹病毒感染或疱疹性湿疹(表现为水疱和糜烂快速播散)发生的危险性增加。当出现皮肤单纯疱疹病毒感染时，应暂时中止在感染部位使用吡美莫司乳膏，待病毒感染清除后方可重新使用。

(3)用吡美莫司乳膏治疗时在用药局部会发生轻度和一过性反应。如果用药局部反应严重，则暂停使用。

(4)应避免药物接触眼睛黏膜。如果不慎接触了该部位，应彻底擦去乳膏，并用水冲洗。

(5)不推荐采用封包疗法。

(6)如果用药6周后病情仍然没有缓解，或疾病有加重，应停用吡美莫司乳膏，并考虑采用其他治疗方法。

【药物相互作用】 本品全部通过细胞色素酶P_{450}代谢。由于外用时吸收很少，不可能发生与其他系统用药之间的相互作用。由于资料缺乏，不推荐将吡美莫司乳膏用于接种部位。本品可与抗生素、抗组胺药和糖皮质激素合用。

【用法与用量】 在受累皮肤局部涂一薄层，轻柔地充分涂擦，每日两次，直到症状和体征消失。停药后若症状和体征再次出现，应立即重新开始使用，以预防病情加重。吡美莫司乳膏可用于全身皮肤的任何部位，包括头面部、颈部和擦破的部位，但不能用于黏膜。应用吡美莫司乳膏后，可立即使用润肤剂。

由于吡美莫司乳膏吸收量很少，对每日用药量、用药面积或治疗持续时间没有限制。

【儿科注意事项】 (1)2岁以下儿童禁用。

(2)用药局部有刺激症状。

【制剂与规格】 吡美莫司乳膏：(1)1%　15 g∶0.15 g；(2)30 g∶0.3 g。

咪喹莫特

Imiquimod

【适应证】 外用于治疗外生殖器及肛周的尖锐湿疣。

文献表明本品还用于日光性角化症、浅表基底细胞癌、鲍恩病、鲍转样丘疹病等的治疗。

【药理】 本品是局部免疫反应调节剂。在体内、外均能有效地诱导局部产生包括α-干扰素(α-IFN)和肿瘤坏死因子(TNF-α)、细胞因子IL-1、IL-6、IL-8及IL-10等，从而产生抗病毒、抗增生及调节皮肤局部炎症反应的作用。外用本品后通过皮肤吸收进入体内的量极微。动物研究尚没有发现5%乳膏有致畸作用。

【不良反应】 主要是局部反应，包括用药部位烧灼感、发红、肿胀、瘙痒、刺痛、脱屑；少见的有糜烂、溃疡、疼痛。以上反应多为轻至中度，常发生在用药的第2～5周，且持续时间短。停药2周后一般可恢复正常。

【禁忌证】 对本品及其乳膏基质过敏者禁用。

【注意事项】 (1)本品仅供外用,不可口服,应在医生指导下使用。

(2)用药后不要封包。用药后 6～10 小时将药物清洗掉。

(3)局部破损处应避免使用本品;曾用药物或激光等治疗尖锐湿疣,并出现了破损的部位,应等到伤口愈合后再用药。

(4)不可将药物涂入眼、口、鼻等部。

(5)不得用于尿道、阴道内、子宫颈和肛管内尖锐湿疣的治疗。

(6)用药期间避免性生活。使用避孕套的,应先将外用的咪喹莫特冲洗干净,因为咪喹莫特可使避孕套变脆弱。

(7)对有包皮的男性患者,在用药期间,应每日将包皮翻起,清洗用药部位。若包皮黏膜面出现糜烂、溃疡、水肿,包皮翻起有困难,应立即停止治疗。

(8)妊娠期妇女与哺乳期妇女尚未发现用药禁忌证,但应慎用。

【用法与用量】 涂药前,先用清水或中性肥皂清洗患处、擦干;用棉签将药物在疣体上均匀涂抹一层薄膜,保留 6～10 小时后用清水或中性肥皂将药物从疣体上洗掉。睡前涂抹,一日一次,每周 3 次(1、3、5 或 2、4、6)。一般疗程为 8～12 周,最多不超过 16 周。

【制剂与规格】 咪喹莫特乳膏:5%(1)250 mg∶12.5 mg;(2)3 g∶0.15 g;(3)5 g∶0.25 g。

氨苯砜[药典(二);基;医保(甲)]

Dapsone(DDS)

【适应证】 (1)麻风(参阅第十章第十五节)。

(2)无菌性脓疱性皮肤病、大疱性类天疱疮、坏疽性脓皮病、环状肉芽肿及囊肿性和聚合性痤疮等。

(3)以中性粒细胞浸润为主的非感染性炎症性皮肤病,如白细胞破碎性血管炎,持久性隆起性红斑,急性发热性嗜中性皮肤病,疱疹样皮炎,线状 IgA 大疱性皮病等。

【药理】 属砜类抗菌药,是治疗麻风的首选药物。本品为砜类抑菌剂,对麻风杆菌有较强的抑菌作用,大剂量时显示杀菌作用。

(1)药效学　本品的抗菌作用与磺胺药相同,作为对氨基苯甲酸(PABA)的竞争性抑制剂,使细菌不能正常利用 PABA,以致阻止了叶酸合成,进而阻止了 DNA 合成,产生抗菌作用。DDS 还可抑制溶酶体酶的活性,并扰乱中性粒细胞中的髓性过氧化酶。临床上,DDS 对在组织病理上以嗜中性粒细胞浸润为主的炎症性皮肤病有效,用药出现疗效快,但停药易复发,需用一定剂量维持。

(2)药动学　本品口服后吸收迅速而完全。蛋白结合率为 50%～90%。吸收后广泛分布于全身组织和体液中,以肝、肾的浓度为高,病损皮肤的浓度比正常皮肤高 10 倍。本品在肝内经 *N*-乙酰转移酶代谢。患者可分为氨苯砜慢乙酰化型和快乙酰化型,前者服药后其血药峰浓度(C_{max})较高,易产生不良反应,尤其血液系统的不良反应,但临床疗效未见增加。快乙酰化型患者用药时可能需要调整剂量。口服后数分钟即可在血液中测得本品,达峰时间(t_{max})为 2～6 小时,有时为 4～8 小时,本品存在肠肝循环,所以排泄缓慢,血消除半衰期($t_{1/2\beta}$)为 10～50 小时(平均为 28 小时)。停药后本品在血液中仍可持续存在达数周之久。约 70%～85%的给药量以药物原形和代谢产物自尿中排出,少量经粪便、汗液、唾液、痰液和乳汁排泄。

【不良反应】 (1)溶血性贫血,发生与用药剂量有关,剂量超过 200 mg/日容易发生。轻者不须停药,可给予铁剂和复合维生素 B,严重者(红细胞低于 3.0×10^{12}/L)应停药治疗。

(2)药疹,呈全身性的发疹。少见的为氨苯砜综合征:多发生在服药 5～6 周时发生,表现为发热,恶心,呕吐,黄疸,周身麻疹样或猩红热样皮疹,严重者为剥脱性皮炎,患者浅表淋巴结肿大,肝脏肿大,肝酶明显增高,一旦出现应立即停药,给予泼尼松(强的松)及其他对症处理。

(3)其他:消化道的不适如恶心,呕吐,食欲减退等,肝功能异常,粒细胞减少等。

(4)大剂量服用(常为误服或企图自杀而超量服用)可产生急性中毒,药物与氧合血红蛋白结合形成高铁血红蛋白。由于高铁血红蛋白不能与氧结合,患者出现组织缺氧的表现,如头痛,胸闷,呼吸短促,口唇及指甲青紫等,严重者可死亡。一旦发生高铁血红蛋白血症,应立即抢救,吸氧,催吐,输液,解毒剂是 1%亚甲蓝溶液,按1～2 mg/kg静脉点滴或推注。

【禁忌证】 (1)重度贫血,葡萄糖-6-磷酸脱氢酶缺乏(G-6PD)禁用。

(2)对砜类药物及磺胺类过敏者禁用。

(3)有精神障碍者禁用。

【注意事项】 (1)长期服药的患者应定期查血、尿常规,并注意肝、肾功能的检查。若血红蛋白下降,出现溶血性贫血应立即停药。如有肝脏损害,应停药。

(2)肾功能减退患者用药时需减量，如肌酐清除率低于4 ml/min时需测定血药浓度，无尿患者应停用本品。

(3)下列情况应慎用本品　变性血红蛋白还原酶缺乏症，肝、肾功能减退，胃与十二指肠溃疡及有精神病史者。

(4)交叉过敏　砜类药物之间存在交叉过敏现象。此外，对磺胺类、呋塞米类、噻嗪类、磺酰脲类以及碳酸酐酶抑制药过敏的患者亦可能对本品发生过敏。

(5)用药过程中若出现瘙痒性、泛发性皮疹，应立即停药。用药数周后，不明原因出现发热、皮疹，应及时停药，以判断是否发生了氨苯砜综合征。

【药物相互作用】(1)与丙磺舒合用可减少肾小管分泌砜类，使砜类药物血浓度高而持久，易发生毒性反应。因此在应用丙磺舒的同时或以后需调整砜类的剂量。

(2)利福平可诱导肝微粒体酶的活性，使本品血药浓度降低.故服用利福平的同时或以后应用氨苯砜时需调整后者的剂量。

(3)本品不宜与骨髓抑制药物合用，因可加重白细胞和血小板减少的程度，必须合用时应密切观察对骨髓的毒性。

(4)本品与其他溶血药物合用时可加剧溶血反应。

(5)与甲氧苄啶合用时，两者的血药浓度均可增高，其机制可能为抑制氨苯砜在肝脏的代谢。两者竞争在肾脏中的排泄，本品血药浓度增高可加重其不良反应。

(6)与去羟肌苷合用时可减少本品的吸收，因为口服去羟肌苷需同时服用缓冲液以中和胃酸，而本品则需在酸性环境中增加吸收，因此如两者必须同用时应至少间隔2小时。

【用法与用量】口服　一般成人用量为一次50 mg，一日2～3次。治疗疱疹性皮炎等，①成人　开始剂量为一日50 mg，逐渐递增至病情控制，有时可达一日200～300 mg。以后渐减至最小有效维持量。②小儿　开始一日2 mg/kg，顿服，如症状未完全控制，可逐渐增加剂量。一旦症状控制，应即将剂量减至最小有效量。

【儿科注意事项】(1)重度贫血、葡萄糖-6-磷酸脱氢酶缺乏(G6PD)者禁用。

(2)对砜类药物及磺胺类过敏者禁用。

【制剂与规格】氨苯砜片:50 mg。

沙利度胺(反应停)[药典(二);医保(乙)]

Thalidomide

【适应证】内服适于各型麻风反应如发热、结节红斑、淋巴结肿大、关节肿痛等主要用于控制瘤型麻风反应。光敏性皮肤病如多形性日光疹日光性痒疹。也可用于结节性痒疹、盘状红斑狼疮、白塞病、泛发扁平苔藓、坏疽性脓皮病等皮肤病的治疗。

文献表明本品还用于移植物抗宿主病、克罗恩病、多发性难治性骨髓瘤、白血病、强直性脊柱炎、类风湿关节炎、系统性红斑狼疮及成人斯蒂尔病等的治疗。

【药理】(1)药效学　抑制血管新生和免疫调节。体外试验证实沙利度胺可通过抑制和下调β-FGF、VEGF、VCAM-A和E-selectin等促进血管生长的细胞因子来发挥其抗血管新生作用。具有免疫调节作用。可影响白细胞、内皮细胞及角质形成细胞等，可改变黏附分子的浓度进而影响炎症组织的白细胞外渗以及抑制炎症反应。通过对单核细胞因子的抑制和对T淋巴细胞活化的共刺激效应的正负协调来发挥作用。抗炎作用最基本的机制是通过作用于单核细胞来抑制TNF-α的释放，并促进TNF-α mRNA降解，从而抑制细胞因子TNF-α在单核细胞和巨噬细胞的生成。本药对麻风病并无治疗作用，可与麻风药合用以减少反应。

(2)药动学　临床所用沙利度胺通常为消旋混合物。该药口服吸收效果好，血药浓度峰值时间为2小时。血浆蛋白结合量较低。口服后无明显的肝脏代谢，主要的清除途径是非酶的水解作用，清除半衰期为5～7小时。在分解过程中酶代谢与肾排泄参与很少，因此药物相互作用的危险性并不大。其药物分布及代谢的个体差异甚微。

【不良反应】(1)有强的致畸作用，妊娠早期服用可致胎儿畸形，成为短肢的海豹儿。

(2)胃肠道不适，口干、口苦、便秘、食欲减退;头昏、倦怠;严重者须停药并给予对症治疗。偶有过敏而发生药疹。

(3)可引起多发性神经炎，表现为手脚麻木，肌肉紧缩及下肢无力感。

【禁忌证】本品有严重的致畸作用。如果在怀孕期间服用本品，对未出生的胎儿会引起严重的出生缺陷和死亡。妊娠期妇女禁用。对本品过敏者禁用。

【注意事项】(1)对于育龄妇女，服药前4周就应采取有效的避孕措施，妊娠试验阴性方可服药。患者停药至少4周后方可怀孕。服药期间不允许母乳喂养。

(2)男性患者服药期间性生活时应使用避孕套，服药期间不允许献血。

(3)用于心血管疾病高发患者时，注意患者心衰及血栓形成情况。若患者同时服用β受体拮抗药，则更要注意。必要时停药及对症治疗。

(4)用药期间定期检查血象,中性粒细胞的绝对值低于 0.75×10^9/L 的患者不要服用。

【药物相互作用】 能增强其他中枢抑制剂,尤其是巴比妥类药的作用。

【用法与用量】 一般用量每日 100～300 mg,分 2～3 次服用。应从小剂量开始,逐渐递增。好转后减药维持。

【制剂与规格】 沙利度胺片:(1)25 mg;(2)50 mg。

硫酸锌[药典(二);医保(乙)]

Zinc Sulfate

【适应证】 口服用于锌缺乏引起的肠病性肢端皮炎、口疮、慢性溃疡等。

【药理】 (1)药效学 锌是许多酶系统如碳酸酐酶、乙醇脱氢酶和碱性磷酸酶等的组成部分,锌缺乏可导致酶功能异常。口服硫酸锌可纠正锌缺乏,恢复酶系统的功能,锌离子能沉淀蛋白质,外用有收敛防腐作用,且能帮助肉芽组织形成。

(2)药动学 胃肠道只能吸收少量锌盐;大部分随粪便排出,仅微量随尿排泄。

【不良反应】 本品对胃肠道有轻度刺激,口服 0.6～2.0 g 能催吐,超量有腐蚀黏膜的可能。

【注意事项】 需餐后服用,以减少对胃肠道刺激。外用按照规定的浓度用药。

【药物相互作用】 (1)本品与铝、钙、锶盐、硼砂、碳酸盐和氢氧化物(碱类)、蛋白银和鞣酸有配伍禁忌。

(2)本品与青霉胺共用可使后者作用减弱。

【用法与用量】 成人 (1)1%硫酸锌溶液:口服一次 10～15 ml,一日 3 次,餐后服。

(2)硫酸锌片:口服治疗肠病性肢端皮炎或缺锌症,一次 50～100 mg,一日 3 次,症状减轻后改为小量、每日或隔日 50 mg。儿童应减量服用。

(3)硫酸锌溶液 0.5%～1%:伤口冲洗或湿敷。

【制剂与规格】 口服硫酸锌溶液:1%。

硫酸锌糖浆:(1)10 ml : 20 mg;(2)100 ml : 0.2 g。

硫酸锌片:(1)25 mg;(2)50 mg。

硫酸锌颗粒:0.4%(1)2 g : 8 mg;(2)5 g : 20 mg。

外用硫酸锌溶液:0.5%;1%。

对氨苯甲酸钾(对氨苯酸钾)

Potassium Aminobenzoate

【适应证】 用于皮肌炎、全身性硬皮病、硬斑病、带状硬皮病、佩罗尼病(纤维性海绵体炎)。

【药理】 本品有抗纤维化作用,纤维化是由于 5-羟色胺和单胺氧化酶不平衡造成,由过多 5-羟色胺或过低单胺氧化酶持续一段较长时期发生。本品能在组织中增加氧的消耗,从而使 5-羟色胺分解或增加单胺氧化酶活力。

【不良反应】 不常见的有变态反应(发热、皮疹)、低血糖、焦虑、寒战、出冷汗、精神错乱、皮肤发冷苍白、注意力不集中、嗜睡、过度饥饿、心跳加速、头痛、神经过敏、步态不稳、异常疲乏或软弱、白细胞降低、食欲缺乏、恶心等。

【禁忌证】 对本品不耐受者、糖尿病或低血糖、肾功能受损者禁用。

【注意事项】 (1)交叉敏感反应 对氨基苯甲酸不耐受的患者对本品亦不耐受。

(2)对诊断的干扰 能使血糖浓度降低,白细胞计数减少,停药后可恢复正常。

【药物相互作用】 本品与对氨基水杨酸盐或磺胺类药共用,可抑制这些药的作用。

【给药说明】 (1)餐后服药以减少对胃的刺激。

(2)服胶囊时每一剂与 240 ml 水或牛奶同服,如为片剂,先溶于水后再服。

(3)服粉剂时,先溶于水或柠檬汁后再服。

(4)如发生低血糖,应停药,饮糖水,如有严重低血糖反应出现如昏迷、抽搐时,应立即静脉注射葡萄糖注射液。

【用法与用量】 口服 (1)成人 每日 12 g,分 4～6 次,餐后服用。

(2)小儿 按体重每日 220 mg/kg,分 4～6 次,餐后服用。

【制剂与规格】 对氨苯甲酸钾片:0.5 g。

对氨苯甲酸钾胶囊:0.5 g。

甲氧沙林(8-甲氧补骨脂素)[医保(乙)]

Methoxsalen(8-Methoxypsoralen,8-MOP)

【适应证】 口服或外用后与长波紫外线(UVA)合用(称为 PUVA 疗法),治疗银屑病、白癜风、蕈样肉芽肿,亦可用于掌跖脓疱病、湿疹、特应性皮炎,扁平苔藓等的治疗。

【药理】 (1)药效学 本品为光敏剂。与表皮细胞结合的 8-MOP 可被波长在 320～400 nm 的长波紫外线激活,最大作用波长为 365 nm。在长波紫外线的作用下,8-MOP 与表皮细胞 DNA 双螺旋上的胸腺嘧啶发生光化学反应,形成光加合物,产生光毒反应,使表皮角质形成细胞DNA合成及丝状分裂受到抑制,表皮细胞更新速度减缓,从而对银屑病起治疗作用。光敏反应的结果还使黑素细胞中的酪氨酸酶活力增加,促使黑素形成;促使毛囊中的黑素细胞向表皮中移动,从而使皮肤上出现色素沉着。

(2)药动学　口服约95%从胃肠道吸收,与血浆白蛋白结合,与表皮细胞有较强的结合力。光敏作用在服药后1.5～3小时达到高峰,可持续8小时。药物在肝脏代谢,24小时内95%的代谢物从肾脏排出。

【不良反应】 (1)内服后最常见的不良反应是上消化道不适如恶心,有的患者可呕吐。有的可出现头晕、头痛、精神抑郁。

(2)配合UVA照射后常见的反应是红斑,它常在照射24～48小时出现。皮肤色素沉着、瘙痒。若照射剂量过大或时间过长,照射部位皮肤上出现红肿、水疱、疼痛、脱屑。

(3)内服8-MOP偶可致肝功能损害。

【禁忌证】 (1)12岁以下儿童,年老体弱者及妊娠期妇女禁用。

(2)有光敏性疾病如红斑狼疮、皮肌炎、卟啉症、多形性日光疹、着色性干皮病等患者禁用。

(3)严重肝病患者禁用。

(4)白内障或其他晶体疾病患者禁用。

【注意事项】 (1)以下情况应慎用:皮肤癌病史,因为动物实验发现本品能诱发UVA的致癌作用;日光敏感家族史;新近接受放射线或细胞毒药物治疗;胃肠道疾病。

(2)治疗期间不得服用含有呋喃香豆素的食物,如酸橙、无花果、香菜、芥、胡萝卜、芹菜等。

(3)照射紫外线时及照射后至少8小时内应戴墨镜。

【给药说明】 为减少服药对胃肠道的刺激,应与食物或牛奶一起服。治疗银屑病,需8～10次治疗后出现较明显疗效。治疗白癜风则疗效出现更慢。

【药物相互作用】 不得服用其他光敏性药物,与吩噻嗪类药物同用可加剧对眼脉络膜、视网膜和晶体的光化学损伤。

【用法与用量】 ①口服或外用,然后照射紫外线,每日或隔日1次。口服剂量为每次0.5 mg/kg,外搽的浓度为0.1%～0.2%,用药后1.5～2小时接受长波紫外线照射。治疗前应测试最小光毒量(MPD),首次照射用MPD或稍小的剂量照射,如未测试,应从较小剂量开始(0.5～1.0J/cm²),以后根据反应情况增减量,一般每隔1～2次增加0.2～0.5J/cm²。1个疗程一般为1个月。治愈后,每周或隔周照射1次以巩固治疗。如未治愈应继续治疗,如2个疗程结束,皮损无明显消退,应停止治疗。治愈后如有复发,重新治疗仍然有效。②局限性白癜风或初起的白癜风患者,一般外用即可,但外用药液后,应照射紫外线,具体方法同上。

【制剂与规格】 甲氧沙林片:(1)10 mg;(2)5 mg。

甲氧沙林溶液:(1)0.1%;(2)0.2%;(3)0.4%;(4)0.5%;(5)1%。

三甲沙林

Trioxysalen(Trioxsalen)

【适应证】 口服与长波紫外线(UVA)合用治疗白癜风、银屑病。

【药理】 (1)药效学　三甲沙林为一种合成的补骨脂素衍生物,活性较甲氧沙林强,但毒性亦较强。引起红斑、黑素和表皮细胞毒反应的确切机制尚不清楚,但能使黑素细胞中酪氨酸酶活力增加,并可抑制DNA合成、细胞分裂和表皮更替。当黑素细胞的活性存在时才能有效地形成色素。

在白化病中虽不形成黑素,但能增加皮肤对日光的耐受性,是由于角质层增厚和黑素的潴留形成一层增厚、黑素化的角质层。

(2)药动学　从消化道吸收,可被320～400 nm的UVA激活,最大作用的波长为365 nm。用药后皮肤对日光的敏感性增加约需1小时,晒黑需数天;皮肤对日光敏感达峰时间约需2～3小时。皮肤对日光敏感作用可持续约8小时。在肝脏代谢,8小时内经肾排泄80%～90%。

【不良反应】 (1)有发生白内障及皮肤癌的可能。

(2)本品产生的红斑和胃肠道反应较甲氧沙林要少。

(3)长期PUVA治疗可发生皮肤早老现象。

(4)超剂量或超时间照射紫外线可使皮肤起疱、脱屑、发红和疼痛以及下肢肿胀。

(5)亦可发生头晕、头痛、皮肤瘙痒、精神抑郁、恶心、神经质和失眠。

(6)偶可致肝功能损害。

【禁忌证】 (1)12岁以下儿童,年老体弱者及妊娠期妇女禁用。

(2)有光敏性疾病如红斑狼疮、皮肌炎、卟啉症、多形性日光疹、着色性干皮病等患者禁用。

(3)严重肝病患者禁用。

(4)白内障或其他晶体疾病患者禁用。

【注意事项】 (1)以下情况应慎用:皮肤癌病史,因为动物实验发现本品能诱发 UVA 的致癌作用;日光敏感家族史;新近接受放射线或细胞毒治疗;胃肠道疾病。

(2)治疗期间不得服用含有呋喃香豆素的食物,如酸橙、无花果、香菜、芥、胡萝卜、芹菜等。

(3)照射紫外线时及照射后至少 8 小时内应戴墨镜。

【给药说明】 为减少服药对胃肠道的刺激,应与食物或牛奶一起服。治疗银屑病,需 8～10 次治疗后出现较明显疗效。治疗白癜风则疗效出现更慢。

【药物相互作用】 不得服用其他光敏性药物,与吩噻嗪类药物同用可加剧对眼脉络膜、视网膜和晶体的光化学损伤。

【用法与用量】 口服　每次 0.3～0.5 mg/kg,服药后 1.5～2 小时接受长波紫外线照射。每周 2～3 次。治疗前应测试最小光毒量(MPD),首次照射用 MPD 或稍小的剂量照射,如未测试,应从较小剂量开始(0.5～1.0J/cm^2),以后根据反应情况增减量,一般每隔 1～2 次增加 0.2～0.5J/cm^2。1 个疗程一般为 1 个月。治愈后,每周或隔周照射 1 次以巩固治疗。如未治愈应继续治疗,如 2 个疗程结束,皮损无明显消退,应停止治疗。治愈后如有复发,重新治疗仍然有效。

【制剂与规格】 三甲沙林片:5 mg。

肝素钠[药典(二)]

Heparin Sodium

【适应证】 用于早期冻疮、皲裂、溃疡、湿疹及浅表性静脉炎和软组织损伤。

【药理】 参阅第八章第三节。

【不良反应】 罕见皮肤刺激如烧灼感,或过敏反应如皮疹、瘙痒等。

【禁忌证】 有出血性疾病或烧伤者禁用。

【注意事项】 (1)妊娠期妇女、哺乳期妇女慎用。

(2)用药部位出现皮疹、瘙痒、红肿等,应停止用药,洗净,必要时向医师或药师咨询。

【给药说明】 不可长期、大面积使用;儿童必须在成人监护下使用。

【用法与用量】 局部外用,一日 2～3 次。

【制剂与规格】 肝素钠乳膏:(1)20 g∶5000 U;(2)20 g∶7000 U;(3)25 g∶8750 U。

复方肝素钠尿囊素凝胶:10 g:(500 U 肝素钠,1 g葱头浸液,0.1 g 尿囊素)。

盐酸氨酮戊酸

Aminolevulinic Acid Hydrochloride(ALA)

【适应证】 外用配合光照治疗(光动力治疗)尖锐湿疣,尤其适用于发生在尿道口的尖锐湿疣,且单个疣体直径最好不超过 0.5 cm。

文献表明本品配合光照治疗(光动力治疗)还用于日光性角化症、浅表基底细胞癌、鲍恩(Bowen)病、鲍恩样丘疹病等的治疗。

【药理】 (1)药效学　氨酮戊酸(ALA)的代谢是人体内亚铁血红素合成的生化途径的第一步。应用 ALA 后病灶的光敏性与特定波长和能量的光照是 ALA 光动力治疗的基础。ALA 自身不是光敏剂,而是光敏剂原卟啉Ⅸ(PpⅨ)的代谢前体。皮肤应用盐酸氨酮戊酸外用溶液后因 ALA 转化为 PpⅨ并累积而产生光敏性。当暴露在一定波长和能量的光照下,累积的 PpⅨ就会产生光动力效应,产生高度活性的单线态氧和自由基,进而破坏了增生活跃的细胞。

(2)药动学　本品为皮肤局部用药,剂量低,吸收少,治疗量的本品在机体组织和体液中的浓度无法测出,因此对其药动学特征了解得较少。ALA 静脉或口服给药后,主要以原形从尿中排泄,大部分 ALA 6 小时内从体内排泄,原卟啉Ⅸ 24 小时内即可从体内清除。

【不良反应】 常见的不良反应为病灶及邻近组织的局部反应,如疼痛和或烧灼痛、红斑、红肿、糜烂、出血、溃疡、色素沉着等。照光过程中及以后数天内可能出现局部疼痛,病灶发生于尿道的患者治疗后可能出现尿痛。这些反应通常是轻至中度的,无需处理可自行缓解或消退。偶有瘢痕形成。未见治疗相关的全身不良反应。

【禁忌证】 光敏性皮肤病及卟啉症患者,对局部用盐酸氨酮戊酸溶液中任何成分过敏的患者。

【注意事项】 (1)本品需遵医嘱,在专业医护人员指导下使用。

(2)仅外用于患处,尽量避免不用于周围正常皮肤。应避免与眼接触。

(3)应用本品后,患处在光照治疗前应避免暴露于日光或明亮的可见光下(如手术灯、太阳床或近距离光源);应用本品后如不能进行光照治疗,患处应至少在 40 小时内避光或避免暴露于上述光源。

(4)妊娠期妇女及哺乳期妇女慎用。

(5)瘢痕体质者慎用。

(6)本品不推荐用于疣体过大的尖锐湿疣。

(7)本品溶液应新鲜配制，并在 4 小时内使用。

(8)本品应在遮光、密封、阴凉(不超过 20℃)处储存。

(9)与光敏性药物，如灰黄霉素、噻嗪类利尿剂、磺脲、吩噻嗪、磺胺类药物和四环素等合并使用，可能会增加本品光动力治疗患处局部的光敏反应。

【用法与用量】 临用前加入注射用水溶解(118 mg/瓶加入注射用水 0.5 ml；354 mg/瓶加入 1.5 ml)，配制成浓度为 20%的溶液。每次治疗时，药液必须新鲜配制，保存时间不超过 4 小时。

清洁患处并干燥后，将配制的 20%盐酸氨酮戊酸溶液滴于棉球并覆盖于疣体表面，每隔 30 分钟左右重复将溶液滴于棉球上，持续敷药于患处不少于 3 个小时(整个敷药过程应处于避光环境中，敷药后患处避免强光直射)。然后用氦氖激光照射，输出波长 632.8 nm，激光能量 100～150 J/cm²，治疗光斑应完全覆盖病灶。

治疗后 1 周复查，若皮损未消退可再次治疗，在三周内，治疗次数最多不超过 3 次。

【制剂与规格】 盐酸氨酮戊酸外用散：(1)118 mg；(2)354 mg。

重组人表皮生长因子[医保(乙)]

Recombinant Human Epidermal Growth Factor(rhEGF)

【适应证】 (1)难愈性创面的治疗，如足靴区溃疡、糖尿病性溃疡、褥疮、窦道、肛门会阴部创面及其他难以愈合的创面。

(2)切口愈合障碍的治疗，如切口感染、切口脂肪液化、切口张力过大、术后使用糖皮质激素、化疗药物、合并低蛋白血症、贫血以及重要脏器功能障碍。

(3)预防和减少手术疤痕。

【药理】 (1)药效学　①趋化作用：促进上皮细胞、成纤维细胞等多种细胞向创面迁移，提供组织再生与修复的基础，缩短创面愈合时间。②增殖作用：促进 RNA 及 DNA 的复制和蛋白质的合成；调节细胞糖酵解及 Ca^{2+} 浓度；促进创面细胞再上皮化，加速创面愈合速度。③重建作用：促进胞外基质如透明质酸、纤维连接蛋白、胶原蛋白等的合成；调节胶原的降解及更新、增强创面抗张强度；提高上皮细胞的完全再生度和连续性，预防和减少疤痕形成，提高创面修复质量。

(2)药动学　RhEGF 广泛存在于正常人体体液，对于体表局部外用重组 RhEGF 给药的药代动力学未充分研究。

【不良反应】 偶见轻度刺激症状，如刺痛、灼热感。

【禁忌证】 对天然和重组 rhEGF、甘油、甘露醇过敏者禁用。

【注意事项】 (1)感染创面可局部联合使用抗生素或磺胺嘧啶银，也可系统使用抗生素。

(2)乳液和婴幼儿唾液、尿液内均含 rhEGF，体表局部外用 rhEGF. 对胎儿和婴幼儿有无影响尚不清楚。

【用法与用量】 常规清创后，用本品局部均匀喷湿创面，一日 1 次，约 40000 IU/10×10 cm²(每喷次约 200 IUrhEGF)。再根据创面情况需要作相应处理。

【制剂与规格】 重组人表皮生长因子外用喷剂[活性成分为重组人表皮生长因子(rhEGF)，以 10%的甘油和 1.0%甘露醇为保护剂]：15 ml：30000 IU(200 IU/ml)rhEGF。

重组人表皮生长因子凝胶：(1)20 g：10 万 IU(200 μg)；(2)10 g：5 万 IU(100 μg)；(3)5 g：2.5 万 IU(50 μg)。

外用重组人表皮生长因子抑制剂：(1)7.5 万 IU/支；(2)10 万 IU/支；(3)5 万 IU/支；(4)2 万 IU/支。

重组人表皮生长因子外用溶液：(1)2000 IU/ml，15 ml；(2)2000 IU/ml，5 ml。

海姆泊芬

Hemoporfin

【适应证】 本品静脉滴注配合激光照射用于鲜红斑痣患者的治疗。

【药理】 (1)药效学　海姆泊芬是一种卟啉类光动力药物，以被动运输的方式通过血管内皮细胞膜，经过一定波长和能量的激光照射激活，产生光动力效应，可选择性地破坏真皮浅层扩张畸形的毛细血管网，消除病变部位的异常红色。临床前药效学试验显示，海姆泊芬的光动力效应在体外表现为对血管内皮细胞有杀伤作用，在动物模型上体现为能选择性破坏鸡冠皮肤浅层毛细血管网，使光动力作用区的红色鸡冠变白。

(2)药动学　16 名健康志愿者 20 分钟内单次静脉输注海姆泊芬 5 mg/kg，C_{max} 平均为 46.7 μg/ml；$AUC_{0\to t}$ 平均为 29.8 μg/(ml·h)；血浆消除半衰期为 5 小时左右。给药后血浆、尿样和粪样中共检测到 10 种代谢产物，其含量均远低于原形药物。药以原形通过粪便排泄达 40%以上。给药后 96 小时内，原形药物在尿中累积排泄百分比为 1.32‰。

30 名健康受试者 20 分钟内单次静脉输注海姆泊芬 2.5 mg/kg、5 mg/kg、7.5 mg/kg 后，在 2.5～5 mg/kg 剂量范围内，暴露量和最大血浆药物浓度与注射剂量成比例，在 5.0～7.5 mg/kg 剂量范围内，则呈非线性药代动力学特征。7.5 mg/kg 剂量下，女性 AUC、C_{max} 均明显高于男性，2.5 mg/kg 和 5 mg/kg 剂量组未见此性别间差异特征。

【不良反应】 (1)局部发生不同程度的光动力治疗反应，常见的为瘙痒、烧灼感、疼痛、红斑、肿胀、结痂，少见的有水疱、紫癜等，治疗反应大多为轻中度，患者能够耐受，无须特殊处理，短期内可自行恢复。

(2)色素沉着，大多可在 3～6 个月内自行恢复。

(3)以下不良反应发生率为 1%～3%，按身体各个系统分类，程度多为轻到中度。

①治疗局部：局部感染、色素减退。

②全身：光敏反应，如全身性荨麻疹、呼吸急促等。

③胃肠系统：恶心。

④肝胆系统：肝胆功能指标异常。

【禁忌证】 皮肤光过敏患者、卟啉症或对卟啉过敏者，以及对注射用海姆泊芬中任何成分过敏的患者禁用。

【注意事项】 (1)本品治疗后 2 周内，应避免皮肤和眼部直接暴露于阳光或强的室内光源。

(2)一旦在输注过程中出现药液外渗，外渗局部必须完全避光，直到局部肿胀等渗出反应完全消失，以免引起严重局部灼伤。

(3)如果治疗后 52 小时内需要行急诊手术，大多数体内组织应该尽可能避免接受强光照射。

(4)若首次治疗后皮损未完全消退可考虑第二次治疗，同一部位两次治疗之间间隔应至少 8 周。目前尚缺乏同一部位超过两次治疗的临床试验证据。

(5)应用不匹配照射光源，不能提供海姆泊芬光活化所需的条件，可能会由于海姆泊芬不完全活化，引起治疗不完全，或海姆泊芬过度活化引起治疗过量或周围正常组织损伤。

【药物相互作用】 尚无本品与其他药物的相互作用的研究。

但根据本品作用机制，许多药物联合使用会影响本品的疗效，如：其他光敏剂(如四环素，磺胺类药物，酚噻嗪，磺脲类降血糖药，噻嗪类利尿药、喹诺酮类、维 A 酸类和灰黄霉素)可以增加皮肤光敏反应性。可以消除活性氧类或清除自由基的复合物，如二甲基亚砜、β-胡萝卜素、乙醇、甲酸盐可能会降低海姆泊芬的活性。减少凝血、血管收缩和血小板聚集的药物如血栓素 A2 抑制剂，也可以降低海姆泊芬的疗效。

【用法与用量】 本品治疗分为两个步骤，需要药物和激光配合治疗。第一步为静脉输注本品，第二步用 532 nm 波长的激光活化海姆泊芬(照射病灶局部)。

(1)海姆泊芬的应用　临用前将每支注射用海姆泊芬用 10 ml0.9%氯化钠注射液注射液配制成浓度为 10 mg/ml的海姆泊芬溶液。按 5 mg/kg 剂量，将海姆泊芬溶液稀释于 0.9%氯化钠注射液注射液至 50 ml，用合适的注射泵，以每分钟 2.5 ml 的速度，经静脉 20 分钟输注完毕。

(2)光照射　静脉输注开始后 10 分钟，用波长为 532 nm 的连续激光照射患处。

本品光活化程度由所接受的光剂量决定。治疗鲜红斑痣时，在病灶局部照射推荐使用的激光剂量为 96～115 J/cm²，激光强度为 80～95 mW/cm²，此剂量在同一光斑 20 分钟照射完毕。如皮损面积较大或较分散，可进行多光斑照射。

(3)第二次治疗　若首次治疗后皮损未完全消退可给予第二次治疗，同一部位第二次治疗需与第一次治疗之间间隔至少 8 周。目前尚缺乏在同一部位超过两次治疗的临床试验证据。

【制剂与规格】 注射用海姆泊芬：100 mg。

第二十六章 眼科用药

眼科给药的主要途径是结膜囊局部滴药，主要经由角膜吸收进入眼内。理想的眼用药物应同时具备水溶性和脂溶性。眼睛是身体的一部分。眼病涉及的疾病谱广泛，所以眼科用药有数百种之多，许多药物亦同时用于其他疾病的治疗，并非眼病专用。本章主要介绍收载于《中华人民共和国药典》以及临床常用的眼科药物。

第一节 降眼压药

一、胆碱能受体激动药

胆碱能受体激动药又被称为胆碱能拟似药或副交感神经拟似药，其生物效应类似乙酰胆碱类药物。本类药物按作用机制的不同可分为直接作用和间接作用两类。直接作用类通过直接激活位于神经肌肉接头处神经突触后膜的胆碱能受体而发挥作用，这类药物包括毛果芸香碱和卡巴胆碱；间接作用类通过抑制胆碱酯酶，使神经突触中的乙酰胆碱不发生水解，延长乙酰胆碱的作用。间接作用类药物根据对胆碱酯酶作用方式的不同又可分为可逆性和不可逆性两类。可逆性药物与酶结合形成易于解离的复合物，不破坏胆碱酯酶，经过一段时间后释放出胆碱酯酶恢复其活性，如毒扁豆碱；不可逆性药物与胆碱酯酶牢固结合，使酶老化失活，如依可碘酯（ecothiopate iodide）。胆碱能受体激动药眼部使用时，靶器官为瞳孔括约肌和睫状肌，引起睫状肌、瞳孔括约肌收缩，从而使瞳孔缩小，虹膜舒展，房角牵拉及晶状体增厚，同时可部分减少房水分泌。

胆碱能受体激动药通常用于原发性青光眼的治疗，也用于眼科检查后及手术的缩瞳。

硝酸毛果芸香碱[药典(二)；基；医保(甲、乙)]

Pilocarpine Nitrate

【适应证】 (1)用于原发性闭角型青光眼、原发性开角型青光眼及某些继发性青光眼。

(2)用于激光虹膜造孔术之前，使虹膜伸展便于激光打孔，以及防止激光手术后的反应性眼压升高。

(3)用本品滴眼，用于眼科手术后或检眼镜检查后，以抵消睫状肌麻痹剂或散瞳药的作用。

(4)注射液可用于阿托品类药物中毒治疗，白内障人工晶体植入手术中缩瞳。

【药理】 (1)药效学 本品直接作用于中枢和外周的毒蕈碱样受体，靶组织为眼内平滑肌，表现为睫状肌与瞳孔括约肌收缩，晶状体变厚、虹膜变平、瞳孔缩小和眼压下降。本品治疗青光眼的主要作用机制是减少房水通过小梁网排出的阻力，增加单位时间内房水的排出量；同时本品还有抑制房水分泌和增加 Schlemm 管内皮细胞通透性的作用。本品对于青光眼、高眼压症和正常眼压者都有降眼压效果，降压幅度为 10%～40%。本品的降眼压作用随浓度增加而加强，但当浓度大于 4%时，效应不再加强。

(2)药动学 本品具有水溶与脂溶的双相溶解性，角膜对其溶液具有良好通透性。使用1%溶液滴眼后10～30分钟出现作用，降眼压作用的达峰时间约75分钟。缩瞳持续时间为4～8小时，降眼压作用持续(和浓度有关)时间为4～14小时。眼药膜等缓释剂型药物降眼压作用的达峰时间为1.5～2小时。片剂口服易吸收。

【不良反应】 (1)眼部 ①调节痉挛。因睫状肌收缩所致，可持续2～3小时。临床表现为暂时性近视、轻度头痛和眼眶痛，因难以耐受终止用药者约占20%。②瞳孔缩小。瞳孔括约肌收缩所致。因减弱进入眼内的光线，导致视物变暗。晶状体核硬化和后囊下浑浊的患者视力下降比较明显。③瞳孔阻滞。晶状体虹膜隔前移所致。对于房角狭窄伴有白内障膨胀期的患者，滴用本品后可导致瞳孔阻滞，眼压升高，类似发作期急性闭角型青光眼的临床过程。④视网膜脱离。长期滴用本品，可能引起黄斑裂孔形成、视网膜脱离、玻璃体出血。患有近视、无晶状体眼或人工晶状体眼者为高危人群。⑤滤泡性结膜炎。长期滴用毛果芸香碱可刺激结膜组织，引起结膜慢性滤泡性炎症。⑥过敏性睑结膜炎。⑦刺激症状。包括眼刺痛、烧灼感、结膜充血等，常常在停药数日或数周内消退。长期滴用本品，可因慢性虹膜炎症而加重房角进行性粘连和关闭。

(2)全身 本品滴眼后引起的全身副作用并不多见，但有引起死亡的报告，必须高度重视。偶见特别敏感的患者，局部常规用药后出现流涎、出汗、胃肠道反应和支气管痉挛等毒蕈碱样中毒症状，表现为胃肠系统出现恶心、呕吐、腹痛和腹泻等；呼吸系统出现支气管痉挛和肺水肿，引起呼吸困难；心血管系统出现心动过缓、血管扩张、血压下降、心肌收缩力减弱和传导阻滞等；腺体分泌增加所产生的症状和体征，如流涎、流泪、大量出汗和泡沫样痰液等。

【禁忌证】 (1)对本品过敏者禁用。

(2)瞳孔阻滞、睫状环阻滞性青光眼患者禁用。本品增加阻滞，使眼压升高。

(3)新生血管性和葡萄膜炎性青光眼患者禁用。本品破坏血-房水屏障，使葡萄膜充血和毛细血管通透性增加，引起出血并加重炎症。

(4)可疑视网膜脱离患者禁用。本品可能加重视网膜脱离，并妨碍观察眼底及治疗。尤其对高度近视眼、无晶状体眼以及人工晶状体眼的青光眼患者。

(5)急性结膜炎、角膜炎或其他活动性眼内炎症等所有不宜使用缩瞳剂的眼病患者禁用。

(6)美国FDA妊娠期药物安全性分级为口服给药C，眼部给药C。

【注意事项】 (1)儿童慎用，在确有应用指征时，应权衡利弊后决定是否使用。小儿用量酌减。

(2)哺乳期妇女服药期间宜暂停哺乳，或改用其他相宜的治疗青光眼药物。

(3)长期滴用本品会引起瞳孔括约肌纤维化和瞳孔开大肌功能减退，从而导致持续性瞳孔缩小，影响视野及暗视力。

(4)长期滴用本品可能导致房角狭窄、前房变浅、晶状体前移和变厚。滴药15分钟后出现这种反应，持续1小时，一般在2小时后消失。但约有15%的病例，本品引起前房加深、晶状体变扁平。这种双向性作用的原因不明。

(5)部分病例使用该药后出现视物模糊，调节力减低。

(6)如意外出现毛果芸香碱毒性反应，如流涎、发汗、恶心、呕吐、腹泻等，应及时就诊，并给予阿托品类抗胆碱药治疗。

(7)如意外服用，须给予催吐或洗胃；如过多吸收出现全身中毒反应，应使用抗胆碱药进行对抗治疗。

【药物相互作用】 本品可与其他缩瞳药、β受体拮抗药、碳酸酐酶抑制药、拟交感神经药物或高渗脱水剂联合用于治疗青光眼。本品和噻吗洛尔联合用于原发性青光眼、剥脱综合征、色素性青光眼、混合性青光眼、高眼压症等各种青光眼比单独使用某一类药物的降眼压效果更好。本品与拉坦前列素联合使用时，可加强降低眼内压效果。同时使用阿托品或环喷托酯类药物，可干扰本品的抗青光眼作用。同样毛果芸香碱会影响阿托品类药的散瞳效果。

【给药说明】 ①滴药后用手指压迫泪囊部1～2分钟，以免全身吸收过多；②当眼压处于8.00 kPa(60 mmHg)以上，或长时间高眼压，导致瞳孔括约肌缺血或萎缩时，组织对本品的反应不良，此时应同时联合使用其他抗青光眼药物；③眼前节短的患者，应联合使用高渗剂等药物，可减轻本品引起晶状体前移、造成前房过浅等作用。

【用法与用量】 (1)硝酸毛果芸香碱滴眼液 ①慢性青光眼：0.5%～4%溶液，滴入结膜囊，一次1滴，一日1～4次。②急性闭角型青光眼急性发作期：1%～2%溶液，滴入结膜囊，一次1滴，5～10分钟1次，3～6次后改为1～3小时1次，直至眼压下降到预期水平；如效果不明显，应及时改用其他药物。同时，对侧眼(如临床前期或前驱期)，一次1滴，每6～8小时1次，以预防对侧眼闭角型青光眼的发作。③缩瞳:手术前缩瞳,2%溶液,滴入结膜囊,一次1滴,4～6分钟1次,致效果满意,一般滴4次。对抗胆碱药的散瞳作用,1%溶液,滴入结膜囊,一次1滴,4～6分钟1次。

(2)硝酸毛果芸香碱眼膏　涂入结膜囊内　一次适量,一日1次,晚睡前用。

(3)硝酸毛果芸香碱眼药膜　置入下结膜囊内　一次1格,一周1次,晚睡前用。

(4)硝酸毛果芸香碱片　口服　一次4 mg,一日3次或遵医嘱。

(5)硝酸毛果芸香碱　皮下注射　一次2～10 mg,术中稀释后注入前房或遵医嘱。

【制剂与规格】 硝酸毛果芸香碱滴眼液:(1)5 ml∶25 mg;(2)5 ml∶100 mg;(3)10 ml∶200 mg;(4)10 ml∶100 mg;(5)10 ml∶50 mg。

硝酸毛果芸香碱眼用凝胶:5 g∶0.2 g。

硝酸毛果芸香碱眼药膜:2.5 mg。

卡巴胆碱[药典(二)]

Carbachol

【适应证】 用于治疗青光眼以及白内障摘除、人工晶状体植入以及角膜移植等需要缩瞳的眼科手术。

术后眼高压症(FDA批准适应证)。其他临床应用参考还用于治疗开角型青光眼或单用于毛果芸香碱过敏、无效或产生耐受的患者。

【药理】 (1)药效学　本品为人工合成的拟胆碱药,其特点为能直接作用于瞳孔括约肌并产生即刻的缩瞳效果,同时具有抗胆碱酯酶作用,且能维持相对较长的缩瞳时间。本品缩瞳作用较毛果芸香碱和乙酰胆碱更强而持久。局部滴眼能够通过增加房水的排出,从而降低眼压。注射剂可直接注射入前房,用于手术中快速降低眼压及手术中快速缩瞳。

(2)药动学　本品为快速强力缩瞳剂。眼科手术中前房注射2秒钟后瞳孔即开始缩小,2～5分钟内达到最大缩瞳效果,缩瞳作用可维持24～48小时。

【不良反应】 (1)眼部　一过性视物模糊、眼刺痛及烧灼感、头痛、眼睑颤搐,眼前出现纱幕样暗影。

(2)全身　面部潮红、胸闷、出汗、流涎,恶心、呕吐、腹泻、肌肉震颤,严重者可致呼吸困难、尿失禁、心律不齐。

【禁忌证】 (1)严重心血管疾病,包括心律不齐、心动过缓、低血压。

(2)迷走神经兴奋、癫痫、帕金森病、甲状腺功能亢进、支气管哮喘、消化道溃疡和尿路阻塞。

(3)美国FDA妊娠期药物安全性分级为眼部给药C。

【注意事项】 (1)过敏反应　对本品及其制剂所含成分过敏者慎用。

(2)建议哺乳期妇女慎用,或暂停哺乳。

(3)儿童用量酌减。

(4)滴药后瞳孔缩小,在夜晚或暗光下视力下降。因此,在夜晚和暗光下开车和使用机器有危险,要特别注意。

(5)用药后视力调节下降或一过性消失。

【药物相互作用】 本品不宜与阿司匹林、氟比洛芬、环氟拉嗪和酮咯酸等非甾体类抗炎药同时使用。眼局部与非甾体类抗炎药同时使用时,卡巴胆碱失效。

【给药说明】 本药注射液禁用于口服、肌内及静脉注射。

【用法与用量】 (1)青光眼　滴眼,一次1滴,一日1～3次。

(2)眼科手术　前房内注射,一次0.2～0.5 ml。

【制剂与规格】 卡巴胆碱注射剂:1 ml∶0.1 mg。

卡巴胆碱眼内注射剂(0.01%):1.5 ml∶0.15 mg。

二、肾上腺素受体激动药

肾上腺素受体分为α和β两类。用于治疗青光眼的肾上腺素受体激动药为α受体激动药,是有力的房水生成抑制药。实验表明,人在清醒状态下,肾上腺素受体激动药可使房水生成量减少35%～40%。肾上腺素受体激动药能使眼压正常者的眼压下降约1.33 kPa(10 mmHg),显示它可能也影响房水的排出。临床上使用的该类药包括阿可乐定和酒石酸溴莫尼定。

阿可乐定

Apraclonidine

【适应证】 (1)用于其他降眼压药不能将眼压降到预定目标的某些青光眼患者。

(2)用于激光小梁成形术、激光虹膜切除术、Nd∶YAG激光后囊切开术等眼科手术的前后,防止手术诱发的急性眼压升高。

【药理】 (1)药效学　本品是相对选择性α_2肾上腺素受体激动药,为可乐定的衍生物。α_2肾上腺素受体存在于睫状体非色素上皮细胞的细胞膜。正常人本品滴眼后房水生成减少1/3。本品的主要作用部位可能在交感神经-睫状体连接处,但完整的细胞学机制尚不完全清楚。本品降低眼内压的机制也可能是降低巩膜上的静脉压，巩膜上静脉压降低可能是由于角巩膜缘处血流减少的缘故。

本品主要通过抑制房水生成，达到降低眼压的目的。本品能够降低血-房水屏障的通透性，故可显著抑制眼前节激光手术后的急性眼压升高，减轻晶状体超声乳化术、人工晶状体植入术等内眼手术后的早期前房炎症反应。

本品有收缩血管的作用，可用于眼部手术中的止血。本品轻度的散瞳作用有利于白内障和玻璃体手术。

本品膜稳定作用不明显，本药对血-脑屏障的穿透力较低，难以进入中枢神经系统，因而不影响血压调节中枢。对血压不产生影响。

（2）药动学　开角型青光眼及高眼压症患者滴用本品后，15～30分钟眼压开始降低，3～5小时作用达峰值，眼内压下降率为28%～40%，作用可持续12小时，母体化合物消除半衰期为8小时。每天滴本品0.5%滴眼液3次，连续3个月，与每天滴0.5%噻吗洛尔2次的降眼压效果相当。

【不良反应】（1）眼部　①结膜血管收缩引起结膜苍白，但没有反跳性结膜充血。②由于Müller肌受刺激而引起眼睑退缩。③轻度瞳孔散大。④部分患者感到眼部不适、疼痛、烧灼感、异物感、眼睑瘙痒、眼睑炎、视力异常、角膜炎、角膜染色或浸润等，少数患者因此而停药。

（2）全身　①最常见症状为口鼻干燥，程度与使用剂量有关。②虽然本品脂溶性较低，全身吸收比可乐定少，但滴眼后仍然有一些全身副作用发生，如疲劳、嗜睡、头痛、失眠、味觉和嗅觉异常、胃部不适、恶心、呕吐、腹痛、腹泻等，对全身的血压、心率和眼后节的血流影响轻微。

【禁忌证】（1）对本品及可乐定过敏者禁用。

（2）有严重心血管疾病患者禁用。

（3）使用异卡波肼、苯乙肼、丙卡巴肼等单胺氧化酶抑制药的患者禁用。

【注意事项】（1）妊娠期妇女慎用，在确有应用指征时，应权衡利弊后决定是否使用。

（2）哺乳期妇女，在眼科手术前后滴用1%阿可乐定时要停止哺乳。

（3）小儿慎用，在确有应用指征时，应权衡利弊后决定是否使用。

（4）抑郁症、心血管疾病和高血压患者慎用。因本品可能使病情加重。

（5）肾功能不全或肝功能不全患者慎用。因本品血药浓度水平升高，可能增加副作用。

（6）少见情况下，本品使眼压明显下降时可能血压也下降。

（7）本品有可能使由精神压力所致的情绪紧张导致的脸色苍白、恶心、出汗、心跳徐缓、突发严重疲劳和虚弱等血管迷走神经症状发作史患者的这些症状复发。

【药物相互作用】　与噻吗洛尔合用，降眼压作用增强。可作为噻吗洛尔的辅助用药。有研究发现，在噻吗洛尔最大耐受剂量抗青光眼治疗下不能控制眼压而需手术的患者，加用阿可乐定3个月后约60%的患者眼压可得到有效控制，从而避免或延缓手术治疗。

【给药说明】　滴后用手指压迫内眦泪囊部3～5分钟。

【用法与用量】（1）青光眼　0.5%滴眼液，滴入结膜囊，一次1滴，一日2～3次。

（2）防止激光手术前后的眼压升高　1%滴眼液，滴入结膜囊，术前1小时滴1滴，术后立即再滴1滴。

【制剂与规格】　盐酸阿可乐定滴眼液：（1）0.5%（5 ml：25 mg）；（2）1%（0.25 ml：2.5 mg）。

酒石酸溴莫尼定[医保(乙)]

Brimonidine Tartrate

【适应证】　用于开角型青光眼、高眼压症和眼前节激光手术后的眼压升高。

【药理】（1）药效学　本品为α_2肾上腺素受体激动药，对α_2受体有高度选择性。荧光光度计研究显示，用本品滴眼，使实验动物和人眼的房水生成率减少和葡萄膜巩膜外流增加，从而导致眼压下降。对青光眼和正常眼都有降眼压作用。用0.2%本品滴眼后，2小时达降眼压的峰值。正常人滴药5天后眼压降低16%～22%。开角型青光眼和高眼压症患者滴药4周，眼压降低0.77 kPa（5.8 mmHg），下降率为30.1%。连续用药1年，降眼压作用稳定。

（2）药动学　用0.2%本品滴眼后1～4小时，血药浓度达到峰值，半衰期约为3小时。本品可有效地穿透房水，并有一定程度的全身吸收。本品主要通过肝脏代谢，药物和其代谢产物大部分由尿排出。口服用放射性物质标记的酒石酸溴莫尼定，大约87%在120小时内从体内消除，尿中约占74%。

【不良反应】（1）眼部　充血、烧灼感、干燥感、刺痛感、瘙痒感、结膜滤泡、视物模糊等，大多可耐受。

（2）全身　少数患者有口干、头痛、全身乏力和倦怠感等。

【禁忌证】 (1)使用异卡波肼、苯乙肼、丙卡巴肼等单胺氧化酶抑制药患者禁用。

(2)严重心血管疾病、肝脏疾病、精神抑郁、大脑或冠状动脉功能不全、雷诺病、直立性低血压、血栓闭塞性脉管炎患者，以及同时使用β肾上腺素受体拮抗药、抗高血压药或糖苷类心脏病药患者禁用。

(3)曾对降眼压药(如毛果芸香碱、乙酰唑胺)反应较重者慎用。

【注意事项】 (1)本品是否会进入人的乳液尚不清楚，但动物实验证实，本品可以进入乳液，故哺乳期妇女不宜使用，或暂停哺乳。

(2)小儿慎用，在确有应用指征时，应权衡利弊后决定是否使用。

(3)老年人慎用，在确有应用指征时，应权衡利弊后决定是否使用。

(4)虽然用本品滴眼，吸收入体内的量非常少，但是，有心血管疾病或低血压的患者的血压可能受到影响。

(5)肾功能不全或肝功能不全患者，因溴莫尼定血药浓度较高可引起情绪低沉，如继续用药可能使这种状况恶化。

(6)美国FDA妊娠期药物安全性分级为眼部给药B。

【药物相互作用】 与其他降眼压药物联合应用有加强作用。单独使用本品降眼压幅度达20.2%，联合用药眼压进一步下降16.9%。本品和噻吗洛尔联合应用的降眼压效果比与多佐胺和噻吗洛尔联合应用强，而不及拉坦前列素和噻吗洛尔联合应用的效果。

【给药说明】 本药滴眼液若与其他滴眼液同时使用，每种滴眼液使用至少间隔5分钟。

【用法与用量】 滴入结膜囊内　一次1滴，一日3次。

【儿科用法与用量】 抗青光眼　滴眼液　一次1滴，一日3次。

【儿科注意事项】 儿童慎用。

【制剂与规格】 酒石酸溴莫尼定滴眼液：0.2%(5 ml∶10 mg)。

地匹福林
Dipivefrin

【适应证】 (1)用于治疗开角型青光眼、高眼压症、色素性青光眼、新生血管性青光眼和手术时止血，以及与麻醉剂合用以延长麻醉时间。

(2)用于散瞳和患者瞳孔散大的鉴别诊断。

(3)用于闭角型青光眼虹膜切除后的残余青光眼，以及其他类型的继发性开角型青光眼和青光眼睫状体炎综合征。

【药理】 (1)药效学　本品是肾上腺素的前药。自身没有药理活性，在角膜和前房中被组织和异戊酸形成的双酯化合物脂酶水解，转化为肾上腺素发挥药理作用，引起散瞳和眼压下降。肾上腺素为非选择性肾上腺素能受体激动剂，对α和β受体均有直接作用。地匹福林的降眼压机制同肾上腺素，主要是降低小梁网的房水流出阻力和增加葡萄膜巩膜房水流出量。

(2)药动学　本品具有亲脂性，亲脂性比肾上腺素大100～600倍，对角膜的穿透力比肾上腺素大17倍，降眼压的作用比肾上腺素大10倍，因此，用药量仅为肾上腺素的1/10。0.1%地匹福林的降眼压作用与1%肾上腺素相当、比2%肾上腺素略低，但散瞳作用与2%肾上腺素相当。滴药后30分钟开始眼压降低，1～5小时达峰值，眼压降低0.78 kPa(5.9 mmHg)，眼压下降率为20%～27%，降眼压作用持续12小时。代谢的最终产物为3-甲氧基肾上腺素、二羟基扁桃酸和二羟基苯基乙二醇，代谢物大部分由尿排除，小部分由粪便排出。

【不良反应】 地匹福林滴眼液的使用浓度仅为肾上腺素的1/10～1/20，因此不良反应的发生率比肾上腺素少得多。

(1)眼部　烧灼感、刺激感、畏光感、瞳孔轻度扩大、视物模糊、额部疼痛、结膜血管收缩后反跳性充血、结膜炎、滤泡性结膜炎和角结膜色素沉着。无晶状体眼滴用可能发生黄斑囊样水肿。

(2)全身　一般不发生副作用，偶有一过性头痛、枕部疼痛、心律失常、心悸、心率增快、血压增高、脸色苍白、发抖和出汗等。

【禁忌证】 (1)未经手术治疗的闭角型青光眼及窄房角患者禁用。

(2)严重高血压、动脉硬化、冠状动脉供血不全、心律不齐、糖尿病、甲状腺功能亢进患者禁用。

(3)对本品过敏者禁用。

【注意事项】 (1)哺乳期妇女不宜使用，或用药期间宜暂停哺乳。

(2)小儿慎用，在确有应用指征时，应权衡利弊后决定是否使用。

(3)老年患者慎用，在确有应用指征时，应权衡利弊后决定是否使用。

(4)美国FDA妊娠期药物安全性分级为眼部给药B。

(5)用药时应监测眼内压。

【药物相互作用】 (1)与毛果芸香碱或β肾上腺素受体拮抗药合用有相加作用。

(2)与拉坦前列素合用有明显的相加作用。

【给药说明】 与其他滴眼液合用时,应相互间隔15分钟。

【用法与用量】 滴入结膜囊,一次1滴,一日1～2次。滴后用手指压迫内眦泪囊部3～5分钟。

【制剂与规格】 地匹福林滴眼液:(1)5 ml∶5 mg;(2)8 ml∶8 mg。

三、β肾上腺素受体拮抗药

β肾上腺素受体拮抗药治疗青光眼,其机制主要是抑制房水生成。该类药物并不增加通过小梁网的房水流出量,但可能对葡萄膜巩膜房水外流有影响。对处于清醒状态下的人,能够使房水生成率下降30%;而对处于睡眠中人的房水生成率没有影响。β受体拮抗药降眼压效果良好,眼部副作用小,为治疗原发性青光眼的首选局部用药物。

马来酸噻吗洛尔[药典(二);基;医保(甲)]

Timolol Maleate

【适应证】 (1)用于治疗原发性开角型、闭角型青光眼和多种继发性青光眼等各种青光眼和高眼压症。

(2)用于防治眼科激光手术引起的眼压升高和白内障手术后的高眼压反应。

【药理】 (1)药效学　本品为β_1和β_2肾上腺素受体拮抗药,其降低眼压的主要机制是减少房水生成。该药通过直接作用于睫状突中的β_2受体,抑制睫状体非色素上皮细胞中线粒体的氧化磷酸化作用,减少房水分泌。本品没有明显的内源性拟交感活性和局麻作用,对心肌无直接抑制作用。一般在滴药后3～4周眼压平稳下降。停药后作用可维持2周。部分患者用药后可出现短期"脱逸"现象,即在开始用药数日内,降眼压效果减弱,持续用药1～3周后恢复降眼压效力。也有部分患者发生长期"漂移"现象,即在用药3～12个月,降眼压效果逐渐减弱,眼压有所上升,停药一段时间后,患眼恢复对噻吗洛尔降压的敏感性。这两种现象的出现可能由于反应性眼内β肾上腺素受体数量增加及药物与受体之间亲和力反应性降低。

(2)药动学　用0.5%本品溶液滴眼,每12小时1次。滴药后20～30分钟眼压即开始下降,经1～2小时,降眼压作用达峰值,药效可持续12小时以上。

【不良反应】 (1)眼部　有轻度的局部刺激症状,如暂时性烧灼感、刺痛和视物模糊;泪液分泌减少、角膜知觉减退、浅层点状角膜病变、过敏性结膜炎;偶可发生视网膜脱离、黄斑出血等。

(2)心血管系统　滴眼后如过量吸收,可引起心率减慢,心收缩力减弱,导致心动过缓、心律失常、低血压、晕厥、充血性心力衰竭和房室传导阻滞等。

(3)呼吸系统　本品可引起支气管平滑肌收缩,导致支气管痉挛、哮喘发作、肺活量减少、呼吸困难和呼吸暂停等。

【禁忌证】 (1)有严重心血管系统和呼吸系统疾病患者禁用。

(2)1岁以下婴幼儿禁用。

(3)对本品过敏者禁用。

【注意事项】 (1)哺乳期妇女用药期间宜暂停哺乳。已有证据显示,口服β肾上腺素拮抗药可以进入乳液。目前虽无滴眼液引起哺乳婴儿出现不良反应的报告,但为慎重起见哺乳期妇女使用本品时最好停止哺乳。

(2)老年患者慎用,在确有应用指征时,应权衡利弊后决定是否使用。老年患者对本品特别敏感,如果有大量药物进入体内,发生不良反应的机会增加,故宜慎用。

(3)当出现呼吸急促、脉搏明显减慢、脑供血不足或药物过敏等症状时,应该立即停药。

(4)应定期检测眼压,并根据眼压的变化调整用药方案。

(5)如原先用其他青光眼治疗药,当改用本品治疗时,原用药物不宜突然停用,应自滴用本品的第2天起,在观察眼压控制满意的前提下逐渐停用。

【药物相互作用】 (1)本品和拉坦前列素合用,降眼压作用加强。

(2)本品和毛果芸香碱合用,降眼压作用优于单独用药。本品作用机制是减少房水生成,毛果云香碱的作用机制是增加房水排出,两者合用有相加作用。

(3)本品和多佐胺两者合用,有相加的降眼压作用。前者是非选择性β受体拮抗药,后者是碳酸酐酶抑制药,两者都能减少房水生成。

(4)两种β肾上腺素受体拮抗药合用,不会增加降眼压效果,反而会增加药物不良反应发生的概率。

【用法与用量】 滴入结膜囊。先用0.25%滴眼液,一次1滴,一日2次;如眼压已控制,可改为一次1滴,一日1次。如眼压不能控制,改用0.5%滴眼液,一次1滴,一日2次;如眼压已控制,可改为一次1滴,一日1次。

【儿科用法与用量】 抗青光眼 滴眼液 一次1滴，一日2次。

【儿科注意事项】 (1)支气管哮喘、严重慢性阻塞性肺部疾病、窦性心动过缓、二或三度房室传导阻滞、明显心衰、心源性休克者禁用。

(2)儿童慎用。

(3)与其他滴眼液使用间隔至少10分钟。

【制剂与规格】 马来酸噻吗洛尔滴眼液：(1)0.25%(5 ml∶12.5 mg)；(2)0.5%(5 ml∶25 mg)。

左布诺洛尔[医保(乙)]

Levobunolol

【适应证】 (1)用于治疗原发性开角型青光眼、手术后未完全控制的闭角型青光眼和继发性青光眼等各种青光眼和高眼压症。

(2)用于防治眼科激光手术引起的眼压升高和治疗白内障手术后的高眼压反应。

【药理】 (1)药效学 本品为非选择性β肾上腺素受体拮抗药。左布诺洛尔的阻断作用比它的右旋异构体强60倍。左布诺洛尔降低眼压最可能的主要机制是降低房水的产生量，降低眼压的同时不伴有缩瞳作用。本品0.5%和1%溶液滴眼，一日2次，连续4年，平均眼压可下降0.98 kPa(7 mmHg)。本品0.25%、0.5%和1%溶液长期滴眼，降眼压效果相同。实验表明，滴用本品后视神经血流灌注增加，这将有利于视神经营养的改善和视功能的保护。

(2)药动学 本品滴眼后1小时眼压开始降低，作用达峰时间为2～6小时，维持时间为24小时。

【不良反应】 (1)眼部 有轻度的局部刺激症状，如暂时性烧灼感、刺痛和视物模糊；泪液分泌减少、角膜知觉减退、浅层点状角膜病变、过敏性结膜炎；偶可发生视网膜脱离、黄斑出血等。

(2)全身 一过性心率减缓，偶可发生血压降低；呼吸困难；头痛、嗜睡、一过性共济失调、头晕；瘙痒和荨麻疹。

【禁忌证】 (1)未能良好控制的心脏疾病、窦性心率过缓、房室传导阻滞(二、三度)、心源性休克、肺源性右心衰及充血性心力衰竭等患者禁用。

(2)支气管哮喘、支气管痉挛等患者禁用。

(3)对本品过敏者禁用。

【注意事项】 (1)已知是全身β肾上腺素受体拮抗药禁忌的患者，包括异常心动过缓，一度以上房室传导阻滞患者慎用。先天性心衰应得到适当控制后，才能使用本品。

(2)对有明显心脏疾病患者应用本品应监测脉搏。

(3)对其他β肾上腺素受体拮抗药过敏者慎用。

(4)已有肺功能低下的患者慎用。

(5)本品慎用于自发性低血糖患者及接受胰岛素或降糖药治疗的患者，因β受体拮抗药可掩盖低血糖症状。

(6)本品不宜单独用于治疗闭角型青光眼。

(7)与其他滴眼液联合使用时，请间隔10分钟以上。

(8)使用中若出现脑供血不足症状时应立即停药。

(9)重症肌无力患者，用本品滴眼时需遵医嘱。

【药物相互作用】 (1)本品与全身应用的β肾上腺素受体拮抗药合用，在降低眼压方面有相加作用。

(2)本品与全身应用的降血压药在降血压方面有相加作用，可致直立性低血压、心动过缓、头晕和晕厥。

(3)与肾上腺素合用可引起瞳孔扩大。

【用法与用量】 滴入结膜囊 一次1滴，一日1～2次。

【制剂与规格】 盐酸左布诺洛尔滴眼液：5 ml∶25 mg。

美替洛尔

Metipranolol

【适应证】 (1)用于治疗开角型青光眼和高眼压症。

(2)用于防治激光手术或白内障手术后的眼压升高。

【药理】 (1)药效学 本品为非选择性β肾上腺素受体拮抗药，同时阻断β_1和β_2受体，没有内在拟交感活性和局部麻醉作用。本品不仅能减少房水的生成，而且能增加房水的流出。降眼压的效果与噻吗洛尔和左布诺洛尔相似。本品的降眼压作用出现在用药后的30分钟，最大降眼压幅度出现在用药后2小时，单次滴眼后可使眼压低于基线持续至少24小时。

(2)药动学 本品消除相半衰期约为2小时。

【不良反应】 一过性眼部不适、烧灼感、刺痛感、视物模糊、畏光流泪、眼睑炎症和结膜炎。

【禁忌证】【注意事项】【药物相互作用】 参阅“噻吗洛尔”。

【用法与用量】 滴入结膜囊 一次1滴，一日1～2次。

【剂量与规格】 美替洛尔滴眼液：5 ml∶15 mg。

盐酸卡替洛尔[药典(二);医保(乙)]

Carteolol Hydrochloride

【适应证】 (1)用于治疗原发性开角型青光眼和高眼压症。

(2)用于手术后眼压未完全控制的闭角型青光眼。

【药理】 (1)药效学　本品为非选择性β肾上腺素受体拮抗药,具有内源性拟交感活性,有极小表面麻醉作用。对肾上腺素受体的拮抗作用为普萘洛尔的20～30倍。本品溶液滴入结膜囊后,通过抑制房水的生成降低眼压,而不影响房水流出阻力和经葡萄膜巩膜外流,对高眼压和正常眼压具有降低作用。临床研究显示,1%盐酸卡替洛尔与0.5%噻吗洛尔的降眼压作用相当,而前者对心率没有影响。

本品具有的内源性拟交感特性,可对β受体产生促效作用,减弱对心肌收缩和支气管及血管平滑肌舒张的抑制,因此,减少了由用药引起的心率迟缓、支气管痉挛、哮喘和周围血管阻力增高等不良反应的发生。对血压、心率、瞳孔直径和泪液分泌均无明显影响。

(2)药动学　①健康志愿者,滴用本品1%或2%溶液30～60分钟眼压降低0.59 kPa(4.4 mmHg);4～5小时达峰值,此时眼压降低0.69 kPa(5.2 mmHg)。本品滴眼后24小时,滴入量的16%由尿排出,尿中排泄半衰期为5小时。②青光眼患者,滴用本品1小时后眼压开始降低;4小时眼压下降达峰值,此时眼压降低0.75～1.32 kPa(5.6～9.9 mmHg),下降率为7%～22%,药效持续8～24小时。连续用药4～32周,降眼压作用稳定。80.7%的高眼压和青光眼患者用药后眼压可控制在2.80 kPa(21 mmHg)以下。

【不良反应】 (1)眼部　①本品与其他β肾上腺素受体拮抗药比较,眼部刺激症状轻,但有中度角膜麻醉作用。②偶有刺痛感、痒感、干涩感、烧灼感、结膜充血和视物模糊。③无晶状体眼或有眼底病变者长期连续滴用,偶可发生黄斑部水肿。

(2)全身　偶有头痛、头晕、恶心、倦怠、心率减缓、呼吸困难。

【禁忌证】 (1)有未满意控制的心脏疾病,如窦性心率过缓、房室传导阻滞(二、三度)、心源性休克、心衰等患者禁用。

(2)支气管哮喘者或有支气管哮喘史、未满意控制的慢性阻塞性肺疾病患者禁用。

(3)对本品过敏者禁用。

(4)美国FDA妊娠期药物安全性分级为眼部给药C。

【注意事项】 (1)哺乳期妇女、小儿和老年患者慎用,在确有应用指征时,应权衡利弊后决定是否使用。

(2)自发性低血糖患者和接受胰岛素治疗的糖尿病患者慎用。由于易引起低血糖症,同时易掩盖症状,因此要注意血糖值。

(3)不宜单独用于治疗闭角型青光眼。

【药物相互作用】 (1)本品和拉坦前列素合用,降眼压作用加强。

(2)本品和毛果芸香碱合用,降眼压作用优于单独用药。本品作用机制是减少房水生成,毛果云香碱的作用机制是增加房水排出,两者合用有相加作用。安全性和降眼压效果与噻吗洛尔和毛果芸香碱合用相当。

(3)本品和多佐胺两者合用,有相加的降眼压作用。前者是非选择性β受体拮抗药,后者是碳酸酐酶抑制药,两者都能减少房水生成。

(4)两种β肾上腺素受体拮抗药合用,不会增加降眼压效果,反而会增加药物不良反应发生的概率。

【给药说明】 与其他滴眼压联用时,应间隔10分钟以上。

【用法与用量】 滴入结膜囊,1%溶液,一次1滴,一日1～2次;如眼压控制不满意,可改用2%溶液,一次1滴,一日1～2次。

【儿科用法与用量】 抗青光眼　滴眼液　一次1滴,一日2次。

【儿科注意事项】 支气管哮喘、严重慢性阻塞性肺部疾病、窦性心动过缓、二或三度房室传导阻滞、明显心衰、心源性休克者禁用。

【制剂与规格】 盐酸卡替洛尔滴眼液:(1)5 ml∶50 mg;(2)5 ml∶100 mg。

倍他洛尔[医保(乙)]

Betaxolol

【适应证】 用于治疗慢性开角型青光眼和高眼压症,尤其适用于有哮喘与呼吸阻塞性疾病等肺部疾病的患者。

【药理】 (1)药效学　本品为选择性β_1肾上腺素受体拮抗药,几乎不阻断β_2肾上腺素受体。无细胞膜稳定作用,故不影响角膜的敏感性,也没有内源性拟交感活性。倍他洛尔通过抑制房水的生成降低眼压。它的降眼压效果不及噻吗洛尔和左布诺洛尔,大约相差0.27 kPa(2 mmHg)。由于本品不阻断β_2受体,不影响血管收缩,故可保持血管的正常调节。此外,本品有钙离子拮抗作用,能直接扩张血管,增加眼血流,改善视乳头的血循环，对青光眼患者的视神经有保护作用。用药后1年，波动性眼血流量保持稳定或增加，彩色超声多普勒研究显示眼内血管舒张。

本品脂溶性强，具有较强的角膜穿透力，因全身吸收引起的不良反应小。长期滴用（连续4年），期间眼压控制稳定，无漂移现象，80%的患者可获得有效的眼压控制。

本品对支气管平滑肌的收缩作用较弱，故哮喘等慢性阻塞性肺病患者可以使用。

（2）药动学　本品结膜囊内滴用后30分钟眼压开始降低，降压作用2小时达峰值，眼压下降率为24%，降眼压作用可持续12小时。使用本品1年后，超声显示眼内血管舒张。药物在体内分布广泛，大部分代谢为无活性产物随尿排出，尿中原形药物仅有15%。

【不良反应】　眼部可有一过性刺痛感、痒感、干涩感、烧灼感等不适，偶有异物感、视物模糊、畏光、流泪、分泌物增多、点状角膜炎、角膜知觉减低等。

【禁忌证】　窦性心动过缓、一度以上的房室传导阻滞及明显心衰患者禁用。美国FDA妊娠期药物安全性分级为眼部给药C。

【注意事项】　（1）用于使用噻吗洛尔出现呼吸困难、心动过缓等不良反应的患者，改用本品可取得良好疗效。

（2）小儿慎用，在确有应用指征时，应权衡利弊后决定是否使用。

（3）哮喘、慢性阻塞性肺病患者慎用，如用药，应严密监测肺功能。

【药物相互作用】　（1）本品与肾上腺素、缩瞳剂或碳酸酐酶抑制剂合用降眼压作用增加。

（2）本品与其他β肾上腺素受体拮抗药合用，副作用增加。

【用法与用量】　滴入结膜囊，一次1滴，一日1～2次。

【制剂与规格】　盐酸倍他洛尔滴眼液：5 ml：12.5 mg。

酒石酸美托洛尔[药典(二);基;医保(甲、乙)]

Metoprolol Tartrate

【适应证】　（1）用于治疗开角型青光眼和高眼压症。

（2）用于手术后未完全控制的闭角型青光眼。

【药理】　（1）药效学　本品为选择性β_1肾上腺素受体阻滞药，无膜稳定作用，也没有内源性拟交感活性。其对血管和支气管平滑肌的收缩作用较为弱，因此对呼吸道的影响也较小。

（2）药动学　正常眼，本品结膜囊内滴药后1小时眼压开始降低，降压作用2小时达峰值，眼压降低0.25 kPa（1.9 mmHg），作用可持续8小时以上；青光眼患者，结膜囊内滴药后6小时降眼压作用最大，眼压降低0.59 kPa（4.4 mmHg），眼压下降率为21%。连续用药6个月，降眼压作用稳定。

【不良反应】　（1）眼部　主要是局部刺激症状，如短暂出现的烧灼感、眼痒、流泪、上皮性角膜病变、眼睑皮疹等。

（2）全身　对血压和心率都无明显影响。但有研究报告称，在滴药后1小时心率减缓。

【禁忌证】【注意事项】【药物相互作用】　参阅“盐酸倍他洛尔”。

【用法与用量】　滴入结膜囊，一次1滴，一日1～2次。

【制剂与规格】　酒石酸美托洛尔滴眼液：5 ml：100 mg。

四、碳酸酐酶抑制药

碳酸酐酶抑制药为重要的抗青光眼药物。

碳酸酐酶是催化$CO_2+H_2O=H^++HCO_3^-$化学反应的酶。HCO_3^-和Na^+结合形成碳酸氢钠，碳酸氢钠增多，可使睫状体血管系统的渗透压增加，从而吸收水分增多，眼压增高。眼内各组织如视网膜、葡萄膜、晶状体均有碳酸酐酶存在，且以睫状体含量最高。青光眼患者睫状体上皮内碳酸酐酶活性增高，生成过多的HCO_3^-与Na^+，进而形成过多的碳酸氢钠，使房水渗透压升高，房水生成量增加，眼压上升。碳酸酐酶抑制药通过抑制睫状体上皮碳酸酐酶的活性，使HCO_3^-生成减少，从而减少房水生成，使青光眼患者的眼压下降。

口服碳酸酐酶抑制药有良好的降眼压作用，但严重的全身不良反应使其临床应用受到很多限制。科学家通过对碳酸酐酶分子结构进行改造，增强其脂溶性和水溶性以适应滴眼药的要求，1995年和1998年碳酸酐酶抑制药滴眼液多佐胺和布林佐胺分别应用于临床。碳酸酐酶抑制药滴眼液用于治疗青光眼，显著减少了口服碳酸酐酶抑制药产生的不良反应，而且使用方便，故应用更为广泛。

乙酰唑胺[药典(二);基;医保(甲、乙)]

Acetazolamide

【适应证】　（1）用于急性闭角性青光眼；局部降眼

压药物对眼压控制不满意的开角型青光眼；其他类型青光眼，如晚期开角型和闭角型青光眼、因眼压高或全身情况不宜手术者的先天性青光眼、因外伤或葡萄膜炎等引起的继发性青光眼。

(2)用于内眼手术前后的降低眼压和青光眼-虹膜睫状体炎综合征等的降低眼压。

(3)用于药源性水肿和急性高山病(FDA 批准适应证)。

【药理】 (1)药效学 本品为碳酸酐酶抑制药，可减少房水生成(50%～60%)，使青光眼患者的眼压下降。

(2)药动学 本品口服易吸收。蛋白结合率很高。口服本品 500 mg 后，1～1.5 小时眼压开始下降，2～4 小时血药浓度达峰值，可维持 4～6 小时，血药峰浓度为 12～27 mg/L，消除相半衰期 2.4～5.8 小时。口服本品缓释胶囊 500 mg 后 2 小时眼压开始下降，8～12 小时血药浓度达峰值，可维持 18～24 小时，血药峰浓度为 6 mg/L。静脉注射本品 500 mg，2 分钟后眼压开始下降，15 分钟血药浓度达峰值，可维持 4～5 小时。本品无论口服或静脉注射，在 24 小时内给药量的 90%～100% 将以原形由肾脏排泄。缓释剂型在 24 小时内排出给药量的 47%。

【不良反应】 (1)眼部 局部不良反应较少，包括暂时性药物性近视、睫状体水肿引起晶状体-虹膜隔前移所致的晶状体前移和前房变浅。

(2)全身 ①感觉异常：常见口周、手指和足趾等神经末梢部位的麻木及刺痛感，有些患者出现异常的金属样味觉。②一般症状：全身不适、恶心、食欲缺乏、困倦、体重减轻、抑郁、腹泻及多尿等，偶有听力减退。③水、电解质紊乱：长期用药可引起电解质紊乱及代谢性酸中毒等症状，加重低钾血症、低钠血症。血钾下降可减弱本品的降眼压作用。④尿路结石：代谢性酸中毒使尿中枸橼酸盐排出减少，影响钙的溶解性，使钙易于析出，加上青光眼患者限制饮水，故易导致形成结石。⑤呼吸系统：严重慢性阻塞性肺疾病患者由于肺小泡通气不能代偿，本品引起的酸碱失衡，可导致急性呼吸衰竭。⑥肝脏：肝硬化患者对本品产生的毒性反应敏感；碱性尿液使肾脏排胺减少，导致血氨浓度增加，加重肝性脑病的发展。⑦血液系统：长期使用本品可使血小板减少、粒细胞减少、严重者发生再生障碍性贫血。⑧中枢神经系统：本品大剂量长期服用可引起耳鸣、眩晕、嗜睡、定向障碍等症状。⑨特异性反应：主要表现为骨髓抑制、剥脱性皮炎和过敏性肾炎等。

【禁忌证】 (1)酸中毒、肾功能不全、肝功能不全、肝硬化和肝性脑病患者禁用。

(2)肾上腺功能衰竭及原发性肾上腺皮质功能减退症患者禁用。

(3)有尿道结石、菌尿和膀胱手术史患者禁用。

(4)严重糖尿病患者禁用。

(5)对磺胺类药物或磺胺衍生物过敏或不能耐受者禁用。

(6)美国 FDA 妊娠期药物安全性分级为口服给药 C，肠道外给药 C。

【注意事项】 (1)本品不宜长期使用。使用本品超过 6 周者应定期检查血常规、尿常规、水和电解质。

(2)哺乳期妇女不宜使用，或用药期间暂停哺乳。

(3)小儿慎用，在确有应用指征时，应权衡利弊后决定是否使用。

(4)老年人慎用，在确有应用指征时，应权衡利弊后决定是否使用。

(5)前房积血引起的继发性青光眼患者慎用，因为本品会引起红细胞的镰状化变性，堵塞房角，使眼压更高。

(6)对诊断的干扰 ①尿 17-羟皮质类固醇(17-OHCS)测定：干扰盐酸苯肼法的测定，可产生假阳性结果。②尿蛋白测定：由于尿碱化，可造成溴酚蓝等试验的一些假阳性结果。③血氨浓度、血清胆红素、尿胆素原测定：浓度可能增高。④血糖和尿糖测定：浓度均可增高，非糖尿病患者不受影响。⑤血浆氯化物测定：浓度可能增高，血清钾的浓度可以降低。

(7)患者应该定期到医院复查，根据病情调整用药。

(8)某些对本品副作用不能耐受的患者或降眼压无效的患者可改用其他碳酸酐酶抑制药。

【药物相互作用】 (1)口服本品时，同时使用拉坦前列素滴眼液，药效相加。

(2)口服本品时，同时服用等量或二倍量的碳酸氢钠，能够减轻患者的感觉异常和胃肠道症状，还能缓冲电解质失调，减轻酸中毒和低钾血症的发生。

(3)本品和枸橼酸钾合用，不仅能控制眼压，而且能防止尿结石的发生和复发。

(4)本品与甘露醇或尿素合用，在增强降低眼压作用的同时可增加尿量。

(5)本品与促肾上腺皮质激素、糖皮质激素，尤其与盐皮质激素合用，可以导致严重的低血钾，在联合用药时应注意监护血清钾的浓度及心脏功能。长期同时使用有增加低血钙的危险，导致骨质疏松，因为这些药都能增加钙的排泄。

(6)本品与苯丙胺、抗M胆碱药,尤其是和阿托品、奎尼丁等合用时,由于形成碱性尿,本品排泄减少,会使不良反应加重或时间延长。

(7)本品与胰岛素等抗糖尿病药合用时,可以减少低血糖反应,因为本品可以造成高血糖和尿糖,故应调整剂量。

(8)本品与苯巴比妥、卡马西平或苯妥英等合用,可引起骨软化发病率上升。

(9)本品与洋地黄苷类合用,可提高洋地黄的毒性,并可发生低钾血症。

(10)本品与维生素C等酸性药物合用,增加副作用的发生。

(11)本品与噻嗪类排钾利尿药合用,增加低钾血症发生的危险性。

【给药说明】 (1)口服给药时,首先要除外患者有磺胺过敏史。

(2)鼓励与食物同服以减少胃肠道反应。

(3)注射用乙酰唑胺钠500 mg,用灭菌注射用水2.5 ml溶解后用于肌内注射,或用灭菌注射用水5～10 ml溶解后用于静脉注射。

【用法与用量】 成人 ①口服:开角型青光眼,一次250 mg,一日1～4次,首量加倍;维持量,应根据患者对药物的反应决定,尽量使用较小的剂量达到控制眼压的目的,一般一次250 mg,一日2次。继发性青光眼和手术前降眼压,一次250 mg,每8小时1次,一般一次250 mg,一日2次,可控制眼压。闭角型青光眼急性发作,一次125～250 mg,每8小时1次,首次500 mg。②肌内注射或静脉注射 用于抗青光眼急性发作,一次500 mg;或静脉注射250 mg,肌内注射250 mg,可在2～4小时内重复使用,但继续治疗应根据患者反应改用口服。

【儿科用法与用量】 抗青光眼 口服 5～10 mg/kg,一日2～3次。

肌内或静脉注射 一次5～10 mg/kg,每6小时1次。

【制剂与规格】 乙酰唑胺片:250 mg。

乙酰唑胺注射液:(1)2 ml:1 g;(2)5 ml:2.5 g;(3)10 ml:5 g。

醋甲唑胺
Methazolamide

【适应证】 适用于慢性开角型青光眼;继发性青光眼;急性闭角型青光眼的术前治疗。

【药理】 (1)药效学 本品为碳酸酐酶抑制剂。通过抑制睫状体中的碳酸酐酶,使房水形成减少,从而降低眼内压。

(2)药动学 本品口服后吸收迅速,给药后1～2小时即可达到最高血药浓度。血液浓度和给药剂量存在线性关系。一日2次25 mg、50 mg、100 mg血药浓度峰值分别为2.5 μg/ml、5.1 μg/ml和10.7 μg/ml。其药时曲线下面积(AUC)分别为1130 (μg·min)/ml、2571 (μg·min)/ml和5418 (μg·min)/ml。

本品分布到全身各组织,包括血浆、脑脊液、房水、红细胞、胆汁、细胞外液。平均表观分布容积为17～23 L。约55%的本品与血浆蛋白结合。

本品达到稳定后,血浆消除半衰期为14小时,约25%在给药期间以原形从尿中排出。

【不良反应】 (1)眼部 短暂性的近视有报道,当减少或停止本品治疗后这种现象会减退。

(2)全身 ①感觉异常:口周及四肢末端的麻木感。②一般症状:疲劳、不适、食欲缺乏、味觉失常。③听力障碍或耳鸣。④胃肠功能紊乱如恶心、呕吐和腹泻。⑤长期用药可能会出现代谢性酸中毒和电解质紊乱。⑥间断性的嗜睡和意识模糊。⑦结晶尿和肾结石。⑧另有一些不良反应:包括荨麻疹、黑粪症、血尿、糖尿、多尿、肝功能不全、软瘫、光敏感、惊厥。

【禁忌证】 (1)血清钾、钠水平偏低,严重肾、肝疾病或功能不全,肾上腺衰竭以及高血氯性酸中毒。在肝硬化的患者中,使用本品将会加速肝性脑病的发生。

(2)患有闭角型青光眼的患者应禁止长期服用醋甲唑胺,因为即使降低眼内压,器质性的闭角也会发生。

【注意事项】 (1)对磺胺少见的严重反应会造成死亡,包括史蒂文斯-约翰逊综合征,表皮溶解性死亡,暴发性肝坏死,粒细胞缺乏,再障以及血液恶病质。

(2)再次服用磺胺时,可能发生过敏反应。如果过敏反应或其他严重的反应出现,该药应停止服用。

(3)慎用于有代谢性酸中毒及低血钾危险的患者。

(4)闭角型青光眼不应用醋甲唑胺代替手术治疗,否则可引起永久性粘连性房角关闭。

(5)本品不能长期用于控制眼压。

(6)50 mg规格片剂体外药物释放较快,不良反应程度可能有所变化,应注意密切观察。

(7)妊娠期妇女及哺乳期妇女用药 本品可引起齿类动物畸形,妊娠期妇女应避免服用。尚不清楚本品是否分泌至乳液中,哺乳期妇女使用本品治疗,应停止哺乳。

(8)儿童用药 本品对儿童的安全性和疗效尚不清楚。

(9)老年患者用药 老年人和成年人对本品有很好的耐受性,故本品适用于老年患者。

【药物相互作用】 (1)碳酸酐酶抑制剂与高剂量阿司匹林合用可引起严重的代谢紊乱,因此,本品与水杨酸制剂合用要慎重。

(2)低剂量醋甲唑胺本身不引起低血钾,但碳酸酐酶抑制剂可增加其他药物的排钾作用。

(3)与促肾上腺皮质激素、糖皮质激素联合使用,可以导致严重的低血钾,在联合用药时应注意监测血清钾的浓度及心脏功能。亦应估计到长期同时使用有增加低血钙的危险,可以造成骨质疏松,因为这些药增加钙的排泄。

【给药说明】 鼓励与食物同服,减轻胃肠道反应。

【用法与用量】 成人 口服 初始用药时,每次25 mg,一日 2 次,早晚饭后各服一次。如用药后降眼压效果不理想,每次剂量可加为 50 mg,一日 2 次。

【制剂与规格】 醋甲唑胺片:(1)25 mg;(2)50 mg。

双氯非那胺[药典(二)]

Diclofenamide

【适应证】 (1)用于治疗各种类型的青光眼,对各种类型青光眼急性发作时的短期给药控制眼压增高,是一种有效的辅助药物。特别适用于急性闭角型青光眼急性发作期、急性眼压升高的继发性青光眼及对乙酰唑胺不敏感的病例。

(2)用于抗青光眼手术术前的眼压即刻降压。

【药理】 (1)药效学 本品为碳酸酐酶抑制药,在其分子中含有 2 个类似碳酸的结构,这可能是其具有较强的碳酸酐酶抑制功能的原因。本品通过抑制眼睫状体细胞中的碳酸酐酶、干扰碳酸氢钠盐的生成,破坏眼内的等渗平衡,减少房水生成而降低眼内压。本品50 mg的疗效与 250 mg 乙酰唑胺相当。本品使用后可减少 39%的房水生成量,从而使眼压下降。无论正常眼及青光眼均可使其眼压降低,正常眼平均下降 0.32 kPa(2.4 mmHg),青光眼平均下降 1.08 kPa(8.1 mmHg)。本品没有增加房水排出的作用。

(2)药动学 本品口服吸收迅速,用药后 0.5～1 小时眼压开始下降,2～4 小时达峰值,维持 6～12 小时。

【不良反应】 常见的不良反应参阅“乙酰唑胺”,但其全身副作用的发生率和严重性均大于乙酰唑胺。在患者对其他碳酸酐酶抑制药过敏或不能耐受时,方可使用本品替代。

【禁忌证】 肝、肾功能不全致低钠血症、低钾血症、高氯性酸中毒,肾上腺衰竭及肾上腺皮质功能减退(艾迪生病),肝昏迷患者禁用。

【注意事项】 (1)询问患者有否磺胺过敏史,不能耐受磺胺类药物或其他磺胺衍生物利尿药的患者,也不能耐受本品。

(2)与食物同服可减少胃肠道反应。

(3)下列情况应慎用 ①因本品可增高血糖及尿糖浓度,故糖尿病患者应慎用;②酸中毒及肝、肾功能不全者慎用。

(4)对诊断的干扰 ①尿 17-羟类固醇测定,因干扰Glenn-Nelson 法的吸收,可产生假阳性结果;②尿蛋白测定,由于尿碱化,可造成如溴酚蓝试验等一些假阳性结果;③血氨浓度、血清胆红素、尿胆素原浓度都可以增高;④血糖浓度、尿糖浓度均可增高,非糖尿病者不受影响;⑤血浆氯化物的浓度可以增高,血清钾的浓度可以降低。

(5)动物实验证实应用高于成人剂量 10 倍对啮齿动物胎仔有较高的致畸发病率。已有报告指出将要分娩的和妊娠期的妇女不宜使用,尤其是妊娠的前 3 个月。

【药物相互作用】 (1)与促肾上腺皮质激素、糖皮质激素尤其与盐皮质激素联合使用,可以导致严重的低血钾,在联合用药时应注意监护血清钾的浓度及心脏功能。亦应估计到长期同时使用有增加低血钙的危险,可以造成骨质疏松,因为这些药都能增加钙的排泄。

(2)与苯丙胺、抗 M 胆碱药,尤其是和阿托品、奎尼丁联合应用时,由于形成碱性尿,本品排泄减少,会使不良反应加重或延长。

(3)与抗糖尿病药(如胰岛素)联合应用时,可以减少低血糖反应。因为本品可以造成高血糖和尿糖,故应调整剂量。

(4)与苯巴比妥、卡马西平或苯妥英等联合应用,可引起骨软化发病率上升。

(5)洋地黄苷类与本品合用,可提高洋地黄的毒性,并可发生低钾血症。

(6)与甘露醇或尿素联合应用,在增强降低眼内压作用的同时,可增加尿量。

【给药说明】 本品宜进食时服用,以减少胃肠道不良反应。

【用法与用量】 口服 首次 100～200 mg,以后一次 100 mg，每 12 小时 1 次，直至获得满意的效果后改为维持量。维持量，一次 25～50 mg，一日 2～4 次。

【制剂与规格】 双氯非那胺片：25 mg。

多佐胺
Dorzolamide

【适应证】 (1)用于治疗原发性和继发性青光眼和高眼压症。

(2)用于防治手术后的眼压升高。

【药理】 (1)药效学　本品为杂环磺胺类碳酸酐酶抑制药。对于青光眼患者，本品 2%溶液每日 2～3 次，连续使用 12 周，可使眼压下降 18%～26%，与 0.5%倍他洛尔药效相当。滴用 6 个月，55%的患者眼压下降率为 24%。降压效果与毛果芸香碱、倍他洛尔相似，与噻吗洛尔比较略低或相同，但低于口服乙酰唑胺。本品夜间降眼压作用不及拉坦前列素。应用本品后，加服乙酰唑胺房水生成可进一步降低 16%；反之，在口服乙酰唑胺后，加用本品不增加降眼压作用。研究显示，在防治 Nd：YAG 激光后囊切开、小梁成形术和虹膜切开术等激光手术后的眼压升高方面，本品和阿可乐定一样安全和有效。

(2)药动学　本品经眼给药后，可被全身吸收，达峰时间为 2 小时，持续时间为 8～12 小时。吸收后蛋白结合率为 33%，游离浓度在 0.15～15 μmol/L，还可进入红细胞。

本品经肝细胞色素 P_{450} 代谢为 *N*-去乙基多佐胺，后者亦是碳酸酐酶(CA)-Ⅰ、Ⅱ和Ⅳ抑制药，其抑制 CA-Ⅰ作用较母体化合物更强，但抗 CA-Ⅱ作用较弱，这与它们对两种异构酶的亲和力大小不同相关。

【不良反应】 (1)眼部一过性烧灼感、刺痒感和异物感。

(2)对有角膜内皮细胞功能不良的患者可能导致不可逆的角膜水肿。

(3)25%的用药者出现暂时性口苦。

(4)少数患者使用本品滴眼后可致典型磺胺类药物副作用。

(5)通常局部用药后血液中药物水平很低，很少出现口服乙酰唑胺所出现的明显电解质紊乱或其他全身性不良反应。

【禁忌证】 (1)对磺胺类药物过敏和不能耐受者禁用。

(2)严重肝肾功能不全患者禁用。

【注意事项】 (1)妊娠期妇女、哺乳期妇女、小儿和老年患者慎用，在确有应用指征时，应权衡利弊后决定是否使用。

(2)有角膜内皮功能不良者或角膜疾病尚未控制的患者慎用。

(3)为避免增加全身副作用，本品不宜和口服碳酸酐酶抑制剂同时使用。

(4)本品不宜长期使用。长期使用者应定期检查血常规、尿常规和肝功能。

【药物相互作用】 (1)本品和噻吗洛尔合用，作用相加。单独滴 2%本品与 0.5%噻吗洛尔，房水生成率分别减少 18%和 47%，而在两者联合使用后眼内压下降达 55%。故目前已有这两种药物的复合制剂。

(2)本品和毛果芸香碱或拉坦前列腺素合用，作用增强，进一步使眼压分别下降 17%～19%和 13%。

【用法与用量】 滴入结膜囊　一次 1 滴，一日 3 次。

【制剂与规格】 盐酸多佐胺滴眼液：(1)5 ml：100 mg；(2)10 ml：200 mg。

布林佐胺[医保(乙)]
Brinzolamide

【适应证】 (1)用于治疗原发性和继发性青光眼和高眼压症。

(2)用于防治手术后的眼压升高。

(3)可用作对 β-肾上腺素受体拮抗药无效或有禁忌证的患者单用的治疗药物，也可作 β-肾上腺素受体拮抗药的协同治疗药物。

【药理】 (1)药效学　本品为杂环磺胺类碳酸酐酶抑制剂。1%本品溶液即可达到最大的降眼压效果，平均降低眼压 0.57 kPa(4.3 mmHg)。用药 3 个月的对比研究显示，1%本品溶液每日滴 2 次或 3 次和 2%多佐胺溶液每日滴 3 次，降眼压作用无显著差异；每日滴 1%本品溶液 2 次或 3 次，降眼压效果均不及 0.5%噻吗洛尔每日滴 2 次。第 3 个月的平均眼压下降值：本品为 0.60 kPa(4.5 mmHg)(滴 2 次)和 0.63 kPa(4.7 mmHg)(滴 3 次)，而噻吗洛尔为 0.80 kPa(6 mmHg)。

动物实验表明，布林佐胺局部或静脉给药均可增加兔和猴的视乳头血流。

(2)药动学　本品局部滴用后被吸收进全身循环。由于它和碳酸酐酶-Ⅱ(CA-Ⅱ)同工酶有高度亲和力，因此广泛分布于红细胞中，在全血具有较长的半衰期(平均接近 24 周)。与血浆蛋白结合率不高，约 60%。本品通过肾脏排出，其中约 60%以原形排出，6%以 *N*-去乙基-布林佐胺形式排出，其他以 *O*-去甲基-布林佐胺和

N-去甲氧基-布林佐胺形式排出。停药后，在全血中布林佐胺的半衰期为1周或更短，*N*-去乙基-布林佐胺的半衰期为1～2周。

【不良反应】 (1)眼部　一过性雾视、短暂烧灼感和刺痒感、异物感和充血。通常不需要停药。

(2)全身　①滴眼后可全身吸收，常见副作用有味觉异常和头痛。25%的用药者出现暂时性口苦，包括苦味、酸味和其他异味。②本品滴眼后可能产生磺胺类药物的副作用。③一般很少出现明显电解质紊乱或其他全身性不良反应。

【禁忌证】 (1)有严重肝肾功能不全患者禁用。

(2)对本品和磺胺类药物过敏者禁用。

(3)美国FDA妊娠期药物安全性分级为眼部给药C。

【注意事项】 (1)哺乳期妇女不宜使用，或用药期间宜暂停哺乳。

(2)小儿慎用，在确有应用指征时，应权衡利弊后决定是否使用。

(3)为避免增加全身副作用，本品不要和口服碳酸酐酶抑制剂同时使用。

(4)本品若需长期使用，应定期检查血常规、尿常规和肝功能。

(5)当用本品替代另外一种同类抗青光眼药物时，停用该药物，并在第2天开始使用本品。

【给药说明】 (1)滴眼液滴眼后应压迫鼻泪道或闭上眼睛以减少全身的吸收量，从而减少全身副作用。

(2)若同时应用不止一种抗青光眼药物时，每种药物的滴用时间应至少间隔5分钟。

【用法与用量】 滴入结膜囊　一次1滴，一日2～3次。

【儿科用法与用量】 抗青光眼　滴眼液　一次1滴，一日2次。

【儿科注意事项】 (1)对磺胺类药物过敏者禁用。

(2)儿童慎用。

(3)与其他滴眼液使用间隔至少10分钟。

【制剂与规格】 布林佐胺滴眼液(1%)：5 ml：50 mg。

布林佐胺噻吗洛尔滴眼液：5 ml(布林佐胺 50 mg；马来酸噻吗洛尔 25 mg)。

五、前列腺素类似物

前列腺素是动物和人体内广泛存在的一类不饱和脂肪酸组成的具有多种生理作用的活性物质，参与机体的生理和病理调节。人体内许多组织细胞，包括角膜、结膜、虹膜、小梁网、睫状体等眼部组织都能合成前列腺素。在发生虹膜睫状体炎、葡萄膜炎等眼部炎症时，由于前列腺素的合成和释放，破坏血-房水屏障，引起血管扩张、蛋白质漏出、瞳孔缩小、房水分泌增加，眼压先升高然后下降。1977年科学家发现，用前列腺素 $F_{2\alpha}$ 溶液滴眼，当剂量合适时，可明显降低眼压。但前列腺素 $F_{2\alpha}$ 对眼部刺激作用明显，故经研究合成了可用于临床的前列腺素 $F_{2\alpha}$ 类似物拉坦前列素。拉坦前列素于1996年应用于临床，是第一个用于治疗青光眼的前列腺素类似物。

拉坦前列素[医保(乙)]

Latanoprost

【适应证】 用于降低开角型青光眼和高眼压症患者升高的眼压，包括对其他降眼压内压药物不能耐受或疗效不佳的患者。

【药理】 (1)药效学　本品为前列腺素 $F_{2\alpha}$ 的类似物，是一种选择性前列腺素FP受体激动药，能通过增加房水流出而降低眼压。在人类，眼压下降约从给药后3～4小时开始，8～12小时达到最大作用，降眼压作用至少可维持24小时。本品常规用药6个月后，白天的眼压下降幅度为33.7%。本品夜间的降眼压作用强于其他降眼压药物，如多佐胺、噻吗洛尔。对正常眼压青光眼本品也有较好的降眼压效果。

本品降眼压的主要作用机制为通过松弛睫状肌，增宽肌间隙，使房水通过葡萄膜巩膜途径外流增加使眼压下降。由于葡萄膜巩膜外流不受上巩膜静脉压高低的影响，故降眼压作用较强。本品对房水的产生无明显影响，对血-房水屏障无任何作用。

本品对视力调节、瞳孔直径、泪液分泌均无影响，亦不影响全身的血压和心率。

(2)药动学　本品为异丙酯化的前药，无活性。当水解转化为拉坦前列素酸以后具有生物活性。本品滴眼后可通过角膜很好地吸收，进入房水的药物在透过角膜时已全部被水解。本品房水中药物在局部用药后约2小时达到峰浓度。猴子局部用药后，拉坦前列素先分布于前房、结膜和眼睑，只有很少量的药物到达眼后房。拉坦前列素酸在眼内几乎没有代谢。代谢主要发生在肝脏。人血浆中消除相半衰期为17分钟。主要代谢产物1,2-二去甲和1,2,3,4-四去甲代谢物，在动物试验中没有或仅有微弱的生物活性，且主要从尿中排出，代谢物也可经胆道主动排泄。

【不良反应】 (1)眼部　①轻度眼部刺激、异物感和结膜充血,少数出现皮疹。②可引起虹膜的棕色色素加深,在虹膜混色(如蓝棕色,灰棕色,绿棕色,黄棕色)患者尤其明显,这是由于虹膜基底的黑素细胞中黑色素含量增加;虹膜单色患者,很少发生虹膜色素变化。③睫毛变黑、变长、变粗和增多。④增加黄斑囊样水肿发生率和病毒性角膜炎复发率。

(2)全身　无明显全身不良反应,少数患者感到身体多个部位疼痛和呼吸道感染。

【禁忌证】 对本品过敏者禁用。美国 FDA 妊娠期药物安全性分级为眼部给药 C。

【药物相互作用】 本品与噻吗洛尔、毛果芸香碱、地匹福林、碳酸酐酶抑制药(口服乙酰唑胺或用多佐胺滴眼)合用,降眼压作用增强。

【用法与用量】 滴入结膜囊　一次 1 滴,一日 1 次,推荐睡前用。

【儿科用法与用量】 抗青光眼　滴眼液　一次 1 滴,一日 1 次。

【儿科注意事项】 (1)儿童不推荐使用。

(2)最好于晚间滴于患眼。

(3)与其他滴眼液使用间隔至少 5 分钟。

【制剂与规格】 拉坦前列素滴眼液:(1)1 ml : 50 μg;(2)2.5 ml : 0.125 μg。

曲伏前列素

Travoprost

【适应证】 降低开角型青光眼或高眼压症患者升高的眼压,这些患者对使用其他降眼压药不耐受或疗效不佳(多次给药后不能达到目标眼压)。

【药理】 (1)药效学　本品是一种前列腺素 $F_{2\alpha}$ 类似物,是一种高选择性和高亲和力的前列腺素 FP 受体完全激动剂,通过增加经由小梁网和葡萄膜巩膜通路的房水外流的机制降低眼内压。人眼内压的降低开始于用药后 2 个小时,并在 12 小时后达到最大效果。单次用药可达到超过 24 小时的眼内压持续显著降低。

(2)药动学　本品是一种脂类前体药。其在角膜内通过异丙脂水解过程形成活化的游离酸。在家兔的研究中,局部给予本品 1～2 小时后,房水中游离酸的浓度峰值为 20 ng/g。房水浓度下降的半衰期为 1.5 小时。健康受试者眼部局部给予本品后,可见活性游离酸全身分布量低。用药后 10～30 分钟,观察到活性游离酸血浆浓度峰值为 25 pg/ml 或更低。此后,在用药后 1 小时内,血浆水平快速降低至含量定量限 10 pg/ml 以下。本品游离酸及其代谢产物主要通过肾脏排泄。

【不良反应】 (1)眼部异常　①很常见:眼充血。②常见:点状角膜炎、眼痛、畏光、眼部不适、干眼、眼部搔痒。③不常见:视力下降、流泪增加、眼睑红斑、睑缘结痂。

(2)神经系统异常(不常见):头痛。

(3)胃肠异常(不常见):口干。

(4)皮肤和皮下组织异常(常见):皮肤色素沉着过度、皮肤褪色。

(5)其他　黄斑水肿。心动过缓、心动过速、哮喘加重、眩晕、耳鸣、前列腺抗原升高、毛发生长异常。

【禁忌证】 对曲伏前列素、聚季铵盐-1 和本品所含有的任何其他成分过敏者禁用。

【注意事项】 (1)本品可能会通过增加虹膜黑色素细胞中的黑素体(色素颗粒)的数量进而逐渐引起眼睛颜色改变。在治疗之前,应该告知患者可能出现的眼睛颜色的永久变化。单眼治疗会导致永久的异色症。眼部颜色的改变主要见于多色素虹膜患者中,如,棕-蓝、棕-灰、棕-黄和棕-绿;然而这种改变也出现于棕色眼睛的患者。典型表现为棕色素从患眼的瞳孔周围向外周呈向心性分布,但是整个或部分虹膜的棕色可能会变深。终止治疗后,未观察到棕色虹膜色素的继续增加。在对照临床试验中,有报道 0.4%使用本品的患者,其眶周和/或眼睑皮肤变黑。本品可能会逐步改变治疗眼的睫毛,临床试验中约一半的患者观察到了这些变化,包括:睫毛变长、变密、色素沉着、和/或睫毛数量增长。

(2)前列腺素 $F_{2\alpha}$ 类似物在治疗期间有引起黄斑水肿包括黄斑囊样水肿的报道。这些主要见于无晶状体、晶体后囊膜破裂的假晶体眼或前房型人工晶状体眼,以及其他有囊样黄斑水肿危险因素的患者。这些患者使用本品时应慎重。

(3)应避免皮肤接触本品,因为已在家兔中证实曲伏前列素可以经透皮吸收。本品中含有的丙二醇可能引起皮肤刺激性。本品中含有的聚氧乙烯 40 氢化蓖麻油可能引起皮肤反应。前列腺素和前列腺素类似物是可以通过皮肤吸收的生物学活性物质。怀孕或准备怀孕的女性应采取适当的预防措施以避免与瓶中的内容物直接接触。万一不慎接触到瓶中大部分内容物,应立即彻底清洗接触区域。

(4)对可能有眼部感染(虹膜炎/葡萄膜炎)风险的患者应谨慎使用本品。

(5)患者应被告知,在使用本品之前摘去隐形眼镜,并且应在用药 15 分钟后再次戴入。

(6)妊娠期及哺乳期妇女用药 ①育龄妇女/避孕：除非采取充分的避孕措施，否则育龄妇女不得使用本品。②妊娠：本品对妊娠期妇女和/或胎儿/新生儿存在有害的药理作用。除非有明确的必要性，否则妊娠期妇女不应使用本品。③哺乳期：尚不清楚本品是否会在乳汁中分泌。动物实验表明，本品及其代谢产物会在乳汁中分泌，不推荐哺乳期妇女使用本品。

(7)儿童用药 低于十八周岁的患者使用本品的有效性和安全性尚未建立，在获得进一步的数据之前，不建议这些患者使用本品。

(8)老年用药 老年患者与成年患者在疗效和不良反应方面总体上无明显差别。

【药物相互作用】 临床试验中收集的本品联合使用0.5%噻吗洛尔的数据，以及联合使用0.2%溴莫尼定或者联合使用1%布林佐胺滴眼液的数据表明，本品联合使用这些青光眼治疗药物具有附加降眼压效果。

【给药说明】 剂量不能超过每天1次，因为频繁使用会降低药物的降眼压效应。本品可以和其他眼局部用药一起用于降眼压。同时使用不止一种眼药时，每一种药物的滴用时间至少间隔5分钟。

【用法与用量】 一日1次，一次1滴，滴入患眼。

【制剂与规格】 曲伏前列素滴眼液：(1)2.5 ml：0.1 mg；(2)1.5 ml：0.06 mg。

贝美前列素

Bimatoprost

【适应证】 本品用于降低开角型青光眼及高眼压症患者的眼压。

【药理】 (1)药效学 ①本品为一种合成的前列酰胺，是具有降低眼内压活性的前列腺素结构类似物，选择性地模拟了天然存在的前列酰胺的作用。本品被认为是通过增加房水经小梁网及葡萄膜巩膜两条外流途径而降低眼内压(IOP)的。高眼压是导致青光眼性视野缺损的主要因素。眼内压越高，视神经受损及视野缺损的危险性越大。首次滴用本品约4小时后眼内压开始降低，约于8～12小时之内作用达到最大。对平均基线眼压水平为26 mmHg的开角型青光眼患者和高眼压症患者进行的临床研究显示，每天滴一次(晚上)本品，可以降低眼压7～8 mmHg。

(2)药动学 给15名健康受试者双眼每天一次，每次各一滴本品，连续2周，给药后10分钟内药物达到血药浓度峰值，且大多数受试者给药后1.5个小时内血药浓度降至检测限(0.025 ng/ml)以下。第7天和第14天时的C_{max}和AUC 0～24小时的平均值相似，分别约为0.08，0.09 (ng·h)/ml，表明药物在给药后的第1周就达到了稳态。贝美前列素无明显全身蓄积现象。本品主要分布在血浆中。约有12%的贝美前列素游离存在于血浆中。近67%的药物通过尿液排出，25%的药物可以在粪便中回收。

【不良反应】 (1)眼部 ①常见：结膜充血、睫毛增生、眼部瘙痒。大约有3%的患者因结膜充血而中断治疗。②较常见：眼睛干涩、视觉障碍、眼部烧灼感、异物感、眼睛痛、眼周皮肤色素沉着、睑缘炎、白内障、浅层点状角膜炎、眼睑红斑、眼部刺激和睫毛颜色变深。③据报道约有1%到3%的患者曾有如下的不良事件：眼睛分泌物、流泪、畏光、过敏性结膜炎、视疲劳、虹膜色素沉着增加和结膜水肿。④报道有不到1%的患者曾出现眼内炎症，如虹膜炎。

(2)全身 ①主要为感冒和上呼吸道感染。②有1%到5%的患者曾出现下述全身性不良事件：头痛、肝功能异常、乏力和多毛症。

【禁忌证】 本品禁用于对本品及其任何成分过敏者。

【注意事项】 (1)本品可能逐渐增加虹膜的色素沉着。眼睛颜色的改变是因为黑色素细胞中的黑色素增多，而不是黑色素细胞数量的增加。这种变化可能在数月至数年内都不明显。典型的褐色素沉着以瞳孔为中心向外围扩散，且整个虹膜或部分虹膜的褐色也会加深。虹膜上的痣和斑点不受治疗的影响。对于虹膜色素沉着显著增加的患者可以继续用本品治疗，但应定期进行检查。在临床研究中，停止用药后虹膜的褐色素不会再增加，但已改变的颜色可能是永久性的。使用此类药物产品5年的研究结果显示，大多数患者在治疗的第一年内出现了明显的虹膜色素沉着增加。在5年的研究期间，患者虹膜色素沉着持续增加。这种虹膜色素沉着的增加对研究中所报告的不良事件(除虹膜色素增加之外)的发生率、性质或严重程度都没有影响。研究期间眼压的降低也与虹膜色素增加无关。

(2)已有报道，与使用本品有关的眼睑皮肤颜色加深在治疗停止后可能是可逆的。

(3)使用本品可能逐渐改变治疗眼的睫毛和毳毛，包括长度、浓密度和数量的增加。治疗停止后睫毛的变化通常是可逆的。

(4)患有活动性内眼炎症(如葡萄膜炎)的患者须慎用本品。

(5)曾有报道，有患者使用本品后出现了黄斑水肿包括囊样黄斑水肿。无晶状体患者、晶状体后囊撕裂的假性无晶状体患者或已知有黄斑水肿危险的患者应慎用本品。

(6)尚无本品治疗闭角型、炎性及出血性青光眼的研究资料。

(7)有报道患者因使用多剂量包装的滴眼液而致细菌性角膜炎。大多数情况下,包装容器的污染是由于患者同时患有角膜疾病或眼睛上皮表面破裂所致。

(8)本品中含有的苯扎氯铵会被软性隐形眼镜吸收。使用本品前应当摘下隐形眼镜,并在滴药15分钟后再佩戴。

(9)如果同时还使用其他眼用制剂,每两种药物的使用至少应间隔5分钟。

(10)①妊娠期妇女使用本品的益处远远大于其带给胎儿的危险性时,方可使用。②给哺乳期妇女使用本品应谨慎。

(11)儿童用药　儿童患者使用本品的安全性和有效性尚未确立。

(12)老年用药　使用本品的安全性和有效性在老年人和成年人之间没有明显的临床差异。

(13)有肝病史或ALT、AST和/或胆红素基线值异常的患者,使用本品48个月对其肝功能无不良影响。

【药物相互作用】　本品可以与其他滴眼剂同时使用以降低眼内压。

【给药说明】　每日使用本品的次数不得超过一次,因为有资料表明频繁使用本品可导致其降眼压效果减弱。

【用法与用量】　一日一次,每晚滴一滴于患眼。

【制剂与规格】　贝美前列素滴眼液:(1)3 ml∶0.9 mg;(2)5 ml∶1.5 mg。

第二节　散瞳药

硫酸阿托品[药典(二);基;医保(甲)]

Atropine Sulfate

【适应证】　(1)用于葡萄膜炎,包括虹膜睫状体炎。

(2)用于治疗弱视和斜视的压抑疗法。

(3)用于散瞳验光和检查眼底。

(4)用于白内障手术前后的散瞳。

(5)用于治疗继发性青光眼和睫状环阻滞性青光眼的辅助药物。

(6)用于治疗食用蘑菇所致的急性中毒(FDA批准适应证)。

【药理】　(1)药效学　本品为抗胆碱药,可阻断眼内肌M胆碱能受体,使瞳孔括约肌和睫状肌松弛,导致去甲肾上腺素能神经支配的瞳孔扩大肌的功能占优势,从而使瞳孔散大。瞳孔散大把虹膜根部推向虹膜角膜角。减少通过小梁网排入巩膜静脉窦的房水量,增加眼内压。阿托品使睫状肌松弛,拉紧悬韧带使晶状体变扁平,减低其屈光度,同时造成调节麻痹。

本品松弛瞳孔括约肌和睫状肌,使之充分休息,有利于炎症的消退;同时还可预防虹膜与晶状体的粘连。

(2)药动学　本品引起的瞳孔散大和睫状肌麻痹作用,在局部用药后30分钟起效,持续时间12～14天。一般1%凝胶,点眼后扩瞳作用持续7～10天,调节麻痹持续7～12天;约30%以原形经肾排出,其余为水解和与葡萄糖醛酸结合为代谢物。

【不良反应】　(1)眼部　视物模糊,短暂的烧灼感和刺痛,畏光和眼睑肿胀等。

(2)全身　其症状依吸收量不同而有差别,0.5 mg,轻微心率减慢,略有口干及乏汗;1 mg,口干,心率加速,瞳孔轻度扩大;2 mg,心悸,显著口干,瞳孔扩大,有时出现视近物模糊;当吸收量达到5 mg时,除上述症状加重以外,还表现为语言不清,烦躁不安,皮肤干燥发热,小便困难,肠蠕动减少;当10 mg以上时,上述症状更为严重,同时出现脉速而弱、中枢兴奋现象严重、呼吸加快加深,并出现谵妄、幻觉、惊厥等。本品中毒时,中枢可由兴奋转入抑制,产生昏迷和呼吸麻痹等。

【禁忌证】　(1)未经治疗的闭角型青光眼患者禁用。

(2)前列腺肥大患者禁用。

(3)痉挛性瘫痪患者禁用。

(4)21-三体综合征患者禁用。

(5)儿童脑外伤患者禁用。

(6)对本品过敏者禁用。

【注意事项】　(1)滴眼后用手指压迫内眦泪囊部,以减少药物的全身吸收,防止或减轻全身不良反应。

(2)出现眼睑过敏反应或接触性皮炎应该立即停药。

(3)角膜穿孔或者即将穿孔的角膜溃疡患者慎用。

(4)用药后调节力丧失,此时应该避免开车、使用机器和进行其他任何有危险的活动。

(5)用药后瞳孔散大畏光,可在阳光和强烈灯光下戴太阳眼镜。

(6)妊娠期妇女慎用，在确有应用指征时，应权衡利弊后决定是否使用。

(7)哺乳期妇女不宜使用，或用药期间宜暂停哺乳。该药可以少量进入乳汁，使婴儿出现心跳加快、发热或皮肤干燥。

(8)老年患者慎用，在确有应用指征时，应权衡利弊后决定是否使用。

(9)本品特别对虹膜混色(如蓝色、绿色等)的婴儿和儿童作用更敏感，发生不良反应的概率更大，故用量酌减。

(10)用本品治疗儿童弱视时应尽量使用眼膏剂。如必须使用滴眼液时，应尽量选用低浓度者，并在用药后立即压迫泪囊部，以减少全身性吸收。本品用于验光时，宜选用作用持续时间较短的合成代用品。

(11)本品的最低致死量在成人约为 80～130 mg，儿童约为 10 mg。

(12)本品滴眼引起吸收中毒时，可用新斯的明、毒扁豆碱或毛果芸香碱等解救。

【药物相互作用】　三环类抗抑郁药，H_1受体拮抗药，抗胆碱类的抗帕金森病、吩噻嗪类抗精神病药等均有抗胆碱作用，合用后可加重尿潴留、便秘、口干等阿托品样不良反应。

【用法与用量】　葡萄膜炎等　①滴眼液　滴入结膜囊　一次 1 滴，一日 1～2 次；②眼膏　涂于结膜囊一次适量，成人一日 1～2 次，儿童一日 1～3 次；③眼用凝胶，滴入结膜囊　一次 1 滴，一日 2 次。

【儿科用法与用量】　儿童验光　滴眼液　一次 1 滴，一日 2～3 次，检查前 1～3 日用。

眼膏　一次适量，一日 3 次，检查前 3 日用。

眼用凝胶　滴眼，一次 1 滴，一日 2～3 次，检查前 1～3 日用。

【制剂与规格】　硫酸阿托品眼膏：2 g：20 mg。

硫酸阿托品眼用凝胶：5 g：50 mg。

氢溴酸后马托品[药典(二)；医保(乙)]

Homatropine Hydrobromide

【适应证】　(1)用于散瞳验光及检查眼底。

(2)用于弱视和斜视的压抑疗法。

【药理】　(1)药效学　本品为抗胆碱药，作用与阿托品相似，麻痹瞳孔括约肌和睫状肌，散大瞳孔和解除睫状肌痉挛。其特点是散瞳和麻痹睫状肌的时间较短，约为阿托品的 1/10，一般只要半日至 1 日即可恢复，且无抑制分泌的副作用。2%后马托品每 10 分钟滴眼 1 滴，连续 1 小时，即可获得满意的散瞳效果。其造成调节麻痹的作用，1 小时达峰值，持续 3 小时。

对正常眼和青光眼，本品增加虹膜角膜角小梁网对房水排出的阻力，使眼压升高。故在应用本品前应排除青光眼。

(2)药动学　滴眼后，扩瞳作用在 40～60 分钟达到最大，1～3 天后作用消失。调节麻痹作用在 30～60 分钟达到最大，维持 1～3 天。

【不良反应】　(1)眼部　畏光和调节能力下降。有时引起眼部烧灼感和刺痛、视物模糊、眼睑肿胀。

(2)全身　过敏反应严重者，可能出现呼吸困难、咽喉闭锁、面部肿胀或皮疹；心跳加快或不规则；口腔和皮肤干燥；头痛；脸红；嗜睡；出现幻觉和反常行为(特别在儿童)；胃部扩张(婴儿)。

【禁忌证】　(1)没有治疗的闭角型青光眼患者禁用。

(2)对本品过敏者禁用。

(3)美国 FDA 妊娠期药物安全性分级为眼部给药 C。

【注意事项】　(1)用本品滴眼时，用手指压迫内眦泪囊部，尤其是婴幼儿更应如此，以减少药物的全身吸收，防止中毒。

(2)哺乳期妇女慎用，在确有应用指征时，应权衡利弊后决定是否使用。

(3)本品比较容易引起婴儿和儿童的不良反应，使用时要特别注意。

(4)老年患者使用前应排除青光眼。

【用法与用量】　(1)滴眼液　滴入结膜囊　一次 1～2滴。用药次数根据患者的年龄、使用目的以及瞳孔变化而决定。

(2)眼膏　涂结膜囊　一次适量。用药次数根据患者的年龄、使用目的以及瞳孔变化而决定。

【制剂与规格】　氢溴酸后马托品滴眼液：(1)5 ml：50 mg；(2)5 ml：100 mg。

氢溴酸后马托品眼膏：2 g：40 mg。

托吡卡胺[药典(二)；医保(甲)]

Tropicamide

【适应证】　用于散瞳和调节麻痹。

【药理】　(1)药效学　本品为抗胆碱药，能阻滞乙酰胆碱引起的瞳孔括约肌及睫状肌的兴奋作用，使瞳孔括约肌和睫状肌松弛，出现散瞳和调节麻痹。其 0.5%溶液可使瞳孔散大；1%溶液可使睫状肌麻痹，调节能力丧失。

(2)药动学　托吡卡胺系托品酸的合成衍生物。具有较低的解离常数，绝大部分是以具有脂溶性的未解离型分子形式存在，因而眼内通透性良好，组织扩散力强，这可能是其起始迅速及维持时间短的原因。

本品0.5%、1%溶液滴眼后5～10分钟出现散瞳作用及调节麻痹，20～30分钟作用达峰值。随后作用逐渐降低，调节麻痹(残余的)2～6小时，散瞳(残余的)约7小时。本品的睫状肌调节麻痹作用强度与剂量密切相关，其0.25%、0.5%、0.75%和1%四种浓度均有调节麻痹作用。滴眼后，最大残余调节度数分别为0.25%溶液3.17屈光度、1%溶液1.30屈光度。残余调节度数能保持在2.0屈光度或以下者，0.75%和1%溶液可维持40分钟，0.5%约为15分钟。1%溶液1滴滴眼后隔5～25分钟再滴第2次，能获得更满意的睫状肌麻痹作用约20～30分钟。经2～6小时能阅读书报，调节功能于6小时内恢复至滴药前水平。

【不良反应】　(1)0.5%溶液滴眼1～2次，每次1滴，罕见不良反应；1%溶液可能产生暂时性刺激症状。

(2)因本品为类似阿托品的药物，故可使闭角型青光眼眼压轻度升高，也可能激发未被诊断的闭角型青光眼。

(3)婴幼儿对本品极为敏感，滴眼液吸收后可引起眼局部皮肤潮红、口干等。

【禁忌证】　(1)未经治疗的闭角型青光眼患者禁用。

(2)婴幼儿有脑损伤、痉挛性麻痹及21-三体综合征对本品反应强烈患者禁用。

(3)对本品过敏者禁用。

(4)美国FDA妊娠期药物安全性分级为眼部给药C。

【注意事项】　(1)为避免药物经鼻黏膜吸收，滴眼后应压迫泪囊部2～3分钟。

(2)如出现口干、颜面潮红等阿托品样毒性反应应即停用，必要时予拟胆碱类药物解毒。

(3)高龄患者容易产生类阿托品样毒性反应，也有可能诱发未经诊断的闭角型青光眼，一经发现应即停药。

(4)出现眼压升高应及时停用。

【给药说明】　为避免本药吸收入体内，滴眼时注意先压住眼内眦鼻泪管通道，滴药量控制在1～2滴内，轻轻拉动下眼睑，让药物在结膜囊内充分作用2～3分钟，然后擦掉多余药物。

【用法与用量】　滴入结膜囊　一次1滴，间隔5分钟滴第2次，即可满足散瞳检查之需要。

【制剂与规格】　托吡卡胺滴眼液：(1)5 ml∶12.5 mg；(2)5 ml∶25 mg；(3)6 ml∶15 mg；(4)6 ml∶30 mg。

复方托吡卡胺[医保(乙)]

Compound Tropicamide Eye Drops

【适应证】　用于诊断及治疗目的的散瞳、调节麻痹。

【药理】　(1)药效学　本品由托吡卡胺及去氧肾上腺素组成。同时具阿托品样的副交感神经抑制作用和去氧肾上腺素具有的交感神经兴奋作用。药物吸收后可引起散瞳及调节麻痹及局部血管收缩。

(2)药动学　临床常用0.5%托吡卡胺与0.5%去氧肾上腺素滴眼液，两药合用有协同散瞳作用，具有减少用药量及减轻不良反应的功效。

本品滴眼后5～10分钟开始散瞳，15～20分钟作用达峰值，维持1.5小时，停药5～10小时后瞳孔恢复至滴药前水平。

【不良反应】　(1)眼部　偶见局部刺激症状；可能使青光眼患者的眼压升高。

(2)全身　不良反应少见。

【禁忌证】　(1)未治疗的闭角型青光眼患者禁用。

(2)对本品过敏者禁用。

【注意事项】　(1)有眼压升高因素的虹膜角膜角狭窄和前房浅患者慎用。

(2)高血压、动脉硬化、冠状动脉供血不足、糖尿病、甲状腺功能亢进患者慎用。

(3)出现过敏症状或眼压升高等情况应及时停用。

(4)本品的特点是作用强、起效快、持续时间短。瞳孔散大后约有5～10小时的畏光及近距离阅读困难的现象。

(5)考虑到残余调节力的存在，本品不适用于少年儿童的散瞳验光。

(6)滴药后压迫内眦部片刻，防止通过鼻泪管吸收，引起不良反应。

【药物相互作用】　与单胺氧化酶抑制剂或三环类抗抑郁剂合用可引起血压增高。

【用法与用量】　滴入结膜囊　①散瞳检查：一次1滴，隔5分钟滴第2次，15～20分钟后即可作散瞳检查。②屈光检查：一次1滴，每5分钟1次，连续滴4次，20分钟后即可作屈光检查。

【儿科用法与用量】　调节麻痹　1次1滴，间隔3～

5 分钟，共 2～3 次。

【制剂与规格】 复方托吡卡胺滴眼液：(1)1 ml：(托吡卡胺 5 ml，盐酸去氧肾上腺素 5 mg)；(2)5 ml(托吡卡胺 25 mg，盐酸去氧肾上腺素 25 mg)；(3)10 ml(托吡卡胺 50 mg，盐酸去氧肾上腺素 50 mg)。

第三节 抗过敏药

洛度沙胺

Lodoxamide

【适应证】 用于过敏性眼病，如春季卡他性角结膜炎、过敏性结膜炎、巨大乳头性睑结膜炎、Ⅰ型速发型变态反应(或肥大细胞)引起的非感染性眼病。

【药理】 (1)药效学 本品是一种肥大细胞稳定药，在动物和人体内可抑制Ⅰ型速发性过敏反应，以及减轻由反应素、免疫球蛋白 E 及抗原介导反应所产生的皮肤血管通透性增加。用本品溶液给大鼠滴眼时，也可以对睑结膜血管产生同样的反应。因此，本品在治疗Ⅰ型速发性过敏反应为主要病因的眼病中有效。体外试验表明，本品能稳定肥大细胞，通过阻止钙离子内流，从而阻止特异性抗原所导致的组胺释放；此外，本品还可阻止肽白三烯等其他肥大细胞炎性介质的释放及嗜酸粒细胞的趋化性。

(2)药动学 滴眼后仅局部作用。本药经眼给药后，72 小时后眼部症状可得到改善。经眼给药吸收入血量极少。

【不良反应】 偶有眼部不适感，如刺痛、流泪。

【禁忌证】 (1)对本品过敏者禁用。

(2)妊娠 3 个月以内的妇女禁用。

【注意事项】 美国 FDA 妊娠期药物安全性分级为眼部给药 B。

【用法与用量】 滴入结膜囊 一次 1～2 滴，一日 4 次。改善症状常需连续用药数天。一般需持续用药，直到过敏期结束。

【儿科用法与用量】 2 岁以上儿童 一次1～2 滴，一日 4 次。

【制剂与规格】 洛度沙胺滴眼液(0.1%)：5 ml：5 mg。

色甘酸钠[药典(二)；医保(乙)]

Sodium Cromoglicate

【适应证】 用于春季卡他性结膜炎、花粉症结膜炎及其他过敏性结膜炎。

【药理】 (1)药效学 本品系抗过敏药物，其作用机制是稳定肥大细胞膜，制止肥大细胞释放组胺、白三烯、5-羟色胺、缓激肽及慢反应物质等致敏介质，从而预防过敏反应的发生。

(2)药动学 外用点眼吸收甚微。

【不良反应】 滴眼初期偶有暂时轻微刺痛感。

【禁忌证】 (1)对本品过敏者禁用。

(2)妊娠 3 个月以内的妇女禁用。

【用法与用量】 滴入结膜囊 一次 1～2 滴，一日 4 次，重症患者一日 5～6 次。在好发季节，可提前 2～3 周使用。

【制剂与规格】 色甘酸钠滴眼液：8 ml：0.16 g。

其余内容参阅第十四章第三节。

富马酸酮替芬[药典(二)；医保(乙)]

Fumarate Ketotifen

【适应证】 用于暂时消除过敏性结膜炎引起的眼部瘙痒。

【药理】 (1)药效学 本品为抗变态反应药物，其特点是兼有很强的组胺 H_1 受体拮抗作用和抑制过敏反应介质释放的作用。其抗组胺作用较马来酸氯苯那敏强约 10 倍，具有长效。此外，本品不仅抑制黏膜下肥大细胞释放组胺、慢反应过敏物质，而且也抑制血液中嗜酸粒细胞释放组胺、慢反应物质等，产生很强的抗过敏作用。本品抗过敏作用较强，且药效持续时间较长。在人的结膜过敏对比研究中，本品在防止过敏性结膜炎引起的瘙痒方面比安慰剂明显有效。

(2)药动学 本品滴眼后全身吸收极少。本品作用迅速，滴眼数分钟后生效。

【不良反应】 (1)发生率为 10%～25%的不良反应 结膜充血、头痛、鼻炎(流鼻涕)。这些不良反应通常很轻微。

(2)发生率低于 5%的不良反应 ①眼部反应，包括过敏反应、滴药后眼部暂时性烧灼感和刺痛、结膜炎、眼部分泌物、眼干、眼痛、眼睑肿胀、瘙痒、角膜炎、流泪、瞳孔散大、畏光、皮疹；②非眼部反应，包括流感综合征、咽炎。

【禁忌证】 (1)对本品过敏者禁用。

(2)糖尿病患者禁用本药滴眼液。

【注意事项】 (1)妊娠期妇女及哺乳期妇女慎用。

(2)不可用本品治疗接触镜引起的眼部充血和刺激。

【用法与用量】 滴入结膜囊 一次1滴,一日2次,或每8～12小时1次。

【制剂与规格】 富马酸酮替芬滴眼液:5 ml∶2.5 mg(按酮替芬计)。

其余内容参阅第十四章第三节。

酮洛酸胺丁三醇

Ketorolac Tromethamine

【适应证】 用于过敏性结膜炎所致的眼部瘙痒及内眼手术后的炎症反应。

【药理】 (1)药效学 本品是一种非甾体类抗炎药。眼部应用可降低房水内前列腺素 E_2 的水平。即使房水内前列腺素 E_2 的平均浓度从80 ng/L下降到28 ng/L,而对眼压无明显影响。

(2)药动学 溶液滴入结膜囊内,大部分经由角膜进入前房水。

【不良反应】 可见短暂的刺痛及烧灼感。

【禁忌证】 对本品过敏者禁用。

【注意事项】 有出血倾向或因接受其他药物可致出血时间延长的患者慎用。

【用法与用量】 滴入结膜囊 ①治疗过敏性结膜炎,一次1滴,一日3次。②治疗内眼手术后反应性炎症,手术前24小时开始滴用,一次1～2滴,一日3～4次,术后依具体情况继续使用,一般3～4周。

【制剂与规格】 酮洛酸胺丁三醇滴眼液:5 ml∶25 mg。

盐酸萘甲唑林[药典(二)]

Naphazoline Hydrochloride

【适应证】 用于暂时减轻由于花粉过敏、感冒、粉尘、烟雾、游泳或戴接触镜等原因引起的眼部充血及合并的轻度刺激症状;用于角膜炎、结膜炎、眼干。

【药理】 (1)药效学 本品为拟交感胺药,直接作用于结膜小动脉上的α肾上腺素受体,使血管收缩,缓解因过敏性及炎症引起的结膜充血。

(2)药动学 本品滴眼后在10分钟内起效,20～30分钟即达到峰值浓度,持续2～6小时。主要分布于血液中,半衰期在不同患者间个体差异较大,代谢后药物由肾脏滤过排出。

【不良反应】 用本品滴眼,严重不良反应罕见。但是,过量和长期使用可能引起眼部和全身副作用。

(1)眼部 结膜的反应性充血和刺激症状,偶见有色素颗粒的释放(色素可能来自虹膜),特别当高浓度用于老年患者时,可能出现瞳孔散大和视物模糊。

(2)全身 头晕、头痛、出汗、恶心、敏感、体温下降、心跳减慢、困倦、虚弱。本品可能引起血糖轻微升高。

【禁忌证】 (1)未满意治疗的闭角型青光眼患者禁用。

(2)心血管疾病患者禁用。

(3)甲状腺功能亢进患者禁用。

(4)对本品过敏者禁用。

【注意事项】 (1)对其他拟交感胺药过敏者,对本品也可能过敏。

(2)糖尿病患者慎用。

(3)妊娠期妇女及哺乳期妇女慎用。在确有应用指征时,应权衡利弊后决定是否使用。哺乳期妇女用药期间宜暂停哺乳。

(4)不推荐婴儿和儿童使用本品。

(5)老年患者慎用。

【药物相互作用】 单胺氧化酶抑制药或拟交感胺药不能与本品合用。

【用法与用量】 滴入结膜囊 一次1滴,一日4次。可根据年龄、症状调整滴眼次数。

【制剂与规格】 盐酸萘甲唑林滴眼液:1 ml∶0.12 mg。

复方萘甲唑林

Compound Naphazoline Hydrochloride

【适应证】 用于缓解眼疲劳、结膜充血或过敏等不适症状。

【药理】 本品为复合制剂,其成分有盐酸萘甲唑林、马来酸氯苯那敏、维生素 B_{12}。

盐酸萘唑林:为拟肾上腺素药,直接作用于结膜小动脉α肾上腺素受体,使结膜血管收缩,减轻结膜充血。

马来酸氯苯那敏:具有较强的抗组胺作用,用于缓解眼部的过敏症状。

维生素 B_{12}:具有重要的亲神经性作用,它与中枢及周围的有髓鞘神经纤维代谢有密切关系,可保持上述纤维功能的完整性。

【不良反应】 (1)眼部 眼部刺激症状、充血加重、流泪、点状角膜炎、瞳孔散大、视物模糊、眼压升高。

(2)全身 晕眩、头痛、恶心、发汗、焦躁、瞌睡、虚弱、血压升高、心律不齐、血糖升高。

【禁忌证】（1）未经治疗满意的闭角型青光眼。

（2）对本品中成分过敏者禁用。

【注意事项】（1）高血压、心血管异常、糖尿病、甲状腺功能亢进、感染或外伤患者慎用。

（2）妊娠期妇女及哺乳期妇女慎用。在确有应用指征时，应权衡利弊后决定是否使用。哺乳期妇女用药期间宜暂停哺乳。

（3）小儿需在监护者的监督指导下使用。

【药物相互作用】 当马普替林或三环类抗抑郁药与本品合用时，可加强萘唑林的升高血压作用。部分使用单胺氧化酶抑制药治疗的患者，如果与拟肾上腺素药物合用，可能会发生严重的高血压危象。

【用法与用量】 滴入结膜囊　一次1～2滴，一日3～4次。可根据年龄、症状，适当增加滴眼次数。

【制剂与规格】 复方萘甲唑林滴眼液：（1）7 ml（盐酸萘甲唑林0.14 mg、马来酸氯苯那敏1.4 mg与维生素B_{12}0.7 mg）；（2）10 ml（盐酸萘甲唑林0.2 mg、马来酸氯苯那敏2 mg与维生素B_{12}1 mg）。

复方牛磺酸

Compound Taurine

【适应证】（1）滴眼液用于眼睛疲劳、慢性结膜炎伴有结膜充血等症状。

（2）口服用于体质虚弱、疲劳、食欲缺乏等的辅助治疗。

【药理】 本品为复方制剂，其成分为牛磺酸、马来酸氯苯那敏、L-天门冬氨酸钾、氨基己酸。牛磺酸又称氨基乙磺酸，是一种磺基氨基酸，为抗氧化剂，能保护细胞和组织免于氧化损伤，是人晶状体中不可缺少的营养性物质。马来酸氯苯那敏有抗组胺作用。氨基己酸可抑制纤维蛋白溶解。试验结果表明：本品能够缓解化学致炎物和物理因素所致眼结膜充血，并具有抗组胺的作用。

【禁忌证】 对本品过敏者禁用。

【注意事项】 持续使用本品数日后症状若无改善时，应停止使用，并到医院就诊。

【用法与用量】 滴入结膜囊　一次1～2滴，一日4～6次。

【制剂与规格】 复方牛磺酸滴眼液：（1）10 ml（牛磺酸100 mg、马来酸氯苯那敏1.0 mg、L-天门冬氨酸钾20 mg、氨基己酸100 mg）；（2）13 ml（牛磺酸130 mg、马来酸氯苯那敏1.3 mg、L-天门冬氨酸钾26 mg、氨基己酸130 mg）；（3）15 ml（牛磺酸150 mg、马来酸氯苯那敏1.5 mg、L-天门冬氨酸钾30 mg、氨基己酸150 mg）。

复方门冬泛甘

Compound Potassium Aspartate

（Penthenal and Dipotassium Glycyrrhetate）

【适应证】 用于眼睛疲劳、眼结膜充血、慢性结膜炎、慢性睑缘炎及过敏性结膜炎。

【药理】 本品所含门冬氨酸、维生素B_6在糖、蛋白质、脂肪代谢中起重要作用，可维持角膜与虹膜、睫状体的新陈代谢。甘草酸二钾具有抗炎、抗过敏作用。盐酸萘甲唑林为血管收缩剂，可减轻炎症和充血。马来酸氯苯那敏为抗组胺药，可缓解过敏反应症状。甲基硫酸新斯的明为抗胆碱酯酶药，具有拟胆碱作用，可降低眼压，调节视力以及解除眼肌疲劳。

【禁忌证】 对本品过敏者禁用。

【注意事项】（1）青光眼或眼部剧痛患者慎用。

（2）连续使用本品数日后症状若无改善时，应停止使用。

【用法与用量】 滴入结膜囊　一次1～2滴，一日4～6次。

【制剂与规格】 复方门冬泛甘滴眼液：（1）13 ml（泛醇13 mg、门冬氨酸钾130 mg、维生素$B_6$6.5 mg、甘草酸二钾13 mg、盐酸萘甲唑林0.39 mg、甲硫酸新斯的明0.65 mg、马来酸氯苯那敏1.3 mg、辅料适量）；（2）15 ml（泛醇15 mg、门冬氨酸钾150 mg、维生素$B_6$7.5 mg、甘草酸二钾15 mg、盐酸萘甲唑林0.45 mg、甲硫酸新斯的明0.75 mg、马来酸氯苯那敏1.5 mg、辅料适量）。

富马酸依美斯汀

Emedastine Difumarate

【适应证】 用于暂时缓解过敏性结膜炎的体征和症状。

【药理】（1）药效学　本品是一种相对选择性的组胺H_1受体拮抗剂。体内研究表明，本品对组胺引起的结膜血管渗透性的改变存在着浓度相关的抑制关系。依美斯汀对肾上腺素能受体、多巴胺受体和5-羟色胺受体没有作用。

（2）药动学　在人眼中滴用本品后，只有少量被全身吸收。在10例健康志愿者的研究中，双眼滴用0.05%依美斯汀，每日2次，持续15天，药物原形的血浆浓度一般低于可测试值（<0.3 ng/ml）。可测量的样本

中，依美斯汀的量为0.30～0.49 ng/ml。口服依美斯汀后血浆半衰期为3～4小时。口服后24小时，口服剂量的44%可在尿中发现，但只有3.6%以原形排出。两种主要代谢产物5-和6-羟依美斯汀可以游离和结合的形式从尿中排出。另外还可产生少量5-和6-羟依美斯汀的5'-氧化类似物及氧化氮(N-oxide)。

【不良反应】 在持续42天的临床对照试验中，最常见的不良反应是头疼(11%)。

小于5%的患者出现下列并发症：异梦、乏力、怪味、视物模糊、眼部灼热或刺痛、角膜浸润、角膜着染、皮炎、眼干、异物感、充血、角膜炎、瘙痒、鼻炎、鼻窦炎和流泪。有些表现与疾病本身的症状相似。

【禁忌证】 对本品和本品中任何成分过敏者禁用。

【注意事项】 本品只用于眼部滴用，不能用于注射或口服。

(1)保存于4～30℃。开盖1个月后应丢弃。

(2)在妊娠期妇女中还没有进行恰当的、严格对照的试验。由于动物研究的结果并不总是能预计人的反应，因此只有明确需要时才能给妊娠期妇女使用本品。

(3)哺乳期妇女 给大鼠口服依美斯汀后，在乳汁中发现药品。目前尚不清楚眼部滴用后，是否有足够量的全身吸收，而能在乳汁中发现一定量的依美斯汀。不管怎样，当给哺乳期妇女应用依美斯汀时，应特别谨慎。

(4)儿童用药 尚未确定3岁以下儿童使用本品的安全性和有效性。

(5)药物过量 有报道每天口服本品15 ml相当于7.5 mg，可引起嗜睡和不适。对用药过量的病例，可采取对症和支持疗法。

【药物相互作用】 如与其他药物同时使用可能会发生药物相互作用，详情其咨询医师或药师。

【给药说明】 为防止污染药瓶口和药液，不要使药瓶口接触眼睑和眼周部位。不用时应将药瓶口拧紧。如果药液变色，请勿再使用。佩戴隐形眼镜的患者，如果眼部充血，用本药治疗期间建议其不要佩戴隐形眼镜，因本药中的防腐剂苯扎氯铵可被软隐形眼镜吸收。戴用软隐形眼镜而且眼部不充血的患者，在滴药至少10分钟后才能重新戴用隐形眼镜。不能应用本药治疗由隐形眼镜引起的眼部刺激症状。

【用法与用量】 滴眼 为患眼一次1滴，一日2次，如需要可增加到每日4次。

【制剂与规格】 (1)5 ml∶2.5 mg(0.05%)(按依美斯汀计)；(2)3 ml∶1.5 mg(按依美斯汀计)(0.05%)。

吡嘧司特钾

Pemirolast Potassium

【适应证】 过敏性结膜炎，春季卡他性结膜炎。

【药理】 (1)药效学 抑制化学介质释放的作用。

①通过抑制肥大细胞膜的磷脂代谢来抑制化学介质的释放(大鼠)。

②抑制由人肺、人末梢血白细胞、豚鼠肺的抗原或抗IgE抗体刺激而产生的组胺、SRS-A等的释放。

(2)药动学 ①血中浓度：1日滴眼试验：以0.1%及0.5%的吡嘧司特钾滴眼液对健康成年男性(5人)进行1次2滴、1日4次滴眼时，吡嘧司特钾的血药峰浓度(C_{max})和达峰时间(t_{max})如下所示。

	0.1%	0.5%
C_{max}(ng/ml)	2.8±0.7	9.7±2.2
t_{max}(h)	1.0	1.0

【不良反应】 眼刺激感、眼睑炎、眼睑瘙痒感、眼分泌物、结膜充血等。

发生不良反应时应采取停止用药等适当的处置。

【注意事项】 (1)给药途径：仅用于滴眼。

(2)滴眼时如眼药粘到眼睑皮肤等处时，请马上擦去。

(3)为了防止污染药液，滴眼时注意不要使容器的瓶口与眼接触。

【用法与用量】 滴眼 一次1滴，一日2次(早、晚)滴眼。

【制剂与规格】 (1)5 ml∶5 mg；(2)10 ml∶10 mg(0.1%)。

第四节 组织粘连与干眼治疗药

玻璃酸钠

Sodium Hyaluronate

【适应证】 (1)玻璃酸钠注射液 为眼科手术辅助用药，用作白内障摘除手术、人工晶状体植入手术、青光眼手术、角膜移植术和视网膜手术中的房水和玻璃体的临时代用品。

(2)玻璃酸钠滴眼液 用于干眼症，替代泪液，缓解干眼造成的眼表组织损伤。

【药理】（1）药效学　玻璃酸钠为广泛存在于动物和人体内的生理活性物质，是由*N*-乙酰氨基葡萄糖和葡糖醛酸组成的高分子黏多糖，一般分子量＞8×10^5，黏度＞4000 mm/s，pH7.0，在人皮肤、关节滑膜液、脐带、房水、眼玻璃体中均有分布。本品具有较好的保水作用，在水中形成黏稠的透明液体，其黏稠度比房水或0.9%氯化钠溶液高20万倍，有防治体液及细胞外物质扩散的作用。本品具有生理性的酸碱度和离子强度，无毒，无色，抗原性低，不引起炎症反应。

在眼科手术中使用，可涂布于角膜内皮、虹膜、晶状体和视网膜等眼组织表面，并可填充眼内解剖空间，维持前房深度和高清晰度手术野空间，便于操作。眼科手术中填充，可用于止血、分离部分组织粘连，防止组织瘢痕形成，减少术后并发症，提高手术成功率。

滴眼液滴入结膜囊内，对眼表组织起到润滑、保湿的作用。泪液稀释后随泪液自泪道排出。

（2）药动学　玻璃酸钠注射液为眼科手术局部辅助用药，用量仅为0.2 ml左右，而且术后大部分仍被冲出或抽出，残余少量药液很快从房角随房水排出。

玻璃酸钠滴眼液吸收极微。研究表明，6名健康男性志愿者外用玻璃酸钠滴眼液9天，在外用玻璃酸钠前及治疗第3天、第9天（给药最后一天）及第10天测定体内的玻璃酸钠血药浓度，所有的血药浓度都低于检测限。注入前房的玻璃酸钠在局部的代谢很少，主要经扩散至血浆内在肝脏降解成小分子产物而排泄。外源性玻璃酸钠在眼前房内的半衰期长短与注入前房玻璃酸钠的量和分子量密切相关。本品在眼内逐渐由房水稀释，从房角排出。

【不良反应】（1）注射液　个别患者可出现一过性眼压升高，对症治疗，即可很快恢复。

（2）滴眼液　①有时可能会发生眼睑炎、眼睑皮肤炎等过敏症状。②有时可能会出现瘙痒感、刺激感、充血、弥散性表层角膜炎等角膜症状。

【禁忌证】对本品过敏者禁用。

【注意事项】（1）注射液　①本品应保存在4℃避光环境中，使用前，必须先和室温平衡；②不要向眼内注入过量本品；③对无晶状体的糖尿病患者，施行手术时，禁止使用大剂量本品；④本品为手术填充物，手术结束时清除本品；⑤如果手术后眼压升高，可短期用噻吗洛尔滴眼和口服乙酰唑胺，或重新冲洗清除眼内残留的本品；⑥本品勿与含苯扎氯铵药物接触，以免产生浑浊。

（2）滴眼液　当使用高浓度的本品溶液滴眼时，因药物涂布角膜表面，可能会造成视物模糊，用泪液或人工泪液稀释可缓解。

【用法与用量】（1）注射液　前房内注射，一次0.5～0.75 ml，根据手术方式选择剂量。

（2）滴眼液　滴入结膜囊，一次1～2滴，一日4～6次。

【儿科用法与用量】干燥综合征、斯・约二氏综合征、干眼综合征　一次1滴，一日5～6次。

【制剂与规格】玻璃酸钠滴眼液：（1）0.4 ml：0.4 mg；（2）0.4 ml：1.2 mg；（3）0.8 ml：0.8 mg（0.1%）；（4）5 ml：5 mg（0.1%）。

甲基纤维素

Methyl Cellulose

【适应证】为眼科手术辅助用药，用作白内障摘除手术、人工晶状体植入手术、青光眼手术、角膜移植术和视网膜手术中的房水和玻璃休的临时代用品。可作为虹膜角膜镜及眼底接触检查时的介质。

【药理】本品为白色或类白色纤维状或颗粒状粉末，无臭，无味，在水中溶解成澄清或微浑浊的胶体溶液。高纯度的甲基纤维素可以作为透明质酸钠的代用品。本品容易制备，可高压消毒。

【不良反应】本品难与房水混合，难以从前房角排出，引起眼压升高的概率较高。

【禁忌证】对本品过敏者禁用。

【注意事项】参阅“玻璃酸钠”。

【用法与用量】前房内注射　一次0.5～0.75 ml，根据手术方式选择剂量。

【制剂与规格】甲基纤维素注射液：1 ml：22 mg。

羟丙甲基纤维素

Hydroxypropyl Methylcellulose

【适应证】（1）羟丙甲基纤维素注射液　为眼科手术辅助用药，用作白内障摘除手术、人工晶状体植入手术、青光眼手术、角膜移植术和视网膜手术中的房水和玻璃体的临时代用品。

（2）羟丙甲基纤维素滴眼液　用于干眼症，替代泪液，缓解干眼造成的眼表组织损伤。

【药理】（1）药效学　本品为白色至灰白色纤维状粉末或颗粒，溶于水和某些有机溶剂。水溶液具有表面活性，干燥后形成薄膜，经加热和冷却，依次经历从溶胶至凝胶的可逆转变。本品分子量约8.6万，黏度较低；不含蛋白质，一般不会引起炎症和异体反应；表面张力低，涂布性好，有利于在手术中保护眼内组织和角膜内皮细胞。本品可以作为透明质酸钠的代用品。滴眼液滴入结膜囊内，对眼表组织起到润滑、保湿的作用，经泪液稀释后随泪液自泪道排出。

(2)药动学　本品术后 24 小时内 98%可通过小梁网排出眼外，并不发生眼内代谢。

【不良反应】 前房内存留可致眼压升高。

【注意事项】 参阅"玻璃酸钠"。

【用法与用量】 (1)注射液　注入前房　一次 0.5～0.75 ml，根据手术方式选择剂量。

(2)滴眼液　滴入结膜囊　一次 1～2 滴，一日 4～6 次。

【制剂与规格】 羟丙甲基纤维素注射液：1 ml∶20 mg。

羟丙甲基纤维素滴眼液：(1)0.4 ml∶2 mg；(2)1 ml∶5 mg；(3)5 ml∶25 mg；(4)5 ml∶50 mg。

羧甲基纤维素钠

Carboxymethylcellulose Sodium

【适应证】 用于缓解眼部干燥或因暴露于阳光或风沙所引起的眼部烧灼、刺痛等不适感，也是防止进一步刺激的保护药。

【药理】 (1)药效学　本品具有温和保护和润滑特性，可较长时间缓解眼部干燥刺激引起的眼干和瘙痒等不适感。另外，本品含有天然泪液所含的电解质，因此，不仅可以缓解眼部干燥的刺激症状，而且可以补充天然泪液中的电解质，使之达到平衡，具有持续长效的润滑作用。

(2)药动学　本品几乎不吸收。

【不良反应】 眼部痒，一过性视物模糊。

【注意事项】 如果应用时感觉眼痛、视力改变、眼部持续充血或刺激感，症状加重或症状持续 72 小时以上，则应停止用药。

【用法与用量】 滴入结膜囊，一次 1～2 滴，按需要滴 1 次。

【儿科用法与用量】 人工泪液　一次 1～2 滴。

【儿科注意事项】 本品为非处方药。

【制剂与规格】 羧甲基纤维素钠滴眼液：(1)0.4 ml∶4 mg；(2)0.4 ml∶2 mg。

硫酸软骨素[药典(二)]

Chondroitin Sulfate

【适应证】 用于角膜炎(干燥型，创伤型，病药物原形)、角膜溃疡、角膜损伤或其他化学因素所致的角膜灼伤等。

【药理】 本品是从动物组织提取、纯化制备的酸性黏多糖类物质，是构成细胞间质的主要成分，对维持细胞环境的相对稳定性和正常功能具有重要作用。可加速伤口愈合，减少瘢痕组织的产生，通过促进基质的生成，为细胞的迁移提供构架，有利于角膜上皮细胞的迁移，从而促进角膜创伤的愈合。本品可以改善血液循环，加速新陈代谢，促进渗出液的吸收及炎症的消除。

本品也可作为眼外科的黏弹性保护剂，可保护组织和细胞免受机械损伤，分离组织，分解粘连，并起润滑作用；术后则可保持间隙，降低局部出血，润滑分离组织，预防粘连等。

【不良反应】 偶有发痒、红肿等过敏现象发生。

【禁忌证】 对本品过敏者禁用。

【注意事项】 当眼部伴有感染时，要同抗生素同时使用。

【用法与用量】 滴入结膜囊　一次 1～2 滴，一日 4～6 次。

【制剂与规格】 硫酸软骨素滴眼液：(1)4 ml∶0.12 g (3%)；(2)5 ml∶0.15 g；(3)8 ml∶0.24 g；(4)10 ml∶0.3 g；(5)15 ml∶0.45 g。

聚乙烯醇

Polyvinyl Alcohol

【适应证】 作为润滑剂用于预防或治疗眼部刺激症状或改善眼部的干燥症状。

【药理】 本品主要成分为聚乙烯醇(乙烯基醇聚合体)，为高分子聚合物。具有亲水性，在适宜浓度下，能起类似人工泪液的作用。

【不良反应】 偶有眼部刺激症状和过敏反应。

【禁忌证】 对本品过敏者禁用。

【注意事项】 (1)滴眼后若觉眼痛、视物模糊、眼部持续充血或刺激症状或病情加重，且持续时间超过 72 小时，应停止使用。

(2)过敏体质者慎用。

(3)儿童必须在成人监护下使用。

【用法与用量】 滴入结膜囊，一次 1～2 滴，一日 3～4 次。

【儿科用法与用量】 一次 1 滴。

【儿科注意事项】 本品为非处方药。

【制剂与规格】 聚乙烯醇滴眼液：(1)0.4 ml∶5.6 mg；(2)0.5 ml∶7 mg；(3)8 ml∶0.112 g；(4)10 ml∶0.14 g。

氯 化 钠[药典(二);基;医保(甲)]

Sodium Chloride

【适应证】 用于暂时性缓解眼部干涩症状。

【药理】 本品通过冲洗清除部分附着于结膜、角膜表面的异物,缓解眼部干涩症状。

【不良反应】 偶见结膜充血。

【注意事项】 (1)眼部充血、红肿、瘙痒者不宜使用。

(2)本品不得作为隐形眼镜的冲洗液使用。

(3)使用2周后症状未缓解应停药就医。

(4)过敏体质者慎用。

(5)儿童必须在成人监护下使用。

【用法与用量】 滴入结膜囊　一次1～2滴,一日5～6次。

【制剂与规格】 氯化钠滴眼液:10 ml∶55 mg。

复方氯化钠滴眼液:8 ml(氯化钠35.2 mg,氯化钾6.4 mg,羟基纤维素5.6 mg)。

其余内容参阅第十六章第二节。

第五节　防治白内障药

白内障是最主要的致盲眼病。有关白内障的发病机制,一般认为白内障是与年龄有关的疾病。在临床治疗或动物实验中,人们针对不同病因,采取相应的药物治疗。防治不同类型实验白内障模型的药物已取得一些进展,但其中只有很少药物转入临床应用,疗效确切的药物和引用客观指标评价药效的报道尚不多见。在日本虽有1～2种醛糖还原酶抑制药面市,其疗效也未明确。目前英国或美国均没有获得市场销售许可证的抗白内障药物。尽管用药物防治白内障的进展缓慢,但许多国家的眼科医生在临床上一直没有放弃用药物治疗白内障。

目前治疗白内障的主要方法是手术摘除,如超声乳化或小切口摘除白内障,然后植入人工晶状体。本节介绍的一些防治白内障的药物,其确切疗效有待进一步观察和研究。

法 可 林

Phacolin

【适应证】 用于老年性白内障、外伤性白内障、先天性白内障和糖尿病性白内障。

【药理】 本品为一种蛋白质,与晶状体可溶性蛋白质的活性基团有很好的亲和性,阻止可溶性蛋白质的氧化作用;激活晶状体内的蛋白质分解酶、酰胺酶、胰蛋白酶,加速分解已经变性的蛋白质;具有氧化还原能力,改善晶状体的新陈代谢,减缓白内障的发展;抑制醛糖还原酶的活性,阻止糖尿病性白内障的形成和发展。

【不良反应】 偶见过敏反应及结膜充血。

【禁忌证】 (1)化脓性眼病患者禁用。

(2)对本品过敏者禁用。

【注意事项】 建议连续使用药不超过3个月。

【用法与用量】 滴入结膜囊　一次1～2滴,一日3～5次。

【制剂与规格】 法可林滴眼液:10 ml∶1.5 mg。

牛 磺 酸[药典(二)]

Taurine

【适应证】 用于代谢失调引起的白内障。也可用于急性结膜炎、疱疹性结膜炎、病毒性结膜炎的辅助治疗。

【药理】 牛磺酸是一种磺基氨基酸,大量存在于人体,具有抗氧化作用。晶状体有蓄积牛磺酸的能力,在晶状体中牛磺酸占非蛋白质水解氨基酸的50%。随着白内障病情的发展,晶状体内的牛磺酸显著降低。推测,给晶状体提供牛磺酸可能有防治白内障的作用。

【不良反应】 偶有一过性刺激反应。

【禁忌证】 对本品过敏者禁用。

【注意事项】 ①若出现充血、眼痒、水肿等症状,应停药就医。②过敏体质者慎用。

【用法与用量】 滴入结膜囊　一次1～2滴,一天3～6次。

【制剂与规格】 牛磺酸滴眼液:(1)8 ml∶0.4 g;(2)10 ml∶0.5 g。

谷 胱 甘 肽[医保(乙)]

Glutathione

【适应证】 用于角膜溃疡、初期老年性白内障,以及角膜炎、角膜上皮脱落等。

【药理】 谷胱甘肽是由谷氨酸、胱氨酸和甘氨酸组成的三肽,对于参与晶状体代谢的酶有保护和激活作用,能够保护含巯基的蛋白质和酶不被氧化。在正常晶状体内三肽含量丰富。在老年人的晶状体内，谷胱甘肽含量下降，而且随着晶状体浑浊程度的加重谷胱甘肽的含量逐步减少。补充谷胱甘肽，可保护酶的活性，延缓可溶性蛋白质被氧化的速度。

【不良反应】 少数患者用后可能出现眼部瘙痒、刺激感、眼部充血、一过性视物模糊等症状，停药后即消失。

【禁忌证】 对本品过敏者禁用。

【注意事项】 本品室温保存，溶解后必须在冷处保存，并在4周内用完。

【药物相互作用】 不宜与磺胺类、四环素类药合用。

【用法与用量】 取本品100 mg(药片1片)，用专用溶剂5 ml溶解制成滴眼液。滴入结膜囊内，一次1～2滴，一日4～8次。

【制剂与规格】 谷胱甘肽滴眼液：5 ml∶100 mg。

吡诺克辛钠

Pirenoxine Sodium

【适应证】 用于初期老年性白内障、轻度糖尿病性白内障或并发性白内障等。

【药理】 白内障形成的原因之一是由于晶状体内可溶蛋白质受醌类物质作用，逐渐变成不溶性蛋白质所致。醌类物质系由体内重要功能氨基酸-色氨酸的异常代谢所形成。本品竞争性抑制此种醌类物质对晶状体可溶蛋白质的作用。另外，本品还可对抗自由基对晶状体损害而导致的白内障。因此，本品对白内障的发展具有一定的抑制功效。动物实验表明，本品能减少白内障囊外摘除术后后囊膜浑浊的发生率。

【不良反应】 极少数患者可有轻微眼部刺痛。

【禁忌证】 对本品过敏者禁用。

【注意事项】 (1)眼外伤及严重感染时，暂不使用。

(2)糖尿病引起的白内障患者，应在使用本品的同时，在医师指导下结合其他方法治疗。

(3)过敏体质者慎用。

(4)使用前须将药片投入溶剂中，待完全溶解后，方可使用。片剂溶入溶剂后，应连续使用，在20天内用完。

【用法与用量】 取本品0.8 mg(药片1片)，用专用溶剂15 ml溶解制成滴眼液。滴入结膜囊，一次1～2滴，一日3～4次。

【制剂与规格】 吡诺克辛钠滴眼液：(1)15 ml∶0.8 mg(每粒药片含吡诺克辛钠0.8 mg，附15 ml专用溶剂1瓶)。(2)5 ml∶0.8 mg。

苄达赖氨酸[药典(二)]

Bendazac Lysine

【适应证】 用于早期老年性白内障。

【药理】 (1)药效学　本品为醛糖还原酶抑制药。醛糖还原酶在哺乳动物体内催化葡萄糖向山梨醇的转化，这是糖尿病后遗症如白内障和神经疾病的主要起因。通过滴眼使本品进入眼组织和房水，并在晶状体内浓集，从而抑制眼内醛糖还原酶活性，达到预防和治疗白内障的目的。

(2)药动学　本品滴眼后能进入眼组织和房水，并在晶状体内浓集发挥抗白内障的作用。

【不良反应】 一过性灼烧感、流泪等。

【禁忌证】 对本品过敏者禁用。

【注意事项】 (1)过敏体质者慎用。

(2)眼外伤及严重感染时，暂不使用。

(3)部分病例出现一过性刺激感，如灼热感、刺痛等，但不影响使用。实验证明本品经冰箱冷藏(4℃左右)后可以降低刺激性的发生率和强度。建议使用时有刺激的患者，将本品放入冰箱冷藏后使用以降低刺激。若发现药水污染或浑浊请弃去不用。

(4)据报道，一过性刺激的发生率和强度与眼部的其他感染或炎症有关，建议眼部有感染或炎症的白内障患者在使用本品时，最好在医师指导下同时治疗上述眼疾。

【用法与用量】 滴入结膜囊　一次1～2滴，一日3次。滴后闭目3～5分钟，使药物充分吸收。

【制剂与规格】 苄达赖氨酸滴眼液：(1)5 ml∶25 mg；(2)8 ml∶40 mg。

第六节　表面麻醉药

盐酸奥布卡因

Oxybuprocaine Hydrochloride

【适应证】 用于眼科手术，或眼压测量、虹膜角膜角镜检查以及取角膜异物等眼部处理前的眼表面麻醉。

【药理】 (1)药效学　本品是一种作用迅速、扩散面广、对组织穿透力强及毒性低的表面麻醉剂。常用0.4%溶液用于眼科小手术。滴入眼内平均24秒发生作用，药效持续时间约10～20分钟。不影响瞳孔直径、调节功能、光觉及眼压。对角膜上皮的毒性和损伤小。对结膜、角膜、巩膜、虹膜和睫状体均可有麻醉作用。

(2)药动学　本品滴眼后，约1分钟起效，1～15分钟达最大效应，单剂作用可持续20～30分钟，角膜敏感性的恢复可能需要40分钟或更长时间。药物清除迅速，无后遗效应。对细胞内物质代谢、细胞组织无影响。

【禁忌证】 (1)对本品过敏者禁用。

(2)美国FDA妊娠期药物安全性分级为眼部给药C。

【用法与用量】 滴入结膜囊　一次1滴，根据需要可重复滴用。

【儿科注意事项】 勿将本品交给患者。

【制剂与规格】 盐酸奥布卡因滴眼液：(1)0.5 ml：2 mg；(2)5 ml：20 mg；(3)20 ml：80 mg。

盐酸丁卡因[药典(二)；医保(甲、乙)]

Tetracaine Hydrochloride

【适应证】 用于眼科手术或眼压测量、房角镜检查以及角膜异物取出等眼部处理前的眼表面麻醉。

【药理】 (1)药效学　本品是一种局麻药，通过抑制钠离子内流而阻断神经传导，作用于钠通道的特异性受体，阻断钠离子的内流，防止激活神经轴突的动作电位，从而避免痛觉感受器向中枢神经系统发送信号。本品亲脂性强，穿透力强，易进入神经系统，也易被人体吸收入血，常用作黏膜表面麻醉剂。因此，广泛用于眼科临床作表面麻醉。由于本药吸收迅速，即使外用也会引起全身性毒性，特别是当眼球有穿通伤、较大面积(或较深)的眼外伤时，更易吸收中毒，严重时可致死。

(2)药动学　本品麻醉作用开始迅速，滴眼后1～3分钟即可生效，持续20～40分钟。0.5%溶液滴眼不影响眼压和瞳孔大小，对角膜毒性亦较小。本品可经黏膜及破损皮肤处吸收，在体内大部经肝脏代谢为对丁氨基苯甲酸和二甲胺基乙醇，然后再降解或结合，随尿排出。

【不良反应】 (1)对本品过敏者，可发生流泪、畏光、结膜水肿、湿疹、睑炎。

(2)本品滴眼有短暂烧灼感，闭眼可减轻不适感，并对角膜上皮有轻度损害(点状上皮着色)，影响创伤角膜上皮的再生。

(3)本品长期滴眼可引起局部过敏反应，如面部潮红、眼睑肿胀发痒等，停药后即消退。

【禁忌证】 (1)眼球有穿通性伤口患者禁用。

(2)对本品过敏者禁用。

(3)美国FDA妊娠期药物安全性分级为眼部给药C。

【注意事项】 (1)对普鲁卡因过敏者，对本品也可能过敏。

(2)本品避免和碱性药物混合使用，以免降低药效。

【用法与用量】 滴入结膜囊　一次1滴，每2～3分钟滴1次，共1～3次。

【制剂与规格】 盐酸丁卡因滴眼液：(1)10 ml：50 mg；(2)10 ml：100 mg。

其余内容参阅第二章第三节。

第七节　抗感染药

一、抗生素

妥布霉素[药典(二)；医保(乙)]

Tobramycin

【适应证】 用于耐药性葡萄球菌、铜绿假单胞菌及其他敏感细菌所致的眼部感染。

【药理】 (1)药效学　本品为氨基糖苷类抗生素，其抗菌活性与庆大霉素相似，对多数革兰阴性杆菌及铜绿假单胞菌有良好作用，对葡萄球菌属不产酶株的MIC<0.25 mg/L，但对产青霉素酶的菌株则作用较差。与细菌核糖体30S和50S亚基的特殊受体蛋白结合，影响肽链的延长，造成遗传密码的错读，合成异常蛋白质，异常蛋白质结合进入细菌细胞膜，导致细胞膜渗漏，细菌死亡。本品对铜绿假单胞菌的作用较庆大霉素强。肠球菌属和链球菌属对本品耐药。具有较长的抗生素后效应。

(2)药动学　本品滴眼后只有少量被吸收进入全身血液循环。在房水和玻璃体内的消除相半衰期约为1小时。

【不良反应】 (1)偶见局部刺激症状，如眼睑灼痛或肿胀、结膜红斑等。

(2)用1%滴眼液滴眼，可明显降低角膜上皮再生。

【禁忌证】 对本品及其他氨基糖苷类抗生素过敏者禁用。

【注意事项】 (1)对一种氨基糖苷类抗生素过敏的患者，对本品也可能过敏。

(2)肾功能不全、肝功能不全、前庭功能或听力减退者、失水、重症肌无力或帕金森病患者慎用。

(3)哺乳期妇女用药期间宜暂停哺乳。

(4)小儿和老年患者慎用,在确有应用指征时,应权衡利弊后决定是否使用。

(5)长期应用本品可能导致耐药菌过度生长,甚至引起真菌感染。

(6)若患者同时接受全身使用氨基糖苷类抗生素,应监测本品及氨基糖苷类抗生素的血药浓度。

(7)美国FDA妊娠期药物安全性分级:眼部给药B,肠道外给药D,吸入D。

【药物相互作用】 (1)本品与其他氨基糖苷类抗生素合用,将会增加耳毒性、肾毒性以及神经肌肉阻滞作用。可能发生听力减退,且停药后仍可能发展至耳聋,听力损害可能难以恢复;神经肌肉阻滞作用可导致骨骼肌软弱无力、呼吸抑制或呼吸麻痹(呼吸暂停),用抗胆碱酯酶药或钙盐有助于阻滞作用恢复。

(2)与代血浆类药如右旋糖酐、海藻酸钠,利尿药如依他尼酸、呋塞米及卷曲霉素、万古霉素、顺铂等合用,或先后连续局部或全身应用,可增加耳毒性与肾毒性,可能发生听力损害,且停药后仍可能发展至耳聋,听力损害可能恢复或呈永久性。

(3)本品与神经肌肉阻滞药合用,可加重神经-肌肉阻滞作用,导致肌肉软弱、呼吸抑制或呼吸麻痹。

(4)本品与头孢噻吩合用可能增加肾毒性。

(5)本品与多黏菌素类合用,可增加肾毒性和神经-肌肉阻滞作用。

(6)本品与其他肾毒性或耳毒性药物合用或先后应用,加重肾毒性或耳毒性。

【用法与用量】 滴入结膜囊 ①轻、中度感染:一次1~2滴,每4小时1次。②重度感染:一次2滴,一小时1次。

【儿科用法与用量】 轻、中度感染 一次1~2滴,4小时1次。

重度感染 一次2滴,1小时1次。

【儿科注意事项】 (1)具有潜在的肾毒性及耳毒性,小儿慎用。

(2)最多使用4周。

【制剂与规格】 妥布霉素滴眼液:(1)5 ml∶15 mg;(2)8 ml∶24 mg;(3)8 ml∶40 mg。

妥布霉素眼膏:0.30%。

氯替泼诺妥布霉素滴眼液:5 ml(氯替泼诺25 mg,妥布霉素15 mg)。

其余内容参阅第十章第四节。

妥布霉素地塞米松滴眼液/眼膏

Tobramycin Dexamethasone Eye Drops/Eye Ointment

【适应证】 (1)对肾上腺皮质激素有反应的眼科炎性病变及眼部表面的细菌感染或有感染危险的情况。

(2)眼用激素用于眼睑、球结膜、角膜、眼球前段组织及一些可接受激素潜在危险性的感染性结膜炎等炎性疾病,可以减轻水肿和炎症反应。它们也适用于慢性前葡萄膜炎、化学性、放射性、灼伤性及异物穿透性角膜损伤。

(3)有抗感染成分的复方制剂可以应用于发生眼表感染危险大的部位和预计有大量细菌存在于眼部的潜在危险时;本品中特有的抗感染药物对一些常见的眼部细菌和病原菌有效:葡萄球菌:金黄色葡萄球菌及表皮葡萄球菌(凝血酶阳性及阴性),包括耐青霉素株。

链球菌包括A组β溶血性链球菌、一些非溶血性链球菌和一些肺炎链球菌。铜绿假单胞菌、大肠埃希菌、肺炎克雷伯氏曲、产气肠杆菌、奇异变形杆菌、摩氏摩根氏菌、多数普通变形杆菌株、流感嗜血杆菌、腔隙莫拉氏菌、埃氏嗜血菌、醋酸钙不动杆菌以及一些奈瑟菌属。

【药理】 糖皮质激素可抑制各种因素引起的炎症反应,同时也可能延缓愈合。糖皮质激素会抑制人体对抗感染的防卫机能,若此抑制能力具有临床意义,则应考虑合用抗生素。妥布霉素的抗菌活性与庆大霉素相似,对多数革兰阴性杆菌及铜绿假单胞菌有良好作用,对葡萄球菌属不产酶株的MIC<0.25 mg/L,但对产青霉素酶的菌株则作用较差。本品对铜绿假单胞菌的作用较庆大霉素强。肠球菌属和链球菌属对本品耐药。

【不良反应】 (1)激素和抗感染联合药物的不良反应既可来自激素成分,也可来自抗感染成分,或者二者的联合使用。没有准确的不良反应发生率的资料。眼用妥布霉素最常见的不良反应有:局部的眼毒性和过敏反应,包括眼睑刺痒、水肿、结膜充血。这些不良反应仅在不到4%的患者中出现。但如果在全身使用氨基糖苷类药物时合用眼部的妥布霉素就应该监测血清中药物的浓度。

(2)与激素成分有关的不良反应 眼内压升高并可能导致青光眼、偶尔有视神经的损害、后囊下白内障形成和伤口愈合延迟。

(3)二重感染 在合用抗生素和激素后可能发生二重感染。长期使用激素后极易发生角膜真菌感染。对于使用激素后出现的角膜顽固性溃疡应该考虑真菌感染。由于宿主的免疫抑制也可能导致继发眼部细菌感染。

【禁忌证】 (1)单纯疱疹病毒性角膜炎(树枝状角膜炎)、牛痘、水痘及一些因病毒感染引起的角膜和结膜疾患,眼部分枝杆菌感染,眼部真菌感染。

(2)对本品中任何成分过敏者。

(3)角膜异物未完全去除者。

【注意事项】 (1)不能用于眼部注射。一些患者可能对局部使用的氨基糖苷类药物过敏,如果发生过敏则应停药。

(2)长期使用眼部激素可导致青光眼、损害视神经、视力下降、视野缺损、后囊下形成白内障。使用过程中应该常规的监测眼压,甚至是眼压测量困难的儿童和不合作的患者也不例外。长期使用激素可以抑制宿主的免疫反应,可能增加继发严重的眼部感染机会。在一些导致角膜、巩膜变薄的病变中使用激素可能导致眼球穿孔的发生。在眼部急性化脓性病变时,激素可掩盖感染并加重已经存在的感染。

(3)长期使用激素后应该考虑到有角膜真菌感染的可能性。和其他抗生素一样,长期使用可能导致非敏感微生物的过度生长,包括真菌。一旦二重感染发生,就必须开始适当的治疗。当需要多种治疗或当临床判断提示有二重感染时,患者就应该进行荧光素角膜染色和裂隙灯生物显微镜的检查。

(4)药物应放置在儿童接触不到的地方。

(5)与其他氨基糖苷类抗生素可发生交叉过敏。

(6)为防止在运动员尿液样本中地塞米松的检测浓度超出相关规定,请运动员慎用本品。

(7)请勿将瓶口接触任何物体的表面,因为这样会污染瓶内液体。使用本品期间不应佩戴隐形眼镜。

【用法与用量】 妥布霉素地塞米松滴眼液　每4至6小时一次,每次1至2滴滴入结膜囊内。在最初1～2天剂量可增加至每2小时1次。根据临床征象的改善逐渐减少用药的频度,注意不要过早停止治疗。用前摇匀。第一次开处方不能超过20 ml滴眼液。

妥布霉素地塞米松眼膏　每日3至4次,每次将约1～1.5cm长的药膏涂入结膜囊中。第一次开处方不能超过8 g眼药膏。

【制剂与规格】 妥布霉素地塞米松滴眼液:5 ml(妥布霉素15 mg与地塞米松5 mg)。

妥布霉素地塞米松眼膏:(1)3 g(妥布霉素9 mg与地塞米松3 mg);(2)3.5 g(妥布霉素10.5 mg与地塞米松3.5 mg)。

硫酸庆大霉素[药典(二);基;医保(甲、乙)]

Gentamicin Sulfate

【适应证】 用于葡萄球菌属(金黄色葡萄球菌及凝固酶阴性葡萄球菌中甲氧西林敏感株)及敏感革兰阴性杆菌,如大肠埃希菌、克雷伯菌属、变形杆菌属、肠杆菌属、沙雷菌属、铜绿假单胞菌等所致的结膜炎、角膜炎、泪囊炎、睑缘炎、睑板腺炎等感染。

【药理】 (1)药效学　本品为氨基糖苷类抗生素。对各种革兰阴性细菌及革兰阳性细菌都有良好抗菌作用,对各种肠杆菌科细菌如大肠埃希菌、克雷伯菌属、变形杆菌属、沙门菌属、志贺菌属、肠杆菌属、沙雷菌属及铜绿假单胞菌等有良好抗菌作用。奈瑟菌属和流感嗜血杆菌对本品中度敏感。对布鲁菌属、鼠疫杆菌、不动杆菌属、胎儿弯曲菌也有一定作用。对葡萄球菌属(包括金黄色葡萄球菌和凝固酶阴性葡萄球菌)中甲氧西林敏感菌株的约80%有良好抗菌作用,但甲氧西林耐药株则对本品多数耐药。对链球菌属和肺炎链球菌的作用较差,肠球菌属则对本品大多耐药。本品与β-内酰胺类合用时,多数可获得协同抗菌作用。本品的作用机制是与细菌核糖体30S亚单位结合,抑制细菌蛋白质的合成。近年来革兰阴性杆菌对庆大霉素耐药株显著增多。

(2)药动学　本品结膜囊内滴入后极少吸收进入眼组织亦不进入全身血液循环。

【不良反应】 (1)偶见局部轻微刺激不适。

(2)偶见过敏反应,出现充血、眼痒、水肿等症状。

【禁忌证】 对本品或其他氨基糖苷类抗生素过敏者禁用。

【注意事项】 (1)过敏体质者慎用。

(2)本品不宜长期连续使用,使用3～4日症状未缓解时,应停药就医。

(3)若出现充血、眼痒、水肿等症状,应停药就医。

(4)妊娠期妇女及哺乳期妇女仍不可过量或长期使用,以免影响胎儿及婴儿的生长发育。

(5)小儿慎用,在确有应用指征时,应权衡利弊后决定是否使用。

【用法与用量】 滴入结膜囊　一次1～2滴,一日3～5次。

【制剂与规格】 硫酸庆大霉素滴眼液:(1)8 ml:40 mg。

其余内容参阅第十章第四节。

硫酸阿米卡星[药典(二);基;医保(甲)]

Amikacin Sulfate

【适应证】 用于敏感细菌所致外眼感染，如结膜炎、角膜炎、泪囊炎、睑缘炎、睑板腺炎等。

【药理】 (1)药效学　本品为半合成氨基糖苷类抗生素，对细菌所产生氨基糖苷类钝化酶稳定。用于治疗由铜绿假单胞菌、变形杆菌、大肠埃希菌及金黄色葡萄球菌等敏感菌引起的眼部感染。它能切断耐药菌的氨基酰化酶对药物的破坏作用，对临床耐药菌的有效率高。对铜绿假单胞菌具有高效，而且与其他抗生素无交叉耐药性，抗菌作用比卡那霉素强。

(2)药动学　本品滴入结膜囊后很少吸收进入眼内组织，也不能通过血-眼屏障。有研究证明本药可以用作玻璃体腔注射。临床上多用作治疗外眼感染性炎症。

【不良反应】 (1)代谢/内分泌系统　血钙、镁、钾、钠浓度的测定值可能偏低。

(2)肌肉骨骼系统　关节痛。

(3)胃肠道　恶心，呕吐。

(4)血液　贫血。

(5)眼　有玻璃体内注射本品后出现继发性斑状梗死的个案报道。

(6)泌尿生殖系统　主要损害肾近曲小管，可出现蛋白尿、管型尿，继而出现血尿，尿量减少或增多，进而发生氮质血症、血肌酐升高、肾功能减退、排钾增多。大多呈可逆性，停药后即可减轻，但亦有出现肾衰竭的案例。

(7)耳　主要影响耳蜗神经，首先使患者高频听力受损，以后听力减退逐渐发展至耳鸣、而不饱胀感、耳聋等症状。

(8)过敏反应　少数患者用药后出现过敏反应，包括皮疹、荨麻疹、药物热、嗜酸粒细胞增多等，甚至出现晕厥、低血压、过敏性休克等。

【禁忌证】 (1)对本品过敏者禁用。

(2)美国 FDA 妊娠期药物安全性分级为肠道外给药 D。

【注意事项】 哺乳期妇女使用本品无特殊用药要求，可按一般成人用量使用。

【用法与用量】 滴入结膜囊　一次 1～2 滴，一日 3～5 次。

【制剂与规格】 硫酸阿米卡星注射液：(1)1 ml：100 mg；(2)2 ml：200 mg；(3)100 ml：200 mg。

其余内容参阅第十章第四节。

硫酸卡那霉素[药典(二)]

Kanamycin Sulfate

【适应证】 用于敏感大肠埃希菌、克雷伯菌属、变形杆菌属、淋病奈瑟菌及葡萄球菌属等细菌所致结膜炎、角膜炎、泪囊炎、睑缘炎、睑板腺炎等外眼感染。

【药理】 (1)药效学　本品是一种氨基糖苷类抗生素。对多数肠杆菌科细菌，如大肠埃希菌、克雷伯菌属、变形杆菌属、肠杆菌属、志贺菌属、沙门菌属、枸橼酸杆菌属、普罗菲登菌属、耶尔森菌属等均有良好作用；流感杆菌、布氏菌属、脑膜炎球菌、淋球菌等对本品也大多敏感，对铜绿假单胞菌无效。对葡萄球菌属中甲氧西林敏感株和结核分枝杆菌也有一定作用，其他革兰阳性细菌如溶血性链球菌、肺炎链球菌、肠球菌和厌氧菌等对本品多数耐药。卡那霉素主要与细菌核糖体 30S 亚单位结合，抑制细菌蛋白质的合成。卡那霉素与链霉素、新霉素有完全交叉耐药，与其他氨基糖苷类可有部分交叉耐药。

(2)药动学　本品滴入结膜囊后很少吸收进入眼内组织或进入全身血液循环。有研究报道，本药结膜下注射后前房水中浓度较高。

【不良反应】 (1)偶有眼部轻度刺激不适，无全身不良反应。

(2)偶见过敏反应，出现充血、眼痒、水肿等症状。

【禁忌证】 对本品或其他氨基糖苷类过敏者禁用。

【注意事项】 本品滴眼后虽很少吸收进入全身血液循环，但妊娠期妇女及哺乳期妇女仍应注意不可过量使用，以免影响胎儿及婴儿的生长发育。

【制剂与规格】 硫酸卡那霉素滴眼液：8 ml：40 mg。

硫酸新霉素[药典(二);医保(乙)]

Neomycin Sulfate

【适应证】 用于敏感细菌所致外眼感染，如结膜炎、角膜炎、泪囊炎、睑缘炎、睑板腺炎等。

【药理】 (1)药效学　本品是一种氨基糖苷类抗生素，属于静止期杀菌药。本品对葡萄球菌属(甲氧西林敏感株)、棒状杆菌属有良好作用，对大肠埃希菌、克雷伯菌属、变形杆菌属等肠杆菌科细菌亦有良好作用，对各组链球菌、肺炎链球菌、肠球菌属等活性差，铜绿假单胞菌、厌氧菌等对本品耐药。细菌对链霉素、新霉素、卡那霉素和庆大霉素间有部分或完全交叉耐药。

(2)药动学　因其注射给药引发严重的全身毒性反

应，固目前眼科只用于局部抗感染药物使用，本药滴入结膜囊后很少被吸收入眼组织或全身血液循环。

【不良反应】 偶有眼部轻度刺激不适，无全身不良反应。

【禁忌证】 对本品或其他氨基糖苷类抗生素过敏的患者禁用。

【注意事项】 参阅“硫酸卡那霉素”。

【用法与用量】 滴入结膜囊　一次1～2滴，一日3～5次。

【制剂与规格】 硫酸新霉素滴眼液：8 ml∶40 mg(4万U)。

其余内容参阅第十章第四节。

硫酸小诺霉素[药典(二)]

Micronomicin Sulfate

【适应证】 用于敏感细菌所致外眼感染，如结膜炎、角膜炎、眼睑发炎、睑板腺炎、泪囊炎等。

【药理】 (1)药效学　本品属氨基糖苷类抗生素，对各种革兰阴性杆菌和金黄色葡萄球菌有抗菌作用。经本品对家兔实验性感染铜绿假单胞菌的角膜炎和结膜炎的治疗，显示有较明显的疗效。另经家兔眼睛的局部刺激实验，未见本品有明显刺激作用。

(2)药动学　用本品给家兔滴眼，2小时后，前房水浓度达到的最高浓度为0.54 mg/L，然后渐渐降低。眼组织内、眼睑、球结膜等也有较高浓度。炎症时，角膜内浓度可加70～250倍，对治疗角膜疾病有利。

【不良反应】 (1)少数患者可能出现皮疹等过敏反应。

(2)局部可出现瘙痒、眼痛等刺激症状，偶见表层角膜炎、雾视及分泌物增加。

【禁忌证】 对氨基糖苷类抗生素及杆菌肽过敏者禁用。

【注意事项】 (1)听力减退或重听患者慎用。

(2)肝、肾功能不全患者慎用。

(3)妊娠期妇女、哺乳期妇女、小儿和老年人用药的安全标准尚未确立，慎用。

【药物相互作用】 本品不能与右旋糖酐、依他尼酸、呋塞米等并用。

【用法与用量】 滴入结膜囊　一次1～2滴，一日滴3～4次。

【制剂与规格】 硫酸小诺霉素滴眼液：8 ml∶24 mg。

其余内容参阅第十章第四节。

氯霉素[药典(二)；基；医保(甲)]

Chloramphenicol

【适应证】 用于敏感细菌引起的外眼感染，如结膜炎、角膜炎、睑缘炎、沙眼等。

【药理】 (1)药效学　本品为氯霉素类抗生素。在体外具广谱抗微生物作用，包括需氧革兰阴性菌及革兰阳性菌、厌氧菌、立克次体属、螺旋体和衣原体属。对下列细菌具杀菌作用：流感嗜血杆菌、肺炎链球菌和脑膜炎奈瑟菌。对以下细菌仅具抑菌作用：金黄色葡萄球菌、化脓性链球菌、草绿色链球菌、B组溶血性链球菌、大肠埃希菌、肺炎克雷伯菌、奇异变形杆菌、伤寒沙门菌、副伤寒沙门菌、志贺菌属、脆弱拟杆菌等厌氧菌。下列细菌通常对氯霉素耐药：铜绿假单胞菌、不动杆菌属、肠杆菌属、黏质沙雷菌、吲哚阳性变形杆菌属、甲氧西林耐药葡萄球菌和肠球菌属。

本品属抑菌药。氯霉素为脂溶性，通过弥散进入细菌细胞内，并可逆性地结合在细菌核糖体的50S亚基上，使肽链增长受阻(可能由于抑制了转肽酶的作用)，因此抑制肽链的形成，从而阻止蛋白质的合成。

(2)药动学　本药脂溶性高，具有良好的眼内通透性，无论口服、滴眼或结膜下注射均能在眼内获得较高药物浓度。

【不良反应】 (1)常见用药后出现短暂烧灼感和刺痛。

(2)少见用药后出现瘙痒、眼红、皮疹、肿胀和其他刺激症状。

(3)罕见在停药后数周或数月出现皮肤苍白；咽炎和发热；异常出血和青肿；异常疲劳和虚弱。

【禁忌证】 (1)对本品过敏者禁用。

(2)新生儿和早产儿禁用。

【注意事项】 (1)如果用药数日后症状没有改善，要立即停药，并且到医院复诊。

(2)大剂量长期使用(超过3个月)可引起视神经炎或视神经乳头炎(特别是小儿)。长期应用本品的患者，应事先做眼部检查，并密切注意患者的视功能和视神经炎的症状，一旦出现异常立即停药。同时，服用维生素C和B族维生素。

(3)妊娠期妇女、哺乳期妇女、小儿及老年患者慎用，在确有应用指征时，应权衡利弊后决定是否使用。本品虽然是局部用药，但妊娠期妇女及哺乳期妇女使用后可能导致新生儿和哺乳婴儿产生严重的不良反应。

【药物相互作用】 本品与林可霉素类或红霉素类等大环内酯类抗生素合用，疗效降低。

【用法与用量】 滴入结膜囊 一次1滴，一日6次，或1～4小时1次。

【制剂与规格】 氯霉素滴眼液：(1)8 ml：20 mg；(2)8 ml：40 mg。

氯霉素眼膏：(1)1%；(2)3%。

其余内容参阅第十章第六节。

盐酸四环素[药典(二)；医保(甲、乙)]

Tetracycline Hydrochloride

【适应证】 用于敏感病原菌所引起的结膜炎、眼睑炎、角膜炎、沙眼等。

【药理】 (1)药效学 本品为广谱抑菌药，高浓度时具杀菌作用。部分立克次体、支原体、衣原体、螺旋体对本品敏感。多年来由于四环素类的广泛应用，临床常见病原菌对四环素耐药现象严重，葡萄球菌等革兰阳性菌及多数肠杆菌科细菌耐药。肠球菌属对本品耐药。对青霉素耐药的淋球菌对四环素耐药。本品与四环素类其他品种之间存在交叉耐药。本品作用机制为药物特异性地与细菌核糖体30S亚基的A位置结合，抑制肽链的增长和影响细菌蛋白质的合成。

(2)药动学 本品眼局部用药时，全身很少吸收。

【不良反应】 偶见局部过敏反应、药疹。

【禁忌证】 对本品及四环素类药物过敏者禁用。

【用法与用量】 涂于下眼睑内，一次适量，一日1～2次。

【制剂与规格】 盐酸四环素眼膏：2 g：10 mg。

其余内容参阅第十章第五节。

四环素可的松

Tetracycline Cortisone

【适应证】 用于敏感病原菌所引起的外眼感染，如结膜炎、眼睑炎、角膜炎、沙眼等。

【药理】 本品为复方制剂，其组分为四环素和醋酸可的松。四环素为广谱抗生素，主要用于抗感染；糖皮质激素可抑制各种因素引起的炎症反应，减轻由于炎症过程对眼组织的损害。

【不良反应】 (1)糖皮质激素在抑制炎症反应的同时也可能延缓组织生长，抑制人体对抗感染的防卫功能。因此，本品内的醋酸可的松的消炎作用有两重性，故对本品的使用必须权衡利弊，慎重使用。

(2)偶见局部过敏反应、药疹。

【禁忌证】 对本品及四环素类药物过敏者禁用。

【注意事项】 因本品含激素类药物，高眼压、未经控制的感染性眼病者慎用。

【用法与用量】 涂于下眼睑内，一次适量，一日2次，其中1次于睡前用。

【制剂与规格】 四环素可的松眼膏：2.5 g(1)四环素0.25%，醋酸可的松0.25%；(2)四环素0.25%，可的松0.25%；(3)四环素5000单位，可的松5 mg。

盐酸金霉素[药典(二)；医保(甲)]

Chlortetracycline Hydrochloride

【适应证】 (1)用于敏感金黄色葡萄球菌、化脓性链球菌、肺炎链球菌等革兰阳性菌及流感嗜血杆菌等敏感革兰阴性菌所致浅表眼部感染，如细菌性结膜炎、睑腺炎及细菌性眼睑炎等。

(2)用于沙眼衣原体所致沙眼。

【药理】 (1)药效学 本品为四环素类抗生素，许多革兰阳性菌及立克次体属、支原体属、衣原体属、非典型分枝杆菌属、螺旋体对本品敏感。肠球菌属对其耐药。本品与四环素类不同品种之间存在交叉耐药。

本品作用机制为特异性与细菌核糖体30S亚基的A位置结合，抑制肽链的增长和影响细菌蛋白质的合成。

(2)药动学 本品为局部用药，很少吸收。药物吸收后可广泛分布于体内组织和体液中，蛋白结合率为47%，平均半衰期为5.5小时。70%以上药物随胆汁排泄，另有15%～20%随尿排泄。

【不良反应】 少见，应用本品后可感到视物模糊。

【禁忌证】 (1)对本品及四环素类药物过敏者禁用。

(2)美国FDA妊娠期药物安全性分级为眼部给药D。

【注意事项】 (1)急性或慢性沙眼的疗程应为1～2个月或更长，眼膏可作为夜间治疗用药，以保持感染部位与药物接触较长时间。

(2)哺乳期妇女慎用，在确有应用指征时，应权衡利弊后决定是否使用。

【用法与用量】 涂于下眼睑内，一次适量，一日1～2次，其中1次于睡前用。

【制剂与规格】 盐酸金霉素眼膏：0.5%。

其余内容参阅第十章第五节。

红霉素[药典(二)；基；医保(甲)]

Erythromycin

【适应证】 (1)用于沙眼、结膜炎、角膜炎、眼睑缘炎及眼外部感染。

(2)预防新生儿淋球菌及沙眼衣原体眼部感染。

【药理】 (1)药效学　本品为大环内酯类抗生素。作用于细菌细胞核糖体，通过阻碍细胞蛋白质合成发挥抗菌作用，为作用于细菌生长期的药物。对革兰阳性细菌、沙眼衣原体、支原体和螺旋体等有抗菌作用。

(2)药动学　本品局部用药后很少吸收入血。

【不良反应】 偶见眼睛疼痛，视力改变，持续性发红或刺激感等过敏反应。

【禁忌证】 对本品过敏者禁用。

【注意事项】 (1)用药部位如有烧灼感、瘙痒、红肿等情况应停药，并将局部药物洗净。

(2)过敏体质者慎用。

【用法与用量】 涂于下眼睑内　一次适量，一日2～3次，其中1次于睡前用。

【制剂与规格】 红霉素眼膏：0.5%。

盐酸林可霉素[药典(二)；医保(甲、乙)]

Lincomycin Hydrochloride

【适应证】 用于敏感菌感染所致的外眼感染，如结膜炎、角膜炎、睑缘炎、泪囊炎等。

【药理】 本品对革兰阳性菌如葡萄球菌属(包括耐青霉素株)，链球菌等有较高抗菌活性。对阴性菌也有良好抗菌活性。本品系抑菌药，高浓度时，对高度敏感细菌也有杀菌作用。作用机制是与敏感菌核糖体的50S亚基结合，阻止肽链的延长，从而抑制细菌细胞的蛋白质合成。本品与氯霉素、四环素类间无交叉耐药，与大环内酯类有部分交叉耐药，与克林霉素有完全交叉耐药性。

【不良反应】 滴眼后可出现轻度烧灼感、刺痛及瘙痒等反应。

【禁忌证】 (1)对本品过敏者禁用。

(2)1个月以内的婴儿禁用。

【注意事项】 妊娠期妇女及哺乳期妇女慎用，在确有应用指征时，应权衡利弊后决定是否使用。

【用法与用量】 滴入结膜囊　一次1～2滴，一日2～4次。

【制剂与规格】 盐酸林可霉素滴眼液：(1)8 ml：200 mg(按$C_{18}H_{34}N_2O_6S$计)；(2)0.8 ml：20 mg。

其余内容参阅第十章第八节。

利福平[药典(二)；基；医保(甲、乙)]

Rifampicin

【适应证】 用于敏感微生物所致眼部感染，如沙眼、结核性眼病及某些病毒性眼病。

【药理】 (1)药效学　本品为半合成广谱杀菌药，属于抗生素类。本品与依赖于脱氧核糖核酸的核糖核酸多聚酶的β亚单位牢固结合，抑制细菌核糖核酸的合成，防止该酶与脱氧核糖核酸连接，从而阻断核糖核酸转录过程。本品对结核杆菌、流感杆菌、金黄色葡萄球菌等有效，对某些病毒及衣原体同样有效。

(2)药动学　本品为脂溶性抗生素，易于进入敏感菌细胞内杀死敏感菌。眼部给药吸收后可弥散至大部分体液和组织中。本品在肝脏中可被自身诱导微粒体氧化酶作用而迅速去乙酰化，成为具有抗菌活性的代谢物，然后经水解形成无活性的代谢物由尿排出。

【不良反应】 本品滴眼可发生轻度刺激症状。

【禁忌证】 对本品过敏者禁用。

【注意事项】 妊娠期妇女及哺乳期妇女慎用，在确有应用指征时，应权衡利弊后决定是否使用。

【用法与用量】 取本品10 mg(滴丸1丸)，用专用溶剂10 ml溶解制成滴眼液。

滴入结膜囊内，一次1～2滴，一日4～6次。

【制剂与规格】 利福平滴眼液：(1)10 ml：10 mg；(2)10 ml：5 mg。

其余内容参阅第十章第十四节。

杆菌肽[药典(二)]

Bacitracin

【适应证】 用于革兰阳性细菌引起的细菌性结膜炎、睑腺炎及细菌性眼睑炎。

【药理】 (1)药效学　本品为多肽类抗生素，其抗菌机制为特异性地抑制细菌细胞壁合成阶段磷脂的转运和向细胞壁支架输送黏肽，同时与细胞膜结合，影响其渗透性，导致各种离子、氨基酸等重要物质流失。本品对革兰阳性菌，特别对金黄色葡萄球菌和链球菌属具杀菌作用，对淋病奈瑟菌、脑膜炎奈瑟菌等革兰阴性球菌和某些螺旋体、放线菌属、阿米巴原虫也有一定作用。对肾脏毒性大，临床应用受到限制，一般不作全身用药，主要用于耐青霉素的葡萄球菌眼部感染。

(2)药动学　通常情况下本品局部应用并无明显吸收，但用于较大创面时可有微量吸收。

【不良反应】 常见不良反应有：烧灼感、刺痛、刺激症状、瘙痒、眼红、视物模糊、怕光等。

【禁忌证】 (1)对本品过敏者禁用。

(2)美国FDA妊娠期药物安全性分级为眼部给药C，肠道外给药C，局部/皮肤外用C。

【注意事项】 (1)本品不宜长期连续使用,使用3～4日症状未缓解时,应停药就医。

(2)如果眼部有伤口或破溃时不可使用本品。

(3)本品涂眼后可引起视物模糊,故用药后不可开车、使用机器或者做其他危险工作。

(4)戴接触镜者要慎用本品,涂药后至少等15分钟方可戴上接触镜。

【用法与用量】 涂于下眼睑内 一次适量,每3～4小时1次。

【制剂与规格】 杆菌肽眼膏:2 g∶1000 U。

二、喹诺酮类药

氧氟沙星[药典(二);基;医保(甲、乙)]

Ofloxacin

【适应证】 用于敏感细菌所致的外眼感染,如结膜炎、角膜炎、角膜溃疡等。

【药理】 (1)药效学 本品具有抗菌谱广、抗菌活性强的特点,对革兰阴性菌、阳性菌群均有较强的抗菌作用。对葡萄球菌、化脓性链球菌、溶血性链球菌、肠球菌、肺炎球菌、大肠埃希菌、柠檬酸细菌属、肺炎杆菌、肠菌属、沙雷菌属、变形杆菌属、铜绿假单细胞菌、流感嗜血杆菌、不动杆菌属、弯曲杆菌属、衣原体属敏感性菌种等感染有效。本品与其他类抗菌药未见交叉耐药性。

本品通过抑制细菌拓扑异构酶Ⅳ及脱氧核糖核酸螺旋酶(均为Ⅱ型拓扑异构酶)的活性,阻碍细菌脱氧核糖核酸的复制而达到抗菌作用。

(2)药动学 局部点眼后的眼内通透性良好。滴眼后1小时角膜浓度达最大值3.22 μg/g,房水浓度30分钟达峰值0.71 mg/L。

【不良反应】 (1)滴眼后偶有刺激感,眼干涩等。

(2)偶有过敏,出现结膜水肿、眼部刺痒。

【禁忌证】 对本品或喹诺酮类药物过敏者禁用。

【注意事项】 (1)不宜长期使用。

(2)在使用中出现过敏症状,应立即停止使用。

(3)妊娠期妇女、哺乳期妇女、小儿和老年人慎用。

【药物相互作用】 本品与头孢噻肟、甲硝唑、克林素、环孢素等合用后,各药物的药动学过程均无明显改变。长期大量使用经局部吸收后,可产生与全身用药相同的药物相互作用。

【用法与用量】 (1)氧氟沙星滴眼液 滴入结膜囊一次1～2滴,一日3～6次。

(2)氧氟沙星眼膏 涂于下眼睑内 一次适量,一日3次,其中1次于睡前用。

【制剂与规格】 氧氟沙星滴眼液:(1)5 ml∶15 mg;(2)8 ml∶24 mg;(3)10 ml∶30 mg。

其余内容参阅第十章第十二节。

左氧氟沙星

Levofloxacin

【适应证】 用于治疗眼睑炎、睑腺炎、泪囊炎、结膜炎、睑板腺炎、角膜炎以及用于眼科围手术期的无菌化疗法。

适应菌种:对左氧氟沙星敏感的葡萄球菌属、链球菌属、肺炎球菌、细球菌属、肠球菌属、棒状杆菌属、假单胞菌属、铜绿假单胞菌、嗜血杆菌属[流感嗜血杆菌、结膜炎嗜血杆菌(科-威氏杆菌)]、莫拉(布兰氏)卡他菌、莫拉杆菌、莫拉-阿氏杆菌、沙雷氏菌属、克雷伯菌属、变形杆菌属、不动杆菌属、肠杆菌属、厌氧菌属(丙酸杆菌)。

【药理】 (1)药效学 本品是消旋体氧氟沙星的光学活性部分(左旋体),具有约2倍于氧氟沙星的抗菌活性。主要作用机制是阻碍DNA旋转酶的活性,其强度为氧氟沙星的2倍。其最小抑菌浓度(MIC)与最低杀菌浓度(MBC)无显著差异,其作用为杀菌型。从菌的形态学观察证实了在MIC浓度下出现溶菌现象。

(2)药动学 将本品以1次2滴、1日4次给健康成人连续滴眼2周,最终滴眼1小时后的血中浓度为定量界限(0.01 μg/ml)以下。

【不良反应】 严重不良反应:有可能引起休克、过敏样症状,应充分进行观察。当发现红斑、皮疹、呼吸困难、血压降低、眼睑浮肿等症状时应停止给药,予以妥善的处置。

其他不良反应:发现不良反应时应采取停止给药等妥善的处置,如下表所示。

种类 \ 发生率	发生率不详	0.1%～5%	0.1%以下
过敏症	皮疹	眼睑炎(眼睑发红、浮肿等)、眼睑皮肤炎、瘙痒感	荨麻疹
眼	—	刺激感、弥漫性表层角膜炎等角膜障碍	结膜炎(结膜充血、浮肿等)、眼痛

【禁忌证】 (1)对本品的成分、氧氟沙星及喹诺酮类抗菌制剂有过敏既往史的患者。

(2)美国FDA妊娠期药物安全性分级为眼部给药C。

【注意事项】 (1)密封容器,避光,室温保存

(1～30℃)。

(2)为了防止耐药菌的出现等,原则上应确认敏感性,尽量将用药时间控制在治疗疾病所需的最少时间以内。

(3)本品对甲氧苯青霉素耐药性葡萄球菌(MRSA)的有效性尚未得到证实。当 MRSA 所致的感染较为明显、临床症状无改善时,应尽快使用抗 MRSA 作用较强的药物。

(4)仅用于滴眼。

(5)为了防止污染药液,滴眼时应注意避免容器的前端直接接触眼部。

(6)通常,老年人的生理功能有所降低,应注意予以减量等。

【用法与用量】 一般一天 3 次、每次滴眼 1 滴,根据症状可适当增减。对角膜炎的治疗在急性期每 15～30 分钟滴眼 1 次,对严重的病例在开始 30 分钟内每 5 分钟滴眼 1 次,病情控制后逐渐减少滴眼次数。治疗细菌性角膜溃疡推荐使用高浓度的抗生素滴眼制剂。

【儿科用法与用量】 滴眼 一次 1 滴,1 日 3 次。

【制剂与规格】 5 ml∶24.4 mg(以左氧氟沙星计)。

诺氟沙星[药典(二);基;医保(甲、乙)]

Norfloxacin

【适应证】 用于敏感细菌所致的外眼感染,如结膜炎、角膜炎、角膜溃疡等。

【药理】 (1)药效学 本品具广谱抗菌作用,尤其对需氧革兰阴性杆菌抗菌活性高,对下列细菌在体外具良好抗菌作用:肠杆菌科的大部分细菌,包括枸橼酸杆菌属、阴沟肠杆菌、产气肠杆菌等肠杆菌属、大肠埃希菌、克雷伯菌属、变形菌属、沙门菌属、志贺菌属、弧菌属、耶尔森菌等。对多重耐药菌亦具抗菌活性。对青霉素耐药的淋病奈瑟球菌、流感嗜血杆菌和卡他莫拉菌亦有良好抗菌作用。

本品为杀菌药,通过作用于细菌脱氧核糖核酸螺旋酶的 A 亚单位,抑制脱氧核糖核酸的合成和复制而导致细菌死亡。

(2)药动学 本品 0.3%滴眼液 2 滴点眼后,5 分钟结膜囊内浓度为 1340 μg/ml,然后迅速下降,半衰期 10～15分钟,3 小时后浓度为 6.1 μg/ml。

【不良反应】 滴眼后产生轻微一过性局部刺激,如刺痛、痒、异物感等。

【禁忌证】 对本品及氟喹诺酮类药物过敏者禁用。

【用法与用量】 滴入结膜囊 一次 1～2 滴,一日 3～6 次。

【制剂与规格】 诺氟沙星滴眼液:8 ml∶24 mg。

其余内容参阅第十章第十二节。

依诺沙星[药典(二)]

Enoxacin

【适应证】 用于敏感菌引起的外眼感染,如结膜炎、角膜炎等。

【药理】 (1)药效学 本品具广谱抗菌作用,尤其对需氧革兰阴性杆菌抗菌活性高,对下列细菌在体外具良好抗菌作用:肠杆菌科的大部分细菌,包括枸橼酸杆菌属、阴沟、产气肠杆菌等肠杆菌属、大肠埃希菌、克雷伯菌属、变形杆菌属、沙门菌属、志贺菌属、弧菌属、耶尔森菌等。常对多重耐药菌也具有抗菌活性。对青霉素耐药的淋病奈瑟菌、产酶流感嗜血杆菌和莫拉菌属均具有高度抗菌活性。对铜绿假单胞菌等假单胞菌属的大多数菌株具抗菌作用。本品对甲氧西林敏感葡萄球菌具抗菌活性,对肺炎链球菌、溶血性链球菌和粪肠球菌仅具中等抗菌活性。对沙眼衣原体、支原体、军团菌具良好抗微生物作用,对结核杆菌和非典型分枝杆菌也有抗菌活性。对厌氧菌的抗菌活性差。

本品为杀菌药,通过作用于细菌脱氧核糖核酸螺旋酶的 A 亚单位,抑制脱氧核糖核酸的合成和复制而导致细菌死亡。

(2)药动学 本品滴眼只有少量吸收。

【不良反应】 少数患者可有轻微刺激感。

【禁忌证】 (1)对本品及氟喹诺酮类药过敏者禁用。

(2)鉴于本药可引起未成年动物关节病变,故妊娠期妇女禁用。

【注意事项】 (1)使用过程中若出现皮疹等过敏症状或其他严重不良反应,应立即停药。

(2)哺乳期妇女应用本品时应暂停哺乳。

(3)18 岁以下患者慎用。因为动物试验显示,口服本品可引起幼年动物出现骨发育的问题。

【用法与用量】 滴入结膜囊 一次 1～2 滴,一日 4～6 次。

【制剂与规格】 依诺沙星滴眼液:8 ml∶24 mg(按 $C_{15}H_{17}FH_4O_3$计)。

其余内容参阅第十章第十二节。

环丙沙星[药典(二);基;医保(甲、乙)]

Ciprofloxacin

【适应证】 用于敏感菌引起的外眼部感染,如结膜炎、角膜炎等。

【药理】（1）药效学　参阅“依诺沙星”。

（2）药动学　本品滴眼只有少量吸收。多次滴眼后的血药峰浓度小于 5 μg/L，平均浓度一般低于 2.5 μg/L。

【不良反应】（1）偶有局部一过性刺激症状。

（2）可产生眼部灼伤感和刺痛感。

（3）少见眼睑水肿、流泪、畏光、视力减低。

（4）少见严重过敏反应。

【禁忌证】（1）对本品及喹诺酮类药过敏者禁用。

（2）妊娠期妇女、婴幼儿禁用。

【注意事项】　参阅“依诺沙星”。

【药物相互作用】　长期大量使用经局部吸收后，可产生与全身用药相同的药物相互作用，如可使茶碱类、环孢素、丙磺舒等药物血药浓度升高，增强华法林的抗凝作用，干扰咖啡因的代谢等。

【用法与用量】　滴入结膜囊　一次 1～2 滴，一日 3～6 次，疗程为 6～14 日。

【制剂与规格】　盐酸环丙沙星滴眼液：5 ml：15 mg（按环丙沙星计）。

乳酸环丙沙星滴眼液：（1）5 ml：15 mg；（2）8 ml：24 mg（按环丙沙星计）。

其余内容参阅第十章第十二节。

三、磺胺类药

磺胺醋酰钠[药典(二)；医保(乙)]

Sulfacetamide Sodium

【适应证】（1）用于敏感细菌所致外眼感染，如结膜炎、角膜炎、睑缘炎、慢性泪囊炎等。

（2）用于沙眼和衣原体感染的辅助治疗。

（3）用于眼外伤及眼部手术的前、后预防感染。

【药理】（1）药效学　本品属局部应用的磺胺类药，是一种广谱抑菌药，抗菌作用较弱。该药对大多数革兰阳性菌、部分革兰阴性菌和沙眼衣原体有效。

本品与细菌体内的对氨基苯甲酸竞争抑制细菌体内二氢叶酸合成酶，从而抑制细菌的生成和繁殖。

（2）药动学　本品水溶液呈中性，刺激性小，滴眼后穿透力强，药物可渗入眼部晶体及眼内组织而达较高浓度。30%溶液滴眼，经 5 分钟后角膜的药物浓度可达 0.1%。角膜上皮缺损时，则眼内吸增加，房水浓度可高达 0.95 g/L。

【不良反应】　主要为局部过敏性反应，如睑结膜红肿，球结膜红肿，眼睑皮肤红肿、痒、皮疹等。

【禁忌证】（1）对磺胺类药物过敏者禁用。

（2）美国 FDA 妊娠期药物安全性分级为口服给药 C，局部/皮肤外用 C。

【注意事项】（1）对碳酸酐酶抑制药过敏的患者，对本品也可能过敏。

（2）在使用过程中，如发现眼睛发红、疼痛等应立即停药，并及时就诊。

（3）哺乳期妇女、小儿和老年人用药副作用尚不明确，应慎用。

【用法与用量】　滴入结膜囊　一次 1～2 滴，一日 3～5 次。

【制剂与规格】　磺胺醋酰钠滴眼液：（1）10%（10 ml：1 g）；（2）15%（8 ml：1.2 g）。

复方磺胺甲噁唑钠

Compound Sodium Sulfamethoxazole

【适应证】　用于敏感细菌所引起的眼感染，如细菌性结膜炎、睑腺炎及细菌性眼睑炎。

【药理】　本品为复方制剂。其中磺胺甲噁唑钠为广谱抗菌药；氨基己酸具有抗炎、抗过敏作用；甘草酸二钾具有类皮质激素作用，可抗炎症和抗过敏；马来酸氯苯那敏为抗组胺药，可缓解过敏反应症状。动物实验结果表明：本品可减轻金黄色葡萄球菌和大肠埃希菌所致家兔眼角膜感染的症状和化学致炎物及物理因素所致家兔眼结膜的炎症。

【不良反应】　偶有轻微一过性局部刺激感。

【禁忌证】　对本品及磺胺类药物过敏者禁用。

【注意事项】（1）本品不宜长期连续使用，若连续使用 3～4 日后而症状未有改善时，应停止使用，并去医院就诊。

（2）使用本品后，若出现充血、眼痒、水肿等症状时，应停止使用。

【用法与用量】　滴入结膜囊　一次 1～2 滴，一日 4～6 次。

【制剂与规格】　复方磺胺甲噁唑钠滴眼液：（1）10 ml（磺胺甲噁唑钠 0.4 g，氨基己酸 0.2 g，甘草酸二钾 10 mg，马来酸氯苯那敏 2 mg）；（2）15 ml（磺胺甲噁唑钠 0.6 g，氨基己酸 0.3 g，甘草酸二钾 15 mg，马来酸氯苯那敏 3 mg）。

磺胺嘧啶[药典(二)；基；医保(甲)]

Sulfadiazine

【适应证】　用于敏感微生物所致眼部感染，如沙眼、结膜炎、睑缘炎等。

【药理】 本品为磺胺类广谱抑菌药，对脑膜炎双球菌、肺炎链球菌、淋球菌、溶血性链球菌的抑制作用较强，对葡萄球菌感染疗效差。对沙眼衣原体均有抑制作用。细菌对本品可产生耐药性。

本品在结构上类似对氨基苯甲酸（PABA），可与PABA竞争性作用于细菌体内的二氢叶酸合成酶，从而阻止PABA作为原料合成细菌所需的叶酸，减少了具有代谢活性的四氢叶酸的量，而后者则是细菌合成嘌呤、胸腺嘧啶核苷和脱氧核糖核酸的必需物质，因此抑制了细菌的生长繁殖。

【不良反应】 眼部红、痛等刺激症状，长期使用导致眼干、涩。

【禁忌证】 对本品及磺胺类药物过敏者禁用。

【用法与用量】 涂于下眼睑内　一次适量，一日2次，其中1次于睡前用。

【制剂与规格】 磺胺嘧啶眼膏：5％。

其余内容参阅第十章第十一节。

四、抗病毒药

盐酸吗啉胍

Moroxydine Hydrochloride

【适应证】 用于单纯疱疹性角膜炎、流行性点状角膜炎及其他病毒性眼部感染等。

【药理】 本品为广谱抗病毒药，对流感病毒、副流感病毒、腺病毒、鼻病毒、疱疹病毒、脊髓灰质炎病毒、冠状病毒等均有一定的抑制作用。

本品通过抑制病毒的脱氧核糖核酸和核糖核酸聚合酶，从而抑制病毒的繁殖。

【不良反应】 个别患者可有出汗，食欲缺乏，低血糖等反应。

【禁忌证】 对本品过敏者禁用。

【药物相互作用】 与抗组胺药，维生素B_1、维生素C合用，可增强本品的疗效，减轻不良反应。

【用法与用量】 滴入结膜囊　一次1～2滴，每2小时1次。

【制剂与规格】 盐酸吗啉胍滴眼液：(1)5 ml∶0.20 g；(2)8 ml∶0.32 g。

碘　苷[药典(二)]

Idoxuridine

【适应证】 用于单纯疱疹性角膜炎，牛痘病毒性角膜炎和带状疱疹病毒眼部感染。

【药理】 (1)药效学　本品为嘧啶类抗病毒药，能与胸腺嘧啶核苷竞争性抑制磷酸化酶，特别是脱氧核糖核酸聚合酶，从而抑制病毒脱氧核糖核酸中胸腺嘧啶核苷的合成，或代替胸腺嘧啶核苷渗入病毒脱氧核糖核酸中，产生有缺陷的脱氧核糖核酸，使其失去感染力或不能重新组合，使病毒停止繁殖或失去活性而得到抑制。

(2)药动学　在脱氨基酶和核苷酸酶的作用下迅速失去效应。本品很难穿透角膜，故对虹膜炎和深层角膜炎无效。

【不良反应】 (1)可见畏光、充血、水肿、痒或疼痛等不良反应，也可发生眼睑水肿等过敏反应。

(2)长期滴用，可引起接触性皮炎、点状角膜病变、滤泡性结膜炎、泪点闭塞等。

【禁忌证】 对本品及对其他碘和碘制剂过敏者禁用。

【注意事项】 (1)本品对单纯疱疹病毒Ⅱ型感染无效。

(2)可与睫状肌麻痹药、抗生素及肾上腺皮质激素合用。激素能促使病毒感染扩散，故禁用于浅层角膜炎，但可用于基质性角膜炎、角膜水肿或虹膜炎。

(3)本品可以阻止角膜组织脱氧核糖核酸的合成，故长期使用能损伤角膜上皮，影响溃疡的修复，使用时间一般不宜超过3周，痊愈后继续使用一般不宜超过3～5日。频繁滴眼可致角膜上皮点状剥脱，且不能避免复发。

(4)妊娠期妇女及哺乳期妇女慎用，在确有应用指征时，应权衡利弊后决定是否使用。

(5)本品一般不用于婴幼儿。

【药物相互作用】 本品不能与硼酸、硫柳汞合用，因可使本品失效，以及眼部毒性作用增强。

【用法与用量】 滴入结膜囊　一次1～2滴，每1～2小时1次。

【制剂与规格】 碘苷滴眼液：(1)8 ml∶8 mg；(2)10 ml∶10 mg。

利巴韦林[药典(二)；基；医保(甲)]

Ribavirin

【适应证】 用于单纯疱疹病毒性角膜炎。

【药理】 本品可能是抑制病毒合成酶，减少病毒核糖核酸和蛋白合成，破坏病毒的复制与传播。

本品为局部用药，但可自黏膜部分吸收。

【不良反应】 偶见局部轻微刺激。

【禁忌证】 (1)对本品过敏者禁用。

(2)妊娠期妇女禁用。

【注意事项】 (1)不宜用于其他病毒性眼病。

(2)本品若长期大量使用,可能会对肝功能、血象等造成损害。

(3)有严重贫血、肝功能不全者慎用。

(4)哺乳期妇女用药期间宜暂停授乳。

(5)老年人不推荐应用。

【药物相互作用】 大量使用本品可能会产生与全身用药相似的药物相互作用,如与齐多夫定合用时有拮抗作用,因本品可抑制齐多夫定转变成活性型的磷酸齐多夫定。

【用法与用量】 (1)利巴韦林滴眼液 滴入结膜囊 一次1~2滴,1小时1次,好转后改为每2小时1次。

(2)利巴韦林眼膏 涂于结膜囊内 一次适量,一日2~4次,其中1次于睡前用。

【制剂与规格】 利巴韦林滴眼液:(1)0.5 ml∶0.5 mg;(2)8 ml∶8 mg;(3)10 ml∶10 mg;(4)10 ml∶50 mg。

其余内容参阅第十章第十七节。

阿昔洛韦[药典(二);基;医保(甲、乙)]

Aciclovir

【适应证】 用于单纯疱疹性角膜炎。

【药理】 选择性抗病毒药。

(1)药效学 本品对Ⅰ、Ⅱ型单纯疱疹病毒有效,其次对水痘-带状疱疹病毒也有效,而对EB病毒及巨细胞病毒作用较弱。本品对Ⅰ、Ⅱ型单纯疱疹病毒和水痘-带状疱疹病毒的作用,是由于本品能被病毒编码的胸苷激酶磷酸化为单磷酸无环鸟苷,后者再通过细胞酶的催化形成二磷酸、三磷酸无环鸟苷;三磷酸无环鸟苷是单纯疱疹病毒脱氧核糖核酸聚合酶的强抑制剂,它作为病毒脱氧核糖核酸聚合酶的底物与酶结合,并掺入病毒脱氧核糖核酸中去,因而终止病毒脱氧核糖核酸的合成。

(2)药动学 本品具有良好的眼内通透性,0.1%溶液滴眼30分钟后,角膜浓度达30.94 μg/g,房水为6.39 mg/L;6小时后,分别为12.53 μg/g和0.15 mg/L。3%眼膏涂用,房水浓度可达17 mg/L。

通过在体内可转化为无活性物质经肾脏代谢。

【不良反应】 滴眼可引起轻度疼痛和烧灼感,但易被患者耐受。

【禁忌证】 (1)对本品过敏者禁用。

(2)有严重并发症者禁用。

【注意事项】 (1)小儿慎用。

(2)妊娠期妇女及哺乳期妇女慎用。哺乳期妇女用药期间宜暂停哺乳。

【用法与用量】 (1)阿昔洛韦滴眼液 滴入结膜囊 一次1~2滴,每1~2小时1次,或一日4~6滴。

(2)阿昔洛韦眼膏 涂于下眼睑内 一次适量,一日4~6次,其中1次于睡前用。

【制剂与规格】 阿昔洛韦滴眼液:(1)0.1%(5 ml∶5 mg);(2)0.1%(8 ml∶8 mg);(3)0.5 ml∶0.5 mg。

阿昔洛韦眼膏:3%(2.5 g∶75 mg)。

其余内容参阅第十章第十七节。

羟苄唑[医保(甲)]

Hydrobenzole

【适应证】 用于急性流行性出血性结膜炎。

【药理】 本品能选择性抑制被感染细胞的微小核糖核酸病毒聚合酶。在组织培养中,本品50 mg/L能有效地抑制人类肠道病毒、柯萨奇病毒和脊髓灰质炎病毒等多种株型;本品10 mg/L能抑制急性流行性出血性结、角膜炎(俗称"红眼病")病毒(沪-17株,属微小核糖核酸病毒)。本品抗微小核糖核酸病毒作用机制,一般认为是在感染细胞内抑制病毒配码的依赖核糖核酸的核糖核酸聚合酶,使病毒核糖核酸合成受阻,从而发挥抑制病毒作用。

【不良反应】 滴眼后可能有眼部轻微刺激症状。

【禁忌证】 对本品过敏者禁用。

【注意事项】 本品防止阳光直射。

【用法与用量】 滴入结膜囊 一次1~2滴,每小时滴1~2次,病情严重者每小时3~4次。待病情好转后逐渐减少滴眼次数。

【制剂与规格】 盐酸羟苄唑滴眼液:(1)8 ml∶8 mg;(2)0.8 ml∶0.8 mg。

酞丁安

Ftibamzone

【适应证】 (1)用于各型沙眼。

(2)用于单纯疱疹病毒Ⅰ型与Ⅱ型及水痘-带状疱疹病毒引起的角膜炎。

【药理】 (1)药效学 本品为抗病毒药。对单纯疱疹病毒Ⅰ、Ⅱ型及水痘-带状疱疹病毒有抑制作用。对沙眼衣原体也有作用。本品主要是抑制病毒脱氧核糖核酸和早期蛋白质合成。本品不能直接抑制疱疹病毒Ⅱ型脱氧核糖核酸多聚酶,也不能直接灭活疱疹病毒。本品还具有一定的抗真菌作用。

(2)药动学 本品滴眼后很少吸收。

【禁忌证】 (1)对酞丁安过敏者禁用。

(2)妊娠期妇女禁用。

【注意事项】 (1)哺乳期妇女一般不宜使用。

(2)一般不用于婴幼儿。

【用法与用量】 滴眼前先振摇药瓶,使药液混匀后方可使用。

滴入结膜囊内 一次1滴,一日2～4次。

【制剂与规格】 酞丁安滴眼液:(1)1 ml∶1 mg;(2)8 ml∶8 mg。

更昔洛韦[药典(二);基;医保(甲,乙)]

Ganciclovir

【适应证】 单纯疱疹病毒性角膜炎。

【药理】 (1)药效学 本品是一种2′-脱氧鸟嘌呤核苷酸的类似物,可抑制疱疹病毒的复制。本品首先被巨细胞病毒(CMV)编码(UL97基因)的蛋白激酶同系物磷酯化成单磷酸盐,再通过细胞激酶进一步磷酸化成二磷酸盐和三磷酸盐。更昔洛韦一旦形成三磷酸盐,能在CMV感染的细胞内持续数天。更昔洛韦的三磷酸盐被认为能通过以下方式抑制病毒的DNA合成:①竞争性地抑制病毒DNA聚合酶;②共同进入病毒DNA内,从而导致病毒DNA延长的终止。

临床已证实,更昔洛韦对CMV和单纯疱疹病毒(HSV)所致的感染有效。

(2)药动学 文献报道了0.15%更昔洛韦眼用凝胶在健康志愿者眼部应用的药代动力学及安全性评价结果。按双盲、随机、交叉方式进行试验,志愿者每日点药5次,连用7天,第7天时测血中药物浓度。结果表明,血浆最低药物浓度:(11.5±3.7)μg/ml。

对6例志愿者双眼使用更昔洛韦眼用凝胶,每间隔3小时用药1次,1日4次,取泪液测药物浓度。结果表明,不同泪液中平均药物浓度为(0.92～6.86 μg/ml),均高出对HSV-Ⅰ的半数抑制浓度(平均ED_{50}:0.23 μg/ml)。表明泪液中浓度为有效治疗浓度。

【不良反应】 (1)治疗中可能发生短暂的眼痒、灼热感,针刺感及轻微视物模糊,但很快消失,不影响治疗。

(2)偶见白细胞下降。

【禁忌证】 (1)对更昔洛韦过敏者禁用。

(2)严重中性粒细胞减少(少于0.5×10^9/L)或严重血小板减少(小于25×10^9/L)的患者禁用。

【注意事项】 (1)不要入口,不过量用药。

(2)10℃以上密闭保存。打开药管后其保存期不得超过4周。

(3)妊娠期妇女及哺乳期妇女用药 FDA妊娠分级:C。动物实验表明,更昔洛韦口服和静脉给药有致畸和生殖毒性,故妊娠期妇女应权衡利弊后再决定是否用药。哺乳期妇女慎用,在使用本品之前,应咨询医生。

(4)儿童用药 尚缺乏儿童使用的资料,建议儿童慎用。使用前咨询医生,在潜在的获益超过风险时使用。

(5)老年用药 尚缺乏老年患者使用的文献资料。

【用法与用量】 滴入结膜囊 一次1滴,一日4次,疗程3周。

【制剂与规格】 更昔洛韦眼用凝胶剂:5 g∶7.5 mg。

五、抗真菌药

那他霉素[医保(乙)]

Natamycin

【适应证】 用于对本品敏感的微生物引起的真菌性外眼感染,如真菌性眼睑炎、结膜炎和角膜炎,包括腐皮镰刀菌角膜炎。

【药理】 (1)药效学 本品是一种从*Natalensis*链霉菌中提取的四烯烃类抗生素,是杀灭眼部念珠菌、曲霉菌、镰刀菌的首选治疗药物。本品为广谱真菌抗生素,浓度在1～25 mg/L时对曲孢子菌属、芽生菌属、念珠菌属、头孢子菌属、球孢子菌属、隐球菌属、表皮癣菌属、镰刀菌属、组织胞浆菌属、小孢子菌属、青霉属、孢子丝菌属和毛滴虫属等均有抑制作用。

本品通过药物分子与真菌细胞膜的固醇部分结合,形成多烯固醇复合物,改变细胞膜的通透性,使真菌细胞内的基本细胞成分外漏,而致细菌死亡。

(2)药动学 经眼给药的生物利用度为2%。真菌性角膜炎患者用药后48小时起效,1～3周达最大效应。局部给药可于角膜基质内达有效浓度,前房内注射(家兔)未见药物渗透进玻璃体。

【不良反应】 据报道出现过1例球结膜水肿和充血的病例,考虑为过敏引起的。

【禁忌证】 对本品过敏者禁用。

【注意事项】 (1)使用本品7～10天后,若角膜炎没有好转,则提示引起感染的微生物对那他霉素不敏感。应根据临床再次检查和其他实验室检查结果决定是否继续治疗。

(2)妊娠期妇女及哺乳期妇女慎用,在确有应用指征时,应权衡利弊后决定是否使用。或哺乳期妇女用药期间宜暂停哺乳。

【用法与用量】 使用前充分摇匀。滴入结膜囊。

(1)真菌性角膜炎 初始剂量,一次1滴,每1～2小时1次。3～4天后改为一次1滴,一日6～8次。治疗一般要持续14～21天,或者一直持续到活动性真菌性角膜炎消退。

(2)真菌性眼睑炎和结膜炎 初始剂量,一次1滴,一日4～6次。其他同真菌性角膜炎。

【制剂与规格】 那他霉素滴眼液:(1)5 ml∶250 mg;(2)10 ml∶500 mg;(3)15 ml∶750 mg。

氟康唑[药典(二);基;医保(甲、乙)]

Fluconazole

【适应证】 用于敏感真菌所致眼部感染,如真菌性角膜炎、角膜溃疡等。

【药理】 本品为抗真菌药,具有抑制真菌作用,高浓度时也可具有杀菌作用。本品对念珠菌、隐球菌、球孢子菌、组织胞浆菌等敏感。

本品主要通过干扰细胞色素 P_{450} 的活性,从而抑制真菌细胞膜麦角固醇的生物合成,损伤真菌细胞膜和改变其通透性,以致重要的细胞内物质外漏;氟康唑还可抑制真菌的甘油三酯和磷脂的生物合成,抑制氧化酶和过氧化酶的活性,引起细胞内过氧化氢积聚导致细胞亚微结构的变形和细胞坏死。对白色念珠菌则可抑制其自芽孢变为具侵袭性的菌丝过程。

【不良反应】 偶见眼部刺激反应和过敏反应。

【禁忌证】 对本品或其他咪唑类药物有过敏史者禁用。

【注意事项】 对任何一种咪唑类药物过敏者,对本品也可能过敏。

【用法与用量】 滴入结膜囊 一次1～2滴,一日4～6次,重症每1～2小时1次。

【制剂与规格】 氟康唑滴眼液:(1)5 ml∶250 mg;(2)10 ml∶500 mg;(3)15 ml∶0.75 g。

其余内容参阅第十章第十六节。

第八节 激素类药物

醋酸氢化可的松[药典(二);基;医保(甲、乙)]

Hydrocortisone Acetate

【适应证】 (1)用于虹膜睫状体炎、虹膜炎、结膜炎、过敏性结膜炎等。

(2)用于缓解炎症、药物、创伤(包括手术)等眼部反应,避免应激性组织损伤。

(3)用于角膜移植后的排斥反应和眼科手术后的炎症反应。

【药理】 本品为肾上腺皮质激素类药。具有抗炎、抗过敏和抑制免疫等多种药理作用。①抗炎作用,糖皮质激素减轻和防止组织对炎症的反应,从而减轻炎症的表现;②抗过敏、免疫抑制作用,防止或抑制中介的免疫反应,延迟性的过敏反应,并减轻原发免疫反应的扩展。

【不良反应】 (1)长期频繁用药可引起青光眼、白内障。

(2)可诱发真菌性眼睑炎,上皮性角膜炎。

【禁忌证】 单纯疱疹性或溃疡性角膜患者炎禁用。

【注意事项】 (1)若眼部有感染时,不宜单独使用本品,应在医师指导下与抗感染药物合用。

(2)青光眼患者慎用。

(3)妊娠期妇女及哺乳期妇女不宜频繁、长期应用。

(4)本品不宜长期使用,连用不得超过2周,若症状未缓解应停药就医。

【药物相互作用】 使用本品时,不能同时使用其他糖皮质激素类滴眼剂。

【用法与用量】 (1)使用前充分摇匀。滴入结膜囊 一次1～2滴,一日3～4次。

(2)涂于下眼睑内 一次适量,一日2～3次,其中1次于睡前用。

【制剂与规格】 醋酸氢化可的松滴眼液:(1)3 ml∶15 mg;(2)5 ml∶25 mg。

醋酸氢化可的松眼膏:0.5%(2.5 g∶12.5 mg)。

醋酸泼尼松[药典(二);基;医保(甲)]

Prednisone Acetate

【适应证】 (1)用于虹膜睫状体炎、虹膜炎、过敏性结膜炎等。

(2)用于缓解炎症、药物、创伤(包括手术)等眼部反应,避免应激性组织损伤。

(3)用于角膜移植后的排斥反应和眼科手术后的炎症反应。

【药理】 (1)药效学 肾上腺皮质激素类药。本品具有抗炎及抗过敏作用,能抑制结缔组织的增生,降低毛细血管壁和细胞膜的通透性，减少炎性渗出，并能抑制组胺及其他毒性物质的形成与释放。

(2)药动学　本药滴眼给药后，可快速穿透角膜。滴药后在房水的达峰时间为30～45分钟，在房水中的半衰期为30分钟。

【不良反应】 长期使用可引起青光眼、白内障。

【禁忌证】 单纯疱疹性或溃疡性角膜炎患者禁用。

【注意事项】 (1)眼部细菌性或病毒性感染时应与抗菌药物合用。

(2)长期使用应定期检查眼压和有无疱疹性或霉菌性角膜炎早期症候。

(3)妊娠期妇女及哺乳期妇女不宜频繁、长期用药。

【药物相互作用】 使用本品不能同时使用其他糖皮质激素类滴眼剂。

【用法与用量】 涂于下眼睑内　一次适量，一日2次，其中1次于睡前用。

【制剂与规格】 醋酸泼尼松眼膏：0.5%。

醋酸泼尼松乳膏剂：(1)10 ml：50 mg；(2)10 ml：10 mg。

地塞米松[药典(二)；基；医保(甲、乙)]

Dexamethasone

【适应证】 用于虹膜睫状体炎、虹膜炎、过敏性结膜炎、眼睑炎、泪囊炎等。

【药理】 本品为肾上腺皮质激素类药。具有抗炎、抗过敏和抑制免疫等多种药理作用，其主要作用机制为：①抗炎作用，糖皮质激素减轻和防止组织对炎症的反应，从而减轻炎症的表现；②抗过敏、免疫抑制作用，防止或抑制细胞介导的免疫反应，延迟性的过敏反应，并减轻原发免疫反应的扩展。

【不良反应】 长期频繁用药可引起青光眼、白内障，诱发真菌性眼睑炎。

【禁忌证】 (1)单纯疱疹性或溃疡性角膜炎患者禁用。

(2)未行抗感染治疗的眼部感染患者禁用。

(3)有牛痘、水痘等病毒感染性疾病患者禁用。

(4)对本品过敏者禁用。

【注意事项】 (1)眼部细菌性或病毒性感染时应与抗菌药物合用。

(2)青光眼慎用，长期使用应定期检查眼压和有无真菌、病毒感染早期症候。

(3)妊娠期妇女、哺乳期妇女及小儿不宜频繁、长期用药。

【药物相互作用】 使用本品不能同时使用其他糖皮质激素类滴眼剂。

【用法与用量】 滴入结膜囊　一次1～2滴，一日3～4次。

【制剂与规格】 地塞米松磷酸钠滴眼液：5 ml：1.25 mg。

其余内容参阅第九章第七节。

氟米龙[医保(乙)]

Fluorometholone

【适应证】 用于对糖皮质激素敏感的睑球结膜、角膜及其他眼前段组织的炎症。

【药理】 (1)药效学　本品为糖皮质激素。糖皮质激素抑制机械、化学或免疫性刺激因子所致的炎症的这种作用尚未被普遍接受。一般认为，皮质类固醇是通过诱导磷脂酶A_2的抑制蛋白而起作用，后者被称为脂皮质素。人们认为这些抑制蛋白是通过抑制炎症介质，如前列腺素和白三烯的共同前体花生四烯酸的释放，从而控制这些炎症介质的生物合成。磷脂酶A_2的作用是使膜磷脂释放花生四烯酸。糖皮质激素及其衍生物可能引起眼压升高。临床研究表明，患者眼部使用氟米龙和地塞米松，氟米龙对眼压的影响比地塞米松小。

(2)药动学　本品局部应用后可能产生全身吸收，滴眼后30～60分钟达峰浓度。半衰期短，易于代谢。

【不良反应】 本品可能引起眼压升高，甚至青光眼，可致视神经损害，后囊膜下白内障、继发性眼部感染、眼球穿孔及延缓伤口愈合。

【禁忌证】 (1)急性单纯疱疹病毒性角膜炎、眼组织的真菌感染、牛痘、水痘及大多数其他病毒性角膜、结膜感染、眼结核患者禁用。

(2)对本品过敏者禁用。

【注意事项】 (1)有单纯疱疹病毒感染病史者慎用。

(2)长期使用时，个别敏感患者可能导致眼压升高，甚至诱发青光眼而损害视神经，影响视力和视野，也可能致后囊下白内障形成，以及继发眼组织真菌和病毒感染。

(3)已知多种眼部疾病及局部长期使用本品可能致角膜和巩膜变薄，因此，在角膜和巩膜组织较薄的患者中用药可能引起眼球穿孔。

(4)未行抗菌治疗的眼部急性化脓性感染，用药后可能掩盖病情或使病情恶化。

【药物相互作用】 使用本品不能同时使用其他糖皮质激素类滴眼剂。

【用法与用量】 使用前充分摇匀。滴入结膜囊　一次1～2滴，一日2～4次。治疗开始的24～48小时可酌情增加至每小时2滴。

【儿科用法与用量】 滴眼液 一次1～2滴，一日2～4次。

【儿科注意事项】 (1)2岁以下儿童慎用。

(2)用前充分摇匀。

【制剂与规格】 氟米龙滴眼液：(1)5 ml∶5 mg；(2)5 ml∶1 mg。

第九节 收敛腐蚀与促进吸收药

普罗碘铵[药典(二)；医保(甲)]

Prolonium Iodide

【适应证】 用于玻璃体浑浊、眼底出血、晚期肉芽肿或非肉芽肿性虹膜睫状体炎、视网膜脉络膜炎，半陈旧性角膜白斑、斑翳，亦可作为视神经炎的辅助治疗。

【药理】 (1)药效学 本品为有机碘化物，促进病理性浑浊物吸收的辅助治疗药。能促进组织内炎症渗出物及其他病理沉着物的吸收和慢性炎症的消散。

(2)药动学 注射后吸收缓慢，大部分存在于脂肪组织与神经组织中，在体内逐渐分解成为游离碘，分布于全身。

【不良反应】 久用可偶见轻度碘中毒症状，如恶心、发痒、皮肤红疹等。出现症状时可暂停使用或少用。

【禁忌证】 (1)对本品及碘过敏者禁用。

(2)严重肝肾功能不全、活动性肺结核、消化道溃疡隐性出血患者禁用。

【注意事项】 (1)因本品能刺激组织水肿，一般不用于病变早期。

(2)甲状腺肿大及有甲状腺功能亢进家族史者慎用。

(3)不得与甘汞制剂合并使用，以防生成碘化高汞毒性物。

【用法与用量】 肌内注射 一次0.4 g，一日或隔日1次，10次为1个疗程，每疗程间隔7～14日，一般用2～3个疗程。

【制剂与规格】 普罗碘铵注射液：2 ml∶0.4 g。

氨碘肽

Amiotide

【适应证】 用于早期老年性白内障、玻璃体浑浊等眼病。

【药理】 本品能改善眼部血液循环和新陈代谢，促进玻璃体浑浊吸收，促进组织修复再生，阻止白内障发展，提高视觉功能。

【不良反应】 (1)少数患者滴眼后有局部刺激感和(或)结膜囊分泌物增多，一般在继续用药过程中症状会减退或消失。

(2)极少数特异性过敏体质的患者使用本品后可能出现结膜、眼睑充血和严重不适感。

【禁忌证】 (1)对本品过敏者禁用。

(2)眼部有严重炎症或溃疡者应禁用。

(3)与汞制剂无论是内服或眼用均应禁用。因二药配伍使用后可产生对眼部组织有强烈腐蚀性的二碘化汞。

【注意事项】 (1)患者应严格遵照本说明书规定的用法与用量，切勿过量使用。

(2)甲状腺功能亢进者和低血压或其他内分泌紊乱者慎用。

(3)如用药后有持续性结膜充血或刺痛不适感，应停药就诊。

(4)眼部有慢性炎症使用本药或合并使用其他药物，请咨询医生。

(5)为维持疗效，本品宜长期使用。

(6)本品开启使用后要避免污染，如发现药液浑浊，切勿再用。用毕后密闭存放于阴凉避光处。

【药物相互作用】 与汞制剂配伍，生成腐蚀性强的二碘化汞。

【用法与用量】 滴入结膜囊 一次1滴，一日3次。

【制剂与规格】 氨碘肽滴眼液：5 ml。

第十节 生物制品与生化药品

重组牛碱性成纤维细胞生长因子[医保(乙)]

Recombinant Bovine Basic Fibroblast Growth Factor

【适应证】 用于各种原因引起的角膜上皮缺损和点状角膜病变，复发性浅层点状角膜病变和轻中度干眼症、大泡性角膜炎、角膜擦伤、轻中度化学烧伤、角膜手术及术后伤口愈合不良、地图状(或营养性)单疱性角膜溃疡等。

【药理】 (1)药效学 本品主要组成成分为重组牛

碱性成纤维细胞生长因子。牛碱性成纤维细胞生长因子(bFGF)对来源于中胚层和外胚层的细胞,具有促进修复和再生作用。动物实验结果表明,本品对家兔碱烧伤角膜上皮的再生、角膜基质层和内皮层的修复均有促进作用,未见增加角膜新生血管的生成。

(2)药动学　研究结果显示,健康志愿者单次或多次给药,在房水和血清样本中均未检测到 bFGF,表明 bFGF 局部滴眼给药没有房水吸收,亦无循环系统吸收。

【不良反应】 未见不良反应。个别患者经眼给药后可能出现轻微刺痛感,不影响治疗。

【禁忌证】 对本药过敏者。

【注意事项】 (1)过敏体质者慎用。

(2)本品单独使用,无局部抗菌、消炎作用。对感染性或急性炎症期角膜病患者,须同时局部或全身使用抗生素或抗炎药,以控制感染和炎症。

(3)对某些角膜病,应针对病因进行治疗,如联合应用维生素及激素类等药物。

(4)本品为蛋白类药物,应避免置于高温或冰冻环境。

【用法与用量】 滴入结膜囊　一次 1～2 滴,一日 4～6 次。

【制剂与规格】 重组牛碱性成纤维细胞生长因子滴眼液:5 ml∶21000 U/瓶。

重组牛碱性成纤维细胞生长因子凝胶剂:21000 IU/5 g/支。

重组人干扰素 α1b

Recombinant Human Interferon α1b

【适应证】 用于眼部病毒性疾病,对单纯疱疹性眼病,包括眼睑单纯疱疹、单疱性结膜炎、角膜炎(树枝状、地图状、盘状、实质性角膜炎)、单疱性虹膜睫状体炎疗效显著;对带状疱疹性眼病(如眼睑带状疱疹、带状疱疹性角膜炎、巩膜炎、虹膜睫状体炎)、腺病毒性结膜角膜炎、流行性出血性结膜炎等也有良好效果。

【药理】 本品具有广泛的抗病毒及免疫调节功能。干扰素与细胞表面受体结合,诱导细胞产生多种抗病毒蛋白,从而抑制病毒在细胞内的复制;可通过调节免疫功能增强巨噬细胞、淋巴细胞对靶细胞的特异细胞毒作用,有效遏制病毒侵袭和感染的发生(增强自然杀伤细胞活性,抑制肿瘤细胞生长,清除早期恶变细胞等)。

【不良反应】 偶见一过性轻度结膜充血、少量分泌物、黏涩感、眼部刺痛、痒感等症状,但可耐受继续用药。病情好转时酌减滴药次数,症状即缓解消失。

【注意事项】 (1)过敏体质者慎用。

(2)本品置于 20～25℃条件下保存,可使用 1 个月。

【用法与用量】 滴入结膜囊,一次 1 滴,滴后闭眼 1～2 分钟。

(1)炎症急性期患者　一日 4～6 次,随病情好转逐渐减量至一日 2～3 次;基本痊愈后改为一日 1 次,继续用药 1 周后停药。

(2)有多次复发史的单疱性角膜炎患者　每遇感冒、发烧或其他诱因,如疲劳、生活不规律等,可预防性滴用本品,一日 2 次,连用 3 日,以防复发。

【制剂与规格】 重组人干扰素 α1b 滴眼液:2 ml∶20 万 U。

其余内容参阅第十八章第四节。

重组人干扰素 α2b[药典(三)]

Recombinant Human Interferon α2b

【适应证】 用于治疗单纯疱疹病毒性角膜炎。

【药理】 本品具有广谱抗病毒、抑制细胞增殖以及提高免疫功能等作用。提高免疫功能包括增强巨噬细胞的吞噬作用,增强淋巴细胞对靶细胞的细胞毒性和天然杀伤细胞的功能。

【不良反应】 少数患者可能会出现眼部刺痛、轻度眼痒等症状,但多为一过性反应,停药后症状一般会自行消失。

【禁忌证】 对本品过敏者禁用。

【注意事项】 (1)置于 2～8℃干燥处避光保存。

(2)对干扰素有过敏史者慎用。

(3)本品应为无色或微黄色澄明液体,如出现浑浊、异物等异常现象,不得使用。

(4)滴药时注意药瓶口不要触及眼部,以防污染药物。

(5)本品为无菌制剂,打开瓶盖后,应尽快用完,不得长时间贮存后再用,每次用药后应将瓶盖旋紧。

(6)妊娠期妇女及哺乳期妇女用药　应慎用或遵医嘱。

【药物相互作用】 (1)单疱性眼病最佳治疗方案为本品联合无环鸟苷(ACG)或碘苷(IDU)、环胞苷(CC)等有加强协同作用。

(2)如需要与其他药物合用,请遵医嘱。

【用法与用量】 直接将本品滴于患眼的结膜囊内,每日 6 次,每次 1～2 滴,滴后闭眼 1～2 分钟。一般二周为一疗程,必要时可遵医嘱。

【儿科用法与用量】 一次 1 滴,急性炎症期一日

4～6 次，好转后逐渐改为每日 2～3 次，基本痊愈后改为每日 1 次，继续用药一周后停药。

【制剂与规格】 重组人干扰素 α2b 滴眼液：100 万国际单位(IU)/5 ml/支；50 万国际单位(IU)/2.5 ml/支。

重组人表皮生长因子[药典(三)]

Recombinant Human Epidermal Growth Factor

【适应证】 各种原因引起的角膜上皮缺损，包括角膜机械性损伤、各种角膜手术后、轻度干眼症伴浅层点状角膜病变、轻度化学烧伤等。

【药理】 本品活性成分为重组人表皮生长因子(rhEGF)，可促进角膜上皮细胞的再生，从而缩短受损角膜的愈合时间。

【禁忌证】 对天然和重组 hEGF、甘油、甘露醇有过敏史者禁用。

【注意事项】 (1)于 4～25℃避光处保存和运输。

(2)需根据病情，合并应用抗生素或抗病毒药物，针对病因进行治疗。

(3)使用前应仔细检查药液，如药液有浑浊、絮凝情况，不得使用。

(4)本滴眼液开启后，应在一周内使用。

(5)应注意不同适应证的其他对症治疗。

【用法与用量】 将本品直接滴入眼结膜囊内，每次 1～2 滴，每日 4 次，或遵医嘱。

【制剂与规格】 重组人表皮生长因子滴眼液：(1)5000 IU(10 μg)/0.5 ml/支；(2)20000 IU(40 μg)/2 ml/支；(3)30000 IU(60 μg)/3 ml/支；(4)40000 IU(80 μg)/4 ml/支。

雷珠单抗

Ranibizumab

【适应证】 用于治疗湿性(新生血管性)年龄相关性黄斑变性(AMD)。

【药理】 (1)药效学　本品是一种人源化的重组单克隆抗体片段(Fab)，靶向抑制人血管内皮生长因子 A(VEGF-A)。它与 VEGG-A 亚型(即 VEGF110、VEGF121、VEGF165)以较高的亲和力，从而抑制了 VEGF-A 与其受体 VEGFR-1 和 VEGFR-2 的结合。VEGF-A 与其受体结合，可导致血管内皮细胞增殖和新生血管形成，以及增加血管渗漏，所有这些被认为与新生血管性年龄相关性黄斑变性(AMD)的进展相关。

(2)药动学　本品在玻璃体的平均消除半衰期约为 9 天。玻璃体内注射本品 0.5 mg/眼后，在给药后约 1 天达血清 C_{max}，预期一般范围在 0.79 和 2.90 ng/ml 之间，预期 C_{min} 一般范围在 0.07、0.49 ng/ml 之间。本品的血清浓度比玻璃体中的浓度低 90000 倍。

【不良反应】 很常见：眼内炎症、玻璃体炎、玻璃体脱离、视网膜出血、视觉障碍、眼痛、玻璃体漂浮物、结膜出血、眼部刺激、眼异物感、流泪增加、睑缘炎、干眼、眼充血、眼瘙痒、眼内压升高。

常见：视网膜变性、视网膜异常、视网膜脱离、视网膜撕裂、视网膜色素上皮脱离、视网膜色素上皮撕裂、视力下降、玻璃体积血、玻璃体异常、葡萄膜炎、虹膜炎、虹膜睫状体炎、白内障、后囊下白内障、后囊膜浑浊、点状角膜炎、角膜上皮擦伤、前房闪辉、视物模糊、注射部位出血、眼部出血、结膜炎、过敏性结膜炎、眼分泌物、闪光幻觉、畏光、眼部不适、眼睑痛与眼睑充血、结膜充血。

【禁忌证】 (1)对本品或本品成分中任何一种辅料过敏者禁用。

(2)活动的或怀疑的眼部或眼周感染的患者。

(3)活动期眼内炎症的患者。

【注意事项】 (1)2～8 ℃避光保存，不得冷冻。

(2)玻璃体内注射　本品注射时必须采用合格的无菌注射技术。注射后必须监测患者的眼内压和眼内炎。

(3)与所有治疗用蛋白质药物一样，本品有潜在的免疫原性。

(4)如果双眼同时接受治疗，可能会使全身暴露量升高，从而导致全身不良事件的风险升高。

(5)本品不得与其他抗血管内皮生长因子(VEGF)药物同时使用(全身或局部使用)。

本品不得用于妊娠期妇女，除非预期利益超过对于胎儿的潜在风险时才可考虑使用。

【给药说明】 本品必须在无菌条件下进行玻璃体内注射；注射前必须给予患者适当的麻醉剂和眼局部用广谱抗生素。注射前消毒眼周皮肤、眼睑和眼球表面。

【用法与用量】 玻璃体内注射　推荐剂量为每次 0.5 mg(相当于 0.05 ml 的注射量)，每月一次给药。

【制剂与规格】 雷珠单抗注射液：10 mg/ml，每瓶装量 0.2 ml。

康柏西普

Conbercept

【适应证】 用于治疗湿性(渗出性)年龄相关性黄斑变性(AMD)。

【药理】 (1)药效学　本品是血管内皮生长因子

(VEGF)受体与人免疫球蛋白 Fc 段基因重组的融合蛋白,本品物通过结合 VEGF,竞争性抑制 VEGF 与受体结合并阻止 VEGF 家族受体的激活,从而抑制内皮细胞增殖和血管新生,达到治疗湿性年龄相关性黄斑变性的目的。

(2)药动学　本品眼用注射液通过玻璃体腔注射主要在局部发挥作用。玻璃体腔内的本品剂量很低。而且本品作为 142 kD 的生物大分子,很难透过正常的血眼屏障。

在单次给药 I 期试验中,0.5 mg、1.0 mg 和 2.0 mg 剂量组 t_{max}分别为(19.0±15.4)小时、(68.0±62.9)小时、(75.5±59.8)小时。C_{max}分别为(5.9±7.2) ng/ml、(10.3±8.1) ng/ml、(13.9±11.1) ng/ml。$t_{1/2}$分别为(109.7±85.0)小时、(101.3±81.8)小时和(118.2±129.0)小时。$AUC_{(0-\infty)}$分别为(583.8±129.0) ng/(ml・h)、(1804.5±577.4) ng/(ml・h)和(2522.6±1235.3) ng/(ml・h)。

【不良反应】　本品临床试验中最常见的不良反应为:注射部位出血、结膜充血和眼内压增高,这 3 种不良反应均由玻璃体腔内注射引起,且程度较轻,大多数无需治疗即可恢复。其他的不良反应包括结膜炎、玻璃体浑浊、视觉灵敏度减退、前房性闪光、眼炎症、白内障和角膜上皮缺损等,极少数患者出现虹膜睫状体炎、虹膜炎、葡萄膜炎、视网膜破裂、眼充血、眼痛、眼内炎等偶发的不良反应。

同所有治疗性蛋白药物一样,接受康柏西普治疗的患者中有潜在出现免疫反应的可能。

【禁忌证】　(1)对于本品及其成分中任何一种辅料过敏的患者禁用。过敏反应可引发严重的眼内炎症反应。

(2)眼部或眼周感染的患者禁用。

(3)活动性眼内炎症患者禁用。

【注意事项】　2～8℃避光保存和运输。不得冷冻。注射后一周内应监测患者的情况,以便早期发现感染并治疗。眼科医师应指导患者在出现任何提示有眼内炎的症状或任何上述提到的事件时,应立即报告给医师。

本品注射后 60 分钟内可观察到眼内压升高,因此须同时对眼内压和视神经乳头的血流灌注进行监测和适当治疗。

在所有治疗性蛋白质药物一样,接受康柏西普治疗的患者中有潜在出现免疫反应的可能。

尚未研究双眼同时使用本品治疗的安全性与有效性。如果双眼同时接受治疗,可能会使全身暴露量升高,从而导致全身不良事件的风险升高。

本品不得与其他抗血管内皮生长因子(VEGF)药物同时使用(全身或局部使用)。

出现下述情况,应暂停给药,且不得在下次计划给药时间之前恢复给药:与上次的视力检查相比,最佳矫正视力(BCVA)的下降≥30 字母;眼内压≥30 mmHg;视网膜撕裂;涉及中心凹中央的视网膜下出血,或出血面积占病灶面积的 50%或更多;在给药前后的 28 天已接受或计划接受眼内手术。

接受抗-VEGF 治疗湿性 AMD 之后,视网膜色素上皮撕裂的风险因素包括大面积的和/或高度隆起的视网膜色素上皮脱离。在具有这些视网膜色素上皮撕裂风险因素的患者中开始本品治疗时应谨慎。

在孔源性视网膜脱离或 3 或 4 级黄斑裂孔患者中应中断治疗。

本品治疗可引起短暂的视觉障碍,这可能影响驾驶或机械操作的能力。出现这些症状的患者在这些暂时性的视觉障碍副作用消退前不能驾驶或进行机械操作。

本品不得用于妊娠期妇女,除非预期利益超过对于胎儿的潜在风险时才可考虑使用。

作为预防性措施,建议患者在本品治疗期间不要哺乳。

【给药说明】　本品应在有资质的医院和眼科医师中使用。医院应具备该疾病诊断和治疗所需的相关仪器设备和条件,由受过玻璃体腔内注射技术培训的有眼科资质的医师进行操作。

【用法与用量】　本品经玻璃体腔内注射给药。本品推荐给药方案为:初始 3 个月,每个月玻璃体腔内给药 0.5 mg/(眼・次)(相当于 0.05 ml 的注射量),之后每 3 个月玻璃体腔内给药 1 次。

或者,在初始 3 个月连续每月玻璃体腔内给药 1 次后,按需给药。这种方案需要患者每月随访,由眼科医师根据患者的视力和影像学结果,评估是否因活动性病变而需要再次给药治疗。初始连续给药 3 次后,按需给药与每 3 个月给药 1 次相比,需要更多的随访和检查,但患者可能在更合理的给药次数情况下获得更佳的治疗效果。

治疗期间应关注患者视力变化情况,如果出现显著的视力下降,患者应根据眼科医师的评估进一步接受本品注射治疗。两次注射之间的间隔时间不得小于 1 个月。

【制剂与规格】　康柏西普眼用注射液:10 mg/ml,0.2 ml/支。

第十一节　眼科检查用药

吲哚菁绿[药典(二);医保(乙)]

Indocyanine Green

【适应证】(1)用于脉络膜血管造影。

(2)用于手术中膜组织临时性染色。

【药理】(1)药效学　本品为诊断用药。经静脉注入体内后，迅速和蛋白质结合，色素不沉着于皮肤，也不被其他组织吸收，其最大吸收波长由水溶液的 780 nm 转变成 805 nm，所以测血中本品的浓度不受黄疸及溶血标本影响。是用来检查肝脏功能和肝有效血流量的染料药。

由于本品在血液中的最大吸收波长在近红外区，此区域的波长容易透过视网膜色素上皮层达到脉络膜，从而激发脉络膜组织中的吲哚菁绿染料产生荧光。利用吲哚菁绿的这一特性，眼科临床中将其用于检查脉络膜血流量、结构、病变部位、性质及程度等。

(2)药动学　本品经静脉注入体内后，立刻和血浆蛋白结合，随血循环迅速分布于全身血管内，高效率、选择地被肝细胞摄取，又从肝细胞以游离形式排泄到胆汁中，经胆道入肠，随粪便排出体外。由于排泄快，一般正常人静脉注射 20 分钟后约有 97%从血中排除、不参与体内化学反应、无肠肝循环(进入肠管的吲哚菁绿不再吸收入血)、无淋巴逆流、不从肾等其他肝外脏器排泄。静脉注射后 2～3 分钟瞬即形成均一单元达到动态平衡，约 20 分钟血中浓度被肝细胞以一级速率消失，即成指数函数下降。经肘静脉注射药物，臂-脉络膜循环时间约为 6～12 秒。

【不良反应】本制剂不完全溶解时，可能发生恶心、发烧、休克等反应。

【禁忌证】(1)对本品过敏者禁用。

(2)对碘剂过敏者禁用。

【注意事项】(1)本品可能引起休克、过敏样症状，所以从注射药物开始到检查结束的过程中要密切观察受试者的状况。

(2)为防止过敏性休克，要充分问诊，对过敏性体质者慎重使用。用药前应预先备置抗休克急救药及器具。注射本品后要注意观察有无口麻、气短、胸闷、眼结膜充血、浮肿等症状，一旦发生休克反应立即中止吲哚菁绿试验，迅速采取急救措施，如输液、给升压药、强心剂、肾上腺素、吸氧、人工呼吸等。

(3)一定要用附带的专用灭菌注射用水溶解吲哚菁绿，并使其完全溶解。不得使用其他溶液如氯化钠注射液等。可用注射器反复抽吸、推注，使其完全溶解后，水平观察玻璃壁确证无残存不溶药物时，方可使用。

(4)临用前调配注射液，已溶解的溶液不能保存再使用。如必须保存，应尽量选择阴凉处、避光且保存时间不得超过 4 小时。

(5)请受试者安静状态下进行该项试验检查。

(6)本试验对甲状腺放射性碘摄取率检查有影响，应间隔 1 周以上再检查。

(7)对妊娠期妇女及儿童慎用。

【用法与用量】(1)脉络膜造影(观察脉络膜动脉图像-脉络膜动静脉图像-脉络膜静脉像-脉络膜消失像)①临用前，取本品 25 mg(1 支)，用所附专用灭菌注射用水 3 ml 溶解制成溶液；②试验前，用“吲哚菁绿试敏针”于患者前臂掌侧皮内注射 0.1 ml，10～15 分钟，观察有无红晕，确无过敏反应后，再进行脉络膜造影检查；③受试眼充分散瞳；④舒适、稳定地坐在荧光造影显微镜前，固定头位，充分睁大受试眼；⑤助手(护士)快速静脉推注配制好的吲哚菁绿溶液，检查者同时观察受试者眼底并照相。

(2)手术中膜组织临时性染色　临用前，取本品 25 mg(1 支)，用所附专用灭菌注射用水 3 ml 溶解制成溶液；再取上述溶液适量，用灭菌注射用水稀释制成 1 mg/ml 的稀溶液；取此稀溶液涂于膜组织表面，经 1～3 秒后用平衡盐溶液冲净，即可。操作中注意不宜接触膜以外的其他组织，可使用透明质酸钠作为隔离剂，避免膜以外组织被染色。

【制剂与规格】注射用吲哚菁绿：(1)10 mg；(2)25 mg。

荧光素钠[药典(二);医保(乙)]

Fluorescein Sodium

【适应证】(1)用于诊断眼角膜损伤、溃疡和异物。

(2)用于眼底血管造影和循环时间测定。

【药理】(1)药效学　本品是一种染料，为诊断用药。对正常角膜等上皮不能染色，但能对损伤的角膜上皮染成绿色，从而可显示出角膜损伤、溃疡等病变。本品流经小血管时，能在紫外线或蓝色光激发下，透过较薄的血管壁和黏膜呈现绿色荧光，从而显示小血管行经和形态，据此可供眼底血管造影和循环时间测定。

(2)药动学　本品静脉注射后，约 60%与血浆清蛋白结合；在体内不参与代谢，也不与组织牢固结合；主要经肾脏从尿液中排出，小部分经肝从胆汁排出，24 小时内从体内基本排尽。

【不良反应】 (1)过敏反应，包括荨麻疹、呼吸困难、哮喘发作、呼吸停止、血压下降、休克、心脏停搏、心肌梗死、肺水肿和脑梗死等。

(2)常见恶心、呕吐、眩晕，多在注射后 30 秒内发生。反应发生率和严重程度与注射液浓度和注入量有关。一次静脉注入量超过 5 ml(5%)，常可出现恶心和呕吐症状。

(3)静脉注射后皮肤和尿液暂时染色，视物有黄色或粉红色感觉。

(4)本品血管造影时总的反应发生率约 0.6%，严重反应约 0.4%。肌内注射后可有局部疼痛。

【禁忌证】 (1)对本品过敏者禁用。

(2)有哮喘史和其他过敏性疾病者禁用。

(3)严重肝、肾功能不全者禁用。

(4)测血循环时，先天性缺血性心脏病患者及妊娠期妇女患者禁用。

【注意事项】 (1)少数患者对本品可发生过敏反应。建议在静脉给药前 10～15 分钟先用 1%的本品溶液 5 ml 注入静脉做过敏试验，若无反应再全量推入。在推注本品和给药后数小时内应严密观察患者反应。现场应备有急救药品和器材。

(2)本品忌与酸、酸式盐和重金属盐类混合使用。

(3)对诊断的干扰　本品静脉或肌内注射后，可暂时影响需观察血清、尿液颜色或进行比色测定的各项实验室检查结果。

(4)本品不可与亲水性软接触镜接触，否则镜片会染色。

(5)荧光素染料在暗室用紫外线或蓝色光激发可发出绿色荧光，更易观察。

(6)本品易受铜绿假单胞菌污染。

(7)眼底血管造影前宜先扩瞳，并做眼底检查，了解检查部位。

【药物相互作用】 在静脉注射本品前 30 分钟服用甲氧氯普胺(胃复安)10 mg 和抗组胺药物，有助于减少恶心、呕吐反应。

【用法与用量】 (1)循环时间测定　前臂静脉注射，成人常用量，一次 0.5 g。

(2)眼底血管造影　缓慢静脉注射，成人常用量，一次 0.5 g；或按体重一次 15～30 mg/kg，全量在 4 秒左右推注完毕，注射后 8 秒开始在蓝色光波激发下用荧光眼底照相机连续摄影，开始每秒 1 张，连续 10 秒，以后在 30 分钟内适当间隔摄片，也可用眼底镜直接观察。

【儿科用法与用量】 循环时间测定　一次 7.5 mg/kg，一次总量<0.25 g。

【儿科注意事项】 前臂静脉注射，1 秒钟内快速注入。

【制剂与规格】 荧光素钠注射液(2%)：(1)3 ml：0.3 g；(2)3 ml：0.6 g。

第十二节　眼科其他用药

羟苯磺酸钙[药典(二)；医保(乙)]

Calcium Dobesilate

【适应证】 用于糖尿病性视网膜病变。

【药理】 (1)药效学　本品能调整和改善毛细血管壁的通透性和柔韧性，拮抗诱导血管通透性增加的活性物质(如组胺、5-羟色胺、缓激肽、透明质酸酶、前列腺素、血小板激活因子)及防止胶原的改变。对血液高黏稠度，本品通过降低大分子血浆蛋白、纤维蛋白原和球蛋白的水平，调节清蛋白与球蛋白的比值，增强红细胞的柔韧性和降低它们的高聚性。此外，还能激活纤维蛋白溶解，从而使血液黏滞性降低。对血小板高聚性，本品可减少血小板聚集因子的合成和释放，明显抑制多种聚集因子(如 β-凝血蛋白、血栓素 A_2、血小板激活因子等)引起的聚集反应和血小板自发性聚集反应，还能抑制二磷酸腺苷诱导的血栓形成。此外还能改善淋巴液的回流。

(2)药动学　口服给药 500 mg，血药浓度达峰时间和峰值分别为 6 小时和 8 mg/L，血浆蛋白结合率为 20%～25%，消除相半衰期为 1.23 小时。本品除不能通过血-脑屏障外，可全身性分布。口服 24 小时经尿排出量 50%，其中 10%以代谢物形式排出，部分经粪便排泄。

【不良反应】 长期服用本品通常耐受性较好。

(1)较大剂量时，极少数患者可有胃部不适、灼热、恶心、食欲缺乏等胃肠道反应。

(2)可见皮肤过敏反应，如荨麻疹。

(3)偶见发热、出汗、脸部红热、心脏不适等。

【禁忌证】 (1)对本品过敏者禁用。

(2)儿童禁用。

【注意事项】 (1)使用本品需结合降糖药进行治疗,第一次使用本品前应咨询医师。

(2)治疗期间应定期到医院检查。

(3)妊娠前3个月及哺乳期妇女不推荐使用。

(4)胃肠功能障碍者慎用。

(5)老年患者慎用。

【药物相互作用】 禁与抗凝血药物联用,以免增强羟苯磺酸钙的作用。

【用法与用量】 口服 ①亚临床视网膜病变或预防性用药:一日0.5 g,分1～2次服用;②非增生性视网膜病变或隐匿性视网膜病变:一日0.75～1.5 g,分2～3次服用;③增生性视网膜病变:一日1.5～2 g,分3～4次服用。

轻症疗程为1～3个月,中症疗程为6～12个月,重症疗程为1～2年。

【制剂与规格】 羟苯磺酸钙片:0.5 g。

羟苯磺酸钙胶囊:(1)0.25 g;(2)0.5 g。

眼氨肽

Ocular Extractives

【适应证】 用于非化脓性角膜炎、虹膜睫状体炎、中心视网膜炎、玻璃体浑浊、巩膜炎、视力疲劳及青少年假性近视等眼疾。

【药理】 (1)药效学 本品选用高等哺乳动物健康牛或猪眼球经提取、分离、纯化制得。含有多种氨基酸、多肽、核苷酸等营养眼球物质,以及人眼必需的钙、镁等微量元素,有促进眼组织的新陈代谢、伤痕愈合、吸收炎性渗出和促进眼角膜上皮组织再生的作用。

(2)药动学 本品各种营养物质及微量元素被人眼直接吸收,起效快。

【不良反应】 少数病例滴眼后有局部刺激感和(或)结膜囊分泌物增多,极少数病例滴眼后有结膜、眼睑充血和不适感,一般在继续用药过程中症状会减退或消失。

【禁忌证】 对本品过敏者禁用。

【注意事项】 (1)本品易被细菌污染,开瓶后宜在10日内用完,不宜久藏,发现浑浊即不能使用。

(2)当药品性状发生改变时禁止使用。

【用法与用量】 滴入结膜囊 一次2～3滴,一日3～4次。

【制剂与规格】 眼氨肽滴眼液:(1)5 ml:12.5 g(以新鲜组织计);(2)8 ml:20 g(以新鲜组织计);(3)10 ml:25 g(以新鲜组织计)。

眼氨肽注射剂:(1)1 ml:1 g;(2)2 ml:2 g。

双氯芬酸钠[药典(二);基;医保(乙)]

Diclofenac Sodium

【适应证】 (1)用于葡萄膜炎、角膜炎、巩膜炎,抑制角膜新生血管的形成。

(2)用于预防和治疗春季结膜炎、季节过敏性结膜炎等过敏性眼病,白内障及人工晶状体术后炎症及黄斑囊样水肿,以及青光眼滤过术后促进滤过泡形成等。

(3)用于内眼手术后、激光滤帘成形术后及各种眼部损伤后的炎症反应,抑制白内障等内眼手术中的缩瞳反应。

(4)用于激光角膜切削术后止痛及消炎。

【药理】 (1)药效学 本品为非甾体类抗炎药。双氯芬酸钠滴眼液对机械、化学、生物等刺激引起的血-房水屏障崩溃有较强的抑制作用。临床研究显示,0.1%双氯芬酸钠治疗白内障术后炎症,可降低前房的闪辉和细胞数;应用于角膜放射状切开术或激光屈光角膜切削术的患者,能缓解术后疼痛和畏光,优于安慰剂。

本品通过减少前列腺素及白三烯的合成而发挥抗炎作用。动物实验证实,前列腺素是引起眼内炎症的介质之一,能导致血-房水屏障崩溃、血管扩张、血管通透性增加、白细胞趋化、非胆碱能机制性瞳孔缩小等。

(2)药动学 用0.1%双氯芬酸钠50 μl滴入眼后,10分钟在房水中即可检测到药物,2.4小时达到峰值,为82 μg/L;浓度保持在20 μg/L以上的持续时间超过4个小时,而维持在3～16 μg/L水平超过24小时;房水平均药物滞留时间为7.4小时。如果多滴同时滴眼,房水药物水平将增加,达峰时间可提前至1小时左右。

人两眼同时滴0.1%双氯芬酸钠各2滴后,4个小时内血浆内未检测到药物(最低检测限为10 μg/L),表明滴眼后药物的全身吸收非常有限。

【不良反应】 (1)滴眼有短暂烧灼、刺痛、流泪等,极少数可能有结膜充血、视物模糊。

(2)不足3%患者可出现乏力、困倦、恶心等全身反应。

【禁忌证】 对本品过敏者禁用。

【注意事项】 (1)对乙酰水杨酸类、苯乙酸类的衍生物及其他非甾体类抗炎药过敏者,对本品也可能过敏。

(2)本品可妨碍血小板凝聚,有增加术中或术后眼组织出血的倾向。建议有出血现象的外科手术患者,或正在使用其他可能延长出血时间药物的患者在应用本品时应予以注意。

(3)戴接触镜者禁用本品,但角膜屈光术后暂时佩戴治疗性亲水软镜者除外。

(4)妊娠期妇女慎用,在确有应用指征时,应权衡利弊后决定是否使用。

(5)本品在儿童的安全性和作用尚未考察。

【用法与用量】 滴入结膜囊。

(1)常用量 一次1滴,一日4～6次。

(2)眼科手术 术前3、2、1和0.5小时各滴眼1次,一次1滴。

(3)白内障手术 术后24小时开始用药,一次1滴,一日4次,持续2周。

(4)角膜屈光手术 术后15分钟即可用药,一次1滴,一日4次,持续3天。

【儿科用法与用量】 抗炎 一次1滴,一日4～6次。

术前用药 一次1滴,术前3、2、1和0.5小时各一次。

白内障术后用药 术后24小时开始,一日4次,持续二周。

角膜屈光术后用药 术后15分钟开始,一日4次,持续3天。

【儿科注意事项】 乙酰水杨酸、苯乙酯类的衍生物及其他非甾体抗炎药过敏者慎用。

【制剂与规格】 双氯芬酸钠滴眼液:5 ml∶5 mg。

注射用维替泊芬

Verteporfin for Injection

【适应证】 适用于继发于年龄相关性黄斑变性,病理性近视或可疑眼组织胞浆菌病的,以典型性为主型中心凹下脉络膜新生血管形成的患者。

对于隐匿性中心凹下脉络膜新生血管为主的患者,尚无充分证据支持维替泊芬治疗。

【不良反应】 本品治疗报道最多的(10%～30%)不良事件为头疼,注射局部反应(包括药液外渗和皮疹)和视力障碍(视物模糊,视敏度下降,视野缺损)。1%～10%的患者出现如下不良反应。

眼部:睑缘炎、白内障、结膜炎/结膜充血、干眼、眼痒、伴或不伴视网膜下或玻璃体积血的严重视力丧失。

全身:衰弱,背痛(主要在药物输注时)、发热、流感样综合征、光敏反应。

心血管系统:房颤、高血压、外周血管异常、静脉曲张。

皮肤:湿疹。

消化系统:便秘、胃肠癌、恶心。

血液/淋巴系统:贫血、白细胞计数减少、白细胞计数增加。

肝脏:肝功能检验指标异常。

代谢/营养:蛋白尿、肌酐升高。

骨骼肌:关节痛、关节病、肌无力。

神经系统:感觉减退、睡眠障碍、眩晕。

呼吸系统:咳嗽、咽炎、肺炎。

特殊感觉:白内障、听力障碍、复视、流泪障碍。

泌尿系统:前列腺障碍。

已报告1%～5%的患者在治疗后7天内出现严重视力下降,相当于视力下降4行或以上。某些患者视力能部分恢复。光敏反应通常出现在治疗后皮肤暴露于日光下,以皮肤灼伤为表现形式。维替泊芬治疗组背痛的发生率较高,主要出现在输注时。

【禁忌证】 本品治疗禁用于卟啉症患者及已知对本品制剂中任何成分过敏者。

【注意事项】 (1)本品治疗后5天内,避免皮肤或眼部直接暴露于阳光或强的室内光源。一旦在输注过程中出现药液外渗,外渗局部必须完全避光,直到局部肿胀和变色完全消失,否则会出现严重局部灼伤。如果治疗后48小时内需要行急症手术,大多数体内组织应该尽可能避免接受强光照射。

如果患者在治疗后最初5天必须在白天去户外,必须穿保护性衣服,佩戴墨镜以保护全部皮肤和眼睛。紫外线防护剂不能有效防止光敏反应,因为皮肤残留药物可以通过可见光活化。

患者也不应完全处于黑暗状态,应该鼓励患者将皮肤暴露于周围的室内光线,这样可以通过光漂白过程使皮肤残留药物失活。

(2)在维替泊芬开始输注前要先建立静脉通道,并时刻注意通道的通畅性。由于某些老年患者的静脉壁脆性较大,尽量选择手臂最大的静脉比如肘前静脉输注。避免选用手背小静脉。

如果出现药液外渗,必须立即停止输注并局部冷敷。

(3)只有当用药可能的益处远高于给胎儿带来的风险时,才考虑在妊娠期进行本品治疗。由于许多药物会进入母乳,哺乳期妇女进行维替泊芬治疗必须谨慎。

【药物相互作用】 许多药物联合使用会影响维替泊芬的疗效。比如:钙通道阻滞药,多黏菌素B或放疗会增加血管内皮细胞摄取维替泊芬。其他光敏剂(如四环素,磺胺类药物,酚噻嗪,磺脲类降血糖药,噻嗪类利尿药和灰黄霉素)可以增加皮肤光敏反应性。可以消除活性氧类或清除自由基的复合物,如二甲基亚砜,β-胡萝卜素,乙醇,甲酸盐和甘露醇可能会降低维替泊芬的活性。减少凝血、血管收缩和血小板聚集的药物如血栓素 A_2 抑制剂,也可以降低维替泊芬的疗效。

【给药说明】 对照研究只允许每位患者治疗一只眼。如果患者双眼病灶都适合治疗,医生应权衡双眼同时治疗的利弊。如果患者以往有维替泊芬单眼治疗史,治疗的安全性已经得到证实,就可以采用一次注射维替泊芬治疗双眼。在开始后 15 分钟,首先治疗病情进展较快的眼。在第一眼光照后立即调整第二眼治疗的激光参数,采用同第一眼相同的激光剂量和强度,在输注开始后不晚于 20 分钟开始治疗。

如果患者首次出现双眼可以治疗的病灶,以往无维替泊芬治疗史,最好先治疗病情进展较快的眼。如果第一只眼治疗后 1 周,未出现明显的安全性问题,可以采用第一眼的治疗方案,再输注维替泊芬进行第二只眼治疗。大约三个月后检查双眼,如果双眼病灶都出现渗漏,需要重复治疗,可以重新输注维替泊芬进行治疗。

注意防止出现注射局部药液外渗。一旦发生要注意注射局部避光自输注开始后 15 分钟,用波长 689 nm 激光照射患者。在病灶局部推荐使用激光剂量为 50 J/cm^2,激光强度 600 mW/cm^2。此剂量在 83 秒内照射完毕。

【用法与用量】 维替泊芬治疗分为两个步骤,同时需要药物和激光。第一步静脉输注维替泊芬,第二步用非热性二极管激光活化维替泊芬。

每隔 3 个月医生需要检查患者,一旦荧光血管造影出现脉络膜新生血管渗漏就应该重复治疗。

每支维替泊芬用 7 ml 无菌注射水配置成 7.5 ml 浓度为 2 mg/ml 的注射液,配置好的溶液必须遮光保存。并在 4 小时内使用。建议在注射前观察配置好的溶液是否出现沉淀或变色现象,配置好的溶液是一种深绿色的透明液体。

按 6 mg/m^2 体表面积剂量配制维替泊芬,溶解于 5%的葡萄糖溶注射液,配成 30 ml 溶液。用合适的注射泵和过滤器,以每分钟 3 ml 的速度在 10 分钟完全经静脉输注完毕。临床研究中应用的是 1.2 μm 的过滤器。

【制剂与规格】 注射用维替泊芬:15 mg/支。

环孢素[药典(二);基;医保(甲,乙)]

Ciclosporin

【适应证】 用于预防和治疗眼角膜移植术后的免疫排斥反应。

【药理】 环孢素是一种含 11 个氨基酸的环形多肽,为 T 淋巴细胞功能调节药。动物实验表明,环孢素能延长皮肤、心脏、肾脏、胰腺、骨髓、小肠和肺等同种异体移植器官和组织的存活,是一高效的免疫抑制剂。研究表明环孢素既可抑制细胞介质反应的发展,包括同种移植免疫,迟发的皮肤高敏感性,实验性过敏脑骨髓炎,弗氏佐剂性关节炎,移植物抗宿主病(GVHD);又可抑制 T 细胞依赖的抗体生成以及包括白介素-2(T 细胞生长因子,TCGF)在内淋巴因子的生成与释放。

【不良反应】 本品的临床试验过程中有部分患者出现眼部轻微刺激征或结膜轻度充血,有报道偶见睫毛脱落、角膜上皮缺损、眼周皮炎、过敏症、角膜上皮点状病变等症状,但停药后可自愈。

【禁忌证】 对环孢素过敏者、对滴眼液中其他成分过敏者。

【注意事项】 (1)角膜移植术后如发生植片排斥反应,临床医生可视排斥反应的轻重不同适当增加本品滴眼次数。

(2)与糖皮质激素联合应用时请注意逐渐调整糖皮质素的给药剂量。

(3)本品不具有抗感染功效,若发生感染,应立即用抗生素治疗。

(4)本品应避光密闭 2~8℃存放。药品包装开启后应在 2 周内用完。本品低温贮存时,有凝固倾向,可呈轻微凝固状或有轻微烟雾状或见少量絮状物,如果出现这些情况,使用时将本品放置在室温下(25~30℃),并轻微振摇直至其消失成溶液状。本品发生凝固状或烟雾状或少量絮状物并不影响药物质量。

(5)本品口服可以通过胎盘,也可进入乳汁,对哺乳的婴儿可产生高血压、肾毒性、恶性肿瘤等不良作用的潜在危险性。眼局部用药仍有全身吸收,虽然浓度很低(<50 ng/ml),但尚不清楚是否可通过胎盘和通过人乳分泌,所以妊娠期及哺乳妇女避免使用。如必须使用,应在使用前排除妊娠的可能性,哺乳妇女不应哺乳。

【药物相互作用】 如与其他药物同时使用可能会发生药物相互作用。

【给药说明】 因本品为油溶液,使用时旋开瓶盖,将滴眼瓶与眼部垂直,轻轻挤压滴眼瓶,使药液滴入眼内,避免药液挂流瓶口造成污染,用完后立即盖好瓶盖。

【用法与用量】 在与糖皮质激素联合应用时本品的用法与用量为:将药物滴入结膜囊内,每日 4~6 次,每次 1~2 滴。

【制剂与规格】 环孢素滴眼液:3 ml∶30 mg。

第二十七章　耳鼻咽喉科用药

药物治疗是耳鼻咽喉疾病诊治过程中十分重要的组成部分，可以单独应用或配合其他治疗方法应用。耳鼻咽喉各器官结构与功能不同，药物的品种、剂型亦各不相同，但从使用方法上，可分为全身应用和局部应用药物两类，本章仅介绍耳鼻咽喉的局部用药。

第一节　局部麻醉药

盐酸普鲁卡因[药典(二);基;医保(甲)]

Procaine Hydrochloride

【适应证】 适用于浸润麻醉、神经阻滞等。

【药理】 (1)药效学　本品为短小酯类局麻药，作用于周围神经可产生传导阻滞作用，依靠梯度以弥散的方式穿透神经细胞膜，在内侧阻断钠离子通道，使神经细胞膜兴奋阈值升高，动作电位降低，不应期延长。

本品从注射部位吸收或直接血管内注射，可透过血-脑屏障到达中枢，对中枢神经既有兴奋也有抑制作用。其作用与血药浓度直接相关。

(2)药动学　本品进入体内后迅速吸收、分布，药效可持续30～60分钟，大部分与血浆蛋白结合，并蓄积在骨骼肌、红细胞等组织内，当血浆浓度降低时再分布至全身。本品易通过血-脑及胎盘屏障。在血循环中大部分迅速被血浆中假性胆碱酯酶水解，生成对氨基苯甲酸及二乙氨基乙醇，前者80%以原形及结合型排除，后者仅30%经肾脏排出，其余经肝酯酶水解，后随尿排除。

【禁忌证】 对本品过敏者禁用。

【注意事项】 应用浓度过高、过量或误入静脉，均可产生中毒反应。

【给药说明】 (1)对过敏体质患者用药前做皮内试验。

(2)麻醉用量，成人一次总量不超过1 g。

【用法与用量】 (1)局部浸润麻醉　用0.25%～0.5%溶液，一次0.05～0.25 g，1小时不可超过1.5 g。

(2)神经阻滞　用1.5%～2.0%溶液，1小时不超过1 g。

【制剂与规格】 盐酸普鲁卡因片：100 mg。

盐酸普鲁卡因注射液：(1)20 ml∶100 mg；(2)20 ml∶50 mg；(3)10 ml∶100 mg；(4)2 ml∶40 mg。

注射用盐酸普鲁卡因：(1)150 mg；(2)1 g。

其余内容参阅第二章第三节。

盐酸利多卡因[药典(二);基;医保(甲、乙)]

Lidocaine Hydrochlorid

【适应证】 用于表面麻醉、阻滞麻醉等。

【药理】 (1)药效学　本品为中效酰胺类局麻药，其对周围神经的作用机制与其他局麻药相同，通过抑制神经细胞膜的钠离子通道起到阻断神经兴奋与传导的作用，对中枢神经系统有兴奋和抑制双相作用。本药的局麻作用较普鲁卡因强。

(2)药动学　本品肌内注射后5～15分钟起效，一次肌注200 mg后15～20分钟达治疗浓度，维持60～90分钟；静脉注射后立即起效(45～90秒)，维持时间10～

20分钟。

本药经肾脏排泄，10%为原形，58%为代谢产物，不能被血液透析清除。

【不良反应】 可出现嗜睡、头晕等中枢神经系统抑制症状。用药逾量或误入静脉可引起毒性反应，出现惊厥或抽搐、血压下降或心搏骤停的严重意外。

【用法与用量】 (1)表面麻醉　用2%～4%溶液。

(2)局部浸润麻醉　用0.25%～0.5%溶液，成人一次最大用量为350～400 mg。

【制剂与规格】 盐酸利多卡因注射液：(1)2 ml∶20 mg；(2)2 ml∶40 mg；(3)3.5 ml∶35 mg；(4)5 ml∶50 mg；(5)5 ml∶0.1 g。

盐酸利多卡因注射液(溶剂用)(1)2 ml∶4 mg；(2)5 ml∶10 mg。

盐酸利多卡因胶浆：(1)10 g∶200 mg；(2)20 g∶0.4 g。

盐酸利多卡因眼用凝胶：(1)10 g∶0.2 g；(2)20 g∶0.4 g。

其余内容参阅第二章第三节。

盐酸丁卡因(地卡因)[药典(二)；医保(甲、乙)]

Tetracaine Hydrochloride

【适应证】 (1)用于静脉穿刺或静脉插管前的皮肤局部麻醉。

(2)用于硬膜外阻滞、蛛网膜下隙麻醉、神经传导阻滞以及黏膜表面麻醉。

(3)用作腔道表面润滑麻醉剂，主要用于尿道、食管、阴道、肛门、直肠等插管镜检或手术时的局部表面麻醉。

【药理】 (1)药效学　为长效酯类局麻药。起效慢，作用时间长，麻醉强度为普鲁卡因的16倍。弥散性能强，表面麻醉效果好。

(2)药动学　本药脂溶性高，能穿透黏膜，表面麻醉时1～3分钟起效，持续60～90分钟。由血浆假性胆碱酯酶代谢，代谢速度较慢，消除半衰期较长。代谢产物为对丁氨基苯甲酸和二甲氨基乙醇，由肾脏排泄。

【不良反应】 中毒反应较普鲁卡因多见，过敏反应少。对中枢神经系统有明显的抑制作用；对心脏有奎尼丁样作用，对心肌的抑制作用较强，毒性较大；对血管平滑肌有直接松弛作用。

【禁忌证】 心血管功能差者及对本品过敏者禁用。

【注意事项】 (1)注意配液比例。

(2)体内总量小于80 mg。

【药物相互作用】 与其他局麻药应用，作用相加而非协同。

【给药说明】 缓慢给药，切忌注入静脉。

【用法与用量】 (1)表面麻醉　有效浓度为0.5%～2%。

(2)神经阻滞　用0.2%～0.5%溶液，常与利多卡因合用。

(3)耳鼻喉科　用1%～2%溶液，黏膜表面麻醉总量不超过20 ml。

【制剂与规格】 盐酸丁卡因注射剂：50 mg。

其余内容参阅第二章第三节。

盐酸达克罗宁[医保(乙)]

Dyclonine Hydrochloride

【适应证】 ①用于皮肤止痛、止痒、杀菌。②用于烧伤、擦伤、虫咬伤、痔瘘、溃疡、褥疮换药的止痛止痒及喉镜、气管镜、膀胱镜检查前的麻醉准备。③用于上消化道内镜检查时的喉头麻醉和润滑，同时祛除腔道内泡沫，使视野清晰。

【药理】 (1)药效学　局部麻醉作用较持久，毒性较普鲁卡因低。对黏膜穿透力强，作用迅速，可做表面麻醉。滴眼后不致引起瞳孔缩小或扩大，与其他麻醉药无交叉过敏反应。

(2)药动学　本药起效快，黏膜局部应用2～10分钟起效，可维持2～4小时。

【不良反应】 (1)本品可能有轻度刺激或刺痛，敏感者罕见。本品低毒，变态反应亦少见，如发生变态反应可有荨麻疹、肿胀和水肿等。

(2)超剂量的达克罗宁或迅速吸收可能带来全身毒性反应，包括中枢神经系统的不良反应。中枢神经系统的不良反应可包括兴奋和(或)抑制、神经质、头晕、视物模糊、昏睡、震颤等，甚至引起心跳、脉搏停止。

【注意事项】 ①不能作浸润麻醉。②有药物过敏史者慎用。③本品对妊娠期妇女及胎儿的安全性未明，故妊娠期妇女慎用。

【用法与用量】 (1)0.5%～1%溶液　作为喷雾剂，用于支气管镜、食管镜等检查前黏膜麻醉。

(2)1%软膏或乳膏　涂布伤口，用以止痛或止痒。

(3)饱和溶液(1∶50)　对浅、深度烧伤创面，喷药后15分钟痛觉迟钝，继喷以80%乙醇配制的其他烧伤药，止痛作用可维持2小时。

【制剂与规格】 盐酸达克罗宁胶浆：10 ml∶100 mg。

其余内容参阅第二章第三节。

盐酸可卡因[药典(二)]

Cocaine Hydrochloride

【适应证】 用于表面麻醉，现已少用。

【药理】 (1)药效学　局部给药后可阻断神经冲动的产生和传导。麻醉效能、毒性均比盐酸普鲁卡因强4倍。有较强的收缩血管作用，起效快，渗透性差，对中枢神经有兴奋作用。

(2)药动学　本品局部给药后，经所有给药部位吸收，包括口腔、喉部及鼻腔黏膜，由胆碱酯酶分解，半衰期约为1小时。

【不良反应】 有成瘾性。

【药物相互作用】 与其他局麻药应用作用相加而非协同。

【用法与用量】 表面麻醉　浓度4%～10%，按体重一次最大剂量为3 mg/kg。

【制剂与规格】 盐酸可卡因注射液：10 ml：400 mg。

第二节　鼻部用药

一、血管收缩药

盐酸麻黄碱[药典(二);基;医保(甲)]

Ephedrine Hydrochloride

【适应证】 用于急、慢性鼻炎、鼻窦炎，缓解鼻黏膜充血肿胀引起的鼻塞，减少鼻腔分泌物。也用于鼻出血辅助治疗。

【药理】 本品通过激动α受体引起血管收缩，从而减少鼻腔黏膜容积。其血管收缩作用比较持久而缓和，对鼻黏膜上皮纤毛活动影响少，改善鼻腔通气，促进鼻窦引流，并可减轻局部炎症。

【不良反应】 (1)偶有鼻刺痛感、烧灼感等局部刺激症状。

(2)高浓度、频繁和长期使用，对鼻黏膜有损害作用，长期使用可致药物性鼻炎。

(3)偶有患者使用后出现血压升高。

【注意事项】 ①不宜长期使用，建议使用5～7天。②妊娠期妇女慎用。

【用法与用量】 滴鼻或喷入鼻腔　成人用1%溶液，一日3次，一次3～4滴；止血用2%的溶液。

【儿科用法与用量】 浓度0.5%，一次3～4滴，一日3次。

【儿科注意事项】 不宜长期使用。

【制剂与规格】 盐酸麻黄碱滴鼻液：1%。

盐酸麻黄碱注射剂：1 ml：30 mg。

盐酸羟甲唑啉[医保(乙)]

Oxymetazoline Hydrochloride

【适应证】 ①急慢性上呼吸道感染，如急性鼻炎、慢性单纯性鼻炎、急慢性鼻窦炎等。②变态反应性鼻炎(过敏性鼻炎)、鼻息肉。③气压损伤性病变，如航空性鼻窦炎、航空性中耳炎。④其他疾病：如鼻出血、鼻阻塞、打鼾和其他鼻阻塞疾病。

【药理】 (1)药效学　本品为咪唑啉类衍生物，是α_1肾上腺素受体激动药，具有良好的外周血管收缩作用，直接激动血管α_1受体而引起鼻腔黏膜血管收缩的作用，从而减轻炎症所致的充血和水肿。

(2)药动学　本药经鼻给药后可经鼻黏膜吸收，局部起效迅速(1～5分钟)，作用可持续8～12小时。经鼻给药后72小时，给药量的30%以原形经肾脏排出，10%原形药物随粪便排出。原形药物的消除半衰期为5～8小时。

【不良反应】 (1)喷雾过频易致反跳性鼻充血，久用可致药物性鼻炎。

(2)少数人有轻微烧灼感，针刺感、鼻黏膜干燥以及头痛、头晕、心率加快等反应。

(3)罕见过敏反应。

【禁忌证】 (1)对本品过敏者禁用。

(2)接受单胺氧化酶(MAO)抑制药治疗的患者禁用。

(3)妊娠期妇女及2岁以下小儿禁用。

【注意事项】 (1)高血压、冠心病、甲状腺功能亢进以及糖尿病患者慎用。哺乳期妇女用药无确切安全评价资料，慎用。

(2)本品不适用于萎缩性鼻炎、干燥性鼻炎。

(3)儿童必须在成人监护下使用。

(4)如使用过量或发生严重不良反应时应立即就医。

【用法与用量】 每揿定量为0.065 ml。将1/4喷头伸入鼻孔内，揿压喷鼻。成人，一次一侧1～3喷，早晨和睡前各1次，连续使用不得超过7日。若需长时间用药，可采用每连续使用7日后停药几日再使用的间断性用药方式。

【儿科用法与用量】 2～6岁使用0.0125%浓度，6岁以上使用0.025%浓度：一次一侧1～3喷，一日2次。

【儿科注意事项】(1)用7日停2日。

(2)不宜长期使用。

【制剂与规格】盐酸羟甲唑啉滴鼻剂:(1)10 ml∶5 mg;(2)5 ml∶2.5 mg;(3)3 ml∶1.5 mg。

盐酸去氧肾上腺素[药典(二);医保(乙)]

Phenylephrine Hydrochloride

【适应证】用于急、慢性鼻炎和鼻窦炎,也可用于鼻出血。

【药理】(1)药效学　本品为α肾上腺受体激动药,为直接作用于受体的拟交感胺类药,但有时也间接通过促进去甲肾上腺素自贮存部位释放而生效。引起黏膜血管收缩,本品收缩血管的作用比肾上腺素或麻黄碱为长,治疗剂量很少引起中枢神经系统兴奋作用。作为血管收缩药加入局麻药液可减慢后者的吸收,从而局限局麻的范围并延长其时效。

(2)药动学　皮下注射后,升压作用10～15分钟起效,持续50～60分钟;肌内注射10～15分钟起效,持续30～120分钟;静脉注射立即起效,持续15～20分钟。

【不良反应】可引起高血压伴头痛、呕吐、心悸、头脑发胀。可能引起用药部位刺激和不适。

【禁忌证】妊娠后期禁用。

【注意事项】(1)对其他拟交感胺如苯丙胺、麻黄碱、肾上腺素、异丙肾上腺素、去甲肾上腺素、奥西那林、间羟异丙肾上腺素过敏者,可能对本品也异常敏感。

(2)妊娠期妇女在非必要时应避免使用。

(3)婴儿不宜应用。

(4)老年患者、糖尿病患者慎用。

【给药说明】与单胺氧化酶(MAO)抑制药同用,可使本品的升压作用增强,在使用MAO抑制药后14日内禁用本品。

【用法与用量】①滴鼻　0.25%～0.5%溶液,每侧鼻孔一次1～2滴,一日4次;②检查或手术用　0.5%～1%溶液。

【制剂与规格】盐酸去氧肾上腺素注射剂:1 ml∶10 mg。

赛洛唑啉[医保(乙)]

Xylometazoline

【适应证】用于减轻急慢性鼻炎、鼻窦炎、过敏性鼻炎等所致的鼻塞症状。

【药理】(1)药效学　本品为咪唑啉类衍生物,具有直接激动血管α_1受体而引起血管收缩的作用,从而减轻炎症所致的充血和水肿。

(2)药动学　本品滴鼻后可从鼻黏膜和消化道吸收,局部作用与5～10分钟起效。单次给药作用可持续5～6小时,随后,鼻黏膜血管有不同程度反跳扩张,鼻塞再度出现。

【不良反应】(1)滴药过频易致反跳性鼻充血,久用可致药物性鼻炎。

(2)少数人有一过性的轻微烧灼感,针刺感、鼻黏膜干燥以及头痛、头晕、心率加快等反应。

【禁忌证】(1)对本品过敏者禁用。

(2)2岁以下小儿禁用。

(3)萎缩性鼻炎患者和鼻腔干燥者禁用。

【注意事项】(1)妊娠期妇女、冠心病、高血压、甲状腺功能亢进、糖尿病、闭角型青光眼患者慎用。

(2)如使用过量或发生严重不良反应时应立即就医。

(3)儿童必须在成人监护下使用。

【给药说明】(1)使用本品时不能同时使用其他滴鼻剂。

(2)如正在服用其他药品,使用本品前请咨询医师或药师。

【用法与用量】滴鼻一次1～2滴,一日2次。连续使用不得超过7日。

【制剂与规格】赛洛唑啉滴鼻液:(1)10 ml∶5 mg(儿童用);(2)10 ml∶10 mg(成人用);(3)5 ml∶2.5 mg;(4)5 ml∶5 mg。

盐酸赛洛唑啉鼻用喷雾剂:(1)10 ml内含盐酸赛洛唑啉5 mg,每喷含盐酸赛洛唑啉0.0625 mg。

(2)10 ml内含盐酸赛洛唑啉10 mg,每喷含盐酸赛洛唑啉0.125 mg。

(3)10 ml∶5 mg,总喷次130次,每喷喷量70 mg。

(4)10 ml∶10 mg,总喷次63次,每喷喷量140 mg。

二、鼻用抗过敏药

盐酸左卡巴斯汀[医保(乙)]

Levocabastine Hydrochlotide

【适应证】季节性及常年性变应性鼻炎,用于消除或缓解过敏性鼻炎的症状。

【药理】(1)药效学　本品为强效、速效和具有高度选择性的组胺H_1受体拮抗药。与H_1受体的亲和力大于组胺,可消除组胺与H_1受体而产生的过敏症状。本品无中枢镇静作用，对精神运动活动无影响，不影响用药者驾驶和操作机器的能力。

(2)药动学　用于鼻部，几乎立即起效，消除变应性鼻炎的打喷嚏、鼻痒、流鼻涕等症状，可持续数小时。鼻内每喷一次，大约有30～40 μg盐酸左卡巴斯汀被吸收，并主要以原形药的形式由尿排出(约为吸收量的70%)。盐酸左卡巴斯汀的血浆半衰期为35～40小时。通过对哺乳期妇女的唾液和乳汁中盐酸左卡巴斯汀浓度测定可知，母亲鼻部用药后，婴儿每天接受的盐酸左卡巴斯汀不超过3.5 μg。故哺乳期妇女使用盐酸左卡巴斯汀鼻喷剂是安全的。

【不良反应】　偶有一过性轻微的局部刺激症状，如鼻刺痛和烧灼感；偶见轻微头痛、嗜睡及口干。

【禁忌证】　对本品过敏者禁用。

【注意事项】　(1)盐酸左卡巴斯汀由肾脏排泄，肾功能不全者或肾功能损害时慎用。

(2)妊娠期妇女及12岁以下儿童慎用。

【给药说明】　盐酸左卡巴斯汀鼻喷剂为微悬浮液，用前需摇匀。第一次喷药前，使气雾泵源充满，直至能很好地喷出气雾，然后再开始使用。患者在用药前必须清理鼻道，喷药时将药物吸入。

【用法与用量】　成人　常规剂量每鼻孔每次喷两下，一日2次。也可增加至每次每鼻孔喷2下，一日3～4次。连续用药直至症状消除。

【儿科用法与用量】　一次一侧2喷，一日2次。

【制剂与规格】　盐酸左卡巴斯汀鼻喷雾剂：10 ml：5 mg。

盐酸氮䓬斯汀[药典(二)；医保(乙)]

Azelastine Hydrochloride

【适应证】　本药鼻喷剂可用于预防和治疗季节性过敏性鼻炎(包括花粉症)及常年性过敏性鼻炎。

【药理】　(1)药效学　本品为H_1受体拮抗药，并能稳定肥大细胞膜，从而抑制炎性介质从肥大细胞释放，拮抗多种炎性介质如白三烯、血小板活化因子等，还可抑制嗜酸粒细胞的浸润，从多渠道发挥抗组胺作用。

(2)药动学　应用本品每鼻孔1喷，一日2次，约0.56 mg，正常人本品的血药浓度约0.27 ng/ml，其活性代谢产物*N*-去甲氮䓬斯汀在定量的限量或低于定量的水平可以被检测到(0.12 ng/ml)。

【不良反应】　少数患者喷药时会产生鼻黏膜刺激，个别患者出现鼻出血。若给药方法不正确，用药时会有苦味的感觉，偶尔会产生恶心症状。

【禁忌证】　(1)对盐酸氮䓬斯汀、依地酸高度敏感的患者禁用。

(2)妊娠期妇女不推荐使用本品；哺乳期妇女禁用。

(3)5岁及5岁以下儿童不推荐使用。

【注意事项】　本品应避免与酒精或其他中枢抑制药物同时使用。

【药物相互作用】　未发现与其他药物有相互作用。

【用法与用量】　一次每鼻孔1喷，一日2次，或遵医嘱。可用至症状消除，但不能连续使用超过6个月。

【儿科用法与用量】　6岁以上，1喷/鼻孔，早晚各1次，每日2次。

【儿科注意事项】　6岁以上使用。

【制剂与规格】　盐酸氮䓬斯汀片：(1)1 mg；(2)2 mg。

盐酸氮䓬斯汀鼻喷剂：(1)10 ml：10 mg，70喷，每喷0.14 mg；(2)10 ml：100 mg，140喷，每喷0.07 mg。

其余内容参阅第十四章第一节。

富马酸酮替芬[药典(二)；医保(乙)]

Fumarate Ketotifen

【适应证】　本品用于季节性和常年性变应性鼻炎。

【药理】　本品具有很强的组胺H_1受体拮抗作用和抑制过敏反应介质释放的作用，能明显减轻鼻黏膜水肿，从而使过敏性鼻炎的鼻痒、喷嚏、流鼻涕和鼻塞等症状减轻或消失，本品不改变分泌物的性质，不影响黏液纤毛运动。

【禁忌证】　车辆驾驶员，机械操作者，高空作业者禁用。

【用法与用量】　滴鼻：每次1～3滴，一日1～3次。

【制剂与规格】　富马酸酮替酚片剂(胶囊剂)1 mg(按$C_{19}H_{19}NOS$计)。

富马酸酮替酚滴鼻液：10 ml：15 mg(按$C_{19}H_{19}NOS$计)。

富马酸酮替酚口服溶液剂：5 ml：1 mg(按$C_{19}H_{19}NOS$计)。

富马酸酮替酚鼻腔喷雾剂：15 ml：16.7 mg。

其余内容参阅第十四章第三节。

丙酸倍氯米松[药典(二)；医保(甲、乙)]

Beclomethasone Dipropionate

【适应证】　本品用于常年性变应性鼻炎和季节性变应性鼻炎及血管运动性鼻炎；亦用于鼻息肉手术后，预防息肉的再生。

【药理】 (1)药效学　本品是一种强效局部用糖皮质激素,在鼻腔内呈现强有力的抗炎作用,在治疗剂量下不会产生全身性副作用。它能增强内皮细胞、平滑肌细胞和溶酶体膜的稳定性,抑制免疫反应和降低抗体合成,从而使组胺等过敏活性物质的释放减少和活性降低,并能降低抗原-抗体结合时激发的酶促过程,抑制支气管收缩物质的合成和释放,抑制平滑肌的收缩反应。

(2)药动学　鼻腔给药后,鼻黏膜吸收一部分,不发生酶化-代谢反应。经鼻腔清除后,剩余的部分被吞咽,经胃肠道吸收。一次吸入 200 μg(4 揿)后的血浆浓度低于 100 pg/ml。第一次通过肝胆时,大部分药物被迅速灭活,主要通过粪便及尿排泄。

【不良反应】 少数患者可出现鼻、咽部干燥或烧灼感、喷嚏或轻微鼻出血等。极个别患者发生的鼻中隔穿孔、眼压升高或青光眼可能与使用丙酸倍氯米松鼻喷雾剂有关,长期连续吸入能导致口腔咽喉念珠菌感染(女性多于男性)及声音嘶哑。大剂量可抑制肾上腺皮质功能。

【禁忌证】 对丙酸倍氯米松过敏者禁用。

【注意事项】 (1)鼻腔和鼻窦伴有细菌感染时,应给予适当的抗菌治疗。

(2)对于采用口服类固醇治疗的患者,如肾上腺功能已有损害时,若改用本品,要注意垂体-肾上腺系统的完全复原。

(3)对于过量食用糖皮质激素的患者、糖皮质激素的高过敏性患者及近期口服类固醇的患者可能会产生全身性反应。

(4)虽然本剂可控制季节性鼻炎的大多数症状,但当受到季节异常的变应原诱发时,用本品的同时应采用其他治疗,尤其是对眼部症状。

(5)妊娠期妇女慎用。

(6)6 岁以下儿童慎用。

【给药说明】 每次用药后漱口,不使药液残留于咽喉部。

【用法与用量】 仅用于鼻腔喷雾　成人　一日 2 次,每次每鼻孔两揿。也可采用一日 3～4 次,每次每鼻孔一揿。每日用量不可超过 8 揿(400 μg)。为达到最佳疗效,应有规律用药。最高疗效会在用药数日后达到。

【儿科用法与用量】 6 岁以上　一次一侧 2 喷,一日 2 次。

【儿科注意事项】 (1)6 岁以上使用。

(2)有鼻腔烧灼感、鼻出血。

【制剂与规格】 丙酸倍氯米松吸入气雾剂:(1)每瓶 200 揿、每揿含丙酸倍氯米松 50 μg。

(2)每瓶 200 揿、每揿含丙酸倍氯米松 80 μg。

(3)每瓶 200 揿、每揿含丙酸倍氯米松 100 μg。

(4)每瓶 200 揿、每揿含丙酸倍氯米松 200 μg。

(5)每瓶 200 揿、每揿含丙酸倍氯米松 250 μg。

(6)每瓶 80 揿、每揿含丙酸倍氯米松 250 μg。

丙酸倍氯米松吸入粉雾剂:(1)0.1 mg;(2)0.2 mg。

丙酸倍氯米松鼻喷雾剂:每揿含丙酸倍氯米松 50 μg。

丙酸倍氯米松鼻气雾剂:每瓶 200 揿、每揿含丙酸倍氯米松 50 μg。

丙酸倍氯米松乳膏剂:10 g∶2.5 mg。

其余内容参阅第九章第七节。

糠酸莫米松[医保(乙)]

Mometasone Furoate

【适应证】 本品鼻喷剂适用于治疗成人、青少年和 3～12 岁儿童的季节性或常年性过敏性鼻炎。

【药理】 本品是一种局部用糖皮质激素,发挥局部抗炎作用的剂量并不引起全身作用。临床研究表明本品减少了早期变态反应和晚期变态反应的一些标志物,包括组胺及嗜酸性阳离子蛋白水平的减少,以及嗜酸粒细胞、中性粒细胞、表皮细胞黏附蛋白的减少。

【不良反应】 在临床研究中报道与本品有关的局部不良反应(成人及青少年患者)包括鼻出血,如明显出血、带血黏液和血斑(8%)、咽炎(4%)、鼻灼热感(2%)及鼻部刺激感(2%)。这些不良反应常见于使用皮质激素类鼻喷雾剂时,鼻出血一般具有自限性,同时程度较轻,与安慰剂(5%)相比发生率较高,但与阳性对照的皮质激素(15%)相比,发生率相近或较低,其他反应均与安慰剂相当。

在小儿患者中,不良反应如头痛(3%),鼻出血(6%),鼻部刺激感(2%)及流涕(2%)均与安慰剂相当。

鼻腔吸入糠酸莫米松水合物很少发生即刻过敏反应,极少有过敏和血管性水肿的报道。

【禁忌证】 对本品及制剂基质成分过敏者和对其他糖皮质激素过敏者禁用。

【注意事项】 (1)对于涉及鼻黏膜的未经治疗的局部感染,不应使用本品。由于皮质激素具有抑制伤口愈合的作用,因而对于新近接受鼻部手术或受外伤的患者,在伤口愈合前不应使用鼻腔用皮质激素。

使用本品治疗 12 个月后未见有鼻黏膜萎缩,同时糠酸莫米松可使鼻黏膜恢复至正常组织学表现。与任何一种药物长期使用一样,对于使用本品达数月或更长时间的患者,应定期检查鼻黏膜,如果鼻咽部发生局部真菌感染，则应停用本品或需给予适当处理。持续存在鼻咽部刺激可能是停用本品的一项指征。

对于活动性或静止性呼吸道结核感染，未经处理的真菌、细菌、全身性病毒感染或眼单纯疱疹的患者慎用本品。

长期使用本品后未见下丘脑-垂体-肾上腺皮质(HPA)轴受到抑制，但对于原先长期使用全身作用皮质激素而换用本品的患者，需要注意这些患者可因停止全身用皮质激素而造成肾上腺功能不全，需经数月后，下丘脑-垂体-肾上腺皮质轴功能才得以恢复。如果这些患者出现肾上腺功能不全的症状和体征时，应恢复使用全身用皮质激素，并给予其他治疗和采取适宜措施。

(2)本品对妊娠期妇女的安全性尚未进行足够或良好的对照研究，对于妊娠期妇女需考虑用药的利弊，慎重使用。尚不知局部使用糖皮质激素是否可以从乳汁中排出。对于哺乳期妇女使用本品需权衡利弊，谨慎使用。

(3)由于本品的全身生物利用度可忽略不计，因而发生药物过量时，除观察外不需任何治疗，恢复后可重新使用适宜剂量的药物。吸入或口服过量的皮质类固醇对下丘脑-垂体-肾上腺的功能有抑制作用。

【药物相互作用】 本品与氯雷他定合用，对氯雷他定及其主要代谢物的血浆浓度未见明显影响。糠酸莫米松的血浆浓度未能检出，两药合用的耐受情况良好。

【用法与用量】 对于曾有中至重度季节性过敏性鼻炎的患者，主张在花粉季节开始前2～4周使用本品作预防性治疗。

成人(包括老年患者)和青年　用于预防和治疗的常用推荐量为每侧鼻孔2喷(每喷为50 μg)，一日1次(总量为200 μg)，症状被控制后，剂量可减至每侧鼻孔1喷(总剂量100 μg)，即能维持疗效。如果症状未被有效控制，则剂量可增至每侧鼻孔4喷(400 μg)，在症状控制后减少剂量。在首次给药后12小时即能产生明显的临床效果。

【儿科用法与用量】 3岁以上　一次一侧1喷，一日1次。

【儿科注意事项】 (1)3岁以上使用。

(2)有鼻腔烧灼感、鼻出血用。

【制剂与规格】 糠酸莫米松乳膏剂：(1)0.1%(5 g：5 mg)；(2)0.1%(10 g：10 mg)。

糠酸莫米松凝胶剂：5 g：5 ml。

糖酸莫米松洗剂：0.10%。

布地奈德[医保(乙)]

Budesonide

【适应证】 本品用于常年性变应性鼻炎和季节性变应性鼻炎、血管运动性鼻炎，亦用于鼻息肉切除术后，预防息肉的再生，对症治疗鼻息肉。

【药理】 (1)药效学　本品是一种非卤化糖皮质激素，具有抗炎、抗过敏、止痒及抗渗出的作用。在动物和人观察到，其抗炎作用与达到全身糖皮质激素作用的量相差甚大。

(2)药动学　本品溶液直接作用鼻黏膜，其生物利用率为100%，布地奈德在鼻腔中不发生局部代谢。全身吸收后绝大部分(90%)的布地奈德在肝内首次得到代谢。

【不良反应】 使用喷鼻水剂后偶尔会出现打喷嚏，也可能有鼻黏膜干燥和少量血性分泌物，停药后自行消失。由于其独特的化学特性在体内不产生蓄积现象，因而产生全身不良反应的可能性更小。

【禁忌证】 对布地奈德过敏者禁用。

【注意事项】 (1)长期使用高剂量，可能发生糖皮质激素的全身作用。

(2)治疗伴有鼻部真菌感染和疱疹的患者应谨慎。

(3)对患有肺结核的患者应特别警惕。

(4)本品不可接触眼睛，如有接触，应立即用水冲洗。

(5)美国FDA妊娠期药物安全性分级为吸入B；鼻腔给药B；口服给药C；直肠给药C。

【药物相互作用】 口服酮康唑会增加同时口服的布地奈德的血药浓度。应避免与酮康唑或其他强效的CYP3A4酶抑制药合用。

【给药说明】 每次用药后漱口，不使药液残留于咽喉部。

【用法与用量】 每天早晚、每鼻孔各喷2喷(100 μg)。若有效，可改为每天早晚、每鼻孔各喷1喷。老年患者与成人相同。

【儿科用法与用量】 6岁以上　一次一侧2喷，早晚各1次。

【儿科注意事项】 (1)6岁以上使用。

(2)晨起用药。

(3)有鼻腔烧灼感、鼻出血。

【制剂与规格】 布地奈德喷鼻剂：(1)5 ml：20 mg(0.2 mg×100喷)；(2)10 ml：10 mg(0.05 mg×200喷)；(3)20 ml：20 mg(0.1 mg×200喷)。

丙酸氟替卡松[医保(乙)]

Fluticasone Propionate

【适应证】 本品鼻喷剂可用于预防和治疗季节性

过敏性鼻炎(包括花粉症)及常年性过敏性鼻炎。

【药理】 (1)药效学　本品为糖皮质激素类药,具有较强的抗炎和抗过敏作用。其特点是与糖皮质激素受体的亲和力较高,局部抗炎作用较强。其局部抗炎作用机制尚不清楚,可能是通过抑制磷脂酶 A_2 而影响前列腺素、白三烯等炎性介质的合成,从而发挥抗炎作用。

(2)药动学　本品吸入给药的绝对生物利用度因采用的吸入装置不同而异,在12%～26%之间。

【禁忌证】 对任何种类的氟替卡松有过敏史的患者禁用。

【注意事项】 本品对妊娠期妇女的影响尚无实验资料,需慎用;哺乳期妇女及婴幼儿慎用;肺结核患者、全身性感染者、糖尿病患者及过敏体质者慎用。

【药物相互作用】 强效细胞色素 P_{450} 酶抑制药(如酮康唑、利托那韦)可抑制本品代谢,使其生物利用度及血药浓度增加,从而增加本药导致全身不良反应的危险性,如库欣综合征或反馈性下丘脑-垂体-肾上腺皮质轴抑制。

【用法与用量】 经鼻喷雾吸入　成人　每侧一次2喷(总剂量100 μg),一日1次,早晨用药为好,部分患者一日需用2次(早晚各1次)。每侧一日最大剂量不超过4喷(总剂量200 μg)。症状控制后,维持剂量为每侧一喷(50 μg),一日1次。老年患者使用本药不需作特殊的剂量调整。

【制剂与规格】 丙酸氟替卡松鼻喷雾剂:(1)50 μg×60喷;(2)50 μg×120喷。

三、鼻黏膜保护药

复方薄荷油

Compound Menthol Glycerid

【适应证】 适用于干燥性鼻炎,萎缩性鼻炎。

【药理】 薄荷脑有抑菌作用,并抑制痛觉神经。薄荷与樟脑等配成液状石蜡溶液,用于发炎黏膜,可刺激腺体分泌,减轻鼻腔干燥痂。

【禁忌证】 鼻出血24小时内禁用。

【注意事项】 对妊娠期妇女的影响尚无实验资料。

【用法与用量】 滴鼻　一日3～4次,一次2～3滴。

【制剂与规格】 复方薄荷油滴鼻剂:10 ml。

氯己定鱼肝油

Chlorhexidine Cod Liver Oil

【适应证】 用于干燥性鼻炎,萎缩性鼻炎。

【药理】 氯己定为双胍类表面活性剂型的杀菌药;维生素A是维持一切上皮组织健全所必需的物质;鱼肝油有保护黏膜、防止上皮干燥结痂的作用。

【用法与用量】 鼻腔内滴入　一日3～4次。每次2～3滴。

【制剂与规格】 氯己定鱼肝油滴鼻液:10 ml(含醋酸氯己定10 mg,薄荷油0.2 ml,乙醇0.1 ml,鱼肝油适量)。

四、腐蚀药

硝酸银

Sliver Nitrate

【适应证】 用于收敛和烧灼出血点及肉芽。

【药理】 (1)药效学　本品为消毒防腐药。具有杀菌、收敛和促进创面愈合的作用。本品作用机制是银离子与蛋白质结合,抑制酶系统,破坏细胞核,使细菌蛋白质凝固而死亡。

(2)药动学　本品几乎不吸收入体循环。作用强度与浓度和作用时间成正比。

【不良反应】 可出现局部红斑、充血、烧灼感等皮肤和黏膜刺激症状。

【注意事项】 (1)注意不可使药物流到他处,也不要在鼻中隔两侧相对处同时烧灼,以免发生鼻中隔穿孔。烧灼后可用油剂滴鼻以防局部干燥。

(2)如刺激性强烈持久应停止应用。

(3)长期应用可产生银沉着症。

(4)本品腐蚀性较强,使用时勿与健康组织接触。

(5)本品见光易析出金属银,故应避光保存。

【给药说明】 涂药前必须将创面清除干净,并施表面麻醉。

【用法与用量】 2%的具有收敛消炎作用,用于慢性咽炎淋巴滤泡增生;10%的用于鼻前庭炎皲裂;30%～50%的用于鼻黏膜烧灼止血,烧灼出血点至出现腐蚀性白膜为止。

【制剂与规格】 硝酸银软膏:0.10%。

三氯醋酸

Trichloroacetic Acid

【适应证】 鼻出血。

【药理】 本品为腐蚀收敛药。

【不良反应】 可出现局部红斑、充血、烧灼感等皮肤和黏膜刺激症状。

【禁忌证】 对本品过敏者禁用。

【注意事项】 注意不可使药物流到他处，不可在黏膜上摩擦，也不要在鼻中隔两侧相对处同时烧灼，以免发生鼻中隔穿孔。烧灼后可用油剂滴鼻以防局部干燥。

【给药说明】 涂药前必须将创面清除干净，并施表面麻醉。

【用法与用量】 表面麻醉后，用30%～50%三氯醋酸烧灼出血点至出现腐蚀性白膜为止。

铬酸(三氧化铬)

Chromic Acid

【适应证】 止血或烧灼鼻疖肿之脓头。

【药理】 为腐蚀收敛剂，其结晶用于烧灼鼻或口腔之出血点。

【不良反应】 可出现局部红斑、充血、烧灼感等黏膜刺激症状。

【禁忌证】 对本品过敏者禁用。

【注意事项】 (1)不要在鼻中隔两侧相对处同时烧灼，以免发生鼻中隔穿孔。烧灼后可用油剂滴鼻以防局部干燥。

(2)本品勿与健康组织接触。

【用法与用量】 涂患处。

五、硬化药

鱼肝油酸钠[药典(二);医保(甲)]

Sodium Morrhuate

【适应证】 用于慢性肥厚性鼻炎，血管瘤内注射及黏膜下注射止鼻出血。

【药理】 (1)药效学　本品为血管硬化剂。注射于黏膜下，可以使该局部组织产生无菌性坏死，之后逐渐被纤维结缔组织所替代。本品也有结合钙离子形成钙皂的能力和促进血小板聚集的作用，从而具有止血作用。

(2)药动学　本药静脉注射后，5分钟起效。当给予5%的溶液不足3 ml时，有20%的剂量可达到肺部。

【不良反应】 少数患者可有严重过敏反应。

【禁忌证】 (1)过敏者禁用。

(2)有深静脉血栓形成者禁用。

(3)急性感染、慢性全身性疾病、心脏功能失调的患者禁用。

【注意事项】 (1)对妊娠期妇女及哺乳期妇女有无副作用尚无实验资料。

(2)本品遇冷有固体析出，微热即溶解。

(3)注射本品可能有疼痛或发热，能自行缓解，一般不需要处理。

(4)用于鼻中隔黏膜下注射时不可双侧同时使用，以防鼻中隔穿孔。

【给药说明】 使用前应做过敏试验。用0.1%溶液0.1～0.2 ml皮内注射，并用等量氯化钠注射液做对照观察5～10分钟，周围红肿者忌用。

【用法与用量】 血管瘤内注射及黏膜下注射。

【制剂与规格】 鱼肝油酸钠注射液：(1)1 ml∶0.05 g；(2)2 ml∶0.1 g；(3)5 ml∶0.25 g；(4)10 ml∶0.5 g。

苯酚甘油

Carbolilc Acid in Glyccerine

【适应证】 用于慢性肥厚性鼻炎，鼻出血止血。

【药理】 苯酚有强腐蚀性。

【不良反应】 局部应用后可有黏膜刺激症状。

【禁忌证】 局部有感染时禁用。

【注意事项】 (1)用于鼻中隔黏膜烧灼止血时，不可两侧相对应处同时应用，以防鼻中隔穿孔。

(2)勿使本品流至健康组织处。

【用法与用量】 用卷棉子蘸少许，局部涂用。

第三节　耳部用药

氯霉素[药典(二);基;医保(甲)]

Chloramphenicol

【适应证】 氯霉素局部用于治疗由大肠埃希菌、流感杆菌、克雷伯菌属、金葡菌、溶血链球菌和其他敏感菌所致耳部表浅感染(对铜绿假单胞菌和沙雷菌属感染无效)，慢性化脓性中耳炎的发作期。所应用的制剂种类较多，其规格及适应证和用法也有所不同。

(1)氯霉素甘油滴耳液　对革兰阳性和阴性菌有抑制作用，和甘油合用可消炎、退肿。用于中耳炎和急、慢性外耳道炎。滴药前必须将耳内脓液拭净。滴耳，一次2～3滴，一日3～4次。其规格有1%、2.5%和5%。

(2)氯霉素滴耳液　用于外耳道炎、中耳炎。滴耳，一次2～3滴，一日3～4次，其浓度为5%。急性中耳炎,已排脓者可应用浓度为2.5%的药液。

(3)氯霉素硼酸(1∶4)粉剂　氯霉素和硼酸均有抑菌、消炎作用,有助于消除中耳、乳突的化脓性炎症。用于鼓膜穿孔大、分泌物较少的慢性单纯性化脓性中耳炎,急性中耳炎已排脓,也可用于乳突根治术后换药。必须严格掌握适应证,不可用于诊断尚不明确的病例。需在专科医师指导下应用。用喷粉器将药粉均匀、薄层喷于耳内,一日1次。

(4)氯霉素可的松(1∶4)粉剂　氯霉素有抑菌、消炎作用,可的松有抗炎、抗过敏作用,且易通过皮肤,特别是皮肤剥脱部位更易吸收。有助于消除黏膜水肿及炎症。用于耳内创面黏膜水肿,也可用于乳突根治术后换药。必须严格掌握适应证,不可用于诊断尚不明确的病例。需在专科医师指导下应用。用喷粉器将药粉均匀、薄层喷于耳内,一日1次。

【制剂与规格】　氯霉素片:(1)0.05 g;(2)0.125 g;(3)0.25 g。

氯霉素胶囊剂:(1)0.125 g;(2)0.25 g。

氯霉素滴耳剂:(1)5 ml∶0.125 g;(2)10 ml∶0.25 g。

氯霉素注射剂:(1)2 ml∶0.25 g;(2)1 ml∶0.125 g。

其余内容参阅第十章第六节。

盐酸金霉素[药典(二);医保(甲)]

Chlortetracyline Hydrochloride

【适应证】　用于金葡菌、化脓性链球菌、肺炎链球菌等革兰阳性菌及淋球菌、流感杆菌等革兰阴性菌所致的急性中耳炎。

【注意事项】　对一种四环素类药物过敏者,对其他四环素类药物也可发生过敏反应。

【用法与用量】　一次1～2滴,一日3次。

【制剂与规格】　盐酸金霉素软膏剂:1%。

其余内容参阅第十章第五节。

氧氟沙星[药典(二);基;医保(甲、乙)]

Ofloxacin

【适应证】　急慢性化脓性中耳炎,急性外耳道炎及鼓膜炎。

【禁忌证】　对氧氟沙星过敏者禁用。

【不良反应】　偶有短暂灼痛感。药液较凉时有引起眩晕的可能,冬季用前可用手将药捂温。

【注意事项】　滴药前须将耳内脓液拭净。疗程一般不超过4周。

【用法与用量】　侧头,患耳朝上滴耳。一日2次,一次成人6～8滴。滴药后患耳朝上耳浴5分钟。头位恢复后可用药棉拭去流出的药液。

【制剂与规格】　氧氟沙星片:(1)0.1 g;(2)0.2 g。

氧氟沙星胶囊剂:0.1 g。

氧氟沙星滴耳液:(1)5 ml∶15 mg;(2)8 ml∶24 mg。

氧氟沙星氯化钠注射剂:100 ml(氧氟沙星0.2 g∶氯化钠0.9 g)。

其余内容参阅第十章第十二节。

环丙沙星[药典(二);基;医保(甲、乙)]

Ciprofloxacin

【适应证】　用于敏感菌所致的下述感染症:中耳炎、外耳道炎、鼓膜炎、乳突腔术后感染等。

【药理】　本品具广谱抗菌作用,尤其对需氧革兰阴性杆菌的抗菌活性高,对下列细菌在体外具良好抗菌作用:肠杆菌科的大部分细菌,包括枸橼酸杆菌属、阴沟肠杆菌、产气肠杆菌、大肠埃希菌、克雷伯菌属、变形杆菌属、沙门菌属、志贺菌属、弧菌属、耶尔森菌等。常对多重耐药菌也具有抗菌活性。对青霉素耐药的淋病奈瑟菌、产酶流感杆菌和莫拉菌属均具有高度抗菌活性。对铜绿假单胞菌等假单胞菌属的大多数菌株具抗菌作用。本品对甲氧西林敏感葡萄球菌具抗菌活性,对肺炎链球菌、溶血性链球菌和粪肠球菌仅具中等抗菌活性。对沙眼衣原体、支原体、军团菌亦具良好作用,对结核杆菌和非典型分枝杆菌也有抗菌活性。对厌氧菌的抗菌活性差。环丙沙星为杀菌药,通过作用于细菌DNA螺旋酶的A亚单位,抑制DNA的合成和复制而导致细菌死亡。

【不良反应】　偶有中耳痛及瘙痒感。

【禁忌证】　对本品及喹诺酮类药过敏的患者禁用。

【注意事项】　(1)只用于滴耳。

(2)本品一般适用于中耳炎局限在中耳黏膜部位的局部治疗。若炎症已漫及鼓室周围时,除局部治疗外,应同时给予口服制剂等全身治疗。

(3)使用本品时若药温过低,可能会引起眩晕。因此,使用温度应接近体温。

(4)出现过敏症状时应立即停药。

(5)使用本品的疗程以4周为限。若继续给药时,应慎用。

【药物相互作用】　长期大量使用经局部吸收后,可产生与全身用药相同的药物相互作用,如可使茶碱类、环孢素、丙磺舒等药物的血药浓度升高，增强抗凝药华法林的抗凝作用，干扰咖啡因的代谢等。

【用法与用量】 成人　一次6～10滴，一日2～3次。点耳后进行约10分钟耳浴，根据症状适当增减滴耳次数。

【儿科用法与用量】 化脓性中耳炎、外耳道炎　一次3～5滴，一日2～3次。

【儿科注意事项】 患耳朝上，耳浴5分钟。

【制剂与规格】 环丙沙星滴耳液：(1)5 ml∶15 mg；(2)8 ml∶24 mg(按环丙沙星计)；(3)10 ml∶30 mg。

乳酸环丙沙星注射剂(按 $C_{17}H_{18}FN_3O_3$ 计)：(1)2 ml∶0.1 g；(2)5 ml∶0.1 g；(3)5 ml∶0.2 g；(4)10 ml∶0.1 g；(5)20 ml∶0.2 g。

克霉唑[药典(二)；医保(甲、乙)]

Clotrimazole

【适应证】 治疗耳道及中耳念珠菌感染等。

【药理】 (1)药效学　本品作用于真菌细胞膜，抑制细胞膜脂类的合成，使细胞膜的通透性改变，使菌体细胞内的一些物质如钾离子、磷酸、氨基酸等漏失，从而杀灭真菌。主要对表皮癣菌、毛发癣菌、曲菌、着色真菌和念珠菌等有较好的抗菌作用，对滴虫、部分细菌也有一定的杀灭作用。

(2)药动学　局部用药可穿透表皮，较少吸收至全身。

【不良反应】【禁忌证】【注意事项】 参阅"环丙沙星"。

【用法与用量】 成人　一次6～10滴，一日2～3次。滴耳后进行约10分钟耳浴，根据症状适当增减滴耳次数。

【儿科用法与用量】 霉菌性耳道炎　一次3～5滴，一日2～3次。

【儿科注意事项】 患耳朝上，耳浴5分钟。

【制剂与规格】 克霉唑喷雾剂：1.5%。

克霉唑溶液剂：1.5%。

克霉唑倍他米松乳膏剂5 g：克霉唑50 mg与二丙酸倍他米松3.215 mg(以倍他米松计2.5 mg)。

克霉唑乳膏剂：(1)1%；(2)3%。

克霉唑膜剂：50 mg。

第四节　咽喉部用药

碘[药典(二)]

Iodine

【适应证】 用于咽喉部黏膜急慢性炎症。

【药理】 本品为消毒防腐剂，作用于氨基酸上的氨基、巯基、酚基，直接卤化菌体蛋白质，干扰氨基酸合成，降低脂质膜流动性等，从而使微生物死亡。

【用法与用量】 急慢性咽峡炎时用1%～2%碘甘油咽部黏膜表面涂布，一日1～2次。

其余内容参阅第十九章。

西地碘[药典(二)]

Cydiodine

【适应证】 用于治疗慢性咽喉炎、白色念珠菌感染性口炎、口腔溃疡、慢性牙龈炎、牙周炎症以及糜烂型扁平苔藓等。

【药理】 本品为口腔、咽喉局部的消毒抗感染药物，在唾液作用下可迅速释放出碘分子，直接氧化和卤化菌体蛋白质，对多种微生物包括细菌繁殖体、真菌、芽孢、病毒等均有杀灭作用。临床验证结果表明西地碘片的杀菌抗感染作用可靠，并具有收敛、消除黏膜水肿、止痛作用快、清除口腔臭味、促进口腔溃疡黏膜愈合等功能，供口腔、咽喉局部用药，对口腔黏膜无刺激性。

【不良反应】 个别口腔溃疡较重者含药后可出现一过性刺激感，但不影响疗效。极少数患者可出现过敏症状，如血管神经性水肿、上呼吸道黏膜刺激症状，甚至喉头水肿引起窒息。长期应用可出现口内铜腥味、喉部烧灼感、鼻炎、皮疹等，停药后即可消退。

【禁忌证】 对碘过敏者、妊娠期妇女、哺乳期妇女。

【注意事项】 药物对检验值或诊断的影响：正在测试甲状腺吸收 ^{131}I 功能的患者，应考虑吸收的碘可能对结果造成的影响。

【用法与用量】 成人　含化一次1.5 mg，一日4.5～7.5 mg，或遵医嘱。

【制剂与规格】 西地碘含片：1.5 mg。

碘喉片

Iodine Throat Tablet

【适应证】 用于急、慢性喉炎和咽炎、扁桃体炎。

【药理】 本品可杀灭细菌、芽孢及真菌、病毒等。

【不良反应】 临床尚未发现不良反应。

【注意事项】 对碘过敏者慎用。避免长期大量服用。

【用法与用量】 含服:一次1片,每2～3小时1次。

【制剂与规格】 碘喉片:每片含碘0.65 mg,酚6 mg,薄荷脑22 mg。

薄荷喉片
Menthol Throat Tablet

【适应证】 有清凉、止痛、防腐作用,用于咽喉炎、扁桃体炎及口臭等。

【药理】 (1)药效学 本品活性成分薄荷脑,为局部刺激药。用于局部能选择性地作用于黏膜的冷觉感受器,产生冷觉反射,引起黏膜血管收缩,产生治疗作用。用于黏膜有清凉作用;用于发炎黏膜,可使血管收缩,水肿减轻。

(2)药动学 本品口服迅速从消化道吸收,经肾脏排泄。

【不良反应】 少见,偶可发生哮喘;荨麻疹和血管性水肿等变态反应。

【给药说明】 本品与铁盐和重金属配伍禁忌。

【用法与用量】 每隔0.5～1小时含1片,并徐徐咽下。

【制剂与规格】 薄荷含片:本品为复方制剂。

度米芬[药典(二)]
Domiphen Bromide

【适应证】 用于急慢性咽喉炎、扁桃体炎、鹅口疮及口腔黏膜溃疡的辅助治疗和皮肤、器械消毒等。

【药理】 本品系季铵盐类阳离子型表面活性广谱杀菌药。

【用法与用量】 含服 一次1～2片,每2～3小时1次。

【制剂与规格】 度米芬含片:0.5 mg。

度米芬滴丸剂:20 mg。

其余内容参阅第十九章。

第五节 纤毛激动药与黏液促排药

桃金娘油
Gelomyrtol Forte

【适应证】 急慢性鼻窦炎和支气管炎,也适用于支气管扩张、慢性阻塞性肺疾病、肺部真菌感染、肺结核、矽肺,可在支气管造影术后使用,以利于造影剂的排出。

【药理】 (1)药效学 本品在上、下呼吸道黏膜均能迅速发挥溶解黏液、促进分泌的作用,并可产生β拟交感神经效应,刺激黏膜纤毛运动,增强黏膜纤毛清除功能,使黏液移动速度显著增加,有助痰液排出。此外,本品具有抗炎作用,能通过减轻支气管黏膜肿胀而起到舒张支气管的作用。对细菌和真菌亦具有杀菌作用。经持久用药后,呼吸道的慢性炎症可被改善或治愈。

(2)药动学 本药具有亲脂性,口服后经小肠吸收,经呼吸道排出。部分也可在体内被降解成羧酸或被水解,与葡萄糖醛酸结合后随尿排出。

【不良反应】 本品即使在使用大剂量时亦极少发生不良反应。

【给药说明】 用于口服,本品适宜在餐前30分钟用较多的凉开水送服。本胶囊不宜打开或嚼破后服用。

【用法与用量】 口服 成人 ①急性疾病者,一次1粒,一日3次。②慢性疾病者,一次1粒,一日2次。③功能性鼻内镜手术后治疗,一次1粒,一日3次,3～4周以上。最后一次剂量可在晚上临睡前服用,利于夜间休息。

【儿科用法与用量】 4～10岁 口服 一次1粒,一日3次。

【儿科注意事项】 饭前吞服可能出现胃部不适。

【制剂与规格】 标准桃金娘油胶囊:(1)300 mg(成人装);(2)120 mg(儿童装)。

盐酸氨溴索[药典(二);基;医保(甲、乙)]
Ambroxol Hydrochloride

【适应证】 适用于伴痰液分泌不正常及排痰功能不良的急性、慢性呼吸道疾病(例如慢性支气管炎急性加重、喘息性支气管炎、支气管扩张及气管哮喘的祛痰治疗)。术后肺部并发症的预防性治疗。早产儿及新生儿婴儿呼吸窘迫综合征(IRDS)的治疗。

【药理】 (1)药效学 本品为溴己新在人体内的代谢产物,作用较溴己新强。能促进呼吸道黏膜浆液腺的分泌,减少黏液腺分泌,减少和断裂痰液中的黏多糖纤维,使痰液黏度降低,痰液变薄;本药还可促进肺表面活性物质的分泌,增强支气管纤毛运动,使痰液易于咳出。

(2)药动学 本品口服完全迅速完全吸收,达峰时间为0.5～3小时,主要分布于肺、肝、肾。本药可进入脑脊液，也可透过胎盘屏障，血浆蛋白结合率为90%。口服生物利用度为70%～80%，主要经肝脏代谢，90%的代谢产物及少于10%的药物原形药从肾脏清除。

【给药说明】 本品应在餐后服用。

【用法与用量】 成人　一次30～60 mg，一日2次。

【儿科用法与用量】 口服　一日1.2～1.6 mg/kg，分3次。

静脉注射　一次15 mg，一日2次。

6岁以下一次7.5 mg。

【制剂与规格】 盐酸氨溴索片：(1)30 mg；(2)60 mg。

盐酸氨溴索胶囊剂：(1)30 mg；(2)60 mg。

盐酸氨溴索缓释胶囊：(1)25 mg；(2)75 mg。

盐酸氨溴索口服液：(1)2.5 ml：7.5 mg；(2)5 ml：15 mg；(3)10 ml：30 mg；(4)60 ml：180 mg；(5)100 ml：0.3 g；(6)100 ml：0.6 g；(7)50 ml：0.3 g。

盐酸氨溴索糖浆液：(1)100 ml：0.6 g；(2)60 ml：0.36 g。

盐酸氨溴索注射液：(1)1 ml：7.5 mg；(2)2 ml：15 mg；(3)4 ml：30 mg。

其余内容参阅第五章第二节。

α-糜蛋白酶[药典(二)；医保(乙)]

α-Chymotrypsin

【适应证】 用于创伤或手术后伤口愈合、抗炎，防止局部水肿、积血、扭伤血肿；治疗中耳炎、鼻炎等。喉气管炎排痰困难者。

【药理】 本品为牛胰脏中分离提取的一种蛋白分解酶，可促进血凝块、脓性分泌物及坏死组织等的液化清除。

【不良反应】 ①鼓室内注射偶有眩晕及(或)耳鸣反应，多为暂时性。②偶有过敏反应者。

【用法与用量】 (1)鼓室内注射　配制成0.5～1 mg/2 ml注射液经鼓膜穿刺注入，以稀释并溶解鼓室内黏液。

(2)雾化吸入　糜蛋白酶2～5 mg，溶于氯化钠注射液20～40 ml，雾化(超声或蒸汽)吸入，一日2次。

【制剂与规格】 注射用糜蛋白酶：(1)800 U；(2)4000 U。

第二十八章　口腔科用药

口腔科临床用药分为全身用药和局部用药。前者根据疾病的性质，选择合适的全身用药；后者的临床用药有其特殊性，具有给药方便、用药量小、局部药物浓度高、能降低全身用药所致药物不良反应的优点，因此，局部用药在口腔疾病治疗中发挥着重要的作用，是本章的重点内容。

本章仅叙述口腔科用药应用的特点，关于药物的药理、不良反应、禁忌证、药物相互作用、注意事项等项内容，另见有关章节。

一、局麻药和抗炎镇痛药

口腔科控制疼痛最常用的药物是局麻药。常用的方式有表面麻醉、局部浸润、神经传导阻滞等。通过麻醉药物的离子渗透作用，抑制或阻断周围神经或分支神经的冲动和传导，起到止痛的作用。

口腔表面麻醉用于黏膜破溃引起的疼痛、黏膜脱落细胞学检查、黏膜下脓肿切开、松动牙拔除、上颌窦手术前的下鼻道黏膜麻醉、咽部及舌根软腭治疗时防止患者恶心、呕吐等。可将麻醉药物溶于液体中，令患者含漱数分钟后吐出；也可加入赋形剂，如甘油、矿物油、纤维素等，混合制成凝胶或糊剂，以延长局部停留时间。在表面麻醉反复涂抹和喷雾时，要注意药量，尤其丁卡因不要过量。

表浅的浸润麻醉用于脓肿切开、外伤清创缝合、黏膜小肿物切除或取活检等手术。骨膜上浸润麻醉用于上颌前牙、上颌前磨牙、下颌前牙和乳牙的牙髓治疗、牙槽骨手术和某些牙周手术。浸润麻醉法也可用于颞下颌关节的封闭治疗。

阻滞麻醉用于牙齿的拔除、牙周手术和牙槽外科手术、牙髓治疗等。局麻药中加入 1∶10 万或 1∶20 万肾上腺素可延长麻醉时间、减少手术区出血和麻药的吸收。当单纯用黏膜下浸润或阻滞麻醉对牙髓的镇痛效果不全时，可加用牙周膜内注射法。

盐酸利多卡因[药典(二)；基；医保(甲、乙)]

Lidocaine Hydrochloride

【适应证】 用于表面麻醉、浸润麻醉和阻滞麻醉。

(1)表面麻醉　口腔大面积溃疡或糜烂、黏膜疼痛患者，极松动的乳牙拔除等。

(2)浸润麻醉　软组织手术、牙槽外科小手术、颞下颌关节封闭治疗等。

(3)阻滞麻醉　拔牙、牙槽突手术、牙周手术、牙髓治疗、原发性三叉神经痛等。

【注意事项】 (1)浸润麻醉时，注射针头不要穿过感染区或肿瘤区，以防炎症扩散和肿瘤种植；或改用阻滞麻醉。

(2)有心血管疾病的患者慎用加肾上腺素的局麻药，推入药物前应回吸，确保针头不进入血管。

【用法与用量】 (1)表面麻醉　黏膜疼痛或拔除极松动的牙齿，取医用棉球，蘸取 2%本品溶液成饱和状态，贴敷于患区表面，1 分钟后起效，约可持续 15 分钟；或用 2%本品溶液含漱，一次 10 ml，含漱 2～3 分钟，一日 3 次，餐前使用。

(2)浸润麻醉　软组织和牙槽突小手术，用 0.25%～0.5%的浓度，一次适量；拔牙、牙髓治疗、牙槽突手术、牙周治疗等，骨膜浅面注射，用1%～2%的浓度，一次0.5～2 ml。

(3)阻滞麻醉　拔牙、牙槽突手术、牙髓治疗，用2%的浓度，一次2 ml；原发性三叉神经痛，一次2%利多卡因1 ml+维生素 B_{12} 0.5 mg，封闭三叉神经分支，一周1～2次，连续5～7次。

【儿科用法与用量】 浓度0.25%，一次4～4.5 mg/kg。

【儿科注意事项】 局部注射，新生儿早产儿慎用。

【制剂与规格】 盐酸利多卡因注射液：(1)2 ml：20 mg；(2)2 ml：40 mg；(3)3.5 ml：35 mg；(4)5 ml：50 mg；(5)5 ml：100 mg；(6)10 ml：200 mg。

盐酸利多卡因注射液(溶剂用)：(1)2 ml：4 mg；(2)5 ml：10 mg。

盐酸利多卡因胶浆剂：(1)10 g：0.2 g；(2)20 g：0.4 g。

盐酸利多卡因凝胶剂：(1)10 ml：0.2 g；(2)20 ml：0.4 g。

复方盐酸阿替卡因

Compound Articaine Hydrochloride

【适应证】 用于拔牙、牙髓治疗及牙周治疗时的浸润麻醉或阻滞麻醉。

【药理】 (1)药效学　本品为酰胺类局麻药，与利多卡因相比，易在组织内扩散，局麻效能强，毒性低于利多卡因。适于浸润麻醉，可阻断沿注射部位神经纤维的传导。添加1：10万肾上腺素可延缓麻醉剂进入全身循环，手术部位出血少。在黏膜下注射后2～3分钟出现麻醉效果，可持续60分钟。动物研究中未发现致畸因素。

(2)药动学　颊黏膜注射后30分钟内，可达血药峰浓度，半衰期约110分钟。盐酸阿替卡因主要由肝脏代谢，5%～10%剂量的药物以原形方式从尿液排出。

【不良反应】 (1)患者有可能出现晕厥。

(2)用药过量或某些敏感的患者可能出现以下临床症状　①中枢神经系统：神经质、激动不安、呵欠、震颤、忧虑、眼球震颤、多语症、头痛、恶心、耳鸣。如出现以上症状，应要求患者过度呼吸，严密监视以防中枢神经抑制造成病情恶化伴发癫痫。②呼吸系统：呼吸急促，然后呼吸过缓，可能导致呼吸暂停。③心血管系统：心动过速、心动过缓、心血管抑制伴随动脉低血压，可能导致虚脱，心律失常(室性早搏、室颤)、传导阻滞(房室阻滞)。可能导致心脏停搏。

【禁忌证】 (1)严重房室传导障碍而未安置起搏器患者禁用。

(2)经治疗未控制的癫痫患者及卟啉病患者禁用。

【注意事项】 (1)4岁以下儿童慎用。

(2)本品含肾上腺素，对严重高血压、心律失常、糖尿病患者应慎用。

(3)严重肝功能不全、代谢性酸中毒、高钾血症、缺氧患者需降低使用剂量。

(4)阿替卡因极微量分泌于乳汁。麻醉结束后，可继续哺乳。

(5)老年患者可使用减半的成人剂量。

(6)运动员使用时，需注意本药的活性成分可引起兴奋剂尿检结果阳性。

【药物相互作用】 (1)与胍乙啶类药物合用，可能会导致血压大幅度升高。

(2)与挥发性卤代麻醉剂合用，可能会导致严重的室性心律失常(增加心脏反应)。

(3)与5-羟色胺和去甲肾上腺素能类抗抑郁药(如丙米嗪、西酞普兰及万拉法辛等)类抗抑郁药合用，可能会导致阵发性高血压或伴发心律失常。

(4)与非选择性或"A"型选择性单胺氧化酶抑制药(前者如苯乙肼，后者如吗氯贝胺、托洛沙酮等)类抗抑郁药合用，可能会增加肾上腺素的升压作用。

【用法与用量】 局部浸润麻醉或神经阻滞麻醉，口腔内黏膜下注射给药。

成人　在患牙近根尖处(或术区)的黏膜进针达骨膜上。注射前请抽回血以检查是否误入血管，尤其行神经阻滞麻醉时。回吸无血后，缓慢注射药液，注射速度不得超过每分钟1 ml。注射剂量必须根据手术需要酌定。对于一般性手术，通常给药剂量为0.85～1.7 ml。盐酸阿替卡因最大用量按体重不得超过7 mg/kg。

在下颌磨牙的牙髓治疗时，如局部浸润的镇痛效果不完全，可将本品约0.2～0.3 ml直接注入患牙的牙周膜间隙，以增强镇痛效果。

【儿科用法与用量】 4岁以上　1.33 mg/kg。

【儿科注意事项】 局部注射最大用量不超过5 mg/kg。

【制剂与规格】 复方盐酸阿替卡因注射液：1.7 ml：盐酸阿替卡因68 mg与肾上腺素17 μg。

盐酸普鲁卡因[药典(二)；基；医保(甲)]

Procaine Hydrochloride

【适应证】 用于表面麻醉、浸润麻醉、阻滞麻醉及封闭疗法等。

(1)表面麻醉　黏膜疼痛、极松动的乳牙拔除等。

(2)浸润麻醉　软组织手术、牙槽突小手术。

(3)阻滞麻醉　拔牙、牙槽突手术、牙周手术、牙髓治疗、原发性三叉神经痛。

(4)封闭疗法　颞下颌关节紊乱症的局部注射，以解除咀嚼肌群的痉挛和疼痛。

【不良反应】 (1)本品可有高敏反应和过敏反应，个别患者可出现高铁血红蛋白症。

(2)剂量过大，吸收速度过快或误入血管可致中毒反应。

【禁忌证】 心、肾功能不全，重症肌无力等患者禁用。

【注意事项】 (1)局部浸润和传导阻滞麻醉时，注射前请抽回血以检查是否误入血管。

(2)局部浸润和传导阻滞麻醉时，若需加肾上腺素，每毫升药液中一般加入肾上腺素 0.002～0.004 mg，总量不得超过 0.5 mg。

【用法与用量】 表面麻醉、浸润麻醉、阻滞麻醉及封闭疗法。注射液可直接使用；注射用粉针于临用前用灭菌注射用水适量溶解，制成规定浓度的溶液后使用。

(1)表面麻醉　黏膜疼痛，用 2%本品溶液含漱，一次 10 ml，一日 3 次，饭前用；松牙拔除，取医用棉球，蘸取本品溶液成饱和状态，贴敷于患牙处。

(2)浸润麻醉　软组织手术等，用 2%本品溶液，成人量一次不超过 500 mg，极限量 1.0 g。

(3)阻滞麻醉　拔牙、牙槽突手术、牙周手术、牙髓治疗等，用 2%本品溶液，一次 2 ml；原发性三叉神经痛，用 1%或 2%本品溶液，一次 2 ml。

(4)封闭疗法　颞下颌关节局部注射，用 0.5%或 1%本品溶液，一次 3～5 ml。

【制剂与规格】 盐酸普鲁卡因注射液：(1)2 ml：40 mg；(2)10 ml：100 mg；(3)20 ml：50 mg；(4)20 ml：100 mg。

注射用盐酸普鲁卡因：(1)0.15 g；(2)1 g。

盐酸丁卡因[药典(二)；医保(甲、乙)]

Tetracaine Hydrochloride

【适应证】 口腔黏膜表面麻醉。

【用法与用量】 注射液可直接使用；注射用粉针于临用前用灭菌注射用水适量溶解，制成 1%～2%的溶液后使用。

黏膜表面麻醉。取医用棉球，蘸取 1%～2%本品溶液成饱和状态，贴敷于病变局部 1～3 分钟，药效可维持 30～60 分钟。一次限量为 40 mg。

【制剂与规格】 盐酸丁卡因注射液：(1)3 ml：30 mg；(2)5 ml：50 mg；(3)10 ml：30 mg。

注射用盐酸丁卡因：(1)10 mg；(2)15 mg；(3)20 mg。

其余内容参阅第二章第三节。

盐酸甲哌卡因

Mepivacaine Hydrochloride

【适应证】 用于口腔局部浸润麻醉或神经阻滞麻醉。

【药理】 (1)药效学　本品是一种新型的酰胺类局部麻醉药。它作用于感觉及运动神经纤维，见效快，药效持续时间长，能有效阻碍神经传导。在麻醉剂中加入肾上腺素可减缓本品在人体内的运行速度，以确保麻醉时间和效果，并在一定程度上减少了用量。本品与利多卡因或普鲁卡因相比，毒性更小。

(2)药动学　本品局部注射后，迅速吸收，血药浓度达峰时间为 30 分钟。本品注射后 1～2 分钟开始见效，作用持续 45～90 分钟。总蛋白结合率为 60%～78%。可分布至全身各组织中，其中肝、肺、心及脑组织中含量最高。在肝脏中迅速代谢，一般在实施麻醉 30 小时后就能基本完成。经肾排泄，主要为代谢产物，原形不足 5%～10%。也可从胆汁中排泄，但最终经肠-肝循环通过尿液排出。消除相半衰期在成人为 1.9～3.2 小时。

【不良反应】 (1)与其他酰胺类局部麻醉剂类似，偶见惊厥、肌肉抽搐、虚脱和低血压，并可能致死。

(2)罕见正常心率减慢、一度房室传导阻滞及过敏反应。

【禁忌证】 (1)对酰胺类麻醉剂过敏者禁用。

(2)严重心血管疾病(如心肌梗死)患者或心律失常者禁用。

(3)严重肝病和肾病患者禁用。

(4)3 岁以下儿童禁用。

【注意事项】 (1)使用前必须了解患者病情，身体现况及药物过敏史。

(2)避免在已受感染或红肿的部位进行注射。

(3)注入药液前回吸以确保针头不在血管内，注射过程要缓慢，不间断。

(4)每次进行麻醉时必须准备好镇静剂(苯二氮草类安定药、巴比妥酸盐)。

(5)患者在局部感觉恢复前不能咀嚼口香糖，也不能进食。

(6)运动员慎用。

【药物相互作用】 (1)如果使用了抗抑郁镇静药，就应减少麻醉药的剂量。因为局部麻醉药和镇静药混合使用可能会产生附加的效果。

(2)应避免与以下药物合用　血管紧张剂、β受体拮抗药、抗心律失常药、麦角类催产药等。

【给药说明】 成人一次最高限量为162 mg，如果患者体重为60 kg，则相当于每公斤体重2.7 mg盐酸甲哌卡因。切忌一次用量超过300 mg。

【用法与用量】 区域注射。

成人　一次1.8～5.4 ml(3%，1～3支)，推注速度不超过每分钟1 ml。具体情况视麻醉范围及所用麻醉技术而定。一周不超过1次。

【儿科用法与用量】 浓度3%，一次0.025 ml/kg。

【儿科注意事项】 局部注射一次不超过1.8 ml，一周不超过1次。

【制剂与规格】 盐酸甲哌卡因注射液：(1)20 ml∶0.4 g；(2)1.8 ml∶54 mg。

甲哌卡因肾上腺素注射液：1.8 ml/支。

其余内容参阅第二章第三节。

双氯芬酸钠[药典(二)；医保(乙)]

Diclofenac Sodium

【适应证】 用于复发性阿弗他溃疡及扁桃体切除术后局部止痛。

【不良反应】 (1)少数患者口腔溃疡局部有一过性刺激痛，很快即可消失。

(2)偶见头晕。

【禁忌证】 (1)对本品成分及其他非甾体类抗炎药过敏者禁用。

(2)妊娠或即将妊娠患者禁用。

【制剂与规格】 双氯芬酸钠肠溶片剂：(1)25 mg；(2)50 mg。

双氯芬酸钠肠溶胶囊剂：50 ml。

双氯芬酸钠搽剂(0.1%)：(1)20 ml∶0.2 g；(2)45 ml∶0.45 g。

双氯芬酸钠凝胶剂：1%。

二、抗感染药

口腔内两大主要疾病牙周病和龋齿都是慢性感染性疾病，它们的预防和治疗都需要除去感染源，除了用机械方法去除牙菌斑、感染坏死的牙髓组织等局部治疗外，有些情况下还需要辅助使用抗感染药物；此外，口腔黏膜及软组织的感染性疾病，以及某些口腔内手术的前后也常需通过全身或局部途径使用抗感染药物。

口腔感染的局部治疗是非常重要的治疗途径。由于全身用药药物经血分布到口腔局部的浓度很低，因此许多口腔感染就无须全身用药，仅局部治疗即可。不同的抗感染药可制成溶液剂、膜剂、片剂、喷雾剂、凝胶剂等不同的剂型，以满足口腔科治疗之需。

由于口腔环境复杂，许多因素影响抗感染药物的疗效。牙菌斑生物膜因其结构的关系，使生存于其中的微生物对药物和宿主的防御机制有较高的抵抗性。因此在用药时，应先尽可能彻底地去除感染部位的微生物，如菌斑、牙石、感染坏死的牙髓组织、溃疡表面的渗出物等，使药物直接作用于感染部位并达到微生物，否则就难以达到满意的抗感染效果。

抗感染药物不宜长期使用。口腔是有菌环境，牙菌斑在牙面上不断形成，如果不定时清除菌斑，一旦停药，疾病还会复发；长期用药还易导致细菌耐药。

盐酸四环素[药典(二)；医保(甲、乙)]

Tetracycline Hydrochloride

【适应证】 用于牙周袋内的牙根表面涂布(手术时)，可促进牙周组织再生。

【药理】 低浓度的四环素有抑制胶原酶的作用。

【注意事项】 临用前，将本品用灭菌注射用水适量溶解，制成2.5%的溶液后使用。

【用法与用量】 在翻瓣手术中，根面平整后，用医用棉球蘸2.5%盐酸四环素溶液涂布牙根面1～2分钟，然后用等渗氯化钠溶液冲洗，缝合龈瓣。

【制剂与规格】 盐酸四环素片剂：(1)0.125 g；(2)0.25 g。

盐酸四环素胶囊剂：0.25 g。

注射用盐酸四环素：(1)0.125 g；(2)0.25 g；(3)0.5 g。

其余内容参阅第十章第五节。

盐酸多西环素[药典(二)；医保(甲、乙)]

Doxycycline Hydrochloride

【适应证】 用于牙周炎的辅助治疗。

【药理】 本品与其他四环素族抗生素均有抑制胶原酶(尤其是中性粒细胞产生的胶原酶)的作用。在低于抑菌浓度的剂量下(如20 mg)即可抑制胶原酶，尤其对合并糖尿病的患者效果明显。该低剂量并无抗菌作用，故长期服用不会改变牙周袋内的菌群，也不导致耐药菌的产生。

【用法与用量】 口服　首日 200 mg,以后一次100 mg,一日 1 次,连服 10～14 日。

【制剂与规格】 盐酸多西环素片按 $C_{22}H_{24}N_2O_8$ 计:(1)50 mg;(2)100 mg。

盐酸多西环素胶囊(按 $C_{22}H_{24}N_2O_8$ 计):100 mg。

其余内容参阅第十章第五节。

盐酸米诺环素[药典(二);医保(乙)]

Minocycline Hydrochloride

【适应证】 (1)中、重度牙周炎在龈下刮治后,牙周袋内放入本品,可提高疗效,减少复发。

(2)急性冠周炎在局部清洗后,盲袋内放入本药。

【药理】 将本品制成牙周袋内局部使用的缓释软膏制剂,随着基质的缓慢降解,使米诺环素缓慢释放,可使局部药物浓度保持较高且持久(一般维持 1 周)。

【不良反应】 少见放药后短时间有局部胀痛、不适,数分钟内可自动缓解。

【注意事项】 (1)一旦出现过敏征兆(瘙痒,发红,肿胀,丘疹,水泡等)即停止用药。

(2)用药前去除软垢,龈上菌斑及牙石。

(3)为了使药物充满牙周袋,需将注射器的头部轻插至牙周袋底部。

(4)注药后不得立即漱口及进食。

(5)注药时,患部可能出现一时刺激或疼痛,缓慢注药可明显减轻此症状。

【用法与用量】 将本品注入牙周袋内,直至充满,一周 1 次,连用 4 周。

【制剂与规格】 盐酸米诺环素软膏:0.5 g。

盐酸米诺环素胶囊剂(按 $C_{23}H_{27}N_3O_7$ 计):(1)50 mg;(2)100 mg。

盐酸米诺环素片(按 $C_{23}H_{27}N_3O_7$ 计):(1)50 mg;(2)100 mg。

其余内容参阅第十章第五节。

制霉菌素[医保(甲)]

Nystatin

【适应证】 用于口腔黏膜念珠菌病,如鹅口疮(雪口)、义齿性口炎、正中菱形舌、念珠菌性口角炎、念珠菌性唇炎和增殖型念珠菌感染等。

【不良反应】 有特殊味道,可能引起患者不适,出现恶心等消化道症状。

【注意事项】 (1)制霉菌素口服后胃肠道不吸收,口服治疗口腔真菌感染的效果不好。

(2)对深部真菌感染无效。

(3)治疗后症状消失且念珠菌培养阴性时可停药,停药 1 周后复查,并做念珠菌培养,视培养结果决定是否继续用药。

(4)配制含漱液或混悬液时,如无制霉菌素粉,也可用制霉菌素片经研细后使用。

【用法与用量】 (1)含服　一次 50 万 U,一日 3 次,饭后含化并咽下,连用 14～30 日。如不能耐受该药的特殊味道,或出现消化道症状,可在含化后将药吐出。

(2)含漱　取本品 250 万 U、甘油 10 ml,纯化水适量,全量使成 100 ml,振摇或搅拌均匀,制成含漱液。取上述含漱液 10 ml,含漱,让其在口腔中保留 10 分钟,然后吐出。一日 3 次,饭后含漱,连用 7～14 日。

(3)外用　取本品 500 万 U,加入鱼肝油 100 ml,搅拌均匀,制成油剂。取上述油剂适量,病灶局部涂抹,一日 3 次,连用 7～14 日。

【制剂与规格】 制霉菌素粉:150 万 U。

制霉菌素片:(1)10 万 U;(2)25 万 U;(3)50 万 U。

其余内容参阅第十章第十六节。

氟康唑[药典(二);基;医保(乙)]

Fluconazole

【适应证】 用于口腔念珠菌病口腔黏膜念珠菌感染。

【用法与用量】 口服　首次剂量 100～200 mg,以后一次 50～100 mg,一日 1 次,晚上服,连服 2～4 周。

【制剂与规格】 氟康唑片:(1)50 mg;(2)100 mg;(3)150 mg。

氟康唑胶囊:(1)50 mg;(2)100 mg;(3)150 mg。

氟康唑颗粒:(1)1 g∶50 mg;(2)2 g∶100 mg。

氟康唑注射液:(1)5 ml∶0.1 g;(2)5 ml∶0.2 g;(3)10 ml∶0.1 g。

氟康唑氯化钠注射液:(1)100 ml:氟康唑 0.1 g∶氯化钠 0.45 g;(2)100 ml:氟康唑 0.1 g∶氯化钠 0.9 g;(3)100 ml:氟康唑 0.2 g∶氯化钠 0.9 g。

其余内容参阅第十章第十六节。

克霉唑[药典(二);医保(甲、乙)]

Clotrimazole

【适应证】 用于口腔念珠菌病,最常用于真菌性口角炎。

【用法与用量】（1）克霉唑乳膏　外用，涂布于病损处，一日 4 次，饭后睡前使用。

（2）克霉唑口腔药膜　贴在病损处，一日 4 次，饭后睡前使用。

【制剂与规格】克霉唑乳膏：（1）1%；（2）3%。

克霉唑口腔药膜：4 mg。

克霉唑药膜：50 mg。

克霉唑喷雾剂：1.5%。

克霉唑溶液剂：1.5%。

咪康唑[医保(甲、乙)；基]

Miconazole

【适应证】用于念珠菌性口角炎的治疗。

【注意事项】妊娠期妇女及哺乳期妇女慎用。

【用法与用量】外用　涂布于病损处，一日 4 次，饭后睡前使用。

【制剂与规格】硝酸咪康唑胶囊剂：0.25 g。

硝酸咪康唑搽剂：2%。

阿昔洛韦[药典(二)；基；医保(甲、乙)]

Aciclovir

【适应证】用于病毒感染性口炎，如带状疱疹、疱疹性龈口炎、手足口病、疱疹性咽峡炎等。

【注意事项】涂搽本品时，应注意用防护指套或橡皮手套涂搽，以免感染身体其他部位或感染他人。

【用法与用量】（1）口服　一次 200 mg，一日 5 次，连服 7 日。

（2）外用　涂搽患处并覆盖，每次用量适中，每 3 小时 1 次，每日 6 次，连用 7 日。

【制剂与规格】阿昔洛韦片：（1）0.1 g；（2）0.2 g；（3）0.4 g。

阿昔洛韦咀嚼片：0.4 g。

阿昔洛韦颗粒：200 mg。

阿昔洛韦胶囊：200 mg。

阿昔洛韦葡萄糖注射液：（1）100 ml：阿昔洛韦 0.1 g：葡萄糖 5 g；（2）250 ml：阿昔洛韦 0.125 g：葡萄糖 12.5 g；（3）250 ml：阿昔洛韦 0.25 g：葡萄糖 12.5 g。

注射用阿昔洛韦：（1）0.25 g；（2）0.5 g。

阿昔洛韦乳膏：（1）3%；（2）5%。

泛昔洛韦[药典(二)；医保(乙)]

Famciclovir

【适应证】用于单纯疱疹、水痘、带状疱疹等。

【注意事项】肾功能不全患者应注意调整用法与用量。

【用法与用量】口服　成人每次 0.25 g，每日 3 次，连用 7 天。

【制剂与规格】泛昔洛韦片：（1）0.125 g；（2）0.25 g。

泛昔洛韦颗粒剂：0.125 g。

泛昔洛韦胶囊：0.125 g。

更昔洛韦[药典(二)；医保(乙)]

Ganciclovir

【适应证】用于单纯疱疹、水痘、带状疱疹、多形红斑、毛状白斑等。

【注意事项】绝对中性粒细胞计数少于 500 个细胞/μl 或血小板计数少于 25000 个细胞/μl 不能使用。

【用法与用量】口服　每次 1 g，每日 3 次，与食物同服。

【制剂与规格】更昔洛韦片：0.5 g。

更昔洛韦胶囊：0.25 g。

更昔洛韦氯化钠注射剂：（1）100 ml：更昔洛韦 0.5 g：氯化钠 0.9 g；（2）100 ml：更昔洛韦 0.1 g：氯化钠 0.9 g；（3）250 ml：更昔洛韦 0.25 g：氯化钠 2.25 g。

注射用更昔洛韦：（1）0.05 g；（2）0.15 g；（3）0.25 g；（4）0.5 g。

甲硝唑[药典(二)；基；医保(甲、乙)]

Metronidazole

【适应证】（1）用于牙周炎的辅助治疗。

（2）用于急性牙周脓肿、急性冠周炎。

【药理】对口腔内，尤其是牙周袋内的革兰阴性厌氧菌有很强的杀灭作用。局部制剂为细棒状，放入牙周袋后，局部药物浓度较高，龈下菌群中产黑色素拟杆菌群、牙密螺旋体、具核梭杆菌等明显减少或消失。但因不是缓释制剂，药物停留时间不长。

【不良反应】（1）放入深牙周袋当时可有轻度胀感。

（2）药物进入口内可有苦味。

【注意事项】作为牙周炎的辅助治疗，应在龈下刮治后再放本品，否则药物不易作用到细菌。急性脓肿及冠周炎也应先进行局部冲洗、排脓后再放本品。

【用法与用量】 根据牙周袋的深度和范围，用牙科镊折取药棒置于牙周袋或窦道等病变处。一次1～2cm，每1～2日1次，共放置2～3次。

【儿科用法与用量】 一次1 ml加温水50 ml稀释，一日3次含漱。

【儿科注意事项】 治疗厌氧菌感染。

【制剂与规格】 甲硝唑片：(1)0.1 g；(2)0.2 g；(3)0.25 g。

甲硝唑阴道泡腾片：0.2 g。

甲硝唑凝胶剂(0.75%)：(1)10 mg∶75 ml；(2)20 mg∶150 ml。

甲硝唑胶囊剂：(1)0.2 g；(2)0.4 g。

甲硝唑注射液：(1)10 ml∶50 mg；(2)20 ml∶100 mg；(3)250 ml∶0.5 g；(4)100 ml∶0.5 g；(5)250 ml∶1.25 g；(6)10 ml∶0.25 g。

甲硝唑葡萄糖注射液：(1)100 ml：甲硝唑0.2 g与葡萄糖5 g；(2)250 ml：甲硝唑0.5 g与葡萄糖12.5 g；(3)100 ml：甲硝唑0.5 g与葡萄糖5.0 g。

甲硝唑氯化钠注射液：(1)100 ml：甲硝唑0.5 g与氯化钠0.8 g；(2)100 ml：甲硝唑0.5 g与氯化钠0.9 g；(3)250 ml：甲硝唑0.5 g与氯化钠2.25 g；(4)250 ml：甲硝唑1.25 g与氯化钠2.0 g。

注射用甲硝唑磷酸二钠：0.915 g。

替硝唑[药典(二)；基；医保(甲、乙)]

Tinidazole

【适应证】 用于牙周炎，尤其是侵袭性牙周炎的辅助治疗。

【注意事项】 可单独服用或与阿莫西林合用。

【用法与用量】 (1)替硝唑含漱液　取本品2 ml，加入温开水50 ml稀释后含漱，约1分钟后吐弃。成人一次2 ml，一日3次；儿童用量减半。

(2)替硝唑片　口服　一次0.5 g，一日2次，首剂加倍，共服用3日。

(3)替硝唑含片　含服　一次1片，每次在口腔滞留时间为20～30分钟，一日4次，连用3～6日。

(4)替硝唑胶囊　口服　一次0.5 g，一日2次，首剂加倍，共服用3日。

【儿科用法与用量】 一次1 ml加温水50 ml稀释，一日3次含漱。

【儿科注意事项】 治疗厌氧菌感染。

【制剂与规格】 替硝唑片：0.5 g。

替硝唑含片：(1)2.5 mg；(2)5 mg。

替硝唑胶囊：(1)0.2 g；(2)0.25 g；(3)0.5 g。

替硝唑葡萄糖注射液：(1)100 ml：替硝唑0.2 g与葡萄糖5.0 g；(2)100 ml：替硝唑0.4 g与葡萄糖5.0 g；(3)200 ml：替硝唑0.4 g与葡萄糖10.0 g；(4)200 ml：替硝唑0.8 g与葡萄糖10.0 g；(5)250 ml：替硝唑0.4 g与葡萄糖12.5 g；(6)250 ml：替硝唑0.5 g与葡萄糖12.5 g。

替硝唑氯化钠注射液：(1)100 ml：替硝唑0.2 g与氯化钠0.9 g；(2)100 ml：替硝唑0.4 g与氯化钠0.9 g；(3)200 ml：替硝唑0.4 g与氯化钠1.8 g；(4)200 ml：替硝唑0.8 g与氯化钠1.8 g。

其余内容参阅第十章第十三节。

三、消毒防腐药

消毒防腐药主要用于牙髓及根管的消毒、牙髓失活、感染部位及软组织创面的清洁以及牙周病局部用药等。

当口腔发生感染，尤其是牙齿表面堆积的牙菌斑造成牙周病、龋齿、牙髓和根尖周围感染时，通常不需全身应用抗感染药物。因为全身用药，药物到达病灶局部的量和浓度很低，治疗效果难如人意；但是，口腔局部使用消毒防腐药，通过直接使病原微生物蛋白质凝固或变性，干扰细菌代谢、改变细胞膜通透性等机制，从而达到杀灭或抑制局部病原微生物的目的，一般可以取得较好的疗效。

麝香草酚

Thymol

【适应证】 (1)用于窝洞或根管消毒。

(2)用于牙本质敏感症时脱敏。

【药理】 本品防腐作用大，而刺激性小，能渗入牙本质小管内。对坏死组织有分解作用。有轻微的镇痛作用。

【用法与用量】 外用。

(1)窝洞消毒　用医用棉球蘸取本品，涂布窝洞，然后吹干。

(2)根管消毒　根管预备后，拭干根管，用棉捻蘸药，封入根管内。

(3)牙本质敏感症时脱敏　用医用棉球蘸取本品，置于敏感的牙面上，用灼热的充填器熨烫，同时嘱患者向外呵气，以免吸入麝香草酚蒸气。

【制剂与规格】 麝香草酚乙醇溶液：10 ml∶2.5 g。

丁香油

Clove Oil

【适应证】 (1)与氧化锌调合成硬糊剂，用于牙髓充血时的安抚治疗、深龋洞的垫底和窝洞暂封剂。稀糊剂可作为根管充填剂。

(2)与氧化锌及松香等调合成硬糊剂，用于牙周手术后创面的保护(牙周塞治剂)，有止痛、压迫和固定龈瓣、止血、防感染等作用。

(3)急性牙髓炎开髓后，于穿髓孔处放丁香油棉球，可迅速止痛。可放于开放引流的窝洞。

(4)化学性或机械性刺激所致的根周膜炎，可将丁香油棉捻封入根管止痛。

【药理】 本品具有良好的抗菌、抗真菌效果，而且对主要致龋菌(变形链球菌)细胞外葡聚糖的合成有很好的抑制作用，从而达到清除牙菌斑，清洁口腔，预防龋齿的作用。加之还有麻醉止痛的功效，因此被广泛用于牙科疾病的治疗。

【注意事项】 (1)用作暂封剂或开放引流药时，口腔内有药味，但能忍受。

(2)国内曾有个别文献报道丁香油引起过敏性休克。对过敏体质者慎用。

【用法与用量】 (1)急性牙髓炎开髓后的迅速止痛　于穿髓孔处放置丁香油棉球，亦可放于开放引流的窝洞。

(2)化学性或机械性刺激所致的根周膜炎的止痛　用丁香油棉捻封入根管。

(3)根管充填　与氧化锌调合成稀糊剂，作为根管充填材料使用。

(4)牙髓充血患牙的安抚治疗、近髓窝洞的垫底和窝洞暂时封闭　与氧化锌调合成硬糊剂使用。

【制剂与规格】 丁香油：20 ml。

氧化锌丁香油糊剂

Zinc Oxide Eugend Paste

【适应证】 用于间接盖髓剂。

【药理】 氧化锌有弱的防腐和缓慢的收敛作用，能保护创面。丁香油具有良好的抗菌、抗真菌及止痛的功效。两者合用，有较好的防腐、止痛和保护牙髓作用。

【用法与用量】 覆盖洞底，一次适量。

【制剂与规格】 氧化锌丁香油糊剂。①处方：氧化锌 15 g，松香粉 3 g，无水硫酸锌 1 g，麝香草酚 0.2 g，丁香油适量。②制法：粉与液均匀调成糊状，多余的可用无菌小瓶避光保存，再次使用时，若糊剂偏干，可再加丁香油调至适中。

氢氧化钙

Calcium Hydroxide

【适应证】 (1)用于直接或间接覆盖牙髓，活髓切断后可覆盖根髓的断面。

(2)根尖孔未完全形成的死髓牙(或不完全坏死)可在充分的根管预备和消毒后，以氢氧化钙糊剂充填根管，有一些牙的根尖部可继续发育完成，即“根尖诱导成形术”。

(3)可单独或与其他成分(如碘仿等)配成合剂用于根管充填，可使根尖周围的肉芽组织纤维化，防止或停止内吸收，促进牙本质和骨质的修复。

(4)近牙颈部的根管侧穿，可将氢氧化钙放于侧穿处，促使形成钙化屏障，封闭穿刺处。

【药理】 本品为强碱性(pH 9～12)，并可释放氢氧离子和钙离子。作为盖髓剂时，与其接触的牙髓组织形成一坏死层，其下方有炎症反应。过后在坏死层下方形成新的修复性牙本质(牙本质桥)，将穿髓孔或根髓断面封闭。

本品可促进牙髓细胞表达和激活碱性磷酸酶，诱导牙髓细胞分化出成牙本质细胞，并促进牙本质基质的形成。本品的强碱性有利于钙化过程，对细菌也有抑制生长作用。对于本品中的钙离子是否参与了牙本质桥的形成，尚有不同看法。

【注意事项】 使用药物时切勿加压，以免对牙髓造成新的损伤。

【用法与用量】 取适量本品置穿髓孔或根髓断面上，外封氧化锌丁香油糊剂。

【制剂与规格】 氢氧化钙糊剂。①处方：氢氧化钙 5 g，丙二醇 3 ml，纯化水 3 ml。②制法：将氢氧化钙过筛；丙二醇与水混合，分别装入灭菌小瓶中。溶液剂灌装后高压消毒 20 分钟。本品由散剂和溶液剂两部分组成，临用时调成糊剂使用。

樟脑苯酚溶液

Camphor and Phenol Solution

【适应证】 (1)用于窝洞及根管消毒。

(2)用于逆行性牙髓炎时放入牙周袋内减轻疼痛。

(3)急性根尖周围炎开放引流时，窝洞内暂时放置蘸本药的棉球。

【药理】 本品为樟脑与苯酚的混合制剂。樟脑有镇痛作用和弱的防腐作用，与苯酚合用可减轻酚的腐蚀作用，加强渗透作用。本品中苯酚是原浆毒，使细菌蛋白变性，起杀菌作用，对革兰阳性和革兰阴性菌有效。对真菌亦有杀灭作用，但对芽孢、病毒无效。本品有止痛作用。

【注意事项】 (1)本品对黏膜有强腐蚀性，可能损伤根尖组织。

(2)深龋近髓的窝洞慎用，以免刺激牙髓。

(3)用医用棉球蘸药置龋洞或根管中时，注意药液不可过多，勿加压，避免使药液流出根尖孔。

(4)颜色变成棕红色，不宜使用。

【用法与用量】 (1)窝洞及根管消毒　用医用棉球蘸药置龋洞或根管中。在根管消毒时，可以用小棉球蘸药放在根管口，用暂封剂密封3～5日；也可用消毒纸捻或棉捻蘸药封入根管内。

(2)用于减轻逆行性牙髓炎时的疼痛　用医用棉球蘸药置入牙周袋内。

【制剂与规格】 樟脑苯酚溶液：20 ml：樟脑12 g与苯酚6 g。

多聚甲醛

Paraformaldehyde

【适应证】 用于牙髓失活。

【药理】 多聚甲醛为甲醛的聚合物，在接触组织中的水分后，可缓慢释放甲醛，起到消毒杀菌和凝固组织的作用。

【注意事项】 (1)不得用于感染、坏死的根髓。

(2)对于局麻下切除冠髓、根髓尚存活力者，放多聚甲醛时不可加压，以免引起疼痛。有些病例因失活不全，可能导致残髓炎。

【用法与用量】 用本品封在牙髓创面上，封药时间约2周左右。

【制剂与规格】 多聚甲醛牙髓失活剂：3 g(多聚甲醛0.9 g，盐酸普鲁卡因0.9 g，丁香油0.6 g)。

复方硼砂溶液

Compound Borax Solution

【适应证】 用于口腔炎、咽喉炎及扁桃体炎等的消毒。

【药理】 本品具有消炎止痛作用。硼砂遇甘油生成酸性较强的甘油硼酸，再与碳酸氢钠反应，生成甘油硼酸钠，呈碱性，有除去酸性细菌分泌物作用，清洁口腔并杀菌，少量苯酚具有轻微的局部麻醉和抑菌作用。

【用法与用量】 含漱　一次10 ml，加温开水90 ml稀释后含漱，一日4次。

【制剂与规格】 复方硼砂溶液：(1)200 ml：硼砂3.0 g，碳酸氢钠3.0 g，甘油7.0 ml，液化苯酚0.6 ml；(2)500 ml：硼砂7.5 g，碳酸氢钠7.5 g，甘油17.5 ml，液化苯酚1.5 ml。

碳酸氢钠[药典(二)；医保(甲)]

Sodium Bicarbonate

【适应证】 (1)用于口腔黏膜念珠菌感染。

(2)用于预防及抑制义齿或奶瓶等表面真菌生长。

(3)用于口腔、颜面部等酸性物质或有机溶剂灼伤。

【注意事项】 碳酸氢钠溶液宜现用现配制。一般情况下可用配好的瓶装5%碳酸氢钠溶液，加注射用水适量稀释配成所需的浓度。

【用法与用量】 (1)口腔黏膜念珠菌感染　2%～4%碳酸氢钠溶液，饭后含漱，一次10 ml，一日3次。

(2)预防及抑制义齿或奶瓶表面真菌生长　2%～4%碳酸氢钠溶液，①每晚浸泡义齿；②浸泡奶瓶、奶嘴等哺乳用具。

(3)洗涤母亲的乳头　4%碳酸氢钠溶液，哺乳前洗涤母亲的乳头，再用清水洗净。

(4)口腔、颜面部酸性物质或有机溶剂灼伤　①酸性物质灼伤，1%～3%碳酸氢钠溶液，冲洗口腔黏膜、颜面皮肤等灼伤病损；②有机溶剂灼伤，5%碳酸氢钠溶液，冲洗灼伤部位。

【儿科用法与用量】 治疗口腔黏膜念珠菌　3%～5%碳酸氢钠溶液一次10 ml，一日3次。

【儿科注意事项】 饭后含漱。

【制剂与规格】 碳酸氢钠片：(1)0.3 g；(2)0.5 g。

碳酸氢钠注射液：(1)10 ml：0.2 g；(2)10 ml：0.5 g；(3)20 ml：1 g；(4)100 ml：5 g；(5)250 ml：12.5 g；(6)500 ml：25 g。

其余内容参阅第十六章第三节。

次氯酸钠

Sodium Hypochlorite

【适应证】 用于根管的冲洗和消毒。

【药理】 本品与水作用生成次氯酸。次氯酸分解产生新生态氧，通过氧化和抑制细菌的巯基破坏其代谢，起杀菌作用。与水生成的氢氧化钠对有机组织有较强的溶解作用，能溶解坏死的牙髓组织，起到清洗和消毒根管的效果。次氯酸钠在酸性环境下杀菌能力增强。提高溶液的温度，可增强其杀菌作用和溶解有机物碎屑的作用。次氯酸还对牙齿有漂白作用。

【注意事项】 (1)冲洗用溶液的浓度为1%～5%，浓度高时对黏膜有刺激。

(2)冲洗时不可加压，针头不可堵住根管，以免溶液超出根尖孔，损伤根尖周围组织。为了使药液达到根尖1/3处的根管，应在根管预备充分通畅后使用。

(3)冲洗用溶液应新鲜配制，避光、避热、密闭保存。

【用法与用量】 冲洗根管，一次1～2 ml，边冲洗边吸引。

【制剂与规格】 1%次氯酸钠消毒液：2500 ml∶25 g。

5%次氯酸钠消毒液：2500 ml∶125 g。

氯　胺-T

Chloramine-T

【适应证】 (1)用于根管的冲洗和消毒。

(2)用于黏膜溃疡和创面清洁。

【药理】 本品是一种具广谱杀菌能力的消毒药，对细菌繁殖体、病毒、真菌及细菌芽孢都有杀灭作用。对健康组织无刺激性。

【注意事项】 (1)水溶液宜新鲜配制，pH 9时药效最佳。

(2)与乙醇、过氧化氢禁忌配伍。

(3)8～15℃避光密闭保存。

【用法与用量】 临用前，将本品加纯化水适量稀释至规定浓度的溶液后使用。

(1)根管冲洗和消毒　常用1%～2%溶液。①感染坏死的牙髓在拔髓前可滴入少量本品，用光滑髓针或拔髓针进入根管，反复振荡；或用本品冲洗，防止将感染物推出根尖孔外。②在根管器械预备后，用2%本品冲洗根管，或用棉捻蘸本品溶液擦洗根管壁。

(2)口腔黏膜溃疡和创面的冲洗和消毒　常用0.1%～0.5%溶液。

【制剂与规格】 5%氯胺-T溶液：100 ml∶5 g。

氯己定[医保(乙)]

Chlorhexidine

【适应证】 (1)用于机械清除牙菌斑有困难者，预防和减少牙菌斑的形成，如口腔内手术前和手术后、颌间结扎患者、正畸患者、龋易感者、全身疾病(如白血病)预防发生口腔感染、弱智和残障者、刷牙不彻底者等。

(2)作为辅助用药用于义齿性口炎，也可将义齿浸泡于氯己定溶液中。

(3)用于复发性阿弗他溃疡的发作期。

(4)用于超声波洁牙前含漱1分钟或冲洗龈缘，可减少气雾中的微生物，避免诊室空气污染和减少治疗过程中的菌血症。

(5)用于牙周袋内冲洗或缓释制剂放入袋内，加强刮治的效果。

【药理】 (1)药效学　本品为消毒防腐药。某些葡萄球菌、变异链球菌、唾液链球菌、白念珠菌、大肠埃希菌和厌氧丙酸菌对本品高度敏感；嗜血链球菌中度敏感；变形杆菌属、假单胞菌属、克雷伯杆菌属和革兰阴性球菌(如韦永球菌属)低度敏感。本品对革兰阳性和阴性菌的抗菌作用，比苯扎溴铵等消毒药强。本品在血清、血液等存在时仍有效。本品的作用机制为吸附于细菌胞浆膜的渗透屏障，使细胞内容物漏出而发挥抗菌作用。低浓度有抑菌作用，高浓度则有杀菌作用。

0.12%或0.2%氯己定每天2次含漱，可显著抑制牙菌斑的形成，减少唾液中的细菌达80%，减轻牙龈的炎症。在抑制牙菌斑方面为已知各种局部用药物的金标准。长期含漱6个月，口腔细菌的敏感性略有降低，停药后可恢复，不引起耐药菌株和机会性感染。使用2年后，血尿常规、血沉等与对照组无区别，不改变口腔菌群的生态系统。口腔科主要作为含漱剂。

(2)药动学　0.2%溶液10 ml含漱后约有30%与口腔黏膜、牙齿表面和唾液蛋白结合，在8～12小时内以活化方式缓慢释出，24小时后仍能测出低浓度。

【不良反应】 (1)长期含漱可使牙齿和修复体着色。停药后，经洁治可清除牙面的色素，但树脂类充填体上的着色不易消除。舌苔也可呈黑褐色，停药后自行消失。饮茶、饮酒等可加重。

(2)味苦，含漱后可使味觉有短时的改变，停药后恢复。宜在饭后使用。

(3)少数患者用0.2%溶液含漱后有牙龈表面上皮轻度剥脱、发红、轻度不适或疼痛，停药后自愈。用0.12%溶液可避免发生此现象。

(4)长期使用可使牙石易于堆积。

【注意事项】 (1)盐酸盐不易溶解，现多用氯己定的葡萄糖酸盐。

(2)含漱可一定程度地减轻牙龈炎症，但对牙周袋内的菌群无作用，故不能替代正规的牙周治疗。

【用法与用量】 (1)葡萄糖酸氯己定含漱液 饭后含漱，成人一次 10 ml，儿童一次 5 ml，每次含漱 2～5 分钟后吐弃。

(2)稀葡萄糖酸氯己定溶液、葡萄糖酸氯己定溶液 临用前，将本品用纯化水适量稀释至规定浓度的溶液后使用。①防止或减少牙菌斑形成：0.2%溶液，一次 10 ml，含漱 1 分钟，一日 2 次；或 0.12%溶液，一次 15 ml，一日 2 次。2%溶液，涂布牙面，一日 1 次。②口腔黏膜炎：0.05%溶液，一次 10 ml，含漱 1 分钟，一日 2 次。

(3)复方氯己定地塞米松膜 用于口腔黏膜溃疡。用时先洗净手指剥去涂塑纸，取出药膜，视口腔溃疡面的大小贴于患处，一次 1 至数片，一日 4 次，连用不得超过 1 周。

【制剂与规格】 葡萄糖酸氯己定含漱液：0.008%。

葡萄糖酸氯己定溶液剂：250 ml∶50 g。

葡萄糖酸氯己定软膏剂：0.20%。

醋酸氯己定溶液剂：(1)0.05%；(2)0.02%。

醋酸氯己定软膏剂：0.5%。

复方氯己定含漱液
Compound Chlorhexidine Gargle

【适应证】 用于牙龈炎、急慢性冠周炎、口腔黏膜炎等引起的牙周脓肿、牙龈出血、牙周肿痛、牙槽部炎症、溢脓、口臭、口腔黏膜溃疡等。

【药理】 本品为复方制剂。其中所含葡萄糖酸氯己定具有广谱抗菌作用；甲硝唑具有抗厌氧菌作用。

【不良反应】 (1)偶见过敏反应或口腔黏膜浅表脱屑。

(2)长期使用能使口腔黏膜表面与牙齿着色，舌苔发黄，味觉改变。

【禁忌证】 对本品成分过敏者禁用。

【注意事项】 (1)本品连续使用不宜超过 3 个疗程。

(2)含漱时至少在口腔内停留 2～5 分钟。

(3)本品仅供含漱用，含漱后吐出，不得咽下。

(4)用时应避免接触眼睛。

(5)本品性状发生改变时禁止使用。

(6)使用本品期间，如使用其他口腔含漱液，应至少间隔 2 小时。

【用法与用量】 含漱 一次 10～20 ml，一日 2 次，早、晚于刷牙后含漱。5～10 日为一个疗程。

【儿科用法与用量】 漱口，5～10 ml/次，2 次/日。

【儿科注意事项】 含漱时在口内停留 2～5 分钟，低龄儿童可患处局部少量涂布漱口液。

仅供含漱，不得咽下。

【制剂与规格】 复方氯己定含漱液：(1)100 ml：葡萄糖酸氯己定 120 mg 与甲硝唑 20 mg；(2)150 ml：葡萄糖酸氯己定 180 mg 与甲硝唑 30 mg；(3)200 ml：葡萄糖酸氯己定 240 mg 与甲硝唑 40 mg。

地喹氯铵
Dequalinium Chloride

【适应证】 用于急性咽喉炎、慢性咽喉炎、口腔黏膜溃疡和牙龈炎。

【药理】 本品为阳离子表面活性剂，具有广谱抗菌作用，对口腔和咽喉部的常见致病细菌和真菌感染有效。

【不良反应】 (1)罕见皮疹等过敏反应。

(2)偶见恶心、胃部不适。

【禁忌证】 对本品过敏者禁用。

【注意事项】 本品应逐渐含化，勿嚼碎口服。

【用法与用量】 口含 一次 0.25～0.5 mg，每 2～3 小时 1 次，必要时可重复用药。

【儿科用法与用量】 1～2 片/次，2～3 小时/次。

【儿科注意事项】 含服，勿嚼碎咽下。

【制剂与规格】 地喹氯铵含片：0.25 mg。

地喹氯铵短杆菌素含片：地喹氯铵 0.25 g，短杆菌素 1 mg。

西吡氯铵
Cetylpyridinium Chloride

【适应证】 (1)用于口腔白念珠菌感染，减少或抑制牙菌斑形成。

(2)用于口腔日常护理及清洁口腔。

【药理】 本品为阳离子季铵化合物，作为表面活性剂，主要通过降低表面张力而抑制和杀灭细菌。体外试验结果表明本品对多种口腔致病菌和非致病菌有抑制和杀灭作用，包括白念珠菌。含漱后能减少或抑制牙菌斑的形成，具有保持口腔清洁、清除口腔异味的作用。

动物实验结果表明本品对口腔黏膜无明显刺激性。

【不良反应】 (1)可能出现皮疹等过敏反应。

(2)口腔、喉头偶可出现刺激感等症状。

【禁忌证】 对本品过敏者禁用。

【注意事项】 (1)含漱液　含漱后吐出，不得咽下。

(2)含片　①6岁以下儿童不宜使用；②本品应逐渐含化，勿嚼碎口服。

【药物相互作用】 本品为阳离子型表面活性剂，与含有阴离子型表面活性剂的药物或产品合用时，有配伍禁忌，可能降低其杀菌效果。

【用法与用量】 (1)西吡氯铵含漱液　含漱用，刷牙前后或需要使用时，一次15 ml，强力漱口1分钟，一日至少使用2次。

(2)西吡氯铵含片　口含，使其徐徐溶化，一次2 mg，一日3～4次。

【制剂与规格】 西吡氯铵含漱液：(1)200 ml∶0.2 g；(2)120 ml∶120 mg。

西吡氯铵含片：2 mg。

碘　仿

Iodoform

【适应证】 (1)用于根尖区组织有大量渗出物、叩痛经久不消的患牙。

(2)用于干槽症、脓腔以及术后的死腔填塞。

(3)用于砷制剂引起的牙龈或根尖区组织坏死。

(4)用于根尖周围的化学性坏死。

【药理】 本品具有消毒、杀菌、收敛和止痛作用。实验研究表明，碘仿糊剂对需氧菌和厌氧菌均有较好的抑制作用和杀灭作用，尤其是厌氧菌作用更强。在当前认为牙髓病和尖周病是需氧菌及厌氧菌的混合感染，应用碘仿糊剂治疗，无疑是针对性措施。本品对组织无刺激作用，并能吸收渗出液，使创面干燥，还能促进肉芽组织新生和创口愈合。

【注意事项】 (1)避光、密闭保存。久贮可使碘逐渐释放，色泽呈灰黄，效果减退。

(2)与碱类、氧化剂、铅、银、汞、铁等盐类为配伍禁忌。

【用法与用量】 (1)根尖区组织有大量渗出物、叩痛经久不消的患牙　棉捻蘸碘仿糊封入根管中，或将糊剂直接封入根管中，留置10～14日。

(2)干槽症、脓腔以及术后的死腔　碘仿纱条填塞，留置，也可隔数日至1周后换药。

(3)砷制剂引起的牙龈或根尖区组织坏死　碘仿糊敷于坏死的牙龈处。

(4)根尖周围的化学性坏死　碘仿糊封入根管中。

【制剂与规格】 碘仿糊：碘仿3.0 g，氧化锌3.1 g，凡士林3.7 g，丁香油0.2 ml。

碘仿纱条：(1)碘仿100 g，乙醇500 ml，甘油500 ml，乙醚500 ml；(2)碘仿100 g，纯化水300 ml。

碘甘油[药典(二)]

Iodine Glycerine

【适应证】 用于牙龈炎、牙周炎及冠周炎等。

【药理】 本品具有防腐、收敛和轻微腐蚀作用。其中的碘能氧化细胞质的活性基团，并与蛋白质的氨基结合，使之变性，从而杀死细菌。本品对细菌、真菌、病毒均有杀灭作用。

【不良反应】 偶见过敏反应和皮炎。

【禁忌证】 (1)对本品过敏者禁用。

(2)美国FDA妊娠期药物安全性分级为口服给药X。

【注意事项】 (1)新生儿慎用。

(2)本品仅供口腔局部使用。如误服中毒，应立即用淀粉糊或米汤灌胃，并送医院救治。

(3)用药部位如有烧灼感、瘙痒、红肿等情况应停药，并将局部药物洗净。

(4)如果连续使用5日无效，应去医院就诊。

【药物相互作用】 不得与碱、生物碱、水合氯醛、苯酚、硫代硫酸钠、淀粉、鞣酸同用或接触。

【用法与用量】 用等渗氯化钠溶液冲洗牙周袋(龈袋)，擦干后，用探针蘸药液送入牙周袋(龈袋)内，然后用干的医用棉球擦去多余药液，避免刺激邻近黏膜组织。

【儿科用法与用量】 外用，棉签蘸取少量涂患处，2～4次/日。

【儿科注意事项】 新生儿慎用，仅口腔局部使用。

【制剂与规格】 碘甘油：(1)1%；(2)100 ml。

复方碘甘油

Glycerinum Iodi Compositus

【适应证】 (1)用于冠周炎、牙龈乳头炎、牙周炎以及牙龈炎等。

(2)用于慢性牙槽脓肿或牙周脓肿的瘘管通过法，腐蚀瘘管内上皮，促进愈合。

【禁忌证】 对碘过敏者禁用。

【用法与用量】 洁治或刮治后，用等渗氯化钠溶液或过氧化氢溶液冲洗牙周袋(或冠周炎盲袋)，拭干后，用牙科镊子尖或探针蘸取少许药液，送入袋内深处，用医用棉球擦去多余外溢的药液，以免烧灼黏膜。

【制剂与规格】 复方碘甘油：10 ml：碘 125 mg（碘化钾 250 mg，薄荷油 0.04 ml，乙醇 0.4 ml，纯化水 0.25 ml，甘油适量）。

西地碘

Cydiodine

【适应证】 用于慢性咽喉炎、白念珠菌感染性口炎、口腔黏膜溃疡、慢性牙龈炎、牙周炎及糜烂型扁平苔藓等。

【药理】 本品系将碘利用分子分散技术制成的氧化分子态西地碘，在唾液作用下迅速释放碘分子可直接氧化和卤化菌体蛋白质，对多种细菌繁殖体、真菌、芽孢、病毒等均有杀灭作用。

临床验证结果表明，西地碘片的杀菌抗感染作用可靠，并具有收敛，消除黏膜水肿，止痛作用快、清除口腔臭味，促进口腔溃疡黏膜愈合等功能，供口腔、咽喉局部用药，对口腔黏膜无刺激性。

【不良反应】 (1)个别口腔溃疡较重患者含药后可出现一过性刺激感，但不影响疗效。

(2)极少数患者可出现过敏症状，在用药后立即或几小时后发生血管神经性水肿、上呼吸道黏膜刺激症状，甚至喉头水肿引起窒息；偶见皮疹、皮肤瘙痒等过敏反应。

(3)长期应用可出现口内铜腥味、喉部烧灼感、鼻炎、皮疹等；长期含服可导致舌苔染色，停药后可消失。

【禁忌证】 (1)对本品过敏者或对其他碘制剂过敏者禁用。

(2)妊娠期妇女及哺乳期妇女禁用。

【注意事项】 (1)甲状腺疾病患者慎用。

(2)连续使用 5 日症状未见缓解应停药就医。

【用法与用量】 口含，一次 1.5 mg，一日 3～5 次。慢性口腔溃疡 1 周为 1 个疗程；慢性咽喉炎等 2～4 周为 1 个疗程。

【制剂与规格】 西地碘片：1.5 mg。

聚维酮碘[药典(二)]

Povidone Iodine

【适应证】 (1)用于口腔炎，咽喉炎，口腔溃疡，牙周炎、冠周炎等口腔疾病。

(2)用于口腔手术前的消毒，以及日常的口腔消毒保健。

【禁忌证】 (1)对本品及其他碘制剂过敏者禁用。

(2)美国 FDA 妊娠期药物安全性分级为局部/皮肤外用 D。

【用法与用量】 临用前，将本品用纯化水适量稀释至规定浓度的溶液后使用。

(1)口腔炎，咽喉炎，口腔溃疡，牙周炎、冠周炎等 ①外用：1%溶液，直接涂于患处，一日 1 次，为了治疗重症或为了强化治疗，也可增加为一日 2 次，一般疗程为 5～14 日；②含漱：0.5%溶液，一次 10 ml，饭后含漱 1 分钟，一日 3 次。

(2)牙周袋内冲洗　1%溶液，直接用于牙周袋内冲洗，也可放在超声洁牙机附带的冲洗药盒内，在洁治的同时冲洗牙周袋。

(3)口腔手术前消毒　0.5%溶液，涂搽皮肤 2 次。

(4)义齿消毒　将义齿浸泡于 0.05%溶液中。

【制剂与规格】 聚维酮碘软膏剂：1.0 g：1 g。

聚维酮碘凝胶剂：(1)5 g：0.25 g；(2)5 g：0.5 g。

聚维酮碘溶液：(1)5% 100 ml；(2)5% 500 ml；(3)1% 500 ml；(4)0.5% 60 ml。

过氧化氢[药典(二)；医保(乙)]

Hydrogen Peroxide

【适应证】 (1)用于口腔厌氧菌感染、口腔黏膜感染和坏死、牙周炎、坏死溃疡性龈炎/龈口炎、冠周炎、干槽症，以及感染根管的冲洗。

(2)用于根管冲洗。

(3)用于顽固性的局限性龈缘充血，反复牙周基础治疗后消炎效果不佳者。

(4)用于超声洁治术前、龈上洁治和龈下刮治术后清洁口腔或治疗区。

(5)用于四环素牙、氟牙症的脱色和变色的无髓牙漂白。

【药理】 本品为氧化剂，遇到组织中的过氧化氢酶时，立即分解而释出新生态氧，具有杀菌、消毒、防腐、除臭和除污的作用。本品对革兰阳性菌和某些螺旋体有效，特别是专性厌氧菌对其敏感。此外，由于氧化发泡形成的缓和机械力，使血块、坏死组织、刮除的肉芽组织松动，从而易被清除；另外，新生态氧形成的气泡压迫毛细血管，起到止血和减轻充血的作用。

过氧化氢溶液有 3%和 30%两种浓度，前者为常用的消毒防腐药，后者有强腐蚀性，具氧化脱色作用。

【不良反应】 (1)高浓度溶液对皮肤及黏膜有刺激性灼伤。

(2)3%溶液对口腔及舌黏膜有一定刺激性。

【注意事项】(1)长期含漱会引起牙釉质脱钙，舌乳头肥大等，应与碳酸氢钠含漱液交替含漱，以中和过氧化氢溶液的酸性。

(2)3%过氧化氢溶液冲洗细窄的根管时，压力不可过大，以免大量气泡进入根尖孔外的组织，引起疼痛和感染扩散。

【用法与用量】临用前，将本品用纯化水适量稀释至规定浓度的溶液后使用。

(1)口腔抗感染　①坏死性龈口炎：用3%过氧化氢溶液拭洗坏死区，再嘱患者用1%过氧化氢溶液含漱，一次10 ml，一日3次；②牙周炎、冠周炎：用1%过氧化氢溶液反复冲洗牙周袋和冠周袋；③干槽症：用1%～3%过氧化氢溶液擦拭拔牙窝的感染创面，直至臭味消除。

(2)根管冲洗　将3%过氧化氢溶液5 ml灌入带弯针头的注射器，将针头对准或插入根管口，以适度的压力注入本品，根据情况可重复数次。

(3)超声波洁牙　超声洁治术前，3%过氧化氢溶液10 ml，口腔鼓漱1分钟后，清水漱口。

(4)龈上洁治和龈下刮治　龈上洁治和龈下刮治术后，3%过氧化氢溶液冲洗治疗区。

(5)顽固性龈缘充血、反复牙周基础治疗后消炎效果不佳者　在隔湿的情况下，用小的医用棉球蘸30%过氧化氢溶液，放于牙龈鲜红病损区，待牙龈发白后移去棉球，约10分钟后牙龈又恢复红色。可间隔数日后重复2～3次上述过程。

(6)四环素牙、氟牙症的脱色和变色的无髓牙漂白　①四环素牙、氟牙症的脱色：将蘸有30%溶液的与牙面着色区大小相应的滤纸片贴敷于牙面上，用红外线灯照射15分钟。治疗过程中需用该药液保持滤纸湿润。②变色的无髓牙漂白：取小的医用棉球蘸30%过氧化氢溶液于饱和状态，置于已根管充填的窝洞内，表面加热，2～3分钟后用氧化锌丁香油糊严密封闭。3～5次为一疗程，每次间隔3～7日。

【制剂与规格】过氧化氢溶液：3%。

乳酸依沙吖啶[药典(二)；医保(甲、乙)]

Ethacridine Lactate

【适应证】(1)用于糜烂、水肿、充血等范围较大、渗出较多的口腔黏膜溃疡。

(2)用于牙龈炎、牙周炎的辅助治疗。

(3)用于各种唇炎、扁平苔藓、盘状红斑狼疮、渗出性多形性红斑、药物过敏等唇部有厚痂糜烂病损需要湿敷者。

【药理】本品为一种具消毒防腐作用的碱性染料，能抑制革兰阳性菌和少数革兰阴性菌的繁殖，在治疗浓度时对人体组织无毒，无刺激性。

【注意事项】(1)用于湿敷的医用纱布或棉球，应剪成病损大小；湿敷过程中，纱布、棉球要保持药液饱和状态；湿敷后若病损结痂未变软，则应继续湿敷，直至结痂变软。

(2)药液遇光后色泽加深，不可再用。

【用法与用量】(1)含漱　一次10 ml，一日3次，饭后口腔鼓漱1～3分钟。

(2)湿敷　唇部有厚痂糜烂需要湿敷者，用医用纱布或棉球蘸药液至饱和状态覆盖于病损处，一次20～30分钟，一日1～3次。如湿敷用纱布或棉球所蘸药液因蒸发而干燥，则须更换新蘸药纱布或棉球。

【制剂与规格】乳酸依沙吖啶溶液：0.1%(按$C_{15}H_{15}N_3O \cdot C_3H_6O_3$计)。

枸橼酸

Citric Acid

【适应证】用于牙周手术中处理暴露的牙根面。

【药理】牙周手术中，用饱和枸橼酸溶液处理暴露的牙根面，使牙面轻度脱矿，暴露穿通纤维(sharpey fibers)，这将有助于与龈瓣内新生的胶原纤维发生新的连接；它还可以降解根面的内毒素，有利于牙周膜来源的成纤维细胞贴附根面生长。

【注意事项】因枸橼酸饱和溶液的pH值很低，操作中应避免药液接触牙槽骨和软组织。

【用法与用量】先将小的医用棉球蘸上本品，然后再将蘸有本品的小的医用棉球放置于手术区已刮治过的牙根面上，2～3分钟后除去棉球，牙根面用等渗氯化钠溶液冲洗后缝合龈瓣，或进行其他操作如植骨、引导组织再生术(GTR)等。

【制剂与规格】枸橼酸饱和溶液：100 ml∶50 g。

四、免疫调节药

因免疫功能紊乱而引起的口腔疾病，常见为自身免疫性疾病及变态反应性疾病。治疗药物包括免疫抑制剂、免疫增强剂和免疫调节剂，治疗包括全身及局部用药。

(1)全身用药　适用于天疱疮、类天疱疮、盘状红斑狼疮、白塞病等自身免疫性疾病；渗出性多形性红斑、药物过敏性口炎等过敏性疾病。

(2)局部用药　主要用于腺周口疮、扁平苔藓、慢性盘状红斑狼疮等长期糜烂不愈的病损。

常用方法为含漱、喷雾、加入赋形剂局部涂布、注射于病损基底部增加局部药物浓度。

曲安奈德[药典(二);医保(乙)]

Triamcinolone Acetonide

【适应证】 用于口腔黏膜的急、慢性炎症,包括复发性阿弗他溃疡、糜烂型口腔扁平苔藓,创伤性病损,如义齿造成的创伤性溃疡或糜烂等。

【药理】 本品是一种糖皮质激素,具有显著的抗炎、止痛及抗过敏作用,可以迅速缓解口腔疼痛、炎症和溃疡。本品软膏基质具有黏附作用,可使药物与病损长时间紧密接触,保护覆盖创面,并使糖皮质激素更好的发挥药效。

【不良反应】 (1)对本品不耐受者非常少见,短期外用无明显不良反应。

(2)长期局部使用,可能出现短暂灼烧感或刺痛感的不良反应,个别患者可能出现口腔真菌感染。

【禁忌证】 (1)口腔、咽部的真菌和细菌感染性疾病禁用。

(2)由病毒引起的口腔疱疹,如唇疱疹、疱疹性龈口炎、疱疹性咽峡炎等禁用。

【注意事项】 (1)接受本品治疗时,口腔的正常防御反应受到抑制,口腔微生物的毒株会繁殖,且不出现通常的口腔感染征兆。用药 7 天后,如果病损没有显著修复、愈合时,建议做进一步检查。

(2)由于体表面积较大,儿童患者可能比成人患者表现出更强烈的局部不良作用。儿童使用本品应减少到可以达到有效治疗的最小给药使用面积。

【用法与用量】 挤出少量药膏(大约 1cm),轻轻涂抹在病损表面使之形成薄膜,不要反复揉擦。最好在睡前使用,这样可以使药物与患处整夜接触。如果症状严重,每日须涂 2～3 次,以餐后为宜。

【制剂与规格】 曲安奈德新霉素贴片:4×6.5 cm。

曲安奈德注射液:(1)1 ml∶40 mg;(2)2 ml∶80 mg。

醋酸曲安奈德注射液:(1)1 ml∶5 mg;(2)1 ml∶10 mg;(3)1 ml∶40 mg;(4)5 ml∶50 mg。

他克莫司[医保(甲、乙)]

Tacrolimus

【适应证】 用于非免疫受损的因潜在危险而不宜使用传统疗法,或对传统疗法反应不充分或无法耐受传统疗法的中到重度特应性皮炎患者,可作为短期或间歇性长期治疗。

据国内外文献报道该药还可用于糜烂型扁平苔藓、天疱疮、类天疱疮的口腔局部病损。

【禁忌证】 (1)对他克莫司或制剂中任何其他成分有过敏史的患者禁用。

(2)免疫受损的成人和儿童禁用。

(3)2 岁以下儿童禁用。

【注意事项】 不能长期连续应用。

【用法与用量】 患处涂上一薄层本品,轻轻擦匀,并完全覆盖,一天两次。

【制剂与规格】 他克莫司胶囊:(1)0.5 mg;(2)1 mg。

他克莫司缓释剂:(1)0.5 mg;(2)1 mg;(3)5 mg。

他克莫司软膏:(1)10 g∶3 mg;(2)10 g∶10 mg。

他克莫司注射液:1 ml∶5 ml。

磷酸氯喹[药典(二)]

Chloroquine Phosphate

【适应证】 用于光化性唇炎及长期糜烂不愈的盘状红斑狼疮。

【不良反应】 (1)该药可能引起不可逆的失明、耳聋。

(2)应每 2 周查一次白细胞计数,如低于 4×10^9/L 应停药。

(3)可有恶心、呕吐、肝功能异常。

【注意事项】 (1)肝肾功能不全、心脏病、重型多型红斑、血卟啉病、牛皮癣及精神病患者慎用。

(2)妊娠期妇女禁用。

【用法与用量】 口服 开始一次 0.25～0.5 g,一日 1 次;1～2 周后改为一次 0.125～0.25 g,一日 1 次;以后每 1～2 周减至前量的 1/2,最多使用 8 周。

【制剂与规格】 磷酸氯喹片:(1)0.075 g;(2)0.1 g;(3)0.25 g。

磷酸氯喹注射液:(1)2 ml∶129 mg;(2)5 ml∶322 mg。

羟氯喹[医保(乙)]

Hydroxychloroquine

【适应证】 用于盘状红斑狼疮、口腔扁平苔藓、光化性唇炎、干燥综合征等疾病。

【不良反应】 (1)可出现角膜浑浊、视网膜损伤、视力障碍、畏光等。

(2)可出现脱发、头痛、眩晕、耳鸣、各型皮疹、白细胞减少、血小板减少、恶心、胃肠不适等。

(3)较罕见的有精神病发作、激动不安、个性改变和惊厥。

【禁忌证】 (1)4-氨基喹啉类化合物过敏患者禁用。

(2)眼睛黄斑病变患者禁用。

(3)6 岁以下儿童禁用。

【注意事项】 (1)使用本品治疗前，所有患者均应进行眼科学检查。检查包括视力灵敏度、眼科镜检、中心视野和色觉等。此后，应每年至少检查一次。

(2)如果出现视力障碍(视觉灵敏度、色觉等)，应立即停药，并密切观察患者异常情况的进展。甚至在停止治疗后，视网膜病变(和视力障碍)仍可能进一步发展。

(3)正在服用可能引起眼或皮肤不良反应药物的患者慎用。

(4)肝脏或肾脏疾病患者、或那些正在服用已知可影响这些器官的患者以及患有严重胃肠、神经和血液异常的患者慎用。

(5)长期治疗患者应定期检查骨骼肌功能和腱反射。如果出现骨骼肌功能和腱反射降低，应停药。

【用法与用量】 饭后服，每次 100～200 mg，每日 2 次，2～4 周为一疗程或视病情轻重而定。

【制剂与规格】 硫酸羟氯喹片：(1)0.1 g；(2)0.2 g。

沙利度胺[药典(二)；医保(乙)]

Thalidomide

【适应证】 用于坏死性黏膜腺周围炎、盘状红斑狼疮、扁平苔藓、白塞病、肉芽肿性唇炎等。

【注意事项】 (1)哺乳期妇女、儿童禁用。

(2)对本品有过敏反应的患者禁用。

(3)美国 FDA 妊娠期药物安全性分级为肠道外给药 X。

【用法与用量】 口服　一次 50～100 mg，一日 1 次，连服 2～3 个月。

【制剂与规格】 沙利度胺片：(1)25 mg；(2)50 mg。

沙利度胺胶囊：25 mg。

胸腺肽

Thymopetidum

【适应证】 用于复发性阿弗他溃疡、口腔扁平苔藓、盘状红斑狼疮、白塞病、干燥(Sjögren)综合征等。

【注意事项】 对于过敏体质者，注射前或治疗终止后再用药时，需做皮内敏感试验(配成 25 μg/ml 的溶液，皮内注射 0.1 ml)，阳性反应者禁用。

【用法与用量】 肌内注射　一次 5～20 mg，每日或隔日 1 次，连续注射 4 周～1 年。

【制剂与规格】 胸腺肽注射液：(1)2 ml：5 mg；(2)2 ml：10 mg；(3)2 ml：20 mg；(4)10 ml：70 mg；(5)10 ml：80 mg。

注射用胸腺肽：(1)10 mg；(2)20 mg；(3)60 mg。

转移因子

Transfer Factor

【适应证】 用于复发性阿弗他溃疡、口腔扁平苔藓、盘状红斑狼疮、白塞病、Sjögren 综合征等。

【用法与用量】 皮下注射　一次 2～4 ml，一周或两周 1 次。注射部位以淋巴回流较丰富的上臂内侧或大腿内侧腹股沟下端为宜，也可注射于上臂三角肌处。

【制剂与规格】 转移因子注射液：(1)2 ml：多肽 3 mg，核糖 100 μg；(2)2 ml：多肽 6 mg，核糖 200 μg。

注射用转移因子：多肽 3 mg，核糖 100 μg。

其余内容参阅第十七章第二节。

盐酸左旋咪唑[药典(二)]

Levamisole Hydrochloride

【适应证】 用于复发性阿弗他溃疡、白塞病、口腔扁平苔藓。

【不良反应】 (1)可引起脑炎综合征，多为迟发反应。

(2)可引起头晕、恶心、呕吐、腹痛、疲乏、味觉障碍、神志不清等，多数在数小时后自行恢复。

【禁忌证】 肝炎活动期禁用。

【注意事项】 (1)干燥综合征患者慎用。

(2)妊娠早期、肝功能异常及肾功能减退患者慎用。

【用法与用量】 口服　一次 50 mg，一日 3 次，每周服 3 日停 4 日，2～3 个月为 1 个疗程。

【制剂与规格】 盐酸左旋咪唑片：(1)25 mg；(2)50 mg。

盐酸左旋咪唑肠溶片：(1)25 mg；(2)50 mg。

盐酸左旋咪唑颗粒：10 g：50 mg。

盐酸左旋咪唑糖浆剂：(1)10 ml：20 mg；(2)100 ml：0.8 g；(3)500 ml：4.0 g；(4)2000 ml：16.0 g。

五、其他常用药

维 A 酸[药典(二);基;医保(甲)]

Tretinoin

【适应证】 用于斑块型口腔扁平苔藓和口腔白斑。

【注意事项】 (1)本品适用于病损孤立面积较小的白斑，或病损面积较大并局限的斑块样扁平苔藓；除斑块状病损外，本品不得用于网状、丘疹状等其他类型的扁平苔藓。

(2)避免将药涂于斑块样病损之外，以免引起黏膜充血溃疡。

【用法与用量】 擦干局部病损，并隔离唾液，将本品适量涂于病损表面，一日 1 次。

【制剂与规格】 维 A 酸片：20 mg。

维 A 酸胶囊：20 mg。

维 A 酸乳膏：(1)10 g：10 mg；(2)10 g：5 mg；(3)20 g：20 mg。

氟化钠

Sodium Fluoride

【适应证】 (1)用于预防龋齿。

(2)用于牙本质敏感症。

【药理】 适量的氟能置换牙齿羟磷灰石的羟基，形成不易被酸溶解的氟磷灰石结晶；较高浓度的氟可抑制致龋细菌合成胞内、胞外多糖及其产酸的能力；抑制糖蛋白在釉质表面的黏附，从而阻碍牙菌斑的形成。因此低浓度的氟对增强发育中的牙齿结构、萌出后的预防龋齿均有疗效。

【注意事项】 用药后，应清水漱口。

【用法与用量】 (1)龋齿　牙面用乙醇脱水，吹干，用医用小棉球蘸药涂搽 2～3 分钟，每周 1 次，4 次为 1 个疗程，每年 1 个疗程。也可将牙齿干燥后，将本品涂于牙面，以橡皮轮研磨牙面使生热并渗透药物。

(2)牙本质敏感症　清洁牙面后，隔湿吹干牙面，用医用小棉球蘸药在敏感处涂搽 2～3 分钟，可隔数日后重复应用。

【制剂与规格】 氟化钠甘油糊：20 g(氟化钠 15 g，甘油 5 g)。

硝酸钾

Potassium Nitrate

【适应证】 (1)用于牙龈退缩使牙根暴露后的牙本质敏感。

(2)用于修复过程中的牙体预备，使牙本质暴露后的敏感。

【药理】 封闭阻塞牙本质小管，隔绝外界刺激，达到治疗牙本质敏感的目的，对牙髓刺激小。

【注意事项】 本品 1%～15%溶液对牙本质敏感均有效，但以饱和溶液效果最为满意。

【用法与用量】 清洁并吹干敏感处的牙面，以小的医用棉球蘸本品涂搽。

【制剂与规格】 硝酸钾饱和溶液：100 ml：33 g。

氨来呫诺

Amlexanox

【适应证】 用于免疫系统正常的阿弗他口腔溃疡。

【药理】 (1)药效学　5%氨来呫诺糊剂局部治疗轻度复发性口疮，可加速溃疡完全愈合，减少溃疡面积，缩短病变导致的疼痛时间。而且，在前驱期使用本品可能可以避免溃疡的发生。此外，本品耐受性良好，副作用发生率非常低。

动物口服试验表明，本品具有抗过敏和抗炎作用，可抑制速发型和延迟型过敏反应。体外研究表明，本品可潜在性地抑制肥大细胞、嗜碱粒细胞和中性粒细胞释放组胺和白细胞介素，可能是通过增加炎性细胞内环磷酸腺苷的含量而产生膜稳定效应，或抑制钙离子内流。本品的这些活性与其对口腔溃疡治疗作用的相关性尚未明确。

(2)药动学　给予一个 100 mg 5%氨来呫诺单一剂量后，平均最高血药浓度 C_{max} 为(120±70) μg/L，(t_{max})于(2.4±0.9)小时达到。浓度-时间曲线，从零时间至 24 小时下区域($AUC_{0\sim24}$)变异大，30～973(μg·L)/h，平均为(360±240)(μg·L)/h。这种个体间变异很可能是由于个体间吸收氨来呫诺糊的时间及每个溃疡与糊剂接触时间有差异。单一氨来呫诺剂量的平均消除相半衰期为(3.5±1.1)小时。在用药 24 小时后，(17±12)%的氨来呫诺剂量，在尿液中作为氨来呫诺及其偶联物、羟基代谢物等被排出体外。

【不良反应】 国外临床试验中，患者(n＝409)出现的不良反应包括用药局部疼痛(7.1%)、灼烧感(2.7%)、刺激感(1.5%)、非特异反应(1.2%)和异样感(0.7%)；出现的全身不良反应包括恶心(1.0%)、头痛(1.5%)、咽喉痛(0.2%)；个别患者出现肝功能异常(2.0%)。国外上市后应用报道，有 9.8%的患者用药后出现用药部位疼痛和烧灼感，小于 2%患者出现用药部位刺激性和异样感。

【禁忌证】 对本品过敏者禁用。

【注意事项】 (1)尽可能在口腔溃疡一出现就使用本品。

(2)用药前,将手洗净并擦干,特别是直接接触溃疡的指尖,然后将贴片类白色面贴于溃疡处,并轻压,以使贴片紧贴溃疡处。

(3)为保证药物分散至患处,同时避免误吸贴片,用药一小时内避免进食;睡前80分钟内不能用药。

(4)用药后20～80分钟内,药物会完全分散至口腔的溃疡处。由于贴片贴的位置不同,以及贴后口腔的活动情况不同,药物完全分散至患处的时间会有所不同。当药物分散至患处时,患者会感觉到口腔中有微小的颗粒,这些颗粒可安全地吞咽。

(5)如持续用药10日后仍无明显的愈合或疼痛减轻,应及时就医。

(6)如果出现皮疹或接触性黏膜炎症应停止用药。

(7)由于存在误吸的危险,不推荐在12岁以下的患者中使用口腔贴片。

【用法与用量】 (1)氨来呫诺口腔贴片　一次2 mg,一日4次,持续用药至溃疡愈合,但用药不超过10日。最好于三餐后和睡前80分钟清洁口腔后贴用。当患有多处溃疡的情况下,一次最多用6 mg。

(2)氨来呫诺糊剂　挤出少量糊剂于棉棒上,涂在溃疡表面,用药量以覆盖溃疡面为准。一日4次,一疗程3日。最好于三餐后和睡前80分钟清洁口腔后用药。

【制剂与规格】 氨来呫诺口腔贴片:2 mg。

氨来呫诺糊剂:(1)2 g∶100 mg;(2)5 g∶250 mg。

第二十九章　儿科用药

新生儿尤其是早产儿各器官功能的发育尚未完全成熟，其药物动力学及药物的毒性反应有其特点，且受胎龄、日龄及不同病理改变的影响，因此新生儿的药物应用不同于年长儿及成人。为达到新生儿用药安全有效的目的，必须熟悉新生儿药物动力学特点及新生儿用药常见的毒副作用，严格掌握用药指征和药物剂量，合理用药。

一、新生儿药物动力学特点

1. 吸收　吸收速率取决于给药方式及药物的性质。

(1)口服给药　由于刚出生的足月新生儿胃液接近中性，其pH达6～8，但生后24～48小时pH下降至1～3，然后又回升到6～8，直到生后2周左右其胃液仍接近中性。早产儿生后胃液pH没有下降的过程，而且生后1周内几乎没有胃酸分泌，随着胃黏膜的发育，胃酸分泌才逐渐增多，2岁后达成人水平。加之新生儿胃排空时间延长达6～8小时(约6～8个月才接近成人水平)，小肠液pH也较高，肠蠕动又不规则，因此很难估计新生儿口服给药的吸收量。有的新生儿由于存在胃食管反流或不同的喂养方式(如持续胃管滴注等)均可影响药物的吸收和改变药物的生物利用度。

(2)直肠给药　不可能达到预期的吸收效果，对新生儿的治疗作用有限。

(3)肌内或皮下注射　由于新生儿肌内组织和皮下脂肪少、局部血流灌注不足而影响药物的吸收，尤其在低体温、缺氧或休克时，肌内注射药物的吸收量更少。如给早产儿肌内注射易形成局部硬结或脓肿。此外，由于药物吸收缓慢，可在局部逐渐蓄积而产生"储库效应(depot effect)"，使血药浓度在较长一段时间内缓慢升高。因此，应尽量避免给新生儿尤其是早产儿行肌内或皮下注射。

(4)经皮吸收　由于新生儿体表面积相对较大，皮肤角化层薄，故药物经皮肤吸收较成人迅速而广泛，尤其在皮肤有炎症或破损时，吸收更多。有的药物(如碘酊、硼酸、类固醇激素等)经皮吸收过多可发生中毒反应。经皮吸收作为一种给药方式，应用很有限。

(5)静脉给药　药物可直接进入血液循环，对危重新生儿是较可靠的给药途径。

2. 分布　药物的分布与局部组织或器官的血流量、体液的pH、体重与体液的比例、细胞内液与细胞外液的比例、药物与血浆蛋白结合的程度及药物的理化特征(脂溶性、分子量和离子化程度)等密切相关。

新生儿体液占体重的百分率高，足月儿为75%～80%，极低出生体重儿高达85%～87%，新生儿细胞外液亦较多，水溶性药物可在细胞外液被稀释而使药物浓度降低。由于药物首先在细胞外液均匀分布才到达受体部位，因此新生儿较多的细胞外液量会使受体部位的药物浓度降低。

新生儿脂肪含量低，足月儿占体重的12%～15%，早产儿仅占体重的1%～3%，因此脂溶性药物(如地高辛)不能充分与之结合，而血中游离药物浓度则升高。

影响药物分布最重要的因素是药物与血浆蛋白的结合。由于新生儿血浆总蛋白和白蛋白浓度均较低，加之新生儿的白蛋白为胎儿白蛋白，与药物的亲和力较低，因此当血液药物总浓度不变时，由于游离药物量增加而使药物作用强度增加和药物半衰期缩短。影响药物与白蛋白结合的因素很多，如酸中毒、高胆红素血症等均可降低药物与白蛋白的结合，增高游离型药物血浓度而导致药物中毒。

3. 代谢　大多数药物在排泄之前有两种主要的生物转化过程，包括时相Ⅰ（非合成性）和时相Ⅱ（合成或结合）。时相Ⅰ反应包括氧化、还原、水解和羟化反应。由于新生儿，尤其是早产儿，催化时相Ⅰ反应的酶活性普遍降低如细胞色素 P_{450} 和 NADPH 细胞色素 C 还原酶的活性明显低于成人，而水解主要是在这两种酶的催化下进行的，因此新生儿肝脏羟化、水解功能及酯酶的活性很差。时相Ⅱ反应主要包括与葡萄糖醛酸、硫酸盐及甘氨酸的结合，由于新生儿葡萄糖醛酸转移酶的量及活性不足，使药物与葡萄糖醛酸的结合显著减少。但硫酸盐及甘氨酸的结合反应速率类似成人。

初生 2 周内的新生儿肝脏清除药物的能力显著低于成人，仅为成人的 20%～30%，且常常由于能量摄入不足、黄疸及心、肺功能不全等病理情况而更低。因此早期新生儿的药物剂量不宜过大，否则易引起中毒；出生 2 周后的新生儿肝脏药物代谢能力逐渐成熟，至 3 岁时是药物代谢最迅速的阶段，其代谢率高于成人的 2～6 倍，3 岁后又逐渐下降到成人水平。

综上所述，对多数药物而言，与年长儿比较，新生儿缓慢的代谢反应导致药物半衰期延长，从而易造成药物的蓄积中毒。因此对新生儿尤其是低出生体重儿，给药剂量需按照治疗的血药浓度动态监测进行调整。

4. 排泄　未改变的和已经代谢的两种药物形式均可排泄。大多数药物经肾脏排泄，少部分通过胆道、肠道及肺排出。

由于新生儿体表面积相对较成人小，其肾血流量亦只有成人的 20%～40%，肾小球滤过率仅为成人的 30%～40%，肾小管的排泄功能也仅为成人的 20%～30%，早产儿则更低。因此新生儿肾脏对药物的清除能力明显低于年长儿，许多主要从肾脏排泄的药物如地高辛、抗生素等容易发生蓄积中毒，出生体重越低、日龄越小，药物半衰期越长。因此新生儿尤其是早产儿用药剂量宜小、给药的间隔时间宜长。一般出生 1 周内的新生儿尤其是早产儿多主张每隔 12 小时给药一次，出生 1 周后的新生儿其肾小球滤过率迅速增加，肾脏对药物的排泄功能已经改善，且随日龄的增加，药物的半衰期也缩短，因此 1 周后的新生儿药物剂量应增加至每 8 小时给药 1 次，如仍用原剂量则疗效降低。

二、新生儿药物剂量的计算

近年来多主张通过监测药物血浓度指导药物的剂量，根据药物半衰期决定给药的间隔时间，尤其是对那些治疗量与中毒量接近的药物及毒副作用较大的药物，需根据单次给药的血药浓度和药物动力学参数计算出安全有效的首次负荷量、维持量及给药间隔时间，这样才能使其在体内既可达到有效的治疗浓度，又避免发生不良反应。

1. 计算药物剂量的基本公式　$D=\Delta C\times V_d$

式中 D：药物剂量（mg/kg）；

ΔC：血浆药物浓度差（mg/L），ΔC＝预期的药物血浓度－起初的药物血浓度，首次剂量计算时，起初的药物血浓度为 0，以后的剂量计算，ΔC 为本次剂量所预期的高峰血浓度（峰浓度）与首次剂量的低峰血浓度（谷浓度）之差；

V_d：分布容积（L/kg）。

2. 负荷量和维持量的计算方法　给予首剂负荷量的目的是为了迅速达到预期的有效血浓度。给予维持量持续恒速滴注是为了维持稳态血浓度。

（1）首次负荷量计算公式　$D=\Delta C\times V_d$

式中 ΔC 为预期达到的血药浓度。

（2）维持量和输注速度计算公式　$K_0=K\times C_{ss}$

式中 K_0：滴注速率 mg/（kg・min）；

K：药物消除速率常数；

C_{ss}：稳态血药浓度（mg/L）。

三、关于新生儿抗生素使用的注意事项

1. 新生儿抗生素的使用原则　基本上与儿童相同。

2. 新生儿期禁用的抗生素　四环素类、磺胺类（复方磺胺甲基异噁唑例外）、硝基呋喃类、多黏菌素类、第一代和第二代喹诺酮类、耳毒性较大的氨基糖苷类以及新生霉素、杆菌肽、乙胺丁醇等。

四、新生儿复苏常用药及常用抗生素的参考剂量

1. 新生儿复苏常用药　见表 29-1。

表 29-1　新生儿复苏常用药

药　物	适应证	剂　量	用　法	作　用	副作用
肾上腺素(epinephrine)	在30秒胸外按压配合正压人工呼吸后心率仍低于60次/分	浓度1∶10000，一次0.1ml/kg(0.01mg/kg)	静脉注射或气管插管滴入	增加心率、血压、心排血量	高血压，心室颤动
0.9%氯化钠注射液(0.9% sodium chloride)	低血容量性休克	一次10ml/kg	静脉推注5～10分钟以上	扩充血容量，纠正休克	过快可能导致颅内出血
碳酸氢钠(sodium bicarbonate)	建立有效通气后仍存在严重代谢性酸中毒	一次2mmol/kg	静脉推注，1分钟1mmol/kg	纠正代谢性酸中毒，扩充血容量	高钠血症，颅内出血
纳洛酮(naloxone)	分娩前4小时内应用麻醉剂抑制呼吸者	一次0.1mg/kg	静脉注射或气管插管滴入	改善呼吸运动	母亲疑似吸毒者或持续使用美沙酮的新生儿有发生严重惊厥的危险

注：最新版的复苏流程中已经不用纳洛酮。

2. 新生儿常用抗生素　见表29-2。

表 29-2　新生儿常用抗生素

药　物	给药途径	体重＜2000g		体重≥2000g		注意事项
		日龄0～7日	＞7日	日龄0～7日	＞7日	
青霉素G(penicillin G)						①
脑膜炎	静脉注射	一次5万U/kg，12小时1次	一次5万U/kg，8小时1次	一次5万U/kg，8小时1次	一次5万U/kg，6小时1次	
其他疾病	静脉注射	一次2.5万U/kg，12小时1次	一次2.5万U/kg，8小时1次	一次2.5万U/kg，8小时1次	一次2.5万U/kg，6小时1次	
氨苄西林(ampicillin)						①
脑膜炎	静脉注射	一次50mg/kg，12小时1次	一次50mg/kg，8小时1次	一次50mg/kg，8小时1次	一次50mg/kg，6小时1次	
其他疾病	静脉注射、肌内注射	一次25mg/kg，12小时1次	一次25mg/kg，8小时1次	一次50mg/kg，8小时1次	一次50mg/kg，6小时1次	
苄唑西林(benzathine)	肌内注射	5万U(仅用1次)	5万U(仅用1次)	5万U(仅用1次)	5万U(仅用1次)	
哌拉西林(piperacillin)	静脉注射、肌内注射	一次50mg/kg，12小时1次	一次75mg/kg，8小时1次	一次75mg/kg，8小时1次	一次75mg/kg，6小时1次	①
替卡西林(ticarcillin)	静脉注射、肌内注射	一次75mg/kg，12小时1次	一次75mg/kg，8小时1次	一次75mg/kg 8小时1次	一次75mg/kg，6小时1次	①
氯唑西林(cloxacillin)	静脉注射	一次25mg/kg，12小时1次	一次25mg/kg，8小时1次	一次25mg/kg，8小时1次	一次25mg/kg，6小时1次	①

续表

药 物	给药途径	体重<2000g		体重≥2000g		注意事项
		日龄 0～7 日	>7 日	日龄 0～7 日	>7 日	
头孢噻肟（cefotaxime）	静脉注射、肌内注射	一次 50mg/kg，12 小时 1 次	一次 50mg/kg，12 小时 1 次	一次 50mg/kg，12 小时 1 次	一次 50mg/kg，8 小时 1 次	①
头孢他啶（ceftazidime）	静脉注射、肌内注射	一次 50mg/kg，12 小时 1 次	一次 50mg/kg，8 小时 1 次	一次 50mg/kg，8 小时 1 次	一次 50mg/kg，8 小时 1 次	①
克林霉素（clindamycin）	静脉注射	一次 5mg/kg，12 小时 1 次	一次 5mg/kg，8 小时 1 次	一次 5mg/kg，8 小时 1 次	一次 5mg/kg，6 小时 1 次	②⑤⑥
红霉素（erythromycin）	口服、静脉注射	一次 10mg/kg，12 小时 1 次	一次 10mg/kg，12 小时 1 次	一次 10mg/kg，12 小时 1 次	一次 10mg/kg，8 小时 1 次	①②⑦
利福平（rifampicin）	口服	一次 10mg/kg，12 小时 1 次	一次 10mg/kg，12 小时 1 次	一次 10mg/kg，12 小时 1 次	一次 10mg/kg，12 小时 1 次	②⑤⑥
万古霉素（vancomycin）	静脉注射	受孕后周数 <27 周 27～30 周 31～36 周 ≥37 周	一次剂量(mg/kg) 18 16 18 15	给药间隔 36 小时 1 次 24 小时 1 次 18 小时 1 次 12 小时 1 次		①③④⑧于 60 分钟输完，以避免红人综合征

注意事项：①肾功能不全时增加给药间隔；②肝功能受损时减少剂量；③应监测血药浓度；④核对特殊的应用方案；⑤密切监测与剂量有关的毒副作用；⑥有关新生儿的药物代谢动力学资料不足，仅在特殊情况下应用；⑦禁与西沙必利共用，因其可抑制西沙比利的代谢而引起心律不齐；⑧治疗 3 日后宜测血药浓度，理想峰值 20～30 μg/ml。

五、其他

磷酸肌酸钠
Creatine Phosphate Sodium

【适应证】 适用于①心脏手术时加入心脏停搏液中保护心肌。②缺血状态下的心肌代谢异常。

【药理】 (1)药效学 保护心肌：磷酸肌酸在肌肉收缩的能量代谢中发挥重要作用，磷酸肌酸水平不足在心肌收缩力和功能恢复能力的损伤中具有重要的意义。药理学试验显示，预先肌内注射磷酸肌酸钠，对异丙肾上腺素(大鼠和鸽子)、甲状腺素(大鼠)、吐根碱(豚鼠)、p-硝基苯酚(大鼠)、劳力(大鼠)等原因导致的各种心肌疾病有剂量依赖性的保护作用；磷酸肌酸钠对离体的青蛙、大鼠和豚鼠的心脏以及豚鼠的心耳发挥正性肌力作用；磷酸肌酸钠可拮抗缺氧对离体豚鼠心房的负性肌力作用；在对体内和离体的多种试验模型的试验中，向心脏停搏液中加入磷酸肌酸钠均可加强对心肌的保护；磷酸肌酸钠对冠状动脉阻塞引起的实验性心肌梗死及心律失常提供保护。

(2)药动学 人体静脉给予磷酸肌酸的平均消除半衰期为 0.09～0.2 小时。缓慢滴注 5g 的磷酸肌酸 40 分钟后，血药浓度下降至 5 nmol/ml 以下。10g 剂量给药 40 分钟后，血药浓度可达 10 nmol/ml。肌内注射磷酸肌酸 50 mg，5 分钟后磷酸肌酸出现在血液中，30 分钟后达峰值，约为 10 nmol/ml，1 小时后下降至 4～5 nmol/ml。2 小时后，仍为 1～2 nmol/ml. 75 mg 剂量给药的峰浓度为 11～12 nmol/ml。对组织的分析显示，外源的磷酸肌酸主要分布在心肌和骨骼肌，脑和肾组织次之，肺和肝组织最少。体内代谢和排泄过程为磷酸肌酸经催化去磷酸化形成肌酸，然后肌酸环化为肌酐，最后经尿排泄。

【不良反应】 动物试验显示，短期和长期使用磷酸肌酸钠进行治疗均无潜在毒性。本品无致畸作用。

【禁忌证】 (1)对本品组分过敏者禁用。

(2)慢性肾功能不全患者禁止大剂量(5～10g/日)使用本品。

【注意事项】 (1)快速静脉注射 1 g 以上的磷酸肌

酸钠可能会引起血压下降。

(2)大剂量(5～10 g/日)给药引起大量磷酸盐摄入，可能会影响钙代谢和调节稳态的激素的分泌，影响肾功能和嘌呤代谢。

(3)上述大剂量需慎用且仅可短期使用。

【药物相互作用】 本品不与其他药物发生相互作用。

【给药说明】 临床上常联合用药，如与维生素C等。

【用法与用量】 静脉滴注 0.5～1 g/次，一日 1～2 次，以注射用水、0.9%氯化钠注射液、5%葡萄糖注射液溶解后在 30～45 分钟内静脉滴注。心脏手术时加入心脏停搏液中保护心肌，浓度为 10 mmol/L。

【制剂与规格】 注射用磷酸肌酸钠粉剂：每瓶 1 g。

附　录

美国FDA妊娠期药物安全性分级

药物通用名	用药方式	妊娠期用药分级
A		
阿巴卡韦 Abacavir	口服给药	C
阿苯达唑 Albendazole	口服给药	C
阿达莫单抗 Adalimumab	肠道外给药	B
阿达帕林 Adapalene	局部/皮肤外用	C
阿德福韦酯 Adefovri Dipivoxil	口服给药	C
阿地白介素 Aldesleukin	肠道外给药	C
阿伐斯汀 Acrivastine	口服给药	B
阿法达贝泊汀 Darbepoetin Alfa	肠道外给药	C
阿芬太尼 Alfentanil	肠道外给药	C;D-如在临近分娩时长期、大量使用
阿夫唑嗪 Alfuzosin	口服给药	B
阿加曲班 Argatroban	肠道外给药	B
阿卡波糖 Acarbose	口服给药	B
阿坎酸 Acamprosate	口服给药	C
阿来组单抗 Alemtuzumab	肠道外给药	C
阿立哌唑 Aripiprazole	口服给药	C
阿氯米松 Alclometasone	局部/皮肤外用	C
阿仑膦酸 Alendronic Acid	口服给药	C
阿米卡星 Amikacin	肠道外给药	C
阿米洛利 Amiloride	口服给药	B;D-如用于妊娠高血压患者
阿米替林 Amitriptyline	口服给药	C
	肠道外给药	C
阿莫沙平 Amoxapine	口服给药	C
阿莫西林 Amoxicillin	口服给药	B
阿那格雷 Anagrelide	口服给药	C
阿那曲唑 Anastrozole	口服给药	D
阿普唑仑 Alprazolam	口服给药	D
阿奇霉素 Azithromycin	口服给药	B
阿曲库铵 Atracuriun Besilate	肠道外给药	C
阿瑞吡坦 Aprepitant	口服给药	B
阿司咪唑 Astemizole	口服给药	C
阿司帕坦 Aspartame	口服给药	B;C-如用于苯丙酮尿症患者
阿司匹林 Aspirin	口服给药	C;D-如在妊娠晚期大量使用
阿糖胞苷 Cytarabine	肠道外给药	D
阿糖苷酶 Alglucerase	肠道外给药	C
阿糖腺苷 Vidarabine	眼部给药	C
阿替洛尔 Atenolol	口服给药	D
阿替普酶 Alteplase	肠道外给药	C
阿托伐醌 Atovaquone	口服给药	C
阿托伐他汀 Atorvastatin	口服给药	X
阿托品 Atropine	眼部给药	C
	口服给药	C
	肠道外给药	C
阿维A Acitretin	口服给药	X
阿维A酯 Etretinate	口服给药	X
阿昔单抗 Abciximab	肠道外给药	C
阿昔洛韦 Aciclovir	口服给药	B
	肠道外给药	B
	局部/皮肤外用	B
阿扎那韦 Atazanavir	口服给药	B
阿扎他定 Azatadine	口服给药	B
埃索美拉唑 Esomeprazole	口服给药	B
艾司洛尔 Esmolol	肠道外给药	C
艾司西酞普兰 Escitalopram	口服给药	C
艾司唑仑 Estazolam	口服给药	X
安非拉酮 Amfepramone	口服给药	B
安非他酮 Bupropion	口服给药	C
安普那韦 Amprenavir	口服给药	C
安普尼定 Apraclonidine	眼部给药	C
安他唑啉 Antazoline	眼部给药	C
安西奈德 Amcinonide	局部/皮肤外用	C
氨苯蝶啶 Triamterene	口服给药	C;D-如用于妊娠高血压患者
氨苯砜 Dapsone	口服给药	C
氨苯磺氨 Sulfanilamide	阴道给药	C;D-如在临近分娩时使用
氨苄西林 Ampicillin	口服给药	B
氨茶碱 Aminophylline	口服给药	C
	肠道外给药	C
	直肠给药	C
氨砜噻吨 Tiotixene	口服给药	C
氨基己酸 Aminocaproic Acid	口服给药	C
	肠道外给药	C
氨甲环酸 Tranexamic Acid	口服给药	B
	肠道外给药	B
氨力农 Amrinone	肠道外给药	C
氨磷汀 Amifostine	肠道外给药	C

药物通用名	用药方式	妊娠期用药分级
氨鲁米特 Aminoglutethimide	口服给药	D
氨氯地平 Amlodipine	口服给药	C
氨曲南 Aztreonam	肠道外给药	B
胺碘酮 Amiodarone	口服给药	D
	肠道外给药	D
昂丹司琼 Ondansetron	口服给药	B
	肠道外给药	B
奥布卡因 Oxybuprocaine	眼部给药	C
奥氮平 Olanzapine	口服给药	C
奥芬那君 Orphenadrine	口服给药	C
	肠道外给药	C
奥卡西平 Oxcarbazepine	口服给药	C
奥利司他 Orlistat	口服给药	B
奥洛他定 Olopatadine	眼部给药	C
奥马佐单抗 Omalizumab	肠道外给药	B
奥美拉唑 Omeprazole	口服给药	C
	肠道外给药	C
奥美沙坦酯 Olmesartan Medoxomil	口服给药	C;D-如在妊娠中晚期用药
奥曲肽 Octreotide	肠道外给药	B
奥沙拉嗪 Olsalazine	口服给药	C
奥沙利铂 Oxaliplatin	肠道外给药	D
奥沙普秦 Oxaprozin	口服给药	C;D-如在妊娠晚期或临近分娩时用药
奥沙西泮 Oxazepam	口服给药	D
奥司他韦 Oseltamivir	口服给药	C
奥索克隆 CD3 Muromonab CD3	肠道外给药	C
奥昔布宁 Oxybutynin	口服给药	B
B		
巴氨西林 Bacampicillin	口服给药	B
巴利昔单抗 Basiliximab	肠道外给药	B
巴龙霉素 Paromomycin	口服给药	C
巴氯芬 Baclofen	口服给药	C
	肠道外给药	C
白蛋白 Albumin	肠道外给药	C
白陶土 Kaolin	口服给药	B
白消安 Busulfan	口服给药	D
保泰松 Phenylbutazone	口服给药	C;D-如在妊娠晚期或临近分娩时用药
贝卡普勒明 Becaplermin	局部/皮肤外用	C
贝那普利 Benazepril	口服给药	C; D-如在妊娠中、晚期用药
倍氯米松 Beclometasone	吸入	C
	鼻腔给药	C
倍他洛尔 Betaxolol	眼部给药	C
	口服给药	C; D-如在妊娠中、晚期用药
倍他米松 Betamethasone	口服给药	C;D-如在妊娠早期用药
	肠道外给药	C;D-如在妊娠早期用药
	局部/皮肤外用	C;D-如在妊娠早期用药
苯巴比妥 Phenobarbital	肠道外给药	D
苯丙醇胺 Phenylpropanolamine	口服给药	C
苯丁酸氮芥 Chlorambucil	口服给药	D
苯海拉明 Diphenhydramine	口服给药	B
	肠道外给药	B
苯海索 Trihexyphenidyl	口服给药	C
苯甲曲嗪 Phendimetrazine	口服给药	C
苯甲酸磺胺 Sulfabenzamide	阴道给药	C;D-如在临近分娩时使用
苯青霉素 Benzylpenicillin	肠道外给药	B
苯托沙敏 Phenyltoloxamine	口服给药	C
苯妥英 Phenytoin	口服给药	D
	肠道外给药	D
苯氧丙芬胺 Isoxsuprine	口服给药	C
苯乙肼 Phenelzine	口服给药	C
苯佐卡因 Benzocaine	口腔咽喉给药	C
苯唑西林 Oxacillin	口服给药	B
比卡鲁胺 Bicalutamide	口服给药	X
比马前列素 Bimatoprost	眼部给药	C
比哌立登 Biperiden	口服给药	C
	肠道外给药	C
比沙可啶 Bisacodyl	口服给药	B
	直肠给药	B
比索洛尔 Bisoprolol	口服给药	C; D-如在妊娠中、晚期用药
	肠道外给药	A
吡格列酮 Pioglitazone	口服给药	C
吡喹酮 Praziquantel	口服给药	B
吡罗昔康 Piroxicam	口服给药	C;D-如在妊娠晚期或临近分娩时用药
吡美莫司 Pimecrolimus	局部/皮肤外用	C
吡嗪酰胺 Pyrazinamide	口服给药	C
苄氟噻嗪 Bendroflumethiazide	口服给药	C;D-如用于妊娠高血压患者
苄星青霉素 Benzathine Benzylpenicillin	肠道外给药	B

药物通用名	用药方式	妊娠期用药分级
表柔比星 Epirubicin	肠道外给药	D
别嘌醇 Allopurinol	口服给药	C
	肠道外给药	C
丙吡胺 Disopyramide	口服给药	C
	肠道外给药	C
丙泊酚 Propofol	肠道外给药	B
丙对卡因 Proxymetacaine	眼部给药	C
丙磺舒 Probenecid	口服给药	C
丙卡巴肼 Procarbazine	口服给药	D
丙硫氧嘧啶 Propylthiouracil	口服给药	D
丙米嗪 Imipramine	口服给药	C
	肠道外给药	C
丙戊酸 Valproic Acid	口服给药	D
	肠道外给药	D
波生坦 Bosentan	口服给药	X
波希鼠李皮 Cascara	口服给药	C
伯氨喹 Primaquinc	口服给药	C
博来霉素 Bleomycin	肠道外给药	D
布比卡因 Bupivacaine	肠道外给药	C
布地奈德 Budesonide	吸入	B
	鼻腔给药	B
	口服给药	C
	直肠给药	C
布康唑 Butoconazole	阴道给药	C
布可利嗪 Buclizine	口服给药	C
布林佐胺 Brinzolamide	眼部给药	C
布洛芬 Ibuprofen	口服给药	B;D-如在妊娠晚期或临近分娩时用药
布美他尼 Bumetanide	口服给药	C
	肠道外给药	C
布他比妥 Butalbital	口服给药	C;D-如在临近分娩时长期、大量使用
布替林 Butriptyline	口服给药	C
布托啡诺 Butorphanol	鼻腔给药 肠道外给药	C;D-如在临近分娩时长期、大量使用
C		
茶苯海明 Dimenhydrinate	眼部给药	B
茶碱 Theophylline	口服给药	C
	肠道外给药	C
长春花碱 Vinblastine	肠道外给药	D
长春瑞宾 Vinorelbine	肠道外给药	D
长春新碱 Vincristine	肠道外给药	D
重组人粒细胞刺激因子 Filgrastim	肠道外给药	C
常规胰岛素 Insulin,Regular	肠道外给药	B
雌氮芥 Estramustine	口服给药	X
雌二醇 Estradiol	口腔咽喉给药	X
	口服给药	X
	经皮给药	X
	阴道给药	X
雌酮 Estrone	肠道外给药	X
重组人类红细胞生成素 α Epoetin Alfa	肠道外给药	C
促甲状腺激素释放激素 Protirelin	肠道外给药	C
促卵泡素 α Follitropin Alfa	肠道外给药	X
促卵泡素 β Follitropin Beta	肠道外给药	X
促皮质素 Corticotrophin	肠道外给药	C
醋丁洛尔 Acebutolol	口服给药	B；D-如在妊娠中、晚期用药
醋磺己脲 Acetohexamide	口服给药	C
醋酸吡布特罗 Pirbuterol Acetate	吸入	C
醋酸钙 Calcium Acetate	肠道外给药	C
醋酸格拉太咪尔 Glatiramer Acetate	肠道外给药	B
醋竹桃霉素 Troleandomycin	口服给药	C
D		
达肝素钠 Dalteparin Sodium	肠道外给药	B
达卡巴嗪 Dacarbazine	肠道外给药	C
达那唑 Danazol	口服给药	X
达托霉素 Daptomycin	肠道外给药	B
大观霉素 Spectinomycin	肠道外给药	B
丹曲林 Dantrolene	口服给药	C
	肠道外给药	C
单硝酸异山梨酯 Isosorbide Mononitrate	口服给药	C
胆骨化醇 Colecalciferol	口服给药	A；D-如剂量超过美国的每日推荐摄入量
胆碱水杨酸镁 Choline Magnesium Trisalicylate	口服给药	C；D-如在妊娠晚期或临近分娩时用药
氮䓬斯汀 Azelastine	眼部给药	C
氮芥 Chlormethine	肠道外给药	D
得帕乐钠 Danaparoid Sodium	肠道外给药	B
地尔硫䓬 Diltiazem	口服给药	C
	肠道外给药	C
地芬诺酯 Diphenoxylate	口服给药	C

药物通用名	用药方式	妊娠期用药分级
地氟烷 Desflurane	吸入	B
地高辛 Digoxin	口服给药	C
地红霉素 Dirithromycin	口服给药	C
地拉韦啶 Delavirdine	口服给药	C
地洛他定 Desloratadine	口服给药	C
地美环素 Demeclocycline	口服给药	D
地诺前列酮 Dinoprostone	阴道给药	C
地匹福林 Dipivefrine	眼部给药	B
地塞米松 Dexamethasone	眼部给药	C
	口服给药	C;D-如在妊娠早期用药
	肠道外给药	C;D-如在妊娠早期用药
地索奈德 Desonide	局部/皮肤外用	C
地西卢定 Desirudin	肠道外给药	C
地西泮 Diazepam	口服给药	D
	肠道外给药	D
	直肠给药	D
地昔帕明 Desipramine	口服给药	C
碘 Iodine	口服给药	D
碘达酸 Iodamide	肠道外给药	D
碘甘油 Iodinated Glycerol	口服给药	X
碘苷 Idoxuridine	眼部给药	C
碘化钾 Potassium Iodide	口服给药	D
碘化钠 Sodium Iodide	口服给药	X;D-如作为祛痰药使用
碘化异丙胺 Isopropamide Iodide	口服给药	C
碘塞罗宁 Liothyronine	口服给药	A
丁苯那嗪 Tetrabenazine	口服给药	C
丁丙诺啡 Buprenorphine	肠道外给药	C
丁卡因 Tetracaine	眼部给药	C
丁螺环酮 Buspirone	口服给药	B
东莨菪碱 Hyoscine	口服给药	C
	肠道外给药	C
	经皮给药	C
毒扁豆碱 Physostigmine	眼部给药	C
	肠道外给药	C
度他雄胺 Dutasteride	口服给药	X
对乙酰氨基酚 Paracetamol	口服给药	B
多巴胺 Dopamine	肠道外给药	C
多巴酚丁胺 Dobutamine	肠道外给药	B
多库酯钠 Docusate Sodium	口服给药	C
多拉司琼 Dolasetron	口服给药	B
	肠道外给药	B
多奈哌齐 Donepezil	口服给药	C
多柔比星 Doxorubicin	肠道外给药	D

药物通用名	用药方式	妊娠期用药分级
多塞平 Doxepin	口服给药	C
多噻嗪 Polythiazide	口服给药	C;D-如用于妊娠高血压患者
多沙普伦 Doxapram	肠道外给药	B
多沙唑嗪 Doxazosin	口服给药	C
多西环素 Doxycycline	口服给药	D
多西拉敏 Doxylamine	口服给药	A
多西他赛 Docetaxel	肠道外给药	D
多黏菌素 B Polymyxin B	局部/皮肤外用	B
多佐拉敏 Dorzolamide	眼部给药	C

E

药物通用名	用药方式	妊娠期用药分级
鹅脱氧胆酸 Chenodeoxycholic Acid	口服给药	X
厄贝沙坦 Irbesartan	口服给药	C; D-如在妊娠中、晚期用药
厄洛替尼 Erlotinib	口服给药	D
厄他培南 Ertapenem	肠道外给药	B
恩夫韦地 Enfuvirtide	肠道外给药	B
恩氟烷 Enflurane	吸入	B
恩他卡朋 Entacapone	口服给药	C
二苯基醋酸 Piperidolate	口服给药	C
二苯西平 Dibenzepin	口服给药	C
二氮嗪 Diazoxide	口服给药	C
	肠道外给药	C
二氟尼柳 Diflunisal	口服给药	C;D-如在妊娠晚期或临近分娩时用药
二甲双胍 Metformin	口服给药	B
二甲茚定 Dimethindene	口服给药	B
二氯磺胺 Dichlorphenamide	口服给药	C
二羟丙茶碱 Diprophylline	口服给药	C
二氢速甾醇 Dihydrotachysterol	口服给药	A;D-如剂量超过美国的每日推荐摄入量

F

药物通用名	用药方式	妊娠期用药分级
伐地那非 Vardenafil	口服给药	B
伐地昔布 Valdecoxib	口服给药	C
伐昔洛韦 Valaciclovir	口服给药	B
法莫替丁 Famotidine	口服给药	B
番泻叶苷 A 和 B Sennosides A & B	口服给药	C
泛酸 Pantothenic Acid	口服给药	A; C-如剂量超过美国的每日推荐摄入量
泛昔洛韦 Famciclovir	口服给药	B
放线菌素 D Dactinomycin	肠道外给药	C

药物通用名	用药方式	妊娠期用药分级
非洛地平 Felodipine	口服给药	C
非那吡啶 Phenazopyridine	口服给药	B
非那西汀 Phenacetin	口服给药	B
非那雄胺 Finasteride	口服给药	X
非尼拉敏 Pheniramine	口服给药	C
非诺贝特 Fenofibrate	口服给药	C
非诺洛芬 Fenoprofen	口服给药	B;D-如在妊娠晚期或临近分娩时用药
非诺特罗 Fenoterol	肠道外给药	B
非索非那定 Fexofenadine	口服给药	C
芬氟拉明 Fenfluramine	口服给药	C
芬太尼 Fentanyl	口含 肠道外给药 经皮给药	C;D-如在临近分娩时长期、大量使用
芬特明 Phentermine	口服给药	C
酚苄明 Phenoxybenzamine	口服给药	C
	肠道外给药	C
酚酞 Phenolphthalein	口服给药	C
酚妥拉明 Phentolamine	肠道外给药	C
奋乃静 Perphenazine	口服给药	C
呋喃妥因 Nitrofurantoin	口服给药	B
呋喃唑酮 Furazolidone	口服给药	C
呋塞米 Furosemide	口服给药	C;D-如用于妊娠高血压患者
	肠道外给药	C;D-如用于妊娠高血压患者
伏立康唑 Voriconazole	口服给药	D
	肠道外给药	D
5-氟脱氧尿苷 Floxuridine	肠道外给药	D
氟胞嘧啶 Flucytosine	口服给药	C
氟比洛芬 Flurbiprofen	眼部给药	C;D-如在妊娠晚期或临近分娩时用药
	口服给药	B;D-如在妊娠晚期或临近分娩时用药
氟达拉滨 Fludarabine	肠道外给药	D
氟伐他汀 Fluvastatin	口服给药	X
氟奋乃静 Fluphenazine	口服给药	C
	肠道外给药	C
氟伏沙明 Fluvoxamine	口服给药	C
氟甲睾酮 Fluoxymesterone	口服给药	X
氟卡尼 Flecainide	口服给药	C
	肠道外给药	C
氟康唑 Fluconazole	口服给药	C
	肠道外给药	C
氟考龙 Fluocortolone	局部/皮肤外用	C

药物通用名	用药方式	妊娠期用药分级
氟马西尼 Flumazenil	肠道外给药	C
氟美龙 Fluorometholone	眼部给药	C
氟尼缩松 Flunisolide	吸入	C
	鼻腔给药	C
氟尿嘧啶 Fluorouracil	肠道外给药	D
	局部/皮肤外用	X
氟哌啶醇 Haloperidol	口服给药	C
	肠道外给药	C
氟哌利多 Dropenridol	肠道外给药	C
氟哌噻吨 Flupentixol	口服给药	C
	肠道外给药	C
氟氢可的松 Fludrocortisone	口服给药	C
氟轻松 Fluocinonide	局部/皮肤外用	C
氟他胺 Flutamide	口服给药	D
氟替卡松 Fluticasone	吸入	C
	鼻腔给药	C
	局部/皮肤外用	C
氟西奈德 Fluocinolone Acetonide	局部/皮肤外用	C
氟西泮 Flurazepam	口服给药	X
氟西汀 Fluoxetine	口服给药	C
氟硝西泮 Flunitrazepam	口服给药	D
福莫特罗 Formoterol	吸入	C
福辛普利 Fosinopril	口服给药	C; D-如在妊娠中、晚期用药

G

药物通用名	用药方式	妊娠期用药分级
钆喷酸葡胺 Gadopentetic Acid	肠道外给药	C
甘精胰岛素 Insulin Glargine	肠道外给药	C
甘露醇 Mannitol	肠道外给药	C
杆菌肽 Bacitracin	眼部给药	C
	肠道外给药	C
	局部/皮肤外用	C
干扰素 α Interferon Alfa	肠道外给药	C
干扰素 β Interferon Beta	肠道外给药	C
干扰素 γ Interferon Gamma	肠道外给药	C
肝素 Heparin	肠道外给药	C
睾酮 Testosterone	口服给药	X
	肠道外给药	X
	局部/皮肤外用	X
	经皮给药	X
戈那瑞林 Gonadorelin	肠道外给药	B
戈舍瑞林 Goserelin	肠道外给药	X
格拉司琼 Granisetron	口服给药	B
	肠道外给药	B
格雷沙星 Grepafloxacin	口服给药	C
格列本脲 Glibenclamide	口服给药	C

药物通用名	用药方式	妊娠期用药分级
格列吡嗪 Glipizide	口服给药	C
格列美脲 Glimepiride	口服给药	C
莨菪碱 Hyoscyamine	口服给药	C
更昔洛韦 Ganciclovir	眼球内给药	C
	口服给药	C
	肠道外给药	C
枸橼酸钾 Potassium Citrate	口服给药	A
骨化二醇 Calcifediol	口服给药	C;D-如剂量超过美国的每日推荐摄入量
骨化三醇 Calcitriol	口服给药	C;D-如剂量超过美国的每日推荐摄入量
	肠道外给药	
胍法辛 Guanfacine	口服给药	B
胍乙啶 Guanethidine	口服给药	C
鬼臼毒素 Podophyllotoxin	局部/皮肤外用	C
鬼臼属 Podophyllum	局部/皮肤外用	C
桂利嗪 Cinnarizine	口服给药	C
过氧苯甲酰 Benzoyl Peroxide	局部/皮肤外用	C

H

药物通用名	用药方式	妊娠期用药分级
红霉素 Erythromycin	口服给药	B
	肠道外给药	B
	局部/皮肤外用	B
红细胞生成素 Erthropoietin	肠道外给药	C
后马托品 Homatropine	眼部给药	C
琥珀酸雌三醇 Estriol Succinate	口服给药	X
华法林 Warfarin	口服给药	X
环孢素 Ciclosporin	口服给药	C
	肠道外给药	C
环苯扎林 Cyclobenzaprine	口服给药	B
环吡酮胺 Ciclopirox	局部/皮肤给药	B
环丙沙星 Ciprofloxacin	眼部给药	C
	口服给药	C
	耳部给药	C
	肠道外给药	C
环磷酰胺 Cyclophosphamide	口服给药	D
	肠道外给药	D
环丝氨酸 Cycloserine	口服给药	C
环戊醇胺酯 Cyclopentolate	眼部给药	C
环戊氯噻嗪 Cyclopenthiazide	口服给药	C;D-如用于妊娠高血压患者
黄体酮 Progesterone	口服给药	B
黄酮哌酯 Flavoxate	口服给药	B
磺胺醋酰 Sulfacetamide	眼部给药	C
	局部/皮肤外用	C
磺胺甲噁唑 Sulfamethoxazole	口服给药	C;D-如在临近分娩时使用
磺胺甲基噻唑 Sulfamethizole	口服给药	C;D-如在临近分娩时使用
磺胺美曲 Sulfametrole	口服给药	C;D-如在临近分娩时使用
磺胺嘧啶 Sulfadiazine	口服给药	C;D-如在临近分娩时使用
磺胺异噁唑 Sulfafurazole	口服给药	C;D-如在临近分娩时使用
磺达肝癸钠 Fondaparinux Sodium	肠道外给药	B
灰黄霉素 Griseofulvin	口服给药	C

J

药物通用名	用药方式	妊娠期用药分级
吉非贝齐 Gemfibrozil	口服给药	C
吉非替尼 Gefitinib	口服给药	D
吉西他滨 Gemcitabine	肠道外给药	D
己二烯雌酚 Dienestrol	局部/皮肤外用	X
己酮可可碱 Pentoxifylline	口服给药	C
己烯雌酚 Diethylstilbestrol	口服给药	X
加巴喷丁 Gabapentin	口服给药	C
加兰他敏 Galantamine	口服给药	B
加尼瑞克 Ganirelix	肠道外给药	X
加替沙星 Gatifloxacin	眼部给药	C
甲氨蝶呤 Methotrexate	口服给药	X
	肠道外给药	X
甲苯磺丁脲 Tolbutamide	口服给药	C
甲苯达唑 Mebendazole	口服给药	C
甲丙氨酯 Meprdamate	口服给药	D
甲醋唑胺 Methazolamide	口服给药	C
甲地嗪 Methdilazine	口服给药	C
甲地孕酮 Megestrol	口服给药	X
甲芬那酸 Mefenamic Acid	口服给药	C;D-如在妊娠晚期或临近分娩时用药
甲氟喹 Mefloquine	口服给药	C
甲睾酮 Methyltestosterone	口服给药	X
甲磺酸苯扎托品 Benzatropine Mesilate	口服给药	C
	肠道外给药	C
甲磺酸钠黏菌素 Colistimethate Sodium	肠道外给药	C
甲基多巴 Methyldopa	口服给药	B
	肠道外给药	B
甲氯芬那酸 Meclofenamic Acid	口服给药	B;D-如在妊娠晚期或临近分娩时用药

药物通用名	用药方式	妊娠期用药分级
甲氯噻嗪 Methyclothiazide	口服给药	B;D-如用于妊娠高血压患者
甲哌卡因 Mepivacaine	肠道外给药	C
甲泼尼龙 Methylprednisolone	口服给药	C
	肠道外给药	C
甲羟孕酮 Medroxyprogesterone	肠道外给药	X
甲巯咪唑 Thiamazole	口服给药	D
甲炔诺酮 Norgestrel	口服给药	X
甲硝唑 Metronidazole	口服给药	B
	肠道外给药	B
	局部/皮肤外用	B
甲氧苄啶 Trimethoprim	口服给药	C
甲氧氯普胺 Metoclopramide	口服给药	B
	肠道外给药	B
甲氧沙林 Methoxsalen	口服给药	C
	局部/皮肤外用	C
甲状腺素 Thyroid	口服给药	A
间羟胺 Metaraminol	肠道外给药	C
降钙素 Calcitonin	鼻腔给药	C
	肠道外给药	C
金刚烷胺 Amantadine	口服给药	C
金硫丁二钠 Sodium Aurothiomalate	口服给药	C
金霉素 Chlortetracycline	眼部给药	D
金诺芬 Auranofin	口服给药	C
肼屈嗪 Hydralazine	口服给药	C
	肠道外给药	C
聚苯乙烯砜钙 Calcium Polystyrene Sulfonate	口服给药	C
	直肠给药	C
聚苯乙烯磺酸钠 Sodium Polystyrene Sulfonate	口服给药	C
	直肠给药	C
聚维酮碘 Povidone-iodine	局部/皮肤外用	D
聚乙二醇干扰素 α2a Peginterferon Alfa2a	肠道外给药	C
聚乙二醇干扰素 α2b Peginterferon Alfa2b	肠道外给药	C
卷曲霉素 Capreomycin	肠道外给药	C

K

药物通用名	用药方式	妊娠期用药分级
咖啡因 Caffeine	口服给药	B
卡巴胆碱 Carbachol	眼部给药	C
卡巴拉汀 Rivastigmine	口服给药	B
卡巴沙明 Carbinoxamine	口服给药	C
卡巴胂 Carbarsone	口服给药	D
卡比多巴 Carbidopa	口服给药	C
卡比马唑 Carbimazole	口服给药	D
卡泊芬净 Caspofungin	肠道外给药	C
卡泊三醇 Calcipotriol	局部/皮肤外用	C
卡铂 Carboplatin	肠道外给药	D
卡立普多 Carisoprodol	口服给药	C
卡马西平 Carbamazepine	口服给药	D
卡麦角林 Cabergoline	口服给药	B
卡莫司汀 Carmustine	肠道外给药	D
卡那霉素 Kanamycin	口服给药	D
	肠道外给药	D
卡培他滨 Capecitabine	口服给药	D
卡前列腺素 Carboprost	肠道外给药	C
卡替洛尔 Carteolol	口服给药	C；D-如在妊娠中、晚期用药
卡托普利 Captopril	口服给药	C；D-如在妊娠中、晚期用药
卡维地洛 Carvedilol	口服给药	C；D-如在妊娠中、晚期用药
坎地沙坦 Candesartan	口服给药	C；D-如在妊娠中、晚期用药
抗坏血酸 Ascorbic Acid	口服给药	A；C-如剂量超过美国的每日推荐摄入量
抗凝血酶Ⅲ AntithrombinⅢ	肠道外给药	B
抗抑制因子凝血复合物 Anti-inhibitor Coagulant Complex	肠道外给药	C
考来替泊 Colestipol	口服给药	B
考来烯胺 Colestyramine	口服给药	C
可待因 Codeine	口服给药 肠道外给药	C;D-如在临近分娩时长期、大量使用
可的松 Cortisone	口服给药	C;D-如在妊娠早期用药
	肠道外给药	C;D-如在妊娠早期用药
可乐定 Clonidine	硬膜外给药	C
	口服给药	C
	肠道外给药	C
	经皮给药	C
克拉霉素 Clarithromycin	口服给药	C
	肠道外给药	C
克拉屈滨 Cladribine	肠道外给药	D
克拉维酸 Clavulanic Acid	口服给药	B
克利溴胺 Clidinium Bromide	口服给药	C
克林霉素 Clindamycin	口服给药	B
	肠道外给药	B
	局部/皮肤外用	B
	阴道给药	B

药物通用名	用药方式	妊娠期用药分级
克罗米通 Crotamiton	局部/皮肤外用	C
克霉唑 Clotrimazole	局部/皮肤外用	B
	阴道给药	B
奎尼丁 Quinidine	口服给药	C
	肠道外给药	C
奎宁 Quinine	口服给药	C
喹硫平 Quetiapine	口服给药	C
喹那普利 Quinapril	口服给药	C; D-如在妊娠中、晚期

L

药物通用名	用药方式	妊娠期用药分级
拉贝洛尔 Labetalol	口服给药	C; D-如在妊娠中、晚期用药
	肠道外给药	C; D-如在妊娠中、晚期用药
拉布立酶 Rasburicase	肠道外给药	C
拉米夫定 Lamivudine	口服给药	C
拉莫三嗪 Lamotrigine	口服给药	C
拉坦前列素 Latanoprost	眼部给药	C
来氟米特 Leflunomide	口服给药	X
来匹卢定 Lepirudin	肠道外给药	B
来曲唑 Letrozole	口服给药	D
赖氨酸加压素 Lysipressin	鼻腔给药	C
赖脯胰岛素 Insullin Lispro	肠道外给药	B
赖诺普利 Lisinopril	口服给药	C; D-如在妊娠中、晚期用药
兰索拉唑 Lansoprazole	口服给药	B
劳拉西泮 Lorazepam	口服给药	D
	肠道外给药	D
雷贝拉唑 Rabeprazole	口服给药	B
雷洛昔芬 Raloxifene	口服给药	X
雷米普利 Ramipril	口服给药	C; D-如在妊娠中、晚期给药
雷尼替丁 Ranitidine	口服给药	B
	肠道外给药	B
锂 Lithium	口服给药	D
利巴韦林 Ribavirin	吸入	X
	口服给药	X
	肠道外给药	X
利多卡因 Lidocaine	肠道外给药	B;作为局麻药或抗心律失常药使用时
	局部/皮肤外用	B
利福布汀 Rifabutin	口服给药	B
利福喷丁 Rifapentine	口服给药	C
利福平 Rifampicin	口服给药	C
	肠道外给药	C
利鲁唑 Riluzole	口服给药	C
利美索龙 Rimexolone	眼部给药	C
利奈孕酮 Lynestrenol	口服给药	D
利奈唑胺 Linezolid	口服给药	C
	肠道外给药	C
利培酮 Risperidone	口服给药	C
利塞膦酸 Risedronic Acid	口服给药	C
利托君 Ritodrine	口服给药	B
	肠道外给药	B
利托那韦 Ritonavir	口服给药	B
利妥昔单抗 Rituximab	肠道外给药	C
利血平 Reserpine	口服给药	C
利扎曲坦 Rizatriptan	口服给药	C
链激酶 Streptokinase	肠道外给药	C
链霉素 Streptomycin	肠道外给药	D
α 链道酶 Dornase Alfa	肠道外给药	B
两性霉素 B Amphotericin B	肠道外给药	B
	局部/皮肤外用	B
亮丙瑞林 Leuprorelin	肠道外给药	X
林旦 Lindane	局部/皮肤外用	C
林可霉素 Lincomycin	口服给药	B
	肠道外给药	B
磷霉素 Fosfomycin	口服给药	B
膦甲酸钠 Foscarnet Sodium	肠道外给药	C
硫利达嗪 Thioridazine	口服给药	C
硫鸟嘌呤 Tioguanine	口服给药	D
硫喷妥钠 Thiopental Sodium	肠道外给药	C
	局部/皮肤外用	C
硫普罗宁 Tiopronin	口服给药	C
硫普哌嗪 Thiopropazate	口服给药	C
硫酸镁 Magnesium Sulfate	肠道外给药	B
硫酸鱼精蛋白 Protamine Sulfate	肠道外给药	C
硫糖铝 Sucralfate	口服给药	B
硫唑嘌呤 Azathioprine	口服给药	D
	肠道外给药	D
柳氮磺吡啶 Sulfasalazine	口服给药	B;D-如在临近分娩时使用
	直肠给药	B;D-如在临近分娩时使用
六甲蜜胺 Altretamine	口服给药	D
六氯酚 Hexachlorophene	局部/皮肤外用	C
氯䓬酸钾 Dipotassium Clorazepate	口服给药	D
氯胺酮 Ketamine	肠道外给药	B
氯贝胆碱 Bethanechol Chloride	口服给药	C
	肠道外给药	C
氯贝丁酯 Clofibrate	口服给药	C

药物通用名	用药方式	妊娠期用药分级
氯倍他索 Clobetasol	局部/皮肤外用	C
氯苯那敏 Chlorphenamine	口服给药	B
氯吡格雷 Clopidogrel	口服给药	B
氯丙嗪 Chlorpromazine	口服给药	C
	肠道外给药	C
氯氮䓬 Chlordiazepoxide	口服给药	D
	肠道外给药	D
氯氮平 Clozapine	口服给药	B
氯法齐明 Clofazimine	口服给药	C
氯胍 Proguanil	口服给药	B
氯化铵 Ammonium Chloride	口服给药	B
氯化钙 Calcium Chloride	肠道外给药	C
氯化琥珀胆碱 Suxamethonium Chloride	肠道外给药	C
氯化钾 Potassium Chloride	口服给药	A
氯化筒箭毒碱 Tubocurarine Chloride	肠道外给药	C
氯化乙酰胆碱 Acetylcholine Chloride	眼部给药	C
氯环嗪 Chlorcyclizine	口服给药	C
氯磺丙脲 Chlorpropamide	口服给药	C
氯己定 Chlorhexidine	口腔咽喉给药	B
	牙周植入	C
氯喹 Chloroquine	口服给药	C
	肠道外给药	C
氯雷他定 Loratadine	口服给药	B
氯马斯汀 Clemastine	口服给药	B
氯霉素 Chloramphenicol	眼部给药	C
	耳部给药	C
	肠道外给药	C
氯米芬 Clomifene	口服给药	X
氯米帕明 Clomipramine	口服给药	C
氯哌噻吨 Zuclopenthixol	口服给药	C
	肠道外给药	C
氯普噻吨 Chlorprothixene	口服给药	C
氯噻嗪 Chlorothiazide	口服给药	C;D-如用于妊娠高血压患者
氯噻酮 Chlortalidone	口服给药	B;D-如用于妊娠高血压患者
氯沙坦 Losartan	口服给药	C;D-如用于妊娠高血压患者
氯替泼诺 Loteprednol Etabonate	眼部给药	C
氯烯雌醚 Chlorotrianisene	口服给药	X
氯硝西泮 Clonazepam	口服给药	D
	肠道外给药	D
氯唑沙宗 Chlorzoxazone	口服给药	C
氯唑西林 Cloxacillin	口服给药	B

药物通用名	用药方式	妊娠期用药分级
罗非昔布 Rofecoxib	口服给药	C;D-如在妊娠晚期或临近分娩时用药
罗格列酮 Rosiglitazone	口服给药	C
罗库溴铵 Rocuronium Bromide	肠道外给药	C
罗匹尼罗 Ropinirole	口服给药	C
螺内酯 Spironolactone	口服给药	C;D-如用于妊娠高血压患者
螺旋霉素 Spiramycin	口服给药	C
	肠道外给药	C
	直肠给药	C
洛度沙胺 Lodoxamide	眼部给药	B
洛伐他汀 Lovastatin	口服给药	X
洛拉卡比 Loracarbef	口服给药	B
洛美沙星 Lomefloxacin	眼部给药	C
	口服给药	C;禁用于妊娠早期
洛莫司汀 Lomustine	口服给药	D
洛哌丁胺 Loperamide	口服给药	B
洛匹那韦 Lopinavir	口服给药	C
洛沙平 Loxapine	口服给药	C

M

药物通用名	用药方式	妊娠期用药分级
麻黄素 Ephedrine	口服给药	C
马拉硫磷 Malathion	局部/皮肤外用	B
马普替林 Maprotiline	口服给药	B
马吲哚 Mazindol	口服给药	C
吗啡 Morphine	口服给药	C;D-如在临近分娩时长期、大量使用
	肠道外给药	C;D
麦角胺 Ergotamine	口含	X
	口服给药	X
	直肠给药	X
麦角骨化醇 Ergocalciferol	口服给药	A;D-如剂量超过美国的每日推荐摄入量
	肠道外给药	
麦角新碱 Ergometrine	肠道外给药	X
麦考酚酸 Mycophenolic Acid	口服给药	D
	肠道外给药	D
毛果芸香碱 Pilocarpine	眼部给药	C
	口服给药	C
毛花苷丙 Lanatoside C	口服给药	C
美雌醇 Mestranol	口服给药	X
美法仑 Melphalan	口服给药	D
	肠道外给药	D
美格鲁特 Miglustat	口服给药	X

药物通用名	用药方式	妊娠期用药分级
美金刚 Memantine	口服给药	B
美克洛嗪 Meclozine	口服给药	B
美洛培南 Meropenem	肠道外给药	B
美洛西林 Mezlocillin	肠道外给药	B
美洛昔康 Meloxicam	口服给药	C;D-如在妊娠晚期或临近分娩时用药
美沙拉嗪 Mesalazine	口服给药	B
	直肠给药	B
美沙酮 Methadone	口服给药	C;D-如在临近分娩时长期、大量使用
	肠道外给药	C;D-如在临近分娩时长期、大量使用
美司钠 Mesna	肠道外给药	B
美索巴莫 Methocarbamol	口服给药	C
美索达嗪 Mesoridazine	口服给药	C
美托拉宗 Metolazone	口服给药	B;D-如用于妊娠高血压患者
美托洛尔 Metoprolol	口服给药	C;D-如在妊娠中、晚期给药
	肠道外给药	C;D-如在妊娠中、晚期给药
美西律 Mexiletine	口服给药	C
门冬酰胺酶 Asparaginase	肠道外给药	C
门冬胰岛素 Insulin Aspart	肠道外给药	B
孟鲁司特 Montelukast	口服给药	B
咪达唑仑 Midazolam	口服给药	D
	肠道外给药	D
咪康唑 Miconazole	局部/皮肤外用	C
	阴道给药	C
咪喹莫特 Imiquimod	局部/皮肤外用	B
米氮平 Mirtazapine	口服给药	C
米多君 Midodrine	口服给药	C
米非司酮 Mifepristone	口服给药	X
米力农 Milrinone	肠道外给药	C
米诺地尔 Minoxidil	口服给药	C
米诺环素 Minocycline	牙科给药	D
	口服给药	D
	肠道外给药	D
米索比妥 Methohexital	肠道外给药	B
	直肠给药	B
米索前列醇 Mithoprostol	口服给药	X
米托蒽醌 Mitoxantrone	肠道外给药	D
眠尔通 Meprobamate	口服给药	D
免疫球蛋白 Immunoglobulin	肠道外给药	C
莫达非尼 Modafinil	口服给药	C
莫尔普利 Moexipril	眼部给药	C;D-如在妊娠中、晚期用药
莫林酮 Molindone	口服给药	C
莫米松 Mometasone	鼻腔给药	C
	局部/皮肤外用	C
莫匹罗星 Mupirocin	鼻腔给药	B
	眼部给药	B
	局部/皮肤外用	B
莫西沙星 Moxifloxacin	眼部给药	C
	口服给药	C
	肠道外给药	C
N		
那法瑞林 Nafarelin	鼻腔给药	X
那格列奈 Nateglinide	口服给药	C
那拉曲坦 Naratriptan	口服给药	C
那屈肝素钙 Nadroparin Calcium	肠道外给药	B
纳布啡 Nalbuphine	肠道外给药	B;D-如在临近分娩时长期、大量使用
纳多洛尔 Nadolol	口服给药	C;D-如在妊娠中、晚期用药
纳洛酮 Naloxone	肠道外给药	B
纳曲酮 Naltrexone	口服给药	C
纳他霉素 Natamycin	眼部给药	C
奈非那韦 Nelfinavir	口服给药	B
奈替米星 Netilmicin	肠道外给药	D
奈韦拉平 Nevirapine	口服给药	B
奈丁美酮 Nabumetone	口服给药	C;D-如在妊娠晚期或临近分娩时用药
萘啶酸 Nalidixic Acid	口服给药	C
萘多罗米 Nedocromil	吸入	B
	眼部给药	B
萘夫西林 Nafcillin	肠道外给药	B
萘普生 Naproxen	口服给药	B;D-如在妊娠晚期或临近分娩时用药
南诺龙 Nandrolone	肠道外给药	X
尼古丁 Nicotine	口服给药	C
	经皮给药	D
尼卡地平 Nicardipine	口服给药	C
尼鲁米特 Nilutamide	口服给药	C
尼莫地平 Nimodipine	口服给药	C
	肠道外给药	C
尼扎替丁 Nizatidine	口服给药	B

药物通用名	用药方式	妊娠期用药分级
尿促卵泡素 Urofollitropin	肠道外给药	X
尿促性素 Human Menopausal Gonadotrophin	肠道外给药	X
尿促性素 Menotrophin	肠道外给药	X
尿激酶 Urokinase	肠道外给药	B
凝血因子 Ⅸ Factor Ⅸ	肠道外给药	C
凝血因子 Ⅷ Factor Ⅷ	肠道外给药	C
凝血因子 ⅩⅢ Factor ⅩⅢ	肠道外给药	C
诺氟沙星 Norfloxacin	眼部给药 口服给药	C;妊娠妇女慎用，尤其是妊娠早期

P

药物通用名	用药方式	妊娠期用药分级
帕利珠单抗 Palivizumab	肠道外给药	C
帕罗西汀 Paroxetine	口服给药	D
帕米膦酸 Pamidronic Acid	肠道外给药	D
哌甲酯 Methylphenidate	口服给药	C
哌拉西林 Piperacillin	肠道外给药	B
哌嗪 Piperazine	口服给药	B
哌嗪雌酮硫酸酯 Estropipate	口服给药	X
	阴部给药	X
哌替啶 Pethidine	口服给药	B;D-如在临近分娩时长期、大量使用
	肠道外给药	B;D-如在临近分娩时长期、大量使用
哌唑嗪 Prazosin	口服给药	C
泮库溴铵 Pancuronium Bromide	肠道外给药	C
泮托拉唑 Pantoprazole	口服给药	B
	肠道外给药	B
培哚普利 Perindopril	口服给药	C; D-如在妊娠中、晚期用药
培高利特 Pergolide	口服给药	B
培美曲塞 Pemetrexed	肠道外给药	D
喷布洛尔 Penbutolol	口服给药	C; D-如在妊娠中、晚期用药
喷他脒 Pentamidine	吸入	C
	肠道外给药	C
喷他佐辛 Pentazocine	口服给药 肠道外给药 直肠给药	C;D-如在临近分娩时长期、大量使用
喷昔洛韦 Penciclovir	局部/皮肤外用	B
硼替佐米 Bortezomib	肠道外给药	D
匹莫林 Pemoline	口服给药	B
匹莫齐特 Pimozide	口服给药	C
品多洛尔 Pindolol	口服给药	B; D-如在妊娠中、晚期用药
泼尼松 Prednisone	口服给药	C; D-如在妊娠中、晚期给药
泼尼松龙 Prednisolone	眼部给药	C
	口服给药	C;D-如在妊娠早期用药
	肠道外给药	C;D-如在妊娠早期用药
扑米酮 Primidone	口服给药	D
扑灭司林 Permethrin	局部/皮肤外用	B
葡糖酸钾 Potassium Gluconate	口服给药	A
葡萄糖酸钙 Calcium Gluconate	肠道外给药	C
普伐他汀 Pravastatin	口服给药	X
普环啶 Procyclidine	口服给药	C
普拉克索 Pramipexole	口服给药	C
普鲁卡因胺 Procainamide	口服给药	C
	肠道外给药	C
普鲁卡因青霉素 Procaine Penicillin	肠道外给药	B
普鲁氯哌嗪 Prochlorperazine	口服给药	C
	肠道外给药	C
	直肠给药	C
普罗布考 Probucol	口服给药	B
普罗帕酮 Propafenone	口服给药	C
普马嗪 Promazine	口服给药	C
普萘洛尔 Propranolol	口服给药	C; D-如在妊娠中、晚期用药
	肠道外给药	C; D-如在妊娠中、晚期用药

Q

药物通用名	用药方式	妊娠期用药分级
齐多夫定 Zidovudine	口服给药	C
齐拉西酮 Ziprasidone	口服给药	C
前列地尔 Alprostadil	肠道外给药	X
	尿道给药	C
羟保泰松 Oxyphenbutazone	口服给药	C;D-如在妊娠晚期或临近分娩时用药
羟钴素 Hydroxocobalamin	肠道外给药	C;C-如剂量超过美国的每日推荐摄入量
羟基脲 Hydroxycarbamide	口服给药	D
羟甲烯龙 Oxymetholone	口服给药	X
羟甲唑啉 Oxymetazoline	鼻腔给药	C
	眼部给药	C
羟氯喹 Hydroxychloroquine	口服给药	C
羟嗪 Hydroxyzine	口服给药	C

药物通用名	用药方式	妊娠期用药分级
羟乙哌吖 Opipramol	口服给药	C
羟孕酮己酮酯 Hydroxyprogesterone Caproate	肠道外给药	D
青霉胺 Penicillamine	口服给药	D
青霉素 V Phenoxymethylpenicillin	口服给药	B
氢氟甲噻嗪 Hydroflumethiazide	口服给药	C;D-如用于妊娠高血压患者
氢化可的松 Hydrocortisone	眼部给药	C;D-如在妊娠早期用药
	口服给药	C;D-如在妊娠早期用药
	耳部给药	C;D-如在妊娠早期用药
	肠道外给药	C;D-如在妊娠早期用药
	局部/皮外用药	C;D-如在妊娠早期用药
氢可酮 Hydrocodone	口服给药	C;D-如在临近分娩时长期、大量使用
氢氯噻嗪 Hydrochlorothiazide	口服给药	B;D-如用于妊娠高血压患者
氢吗啡酮 Hydromorphone	肠道外给药	C
氢溴酸依来曲坦 Eletriptan Hydrobromide	口服给药	C
庆大霉素 Gentamicin	眼部给药	C
	耳部给药	C
	肠道外给药	D
	局部/皮肤外用	C
γ-球蛋白 Gamma Globulin	肠道外给药	C
秋水仙碱 Colchicine	口服给药	D
	肠道外给药	D
巯嘌呤 Mercaptopurine	口服给药	D
曲安西龙 Triamicinolone	吸入	C
	鼻腔给药	C
	口服给药	C;D-如在妊娠早期用药
	肠道外给药	C;D-如在妊娠早期用药
	局部/皮肤外用	C
曲吡那敏 Tripelennamine	口服给药	B
曲伏前列素 Travoprost	眼部给药	C
曲氟尿苷 Trifluridine	眼部给药	C
曲氟沙星 Trovafloxacin	口服给药	C
曲马多 Tramadol	口服给药	C
	肠道外给药	C

药物通用名	用药方式	妊娠期用药分级
曲米帕明 Trimipramine	口服给药	C
曲普利啶 Triprolidine	口服给药	C
曲普瑞林 Triptorelin	肠道外给药	X
曲妥珠单抗 Trastuzumab	肠道外给药	B
曲唑酮 Trazodone	口服给药	C
去氨加压素 Desmopressin	鼻腔给药	B
	口服给药	B
	肠道外给药	B
去甲肾上腺素 Norpinephrine	肠道外给药	C
去甲替林 Nortriptyline	口服给药	C
去羟肌苷 Didanosine	口服给药	B
去羟米松 Desoximetasone	局部/皮肤外用	C
去铁胺 Deferoxamine	肠道外给药	C
去氧肾上腺素 Phenylephrine	口服给药	C
去乙酰毛花苷 Deslanoside	口服给药	C
炔雌醇 Ethinyl Estradiol	口服给药	X
炔诺酮 Norethisterone	口服给药	X
炔孕酮 Ethisterone	口服给药	D
群多普利 Trandolapril	口服给药	C;D-如在妊娠中晚期用药

R

药物通用名	用药方式	妊娠期用药分级
人免疫球蛋白 Human Immunoglobulin	肠道外给药	C
壬二酸 Azelaic Acid	局部/皮肤外用	B
绒促性素 Chorionic Gonadotrophin	肠道外给药	X
柔红霉素 Daunorubicin	肠道外给药	D
鞣酸加压素 Vasopressin Tannate	肠道外给药	B
肉碱 Carnitine	口服给药	B
	肠道外给药	B
乳果糖 Lactulose	口服给药	B
乳酸钙 Calcium Lactate	口服给药	C
瑞格列奈 Repaglinide	口服给药	C
瑞舒伐他汀 Rosuvastatin	口服给药	X
瑞维肝素钠 Reviparin Sodium	肠道外给药	B

S

药物通用名	用药方式	妊娠期用药分级
塞来昔布 Celecoxib	口服给药	C;D-如在妊娠晚期或临近分娩时用药
塞利洛尔 Celiprolol	口服给药	B;D-如在妊娠中晚期用药
噻康唑 Tioconazole	阴道给药	C
噻氯匹定 Ticlopidine	口服给药	B
噻吗洛尔 Timolol	眼部给药	C

药物通用名	用药方式	妊娠期用药分级
	口服给药	C；D-如在妊娠中、晚期用药
噻替哌 Thiotepa	肠道外给药	D
噻托溴铵 Tiotropium Bromide	吸入	C
赛庚啶 Cyproheptadine	口服给药	B
赛克利嗪 Cyclizine	口服给药	B
三氟拉嗪 Trifluoperazine	口服给药	C
三甲曲沙 Trimertexate	肠道外给药	D
三氯噻嗪 Trichlormethiazide	口服给药	C；D-如用于妊娠高血压患者
三唑仑 Triazolam	口服给药	X
色甘酸 Cromoglicic Acid	吸入	B
沙丁胺醇 Salbutamol	吸入	C
	口服给药	C
	肠道外给药	C
沙格司亭 Sargramostim	肠道外给药	C
沙奎那韦 Saquinavir	口服给药	B
沙利度胺 Thalidomide	口服给药	X
沙美特罗 Salmeterol	吸入	C
舍曲林 Sertraline	口服给药	C
肾上腺素 Epinephrine	鼻腔给药	C
	眼部给药	C
	肠道外给药	C
生长激素 Somatropin	肠道外给药	B
生长抑素 Somatostatin	肠道外给药	B
舒芬太尼 Sufentanil	肠道外给药	C；D-如在临近分娩时长期、大量使用
舒林酸 Sulindac	口服给药	C；D 如在妊娠晚期或临近分娩时用药
舒马普坦 Sumatriptan	鼻腔给药	C
	口服给药	C
	肠道外给药	C
鼠李蒽酚 Casanthranol	口服给药	C
双硫仑 Disulfiram	口服给药	C
双氯芬酸 Diclofenac	眼部给药	C；D-如在妊娠晚期或临近分娩时用药
	口服给药 肠道外给药	B；D-如在妊娠晚期或临近分娩时用药
	局部/皮肤用药	C
双氯青霉素 Dicloxacillin	口服给药	B
双嘧达莫 Dipyridamole	口服给药	B
双氢麦角胺 Dihydroergotamine	口服给药	X
双水杨酯 Salsalate	口服给药	C；D-如用于妊娠晚期
水合氯醛 Chloral Hydrate	口服给药	C
	直肠给药	C
水合松油二醇 Terpin Hydrate	口服给药	D
水杨酸铋 Bismuth Salicylate	口服给药	C
顺阿曲库铵 Cisatracurium	肠道外给药	B
顺铂 Cisplatin	肠道外给药	D
司来吉兰 Selegiline	口服给药	C
司帕沙星 Sparfloxacin	口服给药	C；仅用于妊娠早期
司他夫定 Stavudine	口服给药	C
司坦唑醇 Stanozolol	口服给药	X
司维拉姆 Sevelamer	口服给药	C
四环素 Tetracycline	眼部给药	D
	口服给药	D
	局部/皮肤外用	B
羧苄西林 Carbenicillin	口服给药	B
缩宫素 Oxytocin	肠道外给药	X
索他洛尔 Sotalol	口服给药	B；D-如在妊娠中、晚期用药
	肠道外给药	B；D-如在妊娠中、晚期用药

T

药物通用名	用药方式	妊娠期用药分级
他达拉非 Tadalafil	口服给药	B
他克林 Tacrine	口服给药	C
他克莫司 Tacrolimus	口服给药	C
	肠道外给药	C
	局部/皮肤外用	C
他莫昔芬 Tamoxifen	口服给药	D
他扎罗汀 Tazarotene	局部/皮肤外用	X
泰利霉素 Telithromycin	口服给药	C
坦索罗辛 Tamsulosin	口服给药	B
碳酸钙 Calcium Carbonate	口服给药	C
碳酸氢钠 Sodium Bicarbonate	口服给药	C
特比萘芬 Terbinafine	口服给药	B
	局部/皮肤外用	B
特布他林 Terbutaline	吸入	B
	口服给药	B
	肠道外给药	B
特非那定 Terfenadine	口服给药	C
特康唑 Terconazole	阴道给药	C
特拉唑嗪 Terazosin	口服给药	C
特立帕肽 Teriparatide	肠道外给药	C

药物通用名	用药方式	妊娠期用药分级
替加色罗 Tegaserod	口服给药	B
替卡西林 Ticarcillin	肠道外给药	B
替鲁屈特酸 Tiludronic Acid	口服给药	C
替马西泮 Temazepam	口服给药	X
替米沙坦 Telmisartan	口服给药	C；D-如在妊娠中、晚期用药
替莫唑胺 Temozolomide	口服给药	D
替尼泊苷 Teniposide	肠道外给药	D
替特普酶 Tenecteplase	肠道外给药	C
亭扎肝素钠 Tinzaparin Sodium	肠道外给药	B
酮康唑 Ketoconazole	口服给药	C
	局部/皮肤外用	C
酮咯酸 Ketorolac	眼部给药	C
	口服给药	C;D-如在妊娠晚期或临近分娩时用药
	肠道外给药	C;D-如在妊娠晚期或临近分娩时用药
酮洛芬 Ketoprofen	口服给药	B;D-如在妊娠晚期或临近分娩时用药
酮替芬 Ketotifen	眼部给药	C
头孢氨苄 Cefalexin	口服给药	B
头孢吡肟 Cefepime	肠道外给药	B
头孢丙烯 Cefprozil	口服给药	B
头孢泊肟 Cefpodoxime	口服给药	B
头孢布烯 Ceftibuten	口服给药	B
头孢地尼 Cefdinir	口服给药	B
头孢呋辛 Cefuroxime	口服给药	B
	肠道外给药	B
头孢克洛 Cefaclor	口服给药	B
头孢克肟 Cefixime	口服给药	B
头孢拉定 Cefradine	口服给药	B
	肠道外给药	B
头孢雷特 Ceforanide	肠道外给药	B
头孢美唑 Cefmetazole	肠道外给药	B
头孢孟多 Cefamandole	肠道外给药	B
头孢尼西 Cefonicid	肠道外给药	B
头孢哌酮 Cefoperazone	肠道外给药	B
头孢匹林 Cefapirin	肠道外给药	B
头孢羟氨苄 Cefadroxil	口服给药	B
头孢曲松 Ceftriaxone	肠道外给药	B
头孢噻吩 Cefalotin	肠道外给药	B
头孢噻肟 Cefotaxime	肠道外给药	B
头孢三嗪 Cefatrizine	口服给药	B

药物通用名	用药方式	妊娠期用药分级
头孢他啶 Ceftazidime	肠道外给药	B
头孢替坦 Cefotetan	肠道外给药	B
头孢妥仑 Cefditoren	口服给药	B
头孢西丁 Cefoxitin	肠道外给药	B
头孢唑啉 Cefazolin	肠道外给药	B
头孢唑肟 Ceftizoxime	肠道外给药	B
土霉素 Oxytetracycline	口服给药	D
吐根 Ipecacuanha	口服给药	C
托吡卡胺 Tropicamide	眼部给药	C
托吡酯 Topiramate	口服给药	C
托卡朋 Tolcapone	口服给药	C
托拉塞米 Torasemide	口服给药	B
	肠道外给药	B
托美汀 Tolmetin	口服给药	C;D-如在妊娠晚期或临近分娩时用药
托莫西汀 Atomoxetine	口服给药	C
托瑞米芬 Toremifene	口服给药	D
托特罗定 Tolterodine	口服给药	C
托西溴苄铵 Bretylium Tosilate	肠道外给药	C
妥布霉素 Tobramycin	吸入	D
	眼部给药	B
	肠道外给药	D
妥卡胺 Tocainide	口服给药	C
妥拉磺脲 Tolazamide	口服给药	C
妥拉唑林 Tolazoline	肠道外给药	C
拓扑替康 Topotecan	肠道外给药	D

W

药物通用名	用药方式	妊娠期用药分级
万古霉素 Vancomycin	口服给药	B
	肠道外给药	C
维甲酸 Tretinoin	口服给药	D；禁用于妊娠早期
	局部/皮肤外用	C
维库溴铵 Vecuronium Bromide	肠道外给药	C
维拉帕米 Verapamil	口服给药	C
	肠道外给药	C
维生素 B_1 Vitamtin B_1	口服给药	A；C-如剂量超过美国的每日推荐摄入量
维生素 B_2 Vitamin B_2	口服给药	A；C-如剂量超过美国的每日推荐摄入量
维生素 B_6 Vitamin B_6	口服给药	A
维生素 B_{12} Vitamin B_{12}	鼻腔给药	C

药物通用名	用药方式	妊娠期用药分级
维生素 D Vitamin D	口服给药	A；D-如剂量超过美国的每日推荐摄入量
维生素 E Vitamin E	口服给药	A；C-如剂量超过美国的每日推荐摄入量
维替泊芬 Verteporfin	肠道外给药	C
伪麻黄碱 Pseudoephedrine	口服给药	C
文拉法辛 Venlafaxine	口服给药	C
乌洛托品 Metheamine	口服给药	C
乌诺前列酮 Unoprostone	眼部给药	C
戊巴比妥 Pentobarbitone	肠道外给药	D
戊四硝酯 Pentaerithrityl Tetranitrate	口服给药	C
X		
西地那非 Sildenafil	口服给药	B
西多法韦 Cidofovir	肠道外给药	C
西甲硅油 Simeticone	口服给药	C
西拉普利 Cilazapril	口服给药	C；D-如在妊娠中、晚期用药
西立伐他汀钠 Cerivastatin Sodium	口服给药	X
西罗莫司 Sirolimus	肠道外给药	C
西洛他唑 Cilostazol	口服给药	C
西咪替丁 Cimetidine	口服给药	B
	肠道外给药	B
西诺沙星 Cinoxacin	口服给药	C
西曲瑞克 Cetrorelix	肠道外给药	X
西沙必利 Cisapride	口服给药	C
西司他丁 Cilastatin	肠道外给药	C
西酞普兰 Citalopram	口服给药	C
西替利嗪 Cetirizine	口服给药	B
西妥昔单抗 Cetuximab	肠道外给药	C
烯丙吗啡 Nalorphine	肠道外给药	D
腺苷 Adenosine	肠道外给药	C
香豆素 Coumarin	口服给药	X
硝苯地平 Nifedipine	口服给药	C
硝普钠 Sodium Nitroprusside	肠道外给药	C
硝酸甘油 Glyceryl Trinitrate	经舌给药	C
	经皮给药	C
硝酸异山梨酯 Isosorbide Dinitrate	口含	C
	口服给药	C
	肠道外给药	C
	经皮给药	C
缬更昔洛韦 Valganciclovir	口服给药	C
缬沙坦 Valsartan	口服给药	C；D-如在妊娠中、晚期用药

药物通用名	用药方式	妊娠期用药分级
辛伐他汀 Simvastatin	口服给药	X
新霉素 Neomycin	口服给药	C
新斯的明 Neostigmine	口服给药	C
	肠道外给药	C
A 型肉毒毒素 Botulinum A Toxin	肠道外给药	C
胸腺肽 Thymalfasin	肠道外给药	C
熊去氧胆酸 Ursodeoxycholic Acid	口服给药	B
溴苯那敏 Brompheniramine	口服给药	C
溴吡斯的明 Pyridostigmine Bromide	口服给药	C
	肠道外给药	C
溴丙胺太林 Propantheline Bromide	口服给药	C
溴美喷酯 Mepenzolate Bromide	口服给药	C
溴莫尼定 Brimonidine	眼部给药	B
溴隐亭 Bromocriptine	口服给药	B
血管加压素 Vasopressin	肠道外给药	B
Y		
亚胺培南 Imipenem	肠道外给药	C
亚叶酸钙 Calcium Folinate	口服给药	C
	肠道外给药	C
烟醇 Nicotinyl Alcohol	口服给药	C
烟酰胺 Nicotinamide	口服给药	A；C-如剂量超过美国的每日推荐摄入量
盐酸阿洛司琼 Alosetron Hydrochloride	口服给药	B
盐酸吡布罗特 Pirbuterol Hydrochloride	吸入	C
盐酸雷米芬太尼 Remifentanil Hydrochloride	肠道外给药	C
盐酸奈法唑酮 Nefazodone Hydrochloride	口服给药	C
盐酸曲恩汀 Trientine Hydrochloride	口服给药	C
盐酸罂粟碱 Papaverine Hydrochloride	口服给药	C
洋地黄毒苷 Digitoxin	口服给药	C
氧氟沙星 Ofloxacin	眼部给药	C；妊娠妇女慎用，尤其是妊娠早期
	口服给药	C；妊娠妇女慎用，尤其是妊娠早期

药物通用名	用药方式	妊娠期用药分级
	耳部给药	C;妊娠妇女慎用,尤其是妊娠早期
	肠道外给药	C;妊娠妇女慎用,尤其是妊娠早期
氧烯洛尔 Oxprenolol	口服给药	C;D-如在妊娠中、晚期用药
氧雄龙 Oxandrolone	口服给药	X
叶酸 Folic Acid	口服给药	A;C-如剂量超过美国的每日推荐摄入量
伊班膦酸 Ibandronate	口服给药	C
伊达比星 Idarubicin	肠道外给药	D
伊发单抗 Efalizumab	肠道外给药	C
伊拉地平 Isradipine	口服给药	C
伊立替康 Irinotecan	肠道外给药	D
伊洛前列素 Iloprost	吸入	C
伊马替尼 Imatinib	口服给药	D
伊米苷酶 Imiglucerase	肠道外给药	C
伊曲康唑 Itraconazole	口服给药	C
	肠道外给药	C
伊维菌素 Ivermectin	口服给药	C
依非韦伦 Efavirenz	口服给药	D
依酚氯铵 Edrophonium Chloride	肠道外给药	C
依美司汀 Emedastine	口服给药	B
依那普利 Enalapril	口服给药	C;D-如在妊娠中、晚期用药
依诺肝素 Enoxaparin	肠道外给药	B
依诺沙星 Enoxacin	口服给药	C
依匹斯汀 Epinastine	眼部给药	C
依前列醇 Epoprostenol	肠道外给药	B
依索庚嗪 Ethoheptazine	口服给药	C
依他尼酸 Etacrynic Acid	口服给药	B;D-如用于妊娠高血压患者
	肠道外给药	B;D-如用于妊娠高血压患者
依他凝血素α Eptacog Alfa(activated)	肠道外给药	C
依他西脱 Etanercept	肠道外给药	B
依替巴特 Eptifibatide	肠道外给药	B
依替膦酸 Etidronic Acid	口服给药	B
	肠道外给药	C
依托泊苷 Etoposide	肠道外给药	D
依托度酸 Etodolac	口服给药	C;D-如在妊娠晚期或临近分娩时用药
依托咪酯 Etomidate	肠道外给药	C
依西美坦 Exemestane	口服给药	D
依折麦布 Ezetimibe	口服给药	C
(胰)高血糖素 Glucagon	肠道外给药	B
胰脂肪酶 Pancrelipase	口服给药	C
乙胺丁醇 Ethambutol	口服给药	B
乙胺嘧啶 Pyrimethamine	口服给药	C
乙琥胺 Ethosuximide	口服给药	C
乙硫异烟胺 Ethionamide	口服给药	C
乙酰半胱氨酸 Acetylcysteine	吸入	B
	口服给药	B
	肠道外给药	B
乙酰唑胺 Acetazolamide	口服给药	C
	肠道外给药	C
异丙嗪 Promethazine	口服给药	C
	肠道外给药	C
异丙肾上腺素 Isoprenaline	肠道外给药	C
异丙托溴铵 Ipratropium Bromide	吸入	B
异环磷酰胺 Ifosfamide	肠道外给药	D
异美汀 Isometheptene	口服给药	C
异炔诺酮 Noretynodrel	口服给药	X
异维甲酸 Isotretinoin	口服给药	X
异戊巴比妥 Amobarbital	口服给药	D
异烟肼 Isoniazid	口服给药	C
	肠道外给药	C
抑肽酶 Aprotinin	肠道外给药	B
益康唑 Econazole	局部/皮肤外用	C;不宜使用,尤其是妊娠早期
	阴道给药	C;不宜使用,尤其是妊娠早期
吲达帕胺 Indapamide	口服给药	B;D-如用于妊娠高血压患者
吲哚美辛 Indometacin	眼部给药	B;D-如持续使用超过48小时,或在妊娠34周以后用药
	口服给药	B;D-如持续使用超过48小时,或在妊娠34周以后用药
	肠道外给药	B;D-如持续使用超过48小时,或在妊娠34周以后用药

药物通用名	用药方式	妊娠期用药分级
	直肠给药	B;D-如持续使用超过 48 小时，或在妊娠 34 周以后用药
茚地那韦 Indinavir	口服给药	C
英利昔单抗 Infliximab	肠道外给药	B
荧光素 Fluorescein	眼部给药	C
	肠道外给药	C
右芬氟拉明 Dexfenfluramine	口服给药	C
右氯苯那敏 Dexchlorpheniramine	口服给药	B
右美沙芬 Dextromthorphan	口服给药	C
右美托咪定 Dexmedetomidine	肠道外给药	C
右溴苯那敏 Dexbrompheniramine	口服给药	C
右旋糖酐 Dextran	肠道外给药	C
右旋糖酐铁 Iron Dextran	肠道外给药	C
愈创酚甘油醚 Guaifenesin	口服给药	C
Z		
扎鲁司特 Zafirlukast	口服给药	B
扎那米韦 Zanamivir	吸入	C
扎西他宾 Zalcitabine	口服给药	C
樟脑 Camphor	局部/皮肤外用	C
植物甲萘醌 Phytomenadione	口服给药	C
	肠道外给药	C
制霉菌素 Nystatin	口腔咽喉给药	C
	口服给药	C
	局部/皮肤外用	C
	阴道给药	A
紫杉醇 Paclitaxel	肠道外给药	D
左布比卡因 Levobupivacaine	肠道外给药	B
左甲状腺素钠 Levothyroxine Sodium	口服给药	A
左卡巴斯汀 Levocabastine	眼部给药	C
左炔诺孕酮 Levonorgetrel	口服给药	X
	皮下给药	X
左西替利嗪 Levocetirizine	口服给药	B
左旋布诺洛尔 Levobunolol	眼部给药	C
左旋多巴 Levodopa	口服给药	C
左旋咪唑 Levamisole	口服给药	C
左氧氟沙星 Levofloxacin	眼部给药	C;禁用，尤其是妊娠早期
	口服给药	C;禁用，尤其是妊娠早期
	肠道外给药	C;禁用，尤其是妊娠早期
左乙拉西坦 Levetiracetam	口服给药	C
佐米曲普坦 Zolmitriptan	口服给药	C
唑吡坦 Zolpidem	口服给药	B
唑来膦酸 Zoledronic Acid	肠道外给药	D

以上是根据药物对胎儿的风险而进行危害等级(即 A、B、C、D 和 X 级)的分类表。

这一分类表便于用药者给妊娠期妇女用药时迅速查阅。

药物危害等级标准是美国食品药品管理局(FDA)1979 年颁布的。

药物的危害性级别均由制药企业按药物危害等级标准拟定。

某些药物标有两个不同的危害性级别，这是由于其危害性可能因其用药时期不同所致。FDA 的分级标准如下(译自 FDA 资料)：

A 类：在适当、有对照组的研究未呈现对前三个月胎儿有风险(且对其后 6 个月的胎儿也无风险的证据)。

B 类：在动物繁殖性的研究未呈现对胎儿有风险，但没有在妊娠妇女进行适当、有对照组的研究。

C 类：在动物繁殖性研究有不良结果，但并未在人进行适当、有对照组的研究，本类药物只有在权衡了对妊娠妇女的益处大于对胎儿的危害之后，方可应用。

D 类：根据研发或上市后或在人的研究的不良反应数据，有确凿的对人胎儿风险的证据，但使用该药的潜在益处可能超过潜在风险。

X 类：在动物或人体研究表明它可使胎儿异常，和(或)根据研发或上市后或在人的研究的不良反应数据，有确凿的对人胎儿风险的证据，因此妊娠妇女应用这类药物的风险显然超过潜在益处。

药品名称索引

中文药品名称索引

（按汉语拼音排序）

A

B

D

E

F

G

H

J

K

L

N

Q

T

Y

Z

英汉药品名称索引

（按英文字母排序）

A

B

C

D

E

F

G

H

I

J

K

L

M

N

O

P

Q

R

S